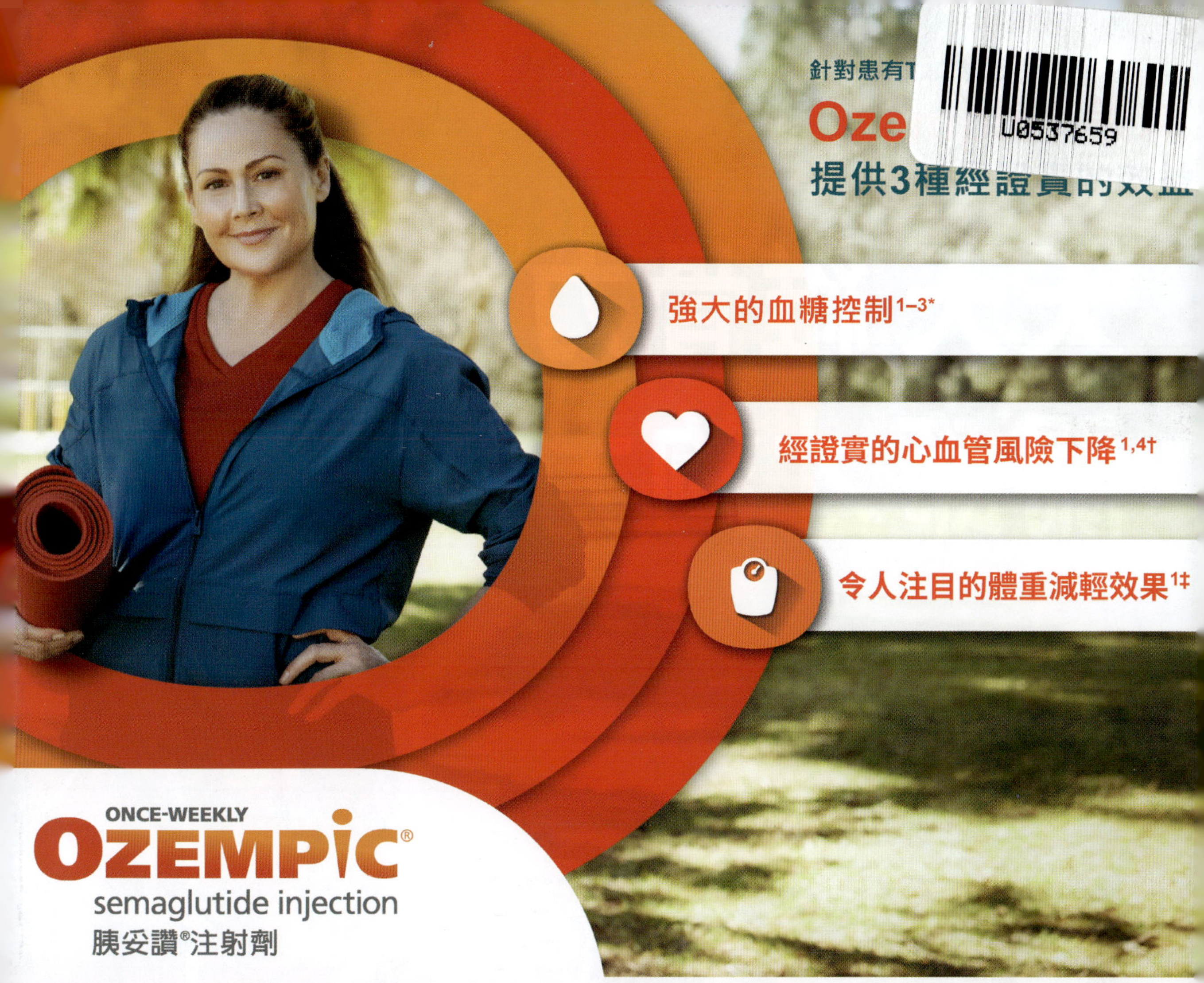

針對患有T
Oze
提供3種經證實的效益
強大的血糖控制1-3*
經證實的心血管風險下降1,4†
令人注目的體重減輕效果1‡

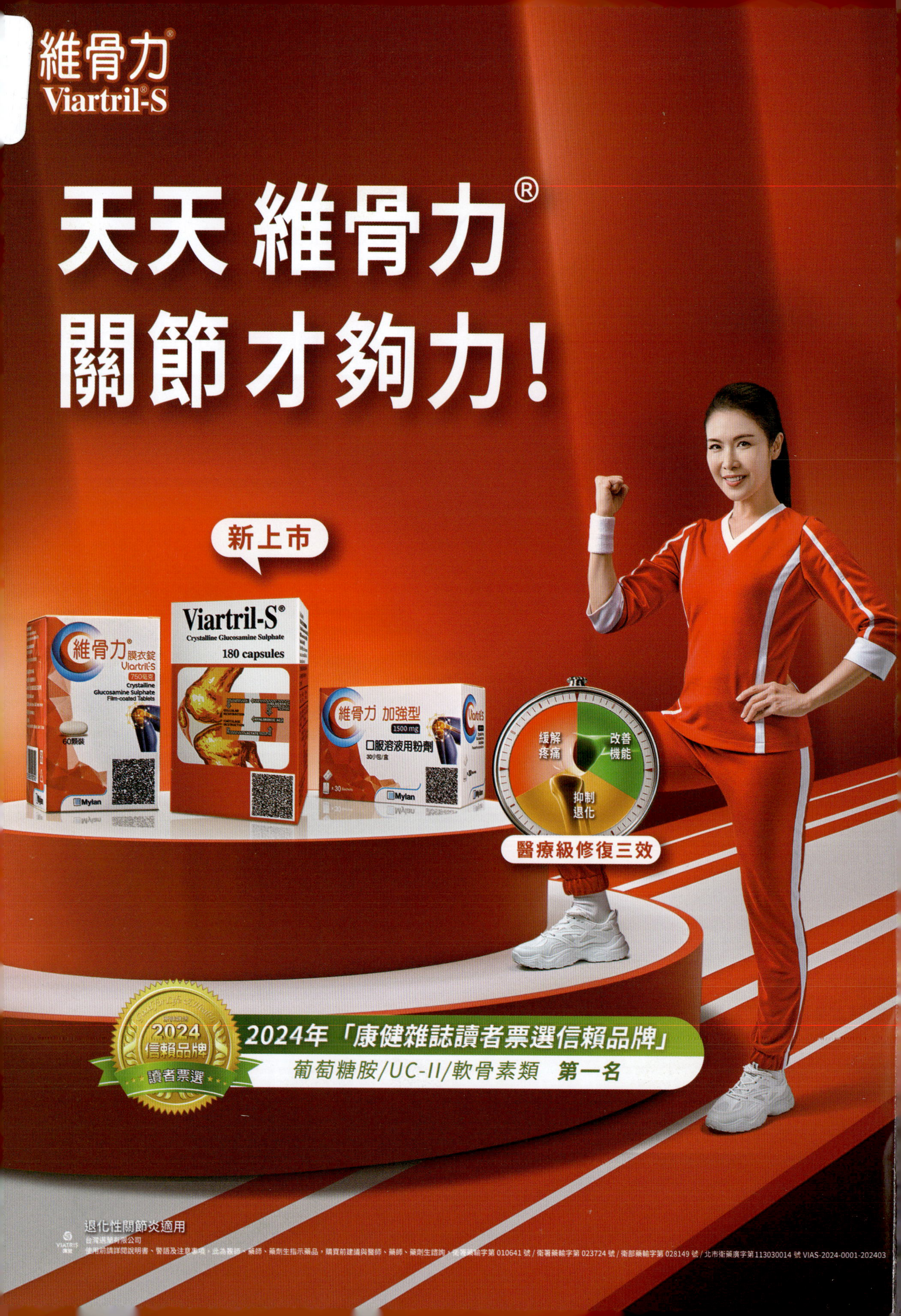

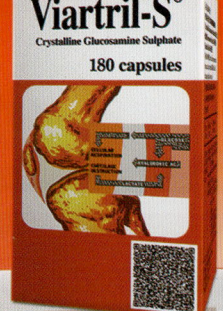

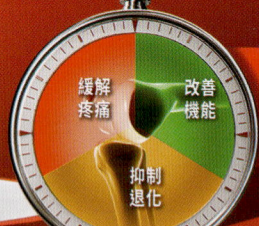

維骨力®
Viartril-S
天天 維骨力®
關節才夠力!
新上市
Viartril-S®
Crystalline Glucosamine Sulphate
180 capsules
維骨力 加強型
口服溶液用粉劑
緩解疼痛
改善機能
抑制退化
醫療級修復三效
2024
信賴品牌
讀者票選
2024年「康健雜誌讀者票選信賴品牌」
葡萄糖胺/UC-II/軟骨素類 第一名
退化性關節炎適用
台灣邁蘭有限公司
使用前請詳閱說明書、警語及注意事項，此為醫師、藥師、藥劑生指示藥品，購買前建議與醫師、藥師、藥劑生諮詢，衛署藥輸字第 010641 號 / 衛署藥輸字第 023724 號 / 衛部藥輸字第 028149 號 / 北市衛藥廣字第113030014 號 VIAS-2024-0001-202403

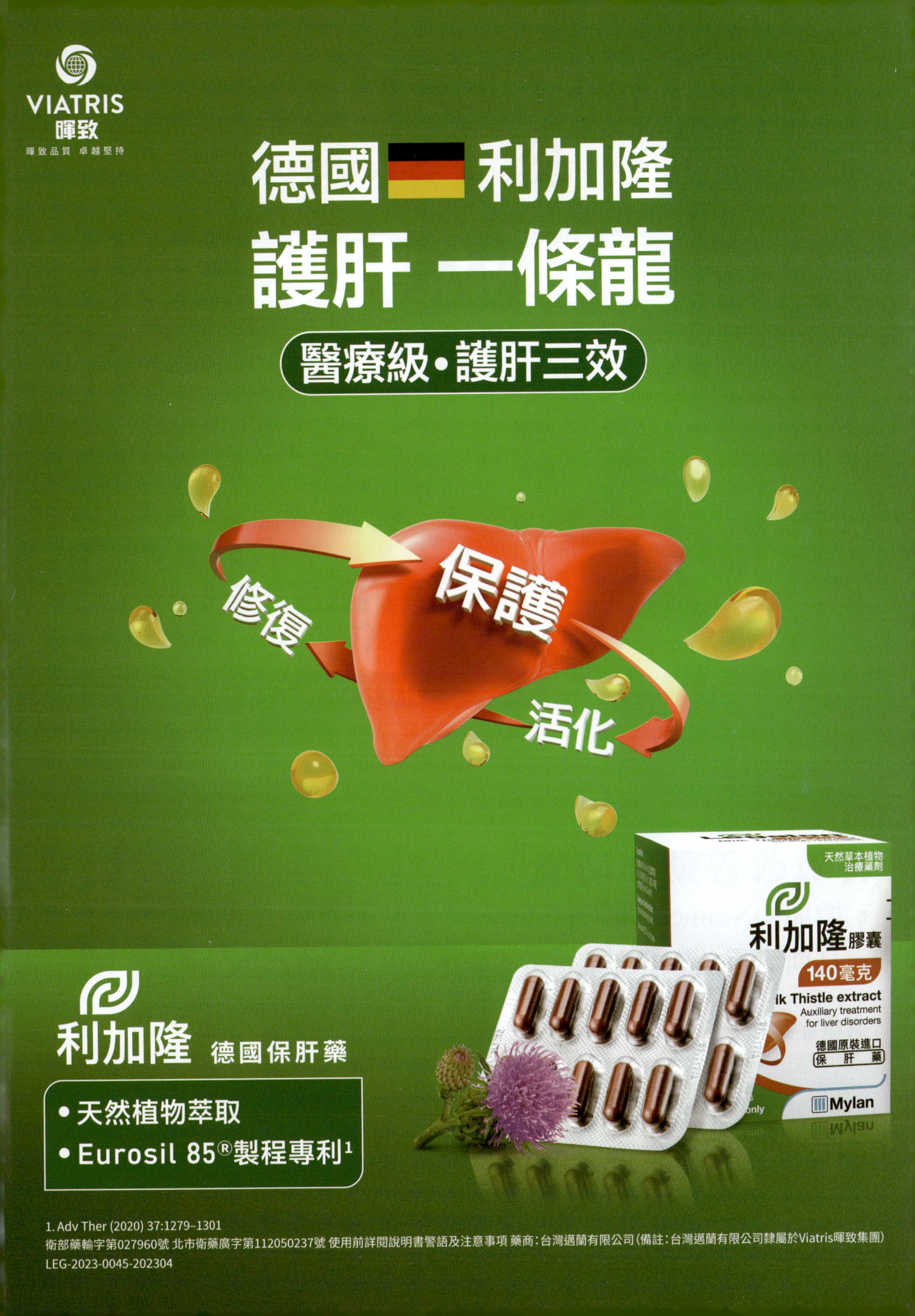

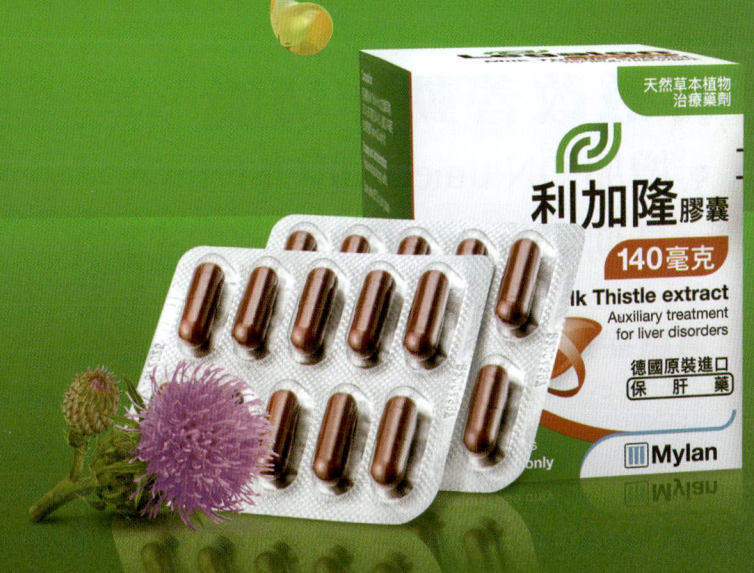
VIATRIS
暉致
暉致品質 卓越堅持
德國 利加隆
護肝 一條龍
醫療級•護肝三效
修復
保護
活化
天然草本植物
治療藥劑
利加隆膠囊
140毫克
lk Thistle extract
Auxiliary treatment
for liver disorders
德國原裝進口
保 肝 藥
Mylan
利加隆 德國保肝藥
• 天然植物萃取
• Eurosil 85®製程專利1
1. Adv Ther (2020) 37:1279–1301
衛部藥輸字第027960號 北市衛藥廣字第112050237號 使用前詳閱說明書警語及注意事項 藥商：台灣邁蘭有限公司（備註：台灣邁蘭有限公司隸屬於Viatris暉致集團）
LEG-2023-0045-202304

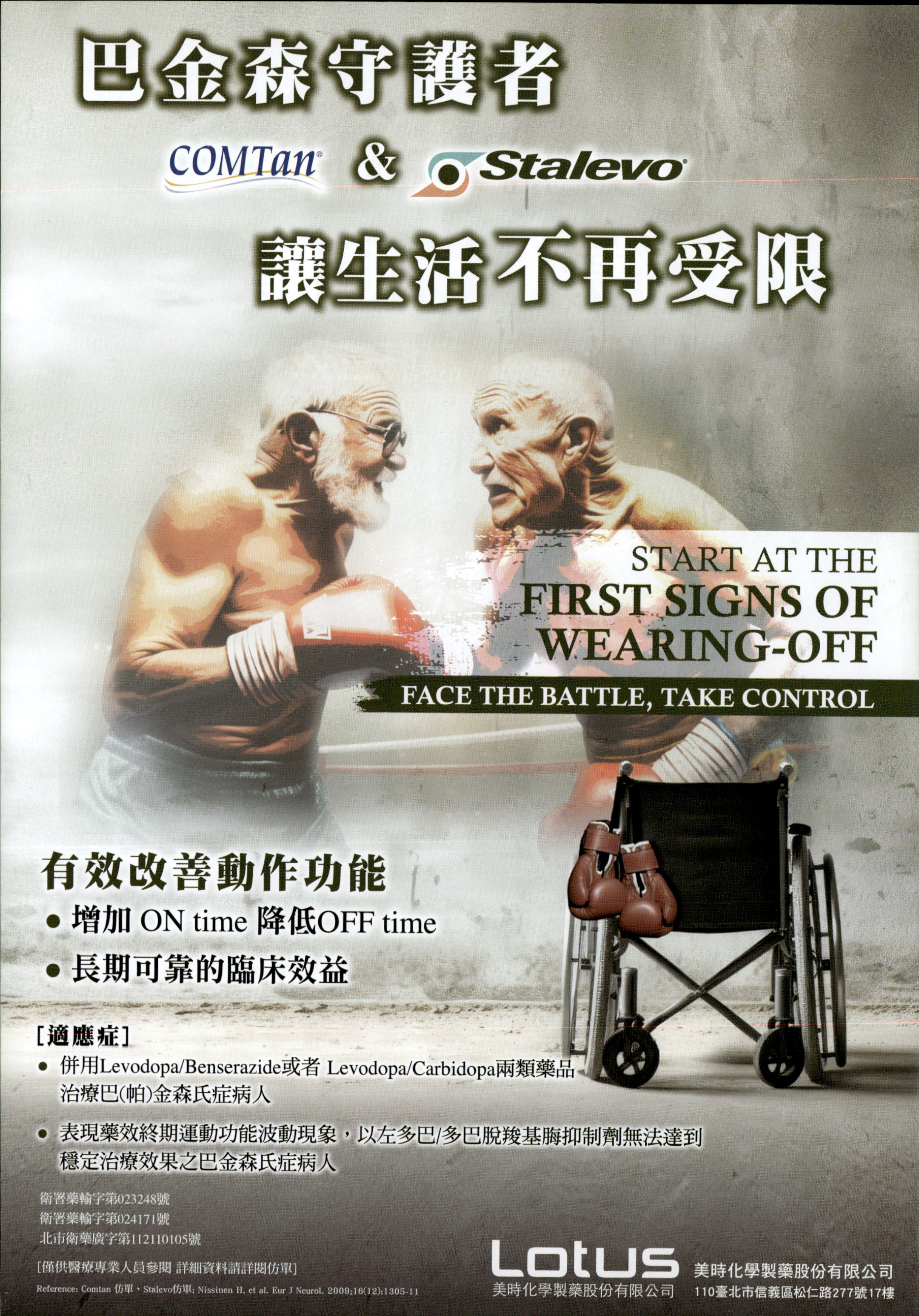
巴金森守護者
COMTan & Stalevo
讓生活不再受限
START AT THE
FIRST SIGNS OF
WEARING-OFF
FACE THE BATTLE, TAKE CONTROL
有效改善動作功能
• 增加 ON time 降低OFF time
• 長期可靠的臨床效益
[適應症]
• 併用Levodopa/Benserazide或者 Levodopa/Carbidopa兩類藥品治療巴(帕)金森氏症病人
• 表現藥效終期運動功能波動現象，以左多巴/多巴脫羧基脢抑制劑無法達到穩定治療效果之巴金森氏症病人
衛署藥輸字第023248號
衛署藥輸字第024171號
北市衛藥廣字第112110105號
[僅供醫療專業人員參閱 詳細資料請詳閱仿單]
Reference: Comtan 仿單、Stalevo仿單; Nissinen H, et al. Eur J Neurol. 2009;16(12):1305-11
Lotus 美時化學製藥股份有限公司
美時化學製藥股份有限公司
110臺北市信義區松仁路277號17樓

Selmek 利百美

好的清潔 肌膚有感覺

pH5.5 醫美沐浴專家

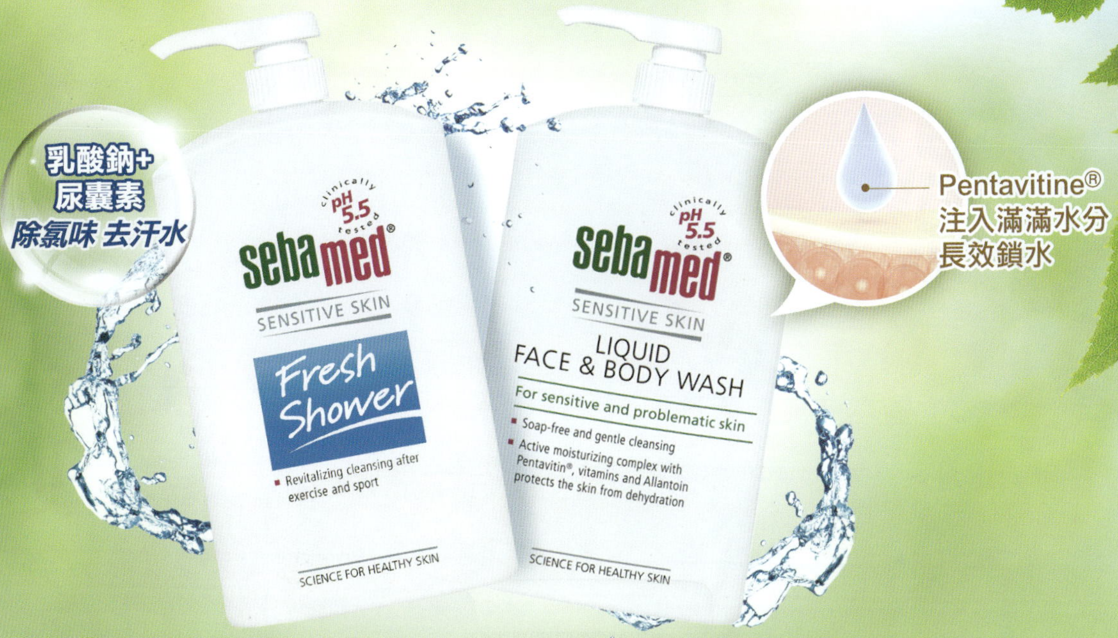

德國施巴5.5

運動沐浴乳(活力麝香)

淨化汗水 洗後清爽

- 運動後 揮別黏膩
- 尿囊素 補充肌膚流失水份
- 乳酸納 去除氯味
- pH5.5回復肌膚健康
- 清新舒爽 緩解疲勞

德國施巴5.5

潔膚露

全天候水嫩保濕

- pH5.5不含皂鹼，溫和不刺激，敏弱或問題肌適用
- Pentavitin® 長效保濕，有效鎖水
- 尿囊素使肌膚光滑柔嫩
- 維他命B3、B5、B7，加強保濕，改善暗沉

掃描QR code，享官網獨家優惠!

全台利百美施巴百貨專櫃、watsons 屈臣氏 康是美 丁丁連鎖藥妝

輸入業者/利百美興業股份有限公司 /客服專線/0800-000-755 高雄市三民區九如二路366號11樓/施巴官網 www.sebamed.com.tw

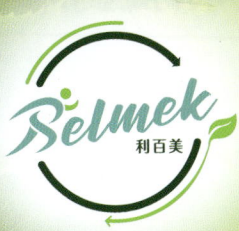

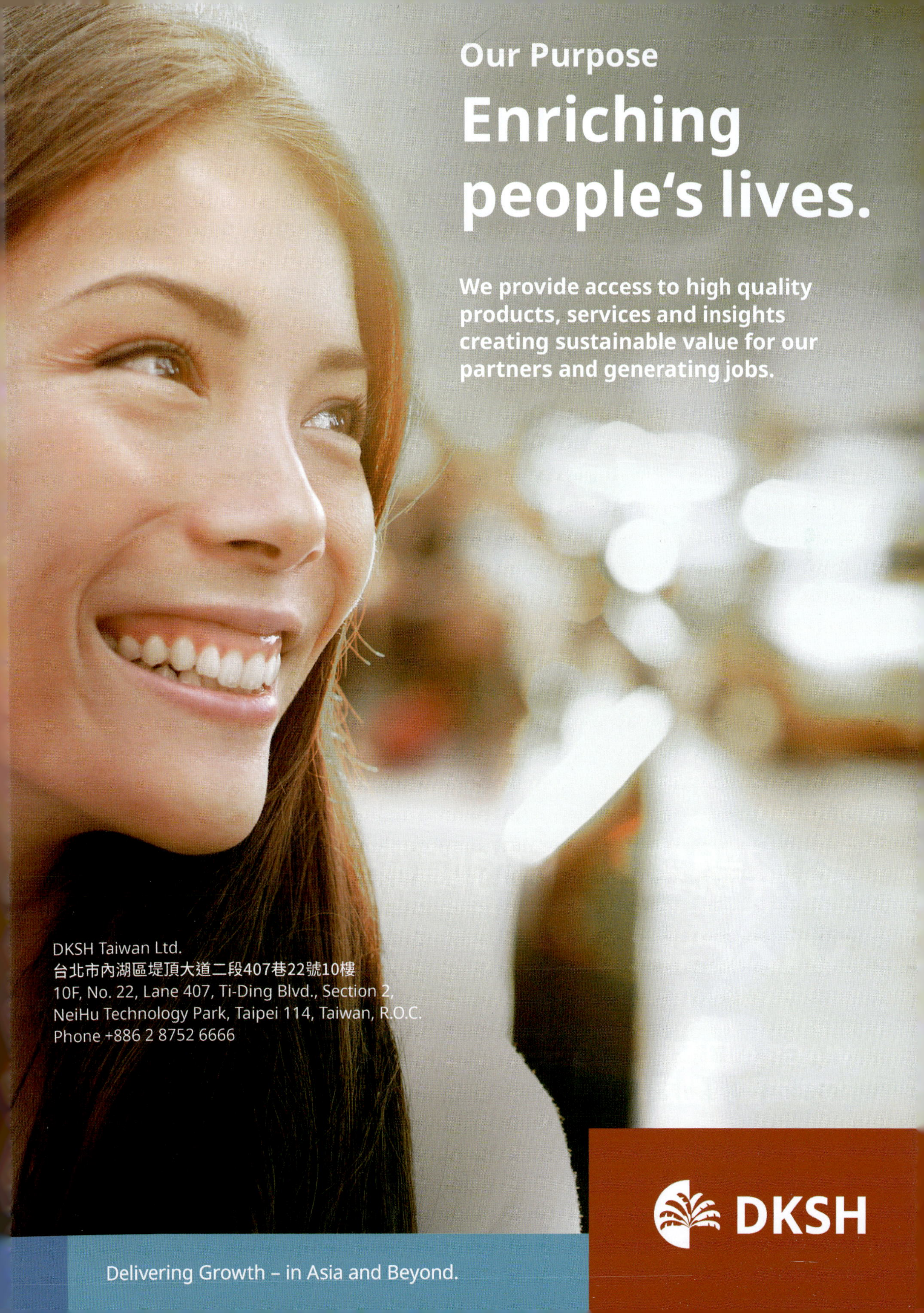
Our Purpose
Enriching people's lives.
We provide access to high quality products, services and insights creating sustainable value for our partners and generating jobs.
DKSH Taiwan Ltd.
台北市內湖區堤頂大道二段407巷22號10樓
10F, No. 22, Lane 407, Ti-Ding Blvd., Section 2,
NeiHu Technology Park, Taipei 114, Taiwan, R.O.C.
Phone +886 2 8752 6666
DKSH
Delivering Growth – in Asia and Beyond.

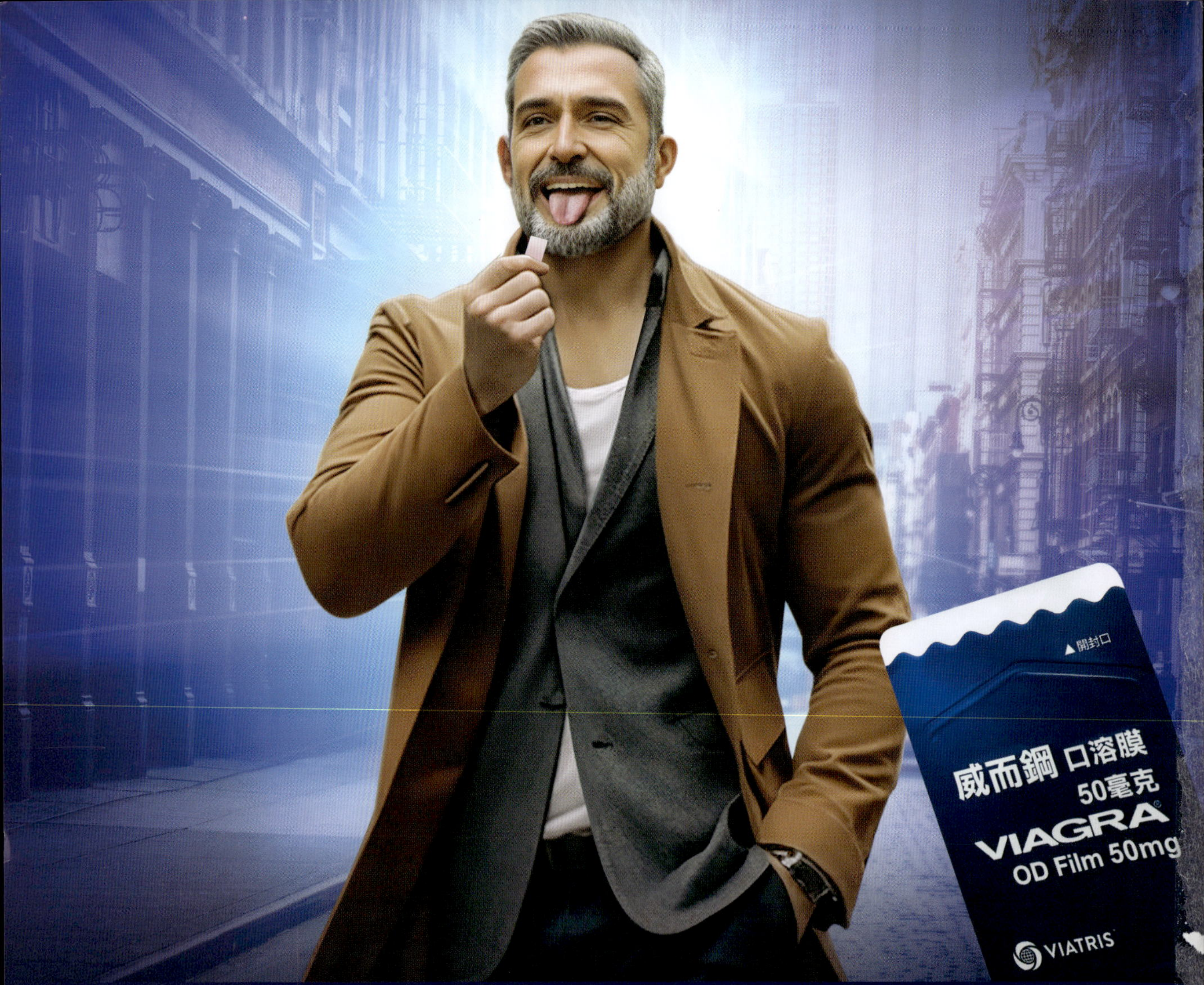

References

1. Rodler S, von Büren J, Buchner A, et al. Epidemiology and treatment barriers of patients with erectile dysfunction using an online prescription platform:A cross-sectional study. Sex Med. 2020;8(3):370–377.
2. Jannini EA, Droupy S. Needs and expectations of patients with erectile dysfunction: An update on pharmacological innovations in phosphodiesterase type 5 inhibition with focus on sildenafil. Sex Med. 2019;7(1):1–10.
3. Shaw A, Lawrence TE, Yan T, et al. Bioequivalence studies of sildenafil citrate orodispersible film administered with and without water vs VIAGRA® film-coated tablets in healthy male volunteers. Curr Ther Res Clin Exp. 2023;99:100708
4. Tiefer L. The VIAGRA® Phenomenon. Sexualities. 2006;9(3):273-294.
5. Karki S, Kim H, Na SJ, et al. Thin films as an emerging platform for drug delivery. Asian J Pharm Sci. 2016;11(5):559–574.
6. 威而鋼口溶膜 50 毫克中文仿單
7. Shimoyama H, Sasaki H, Ogushi Y, et al. Clinical analysis on the pharmaceutical formulation of VIAGRA OD Film. J Sex Med. 2022;19(5):S190 .
8. Irfan M, Rabel S, Bukhtar Q, et al. Orally disintegrating films: A modern expansion in drug delivery system. Saudi Pharm J. 2016;24(5):537-546.

常用藥物治療手冊

THERAPEUTIC HAND BOOK OF COMMON DRUGS

美國杜蘭大學　企管碩士

國立台大醫學院　碩士

陳 長 安　編著

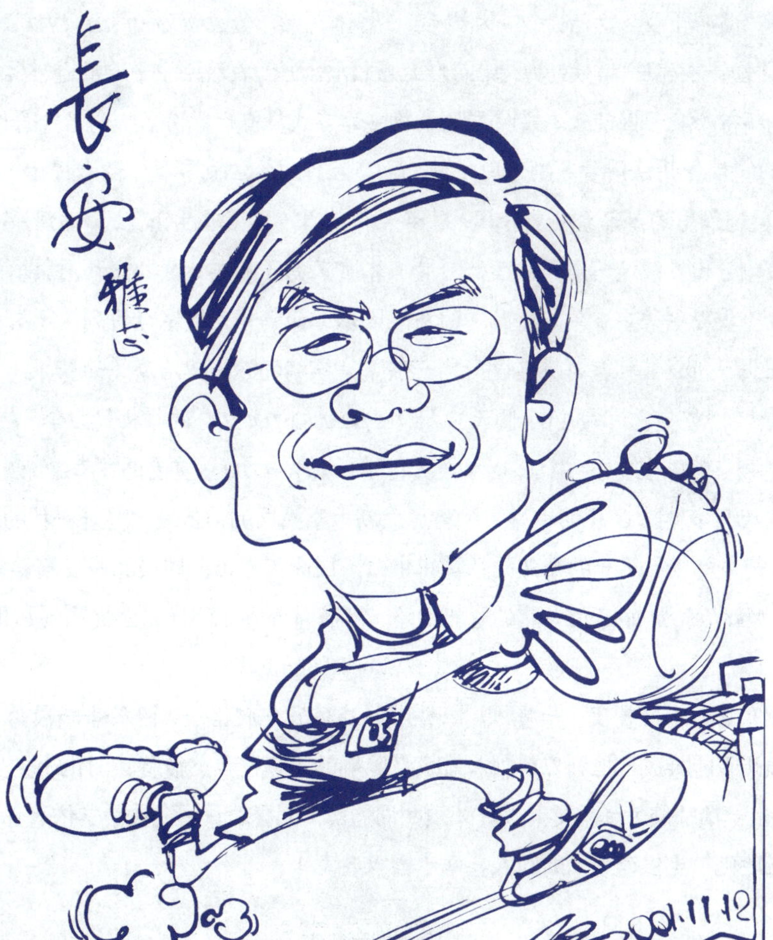

序

今日科技發展神速，人類越文明，生活品質越提高，則藥物治療越獲得重視。不可諱言地，人生的四大過程中生老病死，無一不與藥物有關，可謂之為食衣住行以外最重要的環節。

縱觀台灣的藥物市場，本年度就有新台幣２２２６億元的營業額，金額的確相當可觀。但是，這麼多藥物進入國人體內這個”大觀園”裡，將何去何從呢？藥物在體內吸收（*absorption*），分佈（*distribution*），代謝（*metabolism*），排泄（*excretion*）等過程中對每位病人是否臻至理想？是否有足夠的量分佈到作用部位？所產生的藥理作用是否達到預期的療效？這些都是醫療從業人員必須關切的問題。尤其台灣的醫療網一直擴大，藥品更是琳瑯滿目，令人眼花撩亂，遂使我在41年前收斂起悠遊的歲月，下定決心編寫一本注入現代化臨床藥理的多目標治療手冊。

在此期間，臨事戒懼，不敢怠慢，前前後後10年間共編譯11本著作，計有：基礎藥理學、藥效藥劑學、*Spyrow's* 藥劑學、*Goth*（11版）藥理學、藥物交互作用、臨床藥學與治療學、*Harper's* 生化學、營養學與膳食療法、臨床藥物治療手冊、*Leninger's* 生化學和圖解生理學，這些書籍就成為本書資料來源的寶庫。

本書包羅萬餘種藥物，全書共分16篇，99章，34個醫療專欄，67個重要表格和１００個圖示。現在將看似蕪雜的內容，作一引介，以清眉目。

誠如本書總編所強調的藥物治療４大過程：藥劑過程（*pharmaceutial process*）→藥物動力過程（*pharmacokinetic process*）→藥效動力過程（*pharmacodynamic process*）→治療過程（*therapeutic process*），這就是編著本書的精神所在。因此，本書收載的藥物主體方式計有：成份名、商名（含健保藥價）、藥理作用、適應症（署核、非署核）、用法用量、副作用、禁忌、交互作用、注意事項、飲食提示、給付規定。

至於章節則以藥理作用的器官系統來分類。近年來有幾項較具突破性發展的藥物則另立章節討論，如消化性潰瘍癒合劑從制酸劑分出，痰液溶解與祛痰劑分開。本書又為了順應治療觀念和用藥取向的潮流，特將單方和複方產品分開討論，重點則著重在單方產品。編排上則以章節為單元按字母排列，便於查閱。本書更為了實現多目標多功能的理想，所以編列有醫療專欄討論一般常見疾病的診斷與治療（如糖尿病、不孕症、關節炎、疥瘡…），而且將常見藥物重要資料編成64個表格，如*cepharlosporin* 的藥物動力學，*Tetracycline* 的藥物動力學。本章附錄還列有診斷重要參考數據以及藥業行銷（*marketing*）重要的參考資料。

全球已進入網路虛擬ｅ化的境界，網路已成為大家共同的價值鏈，隨著科技的潮流，本書也已完全ｅ化；我們的目標：是成為世界第一的華文藥品資訊中心，因此衍生出全國藥品長安醫藥網（*ww.md165.com.tw:8080*）和長安淘藥網（*www.icare168.gdm.tw*）三位一體的資訊通路，可將醫藥資訊流通完全提高到ｅ化的境界，實現手機版藥品手冊的夢想。

熬過十個寒暑，不捨晝夜，一隻筆，一張稿紙在孤寂中爬格子，終於告一段落，不禁投筆長吁一口雨後清涼的空氣。願此書能凝成一把利刃，刺入醫療界弊端的心臟裡，然後將其羽化而重生。

最後我還要提出一項呼籲，醫療從業人員必須共同體認：開發新藥，突破藥業依舊保存的”殖民式”狀態，設法促成它的”在地化”生根運動，則國人甚幸！國人甚幸！

陳長安　於台北雨夜中

凡　例

(一)　本書的目標：(1)提供臨床上處方用藥的正確資料，(2)導引醫療人員走向現代化的臨床藥理，(3)配合阿米巴公司發行的全國藥品互動光碟和MD165.COM.TW 醫藥網，以提昇國人醫療資訊 e 化，(4)強調〝病人〞本位的精神，注重病人〝知〞的權利。

(二)　本書內容的資料來源主要是教科書與期刊，其次為各廠商提供的brochure，detaling aid 和仿單，以及各國最先進的醫藥網站資訊。

(三)　本書收載的藥物大都為目前台灣較常用者，大體上按藥理作用來分類，單方與複方產品分開討論。在一章節的編排上，則按成份一般名的字母排列，以利查閱。

(四)　本書收載的藥物都列有五位〝藥碼〞前二碼是章名，第三碼為節名，第四、五碼為是成份名或商名(標記上®)，而且都按字母排序，索引查尋是以此‘五位藥碼’為準，便捷又精確。

(五)　本書所收載的藥物論述方式如下：

① 整體討論藥物類別之藥碼以 ■ 形式表示，如 03108……… 。

② 單獨討論單方產品之藥碼以 ▥ 形式表示，如 27101……… 。

③ 單獨討論複方產品之藥碼以 □ 形式表示，如 27101……… 。

(六)　本書收載藥物的主體方式如下：

一般名：在各章節裡，或各分類單元裡，一般名按字母排列。(若為指示藥或成藥，則加註🥣的符號，處方藥則以℞加註)劑型與劑量，以及孕婦用藥危險等級授乳、飲食、排泄、以及半衰期。孕婦用藥危險等級分成孕Ⓐ、孕Ⓑ、孕Ⓒ、孕Ⓓ、孕Ⓧ，其意義如下：

①孕：孕婦用藥危險等級：A、B、C、D、X 其意義如前述，此乃按照美國 FDA 規定，若 FDA 沒有收載規定，則按廠商提供的資料：〝+〞表示可以安全使用；〝-〞表示孕婦不可服用；若都沒有收載，則以〝N〞；〝？〞表示對孕婦用藥的安全性存疑，要由醫師作臨床效益判定(也就是臨床效益大於安全性考量，可以服用；反之，則否)。

②乳：授乳婦可以服用與否？〝+〞表示許可；〝-〞表示禁止；〝？〞表示存疑，要由醫師依臨床效益判定。

③食：可否與食物併用？〝+〞表示可與食物併用；〝-〞表示要飯前 1 小時或飯後 2 小時服用。

④泄：藥品是經由何種管道排泄。肝：表示經由肝臟排泄；腎：表示經由腎臟；肝/腎：表示主要經由肝臟，小部份經由腎臟；反之亦然。

⑤ ：藥品的半衰期。d：日；h：小時；m：分。

⑥　：劑型圖示可參考對表(如下表)的全稱、類別、代號、圖示。

⑦　：公司 logo 表示該產品出廠公司的 CIS。

商名：此欄所列產品按字母排列，原開發廠的商名以◎表示(如 Tenomin®◎)；BA/BE 產品以*表示如(Atenol®*)。成分名加☆ 監視中新藥 ▲ 監視期學名藥 * 通過 BA/BE 等 ◎ 原廠藥。商名後面附有藥價基準的標示：$數字表示金額以〝元〞為單位的藥價；/後面的英文字 Tab 表示錠劑、膜衣錠、腸衣錠、長效錠等等)，Cap 表示膠囊；I 表示針劑(Ample)等等(請參見劑型圖示對照表)；括弧內的數字表示單位製劑的含量，其單位通常與一般名欄的劑型與含量同，如 Nilpid®(瑞士)$14.30/T(60)表示瑞士藥廠出品的 Nilpid，每錠含量 60mg，藥價為 14.30 元，

若因 PIC/S 或錫箔包裝而調高的藥價，則在藥價後面註明 PIC/S 或(箔)如 Ancillin® (中化) /C(250MG), /C(250MG-箔), $1.2/C(250MG-PIC/S),$1.5/C(250MG-PIC/S-箔)若該產品沒有健保價，則空其位留白。

作　用：詳述藥物的作用機轉和作用模式。

適 應 症：詳列藥物衛生署核定(簡稱署核)和非衛生署核定(簡稱非署核)的適應症。

用法用量：詳細介紹藥物的用法與用量。

藥動力學：討論藥物吸收、分佈、代謝與排泄，還包括藥物的起始作用、半衰期、作用期、尖峰濃度出現期和蛋白結合率。

不良反應：列於前頭為較常見的不良反應，列於後面則為較不常見者，通常又分成各器官系統討論之。

禁　忌：詳列禁忌使用的病人和配合禁忌。

交互作用：與其他藥物可能產生的效應。

注意事項：臨床上使用必須注意的醫療提示和用藥須知。

飲食注意：服用本品期間，飲食應該注意的要點，如：提高鉀的攝取量，得吃香蕉。

過量處理：服藥過量中毒的症狀與緊急處理的方法。

給付規定：健保給付藥品的規範和限定。

在此並歡迎各方指教和各廠商寄來新產品資料。

賜教處：台北市健康路 185 巷 20 號

e-mail:ameba@md165.com.tw

website:www.md165.com.tw

劑型圖示對照表

No.	全稱	類別	代號	圖示	No.	全稱	類別	代號	圖示
1	丸劑	丸劑	pil		56	細粒劑	顆粒劑	Gr	
2	口內膏	軟膏劑	Oin		57	軟膏劑	軟膏	Oin	
3	口含錠	錠劑	T		58	軟膠囊劑	膠囊	C	
4	口腔吸入劑	吸入劑	Inh		59	透析用液劑	液劑	Sol	
5	口腔氣化噴霧劑	氣化噴霧劑	Aero		60	陰道用乳膏劑	乳膏劑	Cre	
6	口腔噴液劑	噴液劑	Spr		61	陰道用軟膠囊劑	膠囊	C	
7	口腔噴霧性膠囊	膠囊	Spr C		62	陰道用凝膠劑	凝膠劑	Gel	
8	口頰錠	錠劑	T		63	陰道錠	錠劑	T	
9	內服乳劑	內服乳劑	O.E		64	散劑	散劑	Pow	
10	內服液劑	液劑	Sol		65	植入劑	植入劑	Imp	Imp
11	內服凝膠劑	內服凝膠劑	O.Gel		66	發泡錠	錠劑	T	
12	內服顆粒劑	顆粒劑	Gr		67	貼片劑	貼片	TTS	
13	牙科用凝膠劑	凝膠劑	Gel		68	微粒膠囊	膠囊	C	
14	外用氣化噴霧劑	氣化噴霧劑	Aero		69	溶液用粉劑	粉劑	P	
15	外用粉劑	粉劑	P		70	滅菌乾粉懸液注	注射劑	I	
16	外用液劑	液劑	Sol		71	滅菌懸液注射劑	注射劑	I	
17	外用噴液劑	噴液劑	Spr		72	腸溶微粒膠囊劑	膠囊	C	
18	外用凝膠劑	凝膠劑	Gel		73	腸溶膜衣錠	錠劑	T	
19	外用錠劑	錠劑	T		74	腸溶膠囊劑	膠囊	C	
20	外用懸液劑	懸液劑	Sus		75	腸溶糖衣錠	錠劑	T	
21	多層錠	錠劑	T		76	腸溶錠	錠劑	T	
22	舌下錠	錠劑	T		77	滴劑	滴劑	D	
23	吸入用液劑	液劑	Inh Sol		78	鼻用吸入劑	吸入劑	Inh	
24	吸入用膠囊劑	膠囊	Inh C		79	鼻用氣化噴霧劑	氣化噴霧劑	Aero	
25	乳膏劑	乳膏劑	Cre		80	鼻用軟膏劑	軟膏	Oin	
26	乳膠劑	乳劑	E		81	鼻用噴液劑	噴液劑	Spr	
27	乳劑	乳劑	E		82	鼻用懸液劑	懸液劑	Sus	
28	咀嚼錠	錠劑	T		83	鼻喉用氣化噴霧劑	氣化噴霧劑	Aero	
29	注射劑	注射劑	I		84	糊劑	糊劑	Pas	Pas
30	直腸用膠囊劑	膠囊	C		85	緩釋錠	持續性錠劑	T.SR	
31	長效錠	錠劑	T		86	膜衣錠	錠劑	T	
32	持續性注射劑	持續性注射劑	I.SR		87	膠囊劑	膠囊	C	
33	持續性膜衣錠劑	持續性錠劑	T.SR		88	濃縮顆粒劑	顆粒劑	Gr	
34	持續性藥效膠囊	持續性製劑	SR	SR	89	糖衣錠	錠劑	T	
35	持續性藥效錠	持續性製劑	SR	SR	90	糖漿用粉劑	粉劑	P	
36	持續性釋放錠	持續性製劑	SR	SR	91	糖漿用顆粒劑	顆粒劑	Gr	
37	流浸膏劑	流浸膏劑	FE	FE	92	糖漿劑	糖漿劑	Syr	
38	洗劑	洗劑	Lot		93	錠劑	錠劑	T	
39	穿皮貼片劑	貼片	TTS		94	靜脈點注射劑	輸注液	Inf	
40	酊劑	酊劑	Tin	Tin	95	醑劑	醑劑	Spi	Spi
41	凍晶注射劑	注射劑	I		96	顆粒劑	顆粒劑	Gr	
42	凍膠	凍膠	Jel		97	點耳液劑	液劑	Sol	
43	栓劑	栓劑	Sup		98	點耳鼻液劑	液劑	Sol	
44	粉狀吸入劑	吸入劑	Inh		99	點眼耳液劑	液劑	Sol	
45	粉劑	粉劑	P		100	點眼液劑	液劑	Sol	
46	紗布敷料劑	紗布敷料劑	GP	GP	101	點眼膏劑	膏劑	Oin	
47	骨用珠鍊劑	骨用珠鍊劑	B		102	點眼懸液劑	懸液劑	Sus	
48	浣腸劑	浣腸劑	Enema	Ene	103	點鼻液劑	液劑	Sol	
49	酏劑	酏劑	Eli	Eli	104	懸浮注射劑	注射劑	I	
50	乾粉注射劑	乾粉注射劑	I		105	懸液用粉劑	粉劑	P	
51	液劑	液劑	Sol		106	懸液用顆粒劑	顆粒劑	Gr	
52	眼用洗劑	洗劑	Lot		107	懸液劑	懸液劑	Sus	
53	眼用凝膠劑	凝膠劑	Gel		108	灌洗劑	灌洗劑	Irr	Irr
54	眼耳用軟膏劑	軟膏劑	Oin		109	體腔用液劑	液劑	Sol	
55	眼耳鼻用液劑	液劑	Sol		110	油劑	油劑	Oil	

參考書目

1. Avery GS : Drug Treatment,4th ed, 2019.
2. Goodman and Gilman's The Pharmacological Basis of Therapeutics,13th ed 2017.
3. Physicians Desk Reference, PDR. By Connective Rx 2024.
4. Piet H. van der Graaf : Clinical Pharmacology and Drug Therapy 19 March, 2025.
5. Kenneth and Erwin : Drug Facts and Comparisons, 12th ed, 2007.
6. Goth：Medical Pharmacology, 12nd, ed 1986,
7. Mcnaught-Callander,Illustrated Physiology 4th, ed 1985.
8. Patient Care Flow Chart Manual, 1980.
9. 臨床藥物治療手冊，1984，陳長安編譯，合記出版社。
10. Spyrow's藥劑學，1982，陳長安編譯，合記出版社。
11. Leninger生化學，1985，陳長安、蘇清正譯，合記出版社。
12. 藥效藥劑學，198O，陳長安編譯，杏文出版社。
13. 臨床藥學與治療學，1985，陳長安、蘇清正編譯，合記出版社。
14. 營養學與膳食療法，1984，陳長安編譯，合記出版社。
15. 藥物交互作用，1982，陳長安編譯，合記出版社。
16. Drug information handbook, 28th ed 1994~2020.
17. Mosby's Numing Drug Reference, E-book, 2024.
18. 全國各藥商的仿單與說明書。
19. 全民健康保險用藥品項表－－－中央健康保險局, 2025 。

謹以此書獻給我的祖母、我的母親和我的妻子

——— 李　紡女士

——— 蔡金鶯女士

——— 張素霞藥師

感 謝 榜

我的師長：劉全福老師(已歿)、陳棟老師(已歿)、尹世文老師、盧盛德老師(已歿)、林仁混教授(已歿)、蕭水銀教授

我的朋友：張道成(已歿)、張道惠、黃在坤(在美)、吳榮燦、蘇清正、蘇志宏、黃伯熊、曾朝俊、李勝文、林兩全以及我的家人，特別是張素霞藥師，還有高醫藥學系第十四屆的同學們，最最要感謝提供廣告和資料的廠商。

常用藥物治療手冊

《目　　錄》

第一篇 化學治療劑

（Chemotheraputic Abents）

第二篇 作用在中樞神經系統的藥物

（Drugs Acting on the Central Nerve System）

第三篇 麻醉劑
（Anesthetics）

第四篇 作用在肌肉骨骼系統的藥物
（Drugs acting on the musculokeletal system）

第五篇 作用在心臟血管系統的藥物
（Drugs Acting on the Cardiovascular System）

第六篇 作用在血液系統的藥物
（Drugs Acting on the Blood System）

第七篇 作用在泌尿系統的藥物
（Drugs Acting on the Urinary System）

第八篇 作用在胃腸道的藥物
（Drugs Acting on the Gastrointestinal Tract）

第九篇 作用在呼吸道的藥物
（Drugs Acting on the Respiratory Tract）

第十篇 作用在內分泌腺的藥物
（Drugs Acting on the Endocrian Glands）

第十一篇 免疫療法
（Immunotherapy）

第十二篇 維他命與礦物質
（Vitamins and Minerals）

第十三篇 營養素，輸液和電解質
（Nutrients, Fluids and Electrolytes）

第十四篇　外用藥
（External Agents）

第十五篇　眼科用藥
（Ophthalmic Agents）

第十六篇　再生醫療與雜項藥物
（Regenerative Medicin & Miscellaneous Drugs）

附　　錄

<<表目次>>

<<解剖圖目次>>

<<專欄目次>>

免責聲明

本書出版時，作者及全國藥品年鑑雜誌社均已小心確認書內所述之劑量及處置流程的正確性，並符合一般可接受之標準，然而藥物的治療和使用方法仍須依最新資訊而作調整。讀者服藥前需詳讀每個藥物或其製劑包裝內的資料或仿單說明，尤其是新藥或孤兒藥物的使用、投與等，更應依醫師之處方用藥。

本書作者及雜誌社不承擔因使用本書內容所引起直接或間接損害的責任。

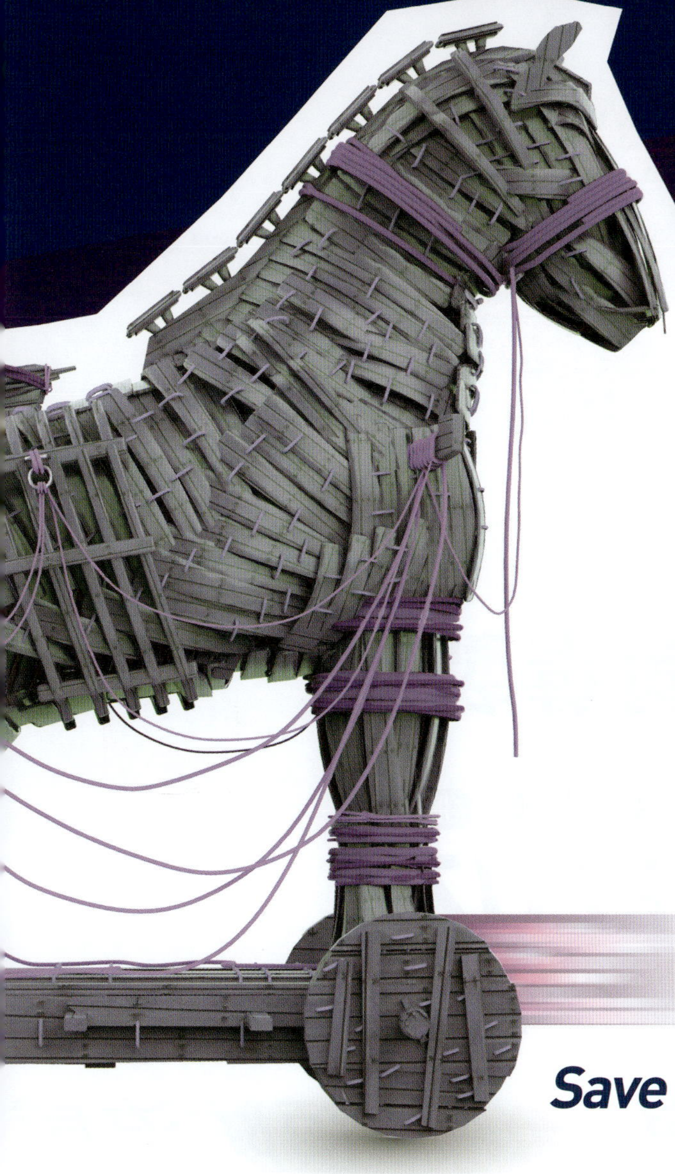

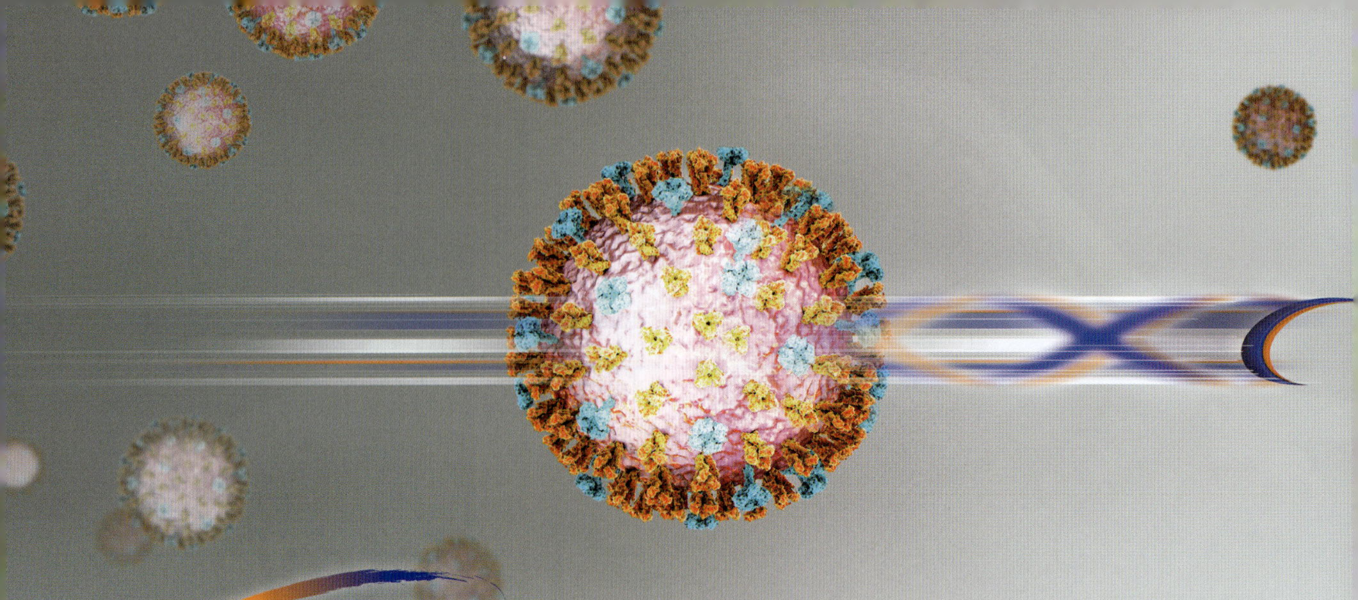

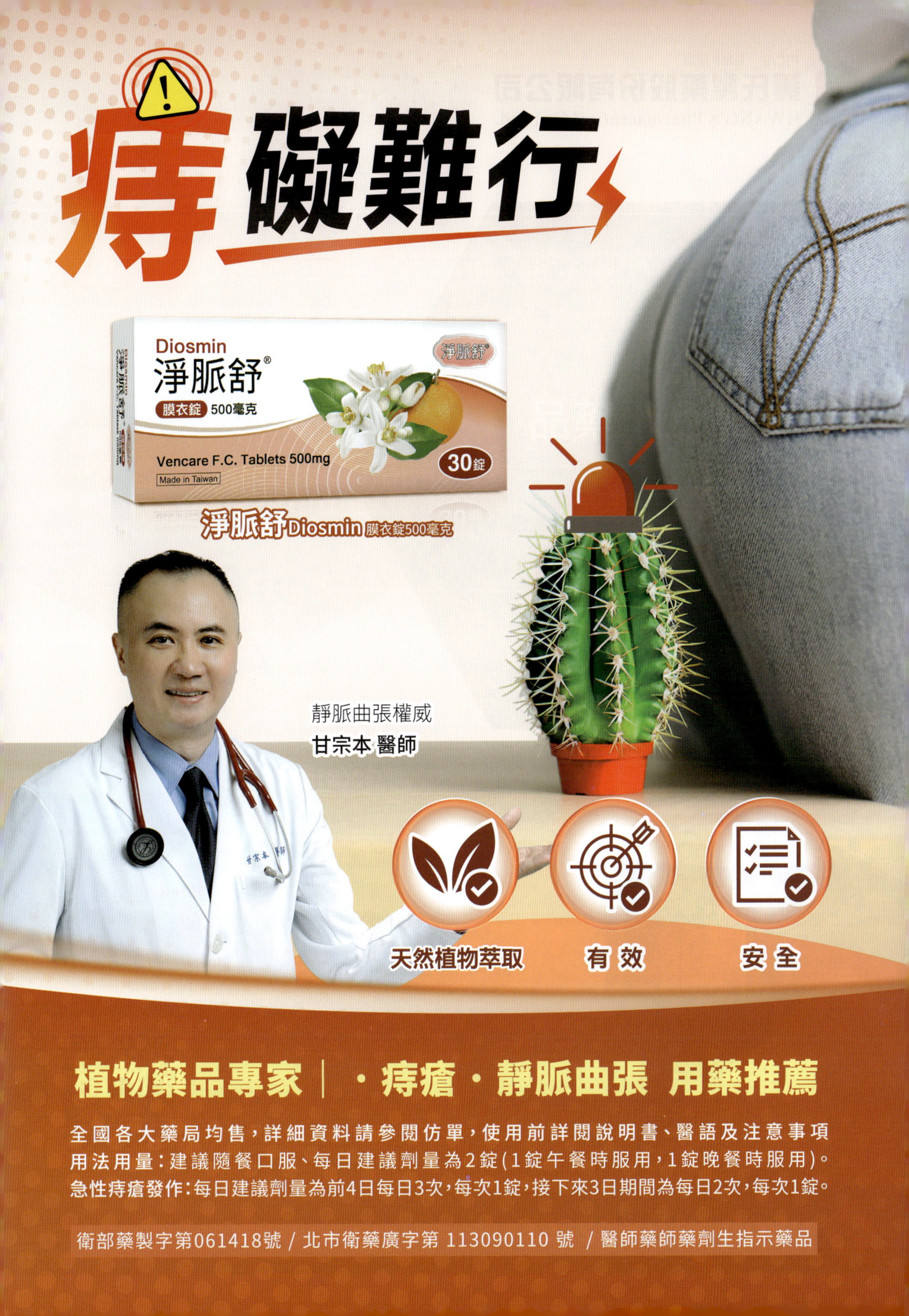
痔礙難行
Diosmin
淨脈舒®
膜衣錠 500毫克
Vencare F.C. Tablets 500mg
Made in Taiwan
30錠
淨脈舒®
淨脈舒Diosmin 膜衣錠500毫克
靜脈曲張權威
甘宗本 醫師
天然植物萃取
有效
安全
植物藥品專家 | ・痔瘡・靜脈曲張 用藥推薦
全國各大藥局均售，詳細資料請參閱仿單，使用前詳閱說明書、醫語及注意事項
用法用量：建議隨餐口服、每日建議劑量為2錠(1錠午餐時服用，1錠晚餐時服用)。
急性痔瘡發作：每日建議劑量為前4日每日3次，每次1錠，接下來3日期間為每日2次，每次1錠。
衛部藥製字第061418號 / 北市衛藥廣字第 113090110 號 / 醫師藥師藥劑生指示藥品

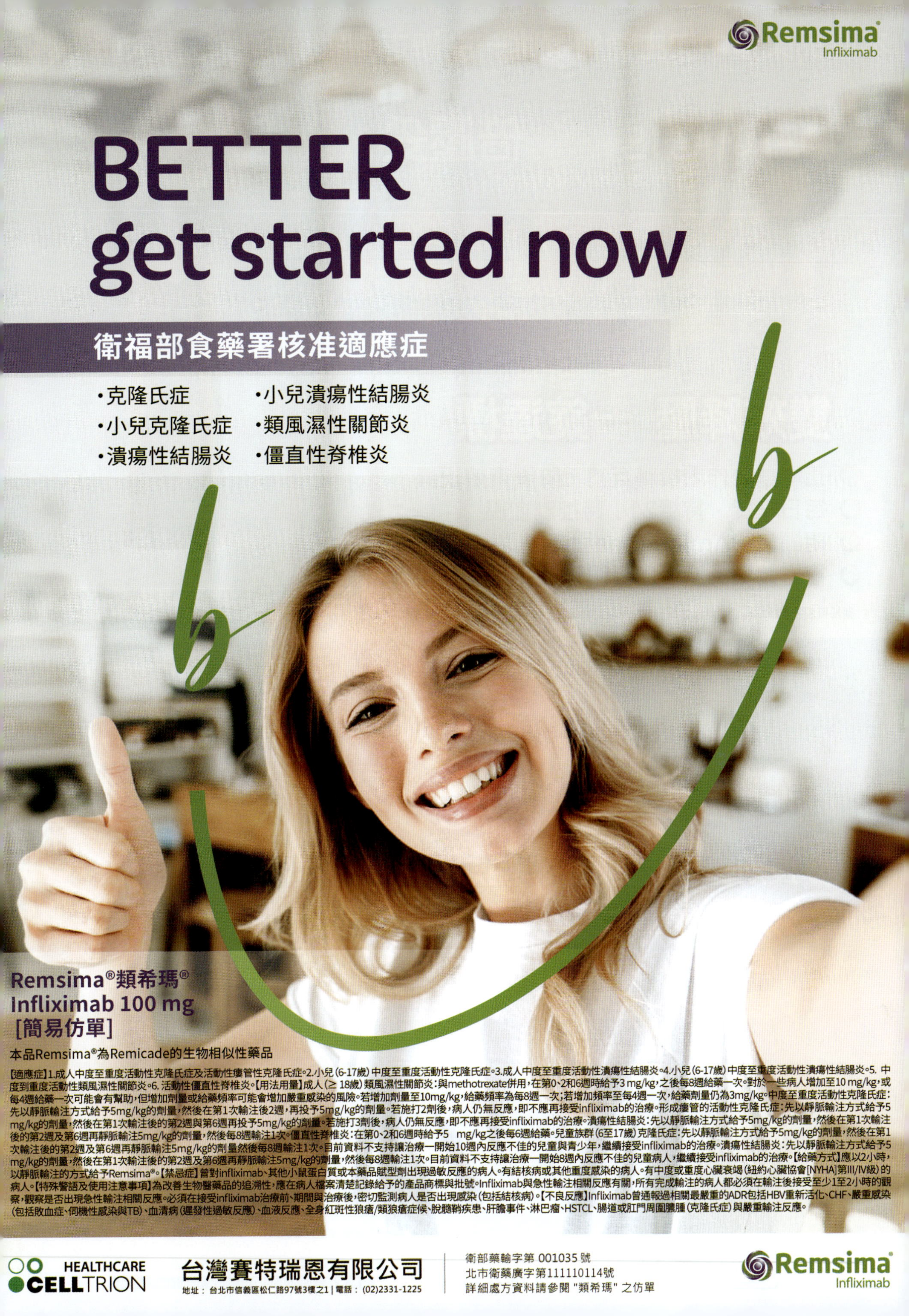
Remsima®
Infliximab
BETTER
get started now
衛福部食藥署核准適應症
•克隆氏症
•小兒克隆氏症
•潰瘍性結腸炎
•小兒潰瘍性結腸炎
•類風濕性關節炎
•僵直性脊椎炎
Remsima®類希瑪®
Infliximab 100 mg
[簡易仿單]
本品Remsima®為Remicade的生物相似性藥品
【適應症】1.成人中度至重度活動性克隆氏症及活動性瘻管性克隆氏症。2.小兒(6-17歲)中度至重度活動性克隆氏症。3.成人中度至重度活動性潰瘍性結腸炎。4.小兒(6-17歲)中度至重度活動性潰瘍性結腸炎。5.中度到重度活動性類風濕性關節炎。6.活動性僵直性脊椎炎。【用法用量】成人(≥ 18歲)類風濕性關節炎:與methotrexate併用,在第0、2和6週時給予3 mg/kg,之後每8週給藥一次。對於一些病人增加至10 mg/kg,或每4週給藥一次可能會有幫助,但增加劑量或給藥頻率可能會增加嚴重感染的風險。若增加劑量至10mg/kg,給藥頻率為每8週一次;若增加頻率至每4週一次,給藥劑量仍為3mg/kg。中度至重度活動性克隆氏症:先以靜脈輸注方式給予5mg/kg的劑量,然後在第1次輸注後2週,再投予5mg/kg的劑量。若施打2劑後,病人仍無反應,即不應再接受infliximab的治療。形成瘻管的活動性克隆氏症:先以靜脈輸注方式給予5 mg/kg的劑量,然後在第1次輸注後的第2週與第6週再投予5mg/kg的劑量。若施打3劑後,病人仍無反應,即不應再接受infliximab的治療。潰瘍性結腸炎:先以靜脈輸注方式給予5mg/kg的劑量,然後在第1次輸注後的第2週及第6週再靜脈輸注5mg/kg的劑量,然後每8週輸注1次。僵直性脊椎炎:在第0、2和6週時給予5 mg/kg之後每6週給藥。兒童族群(6至17歲)克隆氏症:先以靜脈輸注方式給予5mg/kg的劑量,然後在第1次輸注後的第2週及第6週再靜脈輸注5mg/kg的劑量然後每8週輸注1次。目前資料不支持讓治療一開始10週內反應不佳的兒童與青少年,繼續接受infliximab的治療。潰瘍性結腸炎:先以靜脈輸注方式給予5 mg/kg的劑量,然後在第1次輸注後的第2週及第6週再靜脈輸注5mg/kg的劑量,然後每8週輸注1次。目前資料不支持讓治療一開始8週內反應不佳的兒童病人,繼續接受infliximab的治療。【給藥方式】應以2小時,以靜脈輸注的方式給予Remsima®。【禁忌症】曾對infliximab、其他小鼠蛋白質或本藥品賦型劑出現過敏反應的病人。有結核病或其他重度感染的病人。有中度或重度心臟衰竭(紐約心臟協會[NYHA]第III/IV級)的病人。【特殊警語及使用注意事項】為改善生物醫藥品的追溯性,應在病人檔案清楚記錄給予的產品商標與批號。Infliximab與急性輸注相關反應有關,所有完成輸注的病人都必須在輸注後接受至少1至2小時的觀察,觀察是否出現急性輸注相關反應。必須在接受infliximab治療前、期間與治療後,密切監測病人是否出現感染(包括結核病)。【不良反應】Infliximab曾通報過相關最嚴重的ADR包括HBV重新活化、CHF、嚴重感染(包括敗血症、伺機性感染與TB)、血清病(遲發性過敏反應)、血液反應、全身紅斑性狼瘡/類狼瘡症候、脫髓鞘疾患、肝膽事件、淋巴瘤、HSTCL、腸道或肛門周圍膿腫(克隆氏症)與嚴重輸注反應。
HEALTHCARE
CELLTRION
台灣賽特瑞恩有限公司
地址:台北市信義區松仁路97號3樓之1 | 電話:(02)2331-1225
衛部藥輸字第 001035 號
北市衛藥廣字第111110114號
詳細處方資料請參閱"類希瑪"之仿單
Remsima®
Infliximab

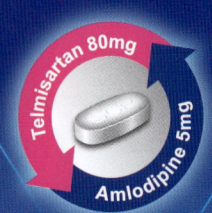

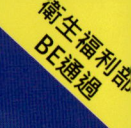

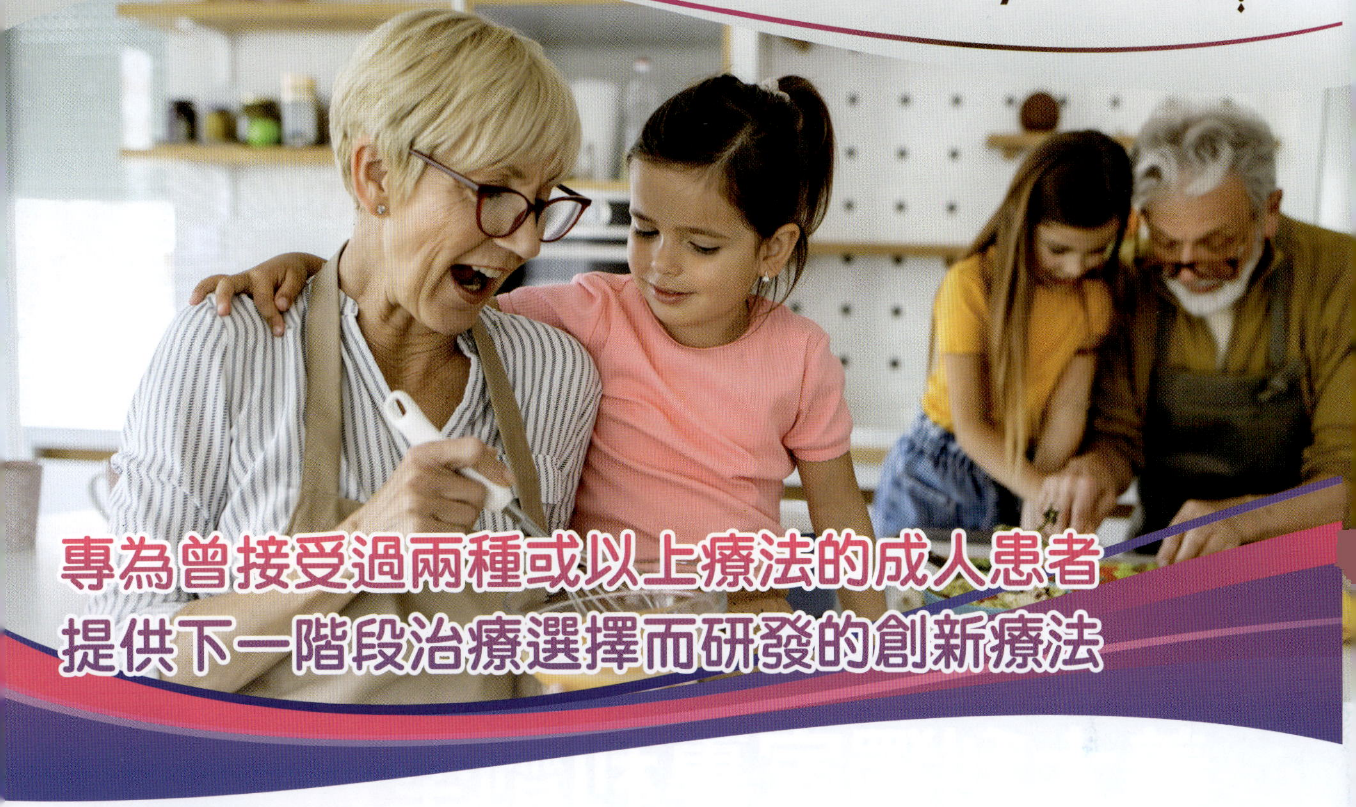
專為曾接受過兩種或以上療法的成人患者
提供下一階段治療選擇而研發的創新療法

杏瘤泰凍晶注射劑10毫克

Zynlonta 10mg powder for concentrate for solution for infusion

有效成分及含量：

每個單劑小瓶提供 10 mg loncastuximab tesirine。使用 2.2 mL 無菌注射用水（美國藥典）配製後，最終濃度為 5 mg/mL。Loncastuximab tesirine 是一種 CD19 導向抗體和烷化劑的共軛物，由人源免疫球蛋白 G1 (IgG1) kappa 單株抗體與 SG3199分子 (一種 pyrrolobenzodiazepine（PBD）二聚體細胞毒性烷化劑）透過蛋白酶可切割含有纈胺酸-丙胺酸二肽的連結胜肽共軛組成。SG3199 接上此連結胜肽時稱為 SG3249，也稱為tesirine。

適應症：

適用於治療復發型或難治型（relapsed or refractory）的瀰散性大型B細胞淋巴瘤（diffuse large B cell lymphoma, DLBCL）與高惡性 B 細胞淋巴瘤（high-grade B-cell lymphoma）且先前已接受至少兩線全身性療法之成人病人。

建議用量：

ZYNLONTA 應在每週期的第 1 天（每 3 週一次），以靜脈輸注 30 分鐘的方式給予。

請以下列方式實施靜脈輸注：

- **0.15 mg/kg 每 3 週一次，共 2 個週期。**
- **後續週期為 0.075 mg/kg 每 3 週一次。**

建議的前驅藥物：

除非有禁忌症，否則請從給予ZYNLONTA 前一天開始，以口服或靜脈途徑給予 dexamethasone 4 mg，每天兩次，持續 3 天。
如果 dexamethasone 給藥不是在給予ZYNLONTA 前一天開始，則 dexamethasone 應在ZYNLONTA 給藥的至少 2 小時前開始。

警語/注意事項：

1. 積液和水腫：使用 ZYNLONTA 治療的病人曾發生嚴重積液和水腫。有 3% 發生第 3 級水腫（主要是周邊水腫或腹水）、3% 發生第 3 級肋膜積液，還有 1% 發生第 3 級或第 4 級心包積液。
2. 骨髓抑制：ZYNLONTA 的治療可引起嚴重或重度骨髓抑制，包括嗜中性白血球低下、血小板低下和貧血。有 32% 的病人發生第 3 級或第 4 級嗜中性白血球低下，有 20% 的病人發生血小板低下，而有 12% 的病人發生貧血。有 21% 的病人發生第 4 級嗜中性白血球低下，而有 7% 的病人發生血小板低下。有 3% 發生嗜中性白血球低下合併發燒。
3. 感染：使用 ZYNLONTA 治療的病人曾發生致命和嚴重的感染，包括伺機性感染。有 10% 的病人發生第 3 級或更高級感染，而有 2% 發生致命感染。最常見的 ≥ 第 3 級感染包括敗血症和肺炎。
4. 皮膚反應：使用 ZYNLONTA 治療的病人曾發生嚴重皮膚反應。有 4% 病人發生第 3 級皮膚反應，包括光敏感反應、皮疹（包括剝脫性皮疹和斑丘疹）和紅斑。
5. 胚胎-胎兒毒性：根據其作用機轉，ZYNLONTA 用於孕婦時會導致胚胎-胎兒傷害，因為此藥含有一種基因毒性化合物 (SG3199) 並且會影響正在分裂中的細胞。

特殊族群注意事項:

1. 懷孕、哺乳、有生育能力的女性與男性：ZYNLONTA 的細胞毒性成分 SG3199 會使 DNA 發生交聯 (crosslink)、具有基因毒性，而且對快速分裂的細胞具有毒性，這暗示此成分有可能引起胚胎毒性和致畸性。
2. 老年人：在臨床試驗中接受 ZYNLONTA 的 145 名大 B 細胞淋巴瘤病人中，有 55% 為 65 歲以上，而有 14% 為 75 歲以上。在這些病人與年輕病人之間，未觀察到安全性或有效性的整體差異。
3. 肝功能不全：對於輕度肝功能不全的病人（總膽紅素 ≤ 正常值上限 [ULN] 且天門冬胺酸轉胺酶 (AST) > ULN 或總膽紅素> 1 至 1.5 × ULN，而 AST 可以是任何數值），不建議調整劑量。請監測輕度肝功能不全病人有無不良反應發生率上升現象，並且在發生不良反應時調整 ZYNLONTA 劑量。

詳細資料請參考杏瘤泰仿單

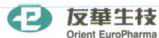

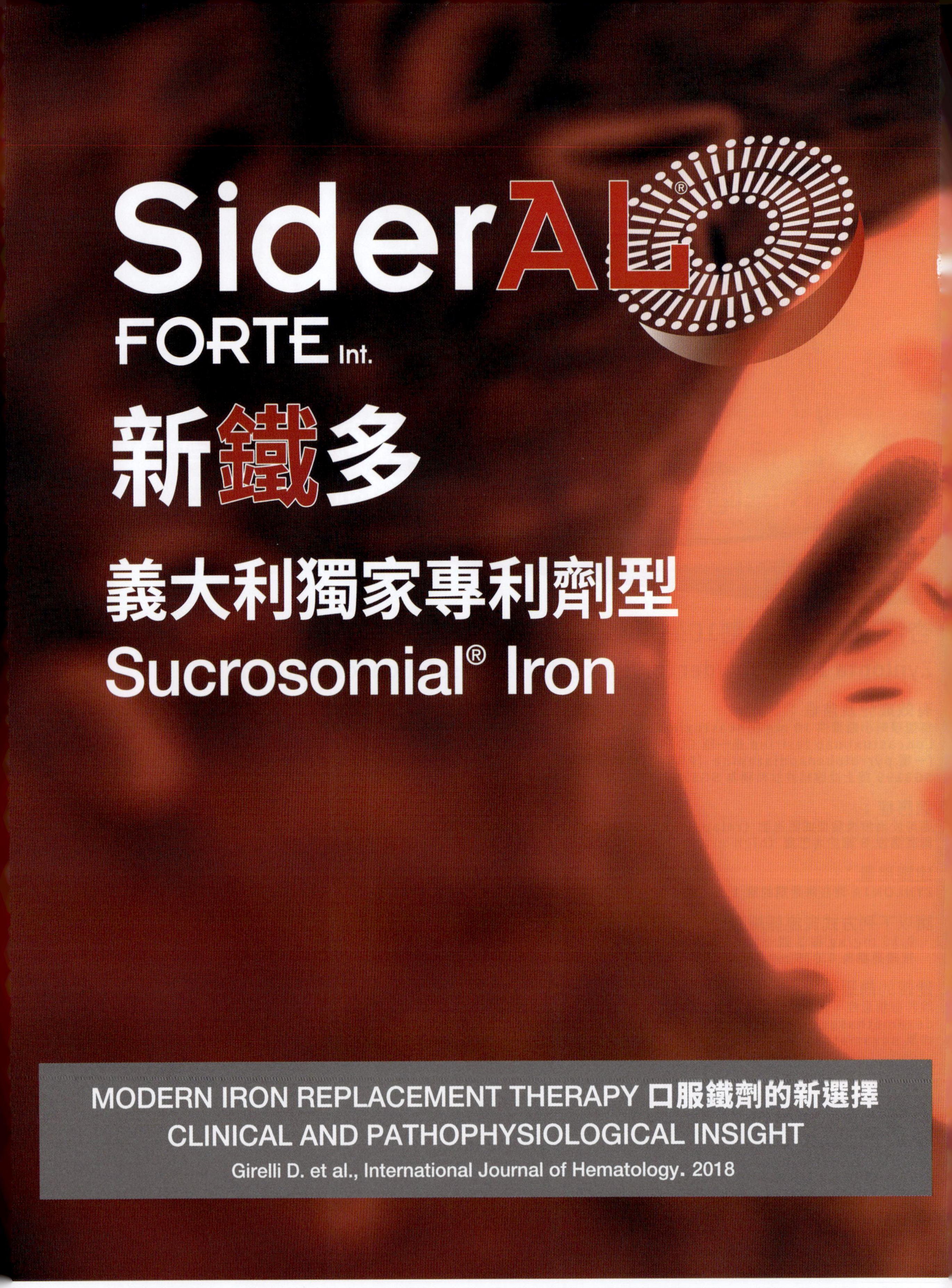
SiderAL®
FORTE Int.
新鐵多
義大利獨家專利劑型
Sucrosomial® Iron
MODERN IRON REPLACEMENT THERAPY 口服鐵劑的新選擇
CLINICAL AND PATHOPHYSIOLOGICAL INSIGHT
Girelli D. et al., International Journal of Hematology. 2018

台灣藥業主要廠商名錄　索引

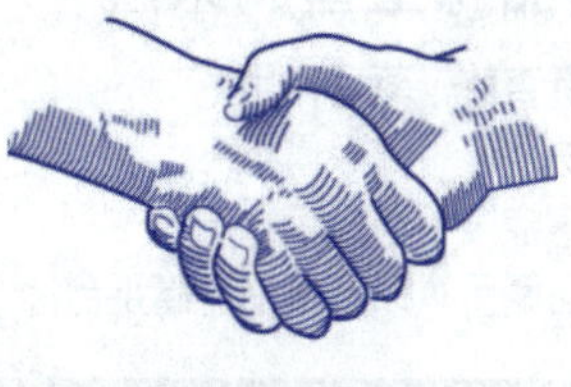

A

Abbott
(亞培營養)
Anxo
(瑩碩)
Arich
(久裕)

Abbott

亞培營養家族

▶嬰幼兒營養品及育嬰諮詢專線：
0800-008-828
▶成人營養品諮詢專線：
0800-036-688
▶檢驗事業部產品諮詢專線：
0800-221-008
▶糖尿病照護事業部諮詢專線：
0800-280-828

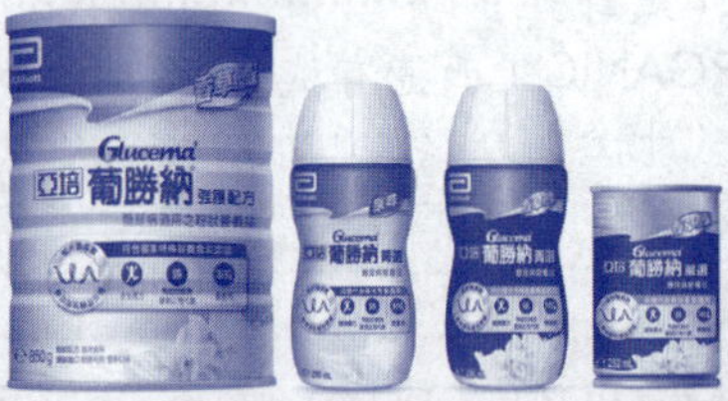

糖尿病專用營養品

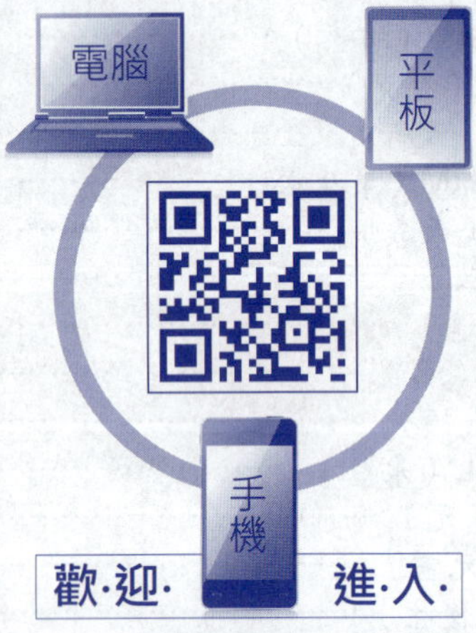

歡·迎· 進·入·

長安電子藥典

www.md165.com.tw:8080

藥品線上查詢系統

免費查詢：藥理作用、
用法用量、健保價格、
適應症、孕乳圖示、
藥品圖示，以及藥品訂購平台。

ANXO

瑩碩生技醫藥(股)公司
Anxo Pharmaceutical Co.

104 臺北市中山區
南京東路二段206號8樓之3
電話：02-2504-2121
傳真：02-2508-4245
網址：www.anxo.com.tw
e-Mail：service@anxo.com.tw

為何選擇瑩碩

[Always A Step Ahead]
創新 - 高競爭力研發能量
品質 - 國際大廠合作肯定
信賴 - 服務人群深耕台灣
價值 - 健康人生的保護者

我們能做什麼

豐富完整的產品線
堅強的銷售通路網
高標準優良製造技術
創新高效能研發能力
專業的專利及法規團隊
瑩碩是您合作的最佳夥伴
為您提供全方位解決方案

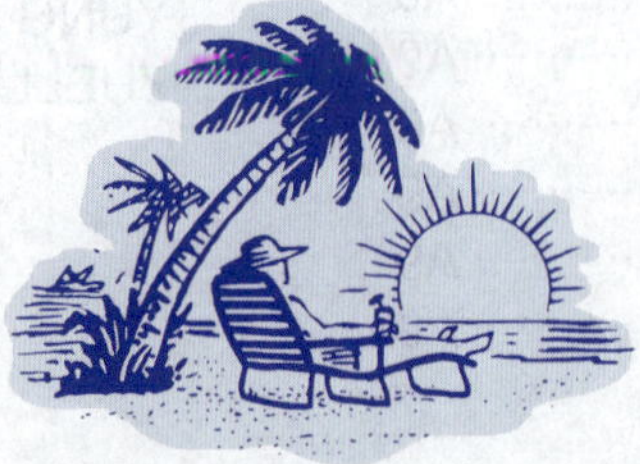

arICH

Arich make you Arich

久裕企業股份有限公司

專業醫藥推廣團隊

ARICH ENTERPRISE CO., LTD.

23586 新北市
中和區中正路880號14樓之5
電話：02-8227-7999
傳真：02-2222-6171
客服專線：
0800-221228 (北區)
0800-221227 (中區)
0800-221226 (南區)
網址：www.arich.com.tw

主要經銷及物流服務：

Alliance
Astellas
Besins
Bureau of Controlled Drugs
ConvaTec
Eisai
Kenvue
Lotus
Mylan
Oneness
Pfizer
Phoenix Medical Taiwan
Sandoz
Shionogi
Viatris
Virbac

A-Strong CO.,LTD.
亞博實業股份有限公司

- 美商亞培營養品事業部/糖尿病照護事業部經銷
- 美商Medtronic經銷
- 荷蘭商ICU Medical經銷
- 以色列商Eitan Medical代理
- 瑞商EffRx-Binosto代理
- 羅氏大藥廠西藥品銷售
- 博士倫台灣分公司經銷
- 德商Qiagen-AmniSure經銷

總公司
新北市三重區重化街28號
3樓之2
電話：02-8512-2962
傳真：02-8512-2960
網址：www.a-strong1987.com.tw

亞博實業物流中心
(PIC/s GMP、GDP)
桃園市桃園區興華路19號
電話：03-212-7909

台中辦公室
台中市北區進化北路238號
14樓之2
電話：04-2237-2561

高雄辦公室
高雄市三民區安東街25號
電話：07-311-2289

長安電子藥典
藥品資料線上查詢

BESINS HEALTHCARE
By your side, for life

香港商博賞醫藥有限公司
台灣分公司

銷售營運總部

地址
10681台北市大安區信義路四段235號5樓
電話
+886 2 2705 6689
傳真
+886 2 2705 6667

物流服務

久裕企業股份有限公司
訂貨專線 / 0800-221-228

Androgel® 1.62mg/g Gel (昂斯妥定量品)
Androgel® 50mg/5g Gel (昂斯妥凝膠)
Dimetrum® 2mg/Tab (蒂美舒錠)
Oestrogel® 80g/Btl Gel (愛斯妥凝膠)
Utrogestan® 100mg/200mg/300mg/Cap (優潔通軟膠囊)

best Pharma

BEST PHARMA CO.,LTD.
倍斯特醫藥生物科技股份有限公司

3F.-3-5, No. 51, Sec. 2,
Chongde Rd., Beitun Dist.,
Taichung City 406505, Taiwan
台中市北屯區崇德路二段
51號3樓之3、之5

電話：04-2238-1808
傳真：04-2238-1650
網址：www.bestpharma.com.tw
E-mail：
contactus@bestpharma.com.tw

Best Today For A Better Tomorrow

B|BRAUN
SHARING EXPERTISE

台灣柏朗股份有限公司
B. BRAUN TAIWAN CO.,LTD

地址：10586台北市松山區
健康路152號9樓
電話：02-6600-7100
傳真：02-6601-1177
客服專線：0809-009-899

柏朗集團為全球性跨國企業，總部設於德國，成立至今已逾百年，為歐洲市場醫療器材領域之領導品牌。台灣柏朗股份有限公司，創立於1989年，主要從事醫療器械、設備、藥品的進口及銷售，致力於麻醉，外科，介入心臟病學，整形外科，腎臟護理和家庭護理等治療領域，擁有為數不少的客戶群。

網址：www.bbraun.com.tw

FB　Line　Job openings

Bora Health
保瑞聯邦股份有限公司

服務包括：
委託代工、研發、配送/銷售在台灣的銷售及配送範圍包覆全台灣藥品市場，客戶層包含醫院、診所、藥局及各大專業經銷通路。

地址：114台北市內湖區
瑞光路26巷36弄2號5樓
電話：(02)2790-8233
傳真：(02)2790-0233
網址：www.borahealth.com

Borahealth
Certified：
股票代號：1271
USFDA、MHRA
PIC/S

Celltrion (賽特瑞恩)
Center lab (晟德)
Char Deh (嘉德)
CHEN HO (正和)

HEALTHCARE
CELLTRION

台灣賽特瑞恩有限公司
Celltrion Healthcare Taiwan Ltd.

地址：110 台北市信義區
松仁路97號3樓

電話：02-2331-1225
www.celltrionhealthcare.com

About Us

We have been contributing to the improvement of patient welfare and access to healthcare by offering innovative biologics to the world.

我們一直通過向全世界提供創新的生物製劑，為改善患者福利和獲得醫療保健做出貢獻，為人類帶來更幸福的未來。

主要產品
Herzuma
Remsima
Remsima SC
Truxima

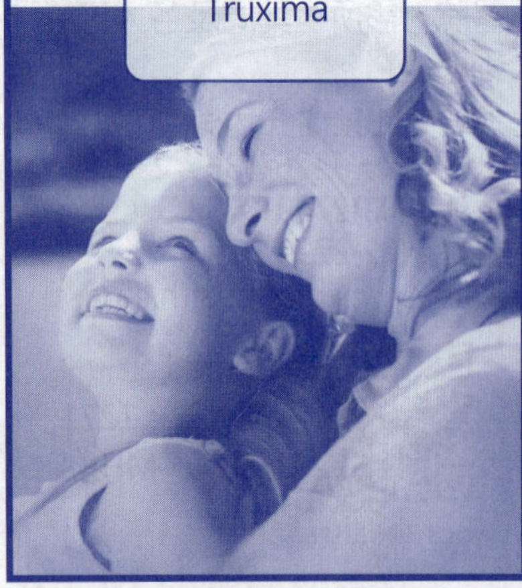

CENTER
LABORATORIES, INC.
(PIC/S , C G.M.P.)
晟德大藥廠股份有限公司

總公司：
115臺北市南港區園區街
3之2號7樓(南港軟體園區H棟)
電話：02-2655-8680
傳真：02-2655-8380

製藥廠
新竹縣湖口鄉實踐路2號
電話：03-5981-829
傳真：03-5981-820

website：
www.centerlab.com.tw

CHAR DEH

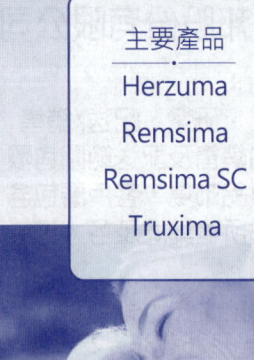

Char Deh Drugs Enterprise Co.,Ltd
嘉德藥品企業股份有限公司

台北市民生東路二段176號5樓
電話: 02-25078921
傳真: 02-25078886
E-mail:
order@chardeh.com.tw
Distributed for:
Merck Sante
Mundipharma
NAPP
Laboratoire de la Mer

PIC/S GMP

CHEN HO PHARMA
CEUTICAL CO.,LTD.
正和製藥股份有限公司

地址：730 台南市
新營區嘉芳里新工路23號
網址：
www.chenho.com.tw
客服信箱：
wang@chenho.com.tw

台南總公司
電話：06-652-9311
訂貨專線：06-652-9511
傳真：06-652-4269

台北分公司
電話：02-2555-4393
傳真：02-2558-4228

高雄辦事處
電話：07-311-2238

長安電子藥典
www.md165.com.tw:8080
新增單元！
交互作用查詢
歡迎使用
最專業的
藥品資訊線上
查詢系統

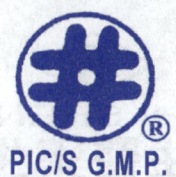

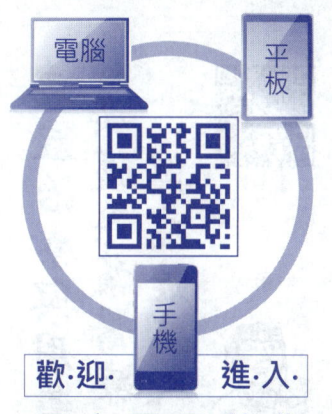

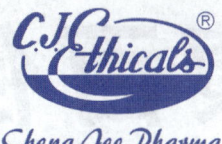

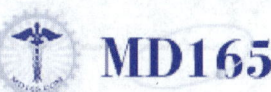

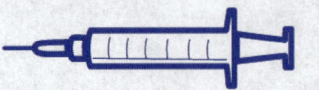

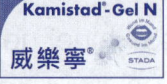

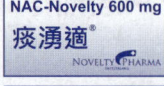

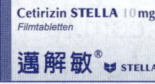

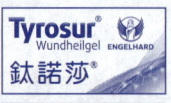

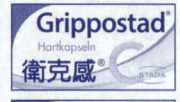

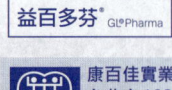

Daiichi-Sankyo

DAIICHI SANKYO TAIWAN LTD.
台灣第一三共股份有限公司

台北市松江路223號13樓
電話：02-8772-2250
傳真：02-2518-3938

Distributed By:
Daiichi Sankyo
Zuellig

Danver Trading Co.,Ltd
丹華貿易股份有限公司

11484台北市內湖區
大湖街131巷2弄2號2樓
http://www.danver.com.tw
E-Mail:
danver@ms9.hinet.net
電話:02-2793-8888
傳真:02-2793-6789

DKSH

台灣大昌華嘉
豐富每個人的生活

www.dksh.com.tw

台北市內湖區堤頂大道二段
407巷22號10樓

醫療保健事業單位

電話：（02）8752 6666

Delivering Growth – in Asia and Beyond.

Dokuyu
德佑藥品

高品質 高安全 高效能

德佑藥品有限公司
優德貿易有限公司
金壕興業股份有限公司
103台北市大同區南京西路46號5樓
電話:(02)2555-8885
傳真:(02)2555-8825
網址:www.dokuyu.com.tw

日藥本舖
JAPAN MEDICAL

日藥本舖關心您的健康
電話:(02)2555-9918
傳真:(02)2555-9919
官網:www.jpmed.com.tw

日藥本舖 線上商城　讚+分享

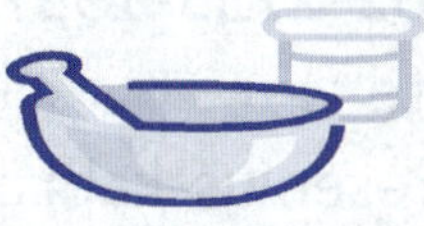

DRAGON PHARMACEUTICAL CO.,LTD.
龍生 藥品股份有限公司

新北市新店區建國路268號4樓
4F., No.268, Jianguo Rd., Xindian District, New Taipei City 23142, Taiwan
電話：02-2918-6667
傳真：02-2918-8836
醫院,診所,藥局的專業經銷商
website: www.dragonpharm.com.tw
e-mail: dragon@dragonpharm.com.tw

Distributor for:
ConvaTec
BenQ AnsCare 疤痕護理矽凝膠

威瑪舒培®
植物專家

臺灣威瑪舒培有限公司

地址：103 台北市大同區
南京西路344巷9號1樓
電話：02-2500-7936
客服：0800-761-761

www.drws.com.tw

循利寧® 末梢血循障礙

舒利視®膠囊 含維生素A可幫助維持暗處視覺

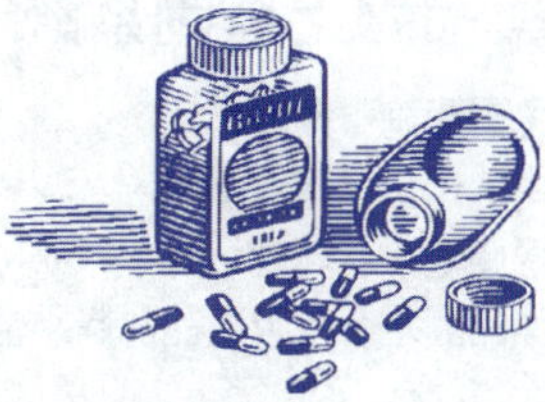

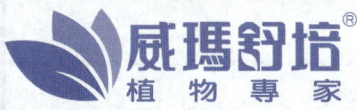

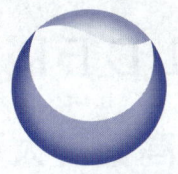

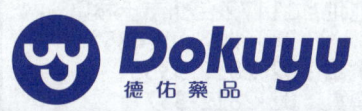

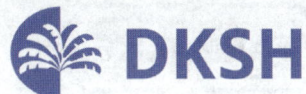

GENTLE PHARMA

政德製藥股份有限公司
Gentle Pharma Co.,Ltd.

首家以五個廠區獲得PIC/S GMP認證通過。
德國默克Merck品質認證，
並接受默克Merck的委託製造。
目前共有五個獨立廠區，包括：
Cephalosporin廠(含無菌製劑)
Penicillin廠(含無菌製劑)
Carba penem(含無菌製劑)
一般製劑廠及一般無菌製劑廠。

本公司產品榮獲：
台大、北榮、中榮、高榮、
三總、長庚、慈濟、馬偕、
新光、國泰、成大、高醫、
中山、彰基、嘉基、聖瑪爾定
醫院使用。

地址：雲林縣大埤鄉豐田路2號
電話：05-5911-101
傳真：05-5911-103
信箱：gen11101@ms36.hinet.net
網址：www.gentlepharma.com.tw

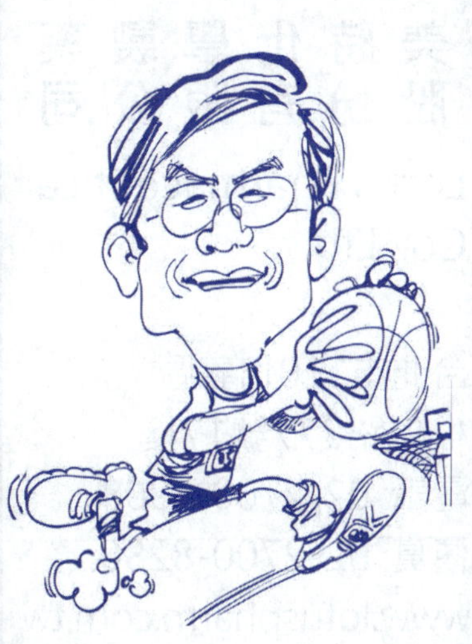

HARVESTER
TRADING CO LTD
禾利行股份有限公司

台北市105敦化北路311號
電話:02-2713-4242
傳真:02-2718-6152

Distributor for :
Biotest
Grunenthal
Helsinn
Leo

金鋐生技集團

Healthy 4.0
健康新觀念

健康4.0生技有限公司

客服專線：0800-031-989
地址：251 新北市淡水區
新生街51巷18之1號
網 站：www.poahealthy.com
Email：tony@poa.com.tw

每一個階段都隨著人類
醫學知識的累積，
而往下一個階段邁進，
最後與時俱進而達到現今的結果，
我們更希望透過全新的健康方法，
讓大家擁有多采多姿的健康生活。

文德藥業有限公司
HOLDING DISP. CO., LTD.

10 F., No. 212, Sec. 3, Bade Rd.,
Songshan Dist., Taipei City
105407, Taiwan (R.O.C.)

地址：105407台北市松山區
八德路3段212號10樓
訂貨專線：02-2577-3131#8
傳真：02-2579-1100

華興

HUASHIN CHEMICAL
PHARMACEUTICAL
WORK CO., LTD.
華興化學製藥廠股份有限公司

地址：
彰化縣田尾鄉四維巷128號
電話：04-883-2121
傳真：04-883-0916

H
J
K
L

HWANG'S
(黃氏)
Jet-Success
(捷勝)
Johnson
(強生)
Kuang Nan
(光南)
Lita
(利達)
Lotus
(美時)

SINCE 1961

PIC/S GMP藥廠

黃氏製藥股份有限公司

HWANG'S Pharmaceutical Co., Ltd.

嚴謹製藥、造福人群

品質精良、信譽保證

追求完美、止於至善

57年來，與時俱進是黃氏永續經營的核心動能，一直以來，致力於追求藥品之精良品質與新產品的研究開發，以提高生命健康質量為目標。

地址：63050 雲林縣斗南鎮
大同路444巷11號
訂貨專線：0800-211-802
Email：service@hwangs.com.tw

金鋐生技集團

HDK
捷勝生技

捷勝生技有限公司

Jet-Success Biotech Co. Ltd

我們提供醫療院所全方位的服務

- 原物料開發
- 藥品/醫療器材經銷代理
- 化妝保養品與輔助保健品銷售代理
- 各式醫藥品OEM/ODM

地址：新北市中和區華順街122號
電話：03-2872818
傳真：03-2872818
Email：wiber.mcmg@gmail.com

JCP

強生化學製藥廠股份有限公司

Johnson Chemical Pharmaceutical Works Co., Ltd.

地址：241 新北市三重區
三和路四段77、79號
電話：02-29894756
傳真：02-29712579

Kuang Nan

光南製藥股份有限公司

安全 品質 責任 效率 研發 創新

光南製藥股份有限公司設立於1961年，六十多年來，秉持著「道德製藥、熱心公益」的核心價值。同時以「安全、品質；責任、效率；研發、創新」為經營理念。

光南專精於製藥領域，服務範圍涵蓋海內外，提供專業、信任、可靠的優良藥品生產及委託製造。

地址：260宜蘭縣宜蘭市
黎明二路240號
電話：03-938-3235
傳真：03-938-6916

Lita Corp.

利達製藥

利達製藥股份有限公司

LITA PHARMACY CO., LTD

台中市43744
大甲區中山路一段906號
NO.906, Sec.1,
Zhongshan Rd., Dajia Dist.,
Taichung City 437,
Taiwan

電話：886-4-2687-2345
傳真：886-4-2687-8381
統編：56112203
網址：www.litacorp.com

國產藥製造及西藥、保健食品專業代工

Lotus

美時化學製藥股份有限公司

Lotus Pharmaceutical Co., Ltd.

台北市110信義區
松仁路277號17樓
電話: 02-2700-5908
傳真: 02-2700-8286
www.lotuspharm.com.tw

PIC/S GMP

NK

南光製藥

NANG KUANG PHARMACEUTICAL CO., LTD

南光化學製藥(股)公司

總公司

台南市新化區中山路1001號

電話：06-5984-121(代表)

傳真：06-5981-845

產品諮詢專線：

0800-692929

E-mail：

md@nangkuang.com.tw

台北營業處：

台北市敦化南路一段183號6樓

電話：02-2731-3399

傳真：02-2740-3311

網址：

www.nangkuang.com.tw

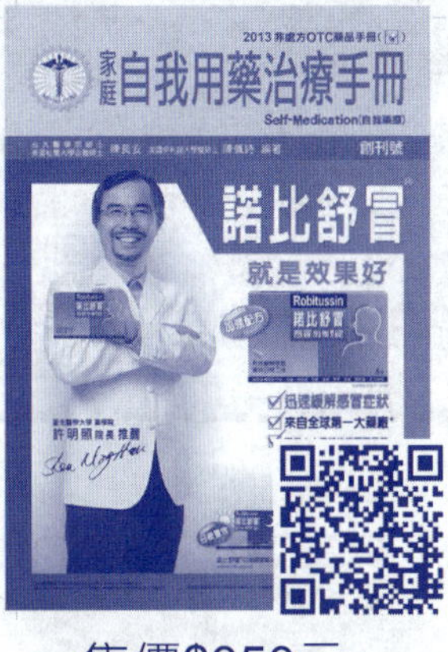

售價$850元

novo nordisk®

台灣諾和諾德藥品股份有限公司

NOVO NORDISK PHARMA (TAIWAN) LTD

台北市106

敦化南路二段207號10樓

電話：02-7704-9988

傳真：02-2377-0111

金鋐生技集團

NUGENTEK LIFESCIENCE

金鋐生命科學股份有限公司

Nugentek Life Science (Taiwan) Co., Ltd

◆ 發展健康、抗老化與美麗科學為職志，達到精準健康與預防醫學創造人類健康福祉之目標。

◆ 主要產品服務

口服玻尿酸產品系列：

HAVITAL® 青春晶露系列

Juice HA® 就是HA晶露系列

LIVER FAVOR® 蓮生津華系列

BRING BEST® 補靈倍思

地址：115 台北市南港區三重路19-13號5樓(南港軟體生技園區E棟5樓)

電話：02-2655-7616

手機：0985-568-279

傳真：02-2655-3900

網站：www.nugentek.com.tw

Email：leon_lin@nugentek.com.tw

Nysco

Nysco Bio Co., Ltd.

尼斯可生技股份有限公司

106063 台北市大安區仁愛路四段110號6樓之1

6 F.-1, No. 110, Sec. 4, Ren'ai Rd., Da'an Dist., Taipei City 106063, Taiwan (R.O.C.)

客服專線：0800-013-988

電話：02-2908-1010

傳真：02-2908-1515

網址：www.nysco.com.tw

Email：order@nysco.com.tw

悠悠® U.U.藥膏系列

利怕蚊® REPELLUN DEET 草本防蚊液

普樂治® PROCIL® 普樂治錠50mg

硫酸奎尼丁 Quinidine Sulfate 硫酸奎尼丁膠囊200mg

長安電子藥典

www.md165.com.tw:8080

新增單元！

交互作用查詢

辨識查詢

orient PHARMA
友霖生技

505b2 Specialty Pharma
Orient Pharma

提昇人的健康與美麗
成為終生/身照顧的健康事業

112 台北市北投區
承德路六段128號13樓
電話：02-2325 7621
傳真：02-2755-0656
網址：www.oppharma.com

Otsuka

Otsuka-people creating new products for better health worldwide

台灣大塚製藥股份有限公司

台北市復興北路378號11F
電話：02-2505-2868
傳真：02-2505-2689
消費者服務專線：
0800-022-828

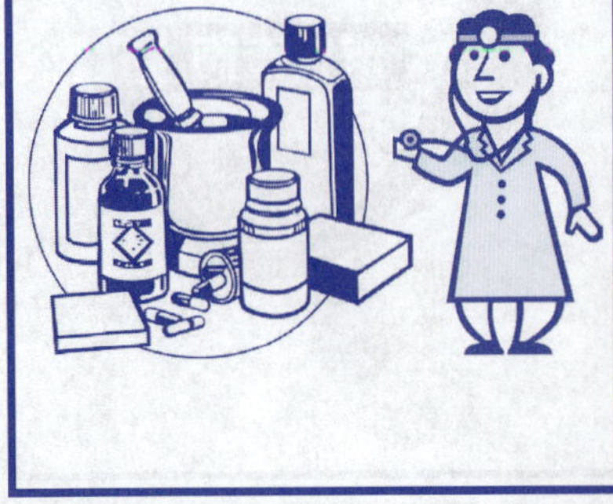

PANBIOTIC

PANBIOTIC
LABORATORIES
臺灣汎生製藥廠(股)公司

I 高雄總公司
高雄市鳥松鄉神農路330號
電話：886-7-7317862
#660
傳真：886-7-7316002

I 屏東農科分公司
屏東縣長治鄉德和村
園東一街10．12號
電話：886-8-7624668
#1102
傳真：886-8-7624689

I 海外行銷部
Oversea Marketing
Maketing Department
電話：886-7-7317861#631
傳真：886-7-7316002
E-mail：
panbio@ksts.seed.net.tw
網址：
www.panbiotic.com.tw

MD165
全國藥品年鑑雜誌社
阿米巴資訊股份有限公司
台北市健康路185巷20號
電話：02-2756-9718
傳真：02-2765-9052
郵政劃撥帳號：1106-8090
戶名：陳長安

Pfizer
輝瑞大藥廠

輝瑞大藥廠
股份有限公司

地址：110 台北市信義區
松仁路100號42．43樓
電話：02-5575-2000
傳真：02-2809-7676
網址：www.pfizer.com.tw

PBF
PIC/S GMP藥廠
寶齡富錦生技
Panion & BF Biotech Inc.

西藥　感染控制
核心事業
藥粧保健　檢測診斷

總公司 台北市南港區園區街3號16樓
廠址 桃園市平鎮區興隆路266號
電話 02-2655-8218
www.pbf.com.tw

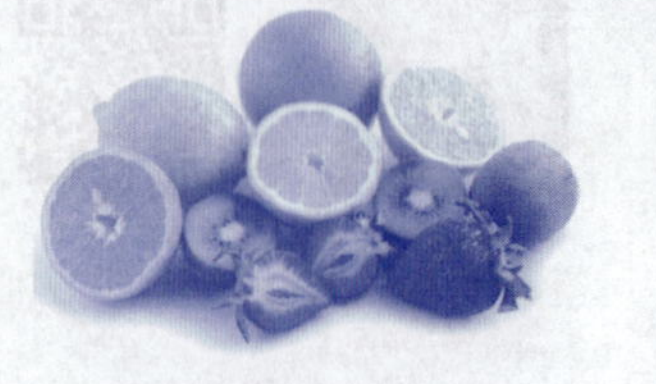

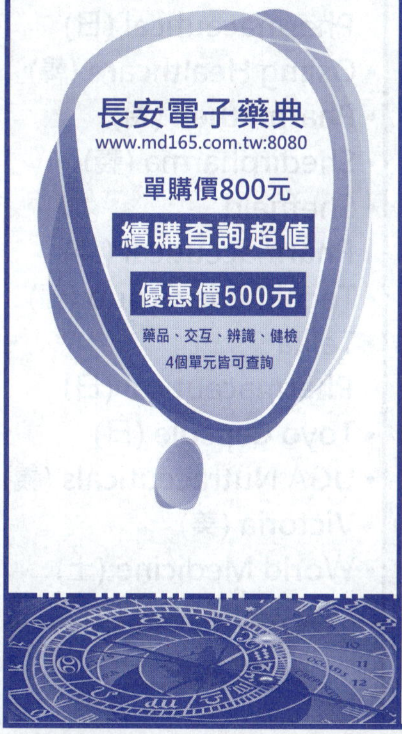
長安電子藥典
www.md165.com.tw:8080
單購價800元
續購查詢超值
優惠價500元
藥品、交互、辨識、健檢
4個單元皆可查詢

S
T

SUPER FORTUNE (富富)
SWISS (瑞士)
SYN-TECH (生泰合成)
TA FONG (大豐)
Taiwan Specialty (吉泰)

VIATRIS

暉致醫藥股份有限公司

Viatris Pharmaceutical Co.,Ltd.

暉致是一家全球性的醫療保健公司，擁有多元豐富的產品線，包含：品牌藥、學名藥、指示用藥、營養補充品、消費保健品及醫材，每年為全球約10億患者提供高品質藥物。

地址：
110台北市信義區
信義路5段7號27樓

電話：
(02) 6631-9900

網址：
www.viatris.com/zh-tw/lm/taiwan

WEIDAR
衛達
PIC/S GMP

衛達化學製藥股份有限公司

WEIDAR CHEM. & PHARM. CO., LTD.

40850台中市工業區23路21號
NO.21.23 RD ROAD,TAICHUNG INDUSTRIAL PARK
TAICHUNG, TAIWAN

電　　話：(04)2359-3847
傳　　真：(04)2359-3336
訂貨專線：(04)2359-5660
網址：www.weidar.com.tw
E-mail：
WDTender@weidar.com.tw
統一編號：30950745

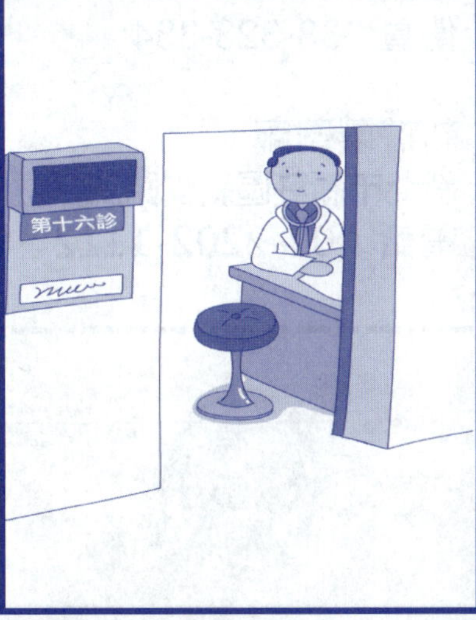

WHOLE WIN

WHOLE WIN PHARMACEUTICAL CO.,LTD

CNS SPECIFIC COMPANY.
鴻汶醫藥實業有限公司

臺北市10680
安和路一段137號6樓
電話:02-2703-3813
傳真:02-2325-4446

Distributor for :
Apotex (Canada)
Chen-ho (正和)
Chung Mei (中美)
Genovate (健亞)
Health Chemical (健康)
Heng-Hsin (恆信)
Johnson (強生)
PharmaScience (Canada)
Siu Guan (壽元)
Swiss Pharm (瑞士)
Synmosa (健喬信元)
Taiwan Biotec (信東)
Weidar (衛達)

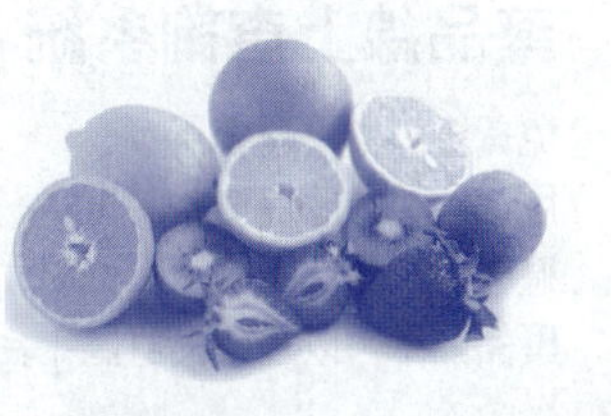

W
Y

Winston
(溫士頓)
YF
(永豐)
Ying Yuan
(應元)
Yuan Chou
(元宙)

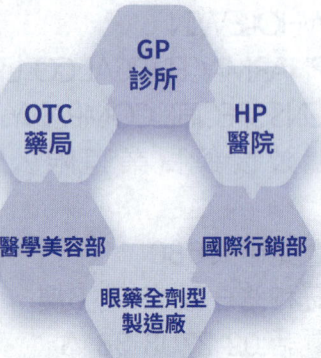

YUSHEN

YU SHENG PHARMACEUTICAL CO.,LTD.

優生製藥股份有限公司

www.yusheng.com.tw

台中市408南屯區工業區21路14號

台中總公司
免付費電話0800-025-788
電話:04-2359-3968(總機)
傳真:04-2359-0924

台北辦事處
新北市三重區重新路四段99號4樓
電話:02-2972-5170

高雄辦事處
高雄市鳳山區凱旋路285-7號14樓
電話:07-7635-856

Distributed By:
Yu Sheng

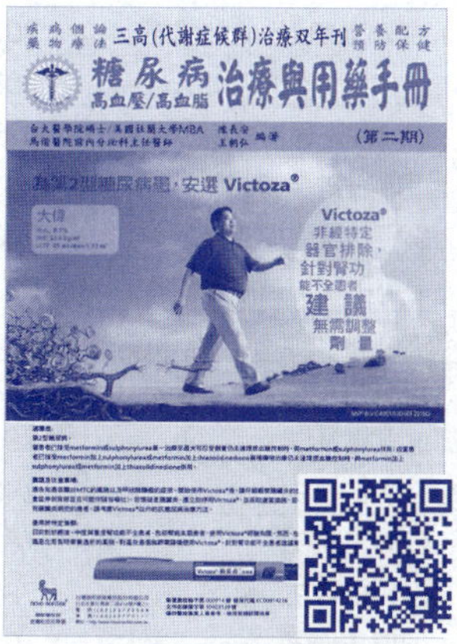

售價：600元

永信藥品工業股份有限公司

YUNG SHIN PHARM.IND.CO.,LTD.

總公司：台中市43744
大甲區中山路一段1191號
電話：04-2687-5100
傳真：04-2686-9418
http:// www.ysp.com.tw

台北辦事處：
台北市松山區民權東路三段181號12樓
電話：02-2718-7272
傳真：02-2716-9395

高雄服務中心：
高雄市鳥松區球場路73號
電話：07-3701-200
07-3701-209
傳真：07-3701-821

【優·惠·組·合】

購買一本
「常用藥物治療手冊」
即可以400元
(原價600元)
加購一本
「三高治療與用藥手冊」
(第二版)

ZUELLIG PHARMA
making healthcare more accessible

裕利股份有限公司

台北市105松山區
南京東路4段126號10樓

醫藥保健相關業務諮詢專線：
02-2570-0064
02-2577-6438

裕利訂貨服務專線：
北區：0800-211-236
中區：0800-425-065
南區：0800-751-162

裕利Line線上客服
搜尋@689kfywv
或掃描QR code加入

全新線上訂貨平台服務：
裕利eZRx電子商務訂貨平台
若您為獨立經營之藥局診所
請利用便捷的線上訂單平台
提供24小時訂貨及查貨服務
來電：
eZRx專線：0809-090-887
來信：
ezrx4u@zuelligpharma.com

Y Z

YU SHENG (優生)
YUNG SHIN (永信)
ZUELLIG (裕利)

新藥目錄

中文名(簡稱)	英文名(簡稱)	藥廠	新成分	適應症(簡述)	章節 ID
克巨染膜衣錠	Livtencity	武田	Maribavir	...移植後發生巨細胞病毒...	19703
贊必佳凍晶注射劑	Zepzelca	美時	Lurbinectedin	..惡化之轉移性小細胞肺癌	20109
備思復凍晶注射劑	Padcev	安斯泰來	Enfortumab Vedotin	...泌尿道上皮癌...	20816
優腎注射液	Paricalcitol	一成	PARICALCITOL	...慢性腎功能衰竭...	70305
迫癌癒膠囊	Braftovi	皮耶法柏	Encorafenib	...轉移性結腸直腸癌...	20720
輔癌癒膜衣錠	Mektovi	皮耶法柏	Binimetinib	...轉移現象的黑色素瘤...	20708
苯能清注射液	Palynziq	百傲萬里	Pegvaliase	...苯酮尿症(PKU)病人...	99142
扶佐高凍晶注射劑	Voxzogo	百傲萬里	VOSORITIDE	...軟骨發育不全症...	70702
允達安輸注液	Roctavian	百傲萬里	Valoctocogene	...治療嚴重 A 型血友病...	49120
剋必達錠	Kepida	華上	Tucidinostat	...轉移性乳癌婦女...	20759
滅髓瘤凍晶注射劑	Mylotarg	輝瑞	Gemtuzumab Ozogamicin	...陽性急性骨髓性白血病...	20819
紐舒泰口溶錠	Nurtec	輝瑞	Rimegepant Sulfate	...偏頭痛的急性治療...	28105
立服樂 50 毫克膠囊	Litfulo	輝瑞	Ritlecitinib Tosylate	...嚴重圓禿病人	87603
癌適求注射液	Elrexfio	輝瑞	Elranatamab	..... 多發性骨髓瘤.....	20815
艾沛兒呼吸道融合病毒疫苗	Abrysvo	輝瑞	複方	....預防呼吸道疾病....	78120
萊舒淨錠	Lysodren	吉帝	MITOTANE	...腎上腺皮質癌...	20418
展世達輸注溶液	Upstaza	吉帝	Eladocagene exuparvovec	...L-胺基酸類脫羧基酶...	99117
衛復守錠劑	Vafseo	台田	Vadadustat	...慢性腎臟疾病導致之貧血	50207
力汰瘤濃縮輸注液	Libtayo	賽諾菲	Cemiplimab	...轉移性非小細胞肺癌...	20808
奧妥凝凍晶注射劑	Altuviiio	賽諾菲	Efanesoctocog alfa	...A 型血友病...	49109
歐萊酶凍晶注射劑	Xenpozyme	賽諾菲	Olipudase Alfa	...酸性神經鞘磷脂酶缺乏症	99137
樂唯初注射劑	Beyfortus	賽諾菲	Nirsevimab	...下呼吸道疾病...	77112
猛健樂注射劑	Mounjaro	禮來	Tirzepatide	...改善第二型糖尿病...	71708
隆保注射劑	Omvoh	禮來	Mirikizumab	...潰瘍性結腸炎...	54403
杰百康膜衣錠	Jaypirca	禮來	Pirtobrutinib	...難治型被套細胞淋巴瘤...	20743
利癌妥注射劑	Columvi	羅氏	Glofitamab	...瀰漫性大 B 細胞淋巴瘤...	20820
邁芮倍口服溶液	Livmarli	北海康成	Maralixibat Chloride	...膽汁鬱積搔癢症...	99130
億活散	Bioflor	和聯生技	SACCHAROMYCES I-745	...緩解輕度急性腹瀉...	56305
寶比黴素凍晶乾燥注射劑	Bobimixyn	東洋	POLYMYXIN B SULFATE	...革蘭氏陰性菌嚴重感染...	06103
抑佳妥注射劑	Imjudo	阿斯特捷利康	Tremelimumab	...肝細胞癌成人病人...	20848
利控鉀口服懸液用粉劑	Lokelma	阿斯特捷利康	Sodium Zirconium Cyclosilicate	...成人之高血鉀症...	50407
賜壯骼皮下注射劑	Strensiq	阿斯特捷利康	Asfotase alfa	...小兒低磷酸酯酶症...	99105
莫剋普寧錠	Purinetone	韋淳	MERCAPTOPURINE	...慢性骨髓白血病...	20210
欣覓力膜衣錠	Scemblix	諾華	Asciminib Hydrochloride	...慢性骨髓性白血病...	20706
樂脂益注射劑	Leqvio	諾華	Inclisiran Sodium	原發性高血脂症....	43407
舒停復膜衣錠	Sotyktu	必治妥	Deucravacitinib	...重度成人斑塊型乾癬...	87907
克痛停錠	Ketesse	美納里尼	Dexketoprofen Trometamol	...中等強度疼痛症狀...	35206
澤截膜衣錠	Akeega	嬌生	複方	...去勢療法抗性前列腺癌...	20764
妥而備注射劑	Talvey	嬌生	Talquetamab	..... 多發性骨髓瘤.....	20840
伏驖佳注射劑	Fetroja	塩野義	Cefiderocol Sulfate Tosylate	...複雜性泌尿道感染...	02501
欣剋融呼吸道融合病毒疫苗	Arexvy	葛蘭素	RSVPreF3 ANTIGEN	...下呼吸道疾病...	70306
益副蓋錠 1 毫克	Orkedia	麒麟	EVOCALCET	...副甲狀腺機能亢進...	70303
恩倍樂口服液	Epidyolex	衛部食藥署	CANNABIDIOL	...治療下癲癇控制不佳時...	99111
易貝儂長效皮下植入劑	Implanon NXT	歐嘉隆	ETONOGESTREL	避孕	74302
艾可來注射劑	Epkinly	艾伯維	Epcoritamab	...瀰漫性大 B 細胞淋巴瘤...	20817
艾妥達錠	Aquipta	艾伯維	ATOGEPANT	...偏頭痛發作...	28101
倍拉維膜衣錠	Paxlovid	輝瑞	複方	...COVID-19...	19803
世冠飛適新型冠狀病毒疫苗	Spikevax	莫德納	mRNA-1273.815 LNP	...COVID-19...	78108
諾瓦克維德新型冠狀病毒疫苗	Nuvaxovid	頤安	SARS-CoV-2 rS Omicron XBB1.5	...COVID-19...	78110
尚能嘉注射劑	Sunlenca	吉立亞	Lenacapavir Sodium	...(HIV-1)感染症...	19507
泰達利膜衣錠	Prosela	友華	複方	...治療因前列腺肥大...	52109
杏瘤泰凍晶注射劑	Zynlonta	友華	Loncastuximab tesirine	...大型 B 細胞淋巴瘤	20507
寧脂德膜衣錠	Nilemdo	第一三共	Bempedoic Acid	...原發性高膽固醇...	43402

總論
藥物治療的四大過程
The four processes of drug therapy

2023 年十大看好潛力暢銷焦點新藥

	成分	藥廠公司	適應症	說明
1	Lecanemab	百健(Biogen) / 衛采(Eisai)	阿茲海默症的抗β澱粉樣蛋白單株抗體	百健與衛采共同開發的 lecanemab，在臨床 3 期試驗中，達到臨床主要及關鍵次要終點，顯著減緩 27%認知功能衰退，亦顯著降低澱粉樣蛋白沉積。兩家公司於 2022 年 5 月向 FDA 提交 lecanemab 的生物製劑申請許可(BLA)。
2	SRP-9001	Sarepta Therapeutics / 羅氏(Roche)	裘馨氏肌肉失養症(DMD)的基因療法	SRP-9001 的治療策略，是將能編程出功能性抗肌肉萎縮蛋白(Dystrophin)的基因副本遞送到肌肉組織中，達成治療的效果。SRP-9001 是當前 DMD 基因治療領域之中的領先者，如果獲得 FDA 批准將成為首個 DMD 基因療法。
3	Intravitreal Pegcetacoplan	Apellis Pharmaceuticals	老年性黃斑部病變(AMD)視網膜地圖狀萎縮(GA)的靶向補體 C3 療法	Pegcetacoplan 為聚乙二醇(PEGylated)的雙環肽(two cyclic peptide)，可抑制補體 C3，是 FDA 已核准陣發性夜間血紅素尿症(PNH)藥物 Empaveli 的活性成分。接受由眼球玻璃體內注 Pegcetacoplan 的患者，其地圖狀萎縮(GA)病變顯著減少，且療效隨時間而增加。
4	Donanemab	禮來(Eli Lilly)	阿茲海默症的抗β澱粉樣蛋白單株抗體	Donanemab 可結合β澱粉樣蛋白亞型 N3pG，因此對於沉積斑塊有更高的親和力。顯示 donanemab 使早期阿茲海默症患者大腦中的澱粉樣蛋白斑塊量降低 65.2%，顯著高於 Aduhelm 的 17.0%。對於早期阿茲海默症患者的認知能力和日常功能，顯著降低下降速度達 32%。
5	RSVPreF3 OA	葛蘭素史克(GSK)	針對老年人的呼吸道融合病毒(RSV)疫苗	RSVPreF3 OA (GSK GSK3844766A) 為 GSK 針對老年人開發的 RSV 疫苗，由 RSV 融合前(prefusion) F 糖蛋白(RSVPreF3)與 GSK 專屬佐劑構成。顯示對預防下呼吸道疾病的整體效力為 82.6%，預防重症則達到 94.1%。

	成分	藥廠公司	適應症	說明
6	Epcoritamab	艾伯維(Abbvie) / Genmab	淋巴瘤的抗 CD20/CD3 雙特異性抗體	Epcoritamab 是透過 Genmab 專有的 DuoBody 平台所開發的皮下給藥 CD20/CD3 雙特異性抗體，可同時結合 T 細胞的 CD3 和 B 細胞的 CD20。總緩解率(ORR)為 63%，完全緩解率(CR)為 39%。
7	Zuranolone	百健 / Sage Therapeutics	產後憂鬱症(PPD) 和 憂鬱症(MDD) 的 GABA-A 受體調節劑	Sage Therapeutics 和百健合作研發產後憂鬱症(PPD)和憂鬱症(MDD)的口服藥 zuranolone (SAGE-217/BIIB125)，為一種神經活性類固醇(NAS) GABA-A 受體正向異位調節劑(positive allosteric modulator)。在服藥後第 3 天便改善憂鬱症症狀並持續至第 45 天。
8	Mirikizumab	禮來(Eli Lilly)	潰瘍性結腸炎(UC) 的抗 IL-23 單株抗體	Mirikizumab 是一款針對 IL-23 的 p19 次單元的人源化 IgG4 單株抗體，以抑制 IL-23 介導的發炎反應。數據顯示在接受 mirikizumab 治療 12 週後，有 49.9%的患者一年後仍維持疾病緩解，安慰劑組僅有 25.1%。
9	Etrasimod	輝瑞(Pfizer)	潰瘍性結腸炎的 S1P 調節劑	相較於禮來的 mirikizumab 需以皮下或靜脈注射給藥，輝瑞的 Etrasimod 為口服的新一代 S1P 調節劑。輝瑞公布接受 12 週 Etrasimod 治療的潰瘍性結腸炎患者，臨床緩解率為 27%、而安慰劑組僅 7.4%，接受 52 週 Etrasimod 治療的患者臨床緩解率為 32.1%、安慰劑組為 6.7%。
10	Sotatercept	默沙東(MSD)	治療肺動脈高壓 (PAH)的 IIA-Fc 型活化素受體融合蛋白	Sotatercept 為 IIA-Fc 型活化素受體(activin receptor type IIA-Fc, ActRIIA-Fc)新型融合蛋白(fusion protein)。

藥物治療的過程極為複雜，不過卻比疾病本身單純得多，縱觀醫學史，不難發現近代藥物療法是草藥、民俗、加上巫醫，以及病人對醫治者的信任感發展而成，目前，雖然還有些庸醫執迷不悟，但是，他們將抵擋不住近代醫學澎湃的的浪潮。

近代藥物療法最大的進展就是窮究藥物作用模式(action of mode)以及適當應用它們來治病，這就是基礎醫學和臨床藥理學(clinical pharmacology)日新月異的成就。藥物治療的主要目標，就是要嚴格的分析藥物療法，在此我們利用各種方法一步一步地分析藥物治療，所發展出來的體系可幫助病人找出個別治療的最佳療法。這種體系將藥物治療分成下列4個主要過程(如下表)：

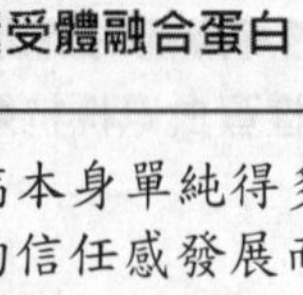

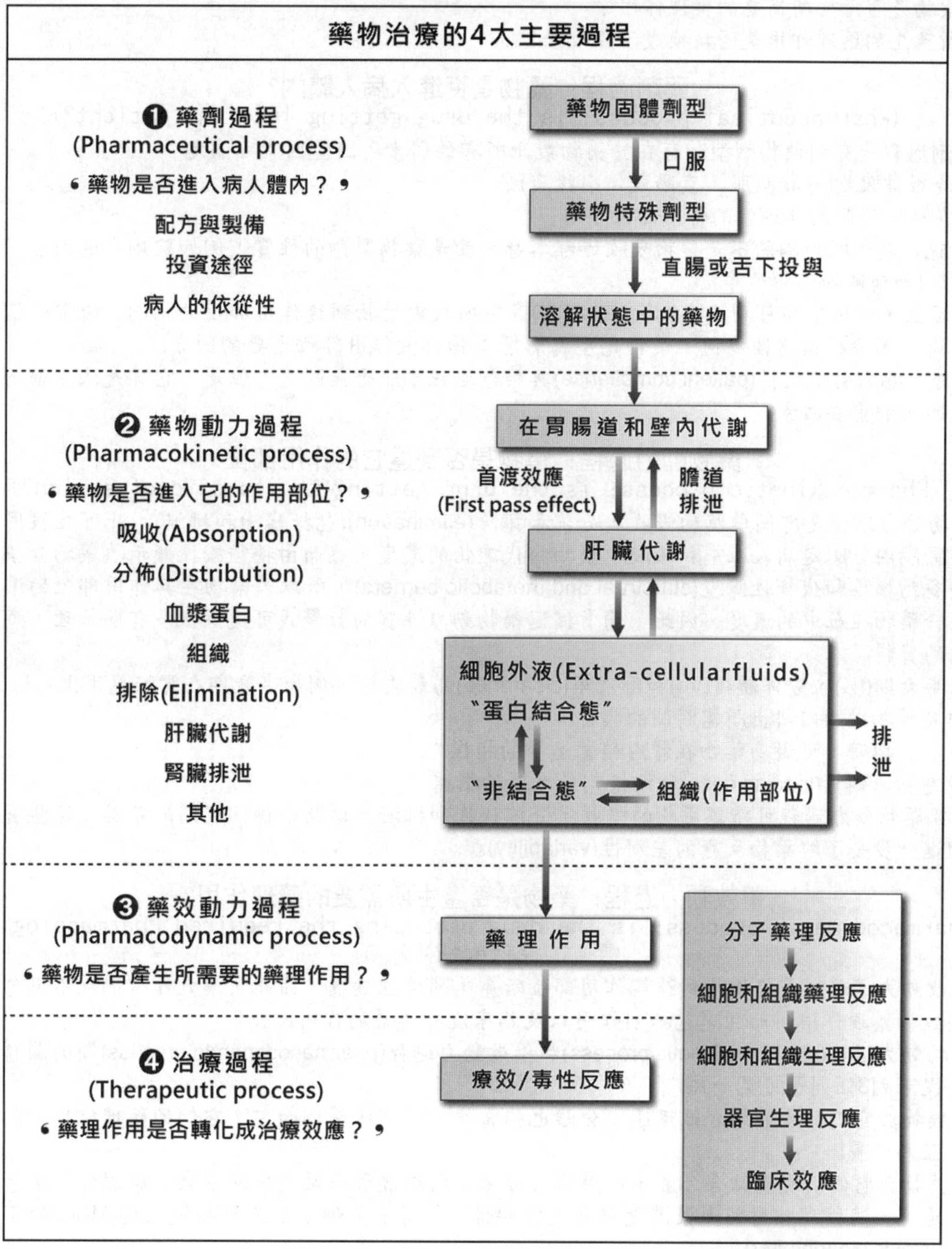

1.藥劑的過程(the pharmaceutical process)。
2.藥物動力的過程(Pharmacokinetic process)。
1.所謂的藥理作用是什麼？
3.藥效動力的過程(Pharmacodyamic process)。
4.治療的過程(Therapeutic process)。
這4種過程，可簡化成4個問題：
1.藥物是否進入病人體內？
2.藥物是否跑到它的作用部位？

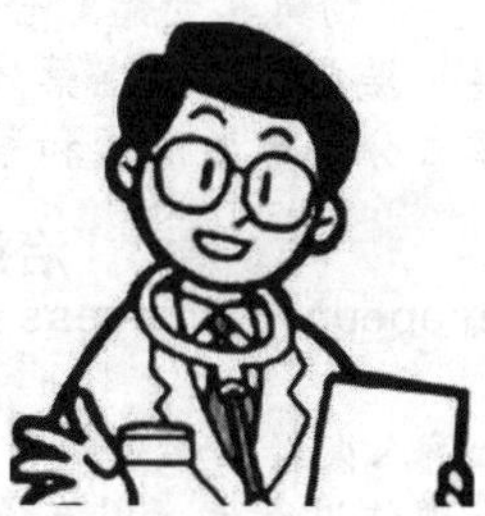

3.藥物是否產生所需要的藥理作用？
4.所產生的藥理作用是否轉換成治療效果？

藥劑過程：藥物是否進入病人體內?
(Pharmaceutical process: Is the drug getting into the patient?)

藥劑過程是有關藥物劑型和存在於藥物製劑所有的因素，這些因素可決定：
a.藥物是否被吸收(包括口服，直腸或注射投與)？
b.是否在適當時間到達適當的作用部位？
嚴格的說，我們所討論的不是藥物吸收過程本身，而是藥物製劑的性質，例如錠劑中的內容可預測的錠劑性質(如崩解和溶解速率)。

事實上，所謂生體可利用率(bioavailabilty)意即所投與藥物到達作用部位的比例。通常是指口服製劑，不過，不論投與途徑為何，藥物劑型為影響藥物接近作用部位重要的因素。

此外，病人的依從性(patient compliance)與藥劑過程雖然毫無關連，但是，它卻是決定藥物是否進入病人體內的重要因素。

藥物動力過程：藥物是否到達它的作用部位?
(Pharmacokinetic process: is the drug getting to its site of action?)

藥物動力過程是有關藥物的吸收，分佈和排除(elimination)(包括代謝和排泄)，此可在服用後一定的時間區隔內，測定病人血中和尿液中藥物和代謝物的濃度，然而由種種證據顯示，藥物分子必須先通過許多結構性和代謝性障壁(structrual and metabolic barriers)，所以，藥物在其作用部位的濃度之主要取決於藥物在血中的濃度，因此，適當描述藥物動力性質的數學式可提供很多有關藥理，療效和毒性反應的資料。
其中以半衰期(t½)，分佈體積(Vd)和廓清率(clearance)為最重要，例如半衰期在實際應用上
(1)可作為藥物從體內排出所需時間的指標；
(2)當多次投與時，可做為藥物在體內積蓄速率的指標；
(3)可做為初填劑量(loading dose)和維持劑量之間的指標。

研究藥物動力過程可確認藥物的吸收，分佈代謝和排泄，以及藥物個別間的差異，這些資料可幫助我們進一步去了解藥物反應的差別性(variability)。

藥效動力過程：藥物是否產生所需要的藥理作用?
(Pharmacodynamic process: is the drug producing the required Pharmacological effect?)

藥效動力過程就是指藥物到達某作用部位所產生的藥理效應，因此，藥效作用過程不僅包含最後產生療效的藥理作用，而且還包括副作用以及臨床沒有俾益的作用。

藥物動力過程(pharmacokinetic process)和藥效動力過程(pharmacodynamic process)間的關聯並非很單純，從下列3個列子可見一斑：
1.有些藥物與它們的受體結合很迅速，分離也相當快，對這些藥物而言，它們的藥理效應的強弱與血漿濃度互為消長。
2.有些藥物與它們的受體結合，並不那麼容易分離；所以儘管血漿濃度降下來，藥理作用依舊持續著。也就是說，其藥理作用與血漿濃度沒有直接關係。最有名的例子就是單胺氧化酶(MAO)的下可逆性抑制劑(irrevisible inhibitor)。
3.還有某些藥物與其受體結合，都和結合速率或分離速率無關，所以儘管血漿濃度降下來，藥物經過系列反應，纔要開始產生藥效，例如皮質類固醇類(corticosteroids)的抗發炎效應。在第2和第3種類型中，很難去分辨血漿濃度和藥理作用間的關係。

治療過程：藥理作用是否有轉換成治療效應?
(Therapeutic process: is the pharmacological effect being translated into a therapeutic effect?)

如果病人從藥物治療獲得效應，那就是表示該藥物的藥理作用產生臨床效應，當然，這要假設已經知道藥理作用產生，因為治療效應乃源自藥理作用的本質。但是，通常並非如此，例如用於治療憂

鬱症的參環類抗憂鬱藥物(tricyclic antidepressants)。該問題癥結在於藥理作用是否轉換成治療效應。此通常要先解決下面2個問題：

1.所謂的藥理作用是什麼？

2.所謂的治療效應，意何所指？

在這種情況下，讀者也許會認為吹毛求疵。茲舉一個例子就可知其梗概。

例如，使用非選擇性的β-腎上腺素接受體拮抗劑(β-adrenoceptor antagonist)propranolol來治療無症狀的高血壓，毫無疑問的是propranolo能夠降低血壓，但是，它是怎樣作用的呢，一般認為是對心臟產生β阻斷作用。但是，它的降壓作用到底是透過(1)降低心輸出量，還是(2)身體的適應調整呢？如改變心室肌肉的收縮性和壓力受體(baroreceptor)反射弧， 或經由腎素一血管收縮素系統(enin-angiotensinsystem)所產生腎臟的β-腎上腺素接受阻斷作用。

第2項問題為"治療效應是什麼？"，這個問題問得有點唐突，但是，事實上，它有很多可能的答案，例如，依上面的例子，一般考慮到的療效就是降低血壓，但是，病人本身沒有症狀，因此，不但不能帶給他"好"的感覺，反而讓他覺得更糟(副作用的原故)大家都知道降低血壓的初衷就是為了減少心肌梗塞、中風、心衰竭和腎衰竭的發生率，所以說，降低血壓比較接近藥物動力學作用，而較不符合治療效應的要求，因為，評估抗高血壓製劑預防高血壓併發症的療效，一定要做大型的臨床試驗，再以統計的方法計算出其結果，因此，任何一臨床工作者不可能憑其個人的經驗，去判定無症狀高血壓治療的真正效益。

總之，藥理作用和治療效應是兩回事，不可混淆。由下表所示有關支氣管擴張劑(bronchodilator)的敘述可見一般。

誠如上述，目前施行的"藥物治療"都存在有許多問題，如果我們能夠按藥物治療的四大步驟：藥劑過程→藥物動力過程→藥效動力過程→治療過程，去做系統分析，就如同在做診斷時，先問病歷(history-talking)→檢查(examination)→化驗(investigation)一樣，那麼很多問題都可迎刃而解。

2022/23 年 國人十大死因

	2022 年	2023 年
❶	惡性腫瘤(癌症)	惡性腫瘤(癌症)
❷	心臟疾病	心臟疾病
❸	新冠肺炎	肺炎
❹	肺炎	腦血管疾病
❺	腦血管疾病	糖尿病
❻	糖尿病	嚴重特殊傳染性肺炎(COVID-19)
❼	高血壓性疾病	高血壓性疾病
❽	事故傷害	事故傷害
❾	慢性下呼吸道疾病	慢性下呼吸道疾病
❿	腎炎腎病症候群及腎病變	腎炎腎病症候群及腎病變

資料來源：衛福部統計處

1.112年死亡人數較111年減少2,863人，主要因嚴重特殊傳染性肺炎(COVID-19)死亡人數減少。

2.惡性腫瘤、心臟疾病與肺炎居主要死因前三位；COVID-19由第3名降至第6名。

3.癌症死亡有8成7集中於55歲以上族群。

4.慢性肝病及肝硬化死亡人數長期顯著下降；孕產婦死亡人數為生產事故救濟條例實施以來最低。

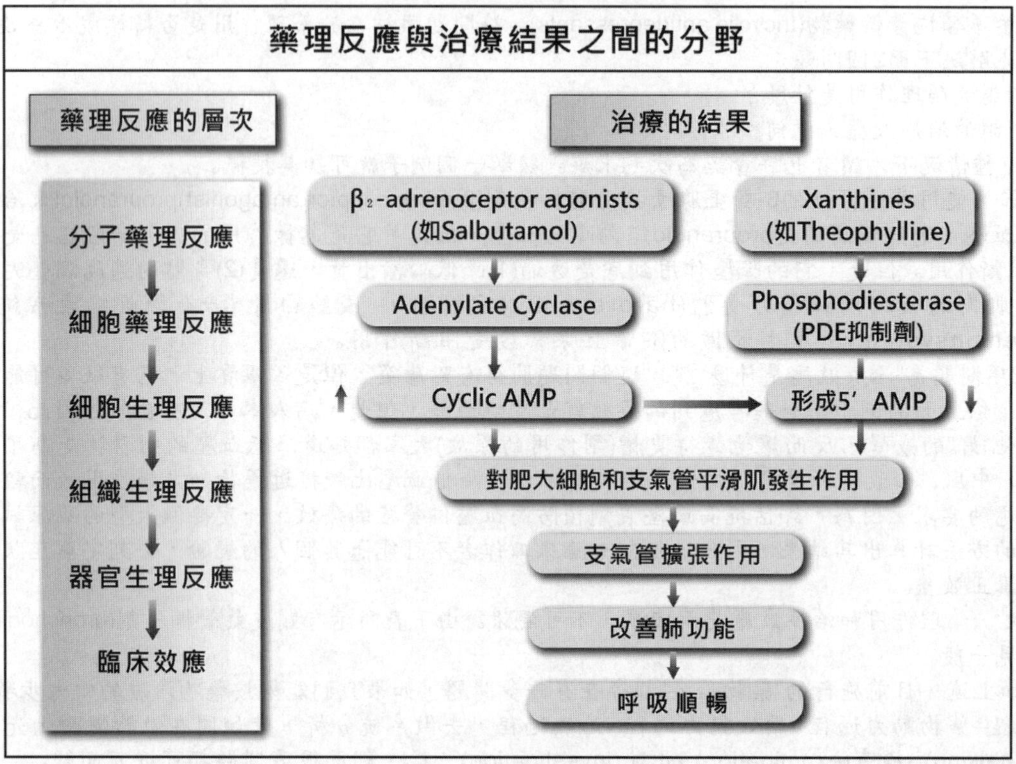

藥物治療分析的實際應用
(practical applications of the analysis of drug therapy)

一般而言，藥物治療的主要問題為：(1)治療沒有明顯的反應，(2)不良藥物反應，(3)藥物交互作用，有關(2)和(3)項我們將在本書各個章節中談到，現在我們所要討論是(1)項，茲分成藥物治療四大過程，探討其可能的原因：

1. 藥物是否進入病人體內？
   (1)病人是否依從？
   (2)配方與製劑是否理想？
   (3)投與途徑是否適當？
   (4)病人服藥方法是否得宜？
2. 藥物是否進入它的作用部位？
   (1)藥物是否被吸收？
   (2)藥物是否改變蛋白質結合作用？
   (3)藥物是否改變組織的分佈？
   (4)藥物是否有增加代謝和腎臟廓清?
3. 藥物是否產生所需要的藥理作用？
4. 藥理作用是否轉化成治療效應？
   (1)不適當的治療。
   (2)藥效動力效應和治療效應之間關係起伏不定。
   (3)治療效應的時間和療程問題。
   (4)疾病或症狀太嚴重，以致於藥物治療無效。
   (5)毒性反應限制藥物最大的耐受劑量。
   (6)療效因容易發生不良反應而失效。

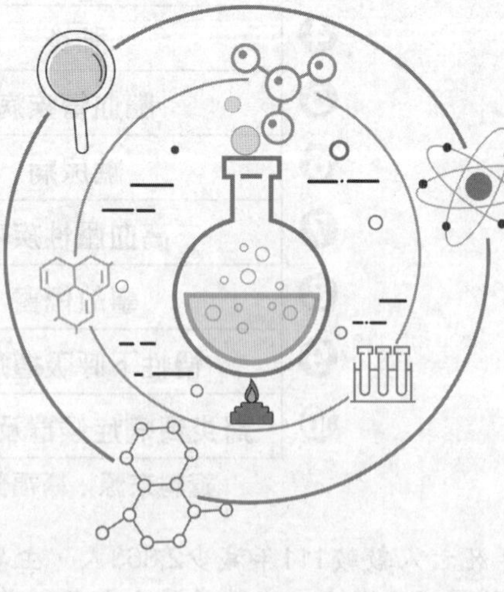

新藥研究開發與上市的流程圖

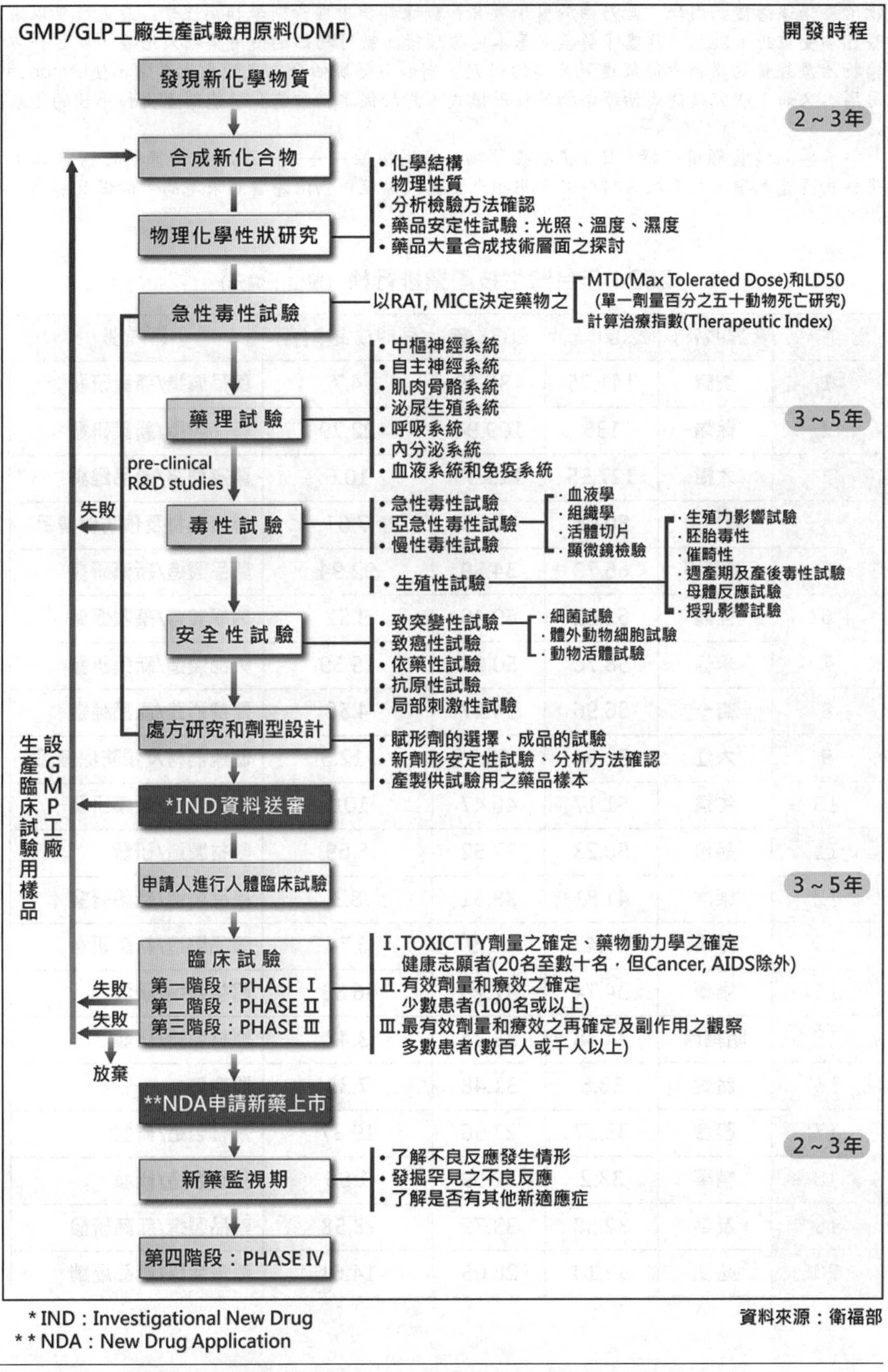

資料來源：衛福部

* IND：Investigational New Drug
* * NDA：New Drug Application

一般而言，合理的藥物療法的先決件就是要對疾病充分的了解，因此得先要做正確的診斷。但是，藥物治療學遠落後病因學，此乃由於醫學教育和訓練都集中在診斷學和病理學。最近幾年以來，藥物治療已漸受重視，況且，詳盡了解疾病基本的原理後，就可巧妙的使用藥物來治療，就另一方面而言，藥物治療經驗的累積也能促進對疾病的研究，例如：發現帕金森症的生化異常，使levodopa得以派上用場，又如：研究精神病治療藥物的作用模式，對於促進精神病和功能間生化和藥理的進展功不可沒。

十年前藥品銷售額排行榜以B肝抗病毒藥物、三高慢性病為主，2022年銷售排行榜前二十名中，治癌藥物高達九項，而且攻占前四名，明顯表示國人癌症藥物治療費越來越高，健保及病患負擔更沉重。

2024 年台灣生技產業排行榜 (單位：億元)

營收排名	公司名稱	2024 年	2023 年	同期成長率(%)	領域別
1	美時	141.75	135.39	4.7	藥品製造/新藥研發
2	保瑞	135	109.94	22.79	藥品製造/新藥研發
3	大樹	127.55	119.35	10.6	醫療通路/產品經銷
4	葡萄王	80.05	74.35	7.67	健康器材及預防保健品
5	藥華藥	66.73	34.59	92.94	藥品製造/新藥研發
6	佳醫	62.61	60.48	3.52	醫學美容/藥妝保健
7	永信	58.76	50.84	15.59	藥品製造/新藥研發
8	杏一	56.96	54.47	4.58	醫療通路/產品經銷
9	大江	52.94	60.5	-12.5	健康器材及預防保健品
10	生達	51.17	46.47	10.1	藥品製造/新藥研發
11	晶碩	50.23	47.52	5.69	醫材製造/研發
12	東洋	41.81	38.61	8.3	藥品製造/新藥研發
13	健喬	40.45	37.9	6.74	藥品製造/新藥研發
14	泰博	34.74	37.28	-6.83	醫材製造/研發
15	明基醫	34.48	33.34	3.42	醫材製造/研發
16	台耀	33.8	31.48	7.35	原料藥
17	聯合	33.37	27.96	19.37	醫材製造/研發
18	精華	33.2	32.59	1.86	醫材製造/研發
19	友華	32.58	33.79	-3.58	藥品製造/新藥研發
20	盛弘	32.14	28.05	14.61	醫療通路/產品經銷

§ 2023國內藥品暨全球藥品銷售排行榜

2023 台灣藥品銷售額排行榜

	英文品名	中文品名	適應症	藥廠
1	Tagrisso	泰格莎	肺腺癌	Astra Zeneca
2	Keytruda	吉舒達	黑色素細胞瘤	MSD
3	Avastin	癌思停	乳癌、眼睛黃斑部病變	Roche
4	Herceptin	賀癌平	乳癌	Roche
5	Biktarvy	吉他韋	愛滋 HIV-1	Gilead
6	Fabrazyme	法布瑞酶	罕見疾病	Sanofi
7	Plavix	保拴通	預防中風栓塞	Sanofi
8	Vemlidy	韋立得	B 肝	Gilead
9	Giotrif	妥復克	肺癌標把藥	Boehringer
10	Baraclude	貝樂克	B 肝	BMS
11	Prolia	保骼麗	骨鬆生物製劑	Amgen
12	Perjeta	賀疾妥	乳癌	Roche
13	Crestor	冠脂妥	高血脂	Astra Zeneca
14	Lipitor	立普妥	高血脂	Viatris
15	Opdivo	保疾伏	癌症免疫療法	小野
16	Eylea	采視明	黃斑部病變	Bayer
17	Mabthera	莫須瘤	淋巴瘤	Roche
18	Humira	復邁	僵直性脊椎炎	Abbvie
19	Exforge	易安穩	高血壓	Novartis
20	Epclusa	宜譜莎	C 肝	Gilead

(資料來源：2023 IQVIA Audit)

癌症用藥：排行第一名為用於治療肺腺癌的第三代EGFR標靶藥物「泰格莎(Tagrisso)」，在排行榜前二十名中，這類癌症治療藥物就占了九名，有第二名「吉舒達(Keytruda)」(免疫療法藥物)、第三名「癌思停(Avastin)」與第四名「賀癌平(Herceptin)」(均用於治療乳癌)、第六名「法布瑞酶(Fabrazyme)」、第九名「妥復克(Giotrif)」(肺癌標靶藥第二代)、第十二名「賀疾妥(Perjeta)」(抗HER2陽性乳癌標靶藥)、第十五名「保疾伏(Opdivo)」(用於轉移性黑色素瘤，屬免疫療法藥物)、第十七名「莫須瘤(Mabthera)」(生物製劑，治療淋巴瘤)。

眼科用藥：3C電子產品過度使用讓黃斑部病變案例趨向年輕化，使得黃斑部治療藥品需求日增，排行第三名的「癌思停(Avastin)」原用在乳癌治療，但臨床上發現對於治療眼睛黃斑部病變療效甚佳。而排名第十六的「采視明(Eylea)」則是同時抑制VEGF與PIGF，能更有效抑制視網膜新生血管增生，有效治療黃斑部病變及糖尿病視網膜症。

愛滋病HIV用藥：排行第五名的「吉他韋(Biktarvy)」是一款由 Gilead Sciences藥廠生產，為三種藥物構成的固定劑量複方產品，2022年全球約有3,900萬感染人口。

B肝用藥：「韋立得(Vemlidy)」由2022年排行的第十二名，2023年竄升至第八名，「貝樂克(Baraclude)」則由2022年的第六名降為第十名。

C肝用藥：本年度排行第二十名的「宜譜莎(Epclusa)」是一種由兩種成分Sofosbuvir、Velpatasvir組合而成的複方製劑。

高血壓用藥：排行第十九名「易安穩(Exforge)」用量雖大，但銷售額卻是下降的。相較於2009年健保藥費的前十名中，三高藥品就占了八名，2023入榜的三高藥物也只有排名13的「冠脂妥(Crestor)」、排名14的「立普妥(Lipitor)」、以及排名第十九的「易安穩(Exforge)」三項藥物。

2023 全球藥品銷售額排行榜

	英文品名	中文品名	適應症	藥廠	銷售額(億美元)
1	Keytruda	吉舒達	黑色素細胞瘤	Merck	250
2	Humira	復邁	僵直性脊椎炎	艾伯維	144
3	Ozempic	胰妥讚	2 型糖尿病	諾和諾德	140
4	Eliquis	艾必克	血栓和肺栓塞	BMS / 輝瑞	129
5	Biktarvy	吉他韋	愛滋 HIV-1	Gilead	118
6	Dupixent	杜避炎	異位性皮膚炎、鼻炎	再生元 / Sanofi	116
7	Comirnaty	BNT 疫苗	COVID-19	輝瑞 / BioNTech	112
8	Stelara	喜達諾	克隆氏症和潰瘍性結腸炎	嬌生	109
9	Opdivo	保疾伏	癌症免疫療法	BMS / 小野	100
10	Darzalex / Darzalex Faspro	兆科	多發性骨髓瘤、輕鏈澱粉樣變性	嬌生	97
11	Eylea / Eylea HD	采視明	黃斑部病變	再生元 / Bayer	94
12	Trikafta / Kaftrio	無	囊腫性纖維化	福泰製藥(Vertex)	89
13	Gardasil / Gardasil 9	嘉喜疫苗	人類乳突病毒	Merck	89
14	Skyrizi	喜開悅	乾癬性關節炎、克隆氏症	艾伯維	77
15	Trulicity	易週糖	2 型糖尿病	禮來	71
16	Ocrevus	無	多發性硬化症	Roche	70
17	Spikevax	世冠飛適疫苗	COVID-19	莫德納	67
18	Prevenar	沛兒疫苗	肺炎鏈球菌引發之肺炎	輝瑞	64
19	Revlimid	瑞復美	多發性骨髓瘤	BMS	60.9
20	Entresto	健安心	心臟衰竭	Novartis	60.3

(資料來源：Fierce Pharma)

第一篇
化學治療劑
Chemotheraputic Agents

抗生素的作用機轉

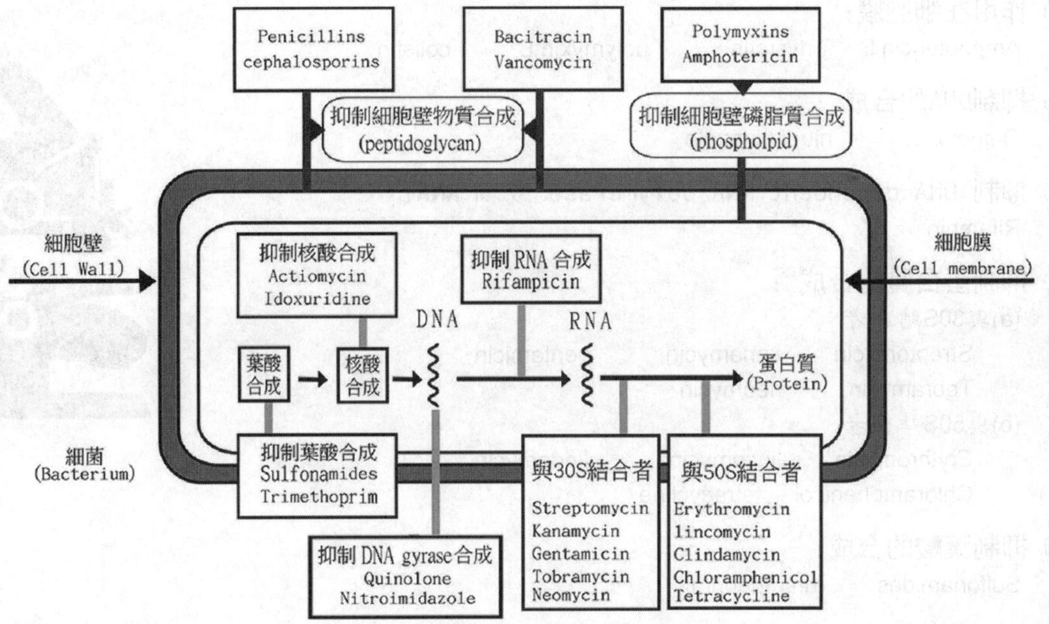

理想抗生素條件

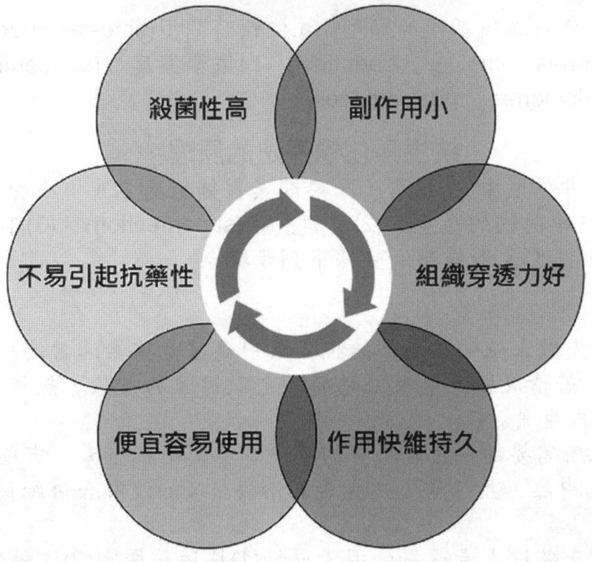

前言

抗生物質為微生物〔如黴菌、細菌和放射線菌〕所產生物質，其能殺死或抑制微生物的生長或繁殖。通常可依它們的作用機轉來分類：

〔一〕抑制細胞壁合成

The penicillins　bacitracin
The cephalosporins　cycloserine
Vancomycin

〔二〕作用在細胞膜：

Amphotericin B　nystatin　polymyxin B　colistin

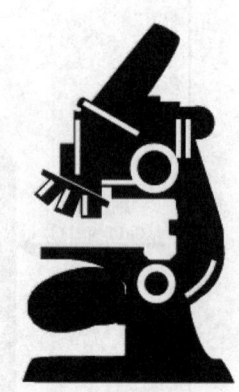

〔三〕抑制DNA的合成 ：

Quinolone　nitroimidazole

〔四〕抑制 DNA-dependent RNA polymerase 或 m RNA:

Rifampin

〔五〕抑制蛋白質的合成 ：

(a)與30S結合者：
Streptomycin　kanamycin　gentamicin
Tobramycin　neomycin
(b)與50S結合者
Erythromycin　lincomycin　clindamycin
Chloramphenicol　tetracycline

〔六〕抑制葉酸的合成：

Sulfonamides　trimethoprim

〔七〕抑制核酸的合成(inhibition of nucleic acid synthesis)：

Actiomycin　idoxuridine

根據抗生素殺菌特性，分為二種不同的類型：a.依賴時間型(time-dependent)抗生素：大部分的抗生素都屬於這種類型；例如β-lactams、glycopeptides；b.依賴濃度型(concentration-dependent)抗生素：例如aminoglycosides、quinolones、metronidazole。

抗生素化學療法的原理

目前抗生素濫用的情形非常嚴重(在台灣，一般開業醫師的處方中有三分之一以上含抗生素)，此可能導致的危機包括：(1)抗藥菌種的產生，(2)重複感染(superifection)，(3)不良效應，(4)使診斷更加困難，為了避免這些危機，抗生素化學療法宜採下列步驟：

抗生素的用藥原則：

1.診斷—在治療之前一定要先做正確的診斷，給抗生素前應盡量採集適當的檢體，包括血液及局部發炎感染物質，送細菌培養。若情況緊急來及做培養，也做適當的檢驗，然後再依照情況做"最佳猜測"(best guess)決定使用何種抗生素。
2.決定那一種抗生素是真正所需要的—並非所有的膿腫都要使用抗生素，有些可能只要手術引流即可，又如沙門桿菌引起的食物中毒，並不需要抗生素的治療。又如沒有合併細菌感染的上呼吸道感染也不需要抗生素。
3.選擇正確的抗生素—影響正確抗生素選擇的因素包括(1)抗菌範圍，(2)抗藥性，(3)藥物動力學(例如特殊組織分佈)，(4)不良效應與藥物交互作用，(5)效力的臨床實驗證據，(6)與其他抗生素的協同作用。
4.考慮病人的因素—至於病人的因素必須考慮到：(1)感染的嚴重程度，(2)宿主的防禦機轉，(3)藥物動力學的個別因素(包括年齡，腎功能，肝疾病，藥物遺傳學因素。
5.不良反應可能發生的情形—其中包括過敏反應，一般的不良反應，藥物交互作用，還要考慮到重複感染的機會。
6.選擇適當的給藥途徑，給予適當的劑量，適當的給藥次數及適當的療程。
a.劑量不足往往是治療失敗的原因之一。
b.某些安全劑量範圍窄的藥物，應定期檢測血中濃度。
7.應根據細菌培養及藥物敏感試驗結果作適當的藥物調整。
8.當病患臨床症狀嚴重，如嚴重敗血症時，甚至出現生命徵兆不穩，且懷疑是細菌感染造成，但細菌種類或其對抗生素之敏感無法掌握時，可直接先選用較廣效、較後線的抗生素，之後再根據細菌培養以及藥物敏感試驗結果作適當的藥物調整，是為降階療法(de-escalation therapy)。在細菌培養及抗生素敏感試驗結果出來之後，為了避免正常細菌生態的破壞及抗藥性的產生，應儘可能改用較狹效的抗生素。

誠如"抗生素治療學"(antibiotic therapy)一書的作者Paul Noon所言：40年以前，對付細菌感染，我們都苦無可用之兵，但是，現在，我們卻面臨武器太多。難以取捨，新的抗生素源源不斷的開發，文獻報告也時提供諸多合理的治療原則，但是，我們要適度的約束那"好扣板機的手指"(trigger happy fingers)，以避免「由處方所造成的災害」(iatrogenic hazards)，而造福人群。

總而言之：抗生素發揮殺菌大的二大決定因素：1.殺菌效力：所使用的抗生素必須能夠殺死致病菌或抑制致病菌生長，這就是抗生素的殺菌範圍(spectrum)。2.足夠的濃度：抗生素必須在受感染的部位達到足夠殺死致病菌或抑制病菌的生長。

§ 臨床處方抗生素的重要概念：

1.抗生素能夠治療成功與否最重要的關鍵在於受感染的部位的抗生素濃度是否具殺菌效力。

2.臨床處方抗生素，一定標準要依據其劑量間隔，在一定的時間內(如q6h、q12h)投與；果如此，其血清濃度才能發揮殺菌效力；若劑量間隔太長則易造成治療失敗，甚至產生抗藥性。

3.臨床處方抗生素，最好根據病患的體重來決定投予的劑量，特別是體重過重或過輕的病患更應該如此。

4.選用經驗性抗生素必須儘量廣效，且對致病菌都必須具有殺菌效力，才能發揮亂槍打鳥的功效；然而，選用確定性抗生素則必須儘量窄效，就可發揮一槍斃命的神準效果。

5.抗生素通常和血清中的蛋白質【最主要是白蛋白(albumin)結合，稱為結合型抗生素】結合，不具殺菌力，只有貯蓄抗生素的功能。"自由型"抗生素：未與蛋白質結合的抗生素稱為自由型抗生素，具有殺菌效力。

6.組織穿透力(tissue penetration)相當重要，因為抗生素只有能夠經由血清滲透到受感染的部位，其濃度達到足以發揮殺菌效力，才能治癒感染症，譬如：能夠穿透血液大腦屏障(BBB)的抗生素，才能用來治療細菌性腦膜炎：penicillin G、ampicillin、oxacillin、mropenem、第三、四代cephalosporins、vancomycin、metronidazole、fluconazole。

§ 臨床上如何選用的抗生素：

1.經驗性抗生素的選用3步驟：①確認感染部位。②推測最有可能的致病菌。③選用對於這些致病菌具有殺菌力的抗生素，同時需考慮到致病菌可能的抗藥性。

2.確定性抗生素(definitive antibiotic)：針對致病菌的抗生素的體外敏感試驗，選用確定性抗生素，這樣可選出最適當、最安全的抗生素。選用確定性抗生素的三大原則：①選用較窄效(narrow spectrum)的抗生素。②選用較不篩選出抗藥性細菌的抗生素。③選用價錢較便宜的抗生素。

3.抗生素劑量調量的原則：①腎功能不全的疾患，如果使用經由腎臟排泄的抗生素，就必須減少劑量(維持劑量)。②肝功能不全的病患，如果使用經由肝臟排泄的抗生素，就必須減少劑量(維持劑量)。③對於肝、腎功能不全的病患，如果使用經由肝臟、腎臟排泄的抗生素，卻沒有減少維持劑量，可則將會引起體內抗生素過度蓄積，產生毒性，同時又浪費金錢。

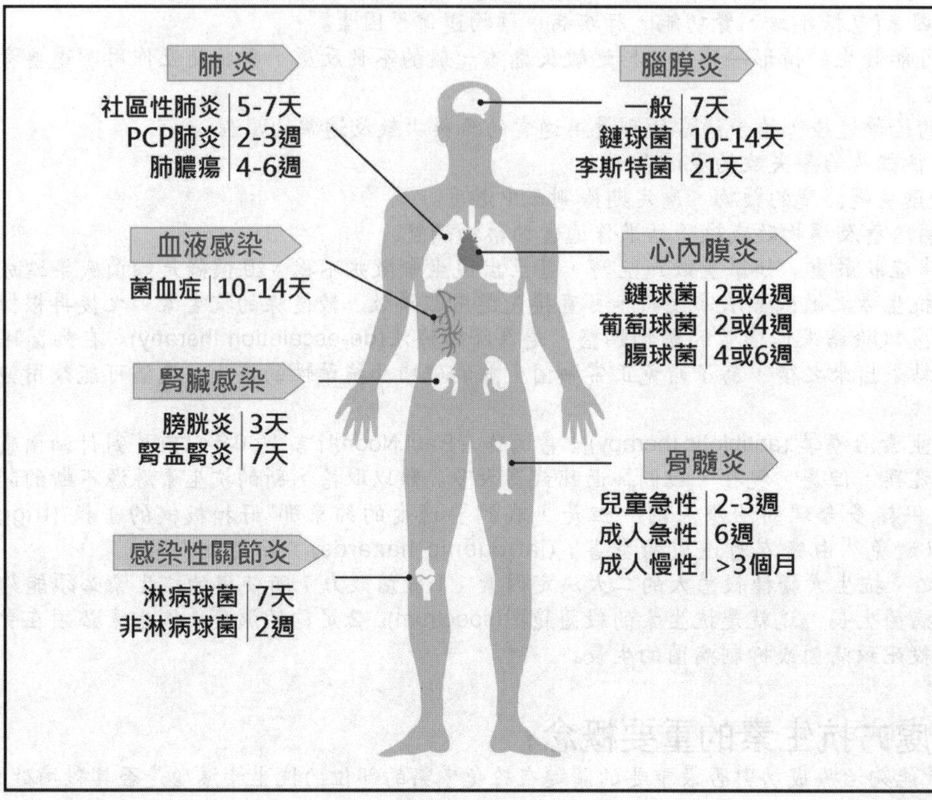

抗生素要用多久？

抗藥性的問題

細菌和抗生素之間永無休止的戰爭，最嚴重的問題是細菌的抗藥機制可分成三大類：

①產生能使抗生素失去活性的酵素：盤尼西林類和頭芽胞菌素類都屬於β-內醯胺類的抗生，β-內醯胺環卻會被細菌所分泌的β-內醯胺酶，如青黴素酶，給水解掉，導致抗生素失去抗菌能力。

②改變抗生素的作用位置：MRSA(Methicillin-Resistant Staphylococcus Aureus)可透過改變抗生素的作用部位而產生抗藥性；具有抗藥性的金黃色葡萄球菌則會在合成細胞壁的酵素上出現突變，使甲氧苯青黴素不容易與細菌結合，而產生抗藥性。

③減少抗生素滲入細胞內：具抗藥性的細菌則會降低細胞膜的通透性，使四環黴素類抗生素無法進入細胞內，而產生抗藥性。

§抗微生物製劑的健保局給付規定：

抗微生物劑用藥給付規定通則：

1.凡醫師診斷為感染症，確有臨床需要者得適當使用抗微生物製劑。

2.門診使用抗微生物製劑以不超過三日份用量為原則。如有必要，每次以七日為限；慢性骨髓炎病患得視病情需要延長抗微生物製劑給藥日數，惟每次門診處方仍以兩週為上限(87/7/1)。

3.「上呼吸道感染病患」如屬一般感冒(common cold)或病毒性感染者，不應使用抗生素。如需使用，應有細菌性感染之臨床佐證，例如診斷為細菌性中耳炎、細菌性鼻竇炎、細菌性咽喉炎，始得使用抗生素治療(90/2/1)。

4.使用抗微生物製劑，宜以同療效、價廉為原則。使用三種抗微生物製劑(含)以上，需附微生物培養及藥物敏感試驗報告，藥物敏感試驗報告應包括第一線及第二線抗微生物製劑及各類常用藥物；同類同抗菌範疇之抗微生物製劑，若未能都進行藥物敏感性試驗時，得以其中之一種藥物的敏感性試驗結果做為使用其他同類同抗菌範疇藥物合理性之判定參考。(87/4/1)

5.使用抗微生物製劑應以本保險規定之第一線抗微生物製劑優先使用，如欲使用第一線以外之抗微生物製劑，需依規定第6、7項辦理。

6.醫師得按下列病情及診斷於進行微生物培養及藥物敏感試驗後直接使用第一線以外抗微生物製劑，惟若微生物培養證明第一線抗微生物製劑有效，應考慮改用第一線抗微生物製劑。(91/4/1)

(1)感染病情嚴重者，包括：

I.敗血症(sepsis)或敗血性休克(septic shock)

II.中樞神經感染

III.使用呼吸器者。

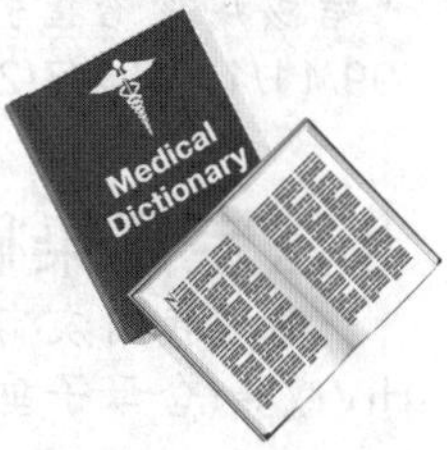

(2)免疫狀態不良併發感染者：

I.接受免疫抑制劑。

II.接受抗癌化學療法。

III.白血球數在1000/cumm以下或多核白血球數在500/cumm以下。

(3)經感染症專科醫師會診，確認有感染症需使用者 (申報費用時需檢附會診紀錄及相關之病歷資料)(86/10/1、92/9/1)。

(4)手術中發現有明顯感染病灶者。

(5)脾臟切除病人有不明原因發熱者。

(6)臟器穿孔。

(7)嚴重污染傷口病人。

(8)患疑似感染之早產兒及新生兒(出生二個月以內)。

(9)發生明確嚴重院內感染症者。

(10)常有厭氧菌與非厭氧菌混合感染之組織部位感染時(如糖尿病足部壞疽併感染、骨盆腔內感染)，得直接使用可同時治療厭氧菌與非厭氧菌多重感染之單一非第一線抗微生物製劑。

7.醫師得按下列病情改用第一線以外抗微生物製劑：

(1)使用第一線抗微生物製劑超過72小時，經微生物培養及藥物敏感試驗證實對第一線抗微生物製劑具抗藥性，確有需要使用者，並請檢附該檢驗報告。

(2)每72小時更換第一線抗微生物製劑一次，歷經 7日以上仍無效，由其他醫療機構轉送至有微生物培養室醫院病人者。

(3)嬰幼兒(出生二個月以上至滿五足歲)患疑似感染疾病，在使用第一線抗微生物製劑72小時仍無明顯療效者。

8.預防性的使用抗微生物製劑：(105/2/1)。

(1)清淨的手術：大致可分甲、乙兩類。

甲類：如單純性疝氣手術、精索靜脈曲張手術、甲狀腺手術、乳房切除手術...等，原則上可「免用」抗微生物製劑，如需使用，可術前一劑量，手術時間超過二小時者得於術中追加一劑，使用之抗微生物製劑應以本表之第一線抗微生物製劑為限(90/2/1)。

乙類：如心臟手術、腦部手術、臟器移植手術及放置人工植入物之手術，原則上使用不可超過24小時，以本表之第一線抗微生物製劑為主；如需使用第一線以外之抗微生物製劑或超過48小時，請詳敘理由，俾利審查(90/2/1、95/6/1)

(2)清淨但易受污染的手術。

術野是清淨但術中易受污染，如肝膽胃腸手術、泌尿道手術、肺部手術、婦科手術、耳鼻喉科手術、牙科手術...等手術。原則上抗微生物製劑使用24小時，以本表之第一線抗微生物製劑為主，若有厭氧菌與嗜氧菌混合污染之可能時，得使用Cephamycin(cefoxitin,cefmetazole)或ampicillin類合併β-lactamase inhibitor(ampicillin/sulbactam,amoxicillin/clavulanic acid)之藥物；如需使用第一線以外之抗微生物製劑或超過48小時，請詳敘理由，俾利審查(90/2/1、95/6/1)。

(3)免疫不全病人經醫師判斷感染風險高，依實證及流行病學資料及相關治療指引等，經感染症專科醫師認定需使用者，得適當使用預防性抗微生物製劑。申報費用時需檢附會診紀錄及相關之病歷資料。(105/2/1)。

9.污染性傷口之手術及手術後發生感染併發症，依本保險規定之抗微生物製劑使用原則用藥(90/2/1)。
10.本保險第一線抗微生物製劑範圍暫訂如附表一，並得視實際需要予以增減。
11.使用本表以外之抗微生物製劑超過七日時，除需附微生物培養與敏感試驗報告外，尚需附相關檢驗報告(如血、尿...等)與TPR chart影本並註明使用抗微生物製劑之規格、劑量、使用日期以利審核。
12.非第一線抗微生物製劑其於本藥品給付規定中另訂有規定者，依各該規定給付之。
13.有關結核病治療選擇的藥物種類、使用的劑量與治療的時程，應依衛生福利部疾病管制署最新版「結核病診治指引」辦理(網址http://www.cdc.gov.tw/ct.asp?xItem=5710&ctNode=1540&mp=230)。(99/11/1、102/7/23)

§法定傳染病的風險

根據我國疾病管制署統計，2017年病例數最多的前5大法定傳染病分別是梅毒、結核病、淋病、HIV感染(含母子垂直感染疑似個案)、後天免疫缺乏症候群(AIDS)。其中性病囊括4項。

2020年法定傳染病確定病例數前五名

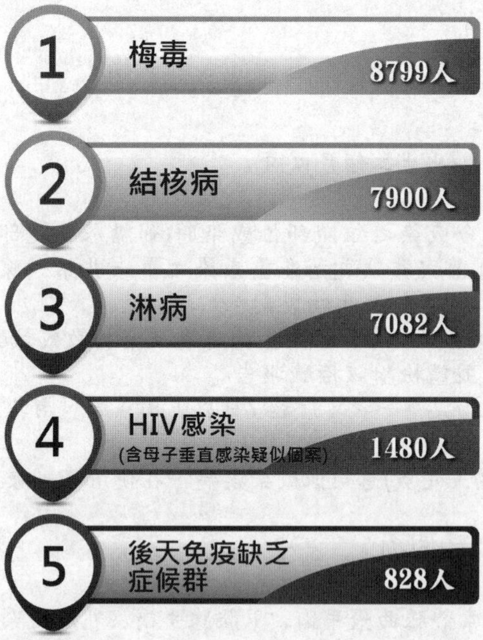

資料來源/疾病管制署

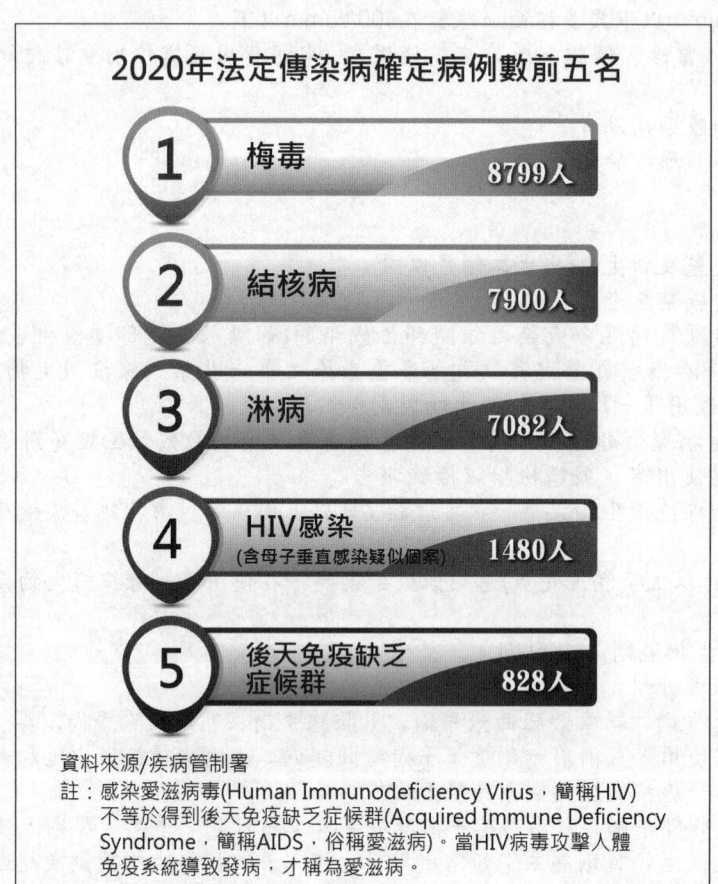

註：感染愛滋病毒(Human Immunodeficiency Virus，簡稱HIV)不等於得到後天免疫缺乏症候群(Acquired Immune Deficiency Syndrome，簡稱AIDS，俗稱愛滋病)。當HIV病毒攻擊人體免疫系統導致發病，才稱為愛滋病。

梅毒是古老的性傳染疾病，至今仍在全世界盛行。國內2017年梅毒通報病例數為9,836人；2020年降至8,799人。梅毒好發年齡為25~39歲，男性多於女性，男女比約4:1。

淋病感染也有攀升的趨勢，過去20年來，全球流行率有上升之情形，台灣亦然，國內2017年淋病通報病例數為4,601人；2020則為7,082人；好發年齡為25~39歲，男女比約13:1。

梅毒與淋病除了感染人數增加，還有「抗藥性」的問題，也就是第一線抗生素失效必須用到第二線、第三線，讓治療變得更為棘手。

HIV感染者新診斷數自2005年達到3,377人最高峰，之後每年的新診人數都呈現下降趨勢。2017年有2,513例；2020年底為止，全年的HIV感染者新診斷人數約1,480。

PrEP僅使用一種或兩種抗病毒藥物，非治療受滋的完整處方，所以若已經感染了愛滋病毒，使用PrEP藥物很可能會導致體內愛滋病毒產生抗藥性，導致治療失敗，所以若已經感染愛滋不能使用。

表 1-1 性傳染病篩檢項目與頻次

對象	檢測疾病	檢測頻次
有性行為的年輕女性(<25 歲)	披衣菌、淋病	每年常規檢測
有高風險的較年長女性	披衣菌、淋病	每年常規檢測
懷孕婦女	梅毒、披衣菌、淋病	✓ 第一次產檢 ✓ 第三孕期 (視風險檢測梅毒、披衣菌、淋病) ✓ 生產時 (視風險檢測梅毒)
有性行為的男男性行為者	梅毒、披衣菌、淋病	✓ 診斷愛滋病毒感染時 ✓ 每年常規檢測 ✓ 視風險增加為每 3~6 個月
經治療之性行為傳染病個案	梅毒、披衣菌、淋病、陰道滴蟲	治療後 3 個月

藥物進步　治療HIV就像慢性病

預防策略奏效，使愛滋感染人數下降；在治療方面也有長足進步。HIV感染者只要規律服藥，避免體內的CD4細胞數量降至200cell/㎣以下、或因免疫系統下降而出現伺機性感染，也就是避免發病成為愛滋病患，存活率都高，就像治療「慢性病」一樣。

近年來愛滋病藥物也愈來愈進步，從早年必須同時服用10多顆藥物的愛滋雞尾酒療法，進展至現在只要1天1顆，副作用也大幅減少，大大提高患者的服藥順從性。除了目前的口服抗病毒藥物，醫學界也針對愛滋病積極進行免疫療法、基因療法，以及疫苗等新藥開發，臨床試驗中的新藥還有抗CD4單株抗體，對於治療多重抗藥性患者帶來新希望。

要注意的是，依照醫師的指示服用抗病毒藥物，讓體內有足夠的藥物濃度，對愛滋可以有高達90%以上的預防效果，但仍非100%，所以同時使用保險套才能達到預防愛滋和其他性病的最大效果。

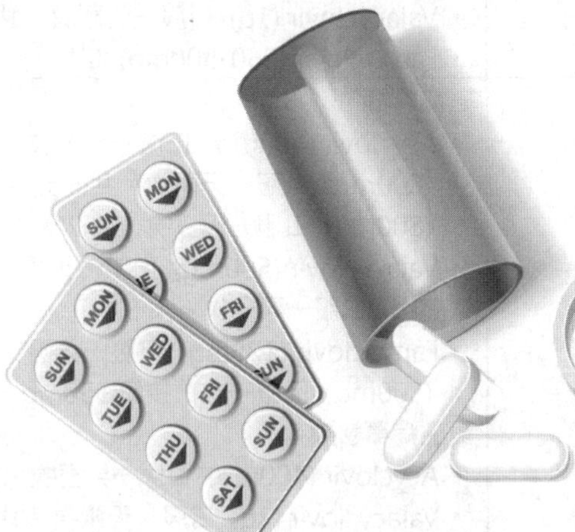

專欄 1-1 性傳染病治療藥物建議（I）

梅毒（syphilis）	
初期梅毒（primary syphilis） 二期梅毒（secondary syphilis） 早期潛伏性梅毒（early latent syphilis）	首選治療藥物 • Benzathine penicillin G (2.4 MU) 肌肉注射一劑 替代治療藥物 • Doxycycline (100mg) 口服一天兩次，共 14 天 • Azithromycin (2g) 口服一劑 • Ceftriaxone (1~2g) 肌肉或靜脈注射 一天一次，共 10~14 天
晚期潛伏性梅毒（late latent syphilis） 不明感染期間 (latent syphilis of unknown duration)	首選治療藥物 • Benzathine penicillin G (2.4 MU) 肌肉注射 每週一次，共三週 替代治療藥物 • Doxycycline (100mg) 口服一天兩次，共 28 天
三期梅毒（tertiary syphilis）	• Benzathine penicillin G (2.4 MU) 肌肉注射 每週一次，共三週
經性梅毒（neurosyphilis）	首選治療藥物 • Aqueous crystalline penicillin G (3-4 MU) 靜脈注射 肌肉或靜脈注射，四小時一次，共 10~14 天 替代治療藥物 • Procaine penicillin G (2.4 MU) 肌肉注射一劑，加上 Probenecid (500 mg) 口服一天四次，共 10~14 天
生殖器皰疹（genital herpes）	
初次感染（first episode）	一般族群 • Acyclovir (400mg) 口服一天三次，共 7~10 天 或 (200mg) 口服一天五次，共 7~10 天 • Valacyclovir (1g) 口服一天兩次，共 7~1 天 • Famciclovir (250mg) 口服一天三次，共 7~10 天 愛滋病毒感染者 • Acyclovir (400mg) 口服一天五次，共 7~10 天 • Valacyclovir (1g) 口服一天兩次，共 10 天 • Famciclovir (250-500mg) 口服一天三次，共 10 天
復發感染（recurrent episode）	一般族群 • Acyclovir (400mg) 口服一天三次，共 5 天 或 (800mg) 口服一天兩次，共 5 天 或 (800mg) 口服一天三次，共 2 天 • Valacyclovir (500mg) 口服一天兩次，共 3 天 或 (1g) 口服一天一次，共 5 天 • Famciclovir (125mg) 口服一天兩次，共 5 天 或 (500mg) 口服一次，接續 250mg 一天兩次，共 2 天 愛滋病毒感染者 • Acyclovir (400mg) 口服一天三次，共 5~10 天 • Valacyclovir (1g) 口服一天兩次，共 5~10 天 • Famciclovir (500mg) 口服一天兩次，共 5~1

抑制療法 (suppressive therapy)	一般族群 • Acyclovir (400mg) 口服一天兩次 • Valacyclovir (500mg-1g) 口服一天一次 • Famciclovir (250mg) 口服一天兩次 愛滋病毒感染者 • Acyclovir (400-800mg) 口服一天 2~3 次 • Valacyclovir (500mg) 口服一天兩次 • Famciclovir (500mg) 口服一天兩次
軟性下疳 (chancroid)	首選治療藥物 • Azithromycin (1g) 口服一劑 • Ceftriaxone (250mg) 肌肉注射一劑 替代治療藥物 • Ciprofloxacin (500mg) 口服一天兩次，共 3 天 • Erythromycin (500mg) 口服一天三次，共 7 天
腹股溝肉芽腫 (donovanosis)	首選治療藥物 • Azithromycin (1g) 口服一週一劑，至少 3 週 替代治療藥物 • Doxycycline (100mg) 口服一天兩次，至少 3 週
依據性傳染致病原區分	
披衣菌感染 (chlamydial infection)	首選治療藥物 • Doxycycline (100mg) 口服一天兩次，共 7 天 • Azithromycin (1g) 口服一劑 替代治療藥物 • Levofloxacin (500mg) 口服一天一次，共 7 天 • Ofloxacin (300mg) 口服一天兩次，共 7 天 • Erythromycin (500mg) 口服一天四次，共 7 天
淋病感染 (gonococcal infection)	首選治療藥物 • Ceftriaxone (250mg) 肌肉注射一劑，合併 azithromycin (1g) 口服一劑 • Ceftriaxone (250mg) 肌肉注射一劑，合併 doxycycline (100mg) 口服一天兩次 替代治療藥物 • Cefixime (400mg) 口服一劑，合併 azithromycin (1g) 口服一劑 • Gemifloxacin (320mg) 口服一劑，合併 azithromycin (2g) 口服一劑 • Centamicin (240mg) 肌肉注射一劑，合併 azithromycin (2g) 口服一劑
生殖黴漿菌感染 (Mycoplasma infection)	首選治療藥物 • Azithromycin (1g) 口服一天 500mg 一劑，第 2 至第 4 天每日 250mg 替代治療藥物 • Moxifloxacin (400mg) 口服一天一次，共 7~10 天 • Doxycycline (100mg) 口服一天兩次，共 14 天
溶尿尿漿菌 (ureaplasma infection)	• Doxycycline (100mg) 口服一天兩次，共 7 天 • Azithromycin (1g) 口服一劑
陰道滴蟲感染 (trichomoniasis)	首選治療藥物 • Metronidazole (500mg) 口服一天兩次，共 7 天 替代治療藥物 • Metronidazole (2g) 口服一劑

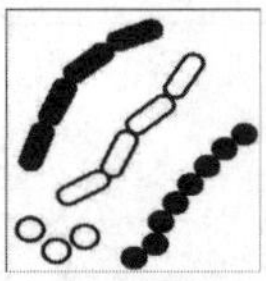

第一章
青黴素
Penicillins

A. Fleming (1929 年) 首先從霉菌屬的 penicillium 發現青黴素，是時正值第一次世界大戰末期，救人無數。青黴素是為一種殺菌的抗生物質，其中包括①由青黴菌屬的某些菌株之天然抽取物。②一些半合成的衍生物。

(1) 天然的產物

青黴素 G (penicillin G)

臨床上廣泛使用的第一種青黴素，迄目前仍被認為是對抗革蘭氏陽性菌(會產生 penicillinase 的 staphylococci 除外)的第一線藥物。對人體細胞沒有毒性，因此可安全的大量投與。廣佈於人體，尤其是肌肉注射之後，很快產生的殺菌效果。主要的缺點是口服吸收不規律，受胃酸和青黴素酶的破壞，而且作用的抗菌譜較狹窄。Pencillin G的benzathine或procaine鹽類作用長，這種貯藏型(depository forms)，產生的血中濃度較低，但作用較長。

(2) 半合成的衍生物

(a) Penicillin V

本藥為與 penicillin G 相似的半合成衍生物，作用的抗菌譜相同。吸收比 penicillin G 完全；而且不受胃酸的破壞，因此口服投與後，產生的血中濃度有3~5倍高。較好的口服治療劑，對抗不產生青黴素酶的葡萄球菌和其他革蘭氏陽性球菌所引起的感染有效，但對淋病無效。僅供口服投與，因此不適用於敏感生物體嚴重感染的急性期，此時應該用注射青黴素。鉀鹽是較好的型態，因為吸收比單純的 penicillin V好。

(b) 抗青黴素酶的青黴素 (Penicilliase-Resistant Penicillins)

(cloxacillin, dicloxacillin, methicillin, nafcillin, oxacillin)

抵抗青黴素酶的不活化，同時用來治療能產生青黴素酶的 staphylococcus aureus 所引起的感染。Cloxacillin 或 dicloxacillin 用於口服，因此胃腸外投與的 methicillin，nafcillin或oxacillin可用於嚴重感染。對抗不能產生青黴素酶的 staphylococci 和其他革蘭氏陽性菌，效果比 penicillin G 差。這類藥物可抵抗革蘭氏陰性菌的不活化。

專欄1-2 Penicillin無防禦性休克(Anaphylaxis)的預防和治療

(A)預防：⑴僅對Penicillin有特異感受性的病例使用penicillin；⑵所須的penicillin劑量必須準確；⑶除了血流，心內膜，或腦膜的感染，以及預防性治療風濕性熱（rheumatic fever），和梅毒（sphilis）、淋病（gonorrhea）的治療以IM投與Penicillin外，其他的感染概以口服給藥。口服後也須觀查病人30分鐘看其有否過敏現象；⑷注射penicillin時先以少量投與，並且繫上止血帶觀察20分鐘；⑸曾經有過penicillin過敏反應的病人不得使用Penicillin類的藥物，包括cephalosporin類藥，因爲penecillin過敏反應的病人，約有5～20%對cephalosporin也會過敏；⑹最好不要給予抗組織胺以免掩蔽過敏反應危險的徵兆。

(B)治療：過敏反應一旦發生須採取下列緊急的處理：⑴趕快在注射部位與心臟之間的血流通路繫上止血帶；⑵即刻皮下注射epinephrine…，如時間許可的話，改採靜脈注射投與；⑶確保病人的氧氣供應順暢充裕；⑷同時注射norepinephrine維持血壓；⑸antihistamine, ACTH, andrenocorticosteroid以及penicillinase對付緊急狀況的效果不彰，僅做症狀療法及減輕病情用途。

(c)廣效性青黴素 (Broad-Spectrum Penicillin)

(amoxicillin, ampicillin, bacampacillin, carbenicillin, cyclacillin, heta cillin, mezlocillin, piperacillin, ticarcillin)

對治療大部份的革蘭氏陽性菌感染，本藥沒有比價錢低的 penicillin G 或 V 優越；但對很多革蘭氏陰性菌很有效，尤其是hemophillus influenza, escherichia coli, proteus mirabillis, salmonella 和 shigella。對抗 pseudomonas 和一些其他的 proteus 菌種 carbenicillin 及 ticarcillin 正如 meziocillin 及 piperacillin 一樣有效。後面二種藥扮演著生體外青黴素中最廣的抗菌譜，包括 acinetobacter, citrobacter, klebsiella和serratia，卻不能抗青黴素酶。(參見表1-1)

§1.1 第一代青黴素(天然的)

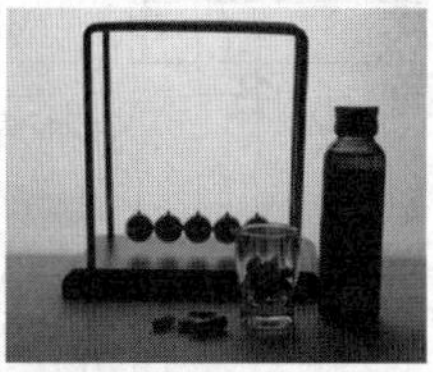

01101 PENICILLIN 類藥物總論

類　別

藥理作用 干擾細菌細胞壁mucopeptide的合成，因此使細胞呈滲透上的不穩定。高的細胞內滲透性，使細菌細胞膨脹和破裂。青黴素在適當的濃度下具有殺菌作用，而且活性型對細胞的增殖最有效。低濃度下僅具有制菌的活性。

適應症
1.臨床使用時，最好能確定細菌對penicillin的感受性再使用，方為上策。
2.葡萄球菌感染症−骨髓炎，腹膜炎，肺炎，膿胸、癰等。
3.梭菌屬感染症−瓦斯壞疽、惡性水腫。
4.溶血性鏈球菌感染−蜂窩組織炎、腦膜炎，心內膜炎、丹毒、猩紅熱。
5.嫌氧性鏈球菌感染症−產褥熱及其他局部感染症。
6.肺炎雙球菌感染症−肺炎、膿胸、腦膜炎、肋膜炎。
7.其他如淋菌感染症、梅毒、放射菌病、白喉、破傷風。

用法用量 Penicillin易被胃酸或penicillinase破壞，通常不經口服用。注射後在體內分佈甚廣，進入CNS的濃度亦高。其用法用量參見各論。

不良反應 本藥毒性極低，除了注射部位會疼痛，發炎，及大量長期使用會重複感染(superinfection)以外，最嚴重的副作用為過敏反應−輕者僅是皮膚症狀如發疹、呼吸困難或蕁麻疹，重者為無防禦性休克(anaphylactic shock)，碰到這種症例，僅一點點的penicillin就足以置人於死地。

醫療須知
1.在治療期間即使感染症狀已消失，亦不可擅自停藥；持續服藥，直到整個療程完成根治為止，否則可能會復發。
2.這類藥物可能會降低某些避孕的效果，宜另採其他避孕措施。

01102 PENICILLIN G BENZATHINE

孕B 乳+ 食− 泄 腎 ½ 0.4～0.9h

Rx 2400000 IU, 1000 MG, 0.6 MIU/ML/注射劑(I);

商　名

Bencilpeniclina G Benzatina® (政德)　　Retarpen® (SANDOZ/創富)

Bicillin L-A® ◎ (KING/輝瑞) $949/I(0.6MIU/ML-PIC/S-4ML)

藥理作用
1.本藥為對酸不安定，對青黴素酶(penicillinase)敏感的penicillin G長效型製劑。
2.本藥為penicillin G的benzathine鹽，水溶性低，吸收緩慢，因此為長效劑型。
3.本藥的口服製劑較肌注的劑型效力小，因為胃腸的吸收無法預知，使用規格大的針管注射，打到大塊肌的深部，注射部位不能按摩。不能靜注或皮下使用。
4.若欲得到penicillin的持續性高血中濃度，就要使用水溶液的penicillin G因為benzathine鹽提供很低的血中濃度。

適應症 [衛核]對benzathine penicillin G具有感受性之菌株所引起之感染症。

[非衛核]主要用以治療梅毒及預防風濕熱。

用法用量 本藥只能肌肉注射。早期梅毒：一次注射240萬單位；晚期或慢性梅毒，每週注射240萬單位，總共注射3次。預防風濕熱：每月注射120萬單位，或每兩週注射60萬單位。宜選臀肌深部深射，同一部位不可注射4次以上。

不良反應 常見-局部疼痛、寒顫、發燒、搔癢、蕁麻疹、遲發性皮膚炎；嚴重者-急性過敏反應(無防鬱性休克)腎毒性。

01103 PENICILLIN G POTASSIUM

孕B 乳? 食－ 泄? 半 0.4～0.9h

Rx 1 MU, 3 MU, 10 MU, 20 MU/注射劑(I);

商 名

K-Cillin®(政德/榮民) $76/I(20MU-20MU)

Penicillin G®(永豐) $106/I(3MU-PIC/S-3MU), $45/I(10MU-10MU),

藥理作用 1.本藥為由peniciclicum mold而得的天然青黴製劑。用於治療對此敏感的生物之感染。作用快，價廉，對很多細菌又很有效，但會受胃酸和青黴素酶的破壞。

2.本藥會干擾mucopeptide的生合成，而影響細菌細胞壁的形成，所以，本藥具殺菌作用。

3.肌肉注射是較好的腸胃外投與途徑，注射體積要少而且要打到大塊肌肉的深部。

4.若劑量每天超過10,000,000單位時，僅用靜脈滴注給藥。大量投與速度要慢，因為可能產生期間要定期做血中電解質的測定，而且要留意高血鉀的症狀(hyperreflexia，驚厥，心律不整)。

適 應 症 **[衛核]葡萄球菌、鏈球菌、肺炎雙球菌、腦膜炎球菌及其他具有感受性細菌引起之感染症**

用法用量 1.成人：口服–每6~8小時1次，每次200,000~500,000單位，至少10天。肌注，靜注–每天300,000單位到8百萬單位(某些嚴重的感染可能需要高達每天3仟萬單位)。

2.12 歲以下的孩童：口服–每天25,000~90,000單位/kg，分3~6次投與，肌注，靜注–300,000~1,200,000單位/天，分數次投與(每天可高達10,000,0000單位)。

不良反應 皮膚出疹，過敏性休克。溶血性貧血，中性白血球缺乏症。出血時間延長，血小板功能缺陷；抽搐，中樞神經系統毒性反應，電解質紊亂，jarisch-herxheimer反應。胃腸反應，例如，腹瀉和噁心。中性白血球缺乏。

醫療須知 **1.可能引起過敏性反應。**

2.腎功能異常，心臟衰竭。長期和高劑量治療要監測腎和血液狀況。

3.可能干擾診斷檢查，例如，coombs'和一些尿液或血清蛋白質檢查。

01104 PENICILLIN V POTASSIUM

孕B 乳－ 食－ 泄 腎 半 0.5h

Rx 400000 U/錠劑(T);

商 名

Penicillin V®(中化) $1.59/T(400000U-PIC/S), $2/T(400000U-PIC/S-箔),

藥理作用 1.本藥為penicillin G的phenoxymethyl衍生物，具有相同的活性範圍，但較不會受胃酸的不活化，因此吸收較好，有2~5倍的高血中濃度。

2.鉀鹽較好，因為整個胃腸的吸收較好僅口服用，不能用於需要腸胃外投與penicillin時(如嚴重感染)的起始治療。和血漿蛋白的結合率高，很快由尿液排泄。

3.和食物一起食用也有效，但空腹投與，血中濃度更高。

適 應 症 **[衛核]對配尼西林具有感受性之微生物所引起之諸症狀、對革蘭氏陽性菌屬如：肺炎球菌屬、鏈球菌屬、葡萄球菌屬等所引起之感染均有效、也可治療革蘭氏陰性菌、淋菌性感染**

用法用量 1.孩童–每天25~50mg/kg，分3~6次投與。(200,000IU=125mg)

2.成人–每6~8小時1次，每次125~500mg，治療10天；較嚴重的感染，8小時1次，每次

250~500mg，治療10天。

不良反應 暫時性噁心和腹瀉；過敏性反應，尤其是皮膚出疹、搔癢。嚴重者-急性過敏反應。

醫療須知 下列患者使用本藥宜小心：過敏病史，尤其藥物；腎功能異常，心衰竭，梅毒。

01105 SULBACTAM▲

Rx 500 MG/注射劑(I);

商名

Maxtam®（中化/東洋）$58/I(500MG-500MG)　Sultam®（政德/信東）$59/I(500MG-PIC/S-500MG),

Sulbactam® ＊（中化）$59/I(500MG-PIC/S-500MG)

藥理作用 1.Sulbactam 是抗青黴素微生物中部分重要的β-內醯胺酶(β-lactamases)之不可逆抑制劑，它只對奈瑟菌、acinetobacter calcoaceticus、bacteroides spp.、branhumella catarrhalis、和pseuduomonas cepacia等有明顯的抗菌作用。

2.Sulbactam sodium防止青黴素和頭孢菌素被抗藥性微生物破壞的潛力，已在使用抗菌株的完整微生物研究中獲得證實。

3.Sulbactam sodium顯現出其和青黴素與頭孢菌素併用時的明顯協同效果。因為sulbactam sodium也會和一些青黴素結合蛋白質結合，有些敏感的菌株對合併使用會比單獨使用β-lactam類抗生素時更為敏感。

適應症 [衛核]本藥為β-lactamase抑制劑,必須與Ampicillin併用,適用於治療中度至嚴重細菌感染。

§1.2 第二代青黴素(抗青黴素酶)

01201 CARBENICILLIN

孕B 乳？ 食－ 泄腎 半67m

Rx 1 GM/注射劑(I);

商名

Carbenmycin®（永信）

藥理作用 1.本藥為廣效性penicillin對pseudomonas和proteus和某些escherichia coil的菌株有效，當IM或IV，在尿液中可獲得非常高的濃度，它可與gentamicin或tobramycin產生相乘的效果來對抗pseudomonas。

2.本藥會導致異常的凝血試驗，而增加出血的傾向，因此，要注意出血的徵兆(紫點)。

3.本藥含有相當高的鈉含量，當過度投與時，要監測血清中的電解質，患者的腎功能不全者。

4.使用本藥宜小心，若罹患嚴重的泌尿或全身性感染要推薦IV投與，IM注射，每次劑量不可超過2g。

適應症 [衛核]革蘭氏陽性、陰性菌、特別是綠膿桿菌、大腸桿菌、變形菌、流行性感冒嗜血桿菌等感受性菌所引起的感染症

用法用量 尿道感染：成人−每天200mg/kg靜脈點滴，或1~2g肌注或靜注，每6小時一次。孩童−每天50~200mg/kg，肌注或靜注，分數次投與。軟組織或呼吸道感染，敗血症：成人−每天15~40g，分數次靜脈滴注。孩童−每天250~500mg/kg，分數次，肌注或靜注。

不良反應 (1)常見的-噁心腹瀉；(2)偶有的-過敏、重複感染、嘔吐、胃灼熱、脹氣、嗜中性白血球減少、血小板減少；(3)嚴重的-急性過敏反應(無防禦性休克)；溶血性貧血。

醫療須知 1.用藥前仔細詢問患者先前是否對penicillin及cephalosporins過敏，或者有其他任何過敏反應。

2.注意藥物引起之噁心、不適之餘味及味覺、口乾、舌苔會迫使停藥。若症狀持續請報告醫師。

1 青黴素

01202 DICLOXACILLIN

孕B 乳? 食 - 泄 腎/肝 T½ 0.5～1h

Rx 250 MG, 555.6 MG/膠囊劑(C);

商 名

Dacocilin®(中化) $1.5/C(250MG-PIC/S)
Diclocin®(榮民/健喬信元) $1.5/C(250MG-PIC/S)
Ziefmycin®(永信) $1.5/C(250MG-PIC/S)

藥理作用 1.本藥是半化學合成的isoxazolyl penicillin。
2.本藥和cloxacillin及oxacillin同為抗青黴素酶的青黴素，但它比其他相關的青黴素所產生的血中濃度略高。

適 應 症 **[衛核]葡萄球菌、鏈球菌、肺炎雙球菌、腦膜炎球菌及其他具有感受性細菌引起之感染症**

用法用量 成人每6小時1次，每次125~500mg；40kg以下的孩童每天12.5~25mg/kg，每6小時1次，分數次服用。

不良反應 常見的-噁心、嘔吐、腹瀉、紅疹、搔癢；嚴重的-急性過敏反應。

01203 FLUCLOXACILLIN

孕B 乳+ 食 - 泄 腎

Rx 250 MG/膠囊劑(C);

商 名

Flucolin®(中化/歐舒邁克) $2/C(250MG-PIC/S-箔), $1.6/C(250MG-PIC/S)

藥理作用 本藥為一種新型的isoxazoline penicillin，在胃腸道的吸收很快。對G(+)細菌具殺菌力。

適 應 症 **[衛核]皮膚及軟組織感染、中耳炎、呼吸道感染、整形外科感染、外傷及灼傷感染、敗血症、腦膜炎、心內膜炎、尿道感染、腸結腸炎。**

用法用量 1.口服：成人1天4次，1次250~500mg。小孩1天4次，2歲以下者1次62.5mg，2~10歲者1次125mg。
2.注射 IM：1天4次，1次250mg，IV：1天4次，1次250~500mg，加入10ml之注射用水，IV時間5分鐘以上。IV點滴：1天4次，1次500mg。

不良反應 皮膚出疹，過敏性休克。溶血性貧血，中性球缺乏症。出血時間延長，血小板功能缺陷；抽搐，中樞神經系統毒性反應，電解質紊亂，jarisch-herxheimer反應。胃腸反應，例如，腹瀉和噁心。

醫療須知 **1.可能引起過敏性反應。**
2.腎功能異常，心衰竭。長期和高劑量治療要監測腎臟和血液狀態。
3.可能干擾診斷的檢查，例如，檢查尿液或血清蛋白質的coomb's和其它一些檢查。

§1.3 第三代青黴素(Aminopenicillin)

01301 AMOXICILLIN (AMOXYCILLIN)

孕B 乳? 食 + 泄 肝 T½ 1~1.3h

Rx 250 MG, 500 MG/膠囊劑(C); 250 MG, 500 MG, 1000 MG/注射劑(I); 100 MG, 250 MG, 200 MG/GM/顆粒劑(Gr); 125 MG/GM, 25 MG/ML, 50 MG/ML/粉劑(P);

商 名

Amocillin®(政德/濟生) $0.99/C(250MG)
Amolin®(永豐) $80/P(50MG/ML-PIC/S-60ML), $31/P(25MG/ML-PIC/S-60ML),
Amox®(政德/意欣) $25/I(500MG-PIC/S-500MG)
Amoxcin®(政德/派頓) $0.99/C(250MG)
Amoxicillin®(中化) $31/P(25MG/ML-PIC/S-60ML), $1.5/C(500MG-PIC/S), $2/C(500MG-PIC/S-箔), $2/C(250MG-PIC/S-箔), $1.5/C(250MG-PIC/S),
Amoxicillin®(政德/健喬信元) $1.5/C(250MG-PIC/S),
Amoxicillin®(政德/台裕) $1.23/C(500MG)
Amoxicillin®(政德/嘉信)
Amoxicillin®(榮民/健喬信元) $1.5/C(500MG-PIC/S)
Amoxicillin®(榮民/大豐) $1.23/C(500MG)
Amoxicillin®(永信) $2/C(500MG-PIC/S-箔), $1.5/C(500MG-PIC/S), $1.5/C(250MG-PIC/S), $2/C(250MG-PIC/S-箔)
Amoxycillin®(政德/嘉信)
Ampicillin®(應元)
Dyna Amoxycillin®(DYNAPHARMA/韋淳) $31/P(25MG/ML-PIC/S-60ML)
Gemox®(政德) $1.5/C(250MG-PIC/S), $1.5/C(500MG-PIC/S)
Limox®(利達)
Supercillin®(政德/榮民) $14.9/I(250MG-250MG),

Amoxicillin®（政德/汎生）$1.23/C(500MG), $1.5/C(500MG-箔), $0.99/C(250MG)
Amoxicillin®（榮民/信東）$1.5/C(250MG-PIC/S), $2/C(250MG-PIC/S-箔), $1.5/C(500MG-PIC/S), $2/C(500MG-PIC/S-箔),
Supercillin®（榮民）$1.23/C(500MG), $1.5/C(250MG-PIC/S), $2/C(250MG-PIC/S-箔), $31/P(25MG/ML-60ML),

藥理作用 1.本藥對酸穩定的廣效性青黴素，可抑制細菌之細胞壁之黏蛋白合成，而殺死細菌；在胃腸道很快且完全吸收。吸收不受食物的影響，比ampicillin還不妨礙胃腸的菌種。
2.因為廣效性的作用，所以通常在培養和敏感試驗之前，用作起始治療
3.比ampicillin貴，對抗革蘭氏陽性菌又比penicillin G或V效果差。

適應症 [衛核]葡萄球菌、鏈球菌、肺炎雙球菌、腦膜炎球菌及其他具有感受性細菌引起之感染症。

用法用量 1.具感受性細菌引起的耳、鼻、喉部感染，由E.coli，P.mirabilis及S.faecalis引起的生殖泌尿系統感染，具感受性細菌引起的皮膚、軟組織的感染：a.成人及>20kg兒童：250~500mg每8小時1次。b.兒童：每日20~40mg/kg，分次給藥(每8小時1次)。
2.具感受性細菌引起的下呼吸道感染：a.成人及>20kg兒童：500mg q8h。b.兒童：每日40mg/kg，分次給藥(每8小時1次)。
3.Gonococci引起的感染：無併發症性尿道、子宮頸內及肛門感染，3g amoxicillin與1g probenecid及tetracycline 500mg每天4次(懷孕期以 erythromycin 500mg替代)，治療7天。較大兒童，amoxicillin 50mg/kg與probenecid 25mg/kg(最高劑量1g)。
4.擴散性淋球菌感染：3g amoxicillin與1g probenedic，此後500mg qid，治療至少7天。或penicillin G每日注射10MU，3天後amoxicillin 500mg每天4次治療7天。
5.急性骨盆腔發炎(子宮內膜炎、輸卵管炎、腹膜炎)：3g與1g probenecid，此後doxycyclin 100mg qid，治療10~14天。
6.附睪−睪丸炎(性交傳染)：3g加上probenedic，此後tetracycline 500mg qid，治療10天。
7.預防心內膜炎(低危險群患者做腸胃或生殖泌尿道處置時)：處置前1小時給予3g，6小時後再給予1.5g。
8.幽門桿菌感染：每天2~4小時，每次1.5~2.25g.

不良反應 較嚴重的−急性過敏反應，偽膜性結腸炎，顆粒性白血球缺乏。

醫療須知 1.若有過敏徵兆(如發燒、氣喘聲、全身發癢、呼吸困難)，就要立刻停藥，必須立即使用急救藥及保持呼吸通暢。
2.指示患者須按時服用，不可疏漏任何劑量，持續治療至整個療程完成。

01302 AMPICILLIN

孕B 乳 - 食 - 泄 腎 ½ 1～1.8h

℞ 250 MG, 500 MG/膠囊劑(C); 1 GM, 250 MG, 500 MG, 1000 MG/注射劑(I); 25 MG/ML/粉劑(P);

商　名

Ambicillin®（政德/正昌容）$25/I(1GM-PIC/S-1GM)
Amclocillin®（政德/台裕）$16.2/I(500MG-1GM)
Amoxicillin®（政德/太田）$1.23/C(500MG)
Ampicillin®（政德）$1.5/C(500MG-PIC/S)
Ampicillin®（政德/台裕）
Ampicillin®（政德/嘉信）$1.5/C(250MG-PIC/S)
Ampicillin®（政德/太田）
Ampicillin®（政德/意欣）
Ampicillin®（政德/汎生）$1.34/C(500MG), $1.02/C(250MG)
Ampicillin®（政德/派頓）
Ampicillin®（政德/濟生）$10.6/I(500MG-500MG), $1.34/C(500MG), $1.02/C(250MG)
Ampicillin®（榮民）$2/C(500MG-PIC/S-箔), $1.5/C(500MG-PIC/S), $1.5/C(250MG-PIC/S),
Ampicillin®（榮民/信東）$1.5/C(500MG-PIC/S), $1.02/C(250MG)
Ampicillin®（榮民/健喬信元）$1.5/C(500MG-PIC/S)
Ampolin®（永豐）$25/I(1000MG-PIC/S-1GM), $25/I(500MG-PIC/S-500MG),
Ancillin®（中化）$2/C(250MG-PIC/S-箔), $1.5/C(250MG-PIC/S), $1.5/C(500MG-PIC/S),
Ancillina®（中化）$25/I(1GM-PIC/S-1GM),
Li-Cillin®（利達）
Sodium Ampicillin®（政德/榮民）$10.6/I(500MG-500MG)

藥理作用 1.本藥半合成之廣效氨基青黴素類，即使低濃度也具有高度殺菌作用。
2.廣泛用於呼吸道，胃腸道、尿道和軟組織的感染，包括中耳炎，敗血症和細菌性腦膜炎。

3.青黴素酶(β內醯胺酶)會使本藥失去活性。
4.會發生皮疹，尤其是單核白血球增多症和尿酸血症的患者。
5.腸胃外給藥僅用於嚴重的感染或口服不能的患者，治療應持續到症狀消失後48~72小時。
6.空胃時投與，會促進胃腸的吸收。
7.長時間的治療期間(如慢性尿道感染)要經常做細菌學試驗，而且給藥要足夠，在停止治療後的幾個月，應該維持臨床和細菌學試驗。
8.本藥對革蘭氏陽性菌有效，如α及β溶血性鏈球菌、肺炎雙球菌(diplococcus pneumoniae)、無生成青黴素酶之葡萄球菌(staphylococci)及李斯特氏菌(listeria)等。

適應症 [衛核]葡萄球菌、鏈球菌、肺炎雙球菌、腦膜炎球菌及其他具有感受性細菌引起之感染症

用法用量 1.呼吸及軟組織感染－a.注射：體重>40kg，每日20~50mg/kg，分次給藥(q6~8h)。b.口服－體重>20kg，250mg q6h；<20kg，每日50mg/kg，分次給藥(q6~8h)。
2.細菌性腦膜炎(H.influenzae，S.pneumoniae或N.menigitids所引起的感染)：a.成人：每日12g，分次給藥(q6h)。b.兒童：最高劑量每日400mg/kg，分次給藥(q4h)。(治療H.influenzae B型的感染)
3.菌血症：每日注射150~200mg/kg。靜脈注射至少3天，然後以肌肉注射繼續治療。
4.Gonococci引起的感染(無併發症性尿道、子宮頸內及肛門感染)：口服3.5g與1g probenecid及tetracycline 500mg qid(懷孕期以erythromycin 500mg 替代)，治療7天。
5.擴散性淋球菌感染：3.5g與1g probenecid，此後500mg qid，治療至少7天。
6.急性骨盆腔發炎(N.gonorrhoeae，C.trachomatis，厭氧菌及E.coli引起的感染)：口服3.5g與1g probenecid，此後doxycycline 100mg bid，治療10~14天。
7.附睪－睪丸炎(性交傳染)：3.5g與1g probenedic，此後tetracycline 500mg qid，治療10天。
8.預防心內膜炎(高危險群或裝置人工瓣膜患者接用牙部治療或上呼吸道手術時之預防)：1~2g(兒童50mg/kg)與gentamicin 1.5mg/kg(兒童2mg/kg)，於手術或治療前半小時以肌肉或靜脈注射給藥，8小時後重複一次；或6小時後給予penicillin V 1g(小於27kg兒童給予500mg)。
9.生殖泌尿道或腸胃道手術：2g(兒童50mg/kg)與gentamicin 1.5mg/kg(兒童2mg/kg)於手術或治療前半小時以肌肉或靜脈注射給藥，8小時後可重覆一次

不良反應 1.常見的-腹瀉、出疹、重複感染。
2.嚴重的-急性過敏反應、假膜性腸炎。

醫療須知 1.食物會影響本藥的吸收，所以須在飯前1小時或飯後2小時服用本藥。
2.若有舌苔變黑，口腔病灶或疼痛，肛門或陰道搔養，陰道分泌物，糞便，尿液異常等症狀，可能是重複感染。
3.若患者有感染性單核白血球增多或其他病毒感染、志賀桿菌感染、淋巴球白血病、高尿酸血症或正使用allopurinol時，ampicillin皮疹發生率較高。
4.除醫師或藥師另有指示外，按時服藥並勿漏投任何劑量，持續服藥直至療程結束(通常10天)。

01303 OXACILLIN SODIUM

孕B 乳 ? 泄 腎/胆 半 0.5～1h

℞ 500 MG/膠囊劑(C)； 1 GM, 2 GM, 4 GM, 10 GM, 250 MG, 500 MG/注射劑(I)；

商名
Ocillina®(中化) $38.3/I(1GM-PIC/S-1GM), $25/I(500MG-PIC/S-500MG)
Oxacillin®(中化/中化裕民) $38.3/I(1GM-PIC/S-1GM),
Oxacillin®(政德) $38.3/I(1GM-PIC/S-1GM), $100/I(2GM-PIC/S-2GM)
Oxacillin®(政德/慕康)
Oxacillin®(政德/育新) $100/I(2GM-PIC/S-2GM), $25/I(500MG-PIC/S-500MG), $38.3/I(1GM-PIC/S-1GM)
Oxacillin®(永豐/歐舒邁克) $38.3/I(1GM-PIC/S-1GM), $25/I(500MG-PIC/S-500MG), $100/I(2GM-PIC/S-2GM),

藥理作用 1.本藥為抗青黴素酶的藥物，在很多方面和cloxacillin及dicloxacillin相同，但口服效果較

差。對嚴重的感染，因口服可能較不保證，所以改用腸胃外治療。
2.當感染已可控制時，再改口服治療，應該空腹投與。
3.肌注或靜注的溶液，應使用注射用滅菌水或氯化鈉注射用水來稀釋粉末。肌注的注射液只能在室溫保存3天，或冷藏保存7天。

適應症 **[衛核]對青黴菌素梅產生抗藥性的葡萄球菌所引起的感染症**

用法用量 1.成人：口服－每4~6小時1次，每次500mg，連續7天。肌注，靜注－每4~6小時一次，每次500~2000mg依感染的嚴重度而定。
2.40kg以下的孩童：口服－每天50~150mg/kg，分數次投與。肌注，靜注－每天50~150mg/kg分數次投與。
3.新生兒：靜注-每6~12小時注射一次，每天50~100mg/kg。

01304 SULTAMICILLIN TOSYLATE▲

Rx 375 MG/錠劑(T);

商名
Amsulber® ＊ (中化/中化裕民) $11.2/T(375MG-PIC/S)
Ansullina® ＊ (中化) $11.2/T(375MG-PIC/S)
Unasyn® ◎ (久裕/輝瑞) $11.2/T(375MG-PIC/S)

藥理作用 1.Sulbactam為青黴素核的衍生物，除了柰瑟菌外，對其他細菌並沒有什麼抗菌效果，但它是抗青黴素微生物內β-lactamase之不可逆抑制劑，如與青黴素併用，sulbactam能造成明顯的協同作用。
2.本藥之抗菌成份為ampicillin，可抑制感受性細菌活性增殖階段細胞壁中mucopeptide的生合成。
3.本藥很容易進入人體大部份組織及體液中，且大部份以原型排泄於尿中。

適應症 **[衛核]鏈球菌、葡萄球菌、大腸桿菌、克雷氏菌、沙雷氏菌、流行感冒嗜血桿菌、吲哚陰性變形桿菌屬、檸檬酸菌屬、厭氧性細菌(Bacteroides Fusobacterium, Clostridium Difficile),Branhamella Catarrhalis引起之感染症。**

用法用量 一天2~3次，每次口服1錠。

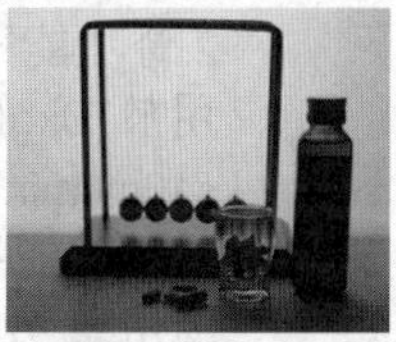

§1.4 第四代青黴素(廣效性的)

01401 AZLOCILLIN

Rx 1 GM, 2 GM/注射劑(I);

商名
Azlocillin® (政德/汎生)

藥理作用 本藥是acylureidopenicillins類抗生素中的一種廣效殺菌劑，尤其是對綠膿桿菌屬特別有效(包括對carbenicillin和aminoglycosides有抗藥性者)，其作用範圍還包括許多其他的革蘭氏陰性菌；革蘭氏陽性嗜氧、厭氧菌；例如：大腸桿菌、志賀菌、沙門氏菌、citrobacter、克雷氏菌、大腸菌、鋸桿菌屬、變形菌屬、providencia、yersinia、摩干氏桿菌、嗜血性流行性感冒菌屬、奈瑟氏雙球菌、奈瑟氏腦膜鹽菌、鏈球菌屬、腸球菌、不會產生blactamase的葡萄球菌、列士透菌屬、棒狀桿菌屬。

適應症 **[衛核]綠膿桿菌感染。**
[非衛核]適用於下述各種局部或廣泛的急、慢性菌感染，尤其是檢查出或確信有綠膿桿菌存在時；例如：敗血症、心內膜炎、腦膜炎、腹膜炎，下呼吸道感染、腸胃道感染、膽道感染、腎臟或外泌尿道感染、生殖器感染、骨骼和軟組織的感染、傷口或燒傷的感染，患者因免疫力降低而感染或有立即感染的可能性，如果有危急的全身性細菌感染；如果查不出病原菌；或者有重複、混合感染時，可併用其他的殺菌劑來治療(例如併用aminoglycoside)。

用法用量 1.以多少克或mg的azlocillin(securopen的主成份)來表示，除非特別情況，劑量的用法如表一和表二。

表一

	體重(公斤)	每日劑量(毫克/公斤)體重	每日劑量(克)
成人和14歲以上者			
一般劑量		8~150	3x2
增加量		200~300	3x4~5 or 2x10
6~14歲孩童	20~40	3x75	3x1.5~3.0
2~6歲孩童	13~20	3x75	3x1.0~1.5
1~2歲孩童	10~13	3x100	3x0.75~1.0
7天~1歲嬰兒	3~10	2x100	3x0.3~1.0
7天內的新生兒	3	2x50	2x0.3
早產兒等	2.5	2x50	2x0.125
	2.0	2x50	2x0.100
	1.5		2x0.075

表二

適應症	成人的個別/每口劑量 一般量	最高量
腎臟感染	3x2g or	2x10g
(如腎盂腎炎)	3x4.5g	
下行泌尿道感染	4x2g	3x4~5g
(如：尿道炎)		2x10g
其它感染	3x4~5g	2x10g

2.上述所列的每日平均劑量可視病菌的感受性、感染的嚴重性或部位而有所調整。每天用量可超過20克(成人)，但必須視個案加以考量，因為若是病原菌對本藥反應差，常必須併用其他的治療，例如：aminoglycosides或oxacillin。

醫療須知 1.本藥用於電解質嚴重失衡的患者時，一定要考慮到其中的鈉含量。1g的本藥(相當於1.048g azlocillin sodium)有49.82mg的鈉，即相當於2.167mmol鈉。

2.腎功能不全：腎功能不全的患者，劑量須視患者的情況來調整。下列調整原則可應用於70kg的成年人：肌胺酸廓清率>30ml/min：一般劑量；30~10ml/min：每12小時5g。<10ml/min：最初是1×5g，然後每12小時3.5g。進行透析的患者不須起始劑量或維持劑量。腎功能不全的病童(肌胺酸廓清率<30ml/min)須視病情來調整劑量。腎衰竭末期的病童，用量勿超過一般劑量的一半。

3.腎和肝功能的不全：同時還有肝功能障礙者，上述劑量必須進一步減低。

4.用法禁忌：a.靜脈注射或注輸，有些情況可以肌肉注射。b.靜脈注射的速率是5ml/min。c.建議以較短的時間注輸(約20~30分鐘)，以可配合的溶液1:10的比例來稀釋藥品。另一個用法是連續滴注，但得記住注輸時間長會使血中總濃度下降，要維持最初血中或組織中的高濃度，可在幾分鐘內注射部份(至多可用每次劑量的一半)注輸液。由於單次劑量的體積相當大，因此肌肉注射比較少用。

5.溶液的製備：本藥為10%的溶液，製作的方法是將乾躁的藥品溶於一定量的注射用水中，不論注射或注輸都必須是清澈的溶液。

6.合併用法：本藥可與下列注輸液合用：葡萄糖溶液(10%)、果糖溶液(5%)、格林氏液和生理食鹽水。

7.重要的配合禁忌：除非確定可相容，否則本藥都是單獨使用。下述為不能混合使用的例子：aminoglycosides, cefsulodin, metronidazole, 注射用tetracycline, thiopental sodium, prednisolone, procain 2%, suxamethonium chloride, noradrenaline。不能配合使用的若放在一起則有沉澱、混濁、褪色等現象。本藥不能用於混合的注射液中，較少用的注輸溶液也不能與之合用，因為有不相容的危險性。

8.療程：治療期的長短要視病情臨床反應和殺菌效果而定。大原則是，當燒退了，臨床症狀消失後仍需使用至少三天，鏈球菌感染則需再用藥十天，以避免後期併發症。

01402 PIPERACILLIN SODIUM▲

孕B 乳 ? 泄 肝 ½ 0.6～1.35h

Rx 1 GM, 4 GM, 1000 MG, 2000 MG, 4000 MG/注射劑(I);

商 名

Picillina®(中化) $70/I(4000MG-PIC/S-4GM),
Piperacillin®(中化/中化裕民) $31.5/I(2000MG-PIC/S-2GM), $31.5/I(1000MG-PIC/S-1GM),
Prisutomycin®(政德/台裕)
Tazopipe®(中化)

藥理作用 1.本藥會干擾細胞壁的生合成，而破壞細胞膜的完整性。

2.本藥為廣效性penicillin，肌注或靜注用來治療革蘭氏陽性菌和革蘭氏陰性菌的感染，對pseudomonas aeruginosa綠膿桿菌之感受性與amikacin相似。

3.本藥的鈉含量比carbenincillin或ticarcillin低；腎損傷的患者得根據creatinine廓清值而減量。一天的最高量為24g。任何一個肌肉注射部位不要多於2g。

適 應 症 [衛核]革蘭氏陰性及革蘭氏陽性厭氧菌及需氧菌所引起之全身及局部性感染。

用法用量 1.成人–靜注–6~18g/天，每6~8小時分數次投與，依病況而定。肌注–1天6~8g，分2~4次投與。

2.沒有併發症的淋病感染–2g肌注，單一劑量。

3.小孩劑量：100~300mg/kg/day，每6~8小時分次投與(最大劑量每天24g)。

不良反應 1.常見-蕁麻疹、遲發性皮膚疹。

2.嚴重者-急性過敏反應、喉痙攣、水腫、循環衰竭、心臟停止。

醫療須知 1.使用本藥若發生過敏反應，就要停藥，並做緊急處理。

2.若有penicillin, cephalosporin或其他藥物過敏史者，宜謹慎。

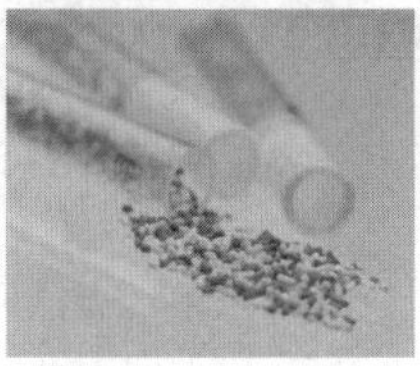

§1.5 Penicillin 類的複方產品

01501 Augmentin 安滅菌錠®（SKB/葛蘭素史克）$5.8/T

Rx 每 Tab 含有：AMOXYCILLIN (TRIHYDRATE) 250.0 MG；CLAVULANATE (POTASSIUM) 125.0 MG

藥理作用 Clavulanic acid為β內醯胺酶抑制劑，它與amoxycillin併用會產生相乘作用，擴大抗菌範圍，增強殺菌效果。

適 應 症 [衛核] 葡萄球菌、鏈球菌、肺炎雙球菌、腦膜炎球菌及其他具有感受性細菌引起之感染症。

用法用量 1.口服：一天3次，1次375mg，每隔8小時服用，兒童一天25~50mg/kg或每天1~2ml/kg，分3次服用。

2.靜注：本藥只能IV，靜脈注射時請給新鮮配制好在20分鐘內給藥，緩慢靜脈注射。靜脈輸注射時加入100ml的靜脈輸注液體內於30分鐘左右完成給藥。

3.本藥成人常用劑量為1天3次，1次1.2gm，每8小時注射1次，嚴重感染時可每6小時注射1次，1天4次，小孩或嬰兒之用量為每次每kg給30mg，1天3次或以每6或8小時注射1次。

不良反應 腹瀉、假膜性結腸炎，消化不良，胃腸不適，念珠菌感染，暫時性肝炎，膽汁滯留型黃疸。少見：蕁麻疹&紅疹，多型性紅斑，Stevens-Johnson症，毒性表皮壞死分離症，脫屑性皮膚炎，暫時性白血缺乏症，血小板缺乏症，溶血性貧血。

醫療須知 1.少數患者使用本藥曾有肝能改變的情形，於臨床意義而言，這些報告並不準確。但對於具有明確且嚴重的肝機能障礙需謹慎使用本藥，傳染性單核細胞增強。

2.中度或嚴重腎功能受損患者，本藥的劑量應依照劑量欄所指示之劑量重新調整。

3.動物研究給予口服及針劑的本藥並無致畸胎的報告。亦曾用於少數的孕婦並無不良作用;但本藥並不推荐用於孕婦，除非醫師認為有必要使用。正如所有的藥物，懷孕期間以本藥治療儘可避免，特別是在第一個trimeste(前三個月)哺乳期亦可從乳汁中測出少量的青黴素。

類似產品
Augmentin 安滅菌膜衣錠1公克®（SKB/葛蘭素史克）$7.5/T
Augmentin 安滅菌糖漿用粉劑®（GLAXO WELLCOME/葛蘭素史克）$170/P (100.0 ML-PIC/S)
Augmentin 歐克菌靜脈注射劑®（政德/榮民）
Augmentin 安滅菌糖漿用粉劑457毫克/5毫升®（GLAXO WELLCOME/葛蘭素史克）$167/P (3.2 GM-PIC/S)

01502 Tazocin LYO 達梭黴素凍晶注射劑®（輝瑞生醫/輝瑞）$170/I (4.5 GM-PIC/S), $178/I (2.25 GM-PIC/S)

Rx 每 Vial 含有：PIPERACILLIN (SODIUM) 2000.0 MG；TAZOBACTAM (AS SODIUM) 250.0 MG

藥理作用 1.Piperacillin sodium展現其殺菌力是靠抑制細菌之中隔形成以及細胞壁合成，體外實驗，piperacillin可對抗多種革蘭氏陽性及陰性細需氧及厭氧菌；tazobactam sodium本身極少有內生性之微生物效力，乃由於其對青黴素結合蛋白之結合率甚低的緣故，為richmond-sykes第三類(bush class 2b & 2b)青黴素醣及頭孢子素碑之β-lactamase抑制劑。其對第二類及第四類(2a & 4)青黴素酶的抑制力則各有差異。在推薦劑量療程中所達到的tazobactam濃度，tazobactam不含誘發染色患為媒介之青黴素酶。

2.對piperacillin具有感受性，以及對piperacillin具抗藥性但對piperacillin/tazobactam有感性之β-lactamase產生菌株所引起之中至嚴重程度感染。

適應症 **[衛核] Piperacillin具有感受性、以及對piperacillin具抗藥性但對piperacillin/tazobactam有感受性之b-lactamase產生菌株所引起之中至嚴重程度感染。**

[非衛核] 在體外試驗及臨床感染症中，除本藥具感受性之菌株，piperacillin/tazobactam亦有效外，下列對本藥起抗藥性之大部份 β-lactamase 產生菌株，piperacillin / tazobactam 仍顯示有效。此類菌株不產生β-lactamase，因此對piperacillin單一成份，即有感受性。

1.革蘭氏陰性需氧菌：staphylococcus aureus(非methicillin/oxacillin抗藥菌種)。

2.革蘭氏陰性需氧菌：stacherichia coli haemophilus innuenzae(非ampicillin抗藥之無β-lactamase菌株)。

3.革蘭氏陰性厭氧菌：bacteroides fragilis group (B.fragilis.B.ovatus.B.theraiot aomicron 或B.Vulgatus)

4.下列在體外實驗已有資料可查，但其臨床意義尚待進一步證實。對下列微生物之大部份菌株(>=90)，piperacillin/tazobactam在體外試驗中，顯示其最低抑菌濃度(MIC)為16μg/ml或更低(對haemophilus或neisseria species其MIC則為1μg/ml或更低，對staphylococcus species其MIC則為8μg/ml或更低)，不過piperacillin/tazobactam在治療由此項微生物引起之臨床感染之安全性及有效性尚得充分以及控制良好之臨床試驗數據加以確立。

5.革蘭氏陽性需氧菌：enterococcus faecalis * staphylococcus epidermdis(非methicillin/oxacillin抗藥菌種)。Streptococcus agalactiae *、streptococcus pneumoniae *、streptococcus pyogenes *、viridans group streptococci *

6.革蘭氏陰性需氧菌：klebsiella oxytoca、klebsiella pneumoniae、morganella morganii、neisseria gonorrhoeae、neisseria meningitidis*、proteus mirabilia、proteus vulgaris、serratia marcescens

7.革蘭氏陽性厭氧菌：clostridium perfringens

8.革蘭氏陰性厭氧茵：bacteroides distasonis、fusobacterium nucleatum、prevotella melaninogenica(以前稱為bacteroida melaninogenicus)*

用法用量 1.TAZOCIN應使用靜脈輸液給藥，給藥時間應超過30分鐘。通常成人每日總劑量為12g/1.5g至16g/2.0g，每六至八小時給藥4.5g。對於腎功能不全患者，靜脈給藥劑量應依其實際方能受損程度加以調整。其每日推薦劑量如下表：

肌氨酸酐廓清率(ml/min)	推薦劑量
>40	12g/1.5/天(每8小時給藥4.5g)
20~40	8g/1.0/天(每6小時給藥2.25g)
>20	6g/0.75/天(每8小時給藥2.25g)

2.對血液透析患者，其最大劑量為每八小時給TAOCIN 2.25g，由於血液透析在四小時內會排除30~40的藥量，因此，每次透析期間過後，應另追加0.75g的劑量;對腎衰竭患者，測定其Piperacillin及Tazobactam之血清濃度，可供調整劑量時之參考依據。TAZOCIN之治療持續期間通常自七至十天不等，其治療持續期間應依感染之嚴重度以及患者之臨床及細菌學進展而定。配製TAZOCIN溶液時，每公克 piperacillin使用5ml之下列適當稀釋液配製。配製時應充分搖動至溶解為止，配製後之溶液應立即使用。未使用部份，若置於室溫達24小時之後或置於冰箱(2~8°C)達48小時之後，應予拋棄。

不良反應 在臨床試驗，全球共計2,621位患者，在第三階段(phase III)臨床試驗中使用過TAZOCIN，在主要的北美臨床試驗(共830位患者)中，90%之不良反應報告為輕至中度，且為短暫性。不過，在全球接受治療患者之3.2%，其中有1.3%主要由於皮膚之不良反應包括皮膚疹及搔癢，有0.9因胃腸道系統包括腹瀉、噁心及嘔吐，以及有0.5%因過敏反應而停用TAZOCIN。在局部不良反應報告中，與TAZOCIN之治療無關的有靜脈炎(1.3%)，注射部位反應(0.5%)，疼痛(0.2%)，發炎(0.2%)，血栓性靜脈炎(0.2%)以及水腫(0.1%)。臨床不良反應報告，依據北美臨床試驗(患者數1，063人)，與TAZOCIN治療無關而患者最常發生的反應為腹瀉(11.3%)、頭疼(7.7%)、便秘(7.7%)、噁心(6.9%)，失眠(6.6%)、皮膚癢(4.2%)包括丘斑疹、水泡、蕁麻疹等、類濕疹等、嘔吐(3.3%)、消化不良(3.3%)、搔癢(3.1%)、糞便異常(2.4%)、發熱(2.4%)、激躁(2.1%)、疼痛(1.7%)、念株菌病(1.6%)、高血壓(1.6%)、眩暈(1.4%)、腹痛(1.3%)、胸痛(1.3%)、水腫(1.2%)、焦慮(1.2%)．鼻炎(1.2%)及呼吸困難(1.1%)

醫療須知 **1.接受β-lactam抗生素包括piperacillin治療之某些患者，皆發生出血現象。此類反應有時與凝血試驗之異常有關，如凝固時間，血小板凝集以及凝血酵素原時間等，而且患有腎衰竭之患者更可能發生此類反應。如果發生出血現象，應停用TAZOCIN並且施予適量治療。應謹記。**

2.抗藥性菌株之產生可能引起重複感染。一旦發生重複感染，應採取適當措施。如同其他青黴素，如果靜脈給藥量高於推薦劑量時可能發生神經肌肉之興奮或痙攣(特別是有腎衰竭症狀時)。

3.TAZOCIN為piperacillin單納鹽及tazobactam單鈉鹽，此複方製劑依每g之piperacillin計算共含有2.35毫當量(54mg)之鈉離子。當治療需要限制鈉鹽攝取之患者時，此項數值應予考慮。

4.對低鉀鹽儲量之患者以及接受細胞毒化學治療或利尿劑之患者，可能發生低血鉀症。

類似產品 Betamycin 倍達黴素乾粉注射劑 ®（政德/意欣）
$170/I (4.5 GM-PIC/S), $157/I (3.38 GM-PIC/S), $178/I (2.25 GM-PIC/S)
Jeita "聯邦"捷達靜脈注射劑 ®（政德/聯邦）
Pipetazo 必倍達梭乾粉注射劑 ®（政德/正昌容）
Co-Tazo 普派乾粉注射劑 ®（政德/元昊）
Pipe Tazo 帝斯坦乾粉注射劑 ®（中化/中化裕民）
$170/I (4.5 GM-PIC/S), $178/I (2.25 GM-PIC/S)
Pisutam LYO 必斯袒凍晶注射劑 ®（中化）$170/I (4.5

$170/I (4.5 GM-PIC/S), $157/I (3.38 GM-PIC/S), $178/I (2.25 GM-PIC/S)
Pisutam 必斯袒乾粉注射劑® （中化） $178/I (2.25 GM-PIC/S)
Tapimycin "永信" 達比黴素注射劑® （永信） $170/I (4.5 GM-PIC/S), $178/I (2.25 GM-PIC/S)
Tazocin 達梭黴素凍晶注射劑® （輝瑞生醫/輝瑞） GM-PIC/S), $178/I (2.25 GM-PIC/S)
Tapi Mycin LYO 達比黴素凍晶注射劑® （永信） $170/I (4.5 GM-PIC/S), $178/I (2.25 GM-PIC/S)
Tazocin 達梭黴素凍晶注射劑® （輝瑞生醫/輝瑞） $178/I (2.25 GM-PIC/S)

01503 Unasyn IM/IV 優耐迅肌肉/靜脈注射劑® （久裕/輝瑞） $55/I (1.5 GM-PIC/S)

℞ 每 Vial 含有：AMPICILLIN SODIUM 1063.0 MG；SULBACTAM (SODIUM) 547.0 MG

藥理作用 Sulbactam為β內醯胺酶(β-lactamase)的抑制劑，它與ampicillin併用可增強抗菌效果。

適應症 **[衛核] 鏈球菌、葡萄球菌、大腸桿菌、克雷氏菌、沙雷氏菌、流行感冒嗜血桿菌、吲哚陰性變形桿菌屬、檸檬酸菌屬、厭氧性細菌(Bacteroides Fusobacterium, Clostridium Difficile),Branhamella Catarrhalis引起之感染症。**

用法用量
1.使用於成人肌肉/靜脈注射劑常用的劑量，為1.5g到12g的日劑量分成每6或8小時給予一次，每天sulbactam的最大劑量為4g，較不嚴重的感染可以每12小時注射一次。
2.用以預防手術感染時，應在誘導麻醉時給予1.5~3g的肌肉/靜脈注射劑，這種劑量可以每6~8小時重覆給予一次，除非治療需要，否則通常在手術後24小時即可停止用藥。
3.治療非併發性的淋病，可給予單一1.5g劑量的肌肉/靜脈注射劑，並應同時口服1.0g的probenecid以延長sulbactam sodium/ampicillin sodium的血漿濃度。
4.使用於孩童、嬰兒和新生兒:劑量150mg/kg/天。在孩童、嬰兒和新生兒中，按照一般ampicillin的使用方式，每6或8小時注射一次。對於一週大的新生兒(特別是早產兒)，建議使用的劑量為75mg/kg/天，分次每12小時注射一次。
5.使用於腎功能障礙患者:在腎功能嚴重受損的患者中(肌胺酸清除率≦30毫升/分)，sulbactam和ampicillin的清除動力學受影響的程度類似，因此血漿中二者之比例仍維持不變。對於這樣的患者，應比一般ampicillin使用法減少使用本藥的次數。

不良反應
1.主要的副作用是注射部位疼痛，特別是以肌肉注射方式給予時。少數的患者在靜脈注射後可能會有靜脈炎或注射部位產生過敏反應。
2.全身性-類過敏反應和過敏性休克。
3.中樞和周邊神經-罕有全身痙攣的報告。
4.腸胃、噁心、嘔吐、腹瀉和假膜性結腸炎。
5.造血和淋巴系統-已有在以sulbactam sodium/ampicillin sodium治療期間，出現貧血、溶血性貧血、血小板減少症、嗜伊紅血球增多、白血球減少等報告，這些反應在停止治療後便會復原，被認為是屬於過敏反應。
6.肝/膽-ALT(SGPT)和AST(SGOT)transaminases會暫時昇高，膽紅素血症、肝功能不正常和黃疸
7.皮膚/皮膚構造-出疹、癢、其他皮膚反應、罕見的報告為Stevens-Johnson症候群、上皮壞死、和多形紅斑。泌尿-罕有間質性腎炎的報告。

醫療須知
1.患者對藥物之cephem構造(頭芽孢素類抗生素及cephamycins)有過敏反應者，例如支氣管氣喘，紅疹，或蕁麻疹的體質。患者有嚴重腎功能不全。
2.患者進食有困難或正使用非胃腸道方式供給營養或衰弱之患者。
3.老年患者如同任何強效的全身性物，在延長治療的期間內，建議定期檢查器官系統的功能，包括腎臟、肝臟和造血功能，此對新生兒，特別是早產兒及其他嬰兒尤其重要。因為感染性單核球增多症是由病毒引起，不應使用sulbactam sodium/ampicillin sodium肌肉/靜脈注射劑來治療，接受ampicillin治療的單核球增多症患者中，有高比例患者的皮膚會出疹。

類似產品
Ambacillin 安倍喜林乾粉注射劑® （政德/意欣） $55/I (1.5 GM-PIC/S), $120/I (3.0 GM-PIC/S)
Sulampi 舒安比靜脈乾粉注射劑 750 毫克、1500 毫克、3000 毫克® （政德） $55/I (1.5 GM-PIC/S), $120/I (3.0 GM-PIC/S), $45.2/I (750.0 MG-PIC/S)

01504 Amclo "聯邦" 克歐煞西林膠囊® （保瑞/聯邦） $1.88/C

℞ 每 Cap 含有：AMPICILLIN (TRIHYDRATE) 250.0 MG；CLOXACILLIN (SODIUM) 250.0 MG

適應症 **[衛核] 葡萄球菌、鏈球菌、肺炎雙球菌腦膜炎球菌及其他具有感受性細菌引起之感染症。**

用法用量 口服：成人-每次1粒、每日四次，小孩-37.5mg/kg/天分四次服用。

類似產品
Amclocin "健喬" 安克菌膠囊® （政德/健喬信元） $1.9/C
Cloxampicin 刻安黴素膠囊２５０公絲® （政德/汎生） $1.54/C
Dicillin 泰安黴素膠囊® （中化）
Patocillin 派立黴素膠囊® （政德/派頓） $1.88/C
Anbeining 安倍寧膠囊® （溫士頓）
Cloxampicin 刻安黴素膠囊５００公絲® （政德/汎生） $1.88/C
Dicillin 泰安黴素膠囊２５０公絲® （中化）

01505 Amclocillin 艾克露新黴素注射劑®（政德/台裕）$16.2/I (1.0 GM)

Rx

每 I 含有：AMPICILLIN (SODIUM) 500.0 MG；CLOXACILLIN (SODIUM) 500.0 MG

適應症 [衛核] 葡萄球菌、鏈球菌、肺炎雙球菌、腦膜炎球菌及其他具有感受性細菌引起之感染症

用法用量 注射:成人－每次1Vial、每日2～3次，小孩－37.5mg/kg/天分四次使用。

類似產品 Ampicloxacin 安比賽新黴素注射劑®（政德/台裕） Cloxampicin 刻安黴素注射劑®（政德/汎生） Dicillin 泰安黴素注射劑1公克®（中化）

01506 Amoclan "聯邦"泛剋菌靜脈注射劑®（政德/聯邦）

Rx

每 Vial 含有：AMOXICILLIN 1000.0 MG；CLAVULANIC ACID 200.0 MG

適應症 [衛核] 葡萄球菌、鏈球菌、肺炎雙球菌、腦膜炎球菌及其他具有感受性細菌引起之感染症。

類似產品 Soonmelt 雙合 黴素膜衣錠 375公絲®（永信）$5.8/T Soonmelt 雙合黴素糖漿用粉劑 31.25公絲/公撮®（永信）$170/P (100.0 ML-PIC/S)

01507 Amoclav IV 艾莫斯克靜脈乾粉注射劑®（中化/中化裕民）$32.3/I (600.0 MG-PIC/S), $74/I (1.2 GM-PIC/S)

Rx

每 I 含有：AMOXICILLIN (SODIUM) 500.0 MG；CLAVULANIC ACID (AS POTASSIUM) 100.0 MG

適應症 [衛核] 葡萄球菌、鏈球菌、肺炎雙球菌、腦膜炎球菌及其他具有感受性細菌引起之感染症。

類似產品 Amonado "意欣"安納多靜脈注射劑®（政德/意欣）$32.3/I (600.0 MG-PIC/S), $74/I (1.2 GM-PIC/S) Soonmelt 雙合 黴素靜脈注射劑®（永信）$32.3/I (600.0 MG-PIC/S), $74/I (1.2 GM-PIC/S)

01508 Amsulber 安疏倍乾粉注射劑®（中化/中化裕民）$55/I (1.5 GM-PIC/S)

Rx

每 I 含有：AMPICILLIN (AS SODIUM) STERILE 500.0 MG；SULBACTAM(AS SODIUM)STERILE 250.0 MG

適應症 [衛核] 鏈球菌、葡萄球菌、大腸桿菌、克雷氏菌、沙雷氏菌、流行感冒嗜血桿菌、口引口朵陰性變形桿菌屬、檸檬酸菌屬、厭氧性細菌(Bacteroides、Fusobacterium、Clostridium difficile)、Branhamella catarrhalis引起之感染症。

類似產品 Ansullina 安舒林鈉乾粉注射劑®（中化）$55/I (1.5 GM-PIC/S), $120/I (3.0 GM-PIC/S) Dicillin 泰安黴素注射劑５００公絲®（中化）$25/I (500.0 MG-PIC/S)

01509 Anbicyn 必百欣膜衣錠®（中化）

Rx

每 Tab 含有：AMOXICILLIN TRIHYDRATE 250.0 MG；CLAVULANATE POTASSIUM 125.0 MG

適應症 [衛核] 葡萄球菌、鍊球菌、肺炎雙球菌、腦膜炎球菌及其他具感受性細菌所引起之感染症。

用法用量 參照仿單

類似產品 Anbicyn 必百欣膜衣錠６２５公絲®（中化）$5.9/T Anbicyn 必百欣口服糖漿用粉劑 31.25 公絲／公撮®（中化）$170/P (100.0 ML-PIC/S) Anbicyn 必百欣乾粉注射劑®（中化）$32.3/I (600.0 MG-PIC/S), $74/I (1.2 GM-PIC/S) Curam 諾快寧 口服懸液用粉劑 312.5毫克／5毫升®（SANDOZ/山德士）$70/P (60.0 ML-PIC/S)

01510 Ancocillin 安克西林膠囊®（中化/應元）

Rx

每 Cap 含有：AMPICILLIN 250.0 MG；CLOXACILLIN (SODIUM) 250.0 MG

適應症 [衛核] 葡萄球菌、鏈球菌、肺炎雙球菌、腦膜炎球菌及其他具有感受性細菌引起之感染症

用法用量 一天3~4次，每次1粒。

類似產品 Galacillin 佳力西林膠囊５００公絲®（政德/嘉信）

01511 Combicillin 康保西林膠囊®（中化/中菱）$3.56/C

Rx

每 Cap 含有：AMPICILLIN (TRIHYDRATE) 288.0 MG；DICLOXACILLIN (SODIUM MONOHYDRATE) 136.0 MG

適應症 [衛核] 葡萄球菌、鏈球菌、肺炎雙球菌、腦膜炎球菌及其他具有感受性細菌引起之感染症

用法用量 口服：成人－每次1粒、每日四次，小孩－37.5mg/kg/天分四次服用。

01512 Curam 諾快寧膜衣錠 1000毫克®（SANDOZ/山德士）$7.5/T

Rx

每 Tab 含有：AMOXICILLIN (AS TRIHYDATE) 875.0 MG；CLAVULANATE POTASSIUM 149.0 MG

適應症 [衛核] 葡萄球菌、鏈球菌、肺炎雙球菌、腦膜炎球菌及其他具有感受性細菌引起之感染症。

用法用量 口服：一天3次，1次375mg，每隔8小時服用。兒童：一天25~50mg/kg或每天1~2ml/kg，分3次服用。

類似產品 Curam 諾快寧 膜衣錠®（SANDOZ/山德士）$5.9/T Curam 諾快寧靜脈乾粉注射劑500/100 毫克、

1000/200 毫克 ® (SANDOZ/山德士) $32.3/I (600.0 MG-PIC/S), $74/I (1.2 GM-PIC/S)

01513 Moxiclav 莫敵克朗靜脈乾粉注射劑 ® (MEDOCHEMIE/海喬) $74/I (1.2 GM-PIC/S)

Rx 每 Vial 含有：AMOXICILLIN (SODIUM) 1000.0 MG；CLAVULANIC ACID 200.0 MG

適應症 [衛核] 葡萄球菌、鏈球菌、肺炎雙球菌、腦膜炎球菌及其它具有感受性細菌所引起之感染症。

類似產品 Moxiclav 莫克寧膜衣錠1公克 ® (MEDOCHEMIE/海喬) $7.5/T　Moxiclav 莫克寧膜衣錠625毫克 ® (MEDOCHEMIE/海喬) $5.9/T

01514 Piperacillin/Tazobactam Sandoz 泰榮乾粉注射劑 ® (SANDOZ/山德士) $170/I (4.5 GM-PIC/S), $178/I (2.25 GM-PIC/S)

Rx 每 vial 含有：PIPERACILLIN 4000.0 MG；TAZOBACTAM (AS SODIUM) 500.0 MG

適應症 [衛核] 對Piperacillin具有感受性，以及對Piperacillin具抗藥性但對Piperacillin/Tazobactam有感受性之β-lactamase產生菌株所引起之中至嚴重程度感染。

01515 Soonmelt "永信" 雙合黴素糖漿用粉劑200公絲/5公絲 ® (永信)

Rx 每 ml 含有：AMOXICILLIN (AS TRIHYDATE) 40.0 %；CLAVULANIC ACID 5.7 MG

適應症 [衛核] 葡萄球菌、鏈球菌、肺炎雙球菌、腦膜炎球菌及其它具有感受性細菌引起之感染症。

類似產品 Soonmelt "永信" 雙合黴素糖漿用粉劑400公絲/5公撮 ® (永信)　Soonmelt 雙合黴素膜衣錠 1000公絲 ® (永信)　Soonmelt 雙合黴素膜衣錠 625公絲 ® (永信) $5.9/T

01516 Subacillin "永信" 優合西林注射劑 ® (永信) $55/I (1.5 GM-PIC/S)

Rx 每 Vial 含有：AMPICILLIN 1.0 MG；SULBACTAM (SODIUM) 0.5 MG

適應症 [衛核] 鏈球菌、葡萄球菌、大腸桿菌、克雷氏菌、沙雷氏菌、流行感冒嗜血桿菌、引朵陰性變形桿菌屬、檸檬酸菌屬、厭氧性細菌(bacteriodes fusobacterium， clostridium difficile)、branhamella catarrhalis引起之感染症。

01517 Tricillin 三青黴素注射劑 ® (政德/榮民) $12.4/I (1.2 MU)

Rx 每 Vial 含有：PENICILLIN G BENZATHINE 600000.0 U ；PENICILLIN G POTASSIUM (BENZYLPENICILLIN POTASSIUM) 300000.0 U ；PENICILLIN G PROCAINE (EQ TO BENZYLPENICILLIN PROCAINE) 300000.0 U

適應症 [衛核] 對青黴素敏感之細菌引起之傳染病、如淋病、肺炎球菌性傳染和溶血性鏈球菌傳染、葡萄球菌傳染

用法用量 每2~3天肌肉注射一瓶。

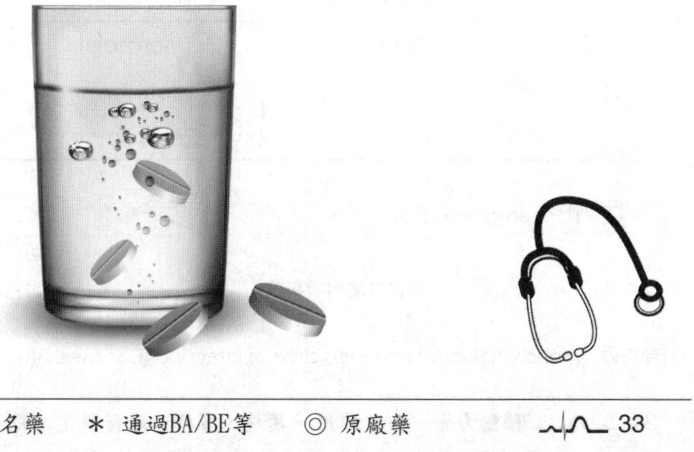

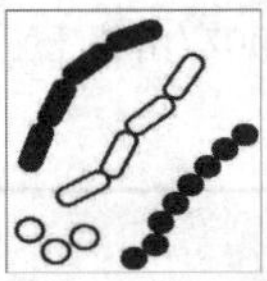

第二章 頭孢子類抗生素

Cephalosporins

Cephalosporins為一群半合成的廣效性抗生素。對抗大部份革蘭氏陽性菌和有些革蘭氏陰性菌，具有殺菌或制菌的作用。對抗革蘭氏陽性菌沒有penicillin效果好(產生青黴素酶的有些葡萄球菌例外)。通常cephalosporin分成第一、二、三代和第四代，第一代是較早上市的cephalosporins，其特點為抗菌活性較強，而抗菌範圍較窄，主要是用於革蘭氏陽性菌，如cephalothin, cephaloridin, cephalexin, cefathiamidine cefadroxil；第二代cehalosporins比第一代對革蘭氏陰性腸道細菌有較強的抗菌活性，但對革蘭氏陽性菌的活性則稍弱，這類cephalosporins如cefamandole, cefonicid。

第三代(the third generation)：這一代的頭孢子菌素，大大的增加了對抗革蘭氏陰性菌的效果，以Escherichia coli、Klebsiella pneumoniae與Proteus mirabilis舉例，第三代對抗他們的活性是第一、二代的「10倍到100倍」。甚至部分的第三代頭孢子菌素，對抗藥性菌株例如P. aeruginosa (綠膿桿菌) 也有很好的活性，也是臨床上常關切的問題。Cefoperazone、Ceftazidime是第三代頭孢子菌素中對綠膿桿菌具有活性的代表。除了對抗綠膿桿菌，另一個細菌抗藥性來源「Beta-lactamase」會把青黴素、頭孢子菌素的主要化學結構「Beta-lactam環」打開，使抗生素失效，所以也有第三代頭孢子菌素加上「Beta-lactamase抑制劑」的組合。

第四代 (the forth generation)：與第三代頭孢子菌素的差異是再加強革蘭氏陽性球菌的活性 (但對抗高藥性菌種不行)，例如對青黴素 (penicillin)具抗藥性的肺炎鏈球菌(penicillin-resistant S. pneumoniae, PRSP)；目前有的武器是「Cefepime」與「Cefpirome」。

傳統的頭孢子菌素對高抗藥性菌種MRSA(methicillin-resistant S. aureus)沒有活性，但現在有新武器了。可以對抗MRSA且保有第三代對抗革蘭氏陰性菌活性的頭孢子菌素是「Ceftobiprole」及「Ceftaroline」，也有專家將這一類頭孢子菌素稱為「第五代 (the fifth generation)」。在臨床研究中，用於治療複雜性皮膚感染，他們的殺菌效果幾乎等同Vancomycin加上廣效型的Beta-lactam抗生素。

表2-1 第一到四代頭孢子菌素

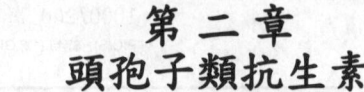

頭孢子菌素(Cephalosporins)可分成好幾代，每一種的抗菌範圍都不同。

	第一代	第二代	第三代	第四代
口服	Cefadroxil Cephalexin Cephradine	Cefaclor Cefuroxime-axetil	Cefixime Cefpodoxime Ceftibuten	無
注射	Cefazolin Cephalothin Cephradine	Cefamandole Cefuroxime Cefmetazole Cefotetan Cefoxitin	Cefoperazone Cefotaxime Ceftazidime Ceftizoxime Ceftriaxone	Cefepime Cefpirome Ceftaroline Ceftobiprole

對 *P.aeruginosa* 有效

對抗厭氧菌很有效（Cefmetazole、Cefotetan、Cefoxitin）

可對抗MRSA(MIC 0.5~4 mcg/mL)
也有專家稱為「第五代」（Ceftaroline、Ceftobiprole）

資料來源：Mandell Principles and Practice of Infectious Diseases, 8th

當cephalosporin用於對penicillin敏感的患者時，必須小心觀察，因為這兩群抗生素間，存在某種程度的交互敏感性。據估計對penicillin過敏的患者，不必因為可能對cephalosporin發生嚴重過敏反應，而對本類產品視為禁忌。

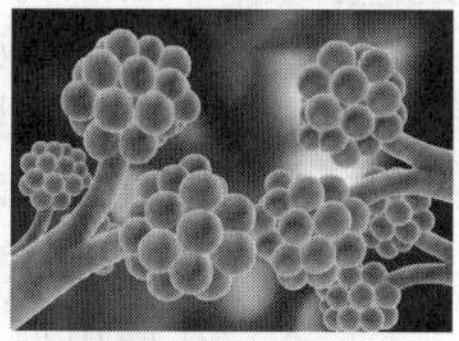

§ 2.1 第一代頭孢子類抗生素

02101 CEPHALOSPORINS 類藥物總論

類　別

藥理作用 1.抑制細菌細胞壁中mucopeptide的合成，導致滲透不穩定的細胞壁。
2.是殺菌的或制菌的，則按藥物的劑量，組織濃度，生物體的敏感和細菌複製的速度等來決定。
3.對抗迅速生長的生物體最有效。

適 應 症 1.對敏感生物體所引起的呼吸道，皮膚，軟組織，生殖泌尿道，中耳和血流等感染，可作為penicillin治療的代替藥。
2.治療對penicillin過敏，而患了沒有其他併發症的淋病之孕婦。
3.為敗血症，急性心內膜炎，腦膜炎，和骨及關節的感染之輔助治療。

用法用量 詳見個別論述。

不良反應 口服投與有噁心，和腹瀉、腸胃外投與有發炎反應、(大部份的反應都不常發生，僅大劑量或長期治療才可發現)、胃腸道–食慾不振，腹痛，消化不良，胃灼熱，嘔吐，嚴重的腹瀉，腔念珠菌感染，舌炎，胃腸出血，大小腸炎、過敏反應–蕁麻疹，搔癢，皮膚出疹，發燒，寒顫，血清，嗜伊紅血球增多，血管水腫，脫落性皮膚炎，無防禦性過敏反應、血液的–嗜中性白血球減少，血小板減少症，顆粒性白血球減少，溶血性貧血，陽性的direct coomb's test、生殖泌尿道–小便困難，昇高BUN，蛋白尿，急性腎衰竭，陰道排出物，念珠菌感染的陰道炎，陰肛部搔癢，生殖器的念珠菌病、肝臟方面–昇高SGOT，SGPT，膽紅素，alkaline phosphatase和LDH濃度、其他方面–頭痛，虛弱，眩暈，呼吸困難，感覺異常，念珠菌過度生長，肝腫大，肌注投與會引起疼痛，變硬，觸痛，發熱和組織腐肉生成。

醫療須知 1.任何感染要在症狀消失後，或已證實沒細菌的存在後，繼續治療48小時。治療療程應該延伸至少7天。
2.對下列患者要小心使用：曾經過敏者，氣喘，枯草熱，penicillin敏感或腎功能不全及很小的小孩童，孕婦及哺乳婦。
3.在重覆投與時要肌注到大塊肌肉，而且轉換注射部位以減少疼痛及發炎。
4.使用小的靜注針，注射到大靜脈裡，而且要交替變換滴注部位，以減少靜脈滴注時發生靜脈炎的危險。
5.對β–溶血性鏈球菌的感染，至少要繼續治療10天，以避免發生風濕熱或血管球性腎炎。
6.腎功能不全的患者，要依仿單上指示而減少cephalosporin的劑量。
7.不要把cephalosporins的溶液加到aminoglycoside的溶液中。但是，當需要時，可分開投與。

02102 CEFADROXIL MONOHYDRATE

孕B 乳? 食± 泄腎 ½ 1～1.2h

℞ 250 MG，500 MG/膠囊劑(C)； 200 MG/GM/顆粒劑(Gr)； 25 MG/ML/粉劑(P)；

商　名

Cefadroxil®（信東）$2.1/C(500MG-PIC/S)
Cefadroxil®（應元）$2/C(500MG)
Infaxil®（元宙）$2.1/C(500MG-PIC/S)
Likodin®（瑞士）$2.1/C(500MG-PIC/S)，

Cefadroxil®(永信) $2.1/C(500MG-PIC/S)
Cefaxil®(信東/生達) $2/C(500MG)
Cendmycin®(瑞士/健喬信元) $2.1/C(500MG-PIC/S)
Cephadroxil®(瑞士/利達) $2.1/C(500MG-PIC/S)
Lonfadroxil®(保瑞/聯邦)
Lonfadroxil®(瑞士/新瑞) $2.1/C(500MG-PIC/S),
Ucefa®(瑞士/優良) $2.1/C(500MG-PIC/S)
Unidroxyl®(保瑞/聯邦)

藥理作用 1.本藥所含之cefadroxil為一種口服有效的第一代頭孢子菌類抗生素(cephalosporine group)，具廣效性之抗菌範圍包括G(+)，G(-)，對會產生青黴素酶的葡萄球菌尤具療效。
2.口服1小時半後便可達最高血中濃度，而有效抗菌濃度可持續達12小時之久。因本藥幾乎不被代謝，以原活性型排泄於尿液中，同時約有85%以上由腎小管再吸收，故本藥能完全滲透入組織中而持續長時間之抗菌活性。
3.適用於葡萄球菌、鏈球菌、肺炎雙球菌、腦膜炎球菌及其他具有感受性細菌引起之感染症。

適 應 症 [衛核]革蘭氏陽性菌及陰性菌所引起之感染症

用法用量 1.尿路感染：a.無併發症下尿路感染，如膀胱炎：每日1~2g，單次或分2次服用。b.其他尿路感染：每天2g，分2次服用。
2.皮膚感染：每日1g，單次或分2次服用。
3.咽喉及扁桃腺炎：每日1g，分1~2次服用，持續10天。
4.兒童：尿路及皮膚感染，每日30mg/kg，分1~2次服用。β-hemolytic streptococci感染需持續治療至少10天。

02103 CEFAZOLIN SODIUM

孕B 乳? 泄腎 半90～130m

Rx 250 MG, 500 MG, 1000 MG, 2000 MG, 5000 MG, 10000 MG, 20000 MG/注射劑(I);

商 名

Cefa®(信東) $52/I(2000MG-PIC/S-2GM), $25/I(500MG-PIC/S-500MG), $25/I(1000MG-PIC/S-1GM),
Cefacin®(政德/嘉信)
Cefacin®(瑞士/利達) $25/I(500MG-PIC/S-500MG), $25/I(1000MG-PIC/S-1GM),
Cefazo®(汎生) $25/I(1000MG-PIC/S-1GM), $25/I(500MG-PIC/S-500MG)
Cefazolin®(中化) $25/I(500MG-PIC/S-500MG), $25/I(1000MG-PIC/S-1GM)
Cefazolin®(政德/東洲) $11.4/I(500MG-500MG)
Cefazolin®(政德/濟生) $25/I(500MG-PIC/S-500MG), $52/I(2000MG-PIC/S-2GM), $25/I(1000MG-PIC/S-1GM),
Cefazolin®(永信) $25/I(500MG-PIC/S-500MG)
Cezolin®(瑞士) $25/I(1000MG-PIC/S-1GM),
Kelin®(汎生/台裕) $11.4/I(500MG-500MG), $15.6/I(1000MG-1GM), $131/I(5000MG-5GM)
Lofalin®(政德) $25/I(1000MG-PIC/S-1GM)
Oricef®(政德/東洲) $15.6/I(1000MG-1GM)
Seafar®(政德/元昊)
Seafar®(政德/意欣) $25/I(1000MG-PIC/S-1GM),
Sezolin®(瑞士/瑞安) $25/I(1000MG-PIC/S-1GM)
Stazolin®(生達) $25/I(1000MG-PIC/S-1GM), $25/I(500MG-PIC/S-500MG)
Veterin®(信東/榮民) $25/I(1000MG-PIC/S-1GM), $25/I(500MG-PIC/S-500MG)
Winzolin®(溫士頓)

藥理作用 1.本藥為半合成第一代cephalosporin抗生素，用於治療呼吸道、尿道及膽道的感染，皮膚與軟組織感染，敗血症，骨頭及關節感染和心內膜炎。
2.據稱本藥刺激性小而且腎毒性也小。又由於注射可迅速達到高的血中濃度，而在體內幾不被代謝，以高濃度排泄於尿中及膽汁中。

適 應 症 [衛核]葡萄球菌、鏈球菌、肺炎雙球菌、腦膜炎球菌及其他具有感受性細菌引起之感染症

用法用量 成人：250~2000mg，靜注或肌注，每6~12小時一次，依感染的嚴重度而定(每天最高量為12g)，小孩：25~100mg/kg/天(嚴重的病例100mg/kg/天)。

醫療須知 貯存溫度小於4℃，避光。

02104 CEFOTIAM 2HCL▲

孕B 乳?

Rx 1 GM, 250 MG, 500 MG/注射劑(I);

商 名

Fortiean®(汎生)
Justiam®(汎生/瑩碩)
Lotiam®(政德) $153/I(1GM-PIC/S-1GM),

藥理作用 本藥對G(+)和G(-)菌都有效，尤其對腸菌、克雷白氏菌、奇異變形桿菌呈強的抗菌力。

適 應 症 [衛核]葡萄球菌、鏈球菌、肺炎雙球菌、腦膜炎球菌及其他具有感受性細菌引起之感染

症。

用法用量 成人每天0.5~2gm，分2~4次IM，IV或靜脈點滴。對敗血症每天量可增至4gm。

02105 CEPHALEXIN MONOHYDRATE

孕B 乳？ 食± 泄 腎 排 0.5~1h

Rx

250 MG, 500 MG/錠劑(T); 250 MG, 500 MG/膠囊劑(C); 1000 MG, 250 MG/GM/注射劑(I); 100 MG, 250 MG, 41.667 MG/GM, 41.67 MG/GM, 44.3 MG/GM, 200 MG/GM, 250 MG/GM, 500 MG/GM, 25 MG/ML/顆粒劑(Gr); 500 MG/GM/粉劑(P);

商　　名

Ceflexin®(信東/榮民) $1.13/C(250MG), $1.78/C(500MG-PIC/S), $2/C(500MG-PIC/S-箔)
Cephalexin®(信東) $1.5/C(250MG-PIC/S), $2/C(250MG-PIC/S-箔), $1.78/C(500MG-PIC/S), $2/C(500MG-PIC/S-箔), $56/I(1000MG-PIC/S-1GM), $1.78/T(500MG-PIC/S),
Cephalexin®(元宙) $1.13/C(250MG)
Cephalexin®(應元)
Cephalexin®(政德/嘉信)
Cephalexin®(汎生/台裕) $1.13/C(250MG), $1.75/C(500MG)
Cephamycin®(應元/新功)
Cephanmycin®(永信) $1.5/C(250MG-PIC/S), $2/C(250MG-PIC/S-箔), $1.78/C(500MG-PIC/S), $2/C(500MG-PIC/S-箔)
Clp®(瑞士/應元) $56/I(1000MG-PIC/S-1GM)
Cp Mycin®(華盛頓) $1.75/C(500MG)
Eufaxin®(汎生/台裕)
Ikodin®(瑞士) $2/C(250MG-PIC/S-箔), $1.5/C(250MG-PIC/S), $1.78/C(500MG-PIC/S), $2/C(500MG-PIC/S-箔)
Kidolex®(瑞士/健喬信元) $1.5/C(250MG-PIC/S), $1.78/C(500MG-PIC/S),
Liphalexin®(瑞士/利達) $1.78/C(500MG-PIC/S), $1.5/C(250MG-PIC/S)
Lofaxin®(政德) $1.5/C(250MG-PIC/S)
Lonflex®(保瑞/聯邦)
Newkefor®(信東/人人)
Panlexin®(汎生)
Paraflex®(汎生) $2/C(250MG-PIC/S-箔), $1.5/C(250MG-PIC/S), $2/C(500MG-PIC/S-箔), $1.78/C(500MG-PIC/S)
Phel®(汎生/萬宇康) $56/I(1000MG-PIC/S-1GM)
Refexin®(瑞士/瑞安) $1.78/C(500MG-PIC/S), $2/C(500MG-PIC/S-箔)
Roles®(政德) $56/I(1000MG-PIC/S-1GM),
Servispor®◎(信東/生達) $1.75/C(500MG),
Sinflex®(政德/太田)
Sinlex®(信東)
Ulexin®(瑞士/優良) $2/C(500MG-PIC/S-箔), $1.78/C(500MG-PIC/S), $124/Gr(25MG/ML-PIC/S-60ML), $2/C(250MG-PIC/S-箔), $1.5/C(250MG-PIC/S),

藥理作用 本藥為口服有效的第一代cephalosporin，用於呼吸道，泌尿道，皮膚，骨頭及軟組織的感染和中耳炎。對胃酸穩定，吸收好，和輕微的蛋白質結合。對G(+)及大多數G(-)細菌具殺菌作用。對本藥敏感的G(+)細菌有葡萄球菌(包括能產生青黴素酚的葡萄球菌)，溶血性鏈球菌、肺炎雙球菌、白喉桿菌及釀膿鏈球菌等。敏感之G(-)細菌有大腸桿菌、克雷白氏肺炎桿菌、奇異變形桿菌(proteus mirabilis)、流行性感冒桿菌、沙門氏菌、志賀氏菌等。對膿綠桿菌無效，對大多數腸桿菌與PR.morganii，PR.vulgaris效力不顯著。

適 應 症 **[衛核]葡萄球菌，鏈球菌，肺炎雙球菌，腦膜炎球菌及其他具有感受性細菌引起之感染症。**

用法用量 1.成人：每6小時1次，每次250~500mg。嚴重感染或敏感性低之病菌感染可使用較高劑量，若每日劑量高於4g時，應該使用注射劑型。
2.孩童：每天25~100mg/kg分4次投與。

02106 CEPHRADINE

孕B 乳－ 食± 泄 腎 排 1~2h

Rx

250 MG, 500 MG/膠囊劑(C); 500 MG, 1000 MG, 2000 MG/注射劑(I); 250 MG, 50 MG/ML/顆粒劑(Gr); 500 MG/粉劑(P);

商　　名

Amcef®(汎生/台裕)
Askacef®◎(信東/榮民) $1.59/C(250MG), $2.63/C(500MG)
Cefadin Sus.®(信東/生達)
Cefadin®(信東/生達) $2.63/C(500MG)
Cefadin®(生達) $25/I(1000MG-PIC/S-1GM), $25/I(500MG-PIC/S-500MG),
Cefamid®(政德)
Cefin®(汎生/台裕) $23.1/I(1000MG-1GM)
Cekodin®(瑞士) $2.65/C(500MG-PIC/S), $1.72/C(250MG-PIC/S), $2/C(250MG-PIC/S-箔),
Cekodin-A®(瑞士) $25/I(1000MG-PIC/S-1GM), $25/I(500MG-PIC/S-500MG),
Ceponin®(政德/濟生)
Lacef®(汎生/台裕) $1.59/C(250MG), $2.63/C(500MG)
Lofadine®(政德) $25/I(1000MG-PIC/S-1GM),
Orisef-A®(政德/東洲)
Podin®(汎生)
Recef®(瑞士/瑞安) $1.72/C(250MG-PIC/S), $2.65/C(500MG-PIC/S),
Recef-A®(瑞士/瑞安) $25/I(500MG-PIC/S-500MG)
S-60®(永信) $25/I(1000MG-PIC/S-1GM)
Sefree®(汎生) $1.72/C(250MG-PIC/S)
Sephros®(永信) $2.65/C(500MG-PIC/S)
Topcef®(政德) $1.72/C(250MG-PIC/S), $2/C(250MG-PIC/S-箔), $2.65/C(500MG-PIC/S),
U-Save®(瑞士/優良) $1.72/C(250MG-PIC/S), $2.65/C(500MG-PIC/S),
U-Save-A®(瑞士/優良) $25/I(1000MG-PIC/S-1GM),

Licef-A®(信東) $25/I(1000MG-PIC/S-1GM)
Lisacef®(信東) $1.72/C(250MG-PIC/S), $2.65/C(500MG-PIC/S), $25/I(1000MG-PIC/S-1GM),
Unifradine®(瑞士/新瑞) $2.65/C(500MG-PIC/S), $2/C(250MG-PIC/S-箔), $1.72/C(250MG-PIC/S)
V-Cefra®(信東/榮民)

藥理作用 本藥是惟一既能口服又可注射的半合成第一代cephalosporin，其作用與cephalexin及cephaloridine同，口服主要用於注射治療的緊隨治療。投與時不必考慮飲食否，因為本藥對酸穩定。大部份在6小時內，多數是以未改變的形態排於尿中，因而對敏感病原菌引起的尿道感染有效。調配好的肌注或直接靜注的溶液，在室溫下應該於2小時內使用，不能和其他抗生素合併使用。劑量不能少於指示量。持續感染需要數週的治療。

適應症 [衛核]葡萄球菌、鏈球菌、肺炎雙球菌、腦膜炎球菌及其他具有感受性細菌引起之感染症

用法用量 1.口服：成人–250~500mg，每6小時1次，或1g每12小時1次。9個月以上的孩童：每天25~100mg/kg，分成2~4次，每6~12小時1次(每天最高量為4g)。
2.肌注或靜注：成人–每次500~1,000mg，一天4次(每天最大量為8g)。12個月以上的孩童：每天50~100mg/kg，分4次投與。

§2.2 第二代頭孢子類抗生素

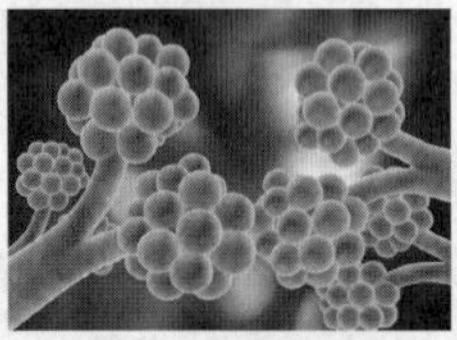

02201 CEFACLOR

孕B 乳? 食± 泄腎 t½ 0.5~1h

Rx 250 MG, 500 MG/膠囊劑(C); 25 MG/ML, 50 MG/ML/顆粒劑(Gr);

商名
Alfacol®(派頓)
Cefaclor®(政德/舜詔) $102/Gr(25MG/ML-PIC/S-60ML)
Cekor®(信東/生達) $3.2/C(250MG)
Cero®(信東) $4.21/C(250MG-PIC/S),
Kerfenmycin®(永信) $8/C(500MG-PIC/S), $4.21/C(250MG-PIC/S)
Kerloli®(汎生) $4.21/C(250MG-PIC/S)
Rolfec®(政德/台裕) $3.2/C(250MG)
Swiflor®(瑞士) $4.21/C(250MG-PIC/S)
U-Clor®(瑞士/優良) $4.21/C(250MG-PIC/S)
Uclor®(保瑞/聯邦)
Uclor®(瑞士/新瑞) $4.21/C(250MG-PIC/S),

藥理作用 1.本藥口服有效，它是短效型半合成的第二代cephalosporin。
2.本藥可抑制細胞壁的生合成而殺死細菌。
3.適用於呼吸道泌尿道，皮膚和軟組織感染及中耳炎。它對甲、乙種溶血性鏈球菌、葡萄球菌、肺炎球菌、桿菌、大腸桿菌、奇異變形桿菌有效，但對假單胞菌屬無效。

適應症 [衛核]葡萄球菌、甲、乙種溶血性鏈球菌、肺炎雙球菌、大腸桿菌、奇異變形菌、克雷白氏菌屬、嗜血桿菌等病原菌所引起的感染症

用法用量 1.成人–250~500mg，每8小時1次。
2.孩童：每天20~40mg/kg，分成數次，每8小時1次(每天最大量為2g)。

不良反應 1.全身性：類血清疾病反應、嗜伊紅血球增多、關節痛或腫脹、發燒、重複感染。
2.腸胃：腹瀉、噁心、嘔吐、厭食、假膜性結腸炎(罕見)。
3.皮膚：蕁麻疹、搔癢、麻疹樣藥疹。

02202 CEFAMANDOLE NAFATE

孕B 乳? 泄腎 t½ 05~2h

Rx 0.5 GM, 1 GM, 2 GM, 500 MG, 2308 MG/注射劑(I);

商名
Cedo®(政德/意欣) $56/I(1GM-PIC/S-1GM)
Cedol®(信東/榮民)
Cefadol®(瑞士/優良)
Cefamandole Nafate®(生達)
Cefamandole®(中化) $53/I(1GM-1GM), $29.6/I(500MG-500MG)
Cefamon®(瑞士/利達)
Cemana®(生達)
Cemandole®(瑞士)
Lomandole®(政德)

藥理作用 本藥為注射用的半合成第二代cephalosporin，用於呼吸道或泌尿道的感染，皮膚，和用於敏感病原體引起的敗血病及腹膜炎。如肺炎球菌、流行性感冒桿菌、克雷白氏菌屬

、金色葡萄球菌、溶血性鏈球菌、proteus mirabilis等引起之下呼吸道感染，大腸桿菌、變形桿菌、腸桿菌、克雷白氏菌屬等引起之尿路感染，大腸桿菌與腸桿菌引起之胃腸炎，大腸桿菌、金色葡萄球菌、肺炎球菌、溶血性鏈球菌、流行性感冒桿菌、克雷白氏菌屬等引起之敗血症。

適應症 [衛核]葡萄球菌、鏈球菌、肺炎雙球菌、腦膜炎球菌及其他具有感受性細菌引起之感染症

用法用量 1.成人：500~1000mg肌注或靜注，每4~8小時一次，(嚴重病例可達2g/4小時)
2.孩童：每天50~100mg/kg，分成數次，每4~8小時一次。可增至每天150mg/kg，但不能超過成人劑量。

02203 CEFMETAZOLE SODIUM

孕B 乳? 泄腎 估1.2h

Rx

1 GM, 2 GM, 250 MG, 500 MG/注射劑(I);

商名

Cefe®(瑞士) $59/I(500MG-PIC/S-500MG), $69/I(1GM-PIC/S-1GM), $207/I(2GM-PIC/S-2GM)
Cefmay®(汎生/台裕)
Cefzon®(生達)
Cetazone®(信東) $69/I(1GM-PIC/S-1GM), $59/I(500MG-PIC/S-500MG), $207/I(2GM-PIC/S-2GM),
Lofeta®(政德/嘉信)
Metacin®(中化/東洋) $59/I(500MG-PIC/S-500MG),

藥理作用 1.本藥為化學合成的第二代cephalosporin，對β-lactamase的感受性細菌有效，其抗菌範圍廣，無論對大腸菌、肺炎桿菌、吲哚陰性變形菌特具有良好的抗菌力。
2.對吲哚陽性變形菌、厭氧性桿菌屬亦具有強抗菌力，而且在體內不被代謝，以原形由尿路排出。

適應症 [衛核]葡萄球菌、鏈球菌、肺炎雙球菌、腦膜炎球菌及其他具有感受性細菌引起之感染症。

用法用量 成人：每天1~2gm，分2次給藥。小孩：每天25~100mg/kg，分2~4次。如遇難治性或重症感染，成人可增至每天4gm，小孩每天150mg/kg。

02204 CEFOXITIN SODIUM

孕B 乳? 泄腎 估45～60m

Rx

1 GM, 500 MG, 1000 MG, 2000 MG/注射劑(I);

商名

Cefmore®(瑞士) $54/I(1000MG-PIC/S-1GM), $120/I(2000MG-PIC/S-2GM),
Cefotin®(政德/意欣) $54/I(1000MG-PIC/S-1GM), $120/I(2000MG-PIC/S-2GM)
Cefoxitin®(中化) $54/I(1000MG-PIC/S-1GM)
Cexitin®(瑞士/健喬信元) $54/I(1000MG-PIC/S-1GM)
Lephocin®(瑞士/優良) $54/I(1GM-PIC/S-1GM)
Lifoxitin®(瑞士/利達) $120/I(2000MG-PIC/S-2GM), $54/I(1000MG-PIC/S-1GM)
Lofatin®(政德) $120/I(2000MG-PIC/S-2GM), $54/I(1000MG-PIC/S-1GM),

藥理作用 本藥為廣效性第二代cephalosporin，除綠膿桿菌，腸桿菌及enterobacter cloacae外，對大多數G(+)，G(-)及厭氧性細菌皆有殺菌作用。尤其適於治療有感受性嗜氧和厭氧菌引起的混合感染(最常見為bacteroides fragilis)可減少手術後感染的發生率，對歸納為容易污染的手術過程(如胃腸手術，陰道子宮的切除)。也用於能產生青黴素酶又對spectinomycin有抗藥性的淋球菌。

適應症 [衛核]葡萄球菌、鏈球菌、肺炎雙球菌、腦膜炎球菌及其他具有感受性細菌引起之感染症。

用法用量 1.成人－每6~8小時肌注或靜注1~2g。
2.淋病－肌注2g，外加1g的probenecid。
3.手術後預防感染－手術前0.5~1小時肌注或靜注2g而且每6小時一次，一直至24小時。
4.剖腹產預防感染－靜注2g，然後在4小時後及8小時後再各一次。
5.孩童－每天160mg/kg，分4~6次投與，每天最大量為1g。

02205 CEFUROXIME

孕B 乳- 食+ 泄腎 估1～2

Rx

125 MG, 250 MG/錠劑(T);

商　　名

Ceflour® ＊（永信）$5.9/T(250MG-PIC/S)
Cefxin®（信東/生達）$5.8/T(125MG), $5.9/T(250MG)
Zinate®（信東/華興）

藥理作用 本藥為第二代口服的cephalosporin它能抑制細胞壁的合成，具有廣效的殺菌力，對能產生β-lactamase的菌株也有效，對ampicillin-resistant或amoxycillin-resistant的菌株都有效。

適 應 症 [衛核]對廣範圍的革蘭氏陽性及革蘭氏陰性細菌有效，適用於治療對CEFUROXIME敏感的細菌所引起的上、下呼吸道、生殖泌尿道、皮膚、軟組織及淋病等感染症。

用法用量 成人：對大部份的感染，一天服用2次，每次250mg，對嚴重的下呼吸道感染一天2次，每次500mg。無併發症的泌尿道感染一天2次，每次125mg。小孩的劑量為一天2次，每次125mg，對中耳炎劑量則要加倍。

不良反應 少數發生下痢、噁心、嘔吐、皮膚發疹。

醫療須知 1.對penecillin過敏，腎受損的患者使用本藥宜謹慎。
2.降低胃的酸度，會減低本藥的吸收。
3.通常本藥可與aminohlycosides，較強利尿劑或probenecid併服，可產生相乘療效。
4.Cefuroxime axetil錠劑磨碎後會有強烈而持續的苦味，若兒童無法吞服應考慮改用共其他藥品。
5.由S.pyogenes引起的感染至少需治療10天。
6.Cefuroxime axetil的吸收會因食物而增加。

02206 CEFUROXIME SODIUM

孕 B 乳 ? 泄 腎 半 0.5～1h

Rx 1 GM, 1.5 GM, 250 MG, 500 MG, 750 MG/注射劑(I);

商　　名

Cefuro®（政德/意欣）
Cefuroxime®（中化）$25/I(750MG-PIC/S-750MG)
Cekonin®（瑞士）$25/I(750MG-PIC/S-750MG), $25/I(250MG-PIC/S-250MG)
Furoxime®（信東）$47.3/I(1.5GM-PIC/S-1.5GM), $25/I(750MG-PIC/S-750MG), $25/I(250MG-PIC/S-250MG),
Gibicef®（政德/健喬信元）$46.8/I(1GM-PIC/S-1GM),
Gifro®（政德/嘉信）$46.8/I(1GM-PIC/S-1GM), $25/I(750MG-PIC/S-750MG),
Menimycin®（汎生/台裕）
Orixim®（政德/東洲）
Ucefaxim®（瑞士/優良）$25/I(750MG-PIC/S-750MG)
Uroxime®（生達）$21.1/I(250MG-250MG),

藥理作用 本藥為一種廣效性cephalosporin，它不易被G(-)細菌所產生的β-lactamase破壞，對於一般細菌，本藥在骨、滑液及眼前房液可達到超高最小抑制量之濃度。當腦膜發炎時，本藥可通過血腦屏障。本藥在體內不被代謝，以原型由腎臟經由尿液排出。

適 應 症 [衛核]葡萄球菌、鏈球菌、肺炎雙球菌、腦膜炎球菌及其他具有感受性細菌引起之感染症

用法用量 1.成人：每次750mg每8小時一次;對嚴重的感染，每次為1.5gm，每8~6小時一次，IM或IV。
2.嬰兒及兒童：每天30~100mg/kg，分3~4次注射。
3.治療淋病：一次注射1.5gm。分兩針，每針750mg，同時分別注入兩側臀部肌肉。

02207 CEPHALORIDINE

Rx 1 GM, 500 MG, 1000 MG/注射劑(I);

商　　名

Ceconine®（信東/榮民）$33.5/I(1GM-1GM),
Cefor®（信東/人人）
Cephalin®（中化）

藥理作用 本藥之抗菌範圍與臨床應用差不多與cephalothin相同，但其潛在之腎毒性較大。

適 應 症 [衛核]葡萄球菌、鏈球菌、肺炎雙球菌、腦膜炎球菌及其他具有感受性細菌引起之感染症

用法用量 注射-1天量為250mg~2gm，對G(-)細菌或混合感染症1天2次，每次500mg，對G(+)細菌感染症1天2次，每次250mg。

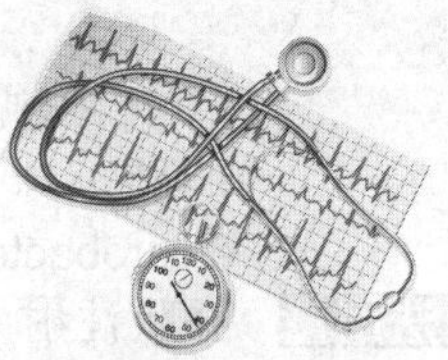

§ 2.3 第三代頭孢子類抗生素

02301 CEFIXIME▲

孕 B 乳 - 食 ± 泄 腎/膽 半 3～4h

Rx 100 MG/膠囊劑(C);

商　名

Ceficin® ＊（瑞士）$4.17/C(100MG-PIC/S)　Cexime®（信東）$4.17/C(100MG-PIC/S),
Cefixmycin® ＊（永信）$4.17/C(100MG-PIC/S)

藥理作用 1.Cefixime是第三代口服cephalosporin劑，不同於傳統的口服cephalosporin劑或penicillin劑。Cefixime的抗菌範圍廣，不僅對G(+)的streptococcus pneumoniae, streptococcus spp. 有優異的抗菌力，尤其對G(-)的haemophilus influenzae, E.coli, klebsiella spp., proteus spp., neisseriagonorrhoeae 抗菌力強，MICpo大多低於1mg/ml，不論是rplasmid或chromosomal type之β-lactamase有極高的安定性。

2.Cefixime的半衰期長達3~4小時，加上強力的抗菌作用，在血清中與尿中的有效濃度持續時間長，食物和制酸劑不斷影響cefixime的吸收與分佈，對產生β-lactamase且傳統cephem(如amoxicillin，cefaclor和cephalexin等)有耐藥性H.influenzae, E.coli, K.pneumoniae, branhamella(moraxella)catarrhalis等仍有強力的抗菌作用。

3.Cefixime只要一天給藥2次，而且因為膠囊的體積小，患者吞服容易，細粒有柳橙的甜味，小兒接受性良好，患者遵醫囑性佳，更能達到預期的治療效果。

4.已有許多臨床報告證實cefixime對支氣管炎，肺炎等呼吸道感染症，中耳炎，鼻竇炎，扁桃腺炎等耳鼻喉感染症及淋病、膀胱炎等尿路感染症有優異的臨床效果。

適應症 [衛核]Streptococcus SPP., S. pneumoniae, N. gonorrhoeae, Branhamella catarrhalis, E.coli, Klebsiella SPP., Serratia SPP., Proteus SPP., H. influenzae菌當中，由Cefixime感受性菌引起之下述感染症：支氣管炎、支氣管擴張症(感染時)、慢性呼吸系疾病的繼發性感染、肺炎、腎盂腎炎、膀胱炎、細菌性尿道炎、中耳炎、副鼻竇炎。

用法用量 1.通常對於成人及體重30kg以上的小兒，以cefixime，一次50~100mg(力價)，1日口服2次。但可依年齡、體重、症狀適宜增減之。重症或推測效果不彰之病例，以cefixime一次200mg(力價)，一日口服2次。

2.通常對於小兒，以cefixime，1次1.5~3mg(力價)/kg，1日口服2次。但可依症狀適宜增減之。重症或推測效果不彰之病例，以cefixime，1次6mg(力價)/kg，1日口服2次。

不良反應 與其他口服cephalosporin劑相似。

02302 CEFMENOXIME▲

孕 B 乳 ?

Rx 518 MG/注射劑(I);

商　名

Cefmenoxime®（生達）

藥理作用 本藥係7-aminocephalosporanic acid的衍生物，它能抑制細胞壁的合成，對革蘭氏陰性與革蘭氏陽性之嗜氧性菌及嫌氧性菌具有廣泛之抗菌作用，而且其作用是殺菌的。尤其是對大腸菌，klebsiella, proteusmirabilis, H.influenzae等具有強力抗菌作用。又對鏈球菌(腸球菌除外)，肺炎球菌等革蘭氏陽性菌也有強力之抗菌力。此外，對indole(+)proteus, enterobacter, citrobacter, serratia等革蘭氏陰性桿菌及bacteroides 屬等嫌氧性菌也有優異之抗菌力。本劑對各種細菌所產生之β-lactamase安定，而且對β-lactamase產生菌亦有強力之抗菌力。

適應症 [衛核]葡萄球菌、鏈球菌、肺炎雙球菌、腦膜炎球菌及其他具有感受性細菌引起之感染症。

[非衛核]其他具感受性細菌引起之感染症。包括cefmenoxime感受性之鏈球菌(腸球菌外)、肺炎球菌peptococcus、peptostreptococcus、大腸菌、citrobacter、klebsiella、enterobacter、serratia、proteus、hinfluenzac、bacteroides等。

用法用量 靜脈注射：通常成人以cefmenoxime hemihydrochloridel日1~2g(力價)分為2~4次靜脈注射。難治性或重症感染症可依症狀1日增量至4g(力價)，分2~4次投與。靜脈內注射時，以注射用蒸餾水，生理食鹽液或葡萄糖注射液4溶解之。又以本劑之1次用量0.5~2g(力價)，添加於糖液、電解質液或氨基酸製劑等補液中，以30分鐘~2小時之時間，作點滴靜脈注射。肌肉注射：通常成人以cefmenoxime hemihydrochlorid 1日1~2g(力價)分為2次肌肉內注射。又肌肉內注射時，請用添附之本藥肌注用溶解液3ml溶解之。

不良反應 偶有過敏：BUN↑，creatinine↑，少尿，蛋白尿，SGOT↑SGPT↑，噁心，嘔吐，食慾不振，偽膜性大腸炎，口內炎，念珠菌感染，缺乏B群維他命K；倦怠感，搖晃感，頭痛。

醫療須知 1.當飲酒等攝取酒精時，會出現紅潮、噁心、頻脈、多汗、頭痛等症狀，故於投與期間中及投與後至少1週應避免飲酒。
2.請慎重投與於下列患者：①既往曾因cephem系或penicillin系等藥劑發生過敏症之患者。②本人或雙親、兄弟有容易發生支氣管喘息、發疹、蕁麻疹等allergy 症狀之體質的患者。③有高度腎障礙之患者。

02303 CEFOPERAZONE SODIUM

孕B 乳? 泄 腎/膽 1/2 2h

Rx 1 GM, 2 GM, 500 MG, 1000 MG, 2000 MG/注射劑(I);

商名
C.P.Z.®(生達) $98/I(1000MG-PIC/S-1GM)
Cebid®(瑞士/瑞安) $98/I(1000MG-PIC/S-1GM)
Cefodur®(信東/榮民)
Cefopin®(瑞士)
Cefzone®(政德/意欣) $98/I(1GM-PIC/S-1GM),
Orizone®(政德)
Zoncef®(中化)

藥理作用 本藥為第三代的cephalosporin，其抗菌範圍包括綠膿桿菌和許多革蘭氏陽性和陰性菌，投與本藥後可迅速獲得很高的血中濃度，它還具有相當好的體液和組織穿透性，而且半衰期長，一天只要服用2次即可，本藥經由膽汁和腎臟排泄，故對腎功能不佳的患者不必調整劑量。

適應症 [衛核]適用於治療由感受性細菌所引起的下列感染：上、下呼吸道感染、上、泌尿道感染、腹膜炎、膽囊炎、膽管炎及其它腹腔內感染、敗血病、腦膜炎、皮膚及軟組織感染、骨關節感染、骨盆發炎、淋病及其它生殖道感染、子宮內膜炎

用法用量 成人：每12小時IV或IM1~2gm。小孩：每天100~150mg/kg，分2~3次，IV或IM(最大劑量每天12g)。

02304 CEFOTAXIME SODIUM

孕B 乳? 泄 腎/肝 1/2 1h

Rx 1 GM, 2 GM, 250 MG, 500 MG/注射劑(I);

商名
Cefoxine®(汎生/台裕) $62/I(500MG-500MG), $90/I(1GM-PIC/S-1GM)
Cetame®(瑞士) $305/I(2GM-PIC/S-2GM), $90/I(1GM-PIC/S-1GM),
Cetax®(生達) $90/I(1GM-PIC/S-1GM), $77/I(500MG-PIC/S-500MG)
Cetaxime®(政德/意欣) $90/I(1GM-PIC/S-1GM), $305/I(2GM-PIC/S-2GM),
Claforan IV® ◎ (SANOFI/美納里尼) $90/I(1GM-PIC/S-1GM), $77/I(500MG-PIC/S-500MG), $305/I(2GM-PIC/S-2GM),
Clavox®(信東)
Loforan®(政德) $90/I(1GM-PIC/S-1GM), $305/I(2GM-PIC/S-2GM)

藥理作用 本藥為第三代的cephalosporin，其對G(-)細菌的抗菌力要比ampicillin與第1-2代cephalosporins強100~1000倍，故對綠膿桿菌也有效；可用於治療下呼吸道，尿道，皮膚和生殖道的嚴重感染。

適應症 [衛核]對下列疾病具感受性細菌之感染：下呼吸道感染、泌尿器官感染、生殖器官感染、敗血症、皮膚感染、腹腔感染、骨骼關節炎症、中樞神經系統感染。

用法用量 1.成人：每8~12小時1次，每次1~2g，肌注或靜注，對淋病患者只要1次量1gm，嚴重感染者可高到12g/天。
2.孩童IV/IM：≤1週，每12小時50mg/kg；1~4週，每8小時50mg/kg；1個月~12歲，100~200mg/kg/d，每4~8小時分次用藥。

02305 CEFTAZIDIME▲

孕B 乳? 泄 腎 ½ 1.7~2h

℞ 250 MG, 500 MG, 1000 MG, 2000 MG/注射劑(I);

商 名

Cefadime®（政德）$141/I(2000MG-PIC/S-2GM),
Cefdime®（瑞士/新瑞）$141/I(2000MG-PIC/S-2GM), $32.6/I(1000MG-PIC/S-1GM),
Ceftazidime Kabi®（LABESFAL/費森尤斯卡比）$141/I(2000MG-PIC/S-2GM)
Cefulin®（瑞士/上大）$32.6/I(1000MG-PIC/S-1GM), $141/I(2000MG-PIC/S-2GM),
Cetadime®（政德/意欣）$32.6/I(1000MG-PIC/S-1GM), $141/I(2000MG-PIC/S-2GM)
Cetazine®（生達）$32.6/I(1000MG-PIC/S-1GM)
Geta®（政德/濟生）$32.6/I(1000MG-PIC/S-1GM),
Sintum®（信東）$141/I(2000MG-PIC/S-2GM), $32.6/I(1000MG-PIC/S-1GM),
Tatumcef®（中化）$141/I(2000MG-PIC/S-2GM), $25.7/I(500MG-PIC/S-500MG), $32.6/I(1000MG-PIC/S-1GM)
Unizid®（政德/聯邦）

藥理作用 1.本藥為具完全抗綠膿桿菌的半合成第三代cephalosporin廣效抗生素，而且在許多病例中，它對G(-)的殺菌作用超過aminoglycosides。
2.本藥的穩定性亦佳，它不受各種致病菌(包括綠膿桿菌)所產生的β-lactamase破壞。

適應症 **[衛核]Ceftazidime是殺菌性頭孢子菌抗生素、對多種乙內醯胺、有抵抗力、並對廣範圍的革蘭氏陽性及陰性及陰性的細菌有效。**

用法用量 1.成人 - IV/IM：每8~12小時1~2g，可達每5小時2g。
2.老年人 - IV/IM：每12小時1~2g。
3.孩童 - IV/IM：<4週，每12小時30mg/kg；1個月~12歲，30~50mg/kg/d分3次投藥(最大劑量：6g/d)。

不良反應 肌注部位疼痛發炎，靜注引起靜脈炎，此外，還有發疹，發熱，搔癢，胃腸不適，頭痛，眩暈，身體不適。

02306 CEFTIZOXIME SODIUM

孕B 乳? 泄 腎 ½ 0.25~1h

℞ 1 GM, 2 GM, 250 MG, 500 MG, 1000 MG, 2000 MG/注射劑(I);

商 名

Ceftam®（瑞士/利達）$77/I(500MG-PIC/S-500MG), $305/I(2GM-PIC/S-2GM)
Ceticin®（瑞士/新瑞）$261/I(1000MG-PIC/S-1GM), $157/I(500MG-PIC/S-500MG),

藥理作用 1.本藥是第三代廣效性cephalosporin類抗生素。
2.本劑的抗菌範圍廣泛，從革蘭氏陽性菌到革蘭氏陰性菌，特別是對革蘭氏陽性球菌的肺炎球菌、鏈球菌屬(腸球菌除外)，革蘭氏陰性桿菌的大腸菌、klebsiella屬、proteus mirabilis，奇異變形菌、indole-positive proteus， H.influenzae等顯示有強力的抗菌力，並對多種對cephalosporin系抗生素有抗藥性的細菌，如citrobacter屬、enterobacter、serratia屬以及包括bacteroides屬在內的厭氧性菌等，本劑亦具有優異的抗菌力，能發揮卓越的殺菌作用。
3.此外，本劑不僅對細菌所產生的β-lactamase極為安定，而且對產生β-lactamase的菌屬也具有強力的抗菌力。

適應症 **[衛核]葡萄球菌，鏈球菌，肺炎雙球菌，腦膜炎球菌及其他具有感受性細菌引起之感染症。**
[非衛核]適用於對ceftizoxime具有感受性的葡萄球菌屬、鏈球菌屬(腸球菌除外)、肺炎球菌、klebsiella屬、大腸菌、變形菌屬、H.influenzae、pseudomonas屬、acinetobacter、enterobacter屬、serratia屬、淋病雙球菌、腦膜炎雙球菌、bacteroides屬、peptococcus屬、peptostreptococcus屬、clostridium屬、corynebacterium diphtheriae、yersinia屬、salmonella屬、shigella屬、citrobacter屬、actinomyces屬等所引起的感染症。

用法用量 1.靜脈注射ceftizoxime通常成人1天劑量為0.5~2g(力價)分2~4次靜脈內注射，並可按年齡、症狀作適宜的增減，於重症及難治性感染症最高可增量至1天4g(力價)。小孩劑量40~80mg/kg/day，嚴重者120mg/kg/day。靜脈內注射時，在注射用蒸餾水、生理食鹽水或葡萄糖注射液中溶解後，徐徐注入。亦可加在糖液、電解質液及胺基酸製等補液中，以30分鐘~2小時作靜脈內點滴注射。

2.肌肉注射ceftizoxime通常成人一天劑量為0.5~2g(力價)分2~4次肌肉注射，並可按年齡症狀作適宜的增減。肌肉注射時，溶解在2ml之注射用蒸餾水或添加lidocaine注射液(0.5/W/V%)。

不良反應 過敏反應，SGOT↑，SGPT↑，BUN↑，creatinine↑，發熱，腹痛，大腸炎，噁心，嘔吐，腹瀉，口內炎，念珠菌症。

醫療須知 1.由靜脈內大量投與時，有可能會引起血管痛、血栓性靜脈炎，為預防發生，注射速度應儘可能緩慢。

2.肌肉注射只在靜脈內投藥困難時使用。

3.肌肉注射時，請注意下列各點：①只能肌肉注射時，也只在必要的最低限度使用。不可在同一部位反覆 注射。特別是新生兒、未熟兒、乳兒、小兒，請留意。②避開神經分布部位。③在注射針插入後有訴說劇痛、血液逆流時，請即拔出針頭，改在其他部位注射。④絕對避免肌注用溶解後的溶液用於靜脈注射。⑤注射部位疼痛、硬結。

4.溶解後需儘快使用。如必須貯存時，因保存在室溫中可能產生沈澱，故不可超過7小時。如放置於冰箱中，則48小時內必須使用之。還有，此沈澱物就是ceftizoxime(epocelin的游離酸)。

02307 CEFTRIAXONE SODIUM▲

孕 B 乳 ? 泄 腎/膽 T½ 4h

Rx 0.25 GM, 1 GM, 2 GM, 250 MG, 500 MG/注射劑(I);

商　名

Axonecef® (中化) $39.3/I(500MG-500MG),
Cefin® (汎生) $39.8/I(250MG-PIC/S-250MG), $39.8/I(500MG-PIC/S-500MG), $66/I(1GM-PIC/S-1GM), $363/I(2GM-PIC/S-2GM),
Ceft-S® (生達) $39.8/I(500MG-PIC/S-500MG), $66/I(1GM-PIC/S-1GM),
Ceftriaxone Kabi® (LABESFAL/費森尤斯卡比) $39.8/I(500MG-PIC/S-500MG), $66/I(1GM-PIC/S-1GM)
Ceftriaxone Sandoz® (SANDOZ/山德士) $39.8/I(500MG-PIC/S-500MG), $66/I(1GM-PIC/S-1GM), $363/I(2GM-PIC/S-2GM),
Cetalin® (政德/濟生) $66/I(1GM-PIC/S-1GM),
Chef® (瑞士/瑞安) $39.8/I(500MG-PIC/S-500MG), $66/I(1GM-PIC/S-1GM),
Rocin® (應元)
Sintrix® (信東) $66/I(1GM-PIC/S-1GM), $363/I(2GM-PIC/S-2GM), $39.8/I(500MG-PIC/S-500MG),
Tricef® (瑞士) $66/I(1GM-PIC/S-1GM), $363/I(2GM-PIC/S-2GM), $39.8/I(250MG-PIC/S-250MG), $39.8/I(500MG-PIC/S-500MG)
U-Ron® (瑞士/優良) $66/I(1GM-PIC/S-1GM),
Ufin® (汎生/聯邦) $66/I(1GM-PIC/S-1GM)
Vaxcel Ceftriaxone-1G® (KOTRA/韋淳)

藥理作用 1.本藥為第三代廣效性cephalosorin類抗生素，排除半衰期4.3~4.6小時，每天只要投與1次，就可維持24小時的殺菌力，適用於治療下列感染：下呼吸感染，皮膚感染，泌尿道感染，非併發性淋病，骨盆感染，細菌性敗血症，骨和關節感染，腦膜炎。

2.最新研究顯示：本藥可以抑制大腦黑質體緻密區的神經發炎與海馬迴錐狀神經退化現象，顯著改善認知功能(例如工作記憶、辨識能力與視覺空間功能)。

3.最新研究顯示：本藥可以促進腦部增加新生細胞(neurogenesis)，因此可以對受損的腦區替補新細胞，進而恢復神經活性。

適應症 [衛核]葡萄球菌、鏈球菌、肺炎雙球菌、腦膜炎球菌及其他具有感受性細菌引起之感染症。

用法用量 1.成人一般劑量：1~2gmIV或IM，一天一次，

2.小兒腦膜炎：一天劑量：100mg/kg(不可超過4gm)，分次每12小時投與，初始劑量：75mg/kg。

3.小兒其他嚴重的感染：一天劑量50~75mg/kg(不可超過2gm)分次，每12小時投與。

4.非併發性淋病：單次劑量250mg，IM。

5.手術的預防：開刀前0.5~2小時投與1gm。

不良反應 注射部位疼痛，過敏反應，噁心，嘔吐，下痢，SGOT↑，SGPT↑，BUN↑，頭痛，眩暈，毛滴蟲感染，陰道炎。

醫療須知 1.當ceftriaxone sodium與鈣或含鈣溶液或產品併用時之潛在風險。該報告導致之致命反應是因caceftriaxone之沈澱物，沈積在足月及早產新生兒之肺及腎內。具高膽紅素(hyperbilirubinemic)之新生兒，特別是早產兒，不應該選擇ceftriaxone sodium做為治療藥物。
2.該產品不可與含鈣溶液或產品，混合或同時投予。甚至不同輸注管線亦不建議。除此之外，在投與ceftriaxone之48小時內，不可給予含鈣溶液或產品。

2 頭孢子類抗生素

02308 FLOMOXEF SODIUM▲

℞ 1 GM/注射劑(I);

商　名
Flogalcin®（瑞士）$250/I(1GM-PIC/S-1GM)
Flomoxef®（中化）$250/I(1GM-PIC/S-1GM),
Flumarin® ◎（SHIONOGI/塩野義）$250/I(1GM-PIC/S-1GM),
Forexef®（信東）$250/I(1GM-PIC/S-1GM)

藥理作用 本藥為oxacephem系抗生素。對G(+)及G(-)菌有廣大的抗菌範圍。(1).G(+)菌：對葡萄球菌、肺炎球菌及(腸球菌除外的)各種鏈球菌有強力的抗菌力。其中對methicillin耐性葡萄球菌(MRSA) 亦具抗菌力上較現有的cephem系劑顯示更強的抗菌力為其主要特徵。
(2).G(-)菌：抗菌力與現有cephem系劑相當。

適應症 [衛核]對本劑有感受性之下列病原菌所引起之嚴重感染:葡萄球菌屬、鏈球菌屬(腸球菌除外)、肺炎球菌、peptostreptococcus屬、Branhamella catarrhalis、淋菌、大腸菌、Klebsiella屬、Proteus屬、Influenzae菌、Bacteroides屬。

用法用量 1天1~2gm分2次，小兒1天60~80mg/kg分3~4次，溶於注射用水葡萄糖液或生理食鹽液靜注或點滴靜注。難治性或嚴重感染症：可增量至1天4gm以下分2~4次，小兒可增量至1天150mg/kg以下分3~4次投與。

§ 2.4 第四代頭孢子類抗生素

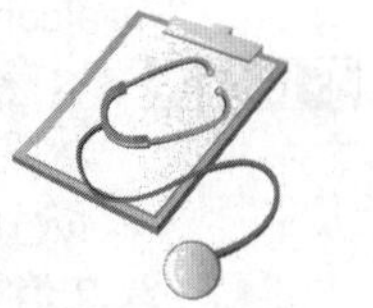

02401 CEFEPIME HCL▲

孕 B 乳 + 泄 腎 ½ 2h

℞ 1 GM, 2 GM, 500 MG/注射劑(I);

商　名
Antifect®（生達）$167/I(1GM-PIC/S-1GM), $98/I(500MG-PIC/S-500MG),
Antipime®（生達/盈盈）
Cefemax®（政德/舜興）$365/I(2GM-PIC/S-2GM), $167/I(1GM-PIC/S-1GM),
Cefepime Kabi®（LABESFAL/費森尤斯卡比）$167/I(1GM-PIC/S-1GM)
Cefepime® ＊（信東）$98/I(500MG-PIC/S-500MG), $365/I(2GM-PIC/S-2GM), $167/I(1GM-PIC/S-1GM)
Cefepime®（政德/元昊）
Cefepin®（瑞士/新瑞）$365/I(2GM-PIC/S-2GM), $167/I(1GM-PIC/S-1GM),
Cefim® ＊（永信）$167/I(1GM-PIC/S-1GM), $98/I(500MG-PIC/S-500MG)
Funjapin®（汎生）$167/I(1GM-PIC/S-1GM)
Macepim®（政德）$98/I(500MG-PIC/S-500MG), $167/I(1GM-PIC/S-1GM), $365/I(2GM-PIC/S-2GM)
Supecef® ＊（中化）$98/I(500MG-PIC/S-500MG), $167/I(1GM-PIC/S-1GM)
Ubipime®（政德/聯亞）
Yupime®（政德/意欣）$365/I(2GM-PIC/S-2GM), $98/I(500MG-PIC/S-500MG), $167/I(1GM-PIC/S-1GM)

藥理作用 1.本藥是一廣效性抗革蘭氏陽性菌及抗革蘭氏陰性菌的抗生素，可對抗對aminoglycosides或第三代cefalosporins(例ceftazidime)產生抗藥性之菌種，本藥對大部分beta-lactamases具高度抗水解作用，對chromosomallycencoded beta-lactamases具極低的親合力，MAXIPIME能夠快速滲進抗革蘭氏陰性菌細胞內。
2.本藥為一廣效應殺菌劑可殺死多種變種菌，多於80%分離自所有革蘭氏陽性菌及革蘭氏陰性菌種之測試中cefepime之MBC/MIC<2，體外試驗顯和aminoglycosides併用會產

生協同作用。

適應症 [衛核]對Cefepime具感受性之細菌性感染症。

[非衛核](1)對細菌得作培養及敏感性試驗，但在敏感性試驗報告仍未出來以前本藥可依經驗療法先行治療。(2)由於本藥具廣效性殺菌作用可對抗革菌氏陽性菌及抗革菌氏陰性菌，所以可單一治療已確定的致病微生物。患者若同時感染好氧菌和厭氧菌產生危險，包括因脆裂細菌(bacterioides fragilis)引起之感染，在未知致病微生物前，可併用抗厭氧菌劑予以治療。(3)由於本藥具廣效性殺菌作用可對抗革菌氏陽性菌及抗革菌氏陰性菌，所以可單一治療已確定的致病微生物。患者若同時感染好氧菌和厭氧菌產生危險，包括因脆裂細菌(bacterioides fragilis)引起之感染，在未知致病微生物前，可併用抗厭氧菌劑予以治療。

用法用量 1.成人常用劑量(包括13歲以上之兒童)為每12小時靜脈注射或肌肉注射lg，治療期約7~10天，如果嚴重感染時治療期可能須要延長。

2.一般而言使用劑量、投與途徑及治療期會根據致病微生物的給藥標準請參照下列表格：

輕度至中度尿道感染	500mg~1g IV or IM	q12h
除輕度至中度尿道感染外之其他感染	1g IV or IM	q12h
嚴重感染	2g IV	q12h
非常嚴重或有生命威脅的感染	2g IV	q8h

3.靜脈注射適用於嚴重感染或對生命具威脅性的患者，特別是如果出現休克時。靜脈注射本藥時需加入5或l0ml滅菌注射用水，5%葡萄糖水或0.9%NaCl，以3~5分鐘以上緩慢注射於靜脈或以靜脈輸注。

4.肌肉注射：本藥依下列所述加量加入下列溶劑在室溫下可置24小時或冰箱內放置7天仍具安定性：注射用水；0.9%NaCl注射液；5%葡萄糖水注射液；含parabens或benzyl alcohol的抑菌注射水或0.5%或1% lidocaine hydrochloride。

不良反應 本藥的耐受性佳，臨床試驗顯示藥物投與對副作用發生率影響不大、最常見的副作用為腸胃道症狀和過敏反應、下列副作用發生率0.3~1%(除非特別註解)。

1.過敏方面：發疹(rash)(2.8%)，搔癢(pruritus)(1.3%)，發燒(fever)。

2.消化道方面：腹瀉(3.6%)，噁心(3%)，嘔吐(2.3%)，便秘(1.4%)，下腹部疼痛(1.2%)，消化不良。

3.心血管方面：胸痛，心跳過速。

4.呼吸道方面：咳嗽、喉嚨痛、呼吸困難。

5.中樞神經系統方面：頭痛(3.4%)，頭昏眼花，不眠症，皮膚感覺異常，焦慮，困惑。

6.其它方面：無力，發汗，陰道炎，周邊水腫，疼痛，背痛過敏性反應和seizure發生率小於0.1%。

7.注射部位反應：注射過程中之局部反應，例如靜脈炎及靜脈注射部位發炎之發生率約為3.3%、肌肉注射之耐受性較佳，約1.5%患者在注射部位會有發炎或疼痛現象。

醫療須知 當本藥使用嚴重過量時，特別是腎功能障礙之患者，須以透析法將本藥排出體外(血液透析法較腹膜透析法適用)。

02402 CEFPIROME SULFATE▲

孕B 乳 + 泄 腎 T½ 2h

Rx 1000 MG, 1191 MG, 2000 MG/注射劑(I);

商名

Ceferom®(汎生/台裕)
Cepiro®(中化/東洋) $184/I(1000MG-PIC/S-1GM),
Cepirom®(政德)
Saferome®(生達) $184/I(1000MG-PIC/S-1GM),
Ubipirome®(汎生/聯亞)

藥理作用 1.本藥是一種殺菌性的β-lactamase-stable cephalosporin類抗生素。

2.本藥用以治療下列感染疾病：下呼吸道感染(支氣管肺炎及葉性肺炎)，併發性上泌尿道(腎盂腎炎)及下泌尿道感染，皮膚及軟組織感染(蜂窩組織炎，皮膚膿腫及傷口感染)，嗜中性白血球減少症患者之感染，菌血症/敗血病，以及上述疾病之嚴重感染。

適應症 [衛核]對Cefpirome Sulfate具感受細菌引起之感染症。

用法用量 1.本藥為靜脈注射劑或靜脈輸注液，其劑量，用法及治療期長短依感染的嚴重程度，病原的嚴重度，患者狀況及腎功能等而定。下述為腎功能正常患者之中度至嚴重感染之建議劑量：成人：

適應症	劑量(g)	用藥間隔(小時)	每日總劑量(g)
併發性上泌尿道及下泌尿道感染	1	12	2
皮膚及軟組織感染	1	12	2
下呼吸道感染	1或2	12	2或4
菌血症/敗血病及嚴重感染	2	12	4
嗜中性白血球減少症患者之感染	2	12	4

泌尿道及皮膚軟組織感染於非常嚴重情況下，每次使用劑量可增加至2g。

2.腎功能不全患者之用藥劑量：本藥主要由腎臟排泄。腎功能不全患者應降低用藥劑量以抵補其較低的排泄能力。建議劑量如下：

Creatinine clearance	建議劑量	
> 50 ml/min	1.0g b.i.d.	2.0g b.i.d.
< 50 ml/min	調整劑量如下：	
	初劑量 1.0g	初劑量 2.0g
	而後：	而後：
50~20 ml/min	0.5g b.i.d.	1.0g b.i.d.
20~5 ml/min	0.5g 每日一次	1.0g 每日一次
< 5ml/,om	每日0.5g + 透析後	每日1.0g + 透析後
(血液透析患者)	立即給予 0.25g	立即給予 0.5g

本品可能會影響creatinine的分析。

3.用法：靜脈注射：每小瓶1g溶於10ml注射用水，或2g溶於20ml注射用水，以至少3~5分鐘的時間直接注射靜脈或注入輸注管中。腎功能不全者，以0.25g溶於2ml注射用水，或0.5g溶於5ml注射用水。由1g小瓶取得分次劑量的準備方法如下：準備溶液：

小瓶包裝	注射用水量 (ml)	溶解後溶液量 約 (ml)	分次劑量：溶液量 (ml)	大約濃度 (mg/ml)
1g	10ml	10.7ml	0.5g：5.4ml 0.25g：2.8ml	93.5mg/ml

靜脈輸注：每小瓶 1g 或 2g 溶於 100ml 注射用水，以至少 20~30 分鐘的時間輸注。
亦可使用下列輸注液：0.9% sodium chloride solution, ringer's solution, standard electrolyte infusions, 5 and 10% glucose solution, 5% fructose solution, 6% glucose + 0.9% sodium chloride solution。

不良反應 於cephalosporins類藥物治療期間可能會發生下列現象：
1.過敏反應：過敏性皮膚反應：皮膚疹、蕁麻疹、搔癢、發撓，可能發生嚴重急性過敏反應並須緊急治療。
2.以其它cephalosporins治療曾有極少數病例發生間質性腎炎。
3.胃腸道：噁心、嘔吐、下痢，極少數病例曾發生偽膜性結腸炎。
4.肝功能：血清中肝酵素(ASAT{GOT}， ALAT{GPT}， alkaline phosphatase)，gamma GT，LDH 和/或bilirubin升高。
5.腎功能：可能會有血清creatinine及urea稍微增加的現象，但極少須要停藥。
6.血液組成改變：血小板減少症，嗜伊紅血球過多，極少數有溶血性貧血、如同其它β-lactam類抗生素，本藥治療期間，尤其如果長期給藥可能有顆粒性白血球過少症，極少有顆粒性白血球缺乏症。
7.局部反應：靜脈壁炎性刺激及注射部位輕微疼痛。
8.其它：重複感染，注射後味覺短暫受影響，頭痛。

醫療須知 1.腎功能：若本藥與aminoglycosides或loop類利尿劑併用應特別小心，應監測腎功能。
2.偽膜性結腸炎：於數種抗生素治療期間皆曾發生嚴重且持續性下痢，可能為偽膜性結腸炎的症候(大部份案例為clostridium difficile所致)，有致命的可能。Cephalosporins極少發生此種併發症。若經由乙狀結腸鏡檢法確定發生偽膜性結腸炎，應立即停止使用本藥，並給予特別的抗生素治療(例：vancomycin或metronidazole)。不可使用可能會造成糞便鬱積的藥品。
3.懷孕：人類懷孕期使用本藥的安全性資料尚未建立。因此於懷孕期不可使用本藥。動物實驗並未顯示直接或間接對胚胎或胎兒的生殖、發育、懷孕過程，出生前後，出生後發育有傷害性作用。
4.授乳期：本藥可由人類乳汁中排出，因此應停止使用本藥或停止哺乳。

§ 2.5 碳青黴烯類和其它 β 內醯胺類

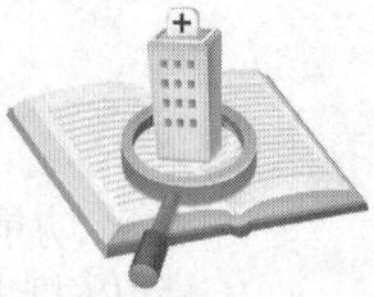

02501 CEFIDEROCOL SULFATE TOSYLATE

℞ 1563.8 MG/注射劑(I)；

商 名
Fetroja® ◎ (SHIONOGI/塩野義)

藥理作用 1.Cefiderocol為一種對革蘭氏陰性好氧菌具有抗菌作用的頭孢子菌素。
2.Cefiderocol含有嗜鐵蛋白並與細胞外游離的鐵離子(三價鐵)結合。除了透過孔道蛋白的被動擴散，Cefiderocol也能利用細菌的嗜鐵機制與細胞外的鐵離子結合，主動運輸通過細菌外膜上的鐵運輸系統，再與青黴素結合蛋白(penicillin-binding proteins, PBPs)結合，抑制細菌細胞壁的合成而達到殺菌效果。
3.Cefiderocol對革蘭氏陽性菌和厭氧菌幾乎無體外抗菌作用。

適 應 症 [衛核]適用於治療成人病人對Fetroja具有感受性之革蘭氏陰性微生物(susceptible Gram-negative microorganisms)所引起的下列感染：
1.複雜性泌尿道感染(Complicated Urinary Tract Infections, cUTI)，包含腎盂腎炎(Pyelonephritis)。
2.院內感染型肺炎(Hospital-acquired Bacterial Pneumonia, HABP)和呼吸器相關肺炎(Ventilator-associated Bacterial Pneumonia, VABP)。

用法用量 1.本藥為靜脈注射，建議劑量需根據腎功能調整，請參考表1：

表 1 建議劑量 (依據腎功能)

腎功能	劑量(g)	投與頻率	輸注時間
腎臟清除率增強 (CrCL ≥ 120 mL/min)	2 g	Q6H	3 小時
正常腎功能 (CrCL ≥ 90 至 < 120 mL/min)	2 g	Q8H	3 小時
輕度腎功能不全 (CrCL ≥ 60 至 < 90 mL/min)	2 g	Q8H	3 小時
中度腎功能不全 (CrCL ≥ 30 至 < 60 mL/min)	1.5 g	Q8H	3 小時
重度腎功能不全 (CrCL ≥ 15 至 < 30 mL/min)	1 g	Q8H	3 小時
ESRD (CrCL < 15 mL/min)	0.75 g	Q12H	3 小時
間歇性血液透析病人*	0.75 g	Q12H	3 小時

縮寫：CrCL，creatinine clearance 肌酐酸清除率 (採 Cockcroft-Gault 公式計算)。
ESRD，end stage renal disease 末期腎臟疾病。
* Cefiderocol 會因血液透析而被排出，因此在血液透析結束後請盡早投與。

2.對於接受連續腎臟替代療法(CRRT)病人之建議劑量請參考表2：

表 2 接受連續性腎臟替代療法(CRRT)病人的建議劑量

流出液速率 *	劑量(g)	投與頻率(小時)	輸注時間
2 L/hr	1.5 g	Q12H	3 小時
2.1~3 L/hr	2 g	Q12H	3 小時
3.1~4 L/hr	1.5 g	Q8H	3 小時
4.1 L/hr 以上	2 g	Q8H	3 小時

* 流出液速率於 CVVH (continuous venovenous hemofiltration)是指超過濾速率(Ultrafiltrate Flow Rate)，
於 CVVHD (continuous venovenous hemodialysis)是指透析速率(Dialysis Flow Rate)，
於 CVVHDF (continuous venovenous hemodiafiltration)指的是
超過濾速率加上透析速率(Ultrafiltrate Flow Rate 加 Dialysis Flow Rate)。

3.因投與劑量需根據腎功能調整，治療過程中需定期監測腎功能。建議治療持續時間為7至14天，取決於病人實際臨床狀況。

不良反應 1.最常見副作用為腹瀉(8.2%)，嘔吐(3.6%)，噁心(3.3%)及咳嗽(2%)。
2.接受Cefiderocol治療的病人發生導致停藥的不良反應包含腹瀉(0.3%)、藥物過敏(0.3%)及肝臟酵素上升(0.3%)。

醫療須知 1.Carbapenem-Resistant革蘭氏陰性菌感染(CRGNB Infections)之死亡率增加，需密切監測複雜性泌尿道感染、院內感染型肺炎和呼吸器相關肺炎病人對治療的臨床反應。
2.在開始使用本藥前，應仔細詢問病人是否對cephalosporins、penicillins或其他β-lactams類抗生素曾發生過敏反應。如果發生過敏反應，應立即停藥並採取適當處置。
3.如果懷疑或確定為CDAD引起的腹瀉時，可能需要停用非針對C. difficile的抗菌藥物。此時應維持體液和電解質的平衡、適度攝取蛋白質、投與治療C. difficile的抗生素，並評估是否應以外科手術處理。
4.如果發生包含癲癇發作在內的CNS不良反應，病人應進行神經學評估以決定是否停用Cefiderocol。

02502 CEFTAROLINE FOSAMIL

孕C 乳 - 泄 腎 半 2.5h

Rx 600 MG/注射劑(I);

商 名 Zinforo® ◎ (ACS/輝瑞) $1379/I(600MG-PIC/S-600MG)

藥理作用 1.Ceftaroline屬於頭孢子菌素類藥物，對格蘭氏陽性及格蘭氏陰性細菌具有活性。
2.體外試驗已證實ceftaroline具有殺菌能力。可與二甲苯青黴素抗藥性的金黃色葡萄球菌(Staphylococcus aureus)(MRSA)或對盤尼西林不具易感性的肺炎鏈球菌(Streptococcus pneumoniae)(PNSP)的盤尼西林結合蛋白(PBP)結合，抑制其細胞壁合成。因此，Ceftaroline針對這些菌株的最低抑菌濃度(MIC)皆落於易感性的範圍之內。

適 應 症 [衛核]適用於治療新生兒、嬰兒、兒童、青少年及成人對ceftaroline fosamil具感受性菌種的社區性肺炎(CAP)及複雜性皮膚與軟組織感染(cSSTI)。

用法用量 1.成人及12歲以上體重>33公斤的青少年：每12小時一次，每次600mg，一般最大建議劑量一天1200mg。靜脈輸注約60~120分鐘，一般療程約5~14天。
2.2歲以上兒童與12歲以上體重≤33公斤的青少年：每8小時一次，每次給予12mg/kg，一般最大建議劑量一天36mg/kg。
3.2個月以上至<2歲之兒童：每8小時一次，每次給予8mg/kg，一般最大建議劑量一天24mg/kg，一般最大建議劑量一天18mg/kg，一般療程約5~7天。
4.腎功能不全成人及12歲以上體重≥33公斤的青少年使用劑量：
(1)肌酸酐清除率30~50mL/min：每12小時一次，每次400mg。
(2)肌酸酐清除率15~30mL/min：每12小時一次，每次300mg。

(3)肌酸酐清除率<15mL/min：每12小時一次，每次200mg。
(4)血液透析病人劑量為每12小時200mg，在透析當天應在透析後給予。
5.肝功能不全不需調整劑量

不良反應 1.極常見(≥10%)：庫姆氏直接試驗陽性。
2.常見(≥1%至<10%)：腹瀉、噁心、嘔吐、腹痛、頭痛、暈眩、皮疹、搔癢、轉胺酶增加、靜脈炎、發熱、輸注部位反應(紅斑、靜脈炎、疼痛)。

醫療須知 1.可能發生嚴重甚至致命的過敏反應。
2.曾對頭孢子菌素類、盤尼西林類或其他β內醯胺抗菌劑過敏的患者，也可能對ceftaroline fosamil過敏。
3.本藥曾被通報發生抗菌劑相關的結腸炎及偽膜性結腸炎，症狀可能介於輕度到有生命危險。因此，患者在本藥輸注期間或輸注後如果發生腹瀉，必須考量這項診斷。這類情況應考慮停用本藥治療，並使用支持措施及合併給予困難梭狀桿菌治療。
4.在ceftaroline毒理學試驗中，發現於人類Cmax濃度7~25倍下，曾出現癲癇發作。Ceftaroline用於曾有癲癇發作之患者的臨床試驗有限；因此，本藥用於此患者族群時應特別謹慎。
5.患者若在本藥治療期間或治療後發生貧血，應調查其可能關連性。

02503 DORIPENEM HYDRATE

孕B 乳? 泄 腎 排 1h

Rx 250 MG/注射劑(I);

商 名 Finibax® ◎ (SHIONOGI/塩野義) $191/I(250MG-PIC/S-250MG)

藥理作用 1.Doripenem為carbapenem類抗生素，本藥在體外的抗菌活性涵蓋了好氧與厭氧性之革蘭氏陽性菌與革蘭氏陰性菌。
2.Doripenem會經由抑制細菌細胞壁的合成而達到殺菌效果。Doripenem會使多種重要的penicillin-binding proteins(PBPs)不活化，導致細菌細胞壁合成受到抑制而死亡。
3.在E.coli與P. aeruginosa，doripenem會與PBP2結合，PBP2與細胞形狀的維持有關，doripenem也會與PBPs3和4結合。
4.影響doripenem細菌的抗藥性機轉，包括了經由carbapenem水解酵素的去活化、突變或製造PBPs、減少外膜的穿透性與主動排出等方式。

適 應 症 [衛核]對Doripenem Hydrate具感受性之菌種的複雜性泌尿道感染(包括腎盂腎炎)及複雜性腹腔內感染

用法用量 1.Doripenem之建議劑量，對18歲以上成人，每8小時以點滴靜注500mg，每次注射時間超過1小時。其建議劑量及投與方式：
a.複雜性腹腔內感染：劑量500mg，投與頻率q8h，注射時間1小時，療程5~14天。
b.複雜性泌尿道感染(包括腎盂腎炎)：劑量500mg，投與頻率q8h，注射時間1小時，療程10天。
2.腎功能不良患者的doripenem使用劑量：
a.>50，建議劑量；無需調整。
b.30~50，建議劑量；每8小時點滴靜注250mg(注射時間請超過1小時)。
c.>10~<30，建議劑量；每12小時點滴靜注250mg(注射時間請超過1小時)。
d.Doripenem會經由血液透析排除，不過目前並無足夠證據可作為血液透析患者在劑量調整的參考。
3.250mg劑量的製備：
a.注入10mL的滅菌注射用水或0.9%生理食鹽水於小瓶中，並輕輕震搖使成懸浮液。此液濃度即為25mg/mL。注意：所泡製而成的懸浮液不能直接注射。
b.用21號針頭將懸浮液抽出，並將其注入一內含100mL的生理食鹽水或5%葡萄糖液的注射袋中，然後輕輕震搖直到液體澄清為止。此所製作而成的注射液所含的劑量即為250mg，而濃度為2.3mg/mL。

4.500mg劑量的製備：

a.取2小瓶，各注入10mL的滅菌注射用水或0.9%生理食鹽水於小瓶中，並輕輕震搖使成懸浮液。此液濃度分別為25mg/mL。

b.用21號針頭將2小瓶之懸浮液分別抽出，並將其注入同一內含100mL的生理食鹽水或5%葡萄糖液的注射袋中，然後輕輕震搖直到液體澄清為止，此時注射液所含的劑量即為500mg(4.2mg/mL)。

c.注射用藥只要在溶液或包裝可觀察時，在使用前都應該目視檢查是否有微粒或變色的情形。Doripenem之注射液可為澄清無色到澄清微黃色溶液，顏色的變化若在上述區間內並不影響藥品的效價。

不良反應 Doripenem最常見的不良反應(≥5%)包括了頭痛、噁心、腹瀉、發疹及靜脈炎。在整個過程中，因不良反應導致試驗終止的種類包括了噁心(0.2%)、陰部黴菌感染(0.1%)以及發疹(0.1%)。

醫療須知 1.在使用本藥前，應事先審慎評估患者是否對carbapenem、cephalosporin、penicillin或其他過敏原曾有過敏的病史。如果doripenem必須投與在對penicillin或其他ß-lactam藥物過敏的患者時，在考量doripenem與ß-lactam抗生素可能會有交叉過敏反應的情形下，應特別注意本藥的使用。

2.如果有過敏反應發生時，應立即停藥。至於嚴重急性過敏(過敏性休克)反應須以epinephrine與其他急救措施進行治療，包括氧氣、靜脈輸注液、靜脈注射抗組織胺劑、類固醇、pressor amines與呼吸維生設備等。

3.幾乎所有的抗菌劑都有被報告過關於clostridium difficile引起腹瀉(Clostridium Difficile-Associated Diarrhea，簡稱CDAD)的案例，且其症狀嚴重度涵蓋了輕度腹瀉至致死性腸炎。以抗菌劑進行治療時會改變大腸正常菌叢，且可能使得C. difficile過度生長。

4.如果懷疑或確定是CDAD時，即便所使用的抗生素與C. difficile無直接相關亦應停藥。此時應補充適度的水份、電解質與蛋白質、投與治療C.difficile的抗生素，並評估是否應以外科手術處理。

5.Doripenem在進行臨床試驗時，曾以吸入的方式投與，期間患者曾發生肺部炎症反應。故本藥不應以吸入方式投與。

02504 ERTAPENEM SODIUM▲

孕B 乳 - 泄 腎 T½ 4h

Rx 1.046 MG, 1000 MG/注射劑(I);

商 名
Ertapenem Fresenius Kabi®(ACS/費森尤斯卡比)
Ertapenem®(松瑞) $864/I(1000MG-PIC/S-1GM),
Invanz® ◎ (FAREVA/默沙東) $864/I(1000MG-PIC/S-1GM),

藥理作用 1.在體外試驗中，ertapenem能廣泛對抗多種革蘭氏陽性和革蘭氏陰性需氧菌和厭氧菌。

2.Ertapenem的殺菌作用機轉是抑制細胞壁的合成，這機轉的誘發事件由ertapenem與penicillin結合蛋白(Penicillin Binding Proteins；PBPs)結合而成。

3.在大腸桿菌中，ertapenem對PBPs 1a，1b，2，3，4和5有很強的親合力，尤其是PBPs2和3。大部分的β-lactamases(包括penicillinases和cephalosporinases和廣效的β-lactamases在內)。所造成的水解作用並不影響ertapenem的安定性。

適 應 症 [衛核]INVANZ適用於治療病患由具感受性之微生物所引起的中度至重度感染，而且適用於下列感染在尚未鑑定出病原菌之前按經驗的治療處理(EMPIRIC THERAPY)：1.複雜的腹腔內感染 2.複雜的皮膚和皮膚組織感染 3.感染性肺炎(COMMUNITY ACQUIRED PNEUMONIA) 4.複雜的尿道感染，包括腎盂腎炎 5.急性骨盆感染，包括產後子宮內肌炎、敗血性流產和手術後婦科感染。

用法用量 1.Ertapenem的成人一般使用劑量是每天一次，每次1g。

2.Ertapenem可以採取靜脈輸注或肌肉注射。當採取靜脈投與時，輸注ertapenem的時間必須超過30分鐘。對於某些感染如果適用肌肉注射治療時，可以改用肌肉注射

ertapenem代替靜脈輸注。

3.Ertapenem一般的治療期間是3~14天，依感染型態和病原菌而有所不同。如果患者的症狀獲得改善，可改用適當的口服抗生素。

4.腎功能不全患者：ertapenem可以用於治療腎功能不全患者的感染。肌酸酐廓清率(creatinine clearance)>30mL/min/1.73m²的患者不需要調整劑量。嚴重腎功能不全患者(肌酸酐廓清率≦30mL/min/1.73m²)，包括接受血液透析的患者，每天必須用500mg的劑量。

5.血液透析的患者：臨床試驗中，在進行血液透析之前，立刻靜脈注射單一劑量的1g ertapenem，約30%的劑量可在透析液中回收。當接受血液透析的患者在進行血液透析之前的6小時內注射每天建議劑量500mg ertapenem作為補充劑量。如果在血液透析之前超過6小時給與ertapenem時，則不需要給予補充劑量。尚未有腹膜透析或血液過濾患者使用ertapenem的資料。僅知患者的血清肌酸酐濃度時，可以使用下列的方程式**計算肌酸酐闊清率。血清肌酸酐濃度需代表穩定狀態時的腎功能。男性：體重(kg)×(140一年齡)/(72)×血清肌酸酐(mg/100公撮)；女性：(0.85)×(男性計算值)。**Cockcrodt and Gault公式：Cockcroft DW，Gault MH. Prediction of creatinine clearance from serum creatinine，Nephron.1976。

6.靜脈投與時的準備步驟：不可將ertapenem與其他藥品混合或同時輸注。不可以使用含有葡萄糖的稀釋液。在使用ertapenem之前，必須先調配和稀釋。

a.含1g ertapenem的小瓶加入10公撮的注射用水、0.9%氯化鈉注射液或制菌的注射用水。

b.充分搖動使藥品溶解並立刻將溶液移到50公撮的0.9%氯化鈉注射液中。

c.經稀釋的藥品必須在6小時內完成輸注。

7.肌肉注射的準備步驟：在使用ertapenem之前，須先調配。

a.含1g的ertapenem的小瓶加入3.2公撮的1.0%lidocaine HCl注射液(不含epinephrine)。充分搖動讓藥品溶解成溶液。

b.立刻抽出小瓶內的溶液，並以深部肌肉注射的方式將藥品注入到大肌肉部位(例如臀部肌肉或大腿側邊肌肉)。

c.調配好肌肉注射溶液必須在調配後的一小時內使用。註：本調配好的溶液不可供作靜脈投與使用。

不良反應 最常見的藥物相關不良反應是腹瀉(4.3%)、靜脈輸注部位的併發症(3.9%)、噁心(2.9%)和頭痛(2.1%)。

醫療須知 1.接受β-lactams治療的患者曾出現嚴重和偶發性的致命性過敏反應。這些反應較容易發生在會對多種過敏原敏感的患者身上。曾有報告指出，對penicillin過敏的患者當接受其他β-lactams治療後，出現嚴重的過敏反應。在開始使用ertapenem治療之前，應該小心詢問患者先前對penicillin，cephlosporins，其他β-lactams和其他過敏原是否會產生過敏反應。如果對ertapenem產生過敏反應時，應該立刻停止使用本藥。嚴重的過敏反應必須採取立即的急救處置。

2.如同其他的抗生素一樣，長期使用ertapenem可能會造成不具感受性的微生物過度生長。重複評估患者的病情是必要的。如果治療期間出現重複感染(superinfection)時，必須採取適當的治療措施。

3.幾乎所有的抗生素(包括ertapenem)都曾引起偽膜性結腸炎(pseudomembranous colitis)，其嚴重程度有從輕微的至具生命威脅性的。因此，應該注意患者在接受抗生素治療後，是否出現腹瀉的情形。研究顯示，難治梭狀芽胞桿菌(clostridium difficile)所產生的毒素是引起"抗生素相關之結腸炎"(antibiotic-as-sociated colitis)的主要原因。

4.肌肉注射ertapenem必須小心，應避免不慎將藥品注入血管中。

5.懷孕：目前尚無有關懷孕婦女之適當及設計良好的對照試驗。僅有在對母體及胎兒的潛在益處大於危險性時，才可在懷孕期間使用ertapenem。

6.受乳婦女：目前ertapenem會分泌至人類的乳汁中。當受乳婦女接受ertapenem治療時，必須謹慎小心。

02505 MEROPENEM▲

孕B 乳? 泄 腎 半 1h

Rx 1 GM, 250 MG, 500 MG, 1000 MG, 1141 MG/注射劑(I);

商名

Aeropenem®(政德/濟生)
Bojum Intravenous® *(松瑞/瑩碩)$243/I(500MG-PIC/S-500MG), $242/I(250MG-PIC/S-250MG),
Carpem®(松瑞/暉達)
Melonam®(台裕/汎生)
Melopen®(政德/意欣)$398/I(1GM-PIC/S-1GM), $242/I(250MG-PIC/S-250MG), $243/I(500MG-PIC/S-500MG)
Mepem Intravenous®(SUMITOMO/文德)$242/I(250MG-PIC/S-250MG), $243/I(500MG-PIC/S-500MG),
Mepenem®(松瑞/信東)$242/I(250MG-PIC/S-250MG), $243/I(500MG-PIC/S-500MG), $398/I(1GM-PIC/S-1GM),
Merobiotic®(松瑞)$242/I(250MG-PIC/S-250MG), $243/I(500MG-PIC/S-500MG)
Meronem®(政德/正昌容)
Meropem Intravenous®(松瑞/永信)$242/I(250MG-PIC/S-250MG), $243/I(500MG-PIC/S-500MG)
Meropenem Kabi®(FACTA/費森尤斯卡比)$398/I(1GM-PIC/S-1GM), $243/I(500MG-PIC/S-500MG)
Meropenem®(松瑞/中化裕民)$243/I(500MG-PIC/S-500MG)
Meroxin®(松瑞/舜興)$242/I(250MG-PIC/S-250MG), $243/I(500MG-PIC/S-500MG), $398/I(1GM-PIC/S-1GM),
Mexopem®(政德)$243/I(500MG-PIC/S-500MG), $398/I(1GM-PIC/S-1GM)
Myron®(政德/中化)$243/I(500MG-PIC/S-500MG),
Ubimero®(政德/聯亞)

藥理作用 1.抗菌作用：本藥抗菌譜廣，抗菌活性強，對革蘭氏陽性菌革蘭氏陰性菌及厭氧菌都很敏感，為一殺菌劑。本藥尤其對革蘭氏陰性菌的抗菌力強，對non-glucose-fermenting G(-)細菌−pseudomonasaeruginosa也有優良的抗菌活性。而且，對各種革蘭氏陽性和陰性細菌產生的β-lactamase穩定。本藥與其他carbapenem類抗生素不同，對人體腎脫氫肽−I(DHP-I)穩定，不必再併用DHP-I抑制劑，是配方上的一項新的突破。
2.作用機轉：對青黴素結合蛋白(PBPs)有很高的親和性，抑制細菌細胞壁成份peptideglycan的合成。

適應症 **[衛核]對Meropenem具有感受性之細菌引起之感染症。**
[非衛核]對meropenem具有感受性之細菌(例如：staphylococcus spp., streptococcus spp., enterococcus spp., branhamella catarrhalis, E. coli, citrobacter spp., klebsiella spp., enterobacter spp., serratia spp., proteus spp., pseudomonas spp., haemophilus influenzae and bacteroides spp.)所引起之下列感染：敗血症、蜂窩組織炎、淋巴結炎、扁桃腺膿瘍、肛門周圍膿瘍、骨髓炎、關節炎、外傷感染、燙傷感染、手術感染、慢性支氣管炎、支氣管擴張(有伴感染)、慢性呼吸系統疾病繼發感染、肺炎、肺膿瘍、膿胸、腎盂腎炎、複雜性膀胱炎、膽囊炎、肝膿瘍、腹膜炎、子宮附屬器炎、子宮內感染、骨盆腔炎、子宮旁結締組織炎、眼球炎、中耳炎、鼻竇炎、下顎關節炎、顎骨周圍蜂窩組織炎。

用法用量 1.使用本藥時，給藥開始後第三天應判斷是否有必要繼續給藥、停藥或改用更適宜的其他藥物。本藥的使用期間以14天為原則。
2.成人常用量為1天0.5~1g meropenem(效價)，分2~3次投予經30分鐘以上靜脈點滴注射。根據年齡和症狀可調整劑量，每天劑量可增至2g(效價)。通常0.25g(效價)及0.5g(效價)用100ml以上之生理食鹽水等溶解使用。注射用水則不得使用。

不良反應 1.過敏性休克(偶見)：密切觀察，出現不快感、口內異常感、喘鳴、眩暈、便意、耳鳴、發汗等症狀時應立即停藥，並進行適當處置。
2.急性腎衰竭等腎功能障礙(偶見)：定期檢查腎功能，密切觀察發現異常時，應停藥並進行適當處置。
3.伴有血便的嚴重結腸炎例如偽膜性結腸炎等(偶見)：密切觀察，出現腹痛、腹瀉等症狀時，應立即停藥，並進行適當處置。
4.間質性肺炎、PIE syndrome(偶見)：密切觀察，出現發燒、咳嗽、呼吸困難、胸部X光片異常、嗜酸性白血球細胞增多等症狀時、應停藥並使用皮質類固醇等，進行適當處理。
5.痙攣、意識障礙等中樞神經系統症狀：密切觀察，如有上述症狀時應立即終止投予，並作適當治療，尤其有腎功能障礙或中樞神經障礙之患者容易發生，所以投予時要特別注意。

醫療須知 **1.使用本藥時，原則上應確定細菌對藥物之敏感性，療程應控制在治療疾病所需的最短期間，以避免出現耐藥性菌種。**

2.使用本藥前未能確定細菌敏感性時，應在給藥開始後第三天確定敏感性後，判斷使用本藥是否適當。當細菌對本藥不敏感時，應立即改用其他適合之藥物。
3.根據患者狀況需連續使用本藥7天以上時，應明確判斷長期給藥的理由，且密切觀察是否有皮疹及肝功能異常等不良反應。使用本藥不得隨意連續給藥。
4.可能引起過敏性休克，應充分問診。給藥前宜先進行skintest。
5.做好搶救過敏性休克的準備。給藥後使患者保持安靜狀態，且密切觀察。
6.根據患者狀況，在不得已的情況下未確認病原菌便開始使用本藥時，若於數天內患者狀況未好轉，應改用其他藥物等適當措施。連續給藥時，也應隨時觀察症狀好轉情況，不得隨意長期給藥。
7.給藥後第三天至第五天應特別注意觀察皮疹等不良反應。出現不良反應時，應採取改用其他藥物等適當措施。連續給藥時，也應隨時觀察不良反應。
8.連續給藥一週以上時，應進行肝功能檢查，有時出現 GOT、GPT 升高。

§ 2.6 Cephalosporins 類的複方產品

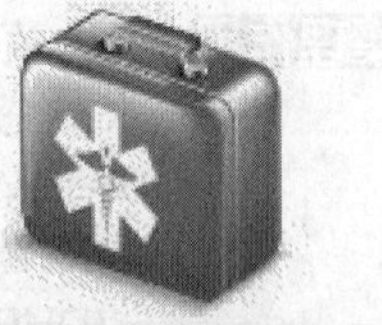

02601 Recarbrio 瑞必優 乾粉注射劑 ®（MERCK/默沙東）

Rx 每 vial 含有：CILASTATIN 500.0 MG；IMIPENEM 500.0 MG；Relebactam monohydrate 263.0 MG

藥理作用
1.本藥是一種由imipenem、cilastatin與relebactam組成的複方抗菌藥物。Imipenem為一penem類抗菌藥物。
2.Cilastatin sodium為一腎臟脫氫肽酶抑制劑(dehydropeptidase inhibitor)以及relebactam為一β-內醯胺酶抑制劑(β-lactamase inhibitor)。Cilastatin限制imipenem的腎臟代謝，且不具有抗菌活性。
3.Imipenem的殺菌活性是由於與Enterobacteriaceae及Pseudomonas aeruginosa中的PBP 2與PBP 1B結合，後續抑制penicillin結合蛋白(PBPs)所致；對PBPs的抑制作用而導致中斷細菌細胞壁的合成。
4.Relebactam本身沒有抗菌活性。Relebactam保護imipenem免於遭受某些serine β-lactamases的降解，例如Sulfhydryl Variable (SHV)、Temoneira (TEM)、Cefotaximase-Munich (CTX-M)。

適應症
[衛核] 適用於治療成人病人患有對RECARBRIO具感受性的革蘭氏陰性微生物(susceptible Gram-negative microorganisms)引起之下列感染：
-院內感染性肺炎及呼吸器相關肺炎(HABP/VABP)
-複雜性泌尿道感染(cUTI)，包括腎盂腎炎
-複雜性腹內感染 (cIAI)

用法用量
1.對18歲(含)以上、肌酸酐清除率(CrCl)大於或等於90mL/min的病人，本藥的建議劑量為每6小時一次，以30分鐘的時間透過靜脈(IV)輸注給予500mg之imipenem、500mg之cilastatin與250mg之relebactam。
2.針對腎功能不全病人建議調整劑量。肌酸酐清除率creatinine clearance rate (CrCl)低於90mL/min的病人需降低本藥的劑量，如下表所示：

CrCL 估計值 ≥ 90 mL/min 病人的建議靜脈輸注劑量

肌酸酐清除率(mL/min) (使用 Cockcroft-Gault 公式計算)	RECARBRIO (imipenem / cilastatin / relebacta) 的建議劑量(mg)（每 6 小時以 30 分鐘的時間靜脈給藥）
60 至 89	400/400/200
30 至 59	300/300/150
15 至 29 或接受血液透析的末期腎病 (ESRD) (給藥應安排在血液透析後)	200/200/100
RECARBRI 以單一小瓶裝、固定劑量複方劑提供；每個成分的劑量將在調配過程中均等調整	

※ CrCl 低於 15 mL/min 的病人不應接 RECARBRIO

不良反應
噁心、嘔吐、血小板低下、腹瀉、皮疹、丙胺酸轉胺酶上升、天門冬胺酸轉胺酶上升、血中鹼性磷酸酶上升。

醫療須知
1.啟用本藥療法前，應仔細詢問先前對碳青黴烯類、盤尼西林類、頭孢菌素類、其他β-內醯胺類與其他過敏原的過敏反應。如果發生對本藥的過敏反應，請立即停止療法。
2.在imipenem/cilastatin治療期間，曾通報中樞神經系統不良經歷，例如癲癇發作、混淆感與肌陣攣，特別是當超過imipenem的建議劑量時。
3.不建議本藥與valproic acid / divalproex sodium合併使用。使用valproic acid或divalproex sodium良好控制癲癇的病人，應考慮使用除了碳青黴烯類以外的抗菌藥物來治療感染。

4.幾乎所有抗菌藥物，包括本藥，都曾有困難梭狀芽孢桿菌相關腹瀉(CDAD)的通報，其程度由輕微腹瀉到致死性結腸炎不等。

類似產品 Cipenem 喜泰靜脈乾粉注射劑®（松瑞/永信）$236/I (500.0 MG-PIC/S)
Imipenem/Cilastatin Kabi "卡比"疫必寧靜脈乾粉注射劑®（FACTA/費森尤斯卡比）$236/I
Supernem 欣克治乾粉注射劑®（松瑞/暉達）
Younam 裕您寧靜脈乾粉注射劑®（政德/意欣）$236/I (500.0 MG-PIC/S)

02602 Bestnem 倍特寧靜脈乾粉注射劑®（政德/因華）$236/I (500.0 MG-PIC/S)

Rx 每 Vial 含有：CILASTATIN (AS SODIUM) 500.0 MG；IMIPENEM 500.0 MG

適應症 [衛核] 對Imipenem具感受性之革蘭氏陰性菌，革蘭氏陽性感染症。

類似產品 Culin 庫寧靜脈乾粉注射劑®（松瑞/中化）$236/I (500.0 MG-PIC/S)
Genem 吉寧乾粉注射劑®（政德）$174/I (250.0 MG-PIC/S), $236/I (500.0 MG-PIC/S)
Imibiotic "松瑞"助體菁靜脈乾粉注射劑®（松瑞）
Imicure "松瑞"依美可靜脈乾粉注射劑®（松瑞）
Lastin 利泰乾粉注射劑®（政德/正昌容）
Penem "信東"沛能靜脈注射劑®（松瑞/信東）$174/I (250.0 MG-PIC/S), $236/I (500.0 MG-PIC/S)
Ubicnem 優必寧靜脈乾粉注射劑®（政德/聯亞）

02603 Brosym 博益欣注射劑®（瑞士/東洋）$124/I (1.0 GM-PIC/S), $325/I (2.0 GM-PIC/S), $569/I (4.0 GM-PIC/S)

Rx 每 vial 含有：CEFOPERAZONE SODIUM 2000.0 MG；SULBACTAM(AS SODIUM)STERILE 2000.0 MG

藥理作用 1.對於葡萄球菌等的Gram(+)菌、大腸菌、citrobactor屬、klebsiella屬、enterobactor屬、serratia、proteus屬、綠膿菌、haemophilus influenza、acinetobacer屬等的Gram(-)菌以及 bacteroides屬等厭氧性菌具有廣大範圍的抗菌及殺菌作用。
2.藉由sulbactam對β-lactamase的抑制作用來提高cefoperazone在體內穩定性，以發揮本來的抗菌力。比起單獨注射cefoperazone，對會產生β-lactamase的細菌所造成的感染，將更具有強力的感染防禦效果。
3.Sulbactam可抑制β-lactamase的Ic、II、III及IV型，以及稍微讓Ia及V不活化，所以可防止這些酵素加水分解cefoperazone，故對cefoperazone有抗藥性的菌也具抗菌力。Cefoperazone藉由強力阻礙細菌增殖期細胞壁的合成以達到殺菌作用。

適應症 [衛核] 適用於治療由感受性細菌所引起的下列感染：上、下呼吸道感染、上、下泌尿道感染、腹膜炎、膽囊炎、膽管炎及其他腹腔內感染、骨盆發炎、子宮內膜炎及其他生殖道感染、以及創傷燙傷、手術後之二次感染。

用法用量 1.本藥可使用靜脈注射或靜脈輸液給藥，靜脈注射應緩慢，注射時間應不少於3分鐘。
2.Cefoperazone/sulbactam的成人每日總劑量為1g/1g至2g/2g，間隔12小時，分兩次投藥。對於嚴重的感染，成人每日劑量可增加至4g/4g，分兩次給藥。
3.小孩每日總劑量 為每公斤體重20mg/20mg至40mg/40mg，分 2~4次給藥 。嚴重感染時，每日劑量 可增加至每公斤體重80mg/80mg，分2~4次給藥 。

不良反應 1.主要副作用為腹瀉(0.75%)，發疹(0.45%)，發燒(0.21%)等。主要的臨床檢查值異常為AST(GOT)上升(3.18%)，ALT(GPT)上升(3.41%)，ALP上升(1.05%)等。
2.嚴重副作用：休克、急性腎功不全、偽膜性大腸炎、間質性肺炎、Stevents-Johnson症候群、血液障害、猛爆性肝炎症。

醫療須知 1.對penicillin系抗生素有過敏史的病患，為預防發生休克請詳細問診。
2.本人或雙親、兄弟等家屬有支氣管喘息、發疹、蕁麻疹等過敏性體質者，因有過敏體質容易引發容易引發過敏症狀，請詳細問診。
3.嚴重肝障礙的病患，因血中濃度半衰期延長，要注意劑量與投藥間隔。
4.嚴重腎障礙的病患，因血中濃度半衰期延長，要注意劑量與投藥間隔。
5.經口攝取不良的患者或無法補充營養病患 ，及全身狀態不良的病患，因缺乏維他命K而有出血症狀，因此須仔細觀察患者狀態。

類似產品 Burotam 布洛坦乾粉注射劑®（永信）$120/I (1.0 GM-PIC/S), $312/I (2.0 GM-PIC/S), $569/I (4.0 GM-PIC/S)

02604 Cefuan 雪服安注射劑®（瑞士）$120/I (1.0 GM-PIC/S), $320/I (2.0 GM-PIC/S), $569/I (4.0 GM-PIC/S)

Rx 每 Vial 含有：CEFOPERAZONE (SODIUM) 1034.04 MG；SULBACTAM (SODIUM) 1094.24 MG

適應症 [衛核] 適用於治療由感受性細菌所引起的下列感染：上、下呼吸道感染、上、下泌尿道感染、腹膜炎、膽囊炎、膽管炎及其他腹腔內感染、骨盆發炎、子宮內膜炎及其他生殖道感染、以及創傷燙傷、手術後之二次感染。

02605 Zavicefta 贊飛得注射劑2g/0.5g®（GSK/輝瑞）$2905/I (2.5 GM-PIC/S)

Rx 每 vial 含有：Avibactam sodium 543.5 MG；CEFTAZIDIME (5H2O) 2329.7 MG

藥理作用 1.Ceftazidime在與penicillin結合蛋白(penicillin binding proteins，PBPs)結合後，可抑制細菌肽聚醣細胞壁的合

成，而使細菌細胞分解及死亡。
2.Avibactam是一種non β-lactam之β-lactamase抑制劑，可與水解穩定的酵素形成共價加合物而發揮作用。
3.本藥可抑制Ambler A類和C類β-lactamase及一些D類酶，包括廣效性β-lactamase(extended-spectrum β-lactamases，ESBLs)、KPC和OXA-48碳青黴烯酶(carbapenemases)，以及AmpC酶。Avibactam不會抑制B類酶(metallo-β-lactamases)，且無法抑制許多D類酶。

適應症 [衛核] 適用於治療3個月以上兒童及成人病人對Zavicefta 具感受性的革蘭氏陰性微生物（susceptible Gram-negative microorganisms）所引起的下列感染：
．複雜性腹腔內感染(complicated intra-abdominal infection, cIAI)
．複雜性泌尿道感染(complicated urinary tract infection, cUTI)，包括腎盂腎炎(pyelonephritis)
．院內感染型肺炎(Hospital-acquired pneumonia, HAP)，包括呼吸器相關肺炎(ventilator associated pneumonia, VAP)
治療與上列任何感染相關，或疑似與上列任何感染相關之菌血症成人病人。
應考量抗生素的使用準則來合理使用抗生素製劑。

用法用量 1.ZAVICEFTA的給藥方式為以120分鐘將100mL的容量靜脈輸注完畢。
2.下表為肌酸酐清除率估計值(CrCL)≥51mL/min病人的建議靜脈輸注劑量。

CrCL 估計值≥ 51 mL/min 病人的建議靜脈輸注劑量
(使用 Cockcroft-Gault 公式估計的 CrCL)

感染類型	Ceftazidime/avibactam 的劑量	頻率	輸注時間	治療週期
複雜性腹腔內感染 (應與 metronidazole 併用)	2g/0.5g	每 8 小時一次	2 小時	5~14 天
複雜性泌尿道感染，包括腎盂腎炎	2g/0.5g	每 8 小時一次	2 小時	5~14 天
院內感染型肺炎，包括呼吸器相關肺炎	2g/0.5g	每 8 小時一次	2 小時	7~14 天

※ 表中顯示的治療週期可能包括靜脈輸注 ZAVICEFTA 加上隨後的適當口服治療

不良反應 1.最常見不良反應為Coombs直接抗球蛋白試驗呈陽性、噁心和腹瀉。噁心及腹瀉的嚴重程度一般為輕度或中度。
2.常見：念珠菌症、嗜酸性球增多症、血小板增多症、血小板減少症、頭痛、頭暈、腹瀉、腹痛、噁心、嘔吐、斑丘疹、搔癢症、輸注部位血栓、輸注部位靜脈炎、發熱。

醫療須知 1.可能發生嚴重且有時導致死亡的過敏反應。若發生過敏反應，必須立即停止治療，並且必須採取適當的緊急措施。
2.若病人於給藥期間或之後發生腹瀉，應考慮診斷困難梭狀芽孢桿菌(Clostridium difficile)給予特定治療。不應給予抑制蠕動的藥物。
3.Ceftazidime和avibactam透過腎臟排除，因此，應依據腎功能不全程度降低劑量。
4.併用高劑量cephalosporin類和腎毒性藥物[例如胺基苷類(aminoglycoside)或強效利尿劑(如：furosemide)]可能對腎功能造成不良影響。
5.若病人於治療期間或之後發生貧血，應檢查溶血性貧血可能性。
6.本藥每支小瓶共含有鈉6.44mmol(約148mg)。將本藥使用於採取限鈉飲食的病人時，應考慮此點。

02606 Zerbaxa 諾倍適乾粉注射劑 ®（STERI-PHARMA/默沙東）$1335/I (1.5 GM-PIC/S)

Rx 每 I 含有：Ceftolozane Sulfate 1147.0 MG；TAZOBACTAM (AS SODIUM) 537.0 MG

藥理作用 1.Ceftolozane屬於cephalosporin類的抗菌藥物。Ceftolozane的殺菌作用乃是透過與penicillin結合蛋白(PBPs)結合，使細胞壁生合成作用受到抑制的結果。Ceftolozane是P. aeruginosa之PBPs(如PBP1b、PBP1c與PBP3)與E. coli之PBPs(如PBP3)的抑制劑。
2.Tazobactam sodium對penicillin結合蛋白的親和力較低，因此，僅有微弱的臨床相關體外抗菌活性。Tazobactam是某些β內醯胺酶(如某些penicillinases與cephalosporinases)的不可逆抑制劑，並可與某些染色體及質體媒介的細菌β內醯胺酶形成共價結合。

適應症 [衛核] 治療18歲（含）以上成人，患有對ceftolozane 與tazobactam 具感受性的致病菌所引起的以下感染症：(1) 複雜性腹內感染，需與metronidazole併用。(2) 複雜性泌尿道感染，包括腎盂腎炎。(3) 院內感染性肺炎，包括呼吸器相關肺炎。

用法用量 1.對18歲(含)以上且腎功能正常或輕度腎功能不全的患者，ZERBAXA的建議劑量為每8小時一次，以1小時的時間靜脈輸注1.5克(ceftolozane 1克與tazobactam 0.5克)。治療期間應視感染的嚴重度與部位，以及患者的臨床與細菌學進展狀況而定。
2.對肌酸酐廓清率(CrCl)大於50毫升/分鐘的患者注射投予ZERBAXA 1.5克(ceftolozane 1克與tazobactam 0.5克)的劑量：複雜性泌尿道感染，包括腎盂腎炎：1.5克，每8小時一次。輸注時間：1小時，持續治療時間：7天。

不良反應 噁心、頭痛、腹瀉、發燒、便秘、失眠、嘔吐、低血鉀、ALT升高、AST升高、貧血、血小板增多、腹痛、焦慮、暈眩、低血壓、心房纖維顫動、皮疹。

醫療須知 1.對基準點肌酸酐廓清率為30至≤50毫升/分鐘的患者，療效會降低。
2.如果對ZERBAXA發生全身過敏性反應，應停藥並施以適當的治療。
3.如果確定發生clostridium difficile相關腹瀉(CDAD)，在可能的情況下，應停用非直接針對C. difficile的抗菌藥物。應視情況控制體液及電解質含量、補充蛋白質、監視針對C. difficile的抗菌治療效果、並視臨床需要進行外科評估。

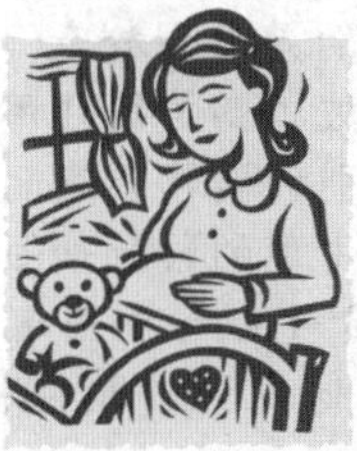

◆ 美國 FDA 孕婦用藥安全分級

美國食品藥物管理局(FDA)規定所有經全身性吸收之處方藥或已知對胎兒有害藥物予以分級，成為五種孕婦用藥等級(A、B、C、D、X)。英文字母表示對胎兒之危害程度，於藥品包裝內仿單應註明警告事項。FDA 所規定之分級如下：

孕Ⓐ

經孕婦對照試驗，於懷孕第一期並無證據顯示該藥物對胎兒有害(在懷孕後三期並無證據顯示有危險性)，所以對胎兒危害可排除。

孕Ⓑ

動物生殖對照試驗尚未證實對胎兒有害，但並未進行孕婦對照試驗；或者動物生殖對照試驗證實有不良反應(與降低受孕率無關)，但無法在孕婦對照試驗證實該藥物對懷孕第一期有不良反應(對懷孕第二期三期亦無法證實)。

孕Ⓒ

動物生殖對照試驗已證明對胎兒有不良反應(畸胎性或胚胎致死或其他)，但未並進行孕婦對照試驗；或者並無孕婦及動物實驗任何結果。該藥物只有在可能的利益大於潛在的危險才可使用。

孕Ⓓ

人體的對照試驗證實該藥物對胎兒有不良反應，(若該藥物用於生命危急狀況或於嚴重疾病，並無較安全藥物可替代時)，在可接受危害風險下，對孕婦有益時可使用。應於標籤上做「警告」註記。

孕Ⓧ

不論是動物及人類實驗均證實會導致胎兒異常；或人類用藥經驗顯示對胎兒有危險性，或兩者均有，對孕婦危害遠大於任何益處。該藥物對已受孕或有可能受孕婦女均禁忌使用。應於標籤上做「禁忌」註記。

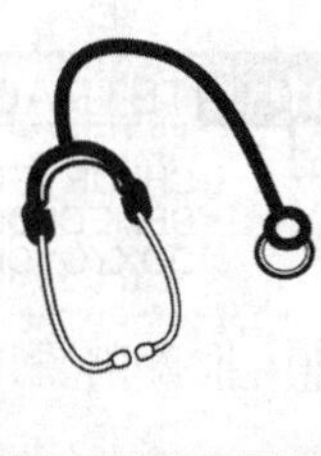

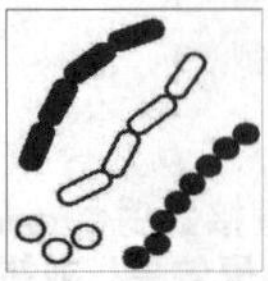

第三章 四環素

Tetracyclines

四環素是廣效性制菌的抗感染劑，主要用作一些革蘭氏陽性菌和革蘭氏陰性菌感染的代替治療藥。除此之外，它們被認為是霍亂，布魯士菌病，類鼻疽，腹股溝肉芽腫，衣形病毒屬的感染，立克次氏體的感染，mycoplasma peneumoniae 感染，復發熱，和對青黴素過敏的淋病患者等之最佳選擇藥。

四環素的抗菌活性基本上相似，其不同在於它們的藥力學性質，它們的差異列於表(3-1)，全身性的四環素根據它們的血中半衰期可分成兩群。Tetracycline及oxytetracycline被認為是短作用型藥物，半衰期有6~10小時。其餘的衍生物擁有11~20小時的半衰期，因此是長作用型的藥物。然而沒有可信服的證據指出那一種衍生物比其他任何一種較具有相當的較好的效用。長作用型的藥物如(doxycycline，minocycline)較完全吸收，因此投與的次數比其他衍生物少(1天2次對1天3~4次)，而患者也較易順從，可是它們相當昂貴，minocycline 發生前庭障礙的機率高(如眩暈，運動失調，頭重腳輕)，由於doxycycline幾乎不經由腎臟排泄，因此用於腎損傷的患者較好。

表3-1　各種四環素的藥物動力學

四環素類別	血清中蛋白結合率(％)	正常的血清半衰期(小時)	尿中排出未變化形式(％)	一般成人口服的維持劑量	排泄途徑
Tetracycline	20至65	6至10	60	250至500mg q.6h.	腎
Oxytetracycline	20至35	6至10	40至70	250至500mgq.6h.	腎
Methacycline	80至90	10至16	40至50	150mg q. 6h 或 300mg q. 12h.	腎
Doxycycline	60至90	14至25	30至40	50mg q.6h 或 100mg q.24h.	糞便
Demeclocycline	40至80	10至16	40至50	150mg q. 6h 或 300mg q. 12h.	腎
Minocycline	55至75	11至20	5至10	100mg q. 12h.	腎和糞便

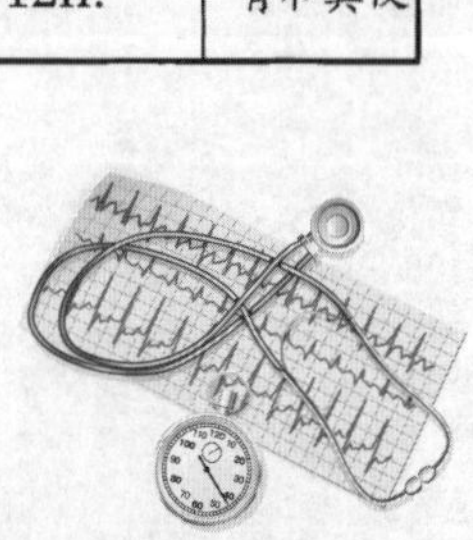

§ 3.1 四環素

03101 TETRACYCLE 類藥物總論

類　別

CHLORTETRACYCLINE
DEMECLOCYCLINE
DOXYCYCLINE
MINOCYCLINE HCL
TETRACYCLINE

藥理作用 推薦劑量下為制菌劑。藉阻斷transfer-RAN結合到messenger-RNAribosome complex，而抑

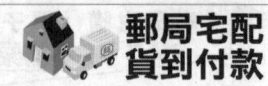

制微生物細胞蛋白質的合成，高劑量下也可抑制細胞膜中DNA的複製。

適應症 1.治療由敏感生物體引起的感染。
2.嚴重痤瘡和包涵體性結合膜炎的輔助療法。
3.配合治療急性腸內阿米巴症的輔助療法(使用殺阿米巴藥)。
4.預防旅行者因腸性大腸桿菌引起的腹瀉(僅doxycycline)。
5.治療慢性不相稱的抗利尿荷爾蒙分泌作用。僅demeclocycline研究使用。

用法用量 參見個別論述。

不良反應 腹瀉，噁心，食慾不振，前庭的障礙(僅minocycline)對光敏感(尤其是demeclocycline)，較不常見者：胃腸方面–口炎，舌炎，喉嚨痛，吞嚥困難，嘔吐，大小腸炎，陰肛部發炎，食道潰瘍、皮膚病學–大丘疹和紅斑性疹，脫落性皮膚炎、過敏反應–發燒，蕁麻疹，血管水腫，頭痛，視覺損傷，乳頭狀水腫，心包炎，無防禦性過敏，全身的紅斑性狼瘡惡化、血液學–溶血性貧血，嗜伊紅血增多，嗜中性白血球減少，血小板減少症，白血球減少，白血球增多、其他方面–增加BUN，牙齒永久性變色，齒釉質發育不全，傷害骨的構造之鈣化，顱內壓增加和年幼嬰兒的囟門凸出，腎性糖尿病(僅demeclocycline)肌注部位刺激感，靜注投與時血栓性靜脈炎，非敏感生物體的過度生長、(如念珠菌)。

醫療須知 1.8歲以下孩童避免使用tetracyclines，除非其他抗生素無法控制的特殊感染，絕對需要用四環素來治療時，應考慮到有永久性牙齒變色和損傷鈣化的危險。
2.不要使用過期或不新鮮的四環素產品，因為導至腎毒性的發生率高於新鮮的製劑。四環素很容易分解成有毒的產品；和時間，曝露過多的光，熱或濕度有關。
3.腎功能不良或孕婦，在靜注投與時要格外小心，而且一天不能超過2g的劑量。大量的靜注四環素，當即關連到肝衰竭和死亡。靜注四環素需要經常作肝和腎功能試驗。
4.小心患者避免同時使用tetracycline和制酸劑，抗腹瀉藥，牛奶或其他的日常產品，及含鈣的藥物或食品，因為抗生素的口服吸收，會相當的受損。
5.強迫患者維持好的衛生習慣，關於口，皮膚和會陰部位，以減少發生念珠菌的重複感染。
6.肌注要深到靜注上，因為肌注的製劑含局部麻醉劑，若靜注使用，將發生危險。
7.記住tetracycline會昇高血中creatinine, urea nitrogen, 膽紅素, alkaline pholphatase, SGPT, SGOT的濃度及尿中catecholamine的蛋白質濃度，而且會降低血紅素和血小板值。
8.長期使用這類藥物的患者，宜追踪其血液凝血功能和肝、腎功能。

03102 CHLORTETRACYCLINE

孕D 乳? 食– 泄 肝/腎

Rx

15 MG/錠劑(T)； 250 MG/膠囊劑(C)； 30 MG, 10 MG/GM/軟膏劑(Oin)；

商　名

Aureomycin® ◎ (聯亞/輝瑞)
Chlor Troches® (保瑞/聯邦)
Chlortetracycline® (人人/保瑞聯邦)
Chlortetracycline® (利達)

藥理作用 本藥為廣效性抗生素，它對於下列有感受性細菌有效：鏈球菌、葡萄球菌、肺炎球菌、立克次體、克雷白氏菌、奈瑟氏菌。特別對四環素敏感之菌種為：流行性感冒嗜血桿菌、肺炎雙球菌、鏈球菌、白喉棒狀桿菌、大腸桿菌。

適應症 [衛核]急救、預防及減緩皮膚刀傷、刮傷、燙傷之感染。

用法用量 每2小時塗敷1次。

03103 DOXYCYCLINE

孕D 乳- 食+ 泄 腎/糞 T½ 15～25h

Rx

100 MG/錠劑(T)； 50 MG, 100 MG/膠囊劑(C)；

商　名

Bistor® (西德有機) $1.5/C(100MG-PIC/S)
D.X.® (利達) $1.5/C(100MG-PIC/S),
Doinmycin® (中化) $1.5/C(100MG-PIC/S)
Domycin® (皇佳/意欣) $1.5/C(100MG-PIC/S)
Doxcycline® (政德/太田)
Doxycycline® (瑞士/新瑞) $1.5/C(100MG-PIC/S), $2/C(100MG-PIC/S-箔)
Doxyline® (西德有機)
Doxymycin® (永信) $1.5/C(100MG-PIC/S), $2/C(100MG-PIC/S-箔)

Doxyclin®（永吉）
Doxycycline®（保瑞/聯邦）
Doxycycline®（元宙）$1.5/C(100MG-PIC/S), $2/C(100MG-PIC/S-箔)
Doxycycline®（培力）$1.5/C(100MG-PIC/S)
Doxycycline®（應元）$1.5/C(100MG-PIC/S),
Doxycycline®（政德/嘉信）$1.5/C(100MG-PIC/S),
Doxynin®（瑞士）$1.5/C(100MG-PIC/S), $2/C(100MG-PIC/S-箔),
Duramycin®（派頓/人人）
Remycin®（REMEDICA/富富）$2/C(100MG-PIC/S-箔),
Vimycin®（順華/人人）
Weibamycin®（台裕）$1.5/C(100MG-PIC/S)
Withamycin®（溫士頓）$1.5/C(100MG-PIC/S)

藥理作用 本藥為半合成的四環素，口服吸收良好，作用期長，排泄慢，主要經由糞便。腎損傷的患者使用上很安全。8歲以下孩童不要靜脈滴注。口服吸收不受食物或牛奶的影響。少發生光敏感。靜脈滴注的作用期因劑量而有不同，範圍是1~4小時，100mg調配成0.5/ml液，最少的滴注時間為1小時。症狀消失後，至少要繼續24~48小時。根據仿單內指示來調配和貯存靜脈滴注液。不要肌注或皮下注射，和避免外溢，因為溶液具刺激性。

適應症 [衛核]革蘭氏陽性、陰性菌、立克次氏體及巨型濾過性病毒感染症

用法用量 1.口服：成人–開始時200mg，接著1天100mg，單一劑量或分2次。嚴重感染每12小時需要100mg。孩童–第一天2mg/磅(4.4mg/kg)，然後每天1~2mg/磅(2.2~4.4mg/kg)單一劑量，或分2次投與。
2.靜脈滴注：成人–第一天200mg然後100~200mg/天，分1~2分。孩童–第一天2mg/磅(4.4mg/kg)分1~2次，然後每天1~2mg/磅(2.2~4.4mg/kg)分1~2次。
3.急性淋病感染：開始時口服200mg，第一天睡前再服100mg，此後100mg1天2次，連著5天。
4.梅毒：每天口服或靜注300mg，至少10天。
5.由chlamydia trachomatis引起的無併發性尿道、子宮頸內及直腸感染：100mg一天2次，至少治療7天。
6.預防旅行者腹瀉：100mg每天一次。

不良反應 (1)常見-噁心；(2)偶有-厭食、嘔吐、腹瀉、刺激食道、發疹、光敏感、重複感染。

醫療須知 **停用本藥後4~5天避免曝曬陽光或紫外線，因為會造成光敏感，有如惡性曬傷，防曬乳液也保護無效。**

03104 MINOCYCLINE HCL▲

孕D 乳- 食+ 泄 肝/腎 t½ 11～18h

Rx

50 MG, 100 MG/膠囊劑(C)； 100 MG/注射劑(I)； 20 MG/GM, 100 MG/GM/顆粒劑(Gr)； 10 MG, 20 MG/軟膏劑(Oin)；

商名

Acnacyl®（保瑞/聯邦）
Bory Mycin Pellet-Filled®（永信）$3.68/C(50MG-PIC/S)
Borymycin®（永信）$6.8/C(100MG-PIC/S),
Cyclin®（健喬信元/瑞安）$6.8/C(100MG-PIC/S)
Melicin®（華興）$3.68/C(50MG-PIC/S), $6.8/C(100MG-PIC/S)
Menocik LYO®（杏林新生/博晟）$812/I(100MG-PIC/S-100MG)
Mero®（政德/健喬信元）$6.8/C(100MG-PIC/S)
Mino®（井田）$6.8/C(100MG-PIC/S)
Minocycline®（中化）$6.8/C(100MG-PIC/S)
Minocycline®（應元）$5.2/C(100MG)
Minocycline®（汎生）$5.2/C(100MG)
Minoine Antibiotic®（正和）
Minoline®（榮民/信東）$3.43/C(50MG), $6.8/C(100MG-PIC/S)
Minosine®（皇佳）
Mirosin®（台裕/汎生）
Nocigen®（瑞士）$6.8/C(100MG-PIC/S)
Periocline Periodontal®（SUNSTAR/偉登）
Periocure Dental®（十全/治齒靈）
Uminon®（保瑞/聯邦）$5.2/C(100MG)
Yakucan Dental®（汎生）

藥理作用 本藥為半合成的四環素，口服幾乎完全吸收。脂溶性而且具有很長的半衰期(高達24小時)。腎臟廓清率低。口服吸收不受食物或日常食品而有所改變，惟一代謝成進一步代謝物的四環素。少發生對光敏感。本藥會產生C.N.S.作用(輕微的頭痛，眩暈)，因此駕駛或操作機器時小心。

適應症 [衛核]革蘭氏陽性、陰性菌、立克次氏體及巨型濾過性病毒等引起之感染症。

用法用量 1.口服：成人–開始時200mg，後每12小時100mg，或1天4次，1次50mg；孩童–開始時4mg/kg，然後每12小時2mg/kg。
2.淋病：開始時200mg然後每12小時100mg，至少5天。

3.梅毒：每12小時100mg，連續10~15天。
4.腦膜炎球菌攜帶者：每12小時100mg，連續5天。
5.靜注：成人-開始時200mg，然後每12小時100mg，(每日最大量400mg)。孩童-開始4mg/kg，然後每12小時。
6.痤瘡：每天2次，每次50mg。
7.牙週病：每天2次每次50mg。
8.八歲以下兒童禁服本藥。

不良反應 常見-虛弱、頭昏、眼花、運動失調、暈眩或暈厥。

03105 OXYTETRACYCLINE

孕 D 乳 ? 食 - 泄 肝/腎 半 12~16h

Rx 250 MG/膠囊劑(C)； 30 MG/軟膏劑(Oin)；

商名
Oxytetracycline®(利達) $1.5/C(250MG-PIC/S)
Oxytetracycline®(大豐/中美兄弟)
Oxytetracycline®(羅得)

適應症 [衛核]革蘭氏陽性、陰性菌、立克次氏體、及巨型濾過性病毒所引起之感染症
[非衛核]沙眼病原體、葡萄球菌、鏈球菌、肺炎球菌、淋菌、克雷白氏菌、流行性感冒菌、變形桿菌屬、大腸菌、morax-axenfeld桿菌、koch-weeks桿菌引起的砂眼、結膜炎(含流行角結膜炎)、眼瞼炎(含眼瞼緣炎)、角膜潰瘍、角膜炎、淚囊炎、眼外傷，防止眼手術後的感染

用法用量 一天2~4次，適量塗於眼睛中。

03106 TETRACYCLINE

孕 D 乳 - 食 - 泄 肝/腎 半 12~16h

Rx 250 MG, 500 MG/錠劑(T)； 250 MG, 500 MG/膠囊劑(C)； 10 MG/GM/軟膏劑(Oin)； 125 MG, 250 MG/GM/顆粒劑(Gr)； 125 MG/糖漿劑(Syr)；

商名
Bocyline®(政德/太田)
Capsulae Tytracyclini Hydrochloidi®(應元) $1.5/C(250MG-PIC/S)
Tetocyn®(信東) $0.82/C(250MG)
Tetracin®(人人)
Tetracin®(派頓/人人)
Tetracycline Eye®(綠洲) $16.6/Oin(10MG/GM-PIC/S-5GM), $12/Oin(10MG/GM-PIC/S-3.5GM)
Tetracycline Oph.®(溫士頓) $16.6/Oin(10MG/GM-PIC/S-5GM), $12/Oin(10MG/GM-PIC/S-3.5GM),
Tetracycline Phosphate®(派頓)
Tetracycline®(中化) $1.5/C(250MG-PIC/S), $2/C(250MG-PIC/S-箔), $1.5/T(250MG-PIC/S),
Tetracycline®(人人) $12/Oin(10MG/GM-PIC/S-3.5GM), $16.6/Oin(10MG/GM-PIC/S-5GM),
Tetracycline®(保瑞/聯邦)
Tetracycline®(大豐/中美兄弟)
Tetracycline®(政德/嘉信)
Tetracycline®(景德/健喬信元) $12/Oin(10MG/GM-PIC/S-3.54GM), $16.6/Oin(10MG/GM-PIC/S-5GM)
Tetracycline®(榮民) $1.5/C(250MG-PIC/S), $2/C(250MG-PIC/S-箔),
Tetracycline®(榮民/健喬信元) $2/C(250MG-PIC/S-箔), $1.5/C(250MG-PIC/S)
Tetracycline®(派頓/人人)
Tetracycline®(瑞士) $1.5/C(250MG-PIC/S), $2/C(250MG-PIC/S-箔), $1.52/C(500MG-PIC/S), $2/C(500MG-PIC/S-箔),
Wintellin®(溫士頓) $1.5/C(250MG-PIC/S)

藥理作用 本藥為半合成的四環素，由chlortetracycline或天然而得。廣泛使用而且為四環素中最便宜者。口服，注射與或局部使用。做成磷酸鹽的製劑(tet-rex)，口服時比游離態或鹽酸鹽者，吸收快而且完全。產生稍微高的血中濃度。局部塗敷會引起過敏反應，在過敏反應徵象之初就當立即停藥。眼用會延緩眼角膜的癒合。肌注液含procaine所以不能供靜注用。注射液不能用含鈣的稀釋液稀釋，因會產生沈澱。

適應症 [衛核]對四環黴素具感受性細菌引起之感染症

用法用量 1.眼用：1~2滴或少量軟膏用於眼睛，一天4次。
2.皮膚外用：一天3~4次，每次適量塗於患處。

03107 TIGECYCLINE▲

孕 D 乳 - 泄 胆/糞 半 42.4h

Rx 50 MG/注射劑(I)；

03107

商　名

Ticlean LYO®（生達）$1390/I(50MG-PIC/S-50MG)
Tigelin LYO®（中化）$1390/I(50MG-PIC/S-50MG)
Tygacil® ◎（WYETH LEDERLE/惠氏）$1390/I(50MG-PIC/S-50MG)
Tylin LYO®（杏林新生/睿昶）$1390/I(50MG-PIC/S-50MG)

藥理作用
1.Tigecycline是一種具胺基乙醯結構的環狀類抗生素，可以與細菌核糖體的30S單元體結合，抑制攜帶胺基酸分子的轉移核糖核酸(amino-acyl tRNA)進入細菌核糖體的A區域，進而抑制細菌合成氨基酸與蛋白質的能力。
2.Tigecycline的結構是在minocycline的第9個碳原子上以胺基乙醯根(glycylamido)取代氫原子。這個化學結構特性並不存在於自然界也無法以四環素(tetracycline)透過半合成(semisynthetic)的方式生成tigecycline，並給予tigecylcine微生物的特質。
3.在臨床感染疾病的治療與體外試驗中都證明tigecycline具有廣效性的抑菌能力。目前並沒有發現tigecycline會與其他抗生素發生交叉抗藥性(cross resistance)。

適應症
[衛核]對Tigecycline具有感受性之細菌所引起之複雜性皮膚及皮膚結構感染、複雜性腹腔內感染症及社區感染性肺炎。
[非衛核]說明：本藥可以應用在治療年滿18歲患者感染下列藥物感受性致病菌株時，所引起的特定感染性疾病：由大腸桿菌(escherichia coli)、糞鏈球菌(enterococcus faecalis) (僅對vancomycin具敏感性的菌株)、金黃色葡萄球菌(staphylococcus aureus) (對methicillin具敏感性及抗藥性的菌株)、無乳鏈鏈球菌(streptococcus agalactiae)、咽咲炎鏈球菌群(streptococcus anginosus grp.) (包括咽咲炎鏈球菌、中間鏈球菌及星座鏈球菌) (S.anginosus, S.intermedius, and S. constellatus)、釀膿球菌(streptococcus pyogenes)、鬆脆類桿菌(bacteroides fragili)等病菌所引起的複雜性皮膚及皮膚結構感染症狀。由弗羅恩得氏桿菌(citrobacter freundii)、陰溝腸桿菌(enterobacter cloacae)、大腸桿菌(escherichia coli)、產酸克雷伯士菌(klebsiella oxytoca)、肺炎桿菌(klebsiella pneumoniae)、糞渣鏈球菌(enterococcus faecalis) (僅對vancomycin具敏感性及抗藥性的菌株)、金黃色葡萄球菌(staphylococcus aureus) (僅對methicillin具敏感性的菌株)、咽峽炎鏈球菌群(streptococcus anginosus grp.)(包括咽峽炎鏈球菌、中間鏈球菌及星座鏈球菌) (includes S.anginosus, S.intermedius, and S.constellatus)、鬆脆類桿菌(bacteroides fragilis)、多形類桿菌(bacteroides thetaiotaomicron)、單形類桿菌(bacteroides uniformis)、普通類桿菌(bacteroides vulgatus)、困難腸梭菌(clostridium perfringens)、月東鏈球菌(peptostreptococcus micros)等病菌所引起的複雜性腹腔內感染症。

用法用量
1.建議tigecycline的首次劑量為100mg，維持劑量為50mg，每12小時靜脈輸注(IV)一次，每次靜脈輸注時間為30~60分鐘。
2.Tigecycline治療複雜性皮膚感染症或複雜性腹腔內感染症的建議療程為5~14天。治療期間的長短是依據感染的部位與感染程度而定，同時也必須參考患者的臨床表現與細菌學的檢查報告。
3.Tigecycline應用在18歲以下患者的安全性與療效評估尚未建立，因此並不建議18歲以下的患者使用tigecycline。
4.每一小瓶的tigecycline可加入5.3ml的0.9%氯化鈉溶液(USP)或5%葡萄糖溶液(USP)溶解，以調配形成10mg/ml的tigecycline澄清溶液。(注意：每一TYGACIL藥瓶內， tygecycline實際含量都較標示含量高6%，因此調配好的藥液只需取5ml就已含有tigecycline 50mg)。調配時須輕輕振搖藥瓶，直到tigecycline凍晶完全溶解；接著立即取出5ml調配好的藥液加至100ml的靜脈輸注液袋中進行輸注。
5.下列藥品不可與tigecycline共用Y型輸注管路：二性霉素B(amphotericin B)、氯丙(chlorpromazine)、甲潑尼龍(methylprednisolone)及voriconazole。

不良反應
1.全身性：腹痛、膿瘍、全身無力、背痛、發燒、頭痛、感染、疼痛。
2.心血管系統：血壓升高、低血壓、靜脈炎。
3.消化系統：便秘、腹瀉、消化不良、噁心、嘔吐。
4.血液淋巴系統：貧血、白血球增多、血小板增多。
5.代謝與營養：鹼性磷酸酶升高、澱粉酶升高、高膽紅素血症、尿素氮(BUN)上升、傷

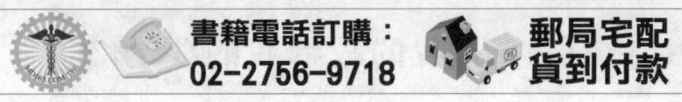

03107

口不易癒合、高血糖、低血鉀、血蛋白過低、乳酸去氫酶上升、週邊水腫、穀胺酸草醯乙酸轉氨基酶(SGOT)上升、穀胺酸丙酮酸轉氨基酶(SGPT)上升。

6.神經系統：暈眩、失眠。

7.呼吸系統：咳嗽次數增加、呼吸困難、肺部理學檢查異常。

8.皮膚及四肢：皮膚搔癢、皮疹、盜汗。

9.其他：注射時的局部反應。

醫療須知 1.含胺基乙醯根的環狀(glycylcycline)類的抗生素與四環素(tetracycline)類的抗生素具有相似的化學結構，因此可能會有相似的藥物不良反應。

2.懷孕婦女接受 tigecycline治療時，可能會有致命的風險。應提醒女性患者若於接受tigecycline治療期間內懷孕，可能會使胎兒暴露於危險的環境中。

3.若在牙齒的生長期接受tigecycline的治療(例如懷孕的後半期、嬰兒期與未滿8歲的孩童)，可能會導致牙齒的永久性變色(黃色-灰色-棕色)。因此若使用其他的抗生素即可獲致療效或無其他抗生素的使用所禁忌時，應避免於牙齒生長期使用tigecycline。

4.幾乎所有的抗生素製劑都會引起輕度或致命性偽膜性結腸炎，因此必須謹慎診斷與治療使用任何抗生素後出現的腹瀉病例。

5.臨床上有明顯腸道穿孔引起的續發性複雜性腹腔內感染症(complicated Intra-Abdominal Infection；cIAI)患者以tigecycline進行單一抗生素治療時，應特別提高警覺

6.必須告訴患者tigecycline及其他所有的抗生素只能用於治療細菌性感染的疾病。他們並不能治療由病毒所引起的感染性疾病(例如感冒)。

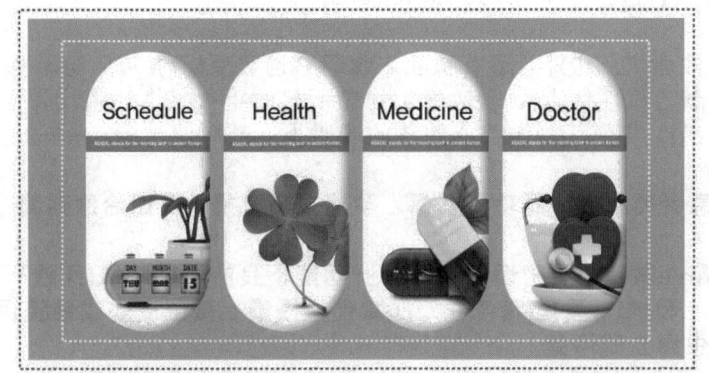

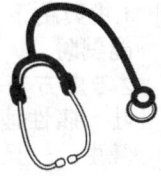

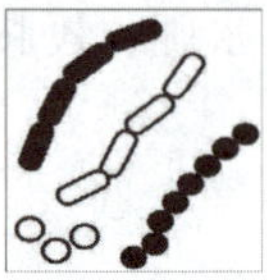

第四章
巨環類抗生素(包括紅黴素)
Macrolides

紅黴素在正常的治療劑量下是制菌劑，雖然在高濃度下對抗某些生物體，它們可能為殺菌劑。其作用的抗菌譜與penicillin相同。它們對抗某些革蘭氏陽性球菌，例如葡萄球菌(staphylococci)，鏈球菌(streptococci)腸內球菌(enterococci)和肺炎球菌(pneumococci)等最有效。然而，對於治療敏感的生物體，它主要作為penicillin的代替藥物，紅黴素在對抗下列生物體，被考慮為最佳選擇藥：bordetellapertussis (whooping congh), corynebacterium diphtheriae, legionella peneumophila(Legion-naires' disease), mycoplasma pneumoniae (atypical viral pneumonia)和引起肺炎及包函體性結膜炎的 chlamydia trachomatis。

口服使用的紅黴素，可做成游離基，它對酸不穩定，因此製成有腸衣的錠劑或膠囊劑及一些鹽類(estolate ethysuccinate stearate)，使對酸穩定，而且口服吸收良好。除此之外，兩種其他可溶解的鹽類(gluceptate lactobionate)都可靜注使用，而且這種基劑可做成局部外用劑來利用。

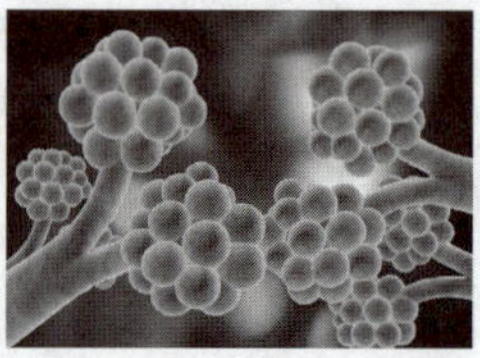

§ 4.1 巨環類抗生素

04101 ERYTHROMYCIN 類藥物總論

類　別
ERYTHROMYCIN BASE
ERYTHROMYCIN ESTOLATE
ERYTHROMYCIN ETHYLSUCCINATE
ERYTHROMYCIN LACTOBIONATE
ERYTHROMYCIN STEARATE

藥理作用 本藥可藉附加到敏感微生物的50S ribosomal subunits上，而阻斷t–RNA結合到核糖體的部位，而抑制細菌蛋白質的合成。對核酸的合成和細胞壁的作用都沒有影響，在正常的治療濃度為制菌劑，但高濃度下對抗一些生物體則可能為殺菌劑。

適應症
1.治療下列敏感生物體所引起的感染；bordetella pertussis預防和消除(nasopharynx的生物體)corynebacterium diphtheriae。Chlamydiatrachomatis(包涵體性結膜炎，肺炎)legionella pneumoniae。
2.對penicillin過敏的患者，因敏感生物體所引起的感染之代替治療藥。
3.治療因ebtamoeba histolytica所引起的腸內阿米巴病。
4.External ocular感染和pyodermas之治療。
5.局部外用來控制輕度−中等度的acne vulgaris。

用法用量 詳見個別論述。

不良反應 腹部不適和痛性痙攣、此外，還有嘔吐，腹瀉，過敏反應(發疹，蕁麻疹，發熱，嗜伊紅血球增多，無防禦性休克)，非敏感生物體所起的重複感染，膽汁鬱滯性肝炎(主要因estolate鹽引起)，疼痛，刺激，或靜注的靜脈炎，靜脈滴注lactobionate鹽(1天4g或更多)而傷害聽覺。

醫療須知
1.投與給下列患者要小心：肝功能損傷，孕婦或哺乳婦。長期治療期間，要定期做功能試驗。
2.若處方為estolate鹽類，要密切觀察患者肝功能不良的早期特徵(身體不適，噁心，嘔吐，痛性痙攣，發燒)，黃疸(暗色尿，灰糞便，搔癢，黃色皮膚或鞏膜)可能或可能不發生。一旦發生應立即停藥。

3.在感染的臨床的現象消失後，至少繼續治療48小時。(最少7~10天)。
4.考慮使用1天2次，1次半日量的投與法，比每6小時1次的投與法，較能讓患者接受。
5.若中耳鼓膜穿孔，不要使用外用軟膏於眼或耳。
6.含erythromycin成分藥品會增加心臟毒性風險，具QT間隔延長與致命性心律不整。
7.嬰兒暴露於含erythromycin成分藥品與發生嬰兒肥厚性幽門狹窄風險有關。

04102 ERYTHROMYCIN BASE

孕B 乳+ 食− 泄 肝 半 1.6h

20 MG/液劑(Sol)； 20 MG/凝膠劑(Gel)；

商名

080 Da Dou Zih Antiacne®（澳斯麗）
Acne Free External®（寶齡富錦）
Bezin®（人人）
Fuye®（應元）

藥理作用 本藥為紅黴素的游離態，對酸不穩定，因此口服投與都是腸衣錠。吸收情形不穩定。儘可能空腹投與。不要把腸衣錠壓裂或磨成粉。眼用軟膏會延緩角膜的癒合。局部外用塗敷要當心過敏反應。局部用溶液可治療痤瘡。

適應症 [衛核]治療尋常性痤瘡

用法用量 1.口服：成人−每6小時250mg/日。孩童−每日30~50mg/kg分3~4次，可高達100mg/kg.
2.梅毒：30~40g分成數次，10~15天以上投與。
3.局部外用：需要時每天塗擦患部(皮膚或眼睛)2~4次。

04103 ERYTHROMYCIN ESTOLATE

孕B 乳? 食± 泄 膽/肝 半 1.7h

℞

500 MG/錠劑(T)； 250 MG/膠囊劑(C)； 125 MG, 1000 MG, 100 MG/GM, 120 MG/GM/顆粒劑(Gr)；75 MG/GM, 100 MG/GM, 200 MG/GM, 25 MG/ML, 75 MG/ML/粉劑(P)；

商名

Erymycin®（中化）
Erymycin®（信東）
Erymycin®（大豐） $3.67/T(500MG-PIC/S)
Erymycin®（榮民） $2.24/C(250MG-PIC/S), $48/P(25MG/ML-1.5GM)
Erysone®（元宙）
Eryth®（台裕/意欣） $3.67/T(500MG-PIC/S)
Erythrocin® ◎（政德/太田）
Erythrocin® ◎（溫士頓） $2.24/C(250MG-PIC/S),
Erythromycin Estolate®（保瑞/聯邦）
Erythromycin Estolate®（利達）
Erythromycin Estolate®（大豐/中美兄弟）
Erythromycin Estolate®（大豐/北進）
Erythromycin Estolate®（應元/新功）
Erythromycin Estolate®（政德/嘉信）
Erythromycin®（應元/豐田） $2.24/C(250MG-PIC/S)
Erythromycin®（政德/健喬信元） $2.24/C(250MG-PIC/S)
Erythromycin®（永信） $2.24/C(250MG-PIC/S),
Erythromycin®（長安/安力圻）
Erythromycin-L®（信東） $1.43/C(250MG)
Esmycin®（華盛頓）
Heloson®（台裕/健康化學）
Ilomycin®（派頓）
Irose®（寶齡富錦/健喬信元）
R-Mycin®（人人）
Ritesone®（元宙） $2.24/C(250MG-PIC/S)
S.K.J.®（正和） $2.24/C(250MG-PIC/S)

藥理作用 1.Erythromycin estolate原為一巨環類抗生素藥物，為胃部與近端小腸上motilin receptor的agonist，能夠促進胃腸道系統的蠕動。
2.本藥為紅黴素的酯鹽，對酸穩定於食物存在下吸收很好，比其他衍生物產生較高且較持久的血中濃度。
3.本藥會產生肝毒性，要留意肝功能不好的早期現象(嘔吐，身體不適，痙攣，右上腹部四分之一疼痛，發燒，黃疸)，和立即停藥。持續治療1~2週會發生這些症狀，為可逆的，停藥就會消失。
4.不適合長期投與(如痤瘡，風濕熱的預防)或孕婦梅毒的治療。
5.液劑要於冰箱冷藏，不用的部份超過14天即可丟棄。

適應症 [衛核]葡萄球菌、鏈球菌、肺炎雙球菌、腦膜炎球菌及其他具有感受性細菌引起之感染症

用法用量 口服，劑量與erythromycin estolate相同。
1.成人−每6小時250mg，每天可高達4g。
2.孩童−每天30~50mg/kg，分數次口服投與，每天可高達100mg/kg。

3.梅毒–20g分數次，連續服用10天以上。

不良反應 1.常見-噁心、腹絞痛。
2.偶有-腹瀉、嘔吐、口腔炎、厭食、肝毒性、發疹、耳毒性、重複感染。
3.有少部分報告指出erythromycin可能造成心電圖發生QT prolongation，導致心律不整的發生。
4.Erythromycin estolate有極罕見的可能造成可逆性的膽汁鬱積性肝炎(reversible cholestatic hepatitis)。

04104 ERYTHROMYCIN ETHYLSUCCINATE

孕B 乳？ 食± 泄肝 t½ 2~5h

Rx 250 MG/膠囊劑(C)； 80 MG/GM, 200 MG/GM, 40 MG/ML, 80 MG/ML/顆粒劑(Gr)； 80 MG/GM/粉劑(P)；

商　名

E.E.S®(培力/培力國際)
Eryped®(ABBVIE/亞培)
Erysrocin®(台裕/健喬信元)
Erythrocin® ◎ (ABBVIE/亞培)
Erythromycin Ethyl Succinate®(培力)
Erythromycin Ethylsuccinate®(培力) $2.24/C(250MG-PIC/S),

藥理作用 本藥為紅黴素製劑對革蘭氏陽性菌的效果大於對革蘭氏陰性菌。

適 應 症 **[衛核]葡萄球菌、鏈球菌、肺炎雙球菌、腦膜炎球菌及其他具有感受性細菌引起之感染症**

用法用量 成人：每6小時服用400mg，最大劑量為4gm；
小孩：30~50mg/kg，分次服用。

不良反應 (1)常見-噁心、腹絞痛；(2)偶有-腹瀉、嘔吐、口腔炎、厭食、肝毒性、發疹、耳毒性、重複感染。

04105 ERYTHROMYCIN LACTOBIONATE

孕B 乳？ 食－ 泄肝 t½ 1.10h

Rx 500 MG/注射劑(I)；

商　名

Erythrocin® ◎ (AMDIPHARM/美納里尼) $366/I(500MG-PIC/S-500MG)

藥理作用 本藥為可溶性的紅黴素，每天滴注4g或更高，會引起可逆性的失聰。不要超過這種劑量。間歇性的靜脈投與，一次投與量為每日劑量的四分之一，注射時間超過30~60分，每6小時緩慢注射一次(250~500mg溶於100~250ml的NaCl或5%葡萄糖溶液中)。儘快以口服來取代靜脈注射。

適 應 症 **[衛核]葡萄球菌、鏈球菌、肺炎雙球菌、腦膜炎球菌及其他具有感受性細菌引起之感染症。**

用法用量 成人和孩童–每天15~20mg/天，連續(最好)或間歇性的滴注。嚴重的感染，每天可高達4g。

04106 ERYTHROMYCIN STEARATE

孕B 乳？ 食－ 泄肝 t½ 1.12h

Rx 250 MG, 500 MG/錠劑(T)； 100 MG, 250 MG/膠囊劑(C)；

商　名

ES Mycin®(華盛頓) $3.38/T(500MG)
Erocin®(順華/人人)
Eromycin®(西德有機) $2.24/T(250MG-PIC/S),
Erystac®(台裕/健喬信元)
Erystac®(榮民/健喬信元) $2.24/C(250MG-PIC/S)
Erythrocin® ◎ (ABBVIE/亞培)
Erythromycin Stearate®(大豐/中美兄弟)
Erythromycin Stearate®(大豐/西德有機) $2.24/T(250MG-PIC/S)
Esmycin®(華盛頓) $1.43/T(250MG)

藥理作用 本藥為對酸穩定的紅黴素鹽，宣稱為所有衍生物中，空腹口服時，吸收最完全且最確實。但過敏反應比其他形式的紅黴素發生比率略高。

適 應 症 **[衛核]葡萄球菌、鏈球菌、肺炎雙球菌、腦膜炎球菌及其他具有感受性細菌引起之感染症**

用法用量 1.成人－每6小時250mg，可高達每天4g，分數次投與。
2.孩童－每天30~50mg/kg，一天分4次投與，每天可高達100mg/kg。
3.梅毒－每6小時500mg，早期梅毒治療15天；病情長於1年，治療30天。

不良反應 (1)常見-噁心、腹絞痛；(2)偶有-腹瀉、嘔吐、口腔炎、厭食、肝毒性、發疹、耳毒性、重複感染。

04107 LEUCOMYDIN

℞ 250 MG/膠囊劑(C)； 200 MG, 400 MG/注射劑(I)； 100 MG/GM/顆粒劑(Gr)；

商　名
Leucomycin Intravenous®（台裕/東洋）$50/I(400MG-400MG),
Leucomycin®（台裕/晟德）$2.24/C(250MG-PIC/S)
Leucomycin®（晟德）
Likejhn®（正和）$2.24/C(250MG-PIC/S),

藥理作用 1.抗菌範圍：對G(+)菌，chlamydia，mycoplasma， anaerobia均有很低的MIC值，效果佳。
2.作用時間：oral，I.V.均能迅速達到有效的血中濃度。
3.不與肝臟cytochrom P450 enzyme結合，不影響terfenadine, theophylline等藥物之排泄。
4.就是飯前服用也對胃腸道的影響仍然很小。
5.肺部組織中濃度特別高，可優先選用於肺炎之治療。
6.有四種劑型提供完整的處方設計：便於處方，靜脈點滴投與時，可同時改善脫水現象。

適應症 [衛核]革蘭氏陽性、陰性菌、立克次氏體及巨型濾過性病毒感染症

用法用量 (1)口服：每6小時一次，每次250~500mg。(2)針劑：每天二次，每次200mg。緩慢IV注射。(3)軟膏：每天塗敷患部1~2次。

04108 TROLEANDOMYCIN

孕C 乳？ 食－ 泄肝

℞ 250 MG/膠囊劑(C)；

商　名
Andomycin®（政德）

藥理作用 抑制敏感細菌的蛋白質合成。

適應症 [衛核]葡萄球菌、鏈瑣球菌、傷寒菌、髓膜炎菌、淋菌、化膿鏈球菌等感受性細菌引起之感染症
[非衛核](1)治療因diplococcus pneumoniae與streptococcus pyogenes等敏感的菌株所引起的上呼吸道感染。(2)革蘭氏陽性菌、陰氏菌、立克次氏體、螺旋菌及巨型過濾性病毒等引起的感染症。

用法用量 (1)成人－1天4次，1次250~500mg。(2)孩童－每6小時1次，每次125~500mg。

§ 4.2 新一代的巨環類抗生素

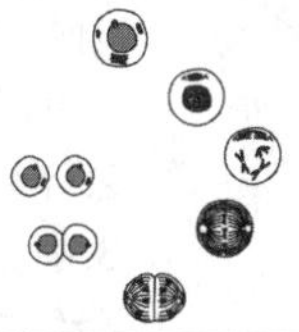

04201 AZITHROMYCIN▲

孕B 乳？ 食－ 泄肝 ½ 2~4D

℞ 250 MG/錠劑(T)； 250 MG/膠囊劑(C)； 40 MG/ML/粉劑(P)；

商　名
Ansumycin® ＊（永信）$17.5/T(250MG-PIC/S)
Aziciin® ＊（中化）$17.5/T(250MG-PIC/S)
Azicine®（STELLA/韋淳）$17.5/C(250MG-PIC/S)
Azithrom® ＊（歐帕/瑩碩）$140/P(40MG/ML-PIC/S-300MG), $216/P(40MG/ML-PIC/S-600MG), $357/P(40MG/ML-PIC/S-900MG),
Rosucin® ＊（瑞士）$17.5/T(250MG-PIC/S),
Zirocin® ＊（南光）$17.5/T(250MG-PIC/S)
Zithromax® ◎（HAUPT/輝瑞）$216/P(40MG/ML-PIC/S-600MG),
Zithromax® ◎（VIATRIS/輝瑞）$17.5/T(250MG-PIC/S)
Zythrocin® ＊（ZYDUS/毅有）$17.5/T(250MG-PIC/S),

藥理作用 1.本藥的作用機轉主要是和細菌的50s核醣體結合，阻止胜肽之移位作用進而抑制細菌

蛋白質的合成。

2.本藥體外活性試驗對下列菌種有效：(a) 革蘭氏陽性嗜氧菌：金黃色葡萄球菌(staphtiococcus aureus)，釀膿鏈球菌(streptococcus pyogenes, gioup A beta-haemolytic streptococci)，肺炎鏈球菌 (streptococcus pneumoniae)，草綠色鏈球菌(streptococcus viridans， alpha-haemolytic streptococci)及其他鏈球菌以及白喉桿菌(corynebacterum diphthe)。本藥被證實與 erythromycin抗性菌種，包括糞鏈球菌(streptococcus taecalis, enterococcus)及methicillin-resistant staphylococci有cross resistance之效應。(b)革蘭氏陰性嗜氧菌：流行性感冒嗜血桿菌(haemophilus influenzae)，副流行性感冒嗜血桿菌(haemophiles parainfluenzae)，墨克拉氏菌(moraxella catarthalis)，靜止菌(acinetobacter species)，耶耳辛氏菌(yersinia species)，嗜肺軍團菌(legionella pneumophila)，百日咳博德氏菌(bordetella pertussisa)，副百日咳博德氏菌(bordetella parapertussis)，志賀氏菌(shigella species)，巴氏桿菌(pasteurella species)，霍亂弧菌(vibrio holera)，副溶血性霍亂弧菌(vibrio parahaemolyticus), pleisiomanas shigelloides。對下列菌種之感受性變異大，應先進行感受性試驗：大腸桿菌(eschenchia coli)，沙門氏腸炎桿菌(salmonella enteritidis)，沙門氏傷寒桿菌(saimonella typhi)，腸桿菌(enterobacter species)，嗜水性需氧單胞菌(aeiomonas hydrophila)，克雷白氏菌(klebsiella species)。對下列菌種通常不具感受性：變形桿菌(proteus species)，沙雷氏菌(senatia species)，摩干氏菌(morganella species)，綠膿桿菌(pseudomonas aetuginosa)。(c) 厭氧菌：鬆脆桿菌(bacteroides tragilis)，類桿菌屬(bacteroides species)，氣壞疽桿菌(clostridiumper tringens)，鏈球菌(peptococcus species)，肺鏈球菌(peptostreptococcus species)，梭形菌(fusobacteruum necrophorum)，粉刺丙酸桿菌(propionibacterium acnes)。(d) 引起性傳染病之微生物：砂眼披衣菌(chlamydiatrachomatis)，梅毒螺旋體(treponema pallidum)，淋病雙球菌(neisseria gonorrhoeae)，杜克嗜血桿菌(haemophilus ducreyi)，使用本藥之效果均極佳。(e) 其他微生物引起之感染：包柔氏旋體(borrelea burgdorferi(lyme disease agent))，肺炎披衣菌(chlamydia pneumoniae)，野鼠弓蟲(toxoplasma gondil)，肺炎黴漿體(mycoplasma pneumoniae)，人類黴漿體(mycoplasma hominis)，解尿素尿漿體(ureaplasma utealyticum)，pneumocystis carinii，分枝桿菌(mycobacterium avium)，弧形菌(campylobactr species)，及單核球增多性李斯特氏菌 (listeria monocytogenes)。

適應症 **[衛核]革蘭氏陽性、陰性及厭氧菌引起之下呼吸道感染（支氣管炎及肺炎）、皮膚及軟組織感染、中耳炎、上呼吸道感染和性傳染病。**

用法用量 本藥一天使用一次，依不同的感染症其投藥期如下：和食物一同服用至少會降低50%之生體可用率，因此如同一般抗生素，建議進食前1小時或進食後2小時服用。

1.成人(包括老年患者)：治療由砂眼披衣菌 (chlamydia trachomatis) 或感受型淋病雙球菌引起之性傳染病，劑量為1g，單一劑量。其他的感染症，其總劑量為15g，可3天給藥，即每天500mg投藥二天；或5天給藥，即第一天投與500mg，第2~5天投與250mg。

2.肝功能不良患者之使用：和肝功能正常者相同。

3.小孩：小孩之總劑量為30mg/kg，可每天10mg/kg 投藥3天或第一天投與10mg/kg，第2~5天投與5mg/kg。本藥懸液劑使用時其用量應儘量準確並依下列指示服用：

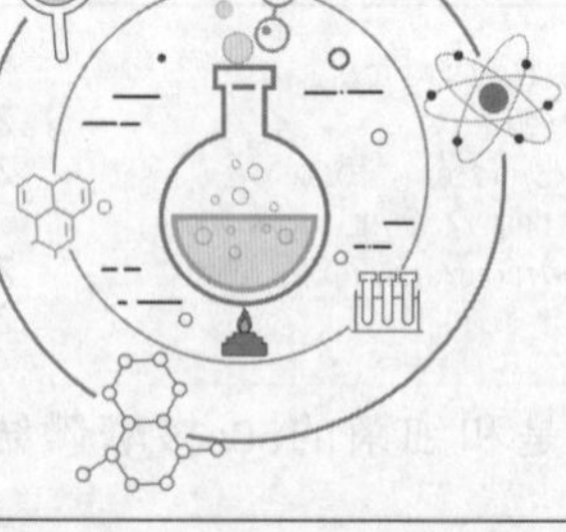

體重 (公斤)	3天投藥法	5天投藥法
<15	10mg/kg	第1天10mg/kg，1天1次
	第1~3天，1天1次	第2~5天5mg/kg，1天1次
15~20	200mg/kg(5ml)	第1天200mg/kg(5ml)，1天1次
	第1~3天，1天1次	第2~5天100mg/kg(2.5ml)，1天1次
26~35	300mg/kg(7.5ml)	第1天300mg/kg(7.5ml)，1天1次
	第1~3天，1天1次	第2~5天150mg/kg(3.75ml)，1天1次
36~45	400mg/kg(10ml)	第1天400mg/kg(10ml)，1天1次
	第1~3天，1天1次	第2~5天200mg/kg(5ml)，1天1次
>45	依成人劑量服用	

不良反應 1.本藥耐受性佳，副作用低，且大多數的副作用屬輕到中度，約0.3%的患者因副作用停藥、副作用主要是胃腸方面不適，如腹瀉、軟便、腹部不適(痛/痙攣)、噁心、嘔吐、氣脹等偶被發現(均低於3%)、可逆性的肝臟的氨基轉移酵素(transaminase)增高偶爾發生，其頻率和其他相似之巨環抗生素和盤尼西林類似。

2.嚴重的-肝毒性。

醫療須知 1.如同紅黴素及其他的巨環類抗生素一樣，本藥很少有嚴重的過敏反應如血管水腫、過敏被報告。有些因本藥導致復發的症狀，須作長期觀察與治療。

2.輕度腎功能不良(creatinine clearance>40ml/min)患者的使用劑量，不需作調整，但嚴重腎功能不良患者使用本藥的劑量目前仍不清楚，這類患者使用本藥時應小心。

3.對於輕度到中度肝功能不良患者，本藥之血清藥動學特性與肝功能正常者無異。此類患者經由尿液排除之本藥增加，可能是肝廓清率降低之調節性補償作用。因此輕度到中度肝功能不良的患者使用本藥不需要調整劑量。但由於肝臟是本藥的主要排泄途徑，因此對於有嚴重肝疾患者使用本藥時仍應小心。

4.患者接受麥角衍生物治療時，若併用某些巨環類抗生素曾發生麥角中毒。雖然目前並無任何資料顯示麥角和本藥間有交互作用，但在理論上有發生麥角中毒之可能性，因此本藥不可和麥角衍生物併用。

5.如同其他的廣效抗生素，使用本藥會有非感受微生物(包括黴菌)之重覆感染(superinfection)的現象發生。

6.使用於人類之孕婦及授乳婦安全方面之資料尚未建立，因此除非別無選擇，本藥不推薦使用於孕婦及授乳婦。

7.服藥前或後2小時，不可併用含鋁或鎂的制酸劑。

8.閉鎖性細支氣管炎(bronchiolitis obliterans syndrome)對於接受異體幹細胞移植(donor stem cell transplant)的血液或淋巴相關癌症病人，不應長期給予抗生素azithromycin以預防此種發炎性肺病，因會增加這類病人之癌症復發率(包括死亡)。

04202 CLARITHROMYCIN▲

孕C 乳? 食± 泄 肝/腎 半 3~5h

Rx 250 MG, 500 MG/錠劑(T); 25 MG/ML/顆粒劑(Gr); SR 500 MG/持續性製劑(SR);

商 名

Carimycin®(永信) $3.24/T(250MG-PIC/S),
Claricin®(培力) $3.24/T(250MG-PIC/S)
Clarocid XL® ＊(健喬信元/瑞安) $18.7/SR(500MG-PIC/S)
Clarthrocin® ＊(瑞士) $13.2/T(500MG-PIC/S), $3.24/T(250MG-PIC/S)
Colirocin®(中化) $3.24/T(250MG-PIC/S)
K-Mycin® ＊(生達) $13.2/T(500MG-PIC/S),
Klaricid Paediatric Sus.® ◎(裕利/亞培) $185/Gr(25MG/ML-PIC/S-1.75GM)
Klaricid XL® ◎(裕利/亞培) $18.7/SR(500MG-PIC/S)
Klaricid® ◎(裕利/亞培) $13.2/T(500MG-PIC/S)
Klarith XL® ＊(寶齡富錦) $18.7/SR(500MG-PIC/S)
Klarith® ＊(寶齡富錦) $3.24/T(250MG-PIC/S), $13.2/T(500MG-PIC/S)

Klarcin® (培力/萬宇康) $3.24/T(250MG)

Ulicin® * (華興) $13.2/T(500MG-PIC/S), $3.24/T(250MG-PIC/S)

藥理作用 1.本藥是新一代的巨環類抗生素，作用機轉和紅黴素相似，都是抑制細菌蛋白質的生合成。Clarithromycin為巨環類抗生素，廣泛用於各類好氧性、厭氧性、革蘭氏陽性與陰性菌引起之感染症；domperidone為周邊多巴胺受體拮抗劑，用於治療噁心、消化不良及胃輕癱。

2.本藥在體內代謝後會形成一新的活性代謝物14-OH clarithromycin可與原型藥物產生藥理上的加成作用，增加抗菌活性。

適應症 [衛核]治療下列有感受性的微生物所引起之感染症:1.上呼吸道感染(如：鏈球菌咽炎streptococcal pharyngitis)。2.下呼吸道感染(如：細枝氣管炎、肺)。3.急性中耳炎。4.皮膚及皮膚結構感染(如：膿庖病、毛囊炎、蜂窩組織炎、膿瘍)。

[非衛核](1)由革蘭氏陽性菌、陰性菌，包含hemophilus influenzae引起的上、下呼吸道感染、皮膚級軟部組織的感染。(2)由非典型病原體，如mycoplasma pneumoniae，chlamydia pneumoniae引起的呼吸到感染。(3)AIDS(後天免疫不全)末期患者之mycoplasma avium complex感染。(4)有效治療因幽門螺旋桿菌感染所導致的胃潰瘍、十二指腸潰瘍。

用法用量 1.內服每次250~500mg，早晚各服用一次，輕至中度下呼吸道感染為250mg一天2次，7~10天。

2.防治幽門桿菌引起的消化性潰瘍：500mg，口服：一天2次，得併服omeprazole 40mg，一天一次，連續服用14天。

3.XL錠：一天一次，每次 1 錠，嚴重感染可增至每天2錠，連續7~14天

不良反應 主要為腸胃不適，包括噁心、腹痛、腹瀉；嗜伊紅血球增多、頭痛、起疹。

醫療須知 1.本藥在懷孕婦女及哺乳中嬰兒的安全性尚未建立起來。

2.重度腎功能失調的患者可考慮劑量減半。

3.本藥會提高抗凝血劑，digoxin或theophyllibe血中濃度，宜小心。

4.不應同時處方clarithromycin及domperidone，如確有用藥需求，應考慮其他替代藥品。

5.不應處方含clarithromycin成分藥品於有QT延長或心室心律不整病史，包括torsades de pointes(多型性心室心律不整)病史者。

6.處方含clarithromycin成分藥品時，應確認病人是否正在使用其他經由CYP3A代謝之藥品，因clarithromycin為強力CYP3A4抑制劑，可能會導致經由CYP3A代謝藥品的血中濃度升高而增加發生不良反應的風險。

7.應告知病人心律異常相關症狀與徵兆，並提醒病人服藥期間若出現任何心臟不適症狀(如心悸、胸痛、暈厥等)，應儘速回診就醫。

8.本藥IV 500mg應該以2mg/mL的濃度，由較大的靜脈輸注超過60分鐘，不可以快速靜脈注射，不可以肌肉注射。

§ 4.3 Macrolides 類的複方產品

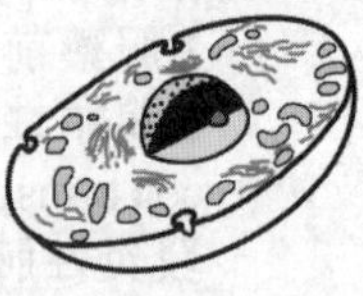

04301	Batholin 廣克能顆粒® (政德)
Rx	每 gm 含有：SULFAMETHOXAZOLE 200.0 MG；TRIMETHOPRIM 40.0 MG

藥理作用 sulfamethoxazole藉競爭拮抗PABA，而抑制dihydrofolic acid的合成。Trimethoprim抑制dihydrofolate還原酶，結果阻斷tetrahydrofolic acid的產生。因此在很多細菌中必須蛋白質與核酸合成的二個連貫步驟受到阻斷 。

適應症 [衛核] 革蘭氏陽性菌、陰性菌所引起之呼吸道、泌尿道、胃腸道感染症

[非衛核] (1)敏感生物體(如Escherichia Coi，Klebsiella-enterobacter，Proteus Mirabillis，Pr.Vulgaris，Pr.Morgani)所引起的復發或慢性尿道感染。(2)2歲以上孩童，因Hemophilus influenzae或streptococcus pneumoniae等敏感菌株，所引起的急性中耳炎。(3)成年人因H.influenzae或S.pneumoniae等敏感菌株，所引起的慢性氣管炎之急性惡化。(4)由志賀桿菌屬(shigella)的敏感菌株，所引起的肺炎。(5)孩童Pneumocystis carini型肺炎用癌症的化學療法來進行免疫抑制作用。(6)霍亂及沙門桿菌型感染的研究使用。

用法用量 1.尿道感染、氣管炎、志賀桿菌性痢疾；中耳炎-成人：每12小時投與160mg/800mg，連續10～14天。孩童：每天8mg/kg40mg/kg，分二次投與，每12小時1次，共10天。
2.嚴重感染-8～10mg/kg/日(trimethoprim含量)，分成2～4次投與，靜脈滴注要60～90分以上。
3.肺炎(成人)每天20mg/kg100mg/kg，或分成數次每6小時1次，靜脈滴注，共14天。(孩童)160mg/800mg，每6小時1次，共14天。

不良反應 舌炎、口炎、胃腸道-嘔吐、腹痛、腹瀉、肝炎、胰臟炎；中樞神經系-頭痛、耳鳴、眩暈、疲勞、肌肉無力、運動失調、痙攣、末梢神經炎、抑鬱、幻覺；過敏-搔癢、蕁麻疹、眼窩水腫、全身性皮膚出疹、對光敏感、關節神經痛、心肌炎、無防禦性過敏反應、血清病、多形性紅斑、Stevens-Johnson症候群、表皮的壞死；其他方面-寒顫、發熱、少尿症、無尿、類似狼瘡症狀、甲狀腺腫、多尿、低血糖、結節性動脈外層炎。

04302 Pediazole 達磺素口服懸液用顆粒劑® (ABBVIE/亞培)

℞ 每 5 ml 含有：ERYTHROMYCIN (ETHYLSUCCINATE) 200.0 MG；SULFISOXAZOLE (ACETYL) 600.0 MG

適應症 [衛核] 兒童因hemophilus influenzae敏感菌種所引起的急性中耳炎

用法用量 成人:每6小時服用400mg，最大劑量為4gm；小孩:30~50mg/kg，分次服用。

04303 Weicort-N "衛達"衛康恩乳膏® (衛達) $27.1/Cre (10.0 GM-PIC/S)

℞ 每 gm 含有：NEOMYCIN (SULFATE) 3.5 MG；TRIAMCINOLONE ACETONIDE 1.0 MG

適應症 [衛核] 革蘭氏陽性菌、陰性菌所引起的皮膚疾患

用法用量 一天3~4次，適量塗抹於患處。

04304 Y.T.li 台裕勇士軟膏® (健康化學/台裕) $26.6/Oin (10.0 GM-PIC/S)

℞ 每 gm 含有：CHLORTETRACYCLINE HCL 30.0 MG；TRIAMCINOLONE ACETONIDE 1.0 MG

適應症 [衛核] 革蘭氏陽性菌及陰性菌所引起之局部感染諸症、創傷、火傷、表皮化膿性感染、膿皮症、皮膚炎、濕疹、小兒濕疹、脂漏性濕疹

用法用量 一天3~4次，適量塗抹於患處。

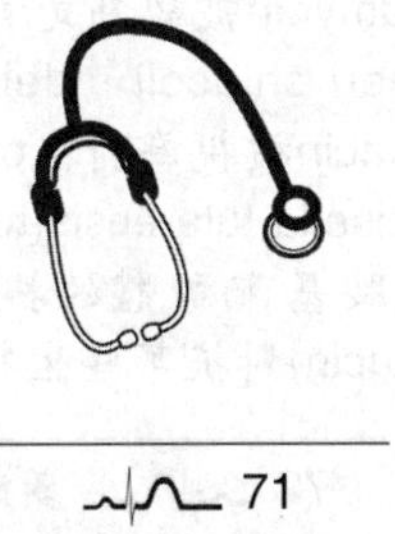

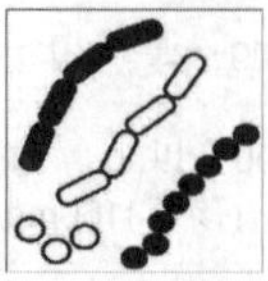

第五章
胺基配醣體
Aminoglycosides

胺基配醣體是廣效的殺菌抗生素，主要用於治療病原菌：pseudomonas proteus，klebsiella，enterobacter，serratia及sscherichia屬所引起之嚴重的全身性革蘭氏陰菌感染。

胺基配醣體治療因其他生物體，包括革蘭氏陰性菌及革蘭氏陽性菌等所引起的感染，通常在其他毒性較低的藥劑失敗之後才使用。胺基配醣體用途受限制的主要因素為它具有誘出嚴重副作用的可能，最著名的耳毒性(聽覺和前庭的)和腎毒性。

表5-1 Aminoglycosides 的抗菌譜和投與

藥物	投與途徑	主要抗菌譜
Amikacin	肌注，靜注	1, 2, 3, 7, 10, 11, 12, 15
Gentamicin	肌注，靜注 (intrathecal), 眼，局部	1, 2, 3, 7, 10, 11, 12, 13, 14, 15
Kanamycin	肌注，靜注 (intraperitoneal) 噴霧(aerosol)，口服	1, 3, 6, 7, 8, 9, 10, 13, 14, 15
Neomycin	肌注，眼，局部，口服	3, 7, 10, 12
Paromomycin	口服	腸內阿米巴
Streptomycin	肌注	3, 4, 5, 6, 7, 8, 9, 10, 16, 17

菌種：

1.Acinetobacter species
2.Citrobacter freundii
3.Escherichia coli
4.Francisella tularensis
5.Hemophilus ducreyi
6.H. influenzae
7.Klebsiella-Enterobacter-serratia Species
8.Mycobacterium taberculosis
9.Neisseria gonorrhoeal
10.Protens species
11.Providencia species
12.Pseudomonas aeruginosa
13.Salmonella species
14.Shigella species
15.Staphylococcus species
16.Streptococcus(group D)
17.Yersinia pestis

雖然相同的化學和藥理性質，胺基配醣體不能擁有相同的投與模式或臨床適應症。表5-1列有各種不同投與途徑的各個胺基配醣體，與它們主要作用的抗菌譜。胺基配醣體當有效對抗一些革蘭氏陽性生物體時，由於其他很有效而且毒性低的抗生素之利用，使它的臨床使用較少。基於上述理由，它們主要用治療一些由革蘭氏陽性的好氧菌所引起之嚴重全身性感染(參看表5-1)。目前gentamycin和tobramycin被認為是對抗下列敏感生物體的最佳選擇藥：acinetobacter，enterobacter，aerogenes，escheri chiacoli，klebsiella pneumoniae，proteus species，pseudomonas aeruginosa及serratia等。Amikacin被視為對抗providencia的第一線藥物。而streptomycin為治療下列所引起之感染的選擇藥劑：francisella tularensis(tularemia)，pseudomonas mallei(melioidosis)及yersinia pestis(plague)。

胺基配醣體的抗藥性，因它們的使用增加而變得更盛行。可是較新的衍生物(tobramycin，amikacin)對抗某些生物體仍然有效，而這些生物體對較老的藥劑如kanamycin及gentamycin已經具有抗藥性。例如：amikacin不會被大部份胺基配醣體一不活化酶的破壞分解，而此藥對具有抗藥性生物體有用。

專欄 5-1 預防 Aminoglycoside 治療引起的腎毒性

由於 Aminoglycoside 是以不變的形式經由尿液排出，因此，腎臟的組織暴露在這些藥物的高濃度下，可能造成腎功能受損或腎毒性。不過，若能及早偵測，並立即減低劑量，這些損害還是可以恢復的。

為了預防這些不良效應，應該密切地注意病人的腎臟功能，其原則如下：

- 在開始治療時，應該先測定病人的體重和基本的腎功能。接著每天要量病人的體重以估計體液滯留，而儘早注意到病人腎功能的變化。
- 在治療期間，應該定期的監測血液中尿素的含氮量 (BUN) 以及血清中肌酸的濃度。
- 應該鼓勵病人飲用大量的液體。
- 應該定期監測尿液排出的 cc 數，而不要只稱謂 "適量" 而已。

遇有下列的情形就得馬上自醫師提出報告。

- 尿液中有細胞或組織碎片。
- 少尿症。
- 蛋白尿。
- 肌酸廓清率減少(或血清中肌酸上昇)。
- BUN 上昇。

目前所使用的 Aminoglycosides，以 Streptomycin 的腎毒性最小。但是，Stre-Ptomycin 對革蘭氏陰性菌的感染（如綠膿桿菌 " Pseudomonas "）無效。然而，Tobramycin，Amikacin，和 Gentamicin 這些細菌非常有效。根據研究顯示，這三種藥物中，Tobramycin 為腎毒性最小者(參見下圖)。

新型的 Aminoglycosides 都比這 3 種藥物的腎毒性為低，它們不久即將上市。

投與大部份具有腎毒性的藥物時，對有腎臟病病歷或非 Aminoglycosides 誘發之腎疾病患都要非常謹慎。

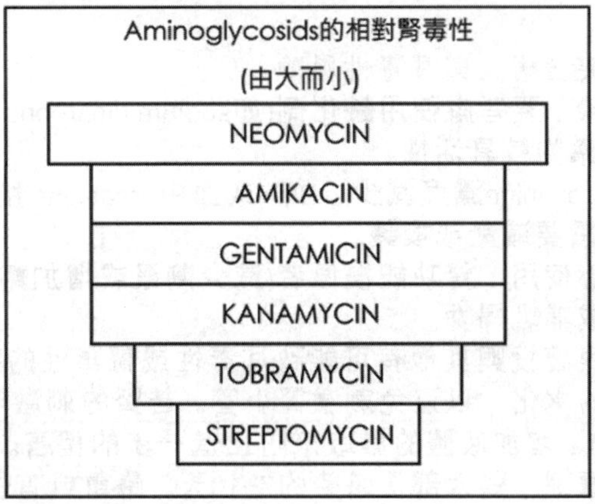

§ 5.1 胺基配醣體

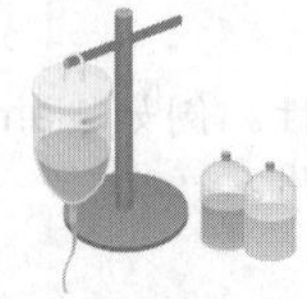

05101 AMINOGLYCOSIDES 類藥物總論

類　別

AMIKACIN
GENTAMICIN (DIBEKACIN SULFATE)
GENTAMICIN (GENTAMYCIN)
KANAMYCIN SULFATE
NEOMYCIN SULFATE(FRADIOMYCIN)
NETILMICIN SULFATE
SISOMICIN SULFATE
STREPTOMYCIN
TOBRAMYCIN SULFATE

藥理作用 抑制細菌胞內蛋白質的合成，結合到30S ribosomal subunit上，造成基因密碼的誤讀，因此，不適當肽類在蛋白質鏈中形成。

適 應 症 1.治療敏感生物體所引起的胃腸，呼吸或泌尿道，中樞神經系，皮膚，骨頭和軟組織等之嚴重全身性感染。(僅供腸胃外使用)。
2.鎮壓腸內細菌(口服kanamycin或neomycin)。
3.治療急性或慢性腸內阿米巴(口服parmomoycin參看15章)。
4.肝昏迷的輔助治療，以降低胃腸道內產生氨的細菌濃度。(口服kanamycin, neomycin或paromomycin)。
5.治療敏感生物體所引起的眼睛，皮膚粘膜細胞等之表皮感染。(gentamycin或neomycin)。
6.治療E.coli所引起的嚴重腹瀉(口服neomycin)。

用法用量 詳見個別論述。

不良反應 1.口服–噁心、腹瀉。
2.腸胃外的–頭痛，耳鳴、眩暈(尤其在高劑量下)。
3.局部外用–過敏反應(尤其是neomycin)。
4.此外，還有1.口服的：『吸收不良的徵候』(如降低維他命、礦物質、電解質、脂肪等的吸收)，脂漏、食慾不振、口炎、流涎、2.注射的：中樞神經系：中毒性(頭暈、運動失調、傷害聽覺、不可逆的耳聾)、混亂、抑鬱、視覺障礙、視神經炎、麻木和感覺異常、肌肉抽搐、震顫、痙攣、腎臟–蛋白質、少尿、氮血症、尿中出現紅和白的細胞圓柱、過敏反應–發疹、搔癢、蕁麻疹、禿頭、發熱、剝落性皮膚炎，無防禦性過敏反應、血液學的–顆粒性白血球減少、白血球減少、血小板減少症、嗜伊紅血增多、貧血、肝臟–增加血中轉氨(transaminase)和膽紅素，肝肥大、肝壞死、其他方面–喉的水腫、心肌炎、脾肥大、關節神經痛、低血壓、肺纖維化、重複感染、肌肉虛弱、呼吸抑制、肌肉注射的疼痛和刺激、3.局部外用：燒灼感、搔癢、蕁麻疹、紅斑、對光敏感、大丘疹皮膚炎。
5.具粒腺體基因突變病人與耳毒性風險。

醫療須知 1.治療泌尿道感染，要考慮使用鹼化劑(如sodium bicarbonate)，來提昇尿道的PH值。因為在鹼介質中，藥物較具活性。
2.尿輸出和尿中creatinine濃度減少，BUN或血中creatinine濃度增加時，可能是腎毒性的象徵，此時表示需要減量或換藥。
3.下列患者要小心使用：腎功能損傷者(減少劑量或增加劑量間隔或二者皆使用)，幼兒、老年人、孕婦或哺乳婦女。
4.避免同時或緊跟著投與其他有可能致耳毒性或腎毒性的藥物(參看交互作用)。
5.保持患者良好的水化，以避免刺激腎小管。若腎的刺激明顯(尿中出現紅或白血球、白蛋白或圓柱體)，增加液體的攝取來防止進一步的傷害。
6.留意正常的治療期，對大部份感染約7~10天。嚴重或有併發症的感染，需要較長的胺基配醣體治療。像這種情形時，要常常監視腎，聽覺的前庭的功能，因為毒性隨治療期的延長而增加。

7.使用含neomycin的局部外用產品時，要當心患者用來治療廣大的灼傷或潰瘍的皮膚部位，因為這種情形可能會引起相當量的全身性吸收。
8.建議於用藥期間持續監測病人腎臟、肝臟及聽力功能。
9.耳鳴、聽力下降或聽力發生任何變化等，請立即告知醫療人員或尋求醫療協助。

05102 AMIKACIN

孕D 乳 - 泄 腎 ½ 2~3h

Rx 100 MG/ML, 125 MG/ML, 250 MG/ML/注射劑(I);

商　名

Acemycin®（永信）$37.4/I(250MG/ML-PIC/S-2ML), $199/I(250MG/ML-PIC/S-10ML),
Amikacin®（中化）$199/I(250MG/ML-PIC/S-10ML), $28.6/I(125MG/ML-PIC/S-2ML)
Amikacin®（南光）$14/I(125MG/ML-1ML), $28.6/I(125MG/ML-PIC/S-2ML), $199/I(250MG/ML-PIC/S-10ML), $37.4/I(250MG/ML-PIC/S-2ML),
Amikacin®（台裕）$37.4/I(250MG/ML-PIC/S-2ML), $199/I(250MG/ML-PIC/S-10ML)
Amikacin®（壽元）$28.5/I(125MG/ML-2ML), $86/I(125MG/ML-10ML), $34.2/I(250MG/ML-2ML)
Aminfec®（生達）$28.6/I(125MG/ML-PIC/S-2ML),
Eukacin®（瑞士/優良）
Orikacin®（壽元/東洲）
Savox®（信東）$28.6/I(125MG/ML-PIC/S-2ML), $86/I(125MG/ML-PIC/S-10ML)
Sikacin®（東洲/西德有機）

藥理作用 本藥為半合成的胺基配醣體，為kanamycin的衍生物，具有相同的抗菌體。本藥不會被大部份的胺基配醣體不活化酶所分解，對其他的衍生物有抗藥性的病原菌，使用本藥有效。Amikacin抗藥性極危險，因為它的用量增加。治療期要7~10天，長期治療必需每天監視腎臟和聽覺的功能。用於對其他毒性較小之藥物不敏感的病原菌所引起的無併發性尿道感染(劑量：250mg肌注，1天2次)。治療期間必須檢驗尿中是否有蛋白質、紅血球或結晶碎片的存在。靜注溶液的製備是將500mg含量的小瓶到200ml適當的稀釋劑(參看包裝內指示)，靜注時間要超過30~60分(未滿月的嬰兒要1~2小時)。與其他藥物不要先混合。在室溫穩定期長。

適應症 [衛核]葡萄球菌、鏈球菌、肺炎雙球菌、腦膜炎球菌及其他具有感受性細菌引起之感染症。

用法用量 1.肌注，靜注。2.成人和大一點的孩童−每天15mg/kg，分2~3次投(每天最大量1.5g)。3.新生兒−開始時10mg/kg，接著每12小時7.5mg/kg。

不良反應 (1)耳毒性反應、高頻率聽力喪失、失聰、耳鳴(2)可逆性腎毒性反應、腎小管壞死、氮質血症、小便量少、頻尿、血尿(3)肝毒性、噁心、嘔吐(4)嗜睡、步伐不穩、感覺異常。

醫療須知 (1)凡有任何聽力改變、耳朵嗡嗡聲、頭暈、運動失調眼球震顫等症狀，應報告醫師立即處置。
(2)當治療超過10天，一定要每天做腎功能和聽力或前庭功能的測試。

05103 FRANDIOMYCIN

Rx GP 18 MG/紗布敷料劑(GP)/GP;

商　名

Framycin Gauze Dressing®（生達）

藥理作用 本藥供局部使用，適於治療細菌感染諸皮膚疾病，膣炎，膣糜爛。

適應症 [衛核]燙傷、燒傷、表面灼傷感染、割傷、擦傷、咬傷、靜脈曲張潰瘍、褥瘡、潰瘍傷、整形外科、皮膚移植後之敷療、結腸造口術之治療、濕疹皮炎、帶狀疱瘡

用法用量 適量投與患部。

05104 GENTAMICIN (GENTAMYCIN)

孕C 乳 - 泄 腎 ½ 2~4h

Rx 20 MG, 40 MG, 80 MG, 40 MG/ML, 140 MG/ML/注射劑(I); 1 MG, 1 MG/GM, 3 MG/GM/軟膏劑(Oin); 3 MG, 3 MG/ML/液劑(Sol); 1 MG/GM/乳膏劑(Cre);

商　名

Gamicin®（人人）$11.9/Oin(1MG/GM-PIC/S-5GM), $34.8/Oin(1MG/GM-PIC/S-15GM), $11.9/Cre(1MG/GM-PIC/S-5GM), $34.8/Cre(1MG/GM-PIC/S-15GM)
Gara®（濟生）$15.5/I(40MG/ML-PIC/S-3ML), $16.5/I(40MG/ML-
Gentamicin®（政德）$75/I(140MG/ML-PIC/S-10ML), $16.5/I(140MG/ML-PIC/S-1ML), $16.5/I(140MG/ML-PIC/S-2ML)
Gentamicin®（政德/嘉信）
Gentamicin®（杏輝）$13.2/Sol(3MG/ML-PIC/S-5ML),

PIC/S-10ML), $1.35/I(40MG/ML-PIC/S-1ML)
Gemin®(應元) $13.2/Sol(3MG/ML-PIC/S-5ML), $37.1/Sol(3MG/ML-PIC/S-10ML)
Genamycin Oph.®(國際新藥)
Gendermin Oph.®(景德/健喬信元) $13.2/Sol(3MG/ML-PIC/S-5ML), $37.1/Sol(3MG/ML-PIC/S-10ML), $17.7/Oin(3MG/GM-PIC/S-3GM), $17.7/Oin(3MG/GM-PIC/S-3.5GM), $21.1/Oin(3MG/GM-PIC/S-5GM),
Genrite®(人人/康衛) $11.9/Cre(1MG/GM-PIC/S-5GM)
Genta®(井田) $16.3/Cre(1MG/GM-PIC/S-10GM), $11.9/Cre(1MG/GM-PIC/S-5GM), $34.8/Cre(1MG/GM-PIC/S-15GM),
Genta®(政德/意欣) $15/I(40MG/ML-PIC/S-2ML)
Genta-C®(政德) $15/I(40MG/ML-PIC/S-2ML), $16.5/I(40MG/ML-PIC/S-10ML)
Gentacin®(中化) $1.35/I(40MG/ML-PIC/S-1ML), $16.5/I(40MG/ML-PIC/S-10ML), $15/I(40MG/ML-PIC/S-2ML),
Gentacin®(信東) $1.19/I(40MG/ML-1ML), $15/I(40MG/ML-PIC/S-2ML), $16.5/I(40MG/ML-PIC/S-10ML),
Gentamicin Oph.®(國際新藥)
Gentamicin Oph.®(綠洲) $17.7/Oin(3MG/GM-PIC/S-3GM), $17.7/Oin(3MG/GM-PIC/S-3.5GM), $21.1/Oin(3MG/GM-PIC/S-5GM)
Gentamicin®(五福/綠洲) $13.2/Sol(3MG/ML-PIC/S-5ML)
Gentamicin®(南光) $37.2/I(40MG/ML-PIC/S-20ML), $15/I(40MG/ML-PIC/S-2ML), $16.5/I(40MG/ML-PIC/S-10ML)
Gentamicin®(台裕) $1.19/I(40MG/ML-1ML), $15/I(40MG/ML-PIC/S-2ML), $37.2/I(40MG/ML-PIC/S-20ML), $16.5/I(40MG/ML-PIC/S-10ML)
Gentamicin®(安星) $1.19/I(40MG/ML-1ML), $15/I(40MG/ML-PIC/S-2ML), $35.2/I(40MG/ML-20ML), $16.5/I(40MG/ML-PIC/S-10ML)
Gentamicin®(應元)
Gentamicin®(派頓/人人) $12.6/Sol(3MG/ML-3ML), $13.2/Sol(3MG/ML-PIC/S-5ML)
Gentamicin®(生達/盈盈)
Gentamycin Oph.®(五福) $13.2/Sol(3MG/ML-PIC/S-5ML)
Gentamycin Oph.®(麥迪森/中美兄弟)
Gentamycin Ophth.®(人人) $17.7/Oin(3MG/GM-PIC/S-3.5GM), $21.1/Oin(3MG/GM-PIC/S-5GM)
Gentamycin®(壽元) $16.3/Cre(1MG/GM-PIC/S-10GM), $34.8/Cre(1MG/GM-PIC/S-15GM), $11.9/Cre(1MG/GM-PIC/S-5GM), $57/I(140MG/ML-10ML), $15/I(140MG/ML-2ML)
Gentamycin®(壽元/東洲)
Gentamycin®(大豐) $16.5/I(140MG/ML-PIC/S-2ML), $75/I(140MG/ML-PIC/S-10ML), $16.5/I(40MG/ML-PIC/S-10ML),
Gentamycin®(大豐/汎生)
Gentamycin®(杏輝) $34.8/Cre(1MG/GM-PIC/S-15GM), $11.9/Cre(1MG/GM-PIC/S-5GM)
Gentamycin®(生達) $1.35/I(40MG/ML-PIC/S-1ML), $15/I(40MG/ML-PIC/S-2ML)
Gentax®(麥迪森) $4/Sol(3MG/ML-PIC/S-500MCL)
Gentermay®(中生) $34.8/Cre(1MG/GM-PIC/S-15MG), $11.9/Cre(1MG/GM-PIC/S-5MG), $11.9/Oin(1MG/GM-PIC/S-5GM), $34.8/Oin(1MG/GM-PIC/S-15GM),
Gentocin Oph.®(景德/西德有機)
Larkmycin Oph.®(利達)
Longcheng Gin-Clear®(明德/龍昌)
Qutacin®(明德/昱任)
Sulem®(明德) $16.3/Oin(1MG/GM-PIC/S-10GM), $11.9/Oin(1MG/GM-PIC/S-5GM), $34.8/Oin(1MG/GM-PIC/S-15GM)
Uforcin®(壽元) $11.9/Oin(1MG/GM-PIC/S-5GM), $16.3/Oin(1MG/GM-PIC/S-10GM), $34.8/Oin(1MG/GM-PIC/S-15GM)
V-Genta®(信東/榮民) $15/I(40MG/ML-PIC/S-2ML)

藥理作用 1.本藥由actinomyces organism而得的廣效性胺基配醣體，它為殺革蘭氏陰性菌的首選藥，綠膿桿菌的感染投與carbenicillinmeglocillin及piperacillin的試驗之前，可和penicillin或cephalosporin併用來治療不明的嚴重感染。
2.通常肌注投與，但對敗血症，休克，充血性心臟衰竭，嚴重灼傷，或血液病的患者，可靜注投與。
3.注射之前，不要和其他藥物混合。脊椎內投與給pseudomonas屬所引起的嚴重C.N.S感染(如miningitis, ventriculitis)時可做為全身性投與的輔助療法。
4.局部外用於治療皮膚的表皮感染，和粘膜細胞膜的感染。外用後會發生對光敏感的反應。塗敷於皮膚區域大的創傷，會引起全身性的毒性。小心用於燒傷或大的傷口。

適 應 症 [衛核]皮膚潰瘍、灼傷膿皰性發炎、細菌性皮膚感染之治療。

用法用量 1.眼科：1~2滴或少量的軟膏，1天2~4次施用。
2.局部外用：一天3~4次，有節制的塗敷患部。

不良反應 1.常見-肌胺酸酐廓清率下降；2.偶見-聽神經炎、神經肌肉阻斷、骨骼肌無力、呼吸麻痺、噁心、嘔吐、肝脾腫大、貧血、過敏、關節痛、蛋白尿、光敏感；3.嚴重者-耳毒性、腎毒性。

醫療須知 1.本藥使用3~5天後，若病情未見改善，須重新進行細菌培養和敏感試驗，以確認治療方法。
2.眼藥水冷藏溫度(℃)2~30。

05105 KANAMYCIN SULFATE

孕 D 乳 - 食 + 泄 腎 t½ 2~4h

Rx

250 MG/膠囊劑(C); 250 MG, 999 MG, 1000 MG, 250 MG/ML/注射劑(I);

商 名

Comycin®(政德/人人)
Kanamycin®(信東)
Kanamycin®(信東/榮民)
Kanamycin®(台裕) $1.33/I(250MG/ML-PIC/S-1ML), $19/I(250MG/ML-PIC/S-10ML),
Kanamycin®(應元)
Kanamycin®(政德)
Kanamycin®(政德/嘉信)
Kanamycin®(濟生)
Kanasidine®(大豐/汎生)

Kanamycin® (安星) Kingmycin® (派頓/人人)

藥理作用 1.本藥源於一種黴菌屬的胺基配醣體，作用和neomycin相同，但沒那麼毒。
2.對很多革蘭氏陰性菌(綠膿桿菌除外)有效，但並非任何感染的首選藥。
3.主要作為gentamicin或tobramycin的代替藥。深部肌注並移轉位置。靜注溶液的製備是將500mg加到200ml或1g加到400ml的滅菌稀釋液，滴注要超過30~60分，1天2~3次。不要和其他藥液混合稀釋。
4.腹膜內灌輸要等到麻醉和肌肉鬆弛恢復再使用(有呼吸抑制和肌肉麻痺的危險)。
5.口服使用要留意營養不良的症狀(如增加糞便脂肪)或繼發性細菌或黴菌的感染(如腹瀉，口腔炎)。
6.胃腸潰瘍患者要小心使用，因為會促進全身性的吸收。

適應症 [衛核]支氣管炎、肺炎、扁桃腺炎、咽頭炎、結核症、急、慢性膀胱炎、腎盂炎、尿道炎、淋菌感染症、骨髓炎、一般化膿症

用法用量 1.肌注：成人與孩童－每12小時75mg/kg，(每日最高量為1.5g)。
2.靜注：每日高達15mg/kg，分2~3次，滴注時間要超過30~60分。
3.腹膜灌注：500mg/20ml滅菌蒸餾水，經一條would catheter灌輸入腹腔。
4.口服：抑制腸內細菌－每小時1g，連續4小時，然後每小時1g，連續36~72小時。肝性昏迷－每天8~12g，分數次用。

不良反應 常見-耳鳴、眩暈、頭昏眼花；嚴重者-腎毒性、神經肌肉麻痺、無防禦性過敏反應、呼吸抑制。

醫療須知 **若出現腎臟發炎現象，如蛋白尿、尿圓柱、尿中有紅血球及白血球、BUN及血清肌胺酸酐值增加、肌胺酸酐廓清率減少、寡尿、水腫，須立即停藥並須進一步處置。**

05106 NEOMYCIN SULFATE(FRADIOMYCIN)

孕D 乳？ 食＋ 泄 糞 半 3h

Rx 500 MG/錠劑(T)； 250 MG/膠囊劑(C)； 3.5 MG, 5 MG/GM/軟膏劑(Oin)； 3.5 MG/ML/液劑(Sol)；

商名
Fradio® (人人/日化)
Neocream® (健康化學/瑞安)
Neomax® (人人/康衛)
Neomycin® (人人) $16.4/Oin(5MG/GM-28GM),
Neomycin® (大豐/國際新藥)
Neomycin® (大豐/西德有機) $1.88/C(250MG-PIC/S)
Neomycin® (派頓/人人)
Neomycin® (綠洲)
Neomycin® (順華) $1.88/C(250MG-PIC/S)

藥理作用 本藥為從鏈黴菌屬而得的廣效性抗生素。作用與kanamycin相同，但為最強的神經肌肉阻斷劑，據報告為胺基配醣體中最毒者。很多病原體都對有neomycin中嚴重顯著的抗藥性。很少肌注使用，因有毒性。通常都保留在醫院使用，對其他抗微生物藥劑無效的患者。每天肌注的劑量不要超過1g，投與時間不要多於10天。口服neomycin主要適用於E.coli所引起的腹瀉，和手術前腸的滅菌，配合低渣食物。鹽類瀉劑在用第一劑neomycin之前使用。本藥會干擾其他藥物的吸收，如毛地黃配醣體，青黴素。口服投與時，噁心與腹瀉十分普遍。最廣泛的投與法是局部外用，皮膚和粘膜的表皮感染。局部施藥常見過敏反應。若有刺激，發紅或搔癢發生，當即停藥。不要施藥於大片的體表面積，或皮膚破損或創傷，因為會增加全身性吸收及毒性的發生。

適應症 [衛核]革蘭氏陽性菌及革蘭氏陰性菌之感染症

用法用量 1.眼用：每3~4小時1次，軟膏少量施用於結合膜囊下端。
2.耳用：一天3~4次，1次2滴。
3.局部外用：1天塗敷2~4次。

不良反應 噁心、嘔吐、腹瀉、發紅、搔癢、皮膚炎；嚴重者-神經肌肉阻斷、呼吸麻痺、耳毒性、腎毒性。

05107 NETILMICIN SULFATE

孕D 乳？ 泄 腎 半 2～2.5h

Rx 100 MG/ML/注射劑(I)；

商　名　Netrocin®(信東)

藥理作用 本藥為新型的胺基配醣體抗生素，對G(-)和G(+)都有效，有報告指出，對amikacin有抗藥性的菌種對本藥有感受性。本藥對腎臟毒性和耳毒小於其他的胺基配醣體抗生素。

適應症 [衛核]大腸菌、克雷白氏菌－腸桿菌－色雷氏菌族、枸櫞酸菌、變形桿菌、綠膿桿菌、葡萄球菌及其他具感染性細菌引起之感染

用法用量 1.成人：對腎功能正常之尿路或全身性感染，一天4~6mg/kg，分每8或12小時投與1次。
2.對致命性感染者，1天可高至7.5mg/kg，分每8小時投與。當情況許可，劑量應減至1天6mg/kg。
3.兒童：每8小時2.0~2.5mg/kg。
4.嬰兒：每8小時2.5~3.0mg/kg。

不良反應 腎毒性，神經毒性(耳鳴、眩暈)，此外還有頭痛，不適，視力干擾，定向力缺乏，心跳加快，感覺異樣，發紅、發冷、發熱、液體滯留、嘔吐和腹瀉。

醫療須知 1.懷孕不宜用，因其安全性尚未確定。
2.Netilmicin須避免和強力之利尿劑如etharcrynic acid或furosemide合用，因這些利尿劑會造成耳毒性。
3.有耳毒性證據時，其劑量須做調整。

05108 SISOMICIN SULFATE

孕 D 乳 ? 泄 腎

Rx 50 MG/ML/注射劑(I);

商　名　Sisogen®(政德)

藥理作用 本藥為新型的胺基配醣體抗生素，主要用來治療大多數嚴重的G(-)菌感染，尤其是對其他抗生素有抗藥性者。本藥對G(+)(包括對青黴素酶有抗藥性的葡萄球菌)也有效。

適應症 [衛核]革蘭氏陰菌及金黃葡萄球菌引起之感染症。

用法用量 1.肌注或靜注：腎功能正常之人，全身性感染為一天3次，1次1mg/kg；尿路感染為一天2次，1次1mg/kg，對致命性感染一天量可增至4mg/kg，在初2~3天內，分3~4次服用，之後再降為3mg/kg。
2.點滴靜注：可溶於50或100ml之生理食鹽水或5%之葡萄液。

05109 SOFRAMYCIN (FRAMYCETIN)

Rx 6000 U /Hygiene/;

商　名　Pola Gauze Dressing®(皇佳)

藥理作用 本藥具廣效性對G(+)及G(-)菌皆有效。不傷害周圍的組織，也不黏著傷口。

適應症 [衛核]外傷、燙傷、皮膚感染
[非衛核]殺菌，保護傷口。

用法用量 先將傷口清潔後，將本藥直接敷於傷口部位，再輔以普通紗布或繃帶。

05110 STREPTOMYCIN

孕 C 乳 − 泄 腎 ½ 2~3h

Rx 1 GM/注射劑(I);

商　名　Streptomycin®(政德/信東) $52/I(1GM-PIC/S-1GM)　　Streptomycin®(政德/榮民) $52/I(1GM-1GM)

藥理作用 本藥對結核桿菌和大多數G(-)細菌(如大腸菌，流行性感冒感染，軟性下疳，淋病)都有效。它是由鏈黴菌屬分離出來的胺基配醣體。毒性很高，很快發生抗藥性，因此用途有限，用於其他毒性較低之藥物所無法控制的感染，而免熱病，鼠疫和類鼻疽等例外，因本藥在上述病症是首選藥。結核病通常和一些其他的結核病藥併合使用。參看第14章。結核病的總治療期至少為1年。也適用於有呼吸，胃腸或生殖泌尿手術或器械應用等高度危險患者之細菌性心內膜炎的預防，與penicillin G或ampicillin合併使用。最常

見的不良反應為前庭的毒性。要觀察頭痛，嘔吐，眩暈，閱讀困難，或運動失調，同時要請教醫師。腎毒性為所有胺基配醣體中最小的，但腎損傷患者仍要小心使用，同時要常測定血中藥物的濃度。充分的水化很重要，尤其是長期治療者(如肺結核治療)。肌注溶液含防腐劑，不能靜注或皮下使用。貯存溶液會變暗，但效價不受影響。

適應症 [衛核]結核菌感染症、結核性腦脊髓膜炎、急性血行性粟粒結核、咽頭及喉頭結核症、氣管及支氣管結核性潰瘍、結核性肉芽增殖、乾骼性肺炎、滲出性肺結核、結核性皮膚瘻孔、潰瘍性腸結核、結核性腹膜炎、結核性心內膜炎、眼結核等

用法用量 1.僅肌注使用，肺結核−1天1g，和其他抗結核藥一起使用，(如isoniazid，ethambutol，rifampin)。當情況改善時，可減少至1g，1週2~3次。
2.免熱病−1天1~2g，持續7~10天。
3.鼠疫−1天2~4天，細菌性的內心膜炎：治療−0.5~1g，1天2次；預防−手術前1/2~1小時，肌注1g，配合2百萬單位penicillin G或1g ampicillin，肌注或靜注。
4.其他的感染−每天1~4g，分成數次，依感染的程度而定。孩童−每天20~40mg/kg分作數次，每6~12小時1次。

不良反應 常見-迷走受損，聽力受損，肝毒性，腎毒性；嚴重者-急性過敏反應，呼吸抑制，鱗片狀剝落性皮膚炎。

05111 TOBRAMYCIN SULFATE

孕 D/B 乳 - 泄 腎 ½ 2~3h

Rx 40 MG/ML/注射劑(I)； 3 MG/GM/軟膏劑(Oin)； 3 MG/ML/液劑(Sol)； 3 MG/ML/懸液劑(Sus)；

商名

Biomicin Oph.® (溫士頓) $31.3/Sol(3MG/ML-PIC/S-5ML)
Biomicin® (溫士頓) $44.9/Oin(3MG/GM-PIC/S-3.5GM),
Cleo Eye Drop® (景德/瑞安) $31.3/Sol(3MG/ML-PIC/S-3.5ML)
Kamin® (應元) $31.3/Sol(3MG/ML-PIC/S-5ML)
Tobacin® (麥迪森) $31.3/Sol(3MG/ML-PIC/S-5ML),
Tobramycin Oph.® (五福) $31.1/Sus(3MG/ML-5ML)
Tobrex Eye® ◎ (ALCON/諾華) $44.9/Oin(3MG/GM-PIC/S-3.5GM)
Tobrex® ◎ (ALCON-COUVREUR/諾華) $31.3/Sol(3MG/ML-PIC/S-5ML)
Tocin Oph.® (派頓) $31.3/Sol(3MG/ML-PIC/S-5ML)
Topramycin® (應元/汎生)

藥理作用 1.本藥為胺基配醣體抗生素，其藥理性質，適應症和整個毒性方面，與gentamicin相同。前庭毒性有，但較少發生，每天不要超5mg/kg，除非有監視血中濃度。避免長期血中濃度高於12mcg/ml。觀察尿中是否有蛋白質，細胞和結晶碎片的存在。腎損傷患者要根據包裝內指示來減量。減少的量要依肌酸酐廓清率或血中肌酸酐來計算。成人靜注(孩童成比例遞減)要用50~100ml的氯化鈉注射液或5%dextrose注射液來稀釋，滴注要超過20~60分。不要和其他藥物先混合，但可分開投與。治療期為7~10天。對嚴重或併發的感染，需要較長的治療期。長期治療期間要常常監視聽覺，前庭和腎臟的功能。
2.孕婦用藥安全等級：B-眼科用藥，D-其他科用藥。

適應症 [衛核]眼睛感染及眼附屬器官的感染、對於一般抗生素有抗性的細菌感染症

用法用量 1.成人、兒童及較大嬰兒一天量3mg/kg分三次肌肉注射，對致命性的感染症，用量可增至一天5mg/kg分三至四次IM，但根據臨床診斷，儘速將藥量降至3mg/kg。
2.出生一週以內之新生兒，一天4mg/kg分二次IM。
3.靜注(IV)劑量與肌注(IM)相同，將其混溶於生理食鹽水或葡萄糖液稀釋至50~100ml，維持二十至六十分鐘點滴時間。
4.軟膏：①輕度至中度病況：每日二至三次，每次擠約1.5公分的量於受感染之眼內。②嚴重病況：每三至四小時擠約1.5公分的量於受感染之眼內至明顯見效為止，其後即減少用量，使用至完全治癒為止。

不良反應 1.過敏症：偶爾有發疹、搔癢、蕁麻疹、禿頭、發熱、剝落性皮膚炎，無防禦性過敏反應，如有上述情形出現，請即停止投藥。
2.血液：有白血球、血小板減少之傾向出現、嗜伊紅血球增多、貧血。
3.消化系統：脂漏、口炎、流涎、食慾不振。
4.肝臟：增加血中轉氨酶(transaminase)和膽紅素。

5.其他：肌肉注射的疼痛和刺激。

醫療須知 1.治療過程中，應充分地觀察，依其病情，使用其治療上所必要之劑量，倘使用本劑未能達到預期效果時，請更換其他之療法。

2.對下列病人，應慎重投與：

ⓐ以前有發生過藥物過敏症的病人。

ⓑ患有腎不全之病人，腎機能障礙時，Ccr 70ml/min極量一天210mg。

ⓒ妊婦、授乳婦、幼兒、老年人。

3. 治療泌尿道感染要考慮使用鹼化劑如sodium bicarbonate來提高尿道的PH值。尿輸出和尿中creatinine濃度減少，BUN或血中creatinine濃度增加時，可能是腎毒性的象徵，此時表示需要減量，避免同時或緊跟著投與其他有可能致耳毒性的藥物。

4. 保持病人良好水化，以避免刺激腎小管，若腎的刺激明顯(尿中出現紅血球或白血球，白蛋白或圓柱體)，增加液體的攝取來防止進一步的傷害。

5. 留意正常的治療期，投與十天以上時，對神經易有毒性，希勿超過七至十天。

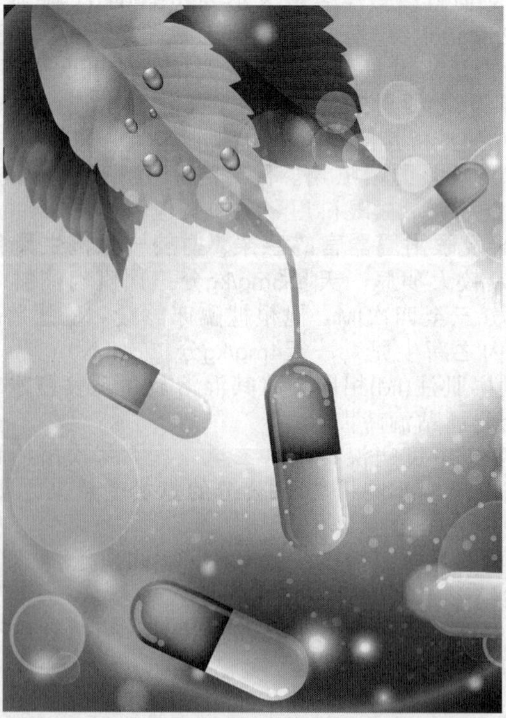

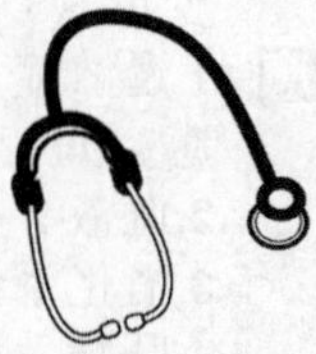

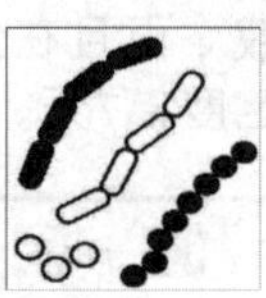

第六章 多肽類

Polypeptides

多肽類的抗生素包括polymyxin B，colistin(polymyxin E，colistin，sulfonate鹽(colitimethate)和bacitracin，前三種藥物通稱為polymyxins，它們具有相同性質，而這些藥物和baditracin之間則有顯著的差異。

Polymyxins是殺菌劑，主要用來對抗革蘭氏陰性菌，如pseudomonas，escherichia coli，klebsiella，enterobacter，salmonella，shigella和hemophilus等。Polymxins臨床上廣泛施用於局部治療皮膚或粘膜細胞的感染(包括眼睛和耳朵)，尤其若pseudomonas是討厭的病原時，然而，偶而用於全身性嚴重的感染。神經毒性和腎毒性的危險，大大的限制這些藥物之全身性使用。

Bacitracin是一些多肽類的混合物，也是一種殺菌劑，有效的對抗各種革蘭氏陽性菌和一些革蘭氏陰性菌。由於它具潛在的嚴重毒性，因此僅腸胃外注射用來治療葡萄珠菌感染的肺炎或小孩的膿胸。Bacitracin最常局部外用，單獨或與neomycin及polymyxin合併，用來治療皮膚或眼的感染，因為它高度有效的對抗敏感的生物體，而且較少引起過敏性反應。腸胃外使用bacitracin的主要危險為腎臟傷害，同時在治療期間要密切監視腎功能。

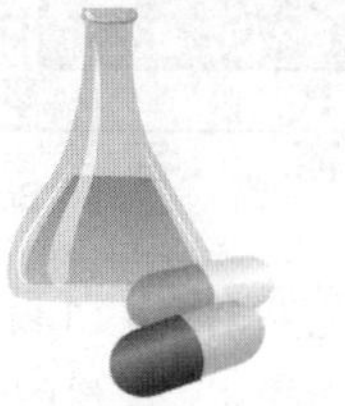

§ 6.1 多肽類

06101 COLISTIN METHANESULFONATE

孕B 乳? 泄 肝/腎 t½ 2~3h

Rx 2000000 U, 2000000 U /注射劑(I);

商　名

Colimycin® (東洋)
Colistar LYO® (霖揚/意欣) $314/I(2000000U-PIC/S-2MU)
Colistimethate® (霖揚)
Colistin® (政德/嘉信) $130/I(2000000U-PIC/S-2MU)
Colistin-YSP® (永信) $314/I(2000000U-PIC/S-2MU)
Locolin® (政德) $130/I(2000000U-PIC/S-2MU)
T.T.Y. Colimycin® (中化/東洋) $314/I(2000000U-PIC/S-2MU),

藥理作用 Sodium colistimethate需水解成colistin才具有活性，其有類似陽離子清潔劑功效，作用在革蘭氏陰性桿菌細胞膜上的磷脂質(phospholipids)和酯多醣(lipopolysaccharides)，破壞細胞膜通透功能，使細胞質內容物洩流而達殺菌效果。

適應症 **[衛核]限用於一般抗生素無效，且具多重抗藥性之革蘭氏陰性菌之嚴重感染。**
[非衛核]治療因某些革蘭氏陰性菌的敏感菌株，所引起的急性或慢性的感染，尤其是pseudomonas aeruginosa, E.coli, klebsiella pneumoniae和enterobacter aerogenes(對proteus或neisseria無效)。

用法用量 (成人和孩童)1天2.5~5mg/kg，肌注或靜注，分2~4次投與。正常腎功能的患者，一天最大量為5mg/kg，肌注投與可以直接注射(一次為半日量，投與時間要超過3~5分，每12小時1次)或靜脈滴注(1次為半日量，投與時間要3~5分以上，然後在起始注射後，1~2小時開始，每小時5~6mg)。

不良反應 可能會有腎毒性(如蛋白尿、cylindruria、氮血症)、神經毒性(如眩暈、頭暈、吞嚥困難、混亂、昏迷、精神不正常、運動失調)或呼吸抑制等副作用。

醫療須知 **1.下列患者要小心使用：重症肌無力、腎損傷或患者使用肌肉鬆弛劑，或可能引起腎毒性的藥物(cephaloridine, aminoglycosides)。2.注射後要留意呼吸停止的發生。要有合適的回蘇裝置及可利用的藥物，同時要密切觀察呼吸困難、胸痛或憂慮不安，呼吸急促**

的徵象。3.根據包裝上指示，使用適當的稀釋劑來製備靜脈滴注液，而且在24小時之內使用。4.記住已調配好的肌注液，不管在室溫或冰箱冷藏，穩定度為7天。

06102 COLISTIN SULFONATE

孕 C 乳 ? 食 + 泄 腎 Ｔ½ 2~3h

Rx 1000000 U, 3000000 U /膠囊劑(C);

商　名

Colistin®（元宙）$6.2/C(1000000U-PIC/S)
Colistin®（培力）$6.2/C(1000000U-PIC/S),
Colistin®（大豐/中美兄弟）

藥理作用 分裂細胞膜，引起細胞內成份的流失。為殺菌劑用來對抗大部份的革蘭氏陰性之腸內病原。

適應症 [衛核]顆粒性白血球缺乏時之腸道消毒、E.Coli引起之小兒腹瀉症。

[非衛核]1.控制嬰兒，和孩童因腸內病原E.coli敏感菌株所引起的腹瀉。2.治療因志賀桿菌屬生物體，所引起的腸胃炎。3.治療耳腔的表皮感染。

用法用量 口服−(成人與孩童)：一天5~15mg/kg，分成3次服用，嚴重重複感染需要較高的劑量。耳科−3~4滴，滴入外耳腔，1天3~4次。

不良反應 在推薦劑量下，沒有報導、長期使用會發生重複感染。

醫療須知 1.用蒸餾水來調配粉製成口服的懸浮液。放冰箱冷藏，不使用的部份在經過2週就丟棄。2.在滴耳之前，先清潔和乾燥外耳腔。

6 多肽類

06103 POLYMYXIN B SULFATE

Rx 50 MG/注射劑(I);

商　名

Bobimixyn®（東洋）

藥理作用 1.除了Proteus菌屬以外，Polymyxin B sulfate對於絕大多數的革蘭氏陰性桿菌都具有殺菌作用。多黏菌素可以提高細菌細胞膜的通透性，導致細胞死亡。所有革蘭氏陽性菌、真菌及革蘭氏陰性球菌都對Polymyxin B具有抗藥性。

2.Polymyxin B sulfate不會被正常消化道吸收。本藥品在血清中會失去50%之活性，使其活性血中濃度降低。重複注射可提供蓄積效果。本藥品的組織擴散效果不佳，且不會通過血腦屏障進入腦脊髓液。在治療劑量下，Polymyxin B sulfate引起某些輕微腎小管損傷之腎毒性。

適應症 [衛核]用於患有對Polymyxin B具感受性且具多重抗藥性之革蘭氏陰性菌引起之嚴重感染成人病人，不適合用於治療泌尿道感染。

用法用量 1.每日以靜脈輸注給予15,000~25,000units/kg，每12小時給藥一次，連續輸注時間60至90分鐘，最高輸注劑量為每日25,000units/kg。

2.使用5% Dextrose注射液或0.9%氯化鈉注射液作為靜脈注射使用之稀釋液。

不良反應 1.最常見的(≥10%)TEAE為：口腔感覺遲鈍(72.73%)、皮膚感覺遲鈍(50%)、頭暈(40.91%)和口乾舌燥(18.18%)。僅1起事件為嚴重不良事件(腸胃炎)，其餘皆為輕度。

2.腎毒性反應：包括蛋白尿、尿液含有腎細胞圓柱體、高氮血症、未增加藥品劑量但血中濃度上升。

3.神經毒性反應：包括臉部潮紅、暈眩以至於運動失調、嗜睡、周邊神經感覺異常(口腔周圍感覺異常以及手腳出現好像穿戴手套與長襪的感覺異常)、因同時使用類箭毒性肌肉鬆弛劑、其他神經毒性藥物或不慎用藥過量而導致睡眠呼吸中止症。

4.其他偶發性反應：藥物熱、蕁麻疹以及靜脈注射部位出現血栓性靜脈炎。

醫療須知 1.為了減少抗藥性細菌的產生，並保持Polymyxin B及其他抗菌藥物的有效性，Polymyxin B僅應使用於治療經證實或強烈懷疑由具敏感性細菌引發的嚴重感染病症。

2.本藥品如同其他抗生素，都有可能造成非敏感性微生物之過度生長，包括真菌。若發生重複感染，應施予適當治療。

3.未按時用藥或未完成療程可能會：(1)降低目前治療的有效性，以及(2)提高細菌產生抗藥性的風險，未來就有可能無法利用Polymyxin B或其他抗生素藥物進行治療。
4.腹瀉是抗生素治療經常會引起的問題，通常會隨著治療結束而恢復正常。
5.有時在開始進行抗生素治療後，即使是在使用完最後一劑抗生素超過兩個月以後，病人仍有可能出現稀便及血便的情況(可能有或沒有伴隨腹痛與發燒)。若有此情況，病人應盡速與醫師聯絡。

06104 TEICOPLANIN▲

泄 腎 肝 0.3/3h

Rx 100 MG, 200 MG, 400 MG/注射劑(I);

商名

Tarconin®（生達）$425/I(200MG-PIC/S-200MG)
Targocid® ◎（SANOFI/賽諾菲）$997/I(400MG-PIC/S-400MG), $425/I(200MG-PIC/S-200MG)
Targonin®（政德/信東）
Teco LYO®（霖揚/意欣）$425/I(200MG-PIC/S-200MG)
Teconin®（政德/舜興）$425/I(200MG-PIC/S-200MG), $997/I(400MG-PIC/S-400MG),
Tecopin®（南光）$425/I(200MG-PIC/S-200MG), $997/I(400MG-PIC/S-400MG)
Teicod®（中化）$425/I(200MG-PIC/S-200MG),
Teicoin®（政德/意欣）$425/I(200MG-PIC/S-200MG), $997/I(400MG-PIC/S-400MG),
Teicon®（政德/育新）
Teiconin®（政德）$997/I(400MG-PIC/S-400MG), $425/I(200MG-PIC/S-200MG)
Teicoplanin®（霖揚）
Teiyu®（台裕）$425/I(200MG-PIC/S-200MG), $997/I(400MG-PIC/S-400MG)
Tigein®（台裕/汎生）

藥理作用 1.本藥所含成份teicoplanin係提鍊自actinoplanes teicomyceticus，對嗜氧性和厭氧性革蘭陽性菌均具殺菌性作用的糖肽抗生素，可使用於肌肉和靜脈直接注射或靜點滴注射。
2.最低抑菌濃度MIC低於/等於16mg/L的易感性菌，包括金黃色葡萄球菌、凝血酵素陰性葡萄球(含對methicillin易感性或具抗藥性菌)鏈球菌、腸球菌、單核白血球增多性李士德菌、細球菌、類白喉菌及革蘭陽性厭氧性菌之梭菌屬(含梭菌在內)和鏈球菌屬。
3.最低抑菌濃度MIC高於16mg/L的非感性菌包括星形放線菌、乳酸桿菌屬、白念球菌屬和所有的革蘭陰性菌。
4.實驗室證明本藥與aminoglycosides併用時，對D群鏈球菌和葡萄球菌具有協力殺菌作用。與rifampicin或fluorinated quinolones併用，也具有增強或協力作用。實驗室證明本藥只使用一次時，並不易產生抗藥性，而經過11~14次的使用，或許可能引起抗藥性。本劑與其它抗生素並不會產生交叉抗藥性。

適應症 **[衛核]葡萄球菌感染所致之心內膜炎、骨髓炎、肺炎、敗血病、軟組織感染、腸炎、梭狀桿菌感染所致之假膜性結腸炎。**
[非衛核]由易感革蘭陽性菌，特別是其他抗生素和青黴素和頭孢菌素無效或有抗藥性的葡萄球菌嚴重感染。本劑適用於皮膚和軟組織感染，敗血症、心內膜炎，不須臥床的腹膜透析腹膜炎，且均具療效。

用法用量 1.腎機能正常的成人或老年患者：
a.皮膚和軟組織、泌尿系、下呼吸道的中等度感染，於第一天給與加重劑量一次靜脈注射400mg，然後第二天起每天一次靜脈或肌肉注射200mg。
b.關節或骨髓感染、敗血症、內心膜炎之嚴重感染，於開始治療時每12小時靜脈注射400mg，經3次注射後，改為每天1次靜脈或肌肉注射400mg。注射200mg或400mg相當於每kg體重注射3mg或6mg的標準劑量。體重超過85kg患者的劑量應相對調整，使中等度感染的劑量符合3mg/kg，而嚴重感染的劑量符合6mg/kg的標準。某些嚴重性感染，如嚴重燒傷或金黃色葡萄球菌性心膜炎，通常須靜脈注射12mg/kg的劑量。
2.腎機能不良的成人或老年患者：腎機能不良患者的劑量，在治療初期的前3天，並不須調整劑量，但血中濃度的測定則有助於治療，第四天起應依下列辦法調整劑量：
a.輕度腎機能不良者(creatinine clearence為40~60ml/分鐘)每日用量必須減半或隔日使用。
b.嚴重腎機能不良者(creatinine clearenc低於40ml/分鐘)及血滲析患者，每日用量必須減為初用量的三分之一或每三天使用一次。
c.慢性不臥床腹膜透析患者，若處於發熱狀態，則應先靜脈注射加重劑量400mg，7天後繼續進行治療，但2週內腹膜內劑量應減半(每隔一次透析劑量為20mg/L)第三週內用量減至初劑量的四分之一(夜用劑量為20mg/L)。

不良反應 本藥的耐受性極佳，所發生的不良反應都是輕微而暫時性的，很少須要停藥處置、曾有下列輕微不良反應的報告：局部發紅、疼痛、血栓性靜脈炎；潮紅、發癢、發燒、支氣管痙攣、過敏等敏感反應；噁心、嘔吐、下痢；血中transaminase和/或alkaline phosphatase增加，暫時性血中creatinine上升，眩暈和頭痛、其他曾有報告不知原因引起不良反應有輕度聽覺減退，耳鳴和前庭功能失調。

醫療須知 1.對teicoplanin過敏者禁用。

2.對vancomycin過敏者也應注意，以免發生交叉過敏，但vancomycin會引起的紅人症候，則不是teicoplanin的禁忌。

3.有伴發性腎機能不良或聽覺減退以及在延長治療過程中，應監測血中teicoplanin的濃度及腎和耳前庭功能。

4.須併用其他神經毒性及/或腎毒性藥物如：aminoglycosides, colistin, amphotericin B, cyclosporin, cisplatin, furosemide和Ethacrynic acid，也應進行類似的監測。

5.製備後之本藥注射液應立即使用，殘留液應丟棄，以確保療效。製備後之注射液可置放於4℃保存12小時，12小時後則不應用。製備後之注射液，可直接注射。

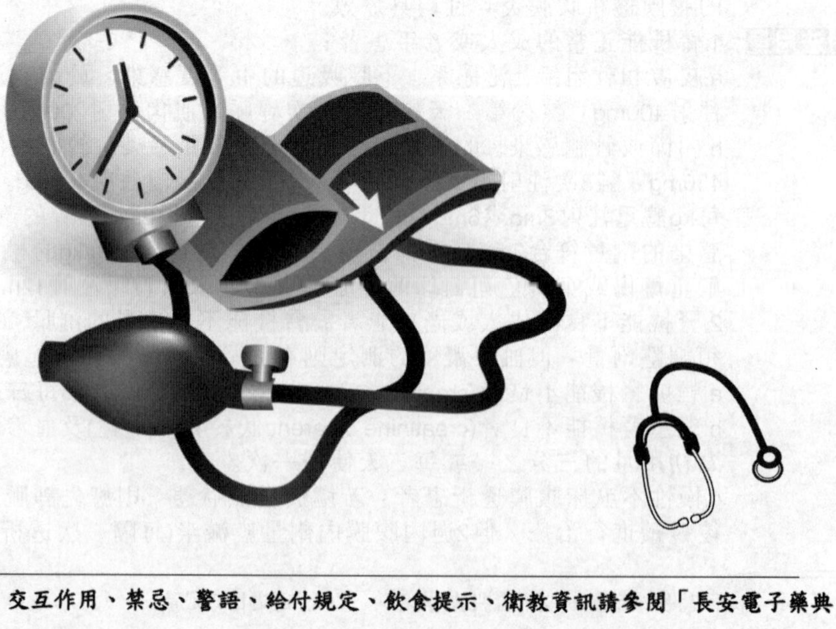

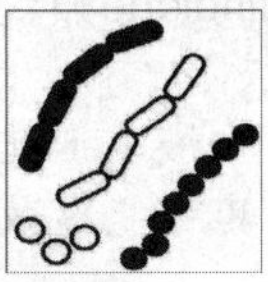

第七章
恩菎類
Quinolones

近年來由於微生物抗藥性的問題，使得對新的抗生素的需求大為提高，fluoroquinolone類抗菌劑由而發展出來。第一個上市quinolone藥物是nalidixic acid於1962年開發，其後有不少化合物被合成，但其中僅少數被應用於臨床上，綜其結構及臨床上應用可分為三大階段：

第一代quinolone：WINTOMYLON® (nalidixic accid–winthrop)

其特徵包括：

·僅對革蘭氏陰性菌有效，易產生抗藥性，用途有限。

·經口投與可以吸收，但在體內極易被化謝而失去活性。

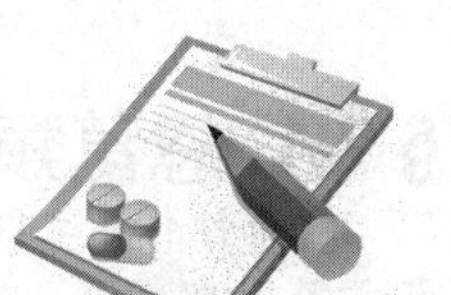

第二代quinolone：DOLCOL® (pipemidic acid–大日本)

其特徵包括：

·在1，8-naphthyridine的C-7位置導入piperazinyl gr.

·對革蘭氏陰性菌的殺菌效果更強，交叉耐藥性低。

·具有較強的抗菌力，抗菌範圍廣，對革蘭陰性菌與陽性菌都有效。

第三代quinolone：

(1)單氟(single fluorinated)類：BACCIDAL®(norfloxacin–杏林)、TARIVID®(ofloxacin–第一)、FLUMARK®(enoxacin–大日本)、CIPROXIN®(ciprofloxacin–bayer)、PEFLACINE®(refloxacin–法台)

(2)多氟(multiluronated)類：BAREON®(lomefloxacin–北陸)、LOMEBACT®(lomefloxacin–鹽野義)

其特點包括：

·此即被稱為 fluoroquinolone(或new quinolone)系藥劑。

·構造式上由於氟(F)元素及 piperazinyl 的導入，顯著地增大其抗菌力。抗菌範圍則由革蘭氏陰性菌擴大到革蘭氏陽性菌的領域，對棘手的綠膿菌亦有效。

·良好的口服吸收，組織穿透性佳且代謝方面極為安定。

·部份quinolone類抗生素，可注射(如CIPROXIN®，PEFLACINE®)又可口服，吸收良好，組織分佈廣，毒性小，交叉耐藥性低。

第四代quinolone：

(1)gatifloxaci；(2)moxifloxacin；(3)tronafloxacin。

·臨床應用擴大至尿路，腸管，膽道，耳鼻喉科領域，呼吸器，皮膚等廣範圍的感染，以及複雜性革蘭氏陰性菌感染皆具良好的效果。

·多氟類quinolone有較長的血中半衰期以及較佳的組織穿透性。

美國FDA發布建議限縮全身性fluoroquinolones類藥品(ciprofloxacin，moxifloxacin，gemifloxacin，levofloxacin，ofloxacin)在部分非複雜性感染症的使用及可能造成肢體障礙之安全性資訊。

TFDA提醒醫療人員應注意事項：

1.應注意病人使用全身性fluoroquinolones類藥品，可能出現肌腱炎、肌腱斷裂和永久性的神經損傷等嚴重不良反應。

2.病人若發生嚴重不良反應時，應立即停止投予全身性fluoroquinolones類抗生素，並換成其他非fluoroquinolones類抗生素。

3.病人使用fluoroquinolone類抗生素時，若合併使用糖尿病藥品，需告知醫療專業人員；糖尿病之病人如使用fluoroquinolone類抗生素，亦需更加密集測量血糖值。早期低血糖的症狀和徵兆可能包含：混亂、心跳加速、頭暈、皮膚蒼白、覺得搖晃、冒汗、異常飢餓、顫抖、頭痛、虛弱、易怒煩躁、異常焦慮等。

4.若病人出現任何中樞神經系統方面的副作用，包含精神相關副作用、血糖值不穩等，請立即停止fluoroquinolone類抗生素，如有替代藥品應更換成其他非fluoroquinolone類抗生素。

5.若病人出現肌腱、肌肉、關節或神經相關嚴重副作用，亦需立即停止fluoroquinolone類抗生素，並更換其他非fluoroquinolone類抗生素直至完成療程。
6.Fluoroquinolone類抗生素可能增加發生主動脈(aorta)罕見但嚴重的破裂或撕裂之機率，此副作用稱為主動脈剝離(aortic dissections)或主動脈瘤破裂(ruptures of an aortic aneurysm)，其可能導致出血甚至死亡，發生於全身性作用的口服或注射fluoroquinolone類抗生素之使用。
7.避免開立fluoroquinolone類抗生素給有主動脈瘤或有主動脈瘤風險的病人，如患有周邊動脈血管粥狀硬化疾病、高血壓、或某些遺傳疾病(如：Marfan syndrome和Ehlers-Danlos syndrome)以及老年病人。
最近食品藥物管理署提醒醫療人員注意，全身作用型及吸入型之含fluoroquinolone類成分藥品可能增加心臟瓣膜閉鎖不全(heart valve regurgitation/incompetence)風險。

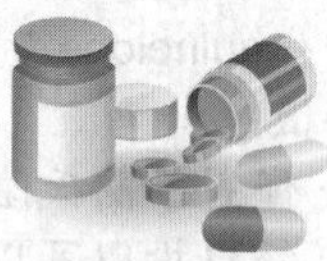

§ 7.1 恩菎類第一代

全身性作用之fluoroquinolone類藥品具有導致失能及潛在長期性或不可逆嚴重不良反應的風險，主要涉及肌肉骨骼、神經、精神及感官等身體系統，症狀如肌腱炎、肌腱斷裂、肌肉疼痛、肌肉無力、關節疼痛、關節腫脹、周邊神經病變、中樞神經系統相關症狀、自殺意念/想法、睡眠障礙、焦慮、恐慌、混亂或憂鬱等，請指導病人若於用藥後發生相關症狀，應立即尋求醫療協助。

07101 CINOXACIN

孕C 乳 - 泄 腎 半 1.5h

Rx

500 MG/膠囊劑(C);

商 名

Mecicon®(中美兄弟)

藥理作用 1.本藥能抑制敏感菌體的DNA複製及蛋白質的生合成。正常劑量具殺菌作用
2.有效的對抗大部份之escherichia coli, klebsiella菌種, enterobacter菌種，及proteus菌種。對pseudomonas，葡萄球菌或腸球菌無效。

適 應 症 [衛核]檸檬酸桿菌、腸桿菌、大腸桿菌、克雷白氏桿菌、奇異變形桿菌、摩干氏變形桿菌、普通變形桿菌等病原菌所引起之感染症

用法用量 1天1g，口服，分數次投與，持續7~14天。按包裝上指示，腎功能損傷的患者要減少劑量。

不良反應 嘔心、頭痛、眩暈。

07102 NALIDIXIC ACID

孕B 乳 - 食 - 泄 肝/腎 半 1.1～2.5h

Rx

250 GM, 250 MG, 500 MG/錠劑(T); 500 MG/膠囊劑(C); 50 MG/ML/懸液劑(Sus);

商 名

Anlicide®(安星) $2.22/T(500MG)
Bactercide®(杏林新生)
Curiemylon®(約克)
Delugi®(華盛頓) $2.22/T(500MG)
Glanega®(明德)
Gramazine®(強生) $2.22/T(500MG-PIC/S)
Huoi Yi®(正和) $2.22/C(500MG-PIC/S),
Inmylan®(美西)
Lisalen®(長安) $1.89/T(250MG)
Litalon®(利達)
Nadon®(優良/健喬信元) $2.22/C(500MG)
Nagomin®(明大)
Nalder®(科進/理想)
Nalide®(華興)
Nalidin®(新喜國際) $2.22/T(500MG)
Nalidin®(福元) $2.22/T(500MG-PIC/S)
Nalidixic®(信隆) $2.22/T(500MG-PIC/S),
Nalidixic®(生達) $2.22/T(500MG-PIC/S)
Naseral®(井田/好漢賓)
Negachine®(衛肯) $2.22/T(500MG)
Negcid Sus.®(晟德)
Ninconiochi®(衛肯/天良)
Sadixin®(壽元)
Sinoon®(派頓/人人)
Sintolon®(信東)
Swissmylon®(瑞士) $2.22/T(500MG-PIC/S),
Unsulon®(井田) $2.22/T(500MG-PIC/S)
Urintestin®(榮民) $2.22/T(500MG-PIC/S)
Urodix®(皇佳) $2.22/T(500MG-PIC/S)
Victol®(中美兄弟)
Weklin®(約克)
Winon®(應元/豐田) $2.22/T(500MG)
Wintolon®(人生) $2.22/T(500MG)
Wintorin®(皇佳/意欣)

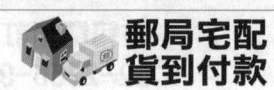

Nalidixic® (元宙) $2.22/T(500MG-PIC/S)
Nalidixic® (新喜國際/聯輝)
Yourisin® (成大)

藥理作用 在整個尿液pH值範圍，大部份革蘭氏陰性菌所引起的泌尿道感染，具殺菌作用。可能藉抑制DNA的聚合作用，和損傷RNA的合成。顯示良好的活性，對抗proteus菌種，ecoli, enterobacter及klebsiella等。某些病例會產生抗藥性

適應症 [衛核]革蘭氏陰性球、桿菌感染症、急、慢性尿路感染症、急、慢性腸管感染症、膽道感染症

用法用量 1.成人–開始時1g，1天4次，連續2週。然後長期治療減至1天2g，分成數次。
2.3個月以上的孩童–開始時1天55mg，分成4次投與，至少持續2週。維持劑量1天33mg/kg。

不良反應 噁心、腹瀉、腹部不適，此外，還有：中樞神經系–思睡、眩暈、虛弱、頭痛、頭暈、視覺障礙(如很難集中焦點、複視、色覺改變)、驚厥(大劑量時)，嬰兒及孩童有增加的顱內壓、視乳頭水腫、嚴重頭痛，及前面窗門凸出；過敏反應–出疹、搔癢、蕁麻疹、血管水腫、嗜伊紅血球增多，關節痛、對光敏感反應、無防禦性過敏反應(稀少)。

醫療須知 1.肝病、癲癇、大腦的小動脈硬化和嚴重腎衰竭的患者要小心使用。
2.接受藥物的患者要避免過度曝露陽光下，若發生對光敏感，則停藥。

07103 PIPEMIDIC ACID TRIHYDRATE

℞ 250 MG, 472 MG/錠劑(T); 200 MG, 250 MG, 400 MG/膠囊劑(C);

商名

Bacide® (十全) $2.06/C(200MG-PIC/S)
Dalcone® (華興) $3.31/T(250MG-PIC/S),
Dedolcum® (中美兄弟)
Doperan® (優生) $3.33/C(400MG-PIC/S),
Doya® (信東) $3.31/T(250MG-PIC/S)
Litazin® (利達)
Picol® (皇佳) $3.31/T(250MG-PIC/S)
Picotam® (政德) $3.33/C(400MG-PIC/S)
Piercol® (華興/華樺) $2.96/T(250MG)
Pipemi® (派頓) $3.33/C(400MG-PIC/S)
Pipemic® (安星) $2.96/T(250MG)
Pipemidon® (大豐) $3.31/C(250MG-PIC/S)
Pipera® (衛達) $2.06/C(200MG-PIC/S)
Piperan® (優生) $3.31/C(250MG-PIC/S),
Pipma® (回春堂)
Ropecon® (永吉) $3.31/T(250MG-PIC/S),
Unicol® (新喜國際)
Upmidic® (壽元/瑞人)
Uritec® (新喜國際) $2.96/C(250MG)
Urosept® (派頓/人人)
Usef® (寶齡富錦)

藥理作用 本藥可阻斷DNA的合成，對綠膿桿菌、大腸桿菌、變形桿菌、腸桿菌有殺菌作用。

適應症 [衛核]由綠膿菌、大腸菌、變形桿菌、克雷白氏桿菌、腸內桿菌、枸櫞桿菌、赤痢菌、腸炎孤菌所引起的腎盂腎炎、腎盂炎、膀胱炎、尿道炎、前列腺炎、中耳炎、細菌性赤痢、腸炎、副鼻腔炎

用法用量 每隔12小時服用1顆(400mg)，每日兩次飯後服用，只需服用5日，如為慢性或再發性之感染或為預防復發，最好能延長治療期至10天。
1.口服：成人，治療尿路感染及前列腺炎，每日500~2000mg，分3~4次服用。
2.治療中耳炎，每日1500~2000mg，分3~4次服用。

不良反應 過敏：皮疹、蕁麻疹、搔癢、發熱；腎臟：偶可發生BUN與creatiinine升高；肝臟：偶有SGOT與SGPT升高；胃腸：偶有厭食、噁心、嘔吐、胃部不適、腹脹、胃痛、腹瀉、便祕；其他：偶有白血球減少、頭痛、頭重感、疲倦、頭暈、口乾、口腔頗常見；動物實驗，在小狗身上曾發現關節異常。

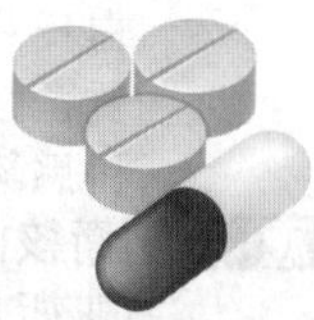

§7.2 恩菎類第二代

07201 CIPROFLOXACIN HCL▲

孕C 乳 - 食 - 泄 肝/腎 t½ 4h

℞ 250 MG, 500 MG, 750 MG/錠劑(T); 2.22 MG, 10 MG, 2 MG/ML, 10 MG/ML/注射劑(I);

商名

Ciflodal F.F.® (中化) $4.56/T(500MG-PIC/S)
Ciflodal® (中化) $3.44/T(250MG)
Ciflogen® ∗ (瑞士) $505/I(2MG/ML-PIC/S-200ML), $356/I(2MG/ML-PIC/S-100ML), $4.56/T(500MG-PIC/S), $3.81/T(250MG-PIC/S)
Cinolone IV® (信東) $356/I(2MG/ML-PIC/S-100ML)
Cinolone® (信東) $3.81/T(250MG-PIC/S)
Ciproflo Infusion® (壽元) $356/I(2MG/ML-PIC/S-100ML), $198/I(2MG/ML-PIC/S-50ML), $505/I(10MG/ML-PIC/S-40ML)
Ciproflo® (壽元) $4.56/T(500MG-PIC/S)
Ciprofloxacin® (榮民/健喬信元) $4.56/T(500MG-PIC/S)
Ciprofloxacinum® (濟生/健通) $505/I(10MG/ML-PIC/S-40ML)
Ciprogen® (瑞士/新瑞) $3.81/T(250MG-PIC/S)
Ciproxacin Infusion® (壽元/國信)
Ciproxin Inf. Sol.® ◎ (BAYER/拜耳) $505/I(2MG/ML-PIC/S-200ML), $356/I(2MG/ML-PIC/S-100ML), $198/I(2MG/ML-PIC/S-50ML),
Ciproxin® ◎ (BAYER/拜耳) $3.81/T(250MG-PIC/S)
Cixa IV® (生達) $356/I(2MG/ML-PIC/S-100ML),
Proxacin Infusion® (濟生) $356/I(2MG/ML-PIC/S-100ML), $198/I(2MG/ML-PIC/S-50ML), $505/I(2MG/ML-PIC/S-200ML),
Seforce® (南光) $505/I(2MG/ML-PIC/S-200ML),
Superocin® (衛達) $4.56/T(500MG-PIC/S), $3.81/T(250MG-PIC/S)
Suxen® (永信) $3.81/T(250MG-PIC/S),
Unipro® (保瑞/聯邦) $3.44/T(250MG), $4/T(500MG),
Xacine® (應元/汎生)
Xiclocin Infusion® (壽元/國信)

7
思箟類

藥理作用 本藥為quinolone類抗菌劑，它會抑制DNA gyrase和終止細菌的代謝。

適應症 [衛核]對CIPROFLOXACIN有感受性之細菌所引起之呼吸道感染、中耳炎、竇炎、眼感染、腎臟及泌尿道感染（包括淋病）、腹部感染（包括腹膜炎）、皮膚及軟組織感染、骨髓炎、關節感染、菌血症。成人和小孩：吸入性炭疽病（接觸後）。小孩：大腸桿菌所引起之複雜性泌尿道感染和腎盂腎炎(1-17歲)、綠膿桿菌有關之囊腫性纖維化產生急性肺部惡化的現象（5-17歲）。

用法用量 口服：一天2次，每次口服220mg~750mg，視病情嚴重程度而定，治療淋病可單次口服250mg。注射：一天2次，每次輸注100~200mg，輸注約花費30~60分鐘，淋病可單次輸注100mg。

不良反應 胃腸不適、頭重腳輕、失眠、興奮、虛弱、過敏、局部灼熱、不適感。

醫療須知 1.服用本藥要多飲用水份，以避免結晶尿、角膜表面晶狀沉積、結膜充血。
2.限制caffeine飲用，因為會導致神經質、失眠、焦慮、心跳過快。
3.服用「氟喹諾酮類」(fluoroquinolone)的病患應注意肌腱炎和肌腱斷裂、影響中樞神經系統、惡化重症肌無力、周圍神經病變，QT間期延長，多形性心頻脈(Torsades de Pointes)和光毒性等失能風險和潛在的永久性不良反應。

07202 NORFLOXACIN

孕 C 乳 - 食 - 泄 肝/腎 T½ 3~4.5h

Rx

50 MG, 100 MG, 200 MG, 400 MG/錠劑(T); 100 MG, 400 MG/膠囊劑(C);

商名

Baccidal® ◎ (杏林新生) $1.77/T(200MG-PIC/S), $1.77/T(100MG-PIC/S), $2/T(100MG-PIC/S-箔),
Baxicin® (信東) $1.77/T(200MG-PIC/S), $1.77/T(100MG-PIC/S),
Flocidal® (榮民) $1.7/T(100MG)
N.F.S.® ∗ (正和) $1.77/T(100MG-PIC/S), $1.77/T(200MG-PIC/S)
Noraxin F.C® (生達)
Noraxin® ◎ (生達) $1.77/T(200MG-PIC/S), $2/T(200MG-PIC/S-箔), $1.77/T(100MG-PIC/S),
Norxacin® (健喬信元) $1.7/T(100MG)
Noxacin® (政德) $38.4/C(400MG-PIC/S), $1.77/C(100MG-PIC/S)

藥理作用 1.作用機轉：係對使細菌高次構造變換之DNAcyrase加以作用，阻礙DNA之複製，具殺菌性的作用。
2.抗菌作用：抗菌譜之範圍廣大，對葡萄球菌屬，包括肺炎球菌之 鏈球菌屬，腸球菌屬，棒狀桿菌屬，細球菌屬，桿菌屬等之革蘭氏陽性菌及branhamella catarrhalis，克雷白氏桿菌屬，腸內桿 菌屬，鋸桿菌屬，變形桿菌屬，包括綠膿桿菌之假單胞菌屬，黃質菌屬，嗜血桿菌屬，墨拉克氏菌屬，acinetobacter屬，產鹼桿菌屬等革蘭陽性菌之眼科感染症的起炎菌顯示了強大的抗菌力。

適應症 [衛核]表淺性皮膚感染、泌尿道感染及赤痢菌引起之腸道感染。
[非衛核]淋病腸胃炎及預防旅行腹瀉。

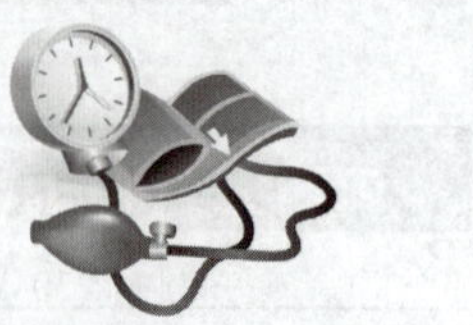

用法用量 1.尿道感染：成人-口服400mg，一天2次。
2.淋病或淋菌尿道炎：成人-口服每日一次800mg。
3.細菌性腸胃炎：成人-口服每8~12小時400mg。

4.結膜炎：通常一次一滴，每日三次。

不良反應 過敏症：若有過敏症狀時，請中止投與。其他：偶有刺淚等症狀，或引起卡他性結膜炎，但極少發生。

醫療須知 1.一般之注意事項：請勿長期間使用。下列患者請勿投與：對norfloxacin或quinolone系合成抗菌劑有過敏症即往例的患者。

2.飲用大量水分(每天至少2500~3000ml)以維持足夠排尿量及體內含水量，以預防發生尿結石。

07203 OFLOXACIN

孕C 乳 - 食 - 泄 肝/腎 T½ 3~5h

Rx 100 MG, 200 MG, 400 MG/錠劑(T);

商名

Kinflocin®(健喬信元) $1.68/T(200MG-PIC/S)
Ofcin®(永信) $1.53/T(100MG-PIC/S), $2/T(100MG-PIC/S-箔), $1.68/T(200MG-PIC/S), $2/T(200MG-PIC/S-箔)
Oflocin®(華興) $1.53/T(100MG-PIC/S)
Oflodal®(中化) $1.68/T(200MG-PIC/S), $1.53/T(100MG-PIC/S)
Oxacin®(井田) $1.68/T(200MG-PIC/S), $2/T(200MG-PIC/S-箔), $1.53/T(100MG-PIC/S), $2/T(100MG-PIC/S-箔)
Sinflo®(信東) $1.53/T(100MG-PIC/S), $1.68/T(200MG-PIC/S),

藥理作用 1.本藥為新開發的pyridone carboxylic acid類的合成抗菌劑，抗菌範圍相當廣泛，由綠膿桿菌(pseudomonas aeruginosa)的gram陰性菌到gram陽性菌都顯示出廣泛的抗菌範圍，其中包括。staphylococcus sp(葡萄球菌屬)、streptococcus pyogenes(化膿鏈球菌)、hemolytic streptococci(溶血性鏈球菌)、enterococci(腸內球菌)、streptococcus pneumoniae(肺炎鏈球菌)、neisseria gonorrhoeae(奈瑟氏淋病隻球菌)、excherichiacoli(埃希氏大腸桿菌)、shigella sp.(志賀氏桿菌屬)、klebsiella pneumoniae(克雷白氏肺炎菌)、enterobacter sp.(腸內桿菌屬)、serratea sp.(沙雷氏化膿菌屬)、proteus sp.(化膿變形桿菌屬)、pseudomonas aeruginosa(綠膿桿菌)、haemophilus influenxae(流行性感冒嗜血菌)、camppylobacter sp.(食中毒曲菌屬)、chlamycia trachomatis(披衣菌)。

2.孕婦用藥安全等級：C-妊娠女性要謹慎使用，特別是妊娠第一期。

適應症 [衛核]表淺性皮膚感染、泌尿道感染、呼吸道感染症、膽道感染症、耳鼻喉科感染症。

用法用量 通常1日經口投與300~600mg，分2~3次服用，每天至少喝8杯水或其他液體。依感染症的種類及症狀適當增減。點耳液：一天2次，每次6~10滴，滴入耳內的藥水要停留在耳內10分鐘。

不良反應 (1)過敏症：有發疹、搔癢等的症狀出現者請停止使用、(2)腎臟：偶有BUN(血中尿氮素)、creatinine上昇的可能、(3)肝臟：偶而出現S-GOT，S-GPT，ALP，γ-GTP，total bilirubin值的上昇、(4)消化器管：偶有噁心、嘔吐、胃、腹部不舒服、下痢、軟便、食慾不振、胃、腹部疼痛、胸悶、口渴、且偶有口內炎等症狀的出現、(5)血液：白血球、紅血球、hematocrit、血小板的減少、嗜酸性球的增加等現象、(6)精神神經系：偶有失眠、眩暈、頭痛等症狀出現。

醫療須知 1.下列的患者請勿使用，對本劑過敏既往例者。

2.下列的患者請慎重使用，嚴重腎障礙患者。

3.對孕婦、授乳婦的投與。①懷孕中的投藥安全性尚未確定，因此孕婦或即將懷孕者不可投與。②本劑會轉移至母乳中，故投與本劑時避免哺乳。

4.對小孩的投與，尚未確定安全性，故小孩勿使用。

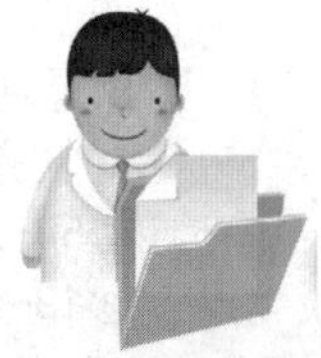

§7.3 恩菎類第三代

07301 LEVOFLOXACIN▲

孕C 乳 ? 食 + 泄 腎 T½ 6h

Rx 100 MG, 250 MG, 500 MG, 750 MG/錠劑(T); 5.125 MG, 5 MG/ML/注射劑(I);

商名

Bacflocin I.V.®(永信) $311/I(5MG/ML-PIC/S-50ML),
Levofloxacin® *(保瑞/聯邦) $13.8/T(500MG-PIC/S),

$499/I(5MG/ML-PIC/S-100ML)
Bacflocin® ＊ (培力/永信) $13.8/T(500MG-PIC/S)
Cravit IV® ◎ (健亞/第一三共) $311/I(5MG/ML-PIC/S-50ML), $499/I(5MG/ML-PIC/S-100ML)
Cravit® ◎ (健亞/第一三共) $13.8/T(500MG-PIC/S),
E-Jean® (安星)
Leflo® ＊ (華興) $13.8/T(500MG-PIC/S)
Leflodal I.V.® (中化) $311/I(5MG/ML-PIC/S-50ML), $499/I(5MG/ML-PIC/S-100ML),
Leflodal® ＊ (中化) $2.37/T(100MG-PIC/S), $13.8/T(500MG-PIC/S)
Lefxin IV® (生達) $499/I(5MG/ML-PIC/S-100ML), $311/I(5MG/ML-PIC/S-50ML), $538/I(5MG/ML-PIC/S-150ML)
Levin-250® ＊ (HETERO/上亞) $8.8/T(250MG-PIC/S)
Levin-500® (HETERO/上亞) $13.8/T(500MG-PIC/S)
Levocin® ＊ (培力) $2.37/T(100MG-PIC/S)
Levofloxacin I.V.® (濟生) $538/I(5MG/ML-PIC/S-150ML)
Levofloxacin® (中化/中化裕民) $2.37/T(100MG-PIC/S)
Levofloxacin® (培力/平廷) $41.3/T(750MG-PIC/S)
Levofloxacin-Hameln IV® (SIEGFRIED/橫山) $499/I(5MG/ML-PIC/S-100ML)
Levofor IV® (台裕/意欣) $538/I(5MG/ML-PIC/S-150ML)
Levolosacin® (壽元) $499/I(5MG/ML-PIC/S-100ML),
Levonolon IV® (杏林新生/亞培)
Levonolon® ＊ (歐帕/亞培)
Levoping® (歐帕/瑩碩) $13.8/T(500MG-PIC/S),
Levox IV® (BAXTER/安強) $499/I(5MG/ML-PIC/S-100ML),
Levozyd® ＊ (ZYDUS/毅有) $13.8/T(500MG-PIC/S)
Lexacin I.V.® (台裕) $311/I(5MG/ML-PIC/S-50ML), $538/I(5MG/ML-PIC/S-150ML), $499/I(5MG/ML-PIC/S-100ML)
Lflocin IV® (瑞士) $499/I(5MG/ML-PIC/S-100ML),
Lflocin® ＊ (瑞士) $13.8/T(500MG-PIC/S), $2.37/T(100MG-PIC/S)
Rozoxin® ＊ (歐帕/瑩碩) $2.37/T(100MG-PIC/S)

藥理作用 1.本藥對包括厭氧菌的革蘭氏陽性菌群及革蘭氏陰性菌群具有廣效性的抗菌作用。對葡萄球菌屬、肺炎球菌、化膿鏈球菌、溶血鏈球菌、腸球菌屬及包含大腸桿菌、克雷白氏桿菌、沙雷氏菌屬、變形桿菌屬的腸內細菌群，葡萄糖非發酵革蘭氏陰性菌群，流行性感冒嗜血桿菌，淋菌等顯示具有強力的抗菌活性，又對披衣菌亦具有抗菌力。
2.本藥的主要作用機轉為阻礙DNA gyrase活性，其強度為ofloxacin的2倍。MIC與MBC之間無大的差異，是殺菌性的抗菌劑。此外，對細菌形態學觀察中，於MIC附近濃度下出現溶菌現象。
3.孕婦用藥安全等級：D-禁用於妊娠第一期。

適應症 **[衛核]治療成人因對Levofloxacin有感受性的致病菌所引起之下列感染：急性鼻竇炎、慢性支氣管炎的急性惡化、社區性肺炎、複雜性泌尿道感染(包括：腎盂腎炎)、慢性細菌性前列腺炎、皮膚和軟組織感染。**

用法用量 1.本藥錠劑每日施用一次或兩次。劑量依據感染類型與嚴重性，及假定致病病原的敏感性而定。
2.本藥注射液僅適用於緩慢地靜脈輸注，每日施用一或二次，250毫克的注射時間必須至少30分鐘，而500毫克的注射時間必須至少60分鐘，依感染形態和嚴重程度以及對病原菌的敏感度而定。在幾天後，依患者情況，經常可能從開始的靜脈給藥換成同劑量的口服途徑(levofloxacin膜衣錠500mg)。
3.治療時間依疾病療程而定，一般建議對抗生素的治療，是在患者變成沒發燒或有細胞根除的徵兆後，應繼續服用(不管是靜脈輸液或膜衣錠)至少48~72小時。Levofloxacin 500mg，1天一次或兩次，最多14天緩慢地靜脈輸注，500mg的levofloxacin，輸注時間至少要60分鐘。在幾天後，依患者情況，可從開始的靜脈給藥換成同劑量的口服途徑。
4.下列為levofloxacin iv 的推薦劑量：
a.腎功能正常(Clcr>50ml/min)的患者：社區性肺炎，500mg一天一次或兩次；複雜性泌尿道感染(包括：腎盂腎炎)，250mg—1天一次；皮膚和軟組織感染，500mg一天兩次。嚴重感染時，應考慮增加劑量。
b.腎功能不良(Clcr>50ml/min)的患者：①creatinine clearance劑量支配：每24小時250mg，初劑量250mg；每24小時500mg，初劑量500mg；每12小時500mg，初劑量500mg。②50~20ml/min劑量支配：每24小時125mg；每24小時250mg；每12小時250mg。③19~10ml/min劑量支配：每48小時125mg；每24小時125mg；每12小時125mg。④小於10ml/min(包括血液透析和CAPD) 劑量支配：每48小時125mg；每24小時125mg；每24小時125mg。在血液透析或Continuous Ambulatory Peritoneal Dialysis(CAPD)後，不須再多給一次劑量。
c.肝功能不良患者的劑量：不須調整劑量，因levofloxacin主要是經由腎臟排泄而非肝臟代謝。

d.老人患者的劑量：除了那些腎功能會降低的老人，須列入考慮外，一般不須調整劑量。

不良反應 副作用(「罕有」：0.1%以下，「偶有」：0.1~5%，無註明者5%以上或頻率不明)、重大副作用：

1.下列重大副作用罕有發生，須充分觀察，發現異常時，請中止服用，並做適當的處理；休克、過敏性反應(初期症狀：紅斑、惡寒、呼吸困難等)、中毒性表皮壞死症(lyell症候群)皮膚粘膜疹症群(Stevens-Johnson症候群)、痙攣、急性腎不全、黃疸(初期症狀：想吐、嘔吐、食慾不振、倦怠感、搔癢等)、無顆粒球症(初期症狀：發熱、咽頭痛、倦怠感等)、間質性肺炎(症狀：發熱、咳嗽、呼吸困難、胸部X光線檢查異常、嗜酸性球增多等)(處置方法：投與副腎皮質荷爾蒙劑等)、偽膜性大腸炎等伴有血便之重症大腸炎(症狀：腹痛、頻頻下痢)、橫紋肌溶解症(急性腎機能障礙所引起)(症狀：肌肉痛、無力感、CPK上昇、血中及尿中肌球蛋白質上昇等)、低血糖(糖尿病患者，有腎臟功能障礙者易發生)，肌腱炎、腱斷裂等的腱障礙、錯亂等的精神症狀。

2.下列重大副作用在海外，於其他new quinolone抗菌劑也有罕見發生的報告要充分注意，發生異常時，請中止服用，並做適當處理、溶血性貧血、過敏性血管炎、抑鬱。

3.其他副作用：過敏症罕有浮腫、蕁痲疹、熱感、光線過敏症，又偶有發疹、搔癢等發生，此症狀發生時，請中止服用；精神神經系統罕有戰慄、麻木感、視覺異常、耳鳴、幻覺、睡意，又偶有睡不著、頭暈、頭痛等症狀發生；腎臟偶有BUN、creatinine上昇現象；肝臟偶有GOT、GPT、Al-P、r-GTP上昇的現象；血液偶有貧血、白血球減少、血小板減少、嗜酸性球增多等現象發生，異常時，請中止服用；消化器偶有噁心、嘔吐、腹部不快感、下痢、食慾不振、腹痛、消化不良、罕有口內炎、舌炎、口渴、腹部膨脹感、便秘等現象發生；其他罕有倦怠感、發燒、關節痛、悸動、味覺異常等現象發生。

醫療須知 1.下列患者請謹慎服用：a.嚴重的腎臟障礙患者(會持續的保持高血中濃度)。b.罹患或曾患過癲癇等痙攣性疾患者(可能引起痙攣發作)。c.曾對quinolone系抗菌劑有過敏的患者。d.小兒患者的安全性資料及適合劑量尚未確立。

2.高齡者的服用：本藥主要由腎臟排泄，高齡者大都腎臟機能下降，唯恐發生持續性血中高濃度，請注意1次100mg，1天2次等投與量及投與間隔，謹慎服用。

3.使用上的注意交付藥劑時，對於PTP包裝的藥劑應指導患者自PTP片取出藥品後服用(曾有報告稱，因誤服PTP片後，硬的銳角刺入食道黏膜，進而引起穿孔，併發縱隔竇炎等嚴重的併發症)。

07302 PEFLOXACIN MESYLATE

Rx 80 MG/ML/注射劑(I);

商名

Pefaxin I.V.®(生達) Peloxin IV®(台裕/汎生)

藥理作用 Peflacine(pefloxacin)比較新的一種合成的抗生素屬於fluotoquinolone系列，可經口服及靜脈輸注等方式投與之。

適應症 [衛核]成人由革蘭氏陰性菌及葡萄球菌引起的嚴重感染症

用法用量 1.經口投與時，每天兩次(早晚各一粒)，於飯後服用。

2.經靜脈輸注時，必須謹慎進行(約一小時)，先將本藥一安剖400mg稀釋在250公撮的等張葡萄糖液中，每天兩次(早晚各一次)。不可用氯溶液做稀釋液，因本藥遇氯離子會沈澱。本藥注射劑必須避光保存。

3.肝功能正常的成人：平均每天使用800mg(2粒錠劑或2瓶注射液，每瓶有400mg)。初吹劑量可給800mg，以便很快達到有效血中濃度。

4.肝功能不良的成人：若患者肝功能嚴重不良或肝血流減低者，每天的劑量於兩次之投與間隔必須延長且調整之。通常建議pefloxacin注射液經靜脈注射，以每小時每kg體重使用8mg之速度施行之。並遵照下列指示：(a)沒有腹水或黃膽之患者，每兩天使用兩次。(b)有黃膽之患者，每天使用一次。(c)有腹水的患者，每36小時使用一次。(d)同時有腹水及黃膽之患者，每兩天使用一次。
5.腎功能不良之患者不需減少劑量。

不良反應 消化不良症：胃病、噁心、嘔吐，過敏性皮膚反應及感光過敏反應，肌肉或關節痛，高劑量下(每天1600mg)會引起血小板減少、神經不適症包括頭痛、失眠

醫療須知 1.為鏈球菌性肺炎及其它鏈球菌對peflacine並非一致有效，因此對未被檢驗確認之細菌引起之呼吸道感染症，本藥不應被處方為第一線治療劑。
2.於有感光過敏反應之危險，因此在治療期間及之後的幾天內應避免暴曬在日光及紫外線下。
3.肌鍵炎有時出現在achilles tendon會導致破裂，一旦出現此症狀請即就醫。
4.對嚴重的肝功能不良患者，劑量必須調整。

§7.4 恩菎類第四代

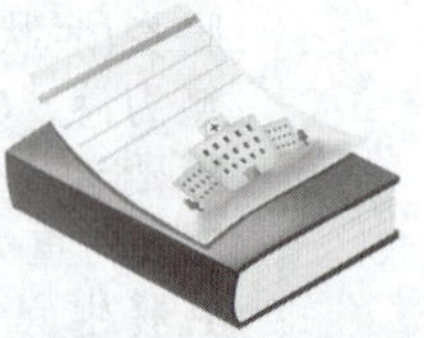

07401 MOXIFLOXACIN▲

孕 C 乳 - 食 ± 泄 肝/腎 ½ 12h

Rx 400 MG, 436.8 MG/錠劑(T); 1.6 MG/ML/注射劑(I); 1.744 MG, 1.745 MG, 1.6 MG/ML/輸注液(Inf);

商　名
Avelox Infusion® ◎ (BAYER/拜耳) $582/Inf(1.6MG/ML-PIC/S-250ML)
Avelox® ◎ (BAYER/拜耳) $72/T(400MG-PIC/S)
Floxsafe® (MSN/上亞) $72/T(400MG-PIC/S)
Mofacin Infusion® (南光) $582/Inf(1.6MG/ML-PIC/S-250ML)
Moflodal Infusion® (中化) $582/Inf(1.6MG/ML-PIC/S-250ML)
Moflogen Infusion® (瑞士) $582/Inf(1.6MG/ML-PIC/S-250ML)
Mola Infusion® (壽元/元昊) $582/Inf(1.6MG/ML-PIC/S-250ML)
Mosflow Infusion® (信東) $582/I(1.6MG/ML-PIC/S-250ML)
Mosflow® * (信東) $72/T(400MG-PIC/S)
Moxacin Infusion® (台裕/意欣) $582/Inf(1.6MG/ML-PIC/S-250ML)
Moxetero® (HETERO/凱沛爾) $72/T(400MG-PIC/S)
Moxicin® * (歐帕/瑩碩) $72/T(436.8MG-PIC/S)
Moxiflo Infusion® (壽元)
Moxifloxacin Kabi® (FRESENIUS KABI/費森尤斯卡比) $582/Inf(1.6MG/ML-PIC/S-250ML),
Moxistar® (安星) $582/I(1.6MG/ML-PIC/S-250ML)
Oflokasin® (ANFARM/意欣)

藥理作用 1.Moxifloxacin是一種廣效且具有殺菌作用的fluoroquinolone類抗生素。在活體外試驗中，moxifloxacin具有廣泛的抗菌範圍，如革蘭氏陽性菌，革蘭氏陰性菌，厭氧菌，acid-fast bacteria，以及一些非典型的菌種，例如mycoplasma spp., chlamydia spp.與legionella spp.。
2.Moxifloxacin的殺菌作用來自於它會對topoisomerase II和IV產生干擾。而topoisomerases是一群控制DNA的形成(topology)和協助DNA的複製、修復與轉錄的必要酵素。Moxifloxacin的殺菌效果取決於它的濃度。一般而言，它的最低殺菌濃度與它的最低抑菌濃度相近。
3.Moxifloxacin用於對β-lactam及macrolide有抗藥性的菌種依然有效。而在動物的感染試驗中，moxifloxacin展現了高度的活體活性。
4.不論是活體外試驗或臨床上的感染，moxifloxacin對於以下所列的大部份菌種，均有抗菌活性。①革蘭氏陽性菌：staphylococcus aureus(包括對methicillin敏感的菌種)、streptococcus pneumoniae(包括對penicillin和macrolide產生抗藥性的菌種)、streptococcus pyogenes(group A)②革蘭氏陰性菌：haemophilus influenzae(包括會產生和不會產生β-lactamse的菌種)、haemophliuspara influenzae，klebsiella pneumoniae，morazella catarrhalis(包括會產生及不會產生β-lactamase的菌種)、escherichia coli，enterobacter cloacae。③非典型菌種：chlamydia pneumoniae，mycoplasma penumoniae。

適 應 症 [衛核]用於治療成人(十八歲以上)感受性細菌引起的感染症，包括：上呼吸道及下呼吸道感染(急性鼻竇炎、慢性支氣管的急性惡化、社區性肺炎)，皮膚和軟組織的感染，複雜腹腔內感染(包括多種細菌感染症)。

用法用量 1.劑量範圍：對於所有適應症，建議劑量是一天一次，一次一錠 (400mg)。

2.投與方式–成人：和水整顆吞服，且其服用不受食物影響。
3.治療期：其長短須取決於疾病的嚴重程度或臨床反應。以下是一般治療上呼吸道及下呼吸道感染的建議治療期：慢性支氣管炎的急性惡化–5天。社區性肺炎–10天。急性鼻竇炎–7天。皮膚和軟組織的感染–7天。在臨床試驗中本藥曾使用到14天的治療期。

不良反應 發生頻率≧1%且<10%：腹痛、頭痛，噁心、腹瀉、嘔吐、消化不良、肝功能測試異常；味覺倒置，眩暈、併有低鉀血症患者的QT間隔時間延長。

醫療須知 1.如同其他的一些quinolones和macrolides的藥物，moxifloxacin會延長某些患者心電圖的QT間隔時間。QT間隔時間延長的患者、未矯正的低鉀血症患者、服用class IA(例如：quinidine， procainamide)或class III(例如：amiodarone, sotalol)之抗心律不整藥物患者，應避免服用moxifloxacin，因為尚缺乏這些患者服用moxifloxacin的臨床經驗。
2.不可排除moxifloxacin和延長QT間隔時間藥物(例如：cisapride, erythromycin, antipsychotics, tricyclic antidepressants)的加成作用，因此，moxifloxacin與這些藥物併用時須特別注意。
3.QT延長作用的強度可能會隨著moxifloxacin 濃度增加而增加，因此，不可超過建議劑量。QT間隔時間延長可能會增加心室心律不整的危險性(包括 torsades de pointes)。超過4000位以moxifloxacin治療的患者並未有歸因於QTc間隔時間延長而造成心血管方面的發病或死亡，然而，特定的易發狀況可能會增加心室心律不整的危險性。
4.Quinolone(包括moxifloxacin)治療可能發生韌帶發炎及斷裂，特別是老年人和同時服用皮質類固醇的患者。如果開始有疼痛或發炎的症狀，必須停止藥物治療並且讓受影響的四肢休息。曾有報告指出，使用廣效性抗生素(包括moxifloxacin)會有偽膜性結腸炎發生，所以服用moxifloxacin的患者若有嚴重腹瀉的情形，需考慮是否為此一病症，在此種臨床情況下，須立即給予患者適當的治療及評估。
5.服用「氟喹諾酮類」(fluoroquinolone)的病患應注意肌腱炎和肌腱斷裂、影響中樞神經系統、惡化重症肌無力、周圍神經病變，QT間期延長，多形性心頻脈(Torsades de Pointes)和光毒性等失能風險和潛在的永久性不良反應。
6.使用經全身性吸收之fluoroquinolone(如口服錠劑、膠囊和注射針劑)可能發生肌腱、肌肉、關節、神經和中樞系統相關的嚴重不良反應，這些副作用可能造成永久性傷害。

07402 NEMONOXACIN

孕 C 乳 ? 泄 腎 ½ 12.1h

Rx 250 MG/膠囊劑(C)； 2 MG/ML/輸注液(Inf)；

商　名 Taigexyn Infusion®（南光/太景）$2125/Inf(2MG/ML-PIC/S-250ML)　Taigexyn® ◎（培力/太景）$161/C(250MG-PIC/S),

藥理作用 1.Nemonoxacin是一種無氟喹諾酮類(non-fluorinated quinolone)抗生素，在體外試驗中，nemonoxacin顯示具有對抗許多種革蘭氏陰性菌和革蘭氏陽性菌的作用。
2.Nemonoxacin的作用是經由抑制DNA迴旋酶(gyrase)和與第四型拓樸異構酶(topoisomerase IV)，抑制細菌DNA合成，進而抑制細菌生長。DNA迴旋酶和拓樸異構酶都突變(雙重突變)的肺炎鏈球菌(streptococcus pneumoniae)。
3.抗菌範圍：
a.革蘭氏陽性菌 肺炎鏈球菌streptococcus pneumoniae(包含青黴素敏感、中介及抗藥的肺炎鏈球菌)金黃色葡萄球菌staphylococcus aureus(包含甲氧西林敏感及抗藥的金黃色葡萄球菌)。
b.革蘭氏陰性菌 流感嗜血桿菌haemophilus influenzae/副流感嗜血桿菌haemophilus parainfluenzae/肺炎克雷伯桿菌klebsiella pneumoniae/大腸桿菌escherichia coli/卡他莫拉菌moraxella catarrhalis。
c.非典型菌種 肺炎黴漿菌mycoplasma pneumoniae/肺炎披衣菌chlamydia pneumoniae/嗜肺性退伍軍人桿菌legionella pneumophila。

07402

d.革蘭氏陽性需氧菌 化膿鏈球菌streptococcus pyogenes。
e.革蘭氏陰性需氧菌 產酸克雷伯桿菌klebsiella oxytoca。

適應症 [衛核]「治療成人對Nemonoxacin有感受性的致病菌所引起之感染：適合於門診治療之輕度社區性肺炎。」

用法用量 1.成人口服一次0.5g(兩粒)，一日1次，空腹服用(在進食前至少兩小時或進食後至少兩小時服用)，以水整粒吞服。
2.治療時間應根據症狀嚴重程度或臨床反應決定。建議治療時間是連續服用7~10天。

不良反應 ALT(SGPT)升高4.4%，其次為噁心2.5%、白血球計數降低2.1%、嗜中性白血球減少症1.9%、頭暈1.9%、AST(SGOT)升高1.9%。肝酵素(ALT/AST)上升屬暫時性的反應。

醫療須知 1.根據報導，使用其他含氟喹諾酮類藥物(fluoroquinolone)偶有用藥後發生以下嚴重的不良事件：肌腱炎及肌腱破裂、重症肌無力的惡化、偽膜性腸炎、嚴重過敏反應、光敏反應/光毒性、嚴重水皰反應、精神病反應、中樞神經病變、周邊神經病變、肝毒性、血糖代謝異常。
2.使用其他含氟喹諾酮類藥物(fluoroquinolone)偶有用藥後發生肌腱炎案例，最常發生在Achilles tendon，並可能導致肌腱破裂。
3.含氟喹諾酮類藥物(fluoroquinolone)具有阻斷神經肌肉傳導作用，可能會使具有重症肌無力的患者肌肉無力的情形更加惡化。
4.偽膜性腸炎：根據報導，使用廣效性抗生素中偶有用藥後發生偽膜性腸炎案例。
5.使用其他含氟喹諾酮類藥物(fluoroquinolone)偶有用藥後發生嚴重，甚至致命的過敏反應(如：導致過敏性休克的血管性水腫)。
6.使用其他含氟喹諾酮類藥物(fluoroquinolone)可導致少見的日光或紫外光暴露後中度至重度的光敏感性/光毒性反應，可能表現為暴露於光照部位的過度的日曬反應。
7.使用其他含氟喹諾酮類藥物(fluoroquinolone)偶有用藥後發生肝臟壞死案例，甚至產生致死的肝衰竭。

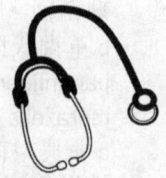

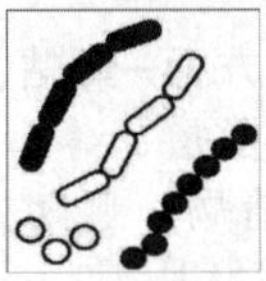

第八章 磺胺藥

Sulfonamides

磺胺藥是一種對抗革蘭氏陽性菌和革蘭氏陰性菌的廣效性制菌劑。它們最普遍用於急性泌尿道感染，因為某些磺胺藥在尿中具有高溶解度，可使它們達到有效濃度而不致於傷害到腎臟的危險。各種不同的磺胺藥，可用於各種其他全身性和局部的感染。

持續使用磺胺藥的最主要障礙為：曾經對這些藥物敏感的微生物(如淋球菌，溶血性鏈球菌，腦膜炎球菌，大腸菌狀的生物體)，會產生抗藥性之慮。後天的細菌抗藥性扮演著磺胺藥治療上失敗的主要角色，和遭到臨床使用的淘汰。這類藥物除非價錢相當低，否則使用上較受限制。

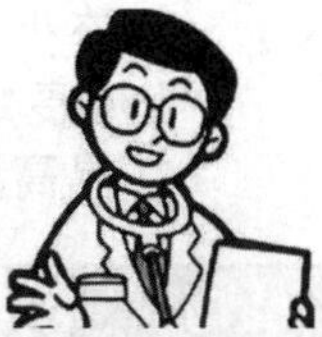

§ 8.1 磺胺藥

08101 SULFONAMIDE 類藥物總論

類　別 SULFISOXAZOLE

藥理作用 正常劑量下為制菌劑，干擾細菌細胞壁葉酸的合成。葉酸為核酸所必需的先驅物質。葉酸會競爭拮抗PABA。阻礙PABA的利用，因此細菌細胞壁的複製停止。

適 應 症 1.①沒有阻塞現象之急性，復發或慢性的泌尿道感染。②軟性下疳。③沙眼。④土壤絲菌病。⑤毒漿體原蟲病(用pyrimethamine)。⑥急性中耳炎(用penicillin)。⑦瘧疾的輔助治療(P.falciparum 對 chloroquine 有抗藥性)。⑧預防和治療對磺胺藥敏感的腦膜炎球菌性腦膜炎之A群菌株。⑨複發風濕熱的預防(僅sulfadiazine)。⑩結膜炎和眼睛表面的感染(sulfacetamide，sulfisoxazole)。⑪Hemophilus vaginales陰道炎(sulfabenzamide, sulfacetamide, sulfathiazole, sulfisoxazole)。⑫潰瘍性腸炎(sulfasalazine)。⑬疱疹樣的皮膚炎(僅sulfapyridine)。

2.軟性下疳。
3.沙眼。
4.土壤絲菌病。
5.毒漿體原蟲病(用pyrimethamine)。
6.急性中耳炎(用penicillin)。
7.瘧疾的輔助治療(p.falciparum對chloroquine有抗藥性)。
8.預防和治療對磺胺藥敏感的腦膜炎球菌性腦膜炎之A群菌株。
9.複發風濕熱的預防(僅sulfadiazine)。
10.結膜炎和眼睛表面的感染(sulfacetamide，sulfisoxazole)。
11.Hemophilus vaginales陰道炎(sulfabenzamide, sulfacetamide, sulfathiazole, sulfisoxazole)。
12.潰瘍性腸炎(sulfasalazine)。
13.疱疹樣的皮膚炎(僅 sulfapyridine)。

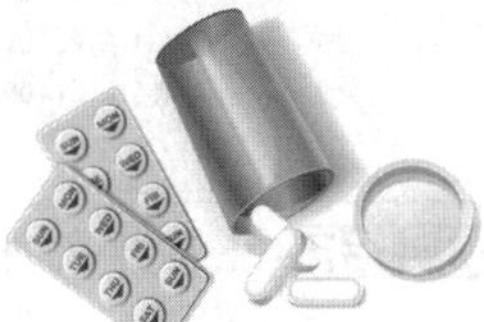

用法用量 詳見個別論述。

不良反應 胃腸不適(噁心、腹部不舒服)此外，還有(依照藥物而有所不同)；胃腸方面−嘔吐、腹瀉、食慾不振、口炎、胰臟炎、黃疸、肝炎、損害到葉酸的吸收；中樞神經系−頭痛、思睡、眩暈、耳鳴、運動失調、抑鬱、痙攣、幻覺、末梢神經炎、聽覺喪失、神經精神病；腎臟–蛋白尿、白蛋白尿、血尿、少尿、無尿、結晶尿；血液學方面–紫點、貧血、血液惡病質、低凝血酶原血症、變性血紅素血症；敏感–過敏反應–搔癢、蕁麻疹、對光敏感、關節神經痛、眼窩水腫、多形性紅斑、脫落性皮膚炎、血清病、無防禦性過敏反應、心肌炎；其他方面：發燒、寒顫、身體不適、禿髮、發疳、甲狀腺腫、多尿、低血糖、精子數目減少、結節性動脈外層炎、類狼瘡症狀。

醫療須知 1.長期治療期間，常做血球計數，和尿液分析，及肝與腎功能試驗比較可溶的磺胺藥(如sulfisoxazole, sulfamethiazole)發生腎的併發症較少。
2.小心患者避免長期曝露於日光或紫外光，因為可能發生對光敏感。
3.不要用磺胺藥來治療A群溶血性鏈球菌的感染，因為磺胺藥無法根絕此生物體也無法預防其後遺症(如風濕熱、血管球性腎炎)。
4.有腎病和肝病血液惡病質、嚴重過敏、氣管氣喘或glucose–6–phosphate去氫酶缺乏(有溶血之危險)等以上患者，要小心使用磺胺藥。
5.為確保安全，尤其是長效性衍生物，要服用充足的液體以避免發生結晶尿(尿液輸出至少要保持1,500ml/日)。
6.長效磺胺藥投與之前，要先測定尿中過量的酸度，若需要可投與sodium bicarbonate來昇高尿中的PH值，以確保藥物的溶解度。

8
磺胺藥

08102 SULFADIAZINE

孕 C/D 乳 - 泄 肝

Rx 500 MG/錠劑(T)； 10 MG/GM, 10 MG, 50 MG, 50000 MG, 10 MG/GM/軟膏劑(Oin)； 10 MG, 50 MG, 10 MG/GM/乳膏劑(Cre)；

商名

Anco®(皇佳) $43.7/Oin(10MG/GM-PIC/S-50GM), $30.4/Cre(10MG/GM-PIC/S-20GM), $302/Oin(10MG/GM-PIC/S-500GM)
Aufizin®(中化)
Better Silver®(福元/惠民)
Canflame®(溫士頓) $15.8/Cre(10MG/GM-PIC/S-5GM), $137/Cre(10MG/GM-PIC/S-250GM), $43.7/Cre(10MG/GM-PIC/S-50GM), $256/Cre(10MG/GM-PIC/S-450GM), $35.5/Cre(10MG/GM-PIC/S-25GM), $302/Cre(10MG/GM-PIC/S-500GM),
Fuchein®(井田)
SSD®(皇佳/元昊) $43.7/Cre(10MG/GM-PIC/S-50GM), $302/Cre(10MG/GM-PIC/S-500GM), $256/Cre(10MG/GM-PIC/S-400GM)
Sefucon®(新喜國際) $30.4/Cre(10MG/GM-PIC/S-20GM), $18.5/Cre(10MG/GM-PIC/S-15GM)
Sigel®(正和) $30.4/Cre(10MG/GM-PIC/S-20GM),
Siliverine®(壽元) $137/Cre(10MG/GM-PIC/S-200GM), $302/Cre(10MG/GM-PIC/S-500GM), $43.7/Cre(10MG/GM-PIC/S-50GM), $30.4/Cre(10MG/GM-PIC/S-20GM), $256/Cre(10MG/GM-PIC/S-450GM), $35.5/Cre(10MG/GM-PIC/S-25GM)
Siliverzine®(杏輝) $30.4/Cre(10MG/GM-PIC/S-20GM), $302/Cre(10MG/GM-PIC/S-500GM), $137/Cre(10MG/GM-PIC/S-250GM), $256/Cre(10MG/GM-PIC/S-450GM), $256/Cre(10MG/GM-PIC/S-400GM), $43.7/Cre(10MG/GM-PIC/S-50GM), $137/Cre(10MG/GM-PIC/S-200GM)
Silvadene®(寶齡富錦) $43.7/Cre(10MG/GM-PIC/S-50GM), $256/Cre(10MG/GM-PIC/S-400GM), $30.4/Cre(10MG/GM-PIC/S-20GM)
Silver Sulfadiazine®(瑞士) $302/Cre(10MG/GM-PIC/S-500GM), $30.4/Cre(10MG/GM-PIC/S-20GM), $256/Cre(10MG/GM-PIC/S-400GM), $43.7/Cre(10MG/GM-PIC/S-50GM),
Sulfa®(井田)
Sulfadiazine Silver®(大豐/一成)
Sulfadiazine®(信隆) $1.5/T(500MG-PIC/S),
Sulfasil®(榮民) $35.5/Cre(10MG/GM-PIC/S-25GM), $43.7/Cre(10MG/GM-PIC/S-50GM), $137/Cre(10MG/GM-PIC/S-200GM), $302/Cre(10MG/GM-PIC/S-500GM), $137/Cre(10MG/GM-PIC/S-250GM),
Sulfuzine®(派頓)
Uburn®(健康化學/優良) $137/Oin(10MG/GM-PIC/S-250GM), $302/Oin(10MG/GM-PIC/S-500GM), $43.7/Oin(10MG/GM-PIC/S-50GM)
Unguentum Sulfadiazini®(應元)

藥理作用 1.本藥在身體組織內釋放出sulfadiazine，藉一般的方法，(如拮抗PABA)，而產生制菌活性。
2.顯然作用在細菌細胞膜和細胞壁而具殺菌效果。
3.孕婦用藥安全等級：D-如在接近生產期時用。

適應症 [衛核]預防及治療因燒傷引起之感染。

用法用量 一天3~4次，適量塗於患處。

不良反應 常見-發燒、噁心、嘔吐、腹瀉、結晶尿；嚴重者-Stevens-Johnson症候群、鱗片狀剝落性皮膚炎、急性過敏反應、再生不能貧血、顆粒性白血球缺乏。

08103 SULFAMETHIZOLE

孕 C/D 乳 - 食 + 泄 肝/腎

Rx 250 MG/錠劑(T)；

商名

Urozole®(人生)

藥理作用 1.短效型磺胺藥，主要用於急性和慢性的尿道感染。與血漿蛋白的結合率高因此和其他蛋白質結合的藥物要小心使用。很快的排於尿中，大部份呈活性型。本藥會使尿液或皮膚呈橘紅至黃色。
2.婦女用藥安全等級：D-如在接近生產期使用。

適應症 [衛核]尿道感染症、急、慢性淋病、龜頭炎、軟性下疳、泌尿生殖器、手術前後之感染預防

用法用量 成人–每天3~4次，1次0.5~1g。孩童–每天30~45mg/kg分4次投與。

08104 SULFAMETHOXAZOLE(SULFISOMEZOL)

孕 C/D 乳 - 食 - 泄 肝/腎 半 7~12h

Rx 250 MG, 500 MG/錠劑(T); 40 MG/ML/液劑(Sol);

商名

Morcasin Oph.® (杏輝) $12/Sol(40MG/ML-PIC/S-5ML), $13.6/Sol(40MG/ML-PIC/S-15ML),
Sinomin Oph.®◎ (杏輝/久裕) $13.6/Sol(40MG/ML-PIC/S-15ML)
Sulfamethoxazole® (信隆) $1.5/T(500MG-PIC/S)
Sulfamethoxazole® (明大/木村)
Sulfisomezole® (榮民) $0.85/T(500MG)
Sulmin® (壽元)
Sulmin® (華盛頓)
Suzole® (應元) $21.9/Sol(40MG/ML-PIC/S-10ML), $13.6/Sol(40MG/ML-PIC/S-15ML), $12/Sol(40MG/ML-PIC/S-5ML),

藥理作用 1.本藥為中等效型的磺胺藥，和sulfisoxazole相同，但口服吸收和尿道排泄多少較慢些。對大部份患者為一天2次，以預防積蓄性。與trimethoprim合製成製劑(bactrim, septrin, 看各論)，與phenazopyridine合製成製劑(azo-gantrisin)，後者為尿道止痛劑，用於減輕尿道感染所引起排尿困難。
2.本藥的孕婦用藥安全等級屬C，但接近足月時屬D。

適應症 [衛核]結膜炎、砂眼、流行性角結膜炎、眼瞼炎、眼瞼緣炎、麥粒腫、淚囊炎、虹彩炎。

用法用量 1.口服：成人–開始時2g，接著一天2~3次1次1g；孩童–開始時50~60mg/kg然後早晚各25~30mg/kg(每天最大量為75mg/kg)。
2.注射：成人單次劑量為5~10mgIV；小兒2ml IM。

不良反應 常見-發燒、噁心、嘔吐、腹瀉、結晶尿；嚴重者-Stevens-Johnson症侯群、鱗片狀剝落性皮膚炎、急性過敏反應、再生不能貧血、顆粒性白血球缺乏。

醫療須知 眼藥水貯存條件：避光。

08105 SULFAMETHOXYPYRIDAZINE

孕 C 乳 - 食 + 泄 肝/腎

Rx 500 MG/錠劑(T); 500 MG/膠囊劑(C);

商名

Ketalin® (回春堂/久松)
Sulfalin® (長安/美的)
Sulfazine® (新喜國際)
Ta Dar Ring® (長安/美的)

藥理作用 本藥對G(+)，G(-)細菌有效，它是一種長效性磺胺藥。

適應症 [衛核]對革蘭氏陽性菌、陰性菌所引起扁桃腺炎、咽頭炎、尿道炎

用法用量 口服：起始劑量1.0gm接著每24小時服用0.5gm，對重症感染者首次劑量可投與2.0gm。

08106 SULFANILAMIDE

孕 C/D 乳 - 食 - 泄 肝/腎

5000 MG/軟膏劑(Oin); 1000 MG/粉劑(P);

商名

Antibactor® (中美兄弟)
Pizhining® (詠大/三能)
Salfamine® (美西)
Sulfanilamide® (龍杏/洸洋)

適應症 [衛核]皮膚細菌感染。

用法用量 一天3~4次，適量塗於患處。

08107 SULFISOXAZOLE

孕 B/D 乳 - 食 - 泄 肝/腎 半 4.6~7.8h

Rx 500 MG/錠劑(T); 100 MG/ML, 200 MG/ML/注射劑(I);

商 名
Sinxazole® (信東)
Sulfisoxazole® (榮民)

藥理作用 本藥為短效或中等效型的磺胺藥，它對G(+)，G(-)細菌有效，尤其是對泌尿道感染，而且本藥不會導致尿結石的副作用。

適 應 症 [衛核]大腸菌、肺炎雙球菌、淋菌、髓膜炎菌、鏈鎖球菌、赤痢菌、葡萄球菌感染症

用法用量 一天3~4次，適量塗於患處。

醫療須知 本藥的孕婦用藥安全等級屬B，但接近足月時屬D。

08108 TRIMETHOPRIM

孕 C 乳 ? 食 + 泄 肝/腎 半 8~11h

Rx 100 MG, 300 MG/錠劑(T);

商 名
Bactin® (利達/鎰浩)
Eumi® (黃氏) $1.5/T(100MG-PIC/S), $2/T(100MG-PIC/S-箔),
Inflamnil® (瑞士) $2.05/T(300MG-PIC/S), $1.5/T(100MG-PIC/S), $2/T(100MG-PIC/S-箔)
Meprim® (強生) $1.5/T(100MG-PIC/S)
Panmitin® (羅得) $1.5/T(100MG-PIC/S)
Thi Fen® (應元) $1.96/T(300MG)
Trimethoprim® (派頓) $1.5/T(100MG-PIC/S)
Trimprim® (十全) $1.5/T(100MG-PIC/S),
Triprim® (衛達) $1.5/T(100MG-PIC/S)

藥理作用 藉可逆抑制dihydrofolate還原酶，而阻斷tetrahydrofolic acid的產生，因此干擾敏感菌體之蛋白質及核酸的合成。

適 應 症 [衛核]由大腸桿菌、奇異變形菌、肺炎桿菌引起之感染症
[非衛核]治療因敏感菌株：escherichia coli, proteus mirabilis, klebsiella pneumoniae及腸球菌等所引起之無併發症偶發的泌尿道感染。

用法用量 成人及12歲以上孩童：每12小時100mg，共10天。

不良反應 癢性出疹、巨母紅血球性貧血、噁心、嘔吐、舌炎、味覺異常、白血球減少、光過敏。

醫療須知 1.長期治療期間要做完全的血液計數。若骨髓抑制的現象明顯(血小板減少，白血球減少，巨胚紅血球性貧血)時，要停藥，同時每天肌注投與3~6mg leucovorin連續3天，到恢復正常的造血機能。
2.下列患者要小心使用：肝損傷、葉酸缺乏、孕婦、或哺乳婦。

§ 8.2 Sulfonamides 類的複方產品

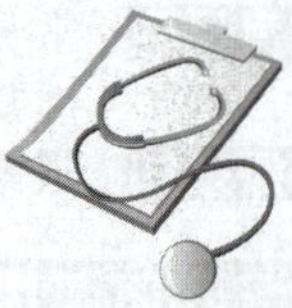

08201 AG-S Complex 皮復健複方乳膏 ® (瑞士) $56/Cre (20.0 GM-PIC/S), $56/Cre (50.0 GM-PIC/S)

Rx 每 gm 含有：CHLORHEXIDINE GLUCONATE 2.0 MG；SULFADIAZINE SILVER 10.0 MG

適 應 症 [衛核] 火傷、燙傷防止其傷處化膿。

用法用量 一天3~4次，適量塗抹於患處。

類似產品 Agsdine 癒灼乳膏 ® (人人)

08202 An Fu "正和"安膚乳膏 ® (正和)

Rx 每 gm 含有：CHLORHEXIDINE DIGLUCONATE 0.01 ML；SULFADIAZINE SILVER 10.0 MG

適 應 症 [衛核] 火傷、燙傷及防止其傷處化膿

用法用量 一天3~4次，適量塗抹於患處。

類似產品 Silzine 銀淨燙傷乳膏〝寶齡〞 ® (寶齡富錦)

08203 Bacdan "派頓" 菌必蕩錠 ® (派頓) $1.5/T

Rx 每 Tab 含有：SULFAMETHOXAZOLE 400.0 MG；TRIMETHOPRIM 80.0 MG

藥理作用 sulfamethoxazole藉競爭拮抗PABA，而抑制dihydrofolic acid的合成。Trimethoprim抑制dihydrofolate還原酶，結果阻斷tetrahydrofolic acid的產生。因此在很多細菌中必須蛋白質與核酸合成的二個連貫步驟受到阻斷 。

適 應 症 [衛核] 由革蘭氏陽性菌及陰性菌所引起之呼吸道、胃腸道、尿道感染症

[非衛核] (1)敏感生物體(如Escherichia Coi，Klebsiella-enterobacter，Proteus Mirabillis，Pr.Vulgaris，Pr.Morgani)所引起的復發或慢性尿道感染。(2)2歲以上孩童，因Hemophilus influenzae或streptococcus pneumoniae等敏感菌株，所引起的急性中耳炎。(3)成年人因H.influenzae或S.pneumoniae等敏感菌株，所引起的慢性氣管炎之急性惡化。(4)由志賀桿菌屬(shigella)的敏感菌株，所引起的肺炎。(5)孩童Pneumocystis carini型肺炎用癌症的化學療法來進行免疫抑制作用。(6)霍亂及沙門桿菌型感染的研究使用。

用法用量 1.尿道感染、氣管炎、志賀桿菌性痢疾；中耳炎–成人：每12小時投與160mg/800mg，連續10～14天。孩童：每天8mg/kg40mg/kg，分二次投與，每12小時1次，共10天。
2.嚴重感染–8～10mg/kg/日(trimethoprim含量)，分成2～4次投與，靜脈滴注要60～90分以上。
3.肺炎(成人)每天20mg/kg100mg/kg，或分成數次每6小時1次，靜脈滴注，共14天。(孩童)160mg/800mg，每6小時1次，共14天。

不良反應 舌炎、口炎、胃腸道–嘔吐、腹痛、腹瀉、肝炎、胰臟炎；中樞神經系–頭痛、耳鳴、眩暈、疲勞、肌肉無力、運動失調、痙攣、末梢神經炎、抑鬱、幻覺；過敏–搔癢、蕁麻疹、眼窩水腫、全身性皮膚出疹、對光敏感、關節神經痛、心肌炎、無防禦性過敏反應、血清病、多形性紅斑、Stevens-Johnson症候群、表皮的壞死；其他方面–寒顫、發熱、少尿症、無尿、類似狼瘡症狀、甲狀腺腫、多尿、低血糖、結節性動脈外層炎。

類似產品
- Bacide 菌特制錠®（榮民）$1.5/T, $2/T
- Bactalin "壽元"伯克炎錠®（壽元）
- Bakrin 別炎淨顆粒〝應元〞®（應元）
- Baktar 撲菌特錠400毫克®（杏輝/塩野義）$1.5/T, $2/T
- Borgal "利達" 博克錠®（利達）$1.5/T
- Chemix "永信"剋菌錠®（永信）$1.5/T
- Co-Trimoxazol "華琳" 廣速治錠®（福元/華琳）$1.5/T
- Cobacide 克菌錠®（汎生）$1.5/T
- Dactjin 廣立寧膜衣錠®（西德有機）$1.5/T
- Duocide 雙克顆粒®（生達）
- Jacide 佳效錠®（皇佳）$1.5/T, $2/T
- Morcasin "杏輝"孟克杏錠®（杏輝）$1.5/T, $2/T
- Senfihu "瑞士"斯炎必伏錠®（瑞士）$1.5/T
- Sevatrim 雪白淨注射液®（瑞士）$18.3/I (5.0 ML-PIC/S)
- Someprim 碩邁沛霖顆粒®（強生）$78/Gr (100.0 GM-PIC/S)
- Sulfacotrim Sus. 〝晟德〞沙法克寧懸液劑®（晟德）$150/Sus (60.0 ML-PIC/S)
- Trimerin 泰利美寧糖漿®（中化）
- Trimesin 舒滅欣錠®（長安/安力圻）$0.9/T
- Bacidim "濟生"汎西丁錠®（永勝/濟生）$0.9/T
- Baczine "華興" 巴克菌錠®（元宙/華興）$1.5/T
- Bakrin "豐田" 別炎淨錠®（應元/豐田）$0.9/T
- Beyliyan 倍利炎錠®（明大）
- Broadin-S "易陽"博爾得寧錠®（仙台/易陽）
- Co-Trimo "福元" 可脫癀錠®（福元）$1.5/T
- Co-Trizol 可治菌錠®（元宙）$1.5/T
- Coyenlin 可炎寧錠®（優良/健喬信元）$0.9/T
- Dublecon "永勝"雙克菌錠®（永勝）$1.5/T
- Duocide 雙克錠®（生達）$1.5/T
- Mexazol 〝元宙〞優治炎錠®（元宙）$2/T
- Pantrim 徧醫錠®（衛肯）$1.5/T, $2/T
- Septrim 西特林錠®（中美兄弟）
- Sinzuin 順治炎錠®（永吉）$1.5/T
- Someprim 碩邁沛霖錠®（強生）$1.5/T
- Sulfatrim "人生"消炎錠®（人生）
- Trimerin 泰利美寧錠®（中化）$1.5/T
- Trimezole 得力免唑錠®（信隆）$1.5/T

8 磺胺藥

08204 Furocolin 服樂克淋片®（中美兄弟）

℞ 每 Tab 含有：NITROFURANTOIN 100.0 MG；SULFAMETHOXYPYRIDAZINE 150.0 MG

適應症 [衛核] 淋病、梅毒、尿道炎、腎臟炎、腎盂炎、前列腺炎、軟性下疳、開刀前後的感染、子宮內膜炎、子宮附屬器炎、乳腺炎、子宮周圍炎。

用法用量 通常成人每次服用1粒(100mg)每飯後及睡前，一日服用四次(400mg)視年齡症狀可酌量增減，以多量開水送服或遵照醫師指示服用.

醫療須知 服用本藥期中不宜攝食刺激性食物(如酒，辣椒等)孕婦無忌.

類似產品
- Kezinlin "美"克淨淋膠囊®（長安）
- Ricolin "約克"力克林膠囊®（約克）

08205 Spasmo-Euvernil F.C 優福尼爾－愛斯膜衣錠®（晟德）$3.03/T

℞ 每 Tab 含有：PHENAZOPYRIDINE HCL 50.0 MG；SULFANILYLUREA (SULFAUREASULFACARBAMIDE) 500.0 MG

適應症 [衛核] 尿道炎、膀胱炎、腎盂炎。

用法用量 成人：2粒每天3~4次。

08206 U-Burndin "優良" 優本定乳膏®（健康化學/優良）$56/Cre (50.0 GM-PIC/S), $480/Cre (500.0 GM-PIC/S)

℞ 每 gm 含有：CHLORHEXIDINE DL-GLUCONATE 2.0 MG；SULFADIAZINE SILVER 10.0 MG

適應症 [衛核] 火傷、燙傷及防止其傷處化膿

用法用量 一天3~4次，適量塗抹於患處。

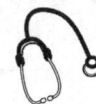

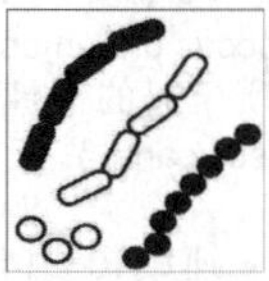

第九章 泌尿道抗感染劑

Urinary Anti-Infectives

專有名詞「泌尿道抗感染劑」通常指這些藥劑特定用於泌尿道的感染，而具有缺乏全身性抗菌活性的優點。被認為首選的泌尿道抗感染劑有cinoxacin，methenamine，nalidixic acid， nitrofurantoin及trimethoprim等。特定用於泌尿道的感染，具有迅速由尿中排除的優點，同時缺乏全身性的抗菌活性，然而這些藥劑，在急性而沒有併發症的泌尿道感染時，通常不被考慮為最佳選擇藥，因此對抗很多普通的泌尿病原，它們沒有磺胺藥或廣效性penicillin來得有效的泌尿道抗感染劑，最常用於對第一線藥物沒有反應或不能忍受的患者。泌尿道抗感染劑也具有控制慢性泌尿道感染的價值，而此慢性泌尿道感染是因對普遍使用的抗生素，產生抗藥性的生物體所引起。低劑量的nitrofuantoin一天一次，睡前投與，已經成功地用於長期預防慢性泌尿道感染。Methenamine也用於慢性泌尿道感染的化學性預防。

專欄 9-1 性傳染病治療藥物建議（II）

尿道炎 (urethritis)	
淋菌性尿道炎 (gonococcal urethritis)	• Ceftriaxone (250mg) 肌肉注射一劑， 合併 azithromycin (1g) 口服一劑 • Ceftriaxone (250mg) 肌肉注射一劑， 合併 doxycycline (100mg) 口服一天兩次
非淋菌性尿道炎 (nongonococcal urethritis)	首選治療藥物 • Doxycycline (100mg) 口服一天兩次，共 7 天 • Azithromycin (1g) 口服一劑 替代治療藥物 • Erythromycin (500mg) 口服一天四次，共 7 天 • Levofloxacin (500mg) 口服一天一次，共 7 天 • Ofloxacin (300mg) 口服一天兩次，共 7 天
副睪睪丸炎 (epididymo-orchitis)	
性行為接觸感染	• Ceftriaxone (250mg) 肌肉注射一劑， 合併 doxycycline (100mg) 口服一天兩次，共 10 天
下泌尿道感染引發	• Levofloxacin (500mg) 口服一天一次，共 10 天 • Ofloxacin (300mg) 口服一天兩次，共 10 天
直腸炎、直腸結膜炎 (proctitis,proctocolitis)	
性傳染直腸炎	• Ceftriaxone (250mg) 肌肉注射一劑， 合併 doxycycline (100mg) 口服一天兩次，共 14 天
性病淋巴肉芽腫 (lymphogranuloma venereum)	首選治療藥物 • Doxycycline (100mg) 口服一天兩次，共 21 天 替代治療藥物 • Azithromycin (1g) 口服一週一次，共 3 週 • Erythromycin (500mg) 口服一天四次，共 21 天

§ 9.1 泌尿道抗感染劑

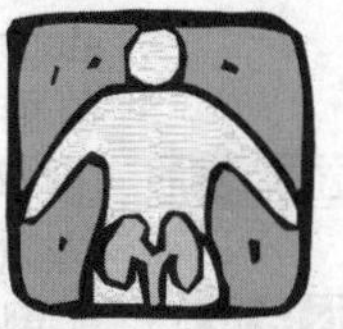

09101 CHLORAMPHENICOL

孕C 乳 - 食 － 泄 肝 T½ 1.5～4.1h

Rx 125 MG/ML/注射劑(I)； 10 MG, 10 MG/GM/軟膏劑(Oin)； 2.5 MG/ML, 5 MG/ML/液劑(Sol)；

商名

C P®（生達）
Chloramphenicol Oph.®（景德/健喬信元）$12.7/Sol(2.5MG/ML-PIC/S-10ML), $12/Sol(2.5MG/ML-PIC/S-5ML)
Chloramphenicol Oph.®（綠洲）$13.3/Oin(10MG/GM-PIC/S-3.5GM)
Chloramphenicol®（應元）$9.4/I(125MG/ML-2ML)
Chloramphenicol®（杏輝）$12.7/Sol(2.5MG/ML-PIC/S-10ML), $12/Sol(2.5MG/ML-PIC/S-5ML),
Chloramphenicol®（綠洲）
Chloramphenicol®（龍杏）
Chlorlymin Oph.®（景德/健喬信元）$13.3/Oin(10MG/GM-PIC/S-3.5GM), $13.3/Oin(10MG/GM-PIC/S-5GM)
Showen®（應元）$12.7/Sol(2.5MG/ML-PIC/S-10ML), $12/Sol(2.5MG/ML-PIC/S-5ML)

藥理作用 抑制細胞的50s核醣體，使蛋白質的合成無法進行。在正常的濃度下有制菌作用 。但高濃度可殺死細菌。

適應症 [衛核]沙眼、葡萄球菌、鏈球菌、肺炎雙球菌、大腸桿菌等所引起之疾患。
[非衛核]1.治療因S.typhi所引起的急性感染。2.因敏感生物體所引起之嚴重感染的交替治療藥，此時毒性低的藥物因無效或禁忌。3.膀胱fibrosis regimens的輔助治療。4.因敏感微生物所引起的皮膚、眼睛和外聽覺腔的表皮感染。(僅局部外用)。

用法用量 局部外用：1天塗於患部數次。眼科–1天2~4次，點1或2滴，或少量軟膏點於感染的眼睛。耳科–1天3次，1次2~3滴。

不良反應 1.血液學：血性惡病質(白血球減少、紅血球減少、顆粒性白球減少、發育不全的貧血、血小板減少、再生不良性貧血)。
2.神經學：頭痛、混亂、抑鬱、膽妄、眼及末梢神經炎。
3.過敏性：發燒、出疹、蕁麻疹、血管水腫、無防禦性過敏反應，局部施藥，搔癢或灼熱。
4.胃腸方面：嘔吐、舌炎、口炎、腹瀉、大小腸炎。
5.其他方面：黃疸，重複感染，未成熟嬰兒及新生兒的「灰色症候群」(腹脹、嘔吐、蒼白發紺，血管運動虛脫，不規則的呼吸，低體溫發生於高劑量的起始治療之3~4天內，可能會致死。

醫療須知 1.嚴重和潛在致命的血性惡病質(如再生不能性貧血，血小板減少，顆粒性白血球減少)可能發生於短期或長期使用chloramphenicol。因此它僅用於嚴重的感染，且對其他危險性較小的抗生素沒有反應時，治療期間至少每2天，要做血液的研究。
2.下列患者要小心使用：肝或腎損傷，glucose-6-phosphate dehydroyenase缺乏，急性間歇性紫質病，嬰兒，孕婦或哺孔婦。
3.留意患者任何視覺障礙的報告，而且要停藥以減少視神經炎的危險。
4.注意choramphenicol基劑溶液，僅供成人靜脈滴注射使用，而sodium succinate鹽可緩慢靜注(1~2分)投與，包括孩童及成人。這種鹽類不能肌注投與，因為大部份為無效，儘可能快點改成口服使用。

09102 METHENAMINE

孕C 乳 ? 食 + 泄 腎 T½ 4h

Rx 240 MG/ML, 280 MG/ML/注射劑(I)；

商名

Heciramin®（信東）
Hexamini®（應元）

藥理作用 在酸性尿中(ph5.5或低些)，本藥水解成氨及甲醛，而甲醛具殺菌作用。酸再從鹽中釋出(如mandelic或hippuric)，扮演一種微弱殺菌作用。敏感的生物體包括escherichia coli，staphylococci及enterococci。Enterobacter aerogenes具抗藥性，誠如pseudomonas與proteus菌種亦然。後兩者為尿素分解的生物體，使尿中的pH值提高，在有效階段之外。

適應症 [衛核]腎盂炎、膀胱炎、產褥熱、尿道炎、尿閉
[非衛核]1.使用尿道器械或導管插法之前的預防。2.解剖尿道畸形患者的輔助治療。

不良反應 大劑量下胃腸發不適、膀胱刺激、小便困難、蛋白尿、血尿、過敏反應(發疹、發癢)、腹痛。

醫療須知 1.忠告患者避免攝取過量的鹼性食物如牛奶，檸檬屬的水果以及蔬菜。
2.若發生小便困難，要減少劑量和酸化尿液。
3.為了減輕胃腸不適，儘可能整天按規則的時間間隔，藥物與食物一起投與
4.痛風的患者要小心使用，因為methenamine鹽會引起尿中尿酸鹽結晶的沈澱

09103 NITROFURANTOIN

孕B 乳 - 食 + 泄 肝/腎 半 20m

Rx 100 MG/錠劑(T)； 100 MG/膠囊劑(C)；

商　名
Ninru S.C.®(應元/豐田)
Nitrofurantoin®(明大) $1.5/C(100MG-PIC/S),
Nitrofurantoin®(榮民) $0.59/T(100MG)
Rancol®◎ (山之內)
Yumenin®(台裕) $1.5/T(100MG-PIC/S)

藥理作用 低濃度為制菌作用，高濃度為殺菌作用。可能的作用機轉為抑制乙醯輔酶A(acetyl coenzyme A.)而干擾碳水化合物的代謝。也可能損害細菌細胞壁的形成。特別有效的對抗E.coli, klebsiella, enterobacter及citrobacter菌種、B群鏈球菌、腸球菌和葡萄球菌。某些enterobacter及klebsiella菌株具抗藥性，誠如大部份的proteus，serratia及acinetobacter菌株。Pseudomonas高度的抗藥性，敏感性物體獲得的抗藥性較小。

適應症 [衛核]尿路感染症：腎盂炎、腎盂腎炎、膀胱炎、前立腺炎、淋疾

用法用量 1.口服：成人−1天4次，每次50~100mg，連續10~14天。長期治療為1天4次，每次25~50mg。3個月以上的孩童−2天5~7mg/kg，分4次投與。
2.一天3~4次，每次40mg。

不良反應 常見-噁心、食慾不振、嘔吐、重複感染；嚴重者-肝壞死、急性過敏反應、剝落性皮膚炎。

醫療須知 1.口服投與時，可和食物或牛奶一起，以減輕胃腸的不適和可能改善吸收，考慮使用大結晶，可進一步的減少胃腸不適。
2.在長期治療期間，要定期做血液評估，因為使用nitrofurantoin會引起溶血性貧血。
3.告知患者，本藥會使尿液呈無害的棕褐色。
4.指示患者，在口服懸浮液的使用後，要滿口清洗，以預防牙齒著色。
5.下列患者要小心使用：貧血、糖尿病、維他命B缺乏、電解質不平衡，或無力病，因為這些情況，容易造成末梢神經病變。

09104 NITROXOLINE

Rx 50 MG, 100 MG/錠劑(T)；

商　名
Ebiform S.E.C.®(長安)
Lolal S.C.®(黃氏) $1.53/T(50MG)
Niko®(皇佳)
Nitrolin®(應元) $2.52/T(100MG-PIC/S)
Nysin S.C.®(井田) $2.52/T(100MG-PIC/S)
Sanser S.C.®(約克)
Yuro®(優生)

藥理作用 本藥為quinoline的衍生物，對大部份革蘭氏陽性(+)與陰性(-)菌都有殺菌作用，尤其是泌尿道和胃腸道常見的感染：大腸桿菌、變形桿菌、綠膿桿菌、葡萄球菌屬、鏈球菌屬。其作用機轉為抑制蛋白的合成。

適應症 [衛核]尿道炎、膀胱炎、腎盂腎炎、其他泌尿系統感染症。
[非衛核]1.泌尿系統的感染：(a)急慢性尿道炎(b)膀胱炎(c)急慢性腎炎(d)腎盂腎炎(e)產後

腎盂炎(f)前列腺炎(g)結石引起的發炎(h)尿液逆流(i)尿路腹部以及其他手術後感染預防。2.胃腸道感染的症狀：(a)急性腹瀉(b)慢性腹瀉(c)細菌性腹瀉(d)大腸炎(e)膽囊炎(f)腸管炎。

用法用量 1.錠劑：成人–輕症：每次一錠，每日3次。重症：每次50~100mg，每日服用3~4次。頑固病情者，可增至每次150mg，每日服用4次，繼續服用2~3星期即可呈效。
2.懸浮液：小孩–通常每日10mg/kg，分3~4次服用。嚴重感染時每日10~20mg/kg，分3~4次，並至少連續服用10天。

醫療須知 服用本劑後會有淡黃色尿產生，此為藥物生化轉移的正常現象，不用憂慮。

09105 PHENAZOPYRIDINE (PHENYLAZODIAMINOPYRIDINE)

℞ 50 MG, 100 MG/錠劑(T);

商　名

Phenazodine S.C.® (旭能/嘉林)
Pyrazodine S.C.® (正和) $1.5/T(100MG-PIC/S)
Sronin S.C.® (應元/豐田)
Sulugen S.C.® (明大) $1.5/T(100MG-PIC/S)
Surishia® (井田) $2/T(50MG-PIC/S-箔), $1.5/T(50MG-PIC/S),
Urepyrin S.C.® (人生)
Uridine S.C.® (約克)
Urodine® (大豐) $1.5/T(100MG-PIC/S),
Urogen® (強生) $1.5/T(50MG-PIC/S), $2/T(50MG-PIC/S-箔)
Uroprin S.C.® (永信) $1.5/T(100MG-PIC/S)
Uroridine S.C.® (順華/人人)
Uros S.C.® (中美兄弟)

藥理作用 可能對粘膜細胞產生局部麻醉作用。

適 應 症 [衛核]膀胱炎、尿道炎、水腫症狀、尿意頻繁、夜尿症疼痛之治療

不良反應 胃腸不適、溶血性貧血、變性血紅素症，腎或肝損傷(較少發生)。

醫療須知 1.忠告患者本藥會產生橘紅色的尿液，它可使紡織品染色。
2.小心觀察患者出現黃色的鞏膜或皮膚，這表示可能減少腎排泄和積蓄毒性。立刻通知醫師。
3.留意本藥會干擾實驗尿液比色過程的測驗結果。

09106 PIPEMIDIC ACID

℞ 250 MG/錠劑(T);

商　名

Docol® (明大) $3.31/T(250MG-PIC/S),
Docoler® (應元) $3.31/T(250MG-PIC/S),
Pipemid® (元宙) $3.31/T(250MG-PIC/S)
Pipma® (回春堂)

藥理作用 1.抗菌作用方面：一般對革蘭氏陽性菌如黃色葡萄球菌、溶血性鏈球菌和肺炎球菌作用較弱，但相反地，對革蘭氏陰性菌如綠膿桿菌(pseudomonas adruginosa)，變形桿菌(proteus)、大腸菌(escherichiacoli)、克雷白氏桿茵(klebsiella)、腸內桿菌(enterobacter)、枸櫞桿菌(citrobactee)、髓膜炎菌、肺炎桿菌、赤痢菌、腸炎菌、傷寒菌、腸炎弧菌、流行感冒菌等顯示有強力抗菌作用。
2.其殺菌之主要作用機序是阻礙細菌DNA之合成，且pipemidic acid與抗生素間，不具交叉耐性，而對抗生物質有耐性的細菌，亦具抗菌作用。且對其同系藥物如pipemidic acid、nalidixic acid之耐性菌，亦能發揮功效。
3.Pipemidic acid在體內幾乎不被代謝，而保留著活性型，主要由尿中排泄，口服4小時後，於尿中仍以活性型出現最高濃度，充分對尿路感染症發揮治療效果，24小時後，尿中累積回收率達88%。
4.本藥對菌別綜合效果判定方面，對急性例，由細菌引起的尿路感染症，有效率80%以上；對慢性例，由大腸桿菌所引起尿路感染症，有效率70%以上，由綠膿桿菌、變形桿菌、克雷白氏桿菌引起之尿道感染症約為50%。

適 應 症 [衛核]腎盂腎炎、腎盂炎、膀胱炎、尿道炎、前列腺炎、中耳炎

用法用量 通常成人1次l~2錠，1日2~4次服用。中耳炎每日服6~8錠，分3~4次服用。並依年齡症狀適宜增減之。本藥須由醫師處方使用。

不良反應 1.①過敏症：如發疹、蕁麻疹、搔癢感、發熱等過敏症狀出現，此時應中止投與。②胃腸：如食慾不振、噁心、嘔吐、胃部不快感、膨脹感、胃痛、下痢等。③肝臟方面：有

BUN、creatinine上升，S-GPT，S-GOT上升之現象。④其他：如眩暈、頭痛、全身倦怠感、口渴、口內發炎之發生。
2.對本藥過敏者，不要使用本劑，嚴重腎障礙者，應慎重服用本藥。
3.對於小孩、妊婦、及授乳婦服用本劑之安全性未確立，故避免服用本藥。

09107 THIAMPHENICOL

℞ 250 MG/錠劑(T)； 250 MG, 500 MG/膠囊劑(C)； 200 MG/顆粒劑(Gr)；

商名
Racephenicol®（元宙）$1.51/T(250MG-PIC/S), $2/T(250MG-PIC/S-箔)
Thiamcol®（保瑞/聯邦）
Thiamphenicol®（元宙）$1.51/C(250MG-PIC/S), $2/C(250MG-PIC/S-箔)
Thiamphenicol®（大豐/北進）$1.51/C(250MG-PIC/S)
Thiamphenicol®（大豐/嘉林）$1.51/C(250MG-PIC/S), $2/C(250MG-PIC/S-箔),
Thiamphenicol®（榮民/健喬信元）$1.51/C(250MG-PIC/S)
Thiancol®（政德）
Thiophenicol® ◎（大豐/西德有機）$1.51/T(250MG-PIC/S),

藥理作用 本藥與chloramphenicol類似，它對大多數G(+)，G(-)菌，立克次體，螺旋菌都有作用。

適應症 **[衛核]對thiophenicol敏感之大腸菌、葡萄球菌所引起之感染症有效**
[非衛核]治療對本藥敏感的細菌所引起的各種感染，特別是呼吸道、肝膽及腸道感染、傷寒熱、性病、泌尿道感染、敗血症、腦膜炎等。除全身使用外，尚可局部使用於呼吸道，配合黏液溶解，以治療分泌濃稠的呼吸道感染。

用法用量 1.口服：成人0.5mg每8小時服用1次；兒童，每天量25~30m/kg，分3~4次服用。
2.注射：成人，每天1~1.5mg，肌注或靜注；肌注溶液配成10%，靜注溶液配成5%。兒童，每天量20~30mg/kg。感染嚴重者，劑量可加倍：例如第一週每天3mg，兒童50mg/kg。

§9.2 泌尿道抗感染劑的複方產品

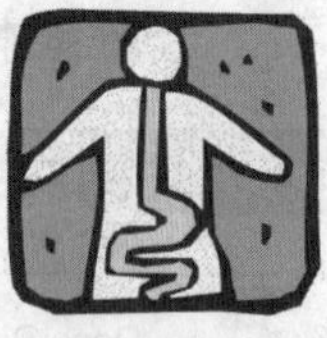

09201 Bi Aui An Linn "新喜"必治炎錠®（新喜國際）$1.5/T

℞ 每 Tab 含有：SULFAMETHOXAZOLE 400.0 MG；TRIMETHOPRIM 80.0 MG

適應症 [衛核]由革蘭氏陽性菌、陰性菌所引起之呼吸道、胃腸道及泌尿道感染症

用法用量 一天3~4次，每次1粒。

類似產品 Tarlin 菌特靈錠〝信東〞®（安星/信東）$1.5/T

09202 Mitoyu "黃氏"泌得悠錠®（黃氏）$2.18/T

℞ 每 Tab 含有：NALIDIXIC ACID 500.0 MG；PHENAZOPYRIDINE HCL 50.0 MG

適應症 [衛核]革蘭氏陰性病菌所引起之急慢性泌尿道感染症、膀胱炎、腎盂炎、尿道炎及泌尿道之疼痛、灼熱

用法用量 成人一日3次，一次1~2粒，飯後服用。

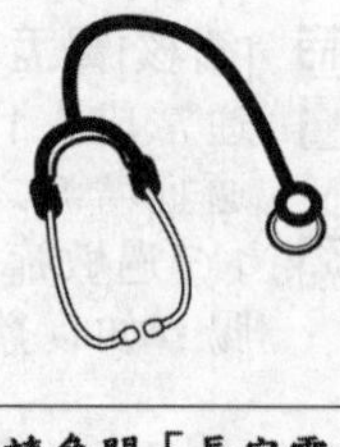

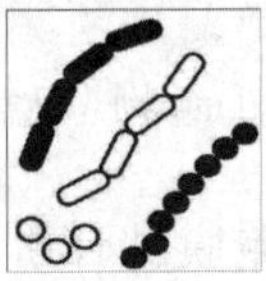

第十章
其他類抗生素
Miscellaneous Antibiotics

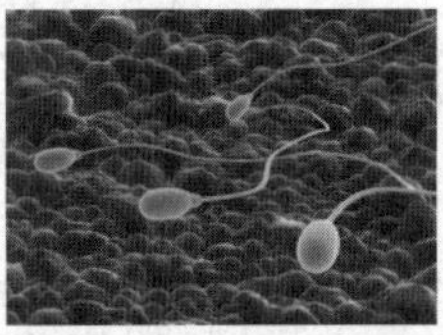

§ 10.1 其他類抗生素

10101 CLINDAMYCIN

孕B 乳？ 食＋ 泄 肝 T½ 2~3h

℞ 150 MG, 300 MG/膠囊劑(C); 150 MG/ML/注射劑(I);

商　名

B.B.®（瑞士）$2.74/C(300MG-PIC/S), $1.5/C(150MG-PIC/S), $2/C(150MG-PIC/S-箔),
Bibi-U®（瑞士/新瑞）$1.5/C(150MG-PIC/S), $2/C(150MG-PIC/S-箔)
Cledomycin®（安星）$2.74/C(300MG-PIC/S), $1.5/C(150MG-PIC/S)
Clincin® ◎（南光）$21/I(150MG/ML-PIC/S-2ML)
Clindamycin®（中化）$1.5/C(150MG-PIC/S), $21/I(150MG/ML-PIC/S-2ML)
Clindamycin®（壽元）
Clindamycin®（大豐）$1.5/C(150MG-PIC/S),
Clindamycin®（寶齡富錦）$1.5/C(150MG-PIC/S), $2.74/C(300MG-PIC/S),
Clindamycin®（應元）$1.5/C(150MG-PIC/S), $2.74/C(300MG-PIC/S)
Clindamycin®（政德/健喬信元）$1.5/C(150MG-PIC/S), $2.74/C(300MG-PIC/S)
Clindamycin®（派頓）$1.26/C(150MG)
Damicin®（華興）$1.5/C(150MG-PIC/S), $2.74/C(300MG-PIC/S)
Kalijyun®（正和）
Lindacin®（榮民/信東）$1.5/C(150MG-PIC/S), $2/C(150MG-PIC/S-箔)
Tidact®（永信）$2.74/C(300MG-PIC/S), $1.5/C(150MG-PIC/S), $2/C(150MG-PIC/S-箔)
Ulecin®（保瑞/聯邦）$1.26/C(150MG)
Ulecin®（安星）$15/I(150MG/ML-2ML)
Vicin®（健喬信元/瑞安）$1.5/C(150MG-PIC/S),

藥理作用 1.本藥可結合細菌核醣體50s次單位，抑制蛋白質的生合成，而達成制菌效果。
2.本藥對大多數G(+)菌有效，例如：葡萄球菌，鏈球菌及肺炎球菌，它也適用來治療厭氧性細菌感染，例如：厭氧桿菌屬，細梭菌屬，初油酸菌屬，棟鏈菌屬和微嗜氧鏈球菌。

適 應 症 [衛核]由厭氣菌、鏈球菌、葡萄球菌、肺炎雙球菌等具有感染性菌株所引起之感染症

用法用量 1.口服成人：每6小時150~450mg。孩童：每天8~12mg/kg分4次(嚴重感染每天可高達25mg/kg)。
2.肌注，靜注，成人：每天600~2700mg分2~4次，依感染程度而定。孩童：每天15~40mg/kg分3~4次，依感染程度而定，或每天350~450mg/kg。
3.局部外用一天二次，薄薄的塗於患部。

不良反應 1.常見-不適，大便稀軟，噁心嘔吐，皮膚發疹或蕁麻疹。
2.嚴重-顆粒性白血球缺乏，偽膜性結腸炎，心跳停止(快速IV注射)。

醫療須知 1.本藥與lincomycin會發生嚴重腹瀉，偽膜的結腸炎，偶而會致死。不要用於輕度的感染。若有嚴重的腹瀉，血便，嚴重的腹痛或高燒發生時，要小心。
2.本藥通常需要塗抹8~12星期，症狀才可完全改善。

10102 DAPTOMYCIN▲

孕B 乳？ 泄 腎 T½ 8h

℞ 500 MG/注射劑(I);

商　名

Cubicin® ◎（PATHEON/東洋）$2973/I(500MG-PIC/S-500MG)
Daptocin®（PENMIX/佑立康）$2378/I(500MG-PIC/S-500MG)

10102

藥理作用 1.Daptomycin是全新分類的環脂胜肽類抗生素，daptomycin 是一個天然產物，臨床應用於治療因好氧的革蘭氏陽性菌感染。

2.Daptomycin的作用機轉不同於其他的抗生素。Daptomycin與細菌細胞膜結合引起膜電位快速的去極化。膜電位的消失導致抑制細菌蛋白質、DNA和RNA的合成，引起細菌死亡。

3.Daptomycin的體外活性菌譜包括大部份臨床革蘭氏陽性致病菌。Daptomycin有能力對抗有抗藥性的革蘭氏陽性菌，包括有抗藥性的methicillin、vancomycin、和linezolid。

適應症 [衛核]1.治療成人及兒童(1至17歲)病人因下列感受性革蘭氏陽性菌引起的複雜性皮膚和皮膚組織感染(cSSSI)：Staphylococcus aureus(包括methicillin-resistant isolates)、Streptococcus pyogenes、Streptococcus agalactiae、Streptococcus dysgalactiae subsp. equisimilis與Enterococcus faecalis(vancomycin-susceptible isolates only)。

2.治療成人病人因Staphylococcus aureus引起之血液感染(菌血症)，包括由具methicillin感受性及抗藥性菌株造成之右側感染性心內膜炎。

3.治療兒童(1至17歲)病人因Staphylococcus aureus引起之血液感染(菌血症)。

用法用量 1.皮膚和皮膚組織的複雜性感染：daptomycin一般投予劑量為每24小時給予4mg/kg靜脈輸注30分鐘以上，連續治療7~14天；daptomycin以0.9%氯化鈉靜脈注射液溶解後，每次靜脈注射需超過30分鐘。在第一期和第二期臨床試驗中，發現daptomycin以一天一次以上之方式投予比一天一次方式投予，較常發生血清肌酸磷酸酶值上升。因此，daptomycin不應以一天兩次或兩次以上方式投予。

2.因為daptomycin主要是由腎臟清除，當患者的肌酸酐清除率<30mL/min時，包括患者接受血液透析或持續的腹膜透析(CAPD)，建議要調整劑量。當患者CLcr 30mL/min建議劑量為每24小時投予4mg/kg；當CLcr<30mL/min，包括血液透析或CAPD，建議劑量為每48小時投予4mg/kg。對腎功能不全之患者，應更頻繁追蹤腎功能及CPK，daptomycin應儘可能於血液透析後投予。

不良反應 1.胃腸道異常：便秘、噁心、腹瀉、嘔吐、消化不良。

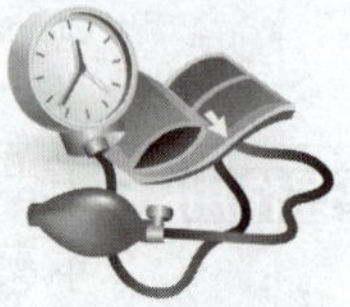

2.一般異常：注射部位反應、發燒。

3.神經系統異常：頭痛、失眠、頭昏。

4.皮膚與皮下組織異常：紅疹、搔癢。

5.檢驗數值：肝功能異常、CPK上升。

醫療須知 1.幾乎所有的抗生素都有報告發生輕度到威脅生命的偽膜性結腸炎，包括daptomycin。當患者投予任何抗生素製劑時，如出現腹瀉症狀，應考慮診斷是否有此副作用發生的可能性。

2.使用抗生素製劑治療會改變大腸的正常菌叢，並使clostridia過度生長。試驗指出主要引起"抗生素-合併的腸炎"是由於clostridium difficile所產生的毒性。

3.假如診斷確定是偽膜性結腸炎，需給予適當的治療。輕度的偽膜性腸炎通常只需停止投藥。中度到重度則需考慮給予液體、電解質和蛋白質的補充，並以抗生素治療C.difficile。

4.使用抗生素可能引起非敏感性微生物的過度生長。萬一治療期間發生重覆感染，需有適當的處置。

5.在缺乏證實可以治療或預防細菌感染處方daptomycin，未必可提供患者治療上的利益，而且可能增加產生抗藥性細菌。

6.金黃色葡萄球菌的持續性感染或復發：如果患者對於S.aureus有持續性感染等或復發的現象或臨床反應不佳，應該重新進行血液培養。如果確認為S.aureus感染，則對此分離株必須以標準操作程序執行MIC敏感性測試試驗，同時診斷評估也必須排除隱蔽病灶的感染(sequestered foci of infection)。給予適當的手術治療(創傷切開法、移除人工器材、瓣膜置換手術)和/或改變抗生素的治療。

10103 FIDAXOMICIN

孕B 乳？ 泄 糞 ½ 11.7h

Rx 200 MG/錠劑(T);

商名 Dificid® ◎ (PATHEON/默沙東) $1064/T(200MG-PIC/S)

藥理作用 1.Fidaxomicin是一種屬於巨環類抗菌藥物的抗生素。

2.Fidaxomicin可以殺菌和藉由抑制細菌的RNA聚合酶來抑制RNA合成。其干擾RNA聚合酶的作用部位與rifamycins截然不同。

3.其對芽孢梭菌屬RNA聚合酶的抑制濃度比其對大腸桿菌酶的抑制濃度低20倍(1μM比20μM)，可以部分解釋fidaxomicin的活性明顯具有專一性。Fidaxomicin已顯示在體外可以抑制孢子萌芽。

3.肝、腎功能不全的病人不需調整劑量。

適應症 [衛核]困難梭狀桿菌相關腹瀉(C. difficile-associated diarrhoea, CDAD)

用法用量 1.成人與年長者(≥65歲)：建議劑量為連續10天，每天兩次(每隔12小時)口服一顆200毫克錠劑。

2.兒童族群：18歲以下兒童使用fidaxomicin的療效與安全性尚未建立。目前尚無資料。

3.肝、腎功能不全的病人不需調整劑量。

不良反應 1.血液與淋巴系統疾患：貧血、嗜中性白血球減少症。

2.胃腸道疾患：噁心、嘔吐、腹痛、胃腸道出血。

醫療須知 1.由於臨床數據有限，fidaxomicin使用於嚴重腎功能不全或中度至重度肝功能不全患者時必須謹慎小心。

2.由於臨床數據有限，fidaxomicin使用於偽膜性大腸炎(pseudomembrane colitis), 猛爆性或危及生命的困難梭狀桿菌感染(CDI, Clostridium difficile infections)時必須謹慎小心。

10104 FOSFOMYCIN

孕B 乳 - 泄 腎 ½ 5.7h

Rx 1 GM, 2 GM, 4 GM, 500 MG/注射劑(I); 3 GM/顆粒劑(Gr);

商名 Folsmycin® (永信) $305/I(4GM-PIC/S-4GM), $187/I(2GM-PIC/S-2GM),
Fosmycin® (政德/意欣) $187/I(2GM-PIC/S-2GM), $305/I(4GM-PIC/S-4GM), $120/I(1GM-PIC/S-1GM)
Monurol® ◎ (ZAMBON/幸生) $130/Gr(3GM-PIC/S-8GM)
Ufo® (政德/達富康) $187/I(2GM-PIC/S-2GM), $305/I(4GM-PIC/S-4GM),

藥理作用 1.本藥能抑制細胞膜的能量運輸系統以及阻斷細胞壁的合成。

2.本藥對G(+)，G(-)菌有殺菌作用，特別是對綠膿桿菌、變形菌、沙雷氏菌和具有抗藥性的葡萄球菌，大腸菌等效果亦佳。

3.本藥為高度廣效性抗生素。

適應症 [衛核]1.靜脈注射劑型：不適合其他抗生素單獨治療之感染症，包括複雜性泌尿道感染、感染性心內膜炎、骨及關節感染、院內型肺炎(含呼吸器相關肺炎)、複雜性皮膚及軟組織感染、細菌性腦膜炎、複雜性腹腔內感染，以及其他(懷疑)與上述感染相關之菌血症。

2.口服顆粒劑型：成年女性及青少女之急性非複雜性膀胱炎、成年男性接受經直腸前列腺切片檢查之預防性抗生素。

用法用量 1.口服：成人1天2~3mg，小兒1天40~120mg/kg，分3~4次服用。

2.注射：(a)點滴注射：1天量成人2~4mg，小兒100~200mg/kg，分2次，溶於100~500ml之輸液，花費1~2小時點滴靜注。(b)靜注：以上述劑量平分2~4次，5分鐘以上時間緩慢靜注。(本藥1~2mg溶於靜注用水或葡萄糖液20ml)。

3.顆粒劑：成人每次一包，單一劑量，口服投與。將本劑溶於50~70ml的水中，溶解後飲用。臨床症狀通常在服用後2~3天後消除。

不良反應 頭痛、腹瀉、耳鳴、眩暈、食慾不振、噁心、胃部不適、SGOT，SGPT，血小板減少、嗜酸性白血球增多。

醫療須知 1.肝患者宜小心。

2.孕婦勿用，因其安全性尚未確立。

3.食物會延緩本劑有效成份的吸收，因此應在空腹或睡前排空尿液後服用。

4.可能導致嚴重過敏反應、老年人及腎功能不全者之劑量調整、建議與其他抗生素合併使用等相關安全性資訊。

10105 FUSIDATE SODIUM

Rx 250 MG/錠劑(T); 20 MG/GM/軟膏劑(Oin);

商 名

Conlifu®（溫士頓）$26.1/Oin(20MG/GM-PIC/S-5GM),
Disfect®（歐帕/瑩碩）$48.9/T(250MG-PIC/S)
Fucidin® ◎（LEO/禾利行）$48.9/T(250MG-PIC/S),
$26.1/Oin(20MG/GM-PIC/S-5GM),
Fusodate®（華興/育新）$48.9/T(250MG-PIC/S),
Kangfujing®（美西/昱任）$42.3/Oin(20MG/GM-10GM),
$24.3/Oin(20MG/GM-5GM),
Reckacin®（培力）
Sofuni®（歐帕/瑩碩）$42.9/Oin(20MG/GM-PIC/S-10GM),
$26.1/Oin(20MG/GM-PIC/S-5GM), $40.5/Oin(20MG/GM-PIC/S-8GM),
$126/Oin(20MG/GM-PIC/S-15GM)

藥理作用 本藥為類固醇類抗生素(steroidal antibiotic)，化學結構上與cephalosporin P.相關。主要的作用機轉是干擾細菌蛋白質合成，依藥物濃度而具抑菌或殺菌作用。抗菌範圍涵蓋革蘭氏陽性菌，特別是對葡萄球菌有效。文獻上建議本藥應保留至發生對其他抗生素產生抗藥性之葡萄球菌感染時才使用。

適應症 [衛核]革蘭氏陽性菌及葡萄球菌引起之感染症

用法用量 1.成人及大於12歲的兒童：每8小時一次，每次500mg(2錠)sod. fusidate(相當480mg fusidic acid)，嚴重感染時，劑量可加倍。12歲以下孩童無使用sod. fusidate劑量資料，因國外建議改用fucidin懸浮液(成份為 fusidic acid hemihydrate)，但吸收較差，故其建議劑量較sod.fusidate高。以下fusidic acid(as hemihydrate)劑量資料，僅供參考。

2.孩童年齡fusidic acid(as hemihydrate)用量；注意並非sod. fusidate(即 fusidin tab)的用量：新生兒7mg/kg q8h；<1歲 49mg/kg/day，均分三次服用；1~5歲 246mg q8h；6~12歲 492mg q8h。

3.外用-軟膏：1天塗敷2~3次。藥布：通常1天更換1次，病情改善後，可每2~3天更換1次。

不良反應 口服本藥主要會引起胃腸道不適，如噁心、嘔吐、上腹部疼痛、厭食、腹瀉及消化不良。有時會造成黃疸及肝酵素指數升高。

醫療須知 1.黃疸及肝功能障礙者，可能須降低劑量；腎功能不足者，無需調整劑量。

2.具高膽紅素血症病史者，治療期間可能導致膽紅素(bilirubin)值升高，但停藥後會回復到治療前之數值，此類患者應避免使用本藥。

3.活體外試驗，fusidic acid會與膽紅素競爭白蛋白結合，此現象在臨床上的重要性未知，而新生兒使用本藥未曾有核黃疸(kernicterus)的報告。然而，使用在早產兒、黃疸、酸血症(acidosis)、或嚴重的疾患者，仍須小心。

4.本藥不應單獨用於MRSA治療，一般建議併用其他具協同作用的抗生素，以避免產生抗藥性。

10106 LINCOMYCIN HCL

孕 B 乳 ? 食 — 泄 肝/腎 半 5h

Rx 500 MG/膠囊劑(C); 300 MG/ML/注射劑(I);

商 名

Licoxin®（政德）
Linco®（壽元）$4.24/C(500MG-PIC/S)
Lincomycin®（中化）$1.96/I(300MG/ML-PIC/S-1ML),
Lincomycin®（信東）$27.2/I(300MG/ML-PIC/S-10ML)
Lincomycin®（台裕）$27.2/I(300MG/ML-PIC/S-10ML),
$39.2/I(300MG/ML-PIC/S-20ML), $1.96/I(300MG/ML-PIC/S-1ML)
Lincomycin®（壽元）$27.2/I(300MG/ML-PIC/S-10ML),
$11.4/I(300MG/ML-2ML), $39.2/I(300MG/ML-20ML)
Lincomycin®（壽元/國信）
Lincomycin®（大豐）$27.2/I(300MG/ML-PIC/S-10ML),
Lincomycin®（安星）$1.96/I(300MG/ML-1ML),
$24.2/I(300MG/ML-10ML), $39.2/I(300MG/ML-20ML)
Lincomycin®（政德/嘉信）
Lincomycin®（永豐）
Lincomycin®（濟生）$24.2/I(300MG/ML-10ML),
$1.96/I(300MG/ML-1ML)
Lincomycin®（瑞士）$27.2/I(300MG/ML-PIC/S-10ML)
Lincomycin®（瑞士/利達）$27.2/I(300MG/ML-PIC/S-10ML)
Lincomycin®（生達）$1.96/I(300MG/ML-PIC/S-1ML)

$39.2/I(300MG/ML-PIC/S-20ML)

藥理作用 本藥可與細菌核醣體的50S subunits結合，而干擾敏感生物體的蛋白質合成。抗藥性的發展緩慢，可能由於染色體改變所致。擁有神經肌肉阻斷的活性。兩者皆有效對抗大部份普通的革蘭氏陽性病原菌。(如lincomycine, actinomyces, peptococcus, clostridia, microaerophilic streptococci)及厭氧性革蘭氏陰性桿菌(如bacteroides, fusobacterium)具有良好的活性。

適應症 [衛核]葡萄球菌、鏈球菌、肺炎雙球菌、腦膜炎球菌及其他具有感受性細菌引起之感染症

用法用量 1.口服−成人：500mg，1天3~4次。孩童：一天30~60mg/kg，分3~4次投與。
2.肌注−成人：600mg，每12~24小時1次。孩童：每12~24小時10mg/kg。
3.靜脈滴注−成人：每8~12小時1次，每次600mg~1g，孩童：每天10~20mg/kg，分數次投與。

不良反應 1.常見-噁心、嘔吐、腹瀉；2.偶有-過敏、重複感染、眩暈、頭痛、舌炎、口腔炎、味覺改變、白血球減少、耳鳴；3.嚴重者-急性過敏反應、偽膜性結腸炎、再生不能貧血、顆粒性白血球缺乏。

醫療須知 1.長期使用本藥治療，須定期測定肝腎功能和CBC。
2.服用本藥若發生嚴重腹瀉，急性結腸炎或偽膜性結腸炎，須停藥。但是，可能還會持續好幾個星期。

10 其他類抗生素

10107 LINEZOLID▲

孕C 乳? 食± 泄糞 半6~7h

Rx

600 MG/錠劑(T)； 2 MG/ML/注射劑(I)；

商名
Linetero®(HETERO/凱沛爾) $575/T(600MG-PIC/S),
Linezolid®(HP HALDEN/費森尤斯卡比) $874/I(2MG/ML-PIC/S-300ML)
Prezolid®(南光) $874/I(2MG/ML-PIC/S-300ML)
Zyvox®◎(FRESENIUS KABI/輝瑞) $874/I(2MG/ML-PIC/S-300ML)
Zyvox®◎(VIATRIS/輝瑞) $575/T(600MG-PIC/S),

藥理作用 1.Linezolid是新一類人工合成的抗生素，屬於oxazolidinone類，它的臨床用途主要適用於治療需要氧性之革蘭氏陽性菌所造成的感染。體外試驗亦顯示linezolid對一些革蘭氏陰性菌和厭氣菌有作用。Linezolid藉由一種和其他抗生素不同的作用機轉來抑制細菌蛋白質的合成。因此linezolid和其他抗生素之間不可能發生交互抗藥性(cross-resistance)。Linezolid會與細菌50S核糖小體(subunit)上的23S核糖RNA結合和阻止功能性的70S起始復合體的形成。此復合體是細菌轉譯(translation)過程中必要的物質。根據時間-殺死(time-kill)的研究顯示，對腸球菌屬(enterococci)和葡萄球菌屬(staphylococci)而言，linezolid是抑菌劑(bacteriostatic)。對鏈球菌屬(straptococci)之大多數的菌種而言，linezolid是殺菌劑(bactericidal)。
2.對下列菌種效果亦佳−需氧性和兼性(aerobic and facutative)革蘭氏陽性菌：enterococcus facium(僅限於對vancomycin有抗藥性的菌種)，金黃色葡萄球菌staphylococcus aureus(包括對methicillin產生抗藥性的菌種)，缺乳鏈球菌streptococcus agalactiae，肺炎鏈球菌streptococcus pneumoniar(僅限於對pencillin有感受性的菌種)，化膿性鏈球菌streptococcus pyogenes。
3.需氧性和兼性革蘭氏陽性菌：糞鏈球菌enterococcus faecalis(僅限於對vancomycin有抗藥性的菌種)，enterococcus facium(僅限於對vancomycin有抗藥性的菌種)，表皮葡萄球菌staphylococcus epidermidis(包括對methicillin產生抗藥性的菌種)，streptococcus harmolyticus，肺炎鏈球菌streptococcus pneumoniar(僅限於對pencillin有感受性的菌種)，viridans group streptococci。
4.需氧性和兼性革蘭氏陰性菌：pasteurella multocidam。

適應症 [衛核]治療由下列感受性菌株感染的患者：Vancomycin 抗藥性的Enterococcus faecium感染，包括併發菌血症的病例。醫院感染的肺炎，由 Staphylococcus aureus(對methicillin 有

感受性和對methicillin有抗藥性的菌株)或Streptococcus pneumoniae(對penicillin有感受性的菌株)所引起。複雜性皮膚和皮膚構造感染，包括糖尿病足感染，無併發骨髓炎，由Staphylococcus aureus(對methicillin 有感受性和對methicillin有抗藥性的菌株)、Streptococcus pyogenes 或Streptococcus agalactiae所引起。非複雜性皮膚和皮膚構造感染，由Staphylococcus aureus(僅限於對 methicillin 有感受性的菌株)或Streptococcus pyogenes所引起。社區感染的肺炎，由Streptococcus pneumoniae(僅限於對penicillin有感受性的菌株)，包括併發菌血症的病例，或Staphylococcus aureus(僅限於對methicillin有感受性的菌株)所引起。

[非衛核]Methicillin-Resistant Staphylococcus Aureus (MRSA)及Vancomycin-Resistant Enterococcal(VRE)所引起之感染。(1) 說明：由於考量不適當的使用抗生素可能導致抗藥性菌種的增加，對於門診患者在開始給予本藥治療前，醫師應儘可能的考量是否可採用其他的治療方法。(2) 進行細菌檢測時，應取得合適的樣本以分離和鑑定出病原體，並檢視病原體對linezolid的感受性。當在等待檢驗結果時，可根據經驗開始治療。一旦結果出來後，則應根據結果做適度的調整。

用法用量 本藥製劑的建議使用量。其劑量是以每12小時投與一次的方式投與。

1.Vancomycin-抗藥性的enterococcus faecium感染，包括併發菌血症的病例：600mg靜脈注射，或口服每12小時一次，連續14~28天。

2.醫院內感染的肺炎、複雜的皮膚和皮膚組織感染、社區感染的肺炎，包括併發菌血菌的病例：600mg靜脈注射，或口服每12小時一次，連續10~14天。

3.非複雜的皮膚和皮膚組織的感染：400mg靜脈注射，或口服每12小時一次，連續10~14天。

4.本藥也可將每日劑量平均分開來服用(如：早上服藥一次，晚上服藥一次)。

不良反應 常見的≧2%者：腹瀉、頭痛、噁心、嘔吐、失眠、便秘、皮疹、頭昏、發燒；偶見者：念珠菌病、高血壓、消化不良、局部腹痛、搔癢和舌頭變色。

醫療須知 1.使用抗生素會促使非感受性細菌的過度生長。治療過程中如果出現重複感染(superinfection)時，應該採取適當的措施。

2.接受linezolid的患者曾有發生血小板減少症的報告。對於有出血性危險的患者、先前有血小板減少症的患者、同時併用會減少血小板數目或功能之藥物的患者或使linezolid治療期間需超過2星期的患者，應監測其血小板數目。

3.本藥可與食物或空腹時服用。

4.如果患者有高血壓的病史，應告知醫師。

5.服用本藥時，應避免食用大量含高tyramine含量的食物或飲料。每餐所攝取的tyramine含量應低於100mg。含高tyramine含量的食物包括藉由老化、發酵、醃或煙燻以增加味道的方法所產生的變性蛋白質。

6.如果服用含有psudoephedrine HCL或phenylpropanolamine HCL的藥品如感冒藥或去鼻塞的藥物時，應告訴醫師。

7.如果服用serotonin re-uptake抑制劑或其他抗憂鬱劑時，應告訴醫師。

8.儲存：於15~30℃下避光保存，注射軟袋應預防結冰。建議在使用前不要打開注射軟袋的外包裝；注射劑溶液可能呈黃色，隨著儲存時間增加顏色會加深，但不影響其效價。

10108 NIFUROXAZIDE

Rx 200 MG/膠囊劑(C)；

商 名

Aelicon®(元宙) $2.19/C(200MG-PIC/S)
Alinin®(約克)
Antidia®(大豐) $2.19/C(200MG-PIC/S)
Bacinal®(派頓/德山)
Chunlin®(羅得) $2.19/C(200MG-PIC/S)
Keri®(華興) $2.17/C(200MG)
Nifugen®(明大) $2.19/C(200MG-PIC/S)
Nifurox®(黃氏) $2.19/C(200MG-PIC/S)
Nirozide®(皇佳) $2.19/C(200MG-PIC/S)

藥理作用 抑制細菌碳水化合物代謝中，酶需要的功能。對好氧或厭氧的生物體，具殺菌作用，然某些pseudomonas株菌及protues具抗藥性。

適應症 [衛核]急、慢性瀉痢、大腸炎、胃腸炎及結腸炎
[非衛核](1)2°或3°灼傷或皮膚移植的輔助治療，以預防細菌污染。(2)African trypanosomiasis的代替治療藥(全身性投與−僅供試驗使用)。

用法用量 Soluble dressing或cream：直接用於患部，或覆上消毒紗布，需要時每天1次或數天1次重覆施用。粉劑：視需要直接施用於患部。

不良反應 接觸性皮膚炎、刺激、重覆感染。

醫療須知 1.留意glucose-6-phosphate去氫酶缺乏的患者(若相當量的全身性吸收，會有溶血性貧血之虞)及孕婦。
2.留意溶液用來浸透紗布，經高壓蒸氣消毒或曝露光下會變色，但藥品的力價不受影響。高壓蒸氣消毒紗布，不要超過一次。

10109 NITROFURAZONE

孕C 乳 ?

2 MG, 200 MG, 2 MG/GM/軟膏劑(Oin); GP 2 MG, 8 MG, 4000 MG/紗布敷料劑(GP)/GP;

商名
An-Fu Gauze Dressing®(皇佳)
Fucorzone®(健康化學)
Furan®(生達) $0.28/Oin(2MG/GM-1GM)
Furawound®(大豐/國際新藥)
Kang Jhuo Fu®(中美兄弟/興中美)
Lipi®(明通)
Nifucin®(派頓) $16.2/Oin(2MG/GM-25GM),
Nitrofurazone®(應元) $22.8/Oin(2MG/GM-28GM)
Nitrofurazone®(成大)
Nitrofurazone®(政德)
Nitrofurazone®(榮民)
Sufucin Gauze Pads®(人生)
Sufucin®(人生)
Warazone®(華盛頓)
Yellowcin Soluble Dressing®(人人)

藥理作用 本藥能抑制細菌代謝碳水化合物的酵素，而殺死細菌。

適應症 [衛核]緊急處理擦傷、切傷、刺傷、抓傷、燙傷之初期照護等皮外之傷口及傷口周圍的消毒、殺菌來防止傷口的感染。

用法用量 以敷料浸液敷蓋患處，2°及3°燒傷每天重新塗抹，對2°燒傷且少有滲出物時，每4~5天塗抹一次。

不良反應 過敏性接觸皮膚炎、敏感刺激、重複感染。

10110 SPECTINOMYCIN

孕B 乳 ? 泄 肝 半 1.2~2.8h

Rx

2 GM/注射劑(I);

商名
Specin®(台裕/汎生)

藥理作用 抑制細菌胞蛋白的合成，作用在30S ribosomal subunit上。正常劑量為制菌劑。有效對抗neisseria gonorrhoeae的大部份菌株，對treponima(梅毒、披衣菌、檗黴菌)無效。

適應症 [衛核]奈瑟氏淋球菌株引起之急性尿道炎及子宮頸炎和直腸炎。
[非衛核]治療因敏感性菌株n.gonorrhoeae感染的急性淋病尿道炎，直腸炎和子宮頸炎。(通常為患者對penicillin過敏或生物體對penicillin有抗藥性)。

用法用量 通常肌注單一劑量2g(5ml)。已確定有抗生素抗藥性存在的地區，4g(10ml)分成二等份，注射在不同的部位。

不良反應 刺激注射部位疼痛、蕁麻疹、發燒、眩暈、噁心、寒顫、失眠、尿輸出減少。

醫療須知 1.過敏及孕婦要小心使用。
2.深部肌注到屁股四分之一外上部份。用20號gauge針，在一個注射部位投與，不要超過5ml。
3.用伴隨的稀釋液調配注射用粉，同時混合均勻。24小時內使用。

10111 VANCOMYCIN☆▲

孕C 乳- 食± 泄 腎 T½ 6h

Rx 125 MG, 250 MG/膠囊劑(C); 1 GM, 500 MG, 1000 MG/注射劑(I);

商　名

Lyo-Vancin®（中化）$68/I(500MG-PIC/S-500MG),
Nuvanco LYO®（霖揚/意欣）$68/I(500MG-PIC/S-500MG), $131/I(1GM-PIC/S-1GM)
U-Vanco®（台裕/優良）$131/I(1GM-PIC/S-1GM), $68/I(500MG-PIC/S-500MG),
Vanco®（政德）$68/I(500MG-PIC/S-500MG), $131/I(1GM-PIC/S-1GM)
Vancomycin Sandoz®（LEK/諾華）$131/I(1GM-PIC/S-1GM),
Vancomycin®（中化）
Vancomycin®（中化/中化裕民）$131/I(1GM-PIC/S-1GM), $68/I(500MG-PIC/S-500MG),
Vancover® *（友霖）$60/C(125MG-PIC/S), $110/C(250MG-PIC/S)
Vanlyo®（台裕）$68/I(500MG-PIC/S-500MG), $131/I(1GM-PIC/S-1GM)

藥理作用 本藥能抑制細胞壁粘肽類(mucopeptide)的合成，和可能傷害細菌的細胞膜，具有殺菌和制菌的作用。

適 應 症 [衛核]葡萄球菌感染所致之心內膜炎、骨髓炎、肺炎、敗血病、軟組織感染、腸炎、梭狀桿菌感染所致之假膜性結腸炎。

[非衛核]1.治療嚴重葡萄球菌感染(如心內膜炎、敗血症、肺炎、骨髓炎)的患者，其對penicillin, cephalosporins或其他毒性低抗生素沒有反應。2.治療葡萄球菌性大小腸炎(僅口使用)。3.治療因clostridium菌種感染之抗生素引起的偽細胞膜結腸炎(僅研究使用)。

用法用量 1.口服，靜注–成人：每6小時500mg或每12小時1g。孩童：1天44mg/kg分成數次使用。
2.對penicillin過敏患者之細菌性心內膜炎的預防–成人：手術前1/2~1小時，靜脈滴注1g，注射時間要30~60分然後每6小時口服erythromycin 500mg，共8劑。孩童：20mg/kg靜脈滴注，注射時間如上述30~60分，然後每6小時口服10mg/kg，共8劑。

不良反應 靜注投與有寒顫、潮紅及發燒現象，口服投與有噁心現象。嚴重者-腎毒性、耳毒性、急性過敏反應。

醫療須知 1.所有接受本藥的患者要定期做血液研究，尿液分析，肝及腎功能試驗。
2.儘可能用間歇的靜脈滴注投與。用10ml注射用水來稀釋注射用粉，然後加到100~200ml的滴注液中，每6小時1次，注射時間20~30分以上。
3.滴注時要避免外溢，否則會發生嚴重刺激和壞死。

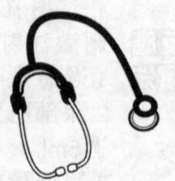

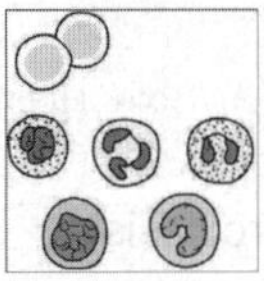

第十一章 抗結核劑

Antitubercular Agents

結核病是由一種叫結核桿菌所引起的疾病。結核菌可以進入人體的任何部位，包括肺部、腦膜、淋巴腺、骨骼、腸、生殖器等都會侵入，在各種結核病當中以肺結核病(俗稱肺癆病)最多，約佔全部結核病的九成。

肺結核病分類：

1.開放性肺結核：指痰中有結核菌，具有傳染性，約佔全部肺結核患者的十分之一。
2.非開放性肺結核：指痰中沒有結核菌，沒有傳染性，約佔全部肺結核患者的十分之九。

一般肺結核病的症狀包括咳嗽、吐痰、無故疲倦、胃口不佳、不思飲食、體重減輕；嚴重的時候可能還會有午後潮熱，夜間盜汗，胸痛、喀血等。

結核病 (tuberculosis) 的治療經常是複雜而長期的，因為它的感染傾向於慢性而且通常有微生物的抗藥性。因此抗結核藥幾乎總是合併 2 種或 3 種藥物來投與。如此的過程可減少病原菌發生抗藥性，而且又可減少任何一種藥的不良反應。

抗結核藥在功效和毒性方面有顯著的差異，而且根據這些差異，分為第一線藥和第二線藥。第一線藥幾乎總是用於最近診斷之感染的起始治療，因此它們比較可信賴；同時用於低至中等劑量的合併治療，為毒性最小的藥劑。

11 抗結核劑

常用的抗結核藥分類如下：

第一線藥：ethambutol，isoniazid(INH)，rifampin，rifabutin，pyrazinamide
第二線藥：aminosalicylic acid，capreomycin，cycloserine，ethionamide，streptomyin

治療活動性肺結核幾乎總是用最有效的抗結核劑 INH 開始，通常再合併一種或二種其他的第一線藥來延緩迅速對 INH 產生抗藥性的危險。第二線藥由它們的毒性大，僅當第一線治療失敗時，才選用。

三個第一線之抗結核藥物：isoniazid(INH)，rifampicin(RIF) and pyrazinamide(PZA)，均有可能引起肝傷害。

一般抗結核藥物治療時間約需六個月，依照個案的狀況，來延長治療時間，以提升成功率。在治療過程中，一定要請個案規律服藥，完成整個療程，才能降低抗藥性的發生，而傳染性結核病人在一開始服藥的前兩個星期，盡量在家休息，並戴上口罩，避免前往人潮擁擠的公共場合，等到規則服藥兩週或痰液檢驗呈陰性以後，就能恢復正常作息。

新藥資訊

Pretomanid是2019年美國食品藥物管理局(FDA)核准用於治療廣泛性抗藥性(Extensively drug-resistant,XDR)、耐受性不佳或無反應的多重抗藥(Multidrug-resistant,MDR)肺結核成人患者的治療藥物，使用上須與Bedaquiline及linezolid併用，療程僅須六個月。

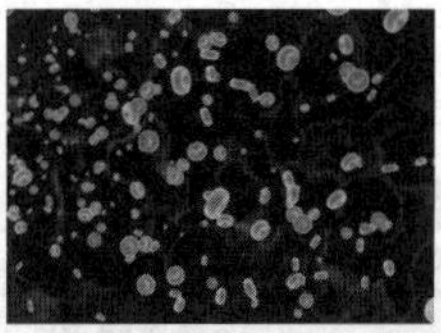

§ 11.1 抗結核劑

11101 AMINOSALICYLATE CALCIUM

孕 C 泄 肝/腎 ½ 1h

℞ 500 MG/錠劑(T)； 1000 MG/顆粒劑(Gr)；

商 名
Anti-Tube® (培力/培力國際)
Pas® (培力) $4.59/T(500MG-PIC/S),

Camosa® (保瑞/聯邦) $4.59/T(500MG)　　Tubergone® (歐帕/瑩碩) $4.59/T(500MG-PIC/S),

藥理作用 1.本藥可防止葉酸生合成進而抑制結核分枝桿菌(mycobacterium tuberculosis)之生長及繁殖。
2.亦曾報告aminosalicylates具強力降血脂作用。

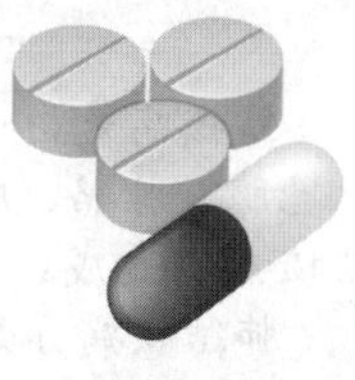

適 應 症 [衛核]肺結核及其他之結核症。

用法用量 一天量10~15g，分3至數次服用，通常1個治療程為6個月。

不良反應 1.肝臟及腎臟功能不全。
2.白血球不足，血小板不足。
3.體溫過高。
4.過敏反應；甲狀腺機能低下及甲狀腺肥大。

醫療須知 1.本藥治療一般約持續2年。請遵照服藥時程並密切監督，以偵測治療期間可能發生之副作用。結核菌常因患者未按時或中斷服藥隨即發生抗藥性。
2.本藥為減少結晶尿，可施與輔助藥物以維持尿液中性或鹼性，如併服制酸或採取食療。
3.腎及肝功能不全；血液疾病；懷孕等使用本藥宜小心。

11102 BEDAQUILINE FUMARATE

孕 ? 乳 ? 泄 肝/糞 半 5.5m

Rx 24.18 MG, 120.89 MG/錠劑(T);

商　名 Sirturo® ◎ (RECIPHARM/嬌生)　　Sirturo® (裕利/嬌生)

藥理作用 1.本藥是一種diarylquinoline類的抗分枝桿菌藥物，可藉由結合酵素的subunit c，抑制結核分枝桿菌產生能量所必需的ATP(腺苷5'-三磷酸)合成酶。
2.結合分枝桿菌有可能對bedaquiline會產生抗藥性。修飾atpE目標基因、和/或調升MmpS5-MmpL5排出幫浦(Rv0678突變)，與結合分枝桿菌分離菌株的最低抑菌濃度(MIC)升高有關係。

適 應 症 [衛核]SIRTURO是一種diarylquinoline類的抗分枝桿菌藥物，適用於作為肺部多重抗藥性結核病(MDR-TB)成人與兒童病人(12至小於18歲，且體重至少30公斤)之複合式治療的一部分。SIRTURO應保留至無法提供其他有效治療方案時才使用。
說明：
適應症為依據替代指標(痰液培養轉陰性的時間)採加速核准的方式，後續需執行確認性試驗以證明確實達到臨床上的效益。

用法用量 1.本藥用於成人與兒童病人(12至小於18歲)的建議劑量如下表：

族群	劑量
成人病人(18 歲(含)以上)	最初 2 週每日一次口服 400 毫克， 隨後 22 週每週三次(兩劑之間應間隔至少 48 小時) 口服 200 毫克(總療程為 24 週)
體重至少 30 公斤的兒童病人 (12 至小於 18 歲)	

2.本藥應隨餐服用並以水整顆吞服。

不良反應 噁心、關節痛、頭痛、咳血、胸痛、厭食、轉胺酶升高、皮疹、血中澱粉酶升高。

醫療須知 1.對12歲(含)以上的病人，只有在無法提供其他有效治療方案時才可使用本藥。
2.如果發現QT間期延長的現象，應進行電解質追蹤監測。
3.Bedaquiline須僅使用於治療肺部MDR-TB之適當合併療法，以降低發生bedaquiline抗藥性的風險。
4.使用本藥治療期間應避免使用酒精及其他具肝毒性的藥物，尤其是肝功能不全的病人。

11103 CYCLOSERINE

孕C 乳 - 食 ± 泄 腎 t½ 10h

Rx 250 MG/膠囊劑(C);

商名

Cyclocin® (培力) $44.1/C(250MG-PIC/S), Cylider® (歐帕/瑩碩) $43/C(250MG-PIC/S), Cyserine® (保瑞/聯邦) $43/C(250MG)

藥理作用 抑制敏感細菌之細胞壁的合成。一般的治療劑量下為制菌作用。

適應症 [衛核]肺結核。

[非衛核](1)當第一線藥無效時，和其他和結核病藥結合來交替治療活動性的結核病。(2)急性泌尿道感染的代替治療，尤其是enterobacter及escleria coli所引起的，僅當其他抗物藥劑無效時。

用法用量 開始時250mg，1天2次，共2週。維持量為1天500~1000mg，視需要分成數次投與，1天不要超過1g。

不良反應 神經毒性(和劑量有關；症狀包括眩暈，感覺異常過度興奮，頭痛，侵略性，過度反射，思睡，震顫，發音不良，混亂，定向力缺失，記憶喪失，痙攣，局部陣攣性的發作，精神病，自殺傾向，昏迷)。

醫療須知 1.留意CNS毒性和藥物血中濃度有關，高劑量(1天大於500mg)或不適當的腎臟廓清是造成神經毒性的因素。

2.催促患者要小心駕駛或操作危險的工作，因為思睡眩暈和混亂可能發生。

3.治療期間定期做血液學，腎排泄，肝功能和血液濃度的研究。接受大劑量的患者，或顯示腎功能減低的患者，應該至少每週測定血液濃度。調整劑量來保持血液濃度低於30mcg/ml。

11104 ETHAMBUTOL

孕B 乳 ? 食 + 泄 肝/腎 t½ 3~4h

Rx 400 MG/錠劑(T);

商名

E-Butol® (培力/培力國際) $3.97/T(400MG-PIC/S), Epbutol® (優生) $3.97/T(400MG-PIC/S), Ethambutol® (培力)

藥理作用 抑制RNA和蛋白質的合成和損傷細胞的代謝，因而阻斷細菌細胞的增殖。和其他藥劑沒有出現交互抗藥性。

適應症 [衛核]結核病。

用法用量 起始治療–15mg/kg每24小時口服的單一劑量，添加INH。再治療(先前有過抗結核病治療的患者)25mg/kg每24小時口服的單一劑量，至少添加1種對此微生物敏感的其他抗結核藥。60天後減至15mg/kg。

不良反應 中樞神經系–降低視覺銳敏度(如改變顏色的知覺視覺模糊)，頭痛，眩暈，混亂，定向力缺失，感覺異常，幻覺；胃腸–腹痛，胃腸不適，嘔吐，食慾不振；過敏–搔癢，皮膚炎，發熱，關節痛，無防禦性過敏反應；其他–昇高血中的尿酸，急性痛風，短暫的腎功能損傷。

醫療須知 1.視覺銳敏度或色彩知覺的任何改變，都要立即報告醫師。停藥和通知患者，須花費數週或數月才可恢復。所以服用本藥每隔3~6個月須作眼睛檢查。

2.下例患者要小心使用：肝或腎功能不良，高尿酸血症或有急性痛風病歷，和孕婦。

3.注意本藥會增加SGPT、SGOT的濃度和血中尿酸。

4.服用本藥2小時內，不可服用含鋁的胃乳或制酸劑。

11105 ISONIAZID (INAH)

孕C 乳 ? 食 - 泄 肝/腎 t½ 1~4h

Rx 100 MG/錠劑(T);

商名

Isoculos® * (友霖), Isoniazide® (強生) $1.5/T(100MG-PIC/S), $2/T(100MG-PIC/S-箔),

藥理作用 尚未完全確定。制菌或殺菌依賴藥物濃度和存之生物體數。一般認為它會干擾敏感生物體的脂質，蛋白質，及核酸的生合成。當INH單獨使用，經常迅速的發展為抗藥性。它還會拮抗維他命B6的活性。

適應症 [衛核]結核病。

[非衛核](1)治療敏感生物體所引起的各種型之活動性結核病，通常與其他結核病藥物合併使用。(2)預防用於高度危險的患者，如家屬成員，或與活動性感染的個體有密切關係者，或缺乏陽性生物學發現，但結核病的皮膚試驗證實為陽性的結核菌素。也用於35歲以下，呈陽性皮膚試驗者，血液疾患或糖尿患者。曾用於免疫壓抑治療的患者或長期用corticosteroids治療者。

用法用量 1.急性結核病：成人−每天5mg/kg，單一劑量(1天最大量為300mg)。孩童−1天10~20mg/kg，單一劑量(1天最大量300mg)。

2.預防：成人−1天300mg，單一劑量。孩童−1天10mg/kg，單一劑量。

不良反應 感覺異常，末梢神經病症(尤其是營養不良，糖尿病或嗜酒的人)，輕度肝功能不良(暫時性昇高血中轉氨酶)。

醫療須知 1.下列病要小心使用：慢性肝損傷，腎臟病，心臟病，酒精中毒，驚厥障礙的病例，或精神病，和孕婦或哺乳婦。

2.補充維他命B6(1天10~100mg)來減少INH的神經毒性，尤其是營養不良和糖尿病患者，和「緩慢的」INH乙醯化者(acetylator)(參看藥動力學)。INH製成固定合併B6製劑(100mg INH/5mg維他命B6，100mg/10mg，300mg/30mg)。

3.強調遵守劑量重要性，未經醫師許可，小心避免遺漏服藥，或停止治療，因為若治療終止太早，則復發率高，而且若劑量不足，則有抗藥性之虞。

4.服用本藥治療初期2~3星期療效顯著，大約90%的患者治療6個月後，痰液都呈陰性反應。

11106 PASINIAZIDE (ISONIAZIDE 4-AMINOSALICYLATE)

Rx 100 MG/錠劑(T);

商名

Nyspado® (西德有機/尼斯可)　　Tuberate® (人生)

藥理作用 抗菌力持久，免注射之疼痛，無頭暈，耳鳴之不良副作用。

適應症 [衛核]肺結核、結核性疾病

用法用量 1.服用劑量依各人身體情況而異，標準服用如下：

a.成人：每日4~6片(每十公斤體重一片)，分三次飯後服用。

b.兒童：每日2~4片(每十公斤體重二片)，分三次飯後服用。

2.治療期間應視每患者情況而異，大抵需要六個月至一年的時間。痊癒後再繼續服用一個月以求徹底痊癒。

醫療須知 1.可能加重結腸炎之症狀，其急性反應特徵為：痙攣、腹痛、血痢，有時可能有發燒、頭痛、不適、搔癢病、紅斑、結合膜炎等，一般停藥後症狀可減輕。

2.有些病人可能產生過敏反應。

3.可能導致腎損傷、急性或慢性間質性腎炎、腎功能失調。於動物實驗時，產生腎乳頭狀壞死。

4.有低濃度之PAS及高濃度之N-acetyl代謝物分泌於母乳中，故餵乳時，應小心其影響。

11107 PROTHIONAMIDE

Rx 250 MG/錠劑(T);

商名

Thiona® (強生) $5.6/T(250MG-PIC/S)　　Tubax S.C.® (培力/培力國際) $6.2/T(250MG-PIC/S)

藥理作用 本藥為二次結核病治療劑，若結核病對其他藥物有抗藥性時，優先考慮使用本藥。

適應症 [衛核]結核症

[非衛核]結核病，尤其是對IHN有抗藥性的結核病。

用法用量 成人一天量500~1000mg，分2~3次服用。小孩的劑量20~25mg/kg

11108 PYRAZINAMIDE

孕C 乳? 食+ 泄 肝/腎 T½ 9~10h

Rx 500 MG/錠劑(T);

商名
Piramide® (培力/培力國際) $3.74/T(500MG-PIC/S), Pyrazinamide® (培力) $4.68/T(500MG-PIC/S)

藥理作用 1.尚未確定，主要為制菌作用，可能由於干擾蛋白質的合成。僅在微酸的PH值下才有活性。
2.本藥在腎臟具有濃縮和排除尿酸的作用，易造成高尿酸血症。

適應症 [衛核]抗結核(肺結核症)

用法用量 1天20~35mg/kg，分3~4次(1天最大量為3g)。

不良反應 肝功能不良(發燒，食慾不振，身體不適，肝腫大，腹部壓痛，脾腫大，黃疸，肝臟的黃色萎縮)，胃腸不適，關節神經病變，貧血，小便困難，尿液滯留，高尿酸血症，急性痛風，皮膚出疹，蕁麻疹，對光敏感。

醫療須知 **1.治療之前和治療期間要監視血中尿酸量，和告知患者有關腳趾，足踝，膝或其他關節疼痛時要報告醫師。**
2.下列患者要小心使用，痛風病歷，或高尿酸血症病歷，糖尿病，腎功能損傷，胃潰瘍和急性間歇性紫質病。

11 抗結核劑

11109 RIFABUTIN

孕B 乳- 泄 肝 T½ 38h

Rx 150 MG/膠囊劑(C);

商名
Mycobutin® ◎ (久裕/輝瑞) $93/C(150MG-PIC/S) Ributin® (LUPIN/微確)

藥理作用 本藥在體外對於實驗菌種與臨床上分離出來的M.tuberculoss(結核分枝桿菌)非常有效。在體外實驗，到目前為止結果顯示有3/1~1/2對本藥有耐受性的結核分枝桿菌對本藥極敏感，顯示此兩者抗生素間並無交叉耐受性。本藥對結核分枝桿菌引起實驗感染的體內活性約為本藥在體外實驗的10倍。同時也發現本藥對非結核的(不定形的)分枝桿菌屬也有效，包括體外細胞內禽結核分枝桿菌屬(MAC)以及老鼠因這些病原菌加上誘發免疫缺乏引起的感染。

適應症 [衛核]預防免疫抑制病人細胞內禽結核分枝桿菌(Mac; Micobacteriaavium Intracellulare Complex)感染，治療肺結核桿菌所引起之感染症。

用法用量 1.口服投予，一天一次兩餐間服用。
2.成人：a.單一療法：預防免疫抑制患者的MAC感染300mg(2粒膠囊)。b.合併療法：(1)非結核分枝桿菌：450~600mg(3~4粒膠囊)治療6個月直到無培養菌產生。(2)對多種藥物耐受之慢性肺結核病：300~450mg(2~3粒膠囊)治療6個月直到無培養菌產生。(3)最近診斷出的肺結核：150mg(1粒膠囊)治療6個月。
3.對老年人並無改變劑量的特別建議。

不良反應 評估本藥對結核分枝桿菌與非結核分枝桿菌感染具免疫耐受性或免疫損害患者，在每天最高劑量600mg 的長期研究下與多種藥物療程下的耐受性、治療期超過6~12個月，劑量範圍為150~600mg、謹記住本藥在這些研究中為多種藥物療法中之一項，難以定義與其它藥品項目的特殊關係、只有在極少數的例子才需要停藥，最常見的副作用依次為：1.腸胃系統，如噁心、嘔吐、肝酵素增加、黃胆；2.血液與淋巴系統，如白血球減少、血小板減少症貧血、當與isoniazid併用時可能會增加血液反應的頻率與嚴重性；3.肌與骨骼系統：關節神經痛與肌痛、發燒、潮紅與其它罕見的過敏反應如嗜伊紅血球過多，痙攣性支氣管狹窄也可能發生。

醫療須知 **1.本藥會使尿液、皮膚與人體分泌物呈橘紅色。不要戴軟性隱形眼鏡。**
2.輕微的肝或腎衰竭不需修改劑量。當有嚴重肝衰竭時應注意。輕至中度腎衰竭不需調整劑量，嚴重腎衰竭(肌氨酸酐廓清率creatinine clearance低於30ml/min)劑量需減半。

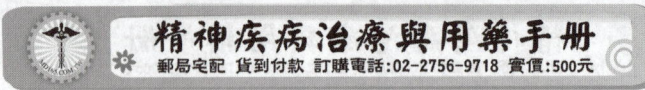

3.建議在治療期間須定期偵測白血球，血小板數目與肝酵素。
4.對於駕駛與操作機械能力並無副作用報告。
5.本藥不可用於懷孕與授乳婦女。

11110 RIFAMPIN (RIFAMYCIN)

孕 C 乳 ? 食 – 泄 肝 排 3h

Rx 150 MG, 300 MG, 450 MG/膠囊劑(C);

商名

Rifampicin®（元宙）$8.1/C(300MG-PIC/S)
Rifampicin®（利達）$4.48/C(150MG-PIC/S), $8.1/C(300MG-PIC/S),
Rifampicin®（永信）$8/C(300MG-PIC/S)
Rifampin®（榮民）$12/C(450MG-PIC/S), $8/C(300MG-PIC/S)
Rifampin®（瑞士/濟時）$8/C(300MG-PIC/S),
Ripin®（榮民/健喬信元）$8/C(300MG-PIC/S)

藥理作用 抑制細菌裡DNA-dependentRNA polymerase的活性，阻斷RNA的生合成因而干擾核酸的合成，能有效對抗一群革蘭氏陽性和革蘭氏陰性微生物。

適應症 [衛核]肺結核奈瑟氏腦膜炎球菌帶原者
[非衛核](1)結合至少一種其他的結核制菌藥(如INH，ethambutol, streptomycin)來治療肺結核。(2)治療neisseria meningitis之無症狀帶菌者，由鼻咽(naasopharynx)來除去meningococcal(沒指明meningococcal的感染)。(3)退伍軍人症。(4)B型流感嗜血桿菌。

用法用量 1.肺結核–(成人)1天600mg單一劑量，口服，空腹投與。(5歲以上孩童)1天10~20mg/kg單一劑量。
2.Meningococcal帶菌者–(成人)1天600mg天連續4天。(5歲以上孩童)1天10~20mg/kg，共連續4天或10mg/kg連續2天。

不良反應 胃腸不適，感冒樣症狀，黴菌過度繁殖，肝炎，白血球減少，血小板減少。嚴重者-偽膜性結腸炎，急性腎衰竭，肝、腎症候群。

醫療須知 1.密切觀察「感冒樣」的症狀(發燒，寒顫，頭痛，肌痛)的發展，尤其若這些藥間歇性的使用，因為這些是接近肝腎功能不良的徵兆。
2.忠告患者，注意喉嚨痛，不正常出血或瘀傷，或過度虛弱的發生，此表示可能為血性惡病質，和立即通知醫師。必須做血液學研究。
3.下列患者要小心投與：肝病，腎病或有酒精中毒病死，和孕婦及5歲以下的孩童。
4.Rifampin治療期間，使用口服避孕的婦女，要考慮使用其他的避孕方法，因為口服避孕藥的效果，會因rifampin而降低。
5.通知患者，本藥會使尿液，糞便，唾液，痰，出汗和眼淚呈無害的橘紅色
6.留意女性患者，在rifampin治療期間，會發生月經不規則。

11111 RIFAPENTINE

孕 C 乳 ? 泄 糞 排 13~17h

Rx 150 MG/錠劑(T);

商名

Priftin® ◎ (SANOFI/賽諾菲)

藥理作用 1.Rifapentine屬於rifamycin類抗生素，它會選擇性抑制具感受性結核分枝桿菌的DNA依賴型RNA聚合酶。它會和細菌的DNA依賴型RNA聚合酶形成穩定的複合物，故能抑制RNA的合成並導致細胞死亡。
2.Rifapentine及其25-desacetyl代謝物會累積於人類單核細胞衍生的巨噬細胞內，依建議劑量口服藥物所達到的濃度對細胞內及細胞外結核分枝桿菌(M tuberculosis)皆有殺菌作用。25-desacetyl rifapentine為活性代謝物，其活性幾乎與rifapentine相當。

適應症 [衛核]適用於治療成人及2歲(含)以上兒童因感染結核分枝桿菌(Mycobacterium tuberculosis) 所導致的潛伏結核感染，且這些患者有惡化為結核病的高度風險。

用法用量 1.本藥與isoniazid併服應以都治(Directly Observed Treatment Short-Course,DOTS)關懷員直接觀察療法給藥，每週一次，共給藥12週
2.成人及12歲(含)以上兒童：本藥之建議劑量應由患者體重決定，最高劑量為900mg每週一次(見表1)。Isoniazid之建議劑量為15mg/kg(四捨五入取最接近50mg或100mg之劑量)

，最高劑量為900mg每週一次，共給藥12週。

3.2~11歲兒童：本藥之建議劑量應由患者體重決定，最高劑量為900mg每週一次(見表1)。Isoniazid之建議劑量為25mg/kg(四捨五入取最接近50mg或100mg之劑量)，最高劑量為900mg每週一次，共給藥12週。

表1 - PRIFTIN 依體重計算用於治療潛伏結核感之劑量

體重範圍	PRIFTIN劑量	PRIFTIN錠劑數
10 ~ 14 kg	300 mg	2
14.1 ~ 25 kg	450 mg	3
25.1 ~ 32 kg	600 mg	4
32.1 ~ 50 kg	750 mg	5
> 50 kg	900 mg	6

不良反應 1.常見：過敏反應。
2.不常見：流行性感冒、頭痛、噁心、上腹痛、肝炎、皮膚反應、肌痛、類流感疾病、疲勞、寒顫、發燒。

醫療須知 1.肝功能檢測異常及/或有肝臟疾病的患者，只有在絕對必要時才能給予本藥，應小心使用並進行嚴密的醫療監測。這類患者在治療前及治療期間每2~4週須小心監測其肝功能指數(尤其是血清轉胺酶及膽紅素)。若有肝臟反應或肝臟狀況惡化的跡象，本藥應停藥。與rifapentine併用的抗結核藥物(isoniazid)之肝毒性反應一併列入考慮。
2.接受本藥治療的患者有可能發生過敏反應。
3.若懷疑偽膜性結腸炎，應立刻停用本藥並給予病患適當治療且不得延誤。在此臨床狀況下，禁用腸蠕動抑制劑。
4.本藥可能會使身體組織及/或體液(例如皮膚、牙齒、舌頭、尿液、糞便、唾液、痰、淚水、汗水及腦脊髓液)產生明顯的橘紅色變色。隱形眼鏡或假牙有可能永久染色。

§ 11.2 抗結核劑的複方產品

11201 Rina "培力"利肺膠囊® (培力) $12.1/C

℞ 每 Cap 含有：ISONIAZID 150.0 MG；RIFAMPIN (EQ TO RIFAMPICIN) (EQ TO RIMACTAN) 300.0 MG

適應症 [衛核]結核症(肺結核、支氣管結核、腎結核及其他結核桿菌引起之結核症)。

用法用量 成人：每天2膠囊。

類似產品 Macox Plus 祛核-二合膜衣錠 300® (MACLEODS/必拓客) $10.8/T　Trac 祛核-三合膜衣錠® (MACLEODS/必拓客) $8.2/T

11202 Akurit-4 立剋核-4 膜衣錠® (LUPIN/微確) $16.5/T

℞ 每 Tab 含有：ETHAMBUTOL HCL 275.0 MG；ISONIAZID 75.0 MG；PYRAZINAMIDE 400.0 MG；RIFAMPIN (EQ TO RIFAMPICIN) (EQ TO RIMACTAN) 150.0 MG

適應症 [衛核]結核病

類似產品 Qstar 咳司安膜衣錠® (信東) $9.1/T　Trac 祛核-四合膜衣錠® (MACLEODS/必拓客) $16.5/T

11203 Rifomycin "利達" 立福黴素注射液® (利達)

℞ 每 amp 含有：LIDOCAINE HCL 5.0 MG；RIFAMYCIN SV (SODIUM) 125.0 MG

適應症 [衛核]肺結核奈瑟氏腦膜炎球菌帶原者

用法用量 參照仿單

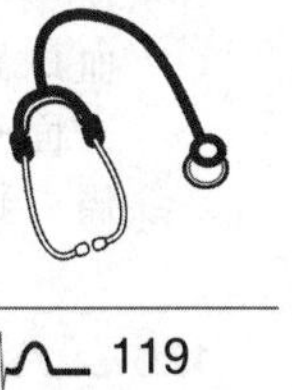

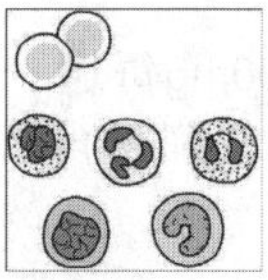

第十二章
癲瘋病治療劑
Antileprosy Agents

痲瘋又稱漢斯氏疾病(Hansen's disease)，輕度接觸傳染病，有局部性皮膚與全身症狀，造成不同的殘缺與變形。

痲瘋分枝桿菌是耐酸性桿菌，形態及染色的特徵和結核桿菌很相似，在麻瘋患者皮膚結節內和鼻黏膜上都可找到。

痲瘋分二類型，包括較惡性的癩瘤性型 (lepromatous)與較良性的類結核性型(tuberculoid)二者互相傳染，近來分類又多出二種不穩定型，即邊緣型(borderline)，與中間型(intermediate)，這二種可轉變成前二種型的任一種。

Sulfones是主要使用的藥品。Dapsone水溶液開始時肌肉注射25mg，每週二次，慢慢增加至300mg，每週兩次。Sodium glucosulfone可行靜脈注射。患者對sulfines會產生耐性。

Diethyl dithioylisophthalate對癩瘤性型的患者效果較佳，用後能使腫塊消退，毛髮復生，知覺漸漸恢復，細菌減少，但對麻瘋桿菌的作用尚未能定論。痲瘋"反應"可突然發生或服藥後發生，持續幾小時或數週，嚴重者，可用腎上腺皮質類固醇治療，或用chloroquine。不嚴重者休息與用aspirin即可。

支持性與局部治療：維持營養與治療續發性感染。復健工作可藉整形外科幫助。太嚴重的神經炎要切斷神經，但一般祇服用鎮靜劑就夠了。大的營養性潰瘍可用濕的紗布含1% sodium glucosulfone覆蓋。小潰瘍可用5% sulfathiazol 油膏擦之即可，似紅斑性結節處也用此法治療。

痲瘋患者應隔離，與患者接觸過後的人須每半年檢查一次，五年內無任何症狀出現，無痲瘋桿菌發現才算沒被傳染。

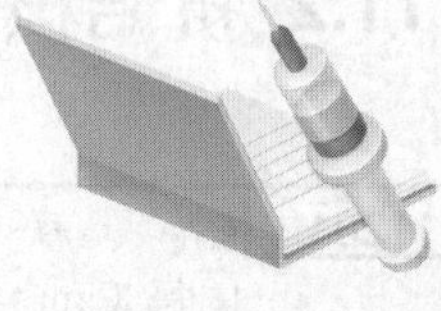

§12.1 痲瘋病治療劑

12101 DAPSONE(DDS) 孕C 乳-

℞ 100 MG/錠劑(T);

商 名 Exdapsone® (科進)

藥理作用 可能和磺胺藥相同，如干擾細菌營養份所必須的組成，也具有免疫抑制作用和可能抑制某些細菌的酶。

適 應 症 [衛核]麻瘋病
[非衛核](1)治療痲瘋。(2)疱疹樣的皮膚炎。(3)再發性多軟骨炎的處理(僅研究使用)。

用法用量 1.痲瘋病：開始時每週2次，每次25mg，然後為了最理想的反應和最小毒性之所需，可逐漸增加至1週4次，每次100mg。孩童的劑量為成人的1/4~1/2。
2.疱疹樣的皮膚炎–開始時每天50mg然後，逐漸加至最理想的反應(每天最大劑量50mg)。

不良反應 食慾不振，蒼白，皮膚出疹，溶血，背與腿疼痛；皮膚學的–皮膚炎，多形性紅斑，表皮壞死剝落性皮膚炎；血液學的–溶血性貧血，白血球減少，粒性血球過少，顆粒性白血球缺乏；胃腸–噁心，嘔吐；中樞神經系–頭痛，感覺異常，精神病反應(稀少)；其他方面–肌肉無力，藥物熱，變性血紅素血症，視覺模糊，血尿，肝損傷，運動神經病痛，類似感染的單核白血球增加症狀。

醫療須知 1.留意可能的血性惡病質徵兆(發燒，喉嚨病，瘀傷，身體不適)。時常週期性的做血液計數，若血液檢驗不正常或有嚴重貧血的徵兆存在時要停藥。
2.依規則間隔，測定肝功能和注意毒性發展的早期徵兆(食慾不振，嘔吐，腹痛，淡色糞便)。肝損傷時要立即禁戒本藥。
3.下列患者要小心使用：貧血，肝或腎病，glucose-6-phosphate去氫酶缺乏，或對磺胺藥過敏者，及孕婦或哺乳婦。
4.注意當sulfones單獨使用，會引起細菌的抗藥性，在治療之初幾個月，時常併用rifampin或ethionamide。
5.對大部分的病例，sulfone的治療必須繼續幾年，對嚴重有併發症的痲瘋，偶而需要一生治療。強調遵守劑量的重要性。
6.需要提供精神支持，因為很多痲瘋患者由於嚴重的表面毀形，而厭世。

12102 THALIDOMIDE▲

孕 X 乳 - 泄 腎 TT 5~7H

Rx 50 MG/膠囊劑(C);

商　名 Thado® ◎ (東洋) $271/C(50MG)　　Thalimide® (美時)

藥理作用 1.Thalidomide是一免疫調節劑且具有抑制血管生長功能，其免疫調節機轉尚未十分清楚，但有許多抑制發炎與免疫抑制作用之研究被發表，其中包括抑制嗜中性白血球之趨化性、降低單核細胞之吞噬作用、降低氧中間產物之產生(superoxide及hydroxyl radicals)、改變T-細胞的比例(即降低幫助者T-細胞(helper T-cell)且提高抑制者T-細胞(suppressor T-cell))、以及降低IgM值和降低IgM抗體形成。
2.Thalidomide可抑制ENL患者之腫瘤壞死因子(Tumor Necrosis Factor-a，TNF-a)及干擾素-γ(Interferon-γ，INF-γ)作用，減輕局部及全身性症狀，抑制發炎細胞至病變處。

適 應 症 [衛核]痲瘋性結節性紅斑(ERYTHEMA NODOSUM LEPROSUM, EML)THADO可用於中度至重度ENL出現皮膚徵兆之急性期治療。亦可持續用於預防及抑制ENL皮膚徵兆復發。不可單獨用於治療發生中度至重度神經炎之ENL。

用法用量 一般劑量：每天300mg；(治療使用劑量範圍：每天100~1200mg)，於餐後一小時，伴水服用。

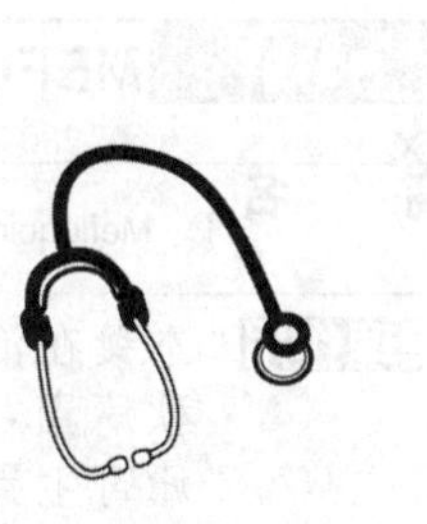

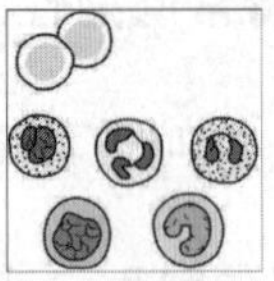

第十三章 抗瘧疾製劑

Antimalarial Agents

瘧疾是一種寄生蟲的疾病，通常是由下列4種瘧原蟲屬的原生蟲所造成的：

·惡性瘧原蟲 (Plasmodium falciparum)
·間日瘧原蟲 (P.Vivax)
·三日瘧原蟲 (P.Malarial)
·卵形瘧原蟲 (P.Ouale)

瘧疾的藥物治療包括直接防止感染，抑制臨床的症狀，治療急性的發作或防止復發，茲將這些方法闡述如下：

(1)防止感染：當瘧疾在紅血球前期，凡是能夠殺死它們都稱為「造因預防法」(causal prophylactics)。然而，目前尚沒有一種藥物在治療濃度下，能夠選擇性的破壞胞子體(sporozoites)，且相當安全，瘧疾最好的防治方法就是控制蚊子。

(2)抑制臨床的症狀：抑制生命週期紅血球期的瘧疾原蟲，可使感染的患者不致於產生症狀，有許多抗瘧藥物(如chloroquine ，hydroxychloroquine，pyrimerhamine)就是這種作用方式，但是，原蟲若有紅血球外的形式存在，則一旦停藥，又會出現急性發作。

(3)治療急性發作：中斷紅血球期的寄生蟲之繁殖，可使急性瘧疾發作的症狀停止，這類的藥物叫做殺分辦原蟲劑(schizonticide)，一般而言，4-aminoquinolines為此類藥物的最佳選擇藥，但是它們也不能夠將瘧原蟲從體內完全排除掉；因此，還有可能復發，特別是間日瘧。

(4)防止復發：凡能夠將紅血球外瘧疾原蟲(續發組織形式)根除的藥物，就可防止感染的復發，這種治療法通常叫做「根治法」，目前用於根治間日瘧的藥物只有primaquin 。此種藥物通長可與抑制原紅血球生命週期的藥物(如chloroquin)併用。

合併抑制療法和根治療法(例如：併服choroquin 和 primaquine)的治療法已廣泛用瘧疾流行區旅行的人。通常在旅行者到達之前開始治療，然後，每隔一個星期重複一次，在他從流行區回來後，至少還要治療2個月，以確定感染過後，臨床的疾狀都被抑制以及續發組織的形成也被根除。

新冠病毒治療的新希望

氯喹(Chloroquine，以下簡稱CQ)及其羥基類似物羥基氯喹(hydroxychloroquine，以下簡稱hydroxyCQ)用於抗瘧之外，也用於風濕性關節炎和全身性紅斑性狼瘡之治療。由於毒性低和成本低，及高耐受性和免疫調節特性，CQ和hydroxyCQ被提議用於抵抗病毒感染。2009年發現氯喹可以有效防止新生小鼠受HCoV-OC43感染，並且可能作為對抗人類冠狀病毒感染的未來藥物。

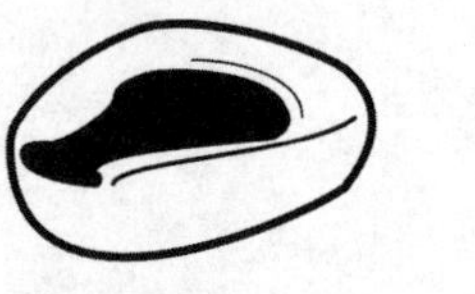

§ 13.1 抗瘧疾製劑

13101	MEFLOQUINE HCL	孕C 乳- 食+ 泄 肝 ⌛ 10～21D

℞ 280 MG/錠劑(T);

商 名

Mefloquine® (APOTEX/鴻汶)

藥理作用 本藥在治療及預防瘧疾之功用主要因於破壞影響人類的瘧病原菌無性生殖之血液型(夏秋瘧蟲，間日瘧蟲，四日瘧蟲，卵形瘧蟲)。本藥亦能有效破壞對其他抗瘧劑有抗性的瘧寄生蟲，例如chloroquine及其他的4-胺基奎啉衍生物，praquanil，pyrimethamine及

primerbanine-sulfonamide合併物。已有報告抗mefloquine之夏秋瘧蟲株(例如於東南亞一些地方)。

適應症 [衛核]治療及預防瘧疾。

[非衛核](1)治療及預防瘧疾。(2)治療：本藥適於治癒性治療，尤其對4-胺基奎啉類(例如chloroquine)之有抗藥性之夏秋瘧蟲菌株所引起之瘧疾。(3)用本藥治療混合型夏秋瘧蟲/間日瘧蟲瘧疾後，用一種8-胺基奎啉衍生物例如primaquine預防復發，被認為用以去除間日瘧蟲之肝型。(4)預防：特別建議欲至瘧疾區，其中以對抗4-胺基奎啉(4-aminoquinoline)之夏秋瘧蟲地區的旅客用本藥作瘧疾預防。

用法用量 預防：

成人為250mg，每週一次，且務必在每週同一天服用。兒童小於45kg者，則採用5mg/kg，每週一次，45kg以上者，則可用成人劑量。

服藥最好在飯後。至疫區旅遊時，應該在抵達前至少一星期服用第一劑。如果無法在抵達疫區前一星期開始進行預防，建議使用負載劑量(連續3天服用每週所需之劑量後，每星期再服用1次每週的標準劑量)。離開疫區後必須額外繼續服用4星期。

治療非複雜性瘧疾：

成人可一次服用1250mg，或起始劑量先給750mg，6~12小時後再給500mg。另有人建議應以體重來區分劑量，起始劑量先給15mg/kg，6~8小時之後再給10mg/kg，最大總劑量為1250mg。若患者在服藥後30分鐘內發生嘔吐，則應再補充一次完整劑量；但如果在服藥後30~60分鐘發生嘔吐，則僅需補充前次劑量的一半劑量。

暫時性治療：

當症狀開始出現而24小時之內無法及時得到醫療照護時，可用來做為暫時性治療的處方用藥。自我治療應從約15mg/kg(成人為750mg)的劑量開始，12小時之後再給10mg/kg(成人為500mg)並應盡速就醫。

不良反應 投與治癒性治療所需高劑量之本藥後，可見下列副作用(依頻率次序遞減列出)：眩暈或平衡感失衡，噁心，嘔吐，大便鬆軟或腹瀉，腹部疼痛，胃口差、其他少見的反應為：頭痛，肌肉痛，虛弱感，視覺障礙，心律減緩，不規則脈動以及期外收縮，AV-阻斷，掉髮，紅疹或搔癢，風疹塊，痙攣，精神改變(例如情緒抑鬱，紊亂，焦慮，幻覺，妄想狂反應，神智不清)；轉胺類(transamines)暫時升高，白血球減少，白血球增加以及血小板減少。

醫療須知
1.癲癇之患者，尤其當使用本藥高劑量時，會增加痙攣之危險性。因此，在此種患者，本藥應僅可用作治癒性治療，且只有在具有不得不如此的醫學理由時。
2.本藥用於心臟傳導疾病之患者應小心。
3.有關駕車，駕飛機及操作機械之工作應小心，因為在使用本藥期間以及之後高至3週已有報告暈眩，平衡感失常或神經精神性反應。
4.預防使用時，若有無法解釋的焦慮，抑鬱，不安或紊亂之症狀，此被認為較嚴重現象之前趨症狀，應停用此藥。

13102 QUININE

孕X 乳? 食± 泄 肝/腎 半 8~21h

Rx 260 MG/錠劑(T)； 100 MG/膠囊劑(C)；

商名 Quinine®(人生) Sulgin Tabs®(信隆)

藥理作用
1.尚未完全確立，它可能會與寄生原蟲的DNA，形成複合物，以及干擾細胞的代謝，而抑制瘧疾的蛋白質合成，它對瘧疾所有形式的分瓣原蟲，間日瘧和三日瘧的配子母細胞都有殺戮之效。
2.本藥還具有止痛，解熱，骨骼肌鬆弛劑，催產藥和降低凝血酶原的作用。
3.本藥直接增加肌肉纖維的反射閥值。降低運動神經末梢的興奮作用及同時影響肌肉鈣分佈，達到預防及治療腿部肌肉痙攣效果。

適應症 [衛核]抗瘧疾

13102

[非衛核](1)可做為治療對chlorquin有抗藥性之惡瘧的輔助劑，通常為pyrimethamine，sulfadizaine或tetracycline併用。本藥也可甚他抗瘧藥併用來根治間日瘧的復發。(2)本藥可用來預防及治療夜間腿部抽搐、治療巴貝斯蟲病(babesiosis)。(3)紅斑性狼瘡(SLE)。(4)風濕性關節炎。

用法用量 1.瘧疾：成人−每人8小時服用650mg，連續10~14天，小孩−每天25mg/kg，分次每8小時服用1次，連續10~14天。

2.臨睡前服用200mg~300mg。

不良反應 耳鳴，頭痛，眩暈，胃腸不適，視力障礙。

醫療須知 1.仔細觀查金雞納中毒的症狀(耳鳴，眩暈，視力障礙，頭痛，胃腸疾病)一旦有所發現，就要降低劑量或停藥，當停止用藥時，這些效應通常很快就會消失。

2.本藥最好在餐中或餐後服用，減少胃腸刺激。

3.治療夜間腿部抽痙時，如連續數晚無症狀發生可決定停止用藥。

4.血中濃度超過10mg/100ml時，會引起嚴重的金雞納中毒症狀(耳鳴、頭痛、嘔吐、視覺模糊)。

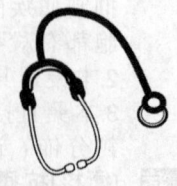

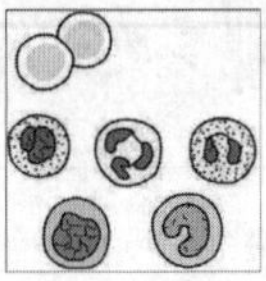

第十四章
驅蟲劑
Anthelmintics

寄生蟲感染是重要的衛生問題，感染率高表示環境衛生有問題，以及國民健康習慣和健康教育低落。區域性的圓蟲(nematode， roundworm)感染，包括蟯蟲病(enterobiasis)、蛔蟲病(ascariasis)、旋毛蟲病(trichinosis)、鞭蟲(whipworm)和鉤蟲(hookworm)；其他常見的人類寄生蟲還有條蟲(cestode， tapeworm)和吸蟲(trematodes， flukes)。孕婦感染可能造成不孕、早產或對胎兒造成傷害，要特別注意。

驅蟲劑是用來促進體內寄生蟲或蠕蟲的排除。蠕蟲的感染，主要是由兩種形態的蟲所引起，①圓形蟲(線蟲) ②扁形蟲(條蟲、吸蟲)。

精確診斷侵犯的蠕蟲是成功地治療感染所必須，因為很多驅蟲劑對一種特殊的感染具有高度的特異性。大部份的驅蟲劑在口服投與後，幾乎不被吸收，因此在胃腸內可得到較高的濃度，也大大地避免全身性的毒性作用。某些藥物(mebendazole ， thiabendazole)的其他優點為具有廣效性的作用，因此有效。這些藥對混合感染或當診斷未確定時，特別有價值(表14-1)。

表 14-1 蠕蟲感染的治療方式

蠕蟲(腸蟲 helminths)	首選驅腸蟲劑
扁蟲 (扁蠕蟲)	
條蟲 (cestodes)	Praziquantel[a] 或 niclosamide
吸蟲 (trematodes)	Praziquantel
比方說血吸蟲 (Schistosoma)類 (血吸蟲症 bilharziasis)	
圓蟲 (線蟲 nematodes)	
蟯蟲 (Enterobius vermicularis)	Mebendazole 或 pyrantel pamoate
鞭蟲 (Trichuris trichiura)	Mebendazole
蛔蟲 (Ascaris lumbricoides)	Mebendazole 或 pyrantel pamoate
旋毛蟲 (Trichinella spiralis)[b]	Mebendazole 與 thiabendazole
糞小桿線蟲 (Strongyloides stercoralis)	Thiabendazole
鉤蟲 (美洲鉤蟲 Necator americanus、十二指腸鉤蟲 Ancylostoma duodenale)	Mebendazole 或 pyrantel pamoate

[a] 不能用在眼睛或脊髓的囊尾幼蟲病(cysticercosis)

[b] 在腸胃道期用 Thiabendazole；在組織期用 Mebendazole

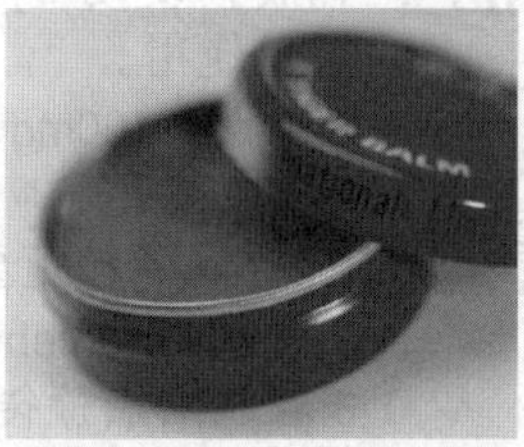

§ 14.1 驅蟲劑

14101 LEVAMISOLE(TETRAMISOLE)

Rx 40 MG, 50 MG, 150 MG/錠劑(T);

商名

Demisole®(壽元/新喜國際) $4.68/T(150MG)
Lemisol®(生達)
Levazol®(成大) $2.16/T(40MG-PIC/S),
Takeries®(新喜國際)

藥理作用 1.本藥可以刺激身體產生免疫性，利用T-cell及macrophage來抵抗各種抗原，增加人體的免疫力。
2.本藥對蟲體之fumarate reductase(酵素)有抑制作用，而使fumarate無法形成succinate，因此使ATP之產量減少，蟲體無法獲得能量而麻痺排出體外。
3.服用本藥會使患者增加感染及出血的危險性。

適應症 [衛核]驅蟲劑(驅除蛔蟲、鉤蟲)
[非衛核](1)用於預防多種感染症及控制癌細胞之轉移。(2)單一劑量的打蟲率，蛔蟲94%，鈎蟲78%，糞圓蟲68%。

用法用量 口服：成人，1次服150mg；兒童，1次服50mg/20kg。

不良反應 暫時性發熱、噁心、嘔吐、腹痛、頭暈。

醫療須知 1.進行中之肝腎疾患患者，避用為宜。
2.服用本藥前後24小時，勿再使用四氯乙烯、土荊油，不可飲用含酒精之飲料。

14102 MEBENDAZOLE

孕 C 乳 ? 食 ± 泄 肝 t½ 3~9h

Rx 10 MG, 100 MG/錠劑(T); 100 MG, 100 MG/GM/顆粒劑(Gr);

商名

Adec®(永勝) $1.5/T(100MG-PIC/S)
Ai Erl®(明通)
Anchen®(正和) $1.5/T(100MG-PIC/S),
Anponin®(政德)
Azol-Mox®(中化)
Benzole®(應元/豐田) $1.1/T(100MG)
Bocongen Outworm®(中美兄弟)
Chunbik®(皇佳/歐業) $1.1/T(100MG)
Congen Outworm®(中美兄弟/興中美)
Dagen®(政德/嘉信)
Delmint®(人生)
Kaizole®(健喬信元)
Kuanfuchung®(美西/合成)
Kufetin®(美西)
Mebendazole®(井田) $1.5/T(100MG-PIC/S)
Mebendazole®(信東)
Mebendazole®(信隆) $1.1/T(100MG)
Mebendazole®(利達)
Mebendazole®(壽元)
Mebendazole®(成大) $1.5/T(100MG-PIC/S), $2/T(100MG-PIC/S-箔),
Mebendazole®(明大) $1.5/T(100MG-箔), $1.5/T(100MG-PIC/S)
Mebendazole®(永吉)
Mebendazole®(汎生) $1.1/T(100MG), $1.5/T(100MG-箔)
Mebendazole®(福元/華琳)
Mebendazole®(約克)
Mebendazole®(衛肯) $1.1/T(100MG)
Mebendazole®(長安/美的)
Mebenzole®(世達/華興) $1.1/T(100MG), $1.5/T(100MG-箔)
Mebezol®(強生) $1.5/T(100MG-PIC/S)
Metuzole®(派頓/漁人)
Mezole®(元宙)
Puko®(寶齡富錦)
Pyng Jinq®(政德/信效)
Sinox®(新喜國際) $1.5/T(100MG-PIC/S), $2/T(100MG-PIC/S-箔),
Taminzol®(皇佳) $1.5/T(100MG-PIC/S)
Tao Chung Lo®(長安)
Tatamp®(黃氏)
Ticoquer®(羅得) $1.5/T(100MG-PIC/S), $2/T(100MG-PIC/S-箔),
Tunchow®(華盛頓)
Yiauke®(大豐) $0.75/T(100MG), $63/Gr(100MG/GM-500GM)

藥理作用 阻斷蟲體對葡萄糖的攝取和利用，藉此消耗內因性的肝醣，減少可供應的能量貯存。

適應症 [衛核]驅除蟯蟲

用法用量 1.(成人及孩童)鞭蟲、鉤蟲、圓形蟲：100mg1天2次。共3個連續天。若需要，可在2週內重覆使用。
2.蟯蟲：100mg，單一劑量。

不良反應 腹痛、噁心、嘔吐，和因排除蟲體所引起腹瀉。

醫療須知 1.2歲以下孩童要小心使用。
2.注意使用mebendazole不需要禁食，或治療後再投與瀉藥。
3.若起始治療後3週，患者尚未痊癒，可開始第2個治療程。

14103 PIPERAZINE

孕B 乳+ 食+ 泄 肝/腎

100 MG/糖漿劑(Syr);

商名

Anthelenin® (人生)

藥理作用 可能藉阻斷acetylcholine，使蟲體產生肌肉麻痺，結果藉正常的蠕動而排除腸蟲。

適應症 [衛核]驅除蛔蟲、蟯蟲。

用法用量 1.圓形蟲：(成人)3.5g1天1次，共2天。(孩童)1天75mg/kg單一劑量，共2天。嚴重感染，可在1週內重覆。
2.蟯蟲：(成人及孩童)1天65mg/kg，共7個連續天，(每天最大量為2.5g)。

不良反應 (通常為較高劑量時)胃腸：噁心、嘔吐、腹瀉、腹部痛性痙攣；中樞神經系：頭痛、眩暈、肌肉無力、反射過弱。

醫療須知 1.不要超過推薦劑量和治療期，因為耳毒性的潛在危險會增加，尤其是孩童。
2.貧血、嚴重的營養不良、神經障礙、孕婦要小心使用。
3.教導患者預防感染散佈的適當方法(如小心洗手，每天換內衣褲、毛巾、和床墊；適當處理糞便)。

14104 PRAZIQUANTEL

孕B 乳? 食+ 泄 肝 半 0.8～1.5h

Rx

600 MG/錠劑(T);

商名

Kaicide® (衛達/健喬信元) $118/T(600MG-PIC/S)

藥理作用 本藥為吸蟲驅除劑。它與吸蟲外皮膜磷脂質相互作用使蟲之膜構造成不安定化，促進Ca++往吸蟲之流入，已流入吸蟲體內之Ca++，使吸蟲之肌肉收縮，並造成吸蟲外皮構造之損傷(空胞化等)。

適應症 [衛核]由血吸蟲屬感染引起的病症：埃及血吸蟲、日本血吸蟲、中華肝吸蟲、肺吸蟲
[非衛核]條蟲的感染。

用法用量 1.血吸蟲病：成人/孩童 口服：>4歲，60mg/kg分成三次劑量，每隔4~6小時服用；再次感染後要重複治療2~3個月。
2.其它吸蟲病：成人/孩童 口服：>4歲，60mg/kg分成三次劑量，每隔4~6小時服用。
3.條蟲病(成蟲或腸內階段)：成人 口服：10~20mg/kg使用一劑。
4.條蟲病(幼蟲或組織內階段)：成人 口服：50mg/kg一日三次，連續14天。

不良反應 1.肝：肝檢查值異常。
2.血液：紅血球、血小板減少，嗜酸性血球增多，白血球增加。
3.噁心、嘔吐，間有腹痛。
4.頭痛、頭重感、間有思眠、眩暈。

醫療須知 1.在服藥當日及次日，勿駕駛或操作潛在危險性機器，可能會引發頭昏眼花或思睡。
2.治療2個月後檢定患者的寄生蟲是否完全根除。
3.治療條蟲病時，投藥2小時後要用緩瀉劑促進條蟲及卵排除。

14 驅蟲劑

14105 PYRANTEL PAMOALE

孕C 乳- 食± 泄 肝/腎

125 MG, 175 MG, 360.3 MG/錠劑(T);

商名

Cochow® (華盛頓)
Combo Outworm® (中美兄弟)
Highsan® (中美兄弟)
Pyrantel® (人生)
Pyrantel® (派頓)

藥理作用 可能藉去極化神經肌肉阻斷作用，而麻痺蟲體，經蠕動而促進蟲體的排除。

適應症 [衛核]驅除蟯蟲。
[非衛核]治療鉤蟲，毛狀圓形蟲的感染。

用法用量 (成人及孩童)；11mg/kg的單一劑量單次投與；最大量為1g。

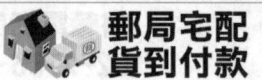

不良反應 胃腸：噁心、嘔吐、食慾不振、腹部痛性痙攣、腹瀉、裡急後重(tenesmus)、SGOT昇高；CNS：頭痛、眩暈、思睡、失眠、過敏：出疹、發燒。

醫療須知 1.肝功能不良、孕婦、2歲以下的孩童，要小心使用。
2.強調嚴密的衛生習慣之重要性，以完全的根絕寄生蟲。
3.用於治療蟯蟲，單次使用後治療成功率約為90~100%。
4.本藥只對成蟲有效，無法殺死蟲卵，蟲卵約需20日孵化，此時症狀可能再次使用。服用本藥2週後症狀如未緩解或再次出現，請就醫。
5.不受食物影響，可於任何時間服用。
6.如使用糖漿劑型請於使用前搖勻以確保使用足夠劑量。

14106 PYRVINIUM PAMOATE

孕 C 乳 ? 食 + 泄 X

50 MG, 75 MG/錠劑(T);

商名 Outworm®(中美兄弟) Pokiiu®(皇佳/意欣)

藥理作用 未完全確定。可能干擾蟲體內碳水化合物的利用。當內因性的碳水化合物貯藏耗盡，則發生死亡。

適應症 [衛核]驅除蟯蟲。

用法用量 (成人及孩童)5mg/kg單一劑量，若需要可在2~3週內重覆。

不良反應 噁心、嘔吐、腹瀉、腹部痛性痙攣、眩暈、對光敏感、過敏性皮膚反應、多形性紅斑。

醫療須知 1.腸發炎或潰瘍，和孕婦與嬰兒，要小心使用。
2.通知患者，任何接觸到本藥的東西，會染成光亮的紅色。包括糞便、嘔吐物和牙齒及衣物。再保證患者糞便的呈色是無傷害性的。
3.提示患者吞嚥整粒藥片，以避色牙齒著色。
4.強調適當之輔助法(如衛生習慣、淋浴、床罩、毛巾、衣物每天要換洗燙平)的重要性，以完全根絕感染，並預防重複感染。

14107 SANTONIN

Rx

20 MG/錠劑(T);

商名 Tai Chi Kan Chi Pina®(中美兄弟)

藥理作用 本藥專用以驅除蛔蟲，對於條蟲無效，其作用僅為刺激蛔蟲使離開小腸至大腸而排出體外。

適應症 [衛核]驅除蛔蟲。

用法用量 1.口服：1次0.07~0.1gm(2~3片)於睡前一次晨空腹時服用，服用時同時服瀉劑laxatol 0.5~0.8gm，或於第二次服後2小時續服mag sulfate(10~30gm加水100ml)。
2.注射：空腹時1天1次~2ml，皮下注射(SC)。

14108 Anthelmintic "人生"驅蟲顆粒® (人生)

Rx

每 gm 含有：KAINIC ACID 1.67 MG；PIPERAZINE ADIPATE 333.33 MG；SANTONIN 16.67 MG

適應症 [衛核] 蛔蟲、蟯蟲、鞭蟲之驅除

用法用量 參照仿單

類似產品 Child Anthelmintica "明通"愛兒菜® (明通)

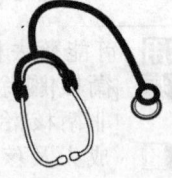

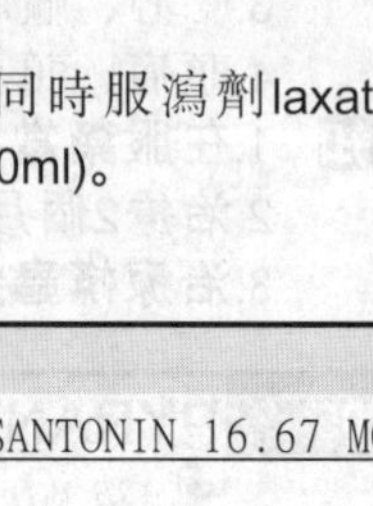

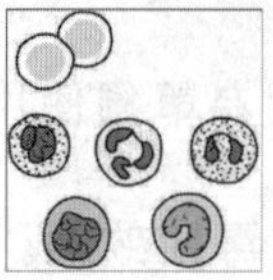

第十五章
殺阿米巴劑
Amebicides

阿米巴病就是指entamoeba histelyteca感染的疾病，entamoeba hisolytica是種原蟲，通常侵入下段的小腸道，但是，也可能在肝臟、肺臟、腦和其他的器官發現。

這類疾病的病癥有如幾種方式：

(1)無症狀的腸阿米巴病(asymptomatic intestinal amebiasis)—在腸道內有阿米巴存在，但是，沒有臨床的證據，這種情形也要藥物的治療，因為這些患者有發展成胃腸疾病的危險性，而且他們會成為帶菌者，將阿米巴病感染給抵抗力較弱的患者。

(2)有症狀的腸阿米巴病(symptomatic intestinal amebiasis)—其顯著症狀的範圍，從輕度的病癥(如下痢、抽搐和腹脹)到嚴重的痢疾(dysentery)通常會伴發帶血的下痢、嘔吐、發燒和脫水。腸黏膜疤痕和潰瘍，會促使全身性的吸收阿米巴原生蟲，導致第3期的疾病，即腸外的阿米巴病(extraintesinal amebiasis)。

(3)腸外的阿米巴病(extra intestinal amebiasis)—阿米巴原蟲可存在於體內的其他器官，最常存在於肝臟或肺臟，可能造成肝壞死、阿米巴肝炎、肺膿腫(lungabscesses)，肺氣腫。也可能染到心臟，造成心包膜炎(pericarditis)；感染到CNS，導致腦膿腫(brain abscesses)。

目前缺乏治療各種類型阿米巴病一致認為較好的藥物治療法，包括腸內或腸外阿米巴病的症狀療法，通常需要同時服用2種以上的藥物，特別是感染非常嚴重，和阿米原蟲寄生在腸外的部位。

一般認為metronidazole對腸內和腸外寄生的阿米巴都有效，因此，它可做為獨特治療劑使用。不過，目前已證明它對老鼠有起癌性，故只有在伴發肝膿腫的急性腸阿米巴病時纔使用。Emetine 對腸內與腸外阿米巴也有效，但是，它也是一種很危險的藥物，必須在醫院仔細觀察下，經胃腸外投與。

目前在使用的殺阿米巴劑可分成：腸內感染推薦使用的carbarsone，diiodohydroxyquin，paromomycin或腸外感染推薦使用的chloroquine。

§ 15.1 殺阿米巴劑

15101 EMETINE

孕X 乳 - 泄 肝/腎

藥理作用 本藥對滋養體具有直接的致死作用，可能由於它會干擾t-RNA接觸到核醣體，而阻斷蛋白質合成所造成的結果，它對移動型的阿米巴比孢囊型較有效。

適應症 [非衛核](1)可做為急性阿米巴赤痢或慢性阿米巴赤痢急性症候的症狀療法，通常要與其他殺阿米巴劑併服。(2)本藥可與對抗腸阿米巴寄生蟲有效的殺阿米巴劑併用，來治療阿米巴肝炎和阿米巴赤痢。(3)可做為毛囊蟲病，瓜仁蟲病和生殖器吸蟲病的代替治療。

用法用量 1.急性阿米巴赤痢—65mg/天，SC或IM，連續3~5天，可單次劑量或分2次劑量投與。
2.阿米巴肝炎或膿腫—65mg/天，SC或IM，連續10天。8歲以下的小孩最大劑量為10mg/天。8歲以上的小孩，最大劑量為20mg/天。

不良反應 疼痛、虛弱，注射部位堅硬和局部肌肉虛弱，噁心、下痢、腹疼、眩暈、昏頭。

醫療須知 1.治療期不可超過10天，成人總劑量不可超過650mg，因為可能產生積蓄性的毒性，在6~8個星期內不可再度使用本藥治療。

15101

2.老年人、體弱的人或罹患肝病的患者使用本藥宜小心。
3.治療腸阿米巴病時，emetine通常與其他的殺阿米巴劑併用，因為單獨使用僅能治癒10~15%腸性阿米巴病。
4.深部IM或SC注射投與本藥，避免使用IV注射，因為會產生嚴重毒性效應。
5.要注意患者大便的次數、硬度和任何不尋常的性質，在治療後要反覆檢查大便3個月以上，以便確定是否有排出阿米巴原生蟲。

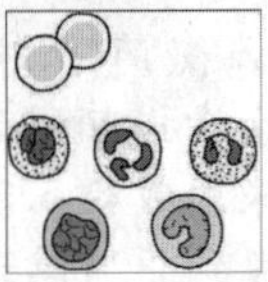

第十六章
抗滴蟲劑和抗念珠菌劑

Antitrichomonal Agents and Anticandidal Agents

陰道滴蟲和念珠菌引起的陰道感染是一種常見疾病；最常發生於行經和生殖年齡之婦女(專欄16-1)。偶而陰道粘液中無滴蟲，但卻發現於尿液中。陰道滴蟲亦發現在尿道內，並侵入兩性尿道周圍腺管。

治療滴蟲和念珠菌有局部用藥和口服全身作用的殺滴蟲藥，如metronidazole及 tinidazole，這些藥物為優先選用的治療劑。

念珠菌感染可分為3大類：①口咽部念珠菌感染，通常稱為鵝口瘡，發生於頰內側黏膜、舌頭與上顎，容易產生鵝口瘡的因素包括：HIV感染、抽煙、有牙套、糖尿病、口乾與短期或長期使用廣效性抗生素或其他藥物(如：化學治療、類固醇)。②生殖器念珠菌感染，有人稱為酵母菌感染，主要發生陰道的正常微生物菌叢分布不平衡，而白色念珠菌的數目變得太多，遠多於其他正常菌種時，這情形通常發生於陰的環境改變，若置之不理，可能於生產時會傳染給新生兒。③侵入型念珠菌感染，主要發生於住在加護病房生重病的患者、顆粒性白血極度缺乏的人、接受幹細胞或器官移植的患者。

§ 白帶

定義：

平時外陰部有少許分泌物，以維持局部濕潤，若分泌異常增加，流出病理的膿性黏液或水樣液等稱之白帶。

病因：

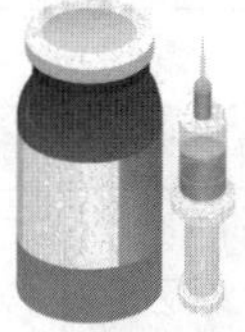

(一)感染性：包含病毒、細菌、黴菌、原生蟲、寄生蟲…等。
(二)萎縮性陰道炎。
(三)異物(陰道內)。
(四)壞死性原因：包括月經分泌物及惡露(產後)等生理性原因，和惡性癌性的壞死性分泌物。
(五)子宮頸發炎：包括急性及慢性，此為白帶最常見的原因之一。

症狀與病徵：

不同的病因產生不同的分泌物。滴蟲性陰道炎的分泌物為黃綠色，其中含有空氣泡和點狀的黏膜塊，並有腥辣的氣味。念珠球菌性陰道炎所分泌的則為水樣液，其中常有纖維碎片。急性淋菌性陰道炎的分泌物則是膿性液。腫瘤潰瘍的分泌物中常帶血。由於子宮頸糜爛而產生白帶，常伴有背痛。一般因為損害和白帶刺激的原故，外陰部等處常有灼痛的發癢。

診斷和治療：

◉泡沫性白帶：

大多由鞭毛蟲(或滴蟲)陰道所引起，除了白帶增加外，尚有外陰陰道搔癢，有時合併感染化膿性細菌，則白帶會呈現黃綠膿樣，且有泡沫。治療原則為針對微生物的特殊抗生素，可服用或陰道栓劑(片)，有時夫妻要同時治療。

◉帶血性白帶：

即白帶混有血液，要小心是否為惡性腫瘤，如子宮頸癌或子宮體癌。有時良性的疾病也會出現這種白帶，如子宮頸息肉、子宮頸炎或是子宮內避孕器；一旦診斷確定，即針對以上各項進行處理。

◉膿性白帶：

一般指嚴重發炎所引起，如子宮內膜炎、慢性子宮頸炎、子宮腔膿腫、滴蟲性陰道炎…等，其處理是對症下藥。

＊豆腐樣白帶：

白帶中混有豆腐或乳酪樣塊狀物，此種白色物質可黏附陰帶壁上，不易脫落，此為黴菌(念珠菌)感染，常伴有奇癢；糖尿病或是懷孕期間的婦女易罹患，其治療為對症下藥，常服抗生素或類固醇亦易得；另有自然療法可作參考；長期服用含有乳酸桿菌的酸乳酪(優格)可以防白色念珠菌感染，除了服用也可用來作栓劑或作陰道灌洗，因為乳酸桿菌可抑制並取代陰道內念珠菌，以回復到正常陰道菌叢生態系統。

＊黃色白帶：

水樣性白帶為組織病變壞死所引起，見於各種癌症或腫瘤，若為黃色黏液性白帶，多見於子宮頸發炎，處理為對症下藥。

＊白色黏液性白帶：

多見於使用動情素之後或骨盆充血引起。

白帶(或陰道分泌物)的各種特徵如氣味、顏色、性質、量.....等不同，可告訴我們許多的訊息，包括健康與否，何種疾病，生活飲食......等，故婦女應多注意自己這方面的切身知識。

自我照護的原則：

1.多穿裙裝，保持透氣。
2.如廁後，由前往後擦，避免細菌從肛門帶到陰部。
3.避免使用含香料的護墊。
4.清洗陰部需選擇弱酸性的陰部清潔用品，否則，容易造成不好的細菌及黴菌成長。
5.陰道分泌多時，溫水中加一匙的檸檬汁或食用白醋泡盆約5分鐘。
6.陰道分泌物多時，多準備幾條內褲替換，在家中可以只穿裙子不穿內褲。
7.清洗後的內褲儘可能的在太陽下曝曬，或使用吹風機吹乾、烘衣機烘乾。
8.穿著純內褲，絲質內褲並不如純棉內褲來的透氣。

專欄 16-1 陰道炎治療指引

	念珠菌陰道炎	細菌性陰道炎	滴蟲感染陰道炎
原因	免疫力下降 不良的衛生習慣	長期盥洗陰道 頻繁性行為 使用避孕器	性生活傳染
症狀	• 搔癢 • 類似豆腐渣的濃稠白色分泌物 • 外陰道紅腫、刺痛感 • 性行為有灼熱感 • 輕微異味	• 搔癢 • 腥臭味 • 刺激感 • 水狀灰色、白色分泌物	• 搔癢強烈 • 濃厚腥臭味 • 大量泡沫狀綠色、黃色分泌物 • 陰道發紅 • 性行為有疼痛感 • 排尿疼痛
治療方式	• 服用抗黴菌藥物 • 藥膏 • 陰道塞劑	• 服用抗菌藥物	• 服用抗滴蟲藥 • 藥膏 • 陰道塞劑
整體療程	約2週	約2~7天	約7天

§ 16.1 抗滴蟲劑和抗念珠菌劑

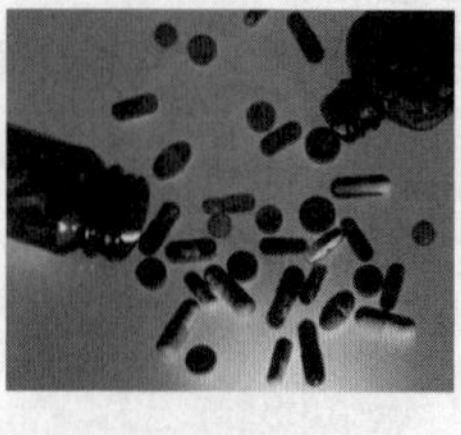

專欄 16-2 性傳染病治療藥物建議（III）

陰道炎與子宮頸炎	
細菌性陰道炎 (bacterial vaginosis)	首選治療藥物 • Metronidazole (500mg) 口服一天兩次，共 7 天 • Metronidazole 凝膠一天一次，共 5 天 替代治療藥物 • Clindamycin (300mg) 口服一天兩次，共 7 天
念珠菌感染 (vulvovaginal candidiasis)	• Fluconazole (150mg) 口服一劑 • Nystatin 陰道栓劑，一天一顆，共 3~7 天
陰道滴蟲感染 (trichomoniasis)	首選治療藥物 • Metronidazole (500mg) 口服一天兩次，共 7 天 替代治療藥物 • Metronidazole (2g) 口服一劑
子宮頸炎 (cervicitis)	• Doxycycline (100mg) 口服一天兩次，共 14 天 • Azithromycin (1g) 口服一劑
骨盆腔發炎 (pelvic inflammatory disease)	
門診治療	• Ceftriaxone (250mg) 肌肉注射一劑單劑，合併 doxycycline (100mg) 口服一天兩次，共 14 天 與 metronidazole (500mg) 口服一天兩次，共 14 天
住院治療	• Cefoxitin (2g) 靜脈注射每 6 小時一次，合併 doxycycline (1g) 口服一天兩次，共 14 天 • Ceftriaxone (250mg) 靜脈注射一天一次，合併 doxycycline (100mg) 口服一天兩次 與 metronidazole (500mg) 口服一天兩次，共 14 天 • Clindamycin (900mg) 靜脈注射每 8 小時一次，合併 gentamicin (3-5mg/kg) 靜脈/肌肉注射一天一次，共 14 天

16101 AMINITROZOLE(ACINITRAZOL)

100 MG/膠囊劑(C);

商 名

Torsulurn®（長安）

藥理作用 陰道滴蟲的口服治療劑，對trichomonas原蟲具有殺菌力，口服後可到達身體裡各部位的粘膜或腺部。

適應症 [衛核]毛滴蟲感染症、毛滴蟲膣炎、毛滴蟲膀胱炎及其隨伴之白帶

用法用量 成人一天3次，1次100mg，飯後30分服用。10天為一療程，配偶雙方宜同時服用。

16102 BUTOCONAZOLE NITRATE

孕C 乳？ 泄 肝 t½ 21～24h

Rx

100 MG/栓劑(Sup); 20 MG/乳膏劑(Cre);

商 名

Femstat Vaginal Supp.®（中化）$25.5/Sup(100MG-PIC/S)　Femstat Vaginal®（中化）

藥理作用 1.Butoconazole nitrate屬於imidazole類衍生物，在體外試驗中，能對抗念珠菌、毛髮癬菌、小芽胞菌及表皮癬菌，對於某些革蘭氏陽性菌亦具抵抗效果。

2.臨床上，對於因candida albicans，candida tropicalis以及其他菌屬所引起之陰道感染，尤具高度療效。

3.Imidazole類衍生物之主要抗菌作用位置在細胞膜，能夠改變細胞膜之通透性，降低滲透阻力，使含磷、鉀化合物或其他細胞成份流失而喪失複製能力，並減低黴菌之活動能力。

適應症 [衛核]由黴菌引起之陰道感染症

[非衛核]毛滴蟲原蟲引起的陰道炎、尿道炎、及其所伴隨發生的白帶。

用法用量 1.對一般婦女之推薦劑量是臨睡前塞入陰道本劑一顆或適量乳膏，連續使用3天，如需要可再延三天療程。

2.如處方上需要另一療程時，宜先行利用塗布法或菌種培養釐清其他病原菌而診斷再確定後為之。

不良反應 少數人會有陰道灼熱、搔癢、分泌、發炎、腫脹及手指發癢。

醫療須知 1.本劑局部治療經由氫氧化鉀塗布培養或菌種培養確定是由念珠菌所引起之女陰道黴菌病性感染。

2.本劑亦可與口服避孕藥及抗生素併用，無論是孕婦或非孕婦均具療效，唯孕婦僅限用於懷孕中期及末期。

3.使用本劑後如果臨床症狀持續，應再做一次微生物檢驗，以排除其他病理因素，並確定念珠菌感染之診斷無誤。

4.如有過敏或刺激性現象發生，請勿繼續使用。

5.請勿因月經期或感染症已減輕而提早停用本劑。進行性行為時患者的伴侶要載保險套。

16 抗滴蟲劑和抗念珠菌劑

16103 CLOTRIMAZOLE

孕B 乳? 泄 肝/胆

Rx

100 MG, 200 MG, 200 MG, 500 MG/錠劑(T); 10 MG/軟膏劑(Oin); 10 MG, 10 MG/ML/液劑(Sol); 250 MG/噴液劑(Spr); 100 MG/栓劑(Sup); 10 MG, 10 MG/GM, 20 MG/GM/乳膏劑(Cre);

商名

CL0. T.®（正和）
Camazole Lotion®（健康化學/瑞安）
Camazole Vaginal®（優良/瑞安）$5.4/T(100MG-PIC/S),
Canesten® ◎ （ENCUBE/拜耳）
Canesten® ◎ （GP/拜耳）
Canifunga®（健康化學/優良）
Cansen®（福元）$26.4/Cre(10MG/GM-20GM), $8.2/Cre(10MG/GM-5GM)
Chidamine®（約克）
Clean Favorite Vaginal®（澳斯麗）
Clinbeauty Vaginal®（永信）$5.4/T(100MG-PIC/S)
Clomazole Spray®（榮民）$45/Sol(10MG/ML-15ML)
Clomazole Vaginal®（大豐/維民）
Clomazole Vaginal®（榮民）$5.4/T(100MG-PIC/S), $11.5/T(500MG-PIC/S),
Clomazole®（榮民）$14.5/Cre(10MG/GM-10GM)
Clomelon®（政德）$8.4/Cre(10MG/GM-5GM)
Clomine®（利達/鎰浩）
Clomy®（華興）
Clotrimax Vaginal®（衛達）$7.4/T(200MG-PIC/S)
Clotrimazole®（汎生）$11.5/T(500MG-PIC/S), $23.6/Cre(20MG/GM-5GM), $60/Cre(20MG/GM-10GM),
Clozole®（人人）
Comyer®（健康化學）
Fastin Vaginal®（皇佳）$7.4/T(200MG-PIC/S)
Fucodine Vaginal®（約克）$5.4/T(100MG-PIC/S),
Fungicide®（皇佳）$14.5/Cre(10MG/GM-10GM)
Gynox Vaginal®（旭能/明則）$11.5/T(500MG-PIC/S)
Horson Topical®（中美兄弟/興中美）
Kanezin Vaginal®（瑞士）$5.4/T(100MG-PIC/S),
Kefushian®（美西）
Korzin®（新喜國際/岳生）$8.4/Cre(10MG/GM-5GM)
Lo-Lo Vaginal®（大豐）$7.4/T(200MG-PIC/S), $5.4/T(100MG-PIC/S)
Masten®（信隆）
Mekecin Vaginal®（井田）$7.4/T(200MG-PIC/S),
Mikizol Vaginal®（強生）$11.5/T(500MG-PIC/S), $5.4/T(100MG-PIC/S)
Mycoril Spray®（REMEDICA/富富）
Mycoril Vaginal®（REMEDICA/富彰行）
Mycoril®（REMEDICA/富富）$5.1/T(100MG-PIC/S)
Mycoril®（REMEDICA/富彰行）
Mycosten®（杏輝）$8.4/Cre(10MG/GM-5GM), $14.5/Cre(10MG/GM-10GM)
Senfucin Topical®（派頓）
Soft Onpylu®（先智）
Trizol®（派頓）
Winsolve Clinbeauty Vaginal®（永信）

藥理作用 本藥為廣效抗黴菌藥物，它可改變黴菌細胞膜的通透性，使細胞內容物(如鉀、磷等)流失而抑制黴菌的繁殖。

適應症 [衛核]使用於曾由醫師診斷為黴菌(多數為念珠菌)感染所引起陰道炎之復發治療
[非衛核]局部應用以治療白色念珠菌病；陰道錠用以治療念珠菌及陰道滴蟲引起之陰道炎。

用法用量 1.陰道錠：初次感染，睡前2錠，連續治療3天；或睡前1錠，連續治療7天。再度感染，睡前1錠，連續6天；必要時，早晚各1錠，連續治療6~12天。
2.乳霜：陰道炎及陰莖炎，每日2次治療塗於患處，連續治療1~2星期。

不良反應 偶有-噁心、嘔吐、紅斑、搔癢、灼熱、膀胱炎、頻尿、肝功能指數異常、性交時陰道疼痛。

醫療須知 (1)陰道錠冷藏溫度(℃)小於30。(2)本藥的孕婦用藥安全分級：局部用為B級，口服用為C級。(3)使用陰道片，男性伴侶的陰莖會有灼熱感，或尿道炎，宜戴保險套避免之。

16104 ISOCONAZOLE NITRATE

Rx 100 MG/錠劑(T)； 10 MG/GM/軟膏劑(Oin)； 10 MG/GM/乳膏劑(Cre)；

商名

Iso®(明大/世達)
Isoconazole Nitrate Vaginal®(大豐/一成)
Isogen Vag.®(優良/瑞安) $5/T(100MG-PIC/S)
Isogen®(健康化學/瑞安) $38.7/Cre(10MG/GM-15GM), $18.5/Cre(10MG/GM-6.5GM)
Licomile Vaginal®(華興)
Senzole Vaginal®(強生)
Slika B®(明德) $31.4/Cre(10MG/GM-7GM)
Socol®(元宙)
Vagent®(人人) $12.7/Cre(10MG/GM-5GM), $18.5/Cre(10MG/GM-6.5GM)
Wazole®(華盛頓) $38.7/Cre(10MG/GM-12GM),
Yi-Fu Vaginal®(十全) $5/T(100MG-PIC/S),
Zolgen Vaginal®(應元) $5/T(100MG-PIC/S),

適應症 [衛核]治療皮膚表淺性黴菌感染，如：足癬(香港腳)、股癬、汗斑。
[非衛核]治療陰道黴菌感染，包括與G(+)菌之混合感染。

用法用量 1天1次，1次200mg或300mg，連用7天。

16105 LACTIC ACID

150 MG, 0.006 ML, 0.125 ML/液劑(Sol)；

商名

Cha Lo®(成大)
Fubirin®(健康化學/歐文)
Fujason®(健康化學/理想)
Fulnin®(新喜國際)
Henfucha®(健康化學)
Kenfuyu®(健康化學)
Mengshiangsugea®(回春堂/久松)
New Touch®(衛肯/天良)
Shujai Cleansing®(衛肯/華琳)
Soft Beauty®(福元/惠民)

適應症 [衛核]婦女陰道及陰部之洗潔與除臭、白帶之預防與治療。
[非衛核]調節陰道之酸鹼度。

用法用量 取本藥20ml，以溫開開水沖泡至400ml，然後直接洗滌陰部或以陰道灌洗器注入陰道洗滌，一週數次。

16106 METRONIDAZOLE

孕B 乳- 食 酒+ 泄 肝/腎 T½ 8h

Rx 200 MG, 250 MG, 500 MG/錠劑(T)； 200 MG, 250 MG/膠囊劑(C)； 5 MG, 5 MG/ML/注射劑(I)； 7.5 MG/GM/凝膠劑(Gel)； 250 MG, 500 MG/栓劑(Sup)；

商名

Atrozyl®(永豐)
Chomozin S.C.®(人生)
Chozine®(信隆/新喜國際) $1.02/T(250MG)
Dailan®(明大)
Destrinalis®(健喬信元) $1.02/C(250MG)
Dynin®(瑞士) $1.5/T(250MG-PIC/S)
Fetay®(美西)
Floan®(長安/美的)
Formenin Vaginal®(瑞士)
Frotin®(永信) $5/Sup(250MG-PIC/S)
Metronidazole®(信隆) $1.5/C(250MG-PIC/S), $1.5/C(250MG-箔)
Metronidazole®(優生) $1.5/T(250MG-PIC/S)
Metronidazole®(安星) $37.3/I(5MG/ML-PIC/S-100ML)
Metronidazole®(正和) $1.5/C(250MG-PIC/S)
Metrozole Local®(強生) $5/T(250MG-PIC/S),
Metrozole®(強生) $1.5/T(250MG-PIC/S),
Paurapol®(新喜國際) $1.5/C(250MG-PIC/S),
Pyloribacide®(榮民)
Pynal S.C.®(中美兄弟)

16 抗滴蟲劑和抗念珠菌劑

Fuliclin®（約克）$2/T(250MG-PIC/S-箔)，$1.5/T(250MG-PIC/S)
Funione®（成大）$1.5/T(250MG-PIC/S)
Fuzuin S.C.®（井田）$2/T(250MG-PIC/S-箔)，$1.5/T(250MG-PIC/S)
Geel S.C.®（應元/豐田）$1.02/T(250MG)
Kotidai®（美西）
Medacon S.C.®（順華/人人）
Medazole®（信東/榮民）$37.3/I(5MG/ML-PIC/S-100ML)
Mefugel Vaginal®（信隆）$100/Gel(7.5MG/GM-PIC/S-25GM)，$113/Gel(7.5MG/GM-PIC/S-35GM)
Metro®（華盛頓）
Metrocide Vaginal®（大豐）$5/Sup(500MG-PIC/S)，$5/Sup(250MG-PIC/S)
Metrocide®（大豐）$1.5/C(250MG-PIC/S)，
Metrodin S.C.®（永吉）
Metronidazol Fresenius®（FRESENIUS KABI/費森尤斯卡比）$37.3/I(5MG/ML-PIC/S-100ML)
Metronidazole®（中化）$92/I(5MG/ML-PIC/S-200ML)，$37.3/I(5MG/ML-PIC/S-100ML)，
Sabs®（信東）$37.3/I(5MG/ML-PIC/S-100ML)，$138/I(5MG/ML-PIC/S-300ML)，
Sutrol®（寶齡富錦）$55/Gel(7.5MG/GM-PIC/S-10GM)，$100/Gel(7.5MG/GM-PIC/S-25GM)，
Terico-S.®（元宙）$1.5/T(250MG-PIC/S)，
Tlikonin®（正和/婦潔）
Tonilin®（明大）$1.5/C(250MG-PIC/S)
Toritai®（黃氏）
Trichazol®（大豐/中美兄弟）
Trico Vaginal®（旭能/嘉林）
Trico®（明德/嘉林）
Tricogyl F.C®（皇佳）$1.5/T(250MG-PIC/S)，$2/T(250MG-PIC/S-箔)
Tricon S.C.®（福元）$1.5/T(250MG-PIC/S)，
Vazole Vaginal®（華興）$1.96/T(250MG)，$3.73/T(500MG)
Yikang®（明德）$1.5/T(250MG-PIC/S)
Zocon Vaginal®（應元）$112/Gel(7.5MG/GM-35GM)

藥理作用 1.本藥對陰道滴蟲與阿米巴有直接殺滅作用。
2.Metronidazole為一nitroimidazole類抗生素，用於治療厭氧菌或原蟲感染症，尤其對陰道細菌有效。
3.凝膠製劑讓metronidazole經由陰道迅速吸收穿透皮膚到達組織，發揮其抗發炎及抗菌作用，有體外殺菌的作用。

適應症 [衛核]陰道滴蟲感染所引起之陰道炎、白帶、阿米巴痢疾、阿米巴肝膿腫及Metronidazole具有感受性之厭氣菌所引起之嚴重感染
[非衛核]偽膜性結腸炎、克隆氏症、幽門螺旋桿菌根除。口服亦可治療腸梨形鞭生蟲病。

用法用量 1.阿米巴症：a.急性腸道阿米巴症：750mg一天3次，治療5~10天。b.阿米巴性肝膿瘍：500~750mg一天3次，治療5~10天。c.兒童：每日35~50mg/kg，分3次服用(每次最高劑量750mg)，治療10天。
2.滴蟲症：a.單日療程：2g單次劑量，或1g一天二次服用11日。b.七日療程：成人250mg一天3次，兒童5mg/kg一天3次，連續7日。七日療程效果比較好，但單日療程遵醫囑性較好。
3.凝膠：建議劑量為一次5g，一天一次或兩次塗於陰道內，連續五天，若一天一次使用者，應於就寢時使用。

不良反應 可能發生之副作用包括陰道不適、念珠菌陰道炎(>10%)，陰道刺激、胃腸不適、胃脹氣、噁心/嘔吐、不良味道、下瀉、骨盆不適、頭痛、頭暈(1~10%)、口乾、癢或紅腫、疲勞、尿暗色等(<1%)。

醫療須知 1.嚴重肝功能不全者應降低劑量。
2.懷孕最初3個月不可使用此藥。若需於後6個月期開始治療，不宜選擇一日療程法，以免胎兒的血液濃度過高。
3.若需要再度治療，兩次療程間應間隔4~6星期。若是生殖道感染性伴侶應一併接受治療。
4.口服metronidazole若引起痙攣性發作或麻痺現象之周邊神經病變，應停止使用本藥。
5.使用時若有明顯陰道念珠菌感染症狀應立即停止使用本藥。
6.動物實驗報告中，顯示高劑量口服metronidazole對小鼠產生慢性致癌性，但局部製劑尚未有相關研究報告。
7.用於懷孕婦女，口服metronidazole未有致畸性報告，但陰道凝膠未有相關研究報告，不建議使用。

16107 POLICRESULEN(POLYCRESOLSULFONATE)

Rx

360 MG/GM, 360 MG/ML/液劑(Sol)； 360 MG/GM, 360 MG/ML/懸液劑(Sus)； 90 MG, 90 MG/栓劑(Sup)； Imp 90 MG/植入劑(Imp)；

商名

Albothyl Concentrate® ◎ (TAKEDA/瑞慶)
Albothyl Vaginal® ◎ (瑪里士/瑞慶) $10.6/Sup(90MG-PIC/S),
Atyl Vaginal® (明德/東竹) $10.6/Sup(90MG-PIC/S),
Fubodyl Vaginal® (明德) $10.6/Imp(90MG-PIC/S)
Fubodyl® (明德)
Polilen Ext® (羅得/凱信) $142/Sol(360MG/GM-PIC/S-25ML)
Polinin Vaginal® (培力) $10.6/Sup(90MG-PIC/S)
Togiam Concentrate® (黃氏) $142/Sol(360MG/GM-PIC/S-25ML)
Zolchin® (應元)

藥理作用 1.本藥有濃縮液、軟膏、栓劑，含間甲酚磺酸(metacresol sulfonic acid)與甲醛的縮合體。
2.作用：殺菌，黴菌和毛滴蟲。

適應症 **[衛核]子宮頸糜爛、白帶、陰道炎、子宮頸炎(含由毛滴蟲及念珠菌引起者)**

用法用量 1.子宮頸糜爛：使用濃縮液每週1~2次，先將患部清洗拭乾，用沾有原液紗布塞子輕按患部1~3分鐘即可。
2.子宮頸帶下、子宮頸炎：以止血鉗夾浸吸本藥之棉花球，灼療子宮頸道，每次1~2分鐘，每週1~2次。
3.白帶：使用栓劑，每天或隔天1片，連用4次，俟月經後再用2次。

16108 SERTACONAZOLE

Rx

500 MG/錠劑(T)； 20 MG/GM/凝膠劑(Gel)； 20 MG/GM/乳膏劑(Cre)；

商名

Zalain External® ◎ (科進) $158/Gel(20MG/GM-PIC/S-30ML)
Zalain Vaginal® ◎ (科進) $93/T(500MG-PIC/S)
Zalain® ◎ (科進) $85/Cre(20MG/GM-PIC/S-15GM),

藥理作用 1.Sertaconazole 是一種新的局部抗黴菌劑，具有強力的抗黴菌效果，而且殺菌範圍很廣，如：致病之酵母菌(包括白色念珠菌candida albicans，喬比卡利氏念珠菌C.tropicalis，各種念珠菌candida spp.，環狀糠疹癬菌pityrosporum orbiculare)及其他造成皮膚和黏膜合併感染之格蘭氏陽性菌(包括葡萄球菌屬、鏈球菌屬)等。本藥對陰道滴蟲(trichomonas vaginalis)也有殺菌效果。
2.作用機制：(a)直接對黴菌的細胞壁造成不可修復的傷害。(b)結構中的benzothiophene與黴菌細胞膜的tryptophan相當類似，故而使黴菌無法合成正常的的細胞膜，致使整個黴菌細胞膜破損而水解，流失大量的細胞質，K，和ATP。(c)抑制黴菌同質二形的轉換(dimorphic transformation)，因而削弱其致病力。(d)抑制P-450 dependent 14-demethylase使黴菌無法合成細胞膜所需的ergosterol，因而抑制黴菌的生長。

適應症 **[衛核]治療皮膚表面黴菌感染，例如：足癬、股癬、圓癬、鬚癬、手癬、念珠菌、變色糠疹。**

用法用量 1.每天使用乳膏1或2次(最好是晚上或早、晚各使用一次)，均勻塗抹本藥物於含患部外1cm處。使傷口修復所需之療程因人而異，也與致病菌和感染部位有關。一般而言，完整療程是四週，不會再有復發情形發生。然而，大部份患者在治療2~4週期間，就已有臨床修復現象出現。
2.達來陰道錠：療程只需單獨使用一錠之劑量，慢慢放入陰道深部，最好睡前使用。若1~2 週後，症狀仍未完全改善時，可再使用一錠，即可獲得完全改善。
3.達來外用凝膠：在頭皮或頭髮上塗抹本藥，經3~5分鐘後再以清水沖洗，一週使用兩次，連續使用2~4週；如使用4週後仍不見改善，需重新思考其病因，使用一般的衛生措施以控制感染源。

不良反應 局部治療之安全性絕佳，無毒性或光敏感性現象發生。只有極少數病例在第一次治療前幾天，有瞬間輕微紅腫之局部反應報告，此現象並不需要停藥。

醫療須知 **1. (陰道錠)建議在睡前使用。2. 可利用輔助器慢慢將藥物放入陰道深處。3. 月經期間可使用藥品。使用生理護墊，不建議使用棉條。4. 建議穿著棉質內褲。**

16 抗滴蟲劑和抗念珠菌劑

16109 TERCONAZOLE

孕C 乳－ 食－ 泄 肝/腎 t½ 7.5h

Rx 8 MG/GM/乳膏劑(Cre)；

商　名

Terconer Vaginal® ◎ （信隆）$143/Cre(8MG/GM-PIC/S-20GM)

藥理作用 1.Terconazole為triazole類的廣效性抗黴劑，其吸收範圍為5~16%，如無子宮切除者其吸收優於子宮切除者。

2.本藥可抑制cytochromeP–450-depentant內14–α-demethylase，進而枯乾細胞之14–α–demethylsterols及麥角脂質(ergosterol)。

3.微生物學：體外試驗terconazole抗黴菌作用，可抑制白色念珠菌屬(candidaalbicans)，同時對抗其他黴菌生長。對人類陰道內大部分乳酸菌(lactobacillusspp)之值≧128mg/ml時，有抑制作用。本藥治療期不會影響細菌作用，其抗黴作用經由破壞黴菌之正常細胞膜，且白色念珠菌治療亦不會產生抗藥性。

4.每日最高陰道含量為5.9/μg/ml(0.8%terconazole vaginal cream. at 6.6/hours)。

5.Terconazole之吸收不會因是孕婦或非孕婦而不同，其平均最高血中濃度及吸收率亦不會因陰道有無感染而異。

6.體內試驗terconazole與蛋白質之結合率為94.9%。

適應症 [衛核]治療外陰部或陰道念珠菌感染。

[非衛核]本藥為triazole類的廣效性抗黴劑，通常用來治療念珠球菌。

用法用量 將本劑5g(含主成分40mg)充填於施藥器導入陰道內深處，每日就寢時間，連續3晚。

不良反應 1.在美國、患者由黴菌所引起之陰道炎，使用本藥或安慰劑對比下，所產生之副作用如：(本藥vs安慰劑)頭痛(21%vs16%)月經困難(6%vs2%)。

2.一般陰道之不適症為：(本藥vs空白劑)：燒灼或發癢(5%vs6~9%)；腹痛(3.4%vs1%)發燒(1%vs0.3%)；治療中停藥率(2%vs0.8%)；陰道癢引起治療終止率(0.7%vs0.3%)。

醫療須知 1.使用本乳膏治療，不會影響月經期。

2.第二次療程前，應以顯微鏡標本或病原菌培養實驗確認陰道念珠菌感染。

3.一般：當使用期間如有過敏、刺激、發燒、忽冷、流行性感冒等症狀時，應停藥或不再治療。本藥的療效不會因服用避孕藥而影響。

16110 TINIDAZOLE

孕C 乳？ 食＋ 泄 肝/腎

Rx 500 MG/錠劑(T)； 500 MG/膠囊劑(C)； 5 MG/ML/注射劑(I)；

商　名

Asgin®（優良/健喬信元）$2.06/T(500MG)
Cancidin®（寶齡富錦）
Fancin®（永勝）$2.09/C(500MG-PIC/S)，
Fanda®（瑞士/濟時）
Flugen®（壽元）
Fujen®（世達）
Resonon®（政德）
Sata®（信東）$111/I(5MG/ML-PIC/S-100ML)
Su-Fu-Dou®（明大）$2.09/T(500MG-PIC/S)，
Tibican®（杏林新生）$2.09/T(500MG-PIC/S)
Tibidin®（新喜國際/嘉林）
Tidazol®（生達）$2.09/T(500MG-PIC/S)
Tinidazole®（優良/歐文）
Tinidazole®（應元/豐田）$2.06/T(500MG)
Tinidazole®（華興）$2.06/T(500MG)
Tinijing®（井田）
Tinizin®（壽元/新喜國際）$2.06/T(500MG)
Tinizol®（衛達）$2.09/T(500MG-PIC/S)，
Tinizole®（強生）

藥理作用 本藥作用與metronidazole同(參見第15章)，但是，其耐性較佳。

適應症 [衛核]陰道滴蟲症、阿米巴赤痢、腸道阿米巴症、阿米巴性肝膿瘍、腸外阿米巴症及梨形鞭毛蟲感染症

用法用量 1.陰道滴蟲病：150mg，一天3次。

2.阿米巴痢疾與各種腸道阿米巴症：300mg一天2次。

3.阿米巴肝膿腫與其他腸外阿米巴症：300mg一天2次。上述的治療程皆為5天。

不良反應 輕微腸胃不適，偶而發生噁心嘔吐、短暫性白血球及中性血球減少、耳鳴、暈眩。

醫療須知 1.不可與含酒精成份的飲料併用。

2.懷孕期禁用本藥。

3.男女配偶罹患滴蟲症者，雙方都要接受治療。

§ 16.2 抗滴蟲劑和抗念珠菌劑的複方產品

16201 Ansusen "岳生"安治癬乳膏®（新喜國際/岳生）

Rx

每 gm 含有：ECONAZOLE NITRATE 10.0 MG；TRIAMCINOLONE ACETONIDE 1.0 MG

適應症 [衛核]皮膚因真菌群、酵母菌群、黴菌群所引起之皮膚病

用法用量 一天2次，每次適量塗於患部。

類似產品
Econazole Triamcinolone "安成"硝酸衣可那唑丙酮特安皮質醇乳膏®（保盛）$10.2/Cre (5.0 GM), $17.4/Cre (10.0 GM), $22.2/Cre (15.0 GM)
Epicon 宜皮康乳膏®（中化）
Eyme "井田"癒黴乳膏®（井田）$10.1/Cre (3.5 GM-PIC/S), $10.1/Cre (5.0 GM-PIC/S), $17.7/Cre (10.0 GM-PIC/S), $24.1/Cre (12.0 GM-PIC/S), $32.6/Cre (20.0 GM-PIC/S)
Ecosone 易可舒乳膏®（寶齡富錦）$17.7/Cre (10.0 GM-PIC/S), $24.1/Cre (12.0 GM-PIC/S), $29.7/Cre (15.0 GM-PIC/S)
Episone 益必爽乳膏®（健康化學/健喬信元）$10.2/Cre (5.0 GM), $17.4/Cre (10.0 GM), $22.2/Cre (15.0 GM)

16202 Candiplas H 抗得黴－H乳膏®（MEDOCHEMIE/雙正）$36/Cre (10.0 GM)

每 g 含有：HYDROCORTISONE 10.0 MG；MICONAZOLE NITRATE 20.0 MG

適應症 [衛核]治療皮膚表淺性黴菌感染，如足癬(香港腳)、股癬、汗斑；濕疹或皮膚炎。

用法用量 本藥適用於因真菌群或念珠菌種引起之皮膚感染症。一天2次，早晚取適量塗抹於患處。

類似產品
Zume 除黴乳膏〝井田〞®（井田）

16203 Kenalon "大豐"抗黴康免乳膏®（大豐）$13.9/Cre (5.0 GM-PIC/S)

Rx

每 g 含有：GRAMICIDIN 0.25 MG；NEOMYCIN (SULFATE) 2.5 MG；NYSTATIN 100000.0 U；TRIAMCINOLONE ACETONIDE 1.0 MG

適應症 [衛核]細菌或念珠菌感染引起之各類濕疹症狀，癬症或皮膚炎

用法用量 一天3~4次，適量塗抹於患處。

16204 Utrasone 悠樂膚乳膏®（健康化學/瑞安）

Rx

每 g 含有：BETAMETHASONE (AS DIPROPIONATE) 0.5 MG；CLOTRIMAZOLE 10.0 MG

適應症 [衛核]適用於下列皮膚感染的局部治療：由紅色毛癬菌、鬚瘡毛癬菌、絮狀表皮癬菌、大小芽胞菌所引起之足癬、股癬、頭癬。

用法用量 一天2次，每次適量塗於患部。

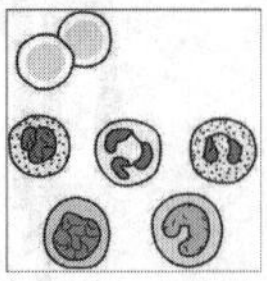

第十七章
疥瘡藥和減蝨藥
Scabicides and Pediculicides

疥瘡是由於疥蟎(sarcoptes scabies)的寄生所引起的皮膚炎。有時會發生於全體家屬。它雖會寄生於全身，但通常不會寄生於頭部、頸部(可是乳幼兒為此等部位也會寄生)。蟲體以肉眼可看成白點，通常疥瘡會在睡眠中或與有疥瑞寄生的人密切接觸而被感染。

(一)症狀：搔癢大部分衹限於夜間發生，皮疹是由兼有很小的搔癢性的水庖及膿庖以及全身的搔破痕跡所構成。典型的皮疹通常發生於女性的乳頭，男性的陰囊也會發生搔癢性的皮疹，搔癢性皮疹也會發生於臀部，往往發生膿皮症。

(二)治療：皮疹若無併發重症的二次性膿皮症，則治療時應先驅蟲，如果併發二次性的膿皮症時，則應投與抗生素作全身性及局部性治療。γ-benzene hexachloride的1%霜劑可用於驅蟲，每夜塗抹，連續3天。這個方法宜在治療二次感染之前實行。最近的疥蟎(sarcotes scabies)已有對於此種藥劑具有抗藥性。對抗藥性疥蟎非常有效的藥劑，有benzyl benzoate(苯酸酯)洗劑及crotamiton霜劑或洗劑，兩者均與γ-benzene hexachloride同樣的方法使用。對於家屬中的感染者，若不全部施與治療，便會恢復再感染。

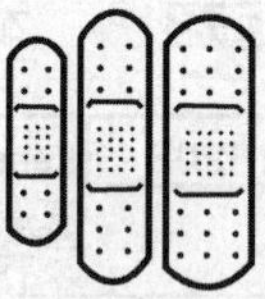

§ 17.1 疥瘡藥和減蝨藥

17 疥瘡藥和減蝨藥

17101 BENZYL BENZOATE
泄 肝/腎

250 MG, 1000 MG, 0.25 ML/洗劑(Lot); 250 MG/乳劑(E);

商名

B.B. Lotion® (華盛頓)
B.B. Lotion® (華盛頓/壽元)
Dice® (衛達/健喬信元)
Jaline Lotion® (人人)
Mitegone Lotion® (人人/康衛)
Saponated Benzyl Benzoate® (華盛頓)

適應症 [衛核]疥癬、虱感染。

用法用量 局部使用：將患部以肥皂徹底清洗10分鐘後，以25%溶液塗擦，等藥液乾後再塗擦一次。約24小時後將殘藥洗淨。每晚或隔晚用一次，一共3次。

17102 CROTAMITON
孕 C 乳 ? 泄 ?

100 MG/GM/軟膏劑(Oin); 100 MG, 100 MG/ML/洗劑(Lot);

商名

Aygaushon® (正和) $13.3/Oin(100MG/GM-5GM)
Dowsoft Lotion® (美西)
Ulex Lotion® (杏輝) $29.7/Lot(100MG/ML-30ML)

藥理作用 本藥可殺死疥蟲，又可止癢。

適應症 [衛核]疥瘡、濕疹、神經性皮膚炎、蕁痲疹、蚊蟲咬螫、皮膚搔癢症及其他寄生性皮膚感染。

用法用量 1.搔癢：每天於患部塗抹2~3次至搔癢減退為止。
2.疥瘡：患者先溫水沐浴，待全身擦乾了之後，除臉部及頭皮外全身塗抹並搓揉至沒有藥品殘留在皮膚上。每天一次，最好晚間使用，依情況腕部、腋下、生殖器。
3.頭蝨症(頭蝨的蔓延)：第一天徹底以溫水洗髮並吹乾，然後倒足夠量的crotamiton洗劑在頭皮、頭髮上輕輕地按摩頭部。

不良反應 皮膚刺激、出疹、紅斑、温熱感過敏反應。

醫療須知 本藥勿與眼結膜接觸，如不慎沾及眼睛，應立刻以清水沖洗。由於急性發炎有滲出情形或傷口部位的皮膚，可能導致全身性吸收的危險，不建議使用乳膏劑型。

17103 IVERMECTIN

Rx 3 MG/錠劑(T);

商　　名

Stromectol® ◎ (MSD/默沙東) $180/T(3MG-PIC/S)

藥理作用 Ivermectin通過刺激突觸前神經末梢的抑制性神經遞質，γ-氨基丁酸(GABA)的釋放，抑制線蟲從腹側中間神經元到興奮性運動神經元的訊息傳遞。

適 應 症 [衛核]疥瘡。
適用於治療已在臨床上及/或寄生蟲檢查中確立診斷的疥瘡。
未經確診時，不應給予搔癢個案治療。
腸道糞小桿線蟲感染。
蟠尾絲蟲感染。

用法用量 1.本藥為白色錠劑，每一錠含ivermectin 3毫克。治療時單一劑量與水口服投予。本藥是脂溶性化合物，且高脂肪飲食會升高其藥物血中濃度。因此，本藥應空腹服用。
2.疥瘡- 單次口服劑量為每公斤體重約ivermectin 200微克(請見下表)。
在初次投藥後8至15天內，針對嚴重形式的感染，如出現新的明確疥瘡病灶或寄生蟲學檢查仍為陽性反應，可考慮投予第二個劑量。不須因搔癢症狀或抓傷痕持續存在而投予第二個劑量。第二個劑量亦為每公斤約ivermectin 200微克。

治療疥瘡劑量:	
體重(公斤):	劑量(3 毫克錠劑顆數)
15 至 24	1 顆
25 至 35	2 顆
36 至 50	3 顆
51 至 65	4 顆
66 至 79	5 顆
≥ 80	約 200 微克/公斤

不良反應 1.最常見的藥物不良反應包括搔癢的短暫性惡化，有時可能是由於人宿主對蟎抗原發生致敏反應(sensitisation)，及隨後發生的免疫反應(1.4%)。
2.其他常見報導的反應包括頭痛(<1.0%)，關節痛(<1.0%)和厭食(<1.0%)。此外，嗜睡(<1.0%)，無精打采(<1.0%)，腹部不適(<1.0%)，皮疹(<1.0%)和頭暈(<1.0%)亦曾被報導。高達1.86%的患者注意到他們在治療後的一周內有蛔蟲排除。
3.肝功能不全，黃疸(頻率未知)注意事項：可能發生由於肝功能不全，黃疸伴隨AST(GOT)和ALT(GPT)明顯升高，應持續密切觀察。如果觀察到異常，應停止治療，並採取適當的措施。
4.血小板計數減少(發生頻率未知)注意事項：由於可能發生血小板計數減少，應持續密切觀察。如果觀察到異常，應停止治療，並採取適當的措施。

醫療須知 1.因ivermectin主要經由肝臟代謝，ivermectin使用於肝功能不全患者時，應小心使用。
2.因目前尚未有ivermectin使用在孕婦的安全性報告，孕婦應勿使用。
3.美國FDA未核准ivermectin用於治療或預防人類COVID-19，ivermectin亦非抗病毒藥品。
4.Ivermectin服用大量劑量非常危險，並可能造成嚴重傷害。
5.切勿以動物用藥來治療人類疾病，用於動物的ivermectin製劑與核准用於人類的製劑有很大的不同。

17 疥瘡藥和滅蝨藥

17104 LINDANE

Rx

10 MG/GM/軟膏劑(Oin); 10 MG/GM/乳膏劑(Cre);

商 名

B.C.®（壽元）$93/Cre(10MG/GM-PIC/S-10GM) Scabi®（健康化學）$93/Oin(10MG/GM-PIC/S-10GM),

藥理作用 本藥含γ-benzene 1%，能徹底的驅除頭蝨。

適 應 症 [衛核]疥瘡、陰蝨、頭蝨及其蟲卵之感染。

用法用量 按平常洗髮方式，一天或隔天1次，連續處理2次，用10ml濕潤頭髮，搓揉4分鐘，然後沖洗乾淨。

不良反應 刺激性皮膚炎，中樞性反應(如暈眩，癲癇)。

17105 MESULFEN MESULPHEN(THIANTHOLUM)

330 MG, 64000 MG, 330 MG/GM/軟膏劑(Oin);

商 名

Mesulphen®（長安） Scalphen®（杏輝）$40.3/Oin(330MG/GM-15GM)
Misulgan®（健康化學/理想）

藥理作用 1.殺死疥蟲，阻止它們寄生在皮膚上。
2.本藥又有止癢和消炎作用。

適 應 症 [衛核]皮膚搔癢、疥瘡、陰蝨及皮膚寄生蟲病

用法用量 局部使用：適量塗敷於患部，一日數次。

17106 PERMETHRIN

Rx

50 MG, 50 MG/GM/乳膏劑(Cre);

商 名

Permethrin®（ENCUBE/松林） Permethrin®（諾華）$341/Cre(50MG/GM-30GM)
Permethrin®（松林）

適 應 症 [衛核]疥瘡。

用法用量 1.成人或12歲的小孩：可以使用到1條(30g)；6~12歲的小孩：可以使用半條(15g)；1~5歲的小孩：可以使用1/4條(7.5g)；2個月到一歲的小孩：可以使用1/8條(3.75g)。
2.先洗完澡後，全身擦乾，約等60分鐘後，體溫恢復正常，再抹藥物。如果洗完澡立刻擦藥，比較容易導致藥物全身性吸收，副作用機會增加。
3.脖子以下，全身抹藥即可。待8~14小時後，洗澡或沐浴將藥物去除。(藥物最佳使用時間建議為晚上睡覺前)。
4.一週後再塗抹藥物1次。

不良反應 搔癢、皮膚紅斑、皮膚有刺激感。

醫療須知 1.用於治療疥瘡時，塗抹藥品後8至12小時內除去(洗澡或淋浴)。
2.使用前、後記得洗手。本藥勿碰觸黏膜處(如嘴、鼻、眼睛或陰道)。
3.塗藥時須先戴手套，以免被傳染。
4.塗抹本軟膏期間應避開火源。
5.須小心避開眼睛及嘴巴周圍。若沾到眼睛，立即以大量清水沖洗。
6.如發生全身或局部皮疹、紅斑等過敏反應下症狀時，請暫停使用並立即就醫。
7.忘記用藥，想起時儘快塗藥，若已接近下一次用藥時間則略過一次，依照原定時間用藥，絕不可一次使用雙倍劑量。

17107 TRIETHANOLAMINE

20 MG/液劑(Sol);

商 名

Jack®（人人）

藥理作用 本藥為界面活性劑，可殺死疥瘡、蝨病。

17 疥瘡藥和減蝨藥

17107

適應症 [衛核]疥瘡、蝨病

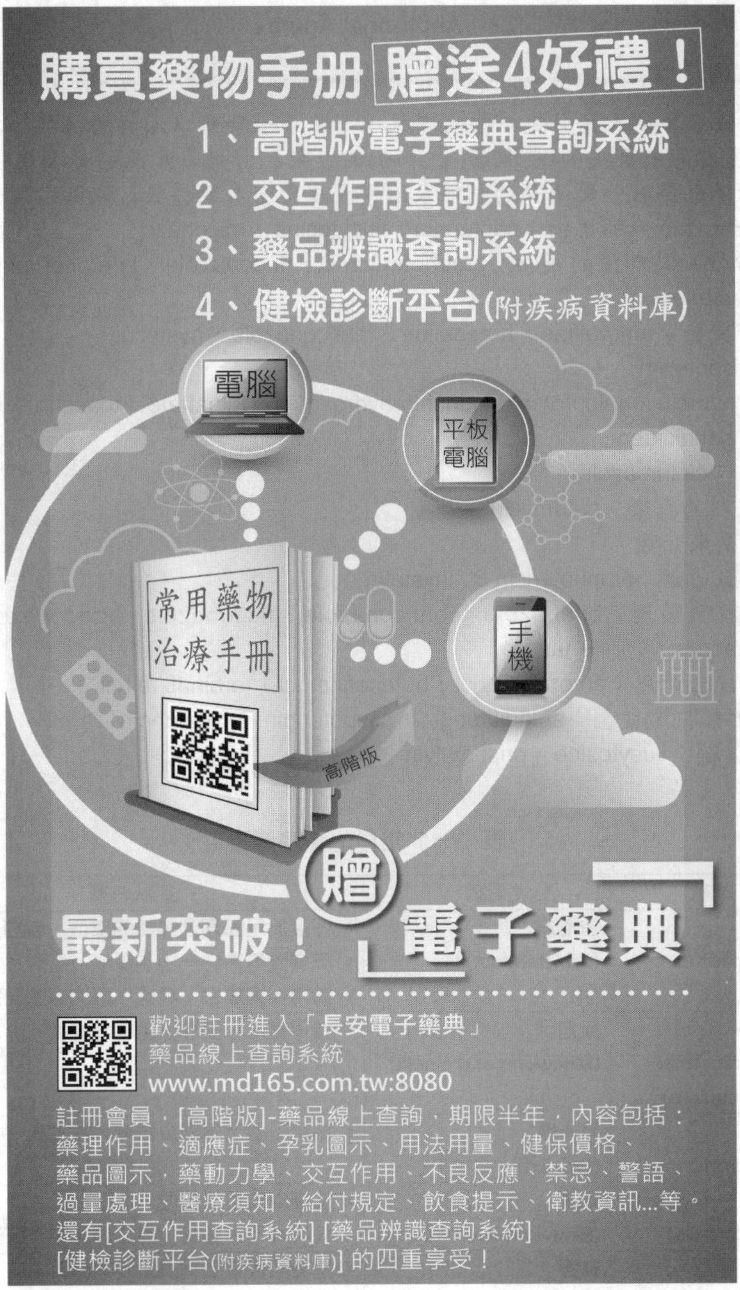

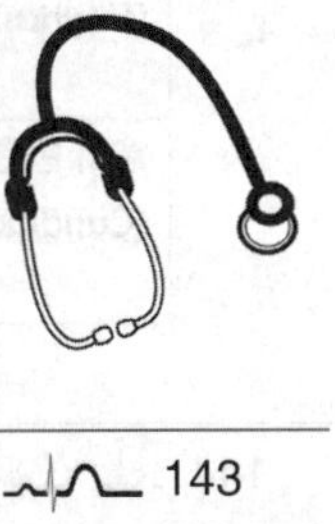

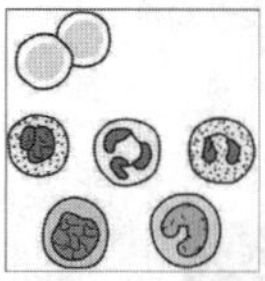

第十八章 抗黴菌劑

Antifungal Agents

黴菌或真菌的感染會使人類引起一些病理狀況，留下一群難以治療的病症，僅少數例外。黴菌疾病可分類為局部(皮膚的或表皮的)或深部(全身的)的感染。由黴菌疾病的分類反映出抗黴菌劑也可以依相同的方法分類，雖然有些藥明顯的利用來治療表皮與全身的感染。依用途來分類抗黴菌劑如下：

.僅用來治療全身性感染的藥物：capfungin，flucytosine，miconazol。

.用來治療全身性和局部用的藥物：amphotericin B，fluconazole，kdetoconazole， miconazole，terbinafine，itraconazole。

.用來治療局部感染：amorolfine，butenafine，fenticonazole，nystatin

.僅口服用：griseofulvin

.僅皮膚用：acrisorcin，haloprogin，iodochlorhydroxquin，tolnaftate，triacetin ，undecylenic acid

.僅陰道使用：gandiciden

.皮膚與陰道用：clotrimazole

.僅用來治療眼科的感染：natamycin

以化學成分結構來分類：

1.Polyene類抗黴菌劑：amphotericin B、nystatin

2.Imidazole類抗黴菌劑：bifonazole，fenticonazole，fluconazole，itraconazole，ketoconazole，miconazole，ticonazole，voriconazole

3.Alkylamies類抗黴菌劑：amorolfine hcl，butenafine hcl，terbinafine hcl

4.Echinocandins類抗黴菌劑：anidulafungin，caspofungin，micafungin

5.其他類抗黴菌劑：flucytosine，griseofulvin

6.抗黴菌劑複方產品

表 18-1 常見的黴菌感染

病名	俗稱	症狀特徵
足癬 (Tinea pedis)	香港脚 (Athlete's foot)	• 好發於足部潮濕悶熱的部位，特別是趾縫。 • 皮膚變軟變白，出現裂紋及紅斑。 • 通常伴有癢感、臭味、燒灼感或刺痛感。
甲癬 (Onychomycosis/ Tinea unguium)	灰指甲 (Ringworm of the nails)	• 指甲變形、變厚，且容易碎裂。
股癬 (Tinea cruris)	胯下癢 (Jock itch)	• 於胯下處及周圍皮膚有大片紅斑，併有癢感。
體癬 (Tinea corporis)	花癬 (Ringworm on the body)	• 感染皮膚暴露部位。 • 大片紅斑，邊緣伴有皮屑，中央較光滑。
頭癬 (Tinea capitis)	臭頭 (Ringworm of the scalp)	• 感染部位有發炎現象及落髮。
變色糠疹 (Pityriasis versicolor)	汗斑(White spots)	• 皮膚上有帶有細屑的白色斑塊。 • 常見於臉上、頸部、肩膀、手臂及軀幹。 • 流汗後會癢。
念珠菌感染 (Candidiasis)	鵝口瘡(Thrush)	• 小的白色片狀斑塊，摩擦後留下紅色印記。 • 常見於乳房下方、手肘彎曲、生殖器及口腔。 • 陰道鵝口瘡會產生白色乳酪狀分泌物。

灰指甲的治療(甲癬)

1.皮癬菌感染的首選藥品為抗真菌藥terbinafine，每日口服250毫克，手指甲需連續治療6週，而腳趾甲為12週。

2.口服抗真菌藥itraconazole則保留為皮癬菌感染治療失敗之第二線用藥，或為酵母菌或其他黴菌感染之首選藥品。口服itraconazole有兩種方式：連續療法與脈衝療法，連續療法每日口服200毫克，手指甲與腳趾甲分別治療6週與12週，而脈衝療法每日兩次口服200毫克，每月服用一週停藥三週，手指甲與腳趾甲分別治療2個月與3個月。

3.較輕微的甲癬也能使用外用藥。目前國內核可之甲癬治療外用藥僅有amorolfine 5%抗甲癬油劑，用法為每週使用1至2次，以銼刀銼平指甲後，以藥板吸附油劑塗滿患部整片指甲，手指甲與腳趾甲療程分別需6個月與9~12個月。若療程結束仍未痊癒，建議至皮膚科尋求進一步治療。

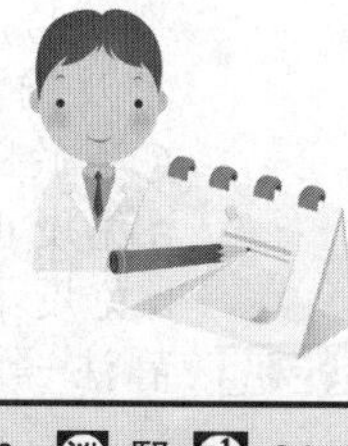

§ 18.1 Polyene類抗黴菌劑

18101 AMPHOTERICIN B▲

孕B 乳? 泄腎 ½ 24～48h

℞ 50 MG, 100 MG/注射劑(I);

商 名

Ambisome® (Gilead/吉立亞) $5243/I(50MG-PIC/S-50MG)
Amphocil® (健亞/華宇)
Ampholipad Liposome® ＊ (永信/微脂體) $5243/I(50MG-PIC/S-50MG)
Fungizone Intravenous® ◎ (XELLIA/裕利) $575/I(50MG-PIC/S-50MG)
Lipo-Ab® (東洋) $5243/I(50MG-PIC/S-50MG)

藥理作用 1.本藥制黴或殺黴作用，全賴生物及藥物的濃度而定。
2.本藥在黴菌細胞膜內和脂醇結合(如麥角脂醇)，因此增加細胞的通透性或細胞成份的裂解。
3.本藥對細菌，病毒或立克次氏體無效。

適應症 [衛核]1.治療感染囊球菌腦膜炎的HIV患者。
2.治療嚴重全身性及/或深部黴菌感染。
3.治療臟器的利時曼氏病。在免疫不全且患有臟器的利時曼氏病之患者使用Amphotericin B Liposome for Injection治療，在初期寄生蟲清除後仍有高復發率。
4.對發燒的重度嗜中性白血球缺乏症患者可能罹患黴菌感染症之經驗療法。
[非衛核]治療嚴重的及有致命危險的全身性黴菌感染，如麴菌病(aspergillosis)，芽生黴菌病(blastomycosis)，球黴菌病(couidioidmycosis)，囊球菌病(cryptoccosis)，散布的念球菌病(串株菌病)，組織漿菌病(histoplasmosis)，白黴菌病(mucormycosis)，及孢子絲菌病(sporotrichosis)。

用法用量 1.FUNGIZONE：
a.250mcg/kg/天，靜脈輸注4~6小時。無論在哪一種情況之下，每日劑量絕對不可以超過1.5mg/kg。
b.治療期用，至少每週測定BUN和血中creatinine濃度，依週期再做血液，血中鉀的測定，及肝功能試驗。若肝功能不正常，BUN超過40mg/100ml或血中creatinine超過3mg/100ml時，則停藥。
c.調配時要用無菌的技巧，因為本藥不含防腐劑或制菌劑。加10ml無菌的注射用水入粉中，振搖，然後進一步用PH4.2以上的5%dextrose注射液稀釋(1:5)，不要用saline液來調配，因為會產生沈澱。
d.當治療停止超過7天時，要從最低劑量重新開始(一天0.25mg/kg)，而且逐漸增加量。
2.AmBisome應以靜脈注射投予並配合控制輸注器使用，注射時間約超過120分鐘。於注射AmBisome時可於靜脈注射管內加置濾膜，其濾膜孔徑不可小於1.0migron。
注意：若以已有之靜脈注射管輸注AmBisome，於輸注AmBisome前應以5%dextrose注射液沖洗，若無法如此做，應使用另一條靜脈管注射投與。若病人的耐受性良好，其輸注時間可減至約60分鐘。倘若病人於輸注時感覺不適則可增加輸注時間。
①對於各適應症其兒童與成人之AmBisome建議起始劑量如下：
a.全身性黴菌感染，包括：麴菌、念珠菌、囊球菌、其他全身性黴菌感染：劑量：3~5mg/kg/day。
b.白黴菌病：建議起始劑量為5mg/kg/day。持續治療的時間應視個人狀況而定。在臨床實務中常採用最長6~8週的療程；對深部感染或長期接受化療或發生嗜中性白血球減少症的患者，可能需要更長時間的治療。
c.囊球菌腦膜炎於HIV感染之病人：6.0mg/kg/day。
對於特定病人因個別需求不同，為達最大療效同時使用毒性及副作用減至最小，其劑量及輸注速度應依個別情況而有所不同。
②對於臟器的利時曼氏病之建議劑量如下：
a.免疫正常病人3.0mg/kg/day(第1~ 5日)及3.0mg/kg/day(第14，21 日)。
b.免疫不全病人4.0mg/kg/day(第1~5日)及4.0mg/kg/day(第10，17，24，31，38 日)。

不良反應 靜注–發燒，寒顫，噁心，嘔吐，腹瀉，頭痛，消化不良，腎功能損傷(低血鉀，氮血症，腎小管酸中毒，腎鈣質沈著症)，食慾不振，體重減輕，身體不適，肌肉和關節痛，腹部痛性痙攣，注射部位疼痛，靜脈炎，色素含量正常–正常紅血球的貧血。

醫療須知 1.確認amphotericin B是一種非常毒的藥物，不應用來治療瑣細的黴菌感染。
2.靜脈投與要在嚴密的監護下，僅住院患者經過診斷證實為進行性，有生命危險的黴菌感染後才使用。
3.治療期用，至少每週測定BUN和血中creatinine濃度，依週期再做血液，血中鉀的測定，及肝功能試驗。若肝功能不正常，BUN超過40mg/100ml或血中creatinine超過3mg/100ml時，則停藥。
4.緩慢的靜脈滴注而且要觀察注射部位發炎情形避免外溢，因為栓塞及血管性靜脈炎會發生。
5.調配時要用無菌的技巧，因為本藥不含防腐劑或制菌劑。加10ml無菌的注射用水入粉中，振搖，然後進一步用PH4.2以上的5%dextrose注射液稀釋(1:5)，不要用saline液來調配，因為會產生沈澱。
6.下列患者要格外小心：孕婦，腎損傷，血性惡病質，神經障礙或胃潰瘍。
7.當治療停止超過7天時，要從最低劑量重新開始(一天0.25mg/kg)，而且逐漸增加量。
8.本藥若輸注預試劑量(1mg持續20~30分鐘)，每30分鐘監測生命徵象至少持續4小時。20~90%患者於輸注開始後1~2小時會有發熱反應(發燒、畏寒、頭痛、噁心)，並於停藥後4小時內消退。這種反應的嚴重度通常隨持續治療而減少。
9.藥品應置於攝氏2~8度冰箱內(勿冷凍)；如發生變質或過期，不可再使用。

18102 NYSTATIN

孕C 乳? 食± 泄糞

Rx
100000 U, 500000 U/錠劑(T)； 500000 U, 500000 U /膠囊劑(C)； 100000 U/ML/粉劑(P)；
100000 U/栓劑(Sup)；

商 名
Fukean Vaginal®(井田) $5/T(100000U-PIC/S)
Mycostatin® ◎ (健亞) $98/P(100000U/ML-PIC/S-24ML)
Nydasin Vaginal®(衛達) $5/Sup(100000U-PIC/S)
Nystatin Vaginal®(永信) $5/T(100000U-PIC/S)
Nystatin®(中美兄弟)
Nystatin®(井田) $2.6/C(500000U-PIC/S),
Nystatin®(元宙) $2.6/T(500000U-PIC/S)
Nystatin®(永信) $2.6/C(500000U-PIC/S)
Statin Vaginal®(生達) $5/T(100000U-PIC/S),

藥理作用 本藥能結合到黴菌細胞膜表面的脂醇，改變其電位和通透性。細胞內成份的外漏導致細胞的死亡。

適應症 [衛核]預防和治療由白色念珠菌所引起之口腔、皮膚及腸內諸感染

[非衛核](1)治療口腔及腸道念珠菌病(口服投與)。(2)治療皮膚及粘膜皮膚的念珠菌感染，(局部外用與陰道投與)。

用法用量 腸道念菌病−500,000~100,000單位(一或二片)1天3次，臨床痊癒後至少繼續48小時。口腔念珠菌病−成人及孩童：400,000~600,000單位(4~6ml服懸浮液)，1天4次。症狀消失後至少繼續48小時。陰道內-每天1~2錠，持續2個星期。

不良反應 噁心，嘔吐，胃腸不適，腹瀉。

醫療須知 1.強迫患者要完成整個處方的治療過程，大部份病例需2星期療程，以減少再感染或復發的危險。
2.注意口服nystatin可和tetracycline合併使用，可預防黴菌的過度生長。

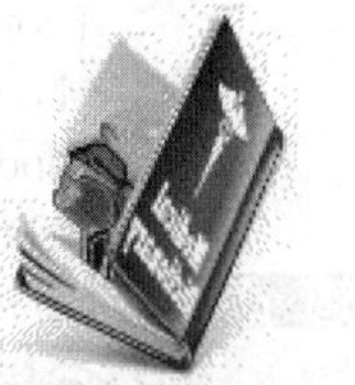

§ 18.2 Imidazole類抗黴菌劑

18201 BIFONAZOLE▲ 泄 肝/腎

℞ 10 MG, 10 MG/ML/液劑(Sol); 10 MG, 10 MG/GM/乳膏劑(Cre);

商名
B.& N. Exfungus®(人人/西德有機) $40.1/Cre(10MG/GM-15GM),
Befone®(井田) $15.1/Cre(10MG/GM-PIC/S-5GM),
Bicos®(皇佳) $37.6/Cre(10MG/GM-PIC/S-10GM)
Bifol®(派頓/護民)
Bifona Topical®(十全) $81/Sol(10MG/ML-PIC/S-20ML), $122/Sol(10MG/ML-PIC/S-40ML),
Bifonazole®(杏輝) $37.6/Cre(10MG/GM-PIC/S-10GM), $21.1/Cre(10MG/GM-PIC/S-6GM), $15.1/Cre(10MG/GM-PIC/S-5GM)
Bifozol®(人人) $37.6/Cre(10MG/GM-PIC/S-10GM), $15.1/Cre(10MG/GM-PIC/S-5GM), $42.2/Cre(10MG/GM-PIC/S-15GM), $81/Cre(10MG/GM-PIC/S-20GM)
Comafu®(仙台)
Comybor Antifungal Topical®(中生) $122/Sol(10MG/ML-PIC/S-40ML), $81/Sol(10MG/ML-PIC/S-20ML)
Comybor®(中生) $15.1/Cre(10MG/GM-PIC/S-5GM), $81/Cre(10MG/GM-PIC/S-20GM), $37.6/Cre(10MG/GM-PIC/S-10GM), $42.2/Cre(10MG/GM-PIC/S-15GM)
Foohol®(羅得) $42.2/Cre(10MG/GM-PIC/S-15GM), $37.6/Cre(10MG/GM-PIC/S-10GM), $15.1/Cre(10MG/GM-PIC/S-5GM)
Fungin®(瑞士) $37.6/Cre(10MG/GM-PIC/S-10GM), $42.2/Cre(10MG/GM-PIC/S-15GM),
Futezole®(美西/昱任) $40.1/Cre(10MG/GM-15GM), $13.6/Cre(10MG/GM-5GM), $73/Cre(10MG/GM-20GM)
Kemezimin®(約克) $81/Cre(10MG/GM-PIC/S-20GM), $15.1/Cre(10MG/GM-PIC/S-5GM), $21.1/Cre(10MG/GM-PIC/S-6GM), $37.6/Cre(10MG/GM-PIC/S-10GM), $42.2/Cre(10MG/GM-PIC/S-15GM)
Kloria®(長安)
Mycoson External®(壽元) $81/Sol(10MG/ML-PIC/S-20ML), $122/Sol(10MG/ML-PIC/S-40ML),
Mycoson®(壽元) $81/Cre(10MG/GM-PIC/S-20GM), $42.2/Cre(10MG/GM-PIC/S-15GM), $37.6/Cre(10MG/GM-PIC/S-10GM), $15.1/Cre(10MG/GM-PIC/S-5GM)
Salkock®(TAKAMITSU/德佑)
Sugenfu®(中美兄弟/興中美) $13.6/Cre(10MG/GM-5GM)

藥理作用 本藥是一種廣效抗黴菌製劑，對於皮膚真菌屬，酵母菌屬，黴菌(mould)及其他種真菌和馬拉色氏菌(malassezia furfur)皆具有確實的療效。此外，它對於corymebacterium minutissimum也具療效。其在體外的抗黴菌效力，抗皮膚真菌屬(如毛髮癬菌屬)主要為殺黴菌作用，抗酵母菌屬主要為抑黴菌作用。上述之皮膚真菌屬、酵母菌屬，黴菌(mould)，馬拉色氏菌(malassezia furfur)，和corymebacterium minutissimum可能會侵犯腳部、手部、皮膚及皮膚皺襞部位而引起香港腳、手癬、體癬、股癬、變色糠疹(汗斑)，念珠菌龜頭炎，紅癬。

適應症 [衛核]由皮膚真菌屬、酵母菌屬、黴菌及其它種真菌所引起之感染症

用法用量 每日使用一次，最好於就寢前使用。將本劑薄薄塗於皮膚患病部位，輕輕摩擦入皮膚。通常只要少量(約半cm長)，即足夠治療手掌大的面積。

不良反應 接觸性皮膚炎、過敏性皮膚炎、紅斑、搔癢、出疹、蕁麻疹、水泡、脫皮、濕疹、皮膚乾燥、皮膚刺激感、皮膚浸軟、皮膚燒灼感。

醫療須知 1.使用本劑前最好將患病部位洗淨、擦乾。
2.身體、雙手、皮膚皺襞部位之真菌感染：2~3星期
3.治療期，一般為：(1).香港腳，指間黴菌病：3星期。(2)變色糠疹(汗斑)、紅癬：2星期。(3)表皮念珠菌症：2~4星期。

18202 FENTICONAZOLE

泄 肝/腎

Rx 200 MG/膠囊劑(C); 200 MG/栓劑(Sup); 20 MG/GM/乳膏劑(Cre); 20 MG/ML/噴霧劑(Sp);

商　名

Lomexin® ◎ (CATALENT/健喬信元) $35.9/C(200MG-PIC/S), Lomexin® ◎ (RECORDATI/健喬信元) $92/Cre(20MG/GM-PIC/S-15GM), $103/Aero(20MG/ML-PIC/S-15ML),

藥理作用 1.Fenticonazole為廣效的抗黴菌藥物，用於皮膚科及婦科。
2.Fenticonazole具有殺菌及抑制黴菌之效用，作用於表皮癬菌屬、致病酵母菌、dimorphous fungi及絲菌上。
3.Fenticonazole對於下列菌種有效：tricophyton mentagrophytes、T.verrucosum、T.rubrum、T.tonsurans、T.terrestre、microsporum canis、M.gypseum、M.audouinii、M.fulvum、M.cookei、epidermophyton floccosum、candida albicans、criptococcus neoformans、geotrichum candidum；torulopsis glabrata、sporotricumschenckii、aspergillusniger、A.fumigatus、A.flavus、penicillium crysogenum。

適 應 症 [衛核]Dermatomicosis導因於皮病(trichophyton,小芽胞癬菌屬、表皮癬菌屬)位於不同處如:禿髮癬、錢癬、股癬、足癬、tinea manuum、tinea facici、髮癬、甲癬菌。皮膚之candidiasis(肛擦爛、念珠性口角瘡、臉部的candidiasisnapkin會陰及陰囊念珠菌感染、生殖器之念珠菌感染、甲床炎、及甲溝炎。

用法用量 1.每日一至二次，在清洗擦乾後，將fenticonazole塗抹在患部。
2.在皮膚黴菌感染上使用fenticonazole，應規律使用，直到疾病痊癒(平均2~3星期)在陰道感染方面，臨床上顯示3~6天即可治療痊癒，然而，適當的延長治療，可避免再度感染。

不良反應 已知對本藥有過敏者不可使用。

醫療須知 1.局部使用於開放性傷口，或在陰道內用藥後，會產生輕微短暫的灼熱感，但若長期局部使用會有過敏現象，懷孕期間請勿使用本藥。
2.治療要完成整個療程，才能完全根治，不可見症狀消失就擅自停藥。

18203 FLUCONAZOLE▲

孕 C 乳 - 食 ± 泄 腎 半 30h

Rx 50 MG, 150 MG, 200 MG/膠囊劑(C); 2 MG/ML/注射劑(I); 40 MG/ML/粉劑(P); 2 MG/ML/輸注液(Inf);

18 抗黴菌劑

商　名

Azol Flucon® (中化) $18.8/C(50MG-PIC/S)
Azol-Flucon I.V.® (中化)
Azol-Flucon® (中化) $48.2/C(150MG-PIC/S)
Conmezole® ∗ (南光)
Diflucan IV® ◎ (FAREVA/輝瑞) $236/I(2MG/ML-PIC/S-50ML)
Diflucan® ◎ (FAREVA/輝瑞) $48.2/C(150MG-PIC/S), $18.8/C(50MG-PIC/S)
Flu-D® (永信) $48.2/C(150MG-PIC/S), $18.8/C(50MG-PIC/S)
Flucogus® ∗ (華興) $48.2/C(150MG-PIC/S)
Flucon I.V.® (信東) $223/I(2MG/ML-PIC/S-100ML),
Flucon® (壽元) $236/I(2MG/ML-PIC/S-50ML), $223/I(2MG/ML-PIC/S-100ML)
Flucon® (榮民/信東) $48.2/C(150MG-PIC/S)
Flucozyd® (CADILA/吉富) $206/C(200MG-PIC/S)
Flucozyd® (ZYDUS/毅有) $48.2/C(150MG-PIC/S),
Fluene IV® (瑞士/瑞安) $236/Inf(2MG/ML-PIC/S-50ML),
Fluene® (優良/瑞安) $18.8/C(50MG-PIC/S)
Flunazole IV® (台裕/汎生)
Fluzole® ∗ (晟德/博晟) $797/P(40MG/ML-PIC/S-35ML)
Fumay® (生達) $18.8/C(50MG-PIC/S),
Genazole IV® (健亞) $236/I(2MG/ML-PIC/S-50ML), $223/I(2MG/ML-PIC/S-100ML),
Kinazole® (健喬信元) $48.2/C(150MG-PIC/S),
Uzol® ∗ (正和) $18.8/C(50MG-PIC/S)

藥理作用 本藥屬於新triazole類抗黴菌劑，能專一且有效的抑制黴菌sterol的合成，而影響細胞膜的功能。

適 應 症 [衛核]念珠菌局部或全身感染、囊球菌感染、預防後天免疫缺乏症候群病人的黴菌感染。

用法用量 1.(a)囊球菌腦膜炎及其他部位的囊球菌感染：初始劑量400mg，以後每天200~400mg，一天一次，治療期視患者的反應通常需要6~8週之治療。(b)於接受全程初期治療後，可投予每天100mg，以預防囊球菌腦膜炎之復發。
2.念珠菌血症，散佈性念球菌病，及其他念珠菌感染，常用劑量為第一天400mg，以後每天200mg，依臨床反應，劑量可增至400mg，治療期視臨床反應而定。

3.口咽念珠菌感染：50mg，一天一次，治療7~14天，對於其他的黏膜念珠菌感染，如食道炎，非侵犯性肺支氣管感染，念珠菌尿症及皮膚念珠菌感染常用劑量為每天50mg，治療14~30天，較嚴重的感染，可增至每天100mg。

4.陰道念珠菌感染：單劑量150mg治療。

5.預防癌症患者或免疫不全患者之黴菌感染，每天50mg。

不良反應 本藥耐受性良好，最常見的副作用為腸胃道的症狀，如噁心、腹痛、腹瀉及腹脹，其次是皮膚疹。

18204 ISAVUCONAZONIUM SULFATE

Rx

100 MG/膠囊劑(C)； 200 MG/注射劑(I)；

商 名

Cresemba®（BAXTER/惠氏）$9809/I(200MG-PIC/S-200MG)

Cresemba® ◎（SWISSCO/惠氏）$1317/C(100MG-PIC/S)

藥理作用 1.Isavuconazole可經由抑制將lanosterol轉化為ergosterol的lanosterol 14-alpha-demethylase(細胞色素P-450依賴性酵素)，進而阻斷ergosterol(為黴菌細胞膜的重要組成)的合成，顯示其殺黴菌作用。

2.如此會導致細胞膜內甲基化固醇前驅物的累積與ergosterol的缺乏，進而減弱黴菌細胞膜的結構和功能。

3.Isavuconazole對以下麴黴菌屬物種已表現出臨床療效：煙麴黴菌(Aspergillus fumigatus)、黃麴黴菌(A.flavus)、黑麴黴菌(A.niger)和土麴黴菌(A.terreus)。

4.Isavuconazole無法排除與voriconazole和其他triazole抗黴菌劑之間的交互抗藥性。

適 應 症 [衛核](1)侵犯性麴菌症(invasive aspergillosis)

(2)使用於不適合接受amphotericin B的病人治療白黴菌病(mucormycosis)

用法用量 1.起始劑量：每8小時口服2顆膠囊(372mg)共6劑(48小時)。

2.維持劑量：每天一次口服2顆膠囊(372mg)。

不良反應 1.最常見治療相關不良反應為肝臟化學檢測數值升高(7.9%)、噁心(7.4%)、嘔吐(5.5%)、呼吸困難(3.2%)、腹痛(2.7%)、腹瀉(2.7%)、注射部位反應(2.2%)、頭痛(2.0%)、低血鉀(1.7%)和皮疹(1.7%)。

2.導致永久停止本藥治療的最常見不良反應為意識混淆(0.7%)、血中膽紅素升高(0.5%)、痙攣(0.5%)、呼吸困難(0.5%)、癲癇(0.5%)、呼吸衰竭(0.5%)和嘔吐(0.5%)。

醫療須知 1.應謹慎為對於其他azole類抗黴菌劑過敏的病人開立isavuconazole。對isavuconazole過敏可能引起不良反應，包括：低血壓、呼吸衰竭、呼吸困難、藥疹、搔癢、和皮疹。

2.Azole類抗黴菌劑治療曾通報發生嚴重皮膚不良反應，例如史蒂芬強生(Stevens-Johnson)症候群。若病人發生嚴重皮膚不良反應，應停用本藥。

3.本藥不可使用於患有遺傳性短QT症候群的病人。

4.若病人同時服用已知會縮短QT間隔的其他藥物(例如：rufinamide)時，必須謹慎開立本藥。

5.曾發生肝臟轉胺酶升高。極少發生因肝臟轉胺酶升高而需要停用本藥的情況。

18205 ITRACONAZOLE▲

孕C 乳- 食+ 泄肝 半 35.4h

Rx

100 MG, 196 MG/膠囊劑(C)； 10 MG/注射劑(I)； 10 MG/ML/液劑(Sol)； 222.22 MG/顆粒劑(Gr)；

商 名

Chme®（永勝/惠勝）$16/C(100MG-PIC/S)

Icomein® ＊（永勝）$16/C(100MG-PIC/S)

Itranox IV®（東洋）

Itrazole®（黃氏）$951/Sol(10MG/ML-PIC/S-150ML)，

Sporanox® ◎（裕利/嬌生）$16/C(100MG-PIC/S)，

Unfungal Pellets®（永信）

藥理作用 本藥為triazole類，它能選擇性抑制黴菌細胞膜合成所需的cytochrome P-450，因此它是口服有效的抗黴劑，對下列菌種有效：皮癬菌種(如trichophyton spp，microsporum spp，epidermophyton floccosum)，酵母菌種(candida spp，pityrosporium spp)，asperilis spp以及各

種其他的酵母菌和黴菌。本藥為皮膚和陰道黏膜具有高度親和力。

適 應 症 [衛核]全身性或深部黴菌感染、甲癬(onychomyosis)、髮癬(tineacapitis)。

用法用量 1.陰道念珠球菌感染：早晚各一次，每次2膠囊，一天即可或者一天2膠囊(200mg)，連續治療3天。
2.花斑癬：一天2膠囊(200mg)，一次服用，連續7天。
3.香港腳：一天一粒，連續15天，嚴重者可持續30天。
4.口腔念珠球菌感染：一天一粒，連續15天。
5.黴菌性角膜炎：一天二粒，一次服用，連續15天。
6.甲癬：指甲-一天一次，每次200mg(2粒)連續服用6週。趾甲-一天一次，每次200mg(2粒)連服用12週。

不良反應 常見的不良反應包括嘔心(1.3%)，腹痛(1.2%)，頭痛(1.2%)，消化不良(0.7%)，腹瀉，厭食，胃脹氣，胃炎。

醫療須知 1.本藥主要在肝臟代謝，所以，肝病患者使用本藥宜小心。
2.授乳婦不可服用本藥。
3.孩童不宜使用本藥，除非治療效益大於潛在危機。
4.腎病患者對於本藥必須調整其劑量。
5.本藥可能引發口服降血糖劑患者產生低血糖的危險。

18206 KETOCONAZOLE▲

孕C 乳- 食+ 泄 肝 T½ 8h

Rx

10 MG, 20 MG/液劑(Sol); 20 MG/凝膠劑(Gel); 20 MG, 20 MG/GM/乳膏劑(Cre); 20 MG/For; 9 MG, 10 MG, 20 MG/Shampoo;

商 名

Anti-Dandruff Shampoo®(正和)
Aroma®(明大) $13/Cre(20MG/GM-PIC/S-10GM),
Bioful Life Shampoo®(生達)
Chenfu®(井田) $38.7/Cre(20MG/GM-PIC/S-20GM)
Comb Shampoo®(健康化學/瑞安)
Conazol®(生達) $38.7/Cre(20MG/GM-PIC/S-20GM),
Eazin Shampoo®(健康化學/健喬信元)
Episone Shampoo®(寶齡富錦)
Follotention Shampoo®(中生)
Forbes Shampoo®(明德)
Kecol®(西德有機)
Kedofu®(成大) $29.4/Cre(20MG/GM-PIC/S-15GM), $407/Cre(20MG/GM-PIC/S-100GM), $11.9/Cre(20MG/GM-PIC/S-5GM), $38.7/Cre(20MG/GM-PIC/S-20GM), $13/Cre(20MG/GM-PIC/S-10GM)
Kefacon Shampoo®(美西/生春堂)
Kemozole®(明德/勸奉堂)
Kenazole Shampoo®(福元)
Ketoco®(派頓) $29.1/Cre(20MG/GM-15GM), $36.9/Cre(20MG/GM-20GM)
Ketoconazole Shampoo®(中化)
Ketoconazole®(杏輝) $13/Cre(20MG/GM-PIC/S-10GM), $29.4/Cre(20MG/GM-PIC/S-15GM), $38.7/Cre(20MG/GM-PIC/S-20GM), $11.9/Cre(20MG/GM-PIC/S-5GM)
Ketoshine Shampoo®(杏輝)
Ketosone Shampoo®(寶齡富錦)
Ketosone®(寶齡富錦) $29.4/Cre(20MG/GM-PIC/S-15GM), $11.9/Cre(20MG/GM-PIC/S-5GM), $13/Cre(20MG/GM-PIC/S-10GM)
Ketozol Shampoo®(衛達)
Ketozol®(衛達) $11.9/Cre(20MG/GM-5GM), $38.7/Cre(20MG/GM-PIC/S-20GM),
Lezole Shampoo®(政德)
Lezole®(政德)
Lifa Su Shampoo®(羅得/達德士)
Lishu Shampoo®(成大)
Lisuje Shampoo®(黃氏)
Lith Shampoo®(成大)
Ma Fa Su Shampoo®(應元)
Me-How Shampoo®(明大)
Mesol Shampoo®(明大)
Nazole®(壽元) $29.1/Cre(20MG/GM-15GM), $13/Cre(20MG/GM-10GM)
Nicoril Shampoo®(恆安)
Nizo-B5 Shampoo®(生達)
Nizoral® ◎ (OLIC/久裕)
Polvo Shampoo®(美西)
Rich Shampoo®(溫士頓)
Rich®(溫士頓) $29.4/Cre(20MG/GM-PIC/S-15GM),
S.S Shampoo®(美西)
S.S Shampoo®(美西/合成)
Sehocon Hair Shampoo®(新喜國際)
Serex Foaming®(仙台/科華)
Sugen Shampoo®(中美兄弟/興中美)
Yufali Shampoo®(仙台)
Zip Shampoo®(中化)
Zudo Shampoo®(永信)
Zumelin®(瑞士/華興) $29.4/Cre(20MG/GM-PIC/S-15GM), $38.7/Cre(20MG/GM-PIC/S-20GM)

藥理作用 本藥為廣效性抗黴劑，本藥會損害麥角脂醇的生合成，(麥角脂醇為黴菌細胞膜的主要成份)，增加細胞膜通透性而抑制黴菌生長。

適 應 症 [衛核]減少因黴菌感染所引起之頭皮屑治療之輔助劑，汗斑及脂漏性皮膚炎之輔助劑。

用法用量 念珠菌陰道炎：每天早、晚各一錠(200mg)，服用5天。其他適應症：每天一錠，症狀消失後，必須繼續治療1個星期。一般的治療期間大約如下：(1)鵝口瘡：10天。(2)皮膚和頭髮的黴菌感染症：1~2個月。洗髮精一天洗一次，連續5天。(3)麴菌病、全身性念珠菌病：1~2個月。(4)副球菌病、組織漿菌病：2~6個月。(5)甲黴菌病(灰指甲)和慢性粒膜皮下念珠菌病：6~12個月。小孩：劑量可降低至每天予50~100mg，或依小孩之體重每kg給予3mg。

不良反應 噁心，胃腸不適，嘔吐，腹痛，腹瀉，搔癢，眩暈，迷睡，頭痛，發熱，寒顫，畏光。

醫療須知 1.不要用ketoconazole來治療黴菌性腦膜炎，因為本藥易通過腦脊髓液。
2.繼續治療直到所有臨床和實驗室試驗皆表示活的黴菌感染已經中止。通常，念珠菌至少需要2週的治療，而全身性細菌的感染可能中需要6個月或更久的治療。
3.孕婦，哺乳婦，及2歲以下孩童要小心使用。
4.此藥不可用於有肝臟疾病的病人，且須定期評估與監測是否產生肝毒性。

18207 MICONAZOLE

孕B 乳？ 泄 肝 半 20～25h

Rx 100 MG, 250 MG/錠劑(T); 20 MG, 20 MG/GM/軟膏劑(Oin); 20 MG/粉劑(P); 20 MG, 20 MG/GM/乳膏劑(Cre);

商名

Antifungal Vaginal®（十全）$5/T(100MG-PIC/S)
Candiplas®（MEDOCHEMIE/雙正）
Cicocan®（長安）
Gyno-Mycoderin®（寶齡富錦）$20.5/Cre(20MG/GM-5GM)
Gynomycoderin Vaginal®（寶齡富錦）$5/T(100MG-PIC/S),
Jophun Vaginal®（強生）$5/T(100MG-PIC/S),
Konazole®（應元）$34/Oin(20MG/GM-10GM)
Miconazole®（新喜國際/岳生）
Miconazole®（派頓/易生堂）
Mycoderin®（寶齡富錦）
Toegol®（寶齡富錦）
Torposin-M®（長安）
Winsolve Antifungal®（永信）$34/Cre(20MG/GM-10GM), $20.5/Cre(20MG/GM-5GM),
Zoozean Vaginal®（長安）$5/T(100MG-PIC/S)

藥理作用 改變黴菌細胞膜的通透性，結果細胞成份喪失和導致細胞死亡。

適應症 [衛核]治療皮膚表淺性黴菌感染，如：足癬(香港腳)、股癬、汗斑。
[非衛核](1)治療因敏感生物體所引起的全身性黴菌感染。(2)治療皮膚和粘膜的念珠菌及皮癬菌之感染。

用法用量 外用：黴菌感染，每日2次，持續2~5星期。灰指甲每日1次。包紮治療2~3星期，從指甲脫落至生出新指甲為止。

不良反應 (僅靜注使用)靜脈炎，搔癢，噁心，熱病的反應，發疹，嘔吐。

醫療須知 1.稀釋注射液於200ml sodium chloride或5% dextrose溶液，滴注要30~60分鐘以上。
2.在腰部，頸部，及小腦延髓池，迴轉鞘內注射部位，每3~7天1次。
3.Miconazole和amphotericn B會互相拮抗，而且合併使用的抗黴活性比任一種單獨使用還差。
4.繼續治療直到臨床和實驗室試驗，不再出現活性黴菌感染的現象(通常至少3~4週)，不充分的治療會引起感染的再發。

18208 POSACONAZOLE, MICRONIZED

孕C 泄 糞

Rx 100 MG/錠劑(T); 18 MG/ML/注射劑(I);

商名

Posanol® ◎（N.V. ORGANON/默沙東）$7471/I(18MG/ML-PIC/S-16.7ML), $542/T(100MG-PIC/S)

藥理作用 1.Posaconazole是羊毛脂醇14α-脫甲基酶(lanosterol 14α-demethylase)的強效抑制劑，這種酵素催化麥角脂醇(ergosterol)生合成的重要步驟。
2.在體外試驗顯示，posaconazole對下述微生物有效：
• 麴菌屬(煙色麴菌[A.fumigatus]、黃麴菌[A.flavus]、土麴菌[A.terreus]、小巢狀麴菌[A.nidulans]、黑麴菌[A.niger]、焦麴菌[A.ustus])；
• 念珠菌屬(白色念珠菌[C.albicans]、光滑念珠菌[C.glabrata]、克柔念珠菌[C.krusei]、近平滑念珠菌[C.parapsilosis]、C.tropicalis、C.dubliniensis、C.Famata、C.inconspicua、

C.lipolytica、C.norvegensis、C.pseduotropicalis)；
• 粗球黴菌(Coccidioides immitis)；貝德羅索氏芳沙加菌(Fonsecaea pedrosoi)；及鐮胞菌(Fusarium)、根粘菌(Rhizomucor)、白黴(Mucor)、及根黴(Rhizopus)。

適應症 [衛核](1)對amphotericin B或itraconazole或voriconazole治療無效或不能忍受之成人侵入性麴菌病(invasive aspergillosis)的第二線用藥。(無效的定義是先前用有效抗黴菌劑的治療劑量至少7天，感染惡化或未改善)
(2)適用於18歲及18歲以上高危險病人，用於預防侵入性黴菌感染，包括造血幹細胞移植接受者因為植體宿主反應，而接受高劑量免疫抑制劑治療，及acute myelogenous leukemia或高危險myelodysplastic syndrome病人接受誘導化學治療，而引起長期嗜中性白血球減少症。
波賽特18毫克/毫升濃縮輸注液不適用於治療口咽念珠菌感染，口咽念珠菌感染之治療請參閱波賽特口服懸液劑之仿單。

用法用量 (A)懸液劑：
1.治療無效之侵入性黴菌感染(IFI)/不能耐受之侵入性黴菌感染患者：
每天二次每次400mg(10ml)。無法耐受食物或營養補充品的患者，應投予每天四次，每次200mg(5ml)的posaconazole。
2.治療無效反應之口咽念珠菌感染：
400mg(10ml)每天二次。各次劑量應隨餐服用，不能耐受食物的患者可與營養補充品併服，以促進口服吸收及充足血中濃度。
3.預防侵入性黴菌感染：
200mg(5ml)每天三次。治療期間以嗜中性白血球減少症或免疫抑制之恢復為根據。對於急性骨髓性白血病及myelodysplastic syndrome患者，應在預期發生嗜中性白血球減少症數天之前開始使用posaconazole預防，並在中性白血球計數超過500cell/㎣後，繼續治療7天。
4.增加每日總劑量超過800mg不會進一步提高posaconazole的暴露量。
(B)膠囊：
1.治療無效之侵入性黴菌感染(IFI)/不能耐受之侵入性黴菌感染患者：
用藥第一天，起始劑量為300mg一天兩次，之後每天300mg，一天一次。依照病人原發疾病嚴重程度、臨床表現及從免疫抑制恢復的情況，而決定治療期間。
2.治療無效反應之口咽念珠菌感染：不建議使用。
3.預防侵入性黴菌感染：
用藥第一天，起始劑量為300mg一天兩次，之後每日300mg,一天一次。可和食物併服，亦可不和食物併服。依照病人從白血球減少症或免疫抑制情況恢復所需要的時間而決定治療期間。對於急性骨髓性白血病或骨髓造血功能不良症候群病人，使用預防感染的時間，應在預估開始出現白血球減少情況的數天前即開始使用，待白血球回升至500cell/㎣以上時，再持續使用七天。

不良反應 1.常見：嗜中性白血球減少症、電解質失衡、神經性厭食症、皮膚感覺異常、頭昏、困倦、頭痛、嘔吐、噁心、腹痛、腹瀉、消化不良、口乾、胃腸氣脹(flatulence)、肝功能檢驗升高(包括ALT、AST、膽紅素、鹼性磷酸酶、GGT)、紅疹、發燒(發熱)、無力、疲勞。
2.不常見：血小板減少症、白血球減少症、貧血、嗜伊紅血球增多症、淋巴結病、過敏反應、血糖過高症、痙攣、神經病變、感覺遲鈍、震顫(tremor)、視力模糊、QTc/QT延長、心電圖異常、心悸、高血壓、低血壓、胰臟炎、肝細胞損害、肝炎、黃疸、肝腫大、嘴巴潰爛、禿髮、背痛、急性腎衰竭、腎臟衰竭、血液肌酸酐增加、月經失調、水腫、虛弱、疼痛、寒顫、藥物濃度改變。

醫療須知 1.使用posaconazole治療期間有少數肝臟反應的病例(如ALT、AST、鹼性磷酸酶、總膽紅素輕度至中度升高，及/或臨床肝炎)發生。
2.Posaconazole不可與已知會延長QTc間期之經由CYP3A4系統代謝的藥品併用。
3.以posaconazole用於治療有心率不整前兆的病患應特別注意，如：

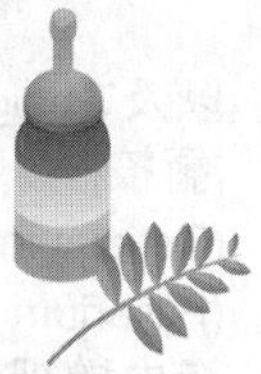

- 先天或後天QT 延長。
- 心肌症，特別是出現心衰竭者。
- 竇性心搏過慢。
- 出現症狀的心率不整。
- 與會延長QTc間期的藥物併用。

4.不論膠囊或懸液劑型，用於腎功能不全患者時，因不是主要由腎臟排除，所以無須因腎功能障礙調整劑量。使用於原本就有肝功能不全患者上，亦不用做劑量調整；但若因為用藥導致的肝功能異常，則建議停止用藥治療。
5.口服膠囊耐受性和吸收效果較佳，所以是在藥物治療劑型選擇上優於懸液劑，但是並不建議用於口咽念珠菌感染。
6.本藥須冷藏(2~8℃)。

18209 TICONAZOLE▲

孕C 乳? 泄 肝/腎

Rx 10 MG/乳膏劑(Cre);

商名

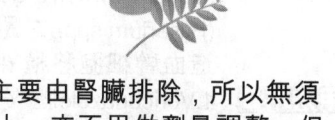

Ticona®(黃氏)
Trosten®(皇佳/意欣)

藥理作用 本藥為廣效抗黴劑，可抑制人體內致病性酵母菌的生長，臨床研究發現，它對人類常見皮癬菌的感染有效，特別是紅色毛髮癬菌(trichophyton rubrum)，鬚瘡癬菌(T.mentagrophtes)，念珠菌病(candidiasis)和花斑糠疹(pityriasis versicolor)。

適應症 [衛核]感受性黴菌引起之局部感染。
[非衛核]由黴菌引起的香港腳(足癬 'tinea pedis')，股癬，圓癬和念珠菌感染。

用法用量 每天早晚各一次，輕輕塗敷於患部皮膚及其周圍；用於潰爛部份，應使用少量，而且要輕緩塗敷，避免浸漬作用。

18210 VORICONAZOLE▲

Rx 50 MG, 200 MG/錠劑(T); 200 MG/注射劑(I);

商名

Tyfend®(南光/東洋)
Vaway LYO®(永信) $3806/I(200MG-PIC/S-200MG)
Vaway® ∗ (永信) $1088/T(200MG-PIC/S)
Vfend® ◎ (PFIZER/輝瑞) $323/T(50MG-PIC/S), $1088/T(200MG-PIC/S),
Vfend® ◎ (久裕/輝瑞) $3806/I(200MG-PIC/S-200MG)
Voriconazole Mylan®(大昌華嘉/邁蘭) $1088/T(200MG-PIC/S)
Voriconazole Sandoz LYO®(LEK/山德士) $3806/I(200MG-PIC/S-200MG)
Voriconazole Sandoz®(SANDOZ/山德士) $1088/T(200MG-PIC/S)

藥理作用 1.在體外試驗中，voriconazole顯示了廣效性的抗黴菌活性，對於念珠球菌(candida species)包括具fluconazole抗藥性的C.krusei、C.glabrata和C.albicans)有高度抗黴菌效力，並對試驗之所有aspergillus species有殺菌效力。此外，voriconazole於體外試驗中，顯示對於新興的黴菌致病菌具有殺菌效力，包括scedosporium或fusarium-它們對於現存的抗菌藥物之感受性有限。
2.它的作用模式是抑制黴菌的細胞色素P450所負責的14α-sterol去甲基化(cytochrome P450-mediated 14α-sterol demethylation此為麥角醇生物合成的必要步驟。
3.證明對下列黴菌有臨床效力：aspergillus spp.包括A. flavus、A. fumigatus、A. terreus、A. niger、A.nidulans。
4.其他可被成功治療的黴菌感染，包括下列分離的菌種：candida spp.包括C. albicans、C. dubliniensis、C. glabrata、C. inconspicua、C. krusei、C. parapsilosis、C. tropicalis和C. guilliermondii； scedosporium spp.(包括S. apiospermum、S. prolificans以及fusarium spp).alternaria spp.、blastomyces dermatitidis blastoschizomyces capitatus、cladosporium spp.、coccidioides immitis、conidiobolus coronatus、cryptococcus neoformans、exserohilum rastratumi、exophiala spinifera、fonsecaea pedrosoi、madurella mycetomatis、paecilomyces liiacinus、penicilliam spp(包括P.marneffei、phialophora richardsiae、scopulariopsis brevicaulis

以及T.beigelii感染的trichosporon spp)。

適應症 [衛核]一、治療侵犯性麴菌症(invasive aspergillosis)、二、治療嚴重之侵犯性念珠菌感染(Serious invasive Candida infections)、三、治療足分枝菌(Scedosporium spp.)和鐮刀菌(Fusarium spp.)之嚴重黴菌感染、四、預防高危險患者發生侵入性黴菌感染，包括接受造血幹細胞移植(HSCT)的患者。

用法用量 1.Voriconazole膜衣錠需於飯前至少1小時以前，或是飯後1小時服用。
2.Voriconazole的建議給藥速度最大為每小時3mg/kg，1~2小時內完成。
3.成人用藥：治療一開始時，必須以靜脈注射或口服的方法進行特定的voriconazole起始劑量療程，使患者的血漿藥物濃度於第1天即接近穩定狀態。由於voriconazole的口服生體可用率極高(96%)，當臨床上必要時，可以將靜脈注射和口服給藥法相互調換。
4.成人用的建議劑量之口服：
a.患者體重≧40kg：每12小時給予400mg，最初24小時的劑量。維持劑量：①預防突發性感染：每12小時給予200mg劑量。②侵入性黴菌症：每12小時給予200mg劑量。
b.體重>40kg：每12小時給予200mg，最初24小時的劑量。維持劑量：①預防突發性感染：每12小時給予100mg劑量。②侵入性黴菌症：每12小時給予100mg劑量。
5.成人用的建議劑量之靜脈注射：每12小時給予6mg/kg劑量，最初24小時的劑量。維持劑量：a.預防突發性感染：每12小時給予3mg/kg劑量。b.侵入性黴菌症：每12小時給予4mg/kg劑量。
6.2至12歲兒童之口服：每12小時給予6mg/kg，最初24小時的劑量。維持劑量：每12小時給予4mg/kg劑量。
7.2至12歲兒童之靜脈注射：同兒童之口服劑量。

不良反應 1.全身性：a.非常常見：發燒、頭痛、腹痛。b.常見：寒顫、無力、背痛、胸痛、注射部位反應/發炎、臉部水腫、感冒症狀。c.不常見：過敏反應、中毒反應、腹膜炎。
2.心臟血管：a.常見：低血壓、血栓性靜脈炎、靜脈炎。b.不常見：心房心律不整、心搏徐緩、暈厥、心跳過度、心室心律不整、心室顫動。c.罕見：心室上方心跳過速。
3.消化道：a.非常常見：噁心、嘔吐、腹瀉。b.常見：肝功能指數升高(包括SGOT，SGPT，alkaline phosphatase，GGT，LDH，bilirubin)、黃疸、口唇炎、膽汁鬱滯性黃疸、腸胃炎。c.不常見：膽囊炎、膽結石、便秘、十二指腸炎、消化不良、肝腫大、齒齦炎、舌炎、肝炎、肝衰竭、胰臟炎、舌水腫。d.罕見：偽膜性結腸炎、肝昏迷。
4.血液和淋巴：a.常見：血小板減少、貧血(包括大血球症、小血球症、正血球症、巨母紅血球症、再生不良性貧血、白血症、全血球缺乏、紫斑症)。b.不常見：淋巴腫大、顆粒性白血球缺乏症、嗜酸性白血球過多症、散播性血管內凝結、骨髓抑制。c.罕見：淋巴管炎。
5.代謝和營養：a.非常常見：週邊水腫。b.常見：低鉀血症、肌酸酐增加、低血糖。c.不常見：BUN增加、蛋白尿、高膽固醇血症。
6.神經：a.常見：暈眩、幻覺、困惑、憂鬱、焦慮、顫抖、煩亂、知覺混亂。b.不常見：運動失調、腦部水腫、複視、眼球震顫、暈眩。c.罕見：guillam-bare症候群、oculoglyric crisis、張力過強。
7.呼吸道：常見呼吸窘迫症候群、肺水腫、竇炎。
8.皮膚和附屬器官：a.非常常見：疹子。b.常見：搔癢、黃色丘疹、光過敏皮膚反應、禿頭症、剝落性皮膚炎。c.不常見：固定藥疹、濕疹、牛皮癬、steven-johnson syndrome、蕁麻疹。d.罕見：血管性水腫、圓盤狀逕斑性狼瘡、多形性紅斑、毒性表皮壞死。
9.特殊感覺：a.非常常見：視覺障礙(包括視覺感知改變/加強、視覺模糊、色覺改變、畏光)。b.不常見：眼瞼炎、視神經炎、乳頭狀水腫、鞏膜炎。
10.泌尿生殖系統：a.常見：急性腎衰竭、血尿。b.不常見：腎臟炎。c.罕見：腎小管壞死。
11.頻率分類如下：非常常見大於1/10，常見大於1/100至小於1/10，不常見大於等於

0.1%至小於1%，少見自0.01%至小於0.1%。

醫療須知 1.過敏：對於其他azole類藥物過敏的患者，在處方voriconazole時應小心。

2.輸注相關反應：靜脈注射voriconazole時所發生的輸注相關反應包含了顯著的臉色潮紅和噁心。應依據輸注反應的嚴重性來考慮終止治療。

3.肝毒性：臨床試驗中，有罕見的個案(大於等於0.1%和小於1%)在voriconazole治療過程中發生嚴重的肝臟反應(包括臨床肝炎、膽汁鬱積、和猛暴性肝炎、包括致死)。發生肝臟反應者大多具有嚴重潛在疾病(顯著的肝臟惡性腫瘤)。暫時性肝臟反應如肝炎和黃疸，也曾發生於沒有其他確定風險因子的患者。在終止治療後，肝臟功能不良通常是可逆的狀況。

4.監測肝功能：建議使用voriconazole的患者應定期監測肝功能，特別是肝功能檢驗和膽紅素。若肝臟疾病的症狀和徵候可能與voriconazole的使用有關，則必須考慮終止治療。

5.腎臟不良反應：曾罹患嚴重疾病的患者在使用voriconazole治療時發生急性腎衰竭，患者似乎同時使用具腎毒性的其他藥物，因而共同造成腎臟功能降低。

6.監測腎功能：應監測患者的腎功能是否異常，應評估其檢驗數據，尤其是血清肌酸酐值。檢驗室測議：建議對於患者的處置應包含檢驗室對於腎臟(特別是血清肌酸酐)以及肝功能(特別是肝功能檢驗與膽紅素)的評估。

7.皮膚反應：以voriconazole治療期間，患者很少發生剝落性的皮膚反應，如stevens-johnson症。若患者發生紅疹，應嚴加監控，如果情況惡化，應終止治療。此外，voriconazole在罕見的情況下與光過敏反應相關，尤其是長期治療時。建議患者在voriconazole治療期間應避免接受強烈或長時間的日光照射。

8.Voriconazole不得於孕婦使用，除非對母體的好處明顯超過對胎兒的潛在風險。

9.Voriconazole分泌至乳汁的狀況尚未經調查。哺乳婦女不得使用voriconazole，除非利益明顯大於風險。

10.Voriconazole可能會於視覺造成暫時而可逆性的影響，包括模糊和/或畏光。患者在經歷這類症狀時，必須避免有危險的工作，例如開車或操作器械。使用voriconazole的患者不應於夜間駕駛。

11.用藥過量的不良反應為持續十分鐘的畏光症狀。Voriconazole無已知的解毒劑。對於用藥過量的建議治療方式是針對症狀進行治療以及給予支持性療法，也可考慮洗胃。血液透析可能有助於排體內過量的voriconazole和sbeco。

§ 18.3 Alkylamies類抗黴菌劑

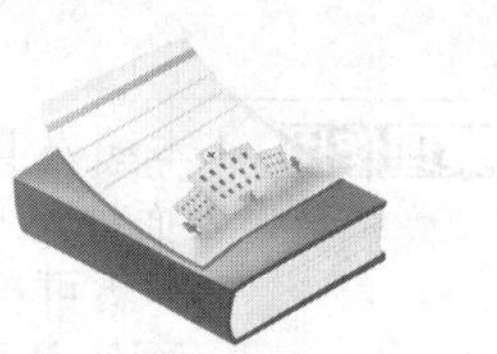

18301 AMOROLFINE HCL▲

泄 肝/腎

Rx 5.575 MG, 5 MG/GM/乳膏劑(Cre)； 55.74 MG, 55.74 MG/ML/油劑(Oil)；

商名

Alikang Nail Lacquer®（中美兄弟/興中美）
Amocoat Nail Lacquer®（黃氏）$668/Oil(55.74MG/ML-PIC/S-5ML)
Amofine Nail Lacquer®（健康化學/瑞安）
Amoza Nail Lacquer®（歐帕/瑩碩）
Avoza®（歐帕/瑩碩）
Emoller Nail Lacquer®（寶齡富錦）
Kavest®（元宙）
Loceryl Nail Lacquer®◎（大昌華嘉/高德美）
Nail Lacquer®（中化）
Stop Fungus Lacquer®（大豐）
Taiya Nail Lacquer®（中美兄弟/安力圻）$611/Oil(55.74MG/ML-PIC/S-5ML)

藥理作用 1.本劑對於皮膚絲狀菌(trichophyton sp.，microsporum sp.，epidermophyton sp.)、酵母類細菌(candida sp.)、黑色黴菌(fonsecaea compactum等)及癜風菌(malasseia furfur)具強大之抗黴菌作用。

2.本劑之作用機序係藉對ergosterol生合成途徑上之二個階段選擇性的阻礙，以對黴菌之細胞膜構造及機能產生障礙，而出現抗黴菌活性。

3.Amorolfine hydrochlorie以0.001μg/ml之濃度對於t.mentagrophytes、又以1μg/ml 之濃度對於C.albicans，均顯示殺黴菌作用。

4.在感染防禦試驗中，在土撥鼠背部皮膚面塗擦amorolfine hydrochlorie 0.5%cream，24、48、72小時後，接種T.mentagrophytes之實驗中，在塗抹72小時後仍具優越之作用持續性。

適應症 [衛核]由皮真菌、酵母菌及黴菌引起之遠端及外側之輕度甲癬。

[非衛核]治療下列之皮膚黴菌症：白癬、足癬、手癬、體癬、股癬、皮膚念珠菌症、指間糜爛症、間擦疹(含幼兒寄生菌性紅斑)、指甲周圍炎、癜風。

用法用量 每週1~2次，適量塗抹於患處。

不良反應 總病例1,362例中，副作用症狀認定有23例(1.69%)、主要之副作用為接觸性皮膚炎11例(0.81%)、刺激感6例(0.44%)、發紅2例(0.15%)、疼痛2例(0.15%)。

醫療須知 1.下列患者請勿投與：對本劑成份有過敏症既往歷的患者。

2.對孕婦之投與：由於對於妊娠中之有關的安全性尚未確立，故對於孕婦、有懷孕可能性之婦人應判斷治療上之有益性超過危險性時才使用。

3.適用上之注意：請勿用於眼科之角膜、結膜。

18302 BUTENAFINE HCL▲

孕 B 乳 ? 泄 肝 T½ 23.4h

Rx 10 MG/GM/乳膏劑(Cre);

商名

Ankorme®(十全) $50/Cre(10MG/GM-PIC/S-15GM), $26.6/Cre(10MG/GM-PIC/S-5GM), $40.7/Cre(10MG/GM-PIC/S-10GM),
Antimax®(黃氏) $50/Cre(10MG/GM-PIC/S-15GM), $26.6/Cre(10MG/GM-PIC/S-5GM)
Benafine®(美西) $26.6/Cre(10MG/GM-PIC/S-5GM), $59/Cre(10MG/GM-PIC/S-20GM), $50/Cre(10MG/GM-PIC/S-15GM), $40.7/Cre(10MG/GM-PIC/S-10GM),
Bunafine®(培力) $40.7/Cre(10MG/GM-PIC/S-10GM), $50/Cre(10MG/GM-PIC/S-15GM),
Butederm®(永信) $50/Cre(10MG/GM-PIC/S-15GM), $40.7/Cre(10MG/GM-PIC/S-10GM),
Butefin®(派頓)
Butefine®(健康化學)
Butefine®(長安/意欣) $50/Cre(10MG/GM-PIC/S-15GM), $40.7/Cre(10MG/GM-PIC/S-10GM),
Butemax®(應元) $40.7/Cre(10MG/GM-PIC/S-10GM), $50/Cre(10MG/GM-PIC/S-15GM), $26.6/Cre(10MG/GM-PIC/S-5GM),
Mentax®(杏輝) $623/Cre(10MG/GM-PIC/S-100GM), $40.7/Cre(10MG/GM-PIC/S-10GM), $26.6/Cre(10MG/GM-PIC/S-5GM), $50/Cre(10MG/GM-PIC/S-15GM)
Sanmasu®(永勝) $40.7/Cre(10MG/GM-PIC/S-10GM), $26.6/Cre(10MG/GM-PIC/S-5GM), $50/Cre(10MG/GM-PIC/S-15GM),
Sergen®(羅得/凱信) $26.6/Cre(10MG/GM-PIC/S-5GM), $40.7/Cre(10MG/GM-PIC/S-10GM),
Sumelo®(明大)
Superin®(元宙) $40.7/Cre(10MG/GM-PIC/S-10GM), $50/Cre(10MG/GM-PIC/S-15GM), $26.3/Cre(10MG/GM-5GM),
Udaxen®(溫士頓) $40.7/Cre(10MG/GM-PIC/S-10GM), $623/Cre(10MG/GM-PIC/S-100GM), $50/Cre(10MG/GM-PIC/S-15GM), $26.6/Cre(10MG/GM-PIC/S-5GM)

18
抗黴菌劑

藥理作用 1.本藥為具有新架構benzylamine類抗真菌劑，它具備廣泛之抗寄生性黴菌功能，對於表面性感染之黴菌具有優良的藥效。

2.本藥可抑制squalene epoxidase的合成，因此干擾黴菌細胞膜成份中的ergosterol之合成，而使黴菌的細胞膜易破裂。臨床上，本藥的治療效果(88.5%)優於bifonazole(31.3%)，clotrimazole(27.1%)。

適應症 [衛核]指(趾)間黴菌病(香港腳)、圓癬(體癬)、股癬等皮膚真菌屬黴菌引起之皮膚感染症。

用法用量 以少量(約半cm長)塗抹於患部及臨近的部位，輕輕摩擦使藥劑被覆薄層於表面。依不同症狀參照下表使用：

香港腳、指（趾）間黴菌病	一天二次一星期或一天一次四星期
身體、雙手、皮膚皺摺部位之眞菌感染	一天二次一星期

不良反應 在臨床試驗中，230位患者中有3位(約1%)使用本藥的皮膚有不良的反應，症狀包括發紅、發癢或情況惡化。一般試驗中不良反應的症狀為接觸性皮膚炎、紅腫、發癢及刺激，發生率在2%以下。

醫療須知 1.本藥只能外用，如果使用本藥引起過敏反應時，須立即停止用藥，並給予適當的治療。適應症應經診斷確認，可將表皮細胞泡製於氫氧化鉀溶液，透過顯微鏡鏡檢或適當的培養基培養。
2.使用本藥應避免接觸眼睛、鼻子、嘴巴等黏膜組織。
3.假如在洗澡後使用本藥，必須先將患部充份乾躁。
4.即使徵候已經有明顯改善，必須遵循醫師的治療程序。假如於治療結束後症狀並無改善，甚至症狀有惡化的現象，應立即告知醫師。
5.如果使用期間發生以下症狀應立即告知醫師：刺激、發紅、發癢、發熱、脆化、發腫、滲水。
6.避免使用壓迫性膠帶，除非經由醫師指示。
7.通常需治療2~4星期，才能達到療效。

18303 TERBINAFINE HCL▲

孕B 乳 - 食 ± 泄 肝/腎 排 36h

Rx 250 MG/錠劑(T); 10 MG/軟膏劑(Oin); 10 MG, 11.25 MG/液劑(Sol); 10 MG, 11.2 MG/凝膠劑(Gel); 10 MG/噴液劑(Spr); 10 MG/乳膏劑(Cre);

商名

Amoza-P Spray®（歐帕/瑩碩）
Amoza-S Once®（歐帕/瑩碩）
Anti-Fungus®（中美兄弟/興中美）
Antisil Dermgel®（黃氏）
B-Fine Spray®（健康化學/瑞安）
B-Fine®（健康化學/瑞安）
Balmood®（DONGKOO/裕心）
Bina Spray®（派頓/護民）
Bina®（派頓/護民）
Binafine Spray®（派頓/國品）
Camisan®（信東）$6.3/T(250MG-PIC/S)
Chi Fungus Spray®（大豐）
Chiau Son Antifungal®（五洲）
Chinasu®（利達）
Chu May Song Spray®（仙台）
Chu May Song®（仙台）
Comfifeet Spray®（聯亞）
Comfilm Once®（黃氏/德聯）
Curefilmonce®（黃氏）
Damelo®（約克）
Ethersu Spray®（溫士頓/仲發）
Ethersu®（溫士頓/仲發）
Foot Relief Spray®（中生/幸生）
Fultrix®（成大/美納里尼）
Fungitech® ＊（杏輝）$6.3/T(250MG-PIC/S)
Jye Mei®（十全）
Kmenin®（黃氏）
Lafin®（優生）
Lamifine Once®（中生）
Lamifine Spray®（中生）
Lamifine®（中生）
Lamisil Once® ◎（HALEON/裕利）
Lamisil Spray® ◎（DELPHARM/裕利）
Lamisil® ◎（DELPHARM/裕利）
Lamisil® ◎（HALEON/裕利）
Lau Me S Spray®（成大）
Lemarso®（旭能/源山）
Lisim Once®（中化）
Lisim Spray®（中化）
Lisim®（中化）$6.3/T(250MG-PIC/S),
Lomafine Spray®（榮民）
Lomafine®（榮民）
Nafin®（新喜國際/岳生）
Nono Piyang®（壽元/國信）
Perlafin®（培力）
Shin-Shin Terbinafine®（HEAD PLANT/大法）
Shu Mei Fen Spray®（旭能/源山）
Startmin®（羅得/元福）
Terbifin®（應元）
Terbifungi®（美西）
Terbimed®（溫士頓）
Terbin Spray®（汎生）
Terbin®（生達）
Terbina®（永勝）
Terbinafine®（先智）
Terbinafine®（政德/中菱）
Terbinafine®（黃氏/一成）
Terbisil®（壽元）
Terbison®（寶齡富錦）
Terfine®（健康化學/健喬信元）
Terfung® ＊（瑞士）$6.3/T(250MG-PIC/S),
Terna Spray®（派頓）
Terna®（派頓）
Ternafin Spray®（人人）
Ternafin®（人人）
Terneat®（人人/康衛）
Timefin®（黃氏）
Tinea®（明德/三友生）
U.U. EXP®（尼斯可）
Winsolve Sulnafine Spray®（永信）
Winsolve Sulnafine®（永信）

藥理作用 1.本藥是allylamine的衍生物，具廣效抗黴菌作用。對皮膚黴菌(dermatophytes)、絲黴菌(moulds)與某些同質二形性黴菌(dimorphiec fungi)，在低濃度即有殺黴菌作用(fungicidal)。對於酵母菌類(yeasts)的作用，則依不同的種屬而有殺黴菌或抑黴菌作用(fungistatic)。
2.本藥可干擾黴菌形成麥角硬脂醇的早期步驟，導致麥角硬脂醇(ergosterol)不足，而黴菌死亡則是因為細胞內積聚了太多的squalene。其作用機轉是本藥抑制了黴菌細胞膜上的squalene epoxidase。此酵素(squalene epoxidase)的作用與細胞色素P450系統(cytochrome P450 system)無關，且本藥不會影響荷爾蒙或其他藥物的代謝。

3.口服此藥品，在藥物集中在皮膚與指甲上，可達到殺黴菌作用。

適應症 [衛核]治療皮膚表淺性黴菌感染，如：足癬(香港腳)、體癬、股癬、汗斑。
[非衛核]錠劑：皮膚與指甲的皮黴菌(dermatophytes)感染，例如髮癬菌屬(dermatophytes)染感，例如髮癬菌屬(trichophyton)中的紅色髮癬菌(T.rubrum)、鬚瘡小芽胞癬菌(T.mentagriophytes)、疣髮癬菌(T.verrucosum)、董色髮癬菌(T.violaceum)，犬小芽胞菌(microsporum canis)與絮狀表皮鮮菌(rpidermophyton floccosum)的感染。口服本藥可治療錢癬感染，例如體癬(tinea corporis)、股癬(tineacruris)與足癬(tinea pedis)，也可治療念珠菌(candida)的皮膚感染(例如白色念珠菌，candida albicans)。乳劑：皮膚與指甲的皮黴菌(dermatophytes)感染，例如髮癬菌屬(trichophyton)中的紅色髮癬菌(T.rubrum)、鬚瘡小芽胞癬菌(T.mentagropytes)、疣髮癬菌(T.verrucosum)、董色髮癬菌(vialceum)，大小芽胞菌(microsporum canis)與絮狀表皮黴菌(epidermophyton floccosum)的感染。皮膚感染酵母癬菌，主要是念珠菌屬(如白色念珠菌、candida albicans)。輪市皮屑芽胞菌(pityrosporum orbiculare)(或稱糖秕疹小芽胞菌，malassezia furfur)引起的花斑癬(pityriasis cersicolcer)。附註：口服本藥對花斑癬(pityriasis versicolor)無效，此點與局部使用本藥效果不同。

用法用量 每天早晚各一次，可連續1~4個星期間，輕輕塗敷於患部皮膚及其周圍；用於潰爛部份，應使用少量，而且要輕緩塗敷，避免浸漬作用。
錠劑：125毫克每天二次各一錠，或250毫克每天一次一錠。治療期的長短依不同的感染與程度而不同。

不良反應 錠劑：大體言之，本藥有良好的耐受性、副作用是輕度至中度的，且是暫時的；最常見的是腸胃不適(飽脹、食慾不振、噁心、輕度腹痛、腹瀉)或皮膚反應(皮疹與蕁麻疹)；未曾有威脅生命之副作用發生或重到需要停止用藥，上述的無害皮膚反應須與過敏反應區別，這樣過敏反應很少見，但卻必須停止用藥。

醫療須知 1.在使用後幾天即可得到臨床上緩解，不規則使用或太早停藥會導致再發。若治療2個星期後沒有得到改善，則應檢討是否須修正診斷。
2.老年人使用本藥：在使用劑量與可能發生的副作用上，老年人與年輕人是一樣的。當使用錠劑口服治療時，其是屬於感染廣泛或嚴重的感染。
3.錠劑：重度肝或腎功能障礙者(肌氨酸酐廓清率小於50毫升/分鐘或血清肌氨酸酐大於3000微莫耳/公升)，應使用較低劑量。乳劑：本藥只能外用，不可使用於眼睛。除非藥師、藥劑生或醫師指示，乳劑勿使用於大面積之體表或皮膚深部感染。
4.胎兒毒性與受精率的動物實驗，顯示無此不良作用。懷孕者使用本藥的經驗很少，建議孕婦不要使用，除非使用本藥可能的益處大於可能的危險性。本藥可出現在乳汁中，口服使用本藥者不可授乳。局部使用本藥乳劑者，由於經皮膚吸收的量很少，不會對嬰孩有影響。
5.至今無藥物過量之病例報告，由男性對藥物的不良反應推論，急性口服藥物過量的主要徵候是腸胃症狀，例如噁心或嘔吐，可以洗胃或解除症狀的支持性療法來治療。
6.本藥應置於小孩拿不到處。

§ 18.4 Echinocandins類抗黴菌劑

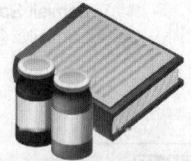

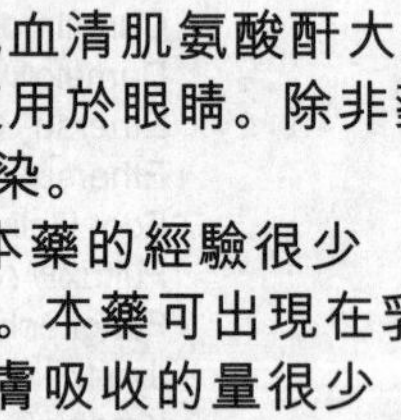

18401 ANIDULAFUNGIN

孕C 乳 ? 泄 肝 半 40～50h

℞ 100 MG/注射劑(I);

商名
Eraxis® ◎ (久裕/輝瑞) $1912/I(100MG-PIC/S-100MG)

藥理作用 1.Anidulafungin是具有抗黴菌活性的半合成echinocandin。Anidulafungin抑制葡萄聚醣合成酶(glucan synthase)，這種酵素存在於黴菌，但不存在於哺乳類細胞，因此可抑制黴菌細胞壁之必要成分1，3-β-D-glucan的形成。
2.Anidulafungin在體外對白色念珠菌(candida albicans)、C.glabrata、C.parapsilosis、及C. tropicalis有效。

適應症 [衛核]治療成人和1個月以上的兒童病人之侵襲性念珠菌感染

用法用量 1.建議劑量第一天投與單次負荷劑量200mg，以後每天100mg。治療期應依患者的臨床反應決定。一般而言，抗黴菌治療應在最後一次陽性培養結果後繼續治療至少14天。
2.肝或腎功能不全、併用其他藥物、或其他特殊族群的患者都不需要調整劑量。
3.將前項配製好的小瓶溶液以無菌技術加入大小適當的靜脈輸注袋(瓶)且含有5%葡萄糖注射液或0.9%氯化鈉注射液(生理鹽水)。
4.輸注速率不可超過1.1mg/分鐘。

不良反應 使用andulafungin曾有發生可能是由組織胺介導所引發之症狀的報告，包括皮疹、蕁麻疹、潮紅、搔癢、呼吸困難及低血壓。當andulafungin的輸注速率未超過1.1mg/分鐘，這些事件很少發生。

醫療須知 1.曾在接受andulafungin治療的健康自願受試者與患者發現肝功能試驗異常的現象。在一些有嚴重潛在疾病，併用andulafungin與多種藥物的患者曾發生過臨床上顯著的肝功能異常。有單獨的顯著肝功能障礙、肝炎、或肝衰竭惡化的病例報告，但是與andulafungin的因果關係尚未確立。
2.在接受andulafungin治療期間發生肝功能異常的患者，應監測其有無肝功能惡化的跡象，並評估繼續用andulafungin治療的風險/效益。
3.針對329位罹患侵入性念珠菌感染與念珠菌菌血症而接受藥物治療之患者的整合性安全資料庫中，有23位(11.3%；23/204)接受anidulafungin治療的患者出現呼吸困難的不良反應，而接受fluconazole治療的患者有4位(3.2%；4/125)出現呼吸困難的不良反應。

18402 CASPOFUNGIN▲

孕 C 乳 ? 泄 肝/血漿 半 9～11h

Rx 50 MG, 55.5 MG/注射劑(I);

商名
Cancidas® ◎ (FAREVA/默沙東) $7053/I(50MG-PIC/S-50MG)
CaspoCure® (中化)
Casfungin® (聯亞)
Caspofungin/Anfarm® (ANFARM/意欣)

藥理作用 Caspofungin是第一個新類型的抗黴菌藥劑(葡聚糖[glucan]合成抑制劑)，能抑制β(1,3)-D-glucan的合成，該成分是黴菌細胞壁不可缺少的成分。

適應症 [衛核]適用於其他治療方法無效或不能忍受的侵入性麴菌病(INVASIVE ASPERGILLOSIS)治療之第二線用藥，食道念珠菌感染。併有及未併有嗜中性白血球減少現象之患者得侵入性念珠菌感染症，包括念珠菌血症(INVASIVE CANDIDIASIS)。對發燒的重度嗜中性白血球缺乏症患者可能罹患黴菌感染症之經驗療法。

用法用量 1.第一天應投與70mg的單一起始劑量，之後每天投與50mg。須以大約一小時的輸注時間緩慢靜脈輸注caspofungin。對於對caspofungin耐受性良好但臨床反應不佳的患者，可以考量增加劑量至每天70mg。
2.不可以使用任何含有葡萄糖(α-D-glucose)的稀釋液，因為caspofungin在含有葡萄糖的稀釋液中不安定。不可將caspofungin與其他藥品混合或同時輸注，因為尚無有關caspofungin與其他靜脈輸注的物質、添加物或藥品的相容性資料。須檢視輸注液容易是否有顆粒或變色的情形。
3.步驟一 乾粉稀釋方式(conventional vial)：調配粉狀藥品時，取出冷藏的caspofungin小瓶，放置使之回復到室溫，以無菌操作加入10.5公撮的無菌注射用水含有methylparaben及propylparaben的製菌性注射水(bacteriostatic water for injection)，或含0.9%benzylalcohol 的製菌性注射用水。調配後的藥品濃度分別是7mg/ml(每瓶70mg包裝)或5mg/ml(每瓶50mg包裝)。顏色成白色稚暉白色的塊狀物可完全溶解。輕輕地混合均勻，直到呈現澄清的溶液。必須檢視調配後的溶液是否有顆粒或變色的情形。調配後的溶液可儲存在25°C或25°C以下的環境達24小時。

4.步驟二 將調配好的caspofungin加至患者的輸注溶液中：配製患者之最終輸注溶液的稀釋液，需用無菌的注射用生理食鹽水或乳酸化的林格溶液(lactated ringer's solution)。配製患者輸注溶液的標準方法須以無菌操作法，將適量調配過之藥品加到250公撮的靜脈輸注袋或瓶內。當醫療上每天所需的使用劑量為50mg或35mg時，可將輸注溶液的體積降至100公撮。溶液如呈現混濁不清或沉澱時，不可使用。輸注溶液如儲存在25℃或25℃以下，必須在24小時內使用：輸注溶液如置於2~8℃冷藏，則必須在48小時內使用。必須以大約一小時的輸注時間緩慢靜脈輸注caspofungin。

不良反應 1.發生率大於3%的臨床不良反應：發燒(3.4%)、靜脈輸注相關的併發症(3.4%)、噁心(3.4%)、嘔吐(3.4%)和潮紅(3.4%)。

2.常見的(大於百分之一)一般：發燒、頭痛、腹瀉、疼痛。常見的(大於百分之一)胃腸道：噁心、腹瀉、嘔吐。常見的(大於百分之一)肝臟：肝臟酵素濃度升高。常見的(大於百分之一)血液：貧血。常見的(大於百分之一)周邊血管：靜脈炎/血栓靜脈炎、靜脈輸注相關的併發症。常見的(大於百分之一)皮膚：皮疹、搔癢。

醫療須知 1.不建議caspofungin與cyclosporine併用。一些健康試用者服用二劑3mg/kg的cyclosporine且併用caspofungin後，出現丙氨酸轉胺酵素(ALT; ALanie Transaminase)和天冬氨酸轉胺酵素(AST; ASparate Transaminase)的濃度短暫地升高至略低於相當於正常值上限的三倍，但停藥後得以復原。當caspofungin與cyclosporine併用時，亦會使caspofungin的血中濃度 AUC(Area Under the Curve)值增加約35%：cyclosporine 的血中濃度則維持不變。

2.除非有明確的需要，否則懷孕期間禁止使用caspofungin。

3.尚不清楚caspofungin是否會分泌乳汁中；因此，接受caspofungin治療婦女不可授乳。

4.年老之患者(65 歲或以上)不須調整劑量。

5.儲存：未開封之凍晶乾躁粉末小瓶必須儲存於2~8℃的環境。已調配之caspofungin溶液可以儲存在25℃或以下的環境24小時。供作輸注之稀釋caspofungin輸注溶液，可以儲存於25℃或以下的環境24小時，或冷藏於2~8℃的環境48小時。

18403 MICAFUNGIN▲

孕C 乳 - 泄 肝 ½ 11～17h

Rx 50 MG/注射劑(I);

商 名 Mycamine® ◎ (PATHEON/山德士) $843/I(50MG-PIC/S-50MG) Myfungin LYO® (永信) $843/I(50MG-PIC/S-50MG)

18 抗黴菌劑

藥理作用 Micafungin是一種含有micafungin sodium可供靜脈輸注的無菌凍晶產品。micafungin sodium是半合合成的脂肽(echinocandin)，由化學上修飾coleophoma empetri F-11899的發酵產物而合成的。micafungin會抑制黴菌細胞壁的構成要素1，3-β-D glucan的合成。

適 應 症 [衛核]1. 治療4個月以上兒童與成人病人的念珠菌血症、急性播散性念珠菌病、念珠菌腹膜炎及膿瘍。

2. 治療未滿4個月兒童病人的念珠菌血症、急性播散性念珠菌病、未合併腦膜腦炎和/或眼擴散之念珠菌腹膜炎及膿瘍。

3. 治療4個月以上兒童與成人病人的食道念珠菌感染症。

4. 預防接受造血幹細胞移植 (HSCT) 的4個月以上兒童與成人病人的念珠菌感染症。

用法用量 1.Micafungin不可與其他藥物混合或同時輸注。當micafungin與一些常用藥物直接混合時，micafungin會沈澱。

2.成人每日劑量

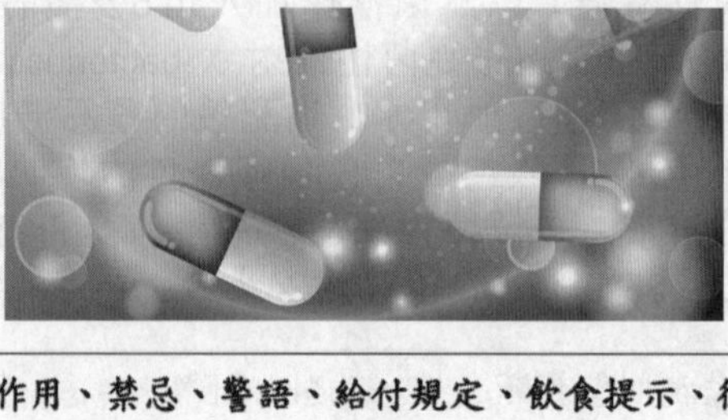

適應症	建議配製劑量(一天一次)
治療念珠菌血症與其他念珠菌感染	100 mg
*註：念珠菌血症與其他念珠菌感染治療成功的患者，平均治療期 15 天(範圍 10~47 天)	
治療食道念珠菌感染	150 mg
*註：食道念珠菌感染治療成功的患者，平均治療期 15 天(範圍 10~30 天)	
預防接受 HSCT 患者的念珠菌感染	50 mg
*註：接受造血幹細胞移植(HSCT)成功預防念珠菌感染的患者，平均用藥期 19 天(範圍 6~51 天)	

a.無須給予負載劑量，每日投與MYCAMINE劑量三天之後，通常可以達到85%穩定狀態的血中濃度。
b.無須根據種族、性別，或有嚴重腎功能不全或輕度、中度或重度肝功能不全而調整劑量。(見特殊族群使用)。
c.MYCAMINE與mycophenolate mofetil、cyclosporine、tacrolimus、prednisolone、sirolimus、nifedipine、fluconazole、voriconazole、itraconazole、amphotericin B、 ritonavir或rifampin併用時，無須調整劑量。

3.兒童每日劑量 (年齡在4個月或以上兒童患者的MYCAMINE劑量)

適應症	兒童劑量(一天一次)	
	30 公斤或以下	超過 30 公斤
治療念珠菌血症，急性播散性念珠菌感染，念珠菌腹膜炎和膿瘍	2 mg/kg (每日最高劑量 100 mg)	
治療食道念珠菌感染	3 mg/kg	2.5 mg/kg (每日最高劑量 150 mg)
預防接受 HSCT 患者的念珠菌感染	1 mg/kg (每日最高劑量 50 mg)	

4.靜脈輸注 (不可靜脈大量注射)。

不良反應 1.一般報告指出，micafungin可能會引起由組織胺介導的症狀，包括皮疹、搔癢、顏面腫脹及血管舒張。
2.曾發生注射部位反應的報告，包靜脈炎和血栓靜脈炎。

醫療須知 1.曾有零星病例報告接受micafungin的患者發生嚴重過敏(過敏及類過敏)反應(包括休克)。如果發生這些反應，應停止輸注micafungin並予以適當的治療。
2.對於micafungin治療期間肝功能檢驗出現異常的患者，應監測肝功能惡化的跡象，並且評估繼續micafungin治療的風險/效益。
3.對於在micafungin治療期間腎功能試驗出現異常的患者，應監測腎功能惡化的跡象。
4.對於在micafungin治療期間在臨床或實驗上出現溶血或溶血性貧血跡象的患者，應密切監測這些狀況惡化的跡象，並評估繼續用micafungin治療的風險/效益。

§ 18.5 其他類抗黴菌劑

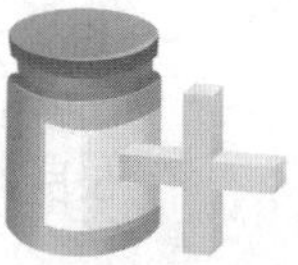

18501 FLUCYTOSINE 孕C 乳 - 食 + 泄 腎 半 3~6h

Rx 500 MG/錠劑(T);

商　　名 Flusine® ◎ (東洋) $83/T(500MG-PIC/S)

藥理作用 在黴菌細胞內可能轉變成5-fluorouracil，其作用為競爭抑制核酸的合成。宿主細胞顯然缺乏這種將本藥改變成活性代謝物的酶，因此不受影響。

適應症 [衛核]白色黴菌病、黴菌性肺炎及產色黴菌病。

[非衛核](1)治療嚴重的全身性念珠菌感染(心內膜炎，敗血症，尿道)。(2)囊球菌感染(腦膜炎，敗血症，肺或尿的)。

用法用量 1天50~150mg/kg，分成數次，每6小時1次。

不良反應 1.偶有-噁心，嘔吐，腹瀉、結腸炎、白血球減少、肝腫大、肝炎。2.嚴重-顆粒白血球缺乏。

醫療須知 1.本藥大部份以原藥尿液，若受損腎功能，可能會造成藥物蓄積。
2.本藥一般療程需費時4~6週，但可能會延長至數月。
3.下列患者要格外小心使用：腎功能損傷，骨髓機能損傷，血液障礙，孕婦或哺乳期，接受輻射治療或癌瘤化學治療的患者。
4.每隔15分鐘以上的週期，給予少許膠囊，以減輕噁心和嘔吐的發生。

18502 GRISEOFULVIN

孕 C 乳 ? 食 + 泄 皮膚 T½ 9~24h

℞ 125 MG, 250 MG, 500 MG/錠劑(T); 250 MG, 500 MG/膠囊劑(C);

商　　名
Fungacin® (派頓) $1.65/C(250MG-PIC/S),
Fuyou® (瑞士) $1.5/T(125MG-PIC/S), $2.66/T(500MG-PIC/S)
Grifucin® (政德/嘉林) $2.66/T(500MG-PIC/S)
Grifulcin® (中美兄弟) $2.66/T(500MG)
Grisen® (榮民) $2.66/T(500MG-PIC/S)
Griseofulvin® (元宙) $2/T(250MG-PIC/S-箔), $1.65/T(250MG-PIC/S)
Griseofulvin® (應元/新功)
Griseofulvin® (政德/嘉信)
Griseofulvin® (生達) $1.5/T(125MG-PIC/S),
Grisomin® (政德)
Gruvin® (中化) $2/T(125MG-PIC/S-箔), $1.5/T(125MG-PIC/S)
Guservin® (保瑞/聯邦)

藥理作用 本藥局限作用於皮膚，指甲，和毛髮的角質素先驅物細胞，可瓦解絲狀分裂的紡錘體，因而停止細胞分裂。後來形成之新的角質素強力與griseofulvin結合，變成對黴菌的侵略有抵抗力。對細菌，酵母或皮癬菌以外的黴菌無效。

適應症 [衛核]甲癬(onychomyosis)、髮癬(tineacapitis)，不適宜局部外用治療或局部外用無效的皮膚黴菌感染。

[非衛核]治療由下列的皮癬菌所引起黴菌感染有效：epidermophyton，mcrosporum，trichophyton。

18 抗黴菌劑

用法用量 1.成人-500mg~g微粒子化或5mg/kg超微粒子化，1天1次單一劑量，或分數次投與。
2.孩童-1天10mg/kg微粒子化或5mg/kg超微粒子化，單一劑量或分次投與。

不良反應 嚴重頭痛、失眠、疲憊、皮膚出疹、蕁麻疹、搔癢、噁心、嘔吐、脹氣、口乾、顆粒性白血球減少、肝毒性、腎毒性。

醫療須知 1.警惕患者避免曝露於強日光下，因為會發生對光敏感。
2.留意griseofulvin會引起肝細胞的壞死，及老鼠肝腫瘤，損傷鼠精子生成、胚精子生成和胚胎毒性，及老鼠與狗的致畸胎作用。雖然這些作用未在人類證實，但若長時間使用，仍需要謹慎。
3.強調繼續治療的需要性，直到感染的生物體完全根絕為止，依臨床及實驗為準。平均治療期為：頭皮癬4~6週，指甲及腳指甲的黴菌感染至少4~6月。
4.對penicillin敏感的患者(有交互敏感反應的危險)及孕婦要小心使用。
5.良好的衛生來避免再感染，保持患部乾躁，因為濕氣會增進黴菌的生長。

§ 18.6 抗黴菌劑複方產品

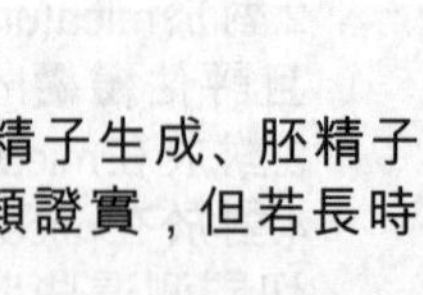

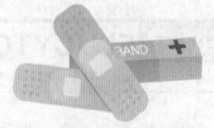

18601 U.U. Antifungal 悠悠香港腳乳膏®（尼斯可）

每 gm 含有：UNDECYLENATE ZINC 200.0 MG；UNDECYLENIC ACID 50.0 MG

適應症 [衛核] 治療皮膚表淺性黴菌感染，如足癬(香港腳)、股癬。

用法用量 比較潮濕的香港腳適用悠悠藥粉，皮膚乾燥的香港腳適用悠悠乳膏‧藥膏，悠悠噴液則乾濕皆宜。

類似產品
Footcon "生達"足康軟膏®（生達）$16.3/Oin (30.0 GM)
U.U.Powder for Athlete's Foot 悠悠香港腳藥粉®（衛肯/尼斯可）
Kinglenic 濕癬藥膏®（健康化學/健喬信元）$16.3/Oin (25.0 GM)
Undacid 安得適軟膏®（榮民）$15.5/Oin (30.0 GM)

18602 U.U. Ointment 悠悠藥膏®（西德有機/尼斯可）

每 gm 含有：UNDECYLENATE ZINC 200.0 MG；UNDECYLENIC ACID 50.0 MG

適應症 [衛核] 治療皮膚表淺性黴菌感染，如：足癬(香港腳)、股癬。

用法用量 一天3~4次，適量塗抹於患處。

醫療須知
1.有此情形者，請勿使用：a.未滿6個月的嬰兒。b.曾因本藥引起過敏症狀的人。
2.有此情形者，使用前請洽醫師診治：a.2歲以下小孩。b.深部皮膚組織感染。
3.有此情形者，使用前請先諮詢醫師藥師藥劑生：a.12歲以下小孩。b.兒童、孕婦、可能懷孕婦女及哺乳婦。c.大面積之體表或皮膚深層感染者。
4.其他使用上注意事項：a.為防止兒童誤食請妥善保管。b.避免陽光直射。

18603 Yananhien "艾力特"癢安寧軟膏®（艾力特）

每 gm 含有：DIPHENHYDRAMINE HCL 5.0 MG；UNDECYLENATE ZINC 200.0 MG；UNDECYLENIC ACID 50.0 MG

適應症 [衛核] 治療皮膚表淺性黴菌感染，如：足癬（香港腳）、股癬、暫時緩解皮膚搔癢。

用法用量 一天3~4次，適量塗抹於患處。

18604 Komelon 克黴隆外用液®（黃氏）

每 ml 含有：DIBUCAINE HCL 0.5 MG；SALICYLIC ACID 20.0 MG；TOLNAFTATE 20.0 MG

適應症 [衛核] 腳癬(香港腳)、腹股溝癬、頑癬、白癬

用法用量 一日2至3回，塗佈於患處。

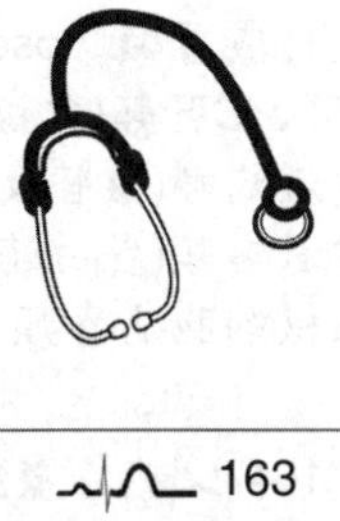

第十九章
抗濾過性病毒劑
Antiviral Agents

人類主要三大類的感染分別為病毒感染、細菌感染及黴菌感染。2010年抗毒類藥品是近年來抗感染用藥中成長最快的產品，成長率4.6%，市占率44.6%，以抗愛滋病毒及肝炎類產品成長最快。2010年全球病毒的感染人數超過5.9億人，以疱疹病毒感染罹患率占比高達57.2%，B型肝炎因為疫苗的普遍施打，罹患率有下降的趨勢，罹患率占比僅0.7%。病毒的感染，因為病毒的變異性很大，治療及預防上有一定的困難度，近年來科技的進步，新藥紛紛上市，以流感而言，無論是在病毒的診斷、疫苗的開發及治療藥物的使用都有進步。

抗病毒藥劑目前在臨床用藥方面受到限制，由於藥物本身干擾細胞內病毒的複製，相同的也傷害宿主細胞，因此若全身性投與，通常毒性非常強。雖然如此，有些較新的抗病毒藥顯示對病毒細胞具有較選擇性的毒性作用，用來治療某些病毒引起的疾病十分有效，尤其是病毒須繼續一段長時間的細胞內複製者，像疱疹性角膜炎 (herpetic keratitis)。還有近年來多所突破的愛滋病毒，B型、C型肝炎，流行感冒病毒的治療藥物。

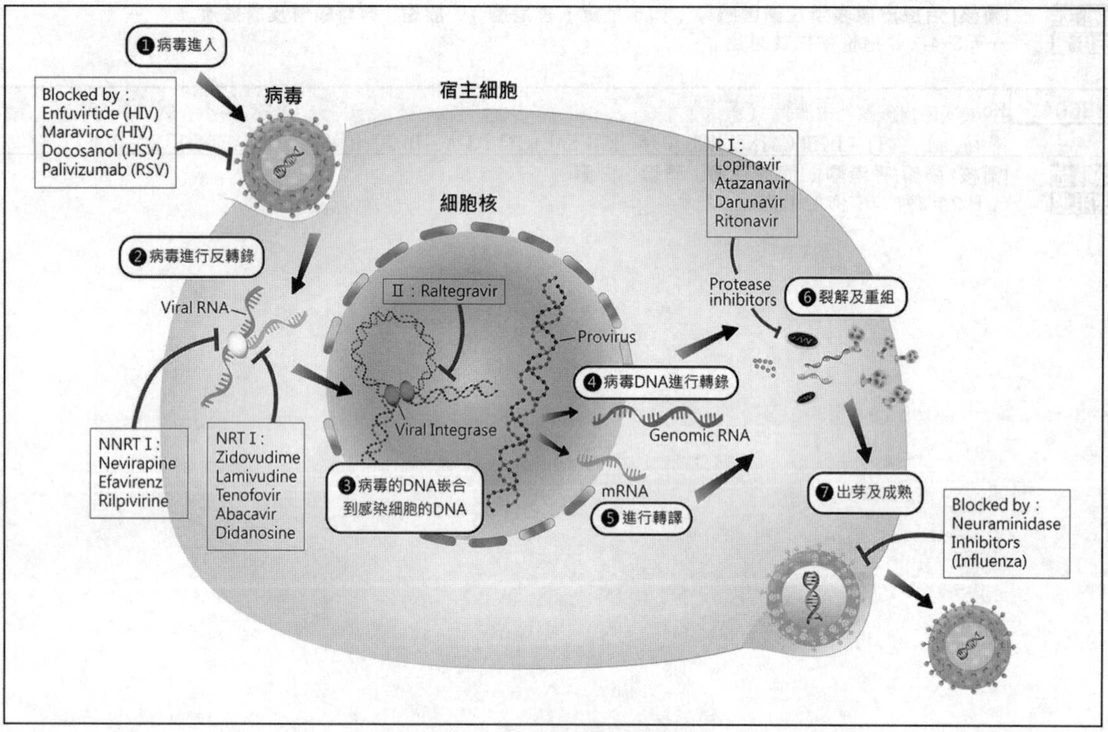

圖19-1 抗病毒藥物作用機轉

抗濾過性病毒藥物可分成：

(1)抗疱疹類：acylovir，famciclovir，valaciclovir
(2)抗流行感冒類：oseltamivir，amatadine
(3)抗B肝、C肝類(非核苷反轉錄酶 I)：lamivudine，zalcitabine
(4)抗愛滋病類(核苷反轉錄酶 I)：abacavir，saquinavir
(5)抗愛滋病類(蛋白酶抑制劑)：nalfinavir，ribavirin
(6)抗巨核細胞病毒類：ganciclovir

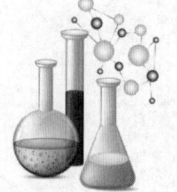

病毒引起之疾病最好的預防處理有主動的免疫法(稀釋的或殺死的病毒疫苗)或某些病例用被動的(病毒抗體)免疫法。

COVID-19(新冠病毒)襲擊全球，確診6.71億例，已造成687萬人死亡。台灣確診997萬例，死亡17,672人(2023/3/3)。現在已有輝瑞、Moderna、AZ等8家新冠疫苗研發成功(參見表78-1)，英國是首先施打的國家，禮來藥廠的新冠病毒抗體也獲得FDA許可。全球目前上市的口服抗新冠病毒的藥物：(1)清冠1號(台灣)獲衛福部許可，已外銷到歐美：(2)Molnupiravir(MSD)臨床證實可降低重症死亡風險大約1半，可口服(已在台灣上市)；(3)Paxlovid(輝瑞)臨床證實其抗重症療效將近九成，可口服(已在台灣上市)。(4)Xocova(Ensitrelvir)日本塩野義抗新冠病毒口服藥獲得日本厚労省批准緊急緊急使用授權(EUA)。

目前正進行多種治療這種新冠狀病毒藥物的臨床試驗：(1)Remdesivir(吉利亞)；(2)Baricitinib(禮來)；(3)Kaletra(艾伯維)；(4)Prezista(嬌生)；(5)Arbidol(前蘇聯藥物化學研究中心)；(6)Ribavirin(學名藥)；(7)IntravenousImmunoglobulin(多家藥廠)；(8)Oseltamivir(羅氏)；(9)Methylprednisolone(學名藥)；(10)透祛瘟顆粒(含黃芩等16味)，部分廠家已獲得許可，如吉利亞；令人擔心的是新冠病毒已有1.2萬種變異，所以新冠病毒流感化似乎已成定局。

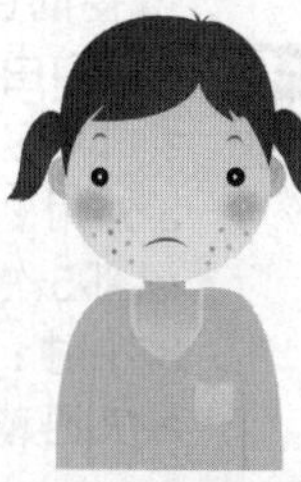

§ 19.1 抗疱疹類

19101 ACYCLOVIR☆▲

孕B 乳? 食+ 泄腎 T½ 2.5～5h

SMC

Rx

200 MG, 400 MG, 800 MG/錠劑(T); 250 MG, 25 MG/ML/注射劑(I); 30 MG/GM, 50 MG/GM/軟膏劑(Oin); 40 MG/ML/懸液劑(Sus); 50 MG, 50 MG/GM/乳膏劑(Cre);

商名

ACV®(成大) $42.3/Cre(50MG/GM-PIC/S-8GM),
Aciclovir® ◎ (HOSPIRA/輝瑞) $213/I(25MG/ML-PIC/S-10ML)
Aciclovir®(南光)
Aclor®(應元) $42.3/Cre(50MG/GM-PIC/S-10GM), $17.3/Cre(50MG/GM-PIC/S-2GM), $17.3/Cre(50MG/GM-PIC/S-3.5GM), $39.5/Cre(50MG/GM-PIC/S-5GM), $17.3/Cre(50MG/GM-PIC/S-3GM), $17.3/Cre(50MG/GM-PIC/S-4GM)
Aclovir®(杏輝) $39.5/Cre(50MG/GM-PIC/S-5GM)
Acyclovir LYO®(霖揚)
Acyclovir Stada®(STADA/康百佳)
Acyclovir®(大豐/一成)
Acyclovir®(永信/永甲) $39.5/Cre(50MG/GM-PIC/S-5GM)
Acylete® * (中化) $4.91/T(400MG-PIC/S), $3.71/T(200MG-PIC/S)
Acylo®(信東) $4.91/T(400MG-PIC/S), $3.71/T(200MG)
Acyvir®(明德/昱任) $40.1/Cre(50MG/GM-PIC/S-6GM), $42.3/Cre(50MG/GM-PIC/S-10GM), $431/Cre(50MG/GM-PIC/S-100GM), $39.5/Cre(50MG/GM-PIC/S-5GM), $40.1/Cre(50MG/GM-PIC/S-6.5GM), $17.3/Cre(50MG/GM-PIC/S-2GM), $17.3/Cre(50MG/GM-PIC/S-3.5GM), $17.3/Cre(50MG/GM-PIC/S-4GM), $42.3/Cre(50MG/GM-PIC/S-8GM), $42.1/Cre(50MG/GM-PIC/S-7.5GM), $17.3/Cre(50MG/GM-PIC/S-3GM)
An Hao®(十全) $39.5/Cre(50MG/GM-PIC/S-5GM), $42.3/Cre(50MG/GM-PIC/S-10GM),
Anclozin®(羅得) $39.5/Cre(50MG/GM-PIC/S-5GM), $17.3/Cre(50MG/GM-PIC/S-3.5GM),
Ankajen®(正和) $42.3/Cre(50MG/GM-PIC/S-10GM),
Antivirs®(人人) $42.1/Cre(50MG/GM-PIC/S-7.5GM), $42.3/Cre(50MG/GM-PIC/S-10GM), $17.3/Cre(50MG/GM-PIC/S-3.5GM), $39.5/Cre(50MG/GM-PIC/S-5GM), $17.3/Cre(50MG/GM-PIC/S-2GM),
Axcel Acyclovir®(KOTRA/韋淳) $39.5/Cre(50MG/GM-PIC/S-5GM)
Cyvirax Cold Sore®(元宙/健得方)
Deherp®(生達) $3.15/T(200MG-PIC/S), $17.3/Cre(50MG/GM-PIC/S-2GM), $39.5/Cre(50MG/GM-PIC/S-5GM), $42.3/Cre(50MG/GM-PIC/S-10GM),
Deviro Oph.®(景德/健喬信元) $395/Oin(30MG/GM-PIC/S-4.5GM),
Deviro®(健喬信元) $4.77/T(400MG)
Deviro®(健康化學) $36.9/Cre(50MG/GM-5GM), $17.3/Cre(50MG/GM-2GM),
Devirus Oph.®(溫士頓) $395/Oin(30MG/GM-PIC/S-4.5GM), $427/Oin(30MG/GM-PIC/S-5GM)
Devirus®(溫士頓) $42.3/Cre(50MG/GM-PIC/S-10GM), $17.3/Cre(50MG/GM-PIC/S-4GM), $42.3/Cre(50MG/GM-PIC/S-8GM), $17.3/Cre(50MG/GM-PIC/S-3.5GM), $17.3/Cre(50MG/GM-PIC/S-3GM), $39.5/Cre(50MG/GM-PIC/S-5GM), $431/Cre(50MG/GM-PIC/S-100GM), $40.1/Cre(50MG/GM-PIC/S-6GM),
Gepaujan Cream®(羅得)
Jinrih®(井田) $39.5/Cre(50MG/GM-PIC/S-5GM),
Kepoline®(永勝)
Lavir®(中美兄弟) $41.2/Cre(50MG/GM-8GM)
Medovir®(MEDOCHEMIE/雙正) $4.91/T(400MG-PIC/S)
Polisu®(仙台)
Porives®(明德/榮民)
Raxzor®(元宙)
Skirax®(回春堂) $3.71/T(200MG), $4.77/T(400MG)
Supola®(中美兄弟/興中美)
Syawe®(明德) $36.9/Oin(50MG/GM-5GM), $40.1/Oin(50MG/GM-PIC/S-6.5GM)
U-Chu Acyclovir®(五洲) $39.5/Cre(50MG/GM-PIC/S-5GM),
Vicorax®(衛達) $41.2/Cre(50MG/GM-10GM), $39.5/Cre(50MG/GM-PIC/S-5GM),

C.B Acylete®（中化）$17.3/Cre(50MG/GM-PIC/S-3GM),
Clovir®（寶齡富錦）$17.3/Oin(50MG/GM-PIC/S-3.5GM), $39.5/Oin(50MG/GM-PIC/S-5GM)
Clovir®（派頓）$39.5/Cre(50MG/GM-PIC/S-5GM), $42.3/Cre(50MG/GM-PIC/S-10GM),
Cyclouir®（大豐）$39.5/Cre(50MG/GM-PIC/S-5GM)
Cyclovax®（REMEDICA/富富）$17.3/Cre(50MG/GM-PIC/S-3.5GM), $39.5/Cre(50MG/GM-PIC/S-5GM), $42.3/Cre(50MG/GM-PIC/S-8GM), $17.3/Cre(50MG/GM-PIC/S-3GM)
Cyclovir®（壽元）$42.3/Cre(50MG/GM-PIC/S-10GM), $39.5/Cre(50MG/GM-PIC/S-5GM),
Virhail®（元宙/華興）$36.9/Cre(50MG/GM-5GM)
Virless LYO®（永信）$213/I(250MG-PIC/S-250MG)
Virless®（永信）$3.71/T(200MG-PIC/S), $10.6/T(800MG-PIC/S)
Virun®（黃氏）$17.3/Cre(50MG/GM-3.5GM), $39.5/Cre(50MG/GM-PIC/S-5GM)
Winsolve VIrless®（永信）$39.5/Cre(50MG/GM-PIC/S-5GM),
Xinvir LYO®（霖揚/意欣）$213/I(250MG-PIC/S-250MG)
Zopes®（健康化學/瑞安）$40.1/Cre(50MG/GM-PIC/S-6GM),
Zovirax Cold Sore® ◎（GLAXO/赫力昂）
Zovirax I.V.® ◎（GLAXO/葛蘭素史克）$213/I(250MG-PIC/S-250MG)
Zovirax Sus.® ◎（ASPEN/葛蘭素史克）$596/Sus(40MG/ML-PIC/S-125ML)
Zovirax® ◎（GLAXO/葛蘭素史克）

藥理作用 本藥被單純疱疹的病毒密碼經thymidine kinase催化轉變成acyclovir monophosphate，再進一步轉變形成diphosphate及triphosphate，後者為本藥的活性型代表物。Acyclovir triphosphate干擾單純疱疹和帶狀疱疹病毒DNA polymerase，因而阻斷病毒的複製，同時增長的DNA鏈可能也被病毒的DNA polymerase介入，因此終止了進一步的增長。

適應症 [衛核]由單純庖疹引起之感染

用法用量 1.口服：每天200mg每4小時1次，或800m每天2次。必須持續治療至少5天。

2.外用：眼膏每4小時塗1次，1天5次，完全痊癒後需再治療至少3天。外用藥膏1天塗敷患部5次，約每隔4小時1次，連續治療至少5天。

3.注射：

a.快速或是單一巨量靜脈注射、肌肉注射、皮下注射aciclovir應避免。

適應症	免疫情況	劑量
Herpes simplex 感染	正常或免疫不全	每八小時 5mg/kg
嚴重Herpes zoster感染(shingles)	正常	每八小時 5mg/kg
Vericella zoster感染	免疫不全	每八小時 10mg/kg
Herpes simplex 腦炎	正常或免疫不全	每八小時 10mg/kg

b.因為此藥是藉由腎臟排泄，對腎功能不全的病患使用aciclovir時要特別小心。建議修正劑量如下表：

Creatinine clearance	Dosage
25~50 mL/min	建議劑量每12小時(5 or 10 mg/kg)
10~50 mL/min	建議劑量每24小時(5 or 10 mg/kg)
0(anuric)~10 mL/min	建議劑量應減半，洗腎之後每24小時(2.5 or 5 mg/kg)

不良反應 1.>1%：在注射部位局部發炎(將近9%)、在注射部位靜脈炎(將近9%)、噁心和嘔吐(將近7%)、增加transaminases(1~2%)、快速增加血清中的urea nitrogen和creatinine(5~10%)、蕁麻疹(將近2%)、發癢(將近2%)、發疹(將近2%)。

2.≦1%：發熱頭痛、低血壓、厭食、不正常的尿液分析(特徵為尿沈渣形成增加)、無尿、排尿困難、血尿、貧血、嗜中性白血球減少、血小板減少、水腫、口渴、腦病變的特徵：嗜眠、感覺遲鈍、震顫、神智不清、幻覺、震動、癲癇、昏迷(將近1%)暈眩、發疹。

醫療須知 1.施用軟膏時要使用finger cot或塑膠手套。

2.儘可能在發現徵兆或症狀之初，趕快開始治療。

3.就是疱疹被控制著，然而，潛伏的病毒可因為壓力、外傷、發燒、曝曬、性交、月經以及服用免疫抑制劑等因素而復發。

4.如果性伴侶一方感染疱疹，禁行性交，因為感染概率極高，且難以預防。

19102 DORAVIRINE

Rx 100 MG/錠劑(T)；

商　名

Pifeltro® ◎（MSD/默沙東）

藥理作用 1.Doravirine是一種可對抗HIV-1的pyridinone類非核苷反轉錄酶抑制劑，會對HIV-1的反轉錄酶(RT)產生非競爭性的抑制作用，從而抑制HIV-1的複製作用。
2.Doravirine並不會抑制人類的細胞DNA聚合酶α、β及粒線體DNA聚合酶γ。

適應症 [衛核]與其他抗反轉錄病毒藥物併用，適用於治療下列感染第一型人類免疫缺乏病毒(HIV-1)的成年病人及體重至少35公斤之兒童及青少年病人：
(1)未接受過抗反轉錄病毒療法。
(2)正穩定接受抗反轉錄病毒療法、已達病毒學抑制狀態(HIV-1 RNA < 50 copies/mL)、未有治療失敗病史，且不具已知與doravirine抗藥性相關的突變。

用法用量 1.本藥對成人的建議劑量為每日一次隨食物或不隨食物口服一顆100毫克錠劑。
2.如果要將本藥與rifabutin併用，應每日兩次(間隔約12小時)服用一錠本藥。

不良反應 1.常見：噁心、頭痛、疲倦、腹瀉、腹痛、暈眩、皮疹、做夢異常、失眠、嗜睡。
2.偶有：發生暈眩、睡眠障礙與干擾及知覺改變這三個預設類別之神經精神不良事件。

醫療須知 1.將本藥與某些其他藥物併用可能會引發已知或可能具有意義的藥物交互作用，其中有些可能會導致本藥的療效喪失，並可能引發抗藥性。
2.在接受合併式抗反轉錄病毒治療的患者中，曾有發生免疫重建症候群的報告。

19103 FAMCICLOVIR

孕B 乳？ 食＋ 泄腎 半2h

Rx 250 MG/錠劑(T);

商名
Famvir® ◎ (COSMO/大昌華嘉) $55/T(250MG-PIC/S),

藥理作用 本藥經口服後在體內會轉化成penciclovir，它能對抗人類疱疹病毒，包括varicella zoster和第一型和第二型的herpes simple。此乃由於penciclovir在體內能迅速且有效地轉化成三磷酸鹽(triphosphate)，penciclovir triphosphate能選擇性地在感染的細胞內能抑制病毒DNA的複製，而不影響正常細胞。

適應症 [衛核]帶狀庖疹及生殖器庖疹急性感染、抑制反覆性生殖器庖疹復發。

用法用量 1.Herpes zoster感染：一天三次，每次250mg，連續7天。
2.First-episode genital herpes感染：一天3次，每次250mg，連續5天。
3.Acute recurrent gential herpes感染：一天2次，每次125mg，連續5天，詳見仿單。

不良反應 1.常見-頭痛、疲憊、噁心；2.偶有-嗜眠、發燒、嘔吐、便祕、咽炎、搔癢。

醫療須知 1.本藥要連續服用數星期後，才能顯示其療效。
2.腎或肝功能受損、癌症患者、老年人及18歲以下患者，服用本藥宜小心。

19 抗濾過性病毒劑

19104 LIDOCAINE▲

孕B 乳？ 泄肝/腎 半1.5～2h

Rx 560 MG, 700 MG/貼片劑(TTS);

商名
Absorbine JR. Plus® (得生)
Ke Teng Patch® ＊ (德山/真富) $29.9/TTS(700MG-PIC/S-700MG)
Lidocaine Patch® (得生/意欣) $30/TTS(700MG-PIC/S-700MG)
Lidopat Patch® (德山) $29.9/TTS(700MG-PIC/S-700MG)
Medisuper Patch® (得生) $28.3/TTS(700MG-PIC/S-700MG)
Xiao Teng Patch® (德山/護民)

藥理作用 此藥品主成分係amide-type類化合物的局部麻醉劑，藉由抑制神經衝動啟動及傳導所需之離子流動，穩定神經細胞膜。使用遠疼貼貼片後，lidocaine穿透未受損傷的皮膚，產生有效的止痛效果。

適應症 [衛核]用於緩解皰疹後神經痛(Post-herpetic Neuralgia)。使用部位僅限於未受損的皮膚。

用法用量 1.移除封套後，使用於疼痛部位的完整未受損之皮膚上。
2.每24小時用一次，每次最多可使用3片，每次使用不超過12小時。移除貼片後至少休息12小時才可再使用。

3.移除封套前可將貼片剪為小片使用。
4.兒童之安全使用劑量並未建立。
5.使用於肝臟功能不佳之病人建議使用較小面積治療。

不良反應 1.在治療期間或治療結束時，局部的不良反應一般說來是溫和的且暫時性的，且會在數分鐘到數小時內消失；包括治療部位的皮膚可能會發生紅斑、水腫、瘀血、丘疹、小水泡、變色、色素消退、灼熱感、搔癢、皮膚炎、瘀斑、剝離或局部知覺異常。
2.使用lidocaine有關的過敏及類過敏性反應，雖然罕見，但可能發生，如蕁麻疹、血管水腫、支氣管痙攣、喉頭痙攣、呼吸困難、休克；如果發生，以各反應狀況之例行處理方法處理。

醫療須知 **第二及第三級房室阻斷(未使用心臟節律器)，嚴重性竇房結阻斷(未使用心臟節律器)，目前正使用class I抗心律不整藥品(quinidine, flecainide, disopyramide, procainamide)曾使用amiodarone hydrochloride，因心律不整引起之低血壓，心律過緩，心室性心律不整。**

19105 METHISOPRINOL(ISOPRINOSINE)

Rx 500 MG/錠劑(T);

商　名

Imin®（永信）$5.4/T(500MG-PIC/S)
Inosine®（派頓/恆信）$3.54/T(500MG)
Isolin®（強生）$5.4/T(500MG-PIC/S)
Methinol®（汎生）$3.54/T(500MG)
Soprinol®（黃氏）$5.4/T(500MG-PIC/S)，
Virux®（皇佳）$5.4/T(500MG-PIC/S)

藥理作用 1.本藥能增加宿主病感染期的免疫能力。
2.臨床試驗結果證實本藥對病毒感染有效。

適 應 症 [衛核]帶狀疱疹、麻疹症狀之緩解

用法用量 最初劑量：每天100mg/kg；維持劑量：每天50mg/kg，每天劑量分次服用(每4小時口服1次)，與其他化學治劑併用，效果更顯著。

不良反應 肝擴大。

醫療須知 **1.由於本藥在體內會被分解成尿酸，故腎功能受損和痛風患者宜小心。**
2.受孕或授乳婦女禁忌使用本藥。

19106 PENCICLOVIR▲

孕B 乳？ 半 9, 10, 20h

Rx 10 MG, 10 MG/GM/乳膏劑(Cre);

商　名

Gendelin®（壽元）
Penvir®（寶齡富錦）$125/Cre(10MG/GM-PIC/S-2GM)

藥理作用 1.Penciclovir在體內及體外試驗均顯示具有對抗單純皰疹病毒(第1型及第2型及水痘帶狀皰疹病毒的活性。
2.在受病毒感染的細胞中，penciclovir會迅速有效地轉化成三磷酸鹽(經由病毒誘發之thymidine kinase的作用)。Penciclovir三磷酸鹽可抑制病毒DNA的複製，並在被感染的細胞中存留超過12小時；其在受水痘帶狀皰疹病毒、第1型單純皰疹病毒及第2型單純皰疹病毒所感染之細胞中的半衰期分別為9、10、及20小時。

適 應 症 [衛核]治療由單純皰疹病毒引起之復發性唇皰疹。

用法用量 1.成人(包括老年人)及12歲以上兒童：膚淨婷唇皰疹乳膏應於患者醒著的時候每隔約2小時塗抹一次。膚淨婷唇皰疹乳膏可用乾淨的手指或單次使用的塗藥棒(對有附塗藥棒的包裝而言)，依患處大小將所需藥量塗抹於患處皮膚上。治療須持續4天。於病灶惡化或治療4天後未獲改善，須徵詢醫師意見。於出現感染徵兆後，應儘早開始治療。
2.兒童(12歲以下)：尚未對12歲以下的兒童進行研究。

不良反應 1.常見：頭痛、用藥部位反應(包括皮膚灼熱感、皮膚疼痛感、麻木感)。
2.過敏、蕁麻疹、過敏性皮膚炎(包括皮疹、搔癢、水泡和水腫)。

醫療須知 **1.本藥只可塗抹在嘴唇和嘴巴周圍的唇皰疹，不建議塗抹在黏膜上(如於眼、口、鼻內或生殖器上)。應特別小心避免塗抹到眼睛裡或靠近眼睛的部位。不可以使用於眼或生**

19 抗濾過性病毒劑

殖器疱疹。建議病患避免傳播病毒，特別是有活動性病灶出現的時候。
2.免疫力嚴重受損的患者(如AIDS患者或接受骨髓移植的患者)如果需要口服治療，應鼓勵他們徵詢醫師的意見。
3.本藥含有棕櫚醇(cetostearyl alcohol)，可能會導致局部皮膚反應(如接觸性皮膚炎)；此外還含有丙二醇(propylene glycol)，可能會導致皮膚刺激。

19107 TROMANTADINE HCL

乳 - 泄 腎

Rx 10 MG/GM/軟膏劑(Oin)； 10 MG/GM/凝膠劑(Gel)；

商名 Viru-Merz Serol® ◎ (MERZ/德譽)

藥理作用 本藥可以抑制濾過性病毒(包括DNA型及RNA型)，並使其病毒活性喪失，尤其是單純疱疹I型及II之病毒最有效。本藥的特殊軟膏基礎劑具有極佳附著性，因而可以增長與皮膚的接觸時間，加強本藥作用的療效。

適應症 [衛核]皮膚及黏膜部位之單純疱疹、帶狀疱疹或濕疹性疱疹濾過性病毒之感染症

用法用量 除非經由醫師特別指示外，一般的用法是將足夠的軟膏塗敷於皮膚感染的部位，而疱疹的主要患部全部塗蓋，每天至少3回，如果病情較嚴重時可增加次數。

不良反應 有時會引起皮膚過敏。

醫療須知 本藥適合用於疱疹病毒早期的發病期，亦即當皮膚或粘膜有刺痛感、持續的疼痛感、搔癢感、緊繃感、重壓感以及開始形成疱疹水痘的徵候時。若是水痘已經鼓脹或破裂時，請不要使用。

19108 VALACICLOVIR▲

孕 B 食 ± 泄 腎 半 3h

Rx 500 MG, 556 MG, 1000 MG/錠劑(T)；

商名
Phavir® (PHARMATHEN/西海) $47.8/T(500MG-PIC/S),
Vacyless® ∗ (永信) $91/T(1000MG-PIC/S), $47.8/T(500MG-PIC/S)
Valaciclovir® (永信)
Valtrex® ◎ (GSK/葛蘭素史克) $47.8/T(556MG-PIC/S),
Vibox® ∗ (中化) $47.8/T(500MG-PIC/S)

藥理作用 1.Valaciclovir是一種抗病毒藥物，為加上l-valine酯的aciclovir。Aciclovir是一種嘌呤(鳥糞嘌呤)核苷酸類似物。
2.Valaciclovir在人體中會迅速且近完全的轉變為aciclovir及valine，可能是由某種稱為valaciclovirhydrolase的酵素所致。Aciclovir是專門對付疱疹病毒的抑制劑，其生體外活性，能對抗單純疱疹病毒(HSV)第一型和第二型、帶狀疱疹病毒(VZV)、巨細胞病毒(CMV)、Epstein-Barr病毒(EBV)和人類疱疹6(HHV-6)。
3.Aciclovir磷酸化成為活性三磷酸鹽時，能抑制疱疹病毒DNA的合成。在磷酸化的第一個步驟，需要病毒專一性酵素的活化作用。在HSV、VZV和EBV中，這種專一性的酵素為病毒thymidinekinase(TK)，它們只在被病毒感染的細胞中出現。而CMV的磷酸化作用，至少有一部分是μ97的磷酸轉移酶基因產物所調節。由於這些磷酸化過程，都需藉由病毒特定的酵素來活化完成。因此可以了解為何aciclovir有如此高的選擇性了。
4.Cellularkinase完成細胞的磷酸化過程(從單磷酸變成三磷酸)。Aciclovir三磷酸鹽競爭性抑制病毒DNA聚合酶，並會崁入DNA鏈，中止DNA的合成，因而阻斷病毒的複製作用。免疫功能健全的患者，若接受aciclovir的治療或預防，長期追蹤其感染菌株，顯示極少有病毒會降低對aciclovir的敏感性，但有極少數免疫功能嚴重不全的患者，可能會有上述情形出現，如：器官移植或骨髓移植的患者，接受化學治療的惡性腫瘤患者和感染人類免疫缺乏病毒(HIV)的患者。

適應症 [衛核]帶狀庖疹、復發性生殖器庖疹的預防及治療。
[非衛核]本藥用治療帶狀疱疹，能快速解除疼痛，減輕患者由帶狀疱疹引起之疼痛的期間及比率；這些疼痛和疱疹癒後神經痛。出現單純疱疹復發的最初徵兆時，立即服用本藥，可避免產生損傷。

用法用量 1.成人劑量：治療帶狀疱疹，一天3次，每次1000mg，持續七天。復發性感染應持續治療五天，初次感染可能較為嚴重，療程有時必須持續長達十天。應儘早開始服藥。最好在單純疱疹復發的前兆或出現復發徵兆時立即服用。
2.兒童劑量：尚無資料。
3.老人劑量：除腎功能嚴重損傷，否則無需調整劑量，但應持續攝取適量的水份。

不良反應 於治療帶狀疱疹或單純疱疹的臨床試驗中，最常見副作用是輕微的頭痛和噁心、這些症狀在使用valaciclovir，aciclovir和安慰劑的患者皆有相似的比率、臨床試驗顯示，免疫力嚴重受損的患者長期服用高劑量的valaciclovir(一天8g)，曾發生腎功能不全、小血管病變性溶血性貧血及血小板過低症等狀況(有時是合併出現)、具有相同病況，卻未接受valaciclovir治療的患者也曾經發生這些狀況。

醫療須知 1.腎功能嚴重受損的患者，需調整劑量。2.許多體內與體外的致突變性試驗結果顯示valaciclovir不可能有對人類造成基因突變的危險。對大白鼠及小老鼠的生物實驗中，valaciclovir沒有致癌性。3.Valaciclovir對大白鼠或兔子沒有致畸性。4.Valaciclovir口服給藥，不會影響雄鼠或雌鼠的生殖力。

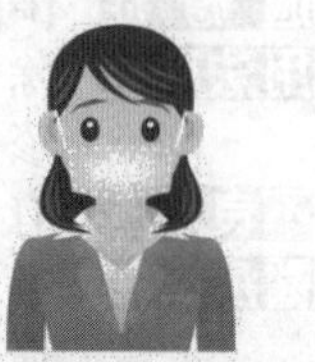

§ 19.2 抗流行性感冒類

19201 AMANTADINE

孕C 乳- 食+ 泄 腎 ½ 9～37h

℞ 100 MG/錠劑(T)； 100 MG/膠囊劑(C)； 10 MG/ML/液劑(Sol)； 100 MG/GM/顆粒劑(Gr)；
10 MG/ML/糖漿劑(Syr)；

商　名

Amanda®(衛達) $2.78/T(100MG-PIC/S)
Amandin®(優生) $2.78/C(100MG-PIC/S),
Amandin®(大豐) $2.78/C(100MG-PIC/S)
Amandine®(華興) $2.78/T(100MG-PIC/S)
Amanta®(政德)
Amantadine®(回春堂) $2.78/C(100MG-PIC/S)
Amantadine®(政德) $2.15/C(100MG),
Amantec®(順華) $2.78/C(100MG-PIC/S)
Amanxin®(應元/豐田) $2.15/T(100MG)
Amtadine®(元宙)
Anrigin®(黃氏) $2.78/T(100MG-PIC/S)
Antadine®(信隆) $2.78/C(100MG-PIC/S),
Antadine®(永吉) $2.78/T(100MG-PIC/S)
Atadin®(生達) $2.78/C(100MG-PIC/S)
Decold®(羅得) $2.78/C(100MG-PIC/S)
Dopadine®(瑞士) $2.78/T(100MG-PIC/S)
Ema®(強生)
Enzil®(永信) $2.78/T(100MG-PIC/S)
Influ®(井田) $2.78/C(100MG-PIC/S),
Manta®(正和) $2.78/C(100MG-PIC/S)
Patadine®(晟德)
Unitadin®(保瑞/和安行)
Viracon®(應元) $2.78/T(100MG-PIC/S)

藥理作用 早期時抑制病毒的複製，可能藉防止病毒核酸除去外膜(uncoating)和阻斷核酸釋出到宿主細胞。增加dopamine從中樞神經系的神經末端釋出。

適應症 [衛核]巴金森病，預防及治療A型流行性感冒症狀。
[非衛核](1)亞洲型(Asian 'A')流行性感冒感染的預防和症狀處理，尤其是高危險的患者或有可能接觸到病毒的地方例如：在醫院監護，感染的家屬。(2)帕金森氏症或藥物引起的錐體外反應之症狀治療，通常和L-dopa併用。(3)腦栓塞所伴隨的後遺症如憂鬱，自發性低下的改善。

用法用量 1.流行感冒：成人—1天200mg，單一劑量或分2次投與。孩童(1~9)—1天4.4~8.8mg/kg，(1天最大量為150mg)分2或3次等量投與。
2.帕金森氏症：100mg，1天2次，若需要可增加至1天400mg。

不良反應 噁心、眩暈、頭重腳輕、焦慮不安、過度興奮、混亂、輕度抑鬱、神經質、注意力不集中、起立性低血壓(orthostatic hypotension)、尿液遲疑(urinary hesitancy)便秘。

醫療須知 1.下列患者要小心使用：癲癇、驚厥患者、充血性心臟衰竭、末梢水腫、腎損傷、起立性低血壓、肝病、皮膚出疹或其他過敏性皮膚病患者、精神病、年老或衰弱的患者。
2.小心患者避免從事危險的工作，因為眩暈、混亂，和視覺模糊會發生。尤其是治療的初期。

3.留意amantadine無法壓抑抗體反應，因此和流行性感冒A病毒疫苗同時使用。直到抗體反應發生。在給予疫苗後投與本藥2~3週。當單獨用來預防時，在流行期應該持續用藥，通常6~8週。
4.通知患者會發生網狀青斑(皮膚的斑駁狀通常為下肢)，停藥或減量將會消失。
5.帕金森症患者不可突然停藥，否則可能造成帕金森危象(症狀包括運動不能僵直、震顫、精神混亂)。
6.本藥在治療流行性感冒時，症狀出現後24內小時內服藥(但勿超過48小時)，才能有效緩解；並於症狀消失後24~48小時才停藥。

19202 BALOXAVIR MARBOXIL

Rx 20 MG/錠劑(T);

商名 Xofluza® (SHIONOGI/塩野義)

藥理作用 1.Baloxavir marboxil活性物選擇性抑制A型及B型流感病毒之CAP依存性內切酶(Cap-Dependent Endonuclease)。
2.CAP依存性內切酶為一種能夠識別並切斷宿主細胞mRNA前驅物，從而產生病毒mRNA合成必需之引子(primer)的RNA片段之酵素。
3.Baloxavir marboxil活性物，抑制CAP依存性內切酶，進而阻斷病毒mRNA合成，以達到抑制病毒增殖作用。

適應症 [衛核]1.適用於治療5歲以上且體重20公斤以上病人之A型及B型流行性感冒病毒急性感染。
2.適用於5歲以上且體重20公斤以上兒童、青少年及成人於密切接觸流感病人後預防流行性感冒。

用法用量 1.體重40~80公斤的成人及12歲以上兒童，建議劑量為單次口服投與20mg錠2錠(baloxavir marboxil 40mg)。
2.體重80公斤以上病患則為單次口服投與20mg錠4錠(baloxavir marboxil 80mg)。
3.服藥時，可與或不與食物併服，但應避免和乳製品、高鈣飲品、含多價陽離子緩瀉劑、抗酸劑或口服補充劑(例如：鈣、鐵、鎂、硒或鋅)併服。

不良反應 1.最常見的副作用包括腸胃道症狀如腹瀉、腹痛，以及感冒相關症狀如支氣管炎、咽喉炎、鼻竇炎等。
2.少見的副作用包括肝功能指數(AST、ALT)上升、過敏反應如血管性水腫、紅疹等。

醫療須知 1.臨床上並非每一位A型及B型流感病患皆需要抗病毒製劑，因此投與本藥前應審慎評估給藥的必要性。
2.本藥對治療細菌感染無效。
3.重度肝功能不全的病患請慎重投與。
4.罹患流感時，曾有出現異常行為之病例報告(如摔倒)，但與是否服用抗流感病毒藥物或服用藥物之種類無關。
5.嚴重細菌感染時可能以類流感症狀表現，或於流感病毒感染後也可能合併繼發性的細菌感染。故已知細菌感染或懷疑為細菌感染時，請適當地投與抗生素治療。
6.本藥物不得與含多價陽離子之製劑或乳製品並服，會形成螯合物而降低吸收。
7.若近期曾接種流感疫苗，使用本藥物可能導致疫苗效果下降。

19203 OSELTAMIVIR▲

孕C 乳 - 食 ± 泄 Esteras/腎 半 1~3h

Rx 75 MG, 98.5 MG, 98.527 MG, 98.53 MG/膠囊劑(C); 7.882 MG/粉劑(P);

商名
Anflu® * (生達)
Eraflu® * (永信)
Fluvir® (HETERO/凱沛爾)
Oselta-Ful® * (中化)
Oseltamivir® (MYLAN/邁蘭)
Tamiflu® ◎ (CENEXI/羅氏)
Tamiflu® ◎ (DELPHARM/羅氏)

Oseltamivir® (LUPIN/微確)

藥理作用 1.本藥為神經胺酶抑制劑，可直接作用到流行性感冒病毒。
2.神經胺酸(neuraminidase)是流行性感冒病毒的一個重要的表面蛋白質，它促使新形成的病毒從宿主細胞釋出，而且幫助病毒穿過呼吸道黏膜細胞。
3.抑制病毒神經胺酸的作用可以阻止新形成的病毒從感染細胞釋出，降低流感病毒的散播。

適 應 症 **[衛核]成人和兒童(包含足月新生兒)的流行性感冒之治療。**
成人和1歲或以上兒童的流行性感冒之預防。

用法用量 1.Oseltamivir可以和或不和食物一起服用。然而，如果和食物一起服用可能會增加某些患者對藥物的耐受性。
2.流行性感冒的治療
必須在出現流行性感冒症狀的第一或第二天內開始進行治療。
成年人和青少年：
Oseltamivir在成人及13歲或以上青少年的口服建議劑量為75mg，每天2次，為期5天。成人及13歲或以上青少年若無法吞服膠囊，可服用劑量75mg oseltamivir懸浮液，每天2次，為期5天。
孩童：
若兒童的體重超過40公斤以上，且能夠吞服膠囊，則可以服用75mg膠囊，或一顆30mg膠囊加上一顆45mg膠囊，每天2次，以取代oseltamivir懸浮液的建議劑量(見以下)。
1歲或以上兒童服用oseltamivir的建議劑量為：
體重≤15公斤30mg，每天2次，為期5天
體重>15~23公斤45mg，每天2次，為期5天
體重>23~40公斤60mg，每天2次，為期5天
體重>40公斤75mg，每天2次，為期5天

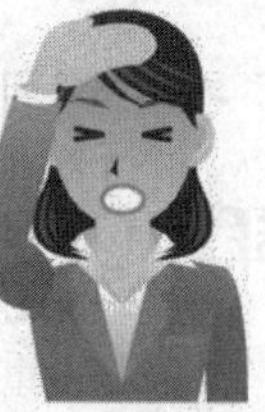

3.流行性感冒的預防
成年人和青少年：
Oseltamivir對於與受感染個體有密切接觸的流行性感冒預防上，其口服建議劑量為75mg，每天一次，服用10天，必須在接觸病源的兩天內開始進行治療。在爆發社區性流行性感冒流行期間，預防疾病的建議劑量為每天一次75mg的oseltamivir。6個星期的安全性和療效已獲得證實。隨著藥物的持續使用，其保護作用也會隨著持續下去。
孩童：
若兒童的體重超過40公斤以上，且能夠吞服膠囊，則可以服用75mg膠囊，或一顆30mg膠囊加上一顆45mg膠囊，每天一次，服用10天，以取代oseltamivir懸浮液的建議劑量。
1歲或以上兒童服用oseltamivir用來預防的建議劑量為：
體重≤15公斤30mg，每天一次，為期10天
體重>15~23公斤45mg，每天一次，為期10天
體重>23~40公斤60mg，每天一次，為期10天
體重>40公斤75mg，每天一次，為期10天
4.腎功能障礙患者
流行性感冒的治療：
對於肌酸酐清除率(creatinine clearance)高於30毫升/分鐘的患者，並不需要調整劑量。對於肌酸酐清除率為10~30毫升/分鐘的患者，我們建議可以降低oseltamivir的用量至75mg，每天給藥一次，為期5天。對於需要進行例行性血液透析和持續性腹膜透析的腎病末期患者，以及肌酸酐清除率≤10毫升/分鐘的患者，尚未有可供參考建議劑量。
流行性感冒的預防：
對於肌酸酐清除率高於30毫升/分鐘的患者，並沒有調整劑量的必要。對於接受oseltamivir治療且其肌酸酐清除率為10~30毫升/分鐘的患者，我們建議oseltamivir的用量

可降低至75mg，每隔一天方式給藥，或每天給予一次30mg膠囊或30mg的口服懸液用粉劑。對於需要進行例行性血液透析和持續性腹膜透析的腎病末期患者，以及肌酸酐清除率≤10毫升/分鐘患者，尚未有可供參考的建議劑量。

不良反應 常見：噁心(沒有嘔吐)、嘔吐、腹瀉；偶有：支氣管炎、腹痛、暈眩、頭痛、咳嗽、失眠、眩暈、疲倦。

醫療須知 1.本藥可幫助患者提早2~3天回復正常活動力，至多可縮短患者症狀維持時間60%。
2.本藥為處方用藥，須經醫師處方纔可服用，服用後24小時可觀查到治療效果。
3.流行性感冒症狀發生後24小時內服用本藥者，比40小時內服用者效果好，症狀持續時間分別可減少2天及1.3天。
4.雖然FDA核准本藥用於流行性感冒的治療與預防，但仍不能取代老年人及危險族群每年固定之疫苗接種。
5.沒有證據顯示oseltamivir對A型及B型流行性感冒病毒以外的病原所引起的疾病有效。
6.建議對肌酸酐清除率為10~30毫升/分鐘的流行性感冒患者，在其治療和預防上需要做劑量上的調整。對於需要進行例行性血液透析和持續性腹膜透析的腎病末期患者，以及肌酸酐清除率≤10毫升/分鐘的患者，尚未有可供參考的建議劑量。
7.一瓶30公克的oseltamivir口服懸液用粉劑中含有25.713公克的sorbitol。若每天服用兩次45mg的oseltamivir，將會同時服下2.6公克的sorbitol。對併有遺傳性果糖不耐症的患者，這已超過其每日sorbitol建議量的最高上限。Oseltamivir不可用於1歲以下的幼童。
8.神經精神方面事件(neuropsychiatric events)：上市後的藥品案例通報顯示(來自日本為多)，流感患者在使用oseltamivir時，會產生自殘、妄想的情形。這些報告主要發生於兒科患者，造成這些事件的原因不明。流感患者服用oseltamivir的整個期間，均應小心監測其不尋常行為之徵兆。

19204 PERAMIVIR HYDRATE▲

孕C 乳 - 泄 腎

℞ 349 MG, 349.4 MG/注射劑(I);

商 名 Pera-Ful®(中化)　Rapiacta®◎(NIPRO/塩野義)

藥理作用 1.Peramivir選擇性抑制人類A型及B型流感病毒之神經胺酸酶。流感病毒之神經胺酸酶具有切斷sialic acid的活性，當其切斷oligosaccharide末端的sialic acid時，病毒的子代會開始自感染細胞的表面游離出來。
2.Peramivir則是藉由抑制神經胺酸酶來抑制子代病毒自感染細胞的表面游離出來，以防止病毒擴散至其他細胞，故對病毒增殖有抑制作用。

適應症 [衛核]治療成人及一個月大以上兒童之A型及B型流感病毒急性感染。

用法用量 1.宜於症狀發生後48小時內使用本藥。
2.成人建議劑量為300mg，每次最多不得超過600mg，15分鐘以上單次點滴靜脈注射。
3.兒童建議劑量為10mg/kg，每次最多不得超過600mg，15分鐘以上單次點滴靜脈注射。
4.血液透析病人請於透析後投與。

不良反應 1.主要為腹瀉(5.8%)，嗜中性白血球減少(2.8%)，蛋白尿(2.5%)、嘔吐(5.1%)。
2.重大副作用(極少發生)：休克、過敏性反應、白血球減少、嗜中性白血球減少、肝功能不良、黃疸、急性腎衰竭、異常行為。

醫療須知 1.本藥可使病患提早約2~3天症狀回復。
2.本藥不經肝臟代謝，不會影響主要肝酵素CYP450代謝，且不抑制P-glycoprotein之藥物輸送，由腎臟排除，須依腎功能調整劑量。
3.含賦形劑氯化鈉540.0mg和注射水，有心臟、循環器官功能不良或腎功能不良病患使用需慎重。
4.曾有流感患者因投與神經胺酸酶抑制劑(包含RAPIACTA)出現瞻望和異常行為而導致傷害。因為這些報告是自願性的通報，因此無法做發生率的評估，但是發生情形並不常見。

5.本藥對流感病毒以外的疾病(例如：細菌感染)無效。故細菌感染或懷疑細菌感染時，請適當投與抗生素進行治療。

19205 ZANAMIVIR 孕C

℞ 5 MG/吸入劑(Inh);

商 名 Relenza Rotadisks® ◎ (GLAXO WELLCOME/葛蘭素史克)

藥理作用 1.Zanamivir是一種強效且具高度選擇性神經胺酸酶(neuraminidase：流行性感冒病毒表面酵素)抑制劑。病毒的神經胺酶可幫助新形成的病毒粒子自被感染的細胞中釋放出來，也會使病毒更容易通過黏膜抵達上皮細胞表面，從而使病毒感染其它細胞。
2.體外及體內試驗都顯示，抑制此酵素可遏阻A型及B型流行性感冒病毒的複製，此抑制作用可涵蓋A型流行性感冒病毒的所有已知神經胺酸酶亞型。

適應症 [衛核]治療及預防成人及兒童(≥5歲)之A型及B型流行性感冒。

用法用量 1.治療A型或B型流行性感冒，建議劑量為每次10mg，每日2次，並持續5日。
2.預防A型或B型流行性感冒，建議劑量為每次10mg，每日1次，並持續10日。
3.社區爆發感染時，預防A型或B型流行性感冒，建議劑量為每次10mg，每日1次，並持續28日。
4.兒童、老年人、腎功能損害者、肝功能損害者，皆不需調整劑量。

不良反應 1.Zanamivir 經口吸入投與後的耐受性極佳。在臨床試驗中，包括那些針對高危險者(老年人，以及併有某些慢性疾病的患者)所進行的研究，zanamivir組中所發生的不良反應都和安慰劑組相當。
2.Zanamivir被核准於治療流行性感冒之後曾發生下列事件。(極罕見<1/10,000)
(1)免疫系統疾患：極罕見：過敏性反應(包括顏面水腫及口咽水腫)。
(2)呼吸道、胸部及縱膈疾患：極罕見：支氣管痙攣、呼吸困難
(3)皮膚及皮下組織疾患：極罕見：皮疹、蕁麻疹

醫療須知 感染流行性感冒可能會使氣道的反應性升高。在因流行性感冒而接受治療的患者中，曾有因使用zanamivir後出現支氣管痙攣及(或)呼吸功能降低現象之報告，但極為罕見，其中部份患者過去並無任何呼吸道疾病病史。任何出現此類反應的患者都應停用zanamivir，並就醫檢查。併有呼吸道疾病的患者，應盡量避免使用zanamivir，或應隨時備妥速效性支氣管擴張劑。

§19.3 抗B型肝炎(非核苷反轉錄酶 抑制劑)

B型肝炎是肝臟病毒性感染，有可能危害生命。全球有超過二十億人感染B型肝炎，大約有三億五千萬人感染慢性B型肝炎，其中有75%發生在亞洲。據統計全世界每年有超過五十萬人死於肝癌，而有多達百分之八十的肝癌是由B型肝癌所引起的。這相當於每天有2,700人、每小時有114人、每分鐘有兩人因B型肝炎而死亡。

B型肝炎最常見的症狀包括：發燒、疲倦、噁心、肌肉酸痛、黃疸和食慾不振。可能感染B型肝炎的人如下：①已感染的母親所生下的小孩②跟已感染B型肝炎者進行沒有保護措施的性行為③和已感染者共用私人物品，例如牙刷、刮鬍刀④做有可能接觸人血的工作⑤使用未消毒的針頭⑥到B型肝炎常見的地區旅行。

慢性B型肝炎抗病毒療法的首要目標在於抑制病毒複製，通常視HBV DNA減少的程度而定。這是減少或防止肝受損或肝病發生的關鍵。

曾有或目前有B型肝炎病毒感染之病人接受直接作用型抗C型肝炎病毒藥品(direct-acting antivirals, DAAs)治療後，可能有B型肝炎病毒再活化之風險，此風險通常於開始治療後之四至八週內發生。少數案例因而導致嚴重肝臟疾病或死亡。

經衛生署核准可用於治療慢性B型肝炎的藥物：

藥物	特性
Entecavir	可抑制病毒複製的最新療法，被視爲迄今治療B型肝炎最有效的口服抗病毒藥。
Lamivudine	一天一次的口服錠，主要問題在於治療期間與之後。B型肝炎病毒有可能發生突變。
Adefovir dipivoxil	一天一次的口服錠，主要問題在於服藥期間有腎中毒現象。
Inteferon-alpha	一週注射數次，持續六個月至一年，有時甚至更久。這種藥物可能引起流行性感冒的症狀、憂鬱和頭痛等副作用。
Pegylated interferon	一週注射一次，通常持續六個月至一年。這種藥物可能引起流行性感冒的症狀、憂鬱和其他精神問題等副作用。

健保給付慢性B肝治療，必須符合下列六項條件中至少一項，未達標準時若要治療，必須自費：

1.HBsAg(+)且已發生肝代償不全者。
2.HBsAg(+)超過6個月與HBeAg(+)超過3個月。
3.HBsAg(+)者在進行器官移植後B肝發作；患者接受肝臟移植前亦可作預防性使用。
4.HBsAg(+)者在接受化學治療過中B肝發作，得經照會消化專科醫師同意後使手。
5.HBsAg(+)超過6個月與HBeAg(+)超過3個月，ALT值介於正常值上限之2到5倍之間並經肝切片證實HBcAg陽性之患者。
6.HBsAg(+)超過6個月與HBeAg(-)超過3個月，且過去6個月內的ALT值曾2度大於正常值上限2倍以上，並經肝切片證實HBcAg陽性之患者。

19301 EFAVIRENZ▲

孕C 乳 - 食 ± 泄 肝 ½ 52～76h

Rx 600 MG/錠劑(T)；

商 名
Efanzy® ＊（聯亞）$28.6/T(600MG-PIC/S)
Estiva-600®（HETERO/凱沛爾）$28.6/T(600MG-PIC/S)
Immupnyn® ＊（中化/惠而適）

藥理作用 1.本藥為HIV-1非核苷反轉錄酶抑制劑(NNRTI)。與反轉酶直接結合而阻斷病毒RNA聚合酶(polymerase)之活性。
2.半衰期：52~76h(單劑量)，40~55h(多劑量)。

適應症 [衛核]用於人體免疫缺乏病毒第一型(HIV-1)感染之成人、青少年和兒童的抗病毒合併療法。

用法用量 1.成人：併用蛋白酶抑制劑(protease inhibitor)或核苷類反轉錄酶抑制劑(Nucleoside analogue Reverse Transcriptase Inhibitors; NRTIs)治療時，本藥的推薦劑量是每天一次口服600mg。視情況需要，不一定要與食物併用。
2.青少年及兒童(17歲及17歲以下)：併用蛋白酶抑制或核苷類反轉錄酶抑制劑治療時，本藥的推薦劑量如表一所列。

本品小兒科使用劑量每天投與一次

體重（公斤）	STOCRIT 劑量（公絲）
13-15	200
15-20	250
20-25	300
25-32.5	350
32.5-40	400

體重超過 40 公斤之兒童的建議劑量是 600 公絲，每天投與一次。

不良反應 最常被報告與藥物相關、中度嚴重程度以上的不良反應經驗是皮疹(13.1%)、噁心(10.4%)、暈眩(9.2%)、腹瀉(6.8%)、頭痛(6.3%)、失眠(6.1%)、疲倦(5.6%)和注意力不集中(5.3%)。

醫療須知 1.本藥不可單獨用於治療HIV或在已無效的療程中作為唯一的增加治療藥物。在開始本藥治療時，必須併用一個或多個患者先前並未使用過的新抗反轉錄病毒藥物。與本藥併用時，抗反轉錄病毒藥物的選擇必須考量病毒產生交互抗藥性(cross-resistance)的可能性。單獨使用本藥時，很快會產生具抗藥性的病毒。

2.如果懷疑患者無法忍受而需要中斷合併療法中任一抗反轉錄病毒藥物時，必須慎重考量同時停用所有的抗反轉錄病毒藥物。當無法忍受的症狀解除後，所有的抗反轉錄病毒藥物必須同時恢復使用。不建議採間歇性的單一療法和漸進式的再投與抗反轉錄病毒藥物，因為這會增加產生抗藥性病毒的可能性。

3.由本藥的動物試驗，曾觀察到其胎兒會有畸形的現象；因此，接受本藥治療的婦女應避免懷孕。阻隔式避孕法必須併用其他的避孕法(如口服或其他荷爾蒙避孕藥)。

19302 ENTECAVIR▲

孕 C 乳 - 泄 腎 T½ 128～149h

Rx 0.5 MG, 1 MG/錠劑(T);

商　名

Baraclude® ◎ (PATHEON/必治妥施貴寶) $91/T(0.5MG-PIC/S), $130/T(1MG-PIC/S)
Baravir® ∗ (皇佳/意欣) $110/T(1MG-PIC/S), $76/T(0.5MG-PIC/S)
Barazer® ∗ (健喬信元/瑞安) $84/T(0.5MG-PIC/S)
Becavir® ∗ (十全/瑩碩) $82/T(0.5MG-PIC/S),
Becavir® ∗ (聯亞/瑩碩) $125/T(1MG-PIC/S)
Besano® ∗ (培力) $77/T(0.5MG-PIC/S), $116/T(1MG-PIC/S),
Bocanon® ∗ (五洲/勝群) $114/T(1MG-PIC/S), $81/T(0.5MG-PIC/S)
Canleaver® (中化/中化裕民)
Encaver® ∗ (十全) $79/T(0.5MG-PIC/S)
Entecavir Sandoz® (NOVARTIS/山德士) $74/T(0.5MG-PIC/S), $108/T(1MG-PIC/S)
Entigin® ∗ (永信) $117/T(1MG-PIC/S), $79/T(0.5MG-PIC/S)
Envir® ∗ (中化) $113/T(1MG-PIC/S), $81/T(0.5MG-PIC/S)
Hepato-Ease® ∗ (瑞士) $77/T(0.5MG-PIC/S), $121/T(1MG-PIC/S)
Hepuri® ∗ (生達) $82/T(0.5MG-PIC/S)
Livepro® (健亞)

藥理作用 1.Entecavir是一種鳥嘌呤核苷類似物，對HBV聚合酶具有抑制活性，它在多種細胞都能有效磷酸化，形成有活性的三磷酸型式，其在細胞內的半衰期為15小時。

2.藉著與天然受質三磷酸去氧鳥嘌呤競爭，三磷酸entecavir在功能上抑制HBV聚合酶[反轉錄酶(reverse transcriptase)，rt]的三種活性：(1)鹼基引發，(2)從前基因體信使核糖核酸(messenger RNA)反轉錄複製HBV負股，(3) HBV正股DNA的合成。

適 應 症 [衛核]治療有B 型肝炎病毒複製跡象之成人及2 歲以上兒童之慢性B 型肝炎病人。

用法用量 1.對於未曾接受核苷治療的成人和16歲以上青少年，治療慢性B型肝炎病毒感染的entecavir建議劑量是0.5mg每日一次。

2.對於在lamivudine治療期間有B型肝炎病毒血症跡象或有lamivudine抗藥性突變的成人和青少年(16歲以上)，建議劑量是1mg每日一次。

3.Entecavir應空腹服用(飯前至少2小時及飯後至少2小時)。

4.肝臟尚具代償能力(compensated liver disease)

對於未曾接受核苷治療的成人和16歲以上青少年，治療慢性B型肝炎病毒感染的本藥建議劑量是0.5毫克每日一次。

對於在lamivudine治療期間有B型肝炎病毒血症跡象或lamivudine或telbivudine抗藥性突變rtM204I/V含或不含 rtL180M、rtL80I/V或rtV173L的成人和青少年中(至少16歲)，建議劑量是每日一次1毫克。

5.肝臟功能代償不全(decompensated liver disease)

對於慢性B型肝炎病毒感染以及肝臟功能代償不全的成人肝病患者，本藥建議劑量為1毫克，每日一次。

6.在腎功能不全的患者，由於肌酸酐廓清率降低，因此entecavir的擬似口服廓清率降低。建議肌酸酐廓清率低於50mL/min的患者調整劑量，包括接受血液透析或連續移動性腹膜透析(CAPD)的病患在內，如表1所示。

表 1：BARACLUDE 用於腎功能不全患者之建議劑量

肌酸酐廓清率(mL/min)	一般劑量(0.5 mg)	Lamivudine 治療無效或肝臟功能代償不全(1 mg)
≥50	0.5 mg 每日一次	1 mg 每日一次
30 至<50	0.25 mg 每日一次[a] 或 0.5mg 每 48 小時	0.5 mg 每日一次 或 1mg 每 48 小時
10 至<30	0.15 mg 每日一次[a] 或 0.5mg 每 72 小時	0.3 mg 每日一次[a] 或 1mg 每 72 小時
<10 血液透析[b]或 CAPD	0.05 mg 每日一次[a] 或 0.5 mg 每七日	0.1 mg 每日一次[a] 或 1 mg 每七日

[a] 對於小於 0.5mg 的劑量，建議使用貝樂克口服液劑
[b] 血液透析後給藥

不良反應 偶有：a.胃腸：腹瀉、消化不良、噁心、嘔吐。b.一般：疲倦。c.神經系統：頭痛、頭暈嗜眠。d.精神：失眠。

醫療須知 1.曾有患者停止抗B型肝炎治療(包括entecavir治療)後B型肝炎急性惡化的報告。停止抗B型肝炎治療以後至少幾個月，應藉由臨床及檢驗追蹤密切監測患者的肝功能。適合的話，可能需要恢復抗B型肝炎治療。
2.腎功能不全：對於肌酸酐廓清率<50mL/min的患者，包括接受血液透析或CAPD治療中的患者，建議調整entecavir的劑量。
3.肝臟移植患者：entecavir用於接受肝臟移植者的安全性與療效不明。對於曾經接受或正在接受可能會影響腎功能的免疫抑制劑(例如cyclosporine或tacrolimus)治療的肝臟移植患者，如果需要entecavir治療，則在開始entecavir治療之前與治療期間，均應小心監測評估其腎功能。
4.應小心停止治療後之肝炎急性惡化(recurrent hepatitis)。此外，核苷類似物，單獨或併用抗反轉病毒藥物可能與乳酸中毒或肝腫大有關。
5.Entecavir治療並不建議於HIV/Hepatitis B Virus(HBV)合併感染未接受高度活性抗反轉錄酶療法 (Highly Active Antiretroviral Therapy，HAART)的患者，因有可能產生HIV抗藥性。

19303 LAMIVUDINE▲

孕 C 乳 ? 食 ± 泄 腎 半 5~7h

Rx 100 MG, 150 MG, 300 MG/錠劑(T)； 10 MG/ML/液劑(Sol)；

商 名
3TC® ◎ (BORA/葛蘭素史克) $1186/Sol(10MG/ML-PIC/S-240ML),
3TC® ◎ (GSK/葛蘭素史克) $66/T(150MG-PIC/S),
Kambix® (五洲/勝群)
Lamidine® ∗ (健喬信元) $35.4/T(100MG-PIC/S)
Lamivudine® ∗ (聯亞) $66/T(150MG-PIC/S), $105/T(300MG-PIC/S),
Lavidine® ∗ (健喬信元/瑞安)
Lavudin® ∗ (生達)

藥理作用 本藥為抗病毒藥物，在所有試驗細胞株及實驗感染動物中，具有高度對抗B型肝炎病毒的活性。本藥會經由已經感染及沒有感染的細胞代謝為triphosphate(TP)衍生物，此為原態化合物的活性形式。在體外試驗中，triphosphate在肝臟細胞中的細胞間半衰期為17~19小時。因lamivudine-TP為B型肝炎病毒聚合酵素(polymerase)之受質而具有抑制作用。Lamivudine-TP嵌入病毒DNA鏈中而阻斷DNA進一步的合成動作，故導致鏈結終斷。Lamivudine-TP不會干擾正常細胞中去氧核苷酸(deoxynucleotide)的代謝作用。對哺乳劑之DNA聚合酵素α和β的抑制作用亦相當弱。再者，lamivudine-TP不會顯著影響哺乳類細胞中的DNA內容物。

適 應 症 [衛核]與其他抗反轉錄病毒劑合併使用、治療成人及兒童之人體免疫缺乏病毒(HIV)感染

。

用法用量 150mg 錠劑：
1.成人與12歲以上青少年：本藥之推薦劑量為每日2次，每日150mg(15公撮)。
2.<3個月 - 現有資料不足，無法提出特定的推薦劑量(參閱藥品動力學性質)。
3.>3個月至12歲 - 推薦劑量為每日2次，每次4mg/kg(mg/kg)，每日最高劑量30mg。本藥可以空腹或隨餐服用。
100mg 錠劑:
1.12歲以上之青少年及成人：本藥之建議劑量為100mg，每天一次。
2.本藥有口服溶液劑型可供不滿12歲之兒童及不適用錠劑之患者使用。
3.腎功能不全患者：在中度至嚴重腎功能損壞的患者，其使用劑量必須調整降低。
4.正在進行間歇性血液透析的患者(每星期進行2~3次透析，每次為時4小時)：本藥的起始劑量須降低到符合患者的肌酸酐清除率。當患者持續進行透析時，不需要更進一步再調整劑量。
5.肝功能不全患者：除非同時也有腎功能損壞情況，否則不需要調整劑量。

不良反應 從慢性B型肝炎患者的臨床研究中可知，lamivudine具有良好的耐受性。使用lamivudine治療的患者，其副作用的發生率，和使用安慰劑者是相當的。最常見的副作用報告是不舒服、疲勞、呼吸道感染、頭痛；腹部不適及疼痛、噁心、嘔吐與下痢。

醫療須知 1.使用本藥治療期間，應由熟悉治療慢性B型肝炎的醫師來為患者進行定期的監測。在本藥停止使用後，有些慢性B型肝炎的患者，在臨床或實驗室檢驗數據方面，可能出現復發性肝炎的跡象，如果這些人還患有肝代謝不全性肝病，那可能會導致更嚴重的後果。
2.一旦本藥停藥，患者都應接受至少4個月的定期監測，包括臨床及血清肝功能檢測(ALT及膽紅素濃度)以觀察是否有復發性肝炎之跡象。對於治療後卻又罹患復發性肝炎的患者，目前並沒有足夠的資料證實再使用本藥治療的好處。
3.在中度至嚴重腎功能損壞的患者，由於腎清除率的降低，lamivudine的總曝露量(AUC)會增加。因此，在肌酸酐清除率每分鐘在50毫升以下的患者，使用劑量必須降低。
4.對於同時感染HIV，且目前正在使用或計畫將接受37CTM(lamivudine)或combivr TM(lamivudine/zidovudine)治療的患者，其使用於HIV感染之劑量應維持(通常150mg，每天2次)。
5.對於接受本藥治療的孕婦，目前沒有有關B型肝炎病毒在母體胎兒間傳播的資料。但仍應遵循幼兒B型肝炎病毒免疫法的標準建議程序。
6.應告知患者，目前尚未證實使用本藥能降低B型肝炎病毒傳染給他人的可能性，故仍應特別注意。
7.只有在臨床利益重於危險性時，lamivudine才可考慮於懷孕期間使用。
8.本藥口服後，其分泌到人類乳汁中的濃度與血清中的濃度相似(範圍為1~8μg/ml)。從動物研究的數據看來，新生大鼠經由母親乳汁接受了較高濃度的lamivudine，示意人類乳汁中lamivudine之濃度對於哺乳的嬰兒而言，不至於產生毒性。

19304 NEVIRAPINE ANHYDRATE▲

孕 C 乳 - 食 ± 泄 肝/腎 T½ 25～40h

Rx 200 MG/錠劑(T)； 10 MG/ML/懸液劑(Sus)；

商　名
Viramune® ◎ (BOEHRINGER INGELHEIM/百靈佳殷格翰) $2126/Sus(10MG/ML-PIC/S-240ML)　Virapine® ＊ (聯亞)

藥理作用 本藥為一種HIV-1之非核苷反轉錄酶抑制劑(Non-Nucleoside Reverse Transcriptase Inhibtor，NNRTI)。本藥直接與反轉錄酶結合，藉由破壞酵素作用部位，阻斷具RNA依賴性和DNA依賴性的DNA聚合酶活性。本藥不會與模板(template)或核苷三磷酸(nucleosidetriphosphate)競爭。本藥亦不會抑制HIV-2反轉錄酶和真核狀態下的DNA聚合(如人類的DNA聚合酶(α.β.γ或δ))。

適應症 [衛核]與其他藥物併用，治療免疫缺陷逐漸惡化或嚴重HIV-1感染之病患。單獨用藥，可預防嬰兒垂直感染HIV-1。對未使用反轉錄酶治療的母親，在分娩時，口服單一劑量(200MG)，且嬰兒出生72小時之內口服單一劑量(2mg/kg)，可預防嬰兒垂直感染HIV-1。

用法用量 1.成人建議劑量：在開始治療的14天，每天一錠200mg(在治療初期以此服用發現可減少皮膚疹的發生率)，之後每天使用兩次，每次一錠200mg，與兩種以上患者未使用過的抗反轉錄病毒藥物合併治療。

2.兒童建議劑量：在兩個月以上到八歲的兒童建議於前兩個星期投與4mg/kg每天一次，之後投與7mg/kg每天二次。八歲以上的兒童建議於前兩個星期投與4mg/kg每天一次，之後投與4mg/kg每天二次。任何患者每天劑量不應超過400mg，患者應被告每天遵守處方服用本藥的必要性。當忘記服藥時，不應再下次服藥時服用兩倍的劑量，而應該儘快的服用下一次的劑量。使用本藥治療之前和治療之後的每固定一段時間都應進行包括肝功能在內的臨床化學檢驗。

不良反應 除了皮膚疹和肝功能異常之外，以本藥治療最常被報告的不良反應有噁心、倦怠、發燒、頭痛、嗜睡、嘔吐、腹瀉、腹痛及肌肉痛、當本藥與其他抗反轉錄病毒藥物合併使用時，以下的情況也被報告過：貧血，顆粒性白血球過少症、胰臟炎、周邊神經炎及血小板減少症、不過，這些情況未必是因為使用本藥治療的關係。

醫療須知 1.接受本藥治療的患者，曾經發生嚴重可危及生命的皮膚反應，包括皮膚黏膜眼症候群(Stevens-Johnson Syndrome，SJS)和毒性表皮壞死裂解(Toxic Epidermal Necrolysis，TEN)。曾有TEN死亡病例的報告，當患者顯現出嚴重的皮膚疹或伴隨著如發燒、起水泡、口腔病灶、結膜炎、腫脹、肌肉或關節痛，或全身不適等全身性症狀時，應停止服用本藥。

2.在服用本藥的患者中，曾發生包括可致命的猛暴型肝炎在內之嚴重且可能危及生命的肝毒性。某些病例發生在剛開始使用的幾個星期。當患者發生中度或重度肝功能異常時，應停止服用本藥，直到肝功能恢復至標準值時，才可恢復用藥。回復投藥後，再次發生肝功能異常時，應永久停藥。尤其是剛開始治療的六個月，建議經常檢測肝功能。

3.患者應被告知本藥主要的毒性是皮膚疹。藥品的使用應該有誘導期，這樣可以減低皮膚疹的發生率。皮膚疹常在剛開始治療的六週內發生，在此期間，應該仔細地觀察患者是否發生皮膚疹，應告知患者治療初期若發生皮膚疹時，而症狀解除之前不應該逐步調升劑量。

4.患者在服用本藥或進行任何抗反轉錄病毒的治療期間可能會持續發生伺機性感染和其他HIV感染的併發症。因此應由有治療愛滋病經驗的醫師持續臨床上監測。目前長期服用本藥的效果尚未確定。以本藥治療尚未證實可減少HIV-I傳染給其他人的機率。

5.本藥主要由肝臟代謝且其代謝物大部分經由腎臟排除。目前尚未評估本藥在有肝功能或腎功能障礙之患者的藥動學狀態。

6.HIV感染婦女併有CD4細胞數目>250cells/mm³，包含接受慢性治療的孕婦，都被視為發生肝毒性的高危險群(12倍)，且有些肝毒性事件是會致命的。

7.發生嚴重且潛在致命性的肝毒性事件(通常合併皮疹的發生)的最危險時期，是在使用本藥的前六週。

8.由一些案例顯示，儘管中止本藥的治療，患者之肝臟傷害仍會持續進展。

9.建議CD4細胞數目大於250cells/mm³的婦人，不可開始nevirapine治療，除非很清楚利大於弊。

19
抗濾過性病毒劑

19305 TELBIVUDINE ☆

孕B 乳- 泄 腎 半 15h

Rx 600 MG/錠劑(T);

商 名

Sebivo® ◎ (Mylan/邁蘭) $76/T(600MG-PIC/S)

藥理作用 1.Telbivudine為合成的類胸嘧啶核苷(thymidine nucleoside)藥物，具有抗B型肝炎病毒DNA polymerase的作用，經由細胞荷爾蒙有效的磷酸化(phosphorylated)而生成活性的三磷酸化合物(triphosphate)。

2.Telbivudine-5，-triphosphate併入病毒的DNA後，會中止DNA鏈而抑制B型肝炎病毒的複製。Telbivudine會同時抑制B型肝炎病毒第一股(EC50=0.4~1.3microM)及第二股(EC50=0.12~0.24 microM)的合成，而抑制第二股的合成較明顯。

適應症 [衛核]用於具有病毒複製及活動性肝臟發炎證據的慢性B 型肝炎患者的治療。

說明：

對於HBeAg 陽性的患者，只有基礎值HBV DNA < 9 log10 copies/ 毫升且基礎ALT ≥ 2×ULN 的患者，才可開始使用Sebivo 治療。

對於HBeAg 陰性的患者，只有基礎值HBV DNA < 7 log10 copies/ 毫升的患者，才可開始使用Sebivo 治療。

Telbivudine 不建議用於對lamivudine 具抗藥性之患者；另有實驗證據顯示，本品亦不適用對entecavir具抗藥性的患者。

本適應症是根據治療1 年以後B 型肝炎e 抗原（HBeAg）呈陽性和陰性的成人慢性B 型肝炎患者在病毒學、血清學、生化學及組織學的反應結果。

用法用量 1.成人：telbivudine用於治療慢性B型肝炎的建議劑量為每日一次，每次口服600mg，可和食物併服或單獨服用。

2.腎功能不全：telbivudine亦可用於腎功能不全的慢性B型肝炎者。於肌酸酐清除率(creatinine clearance)≥50公撮/分鐘的患者，無須調整劑量；於清除率<50公撮/分鐘的患者，包括腎疾(ESRD)的洗腎患者，需調整給藥間隔，劑量調整的方式如下：

腎功能不全者給藥間隔之調整

肌酸酐清除率(公撮/分鐘)	劑量
≥ 50	600mg，每日一次
30~49	600mg，每48小時給藥一次
<30(無須洗腎)	600mg，每72小時給藥一次
ESRD*	600mg，每96小時給藥一次

*ESRD：腎疾病末期(end stage renal disease)患者應在洗腎後給藥。

不良反應 眩暈、頭痛、疲倦、皮疹、ALT(alanine aminotrasferase)增加、血中肌酸磷酸激酶(creatine phosphokinase)增加、血中澱粉酶(amylase)增加、腹瀉、脂肪酶(lipase)、增加噁心。

醫療須知 1.曾有患者因停止抗B型肝炎治療而發生B型肝炎嚴重急性惡化的報告。停止抗B型肝炎藥物治療的患者，應以臨床及實驗室追蹤檢查的方式，進行數個月嚴密的肝功能監測。必要時須重新開始B型肝炎藥物的治療。

2.在開始使用telbivudine的幾週至幾個月內，曾發生肌肉病變(myopathy)的案例。在同類型的藥物也曾出現過相同的肌肉病變狀況。

3.使用telbivudine治療的患者曾有肌肉疼痛(uncomplicated myalgia)現象但無伴隨其他的併發症。當患者有無法解釋的肌肉疼痛且擴散現象、肌肉壓縮或肌肉無力時，在不考慮CK上升程度及時間下，應考慮是否可能為肌肉病變造成的持續且無法解釋之肌肉疼痛及/或肌肉無力。

4.Telbivudine主要由腎臟排除，因此建議肌酸酐清除率<50公撮/分鐘的患者(包括洗腎患者)，要調整給藥間隔。此外，影響腎功能的藥物與telbivudine併用時，telbivudine或併用藥品的血漿濃度可能會改變。

19306 TENOFOVIR ALAFENAMIDE

Rx 25 MG/錠劑(T)；

商名 Vemlidy® ◎（GILEAD/吉立亞）$115/T(25MG-PIC/S)

藥理作用 1.Tenofovir alafenamide是一種親脂且可滲透細胞之化合物，會透過被動擴散作用及肝臟吸收運輸蛋白OATP1B1與OATP1B3的作用進入初級肝細胞。然後tenofovir alafenamide會被轉化成tenofovir，主要是透過初級肝細胞中之羧酸酯酶1(CES1)的水解作用。
2.細胞內的tenofovir隨後會再經細胞激酶的磷酸化作用形成具藥理活性的代謝物tenofovir diphosphate。Tenofovir diphosphate會透過HBV反轉錄酶的作用嵌入病毒DNA，導致DNA鏈終止，從而抑制HBV的複製作用。

適應症 [衛核]適用於治療成人慢性B型肝炎。

用法用量 1.在開始使用本藥之前，應檢測患者是否患有HIV-1感染症。不可單獨使用本藥治療HIV感染症患者。
2.本藥的建議劑量為每日一次隨食物口服25毫克(一錠)。

不良反應 頭痛(12%)、腹痛(9%)、咳嗽(8%)、背痛(6%)、疲倦(6%)、噁心(6%)、腹瀉(5%)、消化不良(5%)等。

醫療須知 1.將核苷類似物(包括tenofovir disoproxil fumarate)與其他抗反轉錄病毒藥物合併使用時，曾有發生乳酸中毒及嚴重肝臟腫大合併脂肪肝(包括死亡病例)的報告。
2.停用抗B型肝炎藥物(包括VEMLIDY)可能會導致B型肝炎嚴重急性惡化。對停用本藥的患者，應予以嚴密監視，停止治療後並應進行臨床與實驗室追蹤至少數個月。在適合的情況下，可能須重新開始使用抗B型肝炎藥物。
3.對所有感染HBV的患者，開始使用治療本藥前都應先進行HIV抗體檢測，若結果為陽性，則應採用建議用於合併感染HIV-1之患者的適當抗反轉錄病毒藥物合併療法。
4.曾有在使用tenofovir前驅藥時發生腎功能受損的報告，包括發生急性腎衰竭與Fanconi氏症候群(腎小管受損合併重度低磷酸鹽血症)的病例。

19307 ZIDOVUDINE

孕C 乳 - 食 - 泄 肝/腎 半 1.1h

Rx
100 MG/膠囊劑(C)； 10 MG/ML/液劑(Sol)；

商名
Retrovir® ◎ (BORA/葛蘭素史克) $660/Sol(10MG/ML-PIC/S-200ML), $660/Sol(10MG/ML-PIC/S-240ML)
Retrovir® ◎ (GSK/葛蘭素史克) $34.2/C(100MG-PIC/S)

藥理作用 1.本藥是一種抗病毒劑。在體外實驗得知，尤其對於人類免疫缺乏的病毒(HIV或叫HTLV-III或LAV)效果很好。
2.本藥在感染及未感染的細胞與磷酸化合，受到細胞內的thymidinekinase作用成單磷酸的衍生物，接著zidovudine-MP受到細胞內的thymidylate kinase及一些非特異性酶催化成雙磷酸(DP)及三磷酸(TP)的衍生物，zidovudine-TP可做為逆轉複製酶的抑制劑及基質，而抑制病毒DNA的形成，並終止其他鏈的形成。

適應症 [衛核]與其他抗反轉錄病毒併用治療後天性免疫缺乏症候群(AIDS)或其有關之症狀、受到人類免疫缺乏病毒(HIV)感染沒有症狀或只有初期輕度症狀而CD4T淋巴球數小於500/MM3病人的治療。

用法用量 1.成人：每次200~300mg，每4小時一次(一天6次)，也可用體重3.5mg/kg來換算，每4小時一次(一天6次)。如有血液學方面的毒性發生，則劑量應調整。如血色素降至7.5g/dl及9g/dl之間或嗜中性白血球數降至0.75x10⁹/公升及1.0x10⁹/公升之間建議每8小時服用一次。注射劑係以IV滴注投與(詳見仿單)。
2.如血紅素低於7.5g/dl或嗜中性白血球數低於0.75x10⁹/公升則停用本藥，在2星期內可以復原，復原後再從低劑量(每8小時一次)開始經過2~4星期後，可依患者的忍受程度慢慢增加劑量，直至原來的劑量。

不良反應 貧血最為常見，其他還包括：噁心、頭痛、發紅、腹痛、肌痛、倦怠、嘔吐、失眠及食慾喪失。嚴重者-骨髓抑制、貧血、顆粒性白血球缺乏。

醫療須知 1.本藥與paracetamol合用時，會減少zidovudine的代謝作用，而使嗜中性白血球減少的情形增加。

19 抗濾過性病毒劑

2.貧血(通常發生在服用本藥6個星期後，但有時提早)，嗜中性白血球減少(通常發生在治療4個星期)，白血球減少(通常是嗜中性白血球減少後接著發生)的發生率很頻繁，所以必須小心監視血液學指數，建議在開始服藥的三個月內，每2個星期至少檢驗血液一次，接著至少每個月檢驗一次。對於骨髓功能早已不好的患者(如：血紅素低於9g/dl或嗜中性白血球數少於1.0x10⁹公升)應特別小心。

§ 19.4 C型肝炎病毒類(非核苷反轉錄酶 抑制劑)

服用C肝治療直接作用劑(DDA)的選擇必須考慮①患者病毒檢測的基因類型(I～VI型)②藥物的交互作用以及③病患的肝臟硬化狀況。

C型肝炎直接作用劑(DAA)機轉

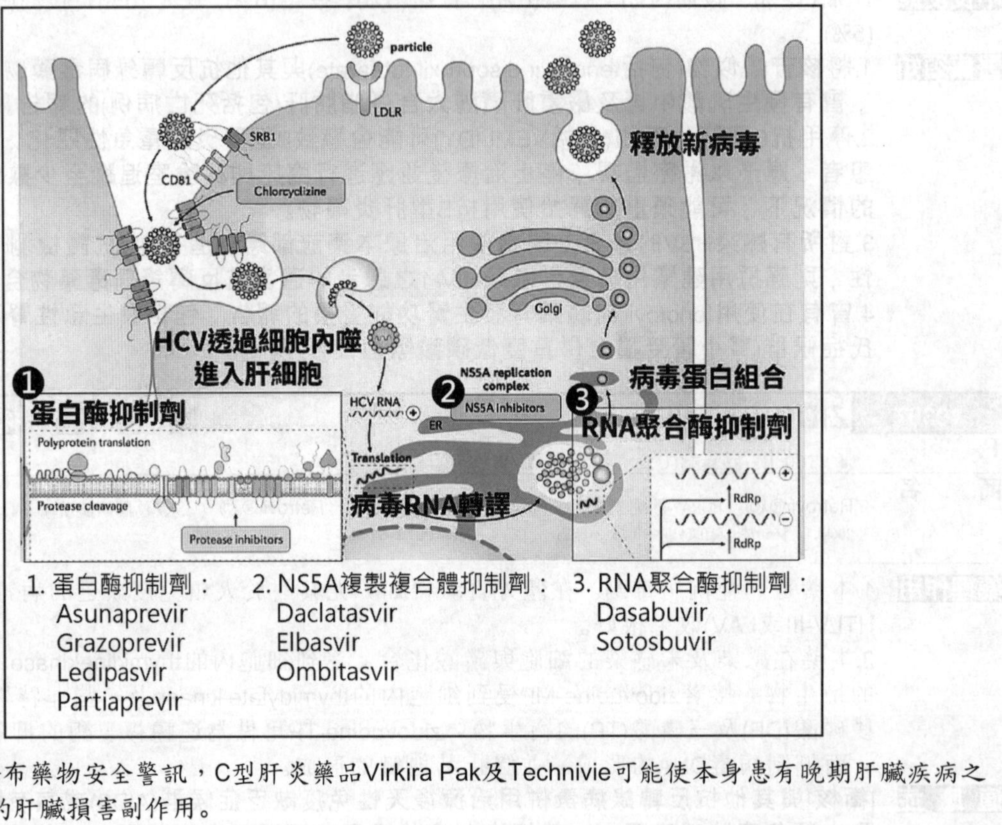

1. 蛋白酶抑制劑：Asunaprevir、Grazoprevir、Ledipasvir、Partiaprevir
2. NS5A複製複合體抑制劑：Daclatasvir、Elbasvir、Ombitasvir
3. RNA聚合酶抑制劑：Dasabuvir、Sotosbuvir

美國FDA發布藥物安全警訊，C型肝炎藥品Virkira Pak及Technivie可能使本身患有晚期肝臟疾病之病人產生嚴重的肝臟損害副作用。

19401	SOFOSBUVIR	孕B 乳? 泄肝 半0.4h

℞ 400 MG/錠劑(T);

商 名 Sovaldi® ◎ (GILEAD/吉立亞)

藥理作用 1.Sofosbuvir是一種可對抗C型肝炎病毒的直接作用性抗病毒劑。

2.Sofosbuvir為HCV NS5B RNA依賴性RNA聚合酶的抑制劑，此聚合酶乃是病毒複製所必需的酵素。Sofosbuvir是一種核苷酸前驅藥，此前驅藥會經由細胞內代謝作用形成具藥理活性的尿苷酸類似物三磷酸鹽(GS-461203)，然後可透過NS5B聚合酶的作用嵌入HCV RNA，從而產生鏈終止的作用。

3.HCV複製子分析的結果顯示，對基因型1a、1b、2a、3a及4a的完整長度複製子，以及帶有基因型2b、5a或6a之NS5B編碼的嵌合1b複製子，sofosbuvir的EC50值為0.014至0.11μM。

適應症 [衛核]成人患者：SOVALDI與其他藥物併用可以治療患有慢性C型肝炎病毒(HCV)感染症的成人患者。

•與pegylated interferon及ribavirin併用可治療未併有肝硬化或併有代償性肝硬化的基因型1或4感染症。

•與ribavirin併用可治療未併有肝硬化或併有代償性肝硬化的基因型2或3感染症。

兒童患者：SOVALDI與ribavirin併用可治療12歲(含)以上或體重至少35公斤以上，且未併有肝硬化或併有代償性肝硬化之兒童患者的慢性HCV基因型2或3感染症。

用法用量 1.本藥的建議劑量為每日一次口服一顆400毫克錠劑，可與食物併服亦可不與食物併服。

2.用於治療成人的CHC時，本藥應與ribavirin併用，或與pegylated interferon及ribavirin併用。

3.本藥複合療法的建議療法與療程

	治療藥物	療程
基因型1[a]或4的CHC患者	SOVALDI®+peginterferon alfa[b]+ribavirin[b]	12週
基因型2的CHC患者	SOVALDI®+ribavirin[c]	12週
基因型3的CHC患者	SOVALDI®+ribavirin[c]	24週

[a] 曾接受治療的C型肝炎病毒基因型1的病人中，無使用SOVALDI®+peginterferon alfa+ribavirin合併治療的資料。

[b] 關於peginterferon alfa用於基因型1或4之CHC患者的給藥建議。

[c] Ribavirin的劑量係以體重為依據(<75公斤=1000毫克，≥75公斤=1200毫克)。Ribavirin的每日劑量應分成兩劑與食物併服。對腎功能受損(CrCl ≤ 50毫升/分鐘)的患者，應降低ribavirin的劑量。

不良反應 1.最常見的不良反應(≥20%)為疲倦、頭痛、噁心、失眠及貧血。

2.偶有：總膽紅素升高、肌酸激酶升高、脂肪酶升高、心搏徐緩。

醫療須知 1.對正在使用amiodarone且無任何其他可替代之有效治療選擇的患者，當準備合併投予本藥及另一種DAA時：

•應告知患者發生嚴重症狀性心搏徐緩的風險

•建議在合併投藥的最初48小時應住院進行心臟監測，之後至少在最初2週治療期間應每天回診監測或自行監測心跳速率。

2.與ribavirin併用或與peginterferon alfa/ribavirin併用ribavirin可能會導致曝露於藥物的胎兒發生出生缺陷及/或死亡。孕婦用藥分級X。

3.屬於強效腸內P-gp誘導劑的藥物(如rifampin、聖約翰草)可能會使sofosbuvir的血中濃度明顯降低，導致本藥的治療效果減弱。

19402	Vosevi 沃士維膜衣錠 ® (HOVIONE/吉立亞)

Rx 每 Tab 含有：Sofosbuvir 400.0 MG；Velpatasvir 100.0 MG；Voxilaprevir 100.0 MG

藥理作用 1.本藥是包含sofosbuvir、velpatasvir 及voxilaprevir的固定劑量複方製劑，這些成分為抗C型肝炎病毒的DAA作用劑。

2.Sofosbuvir為HCV NS5B RNA依賴型RNA聚合酶的抑制劑，此聚合酶乃是病毒複製所必需的酵素。sofosbuvir是一種核苷酸前驅藥，在細胞內代謝形成具藥理活性的尿苷酸類似物三磷酸鹽(GS-461203)，此代謝物經由NS5B聚合酶的作用嵌入HCV RNA，成為鏈終止劑。

3.Velpatasvir為HCV NS5A蛋白質的抑制劑，此蛋白質乃是病毒複製所必需的物質。細胞培養中的抗藥性選取以及交叉抗藥性研究顯示，velpatasvir的作用目標是NS5A。

4.Voxilaprevir為NS3/4A蛋白酶的非共價、可逆抑制劑，此蛋白酶乃是HCV編碼多蛋白水解分裂(使變成NS3、NS4A、NS4B、NS5A及NS5B蛋白質的成熟形式)及病毒複製所必需的酵素。生化抑制分析顯示，voxilaprevir會抑制HCV基因型1b及3a臨床分離株的重組NS3/4A酵素的蛋白分解活性。

5.Sofosbuvir合併velpatasvir或voxilaprevir，以及velpatasvir合併voxilaprevir，對降低複製子細胞內的HCV RNA

19 抗濾過性病毒劑

含量無拮抗作用。

適應症 [衛核] 未併有肝硬化或併有代償性肝硬化(Child-Pugh A級)的成人慢性C型肝炎病毒(HCV)感染症，並且符合以下任一條件：
1.基因型1、2、3、4、5或6,且曾經接受含NS5A抑制劑之HCV療程。
2.基因型1a或3，且曾經接受含sofosbuvir但無NS5A抑制劑之HCV療程。

用法用量 1.所有病人在開始以本藥治療HCV之前，都應檢驗B型肝炎表面抗原(HBsAg)及B型肝炎核心抗體(anti-HBc)，以確認是否已經感染或曾經感染HBV。
2.本藥的建議劑量為每日一次，隨食物口服一錠。
3.本藥對各病人族群的建議療程列於下表：

對未併有肝硬化或併有代償性肝硬化（Child-Pugh A 級）成人的建議療程

基因型	病人曾經接受的 HCV 療程包含：	本藥療程
1、2、3、4、5 或 6	一種 NS5A 抑制劑	12 週
1a 或 3	Sofosbuvir 但無 NS5A 抑制劑	12 週

不良反應 1.發生率≥5%的不良反應：頭痛、疲倦、腹瀉、噁心、虛弱、失眠。
2.發生率低於5%的不良反應：皮疹、憂鬱症、脂酶(Lipase)升高、肌胺酸激酶(Creatine Kinase)升高、總膽紅素升高。

醫療須知 1.有報告指出，未接受HBV抗病毒治療的HCV/HBV合併感染病人，在接受HCV直接作用性抗病毒劑(DAA)治療期間或治療完成後，發生HBV再活化，部分病人因而造成猛爆性肝炎、肝衰竭及死亡。
2.本藥不建議使用於中或重度肝功能不全(Child-Pugh B級或C級)或有肝臟失代償病史的病人。
3.不建議合併使用amiodarone與本藥，對於正在服用amiodarone且無其它替代治療選項的病人，在開始併用本藥時，應:
a.告知病人有關症狀性心搏徐緩的風險。
b.建議在開始併用的最初48小時應住院做心臟監測，之後至少在最初2週治療期間應每天回診監測或自行監測心跳速率。
4.屬於P-gp誘導劑及/或中強效CYP2B6、CYP2C8或CYP3A4誘導劑的藥物(如：聖約翰草、carbamazepine)可能會使sofosbuvir、velpatasvir及/或voxilaprevir的血中濃度顯著降低，導致本藥治療效果大幅減弱，不建議將這類藥物與本藥併用。

類似產品 Epclusa 宜譜莎 膜衣錠 ® (GILEAD/吉立亞)

19403 Harvoni 夏奉寧膜衣錠 ® (GILEAD/吉立亞)

Rx 每 Tab 含有：Ledipasvir 90.0 MG；Sofosbuvir 400.0 MG

藥理作用 1.HARVONI是一種含有ledipasvir與sofosbuvir成分的固定劑量複方藥物，這兩種成分皆為可對抗C型肝炎病毒的直接作用型抗病毒劑。
2.Ledipasvir為HCV NS5A蛋白的抑制劑，NS5A是HCV病毒複製所必需的蛋白質。
3.Sofosbuvir為HCV NS5B RNA依賴性RNA聚合酶的抑制劑，此聚合酶乃是病毒複製所必需的酵素。sofosbuvir是一種核苷酸前驅藥，此前驅藥會經由細胞內代謝作用形成具藥理活性的尿苷酸類似物三磷酸鹽(GS-461203)，然後可透過NS5B聚合酶的作用嵌入HCV RNA，從而產生鏈終止的作用。

適應症 [衛核] 適用於治療慢性C型肝炎病毒(HCV)基因型1、2、4、5或6感染症成人患者。
適用於治療12歲(含)以上，且未併有肝硬化或併有代償性肝硬化的基因型 1 慢性C 型肝炎感染症之兒童患者。

用法用量 1.HARVONI是一種含有兩種藥物的固定劑量複方產品，每顆錠劑含有90毫克ledipasvir與400毫克sofosbuvir。HARVONI的建議劑量為每日一次口服一顆錠劑，可與食物併服亦可不與食物併服。
2.使用HARVONI治療CHC基因型1患者的建議療程：
a.未曾接受治療且併有或未併有肝硬化：12週*。
b.曾經接受治療**且未併有肝硬化：12週。
c.曾經接受治療**且併有肝硬化：12週***。
(*對未曾接受治療、未併有肝硬化、且治療前的HCV RNA低於6,000,000IU/mL的患者，可考慮使用HARVONI治療8週。)
(**先前曾使用peginterferon alfa+ribavirin或使用HCV蛋白酶抑制劑+peginterferon alfa+ribavirin治療失敗的曾經接受治療的患者。
(***曾經接受治療且併有肝硬化的基因型1患者可以考慮使用HARVONI治療24週或HARVONI+ribavirin治療12週。ribavirin每日劑量係以病人體重為依據(體重未滿75公斤者為1000毫克；75公斤以上為1200毫克)，並應分成兩次與食物併服。

不良反應 1.最常見的不良事件(≥10%)為疲倦與頭痛。
2.≥5%的不良反應：噁心、腹瀉、失眠。
3.在已使用amiodarone並開始使用HARVONI治療的患者中，曾有發生嚴重症狀性心搏徐緩的報告。
4.皮膚紅疹，有時出現水泡或疑似血管性水腫之皮下腫脹。

醫療須知 1.將amiodarone與HARVONI合併投予時，曾有發生症狀性心搏徐緩、致命性心跳停止及必須裝置心律調節器的病例報告。
2.將HARVONI與P-gp誘導劑(如rifampin、聖約翰草)併用可能會使ledipasvir與sofosbuvir的血中濃度明顯降低，並可能導致HARVONI的治療效果減弱。
3.不建議將HARVONI與其他含有sofosbuvir成分的產品(SOVALDI)併用。
4.孕婦或男性患者其伴侶懷孕，應禁止合併使用HARVONI與ribavirin。

19404 Maviret 艾百樂膜衣錠100毫克/40毫克 ®（裕利/艾伯維）

℞ 每 Tab 含有：Glecaprevir 100.0 MG；Pibrentasvir 40.0 MG

藥理作用 1.Glecaprevir是HCV NS3/4A蛋白酶抑制劑；NS3/4A蛋白酶會對HCV多蛋白進行蛋白酶切割，形成成熟的NS3、NS4A、NS4B、NS5A、NS5B蛋白，此為病毒複製的重要步驟。
2.Pibrentasvir是HCV NS5A抑制劑；NS5A是病毒RNA複製和病毒顆粒組裝的重要蛋白質。
3.在 HCV複製分析中，對於實驗室和臨床上分離的1a、1b、2a、2b、3a、4a、4d、5a、6a亞型病毒株，glecaprevir EC50值為0.08-4.6nM。對於實驗室和臨床上分離的1a、1b、2a、2b、3a、4a、4b、4d、5a、6a、6e、6p亞型病毒株，pibrentasvir EC50值為0.5-4.3pM。

適應症 [衛核] MAVIRET適用於治療12歲(含)以上病人慢性C型肝炎病毒(HCV)基因型1、2、3、4、5、或6之感染。

用法用量 1.MAVIRET的口服建議劑量是每日一次，隨餐服用三顆錠劑，(每日總劑量：glecaprevir 300mg，pibrentasvir 120mg)。
2.表1及表2針對僅感染HCV及HCV/HIV-1共同感染，患有代償性肝臟疾病(不論是否伴隨肝硬化)且不論是否伴隨腎功能不全(包括透析)的患者族群，提供MAVIRET治療的建議療程時間。

表 1：未曾接受治療之患者的建議療程時間

HCV基因型	療程時間	
	無肝硬化	代償性肝硬化(Child-Pugh A)
1、2、3、4、5或6	8週	12週

表 2：曾經接受治療之患者的建議療程時間

HCV基因型	患者曾經接受過含以下成分藥物的療法：	療程時間	
		無肝硬化	代償性肝硬化(Child-Pugh A)
1	NS5A抑制劑；未曾接受NS3/4A蛋白酶抑制劑(PI)治療	16週	16週
	NS3/4A蛋白酶抑制劑(PI) 2；未曾接受NS5A抑制劑治療	12週	12週
1、2、4、5或6	PRS	8週	12週
3	PRS	16週	16週

不良反應 1.發生率≥5%的最常見不良反應 (不論等級) 包括頭痛(13%)、倦怠(11%)和噁心(8%)。
2.最常見不良反應包括搔癢、倦怠、噁心、腹瀉、無力、頭痛和血清胆紅素昇高。

醫療須知 1.B型肝炎病毒再活化案例曾發生於接受某些免疫抑制劑或化療藥物的患者；對於這類患者，HCV直接作用抗病毒藥物有可能增加B型肝炎病毒再活化的風險。
2.B型肝炎病毒再活化的特徵是突然增加B型肝炎病毒的複製，使血清中的B型肝炎病毒DNA含量迅速增加。對於B型肝炎病毒感染已痊癒的患者，可能發生HBsAg再表現。
3.B型肝炎病毒複製再活化可能伴隨肝炎，亦即轉胺酶濃度升高，嚴重案例會導致膽紅素濃度升高、肝衰竭，甚至死亡。
4.在開始使用MAVIRET治療HCV之前，應對所有患者進行HBsAg及anti-HBc之篩檢，確認目前或過去有無HBV感染。
5.對於血清檢驗證實感染HBV的患者，以MAVIRET治療HCV期間及治療後追蹤期間，應監測臨床及實驗室結果是否發生肝炎急性發作或HBV再活化的跡象。視臨床需要，給予HBV感染患者適當治療。
6.併用含carbamazepine、efavirenz的療法或金絲桃草，導致MAVIRET療效降低的風險。

19405 Odefsey 安以斯膜衣錠 ®（ROTTENDORF/嬌生）$440/T

℞ 每 Tab 含有：EMTRICITABINE 200.0 MG；tenofovir alafenamide fumarate 28.04 MG

藥理作用 1.Emtricitabine是一種核苷反轉錄酶抑制劑(NRTI)，也是2'-deoxycytidine的類似物。Emtricitabine會被細胞酵素磷酸化形成emtricitabine triphosphate。Emtricitabine triphosphate會競爭性抑制HIV-1反轉錄酶(RT)的作用，導致去氧核糖核酸(DNA)鏈終止。Emtricitabine具有對抗HIV-1、HIV-2及HBV的活性。
2.Rilpivirine是一種可對抗HIV-1的diarylpyrimidine類NNRTI。Rilpivirine是透過對HIV-1 RT的非競爭性抑制作用產生活性。Rilpivirine不會抑制人類細胞的DNA聚合酶α、β及粒線體DNA聚合酶γ。

適應症 [衛核] 先前未曾使用過抗病毒藥物治療之愛滋病毒(HIV-1)感染之完整治療，且在治療開始時其病毒量HIV-1

RNA ≦100,000 copies/mL之12歲以上(體重至少35公斤)患者；適用於特定正穩定接受抗反轉錄病毒療法，且治療開始時已達病毒學抑制狀態(HIV-1 RNA <50 copies/mL)的患者，取代其現有的抗反轉錄病毒療法。對emtricitabine/ rilpivirine/ tenofovir 的任一成分，患者過去或現在應無抗藥性病史才適用。

用法用量 1.成人與12歲(含)以上且體重至少35公斤的青少年每日一次隨食物口服一錠。
2.如果患者在原本服藥時間的12小時內漏服一劑ODEFSEY®，則應盡快隨食物服用ODEFSEY®，並於隔天恢復原本的服藥時間。如果患者漏服一劑ODEFSEY®超過12小時以上，則不應服用該劑漏服的藥物，只要依原本的服藥時間重新開始服藥即可。
3.如果患者在服用ODEFSEY®後4小時內發生嘔吐，則應另外再隨食物服用一錠。如果患者在服用ODEFSEY®超過4小時之後發生嘔吐，則不須另外再服一劑ODEFSEY®，直到下一個原本排定的服藥時間再服藥。

不良反應 1.最常通報的不良反應為噁心(11%)、腹瀉(7%)及頭痛(6%)。
2.常見：白血球計數減少、血紅素減少、血小板計數減少、食慾降低、三酸甘油脂升高(空腹)、憂鬱、異常做夢、睡眠障礙、憂鬱情緒、嗜睡、腹痛、嘔吐、脂肪酶升高、腹部不適、口乾、脹氣、腹瀉、膽紅素升高、皮疹、疲倦。
3.極常見：總膽固醇升高(空腹)、LDL-膽固醇升高(空腹)、失眠、頭痛、暈眩、噁心、胰澱粉酶升高、轉胺酶(AST及/或ALT)升高。

醫療須知 1.目前並無足夠的資料可證明本藥可用於先前曾使用NNRTI治療失敗的患者。應依據抗藥性檢測及/或病史抗藥性的資料使用ODEFSEY®。
2.只有被認定對抗反轉錄病毒治療可能具良好遵囑性的青少年才可使用rilpivirine治療，因為遵囑性不佳會導致產生抗藥性，未來的治療選擇也會減少。
3.在Rilpivirine 25毫克每日一次的建議劑量下，對QTc並不會造成具臨床關聯性的影響。將ODEFSEY®與已知有尖端扭轉型室性心搏過速(Torsade de Pointes)之風險的藥物併用時應謹慎。
4.在接受抗反轉錄病毒治療的慢性B型或C型肝炎患者中，發生嚴重及可能致命之肝臟不良反應的風險會升高。
5.在進行複合式抗反轉錄病毒治療(CART)期間，原先已有肝臟功能障礙(包括慢性活動性肝炎)的患者發生肝功能異常的頻率會升高，應依據標準常規進行監視。這類患者如果出現肝臟疾病惡化的現象，應考慮中斷或停止治療。
6.在抗反轉錄病毒治療期間，可能會出現體重增加及血脂值與血糖值升高的現象。
7.核苷(酸)類似物可能會對粒線體功能產生不同程度的影響，其中以stavudine、didanosine及zidovudine最為顯著。
8.嚴重免疫功能不全的HIV感染患者在開始CART治療時，可能會因無症狀或殘餘的伺機性致病原而出現發炎反應，從而引發嚴重的臨床症狀或使既有症狀更加惡化。
9.接受ODEFSEY®的患者可能會繼續發生伺機性感染及其他的HIV感染併發症，因此，應由熟悉治療HIV相關疾病患者的醫師持續進行嚴密的臨床觀察。
10.應囑咐患者如果出現關節疼痛、關節僵硬或行動困難的現象，應尋求醫療建議。
11.將ODEFSEY®與質子幫浦抑制劑合併投予時，曾觀察到rilpivirine血中濃度降低(因胃中pH值升高所致)，這可能會導致ODEFSEY®的病毒學反應喪失，並可能對rilpivirine及NNRTI類藥物產生抗藥性。
12.將ODEFSEY®與會抑制CYP3A酵素活性的藥物合併投予時，曾觀察到rilpivirine血中濃度升高。

§ 19.5 抗愛滋病類(核苷反轉錄酶 抑制劑)

抗愛滋病藥物可分成兩大類，一類是反轉錄酶抑制劑，另一類是蛋白酶抑制劑，若聯合反轉錄療法將兩大類中的三種藥物組合在一起使用，即所謂的「雞尾酒療法」。由於使用了多種藥物，避免病毒對單一藥物很快產生抗藥性，雞尾酒療法因此比較能夠較大限度地抑制病毒的複製，並能讓人體獲得喘息機會，進而有時間修復部分被破壞的人體免疫功能。

最近科學家研製2類愛滋疫苗已接近成功的邊緣。一類是刺激身體產生可以附著在愛滋病毒上的抗體，進而阻止體內的病毒無法感染細胞，因此能夠另一類是刺激身體產生毒殺型T細胞，而此T細胞可以辨識感染愛滋病毒的細胞，因此能夠找出體內已經感染的細胞，在它們複製之前殺死它們，這是人類的福音。

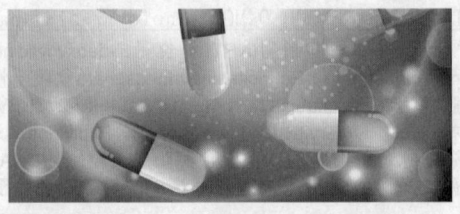

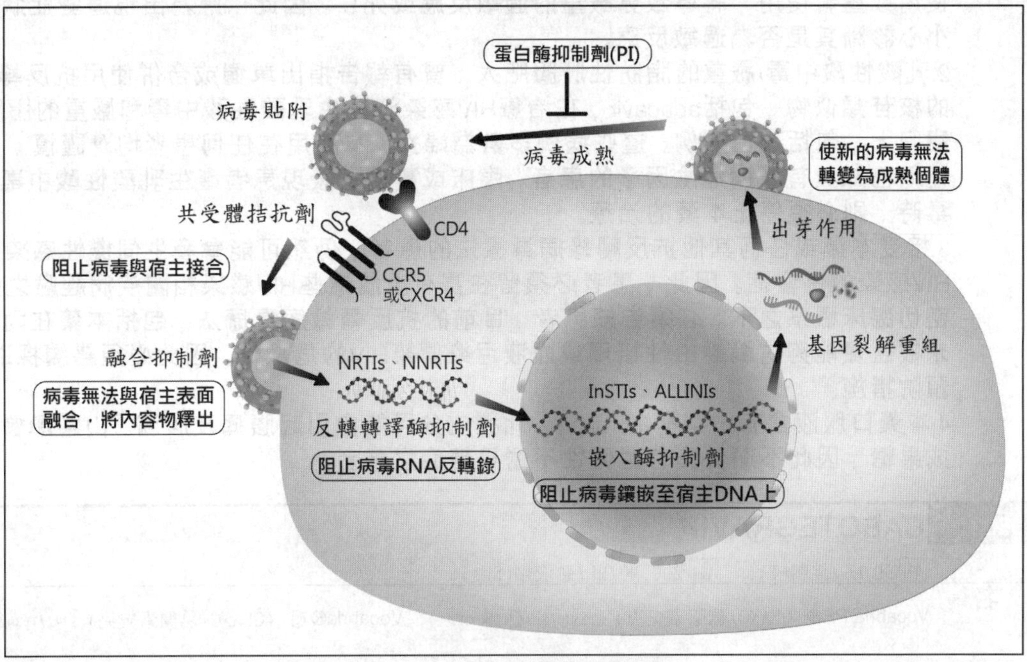

圖19-5 治療HIV感染藥物作用部位

19501 ABACAVIR SULFATE

孕C 乳 - 食 ± 泄 肝 半 1.5h

Rx 300 MG/錠劑(T)； 20 MG/ML/液劑(Sol)；

商名 Ziagen® ◎ (BORA/葛蘭素史克) $2450/Sol(20MG/ML)、$2450/Sol(20MG/ML-PIC/S-240ML)
Ziagen® ◎ (GSK/葛蘭素史克) $135/T(300MG)、$95/T(300MG-PIC/S)

藥理作用 1.Abacavir為核苷類似物反轉錄酶抑制劑。它是一種選擇性抗病毒劑 zidovudine、lamivudine、zalcitabine、didanosine或nevirapine產生抗藥性的HIV-1分離株。體外研究已證實，它和HIV轉錄，導致鏈終止，並使病毒的複製循環中斷。

2.Abacavir在體外試驗中展現出與nevirapine及zidovudine合併的協同作用、zalcitabine、lamivudine、及stavudine的合併有加成作用。

適應症 [衛核]用於抗反轉錄病毒組合療法，以治療成人及兒童之人類免疫缺乏病毒(HIV)感染。

用法用量 1.成人及12歲以上青少年：本藥的建議劑量為300mg每日二次。

2.3個月至12歲兒童：本藥的建議劑量為8mg/kg每日二次，每日最高劑量為600mg。

3.3個月以下之嬰兒：還沒有本藥用於此年齡層的資料。

4.本藥可於飯後服用，也可空腹服用。

不良反應 過敏：在臨床試驗中，接受本藥者大約有3%發生過敏反應，此過敏之3~4%證實為致命的。過敏反應的特徵為多重器官，在開始本藥治療的最初六週內出現(症狀發作之時間中數為11天)。常見的徵兆與症狀包括發燒、胃腸症狀(噁心、嘔吐或胃腸不適)。其他的徵兆與症狀包括肌痛、肌溶解(少見)、關節痛、水腫、呼吸困難、喉嚨痛、咳嗽、頭痛及感覺異常病理學檢查的發現包括淋巴腺病變，偶爾有黏黏膜損傷(結膜炎及口腔潰瘍)，以及低血壓、皮疹變化無常，也可能沒有皮疹，但曾有腎衰竭和急性過敏反應與過敏反應有關的報告。

醫療須知 1.患者出現過敏反應的徵兆或症狀時，必須立刻求診。如經診斷過敏反應，則必須立刻停止使用本藥，且不可再重新使用。發生過敏反應之後，再度使用本藥會導致症狀迅速在小時內重新出現。這種重新出現的過敏反應可能比原先的表現更嚴重，甚至包括有生命威脅的低血壓及死亡。有些發生過敏反應的患者在剛開始時會有呼吸道疾病(肺炎、支氣管炎、咽喉炎)或類似感冒的症狀。延遲過敏反應的診斷而造成本藥的持續

19 抗濾過性病毒劑

使用或重新使用，將導致更嚴重的過敏反應或死亡。因此，應為出現這些症狀的患者小心診斷其是否為過敏反應。
2.乳酸性酸中毒/嚴重的脂肪性肝臟肥大：曾有報告指出單獨或合併使用抗反轉錄病毒的核苷類似物，包括abacavir，在治療HIV感染時發生乳酸性酸中毒和嚴重的脂肪性肝臟肥大，包括死亡病例。這些病例多數為婦女。本藥用在任何患者均應謹慎，尤其是任何已知具有肝病危險因子的患者。臨床或實驗室發現患者產生乳酸性酸中毒或肝中毒時，則必須停止本藥的治療。
3.接受本藥或任何其他抗反轉錄病毒療法的患者，仍然可能會發生伺機性感染及其他HIV感染的併發症。因此，患者必須留在富有處置這些HIV感染相關疾病經驗之醫師的密切臨床觀察之下。必須告知患者，目前的抗反轉錄病毒療法，包括本藥在內，均尚未被證實能夠防範經由性接觸或血液污染傳染HIV的危險性。因此必須繼續採取適當的預防措施。
4.本藥口服液含有山梨醇(sorbitol)，此種成分可能會引起腹痛及腹瀉。山梨醇會被代謝成果糖，因此不適合具有遺傳性不耐果糖症之患者。

19502 CABOTEGRAVIR

Rx

30 MG/錠劑(T)； 200 MG/ML/懸液劑(Sus)；

商名

Vocabria PR®（GLAXO/葛蘭素史克）$26306/Sus(200MG/ML-PIC/S-3ML)

Vocabria® ◎（GLAXO/葛蘭素史克）$372/T(30MG-PIC/S)

藥理作用 1.Cabotegravir會與HIV嵌合酶的活性部位結合，並阻斷反轉錄病毒去氧核糖核酸(DNA)之嵌合過程中的鏈轉移步驟。
2.這也是HIV複製週期中的主要步驟，從而抑制此嵌合酶的作用。

適應症 [衛核]與rilpivirine錠劑併用，短期治療已達病毒學抑制效果(HIV-1 RNA <50 copies/mL)且對cabotegravir及rilpivirine不具已知或疑似抗藥性之成人的人類免疫不全病毒(HIV)-1感染症，治療的目的為：1.在投予長效型(LA) cabotegravir注射劑之前先進行口服導入治療，藉以評估對cabotegravir的耐受性。2.為錯過計劃注射cabotegravir注射劑時間的成人進行口服治療。

用法用量 1.錠劑：
a.在開始使用cabotegravir注射劑之前，應先使用本藥錠劑合併rilpivirine錠劑約1個月(至少28天)，藉以評估對cabotegravir和rilpivirine的耐受性。
b.應每天一次服用一顆本藥30毫克錠劑和一顆rilpivirine25毫克錠劑。與rilpivirine併用時，cabotegravir錠劑應隨餐服用。
2.長效注射劑：
a.於口服導入療程的最後一天進行注射，成人的本藥注射劑建議起始劑量為肌肉注射單劑600毫克。本藥注射劑與rilpivirine注射劑應於同一次門診注射在不同的臀部注射部位。
b.起始注射之後，成人的本藥後續注射劑量為每月一次肌肉注射單劑400毫克。本藥注射劑與rilpivirine注射劑應於同一次門診注射在不同的臀部注射部位。病人可於每月一次400毫克療程之計劃注射日期的前後7天內進行注射。
3.對於合併B型肝炎的病人，不建議使用本藥。
4.在開始使用本藥注射劑之前，醫療照護專業人員應謹慎選擇同意所要求之注射時程的病人，並向病人說明遵守排定之回診注射時間，以幫助維持病毒抑制效果及降低因遺漏劑量而致病毒反彈和可能產生抗藥性之風險的重要性。

不良反應 1.極常見：頭痛、發燒。
2.常見：憂鬱、焦慮、做夢異常、失眠、頭暈、噁心、嘔吐、腹痛、脹氣、腹瀉、皮疹、肌痛、疲倦、無力、不適、體重增加。
3.少見：嗜睡、肝毒性、轉胺酶升高、血中膽紅素升高。

醫療須知 1.在開始治療之前，應考慮到多重變數分析顯示，合併出現至少2種下列基礎期因子可能會導致發生病毒學治療失敗的風險升高：已建檔的rilpivirine抗藥性突變、HIV-1亞型A6/A1、或BMI 30kg/m²。
2.在使用其他嵌合酶抑制劑時曾有發生過敏反應的報告。這些反應的特徵為皮疹、全身性反應、有時並會出現器官功能障礙，包括肝損傷。
3.建議監測肝臟生化指標，如果懷疑發生肝毒性，應停止使用本藥治療。
4.本藥的研究排除了合併感染B型肝炎的病人。對合併感染B型肝炎的病人，並不建議開始使用本藥。
5.在合併感染C型肝炎的病人方面，目前資料有限。對合併感染C型肝炎的病人，建議應監測肝功能。
6.嚴重免疫功能不全的HIV感染病人在開始接受合併式抗反轉錄病毒療法(CART)治療時，可能會因無症狀或殘餘的伺機性致病原而出現發炎反應，從而引發嚴重的臨床症狀，或使既有症狀更加惡化。
7.應告知病人，本藥或任何其他抗反轉錄病毒療法並不能完全治癒HIV感染症，他們仍可能會發生伺機性感染和其他的HIV感染併發症。
8.為了減少發生抗藥性的風險，停止注射本藥與rilpivirine之後，在最後一次注射每月一次之本藥後的1個月內，以及最後一次注射每2個月一次之本藥後的2個月內，必須採用另一種具有完全抑制效果的抗反轉錄病毒療法治療。

19503 DARUNAVIR ETHANOLATE▲

℞ 81.31 MG, 162.62 MG, 400 MG, 600 MG, 800 MG/錠劑(T);

商　名
Prezista®(JANSSEN/嬌生)
Prezista® ◎ (裕利/嬌生) $156/T(400MG-PIC/S), $392/T(600MG-PIC/S)

藥理作用 Darunavir為HIV-1蛋白酶抑制劑，可於HIV感染的細胞內選擇性阻止encoded Gag-Pol多蛋白的斷裂，以預防成熟病毒微粒的形成。

適 應 症 [衛核]PREZISTA適用於與ritonavir (PREZISTA/rtv)及其他抗反轉錄病毒藥物合併使用，以治療人類免疫缺乏病毒 (HIV-1)感染之成人和體重40公斤(含)以上的兒童患者。

用法用量 1.大人：建議使用劑量是一天2次和100mg ritonavir一起口服600mg(2顆300mg錠劑)，跟著食物一起服用。食物的種類並不會改變darunavir的暴露量。
2.小孩：安全性及有效性沒有被建立。
3.肝臟損害的病人：目前尚未有各個不同階段肝損害病人使用本藥的資料，因此並無建議特殊劑量。本藥應該小心用有肝損傷的病人身上。
4.腎臟損傷的病人：對於中度腎臟損傷的病人來說並不需要調整劑量。對感染HIV-1病毒的嚴重腎臟損傷或是末期腎臟病的病人，目前並無藥物動力學資料。

不良反應 1.不良反應包括腹瀉、噁心頭痛及鼻咽炎。通報的副作用百分比分別為，腹瀉19.8%、28.2%，噁心18.3%、12.9%，頭痛15.3%、20.2%以及鼻咽炎13.7%、10.5%。
2.因治療而產生的副作用，於de novo subjects(n=458)發生少於2%時，且依試驗醫師評估為與治療有關(因果關係判斷為可能以上)：
全身：毛囊炎、無力、發燒、疲倦、強直、過高熱、周邊水腫。
心血管：心肌梗塞、心律過快、高血壓。
消化道症狀：脹氣、腹脹、口乾、消化不良、腹痛、噁心、便秘。
代謝及營養症狀：厭食、高膽固醇、高血脂、糖尿病、食慾減低、肥胖、脂肪重分佈、低血鈉、劇渴。
骨骼肌肉、結締組織及骨症狀：關節痛、四肢疼痛、肌肉痛、骨質減少、骨質疏鬆。
神經系統症狀：周邊神經炎、知覺低下、記憶功能缺損、感覺異常、嗜睡、暫時性腦缺血、困惑、失去方向感、易怒、情緒改變、惡睡、焦慮、頭痛。

19 抗濾過性病毒劑

呼吸系統症狀：呼吸困難、咳嗽、打嗝。
皮膚及皮下症狀：脂肪分佈異常、夜間盜汗、過敏性皮膚炎、濕疹、毒性皮膚疹、落髮、藥物性皮膚炎、多汗症、皮膚發炎、斑狀丘疹、多發性紅斑、stevens-johnson syndrome。
特殊感覺：暈眩。
腎臟及泌尿生殖系統症狀：急性腎衰竭、腎功能不全、腎結石、頻尿、男性女乳症。

醫療須知 1.本藥必須與ritonavir及食物併服，以達其治療效能，未能正確將本藥與ritonavir及食物併用時，將造成darunavir的血中濃度下降，且可導致darunavir無法達到預期的抗病毒效果，請參考ritonavir處方資訊中的預防措施。
2.臨床開發過程曾報導出現嚴重膚疹(包括：多型性紅斑及stevens-johnson syndrome)，在某些案例中，也出現過發燒即轉胺酶增加的報導，於臨床試驗中(n=924)，7%的病人服用本藥後出現紅疹(所有等級，不論原因)；因紅疹而無法繼續試驗者佔0.3%，紅疹通常為輕至中度的自限性，斑塊丘疹型的皮膚出疹，當出現嚴重紅疹時，應停止服用本藥。
3.Darunavir結構具有磺胺類的部分，故有磺胺類藥物過敏史的病人應小心使用本藥。
4.本藥及ritonavir都是CYP3A的抑制劑，本藥與主要經由CYP3A代謝的藥品一起併用時，可能會增加這些藥品的血中濃度，而增加或延長這些藥品的療效或不良反應。
5.Darunavir主要由肝臟代謝；因此，肝功能受損的病人接受本藥治療時需小心。
6.由於darunavir腎清除率有限，故不預期腎功能不全患者的總體清除率會下降，因為darunavir與ritonavir具高度血漿蛋白結合率，它們不太可能因血液透析或腹膜透析而被大量移除。

19504 DOLUTEGRAVIR

孕 X 乳 - 泄 肝 半 14h

Rx 50 MG/錠劑(T);

商名 Tivicay® ◎ (GSK/葛蘭素史克) $355/T(50MG-PIC/S)

藥理作用 1.Dolutegravir會與HIV嵌合酶的活性部位結合，從而抑制此嵌合酶的作用，並阻斷反轉錄病毒去氧核糖核酸(DNA)之嵌合過程中的鏈轉移步驟，這也是HIV複製週期中的主要步驟。
2.Dolutegravir可對試驗盤中的HIV-1臨床分離病毒株(M群亞型A、B、C、D、E、F及G各有3株，O群有3株)產生抗病毒活性，其對HIV-1的EC_{50}值為0.02nM至2.14nM。
3.與INSTI類的raltegravir、非核苷反轉錄酶抑制劑(NNRTIs)類的efavirenz或nevirapine、核苷反轉錄酶抑制劑(NRTIs)類的abacavir或stavudine、蛋白酶抑制劑(PIs)類的amprenavir或lopinavir、CCR5輔助受體拮抗劑類的maraviroc、或融合抑制劑類的enfuvirtide併用時，dolutegravir的抗病毒活性並不會產生拮抗作用。

適應症 [衛核]與其他抗反轉錄病毒藥物合併用於治療成人及12歲以上青少年的人類免疫不全病毒(HIV)感染症。

用法用量 1.本藥用於成人病患的劑量建議：
ⓐ未曾接受治療或曾經接受治療但未曾使用INSTI的患者：50毫克每日一次。
ⓑ未曾接受治療或曾經接受治療但未曾使用INSTI的患者，當與下列強效的UGT1A/CYP3A誘導劑併用時：efavirenz、fosamprenavir/ritonavir、tipranavir/ritonavir、或rifampin：50毫克每日兩次。
ⓒ曾經使用INSTI，並出現某些INSTI抗藥性取代反應，或臨床上疑似具有INSTI抗藥性的患者：50毫克每日兩次。
2.兒童病患：
ⓐ未曾接受治療或曾經接受治療但未曾使用INSTI的患者：對12歲(含)以上且體重至少40公斤的兒童病患，本藥的建議劑量為每日一次口服50毫克。
ⓑ如果與efavirenz、fosamprenavir/ritonavir、tipranavir/ritonavir、或rifampin併用，本藥的建

議劑量為50毫克每日兩次。

ⓒ對12歲以下或體重不足40公斤的兒童病患，或曾經使用INSTI且已證實或臨床上疑似對其他INSTIs (raltegravir、elvitegravir)具有抗藥性的兒童病患，本藥的安全性及療效尚未確立。

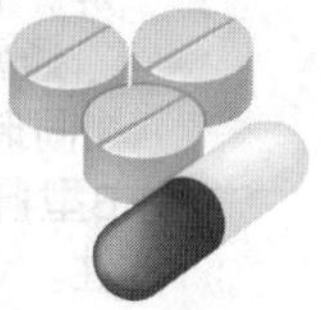

不良反應 1.胃腸道疾患：腹痛、腹部不適、脹氣、上腹痛、嘔吐。

2.全身性疾患：疲倦。

3.肝膽疾患：肝炎。

4.肌肉骨骼疾患：肌炎。

5.腎臟與泌尿道疾患：腎功能不全。

6.皮膚與皮下組織疾患：搔癢。

醫療須知 1.曾有發生過敏反應的報告，其特徵包括皮疹、體質相關發現(constitutional findings)，有時並會發生器官功能障礙，包括肝臟損害。

2.對患有B型或C型肝炎的患者使用本藥時，轉胺酶升高現象惡化或出現轉胺酶升高現象的風險可能會增加。

3.曾在接受抗反轉錄病毒藥物治療的患者中觀察到身體脂肪分佈異位/蓄積的現象，包括中央型肥胖、頸背脂肪擴大(水牛肩)、周邊消瘦、臉部消瘦、乳房腫大、以及「類庫欣氏症外觀」。

4.在接受複合式抗反轉錄病毒治療(包括本藥)的患者中曾有發生免疫重建症候群的報告。

5.不應處方含dolutegravir成分藥品予計畫懷孕的婦女。

6.育齡婦女於使用含dolutegravir成分藥品期間應採行有效之避孕措施。

19505 ETRAVIRINE

℞ 100 MG/錠劑(T);

商　名 Intelence® ◎ (裕利/嬌生) $80/T(100MG-PIC/S)

藥理作用 1.Etravirine是一種人類免疫不全病毒第一型的 NNRTI。

2.Etravirine直接跟反轉錄酶(reverse transcriptase，RT)結合，干擾酵素催化地方，阻止RNA-dependent及DNA-dependent DNA 聚合酶(polymerase)活性。

適 應 症 [衛核]Intelence 與抗反轉錄病毒藥物併用，適用於曾有抗病毒藥物治療經驗，對過去的治療無效，且對NNRTI及其他抗反轉錄病毒藥物產生抗藥性之愛滋病毒HIV-1感染之成人患者。

用法用量 1.須由具有治療愛滋病感染經驗的醫師開始進行治療，本藥必須要和其他抗反轉錄病毒藥品合併使用。

2.a.成人：本藥建議使用劑量為一天飯後口服兩次，每次 200mg(100mg錠劑兩顆)。若病人無法吞服整顆錠劑，可將錠劑溶於一杯水中，待錠劑於水中崩散後，病人應將其攪拌均勻後立即喝下，杯子應以水沖洗數次，每次沖洗的水要全部喝完，以確定吞服整個劑量。

b.兒科族群：本藥不建議使用於小孩與青少年，因為本藥使用於這些族群的安全性及療效資料不足。

c.老人：本藥使用於大於六十五歲以上的老人資料有限，因此使用在此族群時須小心謹慎。

不良反應 最常被通報的藥物不良反應(ADRs)(在本藥治療組之發生率10%)包括皮疹(發生率在本藥治療組為19.2%，在安慰劑組則為10.9%)、腹瀉(發生率在本藥治療組為18.0%，在安慰劑組則為23.5%)、噁心(發生率在本藥治療組為14.9%，在安慰劑組則為12.7%)及頭痛(發生率在本藥治療組為10.9%，在安慰劑組則為 12.7%)。

醫療須知 1.應告知病人目前的抗反轉錄病毒療法並不能治癒 HIV，也尚未證實可以預防 HIV藉由血液或性接觸傳染他人，故應特別小心。本藥應與其他抗反轉錄病毒藥物併用以達最佳抗病毒活性。

2.皮膚反應：本藥曾經有嚴重的皮膚不良反應案例通報，stevens-johnson syndrome和多型性紅斑的通報案例較罕見(<0.1%)。如果有嚴重的皮膚反應發生，就應該立刻停止本藥治療。通常大部分發生的皮膚反應屬輕度或中度，大多數是發生在治療的第二個禮拜，在第四個禮拜過後就較不常見。皮膚反應大部分是可以自癒的，只要持續治療，通常在發生的1~2週內就會痊癒。

3.同時併有感染B型肝炎或是C型肝炎：由於現有資料仍有限，因此針對同時併有感染B型肝炎或是C型肝炎的病人，應謹慎使用。目前無法排除肝臟酵素增加的潛在高風險性。

4.脂肪移位症候群：合併抗反轉錄病毒治療(CART)與HIV感染病人的脂肪移位症候群(脂肪分布異常)有關。這種關聯的長期預後未明，其機制也未完全清楚。目前已有理論認為內臟脂肪增多(visceral lipomatosis)和蛋白酶抑制劑(PIs)以及脂肪萎縮(lipoatrophy)和NRTIs之間具關連性。

19506 FOSTEMSAVIR

孕 C 乳 - 泄 肝 排 11h

Rx SR 600 MG/持續性製劑(SR)；

商名 Rukobia® ◎ (GLAXO/葛蘭素史克)

藥理作用 1.Temsavir是一種HIV-1黏附抑制劑。

2.Temsavir會直接與HIV-1外套膜醣蛋白gp160中的gp120次單元結合，並選擇性抑制病毒與細胞CD4受體間的交互作用，從而遏阻病毒黏附。

3.Temsavir並可抑制病毒進入宿主細胞所需要的gp120依賴性黏附後步驟。

4.Temsavir可抑制可溶性CD4與固定於表面之gp120結合的作用。

適應症 [衛核]合併其他抗反轉錄病毒毒物，適用於治療已有廣泛治療經驗(heavily treatment-experienced)且具多重抗藥性之第一型人類免疫不全病毒(HIV-1)感染症的成人病人，且因抗藥性、無法耐受或安全考量而致目前之抗反轉錄病毒療法失敗。

用法用量 1.本藥建議劑量每日兩次，每次口服一顆600毫克錠劑，可隨食物或不隨食物服用。

2.錠劑應整顆吞服，不可咀嚼、研碎或剝開錠劑。

不良反應 1.嚴重不良反應：免疫重建發炎症候群(IRIS)、心電圖QTc間期延長、合併感染B型或C型肝炎病毒的病人可能發生肝臟轉胺酶升高。

2.常見不良反應：噁心、腹瀉、頭痛、腹痛、消化不良、疲倦、皮疹、睡眠障礙、免疫重建發炎症候群、嗜睡、嘔吐。

醫療須知 1.在使用複合式抗反轉錄病毒療法(包括本藥)治療的病人中，曾有發生免疫重建症候群(IRIS)的報告。

2.本藥證實會明顯延長心電圖中的QTc間期。對有QTc間期延長病史的病人，將本藥與已知有引發尖端扭轉型室性心搏過速(Torsade de Pointes)之風險的藥物併用時應謹慎。

3.對合併感染B型及/或C型肝炎的病人，建議應監測肝功能生化指標。和單一感染HIV的受試者相比較，在合併感染HBV及/或HCV的受試者中有較高的比例出現肝臟轉胺酶升高的現象。

4.因藥物交互作用而發生不良反應或導致病毒學療效反應喪失的風險。

19507 LENACAPAVIR SODIUM☆

Rx 306.8 MG/錠劑(T)； 4.73 MG/注射劑(I)；

商名 Sunlenca® ◎ (PATHEON/吉立亞)

藥理作用 1.Lenacapavir是一種多階段、選擇性HIV-1衣殼蛋白功能抑製劑，可直接與六聚體中的衣殼蛋白(p24)次單元之間的界面結合。

2.Lenacapavir會與交叉聯結的野生型衣殼蛋白六聚體以具劑量依賴性的模式飽和結合

，平衡結合常數(KD)為1.4nM。

3.Lenacapavir會透過干擾病毒生命週期的多個重要步驟來抑制HIV-1的複製作用，這些步驟包括衣殼蛋白所媒介的HIV-1前病毒DNA的核攝入(阻斷核輸入蛋白與衣殼蛋白的結合)、病毒組裝與釋放(干擾Gag/Gag-Pol功能，減少衣殼蛋白次單元的生成)、以及形成衣殼核心(破壞外鞘次單元的聯合速度，導致衣殼蛋白畸形)。

適應症 [衛核]與其他抗反轉錄病毒藥物併用，適用於治療已有廣泛治療經驗(heavily treatment-experienced)，且無法建構具抑制效果之抗病毒藥物組合的多重抗藥性第一型人類免疫缺乏病毒(HIV-1)感染症的成人病人。

用法用量 1.可採用兩種建議劑量療法的其中一種來開始本藥的治療，參見下方2表。醫療照護人員應確認適合病人的起始療法。本藥服錠劑可隨食物或不隨食物服用。

建議療法 1

治療時間	劑量：起始治療
第 1 天	口服 600 毫克（2 x 300 毫克錠劑）
第 2 天	口服 600 毫克（2 x 300 毫克錠劑）
第 8 天	口服 300 毫克（1 x 300 毫克錠劑）
第 15 天	皮下注射 927 毫克（2 x 1.5 毫升注射劑）
	劑量：維持治療
每 6 個月 (26 週) (從上次注射之日算起) +/- 2 週一次	皮下注射 927 毫克（2 x 1.5 毫升注射劑）

建議療法 2

治療時間	劑量：起始治療
第 1 天	皮下注射 927 毫克（2 x 1.5 毫升注射劑） 口服 600 毫克（2 x 300 毫克錠劑）
第 2 天	口服 600 毫克（2 x 300 毫克錠劑）
	劑量：維持治療
每 6 個月 (26 週) (從上次注射之日算起) +/- 2 週一次	皮下注射 927 毫克（2 x 1.5 毫升注射劑）

2.遺漏劑量：在維持治療期間，如果自上次注射以來已超過28週，且臨床顯示仍適合繼續使用本藥治療，則重新從第1天開始施行起始劑量療法，可採用選項1或選項2的療法。

3.本藥注射劑應由醫療照護人員以皮下注射方式施打於腹部(共兩次注射，分別在腹部的不同位置)。

不良反應 1.最常見不良反應(任何嚴重度)為噁心與注射部位反應。

2.局部注射部位反應(ISRs)：有4%的受試者發生一種重度(第3級)ISR(紅斑、疼痛、腫脹)，但皆於15天內消退。有超過1%之受試者通報的ISRs為腫脹(36%)、疼痛(31%)、紅斑(31%)、結節(25%)、硬塊(15%)、搔癢(6%)、藥物外滲(3%)和腫塊(3%)。有1%之受試者通報的ISRs包括不適、血腫、水腫和潰瘍。

醫療須知 1.在接受複合式抗反轉錄病毒藥物治療的病人中，曾有發生免疫重建症候群的報告。

2.Lenacapavir的殘留濃度可能會長時間存留在病人的體循環中(在最後一次皮下注射後會存留長達12個月或更久)。重要的是要囑咐病人必須每6個月注射一次維持劑量，因為遺漏劑量或未遵從注射指示可能會導致病毒抑制反應喪失和出現抗藥性。

3.如果要停用本藥，為了儘量降低發生病毒抗藥性的潛在風險，必須儘可能在最後一次注射本藥後的28週內開始施行另一種可達充分抑制效果的抗反轉錄病毒藥物組合。

4.施打本藥可能引發局部注射部位反應(injection site reactions, ISR)。如果出現具臨床意義的ISR，應進行評估，並施以適當的治療和追蹤。
5.美國疾病管制與預防中心建議，感染HIV-1的母親不要為她們的嬰兒哺乳，以避免產後傳染HIV-1的風險。

19508 MARAVIROC

孕B 乳？ 泄 肝 半 14~18H

℞ 150 MG, 300 MG/錠劑(T);

商名 Celsentri® ◎ (PFIZER/葛蘭素史克) \$163/T(150MG-PIC/S), \$163/T(300MG-PIC/S)

藥理作用 1.Maraviroc是一種治療類別稱為CCR5輔助受體拮抗劑的藥物。
2.Maraviroc會選擇性地與出現於細胞膜上的人類化學激素受體CCR5相結合，從而遏阻HIV-1 gp120與CCR5間的交互作用，具CCR5趨性的HIV-1必須經過這種交互作用才能進入細胞。
3.Maraviroc無法抑制具CXCR4趨性與具雙重趨性之HIV-1進入細胞的作用。

適應症 [衛核]Celsentri與其他抗反轉錄病毒藥物併用，適用於對第一線抗反轉錄病毒藥物無法耐受或治療失敗，且只具CCR5趨性之HIV-1感染之成人患者。

用法用量 1.因為藥物交互作用的緣故，本藥的建議劑量須視併用之藥物而定。
a.併用藥物：強力的CYP3A4抑制劑(併用或未併用CYP3A4 誘導劑)，包括：
- 蛋白酶抑制劑(tipranavir/ritonavir 除外)
- delavirdine
- ketoconazole、itraconazole、clarithromycin
- 其它強力的CYP3A抑制劑(如nefazodone、telithromycin)

本藥的劑量：150 毫克每天兩次
b.其它併用藥物，包括tipranavir/ritonavir、nevirapine、所有的NRTIs、以及enfuvirtide，本藥的劑量：300 毫克每天兩次
c.強力的CYP3A誘導劑(未併用強力的CYP3A抑制劑)，包括：
- efavirenz
- rifampin
- carbamazepine、phenobarbital 及phenytoin

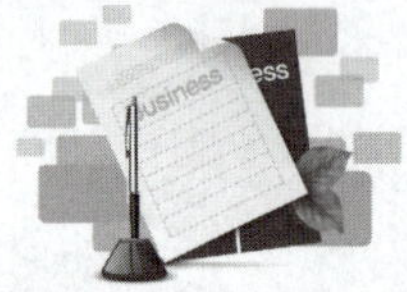

本藥的劑量：600 毫克每天兩次
2.本藥可空腹服用，亦可與食物併服。本藥必須與其它抗反轉錄病毒藥物合併使用。

不良反應 1.最為常見：上呼吸道感染、咳嗽、發燒、皮疹及暈眩。
2.次常見：腹瀉、水腫、流行性感冒、食道念珠菌感染、睡眠障礙、鼻炎、類睡症及排尿異常。

醫療須知 1.對使用本藥的患者，應追蹤是否出現非預期的不良反應增加的現象，特別是可能和惡性腫瘤、感染症、缺血性心臟疾病及藥物誘發性肝炎有關的不良反應。
2.對原先即併有肝功能不全問題或合併感染病毒性B型或C型肝炎的患者，投予本藥時應謹慎。
3.對有姿勢性低血壓病史或併用已知會降低血壓之藥物的患者，投予本藥時應謹慎。
4.本藥會對某些免疫細胞上的CCR5輔助接受體產生拮抗的作用，因此可能會增加發生感染的風險。
5.需小心嚴重的皮膚與全身性過敏反應，包含Steven-Johnson symdrome、毒性表皮壞死溶解症(toxic epidermal necrolysis, TEN)與(drug rash with eosinophilia and systemic symptoms, DRESS)等，特別是同時併用其他可能造成此反應藥品之患者。若發生此反應需停止使用。
6.需小心免疫重建症候群(immune reconstitution syndrome)：是一種臨床惡化現象，在HIV治療初期的伺機性感染，或是治療後期的誘發得免疫問題(e.g., Graves' disease,

polymyositis,Guillain-Barré syndrome)。

19509 RALTEGRAVIR POTASSIUM

孕C 乳? 泄 肝 半 9h

Rx 434.4 MG/錠劑(T);

商名 Isentress® ◎ (SIEGFRIED/默沙東) $175/T(434.4MG-PIC/S)

藥理作用 Raltegravir為一種嵌合酶抑制劑(integrase inhibitor),可藉由抑制HIV-1嵌合酶的活性,阻斷HIV-1 cDNA嵌入宿主細胞基因,防止病毒顆粒生成,進而遏阻病毒感染擴大。

適應症 **[衛核]Isentress與抗反轉錄病毒藥物併用,適用於愛滋病毒 HIV-1 感染患者。**
[非衛核]Raltegravir與抗反轉錄病毒藥物併用,適用於有抗病毒藥物治療經驗(treatment-experienced),同時有明顯病毒複製,且對多類抗反轉錄病毒藥物產生抗藥性之愛滋病毒HIV-1感染的成人患者。

用法用量 1.16歲以上病人口服劑量為每天2次,一次400mg。
2.若同時併服rifampin,劑量為每天2次,一次800mg。
3.輕至中度肝功能不全、腎臟功能不全病人不需調整劑量。
4.重度肝功能不全病人無劑量調整資料。
5.本藥於未滿16歲兒童之安全性及療效資料尚未建立。

不良反應 常見副作用包括失眠、頭痛、噁心、無力或疲勞,檢驗數值異常包括總膽固醇、三酸甘油脂、creatine kinase及肝功能指數(AST/ALT)上升。其他嚴重不良反應包括肌肉病變、橫紋肌溶解、腎衰竭等。

醫療須知 **1.在治療初期,病人可能因為不活躍或殘存的伺機性感染引起發炎反應導致免疫重建症候群(Immune reconstitution syndrome)而需進一步評估或接受治療。**
2.使用於有發生肌肉病變或橫紋肌溶解風險(包括同時使用可能會造成肌肉病變的藥物)的病人,應特別小心。

19510 RILPIVIRINE

孕B 乳- 泄 肝 半 50h

Rx 27.5 MG/錠劑(T); 300 MG/ML/注射劑(I);

商名 Edurant® ◎ (JANSSEN-CILAG/嬌生) $276/T(27.5MG-PIC/S) Rekambys PR® (CILAG AG/嬌生) $10800/I(300MG/ML-PIC/S-3ML)

藥理作用 1.Rilpivirine 是一種可對抗人類免疫不全病毒第1型的diarylpyrimidine 類非核苷反轉錄酶抑制劑(NNRTI)。
2.本藥會對HIV-1的反轉錄酶(RT)產生非競爭性的抑制作用,從而抑制HIV-1的複製。
3.Rilpivirine並不會抑制人類細胞的DNA聚合酶α、ß及γ。

適應症 **[衛核]1.治療未曾接受治療之HIV-1病人:適用於與其它抗反轉錄病毒藥物併用,藉以治療先前未曾使用過抗病毒藥物治療之人類免疫不全病毒第1型病毒(HIV-1)感染且病毒量HIV-1 RNA≦100,000 copies/mL之病人。**
2.與cabotegravir併用治療HIV-1:與cabotegravir錠劑併用,短期治療已達病毒學抑制效果(HIV-1 RNA < 50 copies/mL)且對rilpivirine及cabotegravir不具已知或疑似抗藥性之成人的人類免疫不全病毒(HIV)-1感染症,治療的目的為:
(1)在投予rilpivirine 持續性藥效注射懸浮劑前先進行口服導入治療,藉以評估對rilpivirine的耐受性。
(2)為錯過計劃注射rilpivirine 持續性藥效注射懸浮劑時間的成人進行口服治療。

用法用量 1.錠劑:建議劑量為每天一次,隨餐服用一顆25毫克錠劑。
2.注射懸浮劑:每2個月一次療程(與cabotegravir並用):
a.起始注射:共兩次,之間間隔1個月,肌肉注射單劑900毫克,於目前的抗反轉錄病毒療法的最後一天進行注射。
b.後續注射:每2個月一次肌肉注射單劑900毫克。可於每2個月一次療程之計劃注射日期的前後7天內進行注射。

不良反應 1.常見的藥物不良反應：腹痛、噁心、嘔吐、疲倦、頭痛、暈眩、憂鬱疾患、失眠、異常作夢、皮疹。
2.較少見的藥物不良反應：腹瀉、腹部不適、膽囊炎、膽結石、食慾降低、嗜睡、睡眠障礙、焦慮、膜狀腎絲球體腎炎、系膜增生性腎絲球體腎炎。

醫療須知 1.曾有在使用本藥期間發生憂鬱疾患(憂鬱情緒、憂鬱症、心情低落、重鬱症、情緒改變、負面思維、自殺意圖、自殺念頭)這類不良反應的報告。
2.患者在治療前患有B型肝炎或C，或轉氨酶顯著升高的情況下，使用本藥治療可能會增加轉氨酶升高惡化或發生的風險。
3.在接受抗反轉錄病毒藥物治療的患者中曾發現身體脂肪分佈異位(蓄積)的現象，包括中央型肥胖、頸背脂肪擴大(水牛肩)、周邊消瘦、臉部消瘦、乳房腫大、以及「類庫辛氏症候群外觀(Cushingoid appearance)」。
4.在接受合併式抗反轉錄病毒藥物(包括本藥)治療的患者中曾有發生免疫重建症候群的報告。

19511 TENOFOVIR DISOPROXIL FUMARATE▲

孕B 乳- 泄 腎 T½ 17h

Rx 300 MG/錠劑(T)；

商 名

APO-Tenofovir®(APOTEX/鴻汶) $78/T(300MG-PIC/S)
Fofnir® ＊ (中化) $89/T(300MG-PIC/S)
Hepar-Pro®(保瑞/奧孟亞) $92/T(300MG-PIC/S)
Hucanon® ＊ (保瑞/勝群) $80/T(300MG-PIC/S)
Ricovir®(MYLAN/邁蘭) $89/T(300MG-PIC/S),
Teno B® ＊ (優生) $89/T(300MG-PIC/S)
Tenof® ＊ (HETERO/上亞) $89/T(300MG-PIC/S)
Viproof® ＊ (永信) $78/T(300MG-PIC/S)
Virclean® ＊ (生達) $89/T(300MG-PIC/S),
Viread® ◎ (PATHEON/吉立亞) $111/T(300MG-PIC/S)
Voffir®(中化/中化裕民)

藥理作用 Tenofovir disoproxil fumarate是腺苷酸單磷酸鹽的無環核苷磷酸二酯類似物，需要二酯水解，使其轉化為tenofovir，然後藉由細胞酵素磷酸化形成tenofovir diphosphate，透過DNA鏈終止作用來抑制HIV-1反轉錄酶酵素的活性

適應症 [衛核]1.適用於與其他抗反轉錄病毒藥物合併使用於成人HIV-1感染之治療。
2.適用於與其他抗反轉錄病毒藥物併用，治療對NRTI產生抗藥性，或因毒性反應無法使用第一線藥物治療之HIV-1感染的12歲(含)至18歲小兒患者。
3.適用於治療具有病毒複製及活動性肝臟發炎証據之慢性B型肝炎的成人與12歲及以上小兒患者。

用法用量 1.對於治療HIV-1或慢性B型肝炎：本藥300mg，每天口服一次，毋須理會進食時間。對於慢性B型肝炎的治療，最佳治療期間尚未知。
2.腎功能不全者(CrCl 30~49mL/min)，給藥頻率建議為48小時。
3.腎功能不全者(CrCl 10~29mL/min)，給藥頻率建議為72~96小時。
4.血液透析病人，劑量300mg，每7天一次，或進行約12小時的透析後給予
5.肝功能不全者不需調整劑量。

不良反應 常見的不良反應包括胸痛(3%)，中樞神經方面的疼痛 (7%~12%)，腹瀉 (9%~16%)，噁心(8%~11%)， 神經肌肉方面的虛弱無力(7%~11%)。

醫療須知 1.Tenofovir不適用於治療慢性B型肝炎病毒(HBV)的感染，其安全性和有效性在HIV和HBV混合感染病人中還沒有確定。已有報告顯示，對混合感染HIV和HBV且中斷使用本藥的病人，應至少執行數個月的肝功能監測。
2.已有報告顯示，單獨使用核苷類似物或與其他反轉錄酶藥物結合使用會出現乳酸性中毒和脂肪變性嚴重肝腫大。對於已有肝臟疾病風險之病人，投藥時應特別謹慎。
3.Tenofovir主要透過腎排除，對於腎功能不全者(CrCl<50mL/min)，建議調整給藥的間隔時間。

19512 Biktarvy 吉他韋 膜衣錠 ® (GILEAD/吉立亞) $440/T

Rx 每 Tab 含有：Bictegravir Sodium 52.45 MG；EMTRICITABINE 200.0 MG；tenofovir alafenamide fumarate 28.04 MG

藥理作用 1.BIKTARVY是一種由bictegravir(BIC)、emtricitabine(FTC)與tenofovir alafenamide(TAF)等抗反轉錄病毒藥品所組成的固定劑量複方製劑。
2.Bictegravir：BIC會抑制HIV-1嵌合酶的鏈轉移活性(嵌合酶鏈轉移抑制劑；INSTI)，HIV-1嵌合酶是一種錄有HIV-1基因譯碼的酵素，也是病毒複製所必需的酵素。抑制嵌合酶可阻止線性HIV-1 DNA嵌入宿主的基因組DNA，從而遏阻HIV-1原病毒的形成與病毒的繁殖。
3.Emtricitabine：FTC是一種合成的cytidine核苷類似物，FTC會被細胞酵素磷酸化，形成emtricitabine 5'-triphosphate。Emtricitabine 5'-triphosphate會和天然受質deoxycytidine 5'-triphosphate競爭，並會和新生的病毒DNA結合，從而抑制HIV-1反轉錄酶的活性，並導致DNA鏈終止。
4.Tenofovir diphosphate會透過HIV反轉錄酶的作用嵌入病毒DNA，導致DNA鏈終止，從而抑制HIV-1的複製作用。

適應症 **[衛核] 治療感染第一型人類免疫缺乏病毒(HIV-1)且不具已知與嵌入酶抑制劑類藥品、emtricitabine或tenofovir抗藥性相關突變的成人與體重至少25公斤的兒童病人。**

用法用量 1.BIKTARVY是一種由三種藥物構成的固定劑量複方產品，內含50毫克的bictegravir(BIC)、200毫克的emtricitabine(FTC)與25毫克的tenofovir alafenamide(TAF)。BIKTARVY的建議劑量為每日一次，隨食物或不隨食物口服一錠。
2.在開始使用BIKTARVY治療之前或開始治療時，應檢測患者是否患有B型肝炎病毒(HBV)感染症。
3.建議所有患者在開始使用BIKTARVY治療之前或開始治療時，以及使用BIKTARVY治療期間，只要臨床狀況適合，都應評估血清肌酸酐、估計肌酸酐廓清率、尿糖及尿蛋白。對慢性腎病患者，也應評估血磷。
4.BIKTARVY不建議用於肌酸酐廓清率估計值低於30毫升/分鐘的患者。
5.BIKTARVY不建議用於重度肝功能不全(Child-Pugh C級)的患者。

不良反應 1.發生率低於2%的其他不良反應(所有等級)包括嘔吐、胃腸脹氣、消化不良、腹痛、皮疹及憂鬱症。
2.有<1%的BIKTARVY組受試者發生自殺意念、自殺意圖及憂鬱症自殺；所有的事件都屬於嚴重事件，且主要都是發生於原先即有憂鬱症病史、先前曾試圖自殺或患有精神疾病的受試者。
3.嚴重的不良反應：B型肝炎嚴重急性惡化、免疫重建症候群、新發生或惡化的腎功能不全、乳酸中毒/嚴重肝臟腫大合併脂肪肝。

醫療須知 **1.合併感染HIV-1與HBV的患者可能會發生B型肝炎嚴重急性惡化。**
2.因藥物交互作用而發生不良反應或喪失病毒學療效反應的風險。
3.在接受複合式抗反轉錄病毒藥物治療的患者中，曾有發生免疫重建症候群的報告。
4.建議所有患者在開始使用BIKTARVY治療之前或開始治療時，以及使用BIKTARVY治療期間，只要臨床狀況適合，都應評估血清肌酸酐、估計肌酸酐廓清率、尿糖及尿蛋白。對慢性腎病患者，也應評估血磷。如果患者發生具臨床意義的腎功能降低或出現Fanconi氏症候群的跡象，則應停用BIKTARVY。
5.任何患者只要臨床或實驗室檢驗結果顯示發生乳酸中毒或明顯的肝毒性(可能包括肝臟腫大及脂肪肝，即使沒有明顯的轉胺酶升高現象)，都應暫停使用BIKTARVY治療。

類似產品 Apo-Emtricitabine-Tenofovir 安保挺抗滋膜衣錠 200/300毫克 ® (APOTEX/鴻汶)
Descovy 達可揮膜衣錠 200 毫克/10 毫克 ® (PATHEON/吉立亞)
Complera "康普萊"膜衣錠 ® (裕利/嬌生) $451/T
Tenoem 得諾恩膜衣錠 ® (旭能/貽康藥業) $310/T

19 抗濾過性病毒劑

19513 Delstrigo 達滋克膜衣錠 ® (P.T./默沙東) $430/T

Rx 每 Tab 含有：LAMIVUDINE 300.0 MG；TENOFOVIR DISOPROXIL FUMARATE 300.0 MG

藥理作用 1.本藥是一種由doravirine、lamivudine與TDF等抗病毒藥物所組成的固定劑量複方製劑。
2.Doravirine是一種可對抗HIV-1的pyridinone類非核苷反轉錄酶抑制劑，會對HIV-1的反轉錄酶(RT)產生非競爭性的抑制作用，從而抑制HIV-1的複製作用。
3.Lamivudine是一種合成的核苷類似物。Lamivudine在細胞內會被磷酸化，形成具有活性的5'-triphosphate代謝物，即lamivudine triphosphate(3TC-TP)。3TC-TP的主要作用模式為使DNA鏈在與此核苷類似物結合之後終止，從而抑制RT的作用。
4.TDF是腺苷單磷酸的開環核苷磷酸二酯類似物。TDF必須先經過二酯水解作用轉化成tenofovir，再經細胞酵素的磷酸化作用形成tenofovir diphosphate。Tenofovir diphosphate會與天然受質去氧腺苷5'-三磷酸競爭並與DNA結合，然後會導致DNA鏈終止，從而抑制HIV-1 RT的活性。

適應症 **[衛核] 為一完整治療配方，適用於治療下列感染第一型人類免疫缺乏病毒(HIV-1)的成年病人及體重至少35公斤之兒童及青少年病人：**
(1)未接受過抗反轉錄病毒療法。
(2)正穩定接受抗反轉錄病毒療法、已達病毒學抑制狀態(HIV-1 RNA < 50 copies/mL)、未有治療失敗病史，且不具已知與DELSTRIGO中任一各別成分抗藥性相關的突變。

用法用量 1.成人建議劑量為每日一次，隨食物或不隨食物口服一錠。
2.不建議用於估計肌酸酐廓清率低於50毫升/分鐘的患者。
3.如果要將DELSTRIGO與rifabutin併用，在與rifabutin併用期間，應每日一次服用一錠DELSTRIGO，並於服用

DELSTRIGO約12小時後，再服用一錠doravirine100毫克(PIFELTRO)。

不良反應 常見不良反應：暈眩、噁心、做夢異常、失眠、腹瀉、嗜睡、皮疹。

醫療須知 1.合併感染HIV-1與HBV的患者可能會發生B型肝炎嚴重急性惡化。
2.應避免與具有腎毒性的藥物(如高劑量或多重的非類固醇抗發炎藥[NSAIDs])同時使用或於相近時間內使用。
3.治療期間，都應依臨床上適合的時程評估血清肌酸酐、估計肌酸酐廓清率、尿糖及尿蛋白。對慢性腎病患者，也應評估血磷。如果患者發生具臨床意義的腎功能降低或出現Fanconi氏症候群的跡象，則應停用本藥。
4.本藥中的lamivudine與TDF成分主要都是透過腎臟排泄。如果估計肌酸酐廓清率低於50毫升/分鐘，則應停用本藥。
5.對感染HIV-1且有病理性骨折病史或帶有其他骨質疏鬆症或骨質流失之危險因子的成人患者，應考慮進行BMD評估。
6.對有發生腎功能障礙之風險且於接受含有TDF成分之藥物，治療期間出現持續不退或不斷惡化之骨骼或肌肉症狀的患者，應考慮可能是發生近端腎小管病變導致的續發性低磷酸鹽血症及軟骨病。
7.在接受合併式抗反轉錄病毒治療的患者中，曾有發生免疫重建症候群的報告。

19514 Descovy 達可揮膜衣錠 200 毫克/25 毫克® (PATHEON/吉立亞)

Rx
每 T 含有：EMTRICITABINE 200.0 MG；tenofovir alafenamide fumarate 28.0 MG

藥理作用 1.Emtricitabine是一種核苷反轉錄酶抑制劑(NRTI)，也是帶有2'- 去氧胞苷結構的核苷類似物。Emtricitabine會被細胞酵素磷酸化，形成emtricitabine triphosphate。
2.Emtricitabine triphosphate會透過HIV反轉錄酶(RT)的作用嵌入病毒DNA，導致DNA鏈終止，從而抑制HIV的複製作用。Emtricitabine具有對抗HIV-1、HIV-2及HBV的活性。
3.Tenofovir alafenamide是一種核苷酸反轉錄酶抑制劑(NtRTI)，也是tenofovi(r 2'-去氧腺苷單磷酸類似物)的氨基磷酸酯前驅藥。Tenofovir alafenamide可滲透進入細胞，由於其血漿穩定性較高，並且是在細胞內經組織蛋白酶A水解後才活化。
4.Tenofovir alafenamide可比tenofovir disoproxil fumarate更為有效地將tenofovir集中於周邊血液單核細胞(PBMCs)或HIV目標細胞(包括淋巴球與巨噬細胞)。
5.細胞內的tenofovir會再經磷酸化的作用形成具藥理活性的代謝物tenofovir diphosphate。Tenofovir diphosphate會透過HIV RT的作用嵌入病毒DNA，導致DNA鏈終止，從而抑制HIV的複製作用。
6.Tenofovir具有對抗HIV-1、HIV-2及HBV的活性。

適應症 [衛核] 1.治療HIV-1感染
適用於與其他抗反轉錄病毒藥物併用，藉以治療人類免疫不全病毒第一型(HIV-1)的成人與青少年(12歲(含)以上且體重至少35公斤)。
2.HIV-1暴露前預防性投藥(PrEP)
適用於在合併採取安全性行為下進行暴露前預防性投藥(PrEP)，藉以降低有感染風險之成人與青少年(12歲(含)以上且體重至少35公斤)發生性傳染性HIV-1感染的風險。
3.在開始使用Descovy進行HIV-1 PrEP之前，HIV-1檢驗的結果必須為陰性。

用法用量 1.在開始使用DESCOVY治療之前，應先檢驗患者是否患有B型肝炎病毒感染症。所有患者在開始使用DESCOVY治療之前都應先評估其估計肌酸酐廓清率、尿糖及尿蛋白，在治療期間亦應定期監測。
2.成人與12 歲(含)以上且體重至少35 公斤的青少年應依照表1的指示投予DESCOVY。

表1：視HIV治療方案中之第三種藥物而定的DESCOVY劑量

DESCOVY的劑量	HIV治療方案中的第三種藥物
DESCOVY 200 /10毫克每日一次	Atazanavir 加 ritonavir 或 cobicistat Darunavir 加 ritonavir 或 cobicistat[1] Lopinavir 加 ritonavir
DESCOVY 200 /25毫克每日一次	Dolutegravir、efavirenz、maraviroc、nevirapine、rilpivirine、raltegravir

[1]DESCOVY 200 /10毫克合併darunavir 800毫克與cobicistat 150毫克(採用一種固定劑量的複方錠劑)的研究對象是未曾接受治療的受試者。

不良反應 1.極常見：噁心。
2.常見：異常做夢、頭痛、暈眩、腹瀉、嘔吐、腹痛、脹氣、皮疹、疲倦。
3.少見：貧血、消化不良、血管性水腫、搔癢、關節痛。

醫療須知 1.在接受抗反轉錄病毒療法治療的慢性B型或C型肝炎患者中，發生嚴重及可能致命之肝臟不良反應的風險會升高。
2.在合併感染HIV-1與HBV並停用含有FTC及/或tenofovir disoproxil fumarate(TDF)成分之產品的患者中，曾有發生B型肝炎嚴重急性惡化(如肝臟代償失調與肝臟衰竭)的報告。
3.在出生前及/或出生後曾暴露於核苷類似物的HIV陰性嬰兒中，曾有發生粒線體功能障礙的報告。
4.在使用CART(包括emtricitabine)治療的HIV感染患者中，曾有發生免疫再活化症候群的報告。
5.接受DESCOVY或任何其他抗反轉錄病毒藥物治療的患者可能會繼續發生伺機性感染及其他的HIV感染併發症。

19515	Dovato 洛瓦梭膜衣錠 ® (GSK/葛蘭素史克) $360/T

Rx ■每 Tab 含有：Dolutegravir Sodium 52.6 MG；LAMIVUDINE 300.0 MG

藥理作用 1.本藥為由HIV-1抗反轉錄病毒藥物dolutegravir與lamivudine所構成的固定劑量複合配方。
2.Dolutegravir會與HIV嵌合酶的活性部位結合，從而抑制此嵌合酶的作用，並阻斷反轉錄病毒DNA之嵌合過程中的鏈轉移步驟。
3.Lamivudine是一種合成核苷類似物，lamivudine在細胞內會被磷酸化，形成其活性5'-triphosphate代謝物lamivudine triphosphate(3TC-TP)。3TC-TP的主要作用模式為與核苷類似物結合後使DNA鏈終止，從而抑制反轉錄酶(RT)的作用。

適應症 [衛核]治療第一型人類免疫不全病毒(HIV-1)感染症的成人與12歲以上、體重至少40公斤青少年，且對二種抗反轉錄病毒藥物成分不具已知或疑似抗藥性的病人。

用法用量 1.開始使用本藥治療之前或開始治療時，應檢測病人是否感染B型肝炎病毒。
2.本藥是一種固定劑量的複方產品，含有50毫克的dolutegravir與300毫克的lamivudine。本藥用於成人以及12歲以上、體重至少40公斤青少年的建議給藥方式為每日一次，每次口服一錠，可與食物併服，亦可不與食物併服。
3.Carbamazepine、rifampin投予本藥之後，應間隔12小時，另外再服用一顆dolutegravir 50毫克錠劑。
4.不建議用於腎功能不全的病人，不建議用於重度肝功能不全的病人。

不良反應 1.不良反應≥2%的：頭痛、噁心、腹瀉、失眠、疲倦、頭暈。
2.不良反應<2%的：(1)血液與淋巴系統疾患：貧血、嗜中性白血球減少症、血小板減少症。(2)胃腸道疾患：腹部不適、腹痛、脹氣、上腹痛、嘔吐。(3)全身：發燒。(4)肝膽疾患：肝炎。(5)免疫系統疾患：過敏、免疫重建症候群。(6)肌肉骨骼疾患：肌炎。(7)神經系統疾患：嗜睡。(8)精神疾患：焦慮、異常做夢、憂鬱。自殺之意念、企圖、行為或完成自殺。

醫療須知 1.如果決定要對合併感染HIV-1與HBV的病人投予本藥，應考慮進行額外的治療，以適當控制慢性B型肝炎；否則請考慮改用其他替代療法。
2.對合併感染HIV-1與HBV並停用本藥的病人，在停止使用治療後應嚴密監視，並進行臨床與檢驗數據追蹤至少數個月。
3.如果出現過敏反應的徵兆或症狀(包括但不侷限於嚴重皮疹或伴有發燒現象的皮疹、全身不適、疲倦、肌肉或關節疼痛、水泡或皮膚剝落、口腔起水泡或損傷、結膜炎、臉部水腫、肝炎、嗜伊性白血球增多症、血管性水腫、呼吸困難)，應立即停用本藥。
4.肝毒性：併有B型或C型肝炎的病人使用本藥治療時，出現轉胺酶升高現象或轉胺酶升高現象更加惡化的風險可能會升高。
5.建議具生育能力的病人應持續採取有效的避孕措施。
6.對任何帶有肝病已知危險因子的病人投予本藥時，都應嚴密監視。任何病人只要臨床或實驗室檢驗結果顯示發生乳酸中毒或明顯的肝毒性(可能包括尚無明顯轉胺酶升高現象的肝臟腫大及脂肪肝)，都應暫停使用本藥。
7.在接受複合式抗反轉錄病毒藥物(包括本藥)治療的病人中，曾有發生免疫重建症候群的報告。

19516	Genvoya 捷扶康 膜衣錠 ® (PATHEON/吉立亞) $466/T

Rx ■每 Tab 含有：EMTRICITABINE 200.0 MG；cobicistat 150.0 MG；elvitegravir 150.0 MG；tenofovir alafenamide fumarate 11.2 MG

藥理作用 1.Elvitegravir是HIV-1嵌入酶鏈轉移抑制劑(INSTI)。嵌入酶是HIV-1的酵素，是病毒複製的必要酵素。抑制嵌入酶可防止HIV-1 DNA嵌入宿主基因體DNA，因而阻斷HIV-1原病毒(provirus)形成及病毒感染擴大。
2.Cobicistat是選擇性的CYP3A抑制劑。GENVOYA的另一主成分elvitegravir因被CYP3A 代謝，因此生體可用率低、半衰期短。Elvitegravir與cobicistat併用時，cobicistat 抑制CYP3A的代謝作用，使elvitegravir的暴露量增加。
3.Emtricitabine是核苷反轉錄酶抑制劑(NRTI)，是去氧胞核苷(2'-deoxycytidine)核苷類似物。Emtricitabine經細胞內酵素的磷酸化作用，形成emtricitabine三磷酸。Emtricitabine三磷酸藉由HIV反轉錄酶(RT)與病毒DNA結合，造成DNA鏈終止，因而抑制HIV複製。Emtricitabine對HIV-1、HIV-2、HBV皆有作用。
4.Tenofovir alafenamide是核苷酸反轉錄酶抑制劑(NtRTI)，是tenofovir(2'-去氧腺苷單磷酸2'-deoxyadenosine monophosphate類似物)的磷醯胺化(phosphonoamidate)前驅藥。Tenofovir alafenamide可滲透進細胞，經組織蛋白酶A(cathepsin A)水解後，可增加在血漿內的穩定度及在細胞內的活性。因此，與TDF(Tenofovir disoproxil fumarate)相比，tenofovir alafenamide在周邊血液單核細胞(PBMCs，包括淋巴球及其它HIV目標細胞)及巨噬細胞內能達到較高的tenofovir濃度。Tenofovir在細胞內磷酸化後，形成具藥理活性的tenofovir二磷酸。Tenofovir二磷酸藉由HIV反轉錄酶與病毒DNA結合，造成DNA鏈終止，因而抑制HIV複製。Tenofovir 對HIV-1、HIV-2、HBV皆有作用。

適應症 [衛核]下列感染第一型人類免疫缺乏病毒(HIV-1)且不具已知與嵌入酶抑制劑類藥品、emtricitabine或tenofovir抗藥性相關的突變的病人：
(1)12歲(含)以上且體重至少35公斤的成年與青少年
(2)6歲以上、體重至少25公斤且因會發生毒性反應而不適合使用其他療法的兒童。

用法用量 1.在開始使用GENVOYA治療之前，應先檢驗患者是否患有慢性B型肝炎病毒(HBV)感染症。應由具備治療HIV感染經驗之醫師監督給藥。
2.成人或12歲(含)以上青少年，體重至少35公斤每日一次，每次一粒，隨餐服用。
3.忘記服藥之處理：若未晚於原定服藥時間18小時，應盡快伴隨食物補服該次劑量，下個劑量仍按照原定時間投與；若晚於原定服藥時間18小時，則不必補服該次劑量，下個劑量仍按照原定時間投與。
4.病人若在給藥後1小時內嘔吐，需補服一劑。

不良反應 1.最常被報告的不良反應是：噁心(10%)、腹瀉(7%)、頭痛(6%)。
2.其他包括：貧血、憂鬱、暈眩、嘔吐、不正常疼痛、脹氣、消化不良、皮疹、血管性水腫、瘙癢、疲倦。

醫療須知 1.任何患者只要臨床或實驗室檢驗結果顯示發生乳酸中毒或明顯的肝毒性(可能包括肝臟腫大及脂肪肝，即使沒有明顯的轉胺酶升高現象)，都應暫停使用GENVOYA治療。
2.合併感染HIV-1與HBV的患者可能會發生B型肝炎嚴重急性惡化。
3.GENVOYA不可與下列抗HBV藥品併用：tenofovir disoproxil fumarate、lamivudine、adefovir dipivoxil。
4.接受抗反轉錄病毒治療的慢性C型肝炎病人，發生嚴重及致命肝臟不良反應的風險會提高。
5.肝功能不良的病人，包括慢性活動性肝炎，在接受抗反轉錄病毒組合療法(combination antiretroviral therapy, CART)期間，肝功能異常的發生率較高，應依據準則監測病人狀況，如果發現病人的肝臟疾病惡化，應考慮中斷或終止治療。
6.抗反轉錄病毒治療期間，體重、血脂及血糖可能升高。其原因可能有部份與疾病控制及生活形態有關。
7.在子宮內或出生後暴露於核苷類似物、HIV檢測結果陰性的嬰兒發生粒腺體功能不良情形。常見的不良反應有血液異常(貧血、嗜中性白血球減少症)、代謝異常(高乳酸血症、高脂肪酶血症)，這些不良反應通常是短暫性的。另有些遲發性的神經性異常(張力過強、痙攣、異常行為)，這些神經性異常是短暫的或永久的，目前尚不清楚。
8.有報告指出，感染HIV的病人接受包含emtricitabine的抗反轉錄病毒組合療法(CART)後，引發免疫再活化症候群。
9.病人接受GENVOYA或其它抗反轉錄病毒治療後，可能持續發生伺機性感染及其它HIV感染併發症，因此必須由具HIV治療經驗的醫師持續密切診察。
10.應提醒病人，有關節疼痛、關節僵硬或活動困難等狀況時，應就醫。
11.懷孕期間不應使用含elvitegravir及cobicistat成分藥品進行治療，若於藥物治療期間發現懷孕，應採取其他替代療法。

類似產品 Symtuza 信澤力膜衣錠®（PATHEON/嬌生）$650/T

19517 Juluca 滋若愷膜衣錠®（GLAXO/葛蘭素史克）$440/T

℞ 每 T 含有：Dolutegravir Sodium 52.62 MG；RILPIVIRINE HYDROCHLORIDE 27.5 MG

藥理作用 1.JULUCA為由HIV-1抗反轉錄病毒藥物dolutegravir與rilpivirine所構成的固定劑量複合配方。
2.Dolutegravir會與HIV嵌合酶的活性部位結合，從而抑制此嵌合酶的作用，並阻斷反轉錄病毒去氧核糖核酸(DNA)之嵌合過程中的鏈轉移步驟，這也是HIV複製週期中的必要步驟。在採用純化之HIV-1嵌合酶與預處理之DNA受質所進行的鏈轉移生化分析中，所測得的IC_{50}值為2.7nM與12.6nM。
3.Rilpivirine是一種可對抗HIV-1的diarylpyrimidine類NNRTI，並會對HIV-1的反轉錄錄酶(RT)產生非競爭性的抑制作用，從而抑制HIV-1的複製。Rilpivirine並不會抑制人類細胞的DNA聚合酶α、β及γ。

適應症 [衛核] 適用於符合以下所有情況的人類免疫不全病毒-1 (HIV-1)感染症成人病人，替代其現行全部抗反轉錄病毒處方治療：(1)現行抗反轉錄病毒處方治療劑量維持穩定且達到病毒學抑制效果(HIV-1 RNA<50 copies/mL)持續至少六個月，(2)過去無治療失敗病史，(3)對本品的兩種抗反轉錄病毒藥物成分，皆無已知或疑似之抗藥性。

用法用量 1.JULUCA的建議劑量為每日一次隨餐服用一錠。
2.如果要將JULUCA與rifabutin併用，在與rifabutin併用期間，應於每日額外再加上一顆25毫克的rilpivirine與JULUCA一起隨餐服用。

不良反應 1.最為常見：腹瀉、頭痛。
2.較不常見的不良反應：疲倦、腹痛、腹部不適、脹氣、噁心、上腹痛、嘔吐、膽囊炎、膽結石、肝炎、免疫重建症候群、食慾降低、肌炎、暈眩、嗜睡、憂鬱疾患，包括憂鬱情緒、憂鬱症、自殺之意念、企圖、行為或完成自殺。這些事件主要發生於先前即有憂鬱症或其他精神疾病之病史的受試者。其他通報的精神方面不良反應包括焦慮、失眠、睡眠障礙及異常做夢。

醫療須知 1.如果出現嚴重皮膚或過敏反應的徵兆或症狀，應立即停用JULUCA。包括但不限於嚴重皮疹或反疹伴隨發燒、全身不適感、疲倦、肌肉或關節疼痛、皮膚起水泡或脫皮、黏膜侵犯[口腔起水泡或損傷]、結膜炎、臉部水腫、肝炎、嗜伊紅性白血球增多症、血管性水腫、呼吸困難。
2.在接受含dolutegravir或rilpivirine之療法且無任何既有之肝病或其他已知的危險因子的病人中，曾有發生肝毒性(包括血清肝臟生化檢查數值升高及肝炎)的病例報告。
3.當受孕和懷孕早期時服用dolutegravir (JULUCA其中的成分)和增加神經管缺陷的風險有關。故從受孕到懷孕第一期應避免服用JULUCA。
4.曾有在使用rilpivirine期間發生憂鬱疾患(包括憂鬱情緒、憂鬱症、煩躁不安(dysphoria)、重鬱症、情緒改變、負面思維、自殺企圖與自殺意念)之通報。

19518 Prezcobix Flim-Coated 普澤力膜衣錠® (裕利/嬌生) $340/T

℞ 每 Tab 含有：DARUNAVIR ETHANOLATE 867.28 MG；cobicistat 150.0 MG

藥理作用 PREZCOBIX乃是由一種抗HIV-1病毒藥物darunavir及一種CYP3A抑制劑cobicistat所構成的固定劑量複方製劑。

適應症 [衛核] 適用於與其他抗反轉錄病毒藥物併用，以治療未曾接受治療及曾經接受治療且未發生darunavir抗藥性相關取代(V11I、V32I、L33F、I47V、I50V、I54L、I54M、T74P、L76V、I84V、L89V)的人類免疫缺乏病毒(HIV-1)感染之成人與體重至少40公斤之兒童病人。

用法用量 PREZCOBIX的建議劑量為每日一次隨餐服用一錠。PREZCOBIX應與其他抗反轉錄病毒藥物併用。

不良反應 肝毒性、嚴重皮膚反應、對血清肌酸酐的影響、與tenofovir disoproxil fumarate併用時新發生或更加惡化的腎功能損害現象。

醫療須知 1.使用PREZCOBIX治療的患者如果出現新發生或更加惡化的肝功能障礙現象(包括具臨床意義的肝臟酵素升高及/ 或相關症狀，如疲倦、厭食、噁心、黃疸、尿液暗沉、肝臟觸痛、肝臟腫大)，即應考慮中斷或停止治療。
2.如果出現嚴重皮膚反應的徵兆或症狀，應立即停用PREZCOBIX。
3.對腎功能不全的患者，應考慮改用其他不須調整劑量的替代藥物。
4.PREZCOBIX不建議與其他也須使用藥物動力學增強劑(如另一種蛋白酶抑制劑或elvitegravir)的抗反轉錄病毒藥物併用，因為這種併用方式的給藥建議尚未確立，且合併投予可能會造成抗反轉錄病毒藥物的血中濃度降低，從而導致療效喪失及產生抗藥性。
5.在接受複合式抗反轉錄病毒藥物(包括PREZCOBIX)治療的患者中，曾有發生免疫重建症候群的報告。

19519 Triumeq 三恩美膜衣錠® (GSK/葛蘭素史克) $440/T

℞ 每 Tab 含有：ABACAVIR SULFATE 702.0 MG；LAMIVUDINE 300.0 MG

藥理作用 1.Dolutegravir藉由與HIV嵌合酶的活性部位結合，從而抑制此嵌合酶的作用，並阻斷反轉錄病毒DNA之嵌合過程中的鏈轉移步驟，這也是HIV複製週期中的主要步驟。
2.Abacavir是一種碳環類的合成核苷類似物。Abacavir會被細胞酵素轉化成活性代謝物carbovir triphosphate (CBV-TP)，這是一種deoxyguanosine-5′-triphosphate (dGTP)的類似物。CBV-TP會透過與天然受質dGTP競爭及與病毒DNA結合的作用抑制HIV-1反轉錄酶的活性。
3.Lamivudine是一種合成核苷類似物。Lamivudine在細胞內會被磷酸化，形成其活性5′-triphosphate代謝物lamivudine triphosphate (3TC-TP)。3TC-TP的主要作用模式為經由與核苷類似物結合後而使DNA鏈終止，從而抑制RT的作用。

適應症 [衛核] 適用於做為人類免疫不全病毒(HIV)感染症的完整治療藥物，適用的對象為未曾使用抗反轉錄病毒藥物治療，或所感染之HIV對Triumeq中的三種抗反轉錄病毒藥物不具已證實或臨床上疑似之抗藥性的成人患者及12歲以上的青少年患者

用法用量 1.TRIUMEQ是一種固定劑量的複方產品，含有600毫克的abacavir、50毫克的dolutegravir、以及300毫克的lamivudine。
2.TRIUMEQ用於成人的建議給藥方式為每日一次，每次口服一錠，可與食物併服，亦可不與食物併服。
3.併用藥物efavirenz、fosamprenavir/ritonavir、tipranavir/ritonavir、或rifampin時，dolutegravir的建議給藥方式為50毫克每日兩次。因此TRIUMEQ投予後需間隔12小時，另外再服用一顆dolutegravir 50毫克錠劑。

不良反應 1.常見不良反應：失眠、憂鬱、異夢、頭暈、頭痛、噁心、腹瀉、疲倦、皮疹、眩暈。
2.重大不良反應：
(1)嚴重且有時會致命的過敏反應。(2)乳酸中毒及嚴重肝臟腫大。
(3)對合併感染B型或C型肝炎之患者的血清肝臟生化指標的影響。
(4)B型肝炎惡化。(5)合併感染HIV-1與C型肝炎之患者的肝臟失代償現象。
(6)免疫重建症候群。(7)脂肪分佈異位。(8)心肌梗塞。

醫療須知 1.Abacavir：曾有在使用含有abacavir的療法治療後發生嚴重且有時會致命之過敏反應的報告。
2.Dolutegravir：曾有發生過敏反應的報告，其特徵為皮疹、體質相關發現，有時並會發生器官功能障礙，包括肝臟損害。
3.曾有在使用核苷類似物及其他抗反轉錄病毒藥物時發生乳酸中毒及嚴重肝臟腫大合併脂肪肝(包括死亡病例)的報告。
4.併有潛在性B型或C型肝炎的患者使用TRIUMEQ治療時，出現轉胺酶升高現象或轉胺酶升高現象更加惡化的風險可能會升高。
5.停用lamivudine後曾有臨床與實驗室檢驗的證據顯示發生肝炎惡化。停止治療之後，應嚴密監視患者的狀況，並進行臨床與實驗室追蹤至少數個月。
6.對同時接受干擾素α(合併或未合併ribavirin)與TRIUMEQ治療的患者，應嚴密監視是否發生治療相關毒性反應，尤其是肝臟失代償。
7.在接受複合式抗反轉錄病毒藥物(包括TRIUMEQ)治療的患者中，曾有發生免疫重建症候群的報告。
8.在接受抗反轉錄病毒藥物治療的患者中曾觀察到身體脂肪分佈異位/蓄積的現象，包括中央型肥胖、頸背脂肪擴大(水牛肩)、周邊消瘦、臉部消瘦、乳房腫大、以及「類庫辛氏症外觀」。

9.處方抗反轉錄病毒藥物(包括abacavir)時應考慮到發生冠狀心臟病的潛在風險，並應採取適當的行動，使所有可修正的危險因子(如高血壓、高血脂、糖尿病、抽菸)減至最小。
10.不建議將TRIUMEQ與其他含有abacavir或lamivudine成分的產品合併投予。

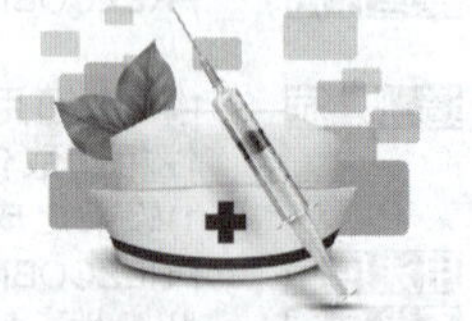

§19.6 抗愛滋病類(蛋白酶抑制劑)

19601 RIBAVIRIN▲

孕 X 乳 ? 泄 血漿 T½ 24h

℞ 200 MG/膠囊劑(C);

商 名

Liv-Up®(健喬信元) $9.6/C(200MG-PIC/S)
Ribarin®(東洋/東生華) $74/C(200MG-PIC/S)

藥理作用 本藥對呼吸道之融合病毒(RSV)具有效之抑制作用，由細胞培養而知。本藥對RSV的抑制活性是選擇性的，其真正的作用機轉尚不可知，但可確知的是其抑制病毒RNA及DNA之形成，可能是與病毒內形成mRNA之一的胺基酸guanosine產生競爭作用，干擾酵素的作用，使之無法完成methylation此一步驟，以破壞病毒蛋白質的構造，達到抑制的作用。

適應症 [衛核]與PEGINTERFERON α 或 α -INTERFERON併用治療：1.曾經使用 α -INTERFERON單一療法治療後又復發的慢性C型肝炎。2.首次接受治療的慢性C型肝炎。
[非衛核](1)預防及治療A及B型流感(2)由腺病毒引起肺炎(3)拉色熱(4)麻疹(5)第一二型單純性疱疹病毒(6)A型肝炎(7)帶狀疱疹(herpes zoster)AIDS及AIDS相關併發症(ARC)。

用法用量 1.Ribavirin膠囊以口服給予，每天劑量為1000~1200毫克，分兩次服用(早晨和傍晚)；合併α-interferon以皮下注射投予，每次劑量為三百萬國際單位，每週3次(隔天一次)，持續24週(詳細見α-interferon的使用方法)。
2.Ribavirin膠囊的使用劑量依照病人的體重：
a.病人體重75≤公斤時每天應接受1000毫克，早晨兩顆200毫克之膠囊，傍晚服用三顆200毫克之膠囊。
b.病人體重>75公斤時每天應接受1200毫克，早晨三顆200毫克之膠囊，傍晚服用三顆200毫克之膠囊。
3.在使用ribavirin治療的過程中若有嚴重的副作用發生或異常的實驗室數值出現時，應改變劑量或停藥，如果可以的話，應直到副作用消失為止。
4.Ribavirin療法的劑量修改準則已在臨床試驗中發展得知(請見下表)。因為與ribavirin療法有關的溶血反應已被證實，我們為帶有穩定的心血管疾病病史之病人提供了不同的用藥準則。用在這些病人時，在任何四週的療程裏，如果血紅素含量下降超過2g/dl，則持久的劑量減量是需要的。此外，在劑量減量的情況下，如果血紅素含量持續少於12g/dl超過四個星期，則病人應該中斷ribavirin療法。

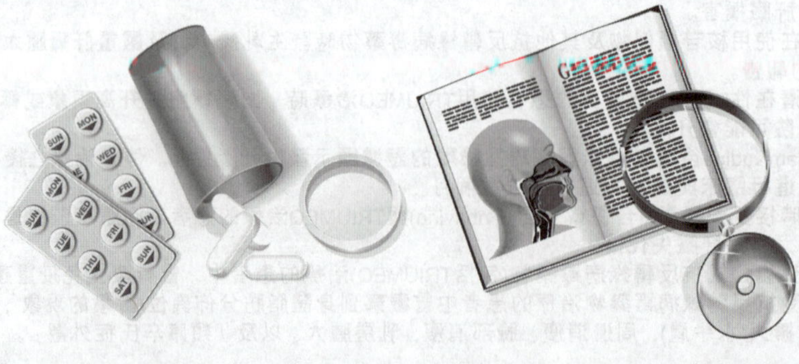

劑量修改準則			
實驗室數值	將 ribavirin 膠囊的使用量減少至 600mg/day*，如果：	將 α-interferon 的使用量減少至 1.5million IU/dose，如果：	永久地中斷 ribavirin 合併療法，如果：
血紅素	＜10g/dl	-	＜8.5g/dl
具有穩定心臟病病史患者的血紅素	在任何四週的療程裹，如果血紅素含量超過 2g/dl (持久的劑量減量)		在劑量減少的情況下，如果血紅素含量持續少於 12g/dl 超過四個星期
白血球細胞	-	＜1.5×10^9/l	＜1.0×10^9/l
嗜中性白血球	-	＜0.75×10^9/l	＜0.5×10^9/l
血小板	-	＜50×10^9/l	＜25×10^9/l
直接型膽紅素	-	-	2.5×ULN**
間接型膽紅素	＞5mg/dl	-	＞4mg/dl (超過四星期)
肌酸酐	-	-	＞2.0mg/dl
丙氨酸/天冬氨酸轉氨酶(ALT/AST)	-	-	2 倍基礎值以及＞10×ULN**

* Ribavirin 膠囊劑量減少至每天 600 毫克的病人應在早晨吃一顆 200 毫克的膠囊，傍晚吃兩顆

**正常值的上限

不良反應 副作用資料主要來自C型肝炎患者的臨床試驗，通常ribavirin併用interferon alfa-2b的耐受性良好，但也有19%首次治療及6%單一療法後復發採合併療法的患者因不良反應中止治療。最常見的副作用為疲倦、噁心、皮膚疹、癢及消化不良，血液毒性(溶血性貧血)為口服ribavirin嚴重的不良反應，接受ribavirin併用interferon alfa-2b治療的患者中，約10%會發生與貧血相關的心臟或肺臟問題。

醫療須知 1.患有慢性肺部疾病及氣喘者，應小心使用本藥噴劑。

2.使用本噴霧劑應隨時注意呼吸道之功能。

3.經動物實驗得知，本藥對於動物會產生心、肺之損害，但這些發現在臨床的重要性為何，則尚不可知。

4.經體外試驗得知本藥具生殖性之傷害，但致癌性則尚不明確。

5.本劑為6gm瓶裝之凍晶粉末，僅作為噴霧劑使用。

6.婦女為了健康，應儘少暴露於本藥之噴霧範圍內。

7.因呼吸融合病毒感染下呼吸道之患者，需要最密切的監視及注意呼吸及體液狀態。

8.本藥噴霧劑在治療嚴重的呼吸道疾患，必須伴隨傳統的支持性療法，並且不能取代傳統的呼吸治療及體液補充。

9.使用本藥可能會影響肺臟及心臟血管方面之功能。

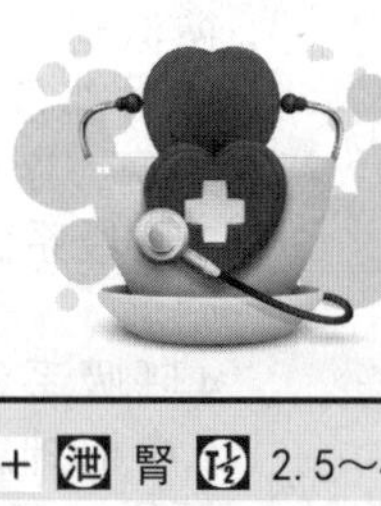

§ 19.7 抗巨核細胞病毒類

19701 **GANCICLOVIR SODIUM▲** 孕C 乳 - 食 + 泄 腎 半 2.5～4.2h

℞ 500 MG/注射劑(I)；

商 名

Cymevene LYO IV® (BSP/裕利) $1492/I(500MG-PIC/S-

Gancicure LYO® (霖揚) $1492/I(500MG-PIC/S-500MG)

500MG)

Cymevene LYO IV® ◎（裕利）$1492/I(500MG-PIC/S-500MG)，

pms-Ganciclovir®（Pharmascience/鈺財）$1492/I(500MG-PIC/S-500MG)

藥理作用 1.Ganciclovir是鳥嘌呤(guanine)的合成類似物，它在活體內外都有抑制疱疹病毒複製的能力。對此藥具有敏感性的人類病毒包括巨細胞病毒(CMV)、1和2型單純疱病毒(HSV-1和HSV-2)、Epstein-Barr病毒(EBV)和水痘病毒(VZV)。臨床研究僅於對感染CMV患者的藥效評估。

2.Ganciclovir的抗病毒活性一般相信是抑制病毒合成DNA的結果，機制有：(1)競爭性抑制DNA聚合酶將deoxyguanosine griphosphate併入DNA；(2)ganciclovir trihosphate併入病毒DNA導致病毒DNA的延伸終止或嚴重受限。

3.患者若經過治療仍表現不佳的臨床反應或持續排出病毒，應考慮病毒產生抗藥性的可能。

適應症 [衛核]用於治療免疫功能缺乏之巨細胞病毒感染症。

用法用量 1.標準劑量

誘導治療：5mg/kg靜脈輸注，時間>1小時，每12小時一次，為期14~21天。

維持治療：5mg/kg靜脈輸注，時間>1小時，每24小時一次，每週進行7天；或6mg/kg每天一次，每週5天。

2.特殊劑量：對於腎功能不良患者，本藥的劑量應按照肌氨酸酐清除率計算後調整。

肌氨酸酐清除率creatinine clearance(CrCl)：

男性=(140-年齡[歲])x(體重[kg])/(72)x(0.011x血清肌氨酸酐[mmol/l])

女性=0.85x男性值

腎功能不良患者本藥膠囊調整劑量：

肌氨酸酐清除率	誘導劑量	維持劑量
>70 毫升／分鐘	5.0 毫克／公斤／12 小時	5.0 毫克／公斤／天
50-69 毫升／分鐘	2.5 毫克／公斤／12 小時	2.5 毫克／公斤／天
25-49 毫升／分鐘	2.5 毫克／公斤／天	1.25 毫克／公斤／天
10-24 毫升／分鐘	1.25 毫克／公斤／天	0.625 毫克／公斤／天
<10 毫升／分鐘	1.25 毫克／公斤 每週3 次（透析後）	0.625 毫克／公斤 每週3 次

3.腎功能不良患者依此建議調整劑量，因此應謹慎監測其血清肌氨酸酐或肌氨酸酐清除率值。

不良反應 使用靜脈注射ganciclovir治療的患者可能發生以下的副作用，其中部分可能是由潛在疾病所引起。

1.血液與淋巴系統：貧血、嗜伊紅血球過多、低色性貧血、白血球過少、骨髓抑制、全血球過少、血小板過少。

2.消化系統：腹痛、便秘、腹瀉、消化不良、吞嚥困難、打嗝、大便失禁、放屁、出血、肝功能檢查異常、口腔潰瘍、噁心、胰臟炎、舌頭疾病、嘔吐。全身性：腹部變大、食慾減退、無力、蜂巢組織炎、胸痛、發冷、水腫、發燒、頭痛、感染、注射部位膿瘍、注射部位水腫、注射部位出血、注射部位發炎、注射部位疼痛、注射部位靜脈炎、全身不適、疼痛、光過敏反應、敗血症

3.循環系統：心律不整、深部血栓靜脈炎、高血壓、低血壓、偏頭痛、靜脈炎、血管擴張。

4.呼吸系統：咳嗽增加、呼吸困難。

5.中樞神經系統：異常的夢和思想、步伐異常、焦慮、運動失調、昏迷、混亂、憂鬱、頭昏、口乾、欣快感、感覺遲鈍、失眠、躁症反應、神經緊張、感覺異常、精神病、癲癇發作、嗜睡、震顫。

6.皮膚系統：粉刺、禿頭、單純疱疹、斑丘疹、搔癢、起疹、出汗、蕁麻疹。

7.特殊感官：視覺異常、弱視、眼盲、結膜炎、耳聾、眼睛疼痛、青光眼、網膜剝離、網膜炎、味覺反常、玻璃體疾病。
8.代謝和營養異常：鹼性磷酸酶上升、肌氨酸酐上升、肌酸磷酸激酶上升、血糖下降、血鉀降低、乳酸脫氫酶上升、SGOT上升、SGPT上升。
9.泌尿生殖系統：腎功能異常、乳房疼痛、肌氨酸酐清除率下降、血尿、血液尿素氮(BUN)上升、腎臟衰竭、頻尿、泌尿道感染。
10.實驗室數據異常：血糖下降。
11.肌肉骨骼系統：肌肉痛、肌無力。

醫療須知 1.在臨床前階段的測試中，ganciclovir會引起突變、畸胎和致癌，因此它應該被認為是人類的潛在致畸胎原和致癌物質。
2.有些患者經過ganciclovir治療會觀察到出現嗜中性球過少、貧血和血小板過少的現象。如果絕對嗜中性球計數小於500細胞/μl或血小板計數小於25,000細胞/μl時不應開始治療。
3.如果腎功能不良時，建議根據肌氨酸酐清除率調整劑量。
4.對駕駛和操作機械能力的影響：使用本藥的患者可能會發生痙攣、嗜睡、頭暈、運動失調及/或神智混亂。如果發生這些現象時，可能會影響需要警覺性的工作，包括患者駕駛和操作機械的能力。
5.懷孕期間只有在可能的好處大於對胎兒的潛在危險時才能使用本藥。
應建議計劃生育的婦女在治療期間採用有效的避孕措施。建議男性患者在使用本藥治療期間及之後至少90天施行阻絕式的避孕。
6.乳汁中是否會排出ganciclovir目前未明。由於許多藥物會排出於乳汁中，本藥不應給予授乳的婦女。使用最後一劑本藥後到開始授乳的最小安全時間間隔仍未明。

19702 LETERMOVIR

℞ 240 MG, 480 MG/錠劑(T); 20 MG/ML/注射劑(I);

商　名 Prevymis® ◎ (MSD/默沙東) $4805/I(20MG/ML-PIC/S-12ML), $4053/T(240MG-PIC/S),

藥理作用 1.Letermovir會抑制病毒DNA之修飾及組裝所必需的CMV DNA末端酶複合物(pUL51、pUL56與pUL89)。
2.生化鑑定與電子顯微鏡檢查的結果顯示，letermovir會影響單位長度正常之基因組的生成，也會干擾病毒粒子的成熟。
3.針對具letermovir抗藥性之病毒進行基因型鑒定的結果證實，letermovir會作用於末端酶複合物。

適 應 症 [衛核]1.適用於接受異體造血幹細胞移植(HSCT)的成人CMV血清陽性受贈者[R+]，藉以預防巨細胞病毒(CMV)感染及相關疾病。
2.適用於屬於高風險的成人腎臟移植受贈者(捐贈者CMV血清陽性/受贈者CMV血清陰性[D+/R-])，藉以預防CMV相關疾病。

用法用量 1.本藥的建議劑量為每日一次以口服或靜脈輸注的方式投予480毫克。應於移植術後第0天至第28天之間(移植成功engraftment之前或之後)開始使用本藥，並持續使用至移植術後第100天。與cyclosporine併用時，應調整本藥的劑量。
2.本藥注射劑(含有hydroxypropyl betadex)僅可用於無法進行口服治療的患者。當患者能夠使用口服藥物時，應即轉換成口服用的本藥。視醫師的判斷而定，本藥錠劑與注射劑可交替使用，且轉換配方時並不須調整劑量。
3.可隨食物或不隨食物服用，整粒吞服不可嚼碎。
4.口服或靜脈輸注用的本藥和cyclosporine併用時，應將本藥的劑量降低至240毫克每日一次。
5.在本藥預防性治療結束之後，建議監視是否發生CMV再活化。

不良反應 常見的不良反應：噁心、腹瀉、嘔吐、周邊水腫、咳嗽、頭痛、疲倦、腹痛。

醫療須知 1.Letermovir為多種藥物代謝酶或transporter之substrate(例如：OATP1B1)，同時為CYP3A抑制劑以及CYP2C9誘導劑，因此藥物交互作用多，與HSCT病人常用cyclosporine、voriconazole等皆有顯著交互作用，需要做劑量調整與濃度監測。
2.注射劑型因含有溶媒hydroxyprophyl betadex，在腎功能不全(Clcr<50mL/min)會蓄積現象，應密集監測腎功能。

19703 MARIBAVIR

Rx 200 MG/錠劑(T);

商　名 Livtencity® ◎ (TAKEDA/台灣武田) $3556/T(200MG-PIC/S)

藥理作用 1.Maribavir是人類巨細胞病毒UL97蛋白激酶的競爭性抑制劑。
2.Maribavir對於UL97的抑制作用發生在病毒DNA複製期，藉由競爭性抑制ATP與激酶ATP結合位的結合以抑制UL97絲胺酸/蘇胺酸激酶，而不影響連環體(concatemer)成熟程序、防止磷酸轉移酶抑制CMV DNA複製和成熟、CMV DNA包殼，以及CMV DNA出核(nuclear egress)。

適 應 症 [衛核]適用於治療造血幹細胞或固體器官 (solid organ) 移植後發生巨細胞病毒(cytomegalovirus，CMV) 感染或疾病，且對一種或多種先前療法具抗藥性、難治或耐受度不佳的成人病人。

用法用量 1.本藥應由對於已接受實體器官移植(solid organ transplant，SOT)或造血幹細胞移植(haematopoietic stem cell transplant，HSCT)的病人具備處置經驗的醫師使用。
2.本藥的建議劑量為400毫克(兩顆200毫克錠劑)，一天口服兩次，因此每日劑量為800毫克，為期8週。需依據每位病人的臨床特性個別化治療時間長度。
3.病人應被告知，當漏服本藥而下一次服藥時間在三小時內，請跳過漏服的劑量，繼續依照常規時程服藥。病人切勿在下一劑時服用兩倍劑量或高於處方劑量。

不良反應 1.最常通報不良反應為：味覺障礙(46%)、噁心(21%)、腹瀉(19%)、嘔吐(14%)及疲倦(12%)。
2.最常通報的嚴重不良反應為：腹瀉(2%)與噁心、體重減輕、疲倦、免疫抑制藥物濃度上升以及嘔吐(總發生比率＞1%)。

醫療須知 1.使用本藥治療中或治療後可能發生病毒抑制失敗。應監測其CMV DNA濃度並調查其抗藥性突變。如果偵測到maribavir抗性突變，請停止治療。
2.相較於血漿濃度，預期maribavir的CNS通透性低。因此，不預期本藥對於治療CMV CNS感染(例如腦膜腦炎)有效。
3.對於屬於細胞色素P450(cytochrome P450，CYP)3A/P-醣蛋白(P-glycoprotein，P-gp)受質，且治療濃度極限狹窄的免疫抑制劑(包括tacrolimus、cyclosporine、sirolimus及everolimus)，本藥可能會增加其濃度。整段本藥治療期間必須頻繁監測這些免疫抑制劑的血漿濃度。

19704 VALGANCICLOVIR HCL▲

Rx 496.3 MG/錠劑(T);

商　名 Valcyte® ◎ (PATHEON/裕利) $469/T(496.3MG-PIC/S)　Valgovir® ◎ (HETERO/山德士) $469/T(496.3MG-PIC/S)
Valgan-450® (HETERO/凱沛爾) $469/T(496.3MG-PIC/S)

藥理作用 Valganciclovir口服後經腸道及肝臟之酯水解酵素快速轉變為ganciclovir。Ganciclovir抑制巨細胞病毒(CMV)活性乃藉由抑制病毒之DNA合成，包括：(1)競爭性抑制deoxyguanosine triphosphate與病毒DNA聚合酶結合，使DNA合成受抑制且終止DNA加長。(2)Ganciclovir triphosphate併入病毒DNA內而終止或限制其DNA之進一步延展。

適 應 症 [衛核]1.用於治療愛滋病患者罹患巨細胞病毒視網膜炎(CMV retinits)。2.可用於預防接受固體器官移植病患中，具有發生巨細胞病毒疾病之高危險性族群(捐贈者血清巨細胞病毒陽性/受贈者血清巨細胞病毒陰性[(D+/R-)])。

用法用量 1.本藥錠須和食物一起併服。
2.巨細胞病毒視網膜炎初始之誘導劑量：口服900mg，一天二次，連續服用21天；維持劑量：口服900mg，一天一次。
3.預防器官移植患者發生巨細胞病毒疾病：口服900mg，一天一次。
4.腎功能不全者，應調整劑量如下：
CrCl(mL/min)：> 60，誘導劑量：900mg，每天二次，維持劑量：900mg，每天一次。
CrCl(mL/min)：40~59，誘導劑量：450mg，每天二次維持劑量：450mg，每天一次。
CrCl(mL/min)：25~39，誘導劑量：450mg，每天一次維持劑量：450mg，每二天一次。
CrCl(mL/min)：10~24，誘導劑量：450mg，每二天一次，維持劑量：450mg，每週二次。

不良反應 5%以上的使用者會發生腹痛、腹瀉、頭痛、失眠、噁心嘔吐、顆粒性血球減少、血小板減少及貧血等。

醫療須知 1.Valganciclovir 和ganciclovir的劑量不可直接互換。
2.不可用於肝臟移植患者預防CMV感染，因有報告此類患者CMV侵犯性感染機率反而上升。
3.於動物實驗中發現ganciclovir具致突變性、致畸胎性、無精子形成和致癌性。因此使用valganciclovir需考量到其可能對人類具有潛在致畸胎性及致癌性而導致出生兒缺陷及癌症發生(懷孕分級C)。具生育能力之女性於治療期間應採取有效避孕方式。男性應於治療期間及使用valganciclovir後至少90天實行避孕。
4.Ganciclovir不知是否會分泌至乳汁，因此不能排除授乳對嬰兒導致嚴重不良反應的可能性。
5.因valganciclovir對人體有潛在致畸胎性及致癌性，錠劑不可打破或碾碎。皮膚、黏膜或眼睛一旦接觸破碎之錠劑，應立即沖洗。

§ 19.8 抗新冠病毒類

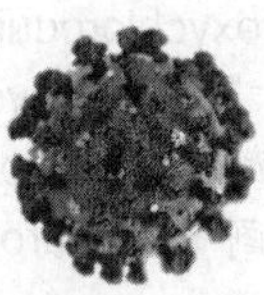

新冠病毒(COVID-19)感染臨床處置暫行指引

「長新冠」可能出現的症狀

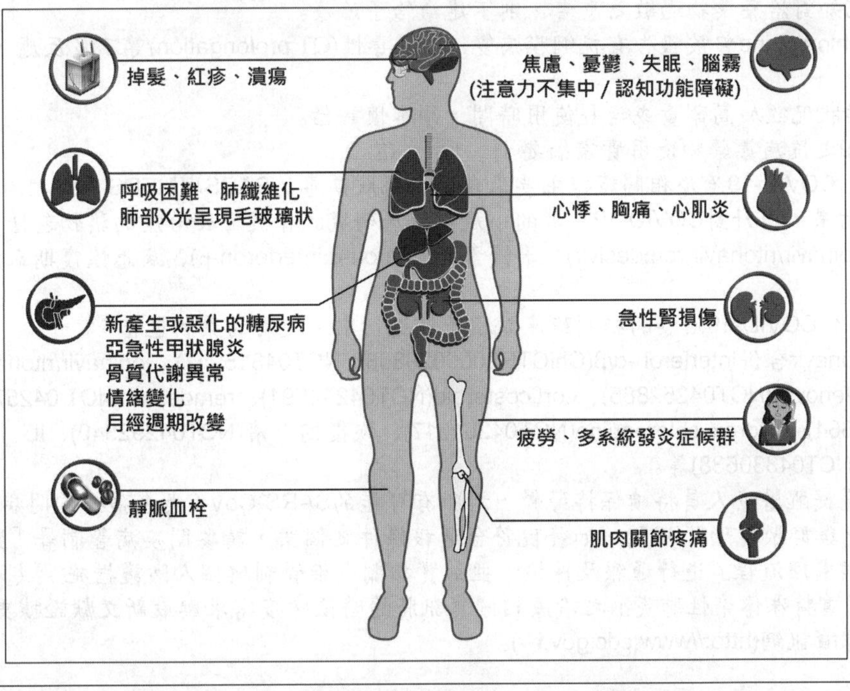

1.對所有可能的COVID-19患者，應在接觸醫療系統的第一時間(如急診或門診)進行篩檢與隔離。並立即執行適當的感染管制措施。
2.目前無證據顯示孕婦感染COVID-19後有更高的風險演變為重症或產生胎兒窘迫，確診孕婦康復後，可接受一般產前與周產期醫療照顧。
3.考量新生兒染病風險，建議與產婦充分討論後，將疑似或確診產婦暫時與新生兒隔離，直至產婦達到解除隔離條件為止。
4.針對COVID-19之抗病毒與其他治療：
根據最新隨機對照臨床試驗結果，若經主治醫師評估藥物治療的效益與風險，並充分告知後，可考慮對嚴重肺炎以上程度(未使用吸氧治療下的Sp02≤94%、需使用吸氧治療、機械式呼吸器或ECMO)之確診個案給予下列藥物治療。
(1)Remdesivir
a.成人劑量：200mg IVD D1、100mg IVD D2-10。
b.孩童劑量：5mg/kg IVD 01、2.5mg/kg IVD D2-10。
c.治療時已使用呼吸器或ECMO之病人療程最長10天，未使用者為5天，可視臨床狀況延長至10天。
(2)Dexamethasone
a.成人劑量：dexamethasone 6mg每日一次，靜脈注射或口服，至多使用10天。
b.孕婦劑量：prednisolone 40mg口服每日一次，或hydrocortisone 80mg靜脈注射，每日兩次，至多使用10天。
註1：目前尚無臨床研究證實其他劑型與劑量類固醇用於COVID-19病患可達相同效果。
註2：全身性低劑量類固醇最常見的副作用為血糖升高與體液滯留，另有小規模研究顯示可能延遲COVID-19病患病毒清除。
(3)Hydroxychloroquine用藥建議，患者經主治醫師評估與充分告知後，可考慮對確診個案早期給予治療。建議可使用hydroxychloroquine治療七天：
a.成人劑量：hydroxychloroquine 400mg BID D1，200mg BID D2-7。
b.孩童劑量：hydroxychloroquine 10mg/kg/dose BID D1，5mg/kg/dose BID D2-7，單次劑量不超過400mg。
c.懷孕或已知對治療藥物過敏之患者，則不建議給予治療。
d.Hydroxychloroquine曾被報告有視網膜病變、心臟毒性(QT prolongation)等不良反應，使用時應特別注意。
e.若因個案狀況欲加高劑量或延長使用時間，須審慎評估。
5.COVID-19之抗病毒藥物使用實證摘要：
疫情初期，COVID-19治療相關證據主要來自同為冠狀病毒的SARS與MERS-CoV之治療經驗、臨床與體外試驗結果，與針對COVID-19患者的小規模臨床研究。曾被用於治療的藥物包括多種抗病毒藥物(ribavirin,lopinavir/ritonavir,remdesivir)、干擾素(interferon-α,interferon-β)、病患恢復期血清與單株/多株抗體等。
6.目前有多個COVID-19治療的相關臨床試驗正在進行中，使用的藥物包括：
lopinavir/ritonavir合併interferon-α/β(ChiCTR2000029308、NCT04315947)、lopinavir/ritonavir與arbidol(umifenovir)(NCT04252885)、corticosteroid(NCT04244591)、remdesivir(NCT 04257656、NCT04252664)、hydroxychloroquine(NCT04261517)、恢復期血清(NCT04292340)、IL-6inhibitors(NCT04330638)等。
疾病管制署提醒醫療人員持續保持警覺，對所有可能的SARS-CoV-2患者務必詢問病患旅遊史、職業別、接觸史與群聚情形(TOCC)，如發現符合通報條件之個案，請參閱疾病管制署「嚴重特殊傳染性肺炎通報個案處理流程」進行通報及採檢，並落實相關感染管制與個人防護措施，共同維護全民的健康安全。「嚴重特殊傳染性肺炎」之診療相關資訊將隨時依防疫需求與最新文獻證據更新並公布於疾病管制署全球資訊網(http://www.cdc.gov.tw)。

表 19-1 新冠病毒治療指引

治療方式類型	藥物或設備
氧氣治療	鼻導管(nasal cannula) 非侵入性呼吸器 (non-invasive mechanical ventilation) 侵入性呼吸器 (invasive mechanical ventilation) 體外膜氧合(ECMO)
抗生素組合	Amoxicillin Azithromycin Fluoroquinolones
抗病毒藥物	Lopinavir / Ritonavir±Interferon Ribavirin Favipiravir Remdesivir Oseltamivir Chloroquine Hydroxychloroquine Molnupiravir Paxlovid (Nirmatrelvir+Ritonavir)
皮質類固醇	Methylprednisolone
血漿治療	恢復期血漿(convalescent plasma)
免疫調節劑	IL-6 inhibitor JAK inhibitor GM-CSF inhibitors
新冠病毒的單株抗體	Bamlanivimab±Etesevimab Casirivimab+Imdevimab Sotrovimab Regdanvimab

表 19-2 COVID-19 口服抗病毒藥品比較表

商品名	LAGEVRIO 膠囊	PAXLOVID 膜衣錠
作用機轉	誘發病毒致死性突變	抑制蛋白酶(mPRO)，防止病毒複製
適用時機	發病 5 天內	發病 5 天內
適用對象	1.輕度至中度 COVID-19 確診成人 2.具有重症風險因子： 60 歲以上、糖尿病、肥胖(BMI>30)、慢性腎病、嚴重心臟病、慢性阻塞性肺病、癌症(active cancer)	1.輕度至中度 COVID-19 確診的成人與 12 歲以上且體重至少 40 公斤的兒童 2.具有重症風險因子： 60 歲以上、糖尿病、肥胖(BMI>25)、慢性腎病、高血壓、心血管疾病、慢性肺部疾病(含氣喘)、吸菸、免疫不全疾病或免疫抑制劑治療、鐮刀球血症、神經發展疾患、癌症、因醫療需求致機器依賴
用法用量	每 12 小時一次吞服，每次 800mg (4 顆)，一天 8 顆，療程 5 天，不受食物影響，整顆吞服	每天早晚各服用一次， 300mg Nirmatrelvir (2 顆) + 100mg Ritonavir (1 顆)， 一天 6 顆，療程 5 天， 不受食物影響，整顆吞服
常見不良反應	腹瀉(3%)、噁心(2%)、頭暈(1%)和頭痛(1%)，均為 1 級(輕度)或 2 級(中度)	腹瀉(3.9%)、嘔吐(1.3%)、味覺障礙(4.8%)

19801 MOLNUPIRAVIR

℞ 200 MG/膠囊劑(C);

商　　名 Molnupiravir® (MSD/默沙東)

藥理作用 本藥主要是阻斷3CL蛋白酶，而干擾病毒遺傳複製。

適 應 症 [衛核]適用於發病5天內、具有重症風險因子、且臨床上不適用其他治療選擇的成人輕度至中度新型冠狀病毒疾病(COVID-19，嚴重特殊傳染性肺炎)確診者。
說明：本藥臨床試驗定義之重症風險因子包含：60歲以上、糖尿病、肥胖(BMI≥30)、慢性腎病、嚴重心臟病、慢性阻塞性肺病、癌症(active cancer)。

用法用量 1.5天的療程中，每12小時服一次、每次4顆膠囊。
2.可隨餐或不隨餐服用。
3.無法吞服且有用藥需求之病人，可以考慮打開膠囊加入40毫升的水中，混合攪拌3分鐘，配製成口服懸浮液後盡快服用。

不良反應 噁心想吐、腹瀉、頭暈。

醫療須知 1.目前不能用於兒童、孕婦。臨床試驗中沒有納入末期腎病或洗腎者、嗜中性白血球或血小板數量過低患者。
2.必須每月向美國FDA提交病毒基因組數據庫的監測報告，以早期發現病毒變異株。
3.本藥未核准18歲以下病人使用。
4.若有懷孕的可能，於治療期間和使用最後一劑藥品後4天內應採取可靠的避孕措施。如果您和您的醫療照護人員決定在懷孕期間使用本藥，應討論在懷孕期間使用本藥的效益和風險。
5.正在餵哺母乳或有哺乳的計畫，於治療期間和使用最後一劑藥品後4天內不建議餵哺母乳。
6.若為男性，在使用本藥期間與使用最後一劑藥品後至少3個月內應採取避孕措施。

19802 REMDESIVIR

℞ ✎ 100 MG/注射劑(I);

商　　名 Veklury LYO® ◎ (GILEAD/吉立亞)

藥理作用 1.Remdesivir是一種腺苷核苷酸前驅藥，會透過水解等作用代謝成單磷酸鹽形式的核苷類似物，然後分佈至細胞內，並代謝成具藥理活性的三磷酸鹽形式核苷類似物。
2.此藥理活性代謝物會產生腺苷三磷酸(ATP)類似物的作用，並和天然ATP受質競爭，然後透過SARS-CoV-2 RNA依賴性RNA聚合酶的作用併入新生RNA鏈。
3.此藥理活性代謝物對人類的DNA聚合酶α與β、RNA聚合酶II、粒線體DNA聚合酶γ及粒線體RNA聚合酶的抑制作用(IC50值)都>200μM。

適 應 症 [衛核]適用於治療下列病人的新型冠狀病毒疾病(COVID-19，嚴重特殊傳染性肺炎)：發生肺炎並須給予氧氣治療(開始本品治療時須使用低或高流量氧氣或其他非侵入性呼吸器)的成人與28天大以上且體重至少3公斤之兒童；不須氧氣治療但惡化成重度COVID-19風險較高的成人與28天大以上且體重至少3公斤之兒童。

用法用量 1.對成人與體重≥40公斤的兒童，建議劑量為第1天IV注射一劑remdesivir 200毫克，然後從第2天起，每天一次IV注射remdesivir 100毫克。
2.對體重介於3.5公斤至< 40公斤之間的兒童，建議依體重調整劑量，第1天IV注射一劑remdesivir 5毫克/公斤，然後從第2天起，每天一次IV注射remdesivir 2.5毫克/公斤。
3.治療開始時已裝上葉克膜或機械呼吸器之病人，總治療時間最長為10天。
4.治療開始時未裝上葉克膜或機械呼吸器之病人為5天，病情未獲改善時可延長，總治療時間最長為10天。

不良反應 1.如果除了ALT升高之外，同時發現其他肝功能損害的徵兆或症狀或實驗室檢驗異常(結合膽紅素、ALP或INR異常)，應停止治療。

2.肝臟酵素數值上升(可能為肝細胞受損或發炎之徵兆)和過敏反應，其徵兆包括低血壓，心跳太快或太慢，呼吸急促，喘鳴，血管性水腫(例如嘴唇或舌頭腫脹)，吞嚥困難，皮疹，噁心，嘔吐，出汗，發抖和呼吸困難。

3.目前本藥安全性方面的資訊極為有限，仍在持續致力於收集這類資訊。

醫療須知 1.應每天追蹤實驗室檢驗數值。如果發現不良反應，則只有在預期治療效益超越可能之治療相關風險的情況下才可繼續治療。

2.由於可能會發生急性腎功能損害，因此，在投予remdesivir之前與之後都應進行腎功能方面的檢查，嚴密監視病人的狀況。

3.由於可能會發生肝功能損害，因此，在投予remdesivir之前與之後都應進行肝功能等方面的檢查，嚴密監視病人的狀況。

4.由於可能會發生輸注反應(低血壓、噁心、嘔吐、冒汗、顫抖等)，因此應嚴密監視病人的狀況，如果發現任何異常現象，應立即停止投予本藥，並採取適當的措施。

5.由於賦形劑sulfobutylether-β-cyclodextrin sodium會蓄積於腎小管，因此，腎功能不全的問題可能會更加惡化。

6.重度腎功能不全的病人(指成人、嬰兒、兒童及較大兒童之eGFR<30毫升/分鐘/1.73米2；新生兒[7天至28天大]之血清肌酸酐≥1mg/dL)不建議使用。

7.只有在潛在效益超越潛在風險的情況下，才可對孕婦或可能懷孕的婦女投予本藥。

8.Remdesivir靜脈注射劑：將所需要的小瓶數量置於20至25℃的環境。在20至25℃的溫度下切勿超過12小時。

9.Remdesivir靜脈凍晶注射劑：將19毫升注射用水加入小瓶中，立即再度振搖30秒。靜置2至3分鐘之後，應確認小瓶中的溶液是否澄清(濃度：5毫克/毫升)。如果小瓶中的內容物未完全溶解，應重複振搖小瓶，使內容物澄清。

19803	Paxlovid 倍拉維150毫克/100毫克膜衣錠 ® (PFIZER/輝瑞)

℞ 每 T 含有：Nirmatrelvir 100.0 MG；Ritonavir 100.0 MG

藥理作用 1.Nirmatrelvir是一種SARS-CoV-2主要蛋白酶(M)的擬肽抑制劑，也稱為3C-like蛋白酶(3CLpro)或nsp5蛋白酶。SARS-CoV-2 Mpro的抑制使其無法處理多蛋白前驅物，進而避免病毒複製。

2.以X射線晶體繞射法測定，發現nirmatrelvir可直接結合SARSCoV-2 Mpro活性位點。

3.Ritonavir是一種HIV-1蛋白酶抑制劑，但對SARS-CoV-2Mpro無活性。Ritonavir抑制經由CYP3A調節nirmatrelvir的代謝，使nirmatrelvir的血漿濃度增加。

適應症 [衛核] 適用於治療12歲以上，具有進展為重症風險因子之輕度至中度新型冠狀病毒疾病(COVID-19)病人。

用法用量 1.本藥的建議劑量為300mg nirmatrelvir(2顆150mg錠劑)和100mg ritonavir(1顆100mg錠劑)的錠劑組合包裝，3顆錠劑一同服用，每日兩次，持續5天。

2.本藥(nirmatrelvir和ritonavir錠劑)可與食物併服或不併服。錠劑需整顆吞服，不得咀嚼、分開或壓碎。

不良反應 1.最常見的不良反應(本藥組的發生率≥1%且發生頻率高於安慰劑組)為：味覺障礙(分別為5%和<1%)以及腹瀉(分別為3%和2%)。

2.其他不良反應包括：頭痛(分別為1.6%和2.0%)及嘔吐(兩個治療組都是0.9%)、過敏反應、腹痛。

醫療須知 1.誘導CYP3A的藥物可能會降低本藥的濃度。這些交互作用可能導致：

a.有臨床意義的不良反應，由於伴隨用藥的暴露量更高，可能導致重度、危及生命或致死性事件。

b.本藥的治療作用喪失和可能的病毒抗藥性。

2.曾通報使用本藥發生過敏性反應、嚴重皮膚反應(包括毒性表皮溶解症(TEN)及Stevens-Johnson綜合症)，以及其他過敏反應。如果發生臨床顯著過敏反應或嚴重過敏性反應的徵兆和症狀，立即停用本藥及開始採取適當用藥和/或支持照護。

3.由於nirmatrelvir與ritonavir合併給藥，在未控制或未確診HIV-1感染的個體中可能存在對HIV蛋白酶抑制劑產生抗藥性的風險。

4.Ritonavir的使用可能會降低複合荷爾蒙避孕藥的有效性。建議使用複合荷爾蒙避孕藥的病人使用有效的替代避孕方法或額外的屏障避孕方法。

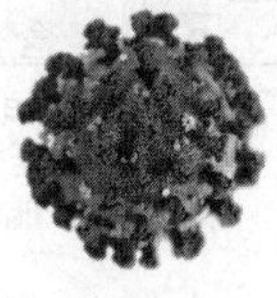

§ 19.9 抗病毒的複方產品

19901 Combivir 卡貝滋錠 ® (GSK/葛蘭素史克) $28.2/T

Rx 每 T 含有：LAMIVUDINE 150.0 MG；ZIDOVUDINE 300.0 MG

藥理作用 Lamivudine和zidovudine為HIV-1及HIV-2之強效、選擇性抑制劑。在細胞培養中，對於抑制HIV的複製上，lamivudine已證實和zidovudine併用具高度協同作用。之後兩種藥物都會經由細胞內激酵素(kinase)代謝為5'-triphosophate(TP)。Lamivudine-TP和zidovudine-TP為HIV反轉錄酵素之受體，因此為其競爭性抑制物。但是，其主要抗病毒活性是以單磷酸形式(monophosphate)嵌入病毒DNA鏈中以造成鏈結終斷，lamivudine和zidouvdine之三磷酸(triphosphate)化合物對寄主細胞之DNA聚合酵素(polymerases)的親和力明顯降低。

適應症 [衛核]與其他抗反轉錄病毒劑併用，以治療HIV-1感染。

用法用量 成人與12歲以上的兒童：本藥的建議劑量為每天兩次，每人一錠，可飯前或飯後服用。應由具治療HIV感染經驗的醫師來進行的治療並予以監測。

不良反應 Lamivudine：最常見副作用報告為頭痛、身體不適、疲勞、噁心、下痢、嘔吐、上腹部疼痛、發燒及發疹。Zidovudine：最嚴重的不良反應包括貧血(可能需要輸血)、嗜中性白血球減少症及白血球減少症，其他常見的副作用報告包括噁心、嘔吐、厭食、腹痛、頭痛、發疹、發燒、肌痛、感覺異常、失眠、身體不適、衰弱及消化不良。

醫療須知 1.接受本藥或任何其他抗反轉錄病毒治療的患者，可能會持續發展出伺機性感染及其他HIV感染的併發症。因此有治療HIV感染經驗的醫師應持續密切觀察患者情況。

2.接受zidovudine的晚期HIV患者很可能會發生貧血、嗜中性白血球減少症(neutropenia)及白血球減少症(leucopenia)，對於晚期HIV患者，一般建議在治療的前三個內期間內，每兩個星期至少進行一次血液檢查，之後至少每個月做一次。在早期HIV感染患者中，可酌量減少進行血液檢查的頻率，例如每一至三個月做一次即可。當血紅素值降低幅度超過基準值的25%，及嗜中性白血球數目下降超過基準值的50%時，可能需要增加檢查次數。如果在combivir的治療期間發生嚴重貧血或骨髓抑制現象，或者已存在骨髓功能不全，即血紅素<9g/dL(5.59 mmol/L)或嗜中性白血球數目<1.0×10^9/L時，可能需要額外調整zidovudine的劑量。

3.懷孕使用：本藥不建議使用於懷孕的前三個月，除非藥物對母親的臨床利益重於對胎兒的危險性。

類似產品 Zidolam 拉滅滋諾膜衣錠 ® (HETERO/凱沛爾) $28.2/T

19902 Kivexa 克為滋膜衣錠 ® (GSK/葛蘭素史克) $225/T

Rx 每 Tab 含有：ABACAVIR SULFATE 702.0 MG；LAMIVUDINE 300.0 MG

適應症 [衛核]用於治療成人及體重至少25公斤之兒童的抗反轉錄病毒合併療法以治療人類免疫不全病毒(HIV)之感染。

用法用量 成人及青少年：建議劑量為每日1錠，不建議用於小於12歲兒童之治療。

不良反應 1.皮膚：紅疹(通常為皮狀丘疹或蕁麻疹)。
2.胃腸道：噁心、嘔吐、腹瀉、腹部疼痛、口腔潰瘍。
3.呼吸道：呼吸困難、咳嗽、喉嚨痛、成人呼吸困難徵候群、呼吸衰竭。
4.雜項：發燒、疲倦、心神不安、水腫、淋巴結病、低血壓、結膜炎、過敏性反應。
5.神經學的/精神病學：頭痛、皮膚異常感覺。血液學：淋巴球減少症。
6.肝/胰臟：肝功能測試數值升高、肝臟衰竭。
7骨骼肌：肌肉痛、罕見的肌分解、關節痛、肌酸磷酸激酶升高。
8.泌尿科：肌酸酐升高、腎衰竭。

醫療須知 1.患者必須意識到對abacavir過敏反應的可能性，及其可能導致危及生命的反應或死亡。對abacavir過敏的患者應被提醒絕對不可再次服用Kivexa或其他含有abacavir的藥品。

2.乳酸代謝性中毒及嚴重脂肪變性的肝腫大，包含致死個案，已被報告於單獨或合併使用抗反轉錄病毒核苷類似物，包括abacavir與lamivudine。當給予任何疾患kivexa時應小心謹慎，特別是帶有已知肝臟疾病危險因子者。

3.脂肪失養症，不論個別或同時皆在接受抗反轉錄病毒合併療法的患者身上被發現

4.具嚴重免疫缺損的患者在抗反轉錄病毒治療(ART)開始時，可能產生對無症狀的或殘餘的伺機感染之發炎反應(免疫重建徵候群)。

5.同時感染B型肝炎患者停用KIVEXA，應考量週期性地監測肝功測試與HBV的複製。懷孕時服用KIVEXA只應在對母親的益處高於對的胎兒的可能危險性時被考量。建議母親於接受KIVEXA治療時不要哺乳。

類似產品 Abalam 阿巴蘭膜衣錠 ® (旭能/貽康藥業) $180/T

19903 Truvada 舒發泰膜衣錠 ® (PATHEON/吉立亞) $345/T

Rx 每 T 含有：EMTRICITABINE 200.0 MG；TENOFOVIR DISOPROXIL FUMARATE 300.0 MG

藥理作用 Emtricitabine為合成胞嘧啶核苷酸類似物，它由細胞酵素磷酸化形成entricitabine 5'-triphosphate，藉由競爭併入使DNA鏈終止，來抑制HIV-1反轉錄酶酵素的活性。

Tenofovir disoproxil fumarate是腺苷酸單磷酸鹽的無環核苷磷酸二酯類似物，經二酯水解轉化為tenofovir，再

經細胞酵素磷酸化形成tenofovir diphosphate，藉由競併入使DNA鏈終止，來抑制HIV-1反轉錄酶酵素的活性。

適 應 症 [衛核] 1. 治療HIV-1感染：TRUVADA適用於與其他抗反轉錄病毒藥物合用治療成人及體重至少35公斤的兒童病人HIV-1感染。
2. HIV-1暴露前預防性投藥 (PrEP)：TRUVADA適用於在合併採取安全性行為下進行暴露前預防性投藥 (PrEP)，以降低具風險的成人及體重至少35公斤的青少年發生性傳染性HIV-1感染的風險。

用法用量 1.一般劑量為每日一次，每次一錠。
2.腎功能不全者(CrCl 30~49mL/min)，給藥頻率建議為48小時。
3.腎功能不全者(CrCl <30mL/min)，不建議使用。
4.血液透析患者，不建議使用。

不良反應 常見藥物不良反應包括噁心、腹瀉、腹痛、血中澱粉酵素amylase升高、紅疹、虛弱、背痛、肌肉痛、暈眩、頭痛；較嚴重但比較不常發生的有低磷酸鹽血症、乳酸性酸中毒、肝腎功能異常、呼吸困難、胰臟炎、肝炎、急性腎衰竭。

醫療須知 1.TRUVADA®不適用於治療慢性B型肝炎病毒(HBV)的感染，其安全性和有效性在HIV和HBV混合感染患者中還沒有確定。對混合感染HIV和HBV且中斷使用TRUVADA®的患者，應至少執行數個月肝功能監測。
2.已有報告顯示，單獨使用核苷類似物或與其他反轉錄酶藥物結合使用會出現乳酸性酸中毒和脂肪變性嚴重肝腫大。已有肝臟疾病風險之患者，投藥時應特別謹慎。
3.TRUVADA®主要透過腎排除，對於中度腎功能不全患者(Clcr<30mL/min)及血液透析患者，不建議使用，若臨床上需要應使用其他單方藥品並調整劑量。

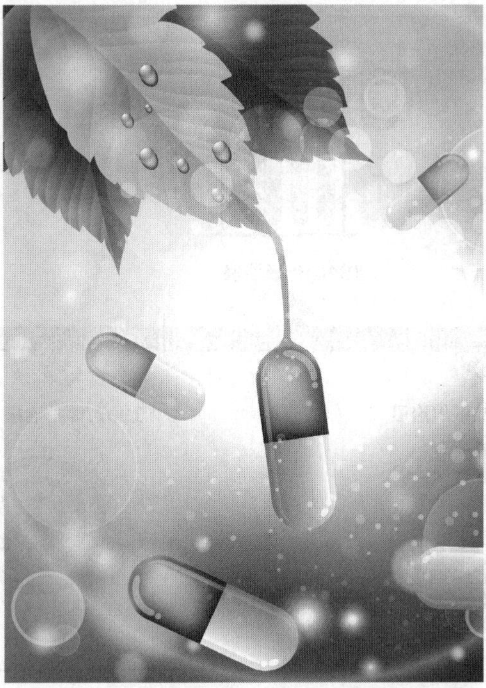

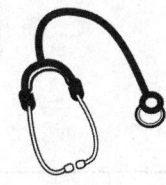

第二十章
抗腫瘤藥物
Antineoplastic Agents

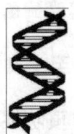

在台灣罹癌時鐘連年快轉：從2014年每5分6秒有1人罹癌，2015年每5分鐘有1人罹癌，到2017年每4分42秒有1人罹癌，2022年平均每1分7秒就有1人因癌症死亡，較前1年再快轉3秒，比起10年前快5倍。衛福部統計2022年癌症死亡人數為5萬1927人，占總死亡人數24.9%，87%年齡超過55歲，「癌王」由奪走1萬零53條人命的肺癌蟬聯。2022年十大癌症死亡率順位與前1年相同，氣管、支氣管和肺癌居冠，其他依序和肝內膽管癌、結腸與直腸和肛門癌、女性乳癌、前列腺(攝護腺)癌、口腔癌、胰臟癌、胃癌、食道癌、卵巢癌。

癌症是體內細胞異常，產生無法控制地分裂，而形成腫瘤的團塊，當大至0.2cm時它會產生血管生成因子，促進血管新生(angiogenesis)，盜取人體的營養分，持續擴大生長，對周圍的細胞和組織造成傷害，再藉由血管或淋巴轉移到其他部位，形成人見人怕的惡性腫瘤。

癌症是一種會發生在所有人類和動物體的疾病，而影響組織內組成細胞的分裂，大部份癌症的真正病因目前仍然都不明白；然而，感染、環境和遺傳的因素都能夠誘發正常細胞變成癌細胞(研究恐龍化石，也曾發現癌細胞存在)，可能的危險因子包括DNA受損，吸煙(所有癌症中有三分之一都與吸煙有關)，喝太多酒，肥胖，高脂食物，缺乏運動(身體多做運動可以降低罹癌的概率)，心情鬱悶以及年齡老邁等。

近年來在癌症的精準醫療熱潮中，石破天驚。癌症免疫學(IO，Immuno-oncology)的成功突破，給癌症的治療帶來一道曙光。所謂的檢查點抑制劑(checkpoint inhibitor)在2011年第一個問世為ipilimumab，緊接著2014年pembrolizumab，nivolumab和2016年atezolizumab相繼問世，適用的癌症也不斷的擴大，預期不久將來PD-I/PD-L，combinations以及CAR-T會成為癌症治療的主流，極可能讓1/3的癌症轉變成為慢性疾病。

癌症治療演進的歷史：

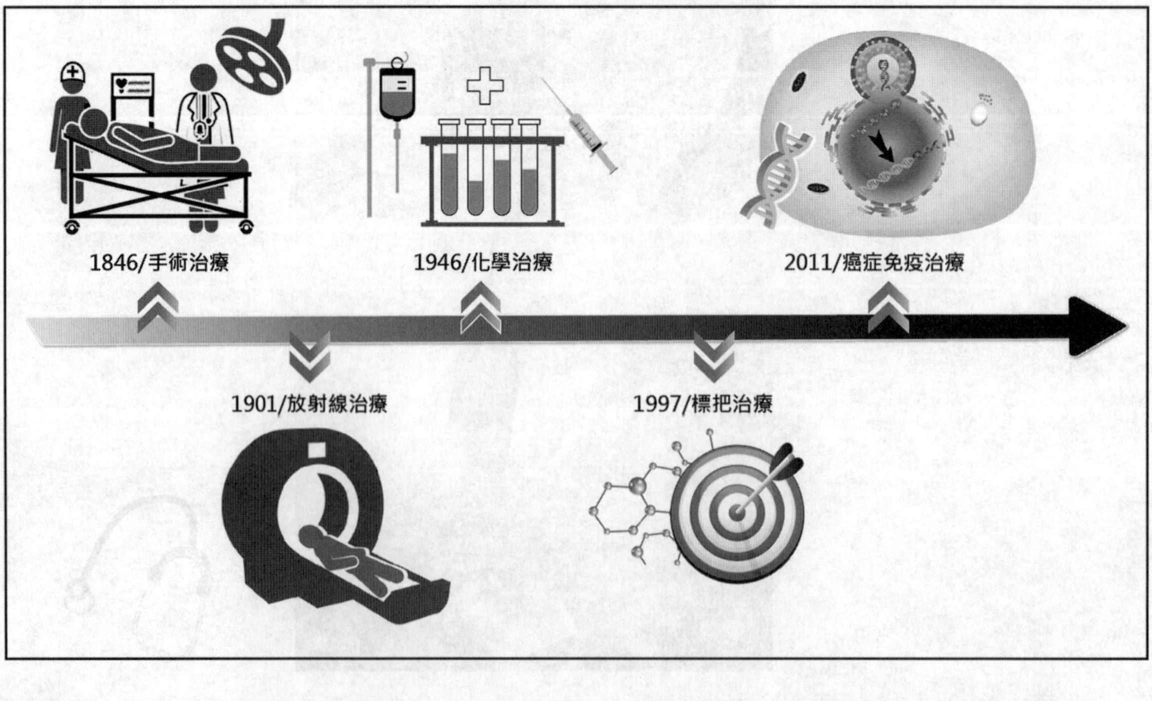

§ 新藥資訊

2021年2月3日美國FDA基於VISION臨床試驗的優異結果，加速批准tepotinib(Tepmetko®)用於mesenchymal-epithelial transition(MET) exon 14跳躍突變的轉移性非小細胞肺癌。MET exon 14跳躍突變約佔所有非小細胞肺癌3~4%。

2022年12月23日美國食品藥物管理局(FDA)批准Lunsumio®(mosunetuzumab-axgb)用於治療至少接受過兩次全身治療的復發或難治性濾泡性淋巴瘤(relapsed/refractory follicular lymphoma, r/r FL)成人患者。Lunsumio®是一種可同時標靶雙抗體的CD20xCD3 T細胞結合雙特異性抗體藥物，分別為B細胞表面的CD20與T細胞表面的CD3，為新型的癌症免疫療法。

癌症經檢驗和診斷後通常採T(腫瘤大小)N(淋巴腺侵犯)M(轉移)系統分期(AJCC cancer Staging 第七版 2010)，然後再按各期別採不同程度的積極治療。如果在早期診斷出腫瘤，尚在可以隔離和控制的範圍內時，可能只需要以手術摘除即可。如果腫瘤已經或可能侵入其他組織，那麼除手術外，可能還需要搭配用以協助的輔助性療法，譬如放射療法或化學治療；因此癌症的治療法包括手術，放射線，免疫療法(immunotherapy)，化學療法(chemotherapy)和日益精進的基因療法，到目前為止，抗癌瘤藥物的化學療法主要做為手術或放射性治療的輔助法，以便根除剩下來轉移的癌細胞或縮小腫瘤後再進一步開刀；然而，化學療法是當今大部份癌症療法很重要的一環；事實上，有些癌瘤主要利用化學療法治療，很多患者利用癌症化學療法醫治都能顯著延長其活命時間，某些病例還獲得完全的癒痊。抗癌瘤劑的分類法有好幾種，最廣泛使用的分類為按照其作用機轉和藥物的來源，因此，抗癌瘤藥物包括下列幾種(圖20-1)：

·烷化基劑(alkylating agents) ·抗代謝物劑(antimetabolites) ·抗生素類(antibiotics)
·抗代謝物劑(antimetabolites) ·免疫調解劑(immunodulators) ·有絲分裂抑制(mitotic inhibitors)
·抗生素類(antibiotics) ·破壞DNA的鉑類藥物 ·其他製劑(如基因療法)

圖20-1 抗癌藥物的作用機轉與分類

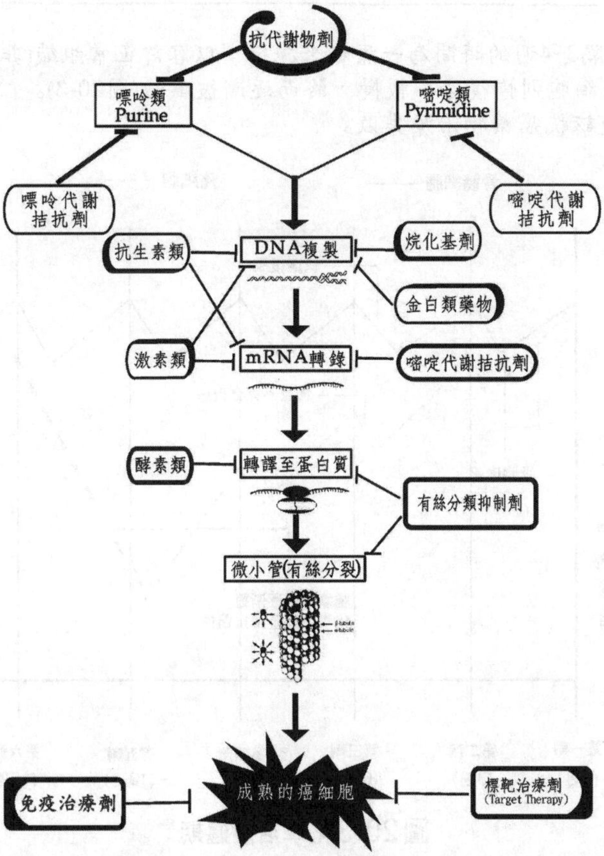

20
抗腫瘤藥物

抗癌瘤劑也可按照它們對正常和惡性腫瘤細胞代謝不同的效應來分類(圖20-2)，有些抗癌瘤劑在細胞分裂特異的相(specific phase)會抑制細胞，即所謂的細胞週期特異性(Cell Cycle Specific，CCS)；反之，則稱細胞週期非特異性(Cell Cycle Non Specific，CCNS)後者通常要視其劑量而定，若給予較大的間歇性劑量，通常較有效。

圖20-2作用在細胞週期的抗癌化學藥物

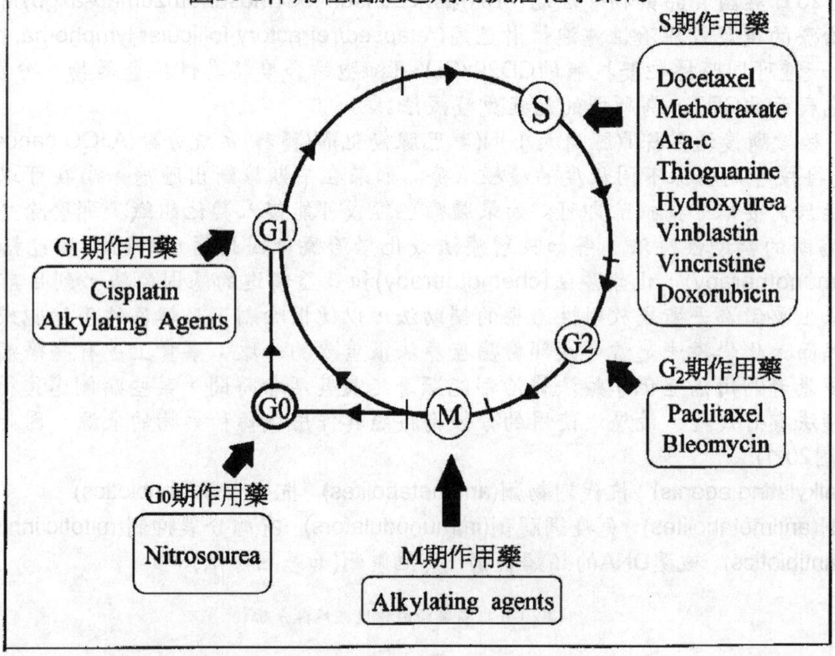

化學療法通常以間隔3~4週的時間為一療程來施行，以容許正常組織(非癌細胞)在每次療程的間隔中，可以迅速復原。癌細胞則恢復速率較慢，終而逐漸被殲滅(圖20-3)。但癌細胞若產生抗藥性，情況可能會被逆轉，而使該抗癌藥物治療失敗。

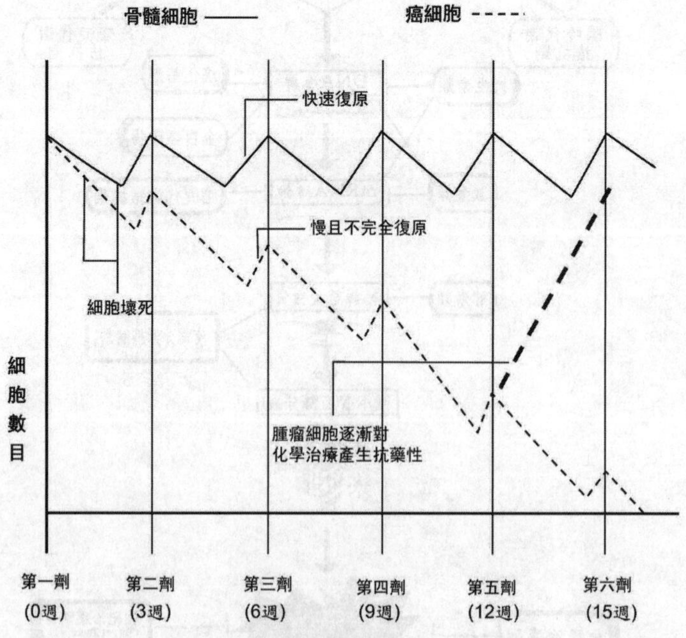

圖20-3化學治療週期

癌症的化學治療法

癌症的化學治療依使用的時機，分成術前誘導的化學治療、術後輔助性化學治療和無法手術或手術後復發轉移的改善緩解性化學治三大類。

①「術前誘導的化學治療」：對於部份癌症患者，如乳癌、頭頸癌或骨癌等類患者，因腫瘤生長在重要器官或腫瘤太大而無法手術切除，此時先給予化學藥物治療使腫瘤變小後再進行手術切除。

②「術後輔助性化學治療」：有些腫瘤，如大腸直腸癌、乳癌、膀胱癌等患者，在手術切除後因腫瘤侵犯的範圍而導致術後轉移或復發的機率提高，可在術後給予數個療程的化學治療，減少轉移或復發的機率。

③「改善緩解性化學治療」：有些較晚期或疾病已蔓延至許多器官的癌症，因無法手術切除，只能利用化學治療加以控制來改善患者因腫瘤壓迫或侵潤所引起的症狀，如上腔靜脈阻塞症候群、疼痛、腫瘤出血等。

癌症幾乎都要併用數種抗癌藥物，才能有機會治癒，抗癌藥物的合併使用原則如下：

•藥物必須要對所欲治療的癌細胞有療效。
•可選擇有效的藥物合併治療，但要避免藥物的副作用在同一器官的重疊性，減少治療後的副作用。
•藥物須以最合適的劑量和治療週期(療程)和使用方式合併使用。(圖20-2)
•合併化學治療療程的期限應儘可能短，避免因空閒太久導致抗藥物的產生。

最令人鼓舞的是最近癌症治療有諸多突破性的發展，而發展出一系列標靶治療藥物(詳見§20-7)。如(HERCEPTIN)是針對腫瘤細胞核內的her-2基因過度表達從而使細胞模p185增多而設計的另一種則是適用於B細胞淋巴瘤的抗CD20蛋白的MabThera。abl 和C-kit酪氨酸激酶的抑制劑glivic對慢性粒細胞白血病和胃腸基質細胞瘤所取得的療效，以及EGFR抑制劑IRESSA和C225在非小細胞肺癌頭頸部癌所取得的結果，美國三大權威的癌症學術團體曾跨下海口要在2015年把癌症的發生率下降25%，死亡率要降低50%我們期待美夢可成真。

表 20-1 必須事前預防給藥避免過敏性副作用的抗癌藥品

抗癌藥品	過敏症狀	過敏反應預防給藥
Asparaginase	嚴重過敏休克	第一劑前或與前一劑相距超過1週，皮內注射(intradermal)測試劑量2KU/0.1ml生理食鹽水。
Bleomycin	嚴重過敏休克	淋巴癌病人：第一次給藥前，給予測試劑量1~2mg IV，IM或SC，並每15分鐘監測生命跡象至少60分鐘內沒有症狀發生。
Cabazitaxel	過敏反應	● 給藥前30~60分鐘，口服或靜脈注射dexamethasone 8mg ● 給藥前30~60分鐘，靜脈注射diphenhydramine 25~50mg ● 給藥前30~60分鐘，靜脈注射H_2拮抗劑(如ranitidine 50mg)
Cetuximab	輸注(類過敏)反應	給藥前30~60分鐘靜脈注射diphenhydramine 25~50mg；給藥後觀察至少一個小時。
Docetaxel	嚴重體液滯留與過敏反應	口服dexamethasone 8mg(或等劑量其他類固醇)每日兩次連續三天，從docetaxel治療前一天開始。
Paclitaxel	過敏反應	● 口服或靜脈注射dexamethasone 20mg從paclitaxel給藥前12小與6小時 ● 靜脈注射diphenhydramine 25~50mg從paclitaxel給藥前30~60分鐘 ● 靜脈注射H_2拮抗劑(如ranitidine 50mg)從paclitaxel給藥前30~60分鐘
Pemetrexed	皮膚反應	口服dexamethasone 4mg(或等劑量其他類固醇)每日兩次連續三天，從pemetrexed治療前一天開始。
Rituximab	輸注(類過敏)反應	給藥前30~60分鐘靜脈注射diphenhydramine 25~30mg與口服acetaminophen 500mg
Temsirolimus	輸注(類過敏)反應	給藥前30分鐘靜脈注射diphenhydramine 25~50mg

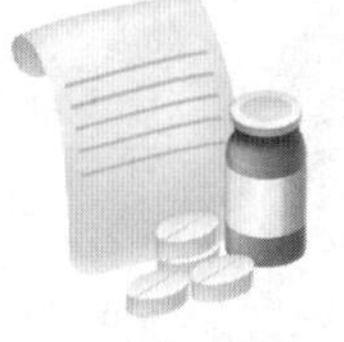

專欄20-1 癌症的綜合療法

治療法	治療效益	治療方式	適應病例
手術+化療	①手術處理(局部) ②化療照顧(全身) ③化療可減低腫瘤體積改進手術結果	①術前化療 ②術後化療 ③術中化療	乳腺癌 大腸癌 食道癌 頭頸部癌 卵巢癌
手術+放射	①減低局部和區域復發 ②降低腫瘤負荷使不能手術的腫瘤成爲可以手術 ③減少切除範圍	①術前化療 ②術後化療 ③術中化療	局限的乳腺癌 早期直腸癌 子宮內膜癌 邊緣病變 淋巴結陽性的肺癌 頭頸部癌 胰腺癌 軟組織肉瘤
化療+放療	①放療處理區域性腫瘤化療照顧全身 ②某些化療(如Cisplatin、5FU、hydroxyurea)有放射增敏作用 ③放射減低腫瘤負荷減低耐藥機會 ④放射可減低化療失敗	①化療後放療 ②放療後化療 ③交替進行 ④同時進行	小細胞右肺癌 晚期頭頸部癌 淋巴瘤 食道癌 肛門癌 晚期子宮頸癌
手術+放療+化療	①三種手段作用不同 手術治療局部病變 放療治療區域病變 化療治療全身病變	①安排視情況而定 如可手術一般先手術 如不能手術一般先化療	局部晚期/炎性乳腺癌 直腸癌 食道癌 腎母細胞瘤 橫紋肌肉瘤 胃癌

對於癌症的病人，臨床上為了提高對化療的反應率，藥物通常被合併不同機轉的抗腫瘤細胞藥物。所以審核處方時，常會看到幾個藥品組合成的chemotherapy regimen，有時也有多種化學藥物組合配方搭配標靶治療，甚至免疫療法。(表20-2)至於免疫療法藥品，例如：抗PD-1抗體的nivolumab(OPDIVO)和pembrolizumab(KEYTRUDA)，目前臨床上藥廠研究也都是先施打，期望未來能有更多證據相關的研究，提供如何施打順序才是對病人最有利的。

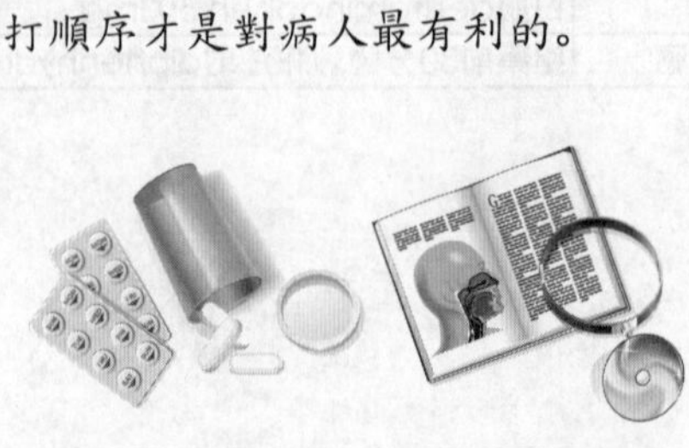

表 20-2 併用化學藥物的順序建議及臨床效益

第一劑	第二劑	依此順序的好處
5-Fluorouracil	methotrexate	較好的臨床反應率
Cisplatin	Irinotecan	
Fludarabin	Cytarabine	增加療效
Leucovorin	5-Fluorouracil	
Paclitaxel	Gemcitabine	增加療效且不良反應較低
Pemetrexed	Gemcitabine	
Docetaxel	Vinorelbine	降低嗜中性白細胞減少的機率
Docetaxel	Topotecan	
Doxorubicin	Docetaxel	
Liposomal doxorubicin	Vinorelbine	
Paclitaxel	Cisplatin	降低嗜中性白細胞減少和血小板減少機率
Topotecan	Carboplatin	
Topotecan	Cisplatin	
Irinotecan	5-Fluorouracil	增加療效且不良反應較低(減少腹瀉)
Cyclophosphamide	Paclitaxel	不良反應較低
Ifosfamide	Docetaxel	不良反應較低(骨髓抑制減少)
Doxorubicin	Paclitaxel	增加療效且不良反應較低(骨髓抑制和粘膜減少)
Epirubicin	Paclitaxel	
Liposomal doxorubicin	Docetaxel	身體耐受性較佳
Methotreate	Leucovorin	不良反應較低(次序相反，影響療效)

§ 20.1 烷化基劑

20101 ALKYLATING AGENTS 類藥物總論

類　別

藥理作用 烷化基劑為多功能的化合物，能夠產生高反應性的carbonium離子可與親核性中心，如胺基、羧基、羥基、imidazole，磷酸和硫氫基等形式成共價的連結，烷化基作用最重要的部位在鳥嘌呤的嘌呤基第7個氮上，經此作用會使DNA雙股產生交叉連結，而使遺傳的資訊密碼傳遞錯誤，造成異常的鹼基配對，破壞鳥嘌呤環和DNA鏈斷裂，會抑制DNA的複製，RNA轉譯和正常核酸的功能DNA兩股交叉連結為烷化基劑最主要的細胞毒性效應。

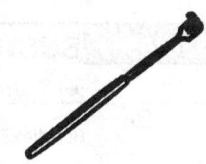

用法用量 參見個別討論。

不良反應 骨髓抑制(白血球過少、血小板過少、貧血)噁心、嘔吐、食慾不振、cisplain–腎毒性和高尿酸血症、cyclophosphamide–性腺抑制。

20102 AVAPRITINIB

孕 X 乳 - 泄 肝/糞 半 32~57h

Rx 100 MG, 200 MG, 300 MG/錠劑(T);

商　名 Ayvakit® ◎ (CATALENT/基石) $8144/T(300MG-PIC/S), $4072/T(100MG-PIC/S)

藥理作用 1.Avapritinib是一種酪胺酸激酶抑制劑，會與PDGFRA和PDGFRA D842突變體以及多種KIT外顯子11、11/17及17突變體結合。

2.Avapritinib能抑制與激酶抑制劑抗藥性有關的KIT D816V和PDGFRA D842V突變體自我磷酸化。

3.Avapritinib在植入GIST病人已活化的KIT外顯子11/17突變及imatinib抗藥性的異種移植瘤模型的小鼠身上，亦展現出抗腫瘤活性。

適 應 症 **[衛核]治療具有血小板衍生生長因子α受體(PDGFRA)D842V突變，無法切除或轉移性腸胃道間質瘤的成年病人。**

用法用量 1.本藥建議劑量為300毫克，每日空腹口服一次，服藥時間須距離餐前至少一小時及餐後兩小時。

2.持續治療，直至發生疾病惡化或無法接受的毒性為止。若忘記服藥，延遲服藥的時間與下次預定服藥的時間須間隔8小時以上。

不良反應 1.嚴重的不良反應：顱內出血、中樞神經系統影響。

2.最常見的不良反應(≥20%)為水腫、噁心、疲倦/虛弱、認知障礙、嘔吐、食慾下降、腹瀉、髮色改變、淚液增多、腹痛、便祕、皮疹及頭暈。

3.發生率<10%的臨床相關不良反應為：高血壓、甲狀腺疾病(甲狀腺功能亢進、甲狀腺功能低下)、肢端紅腫症。

醫療須知 **1.顱內出血(例如硬膜下血腫、顱內出血與大腦出血)整體發生率為3%。請根據症狀嚴重程度，決定暫停服用本藥並待出血情況消退後降低劑量繼續使用或是永久停止服用。**

2.服用本藥的病人有可能發生各種類型的中樞神經系統(CNS)不良反應，包括認知障礙、頭暈、睡眠障礙、情緒障礙、語言障礙及幻覺。請根據症狀嚴重程度，決定暫停服用本藥並待情況改善後恢復原劑量或降低劑量，或是永久停止服用。

3.孕婦服用本藥會造成胎兒傷害。請告知孕婦服用本藥品會對胎兒造成潛在風險。請告知具有生育能力的女性與男性在進行本藥治療期間以及最後劑量後6週內使用有效的避孕方法。

20103 BUSULFAN

孕 D 乳 - 食 ± 泄 肝

Rx 2 MG/錠劑(T); 6 MG/ML/注射劑(I);

商　名 Busulfex® (BAXTER/大塚) $7200/I(6MG/ML-PIC/S-10ML)　Myleran Busulphan® ◎ (EXCELLA/安沛)

藥理作用 1.Busulfan是一個具有二個作用部位的烷化基劑，有二個不安定的methanesulfonate結構，分別連結在四個碳之烷基鏈的兩端。在水溶液中，busulfan會水解釋放出methanesulfonate結構。如此在四個碳之烷基鏈的兩端會形成具高度活性的碳離子(carbonium ion)，此碳離子結構會與DNA結合，進而烷化DNA。Busulfan的細胞毒性主要是來自於造成DNA受損。

2.本藥會增加血中及尿中尿酸的濃度。長期治療常會造成肺纖維變性。8~12個月後產生起始作用。

適 應 症 **[衛核]慢性骨髓細胞白血病**

[非衛核]真性紅血球增多症，嚴重血小板增多症骨髓纖維化症。

用法用量 1.口服：通常劑量為每日4mg。口服6~7個月內最佳臨床效果，此血液情況改善之目的達到後，第一期的治療即可停止。待6~8個月後，方可開始第二期之治療維持量每個人不同，但通常日服在0.5~3mg維持治療可持續達兩年。

2.Busulfan必須經由中央靜脈導管，以二小時的時間輸注，每六小時輸注一次，持續四天，總共給予16個劑量。因為busulfan會通過血液大腦屏障(blood brain barrier)並會造成癲癇，所以在投與busulfan之前，應先讓患者接受phenytoin的治療。Phenytoin會降低busulfan的血漿AUC達15%。如果使用其他的抗癲癇藥物可能會升高busulfan的血漿AUC，進而增加發生靜脈血管阻塞性疾病或癲癇的危險性。如果需要使用其他的抗癲癇藥物時，必須要監測busulfan的血漿濃度(見"藥品交互作用")。在投與第一劑busulfan之前，應先給予患者止吐劑，往後投與busulfan之前亦應照此原則。

3.當以調整過的理想體重來計算busulfan劑量時，能夠準確的預測出busulfan的廓清率。以實際體重、理想體重或其他因素來決定busulfan的劑量時，可能會造成纖瘦、標準體重和肥胖患者間的busulfan廓清率出現顯著的不同。通常busulfan作為骨髓或周邊血液前驅細胞移植前之條件療法的成人劑量是每次0.8mg/kg理想體重或實際體重(體重較輕時)、每六小時輸注一次，持續四天(總共給予16個劑量)。如果是肥胖或過度肥胖的患者則必須根據調整過的理想體重來計算busulfan的劑量。

4.理想體重(Ideal Body Weight；IBW)必需根據下列的公式來計算(身高：cm，體重：kg)：IBW(kg；男性)=50+0.91x(身高(cm)-152)；IBW(kg；女性)= 45+0.91x(身高(cm)-152)。調整過的理想體重(Adjusted Ideal Body Weight；AIBW)必需根據下列的公式來計算(身高：cm，體重：kg)：AIBW=IBW+0.25x(實際體重-IBW)。

5.開始投與cyclophosphamide的時間是在BMT Day-3(骨髓移植手術前三天)，既在投與第16劑busulfan之後的六小時；每天輸注一次、每次劑量60mg/kg、每次的輸注時間是一小時，共持續二天。

不良反應 1.在第一期臨床試驗中所觀察到與劑量相關的毒性是肝毒性(肝臟轉胺酵素SGOT濃度升高)和神經學上的症狀(幻覺)。

2.所有的患者都會產生嚴重的骨髓抑制，包括顆粒性白血球減少症、血小板減少症、貧血或合併上述症狀。

3.全身性：發燒、頭痛、無力、發冷、疼痛、全身水腫、過敏反應、胸部疼痛、注射部位發炎、背部疼痛。

4.心臟血管系統：心搏過速、高血壓、血栓形成、血管擴張。

5.消化系統：噁心、口炎、嘔吐、厭食、腹瀉、腹部疼痛、消化不良、便秘、口乾、直腸疾病、腹部膨脹。

6.代謝和營養系統：低血鎂症、高血糖症、低血鉀症、低血鈣症、高膽紅素血症、水腫、SGTP升高、肌酸酐升高。

7.神經系統：失眠、焦慮、頭昏、憂鬱。

8.呼吸系統：鼻炎、肺部疾病、咳嗽、鼻出血、呼吸困難。

9.皮膚及附屬構造：皮疹、蕁麻疹。

醫療須知 1.必須在熟悉造血幹細胞移植術的合格醫師監督之下才可給與患者busulfan。只有在適當的診斷及醫療設備完善的情況下，才能妥善處理投與busulfan後所產生的併發症。注意：使用前必須稀釋本藥。建議患者要補充水份，每天10~12杯。

2.Busulfan Injection是一強力的細胞毒性藥物，在建議的使用劑量下，會造成嚴重的骨髓抑制。必須在合格的醫師監督下才可以使用本藥。合格的醫師係指具有異體造血幹細胞移植(allogeneic hematopoietic stem cell transplantation)、使用癌症化學治療藥物和處理嚴重全血球減少症患者經驗的醫師。僅有在適當的診斷和治療設備可供利用的情況下，才有可能適當地給與治療及處理併發症。

3.血液學：在建議的劑量下，busulfan通常會造成嚴重的骨髓抑制，主要的特徵是嗜中性白血球減少症、血小板減少症、貧血或合併上述症狀。必需監測患者是否出現局部或全身性感染或出血的徵兆。應該經常評估患者的血液狀況。
4.懷孕等級D。如果在懷孕期間使用busulfan或在使用busulfan期間懷孕，應該告訴患者，這可能會對胎兒造成傷害。有可能懷孕的患者，應告誡她們最好不要懷孕。
5.授乳婦女：尚不清楚本藥是否會分泌至人體乳汁中。因為許多藥會分泌至人體的乳汁中，而且在人體及動物的試驗中，busulfan具有潛在的致畸胎作用，因此應考慮本藥對母體的重要性，以決定停止授乳或停止本藥的治療。

20104 CARMUSTINE(+Polifeprosan 20)

孕D 乳- 泄 肝/腎

℞ Imp 7.7 MG/植入劑(Imp);

商 名 Gliadel Wafer® ◎ (EISAI/百博)

藥理作用 Carmustine能夠直接將carmustine釋放至腦癌摘除手術後所造成的腔室內，並擴散至週邊的腦組織，藉由對DNA及RNA的烷基化作用而發揮抗惡性腫瘤作用。

適 應 症 [衛核]作為新診斷之惡性神經膠質瘤(high-grade malignant glioma) 之手術與放射治療輔助；作為復發性多形性神經膠母細胞瘤病人的手術輔助。

用法用量 1.每一片carmustine含carmustine 7.7mg，手術植入八片等於投與劑量61.6mg。一般建議劑量：於腦癌摘除手術後所造成的腔室內植入carmustine八片。若空間不夠植入八片，則盡可能以最大能植入的片數植入。目前尚無單次手術植入carmustine八片以上的臨床經驗，因此不建議植入八片以上。
2.Carmustine對兒童的安全性及有效性尚未建立。
3.拿取carmustine一定要戴手術手套，以避免carmustine接觸皮膚，造成嚴重的灼傷及色素沉著。建議戴兩層手套，工作完成後，外層手套應丟棄於生物毒性廢棄物回收桶內。若患者為再次手術者，腦內的carmustine或其殘餘物必須以細胞毒性物質處置。
4.腫瘤切除、病理確認及止血等工作完成後，就可以在腫瘤摘除後所留下的腔室內植入carmustiner。稍微重疊沒有關係，但勿超過八片，斷裂一半的植入片仍可使用，但如果碎裂成兩片以上，則應丟棄於生物毒性廢棄物回收桶內。可在植入片上覆蓋氧化再生纖維素(SURGICEL)，以確保植入片的位置。植入程序完成後，應沖洗植入腔室，硬膜也應作防水式閉合。
5.鋁箔袋未開封的carmustine在室溫下可保存6小時。藥品原包裝之儲存條件：零下20°C以下。

不良反應 1. 癲癇發作：高度惡性神經膠質瘤復發患者之再次手術臨床試驗發現，兩組患者的癲癇發作率為19%，手術後五天內癲癇發作的發生率為54% (12/22，carmustine組)及9% (2/22，安慰劑組)。手術後第一次癲癇發作時間的平均天數為carmustine組3.5天，安慰劑組61天。
2. 腦水腫：新診斷罹患高度惡性神經膠質瘤患者之手術治療臨床試驗顯示，腦水腫發生率為22.5% (carmustine組)及19.2%(安慰劑組)。腦水腫伴隨腫塊時(可能原因有腫瘤復發、顱內感染、壞死)，可能需要再次手術，有些患者甚至必須取出carmustine或其殘留物。
3. 傷口癒合異常：高度惡性神經膠質瘤復發患者之再次手術臨床試驗，傷口癒合異常發生率為14%(carmustine組)及5%(安慰劑組)。
4. 顱內感染：高度惡性神經膠質瘤復發患者之再次手術臨床試驗中，腦膿瘍或腦膜炎的發生率為4%(carmustine組) 及1%(安慰劑組)。

醫療須知 1.手術摘除後的腔室應避免與腦室相通，以預防carmustine移位至腦室，造成阻塞性水腦。
2.如腫瘤摘除後之腔室與腦室之缺口大於carmustine的直徑，應填補缺口後再植入carmustine。

20105 CHLORAMBUCIL

孕D 乳 - 食 - 泄 肝 半 1.5~2.5h

Rx 2 MG/錠劑(T);

商名 Leukeran Chlorambucil® ◎ (EXCELLA/安沛) $15/T(2MG-PIC/S)

藥理作用 1.本藥為氮芥類(nitrogen mustard)烷化劑之強效芳香類衍生物，於氮芥類中本藥作用最慢且毒性最弱。
2.為對細胞週期非特異性藥物(同時殺死靜止期及分裂期細胞)，於DNA跨鍵連結會產生胞毒作用，於DNA跨鍵連結會產生胞毒作用，因而阻止DNA RNA及蛋白質之生合成。
3.治療劑量具有中度骨髓抑制作用並可快速回復。作用於淋巴球效果顯著，可治療不同種類之淋巴癌。

適應症 [衛核]惡性淋巴瘤、濾泡性淋巴瘤
[非衛核]慢性淋巴性白血病(首選用藥)，Hodgkin's病，絨毛膜癌，卵巢癌，乳癌。

用法用量 1.開始時：1天0.1~0.2mg/kg，共3~6週(平均患者為1天4~12mg)。
2.維持量：1天2~6mg，不可超過1天0.1mg/kg，可低至1天0.03mg/kg。
3.孩童：1天0.1~0.2mg/kg，或1天4.5mg/m²。
4.早餐前1小時或晚飯後2小時給予本藥，會增加血清及尿中尿酸濃度。

不良反應 骨髓抑制、噁心嘔吐、腹瀉、口腔潰瘍、發熱、周邊神經病變。

醫療須知 1.可能會抑制卵巢功能，治療後容易造成無月經現象。
2.服用本藥時，白血球減少通常發生於治療後第三週；並持續至最後一次投藥後10天，然後快速回復正常。
3.服用本藥時，當血小板數目較低時，避免或減少打針及其他侵入性措施(如測肛溫、灌腸)，以避免出血危險。

20106 CYCLOPHOSPHAMIDE

孕D 乳 - 食 ± 泄 肝 半 4~6h

Rx 50 MG/錠劑(T); 200 MG, 500 MG, 1000 MG/注射劑(I);

商名 Endoxan S.C.® (PRASFARMA/百特) $11.9/T(50MG-PIC/S)
Endoxan® ◎ (BAXTER/百特) $78/I(200MG-PIC/S-200MG), $156/I(500MG-PIC/S-500MG),

藥理作用 1.本藥為細胞週期非特異性之烷化劑，化學結構與氮化芥子氣類(nitrogen mustards)相關。
2.本藥在體內經phosphatease或phosphamidase成DNA結構之交叉鏈結而阻斷DNA、RNA及蛋白質之生合成。
3.Cyclophosphamide停藥數年後發現與增加次發性惡性腫瘤之風險有關。
4.本藥具有明確抑制免疫之活性且為高毒性之藥物，故其療效常伴有毒性反應。

適應症 [衛核]淋巴性白血病、散發性腫瘤、慢性淋巴性白血病、骨髓性淋巴病、淋巴肉芽腫及各種網狀組織細胞增多症、防止腫瘤復發。
[非衛核]預防同種異體肝臟移植排斥；治療嚴重類風濕性關節炎、多發性硬化症、全身性紅斑性狼瘡、韋格納肉芽腫病(Wegener's granulomatosis)、腎病症候群。

用法用量 1.惡性疾病-口服：成人1天1~5mg/kg起始及維持劑量。
關節炎-口服：成人2.5~3mg/kg/day×60~90天。
2.靜注：成人–誘導：40~50mg/kg，分數次投與2~5天以上。維持量：10~15mg/kg每天7~10天1次，或3~5mg/kg。每週2次或每天1.5~3mg/kg。孩童–誘導：2~8mg/kg或60~250mg/m²分數次投與，共6天或6天以上。維持量：10~15mg/kg，每7~10天1次。或30mg/kg每3~4週1次。
3.對骨髓機能抑制的患者劑量減少⅓~½。
4.溶液的製備：將滅菌的注射用水或制菌的注射用水(僅使用paraben做保存劑)重新調配溶液。通常使用5ml來調配100mg的小瓶，10ml來調配200mg的小瓶，和25ml來調配

500mg的小瓶，該溶液在室溫可保持24小時的穩定，冷藏則可保持6天。本藥溶液可IM，IV推注，腹膜內注射，胸膜內注射或IV灌注5%的葡萄糖溶液，5%葡萄糖含於0.9%的生理食鹽水或0.9%的生理食鹽水。皮膚試驗時可能會抑制正反應。

不良反應 1.常見-噁心、嘔吐、厭食、嗜中性球減少、禿頭(可逆的)。
2.偶有-疲備、面潮紅、發汗、肝毒性、高血鉀、高尿酸、肺炎、膀胱纖維化、腎毒性。
3.嚴重的-急性過敏反應、白血球減少、肺栓塞、肺間纖維病變、膀胱炎、Steven-Johnson症候群。

醫療須知 1.接受cyclophosphamide的患者要維持足量的水份，以便減少罹患出血性膀胱炎的可能性，通常在早晨給藥，可防止藥物夜間積蓄在膀胱中。
2.監測服用cyclophosphamide的患者是否有血尿或排尿因難，一旦出現出血性膀胱炎的徵兆，就要停止用藥，並通知醫師。
3.接受治療的患者應不喝葡萄柚汁，不吃葡萄柚及戒除酒精性飲料。
4.男性尚未生育，應事先儲存精子。
5.空腹口服。若有嚴重噁心及嘔吐，可與食物併服。服藥前可服用鎮吐劑。
6.Cyclophosphamide口服液需冷藏2~8℃(36~46℉)，並於14天內用畢。

20107 DACARBAZINE

孕 C 乳 - 泄 肝 t½ 5h

Rx 200 MG/注射劑(I);

商　名 DBL Dacarbazine® ◎ (ZYDUS/輝瑞) $879/I(200MG-PIC/S-200MG), DTI® (KOREA UNITED/全盟) $879/I(200MG-PIC/S-200MG)

藥理作用 本藥為烷化基劑會甲基化核酸來抑制DNA，RNA和蛋白質的合成，具有抗癌作用。

適 應 症 [衛核]惡性黑色素腫瘤症狀之改善。
[非衛核]何杰金氏病症的第二線藥。

用法用量 1.單獨使用黑色素癌，每天2~4.5mg/kg，連續10天。
2.ABVD併用治療霍杰金氏淋巴瘤，每天150mg/m²，連續5天，每4星期重複一次。

不良反應 常見的-噁心、嘔吐、厭食、禿頭、沿著注射靜脈疼痛；嚴重的-白血球減少及血小板減少。

20108 IFOSFAMIDE(ISOPHOSPHAMIDE)

孕 D 乳 - 泄 腎 t½ 7～15h

Rx 1 GM, 2 GM, 500 MG/注射劑(I);

商　名 Holoxan® ◎ (BAXTER/百特), Holoxan® ◎ (裕利/百特) $2700/I(2GM-PIC/S-2GM)

藥理作用 1.Ifosfamide是烷基化劑，是cyclophosphamide之衍生物，也在肝臟代謝成活性代謝物，毒性較小一些。
2.本藥是其他抗腫瘤劑併用是子宮頸癌、橫紋肌肉瘤、尤汶氏瘤(Ewing's tumor)、軟組織肉瘤等之首選用藥。

適 應 症 [衛核]支氣管癌、睪丸癌、軟組織肉瘤(平滑肌肉瘤、橫紋肌肉瘤)骨肉瘤、乳癌、子宮內膜癌、腎上腺癌及惡性淋巴癌之緩解、軟骨肉瘤

用法用量 每一療程總劑量應訂於250~300mg/kg；通常成人靜脈注射50~60mg/kg，連續5天。

不良反應 1.常見副作用：嗜眠、精神混亂、幻覺、噁心、嘔吐、禿髮。
2.嚴重的副作用：嗜中性白血球減少症，血小板減少症，出血性膀胱炎。

醫療須知 1.腎功能不全者減量；增加液體的攝取，有助於避免出血性膀胱炎。
2.當使用高劑量治療時，mesna對預防血性膀胱也有益。
3.以緩慢間歇性靜脈點滴給藥至少需要30分鐘以上且給藥最終濃度不可超過40mg/ml(通常給藥濃度是在0.6~20mg/ml之間)，或可以24小時的點滴給藥。
4.注意個人衛生，保持清潔和體溫變化，避免感染。

20109 LURBINECTEDIN

Rx 4 MG/注射劑(I);

商 名

Zepzelca LYO® (美時)

藥理作用 1.Lurbinectedin是一種烷基化藥物，可結合在DNA小溝中的鳥嘌呤殘基，形成加成物並使DNA螺旋向大溝彎曲。

2.加成物的形成觸發了可影響DNA結合蛋白後續活性的一連串事件，包括部分轉錄因子以及DNA修復途徑，導致細胞週期擾動最終造成細胞死亡。

適 應 症 [衛核]適用於使用含鉑化學治療期間或之後病程惡化之轉移性小細胞肺癌(SCLC)成人病人的治療。

用法用量 1.本藥之建議劑量為每21日以3.2mg/m²靜脈輸注60分鐘，直至病程惡化或出現不可接受的毒性。

2.僅在絕對嗜中性白血球計數(ANC)在1,500cells/mm³以上且血小板計數在100,000/mm³以上時開始使用本藥治療。

3.無須依肝腎功能或年齡調整劑量，惟發生無法耐受不良反應時，需降低劑量。第一次劑量減量為每21日以2.6mg/m³靜脈輸注，第二次劑量減量每21日以2mg/m³靜脈輸注。無法耐受2mg/m³或需要延遲輸注兩週以上的病人須永久停止使用Lurbinectedin。

不良反應 1.最常見的不良反應(≥20%)為白血球減少症、淋巴球減少症、疲勞、貧血、嗜中性白血球低下症、Creatinine上升、ALT上升、葡萄糖上升、血小板減少症、噁心、食慾下降、肌肉骨骼疼痛、Albumin下降、便秘、呼吸困難、鈉下降、AST上升、嘔吐、咳嗽、鎂下降以及腹瀉。

2.全身暨投藥部位狀況：外滲(極少數病例發生需進行清創的組織壞死)。

3.肌肉骨骼和結締組織疾病：橫紋肌溶解。

4.代謝和營養障礙：腫瘤溶解症候群。

醫療須知 1.本藥可能導致骨髓抑制。於每次給藥前監測血球細胞計數，包括嗜中性白血球計數以及血小板計數。嗜中性白血球計數低於500 cells/mm³或任何數值低於正常下限的情況，建議使用G-CSF。根據嚴重程度暫停、減少劑量或永久停用本藥。

2.本藥可能導致肝毒性。在開始使用本藥之前、治療期間根據臨床徵象定期監測肝功能。根據嚴重程度暫停、減少劑量或永久停用本藥。

3.本藥的注射中外滲可能導致皮膚和軟組織損傷，包括需要清創的壞死。應考慮使用中央靜脈導管以降低外滲風險，尤其是針對靜脈可用部位侷限的病人。

4.接受本藥注射的病人中有發生過橫紋肌溶解的情形，開始使用本藥前及治療期間應根據臨床需求監測磷酸激酶(phosphokinase, CPK)，並根據嚴重程度暫停或永久停用本藥。

5.在本藥治療期間直至最後一劑後6個月內，須採取有效避孕方式。應指示其女性伴侶具生產能力的男性，在本藥治療期間直至最後一劑後4個月內，須採取有效避孕方式。

20110 MELPHALAN▲

孕D 乳 - 食 ± 泄 血漿 半 1.5h

Rx 2 MG/錠劑(T); 50 MG/注射劑(I);

商 名

Alkeran Melphalan® ◎ (EXCELLA/安沛) $26/T(2MG-PIC/S)　Mephal® (HETERO/凱沛爾) $1550/I(50MG-PIC/S-50MG)
Alkeran® ◎ (GLAXO/安沛) $1550/I(50MG-PIC/S-50MG),

藥理作用 1.本藥屬氮芥子氣類，可形成高活性之碳陽離子，造成DNA交互鍵結並產生異常之的鹼基，因而干擾DNA之複製及RNA、蛋白質之生合成，產生強效免疫抑制及骨髓抑制作用。

2.本藥會增加血液和尿液中尿酸的濃度。

適 應 症 [衛核]多發性骨髓瘤．卵巢癌．真性紅血球過多症．

[非衛核]惡性黑色瘤、乳、肺癌。睪丸精細胞瘤(testicular Seminona)，網狀細胞和骨肉瘤

(reticulum cell and osteogenic sarcoma)。

用法用量 (1)1天0.15mg/kg共7天，接著休息2~6週，然後維持量為1天0.05mg/kg。
(2)注射：1天0.1~0.15mg/kg共2~3週或1天0.25mg/kg共4天，接著休息2~4週，然後維持量為1天2~4mg，1天7mg/m²共5天，每5~6週1次。

不良反應 偶有的-貧血、急性非淋巴白血症、尿毒症、血管神經性末梢水腫、噁心、嘔吐、口腔炎、暫時性禿頭症、肺纖維化；嚴重者-白血球減少、顆粒性白血球缺乏症、血小板減少。

20111 TEMOZOLOMIDE▲

孕D 乳 - 食 - 泄 腎 t½ 1.8h

Rx 20 MG, 100 MG, 140 MG, 180 MG, 250 MG/膠囊劑(C);

商 名
Avostamos®(美時/奧沃思生技)
Tamos® ＊(美時) $1918/C(100MG-PIC/S), $476/C(20MG-PIC/S),
Temodal® ◎(ORION/默沙東) $394/C(20MG-PIC/S), $1523/C(100MG-PIC/S)

藥理作用 1.Temozolomide為imidazotetrazine之前驅物，它具烷化劑特性之細胞毒素藥物，對細胞週期作用係屬非選擇性藥物。
2.本藥干擾快速增生細胞之purine(如quanine)代謝，影響蛋白質生合成，而抑制癌細胞之生長。

適 應 症 [衛核]新診斷的多型性神經膠母細胞瘤，與放射線治療同步進行，然後作為輔助性治療。給予標準治療後復發性或惡化之惡性神經膠質瘤，例如多型神經膠母細胞瘤或退行性星狀細胞瘤。

用法用量 1.空腹服用，至少在飯前1小時。藥品不可打開、嚼碎，需以一杯水整粒吞服。
2.成人：未曾接受過化療者，每天一次，每次200mg/m²，連續投予5天，每28天為一週期；先前接受過化療者，每天一次，每次150mg/m²，下次療程前，如果白血球數>1,500/mm³，血小板數>100,000/mm³，則可提高劑量至200mg/m²。

不良反應 常見不良反應為骨髓抑制、腸胃不適(尤其是噁心和嘔吐，為自限性)、頭痛、疲倦，其他有發燒、無力、便秘、腹瀉和嗜睡等等。

醫療須知 1.使用前須確定白血球數>1,500/mm³，血小板數>100,000/mm³；本藥可能會暫時性降低白血球及血小板，而提高患者感染和出血的發生率。
2.對於肝、腎功能受損的患者不用調整劑量，但仍須小心使用。
3.小孩及老人須小心使用；三歲以下孩童缺乏臨床經驗，七十歲以上老人容易有較嚴重之骨髓抑制。
4.膠囊若不慎打開，須避免皮膚或黏膜接觸到膠囊粉末。
5.本藥應收藏在小孩無法取得之處。
6.使用本藥期間勿授乳、懷孕(懷孕用藥安全分級為D)。如果打算懷孕，必須在停藥後6個月以後。

20112 THIOTEPA

孕X 乳 - 泄 肝 t½ 1.5～4.1h

Rx 100 MG/注射劑(I);

商 名
Tepadina®(BSP/和聯)

藥理作用 1.Thiotepa是一種在化學與藥理學方面與氮芥類相關的多功能細胞毒性藥物。
2.Thiotepa的擬放射作用據信來自於次乙亞胺自由基(ethylene imine radicals)的釋放，此作用如同放射線治療，會破壞DNA 的鍵結。
3.藉由在鳥嘌呤的N-7進行烷基化，打斷嘌呤鹼基與糖類間的連結，而釋放出烷基化的鳥嘌呤。

適 應 症 [衛核]適用於合併其他化療藥物：
• 可合併或不合併全身放射治療(TBI)，作為成人與兒童血液疾病病人進行異體或自體造血前驅細胞移植(haematopoietic progenitor cell transplantation，HPCT)前之調適治療(conditioning regimen)；

• 使用於當兒童病人適合以高劑量化療合併造血前驅細胞移植HPCT的支持療法作為實體腫瘤治療時。

用法用量

疾病種類	建議劑量範圍	輸注
成人自體 HPCT		
血液疾病	125mg/m²/day(3.38mg/kg/day) 至 300mg/m²/day(8.10mg/kg/day)	每日輸注一次
淋巴瘤	125mg/m²/day(3.38mg/kg/day) 至 300mg/m²/day(8.10mg/kg/day)	每日輸注一次
中樞神經系統(CNS)淋巴瘤	185mg/m²/day(5mg/kg/day)	每日輸注一次 於自體 HPCT 前連續給予 2 日
多發性骨髓瘤	250mg/m²/day(6.76mg/kg/day)	每日輸注一次 於自體 HPCT 前連續給予 3 日
成人異體 HPCT		
血液疾病	185mg/m²/day(5mg/kg/day) 至 370mg/m²/day(10mg/kg/day)	每日分為一或二次輸注
淋巴瘤	370mg/m²/day(10mg/kg/day)	每日分為二次輸注
多發性骨髓瘤	185mg/m²/day(5mg/kg/day)	每日輸注一次
白血病	185mg/m²/day(5mg/kg/day) 至 370mg/m²/day(10mg/kg/day)	每日分為一或二次輸注
兒童族群自體 HPCT		
實體腫瘤	200mg/m²/day(8mg/kg/day) 至 300mg/m²/day(12mg/kg/day)	每日輸注一次
CNS 腫瘤	200mg/m²/day(8mg/kg/day) 至 300mg/m²/day(12mg/kg/day)	每日輸注一次
兒童族群異體 HPCT		
血液疾病	125mg/m²/day(5mg/kg/day) 至 250mg/m²/day(10mg/kg/day)	每日分為一或二次輸注
白血病	250mg/m²/day(10mg/kg/day)	每日分為二次輸注 於異體 HPCT 前給予
地中海型貧血	200mg/m²/day(8mg/kg/day) 至 250mg/m²/day(10mg/kg/day)	每日分為二次輸注
難治型血球減少	125mg/m²/day(5mg/kg/day)	每日輸注一次 於異體 HPCT 前連續給予 3 日
遺傳疾病	125mg/m²/day(5mg/kg/day)	每日輸注一次 於異體 HPCT 前連續給予 2 日
鐮狀細胞性貧血	125mg/m²/day(5mg/kg/day) 至 250mg/m²/day(10mg/kg/day)	每日分為二次輸注

不良反應 最常見不良反應為：感染、血球低下、急性GvHD與慢性GvHD、胃腸道疾病、出血性膀胱炎和粘膜發炎。

醫療須知 1.所有病人以建議劑量與療程接受thiotepa治療均會發生強烈的骨髓抑制。可能發生嚴重的顆粒性白血球低下症、血小板低下症、貧血或上述症狀的任何組合。

2.特別是重度肝功能不全者，治療此類病人時，建議於移植後規則監測血清轉胺酶、鹼性磷酸酶與膽紅素，以早期發現肝毒性。

3.於具有心臟疾病病史的病人使用thiotepa必須謹慎，且須定期監測心臟功能。

4.於具有腎臟疾病病史的病人使用thiotepa必須謹慎，且應考慮在thiotepa治療期間定期監測腎功能。

5.Thiotepa可能會引起肺臟毒性，且可能被其他細胞毒性藥物(busulfan、fludarabine與cyclophosphamide)的作用加成。

6.如同大部分烷基化藥物，本藥可能會傷害男性或女性的生殖力。男性病人在展開治療前應考慮冷凍保存精子，且於治療期間與停止治療後一年內不得使他人受孕。

7.本藥對於駕駛與操作機器能力有重大影響，thiotepa的特定不良事件(例如：頭暈、頭痛與視力模糊)可能會影響這些功能。

20113 UFT 優富多膠囊® (TAIHO/大塚) $65/C

Rx 每 Cap 含有：TEGAFUR (FTORAFUR) 100.0 MG；URACIL 224.0 MG

適應症 [衛核] 胃癌、結腸癌、大腸癌、乳癌、與CISPLATIN併用治療轉移及末期肺癌、頭頸部癌、用於病理分期T2之第一期B肺腺癌病人手術後輔助治療。

用法用量 一天3~4次，每次1粒。

§ 20.2 抗代謝劑

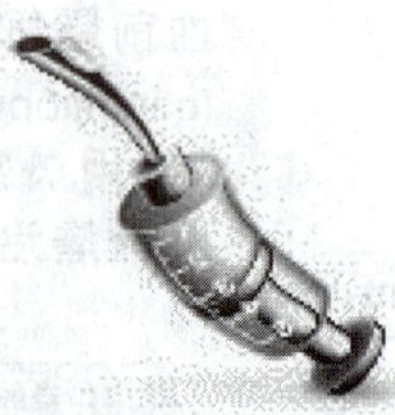

20201 ANTIMETABOLITES 類藥物總論

類　　別

藥理作用 1.葉酸的拮抗劑。它們會與dihydrofalate reductase結合，阻止葉酸被還原成四氫葉酸，因此，限制嘌呤和thymidine合成所必需的單碳之供應，而阻斷DNA的合成和細胞複製嘌呤的拮抗劑，它們是天然嘌呤類(如hypoxanthine，guanine和adenine)的類似物，這些製劑必須被代謝成活性核苷，然後才會干擾天然嘌呤的合成，所以，會阻止正常核酸的合成。

2.嘧啶的拮抗劑。Floxuridine和 fluorouracil會競爭thymylate synthetase， 阻止thymidine的合成，此乃DNA所必須的基質，因此，會阻斷DNA的合成。Cytarabine會被deoxycytidine kinase代謝成核苷三磷酸(dARA-CTP)。避免吸收本藥的粉末或蒸氣，避免皮膚或黏膜接觸到本藥。如果有接觸的話，要用水清洗15分鐘，然後再用2%的sodium thiosulfate溶液沖洗。IV投與時，藥物要置於IV灌注管，在腔內注射後1小時，每5~10分鐘。要變換身體的位置，本藥會增加血中和尿液尿酸的濃度。

用法用量 參見個別討論。

不良反應 骨髓抑制(白血球過少，血小板過少，貧血)、噁心、嘔吐、下痢、口炎、舌炎、肝毒性(thioguanine和methotrexate)，胃炎(fluouracil和methotrexate)，高尿酸血症，腎毒性，間質性肺炎(intersitial pneumonitis)和CNS障礙(methotrexate)、注意：按動物實驗、抗代謝物劑都有起癌性，因此，它們對人類有致癌的危險性，抗代謝物劑為強力的突變劑和致畸型胚性，它們也會對卵巢和睪丸產生抑制作用。

20202 CAPECITABINE▲

孕D 乳 - 食 + 泄 肝 ½ 0.7～1.4h

Rx 150 MG, 500 MG/錠劑(T);

商　　名

Capecitabine®(REMEDICA/美時) $80/T(500MG-PIC/S)
Kapetral®(REMEDICA/富富) $80/T(500MG-PIC/S), $24.8/T(150MG-PIC/S),
Xeloda® ◎ (EXCELLA/大昌華嘉) $80/T(500MG-PIC/S),

20 抗腫瘤藥物

藥理作用 Capecitabine是fluoropyrimidine carbamate的衍生物，為口服的腫瘤活化性及選擇性細胞毒性劑。在體外capecitabine並無細胞毒性，但在體內會轉換成為具細胞毒性的5-fluorouracil(5-FU)，其會進一步被代謝。5-FU優先在腫瘤部位經由腫瘤血管生成因子(tumour-associated angiogenic factor)，thymidine phosphorylase(dTHdPase)的催化而形成，因此將腫瘤以外組織暴露在全身性5-FU的機會減到最低。

適 應 症 [衛核]乳癌：XELODA與DOCETAXEL併用於治療對ANTHRACYCLINE化學治療無效之局部晚期或轉移性乳癌病患。XELODA亦可單獨用於對紫杉醇(TAXANE)及ANTHRACYCLINE化學治療無效，或無法使用ANTHRACYCLINE治療之局部晚期或轉移性乳癌病患。
結腸癌或大腸(結腸直腸)癌：XELODA可作為第三期結腸癌患者手術後的輔助性療法。XELODA可治療轉移性大腸(結腸直腸)癌病患。胃癌：XELODA合併PLATINUM可使用於晚期胃癌之第一線治療。

[非衛核]Capecitabine與docetaxel併用於治療對anthracycline化學治療無效之局部晚期或轉移性乳癌患者。Capecitabine亦可單獨用於對紫杉醇(taxane)及anthracycline化學治療無效，或無法使用anthracycline治療之局部晚期或轉移性乳癌患者。Capecitabine可作為治療轉移性結腸直腸癌的第一線用藥。

用法用量 1.本藥一建議劑量是每天2500mg/㎡，使用二星期，接著停藥一星期。每天劑量分成二次(早上與晚上)於飯後三十分鐘內口服。本藥應以水來吞服。若疾病惡化或無法忍耐的毒性發生則應停用。依據體表面積來計算本藥的劑量。

劑量 2500/mg/m²/day		每次劑量的服用錠劑數日(早上和晚上)	
體表面積(m²)	每日服用總劑量(mg)*	150mg	500mg
<1.24	3000	-	3
1.25-1.36	3300	1	3
1.37-1.51	3600	2	3
1.52-1.64	4000	-	4
1.65-1.76	4300	1	4
1.77-1.91	4600	2	4
1.92-2.04	5000	-	5
2.05-2.17	5300	1	5
>2.18	5600	2	5
每日服用總劑量分成早、晚二次等劑量投與。			

2.治療中劑量調整：本藥的毒性可由症狀治療和/或劑量修正(停止治療或減少劑量)控制。劑量若已降低，則以後不應再增加。

不良反應 1.胃腸道：本藥最常見的副作用是胃腸不適，這種症狀是可逆的且沒有蓄積性，包括下痢、噁心、嘔吐、腹痛和胃炎、嚴重的3~4級症狀則相對地不常見

2.皮膚：手足症侯群(側掌蹠紅斑感覺異常)，其特徵是麻木、感覺不良/感覺異常、刺痛、不痛或疼痛的腫脹或紅斑、脫屑、水泡或嚴重的疼痛，約一半的患者有此症狀、嚴重的副作用相對地不常見、皮膚炎也常發生，少有嚴重者，禿髮不常見，未曾有嚴重的病例報告。

3.全身性副作用：患者經常出現疲勞症狀，但罕有嚴重反應，其他常見的副作用包括黏膜發炎、發熱、無力和嗜睡，罕有嚴重病例報告。

4.神經方面：常見頭痛、感覺異常、味覺異常、頭暈與失眠，嚴重的副作用罕見。

5.心血管：少有下肢水腫的現象，即使有也不嚴重、未有其他的心血管不良事件顯著發生率報告。

6.血液系統：少有嗜中性白血球減少的現象，即使有也不嚴重、貧血和白血球減少很少發生，即使有也不嚴重。

7.其他：常有厭食和脫水現象，但很少發生嚴重的症狀。

醫療須知 1.其劑量相關毒性包括了下痢、腹痛、噁心、胃炎與手足症侯群。接受本藥治療的患者近一半有下痢的現象發生，有嚴重的下痢時，要小心監測，若有脫水時則補充液體和電解質。2級下痢被定義為每天排便次數增加4~6次或夜間排便，3級下痢則是每天排便次數增加7~9次或有失禁、吸收不良的症狀，4級下痢則是每天排便次數增加l0次，或有肉眼可見之大量帶血下痢或需要非經腸道之支持療法。若發生了2、3、4級下痢，則要停止用本藥，直到症狀消除或降為一級下痢，3或4級下痢則後繼本藥劑量應予減少。

2.手足症候群(側掌蹠紅斑感覺異常)發生在大約一半患者身上。有三級症狀的患者較不常發生，1級或2級症狀較常發生。大部分的副作用都是可逆的，不需要永久地停止本藥治療，但可能需要暫時停藥或降低劑量。亦可併用維生素B_2及塗抹綿羊油預防之。

3.本藥會暫時使白血球及血小板降低，提高感染和出血的危險，宜謹慎。

4.本藥若併用抗凝血劑，務必監測凝血時間(PT)以及INR，以便隨時調整抗凝血劑的劑量。

20203 CLADRIBINE

孕 D 乳 - 泄 細胞 半 35m/6.7h

Rx 10 MG/錠劑(T)； 1 MG/ML/注射劑(I)；

商　名

Leustatin® ◎ (裕利) $9014/I(1MG/ML-PIC/S-10ML)

Mavenclad® (NERPHARMA/默克) $65181/T(10MG-PIC/S)

藥理作用 1.Cladribine(2-CdA)為合成的嘌呤核甘酸類似物，可抑制DNA的合成，其作用機轉尚不清楚。可能是干擾癌細胞的代謝和DNA的生合成。
2.高脫氧細胞苷激酶(DCK)對5'-NTase的比例有利於累積Cd-ATP，使淋巴細胞特別容易走向細胞死亡。而較低的DCK對5'-NTase的比例，則會使其他骨髓衍生細胞相較於淋巴細胞不易被影響。
3.本藥對淋巴細胞的選擇性作用會阻斷以MS為主的連鎖免疫反應。

適應症 [衛核]復發型多發性硬化症(臨床上有發作，且前二年有二次復發者)。

用法用量 1.注射：
a.髮狀細胞性白血病(hairy cell leukemia)
成人 IV：0.09mg/kg/d持續輸注7天；投藥方法靜脈輸注(每日單一劑量)：平均分配劑量於醫囑時間輸注(即2小時或24小時)。靜脈輸注(7天劑量)：由中央管線注入，並以幫浦操控(如deltec pump)將100mL平均輸注於7天。
b.慢性淋巴球白血病(chronic lymphocytic leukemia)
成人 IV：0.1mg/kg/d持續輸注7天，或0.028~0.14mg/kg/d輸注2小時，持續治療5天。
2.口服：
a.MAVENCLAD兩年間的建議累積劑量是3.5毫克/公斤，每年給予1.75毫克/公斤為一次療程。
b.每次療程包括2個治療週，一個在第一個月的開始，一個在對應治療年份第二個月的開始。每個治療週為期4或5天，病人需依體重服用單日劑量10毫克或20毫克(一錠或兩錠)。

不良反應 Cladribine是一種細胞毒性藥品，在臨床試驗中，以cladribine治療毛髮狀白血病療程開始的一個月期間，最常見的不良反應為嚴重的嗜中性白血球減少症、發燒、感染。嚴重的骨髓抑制所導致嗜中性白血球減少症、貧血和血小板減少症是常見的，通常為可逆的而且與劑量相關。在建議劑量下，cladribine最常見的非血液性不良反應，發生在開始療程的二週內，如疲倦、噁心、起疹、頭痛和輸注部位反應。大部分的非血液性不良反應的嚴重度為輕到中度，在高劑量下則與嚴重的不可逆神經毒性、急性腎毒性和嚴重的骨髓抑制相關。

醫療須知 1.可能有增加惡性腫瘤及致畸胎之危險性。
2.開始治療前必須檢測淋巴細胞數，第一年須達正常值，第二年至少有800cells/mm3；必要時第二年的療程可延遲至多6個月，讓淋巴細胞得以恢復。如果超過6個月無法恢復，則不應再接受治療。
3.本藥可能引起肝毒性，若發現有不明原因的噁心、嘔吐、腹痛、疲倦、食慾不振、黃疸或尿色暗沈時應儘快回診。
4.第1年及第2年開始治療前需驗孕確認未懷孕，且不論男性或女性，每個療程期間及最後一劑後至少6個月內，需採取有效避孕措施。女性病人若於治療期間懷孕，應停止治療。治療期間及最後一劑10天內禁止哺乳。
5.施打活性或減毒疫苗，應於治療開始前4~6週完成，治療期間或治療後，白血球數量不在正常範圍內，應避免接種活性或減毒疫苗。
6.本藥會降低身體的免疫防禦力，增加感染可能性，包括帶狀疱疹、腎盂腎炎、肺結核、B型肝炎、C型肝炎、漸進性多病灶性腦白質病(PML)或黴菌感染等。開始治療前，建議水痘帶狀疱疹抗體陰性者，應先應於治療開始前4~6週完成。
7.本藥可能引起增加腫瘤風險及心衰竭等問題。倘若有肝病、心臟疾病，請告知醫師。
8.倘若需要輸血，建議在進行治療前，將細胞血液進行放射線照射，以避免輸血相關的移植物抵抗宿主(transfusion-related GVHD)。

20204	CLOFARABINE	孕 D 乳 - 泄 細胞/腎 半 5. 2h

Rx 1 MG/ML/注射劑(I)；

商　名 Evoltra® ◎（PHARMACHEMIE/賽諾菲）$33792/I(1MG/ML-PIC/S-20ML)

藥理作用 1.Clofarabine是一種嘌呤核甘酸抗代謝劑。其抗腫瘤活性一般認為經由下列三個機轉去氧核醣核酸(DNA)聚合酶α抑制作用，導致DNA鏈延長及/或DNA合成/修補作用中斷。

2.Clofarabine首先滲入或被運輸進入目標細胞中，被細胞內激酶(去氧細胞苷激酶)磷酸化為單磷酸和雙磷酸鹽，最後才變成有活性的clofarabine 5'-三磷酸鹽。 Clofarabine和去氧細胞苷激酶有極高親和力，甚至超過該酵素與其天然受質去氧胞苷之親和力。

3.Clofarabine會抑制多種快速增生的血液和固體腫瘤細胞的生長且對這些細胞具毒殺作用。本藥也對靜止的淋巴球和巨噬細胞有活性。此外，clofarabine會延遲腫瘤生長，在小鼠體內可觀察到以某些人類或鼠類腫瘤細胞進行的異種移植試驗中造成腫瘤縮小。

適 應 症 [衛核]至少使用過兩種常用投藥法治療無效，且已可預見無其他療法能達到持久反應之復發(Relapsed)或難治(Refractory)的1~21歲急性淋巴母細胞白血病(Acute Lymphoblastic Leukemia)病人。

用法用量 1.成年人(包含老年人)：目前尚無足夠的資料確立成人患者使用clofarabine的療效和安全性。

2.兒科患者：建議劑量為連續五天每天靜脈輸注52毫克/平方公尺之體表面積，輸注2小時。每次週期開始前一定要用患者實際的身高體重來計算體表面積。治療週期為2到6周(前次週期的第一天計算)，依造血功能正常化(例如絕對嗜中性球細胞數目(ANC)≥0.75x109/公升)和器官回到基本功能而重複療程。當患者出現明顯毒性時一定要減少25%劑量。目前少有患者接受三次以上的治療週期。

3.大部分對clofarabine有反應的患者在1或2次的治療週期後就有反應。因此，經過兩次療程後未有造血及/或臨床改善之患者，應由負責治療的醫師評估繼續治療的利益與風險。

4.兒童(體重<20公斤)：應考慮將輸注時間減慢到2小時以上，此舉有助於減輕焦慮與躁動症狀，並避免不當的超高濃度。

5.兒童(<1歲)：目前尚無嬰兒使用clofarabine的藥物動力學、安全性或療效資料，對於兒童(<1歲)的安全及有效的建議劑量有待確立。

不良反應 低嗜中性症合併發燒、嘔吐、噁心、腹瀉、口腔潰瘍、潮紅、疲累、發燒、黏膜發炎、頭痛、焦慮、肢端紅腫症候群、搔癢。

醫療須知 1.本藥是一種強力的抗腫瘤藥物，具有潛在明顯的血液和非血液的副作用。

2.於治療前、治療期間以及治療後監測腎功能和肝功能。當觀察到肌酸酐或膽紅素值有實質上的增加時應馬上停用clofarabine。

3.在clofarabine 5天投藥期間及治療後，監測呼吸道狀況、血壓、體液平衡以及體重。

4.可預見骨髓抑制作用。此作用通常是可逆性的，且與劑量相關。曾觀察到以clofarabine治療患者有嚴重骨髓抑制作用包括中性球缺乏、貧血和血小板減少。此外，在臨床試驗中大部分患者在開始治療時因白血病而有血液障礙。由於這些患者已存在免疫缺乏問題。

5.投與clofarabine會造成周邊白血病細胞快速減少。正在使用clofarabine治療的患者應評估並監測是否有腫瘤溶解症候群和細胞激素釋出的主客觀症狀(例如：呼吸急促、心跳加快、低血壓、肺水腫)，這些症狀可能發展成全身性發炎反應症候群(SIRS)、微血管滲漏症候群以及/或器官功能喪失。

6.若患者出現任何SIRS、微血管滲漏症候群或實體器官衰竭的主客觀症狀，應立即停止clofarabine的治療，並給與適當的支持性療法。此外，若患者在5天治療期間，不論有任何原因一旦出現低血壓，就應該停止clofarabine的治療。當患者穩定下來器官功能恢復到基本功能時，才能考慮以較低劑量的clofarabine重新治療。

7.Clofarabine大部分經由腎臟排泄，但缺乏腎功能不全(血中肌酸酐≥2倍同年齡正常值上限)患者使用經驗。因此，輕微至中度腎功能不全患者應小心使用clofarabine。

8.肝臟是毒性潛在目標器官，但尚無肝功能不全患者(血漿膽紅素>1.5倍正常值上限，加上AST跟ALT>5倍正常值上限)的使用經驗。因此，輕微至中度肝功能不全患者需小心使用clofarabine。

20205 CYTARABINE (CYTOSINE ARADINOSIDE)

孕 D 乳 - 泄 肝 ½ α 10～20m, β 1～3h

Rx 100 MG, 500 MG, 100 MG/ML/注射劑(I);

商名

Cytarabine Mylan® (MYLAN/邁蘭)
Cytarine® (FRESENIUS KABI/費森尤斯卡比)
Cytosar Freeze-Dried® ◎ (LATINA/輝瑞) $442/I(500MG-PIC/S-500MG)

藥理作用 1.本藥為pyrimidine類似物，作用在細胞生長週期中快速分裂的S期能防止某些癌細胞由G_1進展至S期。

2.本藥會干擾DNA及RNA的合成。

3.本藥可增加SGOT的濃度，以及血液和尿液的尿酸濃度，一般小兒科的劑量與成人劑量相當，本藥會IV灌注比IV注射較不會造成噁心、嘔吐，但是會增加血液學毒性的危險性。

適應症 [衛核]急性顆粒白血病及其他急性白血病

[非衛核]急性骨髓性白血病(首選用藥)，也用於急性淋巴細胞的白血病，慢性骨髓性白血病。

用法用量 1.誘導：靜脈注射−每天2mg/kg共10天，若無反應及毒性時，可增至1天4mg/kg.

2.靜脈滴注−1天0.5~1mg/kg，滴注1~24小時以上，共10天。若無反應和無毒性時，可增至2mg/kg維持量；皮下注射：1週1次或2次，1次1mg/kg。

3.合併治療：cytarabine及thioguanine，cytarabine每12小時靜注3mg/kg加上thioguanine 2.5mg/kg，每12小時一次。投與二種藥直到骨髓抑制發生。休息10~20天後重復治療的循環。

不良反應 骨髓抑制、感染併發症、食慾不振、噁心、嘔吐、腹瀉、口部及肛門發炎或潰瘍、發燒、皮疹、血栓性靜脈炎、肝機能障礙。

醫療須知 本藥為強力的骨髓抑制劑，患者宜嚴密監控血球計數。應注意個人保護，清潔衛生及口罩使用，並注意體溫變化，避免感染。

20206 DECITABINE▲

孕 X 乳 - 泄 肝/腎 ½ 68m

Rx 50 MG/注射劑(I);

商名

Dacogen® ◎ (裕利/嬌生) $9801/I(50MG-PIC/S-50MG)
Demylocan LYO® (Pharmascience/曜盟) $13928/I(50MG-PIC/S-50MG)
Redtibin 50® (DR. REDDY'S/瑞迪博士) $13879/I(50MG-PIC/S-50MG)

藥理作用 Decitabine(5-aza-2'-deoxycytidine)是一種胞苷去氧核苷(cytidine deoxynucleoside)類似物，在低劑量下會選擇性地抑制DNA甲基轉移酶，導致基因啟動子(gene promoter)低甲基化，這會促使腫瘤抑制基因再活化，誘發細胞分化或細胞老化的作用，繼而導致程序性細胞死亡。

適應症 [衛核](1)適用於治療不適合進行標準誘導化學療法之新診斷出患有原發性或續發性急性骨髓性白血病成人病人(AML，依據世界衛生組織(WHO)分類)。須符合Poor-or intermediate-risk Cytogenetics，且不適合用於Acute Promyelocytic Leukemia (M3 Classification)。

(2)適用於治療骨髓化生不良症候群(MDS)成人病人，包括先前曾接受治療及未曾接受治療、所有French-American-British亞型之原發性與續發性MDS (頑固性貧血、環形鐵粒幼細胞的頑固性貧血、頑固性貧血併有過量芽細胞、頑固性貧血併有過量芽細胞轉變型、以及慢性骨髓單核球性白血病)、以及國際預後評分系統分類為中度危險-1、中度危險-2與高危險的病人。

用法用量 1.在一個治療週期中，應連續5天，每天重複一次，以1小時的時間靜脈輸注一劑20毫克/米²體表面積的本藥(亦即每一個治療週期總共投予5劑)。每日總劑量不可超過20毫克/米²，且每一治療週期的總劑量不可超過100毫克/米²。

2.如果漏打一劑，應儘快恢復治療。視病患的臨床反應及所觀察到的毒性反應而定，此治療週期應每4週重複進行一次。建議患者至少要治療4個週期；不過，要達到完全或部份緩解的效果可能需要較4個週期更長的時間。

3.只要患者出現療效反應、仍可獲得治療效益或病情呈現穩定狀態，亦即沒有明顯惡化的現象，即可繼續進行治療。

4.治療4個週期之後，如果患者的血液學檢測值(如血小板計數或絕對嗜中性白血球計數)並未回復到治療前的程度，或是出現病情惡化的現象(周邊血球母細胞計數增加或骨髓母細胞計數惡化)，可能要將患者視為無反應者，並應考慮改用本藥以外的其他治療選擇。

不良反應 極常見：肺炎、尿道感染、發燒性嗜中性白血球減少症、嗜中性白血球減少症、血小板減少症、貧血、白血球減少症、頭痛、鼻出血、腹瀉、嘔吐、噁心、發燒。

常見：敗血性休克、敗血症、竇炎、過敏，包括過敏性反應、口腔炎。

少見：全血球減少症、急性發燒性嗜中性白血球皮膚病(Sweet症候群)。

醫療須知 **1.AML患者所發生的骨髓抑制及骨髓抑制的併發症(包括感染與出血)可能會因使用本藥治療而更加惡化。因此，病患嚴重感染(導因於任何病原體如病毒、細菌或黴菌)的風險昇高可能伴有致死的效果。**

2.對肝功能不全的患者投予本藥時應謹慎，並應對患者進行嚴密的監視。

3.對重度腎功能不全(肌酸酐廓清率[CrCl]<30毫升/分鐘)的患者投予本藥時應謹慎，並應對這類患者進行嚴密的監視。

4.由於有嚴重充血性心臟衰竭病史或患有臨床表現不穩定之心臟病的患者都被排除於臨床研究之外，因此，本藥用於這類患者的安全性與療效尚未確立。

20207 FLUDARABINE PHOSPHATE▲

孕D 乳- 食± 閉10h

Rx 50 MG/注射劑(I);

商 名

Fludara LYO IV® ◎ (BAXTER/賽諾菲) $5706/I(50MG-PIC/S-50MG)

藥理作用 1.靜脈投予fludarabine phosphate後，在血中快速去磷酸化成為2F-ara-A，然後被細胞內的去氧胞苷激酶磷酸化成為有活性的2F-ara-ATP。該代謝產物可以通過抑制核糖核酸還原酶、DNA聚合酶α、δ和ε，DNA引物酶和DNA連接酶的活性，從而抑制DNA的合成。

2.本藥可以部分抑制RNA聚合酶II的活性，從而減少蛋白質的合成。

3.本藥治療慢性淋巴細胞性，白血病和非何杰金淋巴瘤的作用較強。可使癌細胞的DNA片斷化和細胞凋亡。

適應症 **[衛核]用於B細胞慢性淋巴性白血病(CLL)病患的起始治療及CLL與低惡性度非何杰金氏淋巴瘤(LG-NHL)病患，歷經至少一種標準內容的烷化基藥劑(ALKYLATING AGENT)的治療方法都無效，或治療後雖有效但隨後疾病又繼續惡化的病人。以本品作為第一線治療，只適用於重度病患即評估為RAI III/IV階段(BINET C級)或RAI I/II (BINET A/B級)但併有疾病相關症候或病情持續惡化的病人。**

用法用量 建議劑量：

①靜脈注射-為25mg/m²靜脈注射30分鐘，每28天連續使用5天。

②口服劑量-為40mg/m²，每28天連續使用5天。本藥可以空腹或與食物一起服用，但切勿咀嚼或咬碎。

③目前適當的治療期限並未建立，一般建議達最大療效後外加3個療程再停藥。依據血液學或非血液學的毒性調整劑量或延遲給藥時間，如果有神經毒性發生可能需考慮延遲或停用本藥。年齡大、腎臟與膀胱功能受損患者，使用本藥較易引起毒性，應密切監測及調整劑量。

不良反應 最常發生的副作用包括：骨髓抑制(嗜中性白血球減少症、血小板減少症、貧血)、發燒、寒顫、感染、噁心及嘔吐。其他副作用包括：虛弱、疲倦、厭食、嚴重伺機性感染、水腫、腹瀉、口腔炎、皮疹、嗜眠、視覺障礙、肺炎等。

醫療須知 1.在一個fludarabine劑量高於CLL建議劑量四倍的臨床研究中，有36%的患者發生嚴重的中樞神經系統毒性，包括：失明、昏迷、死亡等。類似的嚴重中樞神經系統毒性，在建議劑量下很少發生(低於0.2%)，所以使用本藥不可超過建議劑量，且須小心監測神經毒性。
2.曾有危及性命及致死的自體免疫溶血性貧血案例發生，使用本藥應密切監測。
3.本藥可能產生嚴重骨髓抑制，應定期監測相關毒性。
4.有較大腫瘤負擔(large tumor burdens)的患者，開始使用本藥治療時，可能會產生腫瘤溶解症候群(tumor lysis syndrome)：如背痛、血尿、高血鉀、高磷酸血症、高尿酸血症、低血鈣、代謝性酸中毒等。
5.懷孕分級D，使用本藥時不建議授乳。

20208 FLUOROURACIL(5-FU)

孕 D 乳 - 泄 肺/肝 ½ 16m

Rx 50 MG/ML/注射劑(I)；

商 名

5-Fu®(南光) $414/I(50MG/ML-PIC/S-100ML), $115/I(50MG/ML-PIC/S-20ML), $230/I(50MG/ML-PIC/S-50ML),

Fupadine®(東洋) $115/I(50MG/ML-PIC/S-20ML)

藥理作用 1.本藥能夠阻斷DNA合成(抑制有絲分裂)，以及形成結構不全的RNA(由於fluorouracil的鑲入)而抑制細胞分裂。
2.動物實驗顯示，本藥可明顯抑制許多轉移性腫瘤的增長。
3. 在臨床方面，能暫時或部分緩解一些腫瘤的情況，而這可能是因主觀的判定和疼痛的減輕所致。

適應症 [衛核]消化器癌(如胃癌、直腸癌、結腸癌)、肺癌、乳癌病狀之緩解。

用法用量 1.起始劑量：
每日一次從靜脈注入12mg/kg，連續4天，每日劑量不超過800mg為宜。如果沒有中毒現象，在第6、8、10、12天時，各投予6mg/kg。而在第5、7、9、11天時，不用投藥。即使一直沒有中毒，在第12天結束時，就要停藥。病況較差的患者，或營養不佳者每日應給予6mg/kg，共3日。如沒有中毒現象，在第5、7、9天時，各給予3mg/kg。在4、6、8天時，則不用投藥。每日劑量不應超過400mg。以上兩種連續注射的計劃皆構成〝療程〞。當有任何中毒現象時，應立即停止治療。
2.維持療法：
尚未有中毒出現，採下面二者之一來持續治療：①前一療程最後一天結束之後，每30天重複第一個療程的劑量。②當治療的起始劑量導致中毒信號減退時，每週應服用單劑10~15mg/kg以作為維持劑量。每週不要超過1g。病況較差的患者應減少劑量。考慮患者對前一個療程的反應，並根據情況來調整劑量。有些病人在12~60個月內，接受了9至45次的療程。
3.輸注：
每日劑量15mg/kg，但每一針注射劑不可有超過1g的藥稀釋於500mL 5%葡萄糖或0.9%氯化鈉注射劑之中，然後以4小時的時間，以每分鐘40滴的速度從靜脈注入。或者，每日劑量以30~60分鐘注入，或於24小時內連續注入。直到有中毒現象前，應連續幾日服藥，或直到已給予12~15g。此連續注射構成了一個〝療程〞。有些患者以每日最高的1g劑量，共接受30g。每日劑量絕不可超過1g，任何兩個療程之間，應間隔4~6週。

不良反應 本藥的耐受性尚稱良好。下面是曾經發生過的副作用：胃腸道方面：口腔炎、腹瀉、側足底紅斑、著色過度、光敏感、蕁麻疹。心血管方面：心口疼痛、心電圖改變、缺血性心臟病、心肌梗塞。神經系統：運動失調、定向力障礙、精神混亂、視神經炎、異常欣快症。血液系統：貧血、溶血性貧血、嗜中性白血球過低、血小板過低。眼睛方面

：淚液過度分泌、淚管狹窄。其它方面：支氣管痙攣、過敏性休克。

醫療須知 1.治療期間若發生下列症狀時應立即停藥：口腔炎、黏膜炎、嚴重腹瀉或嘔吐、胃腸潰瘍或出血、中樞或周邊神經系統毒性，包括運動失調及震顫、心臟毒性等。以上症狀沒有消退以前不得再使用本藥。若曾發生為嚴重的胃腸、心臟或神經毒性，並不建議重新使用fluorouracil治療。

2.治療初期，經常檢測血球數目是很重要的。在每個劑量之前都要檢查血球。營養不良者、接受大手術後未超過一個月者、骨髓功能不全者(白血球數目在4000/mm³以下、血小板數低於100000/mm³)及嚴重肝或腎功能不良者，其初期治療時的劑量必須減少1/2~1/3。Dihydropyrimidine dehydrogenase(DPD)的缺乏可能會增加fluorouracil毒性。

3.若產生腹瀉時，應注意補充水份，嚴重時使用止瀉劑，甚至停止用藥。

4.注射時，容易產生口腔黏膜潰爛，應注意口腔清潔衛生，或給藥時，可以口含冰塊，降低口腔炎發生率。

5.從週邊給藥容易使注射之血管，產生色素沈積而變黑，當注射結束停藥後，可慢慢恢復。

20209 GEMCITABINE HCL▲

孕D 乳 - 泄 腎 T½ 32～94min

℞ 1 GM, 200 MG, 1000 MG, 38 MG/ML, 40 MG/ML/注射劑(I);

商 名

Antabine LYO®（南光）
Gemcitabine LYO.®（霖揚）$505/I(200MG-PIC/S-200MG)
Gemcitabine Sandoz®（FAREVA/山德士）$505/I(40MG/ML-PIC/S-5ML), $2354/I(40MG/ML-PIC/S-25ML),
Gemita LYO®（FRESENIUS KABI/費森尤斯卡比）$2354/I(1000MG-PIC/S-1GM), $505/I(200MG-PIC/S-200MG)
Gemmis®（東洋）$404/I(38MG/ML-PIC/S-6ML), $1883/I(38MG/ML-PIC/S-30ML),
Gemphar LYO®（永信）$2354/I(1000MG-PIC/S-1GM), $505/I(200MG-PIC/S-200MG)
Gemtero®（HETERO/凱沛爾）$2354/I(1GM-PIC/S-1GM), $505/I(200MG-PIC/S-200MG)

藥理作用 Gemcitabine(dFdc)在細胞內被核苷激酶代謝成具有活性的雙磷酸鹽(dFdCDP)及三磷酸鹽(dFdCTP)核苷，因抑制DNA的生合成，而產生細胞毒性之作用。此作用機轉包括兩個步驟：首先dFdCDP抑制核糖核苷酸還原酶，因而無法製造去氧核糖核苷三磷酸以合成DNA。此酶被抑制後，去氧核苷之濃度減少，尤其是dCTP，然後dFdCTP與dCTP互相競爭嵌入DNA中。而且少量的gemcitabine亦可嵌入RNA，因此細胞內dCTP濃度降低時會加強dFdCTP與DNA嵌合(自我加強作用)。β-DNA酶聚合無法除去gemcitabine及修補生長中的DNA螺旋鏈。Gemcitabine嵌入DNA後，生長中的DNA螺旋會再加入一個核苷酸，此後即完全抑制DNA合成(鏈末端遮蔽終止作用)。嵌入DNA後，gemcitabine會誘導細胞死亡，此過程稱為apoptosis。

適應症 [衛核]非小細胞肺癌、胰臟癌、膀胱癌。GEMCITABINE與PACLITAXEL併用，可使用於曾經使用過ANTHRACYCLINE之局部復發且無法手術切除或轉移性之乳癌病患。用於曾經使用含鉑類藥物(PLATINUM-BASED)治療後復發且間隔至少6個月之卵巢癌，作為第二線治療。膽道癌。

用法用量 1.非小細胞肺癌：

兩種給藥方式已被研究過，但哪一方式最為適當尚未決定。以4週為一週期的治療方式，每28天的第1、8、15天給予gemcitabine 1,000mg/m²，靜脈輸注30分鐘；第1天輸注完gemcitabine後再靜脈給予cisplatin 100mg/m²。以3週為一週期的治療方式，每21天的第1、8天給予gemcitabine 1,250mg/m²，靜脈輸注30分鐘；第1天輸注完gemcitabine後再靜脈給予cisplatin 100mg/m²。

2.胰臟癌：

Gemcitabine的用法為：1,000mg/m²的劑量以30分鐘靜脈輸注，每週一次連續給至最多7週(或直到毒性大至需要減量或暫停用藥)，接著休息一週。後續給藥週期應為連續3週，每週給藥一次，第4週休息。

3.乳癌：

以21天為一週期，於第1、8天靜脈輸注gemcitabine (1,250mg/m²)30分鐘。第一天輸注

gemcitabine前，應先輸注paclitaxel(175mg/m²)3小時。
4.卵巢癌：
以21天為一週期，於第1、8天靜脈輸注gemcitabine(1,000mg/m²)30分鐘。第一天輸注gemcitabine後，再靜脈輸注carboplatin AUC 4。
5.膀胱癌 [轉移性泌尿道移形上皮細胞癌(TCC of the urothelium)]：
以28天為一週期，每週期的第1、8、15天給予gemcitabine 1,000mg/m²，靜脈輸注30分鐘，每週期的第1天給予cisplatin 70mg/m²。定義此四週週期為一療程。

不良反應 本藥有骨髓抑制作用，使用後可能造成貧血，白血球減少及血小板減少；嘔心及伴有嘔吐之噁心；輕度蛋白尿、血尿；皮膚疹；呼吸困難，其他：大約有20%的患者有類似的感冒症狀。

醫療須知 1.一般：患者使用gemcitabine治療時必須小心監測。實驗室內應有監測患者用藥狀況的設備。患者出現血液毒性時應與治療。
2.懷孕及授乳：gemcitabine對胎兒或嬰兒可能有潛在危險，故懷孕或授乳期婦女禁用。
3.患者每次使用gemcitabine治療之前應檢查血小板、白血球與顆粒性白血球的數目。當藥物引起骨髓抑制作用時應停藥或改變治療方法(參閱用法及用量欄)，停藥後周邊血管血球的數目可能持續下降。
4.輸注時間為30分鐘，不可超過60分鐘，避免骨髓抑制毒性增加。
5.於周邊注射時會產生疼痛，可使用熱敷來減輕疼痛。
6.若注射後產生類感冒症狀時，可告知醫師開立藥物改善。

20210 MERCAPTOPURINE

℞ 50 MG/錠劑(T);

商　名 Purinetone® ◎ (KOREA UNITED/韋淳) $73/T(50MG-PIC/S)

藥理作用 1.Mercaptopurine是purine bases、adenine和hypoxanthine的sulphydryl analogue，作為細胞毒性抗代謝物。
2.Mercaptopurine是一種無活性的前驅藥物，可作為嘌呤拮抗劑，但需要細胞攝取並在細胞內合成代謝為thioguanine nucleotides以產生細胞毒性。Mercaptopurine代謝物抑制嘌呤從頭合成和嘌呤核苷酸相互轉化。Thioguanine nucleotides也摻入核酸中，這有助於活性物質的細胞毒性作用。
3.Mercaptopurine和6-thioguanine之間通常存在交叉耐藥性。

適 應 症 [衛核]急性白血病及慢性骨髓白血病。

用法用量 1.通常起始劑量：成人及小孩均為每日每公斤體重2.5毫克，一次服用。
2.維持劑量：症狀改善後，改服維持劑量每日每公斤體重2.5毫克。

不良反應 1.＞20%的病人最常見的不良反應是：骨髓抑制，包括貧血、嗜中性白血球低下、淋巴細胞減少症和血小板減少症。
2.5%至20%的病人出現不良反應，包括：厭食、噁心、嘔吐、腹瀉、不適和皮疹。
3.＜5%的病人發生的不良反應包括蕁麻疹、高尿酸血症、口腔病變、轉氨酶升高、高膽紅素血症、色素沉澱過度、感染和胰腺炎。口腔病變類似於鵝口瘡，而不是抗葉酸潰瘍。
4.延遲或晚期不良反應包括肝纖維化、高膽紅素血症、脫髮、肺纖維化、少精症和繼發性惡性腫瘤。

醫療須知 1.使用mercaptopurine治療會導致骨髓抑制，導致白血球和血小板減少，少數情況下會導致貧血。因此一旦出現計數大幅異常下降的跡象，應立即中斷治療。如果儘早停用mercaptopurine，骨髓抑制是可逆的。
2.密切監測血球計數是必要的。純合子TPMT缺陷病人通常需要大幅減少劑量，以避免發生危及生命的骨髓抑制。
3.使用活體疫苗進行免疫有可能使免疫功能低下的宿主發生感染。因此，不建議使用活體疫苗進行免疫接種。

4.Mercaptopurine具有肝毒性，治療期間應每週監測肝功能檢查。

5.在緩解誘導期間，當發生快速細胞裂解時，應監測血液和尿液中的尿酸水平，因為可能會出現高尿酸血症和/或高尿酸尿症，並有尿酸性腎病變的風險。

6.接受免疫抑制治療(包括mercaptopurine)的病人發生淋巴增殖性疾病和其他惡性腫瘤的風險增加，特別是皮膚癌(黑色素瘤和非黑色素瘤)、肉瘤(卡波西氏肉瘤和非卡波西氏肉瘤)和原位子宮頸癌。

7.單獨使用mercaptopurine或與其他免疫抑制劑(包括皮質類固醇)共同治療的病人顯示出對病毒、真菌和細菌感染(包括嚴重或非典型感染以及病毒再活化)的敏感性增加。

8.懷孕期間請避免使用本藥，尤其是孕期前三個月。如已懷孕或有計畫懷孕者，服藥前請先與您的醫師討論。

9.先天性缺乏TPMT酵素病人，對mercaptopurine的骨髓抑制作用非常的敏感，而隨著mercaptopurine的開始治療則易於發展為快速骨髓抑制。

10.NUDT15基因變異之病人，接受mercaptopurine治療後，發生嚴重mercaptopurine毒性(例如早期白血球減少症和禿頭)的風險較常規治療劑量增加。

20211 METHOTREXATE(AMETHOPTERIN)(MTX)

孕 D 乳 - 食 酒 土 泄 肝/腎 T½ 2～4h

℞ 2.5 MG, 10 MG/錠劑(T); 25 MG/ML, 100 MG/ML/注射劑(I);

商　名

Methoate®(南光) $869/I(25MG/ML-PIC/S-40ML), $211/I(25MG/ML-PIC/S-8ML), $89/I(25MG/ML-PIC/S-2ML), $470/I(25MG/ML-PIC/S-20ML),
Methopterin®(元宙) $3.17/T(2.5MG)
Methotrexat®(FAREVA/諾華) $470/I(100MG/ML-PIC/S-5ML),
Methotrexate®(HOSPIRA/輝瑞) $869/I(100MG/ML-PIC/S-10ML)
Methotrexate®◎(久裕/輝瑞) $89/I(25MG/ML-PIC/S-2ML), $4.34/T(2.5MG-PIC/S)
Trexan®(ORION/美強)
Trexan®(美強) $4.34/T(2.5MG-PIC/S),

藥理作用

1.Methotrexate為一種葉酸拮抗劑，抑制葉酸的還原及干擾組織細胞的增殖。

2.Methotrexate藉由還原葉酸的主動運輸系統進入細胞，本藥被folypolyglutamylate酵素polyglutamation後，在細胞內的cytotoxic效果會延長。

3.Methotrexate為細胞週期特異性藥物，主要作用在細胞有絲分裂時的S-phase。它對快速增殖的組織效果最強，例如癌細胞、骨髓、胎兒細胞、皮膚表皮細胞、口腔及腸黏膜、膀胱細胞。因癌細胞的增生比大部分正常細胞快速，故methotrexate可阻礙癌細胞的增生而較不會引起正常組織不可逆的傷害。

適應症

[衛核]絨毛膜腫癌、白血病、淋巴肉腫、水囊狀胎塊、乾癬、固體腫瘤、牛皮癬。

[非衛核]乾癬性關節炎、SLE、多肌炎。妊娠性絨毛上皮癌、破壞性絨毛上皮腺腫、水囊狀胎塊、急性、亞急性、淋巴球性及腦膜性白血病、淋巴肉腫。

用法用量

1.口服給藥：a.一次劑量不大於30mg/m²，連續給藥不超過5天。之後至少停藥2個星期，以便骨髓功能恢復正常。

b.老年人：老年人使用此藥時必須小心，可考慮降低劑量，因為隨著年齡的增加，肝、腎功能會降低，葉酸的存量也較低。

c.肝功能不良的病人：現在有顯著肝功能不良或曾有過肝疾病的病人，尤其是酒精引起的，使用此藥必須非常小心。

2.大劑量的methotrexate—靜脈滴注：100mg/m²~10g/m²，6~24小時以下，每1~3週1次，接著用calcium leucovorin救援。

不良反應

1.非常常見：口腔炎、消化不良、食慾不振、噁心、嘔吐、腹痛、異常的肝功能檢驗結果(ALAT、ASAT、鹼性磷酸酶、膽紅素數值上升)。

2.常見：感染、白血球減少症、頭痛、嗜睡、頭暈、疲倦、口腔潰瘍、腹瀉、紅斑疹、禿頭、發疹。

3.嚴重者：肝毒性、肝硬化、骨髓抑制、肺炎、猝死。

醫療須知 1.當投與cytarabine或methotreate後，注意患者是否發生心跳過快、低血壓、和呼吸短促；還會發生類無防禦性過反應(anaphylactoid reactions)，此需要支持療法。
2.Calcium leucovorin為methotrexate過量的解毒劑，在投與大劑量methotrexate後12小時內，IV灌注75mg calcium leucovoorin，然後每6小時IM 12mg，連續4次投與較小劑量methotrexate後，可每6小時IM 12小時，連續4次。一般而言，calcium leucovorin劑量應該等於或高於methotrexate的劑量，而且要在1小時內投與。
3.服用本藥會降低抗菌力，患者應該避免與傳染病的患者接觸。
4.本藥可能會產生光敏感反應，患者應避免日曬或照射日光燈太久。
5.服用本藥治療後至少8星期要採取避孕措施。
6.應明確告訴病人治療牛皮癬大部份都是一個禮拜服藥一次，處方可規定服藥日。若錯誤的每天服用會造成嚴重的毒性反應。
7.每週超過20mg的劑量可能造成毒性反應大幅增加，特別是骨髓抑制。
8.腎功能不良病人會延遲methotrexate的排泄，需特別注意病人狀況並選擇低劑量methotrexate進行治療。需特別注意有肝臟疾病(特別是酗酒)病人的methotrexate服用狀況。
9.可能發生與血液嗜酸性白血球過多有關的急性或慢性間質性肺炎且曾有死亡案例。典型症狀包括呼吸困難、咳嗽(特別是乾咳)、胸痛及發燒，每次回診時都要監測。應該告訴病人產生肺炎的風險，若發生持續性的咳嗽或呼吸困難，需立即就醫。有肺部症狀的病人應停藥，並徹底檢查(包含胸部X光)以排除感染和腫瘤的可能。若懷疑是methotrexate引起的肺部疾病，應以corticosteroids治療，且未來不可再用methotrexate治療。
10.腹瀉及潰瘍性口腔炎是常發生的毒性反應且必須中斷治療，否則可能發生出血性腸炎及腸穿恐造成的死亡。如發生黑糞或糞便含血情況應中斷治療。
11.大部份的不良反應若早期發現都是可逆的。若發生不良反應，應降低劑量或停藥，並給予適當治療，包括使用calcium folinate及/或以high-flux透析器做間歇性血液透析。
12.基礎評估包括全血計數、肝腎功能檢驗及胸部X光。治療期間建議監測這些參數，血液檢查一個月至少一次，肝腎功能每1至3個月檢查一次。告訴病人有任何感染的症狀或徵兆時都要告知醫師。開始以methotrexate治療前一定要把感染治療好。
13.Methotrexate可能有肝毒性，特別是高劑量或長期治療時。曾有肝萎縮、壞死、硬化、脂肪改變及週邊纖維化的報告。嚴重肝傷害的危險因子包括曾患過肝疾病、肝功能試驗一直不正常及喝酒。不可再併用其他有肝毒性的藥物，除非有很明確的需要。應避免或大量減少飲用含酒精的飲料。
14.Methotrexate(通常是高劑量時)與某些非類固醇消炎藥(NSAIDs)併用時，曾有包括死亡的嚴重不良反應報告。
15.曾有單次或多次使用methotrexate後嚴重、偶爾致命皮膚不良反應的報導(包括毒性表皮溶解症Lyell's syndrome或史帝文生-強生症候群Stevens-Johnson syndrome)。

20212 MITOXANTRONE

孕 D 乳 - 泄 肝/胆 半 12D

Rx 2 MG/ML/注射劑(I);

商 名 Mitoxantrone®(否輝/健喬信元) $4160/I(2MG/ML-PIC/S-10ML),

藥理作用 本藥是一種DNA致效劑，對培養之增生性及非增生性人體細胞均具毒殺細胞之作用，顯示其對於快速增生及緩慢成長各種惡性腫瘤之作用。

適 應 症 [衛核]乳癌、肝癌、急性非淋巴性白血病、多發性硬化症。

用法用量 單獨使用時推薦的初劑量為每平方公尺的體表面積使用14mg靜脈注射一次給予。每隔21天可重覆給予。對於以前曾使用抗癌療法或骨髓功能不良者，推荐使用量為每平方公尺使用12mg。

不良反應 噁心、嘔吐、脫髮、食慾不振、腹瀉、下痢、呼吸困難、疲勞和虛弱、發燒、胃腸道出血、胃炎和粘膜炎，以及一些非特異性之神經性副作用，偶有白血球減少，貧血、實驗室檢查數值偶有改變，例如：肝酶量的增加、血清肌氨酸酐和尿氮素的上升。

醫療須知 1.因本藥會產生骨髓抑制作用，若用於一般狀況下，或原已存在骨髓抑制之患者必須注意。
2.本藥投與後，其尿液可能呈明顯藍色達24小時之久，在治療之時應向患者預告。
3.孕婦使用之安全性報告尚未建立，本藥在授乳婦女乳汁之含量亦尚無資料可循。
4.在治療期中，全血液計數必須嚴密施行，作為劑量調整之依據。
5.本藥注射液之中不可與其他藥物相混合。注射時，勿過渡活動，以免漏針造成組織潰爛。
6.本藥可能導致心臟功能改變之不良反應，包括左心室輸出分率(Left Ventricular Ejection Fraction，LVEF)及不可逆之充血性心臟衰竭，這些不良反應可能發生於藥物治療期間或持續至停止使用藥物後數年，主要是與患者體內的累積劑量有關。

20213 PEMETREXED DISODIUM HEPTAHYDRATE▲

孕 D 乳 - 泄 腎 ½ 3.5h

Rx 100 MG, 500 MG, 25 MG/ML/注射劑(I);

商 名

Alimta® ◎ (LILLY/美時) $24067/I(500MG-PIC/S-500MG), $5096/I(100MG-PIC/S-100MG)
Apeta LYO® (永信) $24067/I(500MG-PIC/S-500MG), $5096/I(100MG-PIC/S-100MG)
Pemeda LYO® (南光) $5096/I(100MG-PIC/S-100MG), $24067/I(500MG-PIC/S-500MG)
Pemetrexed LYO® (中化/中化裕民) $24067/I(500MG-PIC/S-500MG), $5096/I(100MG-PIC/S-100MG)
Pemetrexed LYO® (霖揚) $5096/I(100MG-PIC/S-100MG), $24067/I(500MG-PIC/S-500MG)
Pemetrexed Sandoz® (FAREVA/山德士) $24067/I(25MG/ML-PIC/S-20ML), $5096/I(25MG/ML-PIC/S-4ML)
Pemetrexed® (FRESENIUS KABI/費森尤斯卡比)
Pemetrexed® (HETERO/凱沛爾) $24067/I(500MG-PIC/S-500MG)
Pemgem 100® (DR. REDDY'S/瑞迪博士) $5096/I(100MG-PIC/S-100MG)
Pemgem 500® (DR. REDDY'S/瑞迪博士) $24067/I(500MG-PIC/S-500MG)
Petrex LYO® (霖揚/意欣) $24067/I(500MG-PIC/S-500MG), $5096/I(100MG-PIC/S-100MG)
Pexeda® (東洋) $24067/I(25MG/ML-PIC/S-20ML), $5096/I(25MG/ML-PIC/S-4ML)

藥理作用 1.Pemetrexed為含pyrrolopyrimidine-based nucleus之葉酸拮抗劑，藉由阻斷folate-dependent代謝過程而影響細胞複製，達到抗腫瘤作用。
2.Pemetrexed藉由還原型葉酸載體(reduced folate carrier)及細胞膜葉酸結合蛋白傳輸系統進入細胞。進入細胞後，pemetrexed受folyl polyglutamate synthase酵素作用轉換為polyglutamate型，polyglutamation過程與時間及藥物濃度有關，發生於腫瘤細胞，較少發生於正常組織。
3.Polyglutamate型可延長留存於細胞中，pemetrexed及其polyglutamate型可抑制thymidylate synthase、dihydrofolate reductase及glycinamide ribonucleotide formyltransferase等。
4.這些folate-dependent酵素，參與thymidine及purine nucleotides之生合成。
5.臨床前體外試驗顯示pemetrexed與cisplatin併用對於間質瘤細胞成長抑制有協同作用。

適應症 [衛核]1.併用cisplatin 是治療局部晚期或轉移性非小細胞肺癌(顯著鱗狀細胞組織型除外)之第一線化療用藥。
2.單一藥物是局部晚期或轉移性非小細胞肺癌(顯著鱗狀細胞組織型除外)病人接受4個週期含鉑藥物的第一線化療後疾病並未惡化之維持療法。
3.單一藥物是治療局部晚期或轉移性非小細胞肺癌(顯著鱗狀細胞組織型除外)之第二線治療用藥。
4.與pembrolizumab及含鉑化學療法併用，做為轉移性，不具有EGFR或ALK腫瘤基因異常之非鱗狀非小細胞肺癌的第一線治療藥物。
5.與cisplatin併用於治療惡性肋膜間質細胞瘤。

用法用量 併用cisplatin：非小細胞肺癌及惡性肋膜間質細胞瘤
本藥之建議劑量為500mg/m²，於21天週期的第1天，以靜脈輸注方式投與10分鐘，cisplatin之建議劑量為75mg/m²，於本藥輸注結束後約30分鐘，以靜脈輸注方式投與2小時。於cisplatin投與前及/或投與後，為患者補充適量水分。關於cisplatin更多資料，請參閱其藥品仿單。
使用單一藥物：非小細胞肺癌
本藥之建議劑量為500mg/m²，於21天週期的第1天，以靜脈輸注方式投與10分鐘以上。

不良反應 血液毒性(嗜中性白血球減少、血小板減少及/或貧血等)、發燒及感染、口腔炎/咽喉炎、紅疹/脫屑、噁心、嘔吐、厭食、便秘、疲勞、呼吸困難、胸痛等

醫療須知 1.應定期監測全血球數、血小板數及化學檢查(肝臟及腎臟功能)。
2.骨髓抑制常為限制劑量毒性，連續多週期給藥的劑量調整根據前一次治療週期的最低ANC值、血小板數及最大非血液毒性。ANC≧500cells/mm³、血小板數≧100000cells/mm³及Ccr≧45mL/min方可進行新療程。
3.應投與葉酸及維生素B12以防止因治療所引起的血液毒性及腸胃道毒性。
4.治療前投與 corticosteroid 可降低皮膚反應的發生率及嚴重度。
5.具大量第三空腔體液(如腹水及肋膜積液)的患者，投與前應可考慮引流。
6.懷孕分級D。對於兒童的安全性及有效性未建立。

20214 PRALATREXATE

孕D 乳 - 泄 腎 半 12～18h

℞ 20 MG/ML/注射劑(I);

商　名

Folotyn® ◎ (BAXTER/健喬信元) $19707/I(20MG/ML-PIC/S-1ML)

藥理作用 1.Pralatrexate為葉酸類似物代謝抑制劑，以競爭方式抑制二氫葉酸還原酶(dihydrofolate reductase)。
2.Pralatrexate亦為由folylpolyglutamyl合成酶(folylpolyglutamyl synthetase)這種酵素所催化進行之聚谷氨酸化作用(polyglutamylation)的競爭性抑制劑。

適應症 [衛核]治療復發或頑固型周邊T細胞淋巴瘤(PTCL)。適應症依據為腫瘤反應率，目前沒有資料證實無惡化存活期或整體存活期改善等臨床效益

用法用量 1.周邊T-細胞淋巴瘤：本藥的建議劑量為在每個為期7週的治療週期的前6週，每週一次以靜脈(IV)推注方式從自由流動之0.9%氯化鈉輸注液的USP靜脈輸注管側孔施打30mg/m²(推注時間3~5分鐘)，直至疾病惡化或出現無法接受的毒性。
2.維他命補充：病患必須每天口服低劑量(1.0~1.25mg)葉酸。應在使用第一劑本藥前10天開始服用葉酸，並應在整個療程中以及使用最後一劑本藥之後30天內持續使用。病患亦應在使用第一劑本藥之前10週內開始以肌肉注射方式施打維他命B12(1mg)，隨後每8~10週一次。隨後的維他命B12注射可與本藥治療同一天進行。
3.本藥為具細胞毒性的抗癌藥物。在操作、製備與施打藥液時應特別謹慎，建議使用手套及其他防護衣物。若皮膚接觸到本藥，請立即以肥皂及清水徹底清洗。若黏膜接觸到本藥，請以清水徹底沖洗。

不良反應 1.患者所發生的不良反應(發生率≥10%)：黏膜炎、血小板減少、噁心、疲勞、貧血、便秘、發燒、水腫、咳嗽、流鼻血、嘔吐、嗜中性球減少、腹瀉、呼吸困難、食慾不振、低血鉀症、皮疹、搔癢、咽喉痛、肝功能檢測結果異常、腹痛、四肢痛、背痛、白血球減少、夜間盜汗、無力、心跳過速、上呼吸道感染。
2.常見嚴重不良事件(>3%)為發燒、黏膜炎、敗血症、發燒性嗜中性球減少、脫水、呼吸困難及血小板減少。

醫療須知 1.本藥可抑制骨髓的功能，而出現血小板減少、嗜中性球減少及/或貧血。
2.本藥治療可能引發黏膜炎。若出現高於或等於第2級的黏膜炎，則應每週監測黏膜炎。使用維他命B12與葉酸可減低黏膜炎風險。

3.本藥可能引發可導致死亡的嚴重皮膚反應。臨床試驗(14/663[2.1%]受試者)與上市後經驗中皆曾報告這些皮膚反應，包括皮膚剝落、潰瘍及中毒性表皮壞死溶解症(Toxic Epidermal Necrolysis，簡稱TEN)。
4.曾有接受本藥治療的淋巴瘤患者出現腫瘤溶解症候群的報告。接受本藥治療的病患應接受密切監測以及併發症的治療。
5.應請病患服用葉酸與接受維他命B12，以降低治療相關血液學毒性及黏膜炎的發生機率。
6.雖然本藥尚未正式針對腎功能不全病患進行試驗，但讓中度至重度腎功能不全病患接受本藥治療時，可能會增加暴露量及毒性，應特別謹慎。
7.本藥可能引發肝毒性及肝功能檢測結果異常。持續的肝功能檢測結果異常可能顯示出現肝臟毒性，必須進行劑量調整或終止治療。

20215 TEGAFUR(FT-207)

℞ 200 MG/膠囊劑(C);

商名
Futraful® ◎ (TAIHO/大塚) $20.9/C(200MG-PIC/S)
Tedofuryl® (井田/天下) $20.9/C(200MG-PIC/S)
Tedofuryl® (東洋/信東)

藥理作用 1.本藥為5-FU之衍生物，經口服後，在小腸內迅速被吸收，在血中、組織內徐徐放出活性的5-UF，阻斷DNA之生合成，為長效性之抗惡性腫瘍劑。
2.本藥之副作用比5-FU少而輕微，毒性僅為1/4~1/7。

適應症 [衛核]消化系統之癌症(胃癌、結腸、直腸)乳癌等症狀之緩解

用法用量 1.口服：通常1天2~4次，1天量為800~1200mg與其他抗癌劑併用時，其劑量亦同。
2.注射：1天量20mg/kg，混於5%葡萄糖液，生理食鹽水、5%xylitol液約300~500ml點滴靜注。或以原液直接靜注亦可。

不良反應 發燒發寒喉嚨痛，血球數下降，黑便血尿，口唇潰瘍，腹瀉腹痛，嘔吐，倦怠，厭食，頭昏，發疹等。

醫療須知 1.使用本藥會降低抗菌的能力，患者應避免接觸感染源。
2.本藥不可與抗病毒劑sorivudine併用。

20216 Lonsurf 朗斯弗膜衣錠15毫克® (東洋) $672/T

℞ 每 15mg 含有：Tipiracil hydrochloride 7.065 MG；Trifluridine 15.0 MG

藥理作用 1.本藥是由胸腺嘧啶基底的核苷類似物trifluridine，及thymidine phosphorylase抑制劑tipiracil，以莫耳數比1:0.5(重量比為1:0.471)所組成。
2.本藥內含的tipiracil可抑制trifluridine被thymidine phosphorylase代謝而增加trifluridine的暴露。
3.Trifluridine進入癌細胞後，會嵌入DNA並干擾DNA合成及抑制細胞增生。

適應症 [衛核] 1.轉移性大腸直腸癌：
作為單一藥物或併用bevacizumab適用於治療先前曾接受下列療法的轉移性大腸直腸癌之成人病人，包括fluoropyrimidine、oxaliplatin及 irinotecan為基礎的化療，和抗血管內皮生長因子(anti-VEGF)療法；若RAS為原生型(wild type)，則需接受過抗表皮生長因子受體(anti-EGFR)療法。
2.轉移性胃癌：
適用於治療先前曾接受兩種(含)以上治療(包括含fluoropyrimidine—、platinum—、taxane—或 irinotecan為基礎的化學療法，以及HER2/neu標靶治療[如果適合])的轉移性胃腺癌或胃食道接合處腺癌病人。

用法用量 1.本藥的初始建議劑量為每劑35毫克/平方公尺，至多每劑80毫克(劑量以trifluridine之含量表示)，每日兩次，早晚餐後一小時內服用。
2.一個週期為28天，於第1天至第5天及第8天至第12天服藥，直到疾病惡化或是發生無法耐受之副作用；劑量的計算為進位至最接近之5的倍數。

不良反應 最常見不良反應為嗜中性白血球低下、貧血、嗜中性白血球低下發燒、疲倦及腹瀉。

醫療須知 1.有嗜中性白血球低下發燒、第4級嗜中性白血球低下或血小板數小於50,000/立方毫米時，應暫停使用朗斯弗。當恢復時，合乎條件者，以調降的劑量重新開始朗斯弗治療。
2.應告知懷孕婦女對於胎兒的潛在風險，提醒具生育能力的女性在朗斯弗治療期間採取有效的避孕措施。

類似產品 Lonsurf 朗斯弗膜衣錠20毫克® (東洋) $902/T

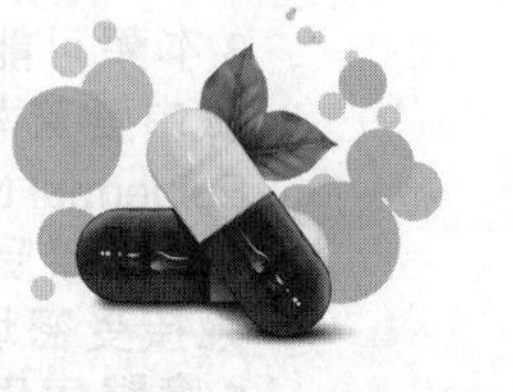

§ 20.3 抗生素劑

20301 BLEOMYCIN HCL▲

孕 D 乳 - 泄 ? $T_{1/2}$ 2h

Rx 15 IU, 15 MG/注射劑(I);

商　名 Bleocin® ◎ (TAKASAKI/日化) $1265/I(15MG-PIC/S-15MG)　Bloicin-S® (KOREA UNITED/全盟) $1265/I(15IU-PIC/S-15U)

藥理作用 1.本藥會造成DNA股的斷裂，而抑制DNA、RNA、蛋白質的生合成。
2.本藥為作用在細胞生長週期的非特異藥物，且無顯著抑制骨髓的活性，所以本藥常與其他化療藥物併用。

適應症 [衛核]頭、頸部癌(上顎癌、舌、口唇、咽喉、口腔等癌)皮膚癌(包括陰莖、陰囊及婦女外陰癌等)肺癌(原發性及轉移性扁平上皮癌)食道癌、惡性淋巴腫(細菌肉腫、淋巴肉腫、何杰金氏病)

用法用量 1.BLENAMAX的用法用量：
a.鱗狀細胞癌，淋巴肉瘤，網狀細胞癌，睪丸癌−0.25~0.5u/kg(10~20u/㎡靜注，肌注或皮下注射，1週1次或1週2次，至總量為300~400u)。
b.Hodgkin's病−如上述，直到50%反應發生，然後每天1u或一週5u，靜注或肌注。
c.動脈內滴注用於頭頸和子宮頸的鱗狀細胞癌1天30~60u，1~24小時以上腎功能損傷患者要減量。
2.BLEOCIN的用法用量：
a.投與方式：肌肉或皮下注射：以少於5ml之適用溶液，如生理食鹽水等，溶解本藥15~30mg-pogency於以肌肉或皮下注射。
b.動脈注射：將本藥5~15mg-pogency溶解於適合之注射用溶液，如生理食鹽水，葡萄糖液，直接或長時間點滴動脈注射。
c.靜脈注射：以5~20ml適合靜注之溶液，如生理食鹽水，葡萄糖液等溶解本藥15~30mg-pogency後，行緩慢靜脈注射。如遇明顯發熱時，則將單次劑量減至5mg-pogency或更少，而增加注射頻度，如一天兩次或一天一次。
d.注射頻率：一般為一星期兩次，得依患者之症狀於一天一次至一星期一次之範圍內酌以調整。
e.投與總量：以腫瘤消失為目標，本藥之投與總量一般為300~450mg-pogency。

不良反應 1.常見副作用：輕微發熱反應、厭食、噁心、嘔吐、腹瀉、體重下降、脫髮。
2.嚴重副作用：血小板減少、肺炎或纖維化。

醫療須知 1.仔細觀查接受bleomycin或mitomycin的患者是否有咳嗽或呼吸急促的症狀，此表示可能產生肺毒性。
2.投與bleomycin的患者約有1%的患者發生特異體質的類無防禦性過反應(idiosyncrati canaphylactoid reaction)，亦即，當投與最初2次劑量後剛開始的12 24小時期間，是否發生哮鳴，低血壓和心智混亂。
3.於腎功能與肺功能受損的病人身上需極小心使用，有人建議不於有肺部疾病或肺部腫瘤轉移的病人使用。
4.注射後請注意有無發冷、發熱現象。若注射有發燒現象，多喝開水，多休息並服用預先準備之退燒藥，並且將你之體溫記錄下來以供醫護人員下次給藥時參考。
5.當總劑量超過300~400mg時，可能會有咳嗽、喘氣、呼吸困難等現象，醫師會替您做胸部X光檢查來追蹤是否產生肺部纖維化的問題。

20302 DAUNORUBICIN HCL

孕 D 乳 - 泄 肝 ½ 18.5～26.7h

Rx 20 MG/注射劑(I);

商名

Daunoblastina® ◎ (Latina/輝瑞) $457/I(20MG-PIC/S-20MG)

藥理作用 1.本藥為細胞毒，可抑制有絲分裂之醣苷抗生素。
2.本藥主要用於治療急性顆粒球與淋巴球白血病，神經胚芽瘤。

適應症 [衛核]急性之白血球過多症、慢性之骨髓白血病、淋巴瘤、交感神經之母細胞瘤、橫紋肌之肉瘤

用法用量 靜注：1.每天量30~60mg/m²，連續3天。2.每週一次，30~60mg/m²。

不良反應 1.常見的-急性噁心及嘔吐、口腔炎、血小板減少、白血球減少、禿髮(可逆性)。
2.偶有-發燒、焦慮、精神紊亂、震顫、心肌炎、高血壓、CHF、厭食、排尿因難、高尿酸血症。
3.嚴重者-骨髓抑制。

醫療須知 1.仔細觀查接受daunorubicin和doxorubicin的患者是否發生呼吸急促，心跳過快，肝腫大(hepatomegaly)和下肢腫脹，一旦發現，此即表示可能發生心毒性。
2.注意患者是否發生面部潮紅和沿著靜脈條狀紅腫，一旦發現，即表示注射daunorubicin和doxorubicin流速太快。
3.當使用daunorubicin和doxorubicin治療之前和每個月，都要做胸部X光檢查，心電圖(HCG)和心臟超音波(echocardiogram)。
4.警告患者在接收dunorubicin和doxorubicin以後24~48小時，尿液會變成紅色。

20303 DOXORUBICIN HCL▲

孕 D 乳 - 泄 胆 ½ 16~32h

Rx 10 MG, 2 MG/ML/注射劑(I);

商名

Adriamycin® ◎ (PFIZER/輝瑞) $380/I(2MG/ML-PIC/S-5ML)
Doxlox® (NATCO/瑞迪博士) $11986/I(2MG/ML-PIC/S-10ML), $25968/I(2MG/ML-PIC/S-25ML)
Doxor LYO® (南光) $380/I(10MG-PIC/S-10MG)
Doxora LYO® (霖揚/意欣) $380/I(10MG-PIC/S-10MG)
Doxorubicin® (霖揚) $380/I(10MG-PIC/S-10MG)

藥理作用 1.本藥為細胞類毒素抗生素，具廣效抗癌活性和強力的免疫抑制作用。
2.本藥會與DNA配對的核苷結合，而抑制DNA以及依賴DNA之RNA的合成。

適應症 [衛核]急慢性白血球過多症、硬瘤、淋巴瘤、軟纖維性肉瘤、交感神經母細胞瘤、乳癌、肺癌。
[非衛核]急性淋巴性和骨髓細胞的白血病，Wilm's瘤神經母細胞瘤(首選用藥)，軟組織和骨的肉瘤(首選用藥)，甲狀腺癌，Hodgkin's病，非H-odgkin's淋巴瘤(首選用藥)，乳癌和卵巢癌，支氣管性癌，多發性骨髓癌。

用法用量 1.成人：1天60~70mg/m²靜注，每21天重覆一次，或1天靜注25~30mg/m²共3天每4週重覆1次。
2.孩童：1天靜注30mg/m²共3天，每4週重覆1次，總共的累積量不可超過550mg/m²。

不良反應 骨髓抑制、心臟毒性、脫髮、黏膜炎、腸胃不適。

醫療須知 1.服用本藥時，完全掉髮(可逆)為預期副作用，可能含睫毛、眉毛、鬍鬚及髭毛、陰毛及腋毛。停藥後2~3個月通常會開始生髮。
2.投藥後1~2天尿液會變紅色。
3.若發生口腔炎時，口腔黏膜通常曾先有灼燒感、紅斑，然後2或3天內惡化成於潰瘍及吞嚥困難。治療第二週時最嚴重。所以要加強患者口腔衛生尤其在餐前及餐後。
4.本藥強力的骨髓抑制劑，嚴密監控血球計數。應注意個人保護，清潔衛生及體溫變化，避免感染。
5.注射期間，應隨時觀察心臟功能。

20304 DOXORUBICIN HCL(LIPOSOMAL DOXORUBICIN)

孕 D 乳 - 泄 胆 ½ 16～32h

Rx 2 MG/ML/注射劑(I);

商名

Lipo-Dox Liposome® ◎ (東洋) $11986/I(2MG/ML-PIC/S-10ML)

藥理作用 Doxorubicin抗腫瘤之詳細作用機轉仍未被確知，但相信其細胞毒性的作用與其抑制DNA、RNA及蛋白質合成有關。這可能是由於anthracycline會插入DNA雙股螺旋結構中鄰近的兩個鹽基對之間，使其不能分開而無法複製。

適應症 [衛核]用於治療CD4數量低下(<200 cd4 lymphocytes/mm3)和黏膜、皮膚或內臟有病變的aids related kaposi's sarcoma的病人。用於治療曾接受第一線含鉑類藥物(platinum-based)化學治療而失敗者或再復發之進行性或轉移性卵巢癌病人。可用於單一治療有心臟疾病風險考量之轉移性乳癌患者。可與bortezomib併用治療於曾接受過至少一種治療方式且已經接受或不適宜接受骨髓移植的進展性多發性骨髓瘤病人。

用法用量 微脂粒劑型

1.乳癌/卵巢癌：在病情沒有惡化及患者尚可耐受的情形下，以50mg/平方公尺的劑量靜脈注射給藥，每四週給藥一次。總劑量的5%以15分鐘慢慢輸注，如果可以耐受，則在下一個15分鐘將輸注速率加倍，如果又可以耐受，則可將剩餘輸注液在一個小時輸注完畢，使得總輸注時間共為90分鐘。之後，輸注也可以在60分鐘的時間內完成。

2.AIDS-KS患者：以每2~3週20mg/平方公尺的劑量靜脈點滴注射方式投與；給藥間隔請勿小於10天，以防可能的藥物蓄積和增加毒性。患者需使用2~3個月以達治療效果，如有需要，應繼續給藥以維持療效。

不良反應 1.常見的不良反應包括骨髓抑制、掌足紅腫疼痛(palmar-plantar erythro-dysesthesia)、口腔炎、噁心、嘔吐、厭食、皮疹、禿頭等。

2.此外，約5~10%的患者於靜脈輸注時會造成刺激反應，若於開始使用時降低輸注速率至1mg/min，可以減低其發生率。

3.儘管此藥品造成心臟損傷的病例不多，但仍須小心。

醫療須知 1.由於使用本藥高累積劑量的經驗有限，無法評估其心臟毒性。對doxorubicin傳統劑型而言，累積劑量達550mg/m²時，須小心嚴重不可逆的心衰竭；在縱膈區(mediastinal)進行放射治療、合併使用cyclophosphamide、以及之前使用過anthracyclines或anthracenediones的患者，在較低的累積劑量下，亦可能造成心臟毒性。

2.可能會發生嚴重的骨髓抑制。

3.肝臟受損的患者須調整劑量。

4.與傳統劑型的doxorubicin藥物動力學完全不同，絕不可以mg對mg的方式彼此替換、取代。

20305 EPIRUBICIN▲

孕 D 乳 - 泄 肝 ½ 33h

Rx 1 MG, 10 MG, 2 MG/ML/注射劑(I);

商名

Epicin® (東洋) $318/I(2MG/ML-PIC/S-5ML), $2076/I(2MG/ML-PIC/S-25ML), $911/I(2MG/ML-PIC/S-10ML),
Epirubicin® (GENEPHARM/美時)
Epirubicin® (霖揚) $318/I(2MG/ML-PIC/S-5ML)
Epirudo® (霖揚/杏輝) $318/I(2MG/ML-PIC/S-5ML), $2076/I(2MG/ML-PIC/S-25ML),
Epistar® (霖揚/意欣) $911/I(2MG/ML-PIC/S-10ML)
Panbicin® (東洋/汎生)
Pharmorubicin Rapid® ◎ (ACTAVIS/輝瑞) $31.5/I(1MG-1MG), $318/I(10MG-PIC/S-10MG)
Pharmorubicin® ◎ (PFIZER/輝瑞) $318/I(2MG/ML-PIC/S-5ML), $2076/I(2MG/ML-PIC/S-25ML)

藥理作用 1.本藥作用機轉與DNA的結合力有關。細胞培養研究顯示pharmorubicin能迅速地滲入細胞，嵌入未成型的DNA殘基，而停留在細胞核內抑制核酸的合成和細胞的有絲分裂。

2.本藥為細胞素抗生素，屬廣效性抗腫瘤劑和強力的免疫抑制劑。

3.毒性研究上，經動物實驗，證明比doxorubicin更佳的治療指數(therapeutic index)和更少

20 抗腫瘤藥物

的全身和心臟毒性。

適應症 [衛核]乳腺癌、惡性淋巴瘤、軟組織肉瘤、胃癌、肺癌、卵巢瘤。
[非衛核]說明：本藥對惡性黑色瘤和末期的結腸癌有抗腫癌作用，與有他抗癌藥物合併使用，對肺癌和卵巢癌亦具有治療上之作用。

用法用量 本藥單獨使用時，成人為60~90mg/m²體表面積。本藥必須以I.V.注射3~5分鐘，並依據患者的血液和骨髓變化情形，21天重覆同一劑量。如患者的骨髓曾因受過化學療法、放射線治療，年齡或骨髓癌細胞滲透而功能受損時，得使用較低劑量：60~75mg/m²。每一週期的總劑量可以分開連續使用2~3天。當本藥與其他抗癌藥物併用時，其劑量應適當地減少。

不良反應 除了抑制骨髓和心毒性以外；還有脫髮，黏膜炎；腸胃不適(如噁心，嘔吐和腹瀉)；體溫過高。

醫療須知 1.心臟或腎臟疾患使用本藥宜小心。
2.本藥可能會滯水或影響其他的電解質，而導致體液滯留與體重增加。
3.接受本藥治療的患者，對心臟的監視非常重要，以無侵害性的方法例如心電圖，超音波檢查；如果需要，利用放射核血管X光照相來度量心輸出量的降低部份。
4.使用本藥治療後1~2天尿液會變成紅色，對人體無害。

20306 MITOMYCIN C

孕 D 乳 - 泄 肝 半 17m

Rx 10 MG/注射劑(I)；

商名
Mitomycin-C® ◎ (BAXTER/協和麒麟) $640/I(10MG-PIC/S-10MG),
Mitonco® (KOREA UNITED/韋淳) $640/I(10MG-PIC/S-10MG)

藥理作用 Mitomycin作用就像烷化基劑，它會造成DNA雙股之間的交叉連結，而抑制DNA的複製。

適應症 [衛核]胃癌、膀胱癌(灌注使用)、肺癌、肉瘤、白血病等症狀之緩解。
[非衛核]胰臟、結腸、直腸和乳房的腺癌。頭、頸、肺和子宮頸的鱗狀細胞癌，惡性黑色瘤。

用法用量 靜注：12~16mg/m²單一劑量，每6~8週重覆1次，或1天靜注2mg/m²，共5天，停藥2天和重覆1天2mg/m²，共5天。每6~8週可重覆1個循環。

不良反應 常見的-噁心、嘔吐、血小板減少、白血球減少；嚴重的-骨髓抑制、急性支氣管痙攣、間質性炎肺炎、溶血性尿毒症。

醫療須知 1.藥物注射後，約1~2天期尿液會呈現藍紫色。
2.本藥強力的骨髓抑制劑，宜嚴密監控患者血球計數。應注意個人保護清潔衛生及體溫變化，避免感染。
3.注意在藥物注射期間，不要過度活動，以免漏針造成組織潰爛。

§20.4 激素類

2020年12月18日，美國FDA批准口服荷爾蒙藥物relugolix(Orgovyx)用於治療晚期攝護腺癌。Relugolix是gonadotropin-releasing hormone(GnRH)拮抗劑，阻止腦下垂體產生黃體激素和促濾泡激素，從而減少睪丸製造睪丸激素(testosterone)。晚期攝護腺癌的治療選擇之一是雄激素去勢療法，使用藥物降低荷爾蒙濃度，以抑制癌細胞的生長。

20401 ABIRATERONE ACETATE☆▲

孕 X 乳 - 泄 糞 半 12h

Rx 250 MG, 500 MG/錠劑(T)；

商名
Abiranat® (NATCO/健喬信元) $358/T(250MG-PIC/S)
Abiraterone® ＊ (REMEDICA/山德士)
Abiratred® ＊ (DR. REDDY'S/瑞迪博士) $643/T(500MG-
Ateron® ＊ (HETERO/凱沛爾) $377/T(250MG-PIC/S)
Zytiga® ◎ (PATHEON/嬌生) $804/T(500MG-PIC/S)
Zytiga® ◎ (裕利/嬌生) $402/T(250MG-PIC/S)

PIC/S), $363/T(250MG-PIC/S)

藥理作用 1.本藥是一種雄性素生物合成抑制劑，它會抑制17α羥化酶/C17,20裂解酶(CYP17) (17α-hydroxylase/C17,20-lyase) 的作用。此酵素會表現於睪丸、腎上腺及前列腺腫瘤組織，並且是雄性素生物合成作用所不可或缺的酵素。
2.雄性素敏感性前列腺癌可對降低雄性素含量的療法產生反應。雄性素去除療法(如使用GnRH促進劑治療或切除睪丸)可降低睪丸的雄性素生成量，但無法影響腎上腺或腫瘤中的雄性素生成量。

適應症 [衛核]與prednisone或prednisolone併用，適用於治療下列病人：(1) 轉移性的去勢抗性前列腺癌 (CRPC)，且在雄性素去除療法失敗後屬無症狀或輕度症狀而尚未需要使用化學治療。(2) 轉移性的去勢抗性前列腺癌，且已接受過docetaxel治療。(3) 新診斷高風險轉移性的去勢敏感性前列腺癌 (CSPC)，且與雄性素去除療法併用。

用法用量 1.本藥的建議劑量為每日一次口服投予1,000毫克(4顆250毫克錠)，合併每日兩次口服投予prednisone或prednisolone 5毫克。
2.本藥必須空腹服用。服用本藥前應至少2小時不可進食，服用本藥後亦應至少1小時不可進食。
3.本錠劑應整顆以水送服。請勿壓碎或嚼碎本錠。
4. 肝功能不全：
(a) 輕度肝功能不全(Child-Pugh Class A)：不須調整。
(b) 中度肝功能不全(Child-Pugh Class B)：250mg每日一次；若發生肝毒性，應停藥且不可再重新使用本藥。
(c) 重度肝功能不全(Child-Pugh Class C)：請勿使用。

不良反應 1.最常通報的藥物不良反應(≧5%)為關節腫脹或不適、低血鉀、水腫、肌肉不適、熱潮紅、腹瀉、尿道感染、咳嗽、高血壓、心律不整、頻尿、夜尿、消化不良、骨折以及上呼吸道感染。
2.最常導致停藥的藥物不良反應為天冬胺酸轉胺酶升高、丙胺酸轉胺酶升高、泌尿道敗血症、以及心臟衰竭(在使用本藥治療之患者中的發生率皆為<1%)。

醫療須知 1.本藥的CYP17抑制作用會促使礦物皮質激素濃度升高，並可能因而導致高血壓、低血鉀和體液滯留。
2.使用本藥的患者，有2名(<1%)發生腎上腺功能不全的反應。
3.曾有因肝臟酵素明顯升高而停藥或降低劑量的報告。就所有的臨床試驗而言，接受本藥治療的患者有2.3%出現肝功能檢驗值升高的現象(ALT或AST升高>5倍ULN)，且通常都是發生於開始治療後的最初3個月期間。
4.接受本藥的患者因為肝功能檢驗值升高而導致停藥的發生率<1%。

20402 ANASTROZOLE▲

孕D 乳- 食± 泄 腎 t½ 40～50h

Rx 1 MG/錠劑(T);

商名

Anastrozole® ＊ (杏輝) $34.9/T(1MG-PIC/S)
Anazo® ＊ (東洋) $34.9/T(1MG-PIC/S),
Anazole® (培力)
Anotrole® ＊ (培力) $34.9/T(1MG-PIC/S),
Arbreast® ＊ (STASON/生達)
Aremed® (REMEDICA/富富) $34.9/T(1MG-PIC/S)
Arimidex® ◎ (ASTRAZENECA/阿斯特捷利康) $34.9/T(1MG-PIC/S),
Aromatt® (HETERO/凱沛爾) $34.9/T(1MG-PIC/S)

藥理作用 本藥是一個強效並具有高度選擇性的非類固醇類aromatase抑制劑，在停經後婦女，oestradiol的產生主要是由位於周邊組織的aromatase酵素複合體將androstenedione轉變成oestrone，oestrone隨後再轉變成oestradiol而來的。降低血中的oestradiol濃度已被顯示會對乳癌患者有益。對於停經後婦女，根據高敏感度之方法分析，每天1mg可抑制oestradiol達80%以上。

適應症 [衛核]治療停經後婦女晚期乳癌。其療效對於雌激素接受器陰性之病人尚未被證實，除非這些病人曾經對TAMOXIFEN有陽性反應。
輔助治療停經後婦女且荷爾蒙接受器為陽性的早期侵犯性乳癌。
輔助治療已使用tamoxifen 2-3年之停經後婦女且荷爾蒙接受器為陽性的早期乳癌。

用法用量 1.成人(包括老人)：口服一天一錠(1mg)。
2.腎功能損傷：輕度或中度腎功能不良之患者，不建議調整劑量。
3.肝功能損傷：對有輕度肝病的患者，不建議調整劑量。

不良反應 常見的副作用包括熱潮紅，陰道乾澀和毛髮稀疏，也可能引起胃腸不適(缺乏食慾、噁心、嘔吐和腹瀉)、無力、嗜睡、頭痛或發疹，罕有陰道出血、血栓或肝功能變化。

醫療須知 1.對於任何荷爾蒙狀態有疑問的患者，其停經與否應以生化指標來界定。
2.無資料可支持本藥用於中度或嚴重肝損傷患者或嚴重腎損傷(creatinine廓清率低於20ml/min)患者之安全性及有效性。
3.本藥不太會影響患者開車或操作機械的能力。然而，曾有報告顯示使用本藥會無力和嗜睡，故當這樣的症狀持續時，開車或操作機械時需小心。
4.本藥會干擾progesterone、androgens及estrogens的血中濃度，增加血中總膽固醇及LDL濃度。
5.過量處理：過量時並無特定的解毒劑，應依症狀給予治療。對於藥物過量的處理，應考慮患者已服用多種藥劑的可能性。若患者意識清楚，可加以催吐。由於本藥與血中蛋白質結合率並不高，因此血液透析法可能有所助益。必要時可給予一般的支持療法。
6.服用本藥的患者須定期監測血液、肝功能和血脂肪濃度。
7.最常見的不適症狀為輕度至中度的熱潮紅，以剛服用後的三個月最常出現，一般超過三個月後，熱潮紅情況就可以得到改善。當您若是停經前婦女或懷孕婦女、授乳婦女或嚴重腎、肝損傷或已知對anastrozole成分過敏或現正接受其他荷爾蒙療法時，您都應該通知醫師處理。
8.藥物應放在小孩無法拿到的地方，放置室溫攝氏25℃以下，遠離高溫、高溼度處，也不可放在浴室和直接的陽光照射的地方。
9.服用期間，應增加高鈣食物攝取，ex:豆類製品、牛奶、小魚乾。

20403 APALUTAMIDE 孕X 乳-

℞ 60 MG/錠劑(T);

商名 Erleada®(JANSSEN/嬌生) $463/T(60MG-PIC/S)

藥理作用 1.Apalutamide是一種雄性素接受體(AR)抑制劑，本藥會直接與AR的配體結合區結合。
2.Apalutamide會抑制AR的核轉移作用、抑制DNA結合作用、並阻斷AR所媒介的轉錄作用。
3.Apalutamide會降低腫瘤細胞的增生作用及並增加凋亡作用，從而使得腫瘤體積縮小。

適應症 [衛核]ERLEADA適用於治療下列病人：(1) 轉移性的去勢敏感性前列腺癌 (mCSPC)。(2) 非轉移性的去勢抗性前列腺癌 (nmCRPC)。

用法用量 1.本藥的建議劑量為每日一次口服投予240毫克(4顆60毫克錠劑)。本錠劑應整顆吞服。本藥可隨食物或不隨食物服用。病人也應同時接受促性腺激素釋放激素(GnRH)類似物的治療，或是接受雙側睪丸切除術。
2.如果病人出現高於或等於第3級的毒性反應或無法耐受的副作用，應暫時停藥，直到症狀改善至低於或等於第1級或原本的等級，然後視需要重新開始投予相同的劑量或較低的劑量(180毫克或120毫克)。

不良反應 1.嚴重的不良反應：跌倒與骨折、癲癇發作。
2.一般的不良反應：最常見的為皮疹(3%)、腹瀉、疲倦、噁心、嘔吐、高血壓及血尿。
3.有2%發生甲狀腺功能低下，有7%發生TSH升高的現象。

醫療須知 1.在接受本藥治療的病人中，曾有發生跌倒與骨折的報告。應評估病人是否有發生骨

20
抗腫瘤藥物

折與跌倒的風險。

2.在接受本藥治療的病人中，曾有發生癲癇發作的案例。在治療期間發生癲癇發作的病人應永久停用本藥。

20404 BICALUTAMIDE▲

孕X 乳- 食± 泄肝 t½ 5.8D

Rx 50 MG/錠劑(T);

商名

Abicalutamide® ＊ (健喬信元) $54/T(50MG-PIC/S)
Bicalutamide-Acepharm® (SYNTHON/昱泰) $54/T(50MG-PIC/S)
Bicalutamide-Teva® (TEVA/梯瓦) $54/T(50MG-PIC/S)
Bicatero® (HETERO/上亞) $54/T(50MG-PIC/S)
Casodex® ◎ (ASTRAZENECA/阿斯特捷利康) $54/T(50MG-PIC/S),
pms-Bicalutamide® ＊ (PHARMASCIENCE/健喬信元) $54/T(50MG-PIC/S)

藥理作用 1.本藥是一種非類固醇的抗雄性素，無其他內分泌荷爾蒙的作用。本藥會結合到androgen receptors，而不活化基因的表現，因此可抑制雄性素的刺激，藉由此抑制作用而造成攝護腺腫瘤的消退。

2.本藥是一種消旋性異構物，其抗雄性素的作用幾乎完全來自(R)型的異構物

適應症 [衛核]與LHRH類似劑療法或手術去勢療法併用於進展性攝護腺癌。

用法用量 成年男子，包括老人：一天一錠(50mg)。本藥應與LHRH類似劑analogue或手術去勢療法同時開始使用。

不良反應 常見副作用包括熱潮紅、搔癢(pruritus)，此外乳房觸痛和男性女乳症的現象會因伴隨的去勢療法而降低、本藥亦可能造成腹瀉、噁心、嘔吐、衰弱和皮膚乾躁。

醫療須知 1.本藥廣泛的由肝臟代謝。資料顯示，嚴重肝功能損傷的患者對於本藥的排除可能較慢，這會導致少量的本藥在身體內累積。因此，對於中度或重度肝功能失調的患者服用本藥時應謹慎。

2.本藥禁用於女性，而且絕不可用於孕婦或授乳婦。

3.臨床試驗時，單獨使用bicalutamide治療攝護腺癌，有高達38%患者發生女樣男乳，39%患者發生乳房疼痛的報告。

4.定期評估血中PSA(Prostate Specific Antigen)可能對患者的反應有所幫助。如果在本藥治療期間PSA上升，則應評估患者的臨床惡化狀況。如疾病惡化且PSA上升時，則考慮暫停抗雄性荷爾蒙治療，但繼續LHRH analogue治療。

5.服用本藥有transaminase值異常及黃疸(稀少)的報告，所以應定期監測肝臟功能如臨床顯示有黃疸或肝傷害(非肝轉移)應停藥；如transaminase值超過正常上限值二倍以上應停藥，通常停藥後會恢復。

20405 DEGARELIX

孕X 乳- 泄肝 t½ 28D

Rx 80 MG, 120 MG/注射劑(I);

商名

Firmagon® ◎ (FERRING/輝凌) $2687/I(120MG-PIC/S-120MG), $2687/I(80MG-PIC/S-80MG)

藥理作用 1.Degarelix是一種選擇性促性腺激素釋放激素阻斷劑 GnRH blocker)，它可以競爭的及可逆的與腦下垂體的促性腺激素釋放激素(GnRH)受體結合，迅速的降低促性腺激素、黃體激素(LH)和濾泡激素(FSH)的釋放，從而減少睪丸分泌睪固酮(T)。

2.已知前列腺癌對雄激素敏感，並對雄性激素阻斷治療有有良好反應。不像促性腺激素釋放激素受體促效劑(GnRH agonists)，促性腺激素釋放激素受體阻斷劑(GnRH blockers)在初始治療後不會出現促黃體激素的激增而導致睪固酮激增/腫瘤進展和加重潛在的症狀。

適應症 [衛核]成年男性晚期荷爾蒙依賴型前列腺癌

用法用量 1.初始劑量：240mg，皮下注射兩次，每次120mg。

2.維持劑量(每月一次)：80mg，皮下注射一次，第一次維持劑量應在初始劑量1個月後

開始。

3.僅用於皮下注射，不可靜脈注射。不推薦肌肉注射，因為無相關研究。本藥用於腹部皮下注射。與其他皮下注射的藥物一樣，注射區域應該作週期性更改，應選擇無外在壓力的區域，不適合靠近腰帶和束帶，也不應靠近肋骨。

不良反應 1.最常見的不良反應是由於睪固酮抑制導致的生理學變化，包括潮熱和體重增加。

2.注射部位的副作用。注射後數小時偶爾有短暫的寒顫、發熱或類流感疾病的報導。

醫療須知 1.長期的雄激素阻斷治療可能會延長 QT interval。

2.已知或懷疑肝功能不全的病人未包括在長期應用degarelix 的臨床試驗中。可見輕度和短暫的ALT和AST升高，但都不伴有膽紅素升高和臨床症狀。

3.在曾接受去勢手術或促性腺激素釋放激素促效劑(GnRH agonist)治療的男性患者中可觀察到骨密度降低，可以預測男性患者長期受 到睪固酮抑制會對骨密度產生影響。

4.在曾接受去勢手術或促性腺激素釋放激素促效劑(GnRH agonist)治療的男性患者中可觀察到葡萄糖耐受性減低，可能發生糖尿病的發展或惡化，因此糖尿病的病人在接受雄激素阻斷治療時可能需要更頻繁檢測血糖濃度。

20406 ENZALUTAMIDE▲

孕 X 乳 - 泄 肝 半 5.8D

℞ 40 MG, 80 MG/錠劑(T); 40 MG/膠囊劑(C);

商 名

Anamide Soft® ＊ (美時) $453/C(40MG-PIC/S)
Enzuta Soft® ＊ (INTAS/健喬信元) $368/C(40MG-PIC/S)
Xtandi Soft Cap® ◎ (CATALENT/安斯泰來) $435/C(40MG-PIC/S)
Xtandi film-coated tablets® ◎ (PATHEON/安斯泰來) $435/T(40MG-PIC/S), $847/T(80MG-PIC/S)

藥理作用 1.已知前列腺癌對雄性素敏感，並對抑制雄性素受體訊息傳遞有反應，儘管血清中雄性素濃度低，甚至檢測不到，雄性素受體訊息傳遞仍持續促使疾病惡化。經由雄性素受體刺激腫瘤細胞生長需要入核活化及DNA結合。

2.Enzalutamide是強效雄性素受體訊息傳遞抑制劑，阻斷雄性素受體訊息傳遞路徑的幾個步驟。

3.Enzalutamide競爭性抑制雄性素與雄性素受體的結合，抑制被活化受體入核(nuclear translocation)，並抑制被活化雄性素受體與DNA結合，即使在雄性素受體過度表現與對抗雄性素有抗藥性的前列腺癌細胞情況下也是一樣。

4.Enzalutamide的治療減低前列腺癌細胞的生長，並能誘導癌細胞死亡和腫瘤萎縮。

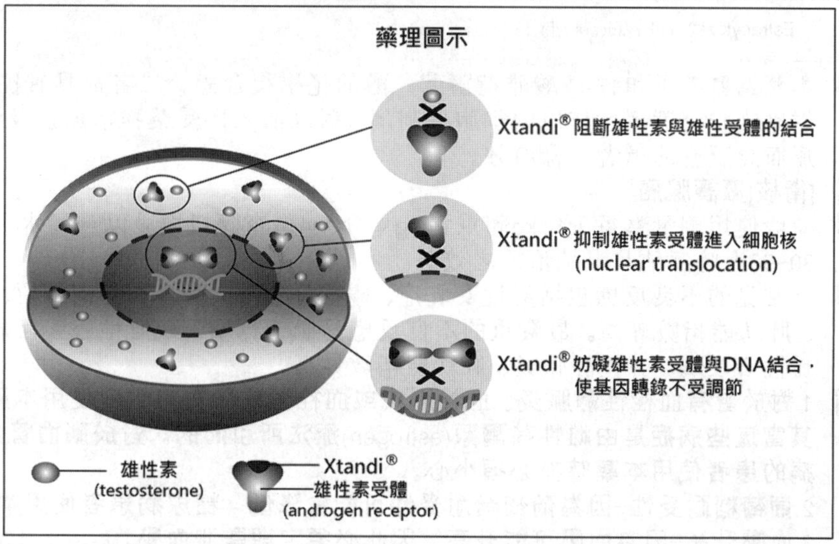
藥理圖示
Xtandi® 阻斷雄性素與雄性受體的結合
Xtandi® 抑制雄性素受體進入細胞核
(nuclear translocation)
Xtandi® 妨礙雄性素受體與DNA結合，
使基因轉錄不受調節
雄性素
(testosterone)
Xtandi®
雄性素受體
(androgen receptor)

適 應 症 [衛核]治療

(1) 轉移性的去勢敏感性前列腺癌(mCSPC)，且與雄性素去除療法併用。
(2)高風險非轉移性的去勢抗性前列腺癌。
(3) 轉移性的去勢抗性前列腺癌，且在雄性素去除療法失敗後屬無症狀或輕度症狀而不須使用化學治療者。
(4) 轉移性的去勢抗性前列腺癌，且已接受過docetaxel治療者。

用法用量 1.建議劑量為口服enzalutamide 160mg(4粒40mg膠囊)每天一次。
2.對非手術去勢的病患，應持續以LHRH類似物做藥物去勢治療。
3.如果錯過平常服用本藥的時間，應盡快補服處方劑量。如果錯過了一整天的劑量，應於第二天以一般每日劑量恢復治療。
4.如出現≧3級毒性或無法耐受之副作用，應暫停給藥一週或直至症狀改善至≦2級後，再恢復原劑量治療，如有必要，可減低劑量(120mg或80mg)治療。

不良反應 1.最常見的不良反應為無力/疲勞、熱潮紅、頭痛和高血壓。其他重要不良反應包括跌倒、非病理性骨折、認知障礙和嗜中性白血球減少。
2.嚴重不良反應則包括癲癇及可逆性後腦病變症候群。

醫療須知 1.本藥用於有痙攣發作病史或有其他誘因，包括(但不限於)潛在腦外傷、中風、原發性腦腫瘤或腦轉移、或酒精中毒的患者應小心。此外，併用可能降低痙攣發作閾值藥物的患者，痙攣發作的風險可能會增加。
2.患者接受本藥曾有極少數的可逆性後腦病變症候群的報告。PRES是罕見的、可逆的神經機能障礙，其表現為快速發展的症狀，包括有或無伴隨高血壓之痙攣發作、頭痛、混亂、視覺喪失及其他視覺及神經障礙。建議對發生PRES的患者應停止使用本藥。
3.應避免與warfarin和coumarin類抗凝血劑併用。如果本藥與由CYP2C9代謝的抗凝血劑(如warfarin或acenocoumarol)併用，應另外監測國際標準化比值(International Normalised Ratio, INR)。
4.曾有QT間期延長病史或有危險因子的患者，及正在併用可能延長QT間期藥物的患者(參閱與其他藥物的交互作用和其他形式的交互作用)，給予本藥前醫生應評估利益風險比，包括評估扭轉式心室頻脈(Torsade de pointes)發生的可能性。
5.Enzalutamide曾被觀察到下述過敏反應症狀，包括但不限於舌頭水腫、嘴唇水腫及咽部水腫。

20407 ESTRAMUSTINE PHOSPHATE

孕 X 乳 ? 泄 肝/胆 t½ 20h

℞ 140 MG/膠囊劑(C);

商　名 Estracyt® ◎ (PFIZER/輝瑞) $52/C(140MG-PIC/S)

20 抗腫瘤藥物

藥理作用 本藥為氮芥子和17-磷酸雌荷爾蒙二醇的化學複合體，二者都具有抗癌的作用。它是種對攝護腺有選擇性作用的細胞抑制劑。對以前未接受藥物治療以及使用傳統荷爾蒙治療而無反應的患者一樣有效。

適 應 症 [衛核]攝護腺癌

用法用量 一般使用劑量為每天每kg體重14mg，分3~4次空腹投與，以一杯水吞服。通常於治療30~90天時評估其繼續治療之效益。

不良反應 最常見的不良反應包括男性女乳症、陽痿、噁心、嘔吐和體液滯留、水腫、心栓靜脈炎、肝功能指數昇高。最嚴重的不良反應是血栓栓塞、缺血性心臟疾病、骨髓抑制和鬱血性心衰竭、心栓靜脈炎、肝功能指數昇高。

醫療須知 1.對於曾有血栓性靜脈炎、血栓形成或血栓形成病變的患者使用本藥時必須小心，尤其當這些病症是由雌性荷爾蒙(estrogen)療法所引起的。對於腦血管疾病或冠狀動脈疾病的患者使用本藥時亦必須小心。
2.葡萄糖耐受性–因為葡萄糖耐受性可能會降低，糖尿病患者使用本藥時必須小心。
3.血壓升高–因為血壓可能升高，因此必須定期監測血壓。
4.體液滯留–在一些接受本藥治療的患者，曾觀察到原先已存在或初期的末梢水腫或充血性心衰竭的病症會惡化。其他可能受體液滯留影響的症狀(如：癲癇、偏頭痛或腎功能不良)必須謹慎觀察。

5.鈣/磷新陳代謝–因為本藥可能會影響鈣/磷新陳代謝，因此對於高血鈣症相關的新陳代謝性骨髓疾病患者及腎功能不良患者使用本藥時必須小心。

6.肝功能受損患者代謝本藥的能力不佳，因此對於此類患者使用本藥時必須小心。必須定期測定肝功能。

7.因為一些內分泌和肝功能會受含estrogen的藥物影響，因此相關的實驗室檢驗值將會被影響。

20408 EXEMESTANE▲

孕D 乳 - 泄 肝/腎 t½ 24h

Rx 25 MG/錠劑(T);

商　名 Aromasin S.C.® ◎ (PFIZER/輝瑞) $42.4/T(25MG-PIC/S)　Exemestane-Acepharm® (SYNTHON/昱泰)

藥理作用 1.本藥唯一不可逆的類固醇芳香環酵素不活化劑，結構與其天然的受質androstenedione相似。停經婦女之雌性荷爾蒙的主要來源是由周圍組織中的芳香環酵素將雄性刺荷爾蒙轉換成雌性荷爾蒙。

2.藉由抑制芳香環酵素已減少雌性荷爾蒙，可有效及選擇性的治療某些停經婦女與荷爾蒙相關的乳癌。

3.本藥會不可逆地結合在芳香環酵素的活化部位而造成其不活化，這種不活化方式亦被稱為自殺式抑制作用。

適應症 [衛核]具有雌激素受體陽性之停經婦女，使用Tamoxifen至少2年之早期侵犯性乳癌的輔助治療。已接受抗雌激素而無效之停經婦女晚期乳癌。

用法用量 成年及老年患者：本藥建議量為每日服用一顆25mg錠劑，宜飯後服用，於攝取含脂肪量高的食物後服藥，可增加本藥之血中濃度達40%。除非腫瘤又開始生長，本藥之治療應持續。

不良反應 最常見者為熱潮紅、噁心、疲勞、流汗增加、血壓上昇、類感冒症狀、水腫及眩暈。其他較少見的不良反應事件生機率大於或等於2%者為頭痛、健忘、疼痛、發疹、腹部疼痛、厭食嘔吐、抑鬱、脫髮、四肢或腿水腫、便秘或消化不良。

醫療須知 1.懷孕及哺乳的婦女本藥之禁忌。若不小心服用本藥，應立即停藥。

2.本藥幾乎不損害患者駕車及操作機械的能力。不過，曾有報告指出，投與本藥後患者會產生昏眩、嗜睡、虛弱、眩暈等現。應告知患者若發生上述現象時，其操作機械或駕車所需之生理及鼻(或)精神能力可能受損。

3.長期使用本藥的患者，須要定期監測血液和血脂肪。

4.宜飯後服用；於攝取含脂肪量高的食物後服藥，可增加本藥的血中濃度達40%。除非腫瘤又開始生長，本藥的治療應持續。

5.使用服用期間，應增加高鈣食物攝取，ex：豆類製品、牛奶、小魚乾。本藥可能會產生昏眩、嗜睡、虛弱，應注意活動安全。

20409 FLUTAMIDE

孕D 乳 - 食 ± 泄 肝 t½ 5~6h

Rx 250 MG/錠劑(T);

商　名 Fuprostate® ∗ (寶齡富錦) $29.1/T(250MG-PIC/S),

藥理作用 Flutamide是一種抗男性荷爾蒙製劑，它能藉由抑制男性荷爾蒙的吸收，或/且藉抑制男性荷爾蒙與受體的結合而發揮其效用。前列腺癌，通常需要男性荷爾蒙來促進生長，因而它對'抗男性荷爾蒙治療'有良好的反應。

適應症 [衛核]前列腺癌的輔助治療。

[非衛核]可以單獨使用或與去勢治療併用。在美國FDA核准flutamide與LHRH agonist併用治療D_2期的轉移性前列腺癌，或再與放射治療併用於治療B_2-C期的局部性前列腺癌。

20 抗腫瘤藥物

用法用量 一日三次(最好每8小時一次)，每次一錠250mg。

不良反應 常見不良反應包括：熱潮紅、突乳症、乳房觸痛、偶而會有泌乳現象發生。上述現象在停藥或減輕劑量後會消失。偶發性不良反應包括：噁心、嘔吐、食慾增進、失眠、疲倦，其他如短暫性肝功能不正常，精蟲數目減少、性慾降低，亦偶有報導，對心臟血管並無明顯影響，當和DES(diethylstibesterol)並用時，潛在影響更低；嚴重者-急性肝衰竭。

醫療須知 1.長期服用者必須定期做肝功能和精蟲計數檢查。由於flutamide會促使血漿中testosterone和estradiol的量提高，因而體液滯留現象可能會發生。

2.當服用過量時，如果患者仍保持清醒但無法自然嘔吐，則應予以導引催吐，一般的支持看護，包括重要器官的生命徵候控制和患者嚴密的觀察均須使用。

3.對長期服用抗凝血劑warfarin的患者，使用對這患者應密切觀察prothrombin time的變化，必要時需調整抗凝血劑的劑量。

4.使用本藥期間前3~4月，可能會發生罕見的嚴重肝毒性，患者須定期監測肝功能，若其ALT值超過2倍正常值，就不可使用本藥。

20410 FULVESTRANT▲

孕 D 乳 - 泄 糞 代 50D

℞ 50 MG, 250 MG/注射劑(I);

商　名
Eranfu® (DR. REDDY'S/瑞迪博士)
Faslodex® ◎ (ASTRAZENECA/阿斯特捷利康)
Fulvestrant LYO® (霖揚)
Fulvestrant Sandoz® (FAREVA/山德士)
Fustron® (霖揚/東洋)

藥理作用 1.Fulvestrant是一種雌荷爾蒙受體拮抗劑，可與雌荷爾蒙受體競爭性結合，其親和力可與雌二醇(oestradiol)相比。

2.Fulvestrant阻斷雌荷爾蒙的營養作用(trophic actions)，本身沒有任何局部致效劑(partial agonist，類似雌荷爾蒙)作用。其作用機制與向下調節雌荷爾蒙受體(ER)蛋白質有關。

適應症 [衛核]治療患有雌激素受體陽性的局部晚期或轉移性乳癌之停經婦女其：

- 先前未接受過內分泌治療，或
- 已接受輔助抗雌激素療法但疾病仍復發，或使用抗雌激素療法但疾病仍惡化。

用法用量 1.成年婦女(包括老年人)：建議劑量為250mg一個月一次。

2.給藥方法：在臀部施行緩慢肌肉注射。

不良反應 1.最常報告的不良反應是熱潮紅、噁心及注射部位反應。

2.偶有：胃腸障礙包括噁心、嘔吐、腹瀉與厭食、肝酵素上升，最大量不超過正常值範圍上限的兩倍、皮疹、尿路感染、靜脈血栓性栓塞、頭痛、衰弱無力、背痛。

醫療須知 1.對於有輕度至中度肝功能不全的患者，使用fulvestrant時須小心。

2.對於有重度腎功能不全的患者使用，fulvestrant時須小心。

3.Fulvestrant由肌肉注射給藥，因此不可使用於有出血體質、血小板減少或接受抗凝血劑治療的患者。

4.血栓性栓塞事件常見於罹患晚期乳癌的婦女，也曾見於臨床試驗。將fulvestrant處方給有此種風險的患者時，應考慮此點。

5.由於fulvestrant的作用機制，所以可能有骨質疏鬆的潛在危險。

6.開立包含雌二醇之血液檢驗單時，應註明病人是否正在使用含fulvestrant成分藥品。

7.含fulvestrant成分藥品可能干擾免疫分析(immunoassay)所測得雌二醇(estradiol)之濃度，造成測得濃度值較實際濃度高，導致非必要的手術或治療調整。

8.使用含fulvestrant成分藥品之病人，以免疫分析(immunoassay)測定雌二醇(estradiol)之濃度時，應特別留意數值的判讀，並考慮回顧先前檢測數據之必要性。

9.應考慮以替代方法，如：液相層析質譜(liquid chromatography-mass spectrometry)等分析方法來檢測使用含fulvestrant成分藥品病人之雌二醇(estradiol)濃度。

20411 GOSERELIN

孕 X 乳 ? 泄 腎 ½ 4.9h

Rx 3.6 MG/注射劑(I); 10.8 MG/持續性注射劑(I.SR);

商名

Zoladex LA® ◎ (ASTRAZENECA/阿斯特捷利康) $9225/I.SR(10.8MG-PIC/S-10.8MG)

Zoladex® ◎ (ASTRAZENECA/阿斯特捷利康) $3234/I(3.6MG-PIC/S-3.6MG)

藥理作用 本藥是合成的LHRH類似物agonist，長期投與本藥，能夠抑制腦下垂體分泌leutinizing hormone，降低男性血清中testosterone的濃度和女性血液中oestradiol的濃度，效應是可逆的，這種抑制作用對依賴荷爾蒙的惡化乳癌和子宮內膜異位(endometriosis)有療效。

適應症 **[衛核]嚴重攝護腺癌之輔助治療，停經前或更年期婦女之乳癌治療，子宮內膜異位之治療、手術前薄化子宮內膜及縮小子宮肌瘤、人工協助生殖。**

用法用量 1.皮下注射3.6mg長效針，每28天一次，注射時要局部麻醉，老年人從前腹部壁內，和腎衰竭或肝衰竭患者，劑量不必調整。

2.子宮內膜異位，必須連續治療6個月。

不良反應 停經症狀(熱潮紅、陰道乾躁)、陽萎、性慾減低、男性女乳、頭痛、噁心、骨質流失。

醫療須知 **1.攝護腺癌患者於治療首週可能發生暫時性症狀惡化現象(如骨骼疼痛)。**

2.用藥後第一個月內要注意脊髓抑制或輸尿管阻塞之徵症。

3.本藥可能引起男子性功能障礙與熱潮感。

20412 IXABEPILONE

孕 D 乳 - 泄 糞便 ½ 52h

Rx 15 MG/注射劑(I);

商名

Ixempra® ◎ (BAXTER/美時) $7879/I(15MG-PIC/S-15MG)

藥理作用 1.Ixabepilone是一種微小管抑制劑(microtubule inhibitor)，屬於epothilone類的抗腫瘤藥物。

2.Epothilone可以與蛋白質微管素(tubulin)結合，微管素是構成微小管的子成份，而微小管是有絲分裂重要胞器之一，因此epothilone可導致癌細胞被固定在有絲分裂過程中，無法順利進行有絲分裂，而使癌細胞產生凋亡。

3.Epothilone本身並不太容易受到MDR(Muttidrug Resistance) 蛋白質的影響，因此對紫杉醇類(taxanes)藥物已有抗藥性的患者，epothilone仍能達到一定的治療效果。

適應症 **[衛核]IXEMPRA合併capecitabine適用於治療對anthracycline和taxane治療有抗藥性，或對taxane有抗藥性又不能接受進一步anthracycline治療的轉移性或局部晚期乳癌患者。**

用法用量 1.建議40mg/m² 靜脈輸注3~6小時，每3週給藥一次，如果體表面積(Body Surface Area，BSA)大於2.2m²的患者，最多用體表面積(BSA)2.2m²來計算劑量；每次給予靜脈輸注前1小時要先給予前置處理藥物H¹拮抗劑和H²拮抗劑；另外對曾發生輕微過敏反應的患者要再給予corticosteroids。

2.Ixabepilone 單一治療時，肝功能不全的患者之劑量調整：

AST及ALT≤2.5倍正常值上限(ULNc)同時膽紅素數值≤1倍正常值上限(ULNc)：原來劑量40mg/m²

AST或ALT≤10倍正常值上限(ULNc)同時膽紅素數值≤1.5倍正常值上限(ULNc)：減少為32mg/m²

AST及ALT≤10倍正常值上限(ULNc)同時膽紅素數值介於1.5~3倍正常值上限(ULNc)：減少為20~30mg/m²

AST及ALT>10倍正常值上限(ULNc)或膽紅素數值>3倍正常值上限(ULNc)：不建議使用ixabepilone

ⓐ膽紅素數值異常並不包括gilbert's disease 引起的總膽紅素值上升。

ⓑ建議劑量原則為第一個療程的建議劑量，後續治療的劑量應依患者個別藥物耐受性做調整。

ⓒULN=Upper Limit of Normal正常值上限。

3.發生非血液方面毒性的劑量調整

發生2級a神經病變(neuropathy)≥7天：
•延後治療(hold)，直到神經病變級數降至1級。
•然後起始劑量要減少20%。
•再發生神經病變不良反應就要再延後治療，等這次可以恢復治療時要將劑量再減少20%。
發生3級以上的神經病變<7天：
•延後治療(hold)，直到神經病變級數降至1級。
•然後起始劑量要減少20%。
•再發生神經病變不良反應就要再延後治療，等這次可以恢復治療時要將劑量再減少20%。
發生3級以上的神經病變≥7天：
•建議停止使用ixabepilone。
發生任何神經病變以外的3級嚴重不良反應：
•延後治療，直到不良反應級數降至1級，然後起始劑量要減少20%。
•再發生3級不良反應就要再延後治療，等這次可以恢復治療時要將劑量再減少20%。
發生短暫3級嚴重關節痛/肌肉痛或疲倦衰弱，或3級手足症候群：
•延後治療，直到不良反應級數降至1級。
•再開始以原劑量繼續治療。
發生4級以上的任何藥物不良反應：
•都建議停止使用ixabepilone。
ⓐ化學治療藥品不良反應藥物毒性及級數是依據美國國家癌病組織通用毒性評分表的定義National Cancer Institute (NCI) Common Terminology Criteria for Adverse Events (CTCAE v3.0)。
4.發生血液方面毒性的劑量調整
嗜中性白血球(neutrophil)<500cells/mm³ ≥7天
發生低嗜中性球合併發燒時
•延後治療直到嗜中性白血球數值>1,500cells/mm³。
•然後起始劑量要減少20%。
•再發生嗜中性球過低就要再延後治療。
•等這次可以恢復治療時要將劑量再減少20%。
•同時發生腹瀉或口腔炎，就要同時停止使用capecitabine治療，直到嗜中性白血球數值>1,000cells/mm³，再開始治療。

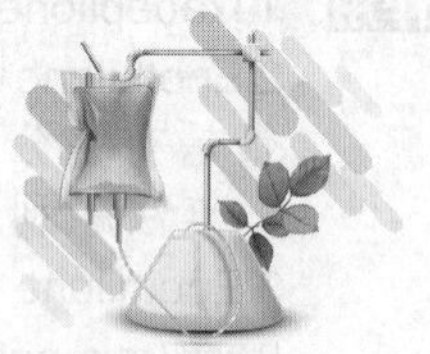

發生血小板數值(platelet)<25,000cells/mm³續7天以上，或血小板數值<50,000cells/mm³且有出血現象
•延後治療直到血小板數值>100,000cells/mm³。
•然後起始劑量要減少20%。
•再發生血小板數值過低就要再延後治療。
•等這次可以恢復治療時要將劑量再減少20%。
•同時發生腹瀉或口腔炎，就要停止使用capecitabine治療，直到血小板數值>50,000cells/mm³，再開始capecitabine治療。
5.本藥與CYP3A4抑制劑併用：
最好避免合併使用強效CYP3A4抑制劑或葡萄柚汁。
如果一定要與強效CYP3A4抑制劑或葡萄柚汁併用時
•建議起始劑量減為20mg/m²靜脈注射。
•強效CYP3A4抑制劑停止使用後，必須要有1週的藥物排除時間，才可以開始調整ixabepilone的劑量。

不良反應 1.常見的藥物不良反應-包括周邊神經病變(單一治療63%；合併治療67%)、禿頭症(單一治療48%；合併治療31%)、化療引起的手足症候群(單一治療8%；合併治療64%)、疲倦虛弱及腸胃不適。
2.嚴重的藥物不良反應-包括可能出現心臟血管方面的問題、骨髓抑制的問題、嚴重過敏反應或嚴重周邊神經病變。

醫療須知 1.肝臟功能不全患者(AST，ALT或膽紅素升高)會增加ixabepilone濃度，也會增加藥物毒性的發生率。
2.曾有心臟方面問題的患者要特別注意，可能會有心臟方面不良反應發生。
3.合併capecitabine治療會增加心臟方面的不良反應，包括心肌缺血及心室功能不全。
4.患有中度到重度周邊神經病變的患者，在治療的前3個週期，可能會發生新的症狀或症狀變嚴重。
5.合併使用CYP3A4抑制劑及葡萄柚汁會增加ixabepilone的濃度。
6.合併使用CYP3A4誘導劑會使ixabepilone的濃度降低。
7.糖尿病會增加ixabepilone發生嚴重神經病變的機率。
8.可能會發生嚴重過敏性反應，包括全身性過敏反應。
9.可能會發生骨髓抑制的症狀(包括嗜中性白血球減少及血小板過低)，此不良反應與劑量相關。

20413 LANREOTIDE

孕 X 乳 - 泄 肝/腎 ½ 5.2D

Rx 60 MG, 90 MG, 120 MG/注射劑(I);

商　名 Somatuline Autogel® ◎ （IPSEN/益普生）$35686/I(90MG-PIC/S-90MG), $41170/I(120MG-PIC/S-120MG), $21171/I(60MG-PIC/S-60MG)

藥理作用 1.本藥如同天然的體抑素(somatostatin)，anreotide是一種可以抑制多數內分泌(endocrine)、神經內分泌(neuroendocrine)、外分泌(exocrine)及旁分泌(paracrine)功能的peptide。其對於週邊的體抑素受體(somatostatine receptors)有良好的親和力，相對地，對於中樞的受體親和力則較弱。此性質對生長荷爾蒙濃度與消化性荷爾蒙之分泌提供一良好的特異性作用。
2.本藥明顯原比天然的體抑素(somatostain)具有較佳之活性及較長的作用期。此外，其對於生長荷爾蒙之分泌比胰島素(insulin)有較明顯的選擇性，使本藥適於治療肢端肥大症。
3.本藥對於腸道外分泌、消化性荷爾蒙及細胞捨生機轉的抑制作用，特別適於應用在內分泌消化性腫瘤(endocrine digestive tumours)的症狀之治療，尤其是類癌瘤的治療。

適應症 [衛核]治療肢端肥大症，改善類癌瘤(CARCINOID TUMOURS)的臨床症狀。

用法用量 1.起始劑量：
a.肢端肥大症 - 建議起始劑量為每28天60~120mg。
例如：
- 對於曾經每14天注射本藥30mg治療之患者，本藥的起始劑量應為每28天60mg。
- 對於曾經每10天注射本藥30mg治療之患者，本藥的起始劑量應為每28天90mg。
- 對於曾經每7天注射本藥30mg治療之患者，本藥的起始劑量應為每28天120mg。

b.類癌瘤 - 在二個月內，建議起始劑量為每28天90mg。
2.劑量調整：
劑量應依患者反應予以個例調整。因此，需監測血中GH、IGF-1濃度及觀察症狀變化作為劑量調整之參考。
a.肢端肥大症 - 建議為:
當GH1ng/ml、normalised IGF-1血中濃度正常或症狀消失時，可減少劑量。
當GH血中濃度界於1~2.5ng/ml時，維持原使用劑量。
當GH血中濃度高於 2.5ng/ml時，增加劑量。
病情由somatostatin類似物控制良好的患者可給予每42~56天注射120mg。

20 抗腫瘤藥物

b.類癌瘤 -
若臨床症狀(臉部潮紅及軟便)判斷為不足反應，則劑量可以增加為120mg每28天注射一次。
若臨床症狀(臉部潮紅及軟便)判斷為足夠反應，則劑量可改為60mg每28天注射一次。
c.給藥方法 - 本藥須臀部深層皮下注射。

不良反應 (1)局部反應：注射部位出現中度的暫時性疼痛，有時會伴隨著局部紅腫、(2)胃腸道效應：腹瀉或軟便，腹痛、脹氣，厭食，噁心及嘔吐、(3)在生物的層級，某些少數葡萄糖調節疾病的案例曾經被報導、(4)囊狀結石疾病(vesicular lithiasis)；在某些患者，於長期治療期間，無症狀之膽囊結石疾病案例曾經被報導。

醫療須知
1.在患有非胰島素依賴型糖尿病之患者，必須建立嚴格的血糖控制之監測。
2.在接受胰島素治療的糖尿病患者，於治療開始時即應小心地控制血糖值，其胰島素的使用劑量在起初應減少25%，然後配合血糖的濃度以調整胰島素的使用量。
3.在非糖尿病的患者，某些病例在常規的控制期間曾觀察到暫時性血糖上升；然而，並不須要以胰島素治療。
4.在肢端肥大症患者，使用lanreotide治療，並不能免除腦下垂體(pituitary)腫瘤體積之監測。
5.在類癌瘤症侯群(carcinoid syndrome)之治療，若有阻塞性腸道腫瘤存在時，在其清除掉之前，不可使用本藥。
6.對於長期治療的患者，建議於治療之前及每隔6個月應作一次膽囊超音波攝影(echography)檢查(參見副作用)。
7.如有明顯且持續性脂肪便(steatorrhoea)的情形出現，應當補充處方胰臟的萃取物。
8.在肝臟或腎臟功能不足的患者，須經常性監測肝臟及腎臟功能，以備須要時調整劑量間隔。
9.在大鼠生育能力的研究中，不僅出現生育能力、妊娠及子代生長中等程度不正常，亦出現雄性動物睪丸不正常。這些效應與本藥過度的生理與藥理活性有關。應告知接受治療的患者他們之生育能力可能會不正常，及於治療期間與停止治療後3個月內使用適當的避孕措施。
10.貯存於2度至8度的溫度中(存放於冰箱)。
11.必須在臨注射之前立即以特殊的稀釋溶液調配粉末，而藉由輕搖小瓶20~30次，以獲得具有乳狀外觀的均質懸浮液(homogenous suspension)。勿與其他藥品混合。

20414 LETROZOLE▲

孕D 乳? 食± 泄肝/腎 t½ 2D

20 抗腫瘤藥物

Rx 2.5 MG/錠劑(T);

商名
Femara® ◎ (NOVARTIS/諾華) $24.6/T(2.5MG-PIC/S)
Lenozole® ∗ (培力) $26.5/T(2.5MG-PIC/S)
Letara® (DOUGLAS/盛益)
Letero® (HETERO/凱沛爾) $26.5/T(2.5MG-PIC/S)
Letov® (ZYDUS/毅有)
Letramase® ∗ (中化) $26.5/T(2.5MG-PIC/S)
Letrozole-Acepharm® (SYNTHON/昱泰)
Letrozole-Teva® (TEVA/梯瓦)
Lovizol® (GENEPHARM/美時) $26.5/T(2.5MG-PIC/S),

藥理作用
1.在腫瘤組織之成長需依賴雌激素的病例中，去除動情素則可使腫瘤生長受抑制。
2.停經後婦女的雌激素主要來自於芳香化酶的作用，芳香化酶將腎上腺雄性素，主要包括雄烯二酮和睪固酮轉化為雌素酮(E1)和雌二醇(E2)；因此，可經由專一性抑制芳香化酶，使周邊組織和癌組織本身所製造的雌激素被抑制。
3.本藥是一種非類固醇類芳香化酶抑制劑，其經由競爭性結合至芳香化酶細胞色素P450血基質次單位而抑制芳香化酶，結果導致全部組織合成之雌激素合成減低。

適應症 [衛核]1.接受抗動情激素治療失敗的自然或人工停經後之末期乳癌病人之治療。
2.停經後之局部晚期或轉移性乳癌婦女患者之第一線治療用藥。
3.荷爾蒙接受器呈陽性及LN METASTASIS POSITIVE之乳癌病人作為TAMOXIFEN輔助療法之後的延伸治療。

4.停經後荷爾蒙接受器呈陽性反應的初期乳癌病人之輔助治療。

用法用量 1.成人或老年：一天一次，每次2.5mg，晚期乳癌治療需持續至病情惡化為止，早期乳癌之治療則以治療5年為基準。

2.老年人及肝、腎障礙的患者不須調整劑量。

不良反應 可能發生的副作用包括：1. 中樞神經方面：如頭痛、想睡及暈眩 2. 皮膚方面：如熱潮紅、發疹及搔癢 3. 腸胃道方面：如噁心、嘔吐、便秘、腹瀉、腹部疼痛、食慾不振及消化不良 4. 肌肉骨骼方面：如肌肉骨骼疼痛及關節痛 5. 呼吸方面：如呼吸困難及咳嗽 6. 其他：如衰弱、胸部疼痛、病毒感染、高血壓、周邊水腫、無力、高血脂、體重增加、高血鈣、骨折、憂鬱、焦慮、胸膜滲液、陰道出血、白帶、流汗增加、血栓靜脈炎以及禿頭等。

醫療須知 1.腎(ClCr<10mL/min)或嚴重肝受損的患者，應小心使用。

2.本藥的懷孕分級為D，須告知患者本藥對胎兒可能的風險。

3.本藥是否分泌於乳汁中未知，因此使用本藥應避免授乳。

4.使用本藥曾有淋巴球數下降，或AST、ALT、GGT及bilirubin等數值上升的異常情形，所以患者須監測血液、肝功能和血脂肪。

5.容易造成疲勞及頭暈，建議患者及開車或操作機器時注意。

6.服用期間，應增加高鈣食物攝取，ex:豆類製品、牛奶、小魚乾。

20415 LEUPROLIDE ACETATE (LEUPRORELIN)▲

孕X 乳 - 泄 肝/腎 ½ 3.6h

Rx 3.75 MG, 11.25 MG, 22.5 MG, 30 MG, 42 MG, 5 MG/ML/注射劑(I);

商名

Camcevi® (FAREVA/逸達)

Eligard® (TOLMAR/健喬信元) $8173/I(22.5MG-PIC/S-22.5MG)

Leuplin Depot® ◎ (TAKEDA/台灣武田) $3637/I(3.75MG-PIC/S-3.75MG), $14960/I(30MG-PIC/S-30MG), $8173/I(11.25MG-PIC/S-11.25MG),

Leuprolide Acetate® (東洋)

Leuprolide Plga® (東洋)

Lupro® (南光)

Lutrate Depot® (GP-PHARM/台灣李氏) $3637/I(3.75MG-PIC/S-3.75MG), $8173/I(22.5MG-PIC/S-22.5MG)

藥理作用 1.Leuprorelin acetate是合成的九胜肽天然促性腺激素釋放激素作用劑，持續地投與會抑制腦下垂體分泌促性腺激素，抑制男性睪丸類固醇的生成。

2.這種抑制作用在停藥後可以回復；然而此種作用劑的效力比天然的荷爾蒙高，testosterone濃度恢復的時間也因人而異。

3.投與leuprorelin acetate起初會使循環中的黃體促進素(LH)和濾泡刺激素(FSH)濃度升高，導致性腺類固醇、testosterone和dihydrotestosterone的濃度暫升高。

4.連續投與leuprorelin acetate造成LH和FSH濃度降低。在男性，testosterone降到去勢閥值以下(≤50ng/dL)。

適應症 [衛核]前列腺癌舒解治療，子宮內膜異位，中樞性性早熟症，因子宮肌瘤引起之經血過多及貧血而預計進行手術切除者，停經前乳癌。

用法用量 1.LEUPROLIDE：

①LEUPROLIDE每月單一劑量3.75mg，皮下注射，每四週注射一次，每次一vial，EM療程6M；myoma 3個月。

②LEUPROLIDE Acetate：推薦劑量為每天1mg(0.2ml)單一劑量皮下注射。

2.ELIGARD：

①ELIGARD 7.5毫克1個月皮下注射一次。注入皮下溶液透過一個穩定的藥品傳輸系統，可以在一個月內持續釋放leuprorelin acetate。

②ELIGARD 22.5毫克每3個月皮下注射一次。注入皮下溶液透過一個穩定的藥品傳輸系統，可以在3個月內持續釋放leuprorelin acetate。

③ELIGARD 45毫克每6個月皮下注射一次。注入皮下溶液透過一個穩定的藥品傳輸系統，可以在6個月內持續釋放leuprorelin acetate。

④通常，ELIGARD用於晚期前列腺癌紓解治療必須是長期治療，常病情緩解或改善時

，不該停止治療。

⑤對ELIGARD的反應，應藉由臨床參數和測量血清前列特異性抗原(PSA)濃度來監測。臨床研究顯示，大多數未切除睪丸的患者在治療的前3天，睪固酮(testosterone)濃度上升，然後在3~4週內降至藥物去勢濃度以下，達到去勢濃度後，只要繼續用藥便會保持下去(<1% testosterone breakthroughs)。如患者反應不佳，應當確認血清testosterone的濃度是否已達到或是維持在去勢濃度。

不良反應 1.最常見的不良反應是熱潮紅、身體不適、噁心、疲勞，以及注射部位短暫的局部刺激。約有58%的患者發生輕度或中度熱潮紅。

2.極常見：熱潮紅、瘀斑、紅斑、疲勞、注射部位灼熱、注射部感覺異常。

3.常見：鼻咽炎、噁心、腹瀉、皮膚搔癢、盜汗、關節痛、四肢酸痛、肌肉疼痛、排尿次數少、排尿困難、尿痛、夜尿、少尿、乳房觸痛、睪丸萎縮、睪丸疼痛、不孕、乳房增生、身體不適、注射部位疼痛、注射部位瘀青、注射部位刺痛、寒顫、乏力、血液學變化、血中肌酸酐磷酸激酶增加、凝血時間延長。

醫療須知 1.像其他GnRH作用劑一樣，leuprorelin acetate在治療的第一週，會使testosterone，dihydrotestosterone及酸性磷酸酶的血清濃度短暫上升。患者的症狀可能會患化或出現新的症狀，包括骨痛、神經病變、血尿、輸尿管或膀胱出口阻塞(見不良反應)。應於開始治療的最初數周內，密切觀察是否出現這些症狀，應給予適當處理，通常繼續治療後，這些症狀便會消失。

2.應考慮在開始leuprorelin治療的前3天，另外投與適常的抗雄性激素藥品，並在治療的最初2~3週持續投與。已有報告指出，可以預防血清testosterone在初期上升的後遺症。

3.使用GnRH作用劑曾有發生輸尿管阻塞和脊椎壓迫(可能導致癱瘓，伴隨有或沒有致命性併發症)的病例報告。如果發生脊椎壓迫或腎功能不全，應開始著手這些併發症的標準治療。

4.在醫學文獻中，男性接受睪丸切除術或GnRH作用劑治療後，曾有骨質密度降低的報告。

5.在上市後監視期中，使用GnRH作用劑後曾有發生腦下垂體中風(pituitary apoplexy)(一種繼發於腦下垂體梗塞的臨床症候群)的罕見病例報告。腦下垂體中風大多發在投與第一劑的2週內，有些病例發生在投與後一小時內。腦下垂中風的症狀是突發性頭痛、嘔吐、視覺變化、眼部肌肉麻痺、精神狀態改變，有時出現心血管衰竭。發生腦下垂體中風時，需要立即就醫。

6.高血糖和糖尿病：曾有報告指出，GnRH促進劑類藥品可能會增加男性病人發生高血糖或發展出糖尿病之風險。因此，應根據現階段臨床常規，監測並控制病人之血糖。

7.心血管疾病：曾有報告指出，GnRH促進劑類藥品可能會增加男性病人發生心臟猝死、中風或心肌梗塞之風險。因此，應根據現階段臨床常規，監測並控制病人心血管疾病之發生。

20416 MEDROXYPROGESTERONE ACETATE(High Dose)

孕 X 乳 + 食 + 酒 泄 肝 T½ 14～15D

Rx 100 MG, 500 MG/錠劑(T); 500 MG, 1000 MG/顆粒劑(Gr);

商名 Farlutal® ◎ (PFIZER/輝瑞) $37.7/T(500MG-PIC/S), Megran® (健喬信元) Mepro® (健喬信元) $10/T(100MG-PIC/S), $37.7/T(500MG-PIC/S) Meterone® (健喬信元/永茂)

藥理作用 1.本藥為黃體酮的衍生物，其強度為口服黃體酮(progersterone)之80~120倍。

2.它也是性腺抑制劑，可用於與月經有關之各種情況之替代療法。在缺乏內生性黃體酮時，投予本藥足夠劑量，即可恢復正常之月經週期，從而改變子宮內膜使適於受精卵之著床，可預防卵泡成熟及排卵。對內生性動情素充足之婦女，本藥可使增生性子宮內膜轉變為分泌性。

適應症 [衛核]不能手術及復發性或轉移性之子宮內膜癌之輔助療法，停經後婦女之乳癌，攝護腺癌及伴有惡病體質之末期癌症病患使用。
[非衛核]子宮內膜癌，腎上腺瘤，前列腺癌，乳癌前列腺肥大；非懷孕所致的繼發性停經，非器質性病變的異常子宮出血，青春期發動過早，子宮內膜異位。

用法用量 1.針劑：
a.乳癌：起始劑量每天500~1000mg IM，連續4個星期； 維持劑量500mg IM，每一星期2次。
b.子宮內膜癌：起始劑量500mg IM，一星期2次，連續3個月； 維持劑量500mg IM，每星期一次。
c.前列腺癌：起始劑量500mg IM，每星期2次； 維持劑量500mg IM，每星期一次。
2.錠/顆粒：
一般劑為每天100~1000mg(高劑可分2~3次服用)，一般低劑用於子宮內膜癌，高劑用於末期的轉移性乳癌。伴有病體質之末期癌症：每天1000mg，一次服用或分二次服用。

不良反應 乳房發脹，乳漏，陰道出血，月經改變，無月經，水腫，體重改變，子宮頸潰瘍，分泌物增加，鬱血性黃疸，搔癢。

醫療須知 1.醫師應注意血栓症之早期徵象(腦血管疾患，肺栓塞及視網膜血栓)。若懷疑或發生任何此類症狀應立刻停用藥物。
2.若突然部份或全部失視力或有眼凸、複視或偏頭痛應停藥作檢查。如檢查發現乳頭水腫或視網膜血管受損應停藥。
3.小獵犬以本藥治療會產生乳房結節，其中若干為惡性。對照組動物偶有結節出現，唯均屬良性及間歇性，而接受藥物治療之動物結節較大。較多且較持續，有若干乳癌且有轉移。這對於人類的意義尚未確立。
4.本藥會引起某種程度液體滯留，可能受此因素影響之情況，如癲癇、偏頭痛、氣喘或心腎功能不佳應小心觀察。若有突破性出血，及所有不規則性陰道出血，應考慮非功能性因素。若有未經診斷之陰道出血，應作充分之診斷
5.有精神性憂鬱病史之患者應小心觀察，若憂鬱發至重程度，應停藥患者年齡非絕對限制因素，唯以progestins治療會掩蓋更年期之開始。
6.本藥不可用於測試懷孕或疑有懷孕之情況。
7.持續使用高劑量medroxyprogesterone acetate數年的病人將增加罹患腦膜瘤之風險，建議採取新的風險管控措施。

20417 MEGESTROL

孕 X 乳 - 食 ± 泄 肝

Rx 40 MG, 160 MG/錠劑(T);

商名
Megejohn®(健喬信元) $36.1/T(160MG-PIC/S), $8.2/T(40MG-PIC/S)
Mekei®(汎生)
Mestrol®(健喬信元/永茂) $8.2/T(40MG-PIC/S),

藥理作用 1.本藥為助孕荷爾蒙，會影響腦下垂體，產生抗黃體化作用，具有抗腫瘤的特性機轉未明，主要用來治療子宮內膜癌。
2.本藥可改善癌症及AIDS患者產生的惡性體質，可增加患者的食慾，增加體重。

適應症 [衛核]再發生或轉移性子宮內膜癌的輔助療法。

用法用量 1.乳癌：一天4次，每次40mg。2.子宮內膜癌：一天40~320mg，分數次服用。3.食慾促進劑：建議起始劑量160~400mg/天，每天最大劑量：400mg/天。

不良反應 陰道出血、乳房壓痛、頭痛、食慾增加、體重增加、腹痛、噁心、嘔吐、深部靜脈栓塞、過敏。

20418 MITOTANE

Rx 500 MG/錠劑(T);

商名
Lysodren® ◎ (Latina/吉帝)

藥理作用 1.Mitotane是腎上腺的細胞毒性活性物質，儘管他明顯可以抑制腎上腺而不破壞細胞。其生化作用機轉尚不清楚。

2.Mitotane改變了人體皮質醇的腎上腺外代謝，導致可測量的17-羥基皮質類固醇(17-hydroxy corticosteroids)下降，即使皮質類固醇的血漿濃度並沒有下降。Mitotane顯然引起6-β-羥基皮質醇(6-beta-hydroxycortisol)的形成增加。

適應症 [衛核]晚期(無法切除，轉移性或復發性)腎上腺皮質癌(ACC)。

用法用量 1.成人的治療應從每日2~3公克mitotane開始，然後逐漸增加(例如：以兩週為間隔)，直到mitotane的血漿中濃度達到治療區間：14~20 毫克/升。

2.如果是急需控制庫欣氏症高度症狀表現的病人，則可能需要更高的起始劑量，如：每日4~6公克，並且每日劑量增加速度會更快(例如：每週)。通常不建議起始劑量高於6公克/日。

3.投藥方式–錠劑應搭配一杯水並與含高油脂食物的餐點(例如：牛奶、巧克力、植物油脂)一起服用。在處理錠劑時要戴一次性使用的手套。

不良反應 1.非常常見：肝臟酵素增加、膽固醇血漿濃度升高、三酸甘油酯血漿濃度增加、白血球減少症、出血時間延長、共濟失調、感覺異常、眩暈、嗜睡、黏膜炎、嘔吐、腹瀉、噁心、上腹部不適、皮疹、重症肌無力、腎上腺功能不全、厭食症、高膽固醇血症、高三酸甘油酯血症、無力、女乳症、譫妄。

2.常見：貧血、血小板減少症、智能障礙、多發性神經病變、動作障礙、頭暈、頭痛、自體免疫肝炎。

醫療須知 1.在開始進行mitotane治療之前，應透過外科手術盡可能切除大的轉移性腫塊，為了盡可能降低由於mitotane快速的細胞毒殺作用而引起的腫瘤梗塞和出血的風險。

2.本藥對於駕駛和操作機械的能力有重大影響。應當提醒非臥床的病人不要駕駛或操作機械。

3.所有具有非功能性腫瘤的病人，和75%具有功能性腫瘤的病人，會表現出腎上腺功能不全的跡象。因此，在這些病人可能需要類固醇替代療法。糖皮質激素不足是比較常見的，但鹽皮質激素不足也可能與此相關，可能需要用類固醇來替代。

4.由於mitotane的主要作用是抑制腎上腺，因此在休克、嚴重外傷或感染後應立即暫時停止用藥，這種情況下應使用外源性類固醇，因腎上腺被抑制可能不會立即分泌類固醇。

5.應當監測mitotane的血漿濃度，以調整mitotane的劑量，尤其是在需要使用較高起始劑量的情況。

6.Mitotane組織累積：脂肪組織可以作為mitotane的儲藏庫，從而延長半衰期並可能造成mitotane累積。因此，儘管劑量維持不變，mitotane的濃度仍可能會增加。

7.長期連續服用高劑量的mitotane可能會導致可逆性腦損傷和功能受損。應定期進行行為和神經學評估，尤其是當mitotane血漿濃度超過20毫克/升時。

8.Mitotane治療可影響所有血液細胞，Mitotane治療期間經常報告出現白血球減少症(包含嗜中性白血球低下症)，貧血和血小板減少症。在mitotane治療期間應監測紅血球，白血球和血小板計數。

9.Warfarin和coumarin類抗凝血劑：當使用coumarin類抗凝血劑的病人服用mitotane時，應密切監測病人抗凝血劑劑量需求的變化。

10.有生育能力的女性在使用mitotane治療期間必須使用有效的避孕措施。

20419 TAMOXIFEN

孕 D 乳 - 食 ± 泄 糞 透 7D

℞ 10 MG/錠劑(T);

商名

Nolvadex® ◎ (ASTRAZENECA/阿斯特捷利康) $4.77/T(10MG-PIC/S)

Novofen® (REMEDICA/富富) $4.77/T(10MG-PIC/S),

Tadex® (美強) $4.77/T(10MG-PIC/S)

Tafen® (東洋)

藥理作用 本藥為雄性荷爾蒙衍生物，它與受體複合物移入細胞核後，可降低DNA的生合成。主要做為乳癌之治療及乳癌手術後之輔助療法。

適應症 [衛核]轉移性乳癌之治療、乳癌手術後之輔助療法。

用法用量 口服：10mg每天2次。若一月內無效，可增至20mg每天2次。

不良反應 噁心、面潮紅、外陰搔癢、偶有陰道出血以及胃腸不適，皮疹，體液帶留或禿髮。

醫療須知 1.服用本藥患者須定期做血液、血鈣濃度和肝功能檢查。
2.本藥可能造成子宮內膜改變，患者須定期做婦科檢查。
3.使用本藥需4~10週療程才達預期目標反應；如果骨頭轉移了可能更久。
4.已通報有可能威脅生命或致死的嚴重皮膚不良反應Severe cutaneous adverse reactions(SCARs)，包含Stevens-Johnson syndrome(SJS)和毒性表皮溶解症Toxic Epidermal Necrolysis(TEN)是與tamoxifen的治療有關。
5.在患有遺傳性血管水腫(hereditary angioedema)的病人，tamoxifen可能誘發或加重此疾病的症狀。
6.證據指出使用tamoxifen治療會增加血栓塞的風險，包括中風、深部靜脈栓塞及肺深部靜脈栓塞。
7.病人若察覺有靜脈血栓栓塞或血栓塞的症狀，應立即就醫。應停止使用tamoxifen並開始抗血栓治療。
8.白血球缺乏及小板不足的病人使用tamoxifen時必須小心，需定期監測全血球數量(包括血小板)。
9.已有骨轉移的病人已有骨轉移的病人，在治療的第一週應密切監測，因為可能發生高血鈣症。若發生高血鈣症應給予適當的治療，嚴重話必須停藥。應定期監測血清鈣濃度。
10.在開始tamoxifen治療前，病人應接受眼科檢查。併用會增加視覺障礙風險(例如視網膜病變)的藥品需須特別注意。
11.在延後的顯微乳房重建手術，tamoxifen可能會增加微血管皮瓣併發症的風險。

20420 THYROTROPIN ALFA

℞ 1.1 MG/注射劑(I);

商名 Thyrogen® ◎ (GENZYME/賽諾菲)

藥理作用 1.本藥為DNA基因重組技術而成的一種異雙分子之醣蛋白製劑，因此其生化特性與腦下垂體的甲狀腺刺激荷爾蒙相似。Thyrotropin alfa能與甲狀腺上皮細胞或甲狀腺刺激荷爾蒙受體結合後，刺激荷爾蒙受體結合後，刺激碘離子的攝取與有機化，以及刺激甲狀腺球蛋白、三碘甲狀腺荷爾蒙(triiodothyronine，T_3)及甲狀腺荷爾蒙(thyroxine，T_4)的合成及分泌。
2.患甲狀腺癌的患者，當將甲狀腺幾乎或完全切除後，必須投與合成的甲狀腺荷爾蒙來代替內生的荷爾蒙並同時抑制甲狀腺刺激荷爾蒙的濃度過高，以避免甲狀腺刺激荷爾蒙刺激癌細胞生長。然後，無論是正接受甲狀腺荷爾蒙抑制療法，或仍擁有正常的甲狀腺，均以甲狀腺球蛋白濃度測試，或停用甲狀腺荷爾蒙後則以甲狀腺球蛋白濃度測試併放射性碘攝影，來進行殘留或復發之癌症的追蹤。
3.本藥是一種基因重組製成的人類甲狀腺刺激荷爾蒙，提供有甲狀腺癌病史或罹患甲狀腺分化癌的患者在追蹤期間的診斷工具。

適應症 [衛核]甲狀腺分化癌治療之輔助診斷製劑。適用於因甲狀腺分化癌而接受幾乎全部或全部甲狀腺切除、且沒有轉移性甲狀腺癌的跡象的病人，THYROGEN (thyrotropin alfa for injection) 可用來作為甲狀腺殘留組織的放射碘去除之輔助療劑。(詳如仿單)

用法用量 1.以肌肉注射投與0.9mg的thyrotropin，每24小時一劑，共二劑；或每72小時一劑，共三劑。

20 抗腫瘤藥物

2.以1.2ml的注射用水來稀釋配製後，取1.0ml的注射溶液(相當於0.9mg的thyrotropin alfa)對臀部以肌肉注射方式給藥。
3.若需進行放射性碘攝影，則放射性碘需在最後一劑thyrotropin注射後的24小時內投與。而且要在放射性碘投藥後48小時內進行掃描(即thyrotropin投藥後的72小時內)。

醫療須知 Thyrotropin只能以肌肉注射方式，不可用靜脈注射方式投藥。
Thyrotropin為供肌肉注射之藥品，使用前才以1.2ml的注射用水來稀釋配製。
Thyrotropin需儲存於攝氏2~8度(華氏36~46度)內。當以1.2ml的注射用水稀釋配製後，在使用前，須仔細觀察小瓶內是否有懸浮物或變色的情形發生。當出現任何懸浮物或變色的情形時，即不可使用。
必要時，將稀釋配製好的注射溶液可在攝氏2~8度下放置24小時，並應避免污染。
當使用期限超過後，即不應使用thyrotropin。本藥需避光。

20421 TOREMIFENE

孕 D 乳 - 食 ± 泄 肝 代 5D

Rx 60 MG/錠劑(T);

商 名 Fareston® ◎ (美強) $25.6/T(60MG-PIC/S)

藥理作用 1.本藥為非類固醇之抗雌荷爾蒙藥物，在癌細胞上與雌荷爾蒙競爭結合部位，而抑制腫瘤的生長。
2.在停經後乳癌患者發現血清總膽固醇及低密度酯蛋白適度減少與使用Toremifene治療有關聯性。
3.Toremifene會與Oestradiol競爭雌性激素接受體結合，並抑制DNA的合成及細胞複製。在某些實驗中，也發現本品的抗癌作用並非是雌性激素依賴型相關的。
4.Toremifene於乳癌中之抗癌作用為抗雌性激素作用，雖然另有其他的機制(如改變致癌基因的表現、生長因子分泌、細胞凋亡的誘發與影響細胞週期動力學)亦牽涉的抗癌的效果。

適應症 [衛核]轉移性乳癌之治療。說明：1.停經後轉移性乳癌第一線用藥。2.女性荷爾蒙接受體為陰性者則不建議使用。

用法用量 1.劑量：每日劑量為60mg，一天一錠。
2.腎臟功能不全：腎功能不全之病患使用本藥品不需作劑量調整。
3.肝臟功能障礙：肝功能障礙之病患應謹慎使用本藥。

不良反應 熱潮紅、盜汗、沮喪、昏眩、噁心、嘔吐、發疹及皮膚癢、子宮出血、白帶、疲倦、水腫。

醫療須知 1.使用本藥前應先檢查病患是否有子宮內膜不正常之情況，往後每年至少做一次婦科學的檢查，子宮內膜癌病患如有額外罹患如高血壓、糖尿病、高BMI值(>30)或曾接受荷爾蒙取代性治療，用本藥時應該嚴密的監控。
2.患有嚴重血栓性栓塞症之病患一般不宜給予Toremifene治療。
3.本藥在某些病患心電圖已被證明對QTc interval的延長與劑量有相關性。
4.本藥需小心使用在可能會有心律不整(proarrhythmic)的病患(特別是年長病患)如心肌缺血或QT延長因會導致心律不整(Torsade de pointes)和心跳停止的危險性增加。如果在使用本藥治療期間，有心律不整的症狀出現，應停止給藥並照ECG心電圖。
5.如果QTc interval>500ms，不應該使用本藥。
6.患有非代償性心臟功能不全或嚴重心絞痛使用本藥應嚴密的監控。
7.併有骨髓移轉之患者開始使用Toremifene治療時可能會產生高血鈣，故應嚴密監控。
8.目前尚無患有不穩定糖尿病、劇烈改變疾病狀況或心臟衰竭病患使用本藥之系統資料。
9.本藥有含乳糖(30mg/tablet)，患有少見之遺傳性乳糖不耐症、乳糖酶缺乏症或葡萄糖-半乳糖吸收不良之病患若有其他治療方式，宜考慮避免使用本藥。

20422 TRIPTORELIN▲

孕 X 乳 - 泄 肝/腎 1/2 3h

Rx 0.1 MG, 3.75 MG, 11.25 MG, 22.5 MG, 100 UG/注射劑(I);

商 名

Decapeptyl CR® ◎ (FERRING/輝凌) $3058/I(3.75MG-PIC/S-3.75MG),
Decapeptyl® ◎ (FERRING/輝凌)
Diphereline P.R.® (IPSEN/益普生) $3058/I(3.75MG-PIC/S-3.75MG), $9741/I(11.25MG-PIC/S-11.25MG)
Diphereline® (IPSEN/益普生)
Pamorelin® (友霖/友華) $3058/I(3.75MG-PIC/S-3.75MG), $9741/I(11.25MG-PIC/S-11.25MG), $19779/I(22.5MG-PIC/S-22.5MG),

藥理作用 1.本藥為促黃體化釋出荷爾蒙拮抗劑，可降低血清中性荷爾蒙的濃度。
2.Triptorelin是一種人工合成的促性腺激素釋放激素(GnRH)促進劑類似物。注射初期，LH和FSH的血中濃度會升高，進而造成男性testosterone或女性estradiol血中濃度遽升(flare up)。繼續治療後，LH和FSH的濃度會降低，因而導致testosterone或estradiol血中濃度降至如同於手術去勢後的濃度。

適應症 **[衛核]攝護腺癌之輔助療法，子宮內膜異位症，子宮肌瘤切除手術前縮減子宮肌瘤體積之輔助治療，女性不孕症在體外受精及胚胎植入(IVF-ET)之輔助治療。**

用法用量 每28天皮下(例如：腹部，臀部或大腿的肌膚)或肌肉注射一次(3.75mg)。每次須注射不同部位。
每3個月皮下或肌肉注射一次(11.25mg)。
男性：
攝護腺癌之輔助療法：非常重要的是，每使用四週後須觀察其結果。經三個月治療後診斷是否為雄荷爾蒙導致攝護腺癌。若明確是，持續以本藥治療。
女性：
子宮內膜異位症及子宮肌瘤：為不影響骨質密度，治療不超過六個月。
輔助生育技術：單一劑量投與在周期的第二或第三天(濾泡期)，或週期第二十二天(黃體期)。
兒童：
使用劑量範圍應依體重而訂。在開始治療時第0天、14天及28天時，各注射一劑。後續治療每四週一劑。如果藥效不足，可以每三週一劑。劑量的訂定如下：
體重未滿20kg的兒童，可使用主成分1.875mg(即一半劑量)。
體重20~30kg的兒童，可使用主成分2.5mg(即2/3劑量)。
體重30kg以上的兒童，可使用主成分3.75mg(即全劑量)。

不良反應 1.男性：熱潮紅、陽萎和性慾減退、男性女乳症。
2.女性：熱潮紅、陰道乾燥和/或性交疼痛、點狀出血和因雌激素濃度降低至停經後的量而發生輕微的小樑骨質流失。但是，在治療停止後六到九個月可完全恢復。
3.較少發生的副作用包括：罕有病例發生過敏現象(發燒、搔癢、皮疹、過敏反應)、頭痛、疲倦和睡眠障礙。一般來說，副作用是輕微的且在治療停止後會消失。

醫療須知 **1.治療期間要避孕。**
2.可能發生尿路阻塞或尿道、膀胱出口阻塞，應於療程中注意觀察，避免發生腎臟損傷。
3.可能會減少骨骼礦物質密度，已知有代謝性骨骼疾病的女性病患應謹慎使用。
4.可能會減低血糖耐受度，呈現糖尿病或糖尿病病人血糖難控制，建議應進行血糖監測。
5.在治療攝護腺癌之男性，可能可能增加心血管疾病或中風的風險。
6.很罕見的案例曾發生過敏反應，包括過敏性休克或血管性水腫(angioedema)。
7.在攝護腺癌治療的病人，剛開始治療的前幾週可能發生血中testosterone濃度突然升高，增加攝護腺癌症狀惡化的風險。

§ 20.5 破壞DNA的鉑類藥物

20501 ARSENIC TRIOXIDE

孕D 乳 -

Rx 1 MG/ML/注射劑(I);

商名

Asadin® ◎ (東洋) $3569/I(1MG/ML-PIC/S-10ML),

藥理作用 Arsenic trioxide(As_2O_3)的抗腫瘤機轉並未完全清楚。

適應症 [衛核]急性前骨髓細胞白血病。

[非衛核]具有t(15;17)轉位或PML-RAR-融合基因之急性前骨髓細胞白血病，經retinoid及anthracycline化療無效或復發後，本藥用以誘導緩解及強化治療。

用法用量 1.劑量：誘導療程–靜脈點滴每天0.15mg/kg，持續使用直到骨髓症狀緩解，本療程不可超過60劑。強化療程–待誘導療程完成後3~6週，開始強化療程，靜脈點滴每天0.15mg/kg，連續使用25劑，於五週內完成療程。

2.給藥方法：

以100~500mL的5% 葡萄糖注射液或0.9% 氯化鈉注射液稀釋。稀釋後，靜脈點滴2~4小時；如果發生急性血管運動反應(acute vasomotor reactions)，點滴時間可延長至4小時以上。

不良反應 常見副作用包括白血球增多症、胃腸道症狀(噁心、嘔吐、腹瀉及腹痛)、疲勞、水腫、高血糖、呼吸困難、咳嗽、皮疹或搔癢、頭痛等，這些反應通常為短暫、可逆性的，不必中斷治療。另外，致命性的不良反應有RA-APL症候群(Retinoic-Acid Acute Promyelocytic Leukemia Syndrome)及 torsade de pointes ventricular arrhythmia。

醫療須知 1.RA-APL症候群之臨床表徵為發燒、呼吸困難、體重增加、肺部浸潤、胸肋膜或心包滲出液，有/沒有白血球增多症。本症候群可能致命，一旦懷疑時，需立刻給予高劑量類固醇(靜脈注射dexamethasone 10mg，每天二次)，持續使用至少3天或直到症狀或徵候消退。

2.Arsenic trioxide會引起QT間隔延長及心房心室完全阻斷，而QT間隔延長會導致torsade de pointes-type ventricular arrhythmia；併用會延長QT的藥物、曾有torsade de pointes病史、已存有QT間隔延長情況、鬱血性心衰竭、使用耗鉀型利尿劑(potassium-wasting diuretics)或其他會導致低血鉀或低血鎂等情況，都可能增加torsade de pointes的危險性。

3.開始本藥治療前，需先作12導程心電圖(12-lead ECG)，並測量血清中的電解質(鉀、鈣及鎂)及肌氨酸酐；異常的電解質需先校正，可能的話，停用任何會延長QT間隔的藥。

4.於誘導期間，每週測量電解質、血液學及凝血酶濃度，對於不穩定的患者，需要作更多次檢測；於強化期則每週至少檢測一次。

5.於誘導及強化期，每週測量一次心電圖；對於不穩定的患者，需作更多次的測量。

6.本藥的懷孕用藥安全分級為D；動物試驗中，無機砷會通過胎盤造成胎兒毒性；可能懷孕的婦女使用本藥時，需告知其危險性，並避免懷孕。

7.本藥會分泌至乳汁，不可授乳。使用於五歲以下小兒的安全及有效性尚未確立。

8.使用於肝、腎損傷患者的安全性及有效性尚未確立，對腎衰竭患者需特別小心。

9.使用arsenic trioxide時，可能會有白血球增加情形，必需加以追蹤血球變化

20502 CARBOPLATIN▲

孕D 乳 - 泄 ? 排 3h

Rx 10 MG/ML/注射劑(I);

商名

Carboplatin IV® (杏輝) $1201/I(10MG/ML-PIC/S-15ML), $2662/I(10MG/ML-PIC/S-45ML)

Carboplatin Mylan® (MYLAN/邁蘭) $1201/I(10MG/ML-PIC/S-15ML), $2662/I(10MG/ML-PIC/S-45ML)

Carboplatin® (BEN VENUE/岱億)

Kemocarb® (FRESENIUS KABI/費森尤斯卡比) $2662/I(10MG/ML-PIC/S-45ML), $1201/I(10MG/ML-PIC/S-15ML)

Paraplatin IV® ◎ (Latina/大昌華嘉) $2662/I(10MG/ML-PIC/S-45ML), $1201/I(10MG/ML-PIC/S-15ML)

藥理作用 本藥為含鉑(platinum)金屬錯化物的抗癌劑，可與DNA結合，形成特殊的化合物，而造

成DNA模板的改變，影響RNA以及蛋白質的合成，以達成抑制癌細胞的繁殖。

適應症 [衛核]卵巢癌。

[非衛核]單獨或併用其他化學製劑治療轉移的卵巢癌，小細胞肺癌，頭部頸部鱗狀細胞肉瘤，睪丸生殖細胞癌，非小細胞肺癌，泌尿道癌，急性白血病。合併治療乳房、子宮頸、結腸、子宮內膜、頭頸部及肺癌；白血病、淋巴癌及黑色素瘤。

用法用量 單一投與劑量每4星期靜脈注射400mg/m²，靜注時間為15分至1小時；或連續24小時滴注，其劑量為每4~5星期240~320mg/m²。

不良反應 本藥的腎毒性比cisplatin小很多，還會產生可逆性的骨髓抑制作用，卵巢萎縮和胃腸道毒性(如嘔吐)聽毒性，禿頭，皮膚發疹。

醫療須知 1.本藥會造成畸型胚。

2.禁用於cisplatin、其他含鉑化合物、或是mannitol產生過敏反應病史的患者。

3.禁用於有嚴重骨髓抑制及大出血之患者。

20503 CISPLATIN(CISPLATINUM)

孕D 乳 - 代 73～290h

Rx 1 MG/ML/注射劑(I);

商名

Cisplatin® (HOSPIRA/輝瑞) $350/I(1MG/ML-PIC/S-50ML), $350/I(1MG/ML-PIC/S-100ML)

Kemoplat® (FRESENIUS KABI/費森尤斯卡比) $350/I(1MG/ML-PIC/S-50ML),

藥理作用 在治療後24小時維持尿液每小時100ml的排出量，以減少發生腎毒性的危險性。投與cisplatin時，不要使用針頭，IV滴注管或其他含有鋁的設備，因為會形成platinum黑色的沈澱，本藥可能會增加清中BUN， creatinine， SGOT和尿酸的濃度，它還會降低creatinine的廓清率，和IV推注或花30分鐘IV灌注，本藥可以250ml的5%葡萄糖溶液或0.9%氯化鈉稀釋，沿著被注射的靜脈會產生嚴重的疼痛。被稀釋的藥物要緩慢灌注，避免外溢。本藥可能會增加alkaline phosphatase， BUN， SGOT， SGPT的濃度。

適應症 [衛核]抗惡性腫瘍劑。

[非衛核]淋巴瘤、頭及頸部鱗狀細胞的肉瘤。

用法用量 1.當一種單獨藥劑時：立即靜注100mg/m²，每4週一次。睪丸瘤：20mg/m²靜注，每3週有5天，共3個治療程。

2.合併時bleomycin：每週的第2天靜注30單位，共12劑。Vinblastine：每週的第1及第2天靜注0.15~0.2mg/kg，每3週為一個治療程，共4個治療程。對有反應的患者之維持量：vinblastin每4週靜注0.2mg/kg，共2年。卵巢瘤：立即靜注50mg/m²，每3週1次，第1天合併使用。

3.溶液的製備：將小瓶的內容物溶於10ml的注射用水，該溶液在室溫下可維持20小時的穩定，不可冷藏。在治療前8~12小時先灌注1公升與2公升的輸液水化(hydrate)患者。利用5%葡萄糖溶液含37.5g mannitol之0.3%或0.45%生理食鹽水將本藥稀釋至1~2公升。

4.未打開的乳粉小瓶必須貯存在冷藏處。

不良反應 1.本藥對腎、聽力和造血功能會造成傷害。

2.常見-明顯噁心、嘔吐、低血鎂、骨髓抑制；偶有-厭食、口腔炎、腹瀉、便秘、低血鈣、頭痛、痙攣、耳毒性腎毒性；嚴重的-擬急性過敏反應。

醫療須知 1.禁用於cisplatin，其他含鉑化合物過敏，腎功能或聽神經功能原先已受損的，或已有嚴重骨髓抑制之患者。

2.治療期間應監測血球計數，定期監測肝功能及神經學檢查。

3.應多喝水並時常排尿，促進代謝。

20504 HYDROXYUREA

孕D 乳 - 泄 肝/肺

Rx 500 MG/膠囊劑(C);

商名

Hydrea® ◎ (Latina/大昌華嘉) $15.2/C(500MG-PIC/S)

20 抗腫瘤藥物

藥理作用 本藥抑制DNA的合成，屬S相專一性藥物。

適應症 [衛核]1. 治療慢性骨髓性白血病(治療前期與安寧療護)。
2. 治療復發、轉移或不可開刀之卵巢癌。
3. 與輻射線治療併用於除唇外之原發性頭及頸鱗狀細胞癌之局部控制。

用法用量 1.持續療法：20mg/kg，每日一次。
2.間歇療法：80mg/kg，每3日一次。

不良反應 白血球減少症，血小皮減少症，貧血及巨胚紅血球病；噁心及嘔吐，口內炎，皮膚過敏。

醫療須知 1.若患者的白血球數減至2,500/mm²或血小板數減至100,000/mm²，要停藥。
2.顯著腎功能不全的患者，可能會很快產生視覺及聽覺之幻覺及血液毒性。
3.若無法吞服膠囊時，可將膠囊內容物打開，直接倒入一杯水中並立即服用
4.定期追蹤肝、腎功能檢查。

20505 KAWARATAKE(POLYSACCHARIDE K)

℞ 1 GM/GM
/粉劑(P)；

商名 Krestin® ◎（昱昇/杏昌）

藥理作用 1.本藥是一種免疫性的制癌劑，與一般化學的抗癌劑有完全不同的作用機轉，本藥是屬於非特異性作用免疫治療劑，因其制癌作用是增強宿主的抗癌力，非直接殺癌作用，體外試驗發現有阻止癌細胞對uridine和thymidime的吸收
2.可使帶癌動物的遲延型皮膚反應降低，恢復到正常。
3.帶癌動物以異種的紅血球做抗原所生的抗體產生能力降低。本藥可阻止1gG抗體抗羊紅血球細胞與紅血球做抗原所生的抗體產生能力降低。
4.本藥又可阻止cyclophosphamide(endoxan)所引起的immunosupression。
5.本藥可使帶癌動物感染抵抗力恢復，本藥的免疫力。可能與T-cell，thymus有關。由實驗結果，可能是使T-cell的活性化，而影響B-cell，lymphocyte，macrophage的作用，使宿主恢復到正常的免疫力來抑制癌細胞的增值。
6.由於本藥非殺癌劑，故使用時併用化學療法或放射線療法或手術，效果甚佳。更可防止手術後的轉移作用。

適應症 [衛核]消化器癌(胃癌、食道癌、結腸、直腸癌)

用法用量 通常1日3g，分1~3次服用，口服給藥。

不良反應 1.消化器：噁心、嘔吐、食慾不振、下痢、偶有胃部不適感等症狀。
2.皮膚：罕有發疹等症狀。

醫療須知 1.高齡者的生理機能降低應謹慎給藥。
2.於in vitro系，可增強由小白鼠同系腫瘤細胞(EL4)所誘導的細胞障礙活性。於in vitro，增強對小白鼠脾細胞同種腫瘤細胞(P815)的細胞障礙活性。
3.可防止由罹癌(tumor-bearing，Lewis肺癌等)所引起的異種紅血球的抗體產生能力及延遲型足蹠反應的降低。
4.可抑制因罹癌(tumor-bearing，EL4)而變亢進的suppressor細胞活性。
5.可增強正常、罹癌(tumor-bearing，MH134)及病毒感染小白鼠的NK細胞活性
6.可恢復罹癌(tumor-bearing，EL4等)所致的降低的巨噬細胞趨化性，對於正常大白鼠腹腔巨噬細胞對腫瘤細胞(SMT-2)的增殖抑制活性，可增強之。
7.可恢復罹癌(tumor-bearing，MM102)所致的降低的干擾素產生能力。可增強正常及罹癌(tumor-bearing，Car. 755)小白鼠的IL-1、IL-2產生能力。
8.可防止罹癌(tumor-bearing，Meth A)所引發的胸腺萎縮及細胞數的減少。
9.可防止因來自於罹癌(tumor-bearing)個體的免疫抑制物質所導致的抗體產生能力及延遲型足蹠反應的降低。

10.口服給藥時，顯示出具有集合淋巴結(Pcyers' patches)等之腸管免疫系的活性化。

20506 L-ASPARAGINASE

孕C 乳 - 泄 ? 半 8～30h

Rx 10000 KU/注射劑(I);

商名 Leunase® ◎ (NIPRO/協和麒麟)

藥理作用 由於缺乏asparagine synthetase，有些腫瘤不能夠合成asparaginase，而此種胺基酸是合成DNA和必需的細胞蛋白質所不可欠缺的，這類的細胞必須仰賴血流中外生性的asparagine，投與asparaginase可分解血清中asparagine成aspartic acid，它不會被腫瘤利用；而阻止癌細胞DNA和核蛋白的生合成，正常的細胞能夠合成asparagine，因此，幾乎不會受到asparaginase的影響。

適應症 [衛核]急性白血病(包括由慢性白血病轉變成急性者)惡性淋巴腫。

用法用量 孩童：第I種給藥法asparaginase−1天靜注1,000IU/kg共10天，從第22天開始vincristine−1週1次，靜注2mg/m²第1，8，15天，最大單一劑量為2mg。Prednisone−1天40mg/m²分3次投與，共15天，然後20mg/m²共2天10mg/m²共2天，5mg/m²共2天和2.5mg/m²共2天。第II種給藥法asparaginase−從第4天開始每3天肌注6,000IU/m²，共9劑。Vincristine−靜注1.5mg/m²共4劑，第1，8，15，22天注射用。Prednisone−1天40mg/m²分3次投與，共28天，然後休息14天以上。6,000IU/m²，共9劑。Vincristine−靜注1.5mg/m²共4劑，第1，8，15，22天注射用。Prednisone−1天40mg/m²分3次投與，共28天，然後休息14天以上。

不良反應 1.常見的-皮膚疹蕁麻疹、嚴重嘔吐、噁心、凝血因子減少、血小板及纖維素原血中濃度降低。
2.嚴重的-急性過敏、致死性高熱腎衰竭。

醫療須知 1.Asparaginases經常會造成過敏反應或急性的無防禦性過敏反應，注意觀查患者是否有喉管收縮、低血壓、出汗、面部水腫、呼吸抑制、疼痛、冷顫、失去意識、要準備epinephrine，diphenhydramine，steroids和氧等的治療。
2.要提示患者注意是否有伴發嘔吐和噁心的嚴重胃痛，此可能由於服用asparaginase導致的胰臟炎。
3.患者在服用asparaginase後，要仔細觀查看是否有多尿和口渴等高血糖類著的症狀。
4.要監測接受asparaginase患者的血糖和尿糖，以便確定他們有否發生高血糖或糖尿。
5.在使用bleomycin治療之前，先要測定患者的肺功能，而且每2個星期要做胸部的X光攝影，每個月要做監測二氧化碳擴散的能力，當測定量低於治療前數據的30%~35%時，就要停止藥物治療。
6.在使用bleomycin治療之前，要投與diphenhydramine，以減少發生無防禦性過敏反應的危險性。(a)在同部位，不能IM注射2ml以上的asparaginase。(b)要了解重複投與asparaginase，會使過敏反應的發病率增加。兩次劑量之間過了1個星期以上纔重複皮內的皮膚試驗。

20507 LONCASTUXIMAB TESIRINE☆

Rx 10 MG/注射劑(I);

商名 Zynlonta® ◎ (BSP/友華)

藥理作用 1.Loncastuximab tesirine是一種以CD19作為標靶的抗體-藥物複合體(ADC)。
單株IgG1 kappa抗體成分會與人類CD19結合，而CD19是一種表現於B系來源細胞表面的跨膜蛋白。
2.與CD19結合後，loncastuximab tesirine會被內化，接著經過蛋白水解性裂解作用釋出SG3199。釋出的SG3199與DNA小溝(minor groove)結合，並形成具有高細胞毒性的DNA股間交聯，進而誘發細胞死亡。

適應症 [衛核]適用於治療復發型或難治型(relapsed or refractory)的瀰漫性大型B細胞淋巴瘤

(diffuse large B-cell lymphoma, DLBCL)與高惡性B細胞淋巴瘤(high-grade B-cell lymphoma)且先前已接受至少兩線全身性療法之成人病人。

用法用量 1.本藥應在每週期的第1天(每3週一次)，以靜脈輸注30分鐘的方式給予。
2.請以下列方式實施靜脈輸注：
a.0.15mg/kg每3週一次，共2個週期。
b.後續週期為0.075mg/kg每3週一次。

不良反應 1.最常見(>20%)的不良反應為：血小板低下、γ麩胺醯轉移酶上升、嗜中性白血球低下、貧血、高血糖、轉胺酶升高、疲勞、低白蛋白血症、皮疹、水腫、噁心，以及肌肉骨骼疼痛。
2.最常見嚴重不良反應為：嗜中性白血球低下合併發燒、肺炎、水腫、肋膜積液，以及敗血症。有1%發生致命的不良反應(由感染引起)。

醫療須知 1.請監測病人是否有新出現或惡化的水腫或積液。如果是第2級或更高級別的水腫或積液，請暫停使用本藥，直到毒性緩解。
2.本藥的治療可引起嚴重或重度骨髓抑制，包括嗜中性白血球低下、血小板低下和貧血。
3.請在整個治療過程中監測全血球計數。若發生血球低下，可能需要中斷給予本藥、調降劑量或停用。適用時考慮預防性給予顆粒性白血球聚落刺激因子。
4.使用本藥治療的病人曾發生致命和嚴重的感染，包括伺機性感染。有10%的病人發生第3級或更高級感染，而有2%發生致命感染。
5.使用本藥治療的病人曾發生嚴重皮膚反應。有4%病人發生第3級皮膚反應，包括光敏感反應、皮疹(包括剝脫性皮疹和斑丘疹)和紅斑。
6.在本藥治療期間和最後一劑給藥後的10個月內，實施有效避孕。建議女性伴侶具有生殖能力的男性病人，在本藥治療期間和最後一劑後的7個月內，實施有效避孕。

20508 OLAPARIB

Rx 100 MG, 150 MG/錠劑(T);

商　名

Lynparza® ◎ (ASTRAZENECA/阿斯特捷利康)
$1192/T(150MG-PIC/S), $1192/T(100MG-PIC/S)

藥理作用 1.本藥是聚腺嘌呤二磷酸核醣聚合酶(PARP)(包括PARP1、PARP2和PARP3)的抑制劑。
2.Olaparib做為單一療法或在含鉑化療之後施用，均證實會在體外抑制選定腫瘤細胞株的生長，並在人類癌症的小鼠異種移植模型減緩腫瘤生長。
3.在缺乏BRCA以及非BRCA蛋白參與DNA損傷的同源重組修復基因(HRR)的細胞株和小鼠腫瘤模型中，olaparib治療後細胞毒性和抗腫瘤活性增加，且與含鉑療法反應具有關聯性。
4.Olaparib誘發的細胞毒性可能與PARP酵素活性抑制及PARP-DNA複合物形成有關，造成DNA損傷和癌細胞死亡。

適應症 [衛核]適應症：
1.單一療法可用於：
(1)晚期高度惡性上皮卵巢癌、輸卵管腫瘤或原發性腹膜癌，且具遺傳性或體細胞BRCA1/2(germline or somatic BRCA1/2)致病性或疑似致病性突變，對第一線含鉑化療有反應(完全反應或部分反應)之成年病人作為維持治療。
(2)對先前含鉑藥物敏感且復發之高度惡性上皮卵巢、輸卵管腫瘤或原發性腹膜癌，在復發後對含鉑化療有反應(完全反應或部分反應)之成人病人，作為維持治療。
2.併用bevacizumab可用於晚期高度惡性上皮卵巢癌、輸卵管腫瘤或原發性腹膜癌，且對第一線含鉑化療合併bevacizumab有反應(完全反應或部分反應)之成年病人，做為維持治療。且其癌症帶有下列任一定義的DNA同源修復系統缺失(homologous recombination deficiency, HRD)：

20 抗腫瘤藥物

(1)致病性或疑似致病性BRCA突變，及/或(2)基因體不穩定(genomic instability)。
3.適用於曾接受前導性化療或術後輔助性化療，且具遺傳性BRCA1/2(germline BRCA1/2)突變併HER2陰性而有高復發風險之早期乳癌成年病人術後輔助治療。
4.單一療法可用於治療曾接受前導性、術後輔助性或轉移性化療，且具遺傳性BRCA1/2(germline BRCA1/2)致病性或疑似致病性突變的HER2(-)轉移性乳癌成人病人。針對荷爾蒙受體陽性的乳癌病人，本藥應在曾經接受過荷爾蒙治療、或不適合使用荷爾蒙治療之狀況下使用。
5.單一療法之維持治療，可用於遺傳性BRCA突變且經第一線含鉑化療至少16週後疾病未惡化之轉移性胰腺癌成年病人。
6.單一療法用於去勢療法無效的轉移性攝護腺癌(mCRPC)，且具BRCA1/2(遺傳性及/或體細胞)致病性或疑似致病性突變、先前曾接受新荷爾蒙藥物(novel hormonal agents)治療後惡化之成人病人。
7.併用abiraterone及prednisone或prednisolone，用於治療轉移性去勢療法抗性攝護腺癌且尚未需要使用化學治療的成人病人。

用法用量 1.本藥的建議劑量為300mg(應使用二粒150mg錠劑)，每日口服兩次，隨餐或空腹服用，每日總劑量600mg。
2.病人應持續接受本藥治療，直到疾病患化或出現無法耐受的毒性為止。
3.如果病人錯過一劑本藥，請指示病人於下次服藥時間服用下一劑。請完整吞服整粒錠劑，不可咀嚼、壓碎、溶解或剝半。
4.為了控制不良反應，請考慮中斷治療或降低劑量：建議將劑量降低為250mg(一粒150mg錠劑和一粒100mg錠劑)，每日兩次，每日總劑量500mg。如果需要繼續降低劑量，則降低至200mg(兩粒100mg錠劑)，每日兩次，每日總劑量400mg。

不良反應 1.常見的：噁心、嘔吐、疲勞、腹痛、腹瀉、便祕、貧血、白血球減少、感染、關節痛/肌痛、味覺改變、頭痛、頭暈、食慾下降、便秘及口腔黏膜炎。
2.嚴重的：骨髓造血不良症候群、非感染性肺炎。

醫療須知 1.在臨床試驗中以及長期追蹤期間，接受本藥單一療法病人的骨髓造血不良症候群/急性骨髓性白血病(MDS/AML)發生率<1.5%(21/1680)，而其中大多數MDS/AML事件有致命結果。
2.如果病人出現新的呼吸症狀或症狀惡化，例如呼吸困難、咳嗽和發燒，或是發生胸腔放射影像異常者，請中斷本藥治療並立即評估症狀來源。如果確診為非感染性肺炎，則應停用本藥治療，並適當治療病人。
3.請告知懷孕女性使用本藥對胎兒的可能風險。建議有生育能力的女性，在本藥治療期間及接受最後一劑本藥後6個月內要使用有效避孕措施。
4.男性病人及其有生育能力的女性伴侶在服藥期間及停藥後3個月內，應採取有效的避孕措施。

20509 OXALIPLATIN▲

孕D 乳 - 泄 血漿 ½ 391h

℞ 5 MG, 5 MG/ML/注射劑(I);

商名

Eloxatin® ◎ (SANOFI/賽諾菲) $9592/I(5MG/ML-PIC/S-40ML), $3059/I(5MG/ML-PIC/S-20ML), $906/I(5MG/ML-PIC/S-10ML)
Folep® (永信) $3059/I(5MG/ML-PIC/S-20ML),
Opatin I.V.® (南光) $906/I(5MG/ML-PIC/S-10ML),
Orectalip IV® (杏輝) $906/I(5MG/ML-PIC/S-10ML), $3059/I(5MG/ML-PIC/S-20ML)
Oxalip® (東洋) $3059/I(5MG/ML-PIC/S-20ML), $906/I(5MG/ML-PIC/S-10ML),
Oxaliplatin® (霖揚) $906/I(5MG/ML-PIC/S-10ML), $3059/I(5MG/ML-PIC/S-20ML)
Oxaoxa® (霖揚/意欣) $906/I(5MG/ML-PIC/S-10ML), $3059/I(5MG/ML-PIC/S-20ML)
Oxitan® (FRESENIUS KABI/費森尤斯卡比) $906/I(5MG/ML-PIC/S-10ML),

藥理作用 1.本藥為新一代platinum類之抗癌藥，其為oxalate和1，2-diaminocyclohexane("DACH")與platinum原子所組成之複合物。
2.本藥的作用機制雖尚未完全明瞭，一般認為其經生體轉化後，水解之oxaliplatin與去氧核糖核酸(DNA)作用，會形成股內及股間的交連作用(intra and interstrand crosslinks)，破壞DNA合成達到細胞毒性及抗癌效果。
3.Oxaliplatin對於許多的腫瘤細胞具極廣泛的體外細胞毒性及體內抗腫瘤活性，對與許多已對cisplatin產生抗藥性的腫瘤細胞，本藥亦被證實具體外及體內活性。
4.本藥和5-fluorouracil併用時，體外及體內試驗證實有細胞毒性加成作用。

適 應 症 [衛核]和5-fluorouracil(5-FU)及folinic acid(FA)併用，作為-第三期結腸癌(Duke's C)原發腫瘤完全切除手術後的輔助療法。-治療轉移性結腸直腸癌。

用法用量 本藥的建議劑量為130mg/m²，使用後若患者無重大毒性反應時，每3週給藥一次，可單獨使用或和其它抗癌藥物併用。劑量應依患者耐受性來調整。當本藥和fluoropyrimidines併用時，應在給與fluoropyrimidine前先給與本藥。本藥一般以250~500ml的5%葡萄糖注射液稀釋後以維持2~6小時點滴給藥。

不良反應 造血系統：貧血、白血球減少症、顆粒性血球減少症和血小板減少症；胃腸系統：噁心、嘔吐和腹瀉；神經系統：末梢感覺異常，常見的症狀有痙攣性疼痛、口部周圍、上呼吸道以及消化道感覺異常；其他的副作用：發燒、發紅，但未有脫髮或聽覺、肝腎或心臟的不良反應。

醫療須知 1.本藥僅可在醫院的腫瘤專科且有經驗的臨床腫瘤專科醫師的監督下使用。
2.曾對其他platinum類藥物過敏的患者使用本藥時應監測其過敏反應，若有疑似對本藥過敏的反應發生時，應立即停藥，且開始採取合適的症狀治療，不可再使用本藥。
3.本藥幾乎無發泡作用，然而若有本藥外滲的情況發生時，應立即停止點滴給藥且開始採取合適的症狀治療。
4.使用本藥時應小心監測其神經毒性，尤其是和其他有特殊神經毒性的藥品並用時，應在每次給藥前進行神經學檢查，之後亦應做定期的神經學檢查。
5.若採用2小時點滴給藥的患者，在治療期間發生急性咽喉感覺異常，下次點滴給藥時間應延長且超過6小時。
6.本藥應依神經學症狀的時間長短和嚴重程度來調整：若症狀持續超過7天而且會疼痛，則下一個療程本藥的劑量應減少25%。若感覺異常的症狀持續到下一個療程，則下一個療程本藥的劑量應減少25%。若疼痛的感覺異常或功能功能不良持續到下一個療程，則本藥應停藥。若上述症狀隨著本藥的停藥而改善，應考慮重新開始治療。
7.胃腸道毒性之主要症狀為噁心、嘔吐，可以給予患者預防性/治療性止吐劑來防止。
8.若發生血液毒性(白血球<2000/㎣或血小板<5000/㎣)時，下一個療程應延後到毒性解除後，且應在重新開始治療前及之後每次給藥前進行血圖(hemogram)檢查。
9.當併用本藥和5-fluorourcil(併用/不用folinic acid)時，5-fluorourcil的毒性應依5-fluorourcil常用劑量調整。
10.若發生世界衛生組織所訂定的等級4的腹瀉、等級3~4的嗜中性白血球減少症(嗜中性白血球<1000/㎣)、等級3~4的血小板減少症(血小板<5000/㎣)時，除了5-fluorourcil應依其常用劑量調降之外，本藥的劑量亦應減少25%。
11.本藥會引起昏睡作用，應避免使用酒精，避免開車或操作機器。

20 抗腫瘤藥物

20510 RASBURICASE

孕C 乳- 泄 胜肽水解 t½ 19h

Rx 1.5 MG/注射劑(I),

商　名

Fasturtec® ◎ (SANOFI/賽諾菲) $2668/I(1.5MG-PIC/S-1.5MG)

藥理作用 1.在人體，尿酸是purines分解代謝的最終產物。大量腫瘤細胞溶解後和在細胞減少性(cytoreductive)化學治療期間，血漿的尿酸濃度會急劇增加，造成尿酸結晶沉澱在腎小管，進而導致腎功能受損和腎衰竭。Rasburicase是一個強力的尿酸分解劑，經由酵素催化作用，能將尿酸氧化成尿囊素；尿囊素是一水溶性產物，可溶解在尿液中，容易經由腎臟排出體外。

2.尿酸經由酵素氧化作用會產生過氧化氫。超出周遭濃度的過氧化氫可藉由體內的抗氧化劑將它排除，過多的過氧化氫僅會增加葡萄糖-6-磷酸脫氫酵素缺乏症患者和遺傳性貧血症患者發生溶血的危險性。

適應症 [衛核]治療及預防具有腫瘤負擔和在開始化學治療時可能會引發快速腫瘤溶解或萎縮之危險的血癌患者之急性高尿酸血症。

用法用量 1.因為目前尚無充分的資料足以建議採取多次的療程，所以rasburicase僅可在即將開始實施化學治療之前或開始實施化學治療期間使用，並僅使用一個療程。

2.Rasburicase的每天建議劑量是每kg體重0.2mg。每天靜脈輸注rasburicase一次，每次輸注的時間是30分鐘，而輸注液是含有主成分的50公撮0.9%氯化鈉溶液rasburicase的治療期間是5~7天之間。

3.特殊族群(腎臟或肝臟功能受損的患者)不需調整劑量。投與rasburicase時，不需更改細胞減少性(cytoreductive)化學治療的起始時間。

不良反應 1.常見：發燒，嘔吐，噁心。

2.罕見：腹瀉，頭痛，過敏反應：支氣管痙攣，皮膚過敏反應。

3.另有1.4%的受試者在治療期間出現皮疹(包括任何等級)，此症狀被認為可能與fasturtec相關。

4.因為rasburicase將尿酸轉變成尿囊素的過程中會產生過氧化氫，因此曾在一些高危險的患者中(例如葡萄糖-6-磷酸脫氫酵素(G6PD)缺乏症患者)觀察到溶血性貧血。

醫療須知 1.Rasburicase如同其它的蛋白質一樣，可能會引起人體的過敏反應。Rasburicase的臨床經驗顯示，必須要密切觀察患者是否發生過敏性的不良反應，尤其是皮膚部位的過敏反應或支氣管痙攣。如果發生任何嚴重的不良反應，必須立即停藥並開始給予適當的治療。有特異性過敏病史的患者在使用rasburicase時必須謹慎小心。

2.目前有關患者重覆治療的資料尚未充分，因此不建議採用多次的治療療程。在接受rasburicase治療之患者及健康受試者身上曾檢測到抗rasburicase抗體

3.罹患高尿酸血症的結果會造成尿酸結晶沉澱在腎小管，進而造成腎衰竭；而rasburicase可以將尿酸值降至正常值以下，藉由此作用機轉降低發生腎衰竭的機率。腫瘤溶解亦會造成高磷酸鹽血症、高血鉀症和低血鈣症。Rasburicase不能直接有效的治療這些病症。因此，必需密切地監視患者的情況。

4.Rasburicase尚未試用於治療骨髓增生患者之高尿酸血症。目前尚無資料足以建議接續使用rasburicase和allopurinol。

5.懷孕及授乳：尚無懷孕婦女使用rasburicase的臨床資料。尚未在動物身上進行有關懷孕、胚胎/胎兒發育、分娩和產後發育的試驗。尚不清楚對人體的潛在危險。懷孕或授乳婦女不可以使用rasburicase。

20511 RETINOIC ACID(ALL TRANS)

孕 X 乳 - 食 + 泄 ? 半 2~2.5h

Rx 10 MG/膠囊劑(C);

商名

Vesanoid Soft® ◎ (CATALENT GERMANY/裕利)
$127/C(10MG-PIC/S)

藥理作用 All-transretinoicacid是retinol(維生素A醇)的天然代謝物，屬於retinoids(類視色素)類的化合物，其結構與維生素A類似，有天然及合成之分。體外研究證明all-trans retinoic acid能誘發包括人類脊髓白血病細胞在內的不正常造血細胞系的分化並抑制其增生。All-trans retinoic acid治療急性前髓球性白血病(Acute Promyelocytic Leukemia；APL)的作用機轉可能在於all-trans retinoic acid與retinoic acid受體(RAR)結合而導致的變化。

適應症 [衛核]急性前髓性白血病。

[非衛核]Retinoic acid用來誘導APL(急性前髓性白血病，在FAB分類上屬AML-M3級)之緩解；all-trans retinoic acid可用以治療以前未接受過治療、無法進行標準化學治療(daunomycin，cytosine arabinoside，或其同類治療)、或做過標準化學治療又復發的急性

前髓性白血病患者。待病情緩解後應做全劑量化學強化治療。有報導指出持續服用的患者會對all-trans retinoic acid失去反應，到復發的中間期約為2~4個月。

用法用量 每日總劑量為45mg/m²體表面積，APL(急性前髓球性白血病)的患者(包括小兒科和老年患者)應將總劑量平分二次口服。需連續服用30~90日直到病情完全緩解為止。病情完全緩解後應立即開始進行全劑量的化學療法加強治療，例如以daunomycin及cytosine arabinoside進行3次，每次間隔5~6週，每次持續7日的治療。此步驟是為了改善其實際醫療反應。

不良反應 口服tretinoin最常發生的不良反應與服用高劑量的維生素A類似，包括：頭痛、發燒、皮膚/黏膜乾躁、骨頭疼痛噁、心/嘔吐、黏膜炎、發疹、耳痛或發脹心律不整、眩暈、腸胃道出血、肝脾腫大、腹部疼痛、疲倦、水腫、出血、retinoic acid-APL症候群(發燒、呼吸困難、體重增加、肺部浸潤、胸膜或心包滲液等)及白血球增多等。

醫療須知 1.APL患者的「retinoic acid症候群」：許多用all-trans retinoic acid治療急性前髓性白血病的患者(某些臨床實驗高達25%的患者)會產生特殊症狀，如：發燒、呼吸困難、呼吸急促、急性呼吸困難、肺浸潤、血球過多症、低血壓、胸膜滲液、肝腎及多種器官衰竭。
2.若出現「retinoic acid症候群」，應立即投與短期(但至少三天)高劑量腎上腺皮脂類固醇；無白血球過多症，但有疑似「retinoic acid症候群」者亦適用。
3.哺乳：若開始服用all-trans retinoic acid治療，則應停止授乳。
4.服用本藥期間，須定期檢測白血球數目與肝功能。

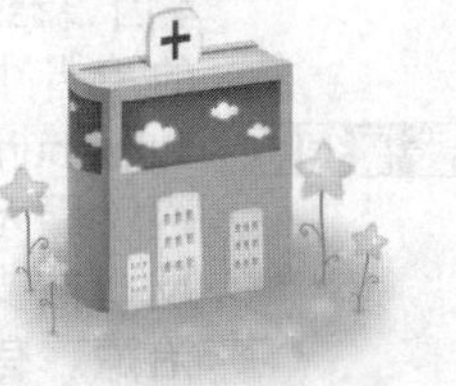

§ 20.6 有絲分裂抑制劑

20601 CABAZITAXEL

孕 D 乳 - 泄 肝 半 95h

℞ 60 MG/注射劑(I);

商　名 Jevtana® ◎ (大昌華嘉/賽諾菲)

藥理作用 1.Cabazitaxel是一種微小管抑制劑(microtubule inhibitor)，會促進微管次體(tubulin)聚合成穩定的微小管(microbubules)，並抑制微小管的解離。
2.Cabazitaxel可以穩定微小管，因此可以抑制有絲分裂以及細胞分裂期間(interphase)的細胞功能。

適 應 症 [衛核]與prednisone或prednisolone併用治療去勢抗性轉移性前列腺癌且已接受過docetaxel治療者。

用法用量 1.本藥的給藥劑量乃根據個人的體表面積(BSA)來計算，其劑量為25mg/m²，每3週靜脈輸注一次，每次輸注時間1小時，本藥治療期間必須每天口服prednisone或prednisolone 10mg。
2.本藥必須在有抗腫瘤藥物使用經驗的合格醫師監督下才能使用。併發症的處理只有在適當的診療機構中才得以進行。
3.本藥單次使用之瓶裝藥物在使用前必須稀釋2次。
4.製備及投與本藥輸注溶液時，不可使用聚氯乙稀(PVC)之輸注容器及聚氨酯(polyurethane)之注射用輸液管。
5.本藥每次給藥前至少30分鐘應先給予下列靜脈注射的前驅藥物，以降低過敏反應的危險及/或嚴重度。
ⓐ抗組織胺(dexchlorpheniramine 5mg或diphenhydramine 25mg或等效的抗組織胺)，
ⓑ皮質類固醇(dexamethasone 8mg或等效的類固醇)，
ⓒH2拮抗劑(ranitidine 50mg或等效的H2拮抗劑)。
6.建議給予預防性的止吐藥，並視其需要以口服或靜脈方式給予。

不良反應 1.最常見(10%)的第1-4級不良反應包括，貧血、白血球減少症、嗜中性白血球減少症、血小板減少症、腹瀉、疲倦、噁心、嘔吐、便祕、無力、腹痛、血尿、背痛、厭食、周邊神經病變、發燒、呼吸困難、味覺異常、咳嗽、關節痛及禿髮。

2.接受本藥治療的患者最常見(5%)的第3-4級不良反應包括，嗜中性白血球減少症、白血球減少症、貧血、伴隨發燒的嗜中性白血球減少症、腹瀉、疲倦及無力。

醫療須知 1.骨髓抑制徵狀如嗜中性白血球減少症，貧血，血小板減少或可能發生全血球減少症。

2.G-CSF可降低因使用本藥引起之嗜中性白血球減少症所帶來的併發症風險。

3.過敏反應有可能在本藥開始輸注的幾分鐘內發生，因此應備妥相關設施及儀器，以應付低血壓及氣管痙攣之治療。嚴重過敏反應可能發生，包括全身性出疹/紅斑、低血壓及氣管痙攣。發生嚴重過敏反應時應立刻停止本藥之輸注並給予適當的治療。曾對本藥嚴重過敏者，不應再次給予本藥之治療。

4.曾發生與腹瀉相關之死亡及電解質失衡的個案，應密集監測嚴重腹瀉或電解質失衡的情況。病患應補充水分，如有必要，應給予止瀉或止吐藥物。若患者的腹瀉≥3級，應延後治療時間或降低其劑量。

5.使用本藥的患者曾有結腸炎，腸炎，胃炎，嗜中性白血球減少性腸炎，胃腸道出血及穿孔，腸閉塞及腸阻塞，包括致命結果的報告。

6.曾有病患出現腎衰竭的報告，包括4例死亡的個案。這些個案大多與敗血症、脫水，或阻塞性泌尿道病變有關。

7.年齡≥65歲的患者似乎較容易出現某些不良反應，包括嗜中性白血球減少症及伴隨發燒的嗜中性白血球減少症。

8.Cabazitaxel會在肝臟中進行廣泛的代謝。本藥禁用於嚴重肝功能不全(總膽紅素(total bilirubin)>正常值上限的3倍)的患者。

20602 DOCETAXEL▲

孕D 乳 - 泄 肝/糞 t½ 11.1h

Rx 20 MG, 20 MG/ML, 40 MG/ML/注射劑(I);

商名

Daxotel® (FRESENIUS KABI/費森尤斯卡比) $2552/I(20MG/ML-PIC/S-1ML), $8908/I(20MG/ML-PIC/S-4ML)
Doce® (健亞) $2552/I(20MG/ML-PIC/S-1ML),
Docetaxel Herngshan® (THYMOORGAN/横山) $8908/I(20MG/ML-PIC/S-4ML), $2552/I(20MG/ML-PIC/S-1ML)
Docetaxel® (S. C./韋淳) $2552/I(20MG/ML-PIC/S-1ML), $8908/I(20MG/ML-PIC/S-4ML)
Docetaxel® (Sindan/中化裕民)
Docetaxel® (東洋)
Docetaxel® (霖揚) $2552/I(20MG/ML-PIC/S-1ML)
Dofor Concentrate® (南光/暉達)
Isotera Concentrate® (南光) $2552/I(40MG/ML-PIC/S-0.5ML), $8908/I(40MG/ML-PIC/S-2ML)
Isotera® (南光) $2552/I(20MG-PIC/S-1ML),
Nolbaxol® (永信) $8908/I(20MG/ML-PIC/S-4ML), $2552/I(20MG/ML-PIC/S-1ML)
Phyxotere® (霖揚/杏輝) $2552/I(20MG/ML-PIC/S-1ML), $8908/I(20MG/ML-PIC/S-4ML), $9883/I(20MG/ML-PIC/S-6ML)
Taxohope-N® (NIPRO/培力) $2552/I(20MG/ML-PIC/S-1ML), $8908/I(20MG/ML-PIC/S-4ML)
Taxotere® ◎ (SANOFI/賽諾菲) $2552/I(20MG/ML-PIC/S-1ML), $8908/I(20MG/ML-PIC/S-4ML)
Tynen® (東洋) $2552/I(20MG/ML-PIC/S-1ML), $8908/I(20MG/ML-PIC/S-4ML),
Tyxan® (東洋) $2552/I(40MG/ML-PIC/S-0.5ML),

藥理作用 1.本藥是一種抗腫瘤藥物，會促進微管次體(tubulin)聚合成穩定的微小管(microtubules)，並抑制微小管的分離，而明顯降低游離的微管次體的濃度。本藥和微小管結合並不會改變微小管內原絲(protofilaments)的數目。

2.在體外試驗，本藥能干擾細胞微小管網路架構(microtubular network)，此架構為維持生命之有絲分裂過程以及細胞間期時所需之重要功能性結構。

適應症 [衛核]1. 乳癌

與doxorubicin和cyclophosphamide併用適用於可手術切除具有淋巴結轉移及無淋巴結轉移的乳癌病人的術後輔助療法。對於可接受手術切除且無淋巴結轉移的乳癌病人，輔助療法僅限用於可接受化學治療的病人，該化療方式則是遵照國際標準對早期乳癌之主要治療方式。

- 與Doxorubicin併用適用局部晚期或轉移性乳癌且先前未曾接受過化學治療之病人。
- 單獨使用，適用於治療局部晚期或轉移性且前次化學治療失敗之乳癌病人。

- 與trastuzumab併用，可用於治療腫瘤HER2過度表現且先前未曾接受過化學治療的轉移性乳癌病人。
- 與capecitabine併用於治療對化學治療包括anthracycline無效之局部晚期或轉移性乳癌病人。

2. 非小細胞肺癌
- 與cisplatin併用適用於局部晚期或轉移性非小細胞肺癌，且先前未曾接受過化學治療之病人。TAXOTERE與carboplatin併用為另一含鉑之治療選擇。
- 適用於對含鉑之化學療法治療失敗的局部晚期或轉移性之非小細胞肺癌。

3. 前列腺癌
- 與prednisone或prednisolone併用適用於荷爾蒙治療無效之轉移性前列腺癌。
- 與雄激素去除療法(ADT)併用(不論是否併用prednisone或prednisolone)適用於荷爾蒙治療敏感性之轉移性前列腺癌。

4. 胃腺癌
- 與cisplatin及5-fluorouracil併用適用於晚期胃腺癌病人，包括胃食道接合處之腺癌，且先前未曾接受過化學治療之病人。

5. 頭頸癌
- 與cisplatin及5-fluorouracil併用適用於頭頸部局部進行性鱗狀細胞癌病人放射治療前的引導性化療。

用法用量 1.本藥的建議劑量為每三週以75mg/m²或100mg/m²之劑量輸注1小時。和75mg/m²的劑量比較，100mg/m²會增加反應率，但毒性也較大。

2.治療前給藥包括口服腎上腺皮質類固醇，例如，於每個本藥治療週期開始前一天起，連續3天，每日服用dexamthasone 16mg，除非有禁忌，治療前給藥都可降低體液滯留的發生率及嚴重程度，以及過敏反應的嚴重程度。

3.劑量調整：嗜中性白血球數目等於或大於1500/cummμL時，才可注射本藥。患者曾在治療期間發生過伴隨發燒之嗜中性白血球減少症，嗜中性白血球數目持續一星期以上低於500/cumm，嚴重或蓄積性之皮膚反應，或嚴重地末梢神經病變，本藥之劑量由100mg/m²調降至75mg/m²，如果上述反應仍然持續，則使用劑量須由75mg/m²再調降為55mg/m²或停止治療。

不良反應 嗜中性白血球減少症，過敏反應(潮紅，伴隨搔癢或無搔癢的皮疹，胸悶背痛，呼吸困難，發熱或亞寒)體液滯留，胃腸道不適(噁心、嘔吐、腹瀉及口腔炎)，神經症狀(感覺異常、疼痛、灼熱感)，低血壓、注射部位發炎、肝功能異常、禿髮，其他還有衰弱無力、黏膜炎、關節痛、肌痛。

醫療須知 1.本藥的使用應限定在專門投與細胞毒性化學療法的單位中，且應在合格的醫師監視下投與，患者在投與本藥前應預先給藥治療，治療前給藥的藥品包括口服腎上腺皮質類固醇。

2.嗜中性白血球減少症(neutropenia)是最常見的副作用。嗜中性白血球降至最低點的發生時間中數為8天。嗜中性白血球數目基值低於1500個細胞/微升(μL)之患者不可投與。

3.患者應密切觀察其過敏反應，尤其在第一次及第二次輸注期間。過敏反應可能在輸注本藥後之前幾分鐘內，或輸注時，或停止輸注後立即發生，因此，輸注之場所應備有治療低血壓及支氣管痙攣之設施。

4.在治療前及每個治療周期前均應檢測肝功能。

20603 ERIBULIN▲

孕 D 乳 - 泄 糞便 半 40h

℞ 0.5 MG/ML/注射劑(I);

商 名 Eribulin®(台耀) $8612/I(0.5MG/ML-PIC/S-2ML)　　**Halaven®** ◎ (EISAI/衛采) $10454/I(0.5MG/ML-PIC/S-2ML)

藥理作用 1.Eribulin抑制微管之生長期而不影響其縮短期，且阻擋微管蛋白(tubulin)成為非生產性聚物。

2.Eribulin之療效是透過tubulin-based antimitotic機制，導致G_2/M細胞週期阻斷並破壞有絲分裂紡錘體(mitotic spindles)，於延長有絲分裂阻斷期後，最終造成凋亡性細胞死亡。

3.破壞紡錘絲組成以阻斷細胞分裂，使細胞停在留細胞週期的G2/M階段，最終導致細胞凋亡。

適應症 [衛核](一) 轉移性乳癌

HALAVEN 用於治療轉移性乳癌患者且曾接受過至少兩種針對轉移性乳癌之化學治療。先前之治療應包括anthracycline和taxane用於輔助性或轉移性治療。

(二) 脂肪肉瘤

HALAVEN用於治療無法手術切除或轉移性脂肪肉瘤，患者先前應至少接受一次含anthracycline之全身化療。

用法用量 1.本藥之建議劑量為1.4mg/m²，於第1天和第8天以靜注射2~5分鐘給藥，每21天為一週期。

2.對於輕度肝功能不全者(Child-Pugh A)，本藥之建議劑量為1.1mg/m²，於第1天和第8天靜脈注射2~5分鐘給藥，每21天為一週期。

3.對於中度肝功能不全患者(Child-Pugh B)，本藥之建議劑量為0.7mg/m²，於第1天和第8天靜脈注射2~5分鐘給藥，每21天為一週期。

4.對於中度腎功能不全患者(肌酸酐清除率30~50 mL/min)，本藥之建議劑量為1.1mg/m²，於第1天和第8天靜脈注射2~5分鐘給藥，每21天為一週期。

不良反應 最常見之不良反應(≧25%)報告為嗜中性白血球減少症、貧血、疲勞/虛弱、禿髮、周邊神經病變、噁心及便秘。嚴重可能延長QT interval。

醫療須知 1.每次給藥前須監測其全血球計數；發生3級或4級血球減少症患者應增加監測頻率。嗜中性白血球減少症合併發燒或4級嗜中性白血減少症持續超過7天之患者，須延後本藥給藥並降低後續劑量。

2.應密切監視患者是否出現周邊運動和感覺神經病變之徵象。3或4級周邊神經病變之患者須停用本藥宜到恢復至2級或以下。

3.若要開始治療有鬱血性心衰竭、緩脈性心律不整(bardyarrhythmias)、使用已知會延長QT波之藥物(包括Ia類和III類抗心律不整藥物)及電解質異常患者，建議監測其心電圖。

20604 ETOPOSIDE(VP-16)▲

孕 D 乳 - 食 - 泄 肝 代 5~10h

Rx 50 MG/膠囊劑(C)； 20 MG/ML/注射劑(I)；

商名 Fytosid®（FRESENIUS KABI/費森尤斯卡比）$215/I(20MG/ML-PIC/S-5ML)，

Vepesid® ◎（CATALENT GERMANY/裕利）$372/C(50MG-PIC/S)，

藥理作用 本藥為podophyllotoxin的半合成衍生物，它能選擇抑制細胞環的G2相及DNA生合成的S階段，而使胞細的分裂停止。

適應症 [衛核]抗癌症

[非衛核]肺部的小細胞癌瘤，Hodgkin淋巴瘤，非Hodgkin的淋巴瘤，急性非淋巴球白血病(acute nonlymphocytic leukemia)。

用法用量 每天IV 45~75mg/m²，連續3~5天，每3~5週重複一次；或每星期IV 200~250mg/m²；或每天IV 125~140mg/m²，每星期3次，連續5週，每個治療程總劑量不可超過400mg/m² IV。

不良反應 骨髓抑制，白血球過少，血小板過少，迅速滴注會導致血壓；噁心、嘔吐；偶有靜脈炎；常有頭痛，發燒，可逆性的禿髮症。

醫療須知 1.在投與本藥之前患者若經放射線或其他細胞毒劑治療，一定要先隔一段時日，讓骨髓恢復正常再使用本藥治療。

2.在治療期間，患者的白血球若低於2,000/cumm，那麼要停止用藥，直到白血球恢復正常，再行服藥(通常都要10天)。

3.在開始使用本藥治療之前，細菌感染都得先行控制著。

4.本藥要緩慢滴注(至少要費時30分鐘)，以免發生低血壓。
5.若產生臉潮紅時，可用藥物改善症狀，若無明顯不適的話，可不用擔心。
6.少數人會有胸悶的感覺，可由醫護人員來調慢注射滴數即可以改善。
7.注射期間，要小心避免漏針，以防造成注射處的組織潰瘍。
8.本藥可能會干擾女性的月經週期以及可能會停止男性精子產生；女性有懷孕或哺乳應告訴您的醫師；本藥可能會傷害胎兒，若在接受化療期間或化療之後計畫懷孕，請向您的醫師做進一步的諮詢，必要時確實做好避孕措施以避免懷孕。

20605 IDARUBICIN

孕 D 乳 - 泄 肝 半 12～27h

Rx 1 MG/ML/注射劑(I);

商名

Zavedos® ◎ (久裕/輝瑞) $3600/I(1MG/ML-PIC/S-5ML)

藥理作用

1.Idarubicin是DNA嵌入劑，與topoisomerase II交互作用，對核酸合成具有抑制作用。
2.Anthracycline結構上第4位置的改變，使其具有高度的親脂肪性，因而在細胞吸收上比doxorubicin與daunorubicin快。
3.不管用靜脈注射或口服，idarubicin已被證實在對抗鼠白血病與淋巴瘤均較daunorubicin有效。

適應症

[衛核]成人的急性非淋巴性白血病(ANLL)、成人與孩童的急性淋巴性白血病(ALL)。

用法用量

1.用法：溶液的調製，5mg本藥必須溶於5ml水，10mg本藥溶於10ml水後注射
2.Idarubicin必須靜脈注射，在確定注射針已固定良好，於通暢的生理食鹽水點滴管中注入本劑5~10分鐘。本方法可減少血栓或靜脈周圍的外滲與可能引起的嚴重蜂巢組織炎與壞死。靜脈硬化可能是由於注射到小靜脈或重覆注射到相同血管而產生。通常根據體表面積來計算劑量。本藥限由醫師使用。
3.劑量：急性非淋巴性白血球(ANLL)−成人ANLL建議每天以本藥12mg/m²與cytarabine合併靜脈注射3天。另一用法是當作單一治療劑或合併使用，每天以8g/m²靜脈注射5天。急性淋巴性白血症(ANLL)一單獨使用時建議劑量為成人每天12mg/m²，靜脈注射3天，而孩童每天10mg/m²，靜脈注射3天。
4.所有劑量投予及療程必須考慮患者血液狀況及與其它抗癌藥物合併使用時的劑量。

不良反應

1.嚴重的骨髓抑制與心肌毒性是兩個主要的副作用，其它副作用包括：多數患者的可逆性禿頭、急性噁心與嘔吐、在開始治療3~10天出現黏膜炎、通常包括口腔黏膜、食道炎與腹瀉；大約20~30%病例有發燒、寒顫、皮膚潮紅、肝酵素與膽紅素升高、嚴重且有時致命的感染會與idarubicin單獨使用或合併cytarabine使用有關。嚴重者-心肌梗塞、貧血、白血球減少。
2.治療1~2天，尿液會呈現紅色，告訴患者不用驚慌。

20 抗腫瘤藥物

醫療須知

1.用idarubicin治療必須仔細觀察患者與監測檢驗數值，老年患者在再生不全期間應給予有效的支持療法。白血病細胞快速分解可能產生續發性的高尿酸血症；如果產生高尿酸血症，必須監測血液中尿酸值，並給予適當的治療。在開始治療前必須考慮控制任何的全身性感染。
2.Idarubicin在注射部位的外滲會引起嚴重的局部組織壞死。注射部位血栓靜脈炎的危險可由下列建議的使用步驟而減到最小。當注射部位有刺激與灼熱感顯示輕微的外滲，必須停止注射並另尋部位再行靜脈注射。
3.懷孕與授乳期間的使用：無資料顯示idarubicin是否會引起不孕或畸型胎。然而，在鼠(兔子則否)會造成畸型與胚胎毒性，應告訴接受本藥治療的母親不要授乳。

20606 IRINOTECAN HCL▲

孕 D 乳 - 泄 肝 半 25.8h

Rx 5 MG/ML, 20 MG/ML/注射劑(I);

商名

Campto Conc.® ◎ (PFIZER/輝瑞) $1289/I(20MG/ML-PIC/S- Irinotecan® (ZYDUS/惠氏) $2504/I(20MG/ML-PIC/S-5ML),

2ML), $1677/I(20MG/ML-PIC/S-5ML)
Herocan Conc.®（南光）$2504/I(20MG/ML-PIC/S-5ML)
Innocan Conc.®（永信）$2504/I(20MG/ML-PIC/S-5ML), $1289/I(20MG/ML-PIC/S-2ML)
Irican®（杏輝）$2504/I(20MG/ML-PIC/S-5ML)
Irino®（東洋）$1289/I(20MG/ML-PIC/S-2ML), $1677/I(20MG/ML-PIC/S-5ML)
Irinotecan®（霖揚）$2504/I(20MG/ML-PIC/S-5ML), $1289/I(20MG/ML-PIC/S-2ML)
Irinotel®（FRESENIUS KABI/費森尤斯卡比）$2504/I(20MG/ML-PIC/S-5ML),
Onivyde®（IPSEN/智擎）$20053/I(5MG/ML-PIC/S-10ML)

藥理作用 1.本藥為喜樹鹼(camptothecin)之半合成衍生物，是一種作用於DNA topoisomerase I之專一性抑制劑的抗腫瘤藥物。在大多數的身體組織內，它會經carboxylesterase代謝成SN-38。SN-38作用於純化之DNA topoisomerase I比Irinotecan更具活性。SN-38對人類及鼠類腫瘤細胞，比Irinotecan更具毒性。SN-38或Irinotecan對DNA topoisomerase I的抑制作用是誘導單股DNA產生缺陷，進而阻斷DNA之複製，產生細胞毒性。此細胞毒性與時間相關且主要針對細胞周期之S期。

2.本藥除了抗腫瘤活性外，尚具抑制acetylcholinesterase之藥理作用。

適應症 [衛核]1.晚期性大腸直腸癌之第一線治療藥物：

(1)與5-FU和folinic acid合併，使用於未曾接受過化學治療之病人。

(2)單獨使用於曾接受5-FU療程治療無效之病人。

(3)與cetuximab併用，治療曾接受含irinotecan之細胞毒性療法治療失敗且具有上皮生長因子接受體(EGFR)表現型KRAS野生型轉移性大腸直腸癌病人。

(4)與5-fluorouracil、folinic acid及bevacizumab合併治療，做為轉移性大腸癌或直腸癌病人的第一線治療藥物。

(5)與capecitabine合併治療，做為轉移性大腸直腸癌病人的第一線治療藥物。

(6)與5-fluorouracil、leucovorin及oxaliplatin合併治療(FOLFIRINOX)，做為轉移性胰臟癌之第一線治療藥物。

2.做為不可切除局部晚期及復發/轉移性胃癌之治療藥物。

用法用量 1.單方藥物治療(已接受過化學治療之患者)：

Irinotecan的建議劑量為350mg/m²，靜脈輸注30~90分鐘，每三週給藥一次。

2.合併藥物治療(未曾接受過化學治療之患者)：

曾以下列給藥方式，評估irinotecan與5-fluorouracil(5FU)和folinic acid(FA)併用的安全性與療效，irinotecan加5FU/FA，每二週給藥一次。

3.Irinotecan的建議劑量為180mg/m²，每二週給藥一次，靜脈輸注30~90分鐘，然後輸注folinic acid和5-fluorouracil。

不良反應 1. 最常見的不良反應(≥20 %)包括腹瀉、疲倦或無力、嘔吐、噁心、食慾降低、口腔炎與發燒。

2. 最常見的嚴重不良反應 (≥2 %) 為腹瀉、嘔吐、嗜中性白血球減少合併發燒或合併敗血症、噁心、發燒、敗血症、脫水、敗血性休克、肺炎、急性腎衰竭與血小板減少症。

3. 導致停用本藥的最常見不良反應為腹瀉、嘔吐與敗血症。

醫療須知 1.本藥應當限制於專門管理細胞毒性化學療法的單位使用，而且只可在合格的腫瘤醫師監督下使用。

2.鄭重建議本藥應當在有足夠設備之醫療機構使用，包括須有加護病房。

3.在瞭解本藥副作用之性質及發生率後，對於下列患者，惟有在衡量預期之治療利益會大於可能產生之危險下，才可給與本藥治療。

4.極少數的患者，其被認定為無法遵守副作用之建議處理方式(在延遲性腹瀉出現時，必須立即且長時間的以抗腹瀉藥物治療，並飲用大量液體)，建議這類患者使用本藥時，應限制於住院治療。

5.本藥不應以靜脈快速注射投與，或其靜脈輸注時間少於30分鐘或長於90分鐘。

6.在本藥治療期間，建議每週做紅血球常規檢查(complete blood cell counts)。患者應當警覺嗜中性白血球減少症及發燒的危險性。伴隨有發燒的嗜中性白血球減少症(體溫38℃及嗜中性白血球數目≦1,000個/㎣)應當緊急住院並以靜脈注射廣效性抗生素治療。

7.注射irinotecan給藥時或給藥後24小時以內，產生腹瀉、盜汗、寒顫、眩暈、腹部痙攣、低血壓、血管擴張、流淚、結膜炎、鼻炎、視力障礙、瞳孔縮小及唾液增加...稱為現急性膽鹼性症候群，醫師會予注射atropine來緩解及預防

8.若您是給藥24小時後，產生排便次數增加或是水瀉，稱之延遲性腹瀉，應醫師處方立即口服loperamide，第一次服用4mg，之後每2小時服2mg，夜間則是4小時服4mg，直到腹瀉未出現超過12小時，但loperamid不可做為預防性治療藥物給予，若您腹瀉嚴重，24小時以上無小便，腹部絞痛，體重急降，或合併有發燒...不適時，應立即返院就醫。當發生液狀排泄物時，應開始服用大量含電解質的飲料，並接受抗腹瀉治療。

9.24小時內可能發生眩暈或視力障礙，若發生這些症狀，勿駕車或操作機器

10.10.儲存條件：請將本藥儲存於2~8℃。請勿冷凍。請避光。

20607 PACLITAXEL▲

孕D 乳 - 泄 肝 半 13～27h

℞ 100 MG, 6 MG/ML/注射劑(I);

商名

Abraxane®(BAXTER/必治妥施貴寶) $7737/I(100MG-PIC/S-100MG)

Formoxol®(永信) $2680/I(6MG/ML-PIC/S-25ML), $741/I(6MG/ML-PIC/S-10ML), $1113/I(6MG/ML-PIC/S-17ML), $476/I(6MG/ML-PIC/S-5ML)

Genaxol®(東洋/政德)

Genetaxyl Crem®(健亞) $1113/I(6MG/ML-PIC/S-16.7ML), $741/I(6MG/ML-PIC/S-10ML), $476/I(6MG/ML-PIC/S-5ML)

Intaxel®(FRESENIUS KABI/費森尤斯卡比) $476/I(6MG/ML-PIC/S-5ML), $1113/I(6MG/ML-PIC/S-17ML),

Paclitero®(HETERO/凱沛爾) $476/I(6MG/ML-PIC/S-5ML), $10480/I(6MG/ML-PIC/S-50ML), $1113/I(6MG/ML-PIC/S-16.7ML)

Phyxol®(杏輝) $476/I(6MG/ML-PIC/S-5ML), $741/I(6MG/ML-PIC/S-10ML), $1113/I(6MG/ML-PIC/S-16.7ML), $10480/I(6MG/ML-PIC/S-50ML), $2680/I(6MG/ML-PIC/S-25ML), $807/I(6MG/ML-PIC/S-15ML)

Taxol® ◎ (CORDEN/大昌華嘉) $476/I(6MG/ML-PIC/S-5ML),

藥理作用 Paclitaxel是一種會促進微管雙體聚合成微小管的全新抗微小管劑，它可藉防止去聚合作用而使微小管穩定，進而抑制維持細胞功能所必須的微管體網路的正常動態重組。此外paclitaxel亦經由細胞週期有絲分裂期間形成多發性微小管星狀體，誘使微小管的異常排列或結合成束。並透過白蛋白奈米顆粒的技術，將活性paclitaxel定向施放到腫瘤中，增加活性化療藥物於腫瘤內的濃度。

適應症 [衛核]晚期卵巢癌、腋下淋巴轉移之乳癌，作為接續含杜薩魯比辛(DOXORUBICIN)在內之輔助化學療法、已使用合併療法(除非有禁忌，至少應包括使用ANTHRACYCLINE抗癌藥)失敗的轉移乳癌、非小細胞肺癌、愛滋病相關卡波西氏肉瘤之第二線療法；與CISPLATIN併用，作為晚期卵巢癌之第一線療法。與GEMCITABINE併用，可使用於曾經使用過ANTHRACYCLINE之局部復發且無法手術切除或轉移性之乳癌病患、與HERCEPTIN併用時，用於治療未接受過化學治療之轉移性且乳癌過度表現HER-2之病人。

用法用量 1.轉移性乳癌：為每3週一次，靜脈輸注260mg/m²，靜脈輸注時間為30分鐘。

2.非小細胞肺癌：為每21天療程的第1、8、15天，以30分鐘靜脈輸注100mg/m²。Carboplatin僅在每21天療程的第1天施用本藥之後立即開始。

3.胰腺癌：為每28天療程的第1、8、15天，以30~40分鐘靜脈輸注125mg/m²。(每次施用本藥後可立即開始靜脈輸注gemcitabine 1000mg/m²)。

4.腎臟功能不全不需調整劑量，血液透析病人未有相關劑量調整之資料。

不良反應 1.骨髓方面–嗜中性白血球過低症、白血球過低症、血小板過低症、貧血、感染出血；2.過敏反應；3.心臟血管方面–心跳過慢、低血壓、心電圖異常；4.周邊神經病變；5.肌肉痛或關節痛；6.胃腸道方面–噁心及嘔吐，腹瀉，黏膜炎；7.禿髮；8.肝功能異常。9.導致永久停用本藥的最常見不良反應，包括嚴重周邊神經病變、疲倦、血小板減少、嚴重嗜中性白血球低下。

醫療須知 1.給本藥之前必須先給予corticosteroids(諸如dexamethasone)，diphenhydramine，及H2受器拮抗劑(諸如cimetidine或ranitidine)作為治療前用藥。

2.骨髓抑制(主要為嗜中性白血球過低症)是劑量相關性而且是限制本藥劑量的主要毒性

。嗜中性白血球最低值平均發生在第11天。接受本藥治療期間應經常監測血球數的變化，基本的嗜中性白血球數少於1500個/㎣的患者不應被給予本藥，只有在嗜中性白血球數值恢復到>1500個/㎣且血小板數值恢復到>100,000個/㎣時才可以再進行其後的本藥療程的治療。

3.嚴重的心臟傳導異常接受本藥治療的患者約有<1%的人曾發生嚴重的心臟傳導異常，其中有些人需要裝置人工心臟節律器。若患者在本藥治療期間發生明顯的傳導異常時，應給予適當的治療且在接著的療程中應持續做心電圖監測。

4.本藥使用在孕婦時對胎兒可能有害。

5.未經稀釋的濃縮液不可與含聚氯乙烯醇(PVC)塑膠材質的設備或者用於製備輸注溶液的裝置相接觸。

6.本藥注射液應該藉由管內有不大於0.22μ微孔的過濾膜的輸注導管來給藥，使用諸如IVEX-2類內外管併有短的PVC膜的過濾裝置並不會導致DEHP明顯釋出。

20608 TOPOTECAN HCL▲

孕 D 乳 ? 泄 ? 半 2～3h

Rx 1 MG, 4 MG, 1 MG/ML/注射劑(I);

商名

Hycamtin® (FAREVA/山德士) $5975/I(1MG/ML-PIC/S-4ML),
Hycamtin® ◎ (GLAXO/山德士) $5975/I(4MG-PIC/S-4MG)
Topotecan Biopro® (S. C./百博) $5975/I(4MG-PIC/S-4MG),

藥理作用 本藥是camptothecin的半合成衍生物，具有抑制topisomerase I功能的抗癌藥。Topoisomerase I藉由促使DNA之可逆性單股的斷裂，而使DNA之纏繞雙股鬆開。本藥與topoisomerase I DNA的複合體結合，並阻止這些斷裂的單股DNA重新連接。本藥的細胞毒性被認為是發生在DNA合成時，當複製檯與topotecan，topoisomerase I及DNA組成的三元複合體產生交互作用，而對雙股DNA造成傷害。哺乳類動物的細胞無法有效地修補這些斷裂的雙股DNA。

適應症 [衛核]卵巢癌及小細胞肺癌之第二線化學治療(第一線化療應包括白金化合物)Hycamtin與cisplatin併用適用於治療經組織學檢查確定患有第IV-B期復發性或持續性子宮頸癌，且不適合以外科手術及(或)放射療法進行治療的患者

用法用量 在開始施行topotecan HCL的第一個療程之前，患者的嗜中性白血球基礎計數必須大於1,500cells/㎣，且血小板計數須大於100,000cells/㎣。Topotecan HCL的建議劑量為，於21天療程的第一天開始。每天以30分鐘的時間靜脈輸注1.5mg/m²，連續投予5天。在腫瘤未惡化的情況下，建議最少要完成4個療程，因為腫瘤反應可能會延遲。三項卵巢癌的臨床試驗顯示，其開始反應所需時間的中位數為5~7週。若於任一療程中發生嚴重的嗜中性白血球減少症時，後續療程的劑量應減低0.25mg/m²；或者在減量之前，可在後續療程的D6(即完成topotecan治療的24小時後)開始投予G-GSF。

不良反應 嗜中性白血球減少症、白血球減少症、血小板減少症、貧血；胃腸道方面(噁心、嘔吐、腹瀉、便秘、口腔炎、食慾不振)；全身性反應(疲倦、發燒、疼痛、無力)，此外還有禿髮(49%)，發疹、呼吸困難、咳嗽、頭痛。

醫療須知 1.骨髓功能抑制作用(主要為嗜中性白血球減少症)是topotecan的劑量限制性毒性。嗜中性白血球減少症並不會隨時間而累積。嗜中性白血球減少症：第4級的嗜中性白血球減少症(<500cells/㎣)最常見於第一個療程期間(發生於60%的患者)，而在所有療程中的發生率為39%，持續期的中位數為7天。嗜中性白血球計最低時的中位時間為第12天。有23%的患者發生與治療相關的敗血症或發燒性嗜中性白血球減少症，並有1%因敗血症而死亡。

2.血小板減少症：在27%的患者及9%的療程中曾發生第4級的血小板減少症(<25,000/㎣)；持續期的中位數為5天，血小板計數最低時的中位時間為第15天。在4%的療程中，有15%的患者曾輸注投予血小板。

3.貧血：在37%的患者及14%的療程中曾發生3/4級的貧血(<8g/Dl)。計數最低時的中位時間為第15天。在22%的療程中，有52%的患者需要輸血。

20 抗腫瘤藥物

4.骨髓功能之監測：本藥應只能用於骨髓功能儲備充足的患者；治療前的嗜中性白血球基礎計數最少應為1,500cells/㎣，且血小板計數至少應為100,000/㎣。在hycamtin治療期間應經常監測周邊血球計數。在嗜中性白血球恢復到>1,000/㎣，血小板恢復到>100,000/㎣，且血紅素值恢復到9.0gm/dL(必要時應輸血)之前，不應對患者施行本藥的後續療程。

5.若不小心讓本藥注射液滲漏出來，會導致輕微的局部反應，如紅腫及瘀青

20609 VINBLASTIN SULFATE

孕 D 乳 - 泄 肝 半 24h

Rx 1 MG/ML/注射劑(I)；

商名 Vinblastine® ◎ (HOSPIRA/輝瑞) $606/I(1MG/ML-PIC/S-10ML)

藥理作用 本藥在細胞有絲分裂的間期，會與微細管蛋白質結合，或將它們沈澱下來，抑制有絲分裂，因而阻止適當的聚合作用。在高濃度下，這些製劑也會抑制依賴DNA的合成反應。

適應症 [衛核]急性白血病、淋巴肉瘤、何杰金氏病。

[非衛核]1.常有反應者：網狀細胞肉瘤，神經母細胞瘤，嚴重的蕈狀肉芽腫(mycosis fungoides)histiocytosis睪丸癌(首選用藥)。2.較少反應者：絨毛膜癌、乳癌。

用法用量 1.成人：開始時0.1mg/kg或3.7mg/m²每7天1次，以0.05mg/kg或1.8~1.9mg/m²的增加量增加，直到瘤的大小減少，白血球數降至3000，或達到最大量0.5mg/kg或18.5mg/m²(一般範圍是0.15~0.2mg/kg或5.5~7.4mg/m²)。維持量是1個增加量小於最後的起始量，每7~14天重覆1次。

2.孩童：開始時2.5mg/m²，每7天1次，以1.25mg/m²的增加量增加，直到白血球數降至3,000，瘤大小減少，或達最大劑量7.5mg/m²，維持量是1個增加量，小於最後的起始劑量，每7~14天重覆1次。後繼的維持量，不能給予成人或孩童，直到白血球數超過4,000。

不良反應 下巴痛，腫瘤痛，可能持續20分鐘到3小時，噁心、嘔吐，食慾不振，腹瀉，罕見，口角炎，靜脈炎及血管變色，骨髓抑制(和劑量相關)，神經毒性，末梢神經炎，麻痺性腸阻塞，便秘，下巴痛、憂鬱、疲倦，毛髮脫落(只有高劑量才有)，無月經/無精蟲症。

醫療須知 1.若注射一段時間後，會覺得手腳發麻，若有這種情形請告訴醫師，當太嚴重或出現腳背下垂，可能需要停藥處理。

2.您必須注意打針時，注射部位勿過度活動，以免漏針造成組織潰爛，若覺得注射處不舒服，要立刻告訴醫護人員。

20610 VINCRISTINE SULFATE

孕 D 乳 - 泄 肝 半 10~155h

Rx 1 MG/ML/注射劑(I)；

商名 Vincristine Sulphate® ◎ (HOSPIRA/輝瑞) $224/I(1MG/ML-PIC/S-1ML),

藥理作用 參見Vinblastine。

適應症 [衛核]急性白血病。

用法用量 成人：0.01~0.03mg/kg或1.4mg/m²，每7天靜注1次單一劑量。孩童：1.5~2mg/m²每7天靜注1次，單一劑量。

不良反應 下巴痛，腫瘤痛，可能持續20分鐘到3小時，噁心、嘔吐，食慾不振，腹瀉，罕見，口角炎，靜脈炎及血管變色，骨髓抑制(和劑量相關)，神經毒性，末梢神經炎，麻痺性腸阻塞，便秘，下巴痛、憂鬱、疲倦，毛髮脫落(只有高劑量才有)，無月經/無精蟲症。

醫療須知 1.仔細觀查接受vincristine(和vinblastine)的患者，有沒有發生神經毒性的徵兆和症狀(末梢神經病變)。可能引起手、腳麻木或有針刺感，麻痺性腸閉塞及便秘等現象，數天可

恢復。
2.監測接受vincristine的患者之大便習慣，注意患者有否便秘或胃部抽搐的愁訴。
3.提供所有接受vincristine的患者預防治療便秘的處方。
4.注意在藥物注射期間，不要過度活動，以免漏針造成組織潰爛。

20611 VINORELBINE TATRATE▲

孕D 乳 - 泄 肝 半 43h

Rx 20 MG, 30 MG, 80 MG/膠囊劑(C); 10 MG/ML/注射劑(I);

商名
Navelbine® ◎ (CATALENT GERMANY/友華) $2272/C(20MG-PIC/S), $3287/C(30MG-PIC/S)
Navelbine® ◎ (友霖/友華) $1075/I(10MG/ML-PIC/S-1ML), $6031/I(10MG/ML-PIC/S-5ML)
Vinelbine® (FRESENIUS KABI/費森尤斯卡比) $1075/I(10MG/ML-PIC/S-1ML)
Vinobin Softgel® ＊ (美時) $6356/C(80MG-PIC/S), $2272/C(20MG-PIC/S), $3287/C(30MG-PIC/S)

藥理作用
1.作用於細胞週期G2 phase抑制微管蛋白質聚合作用，使得有絲分裂期M phase之紡錘體無法形成，抑制有絲分裂。為抑制細胞分裂−有絲分裂的紡錘體毒劑(mitotic spindle poisons)。
2.Vinorelbine為半合成的長春花生物鹼(vinca alkaloid)，其作用機轉與其它的長春花生物鹼一樣，經由與tubulin結合成tubulin-vinorelbine複合體，進而抑制微小管(microtubule)的聚合作用，阻斷細胞的有絲分裂。
3.活體外試驗顯示vinorelbine對有絲分裂的微小管結合力高過神經的微小管；臨床試驗上，vinorelbine相較於vindesine(亦屬長春花生物鹼)也顯示出較少的神經毒性。

適應症
[衛核]1.非小細胞肺癌 2.轉移性乳癌。

用法用量
1.本藥限經由靜脈注射。
2.作為單一化學療法時，每週給藥25~30mg/㎡。
3.在使用合併化學療法時，給藥方法(劑量及次數)則按其治療計劃而定，本藥注射前應先用生理食鹽水稀釋(例如125ml)，並於6~10分鐘內經靜脈注射完畢，每次注射後均應使用等張點滴液沖洗靜脈。
4.肝功能不全患者，應降低劑量。

不良反應
1.血液毒性：顆粒性白血球過少症，但很快恢復且無蓄積反應；顆粒性白血球通常在給藥後7~10天降至最低點，再於7~14天內恢復、grade 3或4之貧血(1%)；血小板減少症(1%)。
2.神經毒性：輕或中度皮膚感覺異常(paresthesia)及知覺遲鈍(hypesthesia)是最常見的現象；深部腱反射的喪失(≦5%)；下肢無力的現象會發生於延長療程之患者；少有繼續惡化(1%)且為可逆性(reversible)；如重度惡化則應停藥。
3.消化系統的耐受性：便秘(29%)，極少有麻痺性腸阻塞之報告(1%)噁心、嘔吐一般為輕或中度(34%)，少有重度(<2%)的發生率亦相當低。

醫療須知
1.呼吸系統的耐受性：本藥同其他長春花鹼類藥物通常與mitomycin-C併用時，會有呼吸困難和支氣管痙攣，這些反應通常發生在注射後數分鐘或數小時後，應給予適當治療尤其先前有肺功能不全之患者。
2.本藥脫髮(alopecia)12%通常為中度，顎痛(jaw pain)≦5%：注射本藥之前確認針頭完全插入靜脈，這是非常重要的，因為若是navelbine於靜脈注射時滲漏至周邊組織可能會造成明顯的刺激反應。一旦滲漏發生，靜脈注射應立即停止，剩餘之劑量可改由其他靜脈注射給藥。
3.顆粒性白血球缺乏症：給藥前後需嚴密監測血球數目，顆粒性白血球在給藥後7~10天降到最低，之後7~14天回復到正常，當顆粒性球數目小於1000cells/mm³時應停止給藥。
4.骨髓抑制：當因其它情況造成骨髓功能不全時，使用本藥需小心。
5.氣管痙攣：雖不常發生，但情況常發生於併用mitomycin-C時。
6.2~8°C冷藏，避光儲存。藥品開封後無論是否稀釋，只要儲存於密閉的玻璃或PVC容

20 抗腫瘤藥物

20611

器，可於室溫(<30°C)儲存24小時。

7.Vinorelbine會傷害皮膚及黏膜，膠囊需整顆吞服，不慎咬破或接觸膠囊內液時，應立即以清水或生理食鹽水徹底沖洗。

§20.7 標靶治療劑

癌細胞之所以會分化、成熟、凋亡和轉移，全是受了細胞內一些細胞訊息傳導的影響所致。也就是所謂的分子標靶物質，若能發展出一些能阻斷這些分子標靶，就可能會有效地阻斷癌細胞的生長分化和轉移，而有效地治療癌症。於是就成功地開發出一些癌症的標靶治療劑。

癌細胞內的分子標靶物質

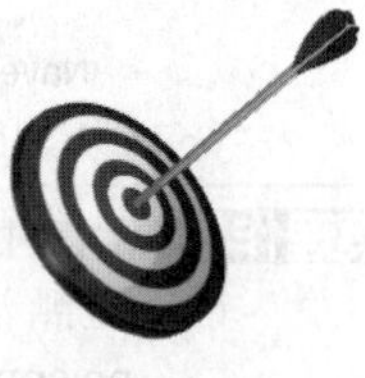

- 與細胞週期有關的標靶，如：P53、pRb、P16、P21及TS；
- 與細胞的凋亡有關的分子，如：BCl-2、CGX-2；
- 細胞內訊息傳導有關的分子，如：EGFR、AKT、PTEN、Her2/neu、NFκβ、TK；
- 與細胞的長壽有關的分子，如：Telomerase；
- 與細胞血管新生、侵襲及有關的分子，如：VEGF、TSP-1、connexin-26。

標把治療的原理

一般的化療都有點像散彈打鳥─火花四散，異常的癌細胞打中了，可是無辜的正常細胞也受害。標靶藥物則有如神槍手，瞄準癌細胞直接開槍。標靶藥物主要以下列三種方式：

(1)抑制血管新生的標靶治療，餓死癌細胞。

(2)阻斷癌細胞訊息傳遞的標靶治療，阻止癌細胞增生。

(3)針對癌細胞表面抗原的標靶治療，利用單株抗體找尋癌細胞的身份證(表面抗原)，再利用體內免疫系統來進行毒殺，不會傷及無辜。

標把治療藥物，一般可區分為「蛋白質藥物(單株抗體、大分子)」、「小分子藥物」兩大類別。標把藥物進入人體後，大致是透過以下三種作用模式殺死癌細胞：

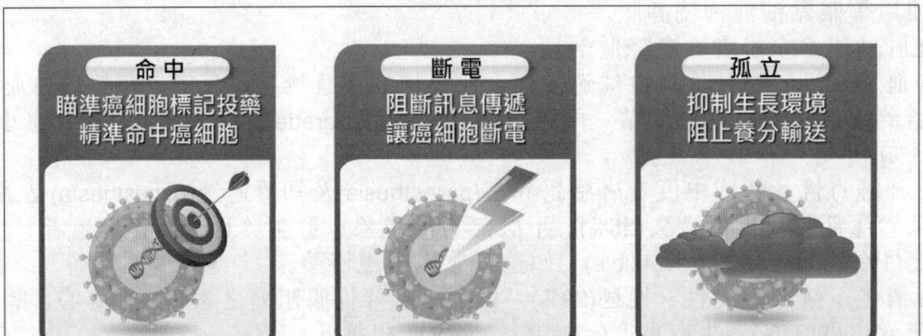
命中
瞄準癌細胞標記投藥
精準命中癌細胞
斷電
阻斷訊息傳遞
讓癌細胞斷電
孤立
抑制生長環境
阻止養分輸送

標靶治療的基本原則

1.做完整的檢測，確定"靶心"再做"打靶"治療的規劃。

2.了解標靶藥物的臨床研究報告和治療成果，再做較佳的選擇。

3.標靶治療並非萬能，往往所謂的有效只是抑制腫瘤的生長，並非想像中的"治癒"或"根除"。

4.切勿太快放棄化療或電療，因為這些方面最近也有長足的進步。例如化療有更積極的做法，所謂的節拍式化學治療(Metronomic Chemotherpy)，採更低劑量，較低毒性，更多投與次數的更有效的療法或傳統化療+標靶治療。

5.化療無效後，宜做臨床試驗，再做標靶治療，避免掉入自費給付的錢坑裏。

6.再次強調，標靶治療並非萬能，只是多加一道保險而已，並非一切就萬事OK。還是要注意飲食，生活形式的改變，定期回診，降低復發的可能，強調與癌共存的樂觀態度。

7.標靶治療未來會成為治癌的主流，目前還有很多新的單或多標靶治療藥物上市，因此只要一息尚存，就有更多戰勝癌症的機會。

20701 ABEMACICLIB

孕D 乳 - 泄 肝 半 18.3h

Rx 50 MG, 100 MG, 150 MG, 200 MG/錠劑(T);

商名 Verzenio®(LILLY/禮來) $1030/T(50MG-PIC/S), $1030/T(200MG-PIC/S), $1030/T(100MG-PIC/S), $1030/T(150MG-PIC/S)

藥理作用 1.Abemaciclib是細胞週期蛋白依賴性激酶4和6(CDK4和CDK6)的抑制劑。這些激酶在與D細胞週期蛋白(D-cyclins)結合後被活化。

2.在雌激素受體陽性(ER+)的乳癌細胞株中，細胞週期蛋白D1和CDK4/6促進視網膜母細胞瘤蛋白(Rb)的磷酸化、細胞週期進展和細胞增生。

3.連續暴露於abemaciclib抑制了Rb磷酸化並阻斷從細胞週期的G1期進入S期，導致細胞衰老和細胞凋亡。

適應症 [衛核]1. 早期乳癌：併用內分泌療法 (tamoxifen或芳香環酶抑制劑)，可做為荷爾蒙受體(HR)陽性、第二型人類表皮生長因子受體(HER2)陰性、淋巴結陽性，高復發風險之早期乳癌成年病人的輔助治療。

2. 晚期乳癌：

(1) 併用芳香環酶抑制劑(aromatase inhibitor)，可做為治療荷爾蒙受體(HR)陽性、第二型人類表皮生長因子受體(HER2)陰性之晚期或轉移性乳癌之停經後婦女及男性的第一線內分泌療法(endocrine-based therapy)。

(2) 併用fulvestrant，可治療荷爾蒙受體(HR)陽性、第二型人類表皮生長因子受體(HER2)陰性，且接受內分泌療法後疾病惡化之晚期或轉移性乳癌的成人病人。

(3) 單獨用於治療荷爾蒙受體(HR)陽性、第二型人類表皮生長因子受體(HER2)陰性，曾經接受過內分泌治療及於轉移後接受化學治療後又發生疾病惡化之晚期或轉移性乳癌的成人病人。

用法用量 1.與fulvestrant或芳香環酶抑制劑併用時，本藥的建議劑量為150mg，每日口服兩次。

2.與本藥併用時，fulvestrant的建議劑量為於第1、15和29天給藥500mg，在之後每月給藥一次。接受本藥與fulvestrant合併治療的停經前/停經前後(pre/perimenopausal)的婦女，應依據目前的臨床實務標準接受促性腺激素釋放激素致效劑(gonadotropin-releasing hormone agonist)治療。

3.單獨使用時，本藥的建議劑量為200mg，每日口服兩次。持續治療直到疾病惡化或出現無法耐受的毒性。本藥可隨餐或空腹使用。

4.病人應吞服整顆本藥錠劑，不可將錠劑咀嚼、壓碎或切半後吞服。本藥錠劑如果破裂、裂開或不完整，請病人不要服用。

不良反應 1.最常見之不良反應：腹瀉、噁心、嘔吐、食慾降低、腹痛、白血球低下、貧血、血小板低下。

2.偶有：感染、疲倦、落髮、頭痛及間質性肺病等。

醫療須知 1.病人一旦發現有稀便的情況徵候，應開始止瀉劑治療(如loperamide)、增加口服液體攝取，並聯絡其醫療照護者以利其提供進一步指示及適當追蹤。

2.若發生第3或4級腹瀉，或因腹瀉住院，則停用本藥治療直到毒性緩解至≤第1級。

3.針對發生第3或4級嗜中性球低下症的病人，建議採取中斷用藥、降低劑量或延遲起始治療週期等方式。

4.本藥治療開始前及治療開始後的前2個月每2週一次、之後的2個月每月一次，及當臨床需要時都應監測肝功能檢測(LFT)。針對持續發生第2級或再度發生第2級，或第3或4級肝臟轉胺酶升高的病人，建議中斷用藥、降低劑量、停止用藥，或延遲起始治療週期。

5.本藥可能會引起罕見但嚴重的肺部發炎反應。監測病人是否出現靜脈血栓和肺栓塞的徵候與症狀，並給予適當的醫療處置。
6.在接受本藥治療期間至接受最後一劑本藥治療後至少3週內應採取有效的避孕措施。
7.應監控病人是否出現感染的徵象或症狀，並視需要給予適當的臨床處置。

20702 ACALABRUTINIB

℞ 100 MG/錠劑(T); 100 MG/膠囊劑(C);

商名

Calquence® ◎ (ASTRAZENECA/阿斯特捷利康)
$2595/C(100MG-PIC/S), $2595/T(100MG-PIC/S)

藥理作用

1.Acalabrutinib是BTK的小分子抑制劑。Acalabrutinib及其活性代謝物ACP-5862與BTK活性位點中的半胱胺酸殘基(cysteine residue)形成共價鍵，導致BTK酶活性的抑制作用。
2.Acalabrutinib抑制BTK介導的下游信號蛋白CD86和CD69的活化，並抑制惡性B細胞增殖和小鼠異種移植模型中的腫瘤生長。

適應症

[衛核]1.先前曾接受至少一種治療的被套細胞淋巴瘤 (Mantle Cell Lymphoma, MCL) 成年病人。
2.慢性淋巴球性白血病 (Chronic Lymphocytic Leukemia, CLL) 或小淋巴球性淋巴瘤 (Small Lymphocytic Lymphoma, SLL) 成年病人。

用法用量

1.本藥單一療法：
對於MCL、CLL或SLL病人，本藥的建議劑量為100mg每日口服兩次，間隔約12小時，直至疾病惡化或無法耐受之毒性。
2.本藥與Obinutuzumab併用
對於未曾接受治療的CLL或SLL病人，本藥的建議劑量為100mg每日口服兩次，間隔約12小時，直至疾病惡化或無法耐受之毒性。每28天為一治療週期，自第1週期開始本藥療，obinutuzumab則自第2週期開始共投予6個週期，建議劑量請參閱obinutuzumab仿單。同一天給藥時，先投予本藥再投予obinutuzumab。

不良反應

1.嚴重的不良反應：嚴重及伺機性感染、出血、血球減少、第二原發惡性腫瘤、心房顫動及心房撲動。
2.常見的不良反應：為貧血、血小板減少、頭痛、嗜中性白血球減少、腹瀉、疲勞、肌痛和瘀傷。最常見的1級非血液學不良事件如下：頭痛(25%)、腹瀉(16%)、疲勞(20%)、肌痛(15%)和瘀傷(19%)。最常見3級以上非血液學不良反應(至少2%病人發生)是腹瀉。

醫療須知

1.接受本藥治療的血液惡性腫瘤病人中，曾經發生致死性及嚴重感染，包括伺機性感染。
2.接受本藥治療的血液惡性腫瘤病人中，曾經發生致死和嚴重的出血事件。
3.抗血栓藥與本藥併用可能進一步增加出血的風險。
4.使用本藥治療的血液惡性腫瘤病人中，曾經發生中重度血球減少(3級或4級)，包括嗜中性白血球減少(23%)、貧血(8%)、血小板減少(7%)和淋巴球減少(7%)。12%的病人發生4級嗜中性白血球減少。
5.有12%發生了續發惡性腫瘤(包括皮膚癌和其他實體腫瘤)。其中最常見的續發惡性腫瘤為皮膚癌，有6%的病人發生。應監測病人是否發生皮膚癌並指示病人須注意防曬。
6.有1.1%發生3級心房顫動或心房撲動，所有級別的心房顫動或心房撲動則佔所有病人的4.1%。有心臟危險因子、高血壓、心律不整病史和急性感染的病人，相關風險可能增加。

20 抗腫瘤藥物

20703 AFATINIB DIMALEATE

孕D 乳- 泄糞 t½ 37h

℞ 20 MG, 30 MG, 40 MG, 50 MG/錠劑(T);

商名

Giotrif® ◎ (BOEHRINGER INGELHEIM/百靈佳殷格翰)
$1391/T(30MG-PIC/S), $1391/T(40MG-PIC/S),

藥理作用 1.Afatinib為一強力、具選擇性、不可逆的ErbB類受體阻斷劑。
2.Afatinib會與由ErbB類受體成員EGFR(ErbB1)、HER2(ErbB2)及ErbB4所形成的所有同型二聚體(homodimers)及異型二聚體(heterodimers)形成共價鍵結，進而不可逆地阻斷這些二聚體的訊號傳遞。
3.在ErbB路徑失調(deregulation)臨床前疾病模型中，afatinib單一療法即可有效地阻斷ErbB受體的訊號傳遞，進而抑制腫瘤生長，或使腫瘤消退。具有L858R或Del19 EGFR突變的NSCLC細胞對afatinib治療特別敏感。

適 應 症 [衛核]GIOTRIF適用於具有EGFRTK突變之局部晚期或轉移性之非小細胞肺癌(NSCLC)患者之第一線治療。
GIOTRIF適用於在含鉑類化學治療期間或之後惡化的局部晚期或轉移性之鱗狀組織非小細胞肺癌(NSCLC)患者。

用法用量 1.作為第一線治療，即用於先前未曾接受EGFR-酪胺酸激酶抑制劑(EGFR-TKI)治療的病患時，本藥的建議劑量為40mg口服，一天一次。
2.本藥不可與食物同時服用。不可在服用本藥之前至少3小時內與之後1小時內進食。錠劑應配以開水整粒吞服。
3.本藥治療應持續至疾病惡化，或直到病人無法再耐受。
4.如忘記服用本藥，應在同一天內想起時立刻補服該次劑量，若是離下次服藥時間不足8小時，則應跳過該次忘記服用的劑量。

不良反應 腹瀉、皮膚相關不良事件、間質性肺病、重度肝功能受損、角膜炎。

醫療須知 1.本藥治療期間曾有腹瀉(包括嚴重腹瀉)的報告。腹瀉可能導致脫水(有或無伴隨腎功能受損)，有極少數病例導致死亡。腹瀉的積極處置極為重要，包括適當補充水分，並使用止瀉劑。必須使用止瀉劑(例如loperamide)，需要時應將劑量調高至其所核准的最大建議劑量。
2.曾有接受本藥治療的病患發生皮疹/痤瘡的報告。對於須曬太陽的病患，最好穿著保護衣物，及/或使用防曬乳。皮膚反應的早期介入處置(例如，潤膚霜、抗生素)有助本藥的持續治療。有嚴重或長時間皮膚反應的病患也可能需要暫時停止治療、調降劑量。
3.女性、體重較輕、以及已有腎功能受損的病患，其afatinib暴露量皆較高。這可導致與EGFR有關之不良事件發生的風險增高，例如腹瀉、皮疹/痤瘡以及口腔炎。
4.接受本藥治療的NSCLC患者曾有間質性肺病(ILD)或類間質性肺病事件(ILD-like events)(例如，肺浸潤、肺炎、急性呼吸窘迫症候群、過敏性肺泡炎)的報告，包括致死的事件。
5.在本藥治療期間，曾有不到1%的病患發生肝臟衰竭(包括致死事件)。建議應定期檢測肝功能。對於出現肝功能患化的病患，可能必須暫停本藥治療。
6.曾有肝腎症候群、急性腎衰竭及腎功能不全的報告，其中一例肝腎症候群報告併有B型肝炎感染，而其他的是與腹瀉、嘔吐、及/或厭食引起的嚴重脫水有關。
7.若病患出現急性眼睛發炎或其症狀惡化、流淚、光敏感、視力模糊、眼睛痛、及/或眼睛發紅，應立即轉診給眼科醫師。

20704 ALECTINIB

℞ 150 MG/膠囊劑(C);

商 名 ALECENSA® ◎ (FUJIEDA/中外) $384/C(150MG-PIC/S),

藥理作用 1.Alectinib是一種針對ALK與RET為標的產生作用的酪胺酸激酶抑制劑。非臨床研究顯示，alectinib可抑制ALK磷酸化作用及ALK媒介活化下游傳訊蛋白STAT3與AKT的作用，並可降低腫瘤細胞的存活能力。
2.Alectinib與M4在體外和體內都顯示可對多種突變形式的ALK酵素產生對抗活性，包括某些在使用crizotinib治療出現惡化現象之患者的NSCLC腫瘤中所發現的突變。

適應症 [衛核]1.適用於治療ALK陽性的晚期非小細胞肺癌(NSCLC)病人。

2.適用於ALK陽性非小細胞肺癌(NSCLC)病人切除腫瘤後(腫瘤≥4公分或淋巴結陽性)的輔助治療。

用法用量 1.篩選ALK陽性的NSCLC病患時，必須使用準確且經驗證的ALK分析法。開始使用本藥治療之前，應確立非小細胞肺癌患者ALK陽性之狀態。

2.本藥的建議劑量為600毫克與食物併服每日兩次。應持續服用本藥，直到出現疾病惡化的現象或無法耐受的毒性反應為止。

3.切勿打開膠囊或將膠囊內容物溶化使用。

4.如果漏服一劑本藥，或是在服用一劑本藥後發生嘔吐反應，應於排定的時間服用下一劑。

5.依據不良反應調整劑量，劑量降低方式：

(1)第一次降低劑量：450mg BID。

(2)第二次降低劑量：300mg BID(若300mg也無法耐受，應停止治療)。

不良反應 1.有28%的病人發生嚴重不良反應，最常通報的嚴重不良反應為感染性肺炎(4.6%)與腎功能不全(3.9%)。

2.有3.3%的病人發生致命性不良反應，包括腎功能不全2例，猝死、心搏停止和感染性肺炎各1例。

3.有11%的病人因發生不良反應而永久停用ALECENSA®。最常停用ALECENSA®的不良反應為腎功能不全(2.0%)、高膽紅素血症(1.3%)、ALT升高(1.3%)和AST升高(1.3%)。

4.最常導致劑量調整的不良反應為高膽紅素血症(6%)、AST升高(5%)、ALT升高(4.6%)和感染性肺炎(3.3%)。

醫療須知 1.對出現轉胺酶及膽紅素升高現象的患者，應更為頻繁地進行檢測。應以藥物不良反應的嚴重程度為基礎，依指示暫時停用本藥，然後以降低的劑量重新開始治療，或是永久停用本藥。

2.如果病人出現象徵發生間質性肺炎(ILD)/非感染性肺炎(pneumonitis)的呼吸症狀(如呼吸困難、咳嗽及發燒)惡化的現象，應立即進行間質性肺炎(ILD)/非感染性肺炎(pneumonitis)評估。

3.對診斷出發生間質性肺炎(ILD)/非感染性肺炎(pneumonitis)的患者，應立即停止本藥的治療，如果未發現任何其他可能的引發間質性肺炎(ILD)/非感染性肺炎(pneumonitis)的導因，則應永久停用本藥。

4.如果出現不具生命威脅性的症狀性心搏徐緩現象，應停用本藥。如果出現危及生命的心搏徐緩現象，且未發現任何促發的併用藥物，則應永久停用本藥。

5.應依據CPK升高的嚴重程度，先停用本藥，然後再重新開始治療或降低劑量。

6.應告知具生育能力的女性患者，在使用本藥治療期間應採取有效的避孕措施，在使用最後一劑之後亦應繼續避孕1週，男性患者最後一劑後應持續避孕3個月。

20705 ALPELISIB

Rx 50 MG, 150 MG, 200 MG/錠劑(T);

商名 Piqray® ◎ (NOVARTIS/諾華)

藥理作用 1.Alpelisib為磷酸肌醇-3-激酶(PI3K)抑制劑，主要抑制PI3Kα的活性。

2.催化性PI3Kα次單元(PIK3CA)的基因發生功能增加突變時，會活化PI3Kα及Akt訊息傳遞路徑、細胞轉型及腫瘤生成。

3.Alpelisib可抑制包括Akt在內之PI3K下游靶標的磷酸化，並在有PIK3CA突變的細胞株中展現活性。在體內，alpelisib可抑制PI3K/Akt訊息傳遞路徑，在異種移植模型(包括乳癌模型)中延緩腫瘤生長。

4.Alpelisib能夠抑制PI3K活性，已證實可誘導乳癌細胞的雌激素受體(ER)轉錄增加。將

alpelisib與fulvestrant的合併療法用於ER陽性、PIK3CA突變的乳癌細胞株異種移植模型後，發現抗腫瘤活性較個別治療為高。

適應症 [衛核]與fulvestrant併用可治療患有荷爾蒙受體(HR)陽性、第二型人類表皮生長因子受體(HER2)陰性及PIK3CA突變的局部晚期或轉移性乳癌，且曾接受內分泌治療但疾病惡化的停經後女性及男性病人。

用法用量 1.建議劑量為每日一次隨餐口服300毫克(兩顆150毫克的膜衣錠)。
2.如果錯過一劑本藥，可在平時服藥時間後的9小時內隨餐服用。如果超過9小時，請跳過當天的劑量，隔天在平時的服藥時間服用。

不良反應 1.嚴重的不良反應包括：嚴重過敏、嚴重皮膚反應、高血糖、非感染性肺炎、腹瀉。
2.最常見的不良反應為血糖升高、肌酸酐升高、腹瀉、皮疹、淋巴球計數降低、GGT升高、噁心、ALT升高、倦怠、血紅素降低、脂肪酶升高、食慾減低、口腔炎、嘔吐、體重減輕、血鈣降低、血糖降低、aPTT延長、掉髮。

醫療須知 1.接受本藥治療的病人，曾發生急性過敏和過敏性休克等嚴重過敏反應。嚴重過敏反應的症狀包括呼吸困難、潮紅、皮疹、發燒或心搏過速。如果病人發生嚴重過敏反應，則永久停止本藥治療。
2.接受本藥治療的病人，曾發生包括Stevens-Johnson症候群(SJS)、多形性紅斑(Erythema multiforme, EM)、毒性表皮壞死(Toxic epidermal necrosis, TEN) 和藥物疹合併嗜伊紅血症及全身症狀 drug reaction with eosinophilia and systemic symptoms, DRESS)等嚴重皮膚反應。如果確診為嚴重皮膚反應，則永久停止本藥治療。本藥治療期間曾發生嚴重皮膚反應的病人，不可重新使用本藥治療。
3.接受本藥治療的病人，曾發生嚴重的高血糖症，包括酮酸中毒。
4.接受本藥治療的病人，曾發生嚴重的非感染性肺炎，包括急性間質性肺炎和間質性肺病。所有確診為非感染性肺炎的病人，需永久停止本藥治療。
5.接受本藥治療的病人，曾發生嚴重腹瀉，包括脫水和急性腎損傷。本藥治療期間大多數病人(58%)皆發生腹瀉。
6.本藥用於懷孕女性可能對胎兒造成傷害，必須告知懷孕女性及有生育能力的女性關於對胎兒的可能風險。
7.請向病人告知嚴重皮膚反應的表徵及症狀：進行性皮疹、黏膜病變、發燒前兆、類流感症狀。如果懷疑發生了與藥品相關的不良反應，請盡快通報至全國藥物不良反應通報中心(02-23960100)。

20706 ASCIMINIB HCL

Rx 21.62 MG, 43.24 MG/錠劑(T);

商　名 Scemblix® ◎ (NOVARTIS/諾華)

20 抗腫瘤藥物

藥理作用 1.Asciminib為一種口服與強效的ABL/BCR-ABL1酪胺酸激酶抑制劑。
2.Asciminib藉由特別針對ABL的肉豆蔻醯口袋(myristoyl pocket)來抑制BCR-ABL1融合蛋白的ABL1激酶活性。

適應症 [衛核]1.治療先前曾接受兩種以上的酪胺酸激酶抑制劑治療的慢性期費城染色體陽性之慢性骨髓性白血病(Ph+ CML-CP)成人病人。
2.治療慢性期費城染色體陽性且帶有T315I突變之慢性骨髓性白血病(Ph+ CML-CP with T315I mutation)成人病人。

用法用量 1.本藥應完整吞服且不得破損、壓碎或咀嚼。
2.應以餐前口服方式使用本藥，且不應與食物併服。服用本藥至少2小時前和服用1小時後，應避免進食。
3.先前曾接受兩種以上的酪胺酸激酶抑制劑治療的慢性期費城染色體陽性之慢性骨髓性白血病(Ph+CML-CP)：本藥的建議每日總劑量為80mg。可於每日大約相同時間口服80mg一次，或是在大約12小時的間隔每日服用兩次40mg。

4.慢性期費城染色體陽性且帶有T315I突變之慢性骨髓性白血病(Ph+CML-CP with T315I mutation)：本藥的建議劑量為200mg，每日口服兩次，間隔約12小時。

不良反應 1.最常見的任何級別(發生率≥20%)藥物不良反應是：肌肉骨骼疼痛(37.1%)、上呼吸道感染(28.1%)、血小板減少症(27.5%)、疲勞(27.2%)、頭痛(24.2%)、關節痛(21.6%)、胰臟酵素升高(21.3%)、腹痛(21.3%)、腹瀉(20.5%)和噁心(20.2%)。在接受Scemblix治療的病人中，≥第3級(發生率≥5%)的最常見藥物不良反應是血小板減少症(18.5%)、嗜中性白血球減少症(15.7%)、胰臟酵素升高(12.4%)、高血壓(8.7%)和貧血(5.3%)。

2.最常見的嚴重藥物不良反應(發生率≥1%)為：肋膜積水(2.5%)、下呼吸道感染(2.2%)、血小板減少症(1.7%)、發燒(1.4%)、胰臟炎(1.1%)、非心因性胸痛(1.1%) 和嘔吐 (1.1%)。

醫療須知 1.曾有使用本藥的病人發生血小板減少症、嗜中性白血球減少症與貧血。應監測病人的骨髓抑制徵兆和症狀。

2.在本藥治療期間，應每個月或視臨床需要而評估血清脂肪酶與澱粉酶濃度。應監測病人的胰臟毒性徵兆和症狀。

3.在服用本藥之前，應先校正低鉀血症和低鎂血症，並在治療期間視臨床需要進行監測。

4.合併服用每日總劑量80mg的本藥與已知可引起尖端扭轉心室性心動過速(torsades de pointes)的藥品時，應小心謹慎。應避免併用每日兩次本藥200mg與已知會引起尖端扭轉心室性心動過速的藥品。

5.在本藥治療期間，應視臨床需要，使用標準抗高血壓療法監測與處置高血壓。

6.接受本藥的病人中，應監測病人的過敏徵兆和症狀，並應視臨床需要啟用適當的治療。

7.進行本藥治療的HBV帶原者，應在整個療程中和療程終止後數月，密切監測活動性HBV感染的徵兆與症狀。

8.在開始接受本藥治療之前，應確認具有生育能力女性的懷孕狀況。具生育能力之有性行為的女性，應在本藥治療期間與最後一劑後的至少7天使用有效的避孕措施。

20707 AXITINIB

孕 D 乳 - 泄 糞/腎 ½ 2.5～6.1h

℞ 1 MG, 5 MG/錠劑(T);

商　名 Inlyta® ◎ (PFIZER/輝瑞) $208/T(1MG-PIC/S), $937/T(5MG-PIC/S)

藥理作用 1.Axitinib在治療血漿濃度下可抑制酪胺酸激酶，包括血管內皮生長因子接受體(VEGFR)-1、VEGFR-2及VEGFR-3的作用。這些受體都和病理性血管新生、腫瘤生長及癌症進展有關。

2.Axitinib可抑制VEGF所媒介的內皮細胞增生與存活的作用。Axitinib可抑制腫瘤生長和VEGFR-2的磷酸化作用。

適 應 症 [衛核]治療已接受過sunitinib或cytokine治療失敗的晚期腎細胞癌病患。

用法用量 1.INLYTA的建議起始口服劑量為5毫克每日兩次，兩次劑量間隔約12小時。

2.如果患者嘔出藥物或漏服一劑藥物，不可額外多服用一劑。應按照平常的時間服用下一劑處方劑量。

3.對可耐受7毫克每日兩次之INLYTA劑量的患者，可進一步提高至10毫克每日兩次的最高劑量。

4.當必須從5毫克每日兩次降低劑量時，建議劑量為3毫克每日兩次；若必須再進一步降低劑量時，建議劑量為2毫克每日兩次。

不良反應 1.使用INLYTA治療後最為常見(≥20%)的不良反應為腹瀉、高血壓、疲倦、食慾降低、噁心、發聲困難、掌蹠紅斑觸痛(手足)症候群、體重減輕、嘔吐、無力、以及便秘。

2.嚴重副作用包括高血壓危象、心衰竭、胃腸穿孔及瘻管、動靜脈血栓栓塞、出血及可逆性後腦白質病變症候群。

醫療須知 1.在開始使用本藥之前，應使血壓獲得良好的控制。應監視患者是否出現高血壓的現象，並視需要以標準的抗高血壓療法治療。如果血壓在使用抗高血壓藥物之後仍持續偏高，則應降低本藥的劑量。對已接受標準的抗高血壓療法治療且本藥的劑量已調降，但仍持續嚴重高血壓的患者，應停用本藥。若有證據顯示為高血壓危象，應停用本藥。
2.對有發生動脈血栓栓塞事件之風險或病史的患者，使用本藥時應謹慎。
3.對有發生靜脈血栓栓塞事件之風險或病史的患者，使用本藥時應謹慎。
4.有任何出血事件須介入治療時，應暫時中斷投予本藥。
5.在整個使用本藥治療的過程中都應定期監視是否出現胃腸穿孔或廔管的症狀。
6.在開始使用本藥治療之前應先檢測甲狀腺功能，在整個治療期間亦應定期監測。甲狀腺機能低下與甲狀腺機能亢進的現象應依據標準醫療常規予以治療，使甲狀腺功能維持正常狀態。
7.在進行排定的手術之前，應停止使用本藥治療至少24小時。手術後重新開始使用本藥治療的決定應以傷口是否充分癒合的臨床判斷做為依據。
8.建議在開始使用本藥治療之前應先檢測是否有蛋白尿現象，在整個治療期間亦應定期監測。對出現中至重度蛋白尿患者，應降低劑量或暫時中斷使用本藥治療。
9.若發生可逆性後腦白質病變症候群，症狀包括頭痛、癲癇發作、嗜睡、意識混亂、視盲以及其它視覺與神經方面的障礙，應停止使用。
10.病人於治療期間須採取有效的避孕措施。

20708 BINIMETINIB

℞ 15 MG/錠劑(T);

商名 Mektovi® ◎ (ALMAC/皮耶法柏)

藥理作用 1.Binimetinib是一種ATP非競爭型、有絲分裂原活化型細胞外訊號調節型激酶1(MEK1)與MEK2激酶活性的可逆抑制劑。
2.MEK蛋白是細胞外訊號相關激酶(ERK)路徑(可促進細胞增生)的上游調節因子。在黑色素瘤和其他癌症中，此路徑往往會被突變型BRAF藉由活化MEK來間接活化。
3.Binimetinib會抑制BRAF對MEK的活化作用，並且抑制MEK激酶活性。Binimetinib會抑制BRAF V600突變型黑色素瘤細胞株的生長，並且在BRAF V600突變型黑色素瘤動物模型中表現出抗腫瘤效果。
4.與encorafenib併用：
a.Binimetinib與encorafenib(一種BRAF抑制劑)兩者都會抑制MAPK路徑，進而帶來更強的抗腫瘤活性。
b.Encorafenib與binimetinib的併用在活體中，可預防BRAF V600E突變型人類黑色素瘤異種移植物中治療抗藥性的出現。

適應症 [衛核]與encorafenib併用，治療帶有BRAF V600突變且無法切除或有轉移現象的黑色素瘤成人病人。

用法用量 1.Binimetinib的建議劑量是45毫克(3顆15毫克藥錠)每日兩次，相當於每日90毫克的總劑量，間隔約12小時服用。
2.處置不良反應時，可能需要調降劑量、暫時停藥或終止治療(詳見仿單)。
3.本藥為口服使用。藥錠應配水整顆吞服，可搭配食物或不搭配食物服用。

不良反應 1.最常見的不良反應(≥25%)為：疲累、噁心、腹瀉、嘔吐、視網膜剝離、腹痛、關節痛、血中CK上升和肌痛。
2.非常常見：貧血、周邊神經病變、頭暈、頭痛、視覺障礙、RPED、出血、高血壓、腹痛、腹瀉、嘔吐、噁心、便秘、角化過度、皮疹、皮膚乾燥、搔癢、禿髮、關節痛、肌肉疾病/肌痛、背痛、肢體疼痛、發熱、周邊水腫、疲累、血中肌酸磷酸激酶上升、轉胺酶上升、γ-麩胺醯轉移酶上升。

3.常見：表皮鱗狀細胞癌、基底細胞癌、皮膚乳突瘤、過敏、味覺障礙、葡萄膜炎、左心室功能不全、靜脈血栓栓塞、結腸炎、光敏感、痤瘡樣皮膚炎、手足症候群(PPES)、紅斑、脂層炎、腎衰竭、血中肌酸酐上升、血中鹼性磷酸酶上升、澱粉酶上升、脂肪酶上升。

醫療須知 1.在以binimetinib併用encorafenib之前，病人必須經過已確效的檢測證實帶有BRAF V600突變。

2.在先前使用BRAF抑制劑期間發生疾病惡化的病人中，以binimetinib併用encorafenib的資料相當有限。

3.在腦部轉移病人中，以binimetinib併用encorafenib合併療法的療效資料非常有限。

4.施用binimetinib時可發生LVD(定義為有症狀或無症狀的射出分率下降)。

5.使用binimetinib時可發生出血，包括重大出血事件。

6.在以binimetinib併用encorafenib治療的病人中，曾通報發生葡萄膜炎，包括虹膜睫狀體炎和虹膜炎。

7.Binimetinib不建議用於有RVO病史的病人。

8.在接受binimetinib治療的病人中，曾觀察到無症狀的CK上升，而且曾以不常見的頻率通報橫紋肌溶解。

9.使用binimetinib時可發生高血壓，或既有高血壓的惡化。

10.在有VTE風險或VTE病史的病人中，應謹慎使用binimetinib。

11.在確診發生治療相關肺炎或ILD的病人中，應永久停用binimetinib。

12.在接受BRAF抑制劑治療的病人中曾觀察到新發生的原發性惡性腫瘤(皮膚與非皮膚相關)，而且當binimetinib與encorafenib併用時可能出現這些惡性腫瘤。

13.在以binimetinib併用encorafenib的病人中，曾觀察到表皮鱗狀細胞癌(cuSCC；包括角化棘皮瘤)等皮膚惡性腫瘤。

14.發生RAS突變陽性非皮膚惡性腫瘤的病人中，應考慮永久停用binimetinib和encorafenib。

15.肝功能檢測值異常應以暫時停藥、調降劑量或終止治療的方式處理。

16.如果在懷孕期間使用binimetinib或病人在使用binimetinib期間受孕，應告知病人可能對胎兒造成的危害。

20709 BORTEZOMIB▲

孕 X 乳 - 泄 肝 T½ 9～15h

Rx 3.5 MG/注射劑(I)；

商　名

Bortero®(HETERO/凱沛爾) $10539/I(3.5MG-PIC/S-3.5MG)
Bortezomib®(PHARMIDEA/韋淳) $10539/I(3.5MG-PIC/S-3.5MG)
Bortezomib®(霖揚) $10539/I(3.5MG-PIC/S-3.5MG)
Myborte®(DR. REDDY'S/瑞迪博士) $10539/I(3.5MG-PIC/S-3.5MG)
Myzomib®(MYLAN/邁蘭) $10539/I(3.5MG-PIC/S-3.5MG)
Oritezomib®(ONCOMED/友華) $10539/I(3.5MG-PIC/S-3.5MG),
Velcade®(BSP/嬌生) $13175/I(3.5MG-PIC/S-3.5MG)
Velcade®◎(裕利/嬌生) $13175/I(3.5MG-PIC/S-3.5MG)

藥理作用 1.Bortezomib是哺乳動物細胞內26S proteasome蛋白酶活性的可逆性抑制劑。26S proteasome為大蛋白質複合物，會使ubiquitinated蛋白質degrade。

2.Ubiquitin-proteasome途徑在調節特定蛋白質的細胞內濃度扮演著重要的角色，因此得以維持細胞內環境穩定。

3.抑制26S proteasome可阻礙特定之蛋白質分解，影響細胞內的多重信號聯結。此種中斷正常內部環境穩定的機轉可導致細胞死亡。

4.實驗已證實bortezomib在離體時對各種類型的癌症細胞具細胞毒性。Bortezomib在活體非臨床腫瘤模型會延遲腫瘤生長，包括多發性骨髓癌。

適應症 [衛核]1. Velcade可合併其他癌症治療藥品使用於未接受過治療的多發性骨髓瘤(Multiple myeloma)病人及曾接受過至少一種治療方式且已經接受或不適宜接受骨髓移植的進展

性多發性骨髓癌病人2.被套細胞淋巴瘤Muantle Cell Lymphoma (MCL)病人

用法用量 1.多發性骨髓癌(multiple myeloma)(曾接受過至少一種治療方式的進展性多發性骨髓癌患者)-- 靜脈注射給藥(IV bolus) 1.3mg/m²約3~5秒，每星期給予2次，每次給藥至少間隔3天(第1、4、8及11天)，連續給予兩個星期，之後有10天的休息(第12到21天)，這3週為一個治療週期。
2.發生神經病變疼痛或周邊感覺神經病變要調整劑量。
3.發生第4級血液毒性(hematological toxicity): 劑量要降低25%，調成1mg/m²/dose。
4.發生任何第3級非血液學毒性(不包括神經病變)：先停藥，一旦毒性消退重新開始治療時，劑量要降低降低25%，從1mg/m²/dose開始。
5.腎功能不全的患者：因為相關資料不多，目前資料顯示輕度至中度腎功能不全的患者，不需要做劑量調整；Ccr<13mL/min且未接受血液透析治療的患者尚無研究資料。
6.肝功能不全患者肝臟清除功能可能會降低，需嚴密監控肝功能。

不良反應 常見：低血壓、紅疹、腸胃道不適、貧血、肌肉問題、周邊神經病變、視覺模糊、精神異常、下呼吸道感染與發燒。
嚴重：心臟血管問題、中毒性表皮壞死症(toxic epidermal necrolysis)、嘔吐、白血球低下、血小板低下、急性肝衰竭、血管性水腫、神經痛(postherpetic neuralgia)、暫時性腦缺血，以及極少數可能發生急性呼吸窘迫症、間質性肺炎、急性肺炎。

醫療須知 1.須在熟悉抗癌藥物之使用的醫師監護下投與bortezomib。
2.Bortezomib治療所引起的周邊神經病變主要是感覺方面，但也有混合感覺-運動神經病變的報告。已有症狀的患者(麻木、腳或手有疼痛或灼燒感)和/或周邊神經病變徵象的患者，使用bortezomib治療期間情況可能會惡化週邊神經病變(包括≥第三級)。接受bortezomib治療的患者須監護有無神經病變的症狀，如灼燒感、感覺過敏、感覺遲鈍、感覺異常、不適感或神經病變疼痛。新發生周邊神經病變或惡化的患者可能須改變bortezomib的劑量和給藥計劃
3.治療有暈厥病史的患者、正服用已知與低血壓有關藥物的患者及脫水患者須謹慎。處理直立性/姿勢性低血壓的方式包括調整抗高血壓藥物、給予水分或給與mineralocorticcoids和/或擬交感神經藥物。
4.具心臟疾病危險因子或已罹患心臟疾病的患者須密切監護。
5.在每次給與bortezomib之前須監測血小板的數目。當血小板數目低於25,000/uL時須停止bortezomib治療，再次給藥需用較低的劑量。曾有與bortezomib有關的胃腸出血及腦間出血報告。血小板低下時，可考慮輸注血小板。
6.由於接受bortezomib治療的患者可能會發生嘔吐和/或腹瀉，須告知患者採取適當的措施以避免脫水。須指導患者若發生頭暈、頭昏眼花或昏厥便需就醫。
7.因為bortezomib是一種細胞毒性藥物，且會快速殺死惡性細胞，可能會發生腫瘤溶解的併發症。有腫瘤溶解危險的患者為治療前有高腫瘤量的患者。此類患者須密切監護且採取適當的措施。
8.Bortezomib經由肝臟酵素代謝，且腎功能不全患者的bortezomib清除可能會降低。這些患者使用bortezomib治療時須密切監護毒性。
9.Bortezomib成分藥品僅被核准以靜脈注射(intravenous route)方式投予，不當的脊椎內注射該藥品可能增加病人致命的風險。

20710 BRIGATINIB

孕 X 乳 - 泄 肝 半 25h

Rx 30 MG, 90 MG, 180 MG/錠劑(T);

商名 Alunbrig® ◎ (PENN/台灣武田) $594/T(30MG-PIC/S), $1716/T(90MG-PIC/S), $3029/T(180MG-PIC/S)

藥理作用 1.本藥是一種酪胺酸激酶抑制劑，在臨床上可達到的濃度下，於體外試驗中具有對抗多種激酶的活性，包括ALK、ROS1、類胰島素生長因子-1受體(IGF-1R)、FLT-3以及EGFR

缺失和點突變。
2.可抑制ALK的自體磷酸化，以及由ALK調節的下游訊號傳遞蛋白質STAT3、AKT、ERK1/2和S6的磷酸化。
3.也可抑制體外表現出EML4-ALK與NPM-ALK融合蛋白之細胞株的增生，對EML4-ALK陽性NSCLC異種移植生長具有劑量依賴性的抑制作用。
4.本藥對EML4-ALK 4種突變形式具抗腫瘤活性，包括使用crizotinib後疾病惡化之NSCLC患者腫瘤內的G1202R與L1196M突變。

適應症 [衛核]適用於治療ALK陽性的晚期非小細胞肺癌(NSCLC)病人。

用法用量 1.本藥的建議劑量為：
• 前7天口服90mg，一天一次；
• 若在前7天可耐受90 mg，則增加劑量為口服180mg，一天一次。
持續給予本藥，直至疾病惡化或發生無法接受的毒性。
2.非因不良反應而暫停給予本藥14天(或以上)者，應先恢復90mg一天一次，治療7天，再增加至之前可耐受的劑量。
3.本藥可伴隨食物或空腹服用。應指示患者吞服整顆藥錠。請勿磨碎或咀嚼藥錠。
4.若漏服一劑本藥或在服藥後嘔吐，請勿再給予額外劑量，且應在排定時間服用下個本藥劑量。

不良反應 1.最常見的不良反應(≥25%)包括：天門冬胺酸轉胺酶(AST)升高、高血糖、高胰島素血症、貧血、肌酸磷酸激酶(CPK)升高、噁心、脂肪酶升高、淋巴球計數減少、丙胺酸轉胺酶(ALT)升高、腹瀉、澱粉酶升高、倦怠、咳嗽、頭痛、鹼性磷酸酶升高、低血磷、活化部分凝血活酶時間(APTT)增加、皮疹、嘔吐、呼吸困難、高血壓、白血球計數減少、肌痛、周邊神經病變。
2.最常見的嚴重不良反應(≥2%)為：非感染性肺炎、肺炎和呼吸困難。

醫療須知 1.接受本藥治療的病人，可能發生與間質性肺病(ILD)/非感染性肺炎臨床表現相似的嚴重、危及生命及致命的肺部不良反應。
2.應監測病人是否出現新呼吸道症狀或原有症狀惡化(例如呼吸困難、咳嗽等)，尤其是在治療的第一週。病人若出現呼吸道症狀惡化，必須立即調查其是否為非感染性肺炎。若疑似非感染性肺炎，應暫停施用本藥，並評估是否有其他引起症狀的原因(例如肺栓塞、腫瘤惡化、感染性肺炎等)，視需要調整劑量。
3.治療期間應定期監測血壓，若有高血壓應根據標準準則治療，以控制血壓。若無法避免併用已知會導致心搏過緩的藥物，必須更頻繁監測患者的心跳速率。若有嚴重高血壓(≥第3級)，應暫停施用本藥，直到高血壓恢復至第1級或基礎值，視需要調整劑量。
4.本藥併用其他已知會導致心搏過緩的藥物時，應特別謹慎，須定期監測心跳速率和血壓。
5.應告知病人，發生任何視力症狀都應就醫。出現新視力症狀或原有症狀惡化時，應考慮進行眼科評估並調降劑量。
6.應告知患者，出現任何不明原因的肌肉痛、觸痛或無力，都應就醫。治療期間應定期監測CPK濃度，應視CPK升高的嚴重程度，暫停施用治療，並適當調整劑量。
7.治療期間應定期監測澱粉酶和脂肪酶。根據實驗室檢驗值異常的嚴重程度，應暫停施用治療，並適當調整劑量。
8.開始使用本藥之前應先評估肝功能(包括AST、ALT、總膽紅素)，且開始治療的首3個月內，每隔2週評估一次，之後仍應定期監測。根據實驗室檢驗值異常的嚴重程度，應暫停治療，並適當調整劑量。
9.接受本藥治療的病人曾發生血糖升高。開始使用之前應先評估空腹血糖，之後亦須定期評估。

20711 CABOZANTINIB (S)-MALATE

Rx 20 MG, 40 MG, 60 MG/錠劑(T);

商名 Cabometyx® ◎ (PATHEON/益普生) $4395/T(20MG-PIC/S), $4395/T(40MG-PIC/S), $4395/T(60MG-PIC/S)

藥理作用 1.Cabozantinib會抑制MET(肝細胞生長因子受體蛋白)、VEGFR-1(血管內皮生長因子受體-1)、VEGRF-2、VEGRF-3 、AXL、RET、ROS1、TYR03、MER、KIT、TRKB、FLT-3及TIE-2的酪氨酸激酶活性(tyrosine kinase activity) 。

2.這些酪氨酸激酶受體參與了維持正常細胞功能及細胞病變的過程，如腫瘤形成、腫瘤細胞轉移、腫瘤血管新生、抗藥性及腫瘤微環境的維持。

適應症 [衛核]1. 腎細胞癌：單一療法適用於：

(1) 未曾接受治療的中度/重度風險晚期腎細胞癌病人。

(2) 先前經抗血管新生療法治療 (anti-angiogenic therapy) 的晚期腎細胞癌病人。

本品與nivolumab合併療法適用於未曾接受治療的晚期腎細胞癌病人。

2. 肝細胞癌：適用於曾接受sorafenib治療之肝細胞癌病人。

3. 分化型甲狀腺癌：適用於治療成人及12歲以上孩童曾接受VEGFR標靶治療後惡化、放射碘治療無效或不適用放射碘治療的局部晚期或轉移性分化型甲狀腺癌病人。

用法用量 1.本藥的建議劑量為每日60毫克。

2.本藥不可和食物同時服用，應指示病 人服用本藥前至少二小時及服用本藥後至少一小時之間，不可進食。

3.持續治療至病人無法再從療法中獲得臨床效益，或出現無法接受之毒性作用為止 。

4.服用本藥錠劑時應整粒吞服，不可將錠劑粉碎。

5.若病人錯過用藥時間，而距離下一次用藥時間不到12小時，則不可補服用此錯過的劑量 。

6.接受本藥治療期間，不可食用已知會抑制cytochrome P450的食物(例如：葡萄柚、葡萄柚汁)或營養補充劑 。

7.不良反應之劑量調整：

(1)發生下顎骨壞死、第3級以上不良反應或無法耐受的第2級不良反應時，應暫停使用cabozantinib，當不良反應緩解或改善至第1級，重啟治療時應降低每日劑量20mg。

(2)若發生嚴重出血、胃腸道穿孔或無法處理的廔管、嚴重的血栓栓塞事件、高血壓危象、腎病症候群或可逆性後腦部白質病變症候群，應永久停用。

不良反應 1.發生在≥25%接受本藥治療之病人的不良反應包括(頻率依序遞減)：腹瀉、疲倦、噁心、食慾下降、肢端紅腫症候群(PPES)、高血壓、嘔吐、體重減輕和便秘。

2.發生在≥5%病人的3~4級不良反應與實驗室檢查異常，則有高血壓、腹瀉、疲倦、肢端紅腫症候群(PPES)、低血鈉症、低血磷症、低血鎂症、淋巴球減少、貧血、低血鉀症和GGT增加。

3.其它：重要不良反應(所有等級)包括：傷口併發症(2%) 、抽搐(<1%) 、胰臟炎(<1%) 、下顎骨壞死(<1%) 和膽汁鬱積性肝炎(<1%)。

醫療須知 1.嚴重的出血曾發生於使用本藥的病人。

2.應監測病人的瘻管及穿孔症狀，當病人出現無法妥善處理的瘻管或腸胃穿孔時，必須停止給予本藥。

3.若病人發生急性心肌梗塞或任何其他動脈栓塞併發症時，應停止給予本藥。

4.當病人出現無法由抗高血壓治療加以控制的嚴重高血壓時，應停止給予本藥。若出現高血壓危象症狀或嚴重高血壓，即使在接受適當醫療處理後，仍應停止給予本藥。

5.當病人出現無法耐受之等級2腹瀉或等級3~4腹瀉，且無法以標準止瀉治療處置時，應暫停使用本藥；待症狀減緩至等級1後，可重新給予降低劑量之本藥。有26%的病人因發生腹瀉而調整劑量。

6.接受本藥治療的病人有42%發生肢端紅腫症候群(Palmar-Plantar Erythrodysesthesia

Syndrome[PPES])。當病人出現無法耐受之等級2 PPES或等級3 PPES時，應暫停使用本藥；待症狀減緩至等級1後，可重新給予降低劑量之本藥。
7.可逆性後腦部白質病變症候群(Reversible Posterior Leukoencephalopathy Syndrome[RPLS])。凡出現癲癇、頭痛、視覺障礙、意識混亂或意識功能改變的病人，皆應進行RPLS評估。當患者出現RPLS時，應停止給予本藥。
8.建議有生殖能力的女性於接受本藥治療期間及最後一次服藥後四個月內，應使用有效的避孕措施。

20712 CAPMATINIB HCL(ANHYDROUS)

孕X 乳- 泄 糞 半 6.5h

Rx 183 MG, 244 MG/錠劑(T);

商名 Tabrecta® ◎ (NOVARTIS/諾華)

藥理作用 1.Capmatinib是MET的激酶抑制劑，標靶包括MET外顯子14跳讀式突變。MET外顯子14跳讀式突變會導致蛋白質缺少調控結構域，從而降低其負向調控功能，導致下游MET訊號傳遞增加。
2.Capmatinib在臨床可達濃度下，可抑制由MET外顯子14跳讀式突變驅動的癌細胞生長，對源自人類肺部腫瘤(帶有MET外顯子14跳讀式突變或MET放大)有抗腫瘤活性。
3.Capmatinib抑制由肝細胞生長因子結合或MET放大觸發的MET磷酸化，MET調節的下游訊號傳遞蛋白磷酸化及MET依賴性癌細胞的增生和存活。

適應症 [衛核]治療轉移性非小細胞肺癌(NSCLC)的成人病人，其腫瘤帶有導致間質上皮轉化因子外顯子14跳讀式突變(MET exon 14 skipping mutation)。

用法用量 1.本藥的建議劑量為400mg、每日口服兩次、於進食後或空腹下使用。
2.整顆吞服，不可剝開、壓碎或咀嚼錠劑。
3.如果病人忘記服用某一劑量或某一劑量因嘔吐嘔出，請指示病人不要補上劑量，而應按排程時間服用下一劑。

不良反應 1.嚴重不良反應：間質性肺病(Interstitial Lung Disease,ILD)/肺炎(Pneumonitisi)、肝毒性。
2.最常見不良反應(≥20%)為周邊水腫、噁心、疲勞、嘔吐、呼吸困難及食慾減退。

醫療須知 1.接受本藥治療的病人曾發生間質性肺病(ILD)/肺炎(可能致命)，針對疑似為ILD/肺炎的病人，應立即中斷本藥治療；若未發現其他ILD/肺炎的潛在原因，應永久停用藥物。
2.建議於開始本藥治療前、最初3個月治療期間，每2週監測肝功能檢測，根據不良反應的嚴重程度而停用、暫時中斷、降低劑量或永久停用本藥治療。
3.建議病人在服用本藥治療期間應採取避免暴露於紫外線照射的預防措施。

20713 CARFILZOMIB

Rx 30 MG, 61.8 MG/注射劑(I);

商名 Kyprolis® ◎ (AMGEN/台灣安進) $12458/I(30MG-PIC/S-30MG)

藥理作用 1.Carfilzomib為一種四胜肽環氧酮蛋白酶體抑制劑，不可逆地結合於20S蛋白酶體的N-terminal threonine-containing活性區，此20S蛋白酶體為26S蛋白酶體的蛋白水解核心顆粒。
2.體外實驗中carfilzomib對於實體與血液腫瘤細胞具有抑制增生與促凋亡作用。
3.動物試驗中，Carfilzomib會抑制血液與組織的蛋白酶體活性，並可延遲多發性骨髓瘤、血液與實體腫瘤的腫瘤生長。

適應症 [衛核]復發型或頑固型多發性骨髓瘤與下列藥物併用，治療之前曾用過 1 到 3 種療法之復發型或頑固型多發性骨髓瘤成年病人：
• Lenalidomide 和 dexamethasone；或
• Dexamethasone；或
• 靜脈注射劑型Daratumumab 和 dexamethasone；或

• 皮下注射劑型Daratumumab 和 dexamethasone。

用法用量 1.補充水分：建議補充水分的方式包括口服液(在第1個療程第1天給藥前48小時內，給予每公斤體重30mL)以及靜脈輸液(在第1個療程每次給藥前給予250mL到500mL適當的輸液)。必要時，Kyprolis給藥後再額外給予250mL到500mL的靜脈輸液。
2.電解質監測：Kyprolis治療期間定期監測血清鉀離子濃度。
3.前置投藥：合併療法時，使用建議劑量的dexamethasone進行前置投藥。在第一療程每次Kyprolis給藥前至少30分鐘但不超過4小時，口服或靜脈輸注dexamethasone，以減少輸注反應的發生率及嚴重度。
4.給藥：輸注時間大約10或30分鐘。不可快速推注。本藥給藥前後都應立即用符合藥典規格的生理食鹽水或5%葡萄糖水沖洗輸液管線。不要將本藥與其他藥物混合或與其他藥物一起輸注。
5.計算劑量：以基線時病人的實際體表面積來計算本藥劑量。若病人體表面積大於 $2.2m^2$，則以體表面積 $2.2m^2$ 來計算劑量。
6.預防血栓：本藥與dexamethasone併用或與lenalidomide以及dexamethasone併用治療的病人建議預防血栓的發生。依據病人的潛在風險決定採取何種血栓預防治療 。
7. 預防感染：接受Kyprolis治療的病人可考慮給予預防性抗病毒療法，以減少帶狀疱疹再度活化的風險。
8. 血液透析的病人：血液透析後再輸注Kyprolis。
9.建議劑量：本藥與lenalidomide以及dexamethasone併用的療法中，每週連續兩天靜脈輸注本藥，輸注時間10分鐘，持續三週輸注後休息12天。每28天為一個用藥療程。第1個療程的第1、2天給予本藥的建議起始劑量 $20mg/m^2$，若病人可以耐受此劑量，則在第1個療程第8天增加劑量至 $27mg/m^2$，從第13個療程開始取消療程中第8、9天的本藥用藥，第18個療程後停用本藥。在每個28天療程的第1~21天給予口服lenalidomide 25mg，以及在第1、8、15與22天時給予口服或靜脈輸注dexamethasone 40mg。
本藥與dexamethasone併用的療法中，每週連續兩天靜脈輸注Kyprolis，輸注時間30分鐘，持續三週輸注後休息12天。每28天為一個用藥療程。第1個療程的第1、2天給予Kyprolis的建議起始劑量 $20mg/m^2$ 輸注時間30分鐘，若病人可以耐受此劑量，則在第1個療程第8天增加劑量至 $56mg/m^2$。在每個28天療程的第1、2、8、9、15、16、22與23天時給予口服或靜脈輸注dexamethasone 20mg。Dexamethasone應在Kyprolis給藥前30分鐘至4小時前給予。

不良反應 在臨床試驗中發生率在10%或10%以上的不良反應，包括血液與淋巴系統問題[貧血、嗜中性球低下、血小板低下]；胃腸問題[腹瀉、便秘、噁心]；一般性問題與注射部位問題[疲勞、發燒、周邊水腫、無力]；各種感染[上呼吸道感染、鼻咽炎、氣管炎、肺炎]；代謝與營養問題[低血鉀、低血鈣、高血糖]；骨骼肌與結締組織問題[肌肉痙攣]；神經系統問題[周邊神經病變]；精神問題[失眠]；呼吸道、胸腔與縱膈腔問題[咳嗽、呼吸困難]；皮膚與皮下組織問題[皮疹]；血管問題[靜脈栓塞與血栓事件、高血壓]。上市後曾有新增下列不良反應報告：出血性尿毒症候群(HUS)、胃腸道穿孔、心包膜炎。其他不良反應請詳見完整仿單。

醫療須知 1.心臟毒性：給藥後曾發生新生的或惡化既有的心臟衰竭、限制型心肌病變、心肌缺血以及心肌梗塞等，包括致死案例。有些事件發生於基線時心室功能正常的病人。
2.Kyprolis出現急性腎衰竭的病例。其中有些是致命案例。病人使用Kyprolis出現腎功能不全的不良反應(包括腎衰竭)比率大約是10%。
3.腫瘤溶解症候群曾有使用Kyprolis出現致死的腫瘤溶解症候群(TLS)病例。多發性骨髓瘤合併高腫瘤負荷的病人出現TLS的風險較高。
4.肺毒性：使用Kyprolis的病人中，曾有少於1%的病人出現急性呼吸窘迫症候群(ARDS)、急性呼吸衰竭以及急性瀰漫性浸潤肺病變等，其中有些不良反應是致命性的。
5.肺高血壓：使用Kyprolis的病人中，約有1%的病人曾有肺動脈高血壓的報告。

6.呼吸困難：使用Kyprolis的病人中，有31%的病人曾有呼吸困難的報告。
7.高血壓：曾有使用Kyprolis的病人出現高血壓，包括高血壓危象與高血壓急症的報告。
8.靜脈血栓：曾觀察到使用Kyprolis的病人出現靜脈血栓事件(包括深部靜脈血栓與肺栓塞)。
9.輸注反應：使用Kyprolis的病人曾出現各種輸注反應，這些反應可能在Kyprolis給藥後立即出現或給藥後24小時才出現。
10.出血：使用Kyprolis治療的病人，曾出現致死或嚴重的出血案例。出血可能為自發性，顱內出血可能在沒有外傷的情況下發生。
11.血小板低下：Kyprolis會造成血小板低下，在每28天用藥療程的第8天至第15天之間會出現血小板低點，通常在下個療程開始前血小板數會恢復到基線值。
12.血栓性微血管病變：Kyprolis治療期間曾有血栓性微血管病變，包含血栓性血小板低下性紫斑或出血性尿毒症候群(TTP/HUS)的報告。部分事件導致死亡。
13.可逆性後腦病變症候群：Kyprolis治療期間曾有可逆性後腦病變症候群(PRES)的案例報告。
14.新診斷罹患多發性骨髓瘤但不符合移植資格的病患，併用Kyprolis與melphalan以及prednisone會增加致命性與嚴重藥物毒性。
15.胚胎毒性：依據Kyprolis的作用機轉與動物實驗所見，孕婦使用Kyprolis可能會造成胎兒傷害。

20714 CERITINIB

孕 D 乳 - 泄 肝 T½ 31～41h

Rx 150 MG/膠囊劑(C);

商名 Zykadia® ◎ (NOVARTIS/諾華) $941/C(150MG-PIC/S),

藥理作用
1.Ceritinib為口服、高度選擇性且強效的ALK 抑制劑。
2.Ceritinib在體外及體內會抑制ALK的自體磷酸化反應、ALK媒介之下游訊息傳遞蛋白質的磷酸化反應，以及ALK依賴性的癌細胞增生。
3.NSCLC中之ALK易位決定了形成的融合蛋白表現以及後續的ALK傳訊異常。在大多數的NSCLC案例中，EML4為ALK的易位伙伴(translocation partner)；這會產生包含ALK的蛋白質激酶區段與EML4的N端部分融合形成的EML4-ALK融合蛋白質。
4.Ceritinib經證實在體外有效對抗NSCLC細胞株(H2228)中的EML4-ALK活性，進而抑制細胞增生，並且可使腫瘤縮小。

適應症 [衛核]治療ALK陽性的晚期非小細胞肺癌病人。治療前須經合適之檢驗方式測得ALK陽性。

用法用量
1.開始使用本藥治療之前，應確立非小細胞肺癌患者ALK陽性之狀態。
2.本藥的建議劑量為每日1次，於同一時間口服使用750mg的劑量。每日最大建議劑量為750mg。只要病患仍從治療得到臨床效益，即應持續治療。
3.如果錯過劑量，病患應補服該次劑量，除非該次劑量與下一次服藥時間相距不到12小時。
4.對於每天服用劑量低至300mg本藥仍耐受不良的病患，應中止使用本藥。
5.根據個人的安全性及耐受性，可能需要暫時中斷本藥和/或減少劑量。如果因任何藥物不良反應(ADR)而需要降低劑量，則應以每日劑量減少150mg(1單位的劑量)之倍數的方式加以調整。

不良反應
1.發生率≥10%的藥物不良反應為腹瀉、噁心、嘔吐、疲倦、肝實驗室檢測結果異常、腹痛、食慾減退、便秘、皮疹、血中肌酸酐增加、食道異常以及貧血。
2.發生率≥5%的第3至4級藥物不良反應為肝實驗室檢測結果異常、疲倦、腹瀉、噁心以及高血糖症。

醫療須知 1.在發生轉胺酶升高的病患中，應視臨床需要進行更頻繁的肝臟轉胺酶及總膽紅素監測。Ceritinib不建議用於中度至重度肝功能不全的病患。
2.應監測病患是否出現為肺炎徵兆的肺部症狀。應排除其他可能導致肺炎的原因，診斷為治療相關肺炎的病患應永久停用本藥。
3.接受ceritinib治療的病患，曾觀察到QTc延長的情形，此症狀可能增加心室頻脈(例如Torsade de pointes型心律不整)或猝死的風險。
4.本藥應儘量避免與已知會造成心搏過慢的其他藥物(例如β阻斷劑、非dihydropyridine類鈣離子通道阻斷劑、clonidine及毛地黃)併用。應定期監測心跳速率及血壓。
5.應監測病患並以標準照護方式處置，包括視需要給予止瀉劑、止吐劑或輸液補充。必要時可中斷劑量或降低劑量。
6.開始本藥治療之前應監測空腹血糖值，之後則視臨床需要定期監測。視情況開始使用或調整降血糖藥品。
7.接受ceritinib治療的病患曾有通報發生胰臟炎的案例。

20715 CRIZOTINIB

孕 D 乳 - 泄 肝 半 42h

Rx 200 MG, 250 MG/膠囊劑(C);

商名 Xalkori® ◎ (PFIZER/輝瑞) $2023/C(250MG-PIC/S), $1619/C(200MG-PIC/S)

藥理作用 1.Crizotinib是一種P-醣蛋白(P-gp)抑制劑。因此，crizotinib可能會升高屬於P-gp受質之併用藥物的血漿濃度。
2.在治療濃度下，crizotinib並不會抑制人類肝臟吸收轉運蛋白OATP1B1或OATP1B3的作用。

適應症 [衛核]治療ALK陽性的晚期非小細胞肺癌患者。治療前須經衛福部核准之檢驗方式測得ALK陽性。
XALKORI適用於治療ROS-1陽性的晚期非小細胞肺癌(NSCLC)患者。

用法用量 1.本藥的建議劑量療程為250毫克每日兩次(每日500毫克)連續服用。治療應持續至病情惡化或出現無法接受的毒性反應為止。
2.如果漏服一劑，患者應於記起時立即服用該劑藥物，除非與下一劑的服用時間間隔不到6小時，在這種情況下，患者不可服用該劑漏服的藥物。患者不可以為了補足漏服的劑量而同時服用2劑藥物。
3.視個人的安全性與耐受性而定，可能會須要中斷給藥及(或)降低劑量。當必須降低劑量時，應將本藥的劑量降至200毫克每日兩次。若須進一步降低劑量，則應依據個人的安全性與耐受性將劑量調整至250毫克每日一次。

不良反應 1.最為常見任何等級的不良反應(>20%)為視覺障礙、噁心、腹瀉、嘔吐、水腫、便秘、以及疲倦。
2.最為常見的第3或4級不良反應(≥3%)為ALT升高與嗜中性白血球減少症。
3.肺部發炎(pneumonitis)與QT間期延長這兩種可能極為嚴重的不良反應。

醫療須知 1.曾發生藥物引發肝毒性而致死的案例。在臨床試驗中，曾有低於1%的患者在使用本藥治療期間發生這類反應。
2.如果懷疑發生肺部發炎，應暫時停用本藥。應先排除其它引發肺部發炎的因素，對診斷確定發生治療相關肺部發炎的患者，應永久停用本藥。
3.曾觀察到QTc間期延長的現象，這可能會導致心室性心搏過速(如Torsade de Pointes)或猝死的風險升高。
4.本藥對駕駛及操作機械之能力僅有輕微的影響。然而，由於患者在使用本藥期間可能會發生視覺疾患、暈眩或疲倦等反應，因此在開車或操作機械時應謹慎。
5.使用此藥前應先行測試ALK變異。
6.眼部症狀：crizotinib具有眼睛毒性，包括視力模糊、複視、畏光等等。多於開始治療後一周內發生，嚴重度應不至於嚴重影響日常生活。

20716 DACOMITINIB MONOHYDRATE

Rx 15.576 MG, 31.153 MG, 46.729 MG/錠劑(T);

商名 Vizimpro®（PFIZER/惠氏）$936/T(46.729MG-PIC/S), $936/T(15.576MG-PIC/S), $936/T(31.153MG-PIC/S)

藥理作用 1.Dacomitinib是一種全人體表皮生長因數受體(HER)(EGFR/HERI、HER2和HER4)抑制劑，合併抗突變EGFR外加外顯子19缺失或外顯子21之L858R置換的作用。
2.Dacomitinib選擇性且不可逆地結合至其HER家族標靶，以提供更長時間的抑制。

適應症 [衛核]做為單一療法，適用於帶有EGFR突變之局部晚期或轉移性非小細胞肺癌(NSCLC)成人病人的第一線治療。

用法用量 1.每日一次口服45mg。可依據不良反應和耐受性調整劑量，第一次劑量調降為每日一次口服30mg，第二次劑量調降為每日一次口服15mg。
2.Dacomitinib可伴隨食物或空腹服用。應避免同時併用氫離子幫浦抑制劑(PPI)與decomitinib。可使用局部作用型制酸劑取PPI，或若是使用組織胺第2型(H2)受體拮抗劑者。
3.在服用H2受體拮抗劑前至少2小時或使用後10小時，再服用dacomitinib。
4.建議病人於每日大約同一時間服用。若病人嘔吐或漏服一則不應服用額外劑量，應在隔天的常態服藥時間服用下一個處方劑量。

不良反應 最常見(>20%)的不良反應為腹瀉(88.6%)、皮疹(79.2%)、口腔炎(71.8%)、指甲異常(65.5%)、皮膚乾燥(33.3%)、食慾減低(31.8%)、結膜炎(25.5%)、體重減輕(24.3%)、掉髮(23.1%)、搔癢症(22.4%)和噁心(20.4%)。

醫療須知 1.開始本藥治療前應確認EGFR突變狀態。
2.賦形劑含乳糖。患有半乳糖不耐症、全乳糖酶缺乏症或葡萄糖-半乳糖吸收不良的罕見遺傳併的病人，不得使用本藥品。
3.曾報告出現可能致命的間質性肺病(ILD)，若確診為ILD/肺炎則永久停用本藥。
4.皮膚相關不良反應發生比例高。治療期間為避免皮膚乾燥建議使用保濕乳預防，而陽光暴露可能會惡化發生率及嚴重程度，建議採取防曬措施。若持續出現不良反應≥grade 2，考慮使用口服抗生素並調整劑量。
5.腹瀉是常見不良反應，若持續出現腹瀉情形，考慮暫停治療或調整劑量。

20717 DAROLUTAMIDE

孕 N 乳 ? 泄 腎/糞 半 20h

Rx 300 MG/錠劑(T);

商名 Nubeqa® ◎（ORION/拜耳）$487/T(300MG-PIC/S)

藥理作用 1.Darolutamide是一種雄性素受體(AR)抑制劑。Darolutamide以競爭方式抑制(1)雄性素結合、(2)AR核易位以及(3)AR媒介調節的轉錄，其主要的代謝物keto-darolutarnide顯示出與darolutarnide類似的體外活性。
2.Darolutarnide於體外有黃體素受體(PR)拮抗劑作用(與AR相比，活性約為1%)。
3.Darolutarnide於體外可降低前列腺癌細胞的增殖，並在小鼠前列腺癌的異種移植模型中降低腫瘤體積。

適應症 [衛核]1.治療非轉移性的去勢抗性前列腺癌(nmCRPC)的病人。2.與docetaxel併用於治療轉移性的去勢敏感性前列腺癌(mCSPC，又稱 mHSPC)的病人。

用法用量 1.建議劑量為每日服用2次，每次服用600mg(兩錠300mg膜衣錠)darolutamide，每日總劑量相當於1200mg。
2.建議與食物併服並吞服整顆藥錠。
3.接受本藥治療的病人還應同時接受促性腺激素釋放激素(GnRH)類似物或應進行雙側睪丸切除術。

不良反應 四肢疼痛、紅疹、疲倦、嗜中性白血球計數降低、膽紅素升高、AST升高。

醫療須知 1.腎功能不全或肝功能不全，病人之曝藥量可能增加，須密切監測其不良反應。
2.對曾有QT間期延長危險因子病史的病人及正在併用可能延長QT間期藥物的病人，醫師給予雄性素去除療法併用本藥前應評估其效益風險比，包括評估扭轉式心室頻脈(Torsade de pointes)發生的可能性。
3.在使用darolutamide治療期間使用強效CYP3A4和P-gp誘導劑可能會降低darolutamide的血中濃度，除非沒有替代治療，否則不建議使用。
4.應監測病人的BCRP、OATPIBI和OATP1B3受質藥品的不良反應，因為併用darolutadmie可能會增加這些受質的血中濃度。

20718 DASATINIB

孕D 乳 - 泄 肝

Rx 20 MG, 50 MG, 70 MG/錠劑(T);

商名 Sprycel® ◎ (PATHEON/必治妥施貴寶) $489/T(20MG-PIC/S), $1234/T(50MG-PIC/S), $1674/T(70MG-PIC/S)

藥理作用 1.Dasatinib是多種tyrosine kinases的抑制劑，包括BCR-ABL(Breakpoint Cluster Region-Abelson)。
2.可抑制白血病細胞過度表現的生長與繁殖，同時也抑制SRC kinases相關的其它訊號路徑，因此可使白血球的數量穩定或降低。

適應症 [衛核]‧治療新診斷的慢性期費城染色體陽性慢性骨髓性白血病(Ph+ CML)的成人。
‧治療患有慢性、加速或急性期慢性骨髓性白血病，且對先前含imatinib的治療有抗藥性或無耐受性的成人。
‧亦適用於患有費城染色體陽性急性淋巴性白血病(Ph+ ALL)，且對先前含imatinib的治療有抗藥性或無耐受性的成人。
SPRYCEL®(dasatinib)適用於治療下列1歲以上兒童病人：
‧患有慢性期費城染色體陽性慢性骨髓性白血病(Ph+ CML)。
‧併用化療適用於新診斷費城染色體陽性急性淋巴性白血病(Ph+ ALL)。
[非衛核]慢性骨髓性白血病、急性淋巴母細胞白血病(包括費城染色體陽性的急性淋巴母細胞白血病)。

用法用量 1.每日兩次，每次70mg。需每日不間斷連續服用至疾病緩解或無法耐受其副作用為止。以每四週為一次治療週期，至少需使用六個治療週期以上。
2.假如兩次治療週期後效果不佳，則可將劑量增加至每天200mg。並根據血液學反應及副作用來減少劑量或延後給藥。以每次劑量增減20mg來調整劑量。
3.18歲以下者之用藥安全性尚未經確認。

不良反應 1.常伴有骨髓抑制現象，這也是限制劑量的主要因素。
2.常見副作用有液體滯留(50%；包括周邊水腫、充血性心衰竭、腹水、肋膜積水、心包膜積水)，腹瀉(49%)、噁心(34%)、嘔吐(22%)、腹痛(25%)及出血(40%)。
3.嚴重的副作用為肋膜積水(8%)、嗜中性白血球減少(7%)、胃腸道出血(6%)、肺炎(6%)、血小板減少(5%)、呼吸短促(5%)、貧血(3%)及心衰竭(3%)、嚴重的血小板減少症、嗜中性白血球減少症及貧血。

醫療須知 1.開始用藥的前兩月應每週測量血中血球含量，之後則每月測量或臨床需要時測量。
2.可能引起嚴重的血小板減少症、嗜中性白血球減少症及貧血。
3.密切監測體重及體液滯留的徵兆，有液體滯留或水腫危險性的患者亦須小心使用。
4.食物對藥品的吸收影響不大，可隨餐或空腹服用。但若要同時使用制酸劑，則必須在服用dasatinib後至少2小時再使用制酸劑。
5.可能會延長心臟QT間隔，有下列狀況之患者須謹慎使用：低血鉀、低血鎂、先天性QT間隔較長、使用抗心律不整或會引起QT延長之藥物或及接受anthracyclines 高累積劑量者。
6.雖然很少發生致死性出血現象，但dasatinib會引起血小板的數量減少及功能降低，因此同時使用抗凝血劑或具抑制血小板功能的藥物時須特別小心。

20719 ELOTUZUMAB

孕 D 乳 -

℞ 300 MG, 400 MG/注射劑(I);

商名 Empliciti TM® ◎ (BMS/必治妥施貴寶) $25765/I(300MG-PIC/S-300MG), $34353/I(400MG-PIC/S-400MG)

藥理作用 1.Elotuzumab是一種特別針對SLAMF7(傳訊淋巴細胞活化分子家族成員7)蛋白的人源化IgG1單株抗體。SLAMF7會表現於骨髓瘤細胞上，此表現與細胞遺傳變異無關。SLAMF7也會表現於天然殺手細胞、血漿細胞上，並有少量表現於造血細胞譜系中之已分化細胞的特定免疫細胞子群上。

2.Elotuzumab會透過SLAMF7路徑及Fc接受體直接活化天然殺手細胞。Elotuzumab也會針對骨髓瘤細胞上的SLAMF7產生作用，促進其與天然殺手細胞的交互作用，透過抗體依賴性細胞毒性作用(ADCC)而殺死骨髓瘤細胞。

3.臨床前的體外與活體試驗皆証實，elotuzumab與lenalidomide併用可提高抗腫瘤療效活性。

適應症 [衛核]1. 與lenalidomide及dexamethasone併用，治療之前曾接受過一至三種療法的多發性骨髓瘤成年病人。

2. 與pomalidomide及 dexamethasone 併用，治療之前曾接受過至少兩種療法 (包括lenalidomide 和蛋白酶體抑制劑) 的多發性骨髓瘤成年病人。

用法用量 1.本藥的建議劑量為在最初2個治療週期每週靜脈輸注一次10mg/kg，之後則每2週靜脈輸注一次。

2.合併給予建議劑量的lenalidomide及低劑量的dexamethasone。持續治療至出現疾病惡化或無法耐受的毒性為止。

3.依下列指示給予dexamethasone：

• 在本藥投藥日，於輸注本藥前的3~24小時期間口服給予28mg的dexamethasone，再於輸注本藥前的45~90分鐘期間靜脈給予8mg的dexamethasone。

• 在非本藥投藥日、但是為dexamethasone的預定投藥日(第3治療週期以及所有後續治療週期的第8天與第22天)，口服給予40mg的dexamethasone。

4.除了dexamethasone之外，應於輸注本藥前45~90分鐘期間完成下列藥物的給予：

• H1阻斷劑：diphenhydramine(25~50mg口服或靜脈給藥)或等效的H1阻斷劑。

• H2阻斷劑：ranitidine(50mg靜脈給藥或150mg口服給藥)或等效的H2阻斷劑。

• Acetaminophen(650~1000mg口服給藥)。

不良反應 1.在接受本藥治療之患者中的發生率為10%(含)以上：疲倦、腹瀉、發燒、便秘、咳嗽、周邊神經病變、鼻咽炎、上呼吸道感染、食慾降低、肺炎、四肢疼痛、頭痛、嘔吐、體重減輕、淋巴球減少、白內障、口咽疼痛。

2.最常發生的嚴重不良反應及其發生率分別為：肺炎(15.4% vs. 11%)、發燒(6.9% vs. 4.7%)、呼吸道感染(3.1% vs. 1.3%)、貧血(2.8% vs. 1.9%)、肺栓塞(3.1% vs. 2.5%)、以及急性腎衰竭(2.5% vs. 1.9%)。

醫療須知 1.有1%的患者曾發生第3級的輸注反應。最常見的輸注反應的症狀包括發燒、發冷及高血壓。也曾有在輸注期間發生心搏徐緩及低血壓的報告。

2.在一項針對多發性骨髓瘤患者所進行的臨床試驗中(共635名受試者)，本藥合併lenalidomide與dexamethasone(E-Ld)的治療組的感染通報率為81.4%，lenalidomide與dexamethasone(Ld)治療組則為74.4%。

3.治療期間應監視患者是否發生二重原發性惡性腫瘤。

4.如果發生第3級(含)以上的肝臟酵素升高現象，應停用本藥。在回復到基礎值後，或可考慮繼續進行治療。

20720 ENCORAFENIB

Rx 50 MG, 75 MG/膠囊劑(C);

商 名 Braftovi® ◎ (CATALENT/皮耶法柏)

藥理作用 1.Encorafenib是一種強效、高選擇性、ATP競爭型小分子RAF激酶抑制劑。
2.Encorafenib會抑制體外和體內BRAF V600E、D和K突變型黑色素瘤細胞的生長。
3.與binimetinib併用：
a.Encorafenib與binimetinib(一種MEK抑制劑)兩者都會抑制MAPK路徑，進而帶來更強的抗腫瘤活性。
b.Encorafenib與binimetinib的併用在活體中，可預防BRAF V600E突變型人類黑色素瘤異種移植物中抗藥性的出現。
4.與cetuximab併用：
a.BRAF突變型CRC對RAF抑制劑產生抗藥性的其中一個主要機制，是藉由BRAF繞過訊號傳導來重新活化EGFR。
b.將BRAF抑制劑(如encorafenib)與作用於EGFR的藥物(如cetuximab)併用，在非臨床模型中可改善抗腫瘤療效。

適應症 [衛核]1.與binimetinib併用，治療帶有BRAF V600突變且無法切除或有轉移現象的黑色素瘤成人病人。
2.與cetuximab併用，治療帶有BRAF V600E突變且曾接受全身性療法的轉移性結腸直腸癌(CRC)成人病人。

用法用量 1.黑色素瘤：與binimetinib併用時，encorafenib的每日建議劑量是450毫克(6顆75毫克膠囊)每日一次。
2.結腸直腸癌：與cetuximab併用時，encorafenib的每日建議劑量是300毫克(4顆75毫克膠囊)每日一次。
3.因應不良反應之劑量調整，詳見仿單。

不良反應 1.在接受encorafenib併用binimetinib治療的病人中最常見的不良反應(>25%)為疲累、噁心、腹瀉、嘔吐、視網膜剝離、腹痛、關節痛、血中CK上升和肌痛。
2.在接受encorafenib 300毫克併用binimetinib治療的病人中最常見的不良反應(≥25%)為疲累、噁心和腹瀉。
3.使用encorafenib 300毫克時最常通報的不良藥物反應(ADR)(≥25%)為角化過度、禿髮、PPES、疲累、皮疹、關節痛、皮膚乾燥、噁心、肌痛、頭痛、噁心和搔癢。
4.Encorafenib(300毫克口服每日一次)併用cetuximab(依照其仿單)的安全性，曾在216名BRAF V600E突變型轉移性結腸直腸癌病人中評估。在此族群中最常通報的ADR(>25%)為：疲累、噁心、腹瀉、痤瘡樣皮膚炎、腹痛、關節痛/肌肉骨骼疼痛、食慾減退、皮疹，以及嘔吐。

醫療須知 1.在服用encorafenib之前，病人必須罹患帶有BRAF V600突變的無法切除或轉移性黑色素瘤，或帶有BRAF V600 E突變的轉移性結腸直腸癌，並且經過已確效的檢測證實。
2.Encorafenib不可用於野生型BRAF惡性黑色素瘤或野生型BRAF結腸直腸癌病人。
3.以encorafenib併用binimetinib在先前為了治療帶有BRAF V600突變之無法切除或轉移性黑色素瘤而接受BRAF抑制劑期間發生疾病惡化的病人中，以encorafenib併用binimetinib的資料相當有限。
4.在BRAF V600突變型黑色素瘤已經轉移到腦部的病人中，使用encorafenib和binimetinib合併療法的療效資料非常有限。
5.過去曾在encorafenib併用binimetinib時通報發生LVD(定義為有症狀或無症狀的射出分率下降)。
6.使用encorafenib時可能發生出血，包括重大出血事件。
7.施用encorafenib時可發生葡萄膜炎、虹膜炎和虹膜睫狀體炎等眼睛毒性。
8.以建議劑量使用encorafenib和binimetinib的統合併用試驗以及一項單獨使用encorafenib

的研究中，結果顯示encorafenib有可能導致QTc間期小幅延長。
9.在接受BRAF抑制劑的病人中曾觀察到新發生的原發性惡性腫瘤(皮膚與非皮膚相關)，而且施用encorafenib時可能出現這些惡性腫瘤。
10.在接受BRAF抑制劑(包括encorafenib)治療的病人中，曾觀察到表面鱗狀細胞癌(cuSCC；包括角化棘皮瘤kerathoacanthoma)等皮膚惡性腫瘤。
11.在發生RAS突變陽性非皮膚惡性腫瘤的病人中，應考慮永久停用encorafenib。對於過去曾患有或同時患有RAS突變相關癌症的病人，在施用encorafenib之前應仔細考量效益與風險。
12.肝功能檢測值異常應以暫時停藥、調降劑量或終止治療的方式處理。
13.具有生育能力的女性，必須在以encorafenib治療期間及最後一劑使用後至少1個內，實施有效避孕。

20721 ENTRECTINIB

孕-乳-泄 肝/糞 半 20h/40h

Rx 100 MG, 200 MG/膠囊劑(C);

商名 Rozlytrek® ◎ (CATALENT/羅氏) $1530/C(200MG-PIC/S)

藥理作用 1.Entrectinib為原肌球蛋白受體激酶[tropomyosin receptor tyrosine kinases (TRK)]TRKA、TRKB和TRKC原癌基因酪胺酸蛋白激酶[proto-oncogene tyrosine-protein kinase ROS1(ROS1)]及間變性淋巴瘤激酶[anaplastic lymphoma kinase (ALK)]的抑制劑，抑制酵素活性的濃度(IC50)為0.1~2nM。
2.Entrectinib也可以抑制JAK2及TNK2，IC50為>5nM。
3.Entrectinib的主要活性代謝物為M5，其體外對抗TRK、ROS1和ALK的活性與entrectinib相近。
4.Entrectinib已證實對於具有NTRK、ROS1及ALK融合基因的多種腫瘤類型的癌細胞株於體內和體外皆有抑制作用。

適應症 [衛核]1.ROS1陽性之非小細胞肺癌：適用於治療ROS1陽性之局部晚期或轉移性非小細胞肺癌的成人病人。
2.NTRK基因融合陽性之實體腫瘤：適用於治療NTRK基因融合陽性之實體腫瘤的成人及12歲(含)以上小兒病人，並應符合以下條件：
(1)具NTRK 基因融合且無已知的後天阻抗性突變(acquired resistance mutation)，
(2)為轉移性實體腫瘤，或手術切除極可能造成嚴重病狀(severe morbidity)，
(3)於治療後發生疾病惡化，或沒有合適的替代治療選項。

用法用量 1.需採用經過驗證的檢驗方式以選出ROS1陽性之局部晚期或轉移性非小細胞肺癌病人。ROS1陽性狀態應於開始本藥療法前確認。本藥的建議劑量為600mg，每日口服一次，可與食物併服或空腹服用，直到疾病惡化或出現無法接受的毒性為止。
2.需採用經過驗證的檢驗方式以選出NTRK基因融合陽性之轉移性實體腫瘤病人。NTRK基因融合陽性狀態應於開始本藥療法前確認。成人：本藥的建議劑量為600mg，每日口服一次，可與食物併服或空腹服用，直到疾病惡化或出現無法接受的毒性為止。
3.處理不良事件時，可能需要暫停使用、降低劑量，或停止本藥的治療，在成人中，根據耐受性，最多可降低本藥劑量2次。下列提供成人病人降低劑量的一般指示。若病人無法適應200mg每天一次的劑量，應永久停止本藥治療。
(1)起始劑量：每天一次600mg。
(2)第一次降低劑量：每天一次400mg。
(3)第二次降低劑量：每天一次200mg。

不良反應 1.最常見的不良反應(≥20%)疲倦、便祕、味覺異常、水腫、頭暈、腹瀉、噁心、感覺遲鈍、呼吸困難、肌痛、認知障礙、體重增加、咳嗽、嘔吐、發燒、關節痛及視力異常。
2.發生於≤10%病人的臨床相關不良反應包括吞嚥困難(10%)、跌倒(8%)、胸膜積水(8%)、骨折(6%)、缺氧(4.2%)、肺栓塞(3.9%)、昏厥(3.9%)、充血性心臟衰竭(3.4%)及QT間

隔延長(3.1%)。

醫療須知 1.對於CHF新發作或惡化的病人，應暫停使用本藥，並給予適當醫療處置及重新評估LVEF。依據CHF的嚴重度或LVEF惡化程度，當症狀緩解至基礎值時可重新給予本藥調降後劑量或永久停藥。

2.接受本藥治療的病人曾發生廣泛的中樞神經系統(CNS)不良反應，包括認知障礙、情緒異常、頭暈及睡眠困擾。

3.告訴病人若出現CNS不良反應，則不可開車或操作危險機械。依據嚴重程度決定暫時停藥，然後於改善後重新給予相同劑量或調降後劑量，或永久停用本藥。

4.本藥會增加骨折的風險，當病人有骨折的徵象或症狀(例如疼痛、行動力改變、變形)時，應立刻進行評估。

5.治療第1個月期間，應每2週一次監測肝功能(包括ALT及AST)，之後為每個月一次及視臨床需要而定。依嚴重程度來決定暫停使用或永久停用本藥。若為暫時停用，本藥重新給藥時可給予相同劑量或調降後劑量。

6.應監測病人是否出現高尿酸血症的徵象和症狀。依臨床需要給予降尿酸藥物之治療，若出現高尿酸血症之徵兆及症狀應暫停使用本藥。

7.應監測已有QTc間隔延長或有QTc間隔延長重大風險的病人，依據QTc間隔延長的嚴重程度，可暫停使用本藥，之後再重新給予相同劑量或調降劑量，或永久停藥。

8.對於病人出現新的視力變化或該變化會干擾日常作息時，應暫停使用本藥直到改善或穩定為止。

9.應向懷孕女性告知對於胎兒的可能風險，應建議具生育能力的女性，在本藥治療期間及服用最後一劑本藥後的5週內，採取有效的避孕方式。告知具生育能力女性伴侶的男性病人在本藥治療期間及服用最後一劑本藥後的3個月內應採取有效的避孕措施。

20722 ERDAFITINIB

℞ 3 MG, 4 MG, 5 MG/錠劑(T);

商　名 Balversa® ◎ (JANSSEN-CILAG/嬌生)

藥理作用 1.Erdafitinib是一種會與FGFR1、FGFR2、FGFR3及FGFR4結合並抑制其酵素活性的激酶抑制劑。Erdafitinib也會與RET、CSF1R、PDGFRA、PDGFRB、FLT4、KIT及VEGFR2結合。

2.Erdafitinib會抑制FGFR的磷酸化作用與訊息傳遞，並會降低表現FGFR基因變異(包括點突變、放大與融合)之細胞系的細胞活性。

3.在源自各種腫瘤類型(包括膀胱癌)的FGFR表現性細胞系及異種移植模型中，erdafitinib都可產生抗腫瘤活性。

適 應 症 [衛核]治療局部晚期或轉移性泌尿道上皮癌的成人病人，並且：

- 帶有具感受性FGFR3或FGFR2基因變異，以及
- 先前曾於使用至少一種含鉑化學療法治療期間或治療後[包括接受前導性(neoadjuvant)或輔助性(adjuvant)含鉑化學療法治療的12個月內]出現惡化現象。

用法用量 1.選擇適合使用本藥治療的局部晚期或轉移性泌尿道上皮癌病人時，應先確認腫瘤樣本中具有FGFR敏感(susceptible)基因變異。

2.本藥的建議起始劑量為每日一次口服8毫克，並可依據第14至21天的血清磷酸鹽(PO4)濃度與耐受性將劑量提高至每日一次9毫克。

3.應將錠劑隨食物或不隨食物整顆吞服。如果於服用本藥後的任何時間發生嘔吐，應於次日服用下一劑藥物。應持續治療至出現疾病惡化或無法接受的毒性反應為止。

4.如果漏服一劑本藥，應於當天儘快服用該劑藥物。次日應恢復平常的本藥每日服藥時程。不可額外多服錠劑以彌補漏服的劑量。

5.應於開始治療後14天至21天評估血清磷酸鹽濃度。如果血清磷酸鹽濃度<5.5mg/dL，且未出現任何眼睛異常或第2級(含)以上的不良反應，則應將本藥劑量提高至每日一次9毫克。應每月監測一次磷酸鹽濃度，以防發生高磷酸鹽血症。

不良反應 1.最常見的不良反應(ARs)(包括實驗室檢驗異常≥20%)：磷酸鹽升高、口炎、疲倦、肌酸酐升高、腹瀉、口乾、甲床剝離、丙胺酸轉胺酶升高、鹼性磷酸酶升高、血鈉降低、食慾降低、白蛋白降低、味覺障礙、血紅素降低、皮膚乾燥、天冬胺酸轉胺酶升高、血鎂降低、眼睛乾燥、脫髮、掌蹠紅斑觸痛症候群、便秘、磷酸鹽降低、腹痛、血鈣升高、噁心、以及肌肉骨骼疼痛。

2.最常見的第3級(含)以上的ARs(>1%)：口炎、指甲失養症、掌蹠紅斑觸痛症候群、甲溝炎、指甲異常、角膜炎、甲床剝離及高磷酸鹽血症。

醫療須知 **1.本藥可能會引發眼睛異常，包括中心性漿液性視網膜病變/視網膜色素上皮層剝離(CSR/RPED)，從而導致視野缺損。**

2.磷酸鹽濃度升高是本藥的藥效學作用，應監視是否發生高磷酸鹽血症，並視需要遵循調整劑量的指引。

3.應囑咐具生育能力的女性病人，在本藥治療期間應採取有效的避孕措施，在使用最後一劑之後亦應繼續避孕1個月。應囑咐男性病人，如有具生育能力之女性伴侶，在本藥治療期間應採取有效的避孕措施，在使用最後一劑之後亦應繼續避孕1個月。

20723 ERLOTINIB HCL▲

孕D 乳- 泄肝 半36h

Rx 27.32 MG, 100 MG, 109.267 MG, 150 MG, 163.9 MG, 163.92 MG/錠劑(T);

商名
Alvoceva® ＊ (REMEDICA/美時) $512/T(150MG-PIC/S), $432/T(100MG-PIC/S),
Erlonat® (NATCO/健喬信元)
Erlotinib Sandoz® (REMEDICA/山德士) $512/T(150MG-PIC/S), $432/T(100MG-PIC/S)
Erloven® ＊ (HETERO/凱沛爾) $512/T(163.9MG-PIC/S), $432/T(109.267MG-PIC/S)
Ertinob® (Nobel/精金生技) $432/T(100MG-PIC/S), $512/T(150MG-PIC/S)
Tarceva® ◎ (DELPHARM/羅氏) $540/T(100MG-PIC/S), $641/T(150MG-PIC/S)
Zyceva® ＊ (ZYDUS/毅有) $512/T(150MG-PIC/S), $432/T(100MG-PIC/S)

藥理作用 1.Erlotinib可抑制與表皮生長因子受體(EGFR)有關之酪胺激酶(tyrosine kinase)的細胞內磷酸化作用。但此抑制作用對其它酪胺酸激酶受體的特異性目前尚未完全釐清。EGFR係位於正常細胞癌細胞的細胞表面上。

2.Erlotinib於口服後約有60%可為身體吸收，且其身體可用率可因食物而大幅升高至幾近100%。其半衰期約為36小時，且主要都是透過CYP3A4代謝作用廓清。

適應症 **[衛核]適用於具有EGFR-TK突變之局部侵犯性或轉移性之非小細胞肺癌(NSCLC)病患之第一線及維持治療。適用於先前已接受過化學治療後，但仍局部惡化或轉移之肺腺癌病患之第二線用藥。**

[非衛核]說明：兩個針對患有局部晚期或轉移性NSCLC之第一線患者所進行的多中心、安慰劑對照性、隨機、第3期試驗的結果顯示，將TARCEVA和以鉑金類藥物為基礎的化學療法【carboplatin加paclditaxel或gemcitabine加cisplatin】併用並不具任何臨床效益，因此並不建議採取這種用藥方式。

用法用量 1.本藥的每日建議劑量為150mg，並應於進食前至少1小時或進食後2小時服用。患者應持續接受治療，直到出現疾病惡化的現象或無法接受的毒性為止。目前並無任何證據顯示在疾病惡化之後進行治療可使患者獲益。

2.腹瀉症狀通常可以loperamide治療。對嚴重腹瀉且對loperamide之治療無反應或出現脫水現象的患者，可能必須降低本藥的劑量或暫時停用本藥。對出現嚴重皮膚反應的患者，可能也必須降低劑量或暫時停止治療。

3.必須降低劑量時，應以每次50mg的方式逐步減低本藥的劑量。

4.對同時使用如atanazavir、clarithomycin、indinavir、itraconazole、ketoconazole、nefazodone、nelfinavir、ritonavir、saquinavir、telithromycin、troleandomycin(TA0)或voriconazole這類強力CYP3A4抑制劑治療的患者，萬一發生嚴重不良反應時，應考慮降低劑量。

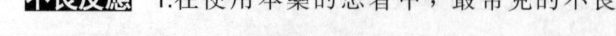

不良反應 1.在使用本藥的患者中，最常見的不良反應為皮疹與腹瀉。在使用本藥治療的患者中

，第3/4級之皮疹及腹瀉的發生率分別為9%與6%。在使用本藥治療的患者中，因發生皮疹及腹瀉而中途退出研究的患者比例均為1%。因發生皮疹及腹瀉而須降低劑量的患者比例分別為6%與1%。開始發生皮疹的中位時間為8天，開始發生腹瀉的中位時間則為12天。

2.發生率>10%的不良事件：皮疹、腹瀉、厭食、疲倦、呼吸困難、咳嗽、噁心、感染、嘔吐、口腔炎、搔癢、皮膚乾躁、結膜炎、乾性角膜結膜炎、腹痛

醫療須知 1.肝毒性：在使用erlotinib的治療的患者中曾發現無症狀性的肝臟轉胺酶升高現象；因此，應考慮定期進行肝功能檢測(轉胺酶、膽紅素及鹼性磷酸酶)。如果肝功能的變化相當嚴重，則考慮降低erlotinib的劑量或中斷其使用。

2.國際標準凝血時間比(INR)升高及可能發生的出血事件臨床研究中曾有發生國際標準凝血時間比(INR)升高的報告，也有少數發生出血事件(包括胃腸道出血)的報告，其中有些和併用warfarin有關。對正在使用warfarin或其它自coumarin衍生而來之抗凝血劑的患者，應定期監測其凝血酶原時間或INR是否出現任何變化。

3.如果出現下列徵兆或症狀，患者應立即就醫：

◎嚴重或持續性的腹瀉、噁心、厭食或嘔吐

◎開始出現不明原因的呼吸短促或咳嗽症狀，或原先即有這些症狀，但更加惡化

◎眼睛不適

20724 EVEROLIMUS (High Dose)

孕 D 乳 - 泄 糞便 半 30h

℞ 5 MG/錠劑(T);

商　名 Afinitor® ◎ (NOVARTIS/諾華) $544/T(5MG-PIC/S)

藥理作用 1.Everolimus為mTOR(哺乳類rapamycin標靶)抑制劑，mTOR是絲胺酸-酪胺酸激酶，在PI3K/AKT路徑下游。mTOR路徑在大部分人類癌症中無法正常運作。

2.Everolimus透過與細胞間受體蛋白質，FKBP12的高度親和性交互作用，發揮其活性。Everolimus降低S6核醣體蛋白激酶(S6K1)與真核細胞延伸因子4E結合蛋白(4E-BP)的活性，downstream effectors of mTOR,involved in proteinsynthesis。

3.Everolimus會抑制缺氧誘導因子(如HIF-1轉錄因子)的表現，及降低血管內皮生長因子VEGF表現。Everolimus為mTOR抑制劑，在體外和/或體內研究中可降低腫瘤細胞增生、血管新生及醣解作用。

適 應 症 [衛核]1.AFINITOR®合併exemestane適用於治療荷爾蒙接受體陽性、HER2受體陰性且之前使用過letrozole或anastrozole復發或惡化之停經後晚期乳癌患者。

2.AFINITOR®適用於進展性，無法切除或轉移性分化良好或中度分化(well-differentiated or moderately-differentitated)之胰臟神經內分泌腫瘤成人患者。

3.AFINITOR®適用於治療在經VEGF-targeted療法無效後之晚期腎細胞癌患者。

適用於治療無法切除、局部晚期或轉移之進展性、分化良好、胃腸道(GI)或肺部來源之非功能性神經內分泌腫瘤(NET)成人患者。

用法用量 1.本藥應於每天同一時間服用一次，與食物或不與食物併服都可以。

2.本藥需以整杯水吞服整顆藥錠，不可咀嚼或咬碎錠劑。對無法吞服錠劑的患者，應將本藥錠劑以輕輕攪拌的方式完全溶散(約7分鐘)於一杯水(約30毫升)中，並立即喝下。再於杯中倒入等量的水洗滌，然後將洗滌液全部喝掉，以確保服下完整劑量。

3.治療荷爾蒙接受體陽性、HER2受體陰性的停經後晚期乳癌、胰臟神經內分泌腫瘤、晚期腎細胞癌的本藥建議用量為10 毫克。

4.若忘記服用本藥，在正常服藥時間後六小時內可以補服。若超過六小時，則應跳過漏掉的劑量，並於隔天原定服藥時間服用本藥，請勿因忘記服藥而一次使用兩倍的劑量。

5.需要調降劑量時，建議調降至每天原給予劑量的50%，若使用的已經是最低劑量，建議將給藥頻次降低為隔天給藥。

不良反應 1.最常見的不良反應(發生率≥30%)包括口炎、感染、無力、疲憊、咳嗽及腹瀉
2.最常見的第3至4級不良反應(發生率≥3%)包括感染、呼吸困難、疲憊、口炎、脫水、肺炎、腹痛與無力。
3.最常見的實驗室檢驗數值異常(發生率≥50%)包括貧血、高膽固醇血症、高三酸甘油脂血症、高血糖症、淋巴球減少症及肌酸酐增加。
4.最常見的第3至4級實驗室檢驗數值異常(發生率≥3%)包括淋巴球減少症、高血糖症、貧血、低血磷症及高膽固醇血症。

醫療須知 1.對於出現非特異性呼吸病徵與症狀，如缺氧、肋膜積水、咳嗽或呼吸困難，且已經以合適的檢查方式排除傳染性、腫瘤性與其他因素的患者，應考慮診斷是否患有非感染性肺炎。應告知病患於任何新的呼吸症狀出現或於現有呼吸症狀惡化時，儘速通報。若非感染性肺炎的症狀嚴重，應停止使用本藥，可使用類固醇藥物改善症狀，直到臨床症狀消失為止。重新開始本藥療法時，視個別臨床情況而定，可調降劑量至每天5毫克。
2.在開始本藥治療前，請先完成原有的侵入性真菌感染之治療。如果已診斷出侵入性全身性真菌感染，請先停用本藥並以適當的抗真菌療法進行治療。
3.接受本藥治療的病患曾經出現過口腔潰瘍、口炎以及口腔黏膜炎。在隨機試驗中，約有44%使用本藥治療之病患曾出現口腔潰瘍、口炎及口腔黏膜炎，多為一般毒性評估標準(CTC grade)1或2級。遇到此類情況時，建議進行局部治療，但是應避免使用含酒精或含過氧化氫(peroxide)的漱口水，因其可能會使症狀惡化。
4.於接受本藥治療期間應避免接受活疫苗注射或與接種活疫苗的人進行緊密接觸。活疫苗種類如下：滴鼻流感(intranasal influenza)、麻疹(measles)、腮腺炎(mumps)、德國麻疹(rubella)、口服小兒麻痺(oral polio)、BCG、黃熱病(yellowfever)、水痘(varicella)以及TY21a 傷寒疫苗(TY21a typhoid vaccines)。

20725 EVEROLIMUS(HIGH DOSE)

孕 D 乳 - 泄 糞便 半 30h

Rx 2.5 MG, 5 MG/錠劑(T);

商 名
Votubia® (NOVARTIS/諾華) $924/T(2.5MG-PIC/S), $1848/T(5MG-PIC/S)

藥理作用 1.Everolimus為mTOR(哺乳類rapamycin標靶)抑制劑，mTOR是絲胺酸-酪胺酸激酶，在PI3K/AKT路徑下游。mTOR路徑在大部分人類癌症中無法正常運作。
2.Everolimus透過與細胞間受體蛋白質，FKBP12的高度親和性交互作用，發揮其活性。Everolimus降低S6核醣體蛋白激酶(S6K1)與真核細胞延伸因子4E結合蛋白(4E-BP)的活性，downstream effectors of mTOR,involved in proteinsynthesis。
3.Everolimus會抑制缺氧誘導因子(如HIF-1轉錄因子)的表現，及降低血管內皮生長因子VEGF表現。Everolimus為mTOR抑制劑，在體外和/或體內研究中可降低腫瘤細胞增生、血管新生及醣解作用。

適應症 [衛核]「結節性硬化症併有腎血管肌脂肪瘤之成年病患」且須符合以下條件：其腎血管肌脂肪瘤最長直徑需≥4cm，且曾有發生臨床上有意義之出血或確認病灶有血管瘤(aneurysm)直徑≥5mm者，無法以外科手術或動脈栓塞治療，或經動脈栓塞治療或外科手術後無效或復發者。
治療患有結節性硬化症(TS: tuberous sclerosis)相關腦室管膜下巨細胞星狀細胞瘤(SEGA: subependymal giant cell astrocytoma)且須介入治療但不適合接受治療性外科切除手術的患者。

用法用量 1.本藥應於每天同一時間服用一次，可始終與食物併服，亦可始終不與食物併服。
2.本藥錠劑應整顆以一杯水送服，不可咀嚼或研碎錠劑。對無法吞服錠劑的病人，應將本藥錠劑以輕輕攪拌的方式完全溶散於一杯水(約30毫升)中，並立即喝下。再於杯中倒入等量的水洗滌，然後將洗滌液全部喝掉，以確保服下完整劑量。

3.治療結節性硬化症併有腎血管肌脂肪瘤的本藥 建議用量為10毫克。
4.需要調降劑量時，建議調降至每天原給予劑量的50%。

不良反應 1.最常見的不良反應(發生率≥30%)包括口炎、感染、無力、疲憊、咳嗽及腹瀉
2.最常見的第3至4級不良反應(發生率≥3%)包括感染、呼吸困難、疲憊、口炎、脫水、肺炎、腹痛與無力。
3.最常見的實驗室檢驗數值異常(發生率≥50%)包括貧血、高膽固醇血症、高三酸甘油脂血症、高血糖症、淋巴球減少症及肌酸酐增加。
4.最常見的第3至4級實驗室檢驗數值異常(發生率≥3%)包括淋巴球減少症、高血糖症、貧血、低血磷症及高膽固醇血症。

醫療須知 1.對於出現非特異性呼吸病徵與症狀，如缺氧、肋膜積水、咳嗽或呼吸困難，且已經以合適的檢查方式排除傳染性、腫瘤性與其他因素的患者，應考慮診斷是否患有非感染性肺炎。應告知病患於任何新的呼吸症狀出現或於現有呼吸症狀惡化時，儘速通報。若非感染性肺炎的症狀嚴重，應停止使用本藥，可使用類固醇藥物改善症狀，直到臨床症狀消失為止。重新開始本藥療法時，視個別臨床情況而定，可調降劑量至每天5毫克。
2.在開始本藥治療前，請先完成原有的侵入性真菌感染之治療。如果已診斷出侵入性全身性真菌感染，請先停用本藥並以適當的抗真菌療法進行治療。
3.接受本藥治療的病患曾經出現過口腔潰瘍、口炎以及口腔黏膜炎。在隨機試驗中，約有44%使用本藥治療之病患曾出現口腔潰瘍、口炎及口腔黏膜炎，多為一般毒性評估標準(CTC grade)1或2級。遇到此類情況時，建議進行局部治療，但是應避免使用含酒精或含過氧化氫(peroxide)的漱口水，因其可能會使症狀惡化。
4.於接受本藥治療期間應避免接受活疫苗注射或與接種活疫苗的人進行緊密接觸。活疫苗種類如下：滴鼻流感(intranasal influenza)、麻疹(measles)、腮腺炎(mumps)、德國麻疹(rubella)、口服小兒麻痺(oral polio)、BCG、黃熱病(yellowfever)、水痘(varicella)以及TY21a 傷寒疫苗(TY21a typhoid vaccines)。

20726 FEDRATINIB DIHYDROCHLORIDE MONOHYDRATE

孕 X 乳 - 泄 肝/糞 半 41h

Rx 117.3 MG/膠囊劑(C);

商　名 Inrebic® ◎ (CELGENE/必治妥施貴寶)

藥理作用 1.Fedratinib是一種激酶抑制劑，具有抗野生型、突變活化Janus激酶2(JAK2)及類FMS酪胺酸激酶3(FLT3)的活性。
2.Fedratinib是一種JAK2選擇性抑制劑，對JAK2的抑制活性高於其他同家族激酶JAK1、JAK3及TYK2。Fedratinib降低JAK2調節的轉錄訊息傳遞及活化因子(STAT3/5)蛋白磷酸化，抑制體外及體內惡性細胞的增生。

適應症 [衛核]適用於未曾接受Janus激酶抑制劑(JAK inhibitor)治療或曾接受ruxolitinib治療，中度風險或高風險之骨髓纖維化(包括原發性骨髓纖維化、真性紅血球增多症後骨髓纖維化、或血小板增多症後骨髓纖維化)成人病人。

用法用量 1.建議劑量為400毫克，每日一次。
2.不要將膠囊打開、剝開或咀嚼。膠囊必須完整吞服(建議搭配開水服用)，可隨餐或空腹服用。搭配高脂肪餐點服用，可降低噁心及嘔吐發生率，因此建議隨餐服用。
3.治療之前，應對thiamin(維生素B1)濃度、全血球計數、肝功能、澱粉酶/脂肪酶、血中尿素氮(BUN)及肌酸酐進行基期(baseline)檢驗，並定期於治療期間及視臨床需要進行檢驗。

不良反應 1.最常見的血液學不良反應為：貧血(99.0%)及血小板減少(68.5%)。
2.最常的非血液學不良反應為：腹瀉(67.5%)、噁心(61.6%)及嘔吐(44.8%)。
3.特定不良反應：腦病變，包括韋尼克氏腦病變、胃腸道毒性、貧血、血小板減少、嗜

中性白血球減少、肝臟毒性、澱粉酶/脂肪酶增加、肌酸酐增加。

醫療須知 1.服用本藥的病人曾發生嚴重及致命的腦病變，包括韋尼克氏腦病變。韋尼克氏腦病變是因thiamin(維生素B1)缺乏造成的神經系統急症。

2.使用本藥治療可能造成貧血、血小板減少及嗜中性白血球減少。

3.血小板減少通常發生在治療的最初3個月內，開始治療時，血小板計數較低(<100x109/L)的病人，治療期間更容易發生第3級以上的血小板減少，應仔細監測。

4.本藥治療曾發生ALT及AST升高，並有一例肝衰竭的報告。病人應在基期、前3個月至少每月一次、治療期間定期以及視臨床需要進行肝功能監測。

20727 GEFITINIB▲

孕 X 乳 - 泄 肝 ½ 48h

℞ 250 MG/錠劑(T)；

商 名

Gefissa® ＊ (杏輝) $459/T(250MG-PIC/S)
Gefitinib Sandoz® (REMEDICA/山德士) $459/T(250MG-PIC/S)
Geftinat® (NATCO/健喬信元)
Iressa® ◎ (NIPRO/阿斯特捷利康) $459/T(250MG-PIC/S)
Ternibin® ＊ (中化) $459/T(250MG-PIC/S)
Veiasu® (美時) $459/T(250MG-PIC/S)

藥理作用 1.Gefitinib為表皮生長因子受體(Epidermal Growth Factor Receptor，EGFR)酪胺酸激酶酵素(tyrosine kinase)之專一性抑制劑，通常表現於上皮細胞源頭之人類實體腫瘤。抑制EGFR酪胺酸激酶酵素之活性，便抑制了腫瘤之生長、轉移及血管增生，並促進癌細胞之脫離。

2.在活體實驗中，將多種人體腫瘤衍生之培養細胞，異種移植至裸鼠後，gefitinib能大範圍地抑制腫瘤之生長，並加強化學治療、放射性治療及荷爾蒙治療之抗腫瘤活性。

3.在gefitinib之臨床研究中，已顯示出其對罹患局部性已惡化或已轉移之NSCLC患者，有實質之抗腫瘤活性，且改善與疾病相關之症狀。

適 應 症 [衛核]IRESSA適用於先前已接受過化學治療後，但仍局部惡化或轉移之肺腺癌病患之第二線用藥。IRESSA適用於具有EGFR-TK突變之局部侵犯性或轉移性之非小細胞肺癌(NSCLC)病患之第一線治療。

用法用量 1.Gefitinib之劑量為250mg錠劑，口服，每天一次，可空腹或與食物併用。Gefitinib並不建議供兒童或青少年使用，因尚未對此族群進行安全性及有效性之研究。

2.無論患者之年齡、體重、性別、種族或腎功能狀況如何，或患者因肝臟之轉移而有中度至重度之肝功能受損，均無須調整劑量。

3.劑量調整：若患者對藥物引起之腹瀉或皮膚不良反應，難以耐受時，可藉著短期地中斷治療(直到14天)來解決，其後再以250mg之劑量重新開始。

不良反應 可能之不良反應：最常報告之藥物不良反應，發生於20%以上之患者，包括腹瀉、皮疹、皮癢、皮膚乾躁及面皰。不良反應通常發生於治療之第一個月，且通常為可逆性。約有8%之患者有嚴重之ADR(共同毒性標準(Common Toxicity Criteria，CTC)第3或4級)。不過僅有1%之患者因為ADR而停止治療。

醫療須知 1.服用gefitinib之患者，曾發生少見之間質性肺病，其可能係急性發作，有些患者因而致命。患者若同時合併有自發性肺臟纖維化/間質性肺炎/塵肺症/輻射性肺炎/藥物引起之肺炎時，在此種情況下其死亡率會增加。如果患者出現呼吸症狀之惡化，如呼吸困難、咳嗽及發燒時，應停止用gefitinib治療，並立即著手調查。當確認是間質性肺病時，應停用gefitinib，並給患者適當之治療。

2.曾發現無症狀之肝臟轉氨酶上升。因此建議定期檢查肝功能。對肝臟轉氨酶輕度至中度上升者，使用gefitinib應特別謹慎。若變化較嚴重時，應考慮停藥。

3.會誘發CYP3A4活性之物質可能會促進代謝且降低血漿中gefitinib之濃度。因此，與CYP3A4誘發物質(如phenytoin、carbamazepine、rifampicin、巴比妥類或St John's草)併用時，可能會降低效力。

4.有報告指出：服用warfarin患者，有些發生國際標準化比值(INR)上升及/或出血。服用

warfarin之患者，應定期檢查凝血酵素原時間(PT)或INR之變化。
5.會使胃酸之pH值持續上升之藥物，可能會降低血漿中gefitinib之濃度，並因而降低其效力。
6.懷孕及哺乳：gefitinib並無在懷孕或哺乳婦女使用之資料。動物實驗顯示有生殖毒性；動物實驗亦指出gefitinib及其部分代謝產物會進入鼠類乳汁之中。
7.對駕駛及機器操作能力之影響：在接受gefitinib治療期間，曾有衰弱之現象；曾有此症狀之患者駕駛及機器操作時，應小心監看。
8.有些患者可發生輕微的丘疹、斑疹、膿皰樣皮炎，多在服藥第一周出現，4周後可逐漸減輕，但少數可能非常嚴重需停藥或減少藥量。
9.有些患者可能產生噁心、嘔吐、腹瀉，多為輕度且暫時性，不需減低藥量，腹瀉患者可依醫師處方服用瀉立停 (IMODIUM)。
10.此藥為錠劑並不適合磨粉，對於無法吞嚥的患者或需管灌飲食的患者，可將錠劑放入約半杯的冷開水中，攪拌約10分鐘，直到崩解分散均勻後，立刻服用，再以半杯的冷開水沖洗杯子後喝下。

20728 GILTERITINIB

孕 X 乳 - 泄 糞便 ½ 113h

Rx 40 MG/錠劑(T);

商名 Xospata® (大昌華嘉/安斯泰來) $4942/T(40MG-PIC/S)

藥理作用 1.Gilteritinib fumarate是FLT3和AXL抑制劑。
2.Gilteritinib在外源表現FLT3(包括FLT3-ITD、FLT3-D835Y和FLT3-ITD-D835Y)的細胞中抑制FLT3受體訊息傳遞和增殖，並且在表現FLT3-ITD的白血病細胞中誘導細胞凋亡。

適應症 [衛核]適用於治療具有FLT3突變的復發性或難治性急性骨髓性白血病(R/R AML)成年病人。

用法用量 1.在使用本藥之前，復發或難治性AML病人應使用經過驗證的測試確認FMS樣酪氨酸激酶3(FLT3)突變(內部串聯重複[Internaltandem duplication,ITO]或酪氨酸激酶結構域[Tyrosinekinase domain,TKO])。
2.本藥的建議起始劑预是120mg(40mg三錠)每天口服一次。
3.治療以連續治療28天為一週期。開始本藥治療之前、治療第1週期的第8天和第15天，以及隨後連續三個月在每月的治療開始之應進行心電圖(ECG)檢查，後續每三個月進行一次心電圖檢查。
4.應該持墳治療直到病人在臨床上不再因本藥獲益或出現無法耐受的毒性為止。治療反應可能會延遲出現，因此，應考慮以處方劑量持續治療達6個月，以便有時間產生臨床反應。
5.若治療4週後沒有出現反應(病人未達到CRc)，當病人可以耐受且臨床上有必要時，可考慮將劑量增加到200mg(40mg五錠)每天一次。

不良反應 1.最常見的藥品不良反應為：丙氨酸轉氨酶(ALT)增加(82.1%)、天門冬氨酸轉氨酶(AST)增加(80.6%)、血中鹼性磷酸酶增加(68.7%)、血中肌酸磷酸激酶增加(53.9%)、腹瀉(35.1%)、疲勞(30.4%)、噁心(29.8%)、便秘(28.2%)、咳嗽(28.2%)、周邊水腫(24.1%)、呼吸困難(24.1%)、頭暈(20.4%)、低血壓(17.2%)、四肢疼痛(14.7%)、虛弱(13.8%)、關節痛(12.5%)和肌痛(12.5%)。
2.最常見的嚴重不良反應是：腹瀉(4.7%)、ALT增加(4.1%)、呼吸困難(3.4%)、AST增加(3.1%)和低血壓(2.8%)。

醫療須知 1.如果懷疑分化症候群，則應開始皮質類固醇治療同時監測血液流動力學，直至症狀消退。症狀消退後，皮質類固醇可逐漸減量，應至少服用3天。分化症候群的症狀可能會因過早停止皮質類固醇治療而復發。
2.接受本藥的病人發生可逆性後腦病變症候群(PRES)的報告，如果懷疑PRES，則應通過腦部影像確認，最好是磁振造影(MRJ)。建議發生PRES的病人停用本藥。

20 抗腫瘤藥物

3.Gilteritinib曾與心室再極化(QT間期)延長有關。在gilteritinib治療的頭三個月內可觀察到QT延長。

4.曾經有胰臟炎的報告，應評估和監測出現胰臟炎徵象和症狀的病人，應中斷本藥治療。

5.應告知孕婦對胎兒的潛在風險。應建議具生育能力的女性在開始本藥治療之前的7天內進行懷孕檢測，並在本藥治療期間和停止治療後至少6個月使用有效避孕措施。

20729 IMATINIB▲

孕 D 乳 - 食 + 泄 肝/胃 T½ 18h

Rx 100 MG, 121.858 MG, 400 MG, 487.435 MG/錠劑(T); 100 MG, 119.5 MG/膠囊劑(C);

商名

Alvotinib®（美時）$474/T(100MG-PIC/S), $1249/T(400MG-PIC/S)
Glivec® ◎（裕利/諾華）$340/T(100MG-PIC/S)
Imarem®（REMEDICA/富富）$1249/T(400MG-PIC/S), $474/T(100MG-PIC/S)
Ivic® ＊（東洋）$340/T(100MG-PIC/S)
Leevk® ＊（中化）$474/T(100MG-PIC/S),
Leukure Micro-T® ＊（歐帕/國邑）$474/C(100MG-PIC/S),
Redistra®（DR. REDDY'S/瑞迪博士）$474/C(100MG-PIC/S)
Redistra®（Dr.reddy's/瑞迪博士）$1249/T(400MG-PIC/S), $474/T(100MG-PIC/S)
Slivec® ＊（杏輝）$474/T(100MG-PIC/S),
Teva-Imatinib®（PLIVA/梯瓦）
Zimagliv®（ZYDUS/毅有）$474/T(100MG-PIC/S)

藥理作用

1.本藥是一個蛋白質-酥氨酸激酶的抑制劑，在體外及體內細胞均可以有效地抑制Bcr-Ab1酥氨酸激酶。本藥能選擇性地抑制細胞增生，並誘導帶有Bcr-Ab1的細胞株、費城染色體呈陽性反應的慢性骨髓性白血病(CML)，及急性淋巴芽細胞性白血病(ALL)患者體內的新鮮白血球細胞，產生細胞凋亡的作用。

2.由取自患者體內末梢血液及骨髓細胞而進行的細胞株變形分析中，證實本藥對慢性骨髓性白血病患者的Bcr-Ab1陽性細胞株具有選擇性的抑制作用。

3.在體內試驗中，單獨使用本藥對動物體內的Bcr-Ab1陽性腫瘤細胞具有抑制腫瘤的作用。此外，本藥對血小板生長因子(PDGF)、幹細胞因子(SCF)與c-Kit接受器之酥氨酸激酶而言，也是一個強力的抑制劑，它可抑制血小板生長因子與幹細胞因子媒介之細胞作用。

適應症

[衛核]1.治療正值急性轉化期(BLAST CRISIS)、加速期或經ALPHA-干擾素治療無效之慢性期的慢性骨髓性白血病(CML)患者。

2.治療成年人無法手術切除或轉移的惡性胃腸道基質瘤。

3.用於治療初診斷為慢性骨髓性白血病(CML)的病人。

4.治療初診斷為費城染色體陽性急性淋巴性白血病(Ph+ALL)且併用化療之成年及兒童患者。

5.做為治療成人復發性或難治性費城染色體陽性急性淋巴性白血病(Ph+ALL)之單一療法。

6.治療患有與血小板衍生生長因子受體(PDGFR)基因重組相關之骨髓發育不全症候群(MDS) / 骨髓增生性疾病(MPD)之成人患者。

7.治療患有系統性肥大細胞增生症(SM)，限具FIP1L1-PDGFR基因變異且不具有c-Kit基因D816V突變之成人患者。

8.治療嗜伊紅性白血球增加症候群(HES)與 / 或慢性嗜伊紅性白血病(CEL)且有血小板衍生生長因子受體(PDGFR)基因重組之成人患者。

9.作為成人KIT(CD 117)陽性胃腸道基質瘤完全切除後(complete gross resection)之術後輔助治療。

10.治療患有無法手術切除、復發性或轉移性且有血小板衍生生長因子受體(PDGFR)基因重組之隆突性皮膚纖維肉瘤(DFSP)之成人患者。

用法用量

1.本藥須由醫師處方使用

2.Imatinib應分別由對慢性骨髓性白血病或胃腸道基質瘤病人有治療經驗的醫師處方使用。處方之劑量應為口服，每日一次，配合一大杯水於餐中服用。

3.每日所需劑量若為400毫克或600毫克，則每日服用一次，若為800毫克，則每日二次，每次400毫克於早晚服用。

4.無法吞服膜衣錠之病人，可將錠劑泡在一大杯水或蘋果汁中服用。可將所需服用的劑量的錠劑泡在適當體積之液體中(100毫克之錠劑泡於大約50毫升之液體中，400毫克之錠劑泡於大約200毫升之液體中)並以湯匙攪拌。懸浮液應在錠劑崩解後立即服用。

不良反應

1.最常被報告與藥物有關的副作用為輕微的噁心、嘔吐、腹瀉、肌肉痛、肌肉痙攣及皮疹，但這些症狀皆極容易處理。在所有imatinib的臨床試驗中，表皮水腫是一個常見的副作用，大部份患者主訴症狀為眼眶周圍及下肢的水腫；然而，這些水腫的情形極少為嚴重性的，只要採用利尿劑及其它支持性療法，或是某些病人藉由減少imatinib的劑量，皆可解決此水腫的問題。

2.其它例如伴有或不伴有表皮水腫之胸膜滲液、腹水、肺部水腫及體重快速增加等副作用，則可以當成"體液蓄積"的結果，這些副作用可以採中止imatinib治療、和/或使用利尿劑，和/或其它適當的支持性方法來控制。然而，有少數的情況是嚴重或致命性的，曾有一位急性轉化期(blast crisis)的患者死於胸膜滲液、鬱血性心臟衰竭及腎衰竭等多重症狀。

醫療須知

1.可能會對胎兒造成危險的可能性。如果患者是可能懷孕的婦女，在以本藥治療期間必須採用安全的避孕措施。

2.目前尚未知imatinib是否會分泌至人體的乳汁中，但於動物試驗中，imatinib及其代謝物會大量地分泌至乳汁中，故婦女在使用本藥的治療期間不應授乳。

3.使用本藥期間，必需定期實施完整的血球數目檢查，使用本藥治療CML曾有引起嗜中性白血球減少症或血小板減少症的報告，然而，血球減少症的出現與接受治療時疾病所處的時期有關，加速期和急性轉化期的發生機率比慢性期高。有時必須減少本藥的劑量或中斷本藥的治療。

4.此藥品可能會加重患者骨髓抑制的情形，增加病毒或細菌感染的風險。

5.肝或腎受損的患者要小心使用，此藥品可能有肝臟方面的毒性。

6.可能會加重腸胃方面的不適。

7.合併使用CYP3A4酵素抑制劑(inhibitor)、誘導劑(inducer)或受體(substrates)時均須小心。

8.體液蓄積或水腫會造成危險的患者，例如：充血性心衰竭或高血壓的患者，亦應小心使用。

2.目前尚未知imatinib是否會分泌至人體的乳汁中，但於動物試驗中，imatinib及其代謝物會大量分泌至乳汁中，故婦女在使用本藥的治療期間不應授乳。

3.使用本藥期間，必須定期檢測完整的血球數目檢查，因為以本藥治療的患者曾有併發嗜中性白血球減少症或血小板減少症的報告。然而這種血球減少症與疾病治療的時期有關；慢性骨髓性白血病的加速期或急性轉化期(blast crisis)時的發生機率比慢性期時高，可能必須減少本藥的劑量或中斷本藥的治療。

4.此藥品可能會加重患者骨髓抑制的情形，增加病毒或細菌感染的風險。

5.肝或腎受損的患者要小心使用，此藥品可能有肝臟方面的毒性。

6.可能會加重腸胃方面的不適。

7.合併使用CYP3A4酵素抑制劑(inhibitor)、誘導劑(inducer)或受體(substrates)時均須小心。

8.體液蓄積或水腫會造成危險的患者，例如: 充血性心衰竭或高血壓的患者，亦應小心使用。

20730 LAPATINIB DITOSYLATE MONOHYDRATE

孕 C 乳 ? 泄 糞 半 14. 2h

Rx 250 MG/錠劑(T);

商名

Tykerb® ◎ (SANDOZ/諾華) $310/T(250MG-PIC/S)

藥理作用

1.Lapatinib是一種具有新作用機轉的新型4-anilinoquinazoline激酶抑制劑，可對作用於EGFR(ErbB1)與HER2+/neu(ErbB2+)受體的細胞內酪胺酸激酶產生強力、可逆轉、且具選擇性的抑制作用(kiapp估計值分別為3nM與13nM)，其與這些受體的分離速率也相當緩慢(半衰期超過或等於300分鐘)。體外試驗及各種不同動物模型研究的結果顯示，lapatinib可抑制ErbB所誘導的腫瘤細胞生長作用。
2.一項體外研究也顯示，lapatinib與5-FU(capecitabine的活性代謝物)合併使用可對試驗中的四種腫瘤細胞株產生加成性的作用。
3.在體外試驗中，lapatinib對於含有trastuzumab之培養基中長期生長的特定乳癌細胞株仍保有明顯的作用活性。這些發現顯示，這兩種針對HER2+/neu(ErbB2+)產生作用的藥物之間並不會形成交叉抗藥性。

適應症 [衛核]在和capecitabine併用的情況下，TYKERB適用於治療腫瘤有HER2 (ErbB2)過度表現之現象且曾接受anthracycline、taxane以及trastuzumab治療後病況惡化之後期或轉移性乳癌患者。在和芳香酶抑制劑(aromatase inhibitor)併用的情況下，TYKERB適用於治療Her2/neu (ErbB2)過度表現，荷爾蒙接受體呈陽性之轉移性乳癌患者，但未曾接受過trastuzumab或芳香酶抑制劑治療，且目前不打算進行化療之停經後婦女。

用法用量 1.Lapatinib應與capecitabine併用。
2.Lapatinib的建議劑量為連續每日服用一次1,250mg(即5錠)。Lapatinib應於進食前至少1小時或進食後至少1小時服用，漏服的劑量不可再服，而應於下一個預訂的每日服藥時間重新開始服藥。
3.Capecitabine建議劑量為每天2,000mg/㎡，並應於21天治療週期的第1~14天將每日劑量分成2劑、間隔12小時服用1劑。Capecitabine應與食物併服或於進食後30分鐘內服用。

不良反應 1.發生頻率之分類的慣用表示方式如下：極常見(高於或等於1/10)、常見(高於或等於1/100，但低於1/10)、不常見(高於或等於1/1000，但低於1/100。
2.極常見：厭食、腹瀉、可能會導致脫水、噁心、嘔吐、皮疹、疲倦、消化不良、皮膚乾躁、胃炎、便秘、腹痛、掌足紅腫疼痛、黏膜發炎、四肢疼痛、背痛、頭痛、失眠。
3.常見：左心室射出分率降低、頭痛。
4.不常見：間質性肺疾/肺炎、高膽紅素血症、肝毒性。

醫療須知 1.Lapatinib曾被報導和出現左心室射出分率[LVEF]降低有關。若患者併有可能會減弱左心室功能之疾病且欲對其投予lapatinib時，應多加小心。所有的患者在開始使用lapatinib治療之前都應先評估LVEF，以確定患者的LVEF基礎值在公認的正常範圍之內。
2.Lapatinib曾被報導與間質性肺疾/肺炎相關。當患者的肺部症狀顯示為間質性肺疾/肺炎時應被監測。
3.使用labatinib可能發生肝毒性而嚴重肝毒性是罕見的，開始使用本藥及之後每月或是臨床指示所需，應進行肝功(轉胺酶、膽紅素、鹼性磷酸酶)監控。若肝功能惡化至嚴重，應停止服用labatinib且患者不應再度服用。
4.曾有在使用lapatinib治療期間出現膽腹瀉反應(包括嚴重腹瀉)的報告。預先使用止瀉劑來控制腹瀉反應是一個相當重要的措施。對嚴重的腹瀉病例，可能必須投予口服或靜脈注射的電解質及水份，並暫停或終止使用lapatinibB治療。
5.因為有增加或減少labatinib曝藥量的風險，分別與CYP3A4抑制劑或誘導劑之合併治療應小心謹慎；應避免lapatinib與治療窗口(therapeutic windows)狹窄且為CYP3A4或CYP2C8之作用受質的藥物同時投予。

20731 LAROTRECTINIB

孕-乳-泄 肝 陸 2.9h

Rx

25 MG, 100 MG/膠囊劑(C); 20 MG/ML/液劑(Sol);

商名

Vitrakvi® ◎ (ORION/拜耳) $669/C(25MG-PIC/S), $2679/C(100MG-PIC/S)

Vitrakvi® ◎ (PENN/拜耳) $26798/Sol(20MG/ML-PIC/S-50ML), $53597/Sol(20MG/ML-PIC/S-100ML)

藥理作用 1.Larotrectinib是TRKA、TRKB、TRKC這三種肌旋蛋白受體激酶(TRK)的抑制劑。
2.Larotrectinib會抑制TRKA、TRKB和TRKC，而此TRK融合蛋白可作為癌症的驅動者，促成腫瘤細胞株的細胞分化與存活。
3.在基因融合或蛋白調節結構域遭刪除所導致TRK蛋白持續活化的細胞中，或TRK蛋白過度表現的細胞中，larotrectinib均展現出抗腫瘤活性。

適應症 [衛核]適用於有NTRK基因融合的實體腫瘤之成人和兒童病人，並應符合以下三項條件:
1、具NTRK基因融合且無已知的後天阻抗性突變(acquired resistance mutation)；
2、為轉移性實體腫瘤，或手術切除極可能造成嚴重病症(severe morbidity)；
3、沒有合適的替代治療選項，或於治療後發生疾病惡化。

用法用量 1.在開始使用本藥之前，應先由適當的檢測方式確定腫瘤檢體具有NTRK基因融合(例如：次世代定序NGS)。
2.體表而積至少有1.0平方公尺之成年與兒童病人的建議劑量是：口服100mg，每天兩次，搭配或不搭配食物皆可，直至疾病惡化或直至出現不可接受的毒性。
3.體表面積不到1.0平方公尺之兒童病人的建議劑量是：口服100mg/m²，每天兩次，搭配或不搭配食物皆可，直至疾病惡化或直至出現不可接受的毒性。
4.出現藥物不良反應時的劑量調整：

	成人或體表面積>1 m²的兒童	體表面積<1 m²的兒童
第一次	75 mg，每天口服兩次	75 mg/m²，每天口服兩次
第二次	50 mg，每天口服兩次	50 mg/m²，每天口服兩次
第三次	100 mg，每天口服一次	25 mg/m²，每天口服兩次
第四次	永久停藥	

5.交互作用劑量調整：
a.併用強效CYP3A4抑制劑：調降劑量50%。
b.併用強效或中效CYP3A4誘導劑：將劑量調整為兩倍。
c.停用交互作用藥物3到5個清除半衰期後，將larotrectinib調整回原本劑量。

不良反應 1.最常見的不良反應(20%)包括實驗室數據異常，依照發生率由高到低排列為：AST升高、ALT升高、貧血、肌肉骨骼痛、疲累、低白蛋白血症、嗜中性白血球低下症、鹼性磷酸酶升高、咳嗽、白血球減少症、便秘、腹瀉、頭暈、低鈣血症、噁心、嘔吐、發燒、淋巴球減少症和腹痛。
2.最常見的嚴重不良反應(2%)為肺炎及發燒。第3或4級不良反應發生於53%的病人；導致暫停給藥或調整劑量的不良反應分別發生於39%和8%的病人，有9%因不良反應而永久停用本藥。
3.導致本藥永久停用的最常見不良反應(各為1%)為ALT升高、AST升高、脫水以及疲累。

醫療須知 1.接受本藥的病人發生中樞神經系統(CNS)不良反應，包括頭暈、認知障礙、情緒障礙和睡眠障礙。
2.接受本藥治療的187名成年病人中有7%報告了骨折，而92名兒科病人中有9%報告骨折(N=279;8%)。
3.在治療第一個月內每2週監測一次肝功能(包括ALT和AST)，其後每個月一次，並於臨床上有必要時監測。根據嚴重度，暫時或永久停用本藥。若暫時停用請在重新使用本藥時調整劑量。
4.本藥用於懷孕女性時可造成胎兒傷害。

20732 LENVATINIB

孕X 乳- 泄肝 半 28h

Rx 4 MG, 10 MG/膠囊劑(C);

商名 **Lenvima®** ◎ (KAWASHIMA/衛采) $968/C(4MG-PIC/S), $968/C(10MG-PIC/S)

藥理作用 1.Lenvatinib是一種receptor tyrosine kinase(RTK)抑制劑，會抑制血管內皮生長因子(VEGF)受體VEGFR1(FLT1)、VEGFR2(KDR)和VEGFR3(FLT4)之激酶活性。
2.除了抑制一般細胞功能外，lenvatinib還會抑制促病因性血管增生、腫瘤生長和癌症惡化相關之RTKs活性，包括纖維母細胞生長因子(FGF)受體FGFR1、2、3、4；血小板衍生生長因子受體(PDGFRα)、KIT和RET。抑制血管新生、腫瘤生長及減緩癌症惡化。

適應症 [衛核]1.分化型甲狀腺癌(Differentiated thyroid cancer, DTC)：適用於放射性碘治療無效之進行性，且為局部晚期或轉移性之分化型甲狀腺癌之成人病人。
2.腎細胞癌(Renal Cell Carcinoma, RCC)：與pembrolizumab併用，做為晚期腎細胞癌病人的第一線治療藥物。與everolimus併用，做為曾經接受過一種抗血管新生療法的晚期腎細胞癌病人的治療藥物。
3.肝細胞癌(Hepatocellular Carcinoma)：適用於無法手術切除且不適合局部治療之晚期肝細胞癌病人。
4.子宮內膜癌(Endometrial Carcinoma, EC)：與pembrolizumab併用適用於曾經以任何形式接受過全身性治療後疾病惡化，且不適合根治手術或放射治療之晚期子宮內膜癌病人。

用法用量 1.本藥每日建議劑量為24mg(兩粒10mg膠囊加一粒4mg膠囊)，每日一次，隨餐或空腹口服使用。持續使用本藥直到疾病惡化或發生無法接受之毒性。
2.本藥須於每日同一時間服用。如果忘記服藥並且未能在12小時內服用，應略過該次劑量並且於原定服藥時間投予下一次劑量。
3.本藥使用於東亞族群之建議起始劑量不變，但可能需要較頻繁之劑量調整。
4.重度腎功能不全患者(經由Cockcroft-Gault公式計算之肌酸酐清除率[CLcr]少於30mL/min)或重度肝功能不全患者(Child-Pugh C)之建議劑量為14mg，每日服用一次。

不良反應 1.最常見之不良反應(≥30%)依發生率遞減排序為高血壓、疲勞、腹瀉、關節痛/肌肉疼痛、食慾減退、體重減輕、噁心、口腔炎、頭痛、嘔吐、蛋白尿、肢端紅腫症(PPE)、腹部疼痛和言語障礙。
2.最常見之嚴重不良反應(至少2%)為肺炎(4%)、高血壓(3%)和脫水(3%)。

醫療須知 1.當高血壓控制到第2級以下(包括2級)時，則以降低之劑量繼續治療。發生危及生命之高血壓時，須停用本藥。
2.應監測患者心臟代償機能減退之臨床症狀和徵候。發生第3級心臟功能低下時，須暫停使用本藥。
3.若發生動脈血管栓塞須停用本藥。
4.使用本藥治療之前應監測肝功能，視肝毒性的嚴重程度及持續時間，以降低之劑量繼續治療或是停用本藥。若發生肝衰竭須停用本藥。
5.發生24小時蛋白尿≥2g時，須暫停使用本藥。當24小時蛋白尿<2g時，則降低劑量繼續治療。若發生腎病症候群須停用本藥。
6.發生第3級或第4級腎衰竭/腎功能不全時，須暫停使用本藥，直到恢復至第0級至第1級或是基期狀態。視腎功能不全的嚴重程度及持續時間，以降低之劑量繼續治療或是停用本藥。
7.若發生胃腸道穿孔或危及生命的瘻管須停用本藥。
8.所有患者皆須監測和矯正電解質異常。發生3級以上(含3級)之QT間隔延長時，須暫停使用本藥。
9.於本藥治療期間每月至少監測血鈣一次，並於需要時補充鈣質。視嚴重程度、ECG是否出現變化及低血鈣的持續時間，於必要時中斷治療和調整本藥劑量。
10.視出血的嚴重程度及持續時間，以降低之劑量繼續治療或是停用本藥。患者若發生第4級出血時須停用本藥。

20733 LORLATINIB

孕 X 乳 - 泄 肝 半 24h

Rx 25 MG/錠劑(T);

商名 Lorviqua® ◎ (PFIZER/惠氏) $1029/T(25MG-PIC/S)

藥理作用 1.Lorlatinib是一種激酶抑制劑，對ALK和ROS1以及TYK1、FER、FPS、TRKA、TRKB、TRKC、FAK、FAK2和ACK具有體外活性。

2.Lorlatinib的總體抗腫瘤活性具劑量依賴性，並與ALK磷酸化的抑制相關。

適應症 [衛核]適用於ALK陽性之晚期非小細胞肺癌(NSCLC)成人病人。

用法用量 1.本藥的建議劑量為口服100毫克，每日一次，可伴隨或不伴隨食物服用，直到疾病惡化或發生無法耐受的毒性。

2.錠劑應整粒吞服，請勿咀嚼、磨碎或剝半。若錠劑破裂、有裂痕或殘缺不完整，請不要服用。

3.請於每天相同時間服用本藥。若遺漏劑量時應補服，除非下個劑量的服藥時間在4小時以內。請勿為了補足漏服的劑量而同時服用2個劑量。

4.若在服用本藥後發生嘔吐，請勿服用額外劑量，但應繼續服用下個排定劑量。

5.建議劑量調整方式為：

第一次降低劑量：口服本藥75毫克，每日一次。

第二次降低劑量：口服本藥50毫克，每日一次。

若病人無法耐受每日口服一次50毫克的劑量，應永久停用本藥。

不良反應 1.最常見(≥20%)的不良反應為水腫、周邊神經病變、認知影響、呼吸困難、疲倦、體重增加、關節痛、情緒影響和腹瀉。

2.最常見(≥20%)的實驗室檢查異常為高膽固醇血症、高三酸甘油酯血症、貧血、高血糖症、AST升高、低白蛋白血症、ALT升高、脂肪酶升高和鹼性磷酸酶升高。

醫療須知 1.併用強效CYP3A誘導劑(如rifapin)的嚴重肝臟毒性風險。

2.在接受本藥治療的病人中可能會出現廣泛的中樞神經系統(CNS)影響；包括癲癇發作、幻覺和認知功能變化、情緒(包括自殺意圖)、言語、精神狀態及睡眠。

3.在接受本藥的病人中可能會出現血清膽固醇和三酸甘油酯升高的情況。

4.在接受本藥的病人中可能會出現PR間期延長和房室(AV)傳導阻滯。

5.本藥曾發生符合間質性肺病(ILD)/肺炎的嚴重或危及生命的肺部不良反應。

6.依據動物試驗的發現及其作用機轉，對孕婦投予本藥會對胎兒造成傷害。

7.Lorlatinib是第三代的ALK抑制劑，同時對ALK基因重組和ROSI基因突變的非小細胞肺癌有治療效果。除了比第一二代的ALK抑制劑更強效之外，lorlatinib在中樞神經系統的穿透力更為顯著，因此可用於腦部轉移病人的治療。

20734 MIDOSTAURIN▲

孕 X 乳 - 泄 糞 半 20.5h

Rx 25 MG/膠囊劑(C)；

商 名 Midokemia Soft® (美時)　Rydapt® (裕利/諾華) $3178/C(25MG-PIC/S)

藥理作用 1.Midostaurin會抑制多個受體酪胺酸激酶，包含FLT3和KIT激酶。Midostaurin會抑制FLT3受體訊息傳遞，並誘發表現出ITD和TKD突變型受體、或過度表現野生型受體的白血病細胞，發生細胞週期中止和細胞凋亡。

2.Midostaurin會和這些激酶的催化區域結合，如PDGFR或VEGFR2，以及絲胺酸/酥胺酸激酶家族PKC(蛋白質激酶C)，而抑制細胞內個別生長因子的細胞分裂訊息傳遞，而造成生長中止。

3.Midostaurin併用許多化療藥劑(如cytarabine、doxorubicin、idarubicin及daunorubicin)，會造成FLT3-ITD表現型AML細胞株的生長受到加乘抑制。

適應症 [衛核]於新確診為FLT3突變陽性的急性骨髓性白血病(AML)成人病人之標準前導(daunorubicin併用cytarabine)與鞏固性化療(高劑量cytarabine)時合併使用Rydapt。

治療侵犯性全身性肥大細胞增生症(aggressive systemic mastocytosis; ASM)、伴隨血液腫瘤之全身性肥大細胞增生症 (systemic mastocytosis with associated hematological neoplasm; SM-AHN) 或肥大細胞白血病 (mast cell leukemia; MCL)成人病人。

用法用量 1.在接受midostaurin治療之前，所有的AML患者皆須確認具有FLT3突變(internal tandom duplication [ITD] 或 tyrosine kinase domain [TKD])。

2.本藥的建議劑量為50mg每日口服二次，間隔12小時，應與食物併服。

3.在前導和鞏固化療週期的第8~21天給予本藥。接受骨髓移植之患者，應於接受調理療法(conditioning regimen)的48小時前停用本藥。
4.本藥應經口服用，每日兩次，間隔約12小時。本藥應於餐後服用，以助於避免發生噁心感。

不良反應 1.本藥併用標準化療組最常見(發生率≥30%)的藥物不良反應(ADR)為嗜中性白血球減少症合併發燒(83.4%)、噁心(83.4%)、剝落性皮膚炎(61.6%)、嘔吐(60.7%)、頭痛(45.9%)、瘀斑(35.8%) 和發熱(34.5%)。
2.最常見第3/4級ADR為嗜中性白血球減少症合併發燒(83.5%)、淋巴球減少症(20.0%)、植入裝置相關感染(15.7%)、剝落性皮膚炎(13.6%)、高血鈣(7.0%)和噁心(5.8%)。
3.最常見之3/4級實驗室數據異常為ANC降低(85.8%)、血紅素降低(78.5%)、ALT上升(19.4%)和低血鉀(13.9%)。

醫療須知 1.發生原因不明重度嗜中性白血球減少症的病患，應中斷本藥治療，直到病患的ANC超過或等於1.0x109/L。復發或長期發生重度嗜中性白血球減少症、且疑似和本藥相關的病患，應停用本藥。
2.在本藥之臨床試驗中皆排除有症狀的心衰竭患者。
3.應監測病患是否發生ILD/肺炎的肺部症狀，而發生ILD/肺炎第3級以上(NCI CTCAE 分類)肺部症狀的病患，應停用本藥。
4.應告知懷孕女性本藥對於胎兒的潛在風險。
5.應建議哺乳女性在本藥治療期間以及治療停止後至少4個月內停止授乳。
6.在嚴重肝功能異常之患者須謹慎考慮本藥之使用，並小心監控潛在可能之毒性反應。
7.在嚴重腎功能異常或洗腎之患者須謹慎考慮本藥之使用。

20735 NERATINIB MALEATE

℞ 48.31 MG/錠劑(T);

商　名 Nerlynx® ◎ (EXCELLA/北海康成)

藥理作用 1.Neratinib是一種細胞內激酶抑制劑，會與表皮生長因子受體(EGFR)、HER2與HER4形成不可逆的連結。
2.Neratinib會降低EGFR與HER2自磷酸化、下游的MAPK與AKT訊息傳遞路徑，並證實對表現EGFR和/或HER2的癌細胞株具抗腫瘤活性。
3.Neratinib人體代謝物M3、M6、M7與M11在生體外會抑制EGFR、HER2與HER4的活性。在生體內，口服投予neratinib在腫瘤細胞株表現HER2與EGFR的異種移植模型中會抑制腫瘤生長。

適 應 症 [衛核]1. 早期乳癌的強化輔助性治療：
NERLYNX單一療法，適用於患有人類表皮生長因子受體2 (HER2) 陽性之早期乳癌成人病人，作為在含trastuzumab輔助性療法之後的強化輔助性治療。
2. 晚期或轉移性乳癌：
NERLYNX與capecitabine合併療法，適用於曾經接受兩種以上抗HER2療程治療轉移性乳癌之晚期或轉移性HER2陽性乳癌成人病人。

用法用量 1.止瀉預防治療：隨著第一劑本藥展開止瀉預防治療，並於最初2個治療週期(56天)期間持續給予。指示病人維持每天1至2次排便，並說明止瀉治療的使用方式。
2.建議劑量：每日一次，於進食後口服240mg(6錠)，持續治療1年。
3.建議依據個人安全性與耐受性考慮中斷用藥和/或調降劑量。
4.肝功能不全：重度肝功能不全病人的起始劑量須降至80mg。

不良反應 1.最常見的不良反應(>5%)為：腹瀉、噁心、腹痛、疲倦、嘔吐、皮疹、口腔炎、食慾減退、肌肉痙攣、消化不良、AST或ALT升高、指甲疾患、皮膚乾、腹脹、體重減輕與泌尿道感染。

2.嚴重不良反應包括：腹瀉(1.6%)、嘔吐(0.9%)、脫水(0.6%)、蜂窩性組織炎(0.4%)、腎衰竭(0.4%)、丹毒(0.4%；erysipelas)、丙胺酸轉胺酶(ALT)升高(0.3%)、天門冬胺酸轉胺酶(AST)升高(0.3%)、噁心(0.3%)、疲倦(0.2%)與腹痛(0.2%)。

醫療須知 1.腹瀉：對於接受建議預防治療下仍發生的腹瀉，應視臨床狀況以其他止瀉藥、液體和電解質補充等積極治療。發生重度和/或持續腹瀉的病人須暫停本藥治療。發生第4級嚴重腹瀉或在最大程度調降劑量後仍發生第2級以上腹瀉的病人，應永久停止本藥治療。

2.肝毒性：開始治療的最初3個月至少每個月監測肝功能檢測值，之後則每3個月並視臨床狀況進行監測，對於肝功能不全的病人可能須更密切的監測，並謹慎用藥。發生第3級肝功能異常的病人須暫停NERLYNX治療；而發生第4級肝功能異常的病人則應永久停止NERLYNX治療。

3.胚胎-胎兒毒性：本藥可能對胎兒造成傷害。告知病人本藥對胎兒的潛在風險，以及須使用有效避孕措施。

20736 NILOTINIB HCL MONOHYDRATE

孕 D 乳 - 泄 糞便 半 17h

℞ 55.15 MG, 150 MG, 200 MG/膠囊劑(C);

商　名 Tasigna® ◎ (NOVARTIS/諾華) $590/C(150MG-PIC/S), $805/C(200MG-PIC/S),

藥理作用 1.Nilotinib是Bcr-Abl激酶的抑制劑。Nilotinib會結合並穩定Abl蛋白激酶區的無活性構型。在活體外，nilotinib可抑制Bcr-Abl調控老鼠白血球細胞株朝與衍生自Ph+CML患者之人類細胞株的增生。

2.檢測環境下，nilotinib能夠克服Bcr-Abl激酶突變所導致對imatinib的抗藥性。

適應症 [衛核]新確診之慢性期費城染色體陽性的慢性骨髓性白血病成年及兒童病人。具抗藥性或耐受性不良之慢性期費城染色體陽性的慢性骨髓細胞白血病兒童病人。

用法用量 1.建議劑量：nilotinib CML第一線的建議劑量為口服300毫克每日2次；第二線的建議劑量為口服400毫克每日2次。此劑量已是本藥品最大劑量，增加劑量不會增加吸收量。

2.Nilotinib應每天使用2次，2次使用的間隔約12小時，而且不應與食物一同服用。膠囊應整顆和水吞服。服藥前至少兩小時與服藥後至少一小時皆不得進食。

3.若遺漏某次劑量，患者不須補服劑量，但應繼續服用下一次的每日劑量。

4.若符合臨床適應症，nilotinib可與造血生長因子一起使用，如紅血細胞生成素或顆粒性白血球刺激因子。若臨床需要，nilotinib可與羥基尿素(hydroxyurea)或anagrelide合併使用。

不良反應 1.使用nilotinib可能會發生下述嚴重不良反應：QT間隔延長與猝死、骨髓抑制、血清脂肪酶上升、肝毒性、電解脂異常。

2.在CML第一線治療時，最為常見的(>10%)的不良反應包括皮疹、搔癢、噁心、頭痛、噁心、疲倦和肌痛、血小板減少症、嗜中性白血球減少症。

3.在CML第二線治療時，在CML-CP患者中，最常報告的藥物相關不良反應(>10%)為皮疹、搔癢、噁心、疲倦、頭痛、便秘、腹瀉與嘔吐。常見的藥物相關嚴重不良反應為血小板減少症與嗜中性白血球減少症。在CML-AP患者中，最常報告的藥物相關不良反應(>10%)為皮疹、搔癢與便秘。常見的藥物相關嚴重不良反應為血小板減少症與嗜中性白血球減少症合併發燒、白血球減少症、顱內出血、脂肪酶濃度上升與發熱。

醫療須知 1.骨髓抑制：使用nilotinib治療，可能引起三/四級血小板減少症、嗜中性白血球減少症及貧血。患者在治療開始後的前兩個月，應每2週進行一次完整的血球計數評估，之後，每個月評估一次，或視臨床需要實施。骨髓抑制一般為可逆性，通常可暫停nilotinib的治療，或以降低nilotinib劑量的方式處理。

2.QT延長：經過證明，nilotinib可延長心室再極化，亦即透過濃度依賴型體表心電圖上測得QT間隔。QT間隔延長可能會導致一種稱為torsade de pointes的心室性心博過速，而導致昏厥、癲癇和/或死亡。Nilotinib不應使用於罹患低血鉀症、低血鎂或QT延長症候群的患者。在開始使用nilotinib前，應先改善低血鉀症或低血鎂，並應在治療期間定期監測這些電解質。應避免使用已知會延長QT間隔的藥物以及強效CYP3A4抑制劑。應在基期、使用7天後、依臨床指示定期以及每次調整劑量後，執行心電圖檢檢查。

3.血清脂肪酶升高：使用nilotinib會導致向清脂肪酶增加。建議過去有胰臟炎病史的患者需小心使用。應規律檢查血清脂肪酶。

4.肝臟毒性：使用nilotinib可能會導致膽紅素、天門冬胺酸轉胺酶/丙胺酸轉胺酶與鹼性磷酸酶濃度升高。應定期檢查肝功能測試。

5.電解脂異常：使用nilotinib會引起低血磷症、低血鉀症、低血鈣症與低血鈉症。在開始使用nilotinib前，應先改善電解質異常，並應在治療期間定期監測這些電解質。

6.Nilotinib的生體可用率會因為食物而增加。Nilotinib不應與食物一起使用。在服用藥物至少2小時前與至少1小時後，不應攝取食物。應避免飲用已知會抑制CYP3A4的葡萄柚食品及其他食物。

20737 NIRAPARIB

℞ 159.3 MG/錠劑(T)； 159.4 MG/膠囊劑(C)；

商 名

Zejula® (CATALENT/台灣武田) $2459/T(159.3MG-PIC/S)

Zejula® ◎ (QUOTIENT/台灣武田) $2459/C(159.4MG-PIC/S)

藥理作用

1.Niraparib是聚(ADP核醣)聚合酶(PARP)酵素(PARP-1及PARP-2)的抑制劑，PARP酵素的功能是DNA修復。

2.Niraparib引起的細胞毒性可能由於參與PARP酵素活性的抑制，並增加PARP-DNA複合物的形成，導致DNA損傷、細胞凋亡及細胞死亡。

適應症

[衛核]1. 晚期卵巢癌之第一線維持治療

用於對第一線含鉑化療有完全或部分反應的晚期表皮卵巢癌、輸卵管腫瘤或原發性腹膜癌成年病人之維持治療。

2. 復發性卵巢癌之維持治療

用於對含鉑化療有完全或部分反應的復發性表皮卵巢癌、輸卵管腫瘤或原發性腹膜癌成年病人之維持治療，病人須對復發前含鉑化療有敏感性。

用法用量

1.建議起始劑量是每日一次口服300mg(3顆100mg膠囊)。註：每膠囊159.4mg niraparib tosylate monohydrate含niraparib free base 100mg。

2.指示病人在每天大約相同的時間服用，每顆膠囊必須整顆吞服，可隨餐或空腹服用，睡前服用為可能控制噁心症狀的方法。

3.病人必須在最近一次含鉑療法後8週內開始接受治療，之後應持續本藥治療，直到疾病惡化或出現無法接受的毒性為止。

4.如果病人錯過一劑，指示病人應於下次服藥時間服用下一劑藥物，如果病人嘔吐或錯過一劑，不應服用額外的劑量。

5.可以考慮採用中斷治療、調降劑量或停藥等方式，以處置不良反應，有關不良反應的建議劑量調整，請參考仿單。

不良反應

1.最常見的不良反應是血小板減少(41%)及貧血(20%)。

2.發生率≥10%的不良反應：

a.血液及淋巴系統：血小板減少、貧血、嗜中性白血球減少、白血球減少。

b.胃腸道：噁心、便秘、嘔吐、腹痛/腹脹、黏膜炎/口腔炎、腹瀉、消化不良、口乾。

c.肌肉骨骼：肌痛、背痛、關節痛。

d.精神：頭痛、暈眩、味覺障礙、失眠、焦慮。

e.呼吸道：鼻咽炎、呼吸困難、咳嗽。

f.心臟血管：心悸、高血壓。

g.其他：倦怠/無力、食慾降低、皮疹、泌尿道感染、天門冬胺酸轉胺酶/丙胺酸轉胺酶(AST/ALT)升高。

醫療須知 1.接受本藥治療的病人，曾通報骨髓造血不良症候群/急性骨髓性白血病(MDS/AML)，若病人確診為MDS/AML，應停用本藥。
2.接受本藥治療的病人，曾發生血液不良反應(血小板減少、貧血、嗜中性白血球減少)。如果病人在發生嚴重持續性血液毒性(包括全血球減少)後中斷治療，在28天內症狀仍未緩解，應停用本藥。
3.如果在暫時中斷治療的28天內，血液毒性無法緩解，應停用本藥，並將病人轉介至血液科醫師做進一步檢查，包括骨髓分析及細胞遺傳學血液採檢。
4.密切監測心血管疾病病人，特別是冠狀動脈功能不足、心律不整、高血壓。如果有必要，可使用降血壓藥物治療高血壓，並調整本藥的劑量。
5.必須告知懷孕女性本藥影響胎兒的可能風險。應告知有生育能力的女性，在本藥治療期間及直到最後一次藥物服用後至少6個月內，必須使用有效的避孕方法。

20738 OSIMERTINIB MESYLATE

孕 X 乳 - 泄 肝 ½ 48h

Rx 80 MG/錠劑(T);

商　名 Tagrisso® ◎ (ASTRAZENECA/阿斯特捷利康)
$3150/T(80MG-PIC/S)

藥理作用 1.Osimertinib是表皮生長因子受體(EGFR)的激酶抑制劑，它在濃度比原生型低約9倍時，不可逆地結合某些EGFR突變形式(T790M、L858R、和外顯子19缺失)。
2.Osimertinib對帶有EGFR突變(T790M/L858R、L858R、T790M/外顯子19缺失、和外顯子19缺失)和在較小程度上原生型EGFR 放大的NSCLC系表現出抗腫瘤活性。
3.Osimertinib在臨床相關濃度也會抑制HER2、HER3、HER4、ACK1和BLK的活性。

適應症 [衛核]1. EGFR突變陽性的非小細胞肺癌 (NSCLC) 之輔助治療：
適用於腫瘤帶有表皮生長因子受體 (EGFR) 外顯子19缺失或外顯子21 L858R突變之非小細胞肺癌 (NSCLC) 病人，作為腫瘤切除後的輔助治療。
2. EGFR突變陽性的轉移性NSCLC之第一線治療：
適用於腫瘤具表皮生長因子受體 (EGFR) 突變之局部侵犯性或轉移性NSCLC病人的第一線治療。
3. 曾接受治療之EGFR T790M突變陽性的轉移性NSCLC：
適用於治療具有EGFR T790M基因突變之局部侵犯性或轉移性NSCLC在EGFR TKI治療期間或之後疾病惡化的病人。

用法用量 1.本藥的建議劑量為每日一次80毫克，直到疾病惡化或無法耐受毒性為止。本藥可在每日相同時段空腹或與食物併用。
2.若錯過一劑本藥，請勿補服錯過的劑量，按照服藥時間表服用下一劑。
3.有固體吞嚥困難患者的給藥：只可將錠劑於4湯匙(約50mL)非碳酸水中，攪拌直到錠劑崩散後立即喝下。

不良反應 在接受本藥治療的患者最常見(>20%)的不良反應(所有級別)是腹瀉(42%)，皮疹(41%)，皮膚乾燥(31%)和指甲毒性(25%)。接受本藥治療的患者中，4.4%的患者因為不良反應而減少劑量。最常導致劑量減低或中斷的不良反應是心電圖QTc延長(2.2%)和嗜中性白血球減少(1.9%)。有2%以上患者通報的嚴重不良反應為肺炎(pneumonia)和肺栓塞。

醫療須知 1.接受本藥的患者中(n=813)，3.3%(n=27)發生間質性肺病(ILD)/肺炎(pneumonitis)，其中0.5%(n=4)為致命性案例。
2.對於患有先天性QT間期延長症候群、鬱血性心臟衰竭、電解質異常或服用會延長QTc間期藥物的患者，應考慮定期監測心電圖(ECG)和電解質。發生QTc間期延長伴有危及生命之心律不整表徵/症狀的患者，須永久停用本藥。
3.懷孕婦女使用本藥可能對胎兒有害。在動物生殖研究中，在早期發育期間給予相當於人類建議劑量之暴露量的1.5倍的劑量時，osimertinib導致胚胎著床後流產。

20 抗腫瘤藥物

20739 PALBOCICLIB☆

Rx 75 MG, 100 MG, 125 MG/錠劑(T); 75 MG, 100 MG, 125 MG/膠囊劑(C);

商 名 Ibrance® ◎ (PFIZER/輝瑞) $3054/C(75MG-PIC/S), $3054/C(100MG-PIC/S), $3054/C(125MG-PIC/S),

藥理作用 1.Palbociclib是一種具高度選擇性及可逆性的週期素依賴性激酉每(CDK)4和6的抑制劑。週期素D1和CDK4/6是多種會導致細胞增生之訊息傳遞路徑的下游。

2.透過抑制CDK4/6的作用，palbociclib可阻止細胞從細胞週期的G1期進展至S期，進而降低細胞增生的作用。

適 應 症 [衛核]1. 對於荷爾蒙受體為陽性、第二型人類表皮生長因子接受體(HER2)呈陰性之局部晚期或轉移性乳癌之婦女或男性，IBRANCE 可與芳香環轉化酶抑制劑(aromatase inhibitor)合併使用。

2. 對於荷爾蒙受體為陽性、第二型人類表皮生長因子接受體(HER2)呈陰性之局部晚期或轉移性乳癌之病人，IBRANCE 可合併fulvestrant 用於先前曾接受過內分泌治療者。

說明：停經前/停經前後(pre/perimenopause)婦女，接受內分泌治療應合併黃體生成素-釋放激素(luteinizing hormone-releasing hormone；LHRH)致效劑。

用法用量 1.建議劑量為125毫克palbociclib每日一次，連續治療21天後停止治療7天(3/1療程)，以28天為一個完整的週期。只要患者可獲得臨床效益，即應持續使用IBRANCE治療，或持續治療至出現無法接受的毒性反應為止。

2.與palbociclib併用時，letrozole的建議劑量為在整個28天週期中持續每天一次口服2.5毫克。

3.與palbociclib併用時，fulvestrant的建議劑量為於第1、15、29天肌肉注射500毫克，之後則每月注射一次。

4.對停經前/停經前後的婦女，在開始使用palbociclib加fulvestrant治療之前及整個治療期間，應依據臨床常規使用LHRH致效劑治療。

5.應建議患者每天於大約相同的時間服藥。如果患者嘔吐或漏服一劑藥物，當天不可額外再服一劑。應按照平常的時間服用下一個處方劑量。

不良反應 1.最為常見(≥20%)的任何等級不良反應為嗜中性白血球減少症、感染、白血球減少症、疲倦、噁心、口腔炎、貧血、禿髮、以及腹瀉。

2.最為常見(≥2%)的≥第3級的不良反應為嗜中性白血球減少症、白血球減少症、貧血、疲倦、以及感染。

醫療須知 1.僅曾在併用LHRH致效劑的情況下進行過對停經前/停經前後的婦女使用palbociclib合併fulvestrant治療的臨床試驗。

2.對發生第3或4級嗜中性白血球減少症的患者，建議中斷給藥、降低劑量或延後治療週期的開始時間。

3.由於本藥具有骨髓抑制的性質，因此可能會使患者較容易發生感染，應密切監測血球及是否出現感染徵兆或症狀，嚴重時需暫停使用並調整藥品劑量。

4.強效的CYP3A4抑制劑可能會導致毒性增強。使用palbociclib治療期間應避免併用強效的CYP3A抑制劑。

5.可能會導致嚴重、危及生命或致死的間質性肺病(interstitial lung disease, ILD)及肺炎，應密切監視相關症狀，包括咳嗽、胸痛及呼吸困難等。

6.具生育能力的婦女於治療期間應採取高度有效避孕措施，且在使用最後一劑後亦應繼續避孕至少三週。治療期間至使用最後一劑後三週內應停止哺乳。

7.男性病人若有具生育能力的女性伴侶，於治療期間至治療完成後三個月內應採取高度有效避孕措施。

20740 PAZOPANIB HCL▲

孕 D 乳 - 泄 糞便 半 30.9h

Rx 200 MG/錠劑(T);

商　名 Alvopanib®（美時）$472/T(200MG-PIC/S)　Votrient® ◎（NOVARTIS/諾華）$506/T(200MG-PIC/S),

藥理作用 1.Pazopanib是一種多重酪胺酸酶抑制劑，作用目標包含血管內皮生長因子受體(Vascular Endothelial Growth Factor Receptor)VEGFR-1、VEGFR -2、VEGFR -3，血小板衍生生長因子受體(Platelet-Derived Growth Factor Receptor)PDGFR-α 與-β，纖維母細胞生長因子受體(Fibroblast Growth Factor Receptor) FGFR-1與-3，細胞激素受體(Cytokine Receptor)(Kit)，第二型介白素受體誘導 T細胞激酶(Interleukin-2 receptor inducible T-cell Kinase)(Itk)，白血球特定蛋白質酪胺酸酶(Leukocyte-specific protein tyrosine Kinase) (LcK)，以及穿膜醣蛋白受體酪胺酸酶(transmembrane glycoprotein receptor tyrosine kinase) (c-Fms)。

2.體外試驗發現，pazopanib可抑制VEGFR-2、Kit 與PDGFR-β受體發生配體誘導的自體磷酸化。

3.體內試驗則顯示，pazopanib可抑制小鼠肺部內由VEGF誘導的VEGFR-2磷酸化、小鼠的血管新生，以及小鼠體內人類腫瘤異體移植的生長。

適 應 症 **[衛核]晚期腎細胞癌之第一線治療，或用於已接受過細胞激素(CYTOKINE)治療失敗之晚期腎細胞癌患者。**

Votrient 適用於治療先前曾接受化療的晚期軟組織肉瘤(STS)患者。使用限制: Votrient 對於脂肪細胞型(adipocytic) STS或胃腸道基質瘤(gastrointestinal stromal tumor)的療效尚未獲得證實。

用法用量 1.本藥之建議劑量為一天一次，空腹時口服800mg(至少於用餐前1小時或用餐後2小時)。本藥之劑量不應超過800mg。

2.請勿壓碎藥錠，因為可能會增加吸收速率而影響全身暴露量。

3.當漏服一劑時，如果與下次服藥時間的間隔小於12個小時，請勿補服。

4.初次劑量調降時應調整為400mg，接續的劑量減少或增加應根據個別患者的耐受性，每次調整200mg。本藥之劑量不應超過800mg。

不良反應 1.最常發生的不良反應(>20%) 為腹瀉、高血壓、髮色改變、噁心、疲勞、食慾不振、嘔吐。

2.其他本藥患者較安慰劑患者更常發生而發生率<10%(任何級數)的不良反應包含：掉髮(8%vs<1%)、胸痛(5%vs1%)、味覺障礙(味覺改變)(8%vs<1%)、消化不良(5%vs<1%)、臉部水腫(1%vs0%)、palmar-plantar erythrodysesthesia(手足症候群)(6%vs<1%)、蛋白尿(9%vs0%)、皮疹(8%vs3%)、皮膚色素脫失(3%vs0%)、體重減輕(9%vs3%)。

20741 PEMIGATINIB

℞ 4.5 MG, 9 MG, 13.5 MG/錠劑(T);

商　名 Pemazyre® ◎（LONZA/東洋）$6600/T(4.5MG-PIC/S), $12500/T(13.5MG-PIC/S), $9900/T(9MG-PIC/S)

藥理作用 1.本藥是一種標的為FGFR 1、2和3的小分子激酶抑制劑，可抑制FGFR 1~3磷酸化及訊號傳遞，進而使帶有FGFR擴增與融合的活化型變異，導致FGFR訊號持續性活化的癌細胞株的細胞存活度降低。

2.在帶有FGFR 1、2或FGFR 3變異之人類腫瘤的異種移植小鼠模型中，包括一種源自病人膽管癌，表現致癌性FGFR2轉化子-2乙型同源基因(TRA2b)融合蛋白的異種移植模型，本藥能呈現抗腫瘤活性。

適 應 症 **[衛核]適用於成人接受過全身性藥物治療、腫瘤具有FGFR2融合或重排、不可手術切除的局部晚期或轉移性膽管癌。**

用法用量 1.選擇具有FGFR2融合或重組的局部晚期或轉移性膽管癌病人。

2.建議劑量為13.5毫克，每日口服一次，連續服用14天，接著停藥7天，整個週期為期21天。請繼續接受治療，直到疾病惡化或出現無法接受的毒性。

3.如果病人錯過一劑本藥，超過4小時或更久的時間，或出現嘔吐，請直接於下一次用藥時間服藥。

不良反應 1.常見的不良反應：眼睛毒性、高磷酸鹽血症、指甲毒性等。
2.≧2%接受本藥治療的病人出現包括腹痛、發熱、膽管炎、肋膜積水、急性腎損傷、感染性膽管炎、存活不良、高血鈣症、低血鈉症、小腸阻塞和尿道感染等嚴重不良反應。
3.4.1%的病人出現致命性不良反應，其中包括存活不良、膽管阻塞、膽管炎、敗血症和肋膜積水。

醫療須知 1.本藥可造成視網膜色素上皮剝離(RPED)，進而引起例如視線模糊、飛蚊症或閃光等症狀。本藥治療之前，進行完整的眼睛檢查。於治療期間，前6個月每2個月檢查一次，之後每3個月檢查一次。
2.臨床試驗顯示，27%的病人出現乾眼症，其中包括0.6%的病人出現第3~4級乾眼症，請按需要使用眼用緩和劑治療病人。
3.當血清磷酸鹽濃度>5.5mg/dL時監測高磷酸鹽血症，並開始低磷酸鹽飲食。針對血清磷酸鹽濃度>7mg/dL，請根據高磷酸鹽血症的時間長短和嚴重程度，開始降磷酸鹽療法，並暫停、降低劑量或永久停用本藥。
4.本藥對胚胎有潛在風險。請告知具生育能力的女性病人，在接受本藥治療期間以及接受完最後一劑後1週內，使用有效的避孕措施；男性病人的女性伴侶若具有生育能力，在接受本藥治療期間以及接受完最後一劑後1週內，使用有效的避孕措施。

20742 PEXIDARTINIB HCL

孕 X 乳 - 泄 肝/糞 半 26.6h

Rx 217.5 MG/膠囊劑(C);

商　名 Turalio® ◎ (CATALENT/第一三共)

藥理作用 1.Pexidartinib是一種小分子的酪胺酸激酶抑制劑，其作用標的為聚落刺激因子1受體(CSF1R)、KIT原致癌基因受體酪胺酸激酶(KIT)、以及帶有內部串聯重複(ITD)突變的類FMS酪胺酸激酶3(FLT3)。
2.CSF1R配體過度表現時，會促進細胞增殖，並且在滑膜中堆積。
3.Pexidartinib能抑制依賴CSF1R的細胞株增殖，以及配體誘導的CSF1R自我磷酸化。Pexidartinib也能在體內抑制依賴CSF1R的細胞株增殖。

適 應 症 [衛核]無法透過手術或其他治療(如局部放射線治療)改善，且具嚴重後遺症或嚴重功能受限的症狀性腱鞘巨細胞瘤(TGCT)成人病人。

用法用量 1.建議劑量為每天空腹口服兩次400mg，直到病情惡化或出現無法接受之毒性為止。
2.在空腹狀態下服用本藥，至少要在用餐或吃點心的1個小時前或2個小時後服用。
3.若病人無法耐受每日兩次口服200毫克的本藥，則應永久停用。

不良反應 1.最常出現(>20%)的不良反應包括：乳酸脫氫酶(LDH)上升、AST上升、髮色改變、疲倦、ALT上升、嗜中性球下降、膽固醇上升、ALP上升、淋巴球下降、眼部水腫、血紅素下降、皮疹、味覺障礙、磷酸鹽下降。
2.最常出現(發生的病人>1名)的嚴重不良反應包括：肝檢測異常(3.3%)和肝毒性(3.3%)。

醫療須知 1.本藥可能會導致嚴重且潛在致命的肝臟損傷，只能透過限制配發的風險管理計畫(RMP)才能取得。
2.若病人先前就有血清轉胺酶、總膽紅素或直接膽紅素升高(>ULN)，或包括ALP升高在內的活動性肝病或膽道疾病，則應避免使用本藥。

20743 PIRTOBRUTINIB☆

Rx 50 MG, 100 MG/錠劑(T);

商　名 Jaypirca® ◎ (LILLY/禮來)

藥理作用 1.Pirtobrutinib是一種可逆、非共價BTK抑制劑。BTK是B細胞抗原受體(BCR)和細胞激素受體路徑的訊息傳遞蛋白。

2.在B細胞中，BTK的訊息傳遞可導致B細胞的增生、分子運輸、趨化及黏附所必需的路徑活化。
3.Pirtobrutinib會與野生型BTK及帶有C481突變的BTK結合，使BTK激酶活性受到抑制。

適應症 [衛核]單一療法適用於先前曾接受至少兩線全身性療法(包括一種Bruton' s tyrosine kinase (BTK)抑制劑)的復發性或難治型被套細胞淋巴瘤(MCL)成人病人

用法用量 建議劑量為200mg口服每天一次。持續治療直到疾病惡化或出現無法接受的毒性。

不良反應 1.最常見的任何等級不良反應為：疲倦(26.3%)、嗜中性白血球減少(22.8%)、腹瀉(22.1%)及挫傷(19.0%)。
2.最常見的≥第3級不良反應為：嗜中性白血球減少(19.7%)、貧血(7.9%)及血小板減少(6.6%)。
3.最常見的嚴重不良反應(發生於≥1%的病人)為：肺炎(4.7%)、嗜中性白血球減少(2.2%)、貧血(1.7%)及泌尿道感染(1.0%)。
4.曾觀察到致命性不良反應，肺炎：0.3%的病人(2位)，出血：0.1%的病人(1位)。

醫療須知 1.接受本藥治療的病人曾發生嚴重感染，包括致命案例。最常通報第3級以上的感染為肺炎、新型冠狀病毒(COVID-19)肺炎、COVID-19及敗血症。對伺機性感染風險較高的病人，應考慮給予預防性抗微生物治療。
2.接受本藥治療的病人曾發生出血事件，包括致命案例，可能伴隨或不伴隨血小板減少。
3.接受本藥治療的病人曾發生第3或第4級血球減少，包括嗜中性白血球減少、貧血及血小板減少。
4.應監測病人是否出現心房顫動及心房撲動的徵候和症狀，視醫療需求監測心電圖。根據心房顫動/心房撲動的嚴重度等級，可能需要中斷劑量。
5.接受本藥治療的病人經常發生續發性腫瘤，最常發生的類型為非黑色素瘤皮膚癌。
6.本藥治療後發生腫瘤溶解症候群(TLS)很少見。治療前腫瘤負荷高的病人發生TLS的風險較高。
7.Pirtobrutinib可能會傷害胎兒。有生育能力的女性在治療期間及最後一劑本藥後5週內，應採取有效的避孕方式。
8.有半乳糖不耐症、全乳糖酶缺乏症或葡萄糖-半乳糖吸收不良等罕見遺傳問題的病人不應服用本藥。

20744 PRALSETINIB

Rx 100 MG/膠囊劑(C);

商 名 Gavreto® ◎ (CATALENT/基石)

20 抗腫瘤藥物

藥理作用 1.Pralsetinib是野生型RET和致癌RET融合(CCDC6-RET)和突變(RET V804L、RET V804M與RET M918T)的激酶抑制劑。
2.Pralsetinib抑制RET的濃度分別比VEGFR2、FGFR2和JAK2低了約14、40和12倍。
3.Pralsetinib在含有致癌RET融合或突變的培養細胞和動物腫瘤植入模型中表現出抗腫瘤活性，包括 KIF5B-RET、CCDC6-RET、RET M918T、RET C634W、RET V804E、RET V804L和RET V804M。

適應症 [衛核]1.適用於治療局部晚期或轉移的RET融合陽性非小細胞肺癌(non-small cell lung cancer, NSCLC)成人病人。
2.適用於需接受全身性治療且經放射性碘治療無效(如適用放射性碘治療)的晚期或轉移的RET融合陽性甲狀腺癌成人病人。

用法用量 1.建議劑量為每天空腹口服一次400毫克(服用本藥之前至少2小時和之後至少1小時不進食)。
2.繼續治療，直到疾病惡化或出現無法接受的毒性。如果錯過了一劑本藥給藥，可在同一天盡快服用。隔日恢復本藥的常規每日劑量。

3.如果在服用本藥之後出現不良反應，應減少劑量與調整劑量的建議。(參見仿單)

不良反應 1.最常見的嚴重不良反應(≧2%的病人)為：感染性肺炎、非感染性肺炎、敗血症、尿路感染和發熱。有5%的病人發生致命的不良反應；致命不良反應發生於>1位病人，包含感染性肺炎與敗血症。

2.因發生不良反應而中斷劑量。在≧2%的病人中發生之需要中斷劑量的不良反應包括：嗜中性球減少症、非感染性肺炎、貧血、高血壓、感染性肺炎、發熱、天冬氨酸轉氨酶(AST)升高、血肌酸磷酸激酶升高、疲倦、白血球減少症、血小板減少症、嘔吐、丙氨酸轉氨酶(ALT)升高、敗血症和呼吸困難。

3.因發生不良反應而降低劑量。在≧2%的病人中發生需要降低劑量的不良反應包括：嗜中性球減少症、貧血、非感染性肺炎、嗜中性球計數降低、疲倦、高血壓、肺炎與白血球減少症。

醫療須知 1.對於出現可能提示ILD的急性或惡化的呼吸道症狀(例如呼吸困難、咳嗽和發燒)的任何病人，請停用本藥並立即進行ILD檢查。根據確認的ILD嚴重程度，暫停、減少劑量或永久停用本藥。

2.勿使用本藥於未受控制的高血壓病人。使用本藥之前先調整血壓至最佳狀態。使用本藥1週後請監測血壓，此後至少每月監測一次，並根據臨床指示進行監測。

3.應在開始使用本藥之前監測AST和ALT，在使用本藥的最初3個月內每2週監測一次AST和ALT，然後每月監測一次，並根據臨床指示進行監測。根據肝毒性嚴重程度暫停、減少劑量或永久停用本藥。

4.若病人出現重度或是危及生命的出血事件，須永久停用本藥。

5.若病人的腫瘤生長快速、腫瘤負荷高、腎功能不全或是脫水，其可能會有腫瘤溶解症候群(TLS)的風險。

6.本藥對傷口癒合有潛在不良影響。在進行非急需手術前至少5天，暫停使用本藥。大手術後至傷口完整癒合之前，至少2週不要用藥。

7.告知懷孕婦女本藥對胎兒的潛在風險。告知具有生殖潛力的女性，於用本藥治療期間以及最終劑量後2週內，使用有效的非荷爾蒙避孕方法。

8.告知有具有生殖潛力的女性伴侶的男性，於本藥治療期間以及最終劑量後1週內，使用有效避孕措施。

9.有心律不整、QT間隔延長病史、使用強效CYP3A4抑制劑或已知與QT/QTc間隔延長相關藥物的病人，應謹慎使用pralsetinib。

20745 RAMUCIRUMAB

孕C 乳 - 健 14D

Rx 10 MG/ML/注射劑(I);

商 名

Cyramza® ◎ (LILLY/禮來) $9074/I(10MG/ML-PIC/S-10ML), $40570/I(10MG/ML-PIC/S-50ML)

藥理作用 1.Ramucirumab是血管內皮生長因子受體2(VEGFR 2)拮抗劑，與VEGFR 2結合並阻斷其與VEGFR配體(ligand)-VEGF-A、VEGF-C及VEGF=D的結合。

2.Ramucirumab能抑制配體刺激VEGFR 2活化，進而抑制配體誘發的增生活動及人類內皮細胞的移動。

3.Ramucirumab在體內動物試驗中顯現抑制血管新生作用。

適應症 [衛核]1.胃癌：

(1)Ramucirumab併用paclitaxel適用於治療正接受或接受過fluoropyrimidine和platinum化學治療仍疾病惡化之晚期或轉移性胃腺癌(或胃食道接合處腺癌)。

(2)Ramucirumab單一藥物適用於治療正接受或接受過fluoropyrimidine或platinum化學治療仍疾病惡化，且不適合接受含paclitaxel藥物治療之晚期或轉移性胃腺癌(或胃食道接合處腺癌)。

2.非小細胞肺癌 (NSCLC):

(1)Ramucirumab併用erlotinib適用於第一線治療具有表皮生長因子受體(EGFR) 突變之轉移性非小細胞肺癌。
(2)Ramucirumab併用docetaxel適用於治療正接受或接受過含platinum化學治療仍疾病惡化之局部晚期或轉移性非小細胞肺癌。
3.大腸直腸癌: Ramucirumab併用FOLFIRI (irinotecan、葉酸及5-fluorouracil)適用於治療正接受或接受過bevacizumab、oxaliplatin及fluoropyrimidine治療仍疾病惡化之轉移性大腸直腸癌(mCRC)。
4.肝細胞癌(HCC): Ramucirumab單一療法適用於接受過sorafenib治療且alpha-fetoprotein(AFP) ≥400 ng/mL之肝細胞癌病人。

用法用量 1.本藥與paclitaxel併用治療：本藥的建議劑量為8mg/kg，於28天治療週期的第1天與第15天輸注paclitaxel前，靜脈輸注約60分鐘。在28天週期的第1、8及15天，靜脈輸注投予paclitaxel 80mg/m²，輸注時間約60分鐘。
2.本藥單一藥物治療：本藥的建議劑量為8mg/kg，每兩週一次，每次靜脈輸注時間60分鐘。
3.每次輸注本藥前，應給予所有病患靜脈注射histamine H1拮抗劑(如:diphenhydramine hydrochloride)。
4.針對曾經發生第1級或第2級輸注反應的病患，也請在每次輸注本藥前預先給予dexamethasone(或同類藥物)與acetaminophen。

不良反應 1.本藥最常見的嚴重不良事件為貧血(3.8%)與腸阻塞(2.1%)。
2.常見不良反應：腹瀉、低血鈉症、頭痛、高血壓。
3.本藥併用paclitaxel的不良反應：出血、蛋白尿、嗜中性白血球減少、白血球減少、貧血、血小板減少。

醫療須知 1.本藥會增加出血及胃腸出血的風險，包括嚴重且有時致命的出血事件。
2.出現嚴重動脈血栓栓塞事件的病患應永久停用本藥。
3.出現嚴重高血壓時，請暫時停用本藥，直到病情獲得控制為止。
4.輸注期間，請在具醫療急救設備的環境，監測病患是否出現輸注相關反應的徵候和症狀。出現第3級或第4級輸注相關反應的病患應立即並永久停用本藥。
5.本藥是一種抑制血管新生藥物，因此可能增加胃腸穿孔風險，甚至可能致命。
6.本藥是一種抑制血管新生藥物，可能對傷口癒合產生不良影響。傷口癒合不全的病患應停用本藥。
7.針對Child-Pugh B或C級肝硬化的病患，只有當潛在治療效益高於臨床惡化風險時，才予以使用本藥。
8.本藥臨床試驗中曾通報發生過可逆性後腦部白質病變症候群，其發生率<0.1%。
9.本藥併用FLOFIRI組通報發生甲狀腺機能低下的不良反應比率為2.6%，安慰劑併用FLOFIRI組為0.9%。
10.告知婦女在接受本藥治療期間至最後一劑本藥治療後至少3個月內應採用適當的避孕措施以避免懷孕。

20746 REGORAFENIB

Rx 40 MG/錠劑(T);

商　名

Stivarga® ◎ (BAYER/拜耳) $885/T(40MG-PIC/S)

藥理作用 1.Regorafenib為多種膜上激酶及細胞內激酶的小分子抑制劑，這些激酶參與了正常的細胞功能也涉及許多病理進程，包括腫瘤發生、腫瘤血管新生以及維持腫瘤微環境。
2.Regorafenib或其人體內主要活性代謝物M-2及M-5在達到臨床給藥的濃度下會抑制RET、VEGFR1、VEGFR2、VEGFR3、KIT、PDGFR-alpha、PDGFR-beta、FGFR1、FGFR2、TIE2、DDR2、Trk2A、Eph2A、RAF-1、BRAF、BRAFV600E、SAPK2、PTK5及Ab1。
3.Regorafenib具抑制血管新生的效果。

4.Regorafenib可抑制腫瘤生長且具有抗腫瘤轉移效果。

適應症 [衛核]大腸直腸癌：
Regorafenib適用於治療先前曾接受下列療法的轉移性大腸直腸癌(mCRC)患者，療法包括fluoropyrimidine-、oxaliplatin-、irinotecan-為基礎的化療，和抗血管內皮生長因子((anti-VEGF)等療法；若KRAS為原生型(wild type)，則需接受過抗表皮生長因子受體(anti-EGFR)療法。
腸胃道間質腫瘤：
適用於治療先前曾接受imatinib mesylate和sunitinib malate患者之局部晚期、無法切除或轉移性的胃腸道間質瘤。
肝細胞癌：
適用於治療曾接受sorafenib治療的肝細胞癌(HCC)病患。

用法用量 1.一個服藥週期為28天，建議劑量為每週期的前21天，每天口服160mg regorafenib 1次(四顆40mg藥錠)。持續接受治療直到病況惡化或發生無法接受的毒性。
2.每天同一時間服用癌瑞格。服用時請整顆吞下並配合脂肪含量低於30%的低脂早餐。
3.請勿為了補足前一天忘記服用的劑量，而於同一天內服用兩倍劑量的癌瑞格。

不良反應 1.最常觀察到的藥物不良反應(≥30%)為全身無力/疲倦、食慾降低及食物攝取減少、HFSR/PPE、腹瀉、黏膜發炎、體重減輕、感染、高血壓及發聲困難。
2.嚴重不良反應：肝中毒、出血、皮膚毒性、高血壓、心臟缺血與梗塞、可逆性後腦白質病變症候群(RPLS)、胃腸道穿孔或瘻管、史蒂夫強森症候群、毒性表皮溶解症。

醫療須知 1.藉由肝功能檢測的數值的上升程度及肝細胞壞死情形，可了解肝毒性的嚴重性及持續的時間，而決定暫時停用癌瑞格，接下來應該暫時降低藥量或永久停用。
2.出現重度或危及生命的出血症狀的病患，請永久停用癌瑞格。接受warfarin的病患須更頻繁偵測其INR值。
3.因皮膚毒性暫停使用癌瑞格後，降低劑量或永久停藥的決定取決於皮膚毒性的嚴重性及持續時間而定。進行支持性療法以緩解症狀。
4.治療的前6週，每週須測一次血壓，接下來每週期至少須測一次血壓或依照臨床需要增加頻率。重度或無法控制的高血壓須暫時或永久停用癌瑞格。
5.發生RPLS(亦稱為可逆性後腦病變症候群)徵兆的病患須進一步經核磁共振造影(MRI)確認，並停止使用癌瑞格。
6.出現胃腸穿孔或瘻管的病患，須永久停用癌瑞格。手術後則根據臨床傷口癒合情形來判斷是否再次使用regorafenib。傷口裂開的病患須停止使用regorafenib。
7.手足皮膚反應及皮疹為常見不良反應，依據嚴重程度及持續時間決定暫時停用、降低劑量或終止使用。

20 抗腫瘤藥物

20747 RIBOCICLIB SUCCINATE

Rx 254.4 MG/錠劑(T);

商 名 Kisqali® ◎ (NOVARTIS/諾華) $1045/T(254.4MG-PIC/S)

藥理作用 1.Ribociclib是細胞週期蛋白依賴激酶(CDK)4和6的抑制劑，這些激酶與D型細胞週期蛋白結合後就會受到活化，並在訊息傳遞路徑扮演重要角色，引導細胞週期的進行和細胞增生。
2.細胞週期蛋白D-CDK4/6複合體可將視網膜芽細胞瘤調控蛋白(pRb)磷酸化，以調控細胞週期的進行。
3.Ribociclib會降低pRb的磷酸化，使細胞週期停滯在G1階段，並減少乳癌細胞株的細胞增生。
4.併用ribociclib和抗雌激素藥物(如letrozole)對腫瘤生長的抑制效果大於個別藥物的單一療法。

適應症 [衛核]與芳香環轉化酶抑制劑併用，可做為治療荷爾蒙受體(HR)陽性、第二型人類表皮生長因子受體(HER2)陰性，局部晚期或轉移性乳癌的停經前/正在停經或停經後婦女之初始內分泌治療；或是與fulvestrant併用，可做為治療荷爾蒙受體(HR)陽性、第二型人類表皮生長因子受體(HER2)陰性，局部晚期或轉移性乳癌的停經後婦女之初始內分泌或是以內分泌治療時疾病惡化後的治療。

用法用量 1.本藥的建議劑量為每日一次口服600毫克(三顆 200 毫克膜衣錠)連續21天，之後暫停治療7天，一個完整療程共計28天。本藥可隨餐或空腹服用 。

2.在整個28天療程中，本藥應與每日一次2.5毫克的letrozole併用，最好在早晨。

3.如果病人在服藥後嘔吐或錯過一劑，當天不需補服另一劑，應根據正常服藥時間服用下一劑。本藥錠應整顆吞服(吞服前不可咀嚼、壓碎或剝開藥錠)。

不良反應 1.最常見的(通報發生率≥20%)為嗜中性白血球減少、噁心、倦怠、腹瀉、白血球減少、脫髮、嘔吐、便秘、頭痛、背痛。

2.常見(發生率 ≥ 10%)：泌尿道感染、貧血、淋巴球減少、食慾減低、失眠、呼吸困難、口腔炎、腹痛、禿髮、皮疹、搔癢、倦怠、發熱、周邊水腫。

醫療須知 1.本藥應避免併用已知會使QTc間期延長的藥物或強效CYP3A抑制劑，以免導致QTcF間期延長。

2.開始本藥治療前應先進行肝功能檢驗 (LFT)。LFT的監測時間點包括：最初2個療程每2週監測一次；後續4個療程於展開治療時進行監測；此外則視臨床需要進行監測。

3.接受本藥和letrozole的病人，有1.5%通報發生嗜中性白血球減少伴隨發燒，所以，開始本藥治療前應先檢驗全血球計數(CBC)。CBC的監測時間點包括：最初2個療程每2週監測一次；後續4個療程於展開治療時進行監測；此外則視臨床需要進行監測。

4.必須告知有生育能力的女性，在本藥治療期間與使用到最後一劑後至少3週內，應使用有效的避孕措施。5.本藥可能會引起罕見但嚴重的肺部發炎反應。

20748 RIPRETINIB

孕 X 乳 - 泄 肝 T½ 15h

℞ 50 MG/錠劑(T);

商　名 Qinlock® ◎ (ANDERSONBRECON/再鼎)

藥理作用 1.Ripretinib是一種酪氨酸激酶抑制劑，可抑制KIT原癌基因受體酪氨酸激酶(KIT)和血小板衍生生長因子受體A(PDGFRA)激酶，包括野生型、原發和繼發突變。

2.Ripretinib在體外亦可抑制其他激酶，如PDGFRB、TIE2、VEGFR2和BRAF。

適 應 症 [衛核]適用於治療已接受3種或以上激酶抑制劑(包括imatinib)治療的晚期胃腸道基質瘤(GIST)成人病人。

用法用量 1.本藥的建議劑量為每天口服150mg，可與食物併用或空腹服用，直到病程惡化或出現無法接受的毒性。

2.若錯過服藥時間少於8小時，則應盡速補服。

3.在服用本藥後出現嘔吐，則不要再重新服藥，並應按時間繼續服用下一次的劑量。

不良反應 1.常見的不良反應(≥20%)為脫髮、疲倦、噁心、腹痛、便秘、肌痛、腹瀉、食慾下降、PPES及嘔吐。

2.常見的3級或4級實驗室檢查異常(≥4%)為脂肪酶升高及磷酸鹽降低。

醫療須知 1.於三期臨床試驗中，接受本藥治療的病人(85例)中有14%發生1~3級高血壓，包含7%的3級高血壓。尚未控制高血壓的病人不得開始本藥治療。開始本藥治療前應適當控制血壓。本藥治療期間，應依臨床指示監測血壓，並依情況開始或調整高血壓治療。根據高血壓的嚴重程度，暫停本藥治療後以相同劑量、較低劑量恢復治療或永久停藥。

2.於三期臨床試驗中，接受本藥治療的病人(85例)中有1.2%發生心衰竭。在匯總的安全性族群中，351例病人中有1.7%發生心功能不全(包括心衰竭、急性左心室衰竭、舒張功能不全以及心室肥厚)，其中1.1%為3級不良反應。

3.根據臨床指示，在開始本藥治療前及治療期間以心臟超音波或MUGA掃描來評估心室射出分率。3級或4級左心室收縮功能不全的病人應永久停藥。

4.接受抑制血管內皮生長因子(VEGF)路徑的藥物治療之病人可能會發生傷口癒合不良。因此，本藥可能對傷口癒合有不良影響。在擇期手術前暫停本藥療至少1週。重大手術後至少2週內且傷口完全癒合前不得給藥。在傷口癒合併發症緩解後恢復本藥治療的安全性尚未確立。
5.孕婦使用本藥可能會造成胎兒損傷，應告知孕婦本藥對胎兒的潛在風險。

20749 RUXOLITINIB

孕 D 乳 - 泄 肝 半 3h

Rx 5 MG, 15 MG, 20 MG/錠劑(T);

商　名 Jakavi® ◎ (NOVARTIS/諾華) $2002/T(15MG-PIC/S), $2002/T(20MG-PIC/S), $1001/T(5MG-PIC/S)

藥理作用 1.Ruxolitinib是一種具有選擇性的Janus激酶(JAKs)JAK1與JAK2的抑制劑(對JAK1與JAK2酵素的IC50值分別為3.3nM與2.8nM)。這些激酶可媒介許多對造血作用及免疫功能極為重要之細胞激素與生長因子的傳遞作用。
2.JAK傳遞作用涉及STATs (訊息傳導與轉錄活化因子)被喚至細胞激酶受體、進而活化STATs、接續的STATs進到細胞核內聚集，從而產生調節基因表現的作用。
3.JAK-STAT路徑失調會引發多種癌症，並會增強惡性腫瘤細胞的增生與存活能力。
4.骨髓纖維變性(MF)是一種已知和JAK1及JAK2傳遞失調有關的骨髓增生性腫瘤(MPN)。
5.Ruxolitinib可抑制JAK-STAT傳遞及血液惡性腫瘤之細胞激素依賴性細胞模型的細胞增生作用，亦可抑制因表現出JAK2V617F突變蛋白而呈現非細胞激素依賴性之Ba/F3細胞的增生作用。

適應症 [衛核]1.適用於治療中度風險或高風險之骨髓纖維化，包括原發性骨髓纖維化、真性紅血球增多症後骨髓纖維化、或血小板增多症後骨髓纖維化。
2.適用於接受hydroxyurea 治療後有抗藥性或無耐受性的真性紅血球增多症。

用法用量 1.起始劑量：
對血小板計數介於100,000和200,000/mm³之間的患者，本藥的建議起始劑量為15毫克每日口服兩次，對血小板計數>200,000/mm³的患者則為20毫克每日兩次。對血小板計數介於50,000和100,000/mm³之間的患者，由於現有資料有限，因此無法提供起始劑量方面的建議。這類患者的最高建議起始劑量為5毫克每日兩次，之後應小心調整劑量。
2.劑量調整：
a.可依據病患血液相及安全性與療效的表現來調整劑量。血小板計數低於50,000/mm³或絕對嗜中性白血球計數低於500/mm³時，應中斷治療。待血小板與嗜中性白血球計數恢復到這些數值以上之後，可以5毫克每日兩次的劑量重新開始投藥，並依據小心監測血球計數的結果逐步提高劑量。
b.如果血小板計數下降至100,000/mm³以下，應考慮降低劑量，但前提是要避免因血小板減少而中斷給藥。
c.如果認為療效不足，且血小板與嗜中性白血球計數足夠，可以最高5毫克每日兩次的增幅提高劑量。
d.在最初4週治療期間不可提高起始劑量，之後提高劑量的頻率也不可超過間隔2週一次。

不良反應 常見的不良反應(>10%)：血小板減少、貧血、嗜中性白血球減少、淤傷、頭暈、頭痛。

醫療須知 1.使用本藥治療可能引發血小板減少、嗜中性白血球減少及貧血，應監測全血球計數，並視需要調降劑量、停用或輸血治療。
2.使用本藥治療曾經有嚴重感染(細菌、分枝桿菌、真菌及病毒)的報告。嚴重感染的問題尚未解決之前，不可開始使用本藥治療。應小心觀察病人是否出現感染(包括進行性多灶性白質腦病及帶狀泡疹)的徵兆與症狀，並立即採取適當治療。
3.使用本藥治療曾經有罹患非黑色素瘤皮膚癌的報告，應定期執行皮膚檢查。
4.中斷或停止治療可能使疾病的症狀惡化至治療前，應有適當的支持療法並評估是否重新開始治療。
5.使用本藥治療可能提高膽固醇濃度，開始治療的8~12週應評估膽固醇濃度並視需要給予治療。
6.特殊族群(肝功能異常、中~重度腎功能異常)或併用強效型CYP3A4抑制劑或fluconazole(避免高於200mg/day)需調降起始劑量，進一步的劑量調整應以療效及安全性為依據。

20750 SELINEXOR

℞ 20 MG/錠劑(T);

商　名 Xpovio® ◎ (CATALENT/德琪)

藥理作用 1.Selinexor經由阻斷輸出蛋白1(XPO1)可逆地抑制腫瘤抑制蛋白(TSPs)、生長調節因子和致癌蛋白mRNA的核輸出。
2.Selinexor對XPO1的抑制使得TSPs蓄積在細胞核中、減少了幾種致癌蛋白(如c-myc和cyclin D1)，並造成細胞週期停滯和癌細胞凋亡。
3.本藥併用bortezomib或dexamethasone對多發性骨髓瘤的體外實驗，已證實有協同的細胞毒性作用，且在小鼠異種移植多發性骨髓瘤模型(包括那些已對蛋白酶體抑制劑產生抗藥性的腫瘤細胞)的體內實驗中能增強抗腫瘤活性。

適應症 [衛核]1. 多發性骨髓瘤：
(1)與bortezomib及dexamethasone併用可用於治療先前已接受過至少1種療法的多發性骨髓瘤成年病人。
(2)與dexamethason併用可用於治療復發或難治性多發性骨髓瘤(RRMM)成年病人；病人先前必須曾接受過4線療法，其中需包括2種以上的蛋白酶體抑制劑、2種以上免疫調節劑以及1種抗-CD38單株抗體治療，結果均治療失敗。
2. 瀰漫性大B細胞淋巴瘤(DLBCL)：先前曾接受過至少2線以上藥物治療的各種復發或難治的瀰漫性大B細胞淋巴瘤(包括濾泡性淋巴瘤轉型之DLBCL)成年病人。

用法用量 1.多發性骨髓瘤的建議劑量：
(1)併用bortezomib與dexamethasone(SVd)：
本藥建議劑量為每週第1天口服給予100mg，直到疾病變嚴重或副作用無法忍受為止。
併用藥劑量如下：
a.每週的第1天皮下注射bortezomib 1.3mg/m²，總共給藥4週，之後休息1週。
b.每週的第1&2天口服給予dexamethasone 20mg。
(2)併用dexamethasone(Sd)：
a.本藥建議劑量為每週的第1天與第3天各口服給予80mg，直到疾病變嚴重或副作用無法忍受為止。
b.每次服用本藥時，同時給予dexamethasone 20mg。
2.瀰漫性大B-細胞淋巴瘤的建議劑量：
a.本藥建議劑量為每週的第1天與第3天各口服給予60mg，直到疾病變嚴重或副作用無法忍受為止。
b.建議病人在整個療程中，保持足夠的液體與熱量攝取。對於有脫水風險的病人，應考慮以靜脈注射補充水分。
c.給予預防性止吐劑。本藥給藥前及給藥期間給予5-HT3拮抗劑以及其他抗噁心藥物。
3.本藥劑量應在服藥日擇一固定時間點(大約即可)服用，並且配水整粒吞服。請勿打碎、嚼碎、壓碎或切割藥錠。
4.若錯過或延遲了一次劑量的本藥，請指示病人等到下次排定的服藥日服用當次劑量即可。
5.若病人吐掉一次劑量的本藥，不可再次服藥，應等到下次排定的服藥日服用當次劑量。

不良反應 1.最常見的不良反應(≥20%，SVd組比Vd組差異>5%)為疲勞、噁心、食慾減退、腹瀉、上呼吸道感染、體重減輕、白內障和嘔吐。3~4級實驗室檢查異常(≥10%)包括血小板低下、淋巴球低下、低血磷、貧血、低血鈉和嗜中性白血球低下。
2.>3% 病人的嚴重不良反應包括肺炎(14%)，敗血症，腹瀉和嘔吐(各4%)。在最後1次治療後30天內，有6%病人發生致命性不良反應，包括肺炎(3人)和敗血症(3人)。

醫療須知 1.本藥可能造成會危及性命的血小板低下，並可能導致出血。血小板低下是調整劑量的主要原因。
2.本藥可能造成會危及性命的嗜中性白血球低下，因而增加感染風險。
3.本藥會造成嚴重的胃腸道毒性，80%病人出現胃腸道毒性，其中13%為3級或4級。
4.提供預防性止吐藥。在使用本藥治療前和治療期間，應給予5-HT3受體拮抗劑和其他止嘔藥。根據副作用的嚴重程度暫時停藥、調降劑量或永久停藥。
5.有37%病人發生腹瀉，3%病人出現3級腹瀉。根據副作用的嚴重程度暫時停藥、調降劑量或永久停藥。
6.有35%病人出現厭食，3.6%病人報告有3級厭食。厭食副作用首次發作的中位數時間為35天。
7.本藥可能導致嚴重或危及生命的低血鈉症。
8.本藥可能導致嚴重和致命的感染。這些感染大多與3級或3級以上的嗜中性球低下無關。
9.本藥可能導致危及生命的神經毒性。
10.曾在本藥治療期間出現新發白內障或原有白內障出現惡化。

20751 SELPERCATINIB

孕 X 乳 - 泄 肝 t½ 32h

Rx 40 MG, 80 MG/膠囊劑(C);

商 名 Retsevmo® (LILLY/禮來)

藥理作用 1.Selpercatinib是一種激酶抑制劑。Selpercatinib會抑制野生型RET與多種突變RET亞型，及抑制VEGFR1與VEGFR3，半抑制濃度(IC_{50})值介於0.92 nM與67.8 nM間。
2.RET的某些點突變或涉及RET與各種夥伴基因的框架中，融合染色體重組可能導致持續活化嵌合RET融合蛋白，該蛋白可成為致癌驅動因子進而促進腫瘤細胞株的細胞增生。
3.Selpercatinib在有基因融合與突變引起的RET蛋白持續活化細胞中表現出抗腫瘤活性，包括CCDC6-RET、KIF5B-RET、RET V804M與RET M918T。
4.Selpercatinib顯示對於顱內植入病人衍生之RET融合陽性腫瘤的小鼠具有抗腫瘤活性。

適應症 [衛核](1)適用於治療晚期或轉移性 RET 基因融合陽性非小細胞肺癌(NSCLC)的成人病人。
(2)適用於治療需要接受全身性療法之晚期或轉移性 RET 基因突變甲狀腺髓質癌(MTC)的成人病人。
(3)適用於治療需要接受全身性療法且以放射性碘治療無效(若適合接受放射性碘)之晚期或轉移性 RET 基因融合陽性甲狀腺癌的成人病人。

用法用量 1.本藥的建議劑量依體重為：低於50kg：120mg。50kg以上：160mg。
2.每天口服兩次(約隔12小時)，直到疾病惡化或出現無法接受的毒性為止。
3.請吞服整顆膠囊。請勿壓碎或咀嚼膠囊。除非離下一個排定服藥時間超過6小時，否則請勿補服遺漏的劑量。

不良反應 最常見(≥25%)的不良反應(包括實驗室檢驗值異常)為：天門冬胺酸轉胺酶(AST)增加、丙胺酸轉胺酶(ALT)增加、血糖增加、白血球減少、白蛋白減少、鈣減少、口乾、腹瀉、肌酸酐增加、鹼性磷酸酶增加、高血壓、疲倦、水腫、血小板減少、總膽固醇增加、皮疹、鈉減少及便秘。

醫療須知 1.本藥治療開始前及治療最初3個月，每2週監測一次。之後每個月一次，當臨床需要時都應監測ALT及AST。根據嚴重度，暫停使用、降低劑量或永久停用本藥。
2.高血壓未受控制的病人請勿開始本藥治療。治療1週後，之後至少每個月一次，當臨床需要時監測血壓。視情況開始或調整抗高血壓治療。
3.本藥會產生與濃度相關的QT間隔延長。當本藥併用強效或中效CYP3A抑制劑或已知會延長QTc間隔的藥物時，需更頻繁的監測QT間隔。
4.接受本藥可能發生嚴重(包括致命性)的出血事件。
5.若發生過敏，請暫停使用本藥並開始以皮質類固醇治療。
6.有快速生長腫瘤、高腫瘤負擔、腎功能不全或脫水的病人會增加發生腫瘤溶解症候群的風險。
7.病人接受抑制血管內皮生長因子(VEGF)訊息傳導路徑的藥物，可能會發生傷口癒合不全。

20752 SELUMETINIB HYD-SULFATE

Rx 12.1 MG, 30.25 MG/膠囊劑(C);

商名 Koselugo® ◎ (ASTRAZENECA/阿斯特捷利康)

藥理作用 1.Selumetinib為口服、強效、選擇性的絲裂原活化蛋白激酶1及2(MEK1/2)抑制劑，且不會競爭ATP。
2.Selumetinib可阻斷MEK的活性，並抑制RAF-MEK-ERK路徑活化的細胞株生長。因此，抑制MEK可阻斷RAF-MEK-ERK路徑活化的腫瘤細胞之增生及存活。

適應症 [衛核]適用於治療3歲以上罹患第1型神經纖維瘤(NF1)合併有症狀且無法手術切除的叢狀經纖維瘤之兒童病人。

用法用量 1.本藥的建議劑量依據體表面積(BSA)為25mg/m²，每日口服兩次(約每12小時一次)。
2.劑量依據個別病人的體表面積(mg/m²)計算，並以最接近5mg或10mg的劑量為給藥劑量(單劑最高為50mg)。
3.本藥應空腹服用(禁止食物或飲料，但是可以喝水)。服藥前2小時及服藥後1小時內請勿飲食。
4.本藥膠囊應配開水完整吞服，不可咀嚼、溶解或打開。

不良反應 最常見的不良反應(發生率≥45%)為：嘔吐、皮疹、血中肌酸磷酸激酶增加、腹瀉、噁心、皮膚乾燥、無力、發熱、痤瘡樣皮疹、低白蛋白血症、口腔炎、天冬胺酸轉胺酶增加、甲溝炎。

醫療須知 1.左心室射出分率(LVEF)降低：應視臨床需要每隔3個月或更頻繁地評估左心室射出分率(LVEF)。可以透過中斷治療、調降劑量或停止治療，控制左心室射出分率(LVEF)的降低情況。
2.在開始治療前及病人通報新發生的視力障礙時，建議進行眼科評估。如果診斷為視網膜靜脈阻塞(RVO)，應永久停用本藥治療。
3.建議病人在未成形的稀便第一次發作後立即開始使用止瀉藥(例如loperamide)，並在腹瀉發作期間增加液體攝取。根據不良反應的嚴重程度暫時停藥、降低劑量或永久停用本藥。
4.監測嚴重的皮疹，根據不良反應的嚴重程度暫時停藥、降低劑量或永久停用本藥。
5.在開始本藥治療之前、治療期間及根據臨床需要定期檢測血清CPK。如果發生血中CPK上升，請評估病人是否有橫紋肌溶解症或其他原因。

20753 SORAFENIB▲

孕D 乳 - 泄 肝/糞 ½ 25-48h

Rx 200 MG, 274 MG/錠劑(T);

商名 Erifeni® (PharOS/美時) $684/T(274MG-PIC/S)
Sorafenat® (NATCO/健喬信元) $684/T(200MG-PIC/S)

Nexavar® ◎ (BAYER/拜耳) $856/T(200MG-PIC/S)　Sorafenib® ＊ (PharOS/山德士) $690/T(200MG-PIC/S)

藥理作用 1.Sorafenib是一種多激酶(multikinase)的抑制劑，在體外試驗中可降低腫瘤細胞增生。
2.在一些腫瘤異種移植的動物模式中會降低腫瘤血管的增生。
3.Sorafenib顯示可以與多種細胞內(CRAF， BRAF and mutant BRAF)及細胞表面激酶(KIT，FLT-3， VEGFR-2， VEGFR-3和PDGFR-ß)反應，而這些激酶被認為與血管增生有關。

適應症 [衛核]1.轉移性或無法手術切除且不適合局部治療或局部治療失敗之晚期肝細胞癌(HCC)。
2.晚期腎細胞癌(RCC)且已接受interferon-alpha或interleukin-2治療失敗，或不適合以上兩種藥物治療之病患。
3.放射性碘治療無效之局部晚期或轉移性的進行性(progressive)分化型甲狀腺癌(DTC)。

用法用量 1.Sorafenib的每日建議劑量為一次400mg(2顆200mg錠劑)，一天服用2次，不與食物一起服用(至少用餐前一小時或用餐後2小時)。
2.治療應持續直到患者無法再得到臨床效益或發生不可接受的毒性。
3.處理疑似藥物不良反應時，可能需要暫時中斷sorafenibr治療及/或減少劑量。當必須要減少劑量時，sorafenib的劑量應降至每天400mg，若須進一步減少劑量，Sorafenib的劑量可以降至每隔一天400mg。

不良反應 1.心血管，全身性：高血壓
2.體質性症狀：疲倦、體重減輕
3.皮膚：出疹/鱗狀脫皮、手足皮膚反應、掉髮、搔癢、皮膚乾躁
4.胃腸症狀：腹瀉、噁心、食慾不振、嘔吐、便秘
5.出血：出血-所有部位
6.神經：感覺神經病變

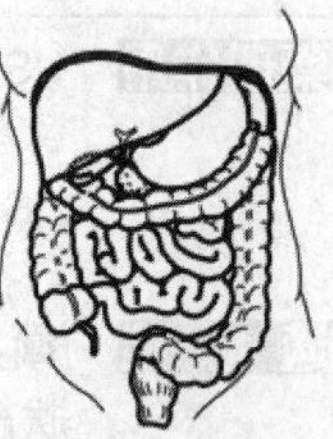

醫療須知 1.心缺血及/或心肌梗塞患者須考慮暫時或永久停止使用sorafenib。
2.須告知女性患者sorafenib可能會造成生產缺陷或失去胎兒，在sorafenib治療期間及停止治療後至少2個星期應避免懷孕。男性和女性在sorafenib治療期間及停止治療至少2個星期皆應諮詢有效的生育節制。
3.Sorafenib治療期間可能會發生高血壓，尤其在前六週治療期，治療期間都應定期監測血壓。
4.告知患者sorafenib可能會增加出血危險性且必須主動報告出血事件。患者應被告知曾有sorafenib治療的患者發生腸胃道穿孔案例。
5.皮膚毒性包括手足皮膚反應(手掌與腳底出現紅斑)和出疹，出現時的處理有症狀緩解的局部治療、暫時中斷治療、調整劑量，對於嚴重或持續性的病例，則可能要永久停止治療。
6.發生嚴重的出血甚至造成死亡，如果發生需要醫療介入的出血事件，應考慮永久停止服藥。
7.併用wafarin會增加出血的危險或INR升高，因此建議定期監測凝血酶原時間 (PT)和INR的變化及注意臨床上出血的事件。
8.可能延緩傷口癒合或增加併發症的危險，對於接受大型外科手術的患者建議暫時中斷治療。

20754 SOTORASIB

孕 X 乳 - 泄 肝/糞 T½ 5h

℞ 120 MG/錠劑(T);

商名 Lumakras® ◎ (PATHEON/台灣安進)

藥理作用 1.Sotorasib是一種KRAS G12C的抑制劑，KRAS G12C是一種腫瘤特有、突變致癌形式的RAS GTP酶(KRAS)。
2.Sotorasib會與KRAS G12C獨特的半胱胺酸形成不可逆的共價鍵，讓蛋白酶保持在非活

性狀態，可在不影響野生型KRAS的情況下防止下游訊息傳遞。
3.Sotorasib僅會在KRAS G12C腫瘤細胞株中阻斷KRAS訊息傳遞、抑制細胞生長，並促進細胞凋亡。

適應症 **[衛核]適用於治療曾接受過至少一次全身性療法，且帶有KRAS G12C突變之局部晚期或轉移性非小細胞肺癌(NSCLC)成年病人。**

用法用量 1.建議劑量每日一次口服960mg(8顆120mg藥錠)直到疾病惡化或無法接受毒性為止。
2.請勿咀嚼、碾碎或分切藥錠。若漏服一劑本藥超過6小時，請於隔天依處方服用下一劑。請勿同時服用兩劑來補足漏服的劑量。
3.若服用本藥後發生嘔吐，請勿再服一劑。請於隔天依處方服用下一劑。

不良反應 1.嚴重不良反應：在≥2%的病人中發生的嚴重不良反應為肺炎(8%)、肝毒性(3.4%)和腹瀉(2%)。在接受本藥的病人中，有3.4%因呼吸衰竭(0.8%)、非感染性肺炎(0.4%)、心跳停止(0.4%)、心臟衰竭(0.4%)、胃潰瘍(0.4%)和肺炎(0.4%)而發生致命不良反應。
2.導致病人必須中斷劑量的≥2%的不良反應為：肝毒性(11%)、腹瀉(8%)、肌肉骨骼疼痛(3.9%)、噁心(2.9%)和肺炎(2.5%)。
3.最常見的不良反應(≥20%)為：腹瀉、肌肉骨骼疼痛、噁心、疲勞、肝毒性和咳嗽。
4.最常見的檢驗數值異常(≥25%)為：淋巴球減少、血紅素減少、天門冬胺酸轉胺酶增加、丙胺酸轉胺酶增加、鈣減少、鹼性磷酸酶增加、尿蛋白增加和鈉減少。

醫療須知 **1.本藥會造成肝毒性，進而可能導致藥物引起的肝臟傷害和肝炎。**
2.本藥會造成可能致命的間質性肺部疾病(ILD)/非感染性肺炎。

20755 SUNITINIB MALATE▲

孕 D 乳 - 泄 糞/腎 半 40-60h;80-110h

Rx 12.5 MG, 25 MG, 37.5 MG, 50 MG/膠囊劑(C);

商名

Alsuni® ＊ (美時) $1131/C(37.5MG-PIC/S), $377/C(12.5MG-PIC/S), $754/C(25MG-PIC/S), $1508/C(50MG-PIC/S)

Sutent® ◎ (PFIZER/輝瑞) $424/C(12.5MG-PIC/S), $937/C(25MG-PIC/S), $1869/C(50MG-PIC/S)

藥理作用 1.Sunitinib malate是一個小分子，可抑制多種RTK，其中有些RTK與腫瘤生長、病理性血管新生、癌細胞轉移有關。
2.它是血小板衍生生長因子受體 (PDGFRα 和PDGFRβ)、血管內皮生長因子受體(VEGFR1、VEGFR2、VEGFR3)、幹細胞因子受體(KIT)、類Fms酪胺酸激酶-3(Fms-like tyrosine kinase-3， FLT3)、群落刺激因子受體第一型 (CSF-1R)、以及株化膠細胞衍生神經滋養因子受體glial cell-line derived neurotrophic factor receptor(RET)的抑制劑。
3.Sunitinib在表現RTK標靶之腫瘤異種移植的活體實驗中顯示它能抑制多種RTK(PDGFR、VEGFR2、KIT)的磷酸化，也在一些癌症的實驗模型顯示它能直接抑制腫瘤的生長，使腫瘤萎縮，及/或抑制轉移的進展。
4.體外實驗顯示sunitinib能抑制表現調節不良之標靶RTK(PDGFR、RET、KIT)的腫瘤細胞生長，活體試驗也顯示它能抑制對PDGFR和VEGFR2有依賴性的腫瘤血管生成。

適應症 **[衛核]1.腸胃道間質腫瘤(GIST)：適用於imatinib mesylate治療期間出現疾病惡化或對該藥出現不能忍受之腸胃道間質腫瘤(GIST)。**
2.晚期腎細胞癌(RCC)：適用於治療晚期或轉移性腎細胞癌。
3.胰臟神經內分泌腫瘤(pNET)：適用於進展性，無法切除或轉移性分化良好之胰臟神經內分泌腫瘤的成人病人。
4.腎細胞癌輔助治療：適用於高復發風險腎細胞癌的成人病人腎切除後的輔助治療。

用法用量 1.Sunitinib用於胃腸道間質腫瘤(GIST)及晚期腎細胞癌(RCC)的建議劑量是50mg口服，每天一次，按照治療4週接著停藥休息2週的時間表給藥。Sunitinib可以隨餐服用，亦可空腹服用。
2.建議依照個人的安全性與耐受性，以每次增加或減少12.5mg來調整劑量。

不良反應 1.在接受sunitinib治療的患者中，胃腸障礙如腹瀉、噁心、口腔炎、消化不良及嘔吐是

20 抗腫瘤藥物

最常見的胃腸不良反應。對於需要治療的胃腸不良反應，支持性照護包括止吐劑或止瀉劑。
2.約有三分之一的患者因為藥品的顏色(黃色)而發生皮膚變色。應警告患者，使用sunitinib治療期間毛髮或皮膚可能會變色。其他可能出現的皮膚反應包括皮膚乾躁、增厚或皸裂，在手掌和腳掌上出現水泡或皮疹。
3.其他常見的不良反應包括疲倦、高血壓、出血、腫脹、口腔疼痛/刺激及味覺障礙。

醫療須知 1.患者若在懷孕期間使用本藥，或在接受本藥治療期間懷孕，必須對患者告知對胎兒可能造成的危險。應建議有生育能力的婦女，在接受sunitinib治療期間要避免懷孕。
2.使用sunitinib治療期間，應定期監測左心室排出分率(left ventricular ejection fraction)。
3.極少數使用sunitinib治療腹腔內惡性腫瘤的患者發生了有時會致命的嚴重胃腸併發症，包括胃腸穿孔。
4.應對患者做高血壓監測，需要時以標準降血壓療法治療。如發生嚴重的高血壓，建議暫停使用sunitinib，待高血壓受到控制之後，便可重新開始治療。
5.對於有諸如外科手術、外傷或嚴重感染等壓力的患者，建議處方sunitinib的醫師監測腎上腺功能不全之跡象。
6.Sunitinib過量的治療應該包含一般支持性療法，然而沒有特定的解毒劑。需要時，可催吐或洗胃以排除未吸收的藥品。

20756 TALAZOPARIB TOSYLATE 孕 X 乳 - 泄 尿 半 90h

℞ 0.25 MG/膠囊劑(C);

商名 Talzenna® ◎ (EXCELLA/惠氏) $1469/C(0.25MG-PIC/S)

藥理作用 1.Talazoparib為多聚腺苷二磷酸核糖聚合酶(poly[ADP-ribose]polymerase，PARP)抑制劑，該酶包括PARP1和PARP2，扮演DNA修復的角色。
2.Talazoparib誘發的細胞毒性可能涉及抑制PARP酶活性，以及增加形成PARP-DNA複合物，導致DNA受損、減少細胞增生及導致細胞凋亡。
3.在人類病人衍生的異種移植乳癌腫瘤模型(表現突變或野生型BRCA1和2)中觀察到talazoparib抗腫瘤活性。

適應症 [衛核]TALZENNA單一療法適用於治療曾接受前導性、術後輔助性或轉移性化療，或無法接受化療，且具生殖細胞BRCA 1/2 (germline BRCA 1/2)突變併HER2 陰性之局部晚期或轉移性乳癌成年病人。

用法用量 1.依據是否出現生殖細胞BRCA突變，選擇使用本藥進行晚期乳癌治療的病人。
2.建議劑量為1毫克口服每天一次，隨餐或空腹使用，0.25毫克的膠囊可用於劑量調降。
3.病人應接受治療，直到病情惡化或發生無法接受毒性為止。
4.本硬膠囊應整顆吞服，請勿打開或溶解。如果病人嘔吐或漏服一劑藥物，不應服用額外的劑量。應依正常時間服用下一個處方劑量。
5.每月監測一次CBC並依臨床表現增加監測次數，檢驗數值低下時之劑量調整：
a.血紅素：當血紅素(Hb)<8g/dL時，應停用talazoparib直到Hb≥9g/dL。
b.嗜中性球：當嗜中性球數量(neutrophil count)<1,000/mcL時，應停用talazoparib直到neutrophil count≧1,500/mcL。
c.血小板：當血小板數量(platelet count)<50,000/mcL時，應停用talazoparib直到platelet count≧75,000/mcL。
d.當各項數值回到正常，要重新開始治療時，應以較低劑量恢復治療。正常起始劑量為每天一次1mg；第一次劑量減少時減為每天一次0.75mg；第二次劑量減少時減為每天一次0.5mg；第三次劑量減少時減為每天一次0.25mg。如果需要超過三次的劑量調降，應停止用藥。

不良反應 1.重大不良反應：骨髓造血不良症候群、急性骨髓白血病、骨髓抑制。

2.常見不良反應：食慾不振(21%)、頭痛(33%)、噁心(49%)、嘔吐(25%)、腹瀉(22%)、掉髮(25%)、疲倦(62%)、腹痛(19%)、暈眩(17%)、白血球減少(17%)、味覺障礙(10%)、消化不良(10%)、口腔炎(8%)及淋巴球減少症(7%)。

醫療須知 1.接受本藥的病人曾經通報發生骨髓造血不良症候群/急性骨髓白血病(MDS/AML)。
2.接受本藥治療的病人曾經通報發生骨髓抑制，包括貧血、白血球減少/嗜中性白血球減少和/或血小板減少症。
3.建議具有生育能力的女性在治療期間及最後一劑TALZENNA後至少7個月，要使用有效的避孕措施。
4.建議男性病人若其女性伴侶為有生育能力或正在懷孕，在治療期間及最後一劑後至少4個月要使用有效的避孕措施。

20757 TEPOTINIB HCL

Rx 250 MG/錠劑(T);

商 名 Tepmetko® ◎ (Merck/默克) $2286/T(250MG-PIC/S)

藥理作用 1.Tepotinib是一種激酶抑制劑，作用於MET，包括帶有外顯子14跳讀式突變的變異型。
2.Tepotinib抑制肝細胞生長因子(HGF)依賴型及非依賴型的MET磷酸化，以及MET依賴型下游訊息傳遞路徑。

適應症 [衛核]適用於治療帶有導致間質上皮轉化因子外顯子14跳讀式突變(MET exon 14 skipping mutation)的轉移性之非小細胞肺癌(NSCLC)成人病人。

用法用量 1.依據血漿或腫瘤檢體中是否存在MET外顯子14跳讀式突變，篩選病人接受本藥治療。
2.本藥的建議劑量為每日一次450毫克隨餐口服。
3.指示病人，應固定在每天大約相同時間服用本藥，藥錠應完整吞服，不可咀嚼、壓碎或剝開。
4.告知病人，如果錯過服藥且距離下一劑的時間不到8小時，應略過這一劑。
5.告知病人，如果服用本藥後嘔吐，應等到下一劑的時間再服藥。

不良反應 1.最常見的不良反應：包括水腫、倦怠、噁心、腹瀉、肌肉骨骼疼痛、呼吸困難。
2.最常見第3至第4級實驗室檢驗值異常(≥2%)，包括淋巴球減少、白蛋白降低、鈉降低、丙麩胺醯轉移酶升高、澱粉酶升高、ALT 升高、AST 升高、血紅素降低。
3.嚴重不良反應：肋膜積水(7%)、肺炎(pneumonia)(5%)、水腫(3.9%)、呼吸困難(3.9%)、整體健康惡化(3.5%)、肺栓塞(2%)、肌肉骨骼疼痛(2%)。

醫療須知 1.接受本藥治療的病人曾發生ILD/非感染性肺炎，可能致死。
2.肝毒性為使用本藥可能發生的不良反應，大約13%使用本藥治療的病人曾發生AST/ALT升高。
3.應監測肝酵素(包括ALT和AST及膽紅素)，包括開始本藥治療之前、治療前三個月每兩周一次、之後每個月一次及視臨床需要進行；發生轉胺酶或膽紅素上升的病人需要更頻繁的監測。
4.具生育能力的婦女或女性伴侶具生育能力的男性，治療期間至最後一劑的一週內應採取有效的避孕措施。治療期間至最後一劑的一週內應停止哺乳。

20758 TIRABRUTINIB HCL

Rx 86.42 MG/錠劑(T);

商 名 Velexbru® ◎ (TOYO/台灣小野) $950/T(86.42MG-PIC/S)

藥理作用 1.Tirabrutinib被認為會鍵結並抑制布魯頓酪氨酸激酶Bruton's tyrosine kinase(BTK)。
2.此為B細胞受體下游作用的訊號分子，從而抑制B細胞惡性腫瘤的生長。

適應症 [衛核]成人復發或難治型原發性中樞神經系統B細胞淋巴瘤。

用法用量 1.本藥的成人一般劑量為480mg每日空腹口服使用一次(六顆80mg錠劑)，直到疾病惡化或無法耐受之毒性。可視藥物不良反應而降低劑量。
2.為避免食物所造成的影響，本藥品不可在用餐前1小時內及用餐後2小時內服藥。

不良反應 1.較重的不良反應：出血、感染、嚴重皮膚疾病、骨髓抑制、過敏性反應、間質性肺病、肝功能異常。
2.其他不良反應：噁心、口腔炎、便祕、高血鉀症、皮疹、斑丘疹。

醫療須知 1.有可能發生出血。在手術前及手術後，評估暫時停用本藥的效益與風險。
2.有可能發生感染(包括伺機性感染)或感染惡化，B型肝炎或帶狀皰疹有可能被重新活化。
3.有可能發生骨髓抑制(例如嗜中性白血球低下症、血小板減少症或貧血)。
4.有可能發生間質性肺病。病人在本藥治療期間應檢查其臨床症狀，例如呼吸困難、咳嗽以及發燒。
5.有可能發生續發性腫瘤。在使用本藥治療期間應仔細監測病人。

20759 TUCIDINOSTAT

Rx 5 MG/錠劑(T);

商　名 Kepida® ◎ (杏輝/華上)

藥理作用 1.本藥為苯醯胺類組蛋白去乙醯化酶(Histone Deacetylase，HDAC)亞型選擇性抑制劑。
2.主要針對第I類HDAC中的1、2、3亞型和第IIb類的10亞型，具有對腫瘤異常表觀遺傳功能的調控作用。

適應症 [衛核]併用exemestane，適用於荷爾蒙受體陽性且第二型人類表皮生長因子接受體(HER2)陰性，且經內分泌治療後復發或惡化之停經後局部晚期或轉移性乳癌婦女

用法用量 1.本藥為口服用藥，成人建議劑量每次口服30毫克(六顆5毫克裸錠)，每周2次，兩次服藥間隔不應少於3天(如週一和週四、週二和週五、週三和週六)，餐後30分鐘服用。
2.與本藥合併使用時的exemestane建議劑量，請參閱exemestane的仿單資訊。
3.如果病情沒有惡化或沒有出現不能耐受的不良反應，建議病患持續服藥。
4.3級或4級貧血(血紅素降低至＜8.0g/dL)：應暫停剋必達用藥，使用紅血球生成素(EPO)治療；當血紅素＜5.0g/dL時，應給予成份血輸血。

不良反應 1.常見不良反應(發生率≥10%)主要為：血液學不良反應，包括嗜中性白血球計數降低、白血球計數降低、血小板計數降低和血紅素降低。非血液學常見不良反應主要包括代謝營養類疾病和胃腸系統疾病。
2.≥5%且＜10%的不良反應包括：血肌酸磷酸激酶升高(8.2%)、體重降低(8.5%)、頭暈(8.5%)、心電圖QT間期延長(7.8%)、疲勞(8.2%)、尿道感染(6.8%)、咳嗽(6.0%)、血膽紅素升高(6.0%)、低白蛋白血症(6.4%)、發熱(5.0%)、血乳酸脫氫酶升高(5.0%)、頭痛(5.3%)。

醫療須知 1.建議在首次服用本藥前，如果血鉀、血鈣或血鎂檢查指標異常，則應在相關指標恢復至正常後方可用藥。
2.對於有QTc間期延長病史、先天性QT延長綜合症患者、正在服用抗心律失常藥物或者其它可能延長QTc藥物的患者，應避免使用本藥。
3.建議在剋必達用藥過程中，每6週進行一次心臟超音波檢查以便對心臟情況進行監測。如出現較嚴重的異常，應暫停用藥，
4.在本藥用藥過程中，應注意是否出現發熱或呼吸道、泌尿道、皮膚等各系統感染症狀，如有症狀應儘快進行相應檢查和對症治療。
5.建議在本藥用藥過程中，注意血栓發生的可能。
6.對於出現可能提示間質性肺疾病(ILD)的急性或惡化的呼吸道症狀(例如呼吸困難、咳嗽和發燒)的任何病人，請停用本藥並立即進行ILD檢查，直至症狀解決。
7.在服藥過程中，建議每週進行一次血常規檢查。當出現≥3級血液學不良反應時，應進行對症處理和暫停用藥，至少隔天進行一次血常規檢查，待相關血液學不良反應緩解至用藥條件後可以恢復用藥。

8.在用藥過程中應至少每三週檢測一次肝功能相關指標，如果出現≥3級肝功能指標異常，需暫停用藥，進行對症治療。
9.建議在用藥過程中應至少每三周檢測一次腎功能指標，如果某一項腎功能檢測指標出現≥3級異常情況，應暫停用藥，進行對症處理。
10.建議在用藥過程中應關注電解質水準，定期檢測。出現≥3級異常時應暫停用藥，對症處理。
11.妊娠期間禁止服用本藥。如果患者在妊娠期間服用本藥，或者在用藥期間懷孕，應告知患者本藥對胎兒的潛在風險。應勸告育齡婦女在接受本藥治療期間避免懷孕。
12.建議哺乳期婦女在接受本藥治療時停止哺乳。

20760 VANDETÁNIB

孕X 乳- 泄 肝/糞 t½ 19D

Rx 100 MG/錠劑(T);

商　名 Caprelsa® ◎ (PENN/賽諾菲) $1769/T(100MG-PIC/S)

藥理作用 Vandetanib是一種tyrosine kinase inhibitor(TKI)，作用於epidermal growth factor reception(EGFR)、vascular endothelial growth factor(VEGF)與RET等tyrosine kinase，抑制腫瘤細胞增生及血管新生。

適 應 症 [衛核]無法進行手術切除的局部侵犯或轉移性甲狀腺髓質癌，並且為症狀性及疾病侵襲性的患者(aggressive and symptomatic medullary thyroid cancer (MTC) in patients with unresectable locally advanced or metastatic disease)

用法用量 1.建議劑量為每日服用一次300mg。
2.中至重度腎功能不全(CrCl<50mL/min)的病人，起始劑量應降至200mg，且應密切監測QT間期。需要透析的末期腎病病人，尚無建議劑量。
3.有中度和重度肝功能不全的病人，因安全性和療效尚未確定，不建議使用。

不良反應 腹瀉/結腸炎、皮疹、痤瘡樣皮炎、高血壓、噁心、頭痛、上呼吸道感染、食慾降低及腹痛。

醫療須知 1.會導致QT間隔延長，曾有Torsades de pointes、心室性心搏過速和猝死的案例，QTcF間隔大於450ms、先天性長QT症候群、心搏徐緩(bradyarrhythmias)或非代償性心衰竭病史的病人，不可使用本藥治療。
2.治療前以及開始使用後，定期監測心電圖和血清中鉀、鈣、鎂和促甲狀腺激素(TSH)濃度。避免和會延長QT間隔的藥物併用，若無法避免仍需併用，應更頻繁的監測心電圖。
3.發生QTcF大於500ms的病人，應停止服用。直至QTcF回到小於450ms後，可用減低之劑量恢復給藥。
4.曾有發生嚴重皮膚反應(包括Stevens-Johnson症候群)的報導。依照皮膚反應嚴重程度需暫停使用或降低劑量，並給予症狀性治療。
5.可能會增加光敏感反應，應建議病人使用期間到停用後四個月內，當暴露於陽光下，要擦防曬霜和穿防曬的衣服。
6.可能引起間質性肺病、缺血性腦血管病變、出血、心衰竭、高血壓危象與可逆性後腦部白質病變症候群，應監測相關徵兆與症狀，必要時停止使用。
7.可能會有傷口癒合不良的情況，在常規手術前應停用至少一個月。重大手術後應停用至少兩週或至傷口癒合。
8.具生育能力的婦女於治療期間應採取高度有效避孕措施，且在使用最後一劑後亦應繼續避孕至少四個月。治療期間至使用最後一劑後四個月內應停止哺乳。

20761 VENETOCLAX

孕D 乳- 泄 糞 t½ 26h

Rx 10 MG, 50 MG, 100 MG/錠劑(T);

商　名 Venclexta® (ABBVIE/艾伯維) $137/T(10MG-PIC/S),

$570/T(50MG-PIC/S), $1344/T(100MG-PIC/S)

藥理作用 1.Venetoclax為一種具有選擇性、口服且生體可利用的BCL-2(一種抗細胞凋亡蛋白)小分子抑制劑。BCL-2已被證實在CLL細胞中會過度表現，可調節腫瘤細胞存活，可能與化療藥物的抗藥性有關。

2.Venetoclax直接結合BCL-2蛋白，取代促細胞凋亡蛋白如BIM，觸發粒線體外膜透化(mitochondrial outer membrane permeabilization)和凋亡蛋白酶活化，有助於恢復細胞凋亡過程。

3.Venetoclax證實對過度表現BCL-2的腫瘤細胞具有細胞毒殺活性。

適 應 症 [衛核]1. 慢性淋巴球性白血病 (CLL)：

與obinutuzumab併用，適用於先前未曾接受過治療的慢性淋巴球性白血病病人。適用於治療先前曾接受至少一線治療之具有或不具有17p缺失的慢性淋巴球性白血病病人。

2. 急性骨髓性白血病 (AML)：

併用低甲基化劑 (hypomethylating agent) 或併用低劑量cytarabine適用於無法接受高強度化學治療之初診斷急性骨髓性白血病 (AML) 病人。

用法用量 1.指示病人每日在大約相同的時間，隨餐以開水服用venetoclax錠劑。Venetoclax錠劑應整顆吞服，不可咀嚼、咬碎或剝開。

2.慢性淋巴球性白血病(CLL)

所有venetoclax給藥皆應由為期5週的劑量調整期開始。

3.Venetoclax為期5週劑量調整期之用藥時程：

Venetoclax的劑量必須依據每週劑量調整時程，在5週內達到建議劑量每日400毫克，如表1所示。5週的劑量調整時程，目的是逐漸降低腫瘤負荷(減少體積)，以減少腫瘤溶解症候群(TLS)的風險。

表 1：慢性淋巴球性白血病**(CLL)**病人劑量調整期之用藥時程

	Venetoclax 每日劑量
第一週	20 毫克
第二週	50 毫克
第三週	100 毫克
第四週	200 毫克
第五週及之後	400 毫克

慢性淋巴球性白血病(CLL)病人的起始給藥將依據劑量調整時程，提供最初4週的venetoclax使用劑量。當達到每日400毫克目標劑量後，則開始服用瓶裝之每顆100毫克錠劑。

4.Venetoclax合併rituximab治療：

病人完成5週的venetoclax劑量調整期(參見表1)，並且接受venetoclax 400毫克劑量持續7天後，開始rituximab給藥。在每個28天療程的第1天投與rituximab，共6個療程，第1個療程的靜脈輸注劑量為375mg/m²，第2~6個療程的劑量則為500mg/m²。

自rituximab第1個療程的第1天開始，病人須繼續每日一次服用400毫克的venetoclax持續24個月。

5.Venetoclax單一藥物治療

當病人劑量調整期結束後，venetoclax的建議劑量為每日400毫克。Venetoclax應每日一次口服使用，直到出現疾病惡化或無法耐受毒性。

6.急性骨髓性白血病(AML)

Venetoclax的劑量取決於與之併用的藥物為何。

Venetoclax之用藥時程(包含劑量調整期)如表2所示，低甲基化劑(hypomethylating agent)

或低劑量cytarabine於用藥時程中之第一日即開始投予。

表1：慢性淋巴球性白血病(CLL)病人劑量調整期之用藥時程

	Venetoclax 每日劑量
第一週	20 毫克
第二週	50 毫克
第三週	100 毫克
第四週	200 毫克
第五週及之後	400 毫克

Venetoclax併用低甲基化劑(hopomethylating agent)或併用低劑量cytarabine時，應持續投予，直到出現疾病惡化或無法耐受毒性為止。

不良反應 1.常見副作用：腹瀉、噁心、貧血、肌肉骨骼疼痛、咳嗽、水腫、嗜中性白血球低下、血小板低下、上呼吸道感染及疲倦。
2.嚴重副作用：腫瘤溶解症後群、肺炎及嗜中性白血球低下。

醫療須知 **1.可能造成腫瘤快速縮減，因此在最初5週的劑量調整期，有腫瘤溶解症候群(tumor lysis syndrome, TLS)的風險，出現異常必須立即處置，必要時應中斷用藥。CCr<80mL/min發生TLS的風險會增加。**
2.治療期間應監測全血球計數，嗜中性白血球嚴重減少時，應中斷治療或降低劑量，同時考慮支持性措施。
3.治療前、治療期間或治療後，B細胞尚未復原之前，應避免接種減毒活疫苗。
4.用於懷孕女性可能會對胚胎-胎兒造成傷害。應告知有生育能力的女性，在治療期間必須避孕。

20762 VISMODEGIB

孕 D 乳 - 泄 肝 陽 4D

Rx 150 MG/膠囊劑(C);

商名 Erivedge® ◎ (PATHEON/羅氏)

藥理作用 Vismodegib為hedgehog訊號路徑抑制劑。Vismodegib會結合並抑制smoothened(一種參與hedgehog訊號傳遞的穿膜蛋白)。

適應症 [衛核]**治療轉移性基底細胞癌，或不適合接受手術或放射線治療之局部晚期(Locally Advanced)基底細胞癌成人病患。**

用法用量 1.本藥建議劑量為150mg，每日口服一次，直到疾病惡化或出現無法耐受的毒性為止。
2.本藥可以與/或不與食物併服。膠囊應整顆吞服。請勿打開或壓碎膠囊。
3.若漏服本藥一次劑量，不應補服該次劑量；只要在下次給藥時間正常服藥即可。

20763 ZANUBRUTINIB

孕 X 乳 - 泄 肝 陽 2~4h

Rx 80 MG/膠囊劑(C);

商名 Brukinsa® ◎ (CATALENT/百濟神州) $1359/C(80MG-PIC/S)

藥理作用 1.Zanubrutinib是BTK的小分子抑制劑。
2.Zanubrutinib會與BTK活性位置的半胱氨酸殘基形成共價鍵，從而抑制BTK活性。BTK是B細胞抗原受體(BCR)和細胞因子受體途徑的訊息傳遞分子。
3.在B細胞中，BTK的訊息傳遞可活化必要的途徑，以供B細胞進行增生、運輸、趨化和沾黏等作用。
4.在非臨床試驗中，Zanubrutinib會抑制惡性B細胞增殖並抑制腫瘤生長。

適應症 [衛核]1.適用於先前曾接受至少一種治療的被套細胞淋巴瘤(Mantle Cell Lymphoma, MCL)成人病人。
2.適用於治療華氏巨球蛋白血症(Waldenström's macroglobulinemia, WM)成人病人。
3.適用於先前曾接受至少一種抗CD20療法的復發或頑固型邊緣區淋巴瘤(Marginal Zone Lymphoma, MZL)成人病人。
4.適用於治療慢性淋巴球性白血病(Chronic Lymphocytic Leukemia, CLL)/小淋巴球性淋巴瘤(Small Lymphocytic Lymphoma, SLL)成人病人。
5.併用obinutuzumab適用於先前曾接受至少2種治療的濾泡性淋巴瘤(Follicular Lymphoma, FL)成人病人。

用法用量 1.Zanubrutinib的建議劑量為每天口服一次320mg(四顆80mg膠囊)；或每天兩次，每次口服160mg(兩顆80mg膠囊)直至疾病惡化或出現無法耐受的毒性。
2.Zanubrutinib可隨餐或空腹服用，病人應按指示配水吞服整顆膠囊，切勿打開、打破或咀嚼膠囊。
3.如果未在預定時間服藥，可在當天內儘快服用一劑，第二天回復正常服藥時程。
4.建議重度(Child-Pugh C)肝功能不全病人服用Zanubrutinib的劑量為每天2次口服80mg。

不良反應 1.最常見的不良反應(≥20%)是嗜中性白血球減少、血小板減少、上呼吸道感染、出血/血腫、貧血、瘀血、皮疹、肌肉骨骼疼痛、腹瀉、肺炎、咳嗽、和疲勞。
2.常見的3級或以上不良反應(≥5%)是嗜中性白血球減少、血小板減少、肺炎和貧血。
3.導致治療中斷最常見的不良反應是肺炎(1.9%)，5.2%的病人因不良反應而降低劑量。

醫療須知 1.接受Zanubrutinib單一療法的惡性血液腫瘤病人曾發生嚴重性和致命性出血事件。
2.接受Zanubrutinib單一療法的惡性血液腫瘤病人曾發生致命及非致命感染(包括細菌、病毒或真菌)。
3.接受Zanubrutinib單一療法的惡性血液腫瘤病人經實驗室檢驗，曾通報3或4級血球減少，包括嗜中性白血球減少、血小板減少和貧血。
4.接受Zanubrutinib單一療法的惡性血液腫瘤病人曾發生包含非皮膚癌的繼發性原發性惡性腫瘤。最常見的繼發性原發惡性腫瘤是皮膚癌(皮膚基底細胞癌和鱗狀細胞癌)，建議病人使用防曬措施。
5.接受Zanubrutinib單一療法的惡性血液腫瘤病人曾發生心房顫動和撲動，尤其是有心臟危險因子、高血壓和急性感染的病人。應監測心房顫動和撲動的表徵和症狀，並予以適當處置。

20764 Akeega 澤截膜衣錠100/500毫克 ® (PATHEON/嬌生)

Rx 每 T 含有：Abiraterone Acetate 500.0 MG；Niraparib tosylate monohydrate 159.4 MG

藥理作用 1.本藥是由niraparib(一種聚ADP核糖聚合酶[PARP]的抑制劑)和abiraterone acetate(abiraterone的前驅藥物，一種CYP17抑制劑)組合而成的複方藥物。
2.針對帶有HRR基因變異之轉移性去勢療法抗性攝護腺癌(mCRPC)病人的兩種致癌基因依賴性產生作用。
3.Niraparib是聚ADP核糖聚合酶(PARP)酵素PARP-1和PARP-2的抑制劑。
4.Abiraterone acetate在體內會轉化成abiraterone，這是一種雄性素生物合成作用的抑制劑。

適應症 [衛核]與prednisone或prednisolone併用，用於治療具BRCA 1/2(遺傳性及/或體細胞)致病性或疑似致病性突變的轉移性去勢療法抗性前列腺癌(mCRPC)，且尚未需要使用化學治療的成年病人。

用法用量 1.本藥應空腹口服服用，服用後至少一小時不可進食或於進食後至少兩小時服用。為達到理想的吸收效果，本錠劑必須整顆用水吞服，不可打破、研碎或咀嚼。
2.本藥的建議起始劑量為200毫克/1000毫克(兩顆100毫克niraparib/500毫克abiraterone acetate錠劑)，每天一次，每天於大約相同的時間服用。50毫克/500毫克錠劑可做為降低劑量使用。
3.未進行手術去勢的病人在本藥治療期間應持續使用促性腺激素釋放素(GnRH)類似物進行藥物去勢。
4.本藥應與每日10毫克的prednisone或prednisolone併用。

不良反應 1.發生率＞10%的最常見不良反應(所有等級)為:貧血(50.0%)、高血壓(33.0%)、便秘(33.0%)、疲倦(29.7%)、噁心(24.5%)、血小板減少(23.1%)、暈眩(12.7%)、失眠(11.3%)、高血糖(11.8%)和尿道感染(10.4%)。
2.最常觀察到的第3-4級不良反應為:貧血(30.2%)、高血壓(15.6%)、血小板減少(7.5%)、嗜中性白血球減少(6.6%)和血液鹼性磷酸酶升高(5.7%)。

醫療須知 1.如果病人發生嚴重的持續性血液學毒性反應，包括全血球減少症，且未於中斷給藥後28天內消退，則應

20764

停用本藥。
2.本藥可能會引發高血壓，因此在開始使用本藥治療之前，應充分控制既有的高血壓。
3.Abiraterone acetate(本藥的組成之一)會升高礦物皮質激素的濃度，因此有引發心血管事件的風險。礦物皮質激素過多可能會導致高血壓、低血鉀和液體滯留。
4.在MAGNITUDE試驗中，使用本藥治療的病人較常發生嚴重感染，包括COVID-19感染症。應監視病人是否出現感染徵兆和症狀。可能會在未出現嗜中性白血球減少症及/或白血球減少症情況下發生嚴重感染。
5.應監視病人是否出現肺栓塞(PE)的臨床徵兆和症狀。如果出現PE的臨床表徵，應立即對病人進行評估，然後施以適當的治療。
6.使用niraparib治療的前列腺癌病人並無任何發生PRES的病例。如果發生可逆性後腦病變症候群(PRES)，應永久停止使用本藥治療，並採取適當的醫療措施。
7.在治療期間，只要病人發生嚴重的肝毒性(ALT或AST為20倍ULN)，即應永久停止使用本藥治療。
8.對原先即患有糖尿病並接受pioglitazone或repaglinide(透過CYP2C8代謝)治療的病人投予abiraterone acetate(本藥的組成之一)加prednisone或prednisolone時，曾有發生低血糖的病例報告。因此，應監測糖尿病病人的血糖。
9.如果確定發生骨髓增生不良症候群/急性骨髓性白血病(MDS/AML)，則應永久停止使用本藥治療，並對病人進行適當的治療。
10.對承受異常壓力並使用prednisone或 prednisolone治療的病人，在身處壓力情境之前、期間和之後可能須提高皮質類固醇的劑量。
11.患有轉移性晚期前列腺癌的男性病人可能會發生骨質密度降低的現象。Abiraterone acetate(本藥的組成之一)和糖皮質激素併用可能會增強這種影響。
12.禁止將本藥加prednisone或prednisolone與Ra-223治療併用，因為骨折的風險會升高，死亡率也有升高的傾向。
13.本藥含有乳糖成分。有半乳糖不耐症、全乳糖酶缺乏症或葡萄糖-半乳糖吸收不良等罕見遺傳問題的病人不可使用本藥。
14.Niraparib可能會導致畸形及/或胚胎-胎兒死亡，因為niraparib具有基因毒性，而且可針對動物和病人的活躍分裂細胞(例如骨髓)產生作用。
15.在治療期間和使用最後一劑本藥後的四個月內，如果病人與孕婦或具生育能力的婦女發生性行為，必須同時使用保險套和另一種有效的避孕方法。

類似產品 Akeega 澤截膜衣錠50/500毫克® (PATHEON/嬌生)

§ 20.8 免疫治療劑

癌症免疫治療的里程碑

癌症免疫治療的里程碑

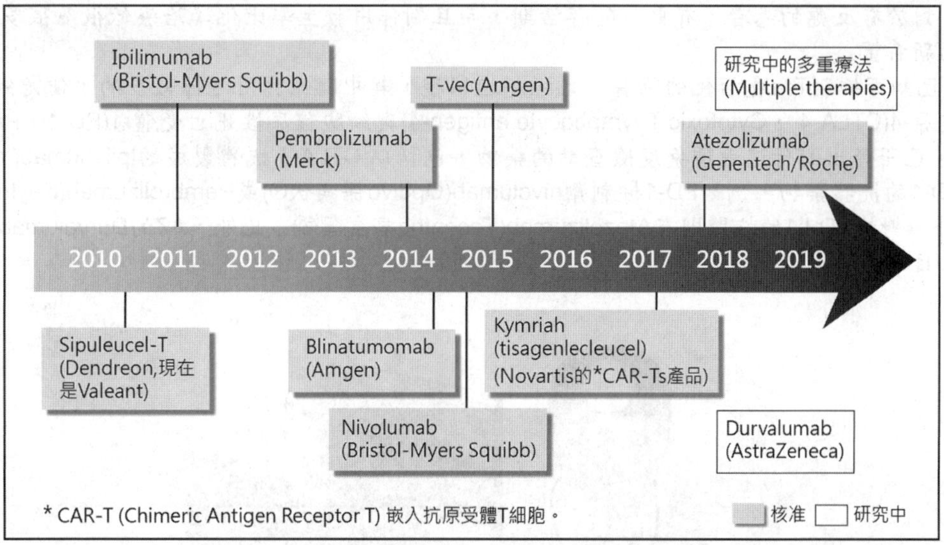

免疫療法(Immunotherapy)，是指通過誘導、增強或抑制免疫反應的疾病治療方法；凡在引起或增強免疫反應的免疫療法，稱為激活免疫療法(activation immunotherapies)，而減少或抑制免疫反應則是抑制免疫療法(suppression immunotherapies)。

免疫治療流程

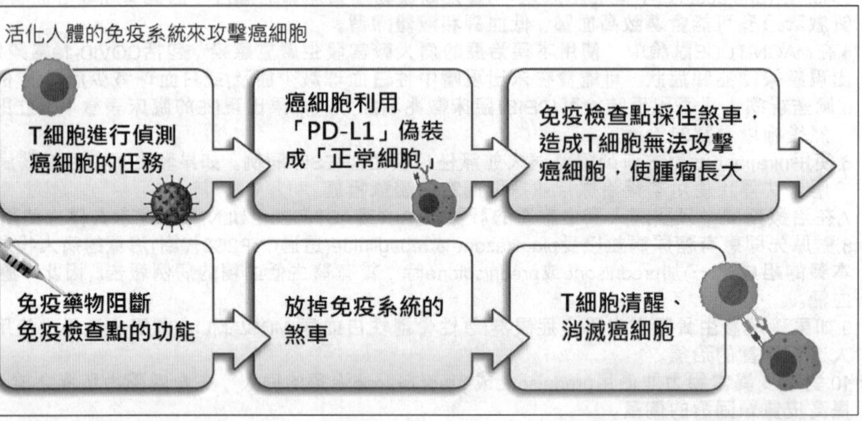

細胞免疫療法對一些癌症效果頗佳，其中包括淋巴細胞、巨噬細胞、樹突狀細胞、自然殺手細胞(NK Cell)，細胞毒性T淋巴細胞(CTL)外，還有G-CSF(granulocyte colony-stimulating factor)，IL 2(Interleukin 2)，IL 7，IL 12，以及經基因改造的CAR-T細胞。

此外，還有癌症疫苗(如OBI-822)和免疫檢查點抑制劑(immune checkpoint inhibitor)。

免疫檢查點抑制劑

免疫細胞有一套調節的功能，我們稱為免疫檢查點的機制，簡單說來，這套機制是由不同組的配體(ligand)及受體(receptor)反應來控制T細胞的免疫作用。舉例來說，當T細胞被活化時，它的表面也會出現較多的CTLA4(cytotoxic T lymphocyte-associated antigen 4)或PD-1(programmed cell death protein 1)等免疫檢查點受體，當這些受體與抑制性的配體結合時，T細胞的活性會受到抑制。癌化的細胞就是利用PDL-1(抑制性配體)與T細胞的PD-1(檢查點受體)結合，來躲過免疫系統的監視；因此癌細胞可以藉由直接或間接的方式，利用免疫檢查點的機轉來使得T細胞的活性減弱，例如一部份的肺癌細胞可以表達較多的PD-L1配體，來和T細胞的PD-1受體結合以抑制T細胞。

最近醫藥界專家研究出針對PD-1受體或PD-L1配體的單株抗體，封鎖了抑制的訊息後，等同於再度打開煞車系統，重新啟動自身免疫功能，進而有效的控制腫瘤。臨床證實免疫檢查點抑制劑比起化學療法，對於有反應的患者，有更長的存活期，而且副作用發生率比化學治療低很多很多，已成為癌症病人的新希望。

目前已知可抑制T細胞活化的物質，已經超過11種，其中臨床應用證據較多的，便是細胞毒性T-淋巴球抗原-4(CTLA-4 ，Cytotoxic T-lymphocyte antigen-4)與細胞程序性死亡受體-1(PD-1，Programmed death 1)，已研發出對付這兩種免疫檢查點的藥物，包括以 CTLA-4 抗體製成的Ipilimumab(Yervoy益伏®)，及PD-1的抗體藥物，例如PD-1抑制劑nivolumab(Opdivo保疾伏®)或Pembrolizumab(Keytruda®吉舒達)。另外，對抗PD-L1的抗體則有Atezolizumab(Tecentriq癌自禦®)。此外，AZ的Durvalumab和輝瑞的Avelumab目前台灣還未上市。

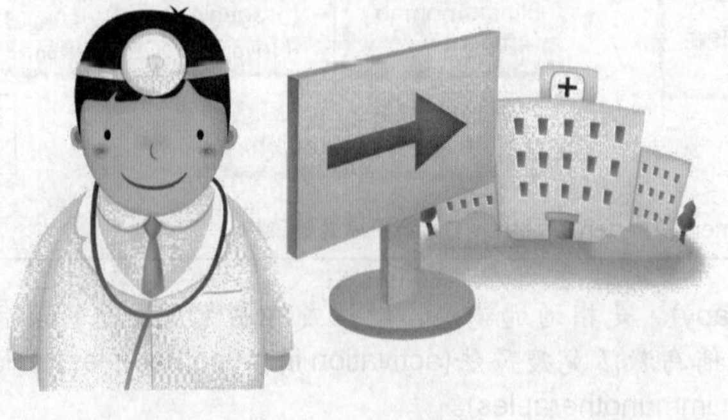

免疫檢查點抑制劑的作用

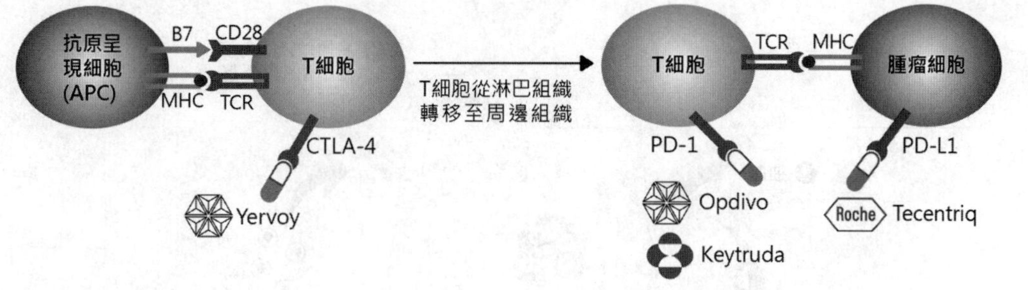

免疫檢查點抑制劑的基本原理：解除對T細胞的抑制。
Yervoy作用於CTLA-4；Opdivo和Keytruda作用於PD-1；Tecentriq作用於PD-L1。

單株抗體藥物

透過人工製造，針對特定癌細胞獨特抗原的單株抗體，在臨床上已被廣泛應用。其中「雙特異性抗體藥物」就是同時具有兩隻手，一手拉住免疫T細胞，另一手拉住癌細胞，讓T細胞不需尋找就能直接攻擊癌細胞，大幅提高治療精準度。多用於急性淋巴性白血病(ALL)、瀰漫性大B細胞淋巴癌(DLBCL)或多發性骨髓瘤病人。

雙特異性抗體藥物

免疫細胞治療

衛福部2018年9月公布「特定醫療技術檢查檢驗醫療儀器施行或使用管理辦法」修正條文，其中開放自體免疫細胞治療，用於標準治療無效的癌症病人與實體癌末期病人。自體免疫細胞治療，就是將這些管理免疫系統的細胞，從病患體內抽取出來培養，加以活化或是增加數量後，再打回病患體內，希望可以消滅癌細胞。

其中，自然殺手細胞可針對癌細胞進行非專一性的攻擊，透過抽血將病人的自然殺手細胞分離出來，加入特定細胞激素培養，可讓自然殺手細胞大量增生和活化，再注射回體內去攻擊癌細胞。(如圖)

20 抗腫瘤藥物

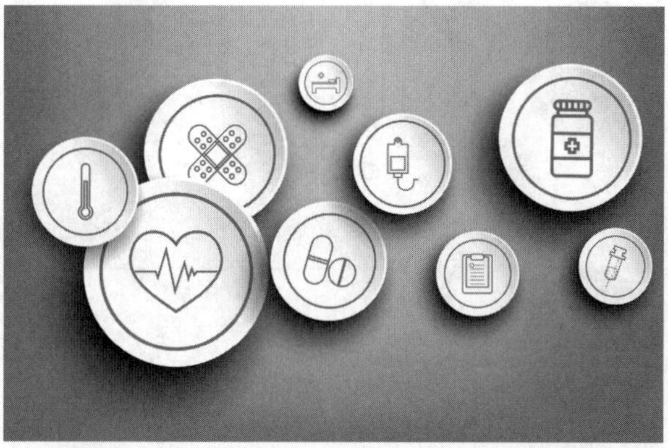

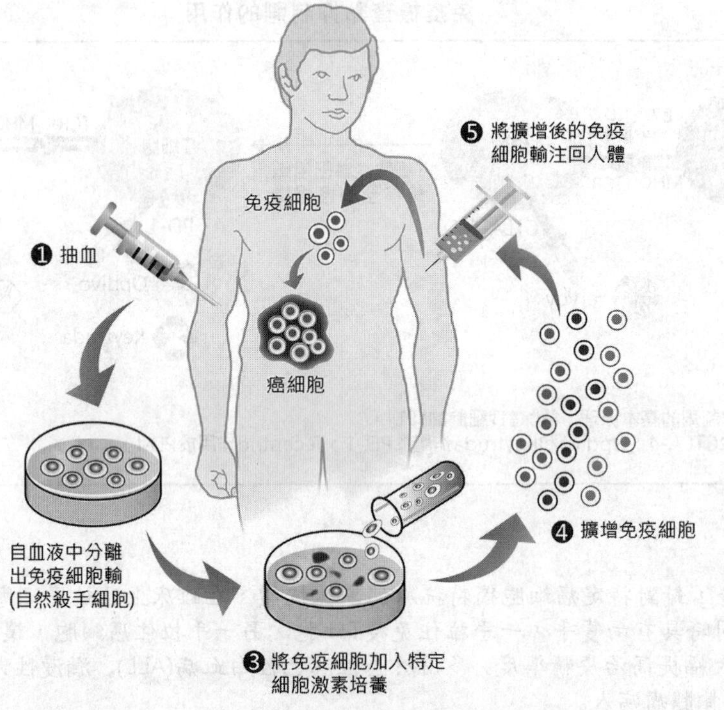

免疫細胞療法

免疫細胞治療可分①未經基因改造之免疫細胞：NK(Natural Killer Cell，自然殺手細胞)、DC(Dendritic Cell，樹突細胞)、CIK(Cytokine-induced killer cells)、DC-CIK、adoptive T細胞。②需基因改造之免疫細胞：CAR-T。

§ CAR-T細胞免疫治療

抽取病人的血液，分離出免疫T細胞，在體外進行「基因改造」加裝雷達、機械手臂後，成為「嵌和抗原受體T細胞」(CAR-T)，再注射回體內大量複製，以精準辨識、攻擊癌細胞。目前台灣已核准CD19 CAR-T藥物使用於「免疫B細胞」相關的難治型血癌，如瀰漫性大B細胞淋巴癌(DLBCL)、濾泡性淋巴癌(FL)、25歲以下急性淋巴性白血病(ALL)等。

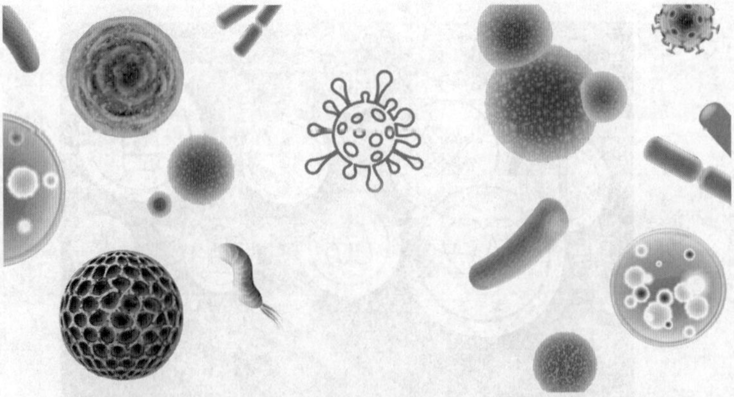

CAR-T 治療流程

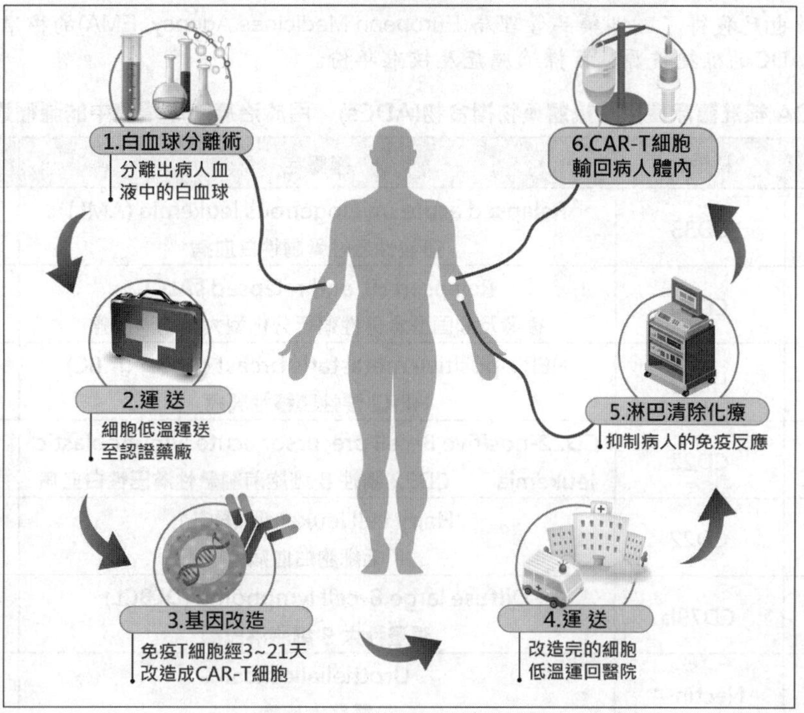

抗體藥物複合物(Antibody drug conjugate ADC)

ADC的關鍵設計與作用機制是具有專一性標把能力的生物製藥，主要由三個關鍵部分組成：單株抗體(monoclonal antibody, mAb)、細胞毒殺小分子藥物(cyto-toxin，又常稱有效載荷(payload))與將二者連接在一起的化學接頭(linker)。通過針對特定腫瘤細胞表面抗原的高度專一性抗體與強效的細胞毒殺性藥物結合，可以選擇性的殺死癌細胞，並大幅降低副作用提高安全性。

結合標把與化療ADC精準投彈

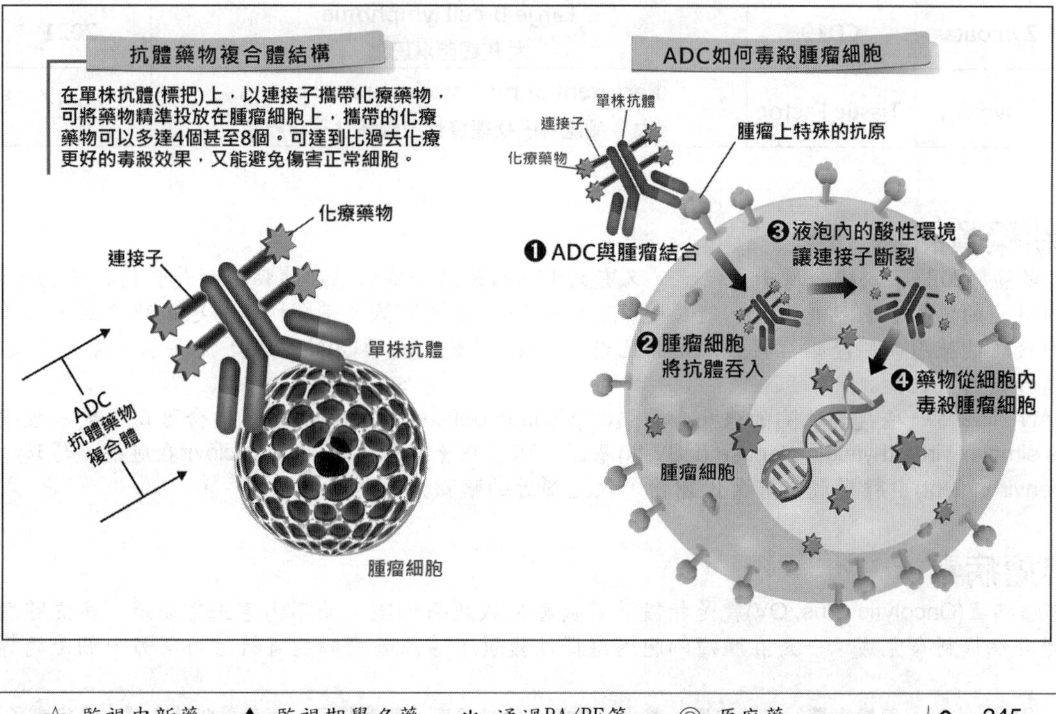

美國藥物食品管理局(U.S.FDA)共核准12款ADC上市；其中7款用於血液系統惡性腫瘤，5款用於實體瘤；當中有8款也已獲得了歐洲藥品管理局(European Medicines Agency, EMA)的核准。
下表總結了這些ADC的標把抗原、目標適應症及核准年份。

獲 FDA 核准臨床使用的抗體藥物複合物(ADCs)，用於治療臨床環境中的腫瘤適應症

ADCs 藥品	標把物	適應症	核准年份
Mylotarg 滅髓瘤	CD33	Relapsed acute myelogenous leukemia (AML) 復發性急性骨髓性白血病	2000；2017
Adcetris 雅詩力	CD30	Relapsed HL and relapsed sALCL 復發及頑固型全身性退行分化型大細胞淋巴瘤	2011
Kadcyla 賀癌寧	HER2	HER2-positive metastatic breast cancer (mBC) HER2 陽性轉移性乳癌	2013
Besponsa 沛斯博	CD22	CD22-positive B-cell precursor acute lymphoblastic leukemia CD22 陽性 B 細胞前驅急性淋巴性白血病	2017
Lumoxiti	CD22	Hairy cell leukemia (HCL) 毛細胞白血病	2018
Polivy 保癌寧	CD79b	Diffuse large B-cell lymphoma (DLBCL) 瀰漫性大 B 細胞淋巴瘤	2019
Padcev 備思復	Nectin-4	Urothelial cancer 尿路上皮癌	2019
Enhertu 優赫得	Her2	HER2-positive breast cancer HER2 陽性乳癌	2019
Trodelvy 拓達維	Trop-2	Triple-negative breast cancer (mTNBC) 三陰性乳癌	2020
Blenrep	BCMA	Multiple myeloma 多發骨髓瘤	2020
Zynlonta	CD19	Large B-cell lymphoma 大 B 細胞淋巴瘤	2021
Tivdak	Tissue Factor	Recurrent or metastatic cervical cancer 大 B 細胞淋巴瘤復發性或轉移性子宮頸癌	2021

§ 新藥資訊

胰臟癌於2023年入榜臺灣十大癌症，又有約92%的胰臟癌為腺癌。胰臟腺癌是預後極差的惡性腫瘤，因腫瘤的位置容易包覆血管，能接受根除性手術的比例很低，完全切乾淨也很難達到，大多數病人會因殘留的腫瘤而經歷癌症復發風險。已進入臨床II試驗的新藥CAN-2409，提供了一種有望改善胰臟腺癌預後的新利器。

CAN-2409為一種複製缺陷的腺病毒載體(replication-deficient adenovirus)，內含可以注射入腫瘤的herpes simplex virus thymidine kinase (HSV-tk)基因，HSV-tk會將前驅藥valganciclovir在腫瘤微環境(microenvironment)中轉變成為有毒代謝物，殺死鄰近的胰臟癌細胞。

§溶瘤病毒

溶瘤病毒(Oncolytic virus, OV)就是指設計某病毒來殺死癌細胞，而不傷害正常組織。其抗腫瘤活性是通過兩個機制來完成：一是在腫瘤細胞內選擇性複製，導致腫瘤細胞直接溶解；另一個是誘導全身的抗腫瘤免疫反應。例如：治療黑色素瘤的人類皰疹病毒(T-VEC)。

20801 AMIVANTAMAB

Rx 350 MG/注射劑(I);

商名
Rybrevant® ◎ (裕利/嬌生)

藥理作用 1.Amivantamab是一種會與EGFR及MET之細胞外區域結合的雙特異性抗體。
2.Amivantamab可阻斷配體結合作用，並會使EGFR與MET降解(exon 20插入突變模型)，從而破壞EGFR與MET的傳訊功能。
3.腫瘤細胞表面存在EGFR與MET也使免疫作用細胞(如天然殺手細胞與巨噬細胞)能夠鎖定這些細胞並分別透過抗體依賴性細胞毒性作用(ADCC)與抗體依賴性細胞吞噬作用(ADCP)加以破壞。

適應症 [衛核]1.與carboplatin及pemetrexed併用，適用於罹患帶有表皮生長因子受體(EGFR)exon 20插入突變之局部晚期或轉移性非小細胞肺癌(NSCLC)的成人病人，作為第一線治療。
2.單一療法適用於罹患帶有表皮生長因子受體(EGFR)exon 20插入突變之局部晚期或轉移性非小細胞肺癌(NSCLC)的成人病人，作為含鉑類化學療法治療失敗後之治療。

用法用量 1.基礎期體重為依據的本藥建議劑量。本藥應先連續4週每週給藥一次，並將第1週的初始劑量以分劑輸注的方式分別於第1天和第2天給藥，之後再每2週給藥一次，直到疾病惡化或出現無法接受的毒性反應為止。建議每次輸注本藥之前先投予前置用藥。
2.以基礎期體重為依據的本藥建議劑量：
(1)基礎期體重低於80公斤，建議劑量1050毫克，本藥350毫克/7毫升小瓶-3支。
(2)高於或等於80公斤，建議劑量1400毫克，本藥350毫克/7毫升小瓶-4支。
(3)不需因後續的體重變化而調整劑量。
3.建議的前置用藥：在初次輸注本藥之前(第1週，第1天和第2天)，應先投予下表所述的前置用藥，以降低發生輸注相關反應的風險。
4.前置用藥：

藥物	劑量	投藥途徑	投予本藥前的給藥時間範圍
抗組織胺劑*	Diphenhydramine (25 至 50 毫克)或等效藥物	靜脈	15 至 30 分鐘
		口服	30 至 60 分鐘
解熱劑*	Acetaminophen (650 至 1,000 毫克)	靜脈	15 至 30 分鐘
		口服	30 至 60 分鐘
醣皮質激素[1]	Dexamethasone (10 毫克)或 Methylprednisolone (40 毫克)或等效藥物	靜脈	45 至 60 分鐘

* 投予所有劑次時都必須使用。[1] 初次給藥時(第 1 週，第 1 天和第 2 天)必須使用；投予後續劑次時可選擇使用。

不良反應 1.最常見的不良反應(≥20%)為：皮疹、IRR、甲溝炎、肌肉骨骼疼痛、呼吸困難、噁心、疲倦、水腫、口炎、咳嗽、便秘、以及嘔吐。
2.最常見的第3至4級實驗室檢驗異常(≥2%)為：淋巴球減少、白蛋白降低、磷酸鹽降低、血鉀降低、血糖升高、鹼性磷酸酶升高、γ麩胺酸轉移酶升高、以及血鈉降低。
3.嚴重不良反應包括：肺栓塞、ILD/肺炎(pneumonitis)、呼吸困難、肌肉骨骼疼痛、肺炎(pneumonia)、以及肌肉無力。

醫療須知 1.本藥可能會引發輸注相關反應(IRR)；IRR的徵兆與症狀包括呼吸困難、潮紅、發燒、發冷、噁心、胸部不適、低血壓、以及嘔吐。
2.建議預先投予抗組織胺劑、解熱劑和醣皮質激素，然後再輸注本藥第1週與第2週應透過末梢靜脈導管投予本藥。
3.應監視病人是否出現新的或更加惡化的意味發生ILD/肺炎的症狀(如呼吸困難、咳嗽、發燒)。對懷疑發生ILD/肺炎的病人，應立即暫時停用本藥，對確定發生ILD/肺炎的病人，則應永久停用。

4.本藥可能會引發皮疹(包括痤瘡樣皮膚炎)、搔癢和皮膚乾燥。如果發生皮膚或指甲反應，應開始使用局部外用的皮質類固醇或局部外用及/或口服用的抗生素。

5.本藥可能會引發眼睛毒性反應，包括角膜炎、乾眼症狀、結膜發紅、視力模糊、視覺損害、眼睛搔癢、以及葡萄膜炎。

6.應囑咐具生育能力的女性病人，在治療期間及投予最後一劑本藥後3個月內應採取有效的避孕措施。

7.應囑咐女性病人，在使用本藥治療期間及最後一劑藥物後3個月內不要餵哺母乳。

20802 ATEZOLIZUMAB☆

孕 X 乳 - 肝 27D

Rx 125 MG, 60 MG/ML/注射劑(I);

商名 Tecentriq® ◎ (ROCHE/羅氏) $83258/I(60MG/ML-PIC/S-20ML),

藥理作用 1.PD-L1可表現於腫瘤細胞及/或腫瘤浸潤免疫細胞上，可抑制腫瘤微環境中的抗腫瘤免疫反應。PD-L1與T細胞及抗原呈現細胞上之PD-1和B7.1受體結合來抑制細胞毒性T細胞的活性、T細胞增生與細胞激素製造。

2.Atezolizumab是一種單株抗體，會與PD-L1結合而阻斷其與PD-1和B7.1受體的交互作用。此即釋放了PD-L1/PD-1媒介的免疫反應抑制，包括活化抗腫瘤免疫反應而不誘發抗體依賴細胞毒性。在同源小鼠腫瘤模型中，斷PD-L1活性可造成腫瘤生長減少。

適應症 [衛核]1.非小細胞肺癌：

(1)單獨使用，適用於第II至IIIA期(UICC/AJCC分期系統第7版)且腫瘤具PD-L1表現(tumor cell(TC)≥1%)之非小細胞肺癌病人接受手術切除及含鉑藥物化學治療後的輔助性治療。

(2)單獨使用，適用於治療接受含鉑化學治療後，疾病惡化之局部晚期或轉移性非小細胞肺癌病人。病人若具有EGFR或ALK腫瘤基因異常，則須先經EGFR或ALK抑制劑治療，若治療後疾病惡化方可使用本藥。

(3)與bevacizumab、paclitaxel和carboplatin併用，做為轉移性之非鱗狀非小細胞肺癌的第一線治療藥物。病人若具有EGFR突變或ALK呈陽性者，則須先經適當的標靶藥物治療，若治療後疾病惡化方可與bevacizumab、paclitaxel和carboplatin併用治療。

(4)與nab-paclitaxel carboplatin併用，做為轉移性，不具EGFR或ALK腫瘤基因異常之非鱗狀非小細胞肺癌的第一線治療。

(5)單獨使用，適用於第一線治療成人之轉移性、不具有EGFR或ALK腫瘤基因異常，且腫瘤具PD-L1高表現(tumor cells(TC)≥50%或tumor infiltrating immune cells(IC)≥10%)之非小細胞肺癌。

2.三陰性乳癌：

與nab-paclitaxel併用，適用於治療無法切除之局部晚期或轉移性三陰性乳癌，且腫瘤具PD-L1表現(tumor-infiltrating immune cells(IC)≥1%)且未曾接受化療用於轉移性乳癌之病人。

3.小細胞肺癌：

與carboplatin和etoposide併用，適用於第一線治療成人擴散期小細胞肺癌(extensive stage small cell lung cancer)。

4.肝細胞癌：

與bevacizumab併用，適用於治療未曾接受全身性療法且無法切除或轉移之肝細胞癌病人，且肝功能為Child-Pugh A。

用法用量 1.局部晚期或轉移性泌尿道上皮癌：840mg每兩週一次、1,200mg每三週一次或1,680mg每四週一次。

2.局部晚期或轉移性非小細胞肺癌：

(1)單獨使用：840mg每兩週一次、1,200mg每三週一次或1,680mg每四週一次。

(2)與bevacizumab、paclitaxel和carboplatin併用：與paclitaxel和carboplatin併用時，劑量為

1,200mg每三週一次，完成4~6個療程後，可改為840mg每兩週一次、1,200mg每三週一次或1,680mg每四週一次。

3.擴散期(extensive stage)小細胞肺癌：與etoposide和carboplatin併用時，劑量為1,200mg每三週一次，完成4個療程後，可改用840mg每兩週一次、1,200mg每三週一次或1,680mg每四週一次。

4.轉移性三陰性乳癌，與nab-paclitaxel併用：840mg每兩週一次。

5.輕度或中度腎功能及輕度肝功能不全病人不須調整劑量，無使用於重度腎功能及中度或重度肝功能不全病人的相關資料。

6.需使用內含0.2~0.22μm過濾器的輸注管線給藥，第一次給藥應以靜脈輸注60分鐘，若可耐受第一次輸注，可以30分鐘輸注後續劑量。

不良反應 1.最常見的不良反應(≥20%)為疲倦(52%)、食慾降低(26%)、噁心(25%)、尿道感染(22%)、發燒(21%)及便秘(21%)。

2.最常見的第3~4級不良反應(≥2%)為尿道感染、貧血、疲倦、脫水、腸阻塞、尿路阻塞、血尿、呼吸困難、急性腎損傷、腹痛、靜脈血栓栓塞、敗血症及肺炎(pneumonia)。

3.最常發生的嚴重不良反應(>2%)為尿道感染、血尿、急性腎損傷、腸阻塞、發燒、靜脈血栓栓塞、尿路阻塞、肺炎(pneumonia)、呼吸困難、腹痛、敗血症及意識混亂狀態。

醫療須知 1.應監測患者是否出現放射影像上的徵象及肺炎症狀。針對第2級以上的肺炎(pneumonitis)，應給予相當於1~2mg/kg/day的prednisone劑量之類固醇治療，之後逐漸減少皮質類固醇。針對第2級肺炎(pneumonitis)，應暫停本藥治療直到緩解為止。針對第3或4級肺炎(pneumonitis)，應永久停止本藥治療。

2.應在本藥治療前與治療期間定期監測AST、ALT與膽紅素。針對第2級以上的轉胺酶升高，不論是否合併總膽紅素升高，應給予相當於1~2mg/kg/day的prednisone劑量之皮質類固醇治療，之後逐漸減少皮質類固醇。針對第2級肝炎，應暫停本藥治療；第3或4級免疫媒介性肝炎則應永久停止本藥治療。

3.應監測患者是否出現腹瀉或結腸炎的徵象與症狀。針對第2級腹瀉或結腸炎，應暫停本藥治療。若症狀持續超過5天或復發，應給予相當於每日1~2mg/kg的prednisone之治療。針對第3級腹瀉或結腸炎，應暫停使用本藥，並以每日靜脈注射methylprednisolone 1~2mg/kg治療，可於患者狀況改善後轉換為口服類固醇。

4.甲狀腺功能檢測異常但無症狀的患者可接受本藥。針對症狀性甲狀腺機能低下，應暫停本藥治療並視需要給予甲狀腺荷爾蒙替代治療。若僅有甲狀腺機能低下應以替代療法而不需以皮質類固醇處置。針對症狀甲狀腺機能亢進，應暫停本藥治療並視需要給予抗甲狀腺藥物治療。

5.針對症狀腎上腺功能不全，應暫停本藥治療並每日靜脈注射給予methylprednisolone 1~2mg/kg。症狀改善後則給予相當於每日口服prednisone 1~2mg/kg之治療。

6.針對第1型糖尿病，應給予胰島素治療。針對≥第3級的高血糖症(空腹血糖>250~500mg/dL)，應暫停本藥治療。

7.在本藥臨床試驗中曾觀察到心肌炎的案例，用藥期間應密切監測患者是否出現心肌炎的徵象與症狀。

8.應監測患者是否出現腦膜炎或腦炎的臨床徵象與症狀。針對任何等級的腦膜炎或腦炎，應永久停止本藥治療。

9.應監測患者是否出現急性胰臟炎的徵象和症狀。針對≥第3級的血清澱粉酶或脂酶濃度升高(>2.0ULN)，或第2或3胰臟炎，應暫停本藥治療。

10.具生育能力的女性病人治療期間至使用最後一劑5個月內應持續採取高度有效的避孕措施。哺乳女性在治療期間至使用最後一劑5個月內應停止哺乳。

20803 AVELUMAB

Rx 20 MG/ML/注射劑(I)；

商　名 Bavencio® ◎ (MERCK/默克) $23100/I(20MG/ML-PIC/S-10ML)

藥理作用 1.Avelumab是針對PD-L1的人類免疫球蛋白G1(IgG1)單株抗體。Avelumab會與PD-L1結合，阻斷其與PD-1和B7.1受體的交互作用，消除PD-L1對於胞殺性CD8+ T細胞的免疫反應抑制，恢復抗腫瘤T細胞的免疫反應。

2.Avelumab也可經由抗體依賴型細胞媒介細胞毒性(ADCC)，誘導自然殺手細胞(NK)直接造成腫瘤細胞溶解。

適應症 [衛核]適用於治療轉移性默克細胞癌 (Merkel Cell Carcinoma)之成人病人。

併用 axitinib 適用於晚期腎細胞癌 (Renal Cell Carcinoma, RCC) 病人的第一線治療。

適用於接受第一線含鉑化學治療後，疾病未惡化之局部晚期或轉移性泌尿道上皮癌(Urothelial Carcinoma, UC)病人之維持療法。

用法用量 1.BAVENCIO單一療法的建議劑量為10毫克/公斤(mg/kg)，每兩周一次以靜脈輸注60分鐘。

BAVENCIO併用axitinib的建議劑量為10毫克/公斤(mg/kg)，每兩周一次以靜脈輸注60分鐘，以及axitinib5mg，每日兩次(間隔12小時)隨餐或空腹口服。

2.最初4次本藥在輸注前必須給予抗組織胺和paracetamol做為前置用藥。若4次輸注完成皆未發生輸注相關反應，後續的輸注由醫師決定是否需要前置用藥。

3.本藥僅限採靜脈輸注，不得以靜脈推注方式給藥。本藥必須以9mg/mL(0.9%)或4.5mg/mL(0.45%)氯化鈉注射液稀釋。

不良反應 1.Avelumab最常見的不良反應為倦怠(32.4%)、噁心(25.1%)、腹瀉(18.9%)、食慾減低(18.4%)、便秘(18.4%)、輸注相關反應(17.1%)、體重減輕(16.6%)及嘔吐(16.2%)。

2.最常見的第3級以上不良反應為貧血(6.0%)、呼吸困難(3.9%)及腹痛(3.0%)。嚴重不良反應為免疫相關不良反應及輸注相關反應。

醫療須知 1.應監測病人是否出現輸注相關反應的徵兆及症狀，包括發熱、發冷、潮紅、低血壓、呼吸困難、哮鳴、背痛、腹痛、蕁麻疹。若發生第3級或第4級輸注相關反應，應停止輸注，並永久停用avelumab。

2.Avelumab的免疫相關不良反應多數為可逆反應，處置方式包括暫時或永久停用avelumab，或採用皮質類固醇治療及/或支持照護。

3.應監測病人是否出現免疫相關肺炎的徵兆及症狀，並排除免疫相關肺炎以外的因素。疑似肺炎病例應進行放射造影確診。

4.若發生第2級免疫相關肺炎，應延後avelumab給藥直到緩解；若為第3、4級免疫相關肺炎，或第2級免疫相關肺炎復發，則應永久停藥。

5.第2級以上事件應使用皮質類固醇 (起始劑量為prednisone每日1~2mg/kg或等效藥物，然後逐漸調降皮質類固醇劑量)。

6.使用avelumab的病人曾通報發生免疫相關甲狀腺疾病、免疫相關腎上腺功能不足，及第一型糖尿病。應監測病人是否出現內分泌病變的臨床徵兆及症狀。第3或第4級內分泌異常應延後avelumab給藥，直到緩解。

7.若疑似發生免疫相關不良反應，應進行評估，以確認病因或排除其他原因。根據不良反應的嚴重度，應延後avelumab給藥，並使用皮質類固醇。

8.具生育能力的女性病人治療期間至使用最後一劑1個月內應持續採取高度有效的避孕措施。哺乳女性在治療期間至使用最後一劑1個月內應停止哺乳。

20804 BCG(BACILLUS CALMETTE GUERIN) 孕C 乳-

Rx 0.5 MG/注射劑(I);

商 名 Freeze-Dried Bcg Vaccine® (國家衛生研究院/衛生福利部疾病管制署)

藥理作用 BCG免疫治療劑促進膀胱處其組織細胞及白血球細胞滲透的局部發炎。局部發炎作用因膀胱表面癌損傷之明顯去除或減少而引起。其真正機轉未明。

適應症 [衛核]預防結核病
[非衛核]說明：本藥(BCG免疫治療劑)適用於膀胱內使用，治療膀胱之初級復發性原位癌(CIS)，以降低腫瘤再發之頻率。其適用於治療伴有或未伴有乳頭狀腫瘤之原位癌。但不適用於治療單獨發生之乳頭狀瘤。本藥亦用作膀胱對其他原位癌(CIS)治療療程無法反應後之補救療法。

用法用量 膀胱內治療及預防膀胱原位癌(CIS)應於切片檢查或經尿道切除手術後7至14天開始。一次劑量3小瓶，本藥(BCG免疫治療劑)由膀胱內投與每週一次歷時6週(誘導療法)。各次劑量(3瓶調製好小瓶)再用50毫升減菌，無防腐劑之食鹽水稀釋，總量為53毫升。尿道導管在無菌狀況下插入膀胱內，引導膀胱內容物，然後藉重力緩慢將50毫升本藥懸浮液灌入，之後取出導管。灌注後之第一小時內，患者應採俯臥、平躺及左右兩側躺15分鐘，然後患者可站立但再保持懸浮液60分鐘，總計達2小時，應教導其若需要以較少時間排尿。2小時終了時，為安全理由，所有患者以坐姿排尿。應教導患者保持足夠之水份。達到最理想反應所需灌注之真正次數仍未知。大多數有反應之患者用6~12次灌注時達到。

不良反應 1.大多數局部不良反應發生於第三次膀胱內灌注後，最常見者如下，排尿困難、頻尿、血尿、膀胱炎、急迫、尿路感染、尿失禁及痙攣/疼痛、症狀通常開始於灌注後2~4小時，持續24~72小時。
2.每一次灌注後全身性反應一般持續1~3天，最常見者如下，身體不適、發熱(>38℃)、發冷、貧血、噁心/嘔吐、厭食、肌肉痛/關節痛/關節炎、腹瀉、白血球過少、腎毒性及生殖器疼痛、顆粒肉芽腫性前列腺炎、副睪炎、睪丸炎以及腎腫瘍已有報告挫傷性插管後或尿道感染之狀況使用本藥造成死亡。
3.因使用本藥所引起的刺激性小水泡副作用，可用phenazopyridinehy-drochloride(pyridium)，probanthelia bromide(probanthine)及acetaminophen處理。
4.全身性副作用(如身體不適，發燒及發冷)代表過敏反應，可用diphenhydramin hydrochloride治療、用膀胱內本藥偶而會發生因BCG菌種分佈所引起全身性感染、此種狀況之處理於預防措施處提供。

醫療須知 1.本藥因含活的減毒分枝桿菌，以傳染物處理。
2.所有用以灌注本藥進入膀胱的裝置及材料(例如：針筒、導管)在使用後應立即置入膠袋內，袋上標有"感染性廢棄物"並依據生物危險廢棄物丟棄。
3.使用本藥(BCG免疫治療劑)治療膀胱原位癌時必須小心，不要引污染入尿道造成不當地傷害尿路粘膜。
4.建議經尿道切除後一週內不可投用膀胱內本藥，因為外傷性插管後使用本藥已有死亡之報告。
5.若醫師相信膀胱插管已造成外傷(例如：引起出血或可能之歧道)，則不應使用本藥，治療至少須延後一過。接下去應用完所有本藥劑量，即使曾暫時性停止投藥亦是。
6.若於治療期間患者有發燒或嚴重的身體不適，應投用isoniazid，每天300mg，直至症狀緩解止。若症狀持續，則應停止BCG免疫法。以後任何重新灌注BCG前應開始isoniazid預防性治療。
7.若有懷疑全身性BCG感染(即患者發熱超過39℃或發熱高過38℃時持續2天或嚴重身體不適)應開始用isoniazid每天300mg rifampicin 600mg/天，及ethambutol 120mg/天作快速作用抗結核病療法。停止BCG療法，且應請詢傳染病專家。應加cycloserine 250~500mg以對致命性感染作緊急治療。應該知道假定性BCG全身感染僅少見地由陽性培養確定。
8.懷孕時使用：尚未使用本藥進行動物生殖研究。亦未知本藥投用到懷孕婦女是否造成胎兒傷害，或是否會影響生育能力。只有清楚明確地需要本藥方能給予懷孕婦女使用。
9.哺乳母親：全身性BCG感染之母親會傳染其餵乳之嬰兒。未知本藥是否排出在人類乳汁中。因此當投用本藥至哺乳母親時應小心。兒童使用：對兒童CIS之安全性及效力尚未確立。

20805 BEVACIZUMAB

孕 X 乳 - 管 19～20D

℞ 25 MG/ML/注射劑(I);

商名

Alymsys® (Universal Farma/美時) $6723/I(25MG/ML-PIC/S-4ML)
Avastin® ◎ (F. HOFFMANN-LA ROCHE/羅氏) $6450/I(25MG/ML-PIC/S-4ML)
Mvasi® (AMGEN/台灣安進) $6723/I(25MG/ML-PIC/S-4ML)
Vegzelma® (CELLTRION/賽特瑞恩) $5482/I(25MG/ML-PIC/S-4ML)
Zirabev Concentrate® (PHARMACIA & UPJOHN/惠氏) $6723/I(25MG/ML-PIC/S-4ML)

藥理作用

1.bevacizumab是一種重組的人化單株抗體，可選擇性地結合至人類血管內皮生長因子(VEGF)並中和其生物活性。Bevacizumab含有人類的架構區(framework regions)及在人化鼠抗體上的互補決定區(complementarity-determining regions)，可與VEGF結合。

2.Bevacizumab會抑制VEGF與位於內皮細胞表面上的受體Flt-1及KDR結合，中和VEGF的生物活性而降低腫瘤的血管形成，藉此抑制腫瘤的生長。

3.由罹患癌症裸鼠的異種移植癌症模式在投與bevacizumab或其母鼠抗體治療之結果可得知其對人類在包括大腸癌、乳癌、胰臟癌及前列腺癌等癌症中之廣泛的抗腫瘤活性，轉移性疾病的進行被抑制且微血管的通透性亦降低。

適應症

[衛核]1.轉移性大腸直腸癌 (mCRC)：

(1)Avastin(bevacizumab)與含有5-fluorouracil為基礎的化學療法合併使用，可以作為轉移性大腸或直腸癌病人的第一線治療。

(2)Avastin與含有5-fluorouracil/leucovorin/oxaliplatin的化學療法合併使用，可以作為先前接受過以fluoropyrimidine為基礎的化學療法無效且未曾接受過Avastin治療的轉移性大腸或直腸癌病人的治療。

(3)Avastin(bevacizumab)與含有fluoropyrimidine-irinotecan-或fluoropyrimidine-oxaliplatin-為基礎的化學療法合併使用，可以做為第一線已接受過以Avastin併用化療後惡化之轉移性大腸或直腸癌病人的第二線治療。

2.轉移性乳癌(mBC)：Avastin與paclitaxel合併使用，可以做為HER2(-)轉移性乳癌病人的第一線治療。

3.惡性神經膠質瘤(WHO第4級)-神經膠母細胞瘤：

Avastin單獨使用可用於治療曾接受標準放射線治療且含temozolomide在內之化學藥物治療失敗之多型性神經膠母細胞瘤(Glioblastoma multiforme)復發之成人病人。

4.晚期、轉移性或復發性非鱗狀非小細胞肺癌(NSCLC)：

(1)Avastin與carboplatin及paclitaxel合併使用，可以作為無法切除的晚期、轉移性或復發性非鱗狀非小細胞肺癌病人的第一線治療。

(2)Avastin併用erlotinib，可作為無法手術切除的晚期、轉移性或復發性且帶有表皮生長因子受體(EGFR)活化性突變的非鱗狀非小細胞肺癌病人的第一線治療。

5.卵巢上皮細胞、輸卵管或原發性腹膜癌 (Epithelial Ovarian, Fallopian Tube or Primary Peritoneal Cancer)：

(1)Avastin與carboplatin及paclitaxel合併使用，接著單獨使用Avastin，可以做為第三期或第四期卵巢上皮細胞、輸卵管或原發性腹膜癌病人接受初次手術切除後之治療。

(2)Avastin與carboplatin及gemcitabine合併使用，可以做為曾接受過第一線含鉑類藥物(platinum-based)化學治療間隔至少6個月再復發(即，對含鉑藥物具感受性)，且未曾接受過bevacizumab或其他血管內皮細胞生長因子(VEGF)抑制劑或血管內皮細胞生長因子接受器之標靶藥物(VEGF receptor-targeted agents)治療之復發性卵巢上皮細胞、輸卵管或原發性腹膜癌病人的治療。

(3)Avastin與carboplatin及paclitaxel合併使用，接著單獨使用Avastin治療，可以做為對含鉑藥物具感受性之復發性卵巢上皮細胞、輸卵管或原發性腹膜癌病人的治療。

(4)Avastin併用paclitaxel、topotecan或pegylated liposomal doxorubicin可以做為接受過含鉑類

藥物(platinum-based)化療治療後6個月內再復發(即，對含鉑藥物具抗藥性)、之前接受不超過2種化療療程且未曾接受過bevacizumab或其他血管內皮細胞生長因子(VEGF)抑制劑或血管內皮細胞生長因子接受器之標靶藥物(VEGF receptor-targeted agents)之復發性卵巢上皮細胞、輸卵管或原發性腹膜癌病人的治療。

6.持續性、復發性或轉移性之子宮頸癌(Persistent, Recurrent, or Metastatic Cervical Cancer)：

(1)Avastin與paclitaxel及cisplatin合併使用可用於治療持續性、復發性或轉移性之子宮頸癌。

(2)Avastin與paclitaxel及topotecan合併使用可用於無法接受含鉑類藥物治療(platinum therapy)病人之持續性、復發性或轉移性子宮頸癌。

[非衛核]臨床上發現對於治療眼睛黃斑部病變療效甚佳。

用法用量 1.Bevacizumab的建議劑量為每14 天以靜脈輸注的方式給予每kg體重5mg。不建議因不良反應而降低使用的劑量。如果必要時，應依"醫療須知"所述，停止或暫緩使用bevacizumab。

2.建議應持續以bevacizumab治療至潛在疾病發生惡化為止。

3.Bevacizumab注射液不可與葡萄糖或葡萄糖溶液混合或同時使用。

4.不可以靜脈推注或快速輸注(bolus)的方式給藥。

5.第一次使用bevacizumab時，應靜脈輸注超過90分鐘。若患者對第一次輸注的耐受性良好，則第二次的輸注時間可以超過60分鐘即可。如果對60分鐘輸注的耐受性依然良好，則以後的輸注時間可超過30分鐘即可。

6.Bevacizumab的起始劑量應於化學治療後投予，之後的所有劑量於化學治療前或化學治療後給藥皆可。

不良反應 1.最嚴重的不良反應為：胃腸穿孔、出血、動脈血栓栓塞。

2.最常出現的不良反應為無力、腹瀉、噁心及其他未註明之疼痛。

3.臨床安全性資料的分析結果顯示bevacizumab治療所發生的高血壓及蛋白尿和劑量有關。

醫療須知 1.患者在使用bevacizumab時，發生胃腸穿孔的危險性較高。發生胃腸穿孔的患者應永久停止使用bevacizumab 。

2.建議需進行藥物治療之高血壓患者應暫停使用bevacizumab ，直到高血壓被適當控制為止。如果高血壓無法以藥物治療控制，應永久停用bevacizumab的治療。發生高血壓危象的患者應永久停用bevacizumab。

3.bevacizumab可能會對傷口癒合過程產生不利的影響。應於重大手術後至少28天或手術傷口完全癒合後再開始進行bevacizumab的治療。

4.有動脈血栓栓塞病史或年齡超過65歲的患者在bevacizumab治療期間發生動脈血栓栓塞的危險性會增加。曾發生過動脈血栓栓塞且年齡超過65歲的患者接受bevacizumab合併化學療法的危險性較高，以bevacizumab治療這些患者時應小心謹慎。

5.轉移性大腸或直腸癌患者發生腫瘤相關出血的危險性較高。在bevacizumab治療期間出現3級或4級出血的患者應永久停用bevacizumab。

20806 BLINATUMOMAB

Rx 35 MCG/注射劑(I);

商 名

Blincyto® ◎ (BOEHRINGER INGELHEIM/台灣安進)
$56984/I(35MCG-PIC/S-35MCG)

藥理作用 1.Blinatumomab是一種雙特異性T細胞銜接系統，將CD19呈遞給CD3 T細胞，會使表現在B淋巴球系列來源細胞上的CD19以及表現在T細胞上的CD3連結起來。

2.Blinatumomab經由連結T細胞接受器(TCR)複合體上的CD3以及良性或惡性B細胞上的CD19而活化內生的T細胞。

3.Blinatumomab調控了T細胞與腫瘤細胞間突觸的形成、增加細胞黏附分子、產生細胞溶蝕蛋白、釋出發炎性細胞激素、T細胞增生而使CD19+的細胞再導向溶解。

適應症 [衛核]1.微量殘留病灶 (MRD) 陽性 B 細胞前驅細胞之急性淋巴芽細胞白血病 (ALL)
BLINCYTO 適用於治療第一次或第二次完全緩解後仍有大於或等於0.1%微量殘留病灶(MRD)之 B 細胞前驅細胞急性淋巴芽細胞白血病 (ALL)。
2.復發型或頑固型 B 細胞前驅細胞之急性淋巴芽細胞白血病 (ALL)
BLINCYTO 適用於治療復發型或頑固型 B 細胞前驅細胞之急性淋巴芽細胞白血病 (ALL)。

用法用量 1.MRD陽性B細胞前驅細胞之急性淋巴芽細胞白血病(ALL)的治療
●一個療程包括1個週期的BLINCYTO引導治療，接著加上至多3個額外週期的鞏固治療。
●單一個BLINCYTO引導或鞏固治療週期，包括28天的持續靜脈輸注給藥，以及接續14天的無治療間期(總共42天)。
●不同體重病人的建議劑量及時程，請參見表1。體重大於或等於45公斤的病人應使用固定劑量，而體重不足45公斤的病人，則以病人的體表面積(BSA)計算劑量。
●在第1個給藥週期的頭3天與第2個給藥週期的頭2天建議住院。之後所有後續給藥週期開始時和重新給藥(若中斷給藥4小時或超過4小時)時，建議住院或在醫護專業人員的監督下進行。
●使用prednisone或相等藥物，做為MRD陽性B細胞前驅細胞之急性淋巴芽細胞白血病(ALL)的前置用藥。
○對於成年病人，在每個週期給予第一個BLINCYTO劑量前1小時，前置靜脈注射施予100mg prednisone或相等藥物(例如16mg dexamethasone)。
○對於兒科病人，在第1個週期給予第一個BLINCYTO劑量前給予5mg/m² dexamethasone而最大劑量為20mg的前置用藥，以及在第1個週期中斷給藥4小時或超過4小時後重新輸注藥物前給予。

表1、治療MRD陽性B細胞前驅細胞之急性淋巴芽細胞白血病(ALL)的BLINCYTO建議劑量及時程

週期	病人體重 大於或等於45公斤 *(固定劑量)*	病人體重 不足45公斤 *(以BSA 為主的劑量)*
第1引導週期		
第1-28天	28 mcg/day	15 mcg/m²/day *(不得超過28 mcg/day)*
第29-42天	14 天無治療間期	14 天無治療間期
第2-4鞏固週期		
第1-28天	28 mcg/day	15 mcg/m²/day *(不得超過28 mcg/day)*
第29-42天	14 天無治療間期	14 天無治療間期

2.復發型或頑固型B細胞前驅細胞之急性淋巴芽細胞白血病(ALL)的治療
●一個療程包括2個週期的BLINCYTO引導治療，接著再給予3個週期的鞏固治療，以及至多4個額外週期的持續治療。
●單一個BLINCYTO引導或鞏固治療週期，包含28天的持續靜脈輸注給藥，以及接續14天的無治療間期(總共42天)。
●單一個BLINCYTO持續治療週期，包含28天的持續靜脈輸注給藥，以及接續56天的無治療間期(總共84天)。
●不同體重病人的建議劑量及時程，請參見表2。體重大於或等於45公斤的病人應使用固定劑量，而體重不足45公斤的病人，則以病人的體表面積(BSA)計算劑量。

●在第1個給藥週期的頭9天以及第2個週期的頭2天建議住院。之後所有後續給藥週期開始時和重新給藥(若中斷給藥4小時或超過4小時)時，建議住院或在醫護專業人員監督下進行。

●使用dexamethasone進行前置用藥。

○對於成年病人，在每個週期給予第一個 BLINCYTO劑量前與劑量增加前(如第1個週期的第8天)1小時給予20mg dexamethasone，以及在中斷給藥4小時或超過4小時後重新輸注藥物前1小時給予。

○對於兒科病人，在第1個週期給予第一個 BLINCYTO劑量前與劑量增加前(例如第1個週期的第8天)給予5mg/m² dexamethasone而最大劑量為20mg的前置用藥，以及在第1個週期中斷給藥4小時或超過4小時後重新輸注藥物前給予。

表2、治療復發型或頑固型 B 細胞前驅細胞之急性淋巴芽細胞白血病 (ALL) 的 BLINCYTO 建議劑量及時程

週期	病人體重 大於或等於45公斤 （固定劑量）	病人體重 不足45公斤 （以BSA 為主的劑量）
第1引導週期		
第1-7天	9 mcg/day	5 mcg/m²/day （不得超過9 mcg/day）
第8-28天	28 mcg/day	15 mcg/m²/day （不得超過28 mcg/day）
第29-42天	14天無治療間期	14天無治療間期
第2引導週期		
第1-28天	28 mcg/day	15 mcg/m²/day （不得超過28 mcg/day）
第29-42天	14天無治療間期	14天無治療間期
第3-5鞏固週期		
第1-28天	28 mcg/day	15 mcg/m²/day （不得超過28 mcg/day）
第29-42天	14天無治療間期	14天無治療間期
第6-9持續治療週期		
第1-28天	28 mcg/day	15 mcg/m²/day （不得超過28 mcg/day）
第29-84天	56天無治療間期	56天無治療間期

不良反應 1.MRD陽性B細胞前驅細胞急性淋巴芽細胞白血病(ALL)

臨床試驗最常見的不良反應(≥20%)為發燒、輸注相關反應、頭痛、感染、震顫和發冷。最常見的嚴重不良反應(≥2%)包括發燒、震顫、腦病變、失語症、淋巴球低下、嗜中性球低下、用藥過量、器材相關感染、痙攣以及葡萄球菌感染。17%的病人因發生不良反應而中止治療；神經問題是通報中止治療最常見的原因。有2起致命性不良事件(非典型肺炎以及硬腦膜下出血)發生於BLINCYTO治療結束後30天內。

2.費城染色體陰性復發型或頑固型B細胞前驅細胞急性淋巴芽細胞白血病(ALL)

臨床試驗最常見(≥20%)的不良反應為感染、發燒、頭痛、輸注相關反應、貧血、嗜中性球低下合併發燒、血小板低下以及嗜中性球低下。最常見(≥2%)的嚴重不良反應為嗜中性球低下合併發燒、發燒、敗血症、肺炎、過量、敗血性休克、細胞激素釋放症候群、細菌性敗血症、器材相關感染以及菌血症。12%的病人因不良反應而必須停用BLINCYTO。神經毒性及感染是最常報告造成中止治療的不良反應。16%的病人出現致命的不良反應事件。這些致命的事件大多是感染。

醫療須知 1.細胞激素釋放症候群：CRS的表徵包括發燒、頭痛、噁心、無力、低血壓、丙胺酸轉胺酶增加、天門冬胺酸轉胺酶增加、總膽紅素增加，以及瀰漫性血管內凝血(DIC)。若嚴重CRS發生，暫停BLINCYTO直到CRS緩解。一旦出現危及性命的CRS，永久停用BLINCYTO。
2.神經毒性：最常見(≥10%)的神經毒性表徵為頭痛及震顫。開始給予BLINCYTO後約有13%病人出現第3級或第3級以上(極嚴重、危及性命或致死性)的神經毒性，這些毒性包括腦病變、痙攣、語言障礙、意識障礙、意識混亂且失去方向感以及協調平衡障礙。神經毒性的表徵包含腦神經失調。這些神經的不良反應大部分在暫停給予BLINCYTO後得以解除，有些不良反應則必須完全終止治療。接受BLINCYTO治療的病人應監測是否有神經毒性的病徵或症狀，必要時應暫停或終止給予BLINCYTO。
3.感染：感染包括敗血症、肺炎、菌血症、伺機性感染以及導管部位感染，有些感染危及性命甚至致死。必要時，病人接受BLINCYTO治療期間應給予預防性抗生素療法並作感染監測。監測病人是否有感染的病徵或症狀，並給予適當的治療。
4.腫瘤溶解症候群：BLINCYTO治療期間應採取適當的預防措施以防止出現TLS，這些措施包括治療前先做非毒性的細胞減量法以及治療中補充水分。監測病人是否有TLS病徵或症狀，必要時應暫停或完全終止給予BLINCYTO。
5.嗜中性球低下與嗜中性球低下合併發燒：在BLINCYTO輸注期間應監測各項檢驗值(包括但不限於：白血球計數與絕對嗜中性球計數)。若一直有嗜中性球低下問題應中斷BLINCYTO治療。
6.對駕駛與操作機械能力的影響：由於BLINCYTO可能造成痙攣等神經方面不良反應，接受BLINCYTO治療的病人有喪失意識的風險。勸導病人在BLINCYTO治療期間不要開車或從事操作重機械或危險的機械活動。
7.肝酵素增高：BLINCYTO開始治療前以及BLINCYTO治療期間內應監測丙胺酸轉胺酶(ALT)、天門冬胺酸轉胺酶(AST)、丙麩胺酸轉移酶(GGT)以及總膽紅素等肝酵素。若這些轉胺酶檢驗值大於正常值上限5倍以上或膽紅素值大於正常值上限3倍以上應停用BLINCYTO。
8.胰臟炎：應評估病人發生胰臟炎的表徵與症狀。為了控制胰臟炎，可能必須暫時中斷或停用BLINCYTO及dexamethasone。
9.腦白質病變：曾有接受BLINCYTO治療的病人出現腦白質病變問題，特別是過去曾作過顱內放射線以及作過抗白血病化學療法(包括全身性高劑量的methotrexate或腦脊髓膜內cytarabine)的病人。
10.備藥與給藥疏失：應嚴格遵守備藥與給藥指引(包括混合藥物)使給藥疏失(包括劑量過少或過多)降至最低。
11.疫苗接種：在開始BLINCYTO治療前至少2週、還有治療期間，直到最後一週期BLINCYTO給藥後，回復免疫功能之前，都不建議接種活性病毒疫苗。

20807 BRENTUXIMAB VEDOTIN

孕 D 乳 - 泄 分解代謝 T½ 4～6D

Rx 50 MG/注射劑(I);

商名
Adcetris® ◎ (TAKEDA/台灣武田) $83726/I(50MG-PIC/S-50MG)

藥理作用 1.Brentuximab vedotin為抗體一藥物複合體(ADC)，可遞送抗腫瘤劑，選擇性促使CD30表現型腫瘤細胞產生細胞凋亡現象。
2.ADC與細胞表面的CD30結合，引起ADC-CD30複合體內化，然後運送至溶酶體(lysosomal)隔室。在細胞內，透過蛋白酶切割，釋出單一明確的活性物質MMAE。MMAE與微管蛋白(tubulin)結合，破壞細胞內的微管網絡，引發細胞周期停滯，造成CD-30表現型腫瘤細胞凋亡。
3.Brentuximab vedotin以CD30為標靶的作用機轉，從典型HL及sALCL疾病與治療範圍以及兩項多重治療後CD30陽性惡性腫瘤的臨床證據中CD30持續性的表現，均顯示從生物學的角度，復發及頑固型典型HL和sALCL患者(不論是否曾接受ASCT)皆適合接受本治療。

適應症 [衛核]1.何杰金氏淋巴瘤

(1)與doxorubicin、vinblastine和dacarbazine併用適用於先前未曾接受治療的CD30+第III期或第IV期何杰金氏淋巴瘤(HL)成人病人。

(2)適用於治療經自體幹細胞移植(ASCT)後，高復發或惡化風險的CD30+何杰金氏淋巴瘤(HL)成人病人。

(3)適用於治療復發或頑固型CD30+何杰金氏淋巴瘤(HL)成人病人：

i.已接受自體幹細胞移植(ASCT)，或

ii.無法使用ASCT或多重藥物化療，且先前至少已接受兩種治療。

2.周邊T細胞淋巴瘤

(1)與cyclophosphamide、doxorubicin和prednisone併用適用於先前未曾接受治療之下列成人病人：

i.全身性退行分化型大細胞淋巴瘤(systemic anaplastic large cell lymphoma; sALCL)，或

ii.其他CD30+周邊T細胞淋巴瘤(PTCL)：包含血管免疫芽细胞性T细胞淋巴瘤(angioimmunoblastic T-cell lymphoma; AITL)及非特定周邊T細胞淋巴瘤(peripheral T-cell lymphoma, not otherwise specified; PTCL-NOS)。

(2)適用於治療復發或頑固型全身性退行分化型大細胞淋巴瘤(sALCL)成人病人。

3.皮膚T細胞淋巴瘤

(1)適用於先前至少已接受一種全身性治療的CD30+皮膚T細胞淋巴瘤(CTCL)成人病人。

用法用量 1.建議劑量為1.8mg/kg，以30分鐘以上靜脈輸注方式給藥，每3週一次。

2.對於嚴重腎功能不全患者建議的起始劑量為1.2mg/kg，以30分鐘以上靜脈輸注方式給藥，每3週一次。應密切監測腎功能不全患者的不良反應情形。

3.對於嚴重肝功能不全患者建議的起始劑量為1.2mg/kg，以30分鐘以上靜脈輸注方式給藥，每3週一次。應密切監測肝功能不全患者的不良反應情形。

4.應持續治療，直到疾病惡化(disease progression)或出現無法接受的毒性為止。

5.達到病況穩定(stable disease)或改善的患者，應接受最少8個療程，最多至16個療程(約1年)的治療。

不良反應 1.極常見：感染、嗜中性白血球減少症、周邊感覺神經病變、腹瀉、噁心、嘔吐、禿髮、搔癢、肌肉疼痛、疲倦、發熱、輸注相關反應。

2.常見：敗血症/敗血性休克、上呼吸道感染、帶狀皰疹、肺炎、貧血、血小板減少症、高血糖、周邊運動神經病變、暈眩、髓鞘脫失多發性神經病變、咳嗽、呼吸困難、便秘、丙氨酸轉氨酶/天門冬氨酸轉氨酶(ALT/AST)升高、皮疹、關節痛、背痛、發冷。

3.少見：口腔念珠菌症、肺囊蟲肺炎、葡萄球菌血症、腫瘤溶解症候群(Tumour lysis syndrome)、急性胰臟炎、Stevens-Johnson症候群/毒性表皮溶解症(TEN)。

醫療須知 1.使用brentuximab vedotin治療，可能引發患者體內的John Cunningham病毒(JCV)再活化，導致進行性多病灶腦白質病(PML)及死亡。

2.使用brentuximab vedotin治療的病患曾觀察到有急性胰臟炎發生。曾有死亡個案通報。應密切監測病患是否發生腹痛或腹痛惡化的情形。

3.接受brentuximab vedotin治療的病患曾通報過肺毒性的病例。

4.曾有患者接受brentuximab vedotin治療後發生嚴重感染，例如肺炎、葡萄球菌菌血症、敗血症/敗血性休克(包括死亡個案)及帶狀皰疹，以及伺機性感染如肺囊蟲肺炎、口腔念珠菌症。

5.曾有患者出現立即性與延遲性輸注相關反應(infusion-related reactions; IRR)以及過敏性反應。

6.曾有患者通報使用brentuximab vedotin後，發生腫瘤溶解症候群(TLS)。腫瘤增生迅速及高腫瘤負擔的患者，可能出現腫瘤溶解症候群。

7.Brentuximab vedotin治療可能引發周邊神經病變，主要為感覺神經，但也有周邊運動

神經病變的病例。

8.接受brentuximab vedotin治療的患者，可能出現第3級或第4級貧血、血小板減少。

9.曾有患者接受brentuximab vedotin治療後，出現嗜中性白血球減少症合併發燒(發燒原因不明)。

10.曾有患者接受brentuximab vedotin治療後，發生Stevens-Johnson症候群(SJS)和毒性表皮溶解症(TEN)。

11.在臨床試驗期間，曾有身體質量指數(BMI)偏高的患者(不論有無糖尿病病史)發生高血糖。

20808 CEMIPLIMAB

℞ 350 MG/注射劑(I);

商 名 Libtayo® (SANOFI/賽諾菲)

藥理作用 1.PD-1配體PD-L1及PD-L2與T細胞上的PD-1鍵結後，會抑制T細胞的增生及細胞激素的生成。

2.在某些腫瘤中會出現PD-1配體增加的現象，透過此路徑可抑制活化的T細胞對於腫瘤的免疫監視。

3.Cemiplimab是一種重組的人類IgG4單株抗體，它會與PD-1結合並阻斷其與PD-L1和PD-L2的交互作用，解除由PD-1路徑所媒介的免疫反應(包括抗腫瘤免疫反應)抑制作用。在同源移植小鼠腫瘤模型中，阻斷PD-1活性可減緩腫瘤的生長。

適 應 症 [衛核]單一療法用於第一線治療有PD-L1表現(tumor proportion score [TPS]≥50%)且無EGFR、ALK或ROS1基因異常之局部晚期(且不適合手術切除或接受根除性化學放射治療)或轉移性非小細胞肺癌 (NSCLC)成人病人。

用法用量 1.依腫瘤細胞的PD-L1表現來選擇適合接受本藥治療的局部晚期或轉移性NSCLC病人。

2.本藥的建議劑量為350mg，每3週一次(Q3W)連續靜脈輸注30分鐘，直到疾病惡化或出現無法接受的毒性為止。

不良反應 1.最常見的免疫相關不良反應為：甲狀腺功能低下(7.5%)、甲狀腺功能亢進(3.3%)、肺炎(pneumonitis)(3.2%)、肝炎(2.0%)、結腸炎(2.2%)，及免疫相關皮膚不良反應(1.6%)。

2.嚴重不良事件導致永久停用cemiplimab的病人比率為8.1%。曾有和cemiplimab治療相關的嚴重皮膚不良反應(SCARs)被報告，包括史蒂芬-強生症候群(Stevens-Johnson syndrome, SJS)及毒性表皮壞死溶解症(toxic epidermal necrolysis, TEN)。

3.極常見：上呼吸道感染、貧血、食慾減少、咳嗽、噁心、腹瀉、便祕、皮疹、搔癢、肌肉骨骼疼痛、疲倦。

4.常見：泌尿道感染、輸注相關反應、甲狀腺功能低下、甲狀腺功能亢進、頭痛、周邊神經病變、高血壓、呼吸困難、肺炎(pneumonitis)、腹痛、嘔吐、口腔炎、結腸炎、肝炎、關節炎、腎炎、天門冬胺酸轉胺酶升高、丙胺酸轉胺酶升高、血中鹼性磷酸酶升高、血中血清肌酸酐升高。

醫療須知 1.接受本藥治療的病人曾出現免疫媒介性肺炎。

2.應監測病人腹瀉或結腸炎的徵兆及症狀，並透過治療調整、給予止瀉劑及皮質類固醇作處理。

3.治療前及治療期間應定期監測肝功能檢測是否異常，並透過治療調整及給予皮質類固醇作處理。

4.甲狀腺疾病可能發生於治療期間的任何時候。應於治療開始時、定期於治療期間及依臨床評估之指示，監測病人的甲狀腺功能變化。

5.應監測病人腦下垂體炎的徵兆及症狀，並依臨床指示透過治療調整、給予皮質類固醇及荷爾蒙替代療法作處理。

6.治療期間及治療後應監測病人關於腎上腺功能不全的徵兆及症狀，並依臨床指示透過治療調整、給予皮質類固醇及荷爾蒙替代療法作處理。

7.應監測病人的高血糖和糖尿病的徵兆及症狀，並透過口服降血糖藥物或胰島素及治療調整作處理。

8.應監測病人疑似嚴重皮膚反應的徵兆及症狀並排除其他病因。透過對病人進行治療調整及給予皮質類固醇作處理。若有SJS或TEN的症狀或徵兆，病人應轉介給專科照護以進行評估及治療，並對病人作治療調整之處理。

9.應監測病人的腎功能變化。對病人進行治療調整並給予皮質類固醇作處理。

10.接受本藥治療的病人曾出現其他致死性及危及生命的免疫媒介性不良反應，包括腫瘤伴生性腦脊髓炎(paraneoplastic encephalomyelitis)、腦膜炎、肌炎及心肌炎。

11.接受本藥治療可能會增加實體器官移植者排斥反應的風險，在這些病人中應權衡本藥的治療效益與可能的器官排斥風險。

12.輕度或中度的輸注相關反應應暫停或減緩輸注速率，重度(Grade 3)或危及生命(Grade 4)的輸注相關反應應停止輸注並永久停藥。

20809 CETUXIMAB

孕 C 乳 - 半 70～100h

Rx 5 MG/ML/注射劑(I);

商名 Erbitux® ◎ (MERCK/默克) $5698/I(5MG/ML-PIC/S-20ML)

藥理作用 1.Cetuximab是一種直接對抗表皮生長因子受體的嵌合(chimeric)型單株IgG_1抗體。它對受體的親合力比內生性連結物(ligand)約高5~10倍，因而可以阻斷受體的功能。

2.表皮生長因子受體(epidermal growth factor receptor)是與控制細胞存活、細胞週期變化、血管生長、細胞移動和細胞侵入/轉移等有關訊號途徑的一份子。

3.它能誘發表皮生長因子受體的內在化作用(internalization)，可能因而造成表皮生長因子受體的負向調控(down-regulation)。

4.Cetuximan也可作用於細胞毒性免疫效應細胞而對那些具有表皮生長因子腫瘤細胞產生作用(抗體依賴型的細胞媒介細胞毒性作用(antibody dependent cell-mediated cytotoxicity))cetuximab不與HER的受體結合。

5.Cetuximab抑制那些具表皮生長因子受體表現型的人類腫瘤細胞的生長，以及誘發細胞的死亡(apoptosis)。它也會抑制血管生成因子的產生、阻止內皮細胞移動，因而減少腫瘤的新血管生長及轉移。

適應症 [衛核]適用於治療RAS原生型(wild-type)之轉移性直腸結腸癌患者：

• 與FOLFIRI(Folinic acid/ 5-FU/ Irinotecan)合併使用之第一線治療。

• 與FOLFOX合併使用之第一線治療。

併用encorafenib，用於治療帶有BRAF V600E突變且曾接受過治療之轉移性直腸結腸癌(CRC)成人病人。

與放射線療法合併使用，治療局部晚期之口咽癌、下咽癌及喉癌患者。

與內含platinum類之化學療法合併使用，治療復發及/或轉移性頭頸部鱗狀細胞癌患者。

用法用量 1.Cetuximab必須在有抗腫瘤藥物製品使用經驗的醫師監督下才能使用。輸注期間和輸注結束後一小時內都要密切觀察患者。一定要備妥急救設備。患者第一次輸注前，一定要先給予抗組織胺藥劑。並建議之後的每一次注射都要先給予抗組織胺藥劑。

2.在治療上，cetuximab為一星期輸注一次，起始劑量是每平方公尺體表面積400mg(400mg/m²)建議的輸注期間是120分鐘。之後維持每一星期的劑量是每平方公尺身體表面積250mg(250mg/m²)建議的輸注時間是60分鐘。Cetuximab最快的輸注速率不能超過10mg/min，相當於每分鐘不能超過2毫升。

3.一般狀況下，併用irinotecan的治療劑量，可投予與最近治療療程相同劑量的irinotecan。必須在輸注cetuximab一小時之後，才能給予irinotecan。

4.本藥與放射線療法合併治療局部晚期之口咽癌、下咽癌及喉癌之患者，建議在接受放射線療法的前一週開始ER本藥的治療，且持續至放射線治療結束。

不良反應 1.中度到重度的輸注相關反應如發燒、寒顫、噁心、嘔吐頭痛、暈眩或呼吸因難可能發生；中度到重度的黏膜炎可能發生。

2.報告顯示大腸直腸癌末期的患者，約25%呼吸困難。高齡患者和先前已有心臟或肺功能不佳且逐漸惡化的患者，有時會增加發生嚴重呼吸困難的危險性。

3.超過80%的患者可能出現皮膚反應，主要呈現痤瘡狀紅疹，和/或較少發生的搔癢、皮膚乾躁、多毛症或指甲病變(例如甲溝炎)。

4.可能出現腎臟功能損傷。

醫療須知 1.中度到重度與輸注相關的反應，例如發燒、寒顫、噁心、嘔吐頭痛或呼吸因難非常常見(大於或等於1/10)。如果發現上述反應，可能要降低輸注速率。建議之後繼續保持這種較低的輸注速率。

2.嚴重的輸注相關的反應，在使用cetuximab治療的病例已常被報告(大於或等於1/100，小於1/10)，但死亡病例則很少(大於或等於1/10000，小於1/1000)。這些反應所包括的症狀例如呼吸道阻塞之快速發作(支氣管痙攣、喘鳴、聲音嘶啞、說話困難)蕁麻疹、低血壓、和/或狹心症。

3.呼吸因難可能發生，且和cetuximab輸注相關的反應有短暫和密切的關係，但是也可能在治療後的數星期後發生，可能和患者潛在功能異常有關。

4.發生第二次和第三次嚴重皮膚反應時，要再度中斷cetuximab治療。只有在反應減輕成第2級時，才可以較低劑量重新開始治療(第二次發作：200mg/m²體表面積，第三次發作：150mg/m²體表面積)。

5.易有低血鎂，容易出現感覺異常疲倦等現象，可定期檢查血中鎂離子濃度，若發現濃度偏低，應該適當補充鎂製劑，隨後即可改善。

6.輸注過程中，約有3%患者會發生嚴重的輸注反應，如急性呼吸道收縮、支氣管痙攣、蕁麻疹及低血壓等症狀，將近90%的患者發生在第一次輸注的時候，需要立刻停藥並急救處理。可事先在輸注前給予抗組織胺或類固醇預防，並在輸注期間及輸注結束後一小時內嚴密監控生理反應變化。

20810 COBIMETINIB

℞ 22.2 MG/錠劑(T)；

商 名 Cotellic® ◎ (裕利/羅氏)

藥理作用 1.Cobimetinib是一種絲裂原活化蛋白激酶(MAPK)/細胞外訊息調節激酶1(MEK1)與MEK2的可逆性抑制劑。MEK蛋白是可促進細胞增生之細胞外訊息相關激酶(ERK)途徑的上游調節因子。

2.BRAF V600E與K變異會使BRAF途徑持續活化，包含MEK1與MEK2。Cobimetinib在植入表現BRAF V600E之腫瘤細胞株的小鼠中，可抑制腫瘤細胞生長。

3.Cobimetinib與vemurafenib目標作用於RAS/RAF/MEK/ERK途徑的二種不同激酶。相較於兩種藥物分別單獨使用時，合併給予cobimetinib與vemurafenib在體外試驗中可增加細胞凋亡，且在有關腫瘤細胞株植入BRAF V600E變異的小鼠植入模型中，可減少腫瘤生長。

適 應 症 [衛核]Cotellic與vemurafenib併用於治療BRAF V600突變陽性且無法以手術切除或轉移性的黑色素瘤患者。

用法用量 1.服用本藥併用vemurafenib之前，病患必須經確證後的檢驗方式確認罹患BRAF V600突變陽性腫瘤。

2.本藥之建議劑量為，在每個28天週期的前21天，每天口服一次60mg(三顆20mg錠劑)，直到疾病惡化，或發生無法接受之毒性。

3.本藥可與食物併服或空腹服用。

4.若忘記服用某個本藥劑量，或者服藥時嘔吐，應在下次排定給藥時恢復服藥。

不良反應 1.本藥的最常見(≥20%)不良反應為腹瀉、光敏感反應、噁心、發燒與嘔吐。

2.本藥加上vemurafenib組病患發生率較低的vemurafenib不良反應為掉髮(15%)、表皮角化

(11%)與紅斑(10%)。
3.發生率<10%的本藥不良反應(所有等級)如下：呼吸、胸廓及縱隔異常：肺炎

醫療須知 1.本藥可能會引發新的原發性惡性腫瘤，包括皮膚與非皮膚性。
2.本藥可能會引起出血，包括大出血，定義為重要部位或器官出現症狀性出血。
3.本藥可能會引起心肌症，定義為症狀性與非症狀性的左心室射出分率(LVEF)降低。尚未針對本藥使用於基期LVEF低於機構正常值下限(LLN)或低於50%之病患建立安全性資料。
4.本藥可能會引起重度皮疹與其他皮膚反應。
5.本藥可能會引起眼部毒性，包括漿液性視網膜病變(液體累積於視網膜之膜層下方)。
6.本藥可能會引起肝臟毒性。
7.本藥可能會引起橫紋肌溶解症。
8.本藥可能會引起光敏感，包括重度案例。
9.本藥使用於懷孕女性時，會造成胎兒損傷。

20811 DABRAFENIB MESYLATE

℞ 50 MG, 75 MG/膠囊劑(C);

商 名 Tafinlar® ◎ (NOVARTIS/諾華) $636/C(75MG-PIC/S), $470/C(50MG-PIC/S)

藥理作用 1.Dabrafenib是一種RAF激酶抑制劑。BRAF發生致癌性突變會促使RAS/RAF/MEK/ERK途徑發生持續性活化。
2.在特定的癌症中，檢出BRAF突變的頻率相當高，包括約50%的黑色素瘤。最常見的BRAF突變為V600E，在發生於黑色素瘤的BRAF突變中約佔90%。
3.Dabrafenib會抑制BRAF V600突變型黑色素瘤細胞譜系的下游藥效學生物標記(磷酸化ERK)，也會抑制其細胞生長作用。

適應症 [衛核]1.黑色素瘤：Dabrafenib單一療法或與trametinib併用，可用於治療BRAF V600突變陽性且無法以手術切除或轉移性的成人黑色素瘤。
2.黑色素瘤的輔助治療：Dabrafenib與trametinib併用，可用於治療BRAF V600突變且完全切除後之第III期黑色素瘤病人的術後輔助治療。
3.非小細胞肺癌：Dabrafenib與trametinib併用，可用於治療BRAF V600突變之晚期非小細胞肺癌成人病人。
4.BRAF V600E突變陽性且無法切除或轉移性實體腫瘤：Dabrafenib與trametinib併用，可用於治療BRAF V600E突變之無法切除或轉移性實體腫瘤的6歲以上兒童及成人病人，前述病人於先前治療後出現惡化現象且無任何其他適當替代治療選擇。
使用限制：Dabrafenib不可用於治療結腸直腸癌病人，因為這類病人已知對BRAF抑制作用具先天抗藥性。

用法用量 1.使用dabrafenib前，必須先經過確效的檢測方法確認患者的腫瘤發生BRAF V600突變。
2.Dabrafenib的建議劑量為150毫克(兩顆75毫克膠囊)每日兩次(相當於每日總劑量300毫克)。Dabrafenib應於餐前至少1小時或餐後至少2小時服用，兩劑之間並應間隔12小時左右。Dabrafenib應於每天的相同時間服用，以提高患者的順從性。
3.應持續治療至患者無法再獲得效益或出現無法接受的毒性反應為止。漏服藥物：如果漏服一劑藥物，且距離服用下一劑的時間不到6小時，則不可補服該劑藥物。

不良反應 1.極常見：乳突瘤、食慾降低、頭痛、咳嗽、噁心、嘔吐、腹瀉、皮膚角化過度、禿髮、皮疹、掌蹠紅斑觸痛症候群、關節痛、肌痛、四肢疼痛、發燒、疲倦、發冷、無力。
2.常見：表皮鱗狀細胞癌、脂漏性角化症、軟組織瘤(皮贅)、基底細胞癌、低磷酸鹽血症、高血糖、便秘、皮膚乾燥、搔癢、日光性角化症、皮膚損傷、紅斑、類流感症狀、左心輸出率(LVEF)降低。
3.少見：新發生的原發性黑色素瘤、過敏、脂膜炎、葡萄膜炎、胰臟炎、腎衰竭、急性

腎衰竭、腎炎QT間期延長。

醫療須知 1.Dabrafenib用於野生型BRAF黑色素瘤患者的療效與安全性目前尚未確立，因此，dabrafenib不可用於BRAF野生型黑色素瘤患者。

2.發生嚴重非感染性發燒事件的患者在暫停給藥及/或降低劑量並施以支持性照護之後都可產生良好的反應。

3.鑒於會升高pH值的藥物可能會降低dabrafenib之口服生體可用率及曝藥量的理論風險，在使用dabrafenib治療期間，可能的話，應避免使用這些會升高胃中pH值的藥物。

4.使用dabrafenib與trametinib合併療法的病人曾發生出血的案例，包括嚴重及致死性的出血。

5.在臨床試驗中，使用dabrafenib單一療法及合併trametinib治療，都曾有眼睛相關不良反應的報告，包括葡萄膜炎、虹膜炎或虹膜睫狀體炎。治療期間應定期監測病人是否發生視覺方面的徵兆與症狀(如視力改變、畏光及眼睛疼痛)。

6.Dabrafenib與trametinib合併使用曾有LVEF降低、肺炎或間質性肺病、結腸炎、胃腸穿孔、肺栓塞或深部靜脈栓塞的案例。

7.治療期間必須採取有效的避孕措施，dabrafenib停藥後亦應繼續避孕至少4週，trametinib和dabrafenib合併療法停藥後則應繼續避孕持續至少16週。Dabrafenib可能會降低荷爾蒙避孕藥的效果，因此應另外採用其他的避孕方法。

20812 DARATUMUMAB

孕 D 乳 - 核 18±9D

Rx 1800 MG, 20 MG/ML/注射劑(I);

商 名

Darzalex® ◎ (CILAG AG/嬌生) $11497/I(20MG/ML-PIC/S-5ML), $41353/I(20MG/ML-PIC/S-20ML)

藥理作用 1.Daratumumab是一種會與高度表現於多發性骨髓瘤細胞表面，也會以不同程度表現於其他細胞類型和組織上之CD38蛋白結合的IgG1k人類單株抗體(mAb)。CD38蛋白具有多種功能，如透過接受體媒介的黏附作用、傳訊作用及酵素活性。

2.Daratumumab已證實可強力抑制表現CD38之腫瘤細胞的體內生長作用。Daratumumab可透過補體依賴性細胞毒性作用、抗體依賴性細胞所媒介的細胞毒性作用、以及抗體依賴性細胞的吞噬作用，對表現CD38的惡性腫瘤產生作用，促使腫瘤細胞溶解。

3.Daratumumab在Fc所媒介的交叉連結作用之後會誘發細胞凋亡。

適 應 症 [衛核]1.適用於下列多發性骨髓瘤成人病人：

(1)與lenalidomide加dexamethasone併用，治療不適合接受自體幹細胞移植的新診斷病人，以及先前曾接受至少一種療法治療的病人。

(2)與bortezomib、melphalan及prednisone併用，治療不適合接受自體幹細胞移植的新診斷病人。

(3)與bortezomib、thalidomide及dexamethasone併用，治療適合接受自體幹細胞移植的新診斷病人。

(4)與bortezomib加dexamethasone併用，治療先前曾接受至少一種療法治療的病人。

(5)與carfilzomib加dexamethasone併用，治療先前曾接受一至三種療法治療的復發性或難治性多發性骨髓瘤病人。

(6)與pomalidomide加dexamethasone併用，治療先前曾接受至少一線療法治療的病人(需曾使用過lenalidomide和一種蛋白酶體抑制劑)。

(7)做為單一治療用藥，治療先前曾接受治療(包括一種蛋白酶體抑制劑與一種免疫調節劑)且在最後一種療法之治療下出現疾病惡化現象的復發性或難治性病人。

2.治療全身性輕鏈(AL)類澱粉沉積症之新診斷成人病人。但不建議使用於心臟功能屬NYHA class IIIB或class IV或Mayo Stage IIIB之病人。

用法用量 1.本藥的建議劑量為16毫克/公斤體重，並應依照表1(以DARZALEX為例)的投藥時程靜脈輸注給藥。

表 1:單一療法及與 lenalidomide 併用時的標準 DARZALEX 投藥時程(4 週週期療法)

週次	投藥時程
第 1 至 8 週	每週一次(共 8 劑)
第 9 至 24 週[a]	每 2 週一次(共 8 劑)
自第 25 週開始，直到出現疾病惡化的現象為止[b]	每 4 週一次

[a] 於第9週投予每2週一次投藥時程的第一劑

[b] 於第 25 週投予每 4 週一次投藥時程的第一劑

2.與bortezomib併用時的修改投藥時程(3週週期療法)：本藥的建議劑量為16毫克/公斤體重，並應依照表2(以DARZALEX為例)的投藥時程靜脈輸注給藥。

表 2:與 bortezomib 併用時的修改 DARZALEX 投藥時程(3 週週期療法)

週次	投藥時程
第 1 至 9 週	每週一次(共 9 劑)
第 10 至 24 週[a]	每 3 週一次(共 5 劑)
自第 25 週開始，直到出現疾病惡化的現象為止[b]	每 4 週一次

[a] 於第10週投予每3週一次投藥時程的第一劑

[b] 於第 25 週投予每 4 週一次投藥時程的第一劑

不良反應 1.最常見的不良反應(>20%)為輸注反應、疲倦、噁心、腹瀉、肌肉痙攣、發燒、咳嗽、呼吸困難、嗜中性白血球減少症、血小板減少症及上呼吸道感染。

2.與bortezomib併用時，常有發生周邊水腫與周邊感覺神經病變的報告。

3.嚴重不良反應包括肺炎、上呼吸道感染、流行性感冒、發燒、腹瀉、心房纖維顫動。

醫療須知 1.在所有使用本藥治療的患者中，約有半數曾通報發生輸注相關反應(IRRs)。對這類患者，在整個輸注過程及輸注後期間都應予以監視。

2.在使用本藥治療之前，應使用抗組織胺劑、解熱劑和皮質類固醇對患者進行輸注前投藥，以降低發生IRRs的風險。

3.本藥可能會增強背景治療藥物所引發的嗜中性白血球減少症與血小板減少症。

4.Daratumumab會與低度表現於紅血球(RBCs)上的CD38結合，因此可能導致間接抗球蛋白試驗(間接Coombs試驗)呈陽性反應。

20813 DINUTUXIMAB BATA

孕 X 乳 - 泄 蛋白分解 半 7.8D

Rx 4.5 MG/ML/注射劑(I);

商 名

Qarziba® ◎ (PATHEON/吉帝) $298198/I(4.5MG/ML-PIC/S-4.5ML)

藥理作用 1.Dinutuximab beta是一種嵌合IgG1單株抗體，專門針對在神經母細胞瘤細胞中高表現性的雙唾液神經節配糖體(disialoganglioside)2(GD2)的碳水化合物部分。

2.Dinutuximab beta在體外可與已知表達GD2的神經母細胞瘤細胞系結合，並誘導補體依賴型之細胞毒殺作用(CDC)和抗體依賴型之細胞介導的細胞毒殺作用(ADCC)。

適 應 症 [衛核]神經母細胞瘤：

- 適用於治療有殘存或沒有殘存疾病的高危險性神經母細胞瘤，年齡12個月以上的病人，這些病人以前接受過誘導化學療法並至少達到了部分緩解，隨後進行了清髓治療和幹細胞移植 。
- 適用於治療有殘存或沒有殘存疾病且具復發或難治性病史的神經母細胞瘤，年齡12

個月以上的病人。

用法用量 1.本藥僅限於住院使用，並且必須在具有腫瘤療法使用經驗醫師的監督下進行投藥。
2.本藥的治療包括5個連續的療程，每一個療程為35天。劑量是根據個別體表面積來決定的，每個療程總計應為100毫克/平方米。
3.兩種投藥模式都可以：
a.每一個療程的第1~10天，每天投藥劑量10毫克/平方米，連續輸注十天(共240小時)。
b.或者每一個療程的第1~5天，每天投藥劑量20毫克/平方米，輸注8小時，連續五天。
4.如果發生以下毒性，則應永久終止使用dinutuximab beta的治療：
a.3級或4級過敏性休克反應。 b.延長的2級周邊運動神經病變。
c.3級周邊神經病變。 d.3級眼睛視覺毒性。
e.儘管給予適當的輸液處理，但仍有4級低鈉血症(<120mEq/L)。
f.復發性或4級微血管滲漏症候群(需要呼吸器支持)。

不良反應 1.最常見的不良反應是發燒(88%)和疼痛(77%)。
2.其他常見的不良反應包括過敏反應(63%)，嘔吐(57%)，腹瀉(51%)，微血管滲漏症候群(40%)和低血壓(39%)。

醫療須知 1.神經性疼痛通常在治療開始時發生，因此需要在每次輸注dinutuximab beta之前，給予事前止痛藥(包括靜脈內鴉片類藥物)。
2.儘管用了事前用藥，仍可能發生與輸注相關的嚴重反應，包括細胞激素釋放症候群(CRS)，過敏性休克反應和過敏反應。發生嚴重的輸液相關反應(包括CRS)需要立即停用dinutuximab beta治療，並可能需要緊急治療。
3.微血管滲漏症候群(CLS)的特徵是血管張力降低，血漿蛋白和液體滲入血管外腔。CLS通常在治療開始後數小時內發生。
4.由於dinutuximab beta與視神經細胞結合可能造成眼睛疾病。在視覺適應性受損的情況下，若可透過眼鏡矯正，且被判斷是可耐受的，則無需調整劑量。
5.本藥曾被報告偶爾會發生周邊神經病變。運動或感覺神經病變持續時間超過4天的病例必須進行評估。
6.病人可能會因先前的治療而造成免疫功能低下。由於他們通常在輸注部位有中央靜脈導管，因此有發生全身性感染的風險。

20814 DURVALUMAB

℞ 50 MG/ML/注射劑(I);

商　名 Imfinzi® ◎ (VETTER/阿斯特捷利康)

藥理作用 1. Durvalumab是一種人類免疫球蛋白G1 kappa(IgG1k)單株抗體，與PD-L1結合並且阻斷PD-L1與PD-1和CD80(B7.1)的交互作用。
2.阻斷PD-L1/PD-1和PD-L1/CD80的交互作用釋放了對免疫反應的抑制作用，但不會誘導抗體依賴型細胞調節的細胞毒性作用(ADCC)。
3.以durvalumab阻斷PD-L1可導致體外T細胞活化增加，並且在共同移植的人類腫瘤和免疫細胞異體移植小鼠模式中可減少腫瘤大小。

適應症 [衛核]1.非小細胞肺癌(NSCLC)：
(1)治療患有局部晚期、無法手術切除的非小細胞肺癌，且接受放射治療合併含鉑化療後病情未惡化的病人
(2)與含鉑化療藥物併用，做為可切除(腫瘤大小>4公分且/或(and/or)淋巴結分期N1及N2)、無已知的表皮生長因子受體(EGFR)突變或間變性淋巴瘤激酶(ALK)重組的非小細胞肺癌成人病人的前導性治療用藥(neoadjuvant therapy)，並於手術後繼續單獨使用做為輔助治療用藥(adjuvant therapy)。
2.小細胞肺癌：併用etoposide以及carboplatin或cisplatin兩者之一，適用於擴散期小細胞肺癌(ES-SCLC)病人的第一線治療。

3.膽道癌：與cisplatin及gemcitabine併用於治療局部晚期或轉移性膽道癌(biliary tract cancer)之成人病人。
4.肝細胞癌：與tremelimumab併用，適用於治療未曾接受全身性療法之晚期或無法切除之肝細胞癌成人病人。

用法用量 1.建議劑量為每公斤體重10毫克，靜脈輸注60分鐘，每兩週一次，直至疾病惡化或發生無法耐受的毒性為止。
2.輸液須以具有無菌，低蛋白結合率之0.2或0.22微米(micron)管內過濾器的靜脈輸注管線輸注60分鐘。

不良反應 1.最常見的不良反應(≥20%的病人發生)為咳嗽、疲勞、肺炎(pneumonitis)或放射性肺炎、上呼吸道感染、呼吸困難和皮疹。
2.較嚴重不良反應：免疫介導性肺炎、免疫介導性肝炎、免疫介導性結腸炎、免疫介導性內分泌疾病、免疫介導性腎炎、免疫介導性皮膚反應、其他免疫介導性不良反應、感染、輸液相關反應。

醫療須知 1.本藥可能引起免疫介導性肺炎，其定義為需要使用皮質類固醇者。已有致死病例之報導。
2.本藥可能引起免疫介導性肝炎，其定義為需要使用皮質類固醇者。已有致死病例之報導。
3.本藥可能引起免疫介導性皮疹；使用本類藥物其他產品曾經發生大皰性皮炎(bullous dermatitis)，史帝文生-強生氏症候群(SJS)/毒性表皮溶解症(TEN)。
4.對於疑似2級免疫介導性不良反應，排除其他原因並視臨床需要啟用皮質類固醇。嚴重(3級或4級)不良反應應給予皮質類固醇，prednisone每天每公斤1~4mg或相當劑量，隨後逐漸減量。根據嚴重程度中斷或之久停用本藥。
5.監測病人感染的徵候和症狀。對於3級以上的感染，暫不給予本藥，當臨床狀況穩定隨即恢復給藥。
6.監測輸注相關反應的徵候和症狀。根據嚴重程度中斷，減緩輸注速率或永久停用本藥。對於1級或2級輸注相關反應，考慮在投予後續劑量前先給予預防性藥物(pre-medications)。
7.本藥可能引起免疫介導性結腸炎，其定義為需要使用皮質類固醇者。
8.本藥可能引起免疫介導性內分泌病變，包括甲狀腺疾病、腎上腺功能不全、第一型糖尿病和垂體炎/垂體低能症。
9.本藥可能引起免疫介導性腎炎，其定義為有腎功能不全的證據，需要使用皮質類固醇者。已出現致死病例。
10.2022年9月5日美國食品藥物管理局(FDA)已批准Imfinzi(durvalumab)與化療藥物併用，用於治療局部晚期或轉移性膽道癌(biliary tract cancer, BTC)，成為首款晚期膽道癌免疫療法的新選擇。

20 抗腫瘤藥物

20815 ELRANATAMAB☆

℞ 40 MG/注射劑(I);

商 名 Elrexfio® ◎ (PHARMACIA & UPJOHN/輝瑞)

藥理作用 1.Elranatamab是一種T細胞的雙特異性抗體，結合T細胞上的CD3-epsilon及漿細胞、原漿細胞、多發性骨髓瘤細胞上的B細胞成熟抗原(BCMA)。
2.Elranatamab與腫瘤細胞上的BCMA和T細胞上的CD3的結合獨立於天然T細胞受體(TCR)特異性或對主要組織相容性(MHC)1類分子的依賴。
3.Elranatamab活化T細胞導致促發炎細胞激素釋放，並導致多發性骨髓瘤細胞裂解。

適應症 [衛核]ELREXFIO適用於治療先前曾接受至少四線療法(包括一種蛋白酶體抑制劑、一種免疫調節劑和一種抗CD38單株抗體)並在最後治療顯示疾病惡化的復發性或難治性多發性骨髓瘤成人病人。

用法用量 1.本藥治療應由有充分訓練的專業醫護人員在具適當醫療設備的醫療機構，透過皮下注射的方式進行，以處理嚴重反應，包括細胞激素釋放症候群(cytokine release syndrome，CRS)和免疫作用細胞相關神經毒性症候群(immune effector cell-associated neurotoxicity syndrome，ICANS)。
2.開始治療前，應進行全血球計數，排除任何活動性感染或女性懷孕病人使用本藥。
3.建議劑量為第1天12mg，第4天32mg的遞增劑量，然後是第2週至第24週每週76mg的完整治療劑量
4.已接受至少24週治療，達到療效反應[部分反應(partial response)以上]並且可維持此反應至少2個月的病人，給藥間隔應轉變為每2週一次。
5.可依據毒性進行劑量的調整，詳見仿單。

不良反應 1.最常見的不良反應包括：CRS(57.9%)、貧血(54.1%)、嗜中性白血球減少(44.8%)、疲倦(44.3%)、上呼吸道感染(38.8%)、注射部位反應(38.3%)、腹瀉(37.7%)、肺炎(37.2%)、血小板減少症(36.1%)、淋巴球減少症(30.1%)、 食慾下降(26.8%)、發燒(27.3%)、皮疹(26.2%)、關節痛(25.1%)、低血鉀症(23.0%)、噁心(21.3%)和皮膚乾燥(21.3%)。
2.嚴重不良反應包括：肺炎(30.6%)、敗血症(15.3%)、CRS(12.6%)、貧血(5.5%)、上呼吸道感染(4.9%)、泌尿道感染(3.3%)、嗜中性白血球減少症合併發燒(2.7%)、呼吸困難(2.2%)和發燒(2.2%)。

醫療須知 1.接受本藥治療的病人可能會發生CRS，包括危及生命或致命的反應。如果出現CRS的徵兆或症狀，應建議病人緊急就醫。
2.本藥治療後可能發生嚴重或危及生命的神經毒性，包括ICANS。在治療期間，應監測病人的神經毒性徵兆和症狀(如意識程度下降、痙攣和/或運動無力)。如果出現神經毒性的徵兆或症狀，應建議病人緊急就醫。
3.在使用本藥療法期間曾出現新的或重新活化的病毒感染。在接受本藥療法期間也曾發生進行性多灶性腦白質病變(Progressive multifocal leukoencephalopathy，PML)。具有活動性感染的病人不得開始本藥治療。本藥治療前和治療期間應監測病人的感染徵兆和症狀，並適當治療。
4.使用直接對抗B細胞之藥物治療的病人可能會發生B型肝炎病毒(HBV)再活化，且在某些病例中可能會導致猛爆性肝炎、肝衰竭和死亡。
5.在接受本藥治療的病人中曾通報嗜中性白血球減少，以及嗜中性白血球減少症合併發燒。應在基期和本藥治療期間定期監測全血球計數。
6.在接受本藥治療的病人中曾通報低γ球蛋白血症。
7.基期時應監測肝臟酵素和膽紅素，在治療期間亦應視臨床需要監測。依據嚴重程度暫時停用或考慮永久停用本藥。
8.在首次給藥前4週內，治療期間和治療後至少4週，不建議接種活病毒疫苗。
9.本藥治療對駕駛和操作機械的能力有重大影響。
10.根據作用機制，孕婦使用elranatamab可能會對胎兒造成傷害，因此不建議在懷孕期間接受本藥治療。具生育能力的女性在接受本藥治療期間及接受最後一劑後至少6個月，應採取有效的避孕措施。
11.已知人類IgG會分泌到母乳中。不能排除對哺乳兒童的風險，因此不建議在本藥治療期間和最後一次劑量後6個月內餵哺母乳。

20 抗腫瘤藥物

20816 ENFORTUMAB VEDOTIN

℞ 20 MG, 30 MG/注射劑(I);

商 名

Padcev® ◎ (BAXTER/安斯泰來) $13411/I(20MG-PIC/S-20MG), $20117/I(30MG-PIC/S-30MG)

藥理作用 1.Enfortumab vedotin是一種作用於Nectin-4的ADC，由全人源IgG1-kappa抗體透過蛋白酶可切割的連接子與微管蛋白聚合抑制劑MMAE結合組成。

2.Nectin-4是一種位於尿路上皮癌細胞表面的黏附蛋白，非臨床數據顯示，enfortumab vedotin的抗癌活性是由於ADC與Nectin-4表現細胞結合，隨後ADC-Nectin-4複合物內化，並且透過蛋白酶的切割釋放MMAE。

3.釋放後的MMAE會破壞細胞內的微管網絡，隨後導致細胞週期停滯和細胞凋亡。

4.從enfortumab vedotin作用細胞釋出的MMAE可擴散到鄰近Nectin-4低表現細胞，導致細胞毒性細胞死亡。

適應症 [衛核]1.單獨使用適用於治療患有局部晚期或轉移性泌尿道上皮癌的成年病人：

●先前接受過PD-1(programmed death receptor-1)或PD-L1(programmed death-ligand 1)抑制劑和含鉑化學治療；或

●不適合接受含cisplatin化學治療，且先前接受過一線以上治療。

2.併用pembrolizumab適用於治療不適合接受含cisplatin化學治療的局部晚期或轉移性泌尿道上皮癌的成人病人。

用法用量 1.單一藥物建議劑量為1.25mg/kg(≥100kg病人的最大劑量為125mg)，在28天週期第1、8和15天靜脈輸注30分鐘，直到疾病惡化或出現無法接受的毒性。

2.針對不良反應的建議劑量減少計畫：

	劑量水平 (dose level)
起始劑量	1.25 mg/kg，最高至 125 mg
第一次減量	1.0 mg/kg，最高至 100 mg
第二次減量	0.75 mg/kg，最高至 75 mg
第三次減量	0.5 mg/kg，最高至 50 mg

3.在給藥前，用無菌注射用水(sterile water for injection, SWFI)配製enfortumab vedotin小瓶。隨後將配製好的溶液加入含有5%葡萄糖注射液、0.9%氯化鈉注射液或乳酸林格氏注射液的靜脈輸液袋中稀釋。

4.立即透過靜脈輸液管輸注30分鐘。請勿以靜脈推注(IV push)或快速靜脈灌注(IV bolus)方式給藥。

不良反應 1.最常見(≥20%)的不良反應是：皮疹、天門冬氨酸轉氨酶(aspartate aminotransferase，AST)升高、葡萄糖升高、肌酸酐升高、疲勞、周邊神經病變、淋巴細胞減少、脫髮、食慾減退、血紅素降低、腹瀉、鈉降低、噁心、瘙癢、磷酸鹽降低、味覺障礙、丙氨酸轉氨酶(alanine aminotransferase，ALT)升高、貧血、白蛋白降低、嗜中性白血球減少、尿酸鹽升高、脂肪酶升高、血小板減少、體重減輕和皮膚乾燥。

2.最常見的嚴重不良反應(≥2%)是：尿路感染(7%)、急性腎損傷(7%)和感染性肺炎(pneumonia)(5%)。

3.發生致命的不良反應，包括：多器官功能障礙(1.0%)，以及肝功能不全、敗血性休克、高血糖症、肺炎(pneumonitis)和骨盆腔膿腫(各0.3%)。

醫療須知 1.曾有接受本藥治療的病人發生了嚴重的皮膚不良反應，包括SJS或TEN的致死病例。SJS和TEN主要發生在第一個治療週期，但也可能在之後發生。

2.高血糖症導致0.4%的病人停用本藥。對有糖尿病、高血糖症、或具有糖尿病或高血糖症風險的病人，密切監測血糖值。如果血糖升高(＞250mg/dL)則暫停本藥。

3.曾有接受本藥治療的病人發生了嚴重、危及生命或致死的肺炎/間質性肺病。

4.對發生2級肺炎/間質性肺病的病人暫停本藥並考慮降低劑量。對所有發生3或4級肺炎/間質性肺病的病人永久停用本藥。

5.監測病人是否出現新發生或惡化的周邊神經病變症狀，並在發生周邊神經病變時考慮中斷本藥療或降低劑量。

6.監測病人的眼部疾患。如果眼部症狀出現或未消退，請考慮使用人工淚液預防乾眼症並進行眼科評估。眼科檢查後，可視病情考慮使用眼用局部類固醇治療。對有症狀的眼部疾患考慮中斷本藥治療或降低劑量。

7.建議具有生育能力的女性病人在本藥治療期間和給予最後一劑後6個月內使用有效的避孕措施。建議有具生育能力之女性性伴侶的男性病人在本藥治療期間和給予最後一劑後4個月內使用有效避孕措施。

8.在enfortumab vedotin治療期間和給予最後一劑後至少6個月內不建議餵母乳。

20817 EPCORITAMAB

℞ 4 MG, 48 MG/注射劑(I);

商 名 Epkinly® ◎ (VETTER/艾伯維)

藥理作用

1.Epcoritamab是一人源化IgG1雙特異性抗體，可結合至B細胞表面的CD20及T細胞表面的CD3之特定細胞外抗原決定位。

2.CD20表現在多數的人類B細胞淋巴瘤和白血病，以及周邊血液的B細胞，但不會表現在造血幹細胞或漿細胞。

3.由於epcoritamab不具有直接免疫作用機轉，epcoritamab的活性來自於epcoritamab同時結合表現CD20的癌細胞及表現CD3的內源性T細胞，使誘發特異性T細胞活化及針對表現CD20之細胞的毒殺作用。

4.Epcoritamab的Fc區經設計而阻斷其直接免疫作用機轉，包含抗體依賴型細胞毒殺作用(ADCC)、補體依賴性細胞毒性(CDC)、抗體依賴型細胞吞噬作用(ADCP)。

適 應 症

[衛核]適用於治療先前曾接受至少兩線全身性治療之復發性或難治性瀰漫性大B細胞淋巴瘤(DLBCL)的成人病人。

用法用量

1.本藥僅供皮下注射使用。

2.本藥的建議給藥時程請見下表。在28天療程中施用本藥，直到疾病惡化或無法耐受毒性為止。

療程 (每個療程為 28 天)	治療天數	劑 量	
第 1 療程	1 天	遞增劑量 1	0.16 毫克
	8 天	遞增劑量 2	0.8 毫克
	15 天	第一個完整劑量	48 毫克
	22 天	48 毫克	
第 2 和第 3 療程	1、8、15 天和 22 天	48 毫克	
第 4 和第 9 療程	1 天和 15 天	48 毫克	
第 10 療程起	1 天	48 毫克	

3.若延後給本藥，請重新開始治療與恢復治療時程，其他前置給藥、不良反應劑量調整，詳見仿單。

不良反應

1.最常見(≥20%)的不良反應為CRS、倦怠、肌肉骨骼疼痛、注射部位反應、發熱、腹痛、噁心及腹瀉。最常見(≥10%)的第3至4級實驗室檢驗異常為淋巴球計數降低、嗜中性白血球計數降低、白血球計數降低、血紅素降低與血小板降低。

2.發生於＜10%接受本藥的病人之具臨床意義的不良反應包括：ICANS、敗血症、肋膜積水、COVID-19、肺炎(包括肺炎與COVID-19肺炎)、腫瘤加劇(tumor flare)、嗜中性白血球減少合併發燒、上呼吸道感染與腫瘤溶解症候群。

3.發生於≥2%病人的嚴重不良反應包括：CRS、感染(包括敗血症、COVID-19、肺炎及上呼吸道感染)、肋膜積水、嗜中性白血球減少合併發燒、發燒及ICANS。

醫療須知

1.本藥可能引起細胞激素釋放症候群(CRS)，包括嚴重或有生命危險的反應。

2.使用本藥可能發生免疫效應細胞相關神經毒性症候群(ICANS)，導致有生命危險或致命結果。

3.在本藥治療前及治療期間，監測病人是否出現感染的表徵和症狀，並給予適當治療。正在活性感染中的病人應避免施用本藥。開始本藥治療前，提供肺囊蟲肺炎(PJP)預防性用藥，並考慮投予抗疱疹病毒的預防性用藥。
4.本藥可能造成嚴重或重度血球減少，包括嗜中性白血球減少、貧血及血小板減少。
5.必須告知有生育能力的女性，在本藥治療期間到最後一劑後4個月內，應採用有效的避孕措施。

20818 FILGRASTIM

孕C 乳？ 泄 肝 t½ 1.4～7.2h

Rx 300 MCG, 250 MCG/ML, 600 MCG/ML, 960 MG/ML/注射劑(I);

商名

Filgrastim® ◎ (KYOWA KIRIN/協和麒麟) $582/I(250MCG/ML-PIC/S-300MCL), $1307/I(250MCG/ML-PIC/S-600MCL), $1673/I(300MCG-PIC/S-700MCL)

Nivestim® (HOSPIRA/輝瑞) $623/I(600MCG/ML-PIC/S-200MCL), $1559/I(600MCG/ML-PIC/S-500MCL), $2245/I(960MG/ML-PIC/S-500MCL)

藥理作用 本劑會與存在於嗜中性白血球前驅細胞至成熟嗜中性白血球細胞上的受體產生特異的結合，對於嗜中性白血球前驅細胞促進其分化、增殖，而估計對成熟嗜中性白血球則有亢進其機能作用。

適應症 [衛核]1.動員造血幹細胞至周邊血中2.促進造血幹細胞移植時嗜中性白血球數的增加3.癌症化學療法所引起之嗜中性白血球減少症4.骨髓發育不良症候群的嗜中性白血球缺乏症5.先天性、特異性嗜中性白血球缺乏症。

用法用量 促進骨髓移植時嗜中性白血球數之增加，通常成人在骨髓移植手術後翌日或五日後，開始以filgrastim300ug/㎡，一日一次點滴靜脈注射。兒童在移植後翌日或五日後開始以filgrastim 300ug/㎡一日一次點滴靜脈注射；但若嗜中性白血球數增加到5,000/㎣(白血球數10,000/㎣)以上時，須觀察症狀而中止投藥。其餘適應症的用法用量請參見仿單。

不良反應
1.皮膚：發疹、發紅偶有發生。
2.肝臟：有時會有S-GOT，SGPT的上昇。
3.消化器官：有時會有噁心、嘔吐的情況發生。
4.肌肉、骨骼系統：骨痛，且有時會有腰痛、胸痛、關節痛的情形發生。
5.其他：有時引起Alp、LDH上昇、發燒、頭痛、倦怠感、心悸、尿酸上昇及血清中creatinine上昇。

醫療須知
1.本劑的投與僅限於嗜中性白血球缺乏的患者。
2.本劑注射中，須定期進行血液的檢察，須特別注意不可讓嗜中性白血球，(白血球)，增加到必需數量以上。如已增至必要數量以上時，須採取適當的減藥或停藥措施。
3.為了防止過敏反應發生，使用前須充分的問診，必要時宜預先施行皮膚反應試驗。
4.對進行癌化學療法的嗜中性白血球缺乏病患者，須先投與化學療法製劑後；再注射本劑，應避免在實行化學療法之前投與本劑。
5.已知在骨髓發育不良症候群中，伴隨著芽球增加的病例，有移轉致骨髓性白血病的危險。所以在使用本劑時，應先採樣細胞，確認，經過體外試驗，未有芽球之增多。
6.對急性骨髓性白血病患者(為實行化學療法及骨髓移植時)投與本劑時，應先採樣細胞，經過生體外試驗確認。由本劑刺激而產生的白血病細胞是否增加，並且定期的作血液檢查及骨髓檢查，如有芽球的增加，則需中止投藥。
7.兒童使用本劑，應充分的觀察，慎重的使用。

20819 GEMTUZUMAB OZOGAMICIN

Rx 5 MG/注射劑(I);

商名

Mylotarg® ◎ (WYETH/輝瑞)

藥理作用 1.Gemtuzumab ozogamicin是一種針對CD33的抗體藥物複合體(ADC)。其抗體部分(hP67.6)會辨識人類CD33抗原。小分子N-acetyl gamma calicheamicin則是細胞毒性物質，會經由連結子共價連結至抗體部分。

2.非臨床資料顯示，gemtuzumab ozogamicin的抗癌活性是由ADC結合至表現CD33的腫瘤細胞造成，隨後ADC-CD33複合物產生內化作用，以及藉由連結子的水解裂解而在細胞內釋放N-acetyl gamma calicheamicin dimethyl hydrazide。
3.Nacetyl-gamma dimethyl hydrazide的活化會誘導雙股DNA斷裂，進而誘導細胞週期停止和細胞凋亡。

適應症 [衛核]新診斷或首次復發之CD33陽性急性骨髓性白血病(AML)之成人病人。

用法用量 1.在本藥給藥前1小時預防性給予成人病人口服acetaminophen 650mg與口服或靜脈注射diphenhydramine 50mg，並在輸注本藥前30分鐘內給予1mg/kg methylprednisolone或對等劑量之其他類固醇藥物。
2.新診斷原發性CD33陽性急性骨髓性白血病(AML)(合併療法)：
a.成人的本藥建議劑量為3mg/m²。用於治療新診斷原發性CD33陽性急性骨髓性白血病(AML)成人、包含本藥的合併療法是由1個前導週期與2個鞏固週期所組成。
b.前導週期的本藥建議劑量為第1、4、7 天3mg/m²(最多可達一個5mg小瓶)，與daunorubicin和cytarabine併用。對於需要第二次前導週期的病人，不可在第二次前導週期內施用本藥。
c.鞏固週期的本藥建議劑量為第1天3mg/m²(最多可達5mg一小瓶)，與daunorubicin和cytarabine併用。
3.新診斷CD33陽性急性骨髓性白血病(AML)(單一藥物療法)(僅適用無法耐受化療者)：
a.用於治療新診斷CD33陽性急性骨髓性白血病(AML)成人的本藥單一藥物療程是由1個前導週期和最多8個週期的延續治療所組成。
b.針對前導週期，本藥的建議劑量為單一藥物使用，第1天6mg/m²(不限於一個5mg小瓶)、第8天3mg/m²(不限於一個5mg小瓶)。
c.針對延續治療，本藥的建議劑量為單一藥物使用，每4週的第1天給予2mg/m²(不限於一個5mg小瓶)。
4.首次復發CD33陽性急性骨髓性白血病(AML)(單一藥物療法)：
用於治療復發CD33陽性急性骨髓性白血病(AML)成人的本藥單一藥物治療建議劑量為第 1、4、7天3mg/m²(最高達一個5mg小瓶)。治療首次復發情形的方式為本藥單一療程。

不良反應 1.超過1%病人曾發生的第3級治療引發不良事件(TEAE)包括：敗血症(32%)、發燒(16%)、皮疹(11%)、肺炎(7%)、出血(7%)、黏膜炎(4%)、疼痛(4%)、腹瀉(2%)、頭痛(2%)、心搏過速(2%)和肺水腫(2%)。
2.超過15%以上病人曾發生的所有等級TEAE包括：發燒(79%)、感染(42%)、AST升高(40%)、出血(23%)、噁心和嘔吐(21%)、便祕(21%)、黏膜炎(21%)、頭痛(19%)、ALT升高(16%)和皮疹(16%)。

醫療須知 1.接受本藥作為單一藥物或作為合併化學治療部分療程曾有病人出現肝毒性的報告，包括危及生命和有時會致命之肝臟靜脈阻塞性疾病(VOD)事件。
2.在本藥輸注過程或輸注後24小時內可能會發生危及生命或致死性輸注相關反應。輸注相關反應徵兆和症狀可包括發燒、冷顫、低血壓、心搏過速、缺氧和呼吸衰竭。
3.在本藥治療中應監測病人是否出現出血之徵兆和症狀。以延後使用或永久停用本藥的方式處理重度出血、出血或持續性血小板減少症，並依據標準實務提供支持照護。
4.在接受其他內含calicheamicin藥物治療的病人身上觀察到QT間隔延長的現象。應在治療開始前和給藥過程中(需要時)進行心電圖(ECG)及電解質檢查。
5.對於接受以本藥併用daunorubicin和cytarabine治療新診斷原發性急性骨髓性白血病(AML)的病人，當有細胞遺傳學檢測結果時，應斟酌繼續治療的潛在效益是否勝過個別病人之風險。
6.請提醒孕婦此藥物對胎兒的潛在風險。建議具有生育能力的女性在接受本藥治療期間及接受最後一劑後至少6個月，要使用有效的避孕措施。

20820 GLOFITAMAB

Rx 10 MG/注射劑(I);

商 名 Columvi® ◎ (GENENTECH/羅氏)

藥理作用 1.Glofitamab是一種雙特異性的單株抗體，會與B細胞表面表現的CD20形成二價鍵結(具有高親和力)，以及與T細胞表面表現的T細胞受體複合體中的CD3形成一價鍵結。

2.藉由同時與B細胞上的CD20及T細胞上的CD3形成鍵結，glofitamab可媒介免疫突觸的形成並引發後續強效的T細胞活化及增生、細胞激素分泌與細胞溶解蛋白的釋放而導致表現CD20之B細胞溶解。

適應症 [衛核]適用於治療先前曾接受至少兩線全身治療之復發性或難治性瀰漫性大B細胞淋巴瘤(DLBCL)的成人病人。

用法用量 1.所有病人必須在第1週期第1天(開始本藥治療前7天)時，接受單劑1000mg劑量的obinutuzumab。

2.Obinutuzumab應以50mg/h的速率靜脈輸注給藥。輸注速率可每30分鐘以50mg/h的幅度遞增，最高至400mg/h。

3.以劑量遞增療程開始本藥用藥(其設計是要減少CRS的風險)，目標是達30mg的建議劑量。

4.在第1週期第1天完成obinutuzumab前置治療後，本藥必須依據劑量遞增療程以靜脈輸注給予，目標是達到建議劑量30mg。每個週期為21天。

5.本藥治療建議最多進行12個週期，或是治療至疾病惡化或出現無法處置的毒性為止。

不良反應 1.很常見：細胞激素釋放症候群、嗜中性白血球減少症、貧血、血小板減少症、發燒、低血磷症、低血鎂症、低血鈣症、低血鉀症、皮疹、便祕、腹瀉、噁心、腫瘤加劇、病毒感染、

2.常見：淋巴球減少症、發熱性嗜中性白血球減少症、低血鈉症、腫瘤溶解症候群、胃腸出血、嘔吐、頭痛、嗜睡、顫抖、細菌感染、上呼吸道感染、敗血症、下呼吸道感染、肺炎、泌尿道感染、黴菌感染、ALT上升、AST上升、血中鹼性磷酸酶上升、Gamma-GT上升、血中膽紅素上升、肝臟酵素上升、混淆狀態。

醫療須知 1.為了減少細胞激素釋放症候群(CRS)的發生，病人必須在開始本藥治療的7天前接受obinutuzumab前置治療，並應使用解熱劑、抗組織胺及葡萄糖皮質素等前置用藥。

2.在第1和第2週期的Columvi輸注前，必須備妥至少1劑的tocilizumab以供發生CRS事件時使用。必須確保能夠在前次使用tocilizumab後8小時內取得額外劑量。

3.病人在所有本藥輸注期間及完成第1次輸注後至少10小時內必須接受監測。

4.針對有慢性或復發性感染病史、容易發生感染之潛在病症，或先前曾接受重要免疫抑制治療的病人，考慮使用本藥時應特別謹慎。

5.在本藥治療前和治療期間應監測病人是否受到可能的細菌、黴菌及新發生或再次活化的病毒感染，並給予適當治療。

6.接受本藥治療的病人曾通報腫瘤加劇。其表徵包括局部疼痛及腫脹，腫瘤加劇不表示治療失敗或腫瘤惡化。

7.接受本藥治療的病人曾通報腫瘤溶解症候群(TLS)。腫瘤負荷高、腫瘤迅速增生、腎功能不良或脫水的病人有較高的TLS風險。

8.必須告知具生育能力的女性病人在接受本藥治療期間避免懷孕。

20821 GUSELKUMAB

孕 X 乳 - 泄 酵素分解 t½ 15～18D

Rx Imp 100 MG/ML/植入劑(Imp);

商 名 Tremfya® ◎ (CILAG/嬌生) $62838/Imp(100MG/ML-PIC/S-1ML)

藥理作用 1.Guselkumab是一種人類單株IgG1λ 抗體(mAb)製劑，可選擇性地和白血球間素23(IL-23)

的p19次單元相結合，從而抑制其與IL-23接受體之交互作用。
2.IL-23是一種參與正常發炎反應及免疫反應的天然細胞激素。Guselkumab可抑制促發炎細胞激素與趨化激素的釋放。
3.Guselkumab會降低IL-17A、IL-17F及IL-22的血中濃度。

適應症 [衛核]1.斑塊性乾癬：適用於治療適合接受全身性治療或光療法的中至重度斑塊性乾癬成人病人。
2.掌蹠膿皰症：適用於治療對傳統療法未能產生有效反應的中至重度掌蹠膿皰症成人病人。
3.乾癬性關節炎：適用於治療活動性乾癬性關節炎成人病人。
4.膿疱性乾癬：適用於治療對傳統療法未能產生有效反應的膿疱性乾癬成人病人。

用法用量 1.本藥的給藥方式為皮下注射。建議劑量為於第0週與第4週各投予100毫克，之後每8週投予100毫克。
2.切勿將本藥注入皮膚有觸痛、瘀傷、發紅、變硬、變厚、鱗屑或受乾癬侵犯的區域。
3.在開始使用本藥治療之前，應檢查病人是否患有B型與C型肝炎感染症。
4.在開始使用本藥治療之前，應考慮依據現行免疫接種原則完成所有適合病人年齡之疫苗接種。

不良反應 1.≥1%：上呼吸道感染、頭痛、注射部位反應、關節痛、腹瀉、胃腸炎、癬類感染症、單純皰疹感染症。
2.上呼吸道感染包括鼻咽炎、上呼吸道感染(URTI)、咽炎、以及病毒性URTI。
3.注射部位反應包括注射部位紅斑、瘀傷、血腫、出血、腫脹、水腫、搔癢、疼痛、變色、硬化、發炎、以及蕁麻疹。
4.單純皰疹感染症包括口腔皰疹、單純皰疹、生殖器皰疹、生殖器單純皰疹、以及鼻腔單純皰疹。

醫療須知 1.本藥可能會升高發生感染的風險。
2.在開始使用本藥 治療之前，應先評估病人是否感染結核病(TB)。
3.避光存放於2~8°C。勿冷凍，勿振搖。

20822 IBRUTINIB☆▲

孕D 乳 - 泄 肝 半 4~6h

℞ 140 MG, 280 MG/錠劑(T); 140 MG/膠囊劑(C);

商　名 Imbruvica® ◎ (裕利/嬌生) $1730/C(140MG-PIC/S).

藥理作用 1.Ibrutinib是一種小分子的BTK抑制劑。Ibrutinib會與BTK活性部位中的半胱胺酸殘基(cysteine residue)形成一個共價鍵，進而抑制BTK的酵素活性。
2.BTK是B細胞抗原受體(BCR)及細胞激素受體之作用路徑的訊息傳導分子。BTK活化B細胞表面受體的訊息傳遞扮演重要的角色，是B細胞移動、趨化和黏附的必要物質。
3.Ibrutinib在體內會抑制惡性B細胞的增生與存活，在體外也會抑制細胞的移行作用與受質黏附作用。

適應症 [衛核]1.被套細胞淋巴瘤：適用於先前曾接受至少一種療法治療的被套細胞淋巴瘤Mantle Cell Lymphoma (MCL)成年病人。
2.慢性淋巴球性白血病/小淋巴球性淋巴瘤：適用於治療慢性淋巴球性白血病Chronic Lymphocytic Leukemia (CLL)/小淋巴球性淋巴瘤Small Lymphocytic Lymphoma (SLL)成年病人。
3.17p缺失性之慢性淋巴球性白血病/小淋巴球性淋巴瘤：適用於治療患有17p缺失性之慢性淋巴球性白血病Chronic Lymphocytic Leukemia (CLL)/小淋巴球性淋巴瘤 (SLL)的成年病人。
4.Waldenström氏巨球蛋白血症：適用於治療Waldenström氏巨球蛋白血症 (Waldenström's macroglobulinemia (WM))的成年病人。

5.慢性移植體抗宿主疾病：適用於治療使用一線或多線全身性療法治療失敗後的慢性移植體抗宿主疾病chronic Graft-Versus-Host Disease (cGVHD)成年病人。

用法用量 1.被套細胞淋巴瘤：每日一次口服560毫克。
2.慢性淋巴球性白血病/小淋巴球性淋巴瘤與Waldenström氏巨球蛋白血症：每日一次口服420毫克。
3.肝功能調整：
輕度肝功能不全患者，建議劑量為每日140毫克。
中度肝功能不全患者，建議劑量為每日70毫克。
重度肝功能不全患者，應避免使用。
4.若必須與中效的CYP3A inhibitors並用，應將ibrutinib的劑量降低至140毫克。
5.如果發生任何第3級(含)以上的非血液學毒性反應、第3級(含)以上的嗜中性白血球減少症合併感染或發燒、或第4級的血液學毒性反應，應暫時停用ibrutinib。一旦毒性反應症狀緩解至第1級或治療前的狀態，可以起始劑量重新開始治療。如果再度出現毒性反應，應以減少140毫克的方式來降低劑量。

不良反應 1.最常發生的不良反應(≥20%)為血小板減少症、腹瀉、嗜中性白血球減少症、貧血、疲倦、肌肉骨骼疼痛、周邊水腫、上呼吸道感染、噁心、瘀傷、呼吸困難、便秘、皮疹、腹痛、嘔吐、以及食慾降低。
2.嚴重不良反應：感染、血球減少症、心房纖維顫動、續發性腫瘤、腫瘤溶解症候群。

醫療須知 1.在使用本藥治療的患者中，曾有發生致命性出血事件的病例。有高達6%的患者曾發生第3級(含)以上的出血事件(硬腦膜下血腫、胃腸出血、血尿及手術後出血)。
2.曾有患者在使用本藥治療期間，發生致命性及非致命性的感染。有14%至26%的患者曾發生第3級(含)以上的感染。
3.使用本藥治療的患者曾經發生治療後出現的第3或4級血球減少症，包括嗜中性白血球減少症(發生率19至29%)、血小板減少症(發生率5至17%)及貧血(發生率0至9%)。
4.在使用本藥治療的患者中，曾有發生心房纖維顫動與心房撲動的病例(發生率6至9%)。
5.使用本藥治療的患者，曾有發生續發性腫瘤的病例(發生率5至14%)。
6.曾有在使用本藥治療期間發生腫瘤溶解症候群的報告。對有發生腫瘤溶解症候群之風險(如高腫瘤負擔)的患者，應密切監視，並採取適當的預防措施。

20823 INOTUZUMAB OZOGAMICIN

孕D 乳 - 泄 還原代謝 T½ 12.3D

Rx 1 MG/注射劑(I);

商 名 Besponsa® ◎ (WYETH/惠氏) $370250/I(1MG-PIC/S-1MG)

藥理作用 1.Inotuzumab ozogamicin是一種由辨識CD22之單株抗體共價連結至N-acetyl-gamma-calicheamicin dimethylhydrazide的ADC。
2.Inotuzumab是一種重組人類免疫球蛋白G4 (IgG4)抗體，可特異性地識別人體CD22。小分子N-acetyl-gamma-calicheamicin，是一種細胞毒性產品。
3.N-acetyl-gamma-calicheamicin可透過酸裂性連結子並以共價方式連結至抗體。非臨床資料顯示，本藥的抗癌活性是由ADC結合至表現CD22的腫瘤細胞造成，隨後ADC-CD22複合物產生內化作用，並藉由連結子的水解裂解在細胞內釋放N-acetylgamma-calicheamicin dimethylhydrazide。N-acetyl-gamma-calicheamicin dimethylhydrazide的活化會誘導雙股DNA斷裂，進而誘導細胞週期停止和細胞凋亡。

適應症 [衛核]Besponsa 單獨使用，適用於治療患有復發型或頑固型CD22 陽性B 細胞前驅因子之急性淋巴芽細胞白血病(ALL)之成人病患。具費城染色體陽性(Ph+)的復發型或頑固型CD22 陽性B 細胞前驅因子之ALL的成人病患，應至少對一種酪胺酸激酶抑制劑(TKI)治療無效。

用法用量 1.本藥應由具癌症治療經驗醫師監督下給藥，且給藥環境應具備可立即使用的完整急救設施。若考量使用本藥治療復發型或頑固型B細胞ALL，於開始治療前，應使用經驗證且敏感之測定法確認基準期CD22陽性>0%。

2.對於周邊血液內具淋巴芽細胞的病人，建議在第一個劑量之前合併給予hydroxyurea、類固醇及/或vincristine進行細胞減量，將周邊芽細胞計數減少至≤10,000/㎣。

3.給藥前，建議給予皮質類固醇、解熱劑及抗組織胺作為前置藥物(Pre-medication)。

4.有關高腫瘤負荷(tumour burden)的病人，建議在給藥前給予前置藥物，以降低尿酸濃度和補充水分。

5.應在輸注期間和結束後至少1小時內應觀察病人是否有輸注相關反應的症狀。

6.以3至4週為一週期給予本 藥。

7.對於後續進行造血幹細胞移植(HSCT)的病人，本藥的建議治療時間為2個週期。若這些病人在2個週期後未達到完全緩解(CR)或完全緩解伴隨不完全血液學恢復(CRi)且微量殘存疾病(MRD)陰性，可考慮進行第三個週期。若病人未進行HSCT，可繼續接受本藥，總計最多6個週期。若病人未在3個週期內達到CR/CRi，應停止治療。

8.在第一個週期時，所有病人本藥的建議總劑量為每週期1.8mg/m²，於第1天(0.8mg/m²)、第8天(0.5mg/m²)和第15天(0.5mg/m²)分三次給予。第1週期為期3週，但若病人達到CR或CRi，且/或為了從毒性中恢復過來，可延長為4週。後續週期中，針對達到CR/CRi的病人，本藥的建議總劑量為每週期1.5mg/m²，於第1天(0.5mg/m²)、第8天(0.5mg/m²)和第15天(0.5mg/m²)分三次給予，而針對未達到CR/CRi的病人，本藥的建議總劑量則為每週期1.8mg/m²，分別於第1天(0.8mg/m²)、第8天(0.5mg/m²)和第15天(0.5mg/m²)分三次給予。後續週期為4週。

9.以超過1小時的時間，將本藥靜脈輸注完畢。不可採用靜脈推注或快速靜脈推注給予本藥。本藥給藥前必須調配和稀釋。

不良反應 最常見(≥20%)的不良反應為血小板減少症(51%)、嗜中性白血球減少症(49%)、感染(48%)、貧血(36%)、白血球減少(35%)、疲倦(35%)、出血(33%)、發熱(32%)、噁心(31%)、頭痛(28%)、嗜中性白血球減少症合併發燒(26%)、轉胺酶升高(26%)、腹痛(23%)、丙麩胺醯轉移酶升高(21%)和高膽紅素血症(21%)。

醫療須知 1.肝毒性，包括肝靜脈栓塞症/竇狀隙阻塞症候群(VOD/SOS)：肝毒性，包括嚴重、危及生命且有時致命的VOD/SOS，曾發生於接受本藥的復發型或頑固型ALL病人。本藥會使此病人族群的VOD/SOS風險顯著增加至高於標準化療療程。此項風險在本藥治療後接受HSCT的病人中最顯著。

2.接受inotuzumab ozogamicin的病人曾通報發生嗜中性白血球減少症、血小板減少症、貧血、白血球減少症、嗜中性白血球減少症合併發燒、淋巴球減少症和全血球減少症，且部分事件危及生命。

3.接受inotuzumab ozogamicin的病人曾通報發生輸注相關反應，包括低血壓、熱潮紅或呼吸問題等症狀。若發生輸注相關反應，應暫停輸注，並開始適當的醫療處置。

4.接受inotuzumab ozogamicin的病人曾通報發生可能危及生命或致命的腫瘤溶解症候群。

20824 IPILIMUMAB

孕C 乳 - 代 15.4D

℞ 5 MG/ML/注射劑(I)；

商　名 Yervoy® ◎ (BMS/必治妥施貴寶) $95145/I(5MG/ML-PIC/S-10ML)

藥理作用 1.CTLA-4是T細胞活化作用的負向調節因子。Ipilimumab可與CTLA-4相結合，並阻斷CTLA-4和其配體CD80/CD86之間的相互作用。

2.目前已經證實，阻斷CTLA-4可增強T細胞的活化和增生。

3.Ipilimumab會對黑色素瘤患者產生間接的作用，其作用機轉可能是通過T細胞所媒介的抗腫瘤免疫反應。

適應症 [衛核]1.無法切除或轉移性黑色素瘤：
(1)適用於治療成人和 12 歲以上小兒之無法切除或轉移性黑色素瘤。
(2)併用 nivolumab 適用於治療無法切除或轉移性黑色素瘤成人病人。
2.晚期腎細胞癌：併用 nivolumab 適用於中度/重度風險 (intermediate /poor risk) 晚期腎細胞癌 (RCC) 病人的第一線治療。
3.高度微衛星不穩定性(MSI-H)或錯配修復缺陷(dMMR)的轉移性大腸直腸癌：併用nivolumab適用於接受fluoropyrimidine、oxaliplatin和irinotecan治療後疾病惡化之具有高度微衛星不穩定性(MSI-H)或錯配修復缺陷(dMMR)的轉移性大腸直腸癌(CRC)成人病人。
4.肝細胞癌：併用 nivolumab 適用於治療先前曾接受sorafenib治療的肝細胞癌 (HCC) 病人。
5.轉移性或復發性非小細胞肺癌：
(1)併用 nivolumab 適用於帶有PD-L1(≧1%)且不具EGFR或ALK腫瘤基因異常的成年轉移性或復發性非小細胞肺癌(NSCLC)病人的第一線治療。
(2)併用 nivolumab 及2個週期含鉑化學治療適用於不具EGFR或ALK腫瘤基因異常的成年轉移性或復發性非小細胞肺癌(NSCLC)病人的第一線治療。
6.惡性肋膜間皮瘤：併用 nivolumab 適用於無法切除之惡性肋膜間皮瘤成人病人的第一線治療。
7.食道癌：併用 nivolumab 適用於晚期或轉移性食道鱗狀細胞癌 (ESCC) 病人的第一線治療。

用法用量 1.本藥的建議劑量為每隔3週以90分鐘的時間靜脈輸注3毫克/公斤，總共投予4劑。
2.製備輸注液之前，先將小藥瓶在室溫下放置約5分鐘。
3.以0.9%氯化鈉注射液(USP)或5%葡萄糖注射液(USP)稀釋，配製成最終濃度範圍為1毫克/毫升至2毫克/毫升的稀釋溶液。將稀釋溶液輕輕地以上下翻轉的方式混合均勻。

不良反應 1.最常見的不良反應(≥5%)為疲倦、腹瀉、搔癢、皮疹和結腸炎。
2.嚴重的不良反應：腸炎、肝毒性、皮膚炎、神經病變、內分泌病變(腦下垂體功能低下、腎上腺功能低下)、其他(肺炎、腦膜炎、腎炎、嗜伊紅性白血球過多、心包炎)。

醫療須知 1.發生嚴重腸炎的患者應永久停用本藥，並開始接受全身性皮質類固醇治療，使用劑量為每日1~2毫克/公斤prednisone(或等效藥物)。在嚴重程度降至第1級或更低後，開始逐漸調降皮質類固醇的劑量，並應以至少一個月的時間持續逐漸調降劑量。
2.對出現第3~5級肝毒性反應的病患，應永久停用本藥，並投予全身性皮質類固醇治療，使用劑量為每日1~2毫克/公斤prednisone(或等效藥物)。當檢查結果顯示肝功能持續改善或恢復到治療前的狀態時，應開始調降皮質類固醇劑量，並應以一個月的時間持續逐漸調降劑量。
3.下列疾病患者應永久停用本藥：史帝芬強生症候群、毒性表皮壞死溶解症，或皮疹併發全層皮膚潰瘍或壞死、水泡或出血表現。應給予全身性皮質類固醇治療，使用劑量為每日1~2毫克/公斤prednisone(或等效藥物)。
4.應監測是否有運動或感覺神經病變的症狀，例如單側或雙側無力、感覺改變，或感覺異常。對發生如類Guillain-Barré症候群等重度神經病變(日常活動受干擾)的患者，應永久停用本藥。
5.若發生具臨床意義或嚴重的免疫相關不良反應，應永久停用本藥。發生嚴重的免疫相關不良反應時，可開始使用全身性皮質類固醇治療，劑量為每日1~2毫克/公斤prednisone。

20825 ISATUXIMAB

℞ 20 MG/ML/注射劑(I);

商名 Sarclisa® ◎ (SANOFI/賽諾菲) $59476/I(20MG/ML-PIC/S-25ML), $11895/I(20MG/ML-PIC/S-5ML)

藥理作用 1.Isatuximab是一種源自IgG1的單株抗體，它會結合於有CD38表現的造血細胞及腫瘤細胞(包括多發性骨髓瘤細胞)表面。
2.Isatuximab會誘導腫瘤細胞凋亡並活化免疫作用細胞機轉，包括抗體依賴型細胞介導的細胞毒性作用(ADCC)、抗體依賴型細胞吞噬作用(ADCP)，以及補體依賴型細胞毒性作用(CDC)。
3.Isatuximab會抑制CD38的腺嘌呤核苷酸環化酶(ADP-ribosyl cyclase)活性。
4.Isatuximab在沒有CD38陽性標靶腫瘤細胞存在的情況下可以活化自然殺手(NK)細胞，並且會抑制CD38陽性的調節性T細胞。

適應症 [衛核]1. 與pomalidomide及dexamethasone併用，適用於先前曾接受過至少2種治療(包括lenalidomide 及一種蛋白酶體抑制劑)的多發性骨髓瘤成年病人。
2. 與carfilzomib及dexamethasone併用，適用於先前曾接受過至少1種治療的多發性骨髓瘤成年病人。

用法用量 1.本藥的建議劑量為10mg/kg體重，以靜脈輸注給藥且併用pomalidomide和dexamethasone，給藥時程如下：
(1)第1週期給藥時程：第1、8、15、22天(每週1次)。
(2)第2週期及之後給藥時程：第1、15天(每2週1次)。
(3)每個治療週期為28天。治療將持續至疾病化或出現無法接受的毒性為止。
2.本藥輸注前應先給予下列治療前用藥(premedication)以低輸注相關反應的風險及嚴重度：
(1)Dexamethasone 40mg口服或靜脈給藥(或病人≥75歲，給予20mg口服或靜脈給藥)。
(2)Acetaminophen 650mg~1000mg口服給藥(或等效藥物)。
(3)H2拮抗劑。
(4)Diphenhydramine 25mg~50mg口服或靜脈給藥(或等效藥物)。至少前4次以靜脈輸注方式投予為佳。

不良反應 1.主要的不良反應：輸注相關反應、嗜中性白血球低下、第二處原發性惡性腫瘤。
2.次要的不良反應：肺炎、上呼吸道感染、嗜中性白血球低下合併發燒、呼吸困難、腹瀉、噁心、嘔吐。

醫療須知 1.輸注相關反應最常見的症狀包括呼吸困難、咳嗽、寒顫及噁心。最常見的嚴重(severe)徵兆和症狀包括高血壓及呼吸困難。為了降低輸注相關反應的風險和嚴重度，病人在本藥輸注前應先給予治療前用藥，包括acetaminophen、H2拮抗劑、diphenhydramine，或等效藥物：dexamethasone。
2.本藥會造成嗜中性白血球低下。接受本藥、pomalidomide及dexamethasone(Isa-Pd)治療的病人有96%會發生嗜中性白血球低下(通報為實驗室檢測異常)且有85%病人會發生第3-4級嗜中性白血球低下。
3.監測是否出現第二處原發性惡性腫瘤。
4.懷孕婦女使用本藥可能會對胎兒造成傷害。本藥有可能造成胎兒免疫細胞耗竭及骨密度下降。

20 抗腫瘤藥物

20826 IXAZOMIB CITRATE

孕 X 乳 - 泄 肝 佔 9.5D

Rx 3.29 MG, 4.3 MG, 5.73 MG/膠囊劑(C);

商名 Ninlaro® (HAUPT/台灣武田) $27640/C(4.3MG-PIC/S), $36050/C(5.73MG-PIC/S),

藥理作用 1.Ixazomib是一作用可逆的蛋白酶體抑制劑。Ixazomib偏好與20S蛋白酶體β5次單元結合並抑制其似凝乳蛋白活性。
2.Ixazomib在體外試驗中可誘發多發性骨髓瘤細胞株產生細胞凋亡。
3.併用ixazomib及lenalidomide對於多發性骨髓瘤細胞株有加乘性的細胞毒殺作用。

適應症 [衛核]1.合併 lenalidomide 及 dexamethasone 用於接受過至少一線治療的多發性骨髓瘤成

年病人。
2.多發性骨髓瘤成年病人接受自體幹細胞移植後的維持治療。
3.多發性骨髓瘤成年病人未接受幹細胞移植的維持治療。

用法用量 NINLARO併用lenalidomide及dexamethasone：
1.NINLARO的建議起始劑量為4mg，每週一次口服，於28天療程的第1天、第8天及第15天服用。
2.Lenalidomide的建議起始劑量為25mg，於28天療程的第1~21天每日口服。
Dexamethasone的建議起始劑量為40mg，於28天療程的第1、8、15及22天口服。

不良反應 1.常見的不良反應：血小板低下、嗜中性白血球低下、周邊神經病變、周邊水腫、皮疹、噁心、嘔吐、腹瀉、便祕、背痛及肝毒性等。
2.嚴重的不良反應：嚴重腹瀉(2%)。

醫療須知 1.在NINLARO治療期間，至少每月一次監測血小板計數，最初3個週期應考慮更頻繁監測。若有血小板減少的情況，可以調整劑量，並依據標準醫療準則進行血小板輸注。
2.服用NINLARO曾通報腹瀉、便秘、噁心、嘔吐的情況，偶爾需要使用止瀉劑、止吐劑和支持照護。
3.若患者出現周邊神經病變，或原有的病變惡化，則需要調整劑量。
4.必要時，應評估周邊水腫潛在成因並給予支持照護，第3、4級症狀應依據dexamethasone或NINLARO的處方資訊，調整劑量。
5.帶狀皰疹：接受抗病毒預防藥物的病人，帶狀皰疹感染的發生率低於未接受預防藥物的病人，考慮於治療期間使用抗病毒預防藥物。
6.治療期間應採取高度有效避孕措施，且在使用最後一劑後亦應繼續避孕至少90天，治療期間至最後一劑後90天內，應停止哺乳。

20827 LENALIDOMIDE▲

孕X 乳- 泄 腎 T½ 3h

Rx 2.5 MG, 5 MG, 10 MG, 15 MG, 20 MG, 25 MG/膠囊劑(C);

商名
Leavdo®（東洋）$3170/C(10MG-PIC/S), $3255/C(25MG-PIC/S), $1533/C(5MG-PIC/S), $3255/C(15MG-PIC/S),
Lelimide®（HETERO/凱沛爾）$3265/C(10MG-PIC/S), $3265/C(15MG-PIC/S), $3265/C(25MG-PIC/S)
Lenangio®（DR. REDDY'S/瑞迪博士）$1603/C(5MG-PIC/S), $3331/C(10MG-PIC/S), $3331/C(25MG-PIC/S), $3331/C(15MG-PIC/S)
Lendomy® ＊（MYLAN/邁蘭）
Lenli®（美時）$1533/C(5MG-PIC/S), $3170/C(15MG-PIC/S), $3255/C(10MG-PIC/S), $3170/C(25MG-PIC/S)
Revlimid® ◎（CELGENE/必治妥施貴寶）$3794/C(15MG-PIC/S), $3794/C(25MG-PIC/S), $1829/C(5MG-PIC/S), $3794/C(10MG-PIC/S)

藥理作用 1.Lenalidomide為thalidomide之衍生物，為免疫調節劑，同時具有抑制血管新生、抗腫瘤作用，可抑制發炎性細胞激素的分泌、增加周邊單核球抗發炎細胞激素的分泌。
2.細胞試驗發現lenalidomide可抑制部分細胞株的增生，並可因導致細胞週期停滯、細胞凋亡而抑制來自病人的多發性骨髓瘤細胞以及MM.1S細胞株。
3.體外試驗發現lenalidomide可抑制COX-2的表現(COX-1則無)。

適應症 [衛核]1.多發性骨髓瘤(Multiple Myeloma，MM)：
(1)與dexamethasone、與bortezomib及dexamethasone、或與melphalan及prednisone合併使用治療不適合接受移植之新診斷多發性骨髓瘤(multiple myeloma，MM)成年病人。
(2)單一療法適用於做為已接受自體造血幹細胞移植之新診斷多發性骨髓瘤成年病人的維持治療用藥。
(3)與dexamethasone合併使用可治療先前已接受至少一種治療失敗之多發性骨髓瘤病人。
2.骨髓增生不良症候群(Myelodysplastic syndromes，MDS)：在其他治療方式不佳的情況下，Lenalidomide可單獨用於治療IPSS分級為低或中度(Intermediate-1)風險且單獨伴隨染色體5q缺失之骨髓增生不良症候群(Myelodysplastic syndromes，MDS)所導致的輸血依賴型貧血之成人病人。
3.濾泡性淋巴瘤(Follicular Lymphoma，FL)：與rituximab合併使用，治療先前已接受過治療之濾泡性淋巴瘤(follicular lymphoma，FL)成年病人。

用法用量 多發性骨髓瘤，曾經接受治療者，與dexamethasone併用，每天口服一次，一次25mg，連續服用21天，以28天為一療程。Dexamethasone則為一天口服一次每次40mg，在前四個療程於第1~4, 9~12, 17~20日服用，之後的療程於第1~4日服用。

不良反應 1.常見：骨髓抑制、皮膚反應、腸胃不適、食慾不振、疲倦、關節疼痛、頭痛、鼻炎、周邊水腫、感覺改變、視力模糊、高血糖。

2.嚴重者：致畸胎性、深部靜脈栓塞、肺栓塞、血管性水腫、Steven-Johnson Syndrome, Toxic epidermal necrolysis、心律不整、心衰竭、出血等。

醫療須知 **1.本藥為thalidomide衍生物，thalidomide為已知的致畸胎物質，懷孕期間服用lenalidomide可能造成胎兒缺陷或死亡。**

2.女性在服用前4周至結束治療後4周之間，應採取有效避孕措施。建議在開始治療前10至14天，以及開始治療前24小時內進行懷孕檢測，治療期間也應定期進行懷孕檢測。如發生月經不規則或懷孕檢測陽性，應先停藥並轉介婦產科評估。

3.男性服用本藥期間應避免讓伴侶懷孕。

20828 MEPOLIZUMAB☆

孕B 乳？ 泄 酵素分解 t½ 16～22D

℞ 100 MG/注射劑(I)； Imp 100 MG/ML/植入劑(Imp)；

商 名 Nucala® ◎ (GLAXO/葛蘭素史克) $29165/Imp(100MG/ML-PIC/S-1ML), $29165/I(100MG-PIC/S-100MG)

藥理作用 1.Mepolizumab是一種白血球間素-5拮抗劑(IgG1 kappa)。IL-5乃是負責嗜伊紅性白血球之生長分化、補充、活化及存活的主要細胞激素。

2.Mepolizumab會與IL-5結合(解離常數為100pM)，遏阻其與表現於嗜伊紅性白血球細胞表面之IL-5受體複合物的α鏈結合，從而抑制IL-5的生物活性。發炎反應在氣喘的發病機制中是一個相當重要的部份。有多種細胞類型(如肥大細胞、嗜伊紅性白血球、嗜中性白血球、巨噬細胞、淋巴細胞)與媒介物(如組織胺、類花生酸、白三烯素、細胞激素)會涉及發炎反應。

3.Mepolizumab可抑制IL-5的傳訊作用，從而降低嗜伊紅性白血球的生成作用與存活能力；不過，mepolizumab對氣喘產生作用的機制尚未最終確立。

適應症 **[衛核]1.嚴重氣喘之維持治療：表現型為嗜伊紅性白血球的嚴重氣喘且控制不良(severe refractory eosinophilic asthma)之6歲以上病人之附加維持治療。**

2.慢性鼻竇炎合併鼻息肉之維持治療：患有慢性鼻竇炎合併鼻息肉[chronic rhinosinusitis with nasal polyps (CRSwNP)]且使用鼻腔內類固醇仍控制不良之成年病人的附加維持治療。

3.嗜伊紅性肉芽腫併多發性血管炎：治療嗜伊紅性肉芽腫併多發性血管炎[eosinophilic granulomatosis with polyangiitis (EGPA)]之成人病人。

4.嗜伊紅性白血球增多症候群(HES)：患有嗜伊紅性白血球增多症候群(hypereosinophilic syndrome)之成年病人的附加治療。

用法用量 1.本藥僅供皮下注射使用。

2.本藥的建議劑量為每4週一次於上臂、大腿或腹部皮下注射100毫克。

不良反應 1.頭痛、注射部位反應、背痛、疲倦、流行性感冒、尿道感染、上腹痛、搔癢、濕疹、肌肉痙攣。

2.嚴重過敏反應如全身發疹、血管性水腫。

醫療須知 **1.曾有在投予本藥之後發生過敏反應(如血管性水腫、支氣管痙攣、低血壓、蕁麻疹、皮疹)的報告。**

2.本藥不可用於治療急性氣喘症狀或急性惡化。切勿使用本藥治療急性支氣管痙攣或氣喘重積狀態。

3.在開始使用本藥治療之前，如果醫療條件適合，應考慮接種水痘疫苗。

4.開始使用本藥治療時，切勿驟然停用全身性或吸入性皮質類固醇。如果適合降低皮質類固醇的劑量，應以逐步漸進的方式降低劑量，並應在醫師的直接監督之下進行。降低皮質類固醇的劑量可能會引發全身性戒斷症狀，並/或使先前全身性皮質類固醇壓制的症狀顯露出來。

5.在開始使用本藥治療前應先治療其感染症。如果患者在接受本藥治療期間發生感染，並且對抗蠕蟲治療無法產生反應，應停止使用本藥治療，直到感染消退。

20829 MOSUNETUZUMAB

Rx 1 MG/注射劑(I);

商　名

Lunsumio® ◎ (GENENTECH/羅氏)

藥理作用 1.Mosunetuzumab是以具CD20表現的B細胞為標靶的一種可結合T細胞的抗CD20/CD3雙特異性抗體，屬於條件式致效劑(conditional agonist)。

2.只有在同時結合B細胞上的CD20及T細胞上的CD3時，才會觀察到目標B細胞被毒殺現象。

3.與mosunetuzumab抗體雙臂的接合會使目標B細胞和毒殺型T細胞間形成免疫突觸，導致T細胞活化。隨後，活化的T細胞會直接釋放穿孔素及顆粒酶，經由免疫突觸引發B細胞溶解，導致細胞死亡。

適應症 [衛核]單獨使用，適用於治療先前已接受至少兩線全身性療法的復發型或難治型濾泡性淋巴瘤(FL)成人病人。

用法用量 1.本藥必須僅在有資格使用抗腫瘤治療的醫療專業人員之監督下給予，且必須有適當的醫療支持以處置細胞激素釋放症候群(CRS)等重度反應。

2.本藥的第1個週期的靜脈給藥應至少以4小時輸注。如果在第1週期的輸注中耐受良好，則在後續週期的給藥可以2小時輸注。

3.本藥不得以靜脈推注(push)或快速灌注(bolus)方式給予。

4.預防及前置用藥應給予本藥於水分攝取充的病人。針對細胞激素釋放症候群(CRS)及輸注相關反應，所建議的前置用藥說明如下表：

輸注前應先投予之前置藥物

需要前置用藥的病人	前置用藥	給藥
第 1 與 2 週期：所有病人	靜脈注射皮質類固醇：dexamethasone 20 mg 或 methylprednisolone 80 mg	至少在 Lunsumio 輸注前 1 小時完成給藥
第 3 週期及之後的週期：先期劑量曾發生任何等級 CRS 的病人	抗組織胺：diphenhydramine hydrochloride 50 ~ 100 mg 或等效的口服或靜脈注射抗組織胺藥物	至少在 Lunsumio 輸注前 30 分鐘給藥
	解熱劑：paracetamol 500 ~ 1000 mg	

5.每個21天週期的本藥建議劑量說明如下表：

復發型或難治型濾泡性淋巴瘤病人的劑量

治療日		劑量	輸注速率
第 1 週期	第 1 天	1 mg	第 1 週期的 Lunsumio 給藥應至少以 4 小時輸注
	第 8 天	2 mg	
	第 15 天	60 mg	
第 2 週期	第 1 天	60 mg	若第 1 週期的輸注耐受良好，Lunsumio 的後續給藥可以 2 小時輸注
第 3 週期及之後的週期	第 1 天	30 mg	

6.本藥應進行8個治療週期，除非病人出現無法接受的毒性或疾病惡化。

20 抗腫瘤藥物

7.達到完全反應(complete response)的病人，8個週期後即不需進一步治療。8個週期後對本藥的治療達到部分反應(partial response)或疾病穩定(stable disease)的病人，應給予額外9個週期的治療(共17個週期)，除非病人出現無法接受的毒性或疾病惡化。

不良反應 1.很常見：嗜中性白血球減少症、貧血、血小板減少症、細胞激素釋放症候群、低血磷、低血鉀、低血鎂、頭痛、腹瀉、皮疹、搔癢、皮膚乾燥、發燒、發冷、ALT上升。
2.常見：上呼吸道感染、泌尿道感染、肺炎、腫瘤加劇、熱性嗜中性白血球減少症、AST上升。
3.不常見：腫瘤溶解症候群。

醫療須知 1.接受本藥治療的病人曾發生CRS，包括危及生命的反應。其徵象和症狀包括發燒、發冷、低血壓、脈搏過速、缺氧及頭痛。CRS事件主要發生在第1週期，且大部分與第1天和第15天的劑量給予相關。
2.接受本藥治療的病人曾發生嚴重感染，如：肺炎、菌血症及敗血症或敗血性休克等，有些為危及生命或致命性的事件。曾在接受本藥輸注後的病人中觀察到熱性嗜中性白血球減少症。
3.接受本藥治療的病人曾通報腫瘤加劇。其表徵包括新發生或惡化的肋膜積液、局部性疼痛和淋巴瘤病灶部位腫脹，以及腫瘤發炎。
4.應監測病人是否出現TLS的徵象或症狀，尤其是腫瘤負荷高或腫瘤快速增生的病人，以及腎功能下降的病人。應監測病人血液化學數值並即刻處置異常。
5.建議不要駕駛及避免操作重機械或潛在危險的機器，直到事件緩解為止。
6.具生育能力的女性在接受本藥治療期間以及最後一次本藥輸注後至少3個月內，應採取有效的避孕措施。

20830 NIVOLUMAB

孕 X 乳 - 半衰期 26.7D

℞ 10 MG/ML/注射劑(I);

商　名 Opdivo® ◎ (ONO/台灣小野) $37784/I(10MG/ML-PIC/S-10ML), $40806/I(10MG/ML-PIC/S-12ML)

藥理作用 1.PD-1配體(PD-L1和PD-L2)與T細胞上的PD-1受體相結合，能抑制T細胞增生和細胞激素的生成。某些腫瘤會調高PD-1配體的表現，並透過此途徑的信號傳導抑制活動性T細胞對腫瘤的免疫監控。
2.Nivolumab是一種人類免疫球蛋白G4(IgG4)單株抗體,它可與PD-1受體結合並阻斷其與PD-L1和PD-L2的交互作用，進而釋出調節PD-1途徑的免疫抑制作用，包括抗腫瘤免疫反應。而阻斷PD-1的活性能減緩腫瘤的生長。

適應症 [衛核]適應症變更：
1.無法切除或轉移性黑色素瘤：
單一療法或併用ipilimumab適用於治療無法切除或轉移性黑色素瘤病人。
2.黑色素瘤之輔助治療：
適用於黑色素瘤侵犯至淋巴結或已轉移且曾進行完全切除性手術之病人的輔助治療。
3.可切除之非小細胞肺癌的術前輔助治療：
併用含鉑化學治療適用於可切除(腫瘤≧4公分或淋巴結陽性)且不具EGFR或ALK腫瘤基因異常之非小細胞肺癌(NSCLC)成年病人的術前輔助治療。
4.非小細胞肺癌：
(1)併用ipilimumab適用於帶有PD-L1(≧1%)且不具EGFR或ALK腫瘤基因異常的轉移性或復發性非小細胞肺癌(NSCLC)成年病人的第一線治療。
(2)併用ipilimumab及2個週期含鉑化學治療適用於不具EGFR或ALK腫瘤基因異常的轉移性或復發性非小細胞肺癌(NSCLC)成年病人的第一線治療。
(3)併用carboplatin、paclitaxel及bevacizumab適用於不具EGFR或 ALK腫瘤基因異常的轉移性或復發性非鱗狀非小細胞肺癌(non-squamous NSCLC)成年病人的第一線治療。

(4)適用於接受含鉑化學治療時或之後疾病惡化的晚期非小細胞肺癌(NSCLC)病人，病人若具有EGFR或ALK腫瘤基因異常者，則須經EGFR或ALK抑制劑治療後出現疾病惡化現象。

5.惡性肋膜間皮瘤：

併用ipilimumab適用於無法切除之惡性肋膜間皮瘤成人病人的第一線治療。

6.腎細胞癌：

(1)適用於先前經抗血管新生療法治療(anti-angiogenic therapy)的晚期腎細胞癌病人。

(2)併用ipilimumab可用於治療中度/重度風險(intermediate/poor-risk)先前未曾接受治療的晚期腎細胞癌病人。

(3)併用cabozantinib適用於未曾接受治療的晚期腎細胞癌病人。

7.頭頸部鱗狀細胞癌：

適用於接受含鉑化學治療時或之後疾病惡化的復發或轉移性頭頸部鱗狀細胞癌(SCCHN)病人。

8.典型何杰金氏淋巴瘤：

適用於經下列方式治療後復發或惡化的典型何杰金氏淋巴瘤成人病人：

(1)接受自體造血幹細胞移植(HSCT)與brentuximab vedotin，或

(2)接受3種或3種以上全身性療法，包括自體造血幹細胞移植(HSCT)。

本項適應症係依據客觀反應率(objective response rate)獲得加速核准。

適應症的持續核准須要後續確認性試驗(confirmatory trial)證明確實達到臨床效益。

9.泌尿道上皮癌：

(1)併用cisplatin和gemcitabine適用於無法切除或轉移性泌尿道上皮癌成人病人的第一線治療。

(2)適用於治療接受含鉑療法期間或之後惡化的局部晚期無法切除或轉移性泌尿道上皮癌病人。

本項適應症係依據腫瘤反應率(tumor response rate)及治療反應持續時間(duration of response)獲得加速核准。

適應症的持續核准須要後續確認性試驗(confirmatory trial)證明確實達到臨床效益。

(3)適用於在接受根治性切除術後，有高度復發風險的泌尿道上皮癌病人輔助治療。

10.胃癌、胃食道癌或食道腺癌：

(1)併用fluoropyrimidine及含鉑化學治療適用於治療晚期或轉移性，且不具有HER2過度表現的胃癌或胃食道癌(Gastroesophageal Junction, GEJ)或食道腺癌的病人。

(2)適用於治療先前經兩種或兩種以上化學治療的晚期或復發性胃癌或胃食道癌的病人。

11.肝細胞癌：

併用ipilimumab適用於治療先前曾接受sorafenib 治療的肝細胞癌(HCC)病人。

12.轉移性大腸直腸癌：

單一藥物或併用ipilimumab適用於接受fluoropyrimidine、oxaliplatin和irinotecan治療後疾病惡化之具有高度微衛星不穩定性(MSI-H)或錯誤配對修復缺陷(dMMR)的轉移性大腸直腸癌(CRC)成人病人。

本適應症係依據客觀反應率獲得加速核准，此適應症仍須執行確認性試驗以證明其臨床效益。

13.食道鱗狀細胞癌：

(1)併用含fluoropyrimidine及含鉑的化學治療適用於晚期或轉移性食道鱗狀細胞癌(ESCC)病人的第一線治療。

(2)併用ipilimumab適用於晚期或轉移性食道鱗狀細胞癌(ESCC)病人的第一線治療。

(3)適用於曾接受合併含鉑及fluoropyrimidine 化學治療之後惡化的無法切除晚期或復發性食道鱗狀細胞癌(esophageal squamous cell carcinoma)病人。

14.食道癌或胃食道癌切除的輔助治療：

適用於曾接受術前同步化學與放射治療(neoadjuvant concurrent chemoradiotherapy)與手術完全切除，經病理檢查確認切除組織仍殘留腫瘤之食道癌或胃食道癌病人的輔助治療。

用法用量 1.黑色素瘤之建議劑量：本藥的建議劑量為3mg/kg連續靜脈輸注60分鐘，每2週一次，直到疾病惡化或出現無法接受之毒性為止。
2.鱗狀非小細胞肺癌之建議劑量：本藥的建議劑量為3mg/kg連續靜脈輸注60分鐘，每2週一次，直到疾病惡化或出現無法接受之毒性為止。
3.劑量調整：
a.甲狀腺功能低下症或甲狀腺功能亢進症並無劑量調整之建議。
b.若患者出現輕度或中度輸注反應，應中斷或減緩輸注速率。
c.若患者出現嚴重或危及生命的輸注反應，應停用本藥。

不良反應 1.最常見的不良反應(至少20%患者通報發生)為呼吸困難、咳嗽、疲倦與食慾不振。
2.嚴重不良反應(發生率至少2%)為惡性腫瘤惡化、肺炎、發熱與高血鈣症。
3.發生率少於10%的其他臨床重要不良反應：
心臟異常：心室性心律不整
眼部異常：虹膜睫狀體炎
全身性異常與用藥部位狀況：輸注相關反應
各項檢查：澱粉酶增加、脂肪酶增加
神經系統異常：頭暈、周邊與感覺神經病變
皮膚和皮下組織異常：剝落性皮膚炎、多形性紅斑、白斑病、乾癬。

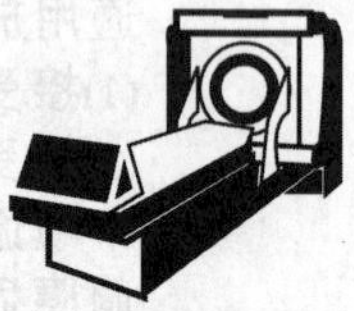

醫療須知 1.重度(第3級)或危及生命(第4級)之肺炎應永久停用本藥，中度(第2級)肺炎應暫時停用本藥直到症狀緩解為止。
2.發生中度或重度(第2或第3級)結腸炎應暫時停用本藥。發生危及生命(第4級)結腸炎或本藥重新給藥後結腸炎復發者，應永久停用本藥。
3.使用本藥治療有可能發生定義為需要以皮質類固醇治療且無明顯其他病因的免疫媒介性肝炎。
4.使用本藥治療有可能發生腦下垂體炎。應監測患者腦下垂體炎的徵兆及症狀。
5.使用本藥治療有可能發生腎上腺功能不全。治療期間及治療後應監測患者腎上腺功能不全的徵兆及症狀。
6.使用本藥治療有可能造成甲狀腺疾病。治療前及治療期間應定期監測患者的甲狀腺功能。
7.使用本藥治療有可能發生第1型糖尿病。應監測高血糖。
8.使用本藥治療有可能發生免疫媒介性皮疹。應監測患者是否發生皮疹。
9.使用本藥治療有可能發生免疫媒介性腦炎。若患者有新發生的中度至重度神經學徵兆或症狀，應暫停使用本藥並進行評估以排除感染或其他病因所造成的中度至重度神經功能惡化。
10.對於任何疑似免疫媒介性不良反應，應排除其他病因。依據不良反應的嚴重程度，永久或暫時停用本藥，給予高劑量皮質類固醇治療，以及在適當時開始使用荷爾蒙替代治療。
11.發生嚴重或危及生命之輸注反應的患者應停用本藥。發生輕度或中度輸注反應的患者，可中斷或減緩輸注速率。

20831 OBINUTUZUMAB

℞ 25 MG/ML/注射劑(I)；

商 名
Gazyva® ◎ (F. HOFFMANN-LA ROCHE/羅氏)
$90169/I(25MG/ML-PIC/S-40ML)

藥理作用 1.Obinutuzumab是一種單株抗體，可鎖定表現在前驅B淋巴球與成熟B淋巴球表面的

CD20抗原。

2.當結合至CD20時，obinutuzumab會藉由(1)免疫作用細胞參與、(2)直接活化細胞內死亡訊息傳遞途徑(直接細胞死亡)及/或(3)活化補體串聯反應，來調控B細胞溶解作用。

3.免疫作用細胞的機轉包括抗體依賴性細胞毒性(ADCC)與抗體依賴性細胞吞噬作用(ADCP)。

適應症 [衛核]1.慢性淋巴球性白血病：與chlorambucil併用，適用於先前未曾接受過治療，且具有合併症(comorbidities)而不適合接受含fludarabine治療的CD20陽性慢性淋巴球性白血病(CLL)病人。

2.濾泡性淋巴瘤：與化療藥物併用作為誘導治療，並續以本藥單藥維持治療，適用於先前未曾接受過治療的濾泡性淋巴瘤(FL)病人。與bendamustine併用並續以本藥單藥維持治療，適用於先前曾接受含rituximab治療無效或復發的濾泡性淋巴瘤(FL)病人。

3.前置治療以降低glofitamab誘導的細胞激素釋放症候群(CRS)的風險。

用法用量 1.慢性淋巴球性白血病(CLL)：

ⓐ本藥每次劑量為1,000mg，以靜脈輸注方式給藥。但第1週期的首次輸注是分第1天(100mg)及第2天(900mg)給藥。

ⓑ若遺漏某次排定的本藥劑量，應儘速給予該遺漏的劑量，並配合調整給藥時間排程。在適合的情況下，未完成第1週期第1天劑量的患者可繼續接受第1週期第2天的劑量。

2.濾泡性淋巴瘤(FL)：

ⓐ本藥每次劑量為1,000mg，以靜脈輸注方式依表2指示給藥。患者若於最初的6個本藥與bendamustine併用之治療週期達到疾病穩定(SD)、完全反應(CR)或部分反應(PR)，應繼續接受本藥1,000mg單藥作為維持治療達2年。

ⓑ若遺漏某次排定的本藥劑量，應儘速給予該遺漏的劑量。若發生在本藥與bendamustine併用治療期間，應配合調整給藥時間排程。若發生在單藥維持治療期間時，後續的劑量應保持在原排定的給藥時間投予。

不良反應 1.接受本藥治療之CLL患者最常見的不良反應(發生率≥10%)為輸注反應、嗜中性白血球減少症、血小板減少症、貧血、發燒、咳嗽、噁心與腹瀉。

2.接受本藥治療之CLL患者最常見的第3-4級不良反應(發生率≥10%)為嗜中性白血球減少症、輸注反應與血小板減少症。

3.接受本藥治療之iNHL患者最常見的不良反應(發生率≥10%)為輸注反應、嗜中性白血球減少症、噁心、疲倦、咳嗽、腹瀉、便秘、發燒、血小板減少症、嘔吐、上呼吸道感染、食慾不振、關節痛、鼻竇炎、貧血、無力與尿道感染。

醫療須知 1.B型肝炎病毒(HBV)再活化，可能發生於接受抗CD20抗體(包括GAZYVA)治療的患者，在某些案例會導致猛爆性肝炎、肝衰竭與死亡。

2.若患者在接受本藥治療時發生HBV再活化，應立即停用本藥與任何併用之化學療法，並且進行適當治療。

3.在接受本藥治療的患者中，曾觀察到因JC病毒感染而造成可能致命的進行性多發性腦白質病(PML)。

4.本藥會引起重度且危及生命的輸注反應。65%的CLL患者在首次本藥1,000mg輸注時發生反應。38%的惰性非何杰金氏淋巴瘤(iNHL)患者在第1天本藥輸注時發生反應。輸注反應也可能在後續輸注時發生。症狀可能包括低血壓、心搏過速、呼吸困難與呼吸道症狀(如：支氣管痙攣、咽喉刺激、喘鳴、喉部水腫)。最常報告的症狀包括噁心、疲倦、頭暈、嘔吐、腹瀉、高血壓、潮紅、頭痛、發燒與寒顫。

5.給予患者acetaminophen、抗組織胺與葡萄醣皮質素之前置藥物。視需要，對輸注反應進行醫療處置(如：給予葡萄醣皮質素、腎上腺素、支氣管擴張劑及/或氧氣)。整個輸注期間都應密切監測患者。曾有接受本藥治療的24小時內發生輸注反應的報告。

6.接受本藥的患者曾有報告發生腫瘤溶解症候群(TLS)，包括致命案例。

20832 PANITUMUMAB

孕 X 乳 - 肝 7.5D

℞ 20 MG/ML/注射劑(I);

商名 Vectibix® ◎ (AMGEN/台灣安進) $8992/I(20MG/ML-PIC/S-5ML)

藥理作用 1.Panitumumab為基因重組的全人類IgG2單株抗體，可與人類上皮生長因子受體(EGFR)形成高親和力及專一性的結合。EGFR為穿膜醣蛋白，是屬於第一型受體酪氨酸激酶中一個亞型(包括EGFR[HER1/c-ErbB-1]、HER2、HER3與(HER4)的成員，可促進正常上皮組織(包括皮膚與毛囊)的細胞生長，並在各種腫瘤細胞上表現。

2.Panitumumab會與EGFR的配體結合區結合，抑制所有已知由EGFR配體誘發的受體自動磷酸化作用。Panitumumab與EGFR結合會產生受體內移進入細胞(internalization)、抑制細胞生長、誘發細胞凋亡、減少介白素8(IL-8)，以及血管內皮生長因子。

3.KRAS(Kirsten大鼠肉瘤2病毒致癌基因同源體)與NRAS(神經母細胞瘤RAS病毒致癌基因同源體)為高度相關的RAS致癌基因家族成員。KRAS與NRAS的基因產物，為參與訊號傳遞的小型GTP結合蛋白。KRAS與NRAS可在各種刺激(包括來自EGFR者)下活化，進而刺激細胞內的其他蛋白質來促進細胞增生、細胞存活與血管新生。

4.RAS基因的活化性突變經常在各種人類腫瘤中發生，而形成癌症及造成腫瘤惡化。

適應症 [衛核]治療RAS基因正常之轉移性大腸直腸癌(mCRC)成人病人：

1、與FOLFOX 或FOLFIRI併用作為第一線療法。

2、在接受含有Fluoropyrimidine、Oxaliplatin與Irinotecan之化學療法失敗後，作為單一療法使用。

用法用量 1.本藥的建議劑量為每2週一次，每一次6毫克/公斤體重。在輸注之前，應先以注射用氯化鈉(9毫克/毫升，0.9%)溶液將本藥稀釋至最終濃度不超過10毫克/毫升。

2.對有嚴重(≥第3級)皮膚反應的病患使用時，可能必須調整本藥的劑量。

3.本藥必須使用輸注幫浦，以低蛋白質結合力的0.2μm或0.22μm內建濾膜(in-line filter)，透過周邊靜脈導管或建置的靜脈導管進行靜脈輸注，建議的輸注時間約60分鐘。若首次輸注耐受良好，後續輸注時間可調整為30至60分鐘。若劑量高於1,000毫克，則應將輸注時間延長至大約90分鐘。

不良反應 發生率≥20%的極常見不良反應，包括腸胃疾患：腹瀉(46%)、噁心(39%)、嘔吐(26%)、便秘(23%)與腹痛(23%)；全身性疾患(疲勞(35%)、發燒(21%)；代謝與營養疾患：食慾降低(30%)；感染與寄生蟲病：甲溝炎(20%)；以及皮膚與皮下組織疾患：皮疹(47%)、痤瘡性皮膚炎(39%)、搔癢(35%)、紅斑(33%)與皮膚乾燥(21%)。

20 抗腫瘤藥物

醫療須知 1.若病患出現第3級(CTCAE第4.0版)或更高等級的皮膚反應時，或該反應被視為無法耐受時，建議應調整劑量如下：

發生皮膚症狀：≥第3級[1]	施用VECTIBIX	結果	劑量調整
初次發生	暫停1或2劑	改善(<第3級)	使用100%的原始劑量繼續輸注
		未復原	中斷用藥
第二次發生時	暫停1或2劑	改善(<第3級)	使用80%的原始劑量繼續輸注
		未復原	中斷用藥
第三次發生時	暫停1或2劑	改善(<第3級)	使用60%的原始劑量繼續輸注
		未復原	中斷用藥
第四次發生時	中斷用藥	-	-

[1] 高於或等於第3級定義為嚴重或及性命。

2.本藥治療之病人中觀察到危及性命與致命的感染併發症(包括壞死性筋膜炎與敗血症)，若發生伴隨嚴重或危及性命之發炎性或感染性併發症的皮膚或軟組織毒性事件時，必須暫時停用或終止使用本藥。

3.應針對有間質性肺炎或肺纖維化病人的病患，謹慎衡量panitumumab治療的益處與肺部併發症的風險。

4.定期監測病人是否出現低血鎂症與伴隨發生的低血鈣症，至治療結束後8週為止，並建議視需要補充鎂。

5.應告知病人可能會發生遲發性反應，並請病人患於發生過敏反應症狀時，立即與醫生聯絡。

6.曾有嚴重腹瀉與脫水的病人發生急性腎衰竭。應告知病人，出現嚴重腹瀉時，應立即就醫。

20833 PEMBROLIZUMAB

孕 X 乳 - 肝 22D

Rx 25 MG/ML/注射劑(I);

商名 Keytruda® ◎ (MSD/默沙東) $49334/I(25MG/ML-PIC/S-4ML)

藥理作用 1.PD-1配體(PD-L1與PD-L2)與T細胞上的PD-1受體結合會抑制T細胞增生作用及細胞激素生成作用。在某些腫瘤中會出現PD-1配體增加的現象，而透過此路徑傳遞訊息則會抑制活性T細胞對腫瘤的免疫監視作用。

2.Pembrolizumab是一種單株抗體，會與PD-1受體結合並阻斷其與PD-L1及PD-L2的交互作用，此交互作用會引發由PD-1路徑所媒介的免疫反應抑制(包括抗腫瘤免疫反應)作用。

3.阻斷PD-1的活性會降低腫瘤生長，進而活化T細胞而產生抗腫瘤的效果。

適應症 [衛核]1.黑色素細胞瘤：

(1)治療無法切除或轉移性黑色素瘤病人。

(2)作為輔助性療法治療患有第IIB或IIC期黑色素瘤並已進行完全切除的成人與12歲以上兒童病人。

(3)作為輔助性療法治療侵犯至淋巴結並已進行完全切除的黑色素瘤病人。

2.非小細胞肺癌：

(1)單獨使用，用於第一線治療經確效之試驗檢測出腫瘤表現PD-L1(tumor proportion score(TPS)≥1%)且不具有EGFR或ALK腫瘤基因異常的局部晚期或轉移性非小細胞肺癌病人。

(2)單獨使用，治療接受含鉑化學治療後疾病惡化且經確效之試驗檢測出腫瘤表現PD-L1(tumor proportion score≥1%)的晚期非小細胞肺癌病人，病人若具有EGFR或ALK腫瘤基因異常者，則須經EGFR或ALK抑制劑治療後出現疾病惡化現象。

(3)與pemetrexed及含鉑化學療法併用，做為轉移性，不具有EGFR或ALK腫瘤基因異常之非鱗狀非小細胞肺癌的第一線治療藥物。

(4)與carboplatin及paclitaxel或nab-paclitaxel併用，做為轉移性鱗狀非小細胞肺癌的第一線治療藥物。

(5)與含cisplatin化療藥物併用，做為可切除的非小細胞肺癌病人(腫瘤大小>4公分，淋巴結分期≤N2)的前導性治療用藥(neoadjuvant therapy)，並於手術後繼續單獨使用做為輔助治療用藥(adjuvant therapy)。

(6)單獨使用，作為已完全切除之第IB期(T2a≥4公分)、第II期或第III期(UICC/AJCC分期系統第7版)非小細胞肺癌(NSCLC)病人的輔助治療。

3.典型何杰金氏淋巴瘤：

(1)治療罹患復發或頑固性典型何杰金氏淋巴瘤的成人病人。

(2)治療罹患頑固性或先前至少已接受兩線治療仍復發之典型何杰金氏淋巴瘤的兒童病人。

4.頭頸部鱗狀細胞癌：

(1)與含鉑化學療法及fluorouracil(FU)併用，做為轉移性或無法切除之復發性頭頸部鱗狀細胞癌(HNSCC)病人的第一線治療藥物。

(2)單獨使用，治療患有轉移性或無法切除之復發性頭頸部鱗狀細胞癌，且經確效之試驗檢測出腫瘤有PD-L1表現[綜合陽性分數(CPS)≥1]之病人的第一線治療藥物。
(3)單獨使用，治療在使用含鉑化學治療期間或治療後出現疾病惡化的復發或轉移性頭頸部鱗狀細胞癌，且經確效之試驗檢測出腫瘤有PD-L1表現[綜合陽性分數(CPS)≥1]的病人。
5.泌尿道上皮癌：
(1)與enfortumab vedotin併用，治療不適合接受含cisplatin化學治療的局部晚期或轉移性泌尿道上皮癌的成人病人。
(2)單獨使用，治療接受含鉑化學治療期間或治療後出現疾病惡化現象，或於使用含鉑化學療法進行前導性或輔助性治療後12個月內出現疾病惡化現象的局部晚期或轉移性泌尿道上皮癌病人。
(3)單獨使用，治療不適合接受任何含鉑化學療法的局部晚期或轉移性泌尿道上皮癌病人。
(4)單獨使用，治療有原位癌(CIS)，有或沒有乳頭狀腫瘤，且不適合進行或決定不進行膀胱切除術的卡介苗(BCG)無反應性、高危險、非肌肉侵犯性膀胱癌(NMIBC)病人。
6.胃癌：
(1)與fluoropyrimidine及含鉑化學療法併用，做為局部晚期無法切除或轉移性之HER2陰性胃腺癌(adenocarcinoma)或胃食道接合部(gastroesophageal junction,GEJ)腺癌成年病人的第一線治療藥物。
(2)與trastuzumab、fluoropyrimidine及含鉑化學療法併用，做為局部晚期無法切除或轉移性之HER2陽性胃腺癌或胃食道接合部(GEJ)腺癌病人的第一線治療藥物。
7.原發性縱膈腔B細胞淋巴瘤：
治療罹患頑固性或先前至少已接受兩種治療仍復發之原發性縱膈腔B細胞淋巴瘤的成人及兒童病人。
8.高微衛星不穩定性(microsatellite instability high; MSI-H)或錯誤配對修復功能不足性(mismatch repair deficient; dMMR)癌症：
(1)治療患有無法切除或轉移性高微衛星不穩定性(MSI-H)或錯誤配對修復功能不足(dMMR)之下列癌症的成人病人。
(2)使用fluoropyrimidine, oxaliplatin及irinotecan治療後出現惡化現象的大腸直腸癌，或於先前治療後出現惡化現象且無任何其他適當之替代治療選擇的實體腫瘤。
9.高微衛星不穩定性或錯誤配對修復功能不足性大腸直腸癌：
做為無法切除或轉移性高微衛星不穩定性(MSI-H)或錯誤配對修復功能不足(dMMR)大腸直腸癌(CRC)病人的第一線治療藥物。
10.肝細胞癌：
治療先前經sorafenib治療的肝細胞癌(HCC)病人。
11.膽管癌(Biliary Tract Carcinoma)：
與gemcitabine及cisplatin併用，治療患有局部晚期無法切除或轉移性之膽管癌(BTC)的病人。
12.子宮頸癌：
(1)與同步化學放射療法併用，治療高復發風險之局部晚期子宮頸癌病人。
(2)與化學療法併用，合併或不合併bevacizumab，治療經確效之試驗檢測出腫瘤有PD-L1表現(CPS>=1)的持續性、復發或轉移性子宮頸癌病人。
(3)單獨使用，治療經確效之試驗檢測出腫瘤有PD-L1表現(CPS≥1)，且在接受化學治療期間或治療後出現疾病惡化現 象的復發或轉移性子宮頸癌病人。
13.腎細胞癌：
(1)與axitinib併用，做為晚期腎細胞癌病人的第一線治療藥物。
(2)與lenvatinib併用，做為晚期腎細胞癌病人的第一線治療藥物。
(3)做為中高或高復發風險腎細胞癌成人病人在腎切除術後或腎臟及轉移病灶切除後的輔助治療。

14.子宮內膜癌：
(1)與carboplatin 及paclitaxel併用，隨後作為單一療法，治療原發性晚期或復發性子宮內膜癌病人。
(2)與lenvatinib併用適用於曾經以任何形式接受過全身性治療後疾病惡化，且不適合根治手術或放射治療之晚期子宮內膜癌病人。
15.食道癌：
(1)與含鉑及fluoropyrimidine之化學療法併用，做為局部晚期無法切除或轉移性食道癌或胃食道接合部癌病人的第一線治療藥物。
(2)作為單一療法，治療患有復發性局部晚期或轉移性食道鱗狀細胞癌，經確效之試驗檢測出腫瘤有PD-L1表現(綜合陽性分數[CPS]≥10)，且先前曾接受一種(含)以上全身性治療，於治療時或治療後發生疾病惡化的病人。
16.三陰性乳癌(Triple Negative Breast Cancer)：
(1)與化學療法併用，做為高風險早期三陰性乳癌(TNBC)病人的前導性治療用藥，並於手術後繼續單獨使用做為輔助治療用藥。
(2)與化學療法併用，治療局部復發性無法切除或轉移性之三陰性乳癌(TNBC)，且經確效之試驗檢測出腫瘤有PD-L1表現(綜合陽性分數[CPS]≥10)病人。
17.高腫瘤突變負荷量(Tumor Mutational Burden-High; TMB-H)癌症：
治療患有無法切除或轉移性、經確效之試驗檢測出高腫瘤突變負荷量(tumor mutation burden high [TMB-H])[≥10 mutations/megabase(mut/Mb)]、於先前治療後出現惡化現象且無任何其他適當替代治療選擇之實體腫瘤的成人病人。

用法用量 1.無法切除或有轉移現象之黑色素瘤的病人，劑量為200mg每三週一次，使用0.2~5μm in-line或外接過濾器，靜脈輸注30分鐘，直至出現疾病惡化或是無法接受的毒性反應為止。
2.非小細胞肺癌、典型何杰金氏淋巴瘤及頭頸部鱗狀細胞癌的病人，劑量為200mg每三週一次，使用0.2~5μm in-line或外接過濾器，靜脈輸注30分鐘，若出現疾病惡化、無法接受的毒性反應或24個月沒有出現疾病惡化則予以停藥。
3.不須依腎功能調整；輕度肝功能不全病人不須調整劑量，無使用於中度或重度肝功能不全病人的相關資料。
4.2020年4月28日美國FDA加速核准pembrolizumab 400mg每六週施打一次的新給藥方式。

不良反應 1.接受本藥治療的患者發生率≥10%：腹痛、搔癢、皮疹、低血鈉症、關節痛。
2.最為常見並有2%(含)以上之患者通報的嚴重藥物不良反應為肺炎(2.3%)及呼吸困難(2.1%)。
3.其他常見的不良反應包括：感覺疲倦、皮疹、搔癢、腹瀉、食慾減少、便秘、噁心、發燒、咳嗽、呼吸急促、肌肉痛、骨痛或關節疼痛。其他可能出現的不良反應尚包括免疫相關副作用，如腸炎、肺炎、腎炎、皮膚反應、內分泌系統反應(甲狀腺亢進或低下、高血糖、腦下垂體炎)或肝炎等。

醫療須知 1.發生中度(第2級)肺炎時，應暫時停用本藥，發生重度(第3級)、危及生命(第4級)或復發中度(第2級)的肺炎時，應永久停用本藥。
2.發生中度(第2級)或重度(第3級)結腸炎時，應暫時停用本藥，發生危及生命(第4級)的結腸炎時，應永久停用本藥。
3.發生第2級肝炎時，應投予皮質類固醇，起始劑量每天每公斤0.5至1毫克的prednisone或等效的藥物，之後再逐步降低、第3級(含)以上的肝炎則給予起始劑量每天每公斤1至2毫克的prednisone或等效的藥物，之後再逐步降低，並依據肝臟酵素升高的嚴重程度，暫時停用或停止使用本藥。
4.應監視患者是否出現腦下垂體炎的徵兆與症狀(包括腦下垂體功能低下和腎上腺功能不足)。應依臨床判斷投予皮質類固醇和荷爾蒙替代治療。發生中度(第2級)腦下垂體炎時，應暫時停用本藥，發生重度(第3級)或危及生命(第4級)腦下垂體炎時，應暫時停用或停止使用本藥。

20 抗腫瘤藥物

5.發生嚴重的(第3級)或危及生命(第4級)的甲狀腺機能亢進時，應暫時停用或永久停用本藥。
6.發生第一型糖尿病時，應投予胰島素。若血糖值嚴重升高時，應暫時停用本藥並投予抗高血糖藥物治療。嚴重(第3級)或危及生命(第4級)的內分泌病變，經荷爾蒙替代治療後得以控制及緩解至第2級以下，可考慮繼續使用本藥。
7.發生中度(第2級)腎炎時，應暫時停用本藥，發生重度(第3級)或危及生命(第4級)的腎炎時，應永久停用本藥。
8.如果免疫媒介性不良反應在逐步降低皮質類固醇劑量後維持在第1級(含)以下，即可重新開始使用本藥。如果出現任何再度發生的重度或第3級免疫媒介性不良反應，或發生任何危及生命的免疫媒介性不良反應，應永久停用本藥。
9.一旦發生嚴重(第3級)或危及生命(第4級)的輸注相關反應，應停止輸注，並永久停用本藥。發生輕度或中度輸注反應的患者在嚴密監視下可繼續輸注本藥。可考慮事先給予解熱劑及抗組織胺。

20834 PERTUZUMAB

孕 D 乳 - 肝 18D

℞ 30 MG/ML/注射劑(I);

商名

Perjeta® ◎ (F. HOFFMANN-LA ROCHE/羅氏)
$61593/I(30MG/ML-PIC/S-14ML)

藥理作用

1.Pertuzumab的作用標的為人類表皮生長因子第二型接受體(HER2)蛋白質的細胞外二聚作用區域(次區域II)，因此能阻斷HER2和其他人類表皮生長因子接受體(HER)家族成員(包括EGFR、HER3及HER4)的配體依賴型之異質二聚化作用(ligand-dependent heterodimerization)。
2.Pertuzumab能經由兩個主要的訊號途徑[有絲分裂活化蛋白質(Mitogen-activated protein, MAP)激酶及磷酸肌醇3激酶(phosphoinositide 3-kinase, PI3K)]來抑制配體誘發的細胞內訊號傳遞(ligand-initiated intracellular signaling)。這些訊號傳遞路徑受到抑制後，分別會導致細胞生長停止及凋亡。
3.Pertuzumab也會調節抗體依賴型細胞媒介細胞毒性作用(antibody-dependent cell-mediated cytotoxicity, ADCC)。儘管單獨使用pertuzumab能抑制人類腫瘤細胞的增生。
4.Pertuzumab與trastuzumab併用對於HER2過度表現之異種移植模型有顯著增強的抗腫瘤活性。

適應症

[衛核]1.轉移性乳癌(MBC)
PERJETA與Herceptin(trastuzumab)及docetaxel併用於治療轉移後未曾以抗HER2或化學療法治療之HER2陽性轉移性乳癌病患。
2.早期乳癌(EBC)
PERJETA與Herceptin(trastuzumab)和化學治療藥物合併使用於：
• 術前輔助療法適用於HER2陽性，局部晚期、發炎性或早期乳癌(腫瘤直徑大於2cm或淋巴結陽性)之病患，作為早期乳癌完整治療處方之一部分。
• 術後輔助治療適用於HER2陽性且具有高復發風險 之早期乳癌病患。
說明：根據Aphinity臨床試驗結果，在術後輔助治療中，具有高復發風險之HER2陽性早期乳癌病患定義為具乳癌呈淋巴結陽性。

用法用量

1.本藥的起始劑量為840mg，靜脈輸注時間為60分鐘，之後每3週給予420mg，靜脈輸注時間為30~60分鐘。
2.當trastuzumab和本藥併用治療時，trastuzumab的起始建議劑量為8mg/kg，靜脈輸注時間為90分鐘，之後每3週給予6mg/kg，靜脈輸注時間為30~90分鐘。
3.本藥、trastuzumab及docetaxel藥物應依序給予。本藥及trastuzumab可以任意順序給藥。Docetaxel應在本藥及trastuzumab之後給藥。本藥每次輸注完畢後及任何隨後的trastuzumab或docetaxel輸注開始前，建議先觀察30~60分鐘。

4.轉移性乳癌(MBC)：當docetaxel和本藥併用治療時，docetaxel的起始建議劑量為75mg/m²，以靜脈輸注的方式給予。若起始劑量耐受性良好，則可提高劑量至每3週100mg/m²。
5.乳癌的術前輔助療法：
在以下任一早期乳癌治療之療法中，應每3週給予本藥一次，為期3~6個週期：
a.NEOSPHERE給藥，本藥與trastuzumab和docetaxel併用治療4個術前週期，之後接受fluorouracil、epirubicin與cyclophosphamide(FEC)治療3個術後週期。
b.TRYPHAENA給藥，FEC治療3個術前週期，之後接受本藥與docetaxel和trastuzumab併用治療3個術前週期。
c.TRYPHAENA給藥，本藥與docetaxel、carboplatin和trastuzumab(TCH)併用治療6個術前週期(不建議提高docetaxel劑量至75mg/m²以上)。
6.手術後，病患應繼續接受trastuzumab以完成1年的治療。沒有足夠的證據建議早期乳癌繼續使用本藥超過6個週期。沒有足夠的證據建議anthracycline和本藥併用治療，且無安全性資料支持本藥和doxorubicin的前後依序使用治療。

不良反應 1.本藥併用trastuzumab及docetaxel治療組中最常見的不良反應(>30%)為腹瀉、禿髮、嗜中性白血球減少症、噁心、疲倦、皮疹及周邊神經病變。
2.NCI-CTCAE第三版中最常見之3-4級不良反應(>2%)為嗜中性白血球減少症、發熱性嗜中性白血球減少症、白血球減少症、腹瀉、周邊神經病變、貧血、虛弱及疲倦。

醫療須知 1.本藥若用於懷孕女性，可能導致胎兒傷害。
2.有報告指出，抑制HER2活性的藥物(包括PERJETA在內)會降低左心室射出率。
3.若出現與輸注相關的顯著反應，輸注速率應予以降低或中斷，並提供適當的醫療。應嚴密監測患者，直到徵兆和症狀都完全消失為止。如患者出現重度的輸注反應，應考慮永久停藥。
4.應密切觀察病患的過敏反應。曾在以本藥治療的臨床試驗觀察到嚴重過敏反應，包含全身性過敏反應。應有因應此類反應之藥物和急救設備可供立即使用。若已知病患對本藥或其任何一個賦形劑過敏，則不可使用本藥。
5.偵測到HER2蛋白質過度表現為選擇適合接受本藥治療之患者的必要條件。

20835 POLATUZUMAB VEDOTIN

℞ 30 MG/注射劑(I);

商 名
Polivy® ◎ (F. HOFFMANN-LA ROCHE/羅氏)
$81980/I(30MG-PIC/S-30MG)

藥理作用 1.Polatuzumab vedotin是CD79b為標靶的抗體-藥物複合體，具有抗B細胞分裂的活性。
2.單株抗體將與CD79b結合，CD79b是B細胞特異性表面蛋白，為B細胞受體的組成。
3.Polatuzumab vedotin透過與CD79b結合的方式進行內化，之後溶酶體蛋白酶會切斷連接子讓MMAE進行胞內傳送。MMAE會與微小管結合，透過抑制細胞分裂和誘導凋亡的方式殺死分裂中的細胞。

適應症 [衛核]1.與rituximab、cyclophosphamide、doxorubicin和prednisone (R-CHP)併用，適用於治療先前未接受過治療之瀰漫性大型B細胞淋巴瘤(DLBCL)成人病人。 2.與bendamustine和rituximab併用，適用於治療復發型(relapsed)或難治型(refractory)且不適合接受造血幹細胞移植的瀰漫性大型B細胞淋巴瘤(DLBCL)病人。

用法用量 1.本藥僅可以靜脈輸注(IV infusion)給予，本藥不得以靜脈推注(IV push)或快速灌注(IV Bolus)方式給予。
2.本藥與bendamustine和rituximab併用，本藥的建議劑量為1.8mg/kg靜脈輸注90分鐘，每21天輸注一次，共6週期。
3.在每個週期的第1天施打本藥、bendamustine和rituximab時，可依任意順序給藥。當bendamustine與本藥和rituximab併用時，bendamustine之建議劑量為90mg/m2/day，在每療程之第1天和第2天給予。

4.Rituximab之建議劑量則為375mg/m2，在每療程之第1天給予。給予本藥、bendamustine和rituximab之併用治療時，應考慮針對感染以及骨髓抑制的風險給予預防性的投藥。

5.本藥的起始劑量應以90分鐘靜脈輸注給予。病人在輸注過程中直到起始劑量結束後至少90分鐘內應持續監測輸注相關反應。若先前輸注時耐受良好，後續劑量可以30分鐘輸注給予，並於輸注過程中持續監測到輸注完畢後至少30分鐘為止。

6.如果錯過預定施打時間，應儘快施打並調整施打時間讓兩劑間維持21天的間隔。

不良反應 1.最常見的不良反應。≥20%病人的不良反應為腹瀉、嗜中性白血球減少症、周邊神經病變、疲倦、血小板減少症、發燒、食慾降低、貧血和嘔吐。

2.>10%病人所出現與感染相關的不良反應包括上呼吸道感染、熱性嗜中性白血球減少症、肺炎(pneumonia)和皰疹病毒感染。

醫療須知 1.本藥治療可能會引起嚴重或重度的骨髓抑制，包括嗜中性白血球減少症、血小板減少症和貧血。

2.每劑給藥前都應監測全血球計數。當病人出現第3或第4級嗜中性白血球減少症與血小板減少症時，應考慮更頻繁的實驗室監測和/或延後給予或停用本藥。

3.應監測病人的周邊神經病變症狀，例如感覺減退、感覺過度、感覺異常、感覺遲鈍、神經病變痛、灼熱感、虛弱或步態紊亂。出現新發生或惡化之周邊神經病變的病人可能需要延遲、劑量調降或停用本藥。

4.接受本藥治療的病人曾被通報嚴重、危及生命或致命性的感染，包括伺機性感染在內，例如肺炎(pneumonia)(包含肺囊蟲肺炎和其他真菌感染肺炎)、菌血症、敗血症、皰疹感染和巨細胞病毒感染。

5.若疑似出現進行性多發性腦白質病變(PML)，本藥和所有併用的化療藥物應暫停使用，一旦確診則應永久停用。

6.本藥治療期間應密切監測病人的腫瘤溶解症候群。

7.應告知有生育能力的女性於本藥治療期間以及最後一劑藥物後至少3個月內使用有效的避孕措施。其女性配偶具有生育能力的男性病人，應告知於本藥治療期間以及最後一劑藥物後至少5個月內使用有效的避孕措施。

8.病人接受本藥、bendamustine和rituximab治療時，可能引起輸注相關反應，症狀包括發燒、寒顫、潮紅、呼吸困難、低血壓和蕁麻疹。

20836 POMALIDOMIDE▲

孕 X 乳 - 泄 肝 T½ 9.5h

Rx 1 MG, 2 MG, 3 MG, 4 MG/膠囊劑(C);

商名 Pomado®（東洋）$7704/C(4MG-PIC/S), $7064/C(2MG-PIC/S)
Pomali® ＊（美時）$2413/C(2MG-PIC/S), $2413/C(3MG-PIC/S), $2413/C(1MG-PIC/S), $2413/C(4MG-PIC/S)
Pomalyst® ◎（CELGENE/必治妥施貴寶）$2960/C(1MG-PIC/S), $2960/C(4MG-PIC/S), $2960/C(3MG-PIC/S), $2960/C(2MG-PIC/S),

藥理作用 1.Pomalidomide是一種thalidomide類似物，為具有抗腫瘤活性的免疫調節藥物。在體外細胞檢測中，pomalidomide會抑制血液腫瘤細胞增生，並誘發細胞凋亡。

2.Pomalidomide可抑制對lenalidomide產生抗藥性之多發性骨髓瘤細胞株的增生，且和dexamethasone具有協同作用，對lenalidomide敏感性及lenalidomide抗藥性細胞株，均可誘發腫瘤細胞凋亡。

3.Pomalidomide可增強T細胞和自然殺手(NK)細胞調節的免疫力，並抑制單核細胞產生促發炎細胞激素(如，TNF-α和IL-6)。

4.Pomalidomide已在小鼠腫瘤模型和體外臍帶模型中，證實具有抗血管新生的活性。

適應症 [衛核]POMALYST與bortezomib及dexamethasone合併使用適用於治療先前曾接受至少一種治療(包括lenalidomide)的多發性骨髓瘤成人病人。POMALYST是一種thalidomide類似物，與dexamethasone合併使用，核准用於多發性骨髓瘤病人，且先前接受過含lenalidomide和bortezomib在內的至少兩種療法，且確認完成前次治療時或結束治療後六十天內發生疾病惡化(disease progression)。

用法用量 1.育齡女性開始服用本藥前，驗孕結果必須為陰性，且必須避孕。
2.本藥的建議起始劑量為每28天療程之第1~21天使用，每日一次，每天口服4毫克，直到疾病惡化為止。
3.本藥須併用dexamethasone。Dexamethasone的建議劑量為，在每個28天療程的第1天、第8天、第15天和第22天，每日一次口服40毫克。
4.本藥可配水服用。應告知患者不得壓碎、咀嚼或打開膠囊。本藥應在空腹時服用(餐前至少2小時，或餐後至少2小時)。

不良反應 1.血液及淋巴系統疾病：嗜中性白血球減少、貧血、血小板減少、白血球減少。
2.全身性疾病及注射部位症狀：倦怠和無力、周邊水腫、發熱、發冷。
3.胃腸道疾病：噁心、便秘、腹瀉、嘔吐。
4.肌肉骨骼及結締組織疾病：背痛、肌肉骨骼性胸痛、肌肉痙攣、關節痛、肌肉無力、骨骼疼痛 、肌肉骨骼疼痛。
5.感染及寄生蟲：上呼吸道感染、肺炎、尿道感染、敗血症。
6.代謝及營養疾病：食慾減低、高血鈣、低血鉀、高血糖、低血鈉。
7.呼吸道、胸腔及縱膈疾病：呼吸困難、咳嗽、鼻出血。
8.神經系統疾病：暈眩、周邊神經病變、頭痛、顫抖。
9.皮膚與皮下組織疾病：皮疹、搔癢、皮膚乾燥。
10.身體檢查參數：血中肌酸酐增加、體重減輕。
11.精神疾病：焦慮、意識混亂症候群。
12.腎臟及泌尿系統疾病：腎衰竭。

醫療須知 1.本藥是一種thalidomide類似物，禁用於懷孕婦女。
2.育齡女性服用本藥期間，及治療完成後至少4週內，必須避免懷孕。
3.接受本藥治療的患者，曾發生靜脈栓塞事件(深層靜脈栓塞和肺栓塞)及動脈血栓栓塞事件(心肌梗塞和中風)。
4.應監測患者是否發生血液毒性，尤其是嗜中性白血球減少。治療前8週應每週監測全血球計數，之後每月監測一次。患者可能需要停藥及/或調整劑量。
5.應每個月監測一次患者的肝功能，若發現肝臟酵素升高，應立即停用本藥並進行評估；恢復至基準點的數值後，可考慮用較低劑量進行治療。
6.若出現血管水腫、脫皮、大疱或任何其他嚴重皮膚反應，應停止本藥治療，且不得恢復治療。
7.服用本藥治療多發性骨髓瘤以外疾病之試驗性治療的患者，曾回報發生急性骨髓性白血病。
8.接受pomalidomide治療患者，可能會發生腫瘤溶解症候群(TLS)。

20837 PONATINIB

ICLUSIG™
(ponatinib) tablets

Rx

15 MG, 45 MG/錠劑(T);

商　名 **Iclusig®** ◎ (大塚) $4949/T(45MG-PIC/S), $1693/T(15MG-PIC/S)

藥理作用 1.Ponatinib為一激酶抑制劑(kinase inhibitor)。Ponatinib抑制ABL與T315I突變型ABL的酪胺酸激酶(tyrosine kinase)活性。
2.Ponatinib抑制其他激酶的活性，IC_{50}濃度為0.1nM至0.2nM，包括VEGFR、PDGFR、FGFR、EPH受體和SRC家族激酶以及KIT、RET、TIE2和FLT3。
3.Ponatinib可抑制表現正常或突變的BCR-ABL的細胞活性，包括T315I。與對照組相比，小鼠使用ponatinib治療降低了具有正常或T315I突變型BCR-ABL腫瘤的大小。

適應症 [衛核]Ponatinib是一種酪胺酸激酶抑制劑(tyrosine kinase inhibitors,TKI)，適用於治療：

1.對先前至少兩種酪胺酸激酶抑制劑有抗藥性或無法耐受之慢性期(CP)慢性骨髓性白血病(CML)的成人病人。

2.無法以其他酪胺酸激酶抑制劑治療的加速期(AP)或急性期(BP)慢性骨髓性白血病(CML)或費城染色體陽性急性淋巴性白血病(Ph+ ALL)的成人病人。

3.T315I陽性之慢性期、加速期或急性期慢性骨髓性白血病(CML)或T315I陽性之費城染色體陽性急性淋巴性白血病(Ph+ ALL)的成人病人。

使用限制：Iclusig不適用於且不推薦用於治療新診斷為CP-CML病人。

用法用量 1.(CP-CML)建議起始劑量為45毫克，每天口服投與一次。當達到≤1% BCR-ABL1IS，降低本藥的劑量至15毫克，每天口服投與一次。對療效不佳之病人，可重新提高本藥的劑量至先前耐受的30毫克或45毫克，每天口服投與一次。

2.(AP-CML, BP-CML, Ph+ ALL)本藥的建議起始劑量為45毫克，每天口服投與一次。對已達到主要細胞遺傳學反應(Major Cytogenetic Response)之加速期(AP)CML病人考慮降低本藥劑量。

不良反應 1.最常見之嚴重不良反應(發生率≥5%)導致劑量調整(中斷或降低劑量)，包括血小板減少症(31%)、胰臟炎/脂肪酶升高(17%)、腹痛(14%)、皮疹及相關反應(14%)、嗜中性白血球低下症(14%)、肝功能障礙(12%)、動脈阻塞事件(10%)、關節痛(8%)、貧血(7%)、ALT升高(6%)及AST升高(5%)。

2.最常見的非血液不良反應(≥20%)為皮疹及相關反應、關節痛、腹痛、疲勞、便秘、頭痛、皮膚乾燥、體液滯留和水腫、肝功能障礙、高血壓、發熱、噁心、出血、胰臟炎/脂肪酶升高、動脈阻塞事件、腹瀉、嘔吐及肌痛。

醫療須知 1.若懷疑患者發生動脈阻塞 事件，應中斷或停止本藥。

2.若發生嚴重靜脈血栓栓塞的患者應考慮調整劑量或停止本藥治療。

3.監測患者是否出現心臟衰竭的徵兆或症狀，並視臨床需要進行治療，包括中斷本藥。發生嚴重心臟衰竭的患者應考慮停止本藥治療。

4.在開始治療前應監測肝臟功能，然後至少每個月或視臨床需要定期監測。視臨床需要中斷、降低劑量或停止本藥治療。

5.應監測與處理本藥治療期間的血壓升高，高血壓應接受治療使血壓恢復正常。

6.在使用本藥治療的前2個月須每2週檢查一次血清脂肪酶，之後每個月或視臨床需要定期檢查。有胰臟炎病患或酒精濫用病史的患者應考慮額外的血清脂肪酶監測。

7.本藥不適用於且不推薦用於治療新診斷為慢性期CML患者。

8.接受本藥治療的患者曾出現周邊及顱神經病變。

9.在開始治療時以及治療期間定期地進行綜合的眼科檢查。

10.若出現嚴重或重度出血，需中斷本藥並進行評估。

11.監測患者是否出現體液滯留並視臨床需要治療患者。視臨床需要，採取中斷、降低劑量或停止本藥治療。

12.有心律緩慢(昏厥、眩暈)或心律加快(胸痛、心悸或眩暈)的徵兆或症狀的患者，應中斷本藥並進行評估。

13.病人發生低血球計數的可能性，病人發燒時應立即通報，特別是與任何感染有關時，應注意骨髓抑制之症狀。

14.告知具生殖能力的女性，在以本藥治療期間以及最後一個劑量後3週應採取有效的避孕法。

15.完整資訊內容請參閱藥品仿單，並以仿單記載為準。

20838 RITUXIMAB

孕 C 乳 - T½ 68.5～190h

Rx 10 MG, 500 MG, 10 MG/ML, 120 MG/ML/注射劑(I);

商 名

Mabthera RA®(羅氏)
Mabthera® ◎ (GENENTECH/羅氏) $34285/I(10MG/ML-PIC/S-50ML), $7098/I(10MG/ML-PIC/S-10ML),
Mabthera®(SAMSUNG/羅氏) $42646/I(120MG/ML-PIC/S-11.7ML),
Riabni®(BAXTER/台灣安進)
Rixathon®(LEK/山德士) $26377/I(10MG/ML-PIC/S-50ML), $5275/I(10MG/ML-PIC/S-10ML)
Ruxience®(PFIZER/惠氏) $5275/I(10MG/ML-PIC/S-10ML), $26377/I(10MG/ML-PIC/S-50ML)
Truxima®(CELLTRION/賽特瑞恩) $6536/I(10MG/ML-PIC/S-10ML), $32348/I(10MG/ML-PIC/S-50ML)

藥理作用 1.Rituximab是嵌接(chimeric)鼠/人單株抗體，特別與橫跨膜(transmembrane)抗原CD20結合。

2.Rituximab與在B淋巴細胞上的CD20抗原結合，且啟動免疫反應，以調控B-細胞的溶解。細胞溶解的可能機制包括補體依賴細胞毒殺作用(CDC)及抗體依賴細胞毒殺作用(ADCC)，以及誘導細胞凋亡(apoptosis)。

適應症 [衛核]1. 非何杰金氏淋巴瘤：用於復發或對化學療法有抗性之低惡度B-細胞非何杰金氏淋巴瘤的成人病人。併用CVP化學療法用於未經治療之和緩性(組織型態為濾泡型)B細胞非何杰金氏淋巴瘤的成人病人。併用CHOP或其他化學療法用於CD20抗原陽性之瀰漫性大型B細胞非何杰金氏淋巴瘤的成人病人。用於做為濾泡性淋巴瘤成人病人對誘導療法產生反應之後的維持治療用藥。與化學療法併用，用於先前未經治療之晚期CD20抗原陽性之瀰漫性大型B細胞淋巴瘤(DLBCL)、Burkitt氏淋巴瘤(BL) / Burkitt氏白血病(成熟B細胞急性白血病)(BAL)或類Burkitt氏淋巴瘤(BLL)的6個月以上至未滿18歲兒童病人。

2. 類風濕性關節炎：與methotrexate併用，適用於治療曾接受一種(含)以上之腫瘤壞死因子(TNF)抑制療法治療但效果不彰，或無法耐受的活動性類風濕性關節炎成人病人。與methotrexate併用，經X光檢查已證實可減緩關節結構受損的進展。

3. 慢性淋巴球性白血病：適用於與fludarabine及cyclophosphamide併用，做為CD20陽性慢性淋巴球性白血病(CLL)病人的第一線用藥。適用於與化學療法併用，做為復發/頑固性的CD20陽性慢性淋巴球性白血病人的治療用藥。

4. 成人和兒童病人之肉芽腫性血管炎(Granulomatosis with Polyangiitis, GPA)(Wegener's 肉芽腫症)及顯微多發性血管炎(Microscopic Polyangiitis, MPA)：
與葡萄糖皮質素(glucocorticoids)併用，適用於治療2歲以上兒童及成人病人之肉芽腫性血管炎(GPA，亦稱為韋格納肉芽腫症)及顯微多發性血管炎(MPA)。

5. 尋常性天疱瘡(Pemphigus Vulgaris, PV)：與葡萄糖皮質素(glucocorticoids)併用，適用於治療中度至重度尋常性天疱瘡(PV)的成人病人。

用法用量 1.起始的治療：本藥單一療法時的建議成人劑量為375mg/m²體表面積(BSA)，靜脈輸注給予，每週一劑共四週。和CVP(Cyclophosphamide，Vincristine and Prednisolone)化學療法併用時，共需要進行8個週期(21天/週期)。

2.復發後再治療：一開始對於本藥有反應的患者，可再次以靜脈輸注方式給予375mg/m²的劑量，連續四週每週施打一次。

3.維持治療：針對已對誘導療法產生療效反應的患者，即可使用本藥做為維持治療用藥，用法為每3個月投予一次375mg/m²的劑量，直到出現病情惡化的現象，或至最長為期兩年的治療期為止。

4.本藥對類風濕性關節炎的一個療程共含兩次靜脈輸注，每次輸注500~1,000mg。本藥的建議劑量為靜脈輸注500~1,000mg，再於2週後第2次靜脈輸注500~1,000mg。

不良反應 多數患者在第一次靜脈輸注本藥時會發生輸注相關反應(infusion-related reaction)，可能和細胞荷爾蒙(cytokines)及/或其他學媒介物(chemical mediators)的釋放有關。嚴重的輸注相關反應在臨床上可能無法和過敏反應或細胞荷爾蒙釋放症候群(cytokine release syndrome)區別。本藥上市後曾經有引發嚴重輸注相關反應而致死的報告，嚴重的輸注相關反應通常在開始第一次輸注本藥後1~2小時內出現，反應的徵狀除了出現發燒、畏寒、低血壓、蕁麻疹、血管性水腫以及其他症狀之外，也會出現肺症狀。在某些情況下還會發生腫瘤快速溶解以及腫瘤溶解症候群的特徵。高腫瘤負荷(high tumor burden)或循環惡性細胞數目很高(>25x10⁹/l)例如罹患慢性淋巴球性白血病(CLL)與被套細胞淋巴瘤(mantle cell lymphoma)的患者，發生嚴重輸注相關反應的風險可能較高。

醫療須知 1.注射本藥曾經引起低血壓、發燒、畏寒、寒顫、蕁麻疹、支氣管痙攣以及血管性水腫等輸注相關複合症狀，而這些症狀通常會中斷注射後出現可逆性反應。一般建議使用diphenhydramine與acetaminophen治療輸注相關症狀，有時患者可能需要支氣管擴張劑或靜脈注射生理食鹽水等額外治療。當症狀完全解除之後，多數情況下可以將點滴速率降低50%後(如從每小時100mg降低至每小時50mg)重新開始注射。

2.急性呼吸衰竭可能伴隨的事件，如在胸部X光可看到肺間質浸潤或水腫。此症候群經常在開始第一次輸注的第1或第2小時內出現。發生嚴重肺部症狀的患者應該立即停止輸注，而且應該接受積極的症狀治療。由於最初的臨床症狀改善之後可能出現惡化的情形，這些患者應該接受嚴密的監視直到肺部症狀解除。曾經有靜脈注射蛋白質患者發生過敏性或其他過度敏感反應的報告。進行治療時應該隨時備有腎上線素、抗組織胺與糖皮質類固醇(glucocorticoids)，以供本藥過敏反應發生時立即使用。

3.由於在本藥靜脈輸注時可能發生低血壓，因此在治療前12小時及整個治療期間，應考慮停用抗高血壓藥物。已知以本藥治療的患者曾經發生心絞痛或心律不整，例如心房震顫及纖維顫動，因此，有心臟疾病史的患者應嚴密監測。

4.在接受rituximab治療的對象中，曾有極少數發生B型肝炎恢活躍的病例報告，包括發生猛爆性肝炎的報告，雖然這些病例中的大多數也都接受了細胞毒性化學療法的治療。這些報告同時受到先前疾病狀態與細胞毒性他學療法的干擾。對有B型肝炎感染病史的患者，當使用rituximab合併細胞毒性化學療法進行治療時，應小心監測是否出現活動性B型肝炎感染症的徵兆。

5.儲存本藥注射劑在2到8℃(在冰箱內)。配製好的點滴溶液應該立即使用。若未立即使用，使用者必須注意使用中儲存時間與使用前情況，通常在2℃到8℃之間存放24小時後，再於室溫下存放12小時，仍能維持其物理及化學上的安定。

6.無論男女在治療期間或治療後12個月內，請同時使用2種不同避孕方法。

20839 SACITUZUMAB GOVITECAN

℞ 180 MG/注射劑(I);

商名 Trodelvy® ◎ (BSP/吉立亞) $29039/I(180MG-PIC/S-180MG)

藥理作用 1.Sacituzumab govitecan是一種Trop-2導向的抗體藥物複合體(ADC, antibody-drug conjugate)。

2.Sacituzumab是一種識別Trop-2的人源化抗體。小分子SN-38是一種topoisomerase I抑制劑，透過連結子以共價鍵結合到抗體上。

3.Sacituzumab govitecan與表現Trop-2的癌細胞結合，經過內化作後，透過連結解以釋出SN-38。SN-38與topoisomerase I交互作用，防止topoisomerase I誘導之單鏈斷裂的重新接回。

4.由此產生的DNA損傷導致細胞凋亡和細胞死亡。在三陰性乳癌的小鼠異種移植模型中，可觀察到sacituzumab govitecan減低腫瘤的生長。

適應症 [衛核]1.適用於治療先前已接受兩次以上全身性治療無效(其中一次需為治療晚期疾病)之無法切除的局部晚期或轉移性的三陰性乳癌成年病人。

2.適用於治療患有無法切除的局部晚期或轉移性的荷爾蒙受體(HR)陽性、人類表皮生長因子受體2(HER2)陰性(IHC 0、IHC 1+或IHC 2+/ISH–)乳癌，過去曾接受至少2次轉移性乳癌全身性治療的成年病人。

說明：荷爾蒙受體陽性(HR+)的乳癌病人應曾接受過內分泌治療，除非病人不適合接受內分泌治療。

用法用量 1.勿以本藥替換其他含有irinotecan或其活性代謝物SN-38的藥物，或與此類藥物併用。

2.本藥的建議劑量為10mg/kg，在每21天治療週期的第1天和第8天靜脈輸注投予一次。持續治療直至疾病惡化或出現無法接受的毒性。

3.本藥投予劑量不得超過10mg/kg。本藥僅可採用靜脈輸注方式給藥。不可採用靜脈推注(push)或大劑量推注(bolus)的方式給藥。

4.首次輸注：輸注進行時間超過3小時。在輸注期間和給予起始劑量後至少30分鐘內觀察病人是否出現輸注相關反應的徵兆或症狀。

5.後續輸注：如果對先前的輸注具有耐受性，則輸注時間可在1至2小時以上。在輸注期間和輸注後至少30分鐘觀察病人。

不良反應 1.最常見(≥25%)的不良反應為：噁心、嗜中性白血球減少症、腹瀉、疲勞、掉髮、貧血、嘔吐、便秘、皮疹、食慾減退和腹痛。

2.發生率在>1%的嚴重不良反應包括：嗜中性白血球減少症(7%)、腹瀉(4%)和肺炎(3%)。
3.接受本藥治療的病人中，有1.2%發生致命的不良反應，包括呼吸衰竭(0.8%)和肺炎(0.4%)。

醫療須知 1.本藥可導致可能致死的嚴重或危及生命的嗜中性白血球減少症。
2.本藥可能導致嚴重腹瀉。所有接受本藥治療的病人中有64%發生腹瀉。
3.在預定的治療時程給藥時，如果出現3~4級腹瀉，則應暫停使用本藥，並在緩解至≤第1級時重新開始治療。
4.本藥可能導致嚴重且危及生命的過敏反應。建議接受本藥的病人使用輸注前預防性藥物。在每次本藥輸注期間和每次輸注完成後至少30分鐘，密切觀察病人的過敏反應和輸注相關反應。
5.本藥會導致噁心嘔吐。所有接受本藥治療的病人中，有67%發生噁心。4%的病人發生第3~4級噁心。
6.在接受本藥治療期間其發生嗜中性白血球減少症、嗜中性白血球減少症合併發燒和貧血的風險增加；並且其他不良反應的風險也可能會增加。
7.根據其作用機轉，當對孕婦投藥時，本藥可能導致致畸胎性及/或胚胎-胎兒致死性。
8.告知孕婦和具生育能力的女性病人有關本品對胎兒的潛在風險。告知具生育能力的女性病人需在接受本品治療期間及最後一次給藥後6個月內採取有效的避孕措施。告知其女性伴侶具生育能力的男性病人，需在接受本藥治療期間及最後一次給藥後3個月內採取有效的避孕措施。

20840 TALQUETAMAB☆

Rx 2 MG, 40 MG/注射劑(I);

商名 Talvey® ◎ (PATHEON/嬌生)

藥理作用 1.Talquetamab是一種免疫球蛋白G4-脯胺酸、丙胺酸、丙胺酸(IgG4-PAA)雙特異性抗體，可針對GPRC5D和T細胞上的CD3受體產生作用。
2.Talquetamab會使表現CD3的T細胞匯集到表現GPRC5D的細胞，從而促進由強化之T細胞所媒介的細胞毒性。這會導致T細胞活化，繼而透過細胞毒性T細胞所分泌的穿孔素和各種顆粒酶(儲存於分泌囊泡)誘使GPRC5D表現細胞溶解。
3.由於GPRC5D會表現在漿細胞上，而在B細胞和前驅B細胞(B cell precursors)上所檢測到的表現極少或無任何表現，因此talquetamab會特別針對多發性骨髓瘤細胞產生作用。

適應症 [衛核]適用於治療先前曾接受至少四線療法(包括一種免疫調節劑、一種蛋白酶體抑制劑和一種抗CD38單株抗體)治療，且在前次治療中出現疾病惡化現象的復發性或難治性多發性骨髓瘤成人病人。

用法用量 1.依據下表的每週一次或每2週一次療程以皮下注射投予本藥。對於接受每週一次0.4毫克/公斤療程之talquetamab治療的病人，如果已在至少連續兩次的疾病評估中確認達到適當的臨床療效反應，可考慮轉換成每2週一次0.8毫克/公斤療程。

療程 (每個療程為 28 天)	治療天數	劑 量	
第 1 療程	1 天	遞增劑量 1	0.16 毫克
	8 天	遞增劑量 2	0.8 毫克
	15 天	第一個完整劑量	48 毫克
	22 天	48 毫克	
第 2 和第 3 療程	1、8、15 天和 22 天	48 毫克	
第 4 和第 9 療程	1 天和 15 天	48 毫克	
第 10 療程起	1 天	48 毫克	

2.在劑量遞增期間，必須於投予每劑本藥前1至3小時先投予下列治療前用藥，以降低發生CRS的風險。
a.皮質類固醇(口服或靜脈注射dexamethasone 16毫克或等效藥物)
b.抗組織胺(口服或靜脈注射diphenhydramine 50毫克或等效藥物)
c.解熱劑(口服或靜脈注射paracetamol 650毫克至1000毫克或等效藥物)
3.在開始使用本藥治療之前，應考慮依據當地既定的指引進行預防性治療，以防發生感染。
4.有關延後給藥和不良反應的劑量調整詳見仿單。

不良反應 1.最常見的不良反應為：CRS(77%)、味覺障礙(72%)、低γ球蛋白血症(67%)、指甲疾患(56%)、肌肉骨骼疼痛(48%)、貧血(47%)、皮膚疾患(43%)、疲倦(43%)、體重減輕(40%)、皮疹(39%)、口乾(36%)、嗜中性白血球減少(35%)、發燒(33%)、乾燥症(32%)、血小板減少(30%)、上呼吸道感染(29%)、淋巴球減少(27%)、吞嚥困難(24%)、腹瀉(25%)、搔癢(23%)、咳嗽(23%)、疼痛(22%)、食慾降低(22%)和頭痛(20%)。
2.嚴重不良反應包括：CRS(13%)、發燒(5%)、ICANS (3.8%)、敗血症(3.8%)、COVID-19 (3.2%)、細菌性感染(2.4%)、肺炎(2.4%)、病毒性感染(2.4%)、嗜中性白血球減少(2.1%)和疼痛(2.1%)。
3.最常導致停止治療的不良反應為：ICANS(1.1%)和體重減輕(0.9%)。

醫療須知 1.接受本藥治療的病人可能會發生細胞激素釋放症候群(CRS)，包括危及生命或致命的反應。
2.曾經在使用本藥治療後發生嚴重或危及生命的神經毒性，包括ICANS。
3.使用本藥治療後極常發生口腔毒性，包括味覺障礙、口乾、吞嚥困難和口腔炎。
4.使用直接對抗B細胞之藥物治療的病人可能會發生B型肝炎病毒(HBV)再活化，且在某些病例中可能會導致猛爆性肝炎、肝衰竭和死亡。
5.在使用本藥治療期間，應監測免疫球蛋白濃度。發生低γ球蛋白血症的病人曾使用靜脈或皮下注射的免疫球蛋白療法來治療。
6.在接受本藥治療的病人中曾觀察到於治療期間出現的第3或4級嗜中性白血球減少症、嗜中性白血球減少症合併發燒和血小板減少症。
7.本藥會引發皮膚反應，包括皮疹、斑丘疹、紅斑、紅斑性皮疹、以及指甲疾患。
8.本藥會引發肝臟酵素升高，肝臟酵素的升高可同時伴隨或者不伴隨CRS發生。
9.在開始治療前至少4週內、治療期間和治療後至少4週內，不建議接種活病毒疫苗。
10.目前並不確知本藥對發育中之胎兒的影響。本藥並不建議用於已經懷孕的婦女，或是具生育能力但未採取避孕措施的婦女。

20841 TECLISTAMAB

℞ 30 MG, 153 MG/注射劑(I);

商　名 Tecvayli® ◎ (PATHEON/嬌生)

藥理作用 1.Teclistamab是一種完整大小的IgG4-PAA雙特異性抗體，可針對表現於T細胞表面的CD3受體與表現於惡性多發性骨髓瘤B細胞譜系和晚期B細胞及漿細胞上的B細胞成熟抗原(BCMA)產生作用。
2.藉由其雙重結合部位，teclistamab可於極接近BCMA+細胞的地方牽引CD3+ T細胞，促使T細胞活化，繼而導致BCMA+細胞溶解和死亡，此作用係由細胞毒性T細胞所分泌的穿孔素和各種顆粒酶(儲存於分泌囊泡)所媒介。

適 應 症 [衛核]適用於治療先前曾接受至少四線療法(包括一種蛋白酶體抑制劑、一種免疫調節劑和一種抗CD38單株抗體)的復發性或難治性多發性骨髓瘤成人病人。

用法用量 1.本藥的建議劑量為每週皮下注射(SC)1.5mg/kg，然後逐步增加劑量0.06mg/kg和0.3mg/kg。

2.開始本藥治療應依據下表的劑量遞增療程投予，以降低細胞激素釋放症候群的發生率與嚴重度。

TECVAYLI 劑量療程

劑量療程	時 間	劑 量	
遞增劑量療程	第 1 天	遞增劑量	單劑 0.06 毫克/公斤
	第 3 天	遞增劑量	單劑 0.3 毫克/公斤
	第 5 天	第一次維持劑量	單劑 1.5 毫克/公斤
每週劑量療程	第一次維持劑量的後一週和之後的每週	隨後的維持劑量	每週一次 1.5 毫克/公斤

不良反應 1.最常見的任何等級不良反應為：低γ球蛋白血症(75%)、細胞激素釋放症候群(72%)、嗜中性白血球減少症(71%)、貧血(55%)、肌肉骨骼疼痛(52%)、疲倦(41%)、血小板減少症(40%)、注射部位反應(38%)、上呼吸道感染(37%)、淋巴球減少症(35%)、腹瀉(28%)、肺炎(28%)、噁心(27%)、發燒(27%)、頭痛(24%)、咳嗽(24%)、便秘(21%)和疼痛(21%)。
2.嚴重不良反應，包括肺炎(16%)、COVID-19(15%)、細胞激素釋放症候群(8%)、敗血症(7%)、發燒(5%)、肌肉骨骼疼痛(5%)、急性腎損傷(4.8%)、腹瀉(3.0%)、蜂窩性組織炎(2.4%)、缺氧(2.4%)、發燒性嗜中性白血球減少症(2.4%)及腦病變(2.4%)。
3.Teclistamab平均非時間依賴性廓清率為0.545L/day(49.4%CV)，時間依賴性廓清率的中位數在基礎期約占總廓清率的31%，之後便會快速下降第8週後的低於5%。

醫療須知 1.正在接受本藥治療的病人可能會發生細胞激素釋放症候群(CRS)，包括危及生命或致命的反應。
2.CRS的臨床徵兆與症狀包括但不限於發燒、缺氧、發冷、低血壓、竇性心博過速、頭痛和肝臟酵素升高。可能危及生命的CRS併發症包括心臟功能障礙、成人呼吸窘迫症候群、神經毒性、腎臟及/或肝臟衰竭、以及瀰漫性血管內凝血(DIC)。
3.開始治療時應採用本藥劑量遞增療程，以降低發生CRS的風險。在投予本藥劑量遞增療程的每劑藥物之前，應先投予治療前用藥(皮質類固醇、抗組織胺和解熱劑)。
4.使用本藥治療後可能會發生嚴重或危及生命的神經毒性，包括免疫作用細胞相關神經毒性症候群(ICANS)。在治療期間應監測病人是否出現神經毒性的徵兆或症狀，並應立即治療。
5.在使用本藥治療之前與治療期間應監測病人是否出現感染的徵兆與症狀，並應施以適當的治療。應依據當地的醫療院所指引施行抗生素預防性治療。
6.使用直接對抗B細胞之藥物治療的病人可能會發生B型肝炎病毒再活化，且在某些病例中可能會導致猛爆性肝炎、肝衰竭和死亡。
7.在使用本藥治療期間，應監測免疫球蛋白濃度，39%的低γ球蛋白血症病人使用靜脈內或皮下免疫球蛋白治療。
8.在使用本藥治療期間，對疫苗的免疫反應可能會降低。
9.在接受本藥治療的病人中，曾有發生嗜中性白血球減少症和發燒性嗜中性白血球減少症的報告。
10.本藥對駕車和使用機械的能力有重大影響。
11.Teclistamab(一種人類IgG4抗體)也可能會從母親轉移到發育中的胎兒體內。本藥並不建議用於已經懷孕的女性。

20 抗腫瘤藥物

20842 THALIDOMIDE▲

孕X 乳 - 泄 腎 T½ 5~7H

Rx 50 MG/膠囊劑(C);

商 名

Thado® ◎ (東洋) $219/C(50MG-PIC/S)　　Thali® ＊ (美時)

藥理作用 1.Thalidomide是一免疫調節劑且具有抑制血管生長功能，其免疫調節機轉尚未十分清楚，但有許多抑制發炎與免疫抑制作用之研究被發表，其中包括抑制嗜中性白血球之趨化性、降低單核細胞之吞噬作用、降低氧中間產物之產生(superoxide及hydroxyl radicals)、改變T-細胞的比例(即降低幫助者T-細胞(helper T-cell)且提高抑制者T-細胞(suppressor T-cell))、以及降低IgM值和降低IgM抗體形成。

2.Tthalidomide可抑制ENL患者之腫瘤壞死因子(Tumor Necrosis Factor-a，TNF-a)及干擾素-γ(Interferon-γ，INF-γ)作用，減輕局部及全身性症狀，抑制發炎細胞至病變處。

適應症 [衛核]治療新診斷多發性骨髓瘤。使用時須和prednisolone及oral melphalan併用，或和骨髓移植併用，或和pamidronate併用骨髓移植後之治療。

[非衛核]美國FDA亦核可此藥品作為治療下列疾病之孤兒藥(orphan drug)：治療或預防骨髓移植之graft vs host disease、治療reactional lepromatous leprosy、嚴重或復發的口瘡性口炎(aphthous stomatitis)及潰瘍、分支桿菌感染(mycobacterial infection)、AIDS (HIV)-associated wasting syndrome、卡波西肉瘤(Kaposi's sarcoma)、原發性腦腫瘤、多發性骨髓瘤(multiple myeloma)及克隆氏病(Crohn's disease)。

用法用量 一般劑量：每天300mg；(治療使用劑量範圍：每天100~1200mg)，於餐後一小時，伴水服用。

不良反應 Thalidomide可能會導致嗜睡、睏倦、周邊神經病變、頭昏、起立性低血壓、白血球減少等情形。曾有thalidomide引起的過敏及心跳減慢之報導。曾有患者使用thalidomide發生心跳減慢(bradycardia)的情形，但尚無因心跳減慢需要藥物治療或醫療處置的報導。

醫療須知 1.本藥可能會引起嗜睡的情形，應避免開車或操作機器。

2.本藥可能會有暈眩、起立性低血壓等情形，由臥姿或坐姿站立，時應緩慢、小心。

3.本藥曾有引起癲癇的副作用報告，有癲癇病史或有發生痲癇危險因子的患者，需小心監測。

4.本藥有很強的致畸胎作用，可能導致嚴重畸胎或胎兒死亡，懷孕或哺乳的婦女禁用。此外，可能懷孕女性在用藥前一個月至停藥後一個月期間，必須使用至少二種避孕措施，其中包含一種有效之避孕方式，若患者使用口服避孕藥，需注意其他併用藥品是否會影響其避孕效果。

5.男性患者在服用此藥品至停藥後一個月期間，每次性行為都必須全程使用保險套。

6.嗜中性白血球低於750/mm³時，不可使用thalidomide。服藥期間發現患者有明顯白血球減少的情形，須持續追蹤，若白血球持續低下應考慮停藥。

7.服藥的最初三個月，須每月定期回診檢查，以便早日發現神經上的病變。

8.用藥前，必須給予患者閱讀及簽署服用thalidomide之「女性患者服用本藥同意書/男性患者服用本藥同意書」，僅有患者願意完全遵照同意書的指示下，才可處方thalidomide給患者。

9.若起疹子時，可請醫師開立抗組織胺藥物服用或是擦拭止癢藥膏，來緩解不適症狀，避免皮膚乾躁，洗澡水勿高溫，清洗時間要短，洗完後擦乾皮膚並塗抹保養品，降低皮膚乾躁造成皮膚癢，並且注意皮膚上有無破損，若發生有紅斑、水泡，或是超乎尋常的搔癢、疼痛，都應立即返診就醫。

10.開始使用沙利竇邁的前三個月要每個月檢查是否有神經病變，之後定期追蹤檢查，一旦出現下肢疼痛或感覺異常症狀就要立刻返診就醫。多為可逆，手指或腳指麻木時，拿尖銳物或熱的東西要更加小心，一旦神經病變發生時或變得更加嚴重，應該立即向醫師反應，請醫師來調整藥品的使用劑量。

11.發生便秘，應增加水份與纖維素的攝取量，包括糙米、蔬菜、水果等，養成適度運動及每天定時排便的習慣，適時放鬆緊張心情，若超過三天仍未解便，請返院求診，醫師將會視需要給您適量的軟便劑。

20843 TISAGENLECLEUCEL(CTL019 CELLS)

℞ 1.2x10⁶ to 2.5x10⁸ CAR(+) viable T cells/注射劑(I);

商 名 Kymriah® ◎ (NOVARTIS/諾華) $8198096/I(1.2-PIC/S-1.2)

藥理作用 1.Tisagenlecleucel是一種自體免疫細胞癌症療法，其涉及用編碼嵌合抗原受體(chimeric antigen receptor, CAR)的轉殖基因改編病人自身的T細胞，以辨識和消除表現CD19之細胞。
2.CAR由識別CD19的鼠類單鏈抗體片段，與來自4-1BB(CD137)和CD3 zeta的細胞內訊息傳導結構區域融合。CD3 zeta對於啟動T細胞活化和抗腫瘤活性非常重要，同時4-1BB能增強tisagenlecleucel的擴增和持久性。
3.在與表現CD19之細胞結合後，CAR傳遞訊息以促進T細胞擴增和tisagenlecleucel的持久性。

適應症 [衛核]經過基因修飾的自體免疫細胞療法，適用於治療：
1.患有難治型、移植後復發、第二次或二次以上復發之B細胞急性淋巴性白血病(ALL)的25歲以下兒童和年輕成人病人。
2.經兩線或兩線以上全身治療後之復發性或難治性瀰漫性大B細胞淋巴瘤(DLBCL)的成人病人。
3.經兩線或兩線以上全身治療後之復發性或難治性濾泡性淋巴瘤(FL)成人病人。

用法用量 1.僅限自體使用，僅限靜脈注射使用。不應使用白血球去除過濾器，供單次治療用。
2.兒童和年輕成人B細胞急性淋巴性白血病病人的劑量：
a.50公斤以下的病人：0.2至5.0x106 CAR(+)之活T細胞/公斤體重。
b.大於50公斤的病人：0.1至2.5x108 CAR(+)之活T細胞(非依據體重)。
3.DLBCL病人的劑量：0.6至6.0x108 CAR(+)之活T細胞(非依據體重)。
治療前處理(淋巴細胞清除性化療lymphodepleting chemotherapy)建議在本藥輸注前給予淋巴細胞清除性化療，除非輸注前一週內白血球(WBC)計數每微升≤1,000個細胞(1,000 cells/μL)。建議在完成淋巴細胞清除性化療後2 至14 天內輸注Kymriah。必須在開始淋巴細胞清除性療法之前先確認本藥是否已可用。如果在完成淋巴細胞清除性化療和本藥輸注之間的間隔延遲超過4週且WBC計數每微升>1,000個細胞，則病人在接受本藥之前應再次接受淋巴細胞清除性化療。
4.B細胞ALL：建議的淋巴細胞清除性化療療法為：
a.Fludarabine(每日靜脈輸注30mg/m²，持續4天)和cyclophosphamide(在接受第一劑fludarabine時開始，每日靜脈輸注500mg/m²，持續2天)。
b.如果病人在接受淋巴細胞清除性化療前不久使用cyclophosphamide曾出現先前第4級出血性膀胱炎，或證實對含cyclophosphamide療程為化療難治狀態，則應使用以下療法：Cytarabine(每日靜脈輸注500mg/m²，持續2天)和etoposide(在接受第一劑cytarabine時開始，每日靜脈輸注150mg/m²，持續3天)。
c.DLBCL：建議的淋巴細胞清除性化療療法為：Fludarabine(每日靜脈輸注25mg/m²，持續3天)和cyclophosphamide(在接受第一劑fludarabine 時開始，每日靜脈輸注250mg/m²，持續3天)。
d.如果病人在接受淋巴細胞清除性化療前不久投予cyclophosphamide曾出現先前第4級出血性膀胱炎，或證實對含cyclophosphamide療法為化療難治狀態，則應使用以下療法：Bendamustine(每日靜脈輸注90mg/m²，持續2天)。

不良反應 1.兒童和年輕成人B細胞ALL病人：a.最常見的非血液學不良反應(≥40%)為細胞激素釋放症候群(77%)、感染(73%)、低丙型免疫球蛋白血症(53%) 和發燒(42%)。b.最常見(>40%)的第3和第4級血液學實驗室異常為白血球減少(97%)、淋巴球減少(96%)、嗜中性白血球減少(95%)、血小板減少(77%)、血紅素減少(48%)、細胞激素釋放症候群(48%)。
2.DLBCL：a.最常見的非血液學不良反應為細胞激素釋放症候群(57%)、感染(58%)、發燒(35%)、腹瀉(31%)、噁心(29%)、疲倦(27%)和低血壓(25%)。b.最常見(>25%)的第3和第4級血液學實驗室異常為淋巴球計數減少(95%)、嗜中性白血球減少(82%)、白血球減少(78%)、血紅素減少(59%)、血小板減少(56%)、非血液學不良反應為感染(34%)和細胞激素釋放症候群(23%)。

醫療須知 1.接受本藥治療的病人不得捐贈血液、器官、組織、精子、卵母細胞和其他細胞。
2.本藥輸注後常發生細胞激素釋放症候群(CRS)，包括危及生命或致命事件。
3.CRS的徵兆和症狀可能包括高燒、寒顫、肌痛、關節痛、噁心、嘔吐、腹瀉、發汗、皮疹、厭食、疲倦、頭痛、低血壓、呼吸困難、呼吸急促和缺氧。還可能觀察到器官功能障礙，包括心臟功能不全和心律不整、腎功能不全和肝臟損傷伴隨天門冬胺酸轉胺酶(AST)升高、丙胺酸轉胺酶(ALT)升高或總膽紅素升高。
4.使用本藥經常會出現神經毒性，尤其是腦病變的徵兆和症狀、意識混亂狀態和/或譫妄，可能很嚴重或危及生命。
5.本藥輸注後，病人常出現嚴重感染，包括危及生命或致命的感染，應監測病人的感染徵兆和症狀並進行適當治療。
6.在淋巴細胞清除性化療和本藥輸注後，病人可能會有持續數週的血球低下，應按照標準準則進行處置。
7.接受本藥治療的病人可能罹患繼發性惡性腫瘤，因此應終生接受繼發性惡性腫瘤的監測。
8.本藥輸注後，病人可能出現低丙型免疫球蛋白血症和無丙型免疫球蛋白血症。接受本藥治療後，應監測免疫球蛋白濃度。
9.不建議在淋巴細胞清除性化療開始前至少6週、本藥治療期間和直到本藥治療後於免疫力復原前接種活疫苗。
10.偶爾會觀察到可能發生嚴重症狀的腫瘤溶解症候群(TLS)。
11.不建議病人在進行異體幹細胞移植(SCT)四個月內接受本藥治療。
12.建議病人在此初始階段勿駕駛和從事危險的職業或活動，例如操作重型或可能造成危險的機器。

20844 TRAMETINIB

Rx 0.5 MG, 2 MG/錠劑(T);

商 名 Mekinist® ◎ (NOVARTIS/諾華) $707/T(0.5MG-PIC/S), $2545/T(2MG-PIC/S)

藥理作用 1.Trametinib是一種可逆轉的高度選擇性異位抑制劑，可抑制由有絲分裂原活化之細胞外訊息調節性激酶1(MEK1)與MEK2的活化作用與激酶活性。MEK蛋白乃是細胞外訊息相關激酶(ERK)途徑的重要組成。
2.在黑色素瘤與其他的癌症中，此途徑常會被突變形式的BRAF活化，BRAF會活化MEK及刺激腫瘤細胞生長。
3.Trametinib可抑制BRAF對MEK的活化作用及抑制MEK激酶的活性。
4.Trametinib可抑制BRAF V600突變型的黑色素瘤細胞株生長，在BRAF V600突變型黑色素瘤的動物模型中也證實可產生抗腫瘤作用。

適應症 [衛核]1.黑色素瘤：Trametinib單一療法或與dabrafenib併用，可用於治療罹患發生BRAF V600突變且無法切除或有轉移現象之成人性黑色素瘤。在先前接受BRAF抑制劑療法時惡化的病人中，trametinib單一療法並未展現出臨床活性。
2.黑色素瘤的輔助治療：Trametinib與dabrafenib併用，可用於治療BRAF V600突變且經完全切除後之第III期黑色素瘤病人的術後輔助治療。
3.非小細胞肺癌：Dabrafenib與trametinib併用，可用於治療BRAF V600突變之晚期非小細胞肺癌成人病人。
4.BRAF V600E突變陽性且無法切除或轉移性實體腫瘤：Trametinib與dabrafenib併用，可用於治療BRAF V600E突變之無法切除或轉移性實體腫瘤的6歲以上兒童及成人病人，前述病人於先前治療後出現惡化現象且無任何其他適當替代治療選擇。
使用限制：Trametinib不可用於治療結腸直腸癌病人，因為這類病人已知對BRAF抑制作用具先天抗藥性。

用法用量 1.使用trametinib前，患者必須先接受已確效的檢測方法，以確認帶有BRAF V600突變。
2.Trametinib的建議劑量為2毫克每日一次。
3.如果漏服一劑trametinib，只有在距離下一次預定給藥時間還有超過12小時的情況下，方可服用該劑藥物。
4.一般建議患者應持續接受trametinib的治療，直到患者無法再獲得效益或出現無法接受的毒性反應為止。

不良反應 1.Trametinib最常見的不良反應(≥20%)包括皮疹、腹瀉、疲累、周邊水腫、噁心及痤瘡樣皮膚炎。
2.極常見：高血壓、出血、咳嗽、呼吸困難、腹瀉、噁心、嘔吐、便秘、腹痛、口乾、皮疹、痤瘡樣皮膚炎、皮膚乾燥、皮膚搔癢、掉髮、疲倦、週邊水腫、發熱、天門冬胺酸轉胺酶增加。
3.常見：貧血、過敏、脫水、視力模糊、眼眶周圍水腫、視覺障礙、左心室功能障礙、射出分率下降、心搏過慢、淋巴水腫、肺炎(pneumonitis)、口腔炎、紅斑、掌足紅腫疼痛症候群、皮膚的裂縫、皮膚龜裂、臉部水腫、黏膜發炎、無力、毛囊炎、甲溝炎、蜂窩性組織炎、膿皰性皮疹、丙胺酸轉胺酶增加、血中鹼性磷酸酶增加、血液中肌酸酐磷酸激酶增加、心跳速率下降。

醫療須知 1.使用trametinib單一療法的患者曾發生出血事件，包括重大出血事件及致命性出血。
2.曾有trametinib導致LVEF下降的案例。在臨床試驗中，首次發生左心室功能障礙、心臟衰竭及LVEF下降前所經時間的中位數，係介於2到5個月之間。
3.在trametinib單一療法的臨床試驗中，曾通報發燒案例。
4.若以trametinib進行治療，基期時應測量血壓並於治療期間監測血壓，同時視情況以標準療法控制高血壓。
5.針對疑似患有ILD或肺炎的患者，包括身上出現新的或漸進性肺部症狀和觀察發現(含咳嗽、呼吸困難、缺氧、胸膜積水或浸潤)且尚待進一步臨床檢查的患者，應暫停使用trametinib。針對經診斷出治療相關ILD或肺炎的患者，應永久停用trametinib。
6.使用trametinib可能會併發視覺障礙的疾病(包括RPED和RVO)。過去在trametinib的臨床試驗中，曾通報出視力模糊、視力減退及其他視覺現象等症狀。
7.觀察到皮疹的病患比例，在接受trametinib單一療法試驗中約為60%。
8.在接受trametinib的患者中，曾通報橫紋肌溶解症的案例。
9.針對接受trametinib單一療法的患者，一般建議每四週監測肝功能一次，直到開始接受trametinib療法的6個月後為止。其後可於臨床上必要時繼續進行肝臟監測。
10.接受trametinib單一療法及以trametinib併用dabrafenib時，可能發生肺栓塞或深層靜脈血栓。
11.接受trametinib單一療法的患者，曾有通報結腸炎和胃腸穿孔的案例。
12.當trametinib與dabrafenib併用時，有可能發生新的皮膚或非皮膚惡性腫瘤。

20845 TRASTUZUMAB▲

孕B 乳 - 泄 肝 T½ 28. 5D

Rx 150 MG, 420 MG, 440 MG, 120 MG/ML/注射劑(I);

商名
Herceptin® ◎ (F. HOFFMANN-LA ROCHE/羅氏) $27669/I(120MG/ML-PIC/S-5ML), $33499/I(440MG-PIC/S-440MG)
Herzuma® (CELLTRION/賽特瑞恩) $29895/I(440MG-PIC/S-440MG)
Kanjinti® (AMGEN/台灣安進) $34879/I(420MG-PIC/S-420MG)
Ogivri® (Biocon/台灣生資) $29895/I(440MG-PIC/S-440MG)
Trazimera® (PFIZER/惠氏) $34460/I(440MG-PIC/S-440MG)

藥理作用 1.Trastuzumab是由DNA基因重組製成的人化單株抗體(humanied monoclonal antibody)，選擇性低作用在細胞外的人類上皮生長因子受體第2蛋白(Human Epidermal growth factor Receptor 2 protein，HER2)；這抗體是一種IgG1，結構上含人類抗體架構區域(framework region)及補體決定區域，係經結合老鼠HER2抗體(murine anti-p185 HER2 antibody)組成。
2.在體外(in vitro)及動物實驗中，均發現trastuzumab可以抑制HER2過度表現的人類腫瘤細胞的增生。在體外實驗中，與無HER2過度表現的癌細胞比較時，經trastuzumab調節之抗體依賴型細胞媒介細胞毒性作用(Antibody-Dependent Cellmediated Cytotoxicity；ADCC)會先作用在HER2過度表現上的癌細胞。

適應症 [衛核]Herceptin應使用於下列HER2過度表現或HER2基因amplification之早期乳癌、轉移性乳癌病人，說明：

1.早期乳癌(EBC)

(1)經外科手術、化學療法(術前或術後)之輔助療法。

(2)以doxorubicin與cyclophosphamide治療，再合併paclitaxel或docetaxel之輔助療法。

(3)與docetaxel及carboplatin併用之輔助療法。

(4)術前與化學療法併用和術後之輔助療法使用於治療局部晚期(包括炎症)乳癌或腫瘤(直徑＞2厘米)。

2.轉移性乳癌(MBC)

(1)單獨使用於曾接受過一次(含)以上化學療法之轉移性乳癌；除非病人不適合使用anthracycline或taxane，否則先前之化學治療應至少包括anthracycline或taxane。使用於荷爾蒙療法失敗之荷爾蒙受體陽性之病人，除非病人不適用荷爾蒙療法。

(2)與paclitaxel或docetaxel併用於未曾接受過化學療法之轉移性乳癌。

(3)與芳香環酶抑制劑併用於荷爾蒙受體陽性之轉移性乳癌。

3.轉移性胃癌(mGC)

Ogivri合併capecitabine(或5-fluorouracil)及cisplatin適用於未曾接受過化學治療之HER2過度表現轉移性胃腺癌(或胃食道接合處腺癌)的治療。說明：

(1)HER2過度表現之檢測方法須經衛生主管機關核准(用於胃癌之檢驗)，請參照相關檢測套組仿單中適應症，確效(validation)及效能(performance)之敘述。

(2)樞紐試驗確認療效僅顯現於有較高HER2蛋白表現(IHC2+/FISH+或IHC3+)之族群。HER2次族群分析結果顯示，HER2蛋白表現較低(IHC 0/FISH+；HR 0.92；IHC1+/FISH+；HR 1.24)的族群的療效總體提升不高，反之，HER2蛋白表現較高(IHC2+/FISH+；HR 0.75；IHC 3+/FISH+；HR 0.58)的族群的療效總體提升較高。

用法用量 1.開始使用本藥治療前，必須先做HER2試驗。

2.初填劑量：本藥建議起始初填劑量為4mg/kg體重，靜脈輸注90分鐘。必須觀察患者是否有發燒和冷顫或其他與輸注有關的症狀。中斷輸注對於該等症狀的控制可能有助益。當症狀減輕後，可以繼續會完成的輸注。

3.持續劑量：每週建議劑量為2mg/kg體重，若患者對先前劑量的耐受力佳，持續劑量可輸注30分鐘即可。必須觀察患者是否有發燒和冷顫或其他與輸注有關的症狀。

4.不要以靜脈push或靜脈bolus的方式給藥。在臨床試驗中，以本藥治療患者直到疾病惡化(disease progression)。

5.HERCEPTIN Solution for Injection皮下注射劑。皮下注射型HER2抑制劑的使用，病患只需2~5分鐘能完成療程，而且不論患者體重多寡，HERCEPTIN SC之建議固定劑量為600mg，每3週給藥一次。注射部位應在左右大腿外側之間輪替。這有利於醫療資源的利用，並提高病患的依從性和生活品質。

不良反應 在這二個主要的臨床試驗中，大於10%的患者經歷以下的不良反應−全身：腹痛、無力、胸痛、冷顫、發燒、頭痛、疼痛。消化：腹瀉、噁心、嘔吐。肌肉骨骼：關節痛、肌肉痛、皮膚出疹。

在二個關鍵的臨床試驗(pivotal clinical trials)中，患者使用本藥做單一療法或併用paclitaxel，大約50%的患者發生預期不良反應，最普遍的不良反應是與輸注有關的症狀，如發燒和冷顫，通常在第一次輸注後發生。

醫療須知 1.患者接受本藥單獨治療或併用paclitaxel，且先前曾以含anthracycline(doxorubicin或epirubicin)化學治療時，曾有心臟衰竭(New York Heart Association[NYHA] class II-IV)的現象，可能從中度到重度，且可能與死亡有關

2.治療有症狀的心臟衰竭、高血壓病史或冠狀動脈疾病的患者時要格外小心。以本藥

治療，尤其事先前以接受過anthracycline和cyclophosphamide，需先經過心臟功能基本標準評估，包括病史和理學檢查、心電圖、心臟超音波或MUGA掃描。決定以本藥進行治療前，需小心評估風險和效益(risk benefit assessment)。在治療期間，應對患者更進一步監測心臟功能(例如每三個月)，監測可能有助於發現心臟功能缺損的患者。

3.與輸注有關的症狀：最常見是出現第一次接受輸注的患者，最常見症狀為冷顫、發燒，其他可能出現的徵兆ex：噁心、嘔吐、疼痛、寒顫、頭痛、咳嗽、眩暈、出疹、無力和高血壓。嚴重性從輕度至中度，可以使用鎮痛/解熱劑或抗組織胺藥物來治療。

20846 TRASTUZUMAB DERUXTECAN

孕 D 乳 - 洩 肝 代 5.8D

Rx 107 MG/注射劑(I);

商名 Enhertu® ◎ (LONZA/第一三共)

藥理作用 1.Trastuzumab Deruxtecan(T-DXd)，是一種抗體藥物複合體(antibody-drug conjugate, ADC)，由三個部分所組成：(1)人源化抗HER2之IgG1單株抗體，其胺基酸序列與trastuzumab相同(2)拓撲異構酶 I(topoisomerase I)抑制劑(DXd)，DXd是一種exatecan衍生物；中間由(3)四胜肽可裂解連接子做連結。

2.本藥是一種HER2標靶性抗體藥物複合體。在抗體結合腫瘤細胞表面上的HER2之後，trastuzumab deruxtecan內化進入癌細胞，在細胞內經癌細胞高度表現的溶酶體酵素進行連接子裂解，釋出具細胞膜穿透性(membrane-permeable)的DXd，引起DNA損傷與細胞凋亡。

3.T-DXd的抗體部分與trastuzumab具有相同的胺基酸序列，也可與FcγRIIIa及補體C1q結合。該抗體除了可以在過量表現HER2的人類乳癌細胞調節(antibody-dependent cellular cytotoxicity, ADCC)，也可以抑制phosphatidylinositol 3-kinase (PI3-K)的訊息傳遞。

4.DXd是一種exatecan衍生物，效力比irinotecan的活性代謝物SN-38高約10倍。

適應症 [衛核]1.轉移性乳癌：

(1)HER2陽性：單獨使用於具有無法切除或轉移性HER2陽性乳癌，且曾於以下狀況接受過抗HER2療程的成人病人：a.轉移性癌症治療；或 b.術前或術後輔助治療，且於治療期間或完成治療後6個月內癌症復發。

(2)HER2弱陽性(HER2-low)：單獨使用於具有無法切除或轉移性 HER2弱陽性(IHC 1+或IHC 2+/ISH-)乳癌，且曾接受過針對轉移性乳癌之化學療法，或在進行輔助化療(adjuvant chemotherapy)期間或完成輔助化療後6個月內癌症復發的成人病人。

2.無法切除或轉移性非小細胞肺癌(NSCLC)：

單獨使用於具有無法切除或轉移性非小細胞肺癌(NSCLC)的成人病人，其腫瘤具有活化型HER2(ERBB2)突變，且先前曾接受過全身性治療。

3.局部晚期或轉移性胃癌(GC)：

單獨使用於先前曾接受過trastuzumab療程的局部晚期或轉移性HER2陽性胃癌或胃食道接合處(GEJ)腺癌成人病人。

用法用量 1.建議劑量5.4mg/kg，每3週以靜脈輸注給藥(21天週期)，直到疾病惡化或發生無法耐受的毒性為止。

2.腎功能不全：

a.輕度(CLcr≥60且<90mL/min)或中度(CLcr≥30且<60mL/min)腎功能不全的病人不需調整劑量。

b.在中度腎功能不全的病人中觀察到第1級和第2級間質性肺病(ILD)的發生率較高。尚無法確定重度腎功能不全的病人是否需要調整劑量，中度或重度腎功能不全的病人應仔細監測。

3.肝功能不全：

a.輕度(總膽紅素≤[ULN]，或總膽紅素>1至1.5倍ULN及任何AST數值)肝功能不全病人不需調整劑量。

b.中度(總膽紅素>1.5至3倍ULN)肝功能不全病人，無足夠資料可提出劑量調整建議，使用於中度肝功能不全病人時應仔細監測。
c.尚無重度(總膽紅素>3至10倍ULN)肝功能不全病人的資料。
4.初次給藥應以90分鐘靜脈輸注施用。若前次輸注耐受良好，後續可以30分鐘輸注施用。若出現輸注相關症狀，應降低的輸注速率或中斷輸注。若發生嚴重輸注反應，應永久停用。
5.可以根據病人耐受性使用止吐劑。

不良反應 1.常見(>10%)：掉髮, 低血鉀, 噁心、嘔吐、腹瀉、腹痛、便秘，口腔炎、食慾減退、頭痛、肌肉痠痛、白血球或中性球低下、血小板減少、淋巴球減少、貧血、AST/ALT上升、疲倦、咳嗽。
2.嚴重：左心室射出率下降(3.6%)、心肌炎、肝衰竭、腎衰竭、感染症、間質性肺病(6~13%)。

醫療須知 1.不可與trastuzumab或trastuzumab emtansine相互替代。
2.肺毒性：曾通報間質性肺病(ILD)及肺炎(pneumonitis)案例(含致命案例)；告知病人應立即通報相關症狀如咳嗽、呼吸困難、發燒及其他新發生或惡化的呼吸道症狀。如有發生第2級以上 ILD/肺炎，請永久停藥。
3.嗜中性白血球減少症：包括febrile neutropenia。應在初次與每劑施用前，及視臨床需求，監測全血球計數。
4.左心室功能不全：初次施用前及治療期間視臨床需求定期評估LVEF。若發生LVEF 降低應以中斷治療進行處理。若確認LVEF低於40%，或相較於基期的絕對下降幅度大於20%，應永久停用。發生症狀性鬱血性心臟衰竭(CHF)的病人，應永久停用。
5.胚胎-胎兒毒性：懷孕期間暴露於此藥可能導致胚胎胎兒傷害。告知病人此項風險並須採取有效的避孕措施。

20847 TRASTUZUMAB EMTANSINE (TDM-1)

孕 D 乳 - 泄 肝 抗 4D

℞ 100 MG, 160 MG/注射劑(I);

商　名

Kadcyla® ◎ (F. HOFFMANN-LA ROCHE/羅氏)
$32278/I(100MG-PIC/S-100MG), $51645/I(160MG-PIC/S-160MG)

藥理作用 1.Trastuzumab emtansine是鎖定HER2的抗體藥物複合體。抗體是人類抗HER2 IgG1-(trastuzumab)。小分子細胞毒素DM1是微管抑制劑。結合到HER2受體的第IV小區。
2.Trastuzumab emtansine開始以受體為媒介進行內化，之後的溶酶體降解過程讓細胞內釋放含有DM1的細胞毒性代謝物。
3.DM1結合到微管蛋白(tubulin)的過程會破壞細胞內的微管網絡，導致細胞周期阻滯與細胞凋亡。
4.此外，體外試驗顯示，trastuzumab emtansine與trastuzumab類似，也會抑制HER2受體訊息傳遞的功能，引起抗體依賴性細胞媒介的細胞毒性，並抑制HER2過度表現的人類乳癌細胞內的HER2胞外區脫落。

20 抗腫瘤藥物

適 應 症 [衛核]乳癌：
(1)轉移性乳癌：單獨使用時能夠治療HER2陽性、之前分別接受過trastuzumab與一種taxane藥物治療或其合併療法的轉移性乳癌病人。
說明：病人應符合下列條件：之前已經接受過轉移性癌症治療或在輔助療法治療期間或完成治療後6個月內癌症復發。
(2)早期乳癌：單獨使用適用於HER2陽性早期乳癌病人，在接受過以taxane和trastuzumab為基礎的前導性治療(neoadjuvant therapy)後，仍有殘留病灶的輔助療法(adjuvant therapy)。

用法用量 1.本藥建議的劑量為3.6mg/kg，每3週(為期21天的周期)靜脈輸注一次。請勿施打高於3.6mg/kg的本藥劑量。請勿以本藥代替trastuzumab或trastuzumab取代本藥。在施打藥物期間，請仔細監測輸注部位可能出現的皮下浸潤。

2.第1次輸注：輸注90分鐘。應在輸注過程中及施打起始劑量之後至少90分鐘內，觀察病人是否出現發燒、冷顫或其他輸注相關的反應。

3.後續輸注：若之前輸注耐受情況都很好，請輸注30分鐘。應在輸注過程中及輸注後至少30分鐘內觀察病人的反應。

4.早期乳癌的病人應接受一共14個週期的治療，除非疾病復發或出現不可控的毒性。轉移性乳癌的病人應接受治療直到疾病惡化或出現不可控的毒性為止。

不良反應 (1)肝臟毒性 (2)左心室功能不全 (3)胚胎-胎兒毒性 (4)肺部毒性 (5)輸注相關的反應、過敏反應 (6)血小板減少症 (7)神經毒性

醫療須知 1.在臨床試驗中觀察到肝臟毒性。主要是以無症狀的血清轉胺酶濃度短暫增加的形式出現。

2.接受治療的病人出現左心室功能不全的風險比較高。

3.若用於懷孕女性，可能導致胎兒傷害。

4.晚期惡性腫瘤、併發疾病以及同時接受肺部放射線治療而導致休息狀態下呼吸困難的病人，出現肺臟毒性的風險可能增加。

5.因為輸注相關反應(IRR)及/或過敏而永遠停用trastuzumab的病人不建議針對此類病人以Kadcyla進行治療。

6.接受治療的病人曾有通報出血事件的案例，包括中樞神經系統、呼吸道及胃腸道出血。

7.請在開始接受治療以及施打每一劑前，監測血小板的數量。

8.針對出現第3或第4級周邊神經病變的病人，應該暫停使用。

9.偵測到HER2蛋白過度表現或基因放大狀態為選擇適合接受治療之病人的必要條件。

10.常在輸注後24小時內觀察到外滲反應，通常屬輕度反應，症狀包括紅斑、壓痛、皮膚不適、疼痛或輸注部位腫脹。

20848 TREMELIMUMAB

Rx 25 MG/注射劑(I);

商 名

Imjudo® ◎（VETTER/阿斯特捷利康）

藥理作用 1.CTLA-4是T細胞活性的負向調節劑。

2.Tremelimumab是一種單株抗體，可結合CTLA-4並阻斷與其配體CD80和CD86的交互作用，釋放CTLA-4介導的T細胞活化抑制。

3.在協同小鼠腫瘤模型中，阻斷CTLA-4活性導致降低腫瘤的生成和增加腫瘤中T細胞的增殖。

適應症 [衛核]與durvalumab併用，適用於治療未曾接受全身性療法之晚期或無法切除之肝細胞癌成人病人。

用法用量 1.依照建議劑量稀釋後採靜脈輸注給藥：

2.體重30公斤以上的病人：

a.第一週期的第一天給予單一劑量300mg之本藥(同一天中，先施用本藥，再施用durvalumab)，隨後給予1500mg的durvalumab(請參閱處方資訊，取得durvalumab給藥資訊)。

b.之後每4週使用durvalumab 1500mg做為單一治療劑。

3.體重未滿30公斤的病人：

a.第一週期的第一天給予4mg/kg之本藥(同一天中，先施用本藥，再施用durvalumab)，隨後給予20mg/kg的durvalumab(請參閱處方資訊，取得durvalumab給藥資訊)。

b.之後每4週使用durvalumab 20mg/kg做為單一治療劑。

4.第一週期的合併療法後，每4週給予durvalumab做為單一治療劑直到疾病惡化或發生無法耐受的毒性為止。

不良反應 1.最常見的不良反應(≥20%病人)是皮疹、腹瀉、疲勞、瘙癢、肌肉骨骼疼痛和腹痛。
2.41%接受本藥併用durvalumab治療的病人發生嚴重不良反應。超過1%病人的嚴重不良反應包括出血(6%)、腹瀉(4%)、敗血症(2.1%)、肺炎(pneumonia, 2.1%)、皮疹(1.5%)、嘔吐(1.3%)、急性腎損傷(1.3%)和貧血(1.3%)。
3.8%接受本藥併用durvalumab治療的病人發生致死性的不良反應，包括死亡(1%)、顱內出血(0.5%)、心臟驟停(0.5%)、肺炎(pneumonitis, 0.5%)、肝衰竭(0.5%)和免疫介導性肝炎(0.5%)。
4.14%的病人因不良反應永久終止治療；導致治療中斷(≥1%)的最常見不良反應是出血(1.8%)、腹瀉(1.5%)、AST升高(1%)和肝炎(1%)。

醫療須知 1.本藥是一種單株抗體，與 PD-L1抑製劑durvalumab併用時，這些藥物有可能誘發免疫介導的不良反應。
2.若本藥和durvalumab的併用需要暫停或終止，應使用全身皮質類固醇治療(每日prednisone 1至2mg/kg或等效劑量)直到改善至1級或更低。
3.本藥與durvalumab併用可引起免疫介導性肺炎，可能是致命的。
4.本藥與durvalumab併用可引起免疫介導性結腸炎，常伴隨腹瀉。
5.本藥與durvalumab併用可引起免疫介導性肝炎，可能是致命的。
6.2級以上腎上腺功能不全，應進行症狀治療，包括視臨床需要使用激素補充療法。根據嚴重程度暫不給藥或永久停用本藥併用durvalumab。
7.垂體炎可能出現與腫塊效應相關的急性症狀，例如頭痛、畏光或視野缺損。垂體炎可能造成腦下垂體功能低下。視臨床需要展開症狀治療，包括使用激素補充療法。
8.接受本藥併用durvalumab之病人曾發生免疫介導性甲狀腺炎。所有病人都需要其他治療，包括激素補充療法或甲狀腺功能亢進。
9.第一型糖尿病，可能伴隨糖尿病酮酸中毒：監測病人高血糖或其他糖尿病表徵和症狀。視臨床需要開始胰島素治療。根據嚴重程度暫不給藥或永久停用本藥併用durvalumab。
10.本藥併用durvalumab可能引起免疫介導性腎炎，所有病人都需接受全身性皮質類固醇。
11.本藥併用durvalumab可能引起免疫介導性皮疹或皮膚炎。使用CTLA-4和PD-1/L-1阻斷抗體曾發生剝落性皮膚炎，包括史蒂芬強森症候群(SJS)、藥物疹合併嗜伊紅血症及全身症狀(DRESS)、毒性表皮溶解症(TEN)。
12.本藥併用durvalumab可能引起免疫介導性胰臟炎。
13.其他免疫介導性不良反應包括：心臟/血管、神經系統、眼部、胃腸道、肌肉骨骼和結締組織問題、內分泌、其他(血液/免疫)，詳見仿單。
14.懷孕期間使用本藥可能會對胎兒造成危害。

20849 Phesgo 賀雙妥皮下注射劑 1200/600毫克 ® (ROCHE/羅氏)

Rx 每 1 含有：Pertuzumab 1200.0 MG；Trastuzumab 600.0 MG

藥理作用 1.Pertuzumab的作用標的為人類表皮生長因子第二型接受體(HER2)蛋白質的細胞外二聚作用區域(次區域II)，進而阻斷HER2和其他人類表皮生長因子接受體(HER)家族成員(包括EGFR、HER3及HER4)的配體依賴型之異質二聚化作用(ligand-dependent heterodimerization)。
2.Pertuzumab透過兩個主要的訊息傳遞路徑，有絲分裂活化蛋白質(Mitogen-activated protein, MAP)激酶與磷酸肌醇3激酶(phosphoinositide 3-kinase, PI3K)抑制配體誘發的細胞內訊息傳遞。抑制這些訊息傳遞路徑會分別導致細胞生長中止與細胞凋亡。
3.Trastuzumab的作用標的為人類表皮生長因子第二型接受體(HER2)蛋白質的細胞外二聚作用區域(次區域IV)，以在過度表現HER2的人類腫瘤細胞中抑制非配體依賴、HER2媒介之細胞增生與PI3K訊息傳遞路徑。
4.Pertuzumab與trastuzumab媒介之抗體依賴、細胞媒介細胞毒性(antibodydependentcell-mediated cytotoxicity, ADCC)均已被證實會優先作用於過度表現HER2的癌細胞而非無過度表現HER2的癌細胞。
5.但在過度表現HER2的異種移植模型中，pertuzumab與trastuzumab合併治療可增強抗腫瘤活性。

適應症 [衛核] 早期乳癌 (EBC)
與化學治療藥物合併使用於：

˙術前輔助療法適用於HER2陽性，局部晚期、發炎性或早期乳癌(腫瘤直徑大於2 cm或淋巴結陽性)之病人，作為早期乳癌完整治療處方之一部分。
˙術後輔助治療適用於HER2陽性且具有高復發風險之早期乳癌病人。
轉移性乳癌(MBC)
與docetaxel併用於治療轉移後未曾以抗HER2或化學療法治療之HER2陽性轉移性乳癌病人。

用法用量 1.依據腫瘤檢體的HER2蛋白過度表現或HER2基因放大來篩選病人。
2.建議的劑量及療程：
(1)起始劑量(以約8分鐘皮下施打)：
15毫升溶液中含1,200毫克pertuzumab、600毫克trastuzumab與30,000單位玻尿酸酶(hyaluronidase)(1,200mg、600mg與30,000單位/15mL)
(2)維持劑量(每3週施打一次)(每3週以約5分鐘皮下施打)：
10毫升溶液中含600毫克pertuzumab、600毫克trastuzumab與20,000單位玻尿酸酶(600mg、600mg與20,000單位/10mL)。
3.本藥僅可以皮下施打於大腿，請勿施打到靜脈。
4.在接受本藥併用docetaxel或paclitaxel治療早期乳癌的病人中，同一治療週期內的docetaxel或paclitaxel於本藥之後施打。
5.在接受本藥的起始劑量後觀察病人最少30分鐘，以及之後每次的本藥維持劑量後觀察病人15分鐘，看是否出現徵兆或過敏症狀或給藥相關反應。

不良反應 1.常見的不良反應：禿髮、皮膚乾燥、皮疹、噁心、腹瀉、口腔炎、便秘、嘔吐、貧血、嗜中性白血球減少症、虛弱、疲倦、粘膜發炎、注射部位反應、味覺異常、周邊感覺神經病變、頭痛、肌痛、關節痛、咳嗽、食慾降低、失眠。
2.嚴重的不良反應：心肌病變、胚胎-胎兒毒性、肺部毒性、化學療法引發之嗜中性白血球減少症惡化、過敏與給藥相關反應。

醫療須知 1.本藥可能導致高血壓、心律不整、左心室心臟功能不全、失能性心臟衰竭、心肌病變與心因性死亡。本藥可能導致無症狀的左心室射出率(LVEF)降低。
2.應告知懷孕女性和具生育能力的女性，懷孕期間和受孕前7個月內暴露於本藥可能導致胎兒損傷。應告知具生育能力的女性，在本藥治療期間及最後一劑治療後7個月內應使用有效避孕措施。
3.本藥可能導致嚴重且致命的肺部毒性。靜脈輸注之Herceptin(trastuzumab)中已通報這些不良反應。
4.本藥可能使化學療法引發的嗜中性白血球減少症更加惡化。
5.於本藥起始劑量注射期間和注射後30分鐘，以及後續維持劑量注射後15分鐘應密切監測病人。若發生顯著的注射相關反應，則減緩或停止注射並給予適當的醫療處置。
6.在發生全身性過敏或重度注射相關反應的病人中，永久停止本藥治療。

類似產品 Phesgo 賀雙妥皮下注射劑 600/600毫克 ®
(ROCHE/羅氏) $1918/C

§ 20.9 其他抗腫瘤藥物

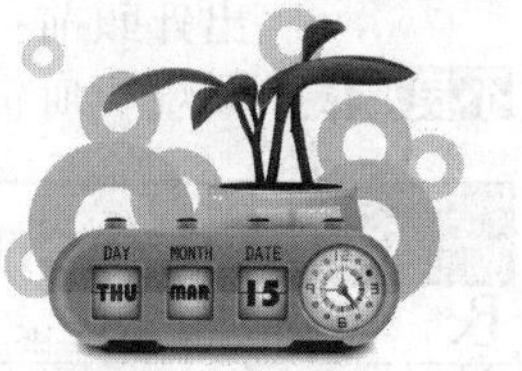

20901 177LU-DOTA0-TYR3-OCTREOTATE

℞ 370 MBq/注射劑(I);

商　名 Lutathera® ◎ (Advanced/諾華)

藥理作用 1.Lutetium Lu 177 dotatate會與體抑素受體結合，其中與亞型2受體(SSRT2)的親和力最高，當其與表現體抑素受體細胞(包括惡性體抑素受體陽性腫瘤)結合後，此複合物會被細胞內化。
2.Lu 177發射的β射線會透過於體抑素受體陽性細胞及週邊細胞內形成自由基來誘發細胞傷害。

適應症 [衛核]用於治療成人無法手術切除或轉移性，分化良好(G1及G2)且經體抑素類似物(somatostatin analogue)治療無效之體抑素受體(somatostatin receptor)陽性的胃腸道胰腺神經內分泌腫瘤(GEP-NETs)。

用法用量 1.本藥為放射性藥物，建議劑量為7.4GBq(200mCi)，每8週一次共4劑。
2.放射性藥物(包括本藥)應由在安全使用和操作放射性藥物方面經過特殊訓練和經驗合格的醫護人員使用或控制。

不良反應 骨髓抑制、繼發性骨髓增生不良症候群及白血病、腎臟毒性、肝毒性、神經內分泌荷爾蒙危象。

醫療須知 1.本藥會增加病人長期整體放射線暴露量，長期累積放射線暴露量則會增加罹患癌症的風險。
2.本藥投藥後可於尿液內偵測到放射線最長30天，依醫院良好放射線安全性規範、病人處置程序。
3.接受本藥與長效octreotide治療病人發生骨骼抑制的頻率高於接受高劑量長效octreotide病人。
4.監測血球細胞計數，依骨骼抑制嚴重程度暫停投藥、降低劑量或永久停用。
5.不建議於本藥治療之前對基準點血液功能嚴重受損的病人開始進行治療。
6.接受本藥加上長效octreotide的病人通報發生骨髓增生不良症候群(MDS)，相較之下接受高劑量長效octreotide則無病人發生MDS。
7.神經內分泌荷爾蒙危象，表徵為潮紅、腹瀉、支氣管痙攣與低血壓，發生率<l%。

20902 99.5% ALCOHOL

Rx 5 ML/注射劑(I);

商　名
99.5% Alcohol®(信東)

藥理作用 對嚴重肝功能失調，無法進行手術的肝細胞患者，經皮無水酒精注射是可行的替代療法。無水酒精使細胞蛋白變性，直接快速摧毀腫瘤組織，且無水酒精不會損傷非注射部位正常肝細胞。

適 應 症 [衛核]適用經皮酒精注射療法的肝細胞癌

用法用量 1.以超音波影像導引下進行經皮無水酒精注射，並依病人症狀及個別反應決定。
2.腫瘤3顆(含)以下，且整體直徑3公分(含)以下： 1~10毫升注入腫瘤中央及邊緣，每週1至2次，最多4至6次。
3.施行期間，患者若因穿刺表淺腫瘤，致無水酒精溢出而覺疼痛。緩慢注射利緩慢移出針頭前投與1至2毫升1% lidocaine，能將疼痛減至最小。

不良反應 發燒和血清轉胺酶(serum transaminases)增加、胃潰瘍、血栓栓塞。

20903 AZACITIDINE▲

孕 D 乳 - 泄 腎 半 4h

Rx 200 MG, 300 MG/錠劑(T); 100 MG/注射劑(I);

商　名
Andason LYO®(南光) $9997/I(100MG-PIC/S-100MG)
Atalin LYO®(霖揚/台灣生資) $5036/I(100MG-PIC/S-100MG)
Azacitidine LYO® ＊ (霖揚) $5036/I(100MG-PIC/S-100MG)
Azacitidine Sandoz®(MSN/山德士)
Onureg®(EXCELLA/必治妥施貴寶)
Vidaza® ◎ (BAXTER/必治妥施貴寶) $10907/I(100MG-PIC/S-100MG)
Winduza LYO®(Dr.reddy's/瑞迪博士) $5036/I(100MG-PIC/S-100MG)

藥理作用 1.本藥是一種胞嘧啶的嘧啶核苷酸類似物，一般認為，本藥是藉由引起DNA的低甲基化(hypomethylation)，以及對骨髓中的異常造血細胞產生直接的細胞毒性作用，來發揮它的抗腫瘤作用。
2.Azacitidine的細胞毒性作用會造成快速分裂中的細胞死亡，其中包括那些已經不受正常生長控制機轉控制的癌細胞。相較之下，非增生的細胞對本藥的敏感性就比較低。

適 應 症 [衛核]治療骨髓增生不良症候群高危險性的病人(High Risk MDS)：頑固性貧血併有過量芽細胞(RA with excess blasts, RAEB)、轉變中的頑固性貧血併有過量芽細胞(RAEB in transformation, RAEB-T)、及慢性骨髓單核細胞性白血病(chronic myelomonocytic leukemia, CMMoL)。
Vidaza適用於治療65歲(含)以上、不適合接受HSCT或密集化學治療、且骨髓芽細胞比例>30%的AML成人病人(依據WHO分類)。

用法用量 1.第一療程：不論病患的基準線血液檢驗數值為何，所有病患在第一療程的起始建議劑量皆為75mg/m²，以皮下注射方式給藥，每日一次連續七天。病患應預先服用防止噁心及嘔吐的藥物。

2.後續療程：每四週重複一次療程。如兩次療程後未見療效，且除噁心及嘔吐外無其他毒性反應，可將劑量增加到100mg/m²。建議病患至少接受4~6個療程；然而，可能需要追加療程才能達到完全或部分反應。只要病患持續有治療效益，便可繼續本治療。

不良反應 1.最常發生的不良反應：噁心、貧血、血小板減少症、嘔吐、發燒、白血球減少症、腹瀉、注射處紅斑、便秘、嗜中性白血球減少症、瘀血。

2.最常發生(>2%)，需要臨床處置的不良反應：

a. 停藥：白血球減少症、血小板減少症、嗜中性白血球減少症。

b. 暫停劑量：白血球減少症、嗜中性白血球減少症、血小板減少症、發燒、肺炎、嗜中性白血球減少症合併發燒。

c. 減少劑量：白血球減少症、嗜中性白血球減少症、血小板減少症。

醫療須知 1.本藥治療與貧血、嗜中性白血球減少症及血小板減少症有關。應視情況進行全血血球計數，以監測反應及毒性，但每次療程前至少要檢測一次。在給予第一次療程之建議劑量後，後續療程的劑量，應根據用法用量所述 最低計數及血液學反應，予以減量或延後療程。

2.由於azacitidine 對原本有嚴重肝臟功能受損之病患可能會造成肝臟毒性，所以肝臟疾病病患使用本藥劑時須特別小心。

3.由於azacitidine 及其代謝物主要透過腎臟排除，應緊密監測腎功能受損病患的毒性反應。

4.應建議男性患者，於接受本藥治療期間採行避孕。

20904 BENDAMUSTINE HYDROCHLORIDE▲

孕 D 乳 - 泄 肝 t½ 3h

Rx 25 MG, 26.14 MG, 100 MG, 104.56 MG/注射劑(I);

商　名

Bendamustine Mylan®（MYLAN/邁蘭）$1899/I(25MG-PIC/S-25MG), $7272/I(100MG-PIC/S-100MG)

Bendamustine®（NATCO/侑安）$1910/I(25MG-PIC/S-25MG), $7025/I(100MG-PIC/S-100MG)

Bendastin LYO®（南光）$1899/I(25MG-PIC/S-25MG), $7417/I(100MG-PIC/S-100MG)

Bendine®（INTAS/健喬信元）

Bentero 100®（HETERO/凱沛爾）$7135/I(104.56MG-PIC/S-100MG)

Bentero 25®（HETERO/凱沛爾）$1899/I(26.14MG-PIC/S-25MG)

Innomustine®（HAUPT/因華）$7570/I(100MG-PIC/S-100MG)

Orimustine®（ONCOMED/友華）$1899/I(25MG-PIC/S-25MG), $6979/I(100MG-PIC/S-100MG)

藥理作用 1.Bendamustine是一種具有雙重功能的mechlorethamine衍生物，包含一個類purine的benzimidazole環。

2.Mechlorethamine和其衍生物會形成親電烷基團，這些基團會與充滿電子的親核基形成共價鍵結，導致DNA鏈之間的交聯(crosslink)。

3.雙重功能的共價結合會經由數種路徑導致細胞死亡。Bendamustine對靜止和分裂中細胞有作用。Bendamustine確實的作用機轉仍舊未知。

適應症 [衛核]1.Binet分類stage B及C之慢性淋巴球白血病(chronic lymphocytic leukemia, CLL)。2.曾接受至少一種化療之和緩性非何杰金氏淋巴瘤，六個月內曾以rituximab治療失敗之單一治療。3.Bendamustine合併Rituximab適用於先前未曾接受治療的CD20陽性、第III/IV期和緩性非何杰金氏淋巴癌(non-hodgkin lymphoma, NHL)。Bendamustine合併Rituximab適用於先前未曾接受治療且不適合自體幹細胞移植的第III/IV期被套細胞淋巴癌(mantle cell lymphoma, MCL)。

用法用量 1.單一療法用於慢性淋巴球白血病(CLL)：在28天的週期，第1和2天以30分鐘靜脈輸注給予100mg/m²，達6個週期。

2.單一療法用於rituximab治療失敗的和緩性非何杰金氏淋巴瘤(NHL)：在21天週期中，第1和2天以60分鐘靜脈輸注給予120mg/m²，達8個週期。

3.合併rituximab用於一線治療非何杰金氏淋巴癌(non-hodgkin lymphoma, NHL)及被套細胞淋巴癌(mantle cell lymphoma, MCL)：在28天的週期，第1和2天以靜脈輸注給予 90mg/m²，達6個週期。

不良反應 常見的不良反應包括無力(asthenia)、疲勞(fatigue)、不適(malaise) 和虛弱、口乾、嗜睡、咳嗽、便秘、頭痛、黏膜發炎(mucosal inflammation) 和口腔炎(stomatitis)。

醫療須知 1.以bendamustine治療的病患可能發生骨髓抑制。
2.臨床試驗和上市後報告中皆有成年或兒童病患發生感染，包括肺炎、敗血症、敗血性休克、肝炎和死亡。
3.Bendamustine常發生輸注反應，症狀包括發燒、發冷、皮疹和發癢。
4.臨床試驗以及上市後報告中皆發現bendamustine療法與腫瘤溶解症候群的關連性。
5.Allopurinol也曾被用於bendamustine療程初期，但當併用bendamustine和allopurinol時，可能會提高發生嚴重皮膚毒性的風險。
6.Bendamustine外滲導致紅斑、明顯腫脹、疼痛。
7.Bendamustine可能會增加非黑色素瘤皮膚癌(non-melanoma skin caner)及進行性多發性腦白質病變(progressive multifocal leukoencephalopathy,PML)風險。

20905 DENOSUMAB (120MG)

孕 X 乳 - 健 25.4D

Rx 70 MG/ML/注射劑(I);

商 名 Xgeva® ◎ (AMGEN/台灣安進) $8638/I(70MG/ML-PIC/S-1.7ML)

藥理作用 本藥對骨再塑作用(bone remodelling)的影響具有可逆性。這些作用在持續治療期間會一直維持不輟。重新開始治療之後，CTX被本藥抑制的程度和在剛開始使用本藥治療之患者中所見的情形大致相當。XGEVA會與RANKL結合，RANKL是一種對蝕骨細胞(會產生骨溶蝕作用的細胞，進而調節鈣從骨頭的釋出)之形成、功能與存活極為重要的穿膜蛋白或可溶性蛋白。當實質腫瘤發生骨轉移的情況，蝕骨細胞的活性因RANKL的刺激而升高，乃是發生骨骼病變的主要媒介因素；同樣地，骨巨細胞瘤含有會表現RANKL的基質細胞，而且類似蝕骨細胞之巨細胞會表現RANK接受體，並且透過RANK接受體傳遞訊息，導致骨溶解和腫瘤生長。XGEVA可阻止RANKL活化其接受體，亦即蝕骨細胞、其前驅物以及類似蝕骨細胞之巨細胞表面上的RANK。

適 應 症 [衛核]1.多發性骨髓瘤及實質腫瘤骨轉移XGEVA適用於實體腫瘤已有骨轉移及多發性骨髓瘤之成人病患，預防發生骨骼相關事件。
2.骨巨細胞瘤XGEVA適用於治療其骨巨細胞瘤無法以手術切除或手術切除可能導致重症(severe morbidity)的成人和骨骼發育成熟之青少年患者。
3.惡性高血鈣症XGEVA適用於治療雙磷酸鹽類藥物難治之頑固型惡性高血鈣症。

用法用量 1.在施打之前，可先將本藥自冰箱中取出，然後讓其在原始包裝盒中的情況下自然回溫(最高不超過25℃/77℉)。此過程通常需要15~30分鐘。切勿以任何其他方式將本藥加溫。本藥限由醫師使用。
2.1重要用法說明
XGEVA只能由皮下注射(SC)路徑給藥，不能以靜脈注射(IV)、肌肉注射(IM)與皮內注射(ID)方式施打。
2.2多發性骨髓瘤及實質腫瘤骨轉移
XGEVA建議劑量為每4週一次於上臂、大腿或腹部皮下注射120毫克。
應補充鈣質與維生素D，以治療或預防低血鈣症。
2.3骨巨細胞瘤
XGEVA建議劑量為每4週注射一次120毫克，並且在第一個月治療的第8天及第15天另行注射120毫克，於上臂、大腿或腹部進行皮下注射。
應補充鈣質與維生素D，以治療或預防低血鈣症。

2.4惡性高血鈣症
XGEVA建議劑量為每4週一次注射120毫克，並且在第一個月治療的第8天及第15天另行注射120毫克；於上臂、大腿或腹部進行皮下注射。
2.5準備與施打
施打前應目視檢查XGEVA是否有微粒異物或變色的現象。XGEVA為無色至淡黃色的澄清溶液，並可能含有微量的透明至白色的蛋白質微粒。如果溶液有變色或混濁的現象，或溶液中含有許多顆粒或微粒異物，請不要使用。
在施打之前，可先將XGEVA自冰箱中取出，然後讓其在保留於原始包裝盒中的情況下自然達到室溫。
27號針頭抽取及注射小瓶中的全部內容物。請勿重複將針頭插入小瓶。請將單次使用後或針頭插過的小瓶予以丟棄。

不良反應 過敏、低血鈣症、顎骨壞死、非典型轉子下骨折和股骨幹骨折、骨巨細胞瘤病患及骨骼正在生長的病患停藥後高血鈣症及停止治療後發生多發性脊椎骨折(MVF)。

醫療須知 對骨代謝的抑制作用：使用本藥治療會使骨再塑作用受到明顯的抑制。目前並不確知這些發現的意義與長期使用本藥治療的影響。使用本藥時所觀察到的骨再塑抑制程度若長期維持不輟，可能會引發不良的結果，如顎骨壞死、非典型骨折、以及骨折癒合延遲。請監視患者是否出現這些結果。
1.具有相同活性成分之藥品：病患接受XGEVA治療不應再使用Prolia。
2.過敏：反應可能包括低血壓、呼吸困難、上呼吸道水腫、嘴唇腫、起疹、搔癢及蕁麻疹。
3.低血鈣症：在開始使用XGEVA治療之前，應先矯治既有的低血鈣症。在以XGEVA治療期間，特別是在開始治療後最初的幾個星期，應監測血鈣濃度，並視需要補充鈣、鎂及維生素D。
4.顎骨壞死(ONJ)：接受XGEVA治療的患者曾通報發生顎骨壞死。在開始使用XGEVA治療之前及使用XGEVA治療期間，應定期進行口腔檢查，並採取適當的口腔預防措施。應囑咐患者保持良好的口腔衛生習慣。使用XGEVA治療期間應避免進行侵入性的牙科處置。
5.非典型股骨轉子骨下骨折和股骨骨幹骨折：在接受XGEVA治療的患者中曾有發生非典型股骨骨折的報告。應考慮視個人狀況停止使用XGEVA治療。
6.骨巨細胞瘤病患及骨骼生長之病患停藥後伴隨高血鈣症：骨巨細胞瘤病患及骨骼正在生長的病患接受XGEVA治療時，曾發生需要住院且合併急性腎損傷之具臨床意義高血鈣症。應監測病患高血鈣的病徵和症狀、定期評估血清鈣濃度、重新評估病患的鈣及維生素D的補充需求並給予適當的處置。
7.停止治療後發生多發性脊椎骨折(MVF)：在停止接受denosumab治療後已有多發性脊椎骨折的報告。
8.胚胎死亡毒性：對孕婦投予XGEVA可能會造成胎兒傷害。應囑咐患者在治療期間懷孕或疑似懷孕應聯絡其醫生。
9.在停止XGEVA治療後，應監測病人高血鈣病徵及症狀，並給予適當的處置。

20906 POLYSACCHARIDES OF ASTRAGALUS MEMBRANACEUS▲

℞ 500 MG/注射劑(I);

商 名 PG2 LYO®(中化/懷特) $12650/I(500MG-PIC/S-500MG)

藥理作用 1.具有刺激骨髓造血和增強免疫功能的作用。
2.可提高血然殺手細胞(NK Cell)的活性和IL-2的產生。
3.可促進其骨髓及脾臟前驅細胞的增殖與成熟，並促進其周邊血液白血球，紅血球和血小板的回升。

適 應 症 [衛核]適用於癌症末期因疾病進展所導致中重度疲勞症狀之改善

用法用量 本藥成人每次劑量500mg，以2.5~3.5小時點滴靜脈滴注，每週2~4次。使用2週至4週。

不良反應 偶見搔癢(2.38%)、輕微皮疹(5.95%)及頭暈(2.38%)。一般在注射後2~3小時即自然消除。

20907 RADIUM-223 CHLORIDE

Rx 1.1 MBq/注射劑(I);

商名 Xofigo® ◎ (Agilera/拜耳) $135436/I(1.1MBq-6ML)

藥理作用 1.本藥為治療用的α粒子放射藥品。其活性組成鐳-223(鐳-223二氯化物)為擬似鈣離子，與骨礦物質羥基磷灰石形成複合物而選擇性作用於骨頭，特別是骨轉移區域。其藉由α放射線的高線性能量轉移(80keV/微米)。

2.本藥會導致鄰近腫瘤細胞中高頻率的雙股去氧核醣核酸(DNA)斷裂，產生強效的細胞毒殺性效果。

適應症 **[衛核]本藥用於治療去勢抗性攝護腺癌(castration-resistant prostate cancer)病患，其合併有症狀的骨轉移且尚未有臟器轉移者。**

用法用量 本藥的劑量療程為每公斤體重給予55kBq的放射活性，每隔4週給予，共6劑注射。

不良反應 1.非常常見(≥1/10)：血小板減少症、腹瀉、嘔吐、噁心。

2.常見(≥1/100至<1/10)：嗜中性白血球減少症、全血球減少症、白血球減少症、注射部位反應。

3.不常見(≥1/1000至<1/100)：淋巴球減少症。

醫療須知 **1.併用Abiraterone和Prednisone/Prednisolone增加骨折及死亡。**

2.由於本藥為經由糞便排除，因此放射線可能導致急性發炎性腸道疾病的病情加劇。

3.在接受雙磷酸鹽藥物與本藥治療的病人中，無法排除有顎骨壞死(ONJ)風險增加的情況。

20908 TRABECTEDIN

Rx 1 MG/注射劑(I);

商名 Yondelis® ◎ (BAXTER/東洋)

藥理作用 Trabectedin是一種烷基化藥物，可結合至DNA小溝槽內的鳥嘌呤殘基，形成加合物，並使DNA螺旋彎向大溝槽。而影響DNA結合蛋白的後續活性，包括部分轉錄因子以及DNA修復途徑，進而干擾細胞週期，最終造成細胞死亡。

適應症 **[衛核]適用於治療患有無法切除或轉移性脂肪肉瘤(liposarcoma)或平滑肌肉瘤(leiomyosarcoma)，且曾接受一種含anthracycline療程的病人。**

用法用量 1.若病人膽紅素正常且天冬胺酸轉胺酶(AST)或丙胺酸轉胺酶(ALT)為2.5倍正常值上限或以下，則建議劑量為透過中央靜脈導管將1.5mg/m²以24小時的時間靜脈輸注完畢，每21天(3週)一次，直到疾病惡化或發生無法接受之毒性。亞洲人的建議劑量可使用1.2mg/m²，因為亞洲人的曝藥量(曲線下面積)較高於西方人。

2.本藥不得使用於重度肝功能不全(膽紅素濃度超過3倍正常值上限，AST與ALT不限)病人。

3.於每劑本藥前30分鐘靜脈輸注dexamethasone 20mg。

不良反應 1.最常見的不良反應(≥20%)為噁心、疲倦、嘔吐、便秘、食慾不振、腹瀉、周邊水腫、呼吸困難與頭痛。

2.最常見的實驗室檢測結果異常(≥20%)為AST或ALT升高、鹼性磷酸酶升高、低白蛋白血症、肌酸酐升高、肌酸磷酸激酶升高、貧血、嗜中性白血球減少症與血小板減少症。

醫療須知 **1.本藥會引起嗜中性白血球減少性敗血症，包括致命病例。**

2.本藥會引起橫紋肌溶解症與肌肉骨骼毒性。在試驗1中，378位接受本藥治療的病人中有3位(0.8%)發生橫紋肌溶解症導致死亡。

3.本藥會引起肝毒性，包括肝臟衰竭。

4.本藥會引起心肌症，包括心臟衰竭、鬱血性心臟衰竭、射出分率降低、舒張性心臟功能不全或右心室功能不全。
5.曾有使用本藥後造成毛細血管漏出症候群(CLS)的報告，包含嚴重CLS的死亡案例，其特徵為低血壓、水腫以及低蛋白血症。
6.本藥滲出會造成組織壞死而需要進行清創。
7.本藥使用於懷孕女性時，會對於胎兒造成傷害。應指示具生育能力的女性，在本藥治療期間與最後一個劑量後至少2個月內，使用有效的避孕方式。

20909 VEMURAFENIB

孕D 乳 - 泄 糞 代 57h

Rx 240 MG/錠劑(T);

商　名

Zelboraf® ◎ (DELPHARM/羅氏) $709/T(240MG-PIC/S)

藥理作用 1.Vemurafenib是一種低分子量、可口服，對某些突變型BRAF絲胺酸-蘇胺酸激酶(serine-threonine kinase) (含BRAFV600E)之抑制劑。
2.Vemurafenib在針對帶有BRAFV600E突變的黑色素瘤細胞與動物試驗中有抗癌效果。

適應症 [衛核]Zelboraf可用於治療BRAF V600突變陽性且無法以手術切除或轉移性的成人黑色素瘤。

用法用量 1.本藥的建議劑量為960mg (4顆240mg錠劑)，1天2次。第1劑應在早上服用，第2劑應在晚上服用，彼此間隔約12小時。Vemurafenib可與食物併服或空腹服用，但應避免持續在空腹狀態下服用本藥之一日劑量。
2.本藥錠劑應搭配1杯開水整顆吞服。本藥錠劑不應咀嚼或咬碎。

不良反應 皮膚及皮下組織異常：手足症候群、脂膜炎-(包括結節性紅斑)、毛髮角化症(keratosis pilaris)、史帝文-強生症候群、毒性表皮溶解症。
神經系統異常：頭暈、周邊神經病變、顏面神經麻痺。
良性、惡性與不明腫瘤(包括囊腫與息肉)：基底細胞癌、口咽鱗狀上皮細胞癌。
感染及寄生蟲感染：毛囊炎。
檢查數據：體重降低。
眼部異常：視網膜靜脈阻塞、葡萄膜炎。
血管異常：血管炎。
心臟異常：心房顫動。

醫療須知 1.BRAF野生型黑色素瘤的腫瘤促進：在體外試驗已顯示BRAF野生型細胞暴露於BRAF抑制劑時，反而會活化MAP激酶的訊息傳遞及增加細胞增生。在開始使用本藥治療前，需確認腫瘤檢體有BRAFV600E突變的證據。
2.過敏反應：曾通報過與本藥(包括重新開始治療後)相關的嚴重過敏反應(含全身性過敏反應)。重度過敏反應包括全身皮疹與紅斑或低血壓。針對出現重度過敏反應的病患，應永遠停用本藥治療。
3.皮膚反應：在試驗1中接受本藥治療的病患曾通報過重度皮膚反應，包括一個史帝文-強生症候群案例與一個毒性表皮溶解症的案例。
4.肝損傷：肝損傷，包括重度肝損傷曾被通報過。
5.應建議所有病患在服用本藥期間避免日曬。服用藥物期間，應建議病患外出時穿著防曬衣物，在戶外時並塗抹UVA/UVB防曬係數大(SPF≥30)的防曬乳與護唇膏，以免曬傷。
6.胚胎胎兒毒性：根據本藥的作用機轉，若使用於孕婦，可能會傷害胎兒。
7.判斷BRAF突變狀態：服用vemurafenib前，病患必須經確證後的檢驗方式確認罹患BRAFV600突變陽性腫瘤。

20910

20910 ZOLEDRONIC ACID ANHYDROUS▲

孕D 乳 - 泄 腎 ½ 146h

℞ 4 MG, 4.264 MG, 0.8 MG/ML/注射劑(I);

商 名

Bolenic®(中化) $3616/I(4MG-PIC/S-4MG)
Bonecare®(南光) $3616/I(0.8MG/ML-PIC/S-5ML)
Zobonic LYO®(東洋) $3616/I(4MG-PIC/S-4MG)
Zobonic®(東洋)
Zodonic®(永信) $3616/I(0.8MG/ML-PIC/S-5ML)
Zolebonic®(信東)
Zoledra LYO®(東洋/東生華)
Zoledronic®(PLIVA/梯瓦)
Zoledronic®(SIEGFRIED/橫山)
Zometa® ◎ (FRESENIUS KABI/德麟)

藥理作用 1.Zoledronic acid屬於雙磷酸鹽化合物中新的藥效較強的一類，主要作用在骨骼。它是目前所知最強的蝕骨細胞骨質再吸收作用的抑制劑。

2.在長期的動物研究中，zoledronic acid可以抑制骨骼的再吸收作用而不會影響到骨骼的形成、礦質化或機械性質。

3.除了可以抑制骨骼的再吸收作用之外，zoledronic acid也擁有抗癌的特性，可提高治療癌症骨轉移的整體療效。

a.在體內：抑制蝕骨細胞的骨質再吸收作用，改變骨髓的微環境，使它不利於癌細胞的生長，並具有抗血管新生的活性和止痛的療效。

b.在體外：抑制蝕骨細胞的增生，對癌細胞有直接的細胞靜止作用以及前細胞凋亡活性，與其他抗癌藥物產生協同性的細胞靜止作用，抑制癌細胞附著和侵入的活性。

適 應 症 [衛核]-與標準癌症治療併用，適用於多發性骨髓瘤及固體腫瘤併有骨骼轉移之病人。用於攝護腺癌病人之骨骼轉移時，應至少接受過一種荷爾蒙治療而仍持續惡化者。-治療惡性腫瘤之高血鈣併發症(HCM)。

用法用量 1.針對multiple myeloma，breast cancer，prostate cancer發生於骨骼或產生骨轉移之患者預防骨骼受傷事件建議劑量為再調配且進一步稀釋 (以100毫升的0.9% w/v氯化鈉溶液或5% w/v葡萄糖溶液來稀釋) 之含有4mg zoledronic acid的輸注液，每三至四週以15分鐘的靜脈輸注方式給藥。應同時給予患者口服每日500mg的鈣質補充劑及400IU的維生素D。

2.治療惡性腫瘤之高血鈣併發症建議劑量(白蛋白校正過的血清鈣濃度大於或等於12mg/dL或3.0mmol/L)為重新調配且進一步稀釋 (以100毫升的0.9% w/v氯化鈉溶液或5% w/v葡萄糖溶液來稀釋) 之含有4g zoledronic acid的輸注液，以單次15分鐘的靜脈輸注來給藥。患者在輸注zoledronic acid輸注液的前後必須保持在水分充足的狀態。

3.惡性腫瘤之高血鈣併發症的再治療可以在靜脈輸注單次15分鐘的8mg zoledronic acid輸注液。不過，為了使第一次的治療劑量能完全發揮作用，至少要等一週的時間才能再接受治療。

4.腎功能受損：用於惡性腫瘤患者(有高血鈣)Scr大於等於4.5mg/dL，除非所引起腎毒性超過療效則停用。骨癌轉移患者若Scr大於3mg/dL建議勿用。

不良反應 1.約有9%的患者在靜脈輸注後會有類似流行性感冒的症狀，如骨頭痠疼、發燒、疲勞和寒顫。也有報告指出，約有3%的患者會偶發關節痛和肌肉痛的症狀。

2.約有20%的患者其腎臟過濾鈣的能力降低並且伴隨有血清磷酸鹽濃度降低，不過因為它們是非症狀性的，所以不需治療。約有3%的患者血清鈣離子濃度會降低到產生非症狀性的低血鈣症。

3.於腸胃道方面產生包括噁心(5.8%)和嘔吐(2.6%)的不良反應。低於1%的患者在輸注部位也會偶爾造成發紅或腫脹和/或疼痛。

4.常見的副作用包括發燒、疲倦、嘔吐、骨頭痠痛、肌肉痛、低血鈣、低磷酸血症、腹瀉、腹痛、食慾缺乏、頭痛、咳嗽、結膜炎、貧血、血小板減少症、血肌酸酐和血尿素增加。

醫療須知 1.患者在使用zoledronic acid治療前應先作評估以確定是否保持在水份充足的情況下。

2.在開始接受zoledronic acid治療後應該仔細地監測如血清鈣、磷酸鹽和鎂離子濃度及血清肌酸酐濃度等的標準高血鈣相關代謝參數。若發生低血鈣、血內磷酸鹽過少，血鎂過少的情況，短期的補充性療法是必要的。

3.如同使用其他雙磷酸鹽化合物，腎功能的監測是必須的，例如在使用每一劑zoledronic acid前需測量血清肌酸酐濃度。對所有發生腎功能惡化的骨轉移患者應停止給藥。在臨床試驗中，只有在患者的肌酸酐濃度恢復到基值的10%以內，才會再度使用zoledronic acid。
4.由於重度腎損傷患者(在臨床試驗中的定義分別是血清肌酸酐濃度大於等於400micromol/L或大於等於4.5mg/dL的HCM患者，以及血清肌酸酐濃度大於等於265μmol/L或大於等於3.0mg/dL患有癌症與骨轉移的患者)缺乏大規模的臨床安全性資料以及重度腎損傷患者(肌酸酐清除率小於30mL/min)的藥物動力學數據相當有限，故不建議zoledronic acid使用在重度腎損傷患者。
5.有心衰竭風險的患者應避免水中毒。
6.若出現不明虛弱、疲勞、不適、肌肉痛、失眠或類流感症狀，得小心處理。
7.在治療期間如果可能應避免侵入性的牙科治療。因此建議高危險群的患者(如：癌症，化療，使用類固醇及口腔衛生不好的患者)在接受bisphosphonate類藥品治療前，需作牙科檢查及適當預防處置。
8.建議在每一次投予zoledronic acid前監控血中之creatinine，在腎功能出現衰退時停止治療。
9.建議癌症患者在接受注射劑型bisphosphonates (AREDIA及Zobonic LYO®)治療前應先接受牙科檢查，並且應避免在接受bisphosphonates治療期間進行侵入性的牙科處置程序。目前最新資料顯示, 會依據病人產生之狀況stage I/II/III給予最佳之處置。

20911 TS-1 愛斯萬膠囊20毫克 ® (東洋) $140/C

℞ 每 Cap 含有：GIMERACIL 5.8 MG；OTERACIL POTASSIUM 19.6 MG；TEGAFUR (FTORAFUR) 20.0 MG

藥理作用
1.本藥含有FT、CDHP與Oxo，而經口服給予本藥後的抗腫瘤活性是基於FT逐漸於體內轉換產生的5-FU。
2.CDHP選擇性可逆抑制存在於肝臟的5-FU分解代謝酶-DPD，而提高來自FT的5-FU濃度。伴隨著體內5-FU濃度的升高，腫瘤組織內5-FU磷酸化產物-5-fluoronucleotides可維持較高濃度，進而增強抗腫瘤療效。
3.Oxo口服後分布於胃腸道，可選擇性可逆抑制orotate phosphoribosyltransferase，而選擇性抑制5-FU轉化為5-fluoronucleotides，在不影響5-FU抗腫瘤活性的作用下，同時也減輕胃腸道毒性。
4.5-FU主要作用機轉是透過其活性代謝產物FdUMP與dUMP與thymidylate synthase競爭性結合，同時與還原型葉酸形成三聚體，而抑制DNA的合成。

適應症
[衛核] 1.胃癌：
(1)胃癌術後輔助性化療，用於罹患TNM Stage II(排除TI)、IIIA或IIIB胃癌且接受過胃癌根除性手術之成年病人。
(2)適用於治療無法切除之晚期胃癌。
2.胰臟癌：適用於治療局部晚期或轉移性胰臟癌病人。
3.大腸直腸癌：與Irinotecan合併使用於已使用含有Oxaliplatin化學療法失敗之轉移性大腸直腸癌病人。
4.晚期非小細胞肺癌：適用於對含鉑之化學療法治療失敗的局部晚期或轉移性之非小細胞肺癌。
5.膽道癌：與Gemcitabine合併使用治療晚期或復發之膽道癌。
6.早期乳癌：併用內分泌療法，適用於具有高復發風險的荷爾蒙受體(HR)陽性和第二型人類上皮生長因子接受體(HER2)陰性早期乳癌之婦女的術後輔助治療。

用法用量
1.通常為依據體表面積之成人初始劑量(單次劑量)。本藥於早、晚餐後一天共兩次給藥，連續給予28天，之後停藥14天，即為一個療程。
2.劑量可視患者狀況進行增量或減量的調整。調整後的劑量分級為40mg、50mg、60mg與75mg/次。若無因藥物引起之臨床檢查值異常(血液檢查、肝及腎功能檢查)且未發生消化道症狀，即藥物無安全性之疑慮時，劑量可從初始劑量調整一次，增加一級。給藥的最大劑量為75mg/次。如需減量時，亦可減量一級，最低給藥量為40mg/次。

不良反應
白血球減少45.8%(少於2000/mm³)占(2.8%)、嗜中性白血球減少(少於1000/mm³)43.9% (8.5%)、血紅素減少占38.1%(少於8g/dL)占(5.7%)血小板減少占10.9%少於5×104/mm³)占(1.6%)、AST上升(GOT)11.1%、ALT上升(GPT)11.1%、食慾不振33.9%、噁心22.3%、嘔吐7.8%、腹瀉18.7%、全身倦怠感22.3%、口內炎17.1%、色素沉澱21.3%、發疹11.8%。

醫療須知
1.審慎給藥(本藥對以下患者應審慎給藥)：
(1)有骨髓抑制之患者。(2)腎功能障礙之患者。(3)肝功能障礙之患者。
(4)有感染症之患者。(5)葡萄糖耐受性異常之患者。(6)現行間質性肺炎或有既往病史之患者。
(7)現行心臟疾患或有既往病史之患者。(8)消化道潰瘍或出血之患者。(9)老年患者。
2.停止給予本藥後，至少須經過7天之清除期(washout period)方可給予其他fluoropyrimidine類抗惡性腫瘤劑或抗真菌劑flucytosine。
3.停止給予其他fluoropyrimidine類抗惡性腫瘤劑或抗真菌劑flucytosine後，考量上述這些藥品之影響，必須經過適當之清除期後再給予本藥。
4.因骨髓抑制引起之嚴重感染症(septicemia)造成敗血性休克或泛發性血管內血液凝固症而導致死亡的案例被通報過。需注意避免感染症或出血傾向的出現或惡化。
5.對於有生殖能力之患者，給藥前應考量其對性腺(gonadic)之潛在作用。
6.本藥可能會引起或惡化間質性肺炎而有致命的可能性。因此患者在開始使用本藥治療前，須先確認間質性肺炎的存在情形，並在本藥給藥治療時，適當地監控患者之呼吸狀態以及咳嗽、發燒等症狀發生。監控方式也應包括胸部X光檢查。
7.如果觀察到間質性肺炎的發生或進展，應中止本藥的給藥，並採取相應措施。患有非小細胞肺癌可能比其他癌症的病患，更容易發生包括間質性肺炎等肺部疾病。由一項非小細胞肺癌患者之上市後藥物使用研究指出，間質性肺炎的發生率為0.7%(11/1669)，並且其他肺部疾病包括放射性肺炎、呼吸困難和呼吸衰竭0.7% (12/1669)。

類似產品 Golfer "杏輝"剋伏膠囊20毫克® （杏輝）$134/C　Golfer "杏輝"剋伏膠囊25毫克® （杏輝）$155/C
TS-1 愛斯萬膠囊25毫克® （東洋）$160/C

20912 RED 1+1 仁仁昌(苧麻根)萃取物® （Caxxon Labs）

成　分 苧麻根萃取物。

藥理作用
1.本藥為AKT抑制劑，GRP78熱休克蛋白(HSP)抑制劑，可促進癌細胞凋死。
2.抑制AKT蛋白：可抑制癌細胞生長與轉移。Akt活化誘發糖解作用glycolysis以增加ATP之機制。Akt增加糖解作用後，使癌細胞獲更多能量以提供快速生長繁殖。
3.抑制Grp78蛋白(葡萄糖調節蛋白78)：它是熱休克蛋白70家族(HSP70)的一員。可抑制細胞分化、生存、應激反應、血管的形成、腫瘤的發生抑制。
4.抑制癌MMP9金屬蛋白酶分泌：MMPs是金屬蛋白酶為癌轉移身體各處的關鍵酶細胞。
5.有效抑制Beta-catenin分子：Beta-catenin的不正常表現在細胞中則造成癌症的形成、發展、生存、及癌症復發。
6.抑制Cox2蛋白：降低發炎反應，可達到預防癌症的功效，可以抑制癌症細胞中新血管的生成(angiogenesis)及腦部發炎引起阿滋海默症。
7.過氧化保護，抗自由基：p38 mitogen-activated protein kinase不會被活化。(化療藥造成自由基增加，黏膜組織細胞損傷)。

適應症 [非衛核] 癌症的治療與預防。

用法用量

1.癌末參考用量

使用月份	第1個月	2個月	3個月	4個月	5個月	6個月	7個月	8個月	9個月	10個月	11個月	12個月
每日藥量公克	18公克	18公克	18公克	12公克	12公克	12公克	12公克	12公克	12公克	9公克	9公克	9公克

2.癌一二三期參考用量

使用月份	第1個月	2個月	3個月	4個月	5個月	6個月	7個月	8個月	9個月	10個月	11個月	12個月
每日藥量公克	14公克	14公克	14公克	12公克	12公克	12公克	12公克	12公克	12公克	9公克	9公克	9公克

3.預防保養用量

使用月份	第1個月	2個月	3個月	4個月	5個月	6個月	7個月	8個月	9個月	10個月	11個月	12個月
每日藥量公克	6公克	6公克	6公克	5公克	5公克	5公克	4公克	4公克	4公克	-公克	-公克	-公克

20913 Strontium 鍶－8® （GE/安莘）

℞

每 Vial 含有：STRONTIUM (SR-89) CHLORIDE 150.0 MBq；STRONTIUM CHLORIDE 43.6 MG

適應症 [衛核] 癌症骨轉移之疼痛。

20914 UFUR 友復 膠囊® (東洋) $65/C

℞ 每 Cap 含有：TEGAFUR (FTORAFUR) 100.0 MG；URACIL 224.0 MG

適應症 [衛核] 胃癌、大腸(結腸直腸)癌、乳癌、與Cisplatin併用治療轉移及末期肺癌、頭頸部癌、用於病理分期T2之第一期B肺腺癌病人手術後輔助治療。

用法用量 口服使用，每日劑量以tegafur計算為每天500~800 mg(或每天300-350 mg/m²)，分2~3次服用。

不良反應 本藥最常見的副作用為：1. 消化系統症狀：厭食(3.8%)、噁心(2.4%)、嘔吐(1.1%)及腹瀉(1.5%)。2. 惡血質：白血球減少症(3.1%)、血小板減少症(1.1%)及貧血(0.8%)。3. 肝臟異常(1.8%)。4. 色素沈著(0.7%)。

醫療須知 1.下列情況的患者應謹慎服藥，包括骨髓抑制、肝或腎臟功能不全、感染性疾病、心臟疾病、胃腸潰瘍或出血、血糖耐受性異常及罹患水痘等。
2.本藥可能引起嚴重的副作用，如骨髓抑制、肝臟損害(如猛爆性肝炎)等，應定期嚴密地監測血液、肝臟及腎臟的功能剛使用的前二個月，每月至少檢測一次，若有任何異常，應採取適當的處置(如停藥或減低劑量)。
3.若發生嚴重的腸炎並造成脫水，應給予適當處置，如補充液體等。
4.應小心避免發生或加重感染或出血之情形。
5.懷孕或授乳的婦女應避免使用本藥。
6.兒童使用本藥的安全性尚未建立，若須使用應特別小心。

20915 Beta Right 3-6 酵母ß 1,3/1,6葡聚多醣體-商名：Beta Right 3-6® (經緯生技)

成分 ß 1，3/1，6葡聚多醣體。

藥理作用 1.最佳免疫調節劑：ß-葡聚多醣體是唯一經科學證明，可安全強化人體的免疫系統，具有免疫調節劑功效。
2.抗腫瘤：ß-葡聚多醣體除了會刺激體內巨噬細胞外，也會引發補體的活化反應，這些活化的補體與巨噬細胞的受體結合後，會使巨噬細胞的吞噬能力進一步提升，因此ß-葡聚多醣體可歸類為一種生物反應調節劑(Biological Response Modifier；BMR)。
3.活化骨髓造血功能：ß-(1→3，1→6)葡聚多醣體促進造血作用，因而縮短放射線引發骨髓抑制後的恢復時間。
4.抗感染性疾病：由美國生物製劑免疫健康公司研發的酵母ß-(1→3，1→6)葡聚多醣體專利免疫調節劑，已在許多動物試驗證實可以對抗革蘭氏陽性及革蘭氏陰性細胞感染、病毒、真菌及寄生蟲的感染。

適應症 1.癌症：①想要預防癌症的人(特別是30-65歲)。②免疫力低下、身體虛弱的人(老人、小孩及工作壓力大的族群)。③癌症患者(尤其是正在進行化、放療之中)。
2.造血機能亢輻射：①化療及放療患者，治療前、後使用。②生活中有輻射來源者：紫外線、宇宙射線、電腦、電視、手機、日光燈、電磁波、具有放射物質的化學污染物。
3.抗感染性疾病：①避免感冒、細菌、腸病毒、禽流感、SARS.....等感染。②降低過敏。c.降低手術後及醫院內感染。

用法用量 每膠囊300 mg ①保養用：每天一粒。②延症輔助治療用：一天2~3次，每次一粒。

不良反應 ①源自食品等級的酵母。②獲得美國FDA核發之GRAS安全食品認證，適合葛年齡層長期使用。③臨床安全測試中連續三各月每天60倍的食量，沒有任何不良反應。

醫療須知 1.Biothera免疫健康公司從酵母中純化出世界上最純、效果最好、最快被人體吸收的ß 1，3/1，6酵母葡聚多醣體，這些製藥等級的技術已經取得42項美國核心專利，從成份構造製程到應用都受到專利保護。
2.ß-(1→3，1→6) 葡聚多醣體可以與體內數量最多之先天行免疫細胞—嗜中性白血球上之特殊接受器CR3結合。該結合可使原本不在殺死癌細胞行列的嗜中性白血球具有將癌細胞「看成」為外來物的能力。抗體與補體則將這已做好準備的嗜中性白血球吸引至癌細胞所在的位置，進行功擊及殲滅。
3.一份最近的研究指出，患有肝癌的老鼠如在接受單株抗體治療前三天食用ß-(1→3，1→6) 葡聚多醣體，其100天的存活率可達百分之百；相較於未服用ß-(1→3，1→6) 葡聚多醣體只有35%的存活率要高出許多。以Herceptin單株抗體治療轉移性乳癌時，若配合使用ß-(1→3，1→6) 葡聚多醣體可以使腫瘤明顯縮小。

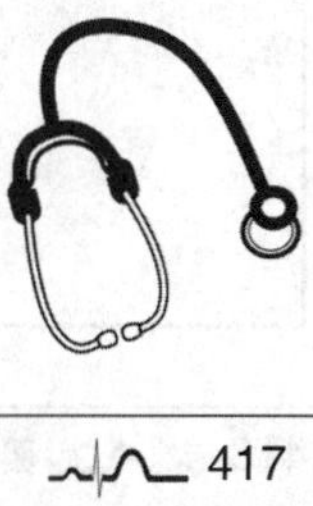

第二篇
作用在中樞神經系統的藥物
Drugs Acting on the Central Nerve System

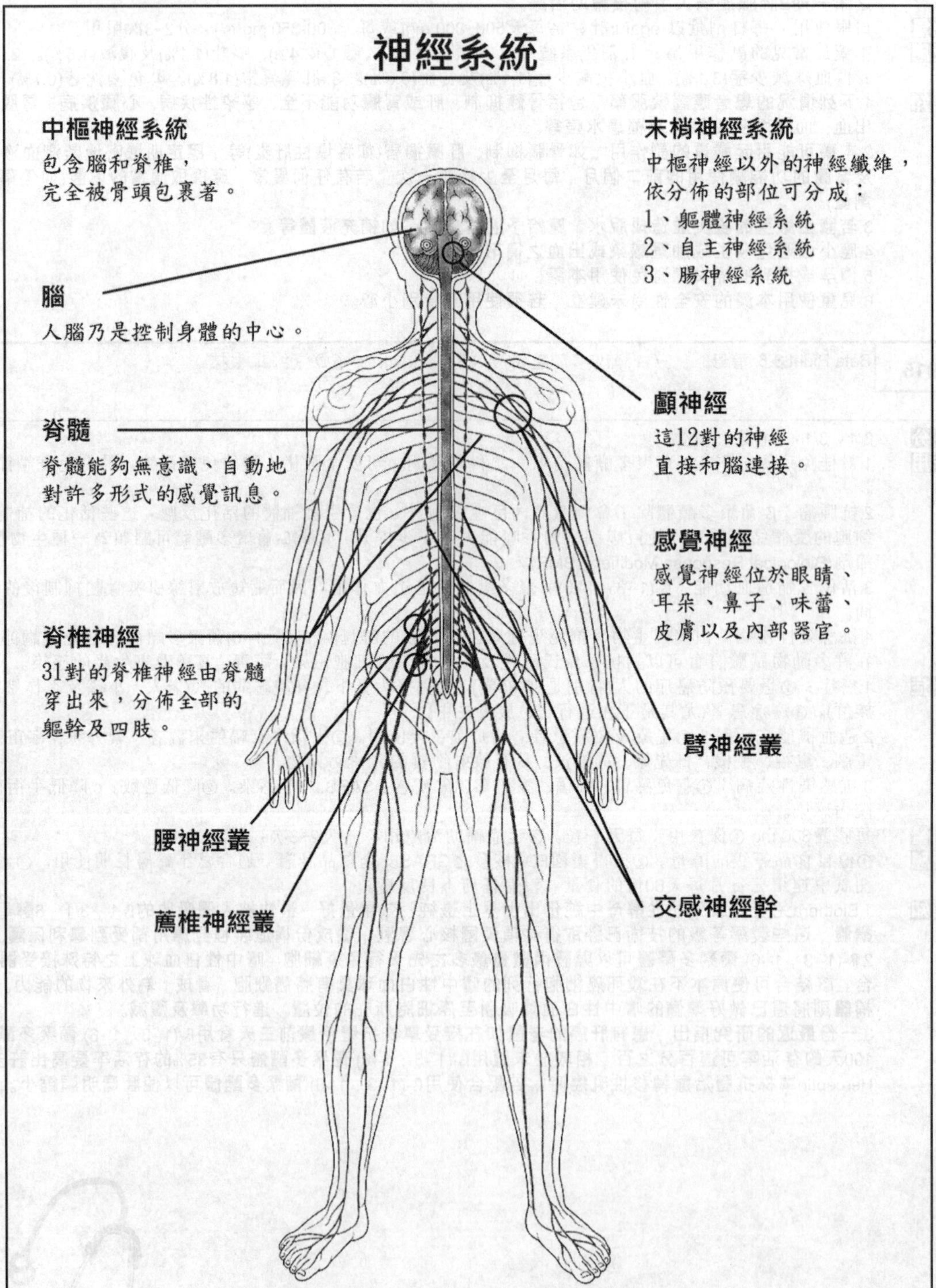

第二十一章 鎮靜-安眠藥

Sedative - Hypnotics

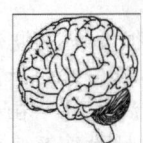

睡眠週期可分成①非快速動眼期(NREM)(占睡眠時間75%)②快速動眼期(REM)(占25%)。NREM又可分成：第一期淺睡期(5%)，第二期漸淺之睡眠(45%)，第三期較深之睡眠(12%)第四期熟睡期(13%)。NREM期的睡眠狀態：感官敏覺度降低，肌肉放鬆，心跳呼吸減慢，血壓降低，分泌物減少，尿量減少，腎上腺素減少，生長荷爾蒙增加，基礎代謝率下降(清晨2點到4點到達最低點，約下降10%)。REM的睡眠狀態：眼球快速運動，作夢，臉，頭部肌肉張力消失，身體動作，陽具勃起，呼吸，心跳加快。NREM的睡眠由淺而深，由第一期循序進入第四期，90分鐘後再回到第一期並出現REM；再由第二期到第四期，週而復始。一個循環大約1.5小時，一般如果睡眠有4~5個循環(大約6~7小時)就夠了。睡眠前半夜以NREM睡眠之第三，四期熟睡期比例較多，後半夜REM睡眠之時間延長，第三、四期消失，天亮前會有短暫清醒(圖21-1)。失眠的定義為每星期至少3天有失眠症狀的困擾，而失眠的症狀通常包括①入睡困難：焦慮症最常見；②維持睡眠困難；③難以再入睡；④過早覺醒憂鬱症最常見。⑤睡眠呼吸中止症-因肥胖或顎骨狹小，導致上呼吸道阻塞而發的失眠。

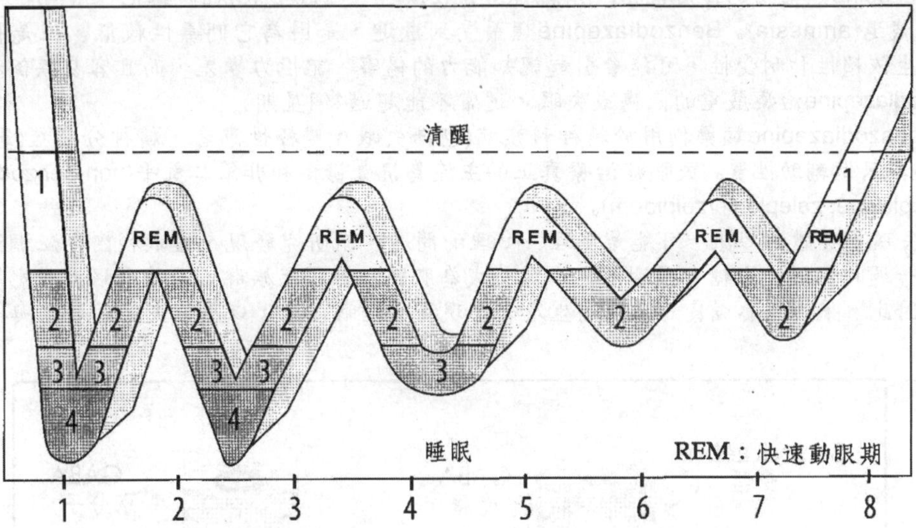

圖21-1 正常的睡眠週期：

在平均8小時睡眠期間，正常進行的不同階段非快速動眼期(1至4期)所經過的程序以及非快速動眼期及快速動眼期的睡眠狀態之間的交互變化。

根據DSM-IV(Diagnostic and Statistical Manual of Mental Disorders， the IV edition)的報告，大約30%至40%的人口中，在過去一年內，都有睡眠障礙的經驗。睡眠障礙大家俗稱為失眠。依照造成失眠的原因來分，可分為：①原發性失眠(primary isomnia)：每週失眠至少三次，持續一個月以上，卻又找不出原因，而且也不是使用藥物所造成。②續發性失眠(secondary isomnia)：指因精神疾病(憂鬱症、躁症、焦慮等)、使用其他物質(酒精、咖啡、毒品)，或是其他內外科疾病(高血壓、慢性疼痛、過度肥胖、攝護腺肥大引起的夜尿症、睡眠呼吸中止症等)而造成的失眠。因此失眠症要耐心聽患者的自述症狀，才能除去所有可能妨礙睡眠的因素以及對症下藥。

Barbiturate的藥物會產生全身性的CNS抑制作用，其效力的大小主要端視劑量多寡而定。雖然白天焦慮的狀態可以小劑量求得鎮靜作用，但是，barbiturate主要用於誘導睡眠。某些類型的barbiturates可做抗癲癇劑(參見第26章)，有些可做為全身性麻醉劑(參見第32章)以及用於某些類型的心理分析。

這些藥物的主要藥理作用就是減少整個CNS的靈敏度，若增加劑量會抑制很多中樞控制的功能，其中包括運動的活性和呼吸作用。在大劑量下，它們全都是有效的抗驚厥劑，較長效的衍生物也可做為專一性的抗癲癇藥。(參見第26章)。在低於麻醉量下，barbiturates沒有止痛的作用，在嚴重的疼痛狀態下，通常不會產生顯著的安眠；相反的，與止痛劑併用時，它們能夠顯著加強緩解疼痛的能力。

臨床上所使用的barbiturate都以它們的作用期的長短分成4類：

·長效型的(6小時至8小時)–barbital, mephobarbital, metharbital, phenobarbital。

·中效型的(4小時至6小時)–amobarbital, apobarbital, secobarbital, talbutal。

·短效型的(2小時至4小時)–hexobarbital, pentobarbital, secobarbital。

·超短效型的(10~30分鐘)-methohexital，thiamylal，thiopental。

超短效的barbiturates主要用來誘發麻醉作用，將在第29章討論，其餘的將整體討論，至於特殊的資料可參考個別論述。

除了barbiturate以外， 還有其他各種藥物可用於白天的鎮靜，失眠。這類藥物就稱為非barbiturate類的鎮靜–安眠藥。其中包括benzodiazepine (BZD)類和其他類藥物(如zolpidem， zopiclone與zaleplon)。這些藥物的作用都與BZD-GABA-C1⁻離子通道蛋白質複合受體有關。也就是說BZD與BZD受體結合，導致GABA受體結構上的改變，開啟C1⁻的通道，而產生鎮靜安眠的作用(圖21-2)。

Benzodiazepine類藥物的作用包括(1)解焦慮效應(2)鎮靜安眠效應(3)肌肉鬆弛作用(4)抗痙攣作用(5)促使記憶力減退(amnesia)。Benzodiazepine類藥受到歡迎，是因為它們毒性較低，但是長期使用後，患者會產生依賴性和耐受性，可能會引起認知能力的傷害，記憶力變差，而且容易跌倒和骨折，所以使用benzodiazepine治療嚴重的焦慮或失眠，通常不能超過4個星期。

在美國benzodiazepine類藥物用於精神科疾病(包括失眠，雙極性患者，精神分裂症(思覺失調症)，憂鬱症)等都只做輔助性質。失眠症治療真正的主流為抗憂鬱劑和非笨二氮平(non-benzodiazepine)類安眠藥(如zopiclone, zaleplon和zolpidem)。

總之，失眠是身體的警訊，可能是生理、心理的問題，而研究發現，睡眠和內分泌調節代謝有關，如果連續一週睡不好，血糖會代謝不良，容易成為肥胖和糖尿病族群，同時失眠也會影響注意力和工作情緒。因此，平時應養成良好睡眠衛生及合乎現實的睡眠信念，以降低失眠的發生與持續。

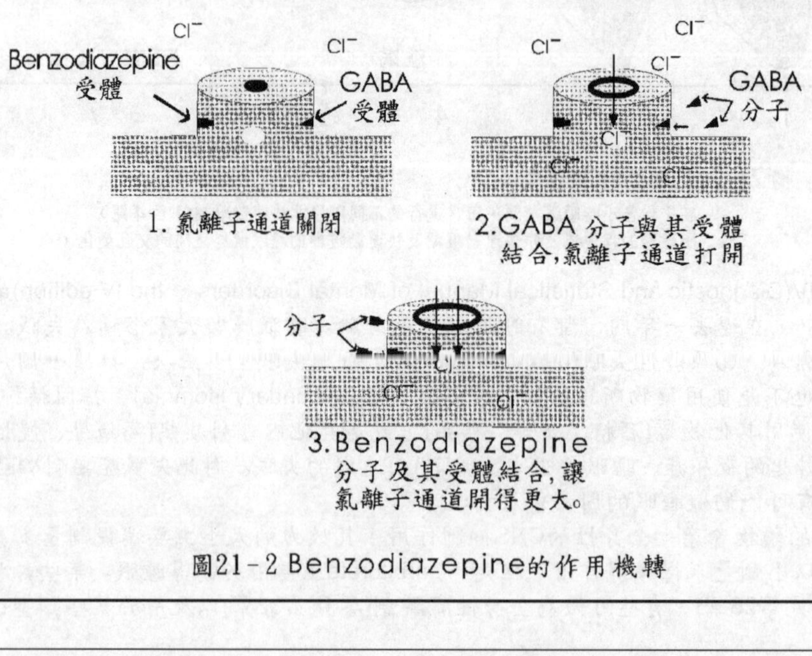

圖21-2 Benzodiazepine的作用機轉

21101

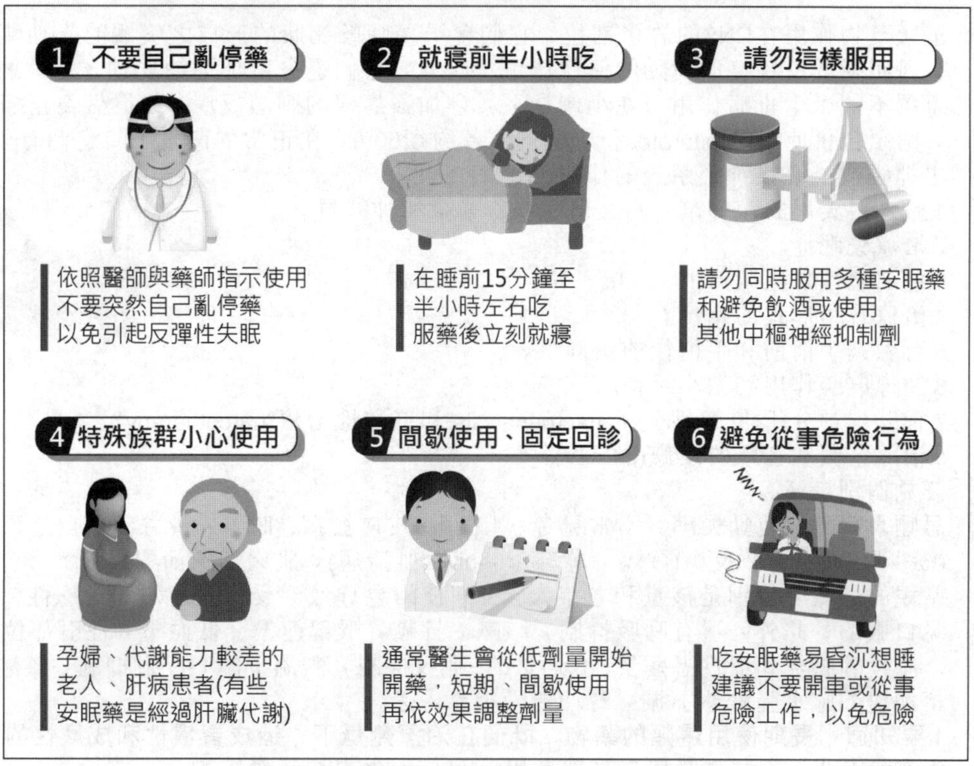

圖21-3 使用安眠藥的6大注意事項

安眠藥物治療的原則

治療失眠的理想藥物，必須能夠達成下列目標：(1)容易導入並持續睡眠、(2)不破壞睡眠結構、(3)不影響白天功能、以及(4)避免藥物的耐受性及依賴性。目前治療失眠的藥物，仍未達上述理想。且許多常用的藥物，在療效及安全性上均有待嚴謹評估。(圖21-3)

1.保持最低的有效劑量
2.配合睡眠保健原則，改正可能影響睡眠的行為及環境因子
3.依照患者的生活需求調整劑量
4.定期追蹤、評估藥物的療效及副作用
5.藥物治療的適應症
a.急性失眠：藥物的選擇則以中、短效為主。
b.對於「次發性失眠」的患者，以治療其原發疾病為主。但若原發疾病已獲得治療而失眠症狀仍持續時，則應依患者之個別情況給予適度之藥物治療，並合併非藥物的「認知-行為治療」。

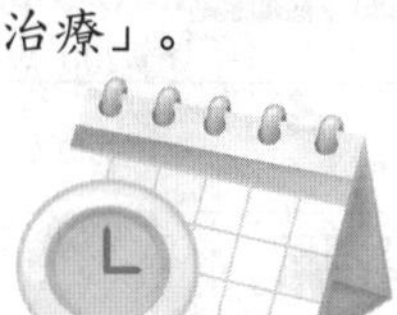

§ 21.1 巴比妥類的鎮靜-安眠藥

巴比妥類藥物大多是管制藥品，可用來當入麻醉劑，其安全劑量範圍小，易過量產生昏迷，具有抑制呼吸的作用，若與酒精同時服用，容易導致昏迷甚至死亡。且本藥會迅速產生耐藥性、生理依賴性。基於這麼多的副作用與不安全性，現在這類藥已不再使用在治療失眠了。

21101	BARBITURATES 類藥物總論

類　別　AMOBARBITAL (管3)　SECOBARBITAL SODIUM (管3)

藥理作用　這類藥物作用在CNS的許多部位，它們會干擾腦幹網狀的形成之突觸的衝動傳遞作用，因而降低皮質整個衝動的傳遞作用，此外，它們還會增加運動皮質之電性興奮閾。單獨不能產生止痛作用，在小劑量下，會加強疼痛的刺激反應。如欲做為止痛用途，則須合併使用barbiturates和止痛劑，各約須50%，在正常的劑量下，它們有少許的自主神經或或心臟神經系統的作用。

適應症　1.做為白天用的鎮靜劑，可緩解焦慮、緊張和神經質。
2.治療失眠症。
3.控制急性驚厥狀態(IV，IM)。
4.治療各種形式的癲癇。
5.可做為手術前和手術後的鎮靜劑。
6.誘導麻醉作用和做小手術。
7.輔助精神分析(麻醉性分析"nacroanalysis"和麻醉性治療"narcotherapy")。
8.治療緊張和狂躁的反應(IM，IV)。

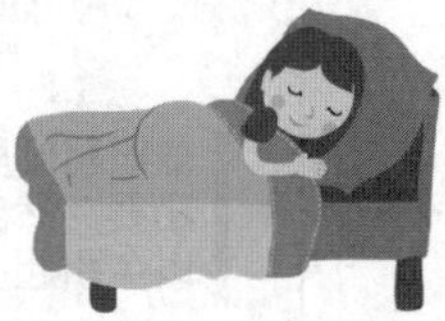

用法用量　詳見個別論述。

不良反應　思睡，宿醉，運動失調，不常見者：1.口服−皮膚發疹、眩暈、倦怠、噁心、下痢、黃疸(較少發生)，過敏反應(發燒，蕁麻疹，hives血清病)，肌肉和關節的疼痛、常會出現非常規的興奮，特別是孩童和老年人、長期使用會導致耐受性，迷幻和成癮性、2.IV−參見口服的；此外，還有呼吸抑制，咳嗽，打嗝，喉部痙攣，低血壓，注射部位疼痛，血栓靜脈炎和血性惡病質、3.過量的−呼吸抑制，體溫下降，反射抑制，無尿症，脈搏加速，肺水腫食慾不振，腎功能受損，昏迷。

醫療須知　1.要知道，長期使用這類的藥物，既便在治療劑量下，造成習慣性和成癮性的發生率很高。因此，不要鼓勵患者長期使用barbiturate做為白天鎮靜劑。
2.長期使用barbiturate治療的患者，不可突然停藥，因為會造成禁戒症狀，且相當的嚴重(如震顫、驚厥、譫妄)。
3.當使用barbiturate治療時，要警告患者下可從事任何有危險性的工作，因為這種情況通常會造成思睡，運動協調受損。
4.指導長期服用本藥的患者要注意。喉嚨疼，發燒，表面出血，瘀傷，發疹，和黃疸的症狀，以及可能血液毒性之徵兆，一旦發生，立刻向醫師報告。
5.小孩，老年人，虛弱被照料的患者，或罹患發燒、甲狀腺亢進、糖尿病、肝、腎、心臟功能受損，以及嚴重的貧血和酒精中毒的患者等服用本類藥物宜小心。
6.警告使用 barbiturates 的患者在夜間於家裡的床邊不要放置一個晚上以上的劑量，患者在思睡的情況下，可能會忘記已經服用一次劑量，會再次服藥，如果在床邊放置大量的藥物，有造成意外過量之虞。

21102 AMOBARBITAL (管3)　孕 D 乳 ?

℞　200 MG/膠囊劑(C);

商　名　Amybital® (榮民)

藥理作用　本藥為中效的巴比妥類安眠藥，可當作鎮靜劑，催眠劑，麻醉前給藥，抗驚厥，和緊張(catatonic)或躁狂(manic)的處理。要在小瓶(vial)以滅菌水來調配溶液後，30分鐘內使用。若溶液呈不清時，不要使用。深部肌肉注射或緩慢靜脈注射(最高的靜脈注射速度為1ml/分)。

適應症　[衛核]焦慮狀態、失眠、痙攣

用法用量　1.口服：鎮靜−每天2~3次，每次30~50mg。催眠−65~200mg，手術前−開刀前1~2小時，投與200mg，驚厥−每天2~4次，每次65mg。
2.肌注和靜注：依年齡，體重，情況而定，一般成人劑量為65~500mg，深部肌肉注射或緩慢靜脈注射。

21103 SECOBARBITAL SODIUM (管3)

孕D 乳? 泄 肝 t½ 30h

Rx 100 MG/膠囊劑(C);

商名

Secobarbital® (榮民)

藥理作用 1.本藥為短效的巴比妥類安眠藥。本藥抑制知覺皮層而減少活動性，改變小腦功能及產生困倦、鎮靜、安眠作用。

2.本藥可用於失眠症，麻醉時提供基本的睡眠，驚厥的緊急控制，及牙科，其次用於開刀的過程。

3.注射用的水性溶液必須是用注射用水新鮮泡製而成。必須確定藥物完全溶液，同時要在30分內使用，因為很不穩定。

適應症 [衛核]失眠

用法用量 1.口服：鎮靜–(成人)每天3次，每30~50mg(孩童)每日6mg/kg 手術前–(成人)200~300mg(孩童)50~100mg，催眠：(成人)100~200mg。

2.靜注–驚厥：5.5mg/秒，需要時每3~4小時重覆一次。

3.靜注–麻醉：以50mg/15秒的速度緩慢注射，直到獲得效果 (最大量為250mg)。

不良反應 困倦、昏睡、宿醉、異常興奮(老年人為甚)；嚴重者-呼吸抑制、咽喉痙攣。

§21.2 Benzodiazepine(BZD)類的鎮靜-安眠藥

BDZ的用藥原則

1.醫師在處方BDZ藥品前，應告知病人此類藥品之副作用及危險性，以及可能隨使用劑增加及使用時間增長而引發之成癮性。

2.使用可達到效果之最低量，處方劑量不宜超過建議治療劑量，若無法有效控制病情，應尋求其他治療方式。

3.用藥期間儘量縮短，醫師視病人病情改善後應逐漸減低劑量而停藥。

4.醫師應注意每次處方總量，避免病人囤積藥品而造成誤用、濫用或流用，連續每日使用時，建議不宜超過4星期。

5.用藥期間需定期評估病情及藥品之療效，以作為調整處方之依據。

6.以BDZ藥品治療失眠時不建議長期使用，單次劑量或間歇性給藥即有療效，儘量避免連續給藥，效價較強之短效性藥物通常會引發較大的副作用及危險性。

7.處方BDZ藥品予老年病人時應從最低劑量開始，再視其藥效及副作用調整劑量。

8.由於BDZ類品可能對胎兒造成傷害，育齡婦女使用此類藥品應審慎評估，孕婦若僅以治療失眠為目的，應避免使用。

9.兒童之鎮靜安眠不建議使用BDZ藥品。

10.對於憂鬱症病人，不宜單獨使用BDZ藥品治療。

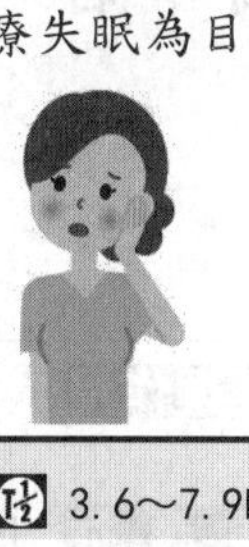

21201 BROTIZOLAM (管4)▲

乳 - 食 酒 泄 肝 t½ 3.6~7.9h

Rx 250 MCG/錠劑(T);

商名

Genrem® ＊ (健亞) $3.52/T(250MCG-PIC/S)

Lendormin® ◎ (DELPHARM/百靈佳殷格翰) $3.52/T(250MCG-PIC/S)

Lendormin® ◎ (健喬信元/百靈佳殷格翰)

藥理作用 本藥為一種睡眠誘導劑，它可縮短入眠所需時間。

適應症 [衛核]失眠症的治療

用法用量 通常劑量是0.25mg。對於老年患者及清除率減少者給予0.125mg。在個別的病例(例如手術前的睡眠失常)可增加到0.50mg。本藥應於睡前與少量液體一起吞服，最好不要在飽腹時用。它也可經由舌下溶解吸收。本藥能確保患者睡眠6~8小時。

不良反應 倦怠感，注意力不集中，記性喪失，此外在個別的病例曾有胃腸不適，頭痛，暈眩，口乾及高血壓的患者其血壓會降低等的報導。

醫療須知
1.開此藥品給經常用安眠藥，鎮靜劑或飲酒過量，及有精神失常，急性狹角青光眼或呼吸困難的患者，必須特別謹慎。
2.老年人和身體虛弱的患者也要注意。肝功能不健全者需調整其劑量。
3.本藥會不同程度地影響患者的反應(如駕駛能力及機械的操作)。同時飲酒會加強這些作用。

21202 ESTAZOLAM (管4)

孕 X 乳 - 食 酒 泄 肝/腎 T½ 10～24h

Rx 1 MG, 2 MG/錠劑(T);

商　名

Elam®(永勝) $1.51/T(2MG-PIC/S), $2/T(2MG-PIC/S-箔)
Eslam®(強生) $1.5/T(1MG-PIC/S), $1.51/T(2MG-PIC/S), $2/T(2MG-PIC/S-箔)
Esomin®(培力) $1.51/T(2MG-PIC/S), $2/T(2MG-PIC/S-箔)
Eszo®(信東) $2/T(2MG-PIC/S-箔), $1.51/T(2MG-PIC/S)
Eunox®(羅得/盛雲) $2/T(2MG-PIC/S-箔), $1.51/T(2MG-PIC/S)
Eurodin® ◎ (歐帕/台灣武田) $1.51/T(2MG), $2/T(2MG-PIC/S-箔)
Kinzolam®(中化) $1.51/T(2MG-PIC/S), $2/T(2MG-PIC/S-箔)
Z-Mon®(約克) $1.51/T(2MG-PIC/S), $2/T(2MG-PIC/S-箔)

藥理作用
1.本藥為benzodiazepine類的安眠藥，可抑制GABA受體，而產生鎮靜、安眠、骨骼肌鬆弛的作用。
2.本藥會縮短第三及第四期(緩慢腦波睡眠)及REM睡眠，增加第二期睡眠，因此可延長總睡眠時間。
3.本藥對神經性，精神性和器官性等病因引起的失眠療效頗佳。

適 應 症 [衛核]失眠

用法用量
1.睡前30分鐘服用1~2mg (視患者病情、年齡、疾患之種類程度而定)。
2.麻醉前的鎮靜：手術前天晚上臨睡前1錠，麻醉前再服用2錠。

不良反應 步行失調、倦怠、頭痛、頭重腳輕、眩暈、坐立不安、搖晃感。

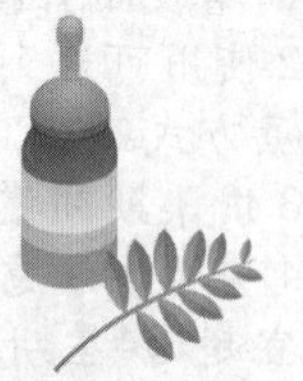

醫療須知
1.心臟患者，以肝腎功能不良者使用本藥宜小心。
2.腦障礙、老年、幼兒以及體質衰弱者慎服本藥。
3.服用本藥不宜開車或從事具潛在危險性的工作。

21203 FLUNITRAZEPAM (管3)

孕 X 乳 - 食 酒 泄 肝/腎 T½ 47～100h

Rx 1 MG, 2 MG/錠劑(T); 2 MG/ML/注射劑(I);

商　名

An Lin®(明大) $1.63/T(2MG-PIC/S), $2/T(2MG-PIC/S-箔)
Fallep®(瑞士/新瑞) $2/T(2MG-PIC/S-箔), $1.63/T(2MG-PIC/S)
Flunepan®(台裕/汎生)
Flunepan®(汎生) $2/T(2MG-PIC/S-箔), $1.63/T(2MG-PIC/S), $1.5/T(1MG-PIC/S), $2/T(1MG-PIC/S-箔)
Fluzepam®(政德) $2/T(2MG-PIC/S-箔), $1.63/T(2MG-PIC/S),
Melopam®(強生/鼎泰) $1.63/T(2MG-PIC/S)
Modipanol®(瑞士) $1.63/T(2MG-PIC/S), $2/T(2MG-PIC/S-箔), $1.5/T(1MG-PIC/S), $2/T(1MG-PIC/S-箔),
Rohypnol® ◎ (F. HOFFMANN-LA ROCHE/羅氏)
Sume®(福元) $1.63/T(2MG-PIC/S), $2/T(2MG-PIC/S-箔)

藥理作用 本藥為benzodiazepine類的強力安眠藥，誘導睡眠迅速，且無興奮和自主神經的不良反應。

適 應 症 [衛核]失眠
[非衛核]全身麻醉的導入劑。

用法用量
1.治療失眠：就寢前口服1~4mg，肌注或靜注1~2mg，嚴重失眠者可增至4mg。
2.麻醉前給藥：麻醉前45~60分鐘肌注1~2mg(兒童為每kg體重0.08mg)；誘導麻醉每30秒靜脈注射1mg，需要時，可重複注射。

不良反應 肌肉鬆弛、收縮壓下降、昏昏欲睡、警覺性降低、精神混亂、疲乏、頭痛、頭暈、肌肉虛弱、複視、腸胃不適、尿滯留(urinary retention)、性慾改變(changes in libido)、不安、妄想、幻覺及順行性健忘症(anterograde amnesia)，在藥物的作用下記不得所遭遇的。過量時會有低血壓、呼吸抑制、昏迷甚至死亡的情況發生。長期服用會產生依賴性，突然停藥會有不舒服的禁斷症狀。我國已將其列為第三級毒品及第三級管制藥品。

醫療須知 1.服藥期間避免飲用酒類。因為會增加中樞神經抑制作用，服用本藥10小時(飲酒亦然)。
2.老年者或有嚴重心肺疾患者投藥須特別小心，尤其是靜脈注射給藥，必須緩慢注射，否則可能造成呼吸停止。
3.本藥坊間稱為FM2，是惡名昭彰的"強姦丸"，宜防患之。
4.服用本藥突然停藥3天後，會發戒斷症狀(包括失眠惡化、眩暈、視力模糊、厭食、鼻塞、感覺異常)。

21204 FLURAZEPAM (管4)

孕 X 乳 - 泄 肝/腎 半 70～90h

℞ 15 MG, 30 MG/膠囊劑(C);

商名
Dalmadorm® ◎ (歐帕/美納里尼) $3.28/C(15MG-PIC/S), $3.75/C(30MG-PIC/S)
Dalpam® (瑞士) $3.75/C(30MG-PIC/S), $3.28/C(15MG-PIC/S)
Lisumen® (安星) $3.75/C(30MG-PIC/S)
Lozepam® (瑞士/新瑞) $3.75/C(30MG-PIC/S)
Manlsun® (中美兄弟) $2.85/C(30MG)
Panmomel® (汎生) $3.75/C(30MG-PIC/S)
Syndoman® (榮民/信東) $3.75/C(30MG-PIC/S), $3.28/C(15MG-PIC/S)
Vensi® (井田)

藥理作用 1.本藥為benzodiapepine的衍生物，真正的作用部位和作用機轉尚不完全清楚，可能作用在中樞神經的邊緣和皮質下方。
2.本藥會產生良好安眠作用，骨骼肌鬆弛作用(可能是中樞主導的作用)和抗驚厥作用。
3.本藥會減少REM睡眠的抑制，增加總睡眠時間。具有很好的安全域，較少有產生濫用可能，也沒有產生宿醉的報告。

適應症 [衛核]失眠。

用法用量 臨睡前服用15~30mg(15歲以下的小孩)。

不良反應 偶而會發生思睡，眩暈，運動不能和頭輕腳重感(老年人較普遍)。

醫療須知 1.肝或腎疾，憂鬱症，有藥物成癮病歷，老年人，衰弱的患者，孕婦或授乳的母親等服用本藥宜小心。
2.長期使用用本藥，其效應在停藥後還會持續好幾個天。
3.長期用本藥後，若突然停藥則於3天會發生戒斷症狀：失眠、惡化、眩暈、視力模糊、厭食、腸胃不適、鼻塞、感覺異常。

21205 MIDAZOLAM (管4)▲

孕 D 乳 ? 泄 肝/腎 半 1～4h

℞ 10.2 MG, 20.4 MG/錠劑(T); 1 MG/ML, 5 MG/ML/注射劑(I);

商名
Dormicum® ◎ (裕利/大昌華嘉) $16.3/I(1MG/ML-PIC/S-5ML), $19.5/I(5MG/ML-PIC/S-3ML), $16.3/I(5MG/ML-PIC/S-1ML)
Midatin® (南光) $19.5/I(1MG/ML-PIC/S-15ML), $322/I(1MG/ML-PIC/S-100ML), $15/I(1MG/ML-PIC/S-2ML), $179/I(1MG/ML-PIC/S-50ML), $16.3/I(5MG/ML-PIC/S-1ML), $19.5/I(5MG/ML-PIC/S-3ML), $58/I(5MG/ML-PIC/S-5ML),
Midazo Ampoule® (健亞) $19.5/I(5MG/ML-PIC/S-3ML), $16.3/I(5MG/ML-PIC/S-1ML), $179/I(5MG/ML-PIC/S-10ML)
Midazolam® (十全)
Midazolam-Hameln® (SIEGFRIED/橫山) $16.3/I(5MG/ML-PIC/S-1ML), $19.5/I(5MG/ML-PIC/S-3ML), $179/I(5MG/ML-PIC/S-10ML)
Omida® (杏林新生/歐舒邁克) $58/I(5MG/ML-PIC/S-5ML), $19.5/I(5MG/ML-PIC/S-3ML), $18.4/I(5MG/ML-PIC/S-2ML), $16.3/I(5MG/ML-PIC/S-1ML),
Sumida® (十全)
Uzolam Intravenous® (安星/聯邦)

藥理作用 本藥為imidazobenzopine類衍生物，它的鎮靜作用非常快，睡眠誘導作用也非常明顯，並具有肌肉鬆弛及抗痙攣作用。經過靜脈注射或肌肉注射後，在短暫的作用時間內會產生進行性的記憶喪失。

適應症 [衛核]知覺鎮靜、急救加護病房鎮靜、麻醉誘導及維持、手術前給藥

用法用量 1.口服：
治療期愈短愈好，一般而言，治療期間從幾天到最多2星期。逐漸減量的過程依個人而做調整。
成人：劑量範圍：7.5 ~15公絲。年老和虛弱的病人，建議劑量為 7.5公絲。治療應從最

低建議劑量開始。不要超過最大劑量，因為產生無法承受的中樞神經系統副作用的危險性會增加。

2.靜脈注射知覺鎮靜：

ⓐ診斷或手術前之基礎(知覺)鎮靜，應以靜脈給予midazolam，劑量應依個人體質及臨床狀況加以調整，且不可以快速或單劑靜脈bolus給藥。鎮靜作用的產生依患者身體狀況及詳細給藥條件(例如給藥速率、劑量)而有差異。如果需要，依個人需求可給予後續劑量。

ⓑ靜脈注射midazolam須以每30秒1mg之速率緩慢給予，注射約2分鐘後產生藥效。

ⓒ60歲以下之成人的起始劑量為2.5mg，在手術開始前5~10分鐘給予。如必要時，再給予1mg劑量。通常總劑量不大於5mg。平均總劑量範圍為3.5~7.5mg。

ⓓ對於60歲以上之成人、衰弱及慢性病患者，起始劑量必須降至1~1.5mg，並於療程開始前5~10分鐘給予。如必要時，可再給予0.5~1mg。因這類患者的最強藥效產生較慢，因此應緩慢並小心調整midazolam的額外劑量。如非必要，通常總劑量不大於3.5mg。

3.麻醉

ⓐ手術之麻醉誘導前之事先給藥：手術前給予midazolam可產生鎮靜(睡眠誘導及舒解憂慮)及手術前記憶喪失的作用。Midazolam也可與抗膽鹼劑併用。通常於手術之麻醉誘導前20~60分鐘給予。

肌肉投藥：60歲以下之成年人，midazolam之劑量範圍為0.07~0.1mg/kg體重，依患者之一般狀況而定。

一般劑量約5mg。

ⓑ60歲以上之成人、衰弱及慢性病患者，其劑量範圍為0.025~0.05mg/kg體重。

一般劑量約2~3mg。

ⓒ70歲以上之患者因有過度嗜睡的現象產生，故應持續觀察，小心midazolam。

ⓓ孩童

1~15歲的孩童所需之平均劑量若以體重計算，比例上高於成人，有效且安全之劑量範圍為0.08~0.2mg/kg體重。

Midazolam應注射於肌肉深部，並於麻醉誘導前30~60分鐘給予。

麻醉誘導：在誘導麻醉時，如果midazolam用於其他麻醉劑之前，則藥物反應會出現個體差異，故劑量應依患者年齡及臨床狀況逐步給予至所需效果。誘導麻醉時，當midazolam用於其他靜脈注射劑之前，需顯著降低每種藥物的起始劑量，有時可能降至一般起始劑量的25%。應以逐步調整以達所需之麻醉程度。Midazolam之靜脈誘導劑量須緩慢遞增。每一次劑量不超過5mg，注射時間為20~30秒，每次增加劑量時之給藥間隔為2分鐘。

60歲以下之成人，手術麻醉誘導前給藥之劑量範圍為0.15~0.2mg/kg體重，通常總劑量不會大於15mg。

60歲以下、非手術麻醉誘導前給藥之成人患者，可能需要較高之劑量(0.3~0.35mg/kg體重)，但總劑量通常不會大於20mg。如果需要完全誘導，可能需要約再25%之原起始劑量，也可以揮發性液體吸入性麻醉劑來取代，以達到完全誘導之效果。對於有抗藥性之患者，可能需高達0.6mg/kg的總劑量來誘導，但如此較大之劑量會延長意識恢復的時間。

ⓔ對於60歲以上之成人、衰弱及慢性病患者，必須降低劑量。

Midazolam不建議用於孩童之麻醉誘導，因其使用經驗有限。

ⓕ維持劑量：可由間歇注射，或連續midazolam靜脈輸注並與止痛劑併用來維持無意識的所需程度。

如果合併使用narcotics或ketamine，維持劑量一般為0.03~0.1mg/kg/小時。

60歲以上之成人、衰弱及慢性病患者，必須降低維持劑量。

4.加護病房之靜脈注射鎮靜

ⓐ可以持續輸注或間歇bolus給予midazolam的逐步調整來達到所需之鎮靜效果。

靜脈注射之初劑量(loading dose)須以間歇注射給予。每次給予1~2.5mg的劑量，注射時間為20~30秒，給藥間隔為2分鐘。
靜脈注射初劑量可為0.03~0.3mg/kg，總劑量通常不超過15mg。
血容積過少、血管收縮及體溫過低之患者，應減低甚或不需使用初劑量(loading dose)。
維持劑量為0.03~0.2mg/kg/小時。
如果患者狀況許可，應定時偵測鎮靜程度。
血容積過少、血管收縮及體溫過低之患者，應降低維持劑量，有時可能需降至一般劑量的25%。
當midazolam和強效止痛劑併用時，須先注射止痛劑，如此在止痛劑已產生的鎮靜效果下，才能安全滴定midazolam藥效加成後所需的鎮靜效果。
ⓑ孩童
至少以2~3分鐘的給藥時間給予0.05~0.2mg/kg的靜脈給藥以達到所需之臨床效果(midazolam不可以快速靜脈注射給藥)，接著給予0.06~0.2mg/kg/小時(1~2微克/kg/分鐘)的持續靜脈輸注。可視需要增加或降低輸注(通常為25%的起始或連續輸注)，或補充幾劑midazolam以增加或維持所需之效果。在血液動力學不良的患者中，開始輸注midazolam時，應以小劑量逐步滴定一般的初劑量，且監測患者血液動力學的不穩定性，例如低血壓。這些患者同時也易受midazolam呼吸抑制作用的影響，故需小心監測呼吸速率及氧飽和度。

不良反應 1.白天昏昏欲睡、情感麻木、警覺性降低、意識混亂、疲倦、昏眩、肌肉無力、運動失調或複視。這些現象主要在剛開始用藥時出現，通常持續用藥後會消失。
2.偶有報導其他副作用如胃腸不適、性慾改變或皮膚過敏。
3.過敏性反應可能發生在敏感的病人。順行性的失憶在治療劑量下可能發生，若劑量愈高，危險性則愈大，對健忘的影響可能伴隨不適當行為的發生。
4.在服用benzodiazepines期間，先前已存在的憂鬱可能會顯現出來。
5.極少的病例發現，如果投與本藥在睡覺的頭2~3個鐘頭被不尋常刺激吵醒後，患者可能會喪失此段覺醒時的記憶力，為了建立患者對這種現象的的敏感性，第一次最好在患者熟悉的環境投予本藥。

醫療須知 1.服用benzodiazepines安眠劑的時間以愈短愈好(見用法和用量)，治療期間不應超過2星期。逐漸減量的過程依個人而做調整。若要延長最長的治療期間，在尚未再評估病人的狀況前，不應該執行。須告知病人開始治療後，服藥的期間是有限制的，且正確的解釋如何漸漸降低劑量。且警告病人發生反彈現象的可能性，因此停藥後可能會發生的這些症狀如焦慮可減到最低。
2.應牢記benzodiazepines可能引起順行性失憶(anterograde amnesia)，順行性失憶最常發生在服用此藥後的前幾個小時，因此為了降低危險性，病人應該確定可有7~8小時不受干擾的睡眠。
3.使用benzodiazepines藥物已知所引起的反應如好動、情緒激動、易怒的、侵略性，和較少發生的幻想、憤怒、夢魘、幻覺、精神異常、行為異常和其他相反的行為影響，若出現以上症狀時應停藥。這些影響較易發生在年老者。
4.懷孕初期除非絕對需要，否則不投與任何藥物。
5.遵照指示投藥並無發現本藥有負面的殘餘效果。口服投藥6小時內，患者不得開車及操作危險機器。
6.注射後至少三小時內不得離開醫院，之後除非有人伴隨才得離開醫院。至少12小時內不得開車或機器操作。

21206 NIMETAZEPAM (管4)

Rx 3 MG, 5 MG/錠劑(T);

商名 Lavol®(瑞士) $4.81/T(5MG-PIC/S),

藥理作用 本藥為benzodiazepine類安眠藥，其作用約為nitrazepam的2~4倍。

適應症 [衛核]失眠。

用法用量 就寢前口服3~5mg。

21207 NITRAZEPAM (管4)

食 ±

Rx 5 MG, 10 MG/錠劑(T); 5 MG/膠囊劑(C);

商名

Domisui-N® (中生)
E-Mine® (皇佳/意欣)
Easy Sleep® (井田/天下)
Limin® (優生) $1.5/T(5MG-PIC/S)
Mingaron® (新喜國際)
Mogadan® (中美兄弟)
Mudamin® (新喜國際/聯輝)
Nitraze® (生達) $0.77/T(5MG)
Nitrazepam® (安星)
Nitrozepam® (長安/美的)
Nizepam® (健喬信元/優良)
Osmin® (人生)
Sleep® (福元)
Sleepin® (強生) $2/T(5MG-PIC/S-箔), $1.5/T(5MG-PIC/S),
Slomin® (約克)
Susui® (應元/豐田) $0.77/T(5MG)

藥理作用 本藥為benzodiazepine類的安眠藥，催眠的起始時間15~45分鐘，作用可持續6~8小時，本藥還具有強力抗驚厥作用。

適應症 [衛核]失眠

用法用量 (1)治療失眠：就寢前服用5~10mg；(2)麻醉前給藥：手術前服用5~10mg；(3)治療癲癇：每天5~15mg，分次服用。

不良反應 搖晃感，步行失調，倦怠感，食慾不振，便秘，頭痛，頭重感，眩暈，不安，興奮，欣快感。

醫療須知 1.心臟患者，肝腎功能不全者，腦障礙患者使用本藥宜小心。
2.酒，其他安眠藥會加強本藥的作用，宜避免之或併服時應減量。

21208 REMIMAZOLAM BESYLATE

Rx 28.22 MG/注射劑(I);

商名

Byfavo® ◎ (東洋)

藥理作用 1.本藥與腦中benzodiazepine結合位(γ-氨基丁酸A型(GABAA受體)結合)，而其羧酸代謝物(CNS7054)對受體的親和力低了300倍。
2.如同其他benzodiazepines，本藥對於GABAA受體亞型並未有清楚的選擇性。

適應症 [衛核]1.適用於成人醫療處置時鎮靜用。2.適用於成人全身麻醉誘導與維持。

用法用量 1.臨床試驗中，於第一劑本藥給藥前先給予25至75mcg的fentanyl止痛。視臨床狀況給予fentanyl補充劑量。
2.在給予任何補充劑量之前至少應等待2分鐘，以充分評估鎮靜效果。如果在15分鐘內給予5劑本藥尚未能達到所需的鎮靜程度，則應考慮使用額外的或另一種鎮靜劑。
3.本藥的鎮靜作用為快速起始及快速失效。在臨床試驗中，在起始劑量給藥後3至3.5分鐘出現鎮靜高峰，病人在接受最後一劑劑本藥12至14分鐘後完全清醒。
4.成人用量指引詳見仿單。

不良反應 最常見的不良反應(發生率低於10%)為低血壓、高血壓、舒張壓過高、收縮壓過高、缺氧及舒張壓過低。

醫療須知 1.本藥只能由受過醫療處置鎮靜訓練且未參與醫療處置的人員給藥。給藥人員必須接受過有關呼吸道阻塞、換氣不足，以及呼吸中止的偵測與處置訓練，包含維持呼吸道通暢、人工換氣及復甦急救。
2.在給予本藥期間，Benzodiazepines的拮抗劑(flumazenil)必須隨時準備妥當。
3.Benzodiazepines藥物，包含本藥，與鴉片類止痛劑併用可能會導致重度鎮靜、呼吸抑制、昏迷及死亡。
4.本藥含有dextran 40可能造成過敏反應，包含皮疹、蕁麻疹、搔癢及過敏性休克。

5.在懷孕後期，使用Benzodiazepines可能會導致新生兒鎮靜(呼吸抑制、精神萎靡、肌肉張力低下)。觀察新生兒的鎮靜症狀並對其進行處置。
6.當使用阻斷NMDA受器及/或增強GABA活性的麻醉劑及鎮靜藥物超過3小時，發育中的腦部神經元細胞凋亡增加並導致長期認知缺陷。
7.病人接受remimazolam之前，應警告病人在完全康復之前不要駕駛車輛或操作機器。

21209 TRIAZOLAM(CLORAZOLAM)(管3)

孕X 乳 - 食 ± 泄 肝 ½ 2~3h

Rx 0.25 MG/錠劑(T);

商名

Arring®(永信) $1.88/T(0.25MG-PIC/S), $2/T(0.25MG-PIC/S-箔)
Drowsy®(華興) $1.88/T(0.25MG-PIC/S), $2/T(0.25MG-PIC/S-箔)
Halcion® ◎ (PFIZER/輝瑞) $1.88/T(0.25MG-PIC/S), $2/T(0.25MG-PIC/S-箔)
Hallimon®(生達)
Hauanmin®(井田) $2/T(0.25MG-PIC/S-箔), $1.88/T(0.25MG-PIC/S)
Lime®(黃氏)
Loramin®(利達)
Punau®(長安)

藥理作用 1.本藥為benzodiazepine類安眠藥，它能阻斷大腦皮質及邊緣的覺醒中樞，適用於治療入睡困難，夜間覺醒頻繁和晨間覺醒過早的失眠症。
2.本藥可增加總睡眠時間，而且較少有白天殘留的宿醉效果。

適應症 [衛核]失眠。

用法用量 1.一般劑量為臨睡前服用0.25~0.5mg。
2.老年患者或非病院患者以前不曾使用過巴比妥酸鹽。其他安眠劑或弱安神劑者起初劑量應使用0.25mg，確定個人反應後，再依需要加劑量。
3.住院患者第一次劑量可用0.5mg，必要時可增至1.0mg。

不良反應 嗜眠、無力、昏眩、頭昏眼花、記憶受損、反跳性失眠及共濟失調。

醫療須知 1.服藥後短時間內從事需要精神警覺工作者(如操作機械或開車等)應注意。
2.服用本藥之患者應注意與酒精及其他中樞神經系統(CNS)抑制劑可能產生加成效果。

§21.3 Non-BZD類鎮靜-安眠藥

美FDA強烈警告：吃安眠藥後罕見夢遊會致命

美FDA於2019年4月30日，針對eszopiclone、zaleplon及zolpidem發出強烈警告：當服用上述成分安眠藥後，可能出現夢遊、夢駕等半夢半醒間做過的事，清醒時卻全忘了的情況，儘管罕見卻可能因此致命，要求將服用安眠藥後曾有夢遊經歷者，禁用此類藥品。

21301 DEXMEDETOMIDINE▲

孕C 乳 - 泄 肝 ½ 2h

Rx 4 MCG/ML, 100 MCG/ML/注射劑(I);

商名

Dexmedetomidine Ever Pharma®(EVER/泰和碩) $521/I(100MCG/ML-PIC/S-2ML), $846/I(100MCG/ML-PIC/S-4ML), $2116/I(100MCG/ML-PIC/S-10ML)
Dexmedine Premixed®(南光) $846/I(4MCG/ML-PIC/S-100ML), $521/I(4MCG/ML-PIC/S-50ML), $187/I(4MCG/ML-PIC/S-20ML)
Precedex® ◎ (HOSPIRA/輝瑞) $534/I(100MCG/ML-PIC/S-2ML)

藥理作用 1.Dexmedetomidine是一種藥理性質廣泛之強力高選擇性α2腎上腺致效劑(α2-adrenergic agonist)。具鎮靜和止痛作用，而且在患者能被喚醒和合作的情況下無呼吸抑制作用。具額外的消除交感神經作用包括減少焦慮、血液動力學安定性、遲緩壓力-荷爾蒙(stress-hormone)反應以及降低眼內壓。
2.Dexmedetomidine之鎮靜作用部位被認為是在locus cerleus。此止痛作用則被相信是由腦和脊椎中相似的機轉作用所調節。

適應症 [衛核]在加護病房治療期間初接受插管及人工呼吸器照護病人之鎮靜作用、非插管病人接受手術或其他程序前及/或手術或程序進行中之鎮靜作用，無論上述何種情況，靜脈輸注投與Precedex的時間，皆不得超過24小時。

用法用量 1.本藥應只能由對處理加護照護中之患者熟練者投與，且使用時間不宜超過24小時。根據其已知的藥理效果，患者應持續被監測。

2.不應以快速靜脈注射或以一次大量注射(bolus injection)的方式給藥。與dexmedetomidine hydrochloride之投與有關之心搏徐緩及竇性心跳停止之臨床事件，曾發生在一些具高迷走神經緊張力之年輕、健康受試者或快速靜脈注射或一次大量注射投與dexmedetomidine hydrochloride之不同給藥方式時。

3.成人：本藥的使用應個案處理且根據期望的臨床效果來調整劑量。對成人患者，建議開始時以1.0mcg/kg之初劑量，以超過10分鐘以上之輸注速率給藥。然後在以0.2~0.7mcg/kg/hr之劑量持續輸注。此持續輸注之速率可以調整以達到期望的臨床效果。在臨床試驗中曾使用過低至0.05mcg/kg/hr之劑量。臨床試驗曾輸注使用長達24小時。

4.肝功能不全：對肝功能不全的患者應考慮減低劑量，因為dexmedetomidine hydrochloride主要是經由肝臟代謝。

5.準備輸注時，抽出2ml dexmedetomidine hydrochloride輸注用濃縮溶液用加入48ml0.9％氯化鈉溶液中成為50ml。輕柔混搖均勻。投與dexmedetomidine hydrochloride應使用控制輸注裝置。稀釋後應盡快用dexmedetomidine hydrochloride且在24小時後丟棄。

6.儲存：應置於原來的容器中，儲存於15~30℃。為減少微生物的危害，在稀釋後請盡快使用。請儲存於2~8℃且勿超過24小時。

不良反應 最常見的治療突發的不良事件為低血壓、高血壓、心搏徐緩、心房顫動、缺氧、貧血、口乾和噁心。

醫療須知 1.對於原患有嚴重的心博徐緩疾病(如嚴重心臟阻斷)，或原患有嚴重心室功能不全(如血液排出量<30%)，包括鬱血性心衰竭和那些交感神經緊張力對維持其血液動力學平衡很重要之心衰竭患者，應小心使用。

2.投與dexmedetomidine，血壓和/或心跳速率可能會降低。Dexmedetomidine會降低交感神經的活性，所以，對於自主神經系統控制已被去敏感(如老化、糖尿病、慢性高血壓及嚴重心臟病)的患者，預期這些作用最顯著。

3.為了避免低血壓和心搏徐緩、在投與dexmedetomidine前應考慮患者的血液動力學安定性和血量正常性。患者如果血量較低，在dexmedetomidine治療下可能會變成低血壓。因此，在dexmedetomidine治療前和治療期間應要有流體補充。另外，投與其他的血管擴張劑或神經纖維變速性有負面影響的藥物(negative chronotropic agents)若同時投與dexmedetomidine，會有藥物藥效加乘作用，應小心投與和小心調整劑量。

4.依據dexmedetomidine的臨床經驗，發生低血壓或心搏徐緩時，可行的治療包括減少或停止投與dexmedetomidine、增加靜脈注射液體的投與速度、抬高下肢和使用血管收縮劑。

5.投與dexmedetomidine時，如果併用propofol或midazolam時，心搏徐緩或低血壓之臨床事件將更明顯。因此，需要考慮降低propofol或midazolam的劑量。

6.年齡大於65歲的老年患者或糖尿病患者，投與dexmedetomidine較易產生低血壓。在臨床研究中，所有偶發事件會自動回復或以標準治療法治療。

7.Dexmedetomidine hydrochloride應只能由對處理加護照護中之患者熟練者投與，且使用時間不宜超過24小時。根據已知的藥理效果，患者應持續被監測

8.Dexmedetomidine hydrochloride不應以快速靜脈注射或以一次大量注射(bolus injection)的方式給藥。與dexmedetomidine hydrochloride之投與有關心搏徐緩及竇性心跳停止之臨床事件，曾發生在一些具高迷走神經緊張力之年輕、健康受試者或是以快速靜脈注射或一次大量注射投與dexmedetomidine hydrochloride之不同給藥方式。

21302 ESZOPICLONE

℞ 1 MG, 2 MG, 3 MG/錠劑(T);

商　名 Runesda-S® ◎（歐帕/瑩碩）

藥理作用 1.其療效是由於其與GABA受器複合體的相互作用及與benzo- diazepine受器結合結果。
2.Eszopiclone是一種pyrrolopyrazine衍生物、cyclopyrrolone分類的nonbenzodiazepine安眠藥。

適 應 症 [衛核]失眠症。

用法用量 1.Eszopiclone的劑量依個別病患狀況而不同，非老年人之成人建議起始劑量為睡前投予1毫克。最高劑量為睡前3毫克。老年人建議起始劑量為就寢前投予1毫克。
2.若治療需要亦可將劑量提高至2毫克。
3.Eszopiclone若於與高脂肪、油膩餐點併服，會減緩eszopiclone之吸收而可能降低入睡潛伏時間的改善效果。

不良反應 常見不良反應：胸痛、偏頭痛、週邊水腫。

醫療須知 1.投予eszopiclone的時間僅限於就寢前服用，在未就寢前、清醒時服用鎮靜/安眠藥物，可能會導致短暫的記憶缺損、幻覺、協調減弱、頭昏眼花與昏眩
2.對於重度肝功能不全的病患，因為全身暴露量在這些病患身上可能會有加倍情形，所以eszopiclone的起始劑量須降低至1毫克，最高不可超過2毫克；而對於輕度至中度肝功能不全的病患，並不需要調整劑量。
3.投予鎮靜/安眠藥物於患有憂鬱症徵候及症狀的病患時，需要多加留意；這些病患可能會有自殺傾向，需要做好防護措施。
4.本藥已知具有可能發生複雜性睡眠行為(complex sleep behaviors)而導致嚴重傷害或死亡之不良反應。
5.禁止使用於曾使用該類藥品後，發生複雜性睡眠行為者(如夢遊、夢駕、或在未完全清醒的情況下從事其他活動)。

21303 LEMBOREXANT

℞ 5 MG, 10 MG/錠劑(T);

商　名 **Dayvigo®** ◎（EISAI/衛采）

藥理作用 1.Lemborexant是orexin受體OX1R和OX2R的競爭性拮抗劑，對OX2R具有較高的親和力。
2.Orexin神經肽信號系統是清醒狀態的主要啟動子。阻斷促進清醒狀態的神經肽orexin A和orexin B與受體OX1R和OX2R的結合，被認為可以抑制清醒狀態的驅動。

適 應 症 [衛核]失眠症。

用法用量 1.成年人lemborexant的建議劑量為5mg，每晚最多服用一次，臨睡前服用。
2.宜預留7小時或以上的睡眠時間。如果對5mg的劑量耐受良好，但需要更大的效果，劑量可以增加至每日一次10mg。
3.Lemborexant的最大建議劑量為每日一次10mg。

不良反應 1.最常見的不良反應：嗜睡、尿道感染、疲勞。
2.使用lemborexant可能會導致睡眠麻痺，這是一種在睡眠-覺醒過渡過程中無法移動或說話長達幾分鐘的現象，或出現臨睡/臨醒幻覺。

醫療須知 1.Lemborexant與其他促進睡眠的藥物一樣，即使依處方使用也可能會減弱白天的清醒狀態，醫師應告知病人次日出現嗜睡的可能性。
2.有酒精或其他藥物濫用或成癮史的人可能對lemborexant濫用或成癮的危險性增加，因此要小心謹慎地追蹤此類病人。
3.長期給予lemborexant不會在停藥後產生戒斷徵象或症狀。顯示lemborexant不會產生生理依賴性。
4.應警告使用10mg劑量的病人次日早晨出現駕駛能力降低的可能性。

21304 MODAFINIL

孕D 乳 - 泄 肝/腎 t½ 7.5~15h

Rx 200 MG/錠劑(T);

商　名

Provigil® ◎ (PATHEON/梯瓦) $166/T(200MG-PIC/S)

藥理作用 本藥為中樞神經興奮劑，modafinil是如何促醒的機轉尚不可知；即使modafinil的藥理作用並不與擬交感神經胺相同，它仍具有類似擬交感神經劑(如amphetamine及methylphenidate)的促醒作用。除了能促進動物醒覺及增加其局部運動作用外，modafinil在人體上能產生精神活性及愉悅的作用，能改變心情、知覺、及思考，及產生與其它中樞神經刺激劑所能產生的典型感覺。

適應症 [衛核]改善猝睡症患者的日間過度睡眠症狀。

[非衛核]1.輪班工作(SWSD)所導致的日間過度嗜睡。2.睡眠呼吸中止症所導致的日間過度嗜睡。

用法用量 成人：每日200~400mg，分二次在早晨及晚上給藥，或在早上一次給予。老年人：初始時每日100mg。

不良反應 頭痛、胸部及頸部疼痛、腸胃道不適、口乾、食慾不振、肝指數升高、嘔吐、鼻炎、喉炎、肺部疾病、呼吸困難、中樞刺激、頭暈、憂鬱、焦慮、猝倒、失眠、麻木、運動失調、肌肉高張、低血壓或高血壓、嗜伊紅性血球症、弱視、視力不正常。

醫療須知 1.下列患者使用本藥宜小心：最近曾發生心肌梗塞或不穩定之心絞痛病史；高血壓；精神病之病史；嚴重腎臟或肝臟功能不全。合併使用單胺氧化酶抑制治療。懷孕及授乳婦女。

2.可能會影響開車或操作機械的能力。

3.需小心地監測避免本藥被濫用。對於有藥物濫用病史的患者需格外注意。本藥可能產生欣快感或和其他中樞神經興奮劑相似的快感。總括來說，本藥由於作用機轉不同，和其他中樞神經性奮劑相比不易成癮。

4.在服藥及停藥後一個月內，本藥會減低賀爾蒙類避孕藥之效果，故請採其他種避孕法。

5.注意嚴重的皮疹，包含 Stevens-Johnson sysdrome(SJS)及過敏反應及精神方面症狀。

6.在服用modafinil的患者也有精神方面不良反應 (包括焦慮、狂躁、幻覺及自殺意念)之報告。

7.本藥只能用於對其過度睡眠經過完整評估，且經ICSD 或DSM診斷標準(請見臨床試驗章節)判定患有猝睡症睡眠障礙、阻塞型睡眠呼吸中止症/呼吸淺慢症候群、輪班睡眠障礙的患者。此類評估通常包括對患者的病史及身體進行詳細檢查，及輔以實驗室之測試。有些患者的過度睡眠是因一種以上的睡眠障礙所造成(例如同一位患者可能同時患有阻塞型睡眠呼吸中止症/呼吸淺慢症候群及輪班睡眠障礙)。

8.Modafinil 禁用於懷孕或可能懷孕之女性。

21305 ZALEPLON (管4)▲

孕C 乳 ? 食 酒 泄 肝 t½ 1h

Rx 10 MG/錠劑(T); 5 MG, 10 MG/膠囊劑(C);

商　名

Onsleep® (生達) $2.58/C(10MG-PIC/S)
Soandine® ＊ (歐帕/瑩碩) $2/C(5MG-PIC/S-箔)
Solmin® ＊ (正和) $2.38/C(10MG-PIC/S)
Sonimax® ＊ (友霖/友華) $2.31/C(10MG)
Sotalon® ＊ (歐帕/瑩碩) $2.37/C(10MG-PIC/S),
Zale® ＊ (中化) $2.31/C(10MG)
Zolmin® ＊ (正和)

藥理作用 1.Zaleplon為一屬pyrazolopyrimidine類之安眠藥，其構造不同於benzodiazepine及其他安眠藥。Zaleplon可選擇性地與苯二氮平第一型受體(benzodiazepine type I receptor)結合。

2.由zaleplon之藥物動力學性質顯示出迅速吸收與排除。加上其具有選擇性地與受體次類型結合之特性，亦即對苯二氮平第一型受體具高選擇性與低親和性，這些性質造成了zaleplon的總體特性。

3.在門診患者試驗中，非老年患者服用zaleplon 10mg，可使睡眠潛伏期減少持續至四星期。在老年患者兩星期之試驗中，與安慰劑相比，服用5mg zaleplon即可較顯著地減少睡眠潛伏期，服用10mg zaleplon亦有相同效果。由這些兩星期及四星期之試驗結果，顯示出任何劑量之zaleplon皆不會產生藥理耐受性。

4.在zaleplon試驗中利用客觀的PSG量測方法，10mg zaleplon在減少睡眠潛伏期與增加前半夜之睡眠期比安慰劑優越。在對照試驗中，量測每一睡眠階段所花的時間百分比，顯示出zaleplon可保留睡眠階段。

適應症 [衛核]治療難以入睡之失眠病人，僅適用於嚴重，病人功能障礙或遭受極度壓力之失眠症患者。

用法用量 1.治療期儘量短暫，最長治療期最多兩個星期。

2.Zaleplon可以於患者睡前即刻服用，或於上床後，難以入眠時再行服用

3.飯後服用此藥，大約會使達到最大血漿濃度延後二小時，但全部藥品吸收的程度並不會改變。

4.成年人的建議劑量為10mg。老年人可能會對安眠藥的效果較敏感，因此zaleplon的建議劑量為5mg。

5.每一位患者每天服用zaleplon的總劑量不應超過10mg。患者應被告知不可在一個晚上內服用第二次之zaleplon。

6.尚未獲得本藥用於兒童(十八歲以下)之資料。因此不建議開立zaleplon之處方予兒童。

7.肝功能不全：由於藥品之清除率降底，在輕至中度肝功能不全之患者應使用5mg zaleplon治療。腎功能不全：不需作劑量調整，因為腎功能不全之患者不會改變zaleplon之藥物動力學。

不良反應 1.Zaleplon可預期之最明顯副作用有：中度頭痛、虛弱、嗜眠狀態及昏睡

2.失憶：前行性記憶喪失症可能於服用建議治療劑量時發生。風險會隨著較高對量而增加。記憶喪失之作用可能伴隨不適當之行為。

3.憂鬱：之前已存在之憂鬱可能會因服用本藥及與其相類似之藥品而顯現出來。

4.精神病及"矛盾"的反應：已知會發生如：不安、激躁、侵略性、妄想、憤怒、夢魘、幻覺、精神異常、行為不適當、及其他負面之行為效果等反應。

5.依賴性：即使在治療劑量仍可能造成身體性依賴之產生：停止治療可能造成戒斷症狀或反彈性現象。心理依賴性也可能產生。

醫療須知 1.由於zaleplon之短暫血漿半衰期，因此當使用zaleplon後曾發生特別早起之現象時，應考慮使用另一藥品治療。患者應被告知不可在一個晚上內服用第二次之zaleplon。本藥與會影響細胞色素3A4(CYP3A4)之藥品併用，將會造成zaleplon血漿濃度之改變。

2.耐受性：若於數星期內重複使用短效二苯氮平(benzodiazepine)及與其相類似品，可能會減少藥品的安眠效果。

3.依賴性：使用苯二氮平及與其相類似之藥品可能導致生理及心理之依賴性。產生依賴性的風險將會隨著治療所用的劑量及使用期間而增加，而有酒精及藥物濫用病史的患者亦有較大之風險。一旦產生生理依賴性，突然中止治療將會伴隨著產生戒斷症狀。這此症狀可能包含：頭痛、肌肉痛、極度焦慮，緊張、不安、困惑及暴躁。在嚴重的案例上亦可能產生下列症狀：不真實感、去人格化、hyperacusis、感覺麻木或四肢末梢有刺痛感，對光線，噪音及物理接觸過度敏感、幻覺或癲癇。

4.反彈性失眠及焦慮：因失眠、焦慮之症狀而使用苯二氮平及與其相類似之藥品治療時，於治療中止時可能發生短暫的症候群，它可能會產生更強的症狀。此症候群可能伴隨其他反應，包括：心情改變、焦慮、或睡眠障礙及不安。

5.治療期應儘量短暫，最長治療期不應超過兩個星期。要延長治療期則須對患者做臨床上之再評估。

6.當治療開始時，告知患者使用此藥將有一定的治療期，可能對此種情況有所幫助。讓患者明瞭產生反彈性現象的可能性是很重要的一件事，可以使患者在停整服用本藥

後，症狀再發生減少。

7.懷孕與哺乳期間之使用：目前常未有足夠的資料以評估懷孕與哺乳期間使用zaleplon之安全性。假如開立含有本藥之處方予可能生育之婦女，她應該被警告當她想要懷孕或預期懷孕時，應與醫師聯絡是否停止使用本藥。

8.對駕駛能力與使用機器之影響：鎮靜、失憶、無法專心及肌肉功能失調，可能對駕駛能力與使用機器有負面的影響。假如服藥後沒有足夠的睡眠，造成警覺性不足的可能性將會增加。患者須從事技巧性的工作時，建議給予警告。

9.本藥已知具有可能發生複雜性睡眠行為(complex sleep behaviors)而導致嚴重傷害或死亡之不良反應。

10.禁止使用於曾使用該類藥品後，發生複雜性睡眠行為者(如夢遊、夢駕、或在未完全清醒的情況下從事其他活動)。

21306 ZOLPIDEM HEMITARTRATE (管4)▲

孕 B 乳 - 食 - 酒 泄 肝 ½ 1.7～2.5h

Rx 10 MG/錠劑(T);

商名

Rapnotic® ＊ (華興) $1.76/T(10MG-PIC/S), $2/T(10MG-PIC/S-箔)
Semi-Nax® (南光/鼎泰) $2/T(10MG-PIC/S-箔), $1.76/T(10MG-PIC/S)
Sleepman® ＊ (中美兄弟/鴻汶) $1.76/T(10MG-PIC/S), $2/T(10MG-PIC/S-箔),
Stimin® (皇佳/意欣) $1.76/T(10MG-PIC/S)
U-Chu Zodem® (五洲) $1.76/T(10MG-PIC/S), $2/T(10MG-PIC/S-箔)
Zipsoon® ＊ (生達/盈盈) $1.76/T(10MG-PIC/S), $2/T(10MG-PIC/S-箔)
Zodenox® (永信) $1.76/T(10MG-PIC/S), $2/T(10MG-PIC/S-箔)
Zoldox® (衛達) $1.76/T(10MG-PIC/S), $2/T(10MG-PIC/S-箔)
Zolman® ＊ (十全) $2/T(10MG-PIC/S-箔), $1.76/T(10MG-PIC/S)
Zolnox® (羅得/瑪科隆) $1.76/T(10MG-PIC/S), $2/T(10MG-PIC/S-箔)
Zolpi® ＊ (中化) $1.76/T(10MG-PIC/S), $2/T(10MG-PIC/S-箔),
Zolpidem® (中化/中化裕民) $2/T(10MG-PIC/S-箔), $1.76/T(10MG-PIC/S)
Zopidem® (生達) $1.76/T(10MG-PIC/S), $2/T(10MG-PIC/S-箔)
Zopim® (信東) $1.76/T(10MG-PIC/S), $2/T(10MG-PIC/S-箔)
Zorimin® (瑞士) $1.76/T(10MG-PIC/S)

藥理作用 本藥係一種化學分類屬於imidazopyridines的安眠藥，在安眠劑量下可保持深睡(第3至第4期)。

適應症 [衛核]失眠症。

用法用量 1.本藥須由醫師處方使用

口服劑量：

必須用最低有效劑量開始治療，絕對不可超過最高劑量。成人的一般劑量為每天一錠10mg。本藥作用快速，須於睡前服用，甚至在床上服用。

老年人或衰弱者：

因為老年人或衰弱的人對zolpidem特別敏感，所以建議劑量是5mg(半錠)。

肝功能不全者：

因為肝功能不全者zolpidem的排除與代謝會降低，所以此類患者必須從每天5mg開始治療，而且用於老年人應特別小心。

對於所有的患者，劑量絕對不可超過每天10mg。

Zolpidem用於18歲以下患者的安全性和療效尚未被證實。因此，不可將zolpidem處方給這些人使用。

依患者的症狀，本藥可依處方持續使用，或有需要時才使用。

2.Zolpidem口服長效錠的劑量必須因人而異，zolpidem口服長效錠之劑量為6.25mg。Zolpidem口服長效錠整顆吞服，不可折半、壓碎或咀嚼。Zolpidem口服長效錠與食物併服或在餐後立刻服用會使藥效減緩。Zolpidem口服長效錠的成人建議劑量為6.25mg，於睡前服用。老年人及虛弱的患者對zolpidem的作用可能會特別敏感。肝功能不全的患者無法像正常人一樣迅速地排除該藥。因此，這群患者的zolpidem口服長效錠建議劑量為6.25mg，於睡前服用。

3.將女性速放劑型之建議起始劑量修訂為5毫克，男性修訂為5或10毫克，每日最高劑量不可超過10毫克。

不良反應 不良作用依劑量和患者個人的敏感性而定。在治療劑量時，可能發生順行性健忘，此種風險會隨著劑量增加而升高。

醫療須知 1.任何使用benzodiazepine或相關的物質的治療可能會造成生理或心理依賴性，尤其是延長使用。

幾個因素似乎會助長依賴性的發生：治療期間；劑量；對藥物或其他物質(包括酒精)有依賴性之病史。

2.服藥後數小時內可能會發生順行性健忘和精神運動性功能障礙。為了降低這些風險，本藥應在睡前服用，甚至在床上服用，並且最好在睡眠幾小時(7~8小時)期間不受干擾。

3.處方benzodiazepine或相關物質給老年人時必須非常小心，因為有鎮靜及/或肌肉鬆弛作用的風險，可能會導致跌倒而造成嚴重的後果。

4.失眠可能與潛在的身心障礙有關。短期治療後，如果失眠持續或惡化，便需要對診斷再進一步評估。

5.失眠可能是憂鬱症的症狀，必須治療憂鬱症。如果持續失眠，就必須再評估患者的狀況。

合併重鬱症發作的患者：

Benzodiazepine及相關物質不應單獨處方，因為憂鬱症會繼續獨立發作，伴隨持續或加重的自殺風險(憂鬱會被zolpidem治療掩蓋)。因為這些患者有自殺的危險，所以必須處方及提供最低量的zolpidem給他們，以降低蓄意服藥過量的可能性。

6.在整個療程中，並避免服食含酒精飲料與藥物。

7.應警告駕駛員和機械操作者使用本藥可能會有思睡的風險。駕駛或操作機械時，與其他鎮靜藥物併用是不智的，或者必須審慎考慮。

8.本藥已知具有可能發生複雜性睡眠行為(complex sleep behaviors)而導致嚴重傷害或死亡之不良反應。

9.禁止使用於曾使用該類藥品後，發生複雜性睡眠行為者(如夢遊、夢駕、或在未完全清醒的情況下從事其他活動)。

21307 ZOLPIDEM TARTRATE (管4)▲

孕B 乳 - 食 - 酒 泄 肝 T½ 1.7～2.5h

℞ 1.75 MG, 3.5 MG, 5 MG, 6.25 MG, 10 MG/錠劑(T);

商　名

Dactive® ＊ (ZYDUS/毅有)
Stilnox CR® ◎ (SANOFI WINTHROP/安斯泰來) $3.26/T(6.25MG-PIC/S),
Stilnox® ◎ (SANOFI WINTHROP/安斯泰來) $2/T(10MG-PIC/S-箔)
Zodin CR® ＊ (五洲/法德) $3.04/T(6.25MG-PIC/S)
Zolpidem Tartrate® (保盛)
Zolpidem Tartrate® (永信)
Zopimen® (瑞士/新瑞) $1.76/T(10MG-PIC/S), $2/T(10MG-PIC/S-箔)

藥理作用 本藥係一種化學分類屬於imidazopyridines類非benzodiazepine的安眠藥，zolpidem選擇性地結合在benzodiazepine I受體，相對上較缺乏肌肉鬆弛及抗痙攣的效果。安眠劑量下，並不會導致深層睡眠(第3及第4階段)減少。

適 應 症 [衛核]成人失眠症之短期治療。

用法用量 1.膜衣錠：

a.必須用最低有效劑量開始治療，建議起始劑量：女性為5毫克，男性為5毫克或10毫克。若5毫克劑量無效，劑量可增加至10毫克。每日最高劑量不可超過10毫克。

b.女性的建議起始劑量與男性不同，是因為zolpidem的清除率，女性較低。

c.本藥作用快速，須於臨睡前服用，或坐於床上服用。

2.長效錠：

a.必須用最低有效劑量開始治療，建議起始劑量為6.25毫克。若6.25毫克劑量無效，劑量可以增加至12.5毫克。每日最高劑量不可超過12.5毫克。

b.本藥(CR)長效錠應整顆吞服，不可折半、壓碎或咀嚼。本藥與食物併服或在餐後立刻服用會使藥效減緩。

c.本藥須於臨睡前服用，或坐於床上服用。

不良反應 1.很常見：頭痛、嗜睡。

2.常見：流感、焦慮、精神運動遲緩、定向力缺失、頭暈、認知障礙如記憶障礙(記憶減退、健忘、順行性健忘)、注意力障礙、視覺障礙、噁心、便秘、肌痛、肌肉痙攣、頸部疼痛、背痛、疲倦。

醫療須知 1.在處方安眠藥之前，應該儘可能確定失眠的原因並且治療潛在因素。倘若失眠症在治療7~10天後沒有改善，則可能表示有原發性精神病及/或其他疾病存在，須再評估病人狀況。

2.本藥用於18歲以下病人的療效和安全性尚未被證實。

3.安眠藥如zolpidem不宜用於精神病的初級治療。

4.服藥後數小時內可能會發生順行性健忘。這情況最常在服藥後的幾小時後發生，為了降低這些風險，病人應確定能有7~8小時不受干擾的睡眠期間。

5.一些流行病學研究顯示，接受benzodiazepine類藥物及其他安眠藥(包括zolpidem)治療的病人，不論有沒有憂鬱症，其自殺和企圖自殺的發生率會增加。但其因果關係尚未建立。

6.其他精神和自相矛盾的反應，如坐立不安、失眠加劇、情緒激動、易怒、攻擊性行為、妄想、憤怒、夢魘、幻覺、行為異常等不良行為效應會發生在使用鎮靜/安眠藥如zolpidem的時候。如果發生這種情況，應停止使用zolpidem。

7.曾有病人在服用zolpidem而在未完全清醒的狀態下，發生夢遊伴隨其他行為如"睡眠狀態開車"、烹飪、吃東西、打電話、或性行為，但事後記憶缺失健忘的報告。酒精或其他中樞神經系統抑制劑與zolpidem併用似乎會增加此種行為的風險。

8.像zolpidem一般的鎮靜/安眠藥使用超過數週後，其安眠療效可能會逐漸減弱。

9.使用像zolpidem一般的鎮靜/安眠藥可能會造成生理或心理依賴性。

10.反跳性失眠：一種停止使用鎮靜/安眠藥治療失眠後可能顯現的短暫失眠惡化的徵候群。使用短效鎮靜/安眠藥期間，在兩次投藥之間可能會出現戒斷症狀。

11.蓄積風險：benzodiazepine或相關物質(像所有藥物一樣)留在體內的時間大約5個半衰期在老年病人、或有肝或腎功能不全的病人，半衰期可能會顯著地延長。重複給藥之後，本藥及其代謝產物達到穩定狀態的時間比較遲，濃度也比較高。

12.Zolpidem可能會降低hERG相關鉀電流，故對先天性長QT症候群病人的潛在後果未知。於先天性長QT症候群病人投予zolpidem治療時，應依藥品利益風險慎重評估。

13.長期服用會有反跳性失眠、健忘、及精神運動功能障礙、夢遊、夢駕等可怕的後遺症。

14.本藥已知具有可能發生複雜性睡眠行為(complex sleep behaviors)而導致嚴重傷害或死亡之不良反應。

15.禁止使用於曾使用該類藥品後，發生複雜性睡眠行為者(如夢遊、夢駕、或在未完全清醒的情況下從事其他活動)。

21308 ZOPICLONE (管4)▲ 食 ±

℞ 7.5 MG/錠劑(T);

商 名

APO-Zopiclone® (APOTEX/鴻汶) $1.98/T(7.5MG-PIC/S)

Genclone® (健亞) $2/T(7.5MG-PIC/S-箔), $1.98/T(7.5MG-PIC/S),

Imovane® ◎ (SANOFI/賽諾菲) $2/T(7.5MG-PIC/S-箔),

Uniclone® ＊ (保瑞/聯邦) $1.98/T(7.5MG-PIC/S)

Zolon® ＊ (信東) $2/T(7.5MG-PIC/S-箔), $1.98/T(7.5MG-PIC/S)

Zomianne® (健亞/華宇)

藥理作用 本藥為一新型nonbenzodiazepam的安眠製劑。

適 應 症 [衛核]失眠症

用法用量 成人每次服用一粒。老年人開始時每次半粒。若需要可漸增至一粒。肝功能不良者每次服用半粒；睡前服用。

醫療須知 1.長期高劑量使用，突然停藥會產生戒斷症狀，因此最好逐漸減量。
2.未經醫師指示，不可長期使用。
3.本藥屬新藥，雖然至今尚無致癌及胚胎毒性的報告，為安全起見，請勿給與懷孕婦女。
4.Zopiclone滲入母乳的機會很小，但仍不建議給泌乳中婦女使用。
5.若過量時會產生深沈或昏迷樣睡眠，必需給予症狀療法。
6.由於本藥可能增加肌肉疲勞，肌無力的患者必特別注意。
7.對呼吸功能不全者或嚴重肝功能不全者，必須調整劑量。
8.對操作機器或開車的人必須特別注意，因為可能會出現晝間嗜眠現象。
9.本藥已知具有可能發生複雜性睡眠行為(complex sleep behaviors)而導致嚴重傷害或死亡之不良反應。
10.禁止使用於曾使用該類藥品後，發生複雜性睡眠行為者(如夢遊、夢駕、或在未完全清醒的情況下從事其他活動)。

§ 21.4 退黑激素類鎮靜-安眠藥

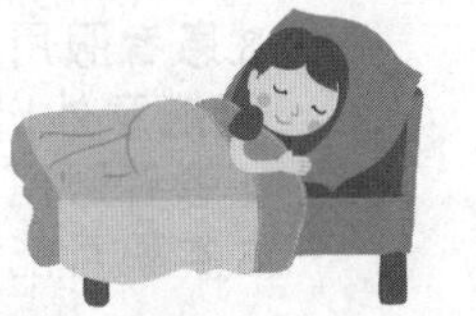

21401 MELATONIN

℞

2 MG/錠劑(T);

商　名 **Somn Well®** (OMAN/法諾亞)

藥理作用 1.屬於Melatonin Receptor A受體活化劑。
2.褪黑激素是由松果體產生的天然存在的激素，在結構上與血清素有關。生理上，天黑後不久褪黑激素分泌就會增加，約在清晨2~4點達到頂峰，並在下半夜減少。
3.褪黑激素是一種調節生物鐘的激素，它也與睡眠調節作用有關，可助眠。
4.Melatonin對MT1、MT2受體的活性，被認為有助於它調理生理時鐘和助眠的功效。
5.MT1受體被認為會抑制神經元放電，而MT2受體則和相移反應有關。

適 應 症 [衛核]單獨使用於55歲以上睡眠品質差的原發性失眠病人的短期治療。

用法用量 1.建議劑量為每日2mg，飯後，睡前1~2小時服用。
2.治療最多13週。建議整顆吞服，不建議壓碎或剝半使用。

不良反應 最常見的不良反應是頭痛，鼻咽炎，背痛和關節痛。

醫療須知 1.褪黑激素可能會引起嗜睡。因此，如果嗜睡的影響可能有安全風險時，應謹慎使用本藥。
2.目前並無褪黑激素使用在自體免疫性疾病病人的臨床資料。因此，褪黑激素不建議用於患有自體免疫疾病病人。
3.目前並無關於孕婦的相關臨床研究資料，不建議在孕婦和計畫懷孕的婦女使用。

21402 RAMELTEON▲

孕 C 乳 - 泄 肝 半 1～2.6h

℞

8 MG/錠劑(T);

商　名 Ramesoon® ＊ (南光)　　Rozerem® ◎ (TAKEDA/賽特瑞恩)

藥理作用 1.Ramelteon是褪黑激素受體促效劑，對褪黑激素MT_1及MT_2受體都有高度親和性，高於對MT_3受體之親和性。

2.Ramelteon對於人體細胞中的MT_1或MT_2受體，具有完整的促效活性。
3.Ramelteon會對MT_1及MT_2受體的活性造成促眠的特性，因為這個受體在內生性褪黑激素的作用下，可影響晝夜性節律，而晝夜性節律正是構成正常睡—醒周期的基礎。

適應症 [衛核]用於治療入睡困難型失眠

用法用量 1.本藥建議劑量，是於就寢前30分鐘內，服用4~8毫克。
2.建議不要伴隨高脂肪餐點，或在食用高脂肪餐點後立即服用本藥。
3.本藥的每天總劑量不應超過8毫克。

不良反應 服用本藥的受試者中，導致治療中止最常見的不良事件包括嗜睡、頭暈、噁心、疲倦、頭痛及失眠；以上事件的發生率均低於1%。

醫療須知 1.患者服用首次或後續劑量本藥後，曾有少數病例回報出現舌頭、聲門或喉頭血管水腫情形。有些患者曾出現其他過敏性反應的症狀，例如呼吸困難、喉頭腫脹、噁心、嘔吐。
2.睡眠障礙可能是生理及精神疾患的表現症狀，因此應仔細評估患者後，再開始失眠的症狀性治療。治療7到10天後，失眠症狀仍未緩解，表示患者可能有原發性精神或內科疾病，應加以評估。
3.患者服用本藥後，曾回報出現幻覺及行為改變，例如行為怪異、情緒激動、狂躁；也可能意外出現失憶、焦慮及其他神經精神症狀。
4.患者服用本藥後，應避免從事需要集中力的危險活動(如操作車輛或重型機械)。
5.本藥可能對成人生殖荷爾蒙造成影響，即降低睪固酮，並提高泌乳激素濃度。

§ 21.5 其他鎮靜-安眠藥

21501 BROMVALERYLUREA(BROVARIN)

Rx 100 MG/錠劑(T);

商名 Mylest®(佐藤) Sedate®(羅得)

藥理作用 本藥為作用於皮質的安眠藥，其作用緩和，約20分鐘產生作用，可持續3~4小時。

適應症 [衛核]失眠、焦慮狀態。

用法用量 1天3次，每次0.5~0.8gm。

不良反應 噁心、嘔吐、腹瀉、眩暈、運動失調、發熱、過敏反應、呼吸減少，及產生習慣性。

醫療須知 1.大量給藥，引起中毒症狀，起先四肢不完全麻痺，瞳孔對光線反應遲鈍，繼而四肢末端發紺。
2.急性中毒時，使胃腸內容物吐瀉、洗淨、使用強心劑、呼吸興奮劑、林格爾液，並行人工呼吸及氧氣吸入。

21502 CHLORAL HYDRATE (管4)

孕C 乳? 泄 肝/腎

Rx 100 MG/液劑(Sol);

商名 Clodrin®(晟德)

藥理作用 本藥對大腦皮質有抑制的效應，而且會減弱調節呼吸和血壓之低級腦中樞的作用，本藥會迅速的代謝成 trichloroethanol，一般認為它是有活性的代謝物。在作用過後不會產生抑制作用或"宿醉"(hangover)，其安全域甚佳。

適應症 [衛核]兒童檢查(non-painful procedure)前之鎮靜
[非衛核](1)失眠。(2)手術前和手術後的鎮靜作用。(3)幫助患者做睡眠的記錄。(4)白天的鎮靜作用。

用法用量 1.成人：安眠−臨睡前服用500mg至1，000mg，鎮靜−250mg，每天3次。

2.孩童：安眠−50mg/kg(最大劑量為1，000mg)，鎮靜−25mg/kg天，分次服用。

不良反應 不愉快的味道，胃不適，頭昏腦脹，運動神經協調不能，過敏反應(紅斑、蕁麻疹、皮膚炎)。

21503 DOXYLAMINE SUCCINATE

25 MG/錠劑(T);

商　名 Hoggar Night®（STADA/康百佳）

藥理作用 本藥主成分doxylamine是一種常用的抗組織胺劑，具有顯著的鎮靜作用，其助眠效果相當於一般短效的安眠劑，能顯著縮短睡眠的潛伏期提早入睡，口服1錠後，約30分鐘內發生作用，療效持續3~6小時，有了充足的睡眠後，通常不會影響隔日的甦醒及行動。

適 應 症 [衛核]成人短期使用以緩解入睡之困擾。

用法用量 成人1天1錠，於睡前半小時~1小時服用。

醫療須知 1.有下列情形者，請勿使用：

(1)曾因本藥成分引起過敏的人。(2)急性氣喘發作。

(3)青光眼。(4)嗜鉻細胞瘤。

(5)因前列腺肥大引起排尿困難。(6)急性酒精中毒。

(7)癲癇。(8)正接受MAO Inhibitor(單胺氧化酶阻礙劑)的治療。

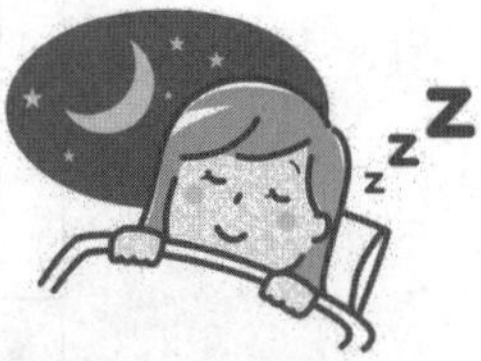

2.有下列情形者，使用前請洽醫師診治：

(1)有慢性呼吸不適的情況，像氣喘、肺氣腫或慢性氣管炎。

(2)肝臟疾病或曾有相關病史的人。(3)有心臟疾病或有高血壓病史的人。

(4)胃食道逆流。(5)有腦部損傷和癲癇發作病史的人。

(6)65歲以上。(7)哺乳婦。

3.有下列情形者，使用前請先諮詢醫師藥師藥劑生：

(1)孕婦、可能懷孕婦女。

(2)服用任何其他藥物時(譬如：安眠劑、止痛劑、精神作用藥、抗精神病藥、精神安定劑、抗憂鬱劑、鋰劑等)。

4.其他使用上注意事項：

(1)服用本藥前後，避免喝酒或飲用酒精性飲料。

(2)只限制在臨睡前才能服用本藥。

(3)服用後應確保睡眠時間要能充分足夠，以避免翌晨警覺性的降低。

(4)為防止兒童誤食，請妥善保管。

(5)避免陽光直射，宜保存於陰涼之處。

(6)勿超過建議劑量，若有不適情況產生，應立即停藥就醫。

(7)當無法入睡持續2週以上時，失眠就有可能意指身體存有潛在性的嚴重疾病。

(8)當需要駕車或操作機械時，請勿使用。

21504 Somni Veggie Capsules 三多好入睡 植物性膠囊®（三多士）

成　分 L-色胺酸、麩胺酸發酵物(含GABA)、檸檬酸鈣、維生素E、γ-穀維素、芝麻萃取物(含芝麻素90%)、硬脂酸鎂、維生素B12、維生素B6

藥理作用 1.芝麻萃取物+色胺酸全新升級：夜晚好入睡，白天好活力。

2.五效合一，黃金組合效果好：

a.L-色胺酸：幫助入睡，為人體無法自行合成的必須胺基酸。

b.GABA：樂活。好心情。

c.芝麻萃取物(含芝麻素90%)：提升睡眠品質，青春美麗。

d.γ-穀維素：夜夜好眠，降火氣。

e.維生素B6：增進神經系統的健康，幫助色胺酸轉變成菸鹼素。

3.純素，不含西藥，睡前30-60分鐘3粒+睡前請關燈，一夜好眠。

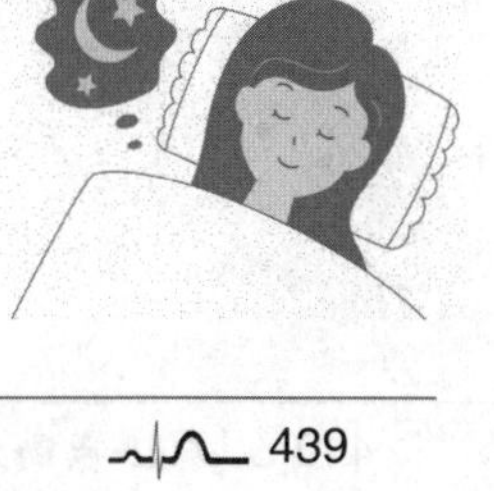

適 應 症 [非衛核]需幫助入睡者、需提升睡眠品質者、需放鬆情緒者。

三多好入睡®

芝麻萃取物+色胺酸
幫助入睡效果好

用法用量 1.睡前30~60分鐘搭配溫水食用3粒，請一粒一粒配水吞食。
2.不擅長吞食膠囊者，請拆開膠囊加少許溫水或蜂蜜食用。

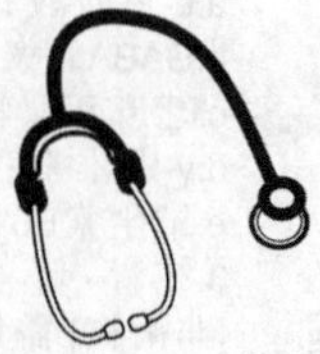

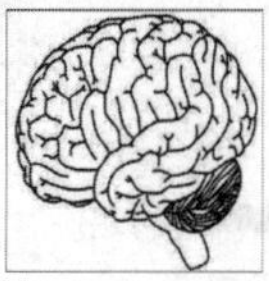

第二十二章 情緒穩定劑
Mood Stabilizers

雙極性疾病(bipolar disorder)的臨床疾病過程會出現三期：躁症期(manic phase)、憂鬱期(depressive phase)及正常期(interval)患者有時也會出現混合型(mixed type)，即躁症及鬱症同時存在(圖22-1)。

根據DSM-IV有關雙極性疾病雙極性疾病的分類有三種不同的類型：第一型雙極性疾病(bipolar I disorder，嚴重的躁症和嚴重的憂鬱症)，第二型雙極性疾病(bipolar II disorder，較輕的興奮和深度憂鬱症)，以及循環性情感疾病(cyclothymic disorder，輕度但快速循環的興奮和憂鬱症)。如果所發病的躁症病情比較嚴重的，叫做躁症(mania)時，則這種雙極性疾病被稱為第一型雙極性疾病(圖22-1)；如果躁症病情比較輕的，叫做輕躁症(hypomania)，這種雙極性疾病被稱為第二型雙極性疾病(圖22-2)，其憂鬱情緒是非常可怕的，極可能會自殺；如果是輕躁和輕鬱二種情緒反覆發作，這種波動長期(圖22-3)約有15%~50%會變成性格的一部份，最後會演變成第一型雙極性疾病。

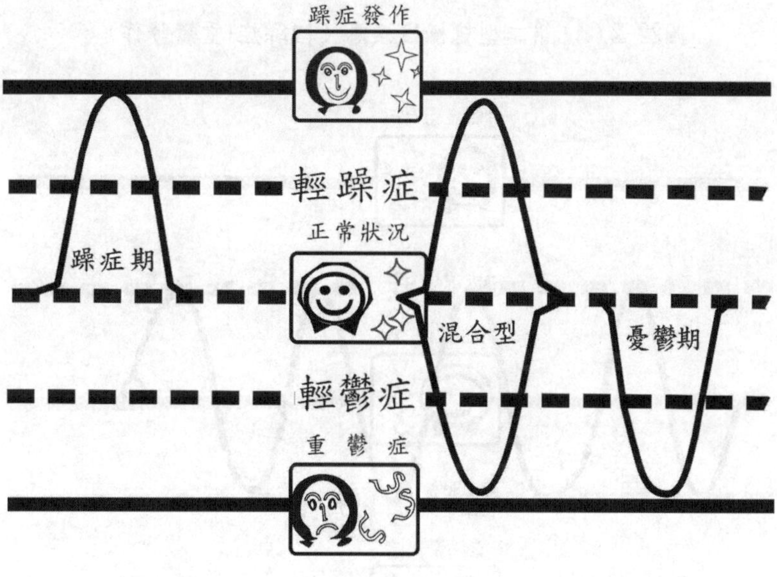

圖22-1 第一型雙極性疾患（躁症發作+重鬱發作）

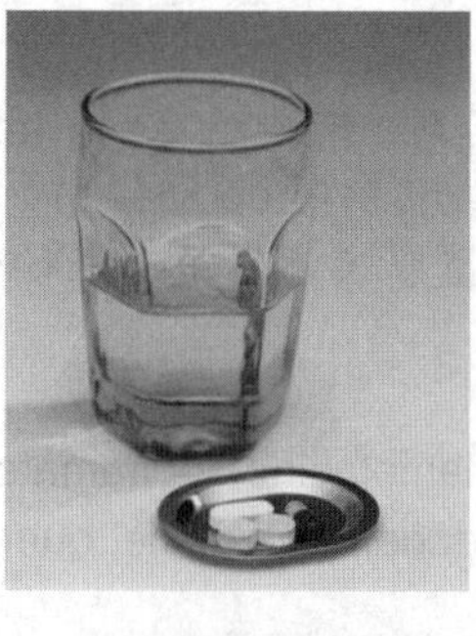

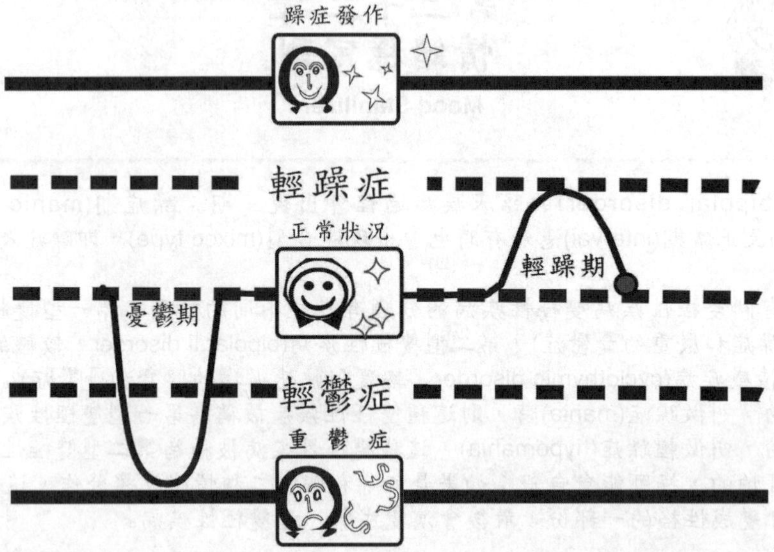

圖22-2　第二型雙極性疾患（輕躁症+重鬱發作）

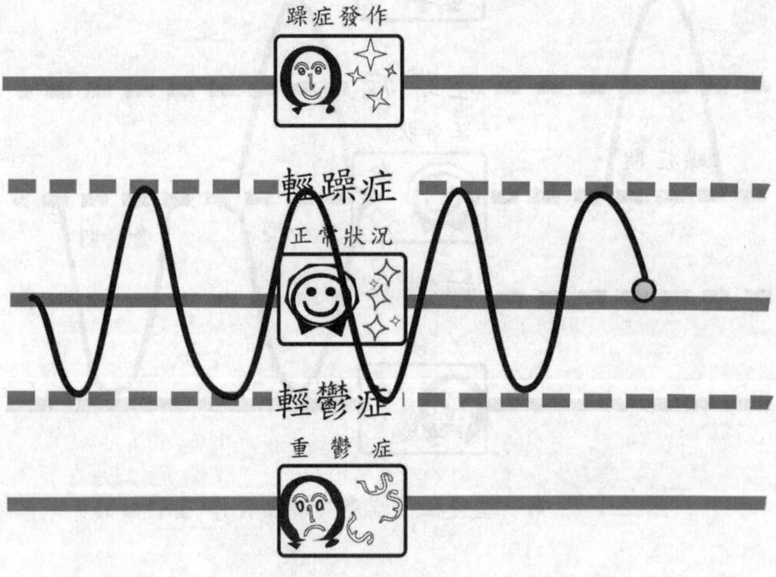

圖22-3 循環性情感疾患：其特徵就是在輕躁症和輕鬱症間擺盪,但不會出現重鬱發作或躁症發作。

凡用來治療雙極性疾患的藥物統稱為「情緒穩定劑」(mood stabilizers)，也就是說這些藥具有下列三項功能之一(1)抗躁、抗憂鬱及躁症或預防(prophylasis)憂鬱症及躁症的再發，(2)不會使在治療中情感疾患的急性症狀惡化，(3)不會誘導情感疾患的另一極的情感症狀。

這些藥物包括：

1.鋰鹽：lithium

2.抗癲癇劑：carbamezapine, valproate, lamotrigine, topiramate, gabapentin

3.第二代抗精神藥物：clozapine, risperidone, olanzapine, quetiapine, zipasidone, aripirazole。

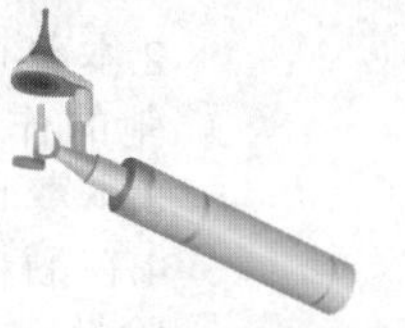

§ 22.1 鋰塩(Lithium)類

22101 LITHIUM

孕 D 乳 - 食 + 泄 腎 半 24h

Rx 300 MG/錠劑(T); 150 MG, 300 MG/膠囊劑(C);

商 名

Calith®(派頓) $4.33/C(300MG-PIC/S)
Lidin®(健喬信元/優良) $4.33/T(300MG-PIC/S)
Ligilin® ◎ (瑞士/鴻汶) $4.33/C(300MG-PIC/S)
Lilipin®(利達/錳浩)
Lilitin®(利達/錳浩) $4.33/T(300MG-PIC/S)
Lithcan®(瑞士) $4.33/C(300MG-PIC/S),

藥理作用 1.本藥控制狂躁的特殊作用機轉尚不清楚。這種藥物改變神經末端的鈉運輸，所以，能改變神經細胞的電氣生理性質。

2.它能夠促進神經原回收norepinephrine和serotonin，因此，它造成更迅速的不活化作用以及降低導致狂躁的過度活性。

3.本藥也能夠減少norepinephrine的釋出和抑制兒茶胺活化cyclic AMP形成的反應。

適應症 [衛核]躁病、預防躁鬱病

[非衛核]急性及復發憂鬱症(單極性情感疾病)、精神分裂症(思覺失調症)、衝動失控症、酒精依賴性、抗腫瘤藥物引起之嗜中性白血球減少症、非再生性貧血、SIADH、循環性嗜中性白血球減少症。

用法用量 1.急性狂躁−600mg，每天3次(欲達到的血清濃度每公升1~5mEq)，可調整口服劑量至獲得最適當的臨床反應為止，如同獲得所欲達到的血清濃度一樣

2.預防的−300mg，每天3~4次(血清濃度為每公升0.6~1.4mEq)。

不良反應 1.微細的手震顫，噁心，口渴，多尿，倦怠和輕度的肌肉虛弱。

2.(通常在血清濃度高於1.5mEq/l以上才會發生)神經肌肉−缺乏協調作用，運動不能，肌肉過度興奮和抽搐，舞蹈病狀的運動，錐體外徑的症狀。CNS−思睡、眩暈、不安、心智混亂，語無論次，耳鳴，不連貫，精神運性阻礙，癲癇樣的發作，昏迷、自主神經的−口乾，視力模糊。CV−低血壓，心律不整，循環虛脫。GI-食慾不振，嘔吐，下痢，腹痛。泌尿的-白蛋白尿，糖尿，多尿。皮膚的−發疼，搔癢，毛髮變薄，毛囊炎，局部麻醉，痤瘡狀疹，表皮潰瘍。

醫療須知 1.當使用lithium治療時，一定要攝取足量的鹽和體液(每天2,500~3,000ml)，如果減少體液的攝取，會減慢lithium的排泄，而增加其毒性。

2.要提從事注意力集中之工作的患者宜注意，直到lithium的反應確立為止，因為這種藥物會使患者產生顯著的思睡以及損害到運動的協調作用。

3.在起始治療後7~14天通常可確定最適宜的療效，如果沒有療效出現，患者服用本藥不要超過4個星期。

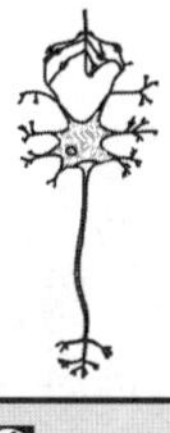

§ 22.2 抗痙攣劑類

22201 CARBAMAZEPINE

孕 D 乳 - 食 + 泄 肝/腎 半 15～30h

Rx 200 MG, 200 MG/錠劑(T); SR 200 MG, 400 MG/持續性製劑(SR);

商 名

Camapine®(培力) $2.1/T(200MG-PIC/S)
Carmapine C.R.®(培力) $8.6/SR(400MG-PIC/S), $2.14/SR(200MG-PIC/S)
Carpine®(信東) $2.1/T(200MG-PIC/S)
Tegol®(優生) $2.1/T(200MG-PIC/S)
Tegretol CR® ◎ (NOVARTIS/諾華) $2.14/T(200MG-PIC/S)
Tegretol® ◎ (NOVARTIS/諾華) $2.1/T(200MG-PIC/S)
Tegretol® ◎ (聯亞/諾華)

藥理作用 1.本藥可增加潛伏期，減少反應性，抑制放電後與皮質和邊緣功能有關的多突觸途徑

2.本藥可降低強直後藥力相乘的作用，此外，它還具有抗膽鹼激性，抗抑鬱和肌肉鬆弛的作用(干擾經肌肉的傳遞作用)。
3.本藥可以預防大部份特發性三叉神經痛患者的陣發性疼痛。
4.在酒精脫癮症候群方面，本藥可提高已被降低的驚厥閥值，因而減少病症突發的危險性。
5.它並可迅速地改善精神性與自主神經性神經不安的症狀。
6.在尿崩症方面，本藥可以迅速減低尿量，解除乾渴感。

適應症 [衛核]**癲癇症、三叉神經痛、腎原性尿崩症、雙極性疾患、原發性舌咽神經痛。**
[非衛核]1.緩解與三叉神經痛有關的疼痛。2.終止難以治療的打嗝(僅供試驗使用)。3.躁症和躁狂憂鬱症的預防。4.酒精禁戒症候群。5.尿崩症。6.糖尿病性神經病變之疼痛。

用法用量 1.癲癇−成人及12歲以上兒童：起始劑量200mg，每天2次，然後每天增加200mg，分次服用，直至產生適宜的反應，最大劑量每天1600mg；一般維持劑量的範圍為每天800~1200mg。
2.6~12歲兒童：初劑量100mg bid。每週調高劑量1次，每次最多增加100mg，分成3~4次服用。每日最高劑量為1,000mg，維持劑量為每日400~800mg。
3.6歲以下兒童：初劑量每日5mg/kg，每5~7天調高劑量1次至每日10~20mg/kg。或每日10~20mg/kg，分次服用，需要時每1~2週調高劑量1次。
4.三叉神經痛−起始劑量100mg，每天12小時增加100mg，一般的維持範圍每天400~800mg。至少每3個月即須嘗試降低劑量或停藥。

不良反應 一般而言，如依照推薦劑量使用並留意所列注意事項，本藥耐受性良好、不良反應−如食慾減退、口乾、乾嘔、腹瀉或便秘、頭痛、暈眩、嗜睡、運動失調、視覺調節作用異常、複視或老年人偶而發生的精神上混亂及激動，尤其在治療初期、通常經過7~14天或暫時降低劑量，這些副作用就會自然消失，其他因本藥的抗利尿作用導致的低血鈉症，有時無伴隨嘔吐、頭痛、精神混亂，則較少發生、皮膚過敏反應、發燒及剝落性皮膚炎，Stevens Johnson症，毒性表皮壞死分解，毛髮脫落；此外，白血球減少症、血小板減少症、顆粒性白血球缺乏症、再生不良性貧血、血栓性栓塞、心臟傳導異常、肝炎、蛋白尿、淋巴結腫脹等也曾過報告。

醫療須知 1.罹患腎、肝或心臟疾病、高血壓、青光眼的患者，以及老人、孕婦或授乳的患者等使用本藥宜小心。
2.停藥要慢慢的調整劑量，若突然的改變，可能會導致或癲癇的連續狀態(status epilepticus)。
3.Carbamazepine須在監測下小心使用。服用本藥不宜開車或從事危險性工作
4.有嚴重心血管方面的疾病，或者肝腎功能異常及老年人，使用carbamazepine須注意調整劑量。
5.服用本藥若有過敏反應會導致剝落性皮膚炎，全身的黏膜潰爛有生命的危險，須立即停藥。
6.從回溯性研究報告得知，台灣患者使用carbamazepine引起史帝文生氏強生症候群/毒性表皮溶解症(SJS/TEN)的嚴重藥物不良反應與具HLA-B*1502基因型在統計學上有高度相關性，研究結果顯示帶有HLA-B*1502基因的患者服用carbamazepine發生SJS/TEN的風險較未帶有HLA-B*1502基因的患者至少高出193倍，而台灣約有5%的人帶有HLA-B*1502基因，因此應小心使用本藥品。
7.使用carbamazepine之前應先篩選有無HLA-B*1502對偶基因，假如個別試驗呈現陽性，carbamazepine不該被使用除非被期待的利益明顯勝於增加嚴重皮膚反應的風險。
8.若病人有執行 HLA-B 1502基因檢測或對該類藥品有過敏反應，醫療院所應將檢測結果，例如 HLA-B 1502(positive)或HLA-B 1502(negative)或有過敏反應之藥物成分名稱註記於健保IC卡之藥物過敏欄位，以供處方之參考。
9.應主動提醒病人可能出現之嚴重皮膚不良反應(如Stevens-Johnson Syndrome/Toxic Epidermal Necrolysis，SJS/TEN)，如出現 SJS/TEN 之前期徵狀(喉嚨痛、嘴巴破…等)時應

立即停藥並回診主治醫師。

22202 GABAPENTIN▲

孕C 乳 - 食 ± 酒 泄 腎 𝑡½ 5~7h

Rx 600 MG, 800 MG/錠劑(T); 100 MG, 300 MG, 400 MG/膠囊劑(C); 50 MG/ML/液劑(Sol);

商名

Carbatin® ∗ (南光) $19/T(800MG-PIC/S), $6.9/C(300MG-PIC/S), $3.08/C(100MG-PIC/S)
Gapatin® ∗ (瑞士) $7.4/C(400MG-PIC/S), $6.9/C(300MG-PIC/S), $9.7/T(600MG-PIC/S)
Gapatin® ∗ (瑞士/新瑞) $3.08/C(100MG-PIC/S)
Gaty® ∗ (歐帕/瑩碩) $19/T(800MG-PIC/S), $9.7/T(600MG-PIC/S)
Neurontin® ◎ (VIATRIS/暉致) $3.08/C(100MG-PIC/S), $7.4/C(400MG-PIC/S), $6.9/C(300MG-PIC/S),
Remaltin® ∗ (晟德) $165/Sol(50MG/ML-PIC/S-120ML), $317/Sol(50MG/ML-PIC/S-240ML)

藥理作用 1.本藥的抗痙攣作用之機轉仍未知，在探索抗痙攣作用的動物試驗中顯示本藥可如同其他已上市的抗痙攣劑一樣防止痙攣發作。在小鼠及大鼠的最大電擊及pentylenetetrazole誘發模型以及其他前臨床試驗模型(例如有遺傳性癲癇的鼠種)中顯示本藥具有抗痙攣作用。這些模型與人類癲癇之間的關連性仍不清楚。
2.本藥在結構上與神經傳導物質GABA(gamma-aminobutyric acid)是相似的，但卻非與GABA受體有交互作用。
3.本藥不會經由代謝而轉變成GABA或GABA致效劑，也不是GABA回收或分解的抑制劑。本藥可能影響中樞血清素的代謝。

適應症 [衛核]治療成人及三歲以上兒童局部癲癇發作之輔助療法。帶狀庖疹後神經痛。
[非衛核]雙極性疾病，焦慮狀態。

用法用量 1.本藥可空腹或隨餐口服。
2.本藥的有效劑量是900~1800mg /天，且以300或400mg的膠囊分次(每天三次)服用，起始劑量是每天三次，每次300mg。需要時，可能可用300或400mg的膠囊調整劑量，每天三次，而漸增至每天1800mg。長期的臨床研究顯示當劑量高達每天2400mg仍耐受良好。少數患者曾在相當短的期間服用每天3600mg的劑量，且耐受良好。每天三次服用藥物者，其劑量與劑量之間的最大間隔時間不應超過12小時。
3.使用本藥治療時，不需要監測gabapentin的血漿濃度，又因為本藥與其他常用的抗癲癇藥物之間沒有明顯的藥物動力學方面的交互作用，所以加入本藥不會明顯地改變這些藥物的血漿濃度。
4.本藥若要停藥以及(或)要在處方中添加某一替換的抗癲癇藥品時，應在至少1週之中逐漸進行。

不良反應 1.最常見於併用本藥及其他抗癲癇藥物，而其相當頻率未見於使用安慰劑患者的相關副作用有嗜眠、暈眩、運動失調、倦怠、及眼球震顫。
2.在本藥上市前的臨床試驗中，2074個服用本藥的患者中，約有7%因副作用而停止治療、與退出試驗有關的最常見副作用是嗜睡(1.2%)、運動失調(0.8%)、倦怠(0.6%)、噁心及(或)嘔吐(0.6%)、以及暈眩(0.6%)。

醫療須知 1.抗癲癇藥物不應被突然停藥，因其可能增加癲癇發作的頻率。
2.服用本藥後，腫瘤發生的可能性，在標準的終生活體內致癌性的臨床前研究中發現，雄性大鼠(雌鼠則不然)出乎意料地有相當高胰臟腺細胞癌發生率。
3.患者應被告知：本藥可能導致暈眩、嗜睡、以及其他中樞神經(CNS)抑制的症狀。因此，應被告知在未衡量出本藥對他們的精神以及(或)運動能力是否有不良影響之前，不宜開車或操作其他複雜的機器。
4.如果病人出現呼吸道症狀，則病人及其照護者應立即尋求醫療協助，因為這些症狀可能危及生命。

22203 LAMOTRIGINE▲

孕C 乳 - 食 酒 泄 肝/腎 𝑡½ 29h

Rx 5 MG, 25 MG, 50 MG, 100 MG/錠劑(T);

商　　名

Lamictal Dispersible/Chewable® ◎ (GSK/葛蘭素史克) $5.2/T(5MG-PIC/S),
Lamictal® ◎ (GSK/葛蘭素史克) $10.8/T(100MG-PIC/S), $8/T(50MG-PIC/S),
Lamidus® ＊ (CADILA/毅有)
Lamotrix® (MEDOCHEMIE/雙正) $10.8/T(100MG-PIC/S),
Lamta® (信東) $8/T(50MG-PIC/S)
Latrigine® ＊ (健喬信元) $10.8/T(100MG)
Latrigine® ＊ (衛達/健喬信元) $8/T(50MG-PIC/S)
U-chu Lamogin® ＊ (五洲) $10.8/T(100MG-PIC/S), $8/T(50MG-PIC/S),

藥理作用 藥理研究結果顯示lamotrigine作用於電位敏感的鈉通道，以安定神經膜及抑制神經傳導物的釋放，主要為glutamate，此興奮性氨基酸對癲癇的發作扮演一關鍵角色。

適 應 症 [衛核]1. 癲癇(泛發性強直陣攣性發作及簡單性或複雜性局部發作)成人與12歲以上兒童之單獨用藥治療；成人與2歲以上兒童之輔助性治療。
2. 成人與2歲以上兒童Lennox-Gastaut Syndrome徵候群癲癇發作之輔助治療。

用法用量 1.成人及12歲以上小孩對於那些沒有服用sodium valproate者，初劑量授予50mg，一天一次，持續二星期。接著每天投予100mg，分兩次投予，持續二星期。其後，平時之維持劑量每天200~400mg分兩次投予，可達到最好的效果。對於正在服用sodium valproate的患者，初劑量隔天投予25mg，持續二星期。接著每天投予25mg，持續二星期。此後平時之維持劑量100~200mg/天，一天投予一次或分兩次投予，可達最佳效果。

	星期數 1+2	星期數 3+4	維持　劑量
無　sodium valproate	50 (一天一次)	100 (分開兩次)	200-400 (分開兩次)
已服用 sodium valproate	12.5 (隔天投予 25mg)	25 (一天一次)	100-200 (一天一次或分為兩次)

2.對於正在服用sodium valproate的患者，初劑量隔天投予25mg，持續二星期。接著每天投予25mg，持續二星期。此後平時之維持劑量100~200mg/天，一天投予一次或分兩次投予，可達最佳效果。
3.本藥有苦味，請整粒吞服，不可嚼碎。
4.12歲及以下之小孩：尚無充分的資料可取。
5.老年人：少數資料關於老年患者使用lamotrigine，迄今無跡象顯示用於這年齡層的反應不同於年輕者，不過應該小心治療，嚴密觀測。

不良反應 在臨床上作雙盲添加試驗，服用lamotrigine的患者有10%產生皮膚疹，而服用安慰劑的患者有5%產生，2%人因皮膚疹而停止lamotrigine的治療、通常出現斑丘疹，一般出現在開始治療的四週內，且停止lamotrigine後即可恢復、罕見的幾種皮膚疹包括血管水腫及Stevens-Johnson症狀曾被報導、在使用lamictal加上其它標準抗癲癇藥物之治療的試驗中曾有其它副作用的報告，包括複視、視力模糊、昏眩、嗜睡、頭痛、不安、疲勞、胃腸煩悶及易怒/具攻擊性。

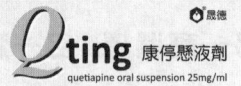

醫療須知 1.可得的資料暗示在lamotrigine劑開始治療時，超過建議劑量將增加發疹的機率，而需停止治療。Lamotrigine是一種二氫葉酸還原酶之微弱抑制劑，因此長期治療期間有干擾葉酸鹽代謝的可能性。不過在長達一年的人體用藥，lamotrigine並沒有對於血紅素濃度、平均血球體積、血清或紅血球細胞葉酸鹽的濃度引起有意義的變化。
2.和其它抗癲癇藥一樣，突然中斷lamotrigine，可能致使反彈性癲癇發作。此種危險可輕由兩週的劑量逐漸的減少而避免。
3.肝臟代謝後隨著腎臟分泌排除是lamotrigine的主要排除途徑。目前為止，使用lamotrigine之患者尚無被勸告會出現有意義的肝或腎功能的傷害。
4.小孩及肝、腎功能不全之患者避免使用。
5.服用本藥的患者不宜開車或從事具危險性的工作。
6.服用本藥如出現發燒或皮疹的患者，如果懷疑有噬血細胞淋巴組織細胞增生症(Hemophagocytic lymphohistiocytosis，HLH)或其他嚴重的免疫相關不良反應，則停止使用本藥，治療過程中出現HLH症狀，建議患者立即就醫。
7.Lamotrigine會引起罕見但嚴重的反應，過度激活免疫系統，其免疫反應稱為噬血球性淋巴組織球增生症(hemophagocytic lymphohistiocytosis, HLH)。HLH常見症狀為持續發燒，通常高於38.3℃，且可能導致血球細胞和器官(如肝臟、腎臟和肺部)出現嚴重問題。若未即時診斷治療，亦可能導致住院和死亡。

8.心臟疾病患者服用治療癲癇相關藥物Lamictal(lamotrigine)可能會增加心律不整的風險。

22204 OXCARBAZEPINE▲

孕C 乳? 食± 泄肝 T½ 2h

Rx 300 MG, 600 MG/錠劑(T); 60 MG/ML/懸液劑(Sus);

商 名

Neurtrol® ＊ (健亞) $6.9/T(300MG-PIC/S)
Oxypine® ＊ (晟德)
Trileptal Sus.® ◎ (DELPHARM/諾華) $284/Sus(60MG/ML-PIC/S-100ML), $779/Sus(60MG/ML-PIC/S-250ML)
Trileptal® ◎ (NOVARTIS/諾華) $15.2/T(600MG-PIC/S), $6.9/T(300MG-PIC/S)

藥理作用

1.Trileptal的藥理作用主要是靠oxcarbazepine的代謝物MHD來發揮，oxcarbazepine及MHD被推測為阻斷電壓敏感的鈉管道，而穩定高度興奮的神經膜，抑制重複的神經元激活作用及減弱突觸衝動的作用。

2.鉀離子傳導增加及高電壓活化的鈣電路之調節作用，亦可能與這些成分的抗痙攣效果有關；並無發現與腦部神經元傳導物質或調節受體部位之間明顯的交互作用。

3.Oxcarbazepine及其活性代謝物MHD，對動物而言是強力且有效的抗痙攣劑。這些成份保護齧齒動物免於全身性的強直-陣攣及減輕陣攣性發作，亦可停止或減少戴有鋁值入片的Rhesus猴子產生慢性再發性部位發作的頻率。

適應症

[衛核]成人局部癲癇發作之單一或輔助治療，大於一個月孩童癲癇局部發作之輔助治療。

[非衛核]躁症發作。

用法用量

1.每日劑量超過2,400mg的用法尚未在臨床試驗中測試過，目前只有非常有限的經驗使用過高達每日4,200mg的劑量。

2.成人及老年患者：a.單獨治療：oxcarbazepine開使用量每天600mg(8~10mg/Kg/日)分兩次給藥，每天劑量600~2,400mg間可提供理想的療效。若臨床上需要，劑量可以採每週最多增加600mg的方式。以獲得較佳的臨床反應。b.輔助治療：oxcarbazepine開使用量須每天600mg(8~10mg/Kg/日)分兩次給藥，每天劑量600~2,400mg間可提供理想的療效。若臨床顯示，劑量可以採每週最多增加600mg的方式。以獲得較佳的臨床反應。

3.兒童：兒童應以每日8~10mg/kg體重的oxcarbazepine開始治療，分兩次投與。於輔助治療，以大約每日30mg/kg體重的維持劑量，即能獲得良好的治療效果。如果臨床上需要，可以採每週最多比起始劑量增加10mg/kg/天的劑量，至最大的劑量46mg/kg/天，以獲得期望的臨床反應。Oxcarbazepine尚未有使用於2歲以下兒童的臨床經驗。

4.肝功能損害患者：輕至中度肝功能損害的患者並不須調整劑量。Oxcarbazepine尚未於嚴重肝功能損害患者進行臨床試驗。

5.腎功能損害患者：腎功能不良患者(肌酐酸清除率低於30ml/min)，以oxcarbazepine治療的初劑量應為一般起始劑量的一半(每天300mg)，再逐漸增加劑量以達到理想的臨床效果。

不良反應

1.中樞神經：非常常見：眩暈、頭痛、嗜睡；常見：精神激昂、健忘、神情呆滯、運動失聊、注意力減弱、紊亂、沮喪、情緒不穩定(例如：緊張)、眼球震顫、震顫。

2.中樞血管系統：非常罕見：心律不整(例如：心房心室傳導受阻)。

3.消化系統：非常常見：噁心、嘔吐；常見：便秘、腹瀉、腹痛。

4.血液方面：不常見：白血球減少；非常罕見：血小板減少。

5.肝臟：不常見：氨基轉移酵素及/或鹼性磷酸鹽酵素增加；非常罕見：肝炎

6.代謝及營養異常：常見：低鈉血症；非常罕見：因低鈉血症而伴有之徵兆及症狀，例如抽搐、紊亂、意識減弱、腦病(請見"中樞神經系統"的副作用)、視力異常(例如

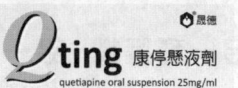

：視力模糊)、嘔吐、噁心。
7.特殊感官：非常常見：複視；常見：眩暈、視力異常(例如：視力模糊)。
8.皮膚及其附屬器官：常見：粉刺、禿頭、皮疹；不常見：蕁麻疹；非常罕見：Steven-Johnson症候群、全身性紅斑性狼瘡。

醫療須知 1.對carbamazepine類藥品過敏的患者，有大約25~30%的患者，亦可能對oxcarbazepine產生過敏反應，此點應告知患者。
2.所有患有心臟功能不足及續發性心臟衰竭的患者，均應定期地測量體重，以確定是否有液體蓄積的問題。如果發生液體蓄積或心臟狀況惡化的情形時，應檢測其血清血清鈉值。萬一發現有低血鈉症的情形，限制水份的攝取對恢復其鈉值是非常重要的方法。
3.雖然臨床試驗無法證實oxcarbazepine與心臟傳導的損害有關，如果患者以前就有傳導障礙的問題存在時(例如：心房心室傳導阻礙、心律不整)，均應小心地追蹤。
4.Oxcarbazepine導致肝炎的粒子非常罕見，通常此問題都可以順利地解決；如果懷疑有肝炎的現象，應考慮停止oxcarbazepine的治療。
5.Oxcarbazepine與酒精一起併用時亦應十分小心，因為可能會引起加成的鎮靜作用。
6.如同其他抗癲癇的藥物一般，oxcarbazepine應該要逐漸地停藥，以降低發作次數增加的危險性。
7.曾有報告顯示oxcarbazepine會導致眩暈及嗜睡的副作用，患者應被告知使用oxcarbazepine可能會損害開車或操作機械所應有的生理和/或心理能力。
8.劑量超過症狀包括嗜睡、眩暈、噁心、嘔吐、運動減退、低鈉血症、運動失調及眼球震顫。目前沒有特別的解藥，只能採取適當的症狀及支持性療法，亦可以考慮採用洗胃及/或給予活性炭來排出此藥品或減弱此藥品的作用。
9.本藥可能發生嚴重的皮膚不良反應，大人及小孩都曾有案例報告，包括Stevens-Johnson syndrome (SJS)及毒性皮膚壞死(TEN)。

22205 VALPROIC ACID (VALPROATE SODIUM)▲

孕 D 乳 - 食 酒 泄 肝/腎 T½ 8～12h

℞ 200 MG/錠劑(T)； 333 MG, 500 MG/持續性錠劑(T.SR)； 150 MG, 300 MG, 500 MG/膠囊劑(C)； 400 MG, 100 MG/ML/注射劑(I)； 200 MG/ML/液劑(Sol)； 50 MG/ML/糖漿劑(Syr)； SR 500 MG/持續性錠劑(T.SR)；

商　名
Convulex®(CATALENT GERMANY/吉富) $5.3/C(300MG-PIC/S), $6.5/C(500MG-PIC/S), $2.5/C(150MG-PIC/S)
Convulex®(GEROT/吉富) $135/Syr(50MG/ML-PIC/S-100ML)
Depakine Gastro-Resistant® ◎ (SANOFI/賽諾菲) $2.75/T(200MG-PIC/S)
Depakine LYO® ◎ (SANOFI/賽諾菲) $284/I(400MG-PIC/S-400MG)
Depakine® ◎ (SANOFI/賽諾菲) $154/Sol(200MG/ML-PIC/S-40ML)
Depatec® ＊ (健喬信元/瑞安) $5.9/T.SR(333MG-PIC/S),
Depavent®(杏林新生/田上) $284/I(100MG/ML-PIC/S-4ML), $326/I(100MG/ML-PIC/S-5ML),
Dinsia Soft®(漁人/瑪科隆) $5.3/C(300MG-PIC/S)
Hecalis®(歐帕/瑩碩) $154/Sol(200MG/ML-PIC/S-40ML)
Sodium Valproate®(健亞/一成)
Sodium Valproate®(晟德) $154/Sol(200MG/ML-PIC/S-40ML), $437/Sol(200MG/ML-PIC/S-90ML)
Vakin Chrono®(歐帕/瑩碩) $5.9/T.SR(333MG-PIC/S),
Valproate®(CP/泰和碩) $284/I(100MG/ML-PIC/S-4ML), $696/I(100MG/ML-PIC/S-10ML)
Valprocure®(霖揚) $284/I(100MG/ML-PIC/S-4ML)
Valprotine®(健喬信元/瑞安) $2.75/T(200MG-PIC/S)

藥理作用 主要作用在中樞神經系統，具有兩種抗痙攣作用。第一種為直接的藥理作用，和腦內及血漿中的valproate濃度相關。第二種為間接的作用，可能和留存在腦內valproate代謝產物改變神經傳導物質或對細胞膜的直接作用相關。目前以服用valproate後造成gamma-aminobutyric acid(GABA)濃度增加的假說最被廣為接受。Valproate會降低睡眠的intermediate phase的長度，同時增加slow sleep。

適 應 症 [衛核]無法以口服途徑控制之癲癇。
[非衛核]預防偏頭痛。

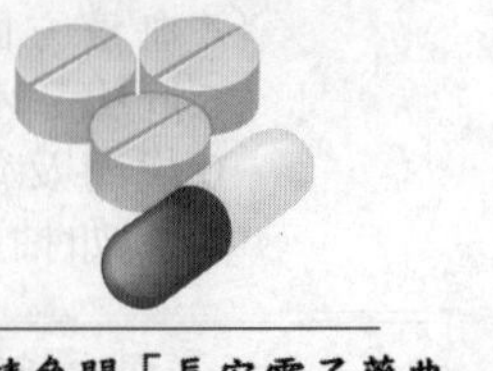

用法用量 (一)癲癇

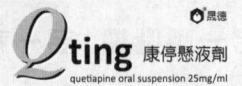

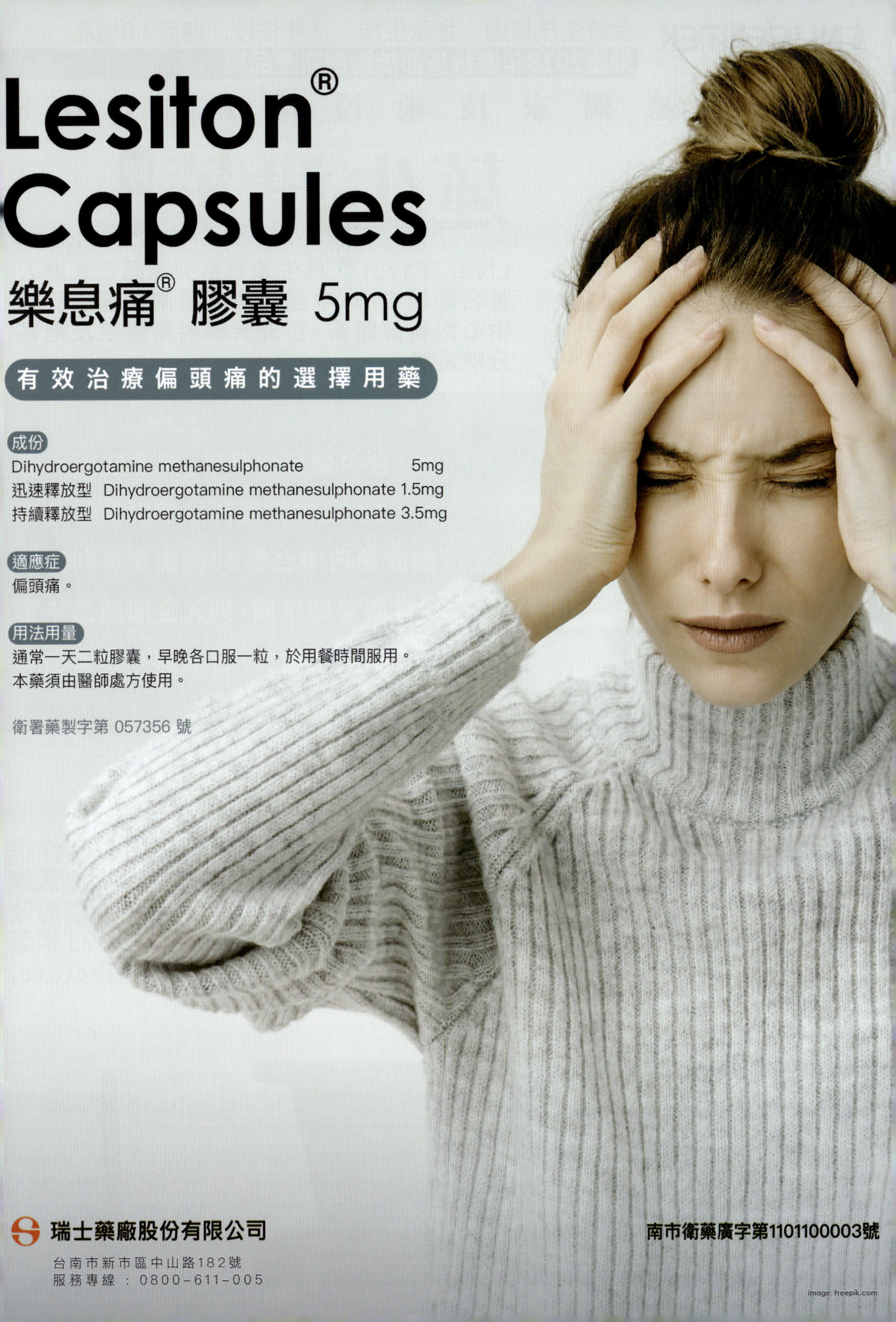
Lesiton®
Capsules
樂息痛® 膠囊 5mg
有效治療偏頭痛的選擇用藥
成份
Dihydroergotamine methanesulphonate 5mg
迅速釋放型 Dihydroergotamine methanesulphonate 1.5mg
持續釋放型 Dihydroergotamine methanesulphonate 3.5mg
適應症
偏頭痛。
用法用量
通常一天二粒膠囊，早晚各口服一粒，於用餐時間服用。
本藥須由醫師處方使用。
衛署藥製字第 057356 號
瑞士藥廠股份有限公司
台南市新市區中山路182號
服務專線 ： 0800-611-005
南市衛藥廣字第1101100003號
image: freepik.com

NUGENTEK LIFESCIENCE 金鈦生技集團：金鈦生技、捷勝生技、健康4.0出品

榮獲2018年度科技部技術創新產品獎

台中榮總獨家技術授權ZC008

蓮生津華 膠囊

LIVER FAVOR Natural herbal formula

Liver Favor® 蓮生津華系列產品正式進入著名醫學中心：**中國醫藥大學附設醫院肝病中心內科部體系、亞洲大學附屬醫院及地區分院系統。**

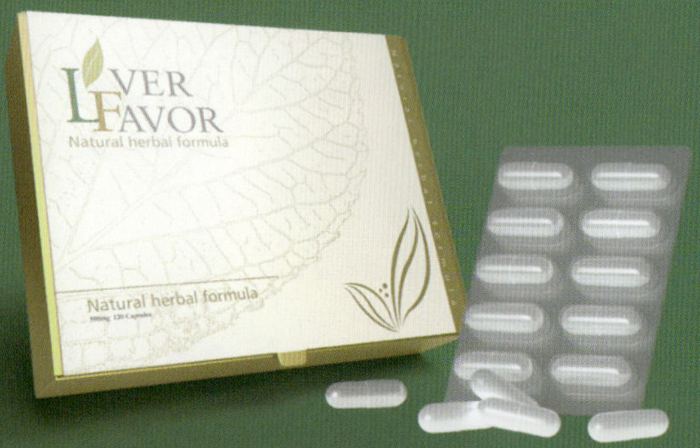

蓮生津華膠囊(120顆)

獲「台中榮民總醫院」獨家技術授權

2018年榮獲科技部創新產品獎

擁歐美日中台等39國國家專利認證

專業醫師推薦，列入全國藥品年鑑

國際品質頂級金牌獎，台灣第一領導品牌

TATA 台灣腫瘤消融醫學會

2021台灣腫瘤消融醫學會(TATA)年會 亞洲腫瘤消融醫學講座(ACTA Lecture)

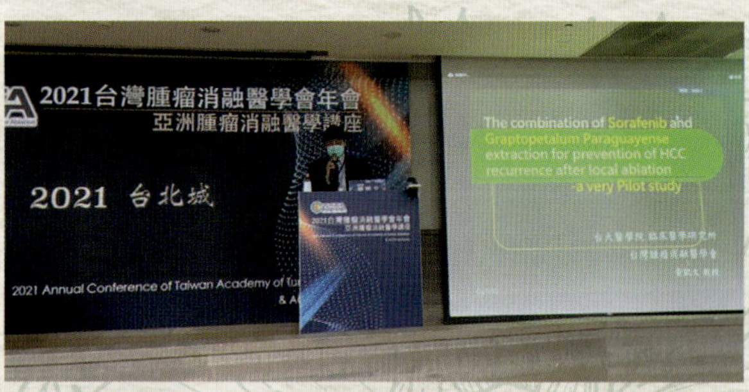

台灣腫瘤消融醫學會黃凱文理事長於研討會發表研究成果。

結合台大肝硬化轉譯中心合作進行「合併石蓮花萃取物與雷沙瓦膜衣錠(Sorafenib)來治療肝癌的效果與安全性研究」，並在2021年亞洲腫瘤消融講座(ACTA lecture)發表研究成果。

獨家專利石蓮花品種，
擁有全球39國家專利，
台灣GAP/GACP種植技術，
無重金屬、農藥、黃麴毒素汙染，
天然草本無負擔。

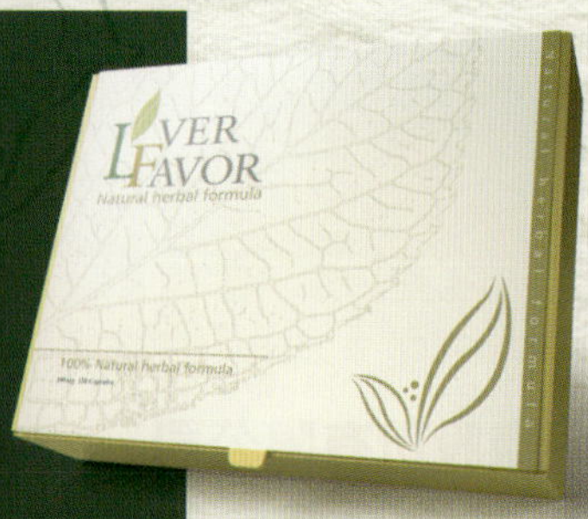

基於劑量之考量，本藥適用於成人及體重17kg以上之兒童。
本藥不適用於六歲以下的孩童(考慮吞食錠劑可能引起窒息的危險)。

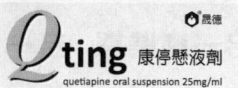

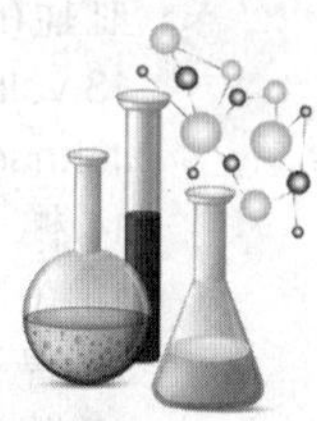

1.劑量：
a.起始劑量通常為10~15mg/kg/日。
b.兒童的常用劑量為每天30mg/kg。
c.成人的常用劑量為每天20~30mg/kg。
d.較年長的患者，劑量須以發作控制的情形來調整。
e.每日劑量依年齡及體重來決定，但仍應考量患者對valproate敏感度的個別差異。
f.有效治療濃度通常介於40~100mg/L(280~700μmol/L)。
2.用法：
a.口服使用。每日劑量分1~2次服用，建議與餐點同時服用。
b.對於控制良好的癲癇患者，建議一天服藥一次。吞服本藥時不可壓碎或咬碎錠劑。
c.若以持續性藥效錠取代sodium valproic acid一般錠劑時，建議維持原先使用之日劑量。
d.若患者已服用其他抗癲癇藥物治療時，應以漸進方式逐漸加入sodium valproic acid，在二星期內增加至最適當的劑量，若有需要，原先的抗癲癇藥物可在病情控制下慢慢減量。
e.沒有服用其他抗癲癇藥物的患者，每隔2~3天逐次增加sodium valproic acid的劑量，約在一星期內可達到最適當的治療劑量。
(二)躁病
1.建議以劑量600mg/日開始給藥，再以日劑量200mg，每三天為間隔，逐步增加至病情被控制為止。一般劑量範圍為1,000mg/日到2,000mg/日(即20~30mg/kg)，若在此劑量範圍內仍未能控制病情，可增加劑量至最高2,500mg/日。
2.Bowden之臨床研究顯示，血漿濃度超過45μg/mL時有較佳之療效(此血中濃度可改善躁症評估表超過20%)。Bowden亦觀察到當血漿濃度超過125μg/mL時，有較多藥物不良反應發生。在此劑量範圍內，其劑量和濃度之相關性並不清楚。

不良反應
1.有極少數胰臟炎的病例被報告，須儘早停止治療，嚴重者可能造成死亡。
2.肝功能異常。
3.催畸性。
4.有極少數病例引起可逆性巴金森氏徵候群曾被報告過。
5.有極罕見病例發生潛伏性的辨識力異常的症狀並逐步惡化(可能惡化至有完整臨床症狀的失智)，停藥數星期至數個月後可能恢復正常。
6.精神混亂或癲癇發作：有一些精神恍惚或昏昏欲睡的患者使用valproate sodium治療時曾發生短暫昏迷(腦病變)的情形，這種現象可單獨發生或在治療時發作，在停止服藥或降低劑量後，情況就會改善。這種情形最常見於合併多種藥物治療(特別是和phenobarbital合用)或在valproate的劑量增加太快時。
7.在剛開始治療時，有些患者可能會有消化方面的症狀(噁心、嘔吐、胃痛、腹瀉)，但通常不需停藥，幾天後就會消失。
8.偶而有肝功能正常的中度高氨血症的個案被報告，特別容易發生在使用多種抗癲癇藥物治療的患者，應不至於導致停藥。高氨血症引起神經方面症狀亦曾被報告過(此神經方面的症狀可能逐漸惡化到昏迷)，此時應做進一步檢查。
9.暫時性以及與劑量有關的不良反應：掉頭髮、輕微顫抖和昏昏欲睡。
10.曾有頭痛病例。
11.和劑量相關的血小板缺乏症病例曾被報告過，一般由例行之血液檢查發現且無臨床上之影響。對於沒有症狀的血小板缺乏症的患者，若患者之癲癇控制狀況和血小板數目在可接受的狀況下，減低valproate sodium的濃度，則血小板缺乏症大多可恢復。
12.曾有報告指出，通常在無臨床症狀的情形下，有患者出現凝血纖維蛋白原降低和出血時間延長的現象，特別在使用高劑量時，容易發生上述現象(可能因為sodium valproate有抑制血小板凝集作用的第二階段的作用所引起)。更罕見有貧血、巨紅血球血症(macrocythaemia)和白血球減少症的病例及全血球減少的特例。

13.valproate可能引起皮膚反應，如紅疹。曾有極少數的毒性表皮壞死症、Stevens-Johnson症候群、多形紅斑病例被報告過。

14.極少數腎臟功能不良的病例曾被報告過。

15.在特殊情況下，不論復原與否，曾有聽力喪失的病例。

16.曾有非嚴重性周邊水腫的極罕見病例。

17.體重可能增加，這是一個多囊性卵巢症候群的危險因子，女性患者的體重須小心監測。

18.月經停止及經期不規則。

醫療須知 1.在接受本藥治療前應先做肝功能測試，並在治療期的最初六個月內做定期監測，特別是高危險群的患者。

2.因為大部分抗癲癇藥物具有使胺基移轉酵素(transaminase)增加的作用，特別是在治療初期階段，這些酵素是單獨、暫時性之增加，沒有任何臨床徵兆。這時患者應建議其做進一步的生化檢測(特別應包括prothrombin level)，可能需要做適當之劑量調整及重覆之生化檢驗。

3.三歲以下的孩童若接受valproate sodium治療，在治療前應先評估治療效益和可能引起患者發生肝病的危險。若評估後仍須使用本藥治療，則建議採取單一藥品治療方式。

4.治療前、接受手術前以及有自發性血腫或出血現象時建議做血液檢驗(血球包括血小板計數、出血時間和凝血試驗)。

5.基於其肝毒性和出血的危險，孩童接受valproate sodium治療時應避免同時服用水楊酸類藥物(salicylates)。

6.腎功能不全之患者，考慮游離型valproic acid血中濃度的增加，應減低劑量

7.患者出現急性腹痛或抱怨胃腸不適，如噁心、嘔吐或厭食時，應診斷是否為胰臟炎。若血中胰臟酵素濃度增高，應停藥並改用其他合適的治療方式。

8.Valproate sodium不建議使用於有urea cycle酵素缺乏的患者，此類患者有高氨血症併發昏迷之病例被報告。

9.兒童有不明原因的肝臟及消化系統症狀(厭食、嘔吐、細胞溶解偶發事件)、嗜睡或昏迷、心智遲緩或有新生兒或兒童死亡之家族病史，在使用valproate sodium治療之前應做代謝性試驗，特別是監測禁食及餐後之血漿氨濃度。

10.在極少的情況下valproate sodium可能導致免疫功能的異常，因此患有紅斑性狼瘡的患者，須小心評估利弊得失後才可使用。

11.一旦決定要開始治療，須告知患者體重可能增加以及以適當的方法，主要是飲食控制，來減少這種情形。

12.致畸性：動物方面--對小白鼠、大鼠及兔子有催畸性。人類方面--可能引起神經管缺損—如脊髓膨出(myelomeningocele)、脊髓裂(spinabifida)…等，發生率約為1~2%。若於懷孕期間服藥，出生前應做致畸性檢查。曾有臉部畸形(facial dysmorphia)和四肢方面畸形(特別是短少的)的病例被報告。

13.懷孕期：-尚難建議治療期間絕對不可受孕，惟須讓患者明確瞭解可能之危險。懷孕期間，若valproate的抗癲癇治療有效的話，則不宜中斷，建議採單一藥物治療，每日給予最低的有效劑量並分多次服用。未有足夠的資料證實可以用folic acid來預防神經管缺損。基於此，在懷孕第一個月曾以valproate做治療者，不論是否服用folic acid，其胎兒在出生前均須特別做神經管畸形之監測。

14.新生兒：懷孕時母親服用valproate sodium曾有極少數的新生兒有出血的症狀。創傷性生產時，可能會增加出血的危險。

15.哺乳：valproate由乳汁中排除的量很低，至今只有一個三個月大的嬰兒因血小板減少症而導致停止餵奶的病例。因此，考量副作用的發生情形(特別是出血及肝傷害)，以此藥作為單一藥物治療時或許仍可以考慮餵乳。

16.應警告患者可能有昏昏欲睡的危險，特別是在使用多種抗癲癇藥物治療或和其他可

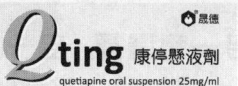

能會加強昏昏欲睡症狀之藥物併用時。

§ 22.3 第一代的抗精神病藥物類

22301 CHLORPROMAZINE

孕 C 乳 - 食 ± 泄 肝/腎 ½ 2/30h

Rx 12.5 MG, 25 MG, 50 MG, 100 MG/錠劑(T); 25 MG/ML/注射劑(I);

商 名

Chlorpromazine S.C.® (順華/人人)
Chlorpromazine® (信東/榮民) $3.64/I(25MG/ML-5ML)
Chlorpromazine® (應元)
Chlorpromazine® (榮民) $1.46/T(100MG), $0.55/T(25MG), $0.6/T(50MG)
Coliman S.C.® (培力) $1.5/T(100MG-PIC/S)
Morefine® (榮民) $1.5/T(100MG-PIC/S)
Reizer S.C.® (福元) $1.5/T(100MG-PIC/S)
Sintomin S.C.® (信東)
Solargin® (順華/人人)
Winhoamin S.C.® (福元/華琳) $1.5/T(50MG-PIC/S), $1.5/T(100MG-PIC/S),
Winsumin® (強生) $1.5/T(12.5MG-PIC/S), $2/T(25MG-PIC/S-箔), $1.5/T(25MG-PIC/S), $1.5/T(50MG-PIC/S)

藥理作用 本藥適用於急性和慢性的精神病，躁狂的憂鬱的精神病之躁狂期，手術前後的鎮靜，難駕馭的呃逆，急性間歇性吡咯紫質沈著症，破傷風和控制因藥物、手術或毒物所引起的嚴重噁心和嘔吐。血漿濃度肌注為口服投與的數倍。作用期範圍為3~6小時。

適 應 症 [衛核]精神神經症、不安、鎮靜劑、噁心、嘔吐呃逆

用法用量 1.成人：
a.精神病：口服–每天30~20mg。肌注–1天3次，1次25~50mg。(嚴重精神病–1天500~1,000mg)。
b.噁心/嘔吐：口服–每4~6小時1次，每次10~25mg。肌注–3~4小時1次，每次25~50mg。
c.手術前的鎮靜：口服–25~50mg。肌注–12.5~25mg。
d.吡咯紫質沈著症：口服–每天3~4次，每次25~50mg。肌注每天3~4次，每次25mg。
e.破傷風：肌注，靜注–1天3~4次，1次25~50mg。
f.呃逆：口服–1天3~4次，1次25~50mg。肌注–25~50mg 稀釋劑500~1,000ml的生理食鹽水中，供點滴靜注。
2.孩童：口服–1天2~4次，1次0.55mg/kg。肌注–每6~8 小時1次。每次0.125~0.25mg。靜注–0.55mg/kg。
3.靜注溶液必須以生理食鹽水稀釋至1mg/ml，注射速度為 1mg/min。長期使用患者劑量不能超過1天1,000mg。

不良反應 發熱，發疹，口渴，眩暈，起立性低血壓，思睡，錐體外徑症狀，少女會發生乳房腫脹與乳汁分泌，黃疸，白血球減少，血小板減少，貧血。

22302 HALOPERIDOL

孕 C 乳 - 食 + 酒 泄 肝/腎 ½ 13～35h

Rx 0.75 MG, 1 MG, 2 MG, 5 MG, 10 MG/錠劑(T); 70.52 MG, 5 MG/ML, 50 MG/ML/注射劑(I); 2 MG/ML/液劑(Sol); 2 MG/ML/滴劑(D);

商 名

Anin® (約克) $1.62/T(5MG-PIC/S), $2/T(5MG-PIC/S-箔),
Ansolin® (人人) $1.3/T(5MG),
Binin-U® (瑞士) $2.19/T(10MG-PIC/S), $1.62/T(5MG-PIC/S), $2/T(5MG-PIC/S-箔), $1.5/T(2MG-PIC/S), $2/T(2MG-PIC/S-箔), $59/Sol(2MG/ML-PIC/S-15ML), $22.4/I(5MG/ML-PIC/S-1ML),
Binison® (瑞士) $312/I(50MG/ML-PIC/S-3ML), $135/I(50MG/ML-PIC/S-1ML)
Gynedol® (福元/華琳)
Haldecan® (信東/榮民)
Haldol Decanoas® (JANSSEN/嬌生)
Haldol Decanoas® ◎ (裕利/嬌生) $135/I(50MG/ML-PIC/S-1ML),
Haldol® ◎ (裕利/嬌生) $22.4/I(5MG/ML-PIC/S-1ML),
Haldolin® (衛達) $1.62/T(5MG-PIC/S)
Haldomin® (健康化學/恆信) $59/Sol(2MG/ML-PIC/S-15ML), $122/Sol(2MG/ML-PIC/S-100ML)
Halin® (優生) $2/T(5MG-PIC/S-箔), $1.62/T(5MG-PIC/S)
Halolium Drops® (皇佳) $68/D(2MG/ML-PIC/S-60ML)
Halolium® (皇佳) $1.5/T(2MG-PIC/S),
Halopin® (強生) $1.5/T(0.75MG-PIC/S), $1.62/T(5MG-PIC/S)
Inin® (優生) $1.5/T(2MG-PIC/S),
Pandol® (應元/汎生) $22.4/I(5MG/ML-PIC/S-1ML), $32.4/I(5MG/ML-PIC/S-2ML)
Pandol® (汎生) $45.5/Sol(2MG/ML-30ML), $37.7/Sol(2MG/ML-15ML),

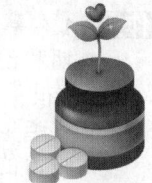

藥理作用 1.本藥為butyrophenone類抗精神疾病藥物，適用於精神障礙，狂躁憂鬱之精神病的狂躁期和治療抽搐及發音(gilles dela tourette的症狀)。
2.很強的抗精神病藥，錐體外徑反應發生率高。強力止吐作用。比其他很多相同藥物，產生較小的鎮靜和低血壓作用。12歲以下的孩童和帕金森患者不可使用(本藥是一種強力的 dopamine 阻斷劑)。
3.癲癇的患者要小心使用，因為本藥會降低驚厥閾值(convulsive threshold)。當用於偶發的狂躁時，要留意會轉變成嚴重的抑鬱，可能引發自殺的傾向。Lithium一起使用會誘發運動困難，震顫麻痺的症狀或失智。密切觀察患者，需要時給精神上 支持。定期做肝功能和血液檢查。

適應症 [衛核]Haldol Decanoas®可持續治療目前使用口服haloperidol達到穩定狀態成人病人的思覺失調症及情感思覺失調症(schizoaffective disorder)
[非衛核]比抗精神病較低劑量可作為癌症化學療法之鎮吐劑；治療自閉症；酒精依賴性；舞蹈病。

用法用量 1.成人：a.初劑量：中度病況、年老或....患者0.5~2mg一天2~3次，嚴重症狀、慢性或有抗藥性的患者3~5mg一天2~3次。為快速控制病況，可用較高劑量。有些患者劑量需高達每日100mg以上，且長期使用高劑量的安全性尚未確立。b.維持劑量：一旦達到滿意的治療效果，應逐漸減至取低有效維持劑量。
2.兒童(3~12歲或15~40kg)：a.初劑量每日0.5mg。需要時可每隔5~7天增加0.5mg。每日劑量可分2~3次使用。此年齡層的劑量尚未確立。b.3~6歲兒童的其他建議劑量：激動不安和過動，每日口服0.01~0.03mg/kg，幼童自閉症，每日0.5~4mg。
3.肌注：2~5mg，視需要間隔4~8小時重覆一次。

不良反應 1.常見-外錐體反應、泌乳、噁心；2.偶有-失眠、焦慮、激動、頭痛、眩暈、心跳過快、性慾增加、視力模糊、口乾、厭食、嘔吐、腹瀉、支氣管痙攣、面皰、皮疹、光敏感、黃疸；3.嚴重-遲發性運動困難(長期使用)、喉痙攣、呼吸抑制、顆粒性白血球缺乏症、抗精神疾病藥物惡性症候群。

醫療須知 1.兒童、衰弱年老及曾對抗精神疾病藥物有不良反應者，可能需較低劑量。應逐漸調整至最低有效劑量。
2.服用本藥時，外錐體反應常於用藥後數天發生，症狀通常與劑量有關，減低劑量或併用抗帕金森氏症藥物可獲控制。
3.避免過度曝晒陽光。使用防晒乳液藥物可能造成光敏感。
4.避免開車或從事潛在危險性活動。
5.貯存條件：避光。
6.使用haloperidol 特別是以靜脈注射或投與高於建議劑量治療時，可能發生包含猝死、QT-延長及Torsades de Pointes(TdP)之相關內容。

22303 THIORIDAZINE

孕 C 乳 ? 食 ± 泄 肝/腎 T½ 26～36h

Rx 10 MG, 25 MG, 50 MG, 100 MG/錠劑(T)；

商 名
Mellazine S.C.® (福元/華琳) $4.15/T(100MG-PIC/S),
Mellerzin SC.® (培力)
Melzin S.C.® (優生)
Thinin® (新喜國際) $2.1/T(50MG)
Thiodazine S.C.® (順華/人人)
Thirizine S.C.® (榮民) $1.5/T(25MG-PIC/S)

藥理作用 1.本藥為piperidines類抗精神疾病藥物，適用於精神障礙和憂鬱的神經精神病之短期治療。
2.可能對過份acitve或有攻擊性的孩童，酒精脫癮，難馭駕的疼痛和衰老有用
3.錐體外徑反應的發生率低，沒有止吐的作用，但為很強的的膽鹼激性作用。常導致口乾、便秘、尿液阻滯和陽萎(治療的早期)。若視覺改變(減退或褐視，夜間視覺有損)發生時，應停藥或減量。
4.長期治療期間，應定期做血液和肝功能試驗。

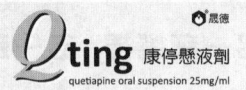

適應症 [衛核]躁病精神病狀態、攻擊性與破壞性之行為障礙

用法用量 1.成人：精神病開始時－1天3次，1次 50~100mg。維持量－1天200~800mg，分2~4次。憂鬱的神精官能症：開始時 1天3次，1次25mg，維持量－1天 20~200mg，分3~4次投與。

2.孩童(2歲以上)：0.5~3.0mg/kg/日，依病情的嚴重度而定 。

醫療須知 本藥會使尿液變色由粉紅->紅色->淡棕色。

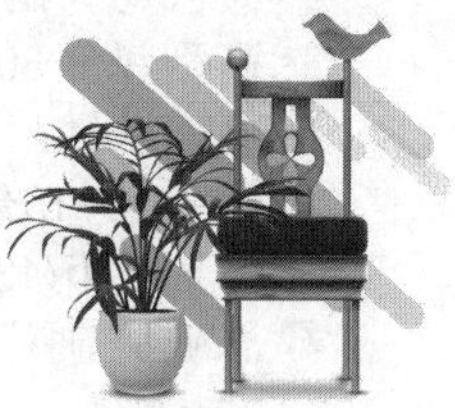

§ 22.4 第二代的抗精神病藥物類

22401 ARIPIPRAZOLE ▲

孕 C 乳 - 泄 肝 t½ 75h

℞ 2 MG, 5 MG, 10 MG, 15 MG, 20 MG, 30 MG/錠劑(T); 1 MG, 1 MG/ML/液劑(Sol);

商 名

Abik® (皇佳/旌宇) $36.2/T(10MG-PIC/S)
Abimay® ＊ (五洲) $59/T(20MG-PIC/S), $36.2/T(15MG-PIC/S)
Abiomay® (五洲/榮慶)
Abizole® ＊ (皇佳/意欣) $36.2/T(10MG-PIC/S)
Apa-Bily® ＊ (強生/鴻汶) $36.2/T(10MG-PIC/S)
Apraz® ＊ (晟德) $286/Sol(1MG/ML-PIC/S-60ML), $701/Sol(1MG/ML-PIC/S-150ML)
Arify® ＊ (生達) $36.2/T(10MG-PIC/S),
Arika® ＊ (歐帕/瑩碩) $36.2/T(15MG-PIC/S)
Aripiprazole® ＊ (健亞) $36.2/T(15MG-PIC/S), $36.2/T(10MG-PIC/S)
Aripizole® ＊ (瑞士) $11.4/T(2MG-PIC/S), $28.5/T(5MG-PIC/S), $59/T(20MG-PIC/S), $36.2/T(10MG-PIC/S)
Ariple® ＊ (歐帕/瑩碩) $36.2/T(10MG-PIC/S), $59/T(20MG-PIC/S),
Ariprazole® ＊ (健喬信元)
Aritero® (HETERO/上亞) $28.5/T(5MG-PIC/S),
Aritero® (HETERO/凱沛爾) $36.2/T(10MG-PIC/S),
Arizole® ＊ (中化) $28.5/T(5MG-PIC/S), $36.2/T(15MG-PIC/S), $36.2/T(10MG-PIC/S)
Arpizo® ＊ (生達/盈盈)
Ezole® ＊ (杏林新生/東竹) $28.5/T(5MG-PIC/S), $11.4/T(2MG-PIC/S)
Otsuka Abilify Discmelt® ◎ (大塚) $36.2/T(15MG-PIC/S),
Otsuka Abilify® ◎ (KOREA OTSUKA/大塚) $11.4/T(2MG-PIC/S),
Otsuka Abilify® ◎ (大塚) $59/T(30MG-PIC/S), $36.2/T(10MG-PIC/S), $59/T(20MG-PIC/S), $36.2/T(15MG-PIC/S), $28.5/T(5MG-PIC/S),
Ripra® ＊ (優生) $36.2/T(10MG-PIC/S)
Zydus Aripiprazole® (ZYDUS/吉富) $36.2/T(10MG-PIC/S)
Zydus Aripiprazole® (ZYDUS/毅有) $28.5/T(5MG-PIC/S), $36.2/T(15MG-PIC/S)

藥理作用 1.本藥品的療效可能是透過對多巴胺D_2和血清素5-HT1A受體的部份促動作用，以及對血清素5-HT2A受體的拮抗作用所致。

2.對於腎上腺素α_1受體、組織胺H_1受體有中等親和力。

適應症 [衛核]1.成人和青少年(13至17歲)的思覺失調症。

2.成人和兒童(10至17歲)的雙極性疾患之躁症發作及混合型發作，可單獨使用或做為鋰鹽或Valproate的輔助治療。

3.第一型雙極性疾患維持治療之鋰鹽或valproate的輔助治療。

4.重鬱症之輔助治療。

5.兒童(6至17歲)的自閉性疾患伴隨之急躁易怒。

6.妥瑞氏症。

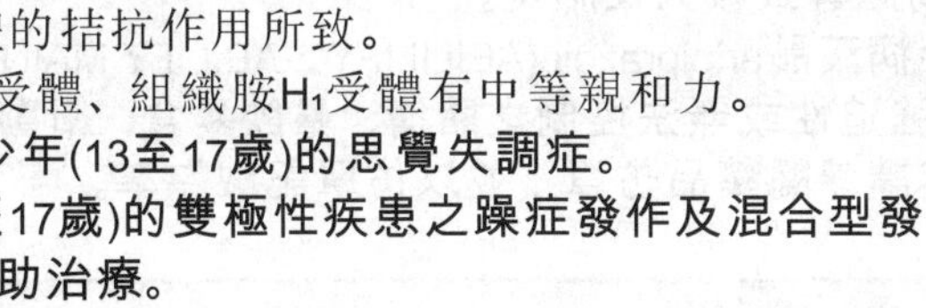

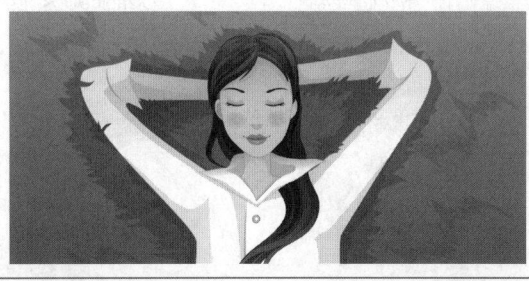

用法用量 1.成人
ⓐ重鬱症之輔助治療：起始劑量：2~5mg/日；建議劑量：2~15mg/日；每日最高劑量：15mg/日。
ⓑ思覺失調症(精神分裂症)：起始劑量：10~15mg/日；建議劑量：10~15mg/日；每日最高劑量：30mg/日。
ⓒ雙極性疾患：單一藥物療法起始劑量：15mg/日；鋰鹽或valproate的輔助治療起始劑量：10~15毫克/日；維持劑量：15mg/日；每日最高劑量30mg/日。
2.青少年(13~17歲)
思覺失調症(精神分裂症)：起始劑量：2mg/日；建議劑量：10mg/日；每日最高劑量：30mg/日。
3.兒童(10~17歲)
雙極性疾患(單一藥物治療或鋰鹽/valproate的輔助治療用藥)：起始劑量：2mg/日；建議劑量：10mg/日；每日最高劑量：30mg/日。
4.自閉性疾患伴隨之急躁易怒(6~17歲)：
起始劑量：2mg/日；建議劑量：5~15mg/日。
5.妥瑞氏症(6~18歲)：
起始劑量：2mg/日；建議劑量：體重小於50公斤:5~10mg/日,體重大於50公斤:10~20mg/日。

不良反應 1.成人患者臨床試驗中，最常見(≥10%)的不良反應有：噁心、嘔吐、便秘、頭痛、暈眩、靜坐不能、焦慮、失眠及焦躁不安。
2.兒童患者臨床試驗中最常見(≥10%)的不良反應有：嗜睡、頭痛、嘔吐、錐體外徑症狀、疲倦、食慾增加、失眠、噁心、鼻咽炎及體重增加。

醫療須知 1.可能發生直立性低血壓，有心血管疾病，腦血管疾病或會使病人產生低血壓之情形，使用要特別小心。
2.有癲癇病史或可能使癲癇發作的狀況時，要注意癲癇的發作。
3.可能損害判斷、思考及運動能力，操作危險的機械性工作時應特別小心。
4.會破壞身體降低核心體溫之能力，處於各種導致核心體溫升高情況之病患應特別小心，可能會造成休克。
5.長者特別是患重度阿茲海默症病患，使用本藥品及其他抗精神病藥物時須特別小心，避免因吞嚥問題導致吸入性肺炎。
6.服用抗精神疾病藥品aripiprazole(ABILILIFY，ABILIFY MAINTENA，ARISTADA及其學名藥)後可能出現強迫性或無法控制之賭博、暴飲暴食、衝動購物、過度性行為之情形。
7.完整資訊內容請參閱藥品仿單，並以仿單記載為準。

22402 OLANZAPINE ▲

孕C 乳- 食± 酒 泄 肝 ½ 33h

℞ 2.5 MG, 5 MG, 10 MG/錠劑(T); 10 MG/注射劑(I);

商 名

APO-Olanzapine ODT® (APOTEX/鴻汶) $29.1/T(5MG-PIC/S), $45.5/T(10MG-PIC/S),
Brexa® ＊ (強生/保瑞) $45.5/T(10MG-PIC/S)
Byraxo® ＊ (歐帕/瑩碩)
Olipine® ＊ (台裕) $29.1/T(5MG-PIC/S), $45.5/T(10MG-PIC/S),
Olzapine® ＊ (皇佳/意欣) $45.5/T(10MG-PIC/S), $29.1/T(5MG-PIC/S)

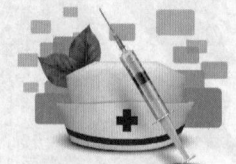

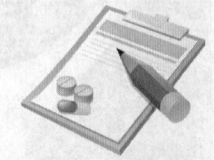

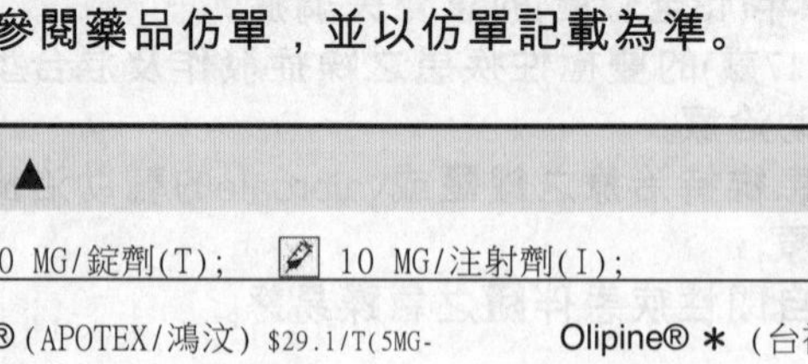

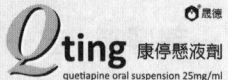

Exprexa LYO®（杏林新生/東竹）$330/I(10MG-PIC/S-10MG)
Exprexa® ＊（明德/東竹）$45.5/T(10MG-PIC/S), $29.1/T(5MG-PIC/S)
Lanapine® ＊（五洲/勝群）$45.5/T(10MG-PIC/S), $29.1/T(5MG-PIC/S)
Nodoff® ＊（瑞士）$29.1/T(5MG-PIC/S),
Nodoff® ＊（瑞士/新瑞）$45.5/T(10MG-PIC/S),
Okpine® ＊（南光）$29.1/T(5MG-PIC/S), $45.5/T(10MG-PIC/S)
Olan® ＊（中化）$45.5/T(10MG-PIC/S), $29.1/T(5MG-PIC/S),
Olandus®（ZYDUS/吉富）$45.5/T(10MG-PIC/S)
Olanzine® ＊（中生/辛生）$29.1/T(5MG-PIC/S)
Ozapex Orodispersible®（PHARMATHEN/上亞）$29.1/T(5MG-PIC/S), $45.5/T(10MG-PIC/S)
Slanpine Orodispersible® ＊（優良）
Su-Chin® ＊（溫士頓）$45.5/T(10MG-PIC/S),
Ubixa® ＊（聯亞）$29.1/T(5MG-PIC/S), $45.5/T(10MG-PIC/S)
Waka-Olanzapine ODT®（TORRENT/若草）
Zaprinse® ＊（衛達/健喬信元）$29.1/T(5MG-PIC/S)
Zyprexa Zydis® ◎（LILLY/禮來）$45.5/T(10MG-PIC/S), $29.1/T(5MG-PIC/S)
Zyprexa® ◎（LILLY/禮來）$45.5/T(10MG-PIC/S), $330/I(10MG-PIC/S-10MG), $29.1/T(5MG-PIC/S)

藥理作用 1.本藥為第二代抗精神病藥，對多種神經傳導受體具廣泛藥理作用：serotonin5-HT_2A/C，5-HT_3，5HT_5；dopamine D_1，D_2，D_3，D_4，D_5；muscarinic M_{1-5}; adrenergica1α_1和 histamine H_1。在試驗動物行為時，本藥為5HT(serotonin)，dopamine及cholinergic 的拮抗劑，與其受體結合的形式相吻合。

2.本藥在體外對5HT2受體結合的親和力較強，在體內比較時，其與serotonin 5HT2的效力亦比與dopamine D_2受體的親和力及活性為強。

3.於電生理研究中，顯示本藥選擇性地減弱mesolimbic(A10)多巴胺神經細胞的觸發，但對有關運動功能的橫紋肌(A9)神經傳導途徑幾無影響

4.本藥減弱動物之制約退避反應，抗精神病作用指標之試驗所需劑量低於引發用以評估運動方面之副作用的測試，一種運動機能副作用的指標項目所需之劑量

5.本藥在一項「抗焦慮」的試驗中，增加反應能力，與其他許多抗精神病藥品之效果，迴然不同。

適應症 **[衛核]精神分裂症(思覺失調症)及其他明顯有正性及/或負性之精神病，雙極性疾患之躁期發作，預防雙極性疾患之復發。**

用法用量 1.本藥適用於精神病分裂症及其他明顯有正性症狀之精神錯亂症(例如妄想、幻覺、思緒紊亂、敵意及疑懼)及/或負性症狀之精神錯亂症(例如情感冷淡、情緒萎縮、社交退祛、語辭匱乏)之急性及維持性治療，亦可作持續治療之方式使用。

2.口服：本藥的建議起始劑量為每天一次，每次10mg。進食不妨礙有效成分之吸收，故服藥時間不受用餐時間之限制。每天本藥劑量範圍為5至20mg，實際劑量可憑臨床之需要而調整。惟有經由適當之臨床評估後，才可建議將劑量調整至常用每日劑量10mg以上。如臨床情況許可時，老年患者的起始劑量可採較低劑量每天5mg。其他患者如腎功能有嚴重障礙時，或肝功能欠佳者，亦應考慮每天5mg為起始劑量。如患者為年邁，女性及從未吸煙的三項條件兼備者，其對本藥之代謝作用可能會減弱，起始劑量亦可酌情降低。

3.注射劑：

a.本藥限肌肉注射，不可靜脈或皮下注射。建議的起始劑量為10mg，以單次肌肉注射給予，可依患者臨床症狀調整，給予較低劑量。第一次注射2小時後，依患者臨床症狀，可給予第二次注射，24小時內不能注射超過3次。每日最大劑量30mg。

b.>60歲以上的老年患者，建議給予較低的起始劑量。

c.腎或肝功能受損的患者，建議給予較低的起始劑量。

d.本藥應為短時間使用，最多連續使用3天。

e.輕輕搖勻至粉末完全溶解為黃色溶液，配製後為濃度5mg/mL之溶液。

不良反應 1.在臨床試驗中，服用本藥後，1~10%的機會偶見其他不良的反應，包括頭暈，難以靜坐、食慾亢進、手足水腫、姿勢性低血壓、口乾及便秘、肝臟氨基轉移酶(ALT/SGPT及AST/SGOT)之數值亦偶而會短暫上升，然而並無徵狀；無徵狀的嗜伊紅血球增多症，亦偶而見之。

2.注射劑最常見的不良反應是嗜睡，其它可能發生的不良反應有：注射部位不適；姿勢性低血壓，心跳過速或心跳過慢等。

醫療須知 **1.致類神經病症狀劑所引起之惡性症候群(NMS)：於臨床試驗過程中，服用本藥之患者**

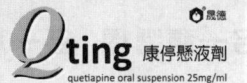

未曾有出現NMS之報告。但有因使用其他抗精神病藥品產生致類神經病症狀劑所引起之惡性症候群(NMS)的病例報告，NMS為一種可能致命性的綜合徵狀，NMS在臨床上的徵候包括高燒、肌肉僵直、精神異常、及自主神經功能不穩的證據(不整脈或血壓不正常、心悸、盜汗及心律不整)。

2.服用本藥的患者不宜開車或從事具危險性的工作。

3.有心臟病、肝病、青光眼、攝護腺肥大、排尿困難、癲癇病史、乳癌或嚴重便祕的患者，使用本藥宜小心。

4.提醒患者使用本藥等藥物在發生高血糖及糖尿病等不良反應的風險。對於開始使用非典型抗精神病藥品的糖尿病確定患者，應常規性監測其血糖控制狀況是否有惡化現象。在某些案例中，停止使用非典型抗精神病藥品可緩解其高血糖症狀；然而部分患者在停用懷疑的非典型抗精神病藥品之外，還需給予糖尿病治療藥品。

5.Olanzapine時應告知病人可能會發生嚴重皮膚不良反應症狀及何時應立即就醫，若病人出現疑似DRESS症狀，應立即停止使用olanzapine。

22403 QUETIAPINE FUMARATE▲

孕 C 乳 - 食 ± 酒 泄 肝/腎 T½ 6h

Rx

25 MG, 100 MG, 200 MG, 300 MG/錠劑(T); 25 MG/ML/懸液劑(Sus); SR 57.56 MG, 150 MG, 200 MG, 230.24 MG, 230.26 MG, 345.36 MG, 345.38 MG, 345.41 MG, 460 MG/持續性製劑(SR);

商名

APO-Quetiapine® ＊ (APOTEX/鴻汶) $5/T(25MG-PIC/S), $22/T(300MG-PIC/S), $7.9/T(100MG-PIC/S), $11.5/T(200MG-PIC/S)
Calm-EZ® ＊ (瑞士) $5/T(25MG-PIC/S), $11.5/T(200MG-PIC/S), $7.9/T(100MG-PIC/S),
Calm-Relax® (瑞士/新瑞) $11.5/T(200MG-PIC/S)
Craigo® (五洲/榮慶)
Epine® ＊ (明德/東竹) $5/T(25MG-PIC/S), $11.5/T(200MG-PIC/S), $22/T(300MG-PIC/S),
Hiloca® ＊ (十全/睿昶) $11.5/T(200MG-PIC/S), $22/T(300MG-PIC/S), $5/T(25MG-PIC/S)
Limus® ＊ (衛達/瑩碩) $5/T(25MG-PIC/S)
Megazon PR® (PHARMATHEN/西海) $23.6/SR(150MG-PIC/S), $13.8/SR(57.56MG-PIC/S), $25/SR(230.24MG-PIC/S), $30.6/SR(345.36MG-PIC/S),
Neuroquel® ＊ (強生/鼎豐宇) $5/T(25MG-PIC/S)
Q-Pine XR® ＊ (台裕) $28.8/SR(200MG-PIC/S), $31.3/SR(345.41MG-PIC/S)
Q-Pine® ＊ (台裕) $5/T(25MG-PIC/S), $7.9/T(100MG-PIC/S), $11.5/T(200MG-PIC/S),
Qting® (晟德) $260/Sus(25MG/ML-PIC/S-60ML), $480/Sus(25MG/ML-PIC/S-120ML), $148/Sus(25MG/ML-PIC/S-30ML)
Quelip XR® ＊ (五洲/法德) $26.8/SR(200MG-PIC/S)
Quepine® ＊ (健喬信元/瑞安) $5/T(25MG-PIC/S), $11.5/T(200MG-PIC/S), $7.9/T(100MG-PIC/S),
Queropin® ＊ (永信) $11.5/T(200MG-PIC/S), $22/T(300MG-PIC/S)
Quetia® ＊ (五洲) $11.5/T(200MG-PIC/S), $7.9/T(100MG-PIC/S)
Quetialin® (健喬信元) $7.9/T(100MG-PIC/S),
Quetialin® ＊ (衛達/健喬信元) $11.5/T(200MG-PIC/S), $5/T(25MG-PIC/S),
Quetiapine Sandoz PR® (PHARMATHEN/山德士) $13.5/SR(57.56MG-PIC/S), $24.6/SR(230.24MG-PIC/S)
Quetiapine® ＊ (PHARMATHEN/中化裕民)
Quetipine® ＊ (皇佳/意欣) $11.5/T(200MG-PIC/S)
Quiapine® ＊ (信東) $5/T(25MG-PIC/S), $11.5/T(200MG-PIC/S), $7.9/T(100MG-PIC/S)
Quipine® ＊ (健喬信元/永茂)
Seroquel XR® ◎ (ASTRAZENECA/吉富) $16.2/SR(57.56MG-PIC/S), $33/SR(345.38MG-PIC/S), $28.9/SR(230.26MG-PIC/S), $54/SR(460MG-PIC/S)
Seroquel® ◎ (ASTRAZENECA/吉富) $5/T(25MG-PIC/S), $11.5/T(200MG-PIC/S), $7.9/T(100MG-PIC/S), $22/T(300MG-PIC/S)
Utapine® ＊ (瑞士/保瑞聯邦) $7.9/T(100MG-PIC/S), $11.5/T(200MG-PIC/S), $5/T(25MG-PIC/S),
Waka-Quetiapine XR® (TORRENT/若草)

藥理作用

1.本藥是一種非典型的抗精神疾病藥物，能與多種神經介質受體(receptor)作用。在大腦中與serotonin(5HT2)受體的親合力，較之對dopamine D_1及D_2受體的親和力高。

2.本藥也對histaminergic及1-adrenergic受體具有高親和力，對2-adrenergic受體親和力則較低，但是對cholinergic muscarinic或benzodiazepine受體則無明顯的親和力。

3.在抗精神疾病藥物活性測驗，例如制約逃避(conditioned avoidance)，結果顯示本藥具有效活性。

4.本藥與安慰劑在EPS的發生率或併用抗膽鹼藥物上，並無差異。

5.本藥不會引起激乳素持續增加。

6.臨床試驗顯示，本藥在治療精神分裂症(思覺失調症)的正性症狀及負性症狀上皆具功效。

適應症

[衛核]治療思覺失調症、雙極性疾患的鬱症發作、躁症發作或混合發作。對於抗鬱劑單一藥物治療效果不佳的重鬱症(MDD)病人，可作為重鬱症發作的附加治療。開始治療之

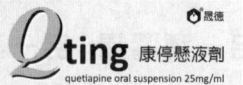

前，臨床醫師應該考慮seroquel XR的安全性。
[非衛核]治療激動不安與失智。

用法用量 1.精神分裂症(思覺失調症)(成人)：每天2次，治療前四天之每日劑量為第一天50mg，第二天100mg，第三天200mg，第四天300mg。第四天以後，劑量應逐漸調整至每日300~450mg的一般有效劑量。依個別患者的臨床反應及對藥物的耐受性，每日劑量範圍通常在150~750mg間。
2.老年人：開始劑量每日25mg，劑量應每日增加25~50mg，到達有效劑量為止。
3.躁鬱症的肝、腎功能不全病：與前項老年人同。
4.躁症：治療前四天每日劑量為：第一天100mg，第二天200mg，第三天300mg，第四天400mg，第四天以後，劑量應逐漸調整至第6天800mg，增加的幅度每日不超過200mg，根據臨床的反應與患者的耐受性調整劑量，範圍為每天200~800mg，通常的有效劑量範圍為每天400~800mg。
5.持續性釋放錠：用於精神分裂症(思覺失調症)最好一天一次晚上服用300mg，有效劑量範圍每天400~800mg。

不良反應 最常見的副作用包括嗜眠(17.5%)、頭痛(19.4%)、眩暈(10%)、便秘(9%)，姿勢性低血壓(7%)、口乾(7%)及肝酵素異常(6%)、其他發生率較低的不良反應情況包括疼痛、感染、敵意、意外傷害、低血壓、噁心、嘔吐、精神亢奮、失眠、神經緊張、靜坐不能、張力過強、震顫、抑鬱、感覺異常、咽炎、ambylopia、出汗減少。

醫療須知 1.只有在經評估認為治療效益大於潛在危險時，才能在懷孕期間使用本藥。本藥分泌到人奶的程度尚未可知，婦女在服用本藥期間，最好避免以母奶哺乳。
2.由於本藥可能造成嗜睡，因此患者操縱具危險性的機器，包括駕駛汽車在內，應特別小心。
3.本藥可能引發直立式低血壓，特別是在最初的劑量調整期。這種現象老年患者比年輕患者常見。在臨床試驗中本藥並未引起QTc期間持續延長。但與其他的抗精神疾病藥物一樣，當本藥與其他會延長QTc期間的藥物併用時，應該小心，尤其是用於老年患者。患有心臟血管疾病、腦血管疾病或具有血壓過低傾向的患者，服用本藥時，應該小心。
4.和其他的精神病藥物一樣，有癲癇病史的患者在使用本藥治療時，應該小心。
5.抗精神疾病藥物治療可能引起抗精神病藥惡性症候群，其臨床表現包括體溫過高、變異的精神狀態、肌肉僵硬、自主神經不安定及creatine phosphokinase上升。如遇上述情形，應即停止服用本藥，並予以適當的醫治
6.與其他的抗精神疾病藥物一樣，長時間接受本藥的治療後，有可能導致遲發性運動失調，如果有遲發性運動失調症狀出現，應該考慮減少劑量或中止服用本藥。

22404 RISPERIDONE▲

孕 C 乳 - 食 ± 泄 肝/腎 T½ 24h

Rx 1 MG, 2 MG, 3 MG/錠劑(T); 25 MG, 37.5 MG, 50 MG, 75 MG, 100 MG/注射劑(I); 1 MG, 1 MG/ML/液劑(Sol);

商名

Anxilet® ＊ (永信) $5/T(2MG-PIC/S)
Apa-Risdol® ＊ (健亞/鴻汶) $13.8/T(3MG-PIC/S), $5/T(2MG-PIC/S), $4.59/T(1MG-PIC/S)
Blue-Up® ＊ (瑞士) $13.8/T(3MG-PIC/S), $5/T(2MG-PIC/S), $4.59/T(1MG-PIC/S)
Okedi® (Laboratorios/友華)
Perisdone® ＊ (皇佳) $448/Sol(1MG/ML-PIC/S-30ML), $1113/Sol(1MG/ML-PIC/S-60ML), $5/T(2MG-PIC/S)
Respidon® (榮民)
Respor® (華盛頓) $448/Sol(1MG/ML-PIC/S-30ML)
Ripedon® ＊ (生達) $5/T(2MG-PIC/S)
Riper® ＊ (中化) $5/T(2MG-PIC/S), $448/Sol(1MG/ML-PIC/S-30ML)
Risdal® ＊ (培力/營養家) $5/T(2MG-PIC/S),
Risdon® ＊ (衛達) $4.59/T(1MG-PIC/S), $5/T(2MG-PIC/S)
Risdone® ＊ (信東) $5/T(2MG-PIC/S), $4.59/T(1MG-PIC/S)
Rispal® ＊ (衛達/新益) $5/T(2MG-PIC/S),
Risperdal Consta® ◎ (裕利/嬌生) $2619/I(25MG-PIC/S-25MG), $4217/I(50MG-PIC/S-50MG), $3587/I(37.5MG-PIC/S-37.5MG)
Risperdal® (裕利/嬌生) $4.59/T(1MG-PIC/S), $13.8/T(3MG-PIC/S), $448/Sol(1MG/ML-PIC/S-30ML), $5/T(2MG-PIC/S),
Risperidone® (中化/中化裕民) $5/T(2MG-PIC/S)
Seridol® ＊ (晟德) $448/Sol(1MG/ML-PIC/S-30ML), $1113/Sol(1MG/ML-PIC/S-60ML)
Spiterin® (健康化學/健喬信元) $448/Sol(1MG/ML-PIC/S-30ML), $1113/Sol(1MG/ML-PIC/S-60ML)
Spiterin® (永勝/健喬信元) $4.59/T(1MG-PIC/S), $13.8/T(3MG-PIC/S), $5/T(2MG-PIC/S)

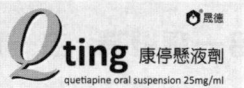

Risdine®（寶齡富錦）$448/Sol(1MG/ML-PIC/S-30ML)

藥理作用 1.本藥為benzisoxazole衍生物，具選擇性之單胺拮抗作用，對serotoninergic 5-HT及dopaminergic D2受體具高度親和力。
2.本藥亦可與α-adrenergic受體結合，對H1-histaminergic及α-adrenergic受體之親和力較低，而對cholinergic受體則無親和力。
3.本藥為強效之D2拮抗劑，可改善精神分裂症(思覺失調症)之活性症狀，並較其他典型之精神阻斷劑不易引起運動功能抑制及強直性昏厥(catalepsy)。

適應症 [衛核]治療急性及慢性思覺失調症之精神病及其他有明顯活性症狀(如幻覺、妄想、思考障礙、敵意、多疑)和/或負性症狀(如情感遲滯、情緒和社交退縮、缺乏言談)的精神異常狀況。RISPERDAL CONSTA亦可減輕伴隨思覺失調症產生之情感症(如抑鬱、愧疚感、焦慮)。RISPERDAL CONSTA可合併鋰鹽及VALPROATE以預防快速循環型雙極性疾患(RAPID CYCLING BIPOLAR DISORDER)之復發。Risperdal Consta 可單獨使用作為非快速循環型之第一型雙極性疾患病患的維持治療，以預防狂躁或混合型復發。

用法用量 1.患者應於三天內逐漸調整劑量至每天兩次，每次3mg。無論急性或慢性患者，服用本藥之劑量為第一天兩次，每次1mg；第二天兩次，每次2mg；第三天兩次，每次增加至3mg。第三天以後，劑量可持續不變或視個別情況而加以調整。一般最適當之劑量為每天兩次，每次2~4mg。投與劑量超過每天兩次5mg時，其療效未必優於較低劑量，且可能導致錐體外徑副作用。由於每天兩次，每次服用8mg以上之安全性未經評估，請勿超過此劑量。如需加強鎮靜作用，可添加benzodiazepine與本藥併用。
2.老年：建議起始劑量為每天兩次，每次0.5mg。此劑量可視個體差異調整，維持每天兩次，每次增加0.5mg至每天兩次，每次1.2mg。在得到進一步治療經驗以前，老年患者使用本藥時應特別小心。
3.孩童：小於15歲孩童之治療經驗尚不足。
4.腎或肝臟疾病：建議起始劑量為每天兩次，每次0.5mg。此劑量可視個體差異調整，維持每天兩次每次增加0.5mg至每天兩次，每次1~2mg。
5.Risperidone每兩週使用一次，使用內附之安全針注射深層臀部肌肉。兩臀須交替注射。不能靜脈注射。本藥限由醫師使用。

不良反應 本藥耐受性極佳，在許多情況下很難分辨是副作用或疾病本身之症狀、於臨床試驗中使用本藥所觀察到的副作用如下：
a.常見：失眠、精神激動、焦慮、頭痛、光敏感、體溫調節能力降低。
b.罕見：嗜眠、疲倦、眩暈、注意力受損、便秘、消化不良、噁心、腹痛、視力模糊、異常勃起、勃起困難、無法射精、無高潮、小便失禁、鼻炎、皮疹及其他過敏反應、本藥較傳統抗精神分裂症(思覺失調症)藥物少引起錐體外徑作用、然而，少數病例仍可能產生下列錐體外徑症狀：震顫、肌肉僵直、多唾液流症、運動徐緩、靜坐不能、急性肌緊張不足、這些症狀通常極為輕微，如降低劑量或必要時投與抗巴金森藥物，症狀可消除。

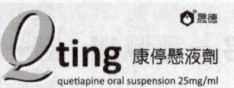

醫療須知 1.由於本藥之α-阻斷作用，可能產生直立性低血壓，在最初劑量調整期間更應特別注意。本藥應小心使用於心臟血管疾病患者(如心臟衰竭、心肌梗塞、傳導異常、脫水、血容積減少或腦血管疾病)。並依(用法用量)欄之建議逐漸調整劑量。如有低血壓現象應考慮降低劑量。
2.由於具多巴胺受體拮抗作用之藥物會引起遲發性運動困難，特徵為節奏性不隨意運動，尤以舌頭與面部最為顯著，而本藥亦具有此項可能性。會報導錐體外徑症狀為產生遲發性運動困難之危險因子。由於本藥較不易產生錐體外徑症狀，故其引發遲發性運動困難之危險性較其他傳統抗精神分裂症(思覺失調症)藥物低。一旦產生遲發性運動困難之徵兆或症狀，應考慮中止所有抗精神疾病藥物之治療，使用傳統抗精神分裂症(思覺失調症)藥物會引起抗精神分裂症(思覺失調症)藥物惡化症候群，特徵為發熱、肌肉僵直、自主不穩定、改變意念及CPK濃度升高。本藥也不能完全排除產生上述症狀

之可能性。在此類病例中，包括本藥之所有抗精神疾病藥物治療者應停止。
3.老年與腎或肝功能不全患者，建議起始劑量及隨後之增量皆應減半。
4.帕金森氏患者服用本藥時應小心，因為可能導致病情惡化。傳統抗精神分裂症(思覺失調症)藥物已確定曾降低癲癇發作閾值。雖然本藥之試驗並未顯示此危險性，用於治療癲癇患者時仍應小心。
5.由於可能增加體重，應告知患者避免飲食無度。
6.本藥可能會干擾需要警覺性之活動。因此，應警告患者在恢復個人敏感度以前不得駕駛或操作機械。
7.服用本藥可能皮膚會對光敏感，不宜暴曬陽光下。

22405 ZIPRASIDONE

孕 C 乳 ? 泄 肝 半 6.6h

℞ 40 MG, 60 MG/膠囊劑(C);

商名

Geodon® ◎ (PFIZER/暉致) $38.2/C(60MG-PIC/S),
$38.2/C(40MG-PIC/S)

藥理作用 1.Ziprosidone為D2及5HT2A受體的拮抗劑。它的抗精神病作用被認為有一部分是與這種拮抗劑活性的結合所產生的。
2.Ziprasidone在5HT2C和5HT1D受體上也是強效拮抗劑，但在5HT1A受體上則是強效促進劑，並且抑制神經元回收正腎上腺素和血清素。Ziprasidone的血清素激性及神經元回收性質與抗抑鬱活性有關。此外，5HT1A促進作用與抗焦慮作用有關。在5HT2C受體上的強力拮抗作用與抗精神病活性有關。

適應症 [衛核]思覺失調症、雙極性疾患之躁症發作及在雙極性疾患躁症發作(Bipolar I disorder)之維持治療中作為鋰鹽或valproate的輔助療法。

用法用量 建議劑量為40mg每天2次，隨餐服用。接著可以根據個人的臨床狀況調整每日劑量，直到80mg每天2次的最高劑量。需要時，可以提早在治療第三天達到最高建議劑量。

不良反應 常見-嗜睡、噁心、體重增加、動作失調。
偶有-便秘、眩暈、口乾、感覺異常、運動不能、譫妄、視覺異常、呼吸困難

醫療須知 1.授乳安全性：ziprasidone會不會分泌至人體乳汁中仍未知。應勸告接受ziprasidone的患者不要餵母乳。
2.避免開車或從事具危險性的工作。
3.提示患者用藥治療後，數星期內無顯著療效是可能的事。
4.FDA發布藥物安全警訊，服用抗精神病藥物ziprasidone可能發生罕見但嚴重之皮膚副作用Drug Reaction with Eosinophilia and SystemicSymptoms (DRESS)。

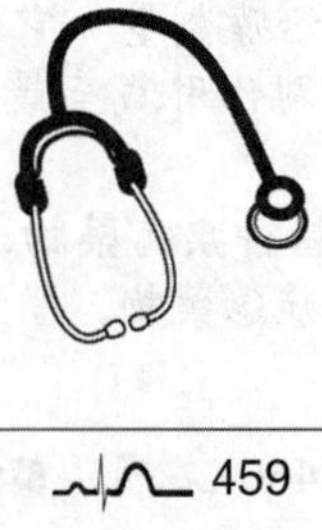

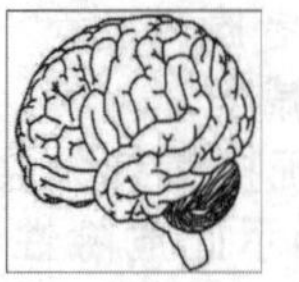

第二十三章 抗精神疾病藥物
Antipsychotic Drugs

抗精神疾病藥物臨床上使用主要的範圍包括①思覺失調症(精神分裂症)(圖23-1)②情感性精神分裂疾病③妄想疾病④類精神分裂疾病⑤藥物濫用引起的精神疾病；次要的範圍包括①雙極性疾病②伴有精神病症狀的重憂鬱症③譫妄症④失智症等。

就藥理性質而言，抗精神疾病藥物有幾種截然不同，它們能夠改善精神患者的情緒和平靜他們正/負症狀的行為，而不會造成顯著的鎮靜或迷幻的作用，它們主要作用在腦部的低階中樞(lower brain centers)，而改善精神患者的思想程序，因此能為其他形式的精神病治療創造更為有利的心智狀態。

除了它們的行為改善效應外，這些製劑還有其他範圍的中樞和末梢效應，其中包括增加不隨意的肌肉活性，抗嘔吐作用，損壞溫度的調節作用，不正常的泌乳作用，起立性低血壓，心肌抑制作用和抗膽鹼性活性。

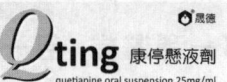

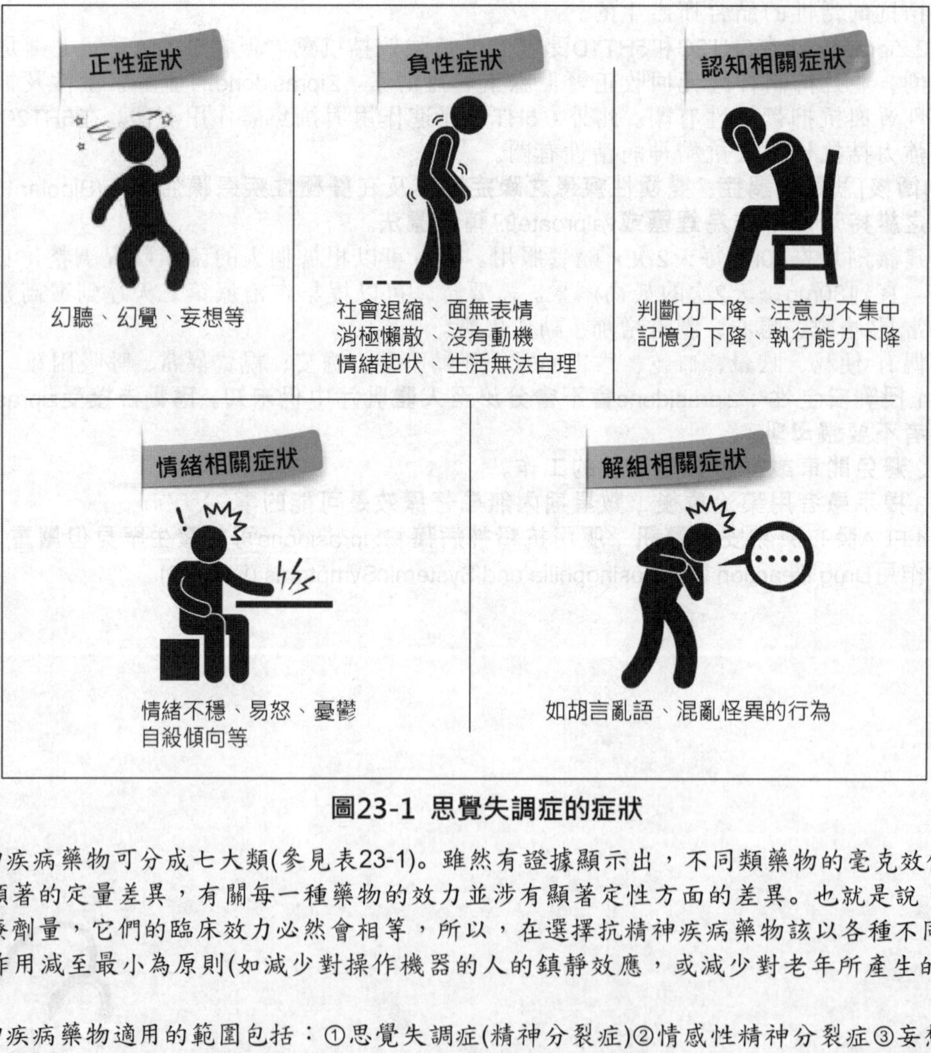

圖23-1 思覺失調症的症狀

抗精神疾病藥物可分成七大類(參見表23-1)。雖然有證據顯示出，不同類藥物的毫克效價(potency)和毒性有顯著的定量差異，有關每一種藥物的效力並涉有顯著定性方面的差異。也就是說，當使用相當量的治療劑量，它們的臨床效力必然會相等，所以，在選擇抗精神疾病藥物該以各種不同精神患者產生之副作用減至最小為原則(如減少對操作機器的人的鎮靜效應，或減少對老年所產生的降壓效應)。

抗精神疾病藥物適用的範圍包括：①思覺失調症(精神分裂症)②情感性精神分裂症③妄想症④類精神分裂症⑤藥物、濫用藥物及一般醫學疾病引起的精神病症狀⑥雙極性疾病(抗躁、抗憂鬱及維持/預防治療)⑦伴有精神病症狀的重鬱症⑧譫妄症⑨失智症。

就臨床使用而言將抗精神疾病藥物分類第一代和第二代。

第一代抗精神疾病藥物

①Phenothiazines類的藥物為使用最大量且最廣泛的抗精神疾病藥物。

②Thioxanthene的衍生物在化學上和藥理學上與phenothiazines類的藥物都非常類似，所以，這二類的藥物可以交換使用。

③Haloperidol為一種buthrophenone類的衍生物，它是一種強力的抗精神病的藥物，可以代替phenothiazne類的藥物來治療各種精神病態，例如，精神激動、攻擊或敵意。

第二代抗精神疾病藥物

為一些較新的藥物，臨床上的治療效益包括：

ⓐ對雙極性疾患躁症有療效ⓑ有助於憂鬱症ⓒ能緩慢智能障礙的過程ⓓ促使精神分裂症(思覺失調症)患者的自殺率減少ⓔ能改善邊緣性人格障礙。

①Diphdroindolnes類(如molindone， ziprasidone)。

②Dibenzepines類(如loxapine， clozapine， olanzapine， quetiapine)。

③Benzisoxazole類(如risperidone)。

④Quinolinone類(如aripiprazole)。

表23-1 精神病藥物的藥理比較

精神病治療藥物	相對劑量(mg)	每天成人口服劑量(mg)	鎮靜作用	椎體外徑症候群(EPS)	抗膽鹼激性效應	起立性低血壓	重體增加
(1)Phenothiazines							
Aliphatic							
Chlorpromazine	100	300-800	+++	++	++	+++	
Piperazine							
Fluphenazine	2	1-40	+	++++	+	+	
Perphenazine	10	12-64	++	++	+	+	
Prochlorperazine		15-150					
Trifluoperazine	5	2-15	+	+++	+	+	
Piperidines							
Mesoridazine	50	100-400	+++	+	+++	++	
Thioridazine	100	150-800	+++	+	+++	+++	
(2)Thioxanthenes							
Thiothixene	4	6-60	+	+++	+	+	
(3)Phenylbutylpiperadines							
Butyrophenone							
Haloperidol	2	1-100	+	++++	+	+	
Diphenylbutylpiperadine							
Pimozide		1-10	+	+++	++	+	
(4)Dihydroindolones							
Molindone	10	15-225	+	++	+	+	
Ziprasidone		40-200	++	++	+	++	+
(5)Dibenzepines							
Dibenzoxazepines							
Loxapine	10	20-250	+	++	+	+	
Dibenzodiazepine							
Clozapine	50	300-900	+++	0	+++	+++	++++
Thienbenzodiazepine							
Olanzapine		5-20	++	+	++	++	++++
Dibenzothiazepine							
Quetiapine		50-800	++	0	0-+	++	+++
(6)Benzisoxazole							
Risperidone		4-16	+	++	0-+	++	+++
(7)Quinolinone							
Aripiprazole		10-30	++	0	0-+	+	+++

++++ = Very high incidence of side effects, +++ = Hight incidence of side effects,
++ = Moderate incidence of effects, + = Low incidence of side effects

第二代抗精神疾病藥物的通性包括①抗精神分裂的作用②對正性症狀負性症狀及認知功能有較佳療效③無或較少錐體外徑症狀(EPS)④無昇高血中泌乳素或其他內分泌的不良反應。

表23-2 第二代精神藥物的不良反應

	Aripiprazole	Clozapine	Olanzapine	Paliperidone	Quetiapine	Risperidone	Ziprasidone
心血管的							
證據等級	CR	CR	RCT	RCT	RCT	RCT	CR
Hypotension	?	0/+++	+	+	+++	+	?
QTc prolongation*	?	+	+	+	+	+	++
內分泌/代謝							
Weight gain	?	+++	+++	++	++	++	?
Diabetes	?	+++	+++	++	++	++	?
Hypertriglyceridemia	0	+	+	?	0	?	0
Hyperprolactinemia	?	?	?	+++	?	+++	+
胃腸道的							
Nausea, vomiting, constipation	0	?	0	?	+	?	?
神經的							
Extrapyramidal symptoms	++	+	+	+++	+	+++	+
Seizures	?	+++	?	ND	?	ND	ND
Sedation	?	+++	+	+	+	+	?
全身性的							
Anticholinergic	0	+++	++	0	+	0	?
Neuroleptic malignant syndrome	ND	+	ND	ND	ND	+	ND

*QTc upper limit of normal=44 millisec

CR=case reports; RCT=randomized clinical trials; ND=no data

?=uncertain effect

0=no effect

+=mild effect; ++=moderate effect; +++=severe effect; 0/+++=no effect to severe effect in the case of drug interactions

§23.1 第一代抗精神疾病藥物

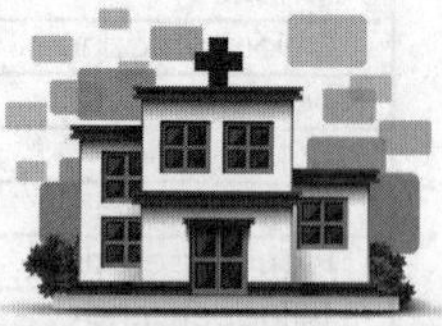

23101 ANTIPSYCHOTIC DRUGS 類藥物總論

類　別

藥理作用 在生化學方面的作用機轉包括

1. dopamine受體的阻斷作用，
2. 增加dopamine的代謝轉換率，
3. 抑制神經原回收norepinephrine和 serotonin，
4. 抑制acetylcholine的釋出，目前還沒有直接抑制大腦皮質的適當證據。這類藥物除了會產生抗精神病的作用以外，還會產生鎮靜作用、止吐、降低體溫，改變腦下垂體荷爾蒙釋出。至於其他末梢的作用則與很多可觀察到的副作用有關，其中包括腎上腺素激性。(β阻斷作用)、抗血清素(antiserotonin)、抗組織胺、抗膽鹼激性、局部麻醉作用和quinidine樣的心臟仰制效應。

適 應 症

1. (1)治療急性和慢性的精神病，不論是器質性或藥物誘發的皆有效。(2)控制狂躁抑鬱性精神病的狂躁期。(3)緩解嚴重的噁心和嘔吐。(4)控制難以馭駕的打嗝。(5)緩解與各種身體疾病或手術前有關的焦慮，憂慮和激昂。(6)幫助酒精的禁戒。(7)可做為破傷風和急性間歇性紫質症。(8)控制病童的攻擊性。(9)控制Gilles de la Tourette's症候群的抽搐和發育困難。
2. 控制狂躁抑鬱性精神病的狂躁期。
3. 緩解嚴重的噁心和嘔吐。
4. 控制難以馭駕的打嗝。
5. 緩解與各種身體疾病或手術前有關的焦慮，憂慮和激昂。
6. 幫助酒精的禁戒。

7.可做為破傷風和急性間歇性紫質症。
8.控制病童的攻擊性。
9.控制Gilles de la Tourette's症候群的抽搐和發育困難。

用法用量 參見個別論述。

不良反應 (大部份都在治療初期出現)，思睡、起立性低血壓(眩暈，虛弱)、口乾、視力模糊、便秘、鼻塞、心悸、詳見個別論述。

醫療須知 1.青光眼、糖尿病、嚴重的高血壓、潰瘍、心臟血管疾病、慢性呼吸疾病、肝臟受損、孕婦或授乳的母親、6歲以下的小孩、暴露在極熱、磷質殺蟲劑或除草劑下工作的人等等在服用抗情神病藥物都要非常的小心。
2.服藥時如有發生胃炎、嘔吐、眩暈、震顫、失眠和情神病異常，不要突然停藥，通常要花費好幾個星期逐漸停藥。
3.要留意患者是否抱怨說視力減低、視力模糊和吃東西有棕色的顏色變化，一旦有這些情況，就要指導他們去眼科檢查。
4.要仔細的觀察舌頭微細如昆蟲樣的運動，這是遲發性運動困難(tardive dyskinesias)的早期徵兆，由於這種症狀很難治療，因此，要立刻停藥，以防止症狀更進一步的惡化。同時，要知道抗帕金森症的藥物不但不能夠減輕其症狀，反而會使其更加惡化。
5.指導長期服用這類藥物的患者定期的做乳房的檢查，特別是那些以前曾罹患過乳癌或其家族性乳癌症歷的患者。
6.觀查患者是否有眩暈和虛弱的徵兆，此即表示有起立性低血壓，這個時候就要勸告患者要緩慢改變身體的位置。如果有眩暈發生，就要慢慢的坐起來，立刻的躺下去，不要長時間的站立，洗熱水澡或坐熱水浴．因為此可能會造成低血壓。
7.長期治療時，要定期的評估患者的情況．必要時得適當的調節劑量。儘可能維持著較低的劑量，儘可能保有不使用藥物的期間，這樣可減低不良反應的發生率，特別是運動困難和其他不隨意的運動症狀。
8.不要使用抗帕金森症的藥物來防止錐體外的反應，如在進行抗精神藥病物治療時，有症狀出現，首先要減少劑量，如果沒有成功，那麼就要仔細酌量抗帕金森症的藥物，儘可能以最小的劑量來緩解錐體外的症狀。
9.提醒患者，在服用這些藥物時，避免直接照射陽光，因為會出現光過敏反應，此其時，通常推薦使用防曬的洗劑。
10.鼓勵患者經常要嗽口，攝取充足的體液，嚼口香糖或硬糖果以克服口乾，嚴格的口腔衛生可防止產生口腔念珠球菌的感染(candidiasis)，特別是使用口服的溶液。
11.告訴患者說這些藥物會改變尿液的顏色(從紛紅至紅棕色)。此並不要緊，也無須中斷藥物的治療。
12.避免藥物接觸到皮膚或黏膜，因為會發生接觸性皮膚炎。
13.調配液體製劑要裝在黑色的瓶子內，因為這些藥物對光敏感。
14.不要使用變色的注射溶液或與其他溶液混合在同一隻注射筒內，要深部肌肉注射，避免SC注射，因為常常會造成組織的刺激。

23102 CHLORPROMAZINE

孕 C 乳 - 食 ± 泄 肝/腎 T½ 2/30h

Rx 12.5 MG, 25 MG, 50 MG, 100 MG/錠劑(T); 25 MG/ML/注射劑(I);

商　名
Chlorpromazine S.C.® (順華/人人)
Chlorpromazine® (信東/榮民) $3.64/I(25MG/ML-5ML)
Chlorpromazine® (應元)
Chlorpromazine® (榮民) $1.46/T(100MG), $0.55/T(25MG), $0.6/T(50MG)
Coliman S.C.® (培力) $1.5/T(100MG-PIC/S)
Morefine® (榮民) $1.5/T(100MG-PIC/S)
Reizer S.C.® (福元) $1.5/T(100MG-PIC/S)
Sintomin S.C.® (信東)
Solargin® (順華/人人)
Winhoamin S.C.® (福元/華琳) $1.5/T(50MG-PIC/S), $1.5/T(100MG-PIC/S),
Winsumin® (強生) $1.5/T(12.5MG-PIC/S), $2/T(25MG-PIC/S-箔), $1.5/T(25MG-PIC/S), $1.5/T(50MG-PIC/S)

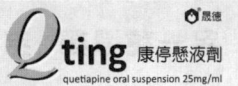

藥理作用 本藥適用於急性和慢性的精神病，躁狂的憂鬱的精神病之躁狂期，手術前後的鎮靜

，難駕馭的呃逆，急性間歇性吡咯紫質沈著症，破傷風和控制因藥物、手術或毒物所引起的嚴重噁心和嘔吐。血漿濃度肌注為口服投與的數倍。作用期範圍為3~6小時。

適應症 [衛核]精神神經症、不安、鎮靜劑、噁心、嘔吐呃逆

用法用量 1.成人：

a.精神病：口服−每天30~20mg。肌注−1天3次，1次25~50mg。(嚴重精神病−1天500~1,000mg)。

b.噁心/嘔吐：口服−每4~6小時1次，每次10~25mg。肌注−3~4小時1次，每次25~50mg。

c.手術前的鎮靜：口服−25~50mg。肌注−12.5~25mg。

d.吡咯紫質沈著症：口服−每天3~4次，每次25~50mg。肌注每天3~4次，每次25mg。

e.破傷風：肌注，靜注−1天3~4次，1次25~50mg。

f.呃逆：口服−1天3~4次，1次25~50mg。肌注−25~50mg 稀釋劑500~1000ml的生理食鹽水中，供點滴靜注。

2.孩童：口服−1天2~4次，1次0.55mg/kg。肌注−每6~8 小時1次。每次0.125~0.25mg。靜注−0.55mg/kg。

3.靜注溶液必須以生理食鹽水稀釋至1mg/ml，注射速度為1mg/min。長期使用患者劑量不能超過1天1,000mg。

不良反應 發熱，發疹，口渴，眩暈，起立性低血壓，思睡，錐體外徑症狀，少女會發生乳房腫脹與乳汁分泌，黃疸，白血球減少，血小板減少，貧血。

23103 CHLORPROTHIXENE

℞ 50 MG/錠劑(T);

商名

Taracten®(應元) $3.78/T(50MG-PIC/S)

Ucojn®(井田) $3.78/T(50MG-PIC/S)

藥理作用 本藥為thioxanthenes類的抗精神疾病藥物，它對急性和慢性的精神分裂症(思覺失調症)有。產生相當鎮靜作用和起立性低血壓。肌注投與期間，患者要保持躺臥。12歲以下孩童不要肌注投與及6歲以下孩童不要口服投與。抗膽鹼激性的副作用顯著。它並沒有比chlorpromazine優越。

適應症 [衛核]精神病狀態。

用法用量 1.成人：口服−開始時1天3~4次，1次25~50mg增加至理想的程度(1天最大量600mg)肌注−1天3~4次，1次25~50mg儘可能趕快改成口服。

2.孩童：口服−1天3~4次，1次10~25mg。肌注−12歲以上，和成人劑量相同。

23104 CLOTIAPINE

℞ 40 MG/錠劑(T);

商名

Etumine® ◎ (LAB. JUVISE/吉富) $6.2/T(40MG-PIC/S)

Etumine® ◎ (聯亞/吉富) $6.2/T(40MG-PIC/S),

藥理作用 本藥適用於長期性治療急性。亞急性和慢性精神分裂症(思覺失調症)，精神憂鬱症。

適應症 [衛核]精神病狀態

用法用量 口服，肌注或緩慢靜注，開始時每天40mg，漸增至每天120~160mg，維持劑量每天10~40mg。

23105 FLUPENTIXOL 2HCL

℞ 0.5 MG, 1 MG, 3 MG, 5 MG/錠劑(T); 20 MG/ML/注射劑(I);

商名

Fluanxol Depot® ◎ (H. LUNDBECK/禾利行)

Fluanxol® ◎ (H. LUNDBECK/禾利行) $4.88/T(1MG-PIC/S),

Flupen®(強生) $9.4/T(3MG-PIC/S)

Fulin®(羅得) $4.88/T(1MG-PIC/S)

Fute®(明德/東竹) $3.5/T(1MG), $14.1/T(5MG-PIC/S),

Fuxidol S.C.®(歐帕/瑩碩) $9.4/T(3MG-PIC/S)

Fuxitol S.C.®(歐帕/泰和碩) $9.4/T(3MG-PIC/S)

Moodytec S.C.®(瑞士) $9.4/T(3MG-PIC/S)

Pentixol®(皇佳/意欣) $9.4/T(3MG-PIC/S),

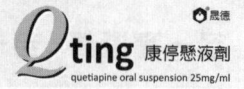

$2/T(0.5MG-PIC/S-箔), $1.88/T(0.5MG-PIC/S)

藥理作用 (1).1MG：

Flupentixol為一含有thioxanthene基之抗精神疾病藥物(neuroleptic)，針對抗精神疾病藥物活性(阻斷dopamine接受器)的所有行為試驗中，cis(Z)- flupentixol已被證實為一有效的抗精神疾病藥物。Flupentixol在臨床使用上活性範圍廣泛，會依劑量而有改變。Flupentixol在低劑量(1~2mg/天)具有抗抑鬱、減輕焦慮及激活的作用。在中等劑量(3~25mg/天)，flupentixol可用於治療急性及慢性精神病，flupentixol也有anti-autistic及使活化，和提升情緒的性質，使得flupentixol用於治療淡漠、退縮、抑鬱及缺乏動力的患者特別有效。

Flupentixol在劑量範圍內有減輕焦慮的作用，即使在高劑量治療下flupentixol提升情緒及抑制消除的作用仍可維持。高劑量治療並不會增加錐體外症狀之發生率。

(2).3MG；5MG：

Cis(Z)-flupentixol是thioxanthene類的抗精神疾病藥物。cis(Z)-flupentixol，藉拮抗中樞神經serotonergic 5-HT2及 dopaminergic D2接受體之作用機轉，可改善精神分裂症(思覺失調症)之幻覺、妄想、冷淡、孤僻性抑鬱、缺乏活動力、情感遲滯等症狀尤其對於治療冷漠、退縮、抑鬱和缺乏動機的患者特別有效。

(3).Depot：

Cis(Z)-flupentixol是thioxanthene類的抗精神疾病藥物。cis(Z)-flupentixol，藉拮抗中樞神經serotonergic 5-HT2及 dopaminergic D2接受體之作用機轉，可改善精神分裂症(思覺失調症)之幻覺、妄想、冷淡、孤僻性抑鬱、缺乏活動力、情感遲滯等症狀尤其對於治療冷漠、退縮、抑鬱和缺乏動機的患者特別有效。

Flupentixol decanoate係一長效性精神分裂症(思覺失調症)治療注射針劑，可以長期使用，特別是針對未能確實服藥的患者。對口服藥物遵醫囑性不佳的患者，flupentixol decanoate可以預防復發的頻率。

適應症 **[衛核]精神病狀態**

用法用量 本藥須由醫師處方使用。

(1).1mg錠劑：

成人：初劑量，每日早晨服用1mg或每天兩次，每次0.5mg。經一星期後，若有不適當的臨床反應，則將劑量增至每日2mg。，服用本藥2~3天後即可產生療效，若每天服用3mg，於一星期內尚未產生療效，則必須停藥。

老年人：老年患者應投與建議劑量使用範圍之最低量。

(2).3MG或5MG錠劑：

成人：劑量應視患者各別之情況而作調整，一般來說，開始時應投與低劑量，然後根據治療反應而增加劑量，以儘快達到適當的療效。維持劑量通常在早晨單一劑量投與。起始量為3~15mg/天，分成2~3次投與，如須要可增加到40mg/天。維持劑量通常為5~20mg/天。

老年人：老年患者應投與建議劑量使用範圍之最低量。

(3).Depot注射劑：

為達到最大精神病症狀治療效果及最少的副作用，每次注射的劑量和間隔時間應視患者個別之情況而作調整。

Flupentixol decanoate 20mg/毫升維持劑量通常是依據治療反應，間隔二~四星期注射20~40mg(1~2毫升)。

有些患者可能需要調高劑量或縮短注射的投與間隔。Flupentixol decanoate 20mg/毫升不適合作為鎮靜劑使用。若注射量大於2毫升應分兩劑於兩個部位注射。

不良反應 錐體外症候群可能出現，尤其在治療的前期。大部分患者其副作用通常能經由劑量的降低或抗帕金森氏症藥物的使用而被良好控制著，但不建議將抗帕金森氏症藥物作為常規的預防使用。對於持續不斷的靜坐不能，benzodiazepine及propranolol可能有效。

醫療須知 **如同其他抗精神疾病藥物，flupentixol應小心的使用於患有器質性腦病變、痙攣及進行**

性肝病之患者。易激動或過於活躍的患者，劑量不建議使用到25mg/天，因其活化作用會導致這些症狀惡化。若患者使用具有鎮靜作用之tranquillizers或nuroleptics抗精神疾病藥物，這些症狀可能會逐漸地消失。

23106 HALOPERIDOL

孕C 乳- 食+ 泄 肝/腎 T½ 13～35h

Rx 0.75 MG, 1 MG, 2 MG, 5 MG, 10 MG/錠劑(T); 70.52 MG, 5 MG/ML, 50 MG/ML/注射劑(I); 2 MG/ML/液劑(Sol); 2 MG/ML/滴劑(D);

商　名

Anin®(約克) $1.62/T(5MG-PIC/S), $2/T(5MG-PIC/S-箔),
Ansolin®(人人) $1.3/T(5MG),
Binin-U®(瑞士) $2.19/T(10MG-PIC/S), $1.62/T(5MG-PIC/S), $2/T(5MG-PIC/S-箔), $1.5/T(2MG-PIC/S), $2/T(2MG-PIC/S-箔), $59/Sol(2MG/ML-PIC/S-15ML), $22.4/I(5MG/ML-PIC/S-1ML),
Binison®(瑞士) $312/I(50MG/ML-PIC/S-3ML), $135/I(50MG/ML-PIC/S-1ML)
Gynedol®(福元/華琳)
Haldecan®(信東/榮民)
Haldol Decanoas®(JANSSEN/嬌生)
Haldol Decanoas® ◎ (裕利/嬌生) $135/I(50MG/ML-PIC/S-1ML),
Haldol® ◎ (裕利/嬌生) $22.4/I(5MG/ML-PIC/S-1ML),
Haldolin®(衛達) $1.62/T(5MG-PIC/S)
Haldomin®(健康化學/恆信) $59/Sol(2MG/ML-PIC/S-15ML), $122/Sol(2MG/ML-PIC/S-100ML)
Halin®(優生) $2/T(5MG-PIC/S-箔), $1.62/T(5MG-PIC/S)
Halolium Drops®(皇佳) $68/D(2MG/ML-PIC/S-60ML)
Halolium®(皇佳) $1.5/T(2MG-PIC/S),
Halopin®(強生) $1.5/T(0.75MG-PIC/S), $1.62/T(5MG-PIC/S)
Inin®(優生) $1.5/T(2MG-PIC/S),
Pandol®(應元/汎生) $22.4/I(5MG/ML-PIC/S-1ML), $32.4/I(5MG/ML-PIC/S-2ML)
Pandol®(汎生) $45.5/Sol(2MG/ML-30ML), $37.7/Sol(2MG/ML-15ML),

藥理作用 1.本藥為butyrophenone類抗精神疾病藥物，適用於精神障礙，狂躁憂鬱之精神病的狂躁期和治療抽搐及發音(gilles dela tourette的症狀)。

2.很強的抗精神病藥，錐體外徑反應發生率高。強力止吐作用。比其他很多相同藥物，產生較小的鎮靜和低血壓作用。12歲以下的孩童和帕金森患者不可使用(本藥是一種強力的dopamine阻斷劑)。

3.癲癇的患者要小心使用，因為本藥會降低驚厥閾值(convulsive threshold)。當用於偶發的狂躁時，要留意會轉變成嚴重的抑鬱，可能引發自殺的傾向。Lithium一起使用會誘發運動困難，震顫麻痺的症狀或癡呆。密切觀察患者，需要時給精神上 支持。定期做肝功能和血液檢查。

適 應 症 [衛核]Haldol Decanoas®可持續治療目前使用口服haloperidol達到穩定狀態成人病人的思覺失調症及情感思覺失調症(schizoaffective disorder)

用法用量 1.成人：a.初劑量：中度病況，年老或....患者0.5~2mg一天2~3次，嚴重症狀、慢性或有抗藥性的患者3~5mg一天2~3次。為快速控制病況，可用較高劑量。有些患者劑量需高達每日100mg以上，且長期使用高劑量的安全性尚未確立。b.維持劑量：一旦達到滿意的治療效果，應逐漸減至取低有效維持劑量。

2.兒童(3~12歲或15~40kg)：a.初劑量每日0.5mg。需要時可每隔5~7天增加0.5mg。每日劑量可分2~3次使用。此年齡層的劑量尚未確立。b.3~6歲兒童的其他建議劑量：激動不安和過動，每日口服0.01~0.03mg/kg，幼童自閉症，每日0.5~4mg。

3.肌注：2~5mg，視需要間隔4~8小時重覆一次。

不良反應 1.常見-外錐體反應、泌乳、噁心；2.偶有-失眠、焦慮、激動、頭痛、眩暈、心跳過快、性慾增加、視力模糊、口乾、厭食、嘔吐、腹瀉、支氣管痙攣、面皰、皮疹、光敏感、黃疸；3.嚴重-遲發性運動困難(長期使用)、喉痙攣、呼吸抑制、顆粒性白血球缺乏症、抗精神疾病藥物惡性症候群。

醫療須知 1.兒童、衰弱年老及曾對抗精神疾病藥物有不良反應者，可能需較低劑量。應逐漸調整至最低有效劑量。

2.服用本藥時，外錐體反應常於用藥後數天發生，症狀通常與劑量有關，減低劑量或併用抗帕金森氏症藥物可獲控制。

3.避免過度曝晒陽光。使用防晒乳液藥物可能造成光敏感。

4.避免開車或從事潛在危險性活動。

5.貯存條件：避光。

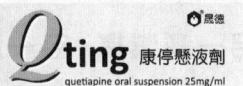

6.使用haloperidol特別是以靜脈注射或投與高於建議劑量治療時，可能發生包含猝死、QT-延長及Torsades de Pointes(TdP)之相關內容。

23107 LOXAPINE

孕C 乳 - 泄 肝/腎 半 19h

Rx 25 MG/膠囊劑(C);

商名

Lopac®(約克)
Losagen®(派頓)
Rosup®(瑞士) $3.94/C(25MG-PIC/S),

藥理作用 本藥為dibenzoxazepine類抗精神疾病藥物，它適用於精神分裂症(思覺失調症)治療，它能早期誘發強度的鎮靜作用，降低驚厥閾，產生低血壓和是一種中度的抗膽鹼激性劑。具有止吐作用，和可能產生眼毒性。16歲以下的孩童不要使用。常發生錐體外反應，通常為震顫麻痺樣性質。沒有內分泌異常的報告。濃縮液在投與前必須和橘子水或葡萄汁混合。

適應症 [衛核]精神病狀態。

用法用量 1.開始時10mg口服，1天2次。增加至理想的量(通常1天60~100mg)(1天最大量250mg)。
2.肌注−每4~6小時1次，每次12.5~50mg來控制急性精神激奮的患者。

不良反應 常見-思睡、外錐體作用、姿勢性低血壓。

23108 METHOTRIMEPRAZINE (LEVOMEPROMAZINE)

孕C 乳 ? 泄 肝/腎

Rx 25 MG/錠劑(T);

商名

Hirmazine®(福元/華琳)
Levohalte® ◎ (TSURUHARA/光亨)

藥理作用 本藥可能藉尚未確定的作用於許多次皮質區域(如邊緣系統，網狀組織，視丘)提昇疼覺的閾值，它還具有抗膽激性，抑制組織胺和抗腎上腺素激性的效應。

適應症 [衛核]躁病、精神病狀態、噁心、嘔吐、攻擊性與破壞性之行障礙。
[非衛核](1)可緩解不能行動患者中度至顯著疼痛。(2)手術前和手術後的鎮靜和止痛。(3)產科的止痛，做為這方面用途的藥物一定要避免呼吸抑制。

用法用量 1.精神分裂症(思覺失調症)：起始劑量，每天口服25~50mg，分成三份服用，其中比較大的一份應在晚上服用。睡前100~200mg，如果需要時可逐漸增加劑量，最多每天1g。10歲的小孩，口服12.5~25mg分成等量分次服用；最大劑量：每天37.5mg。可逐漸增加到最多每天1g。
2.輔助鎮痛劑用於治療重周邊疼痛：每4~8小時口服12.5~50mg。
3.治療周邊疼痛：每6~8小時肌肉注射或靜脈注射(以等量的NaCl 0.9%注射液稀釋後)12.5~25mg，並且至少第一次的少量應在睡前給與。最多50mg。或者每天經由注射器連續皮下注射輸液25~200mg(以NaCl 0.9%注射液釋)。小孩每kg體重0.35~3mg。
4.急性疼痛的控制：每4~6小時肌肉注射10~20mg，視需要調整藥量。
5.手術後止痛：起始劑量，2.5~7.5mg。
6.準備用藥：手術前45分鐘到3小時肌肉注射2~20mg。

不良反應 起立性低血壓(眩暈，昏眩，虛弱)，鎮靜，注射部位疼痛，健忘，睏倦。

醫療須知 1.本藥僅能深部IM注射投與，避免SC注射，因為會產生嚴重的組織刺激性。
2.在投與本藥後，要使患者臥躺6小時，以避色產生起立性低血壓。仔細的觀查患者的移動，若有需要立即要給予扶持。
3.反覆使用時，要轉移注射部位，以減少疼痛和發炎。
4.老年人或罹患心臟病且失去能力的患者，懷孕初期，以及有驚厥狀症之病歷的患者等服用本藥宜小心。
5.本藥不可與其他的藥物(除了atropine或scopolamine)混合在同一注射筒內，因為會產生配合禁忌。

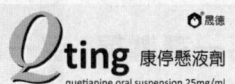

23109 PERPHENAZINE
孕C 乳? 泄 肝 半 9.5h

Rx 4 MG/錠劑(T); 2 MG/ML/注射劑(I);

商名
Animin S.C.® (福元/水星)
Antolon® (應元) $1.42/T(4MG)
Trilizin® (安星) $3.64/I(2MG/ML-1ML)

藥理作用 本藥為piperazines類抗精神疾病藥物，對精神病有效，同時用來控制手術或其他急性狀況所引起的嚴重噁心及嘔吐。對嚴重的神經官能症之憂慮及緊張的處理也有效。12歲以下的孩童不要使用。錐體外反應的發生率高。可能發生暫時性血壓，尤其是靜注。讓患者保持躺臥，而且要監視脈博及血壓。

適應症 [衛核]精神病狀態、噁心嘔吐

用法用量 1.口服：精神病－開始時1天2~4次，1次8~16mg(1天最大量64mg)，維持減至1天3次，1次4~8mg。焦慮和緊張狀態－1天3次，1 次2~4mg。噁心和嘔吐－1天8~16mg，分數次投與。
2.肌注－開始時5~10mg，每6小時重覆1次(1天最大量為30mg)。儘可能趕快改成口服使用。
3.靜注(僅嚴重嘔吐時)－使用0.5mg/ml的稀釋液，每分鐘滴注1mg(最大量為5mg)。

不良反應 常見-鎮靜，口乾，姿勢性低血壓，尿滯留，外錐體作用；嚴重者-無蠕動腸阻塞，再生不能貧血，顆粒性白血球缺乏，急性過敏反應。

23110 PIMOZIDE
孕C 乳- 食± 泄 腎/糞 半 55h

Rx 1 MG, 2 MG, 4 MG/錠劑(T);

商名
Fopo® (井田)
Pimo® (培力)
Topimo® (十全) $6.2/T(2MG-PIC/S)

藥理作用 本藥可用治療慢性精神病。

適應症 [衛核]精神病狀態。

用法用量 開始時口服1~2mg，以後逐漸增加，直到獲得最佳療效為止。本藥可與其他精神病治療劑併用。

不良反應 靜坐不能，歪頭，顫抖，動眼危象，運動衰退和動作僵硬，外錐體功能不全，鎮靜，睏倦。

醫療須知 服用本藥不可飲酒，會加強中樞神經的抑制作用。

23111 PROCHLORPERAZINE
孕C 乳? 泄 肝

Rx 5 MG/錠劑(T); 5 MG/ML/注射劑(I);

商名
Mormal® (明大/維民)
Novamin® ◎ (中化/塩野義) $15.3/I(5MG/ML-PIC/S-1ML),
Novamin® (東洋/塩野義) $1.5/T(5MG-PIC/S)
Novomit® (應元/豐田) $1.5/T(5MG-PIC/S), $2/T(5MG-PIC/S-箔)
Proazine® (衛肯) $2/T(5MG-PIC/S-箔), $1.5/T(5MG-PIC/S)
Prochlorperazine Maleate S.C.® (順華/人人)
Prochlorperazine Maleate® (人生) $0.69/T(5MG)
Prochlorperazine Maleate® (強生) $2/T(5MG-PIC/S-箔), $1.5/T(5MG-PIC/S)
Prochlorperazine Maleate® (福元/華琳) $1.5/T(5MG-PIC/S)
Prochlozine® (大豐)
Promin® (生達) $0.69/T(5MG),
Roumin® (優生) $1.5/T(5MG-PIC/S)
Volimin® (井田/天下) $1.5/T(5MG-PIC/S)

藥理作用 1.本藥piperazine類抗精神疾病藥物，可用來控制成人和2歲以上孩童的精神病，同時用來減輕噁心及嘔吐。廣泛用於手術前、後。孩童短期的嘔吐及不明原因的嘔吐不要使用。若有憂慮不安或興奮的現象產生時當即停藥。深部肌肉注射(避免皮下使用)，避免相同的針管混合其他藥劑。
2.常見錐體外徑反應，因此老年人，衰弱者和脫水的孩童或有急性病症者，要小心使用。靜注時要監視血壓，因為容易發生低血壓。腸胃外施用後要關照其行動

適應症 [衛核]精神病狀態、噁心、嘔吐

用法用量 1.成人：

a.精神病口服–1天3~4次，1次10mg，逐漸增加至最大的劑量(通常1天 100~150mg)。肌注–開始時10~20mg，2~4小時再重覆一次。儘可能趕快轉換口服投與。

b.噁心/嘔吐口服–1天3~4次，1次5~10mg。肌注–5~10mg，每3~4小時重覆1次，至1天最大量為40mg。靜注(嚴重嘔吐)– 靜注5~10mg或將20mg加到1公升的靜脈滴注液中，在誘導麻醉前15~30分，滴注。

2.孩童(2歲和20磅以上者)：精神病：口服–1天2~3次，1次2.5mg。肌注–0.06mg/磅

不良反應 睏倦、外錐體反應(靜坐不能、肌張力不足、帕金森症狀)。

23112 SULPIRIDE

℞ 50 MG, 100 MG, 200 MG, 400 MG/錠劑(T); 50 MG/膠囊劑(C);

商　名

Betamac® (SAWAI/興采)
Calm-Up® (瑞士/新瑞) $1.6/T(200MG-PIC/S), $2/T(200MG-PIC/S-箔)
Devodil® (REMEDICA/富富) $2/T(50MG-PIC/S-箔), $1.51/T(50MG-PIC/S)
Dogweisu® (應元/豐田) $1.51/C(50MG-PIC/S), $2/C(50MG-PIC/S-箔),
Dometon® (新喜國際/嘉林)
Homagyl® (利達/威勝) $1.51/T(50MG-PIC/S), $2/T(50MG-PIC/S-箔)
Lishin® (長安/世達) $1.6/T(200MG-PIC/S),
Logmal® (明大) $1.5/C(50MG-箔), $1.51/C(50MG-PIC/S)
Luride® (利達) $2/T(50MG-PIC/S-箔), $1.51/T(50MG-PIC/S)
Sopid-400Mg® (歐帕/瑩碩) $3.65/T(400MG-PIC/S)
Splotin® (元宙) $2/T(50MG-PIC/S-箔), $1.51/T(50MG-PIC/S)
Su'S® (約克) $1.08/C(50MG)
Sulgin® (華盛頓) $1.6/T(200MG-PIC/S)
Sulmatyl® (培力) $1.6/T(200MG-PIC/S), $1.51/T(50MG-PIC/S), $2/T(50MG-PIC/S-箔), $1.6/T(100MG-PIC/S)
Sulpi® (溫士頓) $2/C(50MG-PIC/S-箔), $1.51/C(50MG-PIC/S)
Sulpidin® (新喜國際) $1.51/C(50MG-PIC/S)
Sulpin® (榮民/信東) $1.6/T(200MG-PIC/S), $2/T(200MG-PIC/S-箔)
Sulpiride® (利達) $1.6/T(200MG-PIC/S), $2/T(200MG-PIC/S-箔),
Sulpiride® (安星) $1.6/T(200MG-PIC/S),
Sulpiride® (強生) $2/C(50MG-PIC/S-箔), $1.51/C(50MG-PIC/S)
Sulpiride® (應元) $1.6/T(200MG-PIC/S)
Sulpiride® (派頓/恆信) $1.3/T(200MG)
Sulpyride® (衛肯) $1.6/T(200MG-PIC/S)
Sulquinyl® (派頓) $1.51/C(50MG-PIC/S)
Sulyang® (世達)
Sunpylon® (羅得/瑪科隆) $1.51/T(50MG-PIC/S), $2/T(50MG-PIC/S-箔),
Suride® (明德/東竹) $1.6/T(200MG-PIC/S), $2/T(200MG-PIC/S-箔),
Surin® (優生) $2/T(200MG-PIC/S-箔), $1.6/T(200MG-PIC/S)
Susine® (瑞士) $1.6/T(200MG-PIC/S), $2/T(200MG-PIC/S-箔)
Sweet® (生達) $1.08/T(50MG)
U-Piride® (健喬信元/優良) $1.5/T(50MG-箔), $1.3/T(200MG)
Uispan® (汎生) $1.3/T(200MG)
Ulspan® (汎生) $1.08/C(50MG)
Wypiride® (信隆) $1.51/C(50MG-PIC/S)

藥理作用 本藥為一種新型的benzamide類的精神安定劑，它具有強力的抗dopamine作用，強力抑制 apomorphine或metaamphetamine等之 dopamine樣刺激作用(鼠)。又對犬之apomorphine嘔吐的抑制作用亦強。本藥亦具有潰瘍癒合作用。(詳見第54章)

適應症 [衛核]精神病狀態、消化性潰瘍

用法用量 1.精神分裂症(思覺失調症)：投與sulpiride時，通常成人1日300~600mg分次口服，又依年齡，症狀宜適量增減之，惟1日只可增量至1,200mg。

2.鬱病以及憂鬱狀態：投與 sulpiride時，通常成人1日150~300mg分次口服，又依年齡，症狀宜適量增減之，惟只可增量至1日600mg。

不良反應 詳見第54章。

醫療須知 1.由於本藥有止吐作用，所以會掩蓋其他藥劑中毒、腸阻塞、腦腫瘤等所引起嘔吐。

2.正在使用本劑之患者，請不要從事伴有危險性之開車等機械操作工作。

3.下列患者不可投藥。有疑似褐色細胞瘤的患者(有產生即刻血壓上升之慮)。

4.下列患者要謹慎投藥。(1)有心臟和血管疾病，低血壓及疑似有這些病症的患者。(2)有腎功能減低的患者。

5.對孕婦之投藥。有關本藥對妊娠期間投藥的安全性尚未確立，所以對於孕婦或可能經懷孕的婦女，判斷其治療上之有益性超越危險性時才可給藥。

23113 THIORIDAZINE

孕 C 乳 ? 食 ± 泄 肝/腎 半 26~36h

℞ 10 MG, 25 MG, 50 MG, 100 MG/錠劑(T);

商　名

Mellazine S.C.® (福元/華琳) $4.15/T(100MG-PIC/S),
Thinin® (新喜國際) $2.1/T(50MG)

Mellerzin SC.® (培力)
Melzin S.C.® (優生)
Thiodazine S.C.® (順華/人人)
Thirizine S.C.® (榮民) $1.5/T(25MG-PIC/S)

藥理作用 1.本藥為piperidines類抗精神疾病藥物，適用於精神障礙和憂鬱的神經精神病之短期治療。
2.可能對過份acitve或有攻擊性的孩童，酒精脫癮，難駁駕的疼痛和衰老有用
3.錐體外徑反應的發生率低，沒有止吐的作用，但為很強的的膽鹼激性作用。常導致口乾、便秘、尿液阻滯和陽萎(治療的早期)。若視覺改變(減退或褐視，夜間視覺有損)發生時，應停藥或減量。
4.長期治療期間，應定期做血液和肝功能試驗。

適應症 [衛核]躁病精神病狀態、攻擊性與破壞性之行為障礙

用法用量 1.成人：精神病開始時−1天3次，1次 50~100mg。維持量− 1天200~800mg，分2~4次。憂鬱的神精官能症：開始時1天3次，1次25mg，維持量−1天 20~200mg，分3~4次投與。
2.孩童(2歲以上)：0.5~3.0mg/kg/日，依病情的嚴重度而定。

醫療須知 本藥會使尿液變色由粉紅->紅色->淡棕色。

23114 TRIFLUOPERAZINE

孕C 乳 − 泄 肝

℞ 2 MG, 5 MG, 10 MG/錠劑(T); 2 MG/膠囊劑(C);

商名
Domilium® (汎生) $1.94/T(10MG)
Flurazin® (強生) $1.5/T(5MG-PIC/S), $2/T(5MG-PIC/S-箔)
Flurazine S.C.® (榮民) $1.03/T(2MG)
Flurazine® (榮民) $1.5/T(5MG-PIC/S),
Trirazine® (新喜國際) $1.03/C(2MG)

藥理作用 1.本藥為piperazines類抗精神疾病藥物，它適用於治療精神障礙和控制嚴重的神經精神病。
2.本藥為強效的藥劑，錐體外反應的發生率高，最大的反應可延緩2~3週。對老人或衰弱者要很緩慢的增加劑量。本藥作用長，對很多較不嚴重的病例允許1天1次。
3.將濃縮液稀釋到60ml適當的媒質中(液體或半固體)來增加可口的味覺。肌注的次數不要多過每4小時1次，因為有積蓄的危險。

適應症 [衛核]精神病狀態、噁心、嘔吐、攻擊性與破壞性之行為障礙

用法用量 1.成人：口服−開始時1天2次，1次2~5mg(1天最大量40mg)。維持量−1天2次，1次1~2mg。肌注−每4~6小時1次，1次 1~2mg(1天最大量10mg)。
2.孩童(6歲以上)：口服−1天1~2次，1次1mg。(較大孩童1天最大量15mg)肌注−1天1~2次，1次1mg。

不良反應 低血壓、睏倦、外錐體反應、光敏感、心跳過快、乳溢、發疹。

23115 Prochlorperazine Maleate S.C. 普洛陪拉辛糖衣錠 〝榮民〞® (榮民) $0.69/T

℞ 每 Tab 含有：PROCHLORPERAZINE MALEATE 8.1 MG

適應症 [衛核] 精神病狀態、噁心、嘔吐

用法用量 參照仿單

23116 Sintomin 信冬眠針 ® (信東)

℞ 每 2ml 含有：CHLORPROMAZINE HCL 10.0 MG

適應症 [衛核] 躁病、精神病狀態、噁心、嘔吐、攻擊性與破壞性之行為障礙

用法用量 參照仿單

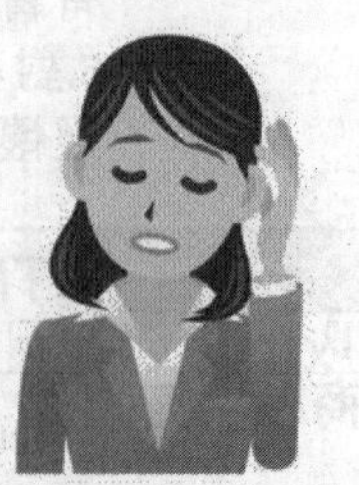

§23.2 血清素/度巴胺受體拮抗劑(第二代抗精神病劑)

23201 AMISULPRIDE▲

Rx 50 MG, 200 MG, 400 MG/錠劑(T);

商名

Amillian®(南光/鼎泰) $14.6/T(200MG-PIC/S)
Amsulpin® ＊ (信東) $14.6/T(200MG-PIC/S)
Cospirit® ＊ (健亞/瑩碩) $14.6/T(200MG-PIC/S), $35/T(400MG-PIC/S),
Misul® ＊ (中化) $14.6/T(200MG-PIC/S),
Mupod® ＊ (十全) $14.6/T(200MG-PIC/S)
Ribelite® ＊ (瑞士) $14.6/T(200MG-PIC/S),
Solian® ◎ (DELPHARM/賽諾菲) $14.6/T(200MG-PIC/S), $9/T(50MG-PIC/S), $35/T(400MG-PIC/S)
Superide® ＊ (衛達/健喬信元) $14.6/T(200MG-PIC/S),

藥理作用 Amisulpride為一種治療精神病的用藥，在分類上屬於benzamide。它的藥效學特性在於，它能選擇性的，主要作用於邊緣系統的D2&D3多巴胺受體(fopaminergi c receptors)。它對serotoninergic受體或其他組織胺、副交感神經或交感神經的神經受體不具親和力。
高劑量時，較偏好於阻斷mesolimgbic system而非紋狀體系統的多巴胺神經元，這種特殊的親和力，也許可以解釋amisulpride的抗精神病效果大於其錐體外症狀的副作用。
低劑量時，amisulprid主要作用於阻斷D2/D3多巴胺突觸前的受體，這可能可用以解釋其對負性症狀的效果。

適應症 [衛核]思覺失調症。

用法用量 1.急性期正性症狀：一天口服劑量400~800mg之間，最高可達每天1200mg，劑量須視個體反應差異加以調整，並應以個人的最低有效劑量持續治療。
2.負性症狀為主要表現者：一天口服劑量50mg~300mg之間，應該依照患者個人的需要及臨床反應，調整至最低有效劑量。
3.其病徵包括活性及負性症狀者：治療初期的劑量以能控制活性症狀為目的，約400mg~800mg/日，然後再根據患者的反應調整至最低有效劑量。
4.腎功能不足者(肌胺酸酐廓清率小於30ml/min)：劑量應調降至三分之一。
5.肝功能不全：amisulprid只有少量由肝臟代謝，因此肝功能不全患者並不需要調整劑量。

不良反應 1. 神經系統：失眠、嗜睡、錐體外徑症狀、早期不自主運動、遲發性運動困難。
2. 心血管系統：心跳變慢、低血壓、姿勢性低血壓、QT波延長。
3. 消化系統：噁心、嘔吐、口乾、便秘。
4. 內分泌及代謝系統：性慾障礙、體重增加、月經失調或停止、乳溢、男子女乳症、高泌乳素血症。
5. 視力調節障礙。

醫療須知 1.本藥主要由腎臟排除，患者若有腎功能不全，則應降低劑量。對於嚴重的腎衰竭患者，無相關臨床使用資料。
2.癲癇患者，必須進行密切的臨床及腦波監測。
3.巴金森氏症患者，當確實需要時再處方本藥。且服用時須小心。基於安全考量，如同其他的新藥，不建議用於孕婦。
4.老年人的反應較敏感，因此用本藥時應小心。

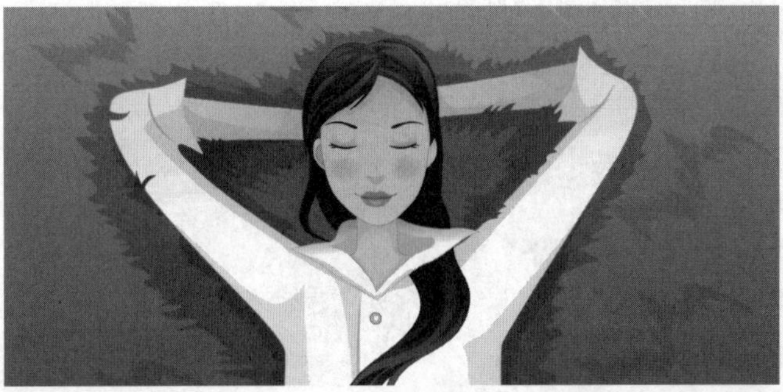

23202

23202 ARIPIPRAZOLE

孕 C 乳 - 泄 肝 半 75h

℞ 300 MG, 400 MG, 300 MG/ML, 400 MG/ML/注射劑(I);

Abilify Maintena

商　名 **Abilify Maintena®** (OTSUKA/大塚)
$7382/I(400MG-PIC/S-400MG), $7382/I(300MG-PIC/S-300MG),

藥理作用 1.本藥品的療效可能是透過對多巴胺D_2和血清素5-HT1A受體的部份促動作用，以及對血清素素5-HT2A受體的拮抗作用所致。
2.對於腎上腺素α_1受體、組織胺H_1受體有中等親和力。

適應症 [衛核]1.治療成人的思覺失調症。
2.成人的第一型雙極性疾患維持治療之單一療法。

用法用量 1.本藥僅可由醫療專業人員進行肌肉注射。
2.本藥的建議起始劑量和維持劑量為每個月400毫克(至少在前一次注射的26天後投與下一個劑量)。
3.對從未使用過aripiprazole的病人，建議在開始使用本藥治療之前須先確立其對口服aripiprazole之耐受性。由於口服aripiprazole之半衰期特性，需要至少2週的時間，全面評估aripiprazole的耐受性。
4.單劑注射起始：
第一個劑量注射後，須接受連續14天的口服aripiprazole (10~20毫克)。
5.雙劑注射初始治療：
a.開始治療當天，在兩個不同注射部位，分別注射一劑400毫克本藥，同時口服aripiprazole 20毫克。
b.投與下個月400毫克單劑注射維持劑量時，不得早於前一次注射的第26天。
6.如投與雙劑400毫克劑量發生不良反應，考慮之後減低其維持劑量至每個月300毫克。

不良反應 最常見的不良反應(發生率為5%(含)以上，且在aripiprazole組的發生率至少為安慰劑組的兩倍以上)：體重增加、靜坐不能、注射部位疼痛及鎮靜。

醫療須知 1.可能發生直立性低血壓，有心血管疾病，腦血管疾病或會使病人產生低血壓之情形，使用要特別小心。
2.有癲癇病史或可能使癲癇發作的狀況時，要注意癲癇的發作。
3.可能損害判斷、思考及運動能力，操作危險的機械性工作時應特別小心。
4.會破壞身體降低核心體溫之能力，處於各種導致核心體溫升高情況之病患應特別小心，可能會造成休克。
5.長者特別是患重度阿茲海默症病患，使用本藥品及其他抗精神病藥物時須特別小心，避免因吞嚥問題導致吸入性肺炎。
6.服用抗精神疾病藥品aripiprazole(ABILILIFY，ABILIFY MAINTENA，ARISTADA及其學名藥)後可能出現強迫性或無法控制之賭博、暴飲暴食、衝動購物、過度性行為之情形。
7.完整資訊內容請參閱藥品仿單，並以仿單記載為準。

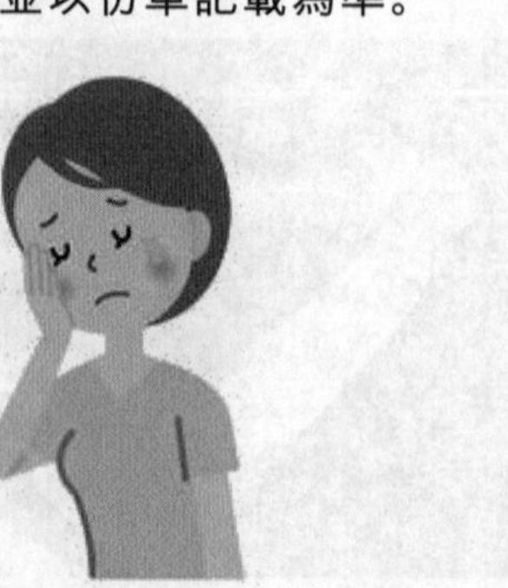

23203 BREXPIPRAZOLE

Rx

0.25 MG, 0.5 MG, 1 MG, 2 MG, 3 MG, 4 MG/錠劑(T);

REXULTI® brexpiprazole tablets

商　名 **Rexulti®** (OTSUKA/大塚) $72/T(4MG-PIC/S), $72/T(2MG-PIC/S), $42/T(1MG-PIC/S), $72/T(3MG-PIC/S)

藥理作用 Brexpiprazole可能是藉由血清素5-HT1A與多巴胺D_2受體之部分致效作用以及血清素5-HT2A受體之拮抗作用的合併作用而產生療效。

適應症 [衛核]1.思覺失調症。
2.阿茲海默症(Alzheimer's disease)之失智症相關激動症狀。
使用限制：REXULTI不適合作為視需要給予(PRN)方式治療阿茲海默症(Alzheimer's disease)之失智症相關激動症狀。

用法用量 1.思覺失調症：
a.對思覺失調症成人病人的建議起始劑量為第1天至第4天，每日一次，每次1毫克，可與食物一起服用或單獨服用。
b.在第5天至第7天時，將劑量調整至每日2毫克，然後根據病人的臨床反應與耐受性，在第8天將劑量調整至4毫克。成人每日的最大建議劑量為2至4毫克。
2.阿茲海默症(Alzheimer's disease)之失智症相關激動症狀：
a.對阿茲海默症之失智症相關激動症狀病人的建議起始劑量為第1天至第7天，每日一次，每次0.5毫克，可與食物一起服用或單獨服用。
b.在第8天至第14天時，將劑量調整至每日1毫克，並在第15天將劑量調整至每日2毫克。建議的目標劑量為每日一次，每次2毫克。
c.然後根據病人的臨床反應與耐受性，至少在14天後才可以將劑量增加到每日最大建議劑量3毫克。
3.對於已知為CYP2D6不良代謝者以及同時服用CYP3A4抑制劑、CYP2D6抑制劑或強效CYP3A4誘導劑之病人，建議應做劑量的調整。

不良反應 患有失智症相關精神疾病之老年病人的死亡率會增加、患有失智症相關精神疾病的老年病人的腦血管不良反應(包括中風)、抗精神病藥物惡性症候群(NMS)、遲發性運動困難、新陳代謝變化、病態性賭博和其他強迫性行為、白血球減少症、嗜中性白血球減少症與顆粒性白血球缺乏症、直立性低血壓與暈厥、跌倒、癲癇發作、體溫調節功能異常、吞嚥困難、認知及運動能力受損的可能性。

醫療須知 1.服用抗精神病藥物的失智症相關精神疾病的老年病人，有增加死亡的風險性。除了阿茲海默症(Alzheimer's disease)之失智症相關激動症狀之外，本藥未被核准用於治療其他失智症相關的精神疾病。
2.本藥在患有失智症之老年病人的安慰劑對照試驗中，隨機分配至risperidone、aripiprazole與olanzapine的病人之中風(包括致命的中風)與暫時性腦缺血發作(transient ischemic attack)的發生率較高。
3.投與抗精神病藥物，包括本藥，與一種可能致命的複合症狀 - 稱為「抗精神病藥物惡性症候群(NMS)」有關。如懷疑發生抗精神病藥物惡性症候群(NMS)，須立即停用本藥並積極施以症狀治療及監控病情。
4.服用抗精神病藥物的病人，可能發生遲發性運動困難，這是一種包含潛在性不可逆的、不自主的、運動障礙的症候群。

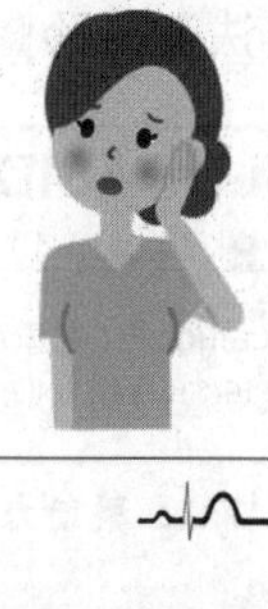

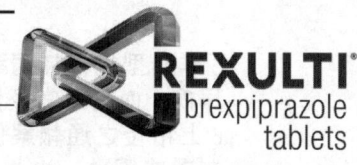

5.非典型抗精神病藥物，包括本藥，已知會造成新陳代謝變化，包括血糖過高症、糖尿病、血脂異常及體重增加。
6.上市後之通報案例中，曾有服用本藥的病人發生強烈的衝動，特別是賭博及無法控制這些衝動。
7.必須小心地監控有臨床上顯著的白血球減少的病人是否有發燒或其他感染的症狀或徵兆，若有這樣的症狀或徵兆，應立即治療。
8.非典型抗精神病藥物會引起直立性低血壓和暈厥。一般而言，這些風險在剛開始治療時與劑量調升期間最高。
9.抗精神病藥物，包括本藥，可能造成嗜睡、直立性低血壓、運動和感覺失調，而導致跌倒及隨後發生骨折或其他損傷。
10.如同其他抗精神病藥物，本藥可能引起癲癇發作。
11.非典型抗精神病藥物被認為具有破壞身體自身降低核心體溫的能力。
12.食道蠕動不良和哽嗆已知與抗精神病藥物之使用有關。在可能發生哽嗆的病人身上，使用抗精神病藥物(包括本藥)時應該特別謹慎。
13.和其它的抗精神病藥物一樣，本藥也可能會損害判斷、思考或運動的能力。
14.完整資訊內容請參閱藥品仿單，並以仿單記載為準。

23204 CLOZAPINE▲

孕B 乳- 食 土 酒 泄 肝 半 8~12h

Rx 25 MG, 100 MG/錠劑(T);

商名

Clopine®（瑞士）$3.42/T(100MG-PIC/S), $2.6/T(25MG-PIC/S)
Closian® *（瑞士/新瑞）$3.42/T(100MG-PIC/S), $2.6/T(25MG-PIC/S)
Clozaril® ◎（大昌華嘉/邁蘭）$3.42/T(100MG-PIC/S)
Mezapin® *（強生/鼎泰）$2.6/T(25MG-PIC/S), $3.42/T(100MG-PIC/S),
Uspen®（優生）$3.42/T(100MG-PIC/S)
Zapine® *（信東）$3.42/T(100MG-PIC/S), $2.6/T(25MG-PIC/S)

藥理作用 1.本藥為精神安定劑，其可干擾多巴胺和腦部邊緣系統D_1和D_2受體的結合。
2.本藥可緩解正性和負性精神分裂症(思覺失調症)狀，都不會有錐體外徑的症狀。

適應症 [衛核]1.其他藥物治療失效的思覺失調症病患。
2.降低思覺失調症或情感性分裂症的復發性自殺行為。
3.帕金森氏症期間的精神疾病。

用法用量 起始劑量每天25~50mg並以2星期間隔逐步調整至目標劑量，每天劑量350~450mg，分3次服用，每天最大劑量為900mg。

不良反應 1.常見-心跳過快，暫時性發燒。
2.偶有-思睡，唾液分泌過量。嚴重-暫時性自主神經症狀、低血壓、噁心、嘔吐、尿滯留、胃腸蠕動減緩。
3.顆粒性白血球缺少、嗜中性白血球低下症、抗精神疾病藥物惡性症候群。

醫療須知 (1)可能影響到開車和操縱機器的能力。(2)癲癇、心臟血管、腎和肝臟患者使用本藥宜小心。(3)本藥有可能導致顆粒性白血球缺少其症狀，包括類流感症狀、發燒、喉嚨痛、嗜睡及其他感染等，宜小心。(4)如出現劇烈腹痛、嘔吐、食慾不振、全身無力等症狀。(5)此藥曾有引起缺血性腸症(Ischemic Bowel Disease)並致死之病例報告，宜注意使用劑量。(6)clozapine所引起的便秘，雖然不常見，但可能會惡化成嚴重的腸道併發症。若無法及時診斷和治療，可能導致住院甚至死亡。

23205 LURASIDONE HCL

Rx 20 MG, 40 MG, 80 MG/錠劑(T);

商名

Latuda®（生達/住友）$21.6/T(20MG-PIC/S), $86/T(80MG-PIC/S), $42/T(40MG-PIC/S)

藥理作用 1.本藥治療思覺失調症(schizophrenia and bipolar depression)的作用機轉尚未知。
2.其思覺失調症的療效可能是經由結合中樞多巴胺第二型(D2)和血清素第二型(5-HT2A)受體拮抗作用所調控。

適應症 [衛核] 1、思覺失調症：用於治療成人和青少年(13至17歲)的思覺失調症。
2、第一型雙極性疾患之鬱症發作：單一療法用於治療患有第一型雙極性疾患之鬱症發作的成人和兒童及青少年(10至17歲)病人。配合鋰鹽或Valproate之輔助療法用於治療患有第一型雙極性疾患之鬱症發作的成人病人。

用法用量 1.本藥的建議起始劑量為每日40毫克，一天一次。起始劑量不需調整(titration)。本藥在每日40毫克至160毫克的劑量範圍是有療效的。本藥應與食物併服(至少350卡路里)。建議最大劑量為每日160毫克。
2.本藥應與食物併服(至少350卡路里)。與食物併服會增加本藥的吸收。與食物併服其AUC約增加2倍，Cmax約增加3倍。

不良反應 1.常見：心搏過速、視線模糊、腹痛、腹瀉、肌酸磷酸激酶增加、食慾減低、皮疹、皮膚搔癢、高血壓。
2.不常見：貧血、第一級房室傳導阻滯、心絞痛、心搏過緩、眩暈、胃炎、腦血管意外、發音困難、不正常夢境、恐慌發作、睡眠疾病、排尿困難、閉經、經痛。
3.罕見：猝死、橫紋肌溶解症、腎衰竭、乳房變大、乳房疼痛、不正常泌乳、勃起功能障礙、血管性水腫。

醫療須知 1.患有失智症相關精神疾病的老年患者服用抗精神疾病藥物，會增加死亡的風險。
2.心血管不良反應，包含患有失智症相關精神疾病老年患者的中風發生率增加
3.服用抗精神疾病藥物，包括本藥，與一種可能致命的複合症狀，稱為「抗精神病藥物惡性症候群(NMS)」有關。
4.服用抗精神病藥物的患者，可能發生的一種症候群(遲發性運動困難)，導致一些潛在性地不可逆的，不自主的運動障礙(dyskinetic movements)的發生。
5.非典型抗精神病藥物已被發現與代謝變化有關，如可能增加心血管/腦血管風險。
6.與其他拮抗多巴胺D2受體的藥物一樣，本藥會增加催乳素。
7.已有報告顯示使用抗精神病藥物會造成白血球減少和嗜中性白血球減少。
8.本藥可能會造成姿勢性低血壓及暈厥，可能是由於其α1-腎上腺接受體拮抗作用的緣故。相關的不良反應包括：頭昏、頭暈、心搏過速及心搏過緩。
9.使用本藥時需注意有癲癇病史或是可能降低癲癇發作閾值狀況的患者，如阿茲海默失智症。65歲或以上族群，可能比較容易發生癲癇發作閾值降低的情形。

23206 OLANZAPINE▲

孕C 乳- 食± 酒 泄 肝 t½ 33h

℞ 2.5 MG, 5 MG, 10 MG/錠劑(T);　10 MG/注射劑(I);

商名

APO-Olanzapine ODT® (APOTEX/鴻汶) $29.1/T(5MG-PIC/S), $45.5/T(10MG-PIC/S),
Brexa® ∗ (強生/保瑞) $45.5/T(10MG-PIC/S)
Byraxo® ∗ (歐帕/瑩碩)
Exprexa LYO® (杏林新生/東竹) $330/I(10MG-PIC/S-10MG)
Exprexa® ∗ (明德/東竹) $45.5/T(10MG-PIC/S), $29.1/T(5MG-PIC/S)
Lanapine® ∗ (五洲/勝群) $45.5/T(10MG-PIC/S), $29.1/T(5MG-PIC/S)
Nodoff® ∗ (瑞士) $29.1/T(5MG-PIC/S),
Nodoff® ∗ (瑞士/新瑞) $45.5/T(10MG-PIC/S),
Okpine® ∗ (南光) $29.1/T(5MG-PIC/S), $45.5/T(10MG-PIC/S)
Olan® ∗ (中化) $45.5/T(10MG-PIC/S), $29.1/T(5MG-PIC/S),
Olandus® (ZYDUS/吉富) $45.5/T(10MG-PIC/S)
Olanzine® ∗ (中生/幸生) $29.1/T(5MG-PIC/S)
Olipine® ∗ (台裕) $29.1/T(5MG-PIC/S), $45.5/T(10MG-PIC/S),
Olzapine® ∗ (皇佳/意欣) $45.5/T(10MG-PIC/S), $29.1/T(5MG-PIC/S)
Ozapex Orodispersible® (PHARMATHEN/上亞) $29.1/T(5MG-PIC/S), $45.5/T(10MG-PIC/S)
Slanpine Orodispersible® ∗ (優良)
Su-Chin® ∗ (溫士頓) $45.5/T(10MG-PIC/S),
Ubixa® ∗ (聯亞) $29.1/T(5MG-PIC/S), $45.5/T(10MG-PIC/S)
Waka-Olanzapine ODT® (TORRENT/若草)
Zaprinse® ∗ (衛達/健喬信元) $29.1/T(5MG-PIC/S)
Zyprexa Zydis® ◎ (LILLY/禮來) $45.5/T(10MG-PIC/S), $29.1/T(5MG-PIC/S)
Zyprexa® ◎ (LILLY/禮來) $45.5/T(10MG-PIC/S), $330/I(10MG-PIC/S-10MG), $29.1/T(5MG-PIC/S)

藥理作用 1.本藥為第二代抗精神病藥，對多種神經傳導受體具廣泛藥理作用：serotonin5-HT_2A/C

23206

，5-HT_3，5HT_5；dopamine D_1，D_2，D_3，D_4，D_5；muscarinic M_{1-5}; adrenergica1α_1和 histamine H_1。在試驗動物行為時，本藥為5HT(serotonin)，dopamine及cholinergic 的拮抗劑，與其受體結合的形式相吻合。

2.本藥在體外對5HT2受體結合的親和力較強，在體內比較時，其與serotonin 5HT2的效力亦比與dopamine D_2受體的親和力及活性為強。

3.於電生理研究中，顯示本藥選擇性地減弱mesolimbic(A10)多巴胺神經細胞的觸發，但對有關運動功能的橫紋肌(A9)神經傳導途徑幾無影響

4.本藥減弱動物之制約退避反應，抗精神病作用指標之試驗所需劑量低於引發用以評估運動方面之副作用的測試，一種運動機能副作用的指標項目所需之劑量

5.本藥在一項「抗焦慮」的試驗中，增加反應能力，與其他許多抗精神病藥品之效果，迥然不同。

適應症 [衛核]精神分裂症(思覺失調症)及其他明顯有正性及/或負性之精神病，雙極性疾患之躁期發作，預防雙極性疾患之復發。

用法用量 1.本藥適用於精神病分裂症及其他明顯有正性症狀之精神錯亂症(例如妄想、幻覺、思緒紊亂、敵意及疑懼)及/或負性症狀之精神錯亂症(例如情感冷淡、情緒萎縮、社交退袪、語辭匱乏)之急性及維持性治療，亦可作持續治療之方式使用。

2.口服：本藥的建議起始劑量為每天一次，每次10mg。進食不妨礙有效成分之吸收，故服藥時間不受用餐時間之限制。每天本藥劑量範圍為5~20mg，實際劑量可憑臨床之需要而調整。惟有經由適當之臨床評估後，才可建議將劑量調整至常用每日劑量10mg以上。如臨床情況許可時，老年患者的起始劑量可採較低劑量每天5mg。其他患者如腎功能有嚴重障礙時，或肝功能欠佳者，亦應考慮每天5mg為起始劑量。如患者為年邁，女性及從未吸煙的三項條件兼備者，其對本藥之代謝作用可能會減弱，起始劑量亦可酌情降低。

3.注射劑：

a.本藥限肌肉注射，不可靜脈或皮下注射。建議的起始劑量為10mg，以單次肌肉注射給予，可依患者臨床症狀調整，給予較低劑量。第一次注射2小時後，依患者臨床症狀，可給予第二次注射，24小時內不能注射超過3次。每日最大劑量30mg。

b.>60歲以上的老年患者，建議給予較低的起始劑量。

c.腎或肝功能受損的患者，建議給予較低的起始劑量。

d.本藥應為短時間使用，最多連續使用3天。

e.輕輕搖勻至粉末完全溶解為黃色溶液，配製後為濃度5mg/mL之溶液。

不良反應 1.在臨床試驗中，服用本藥後，1~10%的機會偶見其他不良的反應，包括頭暈，難以靜坐、食慾亢進、手足水腫、姿勢性低血壓、口乾及便秘、肝臟氨基轉移酶(ALT/SGPT及AST/SGOT)之數值亦偶而會短暫上升，然而並無徵狀；無徵狀的嗜伊紅血球增多症，亦偶而見之。

2.注射劑最常見的不良反應是嗜睡，其它可能發生的不良反應有：注射部位不適；姿勢性低血壓，心跳過速或心跳過慢等。

醫療須知 1.致類神經病症狀劑所引起之惡性症候群(NMS)：於臨床試驗過程中，服用本藥之患者未曾有出現NMS之報告。但有因使用其他抗精神病藥品產生致類神經病症狀劑所引起之惡性症候群(NMS)的病例報告，NMS為一種可能致命性的綜合徵狀，NMS在臨床上的徵候包括高燒、肌肉僵直、精神異常、及自主神經功能不穩的證據(不整脈或血壓不正常、心悸、盜汗及心律不整)。

2.服用本藥的患者不宜開車或從事具危險性的工作。

3.有心臟病、肝病、青光眼、攝護腺肥大、排尿困難、癲癇病史、乳癌或嚴重便祕的患者，使用本藥宜小心。

4.提醒患者使用本藥等藥物在發生高血糖及糖尿病等不良反應的風險。對於開始使用非典型抗精神病藥品的糖尿病確定患者，應常規性監測其血糖控制狀況是否有惡化現象。在某些案例中，停止使用非典型抗精神病藥品可緩解其高血糖症狀；然而部分患

者在停用懷疑的非典型抗精神病藥品之外，還需給予糖尿病治療藥品。

5.Olanzapine時應告知病人可能會發生嚴重皮膚不良反應症狀及何時應立即就醫，若病人出現疑似DRESS症狀，應立即停止使用olanzapine。

23207 PALIPERIDONE☆▲

孕C 乳 - 泄 腎/肝 t½ 23h

Rx 3 MG, 3 MG, 6 MG, 9 MG/持續性錠劑(T.SR); 156 MG/ML/注射劑(I); SR 3 MG, 9 MG, 100 MG/ML, 200 MG/ML/持續性製劑(SR);

商名

Berydone ER® ＊ (台灣渥克/歐帕)$99/T.SR(9MG-PIC/S), $50/T.SR(3MG-PIC/S), $99/T.SR(6MG-PIC/S)

Donvex® (歐帕/瑩碩)$99/T.SR(6MG-PIC/S), $48/T.SR(3MG-PIC/S), $93/T.SR(9MG-PIC/S)

Invega ER® ◎ (JANSSEN CILAG/嬌生)$114/T.SR(6MG-PIC/S), $60/SR(3MG-PIC/S),

Invega ER® ◎ (裕利/嬌生)$117/SR(9MG-PIC/S)

Invega Hafyera PR® (JANSSEN/嬌生)$40107/SR(200MG/ML-PIC/S-3.5ML)

Invega Sustenna PR® ◎ (裕利/嬌生) $6412/SR(100MG/ML-PIC/S-0.75ML), $3076/SR(100MG/ML-PIC/S-0.5ML), $7958/SR(100MG/ML-PIC/S-1ML), $8229/SR(100MG/ML-PIC/S-1.5ML),

Invega Trinza PR® (JANSSEN/嬌生) $22583/SR(200MG/ML-PIC/S-1.75ML), $15783/SR(200MG/ML-PIC/S-1.32ML), $25219/SR(200MG/ML-PIC/S-2.62ML), $10278/SR(200MG/ML-PIC/S-0.88ML)

Pardone ER® ＊ (中化) $99/T.SR(6MG-PIC/S), $99/SR(9MG-PIC/S), $50/SR(3MG-PIC/S)

Symvaga® ＊ (PHARMATHEN/健喬信元)

藥理作用 1.Paliperidone是risperidone之主要活性代謝物。(+)–paliperidone及(-)-paliperidone鏡像異構物於體外之藥理活性在定量或定性上皆相似。

2.Paliperidone之作用機轉就如同其他對精神分裂症(思覺失調症)有效之藥物般是未知的，但推測此藥物之精神分裂症(思覺失調症)療效是藉由結合其對中樞dopamine type2(D2)以及serotonin type2(5H2A)受體之拮抗作用而產生。

3.Paliperidone也是α1及α2 adrenergic受體以及H1histaminergic受體之拮抗劑。

4.Paliperidone沒有cholinergicmuscarinic或β1 -以及β2 –adrenergic受體的親合性。

適應症 [衛核]治療思覺失調症。分裂情感障礙症之急性治療的單一治療藥物或作為情緒穩定劑及(或)抗憂鬱劑的輔助用藥。

用法用量 (A)口服：持續性錠劑：

1.精神分裂症(思覺失調症)：本藥持續性藥效錠之建議劑量為每日一次，每次3~12mg，在早晨投與。不需要開始之劑量調整。

2.某些患者可以在高至每日12mg中獲得好處，而另一些患者只要在每日3mg之較低劑量就有效。劑量增加至高於每日6mg時，必須經過臨床上的重新評估，一般期間必須超過五天。

3.當決定增加劑量時，建議每日增加3mg。最大建議劑量為每日12mg。

4.本藥必須搭配液體整粒吞服。錠劑不可嚼碎、剝半或磨粉。此藥具有設計作為控制藥物釋出速度之不可吸收外殼。此錠劑外殼會隨著不可溶核心物質排出體外。

5.腎功能不全：劑量必須各別針對患者之腎功能狀況而定。對於輕度腎功能不全患者(肌酸酐廓清率50至<80mL/min)，最大建議劑量為每日6mg。對於中到重度腎功能不全患者(肌酸酐廓清率10至<50mL/min)，本藥最大建議劑量為每日3mg。

(B)注射：持續性懸浮劑：

1.本藥應每3個月注射一次。注射用藥給藥之前，均應先肉眼觀察是否有異物及變色的現象。一定要用力振搖至少15秒，以確保形成均勻的懸浮液。應於用力振搖後的5分鐘內注射本藥。Invega Hafyera PR為每6個月注射1次。

2.本藥僅供肌肉注射使用。切勿透過任何其他途徑給藥。應小心避免不慎注入血管。應一次注射全部劑量；切勿將一劑分成數次施打。應緩慢注入手臂三角肌或臀部肌肉深部。

3.投予本藥時僅可使用本藥注射套組中所提供的薄壁針頭。切勿使用1個月一次paliperidone palmitate持續性藥效注射用懸浮劑注射套組中的針頭或其他市售針頭，以降低發生阻塞的風險。

不良反應 1.不良藥物反應≥2%使用本藥的患者，以下不良反應隨著劑量增大：失眠、直立性低血壓、唾液分泌過多、高血鈣、肌張力減退、肌張力增強(2.8%)、錐體外症狀(5.4%)、帕金森氏症。

2.不良藥物反應≥5%使用本藥的患者，甚至是安慰劑的至少2倍包括高血鉀和錐體外症狀。

醫療須知 1.Paliperidone 並無特殊的解毒劑。應採取一般支持性的療法。若發生緊急的過量情形，應考慮多種藥物涉入的可能性。

2.依據少數人類服用過量經驗，最大服用劑量為405mg，症狀為錐體外症狀及關節不穩，其他可觀察的症狀是暈眩，鎮靜，心搏過速，血壓過高及QT 波延長。

3.本藥會增加具有老年失智性精神病老年患者之死亡率。本藥緩釋錠不建議用於治療老年失智性精神病。

4.Paliperidone會造成校正後QT(QTc)間期中度延長。Paliperidone必須避免與已知會造成校正後QT(QTc)間期延長之藥物併用，包括class1A(例如，quinidine、procainamide)或classIII(例如，amiodarone、sotalol)之抗心律不整藥物、抗精神疾病藥物 (例如，chlorpromazine、thioridazine)、抗生素(例如，gatifloxacin、moxifloxacin)，或其他類已知會延長QTc間期之藥物。Paliperidone亦應避免用於先天性長QT症候群患者及有心律不整病史之患者。

5.有報告指出一種可能致死複合症狀之抗精神疾病藥物惡性症候群(NMS)與抗精神病藥有關，其中包含paliperidone。臨床之NMS症狀有高熱、肌肉僵硬、意識改變以及自律神經失調(脈搏失調、血壓失調、心跳過速、出汗、以及心律不整)。其他之症狀可包含肌酸磷酸激酶升高、肌紅素尿症(橫紋肌溶解)及急性腎衰竭。

6.已診斷為糖尿病之患者在開始以第二代抗精神疾病藥物治療時必須定期監控以防止血糖惡化。有糖尿病風險之患者(例如，肥胖、家族糖尿病史)於開始以第二代抗精神疾病藥物治療時，必須在開始與治療期間測量空腹血糖。任何患者以第二代抗精神疾病藥物治療時必須監測高血糖之徵狀，包含口渴、多尿、多吃，以及虛弱。

7.Paliperidone在部份患者會導致姿勢性低血壓及昏厥，因為其有alpha-blocking之活性。本藥必須小心使用於已知有心血管疾病之患者(例如，心衰竭，心肌梗塞或局部缺血病史，傳導異常)，腦血管疾病，或患者易有低血壓 (脫水，低血容積，及以抗高血壓藥物治療中)。

8.本藥應該小心用於有癲癇病史之患者或其他會可能降低癲癇閥值之情況。在大於65歲的患者，降低癲癇閥值之情況較為常見。

9.如同其他拮抗dopamineD2受器之藥物，paliperidone投與時會提高泌乳素濃度，而在長期間投與會維持高泌乳素濃縮。Paliperidone具有升高泌乳素效果，相似於risperidone，其較其他抗精神病藥與較高之泌乳素濃縮有關。

10.抗精神疾病藥物，包含本藥，可能傷害判斷、思考或行動性。患者必須瞭解到要注意一些活動如操作危險機械、駕駛汽車，直到他們理性的確信paliperidone治療不會對他們有不良的影響。

11.姿勢性低血壓：患者必須被告知有姿勢性低血壓之風險，特別是在開始服用、重新開始服用以及增加劑量時。

12.酒精：服用本藥之患者應被告知不宜攝取酒精。

23208 QUETIAPINE FUMARATE▲

孕C 乳 - 食 ± 酒 泄 肝/腎 T½ 6h

Rx

25 MG, 100 MG, 200 MG, 300 MG/錠劑(T); 25 MG/ML/懸液劑(Sus); SR 57.56 MG, 150 MG, 200 MG, 230.24 MG, 230.26 MG, 345.36 MG, 345.38 MG, 345.41 MG, 460 MG/持續性製劑(SR);

商名

APO-Quetiapine® ＊ (APOTEX/鴻汶) $5/T(25MG-PIC/S), $22/T(300MG-PIC/S), $7.9/T(100MG-PIC/S), $11.5/T(200MG-PIC/S)
Calm-EZ® ＊ (瑞士) $5/T(25MG-PIC/S), $11.5/T(200MG-PIC/S), $7.9/T(100MG-PIC/S),
Calm-Relax® (瑞士/新瑞) $11.5/T(200MG-PIC/S)
Craigo® (五洲/榮慶)
Quepine® ＊ (健喬信元/瑞安) $5/T(25MG-PIC/S), $11.5/T(200MG-PIC/S), $7.9/T(100MG-PIC/S),
Queropin® ＊ (永信) $11.5/T(200MG-PIC/S), $22/T(300MG-PIC/S)
Quetia® ＊ (五洲) $11.5/T(200MG-PIC/S), $7.9/T(100MG-PIC/S)

23208

Epine® ＊ (明德/東竹) $5/T(25MG-PIC/S), $11.5/T(200MG-PIC/S), $22/T(300MG-PIC/S),
Hiloca® ＊ (十全/睿昶) $11.5/T(200MG-PIC/S), $22/T(300MG-PIC/S), $5/T(25MG-PIC/S)
Limus® ＊ (衛達/瑩碩) $5/T(25MG-PIC/S)
Megazon PR® (PHARMATHEN/西海) $23.6/SR(150MG-PIC/S), $13.8/SR(57.56MG-PIC/S), $25/SR(230.24MG-PIC/S), $30.6/SR(345.36MG-PIC/S),
Neuroquel® ＊ (強生/鼎豐宇) $5/T(25MG-PIC/S)
Q-Pine XR® ＊ (台裕) $28.8/SR(200MG-PIC/S), $31.3/SR(345.41MG-PIC/S)
Q-Pine® ＊ (台裕) $5/T(25MG-PIC/S), $7.9/T(100MG-PIC/S), $11.5/T(200MG-PIC/S),
Qting® (晟德) $260/Sus(25MG/ML-PIC/S-60ML), $480/Sus(25MG/ML-PIC/S-120ML), $148/Sus(25MG/ML-PIC/S-30ML)
Quelip XR® ＊ (五洲/法德) $26.8/SR(200MG-PIC/S)
Quetialin® (健喬信元) $7.9/T(100MG-PIC/S),
Quetialin® ＊ (衛達/健喬信元) $11.5/T(200MG-PIC/S), $5/T(25MG-PIC/S),
Quetiapine Sandoz PR® (PHARMATHEN/山德士) $13.5/SR(57.56MG-PIC/S), $24.6/SR(230.24MG-PIC/S)
Quetiapine® ＊ (PHARMATHEN/中化裕民)
Quetipine® ＊ (皇佳/意欣) $11.5/T(200MG-PIC/S)
Quiapine® ＊ (信東) $5/T(25MG-PIC/S), $11.5/T(200MG-PIC/S), $7.9/T(100MG-PIC/S)
Quipine® ＊ (健喬信元/永茂)
Seroquel XR® ◎ (ASTRAZENECA/吉富) $16.2/SR(57.56MG-PIC/S), $33/SR(345.38MG-PIC/S), $28.9/SR(230.26MG-PIC/S), $54/SR(460MG-PIC/S)
Seroquel® ◎ (ASTRAZENECA/吉富) $5/T(25MG-PIC/S), $11.5/T(200MG-PIC/S), $7.9/T(100MG-PIC/S), $22/T(300MG-PIC/S)
Utapine® ＊ (瑞士/保瑞聯邦) $7.9/T(100MG-PIC/S), $11.5/T(200MG-PIC/S), $5/T(25MG-PIC/S),
Waka-Quetiapine XR® (TORRENT/若草)

藥理作用 1.本藥是一種非典型的抗精神疾病藥物，能與多種神經介質受體(receptor)作用。在大腦中與serotonin($5HT_2$)受體的親合力，較之對dopamine D_1及D_2受體的親和力高。
2.本藥也對histaminergic及α_1-adrenergic受體具有高親和力，對α_2-adrenergic受體親和力則較低，但是對cholinergic muscarinic或benzodiazepine受體則無明顯的親和力。
3.在抗精神疾病藥物活性測驗，例如制約逃避(conditioned avoidance)，結果顯示本藥具有效活性。
4.本藥與安慰劑在EPS的發生率或併用抗膽鹼藥物上，並無差異。
5.本藥不會引起激乳素持續增加。
6.臨床試驗顯示，本藥在治療精神分裂症(思覺失調症)的正性症狀及負性症狀上皆具功效。

適應症 **[衛核]治療思覺失調症、雙極性疾患的鬱症發作、躁症發作或混合發作。對於抗鬱劑單一藥物治療效果不佳的重鬱症(MDD)病人，可作為重鬱症發作的附加治療。開始治療之前，臨床醫師應該考慮seroquel XR的安全性。**

用法用量 1.速效錠劑：ⓐ每天2次。ⓑ成人：治療前四天之每日劑量為第一天50mg，第二天100mg，第三天200mg，第四天300mg。第四天以後，劑量應逐漸調整至每日300~450mg的一般有效劑量。依個別患者的臨床反應及對藥物的耐受性，每日劑量範圍通常在150~750mg間。ⓒ老年人：開始劑量每日25mg，劑量應每日增加25~50mg，到達有效劑量為止。ⓓ肝、腎功能不全病：與前項老年人同。
2.長效錠劑(XR)：
2-1精神分裂症(思覺失調症)：
ⓐQuetiapine長效錠應每天服用一次，晚上服用較佳。建議起始劑量是每天300mg。應依患者的臨床反應及對藥物的耐受性，將劑量調整至每天400~800mg的範圍內。劑量增加的間隔最短是一天，增加幅度最多每天300mg。但臨床試驗之結果顯示本藥600及800mg/日之療效無顯著之劑量相關性，劑量超過每天800mg的安全性尚未在臨床試驗做過評估。
ⓑQuetiapine長效錠宜空腹服用或與輕淡食物(約300大卡)併服 。
2-2雙極性疾患的鬱症發作：
急性治療一般劑量：quetiapine長效錠應每天晚上服用一次，到第四天達到每天300mg。
2-3雙極性疾患的躁症發作/混合發作：
急性單一治療或輔助治療(配合鋰鹽或divalproex) 的一般劑量：本藥應每天服用一次，晚上服用較佳。第一天300mg，第二天600mg。從第三天開始可視個別患者的臨床反應和耐受性，在每天400~800mg的劑量範圍內重新調整quetiapine長效錠的劑量。
2-4特殊族群之劑量：quetiapine長效錠用於衰弱或有低血壓反應傾向的患者，應考慮放慢劑量調整速度或使用比較低的目標劑量，需要時，應小心調整這些患者的劑量。對於在最初的劑量調整期間quetiapine長效錠的劑量需求低於每次200mg的患者，請使用速效劑型。

老年患者應該由quetiapine長效錠每天50mg開始，可視患者的臨床反應及對藥物的耐受性每天增加50mg。

肝功能不全的患者應該由quetiapine長效錠每天50mg開始，並視患者的臨床反應及對藥物的耐受性每天增加50mg直至有效劑量。

2-5其它：

ⓐ當停用quetiapine長效錠未滿一週的患者重新開始治療時，可能不需要逐漸調整劑量，可以直接重新開始使用維持劑量。

ⓑ正在接受quetiapine(速效劑型)的患者可以轉換成每日總劑量相同的quetiapine長效錠，每天服用一次。可能需要個別調整劑量。

不良反應 最常見的副作用包括嗜眠(17.5%)、頭痛(19.4%)、眩暈(10%)、便秘(9%)，姿勢性低血壓(7%)、口乾(7%)及肝酵素異常(6%)、其他發生率較低的不良反應情況包括疼痛、感染、敵意、意外傷害、低血壓、噁心、嘔吐、精神亢奮、失眠、神經緊張、靜坐不能、張力過強、震顫、抑鬱、感覺異常、咽炎、ambylopia、出汗減少。

醫療須知 1.只有在經評估認為治療效益大於潛在危險時，才能在懷孕期間使用本藥。本藥分泌到人奶的程度尚未可知，婦女在服用本藥期間，最好避免以母奶哺乳。

2.由於本藥可能造成嗜睡，因此患者操縱具危險性的機器，包括駕駛汽車在內，應特別小心。

3.本藥可能引發直立式低血壓，特別是在最初的劑量調整期。這種現象老年患者比年輕患者常見。在臨床試驗中本藥並未引起QTc期間持續延長。但與其他的抗精神疾病藥物一樣，當本藥與其他會延長QTc期間的藥物併用時，應該小心，尤其是用於老年患者。患有心臟血管疾病、腦血管疾病或具有血壓過低傾向的患者，服用本藥時，應該小心。

4.和其他的精神病藥物一樣，有癲癇病史的患者在使用本藥治療時，應該小心。

5.抗精神疾病藥物治療可能引起抗精神病藥惡性症候群，其臨床表現包括體溫過高、變異的精神狀態、肌肉僵硬、自主神經不安定及creatine phosphokinase上升。如遇上述情形，應即停止服用本藥，並予以適當的醫治

6.與其他的抗精神疾病藥物一樣，長時間接受本藥的治療後，有可能導致遲發性運動失調，如果有遲發性運動失調症狀出現，應該考慮減少劑量或中止服用本藥。

23209 RISPERIDONE▲

孕 C 乳 - 食 ± 泄 肝/腎 T½ 24h

℞ 1 MG, 2 MG, 3 MG/錠劑(T); 25 MG, 37.5 MG, 50 MG, 75 MG, 100 MG/注射劑(I); 1 MG, 1 MG/ML/液劑(Sol);

商名

Anxilet® ∗ (永信) $5/T(2MG-PIC/S)
Apa-Risdol® ∗ (健亞/鴻汶) $13.8/T(3MG-PIC/S), $5/T(2MG-PIC/S), $4.59/T(1MG-PIC/S)
Blue-Up® ∗ (瑞士) $13.8/T(3MG-PIC/S), $5/T(2MG-PIC/S), $4.59/T(1MG-PIC/S)
Okedi® (Laboratorios/友華)
Perisdone® ∗ (皇佳) $448/Sol(1MG/ML-PIC/S-30ML), $1113/Sol(1MG/ML-PIC/S-60ML), $5/T(2MG-PIC/S)
Respidon® (榮民)
Respor® (華盛頓) $448/Sol(1MG/ML-PIC/S-30ML)
Ripedon® ∗ (生達) $5/T(2MG-PIC/S)
Riper® ∗ (中化) $5/T(2MG-PIC/S), $448/Sol(1MG/ML-PIC/S-30ML)
Risdal® ∗ (培力/營養家) $5/T(2MG-PIC/S),
Risdine® (寶齡富錦) $448/Sol(1MG/ML-PIC/S-30ML)
Risdon® ∗ (衛達) $4.59/T(1MG-PIC/S), $5/T(2MG-PIC/S)
Risdone® ∗ (信東) $5/T(2MG-PIC/S), $4.59/T(1MG-PIC/S)
Rispal® ∗ (衛達/新益) $5/T(2MG-PIC/S),
Risperdal Consta® ◎ (裕利/嬌生) $2619/I(25MG-PIC/S-25MG), $4217/I(50MG-PIC/S-50MG), $3587/I(37.5MG-PIC/S-37.5MG)
Risperdal® (裕利/嬌生) $4.59/T(1MG-PIC/S), $13.8/T(3MG-PIC/S), $448/Sol(1MG/ML-PIC/S-30ML), $5/T(2MG-PIC/S),
Risperidone® (中化/中化裕民) $5/T(2MG-PIC/S)
Seridol® ∗ (晟德) $448/Sol(1MG/ML-PIC/S-30ML), $1113/Sol(1MG/ML-PIC/S-60ML)
Spiterin® (健康化學/健喬信元) $448/Sol(1MG/ML-PIC/S-30ML), $1113/Sol(1MG/ML-PIC/S-60ML)
Spiterin® (永勝/健喬信元) $4.59/T(1MG-PIC/S), $13.8/T(3MG-PIC/S), $5/T(2MG-PIC/S)

藥理作用 1.本藥為benzisoxazole衍生物，具選擇性之單胺拮抗作用，對serotoninergic 5-HT及dopaminergic D2受體具高度親和力。

23209

2.本藥亦可與 α-adrenergic受體結合，對H1-histaminergic及α-adrenergic受體之親和力較低，而對cholinergic受體則無親和力。

3.本藥為強效之D2拮抗劑，可改善精神分裂症(思覺失調症)之活性症狀，並較其他典型之精神阻斷劑不易引起運動功能抑制及強直性昏厥(catalepsy)。

適應症 [衛核]治療急性及慢性思覺失調症之精神病及其他有明顯活性症狀(如幻覺、妄想、思考障礙、敵意、多疑)和/或負性症狀(如情感遲滯、情緒和社交退縮、缺乏言談)的精神異常狀況。RISPERDAL CONSTA亦可減輕伴隨思覺失調症產生之情感症(如抑鬱、愧疚感、焦慮)。RISPERDAL CONSTA可合併鋰鹽及VALPROATE以預防快速循環型雙極性疾患(RAPID CYCLING BIPOLAR DISORDER)之復發。 Risperdal Consta 可單獨使用作為非快速循環型之第一型雙極性疾患病患的維持治療，以預防狂躁或混合型復發。

用法用量 1.患者應於三天內逐漸調整劑量至每天兩次，每次3mg。無論急性或慢性患者，服用本藥之劑量為第一天兩次，每次1mg；第二天兩次，每次2mg；第三天兩次，每次增加至3mg。第三天以後，劑量可持續不變或視個別情況而加以調整。一般最適當之劑量為每天兩次，每次2~4mg。投與劑量超過每天兩次5mg時，其療效未必優於較低劑量，且可能導致錐體外徑副作用。由於每天兩次，每次服用8mg以上之安全性未經評估，請勿超過此劑量。如需加強鎮靜作用，可添加benzodiazepine與本藥併用。

2.老年：建議起始劑量為每天兩次，每次0.5mg。此劑量可視個體差異調整，維持每天兩次，每次增加0.5mg至每天兩次，每次1~2mg。在得到進一步治療經驗以前，老年患者使用本藥時應特別小心。

3.孩童：小於15歲孩童之治療經驗尚不足。

4.腎或肝臟疾病：建議起始劑量為每天兩次，每次0.5mg。此劑量可視個體差異調整，維持每天兩次每次增加0.5mg至每天兩次，每次1~2mg。

5.本藥每兩週使用一次，使用內附之安全針注射深層臀部肌肉。兩臀須交替注射。不能靜脈注射。本藥限由醫師使用。

不良反應 本藥耐受性極佳，在許多情況下很難分辨是副作用或疾病本身之症狀、於臨床試驗中使用本藥所觀察到的副作用如下：

常見：失眠、精神激動、焦慮、頭痛、光敏感、體溫調節能力降低。

罕見：嗜眠、疲倦、眩暈、注意力受損、便秘、消化不良、噁心、腹痛、視力模糊、異常勃起、勃起困難、無法射精、無高潮、小便失禁、鼻炎、皮疹及其他過敏反應、本藥較傳統抗精神分裂症(思覺失調症)藥物少引起錐體外徑作用、然而，少數病例仍可能產生下列錐體外徑症狀：震顫、肌肉僵直、多唾液流症、運動徐緩、靜坐不能、急性肌緊張不足、這些症狀通常極為輕微，如降低劑量或必要時投與抗巴金森藥物，症狀可消除。

醫療須知 1.由於本藥之α-阻斷作用，可能產生直立性低血壓，在最初劑量調整期間更應特別注意。本藥應小心使用於心臟血管疾病患者(如心臟衰竭、心肌梗塞、傳導異常、脫水、血容積減少或腦血管疾病)。並依(用法用量)欄之建議逐漸調整劑量。如有低血壓現象應考慮降低劑量。

2.由於具多巴胺受體拮抗作用之藥物會引起遲發性運動困難，特徵為節奏性不隨意運動，尤以舌頭與面部最為顯著，而本藥亦具有此項可能性。會報導錐體外徑症狀為產生遲發性運動困難之危險因子。由於本藥較不易產生錐體外徑症狀，故其引發遲發性運動困難之危險性較其他傳統抗精神分裂症(思覺失調症)藥物低。一旦產生遲發性運動困難之徵兆或症狀，應考慮中止所有抗精神疾病藥物之治療，使用傳統抗精神分裂症(思覺失調症)藥物會引起抗精神分裂症(思覺失調症)藥物惡化症候群，特徵為發熱、肌肉僵直、自主不穩定、改變意念及CPK濃度升高。本藥也不能完全排除產生上述症狀之可能性。在此類病例中，包括本藥之所有抗精神疾病藥物治療者應停止。

3.老年與腎或肝功能不全患者，建議起始劑量及隨後之增量皆應減半。

4.帕金森氏患者服用本藥時應小心，因為可能導致病情惡化。傳統抗精神分裂症(思覺失調症)藥物已確定曾降低癲癇發作閾值。雖然本藥之試驗並未顯示此危險性，用於治療癲癇患者時仍應小心。
5.由於可能增加體重，應告知患者避免飲食無度。
6.本藥可能會干擾需要警覺性之活動。因此，應警告患者在恢復個人敏感度以前不得駕駛或操作機械。
7.服用本藥可能皮膚會對光敏感，不宜暴曬陽光下。

23210 ZIPRASIDONE

孕C 乳? 泄肝 ½ 6.6h

Rx 40 MG, 60 MG/膠囊劑(C);

商名 Geodon® ◎ (PFIZER/暉致) $38.2/C(60MG-PIC/S), $38.2/C(40MG-PIC/S)

藥理作用 1.Ziprosidone為D2及5HT2A受體的拮抗劑。它的抗精神病作用被認為有一部分是與這種拮抗劑活性的結合所產生的。
2.Ziprasidone在5HT2C和5HT1D受體上也是強效拮抗劑，但在5HT1A受體上則是強效促進劑，並且抑制神經元回收正腎上腺素和血清素。ziprasidone的血清素激性及神經元回收性質與抗抑鬱活性有關。此外，5HT1A促進作用與抗焦慮作用有關。在5HT2C受體上的強力拮抗作用與抗精神病活性有關。

適應症 [衛核]思覺失調症、雙極性疾患之躁症發作及在雙極性疾患躁症發作(Bipolar I disorder)之維持治療中作為鋰鹽或valproate的輔助療法。

用法用量 建議劑量為40mg每天2次，隨餐服用。接著可以根據個人的臨床狀況調整每日劑量，直到80mg每天2次的最高劑量。需要時，可以提早在治療第三天達到最高建議劑量。

不良反應 常見-嗜睡、噁心、體重增加、動作失調。
偶有-便秘、眩暈、口乾、感覺異常、運動不能、譫妄、視覺異常、呼吸困難

醫療須知 1.授乳安全性：ziprasidone會不會分泌至人體乳汁中仍未知。應勸告接受ziprasidone的患者不要餵母乳。
2.避免開車或從事具危險性的工作。
3.提示患者用藥治療後，數星期內無顯著療效是可能的事。
4.FDA發布藥物安全警訊，服用抗精神病藥物ziprasidone可能發生罕見但嚴重之皮膚副作用Drug Reaction with Eosinophilia and SystemicSymptoms (DRESS)。

23211 ZOTEPINE▲

孕C 乳- 食酒 泄肝 ½ 8h

Rx 25 MG, 50 MG/錠劑(T);

商名 Lotepin S.C.® ∗ (衛達/瑩碩) $8.3/T(50MG-PIC/S), $3.57/T(25MG-PIC/S)
Zonin S.C.® ∗ (瑞士) $8.3/T(50MG-PIC/S)

藥理作用 本藥具有鎮靜作用，但不會造成意識障礙，能改善幻覺、妄想等精神病症狀及提升精神活力但不至造成激動。藥效出現尚迅速。其作用如下：(1)本藥因會阻斷中樞神經系統的dopamine受體。(2)本藥對中樞性的serotonine受體有強力阻斷作用。(3)本藥抑制小白鼠自發運動，在回轉棒上之保持平衡，以及徘徊運動及起動運動(open field test)，條件迴避反應。(4)本藥抑制norepinephrine，dopamine及serotonin在神經末梢之再吸收。

適應症 [衛核]思覺失調症。

用法用量 在成人，通常1日75~150mg，分次口服，但可依年齡、症狀調整劑量，一日量可增加至450mg。

不良反應 主要副作用有嗜睡，無力倦怠感，失眠，口渴，便秘，眩暈等。

醫療須知 1.可能會出現嗜睡，注意力、集中力、反射機能等之降低，所以服用本藥的患者，須注意勿使其從事開車等伴有危險性的機械操作。
2.下列患者原則上不要給藥，但在特別必要的情況下，應慎重給藥，疑似有皮質下腦障礙(腦炎、腦腫瘤、頸部外傷後遺症等)的患者(因恐發生高燒反應。如有此種情況時

23211

，則應以冰來降低全身的高燒，或給予解熱劑等做適當的處置)。

3.下列患者應嚴密觀察，慎重給藥①有肝障礙或血液障礙的患者(恐有使肝障礙或血液障礙惡化之虞)。②有嗜鉻細胞瘤、動脈硬化或疑似有心臟疾病的患者。(類似化合物如phenothiazine類化合物，可能會有血壓急速變化的現象產生)。③嚴重氣喘、肺氣腫、呼吸道感染症等患者。(類似化合物如phenothiazine類化合物，可能會有呼吸抑制的現象產生)。④有癲癇等痙攣性疾病或有這些疾病歷的患者，以及過去曾接受腦葉切割術或電擊療法的患者(有時會使痙攣閾值降低)。⑤老年人。⑥在高溫環境下的患者(恐引起高燒反應)。⑦由於脫水或營養不良造成身體狀況不佳的患者(可能引起抗精神病藥惡性症候群(neuropeptic malignant syndrome)。

4.本藥有抗嘔吐作用，應注意可能遮蔽由於其他藥物中毒、腸阻塞或腦腫瘤所造成的嘔吐。

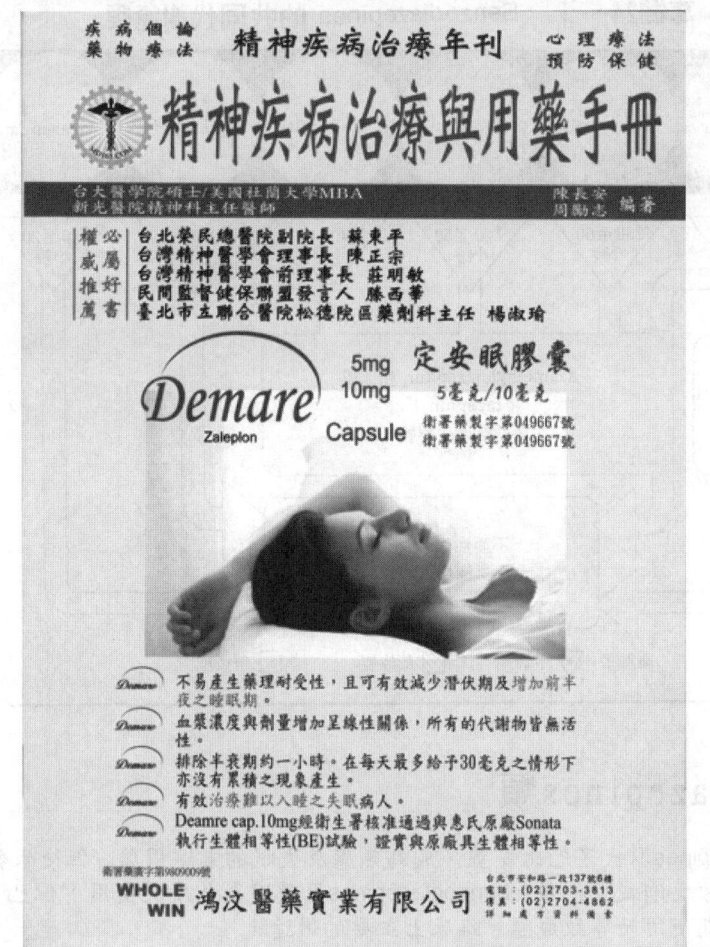

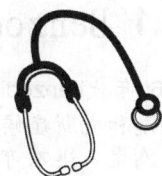

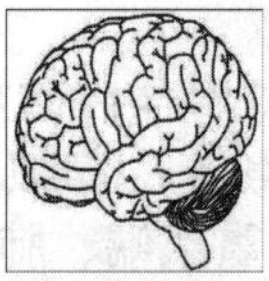

第二十四章 抗焦慮的藥物

Antianxiety Drugs

抗焦慮的藥物針對心智注意力或精神性運動，在不會造成顯著損害的劑量下，能夠迅速降低焦慮和緊張，它們主要的用途在於相當程度的緩解精神神經性(psychoneurotic)和精神身體性的(psychosomatic)疾病有關之情緒症候群(如精神激昂、焦慮、肌肉緊張和運動亢進等焦慮狀態)。因此又叫做次要安神劑(minor tranquilisers)它們很少能夠單獨控制嚴重障礙的精神患者，但是，它們可與抗精神病藥(又叫做主要安神劑"major tranquilisers")併用來治療急性精神疾病症狀。

當使用正常的治療劑量，抗焦慮藥物的副作用發生率甚低，然而，長期使用會造成耐受性，以及顯著的習慣性，成癮後很難戒斷，往往會導致這些化合物的濫用，而且容易使老年人跌倒，骨折。這點臨床有太多個案了!

一般使用的抗焦慮劑通常可分成三大類：

·Benzodiazeipines(alprazolam，chlordiazepoxide，clorazepatediazepam)(專欄：24-1)

·Carbamates(meprobamate， tybamate)

·其他的藥物(chlormezanone，hydroxyzine)。

專欄24－1 Benzodiazepines 的共同代謝途徑

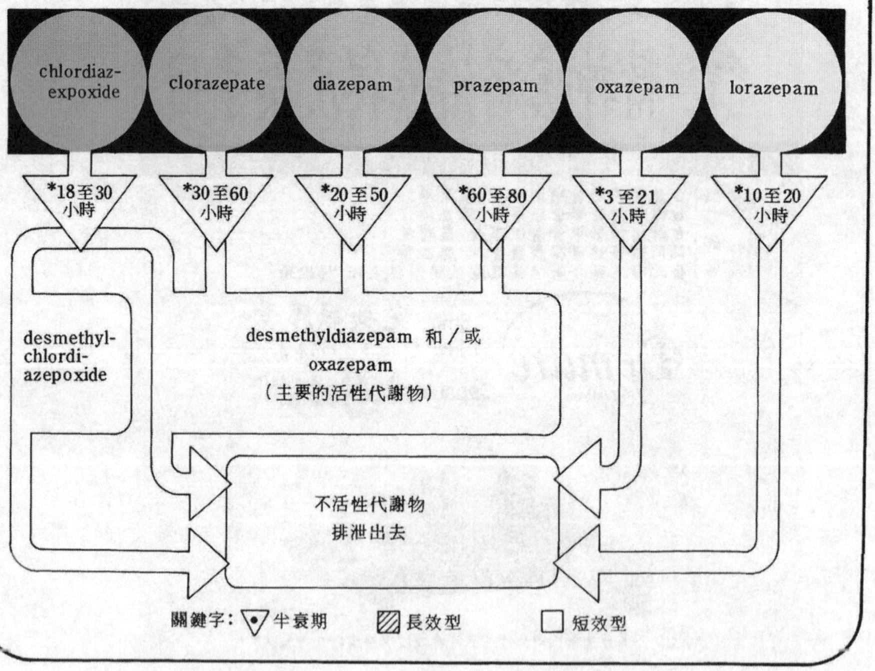

§ 24.1 Benzodiazepines類

1960年代benzodiazepines取代了巴比妥鹽，成為焦慮及失眠的首選用藥。但後來發現這類藥物會伴隨成癮和戒斷症候群才逐漸減少。今天benzodiazepines用量還算是廣泛使用，但已更加謹慎，以短期用藥為主，決不可長期使用而導致成癮。臨床上主要的用途：

①失眠：短效型benzodiazepines(例如temazepam)的好處是服藥次日沒有宿醉現象，但較易伴隨戒斷效應。因此只可短期使用；最好間隔數夜使用，不但可避免耐受性的產生，而且比每晚使用更有效。

②焦慮狀態：在廣泛性焦慮疾患的常規處方是diazepam及lorazepam。Benzodiazepines也可用於控制適應性疾患的焦慮狀態。人們面臨突發壓力(如車禍)常經驗到強烈但短暫的焦慮狀態，此時雖無精神科診斷，也可給予benzodiazepines。Alprazolam已成功治療恐慌症患者的恐慌發作，並可紓解社會畏懼症患者的症狀。同樣的，為了避免成癮或很難戒斷，這些藥通常也應以低劑量短期使用。注意benzodiazepines的藥效作用迅速(這與抗憂鬱劑不同)，可以用「必要時服用(PRN)」的方式處方，讓患者感到嚴重焦慮時再臨時服用。

③酒精戒斷：chlordiazepoxide(有時diazepam亦可)常用作酒精戒斷的輔助治療。在戒酒之初，可以給患者benzodiazepines來取代飲酒，之後在7~10天內逐漸減少劑量。

④混合焦慮及憂鬱的狀況：若憂鬱性疾患患者伴隨有顯著焦慮症狀，則除以抗憂鬱劑外，也可給予benzodiazepines以迅速解除焦慮狀態。

⑤非精神科的用途：某些benzodiazepines可用於癲癇；clonazepam有抗癲癇作用，而diazepam針劑可用於緊急治療連續發作的癲癇。

表 24-1 Benzodiazepines 的類別及用途

Benzodiazepines	失眠症	焦慮	酒精戒斷
短效型藥物			
temazepam	+		
lorazepam	+	+	
oxazepam		+	
alprazolam		+	
長效型藥物			
diazepam	+	+	
flurazepam	+		
chlordiazepoxide		+	+
nitrazepam	+		+

使用注意事項：

1.考慮病人的病情和其他服用的藥物，並評估病人濫用、誤用和成癮的風險。

2.處方benzodiazepines類藥品以最低有效劑量和最短臨床治療天數為原則 。

3.Benzodiazepines類藥物減量或停藥，需採取逐漸降低劑量的方式，以減少發生急性戒斷症狀的風險。

4.當benzodiazepines類藥物與opioid類成癮藥物合併使用時，請小心使用。

24101 BENZODIAZEPINES 類藥物總論

類 別

ALPRAZOLAM (管4)
BROMAZEPAM
CHLORDIAZEPOXIDE HCL (管4)
CLOBAZAM (管4)
CLORAZEPATE POTASSIUM (管4)
DIAZEPAM (管4)
FLUDIAZEPAM (管4)
LORAZEPAM (管4)
OXAZEPAM (管4)
OXAZOLAM (管4)

藥理作用 不完全清楚。由種種的證據顯示它們能夠改變次皮質大腦區域(特別是limbic系統)的神經傳遞作用，可能是調整一種抑制性的神經傳遞物質GABA的活性，它們對受體部位也具有GABA樣的直接作用；它們顯示出中樞性的骨骼肌鬆弛作用和提高癲癇發作的閾值，可能藉由GABA樣的作用。在正常的治療下，它們對呼吸或循環沒有影響。

適應症 1.本藥可用來緩解焦慮，緊張和神經精神病，精神神經病和精神與身體的疾患狀(僅做短期治療用)。
2.可用來緩解急性酒精的禁戒症狀(chlordiazepoxide，clorazepate，diazepam，oxazepam)。
3.手術前的鎮靜作用。
4.緩解與焦慮或緊張狀態有關的肌肉高張。
5.控制急性(如癲癇狀態)或嚴重，復發的驚厥性癲癇發作(diazepam，IV)。
6.在心臟電擊或內視鏡進行之前可做為輔助療法，以減少焦慮和降低回憶。(diazepam，IM)。
7.控制夜間的遺尿和「夜間的恐慌症」(僅做試驗用途)。

用法用量 參見個別論述。

不良反應 思睡、倦怠、嗜眠、運動失調(大部份都出現在治療的初期)、其餘詳見個別論述。

醫療須知 1.當治療初期，要警告患者不可從事具有危險性活動的工作，因為會產生思睡和運動不能(ataxia)。
2.當治療項延續一段時間時，必需考慮使用短效性的藥物(如lorazepam，oxazepam)，以便降低積蓄性中毒的危險性。
3.要定期的重估患者的狀況及藥物的反應，長期使用這類藥物的治療(超過4~6個月)對大部份的病例都不適合。
4.警告孕婦當懷孕初期服用這類藥物，可能會使胎兒產生畸形，因此，這個時期不可服用這類型的藥物。
5.當注射投與時，這類藥物都會產生顯著的肌肉虛弱，呼吸抑制和低血壓，特別是併用麻醉性止痛藥的時候。因此，要仔細的觀查患者，監視生命徵兆，以及準備有復甦的裝置。
6.Levetiracetam及clobazam，可能引發罕見但嚴重的藥物疹合併嗜伊紅血症及全身症狀(Drug Reaction with Eosinophilia and Systemic Symptoms, DRESS)之風險。

24102 ALPRAZOLAM (管4)▲

孕 D 乳 - 食 ± 菸 酒 泄 肝/腎 半 12h

Rx 0.25 MG, 0.5 MG, 1 MG, 2 MG/錠劑(T); SR 0.5 MG, 1 MG/持續性製劑(SR);

商名

Alpragin S.R.® ＊ (寶齡富錦) $2.12/SR(1MG-PIC/S), $1.5/SR(0.5MG-PIC/S),
Alpragin® ＊ (寶齡富錦) $2.7/T(2MG-PIC/S), $1.79/T(1MG-PIC/S), $2/T(1MG-PIC/S-箔), $1.5/T(0.5MG-PIC/S), $2/T(0.5MG-PIC/S-箔)
Alpraline® (信東) $1.5/T(0.5MG-PIC/S), $2/T(0.5MG-PIC/S-箔)
Alprazolam® (中化/中化裕民) $2/T(0.5MG-PIC/S-箔), $1.5/T(0.5MG-PIC/S)
Amprazo® (中化) $2/T(0.5MG-PIC/S-箔)
Gendergin® (健亞) $2/T(0.25MG-PIC/S-箔), $1.5/T(0.25MG-PIC/S), $1.5/T(0.5MG-PIC/S), $2/T(0.5MG-PIC/S-箔),
Gendergin-SR® (健亞) $2.12/SR(1MG-PIC/S),
Kinax® (健喬信元) $1.5/T(0.5MG-PIC/S), $2/T(0.5MG-PIC/S-箔), $2/T(1MG-PIC/S-箔), $1.79/T(1MG-PIC/S)
U-Chu Aprazo® (五洲) $2/T(0.5MG-PIC/S-箔), $1.5/T(0.5MG-PIC/S)
Vanipen® (永信) $1.5/T(0.5MG-PIC/S), $2/T(0.5MG-PIC/S-箔),
Xanax XR® ◎ (PFIZER/暉致) $2/SR(0.5MG-PIC/S-箔), $1.5/SR(0.5MG-PIC/S)
Xanax® ◎ (PFIZER/暉致) $1.5/T(0.5MG-PIC/S), $2/T(0.5MG-PIC/S-箔), $2/T(0.25MG-PIC/S-箔), $1.5/T(0.25MG-PIC/S)
Xazolam® (十全)
Xazopam® (十全)

藥理作用 本藥為benzodiazepine類的抗焦慮劑，它可能與中樞神經大腦邊緣葉視丘、下視丘表面的立體受體結合而發揮功效，確實機轉尚不清楚。

適應症 [衛核]焦慮狀態

用法用量 1.焦慮：一般開始劑量每日1mg，分一或二次服用；一般劑量範圍每日0.5~4.0mg，分一或二次服用。
2.憂鬱：一般開始劑量每日1mg，分一或二次服用；一般劑量範圍每日0.5~4.0mg，分一或二次服用。
3.老年患者：一般開始劑量每日0.5~1mg，分一或二次服用；一般劑量範圍每日0.5~1.0mg。若有所需且可忍受，即可漸增劑量。
4.恐慌症相關病症：一般開始劑量每日0.5~1.0mg睡前或0.5mg每日兩次；臨床研究之平均維持劑量為每日5~6mg單次或平分兩次服用。偶爾患者需要高達每日10mg。劑量須依患者反應調整。劑量調整時每三至四日增加量應不超過1mg。
5.若出現副作用則須降低劑量。

不良反應 思睡，鎮靜，頭昏眼花，抑鬱，眩暈、噁心，嘔吐心跳過快，呼吸因難。

醫療須知 (1)本藥不能用來治療精神患者，也不能替代適當的精神病療法，因為具有抑制CNS的功效。
(2)凡從事危險職業須提高警覺者(如駕車)，不可使用本藥。
(3)勿飲酒或服用中樞神經抑制劑。
(4)持續用藥後應採漸進減量方式，突然停藥會造成噁心、嘔吐、腹絞痛、肌肉抽筋、出汗、精神紊亂、震顫、抽搐等禁斷症狀。

24103 BROMAZEPAM

食 －

Rx 1.5 MG, 3 MG, 6 MG/錠劑(T);

商名

Akamon®（MEDOCHEMIE/雙正）$1.53/T(3MG-PIC/S), $2/T(3MG-PIC/S-箔),
Benzu®（井田）$2/T(3MG-PIC/S-箔), $1.53/T(3MG-PIC/S),
Bromazaepam®（衛肯）$1.53/T(3MG-PIC/S), $2/T(3MG-PIC/S-箔)
Bromazin®（強生）$2.82/T(6MG-PIC/S), $1.53/T(3MG-PIC/S), $2/T(3MG-PIC/S-箔), $1.52/T(1.5MG-PIC/S), $2/T(1.5MG-PIC/S-箔)
Bropan®（政德）$1.52/T(1.5MG-PIC/S), $2/T(1.5MG-PIC/S-箔), $1.53/T(3MG-PIC/S), $2/T(3MG-PIC/S-箔),
Culium®（約克）$1.18/T(3MG)
Lexotan® ◎ (DELPHARM/大昌華嘉) $2/T(1.5MG-PIC/S-箔), $2/T(3MG-PIC/S-箔),
Lotan®（大豐/威勝）$1.53/T(3MG-PIC/S), $2/T(3MG-PIC/S-箔)

藥理作用 與特定的受體結合而加強gamma-amino-butgrate(GABA)或其他抑制性神經傳導素的作用，從而達到抗焦慮和鎮靜的作用。

適應症 [衛核]焦慮狀態
[非衛核]治療急性緊張，激動與失眠。

用法用量 精神症、憂鬱症：1日量6~12mg，分2~3次服用，心身症、自律神經失調症：1日量3~6mg，分2~3次服用，麻碎前給藥：手術前5mg。

不良反應 愛煩悶錠藥性緩和，甚至高劑量時，根據調查，其對造血、肝或腎之功能都無副作用，對老年患者及服鎮靜劑者應根據其反應而注意其用量。

醫療須知 肝功能不全患者要慎用。

24104 BUSPIRONE HCL

孕B 乳？ 泄 腎 t½ 2~4h

Rx 5 MG, 10 MG/錠劑(T);

商名

Buisline®（華興）$1.5/T(5MG-PIC/S), $2/T(5MG-PIC/S-箔), $2.66/T(10MG-PIC/S)
Busp®（黃氏）$2.66/T(10MG-PIC/S)
Buspin®（壽元）
Busron®（東洋/東生華）
Busron® ＊（衛達/鴻汶）$2.66/T(10MG-PIC/S)
Relac® ＊（保瑞/聯邦）$1.5/T(5MG-PIC/S),
Sepirone®（優良/健喬信元）$2.66/T(10MG-PIC/S), $1.5/T(5MG-PIC/S), $2/T(5MG-PIC/S-箔)

藥理作用 1.本藥與典型benzodiazepine抗焦慮製劑之相異點，在於其並不產生抗痙攣或肌肉鬆弛作用。本藥也不會造成多數典型抗焦慮藥物所具有的顯著鎮靜作用
2.在體外之研究，顯示本藥對serotonin5-HT(IA)受體，有很高親和力。在臨床前模式的試驗中發現，無論在體外或體內，本藥對benzodiazepine受體均無重要親和力，且不會影響GABA 的結合性。
3.本藥對腦部D2-dopamine受體，有中度的親合力。有些研究則認為本藥可能對其他神

經傳導系統，有間接的作用。

適應症 [衛核]焦慮狀態

用法用量 開始的建議劑量為每天15mg(每天3次，每次5mg)。為了達到最大的治療反應，如有需要，可以每2~3天增加5mg/天的劑量。每日的最高劑量不應超過60mg。

不良反應 頭暈、噁心、頭痛、神經緊張、頭昏、眼花、興奮、感覺異常、心悸、搔癢、脫髮、疲憊。

醫療須知 1.已有研究指出本藥與酒精併用時，它並不會加強酒精導致之運動與精神表現失調，但是最好避免二者之併用。
2.因為本藥與benzodiazepines及其他常用之鎮靜劑/安眠劑，並無交叉耐受性，所以它無法防止停止這些藥物治療時，常發生的禁戒反應。
3.服用本藥7~10天內出現預期效果；但最佳療效需3~4週才出現。向患者強調持續治療的重要性。

24105 CHLORDIAZEPOXIDE HCL (管4)

孕 D 乳 ? 泄 肝/腎 ½ 5～30h

Rx 5 MG, 10 MG/錠劑(T); 10 MG/膠囊劑(C); 100 MG/散劑(Pow);

商名

Adjust S.C.® (明大/東洲)
Anaten® (福元)
Balamin S.C.® (人生)
Balance® (山之內)
Balonmen® (人生)
Chlordiazepoxide® (榮民) $0.68/C(10MG)
Chlordiazepoxide® (長安)
Dipoxido® (強生) $1.5/C(10MG-PIC/S), $2/C(10MG-PIC/S-箔)
E-AN® (中美兄弟)
Honcalm S.C.® (應元/豐田)
Honcalm® (應元/豐田)
Libmin® (井田) $1.5/C(10MG-PIC/S)
Libtin S.C.® (井田/好漢賓)
Lomon® (明大/木村)
Lumrin® (皇佳/意欣)
Sedarium® (信東)
Sugent® (明大) $1.5/C(10MG-PIC/S), $2/C(10MG-PIC/S-箔)
Sumincurda® (新喜國際/聯輝)
Swunderpin® (杏林新生)
Taee S.C.® (強生) $1.5/T(5MG-PIC/S)

藥理作用 1.本藥為benzodiazepine類的抗焦慮劑，作用於中樞神經邊緣系統丘腦及下視丘，具長效安眠作用。它比diazepam強度低，同時具較弱的抗驚厥活性。
2.由腎臟慢慢的排泄出來，因此有積蓄的危險性存在。

適應症 [衛核]焦慮狀態、急性酒精戒斷症候群

用法用量 1.口服–成人：焦慮–每天3~4次，每次5~10mg。重度焦慮：可達每天4次，每次25mg，酒精禁戒：50~100mg，可達每天300mg；孩童(6歲以上)：視需要每天2~4次，每次5~10mg。
2.腸胃外的–成人：50~100mg肌注或靜注。孩童(12歲以上)：25~50mg肌注或靜注。
3.在肌注之前，才立刻調配藥液，要把不用的部份丟棄。若模糊不清或乳白發光時，不要使用肌注。肌注的溶液不能用來靜注，因為溶液中會氣泡形成。肌注要慢且深部注射。靜注溶液可用滅菌水或生理食鹽水調配。靜注速度要慢，在1分鐘以上。不能用靜注的溶液來肌注，因為常引起疼痛。不要加到靜脈點滴中，因為溶液不穩定而且很快變壞。不能企圖以加熱來滅菌。

不良反應 (1)常見的-思睡、昏睡(2)偶有的-水腫、光過敏、打嗝、心跳過快、噁心、嘔吐、便祕、食慾增加、夢魘、眩暈、耳鳴、幻覺、運動失調、皮膚發疹、頻尿(3)嚴重的-呼吸抑制。

24106 CLOBAZAM (管4)▲

孕 D 乳 ? 泄 腎/肝 ½ 11～77h

Rx 10 MG/錠劑(T);

商名

Frisium® ◎ (HANDOK/大昌華嘉) $2.7/T(10MG-PIC/S),

藥理作用 1.Clobazam是一種1，5-benzodiazepine，作用於GABA type A receptor，可打開氯離子通道以抑制神經元放電，進而降低神經之興奮。
2.本藥可解除焦慮、緊張，而且又有安神作用。

適應症 [衛核]焦慮狀態、癲癇症之輔助治療。

用法用量 1.焦慮狀態

a.成人：初始劑量為每日20~30mg，分2~3次服用，依需求調整劑量。每次最高劑量30mg，每日最高劑量80mg。

b.三歲以上兒童：每日5~15mg，分次服用。

2.癲癇症輔助治療

a.成人：初始劑量為每日5~15mg，分2~3次服用，依需求調整劑量。每日最高劑量80mg。

b.2~16歲：初始劑量為每日5mg，依需求每5日調整劑量。每日最高劑量40mg。

c.2歲以下兒童：0.5~1mg/kg/天。

不良反應 1.中樞神經系統：50%以上之服藥者會有倦怠(drowsiness)，鎮靜及宿醉感(hangover)；此外也曾有昏昏沈沈，頭重腳輕，頭痛，動作不協調，失眠，情緒改變，憂鬱等副作用之報告。

2.其他系統：姿勢性低血壓，體重增加，男性女乳症，口乾，噁心，嘔吐，下痢等。

醫療須知 1.肝，腎功能異常，重症肌無力之患者。

2.服用本藥之癲癇患者不可任意停藥，以免發生癲癇重積狀態(status epilepticus)。

3.服用本藥可能會發生史帝芬強生症候群候群(Stevens-Johnson syndrome, SJS)，和毒性表皮壞死溶解症 (toxic epidermal necrolysis, TEN)等皮膚反應，常發生在開始治療時的前八週或再次投藥時。

4.Levetiracetam及clobazam，可能引發罕見但嚴重的藥物疹合併嗜伊紅血症及全身症狀(Drug Reaction with Eosinophilia and Systemic Symptoms, DRESS)之風險。

24107 DIAZEPAM (RECTAL TUBES)

Rx 4 MG/液劑(Sol)；

商 名 Stesolid Rectal Tube®(美強)

藥理作用 1.Diazepam屬於benzodiazepine類藥品，具抗焦慮、鎮靜、肌肉鬆弛的效用。靜脈注射或肛門給藥可用來控制癲癇重積狀態，肛門給藥方式適用於癲癇連續發作或癲癇重積狀態送醫前之治療。

2.Diazepam鍵結於腦中特定的benzodiazpine受體，進而增加訊號傳遞物質GABA的正常傳送。GABA阻斷重要的訊號傳遞物之傳輸，使得神經元被抑制。肌肉鬆弛作用是藉由脊椎突觸反射達成。

適 應 症 [衛核]小孩熱痙攣、癲癇患者抽搐發作、牙科手術或輕微手術前或檢查前之鎮靜劑。

用法用量 成人與小孩之常用劑量為每公斤體重0.25~1mg。老年人使用劑量通常較低些；其由醫師判定之。本藥經由直腸給藥。

不良反應 嗜睡、警覺性及動作協調能力降低、呼吸抑制。

醫療須知 1.照護者須充分了解使用時機、給藥方法/劑量及療效評估。

2.用藥後癲癇發作仍持續15分鐘以上、發作型態改變、患者膚色或呼吸不正常、或發生其他嚴重問題均應就醫。

3.治療頻率不得超過建議頻率：每個療程僅可使用兩個劑量，每五天不得超過一個療程，每個月不得超過五個療程。

4.每六個月應根據患者的年齡/體重重新評估劑量。

5.不建議長期使用，因每日使用可能造成藥品耐受性、強直-間代型發作(tonic-clonic seizure)頻率或嚴重度增加。

6.因潛在問題或神經病變造成的呼吸功能問題者，應特別注意。

7.駕車或操作機械者，應特別小心使用。

8.突然停藥恐會產生身體的依賴和戒斷症狀。老年人應減低劑量。

9.併用opioid類藥品:benzodiazepine類藥品與opioid類藥品併用，可能導致重度鎮靜

(profound sedation)、呼吸抑制、昏迷及死亡之風險，故僅限於其他治療方式均無法達到預期效果時，方可考慮併用，且應使用最低有效劑量及最短治療時間，並嚴密監測病人是否有呼吸抑制及鎮靜等相關症狀。

24108 DIAZEPAM (管4)

孕 D 乳 - 食 ± 酒 泄 肝 半 20～50h

Rx 2 MG, 5 MG, 10 MG/錠劑(T); 5 MG, 5 MG/ML/注射劑(I); 10 MG/散劑(Pow);

商名

Anxiol®(台裕)
Baogin®(寶齡富錦) $1.5/T(2MG-PIC/S)
Bayu®(應元) $1.5/T(5MG-PIC/S), $2/T(5MG-PIC/S-箔),
Colsin®(福元) $1.5/T(2MG-PIC/S), $2/T(2MG-PIC/S-箔), $2/T(5MG-PIC/S-箔), $1.5/T(5MG-PIC/S)
Dean®(永吉)
Dianlin®(南光) $15/I(5MG/ML-PIC/S-2ML)
Dianzem®(應元) $15/I(5MG/ML-PIC/S-2ML),
Diapin®(瑞士/韋淳) $1.5/T(5MG-PIC/S), $2/T(5MG-PIC/S-箔), $2/T(2MG-PIC/S-箔), $1.5/T(2MG-PIC/S)
Diapine®(強生) $1.5/T(5MG-PIC/S), $2/T(5MG-PIC/S-箔), $1.5/T(2MG-PIC/S), $2/T(2MG-PIC/S-箔)
Diazejin®(新喜國際/聯輝)
Diazelium®(中美兄弟)
Diazepam®(中化/中化裕民) $1.5/T(5MG-PIC/S), $15/I(5MG/ML-PIC/S-2ML)
Diazepam®(人生)
Diazepam® *(健喬信元) $0.8/T(2MG), $1.5/T(2MG-箔)
Diazepam®(十全)
Diazepam®(台裕) $15/I(5MG/ML-PIC/S-2ML), $1.5/T(5MG-PIC/S)
Diazepam®(大豐) $15/I(5MG/ML-PIC/S-2ML)
Diazepam®(安星) $1.5/T(5MG-PIC/S), $15/I(5MG/ML-PIC/S-2ML)
Diazepam®(政德)
Diazepam®(永信) $1.5/T(2MG-PIC/S), $2/T(2MG-PIC/S-箔)
Diazepam®(生達) $15/I(5MG/ML-PIC/S-2ML)
Diazepam®(皇佳)
Diazepam®(華盛頓) $0.8/T(5MG)
Diazepam®(衛肯) $1.5/T(2MG-PIC/S), $2/T(2MG-PIC/S-箔)
Diazezin®(新喜國際/聯輝)
Dizepam®(壽元) $15/I(5MG/ML-PIC/S-2ML)
Dupin®(中化) $2/T(5MG-PIC/S-箔), $1.5/T(5MG-PIC/S), $15/I(5MG/ML-PIC/S-2ML),
Fanin®(台裕/汎生)
Ginbo®(人人)
Horizon®(山之內)
Hua Pam®(華興) $0.8/T(5MG)
Jinlun®(井田) $1.5/T(5MG-PIC/S), $2/T(5MG-PIC/S-箔),
Konichin®(正和/婦潔)
Recin®(羅得/達德士) $1.5/T(2MG-PIC/S)
Sindilium®(新喜國際)
Soudipan®(壽元) $0.8/T(5MG)
Sulin®(明大) $0.8/T(5MG)
Tening®(正和)
Toufong®(成大) $1.5/T(5MG-PIC/S)
Tranzepam®(約克) $0.8/T(5MG)
Valisin®(人生)
Vanconin®(榮民) $1.5/T(2MG-PIC/S), $2/T(2MG-PIC/S-箔), $1.5/T(5MG-PIC/S), $2/T(5MG-PIC/S-箔)
Vatin®(杏林新生)
Whachin®(明大/木村)

藥理作用 1.Benzodiazepines為中樞神經系統抑制劑，隨劑量之大小而產生自輕度鎮靜、安眠至昏迷之不同的抑制作用。

2.雖然有各種作用機轉假設，作用之精確位置及機轉未完全確立，但一般相信Benzodiazepines是在與一專一性神經單位膜(neuronal membrane)接受體相互作用後，提高或促進了GABA之抑制性神經傳導作用而產生。GABA是媒介在中樞神經系統各部位之突觸前後的抑制作用。抗焦慮劑、鎮靜劑、安眠劑－其機轉一般相信是興奮了在上行網狀激活系統的GABA接受體，因為GABA為抑制性，所以接受體興奮便增加抑制作用，並且在腦幹網狀結構興奮後，阻斷了於皮質及邊緣系統之刺激作用。

3.健忘(amnesia)－作用機轉尚未確立，不過如同所有鎮靜－安眠劑、麻醉藥一樣可能會損及最近的記憶並且干擾記憶的建立發生健忘，因此，在本藥治療濃度下可對事物產生健忘。

4.抗痙攣劑－至少有一部份是由提高突觸前的抑制而產生作用。它可抑制由大腦皮質、視丘或週邊結構等處之致癲癇病灶所產生之癲癇發作的擴散，但它無法消除病灶之異常放電。

5.骨骼肌鬆弛－可能由於在中樞神經系統的突觸前抑制作用的增高以及對肌肉的收縮過程的直接週邊性作用所產生。

抗震顫－其作用機轉不明。

適應症 [衛核]焦慮狀態、失眠、肌肉痙攣、癲癇重積狀態

用法用量 1.一般成人劑量：抗焦慮劑、安眠劑－口服，一天5~30mg睡前一次或分次給，一天2~4次。

2.急性酒精戒斷：口服，第一次10mg，此後視需要一天3~4次，劑量以能維持鎮靜為原

24108

則。
3.抗痙攣劑：口服，2~10mg，一天3~4次。
4.骨骼肌鬆弛：口服，2~10mg，一天3~4次。
5.年老及體弱患者：口服，2~2.5mg，一天1~2次，視需要及耐受性逐漸增加劑量。
6.一般兒童劑量：6歲以下兒童不宜使用。6歲及6歲以上兒童一口服，1~2.5mg或每kg體重0.04mg~0.2mg(40~200mcg)，每平方公尺體表面積1.17~6mg，一天3~4次，視需要及耐受性逐漸增加劑量。

不良反應 1.思睡，運動失調(ataxia)，語無倫次，低血壓，活動力低，禁用於狹角青光眼和昏迷患者。
2.疲憊感、眩暈、昏昏欲睡、記憶減退、運動失調及平衡能力出現障礙、漸進性的健忘症狀、神智不清以及反覆的反應，如：神智不清、興奮、煩躁不安(尤好發於小孩和老年人)。呼吸抑制。

醫療須知 1.患者對任何一種benzodiazepines類藥物過敏，對本藥亦可能產生過敏。
2.本藥會通過胎盤。
3.懷孕期前三個月使用本藥會增加先天性畸型的危險，故應就其使用之危險與效益加以考慮，最好避免使用。FDA pregnancy category(懷孕用藥級數)：D
4.懷孕對使用本藥會產生身體依賴性，對新生兒亦會產生戒斷症狀。
5.孕婦分娩前數星期使用本藥當安眠劑，可能導致新生兒之中樞神經系統抑制。
6.孕婦於分娩時或分娩前使用本藥，可能引起新生兒的弛緩無力(flaccidity)。
7.婦女於生產前15小時之內投用本藥30mg以上，特別是肌肉或靜脈注射，可能造成新生兒窒息、肌張力過低、體溫過低、食慾不振，及對寒冷刺激之代謝反應受損。
8.本藥及其代謝物和desmethyldiazepam會排泄於乳汁中，哺乳母親使用本藥可能對嬰兒產生鎮靜作用、餵食困難與體重減輕。
9.年老及體弱患者、幼童、肝病或低血清蛋白患者，對本藥的中樞神經系統抑制作用較為敏感，因為排除減低，增加CNS抑制的副作用，故應減低其起始劑量。對新生兒可能產生延長中樞神經系統抑制作用。
10.服用本藥若產生嚴重昏睡、心智模糊、顫慄、言語含糊、步履蹣跚、心跳異常變慢、呼吸短促或呼吸困難、嚴重虛弱等超劑量症狀時，應給予醫療照應。
11.連續使用而突然停藥，會在10~20天內產生下列戒斷症狀：
睡眠困難、異常刺激、異常神經質、激動或癲癇發作、意識模糊、肌肉痙攣、噁心、嘔吐、胃痙攣、顫抖及異常出汗等戒斷症狀，應予醫療照應。
12.長期服用過量本藥之患者其戒斷症狀較為嚴重且普遍。但以治療劑量連續使用數月的患者突然停藥也會產生嚴重戒斷症狀。
13.每晚服用單一劑量之本藥，由於活性代謝物desmethyldiazepam可能存於血液中數天或數星期，因此反彈性失眠症(rebound insomnia)可能在10~20天內不會發生。
14.遇有下列醫療問題存在時，本藥之使用應小心考慮：(1)急性酒精中毒，並有抑制生命力徵象(因為有相加性中樞神經系統抑制作用)(2)曾濫用藥物或有依賴性者(有產生習慣及依賴性的因素)(3)癲癇(開始或突然戒斷本藥，可能增加大發作之頻度與嚴重性，靜脈使用本藥於小發作可能產生強直性癲癇重積狀態)(4)肝功能受損害(排除半衰期可能延長)(5)低血清白蛋白(使患者易傾向於鎮靜副作用)(6)嚴重的精神抑制(可能有自殺傾向，故須要有保護措施，單獨使用本藥也有可能增加抑制)(7)重症肌無力症(本藥會產生肌肉鬆弛的作用)(8)急性狹角性青光眼或有此傾向者(因為有抗膽鹼的作用的可能)(9)精神病(本藥作為精神患者主要治療劑很少有效，還可能產生矛盾性反應)(10)嚴重慢性阻塞肺部疾病(氣道衰竭可能更惡化)(11)腎功能受損(可能延長藥物之排除)。
15.若錯過服藥時間，1小時內應立刻補服，超過1小時則勿再服用，亦不可加倍劑量服用。
16.長期使用比正常劑量為大之劑量，可能會產生心理及身體依賴性。
17.長期投用本藥，為避免突然之戒斷症狀，應逐漸減低劑量。

18.服用過量之本藥應立即處理，必要時可給本藥之解毒劑flumazenil，但須監視其呼吸、脈搏、血壓，並維持呼吸通暢。

19.年老或重病及肺活量有限或不穩定的心血管重積狀態的患者，服用本藥時，可能引起窒息、血壓過低、心跳過快或心跳停止等。

20.當本藥之口服劑型用作抗痙攣之輔助劑時，大發作之頻率與嚴重性有增加的可能，可能需要增加正規抗痙攣治療劑之劑量。此外，突然停藥，也可能使得發作頻率與嚴重性增加。

21.使用本藥品時併服葡萄柚或葡萄柚汁時，應注意可能產生的藥品相互作用。

24109 FLUDIAZEPAM (管4)

Rx 0.25 MG/錠劑(T);

商名

Era®（東洋）$2/T(0.25MG-PIC/S-箔)，
Erin®（優生）$1.83/T(0.25MG-PIC/S)
Erispan-S®（生達）$2/T(0.25MG-PIC/S-箔)，$1.83/T(0.25MG-PIC/S)
Pinfan® ＊（強生/加拿安）
Sedepam®（元宙/安力圻）

藥理作用 本藥為benzodiazepine類抗焦慮劑最強者，約為diazepam的8倍。

適應症 [衛核]焦慮狀態、失眠、肌肉痙攣。

用法用量 一天0.75mg，分3次服用。

24110 LORAZEPAM (管4)

孕 D 乳 - 食 ± 酒 泄 肝/腎 T½ 10～20h

Rx 0.5 MG，1 MG，2 MG/錠劑(T); 2 MG/ML/注射劑(I);

商名

Anxicam®（瑞士）$1.5/T(2MG-PIC/S)，$2/T(2MG-PIC/S-箔)，$15/I(2MG/ML-PIC/S-1ML)，$2/T(0.5MG-PIC/S-箔)，$1.5/T(0.5MG-PIC/S)，$2/T(1MG-PIC/S-箔)，$1.5/T(1MG-PIC/S)
Anxiedin®（健喬信元/優良）$1.5/T(1MG-PIC/S)，$2/T(1MG-PIC/S-箔)，$2/T(0.5MG-PIC/S-箔)，$1.5/T(0.5MG-PIC/S)，$1.5/T(2MG-箔)，$0.98/T(2MG)
Anzepam®（健喬信元）$2/T(0.5MG-PIC/S-箔)，$1.5/T(0.5MG-PIC/S)
Atipam®（皇佳）$1.5/T(1MG-PIC/S)，$2/T(1MG-PIC/S-箔)，
Ativan® ◎ (HAUPT/惠氏）$2/T(0.5MG-PIC/S-箔)，$1.5/T(0.5MG-PIC/S)，
Kolinin®（利達/鎰浩）$2/T(2MG-PIC/S-箔)，$1.5/T(2MG-PIC/S)
Larpam®（利達/威勝）$1.5/T(1MG-PIC/S)，$2/T(1MG-PIC/S-箔)，
Larpam®（成大）$1.5/T(2MG-PIC/S)，$2/T(2MG-PIC/S-箔)
Leshujing®（約克）
Lopam®（衛達）$2/T(1MG-PIC/S-箔)，$1.5/T(1MG-PIC/S)
Lorapam®（衛肯）$1.5/T(1MG-PIC/S)，$2/T(1MG-PIC/S-箔)
Lorat®（明大）$1.5/T(1MG-PIC/S)，$2/T(1MG-PIC/S-箔)
Lorazepam®（中化/中化裕民）
Lorazepam®（元宙）$1.5/T(1MG-PIC/S)，$2/T(1MG-PIC/S-箔)
Lorazepam®（利達）$1.5/T(1MG-PIC/S)，$2/T(1MG-PIC/S-箔)，$1.5/T(0.5MG-PIC/S)，$2/T(0.5MG-PIC/S-箔)，$1.5/T(2MG-PIC/S)，$2/T(2MG-PIC/S-箔)
Lorazepam®（應元/豐田）$0.98/T(1MG)，$1.5/T(1MG-箔)
Lorazepam®（成大）$1.5/T(1MG-PIC/S)
Lorazepam®（正和）$1.5/T(1MG-PIC/S)，
Lorazepam®（福元）$1.5/T(0.5MG-PIC/S)，$2/T(0.5MG-PIC/S-箔)，$2/T(1MG-PIC/S-箔)，$1.5/T(1MG-PIC/S)
Lorazin®（強生）$1.5/T(1MG-PIC/S)，$2/T(1MG-PIC/S-箔)，$2/T(0.5MG-PIC/S-箔)，$1.5/T(0.5MG-PIC/S)
Lovamin®（大豐）$2/T(1MG-PIC/S-箔)，$1.5/T(1MG-PIC/S)
Lowen®（中化）$1.5/T(0.5MG-PIC/S)，$2/T(0.5MG-PIC/S-箔)
Neuropam®（台裕/汎生）
Neuropam®（政德/汎生）
Neuropam®（汎生）$1.5/T(2MG-PIC/S)，$2/T(2MG-PIC/S-箔)
Padelin®（派頓）
Silence®（永信）$2/T(1MG-PIC/S-箔)，$1.5/T(1MG-PIC/S)
Spolin®（華興）$1.5/T(1MG-PIC/S)，$2/T(1MG-PIC/S-箔)，
Stapam®（生達）$1.5/T(0.5MG-PIC/S)，$2/T(0.5MG-PIC/S-箔)
Wintin®（溫士頓）$1.5/T(1MG-箔)，$1.5/T(1MG-PIC/S)

藥理作用

1.本藥為benzodiazepine類抗焦慮劑，12歲以下孩童不要使用，劑量必須個別的釐定；逐漸增加劑量來減少不良反應。

2.年老或衰弱的患者，開始的劑量為每日1~2mg。

3.由於沒有活性代謝物的生成，因此較其他衍生物沒有積蓄的危險性。

適應症 [衛核]焦慮失眠

用法用量

1.焦慮狀態：

a.口服：焦慮-每天2~3次，每次1~2mg。失眠症-睡前2~4mg。

b.肌注：手術前給藥-手術過程之前2小時給藥。0.05mg/kg(最高量為4mg)。

c.靜注：急性焦慮-2mg~4mg。

2.麻醉前給藥：肌肉注射：0.05mg/kg，最大劑量4mg，至少開刀前2小時投予。靜脈注

射：0.044mg/kg或2mg，開刀前15~20分鐘前投予。某些患者可能需要0.05mg/kg或4mg。
3.癲癇重積狀態：靜脈注射：4mg或0.05~0.15mg/kg，如果10~15分鐘後癲癇仍持續，可再投予一次，但投予更多次的資料則有限。Lorazepam靜脈注射前，應以等量相容液體(注射用水、氯化鈉注射液或5%葡萄糖注射液)均勻混合，勿劇烈震盪。投予速率不可大於2mg/min。Lorazepam注射劑不建議使用於18歲以下患者。

不良反應 治療癲癇重積狀態時最常見的危險為呼吸抑制；麻醉前給藥則為中樞神經抑制。靜脈注射可能導致注射部位疼痛及燒灼感。

醫療須知 1.靜脈注射lorazepam超過建議劑量時，或使用本藥於年老人、重症患者或肺臟阻塞性患者時，可能導致換氣不足或缺氧性心跳停止，必需事先備好呼吸輔助的急救裝置。
2.注射 lorazepam後24~48小時內，不要喝含有酒精的飲料，並應避免駕車、操作危險器械或從事需要精神專注及協調能力的工作。
3.懷孕婦女使用 lorazepam注射劑，可能對胎兒造成傷害。

24111 MEDAZEPAM (管4)

Rx 5 MG/膠囊劑(C);

商名

Medazepam®(生達) $1.5/C(5MG-PIC/S)

藥理作用 本藥能解除精神障礙，適用於治療焦慮及自主神經的病變。

適應症 [衛核]焦慮狀態、失眠、肌肉痙攣

用法用量 成人通常一次1粒，一天三次。本藥需由醫師處方使用。

24112 NORDIAZEPAM (管4)▲

Rx 5 MG/錠劑(T);

商名

Calmday®◎ (SANICO/吉富) $2.97/T(5MG-PIC/S)
Nargin®＊ (十全/萬宇康) $2.97/T(5MG-PIC/S)

藥理作用 本藥為benzopiazepines類抗焦慮劑，主要用於治療焦慮、緊張引起的精神障礙。

適應症 [衛核]焦慮、緊脹引起之精神障礙

醫療須知 1.重症肌無力，懷孕及哺乳期禁本藥。
2.服藥過量可能有運動失調及呆滯步伐的現象。
3.本藥可能會導致肺活量降低，尤其是母親在分娩前剛服用本藥後所生產之新生兒最易發生。
4.酒精會增加本藥之效力，故應避免喝酒。
5.與其他抗焦慮藥或安眠藥(narcoitcs，barbiturates and phenothiazines)併用時須小心。
6.白天服用本藥可能會降低反射運動。
7.長期使用可能導致心理上的依賴。

24113 OXAZEPAM (管4)

孕D 乳- 食± [illegible] 酒 泄 肝/腎 T½ 8h

Rx 10 MG, 15 MG, 30 MG/錠劑(T);

商名

Alepan®(華興/曼哈頓) $3.01/T(15MG-PIC/S),
Oxapam®(約克) $1.5/T(10MG-PIC/S), $2/T(10MG-PIC/S-箔),
Oxaze®(十全) $3.01/T(30MG-PIC/S)
Selars®(應元) $3.01/T(30MG-PIC/S)

藥理作用 1.本藥為benzodiazepine類抗焦慮劑，它比diazepam作用期短，副作用的發生率較低。
2.本藥作用於視丘，下視丘和中樞神經邊緣系統，抑制GABA，而產生抗焦慮，安眠和骨骼肌鬆弛作用。

適應症 [衛核]焦慮狀態

用法用量 成人-每天3~4次，每次10~30mg；年老或衰弱者-每天3~4次，每次10mg。

不良反應 睏倦、頭昏眼花、眩暈、頭痛、顫抖、口乾、噁心、水腫、性慾改變、白血球減少。

醫療須知 1.6歲以下孩童不要使用。

2.治療的開始2週，可能發生非常規的興奮，須減低劑量直到症狀消失。
3.本藥不可與酒精併服，因為會增加中樞神經抑制作用。

24114 OXAZOLAM (管4)

Rx 10 MG, 20 MG/錠劑(T); 10 MG/膠囊劑(C);

商名

Actirin®(元宙) $1.5/C(10MG-PIC/S)
Anlin®(井田) $2/C(10MG-PIC/S-箔), $1.5/C(10MG-PIC/S)
Elinin®(羅得) $1.58/T(20MG-PIC/S)
Foan®(十全) $1.5/C(10MG-PIC/S), $2/C(10MG-PIC/S-箔),
Lideriin®(中美兄弟)
Lutin R®(永信) $2/C(10MG-PIC/S-箔), $1.5/C(10MG-PIC/S),
Secorin S.C.®(生達) $1.5/T(10MG-PIC/S), $2/T(10MG-PIC/S-箔),
Secorin®(生達) $1.5/C(10MG-PIC/S), $2/C(10MG-PIC/S-箔)
Serecin®(應元) $1.5/C(10MG-PIC/S)
Serelam®(約克)
Serelam®(衛達) $1.5/C(10MG-PIC/S),
Serenin®(成大) $1.5/T(10MG-PIC/S),
Serolin®(華盛頓) $0.94/C(10MG)
Silenal®(新喜國際)
Sinsulin®(安星) $1.5/T(10MG-PIC/S), $1.5/C(10MG-PIC/S), $1.5/T(20MG)
Sulnine®(永勝) $2/C(10MG-PIC/S-箔), $1.5/C(10MG-PIC/S),
Terlam®(福元) $1.5/C(10MG-PIC/S)
Yupin®(優生) $1.5/C(10MG-PIC/S),

藥理作用 本藥為新的抗焦慮劑，作用迅速，安全又有效，且不影響日常生活與工作。

適應症 [衛核]焦慮狀態

用法用量 1.焦慮症：一天3次，每次10~20mg。
2.手術麻醉前給藥：1~2mg/kg。

醫療須知 (1)不良反應相似於diazepam。有依賴性，故不宜長期大量給藥，停藥時應漸停。
(2)禁用於狹角型青光眼、重症肌無力。
(3)肝腎功能不良、腦器質性病變、身體衰弱者和小兒、孕婦、哺乳期婦女慎用。
(4)不宜用於駕駛汽車或操作機器的人員。
(5)與中樞抑制藥、MAOI、酒類合用，可增強本藥作用，注意調整劑量或不合用。

24115 PRAZEPAM

Rx 10 MG/錠劑(T);

商名

Prazepam®(杏林新生/歐舒邁克)

藥理作用 本藥為benzodiazepine類的藥物，其作用與diazepam類似。

適應症 [衛核]焦慮狀態。

用法用量 一天3次，每次1錠，嚴重的病例可增加至每天60mg。

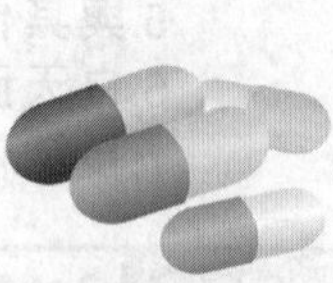

§ 24.2 其它

24201 ETHOXAZENE

Rx 10 MG, 20 MG/錠劑(T); 10 MG/膠囊劑(C);

商名

Actirin®(元宙) $1.5/C(10MG-PIC/S)
Anlin®(井田) $2/C(10MG-PIC/S-箔), $1.5/C(10MG-PIC/S)
Elinin®(羅得) $1.58/T(20MG-PIC/S)
Foan®(十全) $1.5/C(10MG-PIC/S), $2/C(10MG-PIC/S-箔),
Lideriin®(中美兄弟)
Lutin R®(永信) $2/C(10MG-PIC/S-箔), $1.5/C(10MG-PIC/S),
Secorin S.C.®(生達) $1.5/T(10MG-PIC/S), $2/T(10MG-PIC/S-箔),
Secorin®(生達) $1.5/C(10MG-PIC/S), $2/C(10MG-PIC/S-箔)
Serecin®(應元) $1.5/C(10MG-PIC/S)
Serelam®(約克)
Serelam®(衛達) $1.5/C(10MG-PIC/S),
Serenin®(成大) $1.5/T(10MG-PIC/S),
Serolin®(華盛頓) $0.94/C(10MG)
Silenal®(新喜國際)
Sinsulin®(安星) $1.5/T(10MG-PIC/S), $1.5/C(10MG-PIC/S), $1.5/T(20MG)
Sulnine®(永勝) $2/C(10MG-PIC/S-箔), $1.5/C(10MG-PIC/S),
Terlam®(福元) $1.5/C(10MG-PIC/S)
Yupin®(優生) $1.5/C(10MG-PIC/S),

藥理作用 本藥的結構與phenazopyridine類似，作用亦然。

適 應 症 [衛核]焦慮狀態

用法用量 成人和8歲以上的小孩：1天3次，每次1錠；8歲以下：1天1次，每次1錠

§ 24.3 抗焦慮的複方產品

24301 Jexit S.C. "強生"欣解 糖衣錠 ® (強生/一成) $2.15/T

Rx

每 Tab 含有：FLUPENTIXOL 2HCL (EQ TO FLUPENTIXOL DIHYDROCHLORIDE) (EQ TO FLUPENTHIXOL DIHYDROCHLORIDE) 0.585 MG；MELITRACEN HCL (EQ TO MELITRACENE HYDROCHLORIDE) 11.3 MG

藥理作用 本藥含有兩種已充分了解和確切證明的化合物：
1.Flupentixol是一種神經安定劑，於小劑量時，本身具有抗抑鬱解焦慮作用。
2.Melitracen是一種兩極性精神安定劑，於低劑量時，有精神賦活作用。
兩種藥物複合後，便具有抗抑鬱、解焦慮及致活精神等性質。

適 應 症 [衛核] 焦慮症、憂鬱症。

用法用量 1.成人：普通每日2錠，早晨和中午服用，如病情較重早晨劑量可增為2錠。
2.老年病人：早晨服一錠。
3.維持劑量：普通早晨1錠，如有嚴重不安和失眠，可另加服鎮靜劑。

醫療須知 1.之前服用有鎮靜作用之精神安定劑，應慢慢減量停服，孕婦和授乳時不宜服用。
2.心肌梗塞隨後恢復期，心傳導束枝障礙，未治療的狹角青光眼、急性酒精、巴比妥及鴉片類中毒。服用MAO抑制劑兩星期內，不宜用於興奮和活動過旺病人。

類似產品
Anyou "羅得" 安憂膜衣錠 ® (羅得) $2.15/T
Desblue S.C. 寬緒糖衣錠 ® (歐帕/瑩碩) $2.15/T
Melixol SC 富汝喜糖衣錠 ® (歐帕/泰和碩) $2.15/T
Denset S.C. "保瑞"得原緒糖衣錠 ® (衛達/保瑞聯邦) $2.15/T
Fluxel 福錄喜膜衣錠 ® (皇佳/意欣) $2.15/T
Mocalm 永康緒膜衣錠 ® (瑞士) $2.15/T

24302 Deanxit "隆柏" 得安緒膜衣錠 ® (H. LUNDBECK/禾利行) $2.15/T

Rx

每 T 含有：FLUPENTIXOL (2HCL) (EQ TO FLUPENTHIXOL (2HCL)) 0.5 MG；MELITRACEN (HCL) 10.0 MG

藥理作用 Deanxit含有兩種以充分了解和確切證明的化合物。
Flupentixol 是一種神經安定劑，於小劑量時，本身具有抗抑鬱焦慮作用。
Melitracen 是一種兩極性安定劑，於低劑量時，有精神賦活作用。
兩種藥物複合後，便具有抗抑鬱、解焦慮及致活精神等性質。

適 應 症 [衛核] 焦慮症，憂鬱症．
[非衛核] 1.因心理、精神或神經方面引起的憂鬱、情緒不定、煩躁、心悸及疲憊無力。2.外科手術後(尤其外科切除手術)的幻痛(phantom pain)。3.由情緒不安所引起的自律神經症狀，如：長期性頭痛、偏頭痛、胃腸不適。4.月經前煩躁、情緒不安及因月經失調引起的焦慮、憂鬱。5.可用以輔助癌症末期患者在使用止痛劑期間的情緒狀況(尤其在內臟疼痛方面)。

用法用量 成人：普通每日2錠，早晨和中午服用，如病情較重，早晨劑量可增為2錠。
老年患者：早晨服一錠。
維持劑量：普通早晨服一錠。

不良反應 在推薦劑量內極少有副作用，偶有不安和失眠亦是暫時性。

醫療須知 之前服用有鎮靜之作用之精神安定劑，應慢慢減量停服，孕婦和授乳時不宜使用。

24303 Egotan "溫士頓" 永得當膜衣錠 ® (溫士頓) $1.5/T

Rx

每 Tab 含有：BELLADONNA LEAF ALKALOID TOTAL 0.1 MG；ERGOTAMINE TARTRATE 0.3 MG；PHENOBARBITAL 20.0 MG

適 應 症 [衛核] 自主神經機能逾常、月經前緊張、經痛、偏頭痛

用法用量 起初，白天2次，1次~2錠，睡前服2錠之法服用，至病情改善時，逐漸減量至最少有效量。

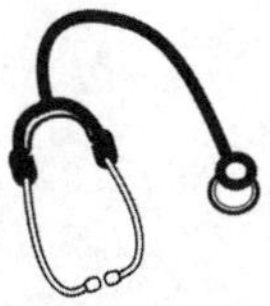

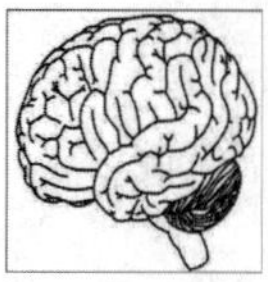

第二十五章 抗憂鬱劑

Antidepressants

憂傷的感覺是一種正常的情緒反應，大多數的人對於這種情緒的波動都能在短暫的時日後撫平，但是，有些人在事情過後，不但沒有恢復，反而愈來愈嚴重，更有些人莫名其感到持續性的憂鬱，而且其嚴重程度已經使當事者痛苦不堪，甚至無法過正常生活。罹患憂鬱症的患者對自己喪失信心，認為自己能力差，比不上別人，容易自責，心理老嘀咕一些灰色的事情，覺得人生乏味，甚至會出現自殺的念頭。有些嚴重鬱症患者會有妄想或幻覺，認為生不如死，又不忍心自己死後留下家人繼續受苦，因此設法殺死家人，然後再自行了斷，即所謂慈悲的殺人(mercy killing)，這些患者都需要服用抗憂鬱劑來治療。事實上一般所謂的"憂鬱症"只是情感疾病4個發作類型中的一種而已(圖25-1)。

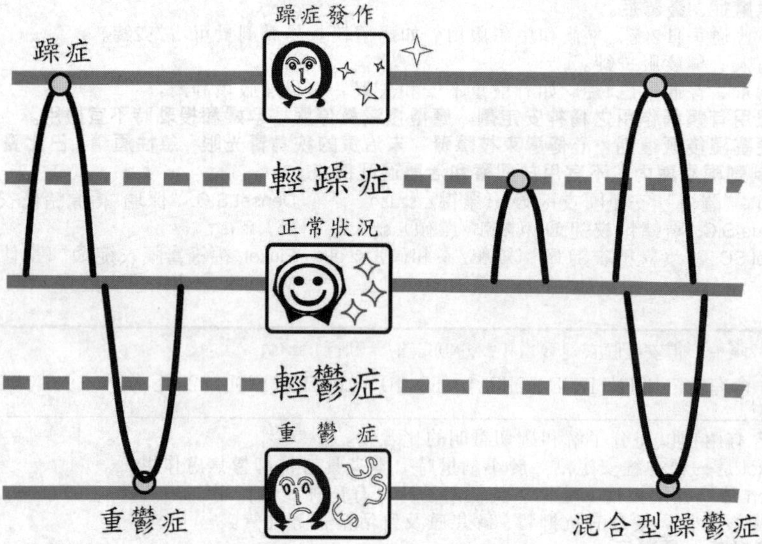

圖25-1 情感性疾患有4個發作類型①躁症②重鬱症③輕躁症④混合型躁鬱症。在整個發病過程中，患者會混合這4種類型，而產生DSM-IV所列舉的各種類別，變化頗大。

情感疾病(mood disorders)的分類依照DSM-IV的診斷準則可分成Ⓐ憂鬱症(depressive disorders)或叫做單極性(unipolar)疾病和Ⓑ雙極性疾病(bipolar disorders)。

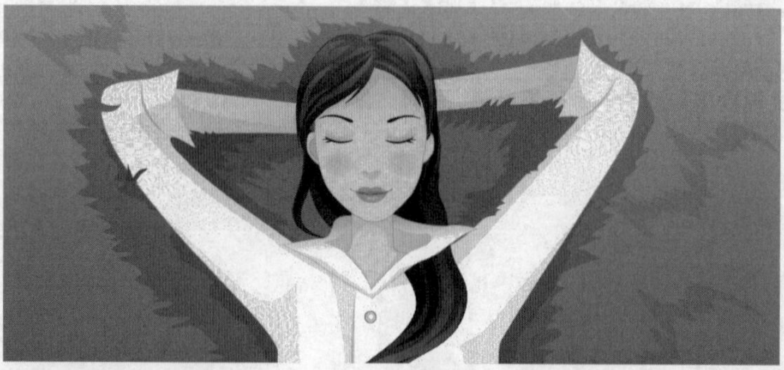

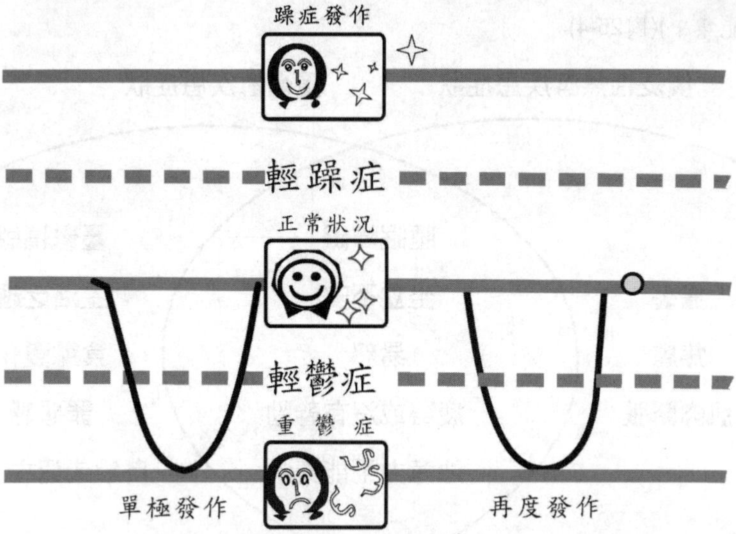

圖25-2　重鬱症:這是最常見情感性疾病,至少有一個單極發作,不過大部份患者都會再度復發。

憂鬱疾病

可分成①重鬱症(major depressive disorder)(圖25-2)和②輕鬱情感疾病(dysthymic disorders)(圖25-3)。

雙極性疾病

可分成①第一型雙極性疾病(躁症發作 "mania episodes" 加上重鬱發作)，通常病情較嚴重②第二型雙極性疾病(輕躁症 "hypomania" 加上重鬱發作)和③循環性情感疾病(cyclothymic disorder)。(詳見第22章)

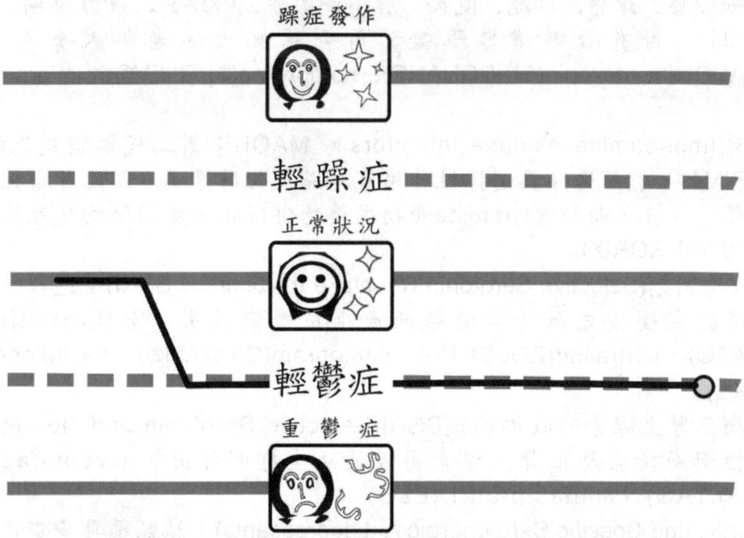

圖25-3　輕鬱症症狀較輕，通常都持續超過2年以上

憂鬱和焦慮這兩種疾患有很多重疊之處，在精神疾病的分類中，本來就是一體的兩面。例如：廣泛性焦慮疾患與重鬱症兩種疾病，有下列五項相同的臨床症狀(睡眠障礙、坐立不安、易怒、疲勞或沒

有幹勁及注意力不能集中)(圖25-4)。

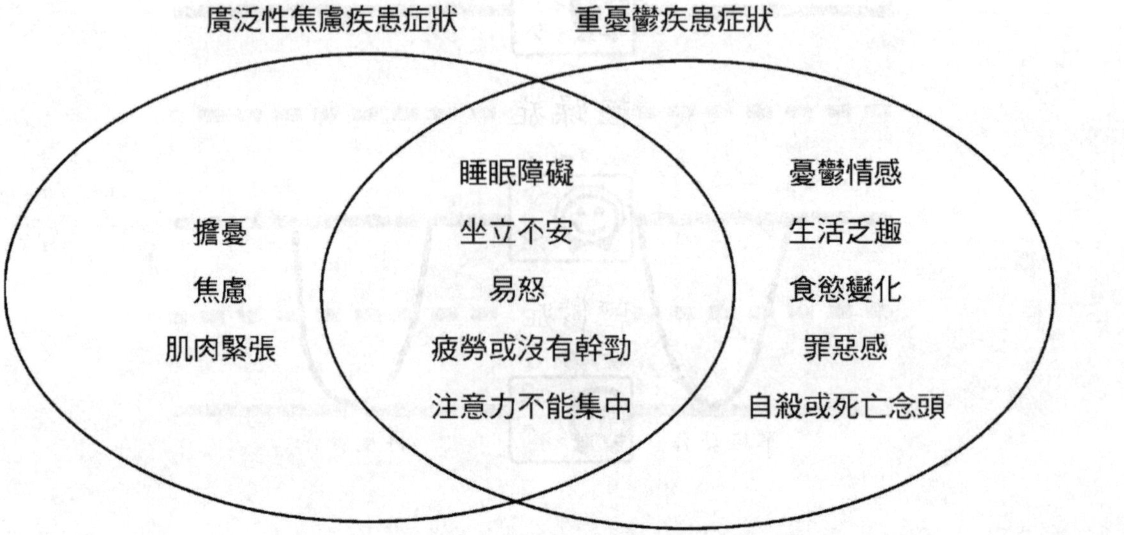

圖 25-4 廣泛性焦慮疾患與重憂鬱疾患兩種疾病臨床症狀的異同

根據DSM-IV的診斷準則焦慮症可分成①恐慌症(painc disorder)②畏懼症(phobia)③強迫症(Obssessive-Compulsive Disorder，OCD)④創傷後壓力症候群(posttraumatic stress disorder)⑤急性壓力疾病(acute stress disorder)和⑥廣泛性焦慮疾病(Generalized Anxiety Disprder，GAD)抗憂鬱劑對憂鬱症和焦慮症兩者都有顯著藥效，而且是對症下藥的第一選擇(first choice)。

這些藥物能夠緩解憂鬱症的症狀，茲分類如下：

1.三環抗憂鬱劑(Tricyclic Antidepressants，TCA)：主要經由抑制正腎上腺素及血清素再吸收作用而產生抗憂鬱效果，但TCAs也具有抗組織胺(anti-histamine，H1)、腎上腺素阻斷(anti-adrenergic，α1)及抗膽鹼作用，而出現如頭昏、鎮靜、口乾、便秘、解小便困難、心跳快、視力模糊、姿勢性低血壓、性功能障礙等副作用，對有心臟傳導障礙、前列腺肥大的老年人會有高危險性，例如amitriptyline(TRYPTANOL®)、doxepin(SINEQUAN®)、nortiptyline(ALTILEV®)、imipramine(TOFRANIL®)等。

2.單胺氧化酶抑制劑(monoamine oxidase inhibitors，MAOI)：第二代單胺氧化酵抑制劑reversible inhibitor of MAO-A(RIMA)，能可逆且具選擇性作用在單胺氧化酵素-A，因此可增強中樞神經血清素及正腎上腺素的神經傳導介質，而和含tyramine食物或藥物併用時不會因藥物交互作用而引起高血壓危機，例如moclobemide(AURORIX)。

3.選擇性血清素回收抑制劑(Selective Serotonin Reuptake Inhibitors，SSRI)：選擇性抑制血清素再吸收，使血清素能作用於突觸後之血清素受體而產生抗憂鬱效果，如fluoxetine(PROZAC®)，paroxetine(SEROXAT®)，sertraline(ZOLOFT®)，citalopram(CIPRAM®)，escitalopram(LEXAPRO®)，fluvoxamine(LUVOX®)。

4.選擇性對血清素與正腎上腺素回收抑制劑SNRI(Selective Serotonin and Norepinephrine Reuptake Inhibitors)：選擇性對血清素及正腎上腺素再吸收產生抑制作用，如venlafazine(EFEXOR®)，duloxetine(CYMBALTA®)，milnacipran(IXEL®)。

5.NaSSA(Noradrenergic and Specific Serotonergic Antidepressants)：這類藥具多重作用機轉，包括具很強的中樞神經α2-腎上腺素受體阻斷作用，藉阻斷突斷前之α2-adrenergic receptors作用，增強正腎上腺系統功能；另藉阻斷突觸後α2-receptors，會增強血清素釋放；該藥也具有阻斷5-HT2及5-HT3受體作用，造成5-HT1傳導系統之增強效果，如mirtazapine(REMERON®)。

6.Trazodone：除能抑制突觸前神經細胞血清素再吸回外，也能阻斷血清素受體(5HT1a，5-HT1c，5-HT2)。

7.選擇性多巴胺再吸收抑制劑(Selective Dopamine-Reuptake Inhibitor，SDRI)：對突觸前神經細胞之正腎上腺素再吸收產生抑制作用，對多巴胺的再吸收亦有輕微抑制作用，而對血清素再吸回無抑制作用，如bupropion。

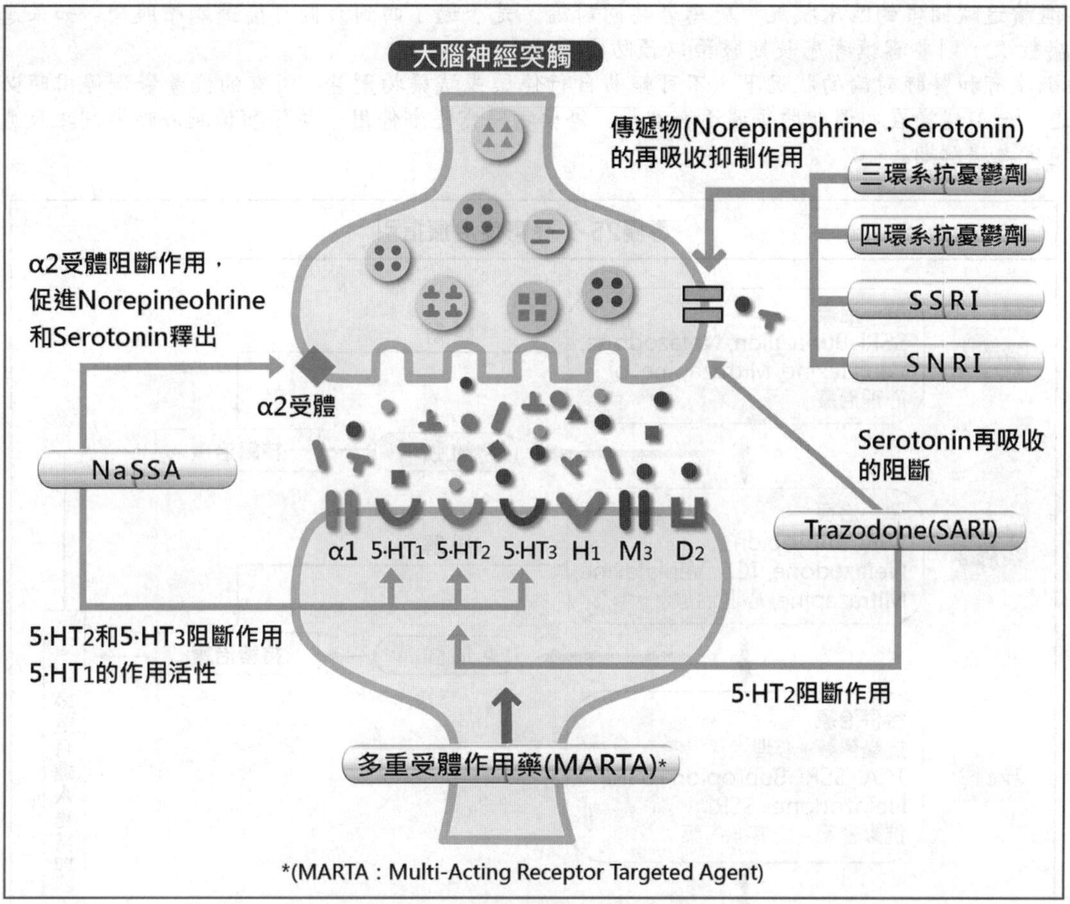

圖25-5 抗憂鬱劑的作用機轉

憂鬱症跟癌症、愛滋病一起，被WHO並列為本世紀的三大疾病，憂鬱症病情嚴重時，患者將會癱瘓、失能，甚至走上自殺的絕路。2006年美國心智建康研究所發表的報告指出，憂鬱症的治療率只有一半，又說憂鬱症在大腦底層的作用機轉非常複雜，並非單一化學物質失衡所致。因此，若憂鬱症患者服用單一藥劑無法治癒時，可考慮更換或添加其他種類抗憂鬱劑治療(憂鬱症的鷄尾酒療法)。

抗憂鬱藥物治療原則：

1.目前並沒有資料顯示，某種特抗憂鬱症的效果比其他種類的好，用藥的主要考量點：副作用、個別適應與價位。
2.若患者過去對某種藥物治療反應良好，則處方最好是依樣劃葫蘆。
3.患者年紀較大，須考慮抗膽鹼與心血管的副作用。
4.患者有自殺的危險性，應儘量避免使用三環抗鬱劑。
5.給藥要限制天數。若患者焦慮度高而且失眠，可給予鎮靜作用較強的藥物，同時要提醒注意對於操作能力的影響。另外要注意事項是：若患者無法完全停止飲酒，則應處方和酒精交互作用較小的藥物。
6.疾患服藥的衛教包括：(1)每天按規定服用藥物；(2)藥物不會成癮；(3)服用藥物兩三週後才會逐漸出現效果；(4)可能會有一些副作用，通常在服藥7到10天會消退。
7.投與三環抗鬱時，需7到10天逐漸提昇至治療劑量。

8.若睡眠困擾很嚴重，可以考慮在抗憂鬱劑以外合併使用安眠劑，儘量以短期使用為原則(不超過兩週)，或者考慮使用具有鎮靜性的抗憂鬱劑。

9.在病情改善穩定之後須繼續服用全量的抗憂鬱劑，至少四到六個月，以預防再發。

10.要繼續追蹤個案的臨床狀況，與患者共同討論，是否過了四到六個月後還繼續服藥。如果患者已經發病數次，則要審慎考慮長期服藥以預防再發病。

11.強調沒有和醫師討論的狀況下，不可輕易自行停藥或減藥物劑量。所有的抗憂鬱劑停用時必須循序漸進，一般建議在四週期間每週逐漸減量。停藥物時需逐漸停用，並仔細偵測戒斷期間之反應，以確保穩定之緩解期。

專欄25-1 憂鬱症治療指引

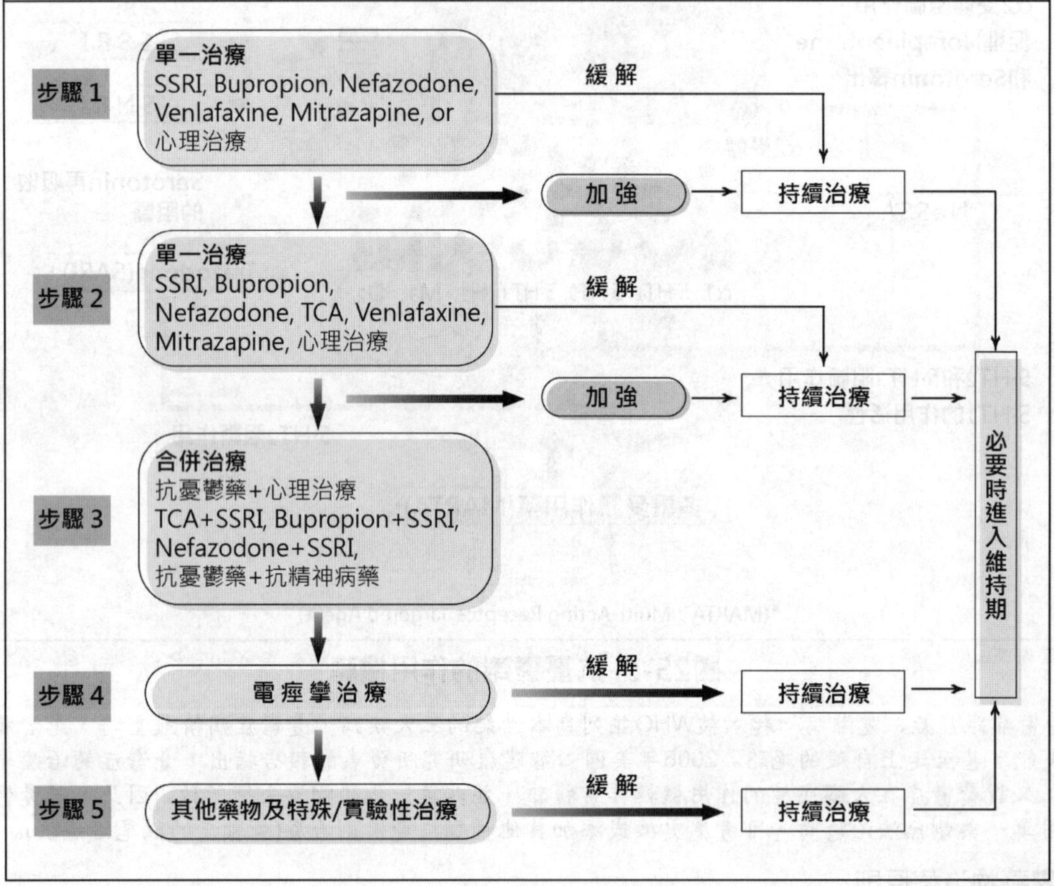

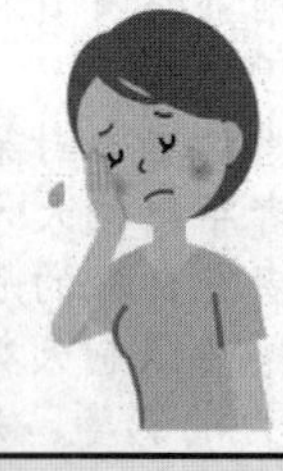

§ 25.1 三環(包括四環)類抗憂鬱劑

25101 TRICYCLIC ANTIDEPRESSANTS 總論

類 別

AMITRIPTYLINE	IMIPRAMINE
CLOMIPRAMINE	MAPROTILINE HCL
DOTHIEPIN(DOSULEPIN)	MIRTAZAPINE
DOXEPIN HCL	

藥理作用 這類藥物能夠抑制神經亢進生源性胺類(如norepinephine， serotonin)回收至突觸前的神經末梢，如此會阻斷這些胺類不活化的主要作用機轉，因而加強它們的效應。這類藥物在突觸前α-腎上腺素激性受體的阻斷作用，會增加norepinepine的釋出。它們具抗膽鹼激性，抗組織胺和quinidine樣的作用，還會產生末梢血管擴張作用和輕度降壓作用。

適 應 症 1.緩解憂鬱疾病症狀，特別是內生性的類別。
2.控制與憂鬱狀態有關的焦慮(amitriptyline，doxepin，maprotiline，trimipramine)。
3.治療孩童的尿床(特別是imipramine)。
4.試驗中的用途包括預防偏頭痛和控制慢性的疼痛。

用法用量 詳見個別論述。

不良反應 1.鎮靜，抗膽鹼激性的效應(如口乾，視力模糊，心跳過快，便秘，尿液猶疑)頭痛、肌肉抽搐、體重增加。
2.孩童–神經質、失眠、昏睡、胃腸障礙、其餘詳見個別論述。

醫療須知 1.當開始改變，要小心觀察嚴重的憂鬱患者。由於憂鬱和精神運動性障礙(psychomotor retardation)減輕時，會增加自殺的傾向。
2.下列患者服用本藥宜小心：有癲癇發作病例的患者，心臟血管疾病，泌尿功能不全或狹角青光眼，此外，還有懷孕，授乳，肝或腎臟受損，前列腺肥大，甲狀腺亢進，精神分裂症(思覺失調症)(schizophrenia)或其他的精神病。
3.服用參環類藥物治療時，要避免過度陽光的照射，因為可能會對光敏感。
4.在選擇性手術數天之前就要停藥，以減少手術可能發生的危險性(如過度的低血壓或呼吸抑制)。
5.要注意服用參環類藥物加上電擊治療，會增加危險性，因此，非必要情況下，不使用這種合併療法。
6.使用MAO抑制劑治療二個星期內，不可服用參環類的藥物，除非是住院的患者，以及有適當的解毒劑在側，方可。嚴重的不良反應包括高血壓危象(hypertensive crisis)。
7.告訴患者服用藥物好個星期後，效應才會顯現出來。當服用參環類藥物時，要注意處方的藥量，而且要避免其他非處方的藥物(包括所有OTC的藥物)。
8.如果治療 8 個星期也沒有效果，就要停藥，改用其他的療法。

25102 AMITRIPTYLINE

孕 C 乳 - 泄 肝 1/2 20～40h

Rx 10 MG, 25 MG/錠劑(T); SR 25 MG/持續性製劑(SR);

商 名
Amilin S.C.® (正和/新喜國際)
Amilo® (新喜國際)
Amitriptyline® (正和)
Modup SR® ＊ (瑞士) $6.6/SR(25MG-PIC/S),
Pinsaun® (優生) $1.5/T(25MG-PIC/S), $2/T(25MG-PIC/S-箔)
Tripyline® (福元/華琳) $1.5/T(25MG-PIC/S), $0.49/T(10MG)
Trynol S.C.® (強生) $2/T(25MG-PIC/S-箔), $1.5/T(25MG-PIC/S), $1.5/T(10MG-PIC/S),

藥理作用 本藥為三環類抗憂鬱劑，它對內生性(endogenous)的抑制最有效，特別是伴有焦慮，或50歲以上的患者。鎮靜效果很顯著，尤其是治療的初期。睡前給藥可減少白天的思睡。血中半衰期是20~40小時。

適 應 症 [衛核]憂鬱症
[非衛核]預防說話急促、偏頭痛、慢性緊張性頭痛；難治性疼痛、消化性潰瘍、肌肉萎縮增強肌肉強度、前腦疾病引發之異常流淚之大笑、憂鬱症引起之進食障礙(厭食或暴食)。

用法用量 1.口服：開始每天75~150mg，維持劑量：每天50~100mg，分數次投與或睡前投與。
2.肌注：開始時每天4次，每次20~30mg，儘快的改口服。

不良反應 常見-嗜睡、鎮靜、頭暈、姿勢性低血壓、口乾、便祕、尿滯留。
嚴重-骨髓抑制(罕見)。

醫療須知 1.若預防偏頭痛，須服藥1~6週後才可減少發作。
2.服用本藥時，特別建議年長者、青少年及高劑量/長期治療時，定期檢驗基值、白血球及其各組成計數；腎肝功能試驗；眼部檢查(含青光眼檢查)。

25103 CLOMIPRAMINE

孕C 乳 - 食 ± 酒 泄 肝 半 20～30h

Rx 25 MG/錠劑(T)； 25 MG/膠囊劑(C)；

商名

Clomi® (井田)
Clopran® (瑞士) $2.64/T(25MG-PIC/S)
Clowin® (約克)
Coslin® (強生)
Pashin® (世達) $2.64/T(25MG-PIC/S),

藥理作用 Clomipramine為一種作用迅速的抗憂鬱劑，可抑制突觸前神經原之正腎上腺素和血清素的回收，而產生並具有安全可靠的治療效果。

適應症 [衛核]憂鬱病

[非衛核]各種不同病因及症狀的憂鬱症，強迫觀念及強迫行為的症狀以及恐慌症，慢性疼痛，夜尿症。

用法用量 劑量和服用方式必須按照個別情況而決定。不過通常每天劑量75~150mg。老年人和小孩的最初治療須用小劑量，通常每天3次，每次10mg。

不良反應 1.循環系統：偶有血壓下降、頻脈等出現。

2.精神神經系：可能發生嗜眠，偶有震顫等帕金氏症狀，幻覺、譫妄、精神、錯亂、失眠等，發生此類症狀時，應予減量或停藥等適當之處置。

3.抗choline作用，偶會發生口渴、排尿困難、眼內壓亢進，視調節障礙以及便秘等。

4.過敏症狀：偶會發生皮膚疹等過敏症狀，一旦發生此類症狀時，應予停藥

5.血液：偶會發生非顆粒性細胞症、白血球減少等血液障礙，宜定期作血液檢查，一旦發現異常如前驅症狀之發熱、咽頭痛、類流行性感冒症狀時，應予停藥。

6.肝臟：偶會發生肝機能障礙，應予充分觀察，如發生此類症狀時，應予停藥。

7.消化系統：甚少發生腸管痲痺(如食慾不振、噁心、嘔吐、便秘、腹部脹或鬆弛以及腸內容物鬱積等症狀)，由於可能轉變成痲痺性腸阻塞，因此如發生腸管麻痺時，應予停藥。

醫療須知 1.下列患者不可使用本藥：(1)青光眼患者(因本藥有抗choline作用)。(2)對三環類抗抑鬱劑過敏之患者。(3)心肌梗塞痊癒初期之患者。

2.下列患者應慎重給藥：(1)排尿困難以及眼內壓亢進患者(因本藥有抗choline作用)。(2)心臟功能不全，心肌梗塞。狹心症，不整脈(發作性頻脈及刺激傳導障礙等)等心臟疾患者以及甲狀腺機能亢進患者(因可能影響到循環系統)。(3)有癲癇等痙攣性疾患以及既往病歷之患者(因可能引發症攣)。(4)躁鬱病患者(可能發生狂躁，自殺企圖等)。(5)腦之器質障害或精神分裂症(思覺失調症)之患者(有精神症狀惡化之可能)。(6)小兒以及年老者(使用於小兒時，宜在4歲以上)。

3.對孕婦之給藥：(1)依據動物試驗，靜脈內給藥時增加胎仔死亡率，而且三環類抗抑鬱劑在動物試驗時曾有致畸形作用之報告。(2)新生兒會引起呼吸困難、發紺、痙攣等之報告，孕婦或可能懷孕之婦女請勿投與。本藥會通過母乳。投與本藥時勿授乳。

4.其他：由於可能發生嗜眠，注意力、集中力、反射運動能力之降低，使用本藥之患者宜注意不可從事可能發生危險性如駕駛汽車等之機械操作。

25104 DOTHIEPIN(DOSULEPIN)

食 +

Rx 25 MG/膠囊劑(C)；

商名

Singsong® (元宙) $1.96/C(25MG-PIC/S), $2/C(25MG-PIC/S-箔)

藥理作用 本藥能消除焦慮和緊張，其作用較chlordiazepoxide迅速。

適應症 [衛核]憂鬱病。

用法用量 1.輕者：一天3次，每次25mg或夜間服用75mg。

2.中度至較嚴重者：一天3次，每次50mg或早上25mg，夜間75mg。

不良反應 口乾、便秘、倦怠、眩暈、起立性低血壓、思眠及頭痛。
醫療須知 不可與MAO抑制劑併用，亦不可在MAO抑制劑停用後14天內服用本藥。

25105 DOXEPIN HCL
孕C 乳 - 食 酒 泄 肝 ½ 6~8h

Rx 5.65 MG, 10 MG/錠劑(T); 25 MG/膠囊劑(C);

商 名
Colian®(強生) $1.75/C(25MG-PIC/S), $2/C(25MG-PIC/S-箔)
Doxepin®(十全) $1.75/C(25MG-PIC/S), $2/C(25MG-PIC/S-箔)
Hywen®(歐帕/瑩碩) $2/T(10MG-PIC/S-箔)
Peaso®(歐帕/瑩碩)

藥理作用 本藥為參環類抗憂鬱劑，適用於減輕精神或神經精神障礙所引起的憂鬱和焦慮不安。幾天之內就產生抗焦慮的效用，但抗憂鬱的反應則需數週。在治療初期，最顯著的是鎮靜作用。酒精會促進效力。口服的濃縮品可用水，果汁和牛奶，在投與前先加以稀釋。本藥亦可阻斷H_1和H_2受體，具強力抗組織胺的作用。
適應症 [衛核]焦慮狀態，憂鬱病。
用法用量 1.每天3次，每次10~50mg(每天最高為300mg)12歲以下孩童不要使用。
2.局部止癢一每日局部薄層塗敷4次，至少間隔3~4小時。起效作用時間約15分鐘內，即有75%患者達到搔癢緩解效果，一般在第7天可達最佳止癢療效。
不良反應 其他較少見之副作用為口唇乾躁、口渴、頭痛、眩暈、情緒變化、味覺改變等。
醫療須知 含酒精之飲料會加強本藥鎮靜之副作用。

25106 IMIPRAMINE
孕C 乳 - 食 ± 泄 肝 ½ 8~16h

Rx 10 MG, 25 MG/錠劑(T); 25 MG/膠囊劑(C);

商 名
Fronil S.C.®(強生) $1.52/T(25MG-PIC/S), $2/T(25MG-PIC/S-箔)
Imimine S.C.®(榮民) $1.52/T(25MG-PIC/S), $2/T(25MG-PIC/S-箔)
Imine®(井田) $1.52/T(25MG-PIC/S), $2/T(25MG-PIC/S-箔)
Imipramine®(福元/華琳) $1.52/C(25MG-PIC/S)
Tofranil S.C.® ◎ (健喬信元/東竹) $2/T(10MG-PIC/S-箔), $2/T(25MG-PIC/S-箔)
Tone®(明德) $1.22/T(25MG), $2/T(25MG-PIC/S-箔), $1.2/T(10MG), $2/T(10MG-PIC/S-箔),
Upisin®(中化) $1.22/T(25MG)

藥理作用 本藥為參環類抗憂鬱劑，它可用來減輕內因性憂鬱的症狀和減少6歲的孩童和較大者的遺尿(enuresis)減少睡覺時深睡階段常夜尿的症狀。
適應症 [衛核]憂鬱病、夜尿
[非衛核]酗酒，古柯鹼戒斷，強迫症，恐慌症發作，慢性的疼痛狀態，帕金森症及其症候群，神經衰弱。
用法用量 1.憂鬱：(a)口服：開始—每天100~200mg。維持量—每天50~150mg。(b)肌注：每天100mg，分數次投與。
2.兒童夜尿(>=6歲)：a.初劑量為睡前1小時服用25mg，如果1週內未見改善，<12歲者每晚增至50mg，>12歲者每晚增至75mg。每日最高劑量2.5mg/kg。b.一般建議劑量為每日10~25mg，每1~2週增量一次，每次加10~25mg。c.經常在上半夜尿床的小孩，提早給藥以及分次給藥的療效較好，如下午3點及睡前分別服用25mg。療效出現後應有一段不用藥(drug-free)期間，緩慢降低劑量可減少復發。停藥後復發的兒童不一定對以後的治療有反應。
不良反應 常見-鎮靜、困倦、姿勢性低血壓、心律不整、心傳導阻斷、視覺模糊、輕微散瞳、口乾、尿滯留、掉髮；嚴重者-血管性水腫、心肌梗塞、顆粒性白血球過少。
醫療須知 使用本藥至少需要2星期，才能顯現抗憂鬱的效果。

25107 MAPROTILINE HCL
孕B 乳 ? 泄 肝/腎 ½ 51h

Rx 25 MG/錠劑(T);

商 名
Conwu®(大豐/威勝) $4.08/T(25MG-PIC/S)
Keproline®(派頓)

藥理作用 1.本藥為一種四環抗憂鬱劑，具有許多與三環抗憂鬱劑相同之基本治療性質。它呈現一種相當均衡的作用範圍，能使患者心情開朗、減輕焦慮、激躁及精神運動遲緩。隱藏性憂鬱症臨床表現以身體症狀為主，本藥亦能對此身體症狀有改善作用。

2.本藥主成份maprotiline結構上不同於三環抗憂鬱劑。神經生化學上及精神藥理學上它亦與大部分三環抗憂鬱劑有所不同，此種差異在於它對中樞神經系皮質組織突觸前神經元之正腎上腺素回收作用具強力及選擇性的抑制作用。

適應症 [衛核]憂鬱病。

[非衛核](1)各種型態的憂鬱症：內因性憂鬱症：遲發性憂鬱症(退化性憂鬱症)，精神性憂鬱症：反應性及神經性憂鬱症，耗竭性憂鬱症；身體性(器官性或症狀性)憂鬱症；隱藏性憂鬱症，停經期憂鬱症。(2)其他憂鬱情障礙，特徵為焦慮，煩躁不安或躁動，冷漠狀態(尤其在老人)：精神身體和身體症狀伴有潛在憂鬱及/或焦慮狀態。(3)孩童及青少年憂鬱及相關情緒障礙。

用法用量 依患者個別的情況而定：一般每天75mg。老年人和小孩：開始每天3次，每次10mg。如果需要的話逐漸增加劑量至每天3次，每次25mg。

不良反應 各種副作用通常是輕微且短暫的，會在治療過程中或減低劑量後自動消失、某些副作用往往難以和正在治療中的憂鬱狀態症狀 (如疲倦，睡眠障礙，激躁，焦慮，便秘，口乾)區分、老年人對抗膽鹼，神經病，精神病或心血管反應等副作用特別敏感。

醫療須知 1.本藥引起之鎮靜及警覺性降低可能使患者反應能力變差，因此患者在開車或操作機械時應特別小心。

2.同時處方能降低痙攣閥值藥物如phenothiazine衍生物時，應特別小心。與本藥同時處方的benzodiazepine要停藥時，也要特別小心。

3.應避免本藥與單氨氧化酶(MAO)抑制劑併用。

25108 MIANSERIN HCL

乳 ? 食 酒 泄 肝

Rx 30 MG/錠劑(T);

商名 Anserin®(十全/歐舒邁克)

藥理作用 本藥為四環系抗憂鬱劑。

適應症 [衛核]憂鬱病。

用法用量 起始劑量一天30mg，一星期後可增至一天60mg，本藥可分次服用或晚上1次服用。

不良反應 血壓下降、心悸、思眠、運動失調、口乾、便祕、過敏以及胃腸障礙。

§ 25.2 選擇性血清素再吸收抑制劑(SSRI)

服用選擇性血清素再吸收抑制劑(Selective Serotonin Reuptake Inhibitors, SSRIs)應注意事項：

1.有心臟病、青光眼、攝護腺肥大、排尿困難、癲癇病史、甲狀腺機能亢進的患者，服用這類藥物宜小心。

2.服用這類藥物不宜開車或從事危險性工作。

3.這類藥物不可與MAOIs，astemizole，cisapride或terfenadine同時服用。

4.告知患者在停止服用MAOIs二星期後才能服用paroxetine，sertraline，fluvoxamine；停用5星期後才可服用fluoxetine。

25201 CITALOPRAM HYDROBROMIDE▲

孕 C 乳 - 食 ± 酒 泄 肝/腎 T½ 36h

Rx 20 MG, 40 MG/錠劑(T);

商名

APO-Citalopram®（APOTEX/鴻汶）$4.98/T(20MG-PIC/S), $10.6/T(40MG-PIC/S),
Cilopa® ＊（十全）
Cipram® ◎（H. LUNDBECK/禾利行）$4.98/T(20MG-PIC/S)
Citalopram Hexal®（SALUTAS/山德士）$4.98/T(20MG-PIC/S),
Citao® ＊（五洲）$4.98/T(20MG-PIC/S),
Kitapram® ＊（永勝/健喬信元）$4.98/T(20MG-PIC/S)
Sitalo®（信東）$4.98/T(20MG-PIC/S)

藥理作用 Citalopram是一種強效和具選擇性抑制serotonin吸收的抑鬱劑，因無抑劑cholinergic muscarine receptors，histamine receptors和α-adrenoceptors的作用，故沒有一般抗抑鬱劑之口乾、鎮靜與直立性低血壓等副作用。Citalopram對內因性與非內因性抑鬱症均具有相同療效，通常服用2~4星期後方產生作用，但對心臟傳導系統與血壓並沒有任何影響，這點對老年人特別重要。此外，citalopram也不會影響到血液、肝或腎臟系統。由於citalopram導致的副作用其出現的頻率很低，以及最少的鎮靜作用，因此，特別通用於長期治療。另外，該藥不會造成體重增加，對酒精也不會有加強的作用。

適應症 [衛核]鬱症之治療及預防復發、恐慌症。

用法用量 初劑量為每日20mg，可增至每日40mg，最大量為每日60mg，65歲以上的患者服用劑量應減半，亦即，每日10~30mg，抗抑鬱劑是屬於徵狀性治療，故必須長期使用，通常躁鬱症需治療4~6個月，長期治療可能需要數年，以防復發。若患者有嚴重失眠或不安現象，建議於急性期可加重鎮靜劑。

不良反應 觀察到的副作用通常很少、輕微或是暫時性、最常出現的症狀是噁心、出汗有增加的傾向、唾液減少、頭痛與睡眠時間的減少、橫紋肌溶解症(rhabdomyolysis)，通常在服藥後的第一、二星期症狀會較明顯，一旦抑鬱症改善後，這些症狀會消失。

醫療須知
1.由於在抗抑鬱作用出現前，已有其他作用受抑制，因此，憂鬱症患者曾有持續性傾向者自殺，一直要到抑鬱症有顯著改善，才緩解。
2.假如患者進入狂躁期時，應停止服用citalopram並改用精神弛緩劑來治療。
3.Citalopram對患者認識能力與精神運動機能無任何影響。
4.Citalopram不可給予正在接受單胺氫化酶抑制劑停藥14天以上的患者，若患者肝臟機能不良，應先以低劑量治療並小心作觀察。
5.本藥的療效可從患者的情緒提高看出來，通常要1~4星期就有明顯的病情改善。
6.不建議citalopram使用劑量高於40mg/day，因為可能會造成QT interval prolongation，而且沒有任何益處。
7.不建議citalopram使用於有先天性 long QT症狀、心律過慢、低血鉀、低血鎂、最近有急性心肌梗塞或心衰竭的病人。
8.不建議citalopram使用於有服用會造成QT interval prolongation藥品的病人。
9.對於肝功能不佳、大於60歲、CYP2C19代謝差、併服cimetidine或其他 CYP2C19抑制劑的病人，其血中citalopram濃度可能較高，會增加QT interval prolongation及Tordade de Pointes的風險，故每日最高建議劑量為20mg。
10.應告知病人使用含citalopram及含escitalopram成分藥品後可能發生橫紋肌溶解症，並提醒病人若出現相關症狀如：肌肉酸痛、虛弱、噁心及茶色尿等，應立即回診。

25202 ESCITALOPRAM OXALATE▲

孕C 乳 - 泄 肝/胆 半 25h

Rx 5 MG, 10 MG, 12.77 MG, 15 MG, 20 MG/錠劑(T); 1 MG/ML/液劑(Sol);

商名

Citao-S® ＊（五洲）$6.8/T(10MG-PIC/S)
EC-Pram®（HETERO/上亞）$6.8/T(10MG-PIC/S), $10.2/T(20MG-PIC/S)
Epram® ＊（健亞/東竹）$6.8/T(10MG-PIC/S)
Escipro® ＊（約克/鼎泰）$10.2/T(20MG-PIC/S),
Escitalo® ＊（瑞士）$2.68/T(5MG-PIC/S), $10.2/T(20MG-PIC/S), $9/T(15MG-PIC/S), $6.8/T(10MG-PIC/S),
Eslo 10®（HETERO/瑩碩）$6.8/T(10MG-PIC/S)
Etalope FCT®（健亞）
Leeyo® ＊（中化）$6.8/T(10MG-PIC/S),
Lepax® ◎（H. LUNDBECK/和聯）$6.8/T(10MG-PIC/S),
Lepram® ＊（健喬信元）$6.8/T(10MG-PIC/S)
Lexapro® ◎（H. LUNDBECK/禾利行）$10.2/T(20MG-PIC/S), $6.8/T(10MG-PIC/S)
Stalop® ＊（優生）$6.8/T(10MG-PIC/S)
Talopram® ＊（晟德）$231/Sol(1MG/ML-PIC/S-150ML), $370/Sol(1MG/ML-PIC/S-240ML)

藥理作用 1.選擇性血清素再吸收抑制劑ATC-code：N 06 AB 10。
2.作用機轉：escitalopram為一選擇性serotonin(5-HT)再吸收抑制劑，藥理及臨床功效的作用機轉是抑制5-HT的再吸收。
3.Escitalopram對許多受體包括5-HT1A， 5-HT2， DAD1及D2 receptors，α1–，α2–，β-adrenoceptors，histamineH1，muscarine cholinergic，benzodiazepine及opioid receptors 沒有親和力或有較低之親和力。

適 應 症 [衛核]鬱症之治療及預防復發，恐慌症、社交焦慮症、泛焦慮症及強迫症之治療。

用法用量 1.鬱症：常用劑量為每日10mg，依各別患者狀況，劑量可增加到最高每日20mg。產生抗抑鬱效果通常須2~4週，在症狀解除後，治療至少須持續6個月以強化效果。
2.恐慌症：建議第一週初始劑量為每日5mg，而後增至每日10mg，依各別患者狀況，劑量可增加到最高每日20mg。約3個月後，可達到最佳治療效果，效果能維持數個月。
3.社交焦慮症：常用劑量為每日10mg，通常須2~4週才能獲得症狀的緩減。依各別患者狀況，劑量可減至每日5mg或最多增加到每日20mg。
通常須2~4週才能獲得症狀的緩減。建議治療3個月以維持療效。為預防復發，可考慮長期治療。
4.泛焦慮症：常用劑量為每日10mg，依各別患者狀況，劑量可增加到最高每日20mg。建議治療3個月以維持療效。為預防復發，可考慮較長期間的治療
5.強迫症：一般劑量為每日10mg。依患者個別反應，劑量可增加至每日20mg。已有研究對於患者於16週開放治療期的長期治療達到反應療效後再繼續接受最少維持24週每日10或20mg劑量的治療。由於強迫症是一種慢性疾病，患者應接受一定時間的治療以確定其症狀緩解。治療時間可能要數個月甚至更久。

25 抗憂鬱劑

不良反應 常見的副作用包括噁心、嘔吐、口乾、腹瀉、無食慾、失眠、疲勞、性功能如射精困難、昏昏欲睡、橫紋肌溶解症(rhabdomyolysis)，但大多發生在治療的第一週或第二週間，通常在持續治療後強度及頻度會逐漸減弱。副作用最常發生在治療的第一或第二週間，通常在持續治療後強度及頻率會逐漸減弱。

醫療須知 1.任何患者產生癲癇症狀時，本藥必須停用。
2.使用於有躁動症/輕度躁動症病史，須小心。
3.使用SSRIs製劑的一般臨床經驗指出，在開始治療的一週內，應嚴密監視患者之憂鬱症情形，以防其發生自殺行為。
4.低血鈉：服用SSRIs製劑引起低血鈉是很罕見的，可能是由於抗利尿荷爾蒙(SIADH)分泌不平衡所引起，一般在停止治療時即可恢復。高危險群如老人、肝硬化患者或併用已知會造成低血鈉的藥物患者，必須小心注意。
5.出血：曾有報告指出使用SSRIs製劑，會造成皮膚出血的異常，例如：淤斑、紫斑。建議患者使用SSRIs製劑時應小心注意，尤其併用口服抗凝血劑及已知會影響血小板功能的藥物【例如：非典型之抗精神疾病藥物、phenothiazines、大部份的tricyclic antidepressants、acetylsalicylic Acid 、non-steroidal anti-inflammatory 類藥物(NSAIDs)、ticlopidine、 dipyridamol】及患者已知有出血傾向者。
6.應告知病人使用含citalopram及含escitalopram成分藥品後可能發生橫紋肌溶解症，並提醒病人若出現相關症狀如：肌肉酸痛、虛弱、噁心及茶色尿等，應立即回診。

25203 FLUOXETINE▲

孕D 乳 - 食 ± 酒 泄 肝 化 2~3D

Rx 10 MG, 20 MG/膠囊劑(C);

商　名

APO-Fluoxetine®（APOTEX/鴻汶）$2.8/C(20MG-PIC/S)
Floxt®（大豐/嘉林）$2.8/C(20MG-PIC/S),
Fluoxetine®（中化/中化裕民）$2.8/C(20MG-PIC/S),
Fluronin®（永信）$2.8/C(20MG-PIC/S)
Flux Microencapsulated®（生達）$1.58/C(10MG-PIC/S), $2.8/C(20MG-PIC/S),
Fluxen®（大豐/威勝）$1.58/C(10MG-PIC/S), $2/C(10MG-PIC/S-箔), $2.8/C(20MG-PIC/S),
Fonzac®（大豐）$2.8/C(20MG-PIC/S),
Juxac®（優良/健喬信元）$2.8/C(20MG-PIC/S),
Sinzac®（大豐/信東）$2.8/C(20MG-PIC/S),
U-Zet®（健喬信元/優良）
Uxetine®（中化）$2.8/C(20MG-PIC/S)

藥理作用 1.本藥能抑制serotonin的再吸收而產生抗憂鬱的作用。本藥不會抑制norepinephrine的再吸收。
2.服用本藥，其療效可能要等2~3星期才感受到，至5星期才達最佳狀態。

適應症 [衛核]抑鬱症、暴食症、強迫症。

用法用量 最初治療時建議每天服用20mg，若病情超過數週沒有改善，可每天服用二次(早、晚)，總劑量不可超過80mg。

不良反應 1.常見-頭痛、緊張、焦慮、失眠、噁心、腹瀉。
2.偶有-發疹、蕁痲疹，其他還包括發燒、淋巴腺病變、蛋白尿、轉胺酶輕度上升、嗜睡、疲憊、震顫、眩暈、心悸、搔癢、肌痛、關節痛、性功能障礙。

醫療須知 1.由於本藥及其代謝物半衰期相當長，因此停用時至少應隔5週，才能服用MAOI。
2.本藥主要經由肝臟代謝，經由腎臟排泄，所以肝、腎患者服用時宜小心。
3.必須嚴密監控有自殺傾向的患者，尤其在開始或停止治療期間。
4.2005年12月FDA用藥安全警訊(MedWatch)中發佈相關之警示訊息，將此藥之懷孕全分級由C級變更為D級(已證實對人體胎兒有傷害)。

25204 FLUVOXAMINE MALEATE▲

孕B 乳- 食+ 酒 泄 肝 ½ 15h

℞ 50 MG, 100 MG/錠劑(T);

商名

Anwu®(信東) $5.4/T(50MG-PIC/S)
Fluvoxin® ＊(華盛頓/鼎泰) $5.3/T(50MG)
Genbou®(瑞士) $5.4/T(50MG-PIC/S)
Lote E.C.®(南光) $5.4/T(50MG-PIC/S), $18.8/T(100MG-PIC/S)
Lote F.C.®(南光) $18.8/T(100MG-PIC/S)
Luvox® ◎ (MYLAN/亞培) $5.4/T(50MG-PIC/S)

藥理作用 Fluvoxamine屬精神科方面藥物，用以治療某些情感性的異常症。其作用機轉在於抑制腦神經內serotonin的再吸收，同時對正腎上腺素之活動影響甚微小。Fluvoxamine不具刺激性，亦無鎮靜作用，不會傷害到患者精神運動行為，也無抗副交感神經作用。以fluvoxamine治療有自殺意念患者，於第一個星期即可顯示其療效，臨床上，fluvoxamine對心臟機能沒有不良作用，也不會造成姿態性低血壓，fluvoxamine口服吸收完全迅速，血中半衰期為15小時。

適應症 [衛核]重度憂鬱症及強迫症。

用法用量 一日有效劑量通常在100~200mg之間，可依患者反應做適量之調整。每日最高劑量為300mg，初期最低推薦量每日50mg可一次投與，最好是在晚間。當一日總劑量超過150mg時，可分成2~3次投與。Fluvoxamine錠與水吞服，不宜咬碎。

不良反應 Fluvoxamine耐受性良好，口服後可能較常會出現些非意識機能反應，如視力模糊、口乾、以fluvoxamine治療時最常見的症狀是噁心、偶有嘔吐、這些現象通常會於治療期間之兩星期內漸次消失，fluvoxamine臨床治療研究，最常見的不良反應有嗜眠、便祕、精神激動、厭食和顫抖現象。

醫療須知 1.不可同時或於治療末期之兩個星期內與monoamine oxidase抑制劑併用。肝功能不全者，應以低劑量開始服用，並小心觀察狀況。
2.Fluvoxamine治療時罕會促使肝臟內酵素增長，若有，多數會伴隨症狀；停藥後，這些症狀都會自動消失而恢復正常。雖然已對孩童做過試驗，但fluvoxamine還不推薦用於孩童。
3.Fluvoxamine不影響開車及機械操作行為的效率。然而，與酒精併用時可能會導致某些傷害。
4.Fluvoxamine本身不會引發初期性痙攣，但對於癲癇患者仍須謹慎。以動物實驗顯示，投與高劑量fluvoxamine不會傷害受胎再生過程或導致畸型胎而影響下一代，然而，通常懷孕期間服用任何藥物仍應特別小心。
5.Fluvoxamine大致可確定會經由母乳排出，哺乳婦女不可服用fluvoxamine。
6.需要時，fluvoxamine可與benzodiazepines同時服用。

25205 PAROXETINE HCL▲

孕 B 乳 ? 食 + 酒 泄 肝/腎 半 16～24h

Rx

錠 20 MG, 30 MG/錠劑(T); SR 12.5 MG, 28.5 MG/持續性製劑(SR);

商　名

APO-Paroxetine®(APOTEX/鴻汶) $10.5/T(30MG-PIC/S), $4.12/T(20MG-PIC/S)
Caremod® ＊(瑞士) $4.12/T(20MG-PIC/S)
Eugine® ＊(華興) $4.12/T(20MG-PIC/S)
Oparotin CR® ＊(友霖/友華)
Paroxin®(瑞士/新瑞) $4.12/T(20MG-PIC/S)
Seroxat CR®(BORA/葛蘭素史克) $8.2/SR(12.5MG-PIC/S)
Seroxat® ◎(GSK/葛蘭素史克) $4.12/T(20MG-PIC/S)
Setine®(生達) $4.12/T(20MG-PIC/S)
Xet®(ZYDUS/吉富) $4.12/T(20MG-PIC/S)
Xetine-P® ＊(中化) $4.12/T(20MG-PIC/S),

藥理作用

1.Paroxetine是強力有效且具高度選擇性的5-HT(5-hydroxytryptamine)serotonin再吸收抑制劑，其抗憂鬱的藥理作用是因其能對腦神經元5-HT的再吸收有專一的抑制作用。
2.Paroxetine在化學構造上與目前的三環系、四環系及多數的抗鬱劑均不同。
3.Paroxetine主要代謝是經由氧化及甲基化成離子態及結合的產物，非常易於清除，轉成代謝形態即失去其藥理活性而失去治療效果。

適應症

[衛核]重鬱症之症狀治療及預防復發、強迫症之症狀治療、恐慌症之症狀治療及預防復發、社交畏懼症(社交焦慮症)之治療、泛焦慮症之症狀治療及預防復發(GAD)、創傷後壓力症候群之治療(PTSD)。

用法用量

1.推薦使用劑量，每日20mg，可再根據患者的臨床反應，每次逐增10mg，可至每日50mg的劑量。推薦使用方法，每日一次在早上與食物同服，最好整粒吞服不要咬碎。如同所有的抑鬱藥，在開始治療的兩三個星期內及治療後，根據臨床反應隨時評估及調整服用劑量，一般建議應有一個足夠的治療期，經常是幾個月，如同所有的精神用藥，停止治療時須逐漸減量停藥，如突然中斷，易產生以下的症狀：如睡眠不足、昏眩、易受刺激。
2.老年人：老年人使用paroxetine血中濃度會增加，但血中濃度的範圍仍與年輕受試者的血中濃度有重疊之處。
3.肝腎功能不全者：在嚴重腎功能不全(如creatinine廓清率<30ml/min)，或嚴重肝功能不全的患者，服用paroxetine血中濃度會增加，所以應限於使用最低有效劑量。

不良反應

Paroxetine的副作用一般來說非常輕微且不會影響患者的生活形態，服用paroxetine常見的副作用有噁心、思睏、流汗、顫抖、虛弱、口乾、不眠、性功能不良繼續服藥治療，副作用發生的頻率均會減少，所以一般而言不須停止paroxetine的治療、臨床經驗paroxetine不會引起心跳過速及姿勢性低血壓，paroxetine也不像三環系抗鬱劑那麼容易引起口乾，便秘及思睏的副作用。

醫療須知

1.心臟：在臨床上paroxetine不會引起血壓、心跳及心電圖有很大的改變，但如同所有精神科用藥，對心臟方面疾病之患者，仍須小心使用。
2.癲癇及發作：如同其他抑鬱藥，paroxetine應小心使用於癲癇患者，服用paroxetine的患者其癲癇發作的總發生率<0.1%，如有癲癇發作發生則必須停藥。
3.如同大多數抑鬱藥，paroxetine不應與單胺氧化酶抑制劑(MAOinhibitors)同時併用，如已在服用MAO inhibitors的患者，需停藥二星期後，才可服用本藥，且開始治療時，也應很小心劑量要逐漸增加以達最理想的臨床效果，在停止服用paroxetine的二星期內，也不可以服用單胺氧化酶抑制劑；如同所有抑鬱劑，paroxetine在治療有躁症病史的患者要小心使用。
4.駕車及操縱機械：臨床經驗顯示，服用paroxetine不會減弱精神運動能力及辨識能力，但就如同其他精神用藥，患者在駕車及操縱機械時應特別小心
5.孕婦和哺乳婦女：雖然動物實驗顯示未有任何致畸胎及胚胎毒性，懷孕婦女服用paroxetine的安全性亦未建立，除非醫師權衡利益大於其可能的危險性，否則懷孕婦女及哺乳婦女不應使用paroxetine。

25206

25206 SERTRALINE HCL▲

孕C 乳? 食± 酒 泄 肝/腎 t½ 26h

℞ 50 MG, 100 MG/錠劑(T); 20 MG/ML/液劑(Sol);

商名

Cenzoft Concentrate® ＊ (晟德) $225/Sol(20MG/ML-PIC/S-30ML), $465/Sol(20MG/ML-PIC/S-60ML)
Kinloft® (永勝/健喬信元) $5.3/T(50MG-PIC/S)
Lustraline® ＊ (華盛頓)
Purtraline® ＊ (健喬信元/瑞安) $5.3/T(50MG-PIC/S)
Sentra® ＊ (皇佳/意欣)
Serlin® ＊ (ZYDUS/吉富) $5.3/T(50MG-PIC/S),
Seruline® ＊ (皇佳) $5.3/T(50MG-PIC/S)
You-Jet® ＊ (南光) $5.3/T(50MG-PIC/S), $8.9/T(100MG-PIC/S),
Zapline® ＊ (羅得/瑪科隆) $8.9/T(100MG-PIC/S), $5.3/T(50MG-PIC/S)
Zoloft® ◎ (PFIZER/暉致) $5.3/T(50MG-PIC/S),

藥理作用 1.本藥為一作用強具高度專一性的神經傳導物質serotonin(5HT)再回收抑制劑，試驗顯示其有加強5-HT的作用之效果，其對於norepinephrine和dopamine等其他神經傳導物質的影響很低。在正常健康受試者之對照試驗，顯示本藥無鎮靜作用且不影響精神運動性的表現，由於本藥的選擇性高，因此不會使catecholaminergics活性增加，且對於muscarinic(cholinergic), seroionergic, dopaminergic, adrenergic, histaminergic, GABA或benzodiazepine等受體無親合性

2.本藥和其他的三環抗憂鬱劑不同，治療後患者體重並不會增加，有些患者體重反而減輕。本藥到目前為止尚未發現有任何身體上或精神上的依賴性

適應症 **[衛核]鬱症、強迫症、恐慌症、創傷後壓力症候群(PTSD)及社交恐懼症及經前不悅症**(PMDD Premenstrual Dysphoric Disorder)。

用法用量 1.一天一次，可在早上或下午服用，亦可與食物同時併服或單獨服用治療劑量為每天50mg，若臨床上無改善可逐漸增加至最大劑量，每天200mg，雖然完全地抗憂鬱活性須要2~4星期達成，本藥的臨床效果可能在7天內出現。

2.對於長期持續性的治療，本藥的劑量維持在最低的有效劑量，並依臨床反應調整；同其他的藥品一樣，對於腎及肝功能不良的患者使用本藥應小心。

3.成人：
鬱症及強迫症：2.5ml(50mg)/ 天，一日一次。
恐慌症、創傷後壓力症候群及社交恐懼症：1.25ml(25mg)天開始，一週後增加到2.5ml(50mg)/天 ，一日一次。
經前不悅症：2.5ml(50mg)/天，在月經週期期間可增加劑量到7.5ml(150mg)/天(以2.5ml/月經週期的速度增加)，或在月經週期的黃體期增加劑量到5ml(100mg)/天，一日一次。若黃體期劑量已達5ml(100mg)/天，則應在黃體期前三天，加上一2.5ml(50mg)/天之劑量漸增期。

4.兒童：強迫症：
6~12歲：1.25ml(25mg)/天，一日一次。
13~17歲：2.5ml(50mg)/天，一日一次。

不良反應 1.常見的副作用有噁心、腹瀉/軟便、消化不良、震顫、眩暈、失眠、嗜睡、多汗、口乾及男性性功能不良(主要為延遲射精)。

2.偶爾會無症狀地提高血中胺基轉移酵素(SGOT和SGPT)(約0.8%)，此不正常的現象主要發生於藥物治療之第1~第9個星期，停藥後即恢復正常。

醫療須知 **1.單胺氧化酶抑制劑**(monoamine oxidase inhibitors)**：患者同時服用本藥和單胺氧化酶抑制劑曾有嚴重反應的報告，有些病例有致類神經病的惡性症狀出現，其他的抗憂鬱劑和單胺氧化酶抑制劑合用或接續使用時亦發生過類似，甚不改致命的報告。因此本藥絕對不可和單胺氧化酶抑制劑合用或單胺氧化酶抑制劑停藥後14天內使用。同樣的，至少要在本藥停藥14天後才可開始使用單胺氧化酶抑制劑。**

2.躁症(mania)**/輕躁症**(hypomania)**的活性化：在上市前的試驗顯示大約有0.4%服用本藥的患者會發生躁症或輕躁症。而其他已上市的抗憂鬱劑亦有類似的報告。**

3.癲癇發作(seizures)**：抗憂鬱劑可能會引癲癇發作**(seizures)**，由於本藥在癲癇發作**(seizures)**患者方面之作用仍未評估，因此對於不穩定性癲癇患者應避免使用本藥，控**

制良好的癲癇患者使用本藥時亦應小心監視，若有任何患者產生發作症狀時應立即停藥。

4.自殺(suicide)：憂鬱症患者具有自殺傾向，此可持續至症狀明顯改善為止，因此患者在治療初期應嚴密監視之。

5.肝功能受損患者之使用：本藥主要在肝臟代謝。單一劑量藥動學研究顯示對於輕度穩定型肝硬化患者，其排除半衰期(elimination half-life)及血中濃度曲線下面積(AUC)均較正常人增加。本藥在肝病患者之使用應小心，對於肝功能受損患者應降低劑量或減少投藥次數

6.腎功能受損患者之使用：本藥主要以代謝方式排除，其以原型由尿液排除比例非常少，因此對於輕度至中度腎功能不良患者(creatinine clearance 20~50ml/min)或嚴重腎功能不良患者(creatinine clearance 20ml/min)，其單一劑量之藥動學參數與對照間無顯著差異。但投與本藥達穩定血中濃度(steady state)之藥動學尚未進一步研究，因此對於腎功能不良的患者服用本藥時仍應注意。

7.臨床藥理學方面的研究顯示本藥並不影響精神運動性的表現，但抗憂鬱劑會影響患者從事危險工作所須之精神及體力，因此患者若要駕車或操作重機械應特別小心。

§ 25.3 血清素新腎上腺素回收抑制劑(SNRI)

25301 DULOXETINE HCL▲

孕 C 乳 - 泄 腎/糞 T½ 12h

℞ 20 MG, 30 MG, 60 MG/膠囊劑(C);

商 名

Apa-Cymba® ＊ (強生/鴻汶) $14.3/C(30MG-PIC/S), $22.1/C(60MG-PIC/S)
Bupronil® ＊ (瑞士) $7.3/C(20MG-PIC/S), $14.3/C(30MG-PIC/S), $22.1/C(60MG-PIC/S)
Cymbalta® ◎ (LILLY/禮來) $22.1/C(60MG-PIC/S), $14.3/C(30MG-PIC/S)
Cymlutine® ＊ (永信) $14.3/C(30MG-PIC/S)
Cymta® ＊ (生達) $14.3/C(30MG-PIC/S)
Depulox® ＊ (HETERO/凱沛爾) $14.3/C(30MG-PIC/S), $22.1/C(60MG-PIC/S)
Duloz® (ZYDUS/毅有) $14.3/C(30MG-PIC/S), $22.1/C(60MG-PIC/S)
Durotine® (HETERO/上亞) $22.1/C(60MG-PIC/S), $14.3/C(30MG-PIC/S)
Duxetine® ＊ (中化) $22.1/C(60MG-PIC/S), $14.3/C(30MG-PIC/S)
Lexinping® ＊ (台裕) $22.1/C(60MG-PIC/S), $14.3/C(30MG-PIC/S),
Ulitine® ＊ (五洲/勝群) $14.3/C(30MG-PIC/S), $22.1/C(60MG-PIC/S)
pms-Duloxetine® (PHARMASCIENCE/鴻汶) $22.1/C(60MG-PIC/S), $14.3/C(30MG-PIC/S)

藥理作用

1.為口服選擇性血清素與正腎上腺素再吸收抑制劑 (SSNRI)。

2.Duloxetine可有效阻斷血清素與正腎上腺素的再吸收，而僅些微抑制多巴胺(dopamine)的再吸收。

3.Duloxetine對多巴胺性(dopaminergic)、腎上腺素性(adrenergic)、膽鹼性(cholinergic)或組織胺性(histaminergic)受體無顯著親合力。Duloxetine不抑制單胺氧化酶。

適應症

[衛核]重鬱症、廣泛性焦慮症、糖尿病周邊神經痛、纖維肌痛。

[非衛核]治療女性重度(尿失禁頻率每週大於等於14次)應力性尿失禁。

用法用量

1.起始治療：duloxetine的每日建議劑量為40mg(20mg一天2次)至60mg(60mg一天1次或30mg一天2次)，不需隨餐服用。

2.維持/繼續/延長治療：一般同意重鬱症的急性發作，數數月或更長時間的維持性藥物治療。尚無充足的證據可以確知患者需以duloxetine持續多少時間

3.老年患者的劑量：不需因患者年齡調整老年人的使用劑量。如同其他治療重鬱症藥物，治療老年人時應謹慎小心。當個別調整劑量時，尤其是調高劑量，應格外小心。

4.與單胺氧化酶抑制劑(MAOI)的轉換：停用MAOI後至少14天，才能開始服用duloxetine。此外，停用duloxetine後至少5天，才能開始服用MAOI。

不良反應

最常見的不良反應為噁心、口乾、便秘、食慾降低、疲勞、嗜睡及流汗增加

醫療須知 1.肝毒性—duloxetine增加血清transaminase濃度升高的風險。
2.服用duloxetine可能增加散瞳的風險，因此duloxetine應小心使用於控制中的狹角性青光眼的患者。
3.應提醒患者與其家人注意下列症狀的發生：焦慮、激動、背痛、失眠、易怒、好鬥、易衝動、靜坐不能、輕躁症、躁症、憂鬱加重及自殺意圖，尤其是以抗憂鬱劑治療初期。發生上述症狀應告知患者的醫師，尤其當症狀是嚴重的、突然的或非患者原有的症狀時。
4.雖然duloxetine不會加劇酒精對心智及行動能力造成的傷害，但併用duloxetine與高濃度酒精可能造成嚴重肝傷害。因此，大量飲用酒精的患者不可服用duloxetine。
5.患者接受抗憂鬱症藥品治療時，應被緊密監視其症狀惡化和自殺行為，尤其是治療初期或劑量改變時(包括增加劑量或減低劑量)。
6.對於以抗憂鬱症藥品治療重鬱症或其他適應症(包括精神性及非精神性疾病)的患者，應提醒其家人與看護監測患者是否發生下列症狀：不安、易怒、其他上述症狀及自殺意圖或行為，並立即將這些症狀通報醫事人員。
7.以抗憂鬱症藥品治療前，應充分診斷患者以決定患者是否可能為雙極性疾患的患者。充分診斷應包含詳細精神疾病病史，包括：家族史中之自殺案例、雙極性疾患及憂鬱症。應注意duloxetine尚未核准用於治療雙極性疾患之鬱症。
8.由於duloxetine是血清素與正腎上腺素再吸收的抑制劑，建議duloxetine不要與MAOI合併使用，也不可於MAOI停藥後14天內使用。根據duloxetine的半衰期，停用duloxetine後至少5天，才能開始使用MAOI。

25302 MILNACIPRAN HCL▲

泄 腎 阻 8h

℞ 25 MG, 50 MG/膠囊劑(C);

商　名 Milpran® ＊ (衛達/瑩碩) $5/C(25MG-PIC/S), $8.6/C(50MG-PIC/S)

藥理作用 抗憂鬱劑，milnacipran是serotonin(5-HT)及正腎上腺素(NA)再回收的雙重抑制劑。與多數生環類抗憂鬱藥物不同的是milnacipran對α1-腎上腺素刺激性或H1-組織胺刺激性的受體無親和力。實驗結果推測，milnacipran對膽素激導性(muscarinic)受體無親和力。此外，milnacipran對於D1與D2 dopaminergic，bezodiazepine與鴉片類(opioid)受體亦無親和力。憂鬱症患者的睡眠失調會因milnacipran治療而得到改善。進入睡眠所需的時間縮短，夜間覺醒次數減少，進入快速動眼期(REM)睡眠期的時間也會延長。整體的睡眠時間加長。

適 應 症 [衛核]重型憂鬱症。
[非衛核]1.慢性疼痛，特別是纖維肌痛症(fibromyalgia)(FDA已核可使用)。2.具有睡眠障礙的憂鬱症患者。

用法用量 1.口服劑量每天早晚兩次，一次50mg，最好在早、晚餐時服用，一日總劑量為100mg。年老和肝功能障礙患者，不需調整劑量。腎功能不全患者，則視需要調整劑量。
2.治療期間：抗憂鬱症治療是症狀療法。Milnacipran 的效益須經一段時間後才會出現，長短為1到3星期不等。治療需維持數個月的時間(通常為6個月，以預防再發的危險性)。

不良反應 1.常見：頭暈、過度多汗、焦慮、熱潮紅、排尿障礙(尿道疾病)。
2.罕見：噁心、嘔吐、口乾、便秘、震顫、心悸、精神振奮、皮膚出疹、紅斑及搔癢。

醫療須知 對於治療初期所引起的失眠或神經緊張，可使用短期的症狀療法。
若發生急性躁症的情況，milnacipran的治療應該停止，對大部分患者應處方鎮靜性的抗精神病劑。
雖然本藥與酒精並未被證實有交互作用，但與任何影響精神之藥物相同，仍不建議併用酒精。

健康的受試者併用levomepromazine時，milnacipran作用於全身的比率增加20%。對於老年人及腎功能不全者，若同時服用此兩藥物則其比率甚至會增加更多。

Milnacipran應謹慎處方於以下情況：

1.腎功能不全者。

2.視需要應減低劑量，因藥品排除時間會延長(見"用法用量")。

3.前列腺肥大或其他生殖泌尿疾病，因為藥品的正腎上腺素作用的關係(應監測排尿失調的發生)。

4.患有高血壓或心臟疾病的患者。

5.患有open angle型青光眼的患者。

25303 VENLAFAXINE HCL▲

孕 C 乳 - 食 + 酒 泄 腎 ½ 5h/11h

Rx 37.5 MG/錠劑(T)； 37.5 MG/膠囊劑(C)； SR 37.5 MG, 75 MG, 84.85 MG, 150 MG/持續性製劑(SR)；

商 名

Calmdown SR® ＊（瑞士）$7.4/SR(75MG-PIC/S), $7.7/SR(37.5MG-PIC/S)
Calmdown® ＊（瑞士）$4.51/T(37.5MG-PIC/S)
Devenlofe S.R.® ＊（信東）
Easyfor SR® ＊（南光）$7.4/SR(75MG-PIC/S), $7.7/SR(37.5MG-PIC/S),
Effexor XR® ◎（VIATRIS/暉致）$58/SR(150MG-PIC/S), $7.7/SR(37.5MG-PIC/S), $7.4/SR(75MG-PIC/S)
Newcalm SR®（瑞士/新瑞）$7.4/SR(75MG-PIC/S)
Rafax XR® ＊（中化）$7.4/SR(75MG-PIC/S)
Valosine S.R.® ＊（生達）$7.4/SR(75MG-PIC/S),
Valosine®（生達）$4.51/T(37.5MG-PIC/S),
Venfaxime S.R.® ＊（永勝）$7.4/SR(75MG-PIC/S),
Venforspine XR® ＊（歐帕/保盛）$7.4/SR(75MG-PIC/S),
Venforspine® ＊（歐帕/保盛）$4.51/T(37.5MG-PIC/S),

藥理作用 本藥在人體中的抗憂鬱機轉作用於中樞神經系統，與加強神經傳導物質的活性有關。臨床前研究顯示，本藥與其活性代謝物，O-Desmethyl Venlafaxine(ODV)，會強效抑制神經元血清促進素(serotonin)及正腎上腺素(noneinephrine)的再吸收，但對dopamine再吸收的抑制作用較弱。本藥和ODV在體外試驗毒蕈鹼(muscarinic)、組織胺激導性(histaminergic)或α-1腎上腺受器無顧著親和力。一般推測，在這些受體上所產生的藥理活性，可能和其他精神用藥所觀察到的各種抗膽鹼激導性(anticholinergic)、鎮靜性(sedative)及心血管作用有關。而且，本藥和ODV不具抑制單胺氨化酵素(MonoAmine Oxidase, MAO)之活性。

適應症 [衛核]鬱症、泛焦慮症、社交焦慮症、恐慌症。

用法用量 1.本藥的建議起始劑量為75mg/day，分兩或三次給予，和食物一起吞服。

2.視耐受性及進一步臨床作用的需要，劑量可增加至150mg/day. 如果需要，劑量應進一步增加至225mg/day。當增加劑量時，75mg/day的增加量應至少以四天的緩衝期來調整。在門診患者情況中，並未有證據顯示超過225mg/day的劑量對中度憂鬱的患者有效，但較嚴重的憂鬱症住院患者則需要350mg/day的平均劑量。因此某些患者，包括較嚴重的憂鬱患者，可能需要更高的劑量，可高達最大劑量375mg/day，一般分三次給予。

3.XR錠可一天一錠給予，2個星期後可增加至2錠或到每天225mg。

不良反應 常見副作用為無力、盜汗、噁心、便秘、厭食、嘔吐、嗜睡、口乾、眩暈、神經緊張、焦慮、震頭、視覺模糊、及男性的異常射精/性高潮與勃起不能、偶有：高血壓、心悸。

醫療須知 1.本藥和單胺氧化酵素抑制可能發生的交互作用，因此，本藥及MAOI不應同時使用，或至少在停用MAOI十四天後，才可使用本藥。依據本藥的半衰期，使用MAO前，本藥至少應停用七天。

2.治療可能導致血壓持續性升高。血壓會隨劑量增加而增加，即具劑量依賴性(dose-dependent)。因此，建議接受本藥的患者應定期監測血壓。對於曾經因接受本藥而有過持續性血壓增加的患者，應考慮降低劑量或停止服用。

3.肝、腎疾病患者應小心調整劑量。曾有躁症或自殺意圖者，使用本藥宜小心。

4.心肌梗塞或不穩定心臟疾病、癲癇病史的患者，應小心使用本藥。

5.為了避免因突然停藥而導致的副作用，應以二週的時間慢慢停藥。

6.本藥的懷孕安全性分級屬C，會分泌至乳汁中。

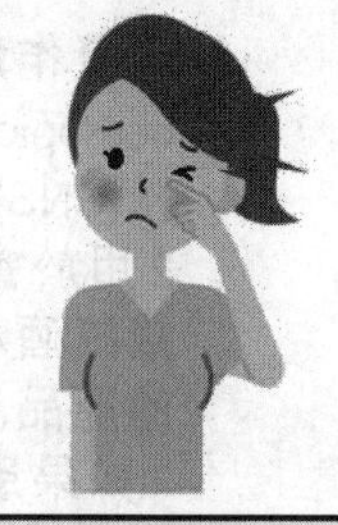

§25.4 選擇性多巴胺回收抑制劑(SDRI)

25401 BUPROPION HCL▲

孕B 乳－ 食± 泄 肝/腎 半 8～24h

℞ SR 150 MG, 300 MG/持續性製劑(SR);

商名

Anbutrine XL® ＊（保盛/健喬信元）$8.6/SR(150MG-PIC/S)
Anbutrine XL® ＊（健喬信元）
Bestrim XL® ＊（應元）$33.9/SR(300MG-PIC/S)
Betetrim S.R.® ＊（瑞士）$8.6/SR(150MG-PIC/S)
Bupion SR® ＊（信東）$8.6/SR(150MG-PIC/S)
Bupopin SR® ＊（五洲）$8.6/SR(150MG-PIC/S)
Buporin SR® ＊（健喬信元/瑞安）$8.6/SR(150MG-PIC/S),
Buprotrin SR® ＊（皇佳）$8.6/SR(150MG-PIC/S),
Funnix SR® ＊（衛達/元豐泰）$8.6/SR(150MG-PIC/S)
Prewell® ＊（羅得/瑪科隆）$8.6/SR(150MG-PIC/S)
Wellbutrin XL® ◎（Bausch/葛蘭素史克）$8.6/SR(150MG-PIC/S), $33.9/SR(300MG-PIC/S)

藥理作用 1.Bupropion是一種兒茶酚胺(catecholamine)的神經元回收選擇性抑制劑，對於胺(indolamine)(血清素[serotonin])回收的影響相當微弱，也不會抑制單胺氧化酶。
2.雖然bupropion和其他抗鬱劑一樣，作用機轉還不明，但一般認為，這種作用是由正腎上腺素激性(noradrenergic)及/或多巴胺激性(dopaminergic)機轉所媒介。
3.目前還不知道bupropion 藉由何種機轉來增進患者的戒煙能力。但一般認為，這種作用是由正腎上腺素激性及/或多巴胺激性機轉所媒介。
4.在臨床試驗中，用bupropion治療比安慰劑更能減輕戒斷症狀，並且也顯示出煙癮減少的證據。

適應症 [衛核]治療憂鬱症

用法用量 1.憂鬱症：a.起始治療：起始劑量為150mg 每日一次。如同所有的抗鬱劑，bupropion長效錠可能需要治療數週之後，才會達到完全的抗憂鬱療效。對於150mg/日之劑量反應不充分的患者，提高劑量直到300mg/日的最高劑量，可能對其有益。最高單次劑量不可超過150mg。Bupropion長效錠之劑量超過150mg/日時，必須以每日兩次的方式服用，而且連續兩次劑量之間至少必須間隔8小時。b.維持療法：建議使用能維持症狀緩解的最低劑量。雖然不知道患者必須持續服用bupropion長效錠錠劑多久；但一般認為，憂鬱症之急性發作需要以抗鬱劑治療幾個月或更久。
2.戒煙：建議在患者仍然吸煙時便開始治療，並且將「目標停止日期」設定在bupropion長效錠治療的最初兩週之內，在第二週之內比較適當。起始劑量是每日150mg，服用3天，然後增加到150mg 每日2次。連續兩次劑量之間至少必須間隔8小時。最高單次劑量不可超過150mg，而且每日總計量不可超過300mg。患者至少必須治療7週。

不良反應 1.全身(一般)：發燒、胸痛、衰弱。
2.心血管：心搏過速、血管擴張、姿勢性低血壓、血壓升高、潮紅、昏厥。
3.中樞神經系統：癲癇發作、失眠、震顫、注意力障礙、頭痛、頭暈、抑鬱、精神紊亂、激動、焦慮。
4.內分泌及代謝：厭食及體重減輕。
5.胃腸：口乾、胃腸障礙，包括噁心及嘔吐、腹痛及便秘。
6.皮膚/過敏：皮疹、搔癢、出汗、過敏反應，嚴重度由蕁麻疹至血管性水腫、呼吸困難/支氣管痙攣、及罕見之過敏性休克反應。也有關節痛、肌痛及發燒伴隨皮疹及其他暗示遲發性過敏症狀出現的報告。這些症狀可能很像血清病。
7.特殊感官：耳鳴、視覺障礙、味覺障礙。
8.發生過量時，應讓患者住院。確保呼吸道暢通，以及充分的氧氣供給與換氣。如果在服藥後迅速處理，則可以洗胃。Bupropion沒有特定的解毒劑。

醫療須知 **1.不可以超過bupropion長效錠的建議劑量，因為bupropion 會伴隨一種與劑量相關的癲**

癇發作危險。因此，具有一種或多種容易降低癲癇發作閾值之狀況的患者，給予bupropion長效錠治療時必須極為小心，這些狀況包括：頭部外傷之病史；中樞神經系統(CNS)腫瘤；癲癇之病史；同時給予其他會降低癲癇發作閾值之藥品。
2.用於會增加癲癇發作危險之臨床狀況時應謹慎。這些臨床狀況包括酒精濫用、驟然戒斷酒精或鎮靜劑、用降血糖劑或胰島素治療之糖尿病，以及使用興奮劑或減低食慾的產品。
3.如果患者在治療期間發生過敏或過敏性休克反應(例如皮疹、搔癢、蕁麻疹、胸痛、水腫或呼吸困難)，則應停止使用bupropion長效錠。
4.使用bupropion治療腎功能不全或肝功能不全之患者時，應減低劑量開始，因為bupropion及其代謝物蓄積在此類患者體內的程度可能大於一般狀況。
5.由於bupropion的藥理學與其他某些抗鬱劑類似，所以雙極性情感疾病患者在鬱期使用bupropion長效錠，可能會引發躁狂之發作，並且可能會激活其他敏感患者之潛伏性精神病。
6.在開始使用bupropion與尼古丁經皮貼片(NTS)併用的組合療法之前，醫師必須查閱相關的NTS處方資料。如果採用組合療法，建議監測治療引起的血壓升高。
7.若病人疑似出現血清素症候群，應根據症狀的嚴重程度降低bupropion劑量或停藥。

§ 25.5 血清素拮抗劑與回收抑制劑(SARI)

25501 TRAZODONE HCL

孕C 乳? 食+ 泄 肝 半 5~9h

Rx 25 MG, 50 MG, 100 MG, 150 MG/錠劑(T);

商名

Cirzodone®（杏輝）$2/T(50MG-PIC/S-箔), $1.55/T(50MG-PIC/S)
Mesyrel® ◎（美時）$7.8/T(150MG-PIC/S), $1.5/T(25MG-PIC/S)
Mesyrel® ◎（美時/台灣海默尼）$1.55/T(50MG-PIC/S), $2/T(50MG-PIC/S-箔),
Trazo® ＊（正和）$1.55/T(50MG-PIC/S), $2/T(50MG-PIC/S-箔), $2.7/T(100MG-PIC/S)
Trazone®（信東）$2.7/T(100MG-PIC/S), $1.55/T(50MG-PIC/S)

藥理作用 1.本藥能夠選擇性的抑制大腦神經節前神經細胞膜回收血清素(serotonin)而產生血清素作用，卻不會產生CNS的興奮作用。
2.本藥憂鬱患者能減少REM睡眠，增加睡眠總時數，並降低覺醒次數。

適應症 [衛核]治療各種型態之抑鬱症。

用法用量 起始劑量為每天150mg，分次服用，然後每3~4天按50mg/日的量增加，直到獲得適當的效應。最大的劑量：門診患者為400mg/日；住院患者為600mg/日

不良反應 思睡，眩暈，頭昏腦脹，倦怠，口乾，低血壓(包括姿勢性低血壓)。

醫療須知 1.由低劑量開始治療再逐漸增量。出現嗜睡情形時，可將大部份劑量於睡前服用或減低劑量。
2.治療1週後症狀可能即會改善，通常2週內達最大藥效。約25%的患者需治療2~4週。

§ 25.6 正腎上腺素激性與專一性血清素激性抗憂鬱劑(NaSSA)

25601 MIRTAZAPINE▲

孕C 乳? 食± 酒 泄 肝/腎 半 20~40h

Rx 15 MG, 30 MG, 45 MG/錠劑(T);

商名

Apa-Mirtazapine O.D.T.® ＊（健亞/鴻汶）$6.2/T(30MG-PIC/S)
Minivane® ＊（瑞士）$6.2/T(30MG-PIC/S),
Mirzapine®（衛達/健喬信元）$6.2/T(30MG-PIC/S)
Sinmaron O.D.® ＊（信東）$6.2/T(30MG-PIC/S)
Smilon® ＊（南光）$3.84/T(15MG-PIC/S), $6.2/T(30MG-PIC/S)

Minivane® ＊ （瑞士/新瑞）$3.84/T(15MG-PIC/S), $18.4/T(45MG-PIC/S)
Mirtan® ＊ （保瑞/聯邦）$6.2/T(30MG-PIC/S),
Mirtapine® ＊ （培力/加拿安）$6.2/T(30MG-PIC/S)
Mirtazapine®（中化/中化裕民）$6.2/T(30MG-PIC/S)
Mirtine® ＊ （中化）$6.2/T(30MG-PIC/S),
U-Mirtaron® ＊ （十全）$6.2/T(30MG-PIC/S)
U-Zepine®（強生/鼎豐宇）$6.2/T(30MG-PIC/S)
pms-Mirtazapine®（PHARMASCIENCE/鴻汶）$6.2/T(30MG-PIC/S)

藥理作用 1.本藥是一種抗憂鬱藥，可用於重鬱症的治療。有下列症狀時可增加正向反應的機會，例如：快感喪失、精神運動的抑制、睡眠障礙(早醒)與體重喪失。其他症狀，如：興趣缺乏，自殺意念與情緒變化(晚上心情較早上佳)。本藥於開始治療1~2周後即可發揮其有效性。

2.Mirtazapine是一種具有拮抗中樞神經突觸前α2受體作用，可促進正腎上腺素及血清素系統的神經傳導，而調節中樞神經系統的功能.

3.Mirtazapine可經由抑制5-HT_2和5-HT_3受體的作用而減少血清素相關之副作用。一般來說mirtazapine的耐性良好。Mirtazapine無抗膽鹼作用，再治療劑量下，也不會影響心臟血管系統。

適 應 症 [衛核]鬱症。

用法用量 1.本藥劑應口服使用，可與開水整錠吞服，不需咀嚼。成人：起始劑量為每日30mg，可依臨床反應增加劑量已達到理想療效，每日劑量通常介於30~45mg之間。老年人：推薦劑量與成人相同。老年人當需增加劑量時，應在嚴密監測下進行，以確保理想而安全的臨床反應。

2.Martazapine之半衰期為20~40小時，因此本藥適合於每日一次在睡覺之前服用藥。

3.治療應持續至患者已完全無臨床症狀4~6個月才逐漸停藥。患者在接受適當劑量治療2~4週內，病狀會有所改善，若治療反應不明顯，則可增加劑量至最大(如45mg)。如果再經過2~4週的治療，仍無改善，則應改變治療方式。

不良反應 1.常見：a.食慾增加與體重增加。b.暈眩/鎮定作用通常在接受治療的前幾週會發生(也須注意降低劑量通常不會減少鎮定作用但會妨害抗憂鬱劑的療效)。

2.偶見：(直立性)低血壓，躁症，痙攣，震顫，肌陣攣，水腫與伴隨體重增加，急性骨髓功能抑制(嗜伊性紅血球增多，顆粒性白血球減少症，顆粒性白血球缺乏症，再生不良性貧血及血小板減少症)，血漿(transaminase)胺基轉化活性增加，皮疹。

醫療須知 **1.本藥可能會降低注意力和警覺性。使用抗憂鬱劑的患者應避免需高警覺性和注意力集中的危險性工作，例如汽車駕駛與機械操作。**

2.癲癇與器質性腦症候群，臨床實驗顯示，患者在接受本藥治療時，可能病情會發作，但很少見。

3.心臟疾病，如傳導障礙，心絞痛和最近曾心肌梗塞者，使用本藥應謹慎，並且應注意同時併用的其他藥物。

4.若治療期產生黃疸現象，則治療應停止。

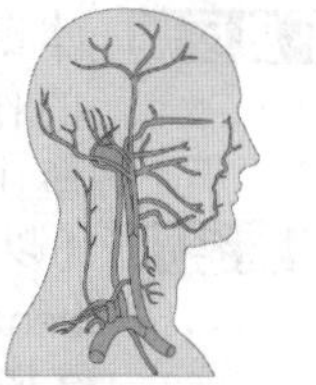

§ 25.7 單胺氧化酶抑制劑(MAOI)

25701 MONOAMINE OXIDAS INHIBITORS 總論

類　　別

藥理作用 這類藥物會與MAO(monoamine oxidase)形成不可逆的複合體，而抑制MAO的酶系統，結果會抑制神經內catecholamines和serotonin的分解，而使身體各組織中的濃度增加，包括CNS，心臟、血臟、血液和小腸。一般相信腦部某些部位的神經荷爾蒙增加(特別是norepinephrine)就是緩解憂鬱之症狀原因，同樣的，一般心認為這些製劑增加其他的身體組織的神經荷爾蒙的供應會引發的許多毒性反應。這些製劑會抑制肝臟微粒體中藥物代謝的酶，因而延長許許多多藥物的效應。

適應症 1.治療對參環類抗憂鬱劑，電擊療法其他的輔助療法有抗性的嚴重內生性或反應性的憂鬱症。
2.控制狂躁–憂鬱性精神病的憂鬱期。

用法用量 詳見個別論述。

不良反應 起立性低血壓，眩暈，神經過敏，過敏，失眠，胃腸障礙，心臟速率和節律障礙。

醫療須知 1.仔細向患者解說使用MAO抑制劑的危險性，特別是可能會造成高血壓危象。勸告患者要注意發生高血壓反應的早期症狀(頭痛，心悸，頸僵硬，發汗，噁心，怕光)，同時要向醫師說明這種情況。

2.癲癇、糖尿病，伴有藥物或酒精成癮性的憂鬱狀態，慢性腦症候群，有狹心症發作的病例，腎功能受損等患者以及懷孕和授乳的婦人在服用本藥宜小心。
3.要記著MAO抑制劑的毒性效應和藥物交互作用可能在停藥後好幾個星期才會發生。同時警告患者至少在MAO抑制劑最後一次劑量後好幾個星期內要避免食用所有具危險的食物與藥物。
4.如果在治療4個星期沒有產生顯著的臨床反應，那就要考慮改換其他形式的治療。
5.強迫患者要按照處方用藥和取食，以減少不良反應的危險性。

25702 MOCLOBEMIDE

乳 ? 食 + 泄 肝/腎 半 1~2h

Rx 150 MG/錠劑(T)；

商名

Biorix®（中生）$2.22/T(150MG-PIC/S), Moclod®（中化）$2.22/T(150MG-PIC/S)
Eutac F.C®（信東）$2.22/T(150MG-PIC/S)

藥理作用 1.本藥是一種抗憂鬱劑，可以影響神經系統中的單胺類神經介質之代謝，而達到抗鬱的效果。其作用機轉是對單胺類氧化酶，尤其是A類的單胺氧化酶，產生可逆性的抑制作用。因此，正腎上腺素(norepinephrine)及serotonin的代謝便受到抑制，而其濃度也因而提高。
2.由於本藥可提高患者的情緒，及增加患者的精神活動之活性，因此，可以解除憂鬱症患者的症狀，如焦慮、沮喪感、缺乏驅動力以及對事物無法專心等症狀。這些效果，在治療的第一週最為顯著。
3.由於本藥不具鎮靜作用，同時不會影響患者清醒時的警覺性及反應能力，因此特別適合門診的患者。

適應症 [衛核]憂鬱病、社交畏懼症

用法用量 初劑量為每日30mg，通常分成2~3次投與。視個人對藥物的反應，可將藥量減少至一日150mg，必要時，也可依患者憂鬱的程度而將劑量提高至每天600mg的劑量。應於飯後服用。

不良反應 本藥的耐受性相當好，與安慰劑比較，其所造成的副作用不會超過其5%、下列暫時性的作用偶爾會發生：睡眠障礙、暈眩、噁心、頭痛，極少的案例會有意識混亂狀態的產生，但這些現象在停藥後，會很快地消失。

醫療須知 1.以激動或躁動為主臨床現象之憂鬱患不應使用本藥治療，或僅可與鎮定劑(如benzodiazepin類)合併作用。
2.如同其他抗憂鬱劑，當使用moclobemide治療併有精神分裂症(思覺失調症)型情感性精神病的憂鬱患者時，可能會加重精神分裂症(思覺失調症)狀。如果可能的話，應該長期投予類神經劑，給與治療。
3.高血壓患者，應避免大量食用富含酥胺(乾酪胺tyramine)的食物。
4.一般而言，服用本藥不會減損患者的表現能力，特別是那需要保持警覺性的操作(如駕駛汽車)。但是在治療的初期，仍應監測病個人別的反應。
5.老人及腎功能不佳的患者，投予本藥時，劑量並不需要作特別的調整。至於肝代謝功能嚴重不全的患者，本藥的投予劑量應減為標準劑量之半或1/3，即能達到一般正常的血漿藥物濃度。

§ 25.8 其它

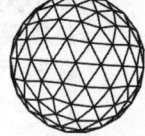

25801 AGOMELATINE

乳 - 泄 肝 ½ 1～2h

Rx 25 MG/錠劑(T);

商名 Valdoxan® ◎ (LES/施維雅) $34.9/T(25MG-PIC/S)

藥理作用

1.Agomelatine是一種melatonergic促效劑(MT_1與MT_2受體)以及5-HT_{2C}拮抗劑。一些結合性的研究指出agomelatine對於單胺類攝取沒有作用，對於α、β腎上腺素激性(adrenergic)、組織胺激導性(histaminergic)、膽鹼激導性(cholinergic)、多巴胺激導性(dopaminergic)、以及benzodiazepine等受體沒有親和性。

2.Agomelatine可增加正腎上腺素(noradrenaline)與多巴胺(dopamine)從大腦皮質前葉釋放，並且對於血清激素(serotonin)的細胞外濃度沒有影響。

3.Agomelatine已經顯示對於動物憂鬱症模式(習得無助測試、絕望測試、慢性溫和壓力)和生理時鐘不協調模式及與壓力和焦慮相關的模式有類似抗憂鬱的作用。

4.本藥不會改變白天的警覺性與記憶力。對於憂鬱症病人，以本藥25mg治療會增加慢波睡眠而不會改變REM(快速動眼)睡眠量或REM潛時。本藥也會使入睡時間及達到最低心跳時間前移。經由病人的評估，從治療第一週開始，入睡時間及睡眠品質就有顯著改善而不會有白天笨拙的現象(daytime clumsiness)。

5.相較於venlafaxine，於性功能量表(Sex Effect Scale，SEXFX)中，引起性慾及性高潮方面，本藥顯示較少性功能不全的趨勢(統計未達顯著性)。相較於paroxetine，健康受試者使用本藥可維持性功能。

適應症 [衛核]治療鬱症及廣泛性焦慮症之成人病人。

用法用量

1.一般建議每天一顆本藥25mg於睡前口服使用，但每日本藥25mg可能並非是患者的最低有效劑量。治療兩週後，若症狀沒有改善時，劑量可增加至每天50mg，也就是本藥25mg兩顆，於睡前一次服用。

2.決定增加劑量時，應權衡肝轉胺酶增加的風險可能較高。應依據個別病人利益與風險之評估以決定劑量可以增加至50mg，並密切監測肝功能。

3.開始治療時，所有病人應先檢測肝功能，若肝轉胺酶指數超過3倍正常值上限，則不應開始治療。於治療期間應定期於三週、約六週(急性期結束時)、十二週、及二十四週後(維持期結束時)定期檢測，接下來則是依臨床需要而檢測。 若肝轉胺酶指數超過3倍正常值上限時，應停藥。

4.劑量增加時，應以開始治療時之相同頻率檢測肝功能。

5.憂鬱症病人應治療至少六個月以確保其症狀消失(free of symptoms)。

6.本藥可以空腹使用或與食物併服。

不良反應

1.最常見的不良反應是頭痛。

2.常見：頭暈、困倦、失眠、偏頭痛、焦慮、不正常的夢想、噁心、腹瀉、便秘、腹痛、嘔吐、背痛、疲倦、ALAT及/或ALST增加(>3倍正常值上限)、體重增加。

3.不常見：自殺念頭或行為、激動、侵略行為、作惡夢、躁症/輕躁症、混亂狀態、偏頭痛、感覺異常、腳不寧症候群、視覺模糊、耳鳴、GGT增加、多汗、濕疹、搔癢、蕁麻疹、肌痛、體重減少。

醫療須知

1.與CYP1A2中度抑制劑(如propranolol、enoxacin)有藥物交互作用，需特別謹慎使用。

2.不建議與酒精併用。

3.因為本藥含有乳糖，有半乳糖不耐症(galactose intolerence)或吸收不良的病人不建議服用。

4.吸煙會降低agomelatine的生體可用率，可能導致療效降低，臨床上必須監控。

5.懷孕婦女使用agomelatine的資料目前有限，為求謹慎，於懷孕期間最好避免使用。對於本藥/代謝物是否會分泌至人體乳汁中仍然未知，目前動物的藥效學/毒理學資料已經顯示agomelatine/代謝物會分泌至乳汁中，應決定停止哺乳或停止/放棄Valdoxan治療。

25802 AMOXAPINE

℞ 25 MG/錠劑(T); 10 MG, 50 MG/膠囊劑(C);

商　名 Amoxan® ◎ (輝瑞生技)

藥理作用 本藥為二苯併氧氮卓三環類抗抑鬱藥，起效快，對心臟毒性低，抗膽鹼作用與鎮靜作用弱，本藥可通過抑制腦內突觸前膜對NA的再攝取(對5-HT的再攝取影響小)，產生較強的抗抑鬱與精神興奮作用。

適 應 症 [衛核]憂鬱症及憂鬱症狀。

用法用量 口服：開始每次50mg每日3次，以後漸加量至每次100mg，嚴重病例可增至每日600mg。

不良反應 常見的有消化道反應：口乾、便秘。偶見眩暈、嗜睡、肌震顫。長期大量應用時可見錐體外系症狀。罕見心率輕度升高、體位性低血壓。

醫療須知 老年患者和癲癇病史者慎用。

25803 ESKETAMINE HCL (管3)

孕 X 乳 - 泄 肝/尿 半 8h

℞ 37.1 MG/噴液劑(Spr);

商　名 Spravato® ◎ (裕利/嬌生)

藥理作用 1.Esketamine(消旋ketamine的S-鏡像異構物)是一種非選擇性、非競爭性N-methyl-D-aspartate(NMDA)受體(一種離子型麩胺酸受體)拮抗劑。
2.目前並不確知esketamine產生抗憂鬱作用的機制。Esketamine的主要循環代謝物(noresketamine)也會對相同的受體產生作用，但親和力較低。

適 應 症 [衛核]與口服抗憂鬱併用，適用於治療患有重鬱症(major depressive disorder)且出現急性自殺想法或行為之成人的憂鬱症狀。

用法用量 1.本藥僅供鼻用。鼻噴霧器共可遞送28毫克esketamine。為避免藥物流失，使用前切勿啟動噴霧器。
2.使用2支噴霧器(投予56毫克劑量)或3支噴霧器(投予84毫克劑量)時，使用每支噴霧器之間應休息5分鐘。
3.應囑咐病人在投藥前至少2小時不要進食，且在投藥前至少30分鐘不要飲用液體。

不良反應 1.最常見的不良反應(發生率≥5%且至少為安慰劑鼻噴劑加口服AD治療組的2倍)為解離、頭暈、鎮靜、血壓升高、感覺遲鈍、嘔吐、欣快情緒及眩暈。
2.停用本藥的不良反應為(依發生頻率高低順序列出)：解離相關事件(2.6%)、血壓升高(0.9%)、頭暈相關事件(0.9%)、噁心(0.9%)以及鎮靜相關事件(0.9%)。

醫療須知 1.有48%至61%使用本藥治療的病人出現鎮靜反應，並有0.3%至0.4%使用本藥治療的病人曾出現失去意識(MOAA/S評分為0)。
2.本藥最常見的精神影響為解離/知覺改變(包括時間、空間扭曲以及錯覺)、失現實感及失自我感(依據醫師評估用解離狀態量表，有61%至84%使用本藥治療的病人發生解離或知覺改變)
3.本藥含有esketamine，屬於第三級管制藥品，可能會被濫用和轉移他用。處方本藥前應評估每位病人濫用或誤用藥物的風險。
4.對所有使用抗憂鬱劑治療的病人都應監測是否出現臨床惡化現象及自殺想法與行為的緊急狀況，尤其是在最初幾個月的治療期間及劑量改變時。
5.本藥都會導致收縮壓及/或舒張壓升高。血壓升高的現象會在投予本藥後約40分鐘達到頂點，並會持續約4小時。

6.投予本藥前應囑咐病人不要從事需要全神警覺與運動協調能力且具有潛在危險的活動，如駕駛機動車輛或操作機械，直到經過充分睡眠後的第二天。

25804 VORTIOXETINE HYDROBROMIDE▲

℞ 5 MG, 10 MG/錠劑(T);

商 名 Lundbeck Brintellix® ◎ (H. LUNDBECK/保瑞聯邦)
$16.4/T(5MG-PIC/S), $33.2/T(10MG-PIC/S),

藥理作用 1.Vortioxetine的作用機轉和血清素接受體活性的調節及血清素(5-HT)運送蛋白的抑制有關。

2.Vortioxetine為5-HT3、5-HT7、與5-HT1D之接受體拮抗劑、5-H T1B之接受器部分促效劑、5-HT1A之接受器促效劑，並會抑制血清素運送蛋白，進而調節個經傳導系統，其中主要包括血清素，但也可能包括正腎上腺素、多巴胺、組織胺、乙醯膽鹼、GABA、與Glutamate系統。

3.此多重作用模式是vortioxetine產生抗憂鬱與抗焦慮效果的主要原因，同時也由其動物試驗觀察到認知功能、學習、與記憶的改善。

適應症 [衛核]成人鬱症 (MAJOR DEPRESSIVE DISORDER)

用法用量 1.未滿65歲成人病患，本藥之起始及建議投予劑量為vortioxetine 10毫克，每日一次。

2.老年患者：≥65歲病患的起始劑量，務必使用最低有效劑量每天一次vortioxetine 5毫克。由於資料有限，故超過每天一次vortioxetine 10毫克之劑量治療≥65歲病患時應謹慎。

3.依個別患者反應，劑量可以增加最高至每日20毫克或減少至最低每日5毫克。於症狀解除後，建議至少須再持續治療6個月以鞏固抗憂鬱的效果。

4.當停止以本藥治療時，患者可以立即停用此產品，毋須逐漸降低劑量。

5.本藥為口服使用，單獨服用或與食物併服皆可。

不良反應 1.最常見之不良反應為噁心。

2.常見：異常惡夢、暈眩、下痢、便秘、嘔吐、搔癢症，包括廣泛性搔癢症。

3.不常見：潮紅、夜間盜汗、血清素症候群。

醫療須知 1.因本藥於此族群的安全性與療效性資料尚未被研究，不建議使用於18歲以下患者。

2.重憂鬱症(Major depressive disorder, MDD)和其他精神障礙之短期研究發現小孩、青少年和年輕人服用抗憂鬱劑相較於安慰劑可能增加自殺意念及行為。任何人考慮使用vortioxetine或其他抗憂鬱劑於小孩、青少年和青年人時應評估臨床用藥之風險與效益。

3.針對有癲癇病史或不穩定性癲癇狀態的患者投予本藥時，須非常謹慎。若有任何患者產生癲癇發作或增高其發作頻率時，須立即停用。

4.血清素症狀(SS)或抗精神病藥物惡性症候群(NMS)會有威脅生命的潛在風險，也可能於使用本藥時發生。

5.本藥須謹慎地使用於具有躁症/輕躁症病史之患者，且對於任何處於躁症階段的患者，應停用。

6.曾有極少數的報告中顯示使用具血清素作用之抗憂鬱藥物[SSRIs、SNRIs]會造成異常性出血現象。

7.服用具血清素作用之抗憂鬱藥物[SSRIs、SNRIs]引起低血鈉是很罕見的，可能是由於抗利尿荷爾蒙(SIADH)分泌不平衡所引起。

8.本藥不得使用於懷孕期間，除非女性的臨床情況需要接受vortioxetine治療。

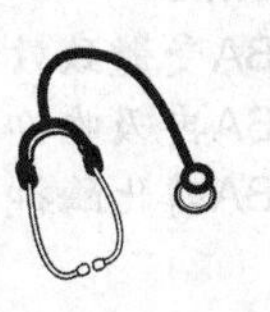

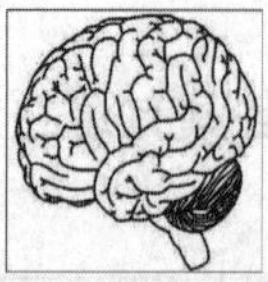

第二十六章 抗驚厥(癲癇)劑

Anticonvulsants

癲癇是一種有多重病因的慢性腦部疾病；其特徵為腦部神經元會失去控制地興奮，以及突發性重複發作(recurent paroxysmal episode)。在腦電波圖(EEG，electroencephalogram)上有明顯的放電，且表現出同步的節律活性，也表現出運動、感覺、心理和內臟方面的症狀。癲癇發作誘發因素包括神覺刺激、藥物服用、睡眠不足及低血鉀症、低血糖或低血鈣症等代謝異常、腦內骨折、陷塌骨折。

專欄26-1 癲癇治療指引

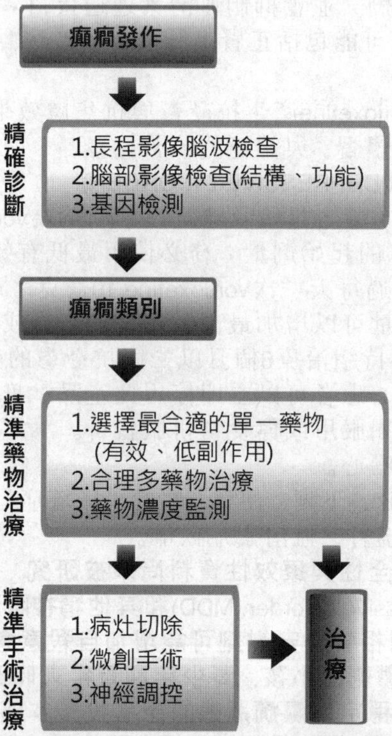

癲癇的治療方式則主要與兩條路徑有很大的關聯：一是抑制glucomate(傳導)系統的興奮，二是增強GABA神經(傳導)系統的功能。(A)抑制神經細胞的異常放電。(B)抑制發射出來的訊息傳送至整個腦。(C)提升閾值，使正常細胞不會對迅息產生反應。(D)舒緩痙攣和血管緊縮等症狀。但是，要完全控制大部份癲癇發作的類型通常都需要添加第二種和第三種藥物。治療時一定要避免經常或過速的改變劑量。任何抗癲癇藥物最要緊的是在控制癲癇發作之餘，不要造成過度的鎮靜作用，以及要減低藥物藥不良反應。多數專家認為，患者在服藥後的2~5年內若沒有發作而且腦波也正常的話，就是可以慢慢減少用藥。抗驚厥的藥物通常可分類如下：

①鈉離子通道阻斷劑：carbamazepine，diphenylhydantoin(phenytoin)，lamotrigine，oxcarbazepine，zonisamide

②GABA受體致效劑：clonazepam，diazepam，phenobarbital，primidone(primaclone)

③GABA再吸收抑制劑：tiagabine hcl monohydrate

④GABA轉化酶抑制劑：vigabatrin

⑤GABA合成加強劑：divalproex sodium，gabapentin，valproic acid (valproate sodium)
⑥麩胺酸阻斷劑：topiramate
⑦其他：levetiracetam，magnesium sulfate，mephenesin
⑧抗驚厥劑複方產品

由於受影響的腦部區域以及異常興奮性的原因不同，癲癇性發作(epileptic seizure)可能有許多種形式(表26-1)。

表 26-1 抗癲癇藥物的臨床用藥選擇

發作形式	癲癇類別	第 I 選擇	第 II 選擇	第 III 選擇
局部性發作 (Focal seizures)	單一發作(simple seizures) 複雜性或次發性全身性質 (Complex or second darily generalized)	Carbamazepine	Valproic cid, Phenytoin	Primidone, Phenobarbital
		+ Lamotrigine 或 Vigabatrin 或 Gabapentin		
全身性發作 (Generalized attacks)	強直一陣攣性發作 (大發作 Grand mal) (Tonic-clonic attack) 強直性發作 陣攣性發作 (Myoclonic attack) 失神性發作 (Absence seizure)	Valproic acid	Carbamazepine, Phenytoin	Lamotrigin, Primidone, Phenobarbital
		+ Lamotrigine 或 Vigabatrin 或 Gabapentin		
			Ethosuximide	
			+ Lamotrigin,或 Clonazepam	

在特殊態的癲癇中，開始可以嘗試以單一藥物來控制癲癇發作，對全身性發作而言，通常會以valproate作為首選藥物，至於部分(局部)性發作，尤其是部分複雜性(partial complex)發作，則以carbamazebine為首選。

最近又發明多種抗癲癇的新藥，包括：lamotrigine(LAMICTAL®)， vigabatrin(SABRIL®), topiramate(TOPAMAX®)，gabapentin(NEURONTIN®)，和 levetiracetam(KEPPRA®)。據最近的研究顯示這些新藥及carbamazepine， valproic acid都具有雙極性憂鬱症的療效。

根據最新2010年國際抗癲癇聯盟分類，癲癇症候群是以發病年齡來區分，此種分類法相較過去分類為部分型、全面型，更能清楚區別各種癲癇症候群。以下將列舉常見幾種癲癇症候群的癲癇藥物選擇。

一.嬰兒點頭式痙攣(West症候群) 藥物選擇：

嬰兒點頭式痙攣治療以荷爾蒙療法為主，也可以搭配維生素B6(pyridoxine)治療。癲癇藥物首選為赦癲易(vigabatrin)，其他藥物選擇包括帝拔癲(valproate)、妥泰(topiramate)、佐能安(zonisamide)、服利寧(clobazem)或利福全(clonazepam)。

二.Lennox-Gastaut症候群 藥物選擇：

治療通常相當困難，而且智力減退亦無法由藥物得到改善。對於緩解癲癇症狀，可以使用帝拔癲、樂命達、妥泰、服利寧或利福全。對於藥物難治型癲癇患者，可以考慮迷走神經刺激術(Vagus nerve stimulation)。

三.兒童失神性癲癇 藥物選擇：

首選藥物為ethosuximide(台灣沒有上市)、帝拔癲或樂命達。 而癲通(carbamazepine)、癲能停(phenytoin)、赦癲易等藥物則要避免使用，會惡化失神性發作。

四.青少年肌抽躍型癲癇 藥物選擇：

最有效的藥物為帝拔癲，但是不建議用在適婚年齡女性，因可能導致畸形胎。其他建議藥物包含優閒(levetiracetam)與樂命達，但有些患者使用樂命達反而會增加肌抽躍發作，可以併用利福全來控制肌抽躍。須避免使用癲通、癲能停、赦癲易、鎮頑癲(gabapentin)與利瑞卡(pregabalin)。

五.夜間額葉癲癇 藥物選擇：

首選用藥為癲通，約1/5病人可以完全控制不發作，一半病人可以減少50%發作；但停藥後通常會復發。

抗癲癇藥物會減弱含有女性荷爾蒙的口服避孕藥之藥效，而降低避孕效果，導效避孕失敗及不正常出血。所以當患者服用抗癲癇藥物時，應告知她改用別的避孕措施，如保險套、避孕器...等避孕方式，或改用其他抗癲癇藥物。

醫護人員應該密切觀察正在服用或正要開始服用下列11種抗癲癇藥物的患者是否有明顯的行為改變，包含憂鬱、緊急或變嚴重的自殺想法或行為：

Carbamazepine、Felbamate、Gabapentin、Lamotrigine、Levetiracetam、Oxcarbazepine、Pregabalin、Tiagabine、Topiramate、Valproate、Zonisamide

§ 26.1 鈉離子通道阻斷劑

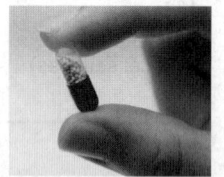

26101 CARBAMAZEPINE

孕 D 乳 - 食 + 泄 肝/腎 半 15~30h

Rx 200 MG, 200 MG/錠劑(T)； SR 200 MG, 400 MG/持續性製劑(SR)；

商 名

Camapine® (培力) $2.1/T(200MG-PIC/S)
Carmapine C.R.® (培力) $8.6/SR(400MG-PIC/S), $2.14/SR(200MG-PIC/S)
Carpine® (信東) $2.1/T(200MG-PIC/S)
Tegol® (優生) $2.1/T(200MG-PIC/S)
Tegretol CR® ◎ (NOVARTIS/諾華) $2.14/T(200MG-PIC/S)
Tegretol® ◎ (NOVARTIS/諾華) $2.1/T(200MG-PIC/S)
Tegretol® ◎ (聯亞/諾華)

藥理作用 1.本藥可增加潛伏期，減少反應性，抑制放電後與皮質和邊緣功能有關多突觸途徑。
2.本藥可降低強直後藥力相乘的作用，此外，它還具有抗膽鹼激性，抗抑鬱和肌肉鬆弛的作用(干擾經肌肉的傳遞作用)。
3.本藥可以預防大部份特發性三叉神經痛患者的陣發性疼痛。
4.在酒精脫癮症候群方面，本藥可提高已被降低的驚厥閾值，因而減少病症突發的危險性。
5.它並可迅速地改善精神性與自主神經性神經不安的症狀。
6.在尿崩症方面，本藥可以迅速減低尿量，解除乾渴感。

適 應 症 **[衛核]癲癇症、三叉神經痛、腎原性尿崩症、雙極性疾患、原發性舌咽神經痛。**
[非衛核]1.精運動性癲癇發作(單獨使用，或與primidone或phenytoin一起使用)。2.大發作(與phenytoin併用)。3.混合型的癲癇發作。4.緩解與三叉神經痛有關的疼痛。5.終止難以治療的打嗝(僅供試驗使用)。6.躁症和躁狂憂鬱症的預防。7.酒精禁戒症候群。8.尿崩症。9.糖尿病性神經病變之疼痛。

用法用量 1.癲癇−成人及12歲以上兒童：起始劑量200mg，每天2次，然後每天增加200mg，分次服用，直至產生適宜的反應，最大劑量每天2,000mg；一般維持劑量的範圍為每天800~1,200mg。
2.6~12歲兒童：初劑量100mg bid。每週調高劑量1次，每次最多增加100mg，分成3~4次服用。每日最高劑量為1,000mg，維持劑量為每日400~800mg。
3.4歲以下兒童：初劑量每日20~60mg，每2天增加20~60mg。或每日10~20mg/kg，分次服用，需要時每1~2週調高劑量1次。
4.三叉神經痛−起始劑量100mg，每天12小時增加100mg，一般的維持範圍每天400~800mg。至少每3個月即須嘗試降低劑量或停藥。

不良反應 一般而言，如依照推薦劑量使用並留意所列注意事項，本藥耐受性良好、不良反應−如食慾減退、口乾、乾嘔、腹瀉或便秘、頭痛、暈眩、嗜睡、運動失調、視覺調節作用異常、複視或老年人偶而發生的精神上混亂及激動，尤其在治療初期、通常經過7~14天或暫時降低劑量，這些副作用就會自然消失，其他因本藥的抗利尿作用導致的低血鈉症，有時無伴隨嘔吐、頭痛、精神混亂，則較少發生、皮膚過敏反應、發燒及剝落性皮膚炎，Stevens Johnson症，毒性表皮壞死分解，毛髮脫落；此外，白血球減少症、血小板減少症、顆粒性白血球缺乏症、再生不良性貧血、血栓性栓塞、心臟傳導異常、肝炎、蛋白尿、淋巴結腫脹等也曾過報告。

醫療須知 1.罹患腎、肝或心臟疾病、高血壓、青光眼的患者，以及老人、孕婦或授乳的患者等使用本藥宜小心。

2.停藥要慢慢的調整劑量，若突然的改變，可能會導致或癲癇的連續狀態(status epilepticus)。

3.Carbamazepine須在監測下小心使用。服用本藥不宜開車或從事危險性工作

4.有嚴重心血管方面的疾病，或者肝腎功能異常及老年人，使用carbamazepine須注意調整劑量。

5.服用本藥若有過敏反應會導致剝落性皮膚炎，全身的黏膜潰爛有生命的危險，須立即停藥。

6.從回溯性研究報告得知，台灣患者使用carbamazepine引起史帝文生氏強生症候群/毒性表皮溶解症(SJS/TEN)的嚴重藥物不良反應與具HLA-B*1502基因型在統計學上有高度相關性，研究結果顯示帶有HLA-B*1502基因的患者服用carbamazepine發生SJS/TEN的風險較未帶有HLA-B*1502基因的患者至少高出193倍，而台灣約有5%的人帶有HLA-B*1502基因，因此應小心使用本藥品。

7.使用carbamazepine 之前應先篩選有無HLA-B*1502 對偶基因，假如個別試驗呈現陽性，carbamazepine 不該被使用除非被期待的利益明顯勝於增加嚴重皮膚反應的風險。

8.若病人有執行HLA-B 1502基因檢測或對該類藥品有過敏反應，醫療院所應將檢測結果，例如HLA-B 1502(positive)或HLA-B 1502(negative)或有過敏反應之藥物成分名稱註記於健保IC卡之藥物過敏欄位，以供處方之參考。

9.應主動提醒病人可能出現之嚴重皮膚不良反應(如Stevens-Johnson Syndrome/Toxic Epidermal Necrolysis，SJS/TEN)，如出現 SJS/TEN 之前期徵狀(喉嚨痛、嘴巴破...等)時應立即停藥並回診主治醫師。

26102 DIPHENYLHYDANTOIN(PHENYTOIN)

孕 D 乳 - 食 酒 泄 肝 T½ 22h

℞ 100 MG/錠劑(T)； 30 MG, 100 MG/膠囊劑(C)； 50 MG/ML/注射劑(I)；

商 名

Aleviatin®（杏輝/東生華）$2/T(100MG-PIC/S-箔), $1.5/T(100MG-PIC/S)
Aleviatin®（瑞士/東生華）$163/I(50MG/ML-PIC/S-5ML)
Dilantin Kapseals® ◎（聯亞/暉致）$1.5/C(100MG-PIC/S),
Epileptin®（榮民）$0.69/C(100MG)
Phenytoin®（強生）$2/T(100MG-PIC/S-箔), $1.5/T(100MG-PIC/S),
Phenytoin®（榮民）$1.5/T(100MG-PIC/S), $2/T(100MG-PIC/S-箔),

藥理作用 1.本藥能夠提高神經原的興奮閾值，而抑制癲癇發作活性擴散至運動皮質之癲癇發作部位周圍的神經原。

2.本藥還可促進鈉離子從神經原細胞流出，因而阻斷強直後的加強作用(posttetanic potentiation)的形成，終而阻止病灶癲癇發作的活性擴散到鄰近的皮質區域。

3.本藥也可縮短放電後的作用期，增加GABA的釋出(GABA為中樞神經系統的抑制性神經傳遞物質)。

適 應 症 **[衛核]大發作及局部發作型癲癇，預防及治療神經外科手術所引起之癲癇發作。**

[非衛核]抗心律不整藥物(phenytoin IV)，尤其治療因毛地黃引起之心律不整；治療三叉神經神經痛(痛性抽搐)。

用法用量 1.口服：成人–開始時每天3次，每次100mg，一般劑量範圍為每天300~400mg。孩童–開始時每天5mg/kg，分2~3次投與 。

2.靜注：status epilepticus–125~250mg若需要時30分鐘再重覆100~150mg(孩童–2~3mg/kg)。

3.肌注：神經外科(neurosurgery)—在手術中和開刀後的過程，每4小時投與100~200mg(最高劑量為每天1000mg)。

不良反應 常見的-困倦、齒齦增生、噁心、嘔吐、眼球震顫。
嚴重的-心血管虛脫、顆粒性白血球過少症、再生不良貧血、Stevens-Johnson症候群。

醫療須知 1.依血中濃度調整劑量，使之維持於10~20μg/ml。
2.初填劑量：若需快速達到穩定狀態血中濃度，卻不適直靜脈注射時，可使用初填劑量，但應於可以監測血中濃度的醫療院所使用。有肝、腎疾病史者不可接受口服初填劑量療法。最初每隔2小時以400mg, 300mg, 300mg的劑量分3次給藥(總量1g)，24小時後再開始一般維持劑量，並經常監測血中濃度。
3.服用本藥的患者不宜開車或從事危險性的工作。
4.本藥會降低避孕藥的效果，宜採用其他避孕方法。
5.向患者強調口腔衛生，定期的做齒齦按摩，經常刷牙，以減少牙齦增生，特別要注意的是小孩的這項發病率比成人高很多。
6.要考慮孕婦使用本藥利弊。雖然有過報告說它損害胚胎造成裂顎，但是，停藥可能會造成癲癇的連續狀態，導致胎兒缺氧，當孕婦要使用這些藥物時，要小心的衡量所有的因素。
7.不可以突然改變劑量或停止用藥，因為會造成驚厥。不要使用hydantoins來治療癲癇發作，因為會導致低血糖。
8.不要改換其他廠牌的phenytoin，除非是監測患者血清的濃度，因為各廠牌的生體利用率有很大的差別(參見藥動力學)，要注意只有dilantin的製劑能夠每天僅服一次即可，因為它是長效性的吸收；所有其他phenytoin的製劑歸類為短效性，一天要服用2~4次。
9.老年人和虛弱的患者，以及罹患肝臟或腎臟功能受損，低血壓，心肌機能不全或急迫的心衰竭者，服用本藥宜小心。
10.要了解hydantoins會干擾folic acid的供應。因此，在服用本藥期間，要觀查是否有folic acid缺乏的徵兆(即貧血、神經病變、精神病、心智不全)如果需要話，可考慮補充folic acid。
11.要注意hydantoins對小發作無效，可能會使症狀更形惡化。當有混合型的癲癇發作產生時，可使用合併型的藥物治療。
12.告訴患者hydantoins會使尿液呈粉紅至棕色，這是無害的。
13.觀察患者的淋巴結是否腫脹，如果有的話，考慮改換使用別種抗癲癇的藥物。

26103 LAMOTRIGINE▲

孕C 乳 - 食 酒 泄 肝/腎 半 29h

Rx 5 MG, 25 MG, 50 MG, 100 MG/錠劑(T);

商 名
Lamictal Dispersible/Chewable® ◎ (GSK/葛蘭素史克) $5.2/T(5MG-PIC/S),
Lamictal® ◎ (GSK/葛蘭素史克) $10.8/T(100MG-PIC/S), $8/T(50MG-PIC/S),
Lamidus® ∗ (CADILA/毅有)
Lamotrix® (MEDOCHEMIE/雙正) $10.8/T(100MG-PIC/S),
Lamta® (信東) $8/T(50MG-PIC/S)
Latrigine® ∗ (健喬信元) $10.8/T(100MG)
Latrigine® ∗ (衛達/健喬信元) $8/T(50MG-PIC/S)
U-chu Lamogin® ∗ (五洲) $10.8/T(100MG-PIC/S), $8/T(50MG-PIC/S),

藥理作用 藥理研究結果顯示lamotrigine作用於電位敏感的鈉通道，以安定神經膜及抑制神經傳導物的釋放，主要為glutamate，此興奮性氨基酸對癲癇的發作扮演—關鍵角色。

適 應 症 [衛核]1. 癲癇(泛發性強直陣攣性發作及簡單性或複雜性局部發作)成人與12歲以上兒童之單獨用藥治療；成人與2歲以上兒童之輔助性治療。
2. 成人與2歲以上兒童Lennox-Gastaut Syndrome徵候群癲癇發作之輔助治療。

用法用量 1.成人及12歲以上小孩對於那些沒有服用sodium valproate者，初劑量授予50mg，一天一次，持續二星期。接著每天投予100mg，分兩次投予，持續二星期。其後，平時之維持劑量每天200~400mg分兩次投予，可達到最好的效果。對於正在服用sodium valproate的患者，初劑量隔天投予25mg，持續二星期。接著每天投予25mg，持續二星期。此後平時之維持劑量100~200mg/天，一天投予一次或分兩次投予，可達最佳效果。

	星期數 1+2	星期數 3+4	維持　劑量
無 sodium valproate	50 (一天一次)	100 (分開兩次)	200-400 (分開兩次)
已服用 sodium valproate	12.5 (隔天投予 25mg)	25 (一天一次)	100-200 (一天一次或分為兩次)

2.對於正在服用sodium valproate的患者，初劑量隔天投予25mg，持續二星期。接著每天投予25mg，持續二星期。此後平時之維持劑量100~200mg/天，一天投予一次或分兩次投予，可達最佳效果。
3.本藥有苦味，請整粒吞服，不可嚼碎。
4.12歲及以下之小孩：尚無充分的資料可取。
5.老年人：少數資料關於老年患者使用lamotrigine，迄今無跡象顯示用於這年齡層的反應不同於年輕者，不過應該小心治療，嚴密觀測。

不良反應 在臨床上作雙盲添加試驗，服用lamotrigine的患者有10%產生皮膚疹，而服用安慰劑的患者有5%產生，2%人因皮膚疹而停止lamotrigine的治療、通常出現斑丘疹，一般出現在開始治療的四週內，且停止lamotrigine後即可恢復、罕見的幾種皮膚疹包括血管水腫及Stevens-Johnson症狀曾被報導、在使用lamictal加上其它標準抗癲癇藥物之治療的試驗中曾有其它副作用的報告，包括複視、視力模糊、昏眩、嗜睡、頭痛、不安、疲勞、胃腸煩悶及易怒/具攻擊性。

醫療須知 1.可得的資料暗示在lamotrigine劑開始治療時，超過建議劑量將增加發疹的機率，而需停止治療。Lamotrigine是一種二氫葉酸還原酶之微弱抑制劑，因此長期治療期間有干擾葉酸鹽代謝的可能性。不過在長達一年的人體用藥，lamotrigine並沒有對於血紅素濃度、平均血球體積、血清或紅血球細胞葉酸鹽的濃度引起有意義的變化。
2.和其它抗癲癇藥一樣，突然中斷lamotrigine，可能致使反彈性癲癇發作。此種危險可輕由兩週的劑量逐漸的減少而避免。
3.肝臟代謝後隨著腎臟分泌排除是lamotrigine的主要排除途徑。目前為止，使用lamotrigine之患者尚無被勸告會出現有意義的肝或腎功能的傷害。
4.小孩及肝、腎功能不全之患者避免使用。
5.服用本藥的患者不宜開車或從事具危險性的工作。
6.Lamotrigine可能會引起無菌性腦膜炎(aseptic meningitis)，腦膜炎的症狀包含頭痛、發燒、落枕、噁心、嘔吐、紅疹及光敏感，快速診斷腦膜炎的病因非常地重要，以提供適當的初期治療。
7.服用本藥如出現發燒或皮疹的患者，如果懷疑有噬血細胞淋巴組織細胞增生症(Hemophagocytic lymphohistiocytosis，HLH)或其他嚴重的免疫相關不良反應，則停止使用Lamotrigine，治療過程中出現HLH症狀，建議患者立即就醫。
8.心臟疾病患者服用治療癲癇相關藥物Lamictal(lamotrigine)可能會增加心律不整的風險。

26104 OXCARBAZEPINE▲

孕C 乳? 食± 泄 肝 半 2h

Rx 300 MG, 600 MG/錠劑(T); 60 MG/ML/懸液劑(Sus);

商　名
Neurtrol® ＊ (健亞) $6.9/T(300MG-PIC/S)
Oxypine® ＊ (晟德)
Trileptal Sus.® ◎ (DELPHARM/諾華) $284/Sus(60MG/ML-PIC/S-100ML), $779/Sus(60MG/ML-PIC/S-250ML)
Trileptal® ◎ (NOVARTIS/諾華) $15.2/T(600MG-PIC/S), $6.9/T(300MG-PIC/S)

藥理作用 1.Oxcarbazepine的藥理作用主要是靠oxcarbazepine的代謝物MHD來發揮，oxcarbazepine及MHD被推測為阻斷電壓敏感的鈉管道，而穩定高度興奮的神經膜，抑制重複的神經元激活作用及減弱突觸衝動的作用。

26104

2.鉀離子傳導增加及高電壓活化的鈣電路之調節作用，亦可能與這些成分的抗痙攣效果有關；並無發現與腦部神經元傳導物質或調節受體部位之間明顯的交互作用。
3.Oxcarbazepine及其活性代謝物MHD，對動物而言是強力且有效的抗痙攣劑。這些成份保護齧齒動物免於全身性的強直-陣攣及減輕陣攣性發作，亦可停止或減少戴有鋁值入片的rhesus猴子產生慢性再發性部位發作的頻率。

適應症 [衛核]成人局部癲癇發作之單一或輔助治療，大於一個月孩童癲癇局部發作之輔助治療。

用法用量 1.每日劑量超過2,400mg的用法尚未在臨床試驗中測試過，目前只有非常有限的經驗使用過高達每日4,200mg的劑量。
2.成人及老年患者：a.單獨治療：oxcarbazepine開使用量每天600mg(8~10mg/Kg/day)分兩次給藥，每天劑量600~2400mg間可提供理想的療效。若臨床上需要，劑量可以採每週最多增加600mg的方式。以獲得較佳的臨床反應。b.輔助治療：oxcarbazepine開使用量須每天600mg(8~10mg/Kg/day)分兩次給藥，每天劑量600~2400mg間可提供理想的療效。若臨床顯示，劑量可以採每週最多增加600mg的方式。以獲得較佳的臨床反應。
3.兒童：兒童應以每日8~10mg/kg體重的oxcarbazepine開始治療，分兩次投與。於輔助治療，以大約每日30mg/kg體重的維持劑量，即能獲得良好的治療效果。如果臨床上需要，可以採每週最多比起始劑量增加10mg/kg/天的劑量，至最大的劑量46mg/kg/天，以獲得期望的臨床反應。Oxcarbazepine尚未有使用於2歲以下兒童的臨床經驗。
4.肝功能損害患者：輕至中度肝功能損害的患者並不須調整劑量。Oxcarbazepine尚未於嚴重肝功能損害患者進行臨床試驗。
5.腎功能損害患者：腎功能不良患者(肌酐酸清除率低於30ml/min)，以oxcarbazepine治療的初劑量應為一般起始劑量的一半(每天300mg)，再逐漸增加劑量以達到理想的臨床效果。

26 抗驚厥

不良反應 1.中樞神經：非常常見：眩暈、頭痛、嗜睡；常見：精神激昂、健忘、神情呆滯、運動失聊、注意力減弱、紊亂、沮喪、情緒不穩定(例如：緊張)、眼球震顫、震顫。
2.中樞血管系統：非常罕見：心律不整(例如：心房心室傳導受阻)。
3.消化系統：非常常見：噁心、嘔吐；常見：便秘、腹瀉、腹痛。
4.血液方面：不常見：白血球減少；非常罕見：血小板減少。
5.肝臟：不常見：氨基轉移酵素及/或鹼性磷酸鹽酵素增加；非常罕見：肝炎
6.代謝及營養異常：常見：低鈉血症；非常罕見：因低鈉血症而伴有之徵兆及症狀，例如抽搐、紊亂、意識減弱、腦病(請見'中樞神經系統'的副作用)、視力異常(例如:視力模煳)、嘔吐、噁心。
7.特殊感官：非常常見：複視；常見：眩暈、視力異常(例如：視力模糊)。
8.皮膚及其附屬器官：常見：粉刺、禿頭、皮疹；不常見：蕁麻疹；非常罕見：Steven-Johnson症候群、全身性紅斑性狼瘡。

醫療須知 1.對carbamazepine類藥品過敏的患者，有大約25~30%的患者，亦可能對oxcarbazepine產生過敏反應，此點應告知患者。
2.所有患有心臟功能不足及續發性心臟衰竭的患者，均應定期地測量體重，以確定是否有液體蓄積的問題。如果發生液體蓄積或心臟狀況惡化的情形時，應檢測其血清血清鈉值。萬一發現有低血鈉症的情形，限制水份的攝取對恢復其鈉值是非常重要的方法。
3.雖然臨床試驗無法證實oxcarbazepine與心臟傳導的損害有關，如果患者以前就有傳導障礙的問題存在時(例如：心房心室傳導阻礙、心律不整)，均應小心地追蹤。
4.Oxcarbazepine導致肝炎的粒子非常罕見，通常此問題都可以順利地解決；如果懷疑有肝炎的現象，應考慮停止oxcarbazepine的治療。
5.Oxcarbazepine與酒精一起併用時亦應十分小心，因為可能會引起加成的鎮靜作用。
6.如同其他抗癲癇的藥物一般，oxcarbazepine應該要逐漸地停藥，以降低發作次數增加

的危險性

7.曾有報告顯示oxcarbazepine會導致眩暈及嗜睡的副作用，患者應被告知使用oxcarbazepine可能會損害開車或操作機械所應有的生理和/或心理能力。

8.劑量超過症狀包括嗜睡、眩暈、噁心、嘔吐、運動減退、低鈉血症、運動失調及眼球震顫。目前沒有特別的解藥，只能採取適當的症狀及支持性療法，亦可以考慮採用洗胃及/或給予活性炭來排出此藥品或減弱此藥品的作用。

9.本藥可能發生嚴重的皮膚不良反應，大人及小孩都曾有案例報告，包括Stevens-Johnson syndrome (SJS)及毒性皮膚壞死(TEN)。

26105 RUFINAMIDE

孕 C 乳 - 泄 肝 半 6～10h

Rx

100 MG, 200 MG, 400 MG/錠劑(T);

商名 **Inovelon®** ◎ (BUSHU/衛采) $11.8/T(100MG-PIC/S), $47.2/T(400MG-PIC/S), $26.2/T(200MG-PIC/S),

藥理作用 Rufinamide確切的抗癲癇機轉未明。體外試驗顯示rufinamide調節鈉離子通道之活性，尤其是延長其不活化態。

適應症 [衛核]適用於1歲以上(含1歲)患者Lennox-Gastaut症候群相關癲癇發作之輔助治療。

用法用量 1.治療起始劑量為每日200mg。依據臨床反應和耐受性，可藉由每次增加200mg/day，以每二天為間隔增加至最大建議劑量1,000mg/day。曾以有限之患者進行劑量高達3,600mg/day之試驗。

2.體重<30公斤且接受valproate之患者：由於valproate會顯著降低rufinamide的清除率，對於體重<30公斤且併服valproate之患者建議降低本藥最大建議劑量，治療起始劑量為每日200mg。依據臨床反應和耐受性，最少2天後劑量可每次增加200mg/day，至最大建議劑量600mg/day。

3.用於體重30公斤以上(含30公斤)之成人、青少年或4歲以上(含4歲)之孩童：治療起始劑量為每日400 mg。依據臨床反應和耐受性，可藉由每次增加400mg/day，以每二天為間隔增加至下表所列之最大建議劑量。

體重範圍	30.0 - 50.0 公斤	50.1 - 70.0 公斤	≥70.1 公斤
最大建議劑量	1,800 mg/day	2,400 mg/day	3,200 mg/day

4.若要停止rufinamide治療，應以漸進方式停藥。臨床試驗中，以每二天減少約25%劑量停藥。

不良反應 1.常見：頭痛、頭暈、疲累、噁心嘔吐、QT interval縮短(與劑量相關)。

2.少見：過敏、少尿、血尿、腎結石、缺鐵性貧血、小便失禁、自殺意念等。

3.嚴重：白血球及血小板減少症、DRESS、Stevens-Johnson Syndrome、癲癇重積狀態。

醫療須知 1.癲癇重積狀態(status epilepticus)：於臨床試驗發展期間，rufinamide組曾有癲癇重積狀態之案例，而安慰劑組則未觀察到此現象。這些事件導致案例中20%的患者停用rufinamide。若患者出現新的癲癇發作類型及/或癲癇重積狀態頻率增加而不同於患者之基線狀態，應重新評估治療的效益風險比。

2.中樞神經系統反應：Rufinamide治療會伴隨頭暈、嗜睡、運動失調和步態異常，進而增加此族群意外跌倒之發生率。患者和照顧者應謹慎，直到熟悉本藥之潛在影響。

3.過敏反應：與rufinamide治療相關之嚴重抗癲癇藥物過敏症候群包括DRESS(Drug Reaction with Eosinophilia and Systemic Symptoms)，藥物反應伴隨嗜伊紅性白血球增加與全身症狀和史蒂文生氏-強生症候群(Stevens-Johnson syndrome)。此異常的徵兆和症狀為多樣化的，然而患者典型表現，但不僅限於為發燒和皮疹伴隨其他器官系統受影響。其他相關症狀包括淋巴結腫大、肝功能測試異常及血尿。因為此異常多樣化之表現，這裡未提及的其他器官系統徵兆和症狀也可能發生。

4.臨床醫師應運用臨床判斷評估是否處方rufinamide給QTc波間隔更加縮短風險之患者。
5.本藥品含有乳糖，有乳糖不耐症者不可服用。
6.自殺意念：通常在使用藥品一週後及使用藥品期間，應告知病人或照顧者，一旦出現自殺意念須就醫。

26106 SAFINAMIDE

℞ 50 MG/錠劑(T);

商 名 **Equfina®** ◎ (保瑞/衛采) $35.1/T(50MG-PIC/S)

藥理作用 1.Safinamide經由多巴胺類和非多巴胺類作用機轉發揮作用。
2.Safinamide是一種高度選擇性和可逆性的MAO-B抑制劑，可引起紋狀體細胞外多巴胺的增加。
3.Safinamide與電壓閘控型鈉離子(Na+)通道的狀態依賴性抑制和刺激glutamate釋出的調節有關。
4.非多巴胺類的作用對整體作用具有多少程度的貢獻仍尚未確立。

適應症 [衛核]用於改善以含有levodopa製劑治療的帕金森氏症之藥效漸退現象(wearing-off phenomenon)。

用法用量 1.本藥用於與含有levodopa之製劑併用。成人通常每日口服一次50mg的safinamide根據病人的情況可每日口服一次100mg。
2.如果忘記服藥，應在次日的平常服藥時間服用下一個劑量。
3.Safinamide可隨餐服用，也可空腹服用。

不良反應 1.當只與L-dopa併用或與其他PD治療併用時，異動症(dyskinesia)是safinamide病人最常見的不良反應。
2.已知MAO抑制劑與SSRIs、SNRIs、三環/四環抗憂鬱劑同時併用會發生嚴重的不良反應，例如高血壓危象(高血壓、虛脫)、抗精神病藥物惡性症候群(意識混亂、出汗、肌肉僵硬、高熱、CPK升高)、血清素症候群(意識混亂、高血壓、肌肉僵硬、幻覺和低血壓)。
3.衝動控制障礙：使用多巴胺致效劑和或其他多巴胺類治療的病人，可能會發生病態性賭博、性慾增加、性慾亢進、強迫性消費或購買、暴飲暴食和強迫性進食。
4.常見：失眠、異動症、嗜睡、頭暈、頭痛、帕金森氏症、白內障、姿勢性低血壓、噁心、跌倒。

醫療須知 1.Safinamide可與最低有效劑量的選擇性血清素再吸收抑制劑(SSRIs)一起使用，同時小心血清素類的相關症狀(serotoninergic symptoms)。特別是應避免同時將safinamide與fluoxetine或fluvoxamine併用。在開始使用safinamide治療之前，應考慮保留SSRIs的洗除期間(washout period)，相當於先前使用之SSRIs的5個半衰期。
2.從停用safinamide到開始使用MAO抑制劑或pethidine治療之間必須至少間隔7天。當safinamide與BCRP受質的產品併用時，請參閱該特定藥品的仿單資訊。
3.中度肝功能不全病人開始使用safinamide治療時應謹慎。如果病人從中度肝功能不全惡化至重度肝功能不全，應停止使用safinamide治療。
4.Safinamide不可用於有眼科病史的病人，可能會使這類病人面臨更大的潛在影響視網膜之風險(例如遺傳性視網膜疾病家族史或葡萄膜炎病史)。
5.以多巴胺致效劑和/或多巴胺類(dopaminergic)相關治療的病人可能發生衝動控制障礙。使用其他MAO抑制劑也曾觀察到一些ICDs的通報。Safinamide治療尚未與ICDs的出現增加有關。
6.應該讓病人和照護者知道接受MAO抑制劑治療的病人所觀察到ICDs的行為症狀，包括強迫症、強迫性想法、病態賭博、性慾增加、性慾亢進、衝動行為和強迫性消費或購買。
7.Safinamide用於levodopa的輔助劑可能會增強levodopa的副作用，並且可能加劇已存在的異動症(dyskinesia)，需要減少levodopa。

26107 ZONISAMIDE

孕C 乳 - 泄 腎 半 60h

Rx ▣ 100 MG/錠劑(T);

商　名 **Zonegran®** ◎ (保瑞/衛采) $12.2/T(100MG-PIC/S),

藥理作用 1.Zonisamide是苯并異噁唑(benzisoxazole)衍生物，為一抗癲癇藥物，在體外具有微弱的碳酸脫水酶抑制活性。

2.Zonisamide防止最大電擊休克發作(maximal electroshock seizures)，並限制癲癇發作的傳遞，包括從皮質傳遞到皮質下的以及抑制癲癇病灶活性。不同於phenytoin和carbamazepine，zonisamide優先作用在 起源於大腦皮質的癲癇發作。

3.Zonisamide抗癲癇作用的確實機制尚未完全明瞭，但似乎作用在電壓敏感性鈉離子和鈣離子通道，進而中止神經元的同步放電，減少癲癇發作放電的傳遞，中止後續的癲癇活性。

4.Zonisamide對GABA介導之神經元抑制作用也有調節效應。

適 應 症 [衛核]ZONEGRAN適用於新診斷成人局部癲癇發作之單一藥物治療及成人局部癲癇發作之輔助治療。

ZONEGRAN適用於下列癲癇發作類型：

局部發作：1.單純性局部癲癇發作2.複雜性局部癲癇發作3.局部癲癇發作續發型之全身性強直-陣攣性發作

用法用量 1.成人：起始劑量為每日100mg。之後以一到二週為間隔逐漸提高劑量至每日200~400mg，分1~3次服用。每日最高劑量為500mg。

2.老年人：通常選擇劑量範圍中較低的部份開始使用，以反映出老年患者在肝、腎、心臟功能減退以及併有其他疾病或藥物頻率升高之情形。

3.關於兒童與青少年使用zonisamide之安全性與有效性，對照性臨床試驗的數據有限。

4.腎功能不全的患者：由於腎功能不全的患者使用之資料有限，因此治療時應謹慎，可能需要減慢調高本藥劑量的速度 。因為zonisamide及其代謝產物由腎臟排除，有急性腎衰竭的患者或觀察到血清肌酸酐(creatinine)有臨床上顯著且持續升高時，應停止服用。

5.肝功能不全的患者：尚未有使用在肝功能不全患者之相關研究，因此不建議有嚴重肝功能不全的患者使用。治療輕度至中度肝功能不全的患者應謹慎，可能需要減慢調高本藥劑量的速度。

6.如欲停用本藥，應該逐漸減低劑量至停藥。在臨床試驗中是以每隔一週減低100mg調降劑量，同時調整併用的其他抗癲癇藥物劑量。

不良反應 1.很常見：厭食、激動、易怒、混淆狀態、憂鬱、運動失調、記憶力減退、複視。

2常見：瘀斑、過敏反應、情緒不穩定、焦慮、失眠、精神性疾患、智能遲鈍、注意力障礙、眼球震顫、感覺異常、語言障礙、震顫、腹痛、便秘、腹瀉、消化不良、噁心、皮疹、搔癢症。

醫療須知 1.以本藥治療曾引發嚴重的皮疹，包括史蒂文生氏- 強生症候群(Stevens-Johnson syndrome)。對於出現原因不明之皮疹的患者，必須考慮停用本藥。

2.按照目前的臨床作業，癲癇患者必須以逐漸減低劑量的方式停用本藥，以減低戒斷引發癲癇的可能性。

3.接受抗癲癇藥物治療數種適應症的患者曾經有自殺意念與行為之報告。抗癲癇藥物的隨機安慰劑對照試驗之統合分析(meta-analysis)，也顯示自殺意念與行為的風險小幅增加。

4.本藥是benzisoxazole衍生物，含有磺胺基(sulphonamide)。與含磺胺基的藥物有關之嚴重免疫不良反應包括皮疹、過敏反應及重大血液障礙，包括再生不良性貧血。

5.使用本藥：曾經有顆粒性白血球缺乏、血小板減少、白血球減少、再生不良性貧血、全血球減少及白血球增生之病例報告。

6.腎結石曾經發生在接受本藥治療的患者。有腎結石危險因子之患者，包括曾經形成結石、有腎結石的家族史及高尿鈣症，應慎用本藥。

7.高氯血性代謝性酸中毒 (hyperchloremic, non-anion gap, metabolic acidosis，即血清中重碳酸鹽濃度低於正常參考範圍，而無慢性呼吸性鹼中毒)與本藥治療有關。此種代謝性酸中毒是由於zonisamide對碳酸脫水酶(carbonic anhydrase)的抑制作用導致腎臟流失重碳酸鹽所引起。

8.服用本藥的患者若有胰臟炎的徵候與症狀，應監測其胰臟脂酶和澱粉酶濃度。若很明顯為胰臟炎，又沒有其他明顯原因，則建議停藥並給予適當的治療。

9.服用本藥的患者若發生嚴重肌肉疼痛及/或無力，不論有沒有發燒，都應評估肌肉損傷標記，包括血清肌酸磷酸激酶(CPK)與丁醛縮酶(aldolase)濃度。

10.有生育能力的婦女於接受本藥治療期間直到停藥後一個月必須使用適當的避孕方法。使用本藥治療患者時，醫師必須設法確保患者採用適當的避孕方法，並根據患者個別臨床狀況評估口服避孕藥或口服避孕藥成分之劑量是否適當，以作出臨床判斷。

§ 26.2 GABA受體致效劑

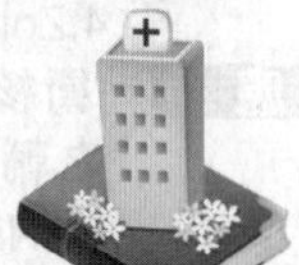

26201 CLONAZEPAM (管4)

孕 D 乳 - 泄 肝/腎 半 18～48h

Rx 0.5 MG, 2 MG/錠劑(T);

商名

Aclonax®(十全) $1.5/T(0.5MG-PIC/S), $2/T(0.5MG-PIC/S-箔),
Clonopam®(健喬信元) $1.5/T(0.5MG-PIC/S), $2/T(0.5MG-PIC/S-箔), $1.68/T(2MG-PIC/S), $2/T(2MG-PIC/S-箔)
Dianke Ping®(約克)
Ripam®(中生) $1.5/T(0.5MG-PIC/S), $2/T(0.5MG-PIC/S-箔), $1.68/T(2MG-PIC/S), $2/T(2MG-PIC/S-箔)
Rivopam®(應元) $2/T(0.5MG-PIC/S-箔), $1.5/T(0.5MG-PIC/S), $1.68/T(2MG-PIC/S), $2/T(2MG-PIC/S-箔)
Zepanc®(十全) $1.68/T(2MG-PIC/S), $2/T(2MG-PIC/S-箔)

藥理作用 本藥為benzodiazepine的衍生物，會加強腦部次皮質結構的抑制作用機轉，目前已證實在沒有癲癇急性發作的狀況下，它可抑制棘波放電，而且可以降低次要運動性癲癇發作放電(minor motor seizur discharges)(即小發作)的頻率，作用期，輻度和擴張的情形。

適應症 [衛核]癲癇。

[非衛核]1.小發作的變型(Lennox-Gastaut症候群)。2.肌強直性和運動不能的癲癇發作。3.對succinimides沒有反應的單純無急性發作的癲癇(可單獨使用或做為輔助劑)；有些證據指出，合併使用其他的藥物對精神運動和局部性癲癇發作有效。4.癲癇的連續狀態(status epilepticus)(IV)。

用法用量 成人–起始劑量0.5mg，每天3次，每3次增加0.5~1.0mg，直到產生最大效應(每天最大劑量為20mg)。小孩–起始劑量每天每kg0.01~0.03mg，每3天增加0.25~0.5mg，一般的劑量範圍(0.1~0.2mg/kg/天)。

不良反應 (1)常見-困倦、鎮靜、思睡、運動不能(2)偶有-心悸、口乾、噁心、眩暈、胸悶、皮膚疹、複視、排尿困難、性慾增加、行為障礙或異常。(3)嚴重的-昏迷、呼吸抑制。

醫療須知 1.本藥服用過量的症狀包括：嗜睡、精神紊亂、易怒、盜汗、肌肉及腹部痙攣、神經反射減少、昏迷。

2.勿突然停藥會使癲癇發作進一步惡化；若連續治療3星期後無效，宜調劑量或換藥。

26202 DIAZEPAM (管4)

孕 D 乳 - 食 ± 泄 肝/腎 半 20～80h

Rx 2 MG, 5 MG, 10 MG/錠劑(T); 5 MG, 5 MG/ML/注射劑(I); 10 MG/散劑(Pow);

商名

Anxiol®(台裕)
Baogin®(寶齡富錦) $1.5/T(2MG-PIC/S)
Bayu®(應元) $1.5/T(5MG-PIC/S), $2/T(5MG-PIC/S-箔),
Diazepam®(永信) $1.5/T(2MG-PIC/S), $2/T(2MG-PIC/S-箔)
Diazepam®(生達) $15/I(5MG/ML-PIC/S-2ML)
Diazepam®(皇佳)

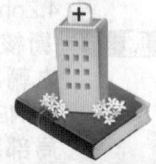

26202

Colsin®（福元）$1.5/T(2MG-PIC/S), $2/T(2MG-PIC/S-箔), $2/T(5MG-PIC/S-箔), $1.5/T(5MG-PIC/S)
Dean®（永吉）
Dianlin®（南光）$15/I(5MG/ML-PIC/S-2ML)
Dianzem®（應元）$15/I(5MG/ML-PIC/S-2ML),
Diapin®（瑞士/韋淳）$1.5/T(5MG-PIC/S), $2/T(5MG-PIC/S-箔), $2/T(2MG-PIC/S-箔), $1.5/T(2MG-PIC/S)
Diapine®（強生）$1.5/T(5MG-PIC/S), $2/T(5MG-PIC/S-箔), $1.5/T(2MG-PIC/S), $2/T(2MG-PIC/S-箔)
Diazejin®（新喜國際/聯輝）
Diazelium®（中美兄弟）
Diazepam®（中化/中化裕民）$1.5/T(5MG-PIC/S), $15/I(5MG/ML-PIC/S-2ML)
Diazepam®（人生）
Diazepam® *（健喬信元）$0.8/T(2MG), $1.5/T(2MG-箔)
Diazepam®（十全）
Diazepam®（台裕）$15/I(5MG/ML-PIC/S-2ML), $1.5/T(5MG-PIC/S)
Diazepam®（大豐）$15/I(5MG/ML-PIC/S-2ML)
Diazepam®（安星）$1.5/T(5MG-PIC/S), $15/I(5MG/ML-PIC/S-2ML)
Diazepam®（政德）
Diazepam®（華盛頓）$0.8/T(5MG)
Diazepam®（衛肯）$1.5/T(2MG-PIC/S), $2/T(2MG-PIC/S-箔)
Diazezin®（新喜國際/聯輝）
Dizepam®（壽元）$15/I(5MG/ML-PIC/S-2ML)
Dupin®（中化）$2/T(5MG-PIC/S-箔), $1.5/T(5MG-PIC/S), $15/I(5MG/ML-PIC/S-2ML),
Fanin®（台裕/汎生）
Ginbo®（人人）
Horizon®（山之內）
Hua Pam®（華興）$0.8/T(5MG)
Jinlun®（井田）$1.5/T(5MG-PIC/S), $2/T(5MG-PIC/S-箔),
Konichin®（正和/婦潔）
Recin®（羅得/達德士）$1.5/T(2MG-PIC/S)
Sindilium®（新喜國際）
Soudipan®（壽元）$0.8/T(5MG)
Sulin®（明大）$0.8/T(5MG)
Tening®（正和）
Toufong®（成大）$1.5/T(5MG-PIC/S)
Tranzepam®（約克）$0.8/T(5MG)
Valisin®（人生）
Vanconin®（榮民）$1.5/T(2MG-PIC/S), $2/T(2MG-PIC/S-箔), $1.5/T(5MG-PIC/S), $2/T(5MG-PIC/S-箔)
Vatin®（杏林新生）
Whachin®（明大/木村）

藥理作用 1.Diazepam屬於benzodiazepine類藥品，具抗焦慮、鎮靜、肌肉鬆弛的效用。靜脈注射或肛門給藥可用來控制癲癇重積狀態，肛門給藥方式適用於癲癇連續發作或癲癇重積狀態送醫前之治療。
2.Diazepam鍵結於腦中特定的benzodiazpine受體，進而增加訊號傳遞物質GABA的正常傳送。GABA阻斷重要的訊號傳遞物之傳輸，使得神經元被抑制。肌肉鬆弛作用是藉由脊椎突觸反射達成。

適應症 [衛核]焦慮狀態、失眠、肌肉痙攣、癲癇重積狀態
[非衛核](1)可做為驚厥疾病的輔助治療劑，特別是次要運動性癲癇發作。(2)可控制癲癇的連續狀態和其他急性驚厥性癲癇發作(IV)。(3)治療與急性酒精禁症有關的痙攣(IV)。

用法用量 1.口服：成人−2~10mg，每2~4次(胃炎或虛弱的患者要降低劑量)。小孩超過6個月−1~2.5mg，每天3~4次。
2.IV：成人−起始劑量5~10mg，如果需要的話，每隔10~15分鐘可再重複1次，最大劑量30mg。小孩(小於5歲)−每2~5分鐘0.2~0.5mg，最大劑量5mg。小孩(超過5歲)−每2~5分鐘1mg，最大劑量為10mg。
3.癲癇連續狀態及嚴重復發性全身痙攣發作：緩慢靜注5~10mg，需要時每10~15分鐘重複給藥。總量不超過30mg。需要時2~4小時可重複上述給藥方式，或每15~30分鐘給0.2~0.5mg/kg，可給2~3次，總量不超過30mg。半衰期短，藥效很快消失，宜備好再次用藥。一旦症狀控制後，應使用其他藥物長期控制。

醫療須知 1.照護者須充分了解使用時機、給藥方法/劑量及療效評估。
2.用藥後癲癇發作仍持續15分鐘以上、發作型態改變、患者膚色或呼吸不正常、或發生其他嚴重問題均應就醫。
3.治療頻率不得超過建議頻率：每個療程僅可使用兩個劑量，每五天不得超過一個療程，每個月不得超過五個療程。
4.每六個月應根據患者的年齡/體重重新評估劑量。
5.不建議長期使用，因每日使用可能造成藥品耐受性、強直-間代型發作(tonic-clonic seizure)頻率或嚴重度增加。
6.因潛在問題或神經病變造成的呼吸功能問題者，應特別注意。
7.駕車或操作機械者，應特別小心使用。
8.突然停藥恐會產生身體的依賴和戒斷症狀。老年人應減低劑量。

9.併用opioid類藥品:benzodiazepine類藥品與opioid類藥品併用，可能導致重度鎮靜(profound sedation)、呼吸抑制、昏迷及死亡之風險，故僅限於其他治療方式均無法達到預期效果時，方可考慮併用，且應使用最低有效劑量及最短治療時間，並嚴密監測病人是否有呼吸抑制及鎮靜等相關症狀。

26203 PHENOBARBITAL(管4)

孕D 乳? 泄肝 ½ 2~5D

Rx 20 MG, 30 MG, 32 MG, 100 MG/錠劑(T); 100 MG/ML/注射劑(I);

商名

Phenobarbital®(人生)
Phenobarbital®(健喬信元/優良) $0.68/T(30MG), $1.5/T(30MG-箔),
Phenobarbital®(十全)
Phenobarbital®(強生) $2/T(30MG-PIC/S-箔), $1.5/T(30MG-PIC/S)
Phenobarbital®(應元) $1.5/T(30MG-PIC/S), $2/T(30MG-PIC/S-箔),
Phenobarbital®(榮民) $0.68/T(32MG)
Phenobarbital®(福元) $2/T(32MG-PIC/S-箔), $1.5/T(32MG-PIC/S)
Phenobarbital®(福元/華琳) $0.68/T(30MG)
Phenobital®(信東)
Phenobital®(大豐) $15/I(100MG/ML-PIC/S-1ML),
Rumil®(井田) $1.5/T(30MG-PIC/S), $2/T(30MG-PIC/S-箔),
Sodium Phenobarbital®(信東/榮民)

藥理作用 1.本藥為長效的巴比妥類安眠藥，它廣泛用於鎮靜和癲癇大發作和局部的癲癇發作(focal seizures)。單獨或和其他抗癲癇藥一起使用。
2.本藥主要是抑制網狀活化系統，而干擾大腦皮質衝動傳導。
3.靜脈注射用於急性驚厥狀態溶液必須用注射用的滅菌水新鮮泡製而成，調配後30分內使用。若溶液在混合後5分鐘呈現混濁時，不要使用。
4.一些注射劑型含alcohol與propyleneglycol，和其他比水溶液更穩定的媒劑。
5.本藥具有長的半衰期(2~5天)，給藥太頻繁會引起積蓄性的毒性。

適應症 [衛核]癲癇
[非衛核](1)焦慮或情緒緊張的鎮靜劑(2)嬰孩幽門痙攣(3)新生兒高膽紅素血症(4)慢性胆汁鬱積(5)Benxodiazepine的戒斷症狀。

用法用量 1.口服：鎮靜−(成人)每天2~4次，每次16~32mg，(孩童)每天2mg/kg；催眠−(成人)50~200mg，(孩童)3~6mg/kg；癲癇−(成人)每120~300mg，(孩童)每天1~6mg/kg。
2.靜注：每分30~60mg直到獲得最理想的效果(最大量為600mg)。
3.肌注：皮下注射：每天100~320mg(每天最高量為600mg)。

不良反應 常見-嗜睡；嚴重的-中樞神經抑制作用、昏迷及死亡、呼吸抑制、顆粒性白血球缺乏、Stevens-Johnson症候群、鱗片狀剝落性皮膚炎。

醫療須知 1.慢性毒性症狀：如運動失調、說話含糊不清、激動、判斷力差、輕微發音不良、向上注視眼球震顫症、精神紊亂、失眠、身體不適。
2.避免從事需具警覺性之潛在危險活動。
3.服用巴比妥鹽時，勿飲用任何含酒精飲料，可能嚴重降低判斷力與活動力
4.長期用藥會造成營養性葉酸(B_9)缺乏。可能需補充葉酸製劑。

26204 PRIMIDONE (PRIMACLONE)

孕D 乳? 食± 泄肝 ½ 3~24h

Rx 50 MG, 250 MG/錠劑(T);

商名

Tremsolin®(科進) $4.16/T(250MG-PIC/S), $4.16/T(50MG-PIC/S)

藥理作用 1.本藥具有抗驚厥的作用，此效果由Primidone及具有活性之代謝物phenobarbitone及Phenylethylmalonamide產生，並不完全了解此三種活性物在臨床上對於抗驚厥治療效果的表現。
2.雖然不知本藥作用方式，但應與其他抗驚厥藥物一樣，基本上作用於神經細胞膜而改變離子運輸作用。

適應症 [衛核]癲癇症。

用法用量 1.治療應以個別病情處理之。在許多病例中，可單獨服用本藥錠，但有時則須與其他抗驚厥藥物合用。

2.本藥通常每日給藥兩次。開始時，每天一次，一次1/2錠於晚上給藥。以後每隔三天將每日劑量增加125mg，直到每日2錠為止，然後，每隔三天將成人每日劑量增加1錠，而9歲以下兒童則增加1/2錠，直到病情可穩定控制或達到最大接受劑量為止，成人每日最大劑量是1500mg，兒童是1000mg。

不良反應 1.若發生副作用，常只限於治療初期，患者感覺嗜睡和倦怠。神經毒性症狀如視覺障礙、噁心、頭痛、暈眩、嘔吐、眼顫(nystagmus)、運動失調(ataxia)，但常是暫時性的。當發生特異體質反應涉及這些症狀，急性且嚴重時須停藥。皮膚反應報告，包括嚴重的皮疹，很少見的全身狀況如全身性紅斑性狼瘡，偶而關節痛和可能包括精神反應方面的性格改變曾有報告，但很少見。

2.當合用phenytoin和phenobarbitone，如發生巨母紅血球貧血時，須停用primidone。這狀況可用葉酸和/或維他命B12矯正之，其他尚有一些零星報告有其他血液惡質(blood dyscrasias)發生。

醫療須知 **1.Primidone使用於兒童、老人、衰弱之病人或腎臟、肝臟或呼吸功能不好之患者，須小心且必要時減少劑量。**

2.Primidone乃是一強中樞神經抑制劑且部分會代謝成phenobarbitone，當長期使用後，可能會產生耐受性、依賴性，且突然停藥會有停藥反應發生。

26205 STIRIPENTOL

孕 X 乳 - 泄 肝/腎 半 4.5～13h

℞ 250 MG, 500 MG/膠囊劑(C)； 250 MG, 500 MG/粉劑(P)；

商　名

Diacomit® ◎ (BIOCODEX/科懋) $151/C(250MG-PIC/S), $151/P(250MG-PIC/S-250MG)

藥理作用 1.Stiripentol似乎能增加腦中gamma-aminobutyric acid(GABA,哺乳類動物腦中主要的抑制性神經傳導物質)濃度；可能是透過抑制突觸體(synaptosome)接收GABA，及/或抑制GABA transaminase。

2.Stiripentol可以增強GABAA受體調節之傳導，並增加GABAA受體氯離子通道之平均開放期間(但不影響開放頻率)，作用機轉與barbiturate類似。

3.Stiripentol可能藉由藥物動力學交互作用，透過代謝抑制數種CYP同功酶，特別是與其他抗癲癇藥物的肝臟代謝有關的CYP450 3A4和2C19，而提高其他抗癲癇藥物(如：carbamazepine, sodium valproate, phenytoin, phenobarbital, benzodiazepines)的療效。

適 應 症 **[衛核]用於嬰兒期嚴重肌痙攣性癲癇(SEMI, Dravet's syndrome)病人，僅服用clobazam及valproate無法充分控制癲癇發作時，併用Diacomit作為輔助治療難治的全身性強直陣攣性發作(generalized tonic-clonic seizure)。**

用法用量 1.一開始Stiripentol併用clobazam與valproate的輔助療法應逐步增加劑量至建議劑量50mg/kg/day。

2.Stiripentol的劑量應逐漸增加，從20mg/kg/day開始一個星期，接著30mg/kg/day一個星期，之後的劑量調升應依據年齡：

a.低於6歲兒童應在第三週增加20mg/kg/day, 三週便達到建議劑量50mg/kg/day。

b.介於6歲至12歲兒童應每週增加10mg/kg/day, 四週達建議劑量50mg/kg/day 。

c.12歲(含)以上應每週增加5mg/kg/day, 直到臨床判斷至最佳劑量。

3.應在對於診斷與治療嬰兒及兒童癲癇有經驗之小兒科或小兒科神經科醫師監督下使用本藥。並且不應使用於非Dravet's syndrome的病患身上

4.本藥膠囊劑應與水整顆吞服，隨食物服用，膠囊不應被破壞或是打開。

5.Stiripentol不可與下列食物/飲料併服：牛奶、乳製品(如：優格、奶油乳酪)、飲料、果汁、含有caffeine或theophylline的食物/飲料。

不良反應 常見的的不良反應有：嗜睡(67%)、降低食慾(46%)、躁動(27%)、共濟失調(27%)、體重下降(27%)、肌張力下降(18%)、噁心(15%)、顫抖(15%)、構音困難(12%)、失眠(12%)。

醫療須知 1.以stiripentol治療Dravet's syndrome時，不可併用carbamazepine、phenytoin及phenobarbital。

2.本藥造成67%的受試者產生嗜睡的副作用，相較於安慰劑只有23%發生。本藥亦會增加clobazam的血中濃度，而clobazam亦會造成嗜睡。應警告病患副作用，並要求避免開車或操作機具。服藥期間應監控病患的嗜睡狀態。若有發生，應降低25%劑量的clobazam，若是沒有改善，可以再降低25%。

3.使用stiripentol可能會造成降低食慾及體重下降的狀況。

4.嗜中性球低下症(neutropenia)及血小板低下(thrombocytopenia)可能與stiripentol的使用有關。

5.開始stiripentol治療前，應評估肝功能。除非另有臨床考量，每隔6個月應再次評估肝功能。

6.Stiripentol會抑制CYP2C19、CYP3A4及CYP2D6酵素，可能使得可被這些酵素代謝的物質在血中濃度明顯上升，以及不良反應之風險增加。

26 抗驚厥

§ 26.3 GABA再吸收抑制劑

26301 TIAGABINE HCL MONOHYDRATE▲

孕 C 乳 - 泄 肝 半 7~9h

℞ 5 MG, 10 MG/錠劑(T);

商　名 Tiabine® ＊ (信東)

藥理作用 1.Tiagabine是一強力具選擇性的GABA再吸收抑制劑，能抑制GABA被在吸收至神經細胞及神經膠細胞內；因此在腦部，tiagabine能增加GABA引起的抑制作用。

2.Tiagabine對其他神經傳導受體的結合部位和/或吸收部位，缺乏明顯的親合力。

適 應 症 [衛核]局部癲癇的輔助治療。

用法用量 1.成人及十二歲以上的兒童：tiagabine必須口服投與並和食物併用。

2.患者若併用會誘導酵素的抗癲癇藥物時，tiagabine的起始劑量是第一週每天二次、每次5mg，之後，每週將每日的總劑量增加5~10mg。

3.通常的維持劑量是每天30~45mg。如果每日的劑量超過30mg時，必須分成三次服用。

不良反應 頭昏、疲勞、神經過敏(非專一性)、震顫、腹瀉、注意力困難、心情鬱悶、情緒不安、說話遲緩。

醫療須知 1.Tiagabine是經由肝臟代謝排除，因此肝功能受損的患者使用Tiagabine時，必須謹慎小心。必須採取降低劑量和/或延長給藥間隔的方式，並且密切監測患者是否產生不良反應，例如頭昏和疲倦。嚴重肝功能受損的患者不得使用tiagabine。

2.雖然tiagabine可能會輕微地延長triazolam的CNS抑制作用，但這交互作用在臨床實務上並不可能產生影響效果。

3.誘導肝臟酵素之抗癲癇藥物(例如phenytoin、carbamazepine、phenobarbitone和primidone)會提高tiagabine的代謝。結果，對於未服用誘導酵素之藥物的患者必須使用比平常劑量範圍低的劑量。

4.雖然尚無證據顯示tiagabine停藥後會出現戒斷性的癲癇，但是若要停止服用tiagabine時，建議以2~3週的時間逐漸降低治療劑量。

5.懷孕和哺乳期間最好不藥服用tiagabine，排除潛在的益處超過潛在的危險，並且在醫師的許可情況下，才可服用tiagabine。

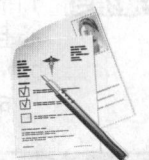

6.對於開車和操作機器的影響：tiagabine可能會引起頭昏或其他CNS相關的症狀，尤其

最常發生在開始治療的階段。因此，開車和操作機器的患者服用tiagabine時需小心。

§ 26.4 GABA轉化酶抑制劑

26401 VIGABATRIN

食 ±

Rx 500 MG/錠劑(T); 500 MG/粉劑(P);

商 名 Sabril® ◎ (大昌華嘉/賽諾菲) $25.2/T(500MG-PIC/S)　Vigaro® (Annora/凱沛爾)

26 抗驚厥

藥理作用 Vigabatrin是一種選擇性且不可逆的GABA轉氨酶抑制劑。以本藥治療將會提昇腦中GABA(γ-aminobutyricacid)之血中濃度。GABA主要是抑制性的腦部神經介質。本藥是用以治療癲癇患者在其他抗癲癇藥物無法獲得滿意的控制時的製劑。

適 應 症 [衛核]抗癲癇之輔助療法。

用法用量 本藥是以口服方式給藥，每日1~2次可於飯前，飯後服用。患者即使目前正接受其他藥物治療，本藥亦可加入該療程。

1.成人：開始每日劑量為2g(四錠)如需要，劑量可再增加0.5~1.0g，依其臨床上的反應和耐受性而定。但若增加劑量至4g/每日，並不會更有效。藥物血漿濃度和效果之間並無相關性，藥物作用時間端視酵素(GABA轉氨酶)再合成速度而非視血漿中藥物的濃度而定。

2.兒童：開始劑量為40mg/kg/day可依其反應增加至80~100mg/kg/day。若依整錠服用方式，其劑量可為：體重10~15kg：1~2錠/每日，15~30kg：2~3錠/每日，30~50kg：3~6錠/每日，>50kg：4~8錠/每日。嬰兒併有西方症狀(West Syndrome)者，可給予以100mg/kg/day的劑量或更高。

3.老人：劑量可以調整降低以利使用於患有腎功能不全之患者，特別是肌氨酸肝廓清值低於60mlL/min。請參考注意事項。

不良反應 不良反應常和中樞神經方面有關之反應、這可能是因本藥會增加GABA而造成神經方面的第二次反應結果，侵略性和精神病曾出現於有關之精神病史或行為異常之患者、其他報告如：困倦、疲勞、暈眩、神經緊張、激動性、精神抑鬱、頭痛、精神不集中、記憶失常、幻覺產生、如：複視。其他不良反應：體重增加，輕微的胃腸道副作用。孩童可能會有過度興奮和激動等現象。本藥之鎮定作用會隨看藥物持續使用而降低。正如其他抗癲癇藥物一般會有一些患者使用本藥增加癲癇頻率，尤其是患有間歇性肌痙攣的癲癇患者。無任何證據顯示其對人體有神經毒性。以試驗測試其神經方面之副作用亦無反應。包括：喚起之潛在性，掃描攝影術，磁場共振imaging，腦髓液分析和一些少數的病例的腦部樣本的神經病理檢查。實驗室數據指出，本藥治療並不引起腎和肝毒性。SGOT和SGPT值的降低乃是因為本藥對轉氨酶的抑制作用結果。以本藥做慢性治療將可能有輕微的血紅素降低現象，但罕見有臨床上徵兆。

醫療須知 1.和其他抗癲癇藥物一樣，突然停藥可能引起癲癇再式次出現。甚或更嚴重如治療必需停止則需以漸減方式減少劑量時間需超過2~4星期。

2.本藥使用於有精神病史者或是行為異常者應小心。(請參考副作用)

3.本藥經由腎臟排泄，因此用於老年患者須特別注意。尤其是肌氨酸肝廓清值少於60ml/min時，其劑量應減輕並加以嚴密為視其不良反應。如：鎮定和思想不集中。

4.動物安全性研究指出，本藥引起腦部白色物質束的內部髓鞘質的水腫。

5.目前無證據顯示其對人體之影響；無論如何，患者以本藥治療須加以嚴密監視其對神經方面的不良反應。

6.駕駛能力之影響：臨床上會有倦怠感出現，所以患者在治療時應被提示此點。駕駛者，操作機器者，或是執行任何危險工作者用藥應特別小心。

7.高劑量可能會造成新生兒唇裂。

§ 26.5 GABA合成加強劑

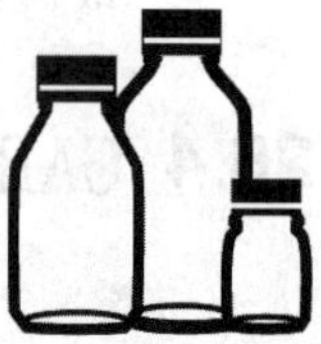

26501 DIVALPROEX SODIUM

Rx 250 MG, 500 MG/錠劑(T); 250 MG, 500 MG/持續性錠劑(T.SR);

商名

APO-Divalproex® (APOTEX/鴻汶) $3.46/T(250MG-PIC/S), $6.5/T(500MG-PIC/S),

Divoshot ER® (保盛)

適應症 [衛核]躁病、癲癇小發作、大發作混合型、偏頭痛之預防。

用法用量 1.Divalproex sodium以口服使用，起始日劑量為750mg，分數次服用，此劑量可逐漸增加至最低有效治療劑量。

2.以divalproex sodium單一藥物開始治療尚未被有系統的研究過，病人應以10~15mg/kg/day的劑量開始治療，之後應以5~10mg/kg/week的劑量增加直至達到最佳的臨床反應為止。通常最佳的臨床反應可在日劑量低於60mg/kg/day時達到。

3.Simple and complex absence seizures：病人應以15mg/kg/day的劑量開始治療，之後應以5~10mg/kg/week的劑量增加至達到被控制或防止副作用再增加為止，最大推薦日劑量為60mg/kg/day。若每日總劑量超過250mg時應分次給藥

4.Divalproex sodium以口服使用，建議病人應以一天兩次，每次250mg的劑量開始治療，有些病人可能需要使用到每天1000mg的劑量才有效，臨床試驗並未顯示使用較高的劑量一定有較高的效果。

不良反應 1.胃腸系統：噁心、消化不良、腹瀉、嘔吐、腹痛、胃口增加。

2.神經系統：衰弱、嗜睡、眩暈、顫抖。

3.其他：體重增加、背痛、禿髮。

醫療須知 1.服用valproic acid及其衍生物之病人曾發生肝功能衰竭導致死亡的病例。經驗告訴我們兩歲以下的兒童，其發展成致命的肝毒的危險性會增加，尤其是對那些服用多種抗痙攣劑、先天性代謝不良、伴有智能遲鈍的嚴重癲癇發作和器質性腦部疾病的患者。當divalproex sodium使用於上述病患，應特別小心，並應單獨使用本劑，不可與其他藥品併用，且須評估此治療的效益和危險性。兩歲以上之病患，根據治療癲癇的經驗，致命的肝毒性發生率隨著年齡的漸增而減少。

2.由於曾有血小板減少症、血小板凝集的第二相被抑制、凝血參數異常(如：纖維蛋白原偏低)的報告，病人應在治療前定期檢測血小板計數和凝血功能。在進行手術前，服用divalproex sodium的病人應檢測血小板計數和凝血參數。

3.由於divalproex sodium和會誘導酵素的藥物併用時可能會有交互作用，在治療初期應定期監測valproate和併用藥物之血中濃度。

26502 GABAPENTIN▲

孕C 乳 - 食 ± 酒 泄 腎 T½ 5~7h

Rx 600 MG, 800 MG/錠劑(T); 100 MG, 300 MG, 400 MG/膠囊劑(C); 50 MG/ML/液劑(Sol);

商名

Carbatin® ＊ (南光) $19/T(800MG-PIC/S), $6.9/C(300MG-PIC/S), $3.08/C(100MG-PIC/S)

Gapatin® ＊ (瑞士) $7.4/C(400MG-PIC/S), $6.9/C(300MG-PIC/S), $9.7/T(600MG-PIC/S)

Gapatin® ＊ (瑞士/新瑞) $3.08/C(100MG-PIC/S)

Gaty® ＊ (歐帕/瑩碩) $19/T(800MG-PIC/S), $9.7/T(600MG-PIC/S)

Neurontin® ◎ (VIATRIS/暉致) $3.08/C(100MG-PIC/S), $7.4/C(400MG-PIC/S), $6.9/C(300MG-PIC/S),

Remaltin® ＊ (晟德) $165/Sol(50MG/ML-PIC/S-120ML), $317/Sol(50MG/ML-PIC/S-240ML)

藥理作用 1.本藥的抗痙攣作用之機轉仍未知，在探索抗痙攣作用的動物試驗中顯示本藥可如同

其他已上市的抗痙攣劑一樣防止痙攣發作。在小鼠及大鼠的最大電擊及pentylenetetrazole誘發模型以及其他前臨床試驗模型(例如有遺傳性癲癇的鼠種)中顯示本藥具有抗痙攣作用。這些模型與人類癲癇之間的關連性仍不清楚。

2.本藥在結構上與神經傳導物質GABA(Gamma-Aminobutyric Acid)是相似的，但卻非與GABA受體有交互作用。

3.本藥不會經由代謝而轉變成GABA或GABA致效劑，也不是GABA回收或分解的抑制劑。本藥可能影響中樞血清素的代謝。

適應症 [衛核]治療成人及三歲以上兒童局部癲癇發作之輔助療法。帶狀皰疹後神經痛。

用法用量 1.本藥可空腹或隨餐口服。

2.本藥的有效劑量是900~1800mg /天，且以300或400mg的膠囊分次(每天三次)服用，起始劑量是每天三次，每次300mg。需要時，可能可用300或400mg的膠囊調整劑量，每天三次，而漸增至每天1800mg。長期的臨床研究顯示當劑量高達每天2400mg仍耐受良好。少數患者曾在相當短的期間服用每天3600mg的劑量，且耐受良好。每天三次服用藥物者，其劑量與劑量之間的最大間隔時間不應超過12小時。

3.使用本藥治療時，不需要監測gabapentin的血漿濃度，又因為本藥與其他常用的抗癲癇藥物之間沒有明顯的藥物動力學方面的交互作用，所以加入本藥不會明顯地改變這些藥物的血漿濃度。

4.本藥若要停藥以及(或)要在處方中添加某一替換的抗癲癇藥品時，應在至少1週之中逐漸進行。

不良反應 1.最常見於併用本藥及其他抗癲癇藥物，而其相當頻率未見於使用安慰劑患者的相關副作用有嗜眠、暈眩、運動失調、倦怠、及眼球震顫。

2.在本藥上市前的臨床試驗中，2074個服用本藥的患者中，約有7%因副作用而停止治療、與退出試驗有關的最常見副作用是嗜睡(1.2%)、運動失調(0.8%)、倦怠(0.6%)、噁心及(或)嘔吐(0.6%)、以及暈眩(0.6%)。

醫療須知 1.抗癲癇藥物不應被突然停藥，因其可能增加癲癇發作的頻率。

2.服用本藥後，腫瘤發生的可能性，在標準的終生活體內致癌性的臨床前研究中發現雄性大鼠(雌鼠則不然)出乎意料地有相當高胰臟腺細胞癌發生率

3.患者應被告知：本藥可能導致暈眩、嗜睡、以及其他中樞神經(CNS)抑制的症狀。因此，應被告知在未衡量出本藥對他們的精神以及(或)運動能力是否有不良影響之前，不宜開車或操作其他複雜的機器。

26 抗驚厥

26503 VALPROIC ACID (VALPROATE SODIUM)▲

孕D 乳 - 食 酒 泄 肝/腎 T½ 8～12h

℞ 200 MG/錠劑(T); 333 MG, 500 MG/持續性錠劑(T.SR); 150 MG, 300 MG, 500 MG/膠囊劑(C); 400 MG, 100 MG/ML/注射劑(I); 200 MG/ML/液劑(Sol); 50 MG/ML/糖漿劑(Syr); SR 500 MG/持續性錠劑(T.SR);

商　名

Convulex®(CATALENT GERMANY/吉富) $5.3/C(300MG-PIC/S), $6.5/C(500MG-PIC/S), $2.5/C(150MG-PIC/S)
Convulex®(GEROT/吉富) $135/Syr(50MG/ML-PIC/S-100ML)
Depakine Gastro-Resistant® ◎ (SANOFI/賽諾菲) $2.75/T(200MG-PIC/S)
Depakine LYO® ◎ (SANOFI/賽諾菲) $284/I(400MG-PIC/S-400MG)
Depakine® ◎ (SANOFI/賽諾菲) $154/Sol(200MG/ML-PIC/S-40ML)
Depatec® ＊ (健喬信元/瑞安) $5.9/T.SR(333MG-PIC/S),
Depavent®(杏林新生/田上) $284/I(100MG/ML-PIC/S-4ML), $326/I(100MG/ML-PIC/S-5ML),
Dinsia Soft®(漁人/瑪科隆) $5.3/C(300MG-PIC/S)
Hecalis®(歐帕/瑩碩) $154/Sol(200MG/ML-PIC/S-40ML)
Sodium Valproate®(健亞/一成)
Sodium Valproate®(晟德) $154/Sol(200MG/ML-PIC/S-40ML), $437/Sol(200MG/ML-PIC/S-90ML)
Vakin Chrono®(歐帕/瑩碩) $5.9/T.SR(333MG-PIC/S),
Valproate®(CP/泰和碩) $284/I(100MG/ML-PIC/S-4ML), $696/I(100MG/ML-PIC/S-10ML)
Valprocure®(霖揚) $284/I(100MG/ML-PIC/S-4ML)
Valprotine®(健喬信元/瑞安) $2.75/T(200MG-PIC/S)

藥理作用 Valproate主要作用在中樞神經系統。動物藥理實驗已證實Sodium Valproate具有抗痙攣的作用。就人類而言，Sodium Valproate對許多種類型的癲癇也有效果，主要機轉可能與

26503

增加大腦中GABA的分泌有關。

適應症 [衛核]無法以口服途徑控制之癲癇。

[非衛核]1.無急性發作的單純和複雜的癲癇，包括小發作(單獨或其他抗驚厥劑併用)。2.可做為多重性癲癇發作類型的輔助治療劑，包括大發作，肌強直性(myoclonic)，缺乏非定型的複雜性部份或無張力的癲癇發作。3.預防偏頭痛

用法用量 1.基於劑量之考量，本藥適用於成人及體重17公斤以上之兒童，視需要一主成分劑量計算，須嚴格遵守醫師處方，劑量約為每天20~30mg/kg，分1~2次服用。

2.每日劑量依年齡及體重來決定，但仍應考量患者對valproate敏感度的個別差異。

3.若患者已服用其他抗癲癇藥物治療時，應以漸進方式逐漸加入本藥，在二星期內增加至最適當劑量，若有需要，原先的抗癲癇藥物可在病情控制下慢慢減量。

4.沒有服用其他抗癲癇藥物的患者，每隔2~3天逐次增加本藥的劑量，約在一星期內可達到最適當的治療劑量。

5.用法：口服使用。每日劑量分1~2次服用，建議與餐點同時服用。

不良反應 1.有極少數胰臟炎的病例被報告，須儘早停止治療，嚴重者可能造成死亡。

2.肝功能異常。

3.催畸性。

4.有極少數病例引起可逆性巴金森氏徵候群曾被報告過。

5.有極罕見病例發生潛伏性的辨識力異常的症狀並逐步惡化(可能惡化至有完整臨床症狀的失智)，停藥數星期至數個月後可能恢復正常。

6.精神混亂或癲癇發作：有一些精神恍惚或昏昏欲睡的患者使用valproate sodium治療時曾發生短暫昏迷(腦病變)的情形，這種現象可單獨發生或在治療時發作，在停止服藥或降低劑量後，情況就會改善。這種情形最常見於合併多種藥物治療(特別是和phenobarbital合用)或在valproate的劑量增加太快時

7.在剛開始治療時，有些患者可能會有消化方面的症狀(噁心、嘔吐、胃痛、腹瀉)，但通常不需停藥，幾天後就會消失。

8.偶而有肝功能正常的中度高氨血症的個案被報告，特別容易發生在使用多種抗癲癇藥物治療的患者，應不至於導致停藥。高氨血症引起神經方面症狀亦曾被報告過(此神經方面的症狀可能逐漸惡化到昏迷)，此時應做進一步檢查。

9.暫時性以及與劑量有關的不良反應：掉頭髮、輕微顫抖和昏昏欲睡。

10.曾有頭痛病例。

11.和劑量相關的血小板缺乏症病例曾被報告過，一般由例行之血液檢查發現且無臨床上之影響。對於沒有症狀的血小板缺乏症的患者，若患者之癲癇控制狀況和血小板數目在可接受的狀況下，減低valproate sodium的濃度，則血小板缺乏症大多可恢復。

12.曾有報告指出，通常在無臨床症狀的情形下，有患者出現凝血纖維蛋白原降低和出血時間延長的現象，特別在使用高劑量時，容易發生上述現象(可能因為sodium valproate有抑制血小板凝集作用的第二階段的作用所引起)。更罕見有貧血、巨紅血球血症(macrocythaemia)和白血球減少症的病例及全血球減少的特例。

13.Valproate可能引起皮膚反應，如紅疹。曾有極少數的毒性表皮壞死症、Stevens-Johnson症候群、多形紅斑病例被報告過。

14.極少數腎臟功能不良的病例曾被報告過。

15.在特殊情況下，不論復原與否，曾有聽力喪失的病例。

16.曾有非嚴重性周邊水腫的極罕見病例。

17.體重可能增加，這是一個多囊性卵巢症候群的危險因子，女性患者的體重須小心監測。

18.月經停止及經期不規則。

醫療須知 1.在接受本藥治療前應先做肝功能測試，並在治療期的最初六個月內做定期監測，特別是高危險群的患者。

2.因為大部分抗癲癇藥物具有使胺基移轉酵素(transaminase)增加的作用，特別是在治

療初期階段，這些酵素是單獨、暫時性之增加，沒有任何臨床徵兆。這時患者應建議其做進一步的生化檢測(特別應包括prothrombin level)，可能需要做適當之劑量調整及重覆之生化檢驗。

3.三歲以下的孩童若接受valproate sodium治療，在治療前應先評估治療效益和可能引起患者發生肝病的危險。若評估後仍須使用本藥治療，則建議採取單一藥品治療方式。

4.治療前、接受手術前以及有自發性血腫或出血現象時建議做血液檢驗(血球包括血小板計數、出血時間和凝血試驗)。

5.基於其肝毒性和出血的危險，孩童接受valproate sodium治療時應避免同時服用水楊酸類藥物(salicylates)。

6.腎功能不全之患者，考慮游離型valproic acid血中濃度的增加，應減低劑量

7.患者出現急性腹痛或抱怨胃腸不適，如噁心、嘔吐或厭食時，應診斷是否為胰臟炎。若血中胰臟酵素濃度增高，應停藥並改用其他合適的治療方式。

8.Valproate sodium不建議使用於有urea cycle酵素缺乏的患者，此類患者有高氨血症併發昏迷之病例被報告。

9.兒童有不明原因的肝臟及消化系統症狀(厭食、嘔吐、細胞溶解偶發事件)、嗜睡或昏迷、心智遲緩或有新生兒或兒童死亡之家族病史，在使用valproate sodium治療之前應做代謝性試驗，特別是監測禁食及餐後之血漿氨濃度。

10.在極少的情況下valproate sodium可能導致免疫功能的異常，因此患有紅斑性狼瘡的患者，須小心評估利弊得失後才可使用。

11.一旦決定要開始治療，須告知患者體重可能增加以及以適當的方法，主要是飲食控制，來減少這種情形。

12.致畸性：動物方面--對小白鼠、大鼠及兔子有催畸性。人類方面--可能引起神經管缺損—如脊髓膨出(myelomeningocele)、脊髓裂(spinabifida)...等，發生率約為1~2%。若於懷孕期間服藥，出生前應做致畸性檢查。曾有臉部畸形(facial dysmorphia)和四肢方面畸形(特別是短少的)的病例被報告。

13.懷孕期：尚難建議治療期間絕對不可受孕，惟須讓患者明確瞭解可能之危險。懷孕期間，若valproate的抗癲癇治療有效的話，則不宜中斷，建議採單一藥物治療，每日給予最低的有效劑量並分多次服用。未有足夠的資料證實可以用folic acid來預防神經管缺損。基於此，在懷孕第一個月曾以valproate做治療者，不論是否服用folic acid，其胎兒在出生前均須特別做神經管畸形之監測。

14.新生兒：懷孕時母親服用valproate sodium曾有極少數的新生兒有出血的症狀。創傷性生產時，可能會增加出血的危險。

15.哺乳：valproate由乳汁中排除的量很低，至今只有一個三個月大的嬰兒因血小板減少症而導致停止餵奶的病例。因此，考量副作用的發生情形(特別是出血及肝傷害)，以此藥作為單一藥物治療時或許仍可以考慮餵乳。

16.應警告患者可能有昏昏欲睡的危險，特別是在使用多種抗癲癇藥物治療或和其他可能會加強昏昏欲睡症狀之藥物併用時。

§ 26.6 麩胺酸阻斷劑

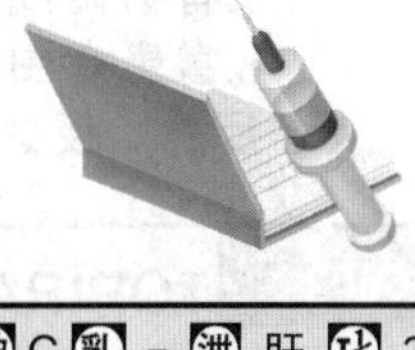

26601 PERAMPANEL

孕C 乳- 泄 肝 T½ 25h

Rx 2 MG, 4 MG, 8 MG/錠劑(T); 0.5 MG/ML/懸液劑(Sus);

商　名 **Fycompa®** ◎ (EISAI/衛采) $105/T(4MG-PIC/S), $2137/Sus(0.5MG/ML-PIC/S-340ML), $55/T(2MG-PIC/S)

藥理作用 1.Perampanel是第一個屬於突觸後神經元上α-amino-3-hydroxy-5-methyl-4-

isoxazoleproprionic acid(AMPA) glutamate離子性受體之選擇性、非競爭性拮抗劑。
2.Glutamate為中樞神經系統主要的興奮性神經傳導物質，且與神經元過度興奮導致之數種神經系統疾病有關。一般認為glutamate使AMPA受體活化以負責腦部中最快速之興奮性突觸傳導。
3.Perampanel於體內會明顯延長AMPA誘發癲癇之發作潛伏期(serizure latency)。

適應症 [衛核]適用於4歲以上病人局部癲癇發作併有或未併有續發型全身發作之治療。適用於7歲以上病人原發型全身性強直陣攣癲癇發作併有原發性全身發作之輔助治療。

用法用量 1.成人與青少年：ⓐ本藥須依患者個別反應進行劑量調整，以取得療效與耐受性之最佳平衡。ⓑPerampanel應每日睡前口服一次。ⓒPerampanel於劑量4mg/day至12mg/day顯示可有效治療癲癇局部發作。本藥治療起始劑量為2mg/day。劑量可根據臨床反應和耐受性每次增加2mg/day，調高至維持劑量4mg/day至8mg/day。根據劑量於8mg/day之個別臨床反應和耐受性，劑量可藉由每次增加2mg/day調高至12mg/day。患者併服不會縮短perampanle半衰期之藥物，劑量調整之頻率須間隔2週以上。患者併服會縮短perampanel半衰期之藥物，劑量調整之頻率須間隔1週以上。ⓓ停用本藥時，應逐漸減低劑量。ⓔ單次忘記服藥：因perampanel半衰期長，患者應等待並依原定服藥時間投予下一次劑量。ⓕ若超過一次忘記服藥，且持續期間小於5個半衰期(患者未服用perampanel代謝誘導之抗癲癇藥物(AED)為3週，患者服用perampanel代謝誘導之AED為1週，應考慮從最近一次服用之劑量重新開始治療。若患者停用perampanel持續期間超過5個半衰期，建議依照上述起始劑量之說明。
2.老年人(65歲及以上)：本藥之癲癇臨床試驗中，未納入足夠之65歲及以上受試者人數，不足以判定其反應是否與年輕受試者有所差異。以905位接受perampanel治療之老年人受試者進行安全性資料分析(非以癲癇為適應症執行之雙盲試驗)，顯示其安全性未有與年齡相關之差異。加上perampanel之暴露量未有與年齡相關之差異，其結果顯示老年人毋須調整劑量。老年人使用perampanel應謹慎並考量服用多種藥物之患者其藥物交互作用之可能性。

不良反應 1.很常見：頭暈、嗜睡。
2.常見：食慾減退、食慾增加、攻擊行為、發怒、焦慮、混淆狀態、運動失調、構音困難(dysarthria)、平衡障礙、易怒、複視、視覺模糊、眩暈、噁心、背痛、步態異常、倦怠、體重增加、跌倒。

醫療須知 **1.接受抗癲癇藥物治療數種適應症的患者曾經有自殺意念與行之報告。**
2.Perampanel可能引起頭暈和嗜睡，因此可能影響駕駛或操作機器之能力。
3.本藥於劑量12mg/day可能降低含黃體素(progestative-containing)之賀爾蒙避孕藥的效果；此種情況下，服用本藥時建議投予其它非賀爾蒙製劑之避孕藥。
4.建議以漸進方式停藥進而降低癲癇復發之可能。然而，由於本藥半衰期長且血漿濃度隨之緩慢下降，有必要時perampanel可突然停藥。
5.似乎有增加跌倒發生之風險，尤其是老年人；其原因未明。
6.曾有攻擊行為之案例報告且與劑量有關，因為較高劑量時報告頻率增加。
7.有物質成癮病史之患者應謹慎投予且監測其perampanel成癮症狀。
8.當患者由併服非酵素誘導性抗癲癇藥物轉為酵素誘導性抗癲癇藥物時，應監測患者反應，反之亦然。根據個別臨床反應及耐受性，劑量可逐次增加或減少2mg。

26602 TOPIRAMATE▲

孕C 乳 - 食 ± 泄 腎 ½ 21h

℞ 25 MG, 50 MG, 100 MG, 200 MG/錠劑(T); 15 MG, 25 MG, 50 MG/膠囊劑(C); SR 25 MG, 50 MG, 100 MG, 200 MG/持續性製劑(SR);

商 名

Epilramate®(歐帕/保盛) $18.3/T(100MG-PIC/S), $4.89/T(25MG-PIC/S)
Levelin® ＊ (瑞士) $4.89/T(25MG-PIC/S), $8.6/T(50MG-PIC/S), $18.3/T(100MG-PIC/S)
Topaless® ＊ (十全) $18.3/T(100MG-PIC/S), $8.6/T(50MG-
Topinmate® ＊ (美時) $18.3/T(100MG-PIC/S), $4.89/T(25MG-PIC/S)
Topiramate Sandoz® ＊ (SANDOZ/山德士) $18.3/T(100MG-PIC/S), $4.89/T(25MG-PIC/S)
Topiz®(ZYDUS/毅有) $8.6/T(50MG-PIC/S)

26602

PIC/S)
Topamax Sprinkle® ◎ (JANSSEN/嬌生) $4.89/C(25MG-PIC/S), $4.07/C(15MG-PIC/S)
Topamax® ◎ (CILAG/嬌生) $8.6/T(50MG-PIC/S), $18.3/T(100MG-PIC/S), $69/T(200MG-PIC/S), $4.89/T(25MG-PIC/S)
Toramate® ＊ (永信) $18.3/T(100MG-PIC/S), $8.6/T(50MG-PIC/S)
Trokendi XR® (友霖) $7.8/SR(25MG-PIC/S), $29.6/SR(100MG-PIC/S), $48/SR(200MG-PIC/S), $15.5/SR(50MG-PIC/S)
Zydus Topiramate® (ZYDUS/毅有) $18.3/T(100MG-PIC/S)

藥理作用 本藥是種嶄新的抗癲癇藥物，為含sulfamate取代基的單醣類。由神經元細胞培養的電生理學及生化學研究，曾發現三種特性可解釋本藥的抗癲癇效用。本藥會阻斷持續去極化神經元重覆誘發的動作電位，此種阻斷具時間相關性，且與鈉通道阻斷作用有關。本藥會增加γ-aminobutyrate(GABA)活化GABA受體的頻率，因而增強GABA誘發氯離子進入神經元內的能力，顯示本藥會增強抑制性神經傳導物質的活性。本藥會拮抗kainate興奮性胺基酸glutamate受體與活化kainate/AMPA(α-amino-3-hydroxy-5-methylisoxazole-4-propionic acid non-AMPA)亞型的能力，但對N-methyl-D-asparate(NMDA)在NMDA受體亞型的活性不顯著。

適應症 **[衛核]用於成人及二歲以上兒童局部癲癇或併有LENNOX-GASTAUT症候群之癲癇及原發性全身性強直陣攣癲癇的輔助治療，用於PARTIAL ONSET SEIZURE病患之單一藥物治療、預防偏頭痛。**

用法用量 1.最小有效劑量為每日200mg。常用每日劑量為200~600mg，分兩次服用。某些患者的每日劑量可能需高達上限值1600mg。超過400mg/day的劑量並不會加強患者對本藥的反應。每日劑量超過1600mg者未有研究。建議要從低劑量開始治療，逐漸增量至有效劑量。一般建議的topiramate劑量增加速度如下：

	白天劑量	夜晚劑量
第一週	不服藥	50mg
第二週	50mg	50mg
第三週	50mg	100mg
第四週	100mg	100mg
第五週	100mg	150mg
第六週	150mg	150mg
第七週	150mg	200mg
第八週	200mg	200mg

2.劑量的調整需依照患者的臨床效果而定。有些患者一天給藥一次便有療效。錠劑不可剝碎(因為味苦)，本藥不受食物影響。本藥的最適劑量不需藉監測血漿濃度。

不良反應 臨床試驗中使用200~400mg/day的topiramate最常觀察到給藥頻率較高的患者有下列的副作用為：嗜眠、眩暈、運動失調、言語障礙及相關的言語問題、精神運動性遲緩、眼球震顫及感覺異常；此外，較常見的還有疲倦、緊張、不易集中精神或注意力、困惑、抑鬱、厭食、語言問題、焦慮、情緒問題、未特別註明的認知問題、體重減輕及顫抖。

醫療須知 **1.本藥會作用在中樞神經系統且可能會造成昏睡、暈眩及其它相關症狀。這些各式輕度或中度的副作用在患者駕駛或操作機械時可能有潛在危險性，特別是在患者尚未完全適應本藥時。**
2.本藥對小鼠、大鼠及兔子有致畸胎性。本藥會穿過大鼠的胎盤屏障。然而，懷孕期間只有在預期利益超過對胎畸兒的可能傷害時，才能使用本藥。此外，本藥會排泄到授乳大鼠的乳汁內。
3.抗癲癇藥物(包括本藥)需逐漸停藥以降低癲癇發作頻率增加的危險性。於臨床試驗中，逐週遞減100mg/day的劑量。某些患者的停藥雖較快，並未產生併發症。
4.原型topiramate及其代謝物的主要排除途徑是經由腎臟。腎排除與腎功能有關，與年齡無關。中度或重度腎功能不全患者可能需10~15天才能達到穩定態血中濃度，相較之下，腎功能正常患者僅需4~8天。所有的患者皆須視其臨床效果來調整劑量(即癲癇的控制、副作用的避免)，須提醒的是知有腎功能不全患者每個劑量須較長的時間才能達到穩定狀態。然而，一般而言，本藥對中度或重度腎功能不全患者的建議劑量是一般

正常患者常用量的一半。

5.某些患者，特別是易罹患腎結石的患者，可能會增加腎結石形成的危險性，建議給與足量的水份以降低此危險性。腎結石的危險因子包括患者先前已有結石、腎結石及高尿鈣症的家族病史。上述危險因子皆無法可靠的預測患者在本藥治療期間是否會產生結石。此外，患者服用其它與腎結石有關的藥物(如acetazolamide)也會增加危險。

6.抗癲癇藥物(AED)在因為任何適應症而使用這類藥物的患者中，都會提升出現自殺想法或行為的風險。

7.Topiramate成分藥品可能會導致先天畸形，且暴露topiramate的新生兒於出生時可能會比預期的體型更小、體重更輕。在子宮內暴露於topiramate還可能增加大腦功能發育問題的風險，如自閉症類群障礙、智能障礙及注意力缺陷過動症。

§ 26.7 其他

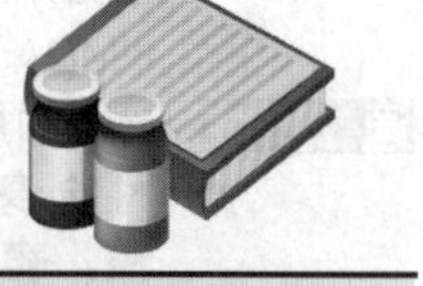

26701 BRIVARACETAM

孕 X 乳 - 泄 腎 代 9h

℞ 10 MG, 25 MG, 50 MG, 100 MG/錠劑(T); 50 MG/注射劑(I); 10 MG/ML/液劑(Sol);

商　名 Briviact® ◎ (UCB/優時比) $46.4/T(50MG-PIC/S), $46.4/T(100MG-PIC/S), $2618/Sol(10MG/ML-PIC/S-300ML)

藥理作用 本藥的抗痙攣活性的確切機制目前不明。Brivaracetam表現出對腦中突觸囊泡蛋白2A(SV2A)高度且具選擇性的親合性，可能因此產生抗痙攣效果。

適 應 症 [衛核]BRIVIACT適用於4歲以上局部癲癇發作病人的治療。

用法用量 1.口服：

成人病人與4歲以上的病人建議的劑量，4歲至未滿16歲之兒童病人的建議劑量是依體重來投與，且只建議用口服投與。初始治療時，不需逐步調高劑量。應根據個別病人的耐受性與臨床反應來調整劑量。

成年與 4 歲以上兒童病患的建議劑量

年齡與體重	初始劑量	最低與最高的維持劑量
成人(16 歲或以上)	每天 2 次，每次 50 毫克 (每天 100 毫克)	每天 2 次，每次 25~100 毫克 (每天 50-200 毫克)
體重 50 公斤或以上的兒科病人	每天 2 次，每次 25~50 毫克 (每天 50-100 毫克)	每天 2 次，每次 25~100 毫克 (每天 50-200 毫克)
體重 20 公斤到低於 50 公斤的兒科病人	每天 2 次，每次 0.5~1 毫克/公斤 (每天 1-2 毫克/公斤)	每天 2 次，每次 0.5~2 毫克/公斤 (每天 1-4 毫克/公斤)
體重 11 公斤到低於 20 公斤的兒科病人	每天 2 次，每次 0.5~1.25 毫克/公斤 (每天 1-2.5 毫克/公斤)	每天 2 次，每次 0.5~2.5 毫克/公斤 (每天 1-5 毫克/公斤)

2.注射：

a.成人(16歲或以上)的病人使用注射液的劑量初始治療時，不需逐步調高劑量。建議的起始劑量為50mg每日2次(每日100mg)。

b.根據個別病人的耐受性與反應，可將劑量調降為25mg每日2次(每日50mg)或調高為100mg每日2次(每日200mg)。

c.當成人病人暫時無法以口服給藥時，可使用注射液給藥。注射液應以靜脈注射的方式給於成人病人，其劑量和頻率應與錠劑及口服液相同。

d.尚無兒童病人使用注射液的臨床研究。

e.注射液的臨床試驗經驗僅限於連續4天的治療。

不良反應 1.＞10%：神經系統如頭暈、鎮靜、嗜睡、精神症狀(如憂鬱、焦慮、易怒、情緒不穩、行為異常、適應障礙、幻覺等)。
2.1~10%：a.腸胃道：便祕、噁心嘔吐、味覺障礙。b.血液學：白血球減少。c.視覺方面：眼球震顫。d.神經系統：步態及協調障礙、欣快感、疲累、躁動。
3.＜1%:：嗜中性球減少。
4.發生率不明：食慾減低、嗜睡、自殺意念、虛弱、過敏反應如血管性水腫及支氣管痙攣。

醫療須知 1.在使用抗癲癇藥物(AEDs)(包括BRIVIACT)治療任何適應症的病人中，會增加自殺想法或行為的風險。接受任何AED以治療任何適應症的病人應監測其憂鬱症、自殺想法或行為的發生或惡化，和/或任何情緒或行為上的不尋常改變。
2.會導致嗜睡、疲倦、暈眩及協調障礙，不要開車或操作機械。
3.接受本藥(至少50mg/day)治療的病人約13%通報精神方面不良反應，相較之下，接受安慰劑治療的病人為8%。精神方面的不良反應同時包括非精神病徵兆(易怒、焦慮、緊張、侵略性、好鬥、憤怒、激動、不安、憂鬱症、憂鬱情緒、哭泣、冷漠、情緒改變、情緒波動、不穩定情感、精神運動過度活躍、行為異常及適應障礙症)與精神性症狀(伴隨幻覺、偏執、急性精神病及精神病行為的精神病)。
4.可能導致過敏反應，於臨床試驗中觀察到第一型過敏反應的發生率為0.3%(9/3022)，並曾有支氣管痙攣及血管性水腫的個案被報告。
5.如同大部分的抗癲癇藥物，因為有癲癇頻率增加與癲癇重積狀態的風險，應逐步減量本藥。但若因嚴重不良事件而須停藥，可考慮立即停藥。

26702 DANTROLENE

孕C 乳? 食± 泄 肝/腎 t½ 8.1h

Rx 25 MG, 50 MG, 100 MG/膠囊劑(C);

商名

Dantrolene® ◎ (益邦)

藥理作用 本藥能夠直接鬆弛骨骼肌纖維，此乃由於干擾鈣離子肌漿網狀組織釋出，阻斷肌漿(myoplasmic)中鈣的增加，會損害到肌細胞內的代謝，因而阻止體溫異常的增加。本藥還具有某些中樞神經系統的作用，結果造成思睡，眩暈和虛弱。

適應症 [衛核]中風、大腦麻痺、複合性硬化症、脊髓受傷、慢性疾病所引起之痙攣及肌肉運動過度而產生的痙攣、在機能恢復上受到復發性痙攣妨礙。
[非衛核]1.本藥可用來緩解與慢性神經疾病(如腦部麻痺中風、脊髓受傷或多發硬化症)有關的肌肉痙攣。(對痙攣性疼痛有效，但卻限制肌肉的活動)。2.緊急治療惡性體溫過(IV注射)。

用法用量 1.肌肉痙攣−成人−起始劑量25mg，每天口服一次，可逐漸按25mg的量增加至最大劑量100mg，每天2~4次，在增加劑量之前，每一劑量必須維持4~7天。孩童−起始劑量0.5mg/kg，每天口服2次；然後按0.5mg/kg的量增加，增至最大劑量3mg/kg，每天2~4次。
2.惡性體溫過高−起始劑量，1mg/kgIV如果異常狀態還持續著，或再出現，可重複注射，至積蓄量10mg/kg一般需要的劑量為2~5mg/kg。

不良反應 (1)常見-肌肉無力、腹瀉；(2)偶有-思睡、眩暈、虛弱、身體不好、疲勞、頻尿、勃起困難；(3)嚴重者-肝壞疽(長期服用高劑量)。

醫療須知 要了解本藥具有嚴重的肝毒性，特別是長期治療(超過60天)。所以，使用本藥要適當且要經常的監視肝功能(如SGOT，SGPT，alkaline phosphatase，總血紅素)。

26703 LACOSAMIDE▲

孕D 乳- 泄 腎 t½ 13h

Rx 50 MG, 100 MG, 150 MG, 200 MG/錠劑(T); 10 MG, 10 MG/ML/注射劑(I); 10 MG/糖漿劑(Syr);

商名

Comide® (HETERO/凱沛爾) $41.6/T(100MG-PIC/S), $65/T(150MG-PIC/S), $22.9/T(50MG-PIC/S), $76/T(200MG-PIC/S)

Vimpat® ◎ (UCB/優時比) $78/T(150MG-PIC/S), $50/T(100MG-PIC/S), $1028/I(10MG/ML-PIC/S-20ML)

Opasamide® (友杏)
Vimpat® ◎ (AESICA/優時比) $27.2/T(50MG-PIC/S), $92/T(200MG-PIC/S)
Vimpat® (UNITHER/優時比)

藥理作用 1.Lacosamide在人體發揮其抗癲癇作用確切的機制仍有待完全闡明。
2.體外電生理研究顯示，lacosamide選擇性增強鈉離子通道不活化閘門，使得高度易受刺激的神經細胞膜穩定。

適應症 [衛核]1.四歲以上有或無次發性全身發作的局部癲癇發作病人的單一藥物治療。
2.輔助治療以下症狀：
(1)四歲以上複雜性局部癲癇發作(complex partial seizure)與單純或複雜性局部發作之合併有次發性全身發作(simple or complex partial seizure with secondary generalization)癲癇病人。
(2)四歲以上原發性全面強直陣攣發作(primary generalized tonic-clonic seizures; PGTCS)合併特發性全面癲癇發作(idiopathic generalized epilepsy)的病人。
3.Comide(凱沛爾)、Opasamide(友杏)適用於十六歲以上。

用法用量 1.Lacosamide必須一天兩次服用。建議起始劑量為50毫克，一天兩次，一週後提高為100毫克初始劑量，一天兩次。
2.根據反應和耐受性，維持劑量可進一步每週增加50毫克，一天兩次，直到建議的每日最高劑量為400毫克(200毫克，一天兩次)。
3.按照目前的臨床情況，如果要停止服用Lacosamide，建議逐步減量(如每週減少每日劑量200毫克)。
4.該輸液溶液每次輸注時間為30~60分鐘，每天兩次。Lacosamide輸液無需進一步稀釋即可靜脈注射。口服與靜脈注射轉換，可直接進行，無需劑量調整。必須維持每日總劑量和每天兩次。

不良反應 最常見使用lacosamide治療的不良反應為頭暈，頭痛，噁心，複視。強度通常為輕度至中度。有些是劑量相關，可以透過減少劑量緩解。中樞神經系統和胃腸道不良反應的發生率及嚴重程度通常隨著時間下降。

醫療須知 1.Lacosamide治療會伴隨頭暈，可能會增加意外傷害或跌倒的發生。因此，應告知患者要謹慎，直到他們熟悉藥物的潛在影響。
2.Lacosamide對已知傳導或嚴重心臟疾病患者應謹慎使用，如有心肌梗塞或心臟衰竭病史的患者。
3.患者應監測自殺意念和行為的跡象，並應考慮適當的治療。若患者出現自殺意念或行為的跡象，患者(及照顧者)應向醫生諮詢。
4.Lacosamide不應該在懷孕期間使用，除非明確需要(如對母親的益處明顯大於對胎兒潛在的風險)。如果婦女決定懷孕，使用本產品應仔細重新評估。
5.患者應盡量不要開車或操作其他有潛在危險的機械，直到他們熟悉lacosamide影響自己的潛在作用，再來執行這些活動。

26704 LEVETIRACETAM▲

孕C 乳? 食± 泄 腎/肝 半 7.1h

Rx 250 MG, 500 MG, 1000 MG/錠劑(T); 500 MG, 750 MG/持續性錠劑(T.SR); 5 MG/ML, 10 MG/ML, 15 MG/ML, 100 MG/ML/注射劑(I); 100 MG/ML/液劑(Sol);

商 名

Keppra Concentrate® (PATHEON/葛蘭素史克) $293/I(100MG/ML-PIC/S-5ML),
Keppra® ◎ (NEXTPHARMA/葛蘭素史克) $640/Sol(100MG/ML-PIC/S-150ML), $1269/Sol(100MG/ML-PIC/S-300ML),
Keppra® ◎ (UCB/葛蘭素史克) $21.3/T(500MG-PIC/S)
Letampin® ∗ (瑞士) $7.6/T(250MG-PIC/S), $21.3/T(500MG-PIC/S),
Letram 1000® (HETERO/凱沛爾) $37.6/T(1000MG-PIC/S)
Letram 500® (HETERO/凱沛爾) $21.3/T(500MG-PIC/S)
Levim® (健康化學/健喬信元) $387/Sol(100MG/ML-PIC/S-100ML), $1114/Sol(100MG/ML-PIC/S-300ML), $600/Sol(100MG/ML-PIC/S-150ML)
Levotam® ∗ (晟德) $627/Sol(100MG/ML-PIC/S-150ML), $1136/Sol(100MG/ML-PIC/S-300ML),
Nobelin Premixed® (南光) $259/I(5MG/ML-PIC/S-100ML),
Nobelin XR® ∗ (南光) $17.1/T.SR(500MG-PIC/S), $25.5/T.SR(750MG-PIC/S)
Nobelin® ∗ (南光) $21.3/T(500MG-PIC/S)
Pharacetam® (PHARMATHEN/西海) $37.6/T(1000MG-PIC/S),

26704

Levetir®（聯亞）$283/I(100MG/ML-PIC/S-5ML)
Levetiracetam®（美時）
Levetiracetam®（霖揚）$246/I(100MG/ML-PIC/S-5ML)
Levim Concentrate®（霖揚/健喬信元）$246/I(100MG/ML-PIC/S-5ML)
$21.3/T(500MG-PIC/S),
Quetra®（REMEDICA/富富）$580/Sol(100MG/ML-PIC/S-150ML), $1133/Sol(100MG/ML-PIC/S-300ML)
U-Geten®（安星）$253/I(100MG/ML-PIC/S-5ML)
Ufree ER®（美時）$17.9/T.SR(500MG-PIC/S)

藥理作用 1.本藥主成分levetiracetam屬於pyrrolidone衍生物(α-ethyl-2-oxo-1-pyrrolidine acetamide的S鏡像異構物)。
2.尚不確定，但已知與其他現存的抗癲癇製劑並無相關。由體外和體內試驗得知，levetiracetam不會改變細胞基本特性和正常的神經傳導。
3.Levetiracetam對一般動物的局部和原發性全身性發作有引發保護的作用，且不會引起pro-convulsant作用。

適應症 [衛核]十六歲以上病人之局部癲癇發作(併有或不併有次發性全身發作)之單獨治療。
四歲以上孩童或成人病人之局部癲癇發作(併有或不併有次發性全身發作)，十二歲以上青少年與成人病人之肌抽躍性癲癇發作，以及十二歲以上青少年與成人患有體質性泛發性癲癇的原發性泛發性強直陣攣發作之輔助治療。

用法用量 1.本藥為口服膜衣錠，服用時以足量水伴服吞入，飯前或飯後均可。建議每日劑量平均分早、晚兩次使用。
2.成人及十六歲以上青少年：初始劑量每日1000mg(每日兩次，每次500mg)。此劑量可始於治療的第1天。
3.四歲以上孩童：初始劑量為每日兩次，每次10mg/kg，以每2週增加20mg/kg，最大劑量為每日60mg/kg。
4.視患者的臨床反應及耐受性，每日劑量可增加到最高每日3000mg(分兩次，每次1500mg)。當欲改變劑量時，應以每二至四星期增量或減量1000mg(每日分兩次，每次增/減500mg)為一階段進行。
5.對輕度及中度肝功能障礙的患者，投與劑量毋需調整。但對嚴重肝功能障礙患者，應先監測creatinine clearance確定
6.以本藥治療可以由靜脈注射或由口服開始。不論由口服轉為靜脈注射，或是由靜脈注射轉為口服，均可直接轉換不必漸段式增/減劑量。每日總劑量及使用頻率必須維持不變。
7.本藥濃縮輸注液僅供靜脈輸注使用，且建議劑量必需稀釋到至少100毫升的相容稀釋液中，以15分鐘的靜脈輸注時間給藥。

不良反應 1.較常見的副作用為嗜睡及無力感。
2.神經系統：眩暈、抽搐、頭痛、運動失調、震顫、失憶。
3.精神系統：行為異常、具攻擊性、易怒、焦慮、混亂、抑鬱、情緒不穩定、幻覺、具敵意、失眠、敏感、神經質、神經及經神障礙。
4.消化道：噁心、消化不良、腹瀉、厭食。
5.營養障礙：厭食；耳部及迷走障礙：眩暈。
6.損傷：意外事故損傷。
7.皮膚：潮紅；眼睛：複視。
8.血液障礙：紅血球、白血球或血小板數目減少。

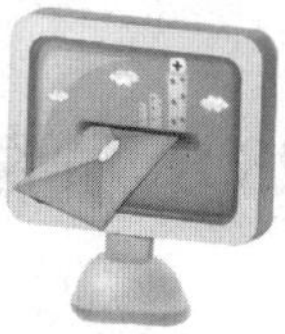

醫療須知 **1.依據臨床經驗，若服用levetiracetam後又必須停藥時，建議分階段性減量，例如：每二至四星期減量1000mg(當日分二次，每次各減500mg)。**
2.腎臟功能障礙患者使用時，必須調整劑量。對嚴重肝臟功能障礙的患者，在決定投與劑量前，應先評估其腎臟功能。
3.食物不會改變levetiracetam在體內的吸收程度，但吸收速率會稍微減緩。Levetiracetam會排泄至乳汁中。由於授乳婦服用本藥有可能會使嬰兒產生嚴重不良反應，因此必須考量本藥對患者的重要性而決定是否應停止授乳或應停藥。勿驟然停藥，要逐日漸減劑量。

4.有此患者在治療初期或增加劑量時，可能會引起睏倦或其他與中樞神經系統有關的徵狀。因此，當患者在執行開車或操作機械等技術性工作時，需小心謹慎。
5.Levetiracetam及clobazam，可能引發罕見但嚴重的藥物疹合併嗜伊紅血症及全身症狀(Drug Reaction with Eosinophilia and Systemic Symptoms, DRESS)之風險。

26705 MAGNESIUM SULFATE

孕A 乳? 食— 泄 腎

Rx 100 MG/ML/注射劑(I);

商名 Magnesium Sulfate®（中化）$115/I(100MG/ML-PIC/S-200ML)　Magnesium Sulfate®（信東）$21.4/I(100MG/ML-PIC/S-20ML), $115/I(100MG/ML-PIC/S-200ML)

藥理作用 本藥具CNS 抑制作用，可減少acetylcholine從運動神經末梢釋出，因而降低神經肌肉傳遞作用(注射投與)。口服可做瀉藥。

適應症 [衛核]子癇症、子癇前症、妊娠毒血症、產科全身麻醉輔助；體內鎂離子缺乏時之補充
[非衛核]本藥可用來控制與癲癇、懷孕毒血症、甲狀腺機能不足和其他臨床上血漿中鎂濃度低下的情況等有關的驚厥。

用法用量 1.IM–1~2g的25%之溶液。
2.IV–10%溶液每分鐘1.5ml，直到獲得所需要的效應。

不良反應 臉部潮紅(端視血漿的鎂濃度而定)低血壓，心臟抑制，鎮靜，心智混亂，低體溫，呼吸抑制，血液循環虛脫。

醫療須知 1.注射投藥時，須監測血鎂濃度(正常1.8-3.0mEq/L)。血中濃度若超過4mEq/L會產生深腱反射抑制及其他鎂中毒症。若超過25mEq/L時，心跳會停止。同時也要測定血中鈣及磷濃度。
2.FDA 建議醫療專業人員，硫酸鎂(magnesium sulfate)注射劑用來阻止孕婦早產勿使用超過5至7天。超過此天數可能會導致嬰兒低血鈣與骨骼問題，包含骨質疏鬆及骨折。

26706 Aleviatin & Luminal “華琳”抗癲癇錠®（福元/華琳）$1.5/T

Rx 每 Tab 含有：PHENOBARBITAL 20.0 MG；PHENYTOIN (EQ TO DIPHENYLHYDANTOIN) 50.0 MG

適應症 [衛核] 真性癲癬(特別重症的大發作)症候性癲癬

用法用量 一天3~4次，每次1粒。

26707 Bartropin 必樂平注射液®（中化）$2.1/I (1.0 ML)

Rx 每 amp 含有：ATROPINE SULFATE 0.25 MG；CAFFEINE SODIUM BENZOATE 30.0 MG；PHENOBARBITAL 60.0 MG

適應症 [衛核] 小兒中毒所引起之痙攣、疫痢引起之痙攣、癲癇、腦膜炎與氣喘發作時之痙攣等之鎮痙

用法用量 1.1次1~3ml，SC IM;如必要時，可每隔3~4小時注射1次
2.可用於治療癲癇引起的痙攣。

§26.8 抗驚厥劑複方產品

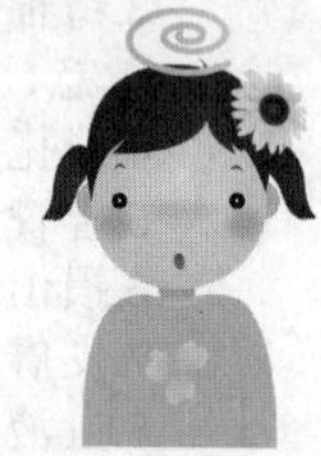

26801 Dipachro S.R. "信東"帝帕克持續藥效膜衣錠500毫克®（信東）$5.9/SR

Rx 每 T.SR 含有：VALPROATE SODIUM 333.0 MG；VALPROIC ACID 145.0 MG

藥理作用 Valproate主要作用在中樞神經系統。動物藥理實驗已證實Sodium Valproate具有抗痙攣的作用。就人類而言，Sodium Valproate對許多種類型的癲癇也有效果，主要機轉可能與增加大腦中GABA的分泌有關。

適應症 [衛核] 癲癇之大發作、小發作、混合性及顳葉癲癇、躁病。

用法用量 1.基於劑量之考量，本藥適用於成人及體重17公斤以上之兒童，視需要一主成分劑量計算，須嚴格遵守醫師處方，劑量約為每天20~30mg/kg，分1~2次服用。
2.每日劑量依年齡及體重來決定，但仍應考量患者對valproate敏感度的個別差異。
3.若患者已服用其他抗癲癇藥物治療時，應以漸進方式逐漸加入本藥，在二星期內增加至最適當劑量，若

有需要，原先的抗癲癇藥物可在病情控制下慢慢減量。
4.沒有服用其他抗癲癇藥物的患者，每隔2~3天逐次增加本藥的劑量，約在一星期內可達到最適當的治療劑量。
5.用法：口服使用。每日劑量分1~2次服用，建議與餐點同時服用。

類似產品 Depatec "瑞安"癲必停持續性藥效膜衣錠500毫克® (健喬信元/瑞安) $5.9/T.SR　Dipachro S.R. "信東"帝帕克持續藥效膜衣錠 300毫克® (信東) $4.05/SR

26802 Divodium 抑癲腸溶錠250毫克® (歐帕/保盛)

℞ 每 Tab 含有：DIVALPROEX SODIUM 269.1 MG；VALPROIC ACID 250.0 MG

適應症 [衛核] 躁病、癲癇小發作、大發作混合型、偏頭痛之預防。

用法用量 起始劑量15mg/kg/天，每星期增加5至10mg/kg，直到癲癇發作控制為止(最大劑量30mg/kg/天)。

26803 L.A. "強生" 樂安錠® (強生) $1.5/T, $2/T

℞ 每 Tab 含有：PHENOBARBITAL 20.0 MG；PHENYTOIN (EQ TO DIPHENYLHYDANTOIN) 50.0 MG

適應症 [衛核] 真性癲癇(尤其是癲癇大發作)、症候性癲癇、乍克森氏癲癇、精神分裂的發作、其他痙攣性之發作

用法用量 通常成人及10歲以上之兒童1次1錠，一日3次，於飯後服用之，視症狀之需要一日量可增至6錠；10~5歲一日劑量為1~2錠，最大增量至3~4錠。本藥須由醫師處方使用。

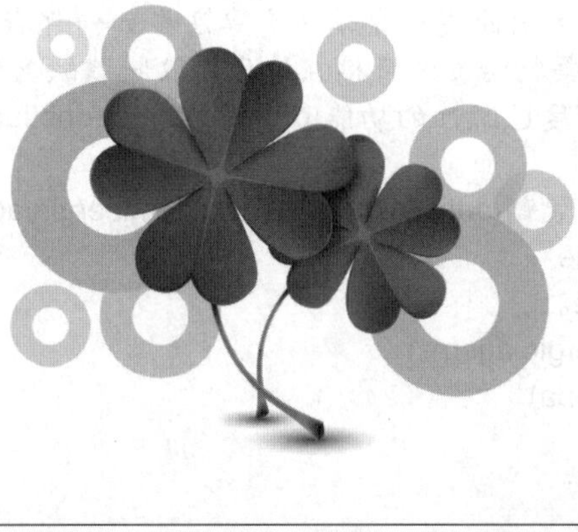

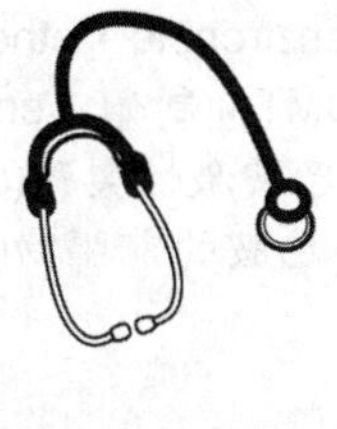

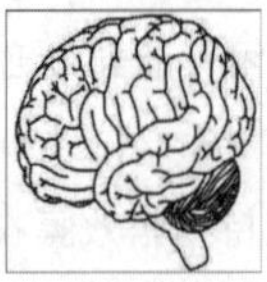

第二十七章 抗帕金森症的藥物

Antiparkinsonism Drugs

帕金森症是由於中腦黑質體(substantia nigra)中的多巴胺神經元退化，而黑質體的功用是投射到紋狀體，造成多巴胺(dopamine)分泌量不足，紋狀體中的膽鹼激性神經元的乙醯胆鹼分泌過多；而使錐體外系統的不隨意運動無法進行，人體就無法靈活地動作和保持平衡，導致四種主要的病徵靜止時顫抖、僵硬、運動不能或遲緩以及姿勢保持反射障碍的一種老年退化性疾病(表27-1)。患者會因為行動不便、身體健康惡化最後因感染而死亡。巴金森氏症與中風、老年失智症並列為老年人的三大疾病。初發年紀約為六十歲，隨著年紀的增加，發病機率也相應提高。六十歲以上人群的感染率為1%，而台灣已達四、五萬名。

表 27-1 帕金森的主要症狀

靜止時震顫	大多發生在身體的單側，以每秒 4~6 次的規則性顫抖為主要症狀。手指下肢或顎為其多發部位，震顫在帕金森氏症，發症初期容易被觀察到。
僵直	肌肉的強度緊張造成關節的活動惡化，手掌及手肘的屈伸，前腕的內、外回轉等動作可多數觀察到鈍齒輪現象(手足關節彎曲時，會有如同齒輪卡住一樣規則性的抵抗)
運動不能或遲緩	動作開始時需花費比較長的時間，同時動作也變的緩慢，面具像面孔(缺乏表情、眨眼動作少)，小字症(寫的字體小)，說話聲音低且單調，步行時手的擺動少，退縮現象。
姿勢保持反射障礙	姿勢變換時反射遲鈍，軀體平衡反射變差。前屈姿勢(上半身輕微前傾，手肘和膝蓋輕微變曲的姿勢)，步伐變小，突進現象(起步困難而後就越走越快，一直往前衝)，且無法順意停止或改變方向而導致摔倒。

在正常的老化過程中，成年人腦內製造多巴胺的神經細胞損耗率為每十年減少4%，帕金森氏症患者的損耗率會明顯增加，當損耗率超過80%後，就會出現帕金森氏症的病徵。目前用藥雖然效果不錯，但是平均只能維持5~7年，原因是過量的α突觸核蛋白(α-synuclein)會阻斷細胞運輸系統，從而使殘存的20%多巴胺細胞繼續死亡，因此現代醫學研究專注在如何保存僅剩20%的細胞。

帕金森症疾病或帕金森症的藥物治療的目標在於代償紋狀體缺乏的多巴胺，或是抑制過多的乙醯胆鹼活性通常直接與加強中樞性度巴激性的功能(dopaminergic function)或增加多巴胺的濃度以及添加抗胆鹼劑。其分類如下：

(1)抗膽鹼激性/抗組織胺激性製劑(anticholinergin/antihistaminergin agents)：
例如benztropine，ethopropazine
(2)COMT抑制劑：entacapone。
(3)多巴胺激性製劑(dopaminergic agents)：
·多巴胺的前驅物(如levodopa)

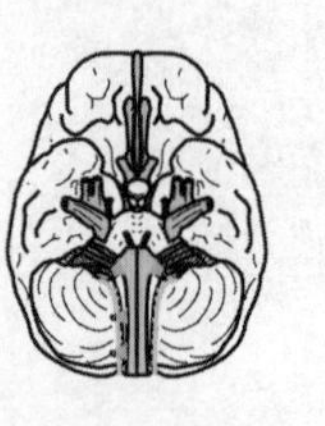

· 多巴胺釋出劑(如amantadine)
· 多巴胺的致效劑：ropinirole
· 多巴胺的催動劑：pergolide, pramipexole
· 抑制多巴胺的分解：selegiline

除了適當的藥物治療(這些治療並不能根治，只能減輕症狀)以外，還需要帕金森症的補助療法，其中應該包括身體的療法以延緩殘疾發生，以及情緒的支持以幫助患者減輕無助和無望的感覺，因為這種疾病會殘酷地逐漸逼近，並限制患者的活動。

表 27-2 帕金森氏症用藥

學名	商品名	含量	注意事項
Levodopa 相關藥品，提供左旋多巴，增加大腦中多巴胺數量			
Levodopa / Benserazide	Madopar 美道普錠 Madopar HBS 美道普持續性藥效膠囊	200 / 50 mg 100 / 25 mg	膠囊不可打開、剝半或磨粉
Levodopa / Carbidopa	Sinemet 心寧美錠	100 / 25 mg	
多巴胺作用劑，模擬多巴胺，刺激多巴胺接受體，以代替腦內不足的多巴胺			
Pergolide	Celance 協良行錠	0.05 mg 0.25 mg	不可剝半或磨粉
Pramipexole	Mirapex 樂伯克錠	0.25 mg 1 mg	
Ropinirole	Requip Film-coated 力必平膜衣錠 Requip PD Prolonged Release 力必平持續性藥效膜衣錠	0.25 mg 2mg 8mg	
Apomorphine	Apo-Go Pen 帕特捷筆型注射液	10 mg/mL, 3 mL/pen	
單胺氧化酶 B 抑制劑 (MAO-B inhibitors)，抑制 MAO-B 酵素分解多巴桉，增加腦內多巴胺含量			
Selegiline	Parknl 巴可癒錠	5 mg	
COMT inhibitors，抑制 COMT 酵素分解多巴胺，增加進入腦內的多巴胺			
Entacapone	Comtan 諾康停錠	200 mg	
抗乙醯膽鹼藥物，抑制乙醯膽鹼的作同，增加腦內多巴胺的活性			
Biperiden	Akineton 安易能錠	2 mg	
Trihexyphenidyl	B.H.L. 顫立靜錠	5 mg	
Amantadine，刺激多巴胺繹出，以增加腦內多巴胺			
Amantadine	PK-Merz 麥斯克錠	100 mg	

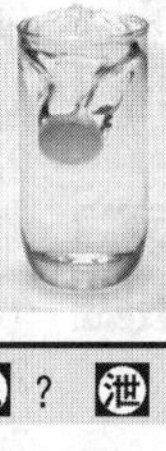

§ 27.1 抗膽鹼激性劑/抗組織胺劑

27101 BIPERIDEN HCL

孕C 乳? 泄 肝/腎

Rx
2 MG/錠劑(T); 4 MG/持續性錠劑(T.SR); 5 MG/ML/注射劑(I);

商　名

Aida®（華興/華樺）$1.43/T(2MG)
Akin®（華興）$1.58/T(2MG-PIC/S), $2/T(2MG-PIC/S-箔)
Akinfree®（瑞士/新瑞）$1.58/T(2MG-PIC/S), $2/T(2MG-PIC/S-箔)
Biper®（十全）$1.58/T(2MG-PIC/S), $2/T(2MG-PIC/S-箔)
Biperin® ＊（保瑞/保瑞聯邦）$2/T(2MG-PIC/S-箔), $1.58/T(2MG-PIC/S),
Bipiden®（壽元）$34.8/I(5MG/ML-PIC/S-1ML)
Bipiden®（瑞士）$2/T(2MG-PIC/S-箔), $1.58/T(2MG-PIC/S)
Flogin®（大豐/威勝）$1.58/T(2MG-PIC/S), $2/T(2MG-PIC/S-箔)
Free®（黃氏）$1.58/T(2MG-PIC/S)
Peden Retard®（五洲）$2.07/T.SR(4MG-PIC/S)

藥理作用 本藥為帕金森症的治療劑，它能減少外錐體之乙醯胆鹼對其接受作用，進而降低中樞的興奮作用。因此，它對運動不能(akinesia)和僵直最有效。對流涎和皮脂漏(seborrhea)的減少也有效。會產生暫時性的欣慰感(euphoria)和情緒提升，尤其是腸胃外投與。靜脈注射會引起低血壓和共濟不能(incoordination)。

27 抗帕金森症的藥物

適應症 [衛核]帕金森氏症。

用法用量 1.帕金森氏症：每天3~4次，每次2mg。
2.錐體外反應：口服－每天1~3次，每次2mg。肌注，靜注－2mg，每30分鐘可重覆一次，直到總量有4劑。

不良反應 (1)常見的-口乾、視覺模糊；(2)偶有的-嗜眠、不安、心跳過快、噁心、嘔吐、便秘。

醫療須知 1.下列患者使用這類藥物要非常小心：青光眼；幽門十二指腸或膀胱頸部阻塞；前列腺肥大；重肌無力症；消化性潰瘍；心臟，肝或腎臟疾病，年幼的孩童，老年人，虛弱的病；酒精中毒者。此外，還有孕婦和授乳的母親。
2.當治療初期時，要警告患者這些藥物損害到身體和心智的能力，因此，開車或操作機器時要非常小心。
3.要注意這類藥物會損壞到發汗的能力，特別是大熱天的時候，而且，要指導患者儘可少去做運動。
4.當長期治療時，要監視尿液的排出和腸子的功能，一旦發現變化就要告訴醫師。
5.告訴患者服藥治療必須好幾天，甚至好幾個星期，才能獲得臨床上的改善，並且要強調嚴格遵照處方劑量的重要性。
6.建議患者口含硬糖，咀嚼口香糖，或嗽口，就可以減輕口乾的症狀。
7.當要添加其他的藥物以確立抗帕金森症的處方劑量時，都要逐漸增加和慢慢的減少其他藥物的劑量。

27102 ORPHENADRINE HCL

孕 C 乳 ? 泄 肝 半 14h

℞ 100 MG/錠劑(T); 60 MG, 30 MG/ML/注射劑(I);

商　名

Orflex®（政德）
Orphenadrine®（應元）$15/I(30MG/ML-PIC/S-2ML)
Tensionlex®（大豐/汎生）
Tensionlex®（汎生）$2.43/T(100MG-PIC/S)
Tonstop®（生達）

藥理作用 1.本藥為3º級抗胆鹼具抗組織胺的作用，同時也是一種中樞作用的肌肉鬆弛劑，可減輕僵直和控制自主神經的病症。
2.本藥很少的思睡，但其他類atropine的副作用發生率則很高。

適應症 [衛核]因動脈硬化或特發性引起之震顫癱瘓、因腦炎後引起之帕金森樣疾病

用法用量 1.帕金森氏症：每天3次，每50mg(每天最大量250mg)。
2.肌肉痙攣：口服：每天2次，每次100mg。靜注。肌注：每12小時60mg。

不良反應 常見-困倦、口乾、排尿遲滯。

醫療須知 1.強力抗膽鹼激性劑，常發生類atropine的副作用。
2.長期使用要週期性的監測血液、尿液和肝功能。
3.對尿液滯留、心跳過快、冠狀的功能不全、心律不整者要小心。
4.可添加HCl製成鹽酸的鹽類，亦可使用於帕金森氏症的控制。

27103 TRIHEXYPHENIDYL (BENZHEXOL HCL)

孕C 乳? 泄 肝/腎

℞ 2 MG, 5 MG/錠劑(T); 0.4 MG/ML/液劑(Sol); 10 MG/散劑(Pow);

商　名

Altant Eilxir®（汎生）
Artane®（輝瑞生技）
Artine®（福元/華琳）$0.8/T(2MG)
Atan®（約克）
B.H.L.®（中化/美強）$1.5/T(2MG-PIC/S), $1.5/T(5MG-PIC/S)
Benzhexol®（強生）
Benzox®（利達）$1.5/T(2MG-PIC/S), $2/T(2MG-PIC/S-箔),
Ea Ten®（健康化學/恆信）$196/Sol(0.4MG/ML-PIC/S-100ML),
Parkinidyl®（中化）$1/T(5MG), $0.8/T(2MG)
Partane®（羅得/瑪科隆）$1.5/T(5MG-PIC/S), $2/T(2MG-PIC/S-箔), $1.5/T(2MG-PIC/S)
Switane®（瑞士）$1.5/T(5MG-PIC/S), $2/T(5MG-PIC/S-箔), $1.5/T(2MG-PIC/S), $2/T(2MG-PIC/S-箔),

藥理作用 本藥具有抗膽鹼激性和平滑肌鬆弛劑，於某些大腦神經突觸處可阻斷過量的乙醯胆鹼的作用。開始治療時不要使用持續性膠囊型，因為對劑量調整，沒有足夠的伸縮性。雖然對大部份的症狀都有某些程度的改善，但主要對僵直有效。

適應症 [衛核]帕金森氏症侯群。

用法用量 1.帕金森氏症：開始時1mg，每3~5天增加2mg，直到每天最大量為15mg，一般的範圍為每天6~10mg，分3~4次投與或5mg的持性效膠囊，1天1~2次。
2.錐體外反應：開始時1mg，每12個小時增加1mg，直到獲得控制病情。一般的範圍為1天5~15mg，分數次投與。

不良反應 口乾、胃腸不適、眩暈、亂視、降低心搏、減低敏感反應；對敏感的病人、精神混亂、易激動和精神病患，需長期治療。

醫療須知 **對尿滯留、心臟血管疾病、肝或腎損害等，應避免突然的停止治療。**

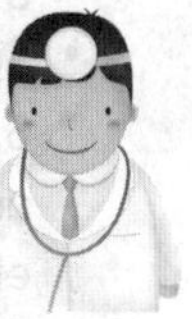

§ 27.2 COMT抑制劑

27201 ENTACAPONE▲

孕C 乳- 食± 泄 肝 ½ 2.4h

℞ 200 MG/錠劑(T);

商　名

Anxopone® ＊（歐帕/瑩碩）$15.7/T(200MG-PIC/S),
Comtan® ◎（ORION/美時）$15.7/T(200MG-PIC/S)
Entapon® ＊（生達）$15.7/T(200MG-PIC/S)

藥理作用 本藥屬於一種新的治療藥品，COMT抑制劑(catechol-O-methyl transferase inhibitor)，它是一種可逆性、專一性，大部份作用於週邊的COMT抑制劑，特別設計用來與levodopa製劑併用。由於entacapone抑制COMT酵素而減少了levodopa代謝成3-O-methyldopa(3-OMD)的損失，而增加levodopa的生體可用率，也使腦中可以使用的levodopa增加，臨床研究指出：合併entacapone與levodopa使用，可增加 "ON" time達16%，並減少 "OFF" time達24%。Entacapone大部份抑制週邊組織的COMT酵素，於紅血球內COMT的抑制作用與血漿中的entacapone的濃度有關，明顯地指出entacapone對COMT抑制的作用為可逆性。

適應症 **[衛核]併用Levodopa/Benserazide或者Levodopa/Carbidopa兩類藥品治療帕金森氏症病人。**

用法用量 1.投與方法：entacapone同時與levodopa/carbidopa或levodopa/benserzide合併口服。上述levodopa配方之處方資料亦適用於與entacapone合併使用時。
2.劑量：本藥每錠200mg配合每次 levodopa/dopa decarboxylase抑制劑之劑量，每日最高之推薦劑量為：每次200mg，一天10次，亦即一天總計量為entacapone 2g。Entacapone會加強 levodopa之作用，因此為了減少 levodopa引起相關dopaminergic之副作用，如異動症(dyskinesias)、噁心、嘔吐及幻覺。通常於開始服用entacapone之數天至數週內，需要調整 levodopa之劑量。根據患者之臨床狀況，可以藉由延長服藥間隔及/或減少每次levodopa 之劑量10~30%。
3.若欲停用entacapone，則需調整其他抗帕金森氏症藥品之劑量，尤其是 levodopa，以便達到血中足夠濃度以控制帕金森氏症之症狀。

27 抗帕金森症的藥物

不良反應 常見的不良作用：行動不能、噁心及尿液變色。偶見的不良作用有：腹瀉、帕金森氏症狀加重(Parkinson sm aggravaled)、眩暈、腹痛、失眠、口乾、疲倦、幻覺、便秘、肌肉張力不足、汗液增加、運動過強、頭痛、腿痙攣、精神混亂、惡夢、跌倒、姿勢性低血壓及震顫。

醫療須知 1.對照試驗中，突然中斷entacapone治療後，並未有NMS或rhabdomyolysis的情形發生，然而曾有極少數，因帕金森氏症患者服用其他dopaminergic藥物，因突然停藥曾發生NMS，因此當醫師停止患者使用entacapone治療時必須十分謹慎；若必須停藥應緩慢地停用。如果即使緩慢地停用，仍有癥狀或症狀出現時，可能需要增加 levodopa之劑量。

2.由於作用機轉之關係，entacapone會干擾含catechol藥物之代謝並加強它們的作用。因此若患者正在服用藉由COMT(Catechol-O-Methyl Transferase)代謝之藥物。例如 rimiterole, isoprenaline, adrenaline, noradrenaline, dopamine, dobutamine, alphamethyldopa, apomorphine時，應小心給予 entacapone。Entacapone通常是作為 levodopa治療之輔助劑。因此以levodopa治療之注意事項也適用於entacapone治療之考慮上。

3.合併使用levodopa/benserazidie 和entacapone時，其 levodopa之生體可用率會比合併使用levodopa/carbidopa時增加5~10%。因此當entacapone合併配合levodopa/benserazide使用時，較常發生不良的dopaminergic effect。

4.為了減少 levodopa有關的dopaminergic 不良作用，必須依據患者的臨床狀況，於開始服用 entacapone之數天至數週內，調整 levodopa之劑量。

5.Entacapone會加重 levodopa引起的姿勢性低血壓的症狀，因此對於正在使用會引起姿勢性低血壓的藥物之患者，應小心給予 entacapone。

6.在臨床試驗，併服 entacapone及 dopamine agonists(如bromocriptine), selegiline或amantadine之患者，比服用安慰劑加上這些藥品的患者較常發生不良的dopaminergic effect，如動作不能(dyskinesia)，所以當開始服用 entacapone時，均需調整其他抗帕金森氏藥物的劑量。

7.因本藥與 levodopa併服會引起暈眩及症狀性的直立位(symptomatic orthostatism)，因此駕駛或操作機器時應特別小心。

8.本藥會使患者的尿液呈棕橘色，此乃正常反應。

27202 OPICAPONE

℞ 50 MG/膠囊劑(C)；

商　名 Ongentys® ◎ (Bial-portela/美強) $98/C(50MG-PIC/S)

藥理作用 1.Opicapone是一種作用於周邊且具有選擇性和可逆性的兒茶酚氧甲基轉移酶(COMT)抑制劑，在活體內親和力高，有緩慢且複雜的解離速率常數和長作用時間(>24小時)。

2.若併用DOPA decarboxylase inhibitor(DDCI)，COMT會成為levodopa的主要代謝酵素，會催化腦內和周邊的levodopa代謝成3-O-methyldopa(3-OMD)。對服用levodopa與周邊DDCI(如carbidopa或benserazide)的患者，opicapone會增加levodopa血中濃度，進而改善levodopa的臨床使用效果。

適應症 [衛核]表現藥效終期運動功能波動現象(end-of-dose motor fluctuations)，以左多巴/多巴脫羧基酶抑制劑(levodopa/DOPA decarboxylase inhibitors)無法達到穩定治療效果之巴金森氏症成人病人的輔助治療。

用法用量 1.本藥的建議劑量為50mg，一天一次，睡前服用。

2.服用levodopa類製劑前、後至少須相隔1小時。在使用本藥前、後一小時內病人不可使用食物。

3.Opicapone會加強levodopa的作用。因此，在開始使用opicapone治療的最初幾天至幾週，需要調整levodopa的用量。

不良反應 1.非常常見：異動症(dyskinesia)。

27 抗帕金森氏症的藥物

2.常見：異常夢境、幻覺、視幻覺、失眠、頭暈、頭痛、嗜睡、姿勢性低血壓、便祕、口乾、嘔吐、肌肉痙攣、血中肌酐磷酸酶(blood creatine phosphokinase)濃度升高。

醫療須知 1.本藥是levodopa治療的輔助劑，因此，使用本藥時也須考慮到levodopa治療的注意事項。Opicapone會加強levodopa的作用。為降低與levodopa相關的多巴胺性不良反應(例如：異動症(dyskinesia)、幻覺、噁心、嘔吐和姿勢性低血壓、幻覺、噁心、嘔吐和姿勢性低血壓)，常需要調整levodopa每日劑量。根據病人臨床每日劑量。

2.當停止使用本藥時，需調整其他抗巴金森氏症藥品之治療劑量，特別是levodopa，以便達到足以控制症狀的治療濃度。

3.病人可能會出現衝動控制障礙 包括病態性賭博、性欲增強、性欲亢進、強迫性消費或購物、暴食及強迫性進食。須定期監測病人是否出現衝動控制障礙，若出現該等症狀，建議檢視治療方法。

4.曾有使用兒茶酚氧甲基轉移酶(COMT)抑制劑造成肝臟酵素增加的案例。病人若在很短時間內發生漸進性厭食、無力和體重減輕，應考慮接受包括肝功能在內的一般醫學檢查。

27 抗帕金森症的藥物

§ 27.3 多巴胺激性劑

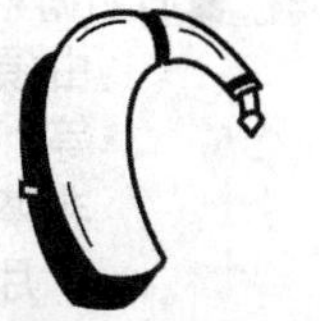

27301 AMANTADINE

孕C 乳- 食+ 泄腎 半 24h

Rx

100 MG/錠劑(T)； 100 MG/膠囊劑(C)； 10 MG/ML/液劑(Sol)； 100 MG/GM/顆粒劑(Gr)； 10 MG/ML/糖漿劑(Syr)；

商　名

Amanda®(衛達) $2.78/T(100MG-PIC/S)
Amandin®(優生) $2.78/C(100MG-PIC/S),
Amandin®(大豐) $2.78/C(100MG-PIC/S)
Amandine®(華興) $2.78/T(100MG-PIC/S)
Amanta®(政德)
Amantadine®(回春堂) $2.78/C(100MG-PIC/S)
Amantadine®(政德) $2.15/C(100MG),
Amantec®(順華) $2.78/C(100MG-PIC/S)
Amanxin®(應元/豐田) $2.15/T(100MG)
Amtadine®(元宙)
Anrigin®(黃氏) $2.78/T(100MG-PIC/S)
Antadine®(信隆) $2.78/C(100MG-PIC/S),
Antadine®(永吉) $2.78/T(100MG-PIC/S)
Atadin®(生達) $2.78/C(100MG-PIC/S)
Decold®(羅得) $2.78/C(100MG-PIC/S)
Dopadine®(瑞士) $2.78/T(100MG-PIC/S)
Ema®(強生)
Enzil®(永信) $2.78/T(100MG-PIC/S)
Influ®(井田) $2.78/C(100MG-PIC/S),
Manta®(正和) $2.78/C(100MG-PIC/S)
Patadine®(晟德)
Unitadin®(保瑞/和安行)
Viracon®(應元) $2.78/T(100MG-PIC/S)

藥理作用 1.本藥會加強dopamine從突觸前神經末梢釋出，在黑質體(corpus striatum)沒有功能性的dopamine貯存時，本藥的效力會大大的降低。它不具有抗膽鹼激性的活性。

2.本藥抗病毒的作用是由於它能夠防止病毒的核酸進入宿主細胞。它不會干擾流行性感冒A型病毒疫苗(參見第20章)

適 應 症 [衛核]巴金森病，預防及治療A型流行性感冒症狀。

[非衛核]1.可用於帕金森症和藥物誘發的錐體外反應之症狀療法。2.預防性對抗亞洲型(A)流行性感冒病毒，特別是對具有高度危險性的患者(參見第20章)。3.可用於亞洲型流行感冒病毒引起的呼吸疾病的症狀療法(參見第20章)。4.腦栓塞所伴隨的後遺症如憂鬱，自發性低下的改善。

用法用量 1.帕金森症：100mg，每天1~2次(最大劑量為每天400mg)。藥物誘發的錐體外反應：100mg，每天2次(最大劑量為每天300mg)。

2.流行性感冒(influenza)：成人−100mg，每天2次。孩童(1~9歲)−4.4~8.8mg/kg/天 bid(最大劑量150mg/天)。

不良反應 亢奮、焦慮、噁心、眩暈、運動不能、心智混亂、輕度的憂鬱，便秘，尿液滯留、末梢水腫，網狀青斑(皮膚斑駁變化)。

醫療須知 1.有下列病歷或疾病的人使用本藥宜小心：癲癇，鬱血性心臟病，或末梢水腫。此外，還有皮膚炎，低血壓，精神病障礙。2.肝或腎臟的疾病和老年患者之服用上限為一日100mg。3.避免在臨睡前投與最後一次劑量，因為會造成失眠的現象。

27302 BROMOCRIPTINE MESYLATE

孕B 乳 - 食 + 泄 肝 半 50h

Rx 2.5 MG/錠劑(T)； 2.5 MG/膠囊劑(C)；

商名

Barlolin®（瑞士）$13/C(2.5MG-PIC/S)
Bromo®（長安）
Bromocriptine®（大豐/一成）
Butin®（永信）$13/T(2.5MG-PIC/S),
Crip®（華興）
Criptine®（健喬信元/優良）$3.9/T(2.5MG)
Deprolac®（衛達）$13/T(2.5MG-PIC/S)
Syntocriptine®（MEDOCHEMIE/吉富）$13/T(2.5MG-PIC/S)
Unew®（井田）$13/T(2.5MG-PIC/S)

藥理作用 1.本藥能抑制腦下垂體前葉的催乳荷爾蒙的分泌，可使無月經女性恢復排卵及卵巢功能。
2.本藥為dopominergic受體的興奮劑，可用來治療Nitro-Striatal缺乏的帕金森症

適應症 [衛核]原發性腫瘤及藥物引起之乳漏症、經閉，女性不孕症，限用於因不得已之醫學理由須預防或抑制產後生理性泌乳之情形，例如：死胎、新生兒死亡或HIV 感染之母親…等。本藥不建議用於常規性抑制泌乳或緩解產後乳房疼痛及腫脹之症狀，此類症狀以非藥物方式(例如：支撐乳房、冰敷)及/或簡單之止痛藥即可充分緩解。帕金森氏症，月經前乳房症候群，催乳激素過高所引起男性性腺機能不足，精子過少，肢端肥大症。
[非衛核]無月經，血中激乳素過高引起的陽萎。

用法用量 1.產後斷奶：分娩之日口服2.5mg，以後2.5mg每天2次，連服2週 。
2.抑制乳汁分泌： 2.5mg，2~3天增至2.5mg每天2次，連服14天 。
3.性腺功能不足/溢乳症候群： 開始時每晚半錠至一錠，2~3天後每天2次，每次2.5mg，必要時每隔2~3天每天增加一錠：大多數患者每天7.5mg便有療效，但亦有用到每天30mg者。
4.肢端肥大症：定期監測生長荷爾蒙濃度。短期內若無明顯的改善，就要調整劑量或停藥。每年暫停bromocriptine4~8週，以評估腦下腺放射治療與bromocriptine的藥效。停藥後若有症狀出現或生長荷爾蒙升高的現象，表示疾病的進展仍非常活躍，應考慮進一步治療。a.初劑量：每日1.25~2.5mg，於就寢時間與食物同服，使用3天。每隔3~7天增加1.5~2.5mg，直到出現適當的治療效果。每個月都要重新評估患者情況並依生長荷爾蒙降低情況調整劑量。b.治療劑量：每日20~30mg，每日最高劑量100mg。
5.巴金森氏症：由低劑量開始，劑量因人而異。儘可能維持levodopa的原來劑量。1.25mg一天2次，隨餐服用。每隔2週評估藥效並調整劑量，使用最低有效劑量。必要時，每隔2~4週將每日劑量增加2.5mg。每日劑量大於100mg的安全性尚未確立。

不良反應 (1)常見為噁心；其他為起立性低血壓，頭痛，嘔吐。(2)嚴重的-休克、急性心肌梗塞。

醫療須知 1.使用本藥治療溢乳症之前，先要徹底檢查有無腦下垂體腫瘤。
2.對於溢乳症，催乳荷爾蒙引起的月經停止，失調或肢端肥大者，使用本藥可能恢復生育能力，因此不欲受孕婦女宜採取避孕措施。
3.潰瘍患者不宜使用本藥。
4.由於會造成低血壓，所以駕車或操作機器宜小心。
5.若服用bromocriptine作為產後斷乳，停藥後可能產生暫時性反彈作用之乳房脹大及疼痛。
6.恢復正常月經通常需6~8週。生育能力可於治療時回復，建議患者開始治療月經失調及乳溢時，採取阻隔型避孕方法，直到回復正常排卵週期。口服避孕藥為禁忌使用。

§ 27.4 多巴胺激性劑 "屬於MAOI類"

27401 RASAGILINE (MESYLATE)▲

泄 肝/腎 t½ 3h

Rx 1 MG/錠劑(T);

商名

Azilect®◎ (TEVA/梯瓦) $53/T(1MG-PIC/S)
Pakinline®＊ (保瑞/聯邦) $51/T(1MG-PIC/S)
Rakinson®＊ (晟德) $53/T(1MG-PIC/S)
Rasaline® (生達) $53/T(1MG-PIC/S)

適應症 [衛核]為治療原發性巴金森氏症(PD)病患的單一治療藥劑(不合併使用levodopa)，或作為輔助治療藥劑與levodopa同時投予。若屬合併治療，可由每日0.5毫克作為治療劑量。

用法用量 1.每日一次口服使用rasagiline 1毫克，可單獨治療或與levodopa合併治療。可單獨服用或與食物一同服用。

2.老年人：年長病患服用無需調整藥物劑量。

3.腎功能受損之病患：使用於腎功能受損之病患時，無需調整藥物劑量。

4.正在服用ciprofloxacin或其他CYP1A2抑制劑之病患：當合併使用ciprofloxacin或其他CYP1A2抑制劑時，病患血中rasagiline濃度上升至2倍之高。因此病患合併使用ciprofloxacin或其他CYP1A2時，應調整每日劑量至0.5毫克rasagiline。

不良反應 A.單一療法：

1.非常常見：幻覺、頭痛、結膜炎、眩暈、心絞痛。

2.常見：流感、皮膚癌、白血球減少症、過敏、憂鬱、鼻炎、胃脹氣、皮膚炎、肌肉骨骼疼痛、急尿、發燒。

B.輔助療法：

1.非常常見：異動症、姿勢性低血壓、腹部疼痛、便秘、噁心和嘔吐、口乾、紅疹、關節痛、脖子疼痛、體重減輕、跌倒。

2.常見：食慾降低、幻覺、異常作夢。

醫療須知 1.曾有報導指出抗憂鬱劑(例如：選擇性血清素回收抑制劑(SSRI)、血清素-正腎上腺素抑制劑(SNRI)、三環抗憂鬱劑、四環抗憂鬱劑、triazolopyridine抗憂鬱劑)與下列藥品合併使用會引起如體溫過高等相關中樞神經毒性副作用：非選擇性單胺氧化酶抑制劑(例如phenelzine、tranylcypromine)或選擇性單胺氧化酶-B型抑制劑(MAO-B Inhibitors)，例如selegiline (Eldepryl)和rasagiline (AZILECT®)。抗憂鬱劑與上述藥品合併使用所引起的副作用，通常稱為「血清素症候群」，嚴重時可能導致病患死亡。

2.本藥禁止與fluoxetine或fluvoxamine合併使用。

3.當rasagiline與ciprofloxacin和CYP1A2抑制劑合併使用時，rasagiline的血中濃度會上升至2倍之高。

4.Rasagiline會因病患肝功能受損而導致血中濃度上升，輕度肝功能受損(Child-Pugh值5~6)血中濃度上升2倍；中度肝功能受損(Child-Pugh值7~9)血中濃度上升7倍；重度肝功能受損 (Child-Pugh值10~15) 血中濃度亦會上升。輕度肝功能受損病患的每日建議劑量為0.5mg；中度或重度肝功能受損病患不應使用本藥。當病患從輕微肝功能受損進展至中度肝功能受損時，需馬上停止使用rasagiline。

5.在服用建議劑量本藥的治療期間時，通常不需限制飲食中乾酪胺(tyramine)的份量。然而某些食物(例如：陳年起士，如斯提爾頓乾酪(Stilton cheese))因其可能含有大量的乾酪胺(tyramine)(例如>150mg)，導致服用建議劑量的本藥的病患經歷通稱為「起士反應」的高血壓危機。因此應建議病患，由於可能引起血壓大幅度上升，因此即使服用建議劑量的AZILECT®仍然應避免食用含有大量乾酪胺(tyramine)(例如：陳年起士)的食品。

6.當本藥作為levodopa治療的輔助劑時，本藥可能會引起異動症或加重多巴胺副作用而使病患原有異動症副作用程度惡化。(在病患以0.5mg或1mg的本藥作為levodopa的輔助療法時，有18%的病患會經歷因治療引起突發性異動症；而有10%接受安慰劑作為levodopa治療輔助劑的病患會經歷異動症的副作用。) 降低levodopa的劑量可能可緩和異動症的副作用。

7.在以安慰劑控制，合併本藥和levodopa的試驗顯示，有13.4%的本藥(1mg/day)組試驗群和8.5%的安慰劑組試驗群在站直後，會經歷直立式低血壓的副作用，包括收縮壓降低(≧30mmHg)和舒張壓降低(≧20mmHg)。

8.根據以本藥(1mg/day)與levodopa合併治療的試驗顯示本藥會引起病患血壓明顯地上升。

9.在單一療法的試驗中，1.3%接受rasagiline 1mg的病患及0.7%接受安慰劑療法的病患會經歷幻覺的副作用。當rasagiline做為levodopa的輔助療法時，亦有類似情形。若病患有明顯精神疾患者，不建議使用本藥，因其會增加中樞神經多巴胺的活動而加重病患的精神疾患。

27402 SELEGILINE HCL

孕C 乳? 食+ 泄 肝/腎 T½ 15m

Rx 5 MG, 10 MG/錠劑(T);

商名

Eldepryl® (美強) $2.24/T(5MG-PIC/S), $5.1/T(10MG-PIC/S),
Seginine® (羅得/瑪科隆) $2.24/T(5MG-PIC/S),
Selegyl® (瑞士) $2.24/T(5MG-PIC/S),
Selezin® (強生) $2.24/T(5MG-PIC/S)
Siltin® (皇佳/意欣) $2.24/T(5MG-PIC/S)

藥理作用

1.Selegiline是一個具選擇性的MAO-B抑制劑，防止dopamine在腦內被破壞。

2.本藥在突觸前的dopamine接受器抑制dopamine的reuptake。這些作用加強了dopamine在腦內的功能，同時延長外來及內生性dopamine的效果。因此，selegiline加強及延長levodopa治療巴金森氏症的效果。

適應症

[衛核]巴金森病症之輔助治療劑。

用法用量

1.Selegiline可單獨用於巴金森氏病早期，抑或與levodopa或者levodopa-peripheral decarboxylase inhibitor合用。

2.Selegiline起始劑量每天早晨5mg，依需要可增至10mg。與levodopa合用治療時，若出現因levodopa所致之副作用，應降低levodopa劑量。

不良反應

混亂、幻覺、不正常的移動(例如運動困難)、頭暈、頭痛、心跳徐緩、噁心、肝指數上升。

醫療須知

1.由於selegiline會增強levodopa的作用，可能造成levodopa的副作用更加顯著(特別是接受高劑量levodopa治療的患者)，故需監測這些患者。Selegiline和levodopa併用可能會導致不自主的動作亦/或躁動，此副作用在levodopa的劑量降低後會消失，故selegiline和levodopa併用時可分兩週降低大約30% levodopa使用劑量。

2.當服用劑量超過建議劑量(10mg)，selegiline可能會失去MAO-B的選擇性，高血壓的風險會增高。

3.需特別注意有不穩定高血壓、心律不整、嚴重心絞痛、精神病或有消化性潰瘍病史的患者服用此藥治療時可能會有病情惡化的現象。

4.對於嚴重肝或腎功能不全、須特別注意。

5.對於服用MAO抑制劑的病人於手術麻醉中應小心謹慎。MAO抑制劑(包括selegiline)可能會增強全身麻醉時中樞抑製的效果，曾有呼吸窘迫、心血管抑制、低血壓和昏迷報告。

6.曾有報告指出，以dopamine致效劑及其他dopaminergic藥物(例如selegiline)治療的巴金森病人會出現衝動控制的異常及強迫症，例如無法控制的賭博、性慾過高、大吃大喝、逛街及各式各樣的強迫性/重覆性的行為(punding)。

7.有研究指出同時服用selegiline與levodopa的病人較只服用levodopa的病人致死率的風險增加。然而，在這些研究中值得注意的是許多方法理論的偏見已被發現並且有分析及大群組研究推斷出其實致死率並無明顯的差異。

8.有研究指出對於有心血管風險的病人併用selegiline與levodopa，其與增加低血壓的風險有關聯。

9.併服selegiline於非劑量影響而有藥效波動之levodopa治療的病人可能沒有幫助。

10.建議併服其他中樞作用的藥品或物質時要小心，應避免喝酒。

11.服用本藥的患者不宜開車或從事危險性工作。

§ 27.5 多巴胺受體致效劑

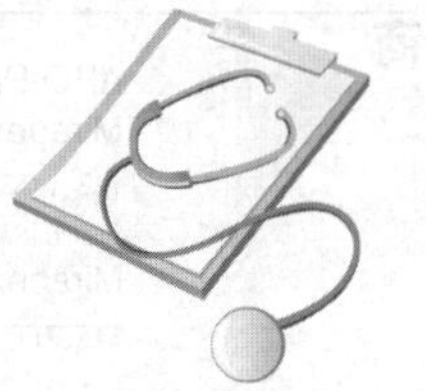

27501 APOMORPHINE HCl

℞ 5 MG, 10 MG/ML/注射劑(I);

商　名 APO-Go Pen® ◎ (美強) $1120/I(10MG/ML-PIC/S-3ML)　　Apomorphinae Hydrochloridi® (衛福部食藥署管制藥品製藥工廠)

藥理作用 1.Apomorphine是dopamine receptors的直接刺激劑，同時具有對D1與D2作用的特性，但其並不和levodopa共享傳輸及代謝途徑。

2.給予apomorphine可抑制Nigro-Striatal細胞firing的速率，且低劑量下，可降低動作行為活性(被認為是抑制了突觸前內生性dopamine的釋出)，其對巴金森氏症運動功能失常的作用可能是藉由作用於突觸後的受體。

適 應 症 [衛核]改善巴金森氏病後期藥效波動現象，如：LEVODOPA或其他DOPAMINE作用劑(BROMOCRIPTINE、LISURIDE、PERGOLIDE)製劑無法適當地控制病患之運動不能、暫時性肌麻痺等症狀。

用法用量 1.每日的劑量因人而異，一般多在每日3mg至30mg，分1~10次使用的範圍內。但有少數病例每日注射高達12次。

2.建議apomorphine HCl每日總劑量不超過100mg，且單次的注射量亦不應高過10mg。

不良反應 Apomorphine HCl具有中樞神經刺激或抑制作用，可能發生的危險包括持續性的嘔吐、呼吸抑制、呼吸急促、急性循環衰竭、昏迷或死亡。患者常有困倦的現象，偶爾會有欣快感、頭昏眼花、坐立不安及顫抖等現象。其他副作用包括心跳緩慢及低血壓。長期皮下注射會造成疼痛性硬節。

醫療須知 1.本藥作用於chemoreceptor trigger zone，具強烈催吐作用，臨床使用需併用選擇性作用在胃腸道的dopamine receptor抑制劑domperidone作為止吐劑。

2.使用在有肺臟、心血管或內分泌疾病或肝、腎功能不全的患者，須小心。

3.剛開始治療時，對於老年人、身體虛弱或有姿勢性低血壓病史者，須特別小心。

4.接受apomorphine及levodopa治療前，須先篩選是否有溶血性貧血，之後每六個月定期檢查。

5.使用apomorphine治療期間，若發生貧血、持續性中樞混亂、或幻覺，須嚴密觀察並作劑量調整，情況持續惡化時，須考慮停藥。

6.曾有眩暈、頭重腳輕或昏厥情況發生之患者，不可從事有危險性的活動，如開車或操作危險機械。

7.高劑量apomorphine可能會延長QT間隔，Torsade de pointes型心率不整患者使用時需特別注意。

8.Apomorphine對局部皮下組織所造成的影響有關，因此可輪流交替注射位置或可利用超音波於硬塊與結節處，可減緩其所造成之影響。

9.患者應定期監測是否罹患衝動控制障礙。患者和照護者須注意曾有接受dopamine agonisits(包含apomorphine)治療的巴金森氏症患者會出現衝動控制障礙的行為症狀，包含病態性的嗜賭、性衝動、性慾高漲、強迫性購物、暴飲暴食。一旦患者出現這些症狀，需考量是否降低劑量或停藥。

10.多巴胺失調症候群(DDS)是一種成癮性疾病，是由過量使用apomorphine所造成。在開始治療前，患者和照顧者須警覺有發展成DDS的潛在風險。

27502 PRAMIPEXOLE▲

孕C 乳 - 泄 腎/肝 t½ 8~12h

Rx

0.25 MG, 1 MG/錠劑(T); SR 0.37 MG, 0.375 MG, 0.75 MG, 1.5 MG/持續性製劑(SR);

商名

APO-Pramipexole® (APOTEX/鴻汶) $8.1/T(0.25MG-PIC/S)

Mirapex PR® ◎ (ROTTENDORF/百靈佳殷格翰) $22.1/SR(0.75MG-PIC/S), $41.9/SR(1.5MG-PIC/S), $13.6/SR(0.375MG-PIC/S),

Mirapex® ◎ (BOEHRINGER INGELHEIM/百靈佳殷格翰) $33.9/T(1MG-PIC/S), $8.1/T(0.25MG-PIC/S)

Mixole® (MACLEODS/美時) $35.2/SR(1.5MG-PIC/S), $18.6/SR(0.75MG-PIC/S), $11.4/SR(0.375MG-PIC/S)

Pexo® ＊ (五洲) $33.9/T(1MG-PIC/S), $8.1/T(0.25MG-PIC/S)

Zonimide® (MACLEODS/泰和碩)

藥理作用 1.Pramipexole是一種非麥角(nonergot)多巴胺致效劑，對D2多巴胺受體具較高的體外專一性及完全的體內活性，對D3受體之親和力大於D2或第4天受體。D3受體在帕金森氏症所扮演之角色尚不清楚。

2.雖然pramipexole被認為其療法是因為其具有刺激紋狀體(striatum)部位之多巴胺受體的能力，但是pramipexole治療帕金森氏症的確實機轉尚不清楚。在動物所進行的電生理研究支持此結論，此研究顯示pramipexole藉由活化紋狀體及黑質(substantianigra)(黑質部位的神經元會傳送訊息至紋狀體)的多巴胺受體，而影響紋狀體神經元的激發速率。

適應症 [衛核]治療巴金森氏症的徵候及症狀

用法用量 1.在所有的臨床試驗中，為避免發生不能忍受的不良反應及直立性低血壓，使用的起始劑量低於一般的治療劑量。對於所有患者，均應逐步調整本藥的用量。權衡運動異常、幻覺、嗜眠及口乾等副作用之影響後，應調高劑量以獲得最佳之治療效果。

2.腎臟功能正常患者之使用劑量：

a.起始劑量：應由每天0.375mg(分三次投與)的起始劑量，逐漸調高劑量。而且至多以每隔5~7天調高一次劑量的頻率調整劑量。

b.維持治療：無論併用levodopa(約800mg/天)與否，在每天1.5~4.5mg(分三次投與)的劑量範圍，本藥具有療效而且耐受性良好。

c.以早期巴金森氏症患者為對象所進行的固定劑量研究顯示，每日3mg、4.5mg和6mg之劑量並未提供任何明顯優於每日1.5mg之臨床效果。

d.當本藥並用levodopa時應考慮降低levodopa之劑量，以晚期巴金森氏症患者為對象所進行的對照試驗顯示levodopa的劑量平均減少27%。

3.腎功能受損患者：

a.正常至輕度受損(肌酸酐廓清率>60mL/min)：起始劑量0.125mg，每日三次；最大劑量1.5mg，每日三次。

b.中度受損(肌酸酐廓清率=35~59mL/min)：起始劑量0.125mg，每日二次；最大劑量1.5mg，每日二次。

c.嚴重受損(肌酸酐廓清率=15~34mL/min)：起始劑量0.125mg，每日一次；最大劑量1.5mg，每日一次。

d.最嚴重受損(肌酸酐廓清率<15mL/min和血液透析患者)：這類患者使用本藥的情形尚未被適當的研究。

4.停止治療：建議以一星期以上的時間逐步停藥，然而在一些試驗顯示突然停藥並未造成任何不良反應。

不良反應 1.早期帕金森氏症：在三個以早期巴帕金森氏症患者為受試對象的雙盲、對照試驗中，在pramipexole治療組發生次數較多之最常觀察到的不良反應(發生率大於5%者)是噁心、暈眩、嗜眠、失眠、便秘、無力和幻覺。

2.晚期帕金森氏症：在四個以晚期帕金森氏症患者為是受對象的雙盲、對照試驗中，在pramipexole並用levodopa治療組中發生次數較多之最常觀察道的不良反應(大於5%)包括：姿勢性低血壓、運動困難、錐體外症狀、失眠、暈眩、幻覺、意外傷害、夢境異常、精神混亂、便秘、衰弱無力、嗜眠、肌張力異常(dystonia)、步伐異常、血壓過高、口乾、健忘和頻尿。

醫療須知 1.本藥治療後，發生橫紋肌溶解。這患者因肌酸磷激酶(Creatine Phosphokinase; CPK)升

27 抗帕金森症的藥物

高(10,361IU/L)而住院。在停藥後症狀即消失。
2.運動異常：本藥會加強levodopa的多巴胺副作用和引起或惡化先前存在的運動異常。降低levodopa劑量可改善此副作用。
3.應告知患者與本藥治療有關的潛在鎮靜作用，包括昏睡及可能每天日常活動時睡著。因為常常的昏睡不良反應恐會造成嚴重的後遺症，因此在獲得足夠的本藥使用經驗，而評估本藥是否會對患者的精神與運動造成不良影響前，患者不可開車及進行具可能潛在危險的活動。應告知患者在治療期間，如果昏睡的頻率增加或出現新的每日活動(如：看電視、乘車等)時睡著的偶發事件，在與醫師討論前，不可開車或進行具潛在危險的活動。由於可能發生加成作用，當患者服用本藥時並服其他鎮定劑或酒精，或並用會增加pramipexole血漿濃度藥品(如：cimetidine)時，應特別小心。
4.應告知帕金森氏症患者使用本藥時會產生幻覺，而且老年人的危險性比年齡較輕的患者高。
5.患者可能會產生直立性低血壓，伴隨有或無如暈眩、噁心、昏厥或暫時喪失知覺和偶爾有流汗等的症狀。低血壓再開始治療時較常發生。因此患者從坐姿或臥姿快速站立時應小心，尤其在患者坐或躺了一段時間及剛開始使用本藥治療時更應注意。

27503 ROPINIROLE

孕C 乳 - 食 + 泄 肝 T½ 6h

Rx

0.25 MG, 1 MG/錠劑(T); SR 2 MG, 4 MG, 8 MG/持續性製劑(SR);

商名 Requip PD® ◎ (GSK/葛蘭素史克) $47.9/SR(8MG-PIC/S), $25.8/SR(4MG-PIC/S), $13.4/SR(2MG-PIC/S)
Requip® ◎ (GSK/葛蘭素史克) $4.91/T(0.25MG-PIC/S), $12.8/T(1MG-PIC/S),

藥理作用 1.本藥是一種非ergoline類的多巴胺致效劑。
2.帕金森氏症的特徵是黑質紋狀體系統明顯缺乏多巴胺。本藥可藉由刺激紋狀體之多巴胺受體的作用來減輕這種多巴胺缺乏的現象。
3.本藥可藉由刺激紋狀體之多巴胺受體的作用來減輕這種多巴胺缺乏的現象。本藥會作用於下視丘與腦下腺，因而抑制催乳荷爾蒙(prolactin)的分泌。

適應症 [衛核]治療自發性帕金森氏症(Idiopathic Parkinson' s Disease)。

用法用量 1.本藥應每天服用三次，最好和食物一同服用，以加強腸胃道耐受性。起始治療：起始劑量應為每天三次，每次0.25mg。前四週的治療劑量調整方式如下表所示：

	週			
	1	2	3	4
單一劑量（毫克）	0.25	0.5	0.75	1.0
每日劑量（毫克）	0.75	1.5	2.25	3.0

2.治療方式：在初步的劑量調整之後，可以每週增量最高不超過每日3mg的方式調增劑量。本藥每日劑量通常都是分成三次給藥。

不良反應 1.在臨床試驗中，常見的副作用：噁心、嗜睡、腿部水腫、腹痛、嘔吐及暈厥。
2.同樣地，在作為輔助治療劑臨床試驗中，最常見的不良反應包括：運動困難、噁心、幻覺、消化不良及意識混淆。
3.此外，還有姿勢性低血壓，罕見的有極度嗜睡及(或)突然睡著。

醫療須知 1.由於本藥的藥理學作用，對患有嚴重心血管疾病者應小心治療。
2.目前尚未研究過本藥和抗高血壓藥物及抗心律不整藥物併用的影響。和其它具多巴胺激性的藥物一樣，本藥和這類藥物併用時應特別小心，因為目前並不確知是否可能發生低血壓、心搏徐緩或其它類型的心律不整。
3.對於患有嚴重精神失常的患者，只有在服用後得到的好處大於風險時才使用多巴胺致效劑。
4.懷孕期間不應使用本藥。
5.本藥不應用於餵哺母乳的母親，因為它可能會抑制泌乳。

6.應告知患者，極少數病例可能會發生無任何預警徵兆就突然睡著或日間嗜睡的現象，並應注意，若於開車或操作機器時發生這種現象，可能會危及他們自己和其他人的安全。若患者在須要積極參與的活動當中曾發生明顯的日間嗜睡或沈睡的現象，則應告知患者不要開車，並避免參加其他能發生危險的活動。

27504 ROTIGOTINE

孕C 乳? 泄 肝/腎 半 5～7h

Rx 4.5 MG, 9 MG, 13.5 MG, 18 MG/貼片劑(TTS);

商名 Neupro Transdermal Patch® ◎ (AESICA/優時比)
$94/TTS(18MG-PIC/S-8MG), $87/TTS(13.5MG-PIC/S-6MG),
$61/TTS(9MG-PIC/S-4MG),

藥理作用 1.Rotigotine是一種非麥角素類$D_3D_2D_1$的多巴胺促效劑，用於治療帕金森氏症
2.Rotigotine被認為與其刺激多巴胺D2受體(位於腦中的尾核被殼(caudate-putamen))的能力有關。

適應症 [衛核]原發性帕金森氏症。

用法用量 1.本藥每天貼一次。貼片應在每天同一時間貼於適當的部位。貼片在皮膚上保留24小時，然後在另一部位更換一張新的貼片。
2.如果患者忘了在每天用藥的時間更換貼片，或者貼片失去了黏性，應在一天中剩下的時間裏換用一張新的貼片。

醫療須知 1.在臨床研究及臨床經驗中，多巴胺促進劑似乎可減弱血壓的全身調控，造成姿態性低血壓，特別是在調高劑量期間。
2.使用本藥的受試者，其體重大幅增加(超過基期體重的10%)的發生率(2%)高於使用安慰劑的受試者(<1%)。體重增加經常與周邊水腫的發生有關，顯示本藥可能會對有些患者造成大量的液體滯留。
3.本藥可能會增強L-dopa多巴胺受體作用，因而引起運動困難及(或)使運動困難惡化。
4.在以本藥治療的患者中，多數的ASRs程度為輕微或中度。這些反應的徵象及症狀通常僅限於貼片區域的局部紅斑、水腫或搔癢，而且通常不會因此而降低劑量。
5.經於上述理由，建議在使用本藥於任何適應症時，患者及供應者應經常監測是否出現黑色素瘤。理想上，應由適任人員(例如皮膚科醫生)定期作皮膚檢查。

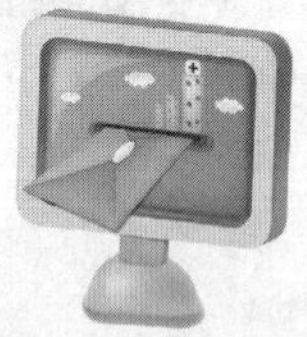

§ 27.6 複方產品

27601 Madopar 美道普錠200/50毫克® (DELPHARM/羅氏) $5.9/T

Rx 每 Tab 含有：BENSERAZIDE (HCL) 50.0 MG；LEVODOPA 200.0 MG

藥理作用 1.Benserazide可抑制末梢組織levodopa之代謝(decarboxylation)，因而有更多量之levodopa可傳達腦部。
2.Benserazide不會通過血腦障壁，故不會影響levodopa於腦部的代謝。
3.Benserazide亦可防止pyridoxine(維生素B_6)抑制levodopa之作用。
4.本藥有效管控帕金森氏症及次發生帕金森氏症狀，並改善生活期望及品質。

適應症 [衛核] 帕金森氏症

用法用量 開始時用"125"1粒每天3次，以後每週增加一粒(即第二週每天4粒，第三週每天5粒，第四，第五週每天6粒等)。每天有效量通常在4~8粒，分3~4次服用。若每天"125"用量超用量超過6粒，可改用"250"每天最佳劑量隨個人而異

不良反應 1.常見-噁心，不自主運動(運動障礙，張力異常，類舞蹈症)。
2.偶有-聲音嘶啞，姿勢性低血性，口乾，厭食，頭痛，頭昏，疲憊，失眠，焦慮，掉髮，深色尿液。
3.嚴重-抗精神疾病藥物惡性症候群，顆粒性白血球缺乏症，自殺傾向的憂鬱症。

醫療須知 1.服用本藥時，當患者若覺得虛弱、頭昏、暈眩，姿勢改變宜緩慢並採逐步，尤其從臥姿到站姿，站立前先將雙腳垂於床緣搖擺分數，活動前先試著在小區域步行。通常治療數月內會對這些作用有耐受性。彈性可能對患者有幫助。
2.遵守醫囑用藥療程。突然停藥會導致帕金森氏症危象，如明顯肌肉僵直、運動不能、震顫、過高熱、情

緒改變等會復發。
3.評估本藥之「開-關」現象：藥效突然喪失利(「關」效)，持續1分鐘~1小時。接著又有突然回復作用(「開」效)。有時這些症狀可增加每天投藥次數以控制。

類似產品
Bendopa "衛達"本得保膠囊®（衛達）$3.78/C
Madopar "羅氏"美道普膠囊100/25毫克（義大利廠）®（DELPHARM/羅氏）$3.78/C
Bendopa "信東"賓渡帕膠囊125毫克®（榮民/信東）$3.78/C
Madopar 美道普膠囊62.5公絲®（F. HOFFMANN-LA ROCHE/羅氏）

27602 Madopar HBS "羅氏"美道普持續性藥效膠囊100/25毫克®（F. HOFFMANN-LA ROCHE/羅氏）$4.76/SR

Rx SR每 C.SR 含有：BENSERAZIDE (HCL) 25.0 MG；LEVODOPA 100.0 MG

藥理作用
1.Benserazide可抑制末梢組織levodopa之代謝(decarboxylation)，因而有更多量之levodopa可傳達腦部。
2.Benserazide不會通過血腦障壁，故不會影響levodopa於腦部的代謝。
3.Benserazide亦可防止pyridoxine(維生素B_6)抑制levodopa之作用。
4.本藥有效管控帕金森氏症及次發生帕金森氏症狀，並改善生活期望及品質。

適應症
[衛核] 普金森氏病

用法用量
開始時用"125"1粒每天3次，以後每週增加一粒(即第二週每天4粒，第三週每天5粒，第四，第五週每天6粒等)。每天有效量通常在4~8粒，分3~4次服用。若每天"125"用量超用量超過6粒，可改用"250"每天最佳劑量隨個人而異

不良反應
1. 常見-噁心，不自主運動(運動障礙，張力異常，類舞蹈症)。
2. 偶有-聲音嘶啞，姿勢性低血壓，口乾，厭食，頭痛，頭昏，疲憊，失眠，焦慮，掉髮，深色尿液。
3. 嚴重-抗精神疾病藥物惡性症候群，顆粒性白血球缺乏症，自殺傾向的憂鬱症。

醫療須知
1.服用本藥時，當患者若覺得虛弱、頭昏、暈眩，姿勢改變宜緩慢並採逐步，尤其從臥姿到站姿，站立前先將雙腳垂於床緣搖擺分數，活動前先試著在小區域步行。通常治療數月內會對這些作用有耐受性。彈性可能對患者有幫助。
2.遵守醫囑用藥療程。突然停藥會導致帕金森氏症危象，如明顯肌肉僵直、運動不能、震顫、過高熱、情緒改變等會復發。
3.評估本藥之「開-關」現象：藥效突然喪失利(「關」效)，持續1分鐘~1小時。接著又有突然回復作用(「開」效)。有時這些症狀可增加每天投藥次數以控制。

27603 Numient Extended-Release Capsules 瑞多寧緩釋膠囊36.25毫克/145毫克®（益邦/保瑞聯邦）$62/C

Rx 每 膠囊 含有：CARBIDOPA 39.13 MG；LEVODOPA 145.0 MG

藥理作用
1.Levodopa是多巴胺的前驅物，被使用來作為帕金森氏症的多巴胺替代治療。
2.Carbidopa是一種周邊芳香族胺基酸去羧酶抑制劑，能防止levodopa在周邊循環代謝為多巴胺，以確保較高比例的藥物劑量能進入腦部，讓多巴胺在腦部發揮治療功效。
3.同時服用levodopa與carbidopa時，可使用較低劑量的levodopa，以降低周邊副作用的發生率和嚴重性。

適應症
[衛核] 帕金森氏症、腦炎後之帕金森氏徵候群、症狀性帕金森氏徵候群(一氧化碳或錳中毒)。

用法用量
1.除了36.25毫克/145毫克的緩釋劑型，NUMIENT還含有23.75毫克/95毫克、48.75毫克/195毫克以及61.25毫克/245毫克的緩釋劑型。
2.NUMIENT建議大約每6小時口服一次。此藥品不建議一天服用超過5次。每種劑量的膠囊可單獨服用，或按需要搭配其他膠囊服用。
3.未曾接受levodopa治療者的起始劑量與劑量調整：首三日的初始劑量為每次一顆含有95毫克levodopa與23.75毫克carbidopa的膠囊，每日服用三次(TID)；自治療第4日起，劑量可增加為每次一顆含有145毫克levodopa與36.25毫克carbidopa的膠囊，每日服用三次。
4.當患者從levodopa/DDC抑制劑藥品轉換為NUMIENT時，應調整劑量以保持充分的症狀控制。若未觀察到症狀充分受到控制，服藥頻率可由每日三次改變為每日最多五次。在帕金森氏症晚期患者的研究中，關於NUMIENT使用劑量高於2,450毫克 levodopa與612.5毫克carbidopa的數據有限。NUMIENT所提供的levodopa最終每日總劑量大約是立即釋放型藥品的兩倍、合併服用levodopa/DDC抑制劑/entacapone的三倍。
5.維持治療：由於帕金森氏症會逐漸惡化，建議定期進行臨床評估。每位患者的治療應根據期望的治療反應進行個人化調整。
6.為治療帕金森氏症增添其他藥品：緩釋型levodopa/carbidopa可搭配其他藥品一同使用，以治療帕金森氏症。不過，可能需要調整劑量。
7.中斷治療：偶發性出現類似抗精神病藥物惡性症候群(NMS)的綜合症狀與劑量降低及戒斷含有levodopa/carbidopa的藥物有關。若須突然減少或停止服用緩釋型levodopa/carbidopa膠囊藥品，應仔細觀察患者，特別是當患者正在服用抗精神病藥物。

不良反應
1.最常被報導的不良反應為噁心，發生率大約為12%，頭暈、頭痛和運動障礙之發生率約為8%，失眠發生率約爲6%。
2.偶有夢境異常、口乾、運動障礙、焦慮、便秘、嘔吐、姿態性低血壓等。
3.不常見的不良反應包含腸胃道出血與過敏性水腫。

醫療須知
1.Levodopa與睏倦和突發性睡著事件有關。出現倦及/或突發性睡著事件的患者不得開車或操縱機械。此外，可以考慮降低劑量或終止治療。
2.偶發性出現類似NMS的綜合症狀與劑量降低或是戒除含有levodopa/carbidopa的藥品有關。NMS會威脅性

27 抗帕金森症的藥物

命，特徵為發燒或高熱症，可能與橫紋肌溶解症有關。
3.患者可能出現新的心智狀態及行為變化或是自舊有狀態惡化。
4.罹患重大精神疾病或具有精神病史的患者務必謹慎接受levodopa/carbidopa治療，因有導致精神病加劇的風險。
5.患者及其照護者應瞭解，接受多巴胺促效劑及/或其他含有levodopa的多巴胺治療之患者可能會出現衝動控制障礙的行為症狀，包括病態賭博、性慾增加、性慾亢進、強迫性支出或購買、暴飲暴食與強迫性進食。
6.含有levodopa的藥品會引起可能需要調整治療方案的運動障礙。
7.同時服用 levodopa/carbidopa與可能引起姿勢性低血壓的藥品，例如抗高血壓藥物，應謹慎小心。
8.慢性廣角型青光眼患者可以謹慎接受levodopa/carbidopa治療。

類似產品
Bidopar 拜渡帕錠25/250毫克®（信東）$8.3/T
Numient Extended-Release Capsules 瑞多寧緩釋膠囊 48.75毫克/195毫克®（益邦/保瑞聯邦）$62/C
Numient Extended-Release Capsules 瑞多寧緩釋膠囊 23.75毫克/95毫克®（益邦/保瑞聯邦）$62/C
Numient Extended-Release Capsules 瑞多寧緩釋膠囊 61.25毫克/245毫克®（益邦/保瑞聯邦）$62/C

27604 Stalevo 始立膜衣錠100/25/200毫克®（ORION/美時）$18.4/T

℞ 每 Tab 含有：CARBIDOPA MONOHYDRATE 27.0 MG；ENTACAPONE 200.0 MG；LEVODOPA 100.0 MG

適應症 [衛核] 表現藥效終期運動功能波動現象，以左多巴/多巴脫羧基脢抑制劑無法達到穩定治療效果之巴金森氏症病人。

用法用量
1.口服本錠劑與食物或不與食物併服都可以。每錠含有一次治療劑量，錠劑必須整粒吞服。
2.理想的每日劑量需透過小心標定每位患者的levodopa來決定，每日劑量最好是從可利用的三種不同含量錠劑(50/12.5/200mg，100/25/200mg，或150/37.5/200mglevodopa/carbidopa/entacapone)中選取一種。
3.必須指導患者每次劑量只服用一錠STALEVO®。每天使用少於70至100mg carbidopa的患者，較可能發生噁心及嘔吐。
4.通常STALEVO®是用於已接受對等量標準釋放(standard-release)劑型的levodopa/DDC抑制劑及entacapone之患者。因為使用levodopa， carbidopa及entacapone每日最高劑量各為2000mg，200mg及2000mg，STALEVO®之最高使用劑量應以其各成份藥物不超過前述各單一藥物最高劑量為限。
5.開始STALEVO®之治療：
就如使用levodopa/carbidopa一樣，非選擇性的單胺氧化酶(onoamine oxidase，MAO)抑制劑禁止與STALEVO®併用。這類抑制劑必須至少停用二週後，才可開始使用STALEVO®治療。然而，STALEVO®可與製造廠商所建議劑量之B型選擇性的MAO抑制劑(如selegiline HCl)併用。
6.從levodopa(carbidopa)製劑及entacapone轉換成STALEVO®：
a.對於已經服用entacapone及標準釋放劑型levodopa/carbidopa的患者，若其劑量相當於STALEVO®錠劑的含量，則可直接轉換成對等含量的STALEVO®錠。例如，患者每次服用一錠50/12.5mg levodopa/carbidopa及一錠entacapone 200mg，每天服用四次，則可以換成每次服用一錠50/12.5/200mg STALEVO®，同樣地每天四次。
b.當開始使用STALEVO®治療的患者，其正接受的entacapone及levodopa/carbidopa治療劑量與可利用的STALEVO®含量(50/12.5/200mg，100/25/200mg，或150/37.5/200mg)不相等時，必須小心調定STALEVO®劑量，以達最佳的臨床反應。在一開始使用STALEVO®治療時，必須使其所含之levodopa的劑量盡可能接近正使用的levodopa每日劑量。
c.正接受entacapone及標準釋放劑型levodopa/benserazide的患者，當開始服用STALEVO®時，治療必須先暫停一個晚上，隔天早上再開始服用STALEVO®。此治療開始的STALEVO®劑量必須能提供相等或稍微高一點(5-10%)的levodopa劑量。
7.未使用entacapone治療的患者轉成STALEVO®：
某些巴金森氏症患者，經使用標準釋放劑型levodopa/DDC抑制劑治療仍無法穩定的藥效終期運動波動，是可以選擇與原本服用的左多巴藥量相當的STALEVO®錠劑。然而，患者若是異動症(dyskinesias)或每日levodopa劑量超過800mg時，則不建議直接將levodopa/DDC抑制劑換成STALEVO®。對於這類的患者，在轉成STALEVO®前，建議應先加入單方的entacapone治療，並視需要調降levodopa劑量。
由於Entacapone可加強levodopa的效果，因此，開始加入entaopone治療的前幾天到前幾週內，需要降低10至30%的levodopa劑量。特別是具有異動症的患者，可視患者臨床狀況，採延長給藥間隔及/或減少每次levodopa藥量，以降低每日的levodopa劑量。直到levodopa及entacapone劑量穩定後，再依前項原則轉換為STALEVO®。
8.治療期間劑量之調整：
當需要較多的levodopa時，可考慮增加給藥的次數及/或使用別種含量的STALEVO®，但須於建議劑量範圍。若需較少的levodopa，則每天STALEVO®的總劑量須調整降低，可採延長給藥時間以減少給藥次數，或改採較低含量的STALEVO®。如果STALEVO®與其他的levodopa藥品併用，須遵循所建議的最高劑量。
9.停止STALEVO®之治療：
如果患者停止使用STALEVO®(levodopa/carbidopa/entacapone)治療，而改用levodopa/DDC抑制劑治療，但此

時沒有合併使用entacapone，則需要調整增加其他抗巴金森氏症藥品的劑量，特別是levodopa，它必需達到足夠的濃度以控制巴金森氏症的症狀。

不良反應 1.最常見的副作用：
無法控制的運動；感覺想嘔吐(噁心)；精神改變，包括被害妄想(paranoid)及精神疾病症狀、憂鬱(可能伴隨著自殺的想法)、及記憶或思考有問題；幻覺及混亂；尿液變成紅棕色。
2.較不常見的副作用：
心跳不規則；胸痛；呼吸短促；
因低血壓而頭重腳輕或頭昏；眩暈；想睡；
巴金森氏症的症狀突然惡化；
食慾喪失；嘔吐；腸道出血；潰瘍；腹部疼痛；口乾；便祕；腹瀉；
高血壓；腿部靜脈發炎；
睡不著；幻覺；混亂；令人不愉快的夢；疲倦；
肌肉抽筋；流汗增加；更常跌倒；
疲倦(可能因血球改變引起)；頭昏；感染；出血；刺痛或麻木感；痙攣
3.罕見或非常罕見的副作用：
覺得易怒；癢及發疹子；體重減輕或增加；視覺異常；皮膚變黃；白天過度嗜睡；突然睡著。如果您覺察到任何在此份說明沒有提到的其他可能副作用，請告知您的醫師或藥師。

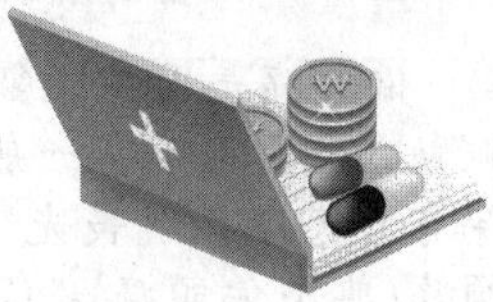

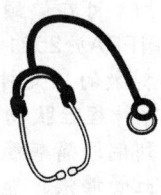

27
抗帕金森症的藥物

類似產品
Lecadopa 克帕樂10/100 錠 ®（衛達/瑩碩）$3.95/T
Lecadopa 克帕樂 25/100錠 ®（衛達/瑩碩）$4.44/T
Stalevo 始立膜衣錠150/37.5/200毫克 ®（ORION/美時）$18.4/T
Stalevo 始立膜衣錠 200/50/200 毫克 ®（NOVARTIS/美時）
Stalevo 始立膜衣錠50/12.5/200毫克 ®（ORION/美時）

27605 Sinemet 心寧美25/100錠 ®（Savio/歐嘉隆）$4.44/T

Rx 每 T 含有：CARBIDOPA ANHYDROUS 25.0 MG；LEVODOPA 100.0 MG

適應症 **[衛核] 帕金森氏症及綜合病徵（肌肉強直及運動遲緩震顫、流涎、吞嚥困難及姿勢不穩）。**

用法用量 SINEMET 25/100最理想的起始劑量為每次一錠，每天三次。此劑量可提供每日75 mg的carbidopa。劑量可視情況每日增加一粒或每隔一日增加一粒；直到達到相當於每日8粒SINEMET 25/100錠劑的劑量。
以SINEMET 25/250開始治療的患者，起始劑量為每次半粒，一天一次或二次。然而以此方式給藥，許多患者可能無法得到足夠的carbidopa。如有必要，可每天或每隔一天增加半粒，直到達到最理想的效果為止。

類似產品
Sinemet 心寧美25/250錠 ®（Savio/歐嘉隆）$8.3/T

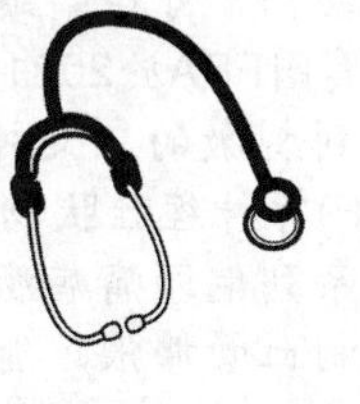

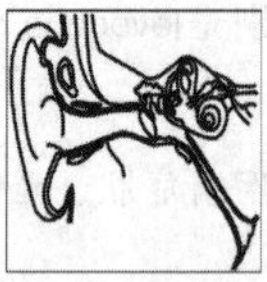

第二十八章
偏頭痛藥

Drug for Migraine

偏頭痛是因為頭顱內外血管受異常化學傳遞分子或荷爾蒙的影響而擴張，血流量增加，導致特有脈動式劇烈頭痛，一般都從太陽穴開始痛起，很快就蔓延到半邊頭部，有時還會擴至另半邊頭部，常伴有食慾不振，畏光，噁心或嘔吐，間歇而不持續，此病有家族傾向，其分類如下：(1)有先兆的偏頭痛(典型偏頭痛)。(2)無先兆的偏頭痛(一般偏頭痛)。(3)偏頭痛樣的神經痛(叢集頭痛)。(4)偏癱性(hemiplegic) 偏頭痛。(4)血小板釋出血清素，被快速代謝後引起反彈性血管擴張。(圖28-1)

致病因素：

(1)偏頭動的原因可能是遺傳基因本身傾向易於罹病。(2)環境誘發因子(例如壓力，某些食物)。(3)伴隨腦部血流改變與三叉神經領域疼痛。(4)血小板釋出血清素，被快速代謝後引起反彈性血管擴張(圖28-1)。

常見症狀：

(1)10~30%的偏頭痛在發生的前15~30分鐘會出現預兆。(2)常見的預兆為視覺異常，譬如眼前出現閃光、看到物品的形狀會大或小或扭曲、視野出現暗點或盲點。(3)臉部或手臂會感到短暫的麻木的或刺痛。(4)聞到奇怪的味道或聽到聲音。(5)感覺身體一側無力。(6)口齒不清。

預防保健：

(1)忌食某些食物，如巧克力、乳酪、咖啡、紅酒等。(2)解除壓力；減少偏頭痛誘因。(3)避免口服避孕藥。(4)頭痛的徵兆出現時，到一安靜黑暗的地方坐下或躺下，並且放鬆自己。(5)睡眠可以緩解偏頭痛。(6)冰敷疼痛的部位或在前額放一塊涼布。使用熱敷，可能造成偏頭痛加劇。(7)請他人協助按摩您的肩部或自我按摩。(8)放鬆運動，如漸進式的肌肉放鬆或深呼吸。

治療目標：

症狀解除。

藥物療法：

1.預防發作的藥物：抗憂鬱劑，鈣離子拮抗劑，β阻斷劑。2.急性期發作用藥：sumatriptan, ergotamine, methysergide, lithium。

醫療提示：

2007年JAMA發表的研究報告指出：有先兆性偏頭痛的患者發生心血管病變是常人的2.15倍，中風的風險是1.91倍，心肌梗塞的風險是2.08倍。

§ 新藥資訊

美國食品藥物管理局(FDA)於2021年9月3日核准新型治療偏頭痛的鼻腔噴霧劑Trudhesa(甲磺酸二氫麥角胺；dihydroergotamine mesylate,DHE)，可用於成人偏頭痛急性發作的治療。Impel生技公司的精確嗅覺傳遞(Precision Olfactory Delivery,POD)專利技術，可將DHE藥物傳遞到富含血管的上鼻腔，快速吸收藥物，可在偏頭痛發作期間的任何時間使用。

美國FDA於2021年9月28日核准Atogepant為陣發性偏頭痛的口服預防性治療用藥。偏頭痛發作時，受到刺激的三叉神經節，其神經末梢會釋放降鈣素基因相關胜肽(Calcitonin gene-related peptide, CGRP)等神經胜肽物質，進而使硬腦膜中的血管擴張、刺激其中的痛覺感受體，並產生發炎症狀，引發一系列偏頭痛病癥。Atogepant為口服的CGRP受體拮抗劑，能競爭取代CGRP與受體結合部位，進而抑制血管擴張，能有效改善患者生活品質。

衛福部於113年4月2日公告五種Ergot-alkaloid類藥品，併用強效CYP3A4抑制劑可能引發罕見但嚴重，甚至危及生命之藥物交互作用。公告之Ergot-alkaloid類藥品成分主要為ergotamine、dihydroergotamine、ergometrine(ergonovine)、methylergometrin(methylergonovine)、bromocriptine等五種，主要用於治療偏頭痛、子宮收縮不全、或與催乳素相關之病症，目前國內相關藥品許可證共計61張，其中僅少數藥品仿單刊載併用強效CYP3A4抑制劑之風險。

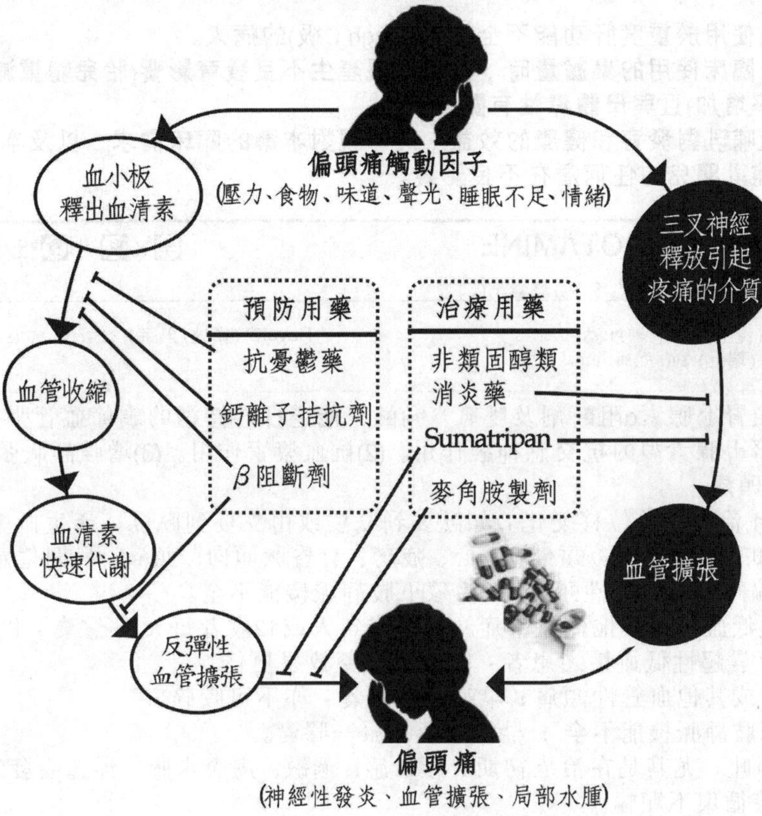

圖28-1 偏頭痛的治療藥物

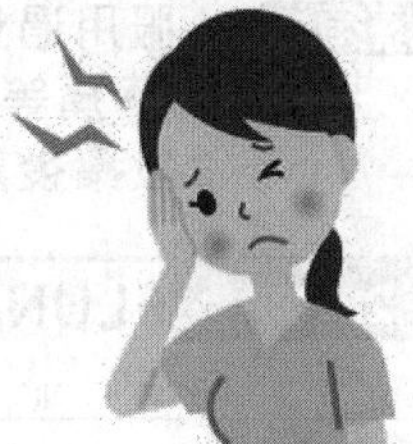

§ 28.1 偏頭痛藥(單方)

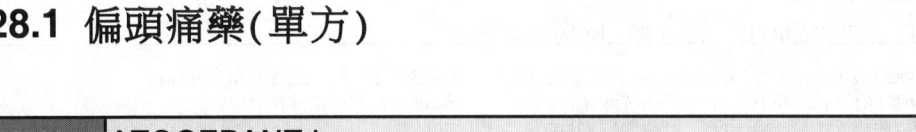

28101	ATOGEPANT☆

℞ 10 MG, 60 MG/錠劑(T);

商 名

Aquipta® ◎ (FOREST/艾伯維)

藥理作用 1.Atogepant為一口服、小分子、選擇性抑鈣素基因相關胜肽(CGRP)受體拮抗劑，會阻斷CGRP與受體結合，並對CGRP受體功能產生拮抗作用。

2.CGRP是一種已知與偏頭痛病理生理學有關的神經胜肽。在三叉神經血管系統中，CGRP會調控痛覺訊息傳遞以及發炎，也具有血管擴張的功能。

適 應 症 [衛核]適用於每個月4天以上偏頭痛發作之成人偏頭痛預防。

用法用量 1.對於陣發性偏頭痛(episodic migraine)及慢性偏頭痛(chronic migraine)，建議劑量為60mg

口服、一天一次。
2.對於某些陣發性偏頭痛病人，另可考慮10mg或30mg口服，一天一次。
3.可空腹或隨餐服用。本藥需整顆吞服，不建議剝半使用。

不良反應 1.最常見導致停藥的不良反應為：噁心(0.6 %), 便祕(0.5 %)及疲勞/嗜睡(0.2 %)。
2.其他還有：肝臟酵素升高、體重減輕、過敏反應(例如：皮疹、搔癢症、蕁麻疹、面部水腫)。

醫療須知 1.不建議使用於重度肝功能不全(Child-Pugh C級)的病人。
2.在高於臨床使用的暴露量時，會讓大鼠產生不良發育影響(胎兒體重減輕以及胎兒變異發生率增加)且與母體毒性有關。
3.應考量哺乳對發育和健康的效益，與母親對本藥的臨床需求，以及本藥或母體原有病症對哺乳嬰兒的任何潛在不良影響。

28102 DIHYDROERGOTAMINE

孕 X 乳 - 食 ± 泄 肝 代 21～32h

28 偏頭痛藥

Rx 1 MG/錠劑(T)； 5 MG/膠囊劑(C)；

商　名
Digalo®（優生）$2/T(1MG-PIC/S)
Lesiton®（瑞士）$9.6/C(5MG-PIC/S)
Rayor®（衛達/汎宇）$2/T(1MG-PIC/S)

藥理作用 本藥為類腎上腺素α阻斷劑及雙氫麥角鹼，能選擇性持續的調節血管張力，其作用包括(1)抗腎上腺素型的抗交感神經作用。(2)抗血漿素作用。(3)增強靜脈張力作用。

適 應 症 [衛核]偏頭痛。
[非衛核]1.治療由於位移變化，如臥姿到立姿或由立姿到臥姿，產生血壓降低而帶來之症狀例如：眼前發黑、頭暈、噁心、疲勞、有昏厥傾向、頭痛、晨間倦怠感等。2.預防及治療偏頭痛及血管性頭痛。3.治療下肢靜脈機能不全。

用法用量 1.直立性低血壓或其他低血壓症：通常成年人或12歲者每天一膠囊，以水吞服，不可咬碎。早晨起性低血壓之患者，晚飯後服藥效果更佳。
2.偏頭痛或其他血管性頭痛：早晚各一膠囊，亦不可咬碎。
3.治療下肢靜脈機能不全：早晚飯後各服一膠囊。

不良反應 噁心、嘔吐；尤其是在治療初期，頭暈感、過敏、皮膚水腫、浮腫或發癢、手指頭與腳趾頭血液循環不順暢。

醫療須知 1.服用過量或服藥期間太長，會增加副作用之發生，如畏冷；手，腳或手臂與腿部肌肉疼痛等，若有以上副作用發生應立即停藥。
2.投藥後數小時，最好於暗房內安靜平躺。

28103 FLUNARIZINE HCL

孕

Rx 5 MG, 10 MG/錠劑(T)； 5 MG, 10 MG/膠囊劑(C)；

商　名
Flunazine®（成大）$2/T(5MG-PIC/S-箔), $1.5/T(5MG-PIC/S)
Flunazon®（南光）$1.5/C(5MG-PIC/S), $2/C(5MG-PIC/S-箔)
Fluzine®（生達）$1.5/T(5MG-PIC/S), $2/T(5MG-PIC/S-箔)
Forknow®（永信）$2.31/T(10MG-PIC/S),
Funazine®（衛達）$2.31/T(10MG-PIC/S)
Furnazm®（井田）$1.5/T(5MG-PIC/S), $2/T(5MG-PIC/S-箔),
S.N.A.®（正和）$2.31/C(10MG-PIC/S)
Sibelium® ◎（裕利/嬌生）$1.5/C(5MG-PIC/S), $2/C(5MG-PIC/S-箔)
Sufuni®（培力）$1.5/C(5MG-PIC/S), $2/C(5MG-PIC/S-箔)
Suzin®（生達）$2.31/C(10MG-PIC/S), $2/C(5MG-PIC/S-箔), $1.5/C(5MG-PIC/S)
Vertizine®（應元）$1.5/T(5MG-PIC/S)

藥理作用 Flunarizine為一選擇性的鈣離子拮抗劑，能防止細胞內鈣離子之過份負荷，但不影響心臟及血管平滑肌細胞之正常鈣離子通路。

適 應 症 [衛核]噁心、眩暈、迷路障礙、暈動病、末梢血管循環障礙。
[非衛核]對於腦血管障礙、偏頭痛、中風後遺症、週邊血管疾病之改善與治療。

用法用量 本藥須由醫師處方使用。
一般成人劑量：預防暈車、暈船：旅遊前服用10mg。

藥動力學、交互作用、禁忌、警語、給付規定、飲食提示、衛教資訊請參閱「長安電子藥典」

一般兒童劑量：劑量尚未確立。

不良反應 1.常見-暫時性的嗜睡或疲倦，以及體重增加或食慾增加。

2.長期使用可能有抑鬱的症狀或是錐體束外的症狀，如：運動遲鈍、靜坐不能，口部及顏面運動困難、震顫。

3.其他-口乾、肌肉痛、皮膚發紅。

醫療須知 1. 很少患者會於本藥治療期間發生疲倦且逐漸嚴重的現象，若此情形發生，須停止用藥。

2. 不可超過建議服用劑量，長期維持劑量之患者，須定期回診檢視，以便即早發現錐體外症狀及抑鬱等症狀而停止用藥。而若發現治療效果逐漸不明顯，亦須停藥。

3. 於人類懷孕期間使用本藥之安全性報告尚未建立。於動物研究顯示，本藥對懷孕各過程或現象(包括對胚胎或胎兒，受孕之過程，產前或產後發育)不產生直接或間接之副作用。

4. 本藥可從狗乳汁中分泌出，且flunarizine於乳汁中之濃度高於血漿，目前尚無flunarizine於人體乳汁中分泌之數據，但仍不建議授乳期之婦女使用本藥。

5. 開車或操作機械：由於會產生嗜睡現象，特別是在治療之初，所以需要駕車或操作危險機械的患者服用本劑時應小心。

28104 FREMANEZUMAB

℞ 150 MG/ML/注射劑(I);

商 名

Ajovy® (MERCKLE/梯瓦) $9748/I(150MG/ML-PIC/S-1.5ML)

藥理作用 Fremanezumab為人源化單株抗體，會與抑鈣素基因系胜肽結合，阻斷其與受體的結合作用，以達預防偏頭痛之作用。

適應症 [衛核]預防成人偏頭痛。

用法用量 1.225mg每月一次，或675mg每3個月一次(每季一次)。

2.更換劑量選擇時，於下次預定投藥日投予第一劑新的療程劑量。若漏打一劑，應儘快投藥，之後，以最後一次投藥日來排定後續的投藥時間。

3.本藥僅供皮下注射 。

不良反應 最常見(發生率至少5%且高於安慰劑)為注射部位反應、過敏反應和血管性水腫。

醫療須知 1.臨床試驗曾通報本藥過敏反應，包括皮疹、搔癢、藥物過敏以及蕁麻疹。多數反應為輕度至中度，但部分曾造成停藥或必須接受皮質類固醇治療。

2.若發生過敏反應，應考慮停用本藥並採取適當療法。

3.心血管疾病之病人，使用本藥宜小心。

4.過敏反應可能於投藥後數天才發生並且可能維持一段時間。

28105 RIMEGEPANT SULFATE

℞ 85.65 MG/錠劑(T);

商 名

Nurtec ODT® ◎ (CATALENT/輝瑞)

藥理作用 Rimegepant可選擇性地以高親和力結合至人類降鈣素基因相關胜肽(CGRP)受體，並對CGRP受體功能產生拮抗作用。

適應症 [衛核]偏頭痛的急性治療：適用於成人有或無預兆之偏頭痛的急性治療。

用法用量 1.建議劑量為需要時每天一次75毫克rimegepant。

2.口溶錠應置於舌上或舌下。它會在口中溶解且可不用配水服用。

不良反應 1.急性治療(1.2%)最常見不良反應為噁心。大部分反應的嚴重度為輕度或中度。

2.過敏反應(包括呼吸困難和重度皮疹)發生於不到1%的接受治療病人。

醫療須知 1.過敏反應(包括嚴重過敏)可能在施用藥物後幾天發生。如果發生過敏反應，應停用本藥並開始進行適當的治療。

2.不建議在以下情形下使用本藥：
a.在重度肝功能不全病人中；b.在末期腎病病人中(CLcr < 15毫升/分鐘)；c.與強效CYP3A4 抑制劑併用；d.與強效或中效 CYP3A4 誘導劑併用。

28106 RIZATRIPTAN BENZOATE▲

孕C 乳？ 泄 肝/腎 ½ 2~3h

Rx 5 MG, 10 MG/錠劑(T);

商名 Migoff® ＊（健亞/泰宗） Rizatan® ＊（保瑞/保瑞聯邦）$47.6/T(5MG-PIC/S)

藥理作用 本藥為一抗偏頭痛藥物，是一具選擇性之5-hydroxytryptamineIB/ID(5-HTIB/ID)受體致效劑。它對腦血管舒張作用引起的偏頭痛具有療效。

適應症 [衛核]成人及6至17歲兒童有先兆或無先兆偏頭痛發作之急性緩解。

用法用量 1.建議劑量為10mg。臨床經驗顯示此劑量能提供適當的臨床效果。投藥30分鐘後，症狀即可改善(如：頭痛降低至輕微的程度或消失)。追加劑量：須至少間隔2小時再追加劑量：24小時內不宜超過30mg。
2.24小時內頭痛再復發的情況：在原先症狀減輕後，如再復發頭痛時，可再追加劑量。但應遵守上述之劑量範圍。
3.口溶錠投藥時無須以水吞服，通常將它置於舌下，溶解後藉唾液吞進胃腸道。

不良反應 最常見的是頭暈、嗜睡、無力感、疲倦、口乾、噁心、潮紅、心悸；嚴重者-狹心症。

醫療須知 1.本藥僅可用於有明確診斷之偏頭痛患者。本藥不可使用在患有基底性或偏癱性偏頭痛的患者。
2.本藥不可用於治療非典型的頭痛，亦即這些頭痛可能是由於相當嚴重的病症(如中風、動脈瘤破裂)所引起，腦血管的收縮將使情況更惡化。
3.同類的其他藥品極少有嚴重冠狀動脈不良反應的報告。本藥的臨床試驗中尚未觀察到此現象。在糖尿病患者、吸煙者、家族史中有冠狀動脈疾病者應進行心血管評估。對於冠狀動脈疾病已確立的患者，不可服用本藥。
4.其他5-HT1IB/ID致效劑(如sumatriptan)不可與本藥同時併用。投予麥角胺(ergotamine)類之製劑(如ergotamine，dihydro-ergotamine或methysergide)之後六小時內，不建議服用本藥，反之亦然。雖然針對16位健康男性，同時口服本藥和靜脈注射ergotamine所進行的臨床藥理試驗，並未觀察到加成的血管痙攣效果，但理論上加成的血管痙攣情況可能會發生。

28107 SUMATRIPTAN▲

孕C 乳？ 食± 泄 肝 ½ 2h

Rx 50 MG/錠劑(T); 20 MG/噴液劑(Spr);

商名 Imigran FDT® ◎（GSK/葛蘭素史克）$151/T(50MG-PIC/S) Imigran Nassal Spray® ◎（GLAXO/葛蘭素史克）$143/Spr(20MG-PIC/S-20MG)

藥理作用 Sumatriptan為具專一性和選擇性之類5-HTI受體催動劑，對其他亞型的5-HT2或5-HT3受體沒有影響。5-HTI受體主要分佈於顱部血管，在動物試驗中發現sumatriptan選擇性地對頂動脈循環造成收縮作用，但並不會改變腦部血流。而頸動脈循環係負責顱內和顱外組織的血液供應，如腦脊髓膜。一般認為這些血管的舒張是造成人類偏頭痛的主要機轉。臨床反應於皮下注射10~15分鐘後及口服約30分鐘後產生。

適應症 [衛核]有先兆或無先兆偏頭痛發作之急性緩解，本藥僅試用於有明確診斷之偏頭痛。

用法用量 1.本藥不宜作預防性使用。
2.一般建議在偏頭痛發作時應儘早給予本藥，但不論何時給藥都會產生相同的效果。
3.一般成人口服建議劑量為一顆100mg錠。如果症狀再出現，則可在24小時內給予追加劑量，但在24小時間隔內不宜超過300mg。雖然最適當劑量為100mg，但由於患者在偏頭痛發作和對sumatriptan口服吸收程度上的個體間和個體內差異，對某些患者和發作情況可能適合較低的劑量。同樣地，如果副作用限制了100mg錠的使用，則採用較低劑量可能較為適合。

4.錠劑須整顆以水吞服。

5.兒童：本藥對兒童的安全性和有效性尚未建立。

6.65歲以上的患者：本藥使用於65歲以上患者的經驗有限。雖然藥物動力學上和年輕族群並未呈現有意義的不同，然而在獲得進一步的臨床資料前，本藥不建議使用於65歲以上的患者。

不良反應 已報告的副作用包括：疼痛、刺痛感、發熱、疲倦、壓迫感或緊張、這些症狀通常是暫時性的，有時可能非常強烈，也會影響身體的任何一部份，包括胸部和喉部、而潮紅、暈眩以及無力感，則大部份屬於輕微或中度且亦為暫時性的、也有疲勞和嗜睡的報告、有些患者會有噁心和嘔吐的現象，但是否與sumatriptan有關則不確定、也有治療後血壓立刻暫時性升高的報告、偶有案例會出現輕微干擾肝功能測試的現象。

醫療須知 1.給藥後，sumatriptan可能會造成一些暫時性症狀，包括胸痛和胸緊，可能相當強烈並且會擴延喉部。這些症狀可能類似心絞痛，為冠狀血管痙攣而引起的。血管痙攣可能會導致心律不整、缺血性心臟病或心肌梗塞。如果症狀相當嚴重或持續發生，且和心絞痛的症狀一致時，應進行適當的檢查以了解缺血性變化的可能性。

2.已有極少數嚴重冠狀疾病病例的報告，包括心律不整、暫時性缺血性心電圖改變或心肌梗塞。因此，若非事先評估而認定為未患有心臟疾病者，不宜使用本藥。這類患者包括停經後婦女、40歲以上的男性及有冠狀動脈疾病險因子的患者。如果發生類似缺血性心臟疾病的症狀時，應進行適當的評估。

3.使用劑量不應超過建議劑量。

4.偏頭痛或本藥的治療可能會導致嗜睡。從事技術性工作的患者應特別小心，如開車或操作機械時。

5.Sumatriptan可能會造成暫時性的血壓升高和末梢血流阻力增加。已有報告指出ergotamine會導致長時間的血管痙攣反應。這些作用可能有加成性，因此在給予任何含有ergotamine的製劑後至少24小時才能再給予sumatriptan。相反地，給予sumatriplan至少6小時後，才能再給予含有ergotamine的製劑。

6.本藥應小心使用於有潛在心臟疾病及無症狀但有顯著冠狀動脈疾病危險因子的患者。因此在給予sumatriptan前，應小心檢視病歷，以排除原已罹患心臟疾病者。

28 偏頭痛藥

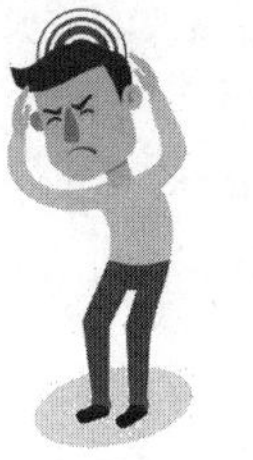

§ 28.2 偏頭痛藥(複方)

28201 Antimigraine "大豐"治偏頭痛膜衣錠®（大豐）$1.5/T, $2/T

Rx

每 Tab 含有：CAFFEINE ANHYDROUS 100.0 MG；ERGOTAMINE TARTRATE 1.0 MG

適應症 [衛核]血管性頭痛如偏頭痛、組織胺性頭痛

用法用量 一次2錠，最大量1天6錠。

類似產品
- Cafegotamine S.C. "華琳"克痛敏糖衣錠®（福元/華琳）$1.5/T
- Ergoffeine "豐田" 豐醫痛錠®（應元/豐田）$1.5/T
- Yuchitonmin 優去痛敏錠®（壽元/新喜國際）
- Coffegot "應元"麥角咖啡鹼錠®（應元）$1.5/T
- Yuchitonmin 優去痛敏膠囊®（新喜國際）$0.77/C

28202 Begatal S.C. "生達" 倍加妥糖衣錠®（生達）$1.5/T

Rx

每 Tab 含有：BELLADONNA LEAF ALKALOID TOTAL 0.1 MG；ERGOTAMINE TARTRATE 0.3 MG；PHENOBARBITAL 20.0 MG

適應症 [衛核]偏頭痛、血管神經障礙、更年期障礙

用法用量 起初，白天2次，1次～2錠，睡前服2錠之法服用，至病情改善時，逐漸減量至最少有效量。

28203 Ergocafe "正和"痛安錠 ®（正和）$1.5/T

Rx ●每 Tab 含有：CAFFEINE 100.0 MG；ERGOTAMINE TARTRATE 1.0 MG

適應症 [衛核] 血管性頭痛如：偏頭痛、組織胺性頭痛

用法用量 一天3~4次，每次1粒。

類似產品
Ergodan 益汝朗膜衣錠 ®（井田/天下）$1.5/T
Ergofein "派頓" 醫爾痛膠囊 ®（派頓）$1.5/C
Ergoton "強生" 易克痛膜衣錠 ®（強生）$1.5/T
Tonpen "威勝"痛平錠 ®（利達/威勝）$1.5/T, $2/T

28204 Tonlinin 痛立寧錠 ®（政德/嘉信）

Rx ●每 Tab 含有：CAFFEINE 100.0 MG；ERGOTAMINE TARTRATE 0.5 MG；PHENOBARBITAL 30.0 MG；SCOPOLAMINE HBR 0.1 MG

適應症 [衛核] 偏頭痛

用法用量 成人一次1錠，一日1~3次，飯後服用，小孩依年齡酌量服用。

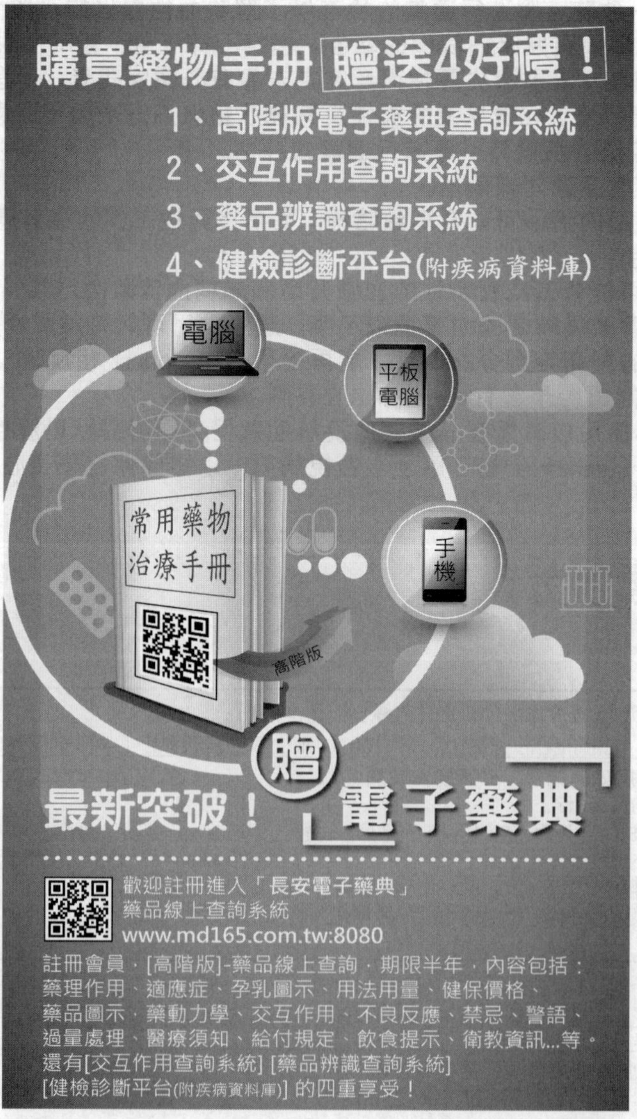

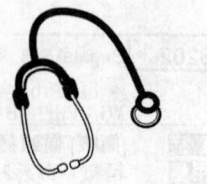

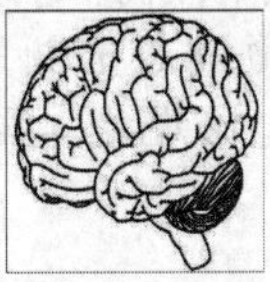

第二十九章 失智症治療劑

Dementia Therapeutics Agents

失智症是一種腦部疾病，患者的記憶力、思維和行為呈現出進行性損壞，通常表現為逐漸增加的短期記憶消失，而長期記憶則相對不受影響(患者初期不會，但患病末期也會影響)。隨著病情的加重，除了記憶力減退，推理思考能力也衰退，走路不分方向，連家人名字也都叫不出來，重者更是整天呆坐，目光呆滯，大小便失禁，答非所問，所以失智症通常依嚴重程度可分成 [健忘期]、[混亂期]、[失智症期]。根據DSM-IV的報告2~4%65歲以上的人口，20%85歲以上的人口罹患失智症。台灣失智症協會推估，目前全台超過十五萬失智患者家庭受到失智症衝擊，影響人口超過百萬人。

最新研究顯示，透過檢驗血液中的神經輕鏈(neurofilament light chain, NfL)濃度，或可在阿茲海默症發病前16年檢測出該疾病，以便提早預防這種全球最常見的失智症。

失智症種類比例圖

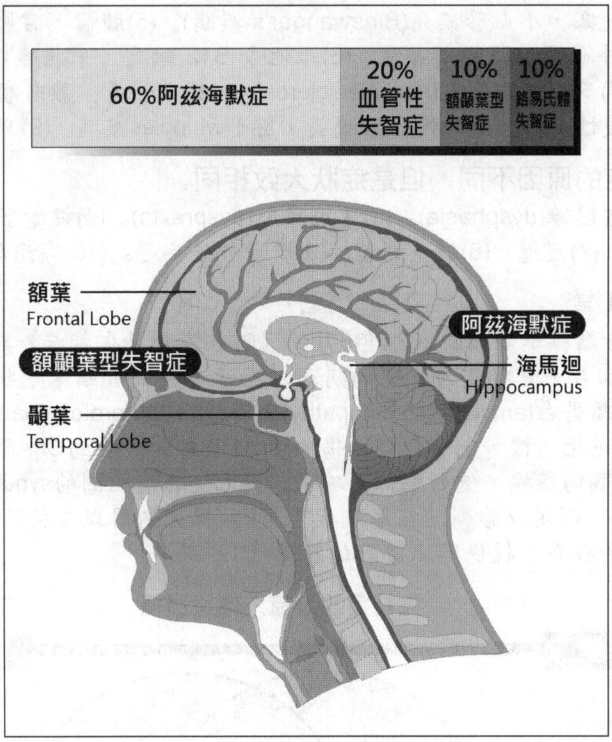

失智症的分類：

一.退化性失智症：大部份患者都是屬於這類型，其中又以下三者最常見。

ⓐ阿茲海默症(Alzheimer's disease)：1906年由德國Alois Alzheimer醫師發現，因此以其名命名，是最常見的失智症。阿茲海默症的特性為兩種以上認知功能障礙，主要以記憶功能為主，並無意識障礙、屬進行性退化並具不可逆性；其腦部神經細胞受到破壞，往生後腦解剖可發現異常老年斑塊(約0.01cm)及神經纖維糾結。美國前總統雷根、英國前首相柴契爾夫人即罹患此症。

ⓑ額顳葉型失智症(frontotemporal lobe degeneration)：其腦部障礙以侵犯額葉及顳葉為主，特性為早期即出現人格變化，無法調整行為以致有不適切之行為反應及活動；或早期就出現語言障礙，如表達困難、命名困難等，此二者皆有進行性退化現象。

ⓒ路易氏體失智症(dementia with Lewy bodies)：特性為除認知功能障礙外重複地無法解釋的跌倒、時好時壞起伏變化大、對抗精神藥物十分敏感、鮮明的視或聽幻覺、每次發作時持續數週至數月。

二.血管性失智症：為腦血管疾病所引起失智症，特性是認知功能突然惡化、有起伏現象、呈階梯狀退化，在東方人發生比例甚高。常見臨床特徵：

ⓐ情緒及人格變化

ⓑ尿失禁

ⓒ假延髓性麻痺(吞嚥困難、構音困難、情緒失禁)

ⓓ步履障礙(失足跌倒)

三.其他失智症：其他原因引起之失智症，如腦瘤、腦炎、AIDS、外傷、酒癮、正常腦壓、水腦、Vit.B12缺乏、甲狀腺功能低下等。在臨床診斷的工作上，反倒是我們特別注意，因為大部份是可以治療的病因。

致病因素：

(1)任何破壞皮質-皮質(cortico-cortical)或皮質下-皮質(subcortico-cortical)聯結功能的疾病皆可導致失智症。(2)某些遺傳性的失智症與特定的基因標記有關，例如罕見的阿茲海默(Alzheimer's)疾病家族，與澱粉樣前驅蛋白質(amyloid precursor protein)(APP)基因突變有關係。(3)神經病理而言，Alzheimer's失智症和大腦皮層的老年斑塊(senile plaques)急神經纖維纏結(neurofibrillary tangles)有關。(4)血管病因：多處的皮質或皮質下梗塞，小血管疾病(Binswanger's 疾病)。(5)腫瘤，常壓(normal-pressure)水腦症，外傷，硬膜下與硬膜外血腫，藥物或毒素。(6)維他命 B12 缺乏，甲狀腺功能低下，腎或肝功能失常，遺傳性代謝疾病。(7)多發性硬化症(multiple sclerosis)，腦血管炎，類肉瘤病(sarcoid)。(8)人類免疫不全病毒，神經梅毒，慢性病毒腦炎，慢性腦膜炎，腦部whipples疾病。(9) 洗腎患者慢性鋁中毒。

常見症狀：產生失智症的原因不同，但是症狀大致相同。

(1)記憶喪失。(2)語言困難(dysphasia)。(3)運用障礙(dyspraxia)。(4)視覺空間(visuospatial)功能失常。(5)行為改變。(6)頭痛。(7)疲憊。(8)體重減輕。(9)周邊神經病變。(10)癲癇發作。

新版阿茲海默症診斷標準

改版的阿茲海默症診斷標準發表於2024年6月的《阿茲海默暨失智症》期刊，強調以新型的生物標記來取代傳統的解剖切片，直接定義疾病的病理，而不考慮失智臨床症狀。生物標記分成3類：

第1類：核心病理的類澱粉蛋白(amyloid proteinopathy)與濤蛋白(tau proteinopathy)。

第2類：非特異性的神經退化指標，例如神經損傷的NfL以及神經發炎的GFAP。

第3類：非阿茲海默症的腦傷指標，例如腦血管破壞、與巴金森病相關的syncleinopathy。

第1類核心病理如果存在，則足以診斷阿茲海默症；第2類標記則用以支持診斷，並且評估預後；第3類標記是考量多重共病的存在，提供臨床診斷的精準度。

失智症的治療方向與目標

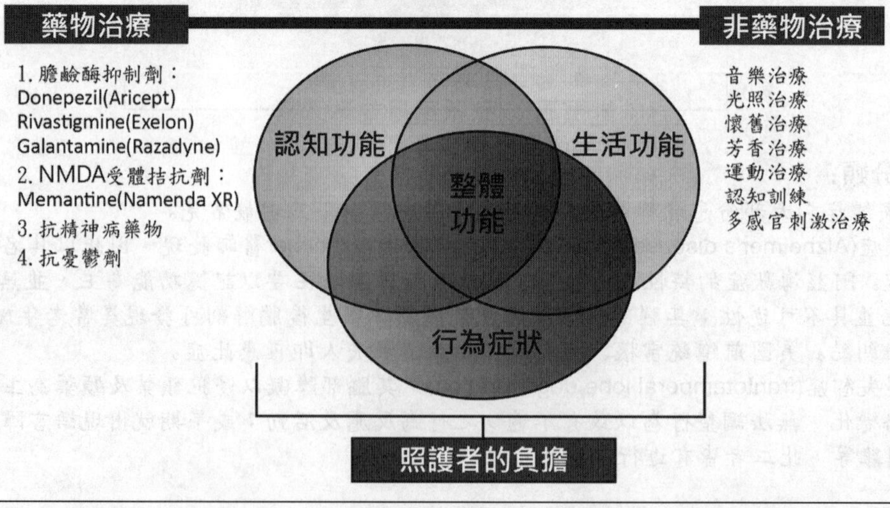

預防保健：

(1)患者應避免疲倦、酒精、與安眠藥。(2)維持最佳的身體健康。(3)可使用助記物品，例如備忘錄，明顯的標記，日記。(4)失智症高危險群：65歲以上長者且有心臟病、糖尿病、高血壓、高血脂、動脈硬化、巴金森氏症、中風等病史或家族有失智症遺傳病史者，應每年至少做一次簡易心智狀態問卷調查表(Short Portable Mental State Questionnaire，SPMSQ)篩檢，此量表針對意識、記憶力、定向力、注意力、思考及一般知識等6個向度進行檢測，藉此初步瞭解長者目前心智健康狀態。(5)只要家屬多加注意，應可早期發現，當老人家出現失智症早期警訊時，應該儘速前往醫院的神經科或精神科門診接受診療，以確定失智症的真正原因，給予有效對症的治療，可延緩症狀惡化。

失智症早期十大警訊：

㈠記憶減退影響到工作㈡無法勝任原本熟悉的事務㈢言語表達出現問題㈣喪失對時間、地點的觀念㈤判斷力變差、警覺性降低㈥抽象思考出現困難㈦東西擺放錯亂㈧行為與情緒出現改變㈨個性改變㈩活動及開創力喪失

治療目標：

(1) 減緩疾症漸近的速度。(2)提高生活品質。

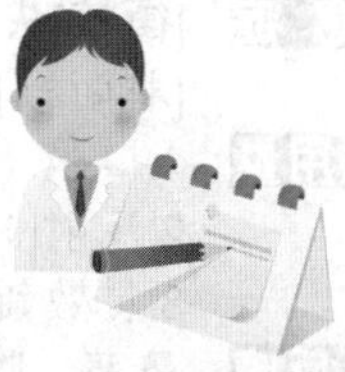

29
失智症治療劑

藥物治療

1.病因性治療

ⓐ阿茲海默症：防止或減少神經纖維糾纏及類澱粉瘢等病理變化之成型，其他退化性失智症則暫時仍無有效控制藥物或方法。

ⓑ血管性失智症針對血管危險因子，如高血壓、糖尿病、高血脂之治療及抗血栓治療。

ⓒ找出可逆性病因，針對病因治療。

2.認知功能藥物治療抗乙醯膽鹼水解酵素之治療，目前衛生署已核可的有四種原開發廠的藥，主要是針對輕中重度失智個案，有愛憶欣(ARICEPT)、憶思能(EXELON)、利憶靈(REMINYL)和憶必佳(EBIXA)。

3.行為及情緒症狀治療90%以上的失智患者在病程中會出現行為或情緒問題，適度使用抗鬱劑、情緒安定劑及抗精神藥物可改善其症狀。

4.阿茲海默症患者腦部的病理特徵是澱粉斑塊沈積，而沈積的斑塊壓在神經細胞上，就會造成神經發炎合併細胞荷爾蒙過度表現，科學家之前就懷疑發炎物質TNF-α與阿茲海默症病理有關，因為TNF-α的過度表現又會造成更多的類澱粉斑增加，造成更多的神經細胞死亡而影響了患者的記憶機制。臨床試驗使用能夠抑制TNF-α的恩博(ENBREL)，初步證實可以改善阿茲海默症患者的神經缺損。

非藥物治療

失智症之非藥物治療除藥物治療之外，藉由環境的調整、活動的安排、溝通方式的改變、懷舊、亮光、按摩、音樂、寵物等照顧方法，也能改善失智患者行為情緒症狀。

新藥資訊

2020年6月7日，美FDA加速核准特異性識別Aβ特定構象表位的高親和力全人類單株抗體Aduhelm(aducanumab)治療阿茲海默症患者，成為第一個藉由清除β類澱粉蛋白(amyloid beta,Aβ)減緩病情的新藥。Aducanumab由美國Biogen和日本Eisai共同研發，主要標靶Aβ蛋白並清除之，也能強化大腦微膠質細胞功能與避免神經發炎惡化。治療阿茲海默症的新型藥物還有禮來公司的donanemab、衛采公司研發的lecanemab都是單株抗體，作用類似，可減少輕度阿茲海默症患者腦中的蛋白斑塊，已經進入臨床三期。

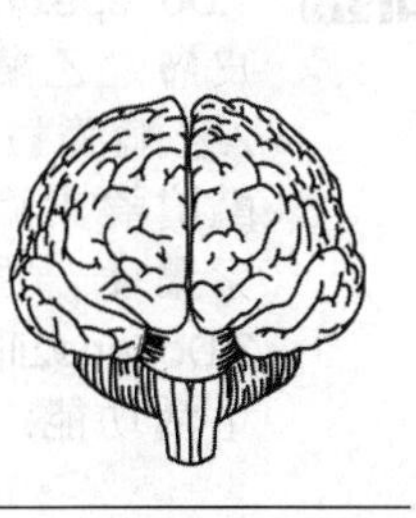

§ 29.1 失智症治療劑

29101 DIHYDDROERGOTOXINE MESYLATE (CODERGOCRINE)

Rx 1.5 MG, 2 MG/錠劑(T);

商　名

Antoxine®（福元/惠德）$1.24/T(1.5MG)
Anxomine®（歐帕/瑩碩）$2.56/T(2MG-PIC/S)
Chinozen®（西德有機）
Elistin®（生達）$1.5/T(1.5MG-PIC/S), $2/T(1.5MG-PIC/S-箔)
Enbrain®（衛肯）$1.5/T(1.5MG-PIC/S)
Ergoloid®（強生）$1.5/T(1.5MG-PIC/S)
Ergoxin®（十全）$2/T(1.5MG-PIC/S-箔), $1.5/T(1.5MG-PIC/S),
Headgen®（永信）$2/T(1.5MG-PIC/S-箔), $1.5/T(1.5MG-PIC/S)
Hodrin®（衛達）$1.5/T(1.5MG-PIC/S), $2/T(1.5MG-PIC/S-箔)
Hytergen®（元宙）
Naizhu®（利達）$2.56/T(2MG-PIC/S)
Rertoxin®（保瑞/聯邦）
Tridergen®（皇佳）$2/T(1.5MG-PIC/S-箔), $1.5/T(1.5MG-PIC/S)
U-Ergo®（健喬信元/優良）

藥理作用 (1)加強神經節細胞的新陳代謝；(2)使腦波趨向正常；(3)抑制神經膠質中，因多醣滲透壓引起的水腫；(4)促進腦血流和腦代謝。

適應症 [衛核]失智症之輔助治療
[非衛核]腦血管病變和腦動脈硬化症。

用法用量 1.口服：1天3次，每次1.5mg，舌下：1天0.75~2mg。
2.注射：1天150~300mcg S.C. IM。
3.長效錠每天早晚各服一錠。

不良反應 鼻塞、腹絞痛、噁心、嘔吐、頭痛、視力模糊、皮膚紅疹、鼻塞、皮膚充血、頭昏、心搏過緩、及姿勢性低血壓，局部刺激曾發生在舌下投予後。

醫療須知 1.嚴重心博過緩。
2.一般口服錠隨餐或與牛奶一起服用，可避免胃部不適。
3.如果你有任何疾病，要告訴醫師；女性患者懷孕或授乳，或準備懷孕，也要告訴醫師。
4.有姿勢性低血壓，改變方向及位置要緩慢及分階段；由坐臥姿勢站起來，不要太猛太快，以免頭暈倒地。
5.本藥可能須3~4週才有藥效。

29102 DONEPEZIL HCL▲

孕 C 乳 ? 泄 肝/腎 半 70h

Rx 5 MG, 5 MG, 10 MG, 23 MG/錠劑(T);　1 MG/ML/液劑(Sol);　10 MG/口溶錠(ODT);

商　名

®（HETERO/凱沛爾）$46.1/T(5MG-PIC/S)
APO-Donepezil®（APOTEX/鴻汶）$46.1/T(5MG-PIC/S), $49.8/T(10MG-PIC/S)
Alzer®（HETERO/凱沛爾）$49.8/T(10MG-PIC/S)
Arcdone® ＊（中化）$46.1/T(5MG-PIC/S),
Arezil ODT® ＊（生達）$49.8/ODT(10MG-PIC/S), $46.1/T(5MG-PIC/S)
Aricept Evess® ◎ (BUSHU/衛采) $49.8/ODT(10MG-PIC/S)
Aricept® ◎（保瑞/衛采）$49.8/T(10MG-PIC/S), $46.1/T(5MG-PIC/S)
Arimac®（MACLEODS/必拓客）
Arin® ＊（健喬信元/瑞安）$49.8/T(10MG-PIC/S)
Demenzil® ＊（歐帕/亞培）$49.8/T(10MG-PIC/S), $46.1/T(5MG-PIC/S),
Donepezil®（保盛/安成）
Donezil® ＊（信東）$46.1/T(5MG-PIC/S)
Epalon® ＊（南光）$46.1/T(5MG-PIC/S), $49.8/T(10MG-PIC/S)
Jubilant Donepezil®（JUBILANT/吉富）$49.8/T(10MG-PIC/S)
Lizepen® ＊（晟德）$1040/Sol(1MG/ML-PIC/S-150ML)
Nepes® ＊（健亞/瑞蒙）$49.8/T(10MG-PIC/S),
Remecin® ＊（瑞士）$46.1/T(5MG-PIC/S),
Remecin® ＊（瑞士/新瑞）$49.8/T(10MG-PIC/S)

藥理作用 1.Donepezil為膽鹼素酶抑制劑，可降低神經末稍釋出乙醯膽鹼素之分解，而提升大腦皮層之乙醯膽鹼素濃度。
2.乙醯膽鹼是人體的一種化學傳導介質，有助於記憶，而阿茲海默症患者大腦內的乙醯膽鹼素濃度偏低的，因此，Donepezil能減緩大腦中乙醯膽鹼的分解，提高乙醯膽鹼素濃度，暫時性的改善或穩定患者的記憶和思考能力。
3.Donepezil除了減慢心智功能退化的速度，還助於降低行為問題，並改善患者的日常生活功能。

適應症 [衛核]阿滋海默症。

用法用量 1.輕度至中度阿滋海默症

對照性臨床試驗中顯示，donepezil 5mg和10mg，每日服用一次有效。較高劑量10mg之臨床效益與5mg來比較，並無統計學上之顯著差異。然而，依據臨床試驗中群組的平均分數及劑量分析數據，donepezil每日10mg的劑量，對於某些患者有較好的治療效果。因此，建議應由醫師依患者的情況來決定是不投與10mg之劑量。

2.重度阿滋海默症

由輕度至中度阿滋海默症之臨床試驗顯示，經過一週，將劑量調高為10mg，產生膽素性不良事件的機率比5mg高。在開放性試驗中，經過六週，將劑量調高時，不良事件的發生率與5mg相同。由於15天尚未達到穩定狀態，又因劑量調高的速度會影響不良事件的發生率。因無統計學之數據否證實每日10mg之劑量較每日5mg可提供較佳的臨床效益，故建議由醫師依患者之情況來決定是否授予10mg之劑量。

3.Donepezil應於晚上服用。Donepezil可單獨服用或與食物一起服用。

不良反應 至少有5%患者每日服用10mg後產生，發生率為安慰劑之兩倍。本藥對膽素性不良反應包括噁心、腹瀉、失眠、嘔吐、肌肉痙攣、倦怠與食慾減退，症狀通常輕微且短暫，不必調整劑量，連續服藥症狀會緩和。

醫療須知 1.麻醉：本藥為膽素脂酶抑制劑，麻醉時，可能會加強succinylcholine類肌肉鬆弛作用。

2.心血管症狀：症狀膽素酯酶抑制劑之藥理作用對心跳速率可能有迷走神經效應(如心率徐緩)，此作用對竇症候群(sinus syndrome)或或其它上室性心臟傳導症狀之患者特別重要，曾有使用donepezil發生暈厥之報告。

3.本藥之藥理作用可能造成腹瀉，噁心及嘔吐如有上述症狀以每日服用10mg發生率較5mg高，大部分病例，這些症狀輕微且短暫，偶而持續1~3週，連續服藥情況會緩和。

4.生殖泌尿：雖然並無本藥影響生殖泌尿道之臨床試驗，但擬膽素神經作用可能造成膀胱排尿阻塞。

5.神經症狀：抽搐，擬膽素神經性作用可能產生全身性痙攣；然而，阿滋海默氏症也可能出現抽搐現象。

6.肺部症狀：膽素酯酶抑制劑具擬膽素神經作用，氣喘及阻塞性肺病之患者應小心給藥。

29 失智症治療劑

29103 GALANTAMINE HCL▲

孕B 乳? 食+ 泄 肝/腎 t½ 7h

Rx 8 MG/錠劑(T); SR 8 MG, 16 MG, 24 MG/持續性製劑(SR);

商名

Gatamine® ＊ (瑞士) $25.5/T(8MG-PIC/S)

Remember® ＊ (健亞)

Reminyl PR® ◎ (JANSSEN-CILAG/嬌生) $69/SR(16MG-PIC/S), $55/SR(8MG-PIC/S)

Reminyl PR® ◎ (裕利/嬌生) $69/SR(24MG-PIC/S)

藥理作用 1.Galantamine一種三級生物鹼，是抗膽鹼酯酶的選擇性、競爭性及可逆性抑制劑。

2.本藥會加強乙醯膽鹼對nicotinic受體的內源性作用，可能是藉由與該受體異位allosteric的連結。

3.本藥會增加膽鹼系統活性與alzheimer型失智患者認知功能改善有關。

適應症 [衛核]治療ALZHEIMER症輕度至中度嚴重失智症

用法用量 1.起始劑量為每天二次，每次4mg，早餐及晚餐時服用，持續至少四星期且耐受性良好時，調整劑量為每天二次，每次8mg。持續至少四星期並評估臨床效益及耐受度之後，可考慮將劑量增至最大建議維持劑量每天兩次，每次12mg。若曾中斷服藥數日，則應從最低劑量開始服用，並漸漸增加至原來服用的劑量。

2.中度肝、腎功能不全者每日劑量不得超過16mg。

3.長效錠：初始劑量為8mg qd。治療至少4 週後可逐步增加劑量至16mg qd；再治療至少4 週後可再增加劑量至24mg qd。釋劑型的galantamine 有效劑量大約在16 至24mg間，使用更高劑量無法達到更佳療效。如忽然停藥達數天，可再次使用本藥，但劑量須再次從最低劑量調整至原使用劑量。

不良反應 最常見的副作用(發生率大於等於5%，且是安慰劑組發生頻率的兩倍)為噁心、嘔吐、腹瀉、腹痛、消化不良、厭食、疲倦、暈眩、頭痛、嗜眠及體重降低。女性對噁心、嘔吐及厭食較為敏感。

醫療須知 1.乙醯膽鹼酯酶抑制劑可能導致心跳變慢，尤其是每日劑量超過24mg。

2.乙醯膽鹼酯酶抑制劑有促進胃酸分泌的作用，應密切偵測患者是否有腸胃道出血現象。

3.有嚴重氣喘或阻塞性肺疾病者應特別注意。

4.懷孕分級B，使用本藥的婦女不建議哺乳。

29104 MEMANTINE HCL▲

孕B 乳 - 泄 腎/肝 T½ 60～80h

Rx 10 MG/錠劑(T)； 2 MG/ML/液劑(Sol)； 10 MG/ML/滴劑(D)；

商 名

Ebixa® ◎ (MERZ/禾利行) $8.9/T(10MG-PIC/S)
Evy® ＊ (強生/鼎泰) $8.1/T(10MG-PIC/S)
Exmem® ＊ (中化) $6.8/T(10MG-PIC/S)
Manotin® (東洋/晟德) $7.4/T(10MG-PIC/S)
Memary® ＊ (晟德) $334/Sol(2MG/ML-PIC/S-150ML)
Memsyn® ＊ (健喬信元) $6.4/T(10MG-PIC/S)
Witgen® (健康化學/美時) $332/D(10MG/ML-PIC/S-30ML),
Witgen® (美時) $6.6/T(10MG-PIC/S)

藥理作用 1.阿滋海默症的症狀被假設與中樞神經系統的N-methyl-D-aspartate(NMDA)受體持續受到興奮性的胺基酸glutamate刺激有關。推論memantine是因其輕度至中度親和力的非競爭性(open-channel，開放性通道)NMDA受體拮抗作用而發揮療效。NMDA受體拮抗劑對NMDA受體操縱的陽離子通道的親和力較強。

2.Memantine對g-胺基酪酸(GABA)、benzodiazepine、多巴胺(dopamine)、腎上腺素(adrenergic)、組織胺(histamine)及氨基乙酸(glycine)受體及決定於電壓的鈣離子、鈉離子或鉀離子通道的親和力弱，甚至可忽略。Memantine對5HT3受體的拮抗作用強度也與其對NMDA受體的作用相近，並能以六分之一至十分之一的強度阻斷菸鹼酸性乙醯膽鹼(nicotinic acetylcholine)受體。

3.活體外研究顯示memantine不會影響donepezil、galantamine或tacrine對乙醯膽鹼酯酶(acetylcholinesterase)的可逆性抑制作用。

適應症 [衛核]治療中重度及重度之阿茲海默症。

用法用量 開始服藥的第一週為一天一次服用5mg(半顆)，之後依醫師處方調整劑量：

a.如果調整為一天10mg(1顆)，則一天分兩次服用，各0.5顆。

b.若調整為一天15mg(1顆半)，則一天分兩次服用，早1顆，晚上0.5顆。

c.若調整為一天20mg(2顆)，則一天分兩次各服用1顆。

不良反應 頭昏、意識混淆、頭痛、便秘、咳嗽、高血壓、背痛、幻覺、失眠、噁心、嘔吐、呼吸困難、疲倦等。

醫療須知 1.患者及照顧者資訊：應指示照顧者正確的給藥方法(每次5mg以上，每日兩次)及逐步增加的劑量調整方式(兩次調整劑量時間至少間隔一週)。

2.肝功能不全：部份memantine進行肝臟代謝，但服用劑量中大部份(57~82%)以未經改變的原型藥經尿液排出。目前尚無memantine用於肝功能不全族群的研究，但預期應只有輕微影響。

3.腎功能不全：本藥目前尚無適當的使用於輕度、中度及重度腎功能不全族群的資料。但用於中度腎功能不全患者可能較正常人的濃度為高。用於這類患者應考慮減少劑量。不建議將memantine用於重度腎功能不全患者。

4.Memantine尚無有在懷孕婦女的適當且良好控制的試驗。所以應只有在memantine的潛在效益高過對胎兒可能造成的危險時，才能在孕期使用該藥

5.尿液pH值上升會減少memantine排除，使細胞間濃度上升，故須注意飲食習慣驟變、併用利尿劑、嚴重泌尿道感染等可能造成尿液鹼化之情況。

6.本藥為NMDA受體拮抗劑，由於藥理作用相似，故應避免與其他NMDA受體拮抗劑(如amantadine)及dextromethrophan併用。
7.最近患有心肌梗塞、非代償性鬱血性心衰竭、高血壓未控制之患者須小心使用。
8.中至重度因阿茲海默症所造成之失智症通常會使駕車或操作重機械之能力受損，且本藥可能會影響反應時間，故服藥者須避免駕車或操作重機械。

29105 RIVASTIGMINE HYDROGEN TARTRATE▲

孕 B 乳 ? 食 + 泄 腎 T½ 1.5h

Rx

1.5 MG, 3 MG, 4.5 MG, 6 MG/膠囊劑(C); 2 MG/ML/液劑(Sol); 9 MG, 18 MG/貼片劑(TTS);

商　名

Exelon Patch® ◎ (NOVARTIS/諾華) $56/TTS(9MG-PIC/S-4.6MG), $58/TTS(18MG-PIC/S-9.5MG),
Exelon® ◎ (DELPHARM/諾華) $1213/Sol(2MG/ML-PIC/S-120ML)
Exelon® ◎ (NOVARTIS/諾華) $28.8/C(3MG-PIC/S), $28.8/C(6MG-PIC/S), $28.8/C(1.5MG-PIC/S), $28.8/C(4.5MG-PIC/S)
Li Si Ti Ming® * (得生) $53/TTS(9MG-PIC/S-4.6MG), $48.8/TTS(18MG-PIC/S-9.5MG)
PanRiva® (寶齡富錦) $970/Sol(2MG/ML-PIC/S-120ML)
Revelin® * (瑞士) $28.8/C(4.5MG-PIC/S),
Ristig® (歐帕/瑩碩) $1099/Sol(2MG/ML-PIC/S-120ML)
Riva patch® (信東) $52/TTS(18MG-PIC/S-9.5MG)
Rivast® * (晟德) $1082/Sol(2MG/ML-PIC/S-120ML)

藥理作用 (1)本藥是carbamate型態的中樞選擇性乙醯膽素酯酶抑制劑，因此被視為主動的膽素神經傳遞作用，可以減緩膽素神經元所分泌的乙醯膽素降解，
(2)從動物的研究數據證實，本藥可以選擇性地增加大腦皮層及海馬中的乙醯膽素之利用率，因此本藥可以改善乙醯膽素缺乏所導致的阿滋海默氏症，
(3)同時乙醯膽素酯酶抑制劑；可以減緩澱粉酶原的β-澱粉前驅物蛋白質片段(APP)的形成，澱粉嵌片是阿滋海默氏主要的病理學症狀之一。

適 應 症 [衛核]輕度至中度阿滋海默氏病之失智症。與帕金森氏症相關的輕度至中度失智症。

用法用量 1.投與方法：本藥必須一天服用兩次，在早餐及晚餐後服用。
2.初劑量：1.5mg一天兩次，如果患者已知對膽素激性的藥物有特別的敏感性則開始劑量為1mg，一天兩次。
3.劑量釐定：推薦開始劑量為1.5mg，一天兩次，如果這個劑量在至少兩個星期的治療後有很好的耐受性，則劑量可以增加到3mg，一天兩次。其次，如果在上述劑量治療，最少兩個星期後，耐受性良好，可以考慮增加劑量到4.5mg接著6mg，一天兩次。
4.如果在治療期間出現副作用(例如噁心、嘔吐、腹痛或食慾不振)或體重降低，則可能要省略一個或更多的劑量；如果副作用持續，則每天的劑量須降至以前出現良好耐受性的劑量。
5.維持劑量：1.5~6mg，一天兩次，在達到最大治療利益前須保持在患者最高之良好耐受性的劑量。
6.推薦最高一天劑量：6mg，一天兩次。
7.有腎臟或肝臟損害的患者使用：對於有腎臟或肝臟損害的患者，推薦劑量應依個人之耐受性釐定之。
8.貼片的用法用量：a.初次使用：起始劑量為1天1片。b.由口服劑型轉換為穿皮貼片劑型：對於每日劑量小於6mg之病人，若其耐受性良好且治療情況穩定達4週以上時，可轉換為本藥，1天1片，於最後1次服用口服藥物後的隔天開始使用貼片。c.肝、腎功能不全病人無須調整劑量。

不良反應 1.與安慰劑比較有2%以上使用者，會出現出汗，身體不適，體重減輕，顫抖；偶有睏倦、步履不穩、平衡失調、紅疹、心跳太快、呼吸困難。
2.女性患者被發現較容易噁心，嘔吐，食慾不振及體重減輕。
3.服用本藥並不會對任何實驗室的檢驗的改變有關，包括肝功能檢驗，或ECG，這些方法的特異性監測是不需要的。

醫療須知 1.一般而言，本藥單獨使用，並不會產生心血管方面的副作用，然而當與其他

cholinomimetics並用時更為妥善，使用本藥要特別小心，可能會伴隨病竇症候群(sick sinus syndrome)或嚴重的心律不整(severe cardiac arrhythmias)。

2.膽素荷爾蒙的刺激可以增加胃酸的分泌，雖然臨床研究的數據並沒有任何明顯增加胃潰瘍狀態的暗示徵兆，但仍須小心使用，以預防產生此類病徵。

3.使用本藥時，並不會產生新的或惡化已存在的呼吸道病徵或症候群，包括患者之病史或目前的呼吸疾病，然而就像其他的擬膽素致效劑一樣，對於這類患者使用本藥必須小心，並無使用此藥於急性支氣管氣喘病發作之經驗。

4.懷孕：在動物研究上，本藥不是畸形因子，然而本藥在懷孕婦女身上的安全性並未建立，因此對於懷孕婦女只有在治療利益大於對胎兒的危險性下才能給藥。

5.哺乳：本藥會不會分泌至人類的乳汁中，並不清楚，患者服用本藥時不可以餵乳。

6.服用本藥的患者不宜開車或從事危險性工作。

§ 29.2 其他

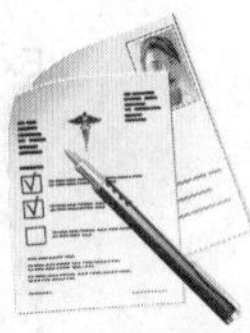

29201	BRING BEST® 補靈倍思® -與台灣大學食品科學研究所技轉合作 (金鋐生技集團：金鋐生技、捷勝生技、健康4.0)

成　分 玻尿酸、多酚類(白藜蘆醇、紅石榴萃取物)、頂級燕窩萃取物、綜合礦物質。

藥理作用 1.與台灣大學食品科學研究所技術合作，完成「Inhibition of Neuronal Injury by Polyphenols and X mineral」試驗報告，由細胞學實驗研究發現，多酚類可以保護神經細胞抵抗氧化壓力之損傷；金鋐公司更發現，添加特殊微量礦物質與多酚類更具有加乘作用。

2.與台灣大學食品科學研究所技術合作，完成「Effects of a Polyphenol-rich diet on Spatial Working Memory」試驗報告，由動物迷宮實驗研究發現，連續餵食多酚類之老化鼠，12週後其記憶力的表現具有顯著性的改善，接近年輕鼠，並且有持續性的效果。

3.玻尿酸又稱為透明質酸(Hyaluronan、Hyaluronic Acid、又稱醣醛酸、琉璃醣碳基酸)，是一種是由雙醣(D-葡萄糖醛酸及N-乙醯葡糖胺)基本結構組成的醣胺聚醣。

4.藉由玻尿酸作為最佳傳導基質之特性，結合多酚類(白藜蘆醇、紅石榴萃取物)及微量礦物質等多種成分，有助於神經的正常功能，打造強而有力的防護力。

5.玻尿酸存在於人體的真皮層、結締組織、神經組織及關節中，隨著年齡增加，體內膠原蛋白、玻尿酸、皮下脂肪、骨質會逐漸流失位移，皮膚就會慢慢產生皺紋鬆弛，而顯出老態。

6.多酚類於許多慢性疾病之預防，扮演著關鍵性的角色。

適 應 症 [非衛核] 1.調節生理機能，2.思路清晰，3.健康、青春美麗。

用法用量 每日2粒。

醫療須知 1.開封後請置於陰涼乾燥處，避免陽光直射。

2.純天然配方，不含西藥成分，無副作用。

29202	TianLife 蓉憶記膠囊® (杏輝)

成　分 菮蓉總苷

藥理作用 1.提高記憶能力

七種動物模型(正常、乙醇所致記憶再現障礙模型、東莨菪堿所致記憶獲得障礙模型、亞硝酸鈉所致記憶鞏固障礙模型、氫化可的松所致腎陽虛模型、D-半乳糖所致老年記憶力減退模型、腦缺血再灌注所致記憶障礙模型)通過跳臺試驗及迷宮試驗均證明菮蓉總苷能明顯提高實驗動物的學習及記憶能力。

2.增強學習功能

對大鼠學習記憶能力的影響:水迷宮法實驗中逐日各組反應時間與蒸餾水組的比值(以蒸餾水組反應時間為100%)。菮蓉總苷能明顯縮短游泳時間，作用與劑量成正相關。

3.抑制細胞凋亡

細胞凋亡是老年失智和腦梗塞時細胞死亡的重要原因之一。多個試驗分別用小腦顆粒細胞、中腦細胞和髓母細胞證明：菮蓉總苷能抑制腫瘤壞死因數(TNFα)和神經毒性物質MPP+誘導的細胞凋亡。並證明這種作用是通過降低細胞內鈣離子濃度、抑制活性氧產生、恢復線粒體的高膜電位狀態和抑制Caspase-3活性升高實現的。

4.保護神經細胞

松果菊苷是菮蓉總苷活性成分之一，抑制細胞內活性氧產生。試劑H2DCFDA在細胞內代謝後產生螢光

29202

，其螢光強度可定量地反映出細胞內活性氧水準。正常組螢光強度為9.8，TNFα處理組為89.6，TNFα加10mg/L，100mg/L松果菊苷組為39.1和14.2。說明松果菊苷能有效抑制TNFα誘導的細胞內活性氧產生。

5.對抗氧化損傷

脂質過氧化和自由基損傷是神經病理級聯反應的重要環節。實驗證明蓯蓉總苷能降低一氧化氮合成酶(NOS)的活性，能抑制花生四烯酸代謝和血栓素A2的產生，並能提高超氧化物歧化酶(SOD)活性及時清除自由基。因此蓯蓉總苷能保護神經細胞，減小梗塞面積。

6.減小梗塞面積

蓯蓉總苷對腦缺血再灌注損傷的保護作用

蓯蓉總苷能明顯降低一氧化氮合成酶NOS的活性，提高超氧化物歧化酶SOD的活性，降低活性氧含量(MDA)，其作用優於銀杏葉製劑。

7.預防心腦梗塞

試驗證明蓯蓉總苷有抗凝作用，能預防心腦梗塞。蓯蓉總苷還能提高免疫能力，降低轉氨酶，抗輻射，加速創傷癒合，增加耐寒、耐疲勞能力等功效。蓯蓉總苷溫補腎陽，有很好的益智、強體作用。

8.補腎益智強體

蓯蓉總苷增強體力及對缺氧和毒性物質的耐受力

肉蓯蓉能提高小鼠對缺氧的耐受能力，增強游泳耐力、延長抗毒(亞硝酸鈉)生存時間。

適應症 1.蓯蓉總苷治療血管性失智臨床試驗

蓯蓉總苷治療血管性癡呆進行了II期和III期臨床試驗。試驗方法是以成都中醫大學附屬醫院為主的多中心、雙盲隨機(II期試驗)、陽性藥(喜德鎮)平行對照試驗。試驗物件為輕中度血管性失智。總計試驗組438例，對照組222例。療效判定採用尼莫地平療效判定標準和上海精神衛生研究所進行的安理申臨床療效判定標準。

2.蓯蓉總苷III期臨床試驗療效分析

蓯蓉總苷能明顯增強患者的認知功能(MMSE)，提高日常生活能力(ADL)和社會行為能力(BBS)，改善中醫證候。

3.蓯蓉總苷對各種中醫證候的療效分析

試驗證明蓯蓉總苷對智能減退、腰膝酸軟、怠倦思臥、善驚易恐、腦轉耳鳴等症候有明顯療效。

不良反應 1.動物毒理試驗

經毒理試驗及臨床安全性檢驗證實蓯蓉總苷非常安全，無副作用。動物毒理試驗小鼠經口急性給藥，最大劑量達26.4g/kg (相當於日服量的880倍)未出現動物死亡及毒性反應，連續觀察8天，動物體重增加。犬和大鼠經口給藥半年，動物成長正常，各種生化指標檢測均未見異常。

2.臨床副作用試驗

30名受試者日服蓯蓉總苷2400mg(相當於正常用量的4倍)後，體溫、呼吸頻率、血壓、肝腎功能，空腹血糖、血、大小便常規及心電圖各項指標均未出現異常。12名受試者日服蓯蓉總苷900mg，連續10天，體溫、呼吸頻率、血壓、肝腎功能，空腹血糖、血、大小便常規及心電圖各項指標均未出現異常。

3.臨床安全性檢驗

II、III期臨床試驗蓯蓉總苷組總計參加人數480人，試驗過程中均未出現副反應。

◎建議對象：a.工作忙碌壓力大需要作事效率提高的上班族 b.課業繁重需要思緒清晰的學生 c.想要腦部保養或預防失智症的銀髮族。

◎用法用量：每顆膠囊225mg，每日1~2粒，飯後食用。但嬰幼兒、孕婦、哺乳期婦女及服用抗凝血功能藥物者不宜食用。

醫療須知 1.蓉憶記膠囊為杏輝醫藥醫藥集團歷時15年，結合北京大學與美國耶魯大學共同研究之成果。已獲得美國、加拿大、澳洲及中國等多國專利保護，2005年在中國取得二類新藥執照，同年收載於中國藥典，現在正進行四期臨床，並預定向美國FDA提出新藥申請。

2.「TianLife」是從新疆特有的沙漠植物中以專利技術萃取出來的。本公司特於新疆成立3000畝符合GAP標準及有機認證的種植基地，從藥材種植、研發萃取到生產製造，垂直整合，完整掌控品質。更利用耶魯大學專利品管技術Phytomics QC™(植物指紋圖譜分析)，來確保產品有效性。

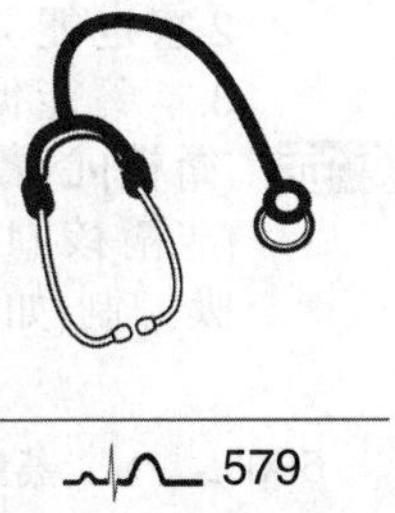

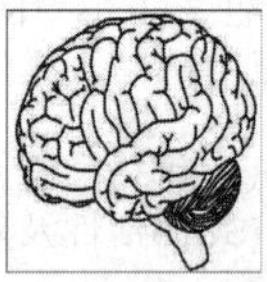

第三十章
中樞神經系的藥物
Drugs for Central Nervous System

雖然有很多藥物具有中樞神經系統的興奮作用，但是，只有一些藥物能夠實際應用於臨床上的治療。茲將臨床上使用一些有療效的CNS興奮劑分類如下：

·呼吸刺激劑(respiratory stimulauts)甦醒劑(analeptics)，例如doxapsam。
·caffeine
·amphetamines(如dextroamphetamine，methamphetamine)
·厭食劑(anorexiants)(如phentermin，diethylpropion)
·methylphenidate， pyrisudanol
·pemoline
·deanol

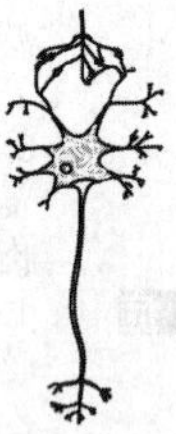

30
中樞神經系的藥物

甦醒劑主要做為CNS抑制劑過量引起之呼吸抑制的生理性拮抗劑。甦醒劑將在第65章再詳細討論。

Caffeine為廣泛使用的CNS興奮劑，主要是因為它含於咖啡、茶、蘇打水和很多非處方的複方藥物中。在少量時，它具有相當弱的興奮作用，可幫助人們提神，集中注意力；當胃腸外投與時，它可做為呼吸刺激劑；此外，它還可藉由收縮腦血管的作用來緩解血管性的頭痛。

Amphetamine是一種強效的CNS興奮劑，這種藥物經常有被濫用之虞，一般都使用它們來減肥，不過，它們只能做短期的用途(幾個星期)。有一類與amphetamine相關的藥物， 被稱為厭食劑(anorexiants)專門用來減肥，不過也都有像 amphetamine一樣的限制。Amphetamine的其他適應症包括治療發作性睡病和極微小的腦功能失常(Minimal Brain Dysfunction，MBD)。

以上所列其餘的藥物主要是代替amphetamine用來治療由孩童之極微小的腦功能不全(MBD)。此外，據報告deanol可用來緩解有些患者經過長期使用解精神病藥物治療引起的不隨意的運動(如遲發的運動困難)。Methylphenidate和pyrisudanol 可用來治療注意力不足/過動症(Attention Deficit / Hyperkinetic Desorder，簡稱ADHD)。

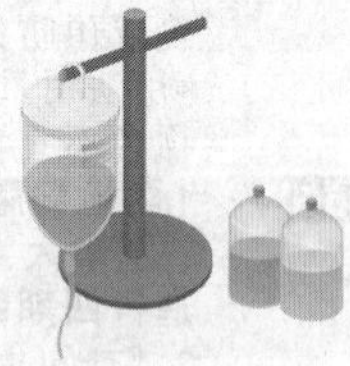

§ 30.1 中樞神經系興奮劑

30101 CAFFEINE

孕 X 乳 - 食 ± 泄 肝 ⓣ 3~5h

Rx

37.5 MG/膠囊劑(C)； 250 MG, 100 MG/ML/注射劑(I)；

商　名

Caffeine®(信東/榮民)　Xinzocan®(政德/汎生)
Pans®(派頓)

藥理作用 1.本藥能夠藉抑制phosphodiestrase而增加組組織中cyclic AMP的濃度(phosphodiestrase能夠去活化cyclic AMP)。
2.它也能夠增加鈣質從肌漿的網狀組織釋出，而增強骨骼肌的張力。
3.本藥能促使腎上腺髓質釋放腎上腺素和正腎上腺素，而產生中樞神經興奮

適應症 [衛核]心臟及呼吸衰竭
[非衛核](1)減輕疲倦和增加感覺(口服)。(2)治療由於過量CNS抑制引起的輕度至中度呼吸抑制(如morphine或酒精)(注射投與)。(3)緩解與血管性頭痛或脊髓穿刺有關的疼痛(口

服或胃腸外投與，通常都與ergotamine併用)。

用法用量 1.口服−100~250mg

2.IM−(caffeine sodium benzoate)500mg如果需要可重複一次(最大單次劑量−1,000mg)。

3.IV−在呼吸衰竭時注射500mg。

不良反應 神經質，失眠，胃刺激。

30102 METHYLPHENIDATE(管3)▲

孕 C 乳 ? 食 − 泄 肝/腎

℞

錠 10 MG, 20 MG/錠劑(T); SR 10 MG, 18 MG, 20 MG, 22 MG, 22.14 MG, 27 MG, 29.52 MG, 33 MG, 36 MG, 40 MG, 44 MG, 44.28 MG, 54 MG/持續性製劑(SR);

商 名

APO-Methylphenidate® (APOTEX/鴻汶) $3.86/T(20MG-PIC/S), $2.66/T(10MG-PIC/S)
Adhood ER® ＊ (中化) $29.7/SR(18MG-PIC/S), $41.8/SR(27MG-PIC/S), $49.2/SR(36MG-PIC/S),
Betizine® ＊ (歐帕/泰和碩)
Comide ER® ＊ (歐帕/瑩碩) $49.2/SR(36MG-PIC/S)
Concerta ER® ◎ (裕利/嬌生) $49.2/SR(36MG-PIC/S), $58/SR(54MG-PIC/S), $29.7/SR(18MG-PIC/S), $41.8/SR(27MG-PIC/S)
Focuson® ＊ (Laboratorios/美時)
Methydur SR® (友霖) $68/SR(44MG-PIC/S), $66/SR(33MG-PIC/S), $55/SR(22MG-PIC/S)
Ritalin LA® ◎ (RECRO/諾華) $49.2/SR(40MG-PIC/S), $17.6/SR(10MG-PIC/S), $29.7/SR(20MG-PIC/S)
Ritalin® (NOVARTIS/諾華) $2.66/T(10MG-PIC/S),
Toncus ER® ＊ (信東) $49.2/SR(36MG-PIC/S)

藥理作用 Methylphenidate hydrochloride是種中樞神經刺激劑(N06B A04精神刺激劑)。未知其對ADHD的治療機轉為何。咸認methylphenidate會阻斷norephinephrine及dopamine被再吸收到突觸前神經細胞且會增加這些單胺類被釋放到神經細胞外。Methylphenidate極易被吸收。成人口服methylphenidate，methylphenidate血漿濃度會迅速增加，半衰期約2小時，其後methylphenidate血漿濃度會開始逐降低。成人methylphenidate血漿濃度口服後以biexpoential之形式減少。Methylphenidate於人類體內主要是經由去酯化(de-esterification)被代謝成(alpha)-phenyl-piperidine acetic acid (PPA)，這個代謝物有少量或不具有藥理活性。人類口服放射線標記的methylphenidate，約90%的放射線活性發現於尿中。主要的尿液代謝物為PPA，約為80%的服用劑量。無論是否進食，未顯示有劑量降低。

適 應 症 **[衛核]治療6 歲(含)以上及65 歲(含)以下患有注意力不足過動症之兒童、青少年及成人病患。**

[非衛核](1)本藥可做為孩童之極微小的腦功能失常(MBD)，即過動兒症候群的輔助治療。(2)治療發作性嗜睡症。(3)緩解輕度的憂鬱症。(4)藥物引起的嗜眠

用法用量 1.成人：平均每日劑量為20~30mg，分2~3次投與。有些患者可能需要每日40~60mg的劑量，而有些患者每日只需10~15mg即已足夠。

2.如果患者較晚服用methylphenidate HCl會造成患者無法入睡的情形時，則應在下午六點以前服用最後一份劑量。

3.兒童(6歲及6歲以上年齡)：methylphenidate治療應以小劑量開始，然後每週逐漸增加劑量，不建議每日使用超過60mg的劑量，藥品投與的時間應配合患者有最大的學校行為及社交困難的時期，由每天一次或兩次，每次5mg開始(即早餐或午餐時服用)，每週以5~10mg的劑量逐漸增加，每日的劑量應分次投與。

4.如在一個月以上適當劑量調整後未見到症狀改善，則應停用此藥。
如果症狀惡化或出現其他不良反應，則應減少劑量或必要時停藥。

5.本藥建議起始劑量為18mg。目前每日服用二次10mg methylphenidate hydrochloride的患者、或每日服用一顆40mg緩釋錠或每日服用三次10mg methylphenidate hydrochloride的患者，本藥建議起始劑量為36mg。對某些患者而言，54mg可能是適當劑量。不建議每日劑量超過54mg。

6.長效劑型的用法用量：

a.建議病人應於每天早餐後約20分鐘內服用METHYDUR SR一次，並與開水完全吞服，切記不要咀嚼、剝半或壓碎。

b.建議起始劑量為每日服用22毫克。當病人於使用劑量未達到最佳效果時，應視情況每隔7天增加11毫克來調整劑量至最高每日44毫克。目前尚未進行對高於44毫克的劑量

研究。

不良反應 失眠、頭痛、神經質、神經過敏、食慾喪失、眩暈、行為障礙、運動失調、生長抑制、抽搐及躁狂等。

罕見嚴重不良反應有：白血球低下、貧血、過敏反應、抽搐、舞蹈症、痙攣或加重已有的抽搐或杜萊德氏 (Tourette's) 症、腦血管疾病包括血管炎、腦出血與腦血管意外、心絞痛、視力模糊、肝功能異常甚至肝昏迷、紫斑症或紅斑。

醫療須知 1.長期濫用methylphenidate會導致明顯的耐藥性及精神依賴併有不同程度的行為異常。

2.Methylphenidate HCl用於高血壓患者應謹慎，服用methylphenidate 的所有患者，尤期是高血壓患者，應於適當間隔監測血壓。

3.長期使用methylphenidate的安全性及有效性資料還不完全。因此需長期治療的患者應小心監測。

4.長期治療者應做定期完全的血球計數、分類及血小板計數。

5.使用治療注意力不足過動症之藥品Daytrana (methylphenidate)經皮貼片可能出現永久的皮膚褪色現象，稱為化學性白斑。

6.本藥可能引起心臟血管問題，若出現胸悶、呼吸短促、昏暈等現象；或出現異常行為，情緒激動易怒、侵犯的行為、敵意、自殺或死亡想法、幻覺等；陰莖勃起異常(疼痛或持續>4小時)；手指/腳趾感到麻/痛/冷等情形請立刻就醫。

7.本藥可能會引起頭暈、視力模糊，宜避免開車或操作機械。

8.本藥可能讓孩童成長趨緩，建議定期追蹤孩童身高與體重的生長情形。

§ 30.2 中樞神經系甦醒劑

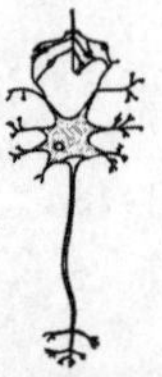

30201 ATOMOXETINE HCL▲

孕 C 乳 ? 泄 肝 T½ 5.2h/21.6h

Rx 40 MG/錠劑(T); 10 MG, 18 MG, 25 MG, 40 MG, 60 MG/膠囊劑(C);

商　名

APO-Atomoxetine® (APOTEX/鴻汶) $48.7/C(18MG-PIC/S), $48.7/C(60MG-PIC/S), $48.7/C(10MG-PIC/S), $48.7/C(40MG-PIC/S), $48.7/C(25MG-PIC/S)

Atotine® (應元) $43.7/T(40MG-PIC/S)

Mixre® ＊ (歐帕/渥克) $48.7/C(25MG-PIC/S), $48.7/C(40MG-PIC/S),

Strattera® ◎ (LILLY/禮來) $48.7/C(40MG-PIC/S), $48.7/C(18MG-PIC/S), $48.7/C(60MG-PIC/S), $48.7/C(25MG-PIC/S), $48.7/C(10MG-PIC/S)

Xeirda® (五洲/勝群) $44.9/T(40MG-PIC/S)

藥理作用 1.本藥是選擇性腎上腺素(NE)的再回收抑制劑。

2.本藥對於注意力缺損/過動症(Attention Deficit/Hyperactivity，ADHD)，產生療效的確切機轉未知。根據體外體細胞回收及神經傳導物質缺乏性的研究結果，認為應和突觸前正腎上腺素輸送體受到選擇性抑制有關。

適 應 症 [衛核]注意力缺損/過動症(ADHD)。

用法用量 1.70kg以下的孩童和青少年：開始每日總劑量約0.5mg/kg，至少3天後，每日總劑量增加至約1.2mg/kg，劑量超過1.2mg/kg/日，未證實有增加效益。

2.70kg以上的孩童和青少年或成人：開始每日總劑量約40mg，至少3天後，每日總劑量增加至100mg。

不良反應 孩童與青少年常見的不良反應有：食慾減低、暈眩、消化不良、疲倦、情緒不穩定、噁心嘔吐；成人常見的不良反應有：便秘、食慾減低、噁心、性慾減低、口乾、經期不正常、男性性功能障礙、睡眠困難、排尿困難(尿液遲緩、滯留及頻尿)。

醫療須知 1.不可與單胺氧化酶抑制劑併用或停用單胺氧化酶抑制劑兩星期內服用。

2.慎防服用本藥出現自殺想法及行為。

3.誘發躁症發作的風險：治療合併有雙極性情感疾患(bipolar disorder)的ADHD患者，因可能有誘發躁期發作的風險性，必須加以注意。

4.過敏反應：曾報導發生如血管神經性水腫、蕁麻疹及出疹的過敏反應。
5.對於生長的影響：治療期間短期可能會影響正常身高與體重生長，但長期服用並不會造成影響。

30202 PIOTOLISANT HCL

孕X 乳- 泄 肝 半 20h

Rx 18 GM, 4.5 MG/錠劑(T);

商 名 Wakix® ◎ (信東) $73/T(4.5MG-PIC/S), $194/T(18GM-PIC/S)

藥理作用 1.Pitolisant是一種強力且具口服活性的組織胺H3受體拮抗劑/反向致效劑，可通過阻斷組織胺自體受體來增強腦內組織胺神經元的活性。組織胺神經元延伸遍佈整個大腦，構成主要的覺醒系統。
2.本藥還可以調節多個神經傳遞物質系統，增加大腦乙醯膽鹼、正腎上腺素和多巴胺的釋放。
3.本藥有助於提高清醒程度與持續時間，並提高白天的警覺性。

適 應 症 [衛核]1.治療6歲以上猝睡症(伴隨或未伴隨猝倒現象)的病人。
2.改善患有阻塞性睡眠呼吸中止(OSA)成人病人的覺醒狀態並減少日間過度嗜睡(EDS)，這些病人的EDS無法透過如持續性呼吸道正壓(CPAP)等OSA主要治療方式，而得到令人滿意的治療成果或對其無法耐受。

用法用量 1.本藥應以最低劑量開始治療，根據病人對藥物的反應和耐受性上調劑量，每日口服劑量不超過36mg：
a.第1週：每日9mg(4.5mg兩粒)的起始劑量。
b.第2週：劑量可以增加至每日18mg(18mg一粒)或減少至每日4.5mg(4.5mg一粒)。
c.第3週：劑量可以增加至每日36mg(18mg兩粒)。
2.可根據醫師的評估與病患的反應，而隨時減少劑量至每日4.5mg或增加劑量至每日36mg。
3.每日總劑量應在早餐時一次服用。

不良反應 1.最嚴重的藥物不良反應是體重異常下降(0.09%)和自然流產(0.09%)。
2.常見的藥物不良反應(ADR)為失眠(8.4%)、頭痛(7.7%)、噁心(4.8%)、焦慮(2.1%)、煩躁(1.8%)、頭暈(1.4%)、抑鬱(1.3%)、震顫(1.2%)、睡眠障礙(1.1%)、疲勞(1.1%)、嘔吐(1.0%)、眩暈(1.0%)、消化不良(1.0%)、體重增加(0.9%)、上腹部疼痛(0.9%)。

醫療須知 1.有精神病史(例如嚴重焦慮或嚴重抑鬱並且有自殺意念風險)的病人應謹慎服用本藥。
2.腎功能不全或中度肝功能不全病人(Child-Pugh B)應謹慎使用本藥。
3.已有相關研究指出，服用本藥會造成胃部不適，因此病人患有胃酸引起相關胃病或與胃刺激性藥物(如皮質類固醇或NSAID)合併給藥時，應謹慎使用。
4.嚴重肥胖或嚴重厭食症病人應謹慎服用本藥。
5.治療心臟病病人、用於已知會增加再極化障礙風險的心臟病病人。
6.嚴重癲癇病人應謹慎使用本藥。

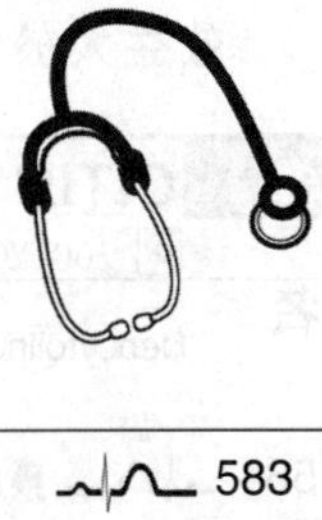

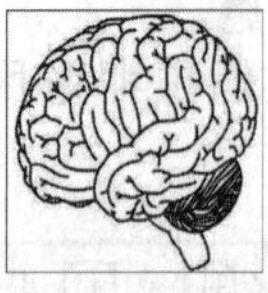

第三十一章 腦代謝改善劑

Brain Metabolism Strengtherner

人體的神經系統約有30億神經原所組成，其中絕大部份構成非常精密的腦組織，腦是人體的活命中樞，就生理學而言，腦組織缺氧5秒鐘就會導致功能障礙，15秒就會昏迷，3分鐘造成腦細胞受損，5分鐘以上腦細胞就會死亡。因此，如發生腦血管硬化，腦血管破裂或梗塞，意外發生的震盪或腦挫傷等，常常會導致死亡，或使半身不遂，記憶力喪失，癡呆，昏迷不醒，甚至變成植物人。

當今醫學確有長足進展，尤其在診斷和外科手術方面，但是，目前對於上述情形的藥物治療尚無良方。雖然市面上有許多宣稱能治療各種腦變病，腦血管意外受損的藥物，即所謂的腦代謝改善劑，但是，大多數皆無臨床證實的治療效果，因此，僅能做苟且一試的打算。現在將它們刊載出來，以供做大家參考。

§ 31.1 腦代謝改善劑

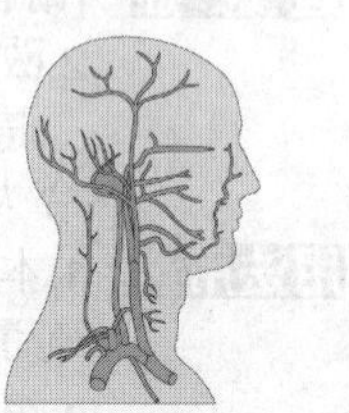

31101 CINNARIZINE

℞ 25 MG, 50 MG/錠劑(T)； 25 MG/膠囊劑(C)；

商 名

Cinatin®(皇佳) $1.5/T(25MG-PIC/S), $2/T(25MG-PIC/S-箔)
Cinin®(新喜國際) $1.5/T(25MG-PIC/S)
Cinnarin®(應元/豐田) $1.5/T(25MG-PIC/S), $2/T(25MG-PIC/S-箔),
Cinnarith S.C.®(長安)
Cinnarizine®(世達)
Cinnarizine®(井田) $1.5/T(25MG-PIC/S), $2/T(25MG-PIC/S-箔),
Cinnarizine®(人生) $0.69/T(25MG)
Cinnarizine®(優生) $1.5/T(25MG-PIC/S)
Cinnarizine®(明大) $1.5/T(50MG-PIC/S)
Cinnarizine®(正和) $1.5/T(25MG-PIC/S)
Cinnarizine®(華興)
Cinnaron®(REMEDICA/富彰行) $2/T(25MG-PIC/S-箔)
Cinnazine®(生達) $2/T(25MG-PIC/S-箔), $1.5/T(25MG-PIC/S)
Cyritin®(信隆)
Hepi®(回春堂) $0.69/C(25MG)
Linagan®(福元) $1.5/T(25MG-PIC/S)
Narizin®(強生) $1.5/T(25MG-PIC/S), $2/T(25MG-PIC/S-箔),
Nauean®(明大) $1.5/T(25MG-PIC/S), $2/T(25MG-PIC/S-箔)
Nogeron®(派頓) $1.5/C(25MG-PIC/S)
Roin®(政德)

藥理作用 本藥能有效擴張腦血管，增強腦部血流量，而且又能擴張冠狀動脈，增加心肌的冠狀流量。

適應症 [衛核]噁心、眩暈、迷路障礙、暈動病、末梢血管循環障礙
[非衛核]腦腫脈硬化症(思想不集中，觀察力遲鈍，記憶力減退，平衡障礙，美尼爾氏病)，狹心症。

用法用量 1天3次，每次25~50mg。

不良反應 口乾，思睡。

醫療須知 1.顱內出血者要確定止血後，才能使用本藥。
2.本藥的動物實驗結果使胎兒發生口蓋罅裂。因此，孕婦或可能懷孕的婦女宜在判斷效益大於危險性時，才考慮服用本藥。

31102 CITICOLINE

℞ 200 MG/注射劑(I)；

商 名

Neocytolin®(應元/汎生)

藥理作用 (1)提高腦幹網狀組織的活動。(2)改善腦循環和代謝。

適應症 [衛核]對頭部外傷及腦手術所伴隨之意識障礙可能有效

用法用量 1.頭部外傷及腦手術而起之意識障礙：1天1~2次，每次100~500mg，點滴靜注，IV，IM。
2.用於帕金森症時：與抗膽鹼激劑併用，本藥1天1次，每次500mg，IV。
3.腦中風後之半身不遂：1天1次，每次1000mg，連用4週，IV。或1天1次，每次250mg，連用4週後，有所改善時，再連續使用4週 。

不良反應 一般性血壓下降，失眠，昂奮，熱感。

31103 DIISOPROPYLAMMONIUM DICHLOROACETATE

Rx 20 MG/錠劑(T);

商名
Dada S.C.® (長安)
Hugalin S.C.® (瑞士/華興) $1/T(20MG)

藥理作用 本藥為血管擴張劑，據稱可改善腦對葡萄糖和離子的吸收，而加強營養素對腦細胞的通透性。

適應症 [衛核]慢性肝疾患、肝機能的改善
[非衛核]恢復腦細胞的活力和意識能力。

用法用量 1.口服：每天2~4錠。
2.肌注/靜注：每天1~2針。

31104 NICERGOLINE

Rx 5 MG, 10 MG/錠劑(T);

商名
Acerine S.C.® (衛達) $3.85/T(10MG-PIC/S), $2.3/T(5MG-PIC/S),
Ceborin S.C.® (健喬信元)
Ceramon S.C.® (仁興)
Cereline® (皇佳) $2.27/T(5MG)
Marion® (利達) $3.85/T(10MG-PIC/S), $2.3/T(5MG-PIC/S)
Nicer® (黃氏)
Nigoline® (元宙) $3.85/T(10MG-PIC/S)
Nixo® (華興) $2.3/T(5MG-PIC/S), $3.85/T(10MG-PIC/S),
Sermion® ◎ (PFIZER/暉致) $2.3/T(5MG-PIC/S), $3.85/T(10MG-PIC/S),
Seromin S.C.® (優生) $3.85/T(10MG-PIC/S)

藥理作用 本藥為一半合成的麥角生物鹼，它能改善腦血管的循環和代謝，促進腦細胞對血液中氧和葡萄糖的利用。此外，它還可防止血小板凝集。

適應症 [衛核]末梢血管循環障礙
[非衛核]急慢性腦血管循環和代謝障礙。

用法用量 1.口服：治療：1天3次，每次5~10mg，空腹服用效果較佳。預防：1天3次，每次5mg。
2.注射：1天1~2次，每次2~4mg，IM或溶於100ml生理食鹽水，緩慢靜脈滴注，對嚴重病例，劑量可增加至1天10mg。

31105 NIMODIPINE▲

孕 C 乳 - 泄 肝 半 8~9h

Rx 30 MG/錠劑(T); 0.2 MG/ML/注射劑(I);

商名
Amocure® ∗ (南光) $582/I(0.2MG/ML-PIC/S-50ML),
Nimotop Infusion® ◎ (KVP/拜耳) $582/I(0.2MG/ML-PIC/S-50ML)
Nimotop® ◎ (HAUPT/拜耳) $14.1/T(30MG-PIC/S)

藥理作用 (1)高親脂性鈣離子拮抗劑，對腦血管有優先的活性。(2)可顯著改善腦血循環，防止痙攣。(3)預防腦血管缺血，保護大腦細胞免於死亡。(4)本藥也具有神經藥理(nuropharmacological)和精神藥理(psychopharmacological)的作用。

適應症 [衛核]預防、治療因動脈瘤引起之蜘蛛膜下出血後，腦血管痙攣所引起的缺血性神經缺

31 腦代謝改善劑

損。

用法用量 IV form：體重70KG以下或血壓不足者開始治療時，前兩小時每小時0.5mg的nimodipine。體重70KG以上每小時1mg nimodipine的速度注射2小時，若無副作用則可加倍劑量繼續給予。Oral form：注射10~14天後，建議口服nimodipine膜衣錠，每天6次，每次60mg，約七天。

不良反應 頭痛，面部潮紅，胃部症狀，嘔心，灼熱感和血壓降低。

醫療須知 (1)Nimoipine IV不可直接加入注輸袋或注輸瓶中，應利用Y型管血旁邊注入正在滴注其他輸液之注輸管中。
(2)Nimoipine只能使用PE或PP的注輸管不可用PVC的注輸管。
(3)Nimoipine需配合syringe pump給予。
(4)給藥之前先測定心尖脈，若心跳低於60，就要停藥。

31106 PENTOXIFYLLINE

孕C 乳？ 食＋ 泄 肝/紅血球 T½ 0.4～0.8h

Rx

100 MG, 300 MG/錠劑(T)； 400 MG, 400 MG/持續性錠劑(T.SR)； 20 MG/ML/注射劑(I)； SR 400 MG/持續性製劑(SR)；

商 名

Cental®(壽元) $1.5/T(100MG-PIC/S), $2/T(100MG-PIC/S-箔)
Ceretal S.C.®(信東) $2/SR(400MG-PIC/S-箔), $1.82/T.SR(400MG-PIC/S)
Forflow SR®(美時) $1.82/SR(400MG-PIC/S), $2/SR(400MG-PIC/S-箔)
Fylin Retard® ＊ (正和) $1.82/SR(400MG-PIC/S), $2/SR(400MG-PIC/S-箔)
Hexopal®(羅得) $1.5/T(100MG-PIC/S),
Ipentol CR®(優良/健喬信元) $1.79/T.SR(400MG)
Papiror E.C.®(杏林新生) $2/T(100MG-PIC/S-箔), $1.5/T(100MG-PIC/S)
Penphylline®(中生) $1.82/SR(400MG-PIC/S)
Pental S.C.®(強生) $2/T(100MG-PIC/S-箔), $1.5/T(100MG-PIC/S),
Pentathin E.S.C.®(明大/東洲)
Pentop S.C.®(優生) $1.5/T(100MG-PIC/S),
Pentop S.R®(優生) $1.82/SR(400MG-PIC/S), $2/SR(400MG-PIC/S-箔)
Pentoxilline®(壽元)
Perilax Slow Release®(回春堂) $1.79/SR(400MG)
Recital SR®(南光)
Recital®(南光)
Sephylline®(元宙) $1.5/T(100MG-PIC/S)
Shery E.C.®(華興) $2/T(100MG-PIC/S-箔), $1.5/T(100MG-PIC/S)
Sin Tong E.F.C®(井田) $1.5/T(100MG-PIC/S)
Suintol E.F.C.®(約克) $1.5/T(100MG-PIC/S)
Throne®(永信) $1.5/T(100MG-PIC/S), $2/T(100MG-PIC/S-箔)
Trenfylline S.R.F.C.®(中化) $2/SR(400MG-PIC/S-箔), $1.82/SR(400MG-PIC/S)
Trental Dragee® ◎ (聯亞/賽諾菲)

藥理作用 1.本藥藉其對病理性受損之紅血球變形的影響，抑制血小板凝集，及減低血液粘度之增加，而改善血管血流的性質，因此本藥可改善血流受損區之微細血管循環之營養狀態。
2.本藥之最主要特徵是可連續釋放出有效成分，保持經常的吸收，延長血中濃度。
3.服用本藥已證實可改善腦血管疾病的症狀

適應症 [衛核]末梢血管循環障礙
[非衛核]腦循環不全，中風症候群，糖尿病血管病變，以及抗血栓栓塞症。

用法用量 口服：初劑量1天3次，每次400mg，維持劑量1天2次，每次400mg，飯後整粒吞服

不良反應 1.常見-頭昏眼花、消化不良、噁心、嘔吐；2.偶有-發燒、睏倦、焦躁、頭痛、失眠、心絞痛、低血壓、水腫、視力模糊、腹部不適、脹氣、搔癢、白血球減少、體重改變。

醫療須知 1.本藥若與高血壓藥物併用，要監測血壓，調整高血壓藥物的劑量。
2.服用本藥不宜駕車或從事危險性工作。

31107 PIRACETAM

Rx

800 MG, 1200 MG/錠劑(T)； 400 MG/膠囊劑(C)； 200 MG/ML/注射劑(I)； 200 MG/ML/液劑(Sol)； 1200 MG, 2400 MG/顆粒劑(Gr)；

商 名

Ceregent®(旭能/億代富) $6/Gr(1200MG-PIC/S-1.2GM)
Cetam®(元宙) $6/Gr(2400MG-PIC/S-2.4GM)
Conica®(優良/健喬信元) $1.14/C(400MG)
Enoli®(井田) $1.5/C(400MG-PIC/S), $2/C(400MG-PIC/S-箔)
Funow®(信隆) $1.5/C(400MG-PIC/S)
Noopol®(南光) $2/C(400MG-PIC/S-箔), $1.5/C(400MG-PIC/S), $6/Gr(2400MG-PIC/S-2.4GM), $1.84/T(1200MG-PIC/S), $2/T(1200MG-PIC/S-箔), $27.3/I(200MG/ML-PIC/S-10ML), $226/I(200MG/ML-PIC/S-100ML), $15/I(200MG/ML-PIC/S-5ML),
Noosafe®(回春堂)

Hamgo® (元宙) $1.84/T(1200MG-PIC/S), $2/T(1200MG-PIC/S-箔), $6/Gr(1200MG-PIC/S-1.2GM)
Intemeno® (優良/永茂)
Knowful® (永信) $2/C(400MG-PIC/S-箔), $1.5/C(400MG-PIC/S), $1.84/T(1200MG-PIC/S), $2/T(1200MG-PIC/S-箔)
Lesyjia® (中美兄弟)
Lilonton® (壽元) $27.3/I(200MG/ML-PIC/S-10ML), $15/I(200MG/ML-PIC/S-5ML), $1.84/T(1200MG-PIC/S), $1.5/C(400MG-PIC/S)
Linoopil® (安星) $1.5/C(400MG-PIC/S), $15/I(200MG/ML-PIC/S-5ML), $151/I(200MG/ML-PIC/S-60ML),
Nobby® (南光/暉達) $1.84/T(1200MG-PIC/S)
Nobisin F.C® (台裕) $1.84/T(1200MG-PIC/S)
Nocetam® (利達) $6/Gr(2400MG-PIC/S-2.4GM)
Noesin® (台裕) $15/I(200MG/ML-PIC/S-5ML), $27.3/I(200MG/ML-PIC/S-10ML),
Noobica® (優生) $1.5/C(400MG-PIC/S), $2/C(400MG-PIC/S-箔)
Noojohn® (強生) $1.5/C(400MG-PIC/S), $2/C(400MG-PIC/S-箔),
Normabrain® (優生) $1.82/T(800MG-PIC/S)
Nowshin® (大豐) $15/I(200MG/ML-PIC/S-5ML)
Nupitam® (歐帕/瑩碩) $6/Gr(1200MG-PIC/S-1.2GM)
Nuxitam® (歐帕/瑩碩) $2/T(1200MG-PIC/S-箔), $1.84/T(1200MG-PIC/S), $6/Gr(2400MG-PIC/S-2.4GM)
Ogica® (成大)
Picedin® (生達/盈盈) $1.5/C(400MG-PIC/S)
Picetam® (生達) $1.5/C(400MG-PIC/S), $2/C(400MG-PIC/S-箔), $1.84/T(1200MG-PIC/S), $2/T(1200MG-PIC/S-箔)
Piracetam® (應元) $1.79/T(1200MG), $15/I(200MG/ML-PIC/S-5ML), $45.8/I(200MG/ML-20ML)
Piracetam® * (晟德) $26.5/Sol(200MG/ML-PIC/S-60ML), $42.9/Sol(200MG/ML-PIC/S-120ML), $173/Sol(200MG/ML-PIC/S-500ML), $76/Sol(200MG/ML-PIC/S-200ML), $82/Sol(200MG/ML-PIC/S-240ML),
Pisanta® (皇佳) $1.84/T(1200MG-PIC/S), $1.5/C(400MG-PIC/S), $2/C(400MG-PIC/S-箔)
Racetam® (壽元/東洲)
Rofew I.V.® (杏林新生/瑩碩) $151/I(200MG/ML-PIC/S-60ML)
Syntam® (健康化學/健喬信元) $42.9/Sol(200MG/ML-PIC/S-120ML), $68/Sol(200MG/ML-PIC/S-200ML),
Syntam® (優良/健喬信元) $6/Gr(2400MG-PIC/S-2.4GM)

藥理作用 Piracetam作用於中樞神經的方式為：調節腦神經傳導、促進神經成形、保護神經代謝；作用於血行力學方式為：增強紅血球細胞膜變形能力、抑制血小板功能、降低血漿黏稠度、增強微血管循環，但其作用並不會導至血管擴張。對於腦部功能障礙的患者於服用piracetam後，會顯著改變腦電波圖(EEG)，造成alpha及beta波增強，降低delta波，增強警覺性及認知功能。實驗顯示當動物受到各種腦部損傷(包括缺氧、中毒及電擊治療)，piracetam會保護腦細胞並恢復其認知能力。

適應症 [衛核]對腦血管障礙及老化所引起之智力障礙可能有效

用法用量 1.腦血管障礙及老化引起的智力障礙：緩解期：治療初期每日4.8g，持續治療時每日劑量改為2.4g。
2.皮質性陣發性抽搐：起始劑量每日為7.2g，每3~4天增加4.8g/day，最高增至每日24g。小孩劑量按體重計算，每天30~50mg/kg。

不良反應 曾有報告顯示與piracetam有關的副作用有：神經質、刺激、失眠、焦慮、顫抖及精神激昂。少數患者曾有疲倦、嗜睡的抱怨。而這些症狀在臨床試驗的發生率為低於2%，並且較常發生於每日劑量大於2.4克的老年患者。大多數的案例在減輕劑量後症狀會自然消失。胃腸方面的副作用(噁心、嘔吐、下痢及胃痛)、頭痛、眩暈亦曾被報導，但這些症狀在臨床試驗的發生率與安慰劑並無明顯不同。其它症狀例如口乾、刺激性慾、體重增加及皮膚過敏反應等偶有報導。

31108 THYMOXAMINE

Rx 30 MG/錠劑(T);

商 名

Aryten® (汎生)

藥理作用 1.本藥為β-blocker和noradrenaline競爭receptor sites，因而阻止其在血管平滑肌之作用。
2.本藥對腦血管之舒張效果為顯著，可促進大腦機能並消解四肢麻痺。
3.本藥可舒張末梢細動脈，使心輸出量增加，末梢管之血流量增加。

適應症 [衛核]末梢血管循環障礙。
[非衛核](1)腦血管障礙症(腦血管硬化，急發性腦血管疾病)心肌梗塞，動脈炎。(2)末梢局部缺血、凍瘡、手足發紺、雷諾氏病、肢端紅藍腫。(3)血管痙攣、支氣管性氣喘、美尼爾氏病。(4)風濕症、頸關節病、神經病。(5)高血壓性眼疾、血管痙攣視網膜症。

用法用量 成人每日4~6片，分三次服用。

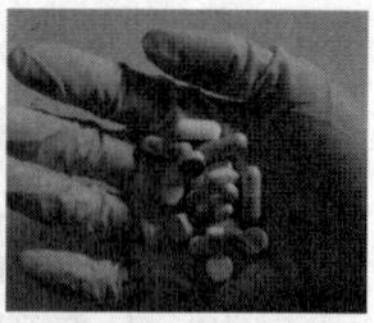

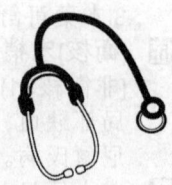

§ 31.2 腦代謝改善劑複方產品

31201 Fruceol "濟生"福淅腦注射液® (濟生)

Rx

每 ml 含有：FRUCTOSE (LAEVULOSE) 50.0 MG；GLYCERIN (eq to GLYCEROL) 100.0 MG；SODIUM CHLORIDE 9.0 MG

適應症 [衛核] 降低顱內壓，腦水腫

用法用量 參照仿單

類似產品 Frucerintone "台裕"脈利通注射液® (台裕)
Glycerol "南光" 固利壓注射液® (南光) $65/l (250.0 ML-PIC/S), $65/l (300.0 ML-PIC/S), $75/l (500.0 ML-PIC/S)
Glycetose "信東" 葛林縮斯注射液® (信東) $65/l (300.0 ML-PIC/S), $75/l (500.0 ML-PIC/S)
Frucerol 福樂多注射液® (杏林新生) $65/l (300.0 ML-PIC/S), $75/l (500.0 ML-PIC/S)
Glycerol "壽元" 固舒腦注射液® (壽元)

31202 Glycerosteril 葛來斯樂® (FRESENIUS KABI/費森尤斯卡比) $85/l (250.0 ML-PIC/S)

Rx

每 liter 含有：GLUCOSE MONOHYDRATE 27500.0 MG；GLYCERIN (eq to GLYCEROL) 100000.0 MG

適應症 [衛核] 降低顱內壓、腦水腫

用法用量 參照仿單

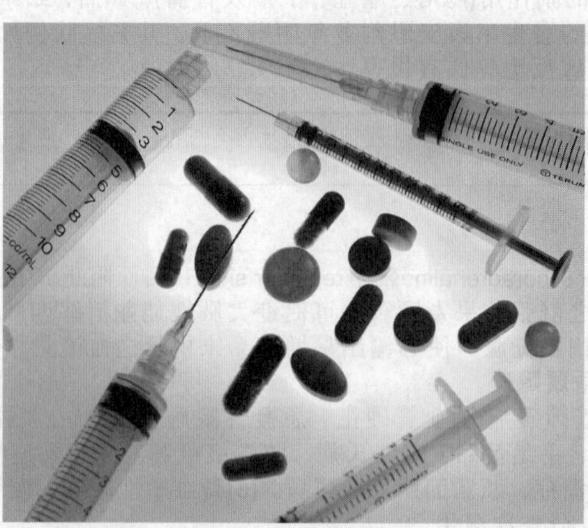

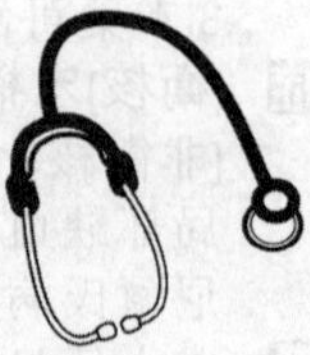

第 三 篇
麻醉劑
Anesthetics

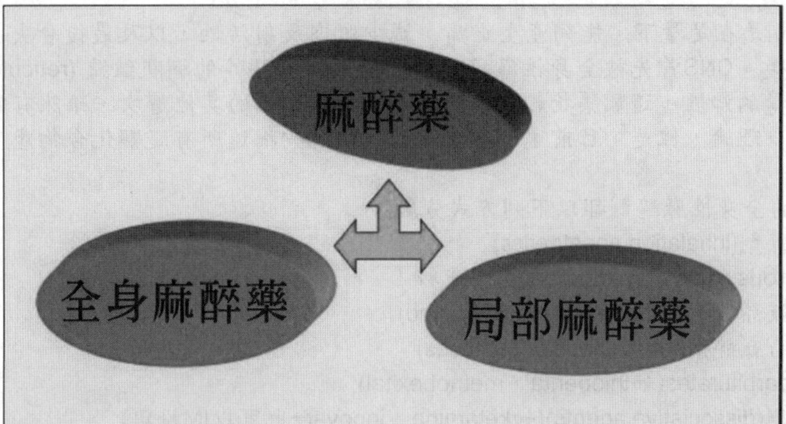

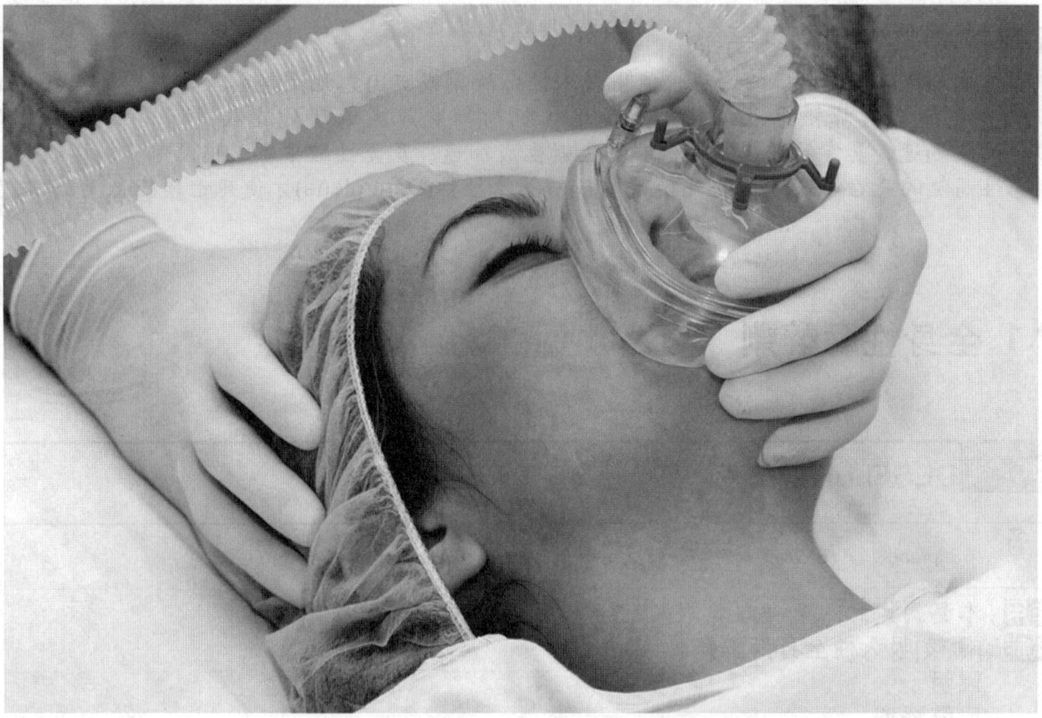

美國FDA發布藥品安全警訊，手術或療程中重複或延長使用全身麻醉及鎮靜藥物於小於三歲兒童或第三孕期之孕婦可能會影響幼童腦部發展。

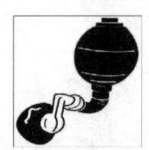

第三十二章
全身性麻醉劑
General Anesthetics

全身性麻醉就是在足量下，能夠產生止痛，減少肌肉反射活性，以及最後會失去意識的製劑。一般而言，在投與後，CNS首先被全身性麻醉劑影響的地方為腦幹的網狀組織 (reticulum formation)，結果逐漸的減低感覺的知性，這類藥物較高的濃度也會影響CNS的其他層次，雖然有關全身性麻醉劑的作用機轉已有很多理論，但是，目前還沒有單一的理論能夠描述所有這類化合物產生意識喪失的作用。

臨床上使用的全身性麻醉劑都以下列方式分類：

(1)吸入性麻醉劑(inhalation anesthetics)
- ·氣體(如nitrous oxide，cyclopropane)
- ·揮發性的液體(如halothane，methoxyflurane)

(2)靜脈注射的麻醉劑(intravenous anesthetics)
- ·超短效的barbiturates(如thiopenta，methohexital)
- ·解離的製劑(dissociative agents)(如ketamine，innovar—也可以IM投與)

雖然每一種全身性麻醉劑的臨床藥理在此會做短簡的介紹，但是，任何人要按基本的途徑來使用這些藥物，都必須從每一種製劑的特殊文獻報告去徹底的了解每一種製劑的優缺點，以及它們適當的投與方法(如開放式滴注法'open drop'，半密閉法'semiclosed')或完全重呼吸法(complete rebreathing methods)。下列我們將要通盤討論那些廣泛使用之藥物性質和臨床的應用。

§ 麻醉的夢魘－惡性高熱

惡性高熱主要是在進行麻醉過程中使用吸入性麻醉劑或肌肉鬆弛劑等藥物所誘發的症狀，病人因體內肌肉細胞膜過度擴張導致鈣離子大量進入肌肉細胞產生過度代謝狀態，進而產生體溫上升(>40℃)、心跳過速、異常的呼吸急促、二氧化碳生成加速、多發性酸中毒、肌肉僵直、橫紋肌溶解症。早期惡性高熱的死亡率高達 70%，後來發現解藥單挫林(Dantrolene)才使死亡率降低至5%以下。

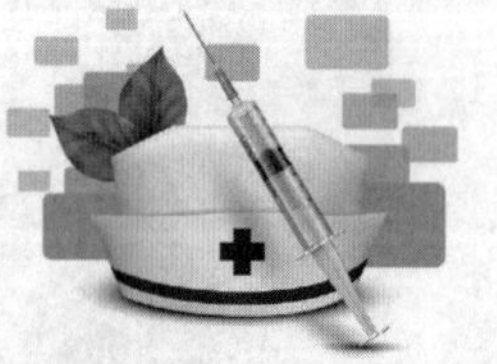

§ 32.1 全身性麻醉劑

32101 DESFLURANE▲

℞ 99 %, 1 ML/Inh Sol;

商　名
Suprane® ◎ (BAXTER/瑞帝)　Suprane® (BAXTER/百特)

藥理作用 本藥為氣體的全身麻醉劑。

適 應 症 [衛核]吸入性全身麻醉劑。
說明：
麻醉誘導
SUPRANE適用於成人在住院及門診手術誘導期之吸入性麻醉劑。
SUPRANE禁用做為兒科病患誘導用之吸入性麻醉劑，因為它會導致中至重度的上呼吸道不良反應。

麻醉維持
SUPRANE適用於成人與兒科病患住院或門診手術之吸入性麻醉維持。
若以本藥以外之吸入性麻醉藥來誘導與氣管插管，SUPRANE可用在小孩及嬰兒麻醉維持。
SUPRANE不適用於非插管之幼童麻醉維持，因為SUPRANE極可能造成幼童之呼吸不良反應，包括：咳嗽、咽喉痙攣或刺激分泌產生。

用法用量 1.誘導：成人−開始濃度為3%，然後每2~3次呼吸逐漸增加0.5~1%。在2~4分鐘產生麻醉作用。
2.維持：成人−手術時的維持劑量2.5~8.5%，可同時使用笑氣(nitrous oxide)，兒童：5.2~10%。

不良反應 與劑量相關連的低血壓和呼吸抑制、咳嗽、呼吸不順暢、流涎、呼吸暫停和喉嚨痙攣、手術後的噁心、嘔吐，一過性WBC增加和惡性體溫過高。

32102 ENFLURANE

℞ 1 ML/Inh Sol;

商名 Anfrane® (寶齡富錦)

藥理作用 本藥的麻醉作用類似halothane所產生的，但是，肌肉鬆弛作用較強，而且沒有會產生肝毒性和腎毒性的報告，在做腹部手術時，本藥可能優於halothane。

適應症 [衛核]吸入性全身麻醉。

用法用量 1.誘導劑量−3.5%~4.5%(7~10分鐘)
2.維持劑量−1.5%~3.5%。

不良反應 輕微的低血壓減少心肌的收縮力，長期使用會造成CNS刺激作用。

醫療須知 1.罹患心臟病的人使用本藥要非常小心。
2.當投與enflurane時，不使用擬交感神經興奮劑，因為會造成心律不整。

32103 ETOMIDATE

℞ 2 MG/注射劑(I);

商名 Etomidate-Lipuro® (B.BRAUN/柏朗) Hypnomidate® (DEMO/美達特)

藥理作用 1.一般認為etomidate是透過增強大腦中γ-氨基丁酸A型(GABAA)受體的功能來產生鎮靜和安眠作用。
2.Etomidate增加了GABA活化GABAA受體的效力，並且可以在沒有GABA的情況下直接活化受體。
3.Etomidate會選擇性與含有β2或β3亞基的GABAA受體發生交互作用。

適應症 [衛核]靜脈注射麻醉劑。

用法用量 1.在麻醉誘導期，靜脈注射每公斤體重0.3毫克的劑量，可達到持續4至5分鐘的睡眠。
2.須根據個別病人反應以及臨床作用來調整劑量。安眠效果可透過額外注射本藥而延長。
3.每次手術所給予的劑量不得超過30毫升(3安瓿)。
4.因本藥無止痛效果，當進行會產生疼痛之醫療手術時應給予適當的止痛劑。
5.本藥應緩慢注射給藥(例：以30至60秒時間注射10毫升)。
6.本藥可使用sodium chloride輸注液或dextrose輸注液稀釋，但與compound sodium lactate輸注液(Hartmann's溶液)不相容。與pancuronium bromide注射液混合時可能時會出現輕微混濁，故應避免將這兩種注射液混合。

不良反應 1.非常常見(≧1/10)：皮質醇降低、神經系統運動異動。
2.常見(≧1/100到＜1/10)：肌躍症、靜脈疼痛、低血壓、呼吸中止、換氣過度、喘鳴、嘔吐、噁心、皮疹。

32 全身性麻醉劑

醫療須知 1.單劑etomidate麻醉誘導劑量可能造成短暫的腎上腺功能不足以及血清皮質醇濃度降低。以etomidate作為麻醉誘導時，相較於thiopentone，術後血清皮質醇濃度的回升約延遲3到6小時。

2.當病人可能會因手術產生重大壓力時，尤其是腎上腺皮質功能障礙的病人，應考慮額外給予皮質醇類藥物。

3.Etomidate使用於重症病人(包括敗血症病人)時須特別小心謹慎。

4.連續輸注或重複注射etomidate可能導致持續性抑制體內皮質醇與醛固酮，因此應避免使用本藥作為麻醉維持劑。

5.可能出現一群或多群肌肉束的自發運動，若給藥前未給予預防性用藥的話，更容易發生這種情形。

6.在投予本藥時，曾觀察到肌躍症(myoclonus)和注射部位疼痛(包括靜脈疼痛)的現象，尤其是注射於小靜脈時。若在給予本藥進行麻醉誘導前1到2分鐘，靜脈注射少量適當之鴉片類藥物(例如fentanyl)，可大幅避免這種狀況發生。

7.肝或腎功能不全的病人須接受醫療監測，因曾通報歸因於丙二醇的各種不良反應。

8.Etomidate對駕駛及操作機械能力有重大影響。儘管病人可能在甦醒後30至60分鐘內恢復正常警覺性，仍建議病人在本藥給藥後的至少24小時內不要駕車或操作機械。

9.動物實驗已顯示具生殖毒性，孕婦使用的安全性尚未經驗證。只有在潛在效益超過對胎兒風險時，才可以在懷孕期間使用本藥。

10.本藥治療期間與給藥後24小時內應停止哺乳。

32104 FLUMAZENIL▲

孕 C 乳 ? 泄 肝/腎 T½ 54m

Rx 0.1 MG, 0.1 MG/ML/注射劑(I);

商名 Anexate® ◎ (裕利) $910/I(0.1MG-PIC/S-5ML) Flumazenil-Hameln® (SIEGFRIED/橫山) $910/I(0.1MG/ML-PIC/S-5ML)

藥理作用 本藥是一種imidazobenzodiazepine，藉由競爭的抑制作用，經由阻斷benzodiazepine的受體，以拮抗benzodiazepine的中樞神經效應，是一種具專一性的benzodiazepine拮抗劑。

適應症 [衛核]用於麻醉及加護病房時回轉benzodiazepine之中樞鎮靜作用

[非衛核]1.麻醉–對於住院患者，終止以benzodiazepine誘導及維持全身麻醉，對於住院及門診患者、逆轉用於短時間的診斷及治療措施中之benzodiazepine 鎮靜作用。2.重症治療–本藥可以做為中毒時證明診斷之用或排除中毒之用。

用法用量 本藥溶於5%葡萄糖液或生理食鹽液或0.45%NaCl+2.5%葡萄糖液，以做為輸液之用。

1.麻醉中–初劑量於15秒內靜注0.2mg，若60秒內仍未恢復到希望的意識程度，再追加第二劑0.1mg，然後視需要每60秒追加1劑，直到總劑量1mg為止。常用劑量是0.3~0.6mg。

2.加護病房中–初劑量是靜注0.3mg，如果60秒內仍未恢復到希望的意識程度，可以重覆注射直到患者醒來，或到總劑量達2mg為止。如果再度嗜眠，可以每小時點滴輸液0.1~0.4mg。

不良反應 快速注射後偶有焦慮感、心悸、恐懼。

醫療須知 1.當flumazenil用於混合藥物過量的情況下，必須特別的小心謹慎，因為其他藥物(特別是環狀抗憂鬱劑)服用過量引起的毒性作用(例如抽搐痙攣和心律不整)，可能會因為benzodiazepines 的作用被flumazenil反轉而浮現出來。

2.Flumazenil不建議用在已長期接受benzodiazepine 治療的癲癇患者。雖然flumazenil有輕微的內因性抗癲癇作用，但其抑制benzodiazepine 作用劑的作用，也可能會提高癲癇患者發作的機會。

3.接受flumazenil以反轉bezodiazepines 作用的患者，應該依照所使用的benzodiazepines的劑量和作用時間，針對再鎮靜作用、呼吸抑制或其他殘餘的benzodiazepines 作用進行一段適當時間的監測。

4.當flumazenil與神經肌肉阻斷劑併用時，必須等到神經肌肉阻斷作用被完全反轉的時候，才可以注射flumazenil。

5.Flumazenil應該小心地使用在頭部傷害的患者，因為它可能會讓正在使用benzodiazepines的患者突然發生痙攣或改變腦部血流。

6.曾以高劑量和/或長期使用benzodiazepines 並於給予flumazenil前數週之間才停止的患者，應避免給予快速注射flumazenil，因為它可能會產生戒斷症狀，包括精神激動、焦慮、情緒不穩定，還有輕微的意識混亂和感覺扭曲。

7.Flumazenil不建議用來治療benzodiazepines 依賴性或處理延長的benzodiazepines 戒斷症狀。因經驗有限，以下的情況應謹慎使用flumazenil：未滿周歲的幼童意識鎮靜作用的回復、孩童藥物過量的處理、新生兒的急救復甦、benzodiazepines 用於誘導孩童全身麻醉的鎮靜作用的反轉。

8.在注射後的24小時內勿駕車或操作危險性機械。

9.在受體上之非benzodiazepine致效劑，亦受本藥之阻斷。

32105 ISOFLURANE

Rx 1 ML/Inh Sol;

商　名

Aerrane® (BAXTER/瑞帝)　Terrell® (PIRAMAL/美達特)
Isofrane® (寶齡富錦)

藥理作用 這種揮發性麻醉劑在結構上與enflurane類似，isoflurane的起始作用和恢復較為迅速，此外，isoflurane不會使心臟對epinephrine的心律不整效應產生敏感，同時它還會產生良好的骨骼肌鬆弛作用，本藥對CNS興奮作用小；然而，對呼吸的抑制較深。

適 應 症 [衛核]吸入性全身麻醉

用法用量 依個別患者釐定劑量，誘導−1.5~3%；維持−1~2.5%

32106 KETAMINE (管3)

孕D 泄 肝

Rx 50 MG/注射劑(I);

商　名

Ketalar® ◎ (聯亞/輝瑞)　Ketomin® (南光)
Petar® (信東)

藥理作用 本藥為能夠產生解離狀態的一種迅速作用的麻醉劑，它可產生深度的止痛作用，維持著正常骨骼肌張力和喉的反射，和各種心臟血管及呼吸的刺激作用。一般認為它的作用是在產生感覺途徑專一性的效應之前，先遮斷腦中的聯想途徑。

適 應 症 [衛核]麻醉劑

[非衛核](1)在不必產生骨骼肌鬆弛的診斷和小型手術。如燒傷的治療。(2)在投與其他全身性麻醉之前的麻醉誘導。(3)效力弱之麻醉劑(如N_2O)的輔助劑。

用法用量 誘導劑量−1~4.5mg/kg，在60秒內IV注射或6.5~13mg/kgIM注射。維持劑量−如果須要的話，可增至全誘導劑量的1.5倍，隨患者的需要做適當的調整。

不良反應 血壓上昇，心跳過快，呼吸刺激。

醫療須知 1.酒精中毒、高血壓、腦脊髓液壓昇高等的患者，以及孕婦在使用本藥宜小心。

2.本藥要緩慢IV注射投與(須超過1分鐘)，避免造成過度的呼吸抑制和高血壓，不要IV注射濃度為100mg/ml，也不可以沒有滅菌的水、生理食鹽或葡萄糖溶液稀釋者。

3.不要將ketamine與使用過barbiturates的注射器混合，因為會造成化學性的配合禁忌。

32107 NITROUS OXIDE

Rx Gas 99 %/氣體(Gas)/Gas;

商　名

Nitrous Oxide® (聯華氣體)

藥理作用 本藥為吸入性麻醉劑。

適應症 [衛核]吸入性全身麻醉、鎮痛。

[非衛核](1)誘導(基礎)的麻醉。(2)做為平衡麻醉法的成份。(3)產科和牙科的止痛。

用法用量 (通常與氧混合使用)誘導麻醉−70~80%N_2O；維持麻醉−70%N_2O；止痛−20~30%N_2O。

不良反應 (主要是由於不適當的投與技術而造成氧氣缺乏)心智混亂、發紺、痙攣、長期使用也會造成骨髓抑制。

醫療須知 1.不要使用沒有利用氧稀釋的N_2O來做次以上的吸氣，如果N_2O的濃度大於80%以上，使用較長的時間，就會造成缺氧(hypoxia)。

2.罹患氣胸的患者用 N_2O宜小心，因為N_2O會提高肺壓。

32108 PROPOFOL (管4)▲

孕 B 乳 - 泄 肝 T½ 5~12h

Rx 10 MG/ML, 20 MG/ML/注射劑(I);

商名

Anesvan® (濟生) $37.4/I(10MG/ML-PIC/S-20ML), $128/I(10MG/ML-PIC/S-50ML), $31.5/I(10MG/ML-PIC/S-12ML), $37.4/I(20MG/ML-PIC/S-10ML),
Diprifol® (杏林新生/微脂體)
Diprofen® (杏林新生/東洲) $37.4/I(10MG/ML-PIC/S-20ML), $114/I(20MG/ML-25ML), $90/I(20MG/ML-PIC/S-20ML)
Fresofol® ◎ (FRESENIUS KABI/費森尤斯卡比) $247/I(20MG/ML-PIC/S-50ML), $37.4/I(10MG/ML-PIC/S-20ML), $128/I(10MG/ML-PIC/S-50ML)
Lipofol® (安星/舜興)
Liprovan® (安星/舜興)
Propofol-Lipuro® (B.BRAUN/柏朗) $37.4/I(10MG/ML-PIC/S-20ML)
Propofol-Lipuro® (大昌華嘉/柏朗) $37.4/I(10MG/ML-PIC/S-20ML), $128/I(10MG/ML-PIC/S-50ML),
Provive® (BAXTER/安強) $128/I(10MG/ML-PIC/S-50ML), $247/I(10MG/ML-PIC/S-100ML), $37.4/I(10MG/ML-PIC/S-20ML)

藥理作用 本藥為一有效誘導劑，能使患者迅速失去知覺，很少見到興奮的作用(如痙攣、打嗝)而且它能迅速代謝故患者很快就可恢復知覺。

適應症 [衛核]短效性靜脈注射全身麻醉劑。

使用於成人及超過3歲兒童作為誘導或維持麻醉之用。

使用於成人病人診斷檢查及外科手術過程中之鎮靜之用，

可單獨使用或與其他局部麻醉劑或全身麻醉劑合併使用。

已住在加護病房中使用人工呼吸器之超過16歲成人病人作為鎮靜之用。

用法用量 1.誘導：麻醉前未給藥和已給藥之患者，建議本藥應依照患者的反應調整劑量(一般健康飲成人約每10秒4ml[40mg])，直到出現麻醉之臨床現象，大部份55歲以下之成年人劑量為1.5~2.5mg/kg大於55歲者所需劑量較低。ASA grades 3和4之患者給藥速率應減慢(約每10秒2ml [20mg])。

2.維持：持續靜脈輸入或重覆靜脈注射給予本藥可維持麻醉作用，防止出現麻醉不足之臨床現象。麻醉時間長於1小時之經驗有限。

3.靜脈輸入：給藥的速率因人而異，通常0.1~0.2mg/kg/分(6~12mg/kg/小時)即可維持理想的效果。誘導麻醉後10~20分鐘，給藥速率可能需要稍快。本藥可不稀釋直接靜脈輸入或以5%dextrose稀釋後給藥。稀釋液濃度不可超過1：5(每ml含2mg)。給藥前調配，須於8小時內使用

4.重覆靜脈注射：依據臨床需要，可以增量給予25mg(2.5ml)~50mg(5.0ml)。

不良反應 偶有低血壓，暫時性窒息，心跳過慢、少數患者在恢復期間會噁心，嘔吐，頭痛，癲癇狀動作、此外，還可能發注射部位局部疼痛。

醫療須知 1.本藥須由專業人員給藥，且須有維護呼吸道暢通，人工換氣和充分供氧之設施，如同其他靜脈注射麻醉劑，對心臟病、呼吸器官、腎臟或肝臟不健全、血量過少或衰弱患者應小心使用。脂肪代謝不正常或須謹慎給予脂肪乳劑者亦應小心使用。

2.一般言之，本藥不應使用於懷孕期間，但可使用於中止懷孕之手術麻醉。

3.Propofol的外觀因為呈現白色牛奶狀液體，所以常被稱為牛奶針。本藥應儲放於室溫；不可冰凍。

4.在給藥過程當中，可能也會出現「Propofol輸注症候群」，會有肝腫大、心律不整、高

脂血症、橫紋肌溶解、代謝性酸中毒的現象。嚴重的話可能致人於死。

32109 ROPIVACAINE▲

孕 B 乳 ? 泄 肝 半 1.8～4.2h

Rx 7.93 MG, 10.58 MG/注射劑(I);

商 名 Ropica® (南光)

藥理作用 1.本藥為長效醯胺類局部麻醉劑和其他局部麻醉劑一樣，藉阻止鈉離子經由細胞膜向神經纖維內移動，來使神經衝動之傳導受到可逆性之阻斷。
2.本藥具麻醉及止痛雙重效應，在高劑量時，其產生手術程度之麻醉；在低劑量時，其產生感覺神經之阻斷(止痛)且對運動神經影響有限亦不具進行性
3.將adrenaline加入時，本藥之作用時間及強度並未因而更為加強。
4.在給藥過程當中，可能也會出現「Propofol輸注症候群」，會有肝腫大、心律不整、高脂血症、橫紋肌溶解、代謝性酸中毒的現象。嚴重的話可能致人於死。

適 應 症 [衛核]外科麻醉：硬膜外阻斷麻醉以進行外科手術，包括剖腹產及區域阻斷麻醉；急性疼痛處理：持續性硬膜外輸注或間歇性之一注射給藥，如手術後或產後疼痛及區域阻斷麻醉。

用法用量 如下表：

	濃度	容積	劑量	作用起始時間	作用時間
	mg/ml	ml	mg	分	小時
[外科麻醉]					
腰椎硬膜外給藥手術	7.5	15-25	113-188	10-20	3-5
	10	15-20	150-200	10-20	4-6
腰椎硬膜外給藥剖腹產	7.5	15-20	113-150	10-20	3-5
[急性疼痛處理]					
腰椎硬膜外給藥					
一次注射	2.0	10-20	20-40	10-15	0.5-1.5
間歇注射(裝滿)	10-15	10-15	20-30		
(如產痛處理)		(至少間隔30分鐘)			
區域阻斷麻醉					
(如小神經之阻斷及浸潤)	2.0	1-100	2-200	1-5	2-6

不良反應 低血壓、噁心、心跳過慢、嘔吐、感覺異常、體溫上昇、頭痛、尿液滯留、暈眩、高血壓、寒顫、心跳過快、焦慮、感覺遲頓。

醫療須知 1.操作區域阻斷麻醉之程序時，需在有適當設備及醫護人員之合適場所施行；急救藥品、監測設備及急救甦醒處理均需在備用狀態。
2.患者接受大範圍阻斷麻醉時，應於施行阻斷之前即先建立靜脈點滴通路；負責之醫師應接受過適當之訓練，並熟悉副作用、全身性毒性及其它併發症之診斷及治療。
3.有些局部麻醉手法，如注射至頭、頸部區域，其發生嚴重不良效應之機率可能較高，而與視其所使用之局部麻醉劑無關。
4.患者因年齡過大或其它危害因素，如心臟傳導部份或全部阻滯或嚴重肝、腎功能不良時，導致之身體狀況不佳，雖然這類患者常需使用區域阻斷麻醉，但需特別小心。
5.本藥由肝臟代謝，因此有嚴重肝病之患者需小心使用，而重複給藥者，因排除較慢，可能得降低劑量。腎功能不良者，若單劑量或短期使用時，通常不需調整劑量。

32110 SEVOFLURANE▲

孕 B 乳 -

Rx 1 ML/Inh Sol;

商 名
Sevoflurane Inh.® (BAXTER/瑞帝)
Sevoflurane® (BAXTER/百特)
Sevofrane® (寶齡富錦)
Sojourn® (PIRAMAL/美達特)
Ultane Inh.® (ABBVIE/艾伯維)
Ultane® ◎ (AESICA/艾伯維)

32 全身性麻醉劑

藥理作用 1.Sevoflurane為作用快速、無刺激性的藥品，在吸入誘導期給藥能使知覺平順、快速地消失，並在停藥後快速恢復。
2.在誘導期結束後，只有極少的興奮或上呼吸道刺激症狀，沒有支氣管過度分泌與中樞神經的刺激。
3.與其他的強效吸入性麻醉劑一樣，sevoflurane抑制呼吸功能及血壓的作用強度和劑量大小有關。
4.Sevoflurane即使在長達9小時的麻醉用藥，也不影響腎臟之濃縮功能。

適應症 [衛核]吸入性全身麻醉劑。

用法用量 1.手術麻醉：
使用者應知道麻醉期間自揮發中釋出之sevoflurane的濃度。使用特別為sevoflurane定量的揮發器即可達到此項目的。
2.誘導麻醉：
應依照患者的年齡與臨床狀況來個案調整劑量。在吸入sevoflurane後，可給予短效的barbiturate或其他靜脈投予的誘導麻醉劑。Sevoflurane誘導麻醉可在氧氣或氧氣-笑氣混合物下完成。作為誘導麻醉用途，sevoflurane吸入濃度達8%時，通常可在2分鐘內對成人與兒童產生手術麻醉作用。
3.維持麻醉：
通常使用濃度為0.5~3%之sevoflurane，不論併用或不併用笑氣，都可達到手術所需的麻醉程度。

不良反應 最常被報導的不良反應：
成人病患：低血壓、噁心吸嘔吐；老年病患：心搏徐緩、低血壓、噁心。
兒童病患：激動不安、咳嗽、嘔吐及噁心。

32111 THIAMYLAL

℞ 300 MG, 500 MG/注射劑(I);

商　名
Citosol®(杏林新生)

適應症 [衛核]靜脈麻醉、全身麻醉之誘導。

用法用量 誘導的劑量−3~5ml含2.5%的溶液，注射的速率為1ml/5秒。維持的劑量−2.5%溶液間歇性的IV注射。此外，還可以連續滴注(0.3%溶液)就足可維持所需要的麻醉深度。

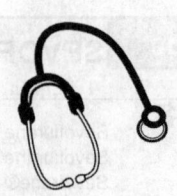

不良反應 呼吸抑制，低血壓。

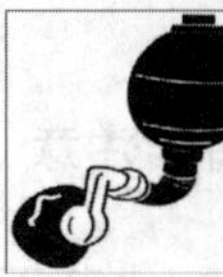

第三十三章
局部麻醉劑
Local Anesthetics

局部麻醉劑能夠逐次地，可逆性的阻斷沿著神經纖維傳遞的衝動，也就是說，較小沒有髓鞘的神經纖維(例如那些傳遞疼痛或血管收縮的神經纖維)通常會最先受影響，接著會影響較小具有髓鞘的A-delta神經纖維(例如那些傳遞疼痛，溫度的神經纖維)，較大的感覺A-alpha和A-beta神經纖維(例如那些傳遞觸覺，自覺的神經纖維)：最後會影響控制運動功能的A-alpha和A-gamma的神經纖維；恢復時則作相反的方向進行。

局部麻醉劑的分類通常都以化學結構或主要的臨床用途為基礎。就化學結構而言，大部份的局部麻醉劑可分成三類：

·Benzoic或aminobenzoic acid的酯類(如procaine，tetracaine)。
·醯胺類(如lidocaine，bupivacaine)。
·醚類(如pramoxine，dimethisoquin)。

局部麻醉劑有很多的臨床用途，包括局部和注射投與，通常可分類如下：

·表面麻醉劑(皮膚、粘膜、眼、耳—例如benzocaine，butacaine，cocaine)。
·浸潤的麻醉劑(spinal anesthetics)(蜘蛛網下的注射"subarachnoid injection"
—例如tetracaine，dibucaine)。
·硬膜的麻醉劑(epidural anesthetics)(注射到脊髓硬膜"dura master" 的周圍區)
—如lidocaine，mepivacaine)。

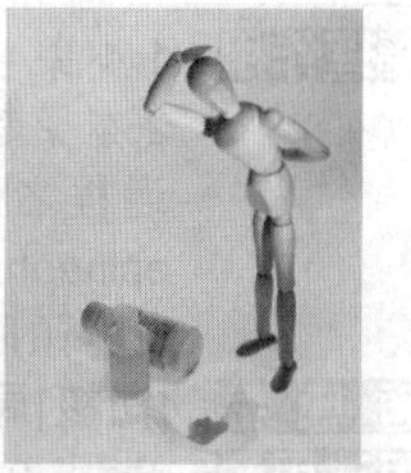

§ 33.1 局部麻醉劑

33101 LOCAL ANESTHETICS 類藥物總論

類　別　BENZOCAINE
BUPIVACAINE
DIBUCAINE
MEPIVACAINE
OXYBUPROCAINE HCL (BENOXYNATE)

藥理作用　本類藥物能夠阻斷鈉離子通過細胞膜，使神經原穩定化，而防止起始的去極化作用(depolarization)和產生動作電位(action potential)，它們與鈣競爭神經細胞膜的作用部位，用控制鈉的通過，因此，能夠阻斷電氣衝動的再生。

適應症　1.緩解與各種皮膚和粘膜疾病有關的疼痛，刺激性和癢，這些疾病包括輕度的燒傷、發疹、創傷、過敏反應，黴菌感染，皮膚潰瘍、痔瘡、裂隙。
2.在進行角膜和結膜的麻醉的，這類藥物可幫助眼科的手術程序，例如張力測定法；前房角鏡檢法，移除異物和眼睛的小手術。
3.在手術、產科或牙科在進行時，這類藥物可能產在浸潤，神經阻斷，脊髓硬膜或尾端麻醉作用。
4.也可用於治療心律不整。(參見第42章)

用法用量　參見個別討論。

不良反應　局部的—過敏反應，眼睛的刺痛感或燒灼感、注射的—(低劑量較少發生)輕微的低血壓，焦慮、詳見個別討論。

醫療須知　1.局部的—

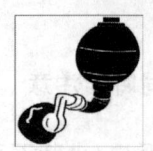

a.使用點滴管不要接觸到眼瞼；在麻醉期間不要揉眼睛。
b.如果產生敏感反應或刺激性，就要停藥。
c.孕婦和有過敏、心臟病或甲狀腺亢進的患者使用本藥宜小心，同時要注意，長期用於眼睛，會失去視力，以及可能延緩局部傷口癒合。
d.警告使用者若用於口腔粘膜，禁止吞嚥下去，在投與藥物之後至少1小時不可進食或喝飲料。
2.注射的−
a.使用最低劑量達成有效的麻醉作用，以便儘可能的減少全身性效應的危險性。而且，對於孩童、老年人，虛弱的患者或急性的患者都要減低劑量
b.緩慢注射以便減少過敏或其他全身性反應的危險性，首先要回抽注射器，以避免注射到血管中去。
c.對於罹患末梢血管疾病或高血壓的患者，局部麻醉劑的溶液若要添加血管收縮藥宜小心。
d.罹患神經疾病，脊髓變形，敗血症，高血壓等的患者，以及年紀非常小的患者，若欲硬膜上的注射，宜小心。
3.囑咐接受脊髓或硬膜上的麻醉的患者，身體下部的感覺要在1~2小時後，纔會恢復，如果須要的話，要幫助患者移動。

33102 BUPIVACAINE

孕 C 乳 ? 泄 肝/腎 半 1.5～5.5h

Rx

5 MG, 5.28 MG/注射劑(I);

商 名

Duracaine Spinal® (信東/翰亨)
Duracaine® (信東/翰亨)
Marcaine Spinal® ◎ (CENEXI/安沛)
Marcaine® ◎ (RECIPHARM/安沛)

33 局部麻醉劑

藥理作用 1.本藥可減少鈉離子流入神經細胞而抑制去極化作用。
2.本藥起始作用和lidocaine相同，但作用期較長。廣泛用於神經的阻斷，手術前或產科過程之硬膜外或尾部的麻醉，又可減輕分娩過程的疼痛。24小時的最大量為400mg(加epinephrine)。不能用於脊髓的阻斷。
3.可預防神經脈衝的散佈與傳導。

適應症 [衛核]局部麻醉

用法用量 浸潤−0.25%；硬膜外的/尾部的−0.25~0.75%；末梢神經阻斷−0.25~0.5%；交感神經的阻斷−0.25%；最大單一劑量是200mg(250mg是附加epinephrine)。

不良反應 1.常見-鎮靜、噁心；2.偶有-欣快、眩暈、妄想、低血壓、心跳徐緩、視力模糊、肌肉僵硬、尿液滯留、皮疹；3.嚴重者-循環抑制、心跳停止、喉痙攣、呼吸抑制或停止。

醫療須知 使用本藥時，呼吸抑制可能是比麻醉性止痛期長，所以要準備氧氣急救與插管設備。

33103 DIBUCAINE

孕 C 乳 ? 泄 肝/腎 半 2～4h

10 MG, 10 MG/GM/軟膏劑(Oin); 10 MG/凝膠劑(Gel);

商 名

Anesin® (榮民)
Dibuton® (人人)
Jojo® (健康化學/歐文)
Yu Jo® (溫士頓)

藥理作用 1.本藥為最強且最毒的局部麻醉劑。比procaine和cocaine強10~20倍。
2.本藥減低神經細胞膜對鈉離子滲透，明顯抑制神經衝動及傳導，進而解除疼痛及發癢。
3起始作用約15分，作用期2~3小時。
4.注射時，為毒性藥品，因而要小心。
5.皮下注射會引起腐肉生成和壞死，因此不可皮下注射使用。

適應症 [衛核]昆蟲咬傷或皮膚刺激所引起之疼痛及搔癢。

用法用量 局部施用1天2~3次。栓劑−1天1~2個；注射劑(脊髓麻痺：1:200−和脊髓液混合；

1:1,500–注射用但不移去脊髓液；2.5mg/ml(heavy)–用於低脊髓麻醉。

33104 LEVOBUPIVACAINE HCL

Rx 2.816 MG, 5.633 MG, 8.449 MG/注射劑(I);

商 名

Chirocaine® ◎ (CURIDA/艾伯維)

藥理作用 1.Levobupivacaine 屬於amino amide 類的局部麻醉劑，是bupivacaine 的S 鏡像異構物，麻醉效果與bupivacaine 相當。
2.本藥能阻斷神經訊號的產生與傳導。

適 應 症 [衛核]成人-手術麻醉、疼痛控制。兒童-適用於浸潤麻醉(腸骨腹股溝神經、腸骨下腹神經阻斷)。

用法用量 1.局部浸潤麻醉(local infiltration anesthesia) :150mg(60mL of 0.25% solution)。
2.產科疼痛(obstetric pain) : 25~50mg(10~20mL of 0.25% solution)epidural bolus。
3.術後疼痛:硬膜外輸注(epidural infusion) : 5~25mg/hr(4~10mL/hr of 0.125% or 0.25% solution；0.125%used only in combination with fentanyl or clonidine)。
4.區域麻醉(regional anesthesia) :
ⓐ眼科麻醉(ophthalmic anesthesia)：
37.5~112.5mg(5~15mL of 0.75% solution)。
ⓑ週邊神經麻醉 (peripheral nerve anesthesia)：
75~150mg(1~2 mg/kg)(30mL or 0.4mL/kg of 0.25%~0.5% solution)。
ⓒ硬膜外給藥：
手術：50~150mg(10~20mL of 0.5~0.75%solution)
剖腹產：100~150mg (20~30mL of 0.5%solution)。

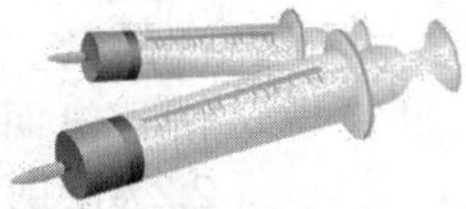

不良反應 1.可能與給藥過量、代謝速度較慢、或不慎注射至血管內所造成的血中濃度過高有關。
2.發生率大於5%的有低血壓、噁心、嘔吐、發燒、貧血、搔癢、頭痛、便秘及頭暈。

醫療須知 1.復甦用器具、氧氣及復甦用藥品應隨時準備供緊急使用。
2. 不慎將levobupivacaine 注入靜脈，可能會引起心臟停止。
3.不建議用在需快速產生麻醉效果的緊急開刀狀況。
4.有心臟血管疾病(特別是有心臟傳導阻斷)的患者須小心使用，因為可能無法自行調節藥品所產生的A-V 傳導延長作用。
5. 肝疾病患者須調低劑量，以免造成肝毒性。

33105 LIDOCAINE▲

孕B 乳? 泄 肝/腎 半 1.5～2h

Rx 10 MG/錠劑(T); 5 MG, 10 MG, 20 MG, 21.2 MG, 21.33 MG, 10 MG/ML, 20 MG/ML/注射劑(I);
20 MG, 40 MG/液劑(Sol); 20 MG, 20 MG/GM/凝膠劑(Gel); 560 MG, 700 MG/貼片劑(TTS);
10 MG, 100 MG/噴霧劑(Sp);

商 名

Absorbine JR. Plus® (得生)
Anebol® (中美兄弟)
Chia To Li® (長安)
Donku Spray® (福元/瑩碩)
Ke Teng Patch® ＊ (德山/真富) $29.9/TTS(700MG-PIC/S-700MG)
Leema Spray® (福元)
Lido Jelly® (井田)
Lido Jelly® (人人)
Lido® (壽元)
Lido-Anes Spray® (美西/齊山)
Lidocaine Hci® (濟生)
Lidocaine Patch® (得生/意欣) $30/TTS(700MG-PIC/S-700MG)
Lidocaine® (HUONS/橫山) $1.5/T(10MG-PIC/S)
Lidocaine® (中化)
Lidocaine® (信東)
Lidocaine® (安星/人人)
Lidocaine® (應元/汎生)
Lidocaine® (濟生)
Lidocaine® (瑞士/利達) $50/I(20MG/ML-PIC/S-5ML),
Lidoject® (LABESFAL/費森尤斯卡比)
Lidopat Patch® (德山) $29.9/TTS(700MG-PIC/S-700MG)
Lignocaine® (FRESENIUS KABI/恒富) $50/I(20MG/ML-PIC/S-5ML),
Lignocaine® (PHARMANIAGA/韋淳)
Medisuper Patch® (得生) $28.3/TTS(700MG-PIC/S-700MG)
Meton® (華盛頓)
Purcaine® (健康化學/瑞安)
Quicaine Spray® (福元/富郁)
Xiao Teng Patch® (德山/護民)
Xylocaine Jelly® ◎ (ASPEN/安沛)
Xylocaine Spray® ◎ (RECIP/安沛)

Lidocaine® (信東/翰亨)
Lidocaine® (利達/鎰浩)
Lidocaine® (南光)
Lidocaine® (台裕) $50/I(20MG/ML-PIC/S-5ML)
Lidocaine® (壽元/東洲)
Lidocaine® (大豐)
Lidocaine® (大豐/優良)
Lidocaine® (安星)
Xylocaine® ◎ (ASPEN/安沛)
Xylocaine® ◎ (ASTRAZENECA/安沛)
Xylocaine® ◎ (CENEXI/安沛) $50/I(20MG/ML-PIC/S-5ML)

藥理作用 1.本藥會增加心舒期心室的電刺激閥值。它會抑制異位節律的自動性，縮短不應期，以及減少浦金傑纖維動作電位期，因而減慢自發性於放電的異位心室節律。本藥對於心房肌肉，AV傳導，心縮期的心房壓力，心肌收縮和心輸出量沒有作用。

2.本藥還具有局部的麻醉作用，比procaine更迅速強烈及長效。

3.孕婦用藥安全等級：B-作為局部痲醉劑和心臟病用藥。

適應症 [衛核]局部麻醉。

[非衛核]治療由於心肌梗塞，心臟手術或心導管術，和毛地黃中毒所引起的急性心室心律不整。

用法用量 1.劑量視麻醉種類、麻醉深度、肌肉鬆弛的程度、麻醉時間、使用部位、組織血管分佈、個人耐藥性及麻醉技術而定。衰弱患者、老年人、兒童及心臟或肝臟疾病患者應降低劑量。浸潤麻醉或局部阻斷麻醉時，應緩慢注射並經常回抽確認，以免不慎注射至血管中而導致全身性的反應。

2.2%注射液：a.併用epinethrine時，最高劑量為7mg/kg(<500mg)，不併用epinephrine時，最高劑量為4.5mg/kg(<300mg)。b.浸潤麻醉：5~300mg，靜脈注射局部麻醉的最高劑量為4mg/kg。c.周邊神經阻斷：20~300mg。d.子宮頸旁麻醉(產科止痛)：每側100mg，最高劑量為每分鐘200mg。e.交感神經阻斷：50~100mg。f.中樞神經阻斷硬膜外及尾部麻醉200~300mg，持續硬膜外尾部麻醉時，最高劑量的給藥時間不可少於90分鐘。

3.1%及4於外用溶液：表面麻醉需要時塗抹於患，部最高劑量750mg。

不良反應 思睡、頭重腳輕，熱、冷或鈍重的感覺；嚴重者-呼吸或吞嚥困難，呼吸抑制或停止，心跳停止，急性過敏反應。

醫療須知 1.要隨身準備有復甦的設備(如呼吸輔助器)和藥物(如IV輸注的輸液血管加壓劑，肌肉鬆弛劑)，以便治療不良反應(包括CNS，CV或呼吸系統)。

2.如果有心臟抑制徵兆(如延長P-R間區，QRS波變寬)或心律不整的發生增加，就要監測心臟的功能和血壓，以及停止輸注。

3.罹患竇性心跳過慢或不完全心臟阻滯的患者，在投與lidocaine之前先服用isoproterenol或電節律(electric pacing)，以便加快心跳速率，這樣就可避免發生嚴重的心室性心律不整完全的心臟阻滯。

4.外用：眼部及有繼發性細菌感染的部位不宜使用。

33106 LIGNOCAINE HYDROCHLORIDE MONOHYDRATE

℞ 21.34 MG/凝膠劑(Gel)；

商名

Axcel Lignocaine® (KOTRA/韋淳)

適應症 [衛核]表面麻醉。

33107 PROCAINE

孕C 乳 - 泄 血漿 半衰期 7.7m

℞ 20 MG, 40 MG, 20 MG/ML/注射劑(I)；

商名

Procaine® (信東)
Procaine® (信東/榮民)
Procaine® (濟生)

藥理作用 1.本藥會減低鈉離子流入神經細胞內，抑制初期去極化而阻斷神經衝動。

2.本藥不能局部外用。排泄很快，作用短(30~60分)，沒有中樞興奮作用和相當的毒性，但過敏反應的發生率相當高。

3.代謝產物會干擾磺胺藥抗生素的存在下使用。Procaine的amide類是一種有效的抗心律不整藥劑(參看第40章)。

適應症 [衛核]局部麻醉

用法用量 浸潤–0.25~0.5%；末梢神經阻斷–1~2%；脊椎–10%；直腸麻醉–1.25~1.5%。

33108 TETRACAINE HCL

孕C 乳? 泄 肝/血漿

Rx 20 MG/注射劑(I)； 10 MG/液劑(Sol)；

商名

De-Cain® (綠洲) Tetocaine® (杏林新生)

藥理作用 1.本藥可抑制起始動作電位去極化而阻斷神經傳導，比procaine作用強，作用長，但相同毒性較大。起始作用約5~10分，作用期1~3小時。

2.低濃度用於眼，鼻和喉的表面麻醉，及脊椎和尾部的麻醉。產生較長的脊椎麻醉用於需要2~3小時的手術。

3.很少需要超過15mg者。留在autoclaved的安瓿不要再使用，因為可能產生結晶。

適應症 [衛核]局部麻醉。

用法用量 (1)視麻醉的快慢與止痛時間的長短而定，普通用量為2~10ml，(0.15~0.25%)。(2)眼科：1~4滴點眼用，每滴可持續麻醉時間35分以上。(3)耳鼻喉科：用塗佈或噴霧。(4)泌尿科：取10ml注入尿道內貯留5~10分鐘。

§ 33.2 複方產品

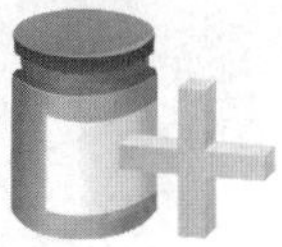

33201 Emla 安麻樂乳膏® (ASPEN/安沛)

Rx 每 g 含有：LIDOCAINE 25.0 MG；PRILOCAINE 25.0 MG

藥理作用 作用和lidocaine相同，但作用期較長。可能引起思睡。有些疾病像變性血紅素血症，不廣泛用於這種因素。單一注射劑量，不可超過600mg，正如對變性血紅素血症要小心一樣。

適應症 [衛核] 與下列狀況有關的皮膚表面止痛：1插針，如靜脈注射導管或抽血前；2表皮外科處置；3生殖器粘膜，如表皮外科處置前或浸潤麻醉前。

用法用量 適量(約1~2%)塗於皮膚表面。

不良反應 常見-蒼白及潮紅；偶有-變性血紅素血症、搔癢、灼熱感、水腫、疼痛、麻木、遲鈍。

醫療須知 局部皮膚反應包括紅斑、水腫、搔癢、異常溫度感覺、出疹。這些反應通常在1~2小時內會消失。

類似產品 Ok Skin 美膚凝乳膏® (溫士頓/南光) Pancomal "汎生"汎可麻乳膏 5%® (汎生)

33202 Sincaine "杏輝"杏卡因乳膏5%® (杏輝)

Rx 每 gm 含有：LIDOCAINE 25.0 MG；PRILOCAINE 25.0 MG

藥理作用 作用和lidocaine相同，但作用期較長。可能引起思睡。有些疾病像變性血紅素血症，不廣泛用於這種因素。單一注射劑量，不可超過600mg，正如對變性血紅素血症要小心一樣。

適應症 [衛核] 與下列狀況有關的皮膚表面止痛：(1)插針，如靜脈注射導管或抽血前。(2)表皮外科處置。(3)生殖器黏膜，如表皮外科處置前或浸潤麻醉前。

用法用量 適量(約1~2%)塗於皮膚表面。

33203 Ubistesin 優必士得新注射劑4%® (3M/榮高)

Rx 每 1ml 含有：ARTICAINE HYDROCHLORIDE 40.0 MG；L-EPINEPHRINE HCL 0.0060 MG

適應症 [衛核] 牙科用麻醉劑

類似產品 Ubistesin Forte 優必士得新佛特注射劑4%® (3M/榮高)

33204 Winsolve-T 允消傷乳膏® (永信)

每 gm 含有：DIBUCAINE 10.0 MG；DIPHENHYDRAMINE HCL 20.0 MG

適應症 [衛核] 暫時緩解尿布疹、蚊蟲咬傷、皮膚搔癢、皮膚炎等皮膚疾患的症狀。

用法用量 取適量塗於患部，每日使用3~4次。醫師藥師藥劑生指示藥品。

33205 Xylestesin-A 熱利士得新－艾注射劑 ®（3M/榮高）

℞ 每 ml 含有：EPINEPHRINE HCL 0.015 MG；LIDOCAINE HCL 20.0 MG

適應症 [衛核] 牙科局部麻醉。

用法用量 參照仿單

33206 Yung-Yung 洋洋軟膏 ®（健康化學/瑞安）

每 gm 含有：DIBUCAINE HCL 5.0 MG；DIPHENHYDRAMINE HCL 10.0 MG；HYDROCORTISONE ACETATE 5.0 MG

適應症 [衛核] 暫時緩解濕疹、尿布疹、蚊蟲咬傷、皮膚搔癢、皮膚炎等皮膚疾患的症狀。

用法用量 塗抹適量本乳膏於患部，每日3~4次。本藥須由醫師處方使用。

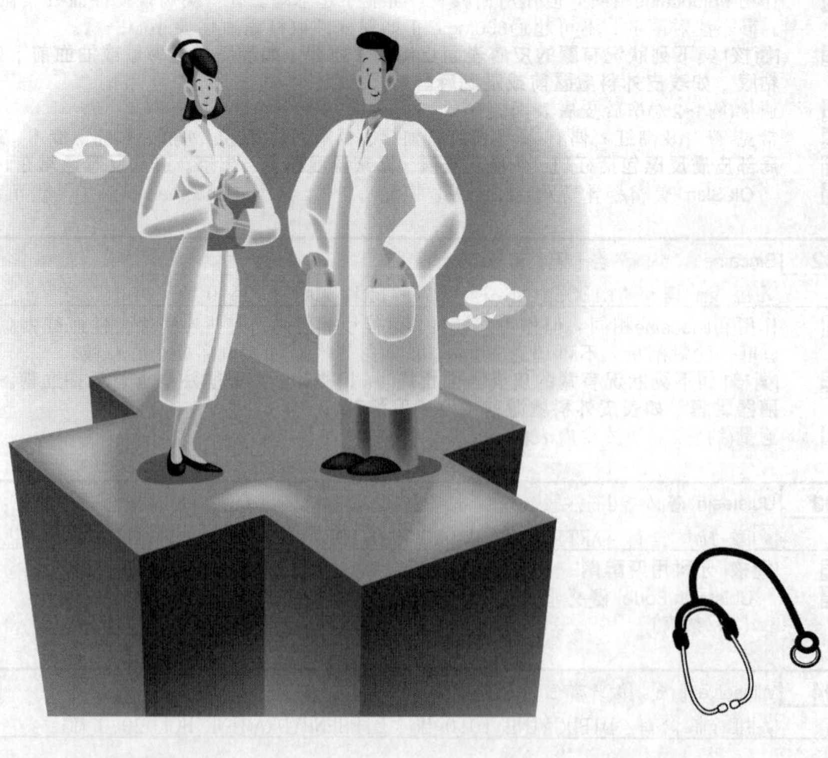

第四篇
作用在肌肉骨骼系統的藥物
Drugs acting on the musculokeletal system

骨骼 / 肌肉

骨骼約占健康人體體重的1/5，如果沒有骨骼的支撐，人體架構將倒塌。
肌的主要功能是運動，它們能夠收縮以牽拉其附著的骨骼而發揮作用。

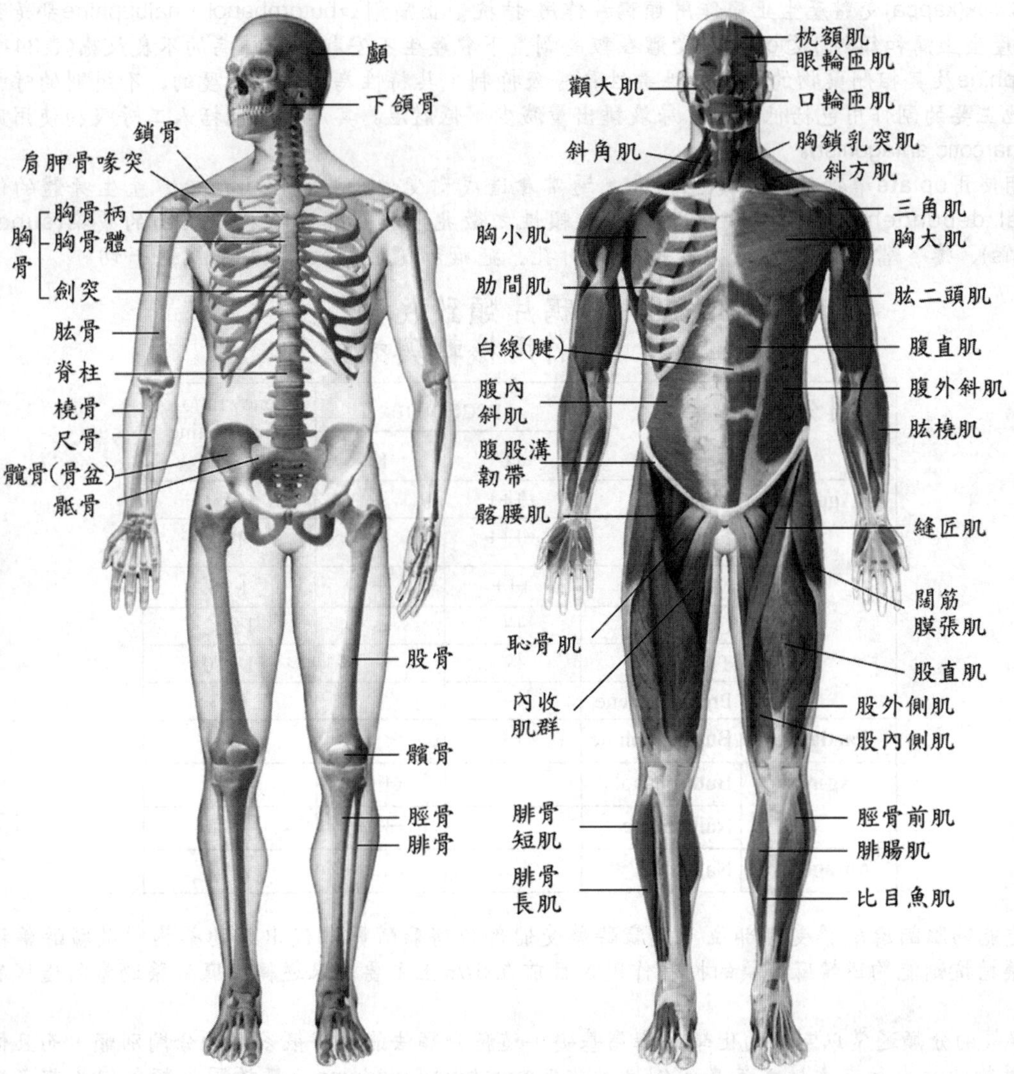

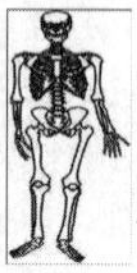

第三十四章 麻醉性止痛劑

Narcotic Analgesics

麻醉性止痛藥可分成天然的和合成的化合物2大類，它們能夠在意識狀態下緩解患者的疼痛。麻醉藥的藥理作用與身體很多不同的系統有關，這些化合物能夠表現出廣泛的效應，包括止痛、鎮靜、減少咳嗽反射、便秘、平滑肌痙攣、縮瞳和呼吸抑制。雖然這些化合物具有多重性的作用部位(multiple sites)和作用機轉，不過，它們對於嚴重疼痛狀態主要的作用為鎮靜，減少焦慮，換句話說，它們改變疼痛的感受程度遠比真正疼痛的感覺低很多。

在中樞神經系統的類鴉片受體有3種：①μ(mu)-ⓐμ_1受體產生止痛和欣慰感ⓑμ_2受體產生呼吸抑制和便秘；②k(kappa)受體產生止痛作用類鴉片作用-拮抗型止痛劑如butorphanol，nalbuphine都是作用在k受體而產生止痛和鎮靜；③δ(delta)受體在較高劑量下會產生不安和類精神病的不良反應(表34-1)。

Morphine及其相關藥物的主要急性毒性為呼吸抑制，其特性為緩慢、淺度的、不規則的呼吸和發紫，其他主要的副作用包括低血壓，尿液排出量減少，低體溫。其治療法包括人工呼吸和使用麻醉藥拮抗劑(narcotic antagonist)。

長期使用opiate藥物的結果變化很大，通常會造成耐受性、習慣性，最後會產生身體的依賴性(physical dependence)。一般使用來診斷依賴性之徵兆包括縮瞳、便秘、表面的感染(superficial infections)、癢，當然，還可以從濫用者的針孔、疤痕和膿腫(abscesses)知道一切。

表34-1 鴉片類致效劑
作用機轉與效價

作用分類	藥品	receptor		Potency ratio with morphine sulfate
		μ	κ	
Agonist	Morphine	++++	+	1
	Fentanyl	++++	+	100
	Meperidine	+++	+	1 / 8
	Codeine	++	+	1 / 12
	Tramadol	++	+	1 / 10
	Propoxyphene	++	+	1 / 3
Partial-Ag	Buprenorphine	++	++	60
Ag-Ant	Butorphanol	-	++++	10
	Nalbuphine	-	++++	1
Antagonist	Naloxone	----	----	—

凡是能夠阻斷麻醉藥受體部位，或麻醉藥受體部位將麻醉藥取代出來的藥物叫做麻醉藥拮抗劑，麻醉藥拮抗劑能夠逆轉麻醉藥的抑制作用，目前在臨床上主要用來逆轉由麻醉藥過量所造成的呼吸抑制。

麻醉藥的分類通常以它們的化學結構為基礎，這種分類法能夠將很多藥物分門別類，而且便於討論各類藥物的效力和有毒性之差異，例如，雖然morphine和codeine是屬於同一類，但是前者效力強，成癮性高；而後者效力和習慣者弱，茲將麻醉藥分類如下：

(1) Phenathrenes：(A)天然的opium生物鹼(morphine，codeine) (B) morphine

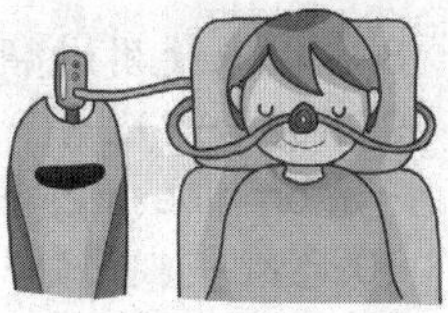

的半合成衍生物(如 hydromorphine，oxymorphine) (C) codeine 的半合成衍生物(如 dihydrocodeine，oxycodeine)

(2) Methadones：如methadone，propoxyphene

(3) Morphinans：如levophanol

(4) Meperidines：如meperidine，fentanyl

(5) Benzomorphans：如pentazocine

(6) 麻醉藥拮抗劑：(A)混合的致效劑/拮抗劑如levallorphan(B)「純的」拮抗劑如naloxone

大部份的麻醉藥都具有相當量的作用和副作用，主要的差異在於效力，起始作用和作用期，因此，opiate藥物的藥理作用，除了麻醉藥拮抗劑以外，可做整體討論。

表34-2 麻醉性止痛劑的藥物動力學

	起始作用 (分鐘)	尖峰時間 (小時)	作用期 (小時)	半衰期(t½) (小時)	相當的止痛劑量	
					肌注(mg)	口服(mg)
Fentanyl	5至15	在½小時內	1至2	--	0.1	--
Meperidine	10至15	½至1	2至4	3至4	75	300
Codeine	15至30	1至½	4至6	3至4	130	200
Hydromorphone	15至30	½至½	4至5	4	1.5	8.0
Oxycodone	--	--	4至5	--	15	30
Methadone	10至15	1至2	4至6[1]	22至25[1]	10.0	20
Oxymorphone	5至10	½至½	4至5	--[1]	1.0	6.0
Hydrocodone	--	--	4至8	3.8	--[1]	5to10
Levorphanol	在60分內	1至½	4至5	--	2.0	4.0
Morphine	在20分內	½至½	高至7	2至3	10.0	60.0

[1]由於積蓄效應，重覆使用會增加作用期和半衰期。

戒毒新法

最新的研究顯示，真正達到戒毒目的，成功率卻只有一到兩成。因此，世界衛生組織以及聯合國愛滋病組織推出了新的防治策略：①清潔針具計畫：在某些公共場所提供消毒過的針頭，以免共用針頭而感染到其他的傳染病。②替代療法計畫：就是找一種替代毒品的藥物(通常是毒性較低的藥品)，一方面緩和毒物戒斷症侯群，讓吸毒者不要因為一時找不到毒品鋌而走險；另一方面，慢慢減少用量最後達到戒毒的效果。

癌症患者止痛治療的給藥原則(principle of medication)

1.口服(by the mouth)：儘量採用口服方式，除非患者無法口服否則切忌嘗試注射，可選擇的藥物包括codeine，transodermal，morphine，MST continus tablet。

2.定時給予：定時給藥(如：q4h)，不要prn給予。

3.階梯式逐漸強給藥，如同WHO所推荐的階梯止痛療法。

4.配合輔助性藥品以減輕止痛藥物的副作用，並且彌補其療效不足之處。例如使用antidepressants，anticonvulsants，或steroids等輔助神經病變疼痛(neuropathic pain)；使用bishosphonate來治療骨轉移的疼痛；或使用laxatives來緩解嗎啡類用類所引起的便秘等。

5.避免使用具有精神興奮傾向的藥品，meperidine(demerol)注射劑不應該使用在慢性治療癌症疼痛上。

6.目前有各種不同的給藥方式，應可充份利用以達最大療效。例如：(1)口服長效型：如morphine(MST30或MST60)，可每8至12小時給藥，較為方便；(2)經皮吸收劑型(transdermal)，如fentanyl patch，可以提供較穩定的藥物濃度達48~72小時；(3)經舌下黏膜(sublingual)吸收型，如temgesic(buprenorphine)吸收情形好，藥物作用時間快，單一劑量可維持3~6小時。

7.止痛藥劑量需要增加，往往是因為癌症惡化，而不是耐藥性(resistance)上升，疼痛無法緩解時應該不斷增加劑量，直到副作用出現。

8.在從未使用過類嗎啡止痛藥(opioid)患者可口服者，以codeine開始嘗試。
9.不適合口服者，經照會麻醉科醫師可採用(1)「患者自控式止痛器」(patient control aanlgesia)自靜脈給予morphine。(2)脊椎內(intrathecal/epidural)注射morphine。
10.已經長期用類嗎啡類止痛藥的患者(chronic opioid user)
第一線：codeine
第二線：口服morphine(適應嗎啡後可改用長效MST，或fentanyl經皮吸收貼片)。
第三線：脊椎內注射morphine
第四線：靜脈注射morphine
第五線：神經阻斷術(neuroablative procedure)
11.Opioid類藥品是一類強效的止痛處方藥，供其他藥品無法服用或無法提供足夠疼痛緩解時使用。此類藥品有嚴重的風險，包括濫用、成癮、過量和死亡。常見opioid類藥品包含：codeine、fentanyl、hydrocodone、hydromorphone、morphine、oxycodone以及oxymorphone。長期服用opioid類藥品的病人不應該在未事先與醫療專業人員討論疼痛控制與減量計畫下，自行突然停止服藥。即使opioid類藥物劑量緩慢減少，亦可能出現戒斷症狀。如果病人出現疼痛加劇、戒斷症狀、情緒變化或自殺念頭，請立即聯繫醫療專業人員。
12.鴉片類藥品具有成癮、濫用與不當使用的風險，可能導致用藥過量和死亡。於開立處方前，請評估每位病人的風險，並定期追蹤病人是否出現這類行為和狀況。
13.在使用鴉片類藥品期間可能發生嚴重或致命的呼吸抑制，且此風險在開始治療或調升劑量時最為顯著。建議密切監測病人是否出現相關症狀，特別是在給藥後24~72小時內。
14.鴉片類與benzodiazepine類藥品或其他中樞神經系統抑制劑(包括酒精)併用，可能導致重度鎮靜、呼吸抑制、昏迷及死亡之風險，故僅限於其他治療方式均無法達到預期效果或不適用時，方可考慮併用，且建議使用最低有效劑量及最短治療時間，並監測病人是否有呼吸抑制及鎮靜等相關症狀。
15.懷孕時長期使用鴉片類藥品，可能導致新生兒發生鴉片類藥品戒斷症候群，若未及時發現和治療可能危及新生兒生命。若孕婦需長期使用鴉片類藥品，應向病人說明相關風險並給予新生兒適當治療。

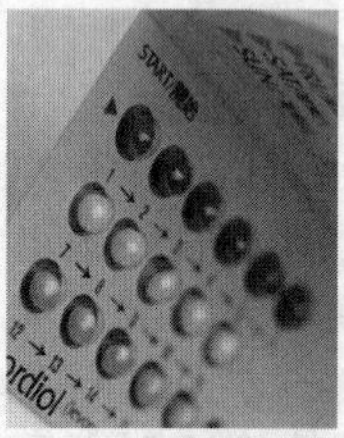

§ 34.1 麻醉性止痛劑

34101 NARCOTIC AGONISTS 類藥物總論

類別
BUTORPHANOL TARTRATE(管4)
FENTANYL (管2)
MEPERIDINE HCL (PETHIDINE HCL)(管2)
MORPHINE (管1)
PENTAZOCINE(SOSEGON)(管2)

藥理作用 這類藥物的作用機轉相當複雜，而且還未完全確立。一般都認為它們對CNS產生多重作用而改變疼痛的感受。它們會活化位在於中腦(如thalamus limbic system)和腦幹(如raphe)的麻醉藥受體，而調整上行和下行的疼痛途徑，且對脊髓的各個層次之向心性感覺途徑也有直接的作用；對於兒茶胺和血清素(serotonin)功能的影響也是很多，它們會增加這2種胺類在某些大腦區域的釋出與代謝轉換的速率。至於內生性opiates(如enkephalins)的作用尚待確立。

適應症 1.這類藥物能夠緩解中度至嚴重程度的疼痛(如心肌梗塞、癌瘤、燒傷、骨折和手術後的創傷)。
2.手術前用於減輕焦慮和加強全身麻醉劑的作用。
3.緩解持續性咳嗽(特別是codeine)。
4.緩解嚴重的下痢和強直性痙攣。
5.緩解伴隨肺水腫或左心室衰竭的呼吸急促。

6.用於治療麻醉藥成癮性(僅methadone做此用途)。
7.產科的止痛。

用法用量 參見個別討論。

不良反應 1.眩暈、頭重腳輕(lightheadedness)、鎮靜、噁心、發汗和潮紅、較不常發生者
2.CNS–欣慰感或不安、頭痛、激昂、震顫、失去方位感、瞻妄、運動不協調、暫時性迷幻。
3.CV–心跳過慢、心悸、低血壓、暈厥、靜脈炎(僅IV注射處)。
4.GI–口乾、食慾不振、便秘、嘔吐、膽管痙攣。呼吸系統–呼吸抑制(觀查胎兒與新生兒也是一樣)。
5.生殖泌尿系統–尿意猶豫或尿液滯留，無尿症，抗利尿的效應，失去性慾或性能力。
6.敏感反應–尋痲疹、搔癢、打噴嚏、水腫、出血性蕁麻疹，IV注射部位風疹塊和發紅。
7.其他–注射部位疼痛，局部組織刺激，紫質症。
8.急性過量–極度的縮瞳、體溫低、尿少症，心跳過慢，低血壓，深度睡眠，顯著的呼吸抑制，肺水腫，昏迷，心跳停止。

醫療須知 1.要知道重複使用麻醉藥會產生藥物的依賴性，通常在短期間內投與最小的有效劑量就足以緩解患者的疼痛。
2.要瞭解如果在強烈疼痛發生之前投與藥物，就可獲得最大的止痛效應。
3.下列的患者使用麻醉藥要非常小心：頭部受傷或顱內壓增高，慢性阻塞性肺病，攝護腺肥大，愛迪生症，甲狀腺機能不足，急性酒精中毒，膽妄的震顫，心臟血管疾病(特別是心室上方的心跳過快)，糖尿病的酸中毒，嚴重的肥胖症，肝或腎臟衰竭，此外，還有老年人，虛弱，懷孕或授乳的婦女。
4.要警告患者這類藥物會損害到心智和身體的功能，而且會增添從事操作機器工作的人之危險性。
5.對於藥物依賴性患者而言，投與一種拮抗劑可能會產生嚴重的急性禁戒症狀，要隨身準備支持療法(如氧氣，IV輸液，血管加壓劑)，同時要儘可能使用最小量的拮抗劑。
6.產科使用這類的藥物宜小心，因為它們很容易通過胎盤，會使胎兒和新生兒產生呼吸抑制。
7.當IV或SC注射之前，要回抽注射器，以便避免直接IV麻醉藥到體內去，因為它們的毒性效應會顯著的增加。
8.鴉片類藥物可能發生腎上腺機能低下(adrenal insufficiency)，影響腎上腺分泌幫助身體適應壓力之腎上腺激素cortisol，使體內cortisol濃度不足而出現噁心嘔吐，食慾減少、疲勞、虛弱、頭暈或低血壓等腎上腺機能低下症狀，應立即就醫。
9.長期服用鴉片類藥物可能會降低性荷爾蒙濃度而產生相關症狀如性慾減少、性功能障礙或不孕。

34102 ALFENTANIL (管2)▲

孕 C/D 乳 ? 泄 肝 T½ 46～213m

Rx
0.544 MG/注射劑(I);

商　名
Alfentanil®(衛福部食藥署管制藥品製藥工廠)
Alfentanil-Hameln®(衛福部食藥署管制藥品製藥工廠)
Rapifen® ◎ (DEMO/衛福部食藥署管制藥品製藥工廠)

藥理作用 1.Alfentanil是一種強效、快速的短效麻醉鎮痛劑，化學結構與fentanyl類似。本藥在靜脈注射給藥後，藥效立即產生。Alfentanil在靜脈注射後會迅速排除。報告指出，alfentanil首次分佈半衰期為0.4~2.2分鐘和8~32分鐘，最後排除半衰期為83~223分鐘。Rapifen的分佈體積為1.27~1.48L(中央腔室的分佈體積)及12.1~98.2L(穩定態的分佈體積)。本藥的血漿蛋白結合率約為92%。本藥主要在肝臟代謝。尿液中僅能測到1% 的原型alfentanyl。其代謝產物沒有活性，70~80% 由尿液排出。
2.孕婦用藥安全等級C；D-若長期使用或在妊娠時使用高劑量。

適應症 [衛核]短效麻醉性止痛劑及麻醉誘導劑。

用法用量 1.作為誘導劑：靜脈注射一次給與≧120μg/Kg(17ml/70Kg)的本藥，可催眠並止痛，患者可完全放鬆肌肉並維持心血管良好的穩定狀態。

2.短時間手術及門診患者：低劑量使用，最適於小型開刀、手術過程短暫且會疼痛者、及門診患者。但仍須密切觀察，一旁並備有急救措施。10分鐘內即可完成的手術，一次靜脈注射7~15μg/Kg(1~2ml/70Kg)即可。如超過10分鐘，每10~15分鐘或視情況需要時再加一劑7~15μg/Kg(1~2ml/70Kg)。

3.中長時間的手術：

手術時間 (分鐘)	.......Rapifen靜脈注射一次給藥劑量 ....μg/Kg	..................ml/70Kg
10～30	20～40	3～6
30～60	40～80	6～12
>60	80～150	12～20

4.較長時間的手術：對長時間的手術，特別是很快即得摘除吸入性麻醉劑的管子時，alfentanil可以當作麻醉時的鎮痛成分。依個人情形，給與適當初劑量靜脈注射再視手術過程及患者實際情況的需要，隨時可調整輸注的速率，就可達到切實的鎮痛效果及維持良好的自律情況。

不良反應 如同其它靜脈注射鴉片類藥物，alfentanil最常見之副作用為呼吸抑制、呼吸暫停、肌肉僵直(可能包括胸壁肌肉)、肌肉痙攣及心跳過緩。

34103 BUPRENORPHINE HCL (管3)▲ 孕C 泄肝

℞ 8.624 MG/錠劑(T)； 0.3 MG/ML/注射劑(I)；

商名 Buprenorphine®(杏林新生/歐舒邁克) $84/I(0.3MG/ML-PIC/S-1ML)　Desud Sublingual®(美時)

藥理作用 Buprenorphine為一個強效類鴉片藥物，對於μ-類鴉片受體具有促效活性，對於κ-類鴉片受體具有拮抗活性。Buprenorphine雖具有嗎啡的一般特性，但仍具有其本身特有藥理學與臨床特性。

適應症 [衛核]鴉片類物質成癮之替代療法。

用法用量 1.錠劑：

①成人及12歲以上兒童：每6~8小時或必要時給予，每次0.2~0.4mg。

②2~12歲兒童：按體重計，每6~8小時或必要時給予，每次劑量如下： 16~25kg：100mg(0.5錠) 25~37.5kg：100~200mg(0.5~1錠) 37.5~50kg：200~300mg (1~1.5錠)。

2.針劑：本藥限由醫師使用。

①年長者：臨床上並無報告顯示須對年長者所使用之劑量做任何調整。

②成人及12歲以上兒童：

推薦劑量為1~2毫升(300~600微克buprenorphine)，肌肉注射或慢速靜脈注射，每隔6~8小時或於必要時給予之。

以300微公克本劑作肌肉注射時亦可作為平衡麻醉技術之先驅給藥；以300~400微公克本劑作靜脈注射時可作為止痛輔助劑。

③12歲以下兒童：

本劑適合給予12歲以下兒童之劑量為每隔6~8小時，每公斤體重給予3~6微公克。對困難的病例，每公斤體重可能要注入至9微公克。

④臨床上尚無使用於6個月以下嬰兒之病例。

不良反應 最常見的副作用為鎮靜。其他副作用包括噁心、嘔吐、低血壓、縮瞳、發汗、呼吸抑制。發生呼吸抑制時，一般劑量的naloxone很難逆轉此情況，需藉助人工呼吸器及/或doxapram。

醫療須知 1.不可咀嚼或吞服，否則會影響其藥效。
2.因本藥為agonist-antagonist agent，使用過高劑量或併用大劑量它類的narcotics，可能反而造成拮抗作用，產生戒斷現象 (withdrawal symptoms)。
3.頭部受傷或顱內壓增加的患者須小心使用，因本藥可能增加腦壓，也可能造成縮瞳及改變意識，影響對患者病情的評估。
4.使用本藥偶會發生呼吸抑制，所以肺受損者(如COPD、cor pulmonale等)或併用它類抑制呼吸的藥品者，需小心使用。
5.膽受損者需小心使用，因為buprenorphine會增加總膽道的壓力。此外，本藥主要在肝臟代謝，肝臟嚴重受損者亦需小心使用。
6.不建議使用於小於兩歲的孩童。不建議使用於孕婦。
7.有抑制呼吸的危險因子者，劑量須減半。
8.因會發生嗜睡現象，故應避免從事危險性的工作，如開車、操作機械等，也應避免飲酒。
9.不可在本藥治療的過程中，自行使用benzodiazepines、其他中樞神經抑制劑或喝酒，為可能會導致嚴重風險，包含藥物過量或是死亡。
10.使用口腔黏膜吸收之buprenorphine口溶劑型藥品的病人，牙醫應進行服藥前的基本牙科評估和齲齒風險評估。
11.告知病人潛在的牙齒問題及藥物完全溶解後需額外注意事項，包括用水輕漱牙齒和牙齦後吞嚥。應建議病人至少等待1小時後再刷牙。

34104 BUTORPHANOL TARTRATE(管4)

孕 C/D 乳 + 泄 肝/腎 ½ 4~7h

Rx 10 MG/噴液劑(Spr);

商　名 Butaro Nasal Spray® ◎ (美時)

藥理作用 1.Butorphanol為鴉片生物鹼K型鴉片生物鹼受體之協同劑，μ型受體具有低內因性作用一拮抗效果。它和中樞神經系統中的這些受體產生交互作用，調控包括止痛在內的藥理作用。
2.孕婦用藥安全等級C；若如長期使用或在妊娠時使用高劑量為D。

適 應 症 [衛核]使用鴉片類止痛劑治療的疼痛。
[非衛核]包括急性疼痛，尤其是各種手術後之止痛；及慢性疼痛。

用法用量 一般建議初始劑量為1mg(單側鼻腔，一噴)以降低嗜睡及暈眩的發生，若是60~90分鐘內沒有充分得到疼痛紓解可以追加1mg。在第二次用藥之後視需要得以3~4小時為間隔視需要反覆使用。每日最大劑量共使用6次。對於重度疼痛的處理，初始劑量2mg(兩側鼻腔，各一噴)得用於能夠維持躺臥的患者以防嗜睡或暈眩發生所造成之危險。

不良反應 1.常見：嗜睡、暈眩、噁心、嘔吐、鎮靜(43%)。嚴重但少見：呼吸抑制。
2.使用butorphanol噴鼻液常見的呼吸方面的副作用為鼻塞(13%)，其他如耳鳴、呼吸困難、鼻刺激、咽炎、鼻炎、鼻竇充血及上呼吸道感染(3~9%)。

醫療須知 ①若有嗜睡或暈眩反應，通常在投與藥物後的第一個小時內發生，因此使用本藥後的患者至少一小時內不應駕駛或操作危險的機械，直到藥物的作用消失。
②使用本藥時不應攝取酒精類飲料。
③本藥的懷孕分級是C級，目前並無對懷孕婦女的評估試驗，不建議懷孕使用。目前只用在婦女分娩時止痛。Butorphanol成分會分泌至乳汁中，目前雖無針對鼻噴劑型的臨床研究，但根據肌肉注射劑型研究推估，butorphanol分泌至乳汁中的量是極微量可忽略的。一般建議使用本藥之婦女三天後即可哺乳。
④18歲以下患者的安全性評估試驗尚未建立，故不建議孩童使用。
⑤鼻塞流鼻水的患者(如過敏性鼻炎)，或使用鼻血管收縮劑治療的患者，並不會影響本藥的吸收量，但藥物吸收速率稍變慢。

⑥高齡者(65歲以上)及肝、腎功能不全的患者，建議初始劑量為1mg，視其疼痛情形於90~120分鐘後再追加第二劑量，之後若需再用藥，應儘量延長施予間隔(六小時)，並視疼痛情形再使用。

34105 FENTANYL (管2)☆▲

孕 C/D 乳 - 泄 肝 ½ 17h(TTS)

Rx 100 MCG, 200 MCG, 400 MCG, 0.943 MG, 1.257 MG/錠劑(T); 0.05 MG, 0.078 MG, 0.05 MG/ML/注射劑(I); 12.5 MCG/HR, 25 MCG/HR, 50 MCG/HR, 75 MCG/HR, 100 MCG/HR, 2.1 MG, 8.4 MG/貼片劑(TTS); 200 MCG, 400 MCG, 600 MCG, 800 MCG, 1200 MCG/口溶錠(ODT);

商名

Durogesic D-Trans Transdermal Patch® (JANSSEN/衛福部食藥署管制藥品製藥工廠) $188/TTS(12.5MCG/HR-PIC/S-900MCG), $250/TTS(25MCG/HR-PIC/S-1.8MG), $745/TTS(100MCG/HR-PIC/S-7.2MG), $470/TTS(50MCG/HR-PIC/S-3.6MG), $610/TTS(75MCG/HR-PIC/S-5.4MG)

Fentany Transdermal Patch® ＊ (得生/衛福部食藥署管制藥品製藥工廠) $552/TTS(75MCG/HR-PIC/S-7.5MG)

Fentanyl Transdermal Patch® ＊ (得生/衛福部食藥署管制藥品製藥工廠) $430/TTS(50MCG/HR-PIC/S-3.6MG)

Fentanyl Transdermal Patch® ＊ (德山/衛福部食藥署管制藥品製藥工廠) $220/TTS(25MCG/HR-PIC/S-1.8MG)

Fentanyl® ◎ (DEMO/衛福部食藥署管制藥品製藥工廠) $98/I(0.05MG/ML-PIC/S-10ML)

Fentanyl® (衛福部食藥署管制藥品製藥工廠) $90/I(0.05MG/ML-PIC/S-10ML), $38/I(0.05MG/ML-PIC/S-2ML)

Fentanyl-Fresenius® (FRESENIUS KABI/衛福部食藥署管制藥品製藥工廠) $98/I(0.05MG/ML-PIC/S-10ML)

Fentanyl-Hameln® (衛福部食藥署管制藥品製藥工廠)

Fentora Buccal® (ANESTA/衛福部食藥署管制藥品製藥工廠) $250/T(200MCG-PIC/S), $300/T(400MCG-PIC/S), $220/T(100MCG-PIC/S),

Ntanyl® (衛福部食藥署管制藥品製藥工廠)

Painkyl Fentanyl® (LTS/衛福部食藥署管制藥品製藥工廠) $330/ODT(400MCG-PIC/S), $395/ODT(600MCG-PIC/S), $585/ODT(1200MCG-PIC/S), $485/ODT(800MCG-PIC/S), $275/ODT(200MCG-PIC/S)

藥理作用 1.本藥是強效的麻醉止痛劑，可用做全身麻醉的止痛輔助或單獨當做麻醉劑使用。
2.孕婦用藥安全等級C；若如長期使用或在妊娠時使用高劑量為D。

適應症 [衛核]麻醉和麻醉前給藥、急性疼痛之緊急治療

用法用量 1.注射劑：
本藥的劑量宜根據患者年齡、體重、身體狀況、內在疾病、是否併用其它藥物、手術及麻醉種類而定。老年患者及虛弱患者的起始劑量宜降低。決定後續劑量時要將患者對起始劑量的反應列入考慮。

- 做為全身麻醉止痛輔助劑：

低劑量：2μg/kg
本藥低劑量最適合比較疼痛的小手術。

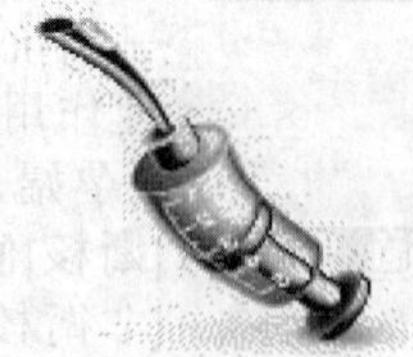

中劑量：2~20μg/kg
當手術較複雜時則需要比較高的劑量，其作用時間則視劑量而定。
高劑量：20~50μg/kg
在時間較長的大手術時，身體的壓力反應對於人體有害，用本藥20~50μg/kg與笑氣/氧氣併用顯示能減輕以上的壓力反應，手術使用此範圍高劑量以後可能有手術後呼吸抑制的現象，因此在手術後便應注意呼吸並密切觀察。

- 做為麻醉劑：

當減輕手術時的壓力反應非常重要時，可給予50~100μg/kg，並與氧氣及肌肉鬆弛劑併用。這種技術能提供麻醉作用而不需添加額外的麻醉劑。本藥的這種使用法常被用於開心手術及其他需要保護心肌免受缺氧之苦的重要手術。

2.貼片劑：
①本藥的劑量隨患者狀況不同而異，在使用後應該定時評估。
②起始劑量的選擇：本藥起始劑量的選擇，端賴患者過去使用類鴉片藥物之用藥史，包括對類鴉片藥物之耐受性及目前健康情況及用藥狀況而定
③成人：從未使用過類鴉片藥物者，應以最低劑量的本藥25μg/h為起始劑量。鴉片藥物耐受者由口服或靜脈注射類鴉片藥物轉換成本藥時，參考等止痛劑量換算和依每日嗎啡劑量推算而得的本藥推薦劑量。

不良反應 本藥與靜脈注射鴉片類藥物有相同的副作用，如呼吸抑制、窒息、肌肉僵硬(包括胸部肌肉)、肌陣攣運動、心跳過慢、(短暫性)低血壓、噁心、嘔吐和暈眩。

醫療須知 1.本藥的呼吸抑制時效可能較麻醉性鎮痛效果為長，應該隨時備有氧氣、急救插管設備與阿片拮抗劑(如naloxone等)。
2.輕忽嗎啡(opioid)的止痛效果和對嗎啡有耐藥性的患者常會對此藥使用過量。他們經常貼了比正常處方量還多的貼片，經常改變貼片的部位和貼太靠近心臟的部位。Fentanyl 貼片只應開方於持續中度或嚴重慢性疼痛的患者，患者每天規則使用麻醉藥處方且使用超過一週易造成耐藥性。熱會加速藥物釋放的速度，增加fentanyl 穿皮吸收導致藥物過量致死。須依照處方正確使用fentanyl 貼片，預防因藥物過量而造成死亡或其它嚴重的副作用。
3.醫師處方使用吩坦尼穿皮貼片劑，應遵循衛生署印行「麻醉藥品臨床使用規範」之規定，正確診斷，審慎使用，以維護病人健康。
4.癌症等慢性疼痛病人居家治療，處方使用吩坦尼穿皮貼片劑天數以十五天為限，並應遵循衛生署印行「麻醉藥品用於癌症末期患者居家治療注意事項」之規定辦理，以避免誤用、濫用或流為非法使用。
5.Fentanyl的加速釋放在高風險病人可能會造成一些不良反應事件，包括過度鎮靜、呼吸抑制、換氣不足、及呼吸暫停等。
6.建議將吩坦尼穿皮貼片劑用於已有類鴉片藥物耐受性的病人。
7.若於使用fentanyl穿皮貼片劑型藥品期間出現呼吸窘迫、換氣不足、呼吸緩慢等症狀，請立即尋求醫療協助。

34106 HYDROMORPHONE HCL☆

孕 C 乳 - 泄 肝/腎 t½ 11h

℞ 16 MG, 32 MG, 64 MG/持續性錠劑(T.SR);

商　名 Jurnista PR®（ALZA/衛福部食藥署管制藥品製藥工廠）
$190/T.SR(16MG-PIC/S)

藥理作用 本藥為μ-receptor之作用劑，對於κ-及δ-receptor有較微弱親和力。當hydromorphone與CNS的μ-receptor結合會產生止痛作用。

適 應 症 [衛核]解除癌症末期病患之嚴重疼痛

用法用量 1.本藥劑量服用間隔為24小時一次。
2.成人劑量：正在使用鴉片類止痛劑且劑量已達穩定的病人，應根據先前鴉片類藥物的每日劑量。依據standard equi-analgesic ratio，JURNISTA對口服morphine之劑量約為1:5方式做轉換。開始治療後若需調整劑量，劑量調整以每次增加目前JURNISTA每日劑量的25~100%為考量，且劑量調整頻率不應超過每兩天一次。
3.兒童劑量：18歲以下兒童與青少年的安全性及療效尚未建立。

不良反應 1.常見副作用在腸胃方面：噁心、嘔吐、便秘；神經系統：嗜睡、頭痛、暈眩。
2.最嚴重之副作用為呼吸抑制。

醫療須知 1.鴉片類止痛劑，包括hydromorphone在內，在因血液容積不足或同時併用藥物如phenathiazine或全身性麻醉劑而無法維持正常血壓的病人，可能會導致嚴重的低血壓。
2.若治療期間懷疑有麻痺性腸阻塞(paralyticileus)，應停止本藥治療。對脊髓前側柱切斷術(chrodotomy) 或其他疼痛緩解手術(painrelieving operation)的病人，手術24小時內不應投予本藥，在施以有效的疼痛緩解程序之後，建議使用速放型製劑之口服鴉片類藥物進行劑量再調整，而在此程序之前的18小時內則不應投予本藥。

34107 MEPERIDINE HCL (PETHIDINE HCL)(管2)

孕 B/D 乳 ? 泄 肝/腎 t½ 3～5h

℞ 50 MG/錠劑(T); 50 MG/ML/注射劑(I);

商　名 Pethidine®（衛福部食藥署管制藥品製藥工廠）
$22.5/T(50MG-PIC/S), $26.5/I(50MG/ML-PIC/S-1ML)

34 麻醉性止痛劑

藥理作用 1.本藥的止痛作用為嗎啡的1/10，同時又具有解痙作用。
2.孕婦用藥安全等級B；如長期使用或在妊娠時期使用高劑量為D。

適應症 [衛核]鎮痛
[非衛核](1)緩解中度至嚴重程度疼痛。(2)手術前給藥，支持麻醉，分娩疼痛的解除。

用法用量 1.止痛：肌注，皮下注射，口服－每3~4小時1次，每次50~150mg；(孩童)－每3~4小時1次，每次1~1.8mg/磅，肌注，皮下或口服。
2.手術前給藥：麻醉前30~90分鐘，成人－50~100mg肌注或皮下注射。孩童－1~2mg/磅肌注或皮下注射。
3.產科麻醉：於子宮口開之指或全間時給藥。50~100mg肌注或皮下注射，間隔1~3小時再重覆一次。
4.麻醉輔助：可重複給藥。稀釋成10mg/ml緩慢單次靜脈注射或稀釋成1mg/ml持續靜脈輸注。

醫療須知 **1.肌肉注射比皮下注射適合重複給藥。靜脈注射應使用較低劑量並緩慢注射，最好使用稀釋溶液。**
2.與鎮靜劑同時使用時，meperidine劑量應減低25~50%。

34108 METHADONE HCL▲

孕B/D 食 ± 泄 肝

Rx 5 MG, 10 MG/液劑(Sol);

商名
Methadone®(L. MOLTENI /衛福部食藥署管制藥品製藥工廠)
Methadone®(衛福部食藥署管制藥品製藥工廠)

藥理作用 本藥比morphine的作用長，鎮靜作用小。口服或腸胃外投與，效果相等。像morphine一樣具有某種程度的呼吸抑制和成癮傾向。產科和年小的孩童不要使用。根據每天口服投與為準，禁忌綜合症狀和morphine相同，但起始作用較慢，過程較長，症狀較不嚴重。長期口服投與時，大部份的副作用會消失，但便秘和出汗則通常持續著。

適應症 [衛核]1.類鴉片物質成癮之戒毒。2.類鴉片物質成癮替代療法。
[非衛核]緩解中度和嚴重的疼痛，預防或減輕嗎啡樣藥物之禁戒症狀。

用法用量 1.止痛：肌注，皮下注射，口服－每3~4小時1次，每次2.5~10mg。(孩童每日0.7mg/kg)
2.麻醉性解毒：(依禁戒症狀的嚴重度)口服15~20mg(高達40mg)來鎮壓症狀；治療不要超過21天，在接近21天時，劑量要逐量減少。

醫療須知 **不可在本藥治療的過程中，自行使用benzodiazepines、其他中樞神經抑制劑或喝酒，因為可能會導致嚴重風險，包含藥物過量或是死亡。**

34109 MORPHINE (管1)

孕C/D 乳 - 食 ± 泄 肝

Rx 5 MG, 10 MG, 15 MG/錠劑(T); 30 MG/持續性錠劑(T.SR); 10 MG/ML, 20 MG/ML/注射劑(I); 2 MG/ML/液劑(Sol);

商名
Morfina Labesfal®(LABESFAL/衛福部食藥署管制藥品製藥工廠) $25/I(20MG/ML-PIC/S-2ML), $18/I(10MG/ML-PIC/S-1ML)
Morphine®(衛福部食藥署管制藥品製藥工廠)
$2.8/T(10MG-PIC/S), $26/I(20MG/ML-PIC/S-1ML), $25/I(10MG/ML-PIC/S-1ML), $240/Sol(2MG/ML-PIC/S-120ML), $132/Sol(2MG/ML-PIC/S-60ML), $13/T.SR(30MG-PIC/S), $6/T(15MG-PIC/S)
Tabellae Morphinae Hydrochloridi®(衛福部食藥署管制藥品製藥工廠)

藥理作用 1.本藥為主要的鴉片生物鹼，可做為其他鴉片類比較的標準。腸胃外的投與最具效果，因為胃腸利用受限制。常發生思睡而減輕憂慮不安。大劑量導致深度睡眠和完全的呼吸抑制。
2.本藥和中樞神經系統的opioid受體結合，抑制痛覺傳導，降低病人對痛覺的反應。
3.孕婦用藥安全等級C；如長期使用或在妊娠時使用高劑量為D。

適應症 [衛核]鎮痛

用法用量 1.MST:

a.口服。請整錠吞服，不可嚼碎，每12小時服用一次。服用的劑量視疼痛嚴重度、患者年齡與先前病歷對止痛劑需求量而定。

b.成人：對於罹患嚴重性疼痛、使用較弱的opioid止痛劑(如:dihydrocodeine)仍無法控制疼痛者，最初，應每12小時給予30mg。若曾服用morphine速放型錠劑者，改服用本藥時，應維持原先的每日總劑量，唯劑量服用間隔仍是每12小時服用一次。

c.當疼痛程度加重時需提高劑量，視需要，每次劑量調增幅度約30~50%。患者的正確劑量應該以能控制疼痛且患者在12小時內無副作用產生或能夠耐受性副作用為原則。

d.兒童：嚴重性癌症患者的起始劑量是每12小時，每kg體重給予0.2~0.8mg的morphine。劑量的調整應比照成人劑量調整方式。

2.MXL:

a.口服。請整粒膠囊吞服，或是打開膠囊將內含的小顆粒撒於不含酒精的冷飲料內。不可壓碎或嚼碎膠囊及其小顆粒。膠囊應每24小時服用一次。服用的劑量視疼痛嚴重度、患者年齡與先前病歷對止痛劑需求量而定。

b.成人與老年人：對於罹患嚴重、無法控制的疼痛且未接受任何的opioid類止痛劑的患者，在給予MXL劑量前，儘可能先以速效型morphine製劑的劑量，換算成MXL膠囊的劑量以作為患者的需求劑量。患有疼痛且目前有使用較弱的opioid類止痛劑的患者起始劑量是a)體重超過70kg者，每日服用一次，每次60mg。b)體重低於70kg者、體弱或老年人，每日服用一次，每次30mg。

3.MORPHINE(大含量注射)鹽酸嗎啡注射液：

用於中度至重度疼痛成人之鎮痛(使用時要從最小劑量開始，按病人鎮痛反應或副作用調整劑量)：

ⓐ皮下或靜脈注射：未曾使用過類鴉片製劑之病患，起始劑量為每3~4小時2.0~5mg；曾經使用過之病患，起始劑量也許需要較高。持續輸注：每小時0.8~10mg。用呼吸器的病患(以體重70公斤計)，靜脈注射每1~2小時0.7~10mg，持續輸注每小時5~35mg。

ⓑ硬膜外注射：單一劑量：1~5mg；持續輸注：起始劑量1~5mg，輸注速度：每小時0.1~1.0mg。

ⓒ 蜘網膜下腔注射：未曾使用過類鴉片製劑之病患，每次0.1~0.3mg(可提供24小時之疼痛緩解)，部建議重複給藥。注意：老年及虛弱之病患，須減量並小心給藥。

ⓓ用於手術麻醉止痛：作為麻醉之輔助，可依年齡、症狀適當地增減用量。

不良反應 常見的-噁心、便秘、搔癢；嚴重的-無防禦性休克、心跳停止、嚴重呼吸抑制或停止。

醫療須知 1.如同所有的narcotics類藥物，建議老年人、甲狀腺機能不足、腎臟或慢性肝臟疾病患者應減低劑量的服用。對opioid類藥物有依賴性的患者、顱內壓升高、含血容積過少的低血壓、膽道疾病、胰臟炎、炎性腸道疾病、攝護腺肥大及腎上腺皮質機能不全的患者在服用本藥時宜謹慎。

2.服用本藥期間若是懷疑或已出現麻痺性腸阻塞時，應立即停藥。如同所有morphine製劑，對即將接受聲帶切開術或其他緩解疼痛手術的患者而言，在接受手術前的24小時內皆不應服用本藥。若以本藥用於進一步治療時，劑量應調整至手術後所需的劑量。

3.與其他口服morphine製劑一樣，在手術後或接受腹部手術後之患者，以本藥治療時應謹慎，因為morphine會降低腸蠕動。這類患者應經醫師確認其腸道功能恢復正常後才能使用本藥。

4.要確保不同品牌的持續性藥效morphine製劑有生體相等性是不可能的。因此，應該對患者強調的是，當調整到一有效劑量時，在尚未重新調整劑量和臨床評估之前，不應改用其他緩慢釋放、控制釋出或其他強效的narcotic類止痛劑。

34110 NALBUPHINE HCL▲

孕 C 乳 - 泄 肝/腎 半 5h

℞ 60 MG/膠囊劑(C); 10 MG/ML/注射劑(I);

商　名
Bain®（健亞/華宇）$35.2/I(10MG/ML-PIC/S-1ML)，
Mutonpain®（永信）$35.2/I(10MG/ML-PIC/S-1ML)
Oraphine Soft®（漁人/懷特）

藥理作用 Nalbuphine是一種κ致效劑/部份μ拮抗劑(kappa agonist/mu antagonist)，其作用機轉目前仍未完全確立，止痛效價與morphine相當，約為 pentazocine的3~4倍。

適 應 症 [衛核]解除中度到嚴重疼痛，也可作為平衡麻醉的補助劑。如手術前後之麻醉，及在分娩陣痛過程中的產科麻醉。

[非衛核]1.止痛：使用於癌症、腎或膽石絞痛、偏頭痛、血管性頭痛和外科手術時所引發的中度到嚴重疼痛。2.幫助平衡外科手術麻醉：輔助手術前後的鎮定、止痛及分娩過程中的產科麻醉。

用法用量 1.止痛：以皮下、肌肉或靜脈注射給藥，一般成人劑量為0.14mg/kg，需要時每 3~6小時可重複此劑量。未產生耐藥性者最大單次劑量為20mg，每日最大劑量160mg。若術前先已使用過 morphine、codeine、meperidine 或其他相似的藥品，則nalbuphine的起始劑量為一般劑量的四分之一 。

2.麻醉輔助劑：誘導劑量0.3~3mg/kg，靜脈注射10~15 分鐘。如果有需要，維持劑量為0.25~0.5mg/kg。

3.口服：軟膠囊應於飯後服用。一般成人劑量為：每次1顆，一天3次；第一天之第1次劑量為2顆。最多共服用3天。

不良反應 Nalbuphine主要的不良反應是鎮靜作用(發生率約36%)，其他常見的不良反應有盜汗/潮濕感、噁心/嘔吐、頭昏/眩暈、口乾、縮瞳、頭痛等(發生率約1~10%)。

醫療須知 1.Nalbuphine的中樞神經鎮靜效果可能會增加開車或操作機械等工作之危險性。
2.雖然nalbuphine的生理依賴性低，但使用於情緒不穩、有嗎啡成癮病史而須長期使用者，須小心監測。
3.呼吸系統有損傷的患者須小心使用。
4.心肌梗塞患者可能有噁心、嘔吐症狀。
5.進行膽道外科手術患者可能引起Oddi氏括約肌痙攣。
6.頭部受傷、顱內有病灶或存在顱內壓較高之患者，nalbuphine可能會引起顱內壓升高導致病情惡化。
7.肝、腎功能損傷的患者需小心使用。
8.Nalbuphine注射劑的賦型劑內含sodium metabisulfite可能會引起過敏。
9.小於18歲之病童及孕婦(分娩者除外)使用之安全性及有效性尚未確立。
10.分娩過程中使用，可能造成新生兒嚴重的心跳徐緩。

34111 OXYCODONE (管2)

孕C 乳 - 泄 肝

℞ 10 MG, 20 MG/持續性錠劑(T.SR)； 5 MG/膠囊劑(C)； 10 MG/注射劑(I)；

商　名
Oxycodonae Hydrochloridi®（衛福部食藥署管制藥品製藥工廠）
Oxycontin CR®（PURDUE/衛福部食藥署管制藥品製藥工廠）$40/T.SR(10MG-PIC/S)，$76/T.SR(20MG-PIC/S)
Oxynorm IMmediate®（BARD/衛福部食藥署管制藥品製藥工廠）$14.5/C(5MG-PIC/S)

藥理作用 鎮痛作用與嗎啡效力相等，嘔吐等副作用較少，引起呼吸抑制或麻藥中毒作用，與嗎啡相常或略低。本藥使用於鎮痛、鎮靜及鎮咳。

適 應 症 [衛核](1)需要長期疼痛控制之中重度癌症疼痛病患。
(2)需要長期疼痛控制之慢性中重度非癌症疼痛病患，且曾經接受過類鴉片藥物而無法有效控制疼痛者。

用法用量 皮下注射，通常5mg以下。

醫療須知 腎功能不全者使用本藥宜小心，因其鎮靜作用增強，宜使用最小有效劑量。

34112 REMIFENTANIL

Rx 2 MG/注射劑(I);

商 名 Remifentanil®(LAB. REIG JOFRE/衛福部食藥署管制藥品製藥工廠)

藥理作用 1.Remifentanil是一種選擇性的μ-opioid作用劑，onset很快，作用時間很短。Remifentanil的μ-opioid活性會被麻醉性拮抗劑(例如naloxone)消除。

2.病人及正常自願受試者的組織胺定量顯示出快速注射remifentanil(最高劑量30μg/kg)後組織胺的濃度沒有升高。

適 應 症 [衛核](1) 於成人全身麻醉之誘導時，作為止痛劑。

(2) 於成人全身麻醉之維持時，作為止痛劑。

用法用量 1.成人全身麻醉之誘導：以超過30秒的時間推注輸注(bolus injection)1μg/kg，之後持續輸注的起始速率為0.5μg/kg/min。

2.成人全身麻醉之維持，與isoflurane(起始劑量為0.5MAC)併用：以0.25μg/kg/min起始速率持續輸注，劑量範圍為0.05~1μg/kg/min；配合1μg/kg的supplemental bolus。

3.本藥的使用必須根據病人的反應而個人化在全身麻醉之誘導時，推注輸注(bolus injection)的時間不得少於30秒。

4.本藥於誘導麻醉時應該與一個安眠藥併用，例如propofol, thiopentone或isoflurane。使用安眠藥之後再使用本藥可減少肌肉僵直(muscle rigidity)的發生率。

5.麻醉期間為維持想要的μ-opioid反應，本藥的輸注速率可每2至5分鐘，每次向上調整25%至100%或向下調整25%至50%。若發生淺麻醉，可每2至5分鐘給予額外的注射(supplemental bolus)。

不良反應 1.極常見：骨骼肌僵直、低血壓、噁心、嘔吐。

2.常見：心跳過慢、術後的高血壓、急性呼吸抑制、呼吸停止、癢、術後的顫抖。

3.不常見：缺氧、便祕、術後的疼痛。

4.罕見：鎮靜作用(從全身性麻醉恢復時)、病人併用remifentanil及其他麻醉劑時曾有報告心跳停止，通常都是在心跳過慢之後發生的。

5.突然停用remifentanil，特別是在延長給藥期間超過三天後，曾有心搏過速、高血壓與躁動的報告，但不常發生。

醫療須知 1.只有在具備可以監測及維持呼吸及心臟血管功能完善設備的情況下，且由接受過麻醉藥品訓練、能發覺及處理強效類鴉片藥物可預測的副作用(包括心肺復甦術的訓練)的人才可以使用本藥。

2.已知對不同類別的類鴉片藥物過敏的病人，使用remifentanil可能會產生過敏反應(hypersensitivity reaction)。對此類病人投予remifentanil須謹慎。

3.預期會有術後疼痛的手術病人在停用remifentanil之前須使用止痛劑。

4.突然停用remifentanil，特別是在延長給藥期間超過三天的給藥後，曾有心搏過速、高血壓與躁動的報告。

5.Remifentanil引起的肌肉僵直必須考慮病人臨床狀況下以適當的支持療法治療，包括呼吸的維持。麻醉誘導時發生的過度肌肉僵直應以神經肌肉阻斷劑及/或其他的安眠藥治療。

6.使用remifentanil當作止痛劑時發生的肌肉僵直，可停用或減少輸注速率來治療。Remifentanil停用輸注後數分鐘內肌肉僵直即可獲得緩解。

7.呼吸抑制出現時應適當的處理，包括減少輸注速率50%或暫時停止輸注。與其他fentanyl類似品不同的是，remifentanil不會引起再發性的呼吸抑制，即使是在長時間的使用下。

8.心臟血管作用(例如低血壓及心跳過慢)的風險，很少會造成心跳停止，可藉著降低remifentanil的輸注速率、降低併用的麻醉劑劑量，或給予靜脈輸注液體、升壓素或抗膽鹼藥物來減少心血管風險。

9.血清素症候群症狀通常發生於藥品併用後幾小時至幾天內，但也可能延後發生。若懷疑病人發生血清素症候群，應停用本藥。
10.Opioid類藥品與benzodiazepine類藥品或其他中樞神經系統抑制劑(包括酒精)併用，可能導致重度鎮靜(profound sedation)、呼吸抑制、昏迷及死亡之風險。
11.如同其他類鴉片藥物，remifentanil可能產生依賴性。
12.以remifentanil麻醉後的病人不可開車或操作機器，醫生可決定何時可重新開車或操作機器。可建議病人由親人陪同回家並勿喝含酒精的飲料。
13.Remifentanil會通過胎盤，且fentanyl類似物在兒童會引起呼吸抑制作用。
14.應告訴授乳婦使用remifentanil後，24小時內不可哺乳。

34113 SUFENTANIL CITRATE

Rx 7.5 MCG, 75 MCG/注射劑(I);

商 名

Sufenta Ampoules®（GLAXO/衛福部食藥署管制藥品製藥工廠）
Sufenta Forte Ampoule®（JANSSEN/衛福部食藥署管制藥品製藥工廠）

藥理作用 1.本藥為非常強效的麻醉止痛劑，較phentanyl作用起始時間快，與受體的結合更具選擇性。
2.本藥之作用強度為morphine的625倍，phentanyl的7~10倍。
3.本藥可做為手術止痛劑，尤其是較長時間的手術和大手術的主要麻醉劑。
4.本藥亦可做為髓注射止痛劑，用於手術後及無痛分娩。

適應症 [衛核]麻醉鎮痛劑。

用法用量 參見仿單。

34 麻醉性止痛劑

34114 TRAMADOL (管4)▲

孕C 乳 - 食 ± 泄 肝/腎 t½ 6~7h

Rx 50 MG/膠囊劑(C); 50 MG, 50 MG/ML/注射劑(I); SR 100 MG, 200 MG/持續性製劑(SR); 100 MG/持續性錠劑(T.SR);

商 名

Camadol®（旭能/明則）$2.08/C(50MG-PIC/S)
Limadol®（南光）$21/I(50MG/ML-PIC/S-2ML)
Muaction SR®（美時）$3.74/SR(100MG-PIC/S)
Painlax®（寶齡富錦）$2.08/C(50MG-PIC/S)
Ramgic®（MSN/上亞）$21/I(50MG/ML-PIC/S-2ML)
Tadol®（東洋/東生華）
Tradol®（政德）
Tramadol Retard® ＊（五洲）$3.74/SR(100MG-PIC/S)
Tramadol Sandoz Uno®（SANDOZ/山德士）$9.7/SR(200MG-PIC/S)
Tramadol®（壽元）
Tramal Retard® ◎（FARMACEUTICI/禾利行）$3.74/SR(100MG-PIC/S)
Tramal® ◎（FARMACEUTICI/禾利行）$2.08/C(50MG-PIC/S)
Tramal® ◎（GRUNENTHAL/禾利行）$21/I(50MG/ML-PIC/S-2ML),
Tramazac IV®（CADILA/毅有）$21/I(50MG/ML-PIC/S-2ML)
Tramazac®（CADILA/吉富）$2.08/C(50MG-PIC/S)
Tramed®（瑞士）$21/I(50MG/ML-PIC/S-2ML), $19.4/I(50MG/ML-PIC/S-1ML), $2.08/C(50MG-PIC/S),
Tramtor®（安星/美時）$21/I(50MG/ML-PIC/S-2ML)
Tramtor®（派頓）$2.08/C(50MG-PIC/S),

藥理作用 本藥具有類鴨片及非鴨片的雙重鎮痛機轉，作用於中樞神經系，抑制刺激而呈鎮痛作用。本藥100mg之鎮痛作用相當pethidine HCl 100mg。本藥投與後15~20分鐘呈效，約持續4~5小時。在治療劑量內(每天400mg)無呼吸抑制作用及腸管抑制作用。

適應症 [衛核]中度至嚴重性的急慢性疼痛

用法用量 1.強烈疼痛時應調整劑量，一般依照下列劑量注射：靜脈注射，1~2安瓿(50~100mg)，皮下注射，1~2安瓿(50~100mg)
2.口服1天之劑量，不超過400mg。腎或肝功能受損者，劑量應被調整。口服：1天3~4次，每次50~100mg，長期患者為每天2次，每次50mg，原則上每天不超過200mg。

不良反應 注射本藥後會有發汗、眩暈、頭痛、噁心、嘔吐、口乾、便祕、嗜眠與疲勞的副作用。

醫療須知 1.Tramadol可能引起罕見但嚴重的呼吸抑制或困難症狀，由其是接受扁桃腺或腺體切除術後之兒童發生的風險較大。
2.長期用本藥治療，可能會產生輕微依賴性，所以醫師應決定治療之時限和要不要暫時中止注射。

3.本藥不能長期給藥而超過治療之所需。
4.縱使是依據醫師指示服藥，也會影響患者的反應力，如駕駛汽車與操作機器者，尤其是與酒精併用時。
5.本藥是一強效的止痛劑，例如用於傷痛、骨折、嚴重神經痛、腫瘤痛、心臟病發作。
6.衛福部公告含tramadol成分藥品使用原則：
ⓐ應謹慎使用於未滿12歲兒童，當臨床效益大於風險時，方可考慮使用。
ⓑ應謹慎使用於未滿18歲之扁桃腺及腺樣體切除術後止痛。
ⓒ應謹慎使用於肥胖、具有阻塞型睡眠呼吸中止症、嚴重肺部疾病等情形之病人，因可能增加嚴重呼吸問題之風險。
ⓓ用藥期間不建議哺乳，因可能對哺餵之嬰兒產生嚴重不良反應，包括：異常嗜睡、哺乳困難或嚴重呼吸問題。

§34.2 麻醉藥拮抗劑

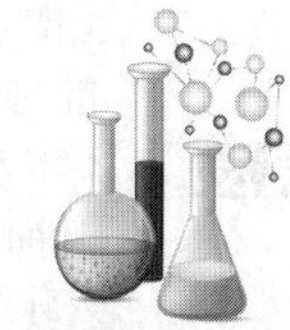

34201 NALORPHINE (管3)

孕D 乳 - 泄 肝

Rx 5 MG/注射劑(I);

商　名

Nalorphine Hydrochloridi®（衛福部食藥署管制藥品製藥工廠）$26.7/I(5MG-PIC/S-1ML)

藥理作用 1.麻藥拮抗藥係用以治療麻藥性鎮痛劑因急性中毒所致之呼吸抑制，並可應用於麻藥性鎮痛劑成癮性之診斷。
2.Nalorphine有類似嗎啡之鎮痛作用，但於鎮痛作用之用量時，有顯著之不快感及幻視，故本藥在臨床上並不做為鎮痛劑。
3.本藥幾無成癮性，但若投與麻藥癮者，則產生嚴重之戒斷症狀。

適應症 [衛核]麻醉藥品過量之解毒。

用法用量 急性嗎啡中毒時，皮下注射，肌注，靜注5~10mg；可每10~15分鐘重覆給藥至呼吸恢復。1天總量至多40mg，新生兒用0.1~0.2mg。

不良反應 思眠、眩暈、噁心、嘔吐、顏面蒼白、發汗。若給予75mg以上時，嗜眠、惡夢、視覺性幻覺、急性的狂躁狀態。

醫療須知 1.麻藥之中毒患者使用本藥時即呈激烈的戒斷症狀。
2.巴比妥系等藥物所致之中毒，使用本藥無效。

34202 NALOXONE HCL

孕B 乳 - 泄 肝 半 60～90m

Rx 0.4 MG/ML/注射劑(I);

商　名

Naloxone®（健亞/華宇）$303/I(0.4MG/ML-PIC/S-1ML),

藥理作用 1.本藥係純類鴉片拮抗劑，可顯著減輕或可逆性地完全阻斷靜脈投用鴉片劑的效果。
2.本藥除具有類鴉片阻斷作用外，很少有其他的內生性作用。但偶有原因未明之縮瞳現象產生。
3.本藥不會引起耐藥性或依賴性。使用於對類鴉片產生生理依賴者會引起戒斷症狀。
4.臨床研究指出50mg本藥可阻斷靜脈投用25mg海洛因的藥理疾果長達24小時；其它資料顯示加倍劑量可提供阻斷效果長達48小時，而三倍劑量可長達72小時。
5.本藥以競爭性方式結合(亦即類似酵素的競爭性抑制作用)類鴉片受體而產生阻斷作用。生體實驗中顯示，本藥所產生之強力阻斷效應可被極高劑量之鴉片劑取代而失效，並且會引發組織胺釋出之症狀。
6.本藥在治療使用上是容易適應的。即使在服用鴉片後亦不會引發disulfiram-like

reaction。

適應症 [衛核]麻醉藥品過量之解毒劑。
[非衛核]拮抗劑鴉片製劑的作用，clonidine引起的昏迷或呼吸抑制。
說明：本藥除非用於專門管理成癮計劃，否則無法呈現其治療效益。

用法用量 若懷疑有類鴉片依賴之可能，請先採用narcan挑釁試驗。除非narcan挑釁試驗呈陰性否則切勿試圖開始治療。
治療麻醉藥品成癮者開始以本藥治療時請照下列指示：
1.患者7~10日未吸毒方可治療。自行報告未吸毒者須經尿液分析證實，使用之患者不應有戒斷徵象或戒斷症狀出現。
2.如有類鴉片依賴之可能，患者須接受narcan挑釁試驗。如果narcan挑釁試驗後仍見戒斷徵象，則不可嘗試ReVia療法。24小時後可再重作narcan挑釁試驗
3.開始治療宜小心，緩慢地提高劑量：最初投予25mg，若未出現戒斷徵象，則可給予每日50mg之劑量開始治療。

不良反應 1.下列副作用發生於治療前或使用本藥治療中，且其發生率高於10%：入睡困難，焦慮，神經質，腹痛/絞痛，噁心/嘔吐，無力，關節肌肉疼痛和頭痛
2.發生率低於10%：喪失食慾，下痢、便秘、口渴、精力過盛，意志低沈、暴躁、暈眩、皮疹、射精延遲、性能力減退和寒顫。
3.通常在過量或麻醉藥抑制作用恢復太過迅速

醫療須知 1.要注意大劑量的naloxone可能會逆轉麻醉藥止痛效應，一如逆轉呼吸抑制作用一樣。其劑量應該按照患者的反應加以調整，如果出現疼痛的臨床症狀(如發汗、心跳過快、臉部歪扭、嘔吐)，就應停止使用這種拮抗劑。
2.當使用本藥時，要準備其他的支持療法(如呼吸輔助法，加壓劑)。
3.心臟不穩定，懷孕和已知或疑似麻醉藥成癮者等使用本藥宜小心。
4.了解opioid類藥物過量的臨床表徵和症狀，包括呼吸緩慢、呼吸淺、呼吸困難、嚴重嗜睡、無法反應或醒來。若已知或認為某人服藥過量，若本藥可取得，請給予其本藥服用，並立即撥打119或掛急診。本藥是一種臨時治療方法，因此可能需重複給予，即使已使用本藥，仍需立即至急診尋求醫療協助。
5.若病人有使用本藥，請務必告知其照顧者、家庭成員和其他關係親密的人，並告知本藥存放位置及服藥過量時該如何正確使用本藥。若於外出時使用opioid類藥物，請隨身攜帶本藥，並讓身邊的人知道您有攜帶本藥、其存放位置及該如何使用。

34203 NALTREXONE HCL▲ 孕C

Rx 50 MG/錠劑(T);

商名
Notholic® ◎ (INTAS/美時)

藥理作用 1.Naltrexone hydrochloride是純類鴉片拮抗劑且是oxymorphone合成物，但不具有類鴉片作用劑性質。
2.其結構與oxymorphone不同處在於氮原子上的甲基被環丙甲基(cyclopropylmethyl group)取代。

適應症 [衛核]治療酒精成癮及拮抗類鴉片製劑的作用。

用法用量 1.使用本藥前7~10天，必須先停止服用類鴉片藥品。若懷疑有類鴉片藥品依賴性之可能，需先做Naloxone挑釁試驗(naloxone challenge test)。
2.療程的起始劑量為25毫克Naltrexone HCL，若病人未出現戒斷徵象，則可將劑量改為每日50毫克Naltrexone HCL。
3.每天一次50毫克Naltrexone HCL治療後，在臨床上能阻斷注射投予之類鴉片作用。

不良反應 1.本藥對吸毒者可能引起嚴重戒斷反應。
2.少部分病人經歷一種類似鴉片戒斷症狀，包括易流淚、輕度噁心、腹部痙攣、坐立不安、骨或關節痛、肌肉疼痛和鼻子症狀。

3.發生率高於10%：入睡困難、焦慮、神經質、腹痛/絞痛、噁心/嘔吐，無力、關節肌肉痛和頭痛。

4.發生率低於10%：喪失食慾、下痢、便秘、口渴、精力過盛、意志低沉、暴躁、暈眩、皮疹、射精延遲、性功能減退和寒顫。

醫療須知 1.在緊急狀況下，若病人已接受完全阻斷劑量的Naltrexone HCL，用benzodiazepine鎮靜意識狀態，亦可用非類鴉片止痛劑或全身麻醉。

2.當僅能使用類鴉片止痛的緊急情況下，類鴉片需要量可能大於常用量，而導致呼吸抑制則更深更久。因此使用呼吸抑制較輕的速效型類鴉片止痛劑為佳。

3.依賴者意外服用Naltrexone時誘發嚴重戒斷反應，戒斷症狀通常在5分鐘內出現，持續長達48小時。精神狀態變化包括意識混亂、嗜眠和幻視：因嘔吐和下痢造成體液顯著喪失而需要靜脈輸液。

4.曾有報告在Naltrexone HCL治療類鴉片成癮病人後有發現憂鬱、自殺念頭及企圖。

5.類鴉片藥物過量的易感受性：在類鴉片藥物解毒之後，病患對於類鴉片藥物的耐受性會降低。當Naltrexone HCL提供的類鴉片阻斷作用逐漸減弱消失後，病患可能如同剛戒毒時，對於較低劑量的類鴉片藥品具感受性。此時病人使用之前可耐受劑量的類鴉片藥物，仍會有潛在危險可能導致危及生命的類鴉片藥物中毒(呼吸抑制或中止、循環性虛脫等)。

§ 34.3 複方產品

表 34-3 衛生福利部認可之濫用藥物尿液檢驗機構一覽表：

區域	機構名稱	機構地址	認可項目
北部	三軍總醫院臨床毒藥物檢驗室（僅受理軍方檢體）	台北市內湖區成功路二段325號	1.海洛因、鴉片代謝物：嗎啡及可待因 2. 安非他命類藥物：安非他命、甲基安非他命、MDMA及MDA 3.愷他命代謝物：愷他命、去甲基愷他命
	交通部民用航空局航空醫務中心	台北市松山區敦化北路340號之9	
	臺北榮民總醫院	台北市石牌路二段201號	1.海洛因、鴉片代謝物：嗎啡及可待因 2.安非他命類藥物：安非他命、甲基安非他命、MDMA及MDA 3.大麻代謝物：四氫大麻酚-9-甲酸 4.愷他命代謝物：愷他命、去甲基愷他命
	台灣檢驗科技公司濫用藥物台北實驗室	新北市五股區新北產業園區五工路136之1號	
	台灣尖端先進生技醫藥股份有限公司	新北市汐止區康寧街169巷31-1號2樓之3	
中部	台灣檢驗科技公司濫用藥物台中實驗室	台中市西屯區工業區十四路9號	1.海洛因、鴉片代謝物：嗎啡及可待因 2.安非他命類藥物：安非他命、甲基安非他命、MDMA及MDA 3.大麻代謝物：四氫大麻酚-9-甲酸 4.愷他命代謝物：愷他命、去甲基愷他命
	中山醫學大學附設醫院	台中市南區建國北路一段110號	
	詮昕科技股份有限公司	台中市龍井區遠東街60號1樓	
南部	長榮大學職業暨環境與食品安全研究中心	台南市歸仁區長大路1號	註：中部、南部、東部認可項目相同。
	高雄醫學大學附設醫院（檢驗醫學部毒物室)	高雄市三民區自由一路100號	
	高雄市立凱旋醫院	高雄市苓雅區凱旋二路130 號	
	正修科技大學超微量研究科技中心	高雄市鳥松區澄清路840號	
	台灣檢驗科技公司濫用藥物高雄實驗室	高雄市楠梓加工出口區開發路61號	
東部	慈濟大學濫用藥物檢驗中心	花蓮市中央路三段701號	

34301 Traceton 服安痛膜衣錠® (永信) $3.32/T

℞ 每 Tab 含有：ACETAMINOPHEN (EQ TO PARACETAMOL) 325.0 MG；TRAMADOL HCL 37.5 MG

藥理作用 1.Tramadol是種作用於中樞之止痛化合物。至少有兩種互補的作用機轉，原型和M1代謝物與μ鴉片接受體連結，對norepinephrine及serotonin之再吸收有微弱的抑制作用。

2.Acetaminophen是另一種作用於中樞之止痛藥物，尚不清楚其止痛作手之確切位置和作用機轉。使用標準動物模型評估，tramadol及acetaminophen複方有協同作用。

適應症 [衛核] 使用非鴉片類止痛劑無效的中度至嚴重性疼痛。

用法用量 成人及16歲以上兒童：

本藥最大單次劑量為每4~6小時服用1~2錠，視需要減輕疼痛，一天最多服用8錠。本藥可不併服食物。

不良反應 最常報告的副作用發生中樞神經系統及胃腸系統。最常被報告的不良反應為噁心、暈眩及嗜眠。

醫療須知 1.使用tramadol建議劑量的病人曾有癲癇發作的報告。自發性上後報告指出癲癇發作的危險性會隨著tramadol劑量超過建議劑量而增加。服用選擇性serotonin再吸收抑制劑(SSRI抗鬱劑或食慾抑制劑)、三環抗鬱劑(TCAs)及其它三環化合物。(如cyclobenazprine、promethazine等)或鴉片的病人，併服tramadol會增加癲癇發作的危險性。

2.服用MAO抑制劑、抗精神分裂症(思覺失調症)藥物(neuroleptics)或其它會降低癲癇發作閾值的藥物之病人，服用tramadol可能會增加癲癇的發作的危險性。

3.對codeine及其它鴉片類藥物曾有類過敏性反應的病人之危險性增加，因此不能使用本藥。

4.易發生呼吸抑制的病人使用本藥要小心。併用大劑量tramadol與麻醉藥物或酒精可能會發生呼吸抑制。此類病例視同過量。若要給與naloxone，需要小心使用因該藥可能會加劇癲癇發作

5.服用CNS抑制劑如酒精、鴉片、麻醉劑、phenothiazines、安神劑或鎮靜助眠劑的病人，使用tramadol要小心且要降低tramadol劑量。

6.木品不能用於依賴鴉片類藥物的病人。已證明tramadol對某些先前曾依賴其它鴉片類藥物的病人會再引起其精神依賴性。

7.慢性重度酒精濫用者可能會因過度使用acetaminophen而增加肝毒性危險。

8.本藥用於正接受單肺氧化酶的病人要非常小心，tramadol與MOA抑制劑或SSRI併用會增加不良反應的危險性，包括癲癇發作及serotonin症狀。

9.腎功能不全病人使用本藥之情形未有研究。肌酐酸廓清率小於30mL/min的病人，建議增加本藥的給藥間隔，每12小時不要超過2錠。

10.不建議本藥用於嚴重肝功能不全的病人。

34302 Wontran ER 保寧 緩釋錠® (DAEWON/韋淳) $9.2/T.SR

℞ 每 T.SR 含有：ACETAMINOPHEN (EQ TO PARACETAMOL) 650.0 MG；TRAMADOL HCL 75.0 MG

藥理作用 1.Tramadol是種作用於中樞之止痛化合物。至少有兩種互補的作用機轉，原型和活性代謝物(M1)代謝物與μ鴉片接受體連結，對norepinephrine及serotonin之再吸收有微弱的抑制作用。

2.Acetaminophen是另一種作用於中樞之止痛藥物，尚不清楚其止痛作用之確切位置和作用機轉。

3.使用標準動物模型評估，tramadol及acetaminophen複方有協同作用。

適應症 [衛核] 使用非鴉片類止痛劑無效的中度至嚴重性疼痛。

用法用量 1.成人：WONTRAN ER的首次建議劑量為1錠，給藥間隔至少12小時。本藥最大單次劑量為每12小時服用1~2錠，視需要減輕疼痛，一天最多服用4錠。

2.兒童和青少年：尚未確定兒童和青少年使用本藥的安全性及有效性。

3.老年人：75歲以下老年患者，若無明顯的肝、腎功能不全通常不需調整劑量。超過75歲以上老年患者，本藥應謹慎使用，或依病人情況延長投與間隔。

不良反應 Tramadol hydrochloride和acetaminophen合併使用，最常被報告的副作用發生於中樞神經系統及胃腸系統。最常被報告的不良反應為噁心、暈眩及嗜眠。此外，常觀察到下列副作用，雖然其發生頻率通常較低：

- 全身－虛弱、疲倦、熱潮紅。
- 中樞及週邊神經系統－頭痛、震顫。
- 胃腸系統－腹痛、便秘、腹瀉、消化不良、脹氣、口乾、嘔吐。
- 精神病學－厭食、焦慮、迷惑、欣快、失眠、神經質。
- 皮膚及附屬組織－搔癢、疹、流汗增加。

醫療須知 1.WONTRAN ER含有tramadol HCl和acetaminophen。使用acetaminophen曾有伴隨發生急性肝衰竭的案例，有時並會導致必須進行肝臟移植及死亡。

2.應囑咐患者注意藥品的標示中是否含有acetaminophen或paracetamol成分，且不可使用超過一種以上的含acetaminophen產品。應囑咐患者，如果一天內服用了超過4,000毫克的acetaminophen，即使感覺良好，也應立即就醫。

3.使用tramadol建議劑量的病人曾有癲癇發作的報告。

4.服用MAO抑制劑、抗精神分裂症藥物(neuroleptics)或其它會降低癲癇發作閾值的藥物之病人，服用tramadol可能會增加癲癇發作的危險性。

5.對codeine及其它鴉片類藥物曾有類過敏性休克反應的病人之危險性會增加，因此不能使用本藥。

6.對有自殺傾向或成癮傾向的患者，切勿處方WONTRAN ER。

7.對正在使用鎮靜劑或抗憂鬱劑的患者，以及喝酒過量和患有情緒障礙或憂鬱症的患者，處方WONTRAN

ER時應謹慎。
8.易發生呼吸抑制的病人使用本藥要小心。併用大劑量tramadol與麻醉藥物或酒精可能會發生呼吸抑制。
9.服用CNS抑制劑如酒精、鴉片、麻醉劑、phenothiazines、安神劑或鎮靜助眠劑的病人，使用tramadol要小心且要降低tramadol劑量。
10.本藥用於正接受單胺氧化酶的病人要非常小心。Tramadol與MAO抑制劑或SSRI併用會增加不良反應的危險性，包括癲癇發作及serotonin症狀。

34303 Desud Plus 解佳益2/0.5毫克舌下錠® (美時)

℞ 每 Tab 含有：BUPRENORPHINE HYDROCHLORIDE 2.156 MG；NALOXONE HCL DIHYDRATE 0.611 MG

適應症 [衛核] 鴉片類物質成癮之替代療法。

用法用量 1.Buprenorphine或buprenorphine/naloxone須舌下投與每日劑量範圍從12毫克到16毫克。當以舌下方式服用，buprenorphine/naloxone與buprenorphine的臨床療效一樣，且可互換。
2.投藥方式：buprenorphine/naloxone及buprenorphine須置於舌下，直到完全溶解。若所需劑量超過兩錠，須告知病人可一次放所有須服之藥量或於舌下放錠(若無法一次含兩錠以上者)至於舌下。
3.誘導期(induction)：誘導前(induction)，須考慮到鴉片成癮的類別(如長效或短效的鴉片藥物)，自上次使用鴉片到現在的時間，鴉片成癮的程度。避免戒斷症狀出現，當出現客觀且明確的戒斷徵兆時，須使用buprenorphine作為誘導。
4.Buprenorphine/naloxone一個月的試驗使用buprenorphine進行誘導。病患第一天服用8毫克的buprenorphine，及第二天服用16毫克buprenorphine。從第三天後，病人服用與第二天相同劑量buprenorphine之buprenorphine錠劑。Buprenophine溶液劑試驗中的誘導期，依其目標劑量為3到4天。
5.服用海洛因或其他短效鴉片類藥物的病人：治療開始初期，必須在病人最後一次使用鴉片類藥物後至少四小時或最好在出現早期的鴉片類戒斷症狀時服用buprenorphine。
6.服用美沙酮(methadone)或其他短效鴉片類藥物的病人：從美沙酮(methadone)維持治療的患者轉換到buprenorphine之經驗極少。現有經驗顯示當以buprenorphine誘導開始時，可能會出現戒斷症。使用高劑量美沙酮30毫克維持治療及最後一劑美沙酮(methadone)與第一劑的buprenorphine之間隔太短之患者最會發生戒斷症狀。
7.調整劑量直到達到維持劑量：Buprenorphine/naloxone的建議目標劑量是每天4~16毫克，以每日一次或每週分次方式給藥。
8.降低劑量以及停止治療：維持治療或短暫穩定一段時間之後，必須作出決定，停止buprenorphine/naloxone或buprenorphine治療，此為綜合性治療計畫的一部分。
9.療程：替代療法以三個月至六個月為一次療程，每次療程結束後須重新接受評估。治療期間應定期安排個案接受心理治療或輔導，及後天免疫缺乏症候群相關衛教。

類似產品 Desud Plus 解佳益 4/1毫克 舌下錠®（美時） Desud Plus 解佳益 舌下錠®（美時）

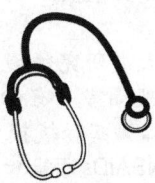

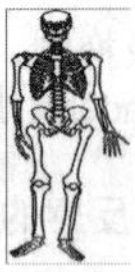

第三十五章
非成癮性止痛藥和抗發炎的藥物
Non-Addictive Analgesics and Anti-Inflammmatory Drugs

許多藥物具有止痛或抗發炎作用，卻無麻醉藥的不良效應如呼吸抑制、習慣性，這類的藥物就叫做非麻醉藥性止痛藥(non-narcotic analgesics)，它們有各種用途，主要是用於緩解風濕病、關節及軟組織病等引起的輕度至中度疼痛，降低上昇的體溫(解熱作用)，減輕發炎的症狀，預防或緩解痛風的病癥。非類固醇類抗發炎劑(NSAIDs)一直是治療退化性關節炎普遍的選擇(表35-1)。

表35-1 口服NSAIDs 比較表

分類	Acetic acids			Propionic acids		Oxicams	COXIBs	
學名	acemetacin	diclofenac	indomethacin	ibuprofen	naproxen	meloxicam	celecoxib	etoricoxib
商品名	Acemet retard	Votan SR	Indoy	Sconin susp	Naposin	Mobic	Celebrex	Arcoxia
Bioavalbility	100%	50-60%	98%	> 80%	95%	89%	NA	100%
Renal Elimination	40%	65%	60%	45-79%	95%	50%	27%	70%
t½ (hr)	1.1-4.5	2	4.5	1.8-2		20	11.2	22
COX II 選擇性	Non-selective					COX II Sective	COX II Specific	
健保給付規定	無	無	無	無	無	有	有	
2018 健保價	3.01元	2.97元	2.0元	25元	2.0元	8.5元	11.1元	16.6元
2019 健保價	2.49元	2.29元	2.0元	25元	2.0元	5.3元	6.1元	13.8元

止痛藥和抗發炎的藥物相當多，因此這些藥物的分類相當隨意(圖35-1)，本章將逐一討論：

(1)COX-2抑制劑(如etoricoxib(ARCOXIA®)，meloxican(MOBIC®)， celecoxib(CELEBREX®)，rofecoxib(VIOXX®))(已下市)

(2)非選擇性NSAID非類固醇的抗發炎劑(non steroid anti-inflammatory drug，NSAID)(如ibuprofen，naproxen，diclofenac，tolmetin)

(3)解熱鎮痛劑salicylates(如，aspirin，cholinesalicylate)

(4)Para-aminophenol的衍生物(如acetaminophen)

(5)抗風濕劑金類化合物(如aurothioglucose)

(6)Penicillamine

(7)抗痛風的藥物(如colchicine，probenecid，allopurinol)

此外，還有aminopyrine(包括antipyine)，sulpyrine，phenacetin這些藥物除了sulpyrine含量在1g以下的針劑以外，其他分別在1970，1974，1975年被衛生署公告禁用，本書僅列出sulpyrine針劑，其餘則剔除之。又如：1974年壯生一壯生公司在台推出一稱相當有效的NSAID叫ZOMAX(zomepirac sodium)，此藥很有市場潛力，但是卻在美國引起5個過敏致死病例，因此壯生一壯生公司不得不壯士斷腕，將此產品從世界各地回收。MSD的COX-2抑制劑VIOXX也發生類似情況。可見藥物和毒物只有一線之隔，能不慎乎。

NSAIDs藥品仿單新增此類藥品可能增加心臟病發或中風風險之相關警語。

美國FDA規定NSAIDs仿單資訊將修訂增列下列警語：

1.NSAIDs之心臟病發或中風風險可能於服藥初期發生，使用越久風險越高。

2.服用劑量越多，風險越高。

3.新研究文獻無法明確證實所有NSAIDs是否具有類似風險，但目前無法區分哪些NSAIDs 的風險較高。

4.一項大型研究發現病人曾患有心臟病或危險因子與否，服用NSAIDs 皆會增加心臟病發或中風之風險。一般而言，有心血管疾病或危險因子之病人可能性較大。

5.首次心臟病發後接受NSAIDs治療之病人比未服藥者較易於病發後一年內死亡。

6.使用NSAIDs可能會增加罹患心衰竭的風險。

NSAIDs的作用機轉是抑制cyclooxygenase(COX)-1 and COX-2 enzymes進而減少前列腺素的合成，增加動脈平滑肌張力並對尿鈉排泄產生作用導致體液滯留，會因此減低利尿劑的降壓作用。如果併用的是ACEI或ARB時，會增加發生急性腎衰竭的風險。
如果併用NSAIDs+利尿劑+ACEI或ARB時，已有研究證實增加31%的急性腎衰竭的風險。

美國FDA發布警訊

1.懷孕20週或以上之孕婦使用NSAIDs可能會導致胎兒腎功能障礙並導致羊水過少。羊水量低下之情形通常於停止使用NSAID後恢復正常。
2.依現行仿單建議，應避免處方含NSAIDs藥品於妊娠30週以上之孕婦，因可能導致胎兒動脈導管過早閉合的風險。
3.若有必要於孕期20至30週期間使用NSAIDs，應盡可能限制以最低有效劑量及最短期間治療。若孕婦於使用NSAIDs期間發生羊水過少之情形，應停用NSAIDs並追蹤其臨床徵狀。

健保給付規定：

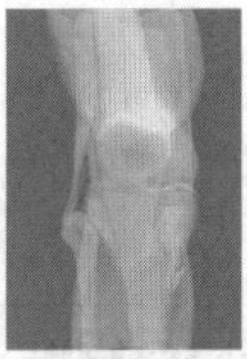

非類固醇抗發炎劑 (NSAIDs) 之注射劑：(88/12/1、97/7/1)
1.非類固醇抗發炎劑 (NSAIDs) 之注射劑(ketorolac成分之注射劑除外)：
(1)限不能口服，且不能使用肛門栓劑之病患使用。
(2)本類藥品不可作為急性上呼吸道感染之例行或長期性使用。
(3)使用本類藥品，每次不可連續超過五天。
非類固醇抗發炎劑(NSAIDs)藥品(如 celecoxib、nabumetone、meloxicam、etodolac、nimesulide)(90/7/1、97/9/1) etoricoxib (96/1/1、99/10/1)
1.本類製劑之使用需符合下列條件之一者(99/10/1)：
(1)年齡大於等於六十歲之骨關節炎病患。
(2)類風濕性關節炎、僵直性脊髓炎、乾癬性關節炎等慢性病發炎性關節病變，需長期使用非類固醇抗發炎劑者。
(3)合併有急性嚴重創傷、急性中風及急性心血管事件者 (97/2/1)。
(4)同時併有腎上腺類固醇之患者。
(5)曾有消化性潰瘍、上消化道出血或胃穿孔病史者。
(6)同時併有抗擬血劑者。
(7)肝硬化患者。
2.使用本類製劑之病患不得預防性併用乙型組織胺受體阻斷劑、氫離子幫浦阻斷劑及其他消化性潰瘍用藥，亦不得合併使用前列腺素劑(如misoprostol)
3.Nimesulide限用於急性疼痛緩解，其連續處方不得超過15日(97/9/1)。

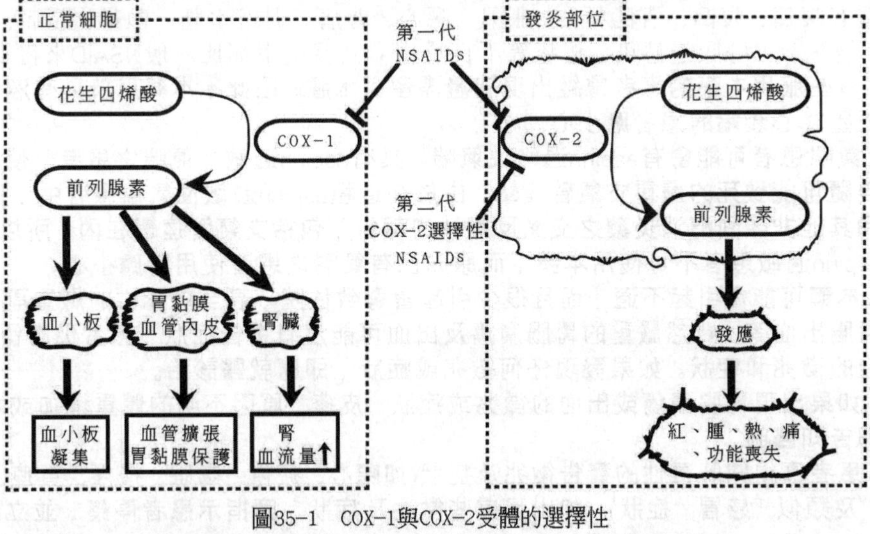

圖35-1 COX-1與COX-2受體的選擇性

§ 35.1 Cox-2 NSAID

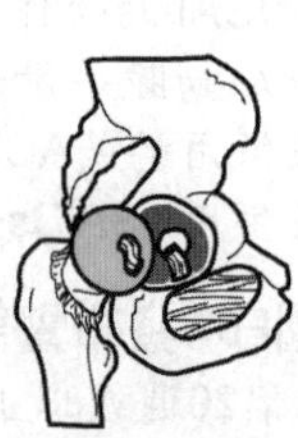

35101 CELECOXIB▲

孕 C/D 乳 - 泄 肝 ½ 11.2h

℞ 100 MG, 200 MG/膠囊劑(C);

商　名

Cecolex® ＊ (正和) $4.02/C(200MG-PIC/S)
Cecoxii® ＊ (中化) $4.02/C(200MG-PIC/S)
Celebrex® ◎ (VIATRIS/暉致) $4.02/C(200MG-PIC/S)
Celecolen® ＊ (瑞士) $4.02/C(200MG-PIC/S), $2.09/C(100MG-PIC/S)
Celecon® (瑞士/新瑞) $4.02/C(200MG-PIC/S)
Celecor® ＊ (健喬信元) $4.02/C(200MG-PIC/S)
Celecoxib Sandoz® (NOVARTIS/山德士) $4.02/C(200MG-PIC/S),
Celofen® (HETERO/上亞) $4.02/C(200MG-PIC/S)
Ecopain® ＊ (永信) $4.02/C(200MG-PIC/S)
Relecox® ＊ (元宙) $4.02/C(200MG-PIC/S)
Seconbrex® (VIATRIS/邁蘭)
Selexib® ＊ (生達) $4.02/C(200MG-PIC/S)
Sincoxib® ＊ (杏輝) $4.02/C(200MG-PIC/S)
Xi-Good® (正和/大昭) $4.02/C(200MG-PIC/S)
Zycel® (ZYDUS/毅有) $4.02/C(200MG-PIC/S), $2.09/C(100MG-PIC/S)

藥理作用 1.本藥是一種非類固醇消炎藥，它在動物模式中具有抗發炎、止痛及解熱的活性，一般認為，本藥作機轉乃是抑制前列腺素(prostaglandin)之合成，主要經由抑制環氧酶-2(cyclooxygenase-2COX-2)：在治療劑量下，本藥並不會抑制環氧醇-1(COX-1)同功，所以本藥不會影響COX-1對胃黏膜保護以及維持血小板凝血作用的功能。

2.孕婦用藥安全等級C：若在妊娠第三期或接近分娩時使用為D。

適 應 症 [衛核]緩解骨關節炎之症狀與徵兆，緩解成人類風濕性關節炎之症狀與徵兆，緩解成人急性疼痛及治療原發性經痛，緩解僵直性脊椎炎之症狀與徵兆。

用法用量 1.骨關節炎：解除骨關節炎徵象及症狀的建議劑量為每天200mg，單次服用：或以每天二次、每次100mg的方式給藥亦可。

2.類風濕性關節炎：解除類風濕性關節炎徵象及症狀的建議劑量為每天二次、每次100~200mg。

3.僵直性脊椎炎(AS)：為治療僵直性脊椎炎的徵象及症狀，本藥的建議劑量為每天200mg，單次(每天一次)或分次(每天二次)給藥。六週後若未見效，可嘗試每天400mg之劑量，6週後若仍未見效，就不會有療效反應，應考慮改用別的治療。

4.緩解急性疼痛及治療原發性痛經：第一天之建議起始劑量400mg，需要時可再服用200mg。接下來的建議劑量為需要時每天二次，每次200mg。

不良反應 偶有腹痛、腹瀉、消化不良、脹氣、噁心、背痛，週邊水腫，頭暈、頭痛、失眠、咽炎、竇炎、上呼吸道感染、皮疹等不良反應，其發生率都比一般NSAID來得低。

醫療須知 1.有些服用本藥的患者曾經出現液體滯留與水腫。因此，本藥用於具有液體滯溜、高血壓或心衰竭的患者應小心。

2.氣喘患者可能會有aspirin過敏性氣喘。具有aspirin過敏性氣喘之患者，使用aspirin曾經伴隨可能致死的嚴重支氣管痙攣。由於在這種aspirin過敏性氣喘患者中，曾經有aspirin和其他非類固醇消炎藥之交叉反應性的報告，包括支氣管痙攣在內。所以這種類型的aspirin過敏患者不可使用本藥，而原先已有氣喘之患者使用時應小心。

3.本藥可能會引起不適，而且很少引起會導致住院，甚至於死亡的嚴重副作用，例如胃腸出血等。雖然嚴重的胃腸潰瘍及出血可能沒有警告症狀，患者仍應留意潰瘍及出血的徵兆和症狀。如果發現任何徵兆或症狀，即應就醫診治。

4.如果出現胃腸潰瘍或出血的徵兆或症狀、皮疹、原因不明的體重增加或水腫，應立即告知醫師。

5.患者應得知肝毒性的警告徵兆及症狀(如噁心、疲倦、嗜眠、搔癢、黃疸、右上腹壓痛、及類似「感冒」症狀)。如出現這些徵兆及症狀，應指示患者停藥，並立即就醫。

6.懷孕後期應避免服用本藥，因為它可能會引起動脈導管的早期癒合。
7.勿合併類固醇、抗凝血劑、利尿劑、ACEI、有交互作用的藥品及二種以上的 NSAIDs。
8.心血管疾病等高危險群患者，使用本藥宜小心。
9.提醒醫療人員如果患者使用celecoxib可能會增加其心血管方面疾病發生的危險性。

35102 ETODOLAC▲

孕 C/D 乳 - 泄 肝 半 6~7h

Rx 200 MG/膠囊劑(C); SR 400 MG, 500 MG/持續性製劑(SR);

商名

Bodopine®(元宙) $2.69/C(200MG-PIC/S)
Boken®(大豐) $2.69/C(200MG-PIC/S)
Elac®(皇佳) $2.69/C(200MG-PIC/S)
Etl®(正和) $2.69/C(200MG)
Etodo®(東洋) $2.69/C(200MG)
Etodolac®(杏輝) $2.69/C(200MG-PIC/S)
Etodon®(信隆) $2.25/C(200MG-PIC/S)
Etolac XL®(生達) $8.3/SR(500MG-PIC/S)
Etopin®(優良)
Exen S.R.® ＊ (衛達/恆生) $8.3/SR(400MG-PIC/S)
Jenac®(羅得) $2.25/C(200MG-PIC/S)
Lacoxa SR®(東洋/東生華) $8.3/SR(400MG-PIC/S)
Lonine® ◎ (東洋/東生華) $2.69/C(200MG-PIC/S)
Losin S.R.® ＊ (十全/瑩碩) $8.3/SR(400MG-PIC/S)
Lotton®(中美兄弟/興中美) $2.69/C(200MG-PIC/S)
Pinton SR® ＊ (正和) $8.3/SR(400MG-PIC/S)
Todo®(強生) $2.69/C(200MG-PIC/S)
Tonac®(利達) $2.69/C(200MG-PIC/S)

藥理作用 1.本藥為pyranocarboxylic acid類之非類固醇抗發炎劑(NSAIDs)，具有抗發炎，鎮痛及解熱作用臨床證實本藥已顯示具有效的抗發炎的作用。
2.其作用機轉是經由選擇性的抑制inducible cyclooxygenase (COX~2:cyclooxygenase的異構物，與疼痛發炎有關)減少對constitutive cyclooxygenase(COX~l:cyclooxygenase的另一異構物與腸胃的保護，腎血流調整有關)，因此抑制prostaglandin的biosynthesis，而有antiinflammtory，analgesic和antipyretic的治療作用，而同時減少對腸胃，腎，血液方面的副作用。
3.止痛作用的機轉除抑制刺激疼痛中樞的化學物質外，尚可提高疼痛中threshold，所以具有良好的止痛效果。
4.Onset僅30分鐘，可快速達到止痛，消炎作用。
5.長期使用不會傷害軟骨組織。
6.孕婦用藥安全等級C；若在妊娠第三期或接近分娩時期為D。

適應症 [衛核]類風濕性關節炎，骨關節炎，止痛。
[非衛核]顳動脈炎。

用法用量 (1)類風濕性關節炎及骨關節炎：每日兩次，每次200~400mg。(2)止痛：每日三次，每次200~400mg(3)本藥每日最大治療劑量為1200mg。

不良反應 (1)大多數的不良反應都是輕微的且短暫的。(2)消化不良，腹瀉，脹氣，噁心、嘔心，抑鬱，頭昏眼花。

醫療須知 1.持續釋放劑型不建議用於急性疼痛之治療。
2.曾有胃腸道出血病史者應慎用。
3.輕微至中度肝、腎功能不全者無須調降劑量，唯須監測肝、腎功能。
4.高血壓或水腫患者應小心使用。
5.有凝血疾病病史或持續感染情況者應慎用。
6.懷孕後期服用，可能引起胎兒動脈導管提早閉合。

35103 ETORICOXIB▲

孕 C 乳 + 泄 肝/胃 半 22h

Rx 60 MG, 90 MG, 120 MG/錠劑(T);

商名

Alcox®(優生)
Arcoxia® ◎ (ROVI/歐嘉隆) $3.23/T(60MG-PIC/S),
Coxia®(五洲/榮慶) $2.51/T(60MG-PIC/S)
Ecoxia® ＊ (健喬信元) $2.73/T(60MG-PIC/S)
Etocoxia® ＊ (衛達) $2.51/T(60MG-PIC/S)
Etor® ＊ (五洲) $2.51/T(90MG-PIC/S), $2.51/T(60MG-PIC/S)
Etoxib® ＊ (生達) $2.73/T(60MG-PIC/S),
Etrobax® ＊ (HETERO/凱沛爾) $2.51/T(60MG-PIC/S),
Nucoxia®(ZYDUS/毅有) $2.51/T(60MG-PIC/S),
Terexib®(CADILA/山德士)

35 非成癮性止痛藥和抗發炎的藥物

35103

Etocoxii® ＊（中化）$2.64/T(60MG-PIC/S), $2.64/T(90MG-PIC/S)
Youkoxia® ＊（永信）$2.51/T(60MG-PIC/S)
Etofen® ＊（強生）$2.51/T(60MG-PIC/S)

藥理作用 1.Etoricoxib為一非類固醇抗發炎藥(NSAID)，動物試驗顯示其具有抗發炎、鎮痛及解熱的作用。在臨床劑量範圍內或更高的劑量下，etoricoxib是一種強力且具口服活性的高度選擇性環氧酶-2 (COX-2)抑制劑。

2.目前已經確認的環氧酶有兩種同功類型(isoforms)，即環氧酶-1 (COX-1)與環氧酶-2 (COX-2)。COX-1係負責由前列腺素所媒介的正常生理功能，如胃細胞保護作用與血小板凝集作用。

3.非選擇性NSAIDs的COX-1抑制作用會導致胃臟損害，並使血小板受到抑制。COX-2已證實主要是負責prostanoid的合成，而prostanoid則是疼痛、發炎與發燒的媒介物。使用etoricoxib選擇性地抑制COX-2，可有效減輕這些臨床上的徵兆與症狀，且胃腸毒性較低，也不會影響血小板的功能。

適應症 **[衛核]骨關節炎(OA)與類風濕性關節炎(RA)之表徵與症狀的急慢性治療、治療急性痛風性關節炎、治療原發性經痛、治療僵直性脊椎炎、治療牙科手術後疼痛、治療婦科手術後疼痛。**

用法用量 骨關節炎建議劑量為每日一次60mg，類風濕性關節炎建議劑量為每日一次90mg，急性痛風性關節炎建議劑量為每日一次120mg，本藥120mg應僅用於急性症狀期，鎮痛，原發性經痛建議劑量為每日一次120mg。本藥120mg應僅用於急性症狀期較各適應症之建議劑量更高的劑量不是未能顯現額外的療效，就是尚未經過研究因此，各適應症的劑量即為其最高建議劑量。

不良反應 1.在以etoricoxib治療之患者所發生的不良反應中，發生率1%且高於安慰劑者包括：虛弱無力/疲倦、眩暈、下肢水腫、高血壓、消化不良、胃灼熱、噁心、頭痛、ALT升高、AST升高。

2.免疫系統常：過敏反應包括過敏/類過敏反應(anaphylactic/ anaphylactoid reactions)。

3.胃腸道失常：腹痛，胃潰瘍包括穿孔及出血(大多數發生於老年患者)。

4.神經系統失常：味覺異常。

5.皮膚及皮下組織異常：血管水腫，皮疹，蕁麻疹。

6.腎臟及泌尿系統失常：腎功能不全，包括腎衰竭，停藥後通常可復原(參見注意事項)。

醫療須知 **1.對後期腎病患者，並不建議使用etoricoxib治療。目前對肌酸酐廓清率<30 mL/min之患者的臨床經驗極為有限。如果這類患者一定要使用etoricoxib治療時，建議應嚴密監視患者的腎功能。**

2.腎臟前列腺素對維持腎臟灌流量可能扮演著一種代償作用的角色。因此，在腎臟灌流量減低的情況下，投予etoricoxib可能會導致前列腺素生成量降低，繼而導致腎血流降低，並因而造成腎功能損害。最可能發生這種反應的患者包括腎功能原先就明顯受損的患者、代償不良性心臟衰竭患者、以及肝硬化患者。對這類患者應考慮進行腎功能的監視。如同其它已知會抑制前列腺素合成的藥物，中止etoricoxib的治療之後，應可恢復至治療前的狀態。

3.對有明顯脫水現象的患者，當要開始以etoricoxib治療時，應多加小心。在開始以etoricoxib治療之前，建議應先補充患者的水份。

4.和其它已知會抑制前列腺素合成的藥物一樣，有些使用etoricoxib的患者曾出現體液滯留、水腫和高血壓的現象。臨床研究顯示，這些現象的發生率和非選擇性的非類固醇抗發炎藥(NSAIDs)相當，而且通常只是暫時性的現象，並不須要停止治療。對先前曾有水腫現象、高血壓、或心臟衰竭的患者，在使用etoricoxib時，應考慮發生體液滯留、水腫或高血壓的可能性。

5.對有缺血性心臟病病史的患者應多加小心。由於COX-2選擇性抑制劑對血小板並不具有作用，因此不可以此類藥物取代阿斯匹靈用於預防心血管疾病。由於etoricoxib (此類

藥物的一種)並不會抑制血小板凝集作用，因此不可停止抗血小板療法，而且對有發生心血管疾病或其它血栓性疾病之危險或有此類病史的患者，並應考慮採取抗血小板療法。

6.對先前曾經因使用水楊酸製劑或非選擇性環氧酶抑制劑而引發急性氣喘發作、蕁麻疹、或鼻炎的患者，應謹慎使用etoricoxib。由於這些反應的病理生理學尚不確知，因此醫師應衡量處方etoricoxib的潛在效益和潛在危險性。

7.和其它已知會抑制前列腺素合成的藥物一樣，在懷孕後期應避免使用etoricoxib，因為可能會導致動脈導管過早閉鎖。

8.應謹慎考慮本藥對母親的重要性，並據以決定要停止餵哺母乳或是停用本藥。

9.本藥品之類似藥品曾發生心血管嚴重副作用，國人長期使用本藥品之安全性尚未建立，患有心血管病變等高危險群患者，應特別謹慎使用。

35104 LORNOXICAM

孕 D 乳 - 泄 肝 半 3~4h

℞ 4 MG, 8 MG/錠劑(T);

商　名

Norxicam Rapid® ◎ (歐帕/瑩碩)

藥理作用 1.Lornoxicam的作用機轉，主要是抑制prostaglandin的合成(也就是抑制cyclooxygenase enzyme)，進而使週邊痛覺感受器不敏感及抑制發炎。但主要的止痛。

2.因為prostaglandin(PG)合成的抑制會引起局部的腸胃道刺激及全身性潰瘍的副作用。所以使用lornoxicam治療，會像其他的NSAIDs一樣。

適應症 [衛核]輕度至中度急性疼痛之短期止痛。

用法用量 須依每人對於治療的反應而調整劑量。

1.疼痛：一天8~16mg，分成2~3次服用。每日建議最高劑量為16mg。

2.退化性關節炎：起始劑量建議為一天12mg，分成2~3次服用。維持劑量一天不應超過16mg。本藥是口服錠劑，服用時須喝足夠的水。

不良反應 NSAIDs最常發生，胃腸道方面的副作用。消化性潰瘍，穿孔或胃腸道出血，在老年人，可能致死。曾被報導過，使用NSAIDs後，發生噁心、嘔吐、腹瀉，胃腸脹氣、便秘，消化不良腹痛、黑便、吐血、潰瘍性口腔炎、結腸炎惡化、或Crohn's disease惡化。胃炎則較少發生。

醫療須知 1.本藥需在評估風險效益可接受之情形下，才可使用於下列疾病之患者：

腎功能損傷須小心監測下列患者之腎功能：剛經歷大手術，合併心衰竭，併用利尿劑治療與可能造成腎損傷的藥物併用時。

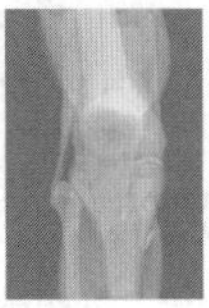

a.血液凝結異常的患者。

b.肝功能受損(如肝硬化)。

c.長期治療(超過三個月)。

d.65歲以上老人。

2.應避免本藥與其他NSAIDs，包括COX-II selective inhibitors併用。使用最低有效劑量，及必要的最短時間，可將副作用減至最低。

3.腸胃出血，潰瘍及穿孔：不管有無徵候，或有過嚴重的腸胃道副作用之病史，所有NSAIDs使用期間，皆被報導過發生腸胃出血，潰瘍及穿孔，有些可能致死。

4.有發生潰瘍病史，尤其併發出血或穿孔及老年人，或NSAID的劑量愈高，愈易引起胃腸出血，潰瘍或穿孔。這些患者，需由最小劑量開始使用。亦可考慮給這些患者，及必需併用低劑量水楊酸或其他會傷腸胃的藥品。

5.曾有過胃腸道毒性的患者，尤其是老年人，應告知醫師(尤其在治療初期)任何不尋常的腹部症狀(尤其是腸胃出血)。

6.併用下列可能增加潰瘍，或出血的藥物時須特別小心，如口服corticosteroids，anticoagulants (如warfarin)，selective serotonin-reuptake inhibitors or anti-platelet agents (如acetylsalicylic acid)。

7.有高血壓或心衰竭病史的患者，服用NSAIDs時應小心，因為NSAID會造成體液滯留或水腫，因此適當的監測是需要的。

35105 MELOXICAM▲

孕 C/D 乳 - 食 + 泄 肝 ½ 20h

℞ 7.5 MG, 15 MG/錠劑(T); 10 MG/ML/注射劑(I);

商 名

Achefree® ＊（瑞士）$21.6/I(10MG/ML-PIC/S-1.5ML)
Bon Jour® ＊（旭能/倍斯特）$1.6/T(7.5MG-PIC/S),
Loxu® ＊（華興）$2.89/T(15MG-PIC/S)
Mecon®（應元）$2/T(7.5MG-PIC/S-箔), $1.6/T(7.5MG-PIC/S)
Mel-Od®（CADILA/毅有）$2.89/T(15MG-PIC/S),
Melicam® ＊（寶齡富錦/健喬信元）$2.89/T(15MG-PIC/S),
Melicam® ＊（寶齡富錦/永茂）$1.6/T(7.5MG-PIC/S)
Melocam® ＊（培力）$1.6/T(7.5MG-PIC/S), $2.89/T(15MG-PIC/S)
Melox®（MEDOCHEMIE/雙正）$2.89/T(15MG-PIC/S)
Meloxicam® ＊（成大）$1.6/T(7.5MG-PIC/S), $2.89/T(15MG-PIC/S)
Meloxin® ＊（永信）$2.89/T(15MG-PIC/S), $2/T(7.5MG-PIC/S-箔), $1.6/T(7.5MG-PIC/S)
Meosicam® ＊（中化）$1.6/T(7.5MG-PIC/S)
Merocam® ＊（華興）$2/T(7.5MG-PIC/S-箔), $1.6/T(7.5MG-PIC/S)
Mobic® ◎（BOEHRINGER INGELHEIM/百靈佳殷格翰）$2.89/T(15MG-PIC/S), $1.6/T(7.5MG-PIC/S), $21.6/I(10MG/ML-PIC/S-1.5ML)
Mobic® ◎（健喬信元/百靈佳殷格翰）
Mopik® ＊（南光）$2.89/T(15MG-PIC/S), $1.6/T(7.5MG-PIC/S), $2/T(7.5MG-PIC/S-箔)
PBF Mobicam® ＊（寶齡富錦）$2.89/T(15MG-PIC/S), $1.6/T(7.5MG-PIC/S)

藥理作用 1.本藥為－enolic acid 類之非類固醇抗炎劑 non-steroidal anti-inflammatory drug(NSAID)。具有抗發炎，鎮痛及解熱作用。Meloxicam已顯示具有效的抗發炎作用。其作用機制是經由抑制前列腺素的生成。

2.比較致潰瘍劑量與抗發炎之有效劑量，本藥抑制發炎部位的前列腺素合成比抑制胃黏膜或腎臟部位者更有效力。此乃由於本藥具有可選擇性抑制COX-2(相對於COX-1)有關係。

3.抑制COX2可達到NSAIDs的療效，反之，抑制COX1的生合成，反而成為胃及腎副作用的原因，這些證據正累積中。臨床上的研究已證實使用推薦劑量的meloxicam比使用標準劑量之其他NSAID具有較低的腸胃不良反應罹患率，包括穿孔、潰瘍或出血。

4.孕婦用藥安全等級C；若在妊娠第三期或接近分娩前使用為D。

適 應 症 [衛核]類風濕性關節炎、骨關節炎、及僵直性脊椎炎之症狀治療。

用法用量 (1)類風濕性關節炎：每日15mg。可依據治療實際效應，劑量可減低至每日7.5mg。(2)骨關節炎：每日7.5mg。需要時，劑量可增至每日15mg。(3)有可能增加不良反應危險之患者：起始劑量為每日7.5mg。(4)嚴重腎衰竭進行透析之患者：每日劑量不可超過7.5mg。(5)本藥每日最大推薦劑量為15mg。(6)直腸投與：每日一個15mg栓劑。(7)合併使用之劑量：每日劑量不可超過15mg(膠囊、錠劑、栓劑總量)。

不良反應 (1)腸胃：消化不良，噁心，嘔吐，便秘，腹疼，脹氣，腹瀉。(2)血液學：貧血，白血球過少。(3)皮膚紅疹，搔癢。(4)其他：頭昏眼花，頭痛，血管水腫

醫療須知 1.與其他NSAIDs相同，對曾患腸胃疾病或正使用抗凝血劑之患者應謹慎。患者若發生消化性潰瘍或腸胃道出血時，應停藥。

2.需特別注意患者是否發生皮膚黏膜之不良反應，一旦發生應考慮停藥。

3.NSAIDs可抑制腎的前列腺素合成，此前列腺素與維持腎灌注有關。當患者腎血流及血液體積減少，若再使用任何NSAIDs，可能促使腎代償不全。但其特性為只要停藥，即可恢復成未治療前之狀態。脫水，充血性心衰竭，肝硬化，腎病症候群及腎疾病，有使用利尿劑或所動的手術其過程會使血容積過少的患者，若發生以上反應，患者將極危險。所以這類患者在治療開始，必須小心監視其排尿量及腎功能。

4.對極少的病例，NSAIDs可能造成間質性腎炎，腎絲球性腎炎，腎髓質壞死或腎病症候群。

5.腎衰竭末期進行血液透析之患者，本藥之劑量不可大於7.5mg。而對於輕度或中度腎損害(即肌氨酸酐廓清率大於25ml/min)之患者不需減低劑量。

6.與大多數其他NSAIDs相同，已有報告顯示在血清中氨轉換酶(transaminases)或其他的肝功能指數偶而會升高。大多數患者這些數值比正常值小幅且短暫性的升高。若不正常值大幅或持續時，應停藥且做檢查
7.對臨床上穩定的肝硬化患者，其劑量無須減低。
8.虛弱或衰弱的患者，其對副作用之耐受性欠佳，所以這類患者需小心監護。與其他NSAIDs相同，meloxicam治療年老者須謹慎，因年老者比較容易罹患腎、肝或心臟功能損害。
9.本藥栓劑不應使用於直腸或肛門有任何發炎、裂傷之患者或患者最近曾有直腸或肛門出血。
10.本藥孕婦用藥安全等級在懷孕第1和第2期屬C級，在懷孕第3期屬D級。

35106 NABUMETONE▲

孕 C/D 乳 - 泄 肝 t½ 24h

Rx 500 MG, 750 MG/錠劑(T);

商名

Deku®(中化) $2.25/T(500MG-PIC/S)
Labuton®(衛達) $2.86/T(500MG-PIC/S),
No-Ton®(生達) $2.86/T(500MG-PIC/S)
Subuton® *(南光)
Tanleeg®(信東) $2.25/T(500MG-PIC/S),
Tonlex® *(寶齡富錦) $2.25/T(500MG-PIC/S),

藥理作用 1.本藥可抑制環氧酶(cyclooxygenase)，阻斷前列腺素的生合成，而產生抗炎止痛和解熱的作用。
2.本藥的主代謝物在體內循環會與蛋白質高度結合，故患者若同時服用抗凝血劑hydantoin類抗痙攣劑，sulphonylurea類降血醣劑，應監測這些藥物有無過量的徵兆。如有必要，需將劑量加以調整。在自願測試者中得知本藥的生體可用率不受氫氧化鋁凝膠、paracetamol及aspirin之影響。
3.孕婦用藥安全等級C；若在妊娠第三期或接近分娩期使用為D。

適應症 [衛核]退化性關節炎及風濕性關節炎之消炎鎮痛。

用法用量 1.成人：推薦每日劑量為2粒(1g)，在睡前一次服用。對嚴重或頑固症狀，或在急性加重期，則在早上可加服1~2粒(500mg~1g)。患者曾連續服用本藥二年以上，仍能保持其臨床效果。
2.老年人：如同其他藥物一樣，其血中濃度在老年人會較高，故每天推薦量不能超過1g，對某些症狀，也許500mg即能有滿意效果。
3.小孩：尚沒有臨床文獻推薦將本藥應用於小孩。本藥應該整粒吞服，不能嚼碎。

不良反應 包括下痢、消化不良、噁心、便秘、腹痛、氣脹、頭痛、搔癢、皮疹及鎮靜作用、在臨床試驗中，劑量若超過1g，並不會使副作用的發生率增加。

醫療須知 1.患者對於aspirin過敏者，可能對nabumetone有同樣反應。
2.患者曾有消化性潰瘍病史者，須定期注意有否症狀復發。
3.懷孕及授乳婦：在動物實驗中並無畸胎發生。若以高劑量(320mg/kg)服用會使分娩延緩，而這種現象之發生，可能是因抑制前列腺素的合成。此外nabumetone的主代謝物曾在授乳動物的乳汁中發現。對懷孕婦女之安全仍待建立，故本藥不推薦用在孕婦或授乳婦。
4.對腎功能不全之患者，本藥的代謝物主要經由尿道排出，對腎功能不佳的患者(肌氨酸酐廓清率少於30毫升/分鐘)，應考慮將劑量調低，在治療其間對於腎功能不佳的人應定期監測，即可獲得良好療效。
5.肝功能：對有慢性發炎徵兆的人，某些肝功能指示常會有不規則的變動，特別是鹼性磷酸鹽酵素。
6.藥物交互作用：本藥的主代謝物在體內循環會與蛋白質高度結合，故患者若同時服用抗凝血劑hydantoin類抗痙攣劑，sulphonylurea類降血醣劑，應監測這些藥物有無過量的徵兆。如有必要，需將劑量加以調整。在自願測試者中得知本藥的生體可用率不受氫氧化鋁凝膠、paracetamol及aspirin之影響。

35107 NIMESULIDE▲

℞ 100 MG/錠劑(T);

商 名

Nimed®（十全）$1.96/T(100MG-PIC/S), $2/T(100MG-PIC/S-箔) Niyan® ＊（十全/十安）$1.96/T(100MG-PIC/S)

藥理作用 1.本藥為新型非固醇類抗炎劑，主要的作用是，優先選擇性抑制cyclooxygenase-2(COX-2)，抑制前列腺素合成，而對cyclooxygenase-1(COX-1)抑制作用較弱。

2.其他試管內或活體外試驗顯示其他作用，包括：抑制血小板凝集作用、抑制毒性氧化代謝物的形成、調節cytokine(細胞荷爾蒙)的釋放、減輕因組織胺所引起的氣管平滑肌的收縮、在骨關節炎的滑膜纖維母細胞內減少interleukin-6， urokinase的合成，而減緩軟骨的分解、誘發人類滑液纖維母細胞(human synovial fibroblasts)內糖皮質素受體(glucocorticoid receptor)的磷酸氧化與活化作用，這些藥理作用的臨床意義目前並不清楚。

適 應 症 [衛核]急性疼痛之緩解。

用法用量 每日二次，每次100mg，飯後服用，服用期依症狀調節，每日最大量為400mg。腎功能不佳者，若肌酸酐清除率每分鐘在30~80mL，則不須減量，低於每分鐘30mL者避免使用。老人可依一般劑量服用。

不良反應 治療劑量下一般耐受良好，偶有胃灼熱、噁心、胃不適、腹瀉、頭痛、頭暈、或昏睡類的副作用(0.1~5%)、這些副作用通常只是暫時性的，而且不會很嚴重，只有少數情形必須停止服用、極少(<0.1%)會發生皮膚過敏現象(風疹、Stevens-Johnson症候群)。

醫療須知 1.對水楊酸或其他非類固醇類消炎劑過敏者須慎用。凝血障礙、潰瘍性結腸炎、抗凝血劑服用者、血栓患者須小心使用。心臟或腎臟功能不良、利尿劑使用、手術前後、有失血可能者、高齡者等之使用其尿量及腎功能宜小心監測。

2.妊娠婦：妊娠1和2期為懷孕分級之B級，因動物之妊娠初期、中期懷孕試驗並無危險性報告，然尚無孕婦之研究證實安全性。妊娠3期為懷孕分級之D級，因妊娠末期可能導致胎兒動脈管過早閉鎖(fetal ocdusion duetus arteriosus)及鎮痛作用，所以禁止使用。

3.哺乳婦：尚無研究證實nimesulide分泌乳汁情形，須慎用。

4.本藥可能導致頭暈或平衡感不穩等現象，故患者最好不要操作機械或駕駛車輛。

5.服用本藥時患者出現肝功能指數異常，並伴隨肝病發作之症狀(例如：厭食、噁心、嘔吐、黃疸)，必須嚴密監控病情，並停止服藥。

35
非成癮性止痛藥和抗發炎的藥物

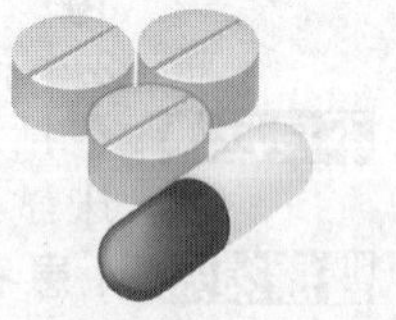

§ 35.2 非選擇性 NSAID

35201 ACECLOFENAC▲

℞ 100 MG/錠劑(T);

商 名

Aclonac® ＊（健喬信元）$2.54/T(100MG-PIC/S)
Aclopain®（生達/盈盈）$2.54/T(100MG-PIC/S)
Asaid® ＊（健亞）$2.54/T(100MG-PIC/S)
Ascofen® ＊（生達）$2.54/T(100MG-PIC/S)
Frekey® ＊（永勝）$2.54/T(100MG-PIC/S),
Tonlief®（五洲/榮慶）$2.54/T(100MG-PIC/S)
U-Chu Tonec®（五洲）$2.54/T(100MG-PIC/S),

藥理作用 1.Aceclofenac屬於非類固醇抗炎劑，具明顯消炎、止痛作用，作用模式是抑制前列腺素的合成。

2.Aceclofenac是強力的環氧酶抑制劑，而環氧酶是產生前列腺素所必須的。

適 應 症 [衛核]治療退化性關節炎、類風濕性關節炎、僵直性脊椎炎所引起之疼痛及發炎症狀。

用法用量 1.成人每日建議劑量200mg，每天2次，早晚各服用 1粒，可用少量水吞服。

2.小孩：尚無臨床使用之資料。

3.老人：本藥用於老人，不必改變劑量或頻率。本藥和其他非類固醇抗炎劑一樣，用於老人時必須小心，老人比較容易有副作用，產生腎、心血管或肝的功能損傷，同時合併其他藥物時更明顯。

4.腎功能不全患者：沒有證據顯示輕度腎功能損傷者使用本藥時必須改劑量，但和其他非類固醇抗炎劑一樣，使用時必須小心。

5.肝功能不全患者：本藥使用於肝功能損傷者必須減劑量，而且初劑量每天是100mg。

不良反應 本藥所生副作用大部分程度輕且停藥後可恢復，包括胃腸障礙如消化不良、腹痛、噁心、腹瀉；偶爾發生眩暈症狀；皮膚方面會出現搔癢、紅斑；肝臟酵素值不正常，偶有肌酸酐(creatinine)數值上升報告。

醫療須知 1.使用非類固醇抗炎劑可能產生腎功能減弱，所以有輕度腎或心功能不全的患者或老人，必須特別注意。使用最低有效劑量，並且定期監測腎功能。依賴前列腺素維持腎血流之有心腎功能損傷，並使用利尿劑治療的患者，或動過大手術恢復期的患者，這些服用本藥者，其功能在停用本藥後可能恢復。

2.如果肝功能異常或惡化，肝病症狀持續或出現嗜酸性球增加、皮膚疹，就必須立即停用本藥。可能無預警就會產生肝炎。有肝紫質病者使用本藥可能會觸發肝炎。

3.如同使用其他非類固醇抗炎劑者，長期使用者必須定期監測肝、腎功能及血球數。

4.有胃腸病症狀，曾有胃腸潰瘍、潰瘍性大腸炎、克隆氏病、出血素質、血液病的患者，必須特別注意。胃腸出血或潰瘍性穿孔、吐血、黑便等對老人而言，特別嚴重。不論患者有無前兆症狀或病史，在用本藥時都有可能發生上述症狀。使用本藥者雖然很少有胃腸潰瘍或出血，一旦發生就要立即停藥

5.如出現頭暈、眩暈或其他中樞神經症狀，即不可開車或操作危險機械。

35202 ACEMETACIN▲

℞ 60 MG, 90 MG/膠囊劑(C); SR 90 MG/持續性製劑(SR);

商　名

Acemet Retard®(健喬信元) $2.27/SR(90MG-PIC/S)

Acemet®(健喬信元) $1.51/C(60MG-PIC/S), $2/C(60MG-PIC/S-箔)

Aceo®(五洲) $1.51/C(60MG-PIC/S), $2/C(60MG-PIC/S-箔), $2.27/C(90MG-PIC/S)

藥理作用 本藥係一新合成之非類固醇抗發炎藥，耐受性極佳，具有強力、迅速的消炎、解熱、鎮痛作用。能幫助受傷害的關節恢運動能力，因此很適合用來治療風濕症。關節炎。

適 應 症 [衛核]風濕性關炎、退化性關節炎(骨關節炎)、僵直性脊椎炎、痛風、肌肉炎、腱鞘炎、滑囊炎

用法用量 通常成人劑量是每天1~3次，每次1~2顆，在飯後直接以開水口服(不可咬碎)。並依病情的輕重及種類而調整劑量和服用時間。唯有在急性痛風時或醫生指示下方可使用大劑量。

不良反應 罕有頭痛，眩暈或胃腸道障礙，偶有視覺模糊，聽覺障礙，倦怠感和皮膚過敏、通常這些症狀並不十分顯著，而且在治療期間會消失。

醫療須知 有以下疾病病史者應小心使用：胃或十二指腸潰瘍、氣喘、花粉熱、慢性肺疾、潰瘍性結腸炎或局部性迴腸炎(crohn's disease)、腎臟或肝臟疾病、懷孕及哺乳婦女、帕金森氏症或精神疾病、高血壓或心衰竭。

35203 ALCLOFENAC

℞ 250 MG/錠劑(T);

商　名

Kyopinal®(杏林新生) $5.8/T(250MG)

藥理作用 本藥為propionic acid的衍生物，具有消炎，止痛，解熱的作用。

適 應 症 [衛核]腰痛、肩關節周圍炎、變形性脊髓症、顎關節症、外傷及手術後之解熱鎮痛、消炎、變形性關節症

用法用量 1天3次，每次100mg；3天以後劑量減為1天3次，每次500mg。

35204 ALUMINIUM FLUFENAMATE

Rx 125 MG, 250 MG/錠劑(T);

商 名

Aupyritin® (長安)
Flufen® (培力)
Obyran S.C.® (井田/天下)

藥理作用 本藥為mefenamic acid改良類似物，具有強力抗炎與鎮痛作用。

適 應 症 [衛核]風濕性之關節炎、變形性關節炎、關節周圍炎、關節痛、變形性脊椎炎、背痛、神經痛

用法用量 3次，每次125~250mg，飯後服用。

35205 BENZYDAMINE

Rx 25 MG, 50 MG/錠劑(T); 50 MG/膠囊劑(C); 1.5 MG, 3 MG/噴液劑(Spr); 1.5 MG/漱口劑(Gar);

商 名

Alanc Anti-Inflammatory® (元宙)
Ayho Anti-Inflammatory® (羅得)
Bendazol S.C.® (應元/豐田)
Benzamine® (衛肯) $1.5/T(50MG-PIC/S)
Benzy Spray® (華盛頓)
Benzyuanine® (新喜國際/聯輝)
Biolin Anti-Inflammatory Spray® (溫士頓)
Comfflam Anti-Inflammatory Spray® ◎ (旭能/倍斯特)
Comfflam Anti-Inflammatory® ◎ (旭能/倍斯特)
Comfflam Forte Anti-Inflammatory Throat Spray® ◎ (旭能/倍斯特)
Coserrin Forte Anti-Inflammatory Throat Spray® (元宙)
Cufflam Forte Anti-Inflammatory® (大豐/廣欣)
Damine Anti-Inflammatory Spray® (應元)
Difflam Anti-Inflammatory Throat Spray® (AZIENDE/裕利)
Difflam Forte Anti-Inflammatory Throat Spray® (裕利)
Doubleson Anti-Inflammatory Spray® (黃氏)
Freshenup Spray® (黃氏/德聯)
Fucole Anti-Inflammatory Spray® (永信)
Fudechan S.C.® (福元)
Gifdam Spray® (黃氏/松林)
Licoryen® (中美兄弟)
Meric Anti-Inflammatory Spray® (元宙)
Moriein® (羅得/達德士)
Porthroter Anti-Inflammatory Spray® (羅得/凱信)
Ririton S. C.® (生達) $0.41/T(25MG)
Shinshinpen® (井田) $1.5/T(25MG-PIC/S), $2/T(25MG-PIC/S-箔)
Starcosmo Painon Antiinflammatory Spray® (美西/天良)
Suyaning Anti Inflammatory Spray® (健康化學/優良)
Suyaning Anti-Inflammatory® (健康化學/優良)
Throaton Anti-Inflammatory Spray® (約克)
Throfresh Spray® (黃氏)
Throlo Anti-Inflammatory Spray® (派頓)
Throtin Anti-Inflammatory Throat Spray® (大豐)
Twofold Anti-Inflammatory Spray® (黃氏/德聯)
Yan Li Ting® (中美兄弟/興中美)
Zuhotan® (汎生)

藥理作用 Benzydamine HCl 其化學結構為非類固醇，是一種鹼類而非酸類。在某些情況下benzydamine的作用方式為抑制前列腺素的合成，但其特性尚未完全闡明。穩定細胞膜亦為其作用機轉之一。

適 應 症 [衛核]舒解口腔及咽喉痛，包括下列疾病或症狀引起的疼痛：扁桃腺炎、喉嚨痛、放射治療引起的黏膜炎、鵝口瘡潰瘍、口腔與牙周手術後的疼痛。

用法用量 噴液劑：

a. 一般用量為每次使用4~8下的噴液劑，直接噴於疼痛和發炎的部位，再輕輕吞下，若需要，可每1.5~3小時重覆一次。兒童一般用量為每次使用4下的噴液劑，若需要，可每1.5~3小時重覆一次。

b. 一般使用時不應稀釋，若發生灼熱及刺痛感時，可以水稀釋之。

c. 持續治療不宜超過7天。除非在醫師指示下，連續治療不宜超過7天。

d. 由於缺乏足夠臨床經驗，本藥不建議使用於6歲以下的孩童。

不良反應 1.較常見的局部不良反應： 口部麻木(2.6%)、灼熱或螫痛感(約1.4%)。

2. 極少見的局部不良反應：口乾或口渴、刺痛感、溫熱感及味覺改變。

3. 全身性的不良反應(通常極罕見且極輕微)：噁心、嘔吐、乾嘔、胃腸不適、頭昏、頭痛和嗜睡。

醫療須知 1.若咽喉疼痛為細菌感染或病毒感染，在使用本藥外，應考慮其他抗菌藥劑的治療。肝臟或腎臟功能不全之患者應小心使用。

2.孕婦使用benzydamine hydrochloride的安全性尚未建立，孕婦使用本藥前，須評估其效

益性是否勝過其潛在的危險性。

3.因缺乏足夠的臨床經驗，本藥不建議使用在六歲以下孩童。

35206 DEXKETOPROFEN TROMETAMOL

Rx 36.9 MG/錠劑(T);

商　名 Ketesse® (LAB. MENARINI S.A./美納里尼)

藥理作用 1.非類固醇消炎藥物的作用機制與抑制cyclooxygenase途徑、減少前列腺素合成有關。

2.非類固醇消炎藥物會抑制花生四烯酸轉化為cyclic endoperoxides(PGG2和PGH2)，進而減少前列腺素PGE1,、PGE2、PGF2a和PGD2與前列環素PGI2和thromboxanes(TXA2和TXB2)。

3.抑制前列腺素的合成，可影響其他炎症介質(如kinins)，造成直接作用之外的額外反應。

適 應 症 [衛核]治療輕度至中等強度疼痛症狀，如肌肉骨骼疼痛、經痛、牙痛。

用法用量 1.根據疼痛的性質和嚴重性，建議用量一般為每8小時25毫克。每日總劑量不應超過75毫克。

2.本藥不適於長期使用，僅限用於症狀治療期間。

3.搭配足量液體(如一杯開水)吞服藥錠。同時進食將延緩藥物的吸收率，因此在急性疼痛的情況下，建議至少在飯前30分鐘服用。

不良反應 1.常見(≥1/100至＜1/10)：噁心和/或嘔吐、腹痛、腹瀉、消化不良。

2.不常見(≥1/1,000至＜1/100)：失眠、焦慮、頭痛、頭暈、嗜睡、眩暈、心悸、發紅、胃炎、便秘、口乾、胃腸脹氣、皮疹、疲勞、疼痛、乏力、寒顫、全身乏力。

醫療須知 1.本藥避免與其他非類固醇類消炎藥，包括選擇性cyclooxygenase-2抑制劑合併使用。

2.當接受本藥的病人發生胃腸道出血或潰瘍，應停止該藥物治療。隨著非類固醇類消炎藥的劑量增高有潰瘍病史的病人，尤其併發出血或穿孔，及老年人，胃腸道出血、潰瘍或穿孔的風險升高。

3.對有胃腸道疾病病史(潰瘍性結腸炎、Crohn's疾病)的病人，非類固醇類消炎藥應謹慎使用，以免病況加劇。

4.應告知病人同時接受以下藥物治療可能增加潰瘍或出血的風險，如口服皮質類固醇、抗凝血劑(如Warfarin)、selective serotonin reuptake inhibitors(SSRIs)或抗血小板藥物(如acetylsalicylic acid)。

5.腎功能不全病人應特別注意。這些病人使用非類固醇類消炎藥可能導致腎功能惡化，液體滯留及水腫。接受利尿劑治療或可能發生低血容量症病人也須特別注意，因為腎毒性的風險增加。治療期間應確保攝取足量水分，以避免脫水及連帶增加腎毒性。

6.如同所有非類固醇類消炎藥，會增加血漿尿素氮和肌酐。如同其他前列腺素合成抑制劑，會對腎臟系統造成不利影響，可能導致腎小球腎炎、間質性腎炎、腎乳頭壞死、腎病症候群和急性腎衰竭。

7.如同其他非類固醇類消炎藥，可能會導致肝臟指數短暫的小幅增加，以及SGOT與SGPT的顯著增加。若指數增加與藥物相關，則必須停止治療。

8.有心血管疾病或具相關危險因子者，因本身出現心臟病發作或中風的風險即較高，故使用該類藥品後發生嚴重心血管栓塞事件之絕對風險更高。

9.應避免使用本藥於最近曾發生心肌梗塞的病人，除非經評估使用藥品之效益大於再發生心血管栓塞事件之風險。若本藥使用於近期發生心肌梗塞的病人，應嚴密監視是否出現心肌缺血之症狀。

10.應避免使用本藥於嚴重心臟衰竭的病人，除非經評估使用之效益大於心臟衰竭惡化之風險。若本藥品使用於嚴重心臟衰竭的病人，應嚴密監視是否出現心臟衰竭惡化之症狀。

11.對於患有頑固性高血壓、充血性心衰竭、缺血性心臟病、周邊動脈疾病和/或腦血管疾病的病人，應謹慎評估後再使用dexketoprofen。

12.所有非選擇性非類固醇類消炎藥能抑制血小板凝集，並通過抑制前列腺素的合成，造成出血時間延長。因此，接受會干擾止血藥物(如Warfarin或其他coumarin或heparin)治療的病人不建議接受dexketoprofen trometamol治療。

13.使用非類固醇類消炎藥曾報告極少數嚴重的皮膚不良反應，其中有些是致命的，包括剝脫性皮膚炎、Stevens-Johnson症候群、毒性表皮壞死溶解症。

14.Dexketoprofen會遮蔽受感染時症狀的顯現，這可能延遲適當治療的時機而惡化感染的結果，服用dexketoprofen以緩解感染造成的發燒及疼痛時，建議應監控受感染時的症狀。

15.水痘可能導致嚴重皮膚和軟組織感染併發症，迄今仍不能排除非類固醇類消炎藥惡化此類感染；因此，建議感染水痘避免使用dexketoprofen。

16.抑制前列腺素合成可能會影響懷孕和(或)胚胎(胎兒)發育。流行病學研究的數據顯示，在懷孕早期使用前列腺素合成酶抑製劑會提高流產、心臟畸形、腹裂畸形的風險。

35207 DICLOFENAC POTASSIUM▲

孕 B/D 乳 ? 食 + 泄 肝 T½ 1.2～2h

Rx 25 MG, 50 MG/錠劑(T);

商名

Cataflam® ◎ (NOVARTIS/諾華) $1.5/T(25MG-PIC/S), $2/T(25MG-PIC/S-箔),
Clofen-P® ∗ (優良/瑞安) $2/T(50MG-PIC/S-箔), $1.5/T(50MG-PIC/S), $1.5/T(25MG-PIC/S)
Deflam-K® (優良/健喬信元) $2/T(25MG-PIC/S-箔), $1.5/T(25MG-PIC/S), $1.5/T(50MG-PIC/S)
Flamquit® (瑞士) $2/T(50MG-PIC/S-箔), $1.5/T(50MG-PIC/S), $2/T(25MG-PIC/S-箔), $1.5/T(25MG-PIC/S)
Meitan® (永勝) $1.5/T(50MG-PIC/S), $2/T(50MG-PIC/S-箔), $2/T(25MG-PIC/S-箔), $1.5/T(25MG-PIC/S)
Peiflam® ∗ (培力) $2/T(50MG-PIC/S-箔), $1.5/T(50MG-PIC/S), $1.5/T(25MG-PIC/S)
Volna-K® (生達) $1.5/T(25MG-PIC/S), $2/T(25MG-PIC/S-箔), $2/T(50MG-PIC/S-箔), $1.5/T(50MG-PIC/S)
Voren-K S.C.® (永信) $2/T(50MG-PIC/S-箔), $1.5/T(50MG-PIC/S), $1.5/T(25MG-PIC/S), $2/T(25MG-PIC/S-箔)

藥理作用 1.本藥為非類固醇抗炎劑，可抑制前列腺素的合成。起始作用極為迅速，口服後15~30分鐘內能有效解除發炎的疼痛症狀。

2.孕婦用藥安全等級B；若在妊娠第三期或接近分娩時使用為D。

適應症 [衛核]緩解發炎及因發炎反應引起之疼痛。

[非衛核]挫傷，外科手術後，月經困難或adnexitis引起的疼痛，或脊椎病變的疼痛、非關節引起的疼痛，以及ENT較嚴重感染的輔助療法。

用法用量 成人每天100~150mg，14歲以上小孩每天75~100mg，分2~3次服用。

不良反應 偶有胃腸症狀，顫痛，眩暈，發疹，較少發生者：腎功能異常，胃腸出血，肝炎，過敏。

35208 DICLOFENAC SODIUM

孕 B/D 乳 ? 食 + 泄 肝 T½ 1.2～2h

Rx 50 , 25 MG, 50 MG, 75 MG/錠劑(T); 75 MG, 100 MG, 100 MG/持續性錠劑(T.SR); 25 MG, 37.5 MG, 50 MG/膠囊劑(C); 25 MG/ML/注射劑(I); 10 MG/GM/軟膏劑(Oin); 1 MG, 1 MG/ML/液劑(Sol); 11.6 MG, /g10 MG, 11.5 MG, 11.6 MG, 1000 MG, 10 MG/GM/凝膠劑(Gel); 12.5 MG, 25 MG, 50 MG/栓劑(Sup); 11.6 MG, 10 MG/GM/乳膏劑(Cre); 15 MG, 30 MG, 60 MG, 140 MG/藥膠布(Patch); SR 100 MG/錠劑(T); 75 MG, 100 MG/持續性製劑(SR); 11.6 MG, 23.2 MG, 10 MG/GM/乳劑(E);

商名

Baily Emugel® (明德/黃氏)
Bolabomin® (TSURUHARA/光亨)
Boltonin® (永勝/濟生) $0.9/T(25MG)
Canfol® (福元)
Chilon E.F.C.® (約克) $1.5/T(50MG-PIC/S), $2/T(50MG-PIC/S-箔), $1.5/T(75MG-PIC/S), $2/T(75MG-PIC/S-箔),
Chilon® (約克)
Chuen® (井田)
Clofen E.C® (健喬信元/瑞安) $1.5/T(50MG-PIC/S), $1.5/T(25MG-PIC/S)
Clofen Plaster® (人生)
Lanyung® (應元) $42.1/Sol(1MG/ML-PIC/S-5ML), $64/Sol(1MG/ML-PIC/S-10ML)
Lidonin E.C.® (台裕) $1.5/T(50MG-PIC/S),
Lidonin® (台裕) $1.5/T(25MG-PIC/S)
Lotonhou Plaster® (人生/興中美)
Meitifen SR® (永勝) $1.92/T.SR(75MG-PIC/S),
Metatu Hon® (約克) $1.5/T(25MG-PIC/S),
Mogen® (永勝/惠勝) $1.5/C(50MG-PIC/S), $2/C(50MG-PIC/S-箔)
Moren E.F.C.® (皇佳) $1.5/T(50-PIC/S), $2/T(50MG-PIC/S-箔),

35208

Clofen® (政德)
Clofenac® (派頓)
Clopain® (寶齡富錦) $21.5/Gel(10MG/GM-20GM),
CnTo S.R.® ∗ (井田)
Coyenpin E.C.® (羅得) $1.5/T(50MG-PIC/S), $2/T(50MG-PIC/S-箔)
Coyenpin® (羅得) $1.5/T(25MG-PIC/S)
Dai Ke Fei Na Pap® (德山/真富)
Dicens® (寶齡富錦) $1.5/T(50MG-PIC/S)
Diclac® (HEXAL/山德士)
Diclo-Ache Patch® (立康/生春堂)
Diclodenac® (應元) $15/I(25MG/ML-PIC/S-3ML)
Diclofe® (羅得) $14.3/Gel(10MG/GM-15GM)
Diclofen E.C.® (華興) $1.5/T(50MG-PIC/S)
Diclofen Oil Plaster® (得生)
Diclofen Pap® (得生)
Diclofen Supp.® (大豐/華興) $2.63/Sup(25MG)
Diclofen® (元宙) $1.5/T(25MG-PIC/S)
Diclofen® (大豐/華興) $5/Sup(12.5MG-PIC/S)
Diclofen® (華興) $1.5/T(25MG-箔), $1.5/T(25MG-PIC/S), $1.5/C(50MG-PIC/S), $2/C(50MG-PIC/S-箔)
Diclofen® (衛肯) $2/T(25MG-PIC/S-箔), $1.5/T(25MG-PIC/S)
Diclofenac E.C.® (永吉)
Diclofenac E.C.® (福元/陽生) $1.5/T(25MG-PIC/S)
Diclofenac E.F.C.® (井田) $1.5/T(25MG-PIC/S), $2/T(25MG-PIC/S-箔), $2/T(50MG-PIC/S-箔), $1.5/T(50MG-PIC/S)
Diclofenac E.F.C.® (利達) $1.5/T(50MG-PIC/S), $2/T(50MG-PIC/S-箔),
Diclofenac E.S.C.® (永吉)
Diclofenac E.S.C.® (福元) $1.5/T(50MG-PIC/S), $2/T(50MG-PIC/S-箔)
Diclofenac Emulgel® (壽元) $21.6/E(10MG/GM-20GM),
Diclofenac Na® (YOSHINDO/新鵬)
Diclofenac Patch® (立康)
Diclofenac S.R.® (井田) $2.13/T.SR(100MG-PIC/S)
Diclofenac Sodium pap® (德山)
Diclofenac® (健喬信元) $0.93/T(50MG)
Diclofenac® (利達) $2/T(25MG-PIC/S-箔), $1.5/T(25MG-PIC/S)
Diclofenac® (十全) $1.5/T(50MG-PIC/S), $1.5/T(25MG-PIC/S)
Diclofenac® (台裕) $15/I(25MG/ML-PIC/S-3ML)
Diclofenac® (壽元) $15/I(25MG/ML-PIC/S-3ML),
Diclofenac® (安星) $15/I(25MG/ML-PIC/S-3ML),
Diclofenac® (德山/國品)
Diclofenac® (皇佳/意欣)
Diclofon® (福元) $1.5/T(25MG-箔), $1.5/T(25MG-PIC/S)
Diclophen Supp.® (衛達/達德士) $5/Sup(12.5MG-PIC/S), $5/Sup(25MG-PIC/S)
Diclophen® (羅得/達德士) $1.5/T(25MG-PIC/S)
Dicloren Emulgel® (衛達) $21.6/Oin(10MG/GM-20GM),
Dicloren E.C.® (衛達) $1.5/T(50MG-PIC/S)
Dicloren E.M.® (衛達) $2/C(50MG-PIC/S-箔), $1.5/C(50MG-PIC/S),
Dicloren® (衛達) $5/Sup(12.5MG-PIC/S)
Dicloton® (華興/華樺) $0.9/T(25MG)
Dicok E.C.® (明大) $1.5/T(25MG-PIC/S), $2/T(25MG-PIC/S-箔)
Dien E.C.® (華興/世達) $1.5/T(50MG-PIC/S)
Difen Supp.® (台裕)
Difena Supp.® (培力/生達) $5/Sup(25MG-PIC/S), $5/Sup(12.5MG-PIC/S),
Difena® (生達) $1.5/T(50MG-PIC/S), $1.5/C(50MG-PIC/S), $2/C(50MG-PIC/S-箔), $15/I(25MG/ML-PIC/S-3ML), $1.5/T(25MG-PIC/S)
Diltaren E.C.® (元宙) $1.5/T(50MG-PIC/S), $2/T(50MG-PIC/S-箔)
Ellic SR® (永勝/惠勝) $1.92/T.SR(75MG-PIC/S)
Eunac SR® (健喬信元) $2.13/SR(100MG-PIC/S),
Fenlo E.M.® (永勝/英普) $1.5/C(50MG-PIC/S),
Movement® (新喜國際)
Multidon Supp.® (回春堂)
Nofater® (派頓/漁人) $0.93/C(50MG)
Notaren Sup.® (派頓) $2.63/Sup(25MG)
Oritaren® (壽元/東洲) $15/I(25MG/ML-PIC/S-3ML)
Painout® (應元) $1.5/T(50MG-PIC/S)
Painstop E.C.® (瑞士) $2/T(25MG-PIC/S-箔), $1.5/T(25MG-PIC/S), $1.5/T(50MG-PIC/S), $2/T(50MG-PIC/S-箔),
Painstop® (瑞士) $15/I(25MG/ML-PIC/S-3ML), $1.5/C(50MG-PIC/S), $2/C(50MG-PIC/S-箔), $1.5/C(25MG-PIC/S), $21.6/Gel(10MG/GM-20GM),
Panadol Diclofenac Hydrogel Patch® (得生/赫力昂)
Panadol Diclofenac Oil Plaster® (得生/赫力昂)
Panadol Diclofenac Stretch Patch® (得生/赫力昂)
Panadol Diclofenac® (聯亞/赫力昂)
Panadol Emulgel® (HALEON/赫力昂)
Remethan® (REMEDICA/富富) $2/T(50MG-PIC/S-箔),
Roitonin S.C.® (強生)
Salomethyl Diclo® (佐藤)
Saloson® (美西) $27.9/Oin(10MG/GM-30GM)
Sawto® (井田) $1.5/C(50MG-PIC/S), $2/C(50MG-PIC/S-箔),
Shoren® (大豐) $1.5/T(25MG-PIC/S), $5/Sup(12.5MG-PIC/S), $5/Sup(25MG-PIC/S), $1.5/T(50MG-PIC/S)
Siofulin® (壽元)
Staren SR® (南光)
Staren® (南光) $15/I(25MG/ML-PIC/S-3ML)
Stoni® (明德)
Suiterin® (永勝) $21.6/Cre(10MG/GM-20GM),
Sumofen E.C.® (明德) $1.5/T(50MG-PIC/S)
Sumofen Supp.® (明德) $5/Sup(12.5MG-PIC/S), $5/Sup(25MG-PIC/S)
Sumofen® (明德)
Superfect® (壽元) $1.5/T(50MG-PIC/S)
Tie Da Ning Pap® (德山)
Tonderinl® (新喜國際) $1.5/T(25MG-PIC/S)
Tondonac® (五洲) $21.6/Gel(10MG/GM-20GM)
Tontarin® (信隆) $1.5/T(25MG-PIC/S), $1.5/T(50MG-PIC/S)
Tung Shr Tie Pap® (德山/護民)
U-Flame Emulgel® (健康化學/優良)
Valtafen® (杏輝) $1.5/T(50MG-PIC/S), $2/T(50MG-PIC/S-箔)
Venton® (利達) $2/T(50MG-PIC/S-箔), $1.5/T(50MG-PIC/S),
Venton® (瑞士/利達)
Vetin E.C.® (中化) $1.5/T(50MG-PIC/S), $1.5/T(25MG-PIC/S)
Vetin® (中化) $5/Sup(12.5MG-PIC/S), $15/I(25MG/ML-PIC/S-3ML),
Vilonit® (KLEVA/吉裕)
Volen E.C.® (成大) $2/T(50MG-PIC/S-箔), $1.5/T(50MG-PIC/S)
Volen E.C.® (溫士頓) $1.5/T(50MG-PIC/S)
Volen Oph.® (溫士頓) $42.1/Sol(1MG/ML-PIC/S-5ML), $64/Sol(1MG/ML-PIC/S-10ML)
Volen® (榮民/賜利優)
Volen® (溫士頓)
Volran® (中美兄弟/興中美) $27.9/Gel(10MG/GM-30GM)
Voltaren Emulgel® ◎ (HALEON/赫力昂)
Voltaren Oph.® ◎ (NOVARTIS/諾華)
Voltaren Retard® ◎ (NOVARTIS/諾華) $1.92/SR(75MG-PIC/S)
Volton® (新喜國際) $2/C(25MG-PIC/S-箔)
Volton® (黃氏) $2/T(50MG-PIC/S-箔), $1.5/T(50MG-PIC/S),
Voren Emulgel® (永信) $14.3/Cre(10MG/GM-10GM), $21.6/Cre(10MG/GM-20GM)
Voren Patch® (立康/永信)
Voren SR® (永信) $2.13/T.SR(100MG-PIC/S),
Voren® (永信) $1.5/C(50MG-PIC/S), $2/C(50MG-PIC/S-箔), $15/I(25MG/ML-PIC/S-2ML), $15/I(25MG/ML-PIC/S-3ML), $2/T(25MG-PIC/S-箔), $1.5/T(25MG-PIC/S), $2/T(50MG-PIC/S-箔), $1.5/T(50MG-PIC/S), $5/Sup(12.5MG-PIC/S)

35208

Formax Retard SR®（西德有機）$1.92/T.SR(75MG-PIC/S)
Formax®（西德有機）$1.5/C(50MG-PIC/S), $27.9/Gel(10MG/GM-30GM), $21.6/Gel(10MG/GM-20GM), $14.3/Gel(10MG/GM-15GM)
Formin E.F.C.®（汎生）$0.93/T(50MG)
Formin®（應元/汎生）$15/I(25MG/ML-PIC/S-3ML)
Futon E.C.®（杏林新生）$1.5/T(25MG-PIC/S), $2/T(25MG-PIC/S-箔)
Gincol®（榮民）
Hoe Hin Recurring®（衛達/顏玉瑩和興）
Kepanin®（成大）$14.3/Gel(10MG/GM-10GM), $21.6/Gel(10MG/GM-20GM), $27.9/Gel(10MG/GM-30GM),
Kerphen®（應元）
Ketong®（正和）
Kodiden®（明大/木村）
Kofenate Emulgel®（政德/汎生）
L.K.T. E.C.®（正和）$1.5/T(50MG-PIC/S), $1.5/T(25MG-PIC/S)
Voren-G®（永信）$27.9/Gel(10MG/GM-30GM), $28.8/Gel(10MG/GM-40GM)
Vortagen E.C.®（永勝）$1.5/T(50MG-PIC/S)
Vortagen E.M.®（永勝）$1.5/C(50MG-PIC/S), $2/C(50MG-PIC/S-箔),
Vortagen Emulgel®（永勝）$14.3/E(10MG/GM-10GM), $21.6/E(10MG/GM-20GM), $27.9/E(10MG/GM-30GM), $28.8/E(10MG/GM-35GM),
Vortagen Supps.®（永勝）
Votalin Supp.®（培力）$5/Sup(12.5MG-PIC/S), $6.6/Sup(50MG-PIC/S)
Votan SR®（信東）$2.13/T.SR(100MG-PIC/S)
Votan®（信東）$15/I(25MG/ML-PIC/S-3ML),
Wendercon®（派頓/德山）
Weren®（優生）$1.5/C(50MG-PIC/S), $2/C(50MG-PIC/S-箔)
Winsgen®（美西）
Zucon®（應元）$1.5/T(25MG-PIC/S)
Zusawto E.M.®（井田/天下）$1.5/C(50MG-PIC/S),

藥理作用 1.本藥是一種非類固醇化合物，可抑制前列腺素的合成。具有顯著的抗風濕、抗發炎、鎮痛及解熱作用、適用於發炎性和變形性風濕性疾病、非風濕性發炎性疼痛及開刀後疼痛、長效錠為特殊處方劑型使有效成份緩慢釋出，以確保長時間的有效性。
2.孕婦用藥安全等級B：若在妊娠第三期或接近分娩時使用為D。

適應症 [衛核]短期使用以緩解因發炎反應引起之局部疼痛。

用法用量 1.腸溶錠：
建議起始劑量為每日100~150mg，症狀較輕及14歲以上青少年每日劑量為：75~100mg；前述用量須分2~3次投予。一歲以上的孩童視病情的嚴重度給予每天0.5~2mg/kg體重，分2~3次使用。幼年型風濕關節炎的治療可提高至最大3mg/kg體重，分次使用。
2.緩釋膜衣錠：
a.成人：建議起始劑量為每日100~150mg，可投予一錠100mg，或兩錠75mg。
症狀較輕或長期治療時，每日投予一錠75mg或100mg即已足夠。
在夜間或早晨症狀較明顯之患者，最好於傍晚服用75mg或100mg。
本藥應整錠以開水送服，最好在用餐時服用。
b.兒童：由於緩釋膜衣錠(SR)劑量較高，因此不適用於兒童。
3.針劑：
通常成人一次一安瓿，一日一次，行外側臀部肌肉深部緩慢注射之，並應時常改換左右臀部注射部位。
4.栓劑：
a.成人：建議起始劑量為每日100~150mg，症狀較輕或長期治療，每日投予75~100mg即足夠。每日總量應分2~3次使用。為避免夜間疼及早晨僵硬症狀，日間以錠劑治療外，可於睡前補充一粒栓劑(至每日最大劑量150mg)。
b.兒童：一歲以上的孩童視病情的嚴重度給予每天0.5~2mg/kg體重，分2~3次使用。幼年型風濕性栓劑50mg不建議使用於孩童。
5.凝膠：
a.本藥為醫師藥師藥劑生指示用藥，請依照醫師、藥師或藥劑生指示使用。
b.每日使用3~4次，24小時內切勿超過4次。使用時，依據疼痛部位的面積大小來決定使用量，每次使用量約2~4克，塗抹面積建議在2公分x 2公分(約一個五元硬幣之寬度)至5公分x 5公分(約兩個十元硬幣之寬度)。在疼痛部位塗抹本藥品後輕輕揉入皮膚。使用後，應即洗手，除非手部也是需要治療的部位。
6.貼布：
a.疼痛部位持續貼服他寧酸痛藥布24小時。每24小時內僅可使用一片藥布。應視疼痛部位面積大小選擇使用70㎠(7cmx10cm)或140㎠(14cmx10cm)之藥布。
b.治療期之長短視適應症與臨床反應之不同而定。

c.使用本藥布7日內病情若無改善(或惡化)，應立即停藥就醫。

不良反應 噁心、嘔吐、腹部不適、消化不良、消化性潰瘍、延長出血時間、浮腫現象、頭昏、眼花、困倦、耳鳴、高血壓、氣喘、血糖過高。

醫療須知 1.肝、腎功能不全者慎服本藥。
2.使用含有diclofenac sodium的產品可能會引起肝功能檢測值上升。
3.Diclofenac sodium可能引起胃腸道的不良反應(包括胃或腸道出血，潰瘍或穿孔)。

35209 DIFLUNISAL

孕 C/D 乳 - 泄 腎 半 8～12h

Rx

250 MG/錠劑(T)； 250 MG/膠囊劑(C)；

商　名

Anton®(永勝)
Difluine®(井田) $6.8/T(250MG-PIC/S)
Dolode®(派頓/人人)
Dolon®(應元)
Guerton®(中美兄弟)
Ilacen®(中化)
Senta®(政德)

藥理作用 1.本藥為長效的非類固醇抗炎藥物(NSAID)，止痛作用長，耐受性佳。
2.孕婦用藥安全等級C；若在妊娠第三期或接近分娩時使用為D。

適 應 症 [衛核]消炎、鎮痛。

用法用量 一天2次，初填劑量為500mg，然後每次250~500mg，最大劑量為1000mg。

不良反應 胃痛，消化不良，噁心，嘔吐，頭暈，末梢水腫，過敏反應(須停藥)。

醫療須知 (1)消化性潰瘍不宜服用本藥。(2)氫氧化鋁可降低本藥的吸收率40%。(3)孕婦和授乳婦女禁用。

35210 FENBUFEN

Rx

200 MG/錠劑(T)； 300 MG/膠囊劑(C)；

商　名

Anbufen®(健喬信元/優良)
Bufen®(井田) $1.5/T(200MG-PIC/S),
Kanyening®(黃氏) $2.02/C(300MG-PIC/S)
Lebufen®(信東) $1.28/T(200MG)
Muler®(政德) $1.5/T(200MG-PIC/S)
Napofen®(元宙/健得方) $1.5/T(200MG-PIC/S)
Suta®(中美兄弟) $2.02/C(300MG-PIC/S)
Tonlaen®(成大) $2.02/C(300MG-PIC/S)
Vankoten®(應元)

藥理作用 本藥為屬於prodrug之NSAID，具有止痛、抗炎的作用，而沒有嚴重之胃腸道副作用。

適 應 症 [衛核]下列疾患之消炎、鎮痛：慢性類風濕性關節炎、變形性關節炎、肩關節周圍炎、上氣道炎、外傷後、手術後及拔牙後炎症腫脹之緩解

用法用量 1.初填劑量，每日800~1000mg，分2次服用。2.維持劑量，每日600~800mg，分2~3次服用。

不良反應 口渴，嘔吐，思睡，發疹，耳鳴，眩暈。

35211 FENOPROFEN

孕 B/D 乳 - 泄 肝/腎 半 3h

Rx

200 MG/膠囊劑(C)；

商　名

Fepron®(應元) $2.97/C(200MG-PIC/S)
Fuyantong®(西德有機) $2.97/C(200MG-PIC/S),

藥理作用 1.抗炎，止痛，解熱，抗風濕。
2.孕婦用藥安全等級B；若在妊娠第三期或接近分娩時使用為D。

適 應 症 [衛核]鎮痛。

用法用量 每天4次，每次600mg，於進餐前半小時或餐後至少兩小時服用。

不良反應 胃腸－消化不良，噁心，嘔吐，便秘，腹痛，腹瀉，大便潛血；皮膚搔癢，蕁麻疹，皮疹，多汗；神經系統－思睡，頭暈，顫抖，失眠，神志不清，視力模糊。聽覺減退；心臟血管－心悸，心跳過速；其他－頭痛，周圍水腫，倦怠，SGOT，SGPT，LDH，BUN增加。

35212 FLUFENAMIC ACID

Rx 100 MG, 200 MG/膠囊劑(C);

商名

Antirheumatic®(大豐)
Flofen®(長安)
Flufenamic®(明大) $1.71/C(200MG-PIC/S)
Fulien®(回春堂/久松)

藥理作用 本藥為NSAID，可用於緩解各種風濕症的疼痛和治療血栓靜脈炎。
適應症 [衛核]關節痛、肌肉痛、風濕痛、腰背痛、粘液囊炎之消炎、鎮痛
用法用量 每天3次，每次200mg，體重低於45kg者，每天的劑量以每kg10mg計。
不良反應 厭食，消化不良，噁心，腹瀉，抑鬱，血清轉胺基酶增加，白血球減少。

35213 FLURBIPROFEN▲

孕 B/D 乳 - 泄 肝 Ⓣ½ 5h

Rx 50 MG, 100 MG/錠劑(T); 40 MG/藥膠布(Patch); 40 MG/貼片劑(TTS);

商名

Anazin® ＊ (十全) $2/T(50MG-PIC/S-箔), $1.5/T(50MG-PIC/S)
Anflupin®(台裕) $2.21/T(100MG-PIC/S)
Baenazin®(十全) $2.21/T(100MG-PIC/S)
Biprofen®(十全/十安) $1.5/T(50MG-PIC/S),
Danafen Plaster®(得生) $5.3/Patch(40MG-PIC/S-40MG)
Dispain Patch®(得生) $5.3/TTS(40MG-PIC/S-40MG)
Everfen®(德山)
Flu Ro Fen Patch®(得生/惠生) $5.2/TTS(40MG-40MG)
Flufen S.C.®(衛達) $1.5/T(50MG-PIC/S), $2/T(50MG-PIC/S-箔)
Flugalin®(元宙) $2.21/T(100MG-PIC/S)
Flur Di Fen Patch®(得生) $5.3/TTS(40MG-PIC/S-40MG)
Fluran®(安星) $1.5/T(50MG-PIC/S)
Flurbi Pap®(德山) $5.3/Patch(40MG-PIC/S-40MG)
Fo Bi Pu Luo Fun Patch®(得生/凱進) $5.2/Patch(40MG-40MG)
Fobifen®(華興) $2.21/T(100MG-PIC/S)
Forphen®(永信) $2.21/T(100MG-PIC/S),
Fu-Tong Profen®(得生) $5.3/Patch(40MG-PIC/S-40MG)
Fubifen Pap®(德山/漁人) $5.3/Patch(40MG-PIC/S-40MG)
Fubifen Pap®(德山/護民)
Fubiprofen PLaster®(人生) $5.2/TTS(40MG-40MG)
Fubofen Patch®(立康/英全) $5.3/Patch(40MG-PIC/S-40MG)
L.F.N.®(正和) $2.21/T(100MG-PIC/S)
Lefenine® ＊ (正和) $2.21/T(100MG-PIC/S), $2/T(50MG-PIC/S-箔), $1.5/T(50MG-PIC/S)
Mie Suan Ning Pap®(德山/派頓)
Painil®(瑞士) $1.5/T(50MG-PIC/S), $2/T(50MG-PIC/S-箔)
Stayban®(元宙) $2/T(50MG-PIC/S-箔), $1.5/T(50MG-PIC/S)
Sulan®(約克) $2.21/T(100MG-PIC/S),
Tie Shr Shu Pap®(德山/真富) $5.3/Patch(40MG-PIC/S-40MG)
Tie Tung An Pap®(德山/國品) $5.3/Patch(40MG-PIC/S-40MG)
Zeton®(井田) $2.2/T(100MG)

藥理作用 1.本藥可抑制結膜和葡萄膜部位之前列腺素合成，具有抗炎，止痛，抗風濕等作用。
2.本藥在眼內投藥可減低縮瞳作用。
3.孕婦用藥安全等級B；若在妊娠第三期或接近分娩時使用為D。
適應症 [衛核]變形性關節症、肩關節周圍炎、肌腱腱鞘炎、腱周圍炎、上腕骨上髁炎、筋肉痛、外傷後之腫脹、疼痛等諸症狀的鎮痛、消炎。
[非衛核]控制手術後眼部之發炎，避免囊狀斑塊水腫。
用法用量 150~200mg，分2~3次服用，最大量每天為300mg。
不良反應 眼部輕微刺痛，噁心，嘔吐，食慾不振，消化不良，腹瀉，胃腸出血，暈眩，頭痛。
醫療須知 服用本藥時避免飲酒與服用NSAID，因為可能增加腸胃潰瘍與出血危險。

35214 IBUPROFEN▲

孕 B/D 乳 - 食 + 泄 肝 Ⓣ½ 2~4h

Rx 100 MG, 200 MG, 400 MG, 600 MG, 800 MG/錠劑(T); 100 MG, 150 MG, 200 MG, 400 MG/膠囊劑(C); 4 MG/ML, 100 MG/ML/注射劑(I); 20 MG/ML, 20 MG/ML/液劑(Sol); 200 MG, 400 MG, 600 MG, 400 MG/GM/顆粒劑(Gr); 50 MG/凝膠劑(Gel); 20 MG/ML/懸液劑(Sus); 50 MG/乳膏劑(Cre); 20 MG/ML/糖漿劑(Syr);

商名

Accufen®(應元) $1.64/T(600MG-PIC/S)
Ache-Free Ibuprofen®(中美兄弟/興中美)
Advil Fastgel Soft® ◎ (CATALENT/赫力昂)
Advil® ◎ (PFIZER/赫力昂)
Berufen®(政德)
Bioadam Ibufast Arginine®(LAMP/精金生技)
Broben S.C.®(優生)
Bruphen®(優生/丹華)
Bufen®(優良/瑞安) $1.5/T(400MG-PIC/S),
Ibuprofen®(衛肯) $0.58/C(100MG)
Ibuprofen®(長安)
Ibuprofen®(長安/美的)
Ibuprofen®(順華)
Ibuprofen®(黃氏)
Ibuprofen-FP Sus.®(永信) $45.1/Sus(20MG/ML-PIC/S-120ML), $25/Sus(20MG/ML-PIC/S-60ML),
Ibupuron®(SHISEIDO/德佑)
Ibuten®(汎生)

藥動力學、交互作用、禁忌、警語、給付規定、飲食提示、衛教資訊請參閱「長安電子藥典」

35214

Buprofen® (利達) $1.5/C(400MG-PIC/S)
Cenprofen® (晟德) $25/Sus(20MG/ML-PIC/S-60ML),
Cold-Free Brofen IB Extra® (優良/瑞安)
Cold-Free Brofen IB® (優良/瑞安)
Dae Hwa Ibuprofen® (Dae/韋淳)
Degiton® (羅得) $2/T(400MG-PIC/S-箔), $1.5/T(400MG-PIC/S),
Dolgit® (DOLORGIET/元聖)
E Pu Ton® (羅得)
E.C.T.S.C.® (正和)
Ebufen® (十全) $1.64/T(600MG-PIC/S), $1.5/T(400MG-PIC/S)
Eby® (羅得/松裕) $1.64/T(600MG-PIC/S), $2/T(600MG-PIC/S-箔)
Eveing® (約克) $2/T(400MG-PIC/S-箔), $1.5/T(400MG-PIC/S)
Fucole Ibuprofen® (永信) $0.72/C(200MG)
Fuiten® (明德) $1.5/T(400MG-PIC/S)
Guan Li® (井田/賜利優) $0.76/T(200MG)
Gwo An Sulimeton® (三洋)
I Puu® (成大) $1.31/T(400MG-PIC/S), $1.68/T(400MG-PIC/S-箔)
I.B.F.F.C.® (優良/健喬信元) $0.98/T(400MG), $1.5/T(400MG-箔)
Ib-Herbal® (黃氏)
Ibu Sus.® (羅得) $45.1/Sus(20MG/ML-PIC/S-120ML), $25/Sus(20MG/ML-PIC/S-60ML),
Ibu® (羅得) $2/T(400MG-PIC/S-箔), $1.5/T(400MG-PIC/S)
Ibufen Sus.® (正和) $45.1/Sus(20MG/ML-PIC/S-120ML), $25/Sus(20MG/ML-PIC/S-60ML),
Ibufen® (DYNAPHARMA/韋淳) $25/Syr(20MG/ML-PIC/S-60ML)
Ibufen® (利達) $1.23/T(400MG-PIC/S)
Ibufen® (明大/東洲)
Ibufor Premixed® (南光) $140/I(4MG/ML-PIC/S-100ML)
Ibufor® (南光) $140/I(100MG/ML-PIC/S-4ML), $307/I(100MG/ML-PIC/S-8ML)
Ibukern® (KERN/元聖)
Ibulife® (吉富)
Ibulin Sus.® (榮民/信東) $25/Sus(20MG/ML-PIC/S-60ML), $45.1/Sus(20MG/ML-PIC/S-120ML),
Ibuprofen Farmalider® (FROSST/元聖)
Ibuprofen G.L.® (G.L. Pharma/康百佳)
Ibuprofen Klinge® (TEMMLER/元聖)
Ibuprofen S.C.® (人生) $0.66/T(100MG)
Ibuprofen S.C.® (成大)
Ibuprofen S.C.® (旭能)
Ibuprofen S.C.® (正和) $0.7/T(100MG)
Ibuprofen S.C.® (福元)
Ibuprofen STELLA® (STELLA/康百佳)
Ibuprofen® (世達)
Ibuprofen® (中美兄弟)
Ibuprofen® (保盛)
Ibuprofen® (保盛/安成)
Ibuprofen® (信隆) $0.64/T(200MG), $1.5/T(400MG-箔), $1.5/T(400MG-PIC/S)
Ibuprofen® (優良/永福) $1.5/T(400MG-PIC/S),
Ibuprofen® (元宙) $0.76/T(200MG)
Ibuprofen® (壽元/國信) $0.7/C(200MG)
Ibuprofen® (安星) $1.5/T(400MG-PIC/S)
Ibuprofen® (寶齡富錦)
Ibuprofen® (強生) $0.72/C(200MG)
Ibuprofen® (應元/豐田) $0.7/C(100MG), $1.5/T(400MG-PIC/S), $2/T(400MG-PIC/S-箔)
Ibuprofen® (政德/嘉信)
Ibuprofen® (旭能/源山)
Ibuprofen® (旭能/秉新)
Ibuprofen® (明大)
Ibuprofen® (晟德) $45.1/Sus(20MG/ML-PIC/S-120ML), $25/Sus(20MG/ML-PIC/S-60ML),
Ibuprofen® (杏林新生/歐舒邁克) $140/I(100MG/ML-PIC/S-4ML),
Ibutin® (永勝) $1.5/T(400MG-PIC/S),
Ibuton® (衛達/大裕)
Ibutop® (DOLORGIET/元聖)
Idefen Sus.® (生達/盈盈) $45.1/Sus(20MG/ML-PIC/S-120ML), $25/Sus(20MG/ML-PIC/S-60ML),
Idofen Sus.® (生達) $45.1/Sus(20MG/ML-PIC/S-120ML), $25/Sus(20MG/ML-PIC/S-60ML),
Idofen® (生達)
Idofen® (盈盈/生達) $2/T(400MG-PIC/S-箔), $1.5/T(400MG-PIC/S),
Iepain Sus.® (永勝) $25/Sus(20MG/ML-PIC/S-60ML),
Ifent® (Sinil/吉富)
Ifyan® (十全/十安)
Illume® (新喜國際)
Iprofen® (皇佳) $1.5/T(400MG-PIC/S), $2/T(400MG-PIC/S-箔), $1.64/T(600MG-PIC/S)
Iprofen® (羅得/瑪科隆) $1.5/T(400MG-PIC/S), $2/T(400MG-PIC/S-箔),
Ipu® (井田) $1.64/T(600MG-PIC/S), $2/T(600MG-PIC/S-箔),
Ipufen® (井田) $2/T(400MG-PIC/S-箔), $1.5/T(400MG-PIC/S)
Iputon Sus.® (約克) $25/Sus(20MG/ML-PIC/S-60ML), $45.1/Sus(20MG/ML-PIC/S-120ML),
Iputon® (皇佳/歐業)
Iputon® (約克)
Irofen® (元宙) $1.96/T(800MG-PIC/S)
Iton® (新喜國際) $0.5/C(200MG)
Itonfen® (成大)
Jikorin® (井田)
Joint Pain Relief® (正和) $1.31/T(400MG-PIC/S)
Kaigen IB® (中生) $0.5/T(200MG)
Kakonamin IB® (SHINSEI/德佑)
Kortufen® (井田/好漢賓)
Lisuton® (長安/美的)
Mac Safe® (回春堂) $25/Sus(20MG/ML-PIC/S-60ML), $40.6/Sol(20MG/ML-120ML),
Macsafe® (回春堂)
Migfen® (吉地喜/佑康)
Mobufen® (十全) $1.5/T(400MG-PIC/S), $1.64/T(600MG-PIC/S)
Outinflame® (元宙/華興) $0.72/T(200MG)
Pain Relief® (衛肯) $0.72/T(200MG)
Paino® (利達/新鵬)
Perofen® (REMEDICA/富富) $1.68/T(400MG-PIC/S-箔), $2/T(600MG-PIC/S-箔), $1.64/T(600MG-PIC/S)
Perofen® (REMEDICA/富彰行) $2/T(600MG-PIC/S-箔), $1.68/T(400MG-PIC/S-箔)
Profen® (應元)
Purfen® (優良/瑞安) $1.5/T(400MG-PIC/S), $2/T(400MG-PIC/S-箔)
Quartet Pain-Releasing® (溫士頓/仲發)
Ringl IB Satto® (佐藤)
Ringl Ib® (佐藤)
Rupan® (MEDOCHEMIE/雙正)
Santorin® (皇佳) $0.72/T(200MG)
Saurin Sus.® (人人) $25/Sus(20MG/ML-60ML),
Sconin® (寶齡富錦/尚典) $25/Sus(20MG/ML-PIC/S-60ML), $45.1/Sus(20MG/ML-PIC/S-120ML),
Scoton® (寶齡富錦) $45.1/Sus(20MG/ML-PIC/S-120ML), $25/Sus(20MG/ML-PIC/S-10ML), $25/Sus(20MG/ML-PIC/S-60ML), $1.5/T(400MG-PIC/S), $2/T(400MG-PIC/S-箔)
Setonlin® (元宙) $1.64/T(600MG-PIC/S), $2/T(600MG-PIC/S-箔)
Shouenlin® (應元) $0.72/T(200MG)
Spedifen® (ZAMBON/幸生)
Su-An® (大豐) $1.5/T(400MG-PIC/S),
Suyoubao Ib Soft® (TOKAI/嵩平)
Tarein® (永吉)
Tolax® (明德) $1.5/T(400MG-PIC/S), $1.5/T(400MG-箔)
Tonbishu® (旭能/源山)

Ibuprofen® (杏輝) $2/T(400MG-PIC/S-箔), $1.5/T(400MG-PIC/S),
Ibuprofen® (正和) $1.64/T(600MG-PIC/S), $2/T(600MG-PIC/S-箔), $25/Syr(20MG/ML-PIC/S-60ML),
Ibuprofen® (永信) $2/T(400MG-PIC/S-箔), $1.5/T(400MG-PIC/S),
Ibuprofen® (派頓)
Ibuprofen® (溫士頓) $1.64/T(600MG-PIC/S),
Ibuprofen® (瑞士) $2/T(400MG-PIC/S-箔), $1.5/T(400MG-PIC/S),
Ibuprofen® (福元) $1.5/T(400MG-PIC/S), $2/T(400MG-PIC/S-箔),
Ibuprofen® (美西/南都)
Tonzouge® (台裕) $1.5/T(400MG-PIC/S),
Turnstyle Analgesic® (杏輝) $1.5/T(400MG-PIC/S)
U-Chu Pain Reliever Soft® (五洲)
U-Chu Pain Reliever® (五洲)
Uprofen® (健康化學/優良)
Uprofen® (優良) $1.5/T(400MG-PIC/S), $0.72/T(200MG)
Vigill Menstrual Relief® (正和/婦潔)
Xitoning® (新喜國際/元寧)
Yipaifen® (長安)
Yishu® (利達)
Yitungyen® (明德/松林) $1.68/T(400MG-PIC/S-箔), $1.31/T(400MG-PIC/S)
Yuroben® (優生) $1.64/T(600MG-PIC/S), $2/T(600MG-PIC/S-箔),
Zabo Golden Ibu Soft® (TOKAI/生匯)

藥理作用 1.本藥為NSAID，其藥效與indomethacin相若，但副作用較少。
2.孕婦用藥安全等級B；若在妊娠第三期或接近分娩時使用為D。

適應症 [衛核]暫時性解除頭痛、肌肉疼痛、關節炎的輕度疼痛、牙痛、背痛、輕度疼痛及感冒有關的疼痛、經痛及解熱作用。

用法用量 1.口服-治療輕度至中度疼痛：每4~6小時一次，每次400mg。
2.治療關節炎：1天3~4次每次300~600mg，每天大量不宜超過2400mg。
3.解熱：成人200mg每4~6小時。若仍發燒可增至400mg，每日最高劑量1.2g。
4.孩童：依需要每6~8小時給予1次，24小時內不可超過4次。

體重	單一劑量	體重	單一劑量
5-7.5 kg	50 mg	20-25 kg	200 mg
7.5-10 kg	75 mg	25-30 kg	250 mg
10-15 kg	100 mg	30-45 kg	300 mg
15-20 kg	150 mg	超過 45 kg	200-400 mg (每日極量：30 mg/kg)

不良反應 噁心，嘔吐，胃灼熱，胃痛，腹瀉，食慾不振隱發性出血等胃腸障礙；皮疹或SGOT升，頭暈，頭痛，水腫。

醫療須知 1.如果腸胃不適，可與食物或牛奶共服。
2.服用本藥通常在2星期達療效最佳狀態。

35215 IBUPROFEN LYSINE

Rx

500 MG/錠劑(T)； 400 MG/注射劑(I)；

商名

Ibusine® (中化)
Lifen® (永勝) $1.64/T(500MG-PIC/S),
Lyprofen® (生達)
Pursin® (優良/瑞安) $2/T(500MG-PIC/S-箔), $1.64/T(500MG-PIC/S)
Toni® (永勝/惠勝) $1.64/T(500MG-PIC/S)

適應症 [衛核]風濕性關節炎、骨關節炎

用法用量 口服-1~2mg，分次服用，每天最大劑量為2.5mg；注射-1~2次，每次IM 1小瓶(400mg)。

35216 INDOMETHACIN

孕 B/D 乳 - 泄 肝/腎 半 2.5～124h

Rx

25 MG/錠劑(T)； 10 MG, 25 MG/膠囊劑(C)；

商名

Antochin® (新喜國際) $0.87/C(25MG)
Chi Feng Shih Tung® (長安)
Enthacin® (科進/理想)
Futon® (福元)
Hua Suan Ton® (衛肯/天良)
Indalgin® (榮民) $2/C(25MG-PIC/S-箔), $1.5/C(25MG-PIC/S)
Indecin® (華興) $1.5/C(25MG-箔), $1.5/C(25MG-PIC/S)
Indomesa® (強生) $2/C(25MG-PIC/S-箔), $1.5/C(25MG-PIC/S),
Indomethacin® (明德) $1.5/C(25MG-PIC/S)
Indomethacin® (華盛頓)
Indomin® (井田/天下) $1.5/T(25MG-PIC/S)
Indothan® (衛肯) $1.5/C(25MG-PIC/S)
Indox® (回春堂)

Indershin®（井田） $1.5/C(25MG-PIC/S), $2/C(25MG-PIC/S-箔)
Indocaps®（約克） $1.5/C(25MG-PIC/S)
Indocin E.C.®（成大）
Indocine®（西德有機） $1.5/C(25MG-PIC/S)
Indome®（福元） $2/C(25MG-PIC/S-箔), $1.5/C(25MG-PIC/S)
Indomecin®（人生）
Indomen®（永信） $2/C(25MG-PIC/S-箔), $1.5/C(25MG-PIC/S),
Indoy®（盈盈/生達） $2/C(25MG-PIC/S-箔), $1.5/C(25MG-PIC/S),
Indozu E.C.®（永吉）
Inpan®（中美兄弟）
Intaliton®（杏林新生）
Intean®（信隆） $1.5/C(25MG-PIC/S)
Inzutolin®（新喜國際/聯輝）
Li Shih®（正和）
Lndacin®（元宙/健得方） $1.5/C(25MG-PIC/S),
Methacid®（壽元/國信） $0.87/C(25MG)
Methacin®（應元/豐田） $0.87/T(25MG)

藥理作用 1.本藥能抑制前列腺素的合成，還會減少微血管的通透性和多形核白血球的轉移，它對腦下腺系統沒有作用。
2.本藥孕婦用藥安全級數屬B級，若在懷孕第三期屬D級。

適 應 症 **[衛核]炎性疾患之消炎、鎮痛、解熱、慢性關節僂麻質斯、變形性關節炎、變形性脊椎症、腰痛、神精痛、痛風、手術或外傷後之炎症、外形滲出性紅斑、結節性紅斑、帶狀疱疹、膀胱炎、前列腺炎、咽頭炎、中耳炎、智齒周圍炎、顎關節炎、齒槽骨膜炎**
[非衛核]舒緩膽囊疼痛及痛經、柏哲德氏病(Paget's disease)、運動傷害、青少年關節炎、原發性心包炎。

用法用量 1.每天2~3次，每次1膠囊。

不良反應 頭痛，眩暈，噁心，消化不良，上腹部疼痛，心灼感，下痢，食慾不振，脹氣，潰瘍，食道，小腸，胃的穿孔和出血，胃腸炎，直腸炎，直腸出血。

醫療須知 **1.精神障礙，癲癇，帕金森症，嚴重的感染，腎臟和肝臟功能異常和凝血缺陷等患者和較老的患者使用本藥宜小心。**
2.本藥若與食物，牛奶或制酸劑併用，會減少胃腸的不適。
3.罹患持續夜間疼痛或晨間僵硬，可在臨睡前投與較大部份的劑量(最大為100mg)。
4.Indomethacin不要與aspirin併用，因為治療效應會減小，以及增加胃腸併發症。
5.在投與indomethacin之前，先要決定患者是否有aspirin過敏。對aspirin耐受性不能的患者不可服用本藥。

35217 KETOPROFEN

孕 B/D 乳 - 食 + 泄 肝 t½ 1.1~4h

Rx

50 MG/錠劑(T); 50 MG, 100 MG/膠囊劑(C); 50 MG, 25 MG/ML, 50 MG/ML/注射劑(I); 30 MG/軟膏劑(Oin); 25 MG, 30 MG/凝膠劑(Gel); 30 MG, 40 MG/藥膠布(Patch); SR 200 MG/持續性製劑(SR); 30 MG/藥膠布(Patch);

商 名

Ansiton®（中美兄弟）
Antonin®（回春堂） $1.2/C(50MG)
Chie Tung Ning Pap®（德山/國品）
Costap Ketoprofen Patch®（得生/統一）
Dar Tong Pyng Plaster®（德山/真富）
Dofen®（華興/華樺） $1.54/C(50MG-PIC/S)
Eleki Ex Plaster®（KYUKYU/立馬）
Febin I.M.®（台裕） $15/I(25MG/ML-PIC/S-2ML), $15/I(50MG/ML-PIC/S-2ML)
Formax®（華興/西德有機） $1.2/C(50MG)
Gentle Ketofen IM®（政德）
Gintonling Oint.®（正和）
Homshipen®（約克） $1.54/C(50MG-PIC/S), $2/C(50MG-PIC/S-箔)
Inlen®（永吉）
Ji Tong Pap®（得生/凱進）
Ke Li Tong®（得生）
Kecton Patch®（立康/生春堂）
Kecton Plaster®（立康/生春堂）
Kee An Yan Plaster®（德山/派頓）
Kefentech Plaster®（JEIL/裕心）
Kepinton S.R.® ＊（瑞士） $4.5/SR(200MG-PIC/S),
Ketop Plaster®（德山/漁人）
Ketophen®（晟德）
Ketopro Plaster®（得生）
Ketoprofen I.M.®（南光） $15/I(25MG/ML-PIC/S-3ML), $15/I(25MG/ML-PIC/S-2ML)
Ketoprofen I.M.®（壽元） $15/I(25MG/ML-PIC/S-3ML), $15/I(25MG/ML-PIC/S-2ML), $25.4/I(25MG/ML-PIC/S-20ML)
Ketoprofen I.M.®（應元） $15/I(25MG/ML-PIC/S-2ML), $15/I(50MG/ML-PIC/S-2ML)
Ketoprofen IM®（安星） $15/I(25MG/ML-PIC/S-2ML), $15/I(50MG/ML-PIC/S-2ML),
Ketoprofen Oil Plaster®（得生）
Ketoprofen Pap®（德山/國品）
Ketoprofen S.C.®（應元/豐田）
Ketoprofen®（健康化學/源遠）
Ketoprofen®（強生/北進）
Ketoprofen®（成大） $1.54/C(50MG-PIC/S)
Ketoprofen®（明大）
Ketoprofen®（福元） $2/C(50MG-PIC/S-箔), $1.54/C(50MG-PIC/S)
Ketoprofen®（長安）
Ketoprofen®（長安/安力圻） $1.2/C(50MG)

35 非成癮性止痛藥和抗發炎的藥物

Kepro®(大豐) $15/I(50MG/ML-PIC/S-1ML), $15/I(50MG/ML-PIC/S-2ML),
Keprofen Pass®(得生)
Keseed Plaster®(德山)
Ketafon®(正和/婦潔)
Ketin®(中化) $15/I(50MG/ML-PIC/S-2ML),
Keto Pap®(得生)
Ketoen®(信隆) $1.54/C(50MG-PIC/S)
Ketofan S.R.®(瑞士/新瑞) $4.5/SR(200MG-PIC/S)
Ketofen Medicated Plaster®(人生)
Ketofen®(壽元/東洲) $15/I(25MG/ML-PIC/S-3ML), $15/I(25MG/ML-PIC/S-2ML)
Ketofen®(成大)
Ketofen®(正和) $1.54/C(50MG-PIC/S)
Ketofen®(瑞士) $15/I(50MG/ML-PIC/S-2ML)
Ketofen®(華興) $1.54/C(50MG-PIC/S),
Ketofen-S IM®(壽元) $15/I(50MG/ML-PIC/S-2ML)
Ketofpan®(應元/汎生) $15/I(50MG/ML-PIC/S-1ML), $15/I(50MG/ML-PIC/S-2ML)
Ketofpan®(汎生) $2.98/C(100MG-PIC/S)
Keton Pap®(德山/中菱)
Ketoprofene®(利達) $1.54/C(50MG-PIC/S)
Ketotop Plaster®(HANDOK/裕利)
Keyensuta®(世達)
Keystone Plaster®(德山/漁人)
Mentholatum Ketoprofen Hydrogel Patch®(得生/曼秀雷敦)
Mentholatum Ketoprofen Plaster®(得生/曼秀雷敦)
Mero®(新喜國際) $1.54/C(50MG-PIC/S)
Pain EZ Ketoprofen Pap®(德山/漁人)
Papa Honship®(美西/合成)
Ping Tung Ning Pap®(德山)
Profen®(派頓/人人)
Sepronin Plaster®(德山/西德有機)
Sepronin®(西德有機)
Shu Kang Pap®(德山/真富)
Soften®(美西)
Su Ton Yan Plaster®(德山/護民)
Suilanton®(政德/嘉信)
Torofen®(生達) $1.54/C(50MG-PIC/S),
Tosanin EX plaster®(Kyukyu/大法)
U-Fen®(健康化學/優良)

藥理作用 1.本藥為NSAID，其藥理效度與aspirin相同，具有止痛，抗發炎和抗血小板等，對胃腸的刺激性較少。
2.孕婦用藥安全等級B；若在妊娠第三期或接近分娩期使用為D。

適應症 [衛核]暫時緩解局部疼痛。

用法用量 1.軟膏與凝膠：一天數次，適量塗抹患處。
2.貼布：一天1~2次，將表面的薄膜剝除。貼於患處，必要時可以網狀繃帶固定。

35218 KETOROLAC▲

孕B 乳 - 泄 肝 t½ 4~6h

℞ 10 MG/錠劑(T); 10 MG/膠囊劑(C); 15 MG/ML, 30 MG/ML/注射劑(I);

商名
Analac®(壽元/東洲) $19.5/I(30MG/ML-PIC/S-2ML), $16/I(30MG/ML-PIC/S-1ML)
Analif®(安星/舜興) $15.4/I(30MG/ML-1ML), $16.3/I(30MG/ML-2ML)
Inco®(壽元) $3.72/T(10MG-PIC/S), $19.5/I(30MG/ML-PIC/S-2ML), $16/I(30MG/ML-PIC/S-1ML)
Kelorac I.V.®(台裕/汎生)
Kerolac®(永信/永甲) $16/I(30MG/ML-PIC/S-1ML), $19.5/I(30MG/ML-PIC/S-2ML), $3.72/T(10MG-PIC/S),
Keten E.M.C.® ＊ (永勝) $3.72/C(10MG-PIC/S)
Keto®(永信) $3.72/C(10MG-PIC/S), $16/I(30MG/ML-PIC/S-1ML), $19.5/I(30MG/ML-PIC/S-2ML), $3.72/T(10MG-PIC/S)
Ketorolac®(大豐) $16/I(30MG/ML-PIC/S-1ML)
Kidoton I.V.®(生達) $16/I(30MG/ML-PIC/S-1ML)
Kop®(濟生/萬宇康) $16/I(30MG/ML-PIC/S-1ML), $16.3/I(30MG/ML-2ML),
Ktolac® ＊ (生達/盈盈) $16/I(30MG/ML-PIC/S-1ML)
Laston® ＊ (信東) $16/I(30MG/ML-PIC/S-1ML), $19.5/I(30MG/ML-PIC/S-2ML),
Paindocine®(瑞士/新瑞) $16/I(30MG/ML-PIC/S-1ML), $19.5/I(30MG/ML-PIC/S-2ML)
Painoff® ＊ (瑞士) $15/I(15MG/ML-PIC/S-1ML), $16/I(15MG/ML-PIC/S-2ML), $3.72/T(10MG-PIC/S), $19.5/I(30MG/ML-PIC/S-2ML), $16/I(30MG/ML-PIC/S-1ML), $3.72/C(10MG-PIC/S)
Sirolac®(安星) $16/I(30MG/ML-PIC/S-1ML), $19.5/I(30MG/ML-PIC/S-2ML)
Sukerin® ＊ (保瑞/聯邦) $3.72/T(10MG-PIC/S),
Sukerin®(安星/聯邦) $19.5/I(30MG/ML-PIC/S-2ML), $16/I(30MG/ML-PIC/S-1ML)
Suketon I.V.®(台裕) $19.5/I(30MG/ML-PIC/S-2ML), $16/I(30MG/ML-PIC/S-1ML)
Tokelan I.V.®(杏林新生/田上) $16/I(30MG/ML-PIC/S-1ML), $19.5/I(30MG/ML-PIC/S-2ML),
Tonyuan®(應元)

藥理作用 1.本藥可抑制前列腺素生合成，而產生緩解末梢疼痛。
2.本藥具止痛、抗發炎及解熱作用。

適應症 [衛核]短期(≤5天)使用於緩解無法口服病人之中重度急性疼痛，通常使用於手術後。

用法用量 此藥品可經由靜脈或肌肉注射投與，靜脈注射時間不得少於15秒，而肌肉注射則應緩慢及深部投與。其使用劑量如下：
單劑量療法：1.<65歲患者：肌肉注射60mg或靜脈注射30mg。2.>65歲、體重<50kg、或腎臟病人：肌肉注射30mg或靜脈注射15mg。
多劑量療法：1.<65歲患者：肌肉或靜脈注射，每6小時一次，每次30mg，最大劑量為120mg/天。2.65歲、體重<50 kg、或腎臟病人：肌肉或靜脈注射，每6小時一次，每次

15mg，最大劑量為60mg/天。

不良反應 1.神經系統方面：如頭痛、嗜睡、暈眩等。
2.胃腸道方面：如消化不良、噁心、胃腸道疼痛等，而一些嚴重的胃腸道副作用，如出血、潰瘍、穿孔也可能發生。
3.血液方面：如紫斑症。
4.心臟血管方面：如水腫、高血壓等。
5.腎、肝臟方面：如尿滯留、血尿症、急性腎衰竭、肝臟功能不全的肝炎、肝衰竭等。
6.此外，皮膚搔癢、視力模糊、注射部位疼痛，也都可能發生。

醫療須知 1.本藥適用於短期治療中等嚴重程度的急性疼痛，長期使用可能增加發生嚴重副作用的危險性，一般治療期勿超過五天。
2.本藥可能造成消化性潰瘍、胃腸道出血或穿孔，因此有消化性潰瘍、胃腸道出血或穿孔的患者，或曾罹患這些疾病的患者應避免使用。
3.本藥會抑制血小板凝集，因此對於腦血管出血、出血傾向體質或止血應避免使用。本藥不可使用於大型手術前或任何手術時的止痛，以避免出血的危險。
4.本藥忌用於嚴重腎急性腎衰竭或因容積耗竭而有腎衰能衰竭危險的患者。
5.肝或曾罹患肝臟方面疾病的患者，應小心使用。
6.本藥不能用於手術前與手術中做為疼痛之預防，因為會增加出血之危險。
7.過敏反應從氣管痙攣到無防禦性休克都曾發生過，故在第一次劑量投與時適當之急救設備與藥品，必須備全。對本藥或salicylate、非類固醇消炎止痛劑(NSAIDs)曾發生過敏反應者忌用。
8.本藥忌用於椎管內與硬膜外給藥。
9.本藥因會影響胎兒之循環、抑制子宮收縮以及會抑制新生兒之prostaglandin，故忌用於孕婦、臨盆及授乳婦女。
10.本藥投與不得超過5天，因為會增加產生嚴重副作用之危險性。

35219 MECLOFENAMIC ACID

孕 B/D 乳 - 泄 肝 t½ 2~3.3h

Rx 50 MG, 100 MG/膠囊劑(C);

商　名
Eucome®（健喬信元/優良）

藥理作用 1.本藥具有三重的前列腺素抑制作用，它能夠抑制5-lipoxygenase，而阻斷白球素(leukotriene)的合成，也能夠抑制cycloxygenase阻斷前列腺素(prostaglandins)的合成，更在前列腺素受體位置上和前列腺素做競爭性的抑制，因此具有強力的消炎止痛作用。
2.口服後可在30分鐘達到最高血中濃度，作用迅速。
3.孕婦用藥安全等級B；若在妊娠第三期或接近分娩時使用為D。

適應症 [衛核]解除輕及中度疼痛，緩解急性與慢性風溼性關節炎的症狀與徵象、緩解骨關節炎之症狀與徵象、關節粘連性脊椎炎。

用法用量 1.每天200~300mg平均分成2~3次服用，劑量可依症狀及反應作適當調整，惟每天不宜超過400mg。本藥宜與牛奶或食物同時服用。
2.原發性痛經：初填劑量500mg，此後每6小時250mg。在出血及相關症狀出現時即開始服用，療程不需超過2~3天。

不良反應 1.常見-頭昏眼花、頭痛、嚴重腹瀉、噁心、肝功能檢查異常；2.偶有-嘔吐，上腹部不適、耳鳴、脹氣、厭食、便祕、紅疹、搔癢；3.嚴重者-腸胃出血。

35220 MEPIRIZOLE

Rx 50 MG, 100 MG/錠劑(T);

商　名
Fasu®（長安）
Melon®（派頓/恆信）$1.13/T(50MG)
Mepizol®（生達）

藥理作用 本藥為pyimidinylpyrazole的衍生物，具有抗炎。止痛和促進修復的作用。

適應症 [衛核]下列症患之鎮痛、消炎：扁桃腺炎、咽喉頭炎、腰痛症、神經痛、膀胱炎、齒齦炎、手術及外傷後之鎮痛及消炎

用法用量 1天150~450mg，分2~4次服用。每天最高劑量600mg。

不良反應 厭食，胃痛，噁心，嘔吐，腹瀉，頭暈，頭痛，發疹。

35221 NAPROXEN

孕 B/D 乳 - 食 + 泄 肝 ½ 12～15h

℞ 100 MG, 250 MG, 375 MG, 500 MG/錠劑(T); 250 MG/膠囊劑(C); 25 MG/ML/懸液劑(Sus); 500 MG/栓劑(Sup); SR 750 MG/持續性製劑(SR);

商　名

Anasec® (生達)
Genuproxin® (人人) $1.5/T(250MG-PIC/S),
Nafxen® (台裕) $2.94/T(500MG-PIC/S)
Naposin C.R.® ◎ (中化) $3.5/SR(750MG-PIC/S)
Naposin® ◎ (中化) $1.5/T(250MG-PIC/S), $2/T(250MG-PIC/S-箔), $2.94/T(500MG-PIC/S),
Napotin® (晟德) $38.6/Sus(25MG/ML-PIC/S-60ML), $66/Sus(25MG/ML-PIC/S-120ML)
Napoxen® (井田/天下) $1.5/T(250MG-PIC/S)
Naproxen® (利達) $1.5/T(250MG-PIC/S), $2/T(250MG-PIC/S-箔)
Naproxen® (威力/勝德堡)
Naproxen® (安星) $1.5/T(250MG-PIC/S), $2.94/T(500MG-PIC/S),
Naproxen® (強生) $1.5/T(250MG-PIC/S),
Naproxen® (新喜國際) $1.5/T(250MG-PIC/S)
Naproxen® (杏輝) $1.5/T(250MG-PIC/S), $2/T(250MG-PIC/S-箔)
Naproxen® (永吉)
Naproxen® (派頓/人人)
Naproxen® (皇佳) $2/T(250MG-PIC/S-箔), $1.5/T(250MG-PIC/S)
Naproxen® (長安/安力圻) $1.08/T(250MG)
Naprozen S.R.® (約克)
Napton S.R.® (寶齡富錦) $3.5/SR(750MG-PIC/S),
Napton Sus.® (寶齡富錦)
Naroxin® (衛肯/華琳) $1.5/T(250MG-PIC/S)
Naton-S.R.® (永勝) $3.5/SR(750MG-PIC/S)
Natoxen® (應元) $1.08/T(250MG)
Noyan® (衛達) $2.31/T(375MG-PIC/S)
Ploson® (政德/嘉信)
Prox® (華盛頓)
Proxen® (田邊) $2.31/T(375MG-PIC/S),
Proxen® (長安/世達) $2.41/T(500MG)
Seladin® (永信) $2/T(250MG-PIC/S-箔), $1.5/T(250MG-PIC/S), $2.94/T(500MG-PIC/S)
Sinton® (井田) $2.31/T(375MG-PIC/S), $1.5/T(100MG-PIC/S)
Sutony® (中美兄弟)
U-Ritis® (健喬信元/優良) $2.41/T(500MG)
U-Ritis® (優良)
Winpron® (溫士頓) $1.5/T(250MG-PIC/S)

藥理作用 1.本藥具有優越的抗炎效果，同時還有卓越的鎮痛及解熱作用，甚至於對腎上腺切除的動物亦具有抗炎作用，表示其作用並非經由下視丘-腎上腺軸系(pituitary-adrenal axis)而來。

2.本藥和其他非類固醇類消炎劑一樣，會抑制前列腺素的合成酶，因為具有這種作用，所以也會產生抗偏頭痛的效果。

3.孕婦用藥安全等級B；若在妊娠第三期或接近分娩時使用為D。

適應症 [衛核]急慢性風濕關節炎、骨關節炎、粘連性脊椎炎、關節周圍炎、上腕肩甲骨炎及骨骼肌不適之粘液囊炎、腱鞘炎之消炎、鎮痛、解熱。

[非衛核](1)緩解風濕性關節炎和骨關節炎的症狀(不推薦用於第IV級的疾病，這類患都沒有行動能力，大部份臥病不起，不能自已照顧自己)。(2)緩解由於月經困難，拔牙，女陰切開術和運動傷害(如扭傷和挫傷)引起的輕度至中度的疼痛。

用法用量 1.通常成人一日2錠，分2次服用，避免空腹時服用。

2.痛風急性發作時，初回服用本藥1~2錠。

3.頓服時，外傷後及手術後，初回服用本藥1錠，並須依症狀、年齡適宜增減用量。

不良反應 消化系統：偶有胃腸出血、消化性潰瘍的現象，遇此情況應立即停藥，有時有胃部不適感、胃痛、噁心、嘔吐、食慾不振、下痢、便秘、口內炎，且偶有腹部飽脹感、口渴等症狀。

醫療須知 1.囑附患者一旦有下列徵兆就要立刻報告：胃腸出血，視力模糊，皮膚發疹和水腫，此其時處方中的藥物要重新釐定和調整。

2.使用naproxen與安慰劑比較，會增加心血管事件的風險。

35222 NAPROXEN SODIUM

孕 B/D 乳 - 泄 肝 半 12～15h

Rx 250 MG, 275 MG, 500 MG/錠劑(T);

商名

Anaprox® ◎ (中化) $1.08/T(250MG)
Anasec® (長安/世達)
Naloxen® (寶齡富錦) $2.94/T(500MG-PIC/S),
Naproxen® (十全) $1.5/T(275MG-PIC/S)
Napton® (寶齡富錦) $1.5/T(250MG-PIC/S),
Naroton® (華興) $1.5/T(250MG-PIC/S)
Nilton® (約克)
Sutolin® (成大) $1.5/T(250MG-PIC/S), $2/T(250MG-PIC/S-箔),

藥理作用 1.本藥為具有抗發炎之非麻醉性鎮痛劑，可有效緩解疼痛，治療風濕性關節炎諸症狀。本藥為無蓄積性，無成癮性，無幻覺性的消炎鎮痛劑，使用於輕度、中度疼痛的緩解。
2.本藥為弱有機酸的鹼性金屬鹽，在任何pH值的水溶液中比弱有機酸本身快速溶離。所以它在胃液中快速溶離。立即形成極為細緻之naproxen粒子，這些粒子較酸性型naproxen有更大的溶離表面積，因此顯示本藥的吸收作用更快，最初血中濃度較高。
3.孕婦用藥安全等級B；若在妊娠第三期或接近分娩時使用為D。

適應症 **[衛核]急慢性肌肉骨骼疾患、外科手術後疼痛、痛經、風濕性關節炎、骨關節炎、僵直性脊椎炎和急性痛風之解熱、鎮痛、消炎**

用法用量 1.關節炎，軟組織發炎：每天2~3次，每次一錠。
2.輕~中度疼痛：初服二錠，然後每次服用一錠，每天2~3次。
3.急性痛風：初服3錠，然後每8小時服1錠，直至病症消失。
4.年幼型的風濕性關節炎(5歲以上)：每天10mg/kg，分2次投與。

不良反應 偶有頭痛、眩暈、嗜眠、便秘、腹痛、胃灼熱、耳鳴、口渴、皮膚疹。

醫療須知 **關節炎患者服用naproxen sodium後24~48小時內會感舒緩(減少關節疼痛腫大僵硬)；服用naproxen患者需2~4週後才感到緩解。**

35223 NEFOPAM

Rx 30 MG/錠劑(T); 20 MG/ML/注射劑(I);

商名

Acupainlex® (台裕/汎生) $15/I(20MG/ML-PIC/S-1ML)
Ancuton® (台裕)
Anopain® (政德) $2.44/T(30MG-PIC/S), $15/I(20MG/ML-PIC/S-1ML),
Anton® (應元/豐田)
Avton® (南光)
Benoton® (衛達) $2.44/T(30MG-PIC/S)
Capain® (永信) $2.44/T(30MG-PIC/S)
Ketopen® (政德/皇佳)
Licopam® (應元) $15/I(20MG/ML-PIC/S-1ML)
Nefopam® (壽元) $10.2/I(20MG/ML-1ML)
Nefopam® (長安/世達) $2.44/T(30MG-PIC/S)
Nipam® (元宙/安力圻)
Panagesic® (MEDOCHEMIE/雙正) $2.44/T(30MG-PIC/S)
Sezen® (中生) $2.43/T(30MG)
Stopain® (大豐) $15/I(20MG/ML-PIC/S-1ML)
Tonfupin® (台裕) $15/I(20MG/ML-PIC/S-1ML),

藥理作用 本藥為中樞神經止痛劑，作用機轉未明。然而，止痛作用顯然與劑量有關。

適應症 [衛核]鎮痛

用法用量 注射-(用於劇痛)肌注：每4~6小時1針；靜注：每4~6小時1/2針(10mg)。宜緩慢肌注及靜注，靜脈點滴一次：10~30mg，於2~6小時內輸入，24小時內勿超過150mg。口服-1天3次，每次30~60mg。

不良反應 噁心，嘔吐，頭暈，倦睡，口乾，盜汗，神經過敏，失眠。

35224 NIFLUMIC ACID

Rx 250 MG/膠囊劑(C); 30 MG/GM/軟膏劑(Oin); 25 MG/凝膠劑(Gel); 30 MG, 30 MG/GM/乳膏劑(Cre);

商名

Aliton® (中美兄弟)
Coan® (十全) $2.32/C(250MG-PIC/S),
Fulin® (人人)
Laifu® (約克)
Nifan® (黃氏) $2.32/C(250MG-PIC/S)
Niflu® (華盛頓)
Niflucil® (元宙) $2.32/C(250MG-PIC/S)
Nifupan® (福元)
Nijasyn® (優生/興南)
Nyciton® (約克)
Nysul® (明德)

35 非成癮性止痛藥和抗發炎的藥物

藥理作用 本藥為nicotinic acid衍生化合物，具有強力的抗炎，止痛作用。
適應症 [衛核]風濕性關節炎、脊椎炎、骨關節炎
用法用量 適量塗抹於患處，可輕輕按摩，使藥物產生滲透效果。
不良反應 噁心，嘔吐，下痢，上腹痛，貧血，血尿，乏力感，口腔潰瘍，結膜充血，BUN上昇。

35225 PHENYLBUTAZONE

孕 C/D

Rx

200 MG/錠劑(T)； 200 MG/膠囊劑(C)；

商名

Mesotin®（派頓/三洋）
Sulmelon®（三洋）

藥理作用 本藥的代謝物為oxyphenbutazone。
適應症 [衛核]其他藥品治療無效之進行性僵直性脊椎炎、急性痛風性關節炎、進行性風濕關節炎、骨關節炎之急性發作
用法用量 與oxyphenbutazone同。

35226 PIROXICAM

孕 C/D 乳 - 食 + 泄 肝/腎 ½ 36～45h

Rx

10 MG, 20 MG/錠劑(T)； 10 MG, 20 MG/膠囊劑(C)； 20 MG/ML/注射劑(I)； 5 MG/軟膏劑(Oin)； 10 MG/GM, 5 MG, 5 MG/GM, 10 MG/GM/凝膠劑(Gel)； 20 MG/栓劑(Sup)； 5 MG, 10 MG/GM/乳膏劑(Cre)； 20 MG/散劑(Pow)；

商名

Anodyne®（澳斯麗）
Bicaen®（成大）$23.1/Cre(10MG/GM-20GM),
Brexin Sachets®（CHIESI/吉富）
Brexin®（CHIESI/吉富）
Cantor Dispersible®（元宙）$2/T(20MG-PIC/S-箔), $1.5/T(20MG-PIC/S)
Coten®（明德）
Cuntong®（羅得）$1.5/T(20MG-PIC/S)
Enton®（井田）$14.8/Gel(10MG/GM-PIC/S-10GM), $34.9/Gel(10MG/GM-PIC/S-40GM), $23.1/Gel(10MG/GM-PIC/S-20GM),
Felcam®（榮民）$2/C(10MG-PIC/S-箔), $1.5/C(10MG-PIC/S)
Felcam®（皇佳）$1.5/C(10MG-箔), $1.5/C(10MG-PIC/S), $2/C(10MG-PIC/S-箔),
Felcon®（新喜國際/聯輝）
Feldemin®（永勝）$1.5/C(20MG-PIC/S), $2/C(20MG-PIC/S-箔),
Feren®（美西/葡萄王）
Focus®（永信）$2/C(10MG-PIC/S-箔), $1.5/C(10MG-PIC/S), $34.9/Gel(10MG/GM-PIC/S-40GM),
Foglugen Dispersible®（信東）$2/T(20MG-PIC/S-箔), $1.5/T(20MG-PIC/S)
Foldcam®（井田）$2/C(10MG-PIC/S-箔), $1.5/C(10MG-PIC/S)
Fuldin®（利達/鎰浩）
Goodgen®（大豐）$15.9/I(20MG/ML-PIC/S-2ML), $15.9/I(20MG/ML-PIC/S-1ML)
Goodgen®（派頓）$11.2/Gel(10MG/GM-PIC/S-5GM), $34.9/Gel(10MG/GM-PIC/S-40GM), $23.1/Gel(10MG/GM-PIC/S-20GM),
Initon®（中美兄弟/興中美）
Keneton®（元宙）$27.5/Gel(10MG/GM-PIC/S-22GM), $34.9/Gel(10MG/GM-PIC/S-40GM),
Ketolin®（安星）$1/C(10MG)
Konshien®（優生）$1.5/C(10MG-PIC/S)
Lirocam®（利達）$1.5/C(10MG-PIC/S)
Oxam®（中化）
Pesugen®（世達）
Piatec®（井田）
Pipo®（永勝）$22.2/Cre(10MG/GM-PIC/S-15GM), $28.4/Cre(10MG/GM-PIC/S-30GM), $34.9/Cre(10MG/GM-PIC/S-40GM),
Pipon®（約克）$34.9/Cre(10MG/GM-40GM)
Pirocam®（井田/天下）$1.5/C(10MG-PIC/S)
Pirocam®（十全）$1.5/T(20MG-PIC/S)
Pirox®（元宙）$2/C(10MG-PIC/S-箔), $1.5/C(10MG-PIC/S)
Pirox®（黃氏）
Piroxicam®（十全）$1.5/C(10MG-PIC/S)
Piroxicam®（培力）
Piroxicam®（應元）$15.9/I(20MG/ML-PIC/S-1ML), $15.9/I(20MG/ML-PIC/S-2ML), $1.5/C(10MG-PIC/S)
Piroxicam®（永吉）$1.5/C(20MG-PIC/S)
Piroxicam®（約克）
Piroxicam®（黃氏）$1.5/T(20MG-PIC/S), $2/T(20MG-PIC/S-箔)
Piroxim®（生達）$2/C(10MG-PIC/S-箔), $1.5/C(10MG-PIC/S), $1.5/C(20MG-PIC/S), $14.9/Gel(5MG/GM-10GM)
Pitocam®（信隆）$1.5/C(10MG-箔), $1.5/C(10MG-PIC/S)
Piton®（新喜國際）$1.07/C(10MG), $1.5/C(10MG-PIC/S)
Pixicam I.M.®（壽元/東洲）$15.9/I(20MG/ML-PIC/S-2ML), $15.9/I(20MG/ML-PIC/S-1ML),
Pixicam®（成大）
Pixtim®（安星/聯邦）$15/I(20MG/ML-1ML), $15.2/I(20MG/ML-2ML)
Ploca®（人人）
Podo®（華興/華樺）
Poudercam®（華興）$1.5/C(20MG-PIC/S)
Pyrocam®（福元）$1.5/C(10MG-PIC/S)
Pyrocam®（衛肯/福元）
Roxicone®（榮民）
Shujen®（大豐）$34.9/Gel(10MG/GM-PIC/S-40GM), $23.1/Gel(10MG/GM-PIC/S-20GM)
Softcam®（中生）$14.8/Gel(10MG/GM-PIC/S-10GM), $22.2/Gel(10MG/GM-PIC/S-15GM), $27.5/Gel(10MG/GM-PIC/S-25GM), $28.4/Gel(10MG/GM-PIC/S-30GM), $34.9/Gel(10MG/GM-PIC/S-40GM), $23.1/Gel(10MG/GM-PIC/S-20GM), $22.2/Gel(10MG/GM-PIC/S-16GM), $27.5/Gel(10MG/GM-22GM), $11.2/Gel(10MG/GM-PIC/S-5GM)
Sorocam Sup.®（台裕）
Sorocam®（中美兄弟/興中美）
Sorocam®（台裕）$15.9/I(20MG/ML-PIC/S-1ML), $15.9/I(20MG/ML-PIC/S-2ML)
Suswan Tung®（旭能/源山）
Tecon®（汎生）$1.5/C(10MG-PIC/S)
Toncam®（永勝/濟生）
Toncam®（濟生）
Tonex®（明德）$22.2/Cre(10MG/GM-15GM), $11.2/Cre(10MG/GM-

Pirocam®（南光）$15.9/I(20MG/ML-PIC/S-1ML), $15.9/I(20MG/ML-PIC/S-2ML)
Pirocam®（應元）
Pirocam®（政德）$1.5/C(10MG-PIC/S),
Pirocam®（明大）$34.9/Gel(10MG/GM-PIC/S-40GM), $1.5/C(10MG-PIC/S), $2/C(10MG-PIC/S-箔), $27.5/Cre(10MG/GM-22GM), $34.9/Cre(10MG/GM-PIC/S-40GM)
Pirocam®（正和）
Pirocam®（瑞士）$2/C(10MG-PIC/S-箔), $1.5/C(10MG-PIC/S), $2/C(20MG-PIC/S-箔), $1.5/C(20MG-PIC/S), $15.9/I(20MG/ML-PIC/S-1ML)
Pirocam®（福元/嘉林）$1.5/C(10MG-PIC/S)
Pirocam®（約克）
Pirocam®（美西）$34.9/Gel(10MG/GM-PIC/S-40GM), $14.8/Gel(10MG/GM-PIC/S-10GM),
Pirocan®（壽元）$15.9/I(20MG/ML-PIC/S-1ML), $15.9/I(20MG/ML-PIC/S-2ML), $1.5/C(10MG-PIC/S)
Pirodene®（衛達）$1.5/C(20MG-PIC/S)
5GM), $27.5/Cre(10MG/GM-22GM), $28.4/Cre(10MG/GM-PIC/S-30GM), $14.6/Cre(10MG/GM-10GM), $23.1/Cre(10MG/GM-20GM), $34.9/Cre(10MG/GM-PIC/S-40GM)
Tonmex®（應元/汎生）$15.9/I(20MG/ML-PIC/S-1ML), $15.9/I(20MG/ML-PIC/S-2ML),
Tonmex®（汎生）$1.5/T(20MG-PIC/S), $2/T(20MG-PIC/S-箔)
Tonmex®（龍杏/汎生）
Toricam®（五洲）$1.03/C(20MG), $31.7/Gel(5MG/GM-20GM), $23.1/Gel(10MG/GM-PIC/S-20GM), $14.8/Gel(10MG/GM-PIC/S-10GM), $28.4/Gel(10MG/GM-PIC/S-30GM), $27.5/Gel(10MG/GM-PIC/S-22GM), $34.9/Gel(10MG/GM-PIC/S-40GM)
Turnstyle Analgesia®（杏輝）$11.2/Gel(10MG/GM-PIC/S-5GM), $28.4/Gel(10MG/GM-PIC/S-30GM), $27.5/Gel(10MG/GM-PIC/S-22GM), $27.5/Gel(10MG/GM-PIC/S-25GM), $22.2/Gel(10MG/GM-PIC/S-15GM), $34.9/Gel(10MG/GM-PIC/S-40GM)
Xicam®（健康化學/瑞安）

藥理作用 1.本藥為NSAID，具有止痛、抗炎和解熱的作用，其作用機轉是抑制前列腺素的合成。
2.孕婦用藥安全等級C；若在妊娠第三期或接近分娩時使用為D。

適應症 [衛核]骨關節炎、風濕性關節炎、粘連性脊椎炎、急性肌肉骨骼性疾病、急性痛風

用法用量 1.一天3~4次，適量塗於患處，可輕力按摩，以利藥物滲透收。

35227 SODIUM SALICYLATE

Rx 324 MG/錠劑(T)； 50 MG/注射劑(I)；

商名
Salsolon®（信東）
Sodium Salicylate®（順華/人人）

藥理作用 1.解熱作用：中樞神經系，特別是作用於視丘下部之温熱中樞，增大末梢血流及發汗而促進熱的發散，結果使體温下降。
2.鎮痛作用：末梢及中樞神經系均有作用，緩和疼痛。
3.抗炎症作用：對各種炎症及關節炎様症候群有抑制作用。

適應症 [衛核]症候性神經痛。

用法用量 1.口服：1次1~2gm，1天5gm；然而1次不可投與2gm以上。
2.注射：1次0.5~1gm，1天1~數次，IV。然

35228 SULINDAC

孕 B/D 乳 - 泄 肝 半 16.4h

Rx 100 MG, 200 MG/錠劑(T)；

商名
Dacsulin®（中化）
Jolindac®（強生）$1.98/T(200MG-PIC/S)
Kenton®（井田）$1.9/T(200MG)
Kores®（明大）
Sudac®（生達）
Sulic®（壽元/國信）$1.9/T(200MG)
Sulinda®（培力）$1.69/T(100MG-PIC/S)
Sulindac®（華盛頓）$1.69/T(100MG-PIC/S)
Sulindec®（大豐）$2/T(200MG-PIC/S-箔), $1.98/T(200MG-PIC/S)
Sulinton®（優生）
Suliram®（福元）$1.98/T(200MG-PIC/S)
Suloril®（衛達）$1.98/T(200MG-PIC/S), $1.69/T(100MG-PIC/S)
Sumeton®（成大）$1.9/T(200MG)
Surindac®（約克）
Unidac®（保瑞/聯邦）
Yentac®（信隆）$1.98/T(200MG-PIC/S)

藥理作用 1.本藥為NSAID，能抑制前列腺素的合成，可迅速的抗炎、止痛與解熱的作用。
2.孕婦用藥安全等級B；若在妊娠第三期或接近分娩時使用為D。

適應症 [衛核]骨關節炎、風濕性關節炎、關節粘連性脊椎炎、急性痛風性關節炎

用法用量 1.一天2次，每次100~200mg，1天最大量不可超過400mg。
2.類風濕關節炎、骨關節炎及關節黏連性脊椎炎：初填劑量150mg一天2次。劑量因人而異。半數患者的症狀在1週內可以得到改善，其餘可能需要較長的時間。
3.急性肩痛及急性痛風性關節炎：200mg一天2次。得到滿意的反應後，應降低劑量。

急性肩痛的療程約為7~14天，急性痛風性關節炎7天應足夠。

不良反應 消化不良、嘔吐、厭食、發疹、頭昏、神經過敏、耳鳴、水腫。

醫療須知 本藥的孕婦用藥安全等級屬B，但接近足月時屬D。

35229 TENOXICAM

℞ 10 MG, 20 MG/錠劑(T); 20 MG/注射劑(I);

商　名

Sutondin®（華興）$3.45/T(20MG-PIC/S), $2/T(10MG-PIC/S)
Tencam LYO®（生達）$31.1/I(20MG-PIC/S-20MG)
Tencam®（生達）$3.45/T(20MG-PIC/S),

藥理作用 (1)能止痛、抗炎、解熱及抑制血小板的凝集。
(2)能強烈抑制prostaglandin的生化合成作用。
(3)可消除發炎部位的活性氧。

適 應 症 [衛核]風濕性關節炎、變性關節疾病、關節黏連性脊椎炎、關節外疾病：腱炎、滑囊炎、肩部及臀部關節周圍炎、拉傷、扭傷、急性痛風

用法用量 1.除了痛風性關節炎外，所有症狀可以每天同一時間給藥20mg(1錠劑或1栓劑)，如口服必須和水吞服。
2.急性痛風性關節每天建議劑量40mg(2錠或2栓劑)投予每天，然後每天20mg(1錠或1栓劑)連續給藥5天。
3.長期治療的患者每天可以投予維持劑量10mg(1/2顆)。

35230 TIAPROFENIC ACID

食 ±

℞ 200 MG/錠劑(T);

商　名

Atrogem®（羅得/瑪科隆）$2.87/T(200MG-PIC/S)
Pain Will Pass®（羅得）$2.87/T(200MG-PIC/S)
Refen®（應元/豐田）$2.87/T(200MG-PIC/S)
Sitolone®（中美兄弟）
Sufen®（政德）$2.87/T(200MG-PIC/S)
Sulgem®（約克）
Suroten®（皇佳）$2.87/T(200MG-PIC/S),
Sutain®（永勝）$2.87/T(200MG-PIC/S),
Synotec®（五洲）$2.87/T(200MG-PIC/S)
Tecon®（明大）$2.87/T(200MG-PIC/S)
Tia Ton®（應元）$2.87/T(200MG-PIC/S)
Tiap®（瑞士）$2.87/T(200MG-PIC/S)
Tifenic®（優良/瑞安）
Tiprofen®（溫士頓）
User®（大豐）$2.87/T(200MG-PIC/S)

藥理作用 本藥為一種非類固醇的抗炎劑口服後在30分~1小時達到，血中最高濃度在關節滑囊液的濃度持久有效。而產生止痛、消炎作用，據稱它的起始作用比indomethacine迅速。

適 應 症 [衛核]消炎、鎮痛。

用法用量 初填劑量−1天600mg，分2~3次服用；維持劑量：1天300~400mg。

不良反應 胃灼熱感，下痢，過敏反應(皮疹，血管神經性水腫，低血壓)。

35231 TIARAMIDE HCL

℞ 100 MG/錠劑(T);

商　名

Tiaram®（華興）$1.5/T(100MG-PIC/S),
Tiaramine®（應元）
Tyrame®（華興/華樺）$1.5/T(100MG-PIC/S)

藥理作用 本藥為NSAID具有抗炎，止痛作用，詳見napoxen。

適 應 症 [衛核]手術後或外傷後之鎮痛、消炎。下列疾病之鎮痛、消炎：上呼吸道炎症(感冒、咽喉炎、扁桃腺炎)、關節炎、腰痛症、頸肩腕症候群、骨盤內炎症、軟產道損傷、乳房鬱積、帶狀皰疹、多形侵出性紅斑、膀胱炎、副睪丸炎、前眼部炎症、智齒周圍炎。拔齒後之鎮痛、消炎。

用法用量 1天3次，每次50~100mg。

不良反應 食慾不振，噁心，嘔吐，頭痛，發疹，水腫。

35232 TOLMETIN SODIUM

孕 C/D 乳 - 泄 肝 T½ 60～90m

Rx

200 MG/錠劑(T);

商名

Tolmetin®(利達) $6.8/T(200MG-PIC/S)
Tolmetin®(派頓/恆信) $5.5/T(200MG)
Tontin®(應元) $6.8/T(200MG-PIC/S)

藥理作用 本藥為NSAID，具有抗炎，止痛和解熱作用。

適應症 [衛核]下列疾患及症狀之鎮痛、消炎、頸肩腕症候群、腰背痛症

用法用量 初劑量-1天3~4次，每次200mg，1天最高劑量不超過2000mg，然後可依患者反應調整至最大效果的維持劑量。兒童-初量1天20mg/kg，分3~4次服用。維持量1天15~30mg/kg。

醫療須知 本藥的孕婦用藥安全等級屬C，在懷孕第三期屬D。

§ 35.3 解熱鎮痛劑

正常人的體溫約在37℃上下，發燒代表體溫的升高。當人體的腔溫度在上午高於37.2℃或下午高於37.7℃，就稱為發燒。它是身體免疫功能的一種表現，當體溫大於38.9℃時，可以幫助身體對抗外界病毒或細菌感染。當發燒不退時可多喝水或服用解熱的藥物來退熱。

35301 ACETAMINOPHEN(PARACETAMOL)

孕 B 乳 + 食 ± 泄 肝 T½ 1～3h

Rx

80 MG, 120 MG, 160 MG, 250 MG, 300 MG, 325 MG, 500 MG, 553.3 MG/錠劑(T); 25 MG, 37.5 MG, 50 MG, 500 MG/膠囊劑(C); 10 MG/注射劑(I); 15 MG, 24 MG, 32 MG, 12 MG/ML, 24 MG/ML, 100 MG/ML/液劑(Sol); 86 MG, 200 MG, 250 MG/顆粒劑(Gr); 100 MG/懸液劑(Sus); 100 MG, 125 MG, 160 MG, 200 MG, 300 MG/栓劑(Sup); 200 MG/散劑(Pow); Eli 24 MG/ML/液劑(Sol); 15 MG/ML/液劑(Sol); 15 MG, 24 MG, 24 MG/ML/糖漿劑(Syr);

商名

A A®(華盛頓)
A-Content®(華興) $0.28/T(500MG)
A.A.P.®(健康化學/健喬信元)
A.F.A®(中生)
A.H. Buton®(優生) $0.38/T(500MG)
A.T.®(利達) $0.19/T(500MG)
Acedol®(皇佳) $0.37/T(500MG)
Aceta 100 Supp.®(回春堂)
Aceta 120®(回春堂)
Aceta 200 Supp.®(回春堂)
Aceta 200®(回春堂)
Aceta 300 Supp.®(回春堂)
Aceta Supp.®(培力)
Aceta®(井田)
Aceta®(正和) $0.31/T(500MG)
Acetamino®(培力)
Acetaminophen®(人生) $0.34/T(500MG)
Acetaminophen®(信東)
Acetaminophen®(優良/永茂) $0.35/T(500MG)
Acetaminophen®(壽元) $0.28/T(500MG)
Acetaminophen®(壽元/瑞人)
Acetaminophen®(大豐/北進)
Acetaminophen®(安星) $0.39/T(500MG), $0.33/T(325MG)
Acetaminophen®(政德/嘉信)
Acetaminophen®(新喜國際/聯輝)
Acetaminophen®(永勝/濟生) $0.28/T(500MG)
Acetaminophen®(永吉) $0.19/T(500MG),
Acetaminophen®(溫士頓) $0.41/T(500MG)
Acetaminophen®(生達) $10.3/Sol(12MG/ML-60ML)
Acetaminophen®(福元) $0.25/T(300MG), $0.26/T(500MG)
Acetaminophen®(福元/嘉林)
Acetaminophen®(福元/華琳) $0.35/T(500MG)
Acetaminophen®(衛肯/天良)
Chinton®(約克)
Cohitong®(台裕)
Colfolin®(明大)
Contonlin®(澳斯麗/三正)
De-Fever Sus.®(寶齡富錦)
De-Fever®(福元)
Deanton®(羅得)
Depain®(華盛頓) $0.19/T(500MG)
Depyretin®(榮民) $0.41/T(500MG),
Fucole Paran®(永信) $0.41/T(500MG)
Fucole Poro®(永信)
Fudolon®(寶齡富錦)
Fuzaton®(榮民/賜利優)
Geiton®(中生)
Kids Only Feverfree®(歐帕/瑩碩)
Kntondun®(成大)
Kolotonin®(美西/南都)
Lactam®(杏輝) $0.35/T(500MG)
Lotin Children'S®(永信)
Minophen®(健喬信元/優良)
Minophen®(健康化學/優良)
Napa®(瑞士)
Napaton®(約克)
Nogesic®(晟德/健康化學) $17.1/Syr(24MG/ML-120ML)
Ov Pang Effervescent®(歐帕/倍斯特)
Painadol®(濟生)
Panacon Acefen®(優良)
Panacon Synmosa Effervescent®(健喬信元)
Panacon®(福元) $0.26/T(500MG)
Panadol Actifast® ◎ (GSK/赫力昂)
Panadol® ◎ (STERLING/赫力昂)
Panalife®(LIFEPHARMA/吉富)
Panatol Chewable®(汎生)

Acetaminophen® (長安)
Acetaminophen® (長安/美的)
Acetamol® (衛達) $0.36/T(500MG)
Acetanin® (應元/豐田) $0.37/T(500MG)
Acetaphene® (衛肯)
Acetomin® (長安/安力圻) $0.2/T(500MG)
Airlo® (皇佳/歐業)
Alcon® (明德)
Amiphen® (信隆) $0.2/T(500MG)
Analgesic® (久松)
Analgesic® (盈盈) $0.2/T(500MG)
Analgesic® (美西)
Analgesic® (龍杏/翰偉)
Anbitong® (中美兄弟/興中美)
Ancoton® (衛肯) $0.3/T(500MG)
Anliton® (永勝) $0.3/T(500MG)
Anliton® (濟生/永勝)
Anti-Phen Drops® (晟德) $34.4/Sol(100MG/ML-30ML),
Anti-Phen® (晟德) $15.4/Syr(24MG/ML-60ML),
Anticold® (澳斯麗)
Antipain® (井田)
Antone® (羅得/達德士) $0.19/T(500MG)
Anzer Chewable® (華興)
Apap® (強生) $0.2/T(300MG), $0.2/T(500MG)
Aporon® (美西)
Aton® (新喜國際) $0.19/T(500MG)
Benzen® (井田)
Bilian® (回春堂/久松)
Bocoton® (寶齡富錦)
Bubdel® (溫士頓)
Butong® (人生)
Cetamol Chewable® (華盛頓)
Children'S Panacon® (健喬信元)
Children'S Panacon® (健康化學/健喬信元)
Children'S Panatol® (龍杏/汎生)
Childrens Aceta® (回春堂) $1.5/T(80MG)
Panatol® (汎生) $15.4/Sol(24MG/ML-60ML), $17.1/Sol(24MG/ML-120ML),
Pans® (派頓)
Paracetamol Kabi® (FRESENIUS KABI/費森尤斯卡比)
Paracetamol STELLA® (STELLA/康百佳)
Paracetamol® (回春堂)
Paracetamol® (福元/大模)
Paramol® (生達) $0.41/T(500MG)
Paranol® (人人)
Pardin® (優生)
Partamol® (STELLA/韋淳)
Pediatric Cadico® (永勝)
Pediatric Yuton® (新喜國際)
Piant® (羅得) $0.19/T(500MG)
Pinsu® (杏林新生) $0.37/T(500MG)
Poton® (寶齡富錦)
Punortor® (汎生) $0.35/T(500MG),
Pylinaton® (井田/天下) $0.2/T(500MG),
Pymadon® (井田) $0.35/T(500MG)
Pyrinazin® (中美兄弟)
Pyrudom® (大豐) $0.2/T(500MG)
Pyrudon® (大豐) $0.2/T(300MG)
Reh Nar Tong® (長安/歐業) $0.46/T(500MG)
Relax Analgesic® (明德) $0.37/T(500MG)
Ringl Aap Satto® (佐藤)
Safetynadol® (中化/欣耀)
Sediton® (明大/木村)
Shikenuoh® (黃氏) $0.28/T(500MG)
Shulijyton® (三洋)
Stone® (旭能/奧孟亞)
Sufucon® (人人/東洲) $0.2/T(500MG)
Sufucon® (明大/東洲)
Sulmedon® (三洋)
Suta® (中美兄弟)
Suzulex® (五洲)
Tinten® (中化) $0.25/T(250MG),
Tonlan® (成大) $0.29/T(500MG)
Tonphen® (衛肯) $0.25/T(300MG)
Winopain® (溫士頓)
Zaton® (衛肯/嘉鏵)
Zuton® (晟德/龍杏)

藥理作用 本藥能夠提昇疼痛的閾值，並能減少從下視丘之體溫控制中樞傳出的交感神經衝動，還具有輕微的抗利尿作用，本藥沒有顯著的抗發炎或促尿酸排泄的作用，在治療劑量的濃度下沒有下列的作用：胃粘膜糜爛，抑制血小皮凝集或抑制凝血酶原。本藥的止痛和解熱的效應約與aspirin相當。

適 應 症 [衛核]退燒、止痛(緩解頭痛、牙痛、咽喉痛、關節痛、神經痛、肌肉酸痛、月經痛)。
[非衛核](1)緩解各種原因造成的中度疼痛，如骨骼肌，頭痛，齒痛，月經困難，感冒引起的疼痛。(2)降低與感冒其他細菌和病毒感染引起的體溫上昇。

用法用量 1.口服：每4~6小時一次，每次0.5~1克。最高劑量：每日4克。長期治療：最高劑量：每日2.6克。孩童6~12歲：250~500mg。1~5歲：120~250mg：3個月~1歲：60~120mg。<3個月：每kg體重10mg(若黃疸，每kg體重5mg)可能每日3~4次。
2.預防注射後發燒：孩童2~3個月：60mg。4~6小時之後，可給第2劑。
3.直腸給藥：成人與口服同劑量。兒童1~5歲，每日最多四次，每次125mg。

不良反應 (1)一般建議劑量時沒有影響；偶有皮膚發疹，胃腸不適，變性血紅素血症，溶血性貧血，白血球缺乏症，腎臟損壞，黃疸，心肌抑制，精神變化；(2)急性中毒的特徵包括冷顫，下痢，催吐，發燒，皮膚搔癢，心悸，虛弱，發汗和CNS刺激反應(興奮，膽妄，毒性精神病)隨後發生CNS抑制作用，血管虛脫，痙攣和昏迷。

醫療須知 1.非常年幼的小孩不要使用本藥，除非有醫師的指示，使用的期間不可超過10天(小孩勿超過5天)；孩童服用本藥一天不宜超過5次劑量。

2.肝病、腎臟病、慢性酒精中毒以及老年人服用本藥宜小心。

3.決定acetaminophen的血清半衰期來估計肝損害的程度，如果超過4小時，可能會造成肝壞死；如果超過12小時，可能會造成昏迷；如果在服藥10~12小時內通常可口服methionine(每4小時25mg)或aceylcysteine(起始劑量140mg/Kg，然後70mg/Kg每4小時1次，連續17次)來加以防止肝損害。

4.不建議醫療人員處方及調劑每單位含有超過325mg acetaminophen之複方製劑。

5.肝毒性：a.使用acetaminophen(paracetamol)曾有發生急性肝衰竭的案例，並可能導致肝臟移植及死亡。大部份發生肝臟損害之案例係因使用超過每日4,000mg的acetaminophen所致，且多涉及使用超過一種以上含acetaminophen成分之藥品。b.過量服用acetaminophen：可能是因想要獲得更大的疼痛緩解效果，或是在不知道的情況下同時使用了其他同樣含有acetaminophen成分之藥品，因而造成用藥過量。c.有潛在肝臟疾病的病人，以及於使用acetaminophen期間喝酒者，有較高發生急性肝衰竭的風險。醫療人員應囑咐病人，病人亦應注意藥品的標示中是否含有acetaminophen或paracetamol成分，不可同時使用超過一種以上含有acetaminophen成分之藥品。如果一天誤服超過4,000mg的acetaminophen，即使並未感覺不適，也應立即就醫。

6.不得併服含酒精飲料，因為acetaminophen可能造成肝損害。慢性重度酒精濫用者可能會因過度使用acetaminophen而增加肝毒性危險。

7.過敏/過敏性反應：上市後曾有發生與使用acetaminophen相關之過敏及過敏性反應的報告。臨床表徵包括臉、口及喉嚨腫脹、呼吸窘迫、蕁麻疹、皮疹、搔癢以及嘔吐。偶有發生危及生命並須緊急送醫治療之過敏性反應的案例。醫療人員應提醒病人，如果發生這些症狀，應立即停藥並就醫治療。曾對acetaminophen過敏的病人，亦應主動告知醫療人員，切勿使用含該成分之藥品。

8.嚴重皮膚反應：使用acetaminophen的病人中，曾有少數發生嚴重且可能致命之皮膚反應的報告，如急性全身發疹性膿皰病(Acute Generalized Exanthematous Pustulosis, AGEP)、史蒂文生氏-強生症候群(Stevens-Johnson Syndrome, SJS)和毒性表皮壞死溶解症(Toxic Epidermal Necrolysis, TEN)。病人應瞭解並被告知嚴重皮膚反應的症狀，以及出現皮疹或其他過敏症狀時，應停止使用本藥。

35302 ASPIRIN (ACETYLSALICYLIC ACID)

孕 C/D 乳 - 食 + 泄 腎 ½ 15～20m

Rx

81 MG, 100 MG, 162 MG, 165 MG, 300 MG, 324 MG, 500 MG, 650 MG/錠劑(T); 100 MG, 325 MG/膠囊劑(C); 300 MG, 325 MG, 600 MG/栓劑(Sup);

商　名

Acetid®（信東）
Acetylsalicylic®（衛肯/天良）$0.24/T(324MG)
Ansin E.C.®（永勝）$1.5/T(100MG-PIC/S)
Ascotyl®（生達）$1.5/C(100MG-PIC/S), $2/C(100MG-PIC/S-箔)
Aspa E.M.C.®（優生）$1.5/C(100MG-PIC/S), $2/C(100MG-PIC/S-箔),
Aspicore®（衛達）$2/C(100MG-PIC/S-箔), $1.5/C(100MG-PIC/S)
Aspire®（生達/盈盈）$2/C(100MG-PIC/S-箔), $1.5/C(100MG-PIC/S)
Aspirin E.F.C.®（井田）
Aspirin Supp.®（永勝）
Aspirin®（人生）
Aspirin®（保盛/安成）
Aspirin®（信隆）$0.35/T(300MG)
Aspirin®（健喬信元/優良）
Aspirin®（優良/健喬信元）$0.45/T(500MG)
Aspirin®（台裕）$0.61/T(500MG)
Aspirin®（大豐/中美兄弟）
Aspirin®（強生）$0.45/T(100MG)
Aspirin®（旭能）
Aspirin®（榮民）$0.25/T(324MG)
Aspirin®（派頓）
Clotstop®（應元）$1.5/T(100MG-PIC/S)
Docodon E.F.C.®（約克）
Encine E.M.®（永勝）$1.5/C(100MG-PIC/S), $2/C(100MG-PIC/S-箔),
Encinlo E.M.®（永勝/英普）$1.5/C(100MG-PIC/S),
Esparo E.C.®（順華/人人）
Espin E.M.®（永勝/惠勝）$1.5/C(100MG-PIC/S), $2/C(100MG-PIC/S-箔)
Fosen EFC®（井田）$1.5/T(100MG-PIC/S)
Fusen®（井田）$1.5/C(100MG-PIC/S), $2/C(100MG-PIC/S-箔)
Jezolin E.F.C.®（正和）
Julrin®（歐帕/安成）$1.5/T(100MG-PIC/S),
Kersan®（井田）$1.5/T(100MG-PIC/S),
Lopirin®（明德/舜興）$1/T(81MG), $2/T(81MG-PIC/S-箔)
Nimape®（中化）$1/T(100MG)
Relaxday®（寶齡富錦）
Ropal®（皇佳）
Shu Sin®（中美兄弟）
Sinlo®（華興）$1/C(100MG), $1.5/C(100MG-箔)
Sintan®（明德）
Sulin®（溫士頓）$1.5/C(100MG-箔), $1.5/C(100MG-PIC/S)
Synlet®（健喬信元）

Asplatelet E.C.®（寶齡富錦）$1.5/C(100MG-PIC/S)
Astar®（優良/健喬信元）$0.46/T(162MG)
Bokey®（永信）$1.5/C(100MG-PIC/S), $2/C(100MG-PIC/S-箔),
Cardiopirin®（榮民）$2/T(100MG-PIC/S-箔), $0.68/T(100MG)
Thromkey®（瑞士）$1.5/C(100MG-PIC/S), $2/C(100MG-PIC/S-箔),
Through®（大豐/中美兄弟）
Toderin®（永勝）
Un-Impede E.F.C.®（皇佳/瑪科隆）$2/T(81MG-PIC/S-箔)

藥理作用 1.止痛−本藥能夠阻斷前列腺素的合成，因而減弱末梢疼痛受體對機械性或化學性刺激的感受性；本藥能夠加強腫脹發炎組織之體液的再吸收；而且又能干擾疼痛衝動在次腦中皮質中樞(如視丘)的傳遞。

2.解熱−本藥能夠減少血管收縮衝動從下視丘發生，因而促進血管擴張，發汗和體熱散失。

3.其他的作用包括減少血小板的凝集，抑制凝血酶原的形成(每天服用100~300mg)，增加尿酸的排泄(低劑量下)，減少尿酸的排泄(高劑量下)，昇高血糖和減弱葡萄糖的耐受性。

4.孕婦用藥安全等級C；D-在妊娠第三期使用全劑量的水楊酸製劑。

適應症 [衛核]退燒、止痛(緩解頭痛、牙痛、咽喉痛、關節痛、神經痛、肌肉酸痛、月經痛)。

[非衛核](1)本藥能夠緩解輕度至中度的疼痛，特別是用於與發炎有關的狀況(如肌痛、神經炎、頭痛)。(2)降低上昇的體溫。(3)各種發炎狀況(如風濕和骨關節，滑囊炎，風濕熱)的症狀療法，這種用途通常都要較大的劑量每天(3mg~7mg)。(4)低劑量：可以預防與心臟血管疾病有關的血栓塞併發症(如靜脈栓塞，腦缺血症)，對於女人的效力比男人差很多，對於完全性中風治療沒有效益。

用法用量 1.成人：疼痛−325~650mg，每4小時1次，口服或栓劑投與 。發炎−每天2.6~5.2gm(對於風濕熱每天可使用高至7.8gm的劑量。預防血栓栓塞併發症的疾病−每天300mg。(參見第48章)

2.孩童：依需要每4~6小時給予1次，24小時內不可超過5次。

體重	單一劑量	體重	單一劑量
< 10 kg	遵醫囑指示	25-30 kg	405 mg
10-15 kg	162 mg	30-45 kg	486 mg
15-20 kg	243 mg	超過 45 kg	648 mg
20-25 kg	324 mg		

不良反應 1.胃不適，心灼感，常有噁心的感覺：可能引發雷氏症候群症(死亡率達20~30%)、蠶豆症患者限制使用本藥。

2.嚴重性的-支氣管痙攣、過敏性休克、喉頭水腫、溶血性貧血。

醫療須知 1.要注意可能發生的過敏反應，氣喘病，鼻息肉，或有過敏反應病歷的患者使用本藥，要非常小心。

2.要注意，發高燒和脫水的小孩，特別要小心毒性反應的發生，甚至低劑量的aspirin亦然，投與aspirin這些孩童切忌長期服用，而且要把aspirin放置在小孩拿不到的地方。

3.要了解併服aspirin，phenacetin和caffeine (APC)不見得比單獨服用aspirin有效，而且還會導致腎損壞較高的發生率。這種併服法應該避免。

4.要了解市面上加緩衝制酸劑的aspirin對胃膜的刺激性不可能比純aspirin製劑加上食物，牛奶或一整杯水好到那裡去。

5.如果患者發生嘔吐或其他不能口服的現象，可以考慮使用栓劑，但是，要記著栓劑的吸收比口服途徑較起伏不定。

6.本藥用於水痘或流行性感冒或青少年，可能會發生雷氏(Rey's)症候群，其症狀為嘔吐，嗜睡及好鬥，可能會逐漸形成譫妄及昏迷，也可造成永久性腦損傷。

7.成人勿自行服用本藥超過5天以治療疼痛。成人及孩童發燒時，勿使用本藥治療超過3天。若老人發燒超過38.9℃(102℉)或孩童及60歲以下成人發燒超過39.5℃(103℉)或重復發燒者，未經醫師指示均勿使用本藥。

8.緩解經痛症狀時，可於月經前1~2天服用aspirin。若嚴重月經血量過多時，可投與其他止痛劑，如以acetaminophen替代aspirin。

9.手術前一週停止aspirin治療以減少出血危險。口腔手術後至少一週內，勿用含aspirin口香糖、漱口劑或咀嚼aspirin製劑。

35303 LYSINE ACETYLSALICYLATE (LYSINE ASPIRIN)

Rx

75 MG/錠劑(T)； 500 MG, 1000 MG/注射劑(I)；

商 名

A.S.P.-L®(政德/東洲) $9.9/I(500MG-500MG)
Anopirin®(政德) $15/I(500MG-PIC/S-500MG)
Anspirin®(台裕/汎生)
Asparin®(南光)
Aspirin®(政德/濟生) $15/I(500MG-PIC/S-500MG),
Inspirin®(人人)
L.A.®(中化/生達) $9.9/I(500MG-500MG),
Lag®(台裕) $15/I(500MG-PIC/S-500MG)
Lyacety®(中化/中化裕民) $15/I(500MG-PIC/S-500MG)
Stin®(中化) $15/I(500MG-PIC/S-500MG)

藥理作用 1.本藥具抗炎，止痛及解熱，其作用機轉和aspirin同。

2.本藥900mg相當於aspirin 500mg。

適應症 [衛核]對不能口服NSAID之成年病人強烈疼痛之短期治療、成人發燒症狀之緩解。

用法用量 1.口服：一天3次，每次1錠。

2.直腸給藥：一天1~3次，每次1顆。

35304 MEFENAMIC ACID

孕 C/D 乳 - 食 + 泄 肝 半 2h

Rx

250 MG, 500 MG/錠劑(T)； 250 MG, 500 MG/膠囊劑(C)； 16.25 MG/懸液劑(Sus)； 10 MG/懸液劑(Sus)；

商 名

An-Su®(長安) $1.5/T(500MG-PIC/S)
Ankston®(榮民/賜利優)
Bausutoner®(新喜國際/岳生) $0.75/C(250MG)
Bonstan®(永勝) $1.5/C(250MG-PIC/S), $1.5/T(500MG-PIC/S), $2/T(500MG-PIC/S-箔),
Coontab®(美西)
Costol®(明德) $1.5/C(250MG-PIC/S)
Coton®(利達) $2/T(500MG-PIC/S-箔), $1.5/T(500MG-PIC/S), $1.5/C(250MG-PIC/S), $2/C(250MG-PIC/S-箔)
Femina®(元宙) $1.5/T(500MG-PIC/S), $2/T(500MG-PIC/S-箔),
Glare®(福元) $1.5/C(250MG-PIC/S)
Jen Ton Yan®(派頓/德山) $0.75/C(250MG)
Johnstal®(強生) $1.5/C(250MG-PIC/S), $1.5/T(500MG-PIC/S),
M.F.N.F.C.T.®(正和) $1.5/T(500MG-PIC/S),
Mefeine®(衛肯) $1.5/T(250MG-PIC/S)
Mefen F.C®(井田) $1.5/T(500MG-PIC/S), $2/T(500MG-PIC/S-箔),
Mefen®(井田) $1.5/T(250MG-PIC/S), $2/T(250MG-PIC/S-箔),
Mefena Sus.®(人人)
Mefena®(人人) $1.5/T(250MG-PIC/S), $2/T(250MG-PIC/S-箔)
Mefena®(美西/南都)
Mefena®(順華/人人)
Mefenama®(元宙) $1.5/C(250MG-PIC/S), $2/C(250MG-PIC/S-箔)
Mefenamic®(人生) $0.75/C(250MG)
Mefenamic®(保瑞/聯邦)
Mefenamic®(安星) $1.5/C(250MG-PIC/S)
Mefenamic®(新喜國際) $1.5/C(250MG-PIC/S),
Mefenamic®(新喜國際/聯輝)
Mefenamic®(明大) $1.5/C(250MG-PIC/S), $1.5/T(500MG-PIC/S), $2/T(500MG-PIC/S-箔)
Mefenamic®(溫士頓) $1.5/C(250MG-PIC/S)
Mefenamic®(羅得/達德士) $1.5/C(250MG-PIC/S),
Mefenamic®(華盛頓) $0.75/C(250MG)
Mefenamic®(衛肯/天良)
Mefenamic®(長安)
Mefenamic®(長安/世達) $1.5/C(250MG-PIC/S),
Monstan®(長安/安力圻)
Moton®(優生) $1.5/T(500MG-PIC/S)
Painstop®(派頓/三洋)
Passton Sus.®(生達)
Passton®(生達) $1.5/C(250MG-PIC/S)
Paston®(培力)
Poinstan®(中美兄弟/興中美) $0.75/C(250MG)
Ponstal®(杏輝) $1.5/T(250MG-PIC/S), $1.5/C(250MG-PIC/S), $2/C(250MG-PIC/S-箔), $2/T(500MG-PIC/S-箔), $1.5/T(500MG-PIC/S)
Ponstan Kapseals® ◎ (聯亞/輝瑞) $1.5/C(250MG-PIC/S)
Ponstan® ◎ (聯亞/輝瑞) $1.5/T(500MG-PIC/S)
Ponstol®(長安)
Pontan®(應元) $1.5/T(500MG-PIC/S)
Ponton®(約克) $2/T(500MG-PIC/S-箔), $1.5/T(500MG-PIC/S)
Posdan®(壽元/國信)
Posmetan F.C®(十全) $1.5/T(500MG-PIC/S)
Postan®(成大/威勝) $1.5/C(250MG-PIC/S),
Poston®(成大) $1.5/C(250MG-PIC/S), $2/C(250MG-PIC/S-箔), $2/T(500MG-PIC/S-箔), $1.5/T(500MG-PIC/S),
Potan®(華興) $1.5/T(500MG-PIC/S), $1.5/T(500MG-箔)
Potarlon®(永信) $1.5/T(500MG-PIC/S), $1.5/T(250MG-PIC/S), $2/C(250MG-PIC/S-箔), $1.5/C(250MG-PIC/S),
Poutanon®(陽生/太田)
Presiton®(福元/華琳) $1.5/T(500MG-PIC/S), $1.5/T(250MG-PIC/S)
Procoton®(福元/嘉林) $1.5/T(500MG-PIC/S), $2/T(500MG-PIC/S-箔),
Prosten®(汎生) $1.5/C(250MG-PIC/S), $1.5/T(500MG-PIC/S), $2/T(500MG-PIC/S-箔),
Pxiton®(明德) $1.5/T(500MG-PIC/S)
Pyston®(信隆) $1.5/T(500MG-PIC/S), $1.5/T(250MG-PIC/S)
Shuton®(約克)
Suitone®(約克) $1.5/T(500MG-PIC/S), $2/T(500MG-PIC/S-箔)
Suston®(華興) $0.75/C(250MG)
Sutan®(黃氏) $1.5/C(500MG-PIC/S), $2/C(500MG-PIC/S-箔)
Toeefon®(大豐) $1.5/T(250MG-PIC/S), $2/C(500MG-PIC/S-箔),

Mefenamic® (長安/美的) $1.5/C(500MG-PIC/S), $1.5/T(500MG-PIC/S)
Mefentin® (中化) $1.5/C(250MG-PIC/S), $2/C(250MG-PIC/S-箔),
Mefeton® (福元) $2/T(500MG-PIC/S-箔), $1.5/T(500MG-PIC/S),
Mexton® (明德) $1.5/T(500MG-PIC/S)
Mispanton® (中美兄弟/興中美) $1.5/C(500MG-PIC/S)
Ton-Pass® (台裕) $1.5/C(250MG-PIC/S), $1.5/T(500MG-PIC/S)
Tonifen® (皇佳) $1.5/T(500MG-PIC/S), $2/T(500MG-PIC/S-箔), $1.5/C(250MG-PIC/S), $2/C(250MG-PIC/S-箔)
Yunstan® (永吉) $1.5/C(250MG-PIC/S),

藥理作用 1.本藥可抑前列腺素和影響血小板功能，能抗炎、解熱止痛。
2.孕婦用藥安全等級C；若在妊娠第三期或接近分娩時使用為D。

適應症 [衛核]經痛、經血過多、鎮痛、抗炎、解熱。

用法用量 成人及14歲以上兒童−500mg，以後每4小時250mg，14歲以下兒童−每次6.5mg/kg，每6~8小時服用1次。

不良反應 1.常見：噁心，嘔吐，腹瀉；2.偶有：消化不良，頭暈，貧血，血小板減少，白血球減少，心悸，呼吸困難，神經質，精神紊亂；3.嚴重者：胃腸出血、顆粒性白血球缺乏症等。

35305 PROPACETAMOL HYDROCHLORIDE

℞ 1000 MG/注射劑(I);

商名

Acetamol® (中化/生達)

藥理作用 抑制COX-1、COX-2、prostaglandin作用，達到止痛效果。並作用在下視丘熱調節中樞使周邊血管擴張，皮膚血流增加散熱而退燒。

適應症 [衛核]在無法使用口服投藥方式時，用於疼痛或發燒之症狀治療。

用法用量 1.限用於成人與四歲(或體重17公斤)以上兒童，成人每次1~2g，可視需要每4~6小時給予一次，每日最大劑量為8g(相當於acetaminophen 4g)。大於四歲或體重大於17公斤之兒童每次給予30mg/kg，每次應間隔6小時，每日最大劑量為120mg/kg/day(相當於acetaminophen 60 mg/kg/day)。
2.輕至中度肝功能障礙者不需調整劑量，但應減少每日總劑量。重度肝功能障礙者不可使用。
3.腎功能大於30mL/min、血液透析、腹膜透析病人不需調整劑量，腎功能小於30mL/min病人建議拉長給藥頻次並減少每日總劑量，小於10mL/min者兩次用藥至少需間隔8小時。
4.使用方式限靜脈注射，可在2分鐘內直接注射或是與0.9% NS混和後在15分鐘內輸注，兒童依體重計算劑量後需加入D5W或是0.9% NS，再以1~2mL/kg輸注液輸注15分鐘。

不良反應 眩暈(14.3%)、嘔吐(11.4%)、注射部位疼痛、少數會發生過敏反應。如出現黃疸、噁心、嘔吐、胃部痙攣或胃痛、上腹漲或痛等症狀，請停藥並立即就醫。

醫療須知 1.本藥限用於成人及四歲(或體重17公斤以上)之孩童。
2.如果情況允許的話，此注射藥品之投予應盡速以口服acetaminophen取代。
3.懷孕初期3個月不建議使用。

35306 SALSALATE (SALICYLSALICYLIC ACID)

孕 C 乳 ? 泄 肝/血漿 半 1h

℞ 500 MG, 750 MG/錠劑(T);

商名

Mono-Getic® (強生) $3.98/T(500MG-PIC/S)

藥理作用 1.本藥為最新型的水楊酸類製劑，在胃液中溶解度很低，大部份通過胃時不被水解吸收。
2.本藥在小腸內大部份被水解成兩分子的salicylic acid而快速的被吸收，具抗炎和鎮痛效果。
3.本藥較aspirin有更長的半衰期，亦不會造成血小板的凝集而影響人體血液凝固機轉，對胃腸道少有刺激，且可擴張末梢血管而降低體温。

4.本藥經證實可降低血糖。

適應症 [衛核]風濕性關節炎、骨關節炎。

用法用量 1天2~4次，每次1錠。

醫療須知 (1)對水楊酸製劑有過敏症者禁用本藥。(2)本藥會增強抗凝血劑之作用。(3)孕婦使用時要慎重，小兒使用安全性尚未確立。(4)消化性潰瘍，肝、腎功能不全者，糖尿病患者慎服本藥。

35307 SULPYRINE(DIPYRONE)

Rx

250 MG, 500 MG/注射劑(I);

商　名

Jupiter® (汎生)
Sulpyrin® (中化)
Sulpyrin® (壽元)
Sulpyrine® (台裕)
Sulpyrine® (壽元)

藥理作用 本藥吡啉類的止痛劑。

適應症 [衛核]僅限阿匹林(aspirin)、乙醯氨基酚(acetaminophen)等內服藥品及其他非藥物性解熱療法都無效或不能利用且有注射退燒針必要之高燒危急情況下，方可最後考慮使用。

用法用量 注射－每次25%，50%安瓿(1ml)或25%安瓿(2ml)IM或SC，1天2~3次。按衛生署的規定，注射一次量不可超過1gm，口服禁用。

不良反應 (1)過敏反應(休克，發疹，搔癢)。(2)顆粒性白血球過少，血小皮過少。(3)肝、腎障礙。(4)腹痛、下痢、頭痛、倦怠感。

§ 35.4 其他

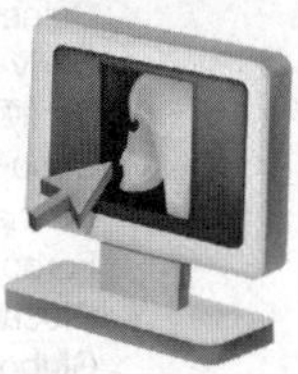

35
非成癮性止痛藥和抗發炎的藥物

35401 AESCULUS HIPPOCASTANUM

Rx

20 MG/膠囊劑(C); 42.6 MG, 52 MG/軟膏劑(Oin);

商　名

Aescin® (正和)
Rossalus® (黃氏)
Rostan® (成大) $3.46/C(20MG-PIC/S)

藥理作用 1.七葉樹科(hippocastanaceae)植物horse-chestnut之種子。含aescin(escin)及其他皂素。

2.本藥用於預防及治療各種末梢血管障礙，包括外傷腫脹及手術後浮腫。

適應症 [衛核]改善慢性靜脈功能不全引起局部腫脹之輔助療法。

用法用量 外用：1天2~3次，適量塗擦患部。

不良反應 注射時偶有局部痛、輕微惡心、顏面熱感，口服時偶有輕微嘔氣、蕁麻疹、胃部不適。

35402 CETYLATED FATTY ACIDS (CFA) 7.5%

50 ML/乳膏劑(Cre);

商　名

Cetilar® (虹錡生技)

藥理作用 CFA小分子量(<500)，高吸收率，能有效吸收進皮膚直達關節滑膜，穩定滑膜上細胞膜，並抑制發炎介質，另外物理性潤滑滑膜，使其富有彈性。相較於 NSAID 藥物經血液吸收無法到達滑膜，CFA能靠被動運輸方式進入，安全有效。

適應症 [衛核]「節提樂CFA舒緩乳膏」針對緩解修復OA症狀及修復運動慢性傷害。

用法用量 一天3~4次，依狀況使用，每次使用時請搭配按摩至少一分鐘至乳膏妥善吸收。

不良反應 對於本成分有過敏反應者請勿使用。

醫療須知 1.本藥僅供外部使用，限用於完整、乾淨且乾燥皮膚表面。

2.請勿與黏膜、眼睛或嘴巴接觸，若不慎觸及，需以大量清水沖洗。

35403 CRYSTALLINE GLUCOSAMINE SULFATE

Rx 942 MG/錠劑(T); 250 MG, 314 MG, 628 MG, 628.1 MG/膠囊劑(C); 1500 MG, 1884 MG/粉劑(P);

商名

An-Co®（美西）
Ancoly®（汎生）
Artril-S®（政德/嘉信）
Baguly®（正和/賢德）
Begup®（明德）
Bei-Li-Gu Glucosamine®（衛肯/天良）
Bei-Li-Gu®（美西/天良）
Bonejoint®（中化/中化裕民）
Bonejoy®（正和/茂群）
Bonjine Extra®（優良/瑞安）
Bulicu®（大豐）
Canca®（井田）
Canjoint®（信東/榮民）
Casamin®（利達/新鵬）
Caseal®（信東）
Chian®（羅得）
Chitogen®（衛達）
Co-Coline®（溫士頓/萱草堂）
Co-Good®（溫士頓）
Concril®（皇佳/意欣）
Cuine®（中化）
Derly Houku®（壽元/國信）
Do It®（黃氏）
Dona®（ROTTAPHARM/暉致）
Donna®（DUOPHARMA/吉裕）
Forbone®（盈盈）
Glosa®（華興）
Glubon-S®（生達）
Gluc®（壽元）
Gluco®（約克）
Glucoan®（安星）
Glucoger®（人生）
Glucosa®（皇佳）
Glucosam®（保瑞/聯邦）
Glucosamine®（信東）
Glucosamine®（十全）
Glucosamine®（明德/三友生）
Gludona®（皇佳）
Gluligen®（華盛頓）
Glusamin®（成大）
Glusamine®（健喬信元）
Glushan®（優良/健康化學）
Glustrong®（永信）
Gold-Ossa®（杏輝）
Good Joint®（衛達/大裕）
Gooduly®（約克）
Gufu®（井田/天下）
Gulor®（永勝/惠勝）
Guminzon®（利達）
Huglusone®（台裕）
Ibone®（歐帕/瑩碩）
Ji-You-Gu®（美西/合成）
Kang-Good®（派頓/漁人）
Kangoodli®（壽元/成信）
Keebons®（正和）
Kneecare®（五洲）
Kubomine®（永勝）
Kucan®（陽生/太田）
Kudona®（優良/健喬信元）
Kudona-S®（健喬信元）
Kusuri®（派頓）
Lekun®（應元）
Libone®（歐帕/安力圻）
Liglusan®（信隆）
Macolyte®（回春堂）
Martril®（美時）
Maxbone-S®（黃氏）
Metril®（元宙）
Osamine®（羅得/瑪科隆）
Ostelin®（政德）
Pacoline Ku Kuan®（溫士頓/中石）
Pacoline®（溫士頓）
Peitil®（培力）
Shu Gu Le®（旭能/源山）
Versamin®（黃氏）
Viatril-S®（MADAUS/邁蘭）
Viatril-S® ◎（ROTTAPHARM/邁蘭）
Vital®（優生）
Xizuam®（瑞士）
Yong-Gu®（井田/東京聯合）
Zantal-S®（優生）

藥理作用 本藥的主要成分為結晶型硫酸鹽葡萄糖胺(Crystalline Glucosamine Sulphate)，是由右旋硫酸鹽葡萄糖胺和氯化鈉化學合成的，為骨有機質、骨間質及關節內、外組織之重要成分。結晶型硫酸鹽葡萄糖胺口服後經血液吸收，最後滲透進入關節腔中，約有15小時的長效作用。

其藥理作用如下：

(A)骨關節之營養及促進新陳代謝作用：

--黏多醣為軟骨組織的主要成分，結晶型硫酸鹽葡萄糖胺能促進黏多醣合成，同時也能促進間骨組織合成。

(B)潤滑作用：

--結晶型硫酸鹽葡萄糖胺能改善滑囊液的黏性、增加滑囊液的產生。

本藥對退化性骨關節特別有效，能：(a)減少骨關節疼痛(b)改善骨關節機能(c)抑制關節退化並具復原作用。

適應症 [衛核]緩解退化性關節炎之疼痛。

用法用量

1.膠囊：

適用對象	關節炎症狀	使用劑量與頻次
18歲以上，有關節炎症狀的人	輕微至中等程度	每天2次，每次2個膠囊，以開水吞服，連續服用6周。
	嚴重程度(關節疼痛)	*初期治療*：每天3次，每次2個膠囊，持續治療至少8周。飯前15分鐘，以開水吞服。*繼續治療*：維持劑量為每天2次，每次2個膠囊，繼續治療3~4個月。飯前15分鐘，以開水吞服。

2.口服溶液用粉劑：

適用對象	使用劑量與頻次	治療期間
18歲以上，有關節炎症狀的人	每天服用一包(溶於一杯水,約100c.c.)，與餐併服較佳。	至少3個月。每隔兩個月可重複一次療程。

不良反應 臨床試驗顯示本產品有很好的耐受性。少數病人有觀察到副作用，他們通常只是暫時的、輕微的存在；包括胃不適和疼痛、脹氣、便秘、下痢。某些病人有過敏反應的報告及包括伴隨搔癢和紅斑的皮膚性出疹。

醫療須知
1.有下列情形者，請勿使用：對本藥成分過敏的人。
2.有下列情形者，請洽醫師診治：嚴重肝腎疾病的人。
3.有下列情形者，使用前請先諮詢醫師藥師藥劑生：未滿18歲、孕婦、可能 懷孕婦女、哺乳婦。
4.本藥為病因治療，必須從開始治療後約一星期之後才有明顯的治療效果，因此當病情嚴重時，可從開始治療的第一天起，同時使用抗發炎藥品治療。

35404 GALCANEZUMAB

Rx 100 MG, 120 MG/ML/注射劑(I);

商 名 Emgality® (IMCLONE/禮來) $11226/I(120MG/ML-PIC/S-1ML)

藥理作用 Galcanezumab為人源化單株抗體，會與降鈣素基因相關胜肽(CGRP)配體結合，並阻斷其與受體之結合。

適應症 [衛核]適用於治療成人陣發性叢發性頭痛。

用法用量
1.本藥的建議劑量為一次注射240mg(連續兩次皮下注射，每次120mg)做為負荷劑量(loading dose)，之後每月皮下注射120mg的劑量。
2.如果漏掉一劑本藥，應儘快給藥。此後，可以自接受最後一劑之日起安排每月一次本藥的用藥。
3.皮下給藥前，讓本藥在室溫下靜置30分鐘。請勿使用如熱水或微波爐等熱源進行加熱；請勿搖晃產品。
4.於腹部、大腿、上臂後側或臀部皮下注射本藥。請勿注射於皮膚壓痛、瘀血、發紅或硬皮部位。

不良反應 過敏反應。

醫療須知
1.臨床試驗排除具有特定嚴重心血管疾病之病人。
2.若發生重大或嚴重過敏反應，應立即停用本藥並採取適當治療。
3.過敏反應可能於投藥後數天才發生並且可能維持一段時間。

35405 MIROGABALIN BESILATE

Rx 4.39 MG, 8.78 MG, 17.56 MG, 26.34 MG/錠劑(T);

商 名 Tarlige® ◎ (DAIICHI SANKYO/第一三共)

35405

藥理作用 1.Mirogabalin被認為是透過與α2δ次單元結合，以降低鈣電流來發揮其鎮痛作用，α2δ次單元在神經系統中電壓依賴性鈣離子通道的功能中扮演輔助角色。
2.Mirogabalin在坐骨神經部分結紮模型(partial sciatic nerve ligation model)中提升了機械性刺激的疼痛閾值。
3.Mirogabalin在streptozotocin誘導糖尿病模型(streptozotocin-induced diabetic model)中提升了機械性刺激的疼痛閾值。

適 應 症 [衛核](1) 糖尿病周邊神經病變引起的神經性疼痛 (2) 帶狀疱疹後神經痛

用法用量 1.成人的初始口服劑量為5mg每日兩次，接著以至少一週的時間將劑量逐漸調升至10mg每日兩次。
2.接著可根據個別病人反應和耐受性，再以至少一週的時間將劑量最高調升至15mg每日兩次。
3.針對腎功能不全病人，應參考下表列出的肌酸酐清除率調整劑量和用藥間隔。治療應從低劑量開始，並且應在已確定可耐受治療但作用不足的病人中調升劑量。

腎功能不全嚴重等級 (肌酸酐清除率[CLcr]：mL/min)

		輕度 (90 > CLcr ≥60)	中度 (60 > CLcr ≥30)	重度 (包含接受血液透析的病人) (30 > CLcr)
每日劑量		10 mg 到 30 mg	5 mg 到 15 mg	2.5 mg 到 7.5 mg
初始劑量		5 mg 每日兩次	2.5 mg 每日兩次	2.5 mg 每日一次
有效劑量	最低劑量	10 mg 每日兩次	5 mg 每日兩次	5 mg 每日一次
	建議劑量	15 mg 每日兩次	7.5 mg 每日兩次	7.5 mg 每日一次

4.肝功能不全病人無須調整劑量。本藥在重度肝功能不全病人並無執行臨床試驗。

不良反應 1.≥5%：嗜睡(15.4%)、頭暈(10.1%)、水腫(6.7%)。
2.<5%：姿勢性頭暈、失眠、視力模糊、嗜酸性白血球計數增加、姿勢性低血壓、高血壓、便祕、腹脹、口乾、胃炎、嘔吐、食慾增加、食慾減弱、上腹痛、胃食道逆流疾病、肝臟酵素增加、體重增加、步態異常、感覺異常、暈眩、口渴、臉部水腫、跌倒、糖尿病(HbA1c升高、血糖濃度升高)。

醫療須知 1.本藥可能引起頭暈、嗜睡、喪失意識等不良反應，必須警告接受本藥治療的病人不可操作可能具危險性的機械，例如開車。尤其針對老年病人應妥善注意，因為老年病人可能因而跌倒而造成骨折等狀況。
2.本藥可能導致體重增加，若觀察到肥胖的徵象，應採取合適措施，例如節食和/或運動療法。尤其該注意的是，由於體重可能隨著劑量調升或長期使用而增加，因此應定期量體重。
3.本藥治療可能引起周邊水腫，因此，本藥若與其他類可能引起體重增加或液體滯留的藥物合併使用時須謹慎。
4.應注意本藥並非針對病因的治療，而是支持性療法。因此，應同時對引發疼痛的疾病作診斷和治療，且此藥不得隨意使用。
5.突然中斷本藥治療可能導致藥物戒斷症候群(例如，失眠、噁心、腹瀉、食慾降低)。本藥治療停用時應小心謹慎，例如逐漸減少劑量。
6.以本藥治療可引起眼部疾病(例如，弱視、視力異常、視力模糊、複視)。因此在醫學檢查中，應謹慎考量可能發生的眼部疾病，包括仔細詢問病史。若發現異常，應採取適當措施。
7.已知使用與本藥同類型之藥物，可能升高病人出現自殺意念或自殺行為之風險，因此，對於使用這類型藥物的病人，都應監視是否出現憂鬱症、憂鬱症惡化、自殺的念頭或行為、以及情緒或行為異常改變的現象。

35406 PARECOXIB▲

Rx 42.36 MG/注射劑(I);

商　名

Dycox®（永信）
Dynastat® ◎（PHARMACIA & UPJOHN/輝瑞）
Opercoxii®（中化）
Pacxib®（生達）
Parecoton®（ANFARM/南光）
Tunbye®（霖揚/瑩碩）

藥理作用 1.Parecoxib是valdecoxib的前驅藥。
2.Valdecoxib在臨床劑量範圍內是一種選擇性COX-2抑制劑。環氧酶負責前列腺素的生成，業已認出兩種同分異構物：COX-1和COX-2。Valdecoxib其作用機制涉及抑制環氧合酶-2(COX-2)，負責合成參與發炎和疼痛的前列腺素。
3.透過選擇性抑制COX-2，帕瑞昔布減少這些發炎介質的產生，從而減輕疼痛和炎症，而不會顯著影響與胃腸道保護相關的COX-1酶。
4.本藥的療效已在牙科、婦科(子宮切除術)、骨科(膝關節與髖關節置換術)、及冠狀動脈繞道手術疼痛的臨床試驗中確立。

適 應 症 [衛核]短期(不宜超過四天)使用於外科手術後疼痛之緩解。

用法用量 1.建議劑量為40mg，靜脈注射或肌肉注射，接著視需要每12~24小時可再給予20mg。如採靜脈注射，可直接迅速地注入靜脈或注入既有的靜脈注射管線中。如採肌肉注射，則需將注射液緩慢地注入肌肉深部。
2.老年人：對於老年病人(≧65歲)通常無須調整劑量；然而，對於體重低於50公斤的老年病人，本藥的起始劑量應為一般建議劑量的二分之一，每日最高劑量降至40mg。
3.肝功能不全病人：輕度肝功能不全病人(Child-Pugh評分5~6分)通常無須調整劑量。對於有中度肝功能不全的病人(Child-Pugh評分7~9分)應慎用本藥，起始劑量應為一般建議劑量的二分之一，每日最高劑量降至40mg。對於有重度肝功能不全的病人(Child-Pugh評分≧10分)並無使用本藥的臨床經驗，因此禁用於此類病人。
4.腎功能不全病人：根據藥動學，對於有輕度至中度腎功能不全(肌酸酐清除率30~80毫升/分鐘)的病人，無須調整劑量。對於有重度腎功能不全(肌酸酐清除率<30毫升/分鐘)或容易發生液體滯留病人應以最低建議劑量開始治療，並且密切監視病人的腎功能。

不良反應 1.手術後貧血、低鉀血症、精神激動、失眠、感覺遲鈍、高血壓、低血壓、咽炎、呼吸不足、乾性齒槽骨炎(dry socket)、消化不良、脹氣、搔癢、背痛、寡尿、周邊水腫、血中肌酸酐濃度升高。
2.噁心(10%)、腹痛(5%)、嘔吐(5%)、便秘(5%)、頭暈(5%)

醫療須知 1.用本藥治療超過三天的臨床經驗很有限。
2.對於有明顯心血管事件危險因子的病人(例如高血壓、高脂血症、糖尿病、吸煙)，只有經過審慎考慮之後，方可使用parecoxib治療。
3.COX-2抑制劑沒有抗血小板的作用，因此不能替代acetylsalicylic acid作為心血管血栓栓塞性疾病的預防用藥。所以不可以停止抗血小板治療。
4.老年人、同時使用其他NSAID或acetylsalicylic acid、或有胃腸道疾病(如潰瘍和胃腸道出血)病史的病人發生此類胃腸道併發症的風險最高，治療此類病人須小心。
5.曾有接受valdecoxib的病人發生嚴重皮膚反應，包括多形性紅斑、剝落性皮膚炎、史蒂文生氏-強生症候群(有些會致死)的報告。此外，上市後監視報告病人使用valdecoxib (parecoxib的活性代謝物)曾有毒性表皮溶解壞死的致死報告，因此不能排除使用parecoxib發生這類嚴重皮膚反應的可能性。似乎在治療初期病人發生這些事件的風險最高。
6.對於脫水的病人開始治療時應謹慎。建議先為病人補充水分，再開始parecoxib治療。

35 非成癮性止痛藥和抗發炎的藥物

35407 PREGABALIN▲

孕 C 乳 - 泄 腎 半 6.3h

Rx 75 MG/錠劑(T); 75 MG, 150 MG, 300 MG/膠囊劑(C);

商 名

Accord Pregabalin®（INTAS/吉富）$24.6/C(150MG-PIC/S)
Bergalin® ＊（元宙）$12.9/C(75MG-PIC/S)
Lygaba® ＊（生達）$24.6/C(150MG-PIC/S), $12.2/C(75MG-PIC/S)
Lyrica® ◎（PFIZER/暉致）$14.7/C(75MG-PIC/S)
Phudialin® ＊（永信）$12.8/C(75MG-PIC/S)
Prebalin® ＊（南光）$11.9/C(75MG-PIC/S)
Pregabalin® ＊（MYLAN/邁蘭）$11.7/C(75MG-PIC/S)
Pregabalin® ＊（中化）$12.3/C(75MG-PIC/S)
Pregabalina Kern®（KERN/旌宇）$11.7/C(75MG-PIC/S),
Pregapain®（INTAS/吉富）$12.3/C(75MG-PIC/S)
Rexabalin®（保瑞）$12.1/T(75MG-PIC/S)
Suculin® ＊（衛達/營養家）$13.1/C(75MG-PIC/S)
Syngexa® ＊（健喬信元）$12.1/C(75MG-PIC/S),
Tirica® ＊（強生/鼎豐宇）$12.9/C(75MG-PIC/S)
Xingaba®（元宙/意欣）$12.2/C(75MG-PIC/S)
Zeropin® ＊（歐帕/亞培）$12.1/C(75MG-PIC/S)
Zylin® ＊（ZYDUS/毅有）
pms-Pregabalin®（PHARMASCIENCE/信東）$13.8/C(75MG-PIC/S)
pms-Pregabalin®（PHARMASCIENCE/曜盟）

藥理作用 1.Pregabalin以高親和力與中樞神經系統組織中的alpha2-delta部位結合(電位閘控型鈣離子通道的輔助單元)。雖然pregabalin的作用機制尚未完全闡明，但是用基因修改的小鼠以及化學結構與pregabalin有關的化合物(例如gabapentin)進行動物模型實驗的結果顯示，與alpha2-delta子單元結合可能涉及pregabalin的止痛與抗癲癇作用。在神經受損的動物模型實驗中，pregabalin已證實可降低脊髓中具鈣離子依賴性的致痛神經傳導物質釋出作用，可能的作用方式為阻斷含有alpha2-delta子單元之鈣離子通道的流通性及(或)降低鈣離子流量。

2.從其它的神經受損與持續性疼痛動物模型實驗中所獲得的證據顯示，pregabalin可能也會透過與源自腦幹的下行正腎上腺素激性通路及血清素激性通路發生交互作用(此作用可調節脊髓中的疼痛傳導)的方式產生止痛的作用。

3.Pregabalin雖然是抑制性神經傳導物質gamma-aminobutyric acid(GABA)的結構衍生物，卻不會與GABAA、GABAB或benzodiazepine受體直接結合，不會加強組織培養神經元細胞GABAA反應，不會改變大鼠腦中GABA濃度，對GABA吸收(uptake)或降解亦無急性作用。然而，在培養的神經元中，長期使用pregabalin會增加GABA轉運蛋白的密度，也會增加功能性GABA轉運的速率。Pregabalin不會阻斷鈉離子通道，對鴉片受體沒有活性，不會改變環氧酶(cyclooxygenase)酵素活性。它對血清素(serotonin)受體與多巴胺(dopamine)受體沒有活性，不會抑制多巴胺、血清素或正腎上腺素(noradrenaline)再吸收。

35 非成癮性止痛藥和抗發炎的藥物

適應症 **[衛核]帶狀泡疹後神經痛。成人局部癲癇的輔助治療。纖維肌痛(fibromyalgia)。糖尿病周邊神經病變引起的神經性疼痛。脊髓損傷所引起的神經性疼痛。**

用法用量 1.口服，空腹服用或，亦可與食物併服。

2.一日兩次或一日三次，腎功能不全的患者需要做劑量的調整。

3.本藥的有效起始劑量為150mg/day，需要時，可用300mg/day做調升劑量，於癲癇、帶狀疱疹後神經痛的治療最高劑量為600mg/day，纖維肌痛為450mg/day，而糖尿病周邊神經病變所引起的神經性疼痛最高劑量為300mg/day。

4.使用本藥治療時，不需要監測pregabalin的血漿濃度，又因為本藥與其他常用的抗癲癇藥物之間沒有明顯的藥物動力學方面的交互作用，所以加入本藥不會明顯地改變這些藥物的血漿濃度。

不良反應 在結合所有患者群的上市前對照性試驗中，接受本藥治療者比接受安慰劑治療者較常通報頭暈、嗜睡、口乾、水腫、視力模糊、體重增加及「思考異常」(主要是專注力/注意力困難)等不良反應(≥5%而且是在安慰劑組出現比率的2倍)。

醫療須知 **1.不可突然停藥：會增加癲癇發作的風險。**

2.同時併用TZD類降血糖藥：上升體重增加及周邊水腫的風險。

3.同時併用與血管性水腫有關的藥物(如：ACEI)：增加血管性水腫的發展。

4.心衰竭(尤其是NYHA Class III and IV)：增加週邊水腫的風險。

5.患者應被告知：本藥所引起的頭暈與嗜睡可能會使病患從事諸如駕駛或操作機器等

工作的能力受損。
6.造成視力改變。
7.突然或快速停用本藥之後，有些病人報告出現包括失眠、噁心、頭痛、焦慮、多汗及腹瀉等症狀。應以至少一週的時間逐漸減量，而非突然停藥。
8.具肌病變(myopathy)的風險：肌酸酐(creatine kinase)值上升。
9.增加自殺的念頭：療程開始後1週到24週內都有可能發生。
10.與其他中樞抑制劑(如：鴉片類、BZD類)併用時要小心加成性的中樞抑制效果。
11.如果病人出現呼吸道症狀，則病人及其照護者應立即尋求醫療協助，因為這些症狀可能危及生命。

§ 35.5 非成癮性止痛藥和抗發炎的藥物-複方產品

35501	HAVITAL® HA / Juice HA® 喝的玻尿酸	(委託著名醫學中心進行「玻尿酸之吸收與生物功能之探討」研究) (榮獲2019年科技部創新產品獎之殊榮) (金鈦生技集團：金鈦生技、捷勝生技、健康4.0)

成　分 1.基礎成分：純水、果糖、DL-蘋果酸、香料、雞冠萃取物(含玻尿酸)、西印度櫻桃或蔓越莓或葡萄籽萃取物、玫瑰果粉。
2.強化成分：輔酶Q10、II 型膠原蛋白、藻紅素(紅藻萃取物)、魟魚軟骨萃取物-[依不同產品特別添加]。

藥理作用 1. 獨家研發、領先技術先驅，委託著名醫學中心進行「玻尿酸之吸收與生物功能之探討」研究，品質保證，使用安心。
2. 玻尿酸，又稱透明質酸(Hyaluronic Acid)，是一種由雙糖(D-葡萄醣醛酸及N-乙醯葡萄糖胺)為基本結構組成的醣胺聚醣，具超強鎖水能力，每1g的玻尿酸可吸收500ml-1000ml的水份，相當於500-1000倍的吸水能力。
3. 玻尿酸存在於人體的真皮層、結締組織、神經組織及關節中，是人體肌膚最重要的保濕因子。隨著年齡增加，體內膠原蛋白、玻尿酸、皮下脂肪、骨質會逐漸流失位移，皮膚就會慢慢產生皺紋鬆弛，而顯出老態。
4. HAVITAL® HA Q10 / Juice HA® Q10喝的玻尿酸產品添加輔酶Q10，促進新陳代謝，減少疲勞感，幫助維持身體健康及保持活力。
5. HAVITAL® 微晶膠原晶露 喝的玻尿酸產品添加II型膠原蛋白，有助補充人體流失之膠原蛋白，增強活動力，不再擔心走路"卡卡"。
6. HAVITAL® HA / Juice HA®的天然小分子玻尿酸，鎖水性極強。以生物技術萃取，與人體分子結構一致，生物相容性高，不易出現過敏現象。小分子玻尿酸具良好的『傳導基質』特性，讓輔酶Q10及II型膠原蛋白迅速達到更佳的生物相容性與吸收性。
7. 與台大食科所合作研發獨家科學化配方：小分子玻尿酸依不同產品配方分別添加西印度櫻桃、葡萄籽、蔓越莓及玫瑰果萃取液；HAVITAL® HA喝的玻尿酸全產品系列另添加蝦紅素(紅藻萃取物)，效果比葉黃素更佳，可促進新陳代謝，維持身體健康。
8. 2020年起正式進入數家醫學中心如：臺北醫學大學附設醫院/分院體系、高雄醫學大學附設醫院、中國醫藥大學及亞洲大學附屬醫院/分院體系等骨科、復健科體系，供專業醫師非健保處方使用，且產品在醫院體系內具有醫令碼，可供醫師開立非健保處方，病患使用後的反應極為良好。

適 應 症 [非衛核] 1.養顏美容，青春美麗。2.靈活關節。3.強化活力，精神旺盛。

用法用量 每日1瓶，服用後請多喝開水幫助吸收。

醫療須知 1.玻璃瓶裝，請置於兒童不易取得處。
2.採真空殺菌，不含防腐劑，拆封後請一次飲用完畢。
3.本產品成分為獨家技術萃取，於有效保存期限內，如有沉澱或結晶屬正常現象，請安心食用。
4.懷孕或哺乳期間婦女，15歲以下小孩、及服用抗凝血藥品(warfarin)病患，不宜食用。
5.請置於陰涼乾燥處保存，請避免高溫及陽光直射。冰涼飲用，風味更佳。
6.系列產品：HAVITAL® 青春晶露(喝的玻尿酸)
HAVITAL® 微晶膠原晶露(喝的玻尿酸)
HAVITAL® Q10 活力晶露(喝的玻尿酸)
Juice HA® 就是HA 晶露(喝的玻尿酸)
Juice HA® 就是HA Q10 晶露(喝的玻尿酸)
Juice HA® 就是HA 關倍佳®(喝的玻尿酸)
HAVITAL® / Juice HA® 就是HA 積倍佳®(喝的玻尿酸)
HAVITAL® / Juice HA® 就是HA 視倍佳®(喝的玻尿酸)
HAVITAL® 無齡菁華液航空版(保養護膚玻尿酸)

35502 HAVITAL® HA / Juice HA® 積倍佳®晶露飲品

(委託著名醫學中心進行「玻尿酸之吸收與生物功能之探討」研究)
(台灣大學食品科學研究所技術合作)
(金鈜生技集團：金鈜生技、捷勝生技、健康4.0)

成　　分
1.基礎成分：純水、果糖、DL-蘋果酸、香料、雞冠萃取物(含玻尿酸)、玫瑰果粉、葡萄籽萃取物。
2.強化成分：支鏈胺基酸(L-白胺酸、L-異白胺酸、L-纈胺酸)、魟魚軟骨萃取物、藻紅素(紅藻萃取物)。

藥理作用
1.獨家研發、領先技術先驅，委託著名醫學中心進行「玻尿酸之吸收與生物功能之探討」研究，品質保證，使用安心。
2.玻尿酸，又稱透明質酸(Hyaluronic Acid)，是一種由雙糖(D-葡萄醣醛酸及N-乙醯葡萄糖胺)為基本結 構組成的醣胺聚醣，具超強鎖水能力，每1g的玻尿酸可吸收500ml~1000ml的水份，相當於500~1000倍的吸水能力。
3.玻尿酸存在於人體的真皮層、結締組織、神經組織及關節中，是人體肌膚最重要的保濕因子。隨著年齡增 加，體內膠原蛋白、玻尿酸、皮下脂肪、骨質會逐漸流失位移，皮膚就會慢慢產生皺紋鬆弛，而顯出老態。
4.HAVITAL® HA / Juice HA®喝的玻尿酸天然小分子玻尿酸，鎖水性極強。以生物技術萃取，與人體分子 結構一致，生物相容性高，不易出現過敏現象。
5.與台大食科所合作研發獨家科學化配方：小分子玻尿酸依不同產品配方分別添加西印度櫻桃、葡萄籽、蔓 越莓及玫瑰果萃取液；藉由小分子玻尿酸具有良好的『傳導基質』特性，可促進新陳代謝，維持身體健康。
6. 2020年起正式進入數家醫學中心如：臺北醫學大學附設醫院/分院體系、高雄醫學大學附設醫院、中國醫藥大學及亞洲大學附屬醫院/分院體系等骨科、復健科體系，供專業醫師非健保處方使用，且產品在醫院體系內具有醫令碼，可供醫師開立非健保處方，病患使用後的反應極為良好。
7.支鏈胺基酸 (BCAA，Branched Chain Amino Acid)：
a. 結構上含有支鏈的一群必需胺基酸(白胺酸Leucine、異白胺酸Isoleucine、纈胺酸Valine)，必須由外 源性來攝取補充，可以直接為骨骼肌提供能量，約占骨骼肌蛋白質的必需胺基酸35%左右，與骨骼肌的合成有著密切的關係。
b.可促進運動後恢復期蛋白質的合成代謝，加速肌肉組織的合成，減少肌肉組織的分解。適時補充支鏈氨基酸，可以預防肌肉中蛋白質分解和肌肉流失。
c.中老年人若是出現肌肉耗損的狀況如臥床、老化、癌症營養不良或感染等狀況，營養改善肌肉蛋白合成尤其重要。
8.魟魚軟骨萃取物：
a.含有獨特的小分子胜肽及多醣類複合體，有助於促進真皮層中 GAGs (glycosaminoglycans 醣胺聚醣)的生成作用。
b.GAGs 為身體內的細胞間質，於真皮層中與膠原蛋白、彈力蛋白構成網狀支撐體，以提供真皮安定有力的支撐，並將水分留在真皮中。
c.具有提供關節及筋肉組織的照護與強化。

適 應 症
[非衛核] 1.人體細胞、組織、器官的主要構成物質，有助於組織的修復，為肌肉合成的來源之一。2.精神旺盛。3.靈活關節。4.營養補給。5.增強體力。

用法用量
每日1瓶，服用後請多喝開水幫助吸收。

醫療須知
1.玻璃瓶裝，請置於兒童不易取得之處。
2.採真空殺菌，不含防腐劑拆封後請一次飲用完畢。
3.本產品成分為獨家技術萃取，於有效保存期限內，如有沉澱或結晶屬正常現象，請安心使用。
4.系列產品：HAVITAL® 青春晶露(喝的玻尿酸)
HAVITAL® 微晶膠原晶露(喝的玻尿酸)
HAVITAL® Q10 活力晶露(喝的玻尿酸)
Juice HA® 就是HA 晶露(喝的玻尿酸)
Juice HA® 就是HA Q10 晶露(喝的玻尿酸)
Juice HA® 就是HA 關倍佳®(喝的玻尿酸)
HAVITAL® / Juice HA® 就是HA 積倍佳®(喝的玻尿酸)
HAVITAL® / Juice HA® 就是HA 視倍佳®(喝的玻尿酸)
HAVITAL® 無齡菁華液航空版(保養護膚玻尿酸)

35503 Licoton "壽元" 利克痛注射液 ® (壽元) $15/I (20.0 ML-PIC/S)

Rx

每 ml 含有：CHONDROITIN SULFATE SODIUM (EQ TO SODIUM CHONDROITIN SULFATE) 10.0 MG；SODIUM SALICYLATE 20.0 MG

適 應 症
[衛核] 老人性神經痛、急慢性僂麻質斯、肋間神經痛、痛風、坐骨神經痛、婦人腰痛、後陣痛、關節痛、外傷性神經痛、肌肉痛

用法用量
參照仿單

類似產品
Ankoton "安星" 安克痛注射液 ® (安星) $15/I (20.0 ML-PIC/S)
Chitonin "南光"去痛寧注射液 ® (南光)
Parakern 汎克痛注射液 ® (台裕/汎生)

35 非成癮性止痛藥和抗發炎的藥物

Gisalcon "應元" 即賜康注射液 ® (應元)
Salsoroitin "濟生"柳溴老治注射液 ® (濟生)

35504 Muslax-A 蒙逑樂－安錠 ® (中化) $1.5/T

Rx

每 Tab 含有：ACETAMINOPHEN (EQ TO PARACETAMOL) 450.0 MG；CHLORMEZANONE 100.0 MG

適應症 [衛核] 腰痛、肩痛、頭痛、牙痛、肌肉痙攣僵硬、經前緊張

用法用量 一天2次，每次1錠。

類似產品
Acetazone "正和"愛必舒痛錠 ® (正和) $1.5/T
Ansocaine 安舒康錠 ® (安星) $1.5/T
Fulucon 服汝康錠 ® (長安/世達) $1.5/T
Litonba 力痛別錠 ® (成大) $1.5/T
Skelin 馳痙寧錠 ® (福元) $1.5/T, $2/T
Su Ku Ta 溫克達錠 ® (元宙) $1.5/T
Tensoca 南都痛可消錠 ® (美西/南都)
Winsocaine "約克" 穩舒痛錠 ® (約克) $1.5/T, $2/T
Aleton 安利痛錠 ® (永吉)
Chiwegon "永勝"全復康錠 ® (永勝) $1.5/T
Hotiton 好止痛錠 ® (井田/天下) $1.5/T
Lobak "井田"樂凱錠 ® (井田) $1.5/T, $2/T
Socaine 索卡因錠 ® (優良/瑞安) $1.5/T, $2/T
Suntonin "生達" 順痛寧膠囊 ® (盈盈/生達)
Tonren 痛爾炎膠囊 ® (中美兄弟/興中美) $1.5/C
Yu-Min "優生"優敏錠 ® (優生) $1.5/T

35505 A.A.C. "優良"解熱痛錠 ® (健喬信元/優良) $1.4/T

每 Tab 含有：ACETAMINOPHEN (EQ TO PARACETAMOL) 250.0 MG；ASPIRIN 250.0 MG；CAFFEINE ANHYDROUS 65.0 MG

適應症 [衛核] 退燒、止痛(緩解頭痛、牙痛、咽喉痛、關節痛、神經痛、肌肉酸痛、月經痛)。

用法用量 一天3~4次，每次1粒。

類似產品
Acecaine "培力"康舒錠 ® (培力) $0.6/T
Anlito Extra "永勝" 安離痛加強錠 ® (永勝) $0.62/T
Chyrtongdan Extra "明通"治痛單加強錠 ® (明通)
Panatol "明大 " 盼克痛錠 ® (明大) $0.5/T
Sten 速定二層錠 ® (中化)
U-Chu Analgesic 斯斯解痛錠 ® (五洲) $0.6/T
Analgesic "散利痛"止痛錠 ® (歐帕/拜耳)
Chyr Tong 〝明通〞治痛錠 ® (明通)
Mentong 免痛錠〝井田〞 ® (井田) $1.52/T
Pyrinin 必寧爾痛錠 ® (政德) $0.5/T
Tozy Extra "井田"痛可止加強錠 ® (井田) $0.64/T

35506 Alra "健康"痛熱錠 ® (優良/健康化學)

每 Tab 含有：CAFFEINE ANHYDROUS 20.0 MG；ETHENZAMIDE (ETHOXYBENZAMIDE) 130.0 MG；HYDROXYBUTYRIC ACID BETA- P-PHENETIDIDE (BUCETIN) 130.0 MG；THIAMINE MONONITRATE 3.0 MG

適應症 [衛核] 解熱、鎮痛(頭痛、肌肉痛、關節痛、風濕痛、神經痛、月經痛、牙痛之緩解)

用法用量 一天3~4次，每次1粒。

類似產品
Cetonin "新喜"休痛能錠 ® (新喜國際)
Chyrtongdam "明通"治痛丹錠 ® (明通)
Sedonin "人生"舒痛寧錠 ® (人生)
Chyr Tong Dan San "明通"治痛單散 ® (明通)
Sedonin "人生"舒痛寧散 ® (人生)
Tinton " 井田 "定痛錠 ® (井田)

35507 An-An 安安錠 ® (瑞士/惠德) $1.68/T

Rx

每 Tab 含有：ACETAMINOPHEN (EQ TO PARACETAMOL) 450.0 MG；ORPHENADRINE CITRATE 35.0 MG

適應症 [衛核] 關節炎、神經痛、風濕痛、肩僵硬、腰背痛、肌肉痛、肌僵硬、肌痙攣、四肢痛

用法用量 一天3~4次，每次1粒。

類似產品
Dikuton "濟時" 双克痛錠 ® (瑞士/濟時) $1.5/T

35508 Antalgic "華興"安達可錠 ® (華興) $0.74/T

Rx

每 Tab 含有：ACETAMINOPHEN (EQ TO PARACETAMOL) 80.0 MG；BROMISOVALUM (EQ TO BROMOVALERYLUREA) (EQ TO BROMVALETONE) 100.0 MG；CAFFEINE ANHYDROUS 25.0 MG；ETHENZAMIDE (ETHOXYBENZAMIDE) 200.0 MG

適應症 [衛核] 解熱、鎮痛 (頭痛、牙痛、月經痛、神經痛、咽喉痛、關節痛)

用法用量 一天3次，每次2錠，口服使用。

類似產品
Biscomp "太田"必治康錠 ® (政德/太田) $0.74/T
Chyr Tong Dan San "明通"治痛丹散 ® (明通)
Coldes "大豐"止痛熱好顆粒 ® (大豐)
Jyy Ta Wang 止痛王散 ® (明通)
Litoning 利痛寧錠 ® (長安/世達)
Neo Antipain 〝金葫蘆〞 利痛散 ® (明通/治痛單)
Pain Free 痛飛飛錠 ® (新萬仁)
Sedenton 舒熱痛錠 ® (元宙) $1.5/T
Capdes "強生"刻不痛錠 ® (強生) $1.5/T
Chyrtongdan "明通"治痛真簡單錠 ® (明通)
Depain 對痛錠 ® (應元/豐田) $0.74/T
Kakonamin Pain Relief 日方藥研止痛顆粒 ® (SHINSEI/德佑)
Lotinton 樂靜痛錠 ® (信隆) $1.5/T
New Nikuron 日方速克痛膜衣錠 ® (NEIYAKU/德佑)

Sedon "瑞士"平痛錠 ® （瑞士）
Sutenten 速停痛錠 ® （成大）
Teiria Granule 替你痛顆粒 ® （五洲）
Pitonning "成大"平痛寧錠 ® （成大）
Sedenton "嘉林"適熱痛錠 ® （旭能/嘉林）
Sten Betend Two Layer 速定百定雙層錠 ® （中化）
Sutonlen "大豐"司痛能錠 ® （大豐） $1.5/T
Zuton "優生"止痛錠 ® （優生）

35509 APO-Tramadol 安保舒痛錠 ® （APOTEX/鴻汶） $3.32/T

Rx

每 Tab 含有：ACETAMINOPHEN (EQ TO PARACETAMOL) 325.0 MG；TRAMADOL HCL 37.5 MG

適應症 [衛核] 使用非鴉片類止痛劑無效的中度至嚴重性疼痛。

類似產品 Cotrma 複克痛膜衣錠 ® （健喬信元） $3.32/T
Utraphen "生達"立除痛膜衣錠37.5毫克/325毫克 ® （生達） $3.32/T
Tramacet "五洲"妥美亭膜衣錠 ® （五洲） $3.32/T

35510 Arfen Plus 安得復加強錠 ® （MEDOCHEMIE/雙正）

每 Tab 含有：ACETAMINOPHEN (EQ TO PARACETAMOL) 500.0 MG；CAFFEINE 50.0 MG

適應症 [衛核] 鎮痛、解熱。

用法用量 通常成人一次一錠，必要時隔4小時再服一次，一天限服三次。

醫療須知
1.在就診中尚使用其他解熱鎮痛或感冒藥者應避免重覆使用。
2.應用本藥數次，仍未見症狀改善時應即停用。
3.避免長期服用。

類似產品 Daraffin "十全" 達瑞芬錠 ® （十全） $0.5/T
Quit A.C. Analgesic 快安治痛加強錠 ® （壽元） $0.68/T
Panadol Extra With Optizorb 普拿疼止痛加強錠 ® (GSK/赫力昂)

35511 Aspirin Caffeine 阿斯匹寧－咖啡因錠 ® （利達） $0.91/T

每 Tab 含有：ASPIRIN 350.0 MG；CAFFEINE 30.0 MG

藥理作用
1.止痛－本藥能夠阻斷前列腺素的合成，因而減弱末稍疼痛受體對機械性或化學性刺激的感受性；本藥能夠加強腫脹發炎組織之體液的再吸收；而且又能干擾疼痛衝動在次腦中皮質中樞(如視丘)的傳遞。
2.解熱－本藥能夠減少血管收縮衝動從下視丘發生，因而促進血管擴張，發汗和體熱散失。
3.小劑量的aspirin會抑制probenecid和sulfinpyraxone的促尿酸排泄效應。
4.其他的作用包括減少血小板的凝集，抑制凝血酶原的形(僅在高劑量下)，增加尿酸的排泄(低劑量下)，減少尿酸的排泄(高劑量下)，昇高血糖和減弱葡萄糖的耐受性。

適應症 [衛核] 退燒、止痛(緩解頭痛、牙痛、咽喉痛、關節痛、神經痛、肌肉酸痛、月經痛)。
[非衛核] (1)本藥能夠緩解輕度至中度的疼痛，特別是用於與發炎有關的狀況(如肌痛、神經炎、頭痛)。(2)降低上昇的體溫。(3)各種發炎狀況(如風濕和骨關節，滑囊炎，風濕熱)的症狀療法，這種用途通常都要較大的劑量(每天3~7mg)。(4)預防與心臟血管疾病有關的血栓塞併發症(如靜脈栓塞，腦缺血症)，對於女人的效力比男人差很多，對於完全性中風治療沒有效益。

用法用量
1.成人：疼痛－325~650mg，每4小時1次，口服或栓劑投與 。發炎－每天2.6~5.2gm(對於風濕熱每天可使用高至7.8gm的劑量。預防血栓栓塞併發症的疾病(僅為實驗性的劑量)－每天40~325mg。(參見第43章)
2.孩童：65mg/Kg/天，分次服用。

不良反應 胃不適，心灼感，常有噁心的感覺：可能引發雷氏症候群症(死亡率達20~30%)、蠶豆症患者限制使用本藥。

醫療須知
1.要注意可能發生的過敏反應，氣喘病，鼻息肉，或有過敏反應病歷的患者使用本藥，要非常小心。
2.要注意，發高燒和脫水的小孩，特別要小心毒性反應的發生，甚至小劑量的aspirin亦然，投與aspirin這些孩童切忌長期服用，而且要把aspirin放置在小孩拿不到的地方。
3.要了解併服aspirin，phenacetin和caffeine(APC)不見得比單獨服用aspirin有效，而且還會導致腎損壞較高的發生率。這種併服法應該避免。
4.要了解市面上加緩衝制酸劑的aspirin對胃膜的刺激性不可能比純aspirin製劑加上食物，牛奶或一整杯水好到那裡去。
5.如果患者發生嘔吐或其他不能口服的現象，可以考慮使用栓劑，但是，要記著栓劑的吸收比口服途徑較起伏不定。

35512 Begalin S.C. "新喜"倍佳寧糖衣錠 ® （正和/新喜國際） $0.74/T

Rx

每 Tab 含有：ERGOTAMINE TARTRATE 0.3 MG；HYOSCYAMINE SULFATE 0.1 MG；PHENOBARBITAL 20.0 MG

適應症 [衛核] 心臟神經症、血管神經症、胃腸障礙、更年期障礙、月經困難、月經過多、初經過多、初經障礙、偏頭痛、美尼攸氏病、巴西多氏病。

| 35512 | SiderAL FORTE Int. 新鐵多 膠囊 口服鐵劑的新選擇 多家醫學中心使用 | 35520 |

35513	Bicodin "生達" 必可舒錠® (生達) $1.5/T, $2/T
Rx	●每 Tab 含有：BROMHEXINE HCL 8.0 MG；DOXYLAMINE SUCCINATE 7.5 MG；METAPROTERENOL SULFATE (ORCIPRENALINE SULFATE) 5.0 MG
適應症	[衛核] 氣管炎支氣管炎、支氣管炎性氣腫、支氣管擴張所致之喀痰困難症、支氣管氣喘及氣喘性肺支氣管疾患之治療
用法用量	一天3次，每次1錠。

35514	Caton "正和" 康痛錠® (正和) $3.6/T
Rx	●每 Tab 含有：ACETAMINOPHEN (EQ TO PARACETAMOL) 300.0 MG；CODEINE PHOSPHATE 7.5 MG
適應症	[衛核] 解熱、鎮痛及鎮咳(頭痛、神經痛、關節痛、牙痛、腰背痛、發熱、咳嗽)
用法用量	一天3~4次，每次1粒。
類似產品	Conapin 可拿平錠® (瑞士) $1.5/T, $2/T　　Cosutone "華興"咳舒痛錠® (華興) $1.5/T Detent 立平錠® (皇佳)　　Suring "羅得" 舒寧錠® (羅得) $1.5/T

35515	Chiakang "安星" 嘉康錠® (安星) $1.5/T
Rx	●每 Tab 含有：ACETAMINOPHEN (EQ TO PARACETAMOL) 300.0 MG；CHLORZOXAZONE 250.0 MG
適應症	[衛核] 關節痛、肌肉痛、顏面神經痙攣、神經痛、關節周圍炎、肌肉痙攣強直、疼痛
用法用量	一天3~4次，每次1粒。
類似產品	Liton 理痛錠® (杏林新生)

35516	Chyr Tong Dan "明通"治痛單液® (明通)
🥣	📄每 ml 含有：ACETAMINOPHEN (EQ TO PARACETAMOL) 14.94 MG；CAFFEINE ANHYDROUS 1.8 MG；CHLORPHENIRAMINE MALEATE 0.124 MG；DL-METHYLEPHEDRINE HCL 0.49 MG
適應症	[衛核] 緩解感冒之各種症狀(流鼻水、鼻塞、打噴嚏、咽喉痛、咳嗽、喀痰、畏寒、發燒、頭痛、關節痛、肌肉酸痛)。
用法用量	參照仿單
類似產品	Chyr Tong Dan "明通"治痛單糖漿® (明通)　　Risumo Cold & Flu 立舒冒感冒錠® (東洋/曼秀雷敦)

35517	Depaining 百寧痛注射液® (台裕) $15/I (20.0 ML-PIC/S)
Rx	✏每 ml 含有：CALCIUM BROMIDE 20.0 MG；GLUCOSE 100.0 MG；SODIUM SALICYLATE 25.0 MG
適應症	[衛核] 症候性神經痛、炎症性疾患時的補助療法
用法用量	1.錠劑:每天3次，每次2～3錠。 2.針劑:每天靜脈注射1針，注射時宜緩慢(6分鐘以上)。
類似產品	Salsobrocarose "大豐"柳鈉溴鈣糖注射液® (大豐) $15/I (20.0 ML-PIC/S)

35518	Ergocafe "正和"痛安錠® (正和) $1.5/T
Rx	●每 Tab 含有：CAFFEINE 100.0 MG；ERGOTAMINE TARTRATE 1.0 MG
適應症	[衛核] 血管性頭痛如：偏頭痛、組織胺性頭痛
用法用量	一天3~4次，每次1粒。
類似產品	Ergolar Caffeine "新喜"益可達咖啡因錠® (新喜國際) $1.5/T　　Ergoton "強生" 易克痛膜衣錠® (強生) $1.5/T Tonpen "威勝"痛平錠® (利達/威勝) $1.5/T, $2/T

35519	Hualishih "華興" 華理濕膠囊® (華興) $1.5/C
Rx	✏每 Cap 含有：ACETAMINOPHEN (EQ TO PARACETAMOL) 250.0 MG；CAFFEINE ANHYDROUS 20.0 MG；CHLORZOXAZONE 150.0 MG；PROSULTIAMINE (THIAMINE PROPYL DISULFIDE) 10.0 MG
適應症	[衛核] 關節痛、神經痛多發性神經炎、顏面神經性痙攣、肌肉之痙攣、強直及伴生之疼痛、風濕痛
用法用量	一天3~4次，每次1粒。

35520	Hwang Jin You "明通"黃金油® (明通)
🥣	📄每 4gm 含有：CAMPHOR 50.0 MG；CETYL ALCOHOL (CETANOL)(ALCOHOL CETYLICUS) 1000.0 MG
適應症	[衛核] 心氣肚痛、頭暈目眩、刀傷火傷、周身癢痛、船車之暈、腰骨節痛、手足腫痛

35 非成癮性止痛藥和抗發炎的藥物

35521 Lascaine 頸肩背錠® (永勝/瑪科隆) $1.53/T

Rx 每 Tab 含有：ACETAMINOPHEN (EQ TO PARACETAMOL) 450.0 MG；MEPHENOXALONE 200.0 MG

適應症 [衛核] 對下列由脊髓或肌肉痙攣引起的疼痛具有緩解作用：斜頸、肌性風濕痛、肌肉僵硬、頸部酸痛、肌痛、腰痛、椎關節炎、由關節炎、緊張、肌肉痙攣引起的肌肉痛、急性疼痛的抽筋痙攣。

用法用量 本藥須由醫師處方使用成人及年滿15歲孩童每次2錠，一天2~4次，6~15歲的兒童每次1/3~1錠，一天2次，視症狀輕重增減，當痛怠解除時可減低劑量。可泡在開水或牛奶中用或以飲料服下。

35522 Liton 止痛藥錠® (台裕)

每 Tab 含有：ACETAMINOPHEN (EQ TO PARACETAMOL) 300.0 MG

適應症 [衛核] 退燒、止痛（緩解頭痛、牙痛、咽喉痛、關節痛、神經痛、肌肉酸痛、月經痛）

用法用量 一天3~4次，每次1粒。

類似產品 Menton "應元"免痛錠５００毫克（乙醯胺酚）®（應元）$0.19/T

35523 Neodoxine "生達"寧痛欣注射液® (生達)

Rx 每 ml 含有：CALCIUM BROMIDE 2.0 MG；DIBUCAINE HCL 1.0 MG；PANTOTHENATE CALCIUM 1.0 MG；PYRIDOXINE HCL 1.0 MG；SODIUM SALICYLATE 3.0 MG；THIAMINE HYDROCHLORIDE 2.0 MG

適應症 [衛核] 神經痛、僂麻質斯

用法用量 1次2~5ml，肌肉或局部注射。

35524 Neurowell 鎮特舒軟膠囊® (CATALENT GERMANY/康百佳)

成分 每Cap含有：Vitamin E 15mg; ginger root oily extract 32mg; turmeric root extract 53.76mg; vitamin B1 15mg; vitamin B6 25mg; vitamin B12 0.33mg; niacinamide 10mg.

適應症 [非衛核] NEUROWELL結合三種對神經系統而言非常重要的營養素，這些營養素對於神經細胞之正常新陳代謝作用來說是不可或缺的，除此之外NEUROWELL更提供了珍貴的Turmeric root extract薑黃萃取物(內含薑黃素95%)及生薑萃取物等重要營養素。

用法用量 每日1~2顆，餐後食用。

醫療須知 請洽醫師藥師藥劑生有關食用本食品的專業意見。

35525 Nysmethyl 尼斯滅肌勞軟膏® (尼斯可)

每 100gm 含有：CAMPHOR 5000.0 MG；L-MENTHOL 5000.0 MG；METHYL SALICYLATE 11000.0 MG

適應症 [衛核] 肌肉疼痛、肩酸、腰痛、神經痛、頭痛或由過度運動所引起之肌肉疲勞

類似產品 Sulon "龍杏"蘇龍軟膏® (龍杏)

35526 Oribira 歐力彼樂錠® (衛達/上亞)

Rx 每 Tab 含有：COLCHICINE 0.5 MG；PROBENECID 500.0 MG

適應症 [衛核] 痛風

用法用量 成人1天1次，每次1錠，連續一星期，然後1天2次，每次1錠。

35527 Panacon 普樂康止痛發泡顆粒劑® (健喬信元)

每 Sachet 含有：ACETAMINOPHEN MICRONIZED 500.0 MG；CAFFEINE ANHYDROUS 65.0 MG

適應症 [衛核] 退燒、止痛（緩解頭痛、牙痛、咽喉痛、關節痛、神經痛、肌肉痠痛、月經痛）

35528 Pancosamine 暢可達舒® (CATALENT GERMANY/康百佳)

成分 每cap含有:glucosamine HCL 425mg; providing:glucosamine 353mg; cod liver oil 100mg; fish oil 150mg; vitamin E 16.8mg; folic acid 0.1mg; copper 25.6mcg; vitamin C 42.5mg; manganese 1.36mg; selenium 8.33mcg; zinc 0.55mg; vitamin D3 2.5mcg; vitamin B12 8.5mcg

適應症 [非衛核] PANCOSAMINE是一項針對骨骼靈活度所開發的輔助性營養補充品，除了提供葡萄糖胺Glucosamine之外，更結合了鱈魚肝油，Omega-3脂肪酸，抗氧化維生素與微量礦物質，所以對於骨骼的靈活度可以扮演全方位營養補給的角色。

用法用量 每日1~3顆，餐後食用。

醫療須知 請洽醫師藥師藥劑生有關食用本食品的專業意見。

35529 Procarne 汎可寧注射液® (汎生)

Rx

每 Amp 含有：CAFFEINE SODIUM BENZOATE 50.0 MG；PYRABITAL (AMINOPYRINE+BARBITAL) 150.0 MG；SODIUM SALICYLATE 700.0 MG

適應症 [衛核] 神經痛、僂麻質斯、肩胛痛及其他發熱、疼痛。

用法用量 針劑:每天靜脈注射1針，注射時宜緩慢(6分鐘以上)。

35530 Reazone 肌舒痛錠® (元宙)

Rx

每 Tab 含有：CHLORZOXAZONE 200.0 MG；ETHENZAMIDE (ETHOXYBENZAMIDE) 200.0 MG

適應症 [衛核] 纖維織炎、滑囊炎、腱鞘炎、骨關節炎、關節風濕症、變形性脊椎症及手術後伴生之肌肉痙攣所引起之疼痛

用法用量 一天3~4次，每次1粒。

35531 RED 1+1 苧麻根凝膠/貼布® (Caxxon Labs)

成分 含苧麻根萃取物及heparin。

藥理作用 1.含有端粒酶使肌膚青春美麗、並有獨特消炎止痛成分消除COX2，可直接深入瘀青腫脹處，緩解瘀血、止痛。
2.快速吸收使用方便、清爽不黏膩，不含類固醇及水楊酸，療效溫和、不易刺激。

適應症 [非衛核] 各種痠痛，改善末梢循環。

用法用量 1.運動、日常生活、美容或疾病治療引起的瘀青血腫，有效代謝瘀青，凝膠劑型快速吸收使用方便、清涼不黏膩。
2.不含類固醇及水楊酸療效溫和、不刺激。使用時，請依患部大小，每天均勻塗抹3-4次(輕輕塗抹即可，切忌"按壓搓揉")，使用至病況緩解為止。
3.鈍物創傷的治療應持續10天以上，淺層性靜脈炎則應治療1週。
4.使用時，請避開有開放性傷口及受傷的皮膚，以免影響傷口的癒合。

35532 Suntonin Plaster 生春痠痛寧藥膠布® (立康/生春堂)

每 1m*m 含有：CAMPHOR 1800.0 MG；DIPHENHYDRAMINE 400.0 MG；GLYCOL SALICYLATE 75.0 MG；MENTHOL 4500.0 MG；MENTHOL OIL 1125.0 MG；METHYL SALICYLATE 9000.0 MG；TOCOPHEROL ACETATE ALPHA (EQ TO VIT E ACETATE) (EQ TO VITAMIN E ACETATE) 500.0 MG

適應症 [衛核] 消炎、鎮痛（筋肉痛、腰痛、神經痛、風濕痛、腰酸背痛、坐骨神經痛、關節痛）

用法用量 一天1~2次，貼於患處。

35533 Tactic Liniment 舒樂擦劑® (溫士頓)

每 ml 含有：CAPSAICIN 0.1 MG；CHLORPHENIRAMINE MALEATE 1.0 MG；DL-CAMPHOR 52.0 MG；L-MENTHOL 52.0 MG；METHYL SALICYLATE 50.0 MG；THYMOL 7.0 MG

適應症 [衛核] 肩膀酸痛、肌肉疼痛、腰痛、挫傷、打撲傷、蚊蟲咬傷。

用法用量 一天1~3次，適量塗於患部，並加以按摩。

35534 Tinten 力停疼加強錠® (中化)

每 Tab 含有：ACETAMINOPHEN (EQ TO PARACETAMOL) 500.0 MG；CAFFEINE (HYDRATE) 65.0 MG

適應症 [衛核] 退燒、止痛（緩解頭痛、牙痛、咽喉痛、關節痛、神經痛、肌肉酸痛、月經痛）。

用法用量 一天3~4次，每次1粒。

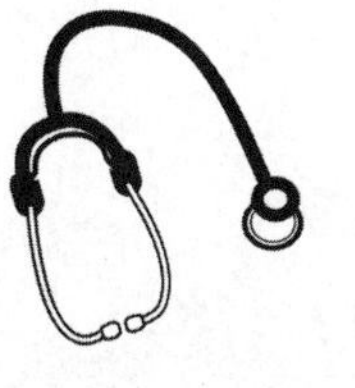

第三十六章
抗風濕藥與抗痛風藥

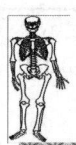

風濕病主要是包括關節及結締組織的各種病變，其中較常見的有：①浸性結締組織疾病(紅斑狼瘡、類風濕性關節炎、青年型類風濕性關節炎、硬皮症、多發性肌炎、皮膚炎、血管炎、薛格蘭氏候群)；②併脊椎病變的關節炎(僵直性椎炎、萊特氏症候群、乾癬性關節炎)；③退化性關節炎包括原發性和次發性；④感染有關的風濕症候群(各種細菌、病毒、黴菌、寄生蟲直接或間接引起的)；⑤新陳代謝、內分泌疾病有關的風濕疾病，其中較常見的是晶體所引起的關節炎如痛風、假性痛風；⑥骨骼和軟骨的疾病(骨質疏鬆、軟骨炎)；⑦關節外的疾病(關節囊炎、勒帶發炎和椎間盤病變)；⑧關節性但為區域性肌肉骨骼疾病(局部的肌肉肌膜疼痛症侯群)。因此，類風濕性關節炎只是風濕病理的一種疾病而已。

根據美國風濕病學院所訂的診斷標準，以下七項中如果有四項符合，便可診斷為類風濕性關節炎(其中1~4項的徵狀需持續六週以下):①早上起床後，關節感覺僵硬不適，且此不適感覺超過1小時以上；②在全身十四個關節區中，有三個以上的關節區有腫脹發炎；③關節腫脹發炎至少包括二個手部關節之一：手指關節、指掌間關節或手腕關節；④關節腫脹呈現對稱性(亦即左手、右手或左腳、右腳)；⑤在身體上發現皮下結節、且確定為類風濕性結節；⑥血液檢查發現類風濕性因子(IgG)；⑦做手部或手腕部X光檢查，發現在典型關節病變。

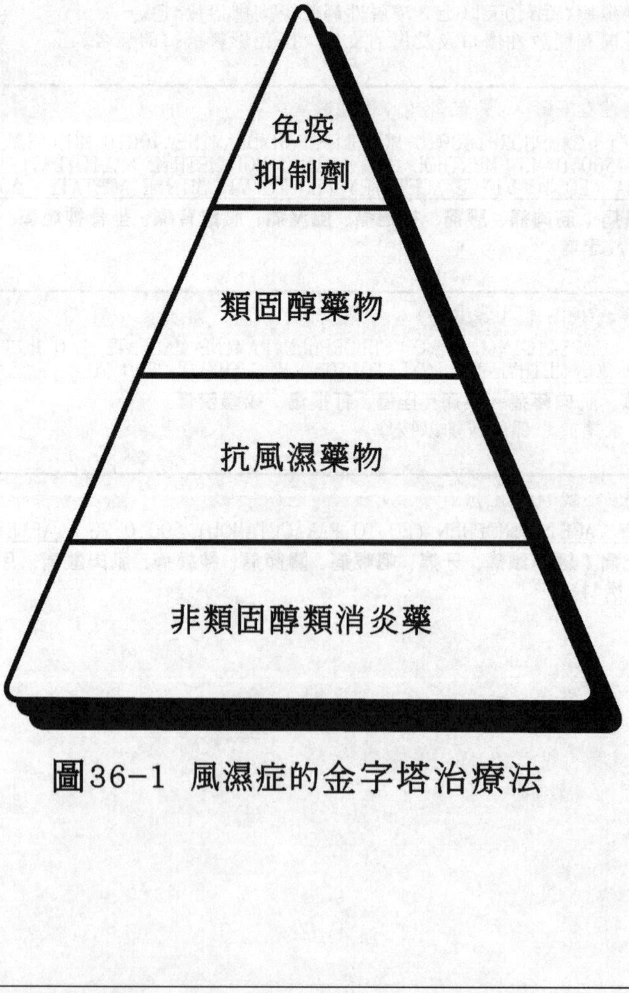

圖36-1 風濕症的金字塔治療法

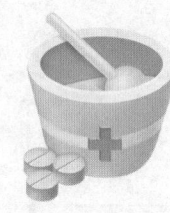

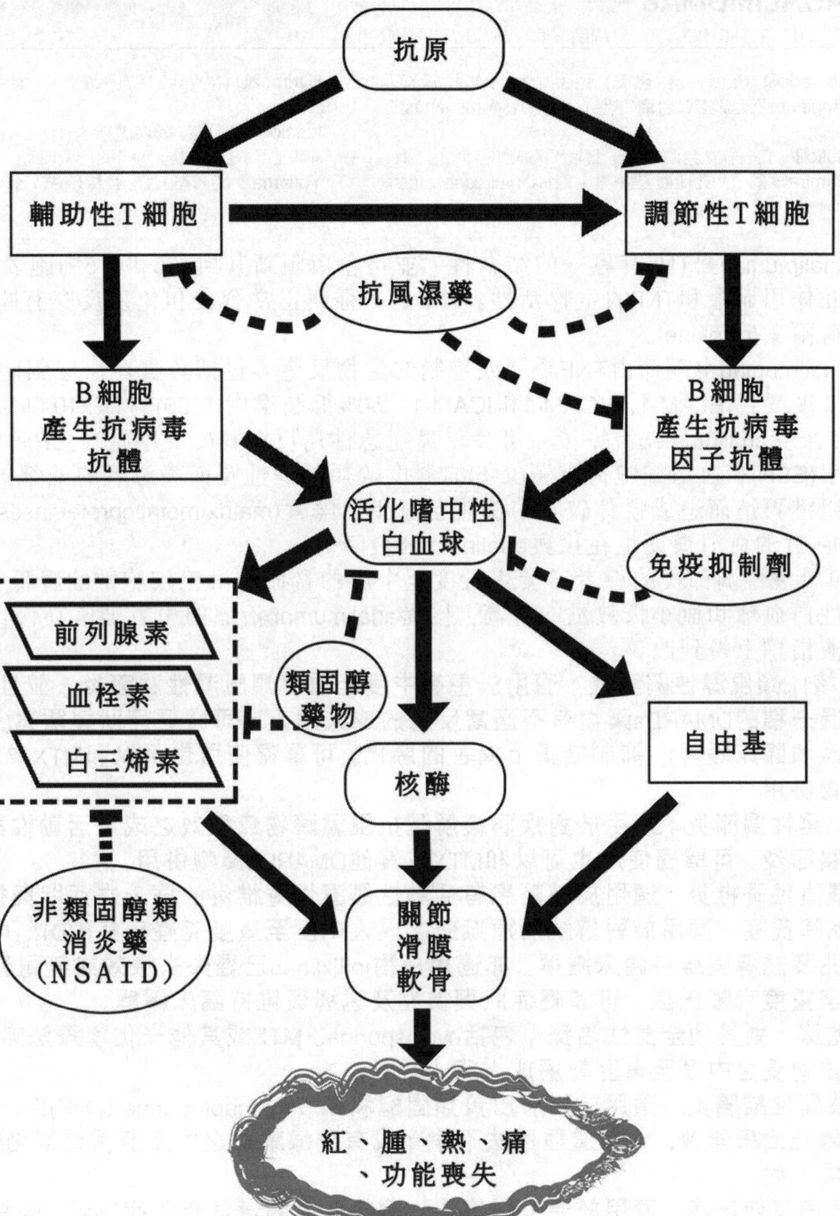

圖36-2 各類抗風濕藥的作用機轉

§ 36.1 TNF抑制劑類抗風濕藥

風濕症的治療藥物主要有四大類，傳統的治療法都考量該藥物的副作用下，先施以藥效較弱的藥物，若是成效不彰，再施以藥效強的藥物(NSAID->抗風濕藥物->類固醇->免疫抑制劑)。然而，現在則認為這種傳統治療方式難以遏阻風濕症的惡化，故改採在早期階段就施以較強的治療。

36101

36101 ADALIMUMAB▲

孕B 乳 - 保 14d

℞ 20 MG, 80 MG, 50 MG/ML, 100 MG/ML/注射劑(I);

商名

Abrilada® (Catalent/惠氏) $7437/I(50MG/ML-PIC/S-800MCL)
Amgevita® (AMGEN/台灣安進) $9079/I(50MG/ML-PIC/S-800MCL)
Hulio® (Terumo/台灣生資) $7437/I(50MG/ML-PIC/S-800MCL)
Humira® ◎ (VETTER/艾伯維) $9768/I(100MG/ML-PIC/S-400MCL),
Hyrimoz® (NOVARTIS/山德士) $7437/I(50MG/ML-PIC/S-800MCL)
Idacio® (MERCK/費森尤斯卡比) $7437/I(50MG/ML-PIC/S-800MCL), $8884/I(50MG/ML-PIC/S-800MCL)
Yuflyma® (CATALENT/賽特瑞恩) $7437/I(100MG/ML-PIC/S-400MCL)

藥理作用

1.Adalimumab對TNF有專一的結合性，並可藉由阻斷其與p55和p75細胞表面TNF 受體的交互作用而中和TNF的生物活性。TNF是一種與正常發炎和免疫反應有關的天然生成細胞荷爾蒙(cytokine)。

2.Adalimumab也調節由TNF誘發或控制的生物反應，包括負責白血球細胞遷移的黏著分子濃度變化(ELAM-1、VCAM-1和ICAM-1，50%抑制濃度(IC50)為1-2x10-0M)。

3.在接受adalimumab治療後，可發現炎症急性期反應物(C反應蛋白(CRP)和紅血球沉降速率(ESR)和血清細胞荷爾蒙(IL-6)的濃度較類風濕性關節炎患者的基準值快速降低。產生組織再造而造成軟骨破壞的細胞基質蛋白酵素(matrix metalloproteinases，MMP-1和MMP-3) 的血清濃度也在投與adalimumab後降低。

4.類風濕性關節炎的患者常發生輕度至中度的貧血和淋巴細胞數的降低，並且會有嗜中性白血球和血小板數量的升高。接受adalimumab治療的患者通常在慢性炎症的這些血液指標上得到改善。

適應症

[衛核]1.類風濕性關節炎：適用於患有中度至重度類風濕性關節炎，並且曾經對一種或超過一種的DMARDs藥物有不適當反應的成人病人，可減輕症狀與徵兆(包括主要臨床反應和臨床緩解)、抑制結構上損害的惡化。可單獨使用也可以和MTX或其他DMARDs藥物併用。

2.乾癬性關節炎：適用於對疾病緩解型抗風濕藥物無療效之成人活動性與進行性乾癬性關節炎。可單獨使用也可以和MTX或其他DMARDs藥物併用。

3.僵直性脊椎炎：適用於減輕患有活動性僵直性脊椎炎的病人之症狀與徵兆。

4.克隆氏症：適用於對傳統治療無效之成人中度至重度克隆氏症(CD)，可減輕症狀與徵兆及誘導與維持臨床緩解。亦適用於對infliximab已經失去療效或無耐受性之成人中度至重度克隆氏症，可減輕症狀與徵兆及誘導與維持臨床緩解。

5.乾癬：對其他全身性治療，包括cyclosporine、MTX或其他光化學療法無效、有禁忌或無法耐受之中度至重度乾癬成人病人。

6.潰瘍性結腸炎：適用於對於皮質類固醇和/或6-mercaptopurine(6-MP)或azathioprine(AZA)等傳統治療無效、或對這種療法不耐受或有醫療禁忌之中度至嚴重活動性潰瘍性結腸炎成人病人。

7.腸道貝西氏症：適用於治療對傳統治療無效之腸道貝西氏症(Intestinal Behcet's Disease)病人。

8.化膿性汗腺炎：適用於對傳統全身性療法反應不佳的進行性中到重度化膿性汗腺炎(又可稱作acne inversa)之成人病人。

9.葡萄膜炎：適用於治療對類固醇反應不佳，或不適合使用類固醇之成年病人的非感染性中段、後段和全葡萄膜炎。

10.小兒適應症：

(1)幼年型自發性多關節炎：與Methotrexate併用適用於2歲及以上患有活動性幼年型自發性多關節炎，並且曾經對一種或超過一種DMARDs藥物反應不佳之病人。單獨用於對Methotrexate無法耐受或不適合持續使用之病人。

(2)小兒克隆氏症：適用於對皮質類固醇及免疫調節劑(Immunomodulators)反應不佳之6歲或大於6歲中度至重度克隆氏症病人，可減輕症狀與徵兆及誘導與維持臨床緩解。

(3)小兒葡萄膜炎：適用於治療2歲以上患有慢性非感染性前葡萄膜炎，並且對傳統治療反應不佳之小兒病人。

(4)小兒潰瘍性結腸炎：適用於對於皮質類固醇和/或6-mercaptopurine(6-MP)或azathioprine(AZA)等傳統治療反應不佳，或對這種療法不耐受或有醫療禁忌之5歲以上中度至嚴重活動性潰瘍性結腸炎的小兒病人。

用法用量 成年類風濕性關節炎或乾癬性關節炎患者的adalimumab建議劑量為每隔一週皮下注射單一劑量40mg。Methotrexate、醣質類固醇、水楊酸、非類固醇類抗發炎藥物、止痛劑或其他DMARDs藥物可於hadalimumab治療期間繼續使用。在類風濕性關節炎患者，有些沒有併用MTX的患者，則可能可以增加adalimumab的給藥頻率至每週40mg (非必須)。

不良反應 血紅素降低、高血脂症、頭疼、頭暈、上呼吸道感染、鼻炎、鼻竇炎、支氣管炎、咳嗽增加、肺炎噁心、腹瀉、喉嚨痛紅疹、搔癢、單純皰疹、泌尿道感染、實驗室檢查值異常、無力、臨床瞑眩反應、似流行性感冒綜合症狀、腹部疼痛、感染、注射部位疼痛、注射部位反應、注射部位出血、注射部位出疹。

醫療須知 1.除非感染已受到控制，否則感染發作期間的患者不應開始adalimumab的治療，包括慢性或局部感染。

2.於接受adalimumab治療時發生新感染的患者應受到密切的監測。如果患者發生嚴重的新感染，則應停止投與adalimumab直到感染得到控制。醫師應小心考慮使用adalimumab於有復發性感染病史或有潛在病況而有可能較易受到感染的患者。

3.TNF拮抗劑，包括adalimumab，在極少數病例中與去髓鞘疾病(demyelinating disease)的臨床症狀和/或有放射線學診斷證實之新的發生或惡化有關。開處方者於患有或最近發生之中樞神經系統去髓鞘疾病的患者，宜格外謹慎使用本藥。

4.在TNF拮抗劑之對照臨床試驗中，與安慰劑組比，接受TNF拮抗劑治療組患者被觀察到發生較多淋巴瘤的案例。然而，其發生很罕見，且安慰劑組患者之追蹤期間比接受TNF拮抗劑治療組短。

5.使用adalimumab曾有極少數的嚴重過敏反應包括過敏性休克的案例報告。若有嚴重過敏反應發生時，應立即停止投與adalimumab並開始適當的治療。

6.如果診斷患有活性肺結核，則不應開始adalimumab的治療。如果診斷患有潛伏性肺結核，應於adalimumab的治療開始前依當地建議給予適當的抗肺結核預防。

7.CHF惡化的案例亦曾於使用adalimumab治療的患者中被報導。當使用adalimumab治療心衰竭的患者時，醫生應小心仔細的並對患者進行監測。

8.所有患者應被告知如果他們在使用adalimumab的療程中發生暗示有惡血質的症狀(如，持續發熱、挫傷、出血、蒼白)，須立刻就醫。

36102 CERTOLIZUMAB PEGOL

孕B 乳+ 泄 血漿 t½ 14D

Rx 200 MG/ML/注射劑(I);

商 名

Cimzia® ◎ (VETTER/優時比) $11426/I(200MG/ML-PIC/S-1ML),

藥理作用 1.Certolizumab pegol對人TNFα具高度親和力，結合常數KD為90pM。TNFα是發炎過程中重要的發炎細胞激素。TNFα的表現量，可作為風濕性關節炎病理的指標，CIMZIA與TNFα結合進而扮演抑制發炎的關鍵調節性角色。在風濕性關節炎患者的滑液中會發現到TNFα數值升高。

2.Certolizumab pegol可選擇性的中和TNF-α(體外L929鼠纖維瘤細胞毒性分析中，抑制人TNFα的IC90為4ng/ml)，但不會中和淋巴毒素α(TNFβ)。

3.Certolizumab pegol中和細胞膜相關之可溶性人類TNFα的作用具劑量效應。於單核球的培養基中加入certolizumab pegol，會抑制LPS-誘發人類單核球生成之TNFα與IL-1β，抑制作用與劑量有關。

適 應 症 [衛核]1.類風濕性關節炎：用於治療對至少一種疾病調節抗風溼藥物(例如methotrexate)無適當療效之成人中至重度活動性類風濕性關節炎。和methotrexate併用時，Cimzia被

36102

證實可減緩關節傷害的惡化速度(以X光檢測)。

2.僵直性脊椎炎(AS)：用於治療曾對非類固醇抗發炎藥物(NSAID)反應不佳或耐受性不良的重度活動性僵直性脊椎炎成人患者。

3.乾癬性關節炎：用於治療曾對DMARD療法反應不佳的活動性乾癬性關節炎成人患者。

4.乾癬：用於接受全身性治療或光療法的中度至重度斑塊性乾癬成人患者。

5.無放射影像確認之中軸性脊椎關節炎(Non-radiographic axial spondyloarthritis，簡稱nr-axSpA)：用於治療嚴重活動性無放射影像確認之中軸性脊椎關節炎且符合下列所有條件的成人患者：

(1)對非類固醇抗發炎藥物(NSAID)治療反應不佳或無法耐受。

(2)其C反應蛋白(C-reactive protein，簡稱CRP)濃度升高。

(3)核磁共振造影(MRI)檢查證據顯示有發炎的客觀跡象。

(4)HLA-B27陽性。

6.克隆氏症：用於對傳統治療無效之成人中度至重度克隆氏症(CD)，可減輕症狀與徵兆及維持臨床反應。

用法用量 1.起始劑量：本藥用於成年患者之起始建議劑量為：起先(第0週)、第2週與第4週各400毫克(分兩劑皮下注射，每劑200毫克)。

2.維持劑量：

a.類風濕性關節炎：使用起始劑量之後，本藥用於類風濕性關節炎成年患者之建議維持劑量為每2週200毫克或每4週400毫克。

b.僵直性脊椎炎(AS)：使用起始劑量之後，本藥對僵直性脊椎炎成人患者的建議維持劑量為每2週200毫克或每4週400毫克。

c.乾癬性關節炎：使用起始劑量之後，本藥對乾癬性關節炎成人患者的建議維持劑量為每2週200毫克或每4週400毫克。

現有資料顯示，上述適應症通常在12週內可達到治療的臨床反應。對於治療12週後，沒有顯現治療效益證據的患者，宜審慎考慮是否繼續治療。

d.乾癬：使用起始劑量之後，斑塊性乾癬成人患者使用Cimzia的維持劑量為每2週200mg。反應不足的患者可考慮接受每2週400mg劑量。現有資料顯示，斑塊性乾癬成人患者通常可在治療16週內達到臨床反應。對於治療16週後，沒有顯著療效的患者，宜審慎考慮是否繼續治療。有些出現初期部分反應的患者，可能於16週後繼續接受治療而有顯現改善效果。

e.無放射影像確認之中軸性脊椎關節炎：使用起始劑量之後，Cimzia對無放射影像確認之中軸性脊椎關節炎成人患者的建議維持劑量為每2週200毫克或每4週400毫克。

不良反應 常見(≥1/100至<1/10)：細菌感染(包括膿瘍)、病毒感染(包括皰疹、乳突病毒、流感)；嗜伊紅性球異常、白血球過低(包括嗜中性球過低、淋巴球過低)；頭痛(包括偏頭痛)、感覺異常；高血壓；噁心；肝炎(包括肝臟酵素升高)；皮疹；發熱、疼痛(任何部位)、無力、搔癢(任何部位)、注射部位反應。

醫療須知 1.如果在治療之前或治療期間確診為活動性結核病，必須停用本藥治療，並依各地治療建議開始採取適當的結核病治療。如果確診為潛伏性結核病，應在開始使用本藥治療前，應先治療潛伏的結核感染後，才可開始本藥治療。

2.需要使用本藥治療的HBV帶原者，在治療期間以及治療終止後數個月內，應密切監測是否出現活動性HBV感染的臨床與實驗室病徵。

3.目前仍不清楚TNF拮抗劑在發展出惡性腫瘤的過程中，可能扮演的角色。考慮對具有惡性腫瘤史的患者進行TNF拮抗劑療法時，或是考慮對出現惡性腫瘤的患者繼續治療時，應謹慎小心。

4.曾有使用TNF拮抗劑(包括本藥)後發生黑色素瘤與默克細胞癌(Merkel cell carcinoma)的報告。建議所有患者定期接受皮膚檢查，尤其是帶有皮膚癌危險因子的患者。

5.對於COPD患者以及因為重度吸菸而增加惡性腫瘤風險的患者，使用任何TNF拮抗劑時應小心謹慎。
6.當患者接受本藥治療後新發生CHF症狀或CHF惡化時，必須停止用藥。
7.接受本藥治療期間，如果出現血液惡病質或感染的疑似徵兆及症狀(例如持續發燒、瘀血、出血、膚色蒼白)，應立即就醫。確認為重大血液異常的患者，應考慮中止本藥療法。
8.由於腫瘤壞死因子(TNF)會參與發炎作用以及調節細胞免疫反應，因此TNF拮抗劑(包括本藥)可能造成免疫抑制，影響宿主抵抗感染的能力以及防禦惡性腫瘤的能力。
9.本藥可能對駕駛與操作機械能力有些微的影響。可能在使用本藥後出現頭暈(包括暈眩、視力障礙與疲勞)。

36103 ETANERCEPT

孕B 乳 - 片 146h

Rx 25 MG, 50 MG, 50 MG/ML/注射劑(I);

商 名

Enbrel® ◎ (PFIZER/惠氏) $3174/I(25MG-PIC/S-25MG), $6339/I(50MG-PIC/S-50MG),
Erelzi® (NOVARTIS/山德士) $2452/I(50MG/ML-PIC/S-0.5ML), $4254/I(50MG/ML-PIC/S-1ML)
Nepexto® (LUPIN/台灣生資) $1870/I(25MG-PIC/S-25MG), $3886/I(50MG-PIC/S-50MG)

藥理作用 Etanercept為一個雙聚合物蛋白質，由二分子的人類p75腫瘤壞死因子受體(TNFR，Tumor Necrosis Factor Receptor)與人類免疫球蛋白(IgG1，Fc portion)結合而成，可有效的與腫瘤壞死因子結合，造成腫瘤壞死因子無法表現其生物活性，而達到治療效果。

適應症 [衛核]1.適用於對疾病緩解型抗風濕性藥物(即DMARDs，例如methotrexate)無適當療效之成人活動性類風濕性關節炎。
2.適用於先前未使用methotrexate治療之成人中度至重度活動性類風濕性關節炎。這些病人的X光檢查顯示，本品可以減緩疾病造成的關節結構性受損。
3.適用於methotrexate治療無效或無法耐受的2歲以上兒童及青少年的活動性多關節幼年型慢性關節炎。尚未對不足2歲的兒童進行試驗。
4.適用於對疾病緩解型抗風濕性藥物無療效之成人活動性與進行性乾癬性關節炎。
5.治療活動性僵直性脊椎炎。
6.適用於治療嚴重活動性無放射影像確認之中軸性脊椎關節炎(Non-radiographic axial spondyloarthritis，簡稱nr-axSpA)，且符合下列所有條件的成人病人：
(1)對非類固醇抗發炎藥物(NSAID)治療反應不佳或無法耐受
(2)其C反應蛋白(C-reactive protein，簡稱CRP)濃度升高
(3)核磁共振造影(MRI)檢查證據顯示有發炎的客觀跡象
(4)HLA-B27陽性
7.適用於對其他全身性治療(包括cyclosporine、methotrexate或光化療法(PUVA))無效、有禁忌或無法耐受之中度至重度乾癬成人病人。
8.適用於對其他全身性治療或光化療法無法有效控制或無法耐受之6歲以上兒童及青少年的重度乾癬。

用法用量 1.皮下注射類風濕性關節炎：每次25mg，每週二次。亦可以每週給予一次50mg。
2.乾癬性關節炎與僵直性脊椎炎：每次25mg，每週二次。也可以每週給予一次50mg。
3.乾癬：建議劑量為 25mg，每週二次。亦可以先每週兩次給予50mg，持續給予達12週後，再調整為25mg，每週二次。應持續(最多24週)以達到症狀緩解。若病人使用12週後對藥物沒有反應則應停藥。如再度治療，應遵照上述之用法用量治療。其劑量應為25mg，每週兩次。
4.老年病患(≥65歲)：無需調整劑量。用法用量與18 ~64歲成人相同。
5.兒童及青少年(2~18歲)：建議劑量為0.4mg/kg(max. 25mg)，每週二次，劑量間之投藥間隔為3~4天。
6.腎臟及肝臟功能受損病患：無需調整劑量。

不良反應 除了注射部位的局部反應外；1.最常見的包括感染、頭痛、眩暈、鼻炎、噁心或嘔吐等

36 抗風濕藥與抗痛風藥

。2.偶有-腹痛、胰臟炎、胆囊炎、出疹、黏液囊炎。3.嚴重-心肌梗塞、全血球過少。

醫療須知 1.對於中樞神經去髓鞘性失調疾病患者，應小心評估。
2.曾患有血液異常者，應特別小心。
3.控制不良之糖尿病患者，易增加感染機會，使用上需特別注意。
4.目前尚未有在預防接種患者之研究數據，因此不可與live vaccine併用。
5.不建議使用於懷孕婦女，並應告知育齡婦女於治療期間不可懷孕。
6.同時有活動性、慢性或局部性感染患者，宜避免使用。
7.對於可能接觸水痘病毒者，應暫停使用本藥品。
8.儲存：etanercept凍晶粉末須於2~8℃儲存，不可冷凍。如使用目前廠商所附的不含抑菌劑的注射用水調製，應立即施打，或置於2~8℃儲存，不可超過6小時。如使用含抑菌劑的注射用水(如含0.9% benzyl alcohol)調製可在2~8℃儲存14天。

36104 GOLIMUMAB

孕B 乳？ 14D

Rx 100 MG/ML/注射劑(I);

商名

Simponi® ◎ (裕利/嬌生) $20019/I(100MG/ML-PIC/S-1ML), $20019/I(100MG/ML-PIC/S-0.5ML),

藥理作用 1.Golimumab是一種人類單株抗體，可同時與水溶性及跨膜性的生物活性型式人類TNFα相結合。這種交互作用可阻止TNF與其受體結合，從而抑制TNFα(一種細胞激素蛋白質)的生物活性。
2.並無任何證據顯示golimumab抗體會與其它的TNF超家族配體相結合；尤其是golimumab抗體並不會與人類淋巴毒素結合或將其中和。當補體或作用細胞時存在時，golimumab並不會破壞表現跨膜性TNF的單核球。
3.血液、滑膜與關節中的TNFα濃度上升和多種慢性發炎疾病的病理生理學有關，如類風濕性關節炎、乾癬性關節炎和僵直性脊椎炎。這些疾病都有關節發炎的特徵，而TNFα便是關節發炎的重要介質之一。
4.Golimumab在體外試驗中可調節TNF所媒介的生物作用，包括釋出會引發白血球浸潤之黏附蛋白(E-selectin、ICAM-1與VCAM-1)的作用，以及分泌促發炎細胞激素(IL-6、IL-8、G-CSF與GM-CSF)的作用。

適應症 [衛核]1.類風濕性關節炎：與methotrexate併用適用於治療中至重度活動性類風濕性關節炎成人病人。
2.乾癬性關節炎：單獨使用或與methotrexate併用適用於治療對疾病修飾性抗風濕藥物(DMARDs)無效之活動性乾癬性關節炎成人病人。
3.僵直性脊椎炎：適用於治療活動性僵直性脊椎炎成人病人。
4.潰瘍性結腸炎：適用於對於皮質類固醇和6-mercaptopurine(6-MP)或azathioprine(AZA)等傳統治療無效、或對這種療法不耐受或有醫療禁忌之中度至嚴重活動性潰瘍性結腸炎成人病人。
5.無放射影像確認之中軸性脊椎關節炎(Non-radiographic axial spondyloarthritis, 簡稱nr-axSpA)：適用於治療嚴重活動性無放射影像確認之中軸性脊椎關節炎且符合下列所有條件的成人病人：
(1)對非類固醇抗發炎藥物(NSAID)治療反應不佳或無法耐受。
(2)其C反應蛋白(C-reactive protein，簡稱CRP)濃度升高。
(3)核磁共振造影(MRI)檢查證據顯示有發炎的客觀跡象。
(4)HLA-B27陽性。

用法用量 1.類風濕性關節炎及僵直性脊椎炎：本藥的投藥療程為每月一次以皮下注射的方式投予50毫克。
2.對類風濕性關節炎(RA)患者，應採取本藥合併methotrexate的方式治療，對僵直性脊椎炎(AS)患者，則可單獨使用本藥或合併投予methotrexate或其它非生物性的疾病修飾性抗風溼藥物(DMARDs)。對RA或AS患者，在使用本藥治療期間，或可繼續使用皮質類固醇、非生物性DMARDs及(或)NSAIDs類的藥物。
3.為確保適當使用，在皮下注射之前，可將預先充填藥物的針筒自包裝盒中取出，並於室溫下放置30分鐘。切勿以任何其它方式為本藥加溫。
4.本藥應為澄清至略帶乳白色光彩及無色至淡黃色的溶液。如果注射液有變色或混濁的現象，或出現微粒異物，則不可使用。
5.應輪流使用不同的注射部位，且絕對不可注射在有觸痛、瘀傷、發紅或變硬等現象的皮膚區域。

不良反應 1.最常見的導致停用本藥的不良反應為敗血症(0.2%)、丙胺酸轉胺酶升高(0.2%)、以及天冬胺酸轉胺酶升高(0.2%)。
2.最嚴重的不良反應為：嚴重感染症和惡性腫瘤。
3.最常見的不良反應為上呼吸道感染(7%)與鼻咽炎(6%)和注射部位反應(6%)。

醫療須知 1.在接受TNF阻斷劑(包括本藥)治療的患者中，曾有發生細菌、分枝桿菌、侵入性黴菌、病毒、原蟲或其它伺機性病原體所引起之嚴重感染症(甚至造成死亡)的報告。使用TNF阻斷劑時最常見於報告的伺機性感染症為結核病、組織胞漿菌病、麴菌病、念珠菌感染症、球孢子菌病、李士德菌病(listeriosis)、以及肺囊蟲病。患者常會出現瀰漫性(而非局部性)的疾病表現，且通常都有合併使用免疫抑制劑的情形，如methotrexate 或皮質類固醇。將TNF阻斷劑與abatacept或anakinra合併使用時，發生嚴重感染症的風險會較高；因此並不建議將本藥與這些生物製劑併用。
2.對患有活動性感染症(包括臨床上重要的局部感染)的患者，不可使用本藥治療。準備對下列患者使用本藥之前，應先衡量治療的風險與效益：
•患有慢性或復發性感染症；
•曾經與結核病患者接觸；
•有發生伺機性感染症的病史；
•曾經在結核病或黴菌病(如組織胞漿菌病、球孢子菌病或芽生黴菌病)盛行的地區居住或是到這些地區旅行；或
•患有可能會令他們較容易發生感染症的潛在疾病。
3.對慢性B型肝炎帶原者(即表面抗原陽性的患者)，使用TNF阻斷劑(包括欣普尼SIMPONI)可能會誘使B型肝炎病毒(HBV)再度活化。在某些病例中，和使用TNF阻斷劑治療有關的HBV再活化曾有導致死亡的報告。
4.準備對已知患有惡性腫瘤(除了已成功治療的非黑色素瘤皮膚癌(NMSC)之外)的患者開始使用TNF阻斷劑治療之前，或是考慮對發生惡性腫瘤的患者繼續使用TNF阻斷劑(包括本藥)治療時，應先衡量治療的風險與效益。
5.曾有在使用TNF阻斷劑(包括本藥)期間充血性心臟衰竭(CHF)出現惡化現象與新發生CHF的病例報告。如果出現新的CHF症狀或既有症狀出現惡化的現象，即應停止使用本藥。
6.對患有中樞或周邊神經系統髓鞘脫失性疾病的患者使用TNF阻斷劑(包括本藥)時，應謹慎從事。如果發生這些疾病，應考慮停用本藥。
7.在生物性疾病修飾和性抗風濕藥物(DMARDs)之間進行轉換從一種生物製劑轉換成另一種生物製劑時，應小心謹慎，因為併存的生物活性可能會增加感染的風險。
8.在臨床試驗中，接受本藥治療的患者也曾有發生全血球減少症、白血球減少症、嗜中性白血球減少症及血小板減少症的病例報告。因此，對發生或曾發生明顯血球減少症的患者，使用TNF阻斷劑(包括本藥)時應謹慎從事。

36105 TOCILIZUMAB

孕C 乳- 泄 肝/腎 估 6.3D

Rx 162 MG, 20 MG/ML/注射劑(I);

商名

ACTEMRA IV® ◎ (CHUGAI/中外) $8567/I(20MG/ML-PIC/S-10ML), $18373/I(20MG/ML-PIC/S-20ML), $3613/I(20MG/ML-PIC/S-

ACTEMRA SC® ◎ (CHUGAI/中外) $7828/I(162MG-PIC/S-0.9ML)

4ML)

藥理作用 1.Tocilizumab可與可溶性及嵌附於膜上的兩種IL-6受體(sIL-6R及mIL-6R)進行特定結合，並顯示可抑制IL-6藉由這些受體所調節的訊號傳遞。
2.IL-6為一種多效促發炎細胞激素，由T細胞、B細胞、淋巴球、單核球及纖維母細胞釋出。IL-6已證實與T細胞活化、促進免疫球蛋白分泌、啟動急性期之肝臟蛋白質合成，以及刺激造血前驅細胞增生與分化等多種生理反應有關。
3.在類風濕性關節炎等發炎反應中，局部滑囊及表皮細胞所分泌的IL-6將引發局部關節進一步釋出IL-6。使用此藥可抑制IL-6藉由這些受體所調節的訊號傳遞。
4.臨床試驗中使用本藥4mg/kg或8mg/kg的靜脈注射(IV)或每週或每兩週皮下注射162毫克的劑量之後，最快在第二週即可發現C反應蛋白(CRP)降至正常範圍，並發現藥效學反應因子變化(例如類風濕因子、紅血球沉降速率、血清類澱粉A降低，以及血紅素上升)；其中使用8mg/kg者有較明顯改善，對PJIA患者與SJIA患者投予本藥之後亦可觀察到藥效學方面的變化(CRP、ESR降低及血紅素上升)。目前並不確知這些藥效學發現和臨床療效之間的關聯性。

適應症 [衛核](一)ACTEMRA SC的適應症：
1.類風濕性關節炎(RA)
ACTEMRA®合併methotrexate(MTX)可用於治療成年人中度至重度類風濕性關節炎，曾使用一種或一種以上之DMARD藥物治療或腫瘤壞死因子拮抗劑(TNFantagonist)治療而反應不佳或無法耐受的病人。在這些病人中，若病人對MTX無法耐受或不適合繼續投與MTX，可給予ACTEMRA®單獨治療。當ACTEMRA與MTX合併使用時，經X光量測，可減緩關節傷害惡化速度，此外，經HAQ-DI量表評估，可改善生理功能。
2.巨細胞動脈炎(GCA)
ACTEMRA®適用於治療成人巨細胞動脈炎(GCA)。
(二)ACTEMRA IV的適應症：
1.類風濕性關節炎(RA)
ACTEMRA®合併methotrexate(MTX)可用於治療成年人中度至重度類風濕性關節炎，曾使用一種或一種以上之DMARD藥物治療或腫瘤壞死因子拮抗劑(TNF antagonist)治療而反應不佳或無法耐受的病人。在這些病人中，若病人對MTX無法耐受或不適合繼續投與MTX，可給予ACTEMRA®單獨治療。當ACTEMRA與MTX合併使用時，經X光量測，可減緩關節傷害惡化速度，此外，經HAQ-DI量表評估，可改善生理功能。
2.類風濕性關節炎(RA)-未曾使用MTX治療的(RA)
ACTEMRA®合併methotrexate(MTX)適用於治療先前未曾使用MTX治療的重度、活動性、進行性類風濕性關節炎成人病人。在這些病人中，若病人對MTX無法耐受或不適合繼續投與MTX，可給予ACTEMRA®單獨治療。當ACTEMRA®與MTX合併使用時，經X光量測，可減緩關節傷害惡化速度。
3.多關節性幼年型原發性關節炎(PJIA)
ACTEMRA®與methotrexate(MTX)併用，適用於治療2歲(含)以上的活動性多關節性幼年型原發性關節炎，且對MTX治療反應不佳者。對於無法耐受或不適合繼續MTX治療的病人，可單獨使用ACTEMRA®。
4.全身性幼年型原發性關節炎(SJIA)
ACTEMRA®適用於治療2歲(含)以上的活動性全身性幼年型原發性關節炎病人，且對NSAID及類固醇治療反應不佳或無法耐受者。
5.細胞激素釋放症候群(CRS)
適用於治療嵌合抗原受體(CAR)T細胞誘發之重度或危及生命細胞激素釋放症候群的成人及2歲以上兒童病人。
6.新型冠狀病毒疾病(COVID-19，嚴重特殊傳染性肺炎)
適用於治療正在接受全身性皮質類固醇治療且須補充氧氣、使用非侵入性或侵入性機

36105

械呼吸器、或使用體外膜氧合器(葉克膜/ECMO)之住院成年病人的新型冠狀病毒疾病(COVID-19，嚴重特殊傳染性肺炎)。

用法用量 (一)ACTEMRA SC的用法用量：

1.類風濕性關節炎

ACTEMRA®可單獨給藥，或與methotrexate合併使用。ACTEMRA®皮下注射劑只可皮下注射給藥。

(1) 成人的建議劑量：

ⓐ體重少於100公斤病人：皮下注射162毫克每兩週一次，視臨床反應可增加至每週一次。

ⓑ體重等於或大於100公斤病人：體重等於或大於100公斤病人皮下注射162毫克每週一次。

(2)對由靜脈輸注治療轉為皮下注射治療的病人，應於下一個排定的靜脈輸注治療時間改投予第一劑皮下注射劑量。

(3)若病人出現與劑量相關的實驗室檢驗結果變化，包括肝臟酵素升高、嗜中性白血球下降或血小板計數下降等，應暫停給藥或將皮下給藥的頻率由每週一次降低至每兩週一次。

2.巨細胞動脈炎

(1)ACTEMRA®用於治療成人GCA病人時的建議劑量為162毫克每週皮下注射一次，合併逐步減量的糖皮質激素。

(2)依據臨床考量，或可處方162毫克每兩週皮下注射一次的劑量，合併逐步減量的糖皮質激素。停用糖皮質激素之後，可單獨使用ACTEMRA®治療。

(3)如果出現與劑量相關的實驗室檢驗結果異常，包括肝臟酵素升高、嗜中性白血球下降或血小板計數下降，可能須暫停給藥。

(4)靜脈注射的給藥方式尚未被核准用於GCA。

3.給藥方式之一般考量

(1)目前並沒有ACTEMRA®與其他生物製劑類DMARDs，如TNF 拮抗劑、IL-1R拮抗劑、抗CD20單株抗體，或選擇性共同刺激劑(selective co-stimulation modulators)等藥物合併使用的臨床資料，也應避免併用給藥，因為可能會加重免疫抑制的程度，並增加感染的風險。禁止ACTEMRA®與其他生物製劑類DMARDs 一起使用。

(2)病人之絕對嗜中性白血球計數(ANC)低於2,000/mm³、血小板計數低於100,000/mm³，或ALT或AST大於正常值上限(ULN)1.5倍者，不建議開始投予ACTEMRA®。

4.皮下注射治療的準備工作與給藥指示

(1)ACTEMRA®皮下注射劑僅核准用於治療成人適應症，且不適用於治療患有PJIA或SJIA的兒童病人。

(2)ACTEMRA®皮下注射劑不可用於靜脈輸注上。

(3)應確定病人適合在家進行皮下注射(SC)，並指示病人，如果出現任何過敏反應的症狀，應在施打下一劑之前告知健康照護專業人員。病人如果出現嚴重過敏反應的症狀，應立即就醫診治。

(4)ACTEMRA®皮下注射劑應在醫師或健康照護人員的指導下使用。只要醫師/ 健康照護人員認為適合，在經過適當的皮下注射技巧訓練之後，病人便可自行注射ACTEMRA®皮下注射劑，或由病人的照顧者來幫病人注射ACTEMRA®。應指示病人或病人的照顧者遵循用藥須知(Instruction for use, IFU)中的詳細用藥說明。

(5)注射用藥品在施打之前應先目視檢查是否有微粒異物及變色的現象。如果ACTEMRA®預充針筒(Prefilled Syringe, PFS)或預充針筒附注射筆(Autoinjector,AI)中的注射劑有微粒異物、混濁或變色的現象，切勿使用。

(6)安挺樂®皮下注射劑應為無色至淡黃色的澄清溶液。如果預充針筒或預充針筒附注射筆的任何部份有破損的現象，切勿使用。

(7)應囑咐使用ACTEMRA®皮下注射劑的病人依照用藥須知(IFU)中的指示將針筒中的全

部藥物(0.9毫升，含有162毫克ACTEMRA®)注入皮下。

(8)每次注射都應輪換不同的注射部位，且不可注射於痣斑、疤痕、或是皮膚有觸痛、瘀傷、發紅、變硬或破損等現象的區域。

(二)ACTEMRA IV的用法用量：

1.類風濕性關節炎

ACTEMRA®可單獨給藥，或與methotrexate合併使用。成人的建議劑量為每4週給藥一次，以60分鐘單次靜脈滴注投予，起始劑量為4mg/kg，然後視臨床反應調整為8mg/kg。

(1)若病人出現與劑量相關的實驗室檢驗結果變化，包括肝臟酵素升高、嗜中性白血球下降或血小板計數下降等，應將劑量自8mg/kg調整為4mg/kg。

(2)用於治療類風濕性關節炎病人時，不建議一次輸注投藥超過800mg。

2.多關節性幼年型原發性關節炎

ACTEMRA®可單獨使用，亦可與methotrexate合併使用。對PJIA病人每4週一次，以60分鐘單次靜脈滴注之方式使用ACTEMRA®治療時的建議劑量為：

(1)PJIA病人每4 週一次靜脈給藥之建議劑量

ⓐ體重低於30公斤的病人：10mg/kg。

ⓑ體重達30公斤(含)以上的病人：8mg/kg。

(2)不可僅憑單次就診時的體重檢測結果就改變劑量，因為體重可能會上下波動。

(3)出現與劑量相關的實驗室檢驗結果異常時，包括肝臟酵素升高、嗜中性白血球減少或血小板減少，可能須暫停給藥。

3.全身性幼年型原發性關節炎

ACTEMRA®可單獨使用，亦可與methotrexate合併使用。對SJIA病人每2 週一次以60分鐘單次靜脈滴注之方式使用ACTEMRA®治療時的建議劑量為：

(1)SJIA病人每2 週一次靜脈給藥之建議劑量

ⓐ體重低於30公斤的病人：12mg/kg

ⓑ體重達30公斤(含)以上的病人：8mg/kg

(2)不可僅憑單次就診時的體重檢測結果就改變劑量，因為體重可能會上下波動。

(3)出現與劑量相關的實驗室檢驗結果異常時，包括肝臟酵素升高、嗜中性白血球減少或血小板減少，可能須暫停給藥。

4.給藥方式之一般考量

(1)目前並沒有ACTEMRA®與其他生物製劑類DMARDs，如TNF拮抗劑、IL-1R拮抗劑、抗CD20單株抗體，或選擇性共同刺激劑(selective costimulation modulators)等藥物合併使用的臨床資料，因為可能會加重免疫抑制的程度，並增加感染的風險。ACTEMRA®應避免與生物製劑類DMARDs併用。

(2)病人之絕對嗜中性白血球計數(ANC)低於2,000/mm³、血小板計數低於100,000/mm³，或ALT或AST大於正常值上限(ULN)1.5倍者，不建議開始投予ACTEMRA®。

不良反應 1.最常發生的不良反應(發生率≥5%者)包括：上呼吸道感染、鼻咽炎、頭痛、高血壓、ALT值升高。

2.其他不良反應：皮膚出疹、腹痛、口腔潰瘍、血小板低下、嗜中性白血球低下、暈眩、支氣管炎等。

3.上市後使用經驗曾發現之不良反應包括：致命的嚴重過敏反應、史帝芬強生症候群(Stevens-Johnson Syndrome)、胰臟炎、藥物誘發性肝臟損傷、肝炎、肝臟衰竭、黃疸。

醫療須知 1.嚴重感染：在病毒、細菌或黴菌活性感染期間，包括局部感染，均不可給予本藥。如果在本藥投予期間發生感染，應暫停本藥給藥，直到感染情形得到控制。有關結核菌或肝炎病毒感染相關之用藥規範，請參考本藥風險管理計畫。

2.胃腸道穿孔：在這類風險較高的病患使用上應謹慎投藥。

3.定期實驗室檢驗項目監測：由於可能發生與用藥相關的實驗室檢驗結果改變，包括嗜中性白血球、血小板、血脂及肝臟功能等項目，建議定期予以。

4.曾發生急性或嚴重的藥物過敏反應。

5.活性疫苗：在本藥給藥期間不可施打活性疫苗。
6.含tocilizumab成分藥品會造成肝臟轉胺酶短暫或間歇性輕至中度升高。且與具潛在肝毒性藥品(例如：methotrexate)併用時，此風險會增加。
7.在使用本藥靜脈注射劑或皮下注射劑治療的病人中，曾觀察到嚴重的肝臟損傷病例。其中有些病例並曾導致必須進行肝臟移植或死亡。
8.如果發現病人肝功能檢查結果異常(如ALT超過參考範圍的上限的3倍，血清總膽紅素超過參考範圍上限的2倍)，應中斷本藥的治療，並進行檢查，以確定可能的導因。在肝功能檢查結果恢復正常之後，只有肝功能檢查結果異常為其他原因所致的病人才可重新開始使用本藥治療。

36106 TOFACITINIB CITRATE☆

孕 C 乳 - 泄 肝/腎 半 3h

℞ 5 MG, 16.155 MG/錠劑(T); 1 MG/ML/液劑(Sol); SR 11 MG/持續性製劑(SR);

商 名

Xeljanz XR® ◎ (久裕/輝瑞) $802/SR(11MG-PIC/S)
Xeljanz® ◎ (久裕/輝瑞) $399/T(5MG-PIC/S)
Xeljanz® (PHARMACIA & UPJOHN/輝瑞) $19152/Sol(1MG/ML-PIC/S-240ML)

藥理作用

1.Tofacitinib是一種Janus激酶(JAK)抑制劑。JAKs屬於細胞內酵素，此酵素會將細胞激素或生長因子與受體在細胞膜上發生交互作用所產生的訊息傳送出去，從而影響造血細胞運轉與免疫細胞功能。在傳遞路徑中，JAKs會促使訊息傳導與轉錄活化因子(STATs)磷酸化及活化，STATs則會調節細胞內的機能，包括基因表現。
2.Tofacitinib可從JAKs這個點來調節此傳遞路徑，並阻止STATs磷酸化與活化以減少T-cell增生，抑制細胞激素的產生。JAK酵素會透過JAKs成對模式(如JAK1/JAK3、JAK1/JAK2、JAK1/TyK2、JAK2/JAK2)傳遞細胞激素所發出的訊息。
3.在使用本藥治療期間，血液循環中的CD16/56+自然殺手細胞會出現與劑量相關的降低現象，且降低程度估計會在開始治療後約8~10週達到最大。
4.在使用本藥治療期間，B細胞計數會出現與劑量相關的升高現象。
5.對類風濕性關節炎患者投藥6個月後，IgG、IgM與IgA的總血清濃度要比使用安慰劑時低；不過，變化的幅度都很小，且不具劑量相關性。
6.對類風濕性關節炎患者使用本藥治療之後，曾觀察到血清C反應蛋白(CRP)快速降低的現象。

適應症

[衛核]1.類風濕性關節炎：適用於治療患有中至重度活動性類風濕性關節炎(Rheumatoid Arthritis, RA)且對methotrexate無法產生適當治療反應或無法耐受methotrexate之成人病人。本品可用於單一療法或與methotrexate或其他非生物性的疾病緩解型抗風濕藥物(DMARDs)合併使用。
使用限制：不建議XELJANZ與生物性的疾病緩解型抗風濕藥物(DMARDs)，或與強效免疫抑制劑(如azathioprine與cyclosporine)合併使用。
2.乾癬性關節炎：與非生物性的疾病緩解型抗風濕藥物(DMARDs)合併使用，適用於治療患有活動性乾癬性關節炎(Psoriatic Arthritis, PsA)且對methotrexate或其他疾病緩解型抗風濕藥物(DMARDs)無法產生適當治療反應或無法耐受之成人病人。
使用限制：不建議XELJANZ與生物性的疾病緩解型抗風濕藥物(DMARDs)，或與強效免疫抑制劑(如azathioprine與cyclosporine)合併使用。
3.僵直性脊椎炎：適用於治療曾對非類固醇抗發炎藥物(NSAID)反應不佳或耐受性不良的活動性僵直性脊椎炎(Ankylosing Spondylitis, AS)成人病人。
使用限制：不建議XELJANZ與生物性的疾病緩解型抗風濕藥物(DMARDs)，或與強效免疫抑制劑(如azathioprine與cyclosporine)合併使用。
4.潰瘍性結腸炎：適用於治療對類固醇、azathioprine、6-mercaptopurine (6-MP)或TNF抑制療法失敗或無法耐受之中度至重度活動性潰瘍性結腸炎成人病人。
使用限制：不建議XELJANZ與治療潰瘍性結腸炎之生物性療法或與強效免疫抑制劑(如

36 抗風濕藥與抗痛風藥

36106

azathioprine與cyclosporine)合併使用。

5.多關節型兒童特發性關節炎：適用於治療2歲以上病人的活動性多關節型兒童特發性關節炎(pcJIA)，病人先前需對methotrexate或其他疾病緩解型抗風濕藥物(DMARDs)無法產生適當治療反應或無法耐受。

使用限制：不建議XELJANZ與生物性的疾病緩解型抗風濕藥物(DMARDs)，或與強效免疫抑制劑(如azathioprine與cyclosporine)合併使用。

用法用量 1.本藥為口服給藥，可與食物併服，亦可不與食物併服。

2.本藥需與methotrexate或其他非生物性的疾病緩解型抗風濕性藥物(DMARDs)合併使用。本藥的建議劑量為5毫克每日兩次。

3.對於下列患者，本藥的劑量應降低至5毫克每日一次：

- 中度或重度腎功能不全
- 中度肝功能受損
- 正在使用強效的細胞色素P450 3A4(CYP3A4)抑制劑(如ketoconazole)
- 同時使用一種(含)以上兼具中等CYP3A4抑制作用與強效CYP2C19抑制作用的藥物(如fluconazole)。

4.本藥不可用於嚴重肝功能受損的患者。

5.對淋巴球計數低於500/mm³、絕對嗜中性白血球計數(ANC)低於1,000/mm³或血紅素濃度低於9g/dL的患者，不建議立即開始使用本藥。

6.將本藥與強效的CYP3A4誘導劑(如rifampin)合併投予可能會導致患者對本藥的臨床治療反應喪失或降低。

7.將本藥和強效免疫抑制劑(如azathioprine與cyclosporine)合併投予時，會有免疫抑制作用增強的風險。

不良反應 1.最為常見的嚴重不良反應為嚴重感染症。

2.在對照性試驗與開放性延長研究中所發生的其他不良反應包括：

血液與淋巴系統疾患：貧血

代謝與營養疾患：脫水

精神疾患：失眠

神經系統疾患：感覺異常

呼吸道、胸腔與縱膈疾患：呼吸困難、咳嗽、鼻竇充血

胃腸道疾患：腹痛、消化不良、嘔吐、胃炎、噁心

肝膽疾患：脂肪肝

皮膚與皮下組織疾患：皮疹、紅斑、搔癢

肌肉骨骼、結締組織與骨骼疾患：肌肉骨骼疼痛、關節痛、肌腱炎、關節腫脹

全身性疾患與投藥部位症狀：發熱、疲倦、周邊水腫

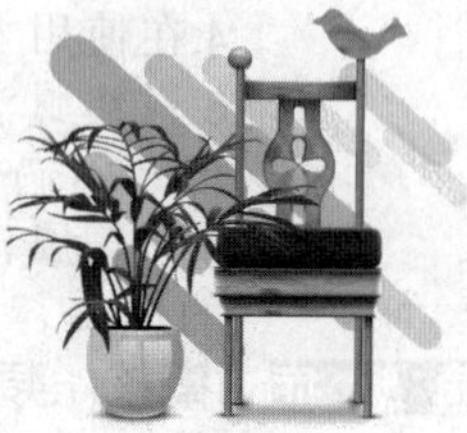

醫療須知 1.對下列患者，在開始使用本藥之前應先衡量治療的風險與效益：

- 患有慢性或復發性感染症；
- 曾經與結核病患者接觸；
- 有發生嚴重或伺機性感染症的病史；
- 曾經在結核病或黴菌病盛行的地區居住或旅行；
- 患有可能會令他們較容易發生感染的潛在疾病；或
- 使用強效免疫抑制劑(如azathioprine與cyclosporine)的患者。

2.惡性腫瘤與淋巴增生疾病：在開始治療已知患有惡性腫瘤(不包括已成功治療的非黑色素皮膚癌[NMSC])的患者之前，或是在考慮是否要對發生惡性腫瘤的患者繼續使用本藥時，應權衡使用本藥治療的風險與效益。

3.對發生胃腸穿孔之風險可能較高的患者(如有憩室炎病史的患者)，使用本藥時應謹慎。對出現新發生之腹部症狀的患者，應立即進行評估，以便早期發現胃腸穿孔。

4.活性疫苗不可與本藥同時投予。開始使用本藥治療之前應先瞭解患者依現行免疫接種指引接種疫苗的最新狀態。

5.對嚴重肝功能受損的患者，不建議使用本藥治療。
6.對淋巴球計數低於500/mm³、絕對嗜中性白血球計數(ANC)低於1000/mm³或血紅素濃度低於9g/dL，不建議立即開始使用本藥。
7.若病人有血栓或心臟病相關的病史，出現下列任何異常症狀，請立即停止服用tofacitinib並尋求緊急醫療協助，包括可能為血栓信號的症狀，例如：
a.突然呼吸急促。b.因呼吸而惡化的胸痛。c.腳或手臂腫脹。d.腿部疼痛或壓痛、腫脹或疼痛的腿部或手臂之皮膚變紅或變色。
8.使用tofacitinib 10mg一天兩次的高劑量，可能增加血塊和死亡的風險。

§ 36.2 其他類抗風濕藥

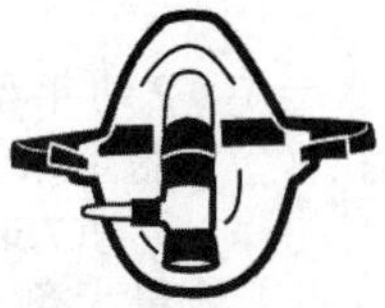

36201 ABATACEPT

孕C 乳 - 13.1D

Rx 125 MG, 250 MG/注射劑(I);

商名
Orencia LYO® ◎ (BMS/必治妥施貴寶) $6516/I(250MG-PIC/S-250MG), Orencia® ◎ (BMS/必治妥施貴寶) $4268/I(125MG-PIC/S-125MG)

藥理作用 1.Abatacept是一種選擇性協同刺激調節劑，藉與CD80與CD86結合而抑制T細胞(T淋巴細胞)活化，進而阻斷與CD28交互作用。這種交互作用提供完全活化T淋巴細胞所需要的協同刺激信號。被活化的T淋巴細胞與類風濕性關節炎(RA)的致病機制有牽連，也見於RA患者的滑膜。
2.在體外，abatacept減少T細胞增生，抑制細胞激素腫瘤壞死因子α(TNFα)、干擾素γ與白介素-2的製造。
3.在一個大鼠膠原蛋白誘發關節炎模型中，abatacept抑制發炎，減少抗膠原蛋白抗體的製造，並減少抗原特異性干擾素γ的製造。

適應症 [衛核]1.成人類風濕性關節炎：
(1)與methotrexate併用，適用於治療罹患高活動性暨惡化性類風濕性關節炎且未曾使用過methotrexate的成人病人。
(2)與methotrexate併用，用於治療罹患有中度至重度活動性類風溼性關節炎且對其他疾病修飾抗風濕病藥物［包括methotrexate(MTX)或一種腫瘤壞死因子(TNF)抑制劑］反應不良或耐受性不佳的成人病人。
2.乾癬性關節炎：
單獨使用或與傳統疾病修飾抗風濕病藥物(cDMARDs)併用，適用於治罹患患活動性乾癬性關節炎且對疾病修飾抗風濕藥物(DMARDs)反應不良或耐受性不佳，且乾癬性皮膚病變不需要額外全身性治療的成人病人。
3.幼年型慢性關節炎：
與methotrexate併用，用於治療罹患有中度至重度幼年型慢性關節炎且對其他疾病修飾抗風濕病藥物［包括一種腫瘤壞死因子(TNF)抑制劑］反應不良或耐受性不佳的6歲或6歲以上兒童病人。**ORENCIA未於6歲以下的兒童進行任何研究。
4.預防急性移植物抗宿主疾病(aGVHD)：
(1)與鈣調磷酸酶抑制劑(calcineurin inhibitor)和methotrexate併用，用於成人及2歲以上兒童病人，接受配對完全吻合或僅一個等位基因不吻合之非親屬捐贈者來源之造血幹細胞移植(HSCT)時，以預防急性移植物抗宿主疾病(aGVHD)。
(2)重要用藥限制：不可與其他強效免疫製劑[例如生物性疾病修飾抗風濕病藥物(bDMARDs)、Janus激酶抑制劑(JAKinhibitor)]同時使用。

用法用量 1.本藥應按照規定表的的劑量，以30分鐘靜脈輸注給藥。開始給藥後，本藥應在第一次輸注的2及4週後給藥，此後每4週給藥一次。本藥應與methotrexate併用。

ORENCIA 劑量

患者體重	劑量	小瓶數[a]
<60 kg	500 mg	2
60 至 100 kg	750 mg	3
>100 kg	1 gram	4

[a] 每支小瓶提供 250 mg 的 abatacept。

2.幼年型關節炎(6至17歲)：
體重未達75kg者：100mg/kg，
體重75kg或以上：按照成人劑量處方給藥。
最大劑量不能超過1000mg。
3.在接受本藥治療的65歲以上患者當中發生嚴重感染與惡性腫瘤的頻率高於65歲以下的患者。因為老年群體感染與惡性腫瘤的發生率通常比較高，因此治療老年人時應小心。

不良反應 常見的不良反應為頭痛、上呼吸道感染、噁心、鼻咽炎及靜脈注射反應如頭暈、頭痛及高血壓等。較嚴重但罕見的副作用為感染及惡性腫瘤。

醫療須知 1.在接受本藥治療期間發生新感染的患者，應該受到密切的監測。如果患者發生嚴重的感染，應停止投與本藥。在同時接受TNF拮抗劑與本藥的患者觀察到較高的嚴重感染比率，因此不可同時使用本藥與TNF拮抗劑。
2.結核病篩檢試驗陽性患者在接受本藥治療之前，應先按照標準醫療作業接受治療。過去有結核病病史，但無完整醫療紀錄登載其為治癒之個案，應排除於本藥之使用範圍之外。本藥不應使用於結核患者。
3.目前發現抗風濕病療法與B型肝炎再活化有關。因此，在開始以本藥治療前，應依據已發行之準則進行病毒性肝炎篩檢。在本藥臨床試驗中，肝炎篩檢為陽性的患者則予以排除。鑒於B型肝炎或C型肝炎在我國之高盛行率，應對每一位考慮使用本藥之患者實施B型肝炎與C型肝炎之篩檢。若有感染(包括帶原)者，不應使用本藥。
4.活疫苗不可與本藥同時投與，也不可以在停用本藥的3個月內使用。根據本藥的作用機制，本藥可能會減弱某些疫苗的效果。
5.本藥用於同時患有類風濕性關節炎與COPD的患者應謹慎，應監測此類患者的呼吸狀態是否惡化。
6.含有麥芽糖的靜脈注射產品可能會干擾使用含有葡萄糖脫氫酶pyrroloquinolinequinone(GDH-PQQ)試紙的血糖監測器的檢測結果。以GDH-PQQ為依據的血糖監測系統會與本藥所含的麥芽糖產生反應，造成輸注當天的血糖檢測結果假性升高。
7.因為T細胞介導細胞免疫，所以抑制T細胞活化的藥物(包括本藥)可能會影響宿主對感染與惡性腫瘤的抵抗力。
8.本藥凍晶粉末必須置於2~8°C(36~46°F)冷藏。超過有效期限的產品請勿使用。保存在原始包裝內避光，直到使用時為止。

36 抗風濕藥與抗痛風藥

36202 BARICITINIB

孕X 乳- 泄 腎 半 12h

℞ 2 MG, 4 MG/錠劑(T);

商 名 Olumiant® ◎ (LILLY/禮來) $969/T(4MG-PIC/S), $969/T(2MG-PIC/S)

藥理作用 1.Baricitinib為選擇性和可逆的Janus激酶(JAK)1及JAK2抑制劑。在孤立的酵素分析中，baricitinib抑制了JAK1、JAK2、酪胺酸激酶2及JAK3和活性，其IC_{50}數值分別為5.9、5.7、

53及>400nM。

2.Janus激酶(JAKs)是參與造血作用、發炎及免疫功能之數種細胞激素或生長因子的細胞表面受體用來傳遞細胞內訊息的一種酵素。在細胞內訊息傳遞途徑內，JAK會促使訊息傳導與轉錄活化因子(STATs)磷酸化及活化，STAT則會活化細胞內基因表現。Baricitinib透過部分抑制JAK1及JAK2的酵素活性減少STAT的磷酸化及活化，進而來調節訊息傳遞途徑。

適應症 [衛核]適應症變更：

1.類風濕性關節炎：合併methotrexate或其他傳統型疾病緩解型抗風濕藥物(DMARDs)，用於治療患有中度到重度活動性類風濕性關節炎且對至少一種疾病緩解型抗風濕藥物(DMARDs)無法產生適當治療反應或無法耐受之成人病人；在這些病人中，若病人無法耐受或不適合繼續投與methotrexate或其他傳統型疾病緩解型抗風濕藥物(DMARDs)，可給予Olumiant單獨治療。

2.異位性皮膚炎：治療2歲以上適合接受全身性治療的中度至重度異位性皮膚炎病人。

3.COVID-19：與remdesivir併用，適用於成人須氧氣輔助治療的新型冠狀病毒疾病(COVID-19，嚴重特殊傳染性肺炎)住院病人。

4.圓禿：治療成人病人的嚴重圓禿。

5.幼年型特發性關節炎：本藥可用於單一療法或併用methotrexate，治療2歲以上對一種或多種傳統合成型或生物製劑疾病緩解型抗風濕藥物(DMARDs)無法產生適當治療反應或無法耐受之下列活動性幼年型特發性關節炎病人，包含多關節型幼年型特發性關節炎(多關節型類風濕性因子陽性[RF+]或陰性[RF-]、擴散型少關節型)、接骨點炎型關節炎及幼年型乾癬性關節炎。

用法用量 1.本藥的建議劑量為4mg，每日一次。每日一次2mg的劑量適用於如年齡≥75歲的病人，也可能適用於具有慢性或復發型感染病史的病人。對於採用每日一次4mg的劑量達到疾病持續穩定控制，且適合劑量調降的病人，也可以考慮採用每日一次2mg的劑量。

2.絕對淋巴球計數(ALC)少於0.5x10⁹細胞數/升、絕對嗜中性球計數(ANC)少於1x10⁹細胞數/升，或血紅素數值少於8g/dl的病人，不得開始進行此項治療。如果各項數值提升至前述限值以上，則可開始進行治療。

3.對於使用具強效抑制作用的有機陰離子運輸蛋白3(OAT3)抑制劑(如probenecid)的病人，建議劑量為2mg，每日一次。

4.由於在75歲(含)以上病人的臨床使用經驗極有限，因此對於這些病人，適合採用2mg的起始劑量。

不良反應 1.最常見的不良反應(ADR)為LDL膽固醇升高(33.6%)、上呼吸道感染(14.7%)和噁心(2.8%)。本藥治療所通報的感染情形包含帶狀疱疹。

2.較嚴重但罕見的副作用為嚴重和伺機性感染、結核病、惡性腫瘤、動靜脈栓塞。

醫療須知 1.如果發生感染情形，應密切監測病人，而如果病人對於標準治療無反應，則應暫時中斷本藥治療。在感染情形解除之前，不得重新開始本藥治療。

2.本藥治療期間、治療即將開始前，都不建議使用活性減毒疫苗。

3.病人接受baricitinib治療相較於安慰劑，曾有血脂參數隨劑量升高的通報。

4.如果在常規病人處置時，發現ALT或AST升高，且疑似有藥物引發的肝臟損傷，則應暫時中斷本藥，直到排除此項診斷為止。

5.免疫調節藥物可能升高惡性腫瘤(含淋巴瘤)的風險。

6.如果有DVT/PE的臨床徵兆發生，本藥的治療必須暫停且病人應立即進行評估後接受適當的治療。

7.由於無法排除累加免疫抑制的風險，因此不建議併用生物型DMARDs或其他Janus激酶(JAK)抑制劑。

8.應審慎使用本藥於發生憩室炎的高風險族群，例如先前曾有憩室相關疾病的病人及長期使用可能增加發生憩室炎風險的藥品(NSAIDs、皮質類固醇、鴉片類藥品)的病人。

9.告知病人若用藥期間出現嚴重腹痛並伴隨有發燒、噁心、嘔吐或其他可能的憩室炎症狀時，應立即尋求醫療協助。

36203 HYALURONIC ACID SOD

℞ 1.2 ML/注射劑(I);

商　名 SportVis®(禾伸堂)

適應症 [衛核]舒緩及協助恢復因急性或慢性引起的肌腱與韌帶損傷之疼痛。

用法用量 1.踝關節扭傷
第一或第二等級之踝關節扭傷，最佳使用時機為受傷後48小時內使用第一劑1.2毫升之關節周圍注射劑。於注射第一劑後4天，再使用第二劑。建議使用27號針頭。每個療程使用兩針。
2.肱骨外上髁炎(網球肘)
在肘關節外側使用第一劑1.2毫升之關節周圍注射劑。初次注射的一周後，於同一部位注射第二劑。建議使用27號針頭。每個療程使用兩針。臨床試驗證實，其療效至少可持續3個月。
3.肩旋轉肌群肌腱炎
在肩部的肌腱上方及肩峰下的間隙注射第一劑1.2毫升之關節周圍注射劑。初次注射的14天後，於同一部位注射第二劑。建議使用22號針頭。每個療程使用兩針。臨床試驗證實，其療效至少可持續3個月。

不良反應 使用後，可能會出現輕微的紅斑，會隨時間而緩解。

醫療須知 1.本產品須由受過訓練之醫療專業人士注射使用。
2.本產品為一次性使用之預填針劑。注射器內的溶液需於一次使用完畢，任何未用完之殘留玻尿酸應被丟棄。若使用過之注射器被保留並使用於之後的注射，將會有污染、感染的風險，並導致病患受感染，或產生異物反應。
3.本產品不應被重新滅菌，其性能可能會因此受到影響，並導致病患的健康及安全受到嚴重影響。
4.本產品應避免被注入血管，因玻尿酸可能會阻塞血管，並導致血管栓塞。
5.本產品應避免被注射於發炎(血腫)之部位。
6.避免將本產品直接注入肌腱，此會導致肌腱斷裂。必要時可搭配超音波探測儀操作注射，以降低風險。
7.若病患的患部受到感染、有慢性或急性皮膚疾病，請避免將本產品注入其軟組織。
8.本產品之玻尿酸是經由鏈球菌發酵並嚴格純化而來。然而，醫療專業人員應考慮到與注射生物材料及免疫相關的其他潛在風險。
9. 受注射的部位，及任何關節周圍的感染，都可能為病患健康帶來風險。

36204 HYDROXYCHLOROQUINE

孕C 乳? 食+ 泄 肝/腎 t½ 70～120h

℞ 200 MG/錠劑(T);

商　名
Be-Easy®(信隆) $1.97/T(200MG-PIC/S)
Belian®(強生) $1.97/T(200MG-PIC/S)
Chloguin®(衛達) $1.97/T(200MG-PIC/S),
Geniquin®(健亞) $1.97/T(200MG-PIC/S)
Hydroquine®(信東) $1.97/T(200MG-PIC/S)
Lisen®(應元) $1.97/T(200MG-PIC/S)
Plaquenil® ◎ (SANOFI/賽諾菲) $2/T(200MG-PIC/S-箔)
Plaquil®(元宙) $1.97/T(200MG-PIC/S), $2/T(200MG-PIC/S-箔)
Reconil®(INCEPTA/吉富)

藥理作用 尚未完全了解，顯然是與瘧疾原蟲的DNA分子產生複合體，而抑制RNA複製，終而抑制核酸的合成，本藥的某些衍生物也具有抗阿米巴作用，以及抗發炎和抗組織胺的活性。

適應症 [衛核]圓盤狀及全身性紅斑性狼瘡、慢性多形日光疹、慢性風濕性關節炎、鐮狀瘧原蟲和間日瘧原蟲引起之瘧疾。

用法用量 以下劑量以hydroxychloroquine sulfate的量為準，每一錠200mg，相當於155mg的基質(base)。每天劑量400~600mg，分1~2次服用，直到見效，然後再減低劑量至最少維持劑量。

不良反應 輕度和暫時性的頭痛、眩暈、疲倦、焦慮、胃腸不適、視網膜病變、體重下降、皮疹、搔癢；嚴重者-再生不能貧血、顆粒性白血球缺乏。

醫療須知 1.下列患者使用本藥宜小心：神經性或肝病，葡萄糖6-磷酸去氫酶(glucose-6-phosphatedehydrogenase)缺乏，血液疾病，牛皮癬，嚴重的疾病或酒精中毒。此外，嬰孩和小孩服用本藥也要小心。
2.要知道某些種類的惡性瘧對4-aminoquinolines有抗藥性，需要使用quinine或其他適當的抗瘧藥
3.告訴患者本藥會使尿液呈黃棕色。療效須6個月產生最大作用。
4.暴露在流行病區前至少二個星期就要開始治療，在離開流行病區後至少要連續治療八個星期，每個星期的同一天給藥。

36205 LEFLUNOMIDE▲

孕X 乳- 食± 泄肝 ⒯19D

Rx 10 MG, 20 MG, 100 MG/錠劑(T);

商名
Arava® ◎ (OPELLA/賽諾菲) $21.1/T(10MG-PIC/S)
Arheuma® ＊ (美時) $21.1/T(10MG-PIC/S), $29/T(20MG-PIC/S)
Pharnomide® (PHARMATHEN/西海) $21.1/T(10MG-PIC/S), $29/T(20MG-PIC/S),

藥理作用 1.Leflunomide是一種具有抗增殖作用之疾病修飾性抗風濕病藥物。
2.Leflunomide對關節炎、其他自體免疫疾病與器官移植有效，它具有免疫調節/免疫抑制性質，具抗增殖作用而產生抗發炎效果，在自體免疫疾病的動物體，疾病發生初期給與leflunomide，可達到最好的預防效果。
3.在體內，leflunomide快速且完全代謝成A771726，在體外仍具有活性，而且它可能是產生藥效的成分。
4.作用機轉：leflunomide的活性代謝物A771726會抑制人體酵素dihydroorotate dehydrogenase(DHODH)而產生抗增殖作用。

適應症 [衛核]治療成人類風濕性關節炎，並可能減緩類風濕性病程對關節所造成之結構性損害(即屬於DMARD DISEASE MODIFYING ANTIHEUMATIC DRUG)。治療具活動性的成人乾癬性關節炎。

用法用量 1.服藥前及服藥後的前6個月必須每個月或較短的間隔檢測ALT(SGPT)值，以後每隔8週檢測。
2.開始用leflunomide治療前及用藥後的前6個月每隔2週必須做完整的血液細胞數檢查，包括各種白血球細胞與血小板數量，以後每隔8週檢測。
3.Leflunomide治療由100mg起始劑量(loading dose)開始，一天一次，服用3天，維持劑量(maintenance dose)建議為10~20mg，一天一次。
4.通常4~6週後開始出現治療效果，4到6個月後效果更好。
5.喝足夠量的白開水將leflunomide錠整顆吞服，食物不會影響leflunomide的吸收。

不良反應 1.心血管系統：常見：血壓上升(通常為輕度上升)。
2.腸胃系統、肝臟：常見：腹瀉、噁心、嘔吐、食慾不振、口腔黏膜疾病(如口瘡性口腔炎、口腔潰爛)、腹痛、肝功能指數上升(轉胺酵素[尤其是ALT]、gamma-GT、鹼性磷酸酶、膽紅素較少見)。罕見：肝炎、黃疸/膽汁鬱滯，極罕見嚴重性肝臟受損如致死性肝衰竭及急性肝臟壞死。
3.代謝與營養異常：常見：體重減輕(通常不明顯)。少見：低血鉀症。
4.神經系統：常見：頭痛、暈眩、虛弱感、感覺異常。少見：味覺障礙、焦慮

36 抗風濕藥與抗痛風藥

5.骨骼肌肉系統：常見：肌腱及腱鞘發炎。少見：肌腱裂傷。
6.皮膚及附屬部分：常見：落髮增加、濕疹、皮膚乾躁。極罕見：Stevens-Johnson 徵候群、毒性表皮壞死、多型性紅斑。
7.過敏：常見：輕度過敏反應、發疹(包括丘疹)、發癢。少見：蕁麻疹。極罕見：嚴重性過敏與類過敏反應。
8.血液與淋巴系統：常見：白血球減少症(白血球>2G/l)(G=109)。少見：貧血、輕度血小板減少症(血小板<100G/l)(G=109)。罕見：嗜伊紅血球增多症、白血球減少症(白血球<2G/l)(G=109)、全部血球減少症(作用機轉可能是抗增殖作用)。極罕見：顆粒性白血球減少症。

醫療須知 患者應在小心醫療監督下服用leflunomide。
1.不建議併用具有肝毒性或血液毒性的DMARDs(如methotrexate)。
2.Leflunomide的活性代謝物A771726半衰期長，通常為1至4週，即使已經停藥仍可能發生嚴重性不良反應(如肝毒性、血液毒性或過敏反應)，因此，當發生這些毒性或leflunomide治療後轉換成其它DMARD(如methotrexate)均應施行藥物排除步驟。
3.肝臟反應：leflunomide治療期間，曾有少數案例產生重度肝臟損傷，甚至死亡。大多數的例子在初期六個月發生，與其他具有肝毒性的藥物併用時經常發生，因此必須嚴格監測
4.當ALT(SGPT)值升高為正常範圍上限值的2至3倍時，可考慮將劑量由20mg降為10mg，並且每週監測，若ALT(SGPT)值持續高於正常範圍上限值的2倍以上，或ALT值升高為正常範圍上限值的3倍時，leflunomide必須停藥，並施行藥物排除步驟。
5.因可能加強肝毒性反應，故用藥期間應避免喝酒。
6.因為leflunomide可能有增加肝毒性的風險以及肝臟會參與藥物之活化排除和在循環的作用，因此本藥並不建議用於顯著之肝功能不全或B/C型肝炎帶原之患者。
7.已經有貧血、白血球減少症或血小板減少症之患者，以及骨髓功能受損或有骨髓抑制危險性之患者，血液學疾病之危險性會升高，如發生這些反應，應考慮將藥物洗出以降低A771726的血漿濃度。
8.除NSAIDs以外，leflunomide與經由CYP2C9代謝之藥物如phenytoin、warfarin與tolbutamide藥物併用時應小心。
9.Leflunomide治療時很少數的患者曾發生Stevens-Johnson 徵候群或毒性表皮壞死，只要出現皮膚或黏膜反應，則應懷疑嚴重性反應，且必須停用leflunomide及其他可能相關藥物，並立刻施行藥物排除步驟，藥物必須完全洗出，而且禁止再用leflunomide。
10.已知免疫抑制劑可能使患者容易受到感染，而且本質上可能更嚴重，因此可能需要早期且強力的治療。當發生重度無法控制的感染時，可能需要停用leflunomide，並服用cholestyramine將藥物洗出。
11.藥物排除步驟：服用cholestyramine 8g，一天3次，或活性碳粉末50g，一天4次，將藥物完全洗出通常需要11天，臨床或實驗室的變數決定時間長短。
12.兩年等待期過後，第一次檢測A771726的血漿濃度，至少間隔14天後必須再測，如果兩次血漿濃度都低於0.02mg/l，則無胎兒畸型之危險性。
13.發生暈眩時會影響患者的專注力及正常反應力，此時患者不可開車及使用機器。
14.Leflunomide的活性代謝物A771726半衰期較長，通常為1~4週，如發生嚴重性的不良反應或其他理由，必須從體內迅速清除A771726時則須施行藥物排除步驟，若臨床需要可重覆施行，若懷疑有嚴重性免疫過敏反應如Stevens-Johnson 徵候群或毒性表皮壞死時則必須將藥物完全洗出。

36206 PEFICITINIB HYDROBROMIDE

Rx 50 MG, 100 MG/錠劑(T);

商　名
Smyraf® ◎ (ASTELLAS/安斯泰來) $552/T(100MG-PIC/S),

36206

$263/T(50MG-PIC/S)

藥理作用 1.JAK家族與參與免疫/發炎反應和造血作用的細胞激素或生長因子受體的細胞內區域相關，並且在其下游細胞內訊息傳遞中扮演重要角色。

2.Peficitinib抑制JAK家族的成員，從而阻斷由發炎細胞激素誘發的訊息傳遞和增殖性細胞反應。peficitinib可抑制JAKI、JAK2、JAK3和TYK2活性。

3.Peficitinib可抑制IL-2刺激之人體周邊單核球細胞製造IL-13、GM-CSF、IFN-r和TNF-u，此作用係經由JAKI和JAKJ傳導。在人類CD4⁺T細胞和CD8⁺T細胞中，peficitinib可抑制IL-6的訊息傳遞。peficitinib抑制IL-2刺激的人體周邊血液中T細胞增殖，此作用係經由JAKI和JAK3傳導。

4.Pcficitinib還可抑制紅血球生成素誘導的人類紅白血癌細胞系的增殖，此作用僅由JAK2傳導。

5.Peficitinib可預防關節腫脹和骨破壞。

適應症 [衛核]合併methotrexate或其他傳統型疾病緩解型抗風濕藥物(DMARDs)，適用於治療患有中度至重度活動性類風濕性關節炎，且對至少一種傳統型疾病緩解型抗風濕藥物(DMARDs)無法產生適當治療反應或無法耐受之成人病人。

與methotrexate併用，經X光檢查顯示可減緩疾病造成的關節結構性受損。

用法用量 1.成人一般劑量是peficitinib 150mg每天一次，飯後口服。

2.根據病人的情況，劑量可以是100mg每天一次。

不良反應 1.主要不良反應：鼻咽炎(28.1%)、帶狀皰疹(12.9%)、血中肌酸磷酸激酶增加(9.3%)等。

2.重大不良反應：感染、嗜中性白血球減少(0.5%)、淋巴球減少(5.9%)、血紅素降低(2.7%)、胃腸穿孔(0.3%)、肝功能異常、黃疸、間質性肺炎(0.3%)、血栓栓塞相關事件(0.2%)。

3.其他不良反應>5%：咽炎、鼻咽炎、上呼吸道感染、支氣管炎、流行性感冒、膀胱炎、血中肌酸磷酸激、酶增加、脂質增加。

醫療須知 1.本藥應慎用於有中度肝功能不全病人，血中濃度可能升高，並且副作用可能增強。

2.由於免疫抑制作用增加可能導致感染風險增加，因此本藥不可與生物製劑併用，如TNF阻斷劑、IL-6抑制劑、選擇性T細胞協同刺激調節劑、或強效免疫抑制劑(局部用產品除外)如其他Janus激酶(JAK)抑制劑、azathiop rine、tacrolimus和cyclosporine。

3.應慎給藥於下列病人：a.確定或懷疑感染的病人b.先前感染桔核病的病人c.免疫功能低下的病人d.老年病人e.腸憩室病人f.嗜中性白血球計數減少、淋巴球計數減少或血紅素降低的病人g.輕度和中度肝功能不全的病人h.有間質性肺炎病史的病人i.患有先天性短QT症候群的病人j.應謹慎用於有血栓拴塞症風險因子的病人。

4.使用本藥治療期間若出現嚴重感染，應立即採取適當的措施，並且停用本藥直到感染得到控制。

5.如果病人有結核病史或疑似感染結核病，應諮詢具結核病診斷和治療經驗的醫師。

6.由於曾經觀察到嚴重的帶狀皰疹和散布性帶狀皰疹(herpes zoster disseminated)，故應注意可能是皰疹病毒再活化的症狀和徵候等。

7.應注意惡性腫瘤的發展，曾有罹患惡性腫瘤如惡性淋巴瘤，實體腫瘤的報告。

8.如果淋巴球計數小於500/mm³，不可開始使用本藥。如果血紅素濃度低於8g/dL，不可開始使用本藥。

9.應密切監測病人，注意轉氨酶水平的增加等，如果發現任何異常結果，應採取適當措施。

10.對先天性短QT症候群病人，只有在預期的治療效果超過潛在風險時才可使用本藥。

11.使用本藥治療期間或治療即將開始前，不應接種活性疫苗，因為不能排除潛在的感染風險。

12.應指導有生育能力的婦女，在接受本藥治療期間和治療結束後，至少一個月經週期內要使用適當的避孕措施。

13.當病人發生血栓栓塞症，例如深部靜脈栓塞(DVT)、肺栓塞(PE)，或動脈血栓之相關徵兆或症狀時，應停藥並立即給予適當評估和治療。

36207 PENICILLAMINE D

孕D 乳 - 食 - 泄 肝

Rx 300 MG/錠劑(T)； 250 MG/膠囊劑(C)；

商名 Metalcaptase® ◎ (HAUPT/禾利行) $13.4/T(300MG-PIC/S) Penicillamine® (派頓)

藥理作用 Penicillamine是一種螯合劑，本藥可能會抑制結締組織釋出溶菌體酶，還會壓抑T-細胞的活性和減低IgM類風濕因素，其他的作用是由於penicillamine會分解膠原，抑制淋巴球的轉移和減少循環的免疫複合體。

適應症 [衛核]類風濕關節炎、重金屬中毒

[非衛核](1)治療對其他一般性治療(包括休息，運動，salicylates，corticosteroids，和金鹽)有抗性之嚴重活性的風濕性關節炎。(2)促進Wilson氏症患者排出銅(肝豆狀核變性)。(3)促進胱胺酸尿症的患者排出胱胺酸。(4)厚發性胆道硬化。(5)紫質沈著症。

用法用量 風濕性關節炎：起始劑量每天125~250mg，連續4個星期然後每隔4~12星期可增劑量每天125~250mg，視患者的反應和耐受性而定。在3~4個月內最大劑量為每天1,000~1,500mg，如果在此濃度也沒有反應，那麼就要停藥，一般的維持劑量範圍為每天500~750mg。

不良反應 失去味道的感覺，消化不能，發疹，搔癢，蛋白尿；少見者：胃腸−上腹部疼痛，嘔吐，下痢，口腔潰瘍，消化性潰瘍活化；血液的−白血球缺少，血小板缺少症，骨髓抑制，顆粒性白血球缺乏症，再生不能貧血；過敏的−關節痛，淋巴腺病，天泡瘡樣的反應，蕁麻疹，剝落性皮膚炎，滑膜炎，甲狀腺腫。

醫療須知 1.開始服用本藥之前6個月，每2星期要做白血球、血紅素、血小板、檢測尿液分析、量體温，6個月後改成每月做1次。

2.服用本藥期間，每6個月要做肝功能檢測。

3.服用制酸劑、鐵劑、含鐵產品、牛奶和進食等，都會降低本藥吸收，所以要錯開2小時以上。

36208 UPADACITINIB

孕X 乳 - 泄 肝 半 8～14h

Rx SR 15 MG, 30.7 MG, 46.1 MG/持續性製劑(SR)；

商名 Rinvoq ER® ◎ (ABBVIE/艾伯維) $756/SR(15MG-PIC/S)

藥理作用 1.Upadacitinib是Janus激酶(JAK)抑制劑。JAKs為細胞內酵素，可傳遞來自細胞膜上細胞激素或生長因子受體交互作用所產生之訊息，進而影響造血作用與免疫細胞功能。

2.JAK可將訊息傳悪及轉錄活化因子(STAT)磷酸化及活化，而STAT可調節包括基因表現在內的細胞內活性。

3.Upadadtinib會抑細胞激素所誘發，而且是透過JAKI和JAK1/JAK3調節的STAT磷酸化，其抑制效果大於JAK2/JAK2調節的STAT磷酸化。然而，目前尚不清楚抑制特定JAK酵素與治療效果之間的關聯性。

適應症 [衛核]1.類風濕性關節炎：治療患有中至重度活動性類風濕性關節炎且對至少一種疾病緩解型抗風濕藥物(DMARDs)無法產生適當治療反應或無法耐受之成人病人。可用於單一療法或與methotrexate合併使用。

2.乾癬性關節炎：治療患有活動性乾癬性關節炎且對至少一種疾病緩解型抗風濕藥物(DMARDs)無法產生適當治療反應或無法耐受的成人病人。RINVOQ可用於單一療法或與非生物製劑疾病緩解型抗風濕藥物(non-biologic DMARDs)合併使用。

3.僵直性脊椎炎：治療曾對非類固醇抗發炎藥物(NSAID)反應不佳或耐受性不良的活動性僵直性脊椎炎成人病人。

4.異位性皮膚炎：治療患有中度至重度異位性皮膚炎，適合全身性療法的成人及12歲(

含)以上青少年。

5.潰瘍性結腸炎：對傳統或生物製劑治療反應不佳、失去反應、或無法耐受的中度至重度活動性潰瘍性結腸炎成人病人。

6.克隆氏症：對傳統或生物製劑治療反應不佳、失去反應、或無法耐受的中度至重度活動性克隆氏症成人病人。

7.無放射影像確認之中軸性脊椎關節炎(Non-radiographic axial spondyloarthritis，簡稱nr-axSpA)：用於治療嚴重活動性無放射影像確認之中軸性脊椎關節炎且符合下列所有條件的成人病人：

(1)對非類固醇抗發炎藥物(NSAID)治療反應不佳或無法耐受。(2)其C反應蛋白(C-reactive protein，簡稱CRP)濃度升高。(3)核磁共振造影(MRI)檢查證據顯示有發炎的客觀跡象。(4)HLA-B27陽性。

用法用量 1.本藥建議口服劑量是每日一次15mg，隨餐或不隨餐服用均可。

2.本藥起始用藥不建議用於下列情況的病人：絕對淋巴球計數(ALC)少於500cells/mm³、絕對嗜中性白血球計數(ANC)少於1000cells/mm³ ,或血紅素濃度少於8g/dl。

3.本藥不建議用於有重度肝功能不全(Child-Pugh C)的病人。

4.本藥錠劑應整粒吞服，不應剝半、攪碎或咀嚼。

5.若有病人出現嚴重感染，應中斷本藥治療直到感染獲得控制。

不良反應 1.不低於1%不良反應：急性鼻竇炎、喉炎、鼻咽炎、口咽疼痛、咽炎、咽扁桃腺炎、鼻炎、鼻竇炎、扁桃腺炎、病毒性上呼吸道感染、噁心、咳嗽、發燒。

2.嚴重的不良反應：嚴重感染、惡性腫瘤、形成血栓、胃腸道穿孔。

3.實驗室參數量測上，有觀察到肝臟酵素上升(包含AST, ALT)、膽固醇檢驗項目上升(包括total cholesterol, LDL, TG及HDL)、白血球下降、淋巴球下降等。

醫療須知 1.避免對有活動性嚴重感染(包括局部感染)的病人使用本藥，對下列病人使用本藥治療前，應考量治療的風險與效益：

a.患有慢性或復發性感染 b.暴露於結核病源 c.曾有嚴重或伺機性感染病史 d.居住於或曾到過結核病或黴菌病流行的區域；或患有可能造成感染的潛在疾病。

2.開始本藥治療之前，應讓病人接受結核病(TB)篩檢。對於患有活動性結核病的病人不應給予本藥。

3.本藥多項臨床試驗中曾通報發生病毒再活化，包括皰疹病毒再活化(例如帶狀皰疹)與B型肝炎病毒再活化。

4.接受Janus激酶(JAK)抑制劑治療發炎病況的病人曾發生血栓，包括深層靜脈血栓、肺栓塞以及動脈血栓；此類JAK抑制劑包括本藥在內。

5.對於胃腸道穿孔風險可能提高的病人(例如曾有憩室炎病史或正在使用NSAID的病人)，使用本藥時應小心謹慎。病人如有新出現的腹部症狀，應儘快評估以早期發現胃腸道穿孔。

6.接受本藥治療與血脂參數(包括總膽固醇、低密度脂蛋白[LDL]膽固醇與高密度脂蛋白[HDL]膽固醇)升高有關。

7.如果在常規病人處置期間觀察到ALT或AST升高，並且疑似為藥物引起的肝損傷，應中斷本藥直到排除此診斷為止。

8.應告知懷孕女性upadacitinib治療對於胎兒的潛在風險，指示具生育能力女在本藥治療期間與完成治療後4週內，應採取有效的避孕方式。

9.不建議在本藥治療期間或緊接著該治療前使用活性減毒疫苗，建議在開始本藥治療前，按照現行免疫接種規範提供病人最新的免疫防護力，包括預防性皰疹疫苗接種。

§ 36.3 痛風治療劑

痛風的成因有可能是尿酸生成過多(稱為尿酸產生過剩型)，或尿酸排除速率過慢(稱為尿酸排出低下型)，由於尿酸代謝的異常，產生尿酸鈉鹽結晶沉積在關節腔或其他組織，引起發炎所造成的疾病。痛風好發部位是足趾的關節，發生時關節局部紅腫、發熱及疼痛。反覆發作後，關節易腫脹強直變形。急性發作期的治療，以解除疼痛及消炎為目的；慢性緩和期治療以預防尿酸鈉鹽沉積造成關節破壞及腎臟損傷為主。務必使尿酸值降至6mg/dl以下。

痛風的診斷

一般會分成四期，第一期是無症狀的高尿酸血症，第一期是偶發性的單關炎發作，第三期就會有短時間內反覆(間歇性)的關節炎發作，最後第四期有些人會形成所謂的"痛風石"而成慢性關節炎。檢查或詢問以下十二點情況，若有符合六點以上，痛風性關節炎的診斷正確率就很高。

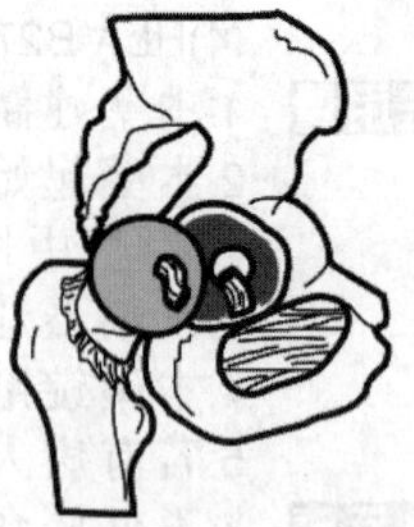

1.超過1次以上的急性發作。
2.關節的發炎程度在1天以內達到頂點。
3.一般以單一關節炎發作。
4.可以觀察到發作關節的紅腫現象。
5.腳大拇指的指掌關節是最常發作的關節。
6.單側關節炎侵犯腳的指掌關節。
7.單側關節炎侵犯腳掌關節。
8.有疑似痛風石形成。
9.血中尿酸值偏高。
10.X光檢查發現關節有不對稱的腫脹。
11.X光發現有骨下囊腫但沒有骨質侵蝕。
12.發炎關節產生的關節液，細菌培養是陰性反應。

痛風治療的四大原則

①依照醫師指示，按時定量吃藥，不可疏忽。
②多喝水：尿酸高的人要多喝水，因為充足的水份幫助尿酸的排出，並可稀釋尿液，防止結石，避免對腎臟之損害。每天飲水份量應該至少2000cc。
③飲食控制：尿酸高的人應避免服食過量的維生素A、C、及菸鹼酸的補充劑，也不宜攝取大量的果糖飲料，它們會刺激尿酸的形成。酒精飲料雖不含嘌呤體，但其代謝卻有關連性(內因性嘌呤體分解的促進及降低腎臟中尿酸排泄)會造成血清尿酸值的上昇。因此過度的飲酒應被嚴格的限制。
④尿酸為普林的代謝物，所以下列高普林食物應少吃：
•內臟：豬肝、豬腸、牛肝、雞肝、雞腸、鴨肝等。
•海產：魚類、海鰻、蠔、蚵、蛤蜊、草蝦、干貝、小魚干、扁魚干、小管。
•紫菜、香菇、豆苗、黃豆芽、蘆筍。
•濃肉湯、火鍋湯、魯肉湯、牛肉汁、雞汁、酵母粉。

36301 ALLOPURINOL

孕C 乳? 食+ 泄腎 T½ 18～30h

Rx 100 MG, 300 MG/錠劑(T); 100 MG/膠囊劑(C);

商 名

A.P.N.®(正和) $1.5/T(100MG-PIC/S)
Acpurin®(明德)
Adeno®(元宙) $1.5/T(100MG-PIC/S), $2/T(100MG-PIC/S-箔)
Aideito®(TSURUHARA/光亨)
Alloprim®(信隆) $2.09/T(300MG-PIC/S), $1.5/T(100MG-PIC/S)
Allopurinol®(五洲) $2.09/T(300MG-PIC/S)
Allopurinol®(成大) $1.5/T(100MG-PIC/S)
Allopurinol®(明德) $1.5/T(100MG-PIC/S),
Allopurinol®(永信) $2/T(100MG-PIC/S-箔), $1.5/T(100MG-PIC/S)
Allopurinol®(汎生) $1.5/T(100MG-PIC/S)
Allopurinol®(生達) $1.5/T(100MG-PIC/S), $2/T(100MG-PIC/S-箔),
Allorin®(人人)
Aloprinol®(強生) $1.5/T(100MG-PIC/S), $2/T(100MG-PIC/S-箔)
Deurinol®(寶齡富錦) $2.09/T(300MG-PIC/S),
Enpurol®(元宙) $2.09/T(300MG-PIC/S)
Gylonol®(福元/華琳) $1.5/T(100MG-PIC/S),
Ifonol®(安星)
Khotongfeng®(井田) $2.09/T(300MG-PIC/S)
Purinol®(壽元/國信) $0.99/T(100MG)
Purinol®(皇佳) $1.5/T(100MG-PIC/S), $2/T(100MG-PIC/S-箔),
Purinol-300®(皇佳) $1.84/T(300MG)
Ripunin®(台裕)
Synorid®(健喬信元) $1.84/T(300MG), $1.5/T(100MG-PIC/S), $2/T(100MG-PIC/S-箔)
Tonsaric®(榮民/信東) $1.5/T(100MG-PIC/S), $2/T(100MG-PIC/S-箔),
Uranid®(中化) $0.99/T(100MG)
Urinol®(杏輝) $2/T(100MG-PIC/S-箔), $1.5/T(100MG-PIC/S)

Alputon® (利達) $2.09/T(300MG-PIC/S)
Anpurin® (華興) $1.5/T(100MG-PIC/S), $2/T(100MG-PIC/S-箔)
Apico® (正和/婦潔)
Urisol® (利達/鎰浩)
Uropril® (大豐) $1.5/T(100MG-PIC/S), $2/T(100MG-PIC/S-箔)
Xylonol® (健喬信元/優良)
Zezouric® (應元)

藥理作用 本藥會競爭性的抑制xanthine oxidase的作用而減少內生性尿酸生成，這種酶負責將天然的嘌呤，hypoxanthine轉化成xanthine以及將xanthine轉化成尿酸。

適應症 [衛核]痛風症、痛風性關節炎、尿酸結石、癌症或經化學治療產生之高尿酸血症

[非衛核](1)本藥可以治療痛風，其及與血性惡病及它們的治療有關之高尿酸血症原發的(primary)或次發的(secondary)的痛風。(2)本藥可用來治療原發性或次發性的尿酸腎病變(uric acid nephropathy)。(3)治療復發的尿酸結石形成。(4)預防接受癌症化學治療或放射性治療的白血病和其他惡性腫瘤患者的尿酸沈積和尿酸腎病變。

用法用量 1.成人−每天200~600mg分次服用，劑量大小端視嚴重的程度而定。當進行癌症化學療法時用於預防尿酸腎病變− 每天600~800mg，連續2~3天，要飲用大量的水份，然後，再逐減至最低有效維持濃度。

2.孩童−(僅用於惡性腫瘤繼發的高尿酸血症)6歲~10歲−300mg/天；6歲以下−150mg/天。

3.減少急性痛風發作：由每日100mg開始，每週增加100mg直到血中尿酸值降至6mg/dl或更低，但不可超過最高建議劑量。

4.合併療法：與colchicine或消炎藥併用時，逐漸調整劑量。

5.復發性草酸鈣結石：尿酸排泄過多者每日200~300mg，單次或分次服用，依24小時後尿中尿酸排泄量調整劑量。改變飲食習慣，如減少攝取動物性蛋白質、鈉、精製糖、富含草酸的食物與鈣質，並多喝水及攝取纖維質。

不良反應 1.過敏反應(皮膚出疹，搔癢，發熱，身體不適，噁心，肌肉疼痛)(須停藥)，禿頭，皮膚炎，血性惡病質，嘔吐，下痢，腹疼，末梢神經炎，思睡，眩暈。

2.嚴重性的-顆粒的白血球缺乏症，再生不良貧血，骨髓抑制，血小板減少，肝毒性。

醫療須知 1.每天至少要飲用2,000ml的液體，而且要鹼化尿液，防止尿酸的沈積和可能造成的腎損害。

2.要告訴患者allopurinol的效力可能要花好幾個星期才會產生，並且警告患者，除非醫師有指示，否則不要改變劑量。

3.避免飲用大量酒精影響藥效，同時也不能服用太多Vit C，可能會導腎結石。

4.服用本藥1~3星期後，患者血清尿酸濃度通常可降至6mg/dL以下。

5.使用本藥於治療期間如出現喉嚨痛、嘴巴破、眼睛癢、皮膚紅疹等嚴重之「史蒂文生氏-強生症候群(Stevens-Johnson Syndrome)」或「毒性表皮壞死溶解症(Toxic Epidermal Necrolysis)」徵兆，應立即停藥並回診原處方醫師，而醫師處方該成分藥品前，亦應詳細詢問病人過敏病史，並告知病人用藥後可能出現之不良反應症狀。

6.應依allopurinol仿單之適應症處方用藥，不建議用於無症狀之高尿酸血症。

7.應依allopurinol仿單之用法用量處方用藥，尤其是初始劑量，並應謹慎逐步調整給藥劑量。

8.於腎功能不佳者，通常會增加allopurinol 引起皮膚過敏反應之嚴重程度，因此，應依病人之肌酸酐廓清率降低allopurinol之使用劑量，並特別注意病人嚴重皮膚過敏反應之發生。

36302 BENZBROMARONE

食 酒 泄 肝/腎

Rx 50 MG, 100 MG/錠劑(T); 50 MG, 100 MG/膠囊劑(C);

商名

Beenrone® (永信) $2/T(100MG-PIC/S-箔), $1.87/T(100MG-PIC/S), $2/T(50MG-PIC/S-箔), $1.5/T(50MG-PIC/S)
Bemaron® (十全) $1.87/T(100MG-PIC/S), $2/T(100MG-PIC/S-箔)
Benrone® (衛達) $1.87/T(100MG-PIC/S), $2/T(100MG-PIC/S-箔),
Kotogen® (黃氏) $1.5/T(50MG-PIC/S), $2/T(50MG-PIC/S-箔)
Narcaricin® (瑞士) $1.87/C(100MG-PIC/S), $2/C(100MG-PIC/S-箔), $1.5/C(50MG-PIC/S), $2/C(50MG-PIC/S-箔)
Nogout® (杏輝) $1.5/T(50MG-PIC/S), $2/T(50MG-PIC/S-箔), $1.87/T(100MG-PIC/S), $2/T(100MG-PIC/S-箔)
Nongout® (應元)

36 抗風濕藥與抗痛風藥

Benzon®（榮民/信東）$2/T(50MG-PIC/S-箔), $1.5/T(50MG-PIC/S)
Benzro®（正和）$1.87/C(100MG-PIC/S)
Betalen®（利達/威勝）$1.87/T(100MG)
Bonzbromarone®（井田）$1.5/T(50MG-PIC/S), $2/T(50MG-PIC/S-箔)
Bromarone®（衛肯）$1.5/T(50MG-PIC/S), $1.87/T(100MG-PIC/S)
Chiphone®（羅得）$1.87/T(100MG-PIC/S), $2/T(100MG-PIC/S-箔)
Chitunfen®（長安）$2/T(100MG-PIC/S-箔), $1.87/T(100MG-PIC/S)
Degout®（華興）$1.5/T(50MG-PIC/S), $2/T(50MG-PIC/S-箔), $1.87/T(100MG)
Deuron®（優生）$1.5/T(50MG-PIC/S), $2/T(50MG-PIC/S-箔)
Euricon®（健喬信元）$1.87/T(100MG-PIC/S), $2/T(100MG-PIC/S-箔), $1.5/T(50MG-PIC/S), $2/T(50MG-PIC/S-箔)
Gouless®（生達）$2/T(50MG-PIC/S-箔), $1.5/T(50MG-PIC/S)
Gout®（培力）
Goutil®（五洲）$2/T(50MG-PIC/S-箔), $1/T(50MG),
Hipuric®（元宙）$1.5/T(50MG-PIC/S), $2/T(50MG-PIC/S-箔)
Unimaron®（約克）$1.5/T(50MG-PIC/S), $2/T(50MG-PIC/S-箔)
Uribenorm®（成大）$1.87/T(100MG-PIC/S)
Uribrone®（華盛頓）$1/T(50MG)
Uricam®（台裕）$1.5/T(50MG-PIC/S)
Uricin®（政德）$1.87/T(100MG-PIC/S), $2/T(100MG-PIC/S-箔), $1.5/T(50MG-PIC/S), $2/T(50MG-PIC/S-箔)
Urimanone®（派頓）$1.87/T(100MG)
Urimarone®（安星）$1.5/T(50MG-PIC/S)
Urinogen®（信隆）$1.5/T(50MG-PIC/S), $1.5/T(50MG-箔),
Urisue®（中化）$1.5/T(50MG-PIC/S), $2/T(50MG-PIC/S-箔)
Urmaron®（元宙）$2/T(100MG-PIC/S-箔), $1.87/T(100MG-PIC/S)
Urotin®（壽元）$1/T(50MG), $1.87/T(100MG)
Yungbenrone®（利達）$1.5/T(50MG-箔), $2/T(50MG-PIC/S-箔), $1.5/T(50MG-PIC/S)
Yurinom®（大豐）$1.87/T(100MG-PIC/S),
Zimaron®（長安/世達）$2/T(50MG-PIC/S-箔), $1.5/T(50MG-PIC/S), $1.87/T(100MG-PIC/S)

藥理作用 (1)阻斷尿酸的形成，再吸收及促進排泄。(2)增加胃腸道清除尿酸。

適應症 [衛核]痛風、高尿酸血症。

用法用量 1天100mg，分2~3次服用。

不良反應 噁心，過敏反應，SGOT，SGPT和鹼性磷酯值昇高，胃腸不適，水腫，胸口不適，下痢，尿酸結晶，暫時性陽萎。

醫療須知
1.曾有少數案例引發猛爆性肝炎，初使用的前六個月內及長期使用時，應定期進行肝功能檢查。
2.此藥可能會引發急性痛風或尿酸性腎病變，不可於急性痛風期使用。
3.為預防結石的產生，患者每天須喝充分的水及使尿液鹼化。
4.患者須先告知醫師正在服用的其他降尿酸藥品(如allopurinol)或抗凝血劑。
5.避免喝酒，酒精易導致結石尿酸性腎病變。
6.本藥沒有消炎止痛之效果。
7.痛風、高尿酸血症、腎功能異常之患者，建議酌予減量。
8.重度肝功能異常之患者應小心使用。

36303 COLCHICINE

孕 D 乳 ? 食 + 泄 肝 半 46h

Rx 0.5 MG, 0.65 MG/錠劑(T);

商名

Cocine®（華興/華樺）$1.5/T(0.5MG-PIC/S),
Cofoncin®（安星）$0.99/T(0.5MG)
Colchicine®（人人）$0.99/T(0.65MG)
Colchicine®（保瑞/聯邦）
Colchicine®（優良/健喬信元）$1.5/T(0.5MG-PIC/S), $2/T(0.5MG-PIC/S-箔)
Colchicine®（壽元/國信）$0.99/T(0.5MG)
Colchicine® ◎（東洋/塩野義）$2/T(0.5MG-PIC/S-箔)
Colchicine®（榮民/信東）$1.5/T(0.5MG-PIC/S), $2/T(0.5MG-PIC/S-箔)
Colchicine®（福元）$1.5/T(0.5MG-PIC/S), $2/T(0.5MG-PIC/S-箔)
Colcin®（皇佳）$1.5/T(0.5MG-PIC/S), $2/T(0.5MG-PIC/S-箔)
Colcine®（應元/豐田）$1.5/T(0.5MG-PIC/S)
Colicine®（衛肯）$2/T(0.5MG-PIC/S-箔), $1.5/T(0.5MG-PIC/S)
Conicine®（華興）$1.5/T(0.5MG-PIC/S), $2/T(0.5MG-PIC/S-箔),
Degout®（井田）$1.5/T(0.5MG-PIC/S), $2/T(0.5MG-PIC/S-箔),
Suyuni®（台裕）$1.5/T(0.5MG-PIC/S),
Tunfon®（回春堂）

藥理作用
1.本藥能夠減少白血球產生尿酸，因此能夠降低尿酸的體內代謝，和損害白血球細胞膜的吞噬分解，而釋出組織中具有危險性的酶，這種藥物也會與微小管細胞蛋白質結合，所以會停止中期的有絲分裂和干擾活動細胞(如白血球)的運動。
2.本藥是一種短期治療『急性痛風』的藥物。用來治療或預防急性痛風發作，或痛風性關節炎引起的關節腫脹和疼痛。
3.本藥能影響尿酸形成的過程，並且消除急性痛風的發炎反應，因此可用來治療或預防急性痛風發作引起的腫脹及疼痛。

適應症 [衛核]痛風
[非衛核](1)緩急性痛風和假性痛風的發炎作用。(2)限制關軟骨的破壞和減少急性痛風發作的發生率(尚未獲得證實的適應症)。(3)其他實驗性的用途包括白血病，腺癌，肉狀瘤的關節炎，蕈樣肉芽腫和急性鈣質依賴性的肌腱炎。(4)多發性硬化症。(5)原發性胆管硬化。(6)蕈狀肉芽腫。

用法用量 口服-起始劑量，0.5~1.2mg，然後每隔1小時給予0.5~0.6mg，直到疼痛緩解或下痢出現(急性發作痛常需要總劑量 4~8mg)。預防用的-口服：每天0.5~0.6mg，每週3~4天(嚴重的病例每天0.5~1.8mg)。

不良反應 (1)常見-噁心，嘔吐，腹部疼痛，下痢；(2)偶有-厭食#肝毒性、精神紊亂、肌肉無力、氮血症、血尿止尿；(3)嚴重-骨髓抑制、顆粒性白血球、缺乏再生不能貧血。

醫療須知 1.本藥僅可IV注射，不可使用SC或IM投與，要仔細觀查注射部位的局位刺激徵兆(如疼痛，發脹，紅斑)，要注意血栓靜脈炎的危險性。
2.指導患者做適當的輔助療法(如飲食控制，減輕體重，增加液體的攝取，避免飲用大量的發酵飲料，如啤酒、麥芽酒及其他酒類。不過，可充許飲用適量蒸餾酒類)，這樣減少發作的發生率和嚴重性。
3.本藥可能會引起骨髓抑制，長期使用者必須定期檢查全血球數。
4.在症狀解除後，應立即停止服藥。
5.如果服用這個藥品來預防痛風時，服用期間痛風仍然可能會發作，但發作的次數及嚴重程度會隨著服藥而漸漸改善，所以不可以覺得藥品沒效而自行增減藥量，需由醫師進一步評估。
6.腎功能不全病人使用colchicine可能導致嚴重不良反應，如全血球減少、橫紋肌溶解及精神病變等。

36304 FEBUXOSTAT▲

孕 C 乳 ? 泄 肝/腎 半 5~8h SMC

Rx 40 MG, 80 MG, 82.28 MG/錠劑(T);

商 名
Feburic® ◎ (聯亞/安斯泰來) $14.2/T(80MG-PIC/S)
Feburin® (衛達) $12.5/T(80MG-PIC/S)
Febuton® ＊ (生達) $5.7/T(40MG-PIC/S), $12.5/T(80MG-PIC/S)
Febuxostat / Pharmathen® ＊ (PHARMATHEN/一成) $12.2/T(80MG-PIC/S)
Febuxostat Sandoz® (RONTIS/山德士)
Fekuton® ＊ (信東)
Fetrin® ＊ (永信) $5.6/T(40MG-PIC/S), $12.8/T(80MG-PIC/S)
Feuri® ＊ (中化) $12.5/T(80MG-PIC/S), $5.6/T(40MG-PIC/S)
Forliton® ＊ (南光) $12.5/T(80MG-PIC/S), $5.7/T(40MG-PIC/S)

藥理作用 本藥是一種具選擇性黃嘌呤氧化酶(XO)抑制劑。可降低血清尿酸達到治療作用。本藥在治療時不會抑制參與在嘌呤和嘧啶合成與代謝過程中其他酵素的作用。

適應症 [衛核]FEBURIC適用於：1.治療慢性痛風病人的高尿酸血症。不建議用於無症狀的高尿酸血症者。
2.用於因血液腫瘤接受化療，發生腫瘤溶解症後群(Tumor Lysis Syndrome)的中度至高度風險成年病人，以預防和治療高尿酸血症。
FORLITON、FEURI：治療慢性痛風患者的高尿酸血症。不建議用於無症狀的高尿酸血症者。

用法用量 1.治療痛風患者的高尿酸血症，本藥的建議劑量是40mg或80mg每天一次。建議起始劑量是40mg每天一次，對於使用40mg二週後血清尿酸濃度(sUA)未低於6mg/dL的患者，建議使用本藥80mg。
2.腫瘤溶解症候群：FEBURIC的建議劑量是80mg每天一次。FEBURIC應在細胞毒性藥物治療開始前二天開始用藥，並且繼續用藥最少7天；然而根據化療期間臨床判斷，治療可延長至9天。
3.服用本藥無須顧慮食物或制酸劑的使用。
4.開始使用本藥後，由於血清尿酸濃度改變導致尿酸鹽從組織沉積移轉，痛風可能會發作。開始使用本藥時，建議用非類固醇抗發炎藥(NSAID)或秋水仙素(colchicine)預防痛風發作。

5.預防性治療效益達6個月。如果在本藥治療過程中痛風發作，不需要停止本藥。當對個別患者適當時，應同時處理痛風發作。

6.輕中度肝腎功能不全者及老年人無需調整劑量。

不良反應 常見不良反應：肝功能異常、噁心、關節痛、皮疹。

醫療須知 1.開始使用本藥後，經常觀察到痛風發作增加，這是由於血清尿酸濃度降低，尿酸從組織沉轉移所致。

2.為了防止痛風發作，建議開始使用本藥時，同時給予非類固醇抗發炎藥(NSAID)或秋水仙素的預防性治療。

3.在隨機對照中，使用本藥治療的患者，心血管血栓栓塞事件(心血管死亡，非致死性心肌梗塞，非致死性中風)的發生率[每100位患者年0.74(95%信賴區間(CI)0.36~1.37)]比使用allopurinol者較高[每100位患者年0.60(95% CI 0.16~1.53)]。此與本藥的關連性尚未確立。應觀察心肌梗塞(MI)和中風的徵象和症狀。

4.a.曾有服用本藥的患者發生致死性與非致死性肝衰竭的上市後報告，然而這些報告所含資料不足以確立可能的原因。在隨機對照期間，觀察到轉氨酶升高超過3倍正常值上限(ULN)(在本藥治療組和allopurinol治療組的發生率分別是AST：2%，2%；ALT：3%，2%)。未觀察到這些轉氨酶升高的劑量效應關效。b.開始本藥治療之前，檢驗肝功能(血清丙氨轉氨酶[ALT]、天門冬氨酸轉氨酶[AST]和總膽紅素)作為基準值。對於通報症狀可能表示有肝損傷的患者，包括疲勞、食慾減退、右上腹不適、尿色深或黃疸，立即檢驗肝功能。在此種臨床狀況，如果發現患者肝功能異常(ALT超過3倍參考範圍上限)，應中止本藥治療並作檢查以確立可能的原因。若肝功能檢驗異常沒有其他原因，不應重新使用本藥。c.血清ALT超過3倍參考範圍，需且血清總膽紅素超過2倍參考範圍，但沒有其他病因的患者，有發生嚴重藥物性肝損傷的風險，不應重新使用本藥。血清ALT或膽紅素升高幅度較小，且有其他可能原因的患者，則可謹慎使用本藥。

5.Febuxostat與allopurinol相較，可能增加心臟相關的死亡風險。

36305 PROBENECID

孕B 乳？ 食＋ 泄 肝/腎 半 8～10h

Rx 500 MG/錠劑(T);

商　名 Brucid®(華盛頓)　　Procid®(強生) $2.83/T(500MG-PIC/S)

藥理作用 本藥會抑制腎小管再吸收尿酸的作用，因而促進尿酸的排泄，降低血漿中尿酸的濃度；本藥還會競爭性的抑制很多有機酸的腎小管分泌(如血漿至腎小管)，特別是penicillins。

適 應 症 [衛核]痛風、痛風性關節炎、青黴素及PAS之血中濃度增強維持

[非衛核](1)治療因服用thizaides，furosemide ethacrynic acid等利尿劑引起的高尿酸血症。(2)可做為penicillins和cephalosporins的輔助治療劑，而提高並延長抗生素的血漿濃度。

用法用量 1.痛風−0.25mg，每天2次，連續1個星期之後服用0.5gm，每天2次，如果需要的話，每4個星期可增加每天0.5gm，至每天最大劑量為2gm。

2.Penicillin的治療−成人：每天2gm分次服用。孩童：40mg/Kg/天，分次服用；(超過50Kg上者，則按成人的劑量投與)。

3.淋病(gonorrhea)-1gm的probenecid與4.8百萬單位的penicillin G或3.5gm ampicillin一起服用。

不良反應 胃腸刺激，噁心，皮膚發疹，頭痛，急性痛風在開始服藥最初幾天症狀可能會惡化；較少發生者−腹部不適，下痢，尿意頻繁，眩暈，過敏反應(皮膚炎，發燒，搔癢，無防鬱性過敏)，貧血，肝壞死，腎症狀群，再生不能貧血(偶而發生)。

醫療須知 1.要了解當使用probenecid治療最初幾個月，痛風急性發作的次數會增加，因此，在使用probenecid治療最初的階段，可添加colchicine或indomethacine的預防劑量。

2.間歇性紫質病，有消化性潰瘍病例或glucose-6-phosphatase缺乏等患者使用本藥宜小心。
3.攝取大量液體(每天3公升)和鹼化尿液(如sodium bicarbonate，potassium citrate)可延緩腎尿酸結石的形成。
4.當服用probenecid治療時，警告患者服用aspirin或其相關藥物的危險性，因為促尿酸排泄藥物之臨床效應會大大的降低。

36306 SULFINPYRAZONE

孕 C 乳 ? 泄 肝 半 3h

Rx 100 MG, 200 MG/錠劑(T);

商　名

Ansron®（元宙）$3.5/T(100MG-PIC/S)
Sulfin®（東洋）$3.5/T(100MG-PIC/S)
Sulfin®（台裕/東洋）$5.2/T(200MG)

藥理作用 本藥可強力阻斷腎小管再吸收尿酸，可降低血中尿酸濃度，以及抑制ADP和5-hydroxytryptophan的釋放，可降低血小板的凝集。

適應症 [衛核]慢性痛風性關節炎、間歇性痛風性關節炎。
[非衛核]1.預防腦血管和缺血性心臟病。2.可用來減少心肌梗塞後的死亡率。3.藥物引發的高尿酸。

用法用量 1.痛風：成人口服：100~200mg一天2次，持續1週；接著增至200~400mg一天2次，血尿酸濃度受控制後，可減少至200mg/d(每天最大劑量800mg)。
2.抑制血小板凝集：成人口服：200mg每天3~4次。

不良反應 常見-噁心、胃痛、失血、白血病、胃潰瘍復發或惡化。

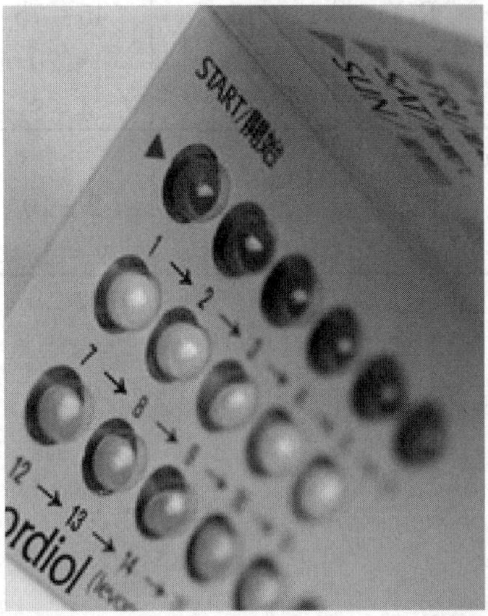

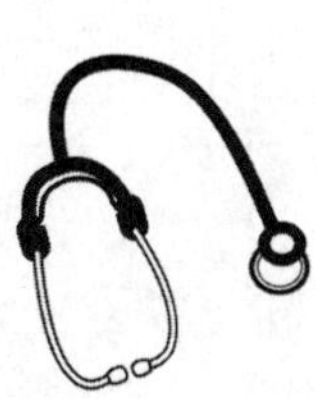

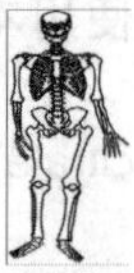

第三十七章
胆鹼激性的藥物

Cholinergic Drugs

膽鹼激性藥物能夠產生刺激膽鹼激性神經效應，因此，所產生的生理反應經由神經末梢釋出乙醯膽鹼 (acetylcholine，ACh)，通常可將它們分成二大類：

(1) 直接作用 (direct-acting)

凡能活化接合處後 (post-junctional) 薄膜處之膽鹼激性受體部位。

·合成的膽鹼脂類 (bethanechol)

·擬膽鹼興奮性 (cholinemimetic) 生物鹼 (如 pilocarpine)。

(2)間接作用 (indirect-acting)

凡能夠藉破壞膽鹼酯酶(cholinesterase)的活性(這兩種酶在正常的情況下可使

·「可逆性」 (reversible) 的抑制酶 (如 physostigmimne)，期能短效性的酶抑制作用，這種效應可添加膽鹼性藥物可服之。(如表 37-1)

·「不可逆性」(irreversible)的抑制劑 (如 echothiophate)，期能長效且穩定的產生複合作用 (complexation)；如欲恢復酶的功能，則需要合成新的酶。

表37-1　各種膽鹼激性劑的藥物動力學

	相對劑量（mg）	起始作用（分）	作用期（小時）
Pyridostigmine			
PO	60	30－45	3－6
IM	2	<15	2－4
IV	2	2－5	2－4
Ambenonium			
PO	5－10	20－30	3－8
Neostigmine			
PO	15	45－75	2－4
IM	1.5	<20	2－4
IV	0.5	4－8	2－4
Edrophonium			
IM	10	2－10	0.2－0.7
IV	10	<1	0.1－0.4

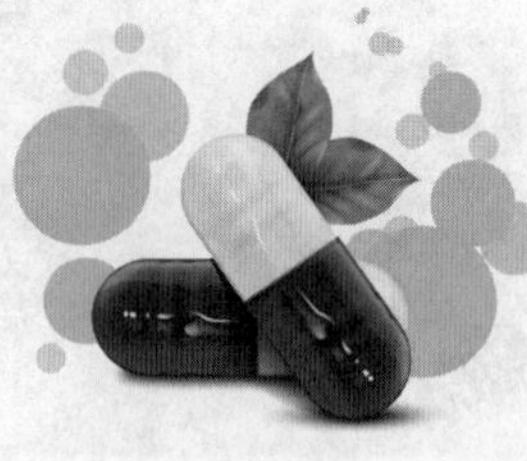

自主神經系統
AUTONOMIC NERVOUS SYSTEM

自主神經系統與維持身體內在環境的穩定有關。正常情況下，自主神經系統管理下意識所進行的機能，可分為兩部分：交感神經系和副交感神經系，兩者於大腦內均有最高級中心，兩者之間相互平衡。器官在任何時間內之活動，具為兩者的交互作用。

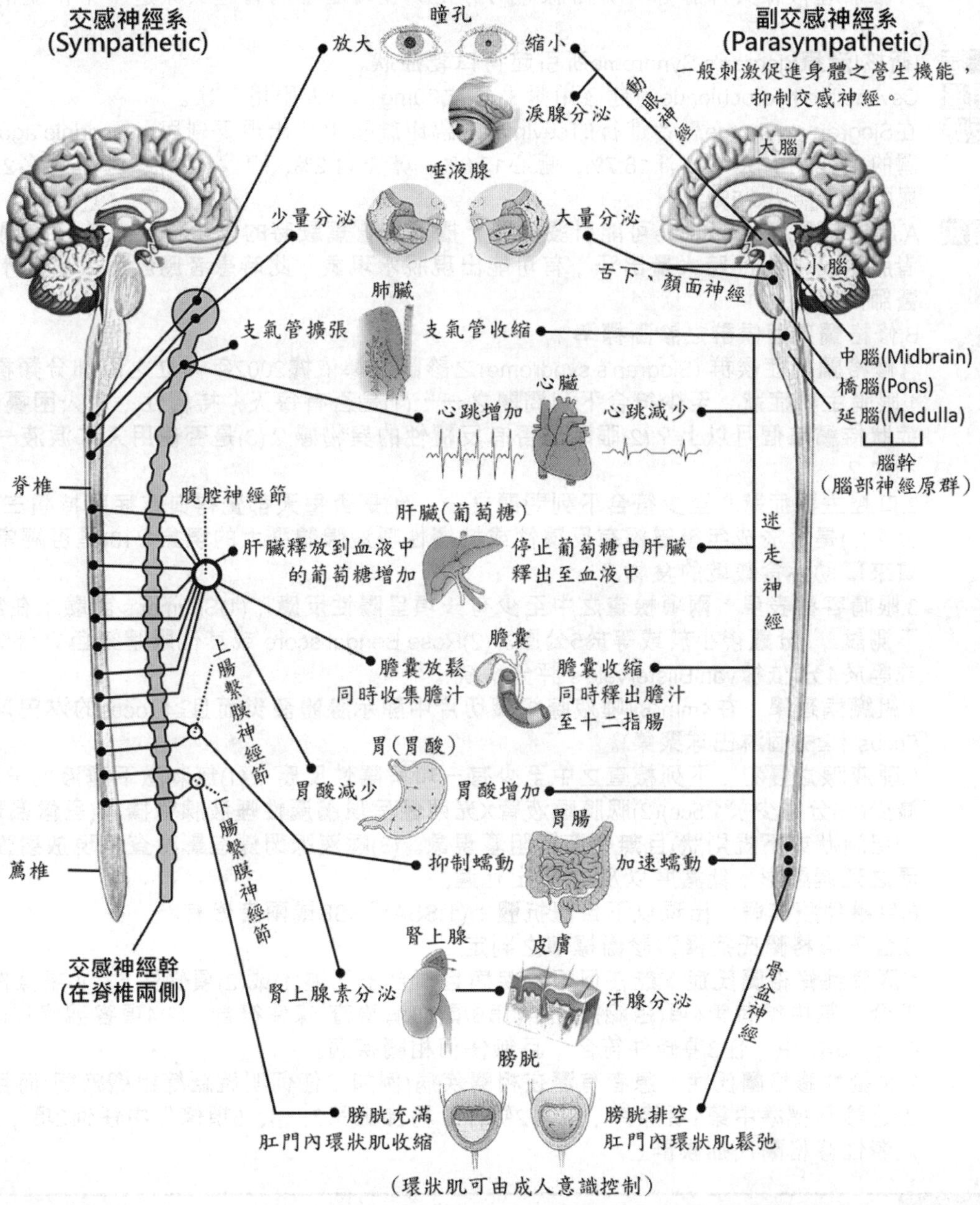

§ 37.1 胆鹼激性的藥物

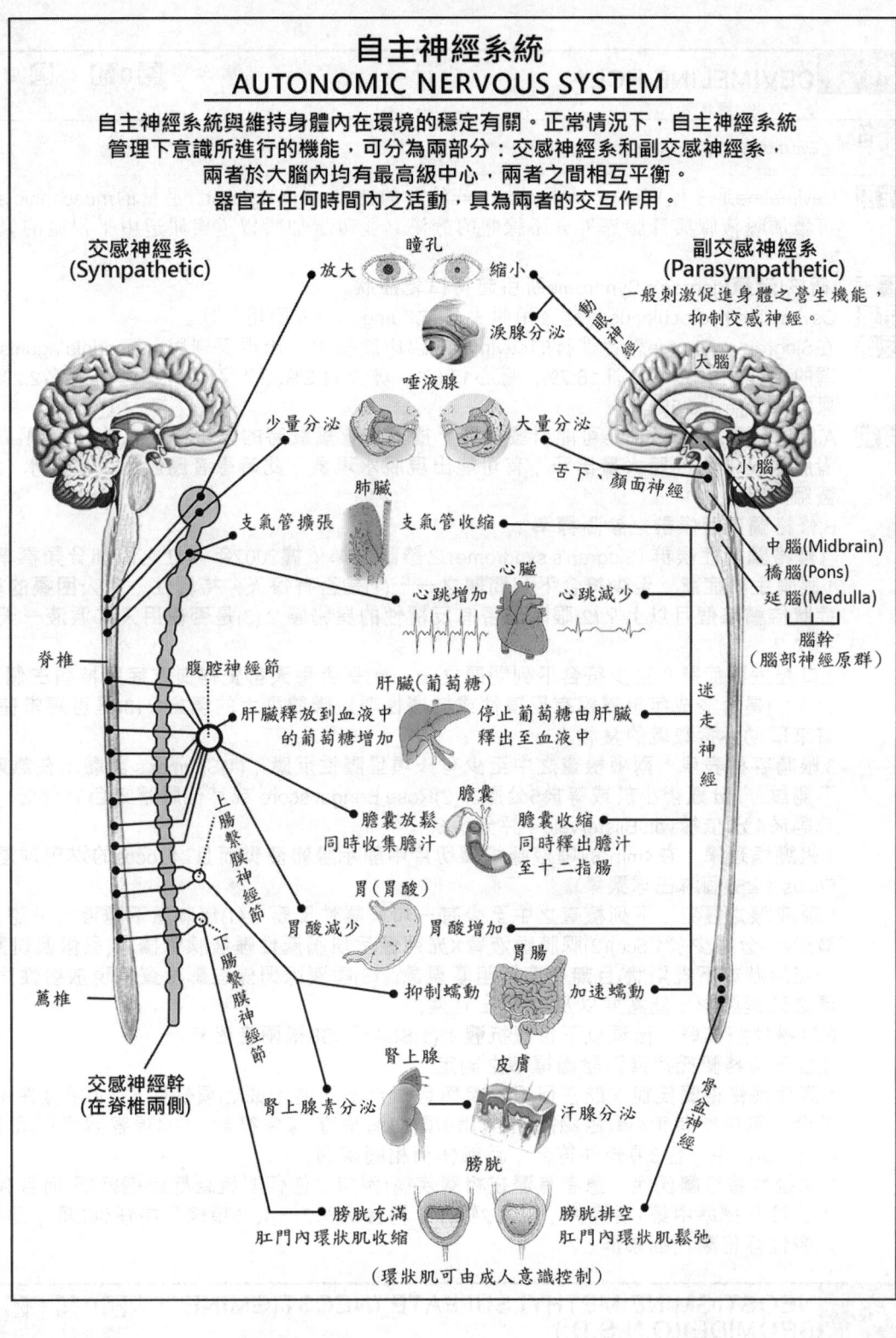

37101 CEVIMELINE HCL▲

孕C 乳? 泄腎 半5h

℞ 30 MG/膠囊劑(C);

商　名 Evoxac® ◎（健亞/第一三共）$17.1/C(30MG-PIC/S)

藥理作用 Cevimeline是一種與muscarinic receptors結合的cholinergic agonist。足量的muscarinic agonist可增加唾液腺與汗腺等外分泌腺體的分泌，並可增加腸胃道與尿道中平滑肌的緊張度。

適應症 [衛核]治療Sjogren's Syndrome所引起得口乾症狀。

用法用量 Cevimeline hydrochloride的建議用量為每次30mg，一天服用三次。

不良反應 在Sjogren syndrome患者進行的cevimeline臨床試驗中，出現下列與muscarinic agonism相關的副作用：大量出汗18.7%、噁心13.8%、鼻炎11.2%、腹瀉10.3%、唾液過多2.2%、頻尿0.9%、無力0.5%。

醫療須知 A.應告知患者cevimeline可能引發視覺干擾而影響駕駛時的安全性，尤其在夜間。若患者服用cevimeline時大量出汗，有可能出現脫水現象，此時患者應飲用大量開水，並與醫師商量。

B.修格蘭氏症候群之診斷標準：

【修格蘭氏症候群 (Sjogren's syndrome)之診斷標準依據2002年修立之歐洲分類標準】

1.眼睛主觀症狀：至少符合下列問題之一：(1)是否有每天，持續性，令人困擾的乾眼症狀持續三個月以上？(2)眼睛是否有反覆性的異物感？(3)是否使用人工淚液一天大於三次？

2.口腔主觀症狀：至少符合下列問題之一：(1)是否每天都覺得口乾症狀持續三個月以上？(2)是否於成年後曾經有反覆性或持續性唾液腺體腫大的現象？(3)是否經常使用流質來幫助吞食較乾的食物？

3.眼睛客觀表現：兩項檢查之中至少有一項呈陽性反應：(1)Shirmer's 試驗：在無麻醉下測試，5分鐘後小於或等於5公厘。(2)Rose Bengal score 或其他眼睛染色之評分，大於或等於4分(依據van Bijsterveld's 評分系統)。

4.組織病理學：在4mm²的唾液腺組織切片中顯示腺體發炎而且≧1 focus的淋巴球浸潤 (1 Focus：≧50個淋巴球聚集)。

5.唾液腺之侵犯：下列檢查之中至少有一項呈陽性反應：(1)無刺激下唾液的分泌總量減少(15分鐘少於1.5cc)(2)腮腺唾液管X光照像呈現瀰漫性唾液腺管擴大(呈像為斑點狀，空洞狀或不規則狀)且無唾液管阻塞現象。(3)唾液腺閃爍造影檢查呈現放射性同位元素之延遲顯影，低濃度以及/或排出延遲。

6.自體免疫抗體：出現以下自體抗體：(1)SSA或SSB或兩者皆有。

C.合乎修格蘭氏症候群診斷標準之判定：

1.原發性修格蘭氏症：無任何相關疾病且須合乎下述(1)或(2)項條件：(1)6項條件中4項符合，其中須有第4項(組織病理)或第6項(血清檢查)條件符合。(2)4項客觀條件(即第3、4、5、6項)中，任3項條件符合，且無任何相關疾病。

2.次發性修格蘭氏症：患者有潛在相關疾病(例如：任何明確結締組織疾病)而且存在有上述診斷標準中第1項條件，或第2條件，再加上第3、4、5項條件中任何2項，即考慮次發性修格蘭氏症候群。

37102 NEOSTIGMINE METHYLSULFATE (NEOSTIGMINE BROMIDE)(O.N.S.D.)

孕C 乳- 泄肝 半50～90m

℞ 2.5 MG, 0.5 MG/ML/注射劑(I); 0.05 MG/ML, 0.1 MG/ML/液劑(Sol);

商　名 Eyehelp®（麥迪森）$12/Sol(0.1MG/ML-PIC/S-5ML), Showmin®（應元）$12/Sol(0.1MG/ML-PIC/S-5ML),

$12.3/Sol(0.1MG/ML-PIC/S-10ML),
Eyesmin®(綠洲)$12/Sol(0.05MG/ML-PIC/S-5ML),
$13.8/Sol(0.05MG/ML-PIC/S-10ML)
Neostigmine Methylsulfate Oph.® ◎(杏輝/久裕)
$12.3/Sol(0.1MG/ML-PIC/S-10ML)
Neostigmine Methylsulfate®(台裕)$15/I(0.5MG/ML-PIC/S-1ML),
Neostigmine®(安星)
Neostigmine®(濟生)$15/I(0.5MG/ML-PIC/S-1ML),
$12.3/Sol(0.1MG/ML-PIC/S-10ML)
Sightclear®(杏輝)$13.8/Sol(0.05MG/ML-PIC/S-10ML),
$12/Sol(0.05MG/ML-PIC/S-5ML)
Sitromin®(景德/健喬信元)$12.3/Sol(0.1MG/ML-PIC/S-10ML),$12/Sol(0.1MG/ML-PIC/S-5ML),$12/Sol(0.05MG/ML-PIC/S-5ML),$13.8/Sol(0.05MG/ML-PIC/S-10ML)
Sussmine Oph.®(溫士頓)$12.3/Sol(0.1MG/ML-PIC/S-10ML),
$12/Sol(0.1MG/ML-PIC/S-5ML),
Vagostin®(信東)$15/I(0.5MG/ML-PIC/S-1ML)

藥理作用 本藥是獨特的膽鹼酯酶抑制劑，它在膽鹼激性受體的部位抑制膽鹼酯酶的活性和直接產生ACh樣的作用，特別是在神經肌肉接合部位。本藥可能還會增加突觸前(presynaptic)神經末端釋出ACh。

適應症 [衛核]眼球肌肉症狀之改善
[非衛核]1.緩解手術後腹部發脹和泌尿道的滯留。2.可做為curare like肌肉舒張劑的解毒劑。

用法用量 1.重症肌無力：口服，15mg，每天3次，可增至每天375mg；皮下肌肉注射(SC，IM)0.5mg，若需要的話，可每3小時重複一次。
2.腹部發脹和泌尿道滯留：治療–SC或IM 0.5mg；如果需要的 話可每3小時重複1次。預防–在手術前或後，SC或IM0.25mg；每4~6小時重複1次，連續3天。
3.箭毒的解毒劑：0.5~2mg緩慢IV注射，需要的話可重複給藥，但是劑量不可超過5mg。
4.眼藥水：一天2~3次，每次1~2滴將藥水滴入眼中，然後閉起來1~2分鐘，以利吸收。

不良反應 噁心、下痢、強直、流涎、尿液急迫、發汗、肌肉顫動、抽搐、唾液腺和支氣管分泌增加。

醫療須知 1.如果患者在吃飯的時候有吞嚥困難的現象，則本藥須在飯前給藥。
2.決定患者劑量的量與投與的間隔，此與正常期間的壓力和倦怠的程度相對應。若患者預期需要最大的肌肉活動量(如吃飯或逛街)之前投與腫劑量的大部份劑量。
3.要知道neostigmine可能會產生過度的膽鹼激性刺激作用，而導致極端的肌肉虛弱(膽鹼激性危象)，通常在醫師的監督下，可使用edrophonium的IV試驗劑量，以便決定這種虛弱現象是患者的狀況或者是由於藥物過量引起的。此外，atropine應隨時準備在側，以做為膽鹼酯酶抑制劑的解毒劑。

37103 PILOCARPINE HCL▲ 孕C

℞ 5 MG/錠劑(T);

商名
Salaflow® ◎(優生/世羽)$12.4/T(5MG-PIC/S)
Salagen®(PATHEON/天義)$12.4/T(5MG-PIC/S),
Salicret®(明德/漢欣)$12.4/T(5MG-PIC/S)

藥理作用 Pilocarpine為膽鹼性擬副交感神經製劑，有廣泛的藥理作用，特別是muscarinic作用。適量的pilocarpine能增加外分泌腺的分泌，如汗腺、唾腺、淚腺、胃腺、腸腺及呼吸道的黏膜細胞都能被刺激。

適應症 [衛核]治療因頭頸癌症使用放射治療所引起唾液腺功能不良而導致的口乾症狀，及治療因謝格連氏症導致的口乾症狀。

用法用量 1.頭頸癌患者：本藥的建議起始劑量為5mg，一天三次。劑量可依治療反應及忍受度做調整。一般劑量為每日3~6錠或15~30mg(每次劑量不可超過2錠)。雖然服用初期即有進步，但在治療上服滿12周更有益。常見的副作用發生率會隨著劑量增高而增大。應以能忍受及有效的最低劑量做為維持劑量。
2.Sjogren's syndrome患者：本藥的建議劑量為一次一錠5mg，一天四次。至多6周後即可建立明確之效果。

不良反應 Pilocarpine的副作用是由於過高之副交感神經作用所造成。包括頭痛、視力干擾、流淚、流汗、呼吸不順、腸胃痙攣、噁心、嘔吐、腹瀉、心房與心室的傳導阻礙、心跳過快、心跳過慢、低血壓、高血壓、休克、心智不清、心律不整及顫抖。其中較常見的副作用為流汗、噁心、鼻炎、發冷、臉潮紅、頻尿、頭昏和無力。

醫療須知 1.心血管疾病：有嚴重心血管疾病的病患可能無法代償因服用pilocarpine所引發的血液動力或律動的短暫改變。使用高劑量來治療閉角性青光眼曾有報告因pilocarpine的毒性而引起肺水腫。患有心血管疾病的病患應小心服用pilocarpine，並在緊密的醫療監控下用藥。

2.眼睛：使用pilocarpine前必須仔細檢查眼睛底部。曾有報導病患因患有視網膜疾病局部使用眼用之pilocarpine，造成視網膜的脫離。但口服所達到之全身性血中濃度是否會造成此現象並不知道。眼用pilocarpine曾造成視力模糊而減低視力敏銳度(尤其在夜晚及有眼球中央晶體改變的患者)及造成深度感測受損。當夜晚開車或在光線不足下從事危險活動時應特別注意。

3.肺部疾病：pilocarpine曾報導會增加呼吸道的阻力、支氣管平滑肌的緊張度和支氣管分泌。患有氣喘、慢性支氣管炎、慢性阻塞性肺部疾病的病患應小心服用pilocarpine，並在緊密的醫療監控下用藥。

4.如果服用pilocarpine而流汗過多，需注意水分補充，以防脫水現象發生。

37104 PYRIDOSTIGMINE

孕C 乳？ 食－ 泄 肝/血漿

Rx 30 MG, 60 MG/錠劑(T);

商　名
Antilon® (元宙) $4.65/T(60MG-PIC/S), Prophylaxin® (榮民)
Mestinon S.C.® ◎ (歐帕/美納里尼) $4.65/T(60MG-PIC/S)

藥理作用 本藥為可逆性的膽鹼酯酶抑制劑，可促進肌肉神經結合脈衝傳達，而增加骨骼肌的張力。

適 應 症 [衛核]重症肌無力。

[非衛核]做為curariform藥物的拮抗劑。

用法用量 1.重症肌無力：成人－每日0.3~1.2g。每日全劑量不應超過720mg。兒童：每日給予每kg體重7mg，分5或6次投予，6~12歲：或可採用初填劑量每日60mg，未滿6歲每日30mg。逐漸增加，每次增加15~30mg。

2.麻痺腸阻塞及術後尿滿留60~240mg。

不良反應 常見-噁心、嘔吐、腹瀉、縮瞳、唾液分泌過量、出汗過多、發疹，對於胃腸的副作用其發生率比其他類似的製劑要來得低。

醫療須知 1.囑咐患者服用持續釋出錠每6小時不可超過1錠。

2.勸告患者有肌肉虛弱的早期徵兆就要報告，因為表示即將有膽鹼激性劑危象出現。

37105 RAVULIZUMAB

Rx 100 MG/注射劑(I);

商　名
Ultomiris® ◎ (ALEXION/阿斯特捷利康)

藥理作用 1.Ravulizumab是一種末端補體抑制劑，此抑制劑對補體蛋白C5具高度親和性，能與其專一性結合，從而抑制C5斷裂成C5a(促炎性過敏毒素)與C5b[膜攻擊複合物(MAC)或末端補體複合物(C5b-9)的誘發次單位]，從而防止MAC形成。

2.對於ravulizumab可以治療全身型重症肌無力病人的確切作用機轉仍未知，但預測ravulizumab可參與減少末端補體複合物(C5b-9)堆積於神經肌肉接合處。

適 應 症 [衛核]作為標準治療的附加治療，用於治療抗乙醯膽鹼受體(AChR)抗體陽性之全身型重症肌無力(gMG)成年病人。

用法用量 1.依據現行ACIP準則給予病人接種腦膜炎球菌症疫苗，以減少嚴重感染之風險。

2.若病人必須立即給予本藥，應同時給予兩週的預防性抗菌劑療程。至少應在接種疫苗兩週後，才開始給予本藥。

3.體重為40公斤或40公斤以上的gMG成年病人，其建議靜脈輸注本藥起始劑量和維持

37105

劑量依據病人體重而定，如下表所示：

依據體重制訂 ULTOMIRIS 靜脈輸注(IV)給藥計畫(適應症 gMG)

體重(公斤)	起始劑量(mg)	維持劑量(mg)與用藥間隔	
≧ 40 到 ＜60	2,400	3,000	每 8 週
≧ 60 到 ＜100	2,700	3,300	
≧ 100	3,000	3,600	

4.投與起始劑量2週後，開始以8週間隔給予維持劑量。

5.在預定靜脈輸注給藥天的7天內，偶而可以稍加變通給藥計畫(除了本藥第一次維持劑量以外)，但後續的劑量必須依據原來的計畫給藥。

不良反應 1.最常見的不良反應(≥10%)是腹瀉與上呼吸道感染。

2.最常見的嚴重不良反應是感染，以本藥治療的病人中至少有8例(9%)。

3.發生率≥5%之不良反應：腹瀉、腹痛、上呼吸道感染、尿路感染、背痛、頭暈。

醫療須知 1.缺乏補體的病人應依據最新的傳染病防治諮詢委員會預防接種組(ACIP)建議，接種腦膜炎球菌疫苗。按照ACIP建議，針對本藥療程時間給病人重新接種疫苗。

2.未曾接種過腦膜炎球菌疫苗之病人，至少應在接種2週後，才給予第一劑本藥。在接種完腦膜炎球菌疫苗後未滿2週時就開始本藥治療的病人，必須接受適當的預防性抗生素直到接種疫苗滿2週為止。

3.已穩定以本藥治療且已在接受維持治療的病人，如需接種疫苗(包含腦膜炎球菌疫苗之追加劑)，應謹慎考慮接種之時間點。

4.告知病人腦膜炎球菌感染會有那些徵兆與症狀，一旦出現這些徵兆與症狀應如何迅速尋求醫療照護。

5.腦膜炎球菌感染若未被察覺及早治療，可能迅速發展至危及生命或致死的程度。正在接受嚴重腦膜炎球菌感染治療的病人，應考慮停用本藥。

6.本藥會阻斷末端補體活化作用，因此病人容易受到感染，特別是受到具有莢膜的細菌感染，如奈瑟氏腦膜炎球菌、肺炎鏈球菌、流行性感冒嗜血桿菌及有些奈瑟氏淋球菌。

7.在已出現全身性感染的病人使用本藥治療時，應密切監測感染惡化的各種徵兆與症狀。

8.靜脈輸注本藥可能引起全身性輸注相關反應，包括全身性過敏反應(anaphylaxis)。

9.關於孕婦使用本藥後，是否會造成重大出生缺陷、流產或是母體或胎兒的不良後果，截至目前為止尚無資料。

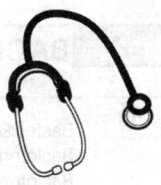

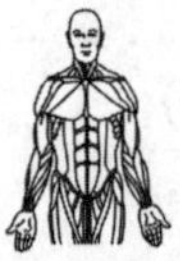

第三十八章 骨骼肌鬆弛劑

Skeletal Muscle Relaxants

骨骼肌弛劑通常都按照它們的作用部位和作用機轉分類如下：

(一)中樞作用的肌肉鬆弛劑(centrally acting muscle relaxants)(如carisoprodol， methocarbamol)

(二)末梢作用的肌肉鬆弛劑(peripherally acting muscle relaxants)

(1) 神經肌肉阻斷劑

· 抗去極化阻斷劑(如tubocurare，metocurine)

· 去極化阻斷劑(如succinylcholine)

(2) 直接趨肌作用的製劑(如dantrolene)

神經肌肉阻斷劑會干擾神經肌肉接合處的膽鹼激性衝動之傳遞作用，而導致骨骼肌麻痺，它們主要用來做全身性麻醉劑的輔助劑。例如，dantrolene對骨骼肌纖維能夠產生直接的鬆弛作用，主要用於痙攣的狀態。中樞作用的肌肉的鬆弛劑能夠使脊髓和腦幹的運動反射途徑的突觸傳遞作用受阻，而使肌肉骨骼疾病有關的肌痙攣和強直獲得緩解。

§ 38.1 中樞作用的肌肉鬆弛劑

38101 CENTRALLY MUSCLE RELAXANTS 總論

類 別

CHLORMEZANONE
CHLORPHENESIN
CHLORZOXAZONE
PHENPROBAMATE
PRIDINOL
TOLPERISONE

38
骨骼肌鬆弛劑

藥理作用 這類藥物會在脊髓和腦幹的層次，干擾多突觸運動反射途徑的衝動傳遞；對於肌肉的收縮作用機轉或骨骼肌的運動終板沒有影響。本藥的CNS抑制作用可能對肌肉鬆弛作用也有影響。

適 應 症 1.本藥可緩解與急性肌肉骨骼疾病(如發炎狀態)，末梢受傷(如扭傷、運動過度)，結締組織疾病等有關的肌肉驚厥引起的不適和疼痛。

2.本藥可減輕由多發性硬化症，脊髓疾病和其他神經疾病等引起的驚厥。

用法用量 參見個論。

不良反應 思睡、倦怠、眩暈、頭暈、口乾、胃腸不適、打嗝、肝臟功能異常。

醫療須知 1.當使用這類藥物時，通常會產生相當顯著的思睡，所以，要警告患者不要從事具有危險性的工作。2.囑咐患者臨睡前服用當天最後一次劑量，因為思睡可幫助他入眠。3.當肝或腎的功能異常，呼吸抑制，年幼的孩童，孕婦或授乳的婦女，老年人或虛弱的患者等在服用本藥宜小心。4.要注意這類藥物所引起的CNS效應，長期使用可能會導致依賴性。若突然的停藥會引發禁戒症狀(如強直、噁心、冷顫、虛弱)。5.當IV或IM投與時，須注意到這些藥物的效力會加強，通常要指示減低劑量。

38102 BACLOFEN

孕 C 乳 ? 食 – 泄 肝 ½ 3～4h

Rx 5 MG, 10 MG, 25 MG/錠劑(T);

商 名

Bacfen® (信東) $1.5/T(10MG-PIC/S),
Baclofen® (五洲)
Baclofen® (壽元) $1/T(10MG)
Balax® (優生)
Beclofen® (應元) $1.5/T(10MG-PIC/S),
Befon® (美時) $2/T(5MG-PIC/S-箔), $1.5/T(5MG-PIC/S),

Baclofen®（安星）$1.5/T(10MG-PIC/S)
Baclofen®（強生）$1.5/T(5MG-PIC/S)，$2/T(5MG-PIC/S-箔)，$1.5/T(10MG-PIC/S)，
Baclofen®（正和）$1.5/T(5MG-PIC/S)，$1.5/T(10MG-PIC/S)，
Baclon®（科進/科懋）$1.5/T(10MG-PIC/S)
Baclospas®（科進）$1.5/T(10MG-PIC/S)，$1.5/T(5MG-PIC/S)
Bacofen®（優良/健喬信元）$1/T(10MG)
Bacon®（優生/興南）
Bacone®（黃氏）$1.5/T(10MG-PIC/S)，$2/T(10MG-PIC/S-箔)，
Bacton®（十全）$1.5/T(10MG-PIC/S)，
Bafen®（瑞士）$1.5/T(10MG-PIC/S)，$1.5/T(5MG-PIC/S)，$2/T(5MG-PIC/S-箔)，$1.5/T(10MG-PIC/S)，$2/T(10MG-PIC/S-箔)，
Gabalon®（元宙）$1.5/T(5MG-PIC/S)
Legafen®（元宙）$1.5/T(10MG-PIC/S)，
Mulax®（東洋/東生華）$1/T(10MG)
Pickton®（約克）$1.5/T(10MG-PIC/S)
Rolax®（永勝）
Solofen®（政德）$2/T(10MG-PIC/S-箔)，$1.5/T(10MG-PIC/S)
Spasfen®（元宙）$8.7/T(25MG-PIC/S)，
Spinax®（衛達/台灣海默尼）$1.5/T(10MG-PIC/S)，$2/T(10MG-PIC/S-箔)，
Su Gei®（羅得/達德士）$1.5/T(10MG-PIC/S)

藥理作用 本藥是GABA的衍生物，可作用在上層運動神經原的脊髓端抑制單突觸及多突觸神經傳導輸入的反射，產生肌肉的鬆弛作用。

適應症 [衛核]限用於脊髓和大腦之疾病或損傷所引起之肌肉痙攣。
[非衛核]三叉神經痛、遲發性肌張力。

用法用量 1.每天3次，每次5mg，每3天再增加5mg，直到最理想的效果(最高量為每天80mg)。
2.脊髓腔內注射/輸注參見仿單。

不良反應 噁心、嘔吐、短暫性昏睡、精神混亂、疲勞、肌無力。

醫療須知 1.吸收和排泄是易變的。中風或風濕病患者，12歲以下的孩童，孕婦，哺乳婦等勿用本藥。
2.癲癇和腎臟損害的患者要小心使用。慢慢的減少劑量以避免發生突然的禁戒所引起的幻覺(hallucinations)。
3.可能改變實驗室的SGOT試驗，鹼性phosphatase和血糖。
4.本藥會使人視覺模糊，昏昏欲睡，服用本藥不宜開車或操作危險的機械。
5.使用baclofen的病人發生自殺或與自殺相關事件，以及誤用、濫用、藥物依賴之案例，應密切注意及謹慎用於酒精使用障礙、身心症、思覺失調症、憂鬱症/躁症/瞻妄、曾有自殺意念或藥品濫用史的病人。

38103 CARISOPRODOL

孕 C 乳 ? 泄 肝/腎 半 8h

Rx 250 MG, 350 MG/錠劑(T)；350 MG/膠囊劑(C)；

商名
Carelax®（友霖/榮洋）$2.44/T(350MG-PIC/S)
Caridol®（元宙）$2.44/T(350MG-PIC/S)
Carisoma®（健亞）$1.84/T(250MG-PIC/S)，$2/T(250MG-PIC/S-箔)
Execela®（元宙）$1.84/T(250MG-PIC/S)，$2/T(250MG-PIC/S-箔)
Hiranin®（黃氏）$2.44/C(350MG-PIC/S)
U-Chu Casodol®（五洲）$1.84/T(250MG-PIC/S)，$2/T(250MG-PIC/S-箔)

藥理作用 1.本藥會產生中樞神經的抑制作用，機轉未明。藥理作用與meprobamate一樣都是中樞神經抑制作用。
2.本藥的骨骼肌鬆弛作用是鎮靜效應的結果，可輕微降低肌肉的張力而緩解肌肉的疼痛或痙攣，但是其自律神經運動功能不會消失。

適應症 [衛核]焦慮緊張症、經常緊張、肌炎、椎間神經痛、坐骨神經痛、頸痛、風濕性關節炎、骨關節炎、肌肉僵硬、肌肉痛。

用法用量 成人1天4次，每次350mg；兒童(5歲以下)，1天2~3次，每次250mg。

不良反應 (1)常見的-思睡、頭昏；(2)偶有的-發燒、氣喘、心跳過快、潮紅、噁心、嘔吐、眩暈、皮膚疹；(3)嚴重的-急性過敏反應。

醫療須知 12歲以下的孩童，和meprobamate過敏者為禁忌。在投藥的早期可能發生過敏反應(發疹、紅斑、搔癢、嗜伊紅性白血球增多)。此時要停藥再加上症狀治療，小心監視尿輸出和避免水化過度，對習慣伏臥的人要小心使用。不宜開車或從事具潛在危險的工作。

38104 CHLORMEZANONE

孕 C 乳 ? 泄 肝/腎

Rx 100 MG, 200 MG/錠劑(T)；

商名

Antonon® (新喜國際/嘉林)
Bousuzone® (新喜國際/聯輝)
Chlomepal® (明大/維民)
Chlormezanone® (信隆) $1.5/T(100MG-PIC/S),
Chlormezanone® (壽元) $0.73/T(100MG)
Chlormezanone® (長安/美的)
Chloromezanone® (永吉)
Copalin® (明大) $1.5/T(100MG-PIC/S),
Cosethin® (正和/婦潔)
Jiee-Suan-Long® (世達)
Kinlizone® (應元/豐田) $0.73/T(100MG)
Kinzanone® (強生) $1.5/T(100MG-PIC/S)
Musclo® (約克) $1.5/T(100MG-PIC/S)
Muslelax® (福元) $0.73/T(100MG)
Myopal® (皇佳) $1.5/T(100MG-PIC/S)
Relapal® (人人)
Santin® (中美兄弟) $1.5/T(100MG-PIC/S)
Softran® (人生) $0.73/T(100MG)
Sujnli® (成大)
Trancosil® (永勝) $1.5/T(200MG-PIC/S),
Tranflex® (福元/華琳) $1.5/T(100MG-PIC/S)
Trankinson® (新喜國際) $1.5/T(100MG-PIC/S)
Tranthison® (優生) $1.5/T(100MG-PIC/S)
Tranzanone® (生達) $0.73/T(100MG)

適應症 [衛核]伴有疼痛性攣縮的運動器疾患(腰、背痛症、頸、肩腕症候群、肩關節、變形性脊椎炎)溫和焦慮及緊急狀態。

用法用量 1天量為200~600mg，分2~4之服用。

38105 CHLORPHENESIN

℞ 125 MG, 250 MG/錠劑(T);

商名

Maolux® (皇佳/意欣)
Muslax® (寶齡富錦)
Sugidin® (長安/世達)

適應症 [衛核]運動器疾患引起之有痛性痙攣：腰背痛症、變形性脊椎症、脊椎間板症候群、脊椎分離酸痛、脊椎骨疏鬆症。

用法用量 開始每天3次，每次250~800mg。如果有效，劑量依年齡及症狀適量增減。

醫療須知 孕婦、孩童、肝病不要使用。更不可連續使用8週。在過敏反應的現象初期，就要停藥。可能出現就異常的興奮，但通常減少劑量可以獲得控制。

38106 CHLORZOXAZONE

孕C 乳? 泄 肝/腎 t½ 66m

℞ 200 MG, 250 MG/錠劑(T); 200 MG/膠囊劑(C); 842.1 MG/顆粒劑(Gr);

商名

Anrokin® (衛肯) $1.5/T(200MG-PIC/S), $2/T(200MG-PIC/S-箔),
Chi Shuang Sung® (長安)
Chlone® (中化)
Chlorzoxazone® (仙台/易陽) $0.86/T(200MG)
Chlorzoxazone® (培力) $1.5/T(200MG-PIC/S)
Chlorzoxazone® (安星) $1.5/T(200MG-PIC/S)
Chlorzoxazone® (新喜國際/聯輝)
Chlorzoxazone® (榮民) $1.5/T(250MG-PIC/S), $2/T(250MG-PIC/S-箔),
Chlorzoxazone® (溫士頓) $1.5/T(250MG-PIC/S)
Chlorzoxazone® (福元/嘉林) $1.5/T(200MG-PIC/S)
Chlozant E.C.® (中化)
Huarokine® (華興) $2/C(200MG-PIC/S-箔), $1.5/C(200MG-PIC/S)
Matalmin® (大豐/威勝) $1.5/T(200MG-PIC/S)
Muscol® (強生) $1.5/T(200MG-PIC/S)
Muslaxin® (人生) $0.86/T(200MG)
Ninlaxin® (應元/豐田) $2/T(200MG-PIC/S-箔), $1.5/T(200MG-PIC/S)
Prolax® (衛達) $1.5/T(250MG-PIC/S)
Rezoxin® (瑞士) $1.5/T(200MG-PIC/S)
Shulijn® (成大) $1.5/T(200MG-PIC/S),
Sola® (新喜國際) $1.5/T(200MG-PIC/S)
Solacon® (生達) $1.5/T(200MG-PIC/S), $2/T(200MG-PIC/S-箔),
Solaxin® ◎ (保瑞/衛采) $1.5/T(200MG-PIC/S), $2/T(200MG-PIC/S-箔),
Sonzin® (元宙) $1.5/T(250MG-PIC/S)
Soraflex® (福元/華琳) $1.5/T(200MG-PIC/S),
Sorin® (永信) $1.5/T(200MG-PIC/S), $2/T(200MG-PIC/S-箔),
Soxazin® (人人)
Soxazone® (華盛頓)
Tonipin® (優生) $1.5/T(250MG-PIC/S)
Transone® (中生) $0.86/T(200MG)
Xatone E.C.® (福元) $1.5/T(200MG-PIC/S), $2/T(200MG-PIC/S-箔)
Zikan® (利達) $1.5/T(250MG-PIC/S)

適應症 [衛核]肌肉緊張症、急性腰痛、脊椎間板症候群及脊髓炎痙攣、神經肌肉之機能異常等所伴生有肌痙攣、強直之諸疾患

用法用量 成人每天3~4次，每次250~500mg。病情改善時，可逐漸減量。孩童每天3~4次。每次125~500mg。可以壓碎和食物或其他賦形劑混合。

醫療須知 1.孕婦，藥物過敏的歷史，肝功能不好等要小心使用。2.尿液顏色改變成橙色至紫紅色，但沒有腎毒性(nephrotoxic)。3.餐間服用可減少胃腸刺激。

38 骨骼肌鬆弛劑

38107 CYCLOBENZAPRINE HCL▲

孕B 乳? 泄肝 除1~3D

Rx 5 MG, 10 MG/錠劑(T); 15 MG/持續性錠劑(T.SR); SR 15 MG, 30 MG/持續性製劑(SR);

商名

Cyclobenzaprine ER®(保盛)
Cyclorex ER®(培力/旭能) $9.4/SR(30MG-PIC/S),
Fibrolaxin® *(派頓)
Flexer ER® *(健喬信元) $7.1/T.SR(15MG-PIC/S)
Flexer® *(優良/健喬信元) $2/T(5MG-PIC/S)
Musgud®(美時) $2.69/T(10MG-PIC/S), $2/T(5MG-PIC/S)

藥理作用 本藥在不干擾肌肉功能的情況下解除局部骨骼肌肌肉痙攣。對於中樞神經系統疾患所致之肌肉痙攣無效。經多項動物試驗證實本藥可緩解骨骼肌之活動過度現象。動物試驗顯示，本藥並非作用於神經肌肉接合處，亦非直接作用於骨骼肌；研究顯示本藥主要作用在中樞神經系統之腦幹處，而非脊髓，然而它對於脊髓之作用可能亦有助於整體之骨骼肌舒張作用。證據顯示本藥之最終作用乃在減少強直性運動，對於γ與α兩運動系統皆有影響。動物藥理實驗顯示本藥與三環抗鬱劑之作用有相似之處，如：reserpine之拮抗、norepinephrine之強化，強力的週邊與中樞抗膽鹼作用、鎮靜等。對於動物可導致輕中度的心跳加快。

適應症 [衛核]緩解急性骨骼肌肌肉之痙攣

用法用量 每次服用10mg；一天三次，每天最大劑量不可超過60mg。

不良反應 1.較常見之副作用發生率：嗜眠(16%)、口乾(7%)、眩暈(3%)。
2.其於較少見的副作用如：疲勞、無力、噁心、便秘、消化不良、味覺不佳、視力模糊、頭疼、緊張、困惑等發生率約在1~3%。
3.發生率低於1%者如下：全身性(昏厥、不適)；消化道(嘔吐、厭食、下痢、胃腸痛、胃炎、口渴、脹氣、舌水腫、肝功能不正常、罕有肝炎、黃疸、膽汁鬱滯)；過敏(過敏性反應、血管水腫、搔癢、面部浮腫、蕁麻疹、皮疹)；肌肉骨骼(局部無力)；神經和精神方面(運動失調、眩暈、發音困難、顫抖、張力過強、痙攣、肌肉扭曲、失眠、情緒低落、焦慮、精神亢奮、思考異常、多夢、幻覺、興奮、感覺倒錯、複視；皮膚(出汗)；特殊官能(味覺異常、耳鳴)；泌尿(頻尿或尿滯留)。

醫療須知 1.由於本藥有類阿托品(atropine-like)的作用，使用於有尿滯留、窄角性青光眼、眼內壓昇高等病史或服用抗膽鹼作用藥品的患者應小心使用。
2.本藥可能減低身心反應，而影響操作危險機械或開車的反應能力。
3.本藥雖無濫用與依賴性之報告，然而與三環抗鬱劑的藥理作用相類似，投與時仍需考慮某些戒斷症狀，長期給藥後突然停藥可能導致噁心、頭痛、不適，而非成癮之症狀。
4.本藥的療效通常1或2天內開始出現，並減低疼痛和增加肌肉活動力。

38108 MEPHENOXALONE

Rx 200 MG, 500 MG/錠劑(T);

商名

Aslex®(明德/安力圻) $1.5/T(200MG-PIC/S),
Basorlin®(大豐) $1.5/T(200MG-PIC/S)
Doflex®(政德) $2/T(200MG-PIC/S-箔), $1.5/T(200MG-PIC/S)
Dorciflex®(派頓/裕心) $1/T(200MG)
Dorsiflex®(派頓)
Fenox®(羅得) $2.83/T(500MG-PIC/S),
Losilone®(約克)
Mefno®(健亞) $2/T(200MG-PIC/S-箔), $1/T(200MG),
Melone®(東洋/東生華)
Melux®(強生) $1.5/T(200MG-PIC/S), $2/T(200MG-PIC/S-箔), $2.83/T(500MG-PIC/S)
Mephenoxalone®(五洲) $1.5/T(200MG-PIC/S), $2/T(200MG-PIC/S-箔)
Meshin®(明德/東竹) $2.83/T(500MG-PIC/S),
Monphelon®(元宙) $2.83/T(500MG-PIC/S),
Mulaxis®(華興/華樺) $2/T(200MG-PIC/S-箔), $1.5/T(200MG-PIC/S)
Muxa®(華興) $2.83/T(500MG-PIC/S),
Muxalon®(華興) $2/T(200MG-PIC/S-箔), $1.5/T(200MG-PIC/S)
Ningist®(溫士頓)
Noxalone®(應元) $2.83/T(500MG-PIC/S)
Pwp®(羅得) $1.5/T(200MG-PIC/S)
Relax®(皇佳) $1.5/T(200MG-PIC/S)
Sudorxan®(元宙) $2/T(200MG-PIC/S-箔), $1.5/T(200MG-PIC/S)
Suflex®(永信) $1.5/T(200MG-PIC/S), $2/T(200MG-PIC/S-箔),
Surmax®(黃氏) $2.83/T(500MG-PIC/S)
U-Sulax®(健喬信元/優良) $1/T(200MG), $1.5/T(200MG-箔)

藥理作用 本藥作用與meprobamate類似，可鬆弛肌肉的痙攣。

適應症 [衛核]緩解脊椎或肌肉痙攣引起的疼痛。

用法用量 1天3次，每次1~2錠，可增加至每天8~10錠，小孩5~10歲，劑量減半。

38109 METHOCARBAMOL

孕C 乳- 泄 肝/腎 T½ 1~2h

Rx 250 MG, 500 MG/錠劑(T);

商　名

Bolaxin®（優良/健喬信元）$1.5/T(500MG-PIC/S), $2/T(500MG-PIC/S-箔), Mecaxin®（優良）$1.5/T(500MG-PIC/S), Myolax®（榮民）$1/T(500MG), Rebamol®（溫士頓）$1.5/T(500MG-PIC/S), Taspan®（應元/豐田）$0.74/T(250MG)

藥理作用 本藥作用在中樞神經系統，尤其是脊髓的多重神經突觸路徑，因此可減低骨骼肌的活動過敏而不影響肌肉之正常運動。本藥係長效性。

適應症 [衛核]肌肉攣縮症狀、肩痛、斜頸肌肉痙攣
[非衛核]肌肉之異常緊張。痙攣。僵直以及所伴隨發生的疼痛諸症之弛緩及鎮痛。

用法用量 開始劑量為每天4mg，維持量每天3mg或更少，分3~4次給予。視病情每天給1~3次，每次10ml，但不可連續使用超過3天。用法把每瓶methocarbamol混於不多過250ml生理食鹽水或5%的葡萄糖液，緩緩滴注入靜脈內；亦可直接注射入靜脈內。但每分鐘不得超過3ml，且不得注射於血管外。注射時患者應平臥，注射後仍應平臥10~15分鐘再起床。肌肉注射時應先把每瓶分成2針，每針5ml，分別注射於兩臀肌內。

不良反應 口服：偶有噁心、食慾不振等胃障礙，胸悶、眩暈等症狀、注射：偶有眩暈、頭痛、噁心等症狀，此時需減量或停藥。

醫療須知 1.腎受損患者不宜注射投與本藥，因注射液含polyethyleneglycol 300。
2.搔癢、發疹等過敏反應發生時，宜停用本藥。
3.靜注時，其速度不可超過3ml/分，而且IV時要保持躺著直到打完針15分鐘以後，才可減少起立性低血壓。
4.患者的尿液若靜置，可能轉變或變成綠色，黑色或咖啡色。

38110 PHENPROBAMATE

Rx 150 MG, 200 MG, 400 MG/錠劑(T);

商　名

Extacol S.C.®（順華）$1.73/T(200MG-PIC/S), $2/T(200MG-PIC/S-箔), Mocolax®（元宙）$3.33/T(400MG-PIC/S), Neurosedan®（佐藤）, Reseden®（元宙）$1.73/T(200MG-PIC/S), $2/T(200MG-PIC/S-箔)

適應症 [衛核]筋痙攣、筋硬直等肌肉異常緊張之緩解。

用法用量 1天3次，每次服用200~400mg。

38111 PRIDINOL

Rx 4 MG/錠劑(T); 2 MG/ML/注射劑(I);

商　名

Konsul®（利達）$2/T(4MG-PIC/S-箔), $1.5/T(4MG-PIC/S), Konsul®（瑞士/利達）$15/I(2MG/ML-PIC/S-1ML), Pridin®（壽元）$12.8/I(2MG/ML-1ML), Pridinol®（培力）, Pridinol®（安星）$15/I(2MG/ML-PIC/S-1ML), Pydinol®（元宙）$1.5/T(4MG-PIC/S), Roxson®（應元）

藥理作用 1.本藥為中樞性，特別對脊髓內之neuron有選擇性主作用之肌異常緊張緩解劑，能除去骨骼之異常緊張，緩解疼痛。
2.對中樞系本藥作用於大腦皮質、腦幹網樣體、延髓、脊髓等部位，而對中樞性椎間板症候群有效。
3.對骨骼肌抑制異常亢進之緊張、痙攣並減輕其疼痛。

適應症 [衛核]隨伴於運動器官疾病之疼痛性痙攣、腰背痛症、頸肩腕症候群、肩關節周圍炎、變形性脊椎炎。

用法用量 1.口服：1天3次，每次1~2錠。

2.注射：通常成人一次1mL，一天一次肌肉或靜脈注射。

醫療須知 1.投與本藥時，有時會有引起嗜眠、不安定感、噁心、胃腸障礙等，若有此等症狀之出現，暫停投藥或減藥量。
2.對肝、腎障害患者宜慎重使用。
3.靜脈注射時與5%葡萄糖注射液混合使用。
4.對嬰兒、小孩、孕婦、哺乳中婦女使用時，必須慎重考慮其厲害關係判斷後再使用。
5.不能口服時，才考慮注射，盡量避免注射使用。

38112 SUGAMMADEX SODIUM

℞ 108.8 MG/注射劑(I);

商　名 Bridion® ◎ (N.V. ORGANON/默沙東)

藥理作用 1.Sugammadex是一種經過修飾的γ-cyclodextrin，而γ-cyclodextrin是一種選擇性肌肉鬆弛結合劑。
2.本藥在血漿中會與神經肌肉阻斷劑rocuronium或vecuronium形成複合物，因此可減少與神經肌肉接合點內之菸鹼酸接受器結合的神經肌肉阻斷劑數量，進一步可逆轉rocuronium或vecuronium引起的神經肌肉傳導阻滯。

適應症 [衛核]1.用於成人因rocuronium 或vecuronium 誘導神經肌肉阻斷的逆轉藥物。
2.用於2 歲以上兒童及青少年因 rocuronium 或vecuronium 誘導神經肌肉阻斷的常規逆轉藥物。

用法用量 1.僅能由麻醉醫師或在麻醉醫師監督下施用sugammadex。建議使用適當神經肌肉監測技術來監控神經肌肉傳導阻滯的恢復狀況，並具備足夠急救設備。本藥品臨床試驗僅有單次使用經驗，建議單次使用。
2.深度神經肌肉阻斷的常規逆轉：在rocuronium或vecuronium所致深度神經肌肉阻斷之逆轉，建議於強直刺激後反應計數為1~2時投藥。使用劑量為4mg/kg，而T4/T1比率恢復到0.9所需的中間時間(medium time)在rocuronium組為2.7分鐘(範圍1.2~16.1分鐘)，在vecuronium組為3.3分鐘(範圍1.4~68.4分鐘)。
3.立即逆轉rocuronium引起的傳導阻滯：如果臨床上必須立即逆轉施用rocuronium所引起之傳導阻滯的話，則建議使用16mg/kg sugammadex。在單次1.2mg/kg rocuronium bromide劑量後3分鐘立即給予16mg/kg sugammadex時，預期T4/T1比率恢復到0.9所需的中間時間約為1.5分鐘。
4.Sugammadex後重覆施用rocuronium或vecuronium：使用sugammadex逆轉後重複施用rocuronium或vecuronium的等待時間：
• 最短等待時間：神經肌肉阻斷劑及施用劑量。
• 5分鐘：rocuronium 1.2mg/kg。
• 4小時：rocuronium 0.6mg/kg或vecuronium 0.1mg/kg。

不良反應 1.味覺障礙、咳嗽、心博過速、心博徐緩、移動、以及心跳速率升高、神經肌肉傳導阻滯復發。
2.藥物過敏反應：潮紅，蕁麻疹，紅斑疹，(嚴重的)低血壓，心動過速，舌頭腫脹，咽頭腫脹，支氣管痙攣及肺部阻塞。嚴重藥物過敏反應可能致死。

醫療須知 1.除非神經肌肉傳導阻滯恢復後已可適當自發性呼吸，否則必須強制對患者施行呼吸支持。
2.萬一拔管後神經肌肉傳導阻滯復發的話，應提供適當的呼吸支持。即便神經肌肉傳導阻滯已完全恢復，其他在手術中或手術後所使用的藥物亦可能造成呼吸抑制，而需要呼吸支持。
3.對於正在接受抗凝血治療患者，考慮使用sugammadex時，應小心謹慎。
4.無法排除增加出血危險的患者：
• 具遺傳性維生素 K依賴性凝血因子的缺陷；

38 骨骼肌鬆弛劑

• 具已存在凝血疾病；
• 正使用對香豆素(Coumarin)衍生物及國際標準凝血時間比(INR)大於3.5；
• 使用抗凝劑患者其sugammadex劑量為16mg/kg。

5.Sugammadex不應用於逆轉非類固醇神經肌肉阻斷劑引起的阻滯狀況，如：succinylcholine或benzylisoquinolinium化合物。

6.Sugammadex不應用於逆轉rocuronium或vecuronium以外之類固醇神經肌肉阻斷劑所引起的阻滯狀況。

38113 TIZANIDINE HCL

孕C 乳？ 泄 肝/腎 t½ 2.5h

Rx 2 MG, 4 MG/錠劑(T);

商名

Sirdalud® ◎（裕利/山德士）$1.55/T(2MG-PIC/S)
Spaslax® ＊（寶齡富錦）$8.1/T(4MG-PIC/S), $1.55/T(2MG-PIC/S)
Stidine®（優良/健喬信元）$1.55/T(2MG-PIC/S), $2/T(2MG-PIC/S-箔)
Tizalin®（政德）$1.55/T(2MG-PIC/S), $2/T(2MG-PIC/S-箔)
Tizan®（十全）$1.55/T(2MG-PIC/S), $2/T(2MG-PIC/S-箔)

藥理作用 本藥是一種中樞作用性骨骼肌鬆弛劑，主要作用位置在脊髓，能選擇性抑制負責肌肉過度張力的多突觸機轉，主要在於減少中間神經單位興奮性胺基酸的釋出。本藥不影響神經肌肉的傳導。本藥耐受性良好，能有效對抗急性疼痛性肌肉痙攣及慢性脊髓及大腦源起的痙攣狀態，減少被動運動時的抵抗力，緩解痙攣及陣攣並增強隨意肌的力量。

適應症 [衛核]神經疾患所引起之痙性張力異常(spasticity)；疼痛性肌肉攣縮(spasm)。

用法用量 神經疾患所引起的痙攣症狀：劑量依患者個別的需求調整，開始時每日劑量不可超過6mg，分三次投予，每半週或一週漸次增加2~4mg，通常在每日劑量12~24mg，投予3或4次同樣的間隔劑量時發生最理想的治療反應。每日最大建議劑量為36mg。

不良反應 依緩解疼痛性肌肉痙攣建議的低劑量，罕有副作用而且通常輕微而且是暫時性的、副作用包括思睡、疲勞、頭暈、口乾、噁心及輕微的血壓下降、依痙攣狀態建議的較高劑量，上述副作用較常見也較顯著、但是很少嚴重到需要停止治療、除此之外，可能發生肌肉虛弱及失眠、曾觀察到低血壓及心搏徐緩的例子、少數患者曾暫時性升高血清中的transaminases。

醫療須知
1.腎臟或肝臟功能受損的患者必需調整其劑量。
2.開始治療時，患者會有思睡的現象，應告知不要進行需高度警覺性的活動，比如開車或操作機械。
3.本藥對動物沒有致畸胚作用，但是懷孕期的安全性仍未確立。
4.兒童使用本藥的經驗仍有限，對吃母乳的嬰兒，其安全性仍未知。

38114 TOLPERISONE

Rx 50 MG, 100 MG, 150 MG/錠劑(T); 100 MG/膠囊劑(C);

商名

Conspin®（華興）$1.5/T(100MG-PIC/S)
Muscone®（華興/振貿）$1.5/T(50MG-PIC/S)
Tolesin®（榮民/信東）$2/T(150MG-PIC/S-箔), $1.55/T(150MG-PIC/S)
Tolperisone®（十全）$1.5/T(100MG-PIC/S)
Tolson®（應元）
Topee®（生達/盈盈）$1.55/T(150MG-PIC/S), $2/T(150MG-PIC/S-箔)
Topeson®（生達）$1.55/T(150MG-PIC/S),
Toplax®（健亞）$1.5/T(50MG-PIC/S)
Topownan®（TSURUHARA/光亨）
Userm S.C.®（順華）$2/T(100MG-PIC/S-箔), $1.5/T(100MG-PIC/S)

藥理作用
1.本藥為中樞性肌肉弛緩劑，作用於脊髓及其上位之中樞，能抑制單或多神經腱之反射作用，而呈肌肉弛緩作用，可降低腦波對外來刺激之反應。
2.本藥具抗痙攣作用，尤其對強直性痙攣具強抑制作用，對於錐體路障礙所致之神經原性骨骼肌緊張異常療效高，且能改善腦及脊髓障礙所致之痙攣性麻痺之自、他覺症狀。

適應症 [衛核]下列疾患引起之痙攣性痲痺：中風後遺症、腦性痲痺、SMON，痙攣性脊髓痲痺、肌萎縮性側索硬化症小腦脊髓變性症、多發性硬化症、頸部脊椎症、後縱韌帶骨化症、外傷後遺症、(脊髓損傷、頭部外傷)手術後遺症(腦脊髓腫瘍等手術後)下列疾患之肌肉緊張狀態之改善：頸、肩腕症候群、腰痛症

用法用量 1.嚴重肝、腎功能不全者不建議服用。
2.成人一天3次，一次1~2錠。小兒3~5歲1天20~60mg，6~9歲30~90mg，10~15歲100~200mg，分2~3次服用。

不良反應 1.肝臟：可能出現肝障礙及肝機能異常，遇有肝機能檢查異常時，必須中止用藥。
2.過敏症：可能出現發疹等症狀，必須中止用藥。
3.呼吸器：可能有胸內苦悶，呼吸障礙之現象，必須中止用藥。
4.精神及神經系統：有時會出現頭痛、頭重、倦怠感、脫力感、眩暈及搖晃等症狀，但絕少思睡。
5.消化器：有時會出現腹痛，胃、腹部不快感，食慾不振，噁心、嘔吐、下痢，便秘、口渴、鼓腸等症狀。
6.有時亦會有搔痒現象。

醫療須知 1.肝障礙患者慎重投與。
2.妊娠婦之安全性尚未建立，故孕婦及可能懷孕之婦女宜權衡利弊，慎重投與。
3.相互作用：與Methocarbamol併用時，有出現眼調節障礙之報告，故併用時宜慎重投與。
4.過敏反應：過敏的早期徵兆為：潮紅、皮疹、皮膚劇烈瘙癢(伴隨凸起的腫塊)、氣喘，呼吸困難(可能伴隨臉部、嘴唇、舌頭或咽喉腫脹)、吞嚥困難、心臟快速跳動、低血壓、血壓快速下降。如出現上述症狀，應立即停止服用本藥，並回診原處方醫師或至最近的急診室就診。若曾對tolperisone有過敏反應者，則不能使用此藥。
5.Tolperisone具有嚴重且可能危及生命的過敏反應風險，且已知對lidocaine過敏者可能更易引發tolperisone過敏風險。若您有tolperisone或lidocaine過敏史，就醫時請告知醫療人員。

§ 38.2 末梢作用的肌肉鬆弛劑

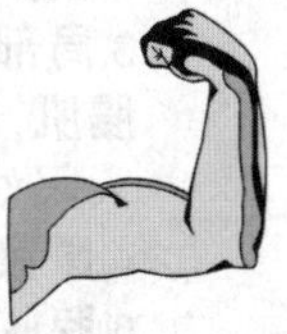

38201 ATRACURIUM BESYLATE

孕C 乳 - 泄 血漿 半 20m

Rx 10 MG/ML/注射劑(I);

商 名 Genso® (健亞) $51/I(10MG/ML-PIC/S-2.5ML), Tracrium® ◎ (裕利/安沛)

藥理作用 1.本藥是一種高選擇性之非去極化(nondepolarizing)、競爭性(competitive)肌肉鬆弛劑。
2.它與乙醯膽鹼素(acetylcholine)於肌肉終板受體處，形成競爭性結合而抑制神經肌肉傳導。
3.無積蓄作用，患者恢復容易，適用於廣泛範圍，短、中、長的手術。

適應症 [衛核]本藥乃一高選擇性及競爭性的非去極化神經肌肉阻斷劑。可作為手術全身麻醉或加護病房鎮靜時的輔助劑，以鬆弛骨骼肌、幫助氣管插管及與人工呼吸器的協調。

用法用量 1.本藥經由靜脈注射使用。
2.成人：初劑量：0.3~0.6mg/kg，每次維持劑量可產生15~35分鐘 之肌肉鬆弛。維持劑量：0.1~0.2mg/kg，每次維持劑量可產生 15~35分鐘之效果。或者以0.005~0.01mg/kg分之速度持續輸注，亦可延長肌肉鬆弛之過程，連續之維持劑量不會引起積蓄作用。

不良反應 (1)本藥可能引起組織胺的釋放，導致皮膚發紅、短暫低血壓以及極少數支氣管痙攣的報告。(2)嚴重的-呼吸抑制、急性過敏反應。

醫療須知 1.本藥須於2~8°C，避光貯存，不可冷冰，已打開的安瓿如不使用必需丟棄
2.和其他的鬆弛劑一樣，必須在麻醉醫護人員的嚴密監視下才能使用本藥，並且必須有足夠設備以供氣管內插管及人工呼吸之應用。
3.以下患者使用本藥須謹慎：重症肌無力。患有其他神經肌肉疾病或嚴重電解質障礙者。
4.嚴重心血管疾病患者：可能較容易產生短暫低血壓現象，故建議應以緩慢靜脈注射方式，分數次給藥。
5.懷孕婦女：雖然在動物試驗顯示本藥胎兒生長無副作用，不過與其他肌肉鬆弛劑一樣，懷孕婦女之使用仍宜謹慎。但本藥仍極適於剖腹產時應用。

38202 BOTULINUM TOXIN TYPE A

孕 C 乳 ?

Rx 100 U, 100 U , 200 U , 300 U , 500 U/注射劑(I);

商　名
Botox® ◎ (ALLERGAN/艾伯維) $63/I(100U-PIC/S-1U)
Dysport® (IPSEN/益普生) $16.1/I(500U-PIC/S-1U)
Letybo® (HUGEL/秀杰)
Nabota® (Daewoong/友華)
Neuronox® (MEDYTOX/美德妥)
Xeomin® (MERZ/莫氏亞太)

藥理作用 (1)本藥藉由與運動神經末梢上之受體結合，進入神經末梢，並抑制乙醯膽素之釋放，而阻斷神經肌肉傳導。
(2)當肌肉注射治療劑量時。本藥產生局部化學性去神經化之肌肉麻痺作用。當肌肉呈化學性去神經化時，它會萎縮而且可能發展出接合處乙醯膽素受體。有證據顯示，神經可再生出並使肌肉再神經化，而使肌肉無力為可逆性。
(3)本藥對於肌肉的麻痺作用，於降低與眼瞼痙攣有關之過度、不正常收縮是有用的。
(4)當注射於頸部肌肉，本藥可舒緩痙攣性斜項的症狀如減少頭部的扭轉角度，減少肩部的高度，降低肥大肌肉之體積及強度和減少疼痛。

適 應 症 [衛核]1.12歲以上病人因肌張力不足造成的斜視和眼瞼痙攣，包括良性原發性眼瞼痙攣或第七對腦神經障礙，及半面痙攣。
2.減少痙攣性斜頸(頸肌張力不全)的主觀症狀以及客觀徵候。
3.局部痙攣：(1)成人上肢痙攣。(2)成人病人下肢痙攣，以減少踝關節和腳趾屈肌群(腓腸肌、比目魚肌、脛後肌、屈拇長肌和屈趾長肌)肌張力增加的嚴重程度。(3)2歲以上病人因幼年型腦性麻痺引起之下肢肌肉痙攣，包含動態性馬蹄形足畸形。
4.原發性腋窩多汗症。
5.膀胱功能障礙：(1)因脊髓病變所引起的逼尿肌過動而導致尿失禁之成人病人，且經膽鹼類藥物治療無效或無法耐受者。(2)尿失禁、尿急與頻尿等膀胱過動症的成人病人，經抗膽鹼類藥物治療反應不佳或無法耐受必須停藥，且如有需要時，願意及能夠於治療後進行乾淨間歇性導尿(clean intermittent catheterization)者。
6.暫時性改善成人上臉部因皺眉紋、魚尾紋、抬頭紋所造成的動態性皺紋外觀。
7.下臉部肌肉突出：改善成人咬肌突出的外觀。
8.慢性偏頭痛(至少有3個月時間，每個月≥15天，每次持續4小時以上，且其中至少有一半的頭痛是偏頭痛)成人病人的頭痛預防性治療。重要限制：本藥對陣發性頭痛(每月頭痛天數≤14天)之安全性及有效性尚無證據證明。
[非衛核]1.皺眉紋。2.魚尾紋。3.水平抬頭紋。4.眼瞼痙攣及半面痙攣。5.頸部肌張全(痙攣性斜頸)。6.上肢痙攣。7. 2歲以上病人慢性流涎。

用法用量 1.BOTOX：
1.眼瞼痙攣及半面痙攣：對於眼瞼痙攣，可用無菌27~30號標準針頭來注射稀釋，並不需用肌電描記圖指引。起始建議劑量為：1.25U~2.5U(各個注射部位0.05mL~0.1mL)注射入上眼瞼之內測及外側前瞼板眼環狀肌，與注射入下眼瞼之外側前臉板眼環狀肌。
2.局部肌肉痙攣：起始治療劑量不應超過200U，之後再依隨起始作用效果而調整，每個部位不應注射超過300U。本藥應稀釋調整至每個部位注射不超過2.5mL。合理之濃度

及容量約為5U/0.1ml及10U/0.1ml。
3.斜視：
a.起始劑量：使用較下面之表列劑量治療小偏斜。使用較大劑量治療大偏斜。(A)對垂直肌肉，及小於稜鏡屈光度之水平斜視：1.25U~2.5U於任一肌肉。(B)對-50稜鏡屈光度之水平斜視：2.5U~5.0U於任一肌肉。(C)對一個月或更長期間之永久性第六對神經痲痺：1.25U~2.5U於中直肌。
b.對剩餘或復發斜視之其後劑量：(A)建議患者於每次注射後14天應接受檢查以評估該劑量之效果。(B)患者對目標肌肉已有完全痲痺經驗，若需要再次注射時，其劑量應與起始劑量相當。(C)患者若感到目標肌肉未完全麻痺時，再次投與劑量可能須增加到前次投與劑量之兩倍。(D)直到前次劑量之效果因被注射及臨近肌肉之實際功能發生而已經消失時，方可再次投與劑量。(E)對任一肌之單次建議最大劑量為25U。
4.小兒腦部麻痺：
a.可用無菌23~26號標準針頭來注射稀釋的本藥於受影響的兩側之一的內側及外側腓腸肌(gastroecnemius)。半身不遂之建議總劑量為注射4U/kg體重於受影響之肢體。雙側痲痺時之建議劑量為注射6U/kg體重於受影響之肢體。
b.痙攣性斜頸：參見仿單。
2.DYSPORT：
DYSPORT的單位在製劑上是有專一性的，不得與其他肉毒桿菌毒素的製劑交換使用。DYSPORT須由注射訓練過的醫師使用。
在針刺入中間隔膜前，請先以酒精清潔橡皮塞暴露在外的部份。請使用23或25號無菌針頭;治療皺眉紋請使用29~30號無菌針頭;以及治療lateral canthal lines請使用30號無菌針頭。
1.成人中風後之手臂痙攣：
建議劑量為1000單位，分別注射下列五條肌肉：屈指深肌(FDP)、屈指淺肌(FDS)、尺側屈腕肌(FCU)、橈側屈腕肌(FCR)及肱二頭肌(BB)。
雖然可由觸診決定實際注射部位，但仍應當以肌電圖標準定位注射之部位。
除了肱二頭肌以外的肌肉均注射一個部位，但肱二頭肌須注射於二個部位。
如果有證據顯示此劑量可能會導致標的肌肉引起過度虛弱，則起始的劑量應調低，例如患者的標的肌肉較小，其肱二頭肌不注。射或此患者將進行多層次注射。在注射後的2週內可預期有臨床上的改善，約每16週或依照臨床反應的需要重複注射，但不可少於12週。
兒童：DYSPORT用於兒童的中風後之手臂痙攣的安全性與有效性尚未確立。
DYSPORT須使用1.0毫升生理食鹽水(0.9%)調配成每毫升500單位的DYSPORT溶液。治療手臂痙攣時，以肌肉注射方式分別注射於上述五條肌肉。
2.小兒腦性痲痺引起之肌肉痙攣
初始建議劑量為每公斤體重20單位等分為兩個小腿肌的劑量：如果只有一個須注射的小腿肌時，則依體重每公斤注射10單位。若有證據顯示這樣的初始建議劑量會造成被注射肌肉的過度無力，例如患者預定被注射的肌肉太小塊或是患者需要與另外的肌肉群塊同時注射，則初始建議劑量應考慮降低。從初始劑量的療效評估，接續之治療劑量可調整在每公斤體重10單位和30單位等分為兩側小腿肌之間。雖然可考慮比目魚肌(soleus)注射及脛骨後肌(tibialis posterior)的注射，但最主要施打的部位應在腓腸肌(gastrocnemius)。最大劑量不得超過每位患者1000單位。
肌電圖(EMG)雖不是臨床上例行的工作，但其可幫助發現最活躍肌肉。
在注射後的2個星期內可預期有臨床上的改善，約每16個星期或者依維持療效的需要重複注射，但不可超過八個星期的頻率。
用於小兒腦性痲痺引起之肌肉痙攣時，DYSPORT應以1.0毫升的生理食鹽水(0.9%)，調配成每毫升500單位的DYSPORT溶液，治療痙攣時，以肌肉注射法注射DYSPORT於小腿的肌肉。

3.痙攣性斜頸

成人與老人：治療斜頸的建議劑量僅適用於體重正常且無頸肌肉質量低下現象的各年齡層的老年人；如果患者有明顯體重較輕或肌肉質量降低的老年人，則可能需要降低劑量較恰當。

治療痙攣性斜頸的初始建議劑量為每一患者500單位，等分別注射於2或3條最活躍的頸部肌肉。

對於旋轉性斜頸則將500單位DYSPORT中的350單位施打在與頦/頭旋轉方向同側的頭夾肌(splenius capitis muscle)，並施以150單位於頦/頭旋轉方向反側的胸骨乳突肌上(sternomastoid muscle)。

側斜頸施以500單位：同側頭夾肌350單位以及同側胸骨乳突肌150單位，若伴隨肩膀上舉(根據肌肉肥大的外觀及肌電圖的結果)。則斜方肌(trapezoid muscle)和提肩胛肌(levator scapulae muscle)亦要用藥。若需要注射在3塊肌肉上，則將500單位分配注射如下：頭夾肌300單位，胸骨乳突肌100單位，第三塊肌則施以100單位。

後斜頸以500單位注射：各施以250單位到兩側的頭夾肌。若未能充分反應時，則六週後兩側斜方肌注射(最多不超過250單位)。雙側夾肌注射可能會增加頸肌無力危險性。

所有其他種類的斜頸都要靠專科醫師的專業知識去診療及藉肌電圖(EMG)去判定與治療最活躍的肌肉。肌電圖(EMG)應用於所有複合式斜頸的診斷，以及非複合式斜頸給藥失敗的再評估，和深部肌肉注射或是用於過胖難以觸及頸部肌肉的患者的診療輔助。

在後續治療方面，可因臨床反應及副作用觀察而作劑量的調整，建議劑量為250~1000單位-高劑量的治療可能會伴隨著副作用的增加，特別是吞嚥困難。因此不建議超過1000單位以上之劑量的使用。

在注射後一週內斜頸的症狀可得到緩解，每八到十二週或依需要應重覆注射以避免症狀的復發。

兒童：DYSPORT用於兒童痙攣性斜頸有效性與安全性尚未被證實。

用於痙攣性斜頸時，應加入1.0毫升的生理食鹽水(0.9%)於DYSPORT，調劑成每毫升500單位的DYSPORT溶液。痙攣性斜頸的治療，則如以上所敘，經肌肉注射來給藥。

4.眼瞼痙攣及半邊顏面痙攣

成人及老年人：治療雙側眼瞼痙攣的建議初始劑量是每眼各120單位。

內側注射所用劑量為0.1毫升(20單位)。若為外側注射則劑量為0.2毫升(40單位)，注射部位在各眼的上下眼輪匝肌(orbicularis oculi muscles)的前中隔與眼窩處。注射上眼瞼時，注射針需遠離上眼瞼中央以避開提肌(levator muscle)，有圖示說明注射部位。在注射後2~4天症狀應該就會緩解，在兩週內達到最大療效。

約每八週或依需要再給藥以避免症狀復發。在這後續的處理中，必需將劑量降到每眼各80單位：中側0.1毫升(20單位)，外側0.1毫升(20單位)上下眼瞼依前所述方法給藥，若略去中側下眼瞼部位，劑量可進一步的減至60單位。

如果是單側眼瞼痙攣的話，注射部位必需只限在病灶的眼睛。半邊顏面痙攣的患者應如同單側眼瞼痙攣療法作治療。其建議劑量可適用於各年齡層的成人，包含老年人。

兒童：使用DYSPORT於兒童眼瞼痙攣與半邊顏面痙攣的有效性與安全性尚未被證實。

當治療眼瞼痙攣及半邊顏面痙攣，DYSPORT須使用2.5毫升的生理食鹽水(0.9%)調配至每毫升含200單位的DYSPORT溶液。

DYSPORT經皮下於中側與外側地注射於眼睛的上下眼輪匝肌(orbicularis oculi muscles)的前中隔與眼窩處。

5.中度至重度皺眉紋

成人與老人：

請先卸妝並用局部抗菌劑清潔皮膚，請使用29~30號無菌針頭，以正確的角度執行肌肉內注射。

建議劑量為將DYSPORT50單位(0.25ml)分於5個注射部位(每部位約10單位)。

肌肉內注射將10單位(0.05ml)分別注射於5部位：每個皺眉肌2個注射部位(間隔5mm)、1

個注射部位於靠近鼻額角之眉間肌。皺眉肌的最內點位於距離此點(眉間肌上，眼眶上緣向外8mm)外之8mm處。可要求患者習慣性地皺眉，有助於定位這些注射點。
為了避免眼瞼下垂併發症，必須避免注射接近上提眼瞼肌。外側皺眉肌注射位置應高於上眼眶骨脊至少1cm。

不良反應 1.因注射部位偏差引起週邊肌肉短暫性痲痺，過量注射則有遠側肌肉發生痲痺情形。
2.肌肉鬆弛劑的使用也應注意，儘量採取如降低鬆弛劑的起始劑量，或使用中等作用之藥物如vecuronium或atracurium，應減少使用最長效型之藥物

醫療須知 1.請勿超過本藥之建議投與劑量及頻率。
2.至目前為止並未有對botuinum toxin type A的過敏反應案例報告。但就如所有的生物製劑一樣，腎上腺素和其他過敏檢測儀器應隨備在側，以備過敏反應可能發生。
3.為減少眨眼而注射本藥至眼部環狀肌時可能會導致角膜曝露、永久性上皮傷害及角膜潰瘍，尤其是有第七對神經疾病之患者。治療前應採取防護步驟，如小心測試眼角膜敏感度，避免注射於下眼瞼區以防眼瞼外翻，以及積極治療任何眼表皮傷害。為此也可利用護眼用眼藥水、軟膏、繃帶、軟式隱形眼鏡或遮眼用眼罩及類似作用物品。
4.應謹限於醫院專科單位中使用本藥以治療spasmodic torticolis或cerebral palsy。
5.若有過量情形發生時，患者在數天內皆應予監測有無全身性無力或肌肉麻痺之症狀。一小瓶之總含量低於預計將對6kg或更高體重之患者產生全身性毒性之預估劑量。特定之botulinum toxin抗毒素謹在注射botulinum toxin後30分鐘內注射時才有效。

38203 CISATRACURIUM BESYLAT▲

孕B 乳? 泄 血漿 T½ 22m

Rx 2 MG/ML/注射劑(I)； 2 MG/ML/液劑(Sol)；

商名
Cisatracurium Kabi® (FRESENIUS KABI/費森尤斯卡比) $73/I(2MG/ML-PIC/S-5ML)，$87/I(2MG/ML-PIC/S-10ML)
Nimbex® ◎ (裕利/安沛) $73/Sol(2MG/ML-PIC/S-5ML)
Winbest® (健亞) $73/I(2MG/ML-PIC/S-5ML)

藥理作用 1.為一作用時間適中、非去極化生之benzylisoquinolinium類骨骼肌鬆弛劑。人類臨床研究顯示，即使在劑量高達E第9天5之八倍，本藥與histamine的釋放(為零階次反應)仍無關係。
2.本藥會和運動終板(motor end-plate)上的膽鹼激導性(cholinergic)受體結合，以拮抗乙醯膽鹼的作用，產生競爭性神經肌肉傳導的阻斷作用，此作用可很快地被膽鹼脂酶抑制劑(例如neostigmine或edrophonium)所逆轉。在thiopentone/fentanyl/midazolam複合麻醉)麻醉期間，本藥的估計有效劑量(E第9天5)為0.05mg/kg。在halothane麻醉期間，本藥的孩童有效劑量(E第9天5)為0.04mg/kg。

適應症 [衛核]本藥為一高選擇性及競爭性的非去極化神經肌肉阻斷劑。可作為手術全身麻醉劑之輔助劑或加護病房使用，用以鬆弛骨骼肌，幫助氣管插管及與人工呼吸器的協調。

用法用量 1.快速靜脈注射使用：
a.成人劑量：氣管內插管−本藥注射劑的成人建議劑量為0.15mg/kg，在5~10秒內快速給予。此劑量在注射120秒後可產生理想的插管狀態。較高劑量可縮短神經肌肉阻斷作用開始的時間。使用thiopentone/fentanyl/midazolam或propofol麻醉期間，本藥注射劑以0.1~0.4mg/kg之劑量。
b.1個月至12歲兒童的劑量：氣管內插管−與成人一樣，本藥注射劑的建議起始劑量為0.15mg/kg，注射時間為5~10秒。此劑量在注射120秒後可產生理想的插管狀態。
2.靜脈點滴的使用
a.成人及1個月至12歲兒童的劑量：點滴輸注本藥注射劑可維持神經肌肉阻斷的作用。在自發性恢復出現後，若想要繼續維持在89%~99%的T1抑制作用時，建議可給予一個3μg/kg/min(0.18mg/kg/hr)的點滴起始速率。

不良反應 臨床上沒有因本藥注射劑造成不良影響之報告。被認為可能與本藥有關的不良反應發生率小於0.5%，這些副作用包括皮下潮紅或發疹、心博過緩、低血壓及支氣管痙攣。使用神經肌肉阻斷劑後，曾觀察到不同嚴重程度之無禦性休克反應，但在同時使用本

38 骨骼肌鬆弛劑

藥與一種或多種麻醉劑的患者，嚴重的無防禦性休克反應則極罕見。已有一些報告指出，長期使用肌肉鬆弛劑的加護病房重症患者，會出現肌肉衰弱和(或)肌肉病變的現象，這些患者大部分有同時服用皮質類固醇藥物，但這類報告極少見於本藥，其因果關係尚未建立。

醫療須知 1.本藥可麻痺呼吸肌及其他骨骼肌，但至目前為止對意識或疼痛閾值(pain threshold)並無已知的作用或影響。
2.只有在麻醉師或其他熟悉神經肌肉阻斷劑使用臨床醫師監督或操作下，才可給予本藥注射劑，同時應將氣管內插管的設施、肺部機械性人工呼吸器及動脈供氧適當配備都隨時準備妥當。
3.對於曾對其他神經肌肉阻斷劑產生過敏的患者，應特別小心地投予本藥注射劑，因為神經肌肉阻斷劑間曾有交叉反應的報告。
4.本藥並沒有顯著迷走神經阻斷(vagolytic) 或神經節阻斷的特性。因此本藥注射劑在臨床上對心跳沒有顯著的影響，且手術期間不會抵消許多麻醉劑或迷走刺激作用產生的心博過緩現象。
5.患有重肌無力症及其他神經肌肉疾病的患者對非去極化性阻斷劑會有較大的敏感性。這類患者建議給予不超過0.02mg/kg的起始劑量。
6.本藥並無針對燒傷患者所做的研究報告，但和其他非去極化性神經肌肉阻斷劑一樣，這些患者在使用本藥注射劑時，必須考慮到劑量增加及作用期縮短的可能性。
7.本藥是低張性溶液，不可用在輸血的輸注管。

38204 ROCURONIUM BROMIDE▲

Rx 10 MG/注射劑(I);

商名
Esmeron® ◎ (SIEGFRIED/默沙東)
Rocurin® (杏林新生/歐舒邁克)
Rocuron® (健亞)
Rocuronium Kabi® (FRESENIUS KABI/費森尤斯卡比)
Rocuronium-Hameln® (橫山)

藥理作用 Esmeron(rocuronium bromide)係一種起始作用迅速，作用時間中等之非去極化之神經肌肉阻斷劑，具有此類藥物(curariform)之所有藥理作用特點。它藉著在運動終板之nicotinic cholinoceptors的競爭而產生作用。此一作用可藉乙醯膽鹼抑制劑例如neostigmine，edrophonium及pyridostigmine加以拮抗。

適應症 [衛核]全身麻醉的輔佐藥，以幫助支氣管內插管、提供手術需快速麻醉誘導時骨骼肌肉鬆弛狀態，加護病房中需插管及使用人工呼吸器時。

用法用量 與其他神經肌肉阻斷劑相同。本藥的劑量應按個別患者予以調整。
1.氣管內插管：每kg體重之插管劑量為0.6mg rocuronium bromide；在此建議插管劑量下大部分的患者約可在60小內達到可插管的狀況。當需要進行快速麻醉誘導時，建議可使用每kg體重0.1mg rocuronium bromide作為插管劑量，大部分的患者可在60秒達到可插管的狀況。如果是使用每kg體重0.6mg rocuronium bromide進行快速麻醉誘導時，建議等到90秒進行插管較好。當患者為進行剖腹生產病需插管時，建議使用每kg體重0.6mg rocuronium bromide進行插管，不建議使用到每kg體重1.0mg rocuronium bromide作為插管劑量。
2.維持劑量：是每kg體重0.15mg rocuronium bromide；在長時間投予吸入性麻醉劑之病例，此劑量應減為每kg體重0.075~0.1mg rocuronium bromide。維持劑量最好在攣動高度(twitch height)以恢復為對照攣動高度之25%時，或已有TOF 2~3個訊息反應時投予。
3.連續輸注：以連續輸注法投予本藥時，建議給予每kg體重0.6mg rocuronium bromide之負載劑量，當神經肌肉阻斷開始恢復時開始以輸注方式投藥。應調整輸注率至可以維持攣動反應為對照攣動高度之10%。在接受靜脈麻醉之成人，此一程度神經肌肉阻斷的輸注率介於0.3~0.6mg/kg.h之劑量範圍內，在吸入性麻醉輸注率介於0.3~0.4mg/kg.h之劑量範圍。應連續監控神經肌肉阻斷，因為不同的患者及不同的麻醉方法其輸注率的需求不同。

不良反應 過敏反應，低血壓及心搏過速，注射部位疼痛。

醫療須知 1.每kg體重大約於0.9mg rocuronium bromide的劑量會增加心律；此作用可對抗其他麻醉劑或刺激迷走神經所產生的心跳過慢作用。
2.一般而言，在加護病房長時間使用肌肉鬆弛劑後，曾有神經肌肉阻斷過長之報導。在連續神經肌肉阻斷情形下，有必要讓患者接受足夠之止痛及鎮靜劑，並全程監控神經肌肉傳遞之功能；此外肌肉鬆弛劑應由熟悉它的作用及擁有充分之神經肌肉監控技巧經驗豐富的臨床人員，小心調整劑量，給予足夠維持此完全阻斷略少之作用為宜。
3.建議自本藥之神經肌肉阻斷作用完全恢復後24小時內，勿使用具潛在危險性之機械器或駕駛汽車。

38205 SUCCINYLCHOLINE(SUXAMETHONIUM CHLORIDE) 孕C 乳? 泄 血漿

Rx 500 MG/注射劑(I)；

商名 Relaxin®（杏林新生）

藥理作用 本藥會產生去極化神經肌肉阻斷作用，起始時產生肌肉收縮，緊接著很快就會產生鬆弛的麻痺作用，本藥很迅速的就會被血漿中膽鹼酯酶水解，因此，單次劑量的作用期間只有10分鐘。

適應症 [衛核]手術用於鬆弛肌肉。
[非衛核]1.在全身麻醉作用時可做為骨骼肌鬆弛作用的輔助劑。2.當進行電擊治療時，可減少肌肉收縮的強度。3.促進插管的程序。4.幫助機械性的呼吸。

用法用量 (1)成人–IV注射–20~80mg(起初可先投與10mg的試驗劑量，以便決定患者的敏感性)。IV輸注–2.5mg/min的0.1%或0.2%的生理食鹽水(可長期使用)IM–25mg/kg，最大劑量150mg。
(2)孩童–IV注射–1~2mg/kg。

不良反應 肌肉抽搐，心跳過慢，中度的呼吸抑制作用，肌肉虛弱，支氣管痙攣，呼吸暫停，心跳過慢，低血壓，心律不整，流涎增加，手術後的疼痛，體溫過高，眼內壓增加，肌球蛋白血症，嚴重的呼吸抑制用。

醫療須知 1.下列疾病的患者使用本藥宜小心：心臟血管、肺、腎、肝或代謝性疾病；嚴重的燒傷；骨折；肌肉痙攣；青光眼；殺蟲劑中毒；貧血；營養不良；和老年人、衰弱、或最近使用毛地黃的患者。
2.只可使用新鮮製備的溶液。在溶液中succinylcholine會迅速水解，而且很快失去效力。
3.在最大效應出現，要注意呼吸暫時停止的現象，如果在幾分鐘內不能恢復自發性的呼吸，就要用氧氣來控制呼吸。
4.本藥不要與抗去極化阻斷劑一起使用，因為那會延長藥效。
5.不要將succinylcholine與barbiturate溶液或其他鹼性藥物混合，因為會造成配合禁忌。
6.當IM注射本藥時，要深部肌肉注射，在三角肌注射尤佳。起初給予較小的試驗劑量以決定藥物的敏感性。

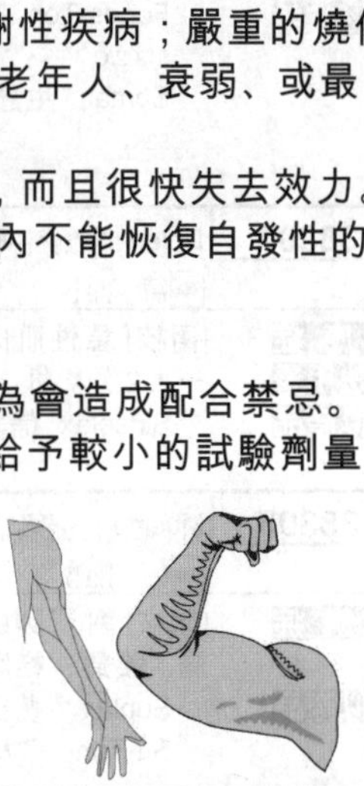

§ 38.3 骨骼肌鬆弛劑的複方產品

38301 Caricalm "應元"舒穩錠 ®（應元）$2.81/T

Rx 每 Tab 含有：ACETAMINOPHEN (EQ TO PARACETAMOL) 350.0 MG；CAFFEINE 32.0 MG；CARISOPRODOL 175.0 MG

藥理作用 1.Carisoprodol係在動物之下行網狀構造(the Descending Reticular Formation)與脊椎(Spinal Cord)以阻斷神經棘間的活動(Interneuronal Activity)造成肌肉鬆弛。其起始作用迅速且其效力可持續4～6小時之久。
2.Paracetamol在臨床上被證實係具鎮痛與解熱之作用。paracetamol係以提昇痛覺閾(The Pain Threshold)而造成無痛覺(analgesia)，且對視丘下部的熱調節中心(the Hypothalamic Heat-Regulating Center)作用而產生解熱

(antipyresis)。
3.Caffeine係做為中樞神經系統各部份之興奮劑(stimulant)，首先影響皮質(cortex)，然後影響到髓質(medulla)。大量會刺激脊髓。

適應症 [衛核] 頸肩腕症候群、肩關節周圍炎、變形性脊椎症之肌肉鬆弛劑。

用法用量 一般成人之劑量為每次口服1~2錠，每日三次。

不良反應 據報有昏昏欲睡(drowsiness)頭昏眼花(lightheadedness)，眩暈(dizziness)，搔癢(itching)，神經過敏(nervousness)，心悸(palpitation)，及特異體質反應。

醫療須知 1.對於中樞神經系統刺激作用極為敏感者不應投與。
2. Carisoprodol係在肝臟代謝且由腎臟排泄。為了避免過度積蓄，對於肝臟或腎臟功能缺損之患者，應慎重投與。
3.有潛在肝臟疾病的病人，以及於使用acetaminophen期間喝酒者，有較高發生急性肝衰竭的風險。醫療人員應囑咐病人，病人亦應注意藥品的標示中是否含有acetaminophen或paracetamol成分，不可同時使用超過一種以上含有acetaminophen成分之藥品。
4.與酒精併用：不得併服含酒精飲料，因為acetaminophen可能造成肝損害。

類似產品
- Achelex "杏輝"弛筋定錠®（杏輝）$2.81/T
- Kolax "元宙" 肌力康錠®（元宙）$2.81/T
- Lax 萊世膠囊®（瑞士/彰佑）$2.81/C
- Muslex "強生"肌舒錠®（強生）$2.81/T
- Relax 如來舒膠囊®（回春堂）$2.81/C
- Tonful 痛福錠®（永信）$2.81/T

38302 Ancogen "華興"安可睫錠®（華興）$1.5/T, $2/T

Rx

每 Tab 含有：ACETAMINOPHEN (EQ TO PARACETAMOL) 300.0 MG；CHLORZOXAZONE 250.0 MG

適應症 [衛核] 骨骼肌受傷、腰椎、脊椎痛、關節痛、神經痛、運動後之扭傷疼痛

用法用量 1天4次，每次1錠。

類似產品
- Funtonnon 汎痛能錠®（應元/豐田）
- Solax "成大"爽樂筋膠囊®（成大）$1.5/C，$2/C
- Sulerge "中菱" 舒樂肌錠®（世達/中菱）$0.9/T

38303 Cyma 肌鬆膠囊®（井田）$1.5/C，$2/C

Rx

每 C 含有：ACETAMINOPHEN (EQ TO PARACETAMOL) 250.0 MG；CAFFEINE ANHYDROUS 20.0 MG；CHLORZOXAZONE 150.0 MG；THIAMINE DISULFIDE 7.7 MG

藥理作用 成人每天3次，每次1錠，於飯後服用，兒童酌減。

適應症 [衛核] 關節痛、肌肉痛、顏面神經痙攣、神經痛、關節周圍炎、捻挫打撲及其他肌肉之痙攣、強直及疼痛諸症

用法用量 一天3~4次，每次1粒。

類似產品
- Fones-Ton "歐業"風濕痛膠囊®（皇佳/歐業）$1.02/C
- Solax "皇佳" 弛痛肌膠囊®（皇佳）$1.5/C，$2/C
- Soma "生達" 舒肌痛膠囊®（盈盈/生達）$1.5/C，$2/C

38304 Dolan 多倫錠®（衛達）$1.68/T, $2/T

Rx

每 Tab 含有：ACETAMINOPHEN (EQ TO PARACETAMOL) 450.0 MG；ORPHENADRINE CITRATE 35.0 MG

適應症 [衛核] 急性肌肉痙攣、外傷性肌肉疼痛、肌肉扳傷、帕金森氏症、美尼攸氏症、眩暈

用法用量 一天2次，每次1錠。

類似產品
- Sinsolax 信舒弛錠®（優良/健喬信元）$1.68/T
- Sonchi 鬆肌錠®（壽元/國信）$1.55/T

38305 Musine "華興"肌舒服錠®（華興）$1.53/T, $2/T

Rx

每 Tab 含有：ACETAMINOPHEN (EQ TO PARACETAMOL) 450.0 MG；MEPHENOXALONE 200.0 MG

適應症 [衛核] 對下列由脊髓或肌肉痙攣引起的疼痛具有緩解作用：斜頸、肌性風濕痛、肌肉僵硬、頸部酸痛、肌痛、腰痛、椎關節炎；由關節炎、緊張、肌肉痙攣引起的肌肉痛、急性疼痛的抽筋痙攣。

類似產品
- Suplax "黃氏"疼紓舒錠®（黃氏）$1.53/T, $2/T
- Tallsea "十全" 通息錠®（十全）$1.53/T, $2/T
- Su-Ton "大豐" 抒疼錠®（大豐）$1.53/T

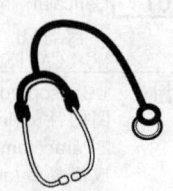

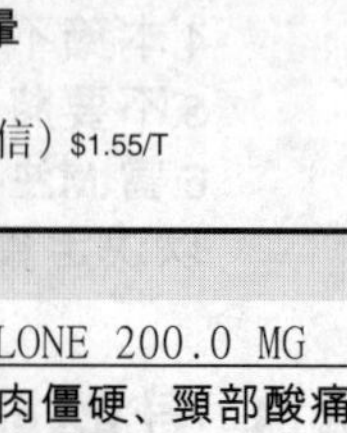

第五篇
作用在心臟血管系統的藥物
Drugs Acting on the Cardiovascular System

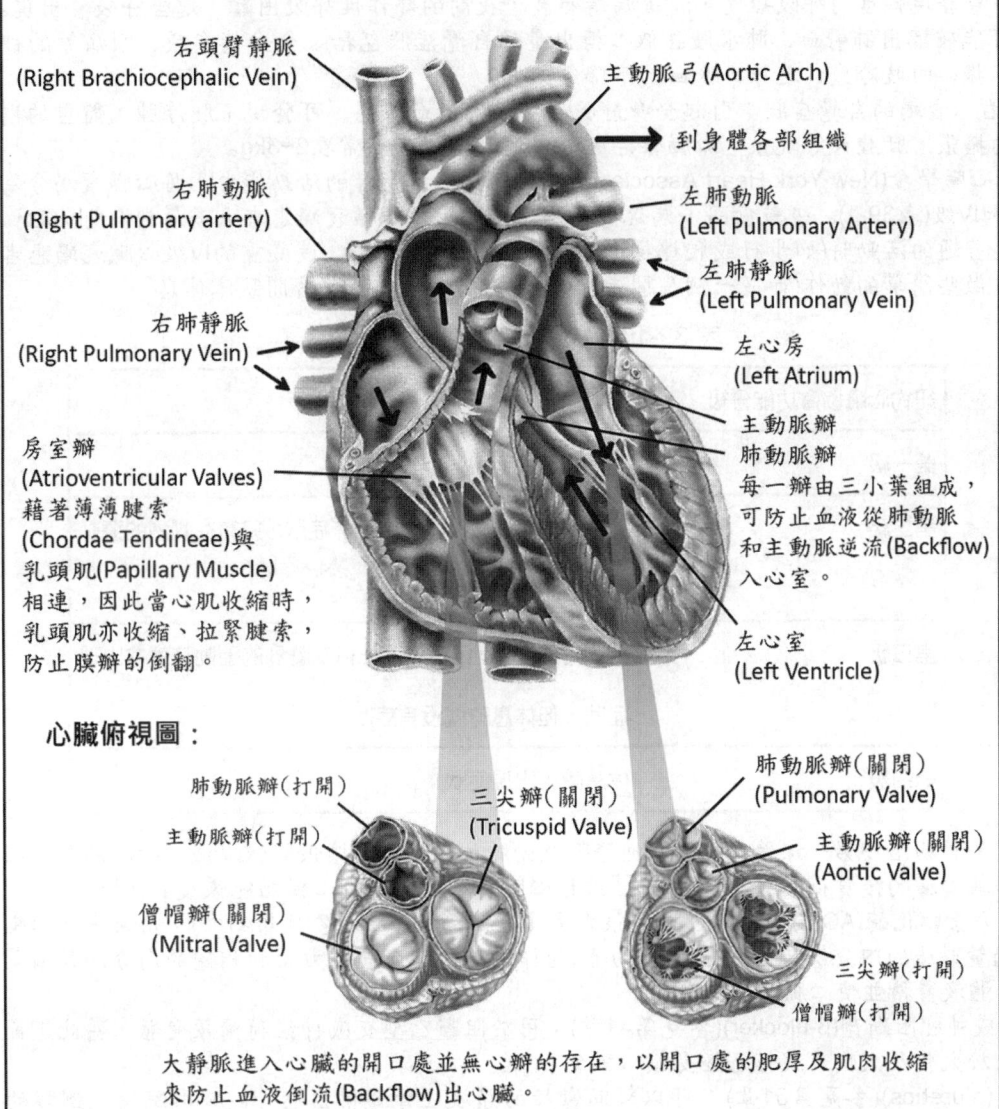

心臟 HEART

心臟斷面圖：

心瓣膜(Heart Valves)是由纖維組織構成，其表面圍以內皮(Endorthlium)。房室纖維環(Atrio-Ventricular Fibrous Ring)，其作用在使血液由單一方向流動，即從心房至心室而進入動脈。

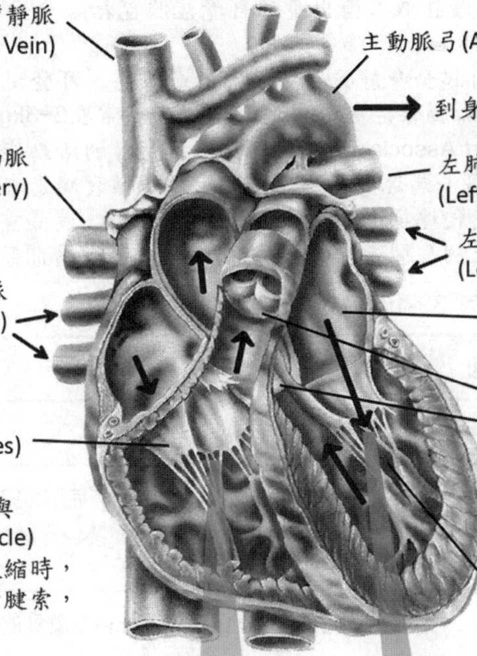

心臟俯視圖：

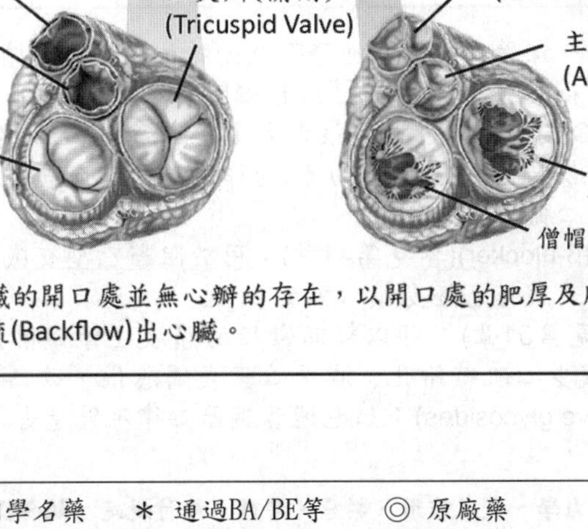

大靜脈進入心臟的開口處並無心瓣的存在，以開口處的肥厚及肌肉收縮來防止血液倒流(Backflow)出心臟。

38 骨骼肌鬆弛劑

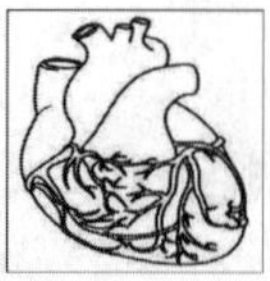

第三十九章
強心劑
Cardioactive Agent

凡心臟疾病都可能造成心臟肌肉受損，進而導致心臟衰竭。心臟衰竭一旦出現，接著就會出現呼吸困難、水腫等症狀。常見的原因如下：①冠狀動脈心臟病，尤其是心肌梗塞。②各種心臟疾病，如瓣膜性心臟病、高血壓心臟病、先天性心臟病、心律不整等，疾病晚期心臟功能無法維持。③不明原因或家族基因異常造成的心肌病變。④疾毒感染造成的心肌發炎。⑤酗酒或使用非法藥品造成心肌損揚，心臟功能受損。⑥隨著心齡增長，心臟功能也會逐漸退化，年齡老化也是心臟衰竭的原因之一。

(一)左心衰竭的自覺症狀：肺鬱血起因的主要症狀為呼吸困難，初期在安靜時沒有症狀，但在勞動時很多會發現輕度的呼吸短促，隨著病情發展，夜間的發作性呼吸困難，起坐呼吸會出現。胸部X光檢查可能確認出肺鬱血、肺水腫。低心搏出量的自覺症狀包括：全身倦怠感、頭痛等的神經症狀，食欲不振、四肢冷感、乏尿、脈血的下降等症狀。

(二)右心衰竭的自覺症狀：引起全身靜脈系統的的鬱血狀態，可發現下腿浮腫，體重的增加，四肢靜脈的擴張，肝腫大等現象，心臟性浮腫合併的體重增加通常在2~3kg。

紐約心臟學會(New York Heart Association，NYHA)根據患者的活動能力，將心臟衰竭分為四級：I、II、III和IV級(表39-1)。級數愈高，病況愈嚴重。中至重度心臟衰竭患者大多屬於III或IV級，患者在進行一些普通的活動時(如步行或爬樓梯)會出現呼吸困難的情形。最嚴重的IV級心臟衰竭患者甚至虛弱至無法做些簡單的動作(如從一個房間走到另一房間)，並需要長時間臥床休息。

表 39-1 NYHA 的心臟衰竭分級

紐約心臟協會功能分級	症狀
第一級	左心室機能不良，但沒有症狀
第二級	運動耐力受影響，休息時毫無症狀，只有在劇烈的運動時才會出現症狀
第三級	運動耐力顯著地受到影響，稍為劇烈的運動時就會出現症狀，但休息時就沒有症狀
第四級	休息時也出現症狀

心臟衰竭的藥物治療第一線藥物是能「把靜脈及動脈加以擴張」擴張靜脈以減輕心臟的前負荷；擴張動脈以減輕心臟的後負荷(圖39-1)；因而「減輕心臟負擔，以期待心臟功能恢復」包括：

1.血管張力素轉化酶(ACEI)抑制劑或血管張力素受體阻斷劑(ARB)(參見第41章)：用來中和心臟衰竭患者體內過量製造的內分泌荷爾蒙(血管張力素)的作用，因為血管張力素和相關的內分泌荷爾蒙會使血管收縮、體液鬱積並使心臟衰竭惡化。

2.乙型交感神經阻斷劑(β-blocker)(參見第41章)：用於阻斷乙型交感神經荷爾蒙受體，藉此調節使心臟收縮不至於太強及太快，減輕已經受損心臟的負荷。

3.利尿劑(diuretics)(參見第51章)：可以幫助鬱積的體液經腎臟排出體外。醛固酮拮抗劑類的利尿劑，除利尿作用外還可減少心肌纖維化、減緩心臟衰竭惡化，改善患者的預後。

4.強心配醣體(cardioactive glycosides)：如毛地黃調節心律不整患者的心，並增強心臟的收縮力。

5.補充鈣離子、鎂離子與鉀離子(參見第50章)：適度的補充可以補足因使用利尿劑而流失的電解質，降低心律不整的機會。

6.抗心律不整劑(antiarrhythmic agents)(參見第40章)：由於不正常的心跳和節律會加劇心臟衰竭，所以必要時醫師會處方抗心律不整藥物。

7.抗血栓劑(antithrombotic agents)(參見第48章)：心臟衰竭的患者因為心臟功能不良而且常合併心律不整，所以發生血栓的危險性比較高，經過醫師評估常需要使用輕重不等的抗血栓藥物。

8.其他的藥物：在特定的情況下也需要使用。如冠狀動脈疾病患者同時要服用抗心絞痛藥物、急性心肌炎、有時會用免疫球蛋白治療等。

9.ARNI(Valsartan/ Sacubitril)＝ARB＋NEPI(neprilysin inhibitor)

(1)Valsartan：抑制腎素、血管張力素系統，作用在AT1受體，抑制血管收縮、降低血壓、減少醛固酮、延緩心臟肥大。

(2)Sacubitril：抑制neprilysin，減少可以擴張血管的BNP被分解，因此降低血壓、降低交感神經活性，甚至有利尿效果。

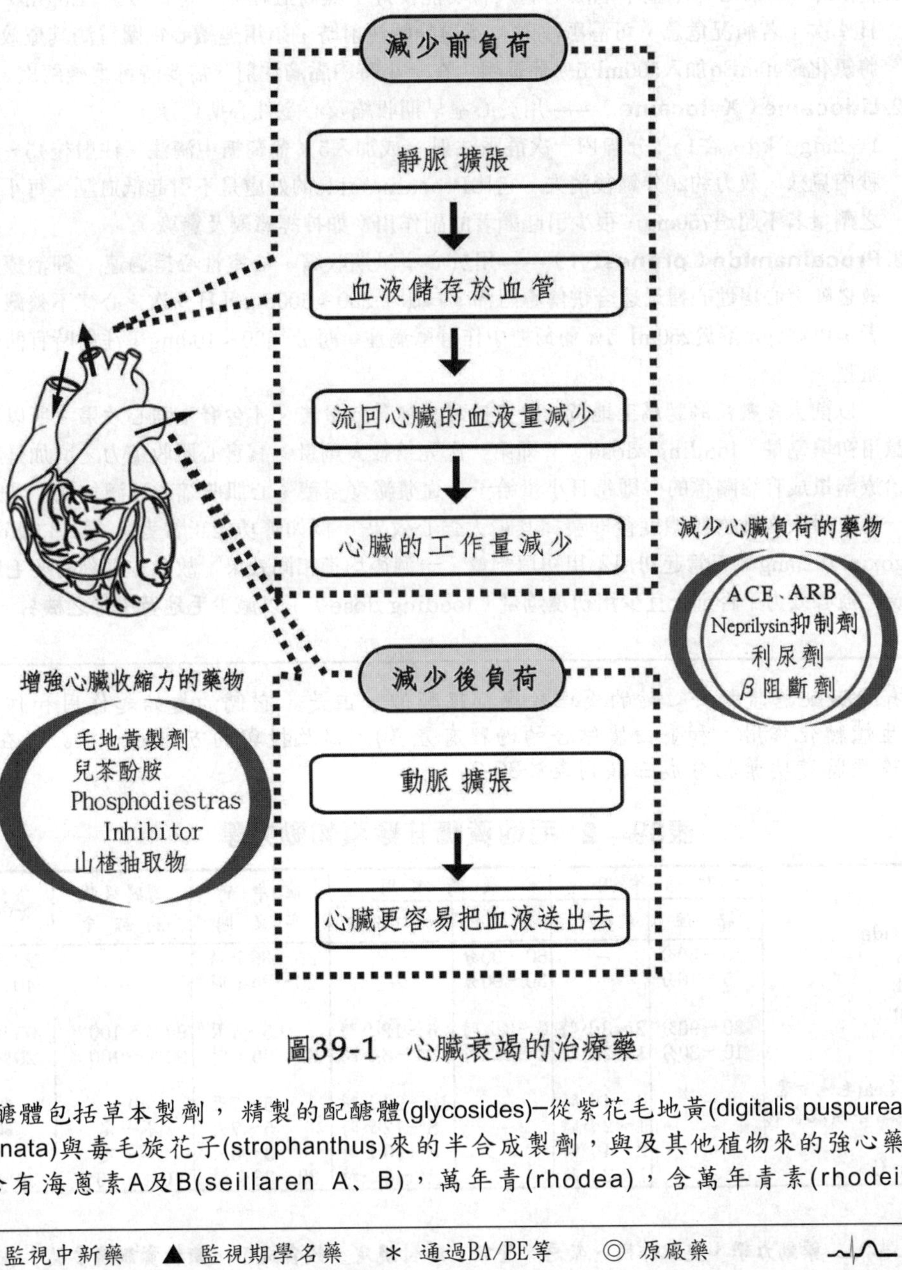

圖39-1　心臟衰竭的治療藥

強心配醣體包括草本製劑，精製的配醣體(glycosides)–從紫花毛地黃(digitalis puspurea)。厚毛地黃(digitalis lannata)與毒毛旋花子(strophanthus)來的半合成製劑，與及其他植物來的強心藥物：如海蔥(scilla)，含有海蔥素A及B(seillaren A、B)，萬年青(rhodea)，含萬年青素(rhodein)，君影草

(convallariadrin)，及動物生藥蟾蜍毒(toad poison)含有bafatalin等。這些具有心臟活性或毛地黃配醣體能夠增加正常或衰竭之心臟的收縮力，因此，主要用來治療鬱血性的衰竭。它們對心臟的作用相當複雜，包括直接作用到心肌和間接作用在心肌的電氣生理上。

在服用digitalis配醣體之後，它會廣泛的分佈到體內去，包括進入不活性貯存的部位(結合部位)以及心肌的活性受體部位。因此，必須投與足量的藥物去飽和非特異的結合部位(貯存部位)，以便達到心肌活化受體部位產生所要效應，對急性鬱血心衰竭的患者要投與較大的初填劑量，以便迅速的產生所欲求的效應，這種過程就叫做毛地黃著效作用(digitalization)，如果初填劑量過量，就會造成嚴重的毒性反應(專欄39-1)。因此，在較不緊急的狀況下，患者應該慢慢的服用初填劑量(loading doses)，以便降低發生毒性反應的危險性。這種緩慢服用初填劑量的方法通常在開始治療時，之後只要單純服用較小量的推薦維持劑量就能有效的達成。

專欄39-1　毛地黃中毒引起之心律不整或傳導阻滯的療法

1. **氯化鉀**——若心律不整不危險，病人腎功能良好，無高血鉀症，可口服1～1.5gm，一日4次；若病況危急，可靜脈注射；不過靜脈注射時，須用連續心電圖監測其療效。將氯化鉀40mEq加入500ml 5%葡萄糖，在一小時內點滴注射。需要時可重複兩次。
2. **Lidocaine（Xylocaine）**——用於心室早期收縮及心室性心搏過速。
   1～2mg / kg，在1～2分鐘內一次靜脈注射，或加入5%葡萄糖中滴注。注射後45～90秒內見效，效力約20分鐘後消失。它比Procainamide的好處是不引起低血壓。每小時之劑量若不超過750mg，很少引起顯著的副作用（如神經障礙及驚厥）。
3. **Procainamide（pronestyl）**——用於心室早期收縮，心室性心搏過速，鉀治療無效之陣發心房性心搏過速合併傳導阻滯。口服：250～500mg每日4次。心律不整嚴重者，可將2gm溶於250ml 5%葡萄糖中作靜脈滴注，每分鐘30～100mg，注射時宜防低血壓。

以前大多數醫師認爲毛地黃一定要達到某種著效量後，才會發生強心效果，所以喜歡用初填劑量（loading dose）。即第一次先給較大劑量。其實心肌收縮力之增加是與治療劑量成直線關係的，即每日小量給予，血漿濃度累積，心肌收縮力逐漸加強，到達一穩定最大有效血漿濃度後即發揮其最大強心效果。例如腎功能正常者，每日口服digoxin 0.25mg，不管起初用不用初填劑量，一週後均獲相同效果，故除非立刻需要毛地黃之強心效力，否則，宜少用初填劑量（loading dose），以減少毛地黃中毒之機會。

雖然所有心臟配醣體對於心臟的藥理效應都很類似，但是，它們的起始起作用和作用期都不同(由於吸收，生體轉化作用，和蛋白質結合的過程有差異)，以及投與的方法也一樣。現在，我們根據它們的投與途徑將這些藥物分成三類列表於39-2。

表39－2　毛地黃醣苷類藥物動力學

	起始作用		最高作用		血中的半衰期	胃腸吸收的程度	蛋白質結合
	靜注	經口投與	靜注	經口投與			
(1)注射							
Deslanoside	10～30分	–	60～90分	–	30～36小時	–	20%～30%
Quabain	5～10分	–	30～90分	–	20～24小時	–	40%～50%
(2)口服/注射							
Digitoxin	30～90分	2～3小時	6～3小時	6～12小時	5～7天	90%～100%	95%～97%
Digoxin	10～30分	1～2小時	2～4小時	4～8小時	32～36小時	90%～100%	20%～30%
(3)口服							
Digitalis Leaf毛地黃葉	–	3～4小時	–	12～24小時	5～7天	40%	顯著的
Digitalis醣苷類混合物	–	1～2小時	–	8～12小時	5～7天	不一定	顯著的
Gitalin	–	2～4小時	–	8～10小時	3～6天	不一定	–
Lanatoside C	–	1～2小時	–	4～8小時	32～36小時	10%～40%	20%～25%

近年來重症的急性心肺衰竭的患者常用的續命利器葉克膜(ECMO，Extra-Corporeal Membrane Oxygenation)就是「血液幫浦」(人工心臟)及「人工肺臟」的組合，其根本目途不是用來治療疾病本身，僅是暫時取代患者的心、肺功能，幫助心、肺衰竭患者度過危險期，使其已受損的心、肺系統獲得喘息，等待心、肺功能自行恢復，或爭取等待心臟或肺臟移植的時間。目前已廣泛地使用在成人與兒童的急性心肺疾病，「包括急性呼吸窘迫症候群、開心手術後心衰竭、急性心肌炎、急性心肌梗塞引發的心因性休克等」。

葉克膜的主機約150萬，兩根導管約5萬，一套耗材約5萬，平均每位患者會用到3到5套，使用時間越長，需要的耗材數量越多，加上相關醫療處置的費用，治療成本相當驚人，最高可高達數百萬，目前健保已開放給付。

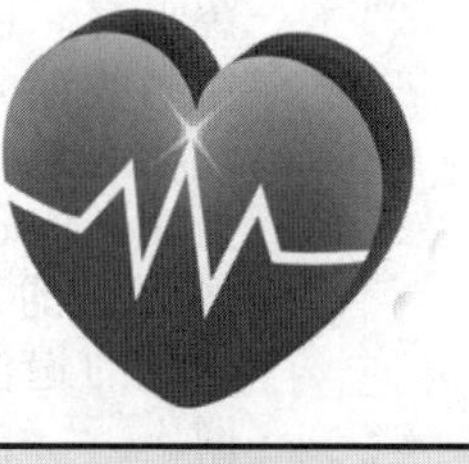

§ 39.1 強心配醣體

39101 DIGITALIS 類藥物總論

類　別
DIGITOXIN
DIGOXIN
β-METHYLDIGOXIN

藥理作用 這類的藥物會抑制Na+–K+細胞膜的ATPase，此可分解ATP以供應Na+–K+ pump所需要的能量，因此，心肌的電器性質會改變，細胞內的鈉離子和細胞外的鉀離子的濃度都會上昇。它們又會促進鈣離子流入心肌細胞中(可能經由與鈉離子交換)，因而加強心肌的收縮，以及實質上增加心輸出量；它們還可藉迷走神經和迷走神經以外的方式來減慢心跳速率：(1)藉迷走神經者它們能夠刺激延腦的迷走神經核以及增加節律器細胞對acetylcholine的敏感度；(2)藉迷走神經以外的方式者–它們能夠減弱AV的傳導作用和增加AV的不應期。這些藥物的利尿作用主要是由於心輸出量增加而促進腎血流和腎絲球體的過濾率，但是也可能與降低aldosterone釋出和直接干擾腎小管對鈉的再吸收有關。

適 應 症
1.治療鬱血性心衰竭，特別是與在心室功能降低有關的低輸出性心衰竭。
2.治療某些類型心律不整，包括心房性顫動，心房性撲動和陣發的心房性心跳過快。
3.治療伴發水腫的心源休克。

用法用量 參見這類藥物的個別專論。

不良反應 食慾不振、噁心、頭痛、顏色的感覺起變化(黃色或綠色的視覺)、毛地黃過量引起的反應包括：GI–嘔吐、下痢、腹疼、CNS–虛弱、昏睡、失去方位感、心智混亂、抑鬱、感覺異常、弱視、複視視覺障礙如閃光、光暈、白點，類似神經痛的疼痛，瞻妄、心臟–心律不整(各種類型)，通常都發生心室早發性搏動和陣發的心室性心跳過快、其他–血栓栓塞、搔癢、蕁麻疹、發疹、面部水腫、關節痛、女樣男乳。

醫療須知
1.要了解心臟配醣體的有效劑量和毒性劑量之間的範圍很狹窄。要仔細觀察患者早期出現的毒性反應(虛弱、噁心、嘔吐、下痢、視力模糊、焦慮、心悸、臉部疼痛)，一有發現就要立刻告訴醫師。
2.注意脈搏或節律的變化，或心室速率降至每分鐘60以下這可能就是用藥過量的徵兆，得通知醫師。
3.下列患者服用毛地黃製劑宜小心：adams-stokes症候群、急性心肌梗塞、嚴重肺疾、惡化的心衰竭、粘液水腫不完全的AV阻滯或肥大的次主動脈狹窄。此外，下列情況也要注意：缺氧、低血鎂、低血鉀、低血鈣、腎或肝臟機能不全，以及老年、虛弱、懷孕或授乳的母親。
4.提示患者不要服用額外的劑量來補充錯過的劑量。如果服藥太緊密，就會增加中毒的可能性，因為者腫藥物有積蓄的危險性。

5.本藥注射投與只有在口服不適合時(如：需要迅速的毛地黃著效作用，嚴重的嘔吐，意識不清)纔使用。

39102 DIGITOXIN

孕 A 乳 + 泄 腎/肝 ½ 34～44h

Rx

0.1 MG/錠劑(T);

商名 Digitoxin®(榮民)

藥理作用 這類的藥物會抑制Na+–K+細胞膜的ATPase，此可分解ATP以供應Na+–K+ pump所需要的能量，因此，心肌的電器性質會改變，細胞內的鈉離子和細胞外的鉀離子的濃度都會上昇。它們又會促進鈣離子流入心肌細胞中(可能經由與鈉離子交換)，因而加強心肌的收縮，以及實質上增加心輸出量；它們還可藉迷走神經和迷走神經以外的方式來減慢心跳速率：(1)藉迷走神經者它們能夠刺激延腦的迷走神經核以及增加節律器細胞對acetylcholine的敏感度；(2)藉迷走神經以外的方式者–它們能夠減弱AV的傳導作用和增加AV的不應期。這些藥物的利尿作用主要是由於心輸出量增加而促進腎血流和腎絲球體的過濾率，但是也可能與降低aldosterone釋出和直接干擾腎小管對鈉的再吸收有關。

適應症 [衛核]心臟衰竭、心房撲動、心房纖維顫動、陣發性上室性心搏過速

用法用量 1.毛地黃著效劑量(初填劑量)：口服：迅速的–開始時0.6mg接著0.4mg，然後每間隔4~6小時再0.2mg。緩慢的–一共2次，1次0.2mg，連續4天。靜注：(a)成人–總劑量1.2~1.6mg，接著4~6小時0.4mg，以後每4~6小時間隔始0.2mg，直到毛地黃飽和。(b)孩童：早產兒/新生兒–每kg0.022mg，1歲以下者–0.045mg/kg。2歲以上者–0.03mg/kg分成3~4次，每4~6小時一次。

2.維持劑量：口服：每天0.05mg~0.3mg(通常1天0.1mg)。孩童–為毛地黃著效劑量的十分之一。

醫療須知 貯存溫度(℃)等於室溫，避光。

39103 DIGOXIN

孕 A 乳 + 泄 腎/肝 ½ 34～44h

Rx

0.25 MG/錠劑(T); 0.25 MG/ML/注射劑(I); 0.05 MG/ML/酏劑(Eli);

商名 Cardiacin Elixir® ＊ (晟德) $234/Eli(0.05MG/ML-PIC/S-60ML)
Lanoxin Digoxin® ◎ (ASPEN/安沛) $1.75/T(0.25MG-PIC/S)
Lanoxin Digoxin® ◎ (CENEXI/安沛) $37.9/I(0.25MG/ML-PIC/S-2ML)

藥理作用 本藥可增強心肌收縮力和速率，它可藉由房室節，降低傳導速率增加心肌收縮作用。

適應症 [衛核]心臟衰竭、心房撲動、心房纖維顫動、陣發性上心室性心搏過速

用法用量 1.毛地黃著效劑量：口服：成人：迅速的–開始時0.5~0.75mg，接著每6~8小時1次，每次0.25~0.5mg，直到總劑量為1~1.5mg，緩慢的–每天0.125~0.25mg，連續7天。孩童：新生兒–每kg40~60mcg；1個月至2歲者每kg60mcg。

2.維持劑量：口服/靜注：成人–每天0.125~0.5mg(平均劑量每天0.25mg)。小孩–為毛地黃著效劑量的20%~30%。

3.注射劑量約為口服劑量的80%。靜脈投藥為最佳方式。肌肉注射並無優點，反而會引起注射部位疼痛。注射劑不稀釋或以注射用水、生理食塩水、5%葡萄糖溶液、lactated ringer's溶液稀釋4倍後，注射時間至少5分鐘以上。稀釋倍數不足時會引起沉澱。稀釋後要立即使用。

不良反應 1.常見-噁心；2.偶有-疲憊、頭痛、顏面神經痛、精神沮喪、幻覺、困倦、低血壓、視力障礙、厭食、嘔吐、腹瀉、發汗、吞嚥困難；3.嚴重者-AV阻斷。

醫療須知 1.老年人：digoxin主要經由腎臟排泄，老年人的腎功能衰弱，因此可能需要減少維持劑量。

2.生體相等性：雖然新上市的藥品應將生體可用率的差異降至最低，但在更換廠牌或使用不同劑型時應特別小心監測臨床反應。

3.Digoxin中毒可能引起噁心、嘔吐、暈眩、低血壓、心肌不穩定和心跳過慢；digoxin過量甚至會造成死亡。若digoxin含量低於標示劑量則會造成心肌不穩定。
4.每日投藥後至少6小時抽血檢測digoxin濃度，最好於下次投藥前抽血。血清digoxin治療濃度範圍為0.8~2ng/mL；中毒濃度為>2ng/mL。

§ 39.2 其它

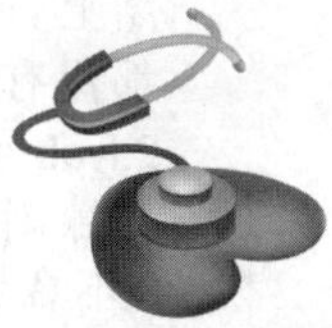

39201 ALPROSTADIL(PROSTAGLANDIN E1)

Rx 500 MCG/注射劑(I)；

商名
Prostin VR® ◎ (PHARMACIA & UPJOHN/輝瑞)　　Suitine® (生達)
$1453/I(500MCG-PIC/S-1ML),

藥理作用 1.Alprostadil(prostaglandin E1)是自然生長之酸性脂質族之一種，具有多種藥理作用，最明顯的作用有鬆弛血管，抑制血小板凝聚，刺激腸及子宮平滑肌。
2.藉由降低末梢阻力而降低血壓；伴隨血壓降低會反射性增加輸出量及心跳速度率。

適應症 [衛核]用於先天性心臟缺損之新生兒緩解但非最終的治療，此療法可幾暫時維持動脈導管之開放至矯正手術施行為止，先天性心臟缺損包括肺閉鎖，肺狹窄，三尖瓣閉鎖，法祿氏四疊症，主動脈弓中斷，主動脈狹窄或伴有無其它缺陷之大血管轉位

用法用量 1.本藥的最佳輸注途徑是持續的大靜脈內輸注。本劑也可經由置於導管開口之臍帶動脈導管投予。新生兒經由上述任一途徑接收到本藥，血中所增加之pO2是相同的。
2.剛開始時每公斤體重輸注0.1mcg alprostadil。依據臨床實驗，推薦之起始劑量為每公斤體重0.1mcg，唯曾報導須每分鐘每公斤體重投予0.05mcg即有充分之臨床反應。產生治療反應後(於肺血流受阻之新生兒pO2增加或增加全身性血壓及全身性血流受阻之新生兒血中pH值高者)，降低輸注速率以提供可維持作用之最低可能使用量，可藉降低劑量從0.1至0.05至0.025至0.01mcg/每公斤重/每分鐘。如果0.1mcg/每公斤重/每分鐘所產生反應還不夠時，需增加使用量至0.4mcg//每公斤重/每分鐘，但是，一般而言，提高輸注速率不會產生更大的作用。

不良反應 1.中樞神經系統：大約有12%之新生兒使用本劑治療發生呼吸窘迫。其他曾報導之常見副作用如：約14%使用之病人會發燒及4%會抽搐。
2.心臟血管系統：最常見的副作用就是臉部潮紅，發生率為10%(動脈內投予更容易產生)。7%心跳變慢，4%低血壓，心跳變快約3%，心跳停止約1%，水腫約1%。
3.胃腸系統：最常見副作用為下痢(發生率為2%)，反胃及血膽紅素過高之發生率低於1%。
4.血液系統：最常見的是散佈性血管內凝固，發生率約為1%。
5.其他：敗血病也曾被報告，發生率大約為2%。

醫療須知 1.Alprostadil會抑制血小板凝固，使用本藥於有出血傾向的新生兒應加小心。
2.本藥不能使用於有呼吸窘迫症候群的新生兒。呼吸窘迫症候群(透明膜疾病)與發紺的心臟病(限制性的肺流血)間需作區分診斷。
3.使用肚臍動脈導管，聽診或Doppler transducer間歇性地監視新生兒的動脈壓，當動脈壓明顯下降時，應立即降低輸注率。
4.肺流血受阻的嬰兒，經由監視中含氧力改進程度即可知本藥的有效性。全身血流受阻的嬰兒，可藉由全身血壓中pH改進情形，即可知其療效。

39202 IVABRADINE▲

孕 D(AUS) 乳 - 泄 肝/腎 半 11h

Rx 5 MG/錠劑(T)；

商　名
Coralan® ◎（SERVIER/施維雅）$23.1/T(5MG-PIC/S)　Ivaheart® ＊（生達）$17.2/T(5MG-PIC/S)

藥理作用 1.Ivabradine是單純的降心跳製劑，具選擇性且專一性地抑制心臟的節律I_F電流，I_F電流可以控制竇房結內自發性舒張期去極化和調節心跳速率。對心臟的效果只限定於竇房結上，對心房內、房室間或心室內的傳導時間，或是心肌收縮、心室的再極化作用等都沒有影響。

2.Ivabradine也會作用於視網膜的電流I_H，I_H與心臟的I_F電流極為相似。它也藉由縮短對光線刺激的視網膜反應，參與視覺系統的暫時舒解作用。

3.不會影響心臟內傳導作用、收縮力(無減弱收縮力的效果)或心室的再極化作用。

適應症 [衛核]治療慢性心衰竭：Ivabradine適用於治療紐約心臟協會(NYHA)分級第II到IV級、收縮性功能不全、竇性心律且每分鐘心跳速率≥75的慢性心衰竭患者，可與標準療法併用(應含最大可耐受劑量之β-阻斷劑)，或用於對β-阻斷劑為禁忌症時。

用法用量 慢性心衰竭的治療：在<75歲的患者中，ivabradine起始劑量為每日2次5mg(在≥75歲的患者中為，每日2次 2.5mg)。治療2週後，如果靜態心跳持續>60bpm，則劑量可增加至每日2次7.5mg(≥75歲的患者為，每日2次5mg)；如果靜態心跳持續<50bpm或心跳緩慢，劑量可降低至每日2次2.5mg。如果在治療期間，心跳低於50 bpm以下或出現心跳緩慢症狀，則必須調低劑量(如果劑量降低，症狀仍持續，則應停藥)。

不良反應 1.最常見：發光現象(光幻覺)

2.常見：頭痛、眩暈(dizziness)、視力模糊、心跳緩慢、第一級房室傳導阻斷(心電圖PQ間隔延長)、心室期外收縮、心房纖維顫動、血壓控制不良。

3.不常見：嗜伊紅血球過多、高尿酸血症、暈厥(synsope)、複視、視力受損、眩暈(vertigo)、心悸、上心室性期外收縮、低血壓、呼吸困難、噁心、便秘、腹瀉、腹痛、血管神經性水腫、皮疹、肌肉痙攣、無力，可能與心跳緩慢相關、疲倦，可能與心跳緩慢相關、血中肌胺酸酐升高、心電圖QT間隔延長。

醫療須知 1.對輕度至中度低血壓患者的資料有限，因此對這些患者應謹慎使用ivabradine。Ivabradine禁用於嚴重低血壓的患者(血壓<90/50mmHg)。

2.以藥物使心房顫動回復竇性心律後，以ivabradine治療是否會引起心跳緩慢，目前常無定論。然而，因缺乏大規模的資料，在ivabradine停藥24小時後，才可考慮非緊急性直流電電擊去除心房顫動(non urgent DC-cardioversion)。

3.對於先天性QT延長症候群或接受延長QT間期藥物治療之患者，應避免使用ivabradine。

4.需調整血壓治療的高血藥患者：應監測血壓。

5.賦形劑：本錠劑含有乳糖。

6.不穩定或急性心衰竭、治療前靜態心跳低於70下/分鐘、嚴重低血壓(<90/50mmHg)、病竇症候群(sick sinus syndrome)、竇房阻斷(sinoatrial block)、第3度房室傳導阻斷(3rd degree AV block)、使用心律調節器者、心因性休克、急性心肌梗塞、不穩定性的狹心症患者皆為使用ivabradine之禁忌族群。

39203 LEVOSIMENDAN☆

℞ 2.5 MG/注射劑(I);

商　名
Simdax®（ORION/健喬信元）

藥理作用 1.Levosimendan藉由增加細胞內鈣離子與心肌的troponin C結合之敏感度而導致心臟收縮，因此，不會損害心室放鬆。

2.Levosimendan 打開位於血管平滑肌上對ATP敏感的鉀離子管道，藉此誘導全身、冠狀動脈及全身靜脈血管的擴張。

3.Levosimendan為具選擇性的phosphodiesterase III抑制劑，但並不清楚其在治療濃度下的相關性。對於患有心衰竭的患者，levosimendan之心收縮力增強及血管放鬆作用，可導致收縮力的增加，並且降低前負荷與後負荷，而不會對舒張期功能有不良的效應。
4.在PTCA或血栓溶解之後，levosimendan會活化患者之心肌。
5.本藥輸注可增加心臟手術後病人的冠狀動脈血流量和改善心衰竭病人的心肌灌注量，但不會增加心肌的氧氣消耗量。
6.使用本藥輸注治療，會明顯的降低鬱血性心衰竭病人循環系統中之endothelin-1濃度。在建議的輸注速率下，則不會增加血漿中catecholamine的濃度。

適應症 **[衛核]短期治療因傳統治療方式無效且適用強心劑治療之急性失代償性慢性心衰竭。**

用法用量 1.僅供周邊靜脈或中央靜脈點滴輸注用，使用前必須稀釋。
2.應依病人的個別臨床狀況與反應來決定治療劑量與時間。給藥時，應先給予起始劑量6~12微克/公斤靜脈輸注超過10分鐘，接續以0.1微克/公斤/分鐘的劑量連續輸注。
3.本藥不建議與血管擴張劑(vasodilator)或強心劑(inotropes)併用。若臨床判斷確有併用必要性時，開始輸注時即合併使用靜脈注射血管舒張劑或強心劑或兩者皆使用者，建議使用較低的起始劑量6微克/公斤。
4.對於急性失代償性嚴重慢性心衰竭病人的建議輸注時間為24小時。在本藥輸注停止後，並未觀察到產生耐受性或反彈現象的症狀。血液動力學作用在輸注24小時停藥後會持續至少24小時，且可能持續至9天。
5.本藥不可使用於兒童和18歲以下青少年。

醫療須知 1.依病情適時調整劑量，若SBP<100mmHg或DBP<60mmHg，則應停止使用本藥，並給予必要之治療。
2.若出現血壓持續下降，建議應監測多於5天，但是如果病人臨床病徵穩定，則可以監測少於5天。針對輕度至中度腎、或肝功能不全的病人，可能需延長監測時間。
3.腎功能不全，可能導致增加活性代謝物的濃度，因而使血液動力學的作用更明顯且延長作用時間，使用於輕度至中度肝功能不全病人需特別注意。
4.肝功能不全，可能延長levosimendan活性代謝物暴露時間，導致血液動力學作用更加明顯且延長作用時間。
5.本藥輸注可能造成血清中鉀濃度降低。
6.本藥輸注可能會伴隨血紅素及血容積比降低。因此，應小心使用於同時患有缺血性心臟病及貧血的病人。
7.應小心使用於併有心室反應快速之心房纖維顫動或潛在致命性心律不整的病人。

39204 MILRINONE LACTATE▲

孕C 乳? 泄腎 半1.7～2.7h

Rx 0.2 MG, 1 MG/ML/注射劑(I);

商名 Easymilrinone®(濟生/歐舒邁克)　Primacor I.V.®◎ (DELPHARM/賽諾菲) $362/I(1MG/ML-PIC/S-10ML)

藥理作用 (1)本藥在適當的影響肌肉收縮和血管擴張的濃度下，是心臟和血管肌肉的peak III cAMP phosphodiesterase isozyme的選擇性抑制劑。
(2)此抑制作用乃和心肌的收縮力和cAMP媒介細胞內游離鈣離子的增加，和心肌內cAMP有關的收縮性的蛋白質磷酸化和放鬆是一致的。
(3)其他實驗亦證明本藥並非乙型腎上腺素協同劑，亦非和毛地黃醣苷的抑制Na+−K+細胞膜的ATPase活性相同。

適應症 **[衛核]充血性心衰竭的短期療法**

用法用量 本藥根據下表之準則給予一初填劑量(loading dose)，再以持續輸注(維持劑量)繼續之。
1.初填劑量(loading dose)5μg/kg注射時間大於10分鐘。
2.維持劑量：

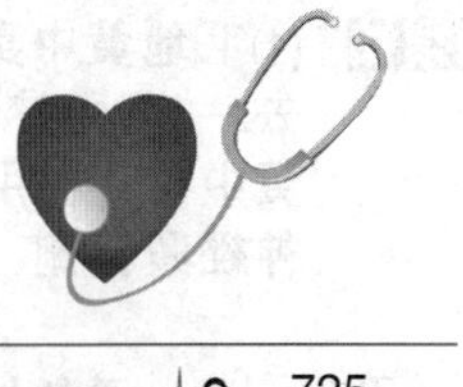

	輸注速率	每天劑量(24小時)	
最少	0.375 μg/kg/min	0.59 mg/kg	以持續靜脈輸注給藥
標準	0.50 μg/kg/min	0.77 mg/kg	
最大	0.75 μg/kg/min	1.13 mg/kg	

不良反應 1.心臟血管作用：患者在phaseII和phaseIII臨床試驗服用primacor，12.1%報告有心室心律不整；8.5%有心室異位；2.8%有非持續性心室心跳過速，1%有持續性心室心跳過速和0.2%心室纖維顫動(有兩位患者出現不只一種型式之心律不整)、Holter記錄顯示有些患者注射本藥會增加心室異位，包括非持續性心室跳動過速、具生命危險性的心律不整不常見，如出現時大都有某些潛在因素，如已存在之心律不整，代謝不正常(例如低鉀血症)，不正常毛地黃(digoxin)濃度和某些導管插管、在電生理學研究本藥顯示不會產生心律不整、服用本藥的患者中有報告3.8%患者會上心室心律不整、而出現上心室心律不整或心室心律不整和milrinone的血漿濃度或劑量無關、其他心臟血管副作用抱括低血壓(2.9%)及狹心症/胸痛(1.2%)。

2.中樞神經作用：報告約有2.9%的服用本藥患者會發生頭痛，通常輕微到中等程度。

醫療須知 1.本藥不應使用於嚴重主動脈阻塞或心瓣膜病變以取代阻塞的手術治療。和其他增強肌肉收縮劑一樣，本藥可能會使肥厚性主動脈瓣膜下狹窄流出管道阻塞惡化。

2.上心室和心室速率不整會出現在治療的高危險群患者。某些患者注射及口服本藥，可見心室異位的增加，包括非持續性心室跳動過速。心律不整的可能性，充血性心衰竭本身即存在，也可能會由很多藥物或合用的藥物而增加。患者輸注本藥應嚴密監測之。

3.本藥會稍微縮短AV竇傳導時間，顯示其可增加心房顫動/纖維顫動患者的心室反應的潛力，此病狀為使用毛地黃控制不佳。

4.本藥治療期間，應嚴密監測血壓和心跳速率，當輸注速率減慢或停止會出現血壓過度下降。如果先前使用利尿劑治療而懷疑會導致心充填壓力的減少

5.本藥給藥時應監測其血壓，心跳速率和臨床症狀。

6.使用於急性心肌梗塞：對心肌梗塞急性期的患者無臨床研究。本藥不建議使用於這類患者，除非有更進一步在這類藥品的臨床經驗。

39 強心劑

39205 OUABAIN (STROPHANTHIN G) 孕B

Rx 0.075 MG/注射劑(I);

商名 Uabasin® (信東)

藥理作用 1.增加心肌之收縮力，增加脈動血量，消除小循環及動脈系統之鬱血。

2.作用於心臟傳導系統，緩和急速的脈搏，消除心房性的顫動。

3.增進血液之循環，治療心源性呼吸困難。

適應症 [衛核]心臟衰竭、心房撲動、心房纖維顫動、陣發性上室性心博過速

用法用量 急速著效劑量(飽和量約0.75mg)：(1)每1~2小時1次0.075mg靜注至滿意效果。(2)0.5mg混於300~500ml葡萄糖液，需3小時點滴靜注，若效果尚不佳時，8小時後點滴0.25~0.5mg。至效果滿意為止。維持劑量：1天1~2次，1次0.075~0.1mg，IV。

不良反應 如漏出血管外，因局部刺激而起疼痛腫脹，如急速靜注會引起冠動脈收縮休克，其他偶有發燒、惡寒、發紺、血尿。

醫療須知 (1)毛地黃中毒、閉塞性心肌疾患等毛地黃禁忌者禁用。(2)房室阻滯患者禁用。(3)在過去2~3週內曾使用毛地黃劑者，希慎重考慮使用量。(4)與下述藥劑併用時，易引起毛地黃中毒，併用時需慎重：利尿劑、鈣劑、蛇根鹼系藥劑、atropine系劑、β阻斷劑、交感神經興奮劑、甲狀腺製劑。

39206 TAFAMIDIS

孕X 乳 - 泄 膽汁 𝒯½ 48h

Rx 61 MG/膠囊劑(C);

商　名 Vyndamax Soft® ◎ (久裕/惠氏) $7240/C(61MG-PIC/S)

藥理作用 1.Tafamidis是TTR的選擇性穩定劑。
2.Tafamidis會結合至轉甲狀腺素蛋白原生四聚體的兩個甲狀腺素結合位，提供負協同作用，避免此四聚體解離成單體。抑制TTR四聚體的解離作用。
3.Tafamidis會結合至TTR的甲狀腺素結合位，穩定此四聚體並減緩其解離成單體，此為類澱粉生成過程的速率限制步驟。

適應症 [衛核]用於治療成人野生型或遺傳性的轉甲狀腺素蛋白類澱粉沉著症造成之心肌病變(transthyretin-mediated amyloid cardiomyopathy)，以降低總死亡率和心血管疾病住院。

用法用量 1.建議劑量為本藥61毫克口服每日一次。
2.本藥61毫克對應於tafamidis meglumine 80毫克。
3.膠囊應該整顆吞嚥，不可以壓碎或切開。本藥可與食物併服，亦可不與食物併服。
4.如果漏服劑量，請指示病人在記得時盡早服用該劑量，或者跳過此次漏服的劑量並在下次規定的時間服用，之後按時服用。請勿服用加倍的劑量服用藥物。

醫療須知 1.有生育能力的女性在使用tafamidis期間應採用適當避孕方式，並持續使用適當避孕方式直到停止tafamidis治療後1個月。
2.Tafamidis應增加到轉甲狀腺素蛋白類澱粉沉著症病人的標準治療中。醫師應監測病人，進行器官移植之病人應停用本藥。
3.不良反應:肝功能指數增加、甲狀腺素減少。

39207 TOLVAPTAN

孕C 乳 - 泄 胃 𝒯½ 12h

NEW Samsca™ (tolvaptan)

Rx 15 MG/錠劑(T);

商　名 Samsca® ◎ (OTSUKA/大塚) $537/T(15MG-PIC/S),

藥理作用 1.Tolvaptan是一種具選擇性的血管升壓素第二型受體拮抗劑(V_2-receptor antagonist)，其對V_2-接受體的親和力為天然精胺酸血管升壓素(AVP)的1.8倍。
2.Tolvaptan對V_2-接受體的親和力要比其對V1a-接受體的親和力高出29倍。
3.口服給藥時，15~60毫克之劑量的tolvaptan可拮抗血管升壓素的作用，並增加尿液水分排泄量，這會導致游離水廓清率升高(水分排泄反應)，尿液滲透壓降低，終而促使血鈉濃度升高。鈉和鉀的尿液排泄量及血鉀濃度都不會出現明顯的變化。

適應症 [衛核]SAMSCA適用於治療心臟衰竭及抗利尿激素分泌不當症候群(SIADH)引起之低血鈉症。說明：
1.SAMSCA適用之病人為抗利尿激素分泌不當症候群(SIADH)引起之臨床上明顯之低血鈉症(指血鈉濃度＜125mEq/L，或低血鈉未降至125mEq/L以下，但具有症狀且對限制水分療法無效者)。
2.SAMSCA適用之病人為心臟衰竭引起之臨床上明顯之低血鈉症(指血鈉濃度＜125mEq/L具有低血鈉相關症狀且對限制水分療法無效者)。

用法用量 1.一般成人劑量：患者應在醫院中開始或重新開始進行治療，以評估治療反應，及由於低血鈉症矯正速度過快可能會引起滲透壓去髓鞘症候群(osmotic demyelination)，繼而導致發音困難、失語、吞嚥困難、嗜睡、情緒改變、痙攣性四肢麻痺、癲癇發作、昏迷及死亡。
2.本藥一般起始劑量為15毫克，每日給藥一次，並且不須考慮進食時間。可將劑量增加至30毫克每日一次，經過至少24小時之後，視升高至需求血清鈉濃度的需要，可再增加至最高劑量60毫克每日一次。為減少肝損傷之風險，投與本藥不要超過30天。在開始治療與劑量調整期間，應經常監測血清電解質與血液容積的變化。血鈉濃度矯正速度必須限制在起初24小時內小於10~12mEq/L及起初48小時內小於18mEq/L。
3.其他有關治療低血鈉的重要訊息，請務必參考現行hyponatremia的治療指引。在最初24小時的治療期間，應避免限制水分攝取。應告知接受本藥治療的患者，他們可以依口渴的狀況，繼續攝取水分。
4.停藥：在停用本藥之後，應建議患者恢復限制水分攝取，並應監視血鈉濃度及血液容積狀態的變化。

不良反應 1.胃腸道疾患：口乾、便秘。2.全身性疾患與投藥部位狀況：口渴、無力、發燒。3.代謝與營養疾患：高血糖、厭食。4.腎臟與泌尿系統疾患：頻尿或多尿。

醫療須知 1.低血鈉症矯正速度過快(如>12mEq/L/24小時)會有引起滲透壓去髓鞘症候群的風險。滲透壓去髓鞘症候群會導致發音困難、失語、吞嚥困難、嗜睡、情緒改變、痙攣性四肢麻痺、癲癇發作、昏迷或死亡。
2.就低血鈉症試驗中接受tolvaptan治療的肝硬化患者而言，63位接受tolvaptan治療的患者中有6個(10%)通報發生胃腸道出血，而57位接受安慰劑治療的患者中則有1例(2%)。
3.使用本藥治療會引發明顯的水分排泄反應，通常只要攝取水分便可部份抵消這種反應。患者可能會發生脫水和血容積減少，特別是因使用利尿劑而可能出現體液缺乏的患者，或是限制水分攝取的患者。
4.病人如出現肝臟疾病的徵兆，應停止服用tolvaptan。
5.病人需注意tolvaptan可能會引起肝臟疾病，包括危及生命的肝衰竭，若服藥過程有任何疑慮請與開方醫師聯繫。
6.Tolvaptan不應使用超過30天以上，且因此藥可能會造成肝臟損害，導致須肝臟移植或死亡，故不建議用於具有肝臟疾病之病人。
7.完整資訊內容請參閱藥品仿單，並以仿單記載為準。

39208 VERICIGUAT MICRONIZED

孕 X 乳 - 泄 肝 T½ 30h

Rx 2.5 MG, 5 MG, 10 MG/錠劑(T);

商　　名 Verquvo® ◎ (BAYER/拜耳)

藥理作用 1.Vericiguat為可溶性鳥苷酸環化酶(sGC)刺激劑，為一氧化氮(NO)訊息傳遞途徑的重要酵素。NO與sGC結合時，此酵素會催化細胞內環單磷酸鳥苷(cGMP)合成作用。
2.Vericiguat可透過直接刺激sGC(可獨立作用或與NO協同作用)來提高細胞內cGMP的濃度，進而導致平滑肌鬆弛與血管舒張作用。

適 應 症 [衛核]適用於心衰竭惡化事件後病情穩定且射出分率小於45%之症狀性慢性心衰竭成年病人。心衰竭惡化事件係指需住院或門診靜脈利尿劑治療。

用法用量 1.本藥的建議起始劑量為搭配食物每日口服一次2.5mg。
2.約每2週加倍本藥劑量，在病人可耐受的情形下達到每日一次10mg的目標維持劑量。

不良反應 常見不良反應：低血壓、貧血、噁心、消化不良、嘔吐、胃食道逆流、頭暈、頭痛。

醫療須知 1.如果病人出現症狀性低血壓，應考慮調整利尿劑劑量，並對由其他原因引起的低血壓(例如：因血量過低)加以治療。如果在採取上述措施後，病人仍持續出現症狀性低血壓，應考慮暫時降低本藥的劑量或中斷其治療。
2.不建議將PDE-5抑制劑與本藥併用，這可能會增加症狀性低血壓的風險。
3.建議具生育能力的女性在使用本藥治療期間和最後一次用藥後至少1個月內使用有效的避孕措施。

39209 Plegisol 開心吉溶液劑 ® (久裕/輝瑞) $482/Sol (1.0 L-PIC/S)

Rx 每 ml 含有：CALCIUM CHLORIDE DIHYDRATE 0.176 MG；MAGNESIUM CHLORIDE HEXAHYDRATE (EQ TO MAGNESIUM CHLORIDE 6H2O) 3.253 MG；POTASSIUM CHLORIDE 1.193 MG；SODIUM CHLORIDE 6.43 MG

適 應 症 [衛核]在缺血、低溫下做開心手術時誘導心跳停止

用法用量 本藥用於開心手術時誘發患者心停止。參見仿單。

39210 Entresto 健安心100毫克膜衣錠 ®（裕利/諾華）$59/T

℞ 每 Tab 含有：Sacubitril/Valsartan as Sacubitril Valsartan sodium salt complex 113.103 MG

藥理作用 Sacubitril+Valsartan (如ENTRESTO)：(106/3/1、109/6/1)

1.限符合下列各項條件之慢性收縮性心衰竭患者使用：

(1)依紐約心臟協會(NYHA)心衰竭功能分級為第二級至第四級。左心室收縮功能不全，左心室射出分率(LVEF)≦35%(初次使用者須檢附半年內心臟超音波、心導管左心室造影、核醫、電腦斷層或磁振造影等標準心臟功能檢查的左心室射出分率數值結果為參考依據；如果是急性心肌梗塞、急性心肌炎或初次裝置左心室再同步心律調節器或左心室再同步去顫復律器者，須經治療至少3個月並附上往後半年內之之心臟超音波、心導管左心室造影、核醫、電腦斷層或磁振造影等標準心臟功能檢查的左心室射出分率數值結果為參考依據)。

(2)經ACEI或ARB穩定劑量治療，及合併使用β-阻斷劑最大可耐受劑量已達4週(含)以上或使用β-阻斷劑有禁忌症而無法使用，仍有心衰竭症狀者。

2.不應與ACEI或ARB合併使用，開始使用本藥，至少要和ACEI間隔36小時。

3.曾有血管性水腫(angioedema)病史者，禁止使用。

4.每日限最多使用2粒。

適 應 症 [衛核] 治療慢性心臟衰竭(紐約心臟學會[NYHA]第二級至第四級)且左心室射出分率降低的病人，減少心血管死亡和心臟衰竭住院風險。

用法用量 1.ENTRESTO禁止與ACEI併用。如欲從原本使用的ACEI轉換為ENTRESTO，兩種藥物之間須間隔36小時的藥物排除期(washout period)。

2.ENTRESTO的建議起始劑量為每日兩次100毫克。

3.依據患者耐受情況於2至4週後加倍ENTRESTO劑量，達到每日兩次200毫克的目標維持劑量

4.目前未服用ACEI或ARB的患者，或是之前使用低劑量前述藥物的患者，建議之起始劑量為每日兩次50毫克。依據患者耐受情況，每2至4週加倍 ENTRESTO劑量，達到每日兩次200毫克的目標維持劑量。

不良反應 1.發生率≥5%的不良反應：低血壓、高血鉀、咳嗽、暈眩、腎衰竭/急性腎衰竭。

2.其他：血管性水腫、姿勢性低血壓、血清肌酸酐升高幅度、血紅素及血球容積比降低。

醫療須知 1.ENTRESTO用於懷孕女性會對胎兒造成傷害。在 妊娠第二、三期使用作用於腎素 - 血管收縮素系統的藥物，會降低胎兒腎功能並增加胎兒及新生兒疾病和死亡率。

2.若發生血管性水腫，請立即停用ENTRESTO，提供適當治療，並監測呼吸道受阻的情形。日後不得再次給予ENTRESTO。

3.伴隨喉頭水腫的血管性水腫可能會致命。若發生在舌頭、聲門或喉頭，可能導致呼吸道阻塞，應立即給予適當治療，例如皮下注射 1:1000 (0.3毫升至 0.5毫升) 的腎上腺素溶液，並採取必要措施以確保患者呼吸道暢通。

4.如果發生低血壓，應考慮調整利尿劑或併用降血壓藥物的劑量，並治療其他低血壓成因 (例如血量不足)。若採取此類措施後低血壓仍持續，應降低ENTRESTO劑量或暫時停用 ENTRESTO。通常不需要永久停止使用治療。

5.由於ENTRESTO會抑制腎素 - 血管收縮素 - 醛固酮系統(RAAS)，某些患者接受ENTRESTO治療後，腎功能可能會下降。

6.應定期監測血清鉀離子濃度並適當治療，尤其是對於有重度腎功能不全、糖尿病、低醛固酮症或接受高鉀含量膳食等高血鉀風險因子的患者，必要時須降低劑量或中斷ENTRESTO。

類似產品 Entresto 健安心200毫克膜衣錠 ®（裕利/諾華）$59/T

Entresto 健安心50毫克膜衣錠 ®（裕利/諾華）$59/T

§ 39.3 護心保健食品

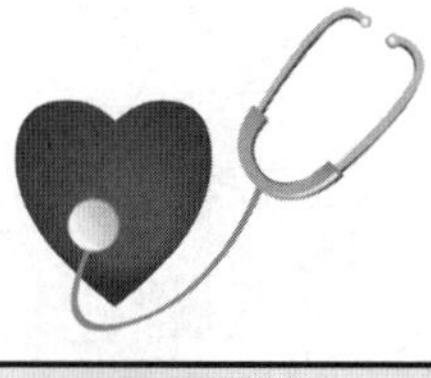

39301 **UBIDECARENONE(Q-10)**

℞ 10 MG/錠劑(T)； 10 MG, 30 MG/膠囊劑(C)；

商　名

Ercin®（永吉）$2.7/C(10MG-PIC/S)

Heartquinone®（成大）$2.7/C(10MG-PIC/S)

Immergrun Q10®（大統貿易股份有限公司）

Neuquinon S.C.® ◎（保瑞/衛采）$2.7/T(10MG-PIC/S)

Shinsin®（利達/新鵬）

Ubiheart®（羅得/振貿）$2.7/C(10MG-PIC/S)

藥理作用 本藥經口投與，可被吸收而移行至粒線體，它能(1)改善缺血引起的心肌障礙。(2)改善已低下的心搏出量(stroke volume)。(3)拮抗因aldosterone引起的鈉滯留。

適 應 症 [衛核]心衰竭之輔助療法

39 強心劑

[非衛核]鬱血性心不全，以及其所起的浮腫，肺鬱血，肝腫脹和狹心症

用法用量 1天3次，每次1錠，飯後服用。

不良反應 胃腸：胃部不快感、食慾減退、吐氣；下痢：皮膚發疹。

醫療須知 15歲以下小孩、懷孕或哺乳期間婦女及服用抗凝血藥物(warfarin)之患者，不宜使用。

39302	Cordacur 欣動律超優質山楂精華軟膠囊 ® （ARCO GERMANY/康百佳）

成　　分 每Cap含有：Hawthorn Oil Macerate 450 mg.

適 應 症 [非衛核] 山楂萃取物可用於協助保護心臟。

用法用量 每日1~6顆，餐後食用。

醫療須知 **請洽醫師藥師藥劑生有關食用本食品的專業意見。**

39303	Panzer Q10 保適捷超優質輔酵素Q10精華軟膠囊 ® （ARCO GERMANY/康百佳）

成　　分 每Cap含有：Coenzyme Q10 30mg; Citrus Bioflavonoids complex 100mg.

適 應 症 [非衛核] 1.Coenzyme Q10係天然形成的化合物，是一種很重要的脂溶性抗氧化物質，存在於許多動植物食材裡，它參與細胞內部重要的能量產生反應。
2.Panzer Q10保適捷除了含有Coenzyme Q10外，更含有非凡價值的健康植物營養素Citrus Bioflavonoids complex柑橘生物類黃酮，它對於健康的益處來自於強大的抗氧化活性，與Coenzyme Q10結合可以產生有意義的協同作用。

用法用量 每日一顆，餐後食用。

醫療須知 **請洽醫師藥師藥劑生有關食用本食品的專業意見。**

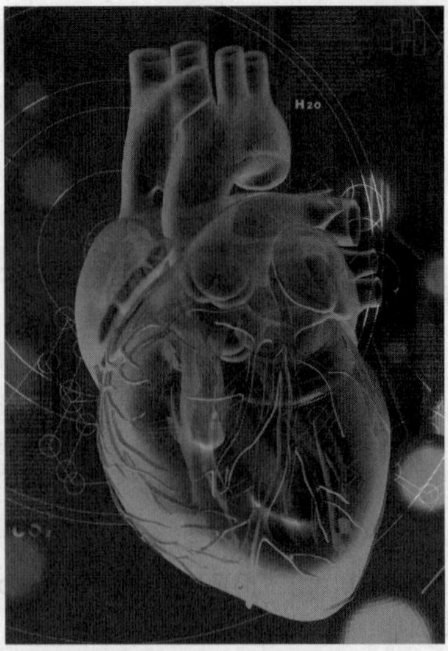

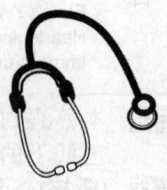

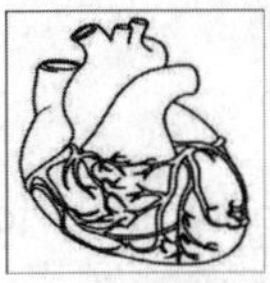

第四十章
抗心律不整劑
Antiarrhythmic Agents

心律不整大都與缺血性心臟病(Ischaemic Heart Disease，IHD)有關，但是，也與先天性傳導途徑異常、藥物和代謝性障礙(如低血鉀)有關。簡而言之，心律不整的兩大主因為心肌自動性(automaticity)的改變和傳導異常。一般心律不整發生時，患者可能感到心悸，也就是心跳不規則、過快或過慢；或是感覺頭昏、胸痛、呼吸急促，或是昏厥。

心律不整的分類：頻脈性心律不整(tachyarrhythmia)依病因位置不同，可以概分為心室頻脈(Ventricular Tachyarrhythmia，VT)，以及來自心室以上區域的心室上頻脈(Supraventricular Tachyarrhythmia，SVT)。心室上頻脈包括心房性頻脈(atrial tachyarrhythmia)和典型的心室上頻脈。心房性頻脈包括心房顫動、心房撲動和心房頻脈，其中以心房顫動為大宗，在65歲以上的高齡人口中，罹患率高達5%以上典型的心室上頻脈，其臨床上表現為不明原因的突然性心跳加快，以及突發性心跳回復正常。頻脈時，心跳數約為每分鐘150~200次，可能的診斷包括「房室結迴旋性頻脈」(AVNRT)以及「WPW症候群」。心室性跳動過速可分為心室頻脈(心跳約每分鐘140~200次)或是心室顫動(心跳每分鐘大於250次)(圖40-1)。

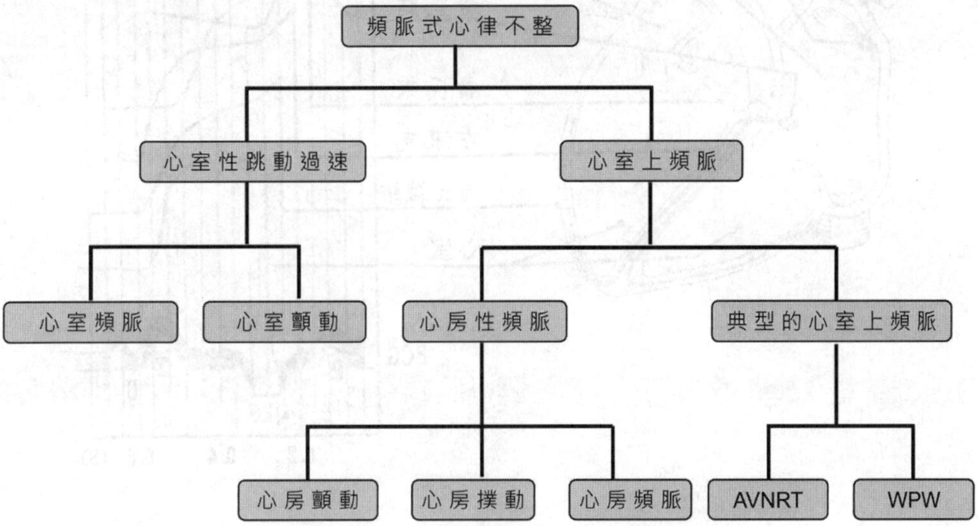

圖 40-1　心律不整的分類

早期診斷與治療心律不整可以有效減少因心律不整而產生的合併症或是死亡。心律不整患者在治療之前，必須了解心律不整的確切診斷，以及藥物、導管灼燒術、或手術治療的方式可能會帶來的風險，包括導管及藥物治療的成功率、副作用及心律不整復發率的高低。目前大部份的頻脈性心律不整，可以用心導管電燒的方式來徹底根治。

心律不整最佳的治療要根據正確的診斷和選用適當的藥物，因為用於治療心律不整的藥物在化學組態和藥物動力學方面的性質有很大的差異。所以，在選擇適當的抗心律不整的藥物，端視心律不整的類型以及藥本身的性質−包括它們的作用起始時間，作用期，副作用的類型與發生率和其他的因素。必須要了解的是，用於治療心律不整的藥物可以改變心臟的功能，包括興奮性(excitability)，傳導速率(conduction velocity)，不應期(refractory period)，和自動性(automaticity)。然而，這些為具有危險性的藥物，由於並非所有的心律不整都需要藥物治療，因此小心的診斷心律不整的類型為有效且安全治療

的必要條件。(專欄40-1)

抗心律不整劑的分類如下

1.Group I (鈉離子通道阻斷劑)： A類-qunidine，disopyramide，B類-lidocaine，phenytoin，tocainide，mexiletine; C類-flecainide，encainide，dronedarone。

2.Group II (β阻斷劑)：propranolol，esmolol，acebutolol，dronedarone。

3.Group III (延長動作電位持續時間的藥物(鉀離子通道阻斷劑)：bretylium，amiodarone，sotalol，dronedarone。

4.Group IV (鈣離子通道阻斷劑)：verapamil，dronedarone。

心電圖 ELETROCARDIOGRAM

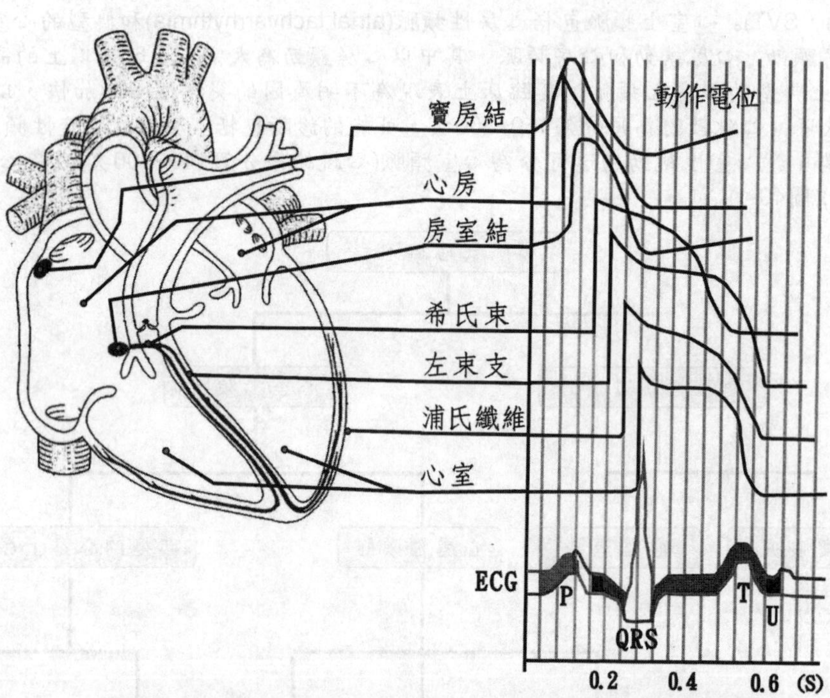

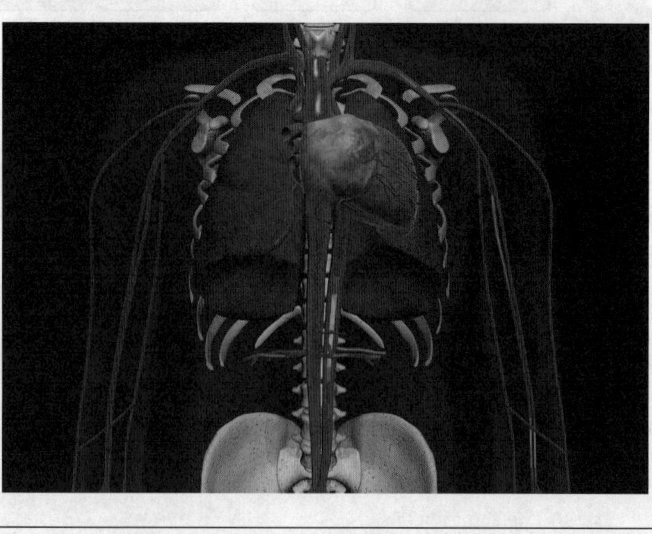

專欄40-1　用於治療心律不整的藥物

心律不整	治　療
竇性心律不整	
竇性心跳過速	
竇性心跳過慢	Atropine
心室上方的心律不整	
心房顫動	（電擊）
（Atrial fibrillation）	強心配醣體
	Amiodarone
	β－blocker
	Disopyramide
心房撲動	（電擊）
（Atrial flutter）	（裝心房節律器）
	Amiodarone
	強心配醣體
	Qunidine
心室上頻脈	（頸動脈竇按摩）
（Supraventricular tachycardia）	（電擊）
	β－blockers
	Verapamil
	Amiodarone
	強心配醣體
	Disopyramide
心室頻脈	（電擊）
（Ventricular tachyarrhythmias）	Lignocaine
	Qunidine
	Procainamide
	Disopyramide
	Mexiletine
	Tocainide
	N－acetylprocainamide
	Amiodarone
毛地黃誘發的心律不整	（停用毛地黃）
（Digitalis－induced arrhythmias）	氯化鉀
	Phenytoin
	Lignocaine
	β－blockers
	Cholestyramine
	Atropine

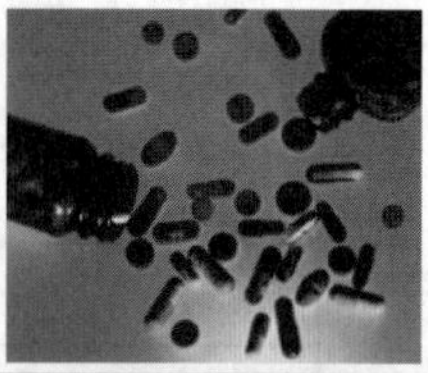

§ 40.1 鈉離子通道阻斷劑

40101 DISOPYRAMIDE

孕 C 乳 - 泄 肝/腎 半 4～10h

Rx 100 MG/膠囊劑(C);

商　名 Disopyramide®（福元）$5/C(100MG-PIC/S)　Heartoace®（應元）

藥理作用 本藥會減少心肌細胞舒張的去極化作用的速率(第4相)，以及降低動作電位升線(upstroke)速度(第0相)。它還會增加心房和心室的作用電位期和有效的不應期。因此，會降低心臟的自動性和傳導速度。本藥還具顯著的抗膽激性，此種抗心律不整也有正面的關係。

適 應 症 [衛核]心室性不整律

[非衛核]抑制與防止下列心律不整的復發：(a)單病灶早發(異位)的心室收縮。(b)多病灶早發性(異位)的心室收縮。(c)成對的早發性心室收縮。(d)心室性的心跳過快症。

用法用量 起始的初填劑量為300mg，然後每6小時服用150mg，一般的劑量為每天400~800mg。體重低於50kg，或者肝或輕度腎臟機能不全的患者起始初填劑量為200mg，然後每6小時服用100mg。罹患心臟病或心臟代償不能的患者–不必服用初填劑量，每6小時服用100mg。

不良反應 口乾、低血壓、尿意猶疑、噁心、脹氣、便秘、視力模糊、倦怠、頭痛、身體不適、心源性休克、心臟阻斷、顆粒性白血球缺少。

醫療須知 **1.如果發生第1°級心臟阻滯，就要降低劑量。如果阻滯持續的發生，就要衡量繼續治療的利益與造成更高級的心阻滯之危險性。**

2.下列患者以及小孩和孕婦使用本藥宜小心：青光眼、尿液滯留、前列腺肥大、竇疾病的症候群、Wolf Parkison White症候群、hisbundle的阻斷、腎損壞、肝功能失常等。

3.告訴患者用藥注意事項的概念，其中包括成藥(OTC)，同時要提醒患者不可服用含有擬交感神經興奮的藥物(包括咳嗽，感冒的製劑，鼻解充血劑)，因為這些藥物會改變心臟的穩定性。

40102 FLECAINIDE ACETATE

孕 C 乳 ? 食 ± 泄 肝/腎 半 7～22h

Rx 100 MG/錠劑(T);

商　名 Tambocor® ◎（iNova/裕利）$9.5/T(100MG)

40 抗心律不整劑

藥理作用 本藥為一強的鈉離子阻斷劑，可減慢心臟的傳導速率，其作用在心電圖上的表現為PR波間隔延長，QRS綜合波增寬，至於T波在正常治療的濃度下則影響不明顯。

適 應 症 [衛核]突發性上室心搏過速,突發性心房纖維顫動,嚴重心室性心搏過速

用法用量 推薦起始劑量為100mg，一天兩次，一天極量為100mg，如需迅速控制心律不整。於治療3~5天後，應逐漸調整至可控制心律不整之最低劑量，長期治療時可能要減量。兒童使用本藥之證據尚不足，不推薦12歲以下孩童使用。老年人的本藥的血漿排除速率降低，因此須考慮調整劑量。初劑量每次一錠，每日二次應已足夠，持續續治療一週後，應考慮降低劑量。

不良反應 (1)心臟：致心律不整作用可能出現在有結構性心臟病或顯著左心室衰竭的患者、在心房撲動的患者，已知本藥與1:1房室傳導跟隨初期心房減慢及引發心室性加速有關，此現象常見於使用針劑作緊急變換後，其影響是短暫的並在停藥後很快的消除；(2)皮膚：有些個例對光過敏；(3)胃腸：偶而噁心、嘔吐；(4)肝臟：有報告顯示患者的肝臟酵素升高和黃疸與服用本藥有關，停藥後情況可還原；(5)神經系統：常見的有眩暈、頭昏和頭重腳輕，這些影響通常是短暫的；(6)視覺：視覺障礙如複視和視力模糊，這些

影響通常是短暫或減量後即消失、長期治療後有少數的患者產生周邊神經病變、感覺異常和運動失調、角膜沉澱和肺炎極罕見。

醫療須知 1.腎功能不良患者的劑量：在嚴重腎功能受損的患者(creatinine廓清率低於35ml/min/1.73sq.m.)治療的最大起始劑量應該是每日100mg(或50mg，一天兩次)，同時應常作血中濃度的監測。

2.使用本藥前，若患者電解質障礙時，應先糾正之。

3.在嚴重肝功能受損失的患者，flecainide從血中排除的速率會顯著減慢，除非益處遠大於危險，一般不推薦使用flecainide。必須使用時應進行flecainide血中濃度監測。

4.已知本藥會增加心內的節律閥值，也就是降低心內節律的敏感性，此為可逆反應，且對急性節律閥值比慢性節律閥值的影響更為顯著。因此本藥在裝有永久性節律器或臨時節律電極的患者應謹慎使用之。除非有適當的節律搶救設備，否則低閥值或非調整性的節律器患者不宜使用。一般而言，加倍的脈波寬度或電壓足以恢復節律，但服用本藥的患者，在最初植入節律器時，少於1伏特的電壓是難以達到心室節律閥值的。Flecainide有輕微的減弱心肌收縮力作用，故對易罹患心衰竭的患者應慎用之。有些患者遭遇去纖維顫動的困難，大部份被報告的病例先前患有心臟擴大、心肌梗塞病史、動脈硬化性心臟病和心衰竭。

5.在心臟手術後急性發作的心房纖維性顫動使用本藥時應小心。在一項大型以安慰劑控制的臨床試驗，在心肌梗塞後出現無症狀的室性心率不整的患者，服用flecainide的死亡或非致命性心搏停止次數比服用安慰劑高出2.2倍，在同一研究，患有一度以上的心肌梗塞患者服用flecainide的死亡率更高。沒有已經完成作比較的臨床試驗來斷定是否flecainide與死亡率高有關。

6.懷孕及哺乳期的使用：目前尚無證據顯示該藥安全的用於孕婦。高劑量的flecainide用於紐西蘭白兔導至某些畸胎發生，但此現象並未發生在荷蘭兔或大鼠身上。這些現象與人體的關係尚未建立。但資料顯示flecainide會通過胎盤到達胎兒身上。Flecainide可分泌到人的乳汁中，其濃度與母體的血中濃度有關。

40103 LIDOCAINE HCL

孕B 乳？ 泄 肝/腎 半 1.5～2h

Rx 5 MG, 10 MG, 20 MG, 21.2 MG, 21.33 MG, 10 MG/ML, 20 MG/ML/注射劑(I);

商　名

Lido®(壽元)
Lidocaine Hci®(濟生)
Lidocaine®(中化)
Lidocaine®(信東)
Lidocaine®(信東/翰亨)
Lidocaine®(南光)
Lidocaine®(台裕) $50/I(20MG/ML-PIC/S-5ML)
Lidocaine®(壽元/東洲)
Lidocaine®(大豐)
Lidocaine®(大豐/優良)
Lidocaine®(安星)
Lidocaine®(安星/人人)
Lidocaine®(應元/汎生)
Lidocaine®(濟生)
Lidocaine®(瑞士/利達) $50/I(20MG/ML-PIC/S-5ML),
Lignocaine®(FRESENIUS KABI/恒富) $50/I(20MG/ML-PIC/S-5ML),
Lignocaine®(PHARMANIAGA/韋淳)
Xylocaine®◎ (ASPEN/安沛)
Xylocaine®◎ (ASTRAZENECA/安沛)
Xylocaine®◎ (CENEXI/安沛) $50/I(20MG/ML-PIC/S-5ML)

藥理作用 1.本藥會增加心舒期心室的電刺激閥值。它會抑制異位節律的自動性，縮短不應期，以及減少浦金傑纖維動作電位期，因而減慢自發性於放電的異位心室節律。本藥對於心房肌肉，AV傳導，心縮期的心房壓力，心肌收縮和心輸出量沒有作用。

2.本藥還具有局部的麻醉作用，比procaine更迅速強烈及長效。

3.孕婦用藥安全等級：B-作為局部痲醉劑和心臟病用藥。

適應症 [衛核]局部麻醉。

[非衛核]治療由於心肌梗塞，心臟手術或心導管術，和毛地黃中毒所引起的急性心室心律不整。

用法用量 1.初填劑量：50~100mg(1mg/kg)，注射速度為25~50mg/min。

2.持續輸注：1~4mg/min(20~50mg/kg/min)。心衰竭、肝病或超過70歲的患者要降低劑量。一日心律穩定或出現毒性就要停止輸注，並儘快改用口服藥。極少需持續輸注24小時以上。

3.孩童：靜脈注射1mg/kg後，繼續輸注30ug/kg/min(20~50ug/kg/min)。

4.靜脈輸注液的配製：將1~2g lidocaine加入1L5%葡萄糖溶液，濃度為1~2mg/ml。稀釋後溶液安定性可達24小時。

不良反應 思睡、頭重腳輕，熱、冷或鈍重的感覺；嚴重者-呼吸或吞嚥困難，呼吸抑制或停止，心跳停止，急性過敏反應。

醫療須知 **必須時時監測心電圖以避免過量或中毒。先靜脈注射以快速達治療濃度，再靜脈輸注以維持抗心律不整作用。**

40104 MEXILETINE

孕C 乳- 食+ 泄 肝/腎 t½ 10~12h

Rx 100 MG/膠囊劑(C);

商名

Meletin® (榮民/信東) $2.89/C(100MG-PIC/S)

Mesyn® (健喬信元) $2.89/C(100MG-PIC/S)

藥理作用 本藥抑制最大去極化速率(例如可能由心肌梗塞或缺血性心疾患所引起者)。而很少或完全不改變靜止電位或動作電位期。動物實驗證實本藥可抑止誘發性心室律不整。此性質使得此藥成為心律過速不整之首選用藥。本藥沒有抑制心肌收縮力(例如可能由心肌梗塞或缺血性心疾患所引起者)的副作用，對伴有心臟疾患者危險性最小，本藥沒有抗副交感神經的副作用，沒有全身性毒性，安全性高。可以口服投與，患者耐受性良好，因此適合長期使用。

適應症 [衛核]心室性不整律。

用法用量 口服初劑量300~400mg，然後再以100~200mg持續劑量，每天3~4次投與。其有效的血中濃度範圍0.5~2mcg/ml。

不良反應 1.胃腸−噁心、嘔吐、消化不良、不愉快的味覺、打嗝。

2.中樞神系統−困倦、慌亂、頭暈、發音不良、複視、眼球震顫、運動失調、顫抖、感覺異常、頭昏眼花、視力模糊、搐搦。

3.心臟血管−低血壓、竇心跳過慢、心房纖維顫動、心悸、通常減低劑量可消除副作用、低血壓通常只是在已服用各種的心律不整治療劑或其他製劑的重病患者才發生，而且假如同時發生心跳徐緩時，可服用阿托平(atropine)來矯正。

醫療須知 **1.初填劑量給予，乃為了補償本藥於組織之快速分佈，尤其是靜脈初填給藥時。**

2.在初給藥填入組織期是比較容易發生副作用的時機，此時若發生副作用，則滴注速度須減低。

3.如果無法得適當的療效，滴注速度可在副作用能忍受下增加。

4.心肌梗塞患者及或已服用阿片者，其胃排空時間將延長，所以給予較大初填劑量可能較佳。

40105 PROPAFENONE HCL▲

孕C 乳- 食- 泄 肝/腎 t½ 5~8h

Rx 150 MG/錠劑(T); 225 MG, 325 MG, 425 MG/膠囊劑(C);

商名

Rhynorm® ∗ (東洋/東生華) $8.7/T(150MG-PIC/S)

Rytmonorm® ◎ (裕利/亞培) $8.7/T(150MG-PIC/S)

Rytmonorm SR® (裕利/亞培) $14/C(425MG-PIC/S), $9/C(325MG-PIC/S), $7.9/C(225MG-PIC/S)

藥理作用 1.Propafenone hydrochloride是一種具細胞膜穩定作用與鈉子通道阻斷性質(Vaughan Williams, class 1c)的抗心整劑。

2.具有微弱的-阻斷效用(Vaughan Williams, class II)。

3.Propafenone hydrochloride會低動作電位的上升比，因此會使衝動傳導減慢(負變導性作用)：在心房、房室(AV)竇與心室之反應期(refractory period)會延長。

4.Propafenone hydrochloride會延長W-P-W症候群之病患附屬徑之反應期。

適應症 [衛核]心室性心搏過速、上心室性心搏過速、W-P-W症候群。

用法用量 1.口服：成人：a.體重70公斤左右的患者，建議的propafenone hydrochloride初劑和維持劑是每天450-600mg，分2~3次服用。有時候，propafenone hydrochloride的劑可能需要增加到每天900mg。b.在劑調整和維持治時期，孩童之建議劑為平均每天10~20mg/kg，分成3~4次單一劑。

2.注射：每kg體重1mg(即平均體70kg注射一安瓿)。通常每kg體重注射0.5mg(1/2安瓿)即可達治療效果。開始治應以小劑量，並觀察患者之ECG和血壓。若有必要，可增至每kg體重2mg(2安瓿)，注射之間隔時間大約90~120分鐘。QBS-phase增長超過25%或QT間隔拉長，應立刻停止注射。

不良反應 偶有胃腸不適，食慾不振、飽感、噁心、味苦、眼花、眩暈或心悸，減量或停藥後即消失、極罕見心動徐緩，SA或AB阻滯(可用atropine或orciprendine來救治)。

醫療須知 1.懷孕前三個月與授乳婦女應由醫師審慎評估其效益後決定是否給藥。

2.局部麻醉劑或抑制心跳及心肌收縮之藥物可增強本藥之藥效。

3.心肌受傷之患者(如急性心肌梗塞、心肌炎等)，本藥可赫氏蒲金系(His Purkinje system)之衝傳導和心肌收縮力受傷害。

4.如其他的抗心律不整藥，本藥於高劑量時，有時可能有短暫之心室性心動過速，心室撲動或纖維顫動。

5.先前無症狀的Brugada氏症候群患者在暴露於propafenone後，可能會揭露其Brugada氏症候群或誘發類Brugada心電圖(ECG)的變化。開始以propafenone治療後，病患應進行心電圖檢查，以排除疑似Brugada氏症候群的變化。

6.本藥(propafenone hydrochloride)可能會使重症肌無力惡化。

7.以propafenone hydrochloride治療，可能會影響人工心律調整器的節律和感應閾值，因此，在治療期間應該檢查心律調整器的功能，如有需要，必須重新設程式。

40106 QUINIDINE SULFATE(QUINIDINE GLUCONATE)

孕C 乳? 食+ 泄肝 半 6~8h

Rx 200 MG/錠劑(T); 200 MG/膠囊劑(C); 300 MG/注射劑(I);

商　名

Panquin® (汎生)
Quinidine® (人人)
Quinidine® (優良) $5.1/T(200MG-PIC/S)
Quinidine® (西德有機/尼斯可) $5.1/C(200MG-PIC/S)
Wanidine® (華盛頓) $5.1/C(200MG-PIC/S)

藥理作用 1.本藥為金鷄納(cinchona)的生物鹼，且為quinine的右旋同分異構物。

2.本藥可增加有效不反應期，減少心肌之自動性。抑制心臟的激動性與收縮力，並降低傳導速度。

3.此外尚有對抗副交感神經之作用。

適應症 [衛核]治療惡性瘧疾、緩解夜間腳部抽搐。

用法用量 1.與硫酸奎尼丁相同，但藥效較長，用於維持治療，每8或12小時服1次即可。必須因個人體質及病況決定其劑量。預防心房性，房室結性或心室性早期收縮，每8或12小時口服1~2錠；心房顫動，心房撲動或心房性心搏過速用其他方法矯正後，要維持正常竇節律，每12小時服2錠，或每8小時服1½~2錠；有些患者每8或12小時服1錠。

2.維持劑量−200~300mg，每天3~4天(持續釋出的劑型−1~2錠，每天2~3次)。

不良反應 噁心、下痢、腹部冬痛、頭重腳輕、耳鳴、頭痛。

醫療須知 1.警告患者要注意quinidine過量的徵兆，通常稱為cinchonism，這些徵兆包括耳鳴、視力受損、呼吸急促、心悸、噁心、頭痛和胸部緊繃，此時要通知醫師，並降低劑量。

2.當注射治療時，要監測患者的ECG，脈搏速率，心律，和高血壓。同時還要備有sodium lactate，血管加壓劑和心肺的復甦設備。

3.罹患下列疾病時使用本藥宜小心：心臟完全阻滯、毛地黃中毒、鬱血性心衰竭、低血壓、呼吸疾病、鉀離子不均衡(如利尿劑治療)和腎或肝功能受損

4.給予患者單一劑量200mg，以確定患者是否有特異體質反應。

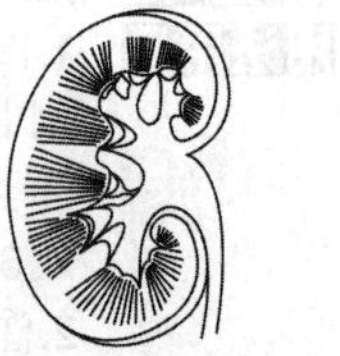

§ 40.2 β阻斷劑

40201 SOTALOL

孕 B/D 乳 ? 泄 腎 T½ 7～18h

藥理作用 1.本藥為交感神經β受體阻斷劑，可減緩心跳、減少AV竇傳導及延長AV竇之不反應期。
2.孕婦用藥安全等級B；D-在妊娠第二及第三期使用。

適應症 [非衛核]本藥也是用於治療或預防危及生命的心室性心律不整心房纖維顫動/撲動。

用法用量 (1)心絞痛：1天2次，1次80mg。
(2)心律不整：1天2次，1次40~80mg。每3~4天可增加40~160mg。
(3)高血壓：(a)與一般利尿劑併用時，1天2次，1次40~80mg。(b)與其他降壓劑併用時，1天2次，1次80mg，併用之降低劑量。(c)單獨使用時，1天2次，1次80~160mg。

不良反應 Sotalol和非專一性β-交感神經受體阻斷劑有相似的藥物不良反應，如心跳過慢、呼吸困難、頭痛、心悸、頭昏眼花、虛弱及疲倦等。另外，就像其他的class III抗心律不整藥，對於原有心律不整的患者，使用本藥可能造成torsades de pointes現象或心室出現新的心律不整。

醫療須知 1.與propranolol同。本藥類同其他非選擇性的交應神經β感受體阻斷劑，能降低肺功能，故不可使用於阻塞性肺疾患者。
2.β阻斷劑會降低高血糖時之內生性胰島素分泌，而減輕急性低血糖症狀(如心搏過速、血壓改變)。

§ 40.3 鉀離子通道阻斷劑

40301 AMIODARONE

孕 D 乳 - 食 + 泄 肝 T½ 2.5～10D/40～55D

℞ 200 MG/錠劑(T)； 50 MG/ML/注射劑(I)；

商名
Amiorone®（信東） $4.56/T(200MG-PIC/S),
Tempo®（皇佳） $4.56/T(200MG-PIC/S)
Cordarone® ◎（SANOFI/賽諾菲） $4.56/T(200MG-PIC/S), $92/I(50MG/ML-PIC/S-3ML)

藥理作用 1.本藥可延長動作電位期間(action potential duration)與不反應期(refractory period)，屬group III抗心律不整藥物。
2.本藥還具有抗心絞痛及抗腎上腺素的作用。

適應症 [衛核]Wolff-Parkinson-White氏症候群、上室性及心室性心搏過速、心房撲動、心房纖維顫動、心室纖維顫動

用法用量 口服：每天600mg，進餐時服用。一週後減為每天200~400mg，每月服藥20天維持劑量每天200mg。靜注：5~10mg/kg，注射時間為20~120分鐘，每天的最大劑量為1.2g。

不良反應 1.常見的-肌肉無力、疲憊、頭暈、低血壓、角膜褐黃色沈澱、厭食、噁心、嘔吐、便秘、光敏感。
2.胃腸不適、頭痛、心搏過慢、關節痛、過敏反應、皮膚色素沈著，但停藥後會消失。
3.嚴重的-心因性休克、心竇遏止、肝毒性、致命性喘息症候群(孩童IV投與)。

醫療須知 1.心搏過慢者與房室傳導阻礙者不宜使用。

40 抗心律不整劑

2.對碘過敏者，有甲狀腺疾病者亦宜避免使用。
3.服用本藥時宜避免曬太陽。
4.服用本藥治療一週內，預期可能發生中樞神經症狀。常見副作用為近身體中線側肌肉之無力，出現震顫表示症狀加劇，對患者移位步行相當危險。評估其嚴重度，並監視患者走動。
5.服用本藥治療期間，凡有心搏徐緩症候，應立即報告。因藥物具不尋常長期半衰期，維持監測是必要的。

40302 DRONEDARONE HCL

乳 - 17 13～19h

℞ 400 MG/錠劑(T);

商名 Multaq® ◎ (SANOFI WINTHROP/賽諾菲) $45/T(400MG-PIC/S)

藥理作用 1.Dronedarone的作用機轉尚未可知。Dronedarone具有所有Vaughan-Williams四種類型的抗心律不整特性，並不清楚那一種特性對dronedarone的臨床效果最重要。
2.使用的dronedarone劑量有400、600及800mg，每日給藥2次。從這個小型研究的結果可以看出，劑量大於400mg並未獲得更佳的療效，但卻會使其耐受性降低。

適應症 [衛核]MULTAQ適用於最近6個月內有陣發性或持續性心房纖維顫動(AF)或心房撲動(AFL)，且目前處於竇性節律(sinus rhythm)狀態的患者，可降低病患發生心房顫動而住院的風險。

用法用量 1.本藥的成人建議劑量只有一種，即每次400mg，每日兩次。本藥的服用方式為早晚各一錠，與早餐及晚餐併服。
2.本藥開始治療前，必須先停用第I類或第III類抗心律不整藥物(如：amiodarone、flecainide、propafenone、quinidine、disopyramide、dofetilide、sotalol)或CYP3A強效抑制劑(如：ketoconazle)。
3.老年患者的療效及安全性與年輕患者類似。
4.臨床試驗中也含括了腎功能不全的患者在內。因為dronedarone從腎臟排除的比例很低。
5.Dronedarone大多經由肝臟代謝。Dronedarone使用於中度肝功能不全患者的臨床經驗不多，無重度肝功能不全患者的臨床使用經驗。因此不建議使用於中度或重度肝功能不全者。

不良反應 1.最常見的不良反應包括腹瀉、噁心、腹痛、嘔吐及無力感。
2.接受本藥治療的患者曾有光過敏反應及味覺障礙的報告，但發生率皆小於1%。
3.安全性問題包括：(a)出現新的心衰竭症狀或心衰竭惡化。(b)因使用耗鉀利尿劑而造成低血鉀症及低血鎂症。(c)QT間隔延長。

醫療須知 1.治療期間出現新的心衰竭症狀或心衰竭惡化之患者：患者應被告知，若出現心衰竭的症狀或徵兆(例如，體重增加、依賴性水腫、或呼吸急促情況增加)，必須向醫師諮詢。然而，心房纖維顫動(AF)/心房撲動(AFL)的患者在本藥治療期間出現心衰竭惡化的資料並不多見。若有心衰竭的情況出現或惡化，可以考慮將本藥暫時停藥或完全停藥。
2.因使用耗鉀利尿劑而造成低血鉀症及低血鎂症：同時服用耗鉀利尿劑有可能造成低血鉀症及低血鎂症。本藥在服藥前及服藥期間的鉀離子濃度都必須維持在正常範圍值內。
3.QT間隔延長：本藥會誘發QTc(Bazett)間隔中度延長(平均約為10msec，但曾出現過更大的反應)。當QTc Bazett 間隔≥500msec，本藥應停藥。
4.治療開始後creatinine的血中濃度會上升：dronedarone開始服藥後，血中的creatinine濃度約會增加0.1mg/dL。Creatinine的血中濃度在治療後很快就會攀升，於7天後到達高原期，但此情況在停藥後為可逆。若患者的creatinine血中濃度上升且達到高原期，則應以升高後的濃度作為新的基準值。Creatinine的血中濃度升高是由於creatinine從腎小管分泌被抑制而造成，而對腎絲球的過濾速率沒有影響。

5.育齡期婦女：未曾進行過子宮切除術或卵巢切除術的停經前婦女，在接受本藥治療期間應採取有效的避孕措施。動物試驗顯示，動物使用相當於人類建議劑量的dronedarone後，會對其胎兒造成傷害。因此，育齡期婦女應考量其本身潛在的醫療狀況及本身對生活型態之偏好，以選擇適當的避孕方式。

6.開立本藥給合適的患者：

a.已心衰竭的嚴重度和穩定度篩選患者；本藥不得使用於紐約心臟學會(NYHA)分類為第IV類的心衰竭患者，或紐約心臟學會(NYHA)分類為第II-III類的心衰竭患者且最近曾因心臟代償不全而住院或被轉介至心衰竭專科門診者。

b.治療可開始於住院患者或門診患者。

c.停止使用其它的第一類或第三類抗心律不整藥物。

d.某些心血管用藥的劑量可能會需要調整，某些實驗室檢測數值可能會改變

7.告知患者須回報任何症狀或用藥的改變：

a.告知患者如果發生心衰竭惡化的徵兆和症狀，如：體重增加、水腫或呼吸急促情形加重，須立即請教醫師。

b.告知患者本藥不應與某些藥物併用，且初次使用任何新藥物之前須請教醫師，因為某些心血管用藥的劑量可能會需要調整。

c.請病人詳閱藥物治療指引(medication guide)，並滿足病人的其它問題。

8.注意患者可能改變之症狀或某些實驗室檢測數值：

a.定期觀察患者是否有心衰竭惡化的徵兆和症狀，可能需要使用其它的治療或停止使用本藥。

b.請注意本藥可能在開始用藥的一星期內造成血中creatinine些微上升，這些改變並不是反映腎功能的改變。

9.治療中發展心衰竭或心衰竭惡化的病人，應依臨床判斷，依據每個患者的治療效益與危險評估，做為臨床處置之指引，並考慮暫時停用或停止使用本藥的治療。

§ 40.4 鈣離子通道阻斷劑

40401 VERAPAMIL

孕 C 乳 - 食 + 泄 肝/腎 T½ 2~8h

40 抗心律不整劑

℞ 40 MG/錠劑(T); 2.5 MG/ML/注射劑(I); SR 80 MG, 120 MG, 240 MG/持續性製劑(SR);

商　名

Cintsu S.C.®（永信）$2/T(40MG-PIC/S-箔), $1.51/T(40MG-PIC/S)
Cintsu S.R.F.C.®（永信）$4.74/SR(240MG-PIC/S)
Isomil S.C.®（優生）$2/T(40MG-PIC/S-箔), $1.51/T(40MG-PIC/S)
Isoperdine®（信隆）$1.51/T(40MG-PIC/S)
Isoptin SR® ◎ (FAMAR/亞培) $4.74/SR(240MG-PIC/S)
Isoptin® ◎ (FAMAR/亞培) $1.51/T(40MG-PIC/S), $2/T(40MG-PIC/S-箔)
Sinrox F.C®（皇佳）$2/T(40MG-PIC/S-箔), $1.51/T(40MG-PIC/S),
Sinso®（井田）$1.51/T(40MG-PIC/S),
U-Sodin®（瑞士/優良）$136/I(2.5MG/ML-PIC/S-2ML)
Verelan SR®（友霖/友華）
Vetrimil S.C.®（中化）$1.51/T(40MG-PIC/S)

藥理作用 1.本藥會抑制鈣離子經由緩慢的管道流入心臟傳導系統的細胞，於是，AV傳導作用緩慢下來，AV竇的有效不應期延長，因此，能夠將已上昇心室速率緩慢下來，並中斷AV竇的衝動重入(reentry)，而且使上室跳過快正常的竇節律。

2.本藥會擴張小動脈血管，降低末梢阻力，而降低血壓。

適 應 症 [衛核]高血壓

[非衛核]陣發性上心室心搏過速、心房震顫；預防偏頭痛，躁症之第二線用藥。

用法用量 1.心絞痛：初填量80~120mg tid，肝功能不全或老年人可能需減量。

2.心律不整：a.慢性心房纖維顫動(已使用digitalis)：每日240~320mg，分3~4次服用。b.預

防PSVT(沒有使用digitalis)：每日240~480mg，分3~4次服用。通常在48小時內即出現最大藥效。
3.高血壓：初劑量80mg tid，每日最高劑量360~480mg。

不良反應 暫時性的低血壓和眩暈、心跳過慢、頭痛、潮紅、搔癢。

醫療須知 1.當開始使用verapamil時，要做完全的監測和準備復甦的裝置，因為有些患者會有快速的心室速率或逆轉，顯著的低血壓和極度的心跳過慢，通常使用心臟電擊能有效治療過速的心室速率：norepinephine或merraminol可用來治療低血壓；isoproterenol或atropine可逆轉心跳過慢或AV阻滯。
2.要注意類似的藥物，如nifedipine。它也是一種鈣離子管道的阻斷劑，可用來治療狹心症，但是，對於治療上室心律不整無效，因為它對AV竇的效應比verapamil差很多。

§ 40.5 其他類抗心律不整劑

40501 ADENOSINE

孕C 乳？ 泄 血漿 半 10秒

Rx 3 MG/ML/注射劑(I);

商　名 Adenocor® ◎ (FAMAR/賽諾菲) $126/I(3MG/ML-PIC/S-2ML), Adenozer® (聯亞/瑞安) $126/I(3MG/ML-PIC/S-2ML)

藥理作用 Adenosine快速靜脈注射後會減慢房室結傳導速率，阻斷房室結之再進入環道運動，使陣發性上心室性心博過速之患者恢復正常的心跳速率，環道運動被阻斷後，心搏過速停止，心跳速率重新恢復正常。經由短暫性減慢房室傳導速率，從心電圖比較容易判讀心房的活動性，因此本藥有助於診斷QRS波變寬或變窄之複雜性心搏過速。

適應症 [衛核]治療陣發性上心室心搏過速、輔助診斷QRS波變寬或變窄之複雜性上心室心搏過速

用法用量 (1)成人：初劑量：快速靜脈注射3mg(超過2秒)。第二次劑量：如初劑量無法在1~2分鐘內排除上心室性心搏過速，則再快速靜脈注射6mg。第三次劑量：如第二次劑量無法在1~2分鐘內排除上心室性心搏過速，則再快速靜脈注射12mg。增加或注射更高的劑量則不予建議。(2)兒童：在兒童尚未有對照組之試驗。已發表之無對照組的試驗中顯示adenosine對成人及兒童的作用相同，兒童之有效劑量介於0.0375~0.25mg/kg間。

不良反應 常發生面部潮紅、呼吸困難、支氣管痙攣、胸悶、噁心及頭昏眼花，較少見之副作用如下：感覺不適、流汗、心悸、換氣過速、頭漲、不安、視覺模糊、灼熱感、心跳徐緩、心收縮不全、胸痛、頭痛、暈眩、手臂沉重、手臂、背部及頸部疼痛、金屬苦味覺、這些副作用輕微，時間很短(通常少於一分鐘)，患者一般可忍受。

醫療須知 1.心房顫動/撲動及有附屬繞道之患者可能會增加不規則路徑的傳導。
2.因腎臟及肝臟無法分解外加的adenosine，故肝臟或腎臟功能不良時並不會影響adenosine的效果。
3.Adenosine是以某種型態自然存在於體細胞中的物質，故不會影響胎兒，但缺乏adenosine不會影響胎兒的證據，絕對必要時懷孕婦女方可使用adenosine。
4.患有不穩定型心絞痛或心血管相關症狀的病人因具有較高的心血管副作用風險，應避免使用此藥。

40502 ISOPROTERENOL HCL

孕C 乳？ 泄 肝/腎

Rx 0.2 MG/ML/注射劑(I);

商　名 Dasma® (濟生) Proternol-L® (聯亞/宜泰) $190/I(0.2MG/ML-PIC/S-1ML)

藥理作用 本藥具有擬交感神經作用，直接作用在β_1受體，增加心臟收縮和心跳速率；作用在β_2受體，可鬆弛支氣管痙攣。

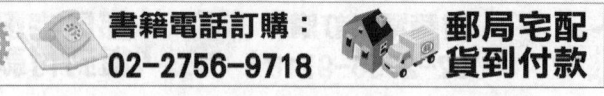

適 應 症 [衛核]有症狀之高度房室傳導阻斷（阿丹斯史妥克斯徵候群）支氣管氣喘及支氣管痙攣、休克、心肌衰竭
[非衛核]atropine治療無效的心搏過慢性心律不整。

用法用量 (1)靜脈滴注；將本藥2mg加入500ml 50%葡萄糖溶液中(每ml含4mcg)，每分滴注1ml。(2)若不可能靜脈注射，可舌下含服10mg，作用在15~30分鐘後開 始，可持續約兩小時。

不良反應 頭痛、焦慮、疲憊、心悸、噁心、心跳過快、出汗；嚴重者-心室性心律不整

醫療須知 1.長期使用本藥可能對支氣管擴張作用及心臟興奮劑作用產生耐受性。
2.一旦發生耐受性，若繼續加重用藥會導致嚴重不良作用，包括反彈性支氣管痙攣。

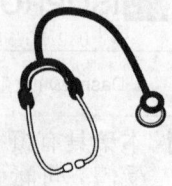

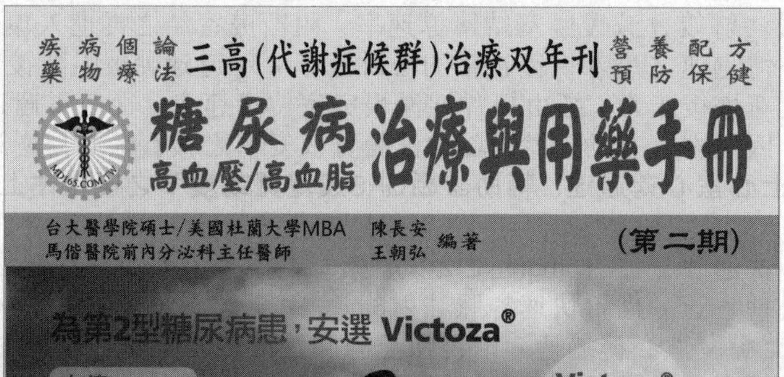

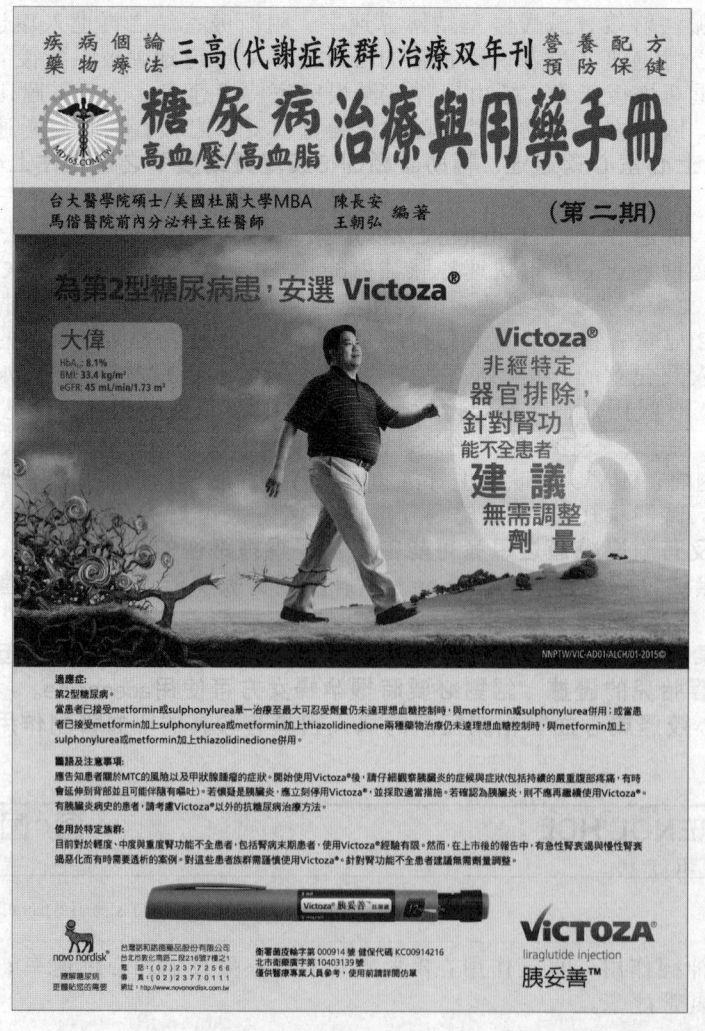

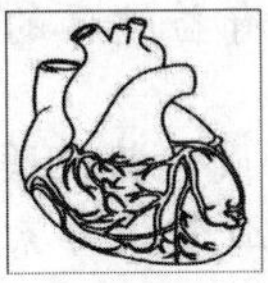

第四十一章
抗高血壓的藥物
Antihypertensive Drugs

期待高血壓的疫苗在不久將來誕生，目前初步成功的產品有CYT006-AngQb。

在美國，約有五千萬人患有高血壓，全世界應達十億。隨著人口老化，除非有效的預防措施能被廣泛地採行，高血壓的盛行率必將日漸升高。Framigham心臟研究的最新數據指出，縱使55歲仍保持正常血壓的人士，一生中得到高血壓的機率仍高達90%(參見表41-1 From JNC8 Report)。

血壓值與心血管疾病的關係，具有一致性、持續性，而且與其他風險因子是相互獨立的。血壓值愈高，得到心肌梗塞、心臟衰竭、中風、腎臟疾病的機率也愈高。對40至70歲的人士來說，高血壓值落在115/75至185/115mmHg區間時，收縮壓每提高20mmHg或舒張壓每提高10mmHg，罹患心血管疾病的危險度就會加倍。

臨床試驗指出，降血壓治療可以使平均中風機率降低35~40%，心肌梗塞的機率降低20~25%，心臟衰竭的機率則可降低達50%以上。據估計，患有第一期高血壓(收縮壓140~159mmHg及/或舒張壓90~99mmHg)並具有其他心血管疾病危險因子的患者，收張壓若能降低12mmHg並保持十年，每11個治療病例就能避免1個死亡；對於已有心血管疾病或特定器官損壞的患者；只要有9個人保持這種幅度的血壓降低，就能避免一次死亡。

圖41-1 高血壓造成的標地器官傷害

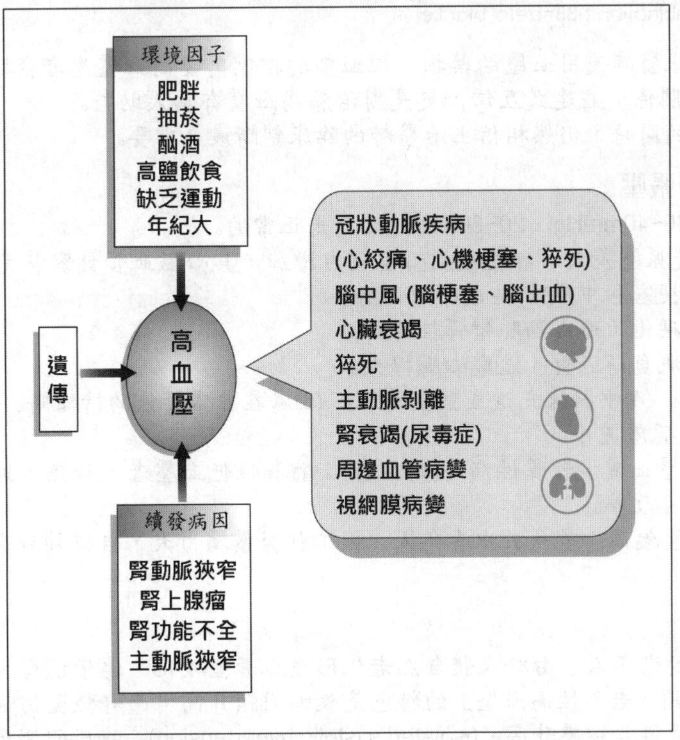

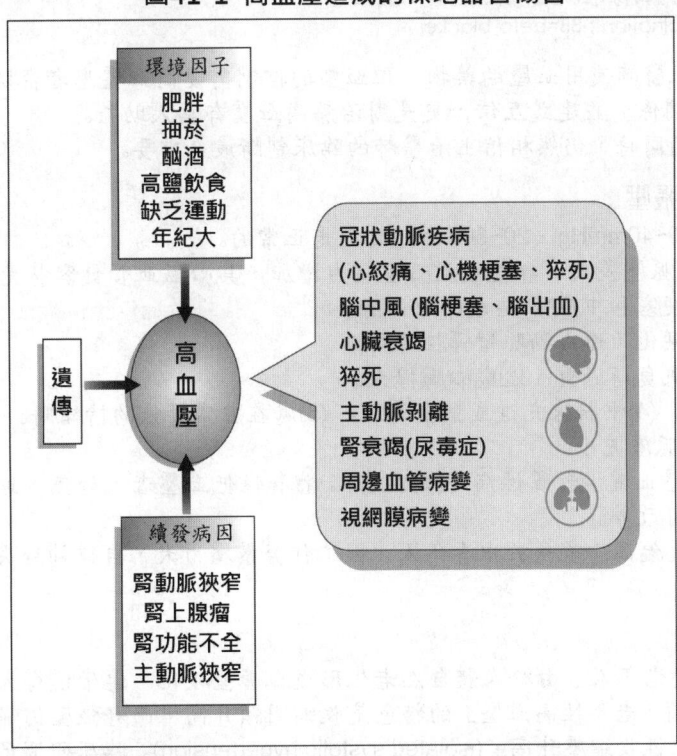

根據 The JNC8 Report指出新的高血壓預防處理準則關鍵訊息如下：

一、對50歲以上的人士偏高的收縮壓(>140mmHg)比偏高的舒張壓更是為重要的心血管疾病危險指標標(JNC8 高齡血壓調整為150/90mmHg，表41-1)。

二、從115/75mmHg開始，每增加20/10mmHg，心血管疾病的風險就加倍；而一個55歲的血壓正常人士，一生中罹患高血壓的風險為90%。

三、收縮壓120~139mmHg或舒張壓80~89mmHg，視為高血壓前期，應從事有益健康的生活型態調整，以預防心血管疾病發生。

四、大多數單純高血壓患者，應使用thizaide類利尿劑進行治療，可單獨使用或與其他藥物併用。但是屬於強制性適應症的特定高風險群，一開始則應使用其他降壓藥物治療(如血管張力素轉換酵素抑制劑、血管張力素受體阻斷劑、β阻斷劑、鈣離子通道阻斷劑)。

五、多數高血壓患者需要二種以上降壓藥，才能達到理想血壓(一般人為<140/90mmHg、糖尿病或慢性腎臟患者為<130/80mmHg)。

六、血壓值若高於理想血壓20/10mmHg，應考慮同時以二種藥物治療，其中之一可為thiazide類利尿劑。

表41-1　JNC8 高血壓治療指引簡圖

對象	共病	年齡	治療目標	首選	策略選擇	仍失敗
高血壓成人(140/90 mmHg) 高齡(150/90 mmHg) 都要生活型態介入	有糖尿病 或 慢性腎臟病	不管	<140/90mmHg	ACEI/ARB單用或合併其他藥物	參考 A 或 B 或 C	考慮加上BB或其他降血壓藥物
		不管	<140/90mmHg	Thiazide利尿劑(T)或ACEI/ARB或CCB單用或合併		
	無糖尿病 或 慢性腎臟病	<60歲	<140/90mmHg			
		≧60歲	<150/90mmHg			

治療策略A　首選藥物達最高劑量後，再加上另一種，未達目標，加上 T 或 ACEI/ARB 或 CCB
治療策略B　首選藥物未達最高劑量，再加上另一種，未達目標，加上 T 或 ACEI/ARB 或 CCB
治療策略C　同時使用二種藥物，或FDC，未達目標，增加劑量
FDC=fixed dose combination；BB=beta-blocker

七、雖然多數臨床醫師使用血壓的藥物，但血壓的控制需要高血壓患者密切地配合才得以發揮最佳效果。良好的醫病關係，並建立互信，更是對治療高血壓有莫大助益。

在提出這些準則的同時，仍然相信主治醫師的臨床判斷最為重要。

脈壓差＝收縮壓-舒張壓

理想的脈壓差是30~40mmHg，20~60mmHg之內是正常的。

1.如大於60mmHg就是脈壓差大，會造成左心室壓力增加，其心臟血管更容易受到破壞(如心臟擴大、心衰竭，易導致心肌梗塞和中風)。造成的原因有：

(1)長期高血壓或動脈硬化，造成動脈壁彈性降低。

(2)長期高血壓引起心肌負荷過重，造成心臟擴大。

(3)主動脈瓣關閉不全。(4)甲狀腺亢進或嚴重貧血。(5)處在非常緊張的情緒時。

2.如小於20mmHg就是脈壓差小。

(1)收縮壓偏低、舒張壓正常：器質性病變(需就醫)；體質性低血壓者，如無不適，不需太介意，可增強體力，補充營養即可改善。

(2)收縮壓正常、舒張壓偏高：多見於中青年人，因工作勞累壓力大，自律神經失調，是典型高血壓患者的早期徵兆。

老年性高血壓

在年高60歲以上的老年人，由於人體自然老化形成血管壁硬化，連帶使得大動脈血管壁失去彈性而血壓升高，這種所謂「老年性高血壓」的特色是收縮明顯升高，而舒張壓仍保持正常甚至反而降低，也就是所謂的「獨立性收縮壓升高」(isolated systolic hypertension)。臨床研究已經證實收縮壓的升高，特別是急遽升高，和腦中風的產生有直接的關係。老年性高血壓的控制必須以收縮壓做為目標，也就是說收縮壓至少要保持在160毫米汞柱以內，而目標則是小於140毫米汞柱，若收縮壓穩定保持在120~140毫米汞柱，更可以有效地預防包括腦中風、心肌肥厚等高血壓併發症產生。

2017版ACC/AHA公佈的指南：對於能自己活動的>65歲老年人降壓目標是130mmHg，但如果是有多種疾病並存和預期壽命有限的>65歲老年人，可根據臨床情況決定降壓治療和目標值。

圖41-2 高血壓新標準及其降壓方式選擇流程

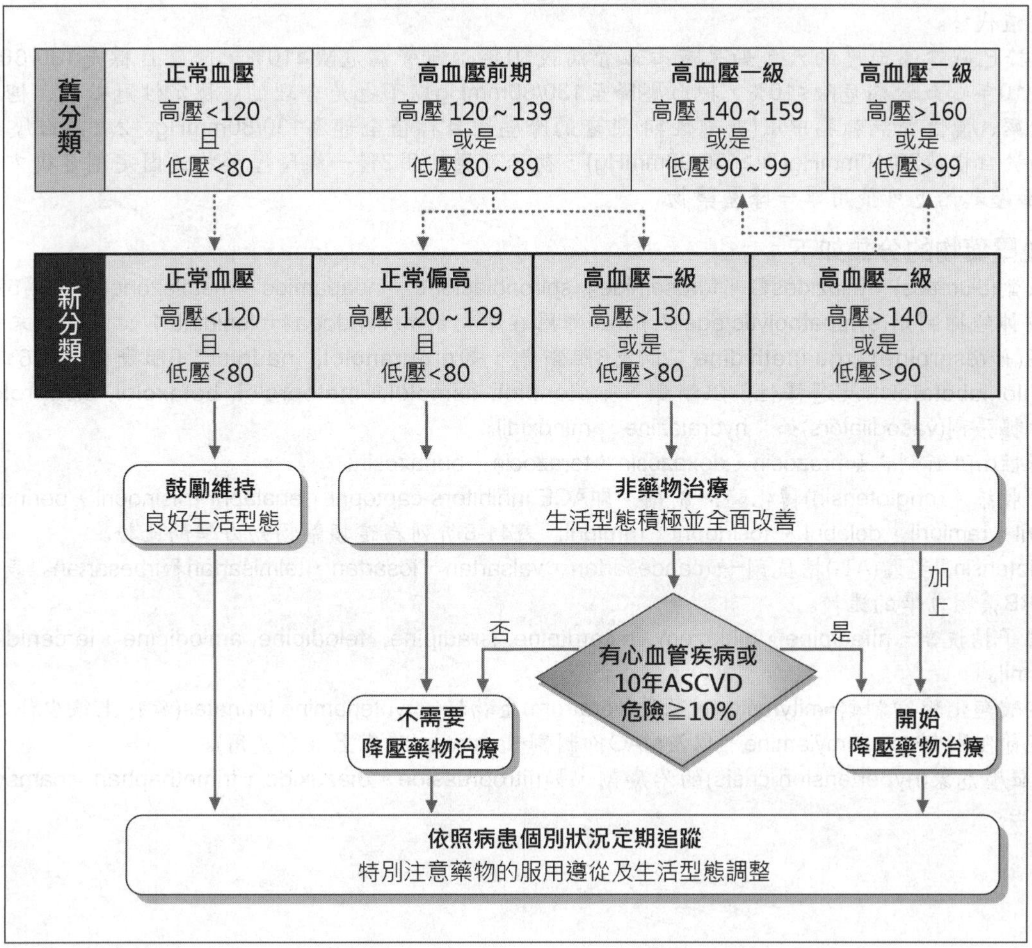

血壓控制新標準

由美國國家衛生院領導的大型臨床試驗-「SPRINT」提前公布，證實收縮壓目標值小於120毫米汞柱，相較小於140毫米汞柱，更能減少死亡率及心衰竭。

SPRINT試驗中，共收納4大類病患，包括：擁有心血管病史者、腎臟病病史者(即腎小球輸出率在每分鐘20~59毫升)、未來10年心血管風險大於15%的中高危險患者，以及大於等於75歲的患者(但排除糖尿病患者、腦中風病患及心衰竭病患)。

積極血壓控制組(收縮壓小於120毫米汞柱)，相較於傳統血壓控制組(收縮壓小於140毫米汞柱)，總死亡率減少27%、心血管死亡減少43%、心衰竭減少38%。其中，在大於等於75歲的老人族群，積極血壓控制組獲益更大，總死亡率減少了33%、心血管死亡減少40%、心衰竭減少38%。

此臨床試驗證實在中高危險的心血管患者、腎臟病，以及老人病患，積極控制血壓到120毫米汞柱是有很大的助益。

台灣高血壓學會推荐SPRINT試驗中所用的血壓測量方法，即是AOBP(自動化診療室血壓測量系統)，其中包括四個要件：

•使用自動電子血壓計而非傳統的水銀血壓計。
•血壓計測量至少三次血壓，而且間隔一分鐘。
•血壓計可以自動算出平均值，並以網路方式傳輸到醫師診間。
•沒有醫療人員在場，在獨立房間內不被干擾的狀況下完成。

以AOBP測量的血壓值，平均較傳統門診測量低：即收縮壓低16毫米汞柱、舒張壓低7毫米汞柱。此數據與家中血壓測量平均值相當，因此若醫院無法提供完整的AOBP測量環境，建議可使用家中血壓測量值代替。

對於已確診高血壓的人，如果有心血管病或10年心血管病危險≥10%，降壓目標是130/80mmHg；如果10年心血管病危險<10%，把血壓降至130/80mmHg以下也是合理的。穩定性冠心病、糖尿病、心力衰竭、慢性腎病和腦中風(非急性期)患者的降壓靶目標值全部為130/80mmHg。2級高血壓，如果血壓高於目標值20/10mmHg(即≥150/90mmHg)，初始就應使用2種一線降壓藥物或固定劑量復方製劑。1級高血壓起始也可使用單一降壓藥物。

抗高血壓藥物的分類如下：

(1)利尿劑(diuretics)：thiazides類，furosemide和spironolactone，indapamide，metolazone(詳見第52章)。
(2)交感神經抑制劑(sympatholytic agents)：如作用在中樞的methyldopa和clonidine；如作用在末梢的蛇根鹼類(如reserpine)和guanethidine；以及β阻斷劑，如propranolol, nadolol；β阻斷劑(α＋β作用)：carvedilol,labetalol以及選擇性β_1阻斷劑，如atenolol, esmolol, metoprolol, betaxolol, bisoprolol。
(3)血管擴張劑(vasodilators)如：hydralazine， minoxidil。
(4)選擇性α_1阻斷劑：如prazosin，doxazosin，terazocin，bunazosin。
(5)血管收縮素(angiotensin)轉化酶抑制劑，即ACE inhibitors-captopril，enalapril，lisinopril，perindopril，quinapril，ramipril，delapril， fosinopril，ramipril。表41-8所列為這類藥物動力學的比較。
(6)Angiotensin II受體(AT_1)拮抗劑ー如candesartan，valsartan，losartan，telmisartan和irbesartan。表41-7所列為ARB藥物力學的比較。
(7)鈣離子拮抗劑ー nifedipine，diltiazem, nicardipine, isradipine, felodipine, amlodipine，lercanidipine，verapamil。
(8)酪胺酸羥化酶抑制劑ーmityrosine，藜蘆(veratrum)生物鹼ーcryptenamine tannates(臨床上很少使用)。
(9)神經節阻斷劑ー micamylamine，以及MAO抑制劑ーtannates(臨床上很少使用)。
(10)高血壓危象(hypertension crisis)的治療劑，如nitroprusside，diazoxide，trimethaphan，camsylate，clonidine。

專欄41-1 抗高血壓劑作用在心臟血管的部位

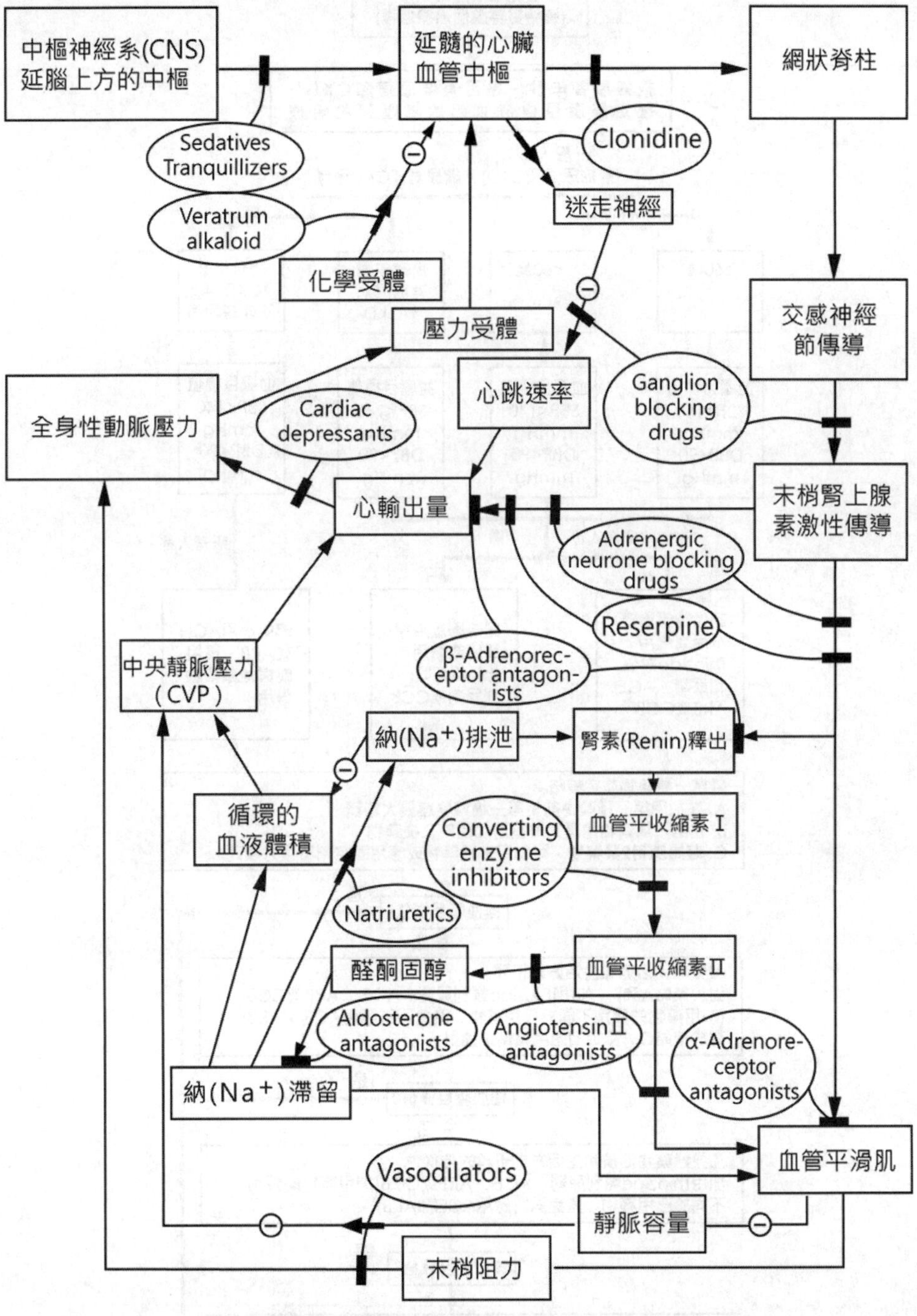

註：▬ 表示阻斷，→ 表示興奮，⊖ 表示減少。

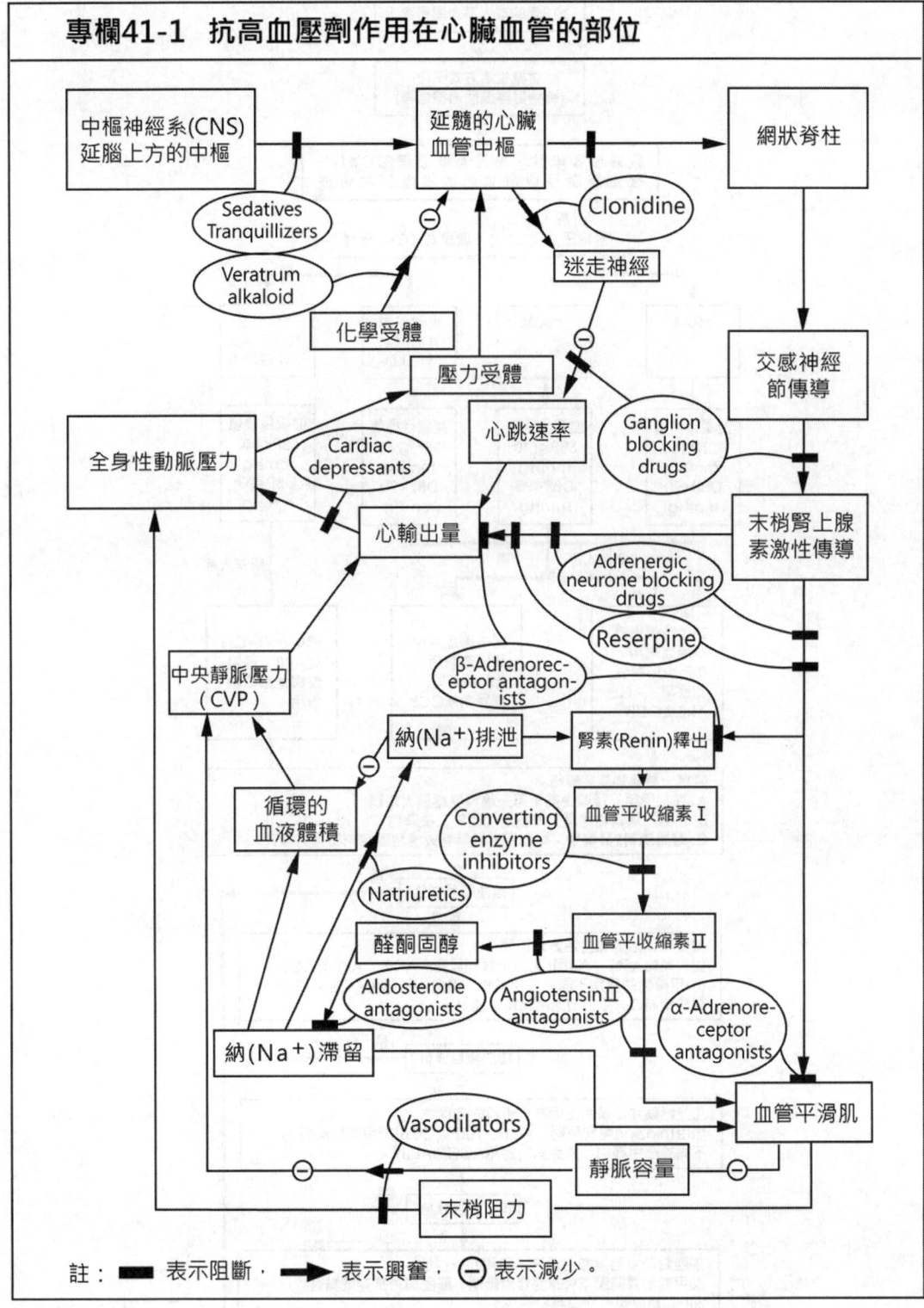

專欄 41-2：高血壓治療流程 (From The JNC8 Report)

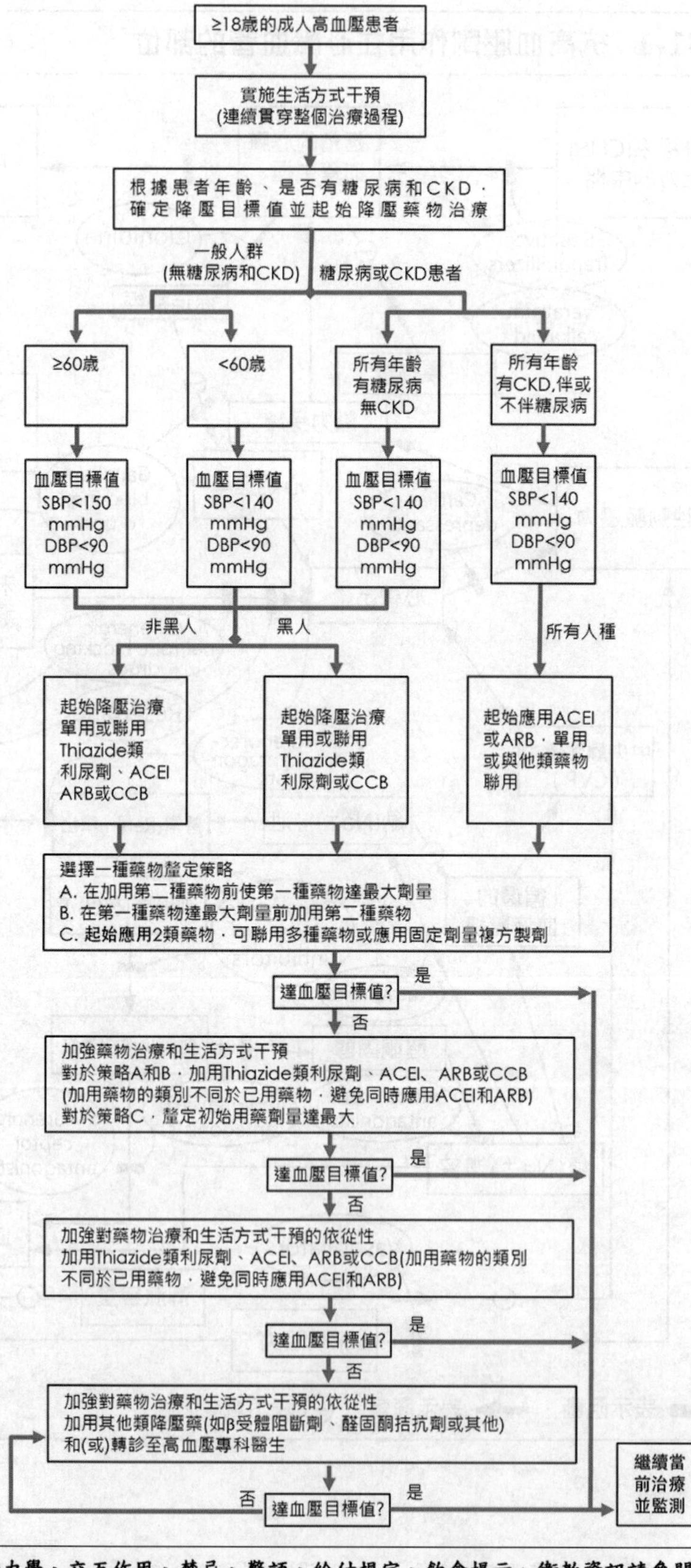

控制血壓的飲食新良方

天天得舒飲食五原則：

1.選擇全穀類。2.天天攝取5種蔬菜加5種水果。3.多喝低脂乳。4.紅肉換白肉。5.吃堅果用好油。

§ 41.1 血管收縮素受體阻斷劑(ARB)

糖尿病性腎病變的治療

糖尿病性腎病變是糖尿病的併發症之一，在國內，因為糖尿病惡化而需要洗腎的患者，就佔去所有洗腎患者的四分之一。依統計數據推算，約有百分之四十以上的糖尿病患者，將來會面臨到糖尿病性腎病變，其發生機率主要與血糖、血壓及微白蛋白尿的控制情況，患病時間長短，是否合併其神經、心血管疾病，及遺傳傾向有關。

糖尿病第一型(胰島素依存型)與第二型(非胰島素依存型)，在腎病變出現的病程中，有其相異之處。通常第一型的患者，腎病變與高血壓是同時進行發生的，而第二型的患者則常是在發生腎病變之前，高血壓就已經存在。腎臟功能的缺損將會使血壓升高，而過高的血壓也加速腎臟功能的衰退，互為因果。許多研究都指向，嚴格控制血糖及血壓，並限制蛋白質攝取量，通常血壓須控制以維持在130/80mmHg以下。可以減少腎病變的發生，若是已經出現微白蛋白尿，也可以延緩病程進展。

臨床上，阻斷第二型血管收縮素作用的藥物，因為對糖尿病所產生的尿蛋白有改善效果，可使用於糖尿病合併高血壓的患者，並可調節腎臟血流、減輕尿臟負擔。這類的藥物有兩種：①血管收縮素受體拮抗劑(ARBs)如irbesartan：可使血壓降低，以調節腎臟的血流，減緩過濾作用，減輕腎臟負荷。比較不會引起咳嗽的副作用，是較新型的藥物。②血管收縮素轉換酶抑制劑(ACEIs)：對腎臟的作用跟血管收縮素受體拮抗劑相似，不過作用的過程中會產生特殊的化學物質，常會造成患者出現乾咳的不適。

表41-3 血管收縮素Ⅱ接受體阻斷劑(ARB)的藥物動力學

項目\藥物	Candesartan	Eprosartan	Irbesatran	Losartan (metabolite)	Olmesartan	Telmisartan	Valsartan	Azilsortan
生體利用率	≈ 15%	≈ 13%	60%至80%	≈ 33%	≈ 26%	42%/58% (40mg/160mg)	≈ 25%	≈ 60%
食物效應 (AUC/Cmax)	沒影響	↓< 25%	沒影響	↓10%/↓14%	沒影響	↓6%/↓20% (40mgAUC/160mgAUC)	↓40%/↓50%	沒影響
血漿結合率	> 99%	≈ 98%	90%	98.70% (99.8%)	99%	> 99.5%	95%	> 99%
Tmax	3至4 hr	1至2 hr	1.5至2 hr	1 hr (3至4 hr)	1至2 hr	0.5至1 hr	2至4 hr	3至5 hr
分佈體積	0.13 L/kg	308 L	53至93 L	≈ 34 L	≈ 17 L	≈ 500 L	17 L	16 L
轉換成代謝物	微量	微量	< 20%	≈ 14%	原型	≈ 14%	≈ 14%	≈ 51%
代謝作用	O-deethylation	glucuronidation	CYP2C9	CYP2C9; CYP3A4	hydrolysis	conjugation	未知	CYP2C9
半衰期	≈ 9 hr	5 to 9 hr	11 to 15 hr	≈ 2 hr (6 to 9 hr)	≈ 13 hr	≈ 24 hr	≈ 6 hr	11 hr
總血漿廓清率	0.37mL min/kg	≈ 130mL/min	157 to 176 mL/min	≈ 600mL/min (≈ 50mL/min)	1.3 L/h	> 800 mL/min	≈ 2 L/hr	無數據
腎廓清率	0.19mL min/kg	≈ 30至40 mL/min	3至3.5 mL/min	≈ 75 mL/min (≈ 25 mL/min)	0.6 L/h	無數據	≈ 0.62 L/hr	2.3mL/min
經尿液排出	≈ 33%	≈ 7%	≈ 20%	≈ 45/≈ 35% (IV/oral)	35%至50%	0.91%/0.49% (IV/oral)	≈ 13%	≈ 42%
經糞便排出	≈ 67%	≈ 90%	≈ 80%	≈ 50/≈ 60% (IV/oral)	50%至65%	> 97%	≈ 83%	≈ 55%

41101 AZILSARTAN MEDOXOMIL

孕 D 乳 - 泄 肝/腎 ½ 11h

Rx 40 MG, 85.36 MG/錠劑(T);

商　名

Edarbi® ◎ (TAKEDA/賽特瑞恩) $8.9/T(40MG-PIC/S),

藥理作用 1.Azilsartan medoxomil是一種口服有效的前驅藥，會快速轉換成活性部分azilsartan，azilsartan會選擇性地阻斷血管收縮素II與多種組織的AT1受體結合，而拮抗其作用。
2.血管收縮素II是腎素一血管收縮素系統中最主要的升壓劑，其作用包含血管收縮、激醛固酮的合成和釋放、激心臟，以及鈉在腎臟的再吸收。
3.阻斷AT1受體，可抑制血管收縮素II對腎素分的負回饋調節作用，但增加的血漿腎素活性與血管收縮素II血中濃，並無法抵消azilsartan的血壓作用。

適應症 [衛核]治療高血壓

用法用量 1.建議起始劑量為每天一次，每次20~40mg。須依病患臨床反應調整劑量，最大劑量為每天一次、每次80mg。
2.二週時可明顯到接近最大程的降壓效果，4週時可達到最大效果。

不良反應 1.常見：暈眩、腹瀉、周邊水腫。
2.不常見：低血壓、疲倦、血中肌酸磷酸激酶升高、血中肌酸酐增加、尿酸增加/高尿酸。

醫療須知 1.在血管張力與腎功能明顯依賴腎素 - 血管收縮素 - 醛固酮系統活性(activated rennin-angiotensin-aldosterone system)的患者(例如充血性心衰竭、重度腎功能不全或腎動脈狹窄患者)，使用會影響此系統之藥物，例如血管收縮素轉化酶抑制劑(ACEi)與血管收縮素II受體拮抗劑(ARB)，可能會引起急性低血壓、氮血症、少尿，罕見情況下甚至會造成急性腎衰竭。無法排除使用本藥產生類似作用的可能性。
2.明顯低血容或低鹽患者(例如嘔吐、腹瀉或服用高劑量利尿劑者)，開始接受本藥治療後可能會出現低血壓症狀。開始給予本藥之前，應先矯正其血量過少之問題，並在醫師監督下開始使用本藥，並考慮以20mg為起始劑量。
3.根據會影響腎素 - 血管收縮素 - 醛固酮系統(activated rennin-angiotensin-aldosterone system)的其他藥物的使用經驗，本藥併用保鉀利尿劑、鉀補充劑、含鉀的食鹽替代品或其他可能會增加血鉀濃度的藥物(例如肝素)，可能會導致高血壓患者的血鉀濃度上升。
4.主動脈與二尖瓣狹窄、阻塞性肥厚型心肌症(hypertrophic obstructive cardiomyopathy, HOCM)患者應小心使用。

41102 CANDESARTAN CILEXETIL▲

孕 C/D 乳 ? 食 ± 泄 胆/腎 T½ 9h

Rx 8 MG, 16 MG/錠劑(T);

商名

Blopress® ◎ (DELPHARM/賽特瑞恩) $5.6/T(8MG-PIC/S)
Blopress® ◎ (KOKANDO/賽特瑞恩) $8/T(16MG-PIC/S)
Candis® ∗ (健喬信元) $5.6/T(8MG-PIC/S)
Karprotec® (健喬信元/永茂) $5.6/T(8MG-PIC/S)
Lizhensin® ∗ (十全) $8/T(16MG-PIC/S)
Sartanin® ∗ (瑞士) $5.6/T(8MG-PIC/S),
Waka Candi® (TORRENT/若草)
Zysar® (ZYDUS/毅有) $5.6/T(8MG-PIC/S)

藥理作用 1.本藥是一種前驅藥(prodrug)，適於口服。在胃腸道吸收時，經酯化水解會迅速轉變成活性物即(candesartan)，candesartan是一種angiotensin II受體拮抗劑，選擇性的與AT_1受體緊密結合且緩慢地分離。它對angiotensin II受體具有起效劑(agonist)的活性。
2.Candesartan不會抑制ACE，亦不影響bradykinin和substance P。在以ACE抑制劑為對照組的比較性臨床試驗中，使用本藥的患者其咳嗽的發生率較低。另外candesartan不會與其他荷爾蒙受體結合，或是阻斷與心血管調節有關的重要離子通道。對angiotensin II (AT_1)受體的拮抗作用與劑量有關，會增加血中renin、angiotensin I和angiotensin II值，也會使血中aldosterone濃度降低。
3.以高血壓而言，本藥具劑量相關(dose-dependent)且持續降低動脈血壓的作用。而其降壓作用是由於全身周邊阻力降低且沒有反射性心跳增加。同時也無首次劑量導致嚴重或過度降低血壓或停藥後有反彈性(rebound)增高血壓的作用。
4.孕婦用藥安全等級C；在妊娠第二及第三期使用為D。
5.Candesartan也會增加腎血流量，會增加或不影響腎絲球過濾率，同時降低腎血管阻

力和過濾分率 (filtration fraction)。在為期 3 個月的臨床實驗報告中顯示出，對於併有第二型糖尿病及微蛋白尿的高血壓患者，candesartan cilexetil 可以有效降低蛋白尿的分泌 (albumin/creatinine ratio，mean 30%，95% confidence level interval 15~42%)。

6.CHARM (Candesartan in Heart failure – Assessment of Reduction in Mortality and morbidity programme) 計畫更顯示，candesartan cilexetil 治療能降低死亡率、降低心衰竭的住院率，並改善左心室收縮功能異常患者的症狀。

適應症 [衛核]本態性高血壓。治療左心室射出分率≦40%之心臟衰竭病患，作為血管加壓素轉化酶抑制劑(ACE-inhibitors)的輔助療法，或使用於無法耐受血管加壓素轉化酶抑制劑(ACE-inhibitors)的病人，以減少心臟血管死亡率或心衰竭導致之住院。

用法用量 1.治療高血壓：本藥口服1天1次，建議初劑量及一般劑量為8mg，可增至6mg。如果以1天1次，每次16mg治療四週後，血壓未獲得理想的控制，可以增加至最大劑量1天1次，每次32mg。如果血壓仍無法獲得有效改善，應考慮使用替代療法，可依其臨床反應來調整劑量，一般在開始治療後四週內可達穩定或最大降壓藥效。

2.治療心衰竭：a.一般建議的初劑量為1天1次，每次4mg，之後每隔至少二週將劑量加倍，調整到32mg/d的目標劑量，或可耐受的最高劑量。b.特殊患者族群：老年患者、血管內血液量不足、腎功能不全、或輕度到中度肝功不全者，均不需調整初劑量。c.合併療法：candesartan可以與其他心衰竭治療藥物併用，包括血管收縮素轉換酶抑制劑(ACE-inhibitors)、乙型阻斷劑(beta-blockers)、利尿劑及毛地黃，或這些藥物的合併療法。

不良反應 副作用通常輕微且短暫，其發生率和劑量、年齡無關。常見副作用有頭痛、上呼吸道感染、背痛、昏眩、噁心、咳嗽、流行性感冒樣症狀、疲勞、腹痛、下痢、咽炎、末梢水腫、嘔吐、支氣管炎及鼻炎。

醫療須知 1.腎動脈狹窄：其他會影響renin-angiotensin-aldosterone system (RAAS)的藥物(如ACE inhibitors)，對兩側腎動脈狹窄或單腎且腎動脈狹窄的患者，可能會使血清肌酸酐(creatinine)或血中尿素氮增加。雖然本藥至今未有相關報告，但angiotensin II受體拮抗劑可能會有類似現象發生。

2.血管內血液量不足：和作用在RAAS的其他藥物類似，對血管內血液量不足的患者(如以高劑量利尿劑治療)，可能會發生有症狀之低血壓。因此在服用本藥前應先矯正此情形。

3.腎功能不全：本藥使用於重度腎功能不全者，應考慮定期監測血鉀值和血清肌酸酐(creatinine)濃度。對於重度或末期腎功能不全者[肌酸酐廓清率(CrCl)<15ml/min]之臨床使用經驗有限。

4.主動脈瓣、僧帽瓣狹窄(及阻塞肥厚性心肌病變)：如其他血管擴張劑，對主動脈瓣狹窄、僧帽瓣狹窄及阻塞性肥厚性心肌病變者，應特別小心使用。

5.原發性皮質醛酮分泌過多症(primary aldosteronism)：罹患原發生皮質醛酮分泌過多症的患者，通常對具有RAAS抑制作用的降血壓藥物無反應。因此，對此類患者本藥不建議使用。

6.高血鉀症：基於其他作用於RAAS的藥物之臨床使用經驗，當與保鉀利尿劑、鉀補充劑、含鉀離子之代鹽或其他可能增加血液鉀值的藥物(如heparin)併用時，可能會引起血鉀值增加。

41103 IRBESARTAN▲

孕 C/D 乳 - 泄 肝/糞 半 11～15h

Rx 150 MG, 300 MG, 300 MG/錠劑(T);

商名

Alvoprel® (GENEPHARM/美時) $6.7/T(300MG-PIC/S)
Aposa® (生達/盈盈) $4.6/T(150MG-PIC/S)
Aprotan® ＊ (生達) $4.6/T(150MG-PIC/S)
Aprovel® ◎ (SANOFI WINTHROP/賽諾菲) $6.7/T(300MG-PIC/S),
Bestan® ＊ (健亞) $6.7/T(300MG-PIC/S)
Heipo® ＊ (永勝) $6.7/T(300MG-PIC/S)
Irbeprovel® ＊ (信東) $4.6/T(150MG-PIC/S), $6.7/T(300MG-PIC/S)
Irbesartan Sandoz® (NOVARTIS/山德士) $6.7/T(300MG-PIC/S)
Irbest® ＊ (優生) $6.7/T(300MG-PIC/S),
Irbetan® ＊ (健喬信元) $6.7/T(300MG-PIC/S), $4.6/T(150MG-PIC/S),

Ibesaa® ＊（中化）$6.7/T(300MG-PIC/S)，$4.6/T(150MG-PIC/S)，
Irbecard 150®（HETERO/凱沛爾）$4.6/T(150MG-PIC/S)
Irbecard 300®（HETERO/凱沛爾）$6.7/T(300MG-PIC/S)
Irbis H®（HETERO/上亞）$6.7/T(300MG-PIC/S)
Irsar® ＊（壽元）$6.7/T(300MG-PIC/S)
Irsutan® ＊（瑞士）$6.7/T(300MG-PIC/S)，$4.6/T(150MG-PIC/S)
Teno B® ＊（優生）$89/T(300MG-PIC/S)
Zydus Irbesartan®（ZYDUS/毅有）$4.6/T(150MG-PIC/S)，

藥理作用 1.本藥是一種口服的強效選擇性血管收縮素II受體(AT_1型)拮抗劑，預料它可阻斷所有經由AT_1媒介之血管收縮素II的作用，無論該血管收縮素II的來源或合成途徑為何，此種對血管收縮素II(AT_1型)受體的選擇性拮抗作用，使得腎素與血管收縮素II的血漿濃度升高，並使醛固酮的血漿濃度降低。
2.孕婦用藥安全等級：C-妊娠第1期；D-妊娠第2和第3期。

適應症 [衛核]本態性高血壓。治療併有高血壓及第二型糖尿病患者的高血壓及糖尿病性腎病變。

用法用量 1.一般建議起始劑量及維持劑量為每日一次，每次150mg，隨餐或空腹服用，通常每日一次，每次150mg所提供的血壓控制比75mg更好。然而，可以考慮用75mg作為起始治療，尤其是血液透析的患者，以及75歲以上的老年人。
2.如果每日服用一次，每次150mg仍無法充分控制血壓，則可將劑量提高至300mg，或者添加其他降血壓劑，添加利尿劑，如hydrochlorothiazide，已經證實具有和本藥相加的作用。

不良反應 頭痛、肌肉骨骼疼痛、肌肉痛、潮紅。

醫療須知 1.由於強效利尿劑療法、限鹽飲食、腹瀉或嘔吐而導致容積及/或鈉離子消耗的患者，可能會出現低血壓症狀，特別是在服用第一次劑量之後。這些情況應在投予本藥之前，便要加以矯治。
2.當本藥用於腎功能不全患者時，最好定期監測鉀離子與肌酸酐的血清濃度。
3.本藥用於主動脈瓣或僧帽瓣狹窄、或阻塞性肥厚性心肌病患者時，應特別小心。
4.原發性腎上腺留鹽荷爾蒙過多症患者，通常對藉由抑制腎素–血管收縮素系統而產生作用的降血壓劑沒有反應；因此，不建議使用本藥。
5.一般注意事項：血管收縮與腎功能大部分取決於腎素–血管收縮素–醛固酮系統活性的患者，例如具有嚴重心衰竭或腎臟病(包括腎動脈狹窄)之患者，使用其他會影響這個系統的藥物治療，可能會伴隨急性低血壓、高氮血症、寡尿，有時甚至會引起急性腎衰竭(罕見)。

41104 LOSARTAN POTASSIUM▲

孕 C/D 乳 - 食 ± 泄 肝 ½ 2h

Rx
50 MG, 100 MG/錠劑(T)；

商名
Cosar® ＊（壽元）$4.11/T(50MG-PIC/S)
Coxco® ＊（旭能/倍斯特）$4.11/T(50MG-PIC/S)
Cozaar® ◎（MSD/歐嘉隆）$5.8/T(100MG-PIC/S)，$4.11/T(50MG-PIC/S)
Depressor® ＊（華興）$4.11/T(50MG-PIC/S)
Hetlosar®（HETERO/凱沛爾）$5.8/T(100MG-PIC/S)，$4.11/T(50MG-PIC/S)
Kinzaar® ＊（健喬信元/永茂）$3.53/T(50MG)
Losa®（南光/邁蘭）
Losacar®（CADILA/毅有）$5.8/T(100MG-PIC/S)，
Losapin® ＊（衛達）$4.11/T(50MG-PIC/S)，
Losart®（生達）$4.11/T(50MG-PIC/S)，
Losartan Jubilant®（JUBILANT/吉富）$4.11/T(50MG-PIC/S)
Losartan®（中化/中化裕民）$4.11/T(50MG-PIC/S)
Losater® ＊（井田）$4.11/T(50MG-PIC/S)，$5.8/T(100MG-PIC/S)，
Losenta® ＊（強生/鼎豐宇）$4.11/T(50MG-PIC/S)
Lostan®（健喬信元）$4.11/T(50MG-PIC/S)
Lowtan® ＊（正和）$4.11/T(50MG-PIC/S)
Lowten® ＊（瑞士）$4.11/T(50MG-PIC/S)，
Sluxdin®（永信）$4.11/T(50MG-PIC/S)，
Tanza®（正和/大昭）$4.11/T(50MG-PIC/S)
Zosaa® ＊（中化）$4.11/T(50MG-PIC/S)
Zosatan® ＊（信東）$4.11/T(50MG-PIC/S)，

藥理作用 1.Losartan為非胜肽(nonpeptide) imidazole衍生物，主要是阻斷在血管及組織中血管收縮素II中AT_1受體(type I angiotensin II receptor)；在高血壓疾病發生中血管加壓素II(angiotensin) 扮演血管收縮(vasoconstriction)引起血壓上升和醛醇固酮(aldosterone)釋出重要角色。目前，血管收縮素轉化酶(Angiotensin Converting Enzyme；ACE)抑制劑廣泛用來治療高血壓，主要是阻斷由angiotensin I轉變angiotensin II，但是angiotensin II同樣地會

由其他酵素催化形成，並不能完全由血管加壓素轉化酶抑制劑也會阻斷緩激肽(bradykinin)引起prostaglandin代謝改變；因此血管收縮素II受體的拮抗劑(angiotensin II receptor antogonist)在和一些選擇性的血管收縮素轉化酶(ACE)抑制劑比較，前者較能完全地抑制腎素−血管收縮素系統(renin angiotensin system)。

2.孕婦用藥安全等級C；在妊娠第二及第三期使用為D。

適應症 [衛核]高血壓，治療第II型糖尿病腎病變。

用法用量 投與losartan治療高血壓患者，初劑量為每天50mg，患者若併用利尿劑或肝功能異常者，劑量應減為25mg。多數患者可能需要投與每天50~100mg的劑量，假若高血壓患者投與上述劑量尚不能有效控制血壓，另外給予患者12.5mg hydrochlorothiazide的利尿劑，能幫助血壓的有效控制。

不良反應 1.在臨床試驗中，患者給予本藥在和安慰劑組患者比較，前者除了有低程度的暈眩(dizziness)外，給予本藥患者並沒有明顯的副作用發生。

2.本藥也可以投與高危險性患者，幫助減低腎動脈狹窄的危險；眾所皆知，對高血壓患者投與血管收縮素轉化酶抑制劑(ACEI)最大的副作用是咳嗽，但是投予本藥並沒有這樣困擾，可能是因為losartan能夠專一性的和receptor結合，避免影響kinin和prostaglandin系統之故。

醫療須知 1.血管水腫(angioedema)會發生在投與血管收縮素轉化酶抑制劑(ACEI)患者，但是沒有報告投與本藥也會發生此副作用，除了有時會增加患者血清中氨基轉移酵素活性(serum aminotransferase activity)外，並沒有造成患者其他血清檢查值的不正常。

2.投與本藥患者可能發生血清中鉀離子提高的副作用，但是沒有很嚴重高血鉀現象到必須停藥的報告出來。

3.本藥不能投與妊娠婦女，因為可能會影響妊娠婦女體內腎素−血管收縮素系統(renin-angiotensin system)因而造成胎兒或新生兒的死亡或傷害。本藥的孕婦用藥安全等級在懷孕第一期屬C級，在懷孕第二期及第三期屬D級。

41105 OLMESARTAN MEDOXOMIL▲

孕 C/D 乳 ? 泄 肝/腎 T½ 13h

Rx 20 MG, 40 MG/錠劑(T);

商 名

Eusartan® ∗ (井田/天下) $6.4/T(20MG-PIC/S), $10.6/T(40MG-PIC/S)
Olmemai® ∗ (MACLEODS/麒嘉) $10.6/T(40MG-PIC/S)
Olmesar 20® ∗ (HETERO/凱沛爾) $6.4/T(20MG-PIC/S)
Olmesar 40® ∗ (HETERO/凱沛爾) $10.6/T(40MG-PIC/S)
Olmesardin® ∗ (永信) $6.4/T(20MG-PIC/S), $10.6/T(40MG-PIC/S)
Olmesartan Sandoz® (NOVARTIS/山德士) $6.4/T(20MG-PIC/S)
Olmetec® ◎ (MOBILAT/第一三共) $6.4/T(20MG-PIC/S), $10.6/T(40MG-PIC/S)
Olmetero® (HETERO/上亞) $10.6/T(40MG-PIC/S)
Olsaa® ∗ (中化) $6.4/T(20MG-PIC/S), $10.6/T(40MG-PIC/S)
Olsar® ∗ (健喬信元/瑞安) $6.4/T(20MG-PIC/S)
Omesar® ∗ (健喬信元) $10.6/T(40MG-PIC/S), $6.4/T(20MG-PIC/S)

藥理作用 1.Olmesartan對AT_1受體的親和性比AT_2高12,500倍。藉由血管收縮素轉換抑制劑來阻斷腎素-血管收縮素系統，以抑制血管收縮素I。

2.阻斷血管收縮素II受體，將抑制血管收縮素對腎素分泌的負向調整回饋，但所增加的血漿腎素活性與循環中血管收縮素II濃度，將不會影響超過olmesartan對血壓的作用。

3.孕婦用藥安全等級C；在妊娠第二及第三期使用為D。

適應症 [衛核]高血壓。

用法用量 1.應隨個別狀況投與適當劑量。當單獨使用於非血量充足的患者，olmesartan一般的建議開始劑量為20mg，每天一次。治療2週後，血壓仍需進一步降低的患者，olmesartan的劑量可增加為40mg。超過40mg的劑量不會有明顯的效果。每天分二次投藥，不會比總劑量投與一次的效果更好。

2.對老年患者、中度至嚴重程度腎功能障礙(肌酸酐清除率<40ml/min)或中度至重度肝功能不全的患者(參見臨床藥理學之特殊族群)，不須調整初始治療劑量。在血量可能不足的患者(例如用利尿劑治療的患者，尤其是有腎功能障礙者)，olmesartan的治療應在

嚴密監側，並考慮較低的初始投與劑量。

3.Olmesartan可與食物一起服用或空腹時服用。若單獨使用olmesartan無法控制血壓，可合併加上利尿劑，也可和其它抗高血壓藥物一起使用。

不良反應

1.背痛、支氣管炎、磷酸肌酸荷爾蒙升高、下痢、頭痛、血尿、高血脂、高三酸甘油脂血症、類感冒症狀、咽炎、鼻炎、鼻竇炎。

2.全身：胸痛、末梢水腫中樞及末梢神經系統：暈眩胃腸道：腹痛、消化不良、胃腸炎、噁心心跳及心律異常：心跳過快代謝及營養失調：高膽固醇血症、高血脂症、高尿酸血症肌肉骨骼系統：關節痛、關節炎、肌肉痛皮膚與附屬器官：紅疹。

醫療須知

1.懷孕分級D。在懷孕第2和第3期時，使用腎素-血管昇壓素系統的藥物使胎兒腎功能降低及增加胎兒和新生兒罹病率與死亡，因而發生的羊水過少與胎兒肺部發育不良及胎兒四肢攣縮有關。一旦病患確定懷孕，需立即讓病患停用本藥。

2.年齡小於1歲以下的嬰幼兒不應使用本藥治療高血壓。

3.腎素-血管昇壓素系統被活化的病患(例如以高劑量利尿劑治療之病患)，一開始以本藥治療可能會出現全身性低血壓的症狀。應在嚴密醫護監視下開始治療。若發生低血壓，病患應採仰躺姿勢，需要時應給予生理鹽水靜脈輸注。暫時性的低血壓並非治療的禁忌，通常當血壓穩定後即可繼續治療。

4.腎功能與腎素-血管昇壓素-醛固酮系統活性有關的病患(例如嚴重鬱血性心衰竭的病患)，若以血管昇壓素轉換酶抑制劑或血管昇壓素接受器拮抗劑治療，會出現尿少症及/或進行性氮血症及(罕見)急性腎衰竭及/或死亡。以本藥治療也會出現類似的結果。

5.有報告顯示在使用olmesartan數月至數年的病患身上，曾發生嚴重的慢性腹瀉伴隨體重明顯減輕，且通常可在病患的腸組織切片上發現絨毛萎縮的現象。

6.不建議合併使用血管昇壓素轉化酶抑制劑(ACEIs)、血管昇壓素接受器阻斷劑(ARBs)或含aliskiren成份藥品來雙重阻斷腎素-血管昇壓素-醛固酮系統(RAAS)，若確有必要使用雙重阻斷治療，應密切監測病患之腎功能、電解質及血壓。

7.Olmesartan為一種抑制腎素-血管昇壓素系統(RAS)的藥物。抑制RAS的藥物可能引起高血鉀症。需定期監測血清中電解質。

41106 TELMISARTAN▲

孕 C/D 乳 - 食 ± 泄 糞便 T½ 24h

Rx 20 MG, 40 MG, 80 MG/錠劑(T);

商名

Micardis® ◎ (BOEHRINGER INGELHEIM/百靈佳殷格翰) $9.1/T(80MG-PIC/S), $5.8/T(40MG-PIC/S)
Telcard® (CADILA/吉富) $9.1/T(80MG-PIC/S)
Telcard® (ZYDUS/毅有) $5.8/T(40MG-PIC/S), $4.89/T(20MG-PIC/S)
Telmi H40® (HETERO/凱沛爾) $5.8/T(40MG-PIC/S)
Telmi H80® (HETERO/凱沛爾) $9.1/T(80MG-PIC/S)
Telmisa® * (生達) $9.1/T(80MG-PIC/S)
Telmisartan Sandoz® (LEK/山德士) $9.1/T(80MG-PIC/S)
Telsar® (HETERO/上亞) $9.1/T(80MG-PIC/S)
Tesaa® * (中化)

藥理作用

1.Telmisartan為一口服有效且為專一性的血管收縮素第二型受體(specific angiotensin II receptor，type AT_1)之抗拮劑。

2.Telmisartan與AT_1受體有很高的親合力，因而能在此取代angiotensin II之位置，而angiotensin II的作用必須與AT_1受體結合才能產生。Telmisartan不會使AT_1受體產生任何部分的活性(partial agonist activity)。Telmisartan能具選擇性而且持久地和AT_1受體結合。

3.Telmisartan會降低血漿aldosterone(醛醇固酮)的濃度。Telmisartan不會抑制人體的血漿腎素(human plasma renin)，也不會阻斷離子的通道。Telmisartan不會抑制angiotensin converting enzyme(血管收縮素轉換，又稱kininase II)，此酵素能分解bradykinin，因此telmisartan不會增強與bradykinin媒介的不良反應(bradykinin-mediated adverse effects)。

4.Telmisarten能使高血壓患者的收縮壓及舒張壓降低，但不會影響脈搏的速率。Telmisartan的降壓效果與其他類別的代表性降血壓藥物相當(從telmisartan和其他降血壓藥物如amlodipine、atenolol、enalapril、hydrochlorothiazide、losartan、lisinopril的比較性臨床研究可證實之)。

5.孕婦用藥安全等級C；D-在妊娠第二及第三期使用。

適應症 [衛核]原發性高血壓。降低心血管風險。

用法用量 推薦劑量為每天口服一次，每次40mg。有些患者可能只需每天口服20mg即可出現療效。需要時，可增至每天最高劑量80mg，每天口服一次。Telmisartan也可和thiazide類利尿劑(如hydrochlorothiazide)併用，此對降壓效果具有加成效益。當考慮增加劑量時，請切記本藥最大之降壓效果通常是在開始治療的4~8週出現。

不良反應 腹瀉是使用telmisartan預期的不良反應。與其他的血管收縮素第二型拮抗劑(angiotensin II antagonists)相同，少數病例曾發生血管性水腫、搔癢症、皮疹及蕁痲疹。

醫療須知 1.腎血管性高血壓：雙側腎動脈狹窄或僅單一腎臟有功能而腎動脈狹窄者，如接受會影響renin-angiotensin-aldosterone system之藥物治療時，可能會增加發生低血壓的危險及腎功能不足。

2.如同其他的血管擴張劑，主動脈及僧帽瓣狹窄、阻塞性肥厚性心肌病變的患者接受本藥治療時應特別小心。

3.高鉀血症：其他會影響renin-angiotensin-aldosterone system的藥物治療時，患者可能會發生高鉀血症，尤其是當患者合併有腎臟損害及活心衰竭時，較可能發生高鉀血症。雖然本藥在這方面的報告闕如，對可能發生高鉀血症隻患者施予本藥時，建議仍應給予適當的監測。

4.根據使用其他會影響renin-angiotensin system的藥物之經驗，這類藥物如與保鉀利尿劑、鉀離子補充劑、含鉀之代鹽物、或其他可能會增加鉀離子濃度的藥物(如heparin等)併用時，可能會使血清鉀離子濃度增加。因此這類藥物如與本藥併用時應極為小心。

5.如同在其他降血壓劑所觀察到的情形，缺血性心臟病(ischemic cardiopathy)或缺血性心血管疾病(ischemic cardioascular disease)的患者如血壓降得太低，可能會導致心肌梗塞或中風。

6.對血管收縮及腎功能主要依賴(RAAS)的患者，例如嚴重的充血性心衰竭或有基本的腎疾患(包括腎動脈狹窄)如給予會影響此系統的其他藥物，曾報告與引起急性低血壓、高氮血症、少尿症、或與罕見心、腎衰竭有關。

7.接受高劑量利尿劑排除體液或鈉離子者、限鹽飲食者、腹瀉或嘔吐者，服用本藥可能發生症狀性低血壓(symptomatic hypotension)，此現象尤可能於服用第一劑後出現。此現象應於開始Micardis治療前給予矯正。體液或鈉離子的流失應於開始Micardis治療前給予矯正。

8.Telmisartan主要是從膽汁排除，膽道阻塞性疾患或肝功能不全之患者服用本藥時會降低藥物之清除，因此這類患者應小心服用本藥。

9.在接受telmisartan治療的期間如確定懷孕，應立即停藥。在懷孕的第二期或第三期，直接作用於renin-angiotensin system的藥物會造成胎兒的傷害或死胎。Telmisartan禁用於授乳婦女，因為目前仍未知本藥是否會經乳汁分泌。

10.本藥的孕婦用藥安全等級在懷孕第一期屬C級，在懷孕第二期及第三期屬D級。

41107 VALSARTAN▲

[孕] C/D [乳] - [食] ± [泄] 肝 [半] 9h

Rx [錠] 40 MG, 80 MG, 160 MG, 320 MG/錠劑(T); [膠] 80 MG, 160 MG/膠囊劑(C);

商名

Decpress® ＊ (生達) $4.74/T(80MG-PIC/S), $5.6/T(160MG-PIC/S)

Depressure® ＊ (溫士頓) $4.74/T(80MG-PIC/S)

Diovan® ◎ (NOVARTIS/諾華) $21.2/T(320MG-PIC/S), $4.74/T(80MG-PIC/S), $5.6/T(160MG-PIC/S), $3.92/T(40MG-PIC/S)

Disartan® ＊ (健喬信元) $4.74/C(80MG-PIC/S), $5.6/C(160MG-PIC/S),

Divastan® ＊ (信東) $4.74/T(80MG-PIC/S), $5.6/T(160MG-PIC/S)

Diyaval® ＊ (十全) $4.74/T(80MG-PIC/S)

Prevan® ＊ (健亞)

Retonin® ＊ (瑞士) $4.74/T(80MG-PIC/S), $5.6/T(160MG-PIC/S),

Tareg® (NOVARTIS/山德士) $5.6/T(160MG-PIC/S), $4.74/T(80MG-PIC/S),

Vaks® ＊ (健喬信元) $5.6/T(160MG-PIC/S), $4.74/T(80MG-PIC/S)

Valazyd® (ZYDUS/毅有) $5.6/T(160MG-PIC/S)

Valen® ＊ (健喬信元/瑞安) $5.6/T(160MG-PIC/S)

Valsardin® ＊ (永信) $4.74/T(80MG-PIC/S), $5.6/T(160MG-

Klumin® ＊ (歐帕/瑩碩) $5.6/T(160MG-PIC/S)
Lasovan® ＊ (正和) $5.6/T(160MG-PIC/S), $4.74/T(80MG-PIC/S)
PIC/S),
Vosaa® ＊ (中化) $21.2/T(320MG-PIC/S), $5.6/T(160MG-PIC/S), $4.74/T(80MG-PIC/S),

藥理作用 1.本藥為口服有效強力具專一性angiotensin II受體拮抗劑、選擇性作用於AT_1受體，而AT_1受體與已知angiotensin II所產生的作用有關。AT_2受體則對心血管系統無影響。本藥對AT_1受體有相當高的親和力，約為對AT_2受體親和力的20,000倍。

2.本藥不會抑制ACE，因此不會影響bradykinin及substance P的生成代謝。故angiotensin II受體拮抗劑不太可能引起咳嗽。臨床實驗顯示，使用ACE抑制劑的患者乾咳的發生比率為7.9%，明顯($p<0.05$)高過服用本藥的患者；其乾咳的發生比率為2.6%。在另一臨床實驗中，參與試驗者為一群曾使用ACE抑制劑而有乾咳病史的高血壓患者。結果使用本藥發生乾咳者有19.5%；使用thiazide利尿劑發生乾咳者有19.0%，而使用ACE抑制劑發生乾咳者則高達68.5%($p<0.05$)。本藥不會阻斷其他的荷爾蒙受體作用或與之結合，亦不影響與心血管系統有關的離子通道。一般高血壓患者使用valsartan後會降低血壓，但不影響心搏速率。

3.對大部份高血壓患者，在投與單次口服劑量後的二個小時內即可見抗高血壓的效果，4~6小時內達到尖峰降壓效果。抗高血壓的療效可持續24小時以上。無論服用何種劑量，於重複投藥2~4週內即可達到最大降壓效果，並隨服藥期間增長而維持。若與hydrochlorothiazide合用則可增加降血壓效果。

4.突然中斷投予本藥並不會伴隨引起回復性血壓上升或其他副作用。於投予多種劑量的研究顯示：高血壓患者使用本藥對體內膽固醇及三甘油脂或飯前血糖、尿酸等數值，沒有明顯的影響。

5.孕婦用藥安全等級C；在妊娠第二及第三期使用為D。

適應症 [衛核]治療成人和6-18歲的兒童或青少年高血壓、心衰竭(NYHA 二到四級)、心肌梗塞後左心室功能異常。

用法用量 本藥建議使用劑量為(每天一次，每次80mg或160mg)，不論種族、年齡、性別。開始治療後在兩週內即可見到實質的降壓療效，而在用藥4個星期後可發揮最大療效。對血壓無法充分控制的患者，則可增加劑量至每日320mg，或是可併用利尿劑。對於腎功能不全患者，不需要考慮調整劑量；對於膽道阻塞併膽汁鬱滯導致肝功能不全之患者，應考慮調整劑量。本藥可與其他降壓藥一起使用。

不良反應 發生頻率大於等於1%的不良反應，包括頭痛、暈眩、病毒感染、上呼吸道感染、咳嗽(2.5%)、腹瀉、疲勞、鼻炎、竇炎、背痛、腹痛、噁心、咽炎、關節痛。

醫療須知 1.鈉離子及/或體液缺乏之患者：嚴重鈉離子或體液缺乏者，例如已服用高劑量利尿劑之患者，在剛開始接受本藥治療時，少數嚴重鈉離子或體液缺乏(例如已服用高劑量利尿劑之患者)會產生症狀性之低血壓，因此接受本藥治療前應先矯正鈉離子或體液缺乏情形。例如可減低利尿劑使用劑量，若發生低血壓時應使患者仰臥，並視需要可靜脈輸注生理食鹽水，在擴充體液使血壓穩定後可繼續接受本藥治療。

2.動脈狹窄：對12位患有由單邊腎動脈狹窄造成的腎性高血壓之患者短期投予本藥後，對患者之腎血流動力情況、血清creatinine值或血中尿素氮值皆無明顯改變。然而，由於對於患有單邊或雙邊腎動脈狹窄的患者來說，服用其他會影響腎素-血管收縮素-醛固酮系統的藥品，可能會引起血清creatinine值或血中尿素氮值(BUN)增加，故建議對此類患者應做監測。

3.腎功能不全：對腎功能不全患者不需要調整劑量。然而重度腎功能不全者(creatinine clearance<10ml/min)則尚未有證據證實其使用之安全性，故此類患者使用本藥需謹慎。

4.肝功能不全：本藥絕大部分會以原型藥由膽汁中排泄，因此，有膽道障礙的患者使用本藥會發現有較低的valsartan廓清率，故此類患者使用本藥需相當謹慎。

5.本藥的孕婦用藥安全等級在懷孕第一期屬C級，在懷孕第二期及第三期屬D級。

§ 41.2 血管收縮素轉化酶抑制劑(ACEI)

RAA系統與ARB及ACE抑制劑(ACEI作用點"X")

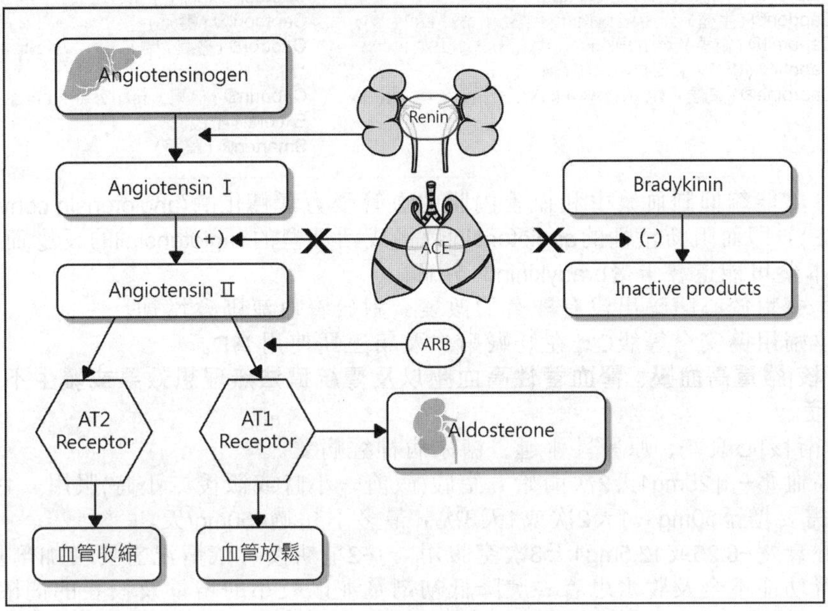

表41-4 血管收縮轉換酶抑制劑(ACEI)的藥物動力學

藥物	起始/作用期(小時)	蛋白結合率	食物對吸收的影響	活性代謝物	半衰期		排除 (24小時)	
					正常腎功能	腎功能受損	全部	未改變部份
Benazepril	1/24	≈ 96.7% (≈ 95.3%)	輕微降低	benazeprilat	10-11 hr	延長	11-12% 胆汁	追蹤
Captopril	無數據/劑量相關	≈ 25%-30%	降低		< 2 hr	延長	> 95% 尿液	40%-50% (尿液)
Enalapril	1/24	無數據	無	enalaprilat	1.3 hr (11 hr)	無數據	94% 尿液和糞便	54% (尿液)
Enalaprilat	0.25/≈ 6	無數據	無數據		11 hr	延長	無數據	> 90% (尿液)
Fosinopril	1/24	≈ 99.4%	輕微降低	fosinoprilat	≈ 12 hr	延長但不影響臨床效應	50% 尿液 50% 糞便	可忽略不計
Lisinopril	1/24	無數據	無		12 hr	延長	無數據	100% (尿液)
Quinapril	1/24	≈ 97%	降低	quinaprilat	2 hr	延長	≈ 60% 尿液 ≈ 37% 糞便	追蹤
Ramipril	1-2/24	≈ 73% (≈ 56%)	顯著降低	ramiprilat	13-17 hr	延長	≈ 60% 尿液 ≈ 40% 糞便	< 2%
Trandolapril	4/24	≈ 80%	降低	trandolaprilat	≈ 5 hr (≈ 10 hr)	延長	33% 尿液 56% 糞便	無數據

41201 CAPTOPRIL

孕 C/D 乳 - 食 - 泄 肝/腎 T½ 2~3h

Rx 12.5 MG, 25 MG, 50 MG, 100 MG/錠劑(T);

商名

APO-Capto® (APOTEX/鴻汶) $1.5/T(25MG-PIC/S)
Cabudan® (優良/健喬信元) $2/T(25MG-PIC/S-箔), $1.5/T(25MG-PIC/S)
Calatec® (中化) $1.5/T(25MG-PIC/S)
Capdon® (生達) $1.5/T(25MG-PIC/S), $2/T(25MG-PIC/S-箔),
Capomil® (衛達) $2/T(25MG-PIC/S-箔), $1.5/T(25MG-PIC/S)
Capotil® (優良/永茂) $1.05/T(25MG)
Caproine® (皇佳) $1.5/T(25MG-PIC/S), $2.94/T(50MG-PIC/S),
Capten® (汎生)
Captopin® (寶齡富錦) $1.5/T(12.5MG-PIC/S), $1.5/T(25MG-PIC/S)
Captopri® (瑞士) $1.5/T(12.5MG-PIC/S), $1.5/T(25MG-PIC/S)
Captopril® (壽元)
Captrol® (優良/瑞安) $1.5/T(25MG-PIC/S), $2/T(25MG-PIC/S-箔)
Ceporin® (信東) $2/T(25MG-PIC/S-箔), $1.5/T(25MG-PIC/S),
Excel® (榮民)
Smarten® (華興)

藥理作用 1.本藥能夠抑制血漿中和血管內膜的血管張力素轉化酶(angiotensin converting enzyme ACE)，即而阻斷活性的angiotensinI轉化成活性型的angiotensinII的反應而達降血壓的效果，本藥可能還會干擾bradykinin的分解。
2.本藥對於心臟輸出沒有顯著的改變，對於腎血流則會增加。
3.孕婦用藥安全等級C；在妊娠第二及第三期使用為D。

適應症 [衛核]嚴重高血壓、腎血管性高血壓以及傳統療法無理想效果或發生不良副作用之高血壓症。
[非衛核]心衰竭、原發性水腫、糖尿病神經病變。

用法用量 1.高血壓−由25mg1天2次開始，空腹(飯前一小時或飯後二小時)服用，1~2星期後可依情況需要增至50mg，1天2次或1天3次，最多不超過450mg/天。
2.心衰竭−6.25或12.5mg1天3次空腹用，1~2星期後可依情況需要增加劑量。
3.腎功能不全及脫水患者：應降低初劑量並以較小的增量及較長的間隔時間(1~2週)來調整劑量。達治療效果後再減至最低有效劑量。嚴重腎功能不全的患者若需使用利尿劑宜選擇loop利尿劑如furosemide。
4.兒童：新生兒初劑量0.01mg/kg一天2~3次，次依反應及耐受性調整劑量。兒童初劑量0.3mg/kg一天3次，每8~24小時增加0.3mg/kg至最低有效劑量。

不良反應 口乾、噁心、皮膚疹或味覺障礙，極少數患者發生蛋白尿、尿少症，但通常這些患者都併有腎臟疾患、另有極少數患者曾嗜中性白血球減少、顆粒性白血球過少、嗜伊紅血增多之報告；咳嗽(女性較多)，腎功能損害。

醫療須知 1.在服用本藥治療之前以及治療之後每隔1個月期間要檢查尿液中蛋白質的含量，如果尿蛋白的含量每天超過1gm，那麼就要停藥，除非是治療效益比此危險性還有價值。
2.在開始治療之前和治療的最初幾個月中，每隔2個星期都要計算白血球的數目。提示患者有任何感染的徵兆(發燒、喉嚨痛)就要報告，這可能就是嗜中性白血球減少的跡象，如果白血球的數目異常就要停藥。
3.要注意，以本藥治療需要好幾個星期才能達到最佳的效果，在這段期間要逐漸的調整其劑量。

41202 ENALAPRIL MALEATE▲

孕 C/D 乳 - 食 ± 泄 肝/腎 T½ 2h

Rx 5 MG, 10 MG, 20 MG/錠劑(T);

商名

Enalatec® (中化) $1.51/T(5MG-PIC/S), $1.51/T(20MG-PIC/S), $2/T(20MG-PIC/S-箔)
Enapril® * (生達) $1.51/T(20MG-PIC/S), $2/T(20MG-PIC/S-箔)
Enaril® (衛達) $1.22/T(20MG), $2/T(20MG-PIC/S-箔)
Fonitec® (大豐) $2/T(20MG-PIC/S-箔), $1.22/T(20MG)
Kintec® * (健喬信元/永茂) $1.22/T(20MG)
Perisafe® (回春堂)
Royatec® (皇佳) $1.51/T(20MG-PIC/S), $2/T(20MG-PIC/S-箔)
Sintec® (信東) $1.51/T(20MG-PIC/S), $2/T(20MG-PIC/S-箔), $1.51/T(5MG-PIC/S), $2/T(5MG-PIC/S-箔)
Synbot® * (健喬信元) $2/T(20MG-PIC/S-箔), $1.51/T(20MG-PIC/S), $1.51/T(10MG-PIC/S), $1.51/T(5MG-PIC/S), $2/T(5MG-PIC/S-箔)

藥理作用 1.口服後迅速被吸收，並水解成enalaprilate它可阻礙angiotensin轉化酵素，抑制具有生理的昇壓物質angiotensin II的生成，而發揮降壓效果。本藥為一具有高度專一性，長效性的血管收縮素轉化酶抑制劑(angiotensin converting enzyme inhibitor)。
2.孕婦用藥安全等級C；在妊娠第二及第三期使用為D。

適應症 [衛核]高血壓、充血性心臟衰竭。

用法用量 1.口服本藥錠劑之吸收不受食物的影響，故可於飯前，飯中或飯後服用。對於各種適應症本藥每日常用劑量範圍為，10~40mg分一次或兩次服用。至目前為止，臨床研究證實，其每日最大劑量為80mg。對於腎功能不全，充血性心臟衰竭及正使用利尿劑治療的患者，應減低其開始治療劑量。
2.心衰竭：做為利尿劑與digitalis的輔助用藥，初劑量2.5 mg一天1~2次，1~2週後可依臨床反應調整劑量。嚴密觀察至血壓穩定後數小時。降低利尿劑劑量可減少低血壓發生率。維持劑量為每日5~20mg，分1或2次服用。每日最高劑量為40mg。

不良反應 本藥的耐受性良好、臨床試驗的結果發現，服用本藥發生副用作用的機率不比安慰劑大，而其大部份的副作用不僅輕微，且為暫時性的，並不需停藥、暈眩及頭痛是較常見的副作用，疲勞無力者佔2~3%，其他副作用發生率少2%，包括低血壓，直立性低血壓、嘔心、腹瀉、肌肉抽筋、皮疹及咳嗽；使用血管收縮素轉化酶(ACE)抑制劑治療的患者曾有血管水腫的報告，包括本藥；神經血管性水腫的過敏症狀包括臉部、舌頭及聲門腫脹導致嚴重性呼吸短促的現象，如有這種情況發生，應立即停用本藥，並接受臨床檢驗。嚴重者-急性腎衰竭。

醫療須知 1.症狀性低血壓發生於開始服用本藥的患者，較易發生於體液排空，例如正服用利尿劑、限制食鹽。進行透析、腹瀉或嘔吐的患者，萬一發生低血壓症狀時，須讓患者採取臥姿，並大量喝水或靜脈注射生理食鹽水，以補充體液，必要時，可靜脈注射angiotenin II，當血液容積與血壓恢復後，通常須繼續以本藥治療之。
2.腎功能不全的患者，須減低本藥的劑量或減少給藥次數。對於一些兩側或單側腎動脈狹窄的患者，其血中尿素及血清肌胺酸酐增加的現象，於停藥後即可恢復，此情況於腎功能不全的患者尤為易見。
3.充血性心臟衰竭的患者，因使用本藥而引起的低血壓現象，可能會導致嚴重性的腎功能損壞臨床上曾經有過急性腎衰竭的報告，但這種情常都是可逆性的。
4.一些腎臟疾病的患者，當同給予本藥及利尿劑，會暫時輕微增加血中尿素及血清肌胺酸酐，這時應減少本藥的用量或停用利尿劑。

41203 FOSINOPRIL SODIUM

孕 C/D 乳 - 食 + 泄 肝 半 3～4h

Rx 10 MG/錠劑(T);

商名

Fonosil® ＊ (生達) $4.05/T(10MG-PIC/S)

Forsine® ◎ (歐帕/瑩碩) $4.05/T(10MG-PIC/S)

藥理作用 1.在人體內，本藥可被酶水解成具有藥理活性的fosinoprital，此乃血管壓力轉化酵素(ACE)之專一競爭性阻斷劑。
2.ACE與分解bradykinin之kininase相同，因此bradykinin濃度之增加亦在本藥之療效中扮演一重要角色。
3.本藥降低血壓之作用機轉主要藉由抑制腎素−血管壓力素−醛醇固酮系統(RAAS)，即使對低腎素高血壓之病亦具有抗高血壓作用。
4.本藥孕婦用藥安全分級在懷孕第一期屬C級；第二、三期屬D級。

適應症 [衛核]高血壓、心衰竭。

用法用量 1.無論單一治療或併用利尿劑，本藥之始建議劑量為10mg每天一次，然後再依服藥後2~6小時及24小時之血壓反應調整劑量。一般用以維持24小時血壓反應所需之劑量範圍為20~40mg，但某些患者需投與80mg方有更進一之反應。每天給藥一次治療之某些患者，其抗高血壓作用在投藥間隔末期可能會減弱，可考慮將每日劑量分次投藥以改善這種情況。
2.如果單獨使用本藥治療而無法適當控制血壓時，應使用利尿劑以達療效。
3.本藥與鉀離子補充劑，鉀鹽替代品或保鉀利尿劑併用時，會有增加血清鉀的昇高。

原使用利尿劑治療之患者於投與初期可能發生低血壓。為減緩低血壓之類似症狀，應儘可能於中止利尿劑投藥2~3天後，再開始本藥之治療。然後，如單獨使用本藥尚無法控制血壓時，再併用利尿劑治療。假如無法暫時中止利尿劑之治療，投與本藥10mg之起始劑量應謹慎察直至血壓穩定。

不良反應 1.下列副作用很少發生：一般胸痛、水腫、無力、流汗過度；心臟血管：心絞痛/心肌梗塞、腦血管意外、高血壓危象、心律不整、心悸、低血壓、眩暈、顏面朝紅、跛行。
2.在fosinopril單一治療引起姿勢性低血壓的比率為1.4%，低血壓或姿勢性低血壓停用本藥的比例為0.1%。
3.下列副作用偶而發生：皮膚：蕁麻疹、紅疹、對光敏感、搔養；內分泌/代謝：痛風、降低性慾；胃腸：胰臟炎、肝炎、吞嚥困難、腫壓、腹痛、脹氣、便祕、胸口灼熱、食慾/體重改變、口乾；血液：淋巴腺病變；免疫：血管性水腫；骨骼肌肉：關節痛、骨骼肌內疼痛、肌內痛/肌內痙攣；神經/精神：記憶障礙、震顫意識模糊、心情改變、感覺異常、睡眠障礙、昏睡、眩暈；呼吸：氣管痙攣、咽喉炎、鼻竇炎/鼻炎/鼻炎、喉炎/聲音沙啞、流鼻血(鼻衄)；特殊感覺：耳鳴、視覺障礙、味覺障礙、眼睛刺激；泌尿：腎功能不足、頻尿。

醫療須知 1.腎功能的損害：因本藥會抑制腎素、血管壓力素–醛醇固酮系統，可能對患者造成腎功能的改變，在患有嚴重鬱血性心臟衰竭的患者，其腎功能是依賴腎素–血管壓力素–醛醇固酮系統而定，在給予血管壓力素轉換酶抑制劑，包括fosinopril可能造成寡尿及/或漸近性氮血症，和(相當少)急性腎衰竭及/或死亡。
2.在高血壓的患者因單側腎臟之腎動脈阻塞或兩側腎動脈阻塞會造成血中尿氮及血清肌酸酐的濃度上升。由其他血管收縮素轉換酶抑制劑(ACEIs)使用經驗獲知，停止使本藥或給予利尿劑治療通常可改善此種情形。通常這種患者在使用本藥治療的前幾週，其腎功能必須加以監測。有些先前沒有腎臟血管疾病的高血壓患者在給予本藥品併用利尿劑，其血中尿氮及血清肌酸酐濃度上升是輕微的或暫時的現象。這種情形更常見於先前有腎臟受損的患者。降低本藥品劑量及/或停止利尿劑使用是必須的。
3.評估高血壓的患者必須注意其腎臟功能：腎臟功能受損會降低本藥之清除率並使AUC加倍，一般來說，劑量的調整並不需要高血鉀(血清鉀濃度比正常的上限多出10%)。在使用本藥的高血壓患者中，約有2%可發現。在大多數的病例中，只是偶發的數值，即使在繼續治療中亦可寬解。在臨床試驗中，0.1%(兩位)患者因血清鉀的昇高而停止治療。造成高血鉀的危險因子包括：腎功能不足、糖尿病及保鉀性利尿劑的使用，鉀劑的補充和/或鉀鹽的替代品，在與本藥併用都必須特別小心。

41204 IMIDAPRIL HCL
孕 C/D 乳 - 泄 腎 怙 2~8h

Rx 5 MG, 10 MG/錠劑(T);

商　名 Tanatril® ◎ (田邊) $5.9/T(10MG-PIC/S), $5.8/T(5MG-PIC/S)

藥理作用 1.本藥為不具SH基的長效Angiotensin Converting Enzyme (ACE)抑制劑，其成份imidapril HCL為一前驅藥(prodrug)經口投與後，會水解成活性代謝物diacid體(imidaprilat)。
2.Imidaprilat藉由抑制血中及內皮細胞中之ACE活性，降低升壓物質angiotensin II生成，因而有降壓之作用。
3.孕婦用藥安全等級C；D-在妊娠第二和第三期使用。

適應症 [衛核]高血壓。

用法用量 起始劑量為每天一次，每次5mg。第一次給藥可選在睡前，以避免血壓突然下降。老人或肝腎功能不佳的患者，建議起始劑量為每天一次，每次2.5mg。通常維持劑量為每天10mg，若需要可增至每天20mg，老年人最大劑量為每天10mg。

不良反應 很少發生血管性浮腫，急性腎衰竭；若發現異常時應停止投與並作適當之處置。其他副作用包括：
1.偶有紅血球、血紅素、血球容積比、血小板數目減少，嗜酸球增加等，而很少有白血

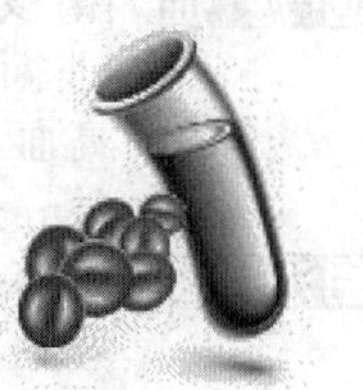

球減少之情形。
2.腎臟：偶有蛋白尿、BUN、肌酸酐上升等情形。
3.精神神經系統：偶有頭痛、頭暈、蹣跚、站立性頭暈等情形。
4.循環器：偶而會出現心悸、低血壓。
5.消化器：偶有噁心、嘔吐、胃部不適、腹痛等情形。
6.肝臟：偶有GOT、GPT、AIK-P、LDH、總膽紅素上升等情形。
7.過敏症：偶有發疹、瘙癢，此時應停止投與。
8.其他：偶而會出現咳嗽、咽頭不適、不快感、倦感感、顏面潮紅、血清鉀濃度上升，而很少有浮腫之情形。

醫療須知 1.本藥於投與後，特別是下述患者在初次投與時，曾經產生暫時性的急速血壓下降，所以投與時應自低劑量開始，並於增量時徐徐進行，同時仔細觀察患者之狀態：重症高血壓的患者；接受血液透析中的患者；利尿降壓劑投與中的患者(特別是最近才開始投與利尿降壓劑之患者)；嚴重限制食鹽攝取之患者。
2.很少會出現伴隨有呼吸困難的顏面、舌頭、聲門或喉頭腫脹症狀的血管性浮腫，如發現此種異常時應立即停止投與，並作適當之處置。
3.服用angiotensin轉換酶抑制劑之患者使用dextran cellulose sulfonate經由吸著器進行apheresis時曾發生過休克現象，所以對於這些接受apheresis之患者切勿投與。
4.服用angiotensin轉換酵素抑制劑之患者使用acrylonitrile methallyl sulfonate sodium膜(AN69)進行透析之患者切勿投與。
5.因為降壓作用有時會導致頭暈、蹣跚，所以在高處作業或操作危險的機器例如駕駛汽車時，須特別注意。
6.手術前24小時不建議投與。
7.下列患者應慎重投與：
a.有嚴重腎機能障害之患者(因有血中濃度升高之虞，所以血清肌酸酐值在>3mg/dL時，應將劑量減少或投與間隔延長等，慎重投與之)。
b.有兩側性腎動脈狹窄之患者：(有腎機能下降之虞)。
c.高齡者。
8.高齡者之投與：應自低劑量(例如2.5mg)開始投與，邊觀察患者狀態邊慎重投與之。
a.本藥主要由腎臟排泄，但因高齡者大多數腎機能降低會延遲本藥自腎臟清除，血中濃度有持續維持在高濃度之虞，所以易於發生副作用或作用增強。
b.高齡者一般來說不宜過度降低血壓(有引起腦梗塞之虞)。

41205 LISINOPRIL▲

孕 C/D 乳 - 食 ± 泄 腎 半 12h

Rx 5 MG, 10 MG, 20 MG/錠劑(T);

商名

Genopril®（健亞）$1.94/T(10MG-PIC/S), $4.25/T(20MG-PIC/S)
Lisinopril®（五洲）$2/T(10MG-PIC/S-箔), $1.94/T(10MG-PIC/S)
Lisipril® *（利達/世達）$1.94/T(10MG-PIC/S)
Noprisil®（中化）$1.94/T(10MG-PIC/S)
Safepril®（生達）$1.94/T(10MG-PIC/S)
Vastril®（羅得/瑪科隆）$1.94/T(10MG-PIC/S)
Zestril® ◎（ROVI/裕利）$1.94/T(10MG-PIC/S)

藥理作用 1.本藥為一血管收縮素轉化酶抑劑(ACE inhibitor)能抑制強血管收縮劑angiotensin II 的形成。
2.本藥能調節一特殊生理機轉，RAAS，其在血壓的控制扮演重要角色，口服後兩小時內開始發生作用。
3.使用本藥治療血性心衰竭患者，能降低pre-load和after-load增加心輸出量，而無反射性心搏過速。
4.本藥並非主要經肝臟代謝，血漿蛋白結合量極微，由尿液排出結構不變。
5.本藥能減輕 'thiazide' 導致的低血鉀症和高尿酸血症。
6.孕婦用藥安全等級C；D-在妊娠第二及第三期使用。

適應症 [衛核]高血壓、鬱血性心衰竭、急性心肌梗塞、糖尿病、早期腎病變。
[非衛核]本藥適於本態性高血壓和腎血管性高血壓的治療，可單獨使用或和其他類抗高血壓藥物併用。本藥也可用於鬱血性心衰竭患者使用digitalis和diuretic控制不佳時。此外，還可治療糖尿病早期腎病變。

用法用量 本藥的吸收不受食物影響，故能於飯前、後或和食物一起服用，起始劑量為10mg，有效維持劑量為1天一次，每次20mg，劑量視血壓和病狀調整，最大劑量為1天80mg。
CHF：起始劑量2.5mg；AMI：起始劑量5mg(連續兩天)。

不良反應 最常見之臨床副作用有：頭暈、頭痛、腹瀉、倦怠、咳嗽及噁心，其他較不常見的有姿態性低血壓、紅疹及肌肉無力。

醫療須知 1.症狀血壓少見於單純性高血壓患者，服用本藥患者如有體液流失，例如使用利尿劑、食鹽限制、洗腎、下痢、或嘔吐則較易發生低血壓，鬱血性心衰竭患者，有/或沒有腎功能不足，可見到症狀性低血壓的發生，尤其常見於較嚴重之心衰竭，使用高劑量的loop diuretics，低鈉血症或腎功能不全，這類患者應於醫護人員照料下，開始服用。勿食用含鉀代鹽。
2.本藥和/或利尿劑的劑量調整時亦應密切注意，對於有缺血性心臟病或腦血管疾病患者，當其血壓過度降低時，可能會引起心肌梗塞或腦血管意外者，須作同樣的考慮。
3.使用ACE inhibitor，有報告鮮少發生臉、四肢、嘴唇、舌頭、聲門和/或喉部的血管神經性水腫，如發生上述現象應即停用本藥且注意觀察患者直到水腫消失。
4.當欲以本藥取代β-阻斷劑時，後者須逐漸停藥，開始用本藥後，其劑量應減之。

41206 PERINDOPRIL ARGININE

孕 C/D 乳 - 食 ± 泄 腎 半 17h

Rx 5 MG/錠劑(T);

商 名

Acertil film-coated tablets 5 mg® ◎ (LES/施維雅)
$5/T(5MG-PIC/S),

藥理作用 1.本藥是ACEI(Angiotensin Converting Enzyme Inhibitor)。在體內會轉化為活性型perindoprilat。
2.本藥具降壓效果，並經由降低前負荷與後負荷而減少心臟負擔。

適應症 [衛核]高血壓、充血性心臟衰竭、對於有心肌梗塞及/或血管重建病史的病人，併用傳統心絞痛治療藥物，可降低心臟事件的危險。

用法用量 1.本藥推薦口服單一劑量為5mg，一日一次，晨間服用。治療一個月後，如有需要，可調整劑量至10mg。
2.在老年人，初劑量為2.5mg，一日一次，晨間服用。治療一個月後，如有需要，可調整劑量至5mg，然後至10mg。
3.在腎衰竭患者，本藥劑量調整依患者腎功能不全程度而定。該患者週期性血液生化檢驗(含血鉀及creatinine)為必需的 。其推薦劑量如下：

Creatinine 廓清率 (ml/min)	建議劑量
$Cl_{CR} \geq 60$	每天 5 mg
$30 < Cl_{CR} < 60$	每天 2.5 mg
$15 < Cl_{CR} < 30$	每隔一天 2.5 mg
洗腎病人	
$Cl_{CR} < 15$	洗腎當天 2.5 mg

不良反應 1.常見：頭暈、頭痛、感覺異常、眩暈、視覺障礙、耳鳴、低血壓、咳嗽、呼吸困難、腹痛、便秘、腹瀉、味覺障礙、消化不良、噁心、嘔吐、搔癢、皮疹、肌肉痙攣以及無力衰弱。
2.不常見：嗜伊紅性白血球增多、低血糖、高鉀血症、低鈉血症、憂鬱、情緒障礙、睡

眠異常、困倦、暈厥、心悸、心跳過速、血管炎、支氣管痙攣、口乾、蕁麻疹；臉、四肢、嘴唇、黏膜、舌頭、聲門及/或喉部血管性水腫；光敏感反應、類天皰瘡、多汗症、關節痛、肌痛、腎功能不全、勃起功能障礙、胸痛、不適感、週邊性水腫、發燒、血中尿素增加、血中creatinine增加、跌倒。

醫療須知 1.如有臉或四肢血管性水腫，要立刻停藥。
2.如果您即將進行外科手術，請告知麻醉師，您正服用本藥，在手術前一天應停藥。
3.如有任何問題，不可遲疑，請諮詢您的醫師或藥師。為避免不同藥物間之交互作用，如您正服用其它藥物，請告知您的醫師或藥師。
4.請置放於小孩觸摸不到之處。
5.避免服用鉀塩補充劑或保鉀利尿劑。
6.使用ACE抑制劑曾報告有咳嗽現象。其特徵為持續性的乾咳，並且在停藥後消失。ACE抑制劑引起的咳嗽應視為咳嗽鑑別診斷的一部份。

41207 PERINDOPRIL TERTBUTYLAMINE▲

孕 C/D 乳 - 食 ± 泄 腎 T½ 0.8～1h(原型)；30～120h(活性型)

Rx 4 MG, 8 MG/錠劑(T)；

商 名
Acetec® ＊ (永信) $5/T(4MG-PIC/S)
Perdopril® ＊ (健喬信元/優良) $8.9/T(8MG-PIC/S), $5/T(4MG-PIC/S)
Peripil® (健喬信元) $5/T(4MG-PIC/S)
Prinwin® ＊ (健喬信元) $8.9/T(8MG-PIC/S)

藥理作用 1.本藥是ACEI(Angiotensin Converting Enzyme Inhibitor)。在體內會轉化為活性型perindoprilat。
2.本藥具降壓效果，並經由降低前負荷與後負荷而減少心臟負擔。

適應症 [衛核]高血壓。充血性心臟衰竭。對於有心肌梗塞及/或血管重建病史的病人，併用傳統心絞痛治療藥物，可以降低心臟事件的危險。

用法用量 1.本藥推薦口服單一劑量為4mg，一日一次，晨間服用。治療一個月後，如有需要，可調整劑量至8mg。
2.在老年人，初劑量為2mg，一日一次，晨間服用。治療一個月後，如有需要，可調整劑量至4mg，然後至8mg。
3.在腎衰竭患者，本藥劑量調整依患者腎功能不全程度而定。該患者週期性血液生化檢驗(含血鉀及creatinine)為必需的 。其推薦劑量如下：

Creatinine 廓清率 (ml/min)	建議劑量
$Cl_{CR} \geqq 60$	每天 4 mg
$30 < Cl_{CR} < 60$	每天 2 mg
$15 < Cl_{CR} < 30$	每隔一天 2 mg
洗腎病人	
$Cl_{CR} < 15$	洗腎當天 2 mg

不良反應 1.常見：頭暈、頭痛、感覺異常、眩暈、視覺障礙、耳鳴、低血壓、咳嗽、呼吸困難、腹痛、便秘、腹瀉、味覺障礙、消化不良、噁心、嘔吐、搔癢、皮疹、肌肉痙攣以及無力衰弱。
2.不常見：嗜伊紅性白血球增多、低血糖、高鉀血症、低鈉血症、情緒障礙、睡眠異常、困倦、暈厥、心悸、心跳過速、血管炎、支氣管痙攣、口乾、蕁麻疹；臉、四肢、嘴唇、黏膜、舌頭、聲門及/或喉部血管性水腫；光敏感反應、類天皰瘡、多汗症、關節痛、肌痛、腎功能不全、勃起功能障礙、胸痛、不適感、週邊性水腫、發燒、血中尿素增加、血中creatinine增加、跌倒。

醫療須知 1.如有臉或四肢血管性水腫，要立刻停藥。

2.如果您即將進行外科手術，請告知麻醉師您正服用本藥，在手術前一天應停藥。
3.如有任何問題，不可遲疑，請諮詢您的醫師或藥師。為避免不同藥物間之交互作用，如您正服用其它藥物，請告知您的醫師或藥師。
4.請置放於小孩觸摸不到之處。
5.避免服用鉀塩補充劑或保鉀利尿劑。

41208 QUINAPRIL

孕 C/D 乳 - 食 ± 泄 肝/腎 ½ 2h

℞ 20 MG/錠劑(T);

商 名

Accupril® ◎ (PFIZER/輝瑞)

藥理作用

1.Quinapril係一prodrug，口服後迅速去酯化成活性型quinaprilat(quinapril diacid)。
2.Quinaprilat為一強效的血管收縮素轉化酶抑制劑(ACE inhibitor)，抑制血管收縮素轉化酶而阻斷血管收縮素II(angiotensin II)之形成，因而降低血管收縮作用及醛醇固酮(aldosterone)的分泌，降低血壓、後負荷(after-load)及前負荷(pre-load)。
3.本藥之活性型quinaprilat和ACE之親和力比其他同類藥物更強(為captopril之81倍，enalapril之15倍)，因此，雖然quinaprilat之半衰期僅3小時，但卻可以每天投藥一次而維持24小時之血壓控制效果。
4.由於本藥之半衰期短，因此，對老年人、腎功能不良者較不會導致積蓄副作用。臨床文獻指出本藥之安全性佳，適合老年患者服用。
5.孕婦用藥安全等級C；在妊娠第二及第三期使用為D。

適應症 [衛核]高血壓及充血性心衰竭。

用法用量

1.高血壓：單獨使用或與利尿劑併用。單獨使用：初劑量為每天一次，每次10mg，再依患者實際上之需要調整劑量。維持劑量為每天20~40mg，每天一次或分成二次服用。高劑量為每天80mg。與利尿劑併用：併用利尿劑者，本藥之初劑量為5mg，劑量可視情形調整。
2.腎功能不良者：creatinine clcarance>15ml/min者，初劑量為每天一次，每次5mg，再視實際需要調整劑量。Creatinine clearance<15ml/min者，宜以低劑量開始。如劑量過高時，應降低劑量或長給藥間隔。
3.老年人(≧65歲者)：初劑量為每天一次，每次5mg，再視實際需要調整。
4.充血性心臟衰竭：單獨服用本藥者，初劑量為5mg，需觀察患者是否有低血壓徵象出現。患者若併用利尿劑及或強心配體，最高劑量可調整至每天40mg，分二次服用。併用治療時，一般的維持量為每天10~20mg，分二次服用。

不良反應 本藥之耐受性佳、副作用通常是輕微而短暫，如頭痛、眩暈、鼻炎、咳嗽、上呼吸道感染、疲倦、噁心。嚴重的-血管性水腫。

41209 RAMIPRIL▲

孕 C/D 乳 - 食 ± 泄 肝/腎 ½ 17h

℞ 2.5 MG, 5 MG, 10 MG/錠劑(T); 2.5 MG/膠囊劑(C);

商 名

Maxipril® ∗ (羅得/瑪科隆) $4.08/T(10MG-PIC/S),
Ramey® ∗ (CADILA/吉富)
Ramily® ∗ (瑞士) $4.08/T(10MG-PIC/S), $3.18/T(5MG-PIC/S)
Ramitace® ∗ (皇佳) $2.64/C(2.5MG-PIC/S)
Rapmitec® ∗ (歐帕/保盛) $4.08/T(10MG-PIC/S)
Roopril® ∗ (十全) $2.64/T(2.5MG-PIC/S),
Sipo® ∗ (永勝) $4.08/T(10MG-PIC/S)
Syntace® ∗ (健喬信元) $4.08/T(10MG-PIC/S),
Tritace® ◎ (SANOFI/賽諾菲) $2.64/T(2.5MG-PIC/S), $4.08/T(10MG-PIC/S)

藥理作用

1.本藥為-轉化抑制劑(converting enzyme inhibitor)具有保護bradykinin免於被破壞的作用及阻斷血管收縮素II(angiotensin II)之形成的雙重作用，因而除了具有降低血壓效果外，在沒有降壓作用的低劑量下，也可減少左心室肥大，預防心肌纖維化(myocardiac fibrosis)，減少血管內膜增生(necintima proliferation)，降低高蛋白尿腎病患者之尿蛋白(proteinuria)。

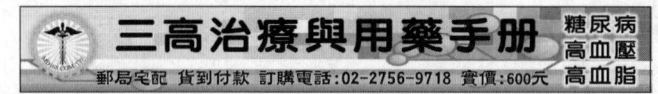

2.本藥之半衰期長達17小時，每天投藥一次，即可維持24小時之控制血壓效果，61%的患者使天2.5mg一天一次，即可控制舒張於90mmHg以下。

3.孕婦用藥安全等級C；在妊娠第二及第三期使用為D。

適應症 [衛核]高血壓、心肌梗塞後的心衰竭、降低因心血管疾病導致之心肌梗塞、中風及死亡的危險。

用法用量 1.初劑量：以ramipril 2.5mg一天一次開始，視患者情況調整維持劑量5mg~10mg。

2.腎功能不全患者或併服利尿劑患者，初劑量由ramipril 1.25mg一天一次開始

不良反應 少數患者會有眩暈、嘔吐、腹痛、下痢、咳嗽、搔癢等現象。

醫療須知 1.患以下嚴重疾病患者使用本藥須調整劑量，並小心使用：腎機能不足、心衰竭、雙側腎動脈狹窄、具單腎患者且合併腎動脈狹窄、肝功能不全、患自體免疫疾病(如：白血球減少症已出現腎功能不全及膠質變性)，體液及鹽份嚴重流失患者(如：症狀性低血壓)。

2.尚未建立兒童劑量，故兒童不宜使用。

§ 41.3 鈣離子拮抗劑

鈣離子通道阻斷劑的作用部位

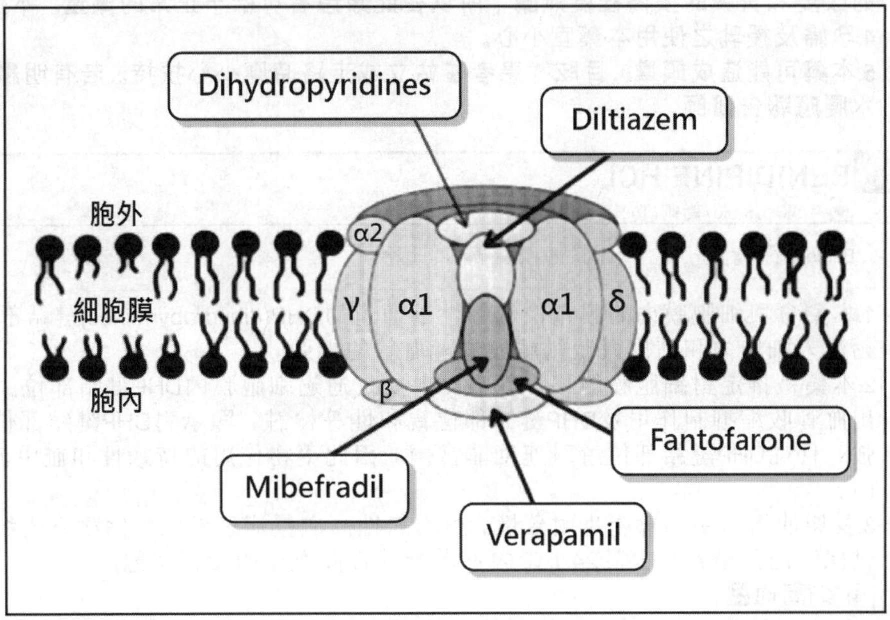

41301	AMLODIPINE BESYLATE▲	孕C 乳 - 泄 肝 半 35～50h

℞ 5 MG, 10 MG/錠劑(T);

商名

Alopine® ＊（衛達）$3.09/T(5MG-PIC/S)
Amcopine® ＊（華興）$3.09/T(5MG-PIC/S), $3.09/T(10MG-PIC/S)
Amlo®（壽元）$3.09/T(5MG-PIC/S)
Amlobin® ＊（生達）$3.09/T(10MG-PIC/S)
Amlobin® ＊（盈盈/生達）$3.09/T(5MG-PIC/S),
Amlodac®（ZYDUS/吉富）$3.09/T(5MG-PIC/S)
Amlodine® ＊（寶齡富錦）$3.09/T(10MG-PIC/S), $3.09/T(5MG-PIC/S)
Amlodipine Sandoz®（LEK/山德士）$3.09/T(5MG-PIC/S)
Amlodipine®（中化/中化裕民）$3.09/T(5MG-PIC/S)
Amndiline®（中化）$3.09/T(5MG-PIC/S)
Amopine®（信東）$3.09/T(5MG-PIC/S),
Ampin®（永信）$3.09/T(5MG-PIC/S),
Calnelpress® ＊（衛達/恆生）$3.09/T(5MG-PIC/S)
Cinopin®（瑞士）$3.09/T(5MG-PIC/S),
Cinsuton®（瑞士/新瑞）$3.09/T(5MG-PIC/S)
Du. Q® ＊（羅得）$3.09/T(5MG-PIC/S), $3.09/T(10MG-PIC/S),
Jiangho® ＊（井田）$3.09/T(10MG-PIC/S)
Lodipine® ＊（健喬信元/永福）$3.09/T(5MG-PIC/S)
Lolate®（永勝/瑪科隆）$3.09/T(5MG-PIC/S)
Nobar®（健喬信元）$3.09/T(5MG-PIC/S),

Amlopine® ＊（利達）$3.09/T(5MG-PIC/S),
Amlopine® ＊（台裕）$3.09/T(5MG-PIC/S)
Amlos® ＊（健喬信元/永茂）$3.09/T(5MG-PIC/S)
Amlosin®（HETERO/凱沛爾）$3.09/T(10MG-PIC/S),
$3.09/T(5MG-PIC/S),
Nordipine®（歐帕/瑩碩）$3.09/T(5MG-PIC/S)
Norvasc® ◎（VIATRIS/暉致）$3.09/T(5MG-PIC/S),
Nova® ＊（元宙/坤億）$3.09/T(5MG-PIC/S)
Yawaho®（井田）$3.09/T(5MG-PIC/S)

藥理作用 1.本藥是抑制鈣離子流入(slow channel阻斷或鈣離子拮抗劑)，可選擇性抑制鈣離子進入心臟及血管平滑肌。
2.本藥降血壓作用的反應機轉在於對血管平滑肌的鬆弛作用，本藥舒緩心絞痛的確實作用機轉不很清楚，主要作用於周邊循環，減少末梢阻力且增加心臟輸出量。

適應症 [衛核]高血壓、心絞痛。

用法用量 高血壓和心絞痛，通常起始劑量為5mg，一天一次，可依患者症狀增加劑量最高至10mg。若和thiazide類利尿劑，β-阻斷劑及ACE抑制劑併用時，不需調整劑量。

不良反應 本藥的耐受性極佳，在臨床試驗中發現最常見之副作用為頭痛、水腫、疲倦、噁心、臉部潮紅和暈眩，由本藥引起之實驗室檢查的異常極少發現。

醫療須知 1.本藥過量引起臨床上明顯的低血壓，須要給予主動的心臟血管支持性治療，包括監測心臟和呼吸功能，抬高四肢，注意循環液體積和尿量。
2.雖然老年人比年輕人有較高的血漿濃度，但二者之排泄半衰期相近，以類似劑量使用於老年人或年輕人，耐受性相似，因此一般劑量可推薦使用。
3.本藥大部份被代謝成非活性的代謝物，只有10%，以原型由尿液排泄，本藥血漿濃度的改變和腎臟的損傷程度無關，所以在此類患者可給予正常的劑量。本藥不可透析。
4.孕婦及授乳之使用本藥宜小心。
5.本藥可能造成頭暈、目眩，患者在站立或走路時應小心扶持。若有明顯臉部或四肢水腫應報告醫師。

41302 BENIDIPINE HCL

℞ 4 MG, 8 MG/錠劑(T);

商　名 Beniel®（健喬信元）$3.12/T(4MG-PIC/S), $6/T(8MG-PIC/S)

藥理作用 1.本藥會與細胞膜內的膜電位依賴性鈣通道的DHP(dihydropyridines)鍵結部位結合，抑制鈣流入細胞內和造成冠狀動脈與週邊血管的擴張。
2.本藥被推定對細胞膜的移行性高，主要是通過細胞膜內DHP鍵結部位結合，根據摘出血管收縮抑制作用及DHP鍵結部位親和性等檢討，顯示對DHP鍵結部位的結合性很強，且從DHP鍵結部位解離速度非常慢，因此藥物作用的持續性和血中濃度幾乎不相關。
3.長期使用本藥不會產生耐藥性。對本態性高血壓症患者以1日1次方式給與本藥，提供穩定的降壓效果，於24小時內不影響其日間血壓的變化型態。

適應症 [衛核]高血壓。

用法用量 1.對成人給與1日1次2~4mg的劑量於早餐後口服服用。如有需要，根據年齡、症狀適宜地增減，不過，在效果不佳的情況時，可增加劑量至1日1次8mg。
2.對較嚴重的高血壓症，給與病人1日1次4~8mg的劑量於早餐後服用。

不良反應 至1997年10月為止的使用情況調查中，4,679例子中，副作用及臨床檢驗值異常的表現例為219例(發生率4.7%)，為361件。
①主要的副作用心跳過速(0.5%)，臉潮紅(0.5%)，頭痛(0.4%)等。
②重大的副作用：肝機能障礙，黃疸(頻率不明)：AST(GOT)，ALT(GPT)，γ-GTP的上升及伴隨著肝機能障礙和黃疸出現，若有此種情況發生時需小心觀察，若有異常改變顯著時中止給藥，並進行適當處置。

醫療須知 1.不建議使用於：
a.肝功能不全患者。b.嚴重腎功能不全患者(CLCR<10ml/min)。
2.慎重投與(下列的患者需慎重投與)：

a.過度血壓低的患者。b.高齡者[請參照「對高齡者的給藥」的部份]。
3.重要的基本的注意事項：
a.鈣離子拮抗劑投與後忽然停藥時，有症狀惡化的病例被報告，如果需要停用本藥時要慢慢減量，並充分地進行觀察病人反應。同時，患者應該注意在沒有醫生的指示下不要中止服藥。
b.本藥投與時，可能會有過度的血壓降低及暫時性的意識消失等現象的發生，若有這些樣的情況發生時，請減量使用並做適當的處理。
c.因基於降壓作用會引起頭暈等現象出現，病患若從事高處工作、汽車的駕駛等危險並伴隨機械的操作時候需更小心。

41303 DILTIAZEM

孕 C 乳 - 食 ± 泄 肝 t½ 3.5～9h(oral), 2h(IV)

Rx 30 MG, 60 MG/錠劑(T)； 50 MG/注射劑(I)； SR 60 MG, 90 MG, 120 MG, 180 MG/持續性製劑(SR)；

商名

Aerisin®(元宙) $1.5/T(30MG-PIC/S)
Cardizem Retard®(QPHARMA/台田) $5.4/SR(90MG-PIC/S),
Cardizem Unotard®(QPHARMA/台田) $8.6/SR(180MG-PIC/S)
Cartil®(健喬信元) $2/T(30MG-PIC/S-箔), $1.5/T(30MG-PIC/S), $2.02/T(60MG-PIC/S)
Diltelan®(南光/友華) $5.4/SR(120MG-PIC/S),
Diltelan®(友霖/友華)
Diltiazem®(中化/中化裕民) $1.5/T(30MG-PIC/S)
Diltisser®(中化) $2/T(30MG-PIC/S-箔), $1.5/T(30MG-PIC/S),
Herbesser injection® ◎ (TAKATA/台田) $390/I(50MG-PIC/S-50MG),
Herbesser tablets® ◎ (田邊) $1.5/T(30MG-PIC/S), $2/T(30MG-PIC/S-箔), $2.02/T(60MG-PIC/S), $2/T(60MG-PIC/S-箔)
Hesor®(優生) $2/T(30MG-PIC/S-箔), $1.5/T(30MG-PIC/S), $2.02/T(60MG-PIC/S),
Nakasser SR® * (南光) $5.4/SR(120MG-PIC/S), $5.4/SR(90MG-PIC/S),
Nakasser®(南光) $2/T(30MG-PIC/S-箔), $1.5/T(30MG-PIC/S)
Pertiazem®(皇佳) $2/T(30MG-PIC/S-箔), $1.5/T(30MG-PIC/S)
Progor®(SMB/天義) $5.4/SR(120MG-PIC/S), $8.6/SR(180MG-PIC/S)

藥理作用 1.本藥為benzothiazepine衍生物，它是一種鈣離子拮抗劑，這類藥物會抑制細胞外鈣離子經由特異的「緩慢鈣離子管道」進入心肌和平滑肌的細胞裡。抗狹心症的效應包括擴張冠狀動脈和小動脈和阻止冠狀動脈痙攣；它們也會擴張末梢小脈，降低總阻力，這些阻力是心臟必須做功來克服的，因此，相對的會減少心肌能量的消耗和氧的需求量。
2.抗狹心症的效應包括擴張冠狀動脈和小動脈和阻止冠狀動脈痙攣，因此增加心肌氧氣輸送。
3.它們也會擴張末梢小動脈，降低總阻力(抗高血壓作用)，這些阻力是心臟必須做功來克服的，因此，相對的會減少心肌能量的消耗和氧的需求量。

適應症 [衛核]狹心症、輕度至中度之本態性高血壓

用法用量 1.心絞痛：初始劑量，每日口服三次，每日60mg(或每日四次，每次30mg)如需要可增加至每日360mg。最大劑量480mg。每日劑量180~360mg，可以每日投予一或二次。
2.高血壓：初始劑量，每日二次，每次60~120mg，每日最大劑量360mg(可以控釋膠囊或控釋錠劑給予)。
3.心律不整：初始劑量，靜脈注射二分鐘以上給予每kg體重0.25mg；15分鐘後可追加每kg體重0.35mg。心房顫動撲動，可在注射過後給以靜脈輸注。初始灌注速度：每小時5~10mg，如需要可每次增加每小時5mg，直至流速為每小時15mg；可持續至24小時。

不良反應 1.若下列副作用發生，必須立即停藥：心臟問題、發疹、下肢腫脹，這些特殊副作用通常是不會發生的祇是暫時性的出現在高血壓病人身上。
2.偶有下列症狀發生：下肢腫脹、頭痛、臉部潮紅、疲倦、心悸、不適、消化問題、口乾、噁心、嘔吐、下瀉、便祕與皮膚發疹。
3.極少患者會有：心跳不規則、低血壓與昏厥、幻覺、憂鬱、失眠、血糖過高與陽萎。
4.曾有皮膚局部發疹病例，於停止治療後，症狀即會消失。
5.治療初期，曾有肝臟氨基轉移酵素暫時性增加的情形。即少有病例出現肝炎報告，於停止治療後症狀消退。

6.曾有眩暈、皮膚或黏膜發炎、神經質、關節與肌肉疼痛、光敏感、低血壓、牙齦腫脹與男性乳房症等報告。

醫療須知 1.使用本藥治療，對於證使用β-Blocker之患者、心臟病患、老年患者及其併有肝腎疾患者應注意監控。
2.如果患者已使用Cyclosporin治療者，尤其需要特別監督使用。
3.如果是全身麻醉時，需通知麻醉師患者服用本藥。
4.如果腹瀉，可能會影響本膠囊所有內容物完整釋出。
5.與其他藥物或食物交互作用：
a.當本藥與其他藥物併用，尤其是與作用於血液循環與心臟藥物併用時，因為類似療效或副作用的加強，需注意交互作用可能會發生。
b.尤其是合併下列藥物：dantrolene,amiodarone,抗憂鬱劑,neuroleptic,鋰製劑,rifampicin,維他命D,鈣鹽,triazolam,nifedipine,digoxin,digitoxin,imipramine,alpha-拮抗劑(例如prazosin),carbamazepine,cyclosporin,theophylline,phenytoine,H2-拮抗劑,nitrocompounds與麻醉劑。
6.本藥不建議用於懷孕或即將懷孕的婦女。如果哺乳期還是必須使用Progor治療，應改以他法餵食嬰兒。
7.開車與機器操作須小心使用，尤其是治療初期；如果需要改變治療或需要使用含酒精成份製劑，都須要定期監督本藥之治療。

41304 FELODIPINE▲

孕C 乳 - 食 - 泄 肝/腎 t½ 24h

℞ 5 MG, 5 MG, 10 MG/持續性錠劑(T.SR); SR 2.5 MG, 5 MG, 10 MG/持續性製劑(SR); 5 MG/持續性錠劑(T.SR);

商名
Fedil S.R.®（生達）$1.77/SR(5MG-PIC/S), $2/SR(5MG-PIC/S-箔),
Felo E.R.® ＊（永勝）$3.04/T.SR(10MG-PIC/S), $1.77/SR(2.5MG-PIC/S), $1.77/SR(5MG-PIC/S)
Felopine E.R.® ＊（十全）$3.04/SR(10MG-PIC/S)
Felopine E.R.® ＊（十全/十安）$1.77/SR(5MG-PIC/S),
Felpin ER®（信東）$1.77/T.SR(5MG-PIC/S)
Fepine E.R.®（永勝/惠勝）$1.77/SR(5MG-PIC/S), $2/SR(5MG-PIC/S-箔)
Plendil ER® ◎（ASTRAZENECA/裕利）$1.77/SR(5MG-PIC/S), $3.04/SR(10MG-PIC/S)
Polo SR®（南光）$3.04/SR(10MG-PIC/S),
Stapin S.R.® ＊（生達/盈盈）$1.77/SR(5MG-PIC/S),
Versant-XR®（生達）

藥理作用 本藥為新一代的鈣離子拮抗劑，它能選擇性作用在末梢的血管，又可抑制肌肉活性，降低血管張力，而減少末梢血管的阻力和減低心臟對氧氣的需求量，能有效治療心絞痛與高血壓；本藥又有輕度的利尿作用。

適應症 [衛核]高血壓、心絞痛。

用法用量 1天一次，每次口服10mg。

不良反應 1.常見-心悸、潮紅、末梢水腫、眩暈、疲憊；2.偶有-心跳過快、頭痛、噁心、腹瀉、脹氣、消化不良。

醫療須知 1.本藥與digoxin以及細胞色素P450的誘發劑和抑制劑會產交互作用。
2.本藥不影響心臟功能，故適於冠狀動脈性心臟病、心衰竭、腎臟病、糖尿病引起的高血壓患者。
3.投與本藥後2~5小時血壓會下降，隨後又跟著反射性心跳速率而上昇(約5-10bpm)。

41305 LACIDIPINE▲

孕C 乳 + 泄 肝 t½ 13～19h

℞ 2 MG, 4 MG, 6 MG/錠劑(T);

商名
Ladipine®（健喬信元/永茂）$4.39/T(4MG-PIC/S)
Lesyn® ＊（健喬信元）$3.3/T(2MG-PIC/S), $7.1/T(6MG-PIC/S), $4.39/T(4MG-PIC/S)
Luxtab®（健喬信元/永福）$4.39/T(4MG-PIC/S)

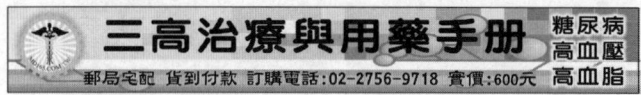

藥理作用 Lacidipine是一種專一且強效的鈣離子拮抗劑，對於血管平滑肌的鈣離子通道，具有卓著的選擇性。Lacidipine的主要作用是擴張末梢小動脈，降低末梢血管阻力，進而降低

血壓。

適應症 [衛核]高血壓。

用法用量 1.起始劑量是每天一次，每次2mg。每天必須在同一時間服用，最好在早晨服用。
2.應當視病情的嚴重性，並根據患者的個別反應而調整劑量。

不良反應 1.本藥的耐受性十分良好。有些患者可能會出現與末梢血管擴張藥理作用有關的輕微副作用。最常見的副作用是頭痛、潮紅、水腫、眩暈及心悸。這些情況通常是暫時性的，並且在持續服用相同的劑量後便會消失。很少有無力、皮疹(包括紅斑和搔癢)、胃部不適、噁心、多尿及齒齦增生的報告。如同使用其他二氫嘧啶類鈣離子拮抗劑一樣。
2.曾有少數患者發生潛在的心絞痛惡化的報告，特別是在開始治療之後。有症狀的缺血性心臟病患者比較容易發生在這種情況。
3.本藥不會造成明顯的血液檢驗值變化。極少發現到患者血中鹼性磷酸酶(alkaline phosphatase) 的可逆性升高。

醫療須知 1.在特定的研究中，lacidipine已被證實不會影響竇房結(SA node)的自發性功能，或延長房室結(AV node)的傳導時間。然而，根據學理上的推測，仍須注意鈣離子拮抗劑可能會影響竇房結和房室結的功能。因此，對於先前已有竇房結和房室結活性異常的患者，應小心使用本藥。
2.在健康的志願者、患者及前臨床研究中，本藥並不會抑制心肌的收縮力。然而，如同使用其他鈣離子拮抗劑一樣，本藥用於心餘力不足的患者應小心
3.如同使用其他二氫嘧啶類(dihydropyridine)鈣離子拮抗劑一樣，本藥用於不穩定型心絞痛患者應小心。
4.腹膜透析過程中可能會有蛋白質、胺基酸及水溶性維生素流失的情形，此時應依醫師指示做適當補充。
5.本藥用於最近發生過心肌梗塞的患者應小心。本藥用於肝衰竭患者應小心，因為抗高血壓的效果可能會增強。
6.沒有證據顯示本藥會減弱葡萄糖耐受性，或改變糖尿病的控制。
7.尚未有lacidipine用於人類懷孕期的安全性資料。動物研究已證實本藥沒有致畸胎作用，也不會損害發育。

41306 LERCANIDIPINE HCL▲

孕C 乳 - 泄 肝 半 8～10h

Rx 10 MG/錠劑(T);

商名

Lercanidipine Mylan® (MYLAN/邁蘭) $4.56/T(10MG-PIC/S)
Lerka® ＊ (健喬信元) $4.56/T(10MG-PIC/S)
Lerpin® ＊ (信東/榮洋) $4.31/T(10MG)
Micapine® ＊ (中化) $4.56/T(10MG-PIC/S)
Zanidip® ◎ (RECORDATI/友華) $4.56/T(10MG-PIC/S)

藥理作用 1.本藥是屬於dihydropyridine的鈣離子拮抗劑，其會抑制鈣離子穿過細胞膜進入心肌和平滑肌。抗高血壓之作用是因直接對血管平滑肌之擴張作用而降低周圍血管之阻力。雖然其藥動學顯示半衰期不長，但因具有高的細胞膜分配係數(membrane partition coefficient)，因此具有長效的抗高血壓活性。同時因為具有高度血管選擇性，故不會影響心肌收縮力。
2.本藥產生之血管擴張作用是漸進性，因此對於服用本藥的高血壓患者，因為急性低血壓所導致的反彈性心跳過速現象是極為罕見。

適應症 [衛核]高血壓。

用法用量 推薦劑量為每日口服1錠(10mg)，飯前15分鐘服用; 如有需要可依患者之個別情況增加至20mg(2錠)。因最大的降壓作用在服藥後約二星期才出現，故劑量需漸進調整，不可立即增加。

不良反應 以本藥治療一般的耐受性極好，於對照的臨床試驗所觀察之副作用，包括：潮紅、周圍水腫、心悸、心跳過速、頭痛、眩暈、虛弱。未能確知與藥物使用是否有關的不良反應且發生率低於1% 者包括：疲勞、胃腸道不適如消化不良、噁心、嘔吐、胃上部疼痛

和腹瀉、多尿、紅疹、嗜睡與肌痛。低血壓則發生在少數病例中。雖未在臨床試驗中觀察到，但亦如其他dihydropyridine一樣有少數發生牙齦增生之現象，有報告指出其可能會使血清中肝的transaminase濃度可逆性的增加；並未觀察到其它與本藥有關的實驗室檢測異常現象。

醫療須知 1.本藥不建議給嚴重之肝、腎功能不良之患者使用。(CrCl<10mg/min)。
2.無證據顯示對鼠與兔有致畸胎效應，且對鼠的生殖力亦無影響。然而，並沒有lercanidipine對懷孕與授乳之臨床試驗，曾有其他dihydropyridine對動物有致畸胎作用，故lercanidipine不應用於懷孕或授乳期或可能懷孕之患者(除非已實行有效避孕)。因lercanidipine具高親脂性，故其可能會分佈於乳汁中，因此授乳婦不可服用。
3.臨床試驗顯示其不會影響患者開車或操作機器的能力，但因其可能產生眩暈、虛弱、疲勞、嗜睡(罕見)，故仍應注意。

41307 NICARDIPINE HCL▲

孕C 乳 - 泄 肝 T½ 8.6h

Rx 20 MG/錠劑(T)； 0.1 MG, 0.1 MG/ML, 0.2 MG/ML, 1 MG/ML/注射劑(I)；

商名
Holdipine Premixed®（南光）$434/I(0.2MG/ML-PIC/S-200ML),
Holdipine®（南光）$108/I(1MG/ML-PIC/S-10ML), $223/I(1MG/ML-PIC/S-20ML)
Ledipine®（杏林新生/瑩碩）$108/I(1MG/ML-PIC/S-10ML), $415/I(1MG/ML-PIC/S-25ML), $51/I(1MG/ML-PIC/S-2ML)
Nicardipine Aguettant®（LAB. AGUETTANT/安沛）
Nicarpine I.V.®（濟生/培力）$108/I(1MG/ML-PIC/S-10ML)
Nicarpine PR®（濟生/培力）$223/I(0.2MG/ML-PIC/S-100ML), $108/I(0.1MG/ML-PIC/S-100ML)
Nicarpine S.C.®（培力）$2.01/T(20MG-PIC/S),
Perdipine® ◎（NIPRO/第一三共）$108/I(1MG/ML-PIC/S-10ML)
Zedipine®（台裕/正昌容）$108/I(1MG/ML-PIC/S-10ML),

藥理作用 本藥可以抑制Ca++向血管平滑肌細胞之流入而發揮血管擴張作用，此外並有cyclic-AMP phosphodiesterase之抑制作用。因此，本藥具有(1)腦血管擴張作用，(2)血壓降下作用，(3)本藥有強力的冠擴張作用，增加冠血流量的同時，亦可降低末梢血管阻力，減輕後負荷而可以減少心肌氧氣消耗量。

適應症 [衛核]適用於當口服治療不可行或不合適時、對高血壓的短期處置。
[非衛核](1)伴隨下列疾患之腦血流障礙之諸症狀的改善。腦梗塞後遺症，腦出血後遺症，腦動脈硬化症。(2)本藥能平穩，適確地降低血壓，適用於治療各種類型高血壓。(3)10mg針：手術時異常高血壓的緊急處理；高血壓性緊急症。

用法用量 1.20mg錠：通常成人一次1錠，一日三次，經口投與。
2.10%散：通常成人一次0.2g，一日三次，經口投與。
3.10mg針：以生理食鹽水稀釋成0.01~0.02%(1ml相當於0.1~0.2mg)，ⓐ手術時異常高血壓的緊急處理，以每分鐘每kg體重相當於2~10μg的點滴速度靜注(2~10μg/kg/min)投與，使血壓降至期望值，再依血壓監測來調整；ⓑ高血壓性緊急症，以每分鐘每kg體重相當於0.5~6μg的點滴速度靜注(0.5~6μg/kg/min)投與，使血壓降至期望值，再依血壓監測來調整。

不良反應 偶有噁心、食慾不振、胃灼熱、便秘、下痢；顏潮紅、頭暈、悸動、血壓下降、倦怠；發疹、搔癢、頭痛、頭重、頻尿：SGOT↑，SGPT↑，BUN↑等。

醫療須知 使用上的注意事項：
1.慎重投與(對下列患者必須慎重投與)
(1)腦出血急性期的患者[因為有可能出血加劇，本藥只該用於預期的治療效益大於治療風險時]。
(2)腦中風急性期顱內壓力升高的患者[因為顱內壓有可能升高，本藥只該用於預期的治療效益大於治療風險時]。
(3)有肝、腎功能不良者[本藥主要由肝臟代謝。又一般重度腎功能不良之患者，急速降壓有可能會使腎功能低下]。
(4)大動脈瓣狹窄症的患者[恐怕會使症狀惡化]。
(5)急性腦梗塞患者、急性腦出血患者[應留意避免全身性低血壓]。

(6)心絞痛患者[患者在開始治療或增加nicardipine劑量，或在治療過程中，偶爾心絞痛的頻率、持續時間或嚴重程度增加]。
(7)心臟衰竭或顯著左心室功能不全的患者[因為有可能加重心功能不全，所以用於心臟衰竭或顯著左心室功能不全的患者，nicardipine 應緩慢調整劑量]。
(8)本藥的作用有個人性差異，因此應密切監測血壓與心跳。在使用nicardipine時，偶爾會造成症狀性低血壓或心搏過速。
2.重要注意事項：
(1)本藥過量投與而有明顯低血壓發生時應中止投與，需急速恢復血壓時，可用昇壓劑(noradrenaline)投與使用。
(2)本藥在長時間投與時，注射部位有疼痛或發紅時，必須變更注射部位。

41308 NIFEDIPINE▲

孕C 乳 - 泄 肝 T½ 2~5h

℞ 30 MG, 66 MG, 99 MG/錠劑(T); 30 MG/持續性錠劑(T.SR); 5 MG, 10 MG/膠囊劑(C); SR 30 MG/錠劑(T); 20 MG, 30 MG, 33 MG/持續性製劑(SR);

商　名
Adapine S.R.F.C.® ＊ (生達) $4.26/SR(30MG-PIC/S)
Ajulate Soft® (漁人) $1.77/C(5MG-PIC/S), $1.77/C(10MG-PIC/S)
Alat® (永信) $2/C(10MG-PIC/S-箔), $1.77/C(10MG-PIC/S)
Atanaal® (Fuji Capsule/曼哈頓) $2/C(5MG-PIC/S-箔)
Nedipin® (衛達) $2/C(10MG-PIC/S-箔), $1.77/C(10MG-PIC/S)
Nifecardia S.R.F.C.® (中化) $4.26/T.SR(30MG-PIC/S)
Nifecardia® (中化) $1.77/C(10MG-PIC/S)
Nifedipine ER® ＊ (VALPHARMA/盛益)
Nifedipine ER® (益邦/保盛)
Nifedipine S.R.F.C.® (中化/中化裕民) $4.26/T(30MG-PIC/S)
Nifehexal Retard® (HEXAL/諾華)
Nifepin® (皇佳) $1.77/C(10MG-PIC/S), $2/C(10MG-PIC/S-箔)
Nifepine SR® (皇佳) $2.69/SR(20MG-PIC/S)
Niferos OROS® ＊ (歐帕/瑩碩) $4.26/SR(33MG-PIC/S)
Niyapine C.R.® (十全)
Sidalat Soft® (井田) $2/C(10MG-PIC/S-箔), $1.77/C(10MG-PIC/S)
Sindipine® (優生) $1.77/C(10MG-PIC/S), $2/C(10MG-PIC/S-箔)
Taxopine Cors® (歐帕/泰和碩) $4.26/SR(33MG-PIC/S)

藥理作用 本藥為鈣離子拮抗劑，能抑制細胞外的鈣離子經由專一性的slow calcium channels進行入心肌和平滑肌的細胞裡，故能擴張冠狀動脈和小動脈，並能阻止冠狀動脈痙攣，而減少心肌能量的消耗和氧的需求量。

適 應 症 [衛核]1.狹心症(心絞痛)：包括血管痙攣性心絞痛、慢性穩定型心絞痛。
2.高血壓：使用nifedipine短效劑型治療高血壓，可能會發生血壓驟降、反射性心搏加速而引起心血管併發症。僅在無其他適合療法時，才可使用nifedipine短效劑型治療高血壓，且不建議舌下投予nifedipine膠囊。
[非衛核]食道疾病、血管性頭痛、雷諾氏症狀、氣喘、心肌症、原發性肺高壓

用法用量 1.膠囊：初劑量10~20mg一天3次。冠狀動脈痙攣患者，可能需更高劑量或增加給藥次數。每日最高劑量180mg。依活動力、心絞痛發作頻率和nitroglycerin舌下錠消耗量來評估劑量。
2.緩釋劑：30或60mg每天一次，不可嚼碎。以7~14天的間隔慢慢增量。

不良反應 常見的-潮紅、頭痛、虛弱、眩暈、噁心、頭重腳輕、末梢水腫、熱感、腹瀉、低血壓。嚴重的-肝毒性、心肌梗塞。

醫療須知 1.下列患者服用本藥宜小心–肝或腎肝功能受損、低血壓、鬱血性心衰竭、肺水腫，此外，還有懷孕和授乳的母親。
2.高血壓：使用nifedipine短效劑型治療高血壓，可能會發生血壓驟降、反射性心搏加速而引起心血管併發症。僅在無其他適合療法時，才可使用nifedipine短效劑型治療高血壓，且不建議舌下投予nifedipine膠囊。
3.告訴患者當服用鈣離子管道阻斷劑時，還是需要服用nitroglycerin舌下錠來控制狹心症的急性發作。
4.突然停藥可能引發戒斷症狀(如胸痛、增加心絞痛發作頻率、心肌梗塞、心律障礙)。

41309 NITRENDIPINE

℞ 10 MG/錠劑(T);

商　　名　Nian®（應元）$2.31/T(10MG-PIC/S),　Nitren®（壽元）$2.31/T(10MG-PIC/S)

藥理作用 1.本藥的有效主成分nitrendipine是由拜耳研究中心所發明的，曾經過嚴格的國際標準測試。Nitrendipine屬於二氫嘧啶類(一類新的物質)，可阻止Ca離子進入細胞。對血管有特殊的效果，可治療高血壓而無可察覺之副作用發生。
2.Nitrendipine的降壓效果是由擴張血管、減少周邊阻力而來，低劑量時即具此效果。
3.Nitrendipine可持續24小時，因此大多數的患者每天一次(早晨)即足夠。若有需要，本藥可與其他降壓藥物配合使用。
4.本藥耐受性良好，開始治療時偶而會發生輕微之副作用，例如暖熱感、臉潮紅、頭痛，通常幾天後即消失。

適 應 症 [衛核]高血壓

用法用量 成人：每天早晨1錠10mg或20mg。需要高劑量可逐漸增加每日量(最大量：每天40mg nitrendipine)。對慢性肝臟患者而，藥物之分解變緩，因此需要依病情之嚴重度來調整劑量，應用5mg的nitrendipine開始治療。餐後以少量液體吞服。因為錠劑中之主成份對光敏感，所以在使用前才可自避光的鋁箔包裝中取出。

不良反應 1.頭痛、臉潮紅或暖熱感常發生於治療初期，隨後便消失、極少數例子會因血管擴張而引起足踝水腫，停藥後可恢復。
2.偶而會發生噁心、暈眩、疲倦、心搏過速或心悸、少數會有血壓過低、搔癢、丘疹、腸胃不適、神經過敏、感覺異常、少有齒齦增生之個案，在停藥後會恢復、本藥促進利尿作用。
3.如其他血管活性物質一樣，極少數的例子在服用本藥15~30分鐘後，會發生胸痛(可能類以心絞痛症狀)，此時應與醫師商量。在個別案例中，肝中的酶會增加(alkaline phosphatase、SGOT、SGPT)，以此藥治療高血壓需要定期醫療監護。

醫療須知 **注意個別病例在服藥後會降低對開車、操作機器之反應力，尤其在治療初期、更換藥物或是飲酒時更為顯著。**

§ 41.4 α-阻斷劑

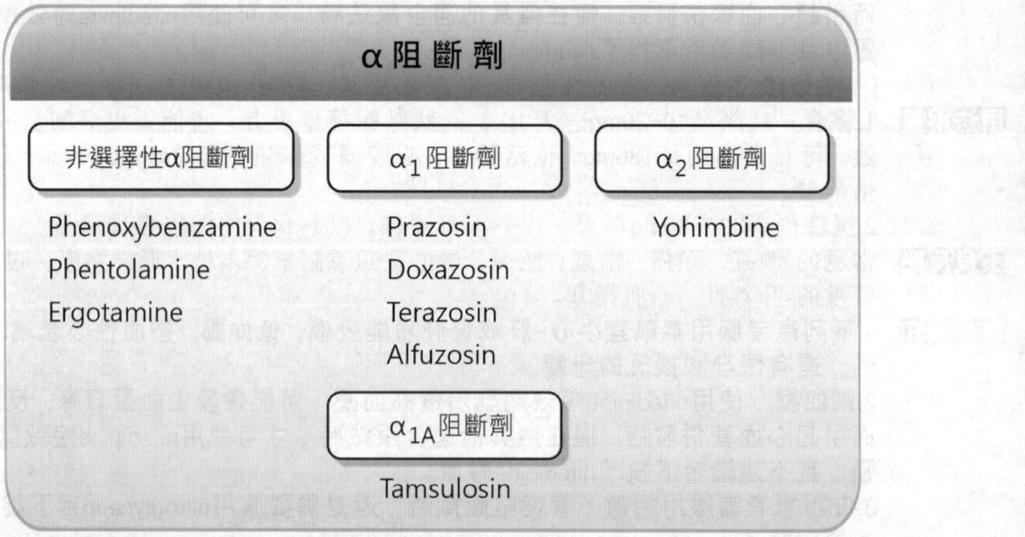

41401 BUNAZOSIN HCL

℞ SR 3 MG/持續性製劑(SR);

商　　名　Detantol R®◎（KAWASHIMA/衛采）$6.1/SR(3MG-PIC/S),

藥理作用 1.選擇性阻斷心血管系統的α1受體。Bunazosin hydrochloride 可選擇性地阻斷α1受體，而對α2受體幾乎無影響。因此，不妨礙由交感神經末梢α2受體所引導的正腎上腺素(noradrenaline)釋放的負迴饋調節機能(negative feed back mechanism)，所以服用本藥後不會導致正腎上腺素的過度釋出。
2.選擇性地阻斷末梢血管的α1受體而藉著降低末梢血管阻力而產生降壓作用bunazosin hydrochloride 擴張血管，而產生明顯的降壓作用。此外，bunazosin hydrochloride 不會增加因降壓而產生生物反應的體液性昇壓因子。

適應症 [衛核]高血壓
[非衛核]攝護腺肥大。

用法用量 通常成人一日1次口服bunazosin hydrochloride 3~9mg，但投藥量一日1次3mg開始，一日量最多以9mg為限。

不良反應 1.精神神經系統：a.(0.1~5%)眩暈、頭痛、失眠、不適、困倦、耳鳴、頭重、虛弱。b.(<1%)麻木、意識低下。
2.心血管系統：a.(0.1~5%)起立時眩暈、心悸、心搏過速、姿勢性暈厥。b.(<1%)胸部壓迫感、胸部不適。
3.消化器官：a.(0.1~5%)噁心。b.(<1%)嘔吐、食慾不振、胃部不適、腹瀉、口乾、便秘。c.頻率不明：腹痛。
4.肝臟：(<1%)GOT、GPT、r-GTP上昇等。
5.泌尿系統：a.(0.1~5%)頻尿。b.(<1%)夜間頻尿、尿失禁。
6.過敏症(性)：(0.1~5%)發疹。
7.其他：a.(0.1~5%)顏面潮紅、水腫、忽冷忽熱、出汗、視力模糊。b.(<1%)肩膀僵硬。c.頻率不明：鼻塞、呼吸困難。

醫療須知 1.在投藥初期或用是急增等情況下，有時會出現由於姿勢性低血壓所引起的起立時的眩暈、頭暈或其他症狀；因而對從事高空作業、駕駛汽車、操作機械等伴有危險性工作的人，在給藥時應告知提高警覺。
2.因有時會產生姿勢性低血壓，故不僅應測定臥位血壓，這應測定站立時或坐姿時的血壓。考慮到體位變換會引起血壓變化，宜在坐時控制血壓。
3.在投藥初期或用量急增等情況下，有時會有起立時眩暈、頭暈、噁心、胸部不適、呼吸困難或其他症狀。此時應採取包括讓病人臥倒等適當措施。也可根據需要，在充分考慮患者的合併症、過往病史等情況下，採取投與昇壓劑等對症治療。
4.給高齡者之投與：
對高齡者應注意下列幾點，隨時觀察患者的狀態，從低劑量(3mg/日)開始謹慎投藥。
a.對於高齡者，一般認為不宜過度的降壓(有引起腦梗塞的危險)。
b.高齡者多數為肝、腎功能低下，且有體重減少的傾向等，易發現副作用。
c.高齡者應密切觀察病情，謹慎地增加用量。當發覺降壓過度時，應減量或停止用藥，也可考慮換用其他類型降壓劑。
5.給孕婦、產婦、授乳婦的投與：
a.對孕婦或可能懷孕的婦女投藥時，應在判斷治療上的有益性高於危險性時，方可用藥。
b.對授乳期婦女投藥時，應告知停止授乳。
6.給兒童等的投與：對兒童之安全性尚未確立(無臨床使用經驗)。

41402 DOXAZOSIN MESYLATE▲

孕C 乳? 泄肝

℞ 1 MG, 2 MG, 4 MG/錠劑(T); SR 4 MG, 4.85 MG/持續性製劑(SR);

商名
Danxosin Cors® ＊ (歐帕/泰和碩) $7.8/SR(4.85MG-PIC/S)
Dophilin® (信東) $2/T(2MG-PIC/S-箔), $1.63/T(2MG-PIC/S),
Genlease® ＊ (瑞士) $1.63/T(2MG-PIC/S)
Genzosin® (健亞) $2/T(2MG-PIC/S-箔), $1.63/T(2MG-PIC/S),

Doros Cors® ＊（歐帕/瑩碩）$7.8/SR(4MG-PIC/S)
Dosabin XL® ＊（生達）$7.8/SR(4MG-PIC/S)
Dosabin®（生達）$1.63/T(2MG-PIC/S),
Doxaben XL® ◎（VIATRIS/暉致）$7.8/SR(4MG-PIC/S)
Doxaben® ◎（PFIZER/暉致）$2/T(2MG-PIC/S-箔),
Doxter® ＊（健喬信元）$3.78/T(4MG-PIC/S), $2/T(2MG-PIC/S-箔), $1.63/T(2MG-PIC/S)
$3.78/T(4MG-PIC/S),
Haxasin XL® ＊（旭能）$7.8/SR(4MG-PIC/S)
Kinxaben®（健喬信元/永茂）$1.63/T(2MG-PIC/S), $2/T(2MG-PIC/S-箔)
Saxobin®（強生）
Xadosin SR® ＊（中化）$7.8/SR(4MG-PIC/S),
Xadosin®（中化）$2/T(2MG-PIC/S-箔), $1.63/T(2MG-PIC/S),

藥理作用 本藥經由選擇性和競爭性的阻斷突觸後α-1腎上腺素受體而產生血管擴張作用，而達到降血壓的效果。

適應症 [衛核]高血壓、良性前列腺肥大
[非衛核]高血壓的第一線用藥，患者若單獨使用一種降血壓藥物無法達到療效時，本藥可和thiazide利尿劑或β-腎上腺素阻斷劑併用；良性攝護腺肥大。

用法用量 起始劑量為1mg，1天一次，然後按照患者的反應，每隔1~2星期將每日劑量調整2mg，4mg，8mg或16mg(最大劑量)，至患者血壓降至理想狀態。

醫療須知 第一次服用本藥可能會感到暈眩，宜平躺至少1小時，不宜開車或從事危險性工作。

41403 PHENOXYBENZAMINE

孕C 乳 - 泄 腎/胆 半 24h

Rx 10 MG/膠囊劑(C);

商名
Feromine®（華興）$2.15/C(10MG-PIC/S)
Limy®（榮民/信東）$2.15/C(10MG-PIC/S),
Lition®（榮民）$2.15/C(10MG-PIC/S)
Phenomine®（寶齡富錦）
Seton®（井田）$2.15/C(10MG-PIC/S)
Vasocard®（元宙）

藥理作用 本藥為口服有效的長效性α-腎上腺素性阻斷劑，能控制著與嗜鉻細胞瘤有關的高血壓和發汗之症狀。它可產生一種「化學的交感神經切除」，阻斷α-腎上腺素性的受體衝動之傳遞，而降低血壓以及增加皮膚黏膜和腹部器官的血流量。目前廣泛應用於攝護腺腫大患者，以解除排尿障礙。

適應症 [衛核]周邊循環障礙、雷諾氏病、手足發紺、凍瘡、慢性肢端潰瘍、糖尿病性壞疽。
[非衛核]高血壓危象、休克急救的輔助治療。

用法用量 起始劑量每天10mg，然後每天增加10mg，直到產生所欲求的反應一般劑量範圍每天20~60mg。注意：通常至少要2個星期後才能獲得顯著的改善，而且可能要花更多星期才能產生完全的療效。

不良反應 常見-頭痛眼花、姿勢性低血壓、心跳過快、鼻塞；嚴重者-休克。

41404 PRAZOSIN

孕C 乳 ? 食 ± 泄 肝 半 2~3h

Rx 1 MG, 2 MG, 5 MG/錠劑(T);

商名
Minipress® ◎（PFIZER/輝瑞）
Nilpress®（中化）

藥理作用 本藥能夠阻斷血管突觸後之α-1腎上腺素激性受體部位，而降低末梢血管的阻力，它不會造成反射跳過快或釋出腎素，對於心輸出量，腎血流和絲球體過濾速率都不會產生變化。

適應症 [衛核]高血壓、左心室衰竭、良性前列腺肥大
[非衛核](1)本藥可治療輕度至中度的高血壓，可單獨使用，亦可與利尿劑或其他抗高血壓併用。(2)可做為鬱血性心衰竭的輔助治療劑。(3)治療良性前列腺肥大。

用法用量 起始劑量1mg，每天3次，然後逐漸增加劑量至獲得最適當的反應為止，一般可增至每天20~30mg。

不良反應 眩暈、頭痛、不適、思睡、虛弱、心悸、噁心、頻尿、陽萎、鼻塞。

醫療須知 1.要注意患者在初次投與prazosin後不久就產生的過度起立性低血壓，即所謂的first dose syncope此其時患者應該避免事危險性的工作，直到藥物的效應確立為止。
2.限制prazosin的起始劑量不超過1mg，而且要慢慢的調整劑量，要小心的添加其他的抗高血壓劑，以避免產生過度的降壓反應。

41405 TERAZOSIN

孕C 乳 ? 食 ± 泄 肝/腎

Rx 2 MG/錠劑(T);

商 名

Conmy®(信東) $1.92/T(2MG-PIC/S), $2/T(2MG-PIC/S-箔)
Hytrin® ◎ (ABBVIE/亞培)
Hytrin® ◎ (AESICA/亞培) $1.92/T(2MG-PIC/S), $2/T(2MG-PIC/S-箔)
Kinzosin®(優良/永茂) $1.92/T(2MG-PIC/S)
Telowsin®(永信) $2/T(2MG-PIC/S-箔), $1.92/T(2MG-PIC/S)
Terasin®(優良/瑞安) $1.92/T(2MG-PIC/S),
Terazosin®(五洲) $1.92/T(2MG-PIC/S), $2/T(2MG-PIC/S-箔)
Tezopin®(衛達) $1.92/T(2MG-PIC/S), $2/T(2MG-PIC/S-箔)
Weson®(永勝) $1.92/T(2MG-PIC/S), $2/T(2MG-PIC/S-箔),

藥理作用 本藥為一新型的α-交感神經阻斷劑。可阻斷post-synaptic α1-adenoceptor，降低周邊阻力，而達成降壓效果，降低LDL-C+VLDL-C，降低total cholesterol，增加HDL-C。對BPH(良性前列腺肥大症)，可有效改善尿路動力學及減少阻塞症狀。

適 應 症 [衛核]高血壓、良性攝護腺肥大症。

用法用量 高血壓：
起始劑量：睡前服用1mg，維持劑量每日1~5mg。
良性攝護腺肥大症：
起始劑量：睡前服用1mg，維持劑量2,5,10mg一天一次。

不良反應 主要的為眩暈，頭痛，鼻充血，噁心，胃部不適，無力感和冷感症狀，較少發生的：姿勢性低血壓，失眠，眼花，心悸，體重增加，呼吸急促，心悸。

醫療須知 起始劑量1mg或臨睡服用，可避免初填劑量的低血壓現象。因此服藥後，宜平躺至少1小時，起身動作也要緩慢，不要開車或從事危險性工作。

§ 41.5 β阻斷劑

β阻斷劑

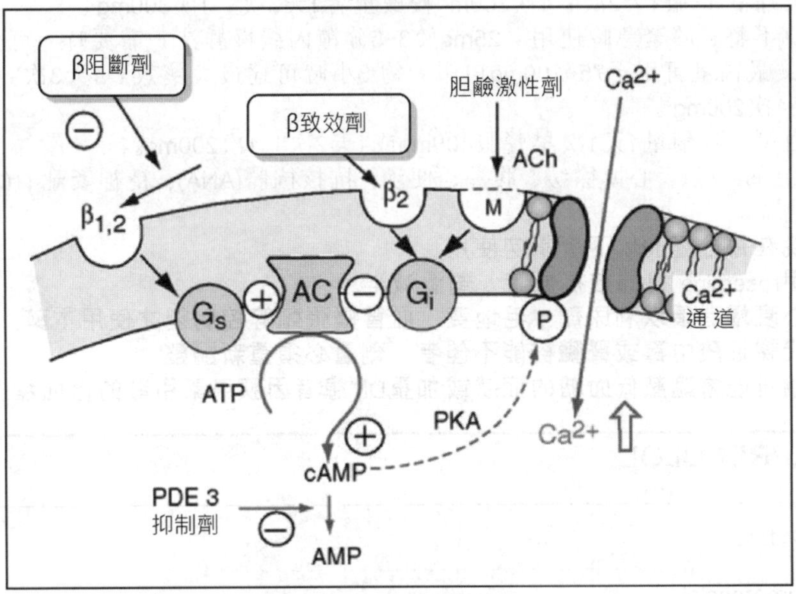

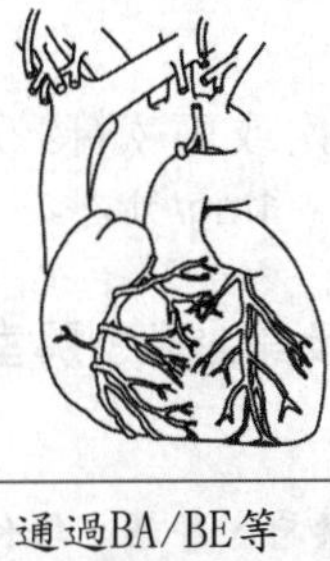

β阻斷劑的分類

第一代 (非選擇性)

ISA (+)			ISA (-)		
MSA (+)	MSA (-)		MSA (+)	MSA (-)	
Penbutolol (Betapressin)	Pindolol (Pindolol)	Carteolol (Mikelan)	Propranolol (Inderal)	Nadolol (Nadic)	Tilisolol (Selecal)

第二代 (β選擇性)

ISA (+)	
MSA (+)	MSA (-)
Acebutolol (Setral)	Nebivolol (Nebilet)

第二代 (β選擇性)

ISA (-)				
MSA (-)				
Metoprolol (Seloken)	Atenolol (Tenormin)	Bisoprolol (Concor)	Betaxolol (Kerlong)	Esmolol (Esmolol)

第三代 (αβ)

ISA (+)	ISA (-)	
MSA (+)	MSA (+)	MSA (-)
Labetalol (Trandate)	Canvedilol (Carvio)	Arotinolol (Almanl)

41501 ACEBUTOLOL

孕 B/D 乳 - 食 ± 泄 肝 ½ 3~4h

℞ 400 MG/錠劑(T);

商　名
Abutol®（生達/盈盈）$4.83/T(400MG-PIC/S)
Acebol®（生達）$4.83/T(400MG-PIC/S)
Sebutol®（壽元）
Sincer®（應元）$4.83/T(400MG-PIC/S)
Wincetol®（溫士頓）

藥理作用 1.本藥為經FDA核准的較安全β-blocker，具有水溶性，β選擇性和ISA的交感興奮作用。
2.本藥具有抗心律不整作用，可減緩心跳及心肌收縮力。
3.孕婦用藥安全等級C：在妊娠第二期及第三期使用為D。

適 應 症 [衛核]高血壓、狹心症、心律不整(心室性心律不整、上心室性心律不整)。

用法用量 1.心絞痛： 口服1天2次，1次200mg較嚴重者1天3次，1次300mg。
2.心律不整：於緊急時使用，25mg於3~5分鐘內緩慢靜注，需要時，可重覆或改用點滴輸注，最高量可用至75~100mg口服，約 3小時可達最大藥效，1天3次，1次100mg或1天2次，1次200mg。
3.高血壓：初劑量1天1次早餐服400mg或1天2次，1次200mg。

不良反應 (1)常見的-疲憊、心博徐緩、腹瀉、便祕、抗核抗體(ANA)、精神紊亂；(2)較嚴重者-支氣管痙攣。

醫療須知 1.心跳在每分鐘50以下者請勿使用。
2.併用reserpine 和Ca拮抗劑時，劑量減半。
3.有心衰竭者須以利尿劑，毛地黃，血管擴張劑等控制後才使用本藥。
4.有代謝性酸中毒或腎臟機能不佳者，劑量必須重新調整。
5.本藥可能會遮蔽低血糖的症狀或加重DM患者因胰島素引發的低血糖，宜注意。

41502 ALPRENOLOL

℞ 50 MG/膠囊劑(C);

商　名
Elp®（世達）

藥理作用 參見propranolol。

適 應 症 [衛核]高血壓、狹心症。

用法用量 高血壓：每200~800mg，分4次或兩次(長效製劑)服用。心律不整或狹心症：每天200~400mg。靜脈：5~100mg，1mg/分。

不良反應 眩暈、搖晃感、胃腸障礙。

醫療須知 1.對於嚴重的鬱血性心不全及第2°和3°房室阻滯的患者請勿使用。

2.支氣管氣喘患者勿使用。
3.代謝性酸中毒(如腎不全、嚴重糖尿病等)的患者，因易引起急性循環不全，勿使用。
4.於控制不佳的糖尿病患者，口服本藥時須注意血糖值。
5.乙醚麻醉時，勿注射本藥。

41503 ATENOLOL

孕 D 乳 ? 食 ± 泄 腎 t½ 6~7h

Rx
50 MG, 100 MG/錠劑(T); 0.5 MG/ML/注射劑(I);

商名

APO-Atenol® (APOTEX/鴻汶) $1.5/T(50MG-PIC/S), $2/T(50MG-PIC/S-箔), $1.5/T(100MG-PIC/S), $2/T(100MG-PIC/S-箔),
Atelon® (黃氏) $1.49/T(100MG)
Ateno® (井田) $1.5/T(100MG-PIC/S), $2/T(100MG-PIC/S-箔), $2/T(50MG-PIC/S-箔), $1.5/T(50MG-PIC/S)
Atenol® (壽元) $1.24/T(100MG)
Atenol® (皇佳) $1.5/T(100MG-PIC/S), $2/T(100MG-PIC/S-箔)
Atenol® (衛達) $1.5/T(50MG-PIC/S), $2/T(50MG-PIC/S-箔), $1.5/T(100MG-PIC/S), $2/T(100MG-PIC/S-箔)
Atenolol® (強生)
Ateol® (生達) $1.5/T(100MG-PIC/S), $2/T(100MG-PIC/S-箔), $2/T(50MG-PIC/S-箔), $1.5/T(50MG-PIC/S)
Atinol® (優良/健喬信元) $2/T(100MG-PIC/S-箔), $1.5/T(100MG-PIC/S)
Mirobect® (衛達/裕心) $2/T(50MG-PIC/S-箔),
Stermin® (信東) $2/T(100MG-PIC/S-箔), $1.5/T(100MG-PIC/S)
Swinorin® (瑞士) $1.5/T(50MG-PIC/S), $2/T(100MG-PIC/S-箔), $1.5/T(100MG-PIC/S)
Tenolol F.C® (優良/瑞安) $1.5/T(100MG-PIC/S), $2/T(100MG-PIC/S-箔),
Tenolol® (優良/瑞安)
Tenormin® ◎ (ASTRAZENECA/阿斯特捷利康)
Tiatenol® (大豐) $1.5/T(100MG-PIC/S), $2/T(100MG-PIC/S-箔)
Urosin® (永信) $2/T(100MG-PIC/S-箔), $1.5/T(100MG-PIC/S), $1.5/T(50MG-PIC/S), $2/T(50MG-PIC/S-箔)
Wesipin® (永勝) $2/T(100MG-PIC/S-箔), $1.5/T(100MG-PIC/S)

藥理作用 1.本藥對心肌的β-1受體部位會產生競爭性的拮抗作用，結果使心跳速率和心輸出量減低，血壓下降。在推薦的劑量下，對支氣管和血管肌肉的β-2受體的活性很小。
2.抗高血壓作用機轉包括：降低中樞交感神經對末梢循環之輸出、抑制腎素-血管收縮素醛固醇系統(RAAS)而減少腎素活性，和競爭性抑制兒茶酚胺(catecholamine)與交感神經β受體部位結合。

適應症 [衛核]高血壓、狹心症。
[非衛核](1)嗜鉻性細胞腫瘤及甲狀腺毒症的輔助治療劑(2)預防血管性頭痛。

用法用量 1.高血壓：初劑量為50mg一天1次，單獨使用或與利尿劑併用。1~2週內可達最大藥效。若沒有出現適當的效果則可增量至每日100mg，超過此量不會有更好的藥效。
2.心絞痛：初劑量為每50mg。若1週內未達適當的效果，則增量至每日100mg。有些患者可能需高達每日200mg才有最好的效果。
3.急性心肌梗塞：100mg一天1次或50mg一天2次，至少使用7天。

不良反應 (1)常見的-頭昏眼花、疲憊、心跳緩慢、低血壓、慢性心衰竭、遮蔽低血糖的症狀(2)嚴重的-支氣管痙攣。

醫療須知 冠狀動脈患者不能突然停用本藥，可能會導致心絞痛惡化及突發性心跳過速或心肌梗塞；甲狀腺亢進患者易生猛爆性甲狀腺病症。

41504 BETAXOLOL HCL

孕 C/D 乳 ? 泄 肝/腎 t½ 15~20h

Rx
20 MG/錠劑(T);

商名

Betac® (MEDOCHEMIE/雙正) $3.72/T(20MG-PIC/S)
Bexolo® (信東) $3.72/T(20MG-PIC/S)

藥理作用 1.本藥作用同選擇性腎上腺β_1受體阻斷劑，尤其作用在心臟選擇性β_1受體。
2.一般認為抗高血壓作用係由於：
(a)減少心輸出量。
(b)減少交感神經對末梢刺激產生血管舒張效果。
(c)腎臟之腎素活性被抑制。
3.孕婦用藥安全等級C；若在妊娠第二及第三期使用為D。

適應症 [衛核]動脈性高血壓。

用法用量 一般劑量為每天早上服用一錠(20mg)。若有劑量不夠的案例時，可增加至每天一劑量2錠(40mg)。

醫療須知 1.勿突然中斷本藥的治療。若必須停止用藥，則建議採用逐步減少劑量的方式。
2.在心臟肥大患者或在治療初期應小心監看是否心機能不全的徵兆，尤其是在曾有心衰竭病歷者。
3.曾有支氣管痙攣病史之慢性性支氣管炎患者，使用時應特別小心。
4.氣喘患者應特別小心，初填劑量每天服用單一劑量10mg。若發生呼吸阻力增加現象，可藉作用不會被抑制之β-mimetic支氣管舒張劑減輕症狀。
5.第一級AV阻斷患者小心使用。
6.Raynaud氏病患者應小心使用。
7.以β阻斷劑治療嗜鉻性高血壓時須特別謹慎使用。
8.在有低血糖血症傾向之糖尿病患者，於β阻斷劑治療期間可能會加重此傾向。

41505 BISOPROLOL FUMARATE▲

孕 C/D 乳 - 食 ± 半 10～12h

Rx 1.25 MG, 2.5 MG, 5 MG, 10 MG/錠劑(T);

商名

Betacor® ＊ (生達) $1.83/T(5MG-PIC/S), $2/T(5MG-PIC/S-箔)
Biocor® ＊ (健亞/瑩碩) $2/T(5MG-PIC/S-箔), $1.83/T(5MG-PIC/S), $3.37/T(10MG-PIC/S)
Biscor® ＊ (健喬信元/永茂) $1.83/T(5MG-PIC/S)
Biso® ＊ (健喬信元) $2.01/T(1.25MG-PIC/S), $1.83/T(5MG-PIC/S), $2/T(5MG-PIC/S-箔)
Bisocor® ＊ (Y.S.P./永信) $2/T(5MG-PIC/S-箔), $1.83/T(5MG-PIC/S)
Bisol® ＊ (信東) $2/T(5MG-PIC/S-箔), $1.83/T(5MG-PIC/S), $3.37/T(10MG-PIC/S), $2.01/T(1.25MG-PIC/S), $1.76/T(2.5MG-PIC/S)
Bisostad® (STELLA/韋淳) $1.83/T(5MG-PIC/S)
Bistable® ＊ (福元)
Biteven® ＊ (瑞士) $2/T(5MG-PIC/S-箔), $1.83/T(5MG-PIC/S)
Cidincor® ＊ (健亞/瑩碩) $1.76/T(2.5MG-PIC/S), $2/T(2.5MG-PIC/S-箔), $2.01/T(1.25MG-PIC/S)
Concor® ◎ (Merck/默克) $2/T(5MG-PIC/S-箔), $2.01/T(1.25MG-PIC/S)
Kenco F. C.® ＊ (井田) $2/T(5MG-PIC/S-箔), $1.83/T(5MG-PIC/S)
Purcon® ＊ (健喬信元/瑞安) $1.83/T(5MG-PIC/S), $2/T(5MG-PIC/S-箔),
Sinbisol® ＊ (信東/榮民) $1.83/T(5MG-PIC/S), $2/T(5MG-PIC/S-箔),

藥理作用 1.本藥為一強力，高度心臟選擇性之β-1腎上腺素受體阻斷劑，不具內因性交感神經刺激作用(ISA)，亦無膜安定作用。
2.如同其他β-阻斷劑一樣，對高血壓之作用機轉尚欠明瞭；但是，本藥具有降低心博速率以及抑制血漿腎素之作用。
3.對狹心症患者，因阻斷心肌之β-1受體而減少心臟活動，進而降低心肌之氧需要量，本藥具有消除或減輕狹心症症狀之用途。
4.孕婦用藥安全等級C。在妊娠第二及第三期使用為D。

適應症 [衛核]狹心症、高血壓、穩定型慢性中度至重度（NYHA class III、IV）心衰竭。

用法用量 1.通常成人劑量1天一次，每次5~10mg。最大推薦劑量為1天20mg，有些患者(尤其是老年人)1天5mg顯已足夠。
2.依照醫師指示使用，勿任意停藥，特別是有冠狀動脈疾病患者，突然停藥會導致病情惡化。
3.麻醉可能會使心臟功能衰弱，因此患者接受手術麻醉應事先告知醫師
4.於治療期間，因眩暈導致駕駛及操作機械能力的影響，因人而異。
5.有心臟、腎臟、肝臟、支氣管痙攣、周邊血管疾病及甲狀腺毒症患者，使用本藥治療時要非常謹慎。
6.有腎臟、肝臟、支氣管痙攣疾病患者，劑量須視情況適當調整。

不良反應 倦怠、眩暈、輕微頭疼、出汗、間歇性跛行或Rayndaud氏疾病之加重及四肢感覺異常、偶見血壓及脈博速率之顯著降低或房室傳導之障礙。

醫療須知 1.本藥應謹慎使用於有下列情況之患者：延遲性PR傳導間隔，心輸量(cardiac reserve)不佳，以及末梢循環障礙如Raynaud氏現象。
2.對患有缺血性心臟疾病患者，不應驟然停用本藥。

藥動力學、交互作用、禁忌、警語、給付規定、飲食提示、衛教資訊請參閱「長安電子藥典」

3.因本藥為一高度選擇性β-1腎上腺素受體阻斷劑，對患有阻塞性呼吸道疾病者，本藥仍可謹慎使用，不過，對某些氣喘患者仍可能發生呼吸道阻力之增加，此種支氣管痙攣現象，通常可使用常用之支氣管擴張劑如salbutamol予以消除。

4.由於本藥對β-2受體之親和性甚低，本藥顯然無降血糖作用，惟對糖尿病患者仍應謹慎使用；因為可能掩蔽血糖過少之症狀(尤其是心博過速)。

41506 CARTEOLOL

孕 C/D 乳 ? 泄 腎 $T_{1/2}$ 4～6h

℞ ● 5 MG/錠劑(T); 膠囊 15 MG/膠囊劑(C); SR 15 MG/持續性製劑(SR);

商　名

Catacor® (元宙) $2.74/T(5MG-PIC/S),
Cystarol® (TSURUHARA/光亨)
Mikelan LA® ◎ (OTSUKA/大塚) $12.8/SR(15MG-PIC/S)
Mikelan® ◎ (大塚) $2.74/T(5MG-PIC/S)

藥理作用 1.本藥為β阻斷劑，可與腎上腺素競爭β_1及β_2受體而降低血壓。

2.本藥具有 ISA (Instrinic Sympathomimetic Activity)。

3.孕婦用藥安全等級C；若在妊娠第二及第三期使用為D。

適 應 症 [衛核]本態性高血壓

用法用量 1.高血壓：1天10mg，分1次或2次服用；2.心絞痛、心律不整，1天2次，每次5mg。

不良反應 (1)常見的-頭痛、頭昏；(2)偶有的-出疹、支氣管痙攣、低血壓、心跳減慢、CHF、噁心、腹瀉、腹痛、高血糖、思睡、震顫、虛弱。

醫療須知 1.服用本藥宜避免開車或從事具潛在危險的工作。

2.服用本藥若心跳低於每分鐘50次以下，宜停藥。

41507 CARVEDILOL▲

孕 C/D 乳 - 食 + $T_{1/2}$ 6h

℞ ● 6.25 MG, 12.5 MG, 25 MG/錠劑(T);

商　名

Cardilo® ∗ (榮民) $3.19/T(25MG-PIC/S)
Cardiol® ∗ (永信) $2.03/T(6.25MG-PIC/S), $3.19/T(25MG-PIC/S)
Carlatrend® ∗ (健喬信元/永茂) $2.03/T(6.25MG-PIC/S), $3.19/T(25MG-PIC/S)
Carvedil® ∗ (中化) $3.19/T(25MG-PIC/S)
Carvedilol Hexal® ∗ (HEXAL/山德士) $3.19/T(25MG-PIC/S)
Carvedilol Hexal® (SALUTAS/山德士) $2.03/T(6.25MG-PIC/S)
Carvedilol® (中化/中化裕民) $3.19/T(25MG-PIC/S)
Carvio® ∗ (歐帕/瑩碩) $3.19/T(25MG-PIC/S), $2.03/T(6.25MG-PIC/S),
Carvo® ∗ (五洲) $3.19/T(25MG-PIC/S)
Dilatrend® ◎ (ROCHE/裕利) $2.03/T(6.25MG-PIC/S)
Dilatrend® ◎ (裕利) $3.19/T(25MG-PIC/S)
Longcardio® (健喬信元/永福) $3.19/T(25MG-PIC/S)
Pinvio® ∗ (歐帕/瑩碩) $2.31/T(12.5MG-PIC/S)
Syntrend® ∗ (健喬信元) $2.03/T(6.25MG-PIC/S), $3.19/T(25MG-PIC/S)
Udilol® ∗ (健喬信元/優良) $2.03/T(6.25MG-PIC/S)
Yesindon® ∗ (瑞士) $3.19/T(25MG-PIC/S),

藥理作用 1.本藥為新一代的β-blocker，同時具備血管擴張和抗氧化的作用，而具有抗高血壓抗心臟局部缺血的功能。

2.本藥另具α_1阻斷活性，能使血管擴張作用可以降低周邊血管阻力，維持正常血流，使患者的手足溫暖，同時維持腦部正常血流量，維護腦部自主功能，可提生存活率，縮小梗塞範圍。

3.本藥還能提昇運動受力，使患者體能增強，同時具備β-blocker作用，實驗證實本藥縮小心室中隔厚度，明顯改善在心室肥厚病徵。

4.和一般β-blocker不同之處，本藥可改變血脂肪的代謝，增加HDL-C之濃度降低LDL-C，TG之濃度，降低中老年人併發高血脂症之機會，又可以保護腎臟功能，維護在正常腎臟血流量，但不影響血糖代謝功能及鈉離子排泄。

5.孕婦用藥安全等級C；若在妊娠第二及第三期使用為D。

適 應 症 [衛核]高血壓、鬱血性心臟衰竭。

用法用量 1.治療的期間：

服用carvedilol需長期性的治療。不應突然停止治療而應以星期為間隔逐漸減少治療，此對併有冠狀心臟疾病的患者尤其重要。
2.本態性高血壓：
開始治療前兩天的建議劑量為12.5mg，一天一次。之後，建議劑量為25mg，一天一次。必要時，接著以至少兩週之間隔，將劑量增加至每日最大建議劑量50mg，一天一次或分次服用(一天兩次)。
3.有症狀、穩定、慢性之心臟衰竭：
必須調整劑量以適合個別患者，且於增加劑量期間，醫師必須小心監視患者反應。
對已接受digitalis、利尿劑和ACE抑制劑治療的患者，開始給予本藥治療前，應先固定其劑量。
起始治療的建議劑量為3.125mg，一天兩次，為期2週。如果患者可忍受此劑量，可接著將劑量以至少兩週之間隔增加為6.25mg、12.5mg和25mg，一天兩次。劑量應調整到患者能忍受的最大劑量。
4.有嚴重心臟衰竭的所有患者和有輕度至中度心臟衰竭及體重低於85kg(187磅)的患者最大建議劑量為25mg，一天兩次。有輕度或中度心臟衰竭及體重高於85kg的患者最大建議劑量為50mg，一天兩次。
每次增加劑量前，醫師應評估患者血管擴張或心臟衰竭惡化的症狀。
心臟衰竭或體液滯留的短暫惡化應以增加利尿劑的劑量來治療，偶而可能必須降低本藥的劑量，及少數案例暫時停止本藥的治療。

不良反應 1.中樞神經系統：非常常見：暈眩、頭痛，通常是輕微的且尤其於治療的初期。虛弱(包括疲倦)也非常常見。常見：心跳過慢、姿勢性低血壓、低血壓、水腫(包括全身性、末梢、姿勢性和生殖器水腫、腳部水腫、hypervolemia和fluid overload)。罕見：在向上調整劑量期間發生暈厥(包括syncope)、房室傳導阻斷和心臟衰竭。
2.胃腸系統：常見噁心、腹瀉和嘔吐。
3.血液學：罕見，血小板減少症。在個案中有白血球減少症的報告。
4.新陳代謝：常見，體重增加和高膽固醇血症。先前有糖尿病的患者也常見高血糖症、低血糖症和血糖不易控制的現象。
5.其他：常見，視力異常。罕見，在瀰漫性血管疾病和/或腎功能受損的患者出現腎衰竭和腎功能異常。

醫療須知 1.下列疾病不宜使用本劑，因其實驗資料尚為不足：心臟功能顯著地降低，不安的或次發性的(因器官引起)高血壓，不穩定之狹心症、心臟之搏動和傳導受到干擾(完全的束支阻塞)，周邊動脈疾病，腎功能不全(血清肌胺酸酐creatinine>1.8mg/dl或肌胺酸酐清除率小於或等於30ml/min)，近期的心臟發作(六個月以內)，身體變換姿位時血壓下降之傾向(姿勢性低血壓)或服用毛地黃類(如digoxin，digitoxin)或某些降血壓藥劑(α1-受體之拮抗劑)。
2.糖尿病患者血糖濃度不穩或正在執行禁食者，服用本劑時需要就近醫療監視，而且本藥會增強降血糖藥物的作用，並遮蔽低血糖的症狀。
3.懷孕和授乳婦女不宜使用本劑。

41508 ESMOLOL▲

孕 C 乳 ? 泄 紅血球脂酶 T½ 9m

Rx 10 MG/注射劑(I);

商　名 Esmolol®(健亞/華宇)

藥理作用 本藥是一種β_1選擇性的adrenergic受體阻斷劑，很快的產生作用，屬極短效性作用，在治療劑量下並沒有明顯的體內交感神經興奮作用及膜安定作用，經靜脈輸注後其排泄半衰期約九分鐘。本藥主要是抑制心肌的β_1受體，但此作用並非絕對，在高劑量下會對支氣管及血管平滑肌的β_2受體產生抑制作用。

適 應 症 [衛核]上心室心搏過速、手術中及手術後心搏過速、高血壓。

用法用量 1.本藥不能直接靜注、輸注前必須稀釋。

2.治療上心室搏過速的劑量在50~200mcg/kg/min，通常起始劑量為500mcg/kg/min注射1分鐘後，再以50mcg/kg/min之維持劑量注射4分鐘，看結果再調整劑量(參見仿單)。

3.手術中或後心搏過速及高血壓，有下列二種方式：a.立即控制—給予80mg(約80mg/kg)大劑量30秒後，次以150mcg/kg/min輸注，視需要而定調整劑量；b.逐漸控制—開始以loading dose 500mcg/kg/min輸注1分鐘後，再以 50mcg/kg/min持續輸注4分鐘，看結果再調整劑量(參見仿單)。

不良反應 常見的副作用包括：低血壓、暈眩、嗜眠、意識不清、頭痛、激動、倦怠、噁心、注射部位有發炎及硬結。

醫療須知 1.低血壓：臨床實驗顯示約20~50%的患者使用本藥後會造成低血壓，即收縮壓低於90mmHg，而舒張壓低於50mmHg。約12%之患者有徵候(主要是發汗及眩暈)，低血壓會發生於任何劑量下，但和劑量有關，因此不建議劑量超過200mcg/kg/min，特別對在治療前血壓即很低的患者更須密切監視。減少劑量或停止輸注而回復到原來之血壓值約需30分鐘。

2.心衰竭：交感神經刺激作用對充血性心衰竭患者輔助其循 環功能必需的而乙型阻斷劑會增更加增抑制心肌收縮及產生更嚴重的衰竭而帶來危險性。對有些患者，長期使用乙型阻斷劑持續的抑制心肌會導致心衰竭，當造成心衰竭的第一個徵狀出現時，劑量必須減低或停用本藥，雖然本藥排泄半衰期非常短，調整劑量或停用可能就足以應付，但仍需考慮特殊的治療法。

3.手術中及手術後心搏過速及高血壓：本藥不應用於治療某些高血壓患者，其血壓之昇高是由於血管收縮伴隨體溫過低。

4.支氣管痙攣症：一般對支氣管痙攣的患者通常不予乙型阻斷劑。由於本藥具有β_1選擇性及可調整性，它可以小心的使用於有支氣管痙攣的患者，因為β_1選擇性不是絕對性，本藥必須小心的調整以到最低的有效劑量，一旦出現支氣管痙攣時必須刻停用，情況緊急時可使用β_2刺激劑但必須特別小心，因為患者已經產生快速的心室速率。

5.糖尿病及血糖過低症：本藥必須小心的使用於糖尿患者上，乙型阻斷劑可能掩飾因血糖過低而引起的心跳過快，但其它的現象如眩暈及流汗可能不是如此明顯。

6.輸注濃度在20mg/ml時比在10mg/ml時對靜脈刺激及血栓靜脈炎更有關連，因此輸注濃度最好避免超過10mg/ml。因為本藥的酸代謝物主要以未改變之型態經腎排出，因此本劑使用於腎功能不良之患者必須謹慎。對末期的腎疾患者，其酸代謝物之排泄半衰期延長10倍且血中濃度也昇高。

41509 LABETALOL

孕 C/D 乳 ? 食 + 泄 肝/腎 半 3~8h

Rx 100 MG, 200 MG/錠劑(T)； 5 MG/ML/注射劑(I)；

商 名

Alfabetalol®(約克)
Betarl®(皇佳) $2.75/T(200MG)
Chenday®(台裕/正昌容) $68/I(5MG/ML-PIC/S-5ML)
Labedin®(生達/盈盈) $2.82/T(200MG-PIC/S)
Labeta®(皇佳) $2.74/T(100MG)
Labtal®(杏輝) $2.82/T(200MG-PIC/S),
Latol®(生達) $2.82/T(200MG-PIC/S)
Trandate® ◎ (ASPEN/安沛) $2.82/T(200MG-PIC/S),
Trandate® ◎ (聯亞/安沛) $68/I(5MG/ML-PIC/S-5ML)

藥理作用 1.α-阻斷作用：在一般降壓劑量下，不完全阻斷小動脈管上的α受體，使產生適當的舒張作用，降低周邊血管阻力，而減低血壓。

2.β阻斷作用：影響竇房結、AV結、心室肌肉，導致心跳變慢，延遲AV傳送及抑制心收縮力。

3.本藥結合選擇性交感α及非選擇性β腎上腺阻斷作用，而會造成血壓下降。

4.婦女用藥安全等級C；若在妊娠第二及第三期使用為D。

適 應 症 [衛核]高血壓

[非衛核]高血壓(包括妊娠性高血壓，狹心症高血壓，急性心肌梗塞後的高血壓)，高血壓危象，手術控制下的低血壓。

用法用量 成人：開始時1天2次 1次100mg，飯後服用。若服用1~2週後，仍未達最適當之血壓時，則增量至1天2次，每天總量維持在800mg；患嚴重高血壓者，每天可服至2400mg。

不良反應 1.開始服用初期偶有短暫的頭痛、疲倦、眩暈、情緒低落、姿勢性低血壓或昏睡等的症狀。

2.極少數患者偶有苔癬樣的紅斑出現，停藥後可消失。

醫療須知 **服用本藥2~4小時達最高血中濃度，此其時最易引發姿勢性低血壓。**

41510 METOPROLOL

孕 C/D 乳 ? 食 ± 泄 肝 半 3~4h

Rx 100 MG/錠劑(T)； SR 23.75 MG, 95 MG/持續性製劑(SR)；

商　名

Betaloc Zok® ◎ (ASTRAZENECA/阿斯特捷利康) $3.42/SR(23.75MG-PIC/S)、$5/SR(95MG-PIC/S)
Betapress® (成大) $2.64/T(100MG-PIC/S)
Betterlock® (約克) $2.53/T(100MG)
Cancliol® (明德) $2.64/T(100MG-PIC/S)
Cardinol® (健喬信元)
Denex® (MEDOCHEMIE/雙正)

藥理作用 1.本藥對心肌的β-1受體有較佳的選擇性，可減少心跳和心輸出量，但是高劑量也會抑制支氣管及血管肌內的β_2受體。

2.孕婦用藥安全等級C；若在妊娠第二期及第三期使用為D。

適 應 症 [衛核]高血壓、心絞痛、慢性心衰竭、在心肌梗塞之急性期後、預防心肌之死亡及再梗塞、心律不整、有心悸症狀之功能性心臟病。

用法用量 起始劑量50mg，每天2次；按每週或更長的期間增劑量，直到產生適當的反應。一般的劑量範圍為每天100~450mg，分2~3次服用。

不良反應 1.常見-頭昏眼花、疲憊、失眠、心跳緩慢、胃灼熱、呼吸急促；2.偶有-過敏、多夢、心悸、間歇性跛足、噁心、發疹、低血糖；3.嚴重者-喉痙攣、完全心臟阻斷、顆粒性白血球缺乏。

醫療須知 **1.憂鬱症患者不能服用本藥，可能導致僵直型精神分裂症(思覺失調症)。**

2.本藥可能會遮蔽低血糖的症狀，及延長低血糖的時間，宜謹慎。

3.罹患高血壓的心臟衰竭患者，服用本藥可能導致病情惡化。

41511 MINOXIDIL

孕 C 乳 ? 食 ± 泄 腎 半 4.2h

Rx 0.5 MG, 1 MG, 2.5 MG, 10 MG/錠劑(T)；

商　名

Dott Hair A® (明德)
Excellent Grow A® (衛達/翰可)
Excellent Grow Plus® (衛達/翰可)
Hair Renaissance B-1® (衛達)
Loniten® ◎ (PATHEON/輝瑞) $8.6/T(10MG-PIC/S)
Medigrow A® (衛達/翰可)

藥理作用 1.本藥能夠直接鬆弛血管平滑肌，減少末梢血管的阻力。它還可維持全身性血管床的微細血液循環的流量。本藥不會進入CNS，或干擾血管運動中樞的反射，因此，不會導致起立性低血壓。

2.局部使用可將禿髮改善至某種程度。

適 應 症 **[衛核]嚴重高血壓**

[非衛核]可用於治療用最大劑量的利尿劑加上其他2種抗高血壓治療無效的高血壓。

用法用量 1.高血壓症：成人–起始劑量為每天5mg，單次劑量投與，然後，逐漸增加至每天40mg，分次投與，或直到獲得適當的控制。一般的劑量範圍每天10~40mg(最大劑量每天100mg)。

2.禿髮症：1天2次(最好早晚各一次)，一次劑量為1ml局部用溶液。

不良反應 多毛症(細體毛會加長，變粗和色澤加深)，暫時性水腫，不伴有其他症狀的ECG變化，心跳過快，水和鈉滯留。

醫療須知 **告訴患者說，連續使用本藥3~6個星期，可能會使微細體毛長粗，色澤加黑(對minoxidil而言，其發生率約為80%)，此與荷爾蒙的改變無關，而且沒有任何危險性，這種現象首會出現在太陽穴，眉毛和腮鬚，然後會出現在背、手臂和腿，不過，在停藥後2~6個**

月，這種狀況會被緩解，最後會消失掉。

41512 NEBIVOLOL▲

Rx 5 MG/錠劑(T);

商 名

Nebilet® ◎ (MENARINI-VON/美納里尼) $3.75/T(5MG-PIC/S),
Nebipress® ＊ (生達) $3.57/T(5MG-PIC/S)
Synbeta® ＊ (健喬信元) $3.57/T(5MG-PIC/S)

藥理作用 1.本藥是一個競爭性和選擇性的β-受體拮抗劑。
2.由於與L-arginine/nitric oxide pathway的相互作用，因此具有輕度血管擴張的特性。
3.在急性及長期高血壓患者之治療，Nebivolol可降低全身血管阻力。儘管心跳速率降低，因為心搏出量(stroke volume)增加，因此在休息和運動期間心臟輸出量降低有限。

適應症 [衛核]治療原發性高血壓。

用法用量 1.建議每日固定時間服用一錠耐比洛(5毫克)。服藥1~2周後有明顯的降血壓效果。通常服藥4周後能達到最大療效。
2.肝功能不全-建議用於中度肝功能不全病人(Child-Pugh Class B)的初始劑量為2.5mg，每天一次；如因治療需要則可緩慢調升劑量。
3.Nebivolol對嚴重肝功能不全的病人(Child-Pugh ClassC)尚未有相關研究，因此，這些病人應禁用nebivolol。

不良反應 常見：頭痛、頭暈、感覺異常、呼吸困難、便秘、噁心、腹瀉、疲倦、水腫。

醫療須知 1.一般情況下，β-腎上腺受體拮抗劑不應使用於未經治療的鬱血性心臟衰竭(CHF)患者，除非他們的病情已經穩定。
2.β-腎上腺受體拮抗劑應謹慎使用在：末梢循環障礙(雷諾氏症候群、間歇性跛行)患者，這些病徵可能會惡化。
3.由於β-受體阻斷劑對房室傳導時間的負面作用，因此，第一級房室傳導阻斷的患者應小心使用。
4.於Prinzmetal's心絞痛患者，於無法控制的α-受體調節之冠狀動脈血管收縮：β-腎上腺受體拮抗劑可能增加心絞痛發作的次數和時間。

41513 PINDOLOL

孕 B/D 乳 - 食 ± 泄 肝/腎 半 3~4h

Rx 5 MG/錠劑(T);

商 名

Pidol® (生達)
Pindolol® (TOWA/裕心)
Pithiorol® (TSURUHARA/光亨)

藥理作用 1.本藥為非選擇性的交感神經β-阻斷劑。
2.孕婦用藥安全等級B；若在妊娠第二期及第三期使用為D。

適應症 [衛核]高血壓

用法用量 1.口服：心絞痛-每天3~4次，每次半錠至一錠。心律不整-每日3次，每次1~2錠，飯前服用。高血壓-每日3次，每次1~3錠。可與其他高血壓治療劑併用。
2.注射：對危急患者初給2ml(0.4mg)IV，以後如有需要可每隔15~20分鐘注射1ml，到總量達1~2mg為止。注射宜緩慢(約5分鐘)，須不時注意患者之血壓及脈搏。通常只用於住院患者。

41514 PROPRANOLOL

孕 C/D 乳 ? 食 ± 泄 肝 半 2.3h

Rx 10 MG, 20 MG, 40 MG/錠劑(T); 21.33 MG/ML, 1 MG/ML/注射劑(I);

商 名

Cardolol® (榮民) $1.5/T(40MG-PIC/S), $2/T(40MG-PIC/S-箔), $1.5/T(10MG-PIC/S), $2/T(10MG-PIC/S-箔),
Chierhsin® (井田/天下) $1.5/T(10MG-PIC/S), $2/T(10MG-PIC/S-箔)
Chierhsin-40Mg® (井田/天下) $1.5/T(40MG-PIC/S),
Pranolol® (新喜國際)
Prodera® (健喬信元/永福) $2/T(10MG-PIC/S-箔), $1.5/T(10MG-PIC/S),
Prolan® (信東)
Pronalol® (應元/豐田) $0.87/T(40MG)

Cinderal®（派頓）$1.5/T(10MG-PIC/S)
Dispec®（台裕）$1.5/T(40MG-PIC/S),
Endure®（人人）$0.87/T(40MG)
Hersun®（福元）$1.5/T(10MG-PIC/S), $1.5/T(40MG-PIC/S)
Indal®（約克）$1.5/T(40MG-PIC/S), $2/T(40MG-PIC/S-箔)
Inderal® ◎（PT ASTRAZENECA/阿斯特捷利康）
Inral®（利達）$1.5/T(40MG-PIC/S), $2/T(40MG-PIC/S-箔), $1.5/T(10MG-PIC/S), $2/T(10MG-PIC/S-箔)
Jincin®（新喜國際）$1.5/T(10MG-PIC/S)
Lisuen®（培力）
Pranol®（元宙）$1.5/T(20MG-PIC/S)
Pranol®（強生）$1.5/T(20MG-PIC/S),
Pranol®（應元）
Pronolol®（健喬信元/優良）$2/T(10MG-PIC/S-箔), $1.5/T(10MG-PIC/S), $0.87/T(40MG), $1.5/T(40MG-箔),
Propra®（皇佳）$2/T(10MG-PIC/S-箔), $1.5/T(10MG-PIC/S), $2/T(40MG-PIC/S-箔), $1.5/T(40MG-PIC/S)
Propralol®（應元）$0.87/T(20MG)
Propranolol®（信隆）$1.5/T(40MG-PIC/S)
Propranolol®（優生）$1.5/T(40MG-PIC/S)
Propranolol®（正和）$1.5/T(10MG-PIC/S),
Propranolol®（生達）$2/T(10MG-PIC/S-箔), $1.5/T(10MG-PIC/S), $1.5/T(40MG-PIC/S)
Prosanol®（衛肯）$1.5/T(40MG-PIC/S), $2/T(40MG-PIC/S-箔)
Sinlihaul®（華興）$50/I(21.33MG/ML-PIC/S-5ML), $1.5/T(40MG-PIC/S), $1.5/T(40MG-箔)

藥理作用 1.本藥為非選擇性β阻斷劑，能夠降低心跳速率和心跳的收縮力，抑制腎素的釋，出以及抑制從腦幹血管運動中樞傳出的交感神經血管收縮和心臟加速作用的衝動。
2.孕婦用藥安全等級C；若在妊娠第二或第三期為D。

適應症 [衛核]狹心症、不整律(上心室不整律、心室性心博過速)、原發性及腎性高血壓、偏頭痛、控制原發性震顫、控制焦慮性心博過速、甲狀腺毒症的輔助劑、親鉻細胞瘤
[非衛核]1.精神分裂症(思覺失調症)2.遲發性運動困難3.急性恐慌症4.肝硬化復發的胃腸出血5.治療攻擊性或盛怒情緒。

用法用量 1.心律不整：10~30mg一天3~4次，飯前及睡前服用。
2.高血壓：初劑量40mg一天2次或80mg一天1次(緩釋劑型)，一般劑量每日120~240mg(一天2~3次)或120~160mg一天1次(緩釋劑型)。每日最高劑量640mg。
3.心絞痛：初劑量80~320mg一天2~4次或80mg一天1次(緩釋劑型)，一般劑量每日160mg一天1次(緩釋劑型)。每日最高劑量320mg。
4.心肌梗塞：每日180~240mg一天2~4次，每日最高劑量240mg。
5.IHSS：20~40mg一天2~4次(飯前及睡前服用)或80~160mg一天1次(緩釋劑型)。
6.嗜鉻細胞瘤：開刀前使用三天每日60mg(分次服用)。不能開刀時，每日30mg(分次服用)。
7.偏頭痛：初劑量，分次服用或80mg一天1次(緩釋劑型)。一般劑量，每日160~240mg(分次服用)。
8.原發性震顫：初劑量，40一天2次。一般劑量，每日120mg。每日最高劑量320mg。

不良反應 1.常見-心智混亂、疲憊、睏倦、心跳徐緩、雙手皮膚感覺異常。
2.偶見-發燒、體重減輕、關節痛、陽萎、性慾降低、暈眩、失眠、心悸、AV阻斷、口乾、噁心、胃灼熱、支氣管痙攣。
3.嚴重者-喉痙攣、顆粒性白血球缺乏。

醫療須知 1.本藥會掩飾低血糖的症狀和延長低血糖的時間。
2.本藥突然停藥會引起戒斷症狀(如發抖、盜汗、頭痛、心悸)。
3.本藥可能導致支氣管收縮，因此氣喘和慢性阻塞性肺疾(COPD)禁服本藥。
4.服用本藥不宜駕車或從事危險性工作。

§ 41.6 其他類抗高血壓藥

肺動脈高血壓治療劑給付規定

肺動脈高血壓治療劑(95/1/1、97/6/1、98/12/1、99/11/1、100/4/1、103/7/1、104/6/1、104/8/1)：
此類藥物原則上不得併用，惟符合下列之一情況者，得經事前審查核准通過接受合併治療：
1.WHO Functional Class III及IV嚴重且危及生命之原發性肺動脈高血壓患者，使用單一藥物治療成效不佳時。
2.WHO Functional Class III之先天性心臟病續發肺動脈高血壓患者，使用單一藥物治療三個月後成效不佳時。(104/8/1)

41601 ALISKIREN HEMIFUMARATE

孕C 乳- 泄 肝/腎 t½ 24h

Rx 150 MG, 300 MG/錠劑(T);

商　名 Rasilez® ◎ (NOVARTIS/台灣李氏)

藥理作用 1.Aliskiren為直接的腎素抑制劑，能降低血漿腎素的活性(PRA)以及抑制血管收縮素原轉換成Ang I。

2.在以aliskiren進行治療期間，不論aliskiren是以單一療法或與其他抗高血壓藥物合併治療，皆能阻斷腎素量上升所造成的效應，所以PRA、Ang I以及Ang II均會降低。

適 應 症 [衛核]治療高血壓。

[非衛核]說明：RASILEZ(aliskiren)於治療高血壓。可單獨使用或與其他抗高血壓藥物合併使用。與最高劑量ACE抑制劑的合併使用尚未經充分地研究。

用法用量 1.一般建議aliskiren起始劑量為75~150mg每日一次，本藥與利尿劑併用時建議起始劑量為75mg。血壓未受適當控制的患者，每日劑量可增至300mg。明顯的降壓效果(85~90%)會在2週內達到。

2.Aliskiren可能會與其他抗高血壓藥物合併使用。目前最常與利尿劑和血管收縮素受體阻斷劑(valsartan)一同使用，且合併使用比使用單一藥物的最大劑量產生更大的療效。

3.對老年人患者、輕度至重度腎功能不全患者以及輕度至重度肝功能不全患者並無調整起始劑量的需要。由於aliskiren用於重度腎功能不全患者的臨床經驗有限，故此類患者使用aliskiren時須謹慎小心。

不良反應 常見(≥1/100,<1/10)：腹瀉、高血鉀症、頭暈。

不常見(≥1/1000,<1/100)：紅疹、Stevens Johnson症候群。

罕見(≥1/1000,<1/1000)：腎衰竭、低血壓、過敏。

醫療須知 1.不建議aliskiren和p-glycoprotein抑制劑-如cyclosporine一起使用。

2.本藥維持一定服用時間，以避免食物所造成之吸收變化。

3.對於水分或鈉不足或合併使用利尿劑之患者在開始使用aliskiren時，可能會發生低血壓症狀，上述情形在開始使用aliskiren之前應予治療，或調降aliskiren起始劑量為75mg，同時配合嚴密之醫療監控。

4.本藥與利尿劑併用時，建議起始劑量為75mg。

5.患者若有大於中度腎功能障礙(女性肌酸酐1.7mg/dL，男性肌酸酐2.0mg/dL，或估計腎絲球過濾速率(GFR)<30mL/min)、使用血液透析病史、腎病症候群或腎血管性高血壓，考慮定期監測血清電解質。

6.Aliskiren與留鉀性利尿劑、鉀補充劑、含鉀之鹽類取代物或其他增加鉀量的藥物合併使用時，可能會造成血清鉀離子量增加。若有必要合併藥物治療，須定期監測電解質和腎功能。

7.在aliskiren治療期間，血管性水腫(包括喉頭水腫)可能於任何時間點發生。應建議並告知患者若有任何血管性水腫徵象或症狀(臉部、四肢末端、眼睛、嘴唇、舌頭腫脹、吞嚥或呼吸困難)，須立即通報，並停止服用藥物，向處方醫師諮詢。

8.懷孕用藥級數為C(懷孕初期3個月)和D(懷孕中期和晚期3個月)。

9.雙重阻斷腎素 - 血管昇壓素 - 醛固酮系統(renin-angiotensin-aldosterone system, RAAS)：有證據顯示，合併使用ACEIs、ARBs或含aliskiren成分藥品會增加低血壓、高鉀血症及腎功能下降(包括急性腎衰竭)之風險，故不建議合併使用ACEIs、ARBs或含aliskiren成分藥品來雙重阻斷RAAS，若確有必要使用雙重阻斷治療，應密切監測患者之腎功能、電解質及血壓。ACEIs及ARBs不應合併使用於糖尿病腎病變患者。

41602 AMBRISENTAN

孕X 乳- 泄 肝 t½ 14~16h

Rx 5 MG, 10 MG/錠劑(T);

商名 Volibris® ◎ (PATHEON/葛蘭素史克) $2592/T(10MG-PIC/S), $2671/T(5MG-PIC/S),

藥理作用 1.Ambrisentan是一種具口服活性的丙酸類ETA選擇性內皮素受體拮抗劑(ERA)。內皮素在PAH的病理生理學中扮演著重要角色。

2.Ambrisentan可阻斷ETA亞型受體(主要分布於血管平滑肌細胞及心肌細胞)。這會使由內皮素所媒介的次級信使系統(second messenger system)活化作用受到抑制，該系統活化會導致血管收縮及平滑肌細胞增生。

3.一般認為，ambrisentan對ETA受體的選擇性高於ETB，可保留由ETB受體所媒介的血管擴張素(一氧化碳及前列環素)生成作用。

適應症 [衛核]Ambrisentan適用於治療原發性肺動脈高血壓(PAH)，藉以改善運動能力及延緩臨床惡化。

用法用量 1.Ambrisentan為口服使用，且可與食物併服，亦可不與食物併服。本錠劑不可剝開、研碎或嚼碎。

2.使用ambrisentan治療時應從5毫克每日一次的劑量開始。若患者可耐受5毫克的劑量，再考慮將劑量提高至10毫克每日一次。

3.與cyclosporineA併用時，ambrisentan的劑量應限制在5毫克每日一次以內。

不良反應 1.貧血(血紅素或血容比降低)。

2.過敏(如血管性水腫、皮疹)。

3.頭痛、心悸、潮紅、鼻塞、鼻竇炎、鼻咽炎。

4.腹痛、便秘、體液滯留、周邊水腫、肝臟轉胺酶升高。

醫療須知 1.在開始使用ambrisentan之前應先評估肝臟功能。如果轉胺酶(丙胺轉胺酶(ALT)或天冬胺酸轉胺酶(AST))高於正常值上限的3倍，則不建議使用ambrisentan。

2.建議於開始使用ambrisentan之前先檢測血紅素，治療1個月後再檢測一次，之後亦應定期進行檢測。對治療前即有具臨床意義之貧血現象的患者，不建議使用ambrisentan治療。治療期間如果出現具臨床意義的血紅素降低現象，且已排除其他因素時，應考慮停用ambrisentan。

3.如果在使用ambrisentan治療期間發生具臨床意義的體液滯留，不論併有或未併有體重增加的現象，皆應進行進一步的評估。

4.如果患者在使用血管擴張劑(如內皮素受體拮抗劑)治療初期發生急性肺水腫，應考慮發生肺靜脈阻塞性疾病的可能性，若證實時，應停用ambrisentan。

5.在懷孕期間使用ambrisentan會造成胎兒傷害，故懷孕期間禁止使用ambrisentan。

41603 BOSENTAN

孕 X 乳 - 泄 肝 ½ 5.6h

Rx 62.5 MG, 125 MG/錠劑(T);

商名 Tracleer® ◎ (PATHEON/嬌生) $1549/T(125MG-PIC/S), $1297/T(62.5MG-PIC/S), $1433/T(62.5MG-PIC/S), $1241/T(125MG-PIC/S)

藥理作用 1.Endothelin-1(ET-1)是一種神經賀爾蒙，具有收縮血管之特性。肺動脈高血壓患者血中及肺組織中的ET-1濃度皆升高，推測ET-1可能是造成肺動脈高血壓的原因之一。

2.Bosentan對於內皮細胞及血管平滑肌上的endothelin受體(ETA及ETB)具有專一競爭性之拮抗作用，其對於ETA受體的親和力略高於ETB。

3.Bosentan藉由拮抗內皮素受體，可降低肺部及全身血管阻力，進而增加心輸出量。可用於治療肺動脈高血壓患者可改善運動耐受性並減緩疾病惡化。

適應症 [衛核]原發性肺動脈高血壓

用法用量 1.最初4週每天服藥2次，每次62.5mg，臨床上看出效果後，增加至維持劑量125mg，每天2次。當劑量超過125mg，每天2次時，並不會出現額外之效益，反而增加肝臟損害的危險性。

2.對12歲以上，體重小於40kg之患者，初始及維持劑量均為62.5mg，每天2次。早晚服用本錠劑，飯前或飯後皆可。

3.為了避免臨床症狀惡化，不可突然停藥，需逐漸降低劑量，如減量至62.5mg，每天2次，使用3~7天才停藥。

不良反應 肝功能異常、低血壓、疲倦、面潮紅、下肢水腫、皮疹等。

醫療須知 1.可能導致嚴重之肝臟傷害：開始治療時，必須測量患者aminotransferase酵素值，用藥期間每個月需定期監測，若發現aminotransferase酵素值升高並伴隨臨床症狀(噁心、嘔吐、腹痛、發燒、疲勞、黃疸)時，應立即停藥。不可用於中度或嚴重肝功能受損患者。此外，應避免使用於aminotransferase值超過正常上限值3倍之患者，因這些患者具有較高之危險性，且監測肝臟損害較為困難。

2.對於血液方面之影響：會造成劑量相關之血紅素及血細胞比容降低現象，故應定期測量血紅素值。

3.已接受epoprostenol治療之患者：併用之有效性及安全性尚未建立。

4.對於生育力、睪丸功能之影響：試驗顯示，引起的睪丸萎縮及雄性生育能力降低皆為不可回復。

5.懷孕婦女：具致畸胎性。治療期間需使用可靠的避孕方法避孕(例如：雙重避孕法)，不可只用荷爾蒙避孕藥作為唯一的避孕方式。治療期間建議每個月應追蹤尿液或血液懷孕試驗結果。停止治療後至少3個月內不可懷孕。

6.授乳母親：本藥是否分泌至乳汁未知，因此，授乳時不建議服用。

7.老年患者：目前臨床經驗不足，但仍應小心使用，並嚴密監測副作用發生

8.駕車及機械操作員：肺動脈高血壓的治療方式可能影響駕車及機械操作能力，而服用bosentan曾有低血壓之個案報告，當患者有暈眩感時應小心，並避免駕車及操作機械。

41604 CLONIDINE

孕 C 食 ± 泄 肝/腎 ½ 6～20h

Rx 75 MCG, 0.15 MG/錠劑(T);

商　名

Catapres® ◎ (DELPHARM/裕利) $1.81/T(75MCG-PIC/S)
Chianda® (井田) $1.96/T(0.15MG-PIC/S), $1.5/T(0.15MG-箔)
Clonidine® (強生)
Clonidine® (正和)
Clonidine® (瑞士) $1.5/T(0.15MG-箔), $1.96/T(0.15MG-PIC/S)
Clonidine® (約克)
Clonidine® (華興) $1/T(0.15MG)
Kochanlin® (壽元)

藥理作用 本藥能夠作用在腦幹上的心臟血管統合中樞(cardovascular integrating centers)，而活化突觸前腎上腺素激性α-2受體，結果減少交感神經性血管收縮和心臟加速的衝動，脈搏速率和心輸心量稍微會降低。本藥也會減少血漿中腎素(renin)的活性。

適 應 症 [衛核]高血壓。

[非衛核](1)治療輕度至中度的高血壓，可單獨使用，或與利尿劑或其他的抗高血壓藥一起服用。(2)偏頭痛的預防性治療。(3)當患者以methdadone持續法做opiate的解毒治療時，可用本藥來減少opiate的禁戒症狀。

用法用量 1.治療必須以0.075mg~0.15mg，每天2次開始。有些患者每天1次於睡前服用0.075mg~0.15mg即有效。如果必須增加劑量，應該在2~14天內調整，可達每天0.45mg的劑量，在嚴重之高血壓，可能需要每回0.3mg之較高劑量，並可以每天高達3回(0.9mg)在頑固病例，每天劑量可增加至1.2~1.8mg，但此範圍內的量或更高劑量只能使用於可受到嚴格監護的住院患者。

2.注射劑：每針1ml含0.15mg。患者只有在臥位時，才可以皮下，肌肉或緩慢靜脈注射1安瓿0.15mg的clonidine。靜脈注射時，1安瓿的clonidine應該稀釋在至少10ml的生理食鹽水，並且至少以10分鐘緩慢地注射。如有需要，1安瓿經由注射給予，每天可高達4回。在一些病例於靜脈注射本藥後可以觀察到收縮壓最多升高20mmHg並持續數分鐘。

3.Opiate的禁戒用；10~17mcg/kg/天，分次服用(僅供實驗用)。

不良反應 投與之初，偶有口乾，思睡，困倦及鎮靜(但約一週後即消失)、低血壓、間有頭暈、胃腸不適、便秘、眼乾躁、性慾減低，搔癢。

醫療須知 1.若有昏眩的現象，就要勸告病緩慢變換身體位置，並躺下來，因為有過姿勢性低血壓的報告。

2.警告服用本藥的患者不要從事需要集中注意力的工作，特別是在治療的初期，因為發生思睡的副作用相當普遍。

41605 EPOPROSTENOL

孕 B 泄 血液/腎 半 6m

Rx 500 MCG/注射劑(I)；

商名 Flolan® ◎ (GLAXO/葛蘭素史克) $650/I(500MCG-PIC/S-500MCG),

藥理作用 1.Epoprostenol又稱為prostacyclin為內生性的前列腺素，直接作用於肺部及全身動脈血管壁，產生血管擴張的效果。

2.本藥可抑制血小板聚集。

適應症 [衛核]原發性肺動脈高血壓。

用法用量 1.原發生肺動脈高血壓：起始劑量2ng/kg/min，剛開始以至少間隔15分鐘增加1~2ng/kg/min，直到產生病人所能耐受的藥理作用。一般劑量為2~16ng/kg/min，慢性治療超過一年者可達20~35ng/kg/min。

2.若病人出現劑量相關的不良反應(噁心、嘔吐、頭痛、腹痛、低血壓、呼吸困難)，則需降低劑量，減少輸注速率的方式為至少間隔15分鐘減低2ng/kg/min，直到不良反應緩解為止。

3.應避免突然中斷給藥或突然大幅降低輸注速率。

不良反應 1.常見：心跳變慢、胸痛、低血壓、心悸、心跳變快、臉部潮紅、注射部位疼痛、流汗、高血鈣、腹痛、腹瀉、缺乏食慾、噁心、嘔吐、脹氣、便秘、關節炎、非心因性胸痛、下顎疼痛、肌肉骨骼疼痛、無力、頭暈、頭痛、躁動、焦慮、憂鬱、咳嗽、鼻炎、發燒、類流感症狀。

2.嚴重者：心肌梗塞、心肌缺血、出血、血小板低下、中風、肋膜積水、氣胸、敗血症、血液感染。

醫療須知 1.本藥是一種強效的血小板凝集抑制劑，故應小心監測出血現象，尤其是併用其他抗血小板或抗凝血劑。

2.少數病人在治療初期，增加劑量時會出現肺動脈壓升高，此現象可藉由降低劑量而達到改善。

3.劑量過高會造成低血壓，嚴重可能導致意識喪失。給藥期間若出現低血壓，應減低劑量或停止輸注。停藥後約30分鐘藥效消失。

4.若中央靜脈導管因阻塞或其他原因無法繼續使用時，應請病人立即就醫，暫時由週邊靜脈給藥。

5.本藥應由中央靜脈導管輸注，在中央導管尚未建立前可暫時由週邊靜脈給藥，但需小心以避免藥液外滲而造成組織傷害。

6.Epoprostenol在pH值小於10.5下不安定，因此只能使用廠商提供的無菌甘胺酸緩衝溶液進行溶解與配製，不可與其他稀釋液(如：NS、D5W)或藥品進行混合或稀釋。一般使用濃度為10,000ng/mL，高劑量下可提高至15,000ng/mL。

7.溶解後的藥品溶液使用前應避免光線直射、冷藏於2~8℃。冷藏超過48小時仍未使用應立即丟棄。

8.溶解後的藥品溶液不可冷凍。

9.配製好的藥液一旦離開冷藏，輸注時若無保冷裝置於室溫使用不可超過8小時；若輸注過程中有保冷裝置亦應於24小時內使用完畢。

10.輸注速率之調整應依照醫師指示，驟然停藥或快速減量可能導致疾病惡化。增加劑量時應連續數小時監測血壓及心跳。

11.病人家中最好有備用之給藥幫浦等輸注裝置，以避免突發性機器故障造成給藥中斷，進而導致疾病惡化。

12.靜脈導管之照護與藥液配製應導守無菌操作技巧，以避免發生細菌感染

41606 GUANETHIDINE SULFATE

孕C 乳? 泄 肝 怡 5D

Rx 10 MG/錠劑(T);

商名

Imepin®(榮民)　Ismedine®(正和)

藥理作用 本藥會積蓄在末梢的腎上腺激性神經末端，而干擾norepinephrine從這些神經末端釋放出來，它也會排空神經內貯存的norepinephrine，結果會造成長期的降低心跳速率和末梢血管阻力。此外，它還會減少血漿中腎素的活性抑制心臟血管的反射。本藥有很高的起立性低血壓的發生率。

適應症 [衛核]中度及嚴重高血壓

用法用量 初給量，每次半錠，每天兩次；需要時每隔3~4天增加半錠，每天最大量為2錠。

1.可走動的患者–起始劑量10mg/天；然後每5~7天逐漸增加劑量至獲得適當的反應，一般的劑量每天25~50mg，單次劑量投與。

2.住院的患者–起始劑量10~50mg，其劑量端視所使用的抗高血壓藥物而定。然後，每2~4天增加10~25mg，直到獲得所欲求的反應。維持劑量必須逐漸的減少劑量以釐定個別劑量。

不良反應 常見者有頭暈，軟弱無力，立位性低血壓引起昏厥，水腫而增加體重，心搏過慢，腸蠕動增加，嚴重腹瀉，射精無力。

醫療須知 1.提示患者一旦發生眩暈或虛弱，就要立刻坐下或躺下來，起立性低血壓極為普遍；酒精、熱天氣、運動或長時間的站立都會加重這種症狀，勸告患者要慢慢移動身體的位置，如果發生持續的頭暈就要告訴醫師。

2.告訴患者不要用含有交感神經興奮劑的非處方用藥(如咳嗽或感冒藥、過敏製劑、鼻噴霧劑)因為在guanethidine的存在下會產高血壓反應。一般而言，患者要服用額外的藥物一定要詢問醫師。

3.如果可能的話，在進行全身麻醉作用之前2個星期，要停用guanethidine，以降低發生血管虛脫和心臟停止的可能性。而且要隨身準備氧、昇壓劑、輸液和其必需的復甦設備。

41607 HYDRALAZINE HCL

孕C 乳? 食+ 泄 肝/腎 怡 2~8h

Rx 10 MG, 25 MG, 50 MG/錠劑(T);　20 MG/ML/注射劑(I);

商名

Apolin®(優生) $2/T(25MG-PIC/S-箔), $1.52/T(25MG-PIC/S)
Aprelazine®(杏林新生/東洲) $24.1/I(20MG/ML-1ML), $16.7/I(20MG/ML-0.5ML)
Apresoline S.C.® ◎ (聯亞/美納里尼) $1.52/T(50MG-PIC/S), $1.52/T(25MG-PIC/S), $1.5/T(10MG-PIC/S),
Aprezin®(強生) $1.5/T(10MG-PIC/S), $2/T(10MG-PIC/S-箔)
Apulon®(永信) $1.5/T(10MG-PIC/S),
Hydralazine®(人生)
Hylazine®(應元/豐田)
Lotension®(人人)
Stable®(榮民) $2/T(10MG-PIC/S-箔), $1.5/T(10MG-PIC/S), $1.52/T(25MG-PIC/S), $2/T(25MG-PIC/S-箔),
Susemide®(衛肯) $1.52/T(25MG-PIC/S)
Yajunlo®(優生) $1.5/T(10MG-PIC/S)

藥理作用 本藥能直接鬆弛血管的平滑肌，主要是小動脈，因而降低末梢的總阻力，對於靜脈血管的容量沒有影響。它對於心舒壓比心縮壓降得更低；對於腎和腦血流沒有改變或可能有增加，本藥還會反射性的增加心跳，心臟單次搏出量和心輸出量。

適應症 [衛核]高血壓

[非衛核](1)治療中度的高血壓，可單獨使用，不過通常與其他的抗高血壓劑併用。(2)治療嚴重的本態性高血壓的短期用途(IV或IM)。(3)慢性充血性心衰竭。

用法用量 口服–起始劑量10mg，每天4次，連續服用2~4天，然後增加至25mg，每天4次，要有一

個星期的緩衝，第2星期以後，可增加至50mg，每天4次，維持劑量可調整至最低的有效濃度。IM，IV–注射，初劑量0.15mg/kg/day，全天劑量1.7~3.5/kg/day。如果需要重複給藥。

不良反應 與劑量大小及用藥久暫有關、用量大時間長者易發生列較嚴重的副作用，如紅斑狼瘡，藥物熱，皮疹，胃腸不適，末梢神經炎、單獨使用時常見的副作用有頭痛，面紅，食慾不振、噁心，嘔吐，腹瀉，心搏過速，心絞痛等。

醫療須知 1.要仔細觀查服用大量hydralazine的患者是否有發生狼瘡樣反應的徵兆(如發燒、肌痛、皮膚疹、關節痛、貧血、皮膚病變)，一旦出現就要停藥，並改用其他抗高血壓藥物，本藥的使用量不可超過400mg，當停用藥物時，大部份的症狀會恢復過來，但是殘餘的症狀可能會持續好幾年。

2.緩慢停藥以避免血壓可能突然的上昇。

3.如果出現hydralazine誘發的末梢神經炎(感覺異常、鈍重感、刺痛感)，可考慮使用pyridoxine(維生素B6)來減輕病狀。

4.建議患者一起服用hydralazine與餐食，因為食物同時使用，可提高hydralazine的生體利用率。

5.當使用hydralazine治療時，警告患者不要沒有醫師指示的情況服用含擬交感神興奮劑的非處方用藥。

41608 ILOPROST▲

孕X 乳- 泄 肝

℞ 0.02 MG/Inh Sol;

商　　名 Ventavis Nebuliser® ◎ (BERLIMED/拜耳)

藥理作用 1.Iloprost是本藥的主成分，是一個合成的prostacyclin類似物，具有以下的藥理作用：

ⓐ抑制血小板凝集、血小板附著及釋放作用。

ⓑ動脈和靜脈的擴張作用。

ⓒ增加微血管密度及降低微血管循環中serotonin或histamine所造成的血管通透性增加。

ⓓ具刺激內生性纖維蛋白分解潛能。

ⓔ抗發炎反應，包括抑制內皮損傷後的白血球粘著、抑制受傷組織白血球堆積、及減少腫瘤壞死因子的釋放。

2.吸入本藥後的藥理作用如下：

肺動脈床的直接血管舒張伴隨肺動脈壓、肺血管阻力、心室輸出及併發靜脈血氧飽和的明顯持續改善。對全身血管阻力及全身動脈壓的影響是輕微的。

適 應 症 [衛核]原發性肺動脈高血壓。

用法用量 1.成人：藉由breelib吸嘴，本藥10 microgram/ml霧化液可提供2.5微克iloprost，而本藥20microgram/ml霧化液可提供5.0微克iloprost。

2.在本藥治療開始時，第一次吸入劑量應為2.5微克iloprost (以吸嘴傳送)。如果該劑量是良好耐受的，則劑量應增加至5.0微克並保持在該劑量。在5.0微克劑量耐受性差的情況下，劑量應該降低至2.5微克。

3.根據個人需要量及耐受程度每天吸用次數可以是6~9次。

4.依吸嘴及霧化器的類型，通常每次吸用時間約為4~10分鐘。

不良反應 1.最常見的不良反應(≥20%)包括血管舒張、頭痛及咳嗽增多。最嚴重的不良反應是低血壓、出血事件和支氣管痙攣。

2.非常常見：出血事件、頭痛、血管舒張、胸痛、咳嗽、噁心、顎部疼痛/牙關、閉鎖、周邊水腫。

3.常見：昏眩、心搏過速、心悸、低血壓、昏厥、呼吸困難、咽喉疼痛、喉嚨刺激、腹瀉、嘔吐、口舌刺激和痛、紅疹、背痛。

醫療須知 1.醫師應對可能增加昏厥風險的併用情況或藥物存在有所警覺。

2.當開始使用本藥應監測生命徵象。低血壓的病患慎防進一步降低血壓。本藥不可用於收縮壓低於85mmHg的病患。
3.本藥可能引起支氣管痙攣的風險，特別是併有支氣管過度敏感的病患。
4.當肺高壓的病患使用本藥時發生肺水腫的跡象，應考量相關之肺靜脈閉塞疾病的可能性。應中止治療。
5.肝功能不全及須透析治療的腎衰竭病患排除本藥的能力減弱，謹慎的最初劑量逐步調整時建議應間隔3~4小時給藥。
6.對於剛開始本藥治療或從替代醫療器材轉換至breelib霧化器的患者，應該以本藥10微克/毫升藉由吸嘴傳送2.5微克之iloprost開始治療。
7.若使用本藥10微克/毫升後耐受性良好，可進行劑量調升，以本藥20微克/毫升藉由吸嘴傳送5.0微克之iloprost治療並維持在該劑量。若使用本藥20微克/毫升後呈現出耐受性不佳，應以本藥10微克/毫升進行劑量調降。

41609 INDAPAMIDE HEMIHYDRATE

孕B/D 乳 - 食 ± 泄 肝 t½ 14~18h

Rx
1.25 MG, 2.5 MG/錠劑(T); 1.5 MG, 1.5 MG/持續性錠劑(T.SR); 2.5 MG/膠囊劑(C); SR 1.5 MG/持續性製劑(SR);

商名

Danow®(元宙)
Depermide S.C.®(回春堂) $1.79/T(2.5MG)
Iloka®(永信) $1.79/T(2.5MG-PIC/S), $2/T(2.5MG-PIC/S-箔)
Indamide SR® ＊(優良/永茂) $1.5/T.SR(1.5MG)
Indap S.R.® ＊(生達) $1.62/SR(1.5MG-PIC/S), $2/SR(1.5MG-PIC/S-箔)
Indapin SR® ＊(瑞士) $1.62/T.SR(1.5MG-PIC/S), $2/T.SR(1.5MG-PIC/S-箔)
Jatrily®(優生/興南)
Jatrina®(優生/興南)
Jatrisyn S.C.®(優生/興南)
Kamart®(元宙) $2/T(1.25MG-PIC/S-箔), $1.52/T(1.25MG-PIC/S)
Millibar®(FINE/和聯)
Nakamide SR®(南光) $2/SR(1.5MG-PIC/S-箔), $1.62/SR(1.5MG-PIC/S),
Nakamide® ＊(南光) $1.52/T(1.25MG-PIC/S), $1.79/T(2.5MG-PIC/S), $2/T(2.5MG-PIC/S-箔),
Narix SR®(優良/健喬信元) $1.62/T.SR(1.5MG-PIC/S), $2/T.SR(1.5MG-PIC/S-箔),
Natrilix SR® ◎(LES/施維雅) $2/SR(1.5MG-PIC/S-箔),
Utrilix®(羅得) $1.79/C(2.5MG-PIC/S),
Winmide S.C.®(溫士頓)

藥理作用 1.抑制腎皮質稀釋段對鈉離子的再吸收，增加鈉及氯離子的尿排出量，而鉀離子與鎂離子的尿中排出量減少，尿液排出增加產生降血壓效果。
2. 懷孕期間避免使用Indapamide。

適應症 [衛核]高血壓

用法用量 口服：每天1錠，增加劑量也不會產生更大的降壓效果。

不良反應 1.常見：過敏反應、氣喘及斑狀丘疹、低血鉀。
2.不常見偶有：低血鈉症、嘔吐、紫斑症、勃起功能障礙。

醫療須知 1.監測糖尿病患者是否血糖失控。
2.若併服毛地黃治療時，同時監測其毒性應檢測鉀離子濃度、鎂離子濃度及ECG。
3.若有長期嘔吐及腹瀉、過度排汗時，表示可發生電解質不平衡，宜注意。
4.須注意避免曝曬陽光，有光敏感危險。

41610 MACITENTAN

孕X 乳 - 泄 肝 t½ 16h

Rx
10 MG/錠劑(T);

商名

Opsumit®(EXCELLA/嬌生) $2237/T(10MG-PIC/S), $2965/T(10MG-PIC/S)

藥理作用 1.內皮素ET-1及其受體(ETA和ETB)會調控多種有害反應，例如：血管收縮、纖維化、增生、肥大及發炎。在如肺動脈高血壓等疾病狀態下，局部的ET統會受到誘導，並且與血管肥大及器官損傷有關。
2.Macitentan是一種內皮素受體拮抗劑，可防止ET-1與ETA及ETB受體結合。對於人類肺動脈平滑肌細胞上的ET受體，macitentan呈現高度親和力並可持續將其占據。

適應症 [衛核]治療肺動脈高血壓(WHO Group I)之成人病患，以延緩疾病惡化。

用法用量 1.每天一次，每次10毫克。

2.尚未針對肺動脈高血壓患者進行過高於每天一次10毫克劑量的試驗，因此不建議使用。

不良反應 最常見的不良反應(比安慰劑更頻繁≥3%)為貧血、鼻咽炎/咽炎、支氣管炎、頭痛、流感、尿道感染。

醫療須知 1.內皮素受體拮抗劑(ERA)會造成肝毒性及肝功能衰竭。開始治療前，請取得肝臟酵素檢驗結果作為基準並視臨床需要進行監測。
2.水分滯留可能需要介入性治療。
3.血紅素減少。
4.肺靜脈阻塞性疾病患者發生肺水腫。如果確認，則停止治療。
5.使用ERA的患者已觀察到精子計數減少。

41611 METHYLDOPA

孕B 乳? 食± 泄 肝/腎 ½ 1.7h

Rx 250 MG/錠劑(T);

商名

Almedopa®(保瑞/聯邦)
Methyldopa F.C.®(強生) $2.46/T(250MG-PIC/S)
Rivapress®(汎生) $1.8/T(250MG)

藥理作用 本藥能夠藉競爭性拮抗作用來抑制其芳香性胺基酸脫羧酶，它本身則轉化成α-methyl norepinephrine，這種化合物可做為中樞性α-2腎上腺素激性受體的活化劑，當刺激腦幹的α受體，會減弱交感神經性血管收縮劑和心臟加速劑的衝動，因會產生血管擴張和心跳緩慢的作用，此外，本藥還會降低血漿中腎素(renin)的活性，但是，對於腎血流和心輸出量沒有顯著的影響。對於白天的血壓的控制很少發生起伏變化，它還具有鎮靜作用，並能促進鈉和水份的滯留。

適應症 [衛核]高血壓

用法用量 1.口服：成人−起始劑量250mg，每天2~3次，可調整，每次調整的期間不可少2天，直到產生所欲求的劑量為止。一般的維持劑量每天500mg~2,000mg，分2~4次服用(每天最大劑量3gm)。孩童−10mg/kg/天，每天分2~4次服用，可調整至適當的範圍，最大劑量每天不可超過65mg/kg或3gm。
2.IV輸注：成人−250~500mg，每間隔6小時注射1次(這個 劑量可添加100ml 5%的葡萄糖住液稀釋，然後IV輸注要30~60分鐘)。

不良反應 鎮靜、困倦、頭痛、虛弱、口乾、體重增加、鼻塞、鈉與水滯留、性慾減低、減少心智敏銳度、直接coombs'試驗的陽性反應。

醫療須知 1.使用本藥時，通常會發生可逆性methyldopa的肝毒性，特別是治療最初幾個月，要注意是否發燒、冷顫、頭痛、搔癢、發疹、關節痛，和肝肥大；如果有所發現就要做肝功能試驗。如果出現發燒、黃疸、肝功能異常，就要停止用藥。
2.使用本藥療初期或調整劑量期間，要警告患者通常會發生思睡和鎮靜，因此，要慫恿患者不要從事機器作或其他需要集中注意力的工作。
3.告訴患者說methyldopa會使尿液轉暗，因為它分解成的代謝物有此顏色，不過，對身體沒有損害。

41612 RESERPINE

孕D 乳− 泄 肝/腎 ½ 4.5h/11.3h

Rx 0.25 MG, 1 MG/錠劑(T); 0.25 MG/ML, 0.3 MG/ML, 1 MG/ML, 2.5 MG/ML/注射劑(I);

商名

Fullserpine®(福元)
Oriserpine®(壽元/東洲) $1.87/I(0.3MG/ML-2ML)
Reserpine®(信東/榮民)
Reserpine®(安星/人人)
Reserpine®(榮民) $0.08/T(0.25MG)
Reserpine®(衛肯/天良)
Reserpine®(長安/美的)
Serpanin®(人生)
Sinserpine®(井田/好漢賓)
Sinserpine®(信東)

藥理作用 這類藥能夠排空中樞和末梢神經原貯存的內生性胺類(如norepinephrine， serotonin)，而且，在神經末端它們能夠阻斷胺類重吸收進入小泡囊貯存部位，因此能夠降低血壓，心跳速率和心輸出量，它們還具有CNS的抑制(鎮靜)作用，不會顯著的影響腎血流。

適應症 [衛核]高血壓

用法用量 治療高血壓，每次0.5mg，每天2~3次，以後視患者之反應而增減，治療精神病，每天3~12mg。

1.口服：高血壓–開始時每天0.5mg，慢慢減少至1天0.1~0.25mg，精神障礙：1天0.1~1mg，視患者的反應而調整劑量。

2.肌注：高血壓危象：開始0.5~1mg，接著2mg，而且每3小時間隔投與4mg。精神病的急救：2.5~5mg。儘可能投與少的試驗量以測過敏反應。

不良反應 困倦、思睡、鼻出血、鼻塞、下痢、心跳過慢、憂鬱、震顫、消化性潰瘍、陽萎、體重增加、月經不順、乳房腫脹；嚴重者-姿勢性低血壓、呼吸抑制。

41613 RIOCIGUAT

孕 X 乳 - 泄 肝 半 12h

Rx 1.5 MG, 2 MG, 2.5 MG/錠劑(T);

商名

Adempas® ◎ (BAYER/拜耳) $1261/T(1.5MG-PIC/S), $1261/T(2.5MG-PIC/S), $1261/T(2MG-PIC/S)

藥理作用 1.Riociguat是一種可溶性鳥苷酸環化酶(sGC)的刺激物，此酵素是存在於心肺系統中的一種一氧化氮(NO)受體。

2.當NO與sGC結合時，此酵素會催化訊息分子環單磷酸鳥苷(cGMP)的合成。cGMP在細胞內扮演調節的重要角色，會影響血管張力、增生、纖維化與發炎。

3.肺高壓與內皮功能異常、一氧化氮合成減少以及NO-sGC-cGMP途徑刺激不足相關。

4.Riociguat有雙重作用機轉。其可穩定NO-sGC結合，使sGC對於內源性NO更為敏感。Riociguat也可藉由另一個與NO無關的結合位置來直接刺激sGC。Riociguat能刺激NO-sGC-cGMP途徑，進而增加cGMP的生成並導致血管擴張。

適應症 [衛核]1.慢性血栓栓塞性肺高壓(CTEPH, WHO Group 4)：用於治療無法手術之CTEPH成人病患及接受手術治療後仍持續發生或復發之CTEPH成人病患，以改善運動能力及改善WHO功能層級。

2.肺動脈高血壓(PAH, WHO Group 1)：用於治療PAH的成人病患，以改善運動能力、改善WHO功能層級並延緩臨床症狀惡化。

說明：「病患接受riociguat單一藥物治療或合併使用內皮素受體拮抗劑或前列腺素類藥物均可展現治療效益。試驗有效性的建立主要來自WHO功能層級II和III的病患，以及病因為原發性或遺傳性的PAH病患，或與結締組織疾病相關的PAH病患。」

用法用量 1.建議起始劑量為1mg，每日三次。如病患可能無法耐受本藥的降低血壓作用，得考慮以0.5mg為起始劑量，每日三次。

2.如果病患收縮壓仍持續高於95mmHg且沒有低血壓的徵兆或症狀，則將劑量調升增加0.5mg，每日三次。

3.劑量增加的時間間隔不可短於兩週。劑量可調升到的最高耐受劑量，最多為2.5mg，每日三次。如果病患在任何時候出現低血壓症狀，將劑量降低0.5mg，每日三次。

不良反應 1.多於3%發生頻率：頭痛、消化不良和胃炎、頭暈、噁心、腹瀉、低血壓、嘔吐、貧血、胃食道逆流疾病、便秘。

2.少於3%發生率：心悸，鼻塞，鼻出血，吞嚥困難，腹脹，周邊水腫。

醫療須知 1.在懷孕期間使用本藥可能造成胎兒傷害，故禁止用於懷孕女性。

2.本藥會降低血壓。對於低血容量、嚴重左心室輸出阻塞、靜態低血壓、自主神經失調、或併用抗高血壓製劑或強效CYP及P-gp/BCRP抑制劑治療的病患，應考慮產生症狀性低血壓及缺血的可能。

3.肺血管擴張劑可能會顯著惡化肺靜脈阻塞性疾病(PVOD)病患的心血管狀態。因此，本藥不建議使用於這些病患。

41614 SELEXIPAG

℞ 200 MCG, 600 MCG, 800 MCG, 0.2 MG, 0.4 MG, 0.6 MG, 0.8 MG, 1 MG, 1.2 MG, 1.4 MG, 1.6 MG/錠劑(T);

商 名

Uptravi® ◎ (EXCELLA/嬌生) $1105/T(600MCG-PIC/S), $1105/T(200MCG-PIC/S), $1105/T(800MCG-PIC/S)

藥理作用

1.Selexipag由羧酸酯酶(carboxylesterases)水解成為活性代謝物，活性代謝物效價約是selexipag的37倍。
2.Selexipag與其活性代謝物是具高度親和性的IP受體促進劑，對IP受體較其他前列腺環素類受體(EP1-EP4、DP、FP與TP)具高度選擇性。
3.以selexipag與其活性代謝物刺激IP受體會引起血管擴張及抗增生與抗纖維化作用。
4.Selexipag可預防心臟和肺重塑，引起肺部和周邊壓力等比例降低，顯示周邊血管擴張作用反映出肺部藥效學的療效。

適 應 症

[衛核]用於原發性肺動脈高血壓 (WHO functional class II-III) 之成人患者。本品應與內皮素受體拮抗劑(endothelin receptor antagonist, ERA)及/或第五型磷酸二酯酶(phosphodiesterase type 5, PDE 5)抑制劑合併使用; 或單獨使用於病患無法適用內皮素受體拮抗劑且無法適用第五型磷酸二酯酶抑制劑時。

用法用量

1.建議起始劑量為200mcg、每日兩次，兩次間隔約12小時。之後以200mcg、每日兩次的幅度調升劑量，通常每週調升一次。
2.在治療開始時和每次進行劑量調升步驟時，建議在晚上服用第一劑。在劑量調整期間，可能會發生反映出本藥作用模式的一些不良反應(例如：頭痛、腹瀉、噁心和嘔吐、顎骨疼痛、肌肉痛、四肢疼痛、關節痛以及臉潮紅)，通常為暫時性，或者可以症狀性治療處置。
3.若達到病患無法耐受的劑量，應將劑量調降至前一個較低的劑量。
4.若忘記服用某次劑量，應儘速補服。若時間已接近下次服藥時間(大約在6小時內)，則不應補服該漏服劑量。若3日以上未服藥，應以較低劑量重新開始本藥治療，進而再將劑量調升。

不良反應

1.最常見的副作用(每10人可能會影響超過1人)：頭痛、臉潮紅(臉頰泛紅)、噁心與嘔吐(覺得噁心與嘔吐)、腹瀉、顎骨疼痛、肌肉痛、關節痛、腿部疼痛、鼻咽炎(鼻塞)。
2.常見的副作用(每10人可能至多影響1人)：貧血(紅血球計數過低)、甲狀腺功能亢進(甲狀腺過度活躍)、食慾不振、體重減輕、低血壓(血壓過低)、胃痛、疼痛、一些包括測量血球計數或甲狀腺功能的血液檢測結果出現變化、皮疹(包括蕁麻疹)，可能會引起灼熱或刺痛覺和皮膚發紅。
3.不常見的副作用(每100人可能至多影響1人)：心率增加。

醫療須知

1.本藥具有血管擴張性質可能造成血壓降低。
2.使用本藥時觀察到甲狀腺機能亢進症。當出現甲狀腺機能亢進症的徵兆或症狀時，建議進行甲狀腺功能檢測。
3.Selexipag與CYP2C8中度抑制劑(如clopidogrel、deferasirox、teriflunomide)併用可能會增加selexipag及其主要代謝物的暴露量。如果併用或中斷使用CYP2C8中度抑制劑，則應考慮調整selexipag劑量。

41615 SILDENAFIL CITRATE(20MG)▲

孕B 乳+ 泄 肝 T½ 4h

℞ 20 MG, 28.09 MG/錠劑(T);

商 名

Levon® ＊ (永信)
Relung® ＊ (十全/瑩碩) $169/T(20MG-PIC/S),
Revatio® ◎ (FAREVA/暉致) $200/T(20MG-PIC/S)
Sigra® ＊ (信東) $182/T(20MG-PIC/S)

藥理作用

Sildenafil是一種環狀單磷酸鳥苷(cGMP)特異性第五型磷酸二酯酶(phospho-diesterase type 5，PDE5)的選擇性抑制劑。PDE5負責分解細胞內的cGMP。Sildenafil藉由抑制PDE5，可增加肺血管平滑肌細胞內的cGMP，促使血管擴張。

適 應 症 [衛核]成人肺動脈高血壓(WHO Group I)之治療以改善運動能力。

用法用量 1. 若有特殊情況的患者(如肝腎功能不全、老年人等)需詳細說說明，密切監測藥物的副作用和毒性。注射劑需詳細說明給藥方法及輸注時間。

2. 建議劑量：每日三次，每次服用20mg。每次給藥需間隔4~6小時，隨餐或空腹服用皆可。肝、腎臟功能不全患者不需調整劑量。

不良反應 常見的不良反應包括頭痛、潮紅、鼻塞、失眠、暈眩、眼睛周圍疼痛、消化不良、腹瀉、皮疹、肌肉疼痛、視覺異常。視覺異常一般是視覺發生輕微而短暫的變色，對光敏感度增加或視力模糊。

醫療須知 1.Sildenafil用於有下列患者應特別謹慎：

(1)最近6個月內發生心肌梗塞、中風或危及生命心律不整的患者。

(2)發生不穩定型心絞痛之冠狀動脈疾病患者。

(3)嚴重高血壓 (BP>170/110mmHg)或低血壓(BP<90/50mmHg) 患者。

(4)肺靜脈阻塞性疾病(PVOD)患者。

(5)陰莖構造畸形(如陰莖彎曲、海綿體纖維變性或Peyronie氏病)或容易引起陰莖異常勃起的疾病(如鐮狀紅血球性貧血、多發性骨髓瘤或白血病) 患者。若發現陰莖持續勃起超過4小時，需立即尋求醫療協助，以免造成組織傷害，喪失勃起能力。

(6)色素性視網膜炎患者。

(7)出血性疾病或活動性消化性潰瘍患者。

2.Sildenafil與α阻斷劑併用時須小心，可能會對血壓下降產生加成效應。

3.在結締組織繼發的肺動脈高血壓患者中，使用sildenafil發生鼻出血機率高於原發性肺動脈高血壓患者。

4.合併使用口服維生素K拮抗劑的患者，發生鼻出血的機率較高。

5.服藥期間若出現單眼或雙眼視力減退，應立即就醫。

41616 TREPROSTINIL

孕 B 乳 ± 泄 肝/腎 ½ 4h

Rx 1 MG/ML, 2.5 MG/ML, 5 MG/ML, 10 MG/ML/注射劑(I);

商 名

Remodulin® ◎ (科懋) $323312/I(10MG/ML-PIC/S-20ML), $39915/I(1MG/ML-PIC/S-20ML), $89808/I(2.5MG/ML-PIC/S-20ML), $179618/I(5MG/ML-PIC/S-20ML)

藥理作用 Treprostinil主要的藥理作用，是直接舒張肺部及全身動脈之血管床，以及抑制血小板凝集。

適 應 症 [衛核]特發性或遺傳性肺動脈高壓(WHO functional class III 及IV)

用法用量 1.以高pH值的glycine稀釋液將濃度稀釋到0.004mg/mL(4,000ng/mL)的本藥在環境溫度下可以穩定儲存長達14天。

2.本藥可以皮下或靜脈連續輸注方式給藥。建議以皮下輸注方式給藥，若病人因嚴重輸注部位疼痛或輸注部位反應，無法耐受皮下輸注時，可經由中央靜脈導管輸注。

3.起始之輸注速率為1.25ng/kg/min。如果因全身性反應使病人無法耐受起始劑量時，輸注速率應減低至0.625ng/kg/min。

4.治療前四週時，每週可增加1.25ng/kg/min之輸注速率，之後視臨床反應，每週可增加輸注速率2.5ng/kg/min來維持藥效。

不良反應 1.皮下連續輸注給藥最常見(>80%)的副作用為輸注部位疼痛及輸注部位反應(例如：出血、瘀青、紅腫、硬結或紅疹等等)，可藉由更換皮下輸注位置或投予非鴉片止痛藥等以改善此副作用，但有時候輸注部位反應嚴重時，病人必須停止治療。

2.其他常見(>10%)副作用還包括面潮紅、頭暈、頭痛、腹瀉、噁心、下顎痛等，不常見(<10%)副作用有低血壓、水腫。

醫療須知 1.長期透過體外輸注幫浦及植入中央靜脈導管投予本藥和可能致命的血液感染(blood stream infectio ns, BSI) 及敗血症風險相關。因此，比較建議使用連續皮下輸注給藥。

2.因為可能導致肺動脈高壓症狀的惡化，應避免突然停藥或突然大量降低本藥劑量。
3.須緩慢調整肝或腎功能不全病人的劑量。因為這些病人比正常肝腎功能的病人暴露更高的全身濃度。
4.Treprostinil是肺部和全身血管擴張劑，在低體循環動脈壓的病人使用本藥可能造成低血壓症狀。
5.本藥抑制血小板凝集並增加出血的風險。

§ 41.7 複方產品

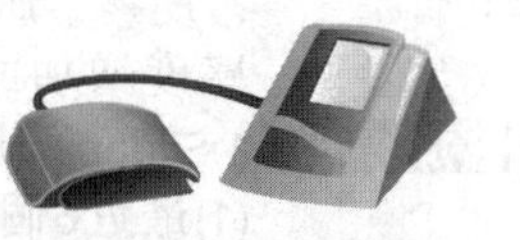

41701 Acertil Plus 5 mg/1.25 mg 雅施達 加強錠 5 毫克/1.25 毫克® (LES/施維雅) $5/T

Rx 每 Tab 含有：INDAPAMIDE 1.25 MG；PERINDOPRIL ARGININE 5.0 MG

藥理作用 1.血管收縮素轉換酵素抑制劑與利尿劑之複方製劑作用於腎皮質稀釋段。
2.本藥是血管收縮素轉換酵素抑制劑perindopril與chlorosulphamoyl類利尿劑indapamide的複方製劑，其藥理性質除了個別成份之作用外，複方使用時有彼此加乘的效果。
3.Perindopril之作用機轉：血管收縮素轉換酵素使血管收縮素轉換成血管收縮素，收縮血管，此外並會刺激腎上腺皮質分泌留鹽荷爾蒙(aldosterone)，以及刺激bradykinin(血管擴張劑)分解成不具活性的heptapeptides，而perindopril是一種血管收縮素轉換酵素的抑制劑(ACE抑制劑)。
4.Indapamide有關之作用機轉：indapamide是含indol環之sulphonamides衍生物，藥理作用與thiazide類利尿劑有關，indapamide抑制腎皮質稀釋段再吸收鈉離子，增加尿液排出鈉離子與氯離子，少量的鉀離子與鎂離子由尿液排除，尿液排出量增加而產生降血壓效果。

適應症 [衛核] 本態性高血壓。當perindopril單方無法有效控制血壓時可用雅施達加強錠 5mg/1.25mg治療。

用法用量 口服：每天一顆雅施達加強錠，最好是早上飯前服藥。可能時，建議依患者情況個別調整主成分劑量。

不良反應 1.常見：過敏反應(主要是皮膚的反應，發生於易過敏和氣喘與斑丘疹的病人)、頭暈、頭痛、感覺異常、味覺障礙、視覺損害、眩暈、耳鳴、低血壓、咳嗽、呼吸困難、腹痛、便秘、消化不良、腹瀉、噁心、嘔吐、搔癢、皮疹、肌肉痙攣、無力衰弱。
2.不常見：嗜伊紅血球增多、低血糖、高血鉀、低血鈉、情緒改變、睡眠障礙、嗜睡、暈厥、心悸、心跳過速、血管炎、支氣管痙攣、口乾、蕁麻疹、血管性水腫、蕁麻疹、紫斑、多汗、光敏感反應、類天疱瘡、關節痛、肌肉痛、腎功能不全、勃起功能障礙、胸痛、全身不適、週邊水腫、發燒、血中尿素增加、血中creatinine增加，跌倒。

41702 Amtrel 諾壓錠® (東洋/東生華) $8.5/T

Rx 每 Tab 含有：AMLODIPINE BESYLATE 7.0 MG；BENAZEPRIL HYDROCHLORIDE 10.0 MG

適應症 [衛核] 治療高血壓，此複方藥品不適合用於起始治療。

用法用量 1.治療高血壓的有效劑量amlodipine為每天2.5~10mg benazepril為每天10~80mg在以amlodipine 2.5~5mg和benazepril 10~20mg合併治療的臨床試驗中對所有人群降血壓的效果會隨amlodipine的劑量而增加在非黑人中降血壓的效果也會隨benazepril的劑量而增加對所有患者減少由amlodipine所引起的水腫。
2.為了減少服用本複方藥物所帶來的危害，建議僅在以下情況時得以治療，且不宜使用於高血壓的初始治療(1)以單一降血壓藥物治療無效，(2)以amlodipine治療未達預期效果且無水腫現象發生。
3.治療置換為了方便原本使用amlopdipine及benazepril二錠合併治療的患者可改用一錠含有與原先使用相同劑量之AMTREL®。
4.對年幼、年老、虛弱及肝功能受損的患者，對單一治療及合併治療，amlodipine的建議起始劑量為2.5 mg。

類似產品 Amlobentrel 壓諾本錠® (東洋) $8.5/T
Sotrel 紓心膠囊® (健亞/東生華) $8.5/C
Co-Amndiline 可得寧膜衣錠5/10毫克® (中化) $8.5/T

41703 Caduet 脂脈優5毫克/10毫克® (PFIZER/暉致) $7.8/T

Rx 每 T 含有：AMLODIPINE BESYLATE 6.94 MG；ATORVASTATIN CALCIUM 10.85 MG

藥理作用 1.不建議使用本藥為高血壓及血脂異常之起始治療。
2.Amlodipine/atorvastatin 的劑量範圍從5 mg/10 mg 至10 mg/80 mg 之最高劑量，每天一次。起始劑量和維持劑量應依每個成分對高
血壓/心絞痛和高脂血症的效果和耐受性而個別決定。應查閱現行的治療指導方針，根據患者個別的基礎值確立治療目標，即應先使用本藥
兩成份之單方藥物來做治療，分別調整其劑量至適合患者個別之臨床需求之後，再依該適當劑量轉換至Caduet。

3.本藥可在一天任何時間服用，空腹或飯後服用不拘。作為多危險因子介入的一部分，amlodipine/atorvastatin 應該在非藥物治療(包括適當的飲食控制、運動、肥胖患者減重、戒煙，以及治療潛在疾病) 的成效不彰時，方加於這些非藥物治療之上。

適應症 [衛核] 因有高血壓和血脂異常這兩種可矯正的危險因子併存，而使心血管危險增加的病人；或因有心絞痛為表現之冠心病(CHD)併有可矯正的血脂異常危險因子，而使心血管危險增加的病人。
降低冠心病高危險群的心血管事件發生率
對於臨床上沒有冠心病的高血壓病人，但是至少有三個其他冠心病危險因子，包括第二型糖尿病、年紀大於等於55歲、微白蛋白尿或蛋白尿、吸煙或第一等親在55歲（男性）或60歲（女性）前曾經發生冠心病事件，適用於：降低心肌梗塞的風險、降低中風的風險、降低血管再造術與心絞痛的風險。

用法用量 1. Amlodipine/atorvastatin是針對同時有高血壓/心絞痛及血脂異之心血管併症的複方產品。
2. Amlodipine/atorvastatin的劑量範圍從5mg/10mg至10mg/80mg之最高劑量，每天一次。起始劑量和維持劑量應依每個成份對高血壓/心絞痛和高血脂症的效果和耐受性而個別決定。應查閱現行的治療指導方針，根據患者個別的基礎值確立治療目標，即應先使用本藥二成份之單方藥物來做治療，分別調整其劑量至適合患者別之臨床需求之後，再依該適當劑量轉換至CADUET。本藥可在一天任何時間服用，空腹或飯後服用不拘。
3. 作為多危險因子介入的一部份Amlodipine/atorvastatin應該在非藥物治療(包括適當的飲食控制、運動、肥胖患者減重、戒煙，以及治療潛在疾病)的成效不彰時，方加於這些非藥物治療之上。
4. 開始Amlodipine/atorvastatin治療或劑量調整之後，應在2~4週內檢查血脂濃度與測量血壓，依其結果若有必要，可再行調整amlodipine及atorvastatin的劑量。倘若臨床上確有需要，也可以更快的速度依照血壓反應調整劑量。
5. Amlodipine/atorvastatin不建議用於有高血脂症合併有高血壓或心絞痛患者之起始治療。當開始使用Amlodipine/atorvastatin時，其劑量應該根據amlodipine及atorvastatin的個別考量，來決定適當的組合。Amlodipine/atorvastatin的成份中的amlodipine的最高劑量是10mg每天一次，atorvastatin的最高劑量是80mg每天一次。

不良反應 1.Amlodipine 的經驗：
(1)自主神經系統：潮紅。(2)全身：疲倦。
(3)心血管，一般症狀：水腫。(4)中樞及周邊神經系統：頭暈、頭痛。
(5)胃腸：腹痛、噁心。(6)心搏率/心搏節律：心悸。(7)精神：嗜睡。
2.Atorvastatin 的經驗：
(1)精神障礙：失眠。(2)神經系統障礙：頭痛。
(3)胃腸障礙：噁心、腹瀉、腹痛、消化不良、便秘、胃腸脹氣。
(4)肌肉骨骼與結締組織障礙：肌痛。(5)一般障礙與給藥部位狀況：衰弱。

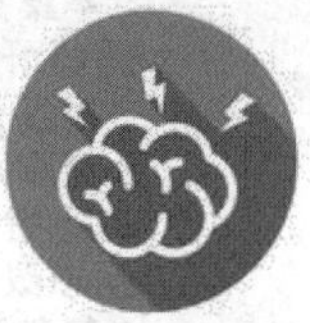

醫療須知 1.對於大量飲酒或曾經罹患肝病的患者，使用amlodipine/atorvastatin 應小心。有活動性肝病或不明原因的血清氨基轉移酵素持續升高之患者，禁用本藥。
2.醫師在考慮合併使用atorvastatin 與fibric acid 衍生物、erythromycin、免疫抑制劑、azole 類抗黴菌劑或降血脂劑量之niacin 療法時，應仔細衡量其利弊得失。治療期間應小心監測患者是否出現肌肉疼痛、壓痛或肌肉無力等徵狀或表徵，特別是在治療初期及調高任一藥物劑量的數個月內應特別注意。
3.應該指導患者，如果出現不明原因的肌肉疼痛、壓痛或肌肉無力，尤其是伴隨著身體不適或發燒，必須立即告訴醫師。應該建議青春期的女孩和有生育能力的婦女於接受amlodipine/atorvastatin 期間須採取適當的避孕措施。

類似產品
Caduet 脂脈優5毫克/20毫克 ®（PFIZER/暉致） $10.3/T
Dualpress 克壓脂膜衣錠5毫克/10毫克 ®（生達） $6.9/T
Dualpress 克壓脂膜衣錠5毫克/20毫克 ®（生達） $10.3/T

41704	Candanxo 肯脈柔膜衣錠 50/12.5 毫克 ®（歐帕/瑩碩）$4.11/T

Rx 每 T 含有：HYDROCHLOROTHIAZIDE (EQ TO 3,4-DIHYDROCHLOROTHIAZIDE) 12.5 MG；LOSARTAN POTASSIUM 50.0 MG

適應症 [衛核] 高血壓。

用法用量 一般的起始劑量和維持劑量是每日一次，每次一錠。反應不佳的患者，可以調高劑量至每日一次，每次二錠(最大劑量)。一般而言，在開始治療後三個星期內可達到抗高血壓的作用。

類似產品
Hisart “生達” 好暢壓膜衣錠 50/12.5 毫克 ®（生達）$4.11/T
Hyzaar 好悅您膜衣錠 100/12.5 毫克 ®（MSD/歐嘉隆）$5.8/T
Losa&Hydro 那寶穩膜衣錠50/12.5毫克 ®（中化/中化裕民）$4.11/T
Losacar-H 適緩壓膜衣錠50/12.5毫克 ®（ZYDUS/毅有）
Losarzide 心舒壓膜衣錠50/12.5毫克 ®（榮民） $4.11/T
Synzar 欣治壓膜衣錠 50/12.5 毫克 ®（強生/鼎豐宇）$4.11/T
Zosaahy 穩壓好膜衣錠 50/12.5 毫克 ®（中化） $4.11/T

41705 Co-Diovan 可得安穩 80/12.5 毫克膜衣錠® (NOVARTIS/諸華) $4.74/T

Rx 每 Tab 含有:HYDROCHLOROTHIAZIDE (EQ TO 3,4-DIHYDROCHLOROTHIAZIDE) 12.5 MG;VALSARTAN 80.0 MG

藥理作用 1.Valsartan是一種口服具活性且特定作用於血管加壓素-II (Ang-II)受體的拮抗劑。它選擇性地作用在AT_1受體亞型,此受體負責已知的血管加壓素II作用。Valsartan在AT_1受體上不會表現出部分的致效劑之活性,且對AT_1受體的親和力遠大於(約20,000倍)AT_2受體。
2.在臨床試驗中將valsartan與ACE抑制劑相比較,以valsartan治療與以ACE抑制劑治療比較,乾咳的發生率明顯(P<0.05)較低(分別為2.6%及7.9%)。
3.Valsartan不會結合,或阻斷其他已知對心血管調節有重要性的荷爾蒙受體或離子通道。
4.Thiazide利尿劑的作用部位主要是在腎臟遠端的腎曲小管。在腎皮質上有高親和力的受體是其利尿作用及抑制氯化鈉在遠端腎曲小管運輸的主要結合位置。Thiazide的作用模式是透過抑制Na+C1-管道,可能是經由競爭C1-的位置,進而影響電解質的再吸收機制-直接增加等量的鈉及氯離子的排泄,並間接經由利尿作用減少血漿的容積,造成血漿中腎素活性增加,醛固酮分泌及尿液中鉀離子的流失,以及血漿中鉀離子的減少。腎素-醛固酮的連結是由血管加壓素II所調節的,所以共同投與血管加壓素II受體拮抗劑可扭轉與這些利尿劑有關的鉀離子流失的現象。

適應症 [衛核] 單一療法無法控制的高血壓,做為第二線用藥。

用法用量 本藥的建議劑量為一天一粒膜衣錠(即80mg的valsartan和12.5mg的hydrochlorothiazide)。於2~4星期之內可達最大的降血壓效果。輕微至中度腎功能不全(肌酐酸清除率>30mg/min)的患者不需調整劑量。非膽引起的或無膽汁鬱積之肝功能不全的患者亦不需調整劑量。

不良反應 頭痛、頭暈、倦怠、咽炎、咳嗽、背痛、下痢、胸痛、噁心、鼻炎、陽痿、失眠、紅疹、腹痛、頻尿、手臂痛、鼻竇炎、關節炎、視覺失常、病毒感染、消化不良、腿部抽筋、支氣管炎、呼吸困難、扭傷及挫傷、泌尿道感染、上呼吸道感染

醫療須知 1.對嚴重鈉離子及/或體液虧欠,如正在服用高劑量的利尿劑的患者,有極少數的病例在開始本藥治療之後可能發生症狀性的低血壓。必須在開始使用本藥之前將納離子及/或體液流失的情形加以矯正。若發生低血壓,則應將患者平躺,且在需要時給予靜脈滴注生理食鹽水。在血壓穩定後再繼續治療。
2.本藥須謹慎使用在單側或兩側腎動脈狹窄或單側腎臟狹窄的患者,因可能會引起血中尿素氮值或血清肌酸酐值增加。
3.輕度至中度腎功能不全(肌酐酸清除率>30ml/min)的患者不需要調整劑量。
4.無膽汁鬱積之輕至中度肝功能不全的患者在使用本藥時應加以注意。無膽汁鬱積之輕至中度肝功能不全的患者不需調整劑量,此藥物組合之建議劑量即80mg的valsartan對這些患者病不過量,且肝臟疾病並不會明顯改變hydrochlorothiazide之藥物動力學。
5.曾有報告指出thiazide利尿劑會加速或活化全身性紅斑性狼瘡。
6.Thiazide利尿劑可能會改變葡萄糖的耐受性並提高血中膽固醇、三酸甘油脂,以及尿酸濃度

類似產品
- Co-Daianxo 可德壓悅膠囊 80/12.5 毫克®(歐帕/瑩碩) $4.74/C
- Co-Diovan 可得安穩160/12.5毫克膜衣錠®(NOVARTIS/諾華) $5.6/T
- Co-Diovan 可得安穩 320/12.5 毫克膜衣錠®(NOVARTIS/諾華)
- Co-Diovan 可得安穩 320/25 毫克膜衣錠®(NOVARTIS/諾華)
- Co-Tareg 可道樂膜衣錠 80/12.5 毫克®(NOVARTIS/山德士) $4.74/T
- Dafiro HCT 力脈樂10/160/12.5毫克膜衣錠®(NOVARTIS/裕利) $9.1/T
- Dafiro HCT 力脈樂10/160/25毫克膜衣錠®(NOVARTIS/裕利) $9.1/T
- Dafiro HCT 力脈樂5/160/12.5毫克膜衣錠®(NOVARTIS/裕利) $6.5/T
- Dafiro HCT 力脈樂5/160/25毫克膜衣錠®(NOVARTIS/裕利)
- Estengy 安壓三好膜衣錠 5/160/12.5 毫克®(中化)
- Exforge HCT 力安穩 膜衣錠 10/160/12.5毫克®(NOVARTIS/諾華)
- Exforge HCT 力安穩 膜衣錠 10/160/25毫克®(NOVARTIS/諾華) $8.7/T
- Exforge HCT 力安穩 膜衣錠 5/160/12.5毫克®(NOVARTIS/諾華) $6.6/T
- Kovan Plus "瑪科隆"科適壓膜衣錠80/12.5毫克®(羅得/瑪科隆) $4.74/T

41706 Coaprovel 可普諾維膜衣錠 300毫克/12.5毫克® (SANOFI WINTHROP/賽諾菲) $6.7/T

Rx 每 Tab 含有:HYDROCHLOROTHIAZIDE (EQ TO 3,4-DIHYDROCHLOROTHIAZIDE) 12.5 MG;IRBESARTAN 300.0 MG

藥理作用 1.本藥是一種Ang II拮抗劑對irbesartan和thiazide利尿劑hydrochlorothiazide的合併製劑。這兩種成分的合併具有相加的降血壓效果,血壓降低的程度比單獨使用其中任何一種成分更大。
2.Irbesartan是一種口服的強效選擇性Ang II受體(AT_1型)拮抗劑。預料它可阻斷所有經由AT_1媒介之Ang II的作用,無論該Ang II的來源或合成途徑為何。此種對Ang II(AT_1)受體的選擇性拮抗作用,使得腎素與Ang II的血漿濃度升高,並使醛醇固酮的血漿濃度降低。沒有電解質不平衡之危險的患者,在建議劑量下,單獨使用irbesartan並不會顯著影響鉀離子的血清濃度。

適應症 [衛核] 本態性高血壓。

用法用量 1.單獨使用irbesartan或hydrochlorothiazide無法充分控制血壓的患者,本藥可以每日服用一次,隨餐後或空腹服用。可以使用個別的成分(即irbesartan及hydrochlorothiazide)來調整劑量。

2.臨床上適合時，可以考慮直接由單一治療改為固定組合製劑：
a.本藥150/12.5mg錠：可給予單獨使用hydrochlorothiazide或irbesartan 150mg無法充分控制血壓的患者；
b.本藥300/12.5mg錠：可給予使用irbesartan 300mg或本藥150/12.5mg錠無法充分控制血壓的患者。
3.使用劑量不宜超過irbesartan 300mg/hydrochlorothiazide 25mg每日一次。必要時，本藥錠劑可以和另一種降血壓藥物併用。

不良反應 頭痛、頭暈、疲倦、噁心、嘔吐、排尿異常。

醫療須知 1.血管收縮與腎功能大部份取決於腎素-血管收縮素-醛醇固酮系統活性的患者，例如具有嚴重充血性心衰竭或潛在腎臟病(包括腎動脈狹窄)之患者，使用會影響這個系統的血管收縮素轉化抑制劑或血管收縮素II受體拮抗劑治療，曾經伴隨急性低血壓、高氮血症、寡尿，有時甚至會引起急性腎衰竭。正如任何一種降血壓劑一樣，缺血性心臟病或缺血性心血管疾病患者如果血壓過度降低，可能會引發心肌梗塞或中風。
2.有或沒有過敏或支氣管性氣喘病史的患者，都可能會對hydrochlorothiazide發生過敏反應，但有這種病史的患者比較可能發生。
3.使用thiazide利尿劑曾有發生全身性紅斑狼瘡惡化或激發的報告。
4.主動脈瓣與僧帽瓣狹窄、阻塞性肥厚性心肌病：正如其他血管擴張劑一樣，本藥用於主動脈瓣或僧帽瓣狹窄、或阻塞性肥厚心肌病患者時，應特別小心。
5.原發性腎上腺留鹽荷爾蒙過多症(primary aldosteronism)：原發性腎上腺留鹽過多症患者，通常對藉由抑制腎素-血管收縮素系統而產生作用的降血壓劑沒有反應；因此不建議使用本藥。
6.代謝與內分泌影響：thiazide治療可能會使葡萄糖耐受性減弱。糖尿病患者可能需要調整胰島素或口服降血糖劑的劑量。潛伏的糖尿病在thiazide治療期間可能會表現出來。膽固醇與三酸甘油酯濃度的升高曾與thiazide利尿劑治療有關；然而本藥所含hydrochlorothiazide12.5mg的劑量下，報告的影響極少，甚至沒有影響。某些接受thiazide治療的患者可能會發生高尿酸血症，也可能引發明顯的痛風。
7.Thiazides(包括hydrochlorothiazide在內)可能會引起液體或電解質不平衡的警訊為口乾、口渴、衰弱、嗜眠、想睡、不安、肌肉疼痛或痛性痙攣、肌肉疲勞、低血壓、寡尿、心搏過速、及諸如噁心或嘔吐等胃腸障礙。
8.Thiazides可能會減少尿鈣排泄，並且在沒有已知鈣代謝障礙的情況下，造成血鈣漸些且微幅的升高。顯著的高鈣血症可能是潛伏的副甲狀腺功能亢進的證據。
9.Thiazides已被證實會增加鎂離子的尿排泄，進而造成低鎂血症。

類似產品 Coaprovel 可普諾維膜衣錠 150毫克/12.5毫克®
(SANOFI WINTHROP/賽諾菲) $4.6/T

41707	Exforge 易安穩膜衣錠 10/160 毫克® (NOVARTIS/諾華)

℞ 每 Tab 含有：AMLODIPINE BESYLATE 13.87 MG；VALSARTAN 160.0 MG

藥理作用 1.EXFORGE是amlodipine和valsartan固定劑量的複方製劑。Amlodipine是一種dihydropyridine類的鈣離子通道阻斷劑(CCB)。Valsartan是一種非肽類、口服活性的血管收縮素II拮抗劑，可作用於AT1受體亞型。
2.Amlodipine是一種二氫砒啶鈣離子通道阻斷劑，能抑制鈣離子通過細胞膜流入血管平滑肌和心肌。可直接作用於血管平滑肌，減低周邊血管阻力並減低血壓。
3.Valsartan可藉由選擇性阻斷血管收縮素II結合至許多組織中(例如血管平滑肌和腎上腺)的AT1受體，而阻斷血管收縮劑和血管收縮素II的醛固酮分泌作用。

適應症 [衛核] 治療高血壓，此複方藥品不適合用於起始治療。

用法用量 1.每日服用一劑5~10mg之amlodipine，可有效治療高血壓，而valsartan的有效劑量為80~160mg。在使用5~10mg之amlodipine、和80~160mg之valsartan的EXFORGE臨床試驗中，抗高血壓作用會隨劑量增加而增加。
2.若血壓在治療後3~4週仍未獲得控制時，劑量可緩慢調整增加至最大10mg/160mg。
3.單獨使用amlodipine(或其他DHP CCB)或單獨使用valsartan(或其他ARB後)，病患之血壓未適當獲得控制時，可轉換至EXFORGE合併療法。

不良反應 1.最常見理由為周邊性水腫(0.4%)和眩暈(0.2%)及心悸、便祕。
2.使用amlodipine/valsartan治療的患者(n=1437)有較高的發生率，包括周邊性水腫(5.4% vs. 3.0%)、鼻咽炎(4.3% vs. 1.8%)、上呼吸道感染(2.9% vs. 2.1%)和暈眩(2.1% vs. 0.9%)。
3.在不到1%的患者身上，可觀察到直立姿勢性不良反應(姿勢性低血壓和姿勢性暈眩)。

醫療須知 1.發現懷孕時，應儘早停止使用本藥。
2.肝功能障礙：
a.Amlodipine的研究：大部分amlodipine可經由肝臟代謝，其血漿排除半衰期(t ½)在肝功能障礙的患者身上為56小時，因此，使用amlodipine於重度肝功能不全之患者身上時，應格外小心。
b.Valsartan的研究：因為valsartan主要係從膽汁中排除，患有輕度到中度肝功能不全的患者，已證明具有較低的valsartan清除率(較高的時間濃度曲線下面積)，包括患有膽道阻塞性疾病的患者。在這些患者身上使用valsartan時，應格外小心。
3.腎功能障礙 - 高血壓：
在腎功能取決於腎素-血管收縮素-醛固酮系統活性的重度心臟衰竭患者中，已證明使用血管收縮素轉換酶抑制劑和血管收縮素受體拮抗劑，和少尿症和/或漸進性氮血症以及(罕見)急性腎衰竭和/或死亡有關。使用valsartan的患者亦有相似的報告。

4.充血性心臟衰竭：
a.Amlodipine的研究：一般而言，在心臟衰竭患者身上使用鈣離子通道阻斷劑應格外小心。
b.Valsartan的研究：某些使用valsartan的心臟衰竭患者，曾出現血中尿素氮、血清肌酸酐和鉀離子濃度上升。這些作用通常為輕度且暫時性的，且較容易發生在之前即患有腎功能障礙的患者身上。可能需要減低劑量和/或終止使用利尿劑和/或valsartan。
5.錠劑禁用於已知對Valsartan、Amlodipine，或本藥之任何其他成分過敏(例如，全身性過敏反應或血管性水腫)的病患。
6.對於出現血管性水腫的病患，應立即停用amlodipine和valsartan複方製劑，並且不宜再次施用。

類似產品
Amoten 樂泰達穩膜衣錠5/160毫克®（衛達/元豐泰）$6.9/T
Dafiro 道脈樂5/160毫克膜衣錠®（NOVARTIS/裕利）$6.5/T
Estengy 安壓雙好膜衣錠5/160毫克®（中化）$6.7/T
Exforge 易安穩膜衣錠 5/160 毫克®（NOVARTIS/諾華）$7.2/T
Valsoon 壓立平膜衣錠5/160毫克®（生達）$7.9/T
Amoten 樂泰達穩膜衣錠5/80毫克®（衛達/元豐泰）$7.2/T
Dafiro 道脈樂5/80毫克膜衣錠®（NOVARTIS/裕利）$6.3/T
Estengy 安壓雙好膜衣錠5/80毫克®（中化）$6.6/T
Exforge 易安穩膜衣錠 5/80 毫克®（NOVARTIS/諾華）$7.2/T
Valsoon 壓立平膜衣錠5/80毫克®（生達）$6.6/T

41708 Exforge HCT 力安穩 膜衣錠 5/160/25毫克®（NOVARTIS/諾華）

Rx 每 Tab 含有：AMLODIPINE BESYLATE 6.94 MG；HYDROCHLOROTHIAZIDE (EQ TO 3,4-DIHYDROCHLOROTHIAZIDE) 25.0 MG；VALSARTAN 160.0 MG

藥理作用
1.EXFORGE是amlodipine和valsartan固定劑量的複方製劑。Amlodipine是一種dihydropyridine類的鈣離子通道阻斷劑(CCB)。Valsartan是一種非肽類、口服活性的血管收縮素II拮抗劑，可作用於AT1受體亞型。
2.Amlodipine是一種二氫砒啶鈣離子通道阻斷劑，能抑制鈣離子通過細胞膜流入血管平滑肌和心肌。可直接作用於血管平滑肌，減低周邊血管阻力並減低血壓。
3.Valsartan可藉由選擇性阻斷血管收縮素II結合至許多組織中(例如血管平滑肌和腎上腺)的AT1受體，而阻斷血管收縮劑和血管收縮素II的醛固酮分泌作用。

適應症
[衛核] 治療高血壓。本藥適用於以amlodipine，valsartan，hydrochlorothiazide其中兩種成分合併治療，仍無法有效控制血壓的高血壓患者。

用法用量
1.每日服用一劑5~10mg之amlodipine，可有效治療高血壓，而valsartan的有效劑量為80~160mg。在使用5~10mg之amlodipine、和80~160mg之valsartan的EXFORGE臨床試驗中，抗高血壓作用會隨劑量增加而增加。
2.若血壓在治療後3~4週仍未獲得控制時，劑量可緩慢調整增加至最大10mg/160mg。
3.單獨使用amlodipine(或其他DHP CCB)或單獨使用valsartan(或其他ARB後)，病患之血壓未適當獲得控制時，可轉換至EXFORGE合併療法。

不良反應
1.最常見理由為周邊性水腫(0.4%)和眩暈(0.2%)。
2.使用amlodipine/valsartan治療的患者(n=1437)有較高的發生率，包括周邊性水腫(5.4% vs. 3.0%)、鼻咽炎(4.3% vs. 1.8%)、上呼吸道感染(2.9% vs. 2.1%)和暈眩(2.1% vs. 0.9%)。
3.在不到1%的患者身上，可觀察到直立姿勢性不良反應(姿勢性低血壓和姿勢性暈眩)。

醫療須知
1.全身性妊娠安全分類C(第一階段)和D(第二和第三階段)
2.肝功能障礙：
a.Amlodipine的研究：大部分amlodipine可經由肝臟代謝，其血漿排除半衰期(t ½)在肝功能障礙的患者身上為56小時，因此，使用amlodipine於重度肝功能不全之患者身上時，應格外小心。
b.Valsartan的研究：因為valsartan主要係從膽汁中排除，患有輕度到中度肝功能不全的患者，已證明具有較低的valsartan清除率(較高的時間濃度曲線下面積)，包括患有膽道阻塞性疾病的患者。在這些患者身上使用valsartan時，應格外小心。
3.腎功能障礙 - 高血壓：
在腎功能取決於腎素-血管收縮素-醛固酮系統活性的重度心臟衰竭患者中，已證明使用血管收縮素轉換酶抑制劑和血管收縮素受體拮抗劑，和少尿症和/或漸進性氮血症以及(罕見)急性腎衰竭和/或死亡有關。使用valsartan的患者亦有相似的報告。
4.充血性心臟衰竭：
a.Amlodipine的研究：一般而言，在心臟衰竭患者身上使用鈣離子通道阻斷劑應格外小心。
b.Valsartan的研究：某些使用valsartan的心臟衰竭患者，曾出現血中尿素氮、血清肌酸酐和鉀離子濃度上升。這些作用通常為輕度且暫時性的，且較容易發生在之前即患有腎功能障礙的患者身上。可能需要減低劑量和/或終止使用利尿劑和/或valsartan。

類似產品
Sevikar HCT 舒脈優膜衣錠 40/5/12.5毫克®（DAIICHI SANKYO/第一三共）$14.8/T

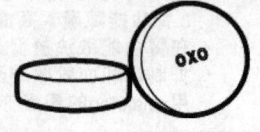

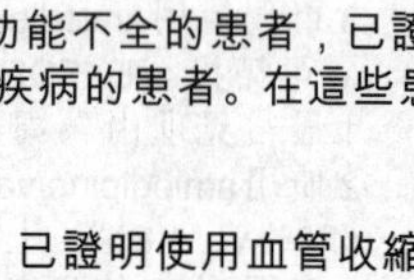

41709 Hyzaar 好悅您膜衣錠 50/12.5毫克® (MSD/歐嘉隆) $4.11/T

Rx 每 Tab 含有:HYDROCHLOROTHIAZIDE (EQ TO 3,4-DIHYDROCHLOROTHIAZIDE) 12.5 MG;LOSARTAN POTASSIUM 50.0 MG

藥理作用 1.Losartan及其主要的活性代謝物藉由選擇性地阻斷 angiotensin II與許多組織(如血管平滑肌,腎上腺)中的AT_1受體結合,而阻斷了 angiotensin II的血管收縮及刺激adosterone分泌的作用。
2.Hydrochlorothiazide為thiazide類利尿劑, thiazides影響腎小管對電解質再吸收之機轉,直接增加鈉離子及氯離子近乎等量之排泄。間接的作用為hydrochlorothiazide的利尿作用減少血漿容積,結果增加血漿renin之活性,增加aldosterone之分泌,增加尿液中鉀離子之流失,而減少血清中的鉀離子。

適應症 [衛核] 高血壓。

用法用量 一般的起始劑量和維持劑量是每日一次,每次一錠。反應不佳的患者,可以調高劑量至每日一次,每次二錠(最大劑量)。一般而言,在開始治療後三個星期內可達到抗高血壓的作用。

不良反應 常見的不良反應為頭暈,其他罕見者包括:
1.過敏性反應:血管水腫包括喉頭及聲門腫脹而引起呼吸道阻塞及/或臉、唇、咽及/或舌腫脹之副作用在以losartan治療之患者中很少見。這些患者中有些先前曾因服用其他藥物(包括ACE抑制劑)而發生過血管性水腫。
2.胃腸系統:肝炎(在以 losartan 治療之患者中有少數發生),腹瀉。

醫療須知 **1.本藥不可以一開始就使用在血管內容積不足之患者(例如以高劑量利尿劑治療之患者)。**
2.本藥不建議使用在嚴重腎功能受損(肌酸酐廓清率≦30 mL/min)或肝功能受損之患者。
3.如同所有抗高血壓之治療,在一些患者可能發生有症狀的低血壓。必須注意患者是否有體液或電解質不平衡的臨床徵兆,如容積不足、低血鈉症、低血氯性鹼中毒、低血鎂症和低血鉀症,這些徵兆可能在併發腹瀉或嘔吐時發生
4.若於懷孕第二期及第三期時服用直接作用於腎素–血管收縮素系統之藥物,會使發育中之胎兒受損及甚至死亡;故一旦測知懷孕後,必須儘快停用本藥。
5.接受thiazide治療時,某些患者會發生高尿酸血症或痛風惡化的情形。因為losartan會降低尿酸,因此losartan併用hydrochlorothiazide可減輕利尿劑引起的高尿酸血症。

41710 Preterax Scored Tabelts 配德利錠® (SERVIER/施維雅) $5.4/T

Rx 每 Tab 含有:INDAPAMIDE 0.625 MG;PERINDOPRIL TERT-BUTYLAMINE SALT 2.0 MG

藥理作用 1.血管收縮素轉換酵素抑制劑與利尿劑之複方製劑作用於腎皮質稀釋段。
2.本藥是血管收縮素轉換酵素抑制劑perindopril tertbutylamine 與chlorosulphamoyl類利尿劑indapamide的複方製劑,其藥理性質除了個別成份之作用外,複方使用時有彼此加乘的效果。
3.Perindopril之作用機轉:血管收縮素轉換酵素使血管收縮素轉換成血管收縮素,收縮血管,此外並會刺激腎上腺皮質分泌留鹽荷爾蒙(aldosterone),以及刺激bradykinin(血管擴張劑)分解成不具活性的heptapeptides,而perindopril是一種血管收縮素轉換酵素的抑制劑(ACE抑制劑)。
4.Indapamide有關之作用機轉:indapamide是含indol環之sulphonamides衍生物,藥理作用與thiazide類利尿劑有關,indapamide抑制腎皮質稀釋段再吸收鈉離子,增加尿液排出鈉離子與氯離子,少量的鉀離子與鎂離子由尿液排除,尿液排出量增加而產生降血壓效果。

適應症 [衛核] 本態性動脈高血壓。

用法用量 1.口服:每天一顆配德利錠,最好是早上飯前服藥,若血壓無法控制則劑量應增加,服用兩顆配德利錠或一顆雅施達加強錠。
2.老年人:由正常劑量每天一顆開始治療。
3.腎功能不全之患者:嚴重腎功能不全(肌氨酸酐廓清率低於30ml/min)之患者禁用本藥,當肌氨酸酐廓清率等於或大於30ml/min時劑量不需調整。標準療法需要定期檢測肌氨酸酐與鉀離子。
4.肝功能不全之患者:嚴重肝功能不全的病人禁用本藥。中度肝功能不全的病人不需要調整劑量。
5.兒童:由於兒童使用perindopril單方或複方製劑之療效與耐受性尚未確立,故兒童不能服用本藥。

不良反應 1.常見:過敏反應(主要是皮膚的反應,發生於易過敏和氣喘與斑丘疹的病人)、頭暈、頭痛、感覺異常、味覺障礙、視覺損害、眩暈、耳鳴、低血壓、咳嗽、呼吸困難、腹痛、便秘、消化不良、腹瀉、噁心、嘔吐、搔癢、皮疹、肌肉痙攣、無力衰弱。
2.不常見:嗜伊紅血球增多、低血糖、高血鉀、低血鈉、情緒改變、睡眠障礙、嗜睡、暈厥、心悸、心跳過速、血管炎、支氣管痙攣、口乾、蕁麻疹、血管性水腫、蕁麻疹、紫斑、多汗、光敏感反應、類天疱瘡、關節痛、肌肉痛、腎功能不全、勃起功能障礙、胸痛、全身不適、週邊水腫、發燒、血中尿素增加、血中creatinine增加,跌倒。

類似產品 Moreez Complex 脈利舒複方錠®(瑞士)$5/T　　Peripil Plus 複倍立平錠®(健喬信元)$5/T

41711 Sevikar 舒脈康膜衣錠 5/20 毫克® (MOBILAT/第一三共) $8.2/T

Rx 每 Tab 含有:AMLODIPINE BESYLATE 6.944 MG;OLMESARTAN MEDOXOMIL 20.0 MG

藥理作用 1.本藥是種血壓藥物的複方:一種是dihydropyridine鈣拮抗劑(鈣子拮抗劑或慢速通道阻斷劑)amlodipine besylate,及一種是血管收縮素II受體阻斷劑olmesartan medoxomil。本藥的amlodipine成份抑制鈣子穿越細胞膜進入血管平肌和心肌,而本藥的olmesartan medoxomil成份則阻斷血管收縮素II的血管收縮作用。

2.Amlodipine會選擇性抑制鈣子穿越細胞膜，對血管平肌細胞的作用大於心肌細胞。
3.Olmesartan medoxomil血管收縮素II是腎素一血管收縮素系統中主要的升壓劑，作用包括血管收縮、激醛固酮合成和釋放、激心臟，及腎臟對鈉的再吸收。

適應症 [衛核] 治療高血壓，此複方藥品不適合用於起始治療。

用法用量 1.一天一錠olmesartan medoxomil通常很少產生副作用，且副作用顯然與劑量無關，但amlodipine的副作用(主要是水腫)則與劑量有關。
2.改變劑量後2週內可達到最大血壓效果。使用2週後可增加劑量。本藥的最高建議劑量是10/40mg。
3.本藥可搭配或搭配食物服用。本藥可與其他血壓藥物併用。
4.本藥可以取代其個別的成份。取代個別成份時，血壓控制仍不理想，可提高其中一種或2種成份的劑量。

不良反應 常見的副作用包括:水腫、頭痛、潮紅、嗜睡、低血壓、姿勢性低血壓、皮疹、搔癢、心悸、頻尿和夜尿。

醫療須知 1.胎兒毒性:懷孕分級D。一旦病人確定懷孕，需立即讓病人停用本藥。
2.體液不足及/或鹽份不足型病人(例如接受高劑量利尿劑治療者)，olmesartan medoxomil治療後，可能發生有症狀的低血壓，應保持仰臥姿勢，必要時以靜脈輸液給予生理食鹽水。Amlodipine可能會發生症狀性低血壓，尤其是重度主動脈瓣狹窄的病人。由於症狀是逐漸出現，因此極少發生急性低血壓。
3.Amlodipine：重度阻塞性冠狀動脈疾病病人開始接受鈣離子通道阻斷劑治療或提高劑量後，心絞痛或急性心肌梗塞發生的頻率、持續時間或嚴重性可能升高。這種效應的機制目前尚未確定。
4.Olmesartan medoxomil：對於腎功能可能受腎素 - 血管收縮素 - 醛固酮系統活性影響的病人(如重度鬱血性心臟衰竭病人)，使用血管收縮素轉換酶抑制劑和血管收縮素受體拮抗劑治療，可能造成少尿或進行性氮血症，及(罕見)急性腎衰竭及/或死亡。
5.Amlodipine主要經由肝臟代謝，重度肝功能不全病人使用時應緩慢調整劑量。
6.有報告顯示在使用olmesartan數月至數年的病人身上曾發生嚴重的慢性腹瀉伴隨體重明顯減輕。
7.本藥含有olmesartan抑制腎素-血管收縮素系統(RAS)的藥物可引起高血鉀症。應定期監測血清電解質。
8.不建議合併使用血管昇壓素轉化酶抑制劑(ACEIs)、血管昇壓素接受器阻斷劑(ARBs)或含aliskiren成分藥品。

類似產品 Amlobin-O 降壓安錠5/40毫克®（生達）
OlmeCa 双優惠脈錠5/40毫克®（中化）$14.8/T
Oxapress 歐舒脈膜衣錠5/40毫克®（健喬信元）$14.7/T
OlmeCa 双優惠脈錠5/20毫克®（中化）$8.2/T
Oxapress 歐舒脈膜衣錠5/20毫克®（健喬信元）
Sevikar 舒脈康膜衣錠5/40毫克®（DAIICHI SANKYO/第一三共）$14.8/T

41712 Sevikar HCT 舒脈優膜衣錠 20/5/12.5毫克®（DAIICHI SANKYO/第一三共）$8.2/T

Rx 每 Tab 含有：AMLODIPINE BESYLATE 6.944 MG；HYDROCHLOROTHIAZIDE (EQ TO 3,4-DIHYDROCHLOROTHIAZIDE) 12.5 MG；OLMESARTAN MEDOXOMIL 20.0 MG

藥理作用 本藥對血壓調節作用主要依其不同活性成份組成可分成3種不同的作用機轉。具體而言，①amlodipine抑制鈣離子穿越細胞膜進入血管平滑肌和心肌產生之收縮作用；②olmesartan medoxomil阻斷血管縮素II對於心肌、血管平滑肌、腎上腺與腎細胞的血管收縮及鈉滯留作用；③hydrochlorothiazide則藉由促進腎中鈉與氯的排泄，降低血管內的體液。

適應症 [衛核] 治療高血壓。本藥適用於以Olmesartan、Amlodipine、Hydrochlorothiazide其中兩種成分合併治療，仍無法有效控制血壓的高血壓病患。

用法用量 1.劑量1天1次。可根據需要以2週為間隔增加劑量。
2.本藥的最大建議劑量為40/10/25mg。

不良反應 週邊水腫、頭痛、疲倦、鼻咽炎、肌肉痙攣、噁心、上呼吸道感染、腹瀉、尿道感染、關節腫大。

醫療須知 1.胎兒毒性：懷孕分級D。一旦病人確定懷孕，需立即讓病人停用本藥。
2.體液不足及/或鹽份不足型病人(例如接受高劑量利尿劑治療者)，olmesartan medoxomil治療後，可能發生有症狀的低血壓，應保持仰臥姿勢，必要時以靜脈輸液給予生理食鹽水。Amlodipine可能會發生症狀性低血壓，尤其是重度主動脈瓣狹窄的病人。由於症狀是逐漸出現，因此極少發生急性低血壓。
3.Amlodipine：重度阻塞性冠狀動脈疾病病人開始接受鈣離子通道阻斷劑治療或提高劑量後，心絞痛或急性心肌梗塞發生的頻率、持續時間或嚴重性可能升高。這種效應的機制目前尚未確定。
4.有2.1%受試者使用本藥，發生腎功能不全的情形，相較使用雙重藥物合併療法發生的比率為0.2%~1.3%。若腎臟受損情形逐漸變得明顯，考慮暫停或停用本藥。Olmesartan medoxomil對於腎功能可能受腎素 - 血管收縮素 - 醛固酮系統活性影響的病患(如重度鬱血性心臟衰竭病患)，使用血管收縮素轉換酶抑制劑和血管收縮素受體拮抗劑治療，可能造成少尿或進行性氮血症，及(罕見)急性腎衰竭及/或死亡。Hydrochlorothiazide可能加重腎臟疾病病患產生氮血症。腎臟功能不全的病患可能會出現藥物蓄積作用。
5.Amlodipine主要經由肝臟代謝，重度肝功能不全病人使用時應緩慢調整劑量。
6. 本藥含有hydrochlorothiazide，可引起低血鉀症、低血鈉症和低血鎂症。本藥含有olmesartan，其為影響RAS的藥物。抑制RAS的藥物也可引起高血鉀症。Hydrochlorothiazide可能會改變葡萄糖耐受量，並提高血清中膽固醇和三酸甘油酯的濃度。某些接受thiazide治療的病患可能出現高尿酸血症或使症狀明顯的痛風惡化。Hydrochlorothiazide可減少鈣從尿液排出，並可能導致血清中鈣上升。應監測體內鈣的濃度。
7.交感神經切除後的病患，藥物的抗高血壓作用可能增強。
8.曾有報導使用thiazide利尿劑會導致全身性紅斑性狼瘡惡化或引發全身性紅斑性狼瘡的案例。

9.磺胺類藥物hydrochlorothiazide容易引起特異性反應，導致急性暫時性的近視及急性隅角閉鎖型青光眼。通常發生於開始用藥後幾個小時至幾週內，症狀包括視覺敏銳度急劇降低或眼球疼痛。
10.有報告顯示在使用olmesartan數月至數年的病人身上曾發生嚴重的慢性腹瀉伴隨體重明顯減輕。
11.合併使用血管昇壓素轉化酶抑制劑(ACEIs)、血管昇壓素接受器阻斷劑(ARBs)或含aliskiren成分藥品。

41713 Twynsta 倍必康平錠40/5毫克 ® (M/S/百靈佳股格翰)

Rx 每 Tab 含有：AMLODIPINE BESILATE 6.935 MG；TELMISARTAN 40.0 MG

藥理作用 1.Telmisartan可在許多組織(例如血管平滑肌與腎上腺)中，選擇性地阻斷血管收縮素II與AT1受體的結合，進而阻斷血管收縮素II的血管收縮與醛固酮釋放作用。因此，其作用與血管收縮素II的合成路徑無關。
2.Amlodipine是一種dihydropyridine類鈣離子通道阻斷劑，可抑制鈣離子經膜流入血管平滑肌與心肌的過程。實驗資料顯示，amlodipine與dihydropyridine以及nondihydropyridine結合位置，皆可產生結合作用。心肌與血管平滑肌的收縮過程，須仰賴細胞外鈣離子經特定的離子通道流入這些細胞。Amlodipine可選擇性地抑制鈣離子經細胞膜流入細胞的過程，對血管平滑肌細胞的作用大於對心肌細胞。在體外實驗中可檢測到其對心臟收縮力的降低作用(negative inotropic effects)，但尚未在動物體觀察到治療劑量具有這類作用。血清的鈣濃度不受amlodipine的影響。在生理pH範圍內，amlodipine為離子態化合物(pKa=8.6)，其與鈣離子通道受體的動力學交互作用中，因與受體結合位置的結合與分離速率為漸進方式，故而具有逐漸產生作用的特性。

適應症 [衛核] 治療高血壓，此複方藥品不適用於起始治療。

用法用量 1.一天一次20-80mg劑量的telmisartan為有效的高血壓療法，amlodipine的有效劑量範圍則為2.5-10mg。
2.劑量須個別調整，可於至少2週後調高。大部分的降血壓效果可於2週內顯現，通常可於4週後達到最大降幅。TWYNSTA的最大建議劑量為一天一次80/10mg。

不良反應 TWYNSTA組(n=789)發生率≥2%，包括周邊水腫(4.8%相較於0%)、暈眩(3.0%相較於2.2%)與背痛(2.2%相較於0%)。接受TWYNSTA錠劑治療者的水腫(周邊水腫除外)、低血壓與暈厥發生率皆為<2%。

醫療須知 1.用於懷孕婦女時，直接作用於腎素-血管收縮素系統的藥物，可能對胎兒與新生兒導致疾病或死亡。全球文獻中已有數十個服用血管收縮素轉化酶抑制劑的病患，發生此類事件的報告。一旦發現懷孕時，應儘快停止服用TWYNSTA錠劑。
2.若病患的腎素-血管收縮素系統已受到活化，例如血管容積或鹽類過低的病患(例如，接受高劑量利尿劑治療者)，可能於開始接受TWYNSTA錠劑治療之後發生症狀性低血壓。這類病患在使用TWYNSTA錠劑之前必須先矯正此狀況，或在醫師密切監控下以較低的劑量開始進行治療。若發生低血壓症，請讓病患仰臥，必要時施予生理食鹽水點滴。暫時性低血壓性反應不致妨礙隨後的治療，通常可於血壓穩定之後，繼續進行治療。
3.由於amlodipine所導致的血管擴張作用為漸進發生，因此口服之後極少發生急性低血壓，但如同所有的血管擴張劑，使用amlodipine時，對於主動脈嚴重狹窄的病患，還是必須加以密切觀察。
4.接受血管收縮素受體阻斷劑(ARB)治療的病患可能發生高鉀血症，尤其是腎功能嚴重受損、心衰竭、正在接受腎臟替代療法(renal replacement therapy)、或正在接受鉀補充劑、留鉀性利尿劑、含鉀代鹽或其他可能增加鉀濃度之藥物治療的病患。可考慮定期進行血清電解質檢測，以偵測是否有電解質失衡的狀況，尤其在高風險病患。
5.由於telmisartan大多經由膽汁排除，因此罹患膽道阻塞病症或肝功能不足者的清除率應會降低，可先使用低劑量的telmisartan開始進行治療，再緩慢調高劑量。
6.Amlodipine主要由肝臟代謝，在肝功能受損病患的血漿排除半衰期(t1/2)為56小時。由於肝功能受損病患的amlodipine清除率降低，因此這些病患在開始使用或添加amlodipine時，應使用2.5mg劑量。TWYNSTA的最低劑量為40/5mg，因此不建議以TWYNSTA錠劑作為肝功能受損病患的起始治療。
7.由於telmisartan對腎素-血管收縮素-醛固酮系統具有抑制作用，曾有病患腎功能發生變化(包括急性腎衰竭)的報告，因此，進行腎素-血管收縮素-醛固酮系統的雙重阻斷(例如，在血管收縮素II受體拮抗劑療法中添加ACE抑制劑)治療時，應密切監測腎功能。
8.Amlodipine應對心衰竭病患進行密切監測。

類似產品 Twynsta 倍必康平錠80/5毫克 ® (M/S/百靈佳股格翰) $9.1/T

41714 Unisia 優雅錠8毫克/5毫克 ® (TAKEDA/賽特瑞恩) $6.7/T

Rx 每 T 含有：AMLODIPINE (BESYLATE) 5.0 MG；CANDESARTAN CILEXETIL 8.0 MG

藥理作用 1.Candesartan cilexetil會被快速水解為活性代謝物candesartan，發揮其降血壓作用，其機轉主要是透過對血管平滑肌上的血管收縮素II第1型(AT_1)受體的拮抗作用，抑制血管收縮素II有力的血管收縮效果，而降低週邊血管阻力。此外，藉由抑制AT_1受體傳導的腎上腺醛固酮分泌效果，被認為在抗血壓的藥效是一關鍵。
2.Amlodipine besilate可作為二氫吡啶類鈣通道拮抗劑(dihydropyridine calcium channel antagonist)，特點是藥效漸增，而且能持續。二氫吡啶類鈣通道拮抗劑能選擇性與膜電位依賴性的L-型鈣通道結合，減少鈣離子湧入細胞，而能放鬆冠狀動脈或週邊血管平滑肌。

適應症 [衛核] 治療高血壓。Candesartan Cilexetil/Amlodipine 8mg/5mg Tablets 用於以Candesartan Cilexetil每日8mg或Amlodipine每日5mg仍然無法適當控制血壓過高之高血壓症。

用法用量 成人每日口服一錠(candesartan cilexetil/amlodipine劑量為8mg/5mg)。本藥不得用為治療高血壓的初始用藥。

不良反應 血管性水腫、休克、暈厥或昏迷、急性腎功能衰竭、高血鉀症、肝功能異常或黃疸、顆粒性白血球缺乏症、橫紋肌溶解症、間質性肺炎、低血糖、血小板數目減少、房室傳導阻斷。

醫療須知 1.本藥為candesartan cilexetil 8mg和amlodipine 5mg的複方錠，由於candesartan cilexetil和amlodipine besilate都可能發生不良反應，請謹慎使用本藥。

2.Candesartan cilexetil用於雙側或單側動脈狹窄的患者，可能導致腎血流量減少和/或腎小球濾過壓不足，引起腎功能急劇惡化，除非醫療上確有必要，否則應盡量避免使用本藥物。

3.Candesartan cilexetil可能導致高血鉀惡化，除非醫療上確有必要，否則應盡量避免將本藥物使用於已經是高血鉀的病人。此外，腎功能不足或糖尿病患者，血鉀濃度容易上升而產生高血鉀現象，此類患者用藥時，應謹慎留意血鉀濃度。

4.Candesartan cilexetil在罕見案例中，可能使血壓驟降，導致休克、暈厥、短暫昏迷或腎功能減退。因此，為下列患者用藥時，應密切觀察患者的血壓、腎功能及病情。a.血液透析患者；b.飲食嚴格限鹽的患者；c.使用利尿劑的患者(尤其是最近剛開始使用利尿劑的患者)；d.低血鈉症患者；e.腎功能不全患者；f.心臟衰竭患者。

5.本藥物的降血壓效果，可能導致患者頭暈、暈眩，應告誡患者不要從事危險活動，如高處工作、操作機器或駕駛機動車輛。

6.建議手術前24小時不要使用本藥物。(使用血管收縮素II受體拮抗劑的患者，由於腎素-血管收縮素系統受到抑制，可能在麻醉和手術過程中血壓驟降。)

7.由於amlodipine besilate藥物血中濃度半衰期長，停用之後，仍會有輕微的降血壓作用。因此，停用本藥後若使用其他降血壓藥物，應謹慎觀察患者情況，調整劑量和給藥間隔。

8.請謹慎用藥，UNISIA複方錠應小心用於下列患者：(1)患有雙側或單側腎動脈狹窄的患者。(2)腎功能不全患者。(3)高血鉀症患者。(4)肝功能不全患者。(5)有藥物過敏病史的患者。(6)老年患者。

9.Amlodipine besilate的藥物代謝動力學研究指出，中老年人使用此藥，藥物血中濃度偏高，半衰期偏長。因此應謹慎使用，並採取各種適當措施，如以較低的初始劑量開始治療。若考慮合併amlodipine besilate與candesartan cilexetil，則應先個別使用amlodipine besilate及candesartan cilexetil單方產品，找到最適劑量；由於我國之UNISI並未有較低劑量之組合，因此某些老人在使用各別單方(free combination)穩定後不一定能轉換為UNISIA(8mg/5mg)藥錠。

41715 Alozide "元宙"壓得樂錠 ® (元宙) $1.73/T, $2/T

Rx 每 T 含有：AMILORIDE HCL 5.0 MG；HYDROCHLOROTHIAZIDE (EQ TO 3,4-DIHYDROCHLOROTHIAZIDE) 50.0 MG

適應症 [衛核] 利尿、高血壓。

用法用量 一天3~4次，每次1粒。

類似產品 Amiton "黃氏 " 安利通錠 ® (黃氏) $1.73/T　Tiaden 迪利壓錠 ® (GAP/海喬) $1.73/T

41716 Behyd RA 泌排特安耶錠 ® (杏林新生) $2.67/T

Rx 每 Tab 含有：BENZYLHYDROCHLOROTHIAZIDE 4.0 MG；RESERPINE 0.1 MG

適應症 [衛核] 高血壓

用法用量 每天2次，每次1錠。

41717 Blopress Pius 博脈舒加強錠16毫克/12.5毫克 ® (DELPHARM/賽特瑞恩) $8/T

Rx 每 Tab 含有：CANDESARTAN CILEXETIL 16.0 MG；HYDROCHLOROTHIAZIDE (EQ TO 3,4-DIHYDROCHLOROTHIAZIDE) 12.5 MG

適應症 [衛核] 本態性高血壓，以Candesartan cilexetil或Hydrochlorothiazide單獨治療無法有效控制的本態性高血壓。

類似產品 Blopress Pius 博脈舒 加強錠8毫克/12.5毫克 ® (DELPHARM/賽特瑞恩)

41718 Co-Midis 倍壓妥錠80/5毫克 ® (生達) $9.1/T

Rx 每 Tab 含有：AMLODIPINE BESYLATE 6.934 MG；TELMISARTAN 80.0 MG

適應症 [衛核] 治療高血壓，此複方藥品不適用於起始治療。

41719 Co-Rasilez 絡舒利適150/12.5毫克膜衣錠 ® (NOVARTIS/台灣李氏)

Rx 每 Tab 含有：ALISKIREN HEMIFUMARATE 165.75 MG；HYDROCHLOROTHIAZIDE (EQ TO 3,4-DIHYDROCHLOROTHIAZIDE) 12.5 MG

適應症 [衛核] 高血壓，Co-Rasilez適用於無法有效以aliskiren或hydrochlorothiazide單一療法控制血壓的病患。

類似產品 Co-Rasilez 絡舒利適150/25毫克膜衣錠 ® (NOVARTIS/台灣李氏) $15.8/T　Co-Rasilez 絡舒利適300/12.5毫克膜衣錠 ® (NOVARTIS/台灣李氏)

Co-Rasilez 絡舒利適300/25毫克膜衣錠 ®
(NOVARTIS/台灣李氏)

41720 Coveram 康復來 5毫克 / 5毫克 ® (SERVIER/施維雅) $8.6/T

℞ 每 T 含有：AMLODIPINE BESILATE 6.935 MG；PERINDOPRIL ARGININE 5.0 MG

藥理作用
1.Perindopril是一種血管收縮素轉化酶ACE的抑制劑。
2.Amlodipine是dihydropyridine類的一種鈣離子流入抑制劑(慢速鈣離子通道阻斷劑或鈣離子拮抗劑)，並且會抑制鈣離子穿過細胞膜進入心臟及平滑肌內。

適應症
[衛核] 治療Perindopril每日5mg無法理想控制血壓之高血壓

用法用量
1.口服使用，每天一錠，最好是早飯前服用。
2.此固定劑量之複方不適合用於起始治療。
3.如果需要改變用法用量，可以修正康復來錠的劑量，或是考慮以自由併用做個別調整。
4.老年人和腎衰竭患者：定期監測creatinine和鉀。
5.Clcr<60ml/min的病患：不適合使用。
6.肝功能不全：應個別以amlodipine和perindopril單方調整劑量。
7.兒童和青少年：不應使用。

不良反應
1.常見的副作用：
水腫、嗜睡、頭昏眼花、頭痛、味覺障礙、感覺異常、視覺障礙、耳鳴、眩暈、心悸、面潮紅、低血壓、呼吸困難、咳嗽、腹痛、噁心、嘔吐、消化不良、排便習慣改變、腹瀉、便秘、搔癢、皮疹、關節水腫、肌肉痙攣、疲倦、無力衰弱。
2.不常見的副作用：
鼻炎、嗜伊紅血球增多、過敏反應、低血糖、高血鉀症、低血鈉、失眠、情緒改變、憂鬱、睡眠障礙、味覺障礙、震顫、感覺遲鈍、暈厥、眼痛鼻炎、心跳過速、心律不整、脈管炎、四肢冰冷、周邊組織缺血、姿勢性低血壓、支氣管痙攣、口乾；臉部、四肢、嘴唇、黏膜、舌頭、聲門及/或喉部的血管性水腫；禿髮、紫斑、皮膚脫色、多汗、蕁麻疹、光過敏反應、類天疱瘡、關節痛、肌肉痛、背痛、排尿問題、夜尿、頻尿、腎衰竭腎功能障礙、勃起功能障礙、性功能障礙、男性女乳症、周邊水腫、胸痛、疼痛、不舒服、發燒、體重增加、體重減少、血中尿素增加、血中creatinine增加、跌倒。

醫療須知
1.請參考perindopril及amlodipine之注意事項
2.因本藥成份含有乳糖(lactose)，具有半乳糖不耐症(galactose intolerance)、葡萄糖(glucose)及半乳糖(galactose)吸收不良或乳糖酶缺乏(lactase deficiency)等罕見遺傳性疾病的病人，不應服用本藥。
3.低血壓：對於患有症狀性低血壓或心臟局部缺血或腦血管疾病的患者，須監測血壓、腎功能及血鉀濃度鉀。
4.主動脈和二尖瓣狹窄/肥厚性心肌症：謹慎使用。
5.心衰竭患者：謹慎使用。
6.腎功能不全：監測鉀離子和creatinine；如果Clcr<60ml/min，建議用單一成分並調整劑量。
在腎動脈狹窄的患者中，血尿素和creatinine可能增加；若併存有腎血管性高血壓，則嚴重低血壓和腎功能不全的風險增加。
7.腎衰竭：amlodipine不可透析去除。
8.肝衰竭：很少見。
9.ACEI抑制劑與以膽汁淤積性黃疸開始並發展為猛爆性肝壞死和(有時)死亡的症候群相關：如果發生黃疸或肝指數明顯升高，應停止治療。
10.肝功能受損：緩慢調整劑量，並在嚴重肝功能不全時進行仔細監測。
11.黑人：與非黑人相比，perindopril可能療效較差，且引起血管性水腫的發生率更高。
12.乾咳。
13.手術/麻醉：手術前一天停止治療。
14.高鉀血症：如果腎功能不全，腎功能惡化，年齡(>70歲)，糖尿病，脫水，急性失償心臟衰竭，代謝性酸中毒以及同時使用保鉀利尿劑和鉀鹽，則應經常監測血鉀。
15.糖尿病患者：在第一個月期間監測血糖。
16.老年患者：需要定期檢測肌氨酸酐與鉀離子。

41721 Dehydri S.C. 利壓平糖衣錠 ® (強生/北進)

℞ 每 Tab 含有：HYDRALAZINE HCL 10.0 MG；HYDROCHLOROTHIAZIDE (EQ TO 3,4-DIHYDROCHLOROTHIAZIDE) 10.0 MG；RESERPINE 0.1 MG

適應症
[衛核] 高血壓

用法用量
每日口服2-3次每次，1錠待穩定後，每日口服1-2錠。

類似產品
Easercon S.C. "長安"益血康糖衣錠 ® (長安)
Hyponin 血壓寧片 ® (瑞士)
R.H.H. "應元" 三合降壓錠 ® (應元)
Reserzide S.C. "元宙"律壓平糖衣錠 ® (元宙)
Esidar S.C. 舒血平糖衣錠 ® (明大) $1.5/T, $2/T
Liseipin "羅得"利血平膜衣錠 ® (羅得) $1.5/T
Relazide S.C. "生達" 利吉得糖衣錠 ® (生達) $1.5/T, $2/T

$1.5/T, $2/T
Spirzide 使血淨錠® (井田/天下) $1.5/T
Trisdown F.C 三速降膠衣錠® (皇佳) $1.5/T, $2/T
Serpathiazide "華盛頓"血壓保平膜衣錠® (華盛頓) $0.73/T
Trianpres S.C. 三降壓糖衣錠® (正和/新喜國際) $1.07/T

41722 Diuren "人人"低壓寧錠® (人人) $1.06/T

Rx 每 Tab 含有:HYDROCHLOROTHIAZIDE (EQ TO 3,4-DIHYDROCHLOROTHIAZIDE) 25.0 MG;TRIAMTERENE 50.0 MG

適應症 [衛核] 利尿、高血壓

用法用量 一天3~4次，每次1粒。

類似產品 Riyazine "華興"利壓淨膠囊® (華興)

41723 Edarbyclor 易得平可落錠 40毫克/12.5毫克® (TAKEDA/賽特瑞恩) $17.4/T

Rx 每 T 含有:CHLORTHALIDONE 12.5 MG;TAK-491 (AZILSARTAN MEDOXOMIL (AS POTASSIUM SALT)) 42.68 MG

藥理作用 1.Azilsartan medoxomil血管收縮素I經血管收縮素轉化酶(ACE，激酶II)作用而轉化為血管收縮素II。血管收縮素II是腎素-血管收縮素系統中最主要的升壓劑，其作用包含血管收縮、刺激醛固酮的合成和釋放、刺激心臟，以及鈉在腎臟的再吸收。

2.Chlorthalidone藉由促進鈉與氯的分泌產生利尿作用，作用部位為遠端腎小管(早期旋回部分)，抑制氯化鈉再吸收(通過拮抗鈉離子-氯離子共轉運體)並促進鈣離子再吸收(機轉未知)。增加了鈉離子和水進入到皮層收集小管和/或增加了流速而導致鉀離子和氫離子的分泌和排出。

適應症 [衛核]「治療原發性高血壓。Edarbyclor可用於單獨以Azilsartan(40mg/day以上)仍然無法適當控制血壓而考慮與利尿劑併用之高血壓病人。Edarbyclor不可作為起始治療。」

用法用量 1.本藥的建議起始劑量為40/12.5mg每天口服一次。大部分的降壓效果會在1~2週內顯現。治療2~4週後，視需要可將劑量增加至40/25mg，以達到血壓控制目標。

2.本藥可隨餐或空腹服用。

不良反應 常見的治療後不良反應：頭暈、頭痛、低血鉀、血中CK增加、血中尿酸增加、血中尿素增加、腹瀉、無力、鼻咽炎、上呼吸道感染、高尿酸症、血中鉀降低、便祕、肌肉痙攣、背痛、噁心、泌尿道感染。

醫療須知 1.本藥禁用於無尿患者。

2.合併使用本藥及含aliskiren成分藥品於糖尿病患或腎功能不全患者。

3.對本藥主成分及其賦形劑過敏者。

4.全部孕期中之婦女。

類似產品 Edarbyclor 易得平可落錠 40毫克/25毫克® (TAKEDA/賽特瑞恩)

41724 Exnortan 易德壓悅膜衣錠5/80毫克® (歐帕/亞培) $6.6/T

Rx 每 T 含有:AMLODIPINE BESILATE 6.935 MG;VALSARTAN 80.0 MG

適應症 [衛核] 治療高血壓，此複方藥品不適用於起始治療。

41725 Feloen ER 菲洛安 持續性藥效膜衣錠® (優良/健喬信元) $5.8/SR

Rx SR 每 Tab 含有:ENALAPRIL MALEATE 5.0 MG;FELODIPINE 5.0 MG

藥理作用 1.本藥的兩個成分有互補的降血壓作用。

2.Enalapril是一個前驅藥品;口服之後，經由水解ethyl ester形成活性的血管張力素轉化酶(ACE)抑制劑，enalaprilat。Enalaprilat抑制人類和動物的血管張力素轉化酶。血管張力素轉化酶是peptidyl dipeptidase其催化由血管張力素I(angiotensinI)轉換成引起血管的收縮物質--血管張力素II(angiotensinII)。AngiotensinII也會刺激醛固酮(aldosterone)由腎上腺皮質(adrenal cortex)分泌。Enalapril對高血壓的作用似乎主要是抑制腎素-血管張力素-醛固酮(renin-angiotensin-aldosterone)系統。

3.Felodipine是一種二氫吡啶類鈣離子拮抗劑，在血管平滑肌和兔子心房細胞的電位依賴性L-通道上，減少鈣離子的流入(Influx of Ca++)，且阻斷鈣引起的大鼠門靜脈的收縮。藥理研究顯示felodipine作用在收縮過程是具選擇性的，在血管平滑肌比心肌有更大的作用。Felodipine造成血管擴張的結果，在動物和人類中尚可看到中度的且短暫的反射性心跳速率增加及溫和的利尿作用，但是大部份的felodipine仍是作用在周邊血管的阻力。

適應症 [衛核] 治療高血壓。此複方藥品不適合用於起始治療。

用法用量 1.Enalapril-felodipine ER 複方治療的臨床試驗上，使用enalapril劑量5~20mg和felodipine ER劑量2.5~10mg 每天一次，患者降血壓作用隨每個成分劑量的增加而增加。

2.臨床作用引導下的治療:單獨用felodipine(或其他二氫吡啶類降血壓劑)或enalapril(或其他ACE抑制劑)，而血壓並沒有得到適當控制的患者，可以改用本藥，最初每天1錠，如果血壓控制一週或二週仍不理想，劑量可能增至每天一次，每次2錠本藥。想要作用再增加的話，可以每天服用一次，每次錠本藥加上2錠欣保錠5公絲(enalapril maleate)，如果血壓控制仍不理想，考慮增加一種thiazide類的利尿劑。

不良反應 1.最常觀察到臨床副作用是頭痛、水腫或浮腫和暈眩。
2.臨床副作用發生率1%以上的:水腫/浮腫、無力/疲勞、頭痛、暈眩、咳嗽、潮紅。

醫療須知 1.主動脈瓣狹窄/心肌肥大症--如同所有血管擴張劑，enalapril要小心的投與左心室出處阻塞的患者。
2.腎臟功能受損--由於抑制腎素-血管張力素-醛固酮系統，用enalapril的人可能有腎臟功能的改變。嚴重心臟衰竭的患者其腎臟功能可能依賴腎素-血管張力素-醛固酮系統，用ACE抑制劑治療可能造成少尿症或進行性氮血症和少見的急性腎衰竭或死亡。
3.造成血鉀過多症的危險因子包括腎臟機能不全，糖尿病及併用保鉀利尿劑，鉀補充劑或鉀鹽，上述藥品與enalapril併用時應小心使用。
4.老年患者或肝功能損害的患者--超過65歲的患者或肝功能損害的患者可能會昇高felodipine血漿濃度。
5.咳嗽-曾有報告指出ACE抑制劑治療，可引起咳嗽，停藥後即可緩解。在鑑別咳嗽之診斷時需考量ACE抑制劑引起咳嗽之可能性。
6.周邊的水腫--周邊的水腫在felodipine臨床試驗是最常見的副作用，周邊水腫的發生和劑量和年齡有關，這個副作用通常在治療開始後2~3週內發生。
7.懷孕用藥等級C(懷孕第一期)和D(懷孕第二和第三期)。

41726 Landuet 帝脈錠 10/25 毫克® (永信) $4.59/T

Rx

每 Tab 含有：ENALAPRIL MALEATE 10.0 MG；HYDROCHLOROTHIAZIDE (EQ TO 3,4-DIHYDROCHLOROTHIAZIDE) 25.0 MG

藥理作用 1.Hydrochlorothiazide的利尿作用會增加血漿中腎素(rennin)的活性、增加醛固酮(aldosterone)的分泌和降低血清鉀。服用enalapril maleate 會阻斷rennin-angiotensin-aldosterone系統，以及矯正利尿劑所造成的鉀流失。一些臨床臨床研究顯示，enalapril maleate 與hydrochlorothiazide合併治療的降血壓程度大約是相加的作用。抗高降血壓作用通常持續至少24小時。
2.同時服用enalapril maleate 與hydrochlorothiazide對這兩種藥物的主體可用率都沒有影響或幾乎沒有影響。兩種藥的合併錠劑和相同時服用， 兩種藥，生體相等性(bioequivalent)相等。

適應症 [衛核] 輕至中度高血壓，對本藥之一成份單方治療效果不佳且已接受二成份單方自由組合 (free combination) 而血壓控制良好之病患，且其自由組合之二單方劑量須與本藥相同。

用法用量 1.Enalapril maleate 與hydrochlorothiazide都能有效治療高血壓，enalapril一般劑量範圍是每日10到40mg，單次或分成兩次給藥hydrochlorothiazide的有效劑量是每日12.5到50mg。
2.一般而言，患者不會需要超過enalapril 20mg 和hydrochlorothiazide 50mg 的劑量。每日劑量LANDUET 5/12.5不可以超過4錠，或LANDUET 10/25 不可以超過2錠。

不良反應 頭暈、頭痛、疲倦、咳嗽、肌肉攣縮、噁心、無力、姿態性反應、陽痿、腹瀉。

醫療須知 1.主動脈狹窄/肥厚型心肌病變:enalapril與所有的血管擴張劑一樣，左心室輸出通道阻塞的患者使用時都要小心。
2.高血鉀症:一些enalapril單一治療的臨床試驗顯示，有大約1%的高血壓患者出現血清鉀濃度升高(超過5.7Eq/L)。雖然有0.28%的高血壓患者因為高血鉀症停止治療，但對於大部份病例而言，這只是一些零星數值，在繼續治療下仍會恢復正常。
3.咳嗽:根據推測，可能是因為抑制內生性bradykinin的分解作用，因此所有ACE抑制劑都有持續無痰咳嗽的報告，且於停止治療後都會消失，咳嗽鑑別診斷要考慮到ACE抑制劑誘發的咳嗽。
4.每隔一段適當時間，要定期檢驗血清電解質，以檢查可能發生的電解質不平衡。所有接受thiazide治療的患者都要觀察有無體液或電解質不平衡的臨床表徵， 也就是所謂的低血鈉症、低血氯鹼中毒和低血鉀症等。當患者嚴重嘔吐或接受非經液體輸注時，檢驗血清和尿液電解質尤其重要。
5.患者資訊
a.血管水腫:血管收縮素轉換酶抑制劑治療期間(包括enalapril)，任何時間都可能發生血管水腫(包括喉頭水腫)。要告訴患者，如果出現任何可能是水腫的表徵和症狀(臉部、四肢、眼睛、嘴唇和舌頭等腫脹、吞嚥或呼吸困難)，都要立即告知醫師，而且在未諮詢過開藥的醫師前不要再服藥物。
b.低血壓:患者要注意，頭暈眼花時立即告知醫師，尤其是在開始治療的前幾天，如果發生真正的昏厥，告訴患者在尚未諮詢過開藥的醫師前，要先停藥。
c.所有患者都要注意，大量出汗和脫水時，身體可能會因體液容積減少而造成血壓下降。其他造成體液容積消耗的原因(如嘔吐或腹瀉)也都可能造成血壓下降:應請患者去向醫師諮詢。
d.高血鉀症:告訴患者，在未諮詢醫師前，不要使用含鉀的替代鹽。
e.嗜中性白血球缺乏症:告訴患者，如果出現任何感染徵兆(如:喉嚨痛、發燒)， 都要立即告知醫師。因為這可能是嗜中性白血球缺乏症的表徵。
f.懷孕:告知育齡女性，懷孕第二期和第三期接觸到ACE抑制劑的後果，同時也要告訴她們，子宮內接觸到ACE抑制劑如果只侷限在懷孕第一期，並不會出現這些後果。這些患者如果懷孕，應儘快告訴醫師。

41727 Micardis Plus 複必康平錠 40/12.5 毫克® (BOEHRINGER INGELHEIM/百靈佳殷格翰) $5.8/T

Rx

每 T 含有：HYDROCHLOROTHIAZIDE (EQ TO 3,4-DIHYDROCHLOROTHIAZIDE) 12.5 MG；TELMISARTAN 40.0 MG

適應症 [衛核] 原發性高血壓、無法單獨以TELMISARTAN或HYDROCHLORTHIAZIDE得到適當血壓控制的病患。

類似產品 Micardis Plus 複必康平錠80/12.5毫克®（BOEHRINGER INGELHEIM/百靈佳殷格翰）$9.1/T　Telcard H 複泰米心平錠80/25毫克®（ZYDUS/毅有）$9.1/T

41728 Opsynvi 奧欣威膜衣錠10/20毫克®（PENN/嬌生）

℞ 每 I 含有：Macitentan 10.0 MG；TADALAFIL 20.0 MG

適應症 [衛核] 適用於治療肺動脈高血壓(WHO Group I 且WHO Functional Class II-III)之成人病人，可延緩疾病惡化及改善運動能力。

類似產品 Opsynvi 奧欣威膜衣錠10/40毫克®（PENN/嬌生）

41729 Shpynja 血平佳錠®（中美兄弟/興中美）$3.78/T

℞ 每 Tab 含有：ATENOLOL 100.0 MG；CHLORTHALIDONE 25.0 MG

適應症 [衛核] 高血壓

用法用量 一天3~4次，每次1粒。

類似產品 Tensolin "大豐"天使寧錠®（大豐）$3.78/T

41730 Slosat "衛達"賜樂泄錠®（衛達）$2.24/T

℞ 每 Tab 含有：HYDROCHLOROTHIAZIDE (EQ TO 3,4-DIHYDROCHLOROTHIAZIDE) 25.0 MG；SPIRONOLACTONE 25.0 MG

適應症 [衛核] 利尿、高血壓

用法用量 一天4錠，分次服用，持續2星期以上。

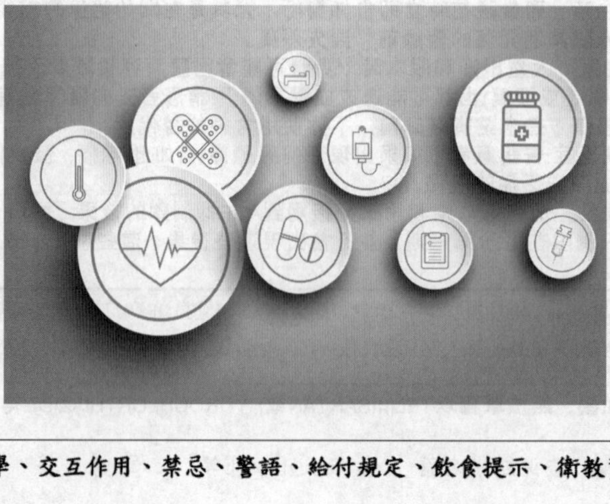

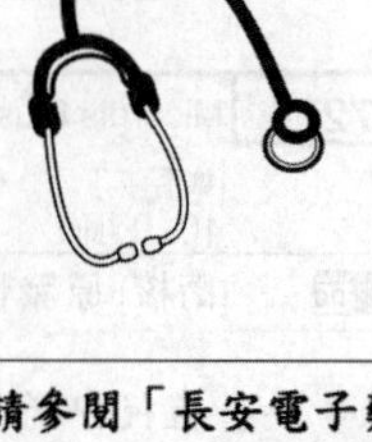

 藥動力學、交互作用、禁忌、警語、給付規定、飲食提示、衛教資訊請參閱「長安電子藥典」

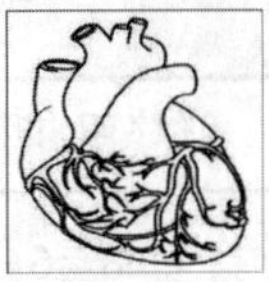

第四十二章 抗狹心症藥物

Antianginal Drugs

狹心症的發生是因為心臟供氧量不足以應付需求量所造成。供應心臟氧氣的血管-冠狀動脈的張力不正常，或是血小板凝塊塞住動脈，而引起心絞痛。心絞痛的患者發生胸部不適的位置多在肋骨後，而且可能會傳遞到手臂(左手)、手腕、頸部及下顎，少數會傳遞至背部。大部分的患者會因運動而引發症狀，可因休息而在1~3分鐘內改善症狀；另外有時情緒波動也會引發胸部不適的症狀，此外，可依照患者產生症狀的嚴重度，安排運動心電圖、心臟核子掃描、心臟超音波等檢查。若是患者有明顯心臟功能的異常，應立即安排心導管檢查，以便了解患者冠狀動脈狹窄的嚴重度，並決定是否進行經皮冠狀動脈整形術或安排外科手術治療。若血栓將冠狀動脈完全阻塞，則心電圖上會出現明顯的ST波段升高，即稱為ST段上升心肌梗塞。假如血栓將冠狀動脈部份阻塞，造成心肌壞死，即稱為無ST段上升心肌梗塞；若未導致心肌壞死，即稱為不穩定型心絞痛。因此狹心症藥物主要是用來①減少心肌的氧需求量；②舒張冠狀動脈血管；③抑制血小板凝集(如aspirin)。

狹心症的藥物治療有二方面：其一，當狹心症急性發作時，可用於緩解疼痛，其二，利用氧之供求比例的改善，來減少發作的頻率和嚴重性。治療狹心症急發作時，都舌下含作用迅速的nitrites或nitrates(如nitroglycerin，isosrbide dinitrate)，這類藥物的作用極為迅速，作用期相當短。至於預防狹心症發作可使用長效口服的nitrates(如pentaerthritol，erythrityl)，局部用的nitroglycerin皮膚貼片，beta-腎上腺素激性的阻斷劑，鈣離子管道阻斷劑，抗血小板凝集劑(如dipyridmole)和鉀離子管道開啟劑(K.ion channel opener)。

另外，beta-腎上腺激性阻斷劑和鈣離子管道阻斷同時具有降低血壓與抗心律不整作用，對於患有高血壓與心絞痛兩種以上疾病的患者，是比較理想的選擇。

血管支架

台灣每年約有1 萬人，須經由冠狀動脈介入術植入心臟血管支架，用於搶救急性心肌梗塞。血管內支架可為冠狀動脈用支架及周邊血管用支架，一般而言，周邊血管使用的支架管徑較大，較長，周邊血管包括頸動脈、腎動脈、鎖骨下動脈、腸骨內動脈、股動脈，都可使用周邊血管支架來治療血管狹窄，而使用最多的則還是冠狀動脈支架。

目前全球已上市的冠狀動脈支架超過50種，在台灣常用的約10來種，其管徑由最小的0.2cm到最大的0.5cm、最短的為0.7cm到最長為3.8cm，必須根據患者血管病灶狀況，而置入不同的支架或第一代或第二代塗藥式支架，即塗上抑制血管內皮過度增生的藥物，新一代的塗藥支架使用鈷鉻合金金屬架，體積最薄，適合用於彎曲或嚴重狹窄的病灶血管，且由於塗藥結構不同，藥物釋放時間可達90至120天，一般塗藥支架藥物釋放時間只有30多天。

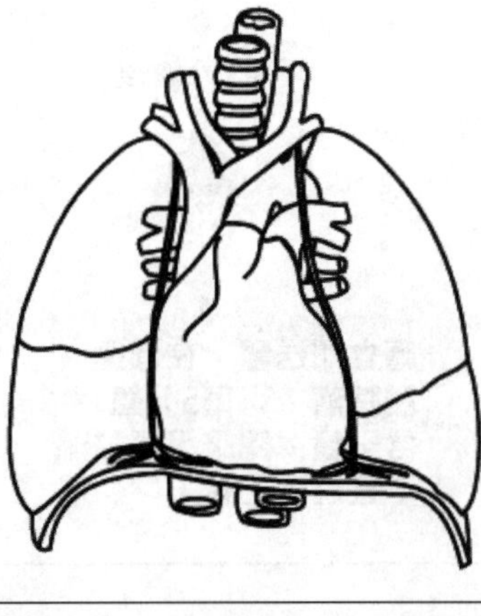

表42-1 Nitrites/Nitrates的藥物動力學

類　　別	劑　　型	起始作用時間	作用期
Amyl nitrate	吸入劑	30秒	3至5分
Nitroglycerin	舌下錠	3分	10至30分
Isosorbide	舌下錠和咀嚼錠	2至　分	1至2小時
Nitroglycerin	局部（TTS）	30至60分	3至4小時
Erythrityl tetranitrate	舌下和咀嚼錠	30分	2小時
Erythrityl tetranitrate	口服錠	15至30分	不定
Isosorbide	口服錠	15至30分	4至6小時
Isosorbide	口服長效錠	15至30分	12小時
Pentaerythritol tetranitrate	口服錠	30分	4至5小時
Nitroglycerin	口服長效錠	緩慢	8至12小時
Pentaerythritol tetranitrate	口服長效錠	30至60分	12小時

含服硝酸甘油片之用法

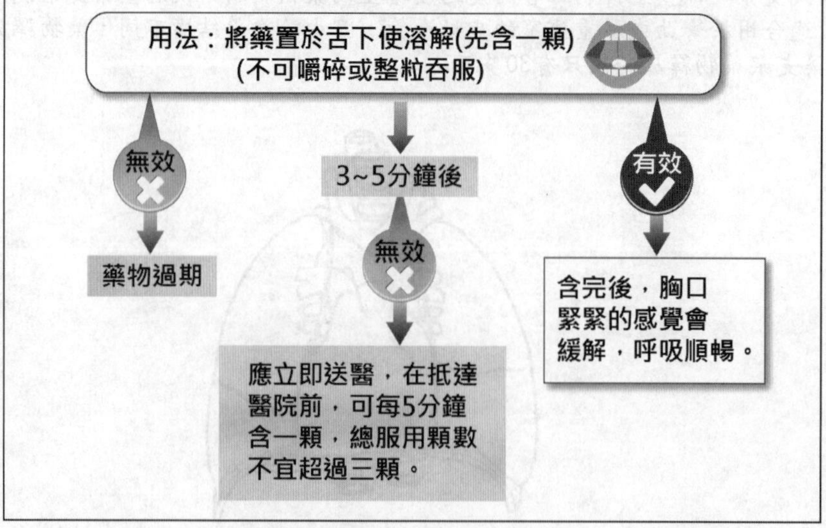

專欄42-1 缺血性心臟病的病理學及其治療藥物的作用機轉

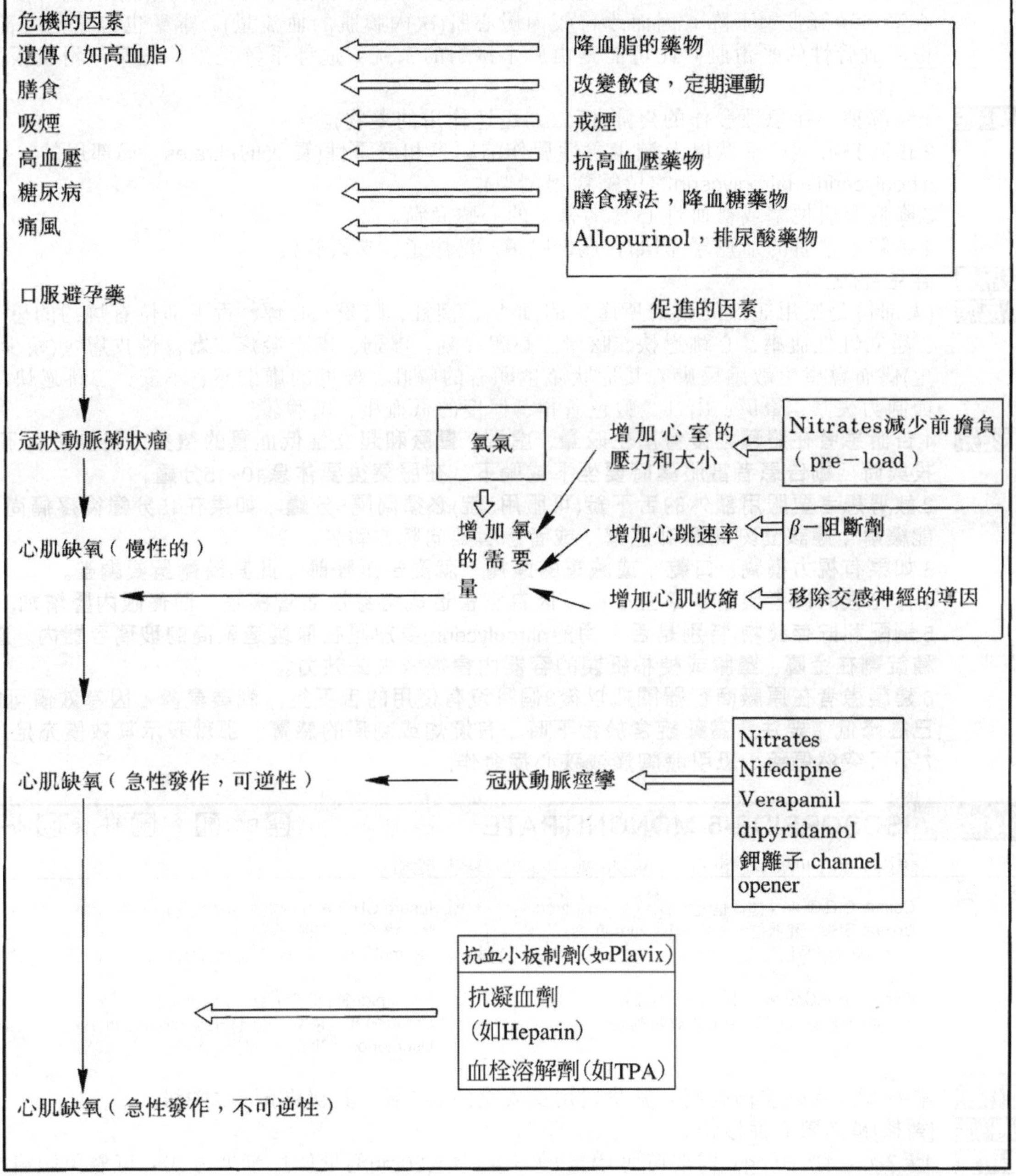

§ 42.1 亞硝酸和硝酸鹽

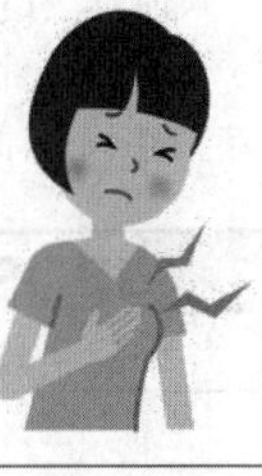

42101 NITRITES NITRATES 類藥物總論

類 別 ISOSORBIDE DINITRATE
ISOSORBIDE-5-MONONITRATE
NITROGLYCERIN (GLYCERYL TRINITRATE)

藥理作用 本類藥物對血管的平滑肌會產生直接的鬆弛效應，結果會產生全身性的血管擴張作用，減少靜脈的回流和降低心輸出量，因此減少心肌的氧需求量，減少靜脈回流可使左心室末端舒張壓下降，因而改善較內層心肌(次內膜肌的血流量)，本藥也可鬆弛大部份非血管性的平滑肌，此可能是由於干擾酶的系統，這種系統是維持正常平滑肌張力所需的。

適 應 症 1.緩解狹心症急性發作的疼痛(僅做為迅速作用的藥物)。
2.預防狹心症的症狀以及減少急性發作的頻率和嚴重性(長效的nitrates，局部用的nitroglycerin，nitroglycerin的持續釋出劑型)。
3.降低心肌梗塞或鬱血性心衰竭患者的心臟負荷。
4.緩解平滑肌的症痙攣(例如胃腸、膽道、泌尿道、支氣管)。

用法用量 詳見各論。

不良反應 (大部份是服用短效的藥物所產生的)頭痛、潮紅、眩暈、心悸、舌下部位有燒灼的感覺、起立性低血壓、心跳過快、眩暈、心智混亂、虛弱、皮膚發疹、剝落性皮膚炎(較少發生)偶而會產生敏感反應，其症狀產生顯著的嘔吐、極度的虛弱感、不安、心跳過快、節制力失禁、暈厥、出汗、臉色蒼白、極度的低血壓、虛脫。

醫療須知 **1.告訴患者在服藥之後會產生眩暈、虛弱、暈厥和起立性低血壓的徵兆，特別是舌下投與時，勸告患者當服藥時要坐下或躺下，在服藥後要休息10~15分鐘。**
2.教導患者要服用額外的舌下錠(可服用3錠)必須間隔5分鐘，如果在15分鐘後疼痛尚不能緩解，應該立刻和醫師連繫，或者患者要向院方報告。
3.如果有視力模糊、口乾，或嚴重的頭痛，就要告訴醫師，此其時劑量要調整。
4.青光眼的患者服用本藥宜小心，因為它會造成全身性血管擴張，而使眼內壓增加。
5.調配和貯存藥物(特別是舌下用的nitroglycerin)要放置在原製造廠商的玻璃容器內。這種錠劑在金屬、塑膠或梗柏紙製的容器內會很快失去效力。
6.建議患者在原廠商容器闢瓶以後3個月沒有使用的舌下錠，就要棄擲，因為效價可能已經降低，要注意當藥錠含於舌下時，有燒灼或刺痛的感覺，那就表示其效價充足。
7.不可突然停藥，恐引發胸痛或狹心症發作。

42102 ISOSORBIDE-5-MONONITRATE

孕 B/C 乳 ? 泄 肝/腎 半 4～5h

℞ 20 MG, 40 MG/錠劑(T); SR 40 MG, 60 MG/持續性製劑(SR);

商 名
Coxine C.R.® ＊ (健喬信元) $2.73/SR(60MG-PIC/S)
Coxine SR® (健喬信元) $2.64/SR(40MG-PIC/S),
Coxine® (健喬信元) $1.54/T(20MG-PIC/S), $2/T(20MG-PIC/S-箔),
Ibimo C.R.F.C.® ＊ (十全) $2.73/SR(60MG-PIC/S)
Imdur CR® ◎ (LAB. ALCALA/裕利) $2.73/SR(60MG-PIC/S),
Insure CR® ＊ (健喬信元/永茂) $2.73/SR(60MG-PIC/S)
Ismo® ◎ (KERN/禾利行)
Isormol® ＊ (東洋/東生華) $1.54/T(20MG-PIC/S), $2/T(20MG-PIC/S-箔)
Isosorbide® (保盛) $3.12/T(40MG)
Sordur® ＊ (歐帕/瑩碩) $2.73/SR(60MG-PIC/S)
Usomono® (健喬信元/優良)

藥理作用 本藥為冠狀動脈擴張劑，其孕婦用藥安全級為C級，其緩釋劑型為B級。

適 應 症 [衛核]預防狹心症發作。

用法用量 1天2次，1次20mg，需要時可增至1天3次，1次20mg劑量如採漸增方式，可避免頭痛等副作用發生。本藥一天只要服用一次。持續性藥效錠每天早上一錠，能使血中濃度維持白天高，晚上低，可避免nitrate的耐藥性產生。本藥一天只服用一次60mg即可，亦可視狀況調整劑量至120mg或30mg。

42103 ISOSORBIDE DINITRATE

孕 C 乳 ? 食 – 泄 肝

℞ 10 MG/錠劑(T); 0.1 MG/ML, 1 MG/ML/注射劑(I);

商 名

Angidil®（健亞）$141/I(1MG/ML-PIC/S-10ML)
Easy-Isosorbide®（濟生/歐舒邁克）$795/I(0.1MG/ML-PIC/S-250ML),
Isobide®（衛達）$1.5/T(10MG-PIC/S), $2/T(10MG-PIC/S-箔)
Isocin®（瑞士）$141/I(1MG/ML-PIC/S-10ML)
Mydill®（健亞/辰易）

藥理作用 本藥的基本作用是使平滑肌弛緩。長效的硝酸鹽主要作用在週邊血管，經由擴張血管平滑肌和容積，而降低左心室的心臟收縮前負荷和心臟收縮後負荷

適應症 [衛核]預防狹心症之發作。
[非衛核]本藥用於預防和冠狀動脈功能不足有關的缺血性胸痛，它可以減少心絞痛發作的次數，持續的時間和嚴重程度。對運動的耐受性得以改善，對nitroglycerin的需求量也得以減少。

用法用量 舌下–視需要2.5~10mg，用來減輕疼痛。或每2~6小時1次。咀嚼錠一開始時5mg，用於減輕性發作，或每2~3小時1次，每次5mg。預防用錠劑–1天4次，1次10~20mg，預防用持續釋放錠–每6~12小時40mg。

不良反應 常見-頭昏眼花、潮紅、頭痛、噁心；偶有-過敏反應、暈眩、心悸、嘔吐、蒼白、出汗、脫落皮膚炎。

醫療須知 1.本藥和其他的硝酸鹽和亞硝酸鹽，可能產生耐藥性和交叉耐藥性。
2.如同所有的硝酸鹽，本藥使用在青光眼的患者，須特別小心。
3.如同nitroglycerin，本藥是一個強力的血管的擴張劑，對於某些患者，使用治療劑量會引起些微的平均血壓下降(約10~15mm/Hg)。
4.資料支持硝酸鹽使用在急性心肌梗塞的早期(在臨床和實驗室的期間，發現皆不穩定)，仍無法建立其安全性。

42104 NITROGLYCERIN (GLYCERYL TRINITRATE)

孕C 乳？ 泄 肝 T½ 1～4m

Rx 0.6 MG/錠劑(T); 0.2 MG/ML, 0.4 MG/ML, 0.5 MG/ML/注射劑(I); 25 MG/貼片劑(TTS);

商 名

Mifiry®（杏林新生/瑩碩）$47.4/I(0.5MG/ML-PIC/S-10ML), $117/I(0.5MG/ML-PIC/S-50ML)
Millisrol®（TAKASAKI/日化）$47.4/I(0.5MG/ML-PIC/S-10ML), $227/I(0.5MG/ML-PIC/S-100ML)
N.T.G. Premixed®（濟生/歐舒邁克）$664/I(0.4MG/ML-PIC/S-250ML), $664/I(0.2MG/ML-PIC/S-500ML), $369/I(0.2MG/ML-PIC/S-250ML)
Nitroderm TTS® ◎（裕利/山德士）$25.3/TTS(25MG-25MG)
Nitroglycerin®（西德有機/尼斯可）$4.97/T(0.6MG-PIC/S)
Nitrostat® ◎（VIATRIS/暉致）$4.97/T(0.6MG-PIC/S)

藥理作用 1.本藥為強效血管舒張劑，降低心臟的前負荷和後負荷，可改善心臟的血氧供應量，預防或緩解心絞痛。
2.若使用nitroglycerin舌下錠或噴霧劑於急性胸痛，你應該隨身攜帶。當胸痛發生，要坐下來。二分鐘內便發揮作用且療效持續三十分鐘。若使用nitroglycerin五分鐘後仍未緩解胸痛，再使用一顆。若使用nitroglycerin噴霧劑3~5分鐘後仍未緩解胸痛，再使用一次。在連續吃了三顆(間隔五分鐘)或連噴三次，經過十五分鐘，疼痛依然持續，打電話通知急救單位或到醫院的急診室。

適應症 [衛核]預防及治療冠狀動脈疾病引起之狹心症發作

用法用量 1.舌下錠：心絞痛發作時，先坐下迅速取1錠置於舌下，靜待5分鐘後，若症狀沒有解除，請儘速就醫，送醫途中，，每隔5分鐘含1錠直到症狀解除，總服用量以3錠為限。。若做為預防使用時則在活動之前5~10分鐘服用。
2.NITROCOTIN：整片吞服。初劑量每天早晚各1次，1次1片2.6mg，1週後如病情尚未減輕，是需要可改為早晚各1次，1次1片6.4mg，嚴重時可增至1天3次。
3.NITRODERM TTS：每天使用1片(0.2mg/hr)，需要時可增加1片。要轉換黏貼皮膚的部位。每日最高劑量0.8mg/hr。本藥不是用來立即解除突發的心絞痛，若發生突發狀況，應使用可迅速作用的硝酸鹽製劑。
4.注射劑：
a.5%葡萄糖硝酸甘油注射液是用於以無菌設備靜脈注射。只能通過輸液泵給藥以保持

恆定輸注速率。

b.一般成人開始劑量已經是25微克/分以上，但這些研究因為使用PVC管材，所以交付的劑量應小於那些報導。當使用不會吸收的管路，劑量必須減少。

c.低濃度的5%葡萄糖硝酸甘油注射液增加劑量的精密度，但增加了交付給病人的總液量。患者給予的總液量應終合考慮影響心臟功能、肝臟和/或腎臟受損等因素。必要的流量與劑量濃度見表1。

d.使用非吸收管材，成人5%葡萄糖硝酸甘油注射液初始劑量應該是5微克/分。隨後依據臨床效果滴定，因可看到部分作用，當隨劑量遞增時越加謹慎。初始滴定應為5微克/分，每隔3~5分鐘增量。如果在20微克/分沒有觀察到反應，可以增量10，甚至20微克/分。一旦可觀察到血流動力學反應，劑量遞增應更小，更少頻率。

表一

所需的劑量(微克/分)	必要流速 (mL/hr*)
5	1.5
10	3
15	4.5
20	6
30	9
40	12
50	15
60	18
80	24
100	30
120	36
140	42
160	48
180	54
200	60
240	72
280	84
320	96
500	150

*設定產生60滴/毫升，1毫升/小時 = 1滴/分鐘。

不良反應 服用本藥後暫時性頭痛可能會立即發生，以及眩暈、虛弱、蒼白，心跳過快，明顯起立性低血壓，偶而會發生，尤其對一些直立不動患者。小部份報告亦顯示由硝基引起昏厥，視覺模糊，口乾，胸痛，酒精會引起腦部局部缺血症狀加劇。

醫療須知 1.以最低有效量來緩解心絞痛之發作，切忌以大量至耐增加。

2.本藥由口腔及舌下服用，不可咬碎，切記勿吞服，如發生視力模糊或口乾現象即須停藥。

3.過量投與nitroglycerin會引起嚴重頭痛，不可與VIAGRA(威而鋼)併用。

4.舌下錠貯臟條件:避濕。置於原包裝瓶內室温儲存，並避免潮濕，一般在開封6個月後，未用完的藥品要丟棄，不同的廠牌有不同的建議期間。

5.你必須知道這個藥可能會導致嗜睡，在您清楚藥物可能對您的影響前要開車或使用危險機械。

6.詢問醫師在服用nitroglycerin期間使用酒精飲品的安全性。酒精會加重nitroglycerin的副作用。

7.Nitroglycerin的長效膠囊不應用於急性心絞痛，繼續使用nitroglycerin錠劑或噴霧劑緩解胸痛。若頭痛持續，要請教醫師可否使用acetaminophan。

8.使用nitroglycerin期間不要使用aspirin或其他藥物治療頭痛，除非醫師告知。

9.錠劑可能讓舌頭感到帶甜味的刺痛感，這種感覺不是藥效強度的精確指標；沒有刺痛感不表示藥物無效。

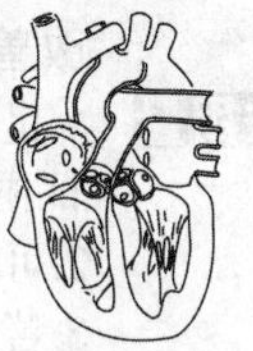

§ 42.2 鉀離子通道開啟劑

42201 NICORANDIL▲

SMC

℞ 5 MG/錠劑(T);

商 名

Nicodil® ＊（健亞）$2.49/T(5MG-PIC/S),
Nicordil® ＊（十全/成大）$2.49/T(5MG-PIC/S)
Nidil® ＊（十全）$2.49/T(5MG-PIC/S),
Nirandil® ＊（生達）$2.49/T(5MG-PIC/S)
SIGMART® ◎（NIPRO/中外）$2.49/T(5MG-PIC/S),
Silvinol® (NISSIN/一成) $2.49/T(5MG-PIC/S)

藥理作用 Nicorandil為一種新型的鉀離子通道開啟劑，開啟鉀離子通道可
(1)模仿或加強心臟發生缺血時產生的preconditioning，具心肌保護作用。
(2)擴張細支冠狀動脈。
(3)降低後負荷。
另nicorandil可釋出NO，故亦具有類硝酸鹽作用。合併二種作用機轉，對於抗心絞痛有藥理上之協同效果：心肌保護作用。擴張粗支及細支冠狀動脈：增加心臟之灌血流量。擴張靜脈及動脈：降低前負荷及後負荷，減低心臟耗氧量。故nicorandil對各種類型狹心症均有效。

適 應 症 [衛核]狹心症

用法用量 通常成人一日量為15mg，分三次服用，不過根據狀症輕重可適宜增減。

不良反應 在14,323例中，有661例(4.61%)、817件副作用的發生(包括臨床檢查值的異常)。主要為頭痛515件(3.60%)、其他有噁心、嘔吐63件(0.44%)、眩暈21件(0.15%)、顏面潮紅20件(0.14%)、和倦怠感17件(0.12%)。

醫療須知 1.下面的患者必須謹慎的給藥：(1)嚴重的肝機能障礙患者(2)青光眼患者(3)高齡患者。
2.關於孕婦之給藥：對於孕婦用藥之安全性，因為尚未確立，所以對於正在懷孕中的婦女或是有可能懷孕的婦女，最好不要給藥。
3.應謹慎用於NYHA III及IV之心臟衰竭患者、G6PD(glucose-6-phosphate-dehydrogenase)缺乏者、併服有增加血鉀濃度或降血壓藥品者。

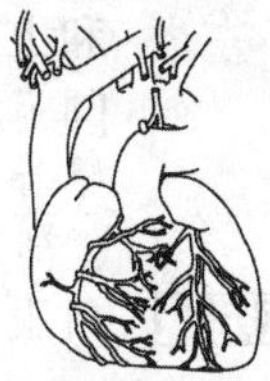

§ 42.3 鈉離子通道抑制劑

42301 RANOLAZINE

℞ SR 500 MG, 1000 MG/持續性製劑(SR);

商 名

Rancad ER® ◎（LUPIN/東生華）

藥理作用 1.Ranolazine抗心絞痛的作用機轉尚未確定。ranolazine的抗心肌缺血及抗心絞痛作用並非來自於降低心跳速率或血壓。
2.Ranolazine在治療濃度下會抑制心臟的遲發性鈉電流(late sodium current(INa))。然而，這個抑制作用與心絞痛症狀之間的關係尚不清楚。
3.Ranolazine在心電圖上出現的QT間距延長作用為鉀離子通道(IKr)被抑制，心室動作電位延長的結果。

適 應 症 [衛核]治療穩定心絞痛(stable angina)：
已使用第一線心絞痛藥(如β受體阻斷劑及/或鈣離子阻斷劑)未能適當控制或無法耐受第一線心絞痛用藥的穩定心絞痛(stable angina)病人，ranolazine可作為併用或替代治療以改善症狀。

用法用量 1.起始劑量為500毫克，每日兩次，之後依其臨床症狀，必要時可增加至1000毫克，每日兩次。
2.可與食物或不與食物併服。應整顆吞服；不可壓碎、折斷或嚼碎。
3.若漏服一次劑量，只要在下次預定時間服用處方劑量即可；下次服藥時，請勿服用2倍劑量。

不良反應 最常見且需要治療的不良反應為暈眩(6.2%)、頭痛(5.5%)、便秘(4.5%)及噁心(4.4%)。暈眩可能與劑量有關。

醫療須知 1.Ranolazine會阻斷Ikr鉀離子通道，因而造成QTc間距延長，此作用與劑量有關。
2.若發生急性腎衰竭(如血漿肌酸酐升高且伴隨血液尿素氮升高)，請停止服用ranolazine並接受適當治療。
3.中重度腎功能不全病人(CrCL<60mL/min)，在開始使用ranolazine時及服用ranolazine期間，需定期監測血漿肌酸酐及血液尿素氮是否升高。

§ 42.4 其他

42401 ADENOSINE TRIPHOSPHATE(ATP)

℞ 20 MG/錠劑(T); 10 MG, 10.87 MG/注射劑(I);

商名
A.T.P.®(南光)
Adenosine E.C.®(壽元)
Adenosine®(壽元)

藥理作用 本藥為天然存在於生物體內貯存能量的形式，在代謝上所需要的能量轉換大都依靠ATP，估計人體(以70kg為準)內有50gm ATP，但是，人體一天活動所需要的ATP為190kg，可見其轉化率的迅速。因此如果生體內與ATP關連的代謝一旦發生毛病，必然會影響其他的部份，而造成生體的不協調。此外，本藥的藥理劑量據謂能增加周邊與心臟之循環，增進肌肉力量；曾用以治療各種風濕病及肌肉神經痛。

適應症 [衛核]改善末稍、心臟循環及增加肌肉的能量、並治療各種狀況的關節炎冠狀血管不適和上心室心跳過速和抗心律不整
[非衛核](1)各種進行性肌萎縮變性疾患，腦卒中後遺症、心不全、狹心症、本態性高血壓等諸疾之肌力或麻痺疾狀、先天性肌無力。(2)急慢性皮膚炎。(3)眼睛疲勞。(4)耳鳴、神經性聽力障礙。

用法用量 口服：20~60mg，每日3次；肌注。靜注：10~40mg，每日1~2次。

42402 DIPYRIDAMOLE

孕 C 乳 ? 食 ± 泄 肝/腎 T½ 10～12h

℞ 12.5 MG, 25 MG, 50 MG, 75 MG/錠劑(T); 5 MG/ML/注射劑(I);

商名
Anginar®(健喬信元/瑞安) $1.5/T(25MG-PIC/S), $2/T(25MG-PIC/S-箔),
Carditonin S.C.®(榮民) $2/T(25MG-PIC/S-箔), $1.5/T(25MG-PIC/S)
Cyasin S.C.®(應元/豐田) $0.9/T(25MG), $1.5/T(25MG-箔)
Dimole S.C.®(永勝) $2/T(25MG-PIC/S-箔), $1.5/T(25MG-PIC/S),
Dipyridamloe®(生達)
Dipyridamole S.C.®(中化/中化裕民) $2/T(25MG-PIC/S-箔), $1.5/T(25MG-PIC/S)
Dipyridamole S.C.®(信東)
Dipyridamole S.C.®(信隆) $1.5/T(25MG-PIC/S)
Dipyridamole S.C.®(明大/東洲) $1.38/T(75MG)
Dipyridamole S.C.®(正和) $1.5/T(25MG-PIC/S)
Perisin S.C.®(利達) $1.5/T(25MG-PIC/S),
Peritin®(元宙)
Persantin S.C.® ◎ (健喬信元/百靈佳殷格翰)
Persantin® ◎ (BOEHRINGER INGELHEIM/裕利)
Persantin® ◎ (DELPHARM/裕利)
Persatin S.C.®(正和/新喜國際)
Persine S.C.®(強生) $1.5/T(25MG-PIC/S)
Perzin®(優生) $2/T(25MG-PIC/S-箔), $1.5/T(25MG-PIC/S),
Pesadin F.C®(皇佳) $1.5/T(25MG-PIC/S), $2/T(25MG-PIC/S-箔)
Peysan® * (十全) $1.58/T(75MG-PIC/S), $2/T(75MG-PIC/S-箔)
Poshinlen®(華興) $1.5/T(25MG-PIC/S), $2/T(25MG-PIC/S-箔)
Posintin®(南光) $19.8/I(5MG/ML-PIC/S-2ML),

Dipyridamole S.C.®(永信) $2/T(75MG-PIC/S-箔), $1.58/T(75MG-PIC/S), $2/T(25MG-PIC/S-箔), $1.5/T(25MG-PIC/S)
Dipyridamole S.C.®(生達) $2/T(25MG-PIC/S-箔), $1.5/T(25MG-PIC/S)
Dipyridamole®(台裕) $1.5/T(25MG-PIC/S)
Dipyridamole®(生達) $19.8/I(5MG/ML-PIC/S-2ML)
Easying®(羅得) $1.5/T(25MG-PIC/S), $1.5/T(25MG-箔)
Licosin S.C.®(應元)
Lidamole®(十全) $1.5/T(25MG-PIC/S)
Orisantin®(壽元/東洲) $19.8/I(5MG/ML-PIC/S-2ML)
Parotin®(優生) $2/T(75MG-PIC/S-箔), $1.58/T(75MG-PIC/S)
Pectrin S.C.®(福元)
Peransin®(正和) $1.58/T(75MG-PIC/S)
Potosintin S.C.®(中美兄弟)
Pushinlin®(長安/世達)
Pydamole S.C.®(衛肯) $1.5/T(12.5MG-PIC/S), $1.5/T(25MG-PIC/S)
Pyridamole®(健喬信元) $1.5/T(25MG-PIC/S), $2/T(25MG-PIC/S-箔),
Sancin®(十全) $2/T(50MG-PIC/S-箔), $1.52/T(50MG-PIC/S)
Sandel S.C.®(衛達) $2/T(50MG-PIC/S-箔), $1.52/T(50MG-PIC/S)
Shinmiochien®(應元) $19.8/I(5MG/ML-PIC/S-2ML),
Slincyzen S.C.®(約克)
Solantin S.C.®(中化) $1.38/T(75MG), $1.5/T(25MG-PIC/S), $2/T(25MG-PIC/S-箔),
Uginin®(健喬信元/優良)
Unisin S.C.®(保瑞/聯邦)
Vasonin S.C.®(人生)
Yusin®(井田)

藥理作用 1.本藥能夠直接擴張冠狀動脈來增加心肌的血流量，還可促進生病之心臟的副血行路循環的發展。
2.本藥高劑量可提高血小板cyclic AMP的形成，故又可阻斷ADP誘發的凝集反應，而抑制血小板的粘著凝集，故能防止血栓的形成。

適應症 **[衛核]對於慢性狹心症之治療可能有效**
[非衛核]1.長期治療慢性的狹心症，對於減少狹心症的發生率和改善病 人對運動的耐受性有效。本藥不能用於急性發作。2.預防與腦血管或缺血性心臟病有關的血栓併發症。3.慢性腎臟病–微血管間血管球性腎炎。

用法用量 1.糖衣錠(含25mg)–以本藥治療應逐漸地增量，開始時每天三次，每次2錠糖衣錠。糖衣錠應空腹時服用。
2.糖衣錠75mg–長期治療時，推薦使用較高劑型，每天三次，每次1糖衣錠。同樣的，此劑型應於餐前1小時服用。
3.注射液(含10mg)–以上所提到的適應症通常不需要注射給予。而在需要時，每天數次，1次1~2安瓿，以靜脈或臀肌內注射，注射間隔至少為30分鐘。

不良反應 噁心、嘔吐、胃腸不適，頭痛、眩暈、虛弱、潮紅、搔癢、發疹。

醫療須知 **1.低血壓的患者服用宜小心。2.餐前小時使用。3.告訴患者服藥後可能會發生頭痛或眩暈，但是，這些效應都只是暫時性。4.服用本藥治療，前2~3個月臨床效果不明顯。**

42403 EPLERENONE▲

半衰期 3～5h

℞ 25 MG, 50 MG/錠劑(T);

商名

Eplone® ＊(健喬信元)
Epnone® ＊(MSN/上亞) $25.7/T(50MG-PIC/S), $12.9/T(25MG-PIC/S)
Inspra® ◎(VIATRIS/暉致) $26.4/T(50MG-PIC/S),

藥理作用 本藥品為選擇性的aldosterone blocker，影響RAAS中aldosterone對於血壓調控以及心血管疾病的病理生理學，其不會作用於progesterone以及androgen receptor，因此較少有男性女乳症、經期不穩或影響性功能等副作用。

適應症 **[衛核]心肌梗塞後之心衰竭、NYHA第II級(慢性)心衰竭、高血壓。**

用法用量 1.Eplerenone通常與標準治療併用，起始劑量為25mg每天一次，當患者能忍受時，最好在四週內把劑量調高到50mg每天一次的目標劑量。
2.目前沒有充分資料建議此藥使用於兒童族群，故不建議此年齡族群使用。
3.輕度至中度肝功能不全：無需調整劑量。禁用於重度肝功能不全(Child-Pugh C)者。
4.輕度腎功能不全：無需調整劑量。
5.患有心衰竭者：禁用於CLcr<30mL/min者。
6.患有高血壓者：禁用於CLcr<50mL/min或男性Scr>2mg/dL或女性Scr>1.8mg/dL者。

不良反應 頭暈、咳嗽、腹痛、腹瀉、AST/ALT升高、白蛋白尿、疲倦、高血鉀、低血壓

醫療須知 1.在用藥前、開始治療或調整劑量的一週內及一個月後，應測量血鉀，此後應定期評估血鉀，由其是腎功能不全者或糖尿病病人與ACEI/ARB併用時。
2.定期監測腎功能。
3.適應症為高血壓時，禁忌：
(1)併用血鉀補充劑或保鉀利尿劑者。
(2)CLcr<50mL/min或男性Scr>2mg/dL或女性Scr>1.8mg/dL。
(3)Type 2 DM伴隨microalbuminuria者。

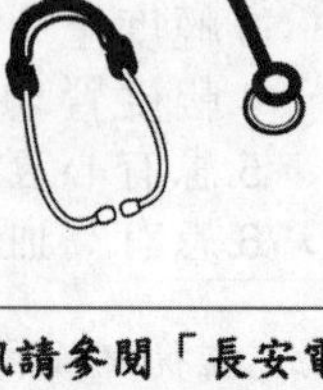

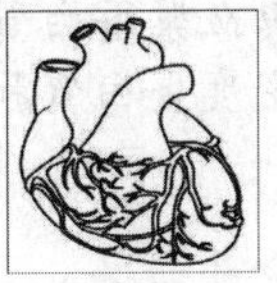

第四十三章 預防動脈硬化的降血脂藥物

Prophylaxis of Atherosclerosis -Hypolipemic Drugs

人體內的血脂包括膽固醇(cholesterol)、三酸甘油酯(triglyceride)及磷脂質(phospholipid)，其主要來源是內源性肝臟的合成及外源性食物的攝取，當血液中的膽固醇或三酸甘油酯超過正常的範圍時，就是所稱的高血脂症。由於血脂皆為脂溶性，必須與血漿蛋白結合成脂蛋白(lipoprotein)，才可藉由血液運輸至各器官及組織。因此，在抽血檢查時，通常會以血中膽固醇、三酸甘油酯、低密度脂蛋白膽固醇(LDL-C)及高密度脂蛋白膽固醇(HDL-C)等檢驗值，來評估您的血脂是否在理想的範圍內。

美國國家膽固醇教育計劃成人治療準則第三版(Audlt Treatment Panel III of National Cholesterol Educatiion Program，NCEP ATP III)所列的

圖43-1 動脈硬化及相關疾病

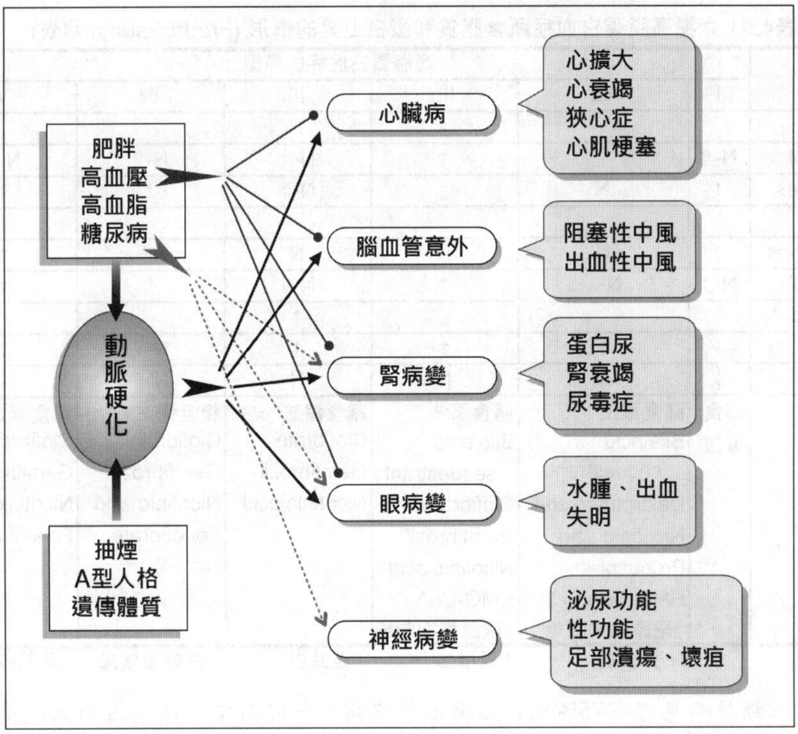

成人血中膽固醇及三酸甘油酯濃度標準如下：

	理想濃度	邊際高危險濃度	高危險濃度
膽固醇(非禁食)	<200 mg/dl	200~239mg/dl	≧240mg/dl
低密度脂蛋白膽固醇 (禁食12小時)	<130 mg/dl	130~159mg/dl	≧160mg/dl
高密度脂蛋白膽固醇 (禁食12小時) 男	>40mg/dl		
女	>50mg/dl		
三酸甘油酯 (禁食12小時)	<150 mg/dl	150~199mg/dl	≧200mg/dl

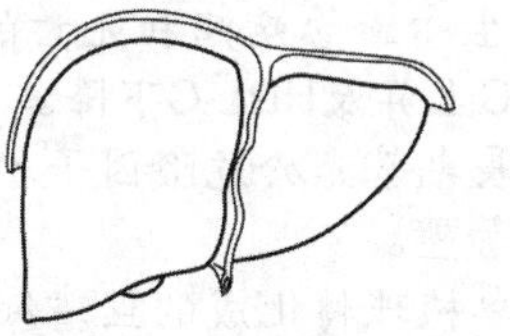

一般而言，脂蛋白可分為4種類型：脂質在血流不能呈游離態的流動，但是，會與血漿蛋白質結合(如白蛋白、球蛋白)，這些複合物就是所謂的脂蛋白，其中包括各種不同比例的高密度蛋白質和低密度脂蛋白。一般而言，脂蛋白可分為4種類型：

(1)乳糜小體(chylomicrons)：主要成份為三酸甘油酯，於肝臟或小腸內合成。

(2)極低密度的脂蛋白(Very Low Density Lipoproteins，VLDL)：主要成份為三酸甘油脂，於肝臟或小腸內合成。若食入大量脂肪或醣類，另增加極低密度脂蛋白的合成。

(3)低密度的脂蛋白(Low Density Lipoproteins，LDL)：血中60-70%的膽固醇是由低密度蛋白攜帶，主要是將膽固醇由肝臟帶到週邊組織。低密度脂蛋白-膽固醇過高所引起的高膽固醇血症是冠狀動脈硬化和心臟疾病的危險因子，所以在低密度脂蛋白-膽固醇被稱為"壞"的膽固醇。

(4)高密度的脂蛋白(High Density Lipoproteins，HDL)：血中20~30%的膽固醇由高密度脂蛋白運送。主要是將週邊組織的膽固醇帶回肝臟代謝。高密度脂蛋白膽固醇越高，罹患冠狀動脈心臟疾病之機率越低，所以高密度脂蛋白膽固醇被稱為"好"的膽固醇。

脂質的運輸或代謝有缺陷的患者，通常可按照血漿中昇高的脂蛋白類型，來加以歸類，這種分類法能正確的診斷和有助於每位患者的治療。所謂高脂蛋白血症，就是用來表示上述分類的脂蛋白有1種以上升高的疾病。(表43-1)

表43-1 六種高脂蛋白血症所含脂質和蛋白上昇的情形 (Fredriskson分類表)

	高脂蛋白血症的類型					
	I	IIa	IIb	III	IV	V
脂質						
Cholesterol	N-⇧	↑	↑	N-↑	N-⇧	N-↑
Triglycerides	↑	N	↑	N-↑	↑	↑
脂蛋白						
Chylomicrons	↑	N	N	N	N	↑
VLDL(pre-β)	N-⇧	N-↓	↑	N-⇧	↑	↑
ILDL(broad-β)²				↑		
LDL(β)	↓	↑	↑	↑	N-⇩	↓
HDL(α)	↓	N	N	N	N-⇩	↓
治療法	膳食療法	膳食療法 Bile acid sequestrants Dextrothyroxine Nicotinic acid Probucol HMG-CoA 還原酶抑制劑	膳食療法 Bile acid sequestrants Clofibrate Gemfibrozil Nicotinic acid HMG-CoA 還原酶抑制劑	膳食療法 Clofibrate Gemfibrozil Nicotinic acid	膳食療法 Clofibrate Gemfibrozil Nicotinic acid Fenofibrate	膳食療法 Clofibrate Gemfibrozil Nicotinic acid Fenofibrate

N 表正常 ↑表增加 ↓表減少 ⇧表輕微增加 ⇩表輕微減少

醫學報告證實，糖尿病患者有75%死於心臟血管疾病。一般而言，控制血糖只能降低小血管併發症如：視網膜病變，腎臟病變，周邊神經病變等。但因為糖尿患者常會伴隨血脂肪異常，如總膽固醇上升，三酸甘油脂上升，高密度脂蛋白膽固醇降低等，會增加心血管疾病，因此臨床研究證實在糖尿患者積極的控制高脂血症，可以降低心血管疾病的死亡率，糖尿病就等於冠心病，必須積極控制血脂肪，以減少血管疾病造成的危害。

動脈粥狀硬化

①動脈發生粥狀硬化的危險因子包括：抽煙、高血壓、高血脂、糖尿病和肥胖等；危險因子愈多，將來發生心血管疾病和死亡的風險也愈大。尤其吸煙是冠狀動脈疾病的重要危險因子，吸煙亦是造成LDL-C上昇及HDL-C下降。另外尼古丁和一氧化碳會造成血管內皮的傷害等而促進動脈硬化的形成。

②若長期暴露於危險因子，血管壁完整無缺的內皮會出現間隙，讓血液中的白血球穿過內皮的間隙進入血管壁。

③由單核球轉化成的巨嗜細胞，它一方面吞噬滲入血管壁的低密度脂蛋白膽固醇，另一方面釋放各種

發炎分子，刺激內皮細胞分泌各種附著分子，於內皮細胞表面攔截血液中隨機經過的白血球，而讓更多的白血球穿透內皮進入血管壁，放大發炎反應。

④這些發炎物質會刺激位於血管壁中層的平滑肌細胞增生，並向內皮方向移動，加上沈積於血管內皮的膽固醇結晶，共同形成粥狀硬化斑塊，血管壁乃逐漸增厚，管腔也逐漸狹窄。

⑤巨嗜細胞吞噬大量的低密度脂蛋白膽固醇之後會再轉變為泡沫細胞，泡沫細胞死亡釋放出膽固醇結晶，成為動脈粥狀硬化斑塊核心的部分。

⑥動脈粥狀硬化斑塊不穩定，與管腔接觸的表面可能會潰爛龜裂，而釋放出組織因子，吸收血液中的血小板附著、凝聚，促使血小板釋放活化因子，引發凝血反應，迅速在局部形成血栓。

⑦若供應心肌的冠狀動脈被血栓完全堵死，則造成心肌梗塞；若供應腦部的血管堵塞，則造成腦中風。

降血脂的藥物

由於很多降血脂的藥物都會產生不良的反應，因此，在做藥物治療之前都先要做生活型態的調整：(1)飲食療法：戒煙、戒酗酒、適當的熱量攝取對TG值、TC值的降低是可以期待的，另外，膳食纖維的攝取，可阻礙膽汁中cholesterol的再吸收而降低TC值。(2)運動療法：運動可增強LPL(Lipoprotein Lipase)的活性而促進TG的分解作用。因此，運動可使TG值減少的同時，HDL-C值亦會昇高。如果單獨以生活型態調整並不足以控制血漿的脂質，就要考慮使用藥物的治療；然後，要仔細的診斷出患者是屬於那一種類型的高脂蛋白血症。目前，藥物治療都只限於預防，也就是降血脂的藥物能夠減少血漿中脂質的濃度，而降低血管壁上脂肪沈澱的速率和程度；但是它們不能夠溶解或移走已經形成脂肪沈積物。(專欄43-1)

降血脂藥物的分類：(1)胆酸螯合劑，如resins；(2)HMG-CoA還原酶抑制劑，如statin類；(3)纖維酸類，如fibrates；(4)其它類，如ezetimibe，nicotinic acid。

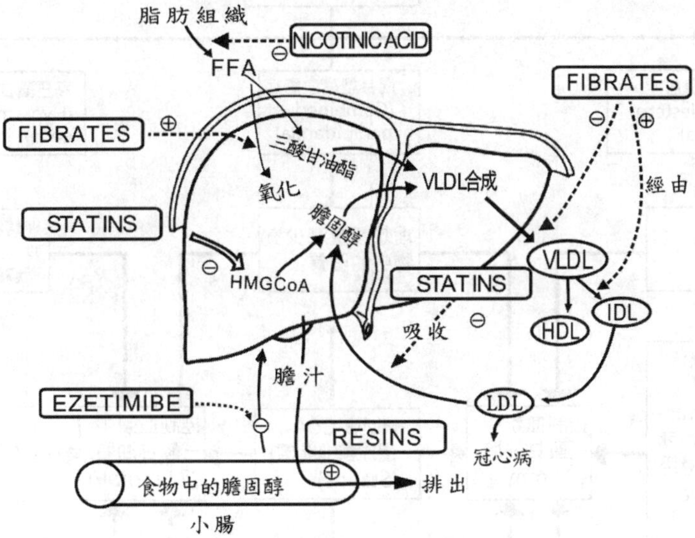

圖43-2 各種降血脂藥物的作用

高血脂治療應該注意的事項

1.除了需按時服用醫師處方的降血脂藥品之外，更需要飲食控制及生活習慣的調整一起來配合。

2.少吃高膽固醇食物(如內臟、蟹黃、蝦卵、蛋黃等)，少吃油炸、油煎或油酥的食物，及豬皮、雞皮、鴨皮、魚皮等。炒菜用油宜選用單元不飽合脂肪酸含量高者(如花生油、菜籽油、橄欖油等)；少用飽合脂肪酸含量高者(如豬油、牛油、肥肉、奶油等)。烹調時多採用清蒸、水煮、涼拌、烤、燒、燉、滷等方式。多吃蔬菜水果。

3.不要吸菸，儘量少喝酒，並作適當的運動，及維持適當的體重。

4.請務必依照醫師指示持續使用藥品，不可以自行任意停用藥品。並請定期回診，讓醫師評估使用藥品的效果及是否發生可能的副作用。

5.服用降血脂藥品後，如果有腸胃不適、噁心、肚子痛、拉肚子或便秘的情形發生時，若是使用膽汁結合樹脂，可以透過多喝水來改善；而其他類降血脂藥品則可考慮與食物一同服用，以減少腸胃不適的反應。但若症狀持續沒有改善，請立即就醫。

6.服用他汀類或纖維酸衍生物藥品後，若出現不明原因的肌肉酸痛及無力的情形，務必立即回診告知醫師。

7.如果忘記吃藥，想起時請盡快服用，但如果想起時已經靠近下一次吃藥的時間，就跳過這一次的藥物不吃，在下一個服藥的時間準時服藥，但請不要服用兩倍的藥量。

8.請將藥品儲存於室溫下，避免陽光照射。避免存放於浴室、冰箱等潮濕、陰冷的地方。並請存放在兒童拿不到的地方。

專欄43-1 高血脂症(Hyperlipidemia)的治療

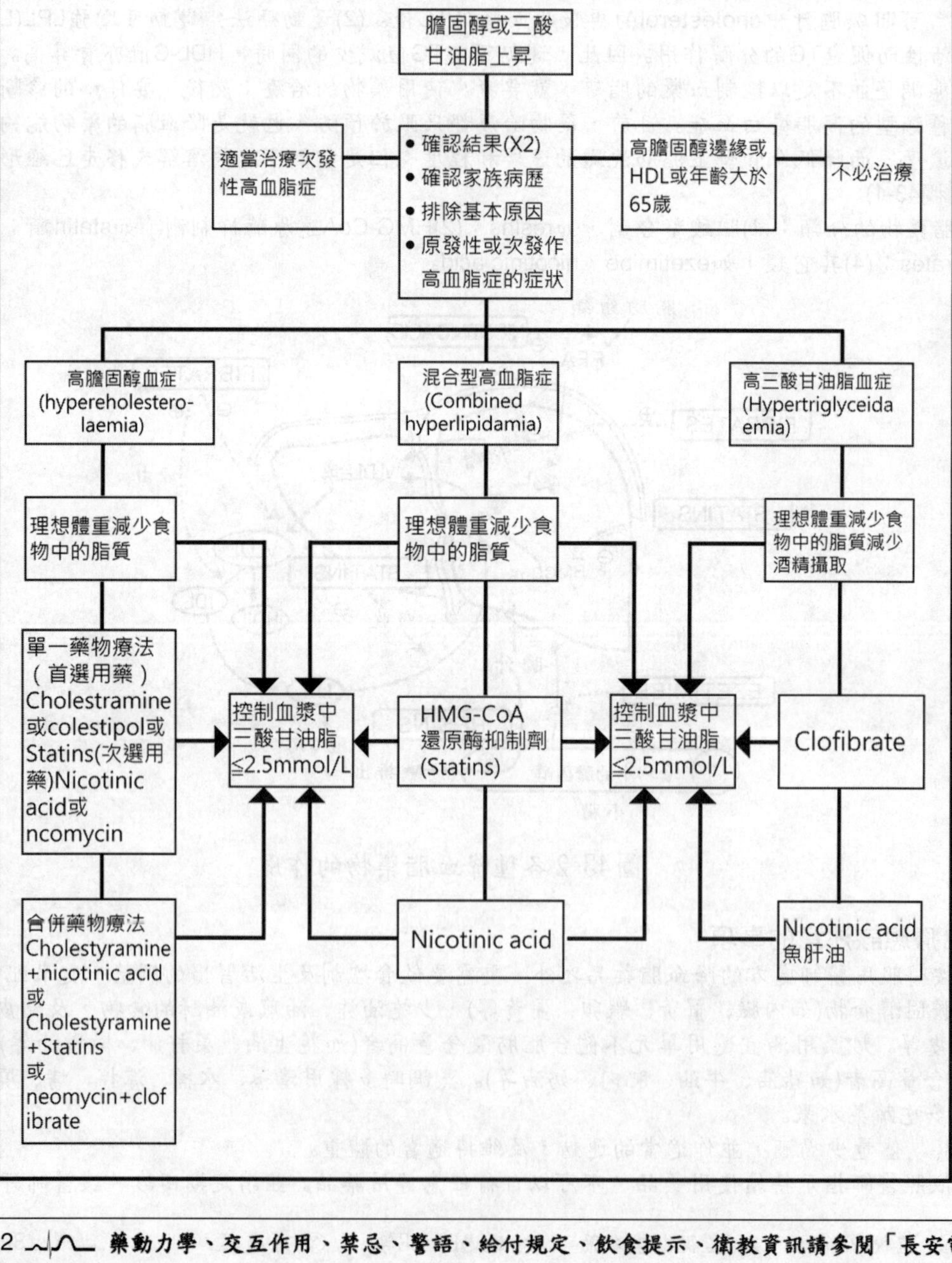

反式脂肪酸危機

反式脂肪酸就是「液態」植物油經過「氫化」程序，轉成固態或半固態油脂後所產生的。這些經過氫化後的植物油雖然變得較穩定，較不易氧化，可以重複使用油炸食物，並能使烘培的食物較為酥脆，但卻也失去了原本的好處。根據相關研究結論顯示，反式脂肪酸會提高血液中「壞」膽固醇的濃度，因此增加罹患心血管疾病與糖尿病的機會，也導致動脈阻塞硬化等的機率大增。反式脂肪酸存在那些食物中呢?包括油炸、烘焙食物(像是薯條、炸雞、糕餅)、人造奶油、甚至沙拉醬汁等，都可能含有反式脂肪酸。烘焙業與速食業使用的油最常見反式脂肪酸。民眾當然要避免攝取反式脂肪酸處理過的食物。

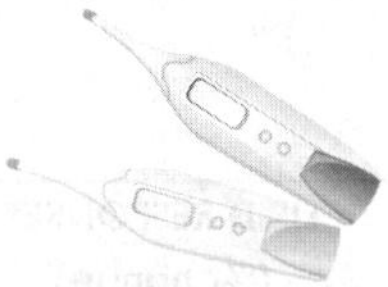

§ 43.1 膽酸螯合劑

全民健康保險降血脂藥物給付規定(86/1/1、87/4/1、87/7/1、91/9/1、93/9/1、97/7/1、102/8/1、108/2/1)
新增病人族群：
1. 有急性冠狀動脈症候群病史
2. 曾接受心導管介入治療或外科冠動脈搭橋手術之冠狀動脈粥狀硬化患者(108/2/1)
非藥物治療：與藥物治療可並行起始藥物治療血脂值：LDL-C≧70mg/dL
血脂目標值：LDL-C<70mg/dL

43101 CHOLESTYRAMINE

孕C 乳? 食 - 泄 糞便

Rx 444.4 MG/GM/顆粒劑(Gr); 444.4 MG/GM/散劑(Pow);

商名
Choles®(成大) $15.4/Pow(444.4MG/GM-PIC/S-9GM)
Cholestamin®(永勝/濟生) $14/Gr(444.4MG/GM-9GM),
Realease®(華興)

藥理作用 它們在小腸會與膽酸結合成不溶性的複合體，而增加它們在糞便中的排泄；這樣又會促使用膽固醇氧化成膽酸，而降低血清中膽固醇濃度和減少β-脂蛋白(β-liporotein，LDL)的濃度。不過，它們會干擾鈣、脂肪、脂溶性的維生素(A，D，E，K)和很多其他藥物的吸收。(參見藥物交互作用)

適應症 **[衛核]原發性高膽固醇血症；伴隨膽道阻塞之癢症；迴腸切除局部性迴腸炎、切除迷走神經、糖尿病迷走神經性病變所致之腹瀉；輻射線所致之腹瀉。**
[非衛核]1.原發性第三型高脂蛋白血症的輔助治療劑。2.本藥可緩解部份膽道阻塞的搔癢症。3.治療急性digitoxin中毒(僅做實驗用途)。4.高草酸鹽尿症。

用法用量 開始時，每天3次，每次4mg，飯前服用。可因患者的需要而調整劑量(範圍每天為16~24mg)本藥可能影響其他藥物在腸道內的吸收。

醫療須知 **1.要注意便秘的產生，特別是劑量高時或老年的患者。此時，可以低劑量或使用軟便劑或緩瀉劑。**
2.要注意觀查患者罹患高脂蛋白血症的早期症狀(維生素K缺乏)例如，瘀斑，黏膜出血和焦黑的大便。此其時，可注射維生素K治療。

43102 COLESEVELAM HYDROCHLORIDE

Rx 625 MG/錠劑(T);

商名
Colesev®(永信)
Colesevelam®(益邦)

適應症 **[衛核]作為膽汁吸附劑，輔助節食及運動，可降低體內低密度脂蛋白膽固醇**

§ 43.2 HMG-CoA 還原酶抑制劑 (STATIN類)

美國FDA預計取消此懷孕禁忌症，可使醫療專業人員和患者能夠就利益和風險做出個人決定，特別是對於有發生心臟病或中風的高危險病人，包括患有同合子家族性高膽固醇血症的患者和以前曾有過心臟病發作或中風的患者。

(1)多數懷孕病人應停止statin類藥物治療，特殊情況或可考慮持續治療，尤其心血管事件風險非常高的懷孕病人。

(2)Statin類藥品可能會分泌至乳汁中，服用statin類藥品的人不建議哺乳，或建議哺乳期間暫停使用statin類藥物。

表 43-2 各種 Statins 類降血脂藥療效的比較

LIPID RESPONSE* (%change)	Cholesterol	LDL*	HDL*	Triglycerides	*LFT MONITORING FOR STATINS***
Atorvastatin 10mg	-29%	-39%	+6%	-19%	B, 12 wk, 半年一次
Fluvastatin 40mg	-19%	-25%	+4%	-14%	B, 12 wk
Lovastatin 20mg	-17%	-24%	+7%	-10%	B, 6 & 12 wk, 半年一次
Pravastatin 40mg	-24%	-32%	+5%	-11%	B, 12 wk
Pitavastatin 2mg	-26%	-36%	+7%	-19%	B, 6 & 12 wk
Rosuvastatin 10mg	-33%	-45%	+8%	-20%	B, 12 wk, 半年一次
Simvastatin 20mg	-28%	-38%	+8%	-15%	B, 6 mo, 12 mo***

Data taken from prescribing info at recommended starting doses. **Schedule for LFT monitoring when starting therapy and after each dosage increase. Stop statin therapy if LFTs are > 3x upper limit of normal. B=baseline,LDL = low-density lipoprotein, HDL = high-density lipoprotein, *** For first year only or after last dose increase. Get LFTs 3,6,12 months after increase to 80mg.

43201 ATORVASTATIN CALCIUM TRIHYDRATE▲

孕 X 乳 - 泄 肝 T½ 20～30h

℞ 10 MG, 20 MG, 40 MG/錠劑(T);

商 名

Anxolightor® ＊ (歐帕/瑩碩)$14.4/T(20MG-PIC/S),
Anxolipo® ＊ (歐帕/泰和碩)$14.4/T(20MG-PIC/S)
Anxolipo® ＊ (歐帕/瑩碩)$7.5/T(10MG-PIC/S), $18/T(40MG-PIC/S),
Atorcal® ＊ (十全)$7.5/T(10MG-PIC/S), $14.4/T(20MG-PIC/S), $18/T(40MG-PIC/S)
Atorin® ＊ (健亞)$18/T(40MG-PIC/S), $14.4/T(20MG-PIC/S),$7.5/T(10MG-PIC/S),
Atoroty® ＊ (中化/中化裕民)$14.4/T(20MG-PIC/S), $18/T(40MG-PIC/S), $7.5/T(10MG-PIC/S)
Atorsin® ＊ (信東)$18/T(40MG-PIC/S)
Atorstin® (培力/永信)$18/T(40MG-PIC/S), $14.4/T(20MG-PIC/S), $7.5/T(10MG-PIC/S)
Atorva® ＊ (生達)$14.4/T(20MG-PIC/S), $7.5/T(10MG-PIC/S),$18/T(40MG-PIC/S),
Atotin® ＊ (健喬信元)$18/T(40MG-PIC/S), $14.4/T(20MG-PIC/S), $7.5/T(10MG-PIC/S)
Atoty® ＊ (中化)$18/T(40MG-PIC/S), $14.4/T(20MG-PIC/S), $7.5/T(10MG-PIC/S)
Atova® ＊ (優生)$7.5/T(10MG-PIC/S),
Atover® ＊ (培力)$18/T(40MG-PIC/S), $7.5/T(10MG-PIC/S), $14.4/T(20MG-PIC/S)
Atozet® (MSD/歐嘉隆)$16.7/T(10MG-PIC/S),
Lipikon® ＊ (瑞士)$14.4/T(20MG-PIC/S), $7.5/T(10MG-PIC/S), $18/T(40MG-PIC/S)
Lipiminus F.C® ＊ (大豐)$18/T(40MG-PIC/S)
Lipiminus® ＊ (大豐)$7.5/T(10MG-PIC/S), $14.4/T(20MG-PIC/S)
Lipistad® ＊ (STELLA/韋淳)$7.5/T(10MG-PIC/S), $14.4/T(20MG-PIC/S)
Lipitor® ◎ (VIATRIS/暉致)$18/T(40MG-PIC/S), $14.4/T(20MG-PIC/S), $7.5/T(10MG-PIC/S),
Tulip® (LEK/山德士)
Tulip® (NOVARTIS/山德士)$7.5/T(10MG-PIC/S), $18/T(40MG-PIC/S), $14.4/T(20MG-PIC/S)

藥理作用 1.本藥是3-hydroxy-3 methylglutaryl-coenzyme A (HMG-CoA)還原酶抑制劑。此種酵素催化HMG-CoA轉變為mevalonate的轉化反應，而該轉化反應乃是膽固醇生合成的早期步驟，也是速率決定步驟。

2.用於同型及異型接合子性家族性高膽固醇血症、非家族性高膽固醇血症及混合型血脂異常患者，可降低其總膽固醇、LDL-C及apo B。本藥也會降低VLDL-C及TG濃度，並增加HDL-C及apolipoprotein A-1濃度。用於獨立性高三酸甘油酯血症(isolated hypertriglyceridemia)患者，可降低其總膽固醇、LDL-C、LDL受體數目、VLDL-C、apo B、TG、及非-HDL-C濃度，並增加HDL-C濃度。用於β脂蛋白異常血症(dysbetalipoprotinemia)患者，可降低LDL-C濃度。本藥對於心臟血管疾病罹病率及死亡率的影響尚未確立。

適應症 [衛核]高膽固醇血症、高三酸甘油脂血症。對於臨床上沒有冠心病的第二型糖尿病病人，但是至少有任一其他冠心病危險因子，包括高血壓、視網膜病變、白蛋白尿、或吸煙，Lipitor適用於：降低心肌梗塞的風險、降低中風的風險。降低冠心病高危險群的心血管事件發生率。對於臨床上沒有冠心病的高血壓病人，但是至少有三個其他冠心病危險因子，包括第二型糖尿病、年紀大於等於55歲、微白蛋白尿或蛋白尿、吸煙、或第一等親在55歲(男性)或60歲(女性)前曾經發生冠心病事件，Lipitor適用於：降低心肌梗塞的風險、降低中風的風險、降低血管再造術與心絞痛的風險。

用法用量 1.一般使用atorvastatin治療之前，必須嘗試用適當的飲料控制、運動，以及肥胖的患者減重等方法，來控制高膽固醇血症，並且治療其他潛在的疾病。患者在atorvastatin治療期間，仍須接受標準的降膽固醇飲食治療。劑量範圍是atorvastatin 10~80mg，每日服用一次。服藥時間早晚不拘，隨餐或空腹均可。起始劑量和維持劑量應根據患者LDL-膽固醇的基礎值、治療目標與治療成效個別調整。開始atorvastatin治療及/或調整劑量之後，應在2~4週內檢查血脂濃度，並依照結果調整劑量。

2.原發性高膽固醇血症及混合型高脂血症-大多數患者用atorvastatin 10mg每日服用一次的劑量就控制得很好。明顯的治療效果在兩週之內出現，而最大的治療效果通常在四周之內出現。在長期治療期間仍持續這種治療效果。

3.同型接合子家族型高膽固醇血症-一項針對同型接合子家族型高膽固醇血症患者服用本藥的恩慈使用研究顯示，大多數患者對atorvastatin 80mg具有降低LDL膽固醇大於15%以上(18~45%)的療效反應。

4.兒童患者(10~17歲)之異型接合子家族型高膽固醇血症-建議起始劑量為10mg/日，最高建議劑量為20mg/日(大於20mg的劑量未曾在此患者群中做過研究)，且應根據治療目標個別調整劑量(參閱美國國家膽固醇教育委員會(NCEP)兒科組指導方針，適應症及藥效學特性)，應間隔4週或更久做一次劑量調整。

5.腎功能不全患者之使用-腎臟疾病不會影響atorvastatin的血漿濃度，也不會影響它降低LDL-膽固醇濃度的療效。因此，腎功能不全患者無需調整劑量。

老年人之使用-atorvastatin的安全性、療效或造成脂質治療目標的情況，在老年患者和所有患者群之間並沒有差別。

不良反應 Atorvastatin大致上耐受性良好，不良反應通常是輕微且短暫的。因為atorvastatin的不良反應而停藥的患者佈道2%。最常發生且被認為與atorvastatin有關的不良反應是便秘、胃腸脹氣、消化不良及腹痛。

醫療須知 1.就像其它降血脂藥，本藥也可能引起肝臟指數上，建議開始治療或是調增劑量前、以及之後12週，作肝功能測定，然後定期檢查。

2.本藥可能產生橫紋肌溶解(rhabdomyolysis)、肌肉病變(如肌肉虛弱、疼痛及(creatine phosphokinase，CPK)上升)，當患者發生不明原因的肌肉疼痛、肌無力，特別是同時覺得倦怠或發燒時，須立即告知醫師。

3.當懷疑或已確定有肌肉病變、或血中CPK濃度明顯上升時，須停用本藥。

4.大量飲酒或有肝病病史者，使用本藥須小心。

5.建議於用藥前，出現肝損傷之臨床症狀時(如疲勞、食慾減退、體重減輕、右上腹不適、深色尿或黃疸等)、提高劑量、更換藥品品項，或臨床醫師認為需要時監測肝功能。

43202 FLUVASTATIN▲

孕 X 乳 - 食 ± 泄 肝 T½ 2～3h

Rx 80 MG, 84.24 MG/持續性錠劑(T.SR);

商 名
Fluvastatin XL® (PHARMATHEN/西海) $8.5/T.SR(80MG-PIC/S)
Lecitol XL® * (衛達/盈盈) $8.5/T.SR(80MG-PIC/S),
Lescol XL® ◎ (PFIZER/諾華) $8.5/T.SR(80MG-PIC/S)
Maxtatin® (衛達/鴻傑)

藥理作用 本藥是一種親水性，完全合成的降膽固醇製劑。其作用機轉是抑制HMG-CoA還原。HMG-CoA還原酶負責HMG-CoA還原成mevalonate，而mevalonate則是固醇類(包括膽固醇)的前驅物。本藥主要在肝臟發揮作用。它是由兩個erythro enantiomer的消旋混合物組成，其中只有一個erythro enantiomer膽固醇合成受到抑制，使得肝細胞中會刺激低密度脂蛋白(簡稱LDL)受體的膽固醇減少，結果LDL粒子回收增加。整個作用機能的結果就是血漿中膽固醇濃度減少。高血脂症患者服用本藥後，降低total-C，LDL-C及apolipoprotein B。本藥也會略微降低三酸甘油脂及增加HDL-C。

適 應 症 [衛核]原發性高膽固醇血症、原發性混和型血脂異常。預防冠心病病人，在接受穿皮血管整形術(PTCA)後的重大心臟血管不良事件。(心因性死亡，非致命性的心肌梗塞及冠動脈再開通術)。
兒童：在異型接合子家族性高膽固醇血症兒童(≥9歲)作為飲食治療之輔助治療。

用法用量 1.建議的起始劑量為每天一次，每次40mg或80mg。對冠狀動脈導管治療後的心臟患者，適當的劑量是每天80mg。本藥可在晚上或睡前服用。
2.兒童與青少年：fluvastatin不建議兒童或青少年使用，因為用於這年齡層的安全性和療效尚未確立。
3.腎功能不全患者：對於有輕度至中度腎功能的患者(肌酸酐清除率≥30ml/min)無須調整劑量。尚未對有重度腎功能不全的患者(肌酸酐清除率<30ml/min)研究使用本藥的安全性和有效性。
4.肝功能不全患者：用fluvastatin治療有輕度至中度肝功能不全的患者須小心。尚未對有肝功能不全的患者研究使用本藥的安全生和有效性。

不良反應 最常報告的不良反應是熱潮紅、噁心及注射部位反應。不良反應摘述如下：
1.很常見(>1/10)：心血管：熱潮紅。
2.常見(>1/100，<1/10)：
a.胃腸：胃腸障礙包括噁心、嘔吐、腹瀉與厭食。
b.皮膚：皮疹、過敏反應，包括血管性水腫與蕁麻疹。
c.泌尿生殖器：尿路感染。
d.血管：靜脈血栓性栓塞。
e.全身：注射部位反應包括短暫的疼痛與發炎有7%接受單次5ml注射的患者(1%注射)發生、頭痛、衰弱無力、背痛。
3.不常見(>1/1,000<1/100)：生殖與乳房：陰道出血、陰道串珠菌病、白帶。

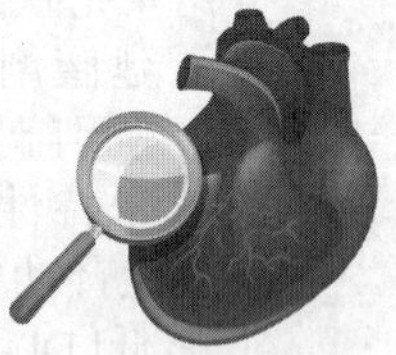

醫療須知 1.肌病變曾經出現在服用其他HMG-CoA還原酶抑制劑併用免疫抑制劑(包括cyclosporine，gemfibrozil，nicotinic acid或erythrotmycin的患者。因此患者正在服用上述藥物者，應小心使用本藥。以少數服用本藥加上nicotinic acid的患者所作的幾個臨床試驗，並未發現有肌病變現象。
2.懷孕及授乳：由於HMG-CoA還原酶抑制劑會減少膽固醇的合成及其他自膽固醇衍生的一些生理活性物質，因此，孕婦服用可能會傷害到胎兒。所以，孕婦、授乳婦及未作好充分避孕措施可能還懷孕的婦女禁用HMG-CoA還原抑制劑，若在服用此類藥物期間懷孕，應停止服藥。本藥應放置在孩童拿不到的地方。
3.必須告訴患者，有無法解釋的肌肉痛、壓痛或無力時，特別是伴有疲勞或發燒時，應立即報告醫生。一旦有明顯的CPK值升高，或診斷出或懷疑是肌病變時，應停用本藥。

4.Fluvastatin主要由膽道途徑排泄，進入全身循環前有明顯的代謝作用，因此，肝功能不足的患者很可能會有藥物蓄積作用。

5.有過肝病或大量飲酒的患者，使用本藥要特別小心。

6.建議於用藥前，出現肝損傷之臨床症狀時(如疲勞、食慾減退、體重減輕、右上腹不適、深色尿或黃疸等)、提高劑量、更換藥品品項，或臨床醫師認為需要時監測肝功能。

43203 LOVASTATIN

孕X 乳 - 食 + 泄 肝 ½ 1.1～1.7h

Rx 20 MG/錠劑(T);

商名

Clatin®（永勝）
Cysin®（井田）
Delipic®（生達）$2.88/T(20MG-PIC/S),
Leslipid®（衛肯）$2.88/T(20MG-PIC/S)
Lovacor®（信東）
Lovasta®（溫士頓）
Lovatin®（壽元）
Lovatin®（汎生）$2.88/T(20MG)
Sancos®（杏林新生）$2.88/T(20MG-PIC/S)

藥理作用 本藥為一降膽固醇製劑。經胃腸道吸收後，本藥立刻水解成開放型羥酸。本藥為3-hydroxy-3-methylglutarylcoenzyme A (HMG-CoA)還原酶之競爭性抑制劑，此酶主在催化膽固醇生合成中之最初速率決定步驟。臨床上研究本藥可降低血中總膽固醇量。低密度脂蛋白(LDL)和極低密度脂蛋白等之膽固醇濃度。此外，本藥尚可適度增加高密度脂蛋白膽固醇濃度及降低血中三酸甘油脂量。本藥的活性物為HMG-CoA還原酶之專一性抑制劑，此酶催化HM-G-CoA轉化成mevalonate–此為膽固醇生合成中之初期決定步驟，因此使用本藥治療並不會導致可能具有毒性之硬脂醇堆積。HMG-CoA也可逆行代謝成acetyl-CoA，以參與體內多種生合成作用。本藥經研究可用於治療單以飲食療法效果不彰之原發性高膽固醇血症之患者。對異卵型家族性和非家族性高膽固醇血症或因過高之膽固醇而困擾之混合型高脂血症患者，本藥均能極有效地降低其LDL和總膽固醇濃度。一般服藥後二週內可達顯著成效，四週內可達最大治療效果。持續治療可維持其作用。

適應症 [衛核]高膽固醇血症、高三酸甘油酯血症。

用法用量 服用本藥治療前，患者應遵照食用標準降膽固醇飲食療法，及治療期間也應持續遵行。一般比每天單一劑量20mg於晚餐時服用，此為起始劑量。晚餐時服用每天單一劑量比早餐時服用效果更顯著，可能因為膽固醇之合成主要在晚間進行。必要時，每隔四週或四週以上可作劑量調整，每天最大劑量為80mg/天，可一次或分次於早餐及晚餐時服用。分次劑量使用(如每天2次)似乎比單一劑量更具療效。患者使用免疫抑制劑同時服用本藥時，最大推薦劑量為20mg/天。如LDL-C血中值降到70mg/dl以下或血中TC降到130mg/dl以下，應減量使用本藥。

不良反應 本藥耐受性極佳，大部分副作用都極輕微且短暫、臨床上對照研究指出副作用(可能或的確與藥物相關)發生率大於1%者有：胃腸氣脹、腹瀉、便秘、噁心、消化不良、眩暈、視覺模糊、頭痛、肌肉痙攣、肌痛、皮膚疹、腹痛。

醫療須知 1.臨床試驗中，少數患者之血清轉氨酶會極顯著之上升(大於正常值上限之3倍以上)；一般多在服用3~12個月時發生，其間並無黃疸或其他臨床徵候或症狀出現。一旦血清轉氨酶濃度超過正常值上限之三倍以上時，則必須權衡繼續服用本藥之利弊得失。如果，轉氨酶持續居高不下或有漸增勢，應立即重檢並停藥。

2.腎功能缺損患者之劑量：因為本藥並不顯著由腎排泄，對於腎功能缺損者並不須因此而調整其劑量。

3.本藥己證實對類固醇的合成沒有影響。

4.建議於用藥前，出現肝損傷之臨床症狀時(如疲勞、食慾減退、體重減輕、右上腹不適、深色尿或黃疸等)、提高劑量、更換藥品品項，或臨床醫師認為需要時監測肝功能。

43204 PITAVASTATIN CALCIUM☆▲

孕 X 乳 - 泄 肝 ½ 12h

Rx 1.045 MG, 2 MG, 4 MG/錠劑(T);

商名

Huiton® ＊（永勝）$10.1/T(2MG-PIC/S)
Lavitol® ＊（永信）$10.3/T(2MG-PIC/S)
Lipozol® ＊（杏輝）$10.1/T(2MG-PIC/S)
Livalo OD® ◎（KOWA/台田）$11.9/T(2MG-PIC/S),
Livalo® ◎（KOWA/台田）$11.9/T(2MG-PIC/S)
Livalo® ◎（田邊/台田）
Pistatin®（健喬信元/永茂）$10.1/T(2MG-PIC/S)
Pitanxo® ＊（歐帕/瑩碩）$12.5/T(4MG-PIC/S), $10.1/T(2MG-PIC/S)
Pitarty® ＊（中化）$11.9/T(4MG-PIC/S), $10.6/T(2MG-PIC/S)
Pitastatin® ＊（生達）$11.9/T(4MG-PIC/S), $10.4/T(2MG-PIC/S)
Pitator® ＊（友霖）$10.6/T(2MG-PIC/S)
Pitavastatin®（中化/中化裕民）$10.6/T(2MG-PIC/S)
Pitavol® ＊（NEIYAKU/保瑞聯邦）$10.1/T(2MG-PIC/S)
Pivas® ＊（健喬信元）$10.1/T(2MG-PIC/S)
Zulitor®（友霖）$12.3/T(4MG-PIC/S)

藥理作用 HMG-CoA還原酶為合成膽固醇相關的速率決定酵素，pitavastatin可競爭性抑制該還原酶，經由對受體的競爭性而能抑制在肝臟的膽固醇合成作用。結果LDL-受體之表現增加，LDL由血液傳至肝臟中的過程而加速，進而降低血漿總膽固醇濃度。膽固醇在肝臟的合成作用持續受抑制，更進一步降低了極低密度脂蛋白的濃度。

適應症 [衛核]原發性高膽固醇血症及混合型血脂異常與10歲以上兒童家族性高膽固醇血症

用法用量 1. 成人每日1次口服 LIVALO 1~2mg。劑量可依年齡、症狀作適當增減，低密度膽固醇值(LDL-C)降幅不足時可調升劑量，每日最高服用劑量為4mg。
2. 10歲以上兒童每日1次口服LIVALO 1mg。劑量隨症狀作適當增減，低密度膽固醇值(LDL-C)降幅不足時，可調升劑量，每日最高服用劑量為2mg
3. 中、重度腎功能不全(腎絲球濾過率分別為30~59及15~29mL/min/1.73m²)及正接受血液透析的末期腎臟病：起始劑量為每日一次1mg，最高劑量為每日一次2mg。
4. 有肝功能障礙之成人，以每日1mg開始給藥，最大給藥量不超過每日2mg。有肝功能障礙之兒童，每日給藥1mg。

不良反應 1.最常出現的不良反應為肌肉疼痛、背痛、腹瀉、便秘及四肢疼痛。
2.重大不良反應：
a.橫紋肌溶解症(發生頻率不明)：特徵包括肌肉疼痛、無力感、CK(CPK)上昇、血液及尿液中肌紅素上昇等。且有可能發現伴隨急性腎衰竭等嚴重腎功能障礙，此時應立即停藥。
b.肌肉病變(myopthy)(發生頻率不明)：可能導致肌肉病變，若發生包括肌肉疼痛、壓痛及明顯CK(CPK)上昇時應立即停藥。
c.肝功能障礙、黃疸(發生頻率低於0.1%)：可能會導致肝功能障礙、黃疸並伴隨明顯AST(GOT)、ALT(GPT)上昇，應定期進行肝功能檢查，若判定為異常時需立即停藥並作適當處置。
d.血小板減少(發生頻率不明)：可能會導致血小板的減少，須定期進行血液檢查，若判定為異常時需立即停藥並作適當處置。
e.間質性肺炎(發生頻率低於0.1%)：可能發生間質性肺炎，若出現發燒、咳嗽、呼吸困難、胸部X光異常等徵兆時，需立即停藥並作適當處置，例如給予腎上腺皮質類固醇。

醫療須知 1.對骨骼的影響(如肌肉病變及橫紋肌溶解症)：風險增加程度具劑量依存性，並與高齡(>65歲)、腎功能不全、甲狀腺機能低下治療不足及合併使用fibrate類藥物相關。患者應立即告知醫師不明原因的肌肉疼痛、觸痛、虛弱無力情形，若病徵或症狀出現則停用本藥。
2.肝臟酵素異常現象及監測：可能會有不明原因的肝轉胺酶時續上升現象。在治療前及治療中監測肝臟酵素。
3.兒童之用藥：安全性及有效性尚未確立。
4.腎功能不全者：對於輕度與中度腎功能不全患者和正在接受血液透析的患者，限制本藥起始劑量為每日1mg，本藥最高劑量為每日2mg。未曾研究本藥使用於嚴重腎功能不全(腎絲球濾過率<30mL/min/1.73m²)但尚未接受血液透析的患者。本藥不可用於此類患者。

5.建議於用藥前，出現肝損傷之臨床症狀時(如疲勞、食慾減退、體重減輕、右上腹不適、深色尿或黃疸等)、提高劑量、更換藥品品項，或臨床醫師認為需要時監測肝功能。

43205 PRAVASTATIN SODIUM▲

孕 X 乳 - 泄 肝 半 1.5～2.0h

Rx 5 MG, 10 MG, 20 MG, 40 MG/錠劑(T);

商名

Dehypotin Protect® ＊ (南光) $4.89/T(20MG-PIC/S), $11.5/T(40MG-PIC/S)
Joinlo® ＊ (永勝) $11.5/T(40MG-PIC/S), $4.89/T(20MG-PIC/S)
Maxatin® ＊ (衛達/恆振) $11.5/T(40MG-PIC/S)
Mechol® ＊ (永信) $4.89/T(20MG-PIC/S), $11.5/T(40MG-PIC/S)
Melstatin® ＊ (歐帕/瑩碩) $4.89/T(20MG-PIC/S), $11.5/T(40MG-PIC/S),
Mevalotin Protect® ◎ (DAIICHI SANKYO/第一三共) $11.5/T(40MG-PIC/S), $4.89/T(20MG-PIC/S)
Pavadin® (五洲) $4.89/T(20MG-PIC/S),
Pavatin Protect® ＊ (生達) $4.89/T(20MG-PIC/S), $11.5/T(40MG-PIC/S)
Pratin® ＊ (信東) $11.5/T(40MG-PIC/S), $4.89/T(20MG-PIC/S), $4.82/T(10MG-PIC/S)
U-Prava® (優良)

藥理作用 1.Pravastatin屬於新類型降血脂肪藥物-HMG-CoA還原抑制劑中的一種，它可抑制膽固醇的生合成。此種類型的藥劑是3-hydroxy-3-methylglutaryl-coenzyme A (HMG-CoA) 還原的競爭性抑制劑，而此酵素則是從HMG-CoA形成mevalonic acid時的催化劑。這種抑制作用中斷膽固醇生合成的早期步驟。

2.作用模式：pravastatin sodium透過兩種機轉降低血中脂肪濃度。首先是可逆性地抑劑HMG-CoA 還原的活性，因而降低了細胞內的膽固醇量。

3.因此這項作用，細胞表面的LDL受體會增加，使得LDL的分解增加並且增加LDL自血中清除。Pravastatin sodium也經由抑制LDL在肝臟的前趨物VLDL-C的合成，進而抑制LDL-C的合成。同時也增加apoprotein A-1的合成。

4.Pravastatin sodium會降低健康者與高膽固醇血症患者體中的下列脂肪：總膽固醇，低密度脂蛋白膽固醇 (LDL-C)，apoliprotein B，超低密度脂蛋白膽固醇 (VLDL-C)和三甘油脂。高密度脂蛋白膽固醇 (HDL-C)和apolipoprotein A則會增加。Pravastatin不會影響Lp(a)或fibinogen的濃度，這兩種為罹患冠狀動脈疾病風險的獨一生化指標。

適應症 [衛核]1.高血脂症：對於原發性高膽固醇血症及合併高膽固醇血症與高三酸甘油脂血症之病人，在使用低脂低膽固醇及低卡路里食物療法與其他非藥物療法(如運動)後，仍不能充分降低膽固醇之情況下，可併用PRAVASTATIN SODIUM 以降低血中升高之總膽固醇與低密度脂蛋白質。

2.初發性預防：對於患有高膽固醇血症但無明顯冠狀動脈心臟病之病人，可降低心肌梗塞之初次發作及因冠狀動脈心臟疾病致死之風險。

3.再發性預防：對於曾患有明顯冠狀動脈心臟疾病之病人，可降低心肌梗塞之重複發生、因冠狀動脈心臟疾病致死、需要心臟血管重建心術、及發生中風或暫時性缺血發作之風險。

4.可降低因接受心臟移植之後續免疫抑制治療產生之移植手術後高脂血症。

用法用量 1.在治療開始之前，患者應先採用低膽固醇的飲食，而且在治療過程中都必須採用低膽固醇的飲食。

2.Pravastatin sodium一般開始的劑量是每天10mg，20mg或40mg，一次服用。依測得的脂肪值不同，劑量應依個人不同而增加，最高劑量為每天40mg，藥效最早可在4星期後(最大效應)開始調整劑量。

3.Pravastatin sodium維持劑量為每天10~40mg，一次服用。最好在晚上服用。可空腹服用或與食物併服。

4.高膽固醇血症：建議使用劑量為每日一次10~40mg。治療效果一週內可顯現，治療劑量下在四週內療效可完全發揮，因此應定期作血脂檢測，依此調整治療劑量。每日最大劑量為40mg。

5.心臟血管疾病預防：在所有預防性的罹病率及死亡率試驗中，唯一起始及維持劑量為每日40mg。

6.心臟移植手術後劑量：接受心臟移植之後續免疫抑制治療時的建議開始劑量為每日20mg。根據血脂參數的檢測反應，在嚴密的醫療監測下，可將劑量調整至40mg。

7.併行治療：當本藥與膽酸結合的離子交換樹脂(例如cholestyramine, colestipol)併用時對總膽固醇及低密度脂蛋白膽固醇的降血脂作用會增強。與離子交換樹脂合併使用時，應該在這類藥劑使用前至少一小時或使用後至少四小時服用本藥。

8.當病人同時服用環孢靈(cyclosporin)與/或其他免疫抑制劑時，pravastatin的起始劑量為每日一次20mg，再小心注意慢慢調整劑量至40mg。

不良反應

1.肝臟：如同其他降血脂劑一樣，含與膽酸結合的離子交換樹脂(cholestyramine，colestipol)，治療期間可能會出現肝臟酵素增加(少於正常值上限的三倍)。這些變化通常發生在治療的第一個月，而其臨床意義尚未明。大部份接受臨床試驗治療的患者，即使以相同劑量繼續治療，轉胺值持續增加(大於正常值上限的三倍)。這些酵素增加的情況並無伴隨臨床肝臟疾病的徵狀或症狀，並且在停止治療後大都會消退。只有2位患者出現可能因為治療而造成的酵素值持續升高。亦有報導零星的肝炎，黃疸(包括膽固醇性黃疸)，及猛暴性肝臟壞死的病例，但還未證實與pravastatin的因果關係。

2.骨骼肌：用pravastatin sodium治療時，偶爾會發現單純的肌痛/關節痛和肌肉痙攣情況。血清中CPK增加到正常值上美的10倍以上而且出現肌痛或肌無力一這可能與pravastatin sodium有關在臨床試驗報告中<0.1%。有報告指出，用HMG-CoA還原抑制劑，會出現肌痛，肌病和橫紋肌溶解症；而因為肌球蛋白尿症產生伴隨腎臟功能障礙的橫紋肌溶解症在使用pravastatin治療時非常少見。我們知道HMG-CoA還原抑制劑跟免疫制劑環孢靈(cyclosporine)或erythormycin合併治療時，或合併使用fibrates類，如gemfibrozil或niacin(nicotinic acid)做降低血脂的治療時，肌病的風險會明顯升高。報告指出極少數案例中，因嚴重的橫紋肌溶解(骨骼肌細胞分解)而造成突發的腎衰竭。在pravastatin sodium的對照臨床研究則沒有發現肌病或橫紋溶解的情況。但是，這類的綜合療法應該在謹慎的利害關係考量後才進行。

3.Pravastatin sodium治療下，偶爾會出現皮膚出疹，但很少出現搔癢，皮膚乾躁和禿頭。通常皮膚出疹的情況都很輕微，而且與治療劑量和時間長短並無關係。出現一個皮膚肌炎的病例。

4.胃腸道：雖然尚未證實其與pravastatin的因果關係，偶爾會發現消化不良和胃灼熱，也有零星的食慾不佳和胰臟炎病例。

5.感覺器官：偶爾會出現視覺障礙的情況，包括視線模糊和複視，及零星的味覺干擾和白內障。

6.過敏反應：在pravastatin sodium治療時可能會零星地出現下列具一種或多種症狀的過敏反應：嚴重過敏，血壓下降，血管水腫，頭部及/或頸部水腫，類狼瘡症狀，關節炎，關節痛，光敏感症，血液特徵改變，如血小板減少症，白血球減少症，溶血性貧血，陽性抗核杭體，紅血球沉降增加，血管炎或皮膚肌炎。

醫療須知

1.在開始pravastatin sodium治療之前，應先排除其他會導致代謝干擾的原發性疾病，並且檢測血脂肪。

2.跟其他降血脂劑一樣，在治療期間應定期監測血清轉胺。尤其要特別注意治療期間轉胺增加的患者。對這類患者，應立即再測定其轉胺值，之後應增加其監測轉胺頻率。若轉胺持續上升，甚至升高到三倍的正常上限值以上且繼續升高時，應停整使用pravastatin sodium。當停止治療後，轉胺值依然持續上升時，則應考慮做肝臟檢切片檢查。

3.與其他HMG-CoA還原酶抑制劑一樣，不建議pravastatin與fibrates類併用。

4.建議於用藥前，出現肝損傷之臨床症狀時(如疲勞、食慾減退、體重減輕、右上腹不適、深色尿或黃疸等)、提高劑量、更換藥品品項，或臨床醫師認為需要時監測肝功能。

43206 ROSUVASTATIN CALCIUM▲

孕X 乳 - 泄 肝 T½ 19h

Rx 5 MG, 10 MG, 20 MG/錠劑(T);

商名

APO-Rosuvastatin® (APOTEX/鴻汶) $11.5/T(10MG-PIC/S), $15.6/T(20MG-PIC/S)
Aladdin® ＊ (皇佳/意欣) $11.5/T(10MG-PIC/S)
Alvostat® (ZAKLAD/美時) $11.5/T(10MG-PIC/S), $15.6/T(20MG-PIC/S)
Crestor® ◎ (ASTRA/阿斯特捷利康) $15.6/T(20MG-PIC/S)
Crestor® ◎ (PT ASTRAZENECA/阿斯特捷利康) $7.9/T(5MG-PIC/S), $11.5/T(10MG-PIC/S),
Crosuty® (中化/中化裕民) $7.9/T(5MG-PIC/S), $11.5/T(10MG-PIC/S)
Robestar Sandoz® (NOVARTIS/山德士) $11.5/T(10MG-PIC/S), $7.9/T(5MG-PIC/S),
Rolipostatin® ＊ (羅得/瑪科隆) $11.5/T(10MG-PIC/S)
Ropicin® (瑞士/新瑞) $11.5/T(10MG-PIC/S),
Rostatin® ＊ (生達) $11.5/T(10MG-PIC/S), $7.9/T(5MG-PIC/S),
Rostine® ＊ (中生) $11.5/T(10MG-PIC/S),
Rosu® ＊ (健喬信元) $11.5/T(10MG-PIC/S)
Rosulator® ＊ (十全) $11.5/T(10MG-PIC/S), $7.9/T(5MG-PIC/S)
Rosulip® ＊ (正和) $7.9/T(5MG-PIC/S), $11.5/T(10MG-PIC/S)
Rosustin® ＊ (永信) $11.5/T(10MG-PIC/S), $7.9/T(5MG-PIC/S)
Rosutor® ＊ (衛達/瑩碩) $15.6/T(20MG-PIC/S), $7.9/T(5MG-PIC/S), $11.5/T(10MG-PIC/S)
Rosuvastatin Mylan® (MYLAN/邁蘭) $11.5/T(10MG-PIC/S)
Rotlip® ＊ (健亞) $7.9/T(5MG-PIC/S), $11.5/T(10MG-PIC/S)
Roty® ＊ (中化) $11.5/T(10MG-PIC/S), $15.6/T(20MG-PIC/S), $7.9/T(5MG-PIC/S),
Rovastin® ＊ (元宙) $11.5/T(10MG-PIC/S)
Rozinin® ＊ (瑞士) $7.9/T(5MG-PIC/S), $11.5/T(10MG-PIC/S), $15.6/T(20MG-PIC/S)
Zyrova® (ZYDUS/毅有) $11.5/T(10MG-PIC/S), $15.6/T(20MG-PIC/S), $7.9/T(5MG-PIC/S)

藥理作用

1.Rosuvastatin是HMG-CoA 還原酶的選擇性競爭抑制劑。這種還原酶是使3-hydroxy-3-methylglutaryl coenzyme A轉變為mevalonate的速率決定酵素，而mevalonate乃是膽固醇的前驅物。Rosuvastatin的主要作用部位是肝臟，它是降低膽固醇的目標器官。
2.Rosuvastatin增加肝細胞表面的LDL-C受器數目，促進LDL-C的攝取及分解代謝，並且抑制VLDL-C在肝臟的合成，進而減少VLDL-C和LDL-C粒子的總數。
3.Rosuvastatin可以降低已升高的LDL-C、總膽固醇、三酸甘油酯，並且增加HDL-C。它也會降低脂蛋白元B(ApoB)、non-HDL-C、VLDL-C、VLDL-三酸甘油酯，並且增加脂蛋白元A-I (ApoA-I)。
4.Rosuvastatin會降低下列比值：LDL-C/HDL-C，總膽固醇/HDL-C，non-HDL-C/HDL-C以及脂蛋白元B(ApoB)/脂蛋白元A-I (ApoA-I)的比值。
5.開始治療後一週內便可以得到治療效果，二週內可達90%的最大療效反應。最大療效反應通常可以在4週內達到，此後一直保持。

適應症 [衛核]高膽固醇血症、高三酸甘油酯血症。

用法用量

1.本藥的建議起始劑量是10mg口服，每日一次，大部分患者以此劑量即可得到控制。需要時，可於4週後將劑量調高至20mg。每日最高維持劑量為20mg。Rosuvastatin的服藥時間早晚不拘，隨餐或空腹均可。
2.開始治療前，患者須接受標準的降膽固醇飲食控制，治療期間仍須控制飲食。應根據治療目標、患者的反應，以現行的共識指導方針個別調整劑量。

不良反應 副作用的發生頻率依照下列次序排列：

1.常見(>1/100且<1/10)：
a.神經系統障礙：頭痛、頭暈。b.胃腸障礙：便秘、噁心、腹痛。
c.肌肉骨骼結締組織與骨障礙：肌痛；罕見：肌病及橫紋肌溶解。
d.一般障礙：衰弱無力。
2.少見(>1/1,000且<1/100)：皮膚及皮下組織障礙：搔癢、皮疹、蕁麻疹。
3.罕見(>1/10,000且<1/1,000)：免疫系統障礙：過敏反應，包括血管性水腫。

醫療須知

1.對腎臟的影響：曾在接受較高劑量rosuvastatin治療的患者中觀察到蛋白尿，這種情況是用纖維素試紙試驗測出的，大部分起源於腎小管，而且大部分案例是暫時或間歇性的。蛋白尿尚未被證實是急性或進行性腎病的指標。
2.對骨骼肌的影響：和其他HMG-CoA還原酶抑制劑一樣，接受rosuvastatin治療的患者曾有骨骼肌受影響(例如無併發症的肌痛及肌病)的報告。曾有極少數接受rosuvastatin治療的患者發生橫紋肌溶解的案例報告，偶爾還伴隨腎功能不全。

3.和其他HMG-CoA還原酶抑制劑一樣，對有橫紋肌溶解促發因子的患者處方rosuvastatin時應小心，例如：
• 腎功能不全。• 甲狀腺機能低下。• 個人或家族有遺傳性肌肉病變的病史。
• 先前使用別的HMG-CoA還原酶抑制劑或fibrate有發生肌肉毒性的病史。
• 酒精濫用。• 年紀超過70歲。
對於此類患者，應該考慮治療的可能效益與危險性，並且建議做臨床監測。倘若基線的CPK濃度顯著升高(>5xULN)，則不應該開始治療。
4.應要求患者，若出現不明原因肌肉疼痛、肌肉無力或痙攣，尤其伴有全身不適或發燒現象，必須立即通報醫師。應測量這些患者的CPK濃度，如果CPK濃度顯著升高(>5xULN)，或者肌肉症狀很嚴重以致天天不舒服(即使CPK濃度≦5xULN)，就要停止治療。
5.患者若發生與肌病有關的嚴重急性狀況，或有促使橫紋肌溶解引發腎衰竭的危險因子(例如敗血症，低血壓，重大手術，外傷，嚴重的代謝、內分泌和電解質疾病，以及尚未良好控制的癲癇發作)，則不可以使用rosuvastatin。
6.對肝臟的影響：和其他HMG-CoA還原酶抑制劑一樣，rosuvastatin用於大量飲酒及/或曾經罹患肝病的患者應小心。
7.建議在治療前和開始治療後3個月做肝功能試驗。如果氨基轉移酵素的血清濃度升高超過正常上限值3 倍以上，就應該停用rosuvastatin或降低劑量。
8.對於由甲狀腺機能低下或腎病症候群所引發的高膽固醇血症患者，開始rosuvastatin治療之前應該先治療潛在疾病。
9.由於膽固醇與膽固醇生合成的其他產物對胎兒的發育很重要，因此在懷孕期間抑制HMG-CoA還原酶的潛在危險性比治療效益更重要。動物研究提供有限的證據證明生殖毒性。患者若在用藥期間懷孕，必須立即停止治療。
10.亞裔患者應使用較低的起始劑量5mg；而核准的最高劑量40mg不宜作為起始劑量，應保留至患者服用20mg而膽固醇仍達不到目標值時使用。
11.建議於用藥前，出現肝損傷之臨床症狀時(如疲勞、食慾減退、體重減輕、右上腹不適、深色尿或黃疸等)、提高劑量、更換藥品品項，或臨床醫師認為需要時監測肝功能。

43207 SIMVASTATIN▲

孕X 乳? 食± 泄肝

℞ 10 MG, 20 MG, 40 MG, 80 MG/錠劑(T);

商名

Bezostatin® ＊（十全）$5.6/T(40MG-PIC/S)
Kezhi® ＊（井田）$2.93/T(20MG-PIC/S), $5.6/T(40MG-PIC/S),
Lipidoff® ＊（瑞士）$2.93/T(20MG-PIC/S)
Simatin® ＊（寶齡富錦）$5.6/T(40MG-PIC/S), $33.5/T(80MG-PIC/S), $2.93/T(20MG-PIC/S), $2.62/T(10MG-PIC/S)
Simpotin® ＊（衛達）$2.93/T(20MG-PIC/S)
Simva® ＊（保瑞/聯邦）$2.93/T(20MG-PIC/S), $5.4/T(40MG)
Simva® ＊（健喬信元/瑞安）$2.93/T(20MG-PIC/S)
Simvahexal®（LEK/山德士）$5.6/T(40MG-PIC/S), $2.93/T(20MG-PIC/S),
Simvastatin®（中化/中化裕民）$2.93/T(20MG-PIC/S)
Simvatenin®（健喬信元）$2.93/T(20MG-PIC/S)
Simvatin® ＊（羅得/瑪科隆）$2.93/T(20MG-PIC/S), $5.6/T(40MG-PIC/S)
Sinty® ＊（中化）$2.93/T(20MG-PIC/S), $5.6/T(40MG-PIC/S)
Sivasin® ＊（永信）$2.93/T(20MG-PIC/S)
So. H. F. C.® ＊（羅得）$2.93/T(20MG-PIC/S),
Vatatin® ＊（生達）$2.93/T(20MG-PIC/S),
Zolotin®（健亞/瑩碩）$2.93/T(20MG-PIC/S)
Zolotin® ＊（歐帕/瑩碩）$5.6/T(40MG-PIC/S)
Zostatin®（十全）$2.93/T(20MG-PIC/S)
Zysim®（CADILA/毅有）$2.62/T(10MG-PIC/S)

藥理作用 Simvastatin是個非活性之內酯結構，口服吸收後，水解成相當於β-hydroxyacid型態。此為主要代謝產物，且是3-hydroxy-3-methylglutaryl-Coenzyme A (HMG-CoA)還原酵素的抑制劑，該酵素催化膽固醇生合成的初期且為速率限制步驟。因此，於臨床上之研究，本藥可降低血中膽固醇總量，低密度脂蛋白(LDL-C)及極低密度脂蛋白(VLDL-C)膽固醇濃度。此外本藥可適度增加高密度脂蛋白(HDL-C)及降低血中三酸甘油酯。Simvastatin的活性物為HMG-CoA還原酵素之專一性抑制劑，該酵素催化HMG-CoA轉化成mevalonate，因HMG-CoA轉化成mevalonate為膽固醇生合成途徑之初期步驟，故以本藥治療預期不會引起強毒性的硬脂醇堆積，此外，HMG-CoA也會快速逆行代謝成acetyl-CoA，而此代謝物參予體內許多生合成過程。

適應症 [衛核]高膽固醇血症，高三酸甘油酯血症，降低冠心病高危險群或冠心病患者的心血管事件發生率及冠心病致死率、患有異核質家族性高膽固醇血症的兒童病患。

用法用量 1.接受本藥治療前，必須安排患者一份標準的低膽固醇飲食，且在本藥治療期間必須持續這樣的飲食。
2.通常起始劑量為每天10mg，於晚上一次服用。
3.輕度至中度的高膽固醇血症，可用5mg為起始劑量。
4.需要時，劑量的調整必須至少間隔四星期，最大劑量調至每天40mg一天一次，晚上服用。
5.服用免疫抑制劑的患者，於併用HMG-CoA還原酵素抑制劑時，必須使用這些抑制劑的最低推薦劑量(請參照注意事項內所提的肌肉作用)。
6.如低密度脂蛋白膽固醇濃度降至低於75mg/dl(1.94mmol/L)或血中總膽固醇濃度降至低於140mg/dl(3.6mmol/L)，必須考慮降低本藥劑量

不良反應 (1)一般而言，本藥耐受性極佳；本質上大部分的副作用輕微且短暫。於對照臨床實驗中，只有少於2%患者因本藥造成的副作用而停藥。(2)在所有對照的臨床實驗，與藥物相關的副作用發生率大於1%者有：腹痛、便秘和氣脹；其它副作用發生率在0.5~0.9%者有：衰弱及頭痛；罕見肌病變報告。

醫療須知 1.短暫而輕微之肌氨酸磷酸激活酵素(CPK)濃度從骨骼肌釋放，常見於服用本藥患者，但通常這些現象無臨床意義。已知HMG-CoA還原酵素抑制劑併用免疫抑制劑(包括cyclosporine)及與fibricacid衍生物或降血脂藥niacin(nicotinic acid)併用治療，會增加肌病變的危險。罕見嚴重橫紋肌溶解伴隨續發性急性腎衰竭的報告。對於任何患者出現急性、嚴重狀況，疑有肌病變，或有危險因子易造成因橫紋肌溶解之續發性腎衰竭，必須暫時中斷或停用HMG-CoA還原酵素抑制劑之治療。
2.臨床試驗中，少數成人患者服用simvastatin後，會發生血清轉氨酵素顯著持續上升(至>正常值上限的三倍)。當這些患者中斷或停止服藥，血清轉氨酵素濃度通常會慢慢降至未治療前濃度。此增加並未與黃疸或其它臨床徵候或症狀有關。沒有過敏的跡象。這些患者中某些在接受simvastatin治療前，已有不正常的肝功能測試及/或飲用大量的酒精。建議所有患者開始治療前，先作肝功能測試，治療後定期檢查。對於血清轉氨酵素濃度提高的患者必須特別注意，必須立即重作測試並增加檢驗次數。假如轉氨酵素濃度顯示增加，特別是假如升高至正常值上限三倍且持續增加必須停藥。
3.對於飲用大量酒精及/或曾患過肝病的患者。必須小心使用本藥。活動性肝病或未明原因的轉氨酶上升，禁用本藥。正如其它降血脂藥物，有報告指出在simvastatin治療後，血清轉氨酵素會中度增加(<正常值上限之三倍)。這些變化在simvastatin開始治療後很快出現，通常是短暫的，不會伴隨任何症狀發生，因此無需中斷治療。
4.使用HMG-CoA還原酵素抑制劑少與肌病變有關。對於任何患者有看全身性肌肉疼痛、肌肉觸痛及/或肌氨酸磷酸激活酵素(CPK)濃度明顯升高(>正常值上限之十倍)，必須考慮肌病變之可能。醫師必須要求患者於發生未明原因之肌肉疼痛、觸痛或衰弱時，立即告知。假如發生肌氨酸磷酸激活酵素(CPK)濃度顯著提高，診斷出肌病變或疑有肌病變，必須停止本藥治療。
5.Simvastatin 80mg/day應僅用於給予劑量40mg/day無法達到降低低密度脂蛋白膽固醇到適當濃度之患者。
6.Simvastatin若與diltiazem併用時，simvastatin劑量不可超過40mg/day。
7.服用最高劑量的降膽固醇藥物simvastatin 80mg/tab的病人，其相對於服用較低劑量和其他statin類藥物的病人，有較高的肌肉損傷風險。
8.建議於用藥前，出現肝損傷之臨床症狀時(如疲勞、食慾減退、體重減輕、右上腹不適、深色尿或黃疸等)、提高劑量、更換藥品品項，或臨床醫師認為需要時監測肝功能。

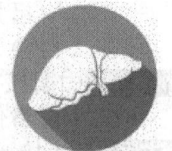

§ 43.3 纖維酸類

43301 ACIPIMOX

孕C 乳 - 泄 肝/腎

Rx 250 MG/膠囊劑(C);

商名 Olbetam® ◎ (PFIZER/輝瑞) $6.2/C(250MG-PIC/S)

藥理作用 1.本藥有明顯的降血脂作用，它能降低血漿中游離脂肪和三酸甘油脂(TG↓50%，CHO↓25%，HDL↑20%)，此乃由於作用在脂肪組織，並藉著脂肪代謝(脂解作用)和刺激蛋白酶的活化，因此加速VLDL分解代謝作用。
2.本藥抑制脂肪組織，釋出游離脂肪酸，經由降低極低密度的脂蛋白(VLDL或prebeta)，因而改善血漿中脂蛋白的濃度。

適應症 **[衛核]治療脂肪代謝失調及血漿中高三酸甘油脂量(第IV型高脂蛋白血症)、高膽固醇(第IIa型高脂蛋白血症)及三酸甘油脂和膽固醇同時升高(第IIb、III、V型高脂蛋白血症)**

用法用量 每劑量依據血漿中三酸甘油脂及膽固醇量作個別調整，平均每日劑量一天2~3次，一次1膠囊，飯後服用。建議用藥為：第四型高血脂，1天2次每次一顆膠囊，第二、三和五型，1天3次，一次一顆膠囊。對於較嚴重的患者，劑量可依醫師處方而增加。每日劑量高達1,200mg時，仍可安全地長期使用。對於腎損傷的患者，可依據肌氨酸廓清除值，酌量減少劑量。參考劑量：廓清值在80和40ml/分，則1天一顆膠囊；廓清值在40和20ml/分，則每隔1天一顆膠囊。

不良反應 可能因皮膚血管擴張而散熱，潮紅或搔癢，特別在剛開始治療時，但進入治療期間後此現象很快消失。

43302 ALUFIBRATE(ALUMINUM CLOFIBRATE)

孕C 乳 - 泄 肝/腎

Rx 500 MG/膠囊劑(C);

商名 Alubrate® (派頓)

藥理作用 減少肝臟合成膽固醇與三醯甘油脂，減少β脂蛋白之合成與釋放，並促進膽酸排除。

適應症 **[衛核]高脂質血症**

用法用量 每天3次，每一錠，或每天2次，每次2錠，飯後服用。

不良反應 較clofibrate少見。

醫療須知 **若肝生化值(AST、ALT、alkaline phosphatase)上升超過正常範圍上限3倍或有黃疸發生時，宜考慮停藥。**

43303 BEZAFIBRATE

孕C 乳 - 泄 肝/腎

Rx 200 MG/錠劑(T); SR 400 MG/持續性製劑(SR);

商名
Antifat® (安星)
Befat® (生達) $3.01/T(200MG-PIC/S),
Betapid® (瑞士) $3.01/T(200MG-PIC/S),
Bezafibrate® (應元) $3.01/T(200MG-PIC/S)
Bezalip Retard Coated® ◎ (CENEXI/禾利行) $12.1/SR(400MG-PIC/S)
Bezilon® (生達/盈盈)
Bezin® (世達) $3.01/T(200MG-PIC/S)
Cegelin® (永吉)
Chaze® (井田) $3.01/T(200MG-PIC/S)
Chenol® (派頓/恆信)
Cloestin® (黃氏) $3.01/T(200MG-PIC/S)
Colibrate® (福元)
Eulip® (華盛頓)
Fevilon® (利達) $3.01/T(200MG-PIC/S)
Fizate® (元宙) $3.01/T(200MG-PIC/S)
Liplow® (華興) $3.01/T(200MG-PIC/S)

藥理作用 本藥可能會增加游離脂肪酸在肝中的分解，減少VLDL-C從肝中釋放到血漿中，以及干擾游離脂肪酸與白蛋白結合，因而能夠將上昇的三醯甘油脂和VLDL-C之濃度降低。本

 藥動力學、交互作用、禁忌、警語、給付規定、飲食提示、衛教資訊請參閱「長安電子藥典」

藥也能稍微減少血漿中膽固醇和LDL-C的濃度，此可能是由於抑制膽固醇的合成，和增加膽固醇從膽道和糞便排出。此外，本藥還可降低血清中fibrinogen的濃度，以及抑制血小板的黏著。

適應症 [衛核]高膽固醇血症、高脂質血症

用法用量 成人每次200mg，一天三次，於餐後服用和水吞服為宜。當達到治療效果後可調低劑量為每天300mg，早晚餐後服用。對於胃腸較敏感者可日服200mg，每隔三天增加200mg，緩緩增加至日服600mg為止。

不良反應 一般僅是輕微的胃腸不適，而且是暫時性，不需要停藥，偶而會發現蕁麻疹，肌肉痛或肌無力感等。

醫療須知 1.對於輕度至中度的腎功能障礙者，必要根據serum creatinine排清率而調整劑量。
2.透析治療時，劑量必須減量。一般原則，每隔三天服用200mg為宜。
3.若肝生化值(AST、ALT、alkaline phosphatase)上升超過正常範圍上限3倍或有黃疸發生時，宜考慮停藥。

43304 CHOLINE FENOFIBRATE

孕C 乳 - 泄 腎 半 20h

℞ 14.9 MG/膠囊劑(C);

商　名
Trilipix® ◎ (FOURNIER/亞培)

藥理作用 1.Fenobric acid能活化過氧化體增生活化接受體α(peroxisome proliferator activated receptor type alpha, PPARα)，而這些發現可解釋臨床上fenobric acid調整血脂的作用。
2.透過此機轉，fenobric acid經由活化脂蛋白脂肪分解酶(lipoprotein loipase)及減少Apo C-III(能抑制脂蛋白脂肪分解酶活性)的生成，而促進血中富含三酸甘油酯顆粒的脂肪分解作用及排出。
3.PPARa活化也促使HDL-C及Apo AI與AII的合成增加。

適應症 [衛核]本品適應症核定為(一)「與statin併用，治療混合型高血脂症。說明：混合型高血脂症併有冠心病(或與冠心病風險相當〔CHD risk equivalent〕)，且已接受最佳statin療法以達到LDL-C治療目標之病患，在配合飲食控制下，Trilipix可併用statin以降低三酸甘油酯及提昇 HDL-C。與冠心病風險相當者包括：其他臨床型態的動脈粥狀硬化疾病，如周邊動脈疾病、腹主動脈瘤及有症狀的頸動脈疾病；糖尿病；或帶有多重危險因子，預期10年內罹患CHD的風險＞20%。使用限制的重要資訊：相較於statin單獨療法，Trilipix對心血管的罹病率與死亡率並未產生額外的收益。在兩個大型、隨機分配、對照型試驗中，第二型糖尿病患者服用劑量與135mg Trilipix相當的fenofibrate，未顯示可以降低冠心病的罹病率與死亡率。(二)高脂質血症說明：成人內生性高膽固醇血症(type IIa)以及高三酸甘油酯血症，無論是type IV或是混合的type IIb與type III：1.當飲食療法控制不理想時。2.特別是在持續飲食控制之後膽固醇的濃度仍維持升高不變及/或可證明有相關的危險因素存在。3.持續的飲食控制是必須的。4.目前，並無長期對照臨床試驗結果足以說明fenofibrate預防原發性與繼發性動脈粥狀硬化併發症的療效。」

用法用量 1.病患在接受本藥單方療法或本藥與statin併用療法前，應採取適當的降血脂飲食，並於治療期間維持此種飲食方式。服用本藥緩釋膠囊不需考慮用餐時間。應定期監測血脂濃度。最大劑量為135mg，每日一次。
2.用於混合型血脂代謝異常的病患時，本藥135mg可與HMG-CoA還原酶抑制劑(statin)併用。為了方便起見，每日一次的本藥可與statin在同一時間服用，但須遵循個別藥物的給藥劑量建議。
3.高三酸甘油酯血症：本藥的起始劑量為45~135mg，每日一次。應依據病患個別反應決定劑量，並根據每隔4~8週重複測定血脂濃度的結果，視需要調整劑量。最大劑量為135mg，每日一次。

不良反應 1.胃腸道疾病：便秘、腹瀉、消化不良、噁心
2.一般疾病與給藥部位問題：疲勞、疼痛

3.感染與寄生蟲：鼻咽炎、鼻竇炎、鼻竇炎
4.檢驗：ALT升高
5.骨骼肌與結締組織疾病：關節痛、背痛、肌肉痙攣、肌痛、四肢疼痛
6.神經系統疾病：眩暈、頭痛

醫療須知 若肝生化值(AST、ALT、alkaline phosphatase)上升超過正常範圍上限3倍或有黃疸發生時，宜考慮停藥。

43305 CLOFIBRATE

孕C 乳 - 泄 肝/腎 T½ 12～35h

Rx 200 MG, 250 MG/膠囊劑(C);

商 名

Clofibrate®(應元/豐田) $1.09/C(200MG)
Hisunsero®(約克)
Molaw®(壽元/新喜國際)

藥理作用 本藥可能會增加游離脂肪酸在肝中的分解，減少VLDL從肝中釋放到血漿中，以及干擾游離脂肪酸與白蛋白結合，因而能夠將上昇的三酸甘油脂和VLDL之濃度降低。本藥也能稍微減少血漿中膽固醇和LDL的濃度，此可能是由於抑制膽固醇的合成，和增加膽固醇從膽道和糞便排出。此外，本藥還可降低血清中fibrinogen的濃度，以及抑制血小板的黏著。

適應症 [衛核]高脂質血症。
[非衛核]1.本藥能輔助治療第III型高脂蛋白血症的患者，用來降低血清中三酸甘油脂和膽固醇的濃度；又可與排除膽酸的樹脂併用來治療血清中三酸甘油脂濃度昇高的第IIb型高脂蛋血症的患者。2.本藥可用來治療結節性黃瘤(外在的瘤或病變通常都集中在關節，此乃由於血中脂質昇高的原故)。

用法用量 成人一起始劑量，每天750~1500mg，分次服用，然後，再按照所欲求的反應，調整劑量。

不良反應 (1)常見-噁心；(2)偶有-消化不良、腹部不適、脹氣，此外，還有下痢、嘔吐、胃炎、口炎、膽結石增加、肝腫大；(3)嚴重-顆粒性白血球缺乏。

醫療須知 1.服用clofibrate的正值生育年齡的婦女一定不可以受孕，因為這種藥物會對胎兒產生傷害，而且要在受孕之前好幾月就要停藥。
2.下列患者服用本藥宜小心：有黃疸或肝病病歷者，消化性潰瘍，心律不整，痛風，和服用口服抗血劑或降血糖藥物的患者等。
3.如果有胸痛、呼吸急促、心跳不規、胃疼、嘔吐、發燒、冷顫、喉嚨痛、血尿、尿少症(oliguria)、四肢腫脹等症狀，就要立刻通知醫師。
4.在開始治療時，先要嘗試利用膳食治療，減肥和其他不是藥物的方法來控制。
5.若肝生化值(AST、ALT、alkaline phosphatase)上升超過正常範圍上限3倍或有黃疸發生時，宜考慮停藥。

43306 ETOFIBRATE

孕C 乳 - 泄 肝/腎

Rx 300 MG/膠囊劑(C);

商 名

Delipid®(應元)
Etofat®(生達) $3.23/C(300MG-PIC/S)
Liposec®(應元/意欣)

藥理作用 1.本藥經世界衛生組織之確認為極佳之降血脂之藥物，它除了改善血中之過高脂質外，亦能防止血管之硬化栓塞，尤其當患者只靠食用低脂肪食物無法湊效時，併用本藥尤所必須。
2.本藥長效膠囊，能同時降低三酸甘油酯及膽固醇，不但有雙管對齊下之療效而且長期使用耐受性極佳。

適應症 [衛核]高脂血症

用法用量 通常每天僅而服用1粒，於晚餐後服用，藥效維持24小時。

不良反應 初期者偶有臉部泛紅或胃腸道不適應感(例如噁心、嘔吐、腹瀉)症狀，其症狀於短期內即會消失，因此並不需要停藥。

醫療須知 1.有肝臟疾病、膽囊疾病及嚴重腎功能不全的患者禁止使用。
2.孕婦、授乳婦、代償性心臟衰竭、急性心肌梗塞及急性失血的患者，不宜使用。
3.放置於小孩不可及處。
4.若肝生化值(AST、ALT、alkaline phosphatase)上升超過正常範圍上限3倍或有黃疸發生時，宜考慮停藥。

43307 FENOFIBRATE▲

孕C 乳 - 泄 肝/腎 t½ 20h

℞ 54 MG, 145 MG, 160 MG/錠劑(T); 67 MG, 100 MG, 200 MG/膠囊劑(C);

商 名

Down Lip-U® (正和/賢德) $3.54/T(160MG-PIC/S)
Down-Lip Micronised® (正和/茂群) $3.54/C(200MG-PIC/S),
Fendown® ＊ (歐帕/瑩碩) $3.54/T(160MG-PIC/S),
Fenofibrate® ＊ (十全)
Fenofibrate® (益邦)
Fenogal® (SMB/天義) $3.54/C(200MG-PIC/S)
Fenolip Micronised® ＊ (正和) $3.54/C(200MG-PIC/S)
Fenolip-U® ＊ (正和) $3.54/T(160MG-PIC/S)
Lifenoz-U® ＊ (旭能) $3.54/T(160MG-PIC/S)
Linlip Micronised® ＊ (井田) $3.54/C(200MG-PIC/S),
Lipanthyl Penta® (Astrea/亞培) $3.54/T(145MG-PIC/S)
Lipanthyl Supra® ◎ (Astrea/亞培) $3.54/T(160MG-PIC/S)
Lipanthyl® ◎ (Astrea/亞培)
Lipolin Micronized® (培力)
Lipolin® (培力) $2.3/C(100MG-PIC/S)
Lipoprothyl® ＊ (井田)
Low-Lip Micronised® ＊ (正和/茂群) $2.3/C(67MG-PIC/S)
Synpid Micronized® ＊ (優良/健喬信元) $3.54/C(200MG-PIC/S)
Synpid® ＊ (健喬信元) $3.54/T(160MG-PIC/S)

藥理作用 1.本藥能藉由活化PPAR-α， 可以活化脂蛋白脂解酶(lipoprotein lipase， LPL)及減少表面蛋白(apo)C-III的合成， 使得血中富含三酸甘油酯顆粒的脂解及排出增加.同時誘導表面蛋白(apo)AI和(apo)AII的合成增加。
2.前述作用可以使得含有表面蛋白apoB的極低密度脂蛋白(VLDL-C)， 低密度脂蛋白(LDL-C)減少， 而含有apo-AI & apo-AII的高密度脂蛋白(HDL-C)增加。
3.藉由調整極低密度脂蛋白(VLDL-C)的合成異化作用， 會增加低密度脂蛋白(LDL-C)的清除率及降低小密度低密度脂蛋白(small dense LDL-C)的合成。
4.因此本藥能有多重降血脂作用，有效的將所有高脂血症之脂質代謝障礙恢復正常，三酸甘油酯＞200mg/dl以上每天服用一顆。

適應症 [衛核]高膽固醇血症、高三酸甘油脂血症、混合型高血脂症(TYPE IIa、IIb、III、IV、V)。
[非衛核]第IIa，IIb，III，IV和V型高脂蛋白血症冠狀動脈等粥狀硬化伴有糖尿病之高血脂症，伴有高尿酸的高血脂症。

用法用量 1.160mg錠劑：起始劑量160mg，與主餐併服。
2.200mg膠囊：1天200mg膠囊與主餐(晚餐)併服。
3.67mg膠囊：起始劑量：1天67mg，膠囊與主餐併服，最大劑量一天3顆。

不良反應 1.在與其他fibrate併用時會造成肌肉損傷(瀰漫性肌痛，疼痛肌肉敏感與無力)及曾有報告發生罕見偶發的嚴重橫紋肌溶解症。當停止服用藥物時，這些副作用就會復原
2.還有其他的副作用，但是較不常見，症狀也較輕微：
a.消化不良引起的消化道、胃及腸道不適。b.胺基轉移酵素濃度升高c.皮膚過敏反應
3.目前並沒有對照實驗的資料能證明有長期不良反應，尤其是關於形成膽結石的風險。

醫療須知 1.肝臟、腎臟受損的病，孕婦不可服用。
2.本藥會加強抗凝血藥物的效應，因此本藥併用抗凝血劑時，後者的劑量要減半，然後視需要調整劑量。
3.若肝生化值(AST、ALT、alkaline phosphatase)上升超過正常範圍上限3倍或有黃疸發生時，宜考慮停藥。

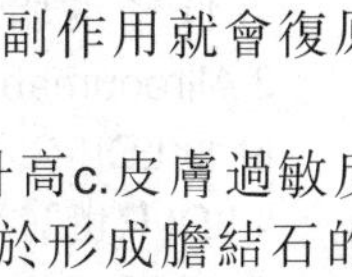

☆ 監視中新藥 ▲ 監視期學名藥 ＊ 通過BA/BE等 ◎ 原廠藥

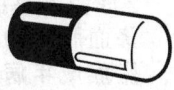

43308 GEMFIBROZIL☆

孕B 乳 - 食 - 泄 肝/腎 T½ 1.3～1.5h

℞ 300 MG, 600 MG/錠劑(T); 300 MG/膠囊劑(C);

商　名

Clearol® (華興) $1.5/C(300MG-PIC/S), $2/C(300MG-PIC/S-箔)
Gem-S® (信東) $2.46/T(600MG-PIC/S),
Gembit® (優生) $1.5/C(300MG-PIC/S), $2/C(300MG-PIC/S-箔)
Gembril F.C® (強生) $2.46/T(600MG-PIC/S)
Gemd® (永信) $1.5/C(300MG-PIC/S), $2/C(300MG-PIC/S-箔), $2.46/T(600MG-PIC/S)
Gemnpid® (中化) $1.5/C(300MG-PIC/S), $2.46/T(600MG-PIC/S)
Jointell® (永勝) $1.5/C(300MG-PIC/S)
Lipdown® (生達) $2/C(300MG-PIC/S-箔), $1.5/C(300MG-PIC/S),
Lopid® ◎ (聯亞/輝瑞) $2/C(300MG-PIC/S-箔), $1.5/C(300MG)
Nilpid® (瑞士) $2/T(300MG-PIC/S-箔), $1.5/T(300MG-PIC/S)
Panazil® (優良/健喬信元) $2.43/T(600MG)
Uragem® (健喬信元/優良)

藥理作用 本藥能有的降低過高的總膽固醇、低密度脂蛋白膽固醇、三酸甘油脂、LDL-C，VLDL-C，並昇高保護因子HDL-C，根據一項大規模的臨床研究-Helsinki heart study顯示：以gemfibrozil治療5年可降冠狀動脈心臟病的發生率34%，並顯著降低血脂。

適應症 [衛核]高脂血症
[非衛核](1)血膽固醇過高。(2)血中三酸甘油脂過高。(3)混合血脂過高。(4)糖尿病引起之血脂過高。(5)血脂過高造成之黃瘤。(6)多項實驗證實本藥可顯著增高血中HDL-C含量，因而可以降低冠狀動脈心臟病之罹患率。

用法用量 每天推薦劑量1,200mg，分別於早餐及晚餐前30分鐘服用。

不良反應 1.常見-腹痛或上腹痛；2.偶有-頭痛、眩暈、視力模糊、噁心、嘔吐、脹氣、腹瀉、肌肉痛關節痛、皮疹嗜伊紅血球過多、中度高血糖。

醫療須知 **1.治療3個月降血脂效果不彰，就要換其他產品及其他治療方法。**
2.高三酸甘油脂血症的患者，通常要減重並限制碳水化合物和酒類的攝取，以加強治療效果。

§43.4 其它類

43401 ALIROCUMAB

℞ 75 MG/ML, 150 MG/ML/注射劑(I);

商　名

Praluent® ◎ (SANOFI WINTHROP/賽諾菲)
$4588/I(150MG/ML-PIC/S-1ML), $4588/I(75MG/ML-PIC/S-1ML)

藥理作用 1.Alirocumab是一種完全的人類免疫球蛋白G1(IgG1)單株抗體，它對於前蛋白轉化酶枯草桿菌蛋白酶Kexin9型(PCSK9)具有高度親和力及專一性。
2.PCSK9會與肝細胞表面的低密度脂蛋白受體(LDLR)鍵結，進而促進LDLR在肝內分解。LDLR是LDL的主要受體，可以清除循環中的LDL，由於PCSK9會使LDLR的濃度下降，導致低密度脂蛋白膽固醇(LDL-C)的血中濃度上升。
3.Alirocumab藉由抑制PCSK9與LDLR鍵結，使得LDLR的數量增加並使之清除LDL，故能降低LDL-C之濃度。
4.LDLR也會與富含三酸甘油脂(TG)的極低密度脂蛋白(VLDL)之殘遺脂蛋白及中密度脂蛋白(IDL)鍵結。因此，alirocumab之治療會降低這些殘遺脂蛋白，這可由脂蛋白元B(Apo B)、非高密度脂蛋白膽固醇(non-HDL-C)及三酸甘油脂的降低獲得證實。
5.Alirocumab也會使脂蛋白(a)[Lp(a)]的濃度下降，它是LDL的一種型態，它會與脂蛋白元(a)[apolipoprotein(a)]鍵結。

適應症 [衛核]1.預防心血管事件：對於已確診心血管疾病的成年病人，Praluent可用於降低心肌梗塞、中風以及需住院治療的不穩定心絞痛之風險。
2.原發性高血脂症(包含異合子家族性高膽固醇血症)：Praluent可單獨使用或併用其他降血脂藥物(例如：statin類藥物、ezetimibe)，作為飲食外的輔助治療以降低原發性高血脂症成年病人之低密度脂蛋白膽固醇(LDL-C)。

用法用量 1.在開始本藥治療前，應先排除高血脂症或混合型血脂異常之次要病因(例如，腎病症候群、甲狀腺功能低下)。

2.本藥的建議起始劑量為75毫克，每2週皮下注射一次，大多數的患者在此劑量下能使低密度脂蛋白膽固醇(LDL-C)充分下降。若LDL-C的反應不如預期，則可增加至最高劑量150毫克，每2週皮下注射一次。

3.本藥之劑量可依個別病患之特性調整，如：LDL-C基期濃度、治療目標及對治療反應。血脂濃度可於治療開始或劑量調整後4~8週進行評估並隨之調整劑量(增加劑量或減少劑量)。病患應給予最低必要劑量，以達到LDL-C所希望之降低程度。

4.若漏打一次劑量，病患應儘快於漏打後七天內補打該次藥物，並依原注射時程繼續治療。若未能於漏打後七天內補打該次注射藥物，則不須補打，依原注射時程繼續治療。

不良反應 1.最常見的不良反應為局部注射部位反應(包括紅斑/發紅、搔癢、腫脹、疼痛/壓痛)、上呼吸道徵兆與症狀(主要包括口咽疼痛、流鼻水、打噴嚏)，以及搔癢。

2.罕見：過敏、過敏性血管炎、蕁麻疹、錢幣狀濕疹。

醫療須知 **1.若有嚴重過敏反應之徵兆或症狀出現，本藥應停用並給予適當的症狀性治療。**

2.重度腎功能不全的患者使用本藥時應小心。

3.重度肝功能不全的患者使用本藥時應小心。

43402 BEMPEDOIC ACID☆

℞ 180 MG/錠劑(T);

商　名 Nilemdo® ◎ (PIRAMAL/第一三共)

藥理作用 1.Bempedoic acid是一種三磷酸腺苷檸檬酸裂解酶(ACL)抑制劑，可藉由抑制肝臟中的膽固醇合成以降低低密度脂蛋白膽固醇(LDL-C)。ACL是膽固醇生物合成途徑中羥甲基戊二酸單醯輔酶A(HMG-CoA)還原酶上游的一種酵素。

2.Bempedoic acid需要輔酶A(CoA)，由極長鏈醯基輔酶A合成酶1(ACSVL1)活化為ETC-1002-CoA。ACSVL1主要表現於肝臟中，而非骨骼肌。ETC-1002-CoA對ACL的抑制作用使得肝臟中膽固醇合成減少，並透過向上調節低密度脂蛋白受體來降低血液中的LDL-C。

3.ETC-1002-CoA對ACL的抑制作用會同時抑制肝臟脂肪酸的生物合成。

適應症 **[衛核]1.適用於患有異合子家族性或非家族性之原發性高膽固醇血症、或混合型血脂異常的成人病人，作為飲食的輔助治療以降低低密度脂蛋白膽固醇(LDL-C)。**

2.與statin類藥品併用、或併用於statin合併其他降血脂療法，治療已接受最大耐受劑量statin仍無法達到低密度脂蛋白膽固醇目標值的病人。

3.單獨或與其他降血脂療法併用，治療無法耐受statin或禁用statin的病人。

用法用量 1.本藥的建議劑量為每日口服一次180mg膜衣錠，每次一錠。

2.與simvastatin療法併用：本藥與simvastatin併用時，simvastatin的劑量應限制在每日20mg(對於患有嚴重高膽固醇血症和心血管併發症高風險的病人，其使用較低劑量而未能達到治療目標，且預期效益大於潛在風險時，simvastatin的劑量應限制為每天40mg)

3.隨餐或空腹口服使用膜衣錠。應吞服整顆錠劑。

不良反應 1.服用bempedoic acid最常被通報的不良反應為高尿酸血症(3.8%)、四肢疼痛(3.1%)和貧血(2.5%)。

2.相較於安慰劑，有較多服用bempedoic acid的病人因肌肉痙攣(0.7%相對於0.3%)、腹瀉(0.5%相對於<0.1%)、四肢疼痛(0.4%相對於0)和噁心(0.3%相對於0.2%)而停止治療。

醫療須知 **1.與statin類藥物併用時發生肌肉病變的潛在風險。**

2.由於腎小管有機陰離子運輸蛋白2(OAT2)的抑制作用，bempedoic acid可能會使血清尿酸濃度升高，可能引起或加劇高尿酸血症。

3.使用bempedoic acid治療後，曾通報肝臟酵素丙胺酸轉胺酶(ALT)和天門冬胺酸轉胺酶(AST)升高 > 3倍ULN。如果轉胺酶持續升高 > 3倍ULN，則應停止使用本藥治療。

4.Bempedoic acid與肌腱斷裂或受傷的風險增加有關。

5.由於bempedoic acid會減少膽固醇的合成，並可能減少正常胎兒發育所需的其他膽固醇衍生物之合成，所以當孕婦服用本藥時，可能會對胎兒造成傷害。受孕前或一旦確認懷孕後應停用本藥。

43403 DEOXYCHOLIC ACID▲

℞ 10 MG, 10.56 MG/注射劑(I);

商　名

Belkyra TM® ◎ (HOSPIRA/艾伯維)
Ronkyla® (台裕/頂尖)
Ronlytic® (台裕/泰宗)

藥理作用 1.本藥為化學合成的deoxycholic acid (去氧膽酸)，與人體中內生性的deoxycholic acid具生物等效性。

2.本藥可對脂肪細胞的細胞膜造成物理性破壞，使脂肪細胞死亡並進一步經由體內發炎反應被清除。

適 應 症 [衛核]適用於改善成人頦下脂肪堆積所致的中度至重度隆起或肥厚的外觀。

用法用量 1.每次注射量0.2mL，注射距離相隔1公分，即單位面積劑量為2mg/cm²，注射至頦下的皮下脂肪組織內。

2.每次施打前需評估頦下脂肪足夠，單回合最多注射50次(10mL)，最多可以施行6回合的治療，每回合間隔1個月。

不良反應 1.持續超過30天，且發生於超過10%受試者的反應為注射部位麻痺(42%)、注射部位水腫/腫脹(20%)、注射部位疼痛(16%)和注射部位硬化(13%)。

2.過敏：口腔感覺遲頓和口腔感覺異常。

3.慎注射至血管造成之血管損傷。

醫療須知 1 醫療人員使用前必須清楚了解施打部位附近的頦下解剖學結構及相關的神經肌肉構造，以免因下針位置錯誤，導致下頜邊緣神經受傷，造成病人顏面肌肉無力、笑容不對稱以及吞嚥困難；如注射部位太淺導致藥品注射至真皮層內，可能會造成皮膚潰瘍；如不慎施打至血管，則可能引起血管損傷及血管痙攣。

2.不建議使用於治療頦下部位以外的皮下脂肪，因安全性及療效尚未確立。

3.不建議用於18歲以下的兒童及青少年，因缺乏該族群使用之安全性及療效經驗。

4.目前或過去曾有吞嚥困難病史的受試者，應避免在此類病人使用本藥，因可能會使吞嚥困難的情況加重。

5.曾發生注射部位血腫/瘀傷，目前正接受抗血小板或抗凝血劑治療的病人，應謹慎使用本藥，因為治療部位可能會發生大量出血或瘀傷。

6.注射時應謹慎小心，避免不慎直接注射至動脈或靜脈，以免造成血管損傷。

43404 DEXTRAN SULFATE

℞ 150 MG/錠劑(T);

商　名

Dextran E.C.® (明大/東洲)

藥理作用 1.改善動脈硬化患者的血清脂值。

2.類似heparin的抗凝血作用。

適 應 症 [衛核]高脂質血症

用法用量 1.口服：1天量450~900mg，分3~4次服用，連服4週後停藥2週。

2.注射：IV，最初2週1天2針，其後每日或隔日1針，4~6週為1療程，停藥2~3週後，再繼續用藥。

43405 EVOLOCUMAB

℞ 140 MG/ML/注射劑(I);

商 名

Repatha® ◎ (AMGEN/台灣安進) $4582/I(140MG/ML-PIC/S-1ML)

藥理作用 1.Evolocumab為可結合至人類PCSK9的人類IgG2。Evolocumab與PCSK9結合，防止血液循環中的PCSK9與低密度脂蛋白受體(LDLR)結合，進而防止PCSK9調節的LDLR降解，使LDLR可循環回到肝細胞表面。

2.藉由抑制PCSK9與LDLR的結合，evolocumab可增加能用於清除血液中LDL的LDLR數量，進而降低LDL-C 濃度。

適 應 症 [衛核]1.對於已確診心血管疾病的成年病人，可降低心肌梗塞、中風及冠狀動脈血管重建術的風險。

2.可單獨使用或併用其他降低密度脂蛋白膽固醇 (LDL-C)藥物，作為飲食外的輔助治療以降低原發性高脂血症(包含異合子家族性高膽固醇血症[HeFH])成人病人之 LDL-C。

3.作為飲食及併用其他降低密度脂蛋白膽固醇(LDL-C)藥物的輔助治療，以降低10 歲以上異合子家族性高膽固醇血症(HeFH)兒童及青少年病人之LDL-C。

用法用量 1.對於已確診心血管疾病的成年病人或原發性高脂血症成年病人(包含異合子家族性高膽固醇血症 [HeFH])，本藥的建議皮下注射劑量為每2週一次140mg或每月一次420mg，依病人偏好的用藥頻率和注射體積決定。

2.改變用法用量時，應在原先排定的下一次回診治療日，使用新治療時程的第一劑。

不良反應 1.最常通報的不良反應為鼻咽炎(7.4%)、上呼吸道感染(4.6%)、背痛(4.4%)、關節疼痛(3.9%)、流行性感冒(3.2%)及注射部位反應(2.2%)。

2.最常見的注射部位反應為注射部位紅斑、注射部位疼痛及注射部位瘀青。

醫療須知 1.接受本藥治療的病人曾發生過敏反應 (例如：皮疹、蕁麻疹)，其中包括因過敏反應導致停藥的情況。如果出現嚴重過敏反應的症候或症狀，請停止本藥治療，依據標準照護進行治療，並監測直到症候及症狀緩解。

2.在中度肝功能不全患者曾觀察到evolocumab總暴露量減少，其可能導致LDL-C(低密度脂蛋白膽固醇)減少的效果降低。因此，這些患者可能需要密切觀察。

43406 EZETIMIBE▲

孕C 乳? 泄 肝/小腸 T½ 22h

℞ 10 MG/錠劑(T);

商 名

Ezeler® (友霖) $6.7/T(10MG-PIC/S)
Ezetimibe Sandoz® (NOVARTIS/諾華) $6.7/T(10MG-PIC/S)
Ezetity® ＊ (中化) $6.7/T(10MG-PIC/S)
Ezetrol® ◎ (ORGANON/歐嘉隆) $6.7/T(10MG-PIC/S),
Ezitin® ＊ (HETERO/凱沛爾) $6.7/T(10MG-PIC/S)
Ezta® (ZYDUS/毅有) $6.7/T(10MG-PIC/S)
Ezzicad® (GLENMARK/吉富) $6.7/T(10MG-PIC/S)

藥理作用 1.Ezetimibe主要作用於小腸的刷狀邊緣而抑制膽固醇的吸收，進而降低腸內膽固醇輸送至肝臟。如此可以減少肝臟中膽固醇的儲存，並增加血液中膽固醇的清除。Ezetimibe不會增加膽酸的分泌(像bile acid sequestrants)，也不會抑制肝臟合成膽固醇(像statins)。

2.Ezetimibe和statin類藥品合併投與用於治療高膽固醇血症患者時，可以降低總血漿膽固醇(total plasma cholesterol)、低密度脂蛋白膽固醇(LDL-C)、apolipoprotein B (Apo B)，以及三酸甘油酯(TG)，也可增加高密度脂蛋白膽固醇(HDL-C)；兩種藥品一起使用比單獨使用的效果為佳。

3.Ezetimibe可以抑制^{14}C-cholesterol的吸收，但是對三酸甘油脂、脂肪酸、膽酸、progesterone、ethinyl estradiol或是脂溶性維生素A及D的吸收都沒有影響。

適 應 症 [衛核]高膽固醇血症、同型接合子性麥硬脂醇血症(植物脂醇血症)、「Ezetimibe和Simvastatin 40mg併用於近10日之內因急性冠心症候群(acute coronary syndrome)而住院的患者，可減少主要心血管事件(major cardiovascular events)之發生」。

用法用量 1.患者應該接受適當降膽固醇飲食控制，並且在ezetimibe治療期間仍需持續飲食控制。
2.Ezetimibe的建議劑量為10mg，每天服用一次，單獨投與或與statin類藥品合併投與。Ezetimibe可以在一天中的任何時候服用，隨餐或空腹均可。
3.合併服用降膽酸藥物：ezetimibe合併服用降膽酸藥物時，服用ezetimibe之後，必須間隔兩小時以上才能服用降膽酸藥物，或服用降膽酸藥物之後，必須間隔四小時以上才能服用ezetimibe。

不良反應 Ezetimibe單獨使用：頭痛、腹痛、腹瀉。
Ezetimibe與statin類藥品合併使用：頭痛、疲倦、腹痛、便秘、腹瀉、脹氣、噁心、ALT升高、AST升高、肌肉疼痛。

醫療須知 1.肝酵素：在一項有對照組的臨床試驗中，觀察同時服用ezetimibe與statin類藥品患者，曾發生氨基轉移酵素持續升高的情形(比ULN正常值上限大三倍以上)。因此，當ezetimibe與statin類藥品合併使用時，在治療初期應做肝功能檢查，同時也要依照該statin類藥品的建議做肝功能檢查。
2.肝功能不全：在中度或重度肝功能不全的患者，因為並不清楚ezetimibe的使用會造成何種影響，所以，ezetimibe並不建議使用於這一群患者。
3.Fibrates：ezetimibe和fibrates合併使用的安全性和有效性尚未建立，因此，並不建議ezetimibe和fibrates合併使用。
4.Cyclosporine：考慮合併使用ezetimibe與cyclosporine時，必須謹慎評估。
5.懷孕：目前無用於懷孕婦女的臨床資料。在動物實驗中，單獨使用ezetimibe時，對懷孕、胚胎/胎兒的發育、分娩或新生兒的發育，並無直接或間接有害的影響。然而為懷孕婦女處方此藥時，仍必需小心。
6.哺乳婦女：在老鼠實驗中發現ezetimibe會分泌到乳汁中，但是是否會分泌到人類的乳汁則不明。因此，除非潛在的效益會大於對嬰兒潛在的危險，否則哺乳婦女不應使用ezetimibe。
7.Ezetimibe可能導致藥物性肝損傷(drug-induced liver injury, DILI)和嚴重皮膚不良反應(severe cutaneous adverse reaction, SCARs)，包含史蒂文生氏強生症候群(Stevens-Johnson syndrome, SJS)、毒性表皮壞死溶解症(toxic epidermal necrolysis, TEN)和藥物疹合併嗜伊紅血症及全身症狀(drug reaction with eosinophilic and systemic symptoms, DRESS)。

43407 INCLISIRAN SODIUM☆

℞ 300 MG/注射劑(I)；

商　名 Leqvio® ◎ (NOVARTIS/諾華)

藥理作用 1.Inclisiran為降膽固醇之雙股小干擾核糖核酸(siRNA)，其正義股(sense strand)與三觸角N-乙醯半乳糖胺(GalNAc)接合，以促進肝細胞的吸收。
2.在肝細胞中，inclisiran利用RNA干擾機制，催化PCSK9(proprotein convertase subtilisin kexin type 9)mRNA分解。這會增加肝細胞表面的LDL-C受體回收和表現，進而增加LDL-C的攝入，並降低循環中的LDL-C濃度。

適 應 症 [衛核]原發性高血脂症(其中之家族性高膽固醇血症僅適用於異合子家族性高膽固醇血症(HeFH))：
作為飲食及其他降血脂藥品(例如：最大耐受劑量statin類藥品)的輔助治療，以降低原發性高血脂症成人病人之低密度脂蛋白膽固醇(LDL-C)。

用法用量 1.本藥的建議劑量為每一次284毫克，以單次皮下注射方式給藥：
首次給藥後於3個月時第二次給藥，隨後每6個月給藥一次。
2.若距離原定的本藥給藥時程不到3個月，應補給藥並沿用病人原先的用藥時程給予維持劑量。
3.若距離原定的本藥給藥時程已超過3個月，應重新擬定給藥時間表：

於第1、3個月給藥，隨後每6個月給藥一次。

不良反應 最常發生的注射部位不良事件為：注射部位反應(3.1%)、注射部位疼痛(2.2%)、注射部位紅斑(1.6%)和注射部位皮疹(0.7%)。

醫療須知 對有效成分或其中任何賦形劑過敏者。

43408 NICOMOL

℞ 200 MG/錠劑(T);

商　名

Cholexamin®（杏林新生） $3.56/T(200MG-PIC/S)

適應症 [衛核]高脂質血症，末梢血管循環障礙。

用法用量 1天3次，1次200~400mg，飯後服用。

43409 PROBUCOL

℞ 250 MG/錠劑(T);

商　名

Eskimon®（中美兄弟）
Fuckorate®（TSURUHARA/光亨）
Lopicol®（衛達）
Probucol®（汎生）

藥理作用 在最初的階段，本藥會抑制膽固醇在肝臟中的合成；但是，在較後面的階段，則沒有影響，它也會損壞到飲食中膽固醇的吸收，以及促進糞便中膽酸的排泄。

適應症 [衛核]高膽醇血症
[非衛核]本藥可輔助治療第II型高脂蛋白血症，用來降低血清中昇高膽固醇。

用法用量 胃腸的吸收變化很大，當與食物一起服用時，血漿的尖峰濃度較高，而且變化較小。本藥會積蓄在脂肪組織裡，然後，緩慢排出。

不良反應 下痢、氣脹、腹疼、噁心。

醫療須知 當使用本藥時，或停藥後幾個用內，要警告那些正值生育年齡的婦女一定要避孕，因為本藥可能會產生藥物誘發的胎兒損害。

§ 43.5 降血脂藥物的複方產品

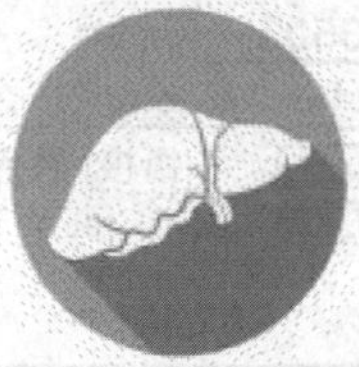

43501 Vytorin 維妥力錠 10/10毫克®（聯亞/歐嘉隆）

℞ 每 Tab 含有：EZETIMIBE 10.0 MG；SIMVASTATIN 10.0 MG

藥理作用 1.VYTORIN含有具互補性降血脂作用的ezetimibe和simvastatin兩種成分，經由抑制膽固醇的吸收及合成來降低總膽固醇(total-C)、低密度脂蛋白膽固醇(LDL-C)、脫輔基蛋白B(Apo B)、三酸甘油脂(TG)、及非高密度脂蛋白膽固醇(non-HDL-C)，並能增加高密度脂蛋白膽固醇(HDL-C)。
2.Ezetimibe主要作用於小腸絨毛邊緣，抑制膽固醇的吸收，導致由小腸運送到肝臟的膽固醇減少；statins則減少肝臟中膽固醇的合成。合併二種作用可使膽固醇明顯降低。

適應症 [衛核] 1.VYTORIN (EZETIMIBE 10mg合併SIMVASTATIN 40mg)適用於近十日之內因急性冠心症候群(acute coronary syndrome)而住院的患者，可減少主要心血管事件(major cardiovascular events)之發生。
2.原發性高膽固醇血症。
3.同型接合子家族性高膽固醇血症(HoFH)。

用法用量 1.患者在使用VYTORIN治療前，必須採用標準的降膽固醇飲食療法，且在本藥治療期間，應持續使用此種飲食療法。劑量依個人低密度脂蛋白膽固醇基礎值、建議治療目標及患者反應而定。每日服用一次、於晚間隨餐或空腹使用。
2.劑量由每日10/10mg~10/80mg。建議起始劑量為每日10/20mg，對於只需適度降低低密度脂蛋白膽固醇的患者，可由10/10mg開始，須積極降低低密度脂蛋白膽固醇者(>55%)。可由每日10/40mg開始治療，以起始劑量或調整劑量治療2週以上，可檢測血脂值，必要時可調整劑量。
3.同型接合子家族性高膽固醇血症-建議劑量為每日10/40mg或10/80mg，晚間投予。針對本類患者VYTORIN應做為其他降血脂治療的輔助療法(如LDL血漿分離術"Plasma Pharesis")或用於無其他治療方法時。

不良反應 1.常見：
(1)胃腸道：脹氣。(2)肌肉骨骼及結締組織：肌肉痛。(3)神經系統：頭痛。

(4)其他臨床試驗中，ezetimibe常見的不良反應報告如下：胃腸道：腹痛、腹瀉；一般：疲倦。
2.上市後的不良反應報告(不論是否具有因果關係者)包括：
(1)血液及淋巴系統異常：血小板減少症；(2)肝膽異常：肝炎；
(3)肌肉骨骼，結締組織異常：極罕見肌病變/橫紋肌溶解；
(4)實驗室數據：CPK增加；肝臟轉胺酵素升高。

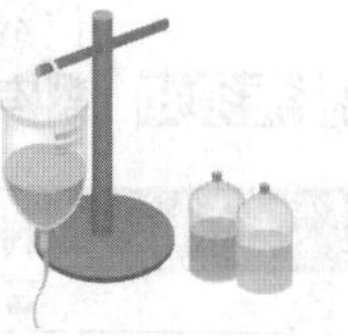

2.上市後的不良反應報告(不論是否具有因果關係者)包括：
血液及淋巴系統異常：血小板減少症；
肝膽異常：肝炎；
肌肉骨骼，結締組織異常：極罕見肌病變/橫紋肌溶解；
實驗室數據：CPK增加；肝臟轉胺酵素升高。

醫療須知 1.於開始使用VYTORIN或增加劑量時，應告知患者發生肌病變的風險，且若有不明的肌肉疼痛、壓痛或無力時，應立即告知，一旦診斷或疑似肌病變時，應立即停藥。相關症狀發生時，及/或CK值超出正常值上限的10倍以上，則表示產生肌病變。
2.治療第一年，應定期檢查(例如每半年一次)，患者血清轉胺基酶上升時，應特別注意，立即做肝功能檢查，且要增加檢查的頻率。若轉胺基酶值增加，尤其是持續上升至正常值上限3倍時，應立即停藥。
3.有嗜酒且(或)有肝病史者，使用VYTORIN應特別小心，活動性肝病或轉胺基酶不明原因持續升高者，應禁用VYTORIN。
4.VYTORIN孕婦授乳婦禁用。

類似產品
Agitin 愛脂婷錠10/20毫克 ®（歐帕/健喬信元） $10.3/T
Ezta-Sm 怡脂泰複方錠10+20毫克 ®（ZYDUS/穀有） $10.3/T
Ezta-Sm 怡脂泰複方錠10+40毫克 ®（ZYDUS/穀有）
Vytorin 維妥力錠 10/20毫克 ®（MSD/歐嘉隆） $10.3/T
Vytorin 維妥力錠 10/40毫克 ®（MSD/歐嘉隆）

43502 Atherolip 利循樂OMEGA-3高濃縮魚油軟膠囊 ®（ARCO GERMANY/康百佳）

成　分 每cap含有：Fish Oil 1000mg(EPA 155mg, DHA 105mg); vitamin E 12mg。
適應症 [非衛核] OMEGA-3脂肪酸之營養補充。
用法用量 每日1~2顆。
醫療須知 請洽醫師藥師藥劑生有關食用本食品的專業意見。

43503 Cretrol 脂瑞妥錠10/10毫克 ®（AJU/東生華）$12.6/T

℞ 每 T 含有：EZETIMIBE 10.0 MG；ROSUVASTATIN CALCIUM 10.4 MG
適應症 [衛核] 原發性高膽固醇血症
類似產品
Cretrol 脂瑞妥錠10/20毫克 ®（AJU/東生華） $12.6/T

43504 Linicor 理脂膜衣錠500/20 毫克 ®（健亞/東生華）$7.8/T

℞ 每 Tab 含有：LOVASTATIN 20.0 MG；NIACIN 500.0 MG
藥理作用 1.Niacin能局部抑制脂肪組織釋放脂肪酸、增加對脂蛋白脢的活性(此作用可能是增加乳糜粒三酸甘油脂從血漿移除的速率)。Niacin會降低肝臟合成VLDL-C和LDL-C的速率，但不會影響脂肪、固醇類或膽酸從糞便排除。
2.Lovastatin為前驅藥物，其所具有的活性很低但當水解為beta-氫氧酸型態的lovastatin acid後，就會出現活性。Lovastatin降低LDL的作用機制可能同時包含降低VLDL-C的濃度及誘發LDL受體，而導致LDL-C的生成減少及/或增加LDL-C的代謝。
3.理脂膜衣錠500/20毫克經由緩釋劑型niacin和lovastatin的個別作用，而達到降低低密度脂蛋白膽固醇(LDL-C)、總膽固醇(TC)、三酸甘油脂(TG)濃度及提高高密度脂蛋白膽固醇(HDL-C)濃度的目的。
適應症 [衛核] 高血脂症，且適合同時使用 Niacin 及 lovastatin 治療者。患者在接受 Linicor 治療之前應採用標準之低膽固醇飲食療法，並且在 Linicor 治療期間仍應持續進行這種飲食療法。
用法用量 1.每日以500/20mg為初始劑量，搭配低脂食物於睡前服用，間隔四週劑量調升至1000/40mg。停藥超過一週，請由初始劑量開始調整。
2.服藥前約30分鐘給予325mg aspirin，避免同時攝取酒精、熱飲或辛辣食物，可改善潮紅、搔癢等副作用。
不良反應 常見不良反應為潮紅、傳染、疼痛、頭痛、噁心、搔癢。
醫療須知 1.在著手進行血脂調節藥物治療前，應先嘗試飲食控制、運動控制、讓肥胖病患減重及先治療其他醫療問題來解決血脂異常問題。
2.在緩釋劑型niacin/lovastatin複方錠劑治療過程中，應密切觀察糖尿病或潛在糖尿病病患，且須調整飲食/降血糖藥物治療。
3.Niacin治療時會造成尿酸濃度上升；因此，當病患容易發生痛風時，以niacin進行治療應謹慎

4.緩釋劑型niacin/lovastatin複方錠劑禁止使用於明顯或不明原因的肝功能不全病患，並應謹慎使用於腎功能不全病患。
5.Lovastatin可能升高肌氨酸酶(CK)和轉胺酶濃度。因此當一位使用lovastatin治療的病患發生胸痛時，應將此項因素納入鑑別診斷的考慮。
6.如果HMG-CoA還原酶抑制劑或其他降膽固醇藥物與其他可能降低內生性類固醇荷爾蒙活性或濃度的藥物(如：spironolactone、cimetidine)併用時，應謹慎運用。

43505 Pravafen 普脂芬膠囊40毫克/160毫克 ® （SMB/天義）$15.1/C
℞ 每 Cap 含有：FENOFIBRATE 160.0 MG；PRAVASTATIN SODIUM 40.0 MG

藥理作用
1.PRAVAFEN內含pravastatin與fenofibrate，兩者作用機轉不同，在降低血清脂質方面具有加成效果。
2.Fenofibrate是一種纖維酸(fibric acid)衍生物，在人體中藉由活化α型過氧化體增生活化受體(Peroxisome Proliferator Activated Receptor type alpha, PPARα)，發揮脂質調節作用。活化PPARα亦可促進apoprotein A-I、A-II與HDL 膽固醇合成。
3.Pravastatin是(HMG-CoA)還原酶的競爭性抑制劑，此酵素負責催化膽固醇生合成之早期速率限制步驟。
4.併用fibrate 類與statin 類藥物也協同促進PPARα 受體基因轉錄活性。

適應症
[衛核] 治療混合性高脂血症併有冠心病[或與冠心病風險相當(CHD risk equivalent)]，且使用pravastatin 40mg單一療法可充分控制LDL膽固醇之成人病患，在配合飲食控制下，pravafen可以降低三酸甘油酯及提升HDL膽固醇。

用法用量
1.建議劑量為每日服用一顆膠囊。並且繼續維持開始藥物治療前的飲食控制。
2.需以血清脂質濃度值監測患者對治療的反應。開始使用PRAVAFEN後，通常血脂會快速下降，若3 個月內無法獲得充足的反應，則應停止用藥。
3.建議劑量為每天晚餐時，隨餐服用一顆膠囊。空腹使用時吸收較差，因此PRAVAFEN必須與食物併服。

不良反應
常見：腹脹、腹痛、上腹痛、便祕、腹瀉、口乾、消化不良、打嗝、脹氣、噁心、腹部不適、嘔吐、轉胺酶升高。

醫療須知
1.Pravastatin或fenofibrate 與其他降血脂藥物相同，皆與肌痛、肌肉病變有關，並有極罕見的比例造成有或無次發性腎功能不全的橫紋肌溶解症。病患出現疼痛、觸痛、肌肉無力或肌肉抽筋等無法解釋的肌肉症狀時，應考慮是否為肌肉病變。此時應測量患者之CK值。
2.Pravastatin和fenofibrate 與其他降血脂藥物相同，皆曾有部份患者產生轉胺酶濃度中度升高的案例報告，建議所有病人於起始治療前接受肝功能檢測，並告知病人於治療時應注意是否出現肝損傷之症狀，疲勞、食慾減退、右上腹不適、尿色深或黃疸等。
3.曾有使用fenofibrate的患者發生胰臟炎之案例報告。
4.PRAVAFEN禁忌用於腎功能不全患者。開始治療的前12 個月，建議每3 個月例行測量一次肌酸酐廓清率，後續追蹤則由醫師依臨床評估而定。若患者之肌酸酐廓清率<60ml/min，應停止用藥。
5.Fenofibrate可能會增加膽汁中的膽固醇排出量，有可能造成膽結石。若懷疑患者發生膽結石，應進行膽囊檢查。若發現膽結石，應停用PRAVAFEN。
6.病患接受HMG-CoA還原酶抑制劑(statin類藥品)治療後，曾有醣化血紅素及/或空腹血漿血糖值上升情況。

43506 Tonvasca 同抑脂膠囊2/10毫克 ® （友霖）$22.5/C
℞ 每 Cap 含有：EZETIMIBE 10.0 MG；PITAVASTATIN CALCIUM 2.0 MG

適應症
[衛核] 原發性高膽固醇血症及混合型血脂異常。

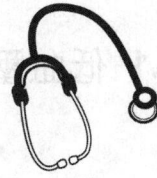

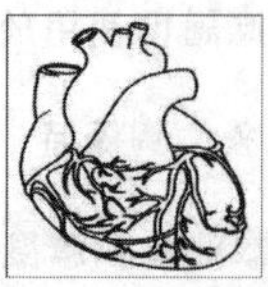

第四十四章
低血壓和休克治療劑
Agents Used in Hypotension and Shock

所謂休克就是指疾病引起活命器官(心臟、腦部和腎臟)的組織血液灌流量不足。一般而言，組織血液灌流量(供應氧氣和營養素)不足不一定是低血壓，但是，低血壓一定會造成組織血液灌流量不足導致各器官功能異常。表44-1為治療休克的藥物作用。

治療低血壓與休克的藥物

①增加心縮力的藥物：isoproterenol，dobutamine，dopamine。

②增加血管壓力的藥物：metaraminol，methoxamine，phenylephrine。

③混合型的藥物：epinephrine，levarterenol， ephedrine，mephentermine。

表44-1 治療休克的藥物作用

		作用部位							
		心臟		血管		血液動力學的反應			
		收縮力	SA竇速率	血管收縮	血管舒張	腎的灌流	心輸出量	總末梢阻力	血壓
		β2	β2	α	β2				
心縮力的	Isoproterenol	+++	+++	0	+++	↑或↓	↑	↓	↑[2]↓[3]
	Dobutamine	+++	0至+	0至+	+	↑	↑	↓	0或↑
	Dopamine	+++	+	0至+++[4]	+[5]	↑	↑	↑或↓[4]	0或↑
混合的	Epinephrine	+++	+++	+++	++	↓	↑	↓	↑[2]↓[3]
	Levarterenol	++	++[1]	+++	0	↓	↑	↑	↑
	Ephedrine	+	+[1]	+	0至+	↓	↑	↑或↓	↑
	Mephentermine	+	+	0至+	++	↑或↓	↑	0或↓	↑
加壓的	Metaraminol	0至+	0至+[1]	++	+	↓	↑或↓	↑	↑
	Methoxamine	0	0[1]	+++	0	↓	↓	↑	↑
	Phenylephrine	0	0[1]	+++	0	↓	↓	↑	↑

1.藉反射作用轉而降低心跳速率。
2.收縮壓效應。
3.舒張壓效應。
4.按照劑量而定。
5.當劑量<16mcg/kg/min時，它會經由度巴明激性(dopaminergic)效應擴張腎臟微血管床。

臨床症狀：患者主要的臨床表現是臉色蒼白、皮膚濕冷、血壓下降、心跳加快、脈搏淺快、尿量減少、神志煩躁不安或表情淡漠甚至昏迷等。

造成原因：

因休克機轉不同而有以下的原因-

1.低血量性休克：如外傷造成大出血、上消化道出血。

2.心因性休克：如嚴重心肌梗塞及心律不整。

3.敗血性休克：細菌病毒感染。

4.過敏性休克：如藥物過敏、或遭蜜蜂叮咬引起。

5.神經性休克：高位脊髓(頸部及胸部)麻醉或損傷等引起。

預後：

因成因不同而有各種不同結果，如未給予緊急處置，嚴重者會有死亡的危險。

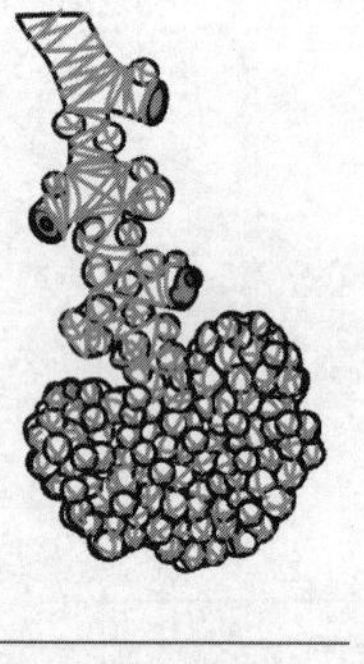

§ 44.1 低血壓和休克治療劑

44101 AMEZINIUM METILSULFATE▲

Rx 10 MG/錠劑(T);

商名 Azinium® ＊ (歐帕/瑩碩)

藥理作用 1.本藥是因全末梢血管抵抗的增加及心搏出量的增加而使血壓上昇。
2.全末梢血管抵抗的增加被認為主要是因皮膚及骨骼肌的血管系統抵抗增大所導致。

適應症 [衛核]本態性低血壓、起立性低血壓、改善透析施行時的血壓低下。

用法用量 透析施行時血壓低下的改善：通常成人以amezinium metilsulfate在透析開始時1次口服給藥10mg。但可以年齡、症狀適當增減之。

不良反應 主要是悸動(0.72%)，頭痛(0.33%)，嘔氣、嘔吐(0.33%)，臉部潮紅(0.21%)，高血壓(0.27%)等。

醫療須知 1.慎重給藥(以下患者須慎重給藥)：有嚴重心臟障礙的患者(本劑的交感神經亢進作用具有心臟刺激作用，心臟障礙患者可能引起惡化，而有惡化心臟障礙之虞)。
2.對透析施行時，血壓低下的適用，是只用於慢性腎功能不全患者，在透析中血壓低下而使透析的繼續施行發生困難被確認者為對象。
3.高齡者因生理機能(腎機能、肝機能)大多降低，故於給藥時，應從少量開始，需注意用量。

44102 DOBUTAMINE

孕 C 乳 － 泄 肝/血漿 T½ 2m

Rx 1 MG/ML, 2 MG/ML, 12.5 MG/ML, 50 MG/ML/注射劑(I);

商名
Butamine® (瑞士/瑞安) $108/I(12.5MG/ML-PIC/S-20ML)
Dobuject® ◎ (BERLIMED/科懋)
Easydobu® (濟生/歐舒邁克) $173/I(1MG/ML-PIC/S-200ML), $197/I(1MG/ML-PIC/S-250ML), $373/I(2MG/ML-PIC/S-250ML)
Gendobu® (健亞) $108/I(12.5MG/ML-PIC/S-20ML),

藥理作用 本藥會直接作用心肌的β-受體，而增強心臟的收縮力，降低肺楔壓力和總血管壓力。

適應症 [衛核]1.成人：增強心肌收縮力而適用於短期治療器質性心臟病、心臟外科手術引起心肌收縮力抑制而導致之心臟代償性機能衰竭。
2.兒童：Dobutamine可用於所有年齡的兒科患者(從新生兒到18歲患者皆可使用)，能夠增強心肌收縮力，而適用於短期治療因代償失調性心衰竭、心臟外科手術、心肌病變、心原性或敗血性休克引起之心輸出量及全身血液灌注量不足。

用法用量 常用劑量每分鐘每kg體重2.5~10mcg，偶而要用到40mcg才獲療效。注射速率之調整及治療時間視患者之反應而定。

不良反應 心率增加，血壓增高，心室異位收縮、偶有噁心、頭痛、心絞痛、心悸、呼吸困難。

醫療須知 1.注射本藥時，須不斷以心電圖監視並測量血壓。通常10~20分鐘產生最大藥效。
2.若有血溶積不足，須先以適當的容積補充劑矯治。
3.急性心肌梗塞後使用本藥是否增加梗塞之範圍，目前尚無定論，故宜謹慎使用。
4.對孕婦與兒童之安全性亦未確定，宜避免使用。
5.本藥不能用鹼性溶液(如碳酸氫鈉)稀釋。

44103 DOPAMINE

孕 C 乳 ? 泄 血漿 T½ 2m

Rx 10 MG/ML, 20 MG/ML, 40 MG/ML/注射劑(I);

商名
Dopamin® (信東/榮民) $18.6/I(10MG/ML-5ML), $18.6/I(20MG/ML-10ML), $19.1/I(40MG/ML-PIC/S-5ML)
Dopamine® (FRESENIUS KABI/恒富) $19.1/I(40MG/ML-PIC/S-5ML),
Dopar® (壽元)
Dopavate® (健亞) $19.1/I(40MG/ML-PIC/S-5ML)
Uramin® (瑞士/優良) $19.1/I(40MG/ML-PIC/S-5ML),

藥理作用 本藥為正腎上腺素之前驅物，直接作用在α和β受體，可增加心肌收縮力，使心輸出量增加，因而使血壓升高，增加各種重要器官之血液灌注；但舒張壓幾乎沒有影響，故不引起心肌氧氣過份消耗。

44 低血壓和休克治療劑

適應症 [衛核]休克症候群及心臟衰竭。
[非衛核]治療因下列原因所引起之休克：心肌梗塞，外傷，內毒素敗血症，開心手術，腎衰竭，充血性心衰竭。此外，肝硬化巴必妥塩類中毒。

用法用量 本藥不得直接皮下，肌肉或直接靜脈注射。需以5%葡萄糖液或生理食鹽水稀釋後靜脈點滴靜注。初劑量速率為每分鐘2~5μg/kg，而後視患者之血壓，心輸出量，尿量而漸增速率每分鐘1~10μg/kg遇嚴重之病情，若需要時可增至每分鐘速率20~50μg/kg(最多為50μg)。

不良反應 噁心、嘔吐、心悸、心跳過速、稍低血壓、中等程度的呼吸困難。嚴重的-異常傳導、皮膚壞死。

44104 EPINEPHRINE

孕C 乳?

℞ 1 MG, 1 MG/ML/注射劑(I)；

商名
Adrenalin®(中化) $15/I(1MG/ML-PIC/S-1ML)
Epinephrine®(中化/中化裕民) $15/I(1MG/ML-PIC/S-1ML)
Epinephrine®(信東/榮民) $15/I(1MG/ML-PIC/S-1ML),
Epirenamin®(大豐) $15/I(1MG/ML-PIC/S-1ML)
Posumin®(大豐/國際新藥)

藥理作用 本藥直接作用於α和β受體，能使心肌收縮力增強，心跳速率增加，使小支氣管動脈收縮並抑制組織胺釋出；鬆弛子宮平滑肌和控制子宮收縮。

適應症 **[衛核]過敏反應引起之休克、呼吸道痙攣或喉頭水腫，心跳停止之急救，支氣管性氣喘。**
[非衛核]無防禦性休克的急救藥物。

用法用量 1.治療過敏性休克：成人–開始時0.1~0.5mg的1:1000注射液肌注或皮下，以後每隔10~15分鐘靜注0.1~0.25ml：1000注射液。兒童–肌注0.3mg，需要時每隔15分鐘注射一次；緊急時亦可靜注
2.青光眼一天1~2次，每次1~2滴，0.25~2%眼液。

不良反應 1.常見-鼻灼熱或刺痛、眼睛短暫刺痛、神經質、心悸；2.偶有-打噴嚏、反彈性充血、頭痛、焦慮、眩暈、出汗、呼吸困難、噁心、嘔吐、心跳過快、尿滯留；3.嚴重者-心室纖維性顫動、心肌梗塞、肺水腫。

醫療須知 **1.本藥可能會提高脉搏壓力，如果出現心律不整須停藥。**
2.本藥開始點眼時，會發生短暫性刺痛，頭痛，若持續使用這些症狀就會消失。

44105 ETILEFRIN HCL

℞ 5 MG/錠劑(T)；

商名
Kalvitazon®(杏林新生)

藥理作用 本藥低血壓升至正常，改善心機能，減低循環時間及增加循環血量而不須調整脈搏率以適應循環的需求。

適應症 **[衛核]神經循環性無力症**
[非衛核]本態性和症候性低血壓。

用法用量 錠劑人½~1錠，每日3次。Etilefrin注射劑成人以皮下或肌肉注射一針，嚴重循環障礙時靜脈注射一針，需要時以2小時間隔反覆注射。在休克及虛脫時靜脈點滴，點滴量及點滴數應調整至每小時成人量0.5~1ml(etilefrin)½~1針，學童(6~14歲)0.4~0.8ml，幼兒(1~6歲)0.2~0.5ml，嬰兒0.1~0.2ml，用量應視對血壓及脈搏數之個人需要加以調整。Etilefrin可在食前或食後與水服用，對小兒宜將錠劑溶於一茶匙糖水使用。長效錠：1天2次，每次1~2錠。

不良反應 心悸、胃腸障礙。

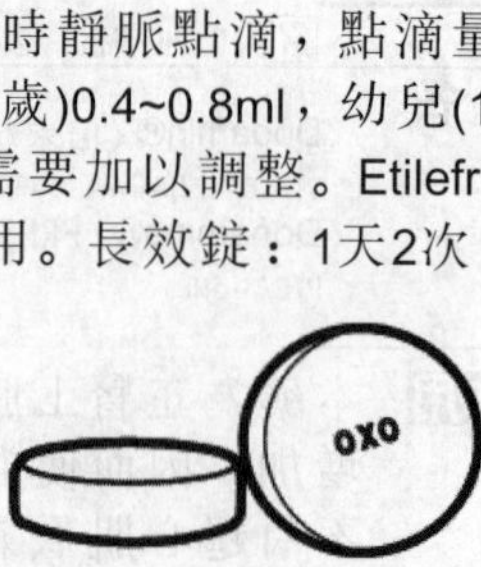

44106 MIDODRINE HCL

孕C 乳? 泄 腎 半 25m

Rx 2.5 MG/錠劑(T);

商名

Midorine®(培力) $3.42/T(2.5MG-PIC/S), Vasorine®(健亞) $3.42/T(2.5MG-PIC/S)

藥理作用 本藥主要作用在α_1受體，可使血管收縮，血壓上昇。

適應症 [衛核]體質性血壓過低，直立性循環系統失調，病後、手術後及產後之血壓過低。

用法用量 1.孩童：口服0.6μg/kg。(1滴/5kg體重)。
2.成人：口服1天1~2次，1次1.25mg，需要時可增至1天2~3次，1次2.5mg；注射1天1~2次，1次1amp，IM或緩慢IV或加於滴注 中。

不良反應 高血壓、搔癢、毛髮豎起、排尿困難、尿液滯留、頻尿。

44107 NOREPINEPHRINE BITARTRATE(LEVARTERENOL,NORADRENALINE)

孕D 乳? 泄 肝

Rx 16 MCG, 1 MG/ML/注射劑(I);

商名

Levophed SF® ◎ (HOSPIRA/輝瑞) $93/I(1MG/ML-PIC/S-4ML)
Levophed® ◎ (HOSPIRA/輝瑞) $93/I(1MG/ML-PIC/S-4ML)
Nicephrine®(南光)
Nobify®(聯亞) $93/I(1MG/ML-PIC/S-4ML)
Norepine®(杏林新生/瑩碩) $93/I(1MG/ML-PIC/S-4ML)
Norepinephrine®(中化) $93/I(1MG/ML-PIC/S-4ML),
Norepinephrine®(信東) $93/I(1MG/ML-PIC/S-4ML)
Norepinephrine®(台裕) $93/I(1MG/ML-PIC/S-4ML)

藥理作用 本藥能直接活化血管的α-腎上腺素激性受體部位，而產生強力的血管收縮作用；對於心臟β受體也稍微有增強心肌收縮的作用(inotropic action)，所以本藥能夠提高血壓和冠狀動脈血流量，但是，也會增加心臟工作的負荷，在正常的劑量下，本藥對CNS或代謝活性沒有效應。

適應症 [衛核]急性低血壓、心跳停止。

用法用量 1.IV輸注−起始，8~12mcg/min(2~3ml/min)，這些溶液的含量為4mcg/ml的稀釋液(亦即4mg NE/1,000ml 5% dextrose)
2.持續劑量−2~4mcg/min(0.5~ml/min)。

不良反應 心跳過慢(反射性)、頭痛、心悸、不安、怕光、嘔吐、高血糖，以及外滲(extravasation)之後會導致組織壞死。

醫療須知 1.如果發生外滲如(皮膚腫脹，硬化)，要馬上停止輸注，且要儘早使用含5~10mg的phentolamine10~15ml的生理食鹽水浸潤注射部。
2.本藥溶液變色或有沈澱物，不得再使用之。
3.輸注時，儘可能注射較大靜脈的部位，而且要經常變換注射部位，將壞死的危機減至最低。
4.當使用norepinephrine時，要維持充足的血容量，以便防止這種藥物之血管收縮作用所造成的組織缺血。
5.不可單獨輸注生理食鹽水，因為氧化與失去效力會迅速產生，宜使用5%dextrose做基礎劑。
6.隨時要準備atropine和propranolol在側，以便治療可能發生的心跳過慢或心律不整。

44108 Dopamine "中化"多巴命注射液®(中化)

Rx 每 ml 含有：DEXTROSE MONOHYDRATE 50.0 MG；DOPAMINE HCL 1.6 MG

適應症 [衛核] 休克症候群及心臟衰竭。

44109 Easydopa 易多巴注射液®(濟生/歐舒邁克) $102/I (250.0 ML-PIC/S), $180/I (500.0 ML-PIC/S)

Rx 每 ml 含有：DEXTROSE HYDROUS 50.0 MG；DOPAMINE HCL 1.6 MG

適應症 [衛核] 休克症候群及心臟衰竭。

類似產品 Ezdopa 易多保注射液 3.2 毫克/毫升®(濟生/歐舒邁克) $229/I (250.0 ML-PIC/S)

44110 Gipamine "南光" 吉利命注射液3毫克/毫升 ® (南光) $180/l (200.0 ML-PIC/S)

℞

每 ml 含有：DOPAMINE HCL 3.0 MG；GLUCOSE 50.0 MG

適應症 [衛核] 休克症候群及心臟衰竭。

用法用量 參照仿單。

44111 Infuhes "台裕"因伏赫斯6%靜脈輸液 ® (台裕)

℞

每 ml 含有：CALCIUM CHLORIDE DIHYDRATE 0.37 MG；MAGNESIUM CHLORIDE HEXAHYDRATE (EQ TO MAGNESIUM CHLORIDE 6H2O) 0.2 MG；MALIC ACID 0.67 MG；POLY(O-2- HYDROXYETHYL)STARCH (HES)(MOLAR SUBS 0.42; AVERAGE MOLECULAR WEIGHT 130000 DA) 60.0 MG；POTASSIUM CHLORIDE 0.3 MG；SODIUM ACETATE TRIHYDRATE (EQ TO SODIUM ACETATE 3H2O) 3.27 MG；SODIUM CHLORIDE 6.25 MG

適應症 [衛核] 單獨使用晶質輸注液無法治療且無其他合適替代療法可用之急性出血導致之低血容積病人，本藥無法取代紅血球及血漿中的凝血因子。

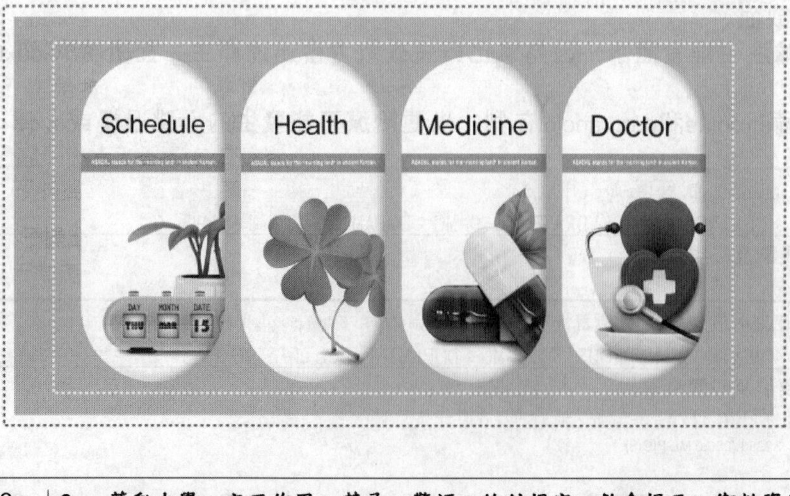

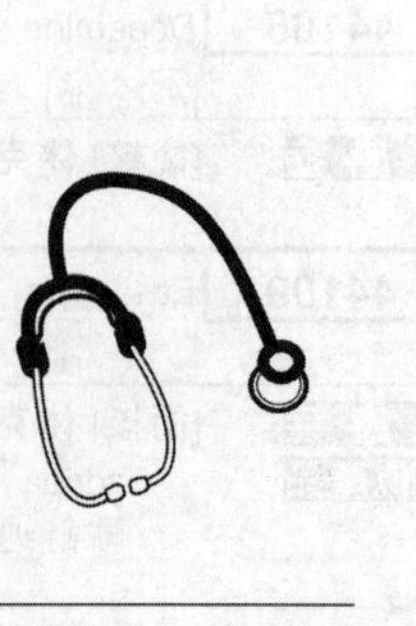

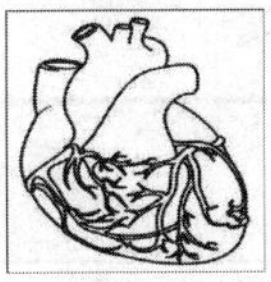

第四十五章 末梢血管擴張劑

Peripheral Vasodilators

血管擴張劑能夠直接(平滑肌鬆弛)或間接(干擾感神經的傳導)作用於循環系的血管，增加血流量，雖然這些製劑能夠顯著地加強四肢和身體器官的血流，但是，它們對於緩解缺血性和末梢血管疾病的作用相當有限。一般而言，血流減少是由於血管痙攣或阻塞引起的，例如脂肪斑塊沈澱在血管壁上。雖然直接作用的末梢血管擴張劑來治療血管痙攣的疾病(如Raynaud症)比用來治療血管阻塞性的疾病(如動脈硬化閉塞症)較為順利，但是目還沒有證據指出這二種類型的疾病利用任何直接作用的末梢血管擴張擴張劑來治療能獲得顯著的效果。同樣的，有許多報告指出用於干擾血管之交感神經活化的藥物(如reserpine，guanethidine)能夠減輕某些Raynaud's症病例的持續性血管痙攣，可是，很少有報告說，能獲得完全的緩解。至於那些間接作用的製劑通常都不用來治療末梢血管的疾病，此乃由於它們有很多副作用。因此，目前應市的末梢血管擴張劑來治療末梢血管的疾病所獲得的療效都尚難判定。

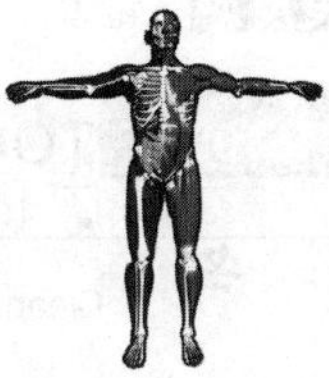

§45.1 菸鹼酸

45101 NICOTINIC ACID 類藥物總論

類　別 INOSITOL　　TOCOPEHRYL NICOTINATE　　XANTHINOL NICOTINATE

藥理作用 (1)直接作用於血管平滑肌，使血管擴張。(2)降低膽固醇(詳見第43章)。

適 應 症 [非衛核]肢端發紺，凍瘡，雷諾氏病及間歇性跛行症，血膽固醇增高。

用法用量 請參見個別論述。

不良反應 暫時性面潮紅，皮疹、胃部不適，低血壓。

45102 INOSITOL

℞ 200 MG/錠劑(T);

商　名 Hexazin®(強生) $1.5/T(200MG-PIC/S)　　Hexin®(壽元/新喜國際) $1/T(200MG)

藥理作用 參見NICOTINIC ACID(45101)。

適 應 症 [衛核]末梢血管循環障礙(血管閉塞性脈管炎、閉塞性動脈硬化症、凍傷)

用法用量 每天0.4~0.6g，分2~3次服用。

45103 NIACINAMIDE

50 MG/錠劑(T);

商　名 Nicothamide®(新喜國際)　　Nicotinamide®(中生)　　Nicotinamide®(人人)

藥理作用 1.抗皮膚炎、協助B1、B2促進碳水化物代謝。
2.本藥可應用於消化器障礙、肝臟疾患、精神障礙等。
3.由於Nicotinic acid具有血管擴張作用，可用於高血壓、動脈硬化症。

適 應 症 [衛核]菸鹼酸缺乏症。

用法用量 預防1天15mg，治療50~100mg。大量療法100~300mg。

45104 NICAMETATE

Rx

50 MG/錠劑(T)； 50 MG/注射劑(I)；

商　名

Anicamet F.C.®（利達/威勝）$1.5/T(50MG-PIC/S),
Cinca S.C.®（優生）$1.5/T(50MG-PIC/S), $2/T(50MG-PIC/S-箔)
Euclidan S.C.® ◎（順華）$2/T(50MG-PIC/S-箔), $1.5/T(50MG-PIC/S),
Euclidan® ◎（南光/順華）
Eulica®（明德/嘉林）$1.5/T(50MG-PIC/S)
Eulichan S.C.®（成大）
Eulidan®（順華/豐秀）$1.5/T(50MG-PIC/S), $2/T(50MG-PIC/S-箔)
Nicamet®（強生）$1.5/T(50MG-PIC/S), $2/T(50MG-PIC/S-箔)
Nican®（井田）$2/T(50MG-PIC/S-箔), $1.5/T(50MG-PIC/S),
Saline S.C.®（永勝）$1.5/T(50MG-PIC/S), $2/T(50MG-PIC/S-箔)
Sanyl LYO®（生達）$18.1/I(50MG-PIC/S-50MG)
Sanyl®（生達）$1.5/T(50MG-PIC/S), $2/T(50MG-PIC/S-箔)
Songora F.C®（皇佳）$2/T(50MG-PIC/S-箔), $1.5/T(50MG-PIC/S),

藥理作用 1.促進組織對氧的利用率。2.持續性擴張末梢血管。3.具有纖維素溶解作用。

適 應 症 [衛核]末梢血管循環障礙
[非衛核]內耳及腦循環障礙。

用法用量 口服：50~100mg，每天3次。注射：次50mg，每天1~2次。

不良反應 倦怠、潮紅、眩暈、頭痛。

45105 TOCOPEHRYL NICOTINATE

Rx

100 MG, 150 MG, 200 MG/膠囊劑(C)；

商　名

Cleansera®（皇佳）$2/C(150MG-PIC/S-箔), $1.5/C(150MG-PIC/S)
Ejuxolin Soft®（漁人）
Eulon®（新喜國際）$0.94/C(100MG)
Jancin Soft®（井田）$1.5/C(100MG-PIC/S)
Juvela N Soft® ◎（保瑞/衛采）$2.05/C(200MG-PIC/S),
Nico E®（TOWA/裕心）
Nicoferol®（政德）
Pelin®（元宙）

藥理作用 1.脂質代謝改善作用：
(1)在老齡老鼠、膽固醇負荷老鼠的實驗中，由於促進膽固醇的代謝回轉而降低血中總膽固醇值。此作用可認為歸功於本藥提高膽固醇的異化及排泄。也進而降低過氧化脂質、中性脂肪。
(2)降低人之血中總膽固醇、中性脂肪、脂蛋白代謝上則提升血中HDL-cholesterol。
2.微小循環系活化作用：
(1)本藥的微小循環系賦活作用，不介由神經系而係直接作用於血管平滑肌、既可維持血管運動性又增加耳殼血流，在無麻醉之兔子之實驗中獲得確認。
(2)對人之末梢循環不全的改善作用，比維他命E和菸鹼酸二者併用，顯然地還優越。
3.血管強化作用：
改善人的毛細血管之透過性過高、減少紫斑數。
4.血小板凝集抑制作用：
(1)由於抑制老鼠之血小板phospholipase A_2活性及過氧化脂質的生成而抑制thromboxane A_2之生成。
在老鼠之播種性血管內凝固症候群(DIC)模型上，有抑制其障害的作用。
(2)對人之凝集能過高的血小板的epinephrine凝集、arachidonic acid凝集、collagen凝集、ADP凝集也有血小板凝集抑制用。
5.血中氧氣上昇作用：
在人方面對已低下的血中氧氣分壓也有上昇作用。

適 應 症 [衛核]末梢血管循環障礙

用法用量 通常成人1日3粒，分3次口服。可依年齡、症狀適宜增減。

不良反應 1.消化器：偶有食欲不振、胃部不快感、胃痛、噁心、下痢便秘等。
2.過敏症：少有發疹症狀出現，有此症狀出現時，中止服用等適當處置。

3.其他：少有溫感等症狀。

45106 XANTHINOL NICOTINATE

Rx 150 MG/錠劑(T); 150 MG/ML/注射劑(I);

商 名

Nicoxan®（生達）$1.5/T(150MG-PIC/S)
Sequiton®（瑞士）
Xanplamin®（榮民）

藥理作用 參見NICOTINIC ACID(45101)。

適 應 症 [衛核]末梢血管循環障礙

用法用量 口服：每次150mg每天3次；注射：每次1~3針IV，IM 1天3次，或將本藥3,000~6,000mg溶於500ml鹽水或葡萄糖內滴注1~3小時。

§ 45.2 其他

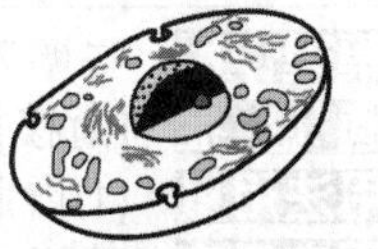

45201 AESCIN(ESCIN)

Rx 20 MG/錠劑(T); 20 MG, 50 MG/膠囊劑(C); 5 MG/注射劑(I); 42.6 MG/軟膏劑(Oin); 15 MG/GM/凝膠劑(Gel);

商 名

Aescin®（正和）$32.6/Gel(15MG/GM-PIC/S-5GM), $81/Gel(15MG/GM-PIC/S-20GM),
Ai-Shu Jhong®（正和/賢德）
Beta-Aescin®（新喜國際）$1.67/C(20MG)
Ensoqone®（大豐）$2.89/C(50MG-PIC/S)
Escin LYO®（生達）
Escin S.C.®（元宙）
Escin S.C.®（生達）$1.67/T(20MG-PIC/S), $2/T(20MG-PIC/S-箔)
Esecin®（培力）$81/Gel(15MG/GM-PIC/S-20GM), $112/Gel(15MG/GM-PIC/S-30GM)
Esusin S.C.®（明大）$2/T(20MG-PIC/S-箔), $1.67/T(20MG-PIC/S)
Jecobin®（成大）
Repacin F.C®（皇佳）$1.67/T(20MG-PIC/S)
Repacin LYO®（杏林新生/皇佳）

藥理作用 本藥aescin用於預防及治療各種末稍血管障礙，包括外傷腫脹及手術後浮腫，血栓性靜脈炎，腦血管障礙。

適 應 症 [衛核]改善慢性靜脈功能不全引起局部腫脹之輔助療法
[非衛核]中風、腦震盪各種浮腫，四肢血行障礙，痔瘡，血栓性靜脈炎

用法用量 用量視各症而異，通常口服1天2次，1次1~2片；注射：1天2~10mg，最多可至1天30mg。

不良反應 會引起急性腎衰竭。

45202 ALPROSTADIL ALPHA-CYCLODEXTRIN CLATHRATE

孕C 乳? 泄肝 ½ 1m

Rx 20 MCG/注射劑(I);

商 名

Alprosm LYO®（杏林新生/東生華）$569/I(20MCG-PIC/S-20MCG)
Promostan®（ONO/中化裕民）$569/I(20MCG-PIC/S-20MCG),

藥理作用 本藥為Prostaglandin E1(PGE1)和β－cyclodextrin所形成的結合物，PGE1有弛緩血管平滑肌的作用，可增加血流量。此外，PGE1有抑制血小板凝集的作用。

適 應 症 [衛核]動脈內或大靜脈內點滴注射：周邊動脈阻塞疾病症狀改善
靜脈內投與：血行再建術後之血流維持
[非衛核]對慢性動脈閉塞症(Buerger's病。閉塞性動脈硬化症)之四肢潰瘍。壞死。疼痛有改善之效。

用法用量 1.成人1天用量為10μg~15μg(約0.1ng~0.15mg/kg/分)，用5ml生理食鹽水溶解，以infusion pump持續動脈內注射投藥。

2.在0.05~0.2ng/kg/分之間依症狀適當增減劑量。

不良反應 1.注射的部位或手臂有：鈍痛、疼痛、腫脹、發熱、發紅、乏力感、搔癢等
2.其他：頭痛、血漿蛋白變動等臨床檢查異常。

醫療須知 1.本製品如行靜脈投與時，需較大劑量方能增加末稍血流量，隨之並有血壓下降等全身症狀出現。故本劑需以局部動脈內持續注入為宜。
2.下列患者要小心使用：心不全患者，青光及眼壓亢進者。

45203 BENCYCLANE

Rx 100 MG/錠劑(T); 10 MG/注射劑(I);

商　名
Desoblite S.C.®(井田)　Sublite Coated®(生達/派頓)
Fluma®(台裕/汎生)

藥理作用 本藥為一種新型的末梢血管擴張劑，它可增加四肢的血流量和促進腦部的循環。
適應症 [衛核]末梢血管循環障礙。
用法用量 (1)口服：每天3~4次。(2)注射：每次1~2針，緩慢靜注。
不良反應 頭痛、眩暈、四肢麻木；食慾不振、口渴、胃腸不適、噁心、嘔吐、便秘
醫療須知 1.本藥注入靜脈以外，可能引起局部發炎。
2.前列腺肥大有尿滯留的現象宜小心。
3.青光眼嚴重腎機能不全者禁用本藥。

45204 BUPHENINE(NYLIDRIN)

Rx 6 MG/錠劑(T);

商　名
Vasolin®(皇佳)

藥理作用 本藥刺激β-受體使骨骼肌肉之小動脈擴張，並加心臟搏出量，增加腦血管流量，減少腦血管之阻力。
適應症 [衛核]末梢血行障礙之緩解、內耳循環障礙所引起諸症狀之緩解
[非衛核](1)治療末梢血管的疾病，例如Raynaud疾病，夜間腳部強直，糖尿病的血管疾病和閉塞性靜脈炎。(2)緩解內耳的循環障礙，如耳蝸細胞斑狀的或壺腹的缺血；迷路的動脈痙攣或阻塞。
用法用量 (1)口服：3~12mg，每天3~4次。(2)注射：2.5~5mg，每天1~3次，肌注或將5針加入500ml葡萄糖或鹽水中作靜脈滴注。約5小時注射。
不良反應 心悸，(如減量即可消失)。

45205 CYCLANDELATE

Rx 100 MG/膠囊劑(C);

商　名
Vesselon®(新喜國際)

藥理作用 本藥能夠直接鬆弛血管的平滑肌，對於交感神經分佈的血管沒有顯著作用。
適應症 [衛核]末梢血管循環障礙
[非衛核]缺血性末梢血管疾病如：Raynaud's症，間歇性跛行和動脈硬化閉塞症等的輔助療法。
用法用量 起始劑量400mg，每天3~4次；一般維持劑量每天400~800mg，分2~4次服用。
不良反應 潮紅、眩暈、發汗、頭痛、虛弱、心跳過快、胃腸不適。
醫療須知 1.以下患者與孕婦或授乳的母親服用本藥宜小心：閉塞性的冠狀動脈症病、腦血管病變、活性出血或有出血傾向、青光眼。
2.告訴患者，當治療之前，會產生潮紅、頭痛和心跳過快，但是，通常稍微降低劑量，這些狀況就會消失。

45206 ETHAVERINE (ETHYLPAPAVERINE) HCL

孕C 乳? 泄 肝/腎

Rx 100 MG/錠劑(T);

商名

Ethapin®(龍杏/汎生)
Ethavin®(衛達) $2.79/T(100MG-PIC/S)
Seton®(回春堂)

藥理作用 本藥能夠直接鬆弛血管平滑肌，尤其是冠狀動脈、大腦動脈、肺動脈或末梢動脈痙攣時。

適應症 **[衛核]伴隨小動脈痙攣之腦血管及末梢血管循環障礙、胃腸道及生殖泌尿系統痙攣**

用法用量 1天3次，1次100mg，嚴重者200mg，慢性循環障礙者需長期及治療。

不良反應 噁心、腹部不適、食慾不振、思睡、身體不適、頭痛、發汗、潮紅、睏倦、低血壓、眩暈、皮膚發疹、呼吸抑制、心臟抑制、心律不整。

醫療須知 **1.青光眼患者禁用，孕婦或哺乳婦暫勿用為宜。**
2.服用本藥須監測血壓及呼吸速率，若發生低血壓或呼吸抑制，就要停藥。

45207 GINKGO BILOBA EXTRA

Rx 40 MG/錠劑(T); 3.5 MG/ML/注射劑(I); 40 MG/ML/液劑(Sol); 40 MG, 40 MG/ML/滴劑(D);

商名

Bilokan®(濟生/中豪)
Biokin®(明德) $1.68/T(40MG-PIC/S)
Bosu®(明德/松林)
Braixin Drops®(美西/合成)
Cefmalquin®(應元/汎生)
Cegolin®(衛達) $1.68/T(40MG-PIC/S), $2/T(40MG-PIC/S-箔),
Circulon Drops®(寶齡富錦)
Circulon®(寶齡富錦) $1.68/T(40MG-PIC/S),
Cirliton Drops®(應元) $176/D(40MG/ML-PIC/S-30ML),
Cirliton®(黃氏/福又達)
Coryol®(SALUTAS/諾華)
Dorisin®(十全) $2/T(40MG-PIC/S-箔), $1.68/T(40MG-PIC/S)
Enbosun®(信東) $24.4/I(3.5MG/ML-PIC/S-5ML),
Enhancir®(應元) $24.4/I(3.5MG/ML-PIC/S-5ML)
Eumed Drops®(美西)
Gibber S.C.®(應元) $1.68/T(40MG-PIC/S),
Giko Drops®(黃氏) $176/Sol(40MG/ML-PIC/S-30ML),
Gina'Ex®(東洋/辰田)
Ginbinin S.C®(利達) $1.68/T(40MG-PIC/S)
Ginbonin®(皇佳/歐業)
Ginbonin®(約克)
Gincare®(永信) $1.68/T(40MG-PIC/S), $2/T(40MG-PIC/S-箔)
Ginflow®(元宙)
Gingonin®(元宙) $1.68/T(40MG-PIC/S), $2/T(40MG-PIC/S-箔)
Ginkgo Biloba®(羅得) $1.68/T(40MG-PIC/S), $2/T(40MG-PIC/S-箔)
Ginkgo Drops®(正和)
Ginkgo Forte Solution®(濟生)
Ginkgo S.C.®(正和) $1.63/T(40MG)
Ginkgo®(正和) $1.63/T(40MG)
Ginkgocentrate®(杏輝) $2/T(40MG-PIC/S-箔), $1.68/T(40MG-PIC/S)
Ginkgoton®(明大) $1.68/T(40MG-PIC/S),
Ginkgoxin®(永信/永甲)
Ginkoba Drops®(皇佳)
Ginkoba®(皇佳) $1.68/T(40MG-PIC/S)
Ginkofar®(Biofarm/康百佳)
Ginkon®(強生) $1.68/T(40MG-PIC/S)
Ginkon®(明大) $1.68/T(40MG-PIC/S), $2/T(40MG-PIC/S-箔)
Ginloba®(保瑞/聯邦) $1.63/T(40MG)
Gintec®(壽元) $24.4/I(3.5MG/ML-PIC/S-5ML)
Golden Energy®(信東)
Guanxin Ginkgo Biloba®(信東/麥迪森)
Inlife Ginkgo Biloba®(信東/榮民)
Jinbo®(優生) $1.68/T(40MG-PIC/S)
Kinthree Film®(永勝) $2/T(40MG-PIC/S-箔), $1.68/T(40MG-PIC/S)
Kuanhsinhuosieh®(長安)
Mylin®(成大) $1.68/T(40MG-PIC/S),
Neogin®(QUEST/鵬瑋)
Rivosin F.C®(優良/健喬信元) $1.63/T(40MG)
Rivosin®(健康化學/健喬信元)
Schnin Drops®(中化)
Schnin®(中化)
Shieshshun S.C.®(利達/愛康)
Shinlicin®(人生) $1.63/T(40MG)
Tenfon Ginkgo Drops®(黃氏)
Tenfon Ginkgo S.C.®(黃氏)
Tinsan®(井田) $1.68/T(40MG-PIC/S)
Trentine®(南光) $1.68/T(40MG-PIC/S), $2/T(40MG-PIC/S-箔),
Veincurrent Drops®(大豐)
Veincurrent®(大豐) $1.68/T(40MG-PIC/S),
Vigor Drops®(順生)
Xington Drops®(汎生)
Zhimaineng Ginkgo Biloba®(永勝/惠勝)

藥理作用 本藥是銀杏葉萃取物(1)能清除人體代謝過程所產生的過氧游離基，(2)可抑制血小板的凝集和微細血栓的形成，(3)增加腦循環的血流量，(4)具末梢血管擴張作用。

適應症 **[衛核]末梢血管循環障礙。**
[非衛核]1.急慢性腦機能不全及其後遺症：記憶力衰退，腦震盪後遺症，中風，老人失智症。2.末稍循環障礙：間歇跛行症，雷諾氏症候群，手腳麻冰冷，各種動脈閉塞症。3.眼科之神經障礙：糖尿病性網膜症，視力模糊，慢性青光眼。4.耳科之神經障礙：耳鳴眩暈，美尼爾氏症，聽力減退。

用法用量 口服−1天3次，每次2錠，連續2~3星期。

45208 GINKGO BILOBA EXTRACT (EGb761)

℞ 40 MG/錠劑(T); 40 MG/ML/液劑(Sol); 40 MG/ML/滴劑(D);

商 名

Bilokan Drops®（DR. WILLMAR/易陞）
Bilokan®（DR. WILLMAR/易陞）
Gingo®（中化/福又達）
Ginko®（壽元）$1.68/T(40MG-PIC/S),
Shunlinin®（衛達/易陞）
Tristone Drops®（明大/壽元）
Vigor Drops®（旭能/扶陞）

藥理作用 本藥含銀杏葉萃取物40mg，其中含ginkgo flavone glycosides24%，terpene lactones6%，前者能清除人體代謝過程所產生的過氧游離基，防止體內的脂質過氧化，故可抑制血小板凝集及微細血管栓塞之形成；後者為抗血小板活化因子之成份(platelet activating factor antagonist)，因為血小板活化因子與發炎、過敏、支氣管收縮、腦水腫、血栓等疾病有密切關連；另外實驗證據顯示尚有以下之作用：
1.末梢血管擴張作用。2.增加腦循環的血流量。3.促進身體對氧及葡萄糖的利用。4.增強組織對缺血狀態的耐受性。5.改善血液循環，調整適當血壓。

適 應 症 [衛核]末梢血行障礙之輔助治療。
[非衛核]1.急慢性腦機能不全及其後遺症：記憶力衰退，腦震盪後遺症，中風，老人失智症，疲勞之恢復。2.末梢循環障礙：間歇跛行症，雷諾氏症候群，手腳麻痺冰冷，各種動脈閉塞症，動脈硬化症，下肢創傷、潰瘍之回復(骨折、火傷等)。3.眼科之神經障礙：糖尿病性網膜症，視力模糊，慢性青光眼。4.耳科之神經障礙：耳鳴眩暈，梅尼爾氏症，聽力減退。5.小兒氣喘。

用法用量 1.口服−1天3次，每次1~2錠(相當於滴劑20~40滴)，連續6~8星期。
2.IM，IV−每天1針。嚴重周邊循環障礙，用本藥2~5針加入500ml 注射液中靜注。

不良反應 極少數會有輕微腸胃不適、頭痛或皮膚過敏反應。

醫療須知 a.依據中醫藥典記載，銀杏的種子(白果)只具有止咳平喘的功效，無法促進血液循環、改善神經障礙，購買銀杏製劑前，請務必仔細閱讀包裝上之成份標示，認清使用的部位。
b.特殊之銀杏葉萃取物EGb761®的商標及製程專利專屬於原開發廠德國舒培藥廠(Dr. Willmar Schwabe)。

45209 ISOXSUPRINE

孕C 乳 − 泄 血液 ½ 1.25h

℞ 10 MG/錠劑(T);

商 名

Isoprin®（優良/一成）$0.78/T(10MG)
Isoprine S.C.®（衛肯）$1.5/T(10MG-PIC/S)
Isoxine®（生達）$1.5/T(10MG-PIC/S)

藥理作用 本藥能夠直接鬆弛血管的平滑肌，它能持續的活化血管的β-腎上腺素激性受體，結果會使骨骼的休息時血流量增加。本藥也會鬆弛支氣管，胃腸子宮的平滑肌。

適 應 症 [衛核]末梢血管循環障礙、先兆性流產
[非衛核](1)本藥可緩解末梢和腦血管不全的症狀。(2)經痛(通常月經前1~3天開始服用，直到症狀解除)。

用法用量 口服−10~20mg，每天3~4次。IM−嚴重或急性狀態下，5~10mg，每天2~3次。

不良反應 噁心、嘔吐、胃腸不適、眩暈、心悸、顏面潮紅。

醫療須知 1.若isoxusprine用於延遲早產，監測母體及胎兒是否有低血壓及不規律快速心跳。
2.若母親曾服isoxsuprine，其新生兒可能有低血鈣、低血糖、腸阻塞症狀。

45210 NICERGOLINE

℞ 5 MG, 10 MG/錠劑(T);

商　名

Acerine S.C.®（衛達）$3.85/T(10MG-PIC/S), $2.3/T(5MG-PIC/S),
Ceborin S.C.®（健喬信元）
Ceramon S.C.®（仁興）
Cereline®（皇佳）$2.27/T(5MG)
Marion®（利達）$3.85/T(10MG-PIC/S), $2.3/T(5MG-PIC/S)
Nicer®（黃氏）
Nigoline®（元宙）$3.85/T(10MG-PIC/S)
Nixo®（華興）$2.3/T(5MG-PIC/S), $3.85/T(10MG-PIC/S),
Sermion® ◎ (PFIZER/暉致) $2.3/T(5MG-PIC/S), $3.85/T(10MG-PIC/S),
Seromin S.C.®（優生）$3.85/T(10MG-PIC/S)

藥理作用 腦血管不全與周邊血管功能不全症候群。

適 應 症 **[衛核]末梢血管循環障礙**

用法用量 口服：5~10mg，每天3次。肌注：2mg每天2次。靜脈滴注：2~4mg加入100ml鹽水中，每天1~2次。

不良反應 胃腸不適、眩暈。

45211 PAPAVERINE

孕C 乳？ 泄 肝 t½ 90m

Rx 15 MG, 30 MG/錠劑(T); 20 MG/膠囊劑(C);

商　名

Papaverin®（應元/豐田）$0.6/T(15MG)
Papaverine®（人生）
Papaverine®（強生）$1.5/T(30MG-PIC/S),
Papaverine®（應元/豐田）$1.03/T(30MG),
Papaverine®（新喜國際/聯輝）
Papaverine®（福元/華琳）$0.6/T(15MG)

藥理作用 本藥能夠直接的鬆弛血管的平滑肌，此與自主神經的分佈無關，它主要作用在冠狀動脈，腦血管，肺部和全身性末梢血管。本藥還能抑制心肌的傳導和興奮性，以及延長不應期。此外，它還會直接作用在肌肉的纖維，能鬆弛大部份其他的平滑肌(如支氣管、胃腸道、膽道、子宮)。

適 應 症 **[衛核]氣管、輸膽管、腸、輸尿管、膀胱、子宮、動脈之痙攣**

用法用量 (1)口服−100~300mg，每天3~5次。(緩慢釋出的劑型−150mg，每8~12小時服用1次)。
(2)IM，IV−30~120mg，每 3小時1次。

不良反應 (口服使用較不常見)噁心、腹部疼痛、發汗、潮紅、虛弱、便秘、腹瀉、口乾、AV阻斷、搔癢、起疹、眼球顫震、陰莖持續勃起。

醫療須知 **1.下列患者服用本藥宜小心：青光眼、心肌抑制，或有心律不整的病歷者。**
2.不要將本藥的注射劑型添加在乳酸生理食鹽水中，因為會產生沈澱反應。

45212 PYRIDINOL CARBAMATE

Rx 250 MG/錠劑(T);

商　名

Atherosin®（華盛頓）

藥理作用 (1)抗bradykinin的作用。(2)預防血栓形成，而造成動脈粥狀硬化。

適 應 症 **[衛核]末梢血管循環障礙**

用法用量 每天4錠，分2~4次服用。

不良反應 胃部不適、肝障礙。

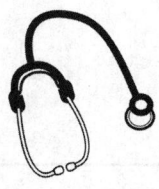

第六篇
作用在血液系統的藥物
Drugs Acting on the Blood System

血液系統

全身的血液循環：
「大循環」的動脈血自左心室流出，經主動脈、動脈，把血液運送到各組織器官。靜脈血則由上、下腔靜脈匯集，注入右心房與右心室。
「小循環」的血液從右心室流出，經肺動脈至肺微血管，與肺泡內氣體完成氣體交換。

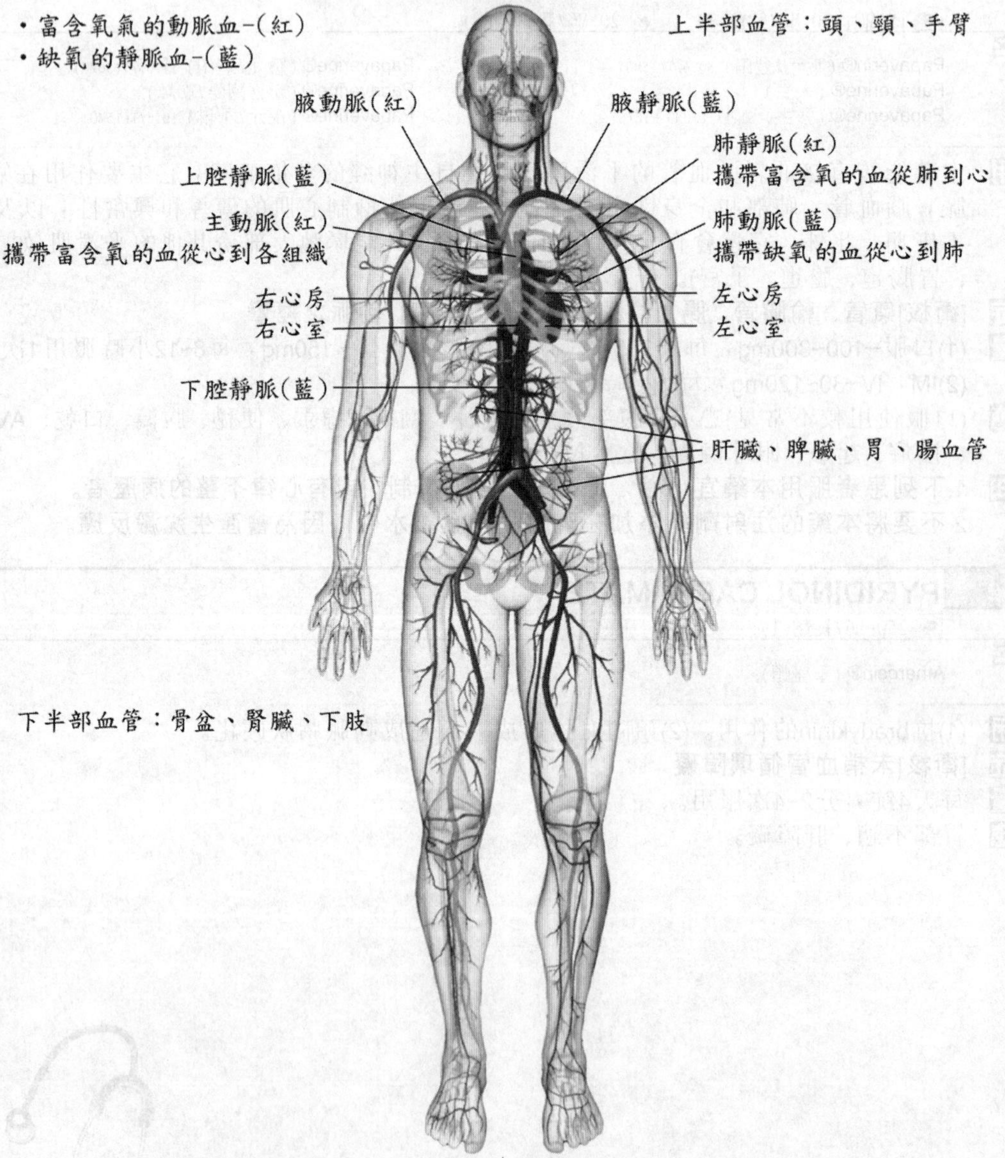

血液是萬能的液體，藉由血液的流動循環，血液將氧氣及營養物質帶到身體各處，也將器官組織新陳代謝後剩餘的廢物適當排除；免疫細胞經由血液被帶到病原入侵處，執行抵禦功能；如有血管破損出血，也可以藉由血液中的凝血因子的作用修補止血。

血液在心臟及血管腔內單方向流動，靠著心臟收縮來推動血液循環，心臟每次收縮約輸出70毫升血液，平均全身的血液40秒鐘即可經過心臟一次。血液成分可大致區分為血漿和血球，血漿中的蛋白質是由身體各個器官製造出來，再放到血液中；血球不是由血液製造，而是由骨髓製造成熟後，再釋放到血液中。血漿中的各種成分各具有不同重要功能，例如白蛋白調節血液的黏稠度；抗體可以辨認外來病菌所帶的抗原，幫助免疫系統清除病菌；葡萄糖、胺基酸、脂肪酸等提供身體各組織器官需要的營養；纖維蛋白原及各式凝血因子能幫助血管壁的修補及止血；荷爾蒙提供信息調節身體的代謝及反應；脂蛋白幫忙血脂肪的運送及代謝；水分則可以調節體溫等等。

第六篇表：血液系統有病變的警訊及其原因

血液檢查	症狀	常見可能原因
白血球上升	無明顯症狀	感染
血紅素不足	頭暈，無力，喘，昏倒	缺鐵性貧血，B12 或葉酸缺乏，慢性腸胃道出血，地中海型貧血，溶血
血小板低下	出血點，瘀血，牙齦或黏膜出血，月經不止	原發性血小板低下紫斑症，藥物副作用
白血球低下	抵抗力下降，容易感染	藥物或放射治療
血紅素過高，血小板過高	無明顯症狀	長期抽菸，慢性阻塞性肺疾病，脾臟切除後，甲狀腺機能異常
凝血功能異常	瘀血，牙齦或黏膜出血	血友病，類血友病，抗凝血藥物

健保給付規定：

注射藥品之使用原則：

(一)注射藥品使用時機，應以經醫師診斷後，判斷病情需要且病人不能口服，或口服仍不能期待其有治療效果，記明於病歷表者，方得為之。(86/1/1)

(二)因病情需要，經醫師指導使用方法由病人持回注射之藥品包括：

1.治療糖尿病之insulin及GLP-1受體促效劑。(109/12/1)

2.CAPD使用之透析液。

3.CAPD使用之抗生素及抗凝血劑(至多攜回二週)。

4.Desferrioxamine(如Desferal)。

5.慢性腎臟功能衰竭，使用紅血球生成素(至多攜回二週，如因特殊病情需要，需敘明理由，得以臨床實際需要方式給藥，惟一個月不超過20,000U(如Eprex、Recormon)或100mcg(如Aranesp、Mircera)為原則)。(98/9/1)

6.治療白血病使用之α-interferon(至多攜回二週)。

7.G-CSF(如filgrastim；lenograstim)(至多攜回六天)。(98/11/1)

8.生長激素(humangrowthhormone)(至多攜回一個月)。

9.門診之血友病人得攜回二~三劑量(至多攜回一個月)第八、第九凝血因子、繞徑治療藥物、第十三凝血因子備用，繼續治療時，比照化療以「療程」方式處理，並查驗上次治療紀錄(如附表十八之一-全民健康保險血友病患者使用第八、第九凝血因子在家治療紀錄等)及申報費用時上傳上述治療紀錄表電子檔。醫療機構、醫師開立使用血液製劑時，應依血液製劑條例之規定辦理。(86/9/1、92/5/1、100/4/1、108/10/1、109/2/1)

10.於醫院內完成調配之靜脈營養輸液(TPN)，或不需調配之靜脈營養輸液，可攜回使用。(85/10/1、93/12/1、111/1/1)

11.肢端肥大症病人使用之octreotide、lanreotide(如Sandostatin、Somatuline等)至多攜回一個月，另octreotide(如Sandostatin等)需個案事前報准(93/12/1)。lanreotideinj30mg(如Somatuline)每次注射間隔兩週(88/6/1)，octreotideLAR(如SandostatinLARMicrospheresforInj.)每次注射間隔四週(89/7/1)。

12.結核病病人持回之streptomycin、kanamycin及enviomycin注射劑(至多攜回二週)。(86/9/1)

13.抗精神病長效針劑(至多攜回一個月)。(87/4/1)

14.低分子量肝凝素注射劑：金屬瓣膜置換後之懷孕病患，可准予攜回低分子量肝凝素注射劑自行注射，但至多攜回兩週。(90/11/1)

15.Apomorphinehydrochloride10mg/mL(如Apo-GoPen)：限使用於巴金森氏病後期產生藥效波動(on-andoff)現象，且經使用其他治療方式無法改善之病患使用，每人每月使用量不得超過20支。(91/2/1、99/11/1)

16.罹患惡性貧血(perniciousanemia)及維生素B12缺乏病患，如不能口服者或口服不能吸收者，得攜回維生素B12注射劑，每次以一個月為限，且每三個月應追蹤一次。(91/4/1)

17.患者初次使用aldesleukin(如ProleukinInj)治療期間(第一療程)，應每週發藥，俾回診觀察是否有無嚴重之副作用發生。第一療程使用若未發生嚴重副作用，在第二療程以後可攜回兩週之處方量。(91/12/1)

18.慢性病毒性B型肝炎、慢性病毒性C型肝炎所使用之長效型干擾素或短效型干擾素，至多攜回四週之使用量。(92/10/1)

19.類風濕關節炎病患使用etanercept；adalimumab注射劑，需個案事前審查核准後，並在醫師指導下，至多可攜回四週之使用量。(93/8/1)

20.含teriparatide成分注射劑。(103/9/1)

21.含interferonbeta-1a成分注射劑。(103/9/1)

22.含interferonbeta-1b成分注射劑。(103/9/1)

23.含glatiramer成分注射劑。(103/9/1)

24.Fondaparinux(如Arixtra)用於靜脈血栓高危險病患，接受人工髖或膝關節置換術或再置換術後，預防其術後之靜脈血栓(VTE)。(111/3/1)

(三)電解質及營養靜脈補充輸液之使用，應說明理由並有明確需要，以積極治療為目的，始得為之。

(四)癌症病人使用之morphine及化學治療藥品，於院內經醫師或藥師完成調劑作業後，亦可由病人攜回使用。(85/10/1)

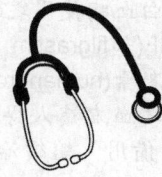

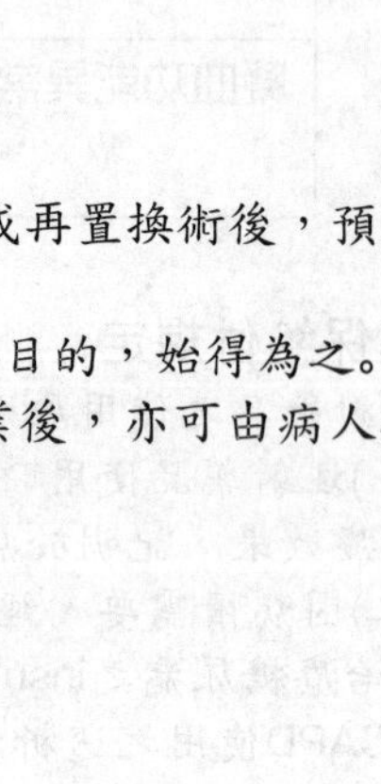

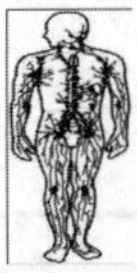

第四十六章
抗貧血的藥物

Antianemic drugs

正常人的紅血球數男性為500萬/ℓ㎣，血色素量為100%，女性為450萬/ℓ㎣，血色素量為90%。因此，凡是紅血球數目在400萬，血色素在80%以下時，即謂其罹患貧血症。貧血症在世界衛生組織定義為：男性血紅素濃度低於13g/dL，女性血紅素濃度低於12g/dL。急性貧血症狀包含心跳加快、頭暈目眩、呼吸困難；慢性貧血的症狀則是虛弱、疲勞、頭痛、暈眩和臉色蒼白。

表 46-1 貧血種類

	原　　因	特徵的症狀
鐵缺乏性貧血	鐵的缺乏(成長期，妊娠，急性慢性的出血等)	匙狀指甲，異食症，吞嚥困難，口角炎，舌炎等
巨赤芽球貧血	維他命 B_{12}的缺乏(胃切除後，局限性腸炎，腸結核等)，葉酸的缺乏(alcohol)過度，妊娠長期的人工營養等)	舌的疼痛，食欲不振，胃部不適，四肢的痲痺感等
惡性貧血(萎縮性胃炎引起內因性的胃分泌減少為其原因)	維他命 B_{12}的缺乏	白血球和血小板減少，食欲不振，胃部不適，四肢痲痺感，知覺異常，舌炎，肌力低下，白髮等
溶血性貧血	紅血球崩壞的亢進，藥劑包括：青黴素、methyldopa、mefenamic acid、chlorpromazine、rifampicin	黃胆，脾臟腫，血清間接膽汁色素增高等
再生不良性貧血	造血幹細胞的障礙，藥劑包括：chloramphenicol、amphotericin B、thiamazole、indomethacin、phenacetin、trimethadione、phenytoin、chlorpromazine	泛血球減少，出血傾向，易感染狀態等

一般用於治療各種類型貧血的藥物，包括口服和胃腸外投與的鐵劑，維生素B12和葉酸。很多貧血症是於缺乏正常紅血球形成所必須的營養素，有些則由於其他的因素引起的(如潰瘍，惡性腫瘤)，因此，除了上述的藥物以外，其他可用來校正異常的方法，都能成功的治療貧血症。自行買抗貧血的藥物來治療一定不可以，因為自行服藥獲得的療效會遮蔽許多嚴重疾病的症狀，如小腸出血。

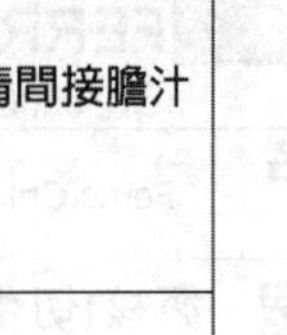

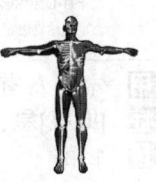

§ 46.1 鐵劑

各類型的含鐵製劑(如膠囊、栓劑、液劑、注射劑)可以做為缺鐵性貧血的置換療法。口服劑型較佳，至於胃腸外投與的鐵劑大都限於對口服耐受不能的患者。

46101 IRON 類藥物總論

類別 FERROUS FUMARATE　IRON DEXTRAN

藥理作用 1.各類型的含鐵製劑(如膠囊、栓劑、液劑、注射劑)可以做為缺鐵性貧血的置換療法。口服劑型較佳，至於胃腸外投與的鐵劑大都限於對口服耐受不能的患者。
2.本藥可置換不足量的鐵，因此，可以改正血紅素球蛋白和組織的缺乏。鐵是血紅素球蛋白的主要成份，因為血紅素球蛋白在運輸氧氣時，需要2價的鐵離子，本藥還可校正紅血球異常的外形。

適應症 1.預防和治療缺鐵性的貧血症。
2.當鐵需要量增加時，如懷孕，快速生長持續的出血，可做為預防性治療。

用法用量 參見產品各論。

不良反應 胃腸刺激、噁心、便秘。過量引起的反應，包括嘔吐、下痢、思睡、腹疼、胃和腸的靡爛、低血壓、虛弱的脈搏、休克、痙攣、心臟血管虛脫、肝壞死。

醫療須知 **1.在處方鐵劑之前，先要測定患者的血球數和血紅素蛋白，如果可能的話，也要估計所攝取之飲食的含鐵量，以及患者所服用的藥物導致貧血症(如quinidine，抗發炎劑，sulfonamides)。**
2.告訴患者服用鐵劑會使糞呈黑色或暗綠色，此並非胃腸出血的徵兆。
3.如果需要的話，鐵劑要與食物一起服用，這樣可減輕胃腸的刺激(然而，卻會進一步減低到它的吸收)。
4.教導患者服用鐵的液劑要使用吸管，因為鐵的液劑會污染牙齒，所以，在服用藥物後要馬上漱口。

46102 FERRIC CHLORIDE

50000 MG/液劑(Sol)；

商名 Ferric Chloride®(健康化學/慶豐)

適應症 **[衛核]切傷、刺傷、擦傷等輕出血時之止血**

46103 FERRIC GLUCONATE

300 MG/錠劑(T)；

商名 Ferrous®(井田/天下)

適應症 **[衛核]各種鐵缺乏性貧血症**

用法用量 1天1amp緩慢靜注(2分鐘以上)。可與葡萄糖液，林格氏液，Vit B1及B2混合注射。

不良反應 偶有一時性輕度之噁心、嘔吐。

46104 FERRIC HYDROXIDE

孕 A 乳 ?

Rx 20 MG/ML/注射劑(I)；

商名 Fe-Back®(南光) $35.2/I(20MG/ML-PIC/S-2ML), $65/I(20MG/ML-PIC/S-5ML)　Ferrum®(壽元/泰宗) $65/I(20MG/ML-PIC/S-5ML), Feva®(壽元)

藥理作用 本藥為有機鐵製劑，可迅速、安全又有效地補充鐵質，提昇血紅素值。

適應症 **[衛核]急、慢性失血、貧血、手術後鐵質缺乏症。**

用法用量 1.第一天：2.5毫升，相當於50mg三價鐵離子。第二天：5毫升，相當於100mg三價鐵離子。第三天：10毫升，相當於200mg三價鐵離子。以後每星期二次，每次10mg或視血色素而定。

2.每日最高劑量：體重5kg以內兒童1.25毫升。體重5~10kg兒童2.5毫升。成人10毫升。

3.人體需補充的三價鐵最大總劑量之計算方式：以mgFe計算最大總劑量：=體重(kg)x(15-Hb g/100ml)x2.4+500。

不良反應 極少患者有過敏性反應(anaphylactoidreactions)。發癢或不快感，遇上述症狀時宜立即停藥。

46105 FERRIC HYDROXIDE POLYMALTOSE COMPLEX

孕 C 乳 ?

Rx 100 MG/錠劑(T); 150 MG/膠囊劑(C); 50 MG/ML/滴劑(D);

商　名

Dafuten®（信隆）$2.88/C(150MG-PIC/S)
Ferich®（衛達/瑩碩）$2.88/C(150MG-PIC/S)
Ferrum Hausmann Chewable® ◎ (VIFOR/泰宗) $3.01/T(100MG-PIC/S),
Ferrum Hausmann Drops® ◎ (Corden/泰宗)
Fuirons®（強生）$2.88/C(150MG-PIC/S)
Hemonia®（DONGKOO/百德健）
Hote Chewable®（優生）$3.01/T(100MG-PIC/S),
Irome®（寶齡富錦）$2.88/C(150MG-PIC/S)
Iron Beauty Chewable®（正和）$3.01/T(100MG-PIC/S),
Irotex Chewable®（皇佳）$3.01/T(100MG-PIC/S)
La Ferrum Chewable®（旭能/倍斯特）$3.01/T(100MG-PIC/S),
Putan Chewable®（應元）$3.01/T(100MG-PIC/S),
Suntey®（元宙/健得方）$3.01/T(100MG-PIC/S)
Tedalin Chewable®（元宙）$3.01/T(100MG-PIC/S)
Yetan Chewable®（應元/豐田）$2.98/T(100MG)
You Tie Chewable®（井田）$3.01/T(100MG-PIC/S)

藥理作用 由於此要快速的吸收，高度的鐵利用，有效的增加Hb，以及優良的耐藥性，它為鐵質不足之貧血症提供一個很理想的調整。此藥不會沾染牙齒或提高腸黏膜的刺激，而且相當美味及很容易接受，所以即使是很困難的患者都能接受服用此藥。

適應症 [衛核]預防及治療鐵質缺乏症、缺鐵性貧血症

用法用量 1.口服：成人正常情況，每天100mg，任何時間服用均可。如果需要，劑量可增加為一天服用二次，每次100mg。為能補充體內鐵質之庫存，在血值(Hb，Ht，紅血球)正常後，最好再繼續服用1個月。

2.治療持續時間：Hb值為90克/升或以上時的劑量是每天100mg。小孩每次50mg，每天一至二次，飯前服用。

3.嬰兒：剛開始每天25mg，而後慢慢增加到每天50mg。依照鐵質不足的程度，至少連續服用1~2服用。

不良反應 可能有便秘、腹瀉、噁心、尿液顏色變暗、糞便呈黑色等現象。

醫療須知 1.糞便將呈暗黑色或暗綠色，此是以鐵治療所會發生的。

2.本藥不要和起士、優格、蛋、牛奶或咖啡等含鈣食物一起服用，以免影響本藥效果。

3.使用此藥的2小時內不要和含有鈣的補充劑、制酸劑(中和胃酸之胃藥)一起服用，應至少隔開1~2小時；使用此藥後的4小時內不要服用四環素，以免相互影響藥效。

46106 FERRIC SODIUM CITRATE

Rx 470.9 MG/錠劑(T);

商　名

Foliromin®（TSURUHARA/光亨）$2.24/T(470.9MG-PIC/S),

藥理作用 通常成人一次依鐵質1日100~200mg(2~4錠)分1~2次飯後服用。依年齡症狀酌量增減。本藥須由醫師處方使用。

適應症 [衛核]缺鐵性貧血。

不良反應 1.消化器官：噁心、嘔吐、上腹部不快感、胃/腹痛、下痢、食慾不振、便秘、胸灼熱、腹部彭滿。

2.過敏症：發疹、搔癢感、光過敏症。

3.肝臟：AST(GOT)、ALT(GPT)、Al-P之上升。

4.精神神經系統：頭痛、眩暈。

5.其他：倦怠感、浮腫。

醫療須知 1.消化性潰瘍、慢性潰瘍大腸炎、侷限性腸炎等之胃腸疾病患者(將導致病狀惡化可能)。
2.發作性夜間血色素尿症(Paroxymal Nocturnal Hemolobinuria, PNH)之患者[將導致病狀惡化可能]。
3.含鐵製劑(鐵劑、MRI用肝臟造影劑等)給藥期間之患者(有引起過剩症之虞)。
4.由於投與本劑排便將有呈現黑色情形。
5.投與本劑牙齿將暫時呈現茶褐色。此時可使用碳酸氫鈉來清除。

46107 FERROUS SULFATE
孕A 乳?

℞ 0.324 GM/錠劑(T);

商　名 Rrous® (華盛頓)

適 應 症 [衛核]缺鐵性貧血

用法用量 1天3次，每次1~3錠。

醫療須知 本藥治療3星期後若無起色可能要考慮其他的病因與療法。

46108 IRON CARBOXYMALTOSE

℞ 3600 MG/注射劑(I);

商　名 Ferinject® ◎ (IDT/裕利)

藥理作用 1.本藥注射/輸注用溶液為鐵劑複合物羧基麥芽糖鐵(ferric carboxymaltose)的膠態溶液。
2.此複合物的目的在於以受控制的方式，提供可用鐵劑給身體內的鐵質運送及儲存蛋白(分別為運鐵蛋白及鐵蛋白)。

適 應 症 [衛核]適合治療符合以下情況的成人缺鐵性貧血：
–經口服劑型之鐵劑治療無效。
–無法使用口服劑型之鐵劑。

用法用量 1.每週給予一次500mg Fe，總劑量取決於病人體重及血紅素數值，但每個治療週期的劑量上限為1500mg Fe。
2.每次給予本藥之後應觀察病人至少30分鐘，以評估是否發生不良反應。
3.本藥不得以皮下注射或肌肉注射途徑給予。未稀釋的本藥以緩慢靜脈注射5分鐘給予。稀釋的本藥以靜脈輸注(intravenous drip infusion)6分鐘給予。

不良反應 1.常見：低磷血、頭痛、頭暈(dizziness)、潮紅、高血壓、噁心、注射/輸注部位反應。
2.少見：過敏、感覺異常、味覺障礙、心跳過快、低血壓、呼吸困難、嘔吐、消化不良、腹痛、便秘、腹瀉、搔癢、蕁麻疹、紅斑、皮疹、肌肉疼痛、背痛、關節痛、四肢疼痛、肌肉痙攣、發熱、倦怠、胸痛、周邊水腫、發冷。

醫療須知 1.非經腸道劑型鐵劑可能造成過敏反應，包括嚴重且可能致命的過敏/類過敏性反應。
2.可能是有症狀的低磷酸血症(symptomatic hypophosphatemia)，應告知病人，若發生倦怠加劇合併肌肉或骨骼疼痛，須尋求醫療建議。
3.由於鐵劑過載為加重肝功能不全的因子，因此對於肝功能不全病人，特別是緩發性皮膚病變紫質症 (Porphyria Cutanea Tarda [PCT])，應避免給予非經腸道投藥的鐵劑。
4.對於有急性或慢性感染、氣喘、濕疹或異位性過敏的病人，使用非經腸道劑型鐵劑時必須審慎注意。
5.本藥給藥部位的靜脈旁外滲可能導致皮膚刺激，以及給藥部位的長期深棕色變色。如果發生靜脈旁外滲，必須立即停止給予本藥。

46109 IRON DEXTRAN
孕C 乳? 泄 內皮組織 T½ 6h

℞ 50 MG/ML/注射劑(I);

商　名 Desman®（應元）$17.4/I(50MG/ML-PIC/S-2ML)

藥理作用 本藥為ferric oxyhydroxide和低分子量dextran的衍生物，在肝、脾及骨髓之網狀內皮組織細胞可經iron dextran複合物將鐵分離。釋放出之鐵離子會與運鐵蛋白(transferrin)結合而運送至骨髓，生成血紅素。

適應症 **[衛核]鐵缺乏之急性貧血**

用法用量 1.使用iron dextran之前，停用口服鐵劑。
2.試驗劑量：初劑量之前先靜脈或肌肉注射測試劑量0.5ml(25mg)。雖然急性過敏反應通常在數分鐘內就會出現，但仍應觀察1小時以上，再給予剩餘的劑量。
3.失血時鐵質補充量：鐵補充量(mg)=血液流失(ml)x血比容(hematocrit)。
4.缺鐵性貧血：定期做血液檢查。1ml=50mg。a.成人及>15kg的兒童總需要量(ml)=0.0476xBWx(14.8-Hb)+BW/5(最大值為14)。b.5~15kg的兒童(不可用於4個月以下嬰兒)：總需要量(ml)=0.0476xBWx(12-Hb)+BW/5。[註BW為總體重(kg)，Hb為血紅素測量值]。

不良反應 常見的-噁心、胃灼熱、便秘、黑便。

46110 IRON SUCROSE COMPLEX

℞ 20 MG/ML/注射劑(I)；

商　名 Good-Fe®（台裕）$65/I(20MG/ML-PIC/S-5ML)　Su-Pu Iron®（安星）

藥理作用 1.本藥為蔗糖及多核氫氧化鐵形成之複合物。可由網狀內皮組織系統解離成鐵及蔗糖
2.血液透析患者採紅血球生成素(erythropoietin)療法時，以本藥治療4週後，可明顯增加血清鐵離子及鐵蛋白(ferritin)。

適應症 **[衛核]急、慢性失血、貧血、手術後鐵質缺乏症。**

用法用量 成人IV 1ml(20mg)以1ml/min速率注射，可增至5ml(100mg)注入至透析管或100mg溶於生理食塩水時續輸注15分鐘，1週1~3次。

不良反應 常見-噁心、嘔吐、低血壓、腿痙攣；偶有-發燒、疼痛、無力、胸痛、多血症、腹瀉、頭痛、暈眩、咳嗽；嚴重者-無防禦性休克。

醫療須知 **1.須定期監測血清鐵蛋白(ferritin)、運鐵蛋白(transferrin)飽和度、Hct及Hgb。**
2.靜脈注射治療後30分鐘內，小心監測患者是否有過敏症狀及無防禦性休克

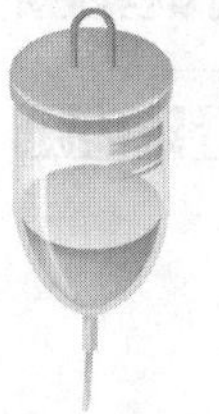

§ 46.2 其它

46201 COBAMAMIDE

孕C 乳+ 泄 腎

℞ 500 MCG, 0.25 MG, 0.5 MG/膠囊劑(C)；

商　名
Buu Shiee VItamine®（明大/華興）$1.08/C(0.5MG)
Coba B12®（應元）$1.5/C(0.5MG-PIC/S)
Cobamamide®（TSURUHARA/光亨）
Cobamamide®（世達/中菱）$1.08/C(0.5MG),
Cobamamide®（應元/豐田）$1.5/C(0.25MG-PIC/S), $2/C(0.25MG-PIC/S-箔)
Cobamamide®（明大）$2/C(0.5MG-PIC/S-箔), $1.5/C(0.5MG-PIC/S),
Cobamamide®（正和）$1.5/C(0.5MG-PIC/S), $2/C(0.5MG-PIC/S-箔),
Cobamamide®（龍杏/新功）
Cobasae-B12®（永吉）
Hicobal®（政德）$1.5/C(0.5MG-PIC/S)
Hokuramine®（福元）$1/C(0.25MG)
Pawsanlon®（人生）$1.08/C(0.5MG)

藥理作用 本藥為輔酶B12，作用介乎cyanocobalamin與hydroxocobalamin之間。

適應症 **[衛核]惡性貧血、巨胚紅血球性貧血、出血性貧血、具有神經合併症之惡性貧血。**

用法用量 口服：500~1500μg，分1~3次服用。注射：1天200~500ugIM。孕婦危險等級Ⓐ，若大於RDA，則為Ⓒ。

46202 CYANOCOBALAMIN (VITAMIN B12)

孕C 乳? 泄 腎 除 6D

Rx 1 MG/錠劑(T); 1 MG/膠囊劑(C);

商名 Souriree Comceb®(盈盈) Vitamin B12®(強生) $1.5/T(1MG-PIC/S)

藥理作用 1.本藥為紅血球正常細胞生長成熟，以及核蛋白合成，維持神經系統(髓鞘合成)等功能所必要的成份。

2.提供所需要的維生素B12以逆轉由於胃腸吸收飲食中B12不足所引起的缺乏狀態，而使巨胚紅血球成熟為正常的紅血球。

3.本藥還可改善胃腸的功能，緩解大部份的神經症狀(如鈍重感、刺痛、心智混亂、協調不能)以及停止更進一步的神經損害。

4.對細胞分裂存活有幫助，增進能量和記憶力，促進神經系統健全，促進生長發育。

適應症 [衛核]惡性貧血症、出血性貧血、具有神經合併症之惡性貧血、巨紅血球性貧血、巨胚紅血球性貧血、維他命Ｂ１２缺乏症

[非衛核](1)預防由於需要量增加(懷孕、出血、惡性腫瘤、甲狀腺、肝、腎的疾病)或飲食攝取不足(如貧窮、饑荒、酒精中毒、素食者)所引起的維生素B12缺乏。(2)進行維生素B12的吸收試驗(Schilling試驗)。

用法用量 1.(按照B12缺乏的程度有所不同)惡性貧血：成人：口服–每天500~1,000mcg(如果胃腸吸收受損)。IM，SC–每天30mcg，連續5~10天，然後每個月100~200mcg。孩童：每次劑量100mcg，至2個星期總量1~5mg；然後，每個月的劑量為60mg。

2.Schilling試驗：在口服放射性鈷–B12(0.5~1mcg)後，IM注射1,000mcg，收集24小時的尿液，測定其放射性。如果尿液排出的B12低於5%表示吸收受損(正常的話為10%~30%)。

3.Addisonian惡性貧血：須終身注射治療，口服效果並不可靠。每日肌肉或皮下深部注射100mcg，連續6~7天。若臨床症狀改善且網狀血球反應，則隔天注射100mcg，7次劑量後，注射間隔3~4天，持續2~3週。維持劑量為 每月注射100mcg，需要時得併用folic acid。

4.其他vitamin B缺乏症患者：嚴者患者在檢驗結困出來前可先給予vitamin B和folic acid治療。兒童可每次用100mcg，在2週或長的期間內，總劑量1~5mg。維持劑量為每4週30~50mcg。投藥後48小時內，要密切監測血鉀，必要時應補充鉀。

不良反應 暫時性下痢，癢，潮紅，性紅血球增多症，末梢血管栓塞，發疹，低血鉀，肺水腫，鬱血性心衰竭，無防禦性休克反應(anaphylactic shock)。

醫療須知 1.要知道B12含量低於500mcg的製劑不能用於治療惡性貧血，不過，僅可用於營養的補充劑(參見第26章)。

2.口服B12和餐食一起使用，會增加吸收(食物會刺激內因子的產生)。避免藥物橘汁混合，因為壞血酸(ascorbic acid)對B12的穩定性會產生不良反應

3.惡性貧血的患者要胃腸外投與維生素B12，因為口服投與不可信賴，長期口服會造成永久性的神經併發症。

4.如果缺乏胃內因子也會造成惡性貧血。所以作過胃部切除手術的患者，必須以注射方式定期補充維他命B12。

5.貯存條件：避光。

46203 DEFERIPRONE

Rx 500 MG/膠囊劑(C);

商名 Kelfer®◎ (CIPLA/康寧) $60/C(500MG-PIC/S).

適應症 [衛核]重型海洋性貧血(THALASSEMIA MAJOR)病人，使用DEFERRIOXAMINE治療不理想或無法接受時；或在醫師嚴格監測不良反應(如:白血球數目、肝功能狀況等...)下，與DEFERRIOXAMINE合併使用。

用法用量 成人和大於2歲的孩童：每公斤25mg，一天3次，最大劑量100mg/公斤/天。

不良反應 嘔吐、噁心、腹痛、食慾增加、紅/棕色尿液、中性球缺少症、鋅缺乏症、關節痛。

46204 FOLIC ACID(VITAMIN B9)

孕A/C 乳 +

Rx

1 MG, 1.04 MG, 5 MG, 10 MG/錠劑(T);

商名

Folacin®(強生) $2/T(5MG-PIC/S-箔), $1.5/T(5MG-PIC/S)
Folic Acid®(榮民) $1.5/T(5MG-PIC/S), $2/T(5MG-PIC/S-箔)
Folic®(人人) $2/T(5MG-PIC/S-箔), $1.5/T(5MG-PIC/S), $1.5/T(10MG-PIC/S)
Folic®(元亩) $1.5/T(5MG-PIC/S), $2/T(5MG-PIC/S-箔), $1.5/T(10MG-PIC/S), $2/T(10MG-PIC/S-箔)
Folic®(應元) $2/T(5MG-PIC/S-箔), $1.5/T(5MG-PIC/S),
Folic-Aid®(信隆) $2/T(1MG-PIC/S-箔), $1.5/T(1MG-PIC/S)

藥理作用 1.本藥在體內會轉化成tetrahydrofolic acid，這種代謝物是合成嘌呤和嘧啶所必須的，然後再形成核酸(DNA與RNA和蛋白質)。缺乏folic acid會損壞骨髓裡血球前驅物的形成
2.孕婦需要量比一般人多，以防嬰兒先天性神經缺陷，促授乳，蛋白質代謝，紅血球形成。
3.止痛，增進食慾、生長發育、幫助老人頭腦靈敏。
4.孕婦用藥安全等級A；如使用劑量在每日0.8mg以上則為C。

適應症 **[衛核]巨細胞性貧血、嬰兒巨初紅血球性貧血、孕婦惡性貧血。**
[非衛核]治療由於folic acid缺乏引起的巨胚紅血球貧血症，通常發生在營養不足，酒精中毒，懷孕，嬰孩，熱帶口瘡或乳糜瀉等病症。

用法用量 1.一般治療劑量：每天1mg在酒精中毒，溶血性貧血，慢性感染，抗痙攣劑治療以及抽煙者應增加劑量。
2.維持劑量：ⓐ嬰孩：每天0.1mgⓑ小孩(<4歲)：每天0.3mgⓒ成人或大於4歲的小孩：每天0.4mgⓓ孕婦或授乳婦：每天0.8mg。
3.RDA：成人男性每天0.15~0.2mg；成人女性每天0.15~0.18mg。

不良反應 IV注射後會發生潮紅(較少發生)、過敏反應(發疹癢、支氣管痙攣)胃腸不適，亢奮，心智混亂，抑鬱。

醫療須知 1.要知道folic acid會改血液的狀況，而隱蔽惡性貧血的症狀，可能會造成不可逆的神經損害。
2.據報告口服避孕藥、飲酒、服用barbiturates，methotrexate，pheytoin，primidone和trimethoprim，以及洗腎都會引起folic acid缺乏可以本藥補充之。
3.於懷孕及授乳期的婦女對葉酸的需要量會增加。
4.本藥治療效果在24小時內會顯現(減少身體不適，改善氣色)，而血液學狀況的改善則需3~5天。在酒精中毒，溶血性貧血，慢性感染，抗痙攣劑治療(尤其用hydantoins)時應增加正常的劑量。
5.胃腸吸收不良，使用口服給藥，在嚴重疾病或胃腸吸收障礙時使用肌注、靜注或皮下注射。
6.當含葉酸鹽的食物，包括綠色蔬菜、水果、肝和酵母，煮得太久或製成罐頭很多葉酸鹽會破壞。

46205 HYDROXOCOBALAMIN

孕A/C 乳 + 洩 腎

Rx

500 MCG, 0.5 MG, 0.53 MG, 500 MG/錠劑(T); 5000 MCG, 0.5 MG/ML, 1 MG/ML, 2.5 MG/ML, 5 MG/ML/注射劑(I);

商名

B-Red S.C.®(杏林新生)
B-Red®(杏林新生) $15/I(1MG/ML-PIC/S-1ML)
Cobamine®(政德/嘉信)
Cobamine-Oh®(信東) $15/I(0.5MG/ML-PIC/S-2ML),
Daily-Plus Chewable®(西德有機) $1.5/T(0.5MG-PIC/S)
Depo-B12®(壽元/東洲) $15/I(2.5MG/ML-PIC/S-2ML),
Hi-Ohb12®(政德) $15/I(5MG/ML-PIC/S-1ML),
Hycobal®(瑞士) $15/I(2.5MG/ML-PIC/S-2ML)
Hycobamin®(應元) $15/I(2.5MG/ML-PIC/S-2ML)
Hycomb®(瑞士) $15.4/I(5MG/ML-PIC/S-2ML)
Hycomine®(壽元/國信) $8.1/I(5MG/ML-1ML), $10.9/I(5MG/ML-2ML)
Hydroxobam®(台裕) $15/I(2.5MG/ML-PIC/S-2ML), $22/I(2.5MG/ML-PIC/S-10ML),
Hydroxocobalamin®(台裕) $15/I(1MG/ML-PIC/S-1ML), $15.4/I(1MG/ML-PIC/S-10ML)
Hydroxocobalamin®(大豐) $15/I(1MG/ML-PIC/S-1ML), $15.4/I(1MG/ML-PIC/S-10ML)
Hydroxocobalamin®(應元) $15/I(1MG/ML-PIC/S-1ML), $15.4/I(1MG/ML-PIC/S-10ML),

Hycomin® (壽元) $15/I(2.5MG/ML-PIC/S-2ML), $22/I(2.5MG/ML-10ML)
Hycomin-S® (壽元) $15.4/I(5MG/ML-PIC/S-2ML)
Hydroxocobalamin® (濟生) $2.2/I(2.5MG/ML-PIC/S-1ML), $15/I(2.5MG/ML-PIC/S-2ML), $22/I(2.5MG/ML-PIC/S-10ML),
Sepine® (大豐/汎生)
Taibamin® (台裕) $15.4/I(5MG/ML-PIC/S-2ML)
Vitamin B12® (井田)

藥理作用 1.本藥能促進細胞正常生長，再生，及紅血球成熟，且為合成髓鞘質所必需的物質。
2.孕婦用藥安全等級A；C-如使用劑量超過美國每日推薦攝取劑量或注射投與。

適應症 [衛核]顏面神經痛、神經根痛、頸臂神經炎
[非衛核]1.治療各種疼痛及神經炎(坐骨神經痛、神經系病、多發性神經炎、肩胛骨、肱骨關節、週邊炎、頸、背神經痛、外傷後之疼痛、帶狀泡疹之痛症)。
2.惡性貧血、巨赤芽球性貧血、寄生蟲性貧血、妊娠性貧血、營養性大紅血球性貧血、伴有惡性貧血之神經症狀、維他命B12缺乏症。

用法用量 口服：每天1,000~2,000ug(視病情而定)，分1~3次服用。注射：每天1次或每週1~3次(視病情而定)，每次1針IM，IV或輸注。

醫療須知 1.本藥的孕婦用藥安全級數屬A，若其劑量大於RDA或注射投與則屬C。
2.服用本藥治療B_{12}缺乏症症狀在48時內可獲得改善，3~4天後網狀紅血球濃度上昇，5~8天達高峰，紅血球數目和血紅素漸恢復正常(4~6星期內)。

46206 MECOBALAMINE (METHYLCOBALAMINE) 孕C 乳+ 泄 腎

Rx SMC

500 MCG/錠劑(T); 250 MCG, 500 MCG, 0.5 MG/膠囊劑(C); 500 MCG, 500 MCG/ML, 0.5 MG/ML/注射劑(I);

商名

Kobal® (衛達) $2/C(500MCG-PIC/S-箔), $1.53/C(500MCG-PIC/S)
Lichein® (井田) $1.53/C(500MCG-PIC/S), $2/C(500MCG-PIC/S-箔)
Mabal® (優生) $2/C(500MCG-PIC/S-箔), $1.53/C(500MCG-PIC/S)
Maiyitong® (中美兄弟/興中美) $1.53/C(500MCG-PIC/S),
Mebal® (黃氏) $2/C(500MCG-PIC/S-箔)
Mecamin® (瑞士/利達) $15/I(500MCG/ML-PIC/S-5ML), $15/I(500MCG-PIC/S-1ML)
Meco B12® (大豐/一成) $15/I(500MCG/ML-PIC/S-1ML), $15/I(500MCG-PIC/S-2ML)
Meco® (信隆) $1.53/C(500MCG-PIC/S)
Mecobal® (大豐) $15/I(500MCG/ML-PIC/S-5ML), $15/I(500MCG/ML-PIC/S-1ML), $1.32/C(500MCG), $2/C(500MCG-PIC/S-箔)
Mecobal® (政德) $15/I(500MCG/ML-PIC/S-1ML), $15/I(500MCG/ML-PIC/S-2ML),
Mecobalamin® (TOWA/秉新) $1.32/T(500MCG), $2/T(500MCG-PIC/S-箔)
Mecobalamin® (TSURUHARA/光亨)
Mecobalamin® (YOSHINDO/新鵬) $1.53/T(500MCG-PIC/S),
Mecobalamin® (安星) $8.1/I(0.5MG/ML-5ML), $15/I(500MCG/ML-PIC/S-1ML), $15/I(500MCG/ML-PIC/S-2ML)
Mecobalamin® (派頓/汎生)
Mecobalamine® (十全) $2/C(500MCG-PIC/S-箔), $1.53/C(500MCG-PIC/S)
Mecolamin® (NISSIN/一成) $1.52/C(250MCG-PIC/S),
Mecomin® (元宙) $1.53/C(500MCG-PIC/S), $2/C(500MCG-PIC/S-箔)
Mecomin® (利達) $1.53/C(500MCG-PIC/S), $2/C(500MCG-PIC/S-箔)
Meomtn® (元宙/華興) $1.53/C(500MCG-PIC/S)
Mesco® (應元) $1.53/C(500MCG-PIC/S), $2/C(500MCG-PIC/S-箔)
Methycobal S.C.® ◎ (保瑞/衛采)
Methycobal® ◎ (NIPRO/衛采)
Methycobal® ◎ (保瑞/衛采) $2/C(500MCG-PIC/S-箔), $2/C(250MCG-PIC/S-箔)
Methylnice® (壽元/瑞人) $1.32/C(500MCG)
Neoba® (壽元) $1.53/C(500MCG-PIC/S), $7.9/I(500MCG/ML-1ML)
Neuramin® (DONGKOO/裕心) $1.53/C(500MCG-PIC/S), $2/C(500MCG-PIC/S-箔)
Pancobamin® (汎生) $15/I(500MCG/ML-PIC/S-1ML), $15/I(500MCG/ML-PIC/S-5ML), $2/C(500MCG-PIC/S-箔), $1.53/C(500MCG-PIC/S)
Viohepatin® (瑞士)

藥理作用 本藥為一種輔酵素活性型B12，其可供應人體transmethylation所需要的甲基，可修補受損神經纖維。孕婦危險等級Ⓐ，若大於RDA，則為©。

適應症 [衛核]維他命B12缺乏所引起之巨紅血球性貧血(Megaloblastic anemia)及末梢神經障礙。

用法用量 1.成人一般口服劑量為一日6粒(Mecobalamin 1,500μg)分三次口服。此劑量可依患者年齡及症狀調整。
2.通常成人一日1次，每週3次，每次1針。肌肉或靜脈注射。

不良反應 1.胃腸道-厭食、噁心、嘔吐5%≧0.1%，過敏-發疹<0.1%。
2.注射部位疼痛、頭痛、發汗和熱感。

醫療須知 1.一般注意：使用過後，若無效果顯現時，不應作長期之使用。
2.副作用：(a)消化器：有時有胃部不適感、食慾不振、噁心、下痢等症狀。

(b)過敏症：偶有發疹現象。
3.其他：對於從事水銀及其化合物有關之職業者，請避免長期使用。
4.針劑投與時，宜注意避光。肌肉注射時，應避免同一部位反覆注射，避開神經走向。若有劇烈疼痛或血液逆流，應立即更換部位注射。

46207 Fimepon S.C. "華興"惠血補糖衣錠 ® (元宙/華興) $1.1/T

Rx

每 Tab 含有：CYANOCOBALAMIN (VIT B12) 2.0 MCG；FERROUS FUMARATE 50.0 MG；FOLIC ACID 2.0 MG；NIACINAMIDE (NICOTINAMIDE) 3.0 MG；RIBOFLAVIN (VIT B2) 1.0 MG；THIAMINE MONONITRATE 1.0 MG

適應症 [衛核] 出血性及連發性之一般貧血、低血色素貧血、食物及寄生蟲性貧血

用法用量 參照仿單

46208 Min Tong Ishouching 龜鹿益壽菁 ® (明通)

每 300ml 含有：CNIDIUM 6000.0 MG；GINSENG 1000.0 MG；HART-HORN, YOUNG 1000.0 MG；HEDYSARUM ESCALENTUM 2000.0 MG；LIGUSTICUM ACTILOBUM 6000.0 MG；LYCII CHINESE 2000.0 MG；TORTOISE SHEEL 3000.0 MG

適應症 [衛核] 營養補給

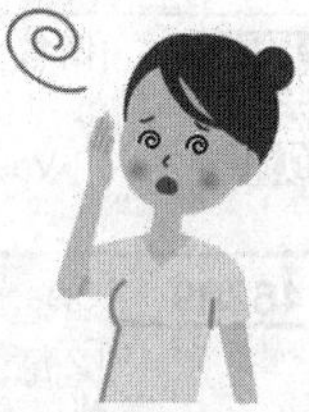

§ 46.3 抗貧血藥物的複方產品

46301 Bloodfull S.C. "正和"益血康糖衣錠 ® (正和) $1.5/T, $2/T

Rx

每 Tab 含有：CYANOCOBALAMIN 2.0 MCG；FERROUS FUMARATE 50.0 MG；FOLIC ACID 2.0 MG；NICOTINAMIDE 3.0 MG；RIBOFLAVIN (VIT B2) 1.0 MG；THIAMINE MONONITRATE 1.0 MG

適應症 [衛核] 妊娠期、發育期、貧血、手術後及其他一般鐵質缺乏性貧血低血色素性貧血

用法用量 一天3次，每次1~2錠。

46302 Bloodicon "大豐" 補血能膠囊 ® (大豐)

每 Cap 含有：ASCORBIC ACID (VIT C) 75.0 MG；COBALAMIN 7.5 MCG；FERROUS FUMARATE 334.0 MG；FOLIC ACID 0.5 MG

適應症 [衛核] 惡性貧血、缺鐵性貧血、外科手術及月經流血過多等失血後之貧血、營養性貧血及妊婦貧血之預防與治療

用法用量 一天3~4次，每次1粒。

46303 Busecon 佈血康膠囊 ® (新喜國際)

Rx

每 Cap 含有：CYANOCOBALAMIN (VIT B12) 2.5 MCG；FERROUS FUMARATE 65.0 MG；FOLIC ACID 2.0 MG；HESPERIDIN (VIT P) 10.0 MG；OROTIC ACID (VIT B13) 40.0 MG；PYRIDOXINE HCL 5.0 MG；THIAMINE DISULFIDE 5.0 MG

適應症 [衛核] 鐵缺乏性貧血、惡性貧血及因貧血所引起之貧血症狀之改善

用法用量 每天1~2粒。

46304 Ferich Forte 富鐵隆複方膠囊 ® (衛達/瑩碩) $4.44/C

Rx

每 Cap 含有：CYANOCOBALAMIN (VIT B12) 0.025 MG；FOLIC ACID 1.0 MG；POLYSACCHARIDE IRON COMPLEX 326.0 MG

適應症 [衛核] 鐵、葉酸、維生素 B12 缺乏症。

類似產品 Wanse S.C. "優生"旺血糖衣錠 ® (優生) $1.5/T, $2/T Your Iron "信隆" 優利鐵 膠囊 ® (信隆) $4.44/C

46305 Feromine S.C. 血樂明糖衣錠 ® (生達)

每 Tab 含有：ASCORBIC ACID 10.0 MG；FERROUS FUMARATE 75.0 MG；NICOTINAMIDE 3.0 MG；RIBOFLAVIN PHOSPHATE 1.0 MG；THIAMINE MONONITRATE 1.0 MG

適應症 [衛核] 鐵缺乏性貧血、營養障礙性貧血、懷孕期貧血

用法用量 一天3次，每次1~2錠。

46306 Ferretab G.L. 菲立鐵 孕補膠囊® （G.L. Pharma/康百佳）

每 C 含有：FERROUS FUMARATE 152.1 MG；FOLIC ACID 0.5 MG

適應症 [衛核] 治療鐵質及葉酸缺乏所引起之貧血、妊娠性貧血。

用法用量 成人及12歲以上：每天一顆膠囊，空腹服用。

類似產品 Hema F S. 益血補糖衣錠®（生達）$0.73/T

46307 Ferrous Gluco-B S.C. 維他葡萄糖鐵糖衣錠®（強生）$1.5/T, $2/T

Rx

每 Tab 含有：ASCORBIC ACID (VIT C) 30.0 MG；FERROUS GLUCONATE 300.0 MG；THIAMINE (VITAMIN B1) 10.0 MG

適應症 [衛核] 一般食餌性及續發性之鐵缺乏性貧血、妊娠產前產後貧血、小兒貧血、更年期貧血、及其他鐵缺乏性貧血。

用法用量 一天3次，每次1錠。

46308 Free S.C. 賦綠糖衣錠®（明德）$1.5/T

Rx

每 Tab 含有：ASCORBIC ACID (VIT C) 20.0 MG；CYANOCOBALAMIN (VIT B12) 5.0 MCG；FERROUS FUMARATE 100.0 MG；FOLIC ACID 2.0 MG；NIACINAMIDE (NICOTINAMIDE) 10.0 MG；PROSULTIAMINE (THIAMINE PROPYL DISULFIDE) 5.0 MG；RIBOFLAVIN (VIT B2) 1.0 MG

適應症 [衛核] 鐵質缺乏性貧血

用法用量 參照仿單

類似產品 Vestman 喜美膜衣錠®（溫士頓）

46309 Gisacon-B12 "豐田"捷舒康B12注射液®（應元/豐田）$5/I (20.0 ML)

Rx

每 ml 含有：CHONDROITIN SULFATE SODIUM (EQ TO SODIUM CHONDROITIN SULFATE) 10.0 MG；CYANOCOBALAMIN (VIT B12) 100.0 MCG；METHIONINE DL- 20.0 MG

適應症 [衛核] 惡性貧血症、出血性貧血、具有神經合併症之惡性貧血、巨紅血球性貧血、巨胚紅血球性貧血、維他命B12缺乏症

用法用量 每次1~4ml，每天1~2次，肌注或靜注;靜注時與葡萄糖混合使用。

46310 Hebovita 血補維他糖衣錠®（中化）$1.5/T

Rx

每 Tab 含有：ASCORBIC ACID (VIT C) 20.0 MG；CYANOCOBALAMIN (VIT B12) 3.875 MCG；FERROUS (SULFATE) 18.2 MG；FOLIC ACID 1.0 MG；RIBOFLAVIN (VIT B2) 1.0 MG；THIAMINE MONONITRATE 5.0 MG

適應症 [衛核] 出血及病性所引起之貧血症、低色素性貧血、再生不良性貧血、惡性貧血、缺鐵性貧血

用法用量 口服:1～2錠，每天3次。

類似產品 Heitomin S.C. "元宙" 血益得命糖衣錠®（元宙） Posulomin S.C. 保壽樂命糖衣錠®（中美兄弟） Tibilin S.C. "黃氏"泰必寧糖衣錠®（黃氏）

46311 Hemagen 血泉膠囊®（正和）$1.5/C

Rx

每 Cap 含有：DIOCTYL SODIUM SULFOSUCCINATE(AEROSOL OT) 50.0 MG；FERROUS FUMARATE 150.0 MG

適應症 [衛核] 缺鐵性貧血

用法用量 一天3~4次，每次1粒。

46312 Hematonic "人人"鐵益膜衣錠®（順華/人人）

Rx

每 Tab 含有：ASCORBIC ACID (VIT C) 250.0 MG；CYANOCOBALAMIN (VIT B12) 12.5 MCG；DIOCTYL SODIUM SULFOSUCCINATE(AEROSOL OT) 25.0 MG；FOLIC ACID 0.5 MG；IRON (FERROUS FUMARATE) 50.0 MG；NIACINAMIDE (NICOTINAMIDE) 15.0 MG；PANTOTHENATE CALCIUM 5.0 MG；PYRIDOXINE HCL 2.5 MG；RIBOFLAVIN (VIT B2) 3.0 MG；THIAMINE MONONITRATE 3.0 MG；TOCOPHEROL ACETATE ALPHA DL- 15.0 IU

適應症 [衛核] 因缺鐵質及葉酸所引起之貧血

用法用量 參照仿單

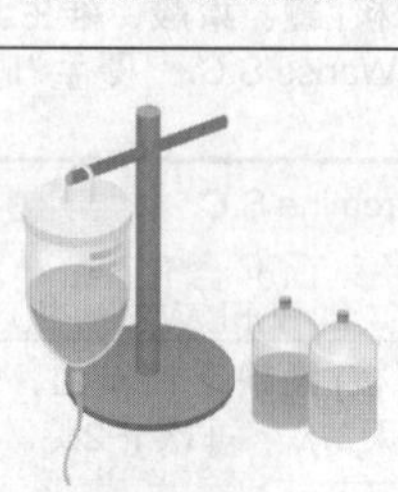

46313 Herbiron 賀必容內服液® (中美兄弟/中天生技)

每 bottle 含有：四物浸膏(當歸,川芎,白芍,熟地黃,矯味的桂圓,紅棗,枸杞的比例為 3:3:1:1:2:1:1)(composite of Angelicae Radix,Ligustici Rhizoma,Paeoniae Radix,Rehmanniae Radix,Arillus Longan,Jujubae Fructus,Lycii Fructus is 3311211) 1000.0 MG；甘胺酸亞鐵(Ferrous bisglycinate chelate) 50.0 MG

適應症 [衛核] 緩解缺鐵性貧血症狀及經期不適症狀。

46314 Semagen S.C. 血命健糖衣片® (信東)

每 Tab 含有：ASCORBIC ACID (VIT C) 20.0 MG；CYANOCOBALAMIN (VIT B12) 2.0 MCG；FERROUS GLUCONATE 146.0 MG；FOLIC ACID 0.6 MG；GLUCONATE COBALT 7.3 MG；LIVER 40.0 MG；RIBOFLAVIN (VIT B2) 1.0 MG；THIAMINE (VITAMIN B1) 2.0 MG

適應症 [衛核] 營養不良、缺乏鐵質之貧血以及供應妊娠期間所需之維生素和礦物質。

用法用量
1.肌注：每次2ml，每週2~3次。
2.口服：兒童用液劑0.5~1ml，每天3次。
3.錠劑：成人用，1~2錠，每天3次。

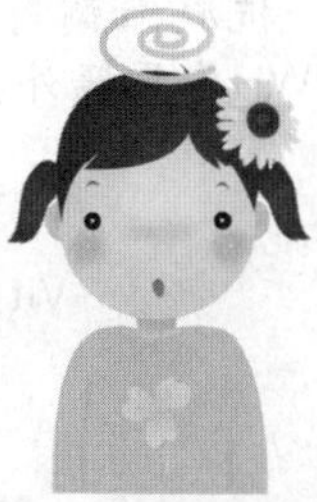

§ 46.4 抗貧血保健食品

46401 SIDERAL FORTE INT 新鐵多膠囊® (虹錡生技)

成分 Sucrosomial Iron

藥理作用 Sucrosomial特殊劑型包覆三價鐵，經由三種吸收機轉1.細胞膜被動滲透運輸2.細胞間隙途徑3.M細胞途徑；不經由DMT-1通道進入，不受鐵調素所抑制。

適應症 [非衛核] 有助於正常紅血球的形成及氧氣的輸送與利用。

用法用量 每日一次，空腹服用。

不良反應 對於本成分有過敏反應者請勿服用。

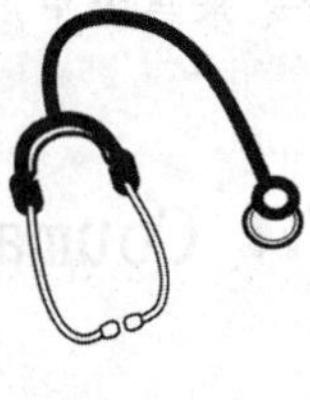

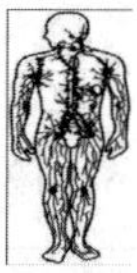

第四十七章 抗凝血劑

Anticoagulants

血栓與栓塞的形成，可能會造成深部靜脈血栓、肺栓塞、心肌梗塞、暫時性腦缺血發作與中風等。發生在動脈的血栓通常由血小板、纖維蛋白與白血球組成，稱為白血栓；發生在靜脈的血栓通常由纖維蛋白與紅血球組成，稱為紅血栓。可用來對抗血栓的藥品包括血小板劑、血栓容解劑(第48章)與抗凝血劑(第41章)等。

抗凝血劑對於紅白栓都有作用，通常分成2類：胃腸外投與的製劑和口服的製劑。Heparin和LMWH為胃腸外投與製劑的代表，而口服製劑則較多，包括earfrin，coumarin或indandione衍生物。

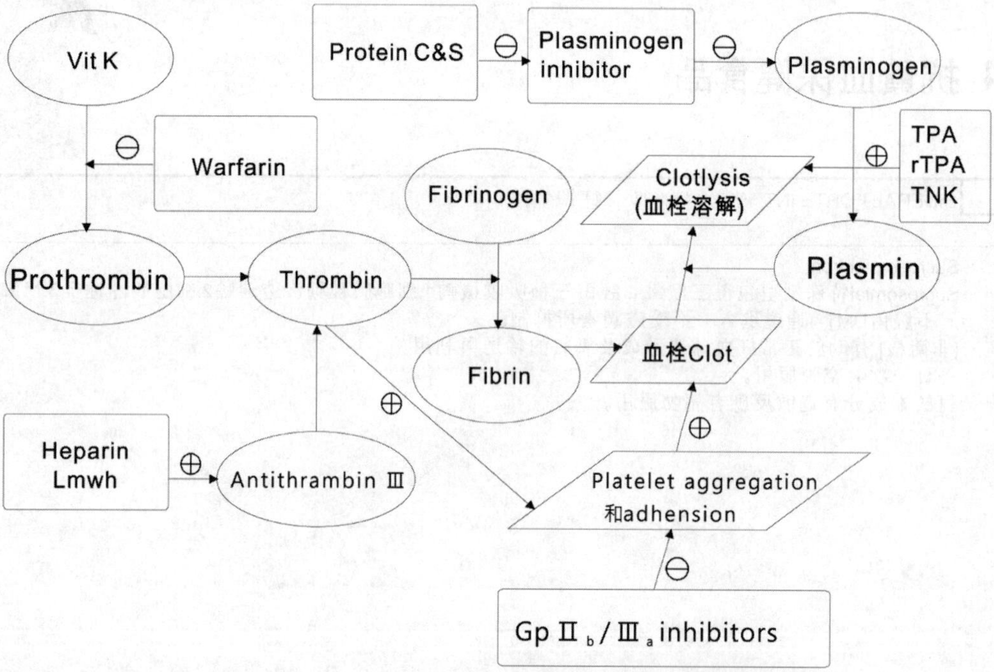

圖47-1血液凝固與血栓溶解反應

凝血反應包括一些凝血因子與酵素，其中某些因子需要有維他命K才能發揮作用。Heparin的抗凝血作用，是來血它對凝血因子的抑制，而warfarin是因為干擾維他命K而間接達到抗凝血的目的。這2種藥物都可以用來防治靜脈血栓、肺栓塞、冠狀動脈阻塞，以及併有血栓栓塞症的心房纖維顫動等。

心因性中風一向扮演腦中風兩至三成的成因，其中以心房顫動為大宗，在心房顫動治療上，過去多以傳統抗凝血劑治療，但是因與食物和藥物容易產生交互作用，且藥量不易維持，臨床醫師使用率一直無法提升。近年來隨著口服新型抗凝血上市，在使用新型抗凝血劑後，嚴重出血或是反覆中風的情形都有明顯改善，也讓抗凝血劑這項正規應使用在心房顫動患者的治療方法更為普遍，相信也能有效減少未來再次中風的機會。

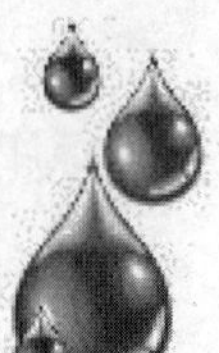

§ 47.1 Coumarin類抗凝血劑

47101 PHENINDIONE

℞ 50 MG/錠劑(T);

商名 Fenindion®（盈盈）

適應症 [衛核]靜脈栓塞症。

用法用量 起始劑量第一天150~200mg，第二天155~150mg，然後維持劑量為每天25~100mg，凝血試驗結果而定。

不良反應 出血反應、過敏、皮膚壞死、腳趾發紺、禿髮、發燒、胃腸障礙、黃疸、胰臟炎、肝功能失常、尿液呈紅或橘色。

47102 ROMIPLOSTIM

孕C 乳- 半 3.5D

℞ 375 MCG/粉劑(P);

商名 Romiplate® ◎（瑪里士/協和麒麟）$10312/P(375MCG-PIC/S-375MCG)

藥理作用 Romiplostim可經由鍵結以及活化血小板生成素的受體來增加血小板的產生。

適應症 [衛核]1.用於對於其他治療(例如:類固醇、免疫球蛋白等)失敗之成年慢性自發性(免疫性)血小板缺乏紫斑症(ITP)病人。
2.適用在對免疫抑制療法反應不佳的嚴重再生不良性貧血病人。

用法用量 起始劑量為1ug/kg，應使用實際體重來計算，一週一次以皮下注射給予，以每週1ug/kg的劑量來作調整，直至病人達到血小板計數≧50x103/uL以減少出血風險，一週一次的最大劑量勿超過10ug/kg。

不良反應 常見的不良反應有頭痛、關節痛、暈眩、失眠、肌痛、腹痛。嚴重的不良反應為骨髓內網狀蛋白沉積以及停用romiplostim治療後血小板缺乏症的惡化。

醫療須知 1.可能會增加骨髓內網狀蛋白纖維沉積的發生或進展的危險。
2.有由骨髓發育不良症候群發展至急性骨髓性白血病的危險。
3.為減少血栓或栓塞合併症的風險，請依據劑量調整的準則，達成或維持血小板計數≧50x103/uL，而非使病人的血小板數目正常化。
4.在romiplostim劑量調整期間，每週測量全血球計數(CBCs,including platelet counts)，而在劑量穩定之後則每月監測。停用romiplostim後，每週測量全血球計數，至少兩週。
5.尚未確立小於18歲的病人使用之安全性與有效性。
6.僅供單次使用，每瓶需以0.72mL的無菌注射用水溶解，不可使用加有抑菌劑之注射用水，溶解過程中可以輕輕旋轉與倒置瓶身，但不可搖晃及劇烈震動，調配後的溶液其0.5mL含有250ug的romiplostim。調配後可保存於室溫或冷藏(2~8°C)達24小時。

47103 WARFARIN▲

孕D 乳? 食— 酒 泄肝 半 0.5~3h

℞ 1 MG, 2.5 MG, 3 MG, 5 MG/錠劑(T);

商名
Cofarin®（政德）$3.6/T(1MG-PIC/S), $4.98/T(5MG-PIC/S)
Mafarin®（衛達/恆振）$4.98/T(5MG-PIC/S), $4.11/T(2.5MG-PIC/S), $3.6/T(1MG-PIC/S)
Orfarin®（ORION/健喬信元）$2.13/T(3MG-PIC/S), $3.66/T(5MG-PIC/S)
Synfarin®（健喬信元）
Uwarin® ＊（優良）$4.11/T(2.5MG-PIC/S), $4.98/T(5MG-PIC/S), $3.6/T(1MG-PIC/S), $4.29/T(3MG-PIC/S)

藥理作用 1.本藥會干擾維他命K，抑制凝血因子II、VII、IX和X在肝臟之合成。
2.本藥無溶解血栓的作用，其作用比heparin強且特久。但可限制既存的血栓蔓延防止血栓再次增大並避免新生成血栓塊，其作用比heparin強且持久。

適應症 [衛核]靜脈栓塞症。

用法用量 1.起始劑量：每日10~15mg，服用3或4天後依PT週整劑量。初填劑量若太高可能反而會增加出血機會。若迅速達到抗凝血效果應使用heparin。
2.維持劑量：每日2~15mg，依PT調整劑量。
3.由heparin轉換成warfarin：由於warfarin的藥效需數天後才會出現，因此宜與heparin併用至達到理的PT後再停用heparin。
4.牙科治療與手術：停用warfarin可能產生血栓栓塞。有些患者在一般維持劑量下有過度出血的情形。應將劑量調整至PT約為控制值的1.5~2.0倍，並於手術程序中局部止血，將出血危險減至最低。
5.將劑量調整至PT為控制值的1.5~2.0倍或prothrombin活性為正常值的20~30%。
6.老年人：應使用較低劑量。

不良反應 蕁麻疹，皮膚炎，發熱，出血，噁心，嘔吐，下痢，脫毛，出血性壞死，有抗甲狀腺作用。

醫療須知 1.患者在口服本藥時避免添加或停用任何其他藥物。
2.不正常出血之徵兆(如血尿，黑焦油樣糞便，吐血，紫點，瘀斑，出血性膠質，鼻出血，月經過多)，表示劑量需要調整。
3.發生顆粒性白血球過少症之早期徵兆(發燒，寒顫，咽喉痛，身體不適，粘膜潰瘍)或肝炎(癢，黑尿，黃疸)建議停藥。
4.鬱血心臟衰竭，輕度肝或腎功能不良，酒精中毒，肺結核，潰瘍病歷，糖尿病，過敏疾病，營養狀況不良，膠原病，胰臟病等服用本藥宜小心。
5.若需要迅速的抗凝血作用，最好使用heparin。
6.勿突然中斷治療，需要3~4週逐漸的停藥，在停止治療後2~10天凝血酶原的活性恢復正常。
7.孕婦使用口服抗凝血劑應仔細衡量利益與危險性，使用口服凝血劑曾發生胎兒出血和先天性畸形。
8.不同廠商製造的製劑，其生體相等性不同，因此不要任意更換廠牌使用。
9.服用本藥期間，要定期監測凝血酶時間(PT)和/或國際標準化凝血酶原時間比值(INR)。
10.服用本藥的患者宜隨身攜帶卡片或手圈，以防意外時，得知該患者有服用warfarin。
11.Warfarin必須依據患者之PT/INR生化值來調整劑量。建議劑量詳列在warfarin之產品仿單，新列入之基因資訊注重於用藥之起始劑量及對warfarin之反應。warfarin持續治療應該密切偵測INR值。
12.正在使用Warfarin類抗凝血劑之患者，如併服克流感，應小心偵測其凝血功能。

§ 47.2 Heparin類抗凝血劑

47201 DALTEPARIN

孕C 乳? 泄腎 半3~4h

℞ 2500 IU/ML, 25000 IU/ML/注射劑(I);

商名 Conpac®(南光) $190/I(2500IU/ML-PIC/S-10KIU), $31.1/I(2500IU/ML-PIC/S-2.5KIU)
Fragmin® ◎ (PFIZER/輝瑞) $190/I(2500IU/ML-PIC/S-10KIU), $70/I(25000IU/ML-PIC/S-5KIU)

藥理作用 本藥為低分子量肝素(low molecular weight heparin)，平均分子量為4,000~6,000，其作用機轉加速antithrombin和其他凝血因子結合，而產生抗凝血作用。具可抗凝血作用，其可加強antithromibin III與凝血因子Xa和thrombin的抑制作用；抑制凝血因子Xa較強，影響thrombin和凝血時間(APTT或PT)較微。

適應症 [衛核]血栓性栓塞症及其預防、抗凝血。
[非衛核](1)預防及治療血栓性栓塞。(2)用於血液透析患者。

用法用量 1.腹部手術時預防栓塞：手術前1~2小時皮下注射2,500IU，然後每天1次，共5~7天。
2.全髖關節造成術時預防栓塞：每天2次，每次2500IU或每天1次5000IU SC。
3.急性靜脈栓塞：每天2次每次120IU/kg SC。

不良反應 (1)主要為出血；(2)有報告：血小板減少症，惡化肝素相關之血小板減少症；(3)注射部位疼痛。

醫療須知 1.有肝素相關之血小板減少症，應避免，除非體外試驗證實無交叉反應。
2.下列疾病使用本藥宜小心：(a)有血小板減少症。(b)近期生產，近期腰椎穿刺。(c)消化性潰瘍。(d)腎功能不全，嚴重時要減量。(e)血管炎。(f)心包炎及心包滲液。(g)肝病會影響止血。(h)與aspirin併服會增加出血風險。
3.低分子量heparin比heparin較不易產生骨質疏鬆。
4.嚴重肝病患者，應降低劑量。

47202 ENOXAPARIN SODIUM

孕 B 乳 ? 泄 肝/腎 半 4.6h

℞ 100 MG/ML/注射劑(I)；

商　名

Clexane® ◎ (SANOFI WINTHROP/賽諾菲)
$124/I(100MG/ML-PIC/S-0.2ML), $131/I(100MG/ML-PIC/S-600MCL),

藥理作用 本藥為低分子量肝素(low molecular weight heparin)，具可抗凝血作用。其可加強antithromibin III與凝血因子Xa和thrombin的抑制作用；抑制凝血因子Xa較強，影響thrombin和凝血時間(APTT或PT)較微。

適應症 [衛核]預防手術後靜脈血栓症。於中度或高度血栓栓塞風險的病人，預防手術後靜脈血栓症，特別是在接受骨科或一般外科手術(包括癌症手術)之病人。
[非衛核](1)骨科、腹部、婦科手術時，預防深部靜脈栓塞(deep-vein thrombosis)。(2)治療深部靜脈栓塞及肺栓塞(pulmonary embolism)。

用法用量 1.本注射器供直接深層皮下注射(不可肌肉注射)，施打時不必將空氣擠出，以免藥品損失。
2.門診患者：每天二次，每次1mg/kg。住院患者：每天二次，每次，或每天一次，每次1.5mg/kg。之後，無論是門診或住院患者在注射enoxaparin後72小時內，再同時給予warfarin，直到連續二天的INR(International Normalized Ratio)值達2~3。廠商及美國胸腔醫師學會(American College of Chest Physicians)建議二種藥品併用4~5天，之後停用enoxaparin(一般約使用7天)。
3.治療不穩定型狹心症及非Q波的急性心肌梗塞。為了降低不穩定型狹心症及非Q波型急性心肌梗塞患者的缺血併發症，每12小時一次，每次1mg/kg，處方至少2天，通常為2~8天，同時併用aspirin(每天一次，每次75~325mg)。若當中須拔除血管插管，下一個enoxaparin劑量不可在6~8小時內給予。

不良反應 出血、血小板減少症；異常的局部小血腫；異常的皮膚壞死：必須停止治療，少數皮膚或全身的過敏反應，必須停藥。

醫療須知 1.不可肌肉注射。
2.缺乏相關資料，不建議授乳婦使用。
3.本藥不會通過胎盤，對胎兒或嬰兒影響較少，慎重起見，懷孕第一期不可使用。
4.低分子量肝素(low molecular weight heparin)比heparin較不易導致骨質疏鬆。
5.肝功能不全，不可控制的高血壓或有腸胃出血病例者，使用本藥宜小心。
6.Enoxaparin與傳統heparin或其他低分子量heparins，不能直接以mg對mg(或unit對unit)的方式交替使用。
7.使用低分子量heparin造成無症狀的AST及ALT上升超過正常值上限三倍的發生率分別為1.7~6.1%及4.3~8.7%，因transaminase數值判讀對分辨心肌梗塞、肝臟疾病及肺栓塞相當重要，須小心辨別。
8.小心監測是否發生脊柱內或硬膜外出血，如果發現神經損傷，必須立刻處理。當施行脊柱或硬膜外麻醉，或是脊柱穿刺時，若同時使用enoxaparin製劑，曾有造成脊柱出血或血腫之報告；下述情況時，此種併發症之危險性會增加：a經由脊柱腔插管給予止痛藥。b併用會其他會影響凝血機制的藥品(如NSAIDs、血小板抑制劑或其他抗凝血藥)。c外傷或重複的脊椎或硬膜外穿刺。

9.不論任何適應症或任何劑量，均應定期檢查血小板數目。建議在治療前檢查一次，並在治療期間定期檢查，若發現血小板數目降低30~50%，應立即停止給藥。

10.下列患者須小心使用：a.肝或腎功能不足。b.老年人。c.曾有消化性潰瘍或任何器質性損傷，可能造成出血者。d.出血性腦血管中風。e.未得控制的嚴重性動脈高血壓。f.糖尿病性視網膜病變。g.神經或眼睛剛開刀後不久。

11.孩童不建議使用。

12.謹慎評估使用抗凝血藥物如enoxaparin的病人其脊髓導管置入與移除的時機，並建議導管移除後應隔一段時間後才可再給予抗凝血藥物，以降低因硬膜外或腰椎穿刺導致脊柱出血或癱瘓之風險。

47203 HEPARIN

孕C 乳+ 泄 肝 T½ 90m

Rx 5000 IU/ML, 250 LF, 1000 U/ML, 5000 U/ML, 10 USP-U , 100 USP-U , 250 USP-U /注射劑(I); 500 IU /軟膏劑(Oin);

商　名

Agglutex®（中化）$166/I(5000U/ML-PIC/S-25KIU), $36.8/I(5000U/ML-PIC/S-5KU), $298/I(5000U/ML-PIC/S-50KIU), $2.88/I(5000IU/ML-PIC/S-1KIU), $38.3/I(1000U/ML-PIC/S-5KIU), $2.88/I(1000U/ML-PIC/S-1KIU)
Hepac Lock Flush®（南光）
Hepac Plus®（南光）
Hepac®（南光）$2.88/I(5000IU/ML-PIC/S-1KIU), $36.8/I(5000U/ML-PIC/S-5KIU), $166/I(5000U/ML-PIC/S-25KIU), $298/I(5000U/ML-PIC/S-50KIU)
Heparin Leo®（LEO/微功商行）$166/I(5000IU/ML-PIC/S-25KIU),
Heparin Z®（ZERIA/杏林新生）
Heparin®（Okayama/希比希）
Heparin® ◎ (PFIZER/輝瑞)
Heparin®（佐藤）
Heparin®（台裕/泰裕）$38.3/I(1000U/ML-PIC/S-5KIU), $73/I(1000U/ML-PIC/S-10KIU), $166/I(5000U/ML-PIC/S-25KIU), $298/I(5000U/ML-PIC/S-50KIU), $2.88/I(5000IU/ML-PIC/S-1KIU), $38.3/I(5000U/ML-PIC/S-5KIU)
Heparin®（濟生/侑安）$166/I(5000U/ML-PIC/S-25KIU), $298/I(5000U/ML-PIC/S-50KIU)
Hesharin®（台裕）$38.3/I(1000U/ML-PIC/S-5KIU), $73/I(1000U/ML-PIC/S-10KIU), $166/I(5000U/ML-PIC/S-25KIU), $298/I(5000U/ML-PIC/S-50KIU), $2.88/I(5000IU/ML-PIC/S-1KIU), $38.3/I(5000U/ML-PIC/S-5KIU),
Pine®（HUONS/橫山）$166/I(5000U/ML-PIC/S-25KIU), $2.88/I(5000IU/ML-PIC/S-1KIU)
T.H Heparin®（瑞士）$2.88/I(5000IU/ML-PIC/S-1KIU), $298/I(5000U/ML-PIC/S-50KIU), $166/I(5000U/ML-PIC/S-25KIU)
Vaxcel Heparin®（KOTRA/韋淳）$166/I(5000U/ML-PIC/S-25KIU)

藥理作用 它可抑制凝血酶的活化劑，因此，減少凝血酶原轉化成凝血酶，它還可加強heparin因子的作用，而形成血漿中抗凝血酶的化合物；可阻斷纖維蛋白穩定因子的活化作用，而防止穩定纖維蛋白血塊的形成。本藥也可減弱血小板的粘著(adhensiveness)，它沒有纖維蛋白的分解作用，但是，可能具有降血脂和利尿的作用。

適應症 [衛核]血栓性栓塞症及其預防、抗凝血

[非衛核](1)預防和治療靜脈血栓，肺部血栓和伴有栓塞的心房性顫動。(2)預防手術後深部靜脈血栓和進行大手術的可能發生的肺血栓(腹與胸的，心臟的，動脈的)。(3)預防腦血栓而引發的中風。(4)診斷和治療急性和慢性消耗性凝血病變(如散佈血管內凝血)。(5)預防急性心肌梗塞後發生末梢靜脈性血栓。(6)可做為輸血，透析，實驗室血液檢品體外的血液循環所用的抗凝血劑。

用法用量 1.抗凝血作用：SC−起始注射10,000~20,000單位，然後每8~12小時注射8,000~20,000單位。IV注射−起始10,000單位，然後每4~6小時注射5,000~10,000單位。IV輸注−在IV注射初填劑量5,000單位，然後每天輸注含20,000~40,000單位的1,000ml溶液。

2.手術後的預防：SC−在手術之後2小時注射5,000單位，在手術後連續7天每8~12小時注射5,000單位。

3.心臟/血液血管的手術：IV−每kg注射150~400單位，其劑量端視手術期的長短而定。

4.輸血：每10ml滅菌的氯化鈉的溶液含7,500單位，通常每100ml的全血添加6~8ml的稀釋液。

5.兒童：初劑量為靜脈輸注射50units/kg。維持劑量為100units/kg每4小時1次靜脈注射，或20,000units/m²/24h靜脈持續輸注。

不良反應 出血，過敏反應(冷顫、蕁麻疹、發燒、鼻炎、氣喘樣的反應)，急性可逆性血小板過少症，禿頭，骨稀鬆病，腎功能受損，SC和IM注射部位局部刺激。

醫療須知 1.凡是會造成出血危險的症狀都要小心，如腦部、眼睛或脊髓手術、休克、嚴重的高血壓、黃疸、潰瘍的病變、插入體內的導管。

2.避免IM注射本藥，因為會產生血腫。

3.要有準備protamine sulfate，這是一種專一性的heparin拮抗劑， 此外，還要準備全血或血漿，以便治療heparin過量。當使用本藥治療時，要監測活命的徵兆。

4.在SC或IV注射之前，要決定凝血時間，IV輸注則要相隔4小時。

5.使用heparin治療後，要告訴患者會發生利尿作用。當長期使用時要建議患者補充鉀質(如橘子汁、香蕉)。

6.要使服用本藥造成禿髮的患者安心，因為這只是暫時的現象。

7.警告患者不要隨便使用酒精或含aspirin的成藥，或咳嗽抑制藥，guaifenesin因為它們會改變heparin的反應。

8.貯存溫度(℃)等於室溫。

47204 NADROPARIN CALCIUM

孕B 乳? 泄 腎 半 3.5h

Rx

25000 AXA ICU/ML, 19000 IU AN, 9500 IU-AXA/注射劑(I);

商名

Fraxiparine Forte® ◎ (ASPEN/安沛)
Fraxiparine® ◎ (ASPEN/安沛)
Fraxiparine Multidose® ◎ (GLAXO/安沛)

藥理作用 本藥為低分子量肝素(low molecular weight heparin)可抗凝血，其可加強antithrombin III與凝血因子Xa和thrombin的抑制作用；抑制凝血因子Xa較強，影響thrombin和凝血時間(APTT或PT)較微。可用於預防手術後血栓病變，治療深部靜脈血栓炎(DVT)以及防止血液透析時之凝血產生。

適應症 [衛核]血栓性栓塞症及其預防、抗凝血。與aspirin併用治療急性非穩定性心絞痛和非Q波型心肌梗塞。

用法用量 1.於一般手術預防血栓性栓塞症：一般劑量為每天0.3ml(7500ICU)，皮下注射，至少連續使用7天。

2.骨科手術預防血栓性栓塞症：每天100ICU/kg，然後150ICU/kg共5天皮下注射。

3.深部靜脈栓塞：每天450ICU/kg，分2次使用皮下注射。

不良反應 出血，血小板減少症，轉胺基酵素升高。

醫療須知 下列疾病使用本藥宜小心：1.有血小板減少症。2.近期生產，近期腰椎穿刺。3.消化性潰瘍。4.腎功能不全，嚴重時要減量。5.血管炎。6.心包炎及心包滲液。7.肝病會影響止血。8.與ASPIRIN併服會增加出血風險。

47205 TINZAPARIN SODIUM

孕B 乳? 泄 腎 半 80m

Rx

10000 IU/ML/注射劑(I);

商名

Innohep® ◎ (LEO/微功商行) $353/I(10000IU/ML-PIC/S-20KIU)

藥理作用 1.Tinzaparin sodium為低分子量之heparin–經酵素作用去聚合化(depolymerization)而成。分子量介於1,000和14,000 dalton之間，大部份分子的分子量約為4,500 dalton。Tinzaparin sodium為抗凝血劑。

2.本藥的生物活性是已anti-Xa international units表示。

適應症 [衛核](1)治療深層靜脈栓塞。(2)預防一般手術和骨科手術後產生深層靜脈栓塞。(3)預防體外循環和血液透析時留置靜脈導管產生血塊。

用法用量 1.治療深層靜脈栓塞(DVT)：建議劑量為每日一次皮下注射175anti-Xa IU/kg體重。形成血栓之低危險性(一般手術)的血栓預防法：當天手術前2小時皮下注射3500anti-Xa IU，手術後7~10天內每日皮下注射3500anti-Xa IU。

2.成血栓之高危險性(例如，total hip replacement)：當天手術前2小時皮下注射50anti-Xa IU/Kg body-weight，以後每日注射一次直到患者能活動。

3.短時間血液透析(少於4小時)：開始透析時，將2000~2500anti-Xa IU注射到透析器上動脈輸注管(或靜脈輸注管)。

4.長時間血液透析(多於4小時)：開始透析時，將2500anti-Xa IU注入到透析器上動脈輸注管(或靜脈輸注管)，繼之投予750anti-Xa IU/hour。

5.調整劑量：若需要增加或降低劑量，以250~500anti-Xa IU為調整單位，依此比例調整，直達到滿意之反應為止。

不良反應 關於出血的危險性，在建議劑量範圍本藥是最安全的，不會使患者有增加出血的可能性(出血失調、嚴重的血小板減少症)，或治療時需特別小心。

醫療須知 1.懷孕及授乳者：至目前為止只有少許臨床文獻，且在動物實驗中的文獻無此副作用報告。投與劑量30~40anti-Xa IU/Kg於第二期懷孕婦女，未發現本藥有胎盤途徑輸送。而本藥是否會分泌在乳汁中上不清楚。

2.本藥與isotonic sodium chloride(9mg/ml)或isotonic glucose(50mg/ml)具有相容性。不能與其他注射溶劑混合使用。

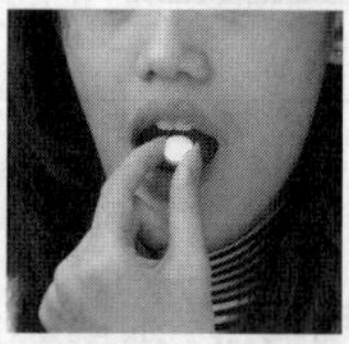

§ 47.3 新型口服抗凝血藥品(Novel oral anticoagulants，NOACs)

針對可能會增加出血風險的病人(例如：老年人及體重低或腎功能不全之病人)應謹慎使用NOACs類藥品。使用NOACs類藥品治療期間任何部位均可能出血，若發生嚴重出血應停止用藥。值得注意的是，NOACs類藥品不應與其他抗凝血劑併用，glecaprevir/pibrentasvir(Maviret)或sofosbuvir/velpatasvir/voxilaprevir(Vosevi)等P-醣蛋白抑制劑(p-gp inhibitor)或CYP3A4(或其兩者)的強效抑制劑會增加NOACs類藥品之血中濃度，因此不建議併用，或可能需降低NOACs類藥品之劑量。腎功能不全病人使用NOACs類藥品會增加其暴露量，因此應依據病人腎功能投予適當的劑量，評估病人腎功能時宜使用肌酸酐清除率(CrCl)計算，以處方適當劑量。

口服抗凝血劑(oral anticoagulants)可能導致抗凝血劑相關性腎病(anticoagulant-related nephropathy，ARN)風險之安全性資訊。ARN是一種因腎臟出血所導致的嚴重腎損傷，雖然此風險的發生頻率罕見，但卻嚴重並可能致命。

47301 APIXABAN▲

孕B 乳 - 泄 肝 半 6h

Rx 2.5 MG, 5 MG/錠劑(T);

商名

Eliquis® ◎ (PFIZER/輝瑞) $27.9/T(2.5MG-PIC/S), $27.9/T(5MG-PIC/S)

Thromban® (CADILA/吉富) $24.4/T(2.5MG-PIC/S), $24.4/T(5MG-PIC/S)

藥理作用 1.Apixaban是一種口服用的選擇性FXa活性位置抑制劑，且其作用具有可逆性。它並不須借助抗凝血酶III來產生抗血栓活性。

2.Apixaban可抑制游離及與血液凝塊結合的FXa，以及凝血酶原酵素的活性。

3.Apixaban對血小板凝集反應並不會產生直接的影響，但會間接地抑制由凝血酶所引發的血小板凝集反應。

4.透過抑制FXa的作用，apixaban可降低凝血酶生成作用及血栓形成作用。

適應症 [衛核]用於成人非瓣膜性心房纖維顫動病患且有以下至少一項危險因子者預防發生中風與全身性栓塞。危險因子包括：(1)曾發生腦中風或短暫性腦缺血發作(transient

ishemic attack)，(2)年齡大於或等於75歲，(3)高血壓，(4)糖尿病，及(5)有症狀之心衰竭(NYHA Class ≧II)。
在成人中治療深靜脈血栓(DVT)與肺栓塞(PE)，以及預防深靜脈血栓與肺栓塞復發。

用法用量 對大部份的患者而言，本藥的建議劑量為每日兩次每次口服5毫克。

不良反應 1.最常導致停止治療的原因皆為出血相關不良反應。
2.重大出血的定義為併有一種(含)以上之下列現象的臨床明顯出血：血紅素降低2g/dL(含)以上；輸注2單位(含)以上的濃縮紅血球；在下列至少一處重要部位發生出血：顱內、脊椎內、眼內、心包膜、關節、肌肉(併有腔室症候群)、後腹腔；或導致死亡的出血。顱內出血包括腦出血(出血性中風)、蜘蛛網膜下出血、以及硬膜下出血。
3.有<1%接受本藥治療的患者曾通報發生過敏反應(包括藥物過敏，如皮疹，以及過敏性反應，如過敏性水腫)及暈厥。

醫療須知 1.在未施以適當替代抗凝血治療的情況下，停用本藥會升高發生血栓事件的風險。
2.本藥會升高出血風險，並可能引發嚴重甚至可能致命的出血。

47
抗凝血劑

47302 DABIGATRAN ETEXILATE MESILATE

孕C 乳? 泄 腎 ½ 12～17h

Rx 75 MG, 110 MG, 150 MG/膠囊劑(C);

商名
Pradaxa® ◎ (BOEHRINGER INGELHEIM/百靈佳殷格翰)
$19.2/C(75MG-PIC/S), $38.4/C(110MG-PIC/S), $38.4/C(150MG-PIC/S)

藥理作用 1.Dabigatran與其acyl glucuronides代謝產物為競爭性凝血酶直接抑制劑。因為於凝血系列反應過程中，凝血酶(serine protease)能將纖維蛋白原(fibrinogen)轉變為纖維蛋白(fibrin)，因此抑制凝血酶即可預防血栓發生。
2.游離態凝血酶和與血塊結合的凝血酶、以及凝血酶所誘發的血小板聚集，均會受這些活性成分所抑制。
3.Dabigatran etexilate可延長aPTT、ECT與TT。使用一天兩次150mg口服劑量時，aPTT最高值中位數約為對照組的2倍。在使用最後一劑藥物12小時之後，aPTT中位數為對照組的1.5倍，少於10%的病患其值超過對照組2倍。

適應症 [衛核]1. 用於靜脈血栓高危險群病人，以預防其於接受下肢重大骨科手術後之靜脈血栓栓塞症 (VTE)。2. 預防非瓣膜性心房纖維顫動病人發生中風與全身性栓塞。3. 治療成人急性深層靜脈血栓 (DVT) 及/或肺栓塞 (PE)。

用法用量 1.建議使用劑量為每次口服110~150 mg，一天兩次，空腹或飯後服用均可，視病人個人條件及臨床狀況使用之。
2.具出血性風險者宜使用劑量為每次口服110mg，一天兩次，例如：年齡大於等於75歲、CHADS 2分數>3、體重<50kg、先前有胃腸出血、中度腎功能受損(肌酸酐清除率30~50mL/min)等病患。
3.請告知病患須將膠囊整顆吞服，弄破、咀嚼或取出膠囊內藥粒均可能導致藥物暴露量增加。
4.若未在預定的時間服用本藥，應於當天盡快服用該劑藥物，若未能在下一劑之前至少6小時補服藥物，即應跳過該劑，切勿為了補服錯過的一劑而將下一劑本藥的劑量加倍。
5.老年人：80歲以上之病人，建議每日劑量調整為220mg(每次口服一顆110mg膠囊，一天兩次)；75~80歲之病人，可視病人血栓栓塞或出血之風險選擇每日劑量為300mg或220mg。
6.具出血風險的病患：對於出血風險較高病患，臨床上應密切監測(監測出血徵兆或貧血狀況)，此類病患宜每日服用本藥220mg，亦即一次口服一顆110mg膠囊，每天兩次。凝血檢查，如aPTT可助於確認因dabigatran的暴露量過多而具較高出血風險的病患。
7.由Warfarin轉用本藥，或由本藥轉用Warfarin

a.當病患由warfarin療法轉用本藥時，須中斷使用warfarin，並於「國際標準凝血時間比」(International Normalized Ratio，INR)降至2.0以下時開始使用本藥。
b.從本藥轉用warfarin時，須依據肌酸酐清除率，調整開始使用warfarin的時間：
•CrCl >50mL/分鐘的病患，於停止使用本藥之前3天開始使用warfarin。
•CrCl 31~50mL/分鐘的病患，於停止使用本藥之前2天開始使用warfarin。
•CrCl <30mL/分鐘的病患，因不建議使用，無法提供建議。

不良反應 1.導致本藥治療中斷的最常見不良反應為出血與腸胃事件(亦即消化不良、噁心、上腹部疼痛、腸胃出血與腹瀉)。
2.胃腸不良反應：消化不良(包括上腹部疼痛、腹痛、腹部不適、胃不適)，或類胃炎症狀(包括胃食道逆流GERD、食道炎、糜爛性胃炎，胃大出血、出血性胃炎、出血性糜爛性胃炎、胃腸潰瘍)。
3.過敏反應：在RE-LY試驗中，dabigatran etexilate 組有<0.1%病患通報藥物過敏反應(包括蕁麻疹、皮疹與搔癢)、過敏性水腫、全身性過敏反應與全身性過敏性休克

醫療須知 1.本藥會增加出血風險，而引發嚴重且有時可能致命的出血。出血的危險因子包括：使用通常會增加出血風險的藥物(例如抗血小板劑、肝素、纖維溶解性療法與長期使用NSAIDs)以及陣痛與分娩。
2.提供心房纖維顫動病患使用，以預防中風與全身性栓塞時，若合併使用口服抗血小板藥物(包括aspirin及clopidogrel)將會增加出血風險約兩倍；若與非類固醇抗發炎藥物(NSAID)合併使用，則會增加約50%的出血風險。
3.若有需要，可考慮合併使用本藥與低劑量乙醯水楊酸ASA(每天≤100mg)，用於心房纖維顫動病患預防發生中風以外的適應症。
4.RE-LY試驗結果並未證實在dabigatran或其對照藥物warfarin治療中加入乙醯水楊酸ASA或clopidogrel，可改善有關中風的結果。
5.體重<50kg或BMI<25之患者出血風險明顯增高。
6.因活躍性出血、非急迫性手術或侵入性程序而中斷使用抗凝血劑(包括本藥)，會使病患的中風風險增高。應避免治療中斷，若因任何原因而須暫時停止本藥的抗凝血治療時，均應盡快重新開始進行治療。
7.依據活化部分凝血活酶時間(activated Partial Thromboplastin Time，aPTT)、凝血酶時間(Thrombin Time，TT)及ecarin凝血時間(Ecarin Clotting Time，ECT)等檢測的結果，使用建議劑量的本藥時，dabigatran會延長凝血時間。
8.於RE-LY試驗中，與warfarin組相較，dabigatran etexilate的心肌梗塞年發生率從0.64%(warfarin)增加至0.82%(dabigatran etexilate 110毫克，每日兩次)及0.81%(dabigatran etexilate 150毫克，每日兩次)。心肌梗塞與dabigatran etexilate治療之間的關係尚未建立。

47303 EDOXABAN

孕C 乳? 泄 腎/肝胆腸 T½ 10～14h

Rx 15 MG, 30 MG, 60 MG/錠劑(T);

商　名 Lixiana® ◎ (DAIICHI SANKYO/第一三共) $69/T(30MG-PIC/S), $69/T(60MG-PIC/S), $69/T(15MG-PIC/S)

藥理作用 1.本藥是一種具有高度選擇性、直接且可逆之第Xa凝血因子(Factor Xa)抑制劑；第Xa凝血因子(Factor Xa)為凝血連鎖反應最終共同路徑(final common pathway)中的絲胺酸蛋白酶。
2.本藥可抑制游離態第Xa凝血因子(Factor Xa)，以及凝血酶原酶(prothrombinase)的活性。
3.凝血連鎖反應中的第Xa凝血因子(Factor Xa)若受到抑制，可減少凝血酶(thrombin)的生成、延長凝血時間，並降低血栓形成的風險。

適應症 [衛核]1. 預防非瓣膜性心房纖維顫動(Non-Valvular Atrial Fibrillation； NVAF)合併以下至少

一項危險因子之病患發生中風及全身性栓塞(systemic embolism)。危險因子包括：鬱血性心臟衰竭、高血壓、年齡≥75歲、糖尿病、先前曾發生中風或暫時性腦缺血(transient ischemic attack； TIA)。
2. 在初始5到10日的非經腸道抗凝血藥物治療後，Lixiana可用於治療靜脈栓塞(Venous thromboembolism； VTE)。靜脈栓塞包括深層靜脈栓塞(Deep Vein Thrombosis； DVT)及肺栓塞(Pulmonary Embolism； PE)。

用法用量 1.預防中風及全身性栓塞：建議劑量為每日一次本藥60毫克，病患應長期接受本藥治療。
2.治療DVT、PE：
• 建議劑量為接受至少5日非經腸道抗凝血劑(parenteral anticoagulant)注射治療後開始每日一次本藥60毫克。
• 本藥與抗凝血劑注射治療不應同時使用。
• DVT與PE的治療時程應依據病患個別情況評估治療利益與出血風險後決定
3.用於非瓣膜性心房纖維顫動(Non-Valvular Atrial Fibrillation：NVAF)和靜脈栓塞(Venous thromboembolism；VTE)病患，如合併下列一項或多項臨床因素，建議劑量為每日一次本藥30毫克：
• 中度或重度腎功能不全(肌酸酐清除率[CrCL]為15~50毫升/分鐘)。
• 體重≤60公斤
• 併用P醣蛋白(P-gp)抑制劑，如：cyclosporine、dronedarone、erythromycin或ketoconazole。
4.漏服藥物：若漏服一劑本藥，應立即補服該劑藥物，並於隔天按照每日一次的建議用法繼續用藥。病患不得於同一天服用兩倍的處方劑量做為彌補漏服的劑量。

不良反應 1.貧血、流鼻血、下消化道出血、上消化道出血、口腔/咽部出血、血中膽紅素增加、γ麩胺醯轉移酶(gamma GT)增加、皮膚軟組織出血、皮疹、搔癢、蕁麻疹、肉眼可見之血尿/尿道出血、陰道出血、穿刺處出血、肝功能檢驗值異常。
2.過敏、腦出血、結膜/鞏膜出血、眼內出血、咳血、血中鹼性磷酸酶(alkaline phosphatase)增加、轉胺酶增加、天冬胺酸轉胺酶(ALT)增加、蕁麻疹、手術部位出血。

醫療須知 1.本藥會增加出血風險並可能引起嚴重、致命的出血事件。
2.本藥長期治療出現黏膜出血(例如：流鼻血、胃腸道出血、生殖泌尿道出血)與貧血之情形，相較於VKA治療發生比率偏高。因此，除了充分的臨床監測，在適當的情況下，進行有關血紅素/血球容積比的實驗室檢測，對於偵測潛血將相當重要。
3.針對末期腎病的病患或正接受透析治療的病患，不建議使用本藥。
4.本藥不建議使用於重度肝功能不全病患，輕度或中度肝功能不全病患應謹慎使用本藥。
5.如為降低手術或其他治療的出血風險而必須停用抗凝血劑，須儘快停用本藥，最好在施行治療至少24小時前停用。

47304 IDARUCIZUMAB

℞ 50 MG/ML/注射劑(I)；

商　名

Praxbind® ◎ (BOEHRINGER INGELHEIM/百靈佳殷格翰)
$31500/I(50MG/ML-PIC/S-50ML)

藥理作用 1.Idarucizumab係一種dabigatran的專一性反轉作用劑。該物質為人類化單株抗體片段(Fab)，對dabigatran的親和力極高，約比dabigatran對凝血酶的結合力強上300倍。
2.Idarucizumab-dabigatran複合體特性為迅速結合但分解極為緩慢，使得該複合體極為穩定。
3.Idarucizumab與dabigatran及其代謝物進行強力、具專一性的結合，並中和其抗凝血作用。

適應症 [衛核]Praxbind屬於一種專一性的dabigatran反轉作用劑，適用於接受普栓達(Pradaxa)治療而需要快速反轉dabigatran抗凝血作用的成人病患：
1.供緊急手術/緊急程序(urgent procedures)使用。
2.於威脅生命或控制不良的出血時使用。

用法用量 1.本藥建議劑量為5g。兩50ml裝小瓶(2x2.5g)方滿足一次完整劑量。
2.完整的5g劑量應以靜注射方式施用，分成兩次，各於5~10分鐘內完成連續輸注或是快速靜脈注射。
3.本藥不得與其他藥品混合。

醫療須知 1.Idarucizumab會與dabigatran發生專一性結合，反轉其抗凝血作用，但不會反轉其他抗凝血劑的作用。
2.發生全身性過敏反應或其他嚴重過敏反應時，應立即停用。
3.依建議劑量使用本藥時，賦形劑內含有4g的山梨醇。對於遺傳性果糖不耐症之病人，靜脈注射山梨醇曾有發生低血糖、低磷酸鹽血症、代謝性酸中毒、尿酸增加、急性肝衰竭伴隨排泄與合成功能受損及死亡案例之報告。

47
抗凝血劑

47305 RIVAROXABAN▲

孕 C 乳 - 泄 肝 半 5~9h

Rx 2.5 MG, 10 MG, 15 MG, 20 MG/錠劑(T);

商名

Xarelto® ◎ (BAYER/拜耳) $53/T(10MG-PIC/S), $53/T(20MG-PIC/S), $53/T(15MG-PIC/S), $16.6/T(2.5MG-PIC/S),

Xaroban® ＊ (生達) $48/T(15MG-PIC/S)

藥理作用 1.本藥為口服直接Xa凝血因子高選擇抑制劑，可預防靜脈血栓的形成(VTE)。
2.本藥可抑制遊離的和纖維蛋白結合的Xa因子，也可抑制凝血酶原酶複合物
3.本藥抑制Xa因子在發揮其抗栓作用的同時，不會影響已經形成的凝血酶。殘存的凝血酶足以保證初級止血功能，因而具有良好的安全性。

適應症 [衛核]1. 用於非瓣膜性心房顫動(non-valvular atrial fibrillation)且有下列至少一項危險因子者成人病患，預防中風及全身性栓塞(systemic embolism)。危險因子例如：心衰竭、高血壓、年齡大於等於75歲、糖尿病、曾發生腦中風或短暫性腦缺血發作(transient ischemic attack)。
2. Rivaroxaban用於靜脈血栓高危險群(曾發生有症狀之靜脈血栓症)病患，以預防其於接受下肢重大骨科手術後之靜脈血栓栓塞症(VTE)。
3. 治療深部靜脈血栓與肺栓塞及預防再發性深部靜脈血栓與肺栓塞。
說明：各適應症之用法用量，請參閱「用法用量」欄。

用法用量 1.用於擇期髖關節或膝關節置換術患者預防VTE的劑量是10mg，每日一片。可與食物同服或單獨服用。
2.起始劑量：如傷口已止血，首次用藥時間應於手術後6~10小時之間進行。
3.治療療程：對於擇期髖關節置換術患者，推薦療程為5周；對於擇期膝關節置換術患者，推薦療程為2週。

不良反應 1.常見不良反應：GGT升高，轉氨酶升高(包括ALT，AST升高)，貧血(包括各種實驗室監測指標)，噁心，術後出血(包括術後貧血，以及切口出血)。
2.不常見的：下列指標升高：脂肪酶，澱粉酶，血膽紅素，LDH，鹼性磷酸酶，心動過速，血小板增多症(包括血小板計數增加)，暈厥(包括意識喪失)，頭暈，頭痛，便秘，腹瀉，腹部及胃腸道疼痛(包括上腹痛，胃部不適)，消化不良(包括上腹部不適)，口幹，嘔吐，腎功能損害(包括血肌酐升高，血尿素升高)，搔癢(包括罕見的全身瘙癢)，皮疹，蕁麻疹(包括各種罕見的蕁麻疹)，挫傷，肢端疼痛，切口分泌物，出血(包括血腫和罕見的肌肉出血)，胃腸道出血(包括牙齦出血，直腸出血，嘔血)，血尿(包括出現尿血)，生殖道出血(包括月經過多)，低血壓(包括血壓下降，手術性低血壓)，鼻出血，局部水腫，外周性水腫，感覺不適(包括疲勞，乏力)，發熱。

3.罕見的：結合膽紅素增加(伴或不伴ALT升高)，過敏性皮炎，肝功能異常。
4.發生率未知：重要器官(如腦)內出血，腎上腺出血，結膜出血，咳血，過敏反應，黃疸。

醫療須知 1.不建議以下患者使用：併用強力CYP3A4及P-gp抑制劑，如azole-antimycotics(例如：ketoconazole、itraconazole、voriconazole和posaconazole)或HIV蛋白抑制劑(例如：ritonavir)全身性治療的病患，這些藥物皆是CYP3A4和P-gp的強效性抑制劑，可能會提高rivaroxaban的血中濃度至有臨床意義的程度，可能會增加出血的風險。
2. 在以下類別的患者發生出血的風險較高，治療開始後應嚴密監測出血併發症的症狀和體徵：嚴重腎功能損害的患者(肌酐清除率15~29ml/mi)，中度腎功能損害的患者(肌酐清除率30~49ml/分鐘)同時伴服其他可能增加rivaroxaban血漿濃度的藥物，中度肝功能不全的肝硬化患者(Child Pugh B)，且不伴有凝血障礙；同時伴服可影響止血功能的藥物(如NSAIDs，乙醯水楊酸，血小板凝集抑制劑，其他抗栓藥物)或伴服中等強度的CYP3A4-及P-gp抑制劑的患者；具有先天性或獲得性出血障礙患者，無法控制的動脈高壓，活動性潰瘍性胃腸疾病者，近期發生過胃腸道潰瘍者，血管性視網膜病變者，近期有顱內或腦內出血，椎管內或腦內血管異常，近期有腦部、脊柱或眼科手術等。
3. 應慎用CYP3A4的強誘導劑，因為它們可導致本藥血漿濃度下降並降低療效。
4.在進行軸索麻醉或椎管/硬膜外穿刺時應特別小心。

§ 47.4 其它

47401 PROTAMINE

孕C 乳？ 泄 血漿

Rx 10 MG/ML/注射劑(I);

商　名

Protamine Sulphate® ◎ (LEO/微功商行) $128/I(10MG/ML-PIC/S-5ML),

藥理作用 本藥為蛋白質的混合物屬強鹼，它帶有很強的陽電荷，能與heparin結合，產生穩定的鹽類，因此，能中和heparin的抗凝血作用。

適 應 症 [衛核]中和過量的HEPARIN

用法用量 每mg的protamine sulfate能夠中和源生自肺組織之90單位的heparin和源生自小腸黏膜之115單位的heparin，本藥要緩慢注射，費時約為1~3分鐘，在10分鐘內不可超過50mg。

不良反應 潮紅、溫暖的感覺、突然的降低血壓、心跳過慢、呼吸急促。

47402 SODIUM CITRATE DIHYDRATE

孕C 乳？ 食 –

Rx 40 MG/ML, 100 MG/ML/注射劑(I);

商　名

A.C.D. -4® (信東) $500/I(40MG/ML-PIC/S-1.5L)　　Sodium Citrate® (信東)

藥理作用 1.本藥藉由與血液中的離子鈣形成未解離的calcium citrate complex，從而使凝血機制無法利用鈣，阻斷依賴鈣的血液凝集路徑，而產生局部抗凝劑作用。
2.本藥是將血液凝固的第四因子，能捕捉鈣離子，而成解離度低的檸檬酸鈣，以達血液凝固的阻止作用。
3.本藥作為導管的封管溶液，對於有出血風險的病患，相較heparin可能為更適合之選擇。

適 應 症 [衛核]用於血液之貯藏或輸血時之抗凝血劑

用法用量 1.本藥與血液1：16混合。
2.作為導管封管溶液，須按照導管廠商建議的管腔體積給予進行留置封管。
3.本藥不可直接靜脈注射或加入輸液中。

4.肝功能不全或低血鈣病人請小心使用，嚴防滲漏。

醫療須知 1.Sodium citrate進入人體主要由肝臟代謝，故肝功能異常患者請小心使用，嚴防滲漏。
2.高濃度產品(46.7%)曾有低血鈣症導致的心臟驟停的案例報告，故低血鈣病人請小心使用或注意監測，嚴防滲漏。

§ 47.5 複方產品

47501 Anticoagulant "濟生"抗凝用檸檬酸鈉葡萄糖溶液® (濟生)

℞ 每 ml 含有：CITRIC ACID MONOHYDRATE 4.8 MG；DEXTROSE MONOHYDRATE 14.7 MG；Trisodium Citrate Dihydrate 13.2 MG

適應症 [衛核] 輸血時之抗凝血劑

用法用量 本藥又稱ACD solution。用法：將抽出之血液注入裝有本藥之瓶中或中袋中，即刻混合均勻500ml的全血需要本藥20~35ml。

第四十八章
抗血小板製劑和血栓溶解劑

Antiplatelet Agents and Thrombolyic Agents

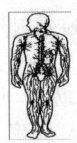

血栓栓塞症是人類的第1號殺手，它在已開發國家的十大死亡原因排行中前幾名。一般而言，與血栓栓塞有關的疾病包括心臟血管病，鐮狀細胞貧血，末梢血管病，腦血管，外傷與婦科、眼科、耳喉科、腎科及骨科的疾病。

血栓是如何形成的呢?目前提出的理論最被大家所接受的為：當血管內膜受到損害，血小板會粘著到暴露出來的膠原(collagen)和其他次內膜組織(subendothelial tissue)。當血小皮黏著以後，會釋放出腺嘌呤雙磷酸(ADP)，而促使血小板凝集，這種暫時性的血小板凝塊，經由外因性或內因性的凝血系統活化，而轉變成永久性的血小板纖維蛋白凝血塊。目前已確定很多藥物都有抗血小板的活性，但是，只有一些可用於臨床上的治療，這些藥物分類包括：

1.不可逆抑制cyclooxygenase抗血小板劑：acetylsalicylic mirocaps(100mg)
2.抑制ADP受體的抗血小板製劑：clopidogrel polymorph form 2、ticagrelor、ticlopidine hcl
3.抑制phosphodiesterase的抗血小板製劑：cilostazol、dipyridamole、pentoxifylline
4.抑制glycoprotein IIb/IIIa 的抗血小板製劑：abciximab、tirofiban hcl

凡是能夠直接分解血塊或加速內生性溶解過程的藥物都稱為血栓溶解劑，這些藥物都有造成嚴重出血的危險性，只有經驗老到的專業人員纔能使用。目前使用血栓溶解劑的酵素一衍生自β-溶血性鏈球菌，叫做streptokinase，另外一種源自人類腎細胞，叫做urokinase。此外，還有一種叫做組織胞漿素活化劑(Tissue Plasmin Activator，TPA)和tenecteplase對於血栓栓塞的治療有良好效果(圖48-1)。

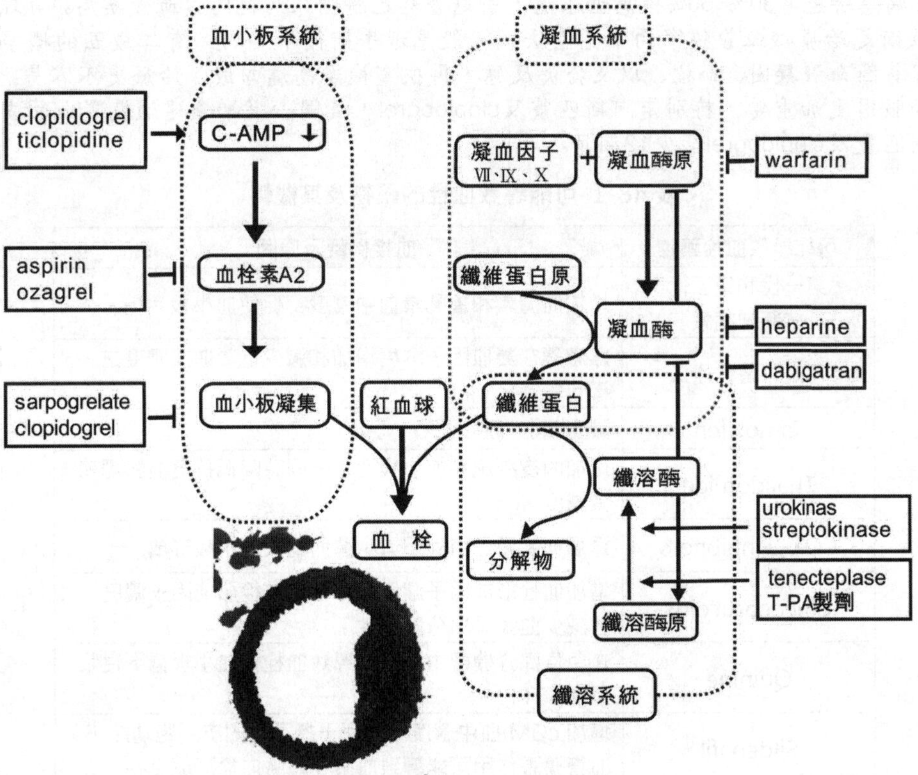

圖48-1　血栓的形成與治療

糖尿病與血栓栓塞

糖尿患者血液凝集機制異常，易產生血栓，是導致腦中風及心肌梗塞之高危險群。誠如前述，血小板在血栓形成機制上，扮演極重要之角色。適度抑制血小板凝集功能，被証實可有效減少腦中風心肌梗塞之風險，同時對視網膜病變及週邊動脈阻塞，也有一定程度的幫助。但是clopidrogrel(PLAVIX®)、阿斯匹靈(aspirin)及其他抑制血小板凝集之藥物，都不可擅自服用，一定要經專業醫師處方指導。同時若有血壓過高之糖尿患者，宜先達成良好穩定之血壓控制，再考慮服用clopidrogrel(PLAVIX®)、阿斯匹靈和其他抗血小板製劑，以減少腦出血之風險(圖48-2)。

良好血壓控制是使用抗血小板藥物之基礎

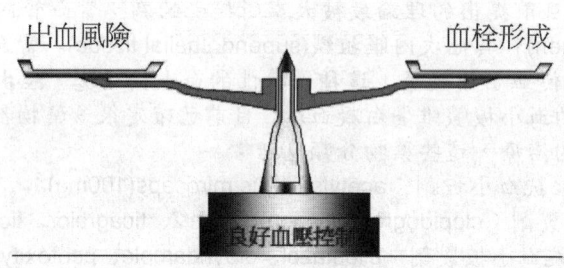

出血風險或血栓形成風險以持平衡量
(圖 48-2)

糖尿病與血管支架

糖尿患者容易罹患心血管疾病的原因，是高血糖及自由基傷害血管構造，胰島素抗性也會刺激血管內皮細胞增生，所以糖尿患者有八成都得到心血管疾病，甚至在還沒發現糖尿病時，心血管就狹窄阻塞，心血管病患者也有30%~50%罹患糖尿病，所以醫界已將糖尿病視同心血管疾病。氣球擴張術和血管支架置放術是治療心血管狹窄的常見療法，一般患者手術後半年內，有二成五的機率再度狹窄，糖尿病卻容易因血液凝固、血栓、以及發炎反應，再狹窄機率高達四成，治療更不容易。因此，抗血小板製劑的服用更加重要，特別是阿斯匹靈及clopidogrel，美國心臟學會建議裝置血管支架後之患者應服用阿斯匹靈及clopidogrel至少12個月。

表 48-1 可能導致血栓的藥物及其機轉

可能導致血栓藥物	血栓機轉及原因
第一代和第二代抗精神病藥	增加血清素和催乳素血中濃度，促使血小板活化。
荷爾蒙替代療法	雌激素在凝血因子濃度增加和減少抗凝血劑濃度之間導致失衡。
Tamoxifen	減少凝血抑制因子。
Thalidomide	增加內皮細胞和血小板活化，同時降低抗凝血酶調節素濃度。
COX-2 inhibitors	透過抑制減少前列環素，進而利於血小板形成。
Glucocorticoids	增加血栓形成因子濃度和降低抗血栓形成因子濃度，並減少血纖蛋白分解活性。
Quinine	在免疫媒介機轉中，可能導致血栓性血小板低下性紫斑症(TTP} 。
Sildenafil	增加 cGM 血中濃度，因而干擾正常內皮細胞功能。血管擴張作用可能導致血瘀和靜脈血栓形成。
AZ 新冠疫苗	可能和自體免疫反應引起的作用等因素有關。

中風黃金3小時

1.常見的中風症狀：

身體單側突然麻木或軟弱無力，單眼或雙眼視力突然模糊或減弱，突然無法正常說話或聽不懂別人的話，突然暈眩、失去平衡或無法正常走路，突然嚴重頭痛並伴隨嘔吐等症狀。

2.腦中風的治療：

(1)建議在中風發生3小時內注射血栓溶解劑，打通阻塞的血管，且越快使用治療越好。2008年國際臨床試驗顯示，缺血性腦中風發生3~4.5小時之內，使用血栓溶解劑仍可能對預後有幫助。

(2)手術治療：缺血性腦中風原則上不需開刀，只有在大範圍梗塞時才施以減壓手術。腦出血可能依病況進行手術治療。

(3)早期復健：如物理治療、職能(生活技能)治療、語言治療、心理治療等。

(4)合併症預防及治療：如吸入性肺炎、泌尿道感染、壓瘡、關節僵硬疼痛。

3.腦預防再次中風：

(1)血壓、血脂、血糖控制，規則服藥。

(2)心房顫動病患應考慮長期使用抗凝血劑。

(3)不抽煙、不過度飲酒。健康飲食並適度運動。

(4)頸動脈嚴重狹窄病人，可考慮開刀或支架治療。

§48.1 不可逆抑制cyclooxygenase抗血小板劑

48101 ACETYLSALICYLIC MIROCAPS(100mg)

孕 C/D 乳 ? 食 + 泄 腎

Rx 100 MG/錠劑(T)； 100 MG/膠囊劑(C)；

商名

Aspirin Protect® ◎ (BAYER/拜耳) $2/T(100MG-PIC/S-箔), Johnpirin E.M.® (強生) $1.5/C(100MG-PIC/S), $1.5/T(100MG-PIC/S)

藥理作用

1.止痛–本藥能夠阻斷前列腺素的合成，因而減弱末梢疼痛受體對機械性或化學性刺激的感受性；本藥能夠加強腫脹。發炎組織之體液的再吸收；而且又能干擾疼痛衝動在次腦中皮質中樞(如視丘)的傳遞。

2.解熱–本藥能夠減少血管收縮衝動從下視丘發生，因而促進血管擴張，發汗和體熱散失。

3.其他的作用包括減少血小板的凝集，抑制凝血酶原的形成(僅在高劑量下)，增加尿酸的排泄(低劑量下)，減少尿酸的排泄(高劑量下)，昇高血糖和減弱葡萄糖的耐受性。

4.婦女用藥安全等級C-如在妊娠第三期使用全劑量的水楊酸製劑則為D。

5.預防在血管外科手術或侵入性治療後所引起之血栓性栓塞症，例如：經皮冠狀血管成形術、冠狀動脈分流移植術、頸動脈內膜切除術、動靜脈導管：每天服用100~300mg。預防長期不動所產生的深部靜脈栓塞及肺栓塞，例如：在重大手術之後每天服用100~200mg或每隔一天服用300mg。

6.降低有心血管危險因子患者發生第一次心肌梗塞的危險，例如：糖尿病、高血脂症、高血壓、肥胖、抽煙、老年人：每天服用100mg或每隔一天服用300mg。

適應症 [衛核]預防心肌梗塞、預防血栓性栓塞症、短暫性缺血性發作。

用法用量

1.降低可能會發生急性心肌梗塞患者的死亡率：每天服用100~200mg或每隔一天服用300mg。

2.降低曾經發生心肌梗塞患者的再發生率及死亡率：每天服用100~300mg。

3.預防再次中風：每天服用100~300mg。

4.降低短暫缺血性發作的患者再次發生短暫缺血性發作及中風：每天服用100~300mg。
5.降低穩定及不穩定型心絞痛患者的發生率及死亡率：每天服用100~300mg。

不良反應 全身性：過敏反應，例如：蕁麻疹、皮膚反應、過敏性反應、氣喘、quincke水腫。
消化系統：腹部疼痛、胃灼熱、噁心、嘔吐。明顯的(吐血黑糞症)或隱發的胃腸出血可能會導致缺鐵性貧血。劑量愈高，則出血的情況更常見。胃與十二指腸潰瘍與穿孔。有報告提到肝功能干擾(轉氨酵素增加)的個別案例。
血液及淋巴系統：由於對血小板凝集的作用，acetylsalicylic acid可能與出血危險性的增加有關。
神經系統/特殊感官：眩暈和耳鳴通常是過量的現象。

醫療須知 1.同時併用抗凝血藥物。有腸胃潰瘍病史包括慢性或再發性潰瘍、或有腸胃出血病史、腎功能損傷、肝功能損傷。對於抗發炎藥物、抗風濕藥物或是其他過敏原過敏。有發燒症狀的孩童或青少年，須經過審慎的評估用藥危險與效益後，才能使用含acetylsalicylic acid的藥品。
2.Acetylsalicylic acid可能會加速支氣管痙攣及引起氣喘發作或其他過敏反應，危險因子為支氣管氣喘、花粉熱、鼻黏膜水腫(鼻息肉)或是慢性呼吸道疾病。對其他藥品會過敏(例如全身過敏、搔癢、蕁麻疹)的患者亦是如此。
3.Acetylsalicylic acid抑制血小板凝集的效果可能會導致手術中和手術後出血增加的傾向(包括輕微的手術，例如拔牙)。
4.低劑量的acetylsalicylic acid會降低尿酸的排除，而引發本來即具有低尿酸排除傾向的患者痛風發作。
5.未經與醫師諮商前，本劑不得使用於兒童或20歲以下青少年之水痘或流行感冒症之解除。
6.Salicylates只有在嚴密的評估過用藥危險及效益後，才能在懷孕期間使用。

§ 48.2 抑制ADP受體的抗血小板製劑

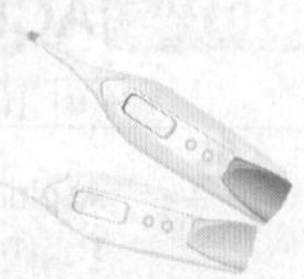

48201 CLOPIDOGREL POLYMORPH FORM 2▲

孕B 乳- 食± 泄 血漿 T½ 8h

Rx 75 MG, 391.5 MG/錠劑(T);

商 名
APO-Clopidogrel®(APOTEX/鴻汶) $31.9/T(75MG-PIC/S)
Canafi® ＊ (元宙) $31.9/T(75MG-PIC/S)
Carvetone® ＊ (中化) $31.9/T(75MG-PIC/S),
Clofix® ＊ (健亞) $31.9/T(75MG-PIC/S)
Clofree® ＊ (優生) $31.9/T(75MG-PIC/S),
Clogrel® ＊ (信東) $31.9/T(75MG-PIC/S),
Clopid® ＊ (培力) $31.9/T(75MG-PIC/S)
Clopidogrel Sandoz®(SANDOZ/山德士) $31.9/T(75MG-PIC/S),
Clopidogrel®(中化/中化裕民) $31.9/T(75MG-PIC/S)
Clopistad®(STELLA/韋淳) $31.9/T(75MG-PIC/S)
Clotinil® ＊ (瑞士) $31.9/T(75MG-PIC/S)
Colton® ＊ (培力/美時) $31.9/T(75MG-PIC/S)
Cotol® ＊ (永勝) $31.9/T(75MG-PIC/S)
Noklot®(ZYDUS/毅有) $31.9/T(75MG-PIC/S)
Pidogrel®(培力/永信) $31.9/T(75MG-PIC/S),
Platon® ＊ (南光/艾康) $31.9/T(75MG-PIC/S)
Platout® ＊ (信東/榮民) $28.8/T(75MG)
Plavix® ◎ (SANOFI WINTHROP/賽諾菲) $31.9/T(75MG-PIC/S),
Plavix® ◎ (大昌華嘉/賽諾菲)
Sedogrel® ＊ (保瑞/聯邦)
Thrombifree®(瑞士/健維) $31.9/T(75MG-PIC/S)

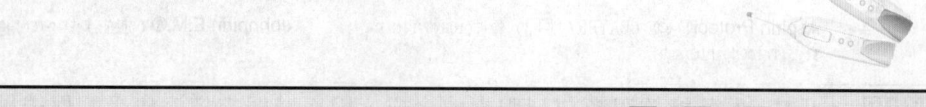

藥理作用 1.Clopidogrel為一強而專一的血小板凝集抑制劑。血小板在粥狀動脈硬化和血栓疾病的病理學上扮演重要之角色，長期使用抗血小板藥物對於粥狀動脈硬化和有粥狀動脈栓塞病史的患者，可降低中風、心肌梗塞或其他因血管病變引起的死亡的發生率。
2.Clopidogrel的作用為選擇性的抑制血小板上ADP受體與ADP之結合，如此便會抑制經由ADP媒介的GPIIb/IIIa複合體的活化作用，進而抑制血小板凝集。Clopidogrel須先經過生體轉換才可產生抑制血小板凝集的作用。除了ADP之外，對於其他可活化血小板的ADP擬似劑，clopidogrel亦有抑制血小板凝集的作用。Clopidogrel的作用主要是改變血小

板上的ADP受體，此作用是不可逆的，因此，凡接觸到clopidogrel的血小板，在體內的壽命期間均會受到影響。

3.本藥的主成分為單純的第二型結晶型(clopidogrel polymorph form 2)：由研發至今，許多發表的大型臨床研究、藥物療效、安全性資料皆證明 form 2之優異性質及療效。Clopidogrel polymorph form 2有較佳的穩定性：熱力學的實驗資料顯示，form 2因有較低的靜電性與較佳的緊密度，在室溫下比form 1有較高的穩定性。文獻報告在各種不同的溫度、濕度情況下進行測試，form 2仍然具有較佳的穩定性。

適應症 [衛核]適用於粥狀動脈栓塞事件的次級預防於下列病患：

1.降低近期發生中風、心肌梗塞或周邊動脈血管疾病的粥狀動脈硬化病人之粥狀動脈栓塞事件(如：心肌梗塞、中風或其他因血管病變引起的死亡)的發生。

2.與aspirin併用降低非ST段上升之急性冠心症(不穩定性心絞痛和非Q波型心肌梗塞)病人(包括經皮冠狀動脈介入性治療後放置支架的病人)之粥狀動脈栓塞事件。

3.與aspirin併用可用於以內科治療的ST段上升之急性心肌梗塞病人。

4.不適合接受Vitamin K antagonists的心房纖維顫動病人，併有至少一個發生血管事件危險因子，且屬於出血危險性低者，可與aspirin併用以預防粥狀動脈栓塞及血栓栓塞事件，包括中風。

5.與Aspirin併用，適用於降低急性缺血性腦中風(NIHSS分數≤3)或中度至高度風險暫時性腦缺血(TIA)病人之中風風險。

用法用量 1.成人：clopidogrel的建議劑量為每天75mg，一天1次。對於老年人、腎功能不良和輕度到中度肝功能不良的患者，不須調整劑量。

2.兒童和青少年：對於18歲以下的兒童和青少年，使用本藥之療效及安全性尚未確立。兒童和青少年：對於18歲以下的兒童和青少年，使用本藥之療效及安全性尚未確立。使用方式：一天1次，可和食物同時服用或分開服用。

不良反應 1.出血：最常被報告的出血事件為紫瘢/瘀血和鼻出血(epistaxis)，其他較少被報告的出血事件為血腫、血尿和眼睛出血(主要是結膜部位出血)。

2.血液學方面異常：嗜中性白血球缺乏症、骨髓毒性(myelotoxicity)、再生性不良貧血(aplastic anemia)。

3.胃腸方面異常：常見的胃腸不良反應為腹痛、消化不良、腹瀉和噁心，其他較少見的胃腸不良反應為便秘和嘔吐。

4.皮膚及指甲毛髮附屬物(appendage)異常：紅疹、搔癢。

5.中樞和週邊神經系統異常：常被報告的不良反應為頭痛、眩暈和感覺異常(paraesthesia)。

6.肝膽方面異常：常見者為肝臟酵素升高、膽紅質血症。

醫療須知 美國FDA建議病人不應自行停止服用clopidogrel或其他抗血小板凝集藥物，因可能增加心臟病發和血栓的風險。如有任何問題，可向醫療人員諮詢或聯繫

1.正如其他抗血小板製劑一樣，用於可能有出血危險的患者(如創傷、手術或其他病理狀況等)須小心。若患者將進行大手術，且期間不希望有抗血小板的作用，應於手術前7天停用clopidogrel。

2.曾有罕見的栓塞性血小板減少型紫斑病(thrombotic thrombocytopenic purpura)報告，有些是在服用後短時間(<二週)就發生，須立刻治療。

3.Clopidogrel會延長出血時間，須小心使用於身體損傷(例如潰瘍)有出血傾向者。併用可能造成身體損傷的藥品(如aspirin及其他NSAIDs)須小心。

4.服用本藥若受傷時，傷口止血所需的時間可能較長一些，須告知患者。若有不正常出血狀況，應立即告知醫師。

5.老年人、腎不全、輕-中度肝功能障礙者，不需調整劑量。但使用於嚴重肝功能不全者的經驗有限，應小心使用。

6.施行任何手術或服用任何新增藥品前，患者應告知醫師或牙醫師目前正服用clopidogrel。

7.Clopidogrel是否會經由人類的乳汁排泄不詳，哺乳時應權衡利弊來決定停藥或停止授乳。
8.本藥的懷孕用藥安全分級為B；使用於兒童的安全性及療效尚未確立。
9.本藥對間歇性跛行症狀的改善無法立即見效。雖然有些患者在接受治療2~4週就可見到效果，也有些患者需要治療12週才有效果。
10.有關長期投與或在有嚴重潛在性心臟疾病的患者時可能造成的心血管方面的危險。
11.如果病人為本藥的緩慢代謝者，建議醫護人員考慮使用其他的抗血小板藥物或調整本藥的劑量。

48202 PRASUGREL HYDROCHOLORIDE ☆

Rx 3.75 MG, 5 MG, 22 MG/錠劑(T)；

商名 Efient OD® (DAIICHI/第一三共)　Efient® ◎ (TAIYO/第一三共) $42.2/T(5MG-PIC/S), $36.2/T(3.75MG-PIC/S)

藥理作用 1.Prasugrel hydrochloride為一種前驅藥物(prodrug)，在轉換為活性代謝物後，透過選擇性且不可逆結合至血小板的P2Y₁₂ ADP受體，抑制血小板凝集作用。
2.血小板凝集的抑制作用在起始劑量1小時後迅速發生。抑制血小板凝集的作用在使用起始劑量後1小時達34%，在用藥後8小時達52%(最大值)。
3.口服給予prasugrel呈現劑量相關的血栓形成抑制作用。
4.口服prasugrel hydrochloride會減少心肌梗塞的大小。

適應症 [衛核]Efient適用於需要冠狀動脈介入性治療(PCI)的急性冠狀動脈症候群(ACS；不穩定型心絞痛[UA]、非ST段上升之心肌梗塞[NSTEMI]或ST段上升之心肌梗塞[STEMI])。
[非衛核]EFIENT適用於需要冠狀動脈介入性治療(PCI)的缺血性心臟病(穩定型心絞痛、心肌梗塞病史)。

用法用量 1.起始劑量為單次使用20mg口服劑量，隨後的維持劑量則採用每日一次3.75mg口服劑量。
2.本藥應合併aspirin使用(81~100mg/天，起始劑量最多為324mg)。
3.在進行PCI之前，已經接受本藥3.75mg劑量約5天的病患，不需要使用起始劑量(即治療第一天的起始劑量20mg)。(本藥所引發的血小板凝集抑制作用，預計會在5天內達到穩定狀態。)
4. 不建議於空腹情況下使用本藥(使用起始劑量時除外)。

不良反應 1.主要的藥物不良反應包含皮下出血(n = 109, 10.3%)、流鼻血(n=72, 6.8%)、血尿(n=58, 5.5%)、血管穿刺部位血腫(n=44, 4.2%)以及皮下血腫(n=41, 3.9%)。
2.重要的藥物不良反應：
ⓐ 出血：本藥可能造成顱內出血。
ⓑ血栓性血小板低下紫斑症(TTP) (頻率未知)：如果發生無力、厭食、出血(如紫斑症)、神經精神症狀(如意識障礙)、血小板減少症、具破碎紅血球的溶血性貧血、發熱、腎功能不全或其他早期的TTP徵兆，請立刻停用。
ⓒ過敏(頻率未知)。

醫療須知 1.謹慎施用：本藥應謹慎使用於下列病患：a.具有出血傾向或出血體質的病患。b.重度肝功能不全的病患。c.重度腎功能不全的病患。d.血壓持續偏高的病患。e.年長病患。f.體重偏低的病患。g.具有腦梗塞或暫時性腦缺血(TIA)病史的病患。h.對於其他thienopyridine類藥物(如clopidogrel)有過敏病史的病患。
2.體重偏低的病患[體重偏低的病患其出血風險可能較高。體重≤50kg的病患，血栓事件風險和其他出血風險因子(如年齡和腎功能)應加以評估。目前對此族群尚無足夠資料以提供建議劑量]。
3.如果起始劑量的給予時間在冠狀動脈攝影之前，請留意因為本藥所引發的血小板凝集抑制作用，會導致出血風險升高，如穿刺部位出血等。

4.本藥所引發的血小板凝集抑制作用，可能會對要接受手術的病患造成問題，建議臨床醫師在術前至少14天停止使用本藥。

5.對於血壓持續偏高的病患，需謹慎使用本藥，並在治療期間以適當方式控制血壓。

6.抗凝血劑、aspirin和本藥併用時應謹慎，因為併用可能會增加出血風險。

7.如果認為病患的出血風險偏高，應考慮停止治療。

8.請向病患說明使用本藥可能會比平常更容易發生出血，並告知他們在出現異常出血時聯絡他們的醫師。

9.本藥可能造成血栓性血小板低下紫斑症(thrombotic thrombocytopenic purpura，TTP)和其他重要藥物不良反應。在本藥治療開始的前2個月，請考慮約每兩週進行一次血液檢測。

48203 TICAGRELOR▲

孕C 乳? 泄肝 半7h

Rx 60 MG, 90 MG/錠劑(T);

商名

Brilinta® ◎ (ASTRAZENECA/阿斯特捷利康) $27.1/T(90MG-PIC/S), Ticagrel® ＊ (生達)

48 抗血小板製劑和血栓溶解劑

藥理作用 1.本藥含有ticagrelor，一種cyclopentyltriazolopyrimidine，是由P2Y12，ADP受體介導之血小板活化和凝集的抑制劑。

2.Ticagrelor及其主要代謝物與血小板P2Y12 ADP-受體進行可逆地相互作用，以防止訊息傳導和血小板活化。Ticagrelor及其活性代謝物大約等效。

適應症 [衛核]1.急性冠心症或心肌梗塞病史：Brilinta與Aspirin併用，可減少急性冠心症(ACS)病人或有心肌梗塞(MI)病史合併有高風險發生動脈血栓事件病人之栓塞性心血管(CV) 事件的發生率。對於ACS病人的治療，與Clopidogrel相比，Brilinta可以降低心血管死亡、心肌梗塞風險，於中風事件上，兩者並無差異；對於接受經皮冠狀動脈介入治療者，Brilinta亦可減少支架栓塞的風險。

2.急性缺血性腦中風或暫時性腦缺血(TIA)：Brilinta與Aspirin併用，適用於降低急性缺血性腦中風(NIHSS 分數≤5)或高風險暫時性腦缺血(TIA) 病人之中風風險。

用法用量 1.本藥治療應該從單一預載劑量(loading dose)180mg(兩顆90mg錠)開始，然後每次90mg，每天2次。

2.給予aspirin預載劑量後(通常是325mg)，與本藥併用時，aspirin的維持劑量為每天75~100mg。

3.曾接受clopidogrel預載劑量的急性冠心症患者，可以開始使用本藥。

4.本藥可與食物併服或空腹服用。

5.忘記服用本藥的患者應按計劃在下次服藥時間服用一顆90mg錠。

不良反應 1.呼吸困難、頭痛、咳嗽、頭暈、噁心、心房纖維顫動、高血壓、非心因性胸痛、腹瀉、背痛、低血壓、疲勞、胸痛。

2.心搏徐緩：包括：呼吸困難、活動時呼吸困難、休息時呼吸困難、夜間呼吸困難、夜間陣發性呼吸困難、男性女乳症。

醫療須知 1.抑制血小板功能的藥物(包括本藥)會增加出血風險。本藥增加所有出血風險(重大出血+輕微出血)，程度比clopidogrel大些。可以看到非CABG相關出血增加，但CABG相關出血則否。致命和危及生命的出血比率未增加。

2.一般說來，出血的危險因子包括年紀大、出血病史、經皮侵入性手術的性質，以及同時使用增加出血風險的藥物(例如：抗凝劑和纖維蛋白溶解治療、高劑量aspirin、和慢性非類固醇抗炎藥[NSAIDS])。可能的話，在手術前5天停用本藥。對於低血壓和最近做過冠狀動脈造影、經皮冠狀動脈介入治療(PCI)、CABG、或其他外科手術的患者，即使患者沒有任何出血徵兆，仍要懷疑出血的可能。

3.併用之aspirin維持劑量：在PLATO試驗中，本藥與維持劑量超過100mg的aspirin併用會減低本藥的有效性。所以給予aspirin預載劑量後(通常是325mg)，與本藥併用時，aspirin

維持劑量應為75~100mg。

4.呼吸困難：有14%使用本藥治療的患者和8%服用clopidogrel患者通報呼吸困難。呼吸困難的嚴重程度通常是輕至中度，在持續治療期間常會緩解。患者若在使用本藥治療期間有新發生、長時間或惡化性的呼吸困難，須先排除可能需要治療的潛在疾病，如果確定呼吸困難與本藥相關，無須特別治療，繼續使用本藥不要中斷。

5.停用本藥：避免中斷本藥治療。如果必須暫時停用本藥(例如:為了治療出血或選擇性外科手術electivesurgery])，要儘快重新開始。停用本藥可能會增加心肌梗塞、支架內血栓和死亡的風險。

6.強效CYP3A抑制劑：ticagrelor會被CYP3A4/5代謝。避免與強效CYP3A抑制劑併用，例如atazanavir、clarithromycin、indinavir、itraconazole、ketoconazole、nefazodone、nelfinavir、ritonavir、saquinavir、telithromycin和voriconazole。

48204 TICLOPIDINE HCL

孕B 乳 - 食 + 泄 肝 代 12.6h

Rx 100 MG, 250 MG/錠劑(T);

商名

Declot® (衛達) $3.53/T(100MG-PIC/S)
Kersyn® (井田) $3.53/T(100MG-PIC/S)
Labisu® (利達) $3.53/T(100MG-PIC/S)
Licodin® * (東洋/東生華) $3.53/T(100MG-PIC/S), $3.47/T(250MG-PIC/S),
Menchuan® (瑞士) $3.53/T(100MG-PIC/S),
Nalodine® (皇佳) $3.53/T(100MG-PIC/S),
Sulomei® (約克) $3.47/T(250MG-PIC/S)
Ticloud® (皇佳/意欣) $3.53/T(100MG-PIC/S)

藥理作用 1.血小板凝集抑制作用–本藥能活化adenyl cyclase，提高cAMP的濃度，而持續抑制血小板的凝集作用。

2.改善血液流體力學–本藥能改善血球變形能力，而降低血液粘度，改善血液的微細循環。

3.抗血栓形成–本藥在臨床上能抑制血栓形成伴隨發生血小板異常消耗，顯示其具有抗血栓效應。

適應症 [衛核]適用於曾發生完成性栓塞型中風(Completed Thrombotic Stroke)及有中風前兆(Stroke Precursors)且不適於使用Aspirin之患者。

[非衛核]1.血管手術以及血液體外循環隨伴發生的血栓、栓塞的治療，以及血流障礙的改善。2.改善慢性動脈閉塞症隨伴發生的潰瘍、疼痛，以及冷感等的阻血性諸症狀。3.治療缺血性腦血管障礙(暫時性腦缺血發作(TIA)、腦梗塞)所隨伴發生的血栓、栓塞。4.改善蜘蛛網膜下出血手術後的腦血管攣縮所隨伴發生的血流障礙。

用法用量 1.通常成人1日以ticlopidine hydrochloride 250~300mg分2~3次，飯後經口給藥。

2.改善慢性動脈閉塞症隨伴發生的潰瘍、疼痛以及冷感等的阻血性諸症狀，通常成人1日以ticlopidine hydrocholride 500~600mg分2~3次，飯後經口給藥。

不良反應 噁心、食慾不振、下痢、頭痛、心悸、容易疲勞、發疹、GOT和GPT上昇、黃疸、有出血傾向、再生不能貧血、血小板減少、無顆粒白血球症。

醫療須知 1.服用本藥者應該定期施行血液和肝機能檢查。

2.服用抗凝血劑或抗血小板藥物(如aspirin)者使用本藥宜小心。

3.在手術(包括拔牙)以前10~14天，要停用本藥，防止大出血。

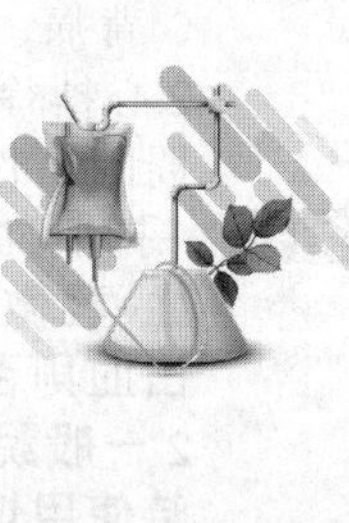

§ 48.3 抑制phosphodiesterase的抗血小板製劑

48301 CILOSTAZOL▲

孕C 乳 - 泄 腎/肝 代 1~13h

PLETAAL® (cilostazol)

Rx 50 MG, 100 MG/錠劑(T);

商名

Citazol® * (生達) $4.38/T(50MG-PIC/S)
Pletaal® ◎ (大塚) $9.4/T(100MG-PIC/S), $4.38/T(50MG-

Loata® ＊ (中化) $9.4/T(100MG-PIC/S), $4.38/T(50MG-PIC/S)
Plestar® ＊ (旭能/倍斯特) $9.4/T(100MG-PIC/S),
Pletaal OD® ◎ (OTSUKA/大塚) $9.4/T(100MG-PIC/S), $4.38/T(50MG-PIC/S)
PIC/S),
Pleya® ＊ (永信) $9.4/T(100MG-PIC/S),
Tilor® ＊ (健喬信元) $4.38/T(50MG-PIC/S)

藥理作用 本藥及其數種代謝物是cyclic AMP(cAMP) phosphodiesterase III(PDE III)抑制劑，可抑制phosphodiesterase活性和阻礙cAMP的代謝，促使在血小板和血管中的cAMP濃度增加，進而有抗血小板凝集和血管擴張作用。

適應症 [衛核]使用於無休息時疼痛及周邊組織壞死之間歇性跛行病人(周邊動脈疾病 Fontaine stage II)，用於增加最大及無痛行走距離。
經生活模式改變(包含戒菸及運動計畫)及其他治療後，仍無法充分改善間歇性跛行症狀病人之二線治療。
無法耐受aspirin且屬非心因性栓塞之腦梗塞患者，以預防腦梗塞之再復發。

用法用量 建議劑量為本藥一次100mg，一天二次：在早餐、晚餐至少半小時前或2小時後服用。

不良反應 較常見：頭痛、心悸、腹瀉；偶有：虛弱、高血壓、嘔吐、腿痙攣、感覺過敏、感覺異常、呼吸困難、皮疹、血尿、尿道感染、感冒症候群、心絞痛、關節炎和支氣管炎。

醫療須知 1.本藥應在飯前至少半小時或飯後2小時服用。
2.本藥對間歇性跛行症狀的改善無法立即見效。雖然有些患者在接受治療2~4週就可見到效果，也有些患者需要治療12週才有效果。
3.有關長期投與或在有嚴重潛在性心臟疾病的患者時可能造成的心血管方面的危險。
4.Cilostazol藥品之禁忌症包含「接受2種或2種以上抗血小板或抗凝血劑(如：acetylsalicylic acid, clopidogrel, heparin, warfarin, acenocoumarol, dabigatran, rivaroxaban或apixaban)等治療者」。
5.完整資訊內容請參閱藥品仿單，並以仿單記載為準。

48302 DIPYRIDAMOLE

孕B 乳? 食± 泄 肝

Rx 12.5 MG, 25 MG, 50 MG, 75 MG/錠劑(T); 5 MG/ML/注射劑(I);

商名

Anginar® (健喬信元/瑞安) $1.5/T(25MG-PIC/S), $2/T(25MG-PIC/S-箔),
Carditonin S.C.® (榮民) $2/T(25MG-PIC/S-箔), $1.5/T(25MG-PIC/S)
Cyasin S.C.® (應元/豐田) $0.9/T(25MG), $1.5/T(25MG-箔)
Dimole S.C.® (永勝) $2/T(25MG-PIC/S-箔), $1.5/T(25MG-PIC/S),
Dipyridamloe® (生達)
Dipyridamole S.C.® (中化/中化裕民) $2/T(25MG-PIC/S-箔), $1.5/T(25MG-PIC/S)
Dipyridamole S.C.® (信東)
Dipyridamole S.C.® (信隆) $1.5/T(25MG-PIC/S)
Dipyridamole S.C.® (明大/東洲) $1.38/T(75MG)
Dipyridamole S.C.® (正和) $1.5/T(25MG-PIC/S)
Dipyridamole S.C.® (永信) $2/T(75MG-PIC/S-箔), $1.58/T(75MG-PIC/S), $2/T(25MG-PIC/S-箔), $1.5/T(25MG-PIC/S)
Dipyridamole S.C.® (生達) $2/T(25MG-PIC/S-箔), $1.5/T(25MG-PIC/S)
Dipyridamole® (台裕) $1.5/T(25MG-PIC/S)
Dipyridamole® (生達) $19.8/I(5MG/ML-PIC/S-2ML)
Easying® (羅得) $1.5/T(25MG-PIC/S), $1.5/T(25MG-箔)
Licosin S.C.® (應元)
Lidamole® (十全) $1.5/T(25MG-PIC/S)
Orisantin® (壽元/東洲) $19.8/I(5MG/ML-PIC/S-2ML)
Parotin® (優生) $2/T(75MG-PIC/S-箔), $1.58/T(75MG-PIC/S)
Pectrin S.C.® (福元)
Peransin® (正和) $1.58/T(75MG-PIC/S)
Perisin S.C.® (利達) $1.5/T(25MG-PIC/S),
Peritin® (元宙)
Persantin S.C.® ◎ (健喬信元/百靈佳殷格翰)
Persantin® ◎ (BOEHRINGER INGELHEIM/裕利)
Persantin® ◎ (DELPHARM/裕利)
Persatin S.C.® (正和/新喜國際)
Persine S.C.® (強生) $1.5/T(25MG-PIC/S)
Perzin® (優生) $2/T(25MG-PIC/S-箔), $1.5/T(25MG-PIC/S),
Pesadin F.C® (皇佳) $1.5/T(25MG-PIC/S), $2/T(25MG-PIC/S-箔)
Peysan® ＊ (十全) $1.58/T(75MG-PIC/S), $2/T(75MG-PIC/S-箔)
Poshinlen® (華興) $1.5/T(25MG-PIC/S), $2/T(25MG-PIC/S-箔)
Posintin® (南光) $19.8/I(5MG/ML-PIC/S-2ML),
Potosintin S.C.® (中美兄弟)
Pushinlin® (長安/世達)
Pydamole S.C.® (衛肯) $1.5/T(12.5MG-PIC/S), $1.5/T(25MG-PIC/S)
Pyridamole® (健喬信元) $1.5/T(25MG-PIC/S), $2/T(25MG-PIC/S-箔),
Sancin® (十全) $2/T(50MG-PIC/S-箔), $1.52/T(50MG-PIC/S)
Sandel S.C.® (衛達) $2/T(50MG-PIC/S-箔), $1.52/T(50MG-PIC/S)
Shinmiochien® (應元) $19.8/I(5MG/ML-PIC/S-2ML),
Slincyzen S.C.® (約克)
Solantin S.C.® (中化) $1.38/T(75MG), $1.5/T(25MG-PIC/S), $2/T(25MG-PIC/S-箔),

Uginin®(健喬信元/優良)
Unisin S.C.®(保瑞/聯邦)
Vasonin S.C.®(人生)
Yusin®(井田)

藥理作用 高劑量的dipyridamole能夠(1)活化adenyl cyclase(2)顯著抑制phosphodiesterase(3)抑制血小板內thromboxane A2的形成(4)強化血管壁的prostacycline，因而抑制血小板的粘著與凝集，故可預防血栓的形成。

適應症 [衛核]對於慢性狹心症之治療可能有效

[非衛核](1)預防腦血管病變，(2)缺血性心臟病有關的血栓併發症。(3)慢性腎臟病-微血管間血管球性腎炎。

用法用量 每天225mg，分3次服用，飯前1小時服用。

48303 PENTOXIFYLLINE

孕C 乳? 食+ 泄肝

Rx 100 MG, 300 MG/錠劑(T); 400 MG, 400 MG/持續性錠劑(T.SR); 20 MG/ML/注射劑(I); SR 400 MG/持續性製劑(SR);

商名

Cental®(壽元) $1.5/T(100MG-PIC/S), $2/T(100MG-PIC/S-箔)
Ceretal S.C.®(信東) $2/SR(400MG-PIC/S-箔), $1.82/T.SR(400MG-PIC/S)
Forflow SR®(美時) $1.82/SR(400MG-PIC/S), $2/SR(400MG-PIC/S-箔)
Fylin Retard® *(正和) $1.82/SR(400MG-PIC/S), $2/SR(400MG-PIC/S-箔)
Hexopal®(羅得) $1.5/T(100MG-PIC/S),
Ipentol CR®(優良/健喬信元) $1.79/T.SR(400MG)
Papiror E.C.®(杏林新生) $2/T(100MG-PIC/S-箔), $1.5/T(100MG-PIC/S)
Penphylline®(中生) $1.82/SR(400MG-PIC/S)
Pental S.C.®(強生) $2/T(100MG-PIC/S-箔), $1.5/T(100MG-PIC/S),
Pentathin E.S.C.®(明大/東洲)
Pentop S.C.®(優生) $1.5/T(100MG-PIC/S),
Pentop S.R®(優生) $1.82/SR(400MG-PIC/S), $2/SR(400MG-PIC/S-箔)
Pentoxilline®(壽元)
Perilax Slow Release®(回春堂) $1.79/SR(400MG)
Recital SR®(南光)
Recital®(南光)
Sephylline®(元宙) $1.5/T(100MG-PIC/S)
Shery E.C.®(華興) $2/T(100MG-PIC/S-箔), $1.5/T(100MG-PIC/S)
Sin Tong E.F.C®(井田) $1.5/T(100MG-PIC/S)
Suintol E.F.C.®(約克) $1.5/T(100MG-PIC/S)
Throne®(永信) $1.5/T(100MG-PIC/S), $2/T(100MG-PIC/S-箔)
Trenfylline S.R.F.C.®(中化) $2/SR(400MG-PIC/S-箔), $1.82/SR(400MG-PIC/S)
Trental Dragee® ◎(聯亞/賽諾菲)

藥理作用 本藥為xanthine的衍生物，作用於血管可增末梢的血流量，而促進副血行路的形成，使缺血部位營養狀態獲得改善，而且還具有抗血小板凝集的作用。

適應症 [衛核]末梢血管循環障礙

[非衛核]1.末梢：動脈硬化、糖尿病或炎症引起之動脈，靜脈循環障礙。2.腦部：腦部循環障礙或腦中風而導致之記憶衰退、神智不清、眩暈。3.眼部：眼部循環障導致之視力減退。

用法用量 1.口服初劑量為每天3次，1次200mg。維持量1天3次，1次100mg。

2.滴注：初劑量100mg(即5ml)溶於250~500ml之滴注液，由靜脈滴注(不得少於90~180分)，其後每天增加50mg至最大劑量300mg(1次滴量)嚴重者，1天可滴注兩次。

3.動脈內滴注：100~300mg以生理食鹽水20~50ml稀釋後滴注，滴注時間10~30分。

不良反應 1.常見-頭昏眼花、消化不良、噁心、嘔吐；2.偶有-發燒、睏倦、焦躁、頭痛、失眠、心絞痛、低血壓、水腫、視力模糊、腹部不適、脹氣、搔癢、白血球減少、體重改變。

醫療須知 1.本藥若與高血壓藥物併用，要監測血壓，調整高血壓藥物的劑量。

2.服用本藥不宜駕車或從事危險性工作。

§48.4 抑制glycoprotein IIB/IIIA 的抗血小板製劑

48401 TIROFIBAN HCL

孕B 乳- 泄腎 T½ 2h

Rx 0.25 MG/ML/注射劑(I);

商　名 Aggrastat® ◎ (SIEGFRIED/安沛) $7382/I(0.25MG/ML-PIC/S-50ML)

藥理作用 本藥為纖維蛋白質與GPIIb/IIIa受體結合之可逆性拮抗劑，此受體為參與血小板凝集作用之主要血小板表面受體。本藥施以靜脈注射時，其對血小板凝集(由體內產生)之抑制作用係依其劑量及濃度而定，若以建議之方式給藥時，經歷30分鐘的輸注後，其抑制程度可達90%以上。當本藥停止輸注時，其血小板凝集作用即又回復。

適應症 [衛核]AGGRASTAT併用HEPARIN，可用於預防不穩定心絞痛病人或非Q波之心肌梗塞病人發生缺血性心臟病發作，及用於預防患有冠狀動脈缺血症狀而須接受冠狀動脈成形術或冠狀動脈粥狀硬化切除的病人發生治療冠狀動脈突然閉塞時所造成的缺血性心臟併發症。

用法用量 1.冠狀動脈成形術/冠狀動脈粥狀硬化切除：進行冠狀動脈成形術/冠狀動脈粥狀硬化切除的患者開始使用本藥時，須採靜脈注射，並與heparin併用。起始注射劑量(initial bolus)為10μg/kg，注射時間至少三分鐘，接著以0.15μg/kg/min的維持輸注速率輸注。
2.穩定的心絞痛或非Q的心肌梗塞：本藥須採靜脈注射，並與heparin併用，起始輸注速率(initial infusion rate)為0.4μg/kg/min，輸注30分鐘。完成起始輸注後，應再繼續以0.1μg/kg/min之維持輸注速率持續輸注。
3.本藥濃縮液必須先稀釋後方可使用。由濃縮液備製本藥輸注溶液的方法：
a.自250mL袋裝滅菌的0.9%生理食鹽水或5%葡萄糖水溶液中抽出50mL後，加入50mL的本藥濃縮液(一瓶50mL小瓶)於袋內，使最終濃度為50μg/mL。使用前應充分混合。
b.根據前述的劑量計算方法投與藥品。
c.任何未使用的靜脈輸注液必須丟棄。
4.本藥可與dopamine，lidocaine，potassium chloride及famotidine注射液共同使用同一支靜脈輸注管。

不良反應 本藥與heparin或aspirin併用最常見的副作用是出血，其他大1%以上的副作用包括噁心、發熱和頭痛，出血和血小板減少。

醫療須知 1.下列患者使用本藥宜小心：
a.最近(一年內)曾出血者，包括有胃腸道出血病史或具有臨床意識之生殖泌尿道出血
b.已知的凝血疾病，血小板異常或血小板減少症病史
c.血小板數目小於150,000/㎣
d.最近一年內有腦血管疾病者
e.最近一個月內曾施行大手術或曾經有嚴重身體創傷者
f.曾有動脈剝離病史、徵狀者
g.嚴重無法控制的高血壓(收縮壓大於180mmHg且/或舒張壓大於110mmHg)
h.急性心包炎
i.出血性視網膜疾病
2.因為本藥會抑制血小板凝集，當併用其他會影響止血效果的藥物時，應小心謹慎。本藥併用血栓溶解劑的安全性尚未確立。
3.本藥治療期間，必須監測患者是否有潛在出血的情形。當須治療出血情形時，必須考慮停止使用本藥。亦可考慮施行輸血。
4.股動脈插入部位：本藥與出血機率些微增加有關，尤其股動脈鞘插入部位。股動脈鞘插入血管時須小心，僅能由股動脈前面的管壁穿刺，且應避免用穿通前後血管壁的技術(through and through technique)。股動脈鞘除去後應密切觀察並採取適當止血措施。
5.實驗室檢驗值的監值：本藥治療前，注射(bolus)或負載注射(loading infusion)後六小時內及往後治療期間至少每天應監測血小板的數目、血紅素和血比容積(如果有明顯下降時，應增加監測的頻率)。如果血小板數目低於90,000/㎣時，應再檢測一次，以排除假性血小板減少症的情形。如果確立為血小板減少症時，必須停用本藥和heparin，並採取適當的監控及治療措施。本藥的抗凝血作用必須小心監測，並據此調整其劑量。
6.根據臨床研究結果顯示，嚴重腎功能不全患者(肌酸肝廓清率小於30mL/min)本藥的血

漿排除率會降低。這些患者使用本藥時，劑量必須降低

7.本藥過量時最常見的症狀是出血，可評估狀況並停藥或調整藥品的輸注量，本藥可以透析法移出體外。

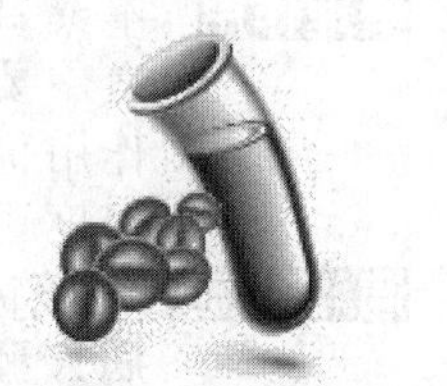

§ 48.5 血栓溶解劑

48501 ALTEPLASE (RECOMBINATED TISSUE PLASMINOGEN ACTIVATOR)

孕 C 乳 ? 泄 肝 ½ 26.5m

Rx

20 MG, 50 MG/注射劑(I);

商　名

Actilyse® ◎ (BOEHRINGER INGELHEIM/百靈佳殷格翰)

$8041/I(20MG-20MG), $17815/I(50MG-PIC/S-50MG)

藥理作用 本藥是一種醣蛋白(glycoprotein)，經由遺傳工程的科技合成的。它能直接胞漿素原(plasminogen)活化成胞漿素(plasmin)。當靜脈注射本藥進入血液中，本藥還是呈不活化的形式，直到它與纖維蛋白(fibrin)結合後才被活化，而把胞漿素原活化成胞漿素，再進一步將纖維蛋白溶解掉。由於本藥對血栓的纖維蛋白具有高度的選擇性，所以，使用本藥沒有出血的傾向，而且本藥沒有抗原性，故可反覆一再使用。

適 應 症 [衛核]急性冠狀動脈栓塞之血栓溶解、急性大片肺栓塞、急性缺血性中風之血栓溶解。

用法用量 將本藥乾粉溶於注射用水，每ml含1mg，也就是在1~2分鐘內給予一個10mg的大劑量靜脈注射，然後在60分鐘內靜脈輸注完50mg，而後將40mg在其餘的120分鐘內投予。然後再視患者的狀況，可靜脈輸注30~50mg，在90分~4，5小時內投予。

不良反應 偶有注射部住輕微出血。

醫療須知 1.75%接受治療的患者，本藥均能溶解其血塊，使心肌重新獲得血流，並挽救心臟，通常在開始治療的15分鐘內，即可發生效果。

2.因本藥是一種人體天然蛋白，因此不會造成過敏現象，同時本藥不具抗原性–只有<1%的患者會對此種蛋白質產生抗體。

3.患者若嚴重的肝功能不全，當投與本藥又不能降低劑量時，就要注意他(她)們的血液凝固值。

4.本藥對於孕婦、小孩和新近做過動脈穿刺的患者尚沒有醫療的實際經驗。

48502 FONDAPARINUX

孕 D 乳 - 泄 腎 ½ 17h

Rx

2.5 MCG/DOSE/注射劑(I);

商　名

Arixtra® ◎ (ASPEN/安沛)

藥理作用 1.Fondaparinux是一種人工合成的選擇性活性第X因子(Xa因子)抑制劑。

2.Fondaparinux的抗血栓活性乃是源自抗凝血酶III(ATIII)所媒介的選擇性Xa因子抑制作用。Fondaparinux會選擇性地和ATIII結合，從而使ATIII固有的Xa因子中和作用更為增強(約300倍)。Xa因子被中和之後，凝血連鎖反應便會受到干擾，凝血酶的形成與血栓的發生也會同時受到抑制。

3.Fondaparinux並不會使凝血酶(活性第II因子)失去活性，也不會對血小板的功能造成任何已知的影響。

適 應 症 [衛核](一)預防成人靜脈血栓高危險群病人在接受主要的骨科下肢手術如髖部骨折、主要的膝關節手術或髖關節置換手術時發生靜脈血栓栓塞事件(VTE)。

(二)預防經判斷具有血栓栓塞併發症高風險之成人在接受腹部手術如腹部癌症手術時發生靜脈血栓栓塞事件(VTE)。

(三)治療患有不穩定型心絞痛或非ST段升高型心肌梗塞 (UA/NSTEMI) 且不適合接受緊

急(120分鐘內)侵入性治療(PCI)的成人。
(四)治療ST段升高型心肌梗塞(STEMI)的急性冠狀症侯群，藉以預防使用血栓溶解劑治療或原先即不準備接受任何其它型式之再灌流治療的病人發生死亡和心肌再度梗塞。
(五)與warfarin sodium併用以治療急性深層靜脈血栓(DVT)。
(六)與warfarin sodium併用以治療急性肺栓塞(PE)。

用法用量 1.骨科手術與腹部手術：fondaparinux的建議劑量為手術後每日一次皮下注射2.5毫克。第一劑的施打時間不可早於手術結束後24小時，並且必須在確定止血之後才可施打。應持續治療至發生靜脈血栓栓塞的風險降低為止，通常都是治療到手術後至少5~9天，患者可以下床走動為止。經驗顯示，在接受髖骨骨折手術的患者中，發生VTE的風險會一直持續到手術完成的9天之後。對這類患者，應考慮延長使用fondaparinux進行預防性治療的時間，最長應再多治療24天。基於個別的風險評估，有發生血栓栓塞併發症之高風險的病患：fondaparinux的建議劑量為每日一次皮下注射2.5毫克。6~14天療程對病患的治療效果已經在臨床研究中探討過。
2.治療ST段升高型心肌梗塞(STEMI)：fondaparinux的建議劑量為每日一次2.5毫克。第一劑fondaparinux應以靜脈注射的方式給藥，後續的劑量則應以皮下注射的方式給藥。確定診斷後應儘快開始治療，並持續治療達8天或到出院為止。如果使用患者準備進行非基礎性經皮冠狀動脈手術(PCI)，PCI手術期間應依照當地的常規投予未分段肝素(unfractionated heparin；UFH)。並應考慮患者的出血的風險，包括投予最後一劑fondaparinux到手術的時間間隔。移除導管鞘後重新開始皮下注射fondaparinux的時間須視臨床判斷而定。在STEMI的臨床試驗中，重新開始使用fondaparinux治療的時間並未早於移除導管鞘後3小時。對準備進行冠狀動脈繞道手術(CABG)的STEMI患者，應盡可能不要在手術前24小時期間投予fondaparinux，並應待手術結束48小時之後再重新開始投藥。
3.對進行手術的患者，≧75歲及/或體重不足40公斤及/或肌酸酐廓清率介於20ml/min~50ml/min的腎功能損害患者必須嚴格遵守投予第一劑fondaparinux的時間規定第一劑的投予時間不可早於手術結束後24小時，並且必須在確定止血之後才可施打。

不良反應 1.常見：手術後出血、貧血、血腫、血尿、咳血、齒齦出血)。
2.最常見通報的非出血性之不良事件(>1%的fondaparinux受試者曾通報)為心房纖維顫動、發燒、胸痛、頭痛、心室心搏過速、嘔吐及低血壓。

醫療須知 1.Fondaparinux不可以肌肉注射的方式給藥。
2.出血－對於有出血風險升高的病人，使用fondaparinux時應小心。例如併有先天性或後天性出血疾患(血小板數目<50000/mm³)、活動性潰瘍性胃腸疾病、最近曾發生顱內出血、不久前才接受大腦、脊椎或眼科手術及如後所述之特別病患族群。
3.針對預防VTE，會升高出血風險的藥物都不可和fondaparinux併用。這些製劑包含血栓溶解劑、GP IIb/IIIa接受器拮抗劑、heparin、類肝素、低分子量heparin(LMWH)。當需要時，得依據交互作用一節的資訊使用維他命K拮抗劑作為合併療法。其他抗血小板藥物(cetylsalicylic acid, dipyridamole, sulfinpyrazone, ticlopidine or clopidogrel)及NSAIDs應小心使用，如果必須同時投予，建議應進行嚴密的監視。
4.針對治療STEMI，對同時使用其它會升高出血風險之藥物(如GPIIb/IIIa抑制劑或血栓溶解劑)治療的患者，使用fondaparinux時應小心。
5.PCI手術與發生導管血栓的風險－對準備透過基礎性PCI手術進行再灌流治療的STEMI患者，不建議在PCI手術前或手術期間使用fondaparinux。對準備進行非基礎性PCI手術的STEMI患者，不建議在PCI手術期間使用fondaparinux做為唯一的抗凝血劑，因此，應依照當地的常規使用UFH。
6.脊椎/硬膜麻醉－對於正在進行重大骨科手術的患者，執行脊椎/硬膜麻醉或脊椎穿刺時同時使用fondaparinux，可能會發生導致長期或永久性麻痺的硬膜或脊椎血腫。如果在手術後使用內置硬膜導管或合併使用其它會影響止血作用的藥物，發生這些罕見事件的風險可能會更高。

7.老年病患–老年族群發生出血現象的風險會升高。由於腎功能通常都會隨年齡而減弱，因此，老年病患可能會出現fondaparinux排除速率降低及曝藥量升高的現象。對老年病患使用fondaparinux時應小心。
8.體重偏低-體重不足40公斤的患者發生出血現象的風險會升高。Fondaparinux的排除速率會隨體重減輕而降低。對此類患者，使用fondaparinux時應小心。
9.肝素誘發性血小板減少症(HIT)–對於有HIT病史的病患，應謹慎使用fondaparinux。

48503 TENECTEPLASE

孕C 乳？ 泄 肝 半 90～130h

Rx 10 KU/注射劑(I)；

商　名
Metalyse® ◎ (BOEHRINGER INGELHEIM/百靈佳股格翰)

藥理作用 1.Tenecteplase 是藉基因重組技術將天然之 t-PA 蛋白質構造的三個加以改進，成為對纖維蛋白具專一性的胞漿素原活化劑。
2.Tenecteplase會和血栓(血塊)的纖維蛋白結合，選擇性地把與血栓結合之胞漿素原轉化成胞漿素，胞漿素會分解血栓的纖維蛋白基質(fibrin matrix)。與天然之 t-PA 相較，tenecteplase 具有較高的纖維蛋白專一性，且較能抵抗內生性之抑制劑(PAI-1)之不活化作用。

適 應 症 [衛核]用於急性心肌梗塞之血栓溶解治療。

用法用量 1.應依照患者的體重調整tenecteplase的劑量，最大劑量為10,000units(tenecteplase 50mg)。可依患者所須的正確劑量及所需調配妥溶液量：所需劑量應以單次靜脈注射方式於5~10秒中內注射完畢。已預先放置的靜脈留置管可用於投與tenecteplase，但此靜脈留置管只限曾給予0.9%氯化鈉溶液者。為了給藥完全，在給與tenecteplase注射液後，必須沖洗此靜脈留置管。Tenecteplase與右旋糖溶液(dextrose solution)有配伍禁忌。其他藥物切勿加入tenecteplase注射液或同一靜脈輸注管中混合使用。
2.輔助治療(adjunctive therapy)：患者診斷後應儘速給予 acetylsalicylic acid(ASA)及 heparin 以抑制血栓形成。當急性心肌梗塞之症狀發作後，應儘速給予ASA並持續到出院為止。推薦之口服初始劑量為每天150~325mg，如患者無法服用錠劑，則可以靜脈注射方式給予初始劑量100~250mg，之後所需的 ASA 劑量應由治療醫師決定。當確定診斷危急性心肌梗塞後，應儘速給予heparin並持續給藥至少24小時，其劑量依體重調整。體重不超過67kg的患者，建議初次以一次靜脈注射不超過4,000IU之heparin，接著以每小時不超過800IU之劑量靜脈輸注。體重超過67kg的患者，建議初始以一次靜脈注射不超過5,000IU之heparin，接著以每小時不超過1,000IU之劑量靜脈輸注。已接受heparin治療的患者，則不應給予初始的heparin一次靜脈注射。靜脈輸注heparin的速度應調整以維持aPPT值介於50~75秒(控制值的1.5~2.5倍，或血漿heparin濃度介於0.2~0.5IU/ml)。

不良反應 1.如同其他的血栓溶劑，出血是使用本藥最常見之副作用。出血形式以注射部位的表淺型為主。斑狀出血(ecchymoses)亦常見，但通常不需要任何特別的處置。偶有胃腸或泌尿生殖方面之出血和鼻衄血(epistaxis)，發生率低於10%。出血性心包炎(haemopericardium)、腹膜出血(retroperitoneal bleeding)、腦部出血相當罕見，發生率低於1%。給予本藥後，偶有需要輸血的情形(<5%)。
2.因急性心肌梗塞而接受本藥治療之患者，其成功的再灌流通常會伴隨心律不整。低血壓也可能發生。
3.在極少數的病例，以本藥治療，可能導致膽固醇結晶性阻塞或血栓性栓塞症。
4.偶有類過敏性反應(包括皮疹、蕁麻疹、支氣管痙攣、喉部水腫)報告過。噁心及/或嘔吐和發燒是常被報告之副作用，也是最常見之非出血性副作用。

醫療須知 1.Tenecteplase需由具使用血栓溶解治療之經驗的醫師處方，並在監視設備下使用。並不排除患者在被送到醫院前即可使用本藥。如同對其他之血栓溶解劑的使用建議，當給予tenecteplase時，建議應隨時備妥標準的復甦設備和藥品。

2.出血：以tenecteplase治療時，最常見的併發症是出血。併用抗凝血劑heparin可能促成出血。由於以tenecteplase治療時，纖維蛋白會被溶解，故最近受傷之部位可能發生出血。所以給予血栓溶血治療時需注意所有可能出血之部位(包括插導管的部位、動脈或靜脈的針刺部位、切除或針刺的部位)。患者在接受tenecteplase治療時，應避免使用硬式導管、肌肉注射及非必要之處置。如發生嚴重的出血，尤其是腦部出血，應立即停止併用heparin。若出血前四小時內曾給予heparin，應考慮給予protamine。至於對這些保守處置無反應之少數患者，經判斷後可給予適當輸血的製品。應於每次輸注冷凍沉澱品(cryoprecipitate)、新鮮之冷凍血漿和血小板後，進行臨床及檢驗方面的在評估。在輸注冷凍沉澱品(cryoprecipitate)後，纖維蛋白原(fibrinogen)之理想目標值為1g/1。抗纖維原蛋白溶解劑也應被考慮在使用。

3.下列情況先小心評估可能出血之危險性及使用tenecteplase之期望利益：a收縮>160mmHg。b最近(過去十天內)發生胃腸出血或泌尿生殖器之出血。c最近(過去二天內)曾給予肌肉注射。d老年人(超過75歲者)。e體重低於60kg者。f腦血管疾病。

4.冠狀動脈性血栓溶解症可能導致伴隨再灌流(reperfusion)之心率不整。

5.血栓栓塞症(thrombo-embolism)：對左心血栓(例如增帽辦狹窄或心房纖維顫動)的患者，使用tenecteplase會增加發生血栓性事件的危險。

6.再給藥(re-administration)：以tenecteplase治療後，未發現產生任何的抗體。然而，迄今仍無再給予tenecteplase治療之經驗。

7.懷孕與授乳：尚無使用tenecteplase於孕婦之經驗。如懷孕發生心肌梗塞時，應先評估潛在之危險性與治療之利益。尚未知 tenecteplase是否會分泌至乳汁中。

8.過量時，可能會增加出血的危險。如發生嚴重而持久的出血，可考慮替代治療(substitution therapy)。

48504 UROKINASE

孕 B 乳 ? 泄 血漿 消 10～20m

Rx 6000 IU, 6000 IU , 60000 IU, 250000 IU/注射劑(I);

商名

Urokinase® ◎（杏林新生/藥之鄉）$191/I(6000IU-PIC/S-6KIU), $1323/I(60000IU-PIC/S-60KIU), $3378/I(250000IU-PIC/S-250KIU)

Urokinase-Green Cross®（中化/綠十字）$1323/I(60000IU-PIC/S-60KIU),

Urokinase-Tgcc®（中化/綠十字）$3378/I(250000IU-PIC/S-250KIU)

藥理作用 本藥能夠將plasminogen轉化成plasmin (fibrinolysis)，它具有直接促進血栓溶解的效應，然後可將纖維蛋白(fibrin)的血栓分解。

適應症 [衛核]急性肺栓塞，急性冠狀動脈栓塞，清潔靜脈導管。
[非衛核]溶解眼前房的凝血塊。

用法用量 1.Urokinase(僅供IV輸注使用)：a.開始時在10分鐘內先靜注射4,400IU/kg，然後每小時連續滴注4,400IU/kg，連續12小時。b.調配法：將滅菌蒸餾水5.2ml加入含250,000 IU的Urokinase小瓶，然後再加生理食鹽水稀釋，才可以用作靜脈灌注。

2.Urokinase(綠十字)：以注射用水溶解後靜注(注射用水2ml溶解後，即成等張溶液)。高單位給藥時，以生理食鹽水5%葡萄糖注射500ml混合滴注。溶解眼前房的血凝塊可每次1,000IU/Kg/h，溶於0.5ml蒸餾水，做結膜下或眼球注射。

3.Urokinase(武田)(Kanebo)：使用1,200IU時，以生理食鹽水10ml溶解後，靜脈內注射之。投與高單位(3,600~6,000IU)時，以生理食鹽水或葡萄糖注射液50ml溶解混合後，靜脈點滴注射。

不良反應 常見-注射傷口處出血或滲流；偶有-過敏、頭痛、潮紅、發燒、靜脉炎、噁心、發癢、自發性出血。

醫療須知 1.使用本藥要注意嚴重的自發性出血，可能發生致命性的腦出血，若併用heparin，則其危險性的概率會提高2倍。

2.本藥未開封瓶裝須貯於2~8℃冷藏，未用完部份要丟棄。

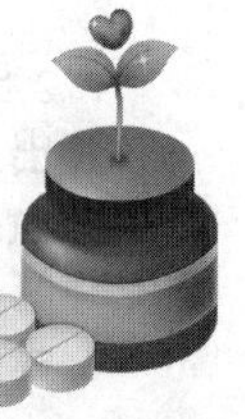

§ 48.6 複方產品

48601 CoPlavix 可保栓通膜衣錠75毫克/100毫克 ® (大昌華嘉/賽諾菲) $31.9/T

Rx

每 Tab 含有：ACETYLSALICYLIC ACID 100.0 MG；CLOPIDOGREL HYDROGEN SULFATE 97.875 MG

藥理作用
1.Clopidogrel是一個前驅藥物(prodrug)，它的其中一個活性代謝物會抑制血小板的凝集。
2.Clopidogrel必須經由CYP450酵素代謝成活性代謝物，才能抑制血小板凝集。Clopidogrel的活性代謝物會選擇性抑制adenosine
diphosphate(ADP)鍵結於血小板P2Y12受體，進而抑制隨後ADP媒介活化醣蛋白GPIIb/IIIa複合體的過程，所以才能抑制血小板的凝集。
3.這是不可逆的鍵結反應，所以已暴露於clopidogrel的血小板其壽命會受到影響(約7~10天)，血小板功能恢復正常的速率與血小板的再生速率一致。
4.乙醯水楊酸是以不可逆的方式抑制前列腺素環氧.，因此會抑制thromboxane A2的生成(血小板凝集和血管收縮的誘導物)，故能抑制血小板的凝集。這個作用會持續至血小板死亡為止。
5.Clopidogrel+ASA組及ASA組的患者達到主要療效指標的比例分別為15%及21.7%，這代表clopidogrel降低了6.7%的絕對風險比及36%的相對風險比(95% 信賴區間：24~47%；p<0.001)，這主要與降低動脈發生梗塞相關的閉塞綜合性病徵有關。這個好處在所有的次族群間(包括病患的年齡、性別、心肌梗塞的部位、使用纖維蛋白溶解劑的種類或使用肝素與否)具有一致性。
6.Clopidogrel併用ASA能顯著降低因任何原因而死亡的相對危險比達7%(p=0.029)，同時可降低再次發生心肌梗塞、中風或死亡的整體相對危險比達9%(p=0.002)，這代表絕對風險比分別降低0.5%及0.9%。

適 應 症
[衛核] 目前正接受Clopidogrel及乙醯水楊酸(ASA)治療以預防粥狀動脈栓塞事件的成人病人可給予CoPlavix。CoPlavix是一種固定劑量的組合藥物，它可作為下列病人之次級預防持續治療藥物：
1.非ST段上升之急性冠心症(不穩定性心絞痛或非Q波型心肌梗塞)，包括接受經皮冠狀動脈介入性治療後放置支架的病人。
2.可接受血栓溶解劑治療之ST段上升的急性心肌梗塞病人。

用法用量
1.成人和老年人：
CoPlavix 的給藥劑量為75mg/100mg，一天一次。對於之前已接受clopidogrel及ASA個別給藥的患者可接續使用CoPlavix。
2.若有劑量漏服：
- 超過預定服藥時間少於12小時：病患應立即服用該次劑量，並在預定的時間服用下一次劑量。
- 超過預定服藥時間12小時以上：病患應在預定的時間服用下一次劑量，切勿服用雙份劑量。

不良反應
常見：血腫、鼻出血、胃腸道出血、腹瀉、腹痛、消化不良、瘀血、穿刺部位出血。

醫療須知
1.由於有出血及血液方面不良反應之風險，因此在治療期間，若臨床症狀顯示有出血的狀況發生，應立刻檢驗血球計數及/或進行其他適當的檢查。因為CoPlavix內含兩種抗血小板藥物，若病患處於下列狀況而可能增加出血風險者，使用時應小心。
2.病患在排定任何手術前及服用任何新的藥物前，應該告訴醫師及牙醫師其正在服用CoPlavix。若考慮進行選擇性手術，則應重新檢視是否有接受兩種抗血小板藥物治療之必要，並可考慮只給予一種抗血小板藥物。若患者必須暫停抗血小板藥物之治療，則CoPlavix必須在手術前7天停藥。
3.使用clopidogrel曾有非常罕見的血栓性血小板減少性紫斑症之報告，有時在服藥不久後就發生。其特徵為血小板減少及出現與神經症狀、腎功能不全或發燒有關的微血管病變性溶血性貧血。血栓性血小板減少性紫斑症是一種潛在的致命性疾病，因此必須給予立即性的治療，包括換血治療(plasmapheresis)。
4.若患者在最近曾出現過短暫性腦缺血發作或中風，則他們有很高的風險會再度復發缺血性事件，但已知併用ASA和clopidogrel會增加大出血的風險。因此，若要併用這兩種藥物，應小心評估且證實其有實質的益處。
5.Clopidogrel主要透過cytochrome P450酵素系統代謝成活性代謝物，尤其是藉由肝臟酵素CYP2C19。由臨床試驗顯示，當以clopidogrel之一般建議劑量投予肝臟酵素CYP2C19代謝功能不佳者，其產生clopidogrel活性代謝物之血中濃度會降低，抗血小板凝集之功能亦會變差。
6.針對ASA的注意事項
·有氣喘或過敏病史的患者，因為這些患者出現過敏反應的風險較高。
·痛風患者，因為低劑量的ASA就會使尿酸的濃度增加。
·年齡小於18歲的兒童，因為ASA可能和雷氏症狀群(Reye's syndrome)有關。雷氏症狀群是一種非常罕見但可能致死的疾病。.
7.CoPlavix 使用於有胃潰瘍病史或胃及十二指腸出血或有輕微的上胃腸道症狀(因為這可能肇因於胃潰瘍且可能導致胃出血)的患者應小心。

48602 Crrt Non Ca "信東" 舒凱連續無鈣透析液® (安星/信東) $244/Sol (5.0 L-PIC/S)

℞ 每 ml 含有：GLUCOSE MONOHYDRATE 1.1579 MG；MAGNESIUM CHLORIDE 0.1605 MG；POTASSIUM CHLORIDE 0.1568 MG；SODIUM BICARBONATE (EQ TO SODIUM HYDROGEN CARBONATE) 33.6 MG；SODIUM CHLORIDE 6.9516 MG

適應症 [衛核] 採用局部檸檬酸鹽抗凝法(regional citrate anticoagulation)來進行連續性靜脈血液透析(CVVHD)時，可使用CRRT non Ca dialysate溶液做為透析液，搭配4%檸檬酸鈉溶液和鈣補充液使用。

48603 Regiocit "百特"局部抗凝檸檬酸血液過濾用溶液® (BIEFFE/百特)

℞ 每 liter 含有：SODIUM CHLORIDE 5.03 G/L；SODIUM CITRATE 5.29 G/L

藥理作用 1.檸檬酸鹽可用來抗凝血，因為檸檬酸鹽能夠與離子鈣形成複合物，使其無法用於凝血系列反應。
2.溶液中，鈉濃度已設定為140mmol/l，這是因為重症病人容易出現嚴重低血鈉症。由於溶液不含碳酸氫鹽，氯已設定為平衡陽離子所需的濃度。

適應症 [衛核] 採用局部檸檬酸鹽抗凝法(regional citrate anticoagulation)來進行連續性腎功能替代治療 (CRRT) 時，可使用 Regiocit 溶液做為過濾器前的置換液。當採用肝素的全身性抗凝法屬於禁忌時，檸檬酸鹽就格外地重要 (例如在出血風險增加的病人身上)。
對於兒科病人來說，Regiocit 溶液適用於所有年齡層，但是所使用的設備應根據兒童體重做調整。

用法用量 1.進行體外循環迴路抗凝的流速應逐步調整以達到過濾器後游離鈣離子(ionized calcium)濃度落在0.25至0.35mmol/l的範圍內。病人全身性游離鈣離子濃度應以調整靜脈鈣補充的方式，維持在正常生理範圍內。
2.成人和青少年的溶液流速：
• 連續性靜脈-靜脈血液過濾：1~2.5 l/h，其中血液流速介於100與200ml/min之間。
• 連續性靜脈-靜脈血液透析過濾：1~2 l/h，其中血液流速介於100與200ml/min之間。
3.小兒族群：新生兒至幼兒(0至23個月大)進行連續性靜脈-靜脈血液過濾或血液透析過濾時，溶液應以每公升血流3mmol檸檬酸鹽的劑量為目標。兒童(2至11歲)的劑量應根據病人體重與血液流速做調整。
4.供靜脈使用。溶液需搭配透析機器使用，且僅適用於前稀釋模式下進行CRRT，同時應使用專用於檸檬酸鹽抗凝的幫浦，其溶液流速應可根據操作者設定的目標劑量(mmol檸檬酸鹽/l血液)進行自動調整。

不良反應 常見：電解質不平衡，例如低血鎂症、低血鈣症、高血鈣症、低血鈉症、酸鹼平衡異常，包括代謝性酸中毒和代謝性鹼中毒。

醫療須知 1.溶液不適用於直接靜脈輸注。僅限前稀釋、同時搭配CRRT的透析機器使用。透析機器必須適用於檸檬酸鹽抗凝法。
2.治療前與治療期間，應密切監控病人的血流動力學狀態、液體平衡、葡萄糖濃度、電解質及酸/鹼平衡。
3.使用指示必須嚴格遵守。如果輸入連接埠的使用方式不正確，或有其他原因阻礙液體的流動，可能因此造成病人錯誤的體重減輕，且可能引發機器警報。不排除導致發出警報的原因而繼續治療，可能會造成病人受傷或死亡。

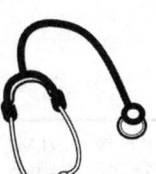

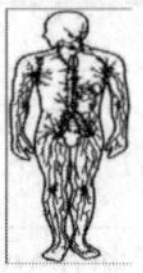

第四十九章 止血劑

Hemostatics

人體的凝血作用途徑既重要又複雜(專欄49-1)，當出血時，其最終的目的就是在靜脈血流較緩慢的部份，形成一個內含血小板和紅血球的纖維蛋白網(fibrin-web)的血栓，來阻止出血，以維持生命的機能。

止血的藥物可用來控制各種情況的出血，全身性投與的製劑可用來提高或補充1種以上由於遺傳或後天的缺陷而缺乏凝血因素，以及可治療手術併發症，血液疾病或腫瘤疾病等所造成的全身性過度出血，局部止血劑主要控制微血管和其他的小血管連續滲出血液或輕度出血(如在手術後)，或者可用來治療褥瘡或慢性的腳潰瘍。

專欄49-1 凝血作用途徑*

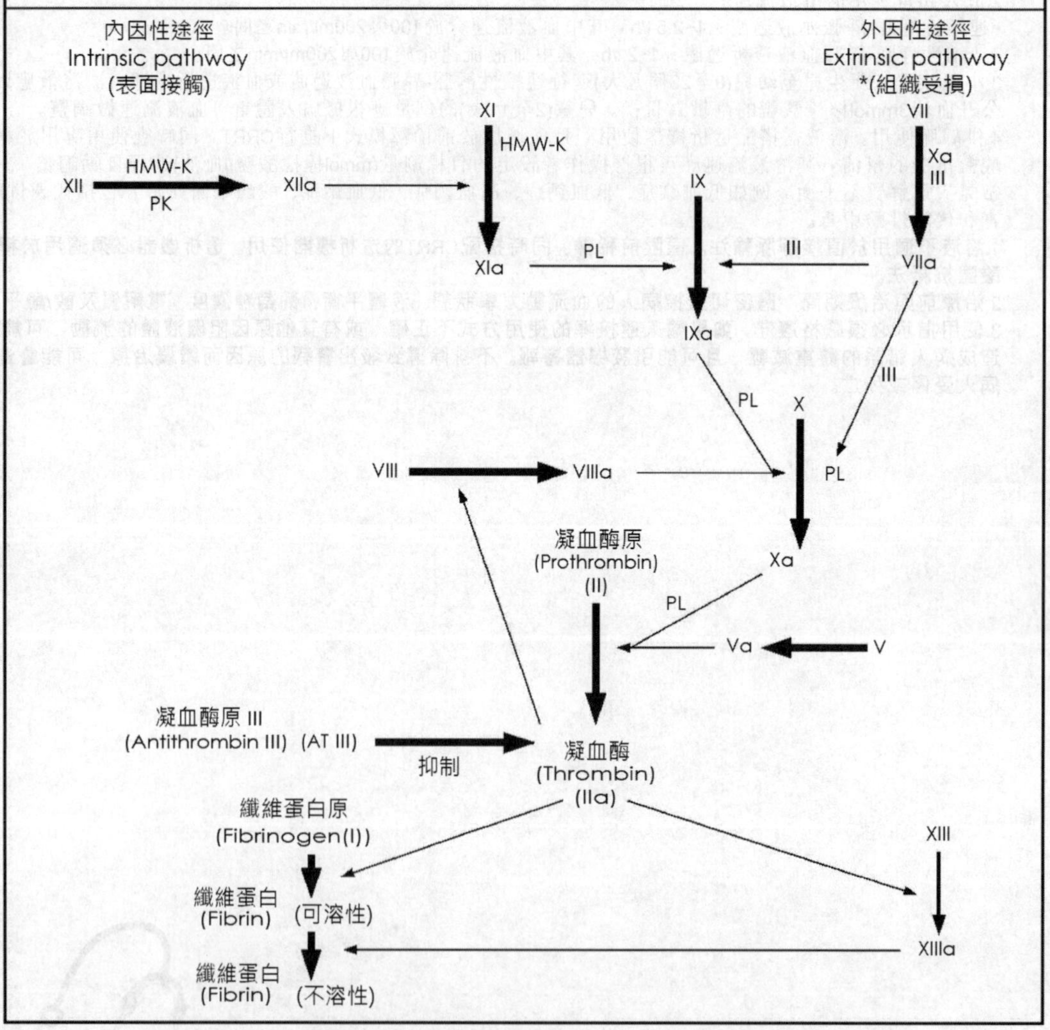

*I,II,III,IV,V,VI,VII,VIII,IX,X,XI,XII,XIII等分別稱為第1至第13因子，a代表活性型。PL是指血小板或磷脂。
PK是指Prekallikrein，HMW-K是指高分量的Kininogen。

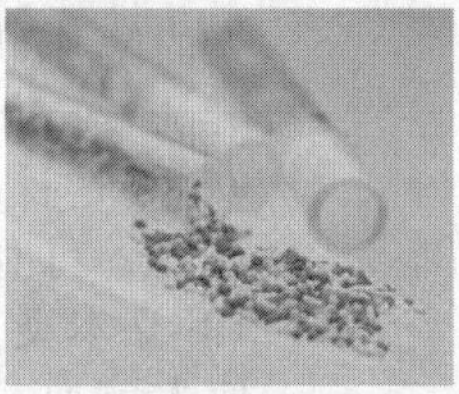

§ 49.1 止血劑

49101 AMINOCAPROIC ACID

孕C 乳? 泄腎

Rx

500 MG/錠劑(T); 50 MG/ML, 200 MG/ML/注射劑(I);

商 名

Plaslloid® (中化) $15/I(200MG/ML-PIC/S-5ML), Resplamin® (杏林新生) $1.58/T(500MG)

藥理作用 本藥為專一性的抗纖維蛋白溶解的止血劑，能夠抑制profibrinolysin的活化，而且還會產生antifibirlnolysin的作用，因而能夠阻礙血塊的分解。

適應症 **[衛核]當纖維蛋白分解造成出血時，促進止血。**

[非衛核](1)治療由於全性過度的纖維蛋白分解作用引起嚴重出血，例如與心臟手術，血液疾病，胎盤剝落，肝硬化或腫癌等疾病出血。(2)治療泌尿道過度的纖維蛋白分解作用，例如與嚴重外傷，休克，前列腺切除術，腎切除或腎臟的惡性腫癌有關。(3)治療纖維蛋白分解劑(如streptokinase，urokinase)過量。

用法用量 1.口服–起始為5gm，然後每小時1~1.25gm，連續8小時或直到出血停止，最大的劑量為每天30gm。

2.IV輸注–最初第1小時4~5gm，連續8小時注射或直到出血停止，其速率為每小時1gm。

3.應稀釋後輸注。否則可能會引起低血壓、心搏緩慢或心律不整。

不良反應 噁心、強直性痙攣、下痢、眩暈、耳鳴、身體不適、搔癢、頭痛、低血壓、皮膚發疹；嚴重性的-急性腎衰竭、肌蛋球白尿(呈紅棕色)。

醫療須知 **(1)要注意本藥在血漿中的濃度要高於0.13mg/ml才能抑制全身性過度的纖維蛋白分解作用。(2)IV注射不可太迅速，因為會造成心跳過慢，心律不整或顯著的血壓。(3)若發生肌肉無力、肌痛、發汗、發燒、紅色尿液(肌球蛋白尿)、少尿；還有血栓性併發症：手臂及腿痛、壓痛或腫脹、Homan氏徵象、淺表靜脈突起、胸痛、呼吸急促、呼吸困難，應立即停藥。**

49102 ANTIHEMOPHILIC FACTOR (RECOMBINANT) PEGYLATED☆

Rx

1 IU, 3000 IU/注射劑(I);

商 名

Adynovate® ◎ (BAXALTA/台灣武田) $21.8/I(1IU-PIC/S-1IU),

藥理作用 1.本藥為一種聚乙二醇化形式的基因重組抗血友病因子(ADVATE)，可暫時替補先天性A型血友病病人所缺乏、有效止血所需之第八凝血因子。

2.本藥透過母分子ADVATE之聚乙二醇化作用，減少與生理第八凝血因子清除受體(LRP1)的結合，顯示可延長最終半衰期。

適應症 **[衛核]控制及預防A型血友病病人之出血事件。**

•A型血友病病人手術前中後之處置。

•作為例行預防，預防或降低A型血友病病人之出血事件發生率。

用法用量 1.僅供配製後以靜脈注射施用

劑量

•本藥每一瓶均以國際單位(international unit，IU)標示實際的第八凝血因子效價；實際內含量可能會略多於或略少於藥瓶標示含量。一個國際單位(IU)相當於一毫升正常人類血漿所含第八凝血因子的活性。

•劑量與治療持續時間取決於第八凝血因子缺乏的嚴重程度、出血部位與程度，以及病人的臨床狀況。在嚴重或危及生命的出血事件時，必須小心監控是否需要替代療法(replacement therapy)。

•效價是採用單步驟凝血分析法(one-stage clotting assay)加以標定。血漿第八凝血因子的濃度，可利用單步驟凝血分析法進行臨床監測。

•計算本藥所需劑量是根據臨床經驗的結果，每公斤體重給予一國際單位的本藥，可使人體血漿第八凝血因子的濃度增加2 IU/dL。請利用下列公式，估算預期體內第八凝血因子最高可增加的濃度，以IU/dL(或正常值的%)表示，以及達到期望體內第八凝血因子最高可增加濃度所需的劑量：

第八凝血因子的估算增加量(IU/dL或正常值的%) = [總劑量(IU)/體重(kg)] x 2(每IU/kg之IU/dL)

劑量(IU) = 體重(kg) x 期望增加第八凝血因子的量(IU/dL或正常值的%) x 0.5(每IU/dL之IU/kg)

•不同病人的藥物動力學(例如廓清率、半衰期、體內回復率)與臨床反應會有所差異，本藥的劑量與頻率需視個別臨床反應而定。

2.控制及預防出血事件

本藥於控制及預防出血事件的用藥指引，請見表1。請將病人血漿第八凝血因子的活性濃度維持在或高於表1所列血漿中濃度(單位為IU/dL或正常值的%)。

表1：控制及預防出血事件的劑量

出血類型	所需第八凝血因子濃度(IU/dL或正常值的%)	劑量[a](IU/kg)	給藥頻率(小時)	治療持續時間
輕度 早期關節血腫、輕微肌肉出血或輕微口腔出血事件。	20~40	10~20	12~24	直到出血情況已緩解
中度 肌肉出血、口腔內之中度出血、明確關節血腫及已知創傷。	30~60	15~30	12~24	直到出血情況已緩解
重度 嚴重胃腸道出血、顱內、腹腔內或胸腔內出血、中樞神經系統出血、咽後或腹膜後隙或髂腰肌鞘出血、骨折、頭部創傷。	60~100	30~50	8~24	直到出血情況已緩解

[a] 劑量(IU/kg) = 期望增加第八凝血因子的量(IU/dL或正常值的%) x 0.5(每IU/dL之IU/kg)

3.手術前中後之處置

本藥於手術前中後之處置的用藥指引，請見表2。請確保病人第八凝血因子的活性濃度維持在或高於表2所列血漿中濃度。

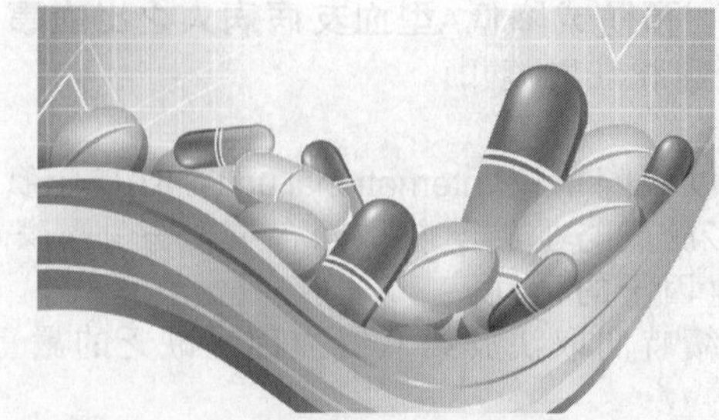

表2：手術前中後之處置的劑量

手術類型	所需第八凝血因子濃度(IU/dL或正常值的%)	劑量(IU/kg)	給藥頻率(小時)	治療持續時間
小手術 包括拔牙	60~100	30~50	術前一小時內。如有必要請於24小時後再度給藥。	視需要一次或重複用藥，直到出血情況已緩解
大手術 顱內、腹腔內或胸腔內手術、關節置換手術	80~120 (術前和術後)	40~60	術前一小時內用藥以達100%活性。 每8至24小時(<12歲病患則為每6至24小時)重複給藥，讓第八凝血因子活性維持在目標範圍內。	直到傷口適當癒合為止

4.例行預防
兒童(12歲以上)和成人，以每公斤體重40~50IU之劑量每週給藥2次。兒童(<12歲)以每公斤體重55 IU之劑量每週給藥2次，最高劑量為每公斤體重70 IU。視病人臨床反應調整劑量。

不良反應 1.最常見不良反應(佔≥1%的受試者)為頭痛和噁心。
2.其他不良反應：腹瀉、過敏反應、紅疹、潮紅。

醫療須知 1.使用本藥可能會引起過敏反應。已有通報過發生過敏型過敏反應(allergic-type hypersensitivity reactions)，包括全身型過敏反應(anaphylaxis)。可能發展為全身型過敏性反應的早期徵兆包括血管性水腫、胸悶、呼吸困難、哮鳴、蕁麻疹及搔癢等。如發生過敏反應，請立即停止施打本藥，並採取適當治療。
2.如果血漿第八凝血因子濃度增加不如預期，或者在預期劑量下仍無法讓出血獲得控制，請執行檢測以確認是否出現第八凝血因子的抑制因子。
3.請以經過確效的單步驟凝血分析法監測血漿第八凝血因子活性濃度，以確保達到並維持足夠的第八凝血因子濃度。

49103 ANTIHEMOPHILIC FACTOR VIII

Rx 25 IU/ML, 36 IU/ML, 50 IU/ML, 100 IU/ML, 200 IU/ML, 400 IU/ML/注射劑(I);

商　名
Alphanate® (GRIFOLS/綠十字) $18.3/I(100IU/ML-PIC/S-1IU), $18.3/I(50IU/ML-PIC/S-1IU),
Haemate P® ◎ (吉發/傑特貝林) $18.3/I(25IU/ML-PIC/S-1IU),
KOATE-DVI® (GRIFOLS/天行) $14.5/I(50IU/ML-PIC/S-1IU), $14.5/I(100IU/ML-PIC/S-1IU)
Kovaltry® (BAYER/拜耳) $21.1/I(200IU/ML-PIC/S-1IU), $21.1/I(100IU/ML-PIC/S-1IU), $21.1/I(400IU/ML-PIC/S-1IU),

藥理作用 1.本藥為血漿蛋白質(因子VIII)它是凝血酶原(prothrombin)轉化成凝血酶(thrombin)所必須

的。能夠置換治療典型血友病所缺乏內生性凝血因子III，而減少患者的出血傾向。
2.輸注人類抗凝血因子後，通常會有立即的凝血因子量上升，隨之會有急速活性下降，而後活性下降的速率逐漸減慢。

適應症 [衛核]先天及後天缺乏第八凝血因子

用法用量 1.配製後之產品須以針筒直接注射或滴注法靜脈投予，本藥配製後須於3小時內使用。
2.輕度出血：輕微表面性或早期出血可給予單一劑量10IU/kg，使體內第八因子約增加至20%，而除非有進一步的出血，否則不須重覆治療。
3.中度出血：對於較嚴重的出血(例：確知的關節血腫、已知的外傷)，每公斤體重約注射15~25IU，使第八因子的量提高至30%~50%。若須進一步治療，可在8~12小時，每公斤體重10~15IU再注射一次。
4.嚴重出血：致命的出血或者可能牽涉到生命構造上的出血(例:中樞神經系統、咽後及腹膜後腔、髂腰肌鞘)，第八因子的量須增加至正常的80%~100%才能止血，對大部份病患而言所需之Antihemophilic Factor(Human)起始劑量為40~50IU/kg，維持劑量則為每8~12小時20~25IU/kg17,18。在大手術過程中，須於整個手術過程中檢查第八因子的量以確保適當的取代療法。

不良反應 1.可能會有過敏反應發生。
2.與不良反應相關頻率為0.7%輸注。所有反應為輕微，包括感覺異常、視覺模糊、頭痛、噁心、胃痛及神經過敏的感覺。

醫療須知 **1.本藥主要用於因體內缺乏第八因子所造成之出血不正常的治療，並且必須在使用前就確定。**
2.配製後，必須在3小時內使用，不可再予冷藏。
3.只能以靜脈輸注投予。
4.投予前必須使用過濾針頭。
5.本藥含有些許血型同族凝集素，當控制相對輕微出血狀況時，不會有臨床重要性。惟以大劑量或連續給藥於血型A型、B型或AB型病人時，應以血球容積計監控進行性貧血的現象，同時也以Coombs'test直接測量。
6.本藥的投與及注射劑針組配備的操控都要小心注意，若遭血液污染的注射針插入可能會被傳染感染性病毒，包括愛滋病毒與肝炎病毒。因此受傷時，必須立刻接受醫療處理。
7.單次使用後之針頭須置於收容銳器的器具中，並根據生物公害程序丟棄所有裝備，包括任何配製後的本藥產品。

49104 ANTIHEMOPHILIC FACTOR VIII RECOMBINANTED 孕C

Rx 83.33 IU/ML, 100 IU/ML, 166.66 IU/ML, 200 IU/ML, 333.33 IU/ML, 400 IU/ML, 666.66 IU/ML/注射劑(I);

商名 Afstyla®(CSL/傑特貝林) $21.1/I(100IU/ML-PIC/S-1IU), $21.1/I(200IU/ML-PIC/S-1IU), $21.1/I(400IU/ML-PIC/S-1IU)
Eloctate®(VETTER/賽諾菲) $21.4/I(83.33IU/ML-PIC/S-1IU), $21.4/I(333.33IU/ML-PIC/S-1IU), $21.4/I(666.66IU/ML-PIC/S-1IU), $21.4/I(166.66IU/ML-PIC/S-1IU),

藥理作用 1.血凝素第八因子(重組體)KOGENATE，為一無菌穩定、純化無熱原之乾躁濃縮品，是藉重組DNA技術生產而得。
2.本藥含有人體免疫球蛋白G1(IgG1)Fc端，並與新生兒Fc受體(FcRn)結合。FcRn是一天然途徑，可使免疫球蛋白留在循環中而延遲溶酶體降解，並延長其血漿半衰期。
3.本藥不含von Willebrand因子，因此不可用以治療von Willebrand氏病。

適應症 **[衛核]「治療與預防A型血友病患者(先天性第八凝血因子缺乏)的出血。」**
說明:ELOCTATE不適用於治療溫韋伯氏病(von Willebrand disease)

用法用量 1.治療之一般方向以及療效之評估：下述之劑量可作為一般指引。要加以強調的是，本藥止血所須的劑量須依患者個人之需要而定；即其缺乏的嚴重度、出血的嚴重度、抑制體之存在，以及所欲達到的第八因子濃度。整個治療過程都要作第八因子量的測定。

2.劑量的計算：體內第八因子量升高的百分比的計算，可藉將每kg體重的rAHF劑量乘上2%而得。此計算方法乃依據abildguard等人之臨床發現而來，且可以下列例子加以說明：

$$期望之第八因子上升\% = \frac{施用之單位數 \times 2\%IU / kg}{體重(公斤)}$$

$$以70公斤之成人為例：\frac{1400IU \times 2\%IU / kg}{70kg}$$

$$或所須之劑量(IU) = \frac{體重(公斤) \times 期望之第八因子上升\%}{2\% / IU / 公斤}$$

$$以15公斤小孩為例：\frac{15kg \times 100\%}{2\% / IU / kg} = 750\ IU(所需量)$$

3.調劑方法請參考仿單

4.給藥速率：給藥速率應依各別患者而調適，通常在5~10分鐘內給完一次劑量之耐受性是良好的。只要情況許可，應檢視其他非經腸藥物是否含有顆粒物或已變色。

不良反應 以前已經治療之患者之臨床研究中，12,932劑中有47劑(0.36%)與58例輕微副作用有關、這些案例中19個反應只局限在注射部位(例如：灼熱、癢、紅腫)；39個為全身性不適(暈眩、噁心、胸悶、喉嚨痛、腳冷、口腔不尋常味覺，以及血壓輕微下降)、於先前未經治療之患者的研究中3,254劑注射中有11個輕微副作用(0.34%)產生，其中兩個是在注射部位有紅腫現象，一個是與此注射相關的臉部紅暈現象，一個腹瀉，兩個非特異性之出疹，兩個發燒以及嘔吐、至目前為止，未有嚴重反應之報告，且所有反應皆已自行好轉。

醫療須知 1.本藥乃欲用以治療因缺乏第八因子之出血疾病，在施用本藥前須先證明缺乏第八因子。

2.於A型血友病之患者治療過程中，可能在血流中會出現對抗第八因子的中和抗體。

3.投藥及使用注射器及注射針時必須謹慎。用被血污染過的針經由皮膚注射會傳染病毒，包括愛滋病毒–HIV(AIDS)及肝炎(hepatitis)。如果被針刺傷必須立即就醫。

4.將針置於尖銳物收容器內。遵照生物危險處理程序，拋棄所有器材，包括已還原的本藥在內。

5.本藥應冷藏(2~8℃)凍晶粉可於室溫(25℃)保存三個月而不喪失活性，應避免冷凍以免稀釋液瓶破裂，超過標示效期時不可使用。

49105 APROTININ

孕B 乳 - 泄 腎 Ｔ½ 0.7h/7h

℞ 1000 KIU/液劑(Sol)；

商　名 Beriplast P Combi-Set® ◎（CSL/傑特貝林）

藥理作用 本藥能抑制胞漿素(plasmin)和胞漿素原活化劑，而抑制纖維蛋白的溶解，可預防出血。

適 應 症 [衛核]標準手術技術不足的支持治療：改善止血（包括出血性胃、十二指腸潰瘍的內視鏡進一步治療）

[非衛核]治療急性胰臟炎，治療纖維素過份溶解引起之出血。

用法用量 1.治療急性胰臟炎(必須在發作後12~24小時內使用效力才顯著)–立即靜脈注射200,000~500,000單位，注射速率每分鐘不超過100,000單位，以後每6小時靜脈滴注200,000單位，連續5日。

2.有纖維蛋白溶解的患者，手術前預防–手術前靜注200,000單位，手術時與手術後每4~6小時靜脈滴注200,000單位。

3.治療纖維蛋白過份溶解引起之出血–立即緩慢靜注50,000單位，以後每小時連續滴注

500,000單位，到出血停止為止。

不良反應 噁心、嘔吐、腹瀉、肌痛、血壓改變、偶有過敏反應，如紅斑、蕁麻疹、支氣管痙攣、腎毒性。

醫療須知 1.如有過敏症狀，須停藥並作緊急治療。
2.使用本藥後須後apTT，ACT及心肺腎和肝功能監測。
3.FDA日前分析該臨床試驗之初步資料發現與antifibrinolytic做比較，aprotinin比epsilon-aminocaproic acid & tranexamic acid有較高的死亡的風險。

49106 CATRIDECACOG(RFXIII DRUG SUBSTANCE)

Rx 250 IU, 2500 IU/注射劑(I);

商 名 Cluvot® (CSL/傑特貝林) $6000/I(250IU-PIC/S-250IU)　Novothirteen® ◎ (NOVO NORDISK/諾和諾德)

藥理作用 1.第十三因子為血液凝血路徑(blood coagulation cascade)中的終端酵素。在血管壁損傷位置由凝血酶活化時，第十三因子透過纖維蛋白和纖維蛋白凝塊中其他蛋白質的交聯作用(cross-linking)，在維持止血中扮演重要的角色。
2.已證實rFXIII可在Ca^{2+}存在情況下，由凝血酶活化。已證實活化的rFXIII可透過劑量相關方式，增加纖維蛋白凝塊的結構強度、阻礙纖維蛋白溶解作用，並已證實rFXIII可增進血小板黏合到受傷部位。與可用的血漿次單元B結合後，已證實第十三因子次單元A(重組)和內源性第十三因子在血漿中具有相同的藥效學性質。

適 應 症 [衛核]先天性缺乏第十三因子次單元A病患的常規出血預防治療。

用法用量 1.配製後之溶液應為澄清或些許半透明。在給藥前應將製劑回溫至室溫或體溫。以患者感到舒適的速率緩慢進行靜脈內注射或輸注。配置好的溶液應透過獨立注射或輸注管線投與，注射/輸注速率每分鐘不應超過4mL。不可有血液流入裝有本產品的注射針筒中，因為血液可能會在注射針筒中凝固，而造成將纖維蛋白凝塊投與患者的風險。
2.常用劑量
(1)有急性出血時：
a.輕度至中度出血：10~20IU/kg注射1~3次至止血。
b.嚴重出血：20~30IU/kg注射數次，可間隔數日至一週，直至止血。如有顱內出血，建議30~40IU/kg注射，間隔每天至一週給藥，直至止血。
c.手術：20~30IU/kg，每天注射1~3天，嗣後10~20IU/kg注射2~3天。
(2)預防性給予：建議10~40IU/kg，每4至6週注射一次；視突破性出血情況可增至40IU/kg，每4至6週注射一次。依FXIII濃度(Berichrom活性測定法)調整後續劑量。

FXIII activity trough level	Dose adjustment
One trough level <5%	Increase by 5 IU/kg
Trough levels 5~20%	No change
Two trough levels >20%	Decrease by 5 IU/kg
One trough level >25%	Decrease by 5 IU/kg

不良反應 1.常見(>1%)：關節炎、過敏、皮疹、搔癢症、紅斑、血腫、關節痛、頭痛、造成凝血-凝血聚合物之提升以及血液乳糖脫氫酶之增加。
2.罕見(0.5%)：過敏、急性缺血、出現第十三凝血因子抗體。

醫療須知 1.本藥可能造成過敏反應。如果發生全身性過敏反應(anaphylaxis)或過敏反應的現象或症狀(包括蕁麻疹、皮疹、胸悶、喘鳴、低血壓)，請立即停用並進行適當治療。
2.可能發生血栓栓塞併發症。監測容易發生血栓的患者，在施用本藥後有無出現血栓的現象及症狀。
3.使用本藥可能出現抑制抗體。出現抑制抗體的患者，可能發生治療反應不佳。若未達到預期的血漿第十三因子活性程度，或預防治療期間發生突發性出血(breakthrough

bleeding)，應測定第十三因子抑制抗體濃度。

49107 CYCLONAMINE (ETHAMSYLATE)

Rx 250 MG/錠劑(T)； 125 MG/ML/注射劑(I)；

商名 Amsha®（應元）$3.3/T(250MG)　Wincynon®（溫士頓）

藥理作用 可用以控制小血管破裂引起的出血。

適應症 [衛核]消化器官潰瘍性出血、腎出血、腦出血、紫斑病、生產前後子宮異常出血及一般手術前後出血之預防及治療。

用法用量 1.口服：預防用，手術前3小時500~700mg；治療出血情況，500mg每4~6小時1次。
2.注射(肌注或靜注)：預防用，手術前1~2小時注射500~750mg；治療用，開始時500~750mg，每4~6小時250mg，兒童：10~15mg/kg，每8~12小時1次。

49108 DAMOCTOCOG ALFA PEGOL

Rx 250 IU, 500 IU, 1000 IU, 2000 IU/注射劑(I)；

商名 Jivi® ◎（BAYER/拜耳）$24.7/I(250IU-PIC/S-1IU), $24.7/I(500IU-PIC/S-1IU), $24.7/I(1000IU-PIC/S-1IU), $24.7/I(2000IU-PIC/S-1IU)

藥理作用 1.第八因子/von Willebrand因子複合物包含生理功能不同兩種分子(第八因子及von Willebrand因子)。血友病病人接受輸注後，第八因子會與病人von Willebrand因子結合。
2.活化態第八因子作為活化態第九因子的輔助因子，加速第十因子轉化為活化態第十因子。
3.活化態第十因子將凝血酶原(prothrombin)轉化為凝血酶(thrombin)。凝血酶接著將纖維蛋白原(fibrinogen)轉化為纖維蛋白(fibrin)，使血塊形成。
4.Damoctocog alfa pegol為聚乙二醇化形式的重組第八因子。於特定部位與聚乙二醇鍵結可降低第八因子的清除率，使半衰期延長，並維持刪除B區域後的重組第八因子之正常功能。

適應症 [衛核]用於12歲(含)以上曾接受治療的A型血友病病人的下列狀況：
— 治療及控制出血事件。
— 手術前中後之出血處置。
— 作為例行預防，以降低病人之出血事件發生率。

用法用量 1.IU的第八因子活性相當於1mL正常人類血漿中的第八因子含量。
2.計算所需的第八因子劑量為根據經驗，每公斤體重每1IU的第八凝血因子會使血漿中第八因子活性提高正常活性的1.5至2.5%。
3.所需的劑量是使用下列公式決定：
所需劑量(IU)=體重(kg)x期望增加第八因子的量(%或IU/dL)x觀察到回復率的倒數(例如，若回復率是2%，此數值為0.5)應始終以個別案例中需要的臨床效果為目標決定投予量與投藥頻率。
4.若出現下列出血事件，相對應的期間內之第八因子活性不應低於以下所列之血漿活性濃度(以正常值%為單位)。下列表格可用於控制出血事件及手術所需劑量的指引。

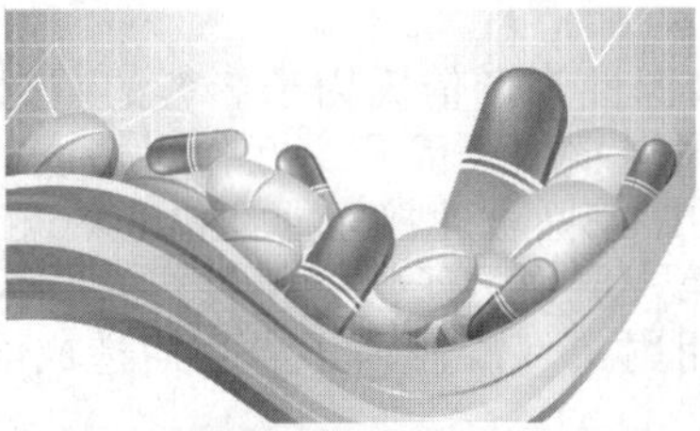

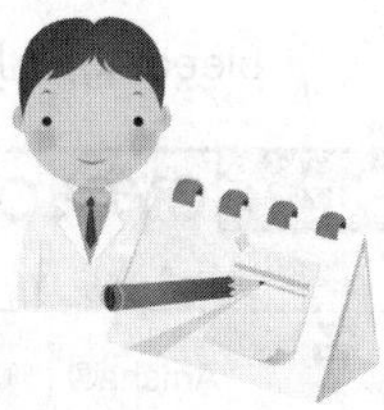

青少年與成人控制出血事件及手術所需劑量的指引

出血程度/手術類型	所需的第八因子濃度(%)(IU/dL)	劑量頻率(小時) /治療期間(天)
出血/早期關節血腫、肌肉出血或口腔出血	20~40	每 24 至 48 小時重複輸注。治療至少 1 天，直到以疼痛為表徵的出血獲得緩解或癒合。
較大範圍的關節血腫、肌肉出血或血腫	30~60	每 24 至 48 小時重複輸注，持續 3 至 4 天或以上，直到疼痛及急性失能獲得緩解。
危及生命出血	60~100	每 8 至 24 小時重複輸注，直到危險獲得緩解。
手術/小型手術，包括拔牙	30~60	每 24 小時給藥，至少 1 天，直到癒合。
大型手術	80~100 (手術前後)	每 12 至 24 小時重複給藥，直到傷口充分癒合，接著再治療至少 7 天，使第八因子活性維持在 30 至 60%(IU/dL)。

不良反應 1.極常見：頭痛。
2.常見：過敏、失眠、暈眩、咳嗽、胸部疼痛、噁心、嘔吐、紅斑、皮疹、注射部位反應、發燒。
3.不常見：第八因子抑制因子、味覺異常、潮紅、搔癢。

醫療須知 1.使用本藥可能會發生過敏反應。若發生全身過敏性反應或休克，應採取目前的醫療標準進行治療。
2.第八因子的中和抗體(抑制因子)的生成為治療A型血友病病人的已知併發症。一般而言，對於所有接受第八凝血因子藥品治療的病人，均應以適當的臨床觀察及實驗室檢測小心監測是否形成抑制因子。
3.曾觀察到與抗PEG抗體相關之臨床免疫反應主要出現在前4個曝露天(ED)內，表現出的症狀為急性過敏反應及/或失去藥效。

49109 EFANESOCTOCOG ALFA (BIVV001)

℞ 250 IU, 500 IU, 1000 IU, 2000 IU/注射劑(I);

商　名

Altuviiio LYO® ◎ (大昌華嘉/賽諾菲) $40.9/I(1000IU-PIC/S-1IU), $40.9/I(2000IU-PIC/S-1IU), $40.9/I(500IU-PIC/S-1IU), $40.9/I(250IU-PIC/S-1IU)

藥理作用 1.本藥設計成不受內源性溫韋伯氏因子影響的重組第八凝血因子衍生物融合蛋白，以克服第八凝血因子與溫韋伯氏因子交互作用造成的半衰期限制。
2.將溫韋伯氏因子的D'D3區域連接至重組FVIII-Fc融合蛋白可提供第八凝血因子保護力及安定性，並防止第八凝血因子與內源性溫韋伯氏因子產生交互作用，進而克服因溫韋伯氏因子廓清作用對第八凝血因子半衰期造成的限制。

3.人類免疫球蛋白G1(IgG1)的Fc區域會與新生兒Fc受體(FcRn)結合。FcRn是一天然途徑，可回收免疫球蛋白留在循環中而延遲溶酶體降解，並延長融合蛋白血漿半衰期。
4.本藥內的天然第八凝血因子B區域(除5種胺基酸外)會被第一個XTEN取代，此多胜肽會插入第八凝血因子N745與E1649胺基酸殘基之間；第二個XTEN會插入D'D3區域與Fc之間。

適應症 [衛核]適用於A型血友病(先天性第八凝血因子缺乏症)病人，可用於：1.常規預防以減少出血頻率。2.需要時治療及控制出血事件。3.手術療程處置。使用限制:本品不適用於治療溫韋伯氏病(von Willebrand disease)。

用法用量 1.成人與兒童常規的建議投藥方式為每週一次50IU/kg的本藥。僅可用於靜脈投予。
2.本藥用於視需要治療及控制出血的劑量列於下表：

出血種類	建議劑量	其他資訊
〈輕度和中度〉 例如：無併發症的關節出血、輕度肌肉出血、黏膜或皮下出血	單劑 50 IU/kg	針對於投予預防性劑量後 2 至 3 天內發生的輕度與中度出血，可使用較低劑量 30 IU/kg。 可考慮每 2 至 3 天投予 30 或 50 IU/kg 的額外劑量。
〈嚴重〉 例如：顱內、腹膜後、髂腰肌與頸部出血、肌肉出血伴隨腔室症候群、以及與血色素濃度顯著下降有關的出血	單劑 50 IU/kg	可考慮每 2 至 3 天投予 30 或 50 IU/kg 的額外劑量。

3.針對治療出血後恢復常規預防治療(如適用)，建議於前次使用50IU/kg劑量治療出血後至恢復預防性投藥之間，相隔至少72小時。之後，可依病人的正常投藥時程繼續預防治療。

不良反應 頭痛、關節痛、背痛。

醫療須知 1.使用本藥可能發生過敏型的過敏反應(allergic-type hypersensitivity reactions)，包括嚴重過敏(anaphylaxis)。
2.若給予本藥後血液中第八凝血因子含量沒有如預期的增加或是出血沒受控制，須懷疑抑制因子(中和性抗體)的產生並進行適當檢驗。
3.當利用呈色分析法以及使用一種特定的基於鞣酸(ellagic acid based)的aPTT試劑的單步驟凝血分析法時，所測得的本藥第八凝血因子活性濃度，可能會高估約2.5倍。若使用這些分析法，則將結果除以2.5以取得病人的本藥第八凝血因子活性濃度的近似值。

49110 ELTROMBOPAG OLAMINE

孕 C 乳 ? 泄 糞/尿液 半 21～32h

Rx ● 25 MG/錠劑(T);

商 名 Revolade® ◎ (NOVARTIS/諾華) $1078/T(25MG-PIC/S)

藥理作用 1.血小板生長因子(TPO)是調節巨核細胞分化與血小板生成的主要細胞激素，也是血小板生長因子受體(TPO-R)的內生性配體。
2.Eltrombopag會與人類TPO-R細胞膜間嵌合區域產生交互作用，並誘發與內生性血小板生長因子(TPO)相似但不同的訊息路徑，進而誘發源自骨髓源祖細胞之巨核細胞的增生與分化。

適應症 [衛核]1.用於對於其他治療(例如：類固醇、免疫球蛋白等)失敗之免疫性血小板減少症(immune thrombocytopenia; ITP)成年病人。
2.用於對於其他治療(例如：類固醇、免疫球蛋白等)失敗且診斷後持續六個月以上之6歲至17歲免疫性血小板減少症(immune thrombocytopenia; ITP)病人。
3.用於慢性C型肝炎病毒(HCV)感染的成年病人，治療其因血小板減少症而無法順利展開及持續干擾素治療。
4.與標準免疫抑制療法併用，用於成年及12歲(含)以上嚴重再生不良性貧血(SAA)病人的第一線療法。
5.適用在對於免疫抑制療法反應不佳的嚴重再生不良性貧血(SAA)病人。

用法用量 1.成人：eltrombopag的建議起始劑量為每日一次25mg。在開始使用eltrombopag後，請視需要調整劑量，使血小板計數維持在≥50,000/μl，以減低出血風險。每日劑量請勿超過50mg。

2.如果經過為期4週、每日1次50mg的eltrombopag治療後，血小板計數的增加量仍不足以預防具臨床意義的出血事件，則應中止eltrombopag治療。

3.腎功能受損的病患無須調整劑量。腎功能受損的病患應小心使用eltrombopag，並密切接受監測，如檢測血清肌酐酸及/或執行尿液分析。嚴重腎功能不全之患者在使用本藥時應小心使用並且可以考慮增加劑量。

4.對於中度或重度肝臟功能不全的患者(Child-Pugh≥7)不應使用eltrombopag，除非預期的利益比確認的門靜脈血栓風險更重要。

5.該錠劑應被口服給予。Eltrombopag應在服用任何含有多價陽離子的物品至少4小時之前或之後服用，例如：制酸劑、乳製品(或其他含有鈣離子的食物)或含有多價陽離子的礦物質補充劑(例如：鐵、鈣、鎂、鋁、硒、鋅)。

不良反應 常見：失眠、頭痛、感覺異常、白內障、眼乾、噁心、腹瀉、便秘、上腹痛、天門冬胺酸轉胺酶濃度增加、丙胺酸轉胺酶濃度增加、膽紅素增加、高膽紅素血症、肝功能異常、皮疹、搔癢、禿髮、關節痛、肌肉痠痛、肌肉痙攣、骨頭痛、疲勞、周邊水腫。

醫療須知 1.使用eltrombopag可能會引起異常的肝功能。這些發現大部分均為輕微的(1至2級)、可逆且未伴隨代表肝功能障礙的臨床顯著症狀。

2.如果ALT濃度增加(≥3倍正常值上限[ULN])並且：

*持續惡化，或

*持續出現≥ 4週，或

*伴隨直接膽紅素增加，或

*伴隨肝損傷的臨床症狀或有證據顯示肝臟代償失調，則須停用eltrombopag。

3.為了對患有慢性肝病患者準備進行侵略性醫療處理，接受每日1次75mg eltrombopag兩周後，有發現血栓事件風險(TEEs)的增加。因此，eltrombopag不應使用於中度至重度肝功能受損(Child-Pugh score≥7)的病患，除非預期利益比確認的門靜脈血栓風險更重要。

4.建議當停止eltrombopag治療時，應根據現行治療準則重新給予ITP治療。額外的醫療處置可能包括中斷抗凝血劑及/或抗血小板劑、逆轉抗凝血劑(reversal of anticoagulation)或補充血小板。在停用eltrombopag後，必須每週監測血小板計數持續4週。

5.如果病患出現新的或惡化的型態學異常或血球減少症，請停止eltrombopag的治療，並考慮進行骨髓切片，包括纖維染色。

6.當在建議劑量範圍內的eltrombopag療法出現反應減少或是無法維持血小板反應的情況，應立即檢查造成的原因，包括骨髓網狀蛋白增加。

49111 EMICIZUMAB

Rx 30 MG/ML, 150 MG/ML/注射劑(I)；

商 名

HEMLIBRA SC® ◎ (裕利/中外) $2375/I(30MG/ML-PIC/S-1MG), $2375/I(150MG/ML-PIC/S-1MG)

藥理作用 1.Emicizumab可橋接活化態第九凝血因子(IX)與第十凝血因子(X)，從而恢復有效止血所需要但缺少的活化態第八凝血因子功能。

2.Emicizumab與第八凝血因子並無任何結構關聯性或基因序列同源性，因此並不會誘發或促進生成第八凝血因子直接抗體的作用。

適 應 症 [衛核]適用於帶有或未帶有第八凝血因子抗體的A型血友病(先天性第八凝血因子缺乏)病人之出血事件常規性預防。

用法用量 1.應於開始使用本藥治療的前一天停止使用繞道治療劑(如aPCC與rFVIIa)治療(包括常規性預防治療)。

2.建議劑量為於最初4週每週一次投予3mg/kg(負荷劑量)，之後改為每週一次投予

1.5mg/kg(維持劑量)，並應皮下注射給藥。
3.如果病人漏打一劑排定每週皮下注射一次的本藥，應指示病人儘快在下一個排定注射之日的一天之前施打遺漏的劑量。然後病人應於平常排定的注射日子注射下一劑藥物。病人不可一次注射兩倍劑量來彌補遺漏的劑量。

不良反應 1.極常見：頭痛、注射部位反應、關節痛。
2.常見：腹瀉、肌痛、發燒。
3.少見：海綿竇血栓、表淺性血栓靜脈炎、皮膚壞死、血栓性微血管病變。
4.最嚴重的藥物不良反應(ADRs)為血栓性微血管病變(TMA)與血栓事件，包括海綿竇血栓(CST)與表淺性靜脈血栓合併皮膚壞死。
5.最常見且有≥10%通報的ADRs為：注射部位反應(20%)、頭痛(14%)與關節痛(15%)。

醫療須知 1.對接受本藥預防性治療的病人投予活化凝血酶原複合濃縮物(aPCC)時，應監視是否發生生血栓性微血管病變(thrombotic microangiopathy, TMA)。
2.如果在進行本藥預防性治療期間須使用繞道治療劑，醫師應向所有病人及/或照顧者說明準備使用之繞道治療劑的確切劑量與用藥時程。
3.Emicizumab會取代活化態第八凝血因子(FVIIIa)的tenase輔因子活性。以內源性凝血(包括活化凝血時間(ACT)、活化部份凝血活酶時間(如aPTT))為基礎的凝血實驗室試驗可檢測總凝血時間，包括透過凝血酶(thrombin)將FVIII活化成FVIIIa所需要的時間。
4.對接受emicizumab預防性治療的病人合併使用抗纖維蛋白溶解劑與aPCC或rFVIIa時，應考慮到發生血栓事件的可能性。

49112 EPTACOG ALFA

Rx 50 KIU/注射劑(I);

商　　名 Novoseven RT® ◎ (VETTER/諾和諾德) $25698/I(50KIU-PIC/S-50KIU),

藥理作用 1.本藥為基因重組製造之活化第七凝血因子，活化之eptacon alfa
2.本藥可使用於因產生第七及第八凝血因子抑制物而有出血併發症之患者藉活化其流血部位之凝血系統來發揮療效。

適應症 [衛核]1.A型及B型血友病發生抗第八及第九因子抗體者、後天性血友病(發生抗第八型及第九因子抗體者)、缺乏第七因子者、Glanzmanns Thrombasthenia。 2.產後嚴重出血：用於子宮收縮劑不足以達到止血效果時的產後嚴重出血。

用法用量 1.在藥品調劑後，應以靜脈注給藥。注射時間應在2~5分鐘以上。
2.每單一劑量，每kg體重3~6KIU(60~120μg)。起始劑量通常為每kg體重4.5IU(90μg)。
3.詢問您的醫師關於給藥的時間及治療之持續時間。治療可能會持續2~3星期。忘記給藥或突然停藥，應告知您的醫師。

不良反應 1.本藥之嚴重副作用極為罕見，在極少情況下，發紅、發癢、發熱、噁心、頭痛、身體不適、流汗或血壓改變可能會發生。
2.可能與本藥之治療有關之副作用，曾於七個病歷中被報導(腎衰竭、運動機能失調、腦血管疾病、心絞痛、心房心律不整與血液循環休克)。

醫療須知 1.本藥之治療應在特別的中心進行。
2.若出血仍未停止，或若對外來蛋白質過敏，應告知您的醫師。
3.本藥應僅能給與有明顯需求之懷孕婦女。
4.若您正在授乳，建議您停止以本藥治療或停止授乳。

49113 FIBRINOGEN

Rx 1 GM/注射劑(I);

商　　名 Haemocomplettan P® ◎ (CSL/傑特貝林)

藥理作用 促使血液凝固。

適 應 症 [衛核]出血症

用法用量 靜注：因產科合併症(如始盆分離過早，羊水栓塞，子宮內死胎)所引起的急性血纖維蛋白原過低，2～8gm，視患者之反應而定。

不良反應 急性肝炎、注射過速或使用過量造成的血栓。

49114 HUMAN COAGULATION FACTOR IX(RECOMBINNT) 孕C 乳?

℞ 250 IU, 500 IU, 1000 IU, 3000 IU, 100 IU/ML, 200 IU/ML, 400 IU/ML/注射劑(I);

商 名

Alphanine SD®(GRIFOLS/綠十字) $7550/I(500IU-PIC/S-500IU)

Alprolix®(VETTER/賽諾菲) $33/I(3000IU-PIC/S-1IU), $33/I(500IU-PIC/S-1IU), $33/I(1000IU-PIC/S-1IU), $33/I(250IU-PIC/S-1IU)

Benefix® ◎ (WYETH/惠氏) $20.7/I(500IU-PIC/S-1IU)

Idelvion®(CSL/傑特貝林) $57/I(200IU/ML-PIC/S-1IU), $57/I(400IU/ML-PIC/S-1IU), $57/I(100IU/ML-PIC/S-1IU)

49 止血劑

藥理作用 1.外因性凝血機轉路徑中，第九凝血因子經由第七凝血因子/組織因子複合體活化，而內因性凝血機轉路徑則由第11a凝血因子活化第九凝血因子。被活化的第九凝血因子連同已活化的第八凝血因子，一起活化第十凝血因子，此一連串的生化反應最終促使前凝血酵素(prothrombin)轉化成凝血酵素(thrombin)，凝血酵素則促使纖維蛋白原(fibrinogen)轉化成纖維蛋白(fibrin)，促進形成血凝塊(clot)。

2.B型血友病和後天性第九凝血因子缺乏症的患者即缺少這種特殊的第九凝血因子，投與本藥第九凝血因子(重組製劑)可以增加血中第九凝血因子的濃度，而暫時改善這些患者的凝血缺陷。

適 應 症 **[衛核]控制與預防B型血友病(先天性第九凝血因子缺乏症，或稱聖誕節症)之出血，包括接受外科手術時的出血控制與預防出血。**

做為常規預防性治療於B型血友病病患(先天性第九凝血因子缺乏症)之出血。

用法用量 1.持續靜脈輸注數分鐘，輸注速率約2~3毫升/分鐘。成人使用劑量，可使用下列公式計算：

實際所需第九凝血因子數(units required)=

體重(kg)×期望增加第九凝血因子數(%)×1.2IU/kg；

小孩(<15歲)：實際所需第九凝血因子數 =

體重(kg)×期望增加第九凝血因子數(%)×1.4IU/kg。

2.表一 依據不同出血型態及外科手術所需的劑量準則

出血型態	血循中所需第九凝血因子活性(%)	給藥頻率(小時)	治療間期
輕度 無併發症的血腫 肌肉表層或軟組織出血	20~30	12~24	1~2天
中度 肌肉內或軟組織撕裂性出血、黏膜出血、拔牙或血尿	25~50	12~24	治療至出血停止且開始癒合，約2~7天
重度 咽喉、咽後、腹膜後、中樞神經或外科手術	50~100	12~24	7~10天

3.使用各種第九凝血因子製劑的治療劑量與時程長短會因第九因子缺乏的嚴重度而異，如出血位置與出血程度、和患者的臨床狀況、年齡、及第九凝血因子的恢復程度而決定。因為有上述種種原因，使用劑量必須根據患者的臨床反應與第九凝血因子活性

的恢復程度逐步調整。在一次以11名患者使用本藥與同一批次的高純度第九凝血因子血漿製劑比較之交叉隨機PK評估試驗中，本藥的活性恢復率較低，平均投與每kg體重一國際單位的本藥可以增加血循中第九凝血因子活性0.8±0.2(範圍從0.4~1.4)國際單位/每百毫升。

4.給藥劑量必須根據已發表的本藥藥動學臨床試驗數據決定，下列公式係提供經驗性計算劑量時的指引：實際所需第九＝體重(kg)×期望增加第九因子數(%)×1.2IU/kg因子數若血中有抑制體存在，則可能需較高劑量。

不良反應 如同靜脈輸注任何一種蛋白質製劑，可能會出現下列反應：頭痛、發燒、寒顫、潮紅、噁心、嘔吐、嗜睡、胸痛或過敏反應症狀。臨床試驗研究報告(試驗者也曾經接受過其他種治療)，顯示2548次輸注治療中出現60次確定、很可能、或可能與本藥有關的輕微不良反應：噁心(16例)、輸注部位不適(13例)、味覺改變(10例)、下頜骨與頭顱骨灼熱感(6例)、過敏性鼻炎(3例)、頭重腳輕(2例)、頭痛(2例)、頭昏(1例)、胸悶(1例)、發燒(1例)、注射部位靜脈炎/蜂窩組織炎(1例)、嗜睡(1例)、乾咳/打噴嚏(1例)、發疹(1例)、蕁麻疹(1例)。其它不良反應包括過敏、咽喉水腫、血管水腫、呼吸困難、低血壓、血栓。出現不良反應時，應該降低給藥速率或停止輸注。

醫療須知 1.使用由血漿製造的第九凝血因子濃縮混合物(其中含有第二、第七、第九、第十凝血因子)，曾有血栓栓塞併發症之報告1，雖然本藥不含第九凝血因子以外的凝血因子，但也不可以忽略其他製劑曾發生的栓塞形成和廣泛性血管內凝血等狀況的危險性。因為存在血栓栓塞併發症的潛在危險性，肝臟疾病患者、外科手術後患者、新生兒、及出現栓塞性血栓或廣泛性血管內凝血現象的高危險群等，使用本藥製劑時，必須先評估接受本藥治療的利益與發生上述併發症的危險性，並權衡利弊得失。

2.使用過含第九凝血因子藥劑的患者體內曾測得中和活性的抗體(抑制體)，因此使用本藥時和使用其他含第九凝血因子藥劑一樣，須監測血中第九凝血因子抑制體的濃度。在已經產生第九因子抑制體的患者上，若連續投予第九凝血因子，會增加發生過敏反應的危險性2。出現過敏反應的患者應評估是否有抑制體的存在，初期的資料顯示有第九因子基因之重大缺失突變的患者與抑制體形成及急性過敏症的風險增加之間可能存在相關性。已知有第九因子基因的重大缺失突變的患者，應嚴密觀察急性過敏症反應的徵兆與症狀，尤其是使用產品的初期。由於使用第九因子濃縮製劑有過敏反應的潛在性，開始使用第九凝血因子(約10~20)時，應在能提供適當的過敏反應之醫療照護設備下進行。

3.本藥的給藥方式和劑量可能與第九凝血因子血漿製劑不同。

4.患者應被告知過敏反應的早期徵兆與症狀，含蕁麻疹、全身性風疹、血管性水腫、哮鳴、虛弱、低血壓、心跳過速與過敏反應。應告知患者一旦出現這些症狀，則應停止繼續使用本藥，並聯絡醫師診治且/或依照反應型態/嚴重程度，以尋求緊急照護。出現過敏反應的患者應評估其抑制體的存在情形。

5.癌化作用、突變與受孕力減弱作用：Ames測驗研究資料指出本藥第九凝血因子(重組製劑)無引發突變的能力，染色體變異測驗也顯示無造成染色體斷裂作用的能力，目前尚未有任何探討本藥的癌化作用或造成受孕力障礙的評估或研究資料。

49115 HUMAN PLASMA PROTEIN WITH FACTOR VIII INHIBITOR BY PASSING ACTIVITY 孕C

Rx 500 U, 1000 U/注射劑(I);

商　名

Feiba® (TAKEDA/台灣武田) $34424/I(1000U-PIC/S-1000U), $17190/I(500U-PIC/S-500U)

藥理作用 1.本藥主要為不活化形式的第二、九、十因子及活化型式的第七因子，可誘發並促進凝血酶形成，進而控制出血。

2.治療先天或後天性A型、B型血友病發生第八、九凝血因子抗體(＞10BU)者自發性或外

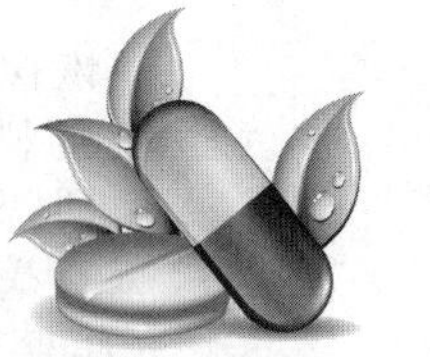

科手術出血。

適應症 [衛核]治療帶有抑制子之A型血友病患者的出血。
治療帶有抑制子之B型血友病患者的出血。
治療有後天性第八因子抗體之非血友病患者的出血。
預防曾有嚴重出血或具高度重大出血風險之帶有抑制子A型血友病患者的出血。

用法用量 1.劑量與治療期間依疾病嚴重度、出血部位與程度、以及病人的臨床情況而定。
2.建議使用劑量為每公斤50~100U；除非出血的嚴重程度需要並有使用較高劑量的合理原因，否則單次使用劑量勿超過每公斤100U，每日最高劑量勿超過每公斤200U。

不良反應 蕁麻疹、發燒、頭痛、顫抖、噁心、低血壓、胸悶不適、瀰漫性血管內凝血、心肌梗塞、血栓性栓塞。

醫療須知 1.此藥可能引發過敏反應，包括蕁麻疹、血管水腫、胃腸道症狀、支氣管痙攣和低血壓。一旦出現輸注過敏反應的症狀時，應立即停用本藥，並視情況開始治療。
2.使用此藥治療期間，高劑量本藥可能增加血栓栓塞的風險，包括瀰漫性血管內凝血(DIC)、靜脈血栓、肺栓塞、心肌梗塞及中風。因此建議使用劑量不超過單次劑量每公斤100U及每日劑量每公斤200U，若超過須特別監控病人臨床表現或症狀。

49116 MOROCTOCOG ALFA

Rx 500 IU, 1000 IU, 50 IU/ML, 62.5 IU/ML, 100 IU/ML, 125 IU/ML, 200 IU/ML/注射劑(I);

商名
Advate®（BAXALTA/台灣武田）$21.1/I(50IU/ML-PIC/S-1IU), $21.1/I(200IU/ML-PIC/S-1IU), $21.1/I(100IU/ML-PIC/S-1IU),
Refacto® ◎（VETTER/惠氏）
Xyntha Solofuse® ◎（久裕/惠氏）$21.1/I(1000IU-PIC/S-1IU), $21.1/I(500IU-PIC/S-1IU)

適應症 [衛核]治療和預防A型血友病患者(先天性第八凝血因子缺乏)的出血。

用法用量 1.治療出血時的本藥劑量指南
Ⓐ早期出血，肌肉出血或微口腔出血
所需要之注射後血中最高第八因子活性(正常值的%或IU/dL)：20~40
輸注頻率：開始時的1~3天每12~24小時輸注一次直到解除出血狀態(以疼痛解除為指標)或癒合。
Ⓑ更多出血，肌肉出血或血腫
所需要之注射後血中最高第八因子活性(正常值的%或IU/dL)：30~60
輸注頻率：每12~24小時重覆輸注持續(通常)三天或以上直到疼痛或不適解除
Ⓒ危及生命之出血如頭部受傷，喉部出血或嚴重腹痛
所需要之注射後血中最高第八因子活性(正常值的%或IU/dL)：60~100
輸注頻率：每8~24小時重覆輸注直到不再出血。
2.手術時使用本藥劑量指南
Ⓐ輕度手術包括拔牙
所需要之注射後血中最高第八因子活性(正常值的%或IU/dL)：60~100
輸注頻率：手術前1小時內給予一次大量輸注，隨後的12~24小時為控制出血可選擇性的增加劑量，
牙科手術時可考慮附屬療法。
Ⓑ主要手術
所需要之注射後血中最高第八因子活性(正常值的%或IU/dL)：80~120(手術前和後)
輸注頻率：為取代大量輸注，依第八因子所需程度及傷口癒合狀況重覆輸注每8~24小時。
3.雖然藥量可以經由上所述演算推估，但高度建議，儘可能對患者執行合適的檢測包括在適當間隔下對血漿中第八因子活性進行一連串的分析以確保能達到並維持足夠的第八因子濃度。

49117 NONACOG BETA PEGOL

℞ 125 IU/ML, 250 IU/ML, 500 IU/ML/注射劑(I);

商　名

Refixia® ◎ (VETTER/諾和諾德) $41.3/I(250IU/ML-PIC/S-1IU), $41.3/I(125IU/ML-PIC/S-1IU), $41.3/I(500IU/ML-PIC/S-1IU)

藥理作用 1.第九凝血因子為單鏈醣蛋白，是一種在肝臟合成的維生素K依賴型凝血因子。第九凝血因子是由第XIa凝血因子及第七凝血因子/組織因子的複合物活化。已活化的第九凝血因子與活化的第八凝血因子共同作用，活化第十凝血因子。活化後的第十凝血因子可將凝血酶原轉化為凝血酶。凝血酶接著將纖維蛋白原轉化為纖維蛋白，因而形成血塊。

2.B型血友病是一種性聯遺傳凝血功能障礙性疾病，因第九凝血因子不足導致關節、肌肉或內部器官因自發性、意外或手術創傷而大量出血。

3.藉由補充療法，可使血漿中第九凝血因子濃度升高，因此可暫時修正凝血因子的不足及出血傾向。

適應症 **[衛核]B型血友病(先天性第九凝血因子缺乏)病人的出血治療及預防。使用限制：不適用於對B型血友病病人進行免疫耐受性的誘導**(immune tolerance induction, ITI)。

用法用量 1.預防治療：每週一次，每公斤體重40IU。

a.可依據達到的第九凝血因子濃度及個別病人的出血傾向調整劑量及施打間隔。以每週40IU/kg的用藥時程治療，達到的最低濃度摘述於藥物動力學特性。

b.接受預防治療的病人漏打藥物時，在發現時需立即補打，之後再按照每週一次的正常用藥時程繼續治療，應避免施打兩劑。

2.出血治療：補充療法的劑量及治療時程，取決於出血部位及嚴重程度，發生出血時的用藥建議請參閱下表：

使用本藥治療出血事件

出血程度	建議劑量 (IU/kg)	投與建議
初期關節血腫、肌肉出血或口腔出血 較廣泛的關節血腫、肌肉出血或血腫	40	建議使用單劑
重度或危及生命的出血	80	可追加 40 IU/kg 劑量

3.手術：手術期間的劑量標準及用藥頻率，取決於手術類型及當地臨床實務，一般建議如下表所示：

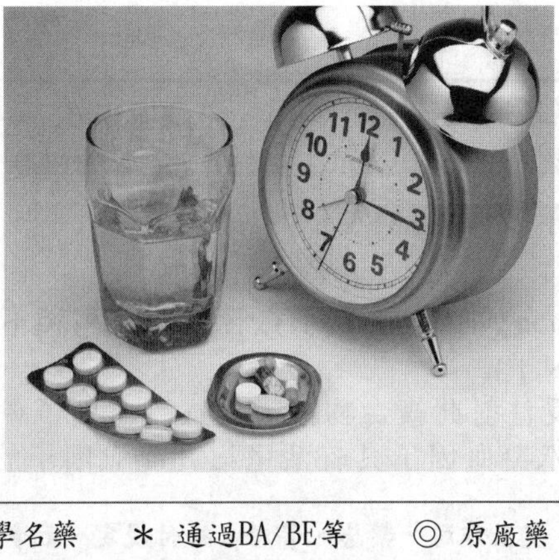

手術時使用本藥治療

手術類型	每公斤體重建議劑量 (IU/kg)	建議劑量
小手術（包括拔牙）	40	如有需要可追加劑量
大手術	80	術前劑量
	40	手術後第一週內，可考慮重複給予兩劑 40 IU/kg (間隔 1~3 天)。 由於本藥半衰期較長，在手術完成一週後，用藥頻率可延長至每週一次，直到出血停止及傷口癒合。

4.兒童族群：青少年(12~18歲)建議劑量與成人相同：每公斤體重40IU(IU/kg)。針對12歲以下的兒童，尚未確立本藥的長期安全性。
5.投與方式：靜脈注射。本藥以靜脈注射給藥。凍晶粉末與histidine溶劑配製完成後的數分鐘內完成注射。輸注的速率應取決於病人的舒適度，最大輸注速率為4ml/min。

不良反應 1.常見：噁心、搔癢、疲倦、注射部位反應。
2.少見：過敏、熱潮紅、心悸。
3.不明：過敏性休克、產生抑制因子。

醫療須知 1.本藥可能會引起過敏型過敏反應。本產品含有微量的倉鼠蛋白質，如果發生過敏症狀，應告知病人立即停用本藥品，並聯絡醫師。
2.使用人類第九凝血因子(rDNA)藥品重複治療後，應監測病人體內是否產生中和抗體(抑制因子)，應採用適當的生物檢驗以Bethesda Units(BU)量化。
3.由於血栓併發症的潛在風險，本藥品使用於罹患肝疾病的病人、手術後病人、新生兒、或有血栓或瀰漫性血管內凝血(DIC)風險的病人時，應使用適當的生物性檢驗，並針對血栓及消耗性凝血功能異常的早期表徵展開臨床監視。
4.對於具有心血管風險因子的病人，以FIX做為補充療法可能會增加心血管風險。
5.若必須裝設中央靜脈導管(CVAD)，應考量CVAD相關併發症，包括局部感染、菌血症、導管部位血栓。

49118 SIMOCTOCOG ALFA

℞ 250 IU, 500 IU, 1000 IU/注射劑(I);

商　名 Nuwiq® ◎ (OCTAPHARMA/艾科索) $21.1/I(1000IU-PIC/S-1IU), $21.1/I(500IU-PIC/S-1IU), $21.1/I(250IU-PIC/S-1IU)

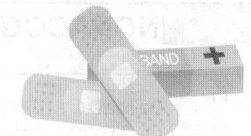

藥理作用 1.第八凝血因子/von Willebrand因子複合物含有兩種不同生理功能的分子(第八凝血因子與von Willebrand因子)。
2.血友病病人接受注射此複合物後，第八凝血因子會在病人體內與von Willebrand因子結合。活化後的第八凝血因子具有活化第九凝血因子的輔助因子功能，能加速第十凝血

因子轉成活化型第十凝血因子。活化型第十凝血因子會將凝血酶原轉變成凝血酶。凝血酶再將纖維蛋白原轉變成纖維蛋白，從而形成血塊。

3.A型血友病是一種凝血功能異常的性聯遺傳疾病。由於第八凝血因子(factor VIII:C)濃度不足導致關節、肌肉甚至內臟自發性出血或因意外受傷或手術創傷而嚴重流血。經由替補療法提高血漿中第八凝血因子濃度，暫時矯正第八凝血因子缺少，從而矯正出血傾向。

適應症 [衛核]治療與預防A型血友病(先天性第八凝血因子缺乏)病人的出血。

用法用量 1.應由專門治療血友病的醫師監督給藥。

2.此替代療法的劑量療程需依照第八凝血因子缺乏嚴重度、出血位置與出血情形以及病人臨床狀況而定。

3.一國際單位(IU)的第八凝血因子活性相當於1ml正常人體血漿中第八凝血因子的量。

4.每公斤體重的1國際單位(IU)第八凝血因子大約能使血漿中第八凝血因子提高2%的正常活性或2IU/dl。所需劑量的計算如下列公式：

(1)所需單位數＝體重(kg) x 想要增加的第八凝血因子(%)(IU/dl) x 0.5(IU/kg per IU/dl)

(2)預期增加的第八凝血因子(正常值的%)＝2 x 所給予的IU / 體重(kg)

(3)永遠以個別病人的臨床效果來決定給藥量與給藥頻率。

(4)當出現下列出血事件時，第八凝血因子活性不可以低於同時期所給予血漿活性濃度(正常的%或IU/dl)。

(5)下列表格提供在出血事件或手術時的給藥劑量準則：

出血程度/手術類型	所需第八凝血因子濃度(%) (IU/dL)	給藥頻率(小時)/給藥天數(天)
出血		
早期關節出血、肌肉出血或口腔出血	20~40	每 12 到 24 小時給藥 1 次，直到出血事件結束(疼痛解除或傷口癒合)，至少給藥 1天。
更廣泛的關節出血、肌肉出血或血腫	30~60	每 12 到 24 小時給藥 1 次，持續給藥 3 到 4 天或更久直到疼痛以及急性失能狀況解除為止。
危及性命的出血	60~100	每 8 到 24 小時給藥 1 次，直到危機解除。
手術		
像拔牙之類的小手術	30~60	每 24 小時給藥 1 次，直到傷口癒合(至少 1 天)。
重大手術	80~100 (手術前與手術後)	每 8 到 24 小時給藥 1 次，直到傷口癒合，之後繼續給藥至少 7 天，使第八凝血因子活性維持在 30% 到 60%(IU/dL)。

不良反應 不良反應：感覺異常、過敏反應、頭痛、暈眩、口乾、貧血、出血性貧血、胸痛、背痛、注射部位發炎、疼痛、非中和性抗第八凝血因子抗體陽性。

醫療須知 1.除了第八凝血因子外，本藥還含有一些人類宿主細胞蛋白。若病人出現過敏反應症狀，應立即停用該藥品並連繫主治醫師。

2.治療A型血友病病人過程中曾發生出現第八凝血因子中和性抗體(抑制劑)的併發症。

3.抑制抗體濃度很高的病人，用第八凝血因子治療可能無效，應考慮使用其他療法例如免疫耐受性誘導療法。

4.若病人需要中央靜脈通路裝置(CVAD)，應注意CVAD相關併發症(包括局部感染、菌血症與導管部位血栓)問題。

5.使用simoctocog alfa於具有心血管疾病病史或具有心血管風險因子的病人時，可能會增加心血管風險，因此建議處方前評估用藥的效益與風險，並注意病人是否出現相關不良反應症狀，同時提醒病人若出現心肌梗塞、中風、血栓等心血管相關不良反應症狀時，應儘速就醫。

49119 TRANEXAMIC ACID

食 ±

Rx

250 MG, 500 MG/錠劑(T); 250 MG, 500 MG/膠囊劑(C); 50 MG, 50 MG/ML, 100 MG/ML/注射劑(I);

商名

Antibleed®(大豐) $1.5/C(250MG-箔), $1.83/C(250MG-PIC/S)
Antisamin®(壽元/東洲) $15/I(100MG/ML-PIC/S-5ML), $15/I(100MG/ML-PIC/S-2.5ML)
Biosaren®(台裕/汎生)
Biosaren®(汎生) $1.83/C(250MG-PIC/S)
Blonda®(中化) $15/I(50MG/ML-PIC/S-5ML)
Bloodnone®(永勝) $1.83/C(250MG-PIC/S)
Chuselin®(新喜國際/岳生) $1.27/C(250MG)
Debleeding®(大豐/嘉林) $1.83/C(250MG-PIC/S)
Gexamin®(政德)
Hemoclot®(信東/榮民) $15/I(100MG/ML-PIC/S-5ML)
Lisamin®(南光)
Lisemin®(中美兄弟)
Rasemin®(應元) $31.5/I(100MG/ML-10ML), $15/I(100MG/ML-PIC/S-5ML)
Rasemin®(派頓/恆信)
Relcon®(永吉) $1.83/C(250MG-PIC/S)
Rikaparin®(東洋/東生華) $1.27/C(250MG), $3.72/C(500MG)
Spica®(溫士頓) $3.72/C(500MG-PIC/S), $1.83/C(250MG-PIC/S)
Trand®(生達) $1.83/C(250MG-PIC/S), $2/C(250MG-PIC/S-箔),
Tranex®(榮民/信東) $1.83/C(250MG-PIC/S),
Tranexam®(強生) $1.83/T(250MG-PIC/S), $2/T(250MG-PIC/S-箔)
Tranexamic®(台裕) $15/I(50MG/ML-PIC/S-5ML), $15/I(50MG/ML-PIC/S-2ML)
Tranexamic®(壽元) $33/I(50MG/ML-PIC/S-20ML), $4.55/I(50MG/ML-2ML), $15/I(50MG/ML-PIC/S-5ML)
Tranexamic®(壽元/國信) $1.83/C(250MG-PIC/S)
Tranexamic®(大豐) $4.55/I(50MG/ML-1.8ML), $15/I(50MG/ML-PIC/S-5ML)
Tranexamic®(安星) $1.83/T(250MG-PIC/S), $15/I(100MG/ML-PIC/S-5ML), $33/I(100MG/ML-PIC/S-10ML),
Tranexamic®(永豐)
Tranexamin®(十全) $1.83/C(250MG-PIC/S),
Tranexamin®(濟生) $15/I(50MG/ML-PIC/S-10ML), $15/I(50MG/ML-PIC/S-5ML),
Tranexic®(培力/培力國際) $1.83/T(250MG-PIC/S)
Tranexmin®(井田) $1.83/C(250MG-PIC/S), $2/C(250MG-PIC/S-箔)
Transacid®(瑞士) $15/I(50MG/ML-PIC/S-5ML), $33/I(50MG/ML-PIC/S-20ML), $15/I(50MG/ML-PIC/S-10ML),
Transamin® ◎ (中化/第一三共) $15/I(50MG/ML-PIC/S-5ML)
Transamin® ◎ (健亞/第一三共) $1.83/C(250MG-PIC/S)
Tranxamide®(黃氏) $3.72/C(500MG)
Tranzanshow®(約克) $1.27/C(250MG)
Traxemin®(成大) $1.83/C(250MG-PIC/S)
Tren®(永信) $1.83/C(250MG-PIC/S)
Trenxamic®(應元) $3.72/T(500MG-PIC/S)
Trepin®(應元) $1.83/C(250MG-PIC/S)
Tritimin®(派頓)
Zecolin®(元宙) $1.83/T(250MG-PIC/S)
Zucerin®(瑞士/利達) $15/I(50MG/ML-PIC/S-5ML),
Zucerine®(利達) $2/T(250MG-PIC/S-箔), $1.83/T(250MG-PIC/S)

藥理作用 (1)強力抗胞漿素(plasmin)的作用。(2)抗過敏,抗炎作用。

適應症 [衛核]全身及局部出血或出血性疾病。

用法用量 1.口服:膠囊,成人1天750~2000mg,分3~4次服用。
2.注射:1天250~500mg,分1~2次IV或IM於手術中,手術後等必要時,可1次500~1000mg IV或500~2500mg點滴靜注。

不良反應 噁心、胸內不適感、心悸,血壓下降。

醫療須知 1.靜注速度要緩慢,以1分鐘2ml最適當。
2.血栓栓塞症患者不宜使用本藥。

49120 TUROCTOCOG ALFA☆

孕 C 乳 ? 泄 血漿 半 10.8h

Rx

125 IU, 250 IU, 500 IU, 1000 IU, 1500 IU, 2000 IU, 3000 IU, 62.5 IU/ML/注射劑(I);

商名

Esperoct®(NOVO NORDISK/諾和諾德) $21.4/I(500IU-PIC/S-1IU), $21.4/I(1000IU-PIC/S-1IU), $21.4/I(2000IU-PIC/S-1IU), $21.4/I(1500IU-PIC/S-1IU), $21.4/I(3000IU-PIC/S-1IU)
Novoeight® ◎ (VETTER/諾和諾德) $21.1/I(62.5IU/ML-PIC/S-1IU), $21.1/I(250IU-PIC/S-1IU), $21.1/I(125IU-PIC/S-1IU)

藥理作用 1.本藥可暫時補充不足的第八凝血因子,達到有效止血之必需量。
2.A型血友病患者的活化凝血酶原時間(aPTT)會延長。檢測aPTT是體外檢測第八凝血因子活性的常用方法。以本藥治療,在投藥後的有效期間內,可使aPTT恢復正常。

適應症 [衛核]1.控制及預防成人及兒童A型血友病患者之出血事件。
2.成人及兒童A型血友病患者手術前中後之處置。
3.作為例行預防,預防或降低成人及兒童A 型血友病患者之出血事件發生率。
本藥不適用於治療von Willebrand disease。

用法用量 1.依據第八因子缺乏的嚴重度、出血部位和程度,以及患者的臨床狀態決定治療的劑量與療程。用於重大手術或是危及生命的出血事件,務必謹慎地監控補充療法(replacement therapy)。

2.本藥每瓶之基因重組第八因子含量以國際單位(IU)標示。每個IU的第八因子活性相當於正常人類血漿每毫升所含第八因子量。第八因子需要劑量是依據臨床經驗計算，每公斤體重給與1IU的第八因子時，能夠使血漿第八因子的活性升高2IU/dL，下列劑量計算公式之常數0.5即來自此關係。

3.所需的劑量可使用下列公式推算：

劑量(IU)=體重(kg)×期望增加第八因子的量(IU/dL或正常值的%)x0.5

最後計算的劑量以每公斤體重提高1IU/dL所需之IU表示(IU/kg)

4.投與之劑量與頻率應依據患者的臨床反應作調整，患者的藥物動力學與臨床反應可能有所差異。

a.表1為控制與預防出血事件時使用本藥的劑量指引。選擇劑量時，應將患者血漿第八因子活性濃度維持或高於表1中所列血漿濃度(以正常值的%或IU/dL為單位)。

表 1：控制與預防出血事件的劑量表

出血事件類型	所需的第八因子活性 (IU/dL 或正常值的%)	投與頻率 (小時)	治療期間 (天)
輕度 初期關節血腫、輕度肌肉出血或口腔出血	20-40	12-24	至少一天，直到停止出血
中度 肌肉出血、口腔內出血、輕度頭部創傷	30-60	12-24	直到疼痛與急性失能(disability)解除(大約3-4 天)
重度 危及生命或危及四肢存留的出血、胃腸道出血、顱內、腹腔內或胸腔內出血、骨折	60-100	8-24	直到停止出血 (大約7-10 天)

b.手術前中後的處置

表2為在手術期間(手術前中後處置)使用本藥的劑量指引。請確保患者血漿第八因子活性濃度維持或是高於表2中所列血漿濃度(以正常值的%或IU/dL為單位)。

表 2: 手術前中後處置的劑量

手術類型	所需的第八因子活性 (IU/dL 或正常值的%)	投與頻率 (小時)	治療期間 (天)
小手術 包含拔牙	30-60	24	至少一天，直到癒合
大手術 顱內、腹腔內、胸腔內或關節置換手術	80-100 (手術前後)	8-24	直到傷口適當癒合，然後繼續治療至少 7 天，以維持 30%(IU/dL)至60%(IU/dL)之第八因子活性

c.例行預防治療

表3為例行預防治療使用本藥的劑量指引。

表 3：例行預防治療的劑量

患者族群	所需的第八因子劑量 (IU/kg)	投與頻率 (天)
成人與青少年 (≥ 12 歲)	20-50	每週 3 次
	20-40	每隔一天
兒童 (<12 歲)	25-60	每週 3 次
	25-50	每隔一天

5.注射：僅供靜脈注射

ⓐ意外被血液污染的針頭扎到可能會傳染感染性病毒，包括HIV(AIDS)與肝炎。若受傷應立即尋求醫療協助。請將針頭在單次使用後丟棄到適當的容器中。

ⓑ在注射前，請目視檢查配製好的本藥溶液是否有顆粒或是變色。如果發現顆粒或是變色，請勿使用。
ⓒ請勿將本藥與其他藥品使用相同的管路或是容器一同注射。

醫療須知 1.如果發生過敏或全身性過敏反應，請立即停藥，並且給與適當治療。
2.如果未達到預期的血漿第八因子活性濃度，或是在預期的劑量下依然無法控制出血，應進行分析以確認是否出現第八因子的抑制因子。以Bethesda Units為單位定量抑制因子。
3.如果臨床上有需要，可使用one-stage clotting assay或chromogenic substrate assay來監測血漿第八因子的活性濃度，以確保達到並維持足量的第八因子濃度。

49121 VALOCTOCOGENE ROXAPARVOVEC☆

℞ 8 ML/注射劑(I)；

商名 Roctavian® ◎ (BIOMARIN/百傲萬里)

藥理作用 1.Valoctocogene roxaparvovec是第5血清型腺相關病毒(AAV5)的基因療法載體，在肝特定啟動子控制之下，表現B-domain去除SQ形式的重組人體第八凝血因子(hFVIII-SQ)。
2.所表現的hFVIII-SQ能取代原缺少有效止血所需的第八凝血因子。
3.在valoctocogene roxaparvovec輸注之後，載體DNA會在體內加工形成全長的游離轉基因，可持續保持穩定DNA形式，支持長期產生hFVIII-SQ。

適應症 [衛核]適用於治療嚴重A型血友病(先天第八凝血因子缺乏)之成人病人，必須沒有第八凝血因子抗體病史，且沒有可偵測到的第5血清型腺相關病毒(AAV5)抗體。

用法用量 1.本藥的建議劑量為每公斤體重給予6×10^{13}載體基因體(vg/kg)，以單次靜脈輸注。
2.計算病人的毫升(mL)劑量和所需的小瓶數，詳見仿單。
3.以經過驗證的檢測方法檢測AAV5抗體。
4.第八凝血因子抗體檢測為陽性的病人或先前有第八凝血因子抗體病史的病人，不可使用本藥。
5.有活動性急性感染或未受到控制的慢性感染、已知有顯著肝纖維化(Batts-Ludwig scale stage 3或4，或等同程度)或肝硬化、或對有效成分或任何賦形劑過敏的病人，不可接受本藥治療。

不良反應 1.最常見的不良反應為：ALT(82%)、AST(69%)、LDH(57%)和CPK(44%)的升高，以及噁心(37%)和頭痛(35%)。
2.非常常見：第八凝血因子活性濃度高於ULN、頭痛、噁心、嘔吐、腹部疼痛、腹瀉、ALT升高、AST升高、GGT升高、膽紅素升高、和LDH升高、CPK升高、疲倦。
3.常見：類流感症狀、過敏性反應、頭暈、血壓升高、消化不良、皮疹、搔癢、肌痛、輸注相關反應。

醫療須知 1.為提高生物藥品的可追溯性，應清楚記錄所投予產品的名稱和批號。
2.本藥不適用於檢測到anti-AAV5抗體的病人。在用藥之前，必須透過適當經過驗證的檢測方法顯示無AAV5抗體存在。
3.本藥不建議用於有其他肝臟疾病、肝實驗室檢驗數據異常(根據至少2次測量值，ALT、AST、GGT、ALP或總膽紅素大於1.25倍正常值上限(ULN)，或INR值為1.4 以上)或有肝臟惡性腫瘤病史的病人。
4.在開立valoctocogene roxaparvovec之前，應篩選排除有肝臟惡性腫瘤的病人。
5.在臨床試驗中，某些ALT升高歸因於飲酒。建議病人在使用本藥後至少戒酒一年，並在之後減少飲酒。
6.在使用valoctocogene roxaparvovec療法之前，如使用止血藥品(例如emicizumab)，醫師應參照相關的產品資訊，以避免在過渡期發生潛在干擾第八凝血因子活性檢測結果。
7.肝臟檢測之基準評估與後續追蹤，建議盡可能由相同的實驗室進行檢測，尤其是在決定皮質類固醇治療的評估期間，以便將跨實驗室變異性的影響降至最低。

8.應確保病人在用藥後可接受密切監測肝實驗室參數和第八凝血因子活性。
9.在用藥後觀察到病人之間的第八凝血因子活性濃度具變異性，但並未識別出變異的可能潛在因子。
10.有ALT升高的情況時會開始給予皮質類固醇，以抑制潛在的發炎反應和相關可能出現的第八凝血因子表現降低。
11.Valoctocogene roxaparvovec的輸注相關反應可有多種表現(例如皮膚、黏膜、呼吸、腸胃和心血管表現和發燒)而且可能會需要降低輸注速率、中斷輸注、使用藥物介入和長時間觀察。
12.在valoctocogene roxaparvovec用藥前後應評估病人發生血栓和一般心血管疾病的風險因子。根據其第八凝血因子活性濃度，應依病人的個別情況給予建議。如果病人出現可能發生血栓的跡象或症狀，應立即就醫。
13.在本藥用藥後6個月內，對接受治療且有生育能力的病人及其有懷孕能力的女性伴侶必須採用兩種以上的避孕方式，其中一種為障礙物避孕法(barrier contraception)，以避免或延後懷孕，且男性不得捐精。
14.當進行侵入性程序、手術、發生創傷或出血時，應遵照目前血友病的治療指引，並根據病人目前的第八凝血因子活性濃度，使用第八凝血因子濃縮製劑/止血劑。

49122 Beriplex P/N 第九凝血因子複合注射劑250/500 ® （吉發/傑特貝林）$9924/I (500.0 IU-PIC/S)

Rx 每 DI 1 含有：FACTOR II 32.0 IU/ML；FACTOR IX 25.0 IU/ML；FACTOR VII 17.0 IU/ML；FACTOR X 38.0 IU/ML；Protein C 15.0 IU/ML；Protein S Antigen 12.0 IU/ML

適應症 [衛核]適應症變更為：
1、治療及手術前後期間預防因後天性缺乏凝血酶原複合凝血因子，如因接受維生素K拮抗劑治療造成之缺乏或維生素K拮抗劑過量，且須快速校正缺乏量時之出血。
2、治療及手術前後期間預防因先天性缺乏任一種維生素K依賴型凝血因子的情況下，且無法供應純化之特定凝血因子濃縮製劑時之出血。

用法用量 1.先天性缺乏第二、第七、第九、第十凝血因子(前凝血酵素複合物)。替代治療的劑量及期間需依凝血疾病的嚴重性、出血範圍及臨床狀況而定。一般給藥劑量的計算依經驗得知：給予患者每公斤體重1I.U.的第九因子、預期約可提高血中第九凝血因子正常量的0.8%：1I.U.的第七因子、預期約可提高血中第七凝血因子正常量的2%；1I.U.的第二或第十因子、預期約可提高血中第二或第十凝血因 子正常量的1.5%。初始劑量(如：第九凝血因子)可依下列公式計算： 所需劑量＝體重(kg)× 第九因子的治療需要量(%)× 1.2
2.對於第二、第七及第十凝血因子缺乏的患者，計算劑量的方式同上。患者若以前人體凝血酵素複合物濃縮劑治療4~5天以上，必須小心監測是否發生血栓的徵兆或瀰漫性血管內凝固症侯群，這些 病人需要特殊治療。
3.在某些情形下，尤其是初始劑量給藥時，可能須給大於計算出的需要量之劑量。以凝血分析(第二、第七、第九、第十凝血因子血漿活性)來精密監 控替代療法是必要的，特別是大手術的個案。
4.對於罹患B型血友病而需長期注射以預防出血的患者，每週應給予兩次每公斤體重10~20 I.U.的劑量。後天缺乏第二、 第七、第九、 第十凝血因子(前凝血酵素複合物)：替代治療的劑量和時間依凝血疾病的嚴重性、出血範圍及部位，患者的臨床狀況而定。
5.注射劑量依所需凝血因子的體內半衰期及患者的體重而定。為了能對治療作嚴密監控，在第一次注射後30~60分鐘及往後的數分鐘後，應測量病人的凝血狀況。
6.若患者正在服用口服抗凝血劑，在注射本藥前應測量前凝血酵素時間(Quick's method)。初始劑量的概測法則：
(1)每公斤體重1I.U.的PCC可提高血中第七及第九凝血因子正常量的0.5~1%，第二及第十凝血因子正常量的1~2%。在大量出血時初次注射的劑量建議為每公斤體重20~25 I.U.。
(2)往後的維持劑量可分別提高血中凝血因子正常量的1~2%及2~4%，如果可以的話，作個統計，因為有許多的個人變數會發生，使得 未能到達上述的指標值。
7.將注射用水(隨包裝附)，回溫到體溫(最高至37℃)，在無菌狀態下，再將乾燥粉末完全地溶解(製備的時間最長10分鐘)。製備後的溶液由靜脈緩慢地(每分鐘低於1ml)注射。

不良反應 接受含第九凝血因子藥品治療的患者極少發生過敏反應(包括血管水腫、發熱、注射部位刺痛、臉紅、全身性發疹、頭痛、蕁麻疹、低血壓、嗜眠、噁心、失眠、心跳加速、胸口緊繃、耳鳴、嘔吐或氣喘)。

醫療須知 1.發生過敏反應時，必須立即停止給予本藥，並且依現今醫學上休克處理標準，給予治療。
2.注射前凝血酵素複合物濃縮劑可能會增加罹患瀰漫性血管內凝固症、血栓併發症及心肌梗塞的潛在危險，特別是在抑制因子同時不足的情形下。
3.當注射本藥於有冠狀心臟疾病或心肌梗塞病史、肝病、手術後的患者、新生兒及可能發生血栓性現象或瀰漫性血管內凝固症的患者時，應特別小心注意，特別是針對抑制因子同時不足的患者。
4.若因缺乏前凝血酵素複合物而發生新生兒出血，建議以本藥、heparin及維生素K作合併治療

5.若患者正進行口服抗凝血劑治療，請注意在注射本藥以矯正凝血值時(Quick's test>35%，INR<2.1)，必須伴隨注射heparin以預防血栓的發生。

49123 Haemate P "貝靈"第八凝血因子® (吉發/傑特貝林) $18.3/I (1.0 IU-PIC/S)

Rx

每 Vial 含有：FACTOR VIII 500.0 I.U.；vWF: RCO activity 1200.0 I.U.

藥理作用 溫韋伯氏因子von Willebrand factor

HAEMATE P 250/500/1000作用方式類似於內生性的VWF。除了作為第八因子的保護蛋白，溫韋伯氏因子調節血小板附著於血管受傷部位的黏著性並在血小板凝集中扮演主要角色。

投與VWF可以矯正病患由於VWF缺乏(VWD)出現的止血異常現象，如下2層面：

-VWF再次建立血小板凝著到血管受傷部位的血管下內皮細胞(他同時鍵結於血管下內皮細胞及血小板細胞膜上)，提供最初的止血現象亦以縮短出血時間表示。這效果是立即發生的，而且已知大部分是仰賴大量的高分子量VWF多聚合體(multimers)。

-VWF造成FVIII缺乏時矯正遲緩的現象。靜脈投與時，VWF結合內生性的FVIII(正常由病患製造的)，並且藉由穩定這個因子，避免其快速分解。有鑑於此，投與純的VWF(VWF產品僅有低濃度的FVIII)將FVIII:C血中濃度拉回到正常值的後續效果，在首次靜脈輸注時會有一些延緩。

在首次靜脈輸注時，投與含有VWF之FVIII:C會立刻將FVIII:C血中濃度拉回到正常值。

適應症 [衛核] 先天及後天缺乏第八凝血因子

醫療須知 1.每毫升約含120IU(600IU/5mL，1200IU/10mL)的人體血漿衍生物-溫韋伯氏因子(VWF)。而HAEMATE P 1000則以15毫升的注射水泡製，每毫升約含有160IU(2400IU/15mL)的人體血漿衍生物-溫韋伯氏因子(VWF)。

2.溫韋伯氏疾病Von Willebrand Disease(VWD)

當單用desmopressin(DDAVP)治療無效時或為其禁忌症時，預防或治療出血或手術造成的流血現象。

49124 Tisseel "百特"組織修復凝合劑(第二代)® (BAXTER/百特)

Rx

每 ml 含有：CALCIUM CHLORIDE 5.88 MG；THROMBIN 500.0 IU

藥理作用 1.本藥用於外科手術輔助止血。原包裝內TISSEEL溶液和thrombin溶液分開盛裝在雙針筒注射器中，使用時混合此兩種溶液於傷口處。

2.Thrombin和factor XIII可催化fibrinogen產生fibrin clot，模擬人體凝血的最後步驟，而達到止血的效果。

3.Aprotinin為protease inhibitor，可預防fibrin分解退化。

適應症 [衛核] 1.標準手術技術不足時的輔助療法，協助止血。

2.適用於疝氣修補術中之人工網膜固定，做為縫合線或縫合釘的替代品或輔助。

用法用量 1.成人以及1歲以上的兒童，用於外科手術中輔助止血，其用量根據所需止血之表面積決定，可以黏著或噴霧的方式進行輔助止血。

2.覆蓋面積如下：

每包裝單位	黏著表面積	噴霧表面積
2mL	8㎠	100㎠
4mL	16㎠	200㎠

不良反應 1.常見的(>1%)：皮膚搔癢(pruritus)。

2.少見的：低血壓、腸胃不適、凝血病變(coagulopathy)、血栓性栓塞(thromboembolism)、過敏反應、過敏性休克等。

醫療須知 1.僅限局部使用。血管內投予可能造成嚴重、甚至威脅生命的血栓性栓塞。

2.本藥中含人類及牛血清血漿萃取蛋白，因此有產生過敏反應的風險。

3.本藥中含人類及牛血清血漿萃取蛋白，可能有病毒傳染的風險，尤其parvovirus B19病毒在製程中仍無法確認可有效移除。

4.對於孕婦、免疫缺乏或紅血球代謝增加(如溶血性貧血)者，其感染的風險較高。

5.使用前應紀錄藥品批號。

49125 VeraSeal 薇樂欣凝合劑® (GRIFOLS/壯生)

Rx

每 Sol 含有：FIBRINOGEN HUMAN 80.0 MG；HUMAN THROMBIN 500.0 IU

藥理作用 1.纖維蛋白黏附系統啟動了生理性血液凝結的最後階段。纖維蛋白原透過將纖維蛋白原分解為纖維蛋白單體和纖維蛋白胜肽而轉化為纖維蛋白。纖維蛋白單體聚集並形成纖維蛋白凝塊。

2.凝血因子XIIIa透過凝血酶從凝血因子XIII活化並交聯纖維蛋白。轉化纖維蛋白原和交聯纖維蛋白都需要鈣離子。

3.隨著傷口的癒合，纖維蛋白溶酶可誘導纖維蛋白分解活性增強，並開始將纖維蛋白分解為纖維蛋白降解產物。

適應症 [衛核] 於標準手術技術不足的情況下，用於成人支持性治療：

- 改善止血。
- 作為縫合輔助：用於血管手術。

用法用量 1.本藥的使用量和頻率應以患者的既存臨床需求為主。

2.使用的劑量由變量控制，包括但不限於手術介入治療的種類、部位的大小和預期使用的方式以及使用的次數。個體劑量通常為0.3到12ml。於其他程序中，可能需要更大量的藥品。
3.所用藥品的初始體積應足以完全覆蓋預期的使用區域。必要時可以重複運用。
4.在使用本藥前，需透過標準技術(例如：間歇性使用敷布、拭子、使用抽吸裝置)使傷口表面保持乾燥。

不良反應 常見的不良反應有：噁心、搔癢症。

醫療須知 1.僅於病灶表面使用。請勿在血管內使用。如果不慎在血管內使用該製劑，可能會導致危及生命的血栓性併發症。
2.在使用本藥前，必須注意充分保護(覆蓋)所需應用區域以外的身體部位，以防止組織沾黏在不需要的部位。
3.本藥應以薄層使用。凝塊過厚可能會對藥品的療效和傷口癒合過程產生負面影響。
4.可能會出現過敏型超敏反應。超敏反應的跡象包括蕁麻疹、全身性蕁麻疹、胸悶、喘鳴、低血壓和過敏性反應。如果出現這些症狀，則必須立即停止給藥。
5.可能會發生超敏反應或過敏反應(可能包括血管性水腫、應用部位灼熱和刺痛、支氣管痙攣、發冷、潮紅、全身性蕁麻疹、頭痛、蕁麻疹、低血壓、嗜睡、噁心、不寧、心搏過速、胸悶、刺痛、嘔吐、喘鳴)。在個別情況下，這些反應會惡化為嚴重的過敏反應。

§ 49.2 維他命 K

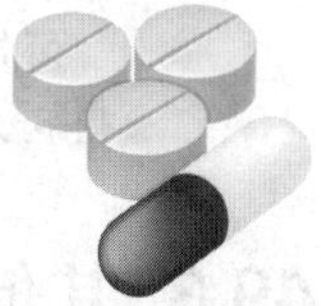

49
止血劑

49201 MENADIONE

Rx
5 MG/錠劑(T); 10 MG, 10 MG/ML/注射劑(I);

商　名
Keetomin S.C.® (中生)
Menadione® (信東/榮民)
Vita-K® (信東)

藥理作用 參見VITAMIN K。

適應症 [衛核]用於治療低凝血酵素症、預防外科開刀及新生小兒之出血病

用法用量 (1)口服：每天10~30mg。(2)肌注—皮下：每天0.5~10mg。(3)靜注：治療口服抗凝劑過量：若凝血酶原濃度低至正常15%以下或有出血現象，可靜脈滴注50~100mg。

49202 PHYTONADIONE (VITAMIN K1)

孕C 乳? 食± 泄 肝/胆

Rx
5 MG/錠劑(T); 30 MG, 50 MG, 10 MG/ML/注射劑(I);

商　名
Katimin® (中化) $15/I(10MG/ML-PIC/S-1ML)
Phytomenadione® (人生)
Phytonadione® (信東) $15/I(10MG/ML-PIC/S-1ML),
Vitamin K1® (井田) $1.5/T(5MG-PIC/S), $2/T(5MG-PIC/S-箔),
Vitamin K1® (生達) $15/I(10MG/ML-PIC/S-1ML),

藥理作用 1.本藥會促進肝臟合成血液凝血因子II，VII，IX和X的合成，因此能夠逆轉口服抗凝血劑所導致的凝血酶原抑制，本藥並非heparin過量的解毒劑。
2.有助於血液凝固形成，骨骼成長，預防骨質疏鬆症。
3.將葡萄糖轉化成肝醣儲存肝中，促進肝臟功能正常。

適應症 [衛核]預防或治療新生兒維生素K缺乏性出血、預防或治療因維生素K缺乏或干擾導致之低凝血酶原症。
[非衛核](1)治療抗凝血劑所導致的凝血酶原缺乏(口服或注射維生素K1)。(2)治療由於抗菌劑，阻塞性黃疸，膽廔管或服用salicylate 引起的低凝血酶原血症(hypoprothrombinemia) (口服或注射維生素K1)。(3)預防或治療新兒出血的疾病(注射維生素K1)。(4)治療由於維生素K的吸收不良或合成受損引起的低凝血酶原血症，例如潰瘍性結腸炎，阻塞性黃疸，腹腔疾病，小腸切除或區域性腸炎(注射維生素K1)。

用法用量 (使用最小的有效劑量)抗凝血劑的過量，口服：起始劑量為2.5~10mg(最大劑量50mg)；如果需要的話，在12~24小時可重複1次SC，IM：起始劑量為0.5~10mg(最大劑量為25mg)；如果需要的話，在6~8小時可重複1次。IV(僅供急症使用)：注射劑量為0.5~10mg，注射速率每分鐘為1mg。

不良反應 潮紅，胃腸不適、疼痛、發腫，注射部位一觸即痛，過敏反應(支氣管痙攣，呼吸急促，無防禦性過敏反應)，疼痛性痙攣、冷顫、發燒、虛弱、眩暈、胸部緊縮、大量出汗、紅斑、發紺。

醫療須知 1.要知道維生素K需要好幾個小時才能夠加強凝血酶原的合成，在嚴重的出血，還要輸全血或血漿。
2.當其他的投與途徑都不能使用時，才使用IV注射法，本藥可以氯化鈉或葡萄糖溶液來稀釋，然後，非常緩慢注射，IV注射後可能發生嚴重的反應(包括可致命的無防禦性過敏反應)。
3.通常要使用低的有效濃度來恢復正常的凝血酶原時間。要知道過度的使用phytonadione會促使血栓栓塞併發症的發生，以及在一段時間內(約2~3個星期)會干擾口服抗凝血的作用
4.Phytomenadione成分與所含助溶劑polysorbate-80成分均可能為導致過敏性反應之因素，可能造成危及生命或導致死亡之後果。於輸注該藥品期間及輸注完成後，應密切監測病人是否出現相關症狀及徵兆，並備妥相關急救設備及藥品以備不時之需。

§ 49.3 其他

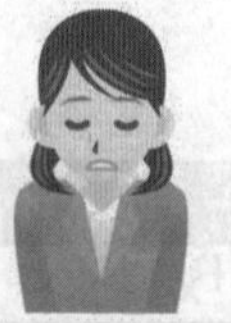

49301 EPINEPHRINE 孕C 乳?

Rx 1 MG/ML/液劑(Sol);

商 名 Epirenin®(黃氏) Posumin®(大豐/國際新藥)

藥理作用 1.本藥是經化學合成的腎上腺髓質荷爾蒙(epinephrine)的1,000倍液體，對交感神經的α、β受體發揮作用。
2.對循環系統之作用：對於對交感神經發揮作用的血管，可透過α受體刺激產生收縮作用，並透過β受體刺激產生擴張作用。由於皮膚血管以收縮作用為先，因此適用於局部時，末梢血管將收縮、產生止血作用，亦可抑制鼻黏膜的充血、腫脹。
3.對血管以外平滑肌之作用：對支氣管肌可產生鬆弛作用，使支氣管擴張、增加呼吸量。
4.其他作用：強化局部麻醉藥的作用，持續發揮效力。

適 應 症 [衛核]過敏反應引起之休克呼吸道痙攣或喉頭水腫心跳停止之急救、支氣管性氣喘

用法用量 1.手術的止血、耳鼻喉科的止血、充血及腫脹、外傷的止血時，將本藥原液或稀釋5~10倍溶液，做為直接塗布劑、鼻滴劑、噴霧劑或止血棉球使用之。
2.局部麻醉劑時，將本藥溶液1~2滴加入10ml沒有血管收縮劑的局部麻醉劑中。(adrenaline濃度比1：0.1~0.2million)。
3.緩解氣喘或百日咳的氣管痙攣時，將稀釋5~10倍的本藥溶液做為吸入劑，每一次吸入劑劑量不要超0.3mg adrenaline。若第一劑吸入劑量後症狀沒有緩解，可以在吸入第一劑劑量的2到5分鐘後，再吸一次，之後如需連續投與藥物必須間隔4~6小時。

不良反應 1.重大副作用：①全身性症狀：由於可能會出現肺水腫等全身性症狀，發現症狀時，應停止給藥等，採取適當措施。②嚴重的血清鉀值下降(用於吸入時)：有報告顯示，$β_2$刺激藥造成嚴重的血清鉀值下降。此外，$β_2$刺激藥的降低血清鉀值作用，可能會因茶鹼(xanthines)衍生物、類固醇劑及利尿劑併用而增強，對嚴重氣喘病人使用時應特別注意。再者，用於低氧血症病人時,血清鉀值降低可能會強化對心臟跳動頻率產生的影響作用。此時，建議對血清鉀進行監控。
2.常見(≥5%)：心悸亢進、血壓變動、顏面潮紅、蒼白、頭痛、顫震、出汗、神經過敏、噁心、出疹、氣道刺激症狀(吸入時)。

醫療須知 1.出現全身性症狀時，應停止給藥。
2.用於吸入時：ⓐ持續過度使用時，可能會出現心律不整甚至停止心跳，尤是發作時進行吸入給藥，較亦使用過度，應特別注意。ⓑ應使病人充分理解，過度使用本產品時可能會出現心律不整，心跳停止等嚴重副作用。
3.用於眼部周圍等時：在隅角徵候未確定的狀況下不得給藥。

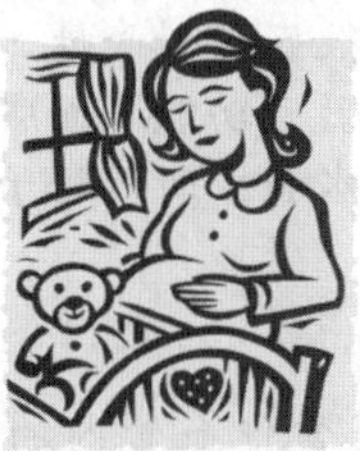

◆ 美國FDA孕婦用藥安全分級

美國食品藥物管理局(FDA)規定所有經全身性吸收之處方藥或已知對胎兒有害藥物予以分級，成為五種孕婦用藥等級(A、B、C、D、X)。英文字母表示對胎兒之危害程度，於藥品包裝內仿單應註明警告事項。FDA 所規定之分級如下：

Ⓐ

經孕婦對照試驗，於懷孕第一期並無證據顯示該藥物對胎兒有害(在懷孕後三期並無證據顯示有危險性)，所以對胎兒危害可排除。

Ⓑ

動物生殖對照試驗尚未證實對胎兒有害，但並未進行孕婦對照試驗；或者動物生殖對照試驗證實有不良反應(與降低受孕率無關)，但無法在孕婦對照試驗證實該藥物對懷孕第一期有不良反應(對懷孕第二期三期亦無法證實)。

Ⓒ

動物生殖對照試驗已證明對胎兒有不良反應(畸胎性或胚胎致死或其他)，但未並進行孕婦對照試驗；或者並無孕婦及動物實驗任何結果。該藥物只有在可能的利益大於潛在的危險才可使用。

Ⓓ

人體的對照試驗證實該藥物對胎兒有不良反應，(若該藥物用於生命危急狀況或於嚴重疾病，並無較安全藥物可替代時)，在可接受危害風險下，對孕婦有益時可使用。應於標籤上做「警告」註記。

Ⓧ

不論是動物及人類實驗均證實會導致胎兒異常；或人類用藥經驗顯示對胎兒有危險性，或兩者均有，對孕婦危害遠大於任何益處。該藥物對已受孕或有可能受孕婦女均禁忌使用。應於標籤上做「禁忌」註記。

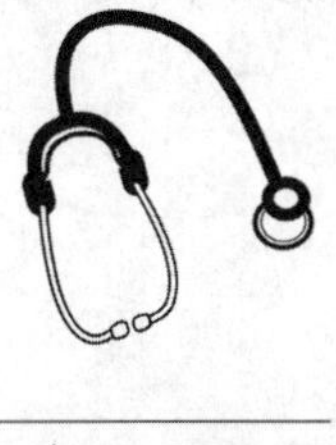

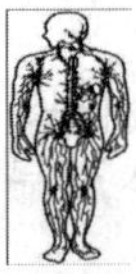

第五十章
代用血漿、造血細胞因子和血液透析

Blood Replenhers, Hemopoietic Factor, and Hemodialysis

人體全身含水量約佔體重的60%，其中三分之二為細胞內液，三分之一為細胞外液， 其中1/4的細胞外液分佈在血管內，3/4分佈在血管外的細胞間隙。臨床上常以晶質(crystalloid)及膠質(colloids)溶液作為手術時或重症患者之體液復甦，膠質溶液能快速補充體液，約只需晶質溶液的1/3量即可達到相等的心輸出量增加的效果。體內微血管在無受損下，對於溶液的補充有很好的耐受性，但在發炎反應時將增加血管的滲透性，使液體由血管滲出造成細胞間質水腫而影響各器官功能，而膠質溶液由血管滲出至細胞間質，被再吸收差，停留細胞間質更延長，而增強細胞間質水腫；所以給予液體補充時需評估及監測體內水份、電解質平衡及體內血流動力參數的狀況。

1. 膠質液(colloids)-即代用血漿(plasma substitues)

膠質溶液是大分子物質不易通過微血管壁，在過去70年被發展使用當作血管內的膨脹劑，依starling law膠質溶液顯示會增加血管內的膨脹壓(oncotic pressure)，而使膠質溶液存留於血管內，可使血管容量增加，特別是低血容之急性出血者。膠質溶液其缺點是對內皮的傷害和使微血管破裂及不含凝血因子、血小板、紅血球必要時仍需補充該成份製劑，目前臨床有四種類型的膠質溶液分別為合成膠質(artifical colloids)–starch，dextrans，gelatin。天然膠質(natural colloids)–albumin。膠質是大分子物質，它不易通過微血管壁。物質粒子在血管內會形成一個滲透壓即膠質滲透壓(colloid osmotic pressure)，而使體液存留於血管中。

(a)Hydroxyethyl starch hetastarch是一種合成的澱粉質(starch)，用來取代白蛋白，較便宜的製劑。可供臨床使用的製劑為6%溶於等張性鹽水的溶液(60克/升)。

(b)人類血漿白蛋白(human serum albumin)：白蛋白構成80%的血漿膠質滲透壓(plasma colloid osmolality)，它是一個效果好的膠質液。亦是藥物(如抗生素)及離子(如鈣、鎂)的重要運輸蛋白質。製劑有5%(每升50g)及25%(每升250g)的溶液(溶於等張食鹽水)。

(c)菌葡萄聚糖(dextran)：dextran是由甜菜汁提煉出的多糖。製劑有dextran-40(平均分子量40,000)及dextran-70(平均分子量70,000)。

2. 晶質液(crystalloids)

晶質液含有氯化鈉及其他生理活性的溶質。鈉(sodium)是晶質液的主要成份；鈉是細胞外液的主要溶質，而80%的細胞外液是位於血管外的，因此，含鈉液體主要是補充細胞外的空間(亦即血管外之空間)。晶質液(含鈉液)的設計是用來填充間質，而非血管內的空間，只有20%的氯化鈉溶液最後仍留於血管內。

(a)等張生理食鹽水(isotonic saline)，也叫做normal saline(參見86章)。

(b)林格乳酸鹽(Ringer's lactate)：由鉀與鈣取代等張食鹽水內的鈉，加入乳酸鹽當做緩衝劑，是一個"平衡"的電解質溶液，在外傷性急救時廣泛使用。

(c)葡萄糖溶液(dextrose solutions)：葡萄糖起先是加於輸注液中，以供給碳水化合物，在無進食的短時間內供給中樞神經系統的碳水化合物受質，但全靜脈營養已使得此作法顯得過時了

外傷休克使用isotonic electrolyte solutions做復甦時，劑量之使用~成人快速給予1~2公升；嬰兒給予20ml/Kg；兒童給予20ml/Kg，可再重覆一次。本章將分成(1)代用血漿製劑(plasma substitues)，(2)造血細胞因子(hemopoietic fartors)，(3)血液透析液(hemodialysis solution)，(4)其他的血液製劑等來討論。

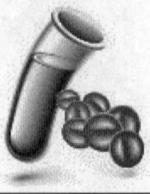

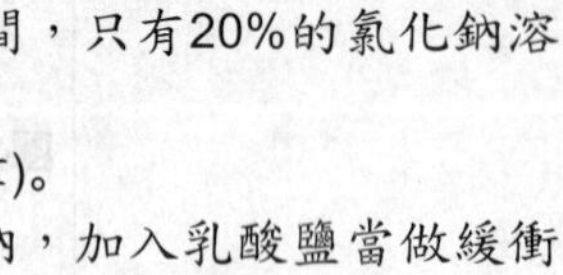

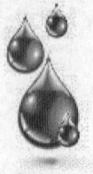

專欄 50-1 過敏反應 (Anaphylactic/Anaphylactoid) 之緊急處理

程度/級	臨床顯示	臨床徵兆	處置	藥物治療
1a	局部性皮膚反應	局部皮膚發紅	停止輸注及	
1b	輕度全身性反應	不安、頭痛、潮紅、蕁麻疹、黏膜水腫、感覺異常		H1/H2 抗組織胺劑
II	心臟、肺部、胃腸反應	心跳加快、血壓下降 呼吸困難、支氣管開始痙攣 噁心、嘔吐	氧氣給予；氣管插管 輸注 Crystalloids；輸注 Colloids (白蛋白) Catecholamines (劑量與用法見右欄)	•Epinephrine，如吸入 epinephrine 0.5~1.0ml 的 1:10000 緩慢靜脈注射 •Corticosteroids 靜脈注射適量 •H1/H2 抗組織胺劑(必要時)
III	警告性及全身性反應	嚴重低血壓及休克 嚴重呼吸困難及支氣管痙攣		•Catecholamines，如 1ml epinephrine 1:10000 緩慢靜脈注射 •反覆劑量給予，必要時可達全劑量 10ml •嚴重氣管收縮：Theophylin 靜脈注射 •Corticosteroid 適量 •H1/H2 抗組織胺劑(必要時)
IV	生命受威脅性之全身反應	呼吸及心跳停止	心肺復甦術	•基本生命徵象維持 •進一步生命徵象維持：Catecholamines：10ml epinephrine 1:10000 靜脈注射，必須時反覆使用 •其他藥物之考慮：Dopamine，Noradrenaline，Dobutamine Sodium bicarbonate

§ 50.1 代用血漿

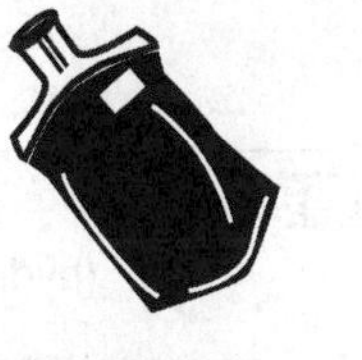

50101 DEXTRAN

孕C 乳? 泄 腎

Rx 150 MG/錠劑(T);

商 名

Dextran E.C.® (明大/東洲)

藥理作用 1.本藥為多糖體，可分為高分子量(dextran 70)和低分子量(dextran 40)，提昇血液的滲透壓，因而從血管外的空間引溶液進入血流中，血漿容積膨脹成輕微地增加輸注藥品溶液的體積。

2.本藥也降低血液粘度，和減少紅血球集聚成錢串樣，因而改善微小循環。

3.本藥可減少血小板粘著並改變纖維素凝結的結構，因此減少血栓的形成。

4.繼發之心臟血管作用包括增加血壓，靜脈回血，心臟輸出和尿流量，並減少心臟速度，和末梢阻力。

適應症 [衛核]高脂質血症

[非衛核](1)輔助治療因出血，灼傷，手術，敗血病其他外傷所引起的休克(不能視為血液或血漿的代用品)。(2)當體外循環時，可做為氧氣唧筒的導引體液(僅dextran 40)。(3)患者遭受高度危險過程如腎部手術時，預防靜脈血栓形成和肺栓塞(dextran 40)。

用法用量 1.Dextran 40：休克－第1天靜脈滴注20ml/kg/24小時，此後1天10mg/kg，至最大量為5天。體外的循環－10~20ml/kg加到每次滴注的迴路上。預防靜脈栓塞－手術初天10ml/kg，然後500ml/天，共2~3天，然後2~3天500ml，共2週。

2.Dextran 70，75：休克－成人：10~20ml/kg/天，靜脈滴注。緊急處理通常投與500ml，注射速度為20~40ml/分。

不良反應 過敏反應(鼻充血，蕁麻疹，哮鳴，呼吸困難，低血壓)，無防禦性過敏反應(較少發生)，噁心，嘔吐，頭痛，發燒，關節痛，注射部位感染，靜脈炎，多血症，肺水腫，滲透性腎炎(osmoticnephrosis)，腎衰竭(罕見)，延長出血時間

醫療須知 **1.滴注期間密切觀察患者，開始有過敏反應的徵兆之初，即停藥。要備有復甦方法可資利用(如epinephrine，antihistamine及corticosteroids)。**

2.不能投與含Na的溶液給患有鬱血性心臟衰竭或腎功能不全的患者或接受corticosteroids者。

3.不可搞混低分子量dextran(40)及高分子量dextran(75)。高分子量dextran具有較少的不良反應(過敏除外)，但起始作用較慢。

50102 HUMAN ALBUMIN

孕C 乳? 泄 肝

Rx

0.3 MG, 2.1 MG, 50 MG/ML, 200 MG/ML, 250 MG/ML/注射劑(I); 200 MG/ML/輸注液(Inf);

商　名

Albapure® (CSL/世信)
AlbuRx 20 TW® (CSL/台灣血液基金會) $1212/I(200MG/ML-PIC/S-50ML)
Albunorm® (OCTAPHARMA/艾科索) $1480/I(250MG/ML-PIC/S-50ML), $2208/I(250MG/ML-PIC/S-100ML), $1212/I(200MG/ML-PIC/S-50ML), $1963/I(200MG/ML-PIC/S-100ML)
Alburx TM® (吉發/傑特貝林) $1480/I(250MG/ML-PIC/S-50ML), $1963/I(200MG/ML-PIC/S-100ML), $1212/I(200MG/ML-PIC/S-50ML)
Albutein® (GRIFOLS/綠十字) $1212/I(200MG/ML-PIC/S-50ML), $1519/I(250MG/ML-PIC/S-50ML),
Amerscan Pulmonate II Technetium Agent® (GE/泰歷)
Flexbumin® (BAXALTA/台灣武田) $1480/I(250MG/ML-PIC/S-50ML), $2208/I(250MG/ML-PIC/S-100ML),
Human Albumin® (CSL/傑特貝林) $1212/I(200MG/ML-PIC/S-50ML)
Human Albumin® (TAKEDA/台灣武田) $1212/I(200MG/ML-PIC/S-50ML)
Normal Serum® (GRIFOLS/綠十字)
Plasbumin-20® (GRIFOLS/天行) $1212/I(200MG/ML-PIC/S-50ML)
Plasbumin-25® (GRIFOLS/天行) $1519/I(250MG/ML-PIC/S-50ML), $616/I(250MG/ML-PIC/S-20ML),
Plasbumin-5® (GRIFOLS/天行) $1519/I(50MG/ML-PIC/S-250ML),
SK Albumin® (SK/佑康) $1212/I(200MG/ML-PIC/S-50ML)
Techne Maa Kit® (FUJIFILM/元新)
Uman Albumin® (新昱物流/輔凱) $1212/Inf(200MG/ML-PIC/S-50ML), $1963/Inf(200MG/ML-PIC/S-100ML),

藥理作用 1.本藥的膠體滲透壓當量容積等於正常人類血漿容積。本藥經靜脈投予適當水化(hydrated)病人時，產生的膠體滲透壓效果可擴大循環血液容積約略等於本藥的輸注容積。

2.主要用於治療出血、手術、創傷、燒傷、菌血症、腎衰竭和心血管虛脫引起的休克。

3.白蛋白屬於一種運輸蛋白質，可用於新生兒溶血病的嚴重黃疸。用於急性肝臟衰竭也相當重要，輸注白蛋白有支持血漿膠體滲透壓與結合過多血膽紅素的雙重功能。

適應症 [衛核]低蛋白血症、休克、燒傷。

[非衛核](1)輔助緊急處理血容積過少性休克。(2)暫取代血液喪失，以預防嚴重灼傷後的血濃縮。(3)治療腎病症候群，肝硬化，懷孕時的毒血症，及結核病，和手術後的患者與早產兒等所引起之血中蛋白質過少的治療。(4)高膽紅素血症及胎兒紅血球母細胞過多症，在交換輸注時的輔助治療。

用法用量 1.本藥須以靜脈輸注投藥。本藥可以未稀釋或以0.9%氯化鈉溶液或5%葡萄糖水溶液稀釋後投予。若須限制鈉的攝取量，則本藥僅可未經稀釋或稀釋於不含鈉之碳水化合物溶液，例如5%葡萄糖水溶液投藥。

2.低血容性休克：用於治療低血容性休克，投藥量和輸注速度須調整適合個別病人的反應。

3.燒傷：燒傷後(通常超過24小時後)白蛋白輸注量與輸注後導致之血漿膠體滲透壓增高間有密切關係。治療目標須維持血漿白蛋白濃度於2.5±0.5g/100mL之範圍，而血漿膠體

滲透壓為20mmHg(等於總血漿蛋白濃度5.2g/100mL)，而此目標藉靜脈投予本藥可達成最佳效果，治療時間依燒傷區域和尿液損失的蛋白質量決定。此外，須開始經口餵食或經注射給予胺基酸，因為長時間投予的白蛋白不可視為營養來源。

4.帶有或未帶有水腫的血中蛋白質過低：除非引起血中蛋白質過低的潛在病變已矯治，否則靜脈投予本品須視為純然症候性治療或支持療法。成人常用白蛋白每日劑量是50~75 g，兒童是25g；嚴重血中蛋白質過低而仍持續喪失白蛋白的病人需要量可能更高。由於血中蛋白質過低病人通常具有約略正常血容，故本藥投藥速度不可高於每分鐘2mL，原因是更快速輸注可能誘發循環障礙與肺水腫。

不良反應 白蛋白罕見不良反應，此反應可能是過敏或因投予過量白蛋白導致血漿蛋白濃度過高，過敏反應的表徵包括蕁麻疹、寒顫、發燒、以及呼吸、脈博與血壓改變。

醫療須知 1.本藥由人類血漿製成，因此可能帶有傳染性感染物質，例如病毒及理論上可能有的庫賈氏病(Creutzfeldt-Jakob disease，CJD)物質。

a.學理上而言，傳染CJD的風險是極低的。目前並沒有因使用白蛋白產品而感染病毒或CJD的病例已藉由下列方式減低此類製劑傳染感染物質的危險，如篩選血漿提供者之前是否曾暴露於某些特定病毒、檢測是否有被已知的特定病毒感染、及去活化和/或移除特定病毒。

b.如此方式檢測，此類製劑仍有傳染病毒的潛在可能，因目前仍有未知的感染物質可能存在血漿製劑。有些輸血或使用血漿製劑的個案，可能會產生一些病毒感染的訊息和/或症狀，特別是C型肝炎。

2.醫師須在處方或使用本藥前先與病患討論使用本製劑的風險與益處。

3.如同任何高張性蛋白質溶液可能被大量投予時，不適當使用無菌水作為本藥稀釋注射液時可能導致嚴重溶血及急性腎衰竭。可使用的稀釋液包括0.9%氯化鈉溶液或5%葡萄糖水溶液。

4.禁止使用曾被冷凍的本藥溶液，發現混濁即應拋棄不用，本藥小瓶被刺穿後超過4小時即不可投藥，已用掉部分的小瓶必須拋棄，禁止使用有裂痕、曾被刺穿、或破損的本藥小瓶，原因是可能已被微生物污染。本藥不含防腐劑。

5.須經常性仔細監測病人以防發生循環容積負荷過重。本藥為膠體滲透壓高張性，故若病人出現脫水現象，則白蛋白應與其他流體同時給藥或繼以補充體液。

6.出血時，投予白蛋白的同時應輸全血，以治療血液稀釋引起的相對貧血。當循環血容減少，投予白蛋白後，出現的血液稀釋現象可能持續多個小時。用於正常血容病人，則血液稀釋現象維持的時間縮短許多。

7.投予具有正向膠體滲透壓活性的膠體後，血壓快速升高，需審慎觀察以檢測及治療血壓較低時可能不會出血的有傷痕血管。

50103 HYDROXYETHYL STARCH

℞ 60 MG/ML/注射劑(I);

商　名 6-H.E.S.® (信東)

藥理作用 1.具有循環血液量的維持作用，維持長時間的正常血壓。

2.應用於體外循環充填用血液稀釋液時，因血液的節省與血液的稀釋，可減輕血液成分的破壞。

3.有微小循環的改善作用。

適 應 症 [衛核]單獨使用晶質輸注液無法治療之急性出血導致之低血容積病人，本藥無法取代紅血球及血漿中的凝血因子

用法用量 1次500ml靜脈點滴。①用於體外循環稀釋充填液時，按體重5~10ml/kg。1天量希勿超過20ml/kg。如體重70公斤者1天全量不得超過150ml。②用於緊急的出血性休克時，20ml/kg以1小時的速度輸注，火傷或敗血症患者，輸注速度需較緩慢。

不良反應 ①過敏症：發疹、搔癢等過敏症時要停藥。

②血液：出血時間延長以及出血傾向者停藥。
③胃腸：偶有噁心、嘔吐。
④其他：間有惡寒、發熱、頭痛。

醫療須知 1.要仔細注意患者的血液粘度、酸鹼平衡及電解質平衡。避免長期連用。
2.纖維素原減少症、血小板減少症者原則上禁用本藥。
3.禁忌：鬱血性心不全患者：伴有乏尿等的腎障礙且有脫水狀態者。
4.與kanamycin，aminodeoxykanamycin，gentamycin，paromomycin等氨基醣苷類抗生素併用會增強其腎毒性之可能性，希勿併用。
5.本藥會妨礙血型的判定與交叉試驗。如需上述試驗的患者，應於本藥使用前實施。
6.重症病人不使用hydroxyethyl starch(HES)輸注液。
7.腎功能不佳者應避免使用。
8.當發生腎功能惡化時，應立即停止使用hydroxyethyl starch(HES)。
9.使用 hydroxyethyl starch(HES)輸注液後，接受腎臟替代療法(renal replacement therapy, RRT)的機率增加，甚至在接受HES的90天後亦有接受RRT的報告。因此在使用HES後，須密切觀察病人腎功能至少90天。
10.避免用於進行開心手術期間需使用體外循環之病人，因可能會造成出血量過多。
11.當出現凝血功能異常時應停止使用hydroxyethyl starch(HES)。

50104 PLASMA PROTEIN FRACTION

孕C 乳? 泄 肝

Rx 200 MG/ML/注射劑(I)；

商　名

Albiomin® (BIOTEST/禾利行) $1212/I(200MG/ML-PIC/S-50ML), $460/I(200MG/ML-PIC/S-20ML), $1963/I(200MG/ML-PIC/S-100ML), $230/I(200MG/ML-PIC/S-10ML)

Biseko® (BIOTEST/禾利行)

藥理作用 本藥的膨脹作用(oncotic action)和人體血漿相同，不含細胞成份而減少其過敏危險性。

適應症 [衛核]低蛋白血症、休克、燒傷。

用法用量 血容積過少的休克成人：250~500ml靜脈滴注。孩童：10~15ml/kg；血中蛋白質過少─1天1,000~1,500ml。

50105 High Purity Factor IX "國血製劑益康" 高純度第九凝血因子注射劑 ® (CSL/台灣血液基金會) $7550/I (500.0 IU-PIC/S)

Rx 每 I 含有：ANTITHROMBIN III 12.5 I.U.；CHLORIDE 50.0 M.MOL/L；CITRATE 10.0 M.MOL/L；FACTOR IX 500.0 I.U.；HEPARIN 95.0 I.U.；PHOSPHATE 20.0 M.MOL/L；PLASMA PROTEIN 20.0 MG；SODIUM (ACETATE) 120.0 M.MOL/L

適應症 [衛核]用以治療和預防，因缺乏第九凝血因子而引起之B型血友病相關的出血病症。

50106 Tetraspan 特慕血舒 6% 靜脈輸注液 ® (B.BRAUN/柏朗) $159/I (500.0 ML-PIC/S)

Rx 每 ml 含有：CALCIUM CHLORIDE DIHYDRATE 0.37 MG；MAGNESIUM CHLORIDE HEXAHYDRATE (EQ TO MAGNESIUM CHLORIDE 6H2O) 0.2 MG；MALIC ACID 0.67 MG；POLY(O-2- HYDROXYETHYL)STARCH (HES)(MOLAR SUBS 0.42; AVERAGE MOLECULAR WEIGHT 130000 DA) 60.0 MG；POTASSIUM CHLORIDE 0.3 MG；SODIUM ACETATE TRIHYDRATE (EQ TO SODIUM ACETATE 3H2O) 3.27 MG；SODIUM CHLORIDE 6.25 MG

適應症 [衛核]單獨使用晶質輸注液無法治療之急性出血導致之低血容積病人，本品無法取代紅血球及血漿中的凝血因子。

50107 Volulyte 量可循靜脈輸注液 ® (FRESENIUS KABI/費森尤斯卡比) $159/I (500.0 ML-PIC/S)

Rx 每 Liter 含有：MAGNESIUM CHLORIDE HEXAHYDRATE (EQ TO MAGNESIUM CHLORIDE 6H2O) 300.0 MG；POLY(O-2 HYDROXYETHYL)STARCH (MOLAR SUBS 0.38-0.45; AVERAGE MOLECULAR WEIGHT 130000) 60.0 MG；POTASSIUM CHLORIDE 300.0 MG；SODIUM ACETATE (TRIHYDRATE) 4630.0 MG；SODIUM CHLORIDE 6020.0 MG

適應症 [衛核]預防及治療血容積過低

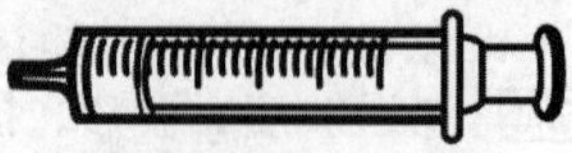

§ 50.2 造血細胞因子

§ 新藥資訊

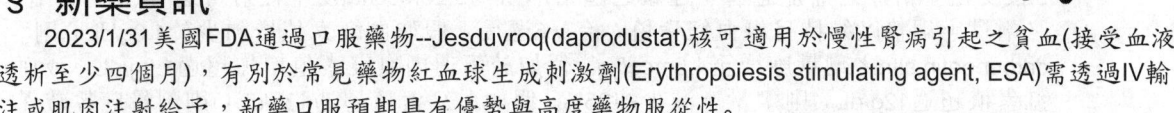

2023/1/31美國FDA通過口服藥物--Jesduvroq(daprodustat)核可適用於慢性腎病引起之貧血(接受血液透析至少四個月)，有別於常見藥物紅血球生成刺激劑(Erythropoiesis stimulating agent, ESA)需透過IV輸注或肌肉注射給予，新藥口服預期具有優勢與高度藥物服從性。

Jesduvroq(daprodustat)為缺氧誘導因子脯氨醯羥化酶抑制劑(hypoxia-inducible factor prolyl hydroxylase inhibitors, HIF-PH inhibitors)，藥理機轉透過穩定與增加細胞核內轉錄因子HIF-1α與HIF-2α，使得增加HIF下游反應基因之表現，紅血球生長因子為其中之一。Jesduvroq(daprodustat)每日口服一次，飯前、飯後皆可，給藥起始劑量需依照患者紅血球程度、肝功能與其他治療等因素作調整，有五種劑量之錠劑：1mg、2mg、4mg、6mg、8mg，副作用包括:高血壓、腸胃道不適。

50201	DARBEPOETIN ALFA▲	孕 C 乳 ? 泄 腎 t½ 21h(IV), 49h(SC)

50 代用血漿、造血細胞因子和血液透析

Rx 20 MCG/ML, 40 MCG/ML, 60 MCG/ML, 120 MCG/ML, 240 MCG/ML, 360 MCG/ML/注射劑(I);

商　名 Nesp® ◎ (KOFU/協和麒麟) $1405/I(120MCG/ML-PIC/S-0.5ML), $4927/I(240MCG/ML-PIC/S-0.5ML), $718/I(40MCG/ML-PIC/S-0.5ML), $2684/I(120MCG/ML-PIC/S-0.5ML), $1109/I(60MCG/ML-PIC/S-0.5ML), $6920/I(360MCG/ML-PIC/S-0.5ML),

藥理作用 1.Darbepoetin alfa是中國倉鼠卵巢(CHO)細胞經由DNA基因重組技術所產生的一種與紅血球生成素非常相似之刺激紅血球生成的蛋白質。

2.Darbepoetin alfa與內生性紅血球生成素對於刺激紅血球生成的作用機轉是相同。紅血球生成的主要生長因子-紅血球生成素是經由腎臟製造並於血氧量過低時自動分泌釋放到血液中。

3.Darbepoetin alfa比r-HuEPO多2個N-linked carbohydrate chains，因此darbepoetin alfa具有較長的半衰期。

適應症 **[衛核]治療與慢性腎臟功能失調有關的貧血症狀或因此而需要輸血的患者，治療與癌症化學治療有關的症狀性貧血。**

用法用量 1.Darbepoetin alfa的劑量調整是依照適應症而有所不同。由於有較長的血中半衰期，darbepoetin alfa的給藥頻率少於epoetin alfa (例如：當epoetin alfa 每週給藥3次，darbepoetin alfa則應每週給藥一次)。

2.起始劑量：a.治療貧血：治療慢性腎衰竭患者的貧血症狀，darbepoetin alfa的建議起始劑量為每kg體重0.45毫微克，靜脈注射或皮下注射每週一次。因為患者的個體差異，darbepoetin alfa給藥應逐漸校正到維持患者的血紅素濃度不超過目標值12g/dL。b.從epoetin alfa治療轉換成darbepoetin alfa：因為darbepoetin alfa R具有較長的血漿半衰期，給藥的頻率相對比epoetin alfa少。若患者先前epoetin alfa每週給藥2到3次，則darbepoetin alfa應每週給藥一次。若患者先前epoetin alfa每週給藥一次，則darbepoetin alfa應每兩週給藥一次。原先的給藥途徑維持不變(靜脈注射或皮下注射)。

3.劑量調整：增加darbepoetin alfa的藥量時，頻率每個月不應多於一次。如果患者的血紅素濃度上升並接近12g/dL，就需要降低大約25%的darbepoetin alfa給藥劑量。如果患者的血紅素濃度持續上升，darbepoetin alfa就需要暫時停藥直到血紅素濃度下降，血紅素濃度回復後再度給藥，darbepoetin alfa的起始劑量就需要降低大約25%的原來給藥劑量。如果患者的血紅素濃度在兩週內上升超過1g/dL，就需要降低大約25%的darbepoetin alfa給藥劑量。

4.維持劑量：如果患者的血紅素濃度超過12g/dL以上，則應依照上述調整劑量。則應依照上述調整劑量。Darbepoetin alfa的劑量調整必須個別化，以確保每位患者能夠維持適當的血紅素濃度。

5.接受化學治療之癌症患者：建議之起始劑量為2.25mcg/kg皮下注射每週1次。每患者之劑量應調整以維持目標血紅素值。治療6週後，假如血紅素值增加少於1.0g/dL，則darbepoetin alfa之劑量應增至4.5mcg/kg。假如於兩週內血紅素值增加超過1.0g/dL，或血紅素值超過12g/dL，則劑量應減少約25%。假如血紅素值超過13g/dL，則劑量應暫時保留直到血紅素值降至12g/dL。基於此點，再重新治療之劑量應比先前劑量減少大約25%。

6.調配及給藥時注意事項：a.請勿振搖darbepoetin alfa，劇烈振搖可能造成darbepoetin alfa蛋白變性，導致darbepoetin alfa喪失生物活性。b.在調配darbepoetin alfa之前，應先檢視藥品溶液是否有顆粒或變色的情形。請勿使用有顆粒或變色darbepoetin alfa藥品溶液。c.請勿稀釋darbepoetin alfa。d.請勿將darbepoetin alfa與其他藥品溶液混合調配。e.Darbepoetin alfa為單劑量玻璃瓶裝而且不含防腐劑，開封後未使用的藥品請丟棄。請勿儲存未使用的藥品。

不良反應 1.慢性腎衰竭患者：a.最常被報導的darbepoetin alfa嚴重藥物不良反應為血管栓塞、充血性心衰竭、敗血症和心律不整。b.最常見的darbepoetin alfa藥物不良反應為感染、高血壓、低血壓、肌肉痛、頭痛、腹瀉。

2.接受化學治療之癌症患者：a.最頻繁之嚴重不良事件包括死亡(10%)，發燒(4%)，肺炎(3%)，脫水(3%)，嘔吐(2%)，及呼吸困難(2%)。最常見之嚴重不良事件包括疲倦，水腫，噁心，嘔吐，拉肚子，發燒及呼吸困難。b.高於5%接受化療患者之藥物不良事件發生率全身：疲倦、水腫、發燒；中樞神經/週邊神經：眩暈、頭痛；腸胃道：拉肚子、便秘，代謝/營養：脫水；肌肉-骨骼：關節痛、肌痛；皮膚及附屬部分：發疹。

3.常發生的藥物不良事件報告如下：肺栓塞，血栓性栓塞症，血管栓塞，血栓性靜脈炎(深部及/或表淺部)。此外，任何形態之水腫在darbepoetin alfa治療組(21%)的發生率較安慰組(10%)更為頻繁。

醫療須知 1.投與darbepoetin alfa建議治療劑量，若患者未達到治療效果或治療效果不佳，應促進對真正起因的探求。缺乏葉酸或維生素B12的因素應被排除或矯正。間發性感染、發炎、骨纖維性囊腫、潛性出血、溶血、嚴重鋁中毒和纖維化骨髓等都有可能損害紅血球生成作用。缺乏其他病因的情形下，應評估患者之單純紅血球發育不全之證據並測試其血清中存在的對抗重組紅血球生成素之抗體。

2.血液系統：在準備調整darbepoetin alfa的藥量前，應有充分時間評估患者對darbepoetin alfa治療的反應。因為紅血球生成作用需要時間和紅血球半衰期的緣故，每當darbepoetin alfa的劑量變化時(開始給藥、增加劑量、減少劑量、停藥)，需要2~6週的時間血紅素濃度才會明顯改變。

3.過敏反應：若發生嚴重的過敏(serious allergic or anaphylactic reaction)反應，darbepoetin alfa應立即及永久的停用並給予適當之治療。

4.雖然慢性腎衰竭之非透析患者比透析患者，通常較少監測血壓和抽血檢驗，但非透析患者對darbepoetin alfa治療藥物反應可能更明顯，更需要謹慎地監測血壓和血紅素濃度。同時應密切監測腎功能和電解質平衡。

5.接受透析治療：使用darbepoetin alfa治療會導致紅血球增加以及血漿容積減少，因而降低透析的療效；靠透析維持基本生理功能的患者，可能需要調整透析的藥物處方。

6.Darbepoetin alfa是主要刺激紅血球產生的一種生長因子。尚未評估darbepoetin alfa作為一種對於任一腫瘤型態，特別是骨髓腫瘤，的生長因子的可能性。

7.實驗室檢驗：a.當darbepoetin alfa劑量調整後，應每週抽血監測或至少每四週抽血一次，直到對調整後的darbepoetin alfa劑量血紅素濃度穩定為止。之後應定期抽血監測血紅素。b.為了確保有效的紅血球增生，在darbepoetin alfa開始治療之前和給藥期間應對所有患者監測鐵的濃度，通常大部分的患者都會需要補充鐵質。臨床上當患者的血漿鐵蛋白質低於100mcg/L或血漿中之飽和鐵蛋白質低於20%，建議補充患者鐵質。
8.將darbepoetin alfa注射到妊娠中的大鼠和兔子身上，就胚胎毒性、胎兒毒性、致畸胎性等沒有證據顯示darbepoetin alfa有直接相關。
9.保存：冷藏於溫度2℃~8℃(華氏溫度36℉-46℉)。請勿冷凍或振搖，避光保存。
10.最近有兩個其他的紅血球生成素產品研究，在允許或需要達到血紅素值超過12g/dL之劑量下，增加了不良反應發生的頻率，包括死亡率和血栓性血管疾病的增加。如同darbepoetin alfa仿單所標示的，不論男性或女性患者其目標血紅素值不要超過12g/dL。

50202 EPOETIN (RECOMBINANT HUMAN ERYTHROPOIETIN)

孕 C 乳 ? 泄 血漿 半 4～13h

℞ 2000 IU/ML, 4000 IU/ML, 10000 IU/ML, 40000 IU/ML, 2 KIU, 5 KIU/注射劑(I);

商名

Eprex® ◎ (CILAG/嬌生) $199/I(2000IU/ML-PIC/S-1KIU), $264/I(4000IU/ML-PIC/S-2KIU), $4125/I(4000IU/ML-PIC/S-20KIU), $7453/I(40000IU/ML-PIC/S-40KIU), $1474/I(10000IU/ML-PIC/S-7KIU), $2051/I(10000IU/ML-PIC/S-10KIU), $515/I(10000IU/ML-PIC/S-4KIU), $488/I(10000IU/ML-PIC/S-3KIU), $1300/I(10000IU/ML-PIC/S-5KIU), $1895/I(10000IU/ML-PIC/S-9KIU), $1404/I(10000IU/ML-PIC/S-6KIU), $1872/I(10000IU/ML-PIC/S-8KIU)

Recormon® (F. HOFFMANN-LA ROCHE/羅氏) $544/I(5KIU-PIC/S-5KIU), $245/I(2KIU-PIC/S-2KIU)

藥理作用 Epoetinum alfa是種能刺激紅血球生成的純化醣蛋白荷爾蒙，是由哺乳動物細胞經嵌入人類紅血球生成素的基因所製造而成。基因工程生成的epoetinum alfa與由貧血患者尿液分離出的紅血球生成素有相同的胺基酸順序。蛋白質部份約佔58%的分子量，是由165個胺基酸所組成的，四條碳水化合物鏈藉由三個N-glycosidic鍵及一個O-glycosidic鍵連接在蛋白質上，紅血球生成素的分子量約為22000~40000道爾頓。

適應症 [衛核]治療與慢性腎臟功能失調有關的貧血症狀或因此而需要輸血之患者、治療與癌症化學治療有關的症狀性貧血。

用法用量 1.推薦開始劑量是50U/kg，每週注射三次，每次靜脈注射1~2分鐘，劑量的調整則視反應(以每個月血紅素增加2g/dl為準)而定，必要的話每四週可提高劑量25U/kg。如果每週三次給予50U/kg，而血紅素上升太快(大約每月2g/dl)則降低劑量，減少每週的注射次數。最高劑量不可超過200U/kg，每週三次，當血紅素達到10 epoetin可皮下注射或靜脈注射。如同其他注射藥物，在給藥前需要先檢查以確定溶液無雜質或變色。不要搖晃因晃動可能會使醣蛋白質變質使其失去藥效。單次使用的epoetin小瓶及注射針筒不含防腐劑。小瓶包裝不可分次插針，注射針筒也不可以分次使用。未使用的部分需丟棄。
2.慢性腎衰竭患者應經由靜脈注射給與epoetin(見特殊景語言)成人的理想血紅素濃度為10~12g/dL(6.21~7.45mmol/l)，兒童為9.5~11g/dL(5.90~6.83mmol/l)。慢性腎衰竭且臨床上有明顯的充紅性心臟疾病或阻塞性心衰竭患者，其常態性血紅素濃度不要超過目標血紅素濃度的上限值。治療前及治療期間所有患者皆需評估鐵含量，且必要時需補充鐵質。Epoetin治療開始之前要排除其他原因引起的貧血如維生素B或葉酸缺乏。對epoetin治療沒有反應者須立即找出原因，包括：缺乏鐵質、葉酸或維生素B、鋁中毒、併發性感染、發炎或外傷、未查覺之血液流失、溶血及任何原因的骨隨纖維樣變性。
3.血液透析成年患者
治療分為兩個階段：調整期每次50IU/kg，每週給藥三次。必要時，應至少隔四週調整劑量一次，每次以25IU/kg的速度增加，直到達到理想血紅素濃度〈10~12g/dl，即6.21~7.45mmol/l〉。
持續期：維持劑量應依各慢性腎衰患者情形而定，建議每週劑量為75~300IU/kg。臨床數據建議血紅素濃度低於6g/dl(3.73mmol/l)的患者可能較血紅素濃度大於8g/dl(4.97mmol/l)的患者需較高的維持劑量。
4.癌症患者：須皮下注射給藥。理想血紅素濃度值約為12g/dl(7.45mmol/l)。Epoetin可治

50 代用血漿、造血細胞因子和血液透析

療成年癌症患者之貧血。Epoetin可預防正要開始進行化學治療的低血紅素(小於10.5g/dl，即6.5mmol)成年患者之貧血。

維持血紅素濃度或治療貧血的起始劑量為每次150IU/kg，每週給藥三次。假如治療四週後血紅素濃度增加值至少為1g/dl(0.62mmol/l)或網狀血球數目較治療前多40,000cells/μl，劑量須增加至300IU/kg，額外多用四週。

不良反應 本劑可能引起的副作用及機率大約如下：①血壓上升(28.6%)②注射部位栓塞(瘻管)(13.0%)③注射以後引起的感冒症狀骨頭疼痛及發冷(7.6%)④猝發(4.3%)⑤皮膚反應眼臉水腫(可能是過敏反應)2.2%。

醫療須知 **1.可能會發生感冒樣症狀如頭暈、昏沈、頭痛、關節痛和虛弱感，特別是在治療開始時。曾觀察到血小板增多症但極為罕見。使用紅血球生成素藥物的患者，包括使用epoetin的患者，曾有栓塞/血管問題如心肌缺血、心肌梗塞、腦血管意外出(腦出血及腦梗塞)、暫時性缺血、深層靜脈栓塞、動脈栓塞、肺栓塞、視網膜栓塞及人工腎臟血凝塊報告。**

2.慢性衰竭患者經年累月使用紅血球生成素極罕有與抗體有關之紅血球發育不良(紅血球母細胞缺乏)的報告。

50203 FILGRASTIM

孕C 乳？ 泄 肝 t½ 1. 4～2. 15h

℞ 300 MCG, 250 MCG/ML, 600 MCG/ML, 960 MG/ML/注射劑(I);

商 名

Filgrastim® ◎ (KYOWA KIRIN/協和麒麟) $582/I(250MCG/ML-PIC/S-300MCL), $1307/I(250MCG/ML-PIC/S-600MCL), $1673/I(300MCG-PIC/S-700MCL)

Nivestim® (HOSPIRA/輝瑞) $623/I(600MCG/ML-PIC/S-200MCL), $1559/I(600MCG/ML-PIC/S-500MCL), $2245/I(960MG/ML-PIC/S-500MCL)

藥理作用 本劑會與存在於嗜中性白血球前驅細胞至成熟嗜中性白血球細胞上的受體產生特異的結合，對於嗜中性白血球前驅細胞促進其分化、增殖，而估計對成熟嗜中性白血球則有亢進其機能作用。

1.嗜中性白血球驅細胞分化，增殖之促進作用
2.促進成熟的嗜中性白血球由骨髓釋出的作用
3.嗜中性白血球機能亢進作用
4.對造血幹細胞作用

適應症 **[衛核]1.動員造血幹細胞至周邊血中2.促進造血幹細胞移植時嗜中性白血球數的增加3.癌症化學療法所引起之嗜中性白血球減少症4.骨髓發育不良症候群的嗜中性白血球缺乏症5.先天性、特異性嗜中性白血球缺乏症。**

用法用量 促進骨髓移植時嗜中性白血球數之增加，通常成人在骨髓移植手術後翌日或五日後，開始以filgrastim 300ug/m²，一日一次點滴靜脈注射。兒童在移植後翌日或五日後開始以filgrastim 300ug/m²一日一次點滴靜脈注射；但若嗜中性白血球數增加到5,000/mm³(白血球數10,000/mm³)以上時，須觀察症狀而中止投藥。其餘適應症的用法用量請參見仿單。

不良反應 1.皮膚：發疹、發紅偶有發生。2.肝臟：有時會有S-GOT SGPT的上昇。3.消化器官：有時會有嘔心、嘔吐的情況發生。4.肌肉、骨骼系統：骨痛，且有時會有腰痛、胸痛、關節痛的情形發生。5.其他：有時引起Al-p、LDH上昇、發燒、頭痛、倦怠感、動悸、尿酸上昇及血清中Creatinine上昇。

醫療須知 **1.本劑的投與僅限於嗜中性白血球缺乏的患者。**

2.本劑注射中，須定期進行血液的檢察，須特別注意不可讓嗜中性白血球，(白血球)，增加到必需數量以上。如已增至必要數量以上時，須採取適當的減藥或停藥措施。

3.為了防止過敏反應發生，使用前須充分的問診，必要時宜預先施行皮膚反應試驗。

4.對進行癌化學療法的嗜中性白血球缺乏病患者，須先投與化學療法製劑後；再注射本劑，應避免在實行化學療法之前投與本劑。

5.已知在骨髓發育不良症候群中，伴隨著芽球增加的病例，有移轉致骨髓性白血病的

危險。所以在使用本劑時，應先採樣細胞，確認，經過體外試驗，未有芽球之增多。
6.對急性骨髓性白血病患者(為實行化學療法及骨髓移植時)投與本劑時，應先採樣細胞，經過生體外試驗確認。由本劑刺激而產生的白血病細胞是否增加，並且定期的作血液檢查及骨髓檢查，如有芽球的增加，則需中止投藥。
7.兒童使用本劑，應充分的觀察，慎重的使用。

50204 LENOGRASTIM

℞ 100 MCG, 250 MCG/注射劑(I);

商　名 GRANOCYTE® ◎ (CHUGAI/中外) $609/I(100MCG-PIC/S-100MCG), $1614/I(250MCG-PIC/S-250MCG),

藥理作用 本劑係一種與人類顆粒球群落形成刺激因子(G-CSF)的構造基本上無差異的醣蛋白造血因子，被認為可作用於骨髓中的顆粒球系前驅細胞，而促進嗜中性白血球的分化與增殖。

適應症 [衛核]1.促進造血幹細胞移植時的嗜中性白血球數的增加。2.癌症化學療法所引起之嗜中性白血球缺乏症。3.伴隨著骨髓發育不良症候群的嗜中性白血球減少症。4.先天性、特異性嗜中性白血球缺乏症。5.動員造血幹細胞至週邊血液中。

用法用量 1.促進造血幹細胞移時的嗜中性白血球數的增加。
成人與兒童患者，在實行造血幹細胞移植的次日或第五天後開始，靜脈點滴注射lenograstim 5ug/kg一天一次。
2.癌症化學療法所引起之嗜中性白血球缺乏症。
- 急性骨髓性白血病，急性淋巴性白血病
成人與兒童患者，通常在癌症化學療法製劑投予完成之後(次日)，且骨髓中芽球充分減少，末梢血液中無芽球時開始投予。靜脈注射(含靜脈點滴注射)lenograstim 5ug/kg一天一次。無出血傾向等問題時，可以皮下注射lenograstim 2ug/kg一天一次。
- 癌症(患性淋巴瘤、小細胞肺癌、胚細胞腫瘤(睪丸癌、卵巢癌等)、神經母細胞瘤、小兒癌)
成人與兒童患者，通常在癌症化學療法製劑投予完成之後(次日)開始，皮下注射lenograstim 2ug/kg一天一次，如有出血傾向使皮下注射有困難時，靜脈注射lenograstim 5ug/kg一天一次。
- 其他腫瘤
成人與兒童患者，通常觀察到癌症化學療法引起嗜中性白血球數不足1,000/㎣且有發熱(原則是38℃以上)或者是嗜中性白血球不足500/㎣時開始給予lenograstim 2ug/kg一天一次，如有出血傾向使皮下注射有困難時，靜脈注射lenograstim 5ug/kg一天一次。
3.伴隨著骨髓發育不良症候群的嗜中性白血球減少症。
成人患者顯示嗜中性白血球數不足1,000/㎣狀態時開始給予，靜脈注射lenograstim 5ug/kg一天一次。
4.先天性、特異性嗜中性白血球缺乏症。
成人與兒童患者，顯示嗜中性白血球數不足1,000/㎣狀態時開始給予，皮下注射或靜脈注射lenograstim 2ug/kg一天一次。
5.動員造血幹細胞至週邊血液中。
-癌症化學療法製劑投予完成之後進行造血幹細胞動員
成人與兒童患者，於化療後依臨床需要投予，通常實行皮下注射的劑量為5ug/kg，一天一次或分2次，若未達到預期效果，劑量可增加至每日10ug/kg。
-利用lenograstim的單獨投予來收集因動員產生之週邊血幹細胞進行自體或異體移植
通常實行皮下注射的劑量為10ug/kg，一天一次或分2次，投予4~6日，持續至收集完成。

不良反應 臨床顯著的副作用，應嚴密觀察，一旦發現異常，應停止投予並採取適當的處置。

50 代用血漿、造血細胞因子和血液透析

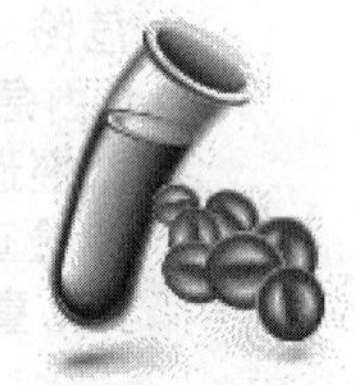

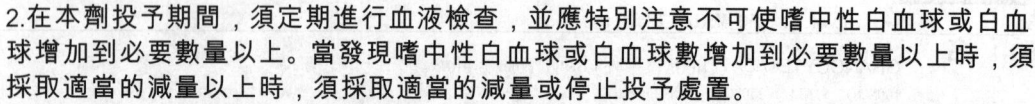

1.休克及過敏性反應(發生率不明)
2.間質性肺炎(發生率不明)
3.芽球的增加(發生率不明)
4.急性呼吸窘迫症候群(發生率不明)
5.脾臟破裂(發生率不明)
6.毛細血管滲漏症候群(發生率不明)

醫療須知 1.本劑的投予對象限於嗜中性白血球減少症患者。
2.在本劑投予期間，須定期進行血液檢查，並應特別注意不可使嗜中性白血球或白血球增加到必要數量以上。當發現嗜中性白血球或白血球數增加到必要數量以上時，須採取適當的減量以上時，須採取適當的減量或停止投予處置。
3.由於過敏性反應(anaphylaxis)發生的可能性尚未能否定，因此若有此情形發生時，應立即停止給藥並採取適當的處置。此外，為預測過敏症等反應，在使用本劑前，應對患者進行充分的問診，並於必要時做皮膚反應試驗。
4.使用於急性骨髓性白血病實行化學療法及骨髓移植之患者時，須投予本劑之前做採樣細胞的in vitro試驗，以確認本劑的刺激是否有導致白血病細胞的增加。此外，定期進行血液及骨髓檢查如發現芽球有增加時須中止投予。
5.對癌症化學療法所引起的嗜中性白血球減少症患者，必須在實施癌症化學療法之後投予本劑，避免在化學療法實施前投予本劑。
6.在骨髓發育不良症候群中，伴隨著芽球增加的病例，有移轉至骨髓性白血病的危險。因此，在使用本劑之前必須作採樣細胞的in vitro試驗，以確認本劑無促進芽球群落增加的作用。
7.小兒患者投予時，必須充分觀察症狀，謹慎投予。
8.對下列患者，要謹慎投予：(1)有藥物過敏症病歷的患者。(2)有過敏傾向的患者。(3)肝、腎、心、肺功能有高度障礙的患者。

50205 LUSPATERCEPT

℞ 25 MG, 75 MG/注射劑(I);

商　名
Reblozyl® ◎ (PATHEON/必治妥施貴寶) $30563/I(25MG-PIC/S-25MG), $91690/I(75MG-PIC/S-75MG)

藥理作用 1.Luspatercept是一種類紅血球成熟劑，是一種重組融合蛋白，可與特定轉化生長因子-β(TGF-β)超家族配體結合。藉由與特定的內源性配體(例如GDF-11，活化素B)結合。
2.Luspatercept抑制Smad2/3訊號傳導，讓骨髓中晚期紅血球前驅物(紅血球母細胞)分化而導致紅血球成熟。
3.在具有紅血球生成無效(例如MDS)特徵的疾病模型以及在MDS病人的骨髓中，Smad2/3訊號皆異常偏高。

適 應 症 [衛核]1.用於治療IPSS-R分級為非常低度至中度風險(very low to intermediate risk)具有ring sideroblasts之骨髓增生不良症候群(myelodysplastic syndrome)所導致的輸血依賴型貧血成人病人，病人需對紅血球生成素基礎療法(erythropoietin-based therapy)治療效果不佳或是不適用紅血球生成素基礎療法。
2.用於治療與β型海洋性貧血相關的非輸血依賴性貧血(起始治療時血紅素濃度<10g/dL)的成人病人。

用法用量 1.每次使用本藥之前，應評估病人的血紅素(Hb)濃度。如果在給藥前輸注紅血球(RBC)，則必須根據輸注前的Hb濃度來進行給藥。
2.本藥的建議起始劑量為1.0mg/kg，每3週一次皮下注射使用。
3.以1.0mg/kg起始劑量連續治療至少2劑後，仍需輸注紅血球的病人應將劑量增加至1.33mg/kg。以1.33mg/kg劑量連續治療至少2劑後，仍需輸注紅血球的病人應將劑量增加至1.75mg/kg。劑量調升的時間間隔不應小過6週(用藥2次)，並且不應超過每3週

1.75mg/kg的最大劑量。

4.劑量延遲後不應立即增加劑量。對於仍需輸注紅血球且給藥前Hb濃度>9g/dL的病人，醫師可能會視情況決定增加劑量。不能排除因同時輸注而導致Hb升高至目標閾值以上的風險。

5.如果病人失去治療反應(不依賴輸注)，則應將劑量上調一個等級。

不良反應 1.最常報告(至少佔病人的15%)的藥物不良反應為疲勞、腹瀉、乏力、噁心、頭暈、背痛和頭痛。

2.極常見：支氣管炎、泌尿道感染、頭暈、頭痛、呼吸困難、腹瀉、噁心、背痛、倦怠、乏力。

3.常見：上呼吸道感染、流行性感冒、過敏、高尿酸血症、昏厥/昏厥前期、眩暈/姿態性眩暈、高血壓、血栓栓塞事件、關節痛、骨骼疼痛、注射部位反應。

醫療須知 **1.為了提高生物醫藥產品的可追溯性，應清楚記錄所施用產品的名稱和批號。**

2.臨床試驗收集到的血栓栓塞事件(TEE)包括：深層靜脈血栓(DVT)、門靜脈血栓、肺栓塞和缺血性中風。

3.接受luspatercept治療的病人的收縮壓和舒張壓平均較基礎值升高5mmHg。每次給予luspatercept之前應監測血壓。如果高血壓病情持續或加劇，應按照目前的臨床準則對病人進行高血壓治療。

4.本藥可能輕微影響駕駛和使用機器的能力。由於存在疲勞、眩暈、頭暈或昏厥的風險，執行這些任務時的反應能力可能會有所減損。

50206 METHOXY POLYETHYLENE GLYCOL-EPOETIN BETA

孕C 乳？ 泄 血漿 半 134h

℞ 50 MCG, 75 MCG, 100 MCG, 0.03 MG, 0.05 MG, 0.1 MG, 0.12 MG, 0.2 MG, 0.3 MG, 1 MG/注射劑(I);

商　名

Mircera® ◎ (F. HOFFMANN-LA ROCHE/羅氏)

$2270/I(100MCG-PIC/S-100MCG), $2316/I(75MCG-PIC/S-75MCG), $1544/I(50MCG-PIC/S-50MCG)

藥理作用 1.本藥是一種紅血球生成素受體活化劑，其體內活性較紅血球生成素(erythropoietin)高，半衰期也較長。紅血球生成素(erythropoietin)乃是紅血球發育的主要增生因子，其生成部位為腎臟，並會因組織缺氧的刺激而釋出進入血流。

2.在組織缺氧的刺激之下，紅血球生成素會和紅血球源祖細胞(progenitor cells)發生交互作用，從而提高紅血球的生成量。慢性腎衰竭(CRF)患者其紅血球生成素的製造會減少，而紅血球生成素不足即為貧血症狀的主要導因。

3.慢性腎衰竭(CRF)患者其紅血球生成素的製造會減少，而紅血球生成素不足即為貧血症狀的主要導因。

4.對慢性腎衰竭患者投予單劑本藥之後，可於初次投藥7至15天後觀察到血紅素開始上升(定義為較基礎值升高>0.4g/Dl)的現象。

適 應 症 **[衛核]治療慢性腎病所引起的症狀性貧血。MIRCERA尚未核准於治療因癌症化學療法引起的貧血。**

用法用量 1.本藥應以靜脈(IV)或皮下(SC)注射的方式給藥。對正在進行血液透析的患者，建議採用靜脈途徑給藥，因為靜脈途徑可能較不易引起免疫反應。採用皮下注射的方式給藥時，應將本藥注射於腹部、手臂或大腿。

2.起始劑量

a.目前未使用任何ESA治療的患者：用於治療目前未使用任何ESA之成人慢性腎衰竭患者的症狀性貧血時，本藥的建議起始劑量為每兩週一次，以靜脈或皮下注射的方式投予單劑0.6微克/kg體重的劑量。投予本藥的目標應為使血紅素值達到並維持於10~12g/dL之間。一旦血紅素值維持在這個範圍內之後，本藥的給藥方式可改成每月施打一次，使用每兩週施打一次的兩倍劑量，然後再視需要調整劑量。

b.目前正在使用ESA治療的患者：對目前正在使用ESA治療且血紅素值已維持穩定的患

者，可改成每兩週或每月施打一劑本藥。本藥的單劑靜脈或皮下注射劑量應視更換藥物時原先所使用之ESA的每週總劑量而定(表一,以MIRCERA為例)。

表一 依據原先使用它種ESA的劑量，換算成Mircera起始劑量之式

原先的 Epoetin alfa or beta 每週劑量（單位/週）	原先的 Darbepoetin alfa 每週劑量（微公克/週）	Mircera 劑量	
		每月一次（微公克/月）	每兩週一次（微公克/每兩週）
＜4000	＜20	80	40
4000 - ＜8000	20 - ＜40	120	60
8000 - 16000	40 - 80	200	100
＞16000	＞80	360	180

3.監視與劑量調整：開始使用或調整本藥的劑量時，應每兩週監測一次血紅素，直到達到穩定狀態為止，之後仍應每二到四週監測一次。對於在12週期間，即便採取了適當的本藥劑量調整措施，血紅素值仍未達10~12g/dL之範圍內的患者：

a.切勿投予更高的本藥劑量，而應採用可維持足以避免必須再度輸注RBC之血紅素值的最低劑量。

b.評估並治療其它的貧血導因。

c.然後繼續監測血紅素值，如果治療反應有所改善，則依上述方式調整本藥的劑量；如果治療反應未見改善，且患者須再度輸注RBC，則應停用本藥。

d.劑量調整的頻率不可超過一個月一次。在調整劑量之後，血紅素可能要經過數週才會出現明顯的變化。當必須調整劑量以維持建議的血紅素值時，可視須要增減25%左右的劑量。在使用本藥治療期間，如果血紅素值在2週內的上升程度超過1g/dL，或血紅素值不斷升高並趨近12g/dL，則應將劑量降低約25%。如果血紅素值仍持續升高，則應停用本藥，直到血紅素值開始降低為止。然後可以較上次施打劑量低25%左右的劑量重新開始使用本藥。

不良反應 1.最常見於報告的不良反應為高血壓、腹瀉、鼻咽炎、頭痛、以及上呼吸道感染。

2.在本藥的臨床研究中，最常導致停止治療的不良反應為：高血壓、冠狀動脈疾病、貧血、慢性腎衰竭治療(同時停止)以及敗血性休克。

醫療須知 1.患有慢性腎衰竭且對ESA的治療未能產生足夠血紅素反應的患者，發生心血管事件及死亡的風險甚至可能要比其它患者更高。這些事件包括心肌梗塞、中風、充血性心臟衰竭、以及血液透析瘻管栓塞。血紅素在2週期間的上升程度超過1g/dL，可能會助長這些風險。

2.對正在接受放射治療的晚期頭頸癌患者以血紅素值>12g/dL為目標投予ESAs時，會縮短開始出現腫瘤惡化現象的時間(time to tumor progression)。

3.在開始使用本藥治療之前，應使血壓獲得適當的控制。在使用本藥治療期間應特別注意，務必嚴密監測並控制血壓，尤其是有心血管疾病或高血壓之病史的患者。如果藥物治療或飲食控制都難以使血壓獲得控制，就必須降低本藥的劑量或停藥。

4.在使用ESAs治療的患者中，曾有因出現中和性紅血球生成素抗體而發生單純紅血球再生不良(PRCA)與嚴重貧血(併有或未併有其它血球減少現象)的報告。

5.在使用本藥治療的患者中，曾有發生嚴重過敏反應的報告，包括心跳過速、搔癢及皮疹。如果因使用本藥而發生嚴重的過敏(allergic)或過敏性(anaphylactic)反應，應立即並永久性地停止本藥治療，並應採取適當的處置措施。

6.在參與本藥臨床研究的患者中曾有發生癲癇發作的病例報告。在開始治療的最初幾個月期間，應嚴密監視血壓及是否出現前兆性的神經學症狀。

7.如果患者的本藥治療反應突然減弱，並伴隨出現嚴重貧血及網狀細胞計數偏低的現象時，即應評估血紅素反應發生改變的導因，包括是否出現中和性紅血球生成素抗體的評估。應於投予最後一劑本藥後，至少一個月再採集血清樣本，以避免本藥對分析造成干擾。如果懷疑為抗紅血球生成素抗體所引起的

貧血，請即停用本藥及其它的紅血球生成蛋白製劑。
8.使用建議劑量範圍內的本藥時，如果出現血紅素反應不足或無法維持血紅素反應的現象，應立即探查其導因。如有鐵質、葉酸或維他命B12缺乏的問題，應予以排除或矯正。

50207 VADADUSTAT

Rx 150 MG, 300 MG/錠劑(T);

商 名 Vafseo® ◎ (PATHEON/田邊)

藥理作用 1.Vadadustat是一種缺氧誘導因子脯胺酸羥化酶抑制劑。
2.藉由穩定缺氧誘導因子，持續促進內源性紅血球生成素(EPO)產生，進而刺激內源性紅血球生成素(EPO)產生，增加鐵質移動和紅血球生成，使得血紅素濃度逐漸升高。

適 應 症 [衛核]治療透析成人病人因慢性腎臟疾病導致之貧血。

用法用量 1.成人劑量的起始劑量為每日一次口服300毫克vadadustat。之後可依據病人的情況調整劑量，但最大劑量為每日一次600毫克。
2.可隨餐或空腹口服使用，且應完整整顆吞服，不可咀嚼。
3.本藥應在口服鐵質補充劑、主要成分含鐵的藥品或含鐵磷結合劑之前至少1小時服用。由於vadadustat可能與多價陽離子形成螯合物，本藥應在非含鐵磷結合劑或其他主要成分含多價陽離子(例如鈣、鎂或鋁)的藥品之前至少1小時或之後至少2小時服用。

不良反應 1.極常見：高血壓、血栓栓塞事件、腹瀉。
2.常見：頭痛、痙攣、低血壓、過敏、咳嗽、便秘、噁心、嘔吐、上腹痛、肝臟酵素升高。
3.少見：血中膽紅素增加。

醫療須知 1.出現嚴重心血管不良反應或中風表徵與症狀的病人，應依據標準治療及時進行評估和治療。中斷或停止治療的決定應依據個別病人的風險效益加以考量。
2.出現血栓栓塞事件表徵和症狀的病人，應依據標準治療及時進行評估和治療。中斷或停止治療的決定應依據個別病人的風險效益加以考量。
3.本藥不建議用於重度肝功能不全(Child-Pugh C級)的病人。
4.若ALT或AST升高＞3倍ULN，且伴隨膽紅素增加＞2倍ULN，或ALT或AST持續＞3倍ULN，必須停用本藥。
5.CKD病人服用本藥，可能伴隨高血壓惡化。應在開始治療之前和之後定期監測血壓，頻率可依據病人個別情況與當地臨床實務決定。
6.接受vadadustat的病人，常有發生痙攣的報告。
7.從ESA轉換到本藥的病人，一開始血紅素濃度可能降低，尤其是基準點使用高劑量ESA的病人。
8.如果發生對vadadustat治療反應不足，應立即尋找原因。
9.本藥的血管新生促進作用可能會讓惡性腫瘤惡化。
10.增生性糖尿病視網膜病變、黃斑部水腫、濕性老年黃斑部病變、視網膜靜脈阻塞等病人，本藥的血管新生促進作用可能造成視網膜出血。

50208 High Purity Factor VIII/Von "國血製劑益康" 高純度第八凝血因子/溫韋伯氏因子注射劑® (CSL/台灣血液基金會)

$18.3/I (1.0 IU-PIC/S)

Rx 每 I 含有：FACTOR VIII 50.0 I.U.；VWF: Rco 100.0 I.U.

適 應 症 [衛核] 1.當von Willebrand disease病人使用desmopressin (DDAVP)治療無效時或為其禁忌時，預防和治療病人非手術與手術造成的出血。
2.預防和治療因A型血友病而引起缺乏第八凝血因子相關之非手術與手術造成的出血。

50209 Profilnine "基立福" 第九凝固因子複合體注射劑® (GRIFOLS/綠十字) $9924/I (500.0 IU-PIC/S)

Rx 每 I 含有：FACTOR II 750.0 U ；FACTOR VII 175.0 U ；FACTOR X 500.0 U

適應症 [衛核] 預防及治療乙型血友病及缺乏第九凝血因子。
用法用量 參照仿單。

§ 50.3 複方代用血漿製劑

50301 6-H.E.S. 赫適注射液 ® （信東）
Rx
每 l 含有：HYDROXYETHYL STARCH (200/0.5) 60.0 MG；SODIUM CHLORIDE 9.0 MG

適應症 [衛核] 單獨使用晶質輸注液無法治療之急性出血導致之低血容積病人，本藥無法取代紅血球及血漿中的凝血因子
用法用量 靜脈滴注500~1000ml。

50302 Gelofusine "柏朗" 佳樂施 注射液 ® （B.BRAUN/柏朗）$204/l (500.0 ML-PIC/S)
Rx
每 ml 含有：SODIUM CHLORIDE 7.01 MG；SUCCINYL GELATIN 40.0 MG

適應症 [衛核] 急性出血、手術或外傷所引起之休克。
用法用量 1.本劑需就患者需求，及監測循環參數(如血壓)予以調整用量及輸注時間、速率。為能及早確認過敏反應，輸注之初20~30ml需緩慢注射且仔細監測。
2.本劑需靜脈給予，以下為成人建議平均劑量：
a.低血容積、低血壓及輕微低血容(如少量失血及血漿流失)：500~1000ml。
b.嚴重低血容症：1000~2000ml。
c.緊急並有致命症狀：以500ml快速輸注，待循環系統有所改善後，再就體液流失做適當比例輸注。
d.血液稀釋(等量)：本藥可用於每天血流失量的補充。(每天不超過20ml/kg)
e.體外循環：依使用之循環系統而定，通常為500~1500ml。
3.若患者為凝血不易、腎功能不全、慢性肝病者，建議依個人臨床情況，並考慮臨床化學監測所得做劑量調整。
4.治療限制必須考量血液稀釋效果而定。當血容積比(haematocrit)低於25%時，需考慮輸注紅血球或全血(對於有心肺疾病的病人，血容積比下限為30%)。
5.最大輸注率：依心臟循環速率而定。
不良反應 1.在輸注本劑後可能發生不同嚴重性的過敏反應，而多為皮膚反應(蕁麻疹)或臉頰潮紅。少部份會有血壓下降、休克、心肺功能停止。
2.詳細的緊急措施可見專欄50-1。
醫療須知 1.監視血中體平衡及血清電解質，特別是高納血症、脫水症狀及腎功能不良患者。
2.如果是血液凝固障礙及慢性肝患者，其凝固檢測與血清白蛋白需被監視，因為可能會有過敏反應(anaphylactic/anaphylactoid)需對病人適當監視。
3.使用本藥者於下列症狀時需謹慎使用：
a.高納血病：使用本劑已額外增加納離子。
b.脫水狀態：需先行校正體液平衡。
c.有血液凝固障礙時：因使用本劑會稀釋凝固因子。
d.腎臟清率障礙：因本劑經腎臟排出。
e.慢性肝病：因本劑會影響白蛋白、凝固因子在肝臟之合成，及進一步的稀釋作用。

50303 Hanse 漢斯注射液 ® （信東/麥迪森）
Rx
每 ml 含有：HETASTARCH 60.0 MG；SODIUM CHLORIDE 9.0 MG

適應症 [衛核] 單獨使用晶質輸注液無法治療之急性出血導致之低血容積病人，本品無法取代紅血球及血漿中的凝血因子。

50304 Hespander 伊舒血伴注射液 ® （杏林新生）$256/l (500.0 ML-PIC/S)
Rx
每 l 含有：CALCIUM CHLORIDE 0.2 MG；GLUCOSE 10.0 MG；HYDROXYETHYL STARCH 70000 60.0 MG；POTASSIUM CHLORIDE 0.3 MG；SODIUM CHLORIDE 5.0 MG；SODIUM LACTATE 3.73 MG

適應症 [衛核] 單獨使用晶質輸注液無法治療且無其他合適替代療法可用之急性出血導致之低血容積病人，本藥無法取代紅血球及血漿中的凝血因子。
用法用量 用於血液容積減少導致的休克，可靜脈滴注500ml。

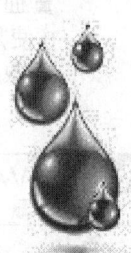

50305 Pan-Amin G 胖爾命滋注射液®（大塚）

℞

每 I 含有：ARGININE HCL L- 0.27 %；D-Sorbitol 5.0 %；GLYCINE (EQ TO AMINOACETIC ACID)(EQ TO GLYCOCOLL) 0.34 %；HISTIDINE L- HCL MONOHYDRATE 0.13 %；L-ISOLEUCINE 0.18 %；L-LEUCINE 0.41 %；L-METHIONINE 0.24 %；L-PHENYLALANINE 0.29 %；L-THREONINE 0.18 %；L-TRYPTOPHAN 0.06 %；L-VALINE 0.2 %；LYSINE L- HCL (EQ TO L-LYSINE HCL) 0.62 %

適應症 [衛核]由胃腸疾病引起蛋白質消化吸收障礙、蛋白質合成利用障礙、甲狀腺機能亢進及高熱性疾患引起之蛋白質需要增大時、手術前後營養補給、營養失調

用法用量 成人每天單一劑量:灌注100-500ml。

50306 Sodium Alginate 亞力增注射液（海藻酸鈉）®（杏林新生）

℞

每 ml 含有：ALGIN 3.0 MG；DEXTROSE MONOHYDRATE 50.0 MG

適應症 [衛核]外傷、手術時出血及休克時體液之補充

用法用量 每24小時IV或IV滴注2000~3000ml。

50307 Voluven 量能靜脈輸注液®（FRESENIUS KABI/費森尤斯卡比）$159/l (500.0 ML-PIC/S)

℞

每 1000ml 含有：POLY(O-2 HYDROXYETHYL)STARCH (MOLAR SUBS 0.38-0.45; AVERAGE MOLECULAR WEIGHT 130000) 60.0 MG；SODIUM CHLORIDE 9000.0 MG

適應症 [衛核]單獨使用晶質輸注液無法治療且無其他合適替代療法可用之急性出血導致之低血容積病人，本藥無法取代紅血球及血漿中的凝血因子。

用法用量 連續性靜脈注射。最初的10~20毫升劑量應以緩慢速率注射之。每日最高注射劑量為50毫升/kg體重/日。

不良反應
1.在極少情況下有可能誘發過敏性反應(過度敏感輕微的類似流行性感冒症心跳過慢心跳過快支氣管痙攣非心臟性肺水腫
2.目前已知搔癢症(發癢)是長期注射高劑量的羥乙基澱粉之一種不良反應。
3.當注射劑量較高時，本產品的稀釋作用可能導致例如凝血因子與他種血漿蛋白質等血液成分遭到相對的稀釋，同時也造成血球容積比下降。
4.羥乙基澱粉的注射劑量可能左右發生凝血異常之可能性。

醫療須知
1.對於心臟功能不全或嚴重腎功能障礙的患者必須考慮到體內水分過多的危險有升高之可能
2.患者如有嚴重肝病或嚴重出血性疾病，例如Von Willebrand's氏病的重症患者，則必須給予特別照護。
3.給予患者足夠水分並定期監控其腎功能及體內水分平衡極為重要。
4.只有在審慎評危險性/助益性之後，才能給予兒童患者VOLUVEN。
5.只有在對孕婦本身的潛在助益高於對胎兒的潛在危險時，才能給予孕婦VOLUVEN。
6.目前尚無哺乳婦女接受VOLUVEN治療的相關臨床資料。

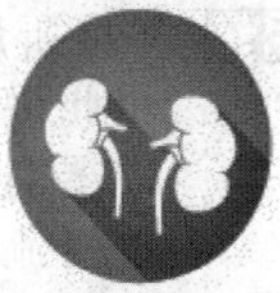

§ 50.4 腎臟透析用藥

腎臟是代謝廢物的主要器官，除了製造尿液機能外，具有維持體內恆定、控制電解質、維持體液及血壓穩定功能，它還會分泌紅血球生成素，如果因腎損傷而導致分泌不足，病患會出現貧血；一旦腎臟功能缺損，代謝物就無法排除，嚴重時有可能引發腎衰竭，到最後只能按時接受血液透析(洗腎)或腹膜透析才能活命。

腎臟病往往沒有症狀，也不覺得特別難過，因為兩顆腎臟(俗稱腰子)就和肝臟一樣任勞任怨，默默扮演著體內下水道角色，過濾並清除代謝物。當腎臟功能衰退90%以上，以致於無法有效排除廢物時，就會造成水分、電解質、酸鹼平衡失調，稱為末期腎臟病(End Stage Renal Disease，ESRD)又叫做腎臟衰竭或尿毒症(uremia)。根據健保局統計，2015年台灣的洗腎人口突破8萬人(排名世界第一)，健保支出超過500億，但存活率逐年遞減，5年存活率僅56.2%。因此，換腎比洗腎更能提高生活品質和存活率。

將尿毒症患者血液中的廢物移除，且使血中離子濃度回復至正常範圍是血液透析治療的主要目的之一。透析液正是扮演舉足輕重的地位，它是含有接近於正常細胞外液組成的一種非無菌之電解質溶液，其化學物質組成及濃度必須能矯正患者因腎衰竭而產生的代謝不平衡。

常用血液透析之化學組成，包含八個部份：鈉 (Na)、鉀(K)、鈣(Ca)、鎂(Mg)、氯(Cl)、葡萄糖(glucose)、緩衝鹽基(buffer base)和淨化過之純水(purified water)，其中鹽基又分為醋酸鹽 (acetate)和重碳酸鹽(bicarbonate)。然各種化學物質的適當(optimal) 濃度，至今仍沒有定論。原因是尿毒症患者間差異甚大，如電解質不平衡的程度，副甲狀腺機能異常、糖尿病等。所以醫生在處方透析液時，應更具個別化(individualization)。

目前臨床上常用之透析液，可分為醋酸鹽系列和重碳酸鹽系列。然而由於高效能透析技術之引進，患者在使用醋酸鹽溶液時，易產生耐受不良或低血壓的現象，故已漸不被採用。

醋酸鹽系列透析液的常用比例如下：醋酸鹽濃縮液：純水＝1：34

重碳酸鹽系列透析液為酸性濃縮液和重碳酸鹽粉末，傳統的重碳 酸鹽粉末為(NaHCO3)和氯化鈉(NaCl)二種化學物質之混合，常用比例如下：酸性濃縮液：重碳酸鹽濃縮液：純水＝1：1.83：34

線上立即供應筒式重碳酸鹽系列透析液，以Gambro Bicart為例，稀釋比例如下：酸性濃縮液：筒式重碳酸鹽：純水＝1：1.225：32.775

隨著血液淨化科技的進步和對整個微生物學的瞭解，血液透析液品質的要求已進入劃時代。理想的透析液應該是無致熱原(pyrogen-free)，而血液透析過濾術(HDF)或血液過濾術(HF)的補充液(substitution or reinfusion fluid)，因為它是直接注入患者的血液中，所以必須是無菌的(sterile)。一般準備方法是採線上配製(on-line preparation)，也就是透析液在進入人工腎臟前或注入血液迴路中先經過去致熱原(de-pyrogen)的步驟。所謂去致熱原，更正確的說應該是去除細胞介質引發的物質(cytokine-inducing substances)，方法如下：

透析液部份：酸性濃縮液＋純水＋重碳酸鹽濃縮液→透析液→超過濾器(ultrafilter)→去致熱原透析液。

血液透析/過濾術補充液：純水＋超過濾器(ultrafilter I)→酸性濃縮液＋重碳酸鹽濃縮液→透析液→超過濾器(ultrafilter II，III)→無菌補充液

(參考資料：①常用透析液之簡介與準備,徐永堂 1996；②衛福部2015年報)

50401 RENAL DIALYSIS SOLUTION 類藥物總論

類　別

藥理作用 目前人工腎臟透析液均製成1:35的濃縮液，使用時濃縮液1份與純水34份混合後，輸送至透析器進行透析作用。

適 應 症 1.以人工腎臟為媒介體之血液透析用、應用於急性腎不全、中毒疾患、急性藥物中毒、慢性腎疾患惡化。

用法用量 1.視所用人工腎臟機而定。目前大多數都是應用比例分配幫浦設計的人工腎臟機。使用此機器透析時，只要將機器後面的濃縮透析液管放到感有適量濃縮液的桶中便可。機器開動後，濃縮液一份自動與34份純水混合成普通透析液，送到透析器，進行透析後再流到排水管。

2.若所用洗腎機附有大型透析液槽者，則視透析液槽之大小而 配製如下：(a)透析液槽為100公升者−加濃縮液2.86公升至槽內，然後加 水稀釋至100公升。(b)透析液槽為120公升者−加濃縮液3.43公升至槽內，然後加 水稀釋至120公升。(c)透析液槽為385公升者−加濃縮液 11公升至槽內，然後加水 稀釋至385公升。

不良反應 鈣代謝異常：頭痛、噁心、嘔吐、痙攣、意識混亂、低血壓、休克。

醫療須知 1.本藥限於人工腎臟透析之用，不能確保無熱原，絕對不得用於注射，即腹膜灌洗亦不可使用。

2.稀釋用之水以離子交換樹脂處理過者為理想，如使用自來水時應注意其pH及離子濃度。

3.下列患者使用時需慎重：(a)透析前之血清鈣值顯示正常值以上，且血清磷值有顯著高值者(恐引起異位性石灰沈著症)。(b)肝障礙或糖尿病等醋酸代謝障礙者。(c)毛地黃製劑正使用中者(恐因血清鉀值降低而增強毛地黃中毒症)。

50402 FERRIC CITRATE

孕C 乳? 泄 糞便

℞ 500 MG/膠囊劑(C)；

商　名

Nephoxil® ◎ (寶齡富錦)

藥理作用 1.本藥之主成份為檸檬酸鐵，可在腸道中減少磷的吸收以降低血清磷含量。

2.本藥所含的三價鐵會在胃腸道中與食物中的磷進行反應，形成不可溶的磷酸鐵沉澱，隨糞便排除，進而降低血清磷的濃度。

3.本藥被證實在與食物共同服用時，能控制接受血液透析之慢性腎病病患的血清磷濃度，並能增加和維持血中鐵含量指標如血清鐵蛋白及運鐵蛋白飽和度(TSAT)。

適應症 [衛核]適用於控制接受透析治療的成年慢性腎病患者之高磷血症。

用法用量 1.本藥膠囊500毫克為口服使用，需整粒吞服。

2.本藥起始劑量建議為4g/day，最高劑量為6g/day，每日三次隨餐或餐後立即服用

3.治療期間應根據病人血磷濃度適宜增減劑量，每次可增加或減少1g(2顆)的每日劑量直到血磷濃度達到目標值，其後保持定期監測，每次增量請間隔一週以上。

不良反應 主要為輕度到中度的腸胃道不適症狀，其中發生率最高為糞便變色，其次如便祕、腹脹、腹瀉、腹痛等。

醫療須知 1.本藥隨三餐或餐後立即服用，使用時應完整吞服，不應剝開或磨碎。

2.本藥應避免與含鋁的產品同時使用。本藥含檸檬酸，曾有案例使用其他檸檬酸製劑與口服含鋁製劑併用時，促進含鋁製劑的吸收，因此需留意不可同時服用。

3.本藥為不含鈣之磷結合劑，對低血鈣之末期腎病病患應定期監測血中鈣濃度。

4.請每月追蹤血液、生化，至少包含白蛋白、鈣、磷、鐵、總鐵結合能(TIBC)、血清鐵蛋白、肝指數(GOT/GPT)，以作為劑量調整的參考。

5.本藥如同其他口服鐵劑，服用時常出現糞便變黑，此為口服鐵劑出現在糞便中之正常現象。

6.使用本藥的病人可能需要降低或停止靜脈鐵劑的使用。在施打靜脈鐵劑後，血清鐵蛋白和運鐵蛋白飽和度會迅速的升高，請勿在施打靜脈鐵劑的2~7日內測量血中鐵含量。亦勿使用本藥於已有鐵過多症狀的病人中。

7.使用本藥時，當血清鐵蛋白>800ng/ml或運鐵蛋白飽和度>50%時應評估病患的整體狀況而謹慎使用，如有鐵過量的現象則應停止使用鐵治療。

50403 LANTHANUM CARBONATE▲

孕C 泄 糞 T½ 36h

Rx 750 MG, 1333.1 MG, 1431 MG/錠劑(T);

商名
Fosrenol Chewable® ◎ (HAMOL/台灣武田)
Lanclean Chewable® ＊ (NATCO/侑安)

藥理作用 本藥為新一代磷結合劑、成份為水合碳酸鑭，水合碳酸鑭做為磷酸鹽結合劑的活性，是依靠在胃的酸性環境中自碳酸鹽游離出來的鑭離子對飲食中磷酸鹽的高度親和力，形成不溶解性磷酸鑭，因而降低腸胃道對磷酸鹽的吸收。因不含鈣，長期使用不會增加患者鈣沉積及高血鈣問題。

適應症 [衛核]適用於正在進行血液透析或連續性腹膜透析(CAPD)的慢性腎衰竭病人之高磷酸鹽血症的第二線治療。亦適用於血中磷酸鹽濃度≧5.5mg/dL(1.78mmol/L)、沒有接受透析治療而只靠低磷飲食療法不足以控制血中磷酸鹽濃度的慢性腎臟病第五期成年患者，做為第二線治療。

用法用量 1.本藥為口服使用，錠劑必須咬碎，不可整粒吞服。

2.建議於中餐及晚餐時服用，於臨床試驗中大部分患者在每日劑量1500~3000mg，可達到可接受的血中磷酸鹽濃度。

不良反應 腸胃道的反應，例如腹痛、便秘、腹瀉、消化不良、脹氣、噁心、嘔吐等。這些反應會因福斯利諾與食物併服而減到最小程度，且通常會在繼續服用一段時間後減輕。

50404 LEVOCARNITINE▲

Rx 200 MG, 200 MG/ML/注射劑(I);

商名
Carenephrin® (瑞士)
L-Carnit® (健亞/旭能) $314/I(200MG/ML-PIC/S-5ML)
Levolysis® (杏林新生/歐舒邁克)
Sainner® (濟生)
Sinitine® (信東)

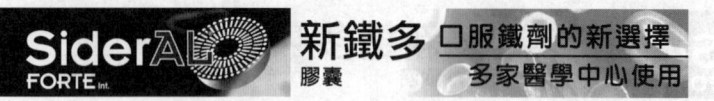

藥理作用 1.本藥能促進脂肪酸代謝缺陷及特殊的有機酸病變導致的醯基輔酶A酯累積的患者體內多餘的有機酸或脂肪酸的排除。
2.本藥可減輕因為先天性代謝異常導致的毒性有機酸累積。
3.本藥可經由形成acylcarnitine來清除acyl-CoA複合體，並快速予以排出。

適應症 [衛核]預防及治療末期腎病因血液透析引起的CARNITINE缺乏症。

用法用量 洗腎所引起之續發性缺乏症：在洗腎結束時給予2克靜脈緩慢輸注(2~3分鐘)。
溶液或容器允許時，非口服藥品在使用前應檢視其是否有微粒狀物質或變色。

不良反應 短暫的噁心及嘔吐曾被觀察到。其他較少發生的不良反應如體臭、噁心及胃炎。

醫療須知 1.口服L-carnitine的安全性及效力在腎功能不良的患者上是未被證實的。
2.由於動物生殖力實驗的結果並無法完全預測使用於人類時的反應，因此L-carnitine應在具有高度必要性時，始得使用於懷孕婦女。
3.授乳母親接受L-carnitine時，任何攝取carnitine過量對孩童的危險性與母親補充L-carnitine的益處需要應一併衡量。必要時停止授乳或停止L-carnitine治療都是可以考慮的。

50405 SEVELAMER CARBONATE▲

孕 C 乳 ? 泄 糞(無全身性吸收)

Rx
800 MG/錠劑(T)； 800 MG, 2400 MG/粉劑(P)；

商名
Nophos® ＊ (歐帕/瑩碩)
P-Zero® ＊ (正和)
Renvela® (ROVI/賽諾菲)
Renvela® ◎ (SANOFI WINTHROP/賽諾菲)

藥理作用 1.高磷酸鹽血症的治包括減少飲食中的磷酸鹽攝取、使用磷結合劑抑制小腸對磷酸鹽的吸收，以及使用透析法除去磷酸鹽。對於正在進透析的慢性腎病患者，sevelamer carbonate與餐食併服已被證實可控制其血磷濃度。
2.本藥含有sevelamer carbonate，一個不被吸收的、交互相的磷結合用聚合物，含屬和鈣。它所含的多種胺均以一個碳與聚合物骨幹相結。這些胺以質子化的形態存在於小腸中，並且經由子和氫鍵結的方式與磷分子交互作用。藉著在腸胃道中結合磷並減少其吸收，sevelamer carbonate可低血磷濃度。

適應症 [衛核]適用於控制接受透析治療的成年及6歲以上孩童慢性腎病病人的高磷血症。

用法用量 1.本藥應每天三次與餐食併服。
2.有服用磷結合劑的病人：本藥的推薦起始劑為0.8g到1.6g，可根據血磷濃度與餐食併服。下表提供本藥的推薦起始劑量給沒有服用磷結合劑的病人(以RENVELA為例)。

血磷濃度	RENVELA 800mg 錠	RENVELA 粉劑
>5.5 及 <7.5mg/dL	每次1錠，每天三次與三餐併服	0.8g每天三次與三餐併服
≥7.5mg/dL	每次1錠，每天三次與三餐併服	1.6g每天三次與三餐併服

3.從使用sevelamer Hydrochloride錠轉換的病人：對於從sevelamer hydrochloride 錠轉換成sevelamer carbonate錠或粉劑的病人，sevelamer carbonete的處方劑量應以每公克對換一公克為基準。為達到要求的磷酸鹽濃，進一步調整劑可能是必需的。對於正在進透析的CKD患者，在研究中使用的 sevelamer carbonate之每日最高劑量為14公克。
4.Sevelamer carbonate錠劑與粉劑之間的轉換：使用相同的公克劑。為了達到要求的血磷濃度，可能必需進一步調整劑量。
5.從使用醋酸鈣轉換的病人：在一個對84位正在進血液透析的CKD病人所做的研究中，觀察到對等劑(大約是mg 對mg)的sevelamer hydrochloride及醋酸鈣對血磷濃有類似的降低程度。下表根據病人目前所使用的醋酸鈣劑，提供本藥的推薦起始劑量(以

RENVELA為例)。

醋酸鈣 667mg (每餐之錠劑數)	RENVELA 800mg (每餐之錠劑數)	RENVELA Powder
1錠	1錠	0.8g
2錠	2錠	1.6g
3錠	3錠	2.4g

6.所有使用本藥的病患的劑調整：需要時以二週的間隔，每天三次每次0.8g隨餐服用方式調整到將血磷濃度控制在目標範圍內。

7.本藥錠劑應全部、完整的吞服，服用前應磨碎、咀嚼成碎片或剝開藥品。

不良反應 1.在使用 sevelamer hydrochloride治的所有反應中，發生於5%以上患者包括：嘔吐(22%)、噁心(20%)、腹瀉(19%)、消化(16%)、腹痛(9%)、脹氣(8%)和秘(8%)。

2.在sevelamer hydrochloride (所含有效成份與sevelamer carbonate相同)被核准使用後的期間內，已被確認的反應如下：搔癢、皮疹、腹痛、糞塊嵌以及少的腸閉(Ileus)、腸阻(Intestinal obstruction)和腸穿孔的案。

醫療須知 1.曾有使用sevelamer錠劑病患發生吞嚥困難、錠劑卡在食道的報導，有的因而需要住院及介入性治療。有吞服困難病史的患者可以考慮使用懸液劑。也有使用sevelamer而發生腸道阻塞與穿孔的報導。

2.監測血清中的化學物質：本藥不含鈣，所以應監測血中鈣濃度，另應監測血中重碳酸及氯的濃度。

3.監測降低的維生素D、E、K(凝血因子)及葉酸的濃度以人類使用推薦劑量之6~10倍的sevelamer hydrochloride(所含有效成份與sevelamer carbonate相同)給予大白鼠及狗所做的臨床前研究中發現，維生素 D、E、K (凝結因子)及葉酸的濃度會降低。

4.在短期的臨床試驗中，並沒有發現任何血中維生素濃度降低的證據。然而，在一個為期一年的臨床試驗中，使用sevelamer hydrochloride治療者25-hydroxyvitamin D(正常範圍為10~55ng/mL)從39±22ng/mL降低到34±22ng/mL(p<0.01)。在sevelamer hydrochloride的臨床試驗中，大多數(大約75%)病人都有補充維生素，這對透析患者是很典型的。

50406 SEVELAMER HCL▲

孕C 乳 ? 泄 無全身性吸收

℞ 400 MG, 800 MG/錠劑(T);

商 名 Dephos® (歐帕/瑩碩) Selamin® (衛達/元豐泰)

藥理作用 1.末期腎病之患者(ESRD)會滯留磷並造成高血磷。高血磷會沈澱血鈣而導致異位性鈣化。當血磷及血鈣濃度積值[Ca XP]超過55時，則造成異位性鈣化的可能性會增加。

2.高血磷亦是在腎功能不足時引發次發性副甲狀腺機能亢進之原因之一。副甲狀腺荷爾蒙(PTH)濃度升高是慢性腎衰竭患者之特徵。PTH值升高會導致纖維性骨炎(osteitis fibrosa)(是一種骨病變)。降低血磷即可以降低血中PTH值。

3.治療高血磷包括減少磷之攝取，以磷結合劑來抑制小腸中磷的吸收，及以透析法將磷帶離。血液透析的末期腎病患者，與食物併服sevelamer HCL會降低血清磷的濃度。

4.本藥為不含鋁及鈣，也不含任何其他金屬成份的聚分子化合物，以類似樹脂交換離子方式，吸附腸道中的磷，結合後再由糞便排出體外，減少血中磷濃度。

5.使用sevelamer HCL同時降低了低密度脂蛋白(LDL)及血清總膽固醇的濃度。

適 應 症 [衛核]適用於控制接受透析治療的成年慢性腎病患者的高磷血症。

用法用量 1.無服用磷結合劑的患者：sevelamer HCL的推薦起始劑量為800~1600mg，可根據血磷濃度與餐食同服sevelamer HCL 800mg錠劑1~2錠或sevelamer HCL 400mg錠劑2~4錠。本藥須整粒吞服。

2.劑量應依據每一患者之血磷濃度，以達到血磷值降至5.5mg/dL或更低值為目標來作調整。劑量可以每餐一錠，為期二週為一間隔，作劑量增加或減少的調整。在一第三期臨床試驗設計降低血磷值至5.0mg/dL或更低，每餐需要大約三錠sevelamer HCL 800mg。研究中，平均每天最高劑量sevelamer HCL 13克。

不良反應 頭痛、感染、疼痛、高血壓、低血壓、血栓、腹瀉、消化不良、嘔吐、及咳嗽增加。

醫療須知 1.一般性：對於有吞嚥困難，吞嚥異常，嚴重胃腸蠕動異常，或較大的胃腸道手術等之患者，使用sevelamer HCL的安全性與有效性尚未確立。因此，患有這些胃腸疾病的患者使用sevelamer HCL時應小心。

2.Sevelamer HCL不含鈣或鹼補充劑；所以應監測血中鈣、重碳酸氫鈣及氯的濃度。以人類使用推薦劑量之6~100倍的sevelamer HCL給予老鼠及狗的非臨床試驗中發現，維生素D、E、K及葉酸的濃度降低。在臨床試驗中，沒有證據顯示會使血中維生素含量降低，除了一個為期一年的臨床實驗中，接受本藥治療被認為與25-hydroxyvitamin D值降低有關(正常值為10~55mcg/ml)，從39±22mcg/mL降至34±22mcg/mL($p<0.01$)。Sevelamer HCL臨床試驗中，大部份(75%)的患者有補充維生素，這對血液透析患者是很典型的。

3.患者須知：醫師應告知患者與三餐併服sevelamer HCL及所開立處方的食物。若同時使用其他藥品時，應與本藥隔開服用。因sevelamer HCL的成分於水中會膨脹其錠劑應全部、完整的吞服，服用前不應磨碎、咀嚼成碎片或剝開藥品。藥物交互作用：sevelamer HCL膠囊曾與digoxin，warfarin，enalapril，metoprolol，及iron於人體中作藥物交互作用的研究。

4.服用其他口服藥品時，若其生體可用率降低，會使安全性及有效性造成臨床上明顯意義時，該藥應於服用sevelamer HCL一小時前或三小時後服用，或者是醫師考慮監測該藥血中濃度。於臨床試驗中已排除服用抗心律不整及抗癲癇藥物之患者。應特別留意開立sevelamer HCL給服用這類藥品的患者時應特別小心。

50407 SODIUM ZIRCONIUM CYCLOSILICATE☆

℞ 5000 MG, 10000 MG/粉劑(P);

商名 Lokelma® ◎ (ANDERSONBRECON/阿斯特捷利康)

藥理作用 1.Sodium zirconium cyclosilicate是一種不被吸收的含鋯矽酸鹽(zirconium silicate)，可優先捕捉鉀離子來交換氫離子和鈉離子。

2.本藥對鉀離子有高度親和力，即使存在其他陽離子(如鈣離子和鎂離子)時亦然。

3.本藥藉由在胃腸道管腔中與鉀離子結合，增加糞便中鉀的排除。與鉀結合可降低胃腸道管腔中游離鉀濃度，進而降低血清鉀濃度。

適應症 [衛核]適用於治療成人病人之高血鉀症

用法用量 1.治療高血鉀症的矯正階段：對於血清鉀濃度>5.0mmol/L的病人，本藥的建議起始劑量為10克、每天3次(TID)，以水懸浮液的形式口服給藥，以達到血鉀正常(正常血鉀濃度在3.5和5.0mmol/L之間)。

2.血鉀正常通常在24至48小時內達到。如果在48小時結束時血清鉀測量值仍高於5.0mmol/L，則在開始維持劑量之前，可以再給與一天(24小時)10克、每天3次。如果在第3天結束時未達到血鉀正常，則應考慮其他治療方法。

3.治療高血鉀症的維持階段：關於繼續的維持治療，應確定防止高血鉀症復發的最小有效劑量。建議劑量為5克、每天一次，可視需要增加至10克、每天1次，或減少至5克、每隔一天1次，以維持正常血鉀濃度。維持治療的用量不可超過10、每天1次。

4.治療長期血液透析病人：用於透析病人，本藥只可在非透析日給藥。建議起始劑量為5克、每天1次。為確定血鉀正常(4.0~5.0mmol/L)，可根據長透析間期(Long Inter-Dialytic Interval, LIDI)後的透析前血清鉀值每週增加或減少劑量。可以一週為間隔，在非透析日調整劑量，增量為5克、直到15克、每天一次。

不良反應 低鉀血症、便秘、水腫相關事件(包括體液滯留、全身水腫、高血容量、局部水腫、水腫、周邊水腫、周邊腫脹)。

醫療須知 1.可能會觀察到低鉀血症。在這種情況下，可能需要按照維持劑量段落中描述的方式調整劑量，以預防中度至重度低鉀血症。
2.對於血清鉀濃度<3.0mmol/L的病人，應停用LOKELMA並重新評估病人狀況。
3.本藥可能是X光不能穿透的，因此可能會影響對放射攝影結果的判讀。

50408 Extraneal Peritoneal Dialysis "百特" 爱多尼爾腹膜透析液® (BAXTER/百特) $374/Sol (2.0 L-PIC/S)

Rx

每 Sol 含有：CALCIUM CHLORIDE 0.257 MG；ICODEXTRIN 75.0 MG；MAGNESIUM CHLORIDE 0.0508 MG；SODIUM CHLORIDE 5.38 MG；SODIUM LACTATE 4.48 MG

藥理作用 1.Icodextrin為澱粉類多醣聚合物，主要用於產生連續可活動式腹膜透析(CAPD)之滲透壓。
2.Icodextrin在長達12小時之連續可活動式腹膜透析(CAPD)中，仍可維持穩定脫水效能；相對於相似脫水效能之4.25%葡萄糖腹膜透析液。
3.Icodextrin可減少患者由腹膜透析液吸收之熱量負擔。

適應症 [衛核] 慢性腎功能衰竭。

用法用量 透析液在約10~20分鐘的時間，用患者覺得舒適的速度，注入腹腔。中等體型的成年患者，注入量不可超過2公升。如果誘發腹壓遽時，改注入1.5公升。連續可活動式腹膜透析(CAPD)患者之建議留置期為6~12小時，而全自動腹膜透析(APD)患者建議留置期為14~16小時。以患者覺得舒適的速度，藉重力引流透析液。留意引流液是否出現渾濁現
象或纖維，因為它們可能是感染或發生無菌性腹膜炎的前兆。

不良反應 1.與操作程序有關之併發症如腹痛、流血、無菌性或具菌性混濁透析液、無菌性腹膜炎(見警語內之說明)、導管出口處周圍感染、導管阻塞、腸阻塞、及肩痛。在透析治療期間，預估50~70%之患者可能會發生腹膜炎。平均1.5~3年發生一次。相對地，導管出口處周圍感染率約為20~30%。上述其他之合併症則少見。
2.與透析液相關之併發症較與操作程序相關之併發症少，包括電解質及體液不平衡、血容積減少及增加、高血壓及低血壓、肌肉痙攣及不平衡症候群。當其他藥物與extraneal併用時，僅少數案例出現紅疹，並偶有伴隨痂皮剝落之情形。

醫療須知 1.Icodextrin僅供腹腔投予。
2.請依照醫護人員所教授之步驟執行換液，同時並保持所有接頭處完全清潔，以避免感染。為減少換液時的不舒服，使用前可採乾熱方式，將透析液溫熱至37°C；最好能使用為此特別設計之電毯。不可使用熱水加熱，以免污染接頭部分。
3.腹膜透析過程中可能會有蛋白質、胺基酸及水溶性維生素流失的情形，此時應依醫師指示做適當補充。
4.糖尿病患者需注意血糖濃度、胰島素劑量或其他治療高血糖症藥物的劑量，請依照您的醫師指示調整劑量。請注意，icodextrin可能會干擾部分血糖試劑之血糖值。請勿採用glocose dehydrogenase
pyroloquinolinequinone(GDH-PQQ) 為血糖檢測指標。因為，可能會出現錯誤的高血糖值。若您使用Extraneal並且需要檢測血糖值，請詢問您的醫師應選用何種血糖試劑或詢問試劑製造商，確認icodextrin是否會影響血糖測試結果。
5.血清中鈉離子濃度會輕微下降，同時滲透壓會輕微上升。
6.血漿中寡糖及麥芽糖濃度可能上升。但目前並未有任何關於長期使用影響之報告。
7.懷孕或哺乳婦女注意事項不建議懷孕或哺乳婦女使用。有懷孕可能的婦女，於使用時，請配合適當的避孕方式，以避免懷孕。對於男女生育能力之影響未知。留意引流液是否出現渾濁現象或出現纖維，因為它們可能是感染或無菌性腹膜炎的前兆。若發現上述現象，請立即與您的醫師或透析護理人員聯絡。

類似產品
Low calcium "濟生" 1.5%葡萄糖低鈣(2.5MEQ/L) 腹膜透析液® (濟生)
Low calcium "濟生" 4.25%葡萄糖低鈣(2.5MEQ/L)腹膜透析液® (濟生)
Low calcium "濟生" 2.5%葡萄糖低鈣(2.5MEQ/L)腹膜透析液® (濟生)
Peritoneal Dialysis "濟生" 1.5%葡萄糖腹膜透析液® (濟生)
Peritoneal Dialysis "濟生" 2.5%葡萄糖腹膜透析液® (濟生)
Peritoneal Dialysis "濟生" 4.25%葡萄糖腹膜透析液® (濟生)

50409 Renabio "佳液"酸性洗腎液RB-1352及"佳液"重碳酸鹽粉RB-01® (濟生/佳醫)

Rx

每 Package 含有：SODIUM BICARBONATE (EQ TO SODIUM HYDROGEN CARBONATE) 624000.0 MG；SODIUM CHLORIDE 223000.0 MG

適應症 [衛核] 配合洗腎機及人工腎臟用以清洗腎臟病病人之血中尿毒。

類似產品
Acid Concentrate EX-251 "佳液"血液透析濃縮液EX-251® (濟生/佳醫)
Acid Concentrate EX-300 "佳液"血液透析濃縮液EX-300® (濟生/佳醫)
Acid Concentrate EX-302 "佳液"血液透析濃縮液EX-302® (濟生/佳醫)
Acid Concentrate EX-352 "佳液"血液透析濃縮液EX-352® (濟生/佳醫)

50410 Biphozyl 特伏凝血液透析/過濾用溶液®（BIEFFE/百特）

℞

每 Sol 含有：MAGNESIUM CHLORIDE HEXAHYDRATE (EQ TO MAGNESIUM CHLORIDE $6H_2O$) 3.05 G/L；POTASSIUM CHLORIDE 0.314 G/L；SODIUM BICARBONATE (EQ TO SODIUM HYDROGEN CARBONATE) 2.12 G/L；SODIUM CHLORIDE 7.01 G/L；SODIUM PHOSPHATE DIBASIC DIHYDRATE (EQ TO DISODIUM PHOSPHATE DIHYDRATE) 0.187 G/L

藥理作用
1.本藥溶液的成分是在自然中與生理上存在的電解質，所提供的鈉、鉀、鎂、氯及磷酸鹽離子濃度近似於血漿中生理濃度。
2.補充液中的鈉和鉀濃度會保持在血清中正常濃度範圍內。製劑中的氯濃度，取決於其他電解質的相對含量。碳酸氫鹽是人體的生理緩衝劑，可做為鹼化緩衝劑使用。

適應症
[衛核] 可做為連續性腎功能替代治療(CRRT)之補充液和透析液，適用於(1)急性腎損傷後期當血中pH、鉀及磷酸鹽濃度已恢復正常，且當有其他緩衝劑來源可供使用或在進行局部檸檬酸鹽抗凝法時使用，或在(2)患有高血鈣症的病人使用。

用法用量
1.所施用的補充液及/或透析液總量，也取決於所需的治療強度(劑量)。本藥溶液的施用條件(劑量、輸注速率及累計總量)僅可由具有重症醫學與CRRT(連續性腎功能替代治療)緇驗的醫師負責建立。
2.在連續性血液過濾與連續性血液透析過濾中做為補充液使用時的流速範圍如下：成人：500~3000ml/h。
3.在連續性血液透析與連續性血液透析過濾中做為透析液使用時的流速範圍如下：成人：500~2500ml/h。
4.成人常用的CRRT合併總流速(透析液與補充液)約為2000至2500ml/h ,這相當於每日液體容量約48至60l。
5.當本藥溶液做為補充液使用時，可將此溶液注入體外循環迴路中的血液過濾器或血液透析過濾器之前(前稀釋)或之後(後稀釋)。
6.當本藥溶液做為透析液使用時，可將此溶液注入體外過濾器的透析液腔室，此腔室與血流是由半透膜加以分隔。

不良反應
1.電解質不平衡：例如低血鈣症、高血鉀症、高磷酸鹽血症。
2.液體失衡：例如高血容量症、低血容量症。
3.酸鹼平衡失調：例如代謝性酸中毒。
4.低血壓、噁心、嘔吐、肌肉痙攣。

醫療須知
1.如果在本藥溶液做為透析液的使用期間發生高血鉀症，可能需要使用不含鉀的透析液以提高鉀的移除速率。
2.由於本藥溶液是含有磷酸鹽的溶液，因此開始進行治療之後，有可能短暫發生高磷酸鹽血症。此時請降低輸注速率，並確認已達到所需的血磷酸鹽濃度。如果高磷酸鹽血症未獲得解決，請立即停止施用。
3.由於本藥溶液不含葡萄糖，因此施用本溶液可能導致低血糖症。
4.本藥溶液不含鈣，因而可能造成低血鈣症。可能需要鈣輸注。

類似產品
Prismasol B0 補利壽B0血液過濾及血液透析液®（BIEFFE/百特）$289/Sol (5.0 L-PIC/S)

50411 Hemodialysis Concentrate CS-45G "濟生"血液透析濃縮液CS-45G®（濟生）

℞

每 ml 含有：ACETIC ACID GLACIAL(eq to GLACIAL ACETIC ACID) 8.11 MG；CALCIUM CHLORIDE DIHYDRATE 9.93 MG；DEXTROSE MONOHYDRATE 99.0 MG；MAGNESIUM CHLORIDE HEXAHYDRATE (EQ TO MAGNESIUM CHLORIDE $6H_2O$) 4.58 MG；POTASSIUM CHLORIDE 6.71 MG；SODIUM CHLORIDE 270.89 MG

適應症
[衛核] 配合洗腎機及人工腎臟，用以清洗腎臟病人之血中尿毒。

類似產品
Hemodialysis Concentrate "濟生"血液透析濃縮液205及"濟生"血液透析濃縮液200®（濟生）
Hemodialysis concentrate A-188D1 "濟生"血液透析濃縮液A-188D1®（濟生）
Hemodialysis Concentrate CS-45G1 "濟生"血液透析濃縮液 CS-45G1®（濟生）
Hemodialysis Concentrate CS-45H1 "濟生"血液透析濃縮液 CS-45H1®（濟生）
Renosol NO.5 潔腎透析液五號®（醫強）
Hemodialysis concentrate A-168D1 "濟生"血液透析濃縮液 A-168D1®（濟生）
Hemodialysis concentrate A168D1K "濟生"血液透析濃縮液 A-168D1K®（濟生）
Hemodialysis Concentrate CS-45G1K "濟生"血液透析濃縮液 CS-45G1K®（濟生）
Hemodialysis "信東" 人工腎臟透析液35倍®（信東）
Velip Infusion "南光"維力葡輸注液®（南光）$35.7/l (500.0 ML-PIC/S)

50412 Hemodialysis Concentrate CS-45H "濟生"血液透析濃縮液CS-45H®（濟生）

℞

每 ml 含有：ACETIC ACID GLACIAL(eq to GLACIAL ACETIC ACID) 8.11 MG；CALCIUM CHLORIDE DIHYDRATE 11.57 MG；DEXTROSE MONOHYDRATE 99.0 MG；MAGNESIUM CHLORIDE HEXAHYDRATE (EQ TO MAGNESIUM CHLORIDE $6H_2O$) 4.58 MG；POTASSIUM CHLORIDE 6.71 MG；SODIUM CHLORIDE 270.89 MG

適應症
[衛核] 配合洗腎機及人工腎臟，用以清洗腎臟病人之血中尿毒。

50413 Hemodialysis Concentrate CS-45L "濟生"血液透析濃縮液CS-45L® (濟生)

Rx

每 ml 含有：ACETIC ACID GLACIAL(eq to GLACIAL ACETIC ACID) 8.11 MG；CALCIUM CHLORIDE DIHYDRATE 8.27 MG；DEXTROSE MONOHYDRATE 49.5 MG；MAGNESIUM CHLORIDE HEXAHYDRATE (EQ TO MAGNESIUM CHLORIDE 6H2O) 4.58 MG；POTASSIUM CHLORIDE 6.71 MG；SODIUM CHLORIDE 270.89 MG

適應症 [衛核] 配合洗腎機及人工腎臟，用以清洗腎臟病人之血中尿毒。

50414 Peritoneal Dialysis "信東" 腹膜灌洗液－A® (信東)

Rx

每 1000 ml 含有：CALCIUM CHLORIDE DIHYDRATE 290.0 MG；DEXTROSE 15000.0 MG；MAGNESIUM CHLORIDE HEXAHYDRATE (EQ TO MAGNESIUM CHLORIDE 6H2O) 153.0 MG；SODIUM BISULFITE (EQ TO SODIUM HYDROGEN SULFITE) 60.0 MG；SODIUM CHLORIDE 5650.0 MG；SODIUM LACTATE ANHYDROUS 4880.0 MG

藥理作用 透析法適用於急性腎功能衰竭以及保守療法失敗的患者。對於藥物中毒，此法可用於清除血中氨；對肝性昏迷亦有效。

適應症 [衛核] 透析法適用於急性功能衰竭以保守療法失敗的患者

[非衛核] 治療急性或慢性尿毒症、頑固性水腫、電解質失衡(高血鉀、高血鈣)高尿酸血症、尿毒症、肝性昏迷(特別是肝腎症候群)，以及藥物中毒。

用法用量 1.將導管插入腹腔後，接上連接管，透析液灌流管及透析液。每次用兩公升(每瓶一公升)。兒童每次所用透析液為每公升體重70~100ml。透析液在腹腔內停留45~60分鐘，然後放出。如是周而復始，進行腹膜透析，視病情輕重每析連續20~30次交換。

2.水腫患者宜選用含高濃度葡萄糖透析液(3%或4.25%)，無水腫患者則用含1.5%的透析液。

醫療須知 1.通常透析24小時即有良好之效果，但不宜超過36小時。事先應加注意，以免引起腹膜炎之危險。如需要時，可在2~3天後再行腹膜透析治療。

2.腎功能衰竭患者，若長時間使用腹膜透析，常引起體液大量排出，引起高血壓，血中鈉濃度增高及口渴等副作用，尤以慢性腎不全更不適宜使用高濃度之鈉溶液。

3.大多數腹膜透析液均不含鉀，除血鉀過高外，必須加入過量的鉀(2~4mEq/L)，此外尚須加入適量的抗生素與肝素。

類似產品 Peritoneal Dialysis 腹膜灌洗液甲3％® (信東)

50415 Aivital "政德"愛維大注射液® (政德)

Rx

每 ml 含有：ASCORBIC ACID (VIT C) 50.0 MG；L-CYSTEINE 4.0 MG

適應症 [衛核] 消耗性疾患、妊產婦、授乳婦、激烈肉體勞動者、營養補給

用法用量 每天IV或灌注80~160mg。

50416 Aminol-V "信東" 胺美樂－維注射液® (信東) $104/l (500.0 ML-PIC/S)

Rx

每 ml 含有：L-ALANINE 17.1 MG；L-ARGININE 5.0 MG；L-GLYCINE 10.0 MG；L-HISTIDINE 1.2 MG；L-ISOLEUCINE 1.4 MG；L-LEUCINE 2.2 MG；L-METHIONINE 2.2 MG；L-PHENYLALANINE 2.2 MG；L-PROLINE 3.5 MG；L-THREONINE 1.0 MG；L-TRYPTOPHAN 0.5 MG；L-VALINE 1.6 MG；LYSINE L- 1.6 MG；MALIC ACID L- 3.5 MG；NIACINAMIDE (NICOTINAMIDE) 0.015 MG；ORNITHINE L-ASPARTATE L- 0.5 MG；PANTHENOL 0.01 MG；POTASSIUM CHLORIDE 1.864 MG；PYRIDOXINE HCL 0.0020 MG；RIBOFLAVIN PHOSPHATE SODIUM 0.0020 MG；RUTIN 0.24 MG；SODIUM CHLORIDE 1.753 MG；SORBITOL 50.0 MG

適應症 [衛核] 蛋白質、營養及水分的補給

用法用量 Kintamin、protea-min XT moriamin-N通常1天500ml，moriamin-SN1天100~500ml，緩慢注射於靜脈或皮下、肌肉。Proteamin 12X中心靜脈注射用。

50417 Amiyu 安命優顆粒® (中化)

Rx

每 sachet 含有：HISTIDINE HCL 216.2 MG；L-ISOLEUCINE 203.9 MG；L-LEUCINE 320.3 MG；L-METHIONINE 320.3 MG；L-PHENYLALANINE 320.3 MG；L-THREONINE 145.7 MG；L-TRYPTOPHAN 72.9 MG；L-VALINE 233.0 MG；LYSINE HCL 291.0 MG

適應症 [衛核] 慢性腎不全時氨基酸之補給

用法用量 口服:通常成人一天3次，1次1包。注射:通常成人一天1次200ml，經由靜脈緩慢輸注，速度成人200ml約120~180分鐘(每分鐘約25~15滴為基準)。

類似產品 Nephrocare "南光" 喜得腎注射液5・4％® (南光)

50418 Cvvh 連續性血液過濾補充液甲〝信東〞® (安星/信東) $144/l (3.0 L-PIC/S)

Rx

每 ml 含有：CALCIUM CHLORIDE DIHYDRATE 0.3822 MG；MAGNESIUM CHLORIDE HEXAHYDRATE (EQ TO MAGNESIUM CHLORIDE 6H2O) 0.2907 MG；SODIUM CHLORIDE 8.6028 MG

適應症 [衛核] 配合血液過濾術之補充液

用法用量 參照仿單

50419 Isomin 愛普命膜衣錠® (南光)

℞

每 Tab 含有：ALPHA-HYDROXYMETHIONINE CALCIUM SALT 59.0 MG；ALPHA-KETOISOLEUCINE CALCIUM SALT 67.0 MG；ALPHA-KETOLEUCINE CALCIUM SALT 101.0 MG；ALPHA-KETOPHENYLALANINE CALCIUM SALT 68.0 MG；ALPHA-KETOVALINE CALCIUM SALT 86.0 MG；L-HISTIDINE 38.0 MG；L-LYSINE ACETATE 105.0 MG；L-THREONINE 53.0 MG；L-TRYPTOPHAN 23.0 MG；L-TYROSINE 30.0 MG

適應症 [衛核] 慢性腎不全時氨基酸之補給。

用法用量 參照仿單

50420 LysaKare 離腎保輸注液® (Laboratoire/諾華)

℞

每 I 含有：L-ARGININE HCL 25000.0 MG；LYSINE L- HCL (EQ TO L-LYSINE HCL) 25000.0 MG

藥理作用 精氨酸和離氨酸經過腎絲球過濾，藉由競爭干擾lutetium(^{177}Lu)oxodotreotide的腎臟再吸收，進而減少腎臟的輻射暴露量。

適應症 [衛核] 用於減少成人使用lutetium(177Lu) oxodotreotide進行胜肽受體放射性核素療法(PRRT)期間的腎臟輻射暴露量。

用法用量
1.建議在投與lutetium(^{177}Lu)oxodotreotide時，同時給予整袋本藥，不論PRRT劑量是否需要調降。
2.建議在開始本藥輸注前30分鐘先使用止吐藥，以減少噁心和嘔吐的發生率。
3.用於靜脈輸注：本藥應在施用lutetium(^{177}Lu)oxodotreotide 30分鐘前，以4小時連續輸注(250mL/小時)的方式開始給藥，以達到最佳的腎臟保護作用。
4.LysaKare和lutetium(^{177}Lu)oxodotreotide必須經由各自獨立的輸液管給予。

50
代用血漿、造血細胞因子和血液透析

不良反應
1.極常見：噁心、嘔吐。
2.發生率不明：高血鉀症、暈眩、頭痛、腹痛、潮紅。

醫療須知
1.每次接受本藥治療之前，必須檢測血鉀濃度。若發生高血鉀症，應檢查病患的高鉀血症病史和併用藥物(如：保鉀型利尿劑)。開始輸注之前，必須先矯正高血鉀症。
2.肌酸酐清除率<30mL/min的病患不應使用本藥。每次給藥前應檢測腎功能(肌酸酐和肌酸酐清除率)。肌酸酐清除率在30至50mL/min之間的病患應謹慎使用本藥。
3.對於腎功能在30至50mL/min之間的病患，不建議使用lutetium(^{177}Lu)oxodotreotide治療。
4.若有總膽紅素血症>3倍正常上限或白蛋白血症<30g/L，以及凝血酶原比率<70%等情況，則不建議使用lutetium(^{177}Lu)oxodotreotide治療。
5.針對NYHA分類(美國紐約心臟協會)定義為第III級或IV級的嚴重心臟衰竭病患，應謹慎使用精氨酸和離氨酸。
6.NYHA分類中定義為第III級或第IV級的嚴重心臟衰竭的病患，不建議使用lutetium(^{177}Lu)oxodotreotide治療。
7.酸鹼平衡的變動會連帶改變細胞內外鉀的平衡，酸中毒的形成可能與血鉀的迅速增加有關。

50421 Prismasol 補利壽血液過濾及血液透析液 (2mmol/l鉀)® (BIEFFE/百特) $289/Sol (5.0 L-PIC/S)

℞

每 Sol 含有：CALCIUM CHLORIDE DIHYDRATE 5145.0 MG；GLUCOSE ANHYDROUS 22000.0 MG；LACTIC ACID 5400.0 MG；MAGNESIUM CHLORIDE HEXAHYDRATE (EQ TO MAGNESIUM CHLORIDE 6H2O) 2033.0 MG；POTASSIUM CHLORIDE 157.0 MG；SODIUM BICARBONATE (EQ TO SODIUM HYDROGEN CARBONATE) 3090.0 MG；SODIUM CHLORIDE 6450.0 MG

藥理作用
1.補利壽血液過濾及血液透析液(2mmol/l鉀)是沒有藥理活性的。鈉、鈣、鎂、鉀及氯離子與葡萄糖的濃度與血漿中生理的濃度類似。
2.本產品是用來取代在血液過濾及血液透析過濾中移除的水及電解質或是在連續性血液透析過濾或連續性血液透析中作為合適的交換媒介。

適應症 [衛核] 連續性血液過濾或連續性血液透析過濾所使用的補充液,連續性血液透析或連續性血液透析過濾所使用之透析液。

用法用量
1.補利壽血液過濾及血液透析液(2mmol/l鉀)的使用量取決於病患的狀況及希望達到的液體平衡值。因此用量須由醫師決定。
2.一般成人的使用流速約2000ml/h，相當於每天55公升。
3.補利壽血液過濾及血液透析液(2mmol/l鉀)可經靜投與及供血液透析治療用。
4.本產品作為補充液時在血液過濾器之前(前稀釋)或血液過濾器之後(後稀釋)注入迴路中。

類似產品 Prismasol 補利壽血液過濾及血液透析液 (4mmol/l鉀)® (BIEFFE/百特) $289/Sol (5.0 L-PIC/S)

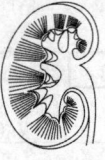

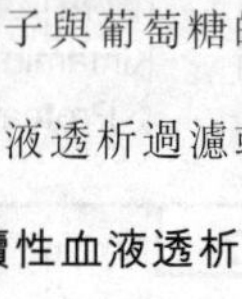

§ 50.5 腹膜透析用藥

50501 Balance "費森尤斯"均衡腹膜透析液 1.5%葡萄糖, 1.25 mmol/L 鈣® (FRESENIUS/費森尤斯) $218/Sol (2.0 L-PIC/S), $274/Sol (2.5 L-PIC/S), $414/Sol (5.0 L-PIC/S)

℞

每 Sol 含有：CALCIUM CHLORIDE DIHYDRATE 183.79999999999998 MG；GLUCOSE ANHYDROUS 15000.0 MG；MAGNESIUM CHLORIDE HEXAHYDRATE (EQ TO MAGNESIUM CHLORIDE 6H2O) 101.7 MG；SODIUM CHLORIDE 5640.0 MG；SODIUM S-LACTATE 3925.0 MG

適應症 [衛核] 腹膜透析。

用法用量 1.腹膜透析液加溫後使用，每次2L，引入透析液約5~20分鐘，停留腹腔內4~8小時後再引流出，每日重複此步驟四次。
2.雙腔室包裝，將緩衝液與酸性電解質液隔開，使用前再混合後形成中性pH值環境，混和液應於24小時內用盡。

不良反應 腹膜炎,電解質或體液不平衡,如高血鈣,低血鉀,高血糖,脂肪代謝異常。

類似產品

Balance "費森尤斯" 均衡腹膜透析液1.5%葡萄糖, 1.75MMOL/L 鈣® (FRESENIUS/費森尤斯) $218/Sol (2.0 L-PIC/S), $274/Sol (2.5 L-PIC/S), $414/Sol (5.0 L-PIC/S)

Balance "費森尤斯" 均衡 腹膜透析液2.3%葡萄糖,1.75MMOL/L鈣® (FRESENIUS/費森尤斯) $218/Sol (2.0 L-PIC/S), $274/Sol (2.5 L-PIC/S), $414/Sol (5.0 L-PIC/S)

Balance "費森尤斯" 均衡 腹膜透析液4.25%葡萄糖, 1.75MMOL/L 鈣® (FRESENIUS/費森尤斯) $218/Sol (2.0 L-PIC/S), $414/Sol (5.0 L-PIC/S)

CAPD 3 "費森尤斯"腹膜透析液3號® (FRESENIUS/費森尤斯) $179/Sol (2.0 L-PIC/S)

Balance "費森尤斯"均衡腹膜透析液 2.3%葡萄糖, 1.25 mmol/L 鈣® (FRESENIUS/費森尤斯) $218/Sol (2.0 L-PIC/S), $274/Sol (2.5 L-PIC/S), $414/Sol (5.0 L-PIC/S)

Balance "費森尤斯"均衡腹膜透析液 4.25%葡萄糖, 1.25 mmol/L 鈣® (FRESENIUS/費森尤斯) $218/Sol (2.0 L-PIC/S), $414/Sol (5.0 L-PIC/S)

CAPD 2 腹膜透析液2號® (FRESENIUS/費森尤斯) $156/Sol (1.5 L-PIC/S), $179/Sol (2.0 L-PIC/S), $198/Sol (2.5 L-PIC/S), $278/Sol (5.0 L-PIC/S)

CAPD 4 "費森尤斯"腹膜透析液4號® (FRESENIUS/費森尤斯) $156/Sol (1.5 L-PIC/S), $179/Sol (2.0 L-PIC/S), $198/Sol (2.5 L-PIC/S), $278/Sol (5.0 L-PIC/S)

50502 Dianeal Low "百特" 含1.5%葡萄糖低鈣(2.5MEQ/L)腹膜透析液® (泉泰物流/百特) $156/Sol (1.5 L-PIC/S), $179/Sol (2.0 L-PIC/S), $198/Sol (2.5 L-PIC/S), $278/Sol (5.0 L-PIC/S)

℞

每 100 ml 含有：CALCIUM CHLORIDE 18.3 MG；DEXTROSE HYDROUS 1500.0 MG；MAGNESIUM CHLORIDE 5.08 MG；SODIUM CHLORIDE 538.0 MG；SODIUM LACTATE 448.0 MG

適應症 [衛核] 腹膜透析。

用法用量 參照仿單

類似產品

Dianeal Low "百特"含4.25%葡萄糖低鈣(2.5MEQ/L)腹膜透析液® (泉泰物流/百特) $156/Sol (1.5 L-PIC/S), $179/Sol (2.0 L-PIC/S), $198/Sol (2.5 L-PIC/S), $278/Sol (5.0 L-PIC/S)

Dianeal PD-2 "百特" PD-2含1.5%葡萄糖腹膜透析液® (泉泰物流/百特) $156/Sol (1.5 L-PIC/S), $179/Sol (2.0 L-PIC/S), $198/Sol (2.5 L-PIC/S), $278/Sol (5.0 L-PIC/S)

Dianeal PD-2 "百特" PD-2含4.25%葡萄糖腹膜透析液® (泉泰物流/百特) $156/Sol (1.5 L-PIC/S), $179/Sol (2.0 L-PIC/S), $278/Sol (5.0 L-PIC/S)

Dianeal Low 含2.5%葡萄糖低鈣(2.5MEQ/L)腹膜透析液〝百特〞® (泉泰物流/百特) $156/Sol (1.5 L-PIC/S), $179/Sol (2.0 L-PIC/S), $198/Sol (2.5 L-PIC/S), $278/Sol (5.0 L-PIC/S)

Dianeal PD-2 "百特" PD-2含2.5%葡萄糖腹膜透析液® (泉泰物流/百特) $156/Sol (1.0 L-PIC/S), $156/Sol (1.5 L-PIC/S), $179/Sol (2.0 L-PIC/S), $198/Sol (2.5 L-PIC/S), $278/Sol (5.0 L-PIC/S)

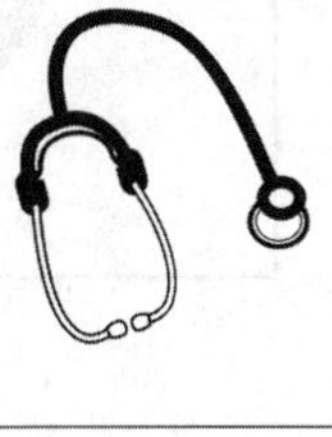

第七篇
作用在泌尿系統的藥物
Drugs Acting on the Urinary System

腎臟 KIDNEY

每一腎臟約含有一百萬微小之腎元（NEPHRONS）：尿液就在此形成。

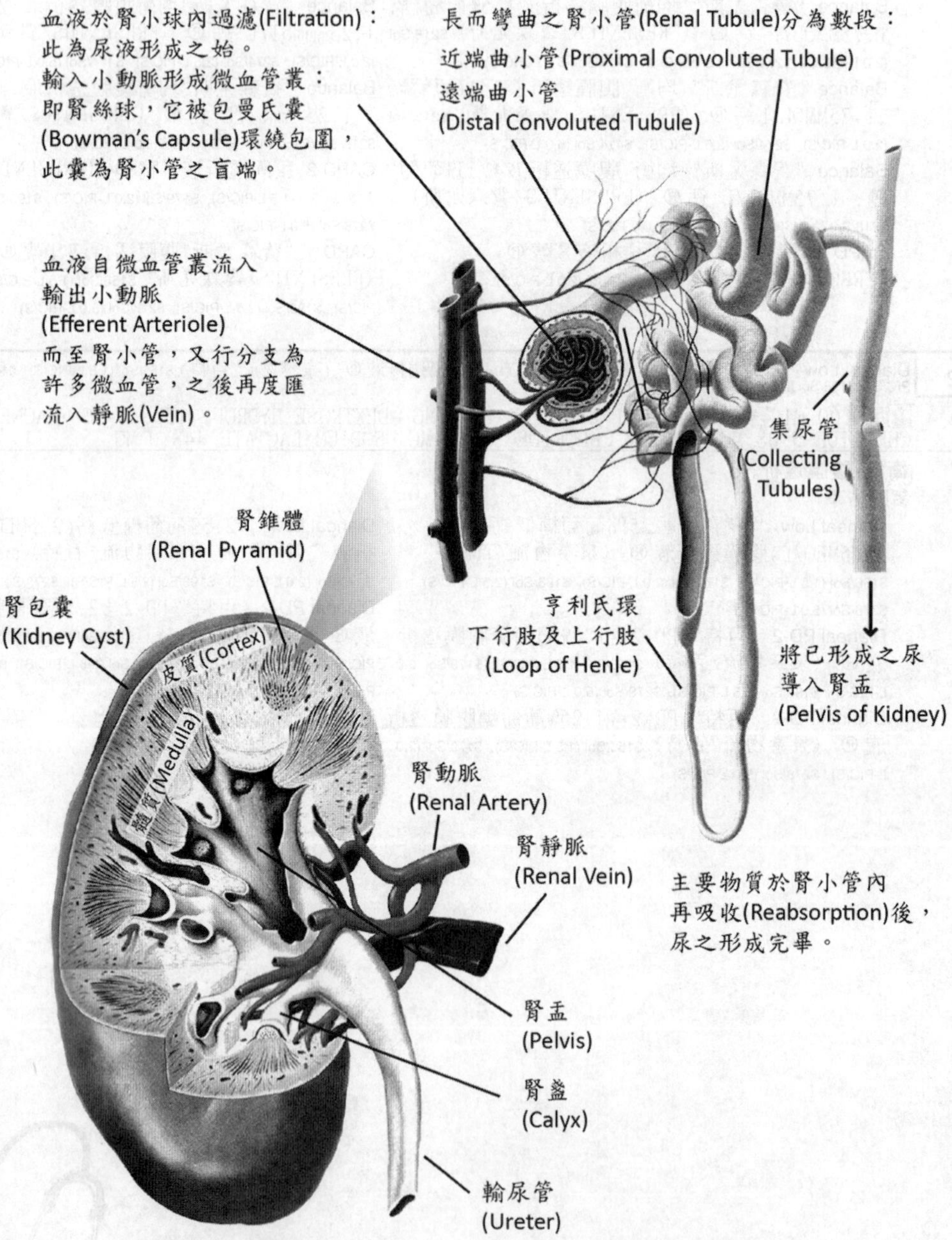

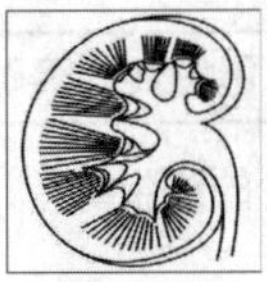

第五十一章 利尿劑

Diuretics

所謂利尿劑就是能夠增加尿液以及促進體液淨失量(net loss of body water)，利尿劑治療最主要的目的就是要減少細胞外液的體積，因此，會緩解或防止水腫的產生(水腫就是組織中積蓄過的水份)。體內滯留過度的水份端視鈉滯留的量而定，所以，利尿劑的效力主要與它增加鈉排出量的能力有關，大部份的情形都是干擾腎小管對鈉離子的再吸收，鈉離子漏失通常會伴發排出等滲透壓量的水份，這些水份是從組織移出的體液，當然也含有許多其他的離子，當使用利尿劑治療時，根據各種利尿劑的作用機轉的不同，會造成各種電解質和/或酸鹼平衡的障礙，這些電解質不平衡的現象通常會導致很多的不適，因此，使用利尿劑治療往往會造成嚴重的副作用。

有很多化學結構很類似的化合物都具有利尿作用。利尿劑通常可按照它們主要的作用部位和作用機轉來分類(圖51-1)，本章表51-1列有利尿劑的分類，以及它們作用在腎臟的主要部位，以及與每種利尿劑有關的主要電解質障礙。

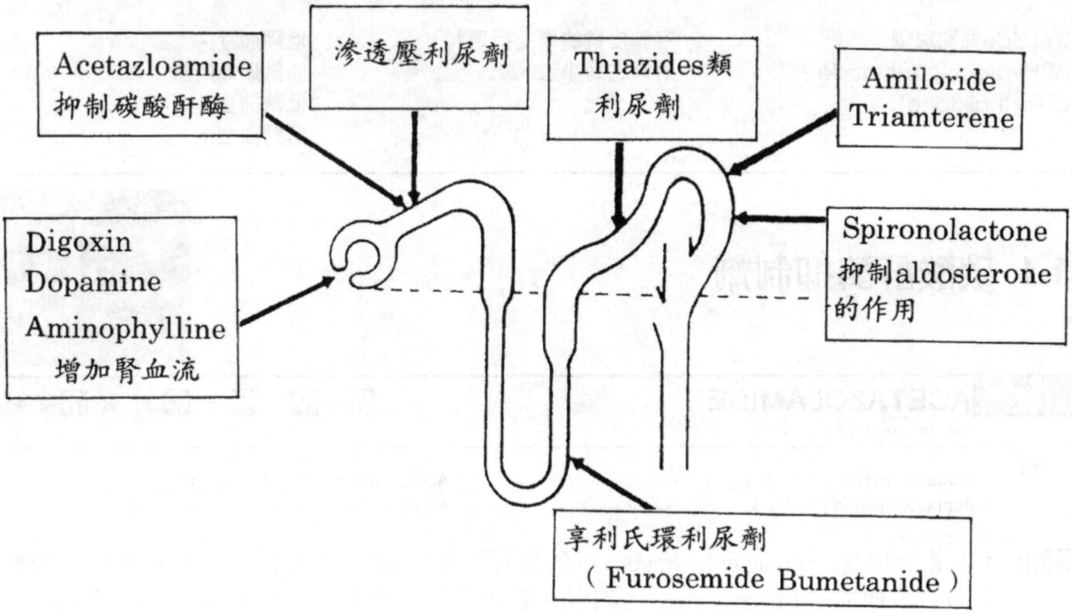

圖51－1　各種利尿劑的作用部位

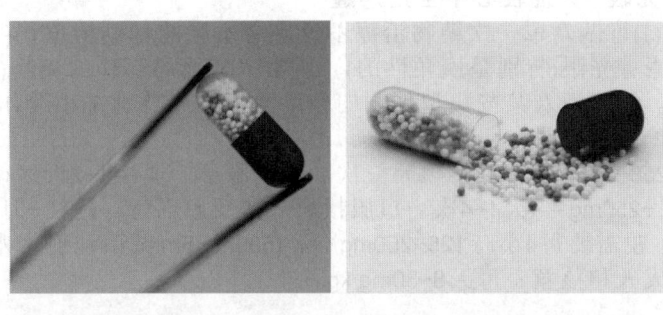

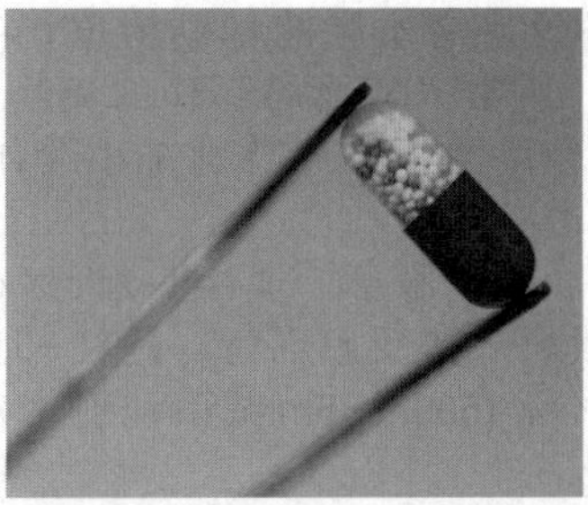

表51-1 利尿劑：作用部位和電解質的障礙

利尿劑的種類	主要的作用部位	電解質的障礙
碳酸酐酶抑制劑 (如Acetazolamide)	近端的腎小管和遠端的腎小管。	血鈉過少的酸中毒 低鉀血症。
亨利氏環利尿劑 (如Furosemide)	亨利氏的厚上行環和近端腎小管。	低鉀血症。 血氯過少的鹼中毒， 低鈉血症(過度的利尿作用)
汞利尿劑， (如Mercaptomeria)	亨利氏的厚上行環和可能是近端及遠端的腎小管。	血氯過少的鹼中毒 低鉀血症(輕度) 低鈉血症(過度的利尿作用)
滲透壓利尿劑 (如Mannitol)	多重部位。	極微的
保鉀的利尿劑 (如Triamterene)	遠端腎小管和集尿管	高血鉀症。
Thiazide類利尿劑 (如Hydrochlorothiazide，Chlorthalidone)	亨利皮質的厚上行環和近端的腎小管。	低鉀血症， 血氯過高的鹼中毒， 低鈉血症， 低鈣血症。

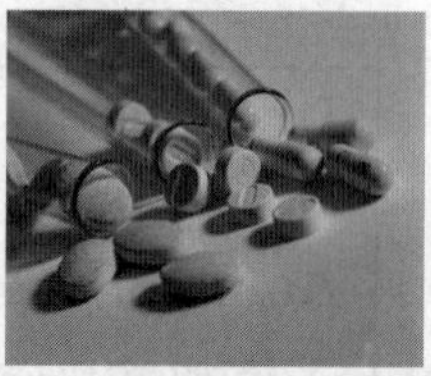

§ 51.1 碳酸酐酶抑制劑

51101 ACETAZOLAMIDE

孕 C 乳 - 食 + 泄 肝/腎 半 2.4~5.8h

Rx 250 MG/錠劑(T);

商 名

Acetazolamax® (人人/妙仁) $3.13/T(250MG-PIC/S)
Acetazolamide® (榮民) $3.13/T(250MG-PIC/S),
Acetazolamide® (人人) $3.13/T(250MG-PIC/S)
Azol® (新喜國際) $3.13/T(250MG-PIC/S),

藥理作用
1.本藥能抑制carbonic anhydrase，而降低腎小管形成H^+和HCO_3^-，因此可減少近端腎小管再吸收HCO_3^-也會減少供給遠端腎小管和集尿管做為Na^+ -H^+交換的H+離子量。
2.本藥抗痙之作用機轉未知但可能與抑制中樞神經碳酸酐酶(可阻止中樞神經元不正常發作的放電)相關。
3.抑制眼內碳酸酶，可減少眼房水生成速率而降低眼內壓。

適 應 症
[衛核]青光眼、充血性心不全之浮鍾
[非衛核](1)可做為單一次藥物治療不反應之水腫的輔助治療劑(不適用來單獨治療水腫)。(2)治療青光眼(特別是廣角性的)，通常與其他局部作的藥物(如膽鹼激性劑，β-阻斷劑)併用。(3)可做為某些類型癲癇的輔助治療劑，特別是小發作(petitmal)。(4)急性高山症。(5)急性腦水腫。

用法用量
1.水腫−250~375mg，口服，1天一次，早上服藥，連續1~2天然後隔天投與。
2.青光眼−250mg，1天1~4次，口服投與，依反應而定。靜注−開始時500mg，然後急性情況時，視需要每4小時125~250mg不等(500mg/5ml滅菌注射用水)。孩童−每天5mg/kg。
3.癲癇−成人和孩童：每天8~30mg/kg。

不良反應 1.感覺異常，思睡。注意：這些藥物為磺胺類的衍生物，因此，還要參考第8章所列其他副作用。
2.較嚴重者：弛緩性麻痺、顆粒性白血球缺乏症、溶血性貧血、再生不能貧血、全血球減少。

醫療須知 1.提示患者要注意低血鉀早期的徵兆(如心悸、肌肉虛弱或疼痛性痙攣、倦怠、呼吸困難、起立性低血壓)和代謝性酸中毒的早期徵兆(噁心、嘔吐、身體不適、腹疼、喘息性呼吸、耳鳴、失去方位感、排尿困難、四肢純重感)。如果有症狀出現就要暫時停藥和降低劑量。
2.當患者已適於使用一種廠牌的carbonic anhydrase抑制劑，不可改變為另一種廠牌，因為不同廠牌的產品是否具有相同的治療當量(therapeutic equivalance)尚未確定。
3.這類藥物通常在早晨服用，其利尿作用大部生在白天，也就是在患者醒著時。
4.服用本藥期間宜攝取充足水份(一天約為2公升)以減少腎結石的危險性。

51102 TORSEMIDE

孕 B 乳 ? 泄 肝/胃 t½ 3.5h

Rx 5 MG/錠劑(T);

商　名

Torsix®(永信) $3.45/T(5MG-PIC/S)

藥理作用 1.在動物試驗中發現，torsemide主作用在抑制亨氏環管厚上行支管腔內膜上之Na+/k+/2cl傳送系統。在人類臨床藥理試驗中亦證實相同的作用機轉，其利尿活性與torsemide排泄於尿中速率比torsemide於血中之濃度，更加關係密切
2.Torsemide會增加尿中鈉離子、氯離子及水份的排出率，但不影響腎絲球過濾率、腎血流速率及酸鹼平衡。
3.Torsemide口服投與，1小時內即發揮利尿效果，並於1~2小時達最高血中濃度。Torsemide不論使用任何投與途徑，利尿作用可持續6~8小時。

適應症 [衛核]治療鬱血性心臟衰竭、腎疾病、肝臟疾病及慢性腎衰竭所引發的水腫症狀，高血壓。

用法用量 1.一般情況:
a. Torsemide錠劑之給藥時機，只要方便並不限定餐前或餐後。
b. 老年患者毋需特別調整劑量。
c. 由於torsemide之高生體可用率，口服及靜脈注射的治療劑量皆相等， 故患者可就兩種給藥方式互相交換而不必改變劑量。
2.慢性腎衰竭：一般起始劑量為口服每日一次；每次5~20mg。如果利尿效果不佳，劑量可依倍數增加，以調整至適當之利尿效果。但單次超過200mg之劑量尚無足夠研究支持使用。

不良反應 頭痛、排尿過多、頭暈、鼻炎、無力、腹瀉、心電圖異常、咳嗽增加、便秘、噁心、關節痛、消化不良、喉嚨痛、肌肉痛、胸痛、失眠、水腫、精神緊張。

醫療須知 1.肝硬化及肝腹水：torsemide需謹慎使用於肝硬化及肝腹水患者，因體內水份及電解質突然改變，有可能造成肝昏迷。最好在住院期間開始使用(其它利尿劑亦同)。為了預防低血鉀及代謝性鹼中毒，torsemide可與aedosterone阻斷劑或保鉀利尿劑合併使用。
2.耳毒性：耳鳴及聽覺喪失(通常是可逆的)可能在快速靜脈注射其它亨利氏環利尿劑(loop diurstics)及口服torsemide後出現：但研究人員仍無法確定之間是否有絕對的相關連性，動物試驗中，曾發現高血中濃度torsemide會誘發耳毒性。
3.血液容積及電解質耗盡，當患者接受利尿劑治療時，須謹慎評估患者是否出現電解質不平衡、低容積血症(hypovolemia)或腎前氮血症(prerenal azoeemia)。及合併一或二種以上之下述症狀：口乾、口渴、無力、昏睡、嗜睡、焦躁、肌肉疼痛或抽筋、肌肉疲累、低血壓、寡尿、心博過速、噁心及嘔吐。過度的利尿作用可能導致患者脫水、血液容積減少及血管栓塞，尤其在老年人族群更常見。當患者體內出現水分及電解質不平衡

、低容積血症或腎前氮血症，由以下之實驗室數據可測得，包括：高度(低)血鈉、高度(低)血氮、高度(低)血鉀、酸鹼不平衡、及血中尿素氮(BUN)增加。當發生上述症狀時，建議torsemide停用，直到情況改善為止；在停用後，若要再重新使用torsemide，建議以低劑量為起始之使用劑量。

4.心血管疾病患者中，尤其是服用毛地黃配糖體的患者，因利尿劑引起低血鉀，常是造成心律不整的一大危險因子，當患者有肝硬化，或有明顯利尿情形，未適當補充口服電解質、合併使用腎上腺質固醇或ACTH，都可能造成低血鉀。

§ 51.2 亨利氏環利尿劑

51201 BUMETANIDE

孕 C 乳 - 泄 肝/腎 T½ 60～90m

℞ 1 MG/錠劑(T)； 0.25 MG/ML, 0.5 MG/ML/注射劑(I)；

商　名

Budema®（成大）$2/T(1MG-PIC/S-箔), $1.69/T(1MG-PIC/S)
Bumeta®（世達/華興）$1.69/T(1MG-PIC/S)
Bunide®（派頓）
Bunisex®（應元）
Burinex® ◎（CENEXI/禾利行）$47.1/I(0.5MG/ML-PIC/S-4ML)
Burinex® ◎（LAB. LEO/禾利行）
Busix®（信東）$15/I(0.25MG/ML-PIC/S-2ML), $1.69/T(1MG-PIC/S), $47.1/I(0.5MG/ML-PIC/S-4ML)
Butanide®（利達）$1.69/T(1MG-PIC/S),
Urenide®（羅得）$1.69/T(1MG-PIC/S), $1.5/T(1MG-箔)

51 利尿劑

藥理作用 1.本藥作用在腎臟亨利氏環近端上升部，抑制鈉及氯再吸收而產生利尿作用。並亦抑制磷酸鹽及碳酸氫鹽再吸收。

2.本藥為metanilamide之衍生物，其作用furosemide相似，但以重量論，卻比後者之利尿作用強40~60倍。

適 應 症 [衛核]利尿、水腫

用法用量 1.口服：常用量1天1~2次，每次1mg；水腫頑固者可增加增量，最大量可用到每1天15mg。

2.注射：常用量每次0.5~1mg(1~2針)，肌注或靜注均可。對伴有腎衰竭之水腫患者，每次可肌注2~5mg，或加入200~800ml注射中在30~60分鐘內靜注，需要時6~8小時後可重複一次。

不良反應 (1)常見的-血容積減少、低血鉀、低血鎂；(2)偶有的-頭昏、疲憊、胸痛、噁心、嘔吐、胃腸不適、肌肉痙攣、聽覺障礙。

醫療須知 1.監測患者低血鉀，低血鎂，尤其是正在服用毛地黃或有CHF，肝硬化、腹水、腹瀉或鉀流失引起的腎病患者。

2.服用本藥宜攝取含高鉀的食物，如香蕉、脫脂牛乳、穀類等。

51202 FUROSEMIDE

孕 C/D 乳 ? 泄 腎 T½ 30m

℞ 40 MG/錠劑(T)； 10 MG, 10 MG/ML/注射劑(I)； 10 MG/ML/液劑(Sol)；

商　名

Fumide®（健康化學/瑞安）$194/Sol(10MG/ML-PIC/S-120ML)
Furide®（生達）$1.5/T(40MG-PIC/S), $2/T(40MG-PIC/S-箔),
Furosemide IV®（大豐）$15/I(10MG/ML-PIC/S-2ML)
Furosemide®（南光）$15/I(10MG/ML-PIC/S-2ML)
Furosemide®（台裕）
Furosemide®（台裕/泰裕）$15/I(10MG/ML-PIC/S-2ML)
Furosemide®（應元/汎生）
Furosemide®（汎生）
Lasix® ◎（DELPHARM/賽諾菲）$15/I(10MG/ML-PIC/S-2ML)
Lasix® ◎（HANDOK/賽諾菲）$2/T(40MG-PIC/S-箔), $1.5/T(40MG-PIC/S)
Lysix®（大豐）$1.5/T(40MG-PIC/S), $2/T(40MG-PIC/S-箔)
Nadis®（優生）$1.5/T(40MG-PIC/S), $2/T(40MG-PIC/S-箔),
Rasitol®（永信）$1.5/T(40MG-PIC/S), $2/T(40MG-PIC/S-箔), $15/I(10MG/ML-PIC/S-2ML)
Rosis IV®（信東/榮民）$15/I(10MG/ML-PIC/S-2ML),
Rosis®（榮民）$1.5/T(40MG-PIC/S), $2/T(40MG-PIC/S-箔)
Suopinchon®（壽元）$15/I(10MG/ML-PIC/S-2ML),
Uretropic®（杏林新生）$2/T(40MG-PIC/S-箔), $1.5/T(40MG-PIC/S),
Uroxin®（台裕）

藥理作用 1.本藥作用在亨利氏環肥厚的上行段，抑制鈉和氯的腎小管再吸收，且也會作用在遠端和近端的腎小管，而排出鈉、氯、鉀、氫等離子及其他的電解質，和大量的水。腎血流通常不會受到影響，本藥也不會影響到carbonic anhydrase或aldosterone。
2.孕婦用藥安全等級C；D-如用於妊娠高血壓患者。

適應症 [衛核]利尿、高血壓、急性肺水腫。
[非衛核]1.治療與鬱血性衰竭，肝壞死和腎疾病有關的嚴重水腫。2.緩解急性肺水腫(IV投與)。3.高血壓的輔助治療劑。

用法用量 1.口服：成人，利尿作用−20~80mg，單一劑量可以20~40mg的 增加量來增加，每天最大量600mg。高血壓−每天2次，一次40mg，根據反應來調整。(通常每天的維持量為40~80mg，一次或分2次投與)；孩童開始時2mg/kg，單一劑量可以1~2mg/kg的增加量來增加，到最大量每天6mg/kg。
2.注射：成人−20~40mg，靜注或肌注，單一劑量可以20mg的增加量來增加，每2~3小時1次，直到所要的反應出現；急性肺水腫−40mg靜注，要1~2分鐘以上，1小時後，可以增加到80mg；孩童−1mg/kg肌注或靜注，能增加2mg/kg，但比前一劑不能在2小時內增加。最大量6mg/kg。
3.Furosemide治療效果不好時，可併用metolazone。Metolazone的劑量為2.5~10mg。每隔24小時劑量加倍，直到出現足夠的利尿效果。Hydrochlorothiazide(50mg)也有類似的加乘效果，作用時間較短較安全。

不良反應 起立性低血壓(開始治療時)，嘔吐、頭痛、視力模糊、耳鳴；較少發生者：胃腸刺激、便秘、身體不適、白血球過少、貧血、蕁麻疹、對光敏感，多發性紅斑、剝落性皮膚炎、壞死性血管炎，虛弱、尿意頻繁、泌尿道膀胱痙攣、血栓靜脈炎。

醫療須知 1.要知道這類的藥物會造成嚴重的脫水和電解質的排空(特別是老年人或虛弱的患者)可能導致循環虛脫。因此，要以小劑量開始治療，然後根據血清中電解質的濃度和臨床的反應，小心的調整劑量。
2.要注意患者是否產生電解質不均衡的徵兆(如食慾不振、口乾、口渴、心跳過快、胃腸發生障礙、不安、眩暈、虛弱、倦怠、肌肉疼痛性痙攣)，一有發現就要向醫師報告，通常要考慮調整劑量和/或補充電解質(口鉀或鈉)。
3.IV投與時要仔細的監視，太快或過度的利尿，會導致低血容積，低血壓和血管虛脫，要經常的測定血壓。同時要避免注射液外溢，因為這樣通常會造成疼痛和刺激。
4.糖尿病患者或疑似患者使用本藥時，要定期的測定血糖和尿糖，要注意患者的血糖是否增加，或對葡萄糖的耐受性是否改變；如果有所發現，就要向醫師報告。
5.下列情況使用本藥宜小心：肝壞死、糖尿病、痛風、或心源性休克、以及接受毛地黃或排空鉀質之類固醇治療的患者、和老年人等。
6.投與本藥要在早晨為之，最遲為下午，應該避免夜尿和中斷睡眠，要向患者強調按照處方規律服藥的重要性。每當IV投與時，要監測輸注的速率，其速率通常不可超過4mg/分。
7.貯存條件：避光。

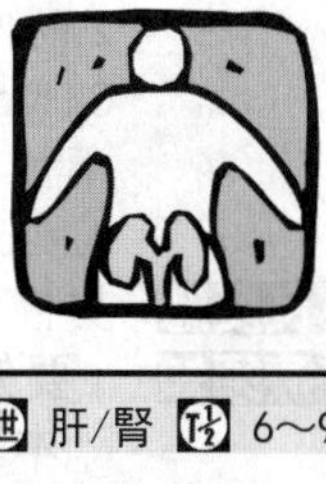

§ 51.3 滯鉀類利尿劑

51301 AMILORIDE HCL

孕 B/D 乳 - 食 ± 泄 肝/腎 T½ 6~9h

℞ 5 MG/錠劑(T);

商 名 Amitride® (科進) $28.7/T(5MG-PIC/S)

藥理作用 1.本藥為滯鉀類利尿劑，具溫和利尿和抗高血壓的作用。
2.本藥可做為排空鉀質利尿劑(如thiazides，強效利尿劑)的輔助劑，以減少鉀質的漏失或恢復血清中鉀質的正常濃度(較少單獨使用)。

3.本藥還可與hydrochlorothiazide併用來治療復發性鈣性腎結石，或鋰塩引起的多尿症。
4.孕婦用藥安全等級B；D-如用於妊娠高血壓患者。

適應症 [衛核]利尿、高血壓。

用法用量 起始單次劑量為口服5mg/天，加在含其他的利尿劑的處方，如果需要的話可增加至10mg/天，給嚴重的持續性低血鉀患者最大的推薦劑量為20mg/天。

不良反應 噁心、食慾不振、下痢、頭痛、高血鉀(感覺異常、肌肉虛弱、倦怠、心跳過慢)。

醫療須知 1.要注意高血鉀的早期徵兆(參見常見的副作用)一旦有所發現要立刻告訴醫師，還要定期的監測血清中鉀的濃度，特別是在治療的初期。
2.糖尿病，腎受損，心肺症的患者，孕婦或授乳的母親，老年人體虛或非常嚴重的患者等使用本藥宜小心。
3.警告服用本藥的患者避免補充鉀質或取富含鉀質的食物(如橘 子汁、香蕉、葡萄乾、新鮮的魚類、棗子、胡蘿蔔)。

51302 SPIRONOLACTONE

孕 C/D 乳 - 食 + 泄 肝/腎 ½ 1. 3～2. 4h

Rx 5 MG, 20 MG, 25 MG, 50 MG/錠劑(T);

商 名

Aldactin®(安星/信東) $2/T(25MG-PIC/S-箔), $1.5/T(25MG-PIC/S),
Aldactone® ◎ (PIRAMAL/輝瑞) $2/T(25MG-PIC/S-箔), $1.5/T(25MG-PIC/S)
Dott Hair B®(明德)
Excellent Grow B®(衛達/翰可)
Excellent Grow Plus®(衛達/翰可)
Hair Renaissance S®(衛達)
Laxtone®(元宙) $1.5/T(25MG-PIC/S), $2/T(25MG-PIC/S-箔)
Skyton®(瑞士/新瑞) $2/T(25MG-PIC/S-箔), $1.5/T(25MG-PIC/S),
Slatone®(明德/東竹) $2.7/T(50MG-PIC/S), $2/T(25MG-PIC/S-箔)
Spiron®(約克) $1.5/T(25MG-PIC/S), $2/T(25MG-PIC/S-箔),
Spironolactone®(十全) $1.5/T(25MG-PIC/S), $2/T(25MG-PIC/S-箔),
Spironolactone®(大豐/嘉林) $1.5/T(25MG-PIC/S), $2/T(25MG-PIC/S-箔)
Spironolactone®(皇佳) $1.5/T(25MG-PIC/S), $2/T(25MG-PIC/S-箔),
Spirotone®(榮民) $1.5/T(25MG-PIC/S), $2/T(25MG-PIC/S-箔)
Subitong®(大豐) $1.5/T(25MG-PIC/S), $2/T(25MG-PIC/S-箔)

藥理作用 1.本藥為天然荷爾蒙aldosterone的競爭性拮抗劑。作用在腎小管鈉與鉀交換的部位，正常的情況下，aldosterone能夠刺激那些提供能量給離子交換程序的酶；spironolactone會抑制aldosterone，而損害到鈉−鉀的交換，結果排出鈉離子保留著鉀離子。Spironolactone不會提高血清中尿酸的濃度或改變碳水化合物的代謝。
2.孕婦用藥安全等級：D-如用於妊娠高血壓患者。

適應症 [衛核]利尿、高血壓、原發性醛類脂醇過多症。
[非衛核]1.治療鬱血性心衰竭，肝壞死和腎症候群有關的水腫。2.可做為其他利尿劑的補助劑，以減少鉀的漏失。3.診斷和治療primary hyperaldosteronism。4.多囊性卵巢症候群婦女的多毛症或自發性多毛症。5.重肌無力症的治療輔助劑。6.青春痘的治療。

用法用量 (僅供口服使用)
1.水腫−(成人)每天25~200mg，單次或多次使用。(孩童)每kg3.3mg，單次或分次使用。
2.高血壓−每天25mg~100mg，單次或分次使用，最大劑量為每天200mg。
3.Hyperaldosteronis診斷−每天400mg，連續4天，此其時血清中鉀質的濃度增加，(當停藥後，則又下降，那麼就可診斷為primary hyperaldosteronism)。
4.Hyperaldosteronism的治療−每天100~400mg。

不良反應 男性女乳和胸部擴大(男女皆然)，胃腸不適，昏睡。

醫療須知 1.要知道長期給予老鼠25~250倍人體的一般劑量的spironolactone會誘發惡性腫瘤，因此，本藥只給那些對其他利尿劑無效或不適當的患者。
2.當使用spironolactone治療時，避免服用鉀質的補充劑，而且要警告患者不要攝取富含鉀質的食物(如香蕉、橘子汁、柑橘類的水果、棗子)。

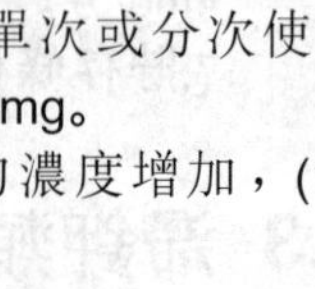

§ 51.4 噻嗪類利尿劑

51401 THIAZIDES 類藥物總論

類　別

BENDROFLUMETHIAZIDE
BENZYLHYDROCHLOROTHIAZIDE
CYCLOPENTHIAZIDE
TRICHLORMETHIAZIDE

藥理作用 1.它們會干擾胰島素的釋出，此可能是由於低血鉀和在腎小管分泌的部位與尿酸競爭的結果，因此，會提高血清中尿酸的的濃度，它們還具有對尿崩症產生逆理的抗利尿效應。可能是由於加強抗利尿荷爾蒙ADH的作用，此乃是鈉排空所造成的結果。

2.抗高血壓的作用(antihypertensive)：可能由於(a)減少血漿體積和鈉濃度，(b)對小動脈平滑肌有直接鬆弛的作用，(c)減弱內生性加壓物質對血管平滑肌的活性，此可能是改變肌肉纖維內鈉含量的結果。

3.其他的作用：它們會干擾胰島素的釋出，此可能是由於低血鉀和在腎小管分泌的部位與尿酸競爭的結果，因此，會提高血清中尿酸的的濃度，它們還具有對尿崩症產生逆理的抗利尿效應。可能是由於加強抗利尿荷爾蒙ADH的作用，此乃是鈉排空所造成的結果。

適 應 症 1.治療與鬱血性心衰竭、肝硬化、腎不全和類固醇或雌荷爾蒙治療有關的水腫。

2.治療各種形式的高血壓，單獨使用(輕度的)或與其他抗高血壓的藥物併用(中度的至嚴重程度的)。

3.可做為尿崩症的症狀療法，以減少多尿症。

用法用量 參見個別討論。

不良反應 頭重腳輕，如果又沒有補充鉀質，常會發生低血鉀(肌肉虛弱、眩暈、感覺異常、疼痛性痙攣)、較少發生者：噁心、胃腸激躁、嘔吐、食慾不振、下痢、疼痛性痙攣、脹氣、黃疸、胰臟炎、涎腺炎、肝炎；心臟血管–起立性低血壓、心悸、狹心症樣的疼痛；CNS：頭痛、眩暈、視力模糊、暈厥、倦怠；過敏反應–發疹、對光敏應、發燒、紫斑、蕁麻疹、血管炎、Stevens-Johnson症候群、呼吸急促、肺炎、無防禦性過敏反應；血液的–血性惡病質；其他肌肉痙攣、冷顫、陽萎、高血壓、高尿酸血症、BUN昇高、高血鈣。

醫療須知 1.下列的患者服用這類藥物宜小心：腎或肝病、支氣管氣喘、糖尿病、痛風、有過敏的病歷、紅斑性狼瘡、較惡化的動脈硬化或較惡化的心臟病；此外還有老年人、虛弱的患者、孕婦或授乳的婦女，在服用這類藥物也要小心。

2.告訴患者一旦發現電解質不均衡的初期徵兆(如口渴、口乾、食慾不振、虛弱、倦怠、肌肉疼痛、少尿症、胃腸障礙、心跳過速、感覺異常、心智混亂、昂奮)，就要通知醫師。尤其老年人或虛弱的患者，或體液過度漏失(如快速的利尿作用、嘔吐、或下痢)較易發生電解質不均衡。

3.警告患者要緩慢地移動身體的位置，以減少起立性低血壓的發生(如眩暈、運動不能、頭昏)。

51402 BENZYLHYDROCHLOROTHIAZIDE

Rx 4 MG/錠劑(T);

商　名

Behyd® (杏林新生) $1.5/T(4MG-PIC/S), $2/T(4MG-PIC/S-箔)

藥理作用 口服投與後，在2小時內產生起始作用，作用期達6~12小時。靜注的溶液是將18ml的滅菌水加到小瓶(vial)內製備之。不能和全血一起投與，也不能皮下或肌注。溶液在室溫可放到24小時。

適 應 症 [衛核]利尿，高血壓。

用法用量 水腫–1天1~2次，1次0.5~1g，一週3~5天，孩童–每天22mg/kg分2次使用。高血壓–每天0.5~1g，調整到最理想的反應。

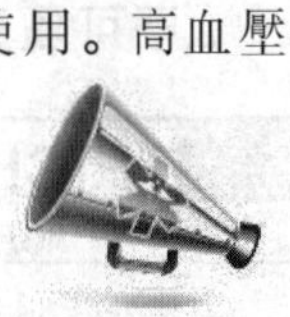

51
利尿劑

51403 HYDROCHLOROTHIAZIDE

孕B/D 乳 - 食 + 泄 肝 時 45～120m

Rx 25 MG, 50 MG/錠劑(T);

商 名

Colonraitai®(井田) $2/T(25MG-PIC/S-箔), $1.5/T(25MG-PIC/S)
Decazon®(中生) $1.5/T(50MG-PIC/S)
Dihydrochl Ozide®(長安/安力圻) $0.65/T(25MG)
Dihydrochlorothiazide®(人人/東洲) $0.65/T(25MG)
Dihydrodiazid®(中化) $1.5/T(25MG-PIC/S), $2/T(25MG-PIC/S-箔)
Dithiazide®(華盛頓) $2/T(25MG-PIC/S-箔), $1.5/T(25MG-PIC/S)
E Water®(中美兄弟)
Hybozide®(台裕) $1.5/T(50MG-PIC/S),
Hychlozide®(強生) $2/T(25MG-PIC/S-箔), $1.5/T(25MG-PIC/S),
Hydrochlorothiazide®(人人)
Hydrochlorothiazide®(人生) $0.65/T(25MG)
Hydrochlorothiazide®(信隆) $1.5/T(25MG-PIC/S),
Hydrochlorothiazide®(壽元/新喜國際) $1.5/T(25MG-PIC/S)
Hydrochlorothiazide®(榮民) $1.5/T(50MG-PIC/S), $2/T(50MG-PIC/S-箔)
Koliside®(井田/天下) $1.5/T(25MG-PIC/S),
Lisuzone®(約克) $1.5/T(25MG-PIC/S)

藥理作用 1.最廣泛使用的hiazide利尿劑，可干擾鈉離子在遠端腎小管的再吸收。起始作用為1~2小時，作用期6~12小時。
2.本藥具有降壓提高血壓漿腎素(renin)活性，並可促使糖尿病傾向的患者發病，以便提早預防。
3.孕婦用藥安全等級B；D-如用於妊娠高血壓患者。

適應症 [衛核]利尿、高血壓

用法用量 水腫−開始時每天25~200mg，維持量每天25~100mg通常依間歇性的時間表。高血壓−開始每天50~100mg，調整到所要的反應。(通常的範圍為每天25~100mg)。孩童−每天2.2mg/kg。

不良反應 高血糖、高尿酸、低血鉀、口乾、噁心、厭食、黃疸；嚴重者-再生不能貧血、顆粒性白血球過少。

醫療須知 Hydrochlorothiazide(HCTZ)累積暴露量增加，可能會增加非黑色素細胞皮膚惡性腫瘤(non-melanocytic skin malignancies, NMSC)的風險，病人應避免暴露於陽光或紫外線，或服藥期間採取適當的防曬方法，以減少皮膚癌的風險。

51
利尿劑

51404 METOLAZONE

孕B/D 乳 - 泄 腎 時 14h

Rx 0.5 MG/錠劑(T);

商 名

Metozone®(應元) $2.08/T(0.5MG)
Mycros®(友霖) $2.1/T(0.5MG-PIC/S),
Mykrox®(友霖/友華)
Mykyo® *(榮民) $2.1/T(0.5MG-PIC/S)
Rixia®(皇佳/瑪科隆) $2.1/T(0.5MG-PIC/S)

藥理作用 1.主要作用是在cortical diluting及近側細尿管地方，抑制鈉的再吸收，使鈉及氯離子等量排出，增加遠側細尿管鈉的濃度，促使鉀鈉交換增加，導致鉀排泄的增加。
2.孕婦用藥安全等級B；D-如用於妊娠高血壓患者。

適應症 [衛核]高血壓
[非衛核]充血性心臟衰竭，腎竭，肝硬化腹水。

用法用量 視個人疾病輕重，除非特別經由醫師處方，每天早晨服用單劑量；高血壓：開始3~4星期：2.5~5mg/天，以後降低劑量，維持血中濃度；水腫(心臟)：5~10mg/天；水腫(腎臟)：5~20mg/天。肝硬化腹水：5~20mg/天，欲維持治療濃度，可降低劑量，或每2~3天服用一次。

不良反應 胃腸方面：厭食、噁心、嘔吐、下痢、便秘、腹部脹氣、上腹窘迫，肝內黃疸、發燒、喉嚨痛、心悸、光敏感、肝炎。

醫療須知 1.罹患痛風、胰臟炎、糖尿病、紅斑性狼瘡、對磺胺類藥過敏以及心肝腎臟病的患者、使用本藥宜小心。
2.不可隨意更換廠牌，因為不同廠牌的生體利用率及其臨床效果不同。

51405 TRICHLORMETHIAZIDE

孕C/D 乳 -

Rx 2 MG/錠劑(T);

商　名

Eazide® (瑞士) $2/T(2MG-PIC/S-箔), $1.5/T(2MG-PIC/S),
Fluitran® ◎ (東洋/塩野義) $1.5/T(2MG-PIC/S), $2/T(2MG-PIC/S-箔),
Tricozide® (強生) $1.5/T(2MG-PIC/S), $2/T(2MG-PIC/S-箔)
Triklor® (瑞士/新瑞) $1.5/T(2MG-PIC/S)

藥理作用 1.本藥會干擾鈉離子從腎小管上皮輸出，而產生利尿作用。起始作用2小時，約6小時達最高峰，作用期24小時或更長。可和reserpine併用。
2.孕婦用藥安全等級C；D-如用於妊娠高血壓患者。

適 應 症 [衛核]利尿、高血壓

用法用量 水腫−每天1~4mg；高血壓−每天2~4mg；孩童−每天0.07mg/kg。

不良反應 高血糖、高尿酸、低血鉀、口乾、噁心、厭食、黃疸；嚴重者-再生不能貧血、顆粒性白血球過少。

§ 51.5 其它

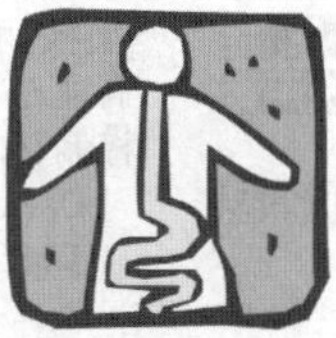

51501 MANNITOL

孕C 乳? 泄 腎 T½ 100m

Rx ✎ 15000 MG, 200 MG/ML/注射劑(I);

商　名

Anol® (安星) $39.3/I(200MG/ML-PIC/S-100ML), $15/I(200MG/ML-PIC/S-20ML), $39.4/I(200MG/ML-PIC/S-300ML), $106/I(200MG/ML-PIC/S-500ML)
Maniton® (杏林新生) $39.3/I(200MG/ML-PIC/S-100ML), $39.4/I(200MG/ML-PIC/S-300ML), $106/I(200MG/ML-PIC/S-500ML),
Mannitol® (信東) $39.4/I(200MG/ML-300ML)
Mannitol® (台裕) $106/I(200MG/ML-PIC/S-500ML)
Mannitol® (永豐)
Mannitol® (永豐/順華) $39.4/I(200MG/ML-PIC/S-300ML), $106/I(200MG/ML-PIC/S-500ML), $39.3/I(200MG/ML-PIC/S-100ML)
Mannitol® (濟生)
Siunitol® (壽元)
Sunnytol Infusion® (南光) $39.4/I(200MG/ML-PIC/S-300ML)

藥理作用 本藥IV注射後，不會大量被代謝，很快的就會被腎臟排泄出去，它們不會被腎小管再吸收，因此，人會增加腎小管內的滲透壓，所以水份的再吸收減少，尿液的排出量增加。當大劑量使用本藥時，會增加電解質的排泄，由於本藥可提高血漿的滲透壓，因此，它可降低已上昇的顱內壓和眼內壓。

適 應 症 [衛核]利尿、降顱內壓、腦水腫、促進毒物之尿中排除、腎小球過濾速率之測定。
[非衛核]1.在發生不可逆性腎衰竭之前，可使用本藥來預防和治療急性衰竭的尿少症。2.本藥可用來治療腦水腫和已上昇的顱內壓(如頭部受傷或手術所造成的)。3.本藥可用來降低由於急性鬱血性青光眼所造成的眼內壓上昇。

用法用量 (僅可IV輸注使用)急性腎衰竭−50g，以5~25%的溶液灌注之。降低顱內壓−1.2~2g/kg，以15~25%的溶液輸注之，輸注時間為30~60分鐘。急性化學品中毒−100~200g，端視體液的需要量和尿液排出量而定。測定腎絲球體的過濾率−20%的100ml溶液稀釋在180ml的氯化鈉溶液中，然後IV輸注到體內，其速率為20ml/分。

不良反應 (不常發生)口乾、口喝、頭痛、視力模糊、噁心、嘔吐、鼻炎、下痢，顯著利尿作用，電解質不均衡，酸中毒、發燒、冷顫、眩暈、低血壓、脫水、心跳過速，狹心症樣的疼痛。

醫療須知 1.顯著心肺症或腎不全，以及孕婦等在服用本藥宜小心。
2.避免溶液外溢，而且要注意輸注的發炎或水腫。
3.調整輸注速率，以維持尿液流率至少為30~50ml/小時。
4.(如果溶液有結晶暴露在低溫下)，可放在熱水浴加溫，然後，冷卻至體溫再行注射，如果有結晶存在，不可投與。

§ 51.6 利尿劑的複方產品

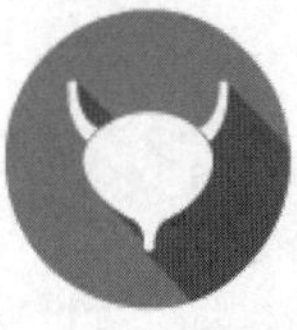

51601 Amizide "生達"安立壓錠 ® (盈盈/生達) $1.73/T, $2/T

Rx

每 Tab 含有：AMILORIDE HCL 5.0 MG；HYDROCHLOROTHIAZIDE (EQ TO 3,4-DIHYDROCHLOROTHIAZIDE) 50.0 MG

適應症 [衛核] 利尿、高血壓

用法用量 起始劑量為每天1~2錠，必要時可調整劑量，但每天勿超過4錠。本藥通常於服後2~4小時內開始作用，其最大排鈉與利尿效果是發生在第4小時，用時間持續24小時。作有效利尿作用時間為12小時。

類似產品 Anza 安壓錠〝井田〞® (井田) $1.73/T, $2/T

51602 Anjal "優生"安壓錠 ® (優生) $1.5/T

Rx

每 Tab 含有：HYDROCHLOROTHIAZIDE (EQ TO 3,4-DIHYDROCHLOROTHIAZIDE) 25.0 MG；TRIAMTERENE 50.0 MG

適應症 [衛核] 利尿、高血壓

用法用量 高血壓:開始劑量每天2次，每次1粒，飯後服用;以後視患者之需要而增減。水腫:開始劑量每天2粒，水腫控制後可減為每天或隔天1粒。每天最大量以不超過4粒為宜。

類似產品 Dazid 平壓得錠〝華興〞® (華興) $1.5/T　Depress〝井田〞順壓暢錠 ® (井田) $1.5/T
Triazide 適利平錠 ® (仁興)

51603 Anjalo Antiseptic 安潔樂消毒藥水 ® (健康化學/慶豐)

每 100 ml 含有：CETRIMIDE 3000.0 MG；CHLORHEXIDINE GLUCONATE 300.0 MG

適應症 [衛核] 一般外用消毒劑、可當作初步傷口處理。

用法用量 參照仿單

51604 Slosat "衛達"賜樂泄錠 ® (衛達) $2.24/T

Rx

每 Tab 含有：HYDROCHLOROTHIAZIDE (EQ TO 3,4-DIHYDROCHLOROTHIAZIDE) 25.0 MG；SPIRONOLACTONE 25.0 MG

適應症 [衛核] 利尿、高血壓

用法用量 一天4錠，分次服用，持續2星期以上。

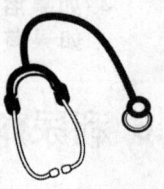

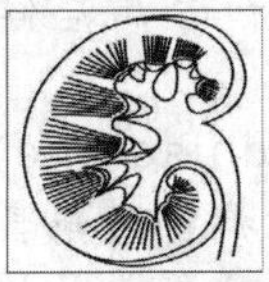

第五十二章
泌尿系統疾病的治療劑
Agents used in the Disorders of the Urinary System

根據衛生署的統計，台灣地區民國100年的死亡原因，仍以惡性腫瘤排名第一，此外，值得注意的是腎炎、腎症候群和腎病變，也名列10大死亡原因之一，全年死亡人數共4368位，比起往年有成長的趨勢。其原因不外乎與藥物的濫用、污染、生活不正常有關。因為國人常吃藥的習慣早已聞名於世，而首當衝的器官就是肝臟與腎臟，台灣的末期腎病變，即尿毒症，發生率及盛行率居全球之冠。但大多數患者在發生水腫、噁心、嘔吐、神智改變、四肢乏力、呼吸困難等症狀前不知道自己有腎臟病。這是因為在腎臟病的早中期不會有明顯的症狀，通常在腎功能喪失7~8成身體才會出現警訊。根據2008年一篇發表於著名醫學期刊(Lancet)的研究顯示，全台罹患慢性腎病變的總數高達250萬人，大約每10人就有1人罹病，但竟然只有3.5%的人自知罹患腎臟病；這是民族的危機，豈不慎謹乎！

誰容易罹患腎臟病：糖尿病患者、高血壓患者、痛風患者、有家族慢性腎臟病史、65歲以上老人、藥物不當使用者，如長期使用消炎止痛藥或來路不明的中草藥，容易造成腎臟毒性。

正常人的肌酸酐廓清率約為每分鐘80~120cc，平均約為每分鐘100cc。目前，臨床診斷慢性腎臟病的五個階段，就是依照肌酸酐廓清率的高低來加以區分：

- 第一期：每分鐘肌酸酐廓清率大於90cc。
- 第二期：每分鐘肌酸酐廓清率介於60~90cc。
- 第三期：每分鐘肌酸酐廓清率介於30~60cc。
- 第四期：每分鐘肌酸酐廓清率介於15~30cc。
- 第五期：每分鐘肌酸酐廓清率小於15cc。

一般而言，第一、二期表示腎功能有輕度損傷，第三期以上則可經由驗血發現血清尿素氮或肌酸酐上升，代表腎臟功能開始變差，目前醫師所要積極挽救的是第三期以前的病人，避免進一步惡化。

腎臟生病的表現

初期沒有明顯，一旦發現下列症狀，就應該檢查：

(1)「泡」：泡泡尿，包括血尿、蛋白泡沫尿(指尿液表面漂浮著細小泡沫，久久不消退)。
(2)「水」：水腫、下肢浮腫，用手指按壓會造成凹陷，無法立刻彈回。
(3)「高」：高血壓(正常值為收縮壓低於120mmHg，舒張壓低於80mmHg，衛生署訂定)。
(4)「貧」：貧血、臉色蒼白。
(5)「倦」：疲倦。

表 52-1 Phosphodiesterase Type 5 抑制劑的藥物動力學

數據\藥物	Sildenafil	Tadalafil	Vardenafil
生體利用率	≈ 40%	未明	≈ 15%
Tmax	0.5 至 2 小時	0.5 至 6 小時	0.5 至 2 小時
高脂食物的影響	Cmax 減少 29% Tmax 增加 1 小時	沒影響	Cmax 減少 18% 至 50%
起始作用	≈ 30分	30 至 45 分	≈ 20 分
最大效應	沒有數據	2 小時	45 至 90 分
作用期間	≧ 4 小時	24 小時	< 5 小時
蛋白結合率	≈ 96%	94%	≈ 95%
代謝	CYP3A4(主要) CYP2C9(次要)	CYP3A4(主要)	CYP3A4(主要) CYP3A5,CYP2C 異構物(次要)
活性代謝物	有	無	有
終端半衰期	≈ 4 小時	17.5 小時	4 至 5 小時

腎臟病的病因可分為(一)免疫機轉引起的，如腎絲球腎炎(glomerulonephritis)和腎病症候群(nephrotic syndrome)和(二)細菌感染引起的，如腎盂炎(pyelonephritis)。

免疫機轉引起的腎絲球腎炎其治療通常都使用(1)高劑量的皮質類固醇(prednisolone)或(2)heparin+dipyridamole+cyclophamide(或azathioprine)。其他大部份的免疫機轉引起的腎病都苦無良方，許多藥廠都相繼推出新藥，都只稍能治療各種腎炎，但是療效卻都尚未確立。至於腎盂腎炎的治療，其首選藥物為gentamicin，cotrimoxazole；第二線藥物ampicillin，amoxycillin和cephalosporins(如cefotaxine，latamoxef)。這些藥物我們已分別在各章節討論過了。本章還要討論治療攝護腺肥大的治療劑(如finasteride和tamsulosin)以及陽萎治療劑(如sildenafil，tadalafil，varadenafil)。

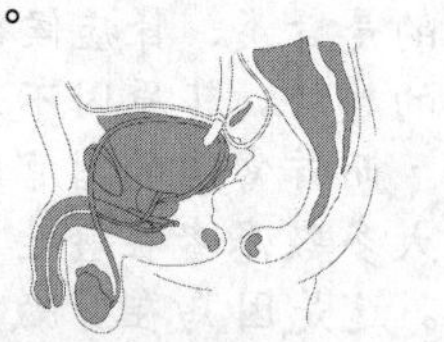

§ 52.1 良性攝護腺肥大治療

攝護腺的大小和形狀像一粒胡桃，是由平滑肌、海綿狀組織，以及細微的導管和腺體所組成，外面覆蓋一層叫作被膜的薄膜。最主要的功能是製造精液中的液體。攝護腺的中央部位隨著年齡持續生長。這個中央部位正好包圍著尿道，組織的增長通常會壓迫到尿道，妨礙尿流。這種情況就稱為「良性攝護腺肥大」，一般簡稱BPH(Benign Prostatic Hyperplasia)。其症狀包括：頻尿或有尿急感、夜裡解尿多次(夜頻尿症)、尿流速減小。隨著攝護腺肥大日漸嚴重，解尿更為困難，會造成尿液滯留情形，易引起泌尿道發炎、膀胱及腎臟受損、膀胱結石及尿失禁等問題。

良性攝護腺肥大的治療藥物包括兩類：α型交感神經阻斷劑和男性荷爾抑制劑。如果攝護肥大症狀嚴重或藥品治療效果不好，則可考慮接受手術治療、高溫微波或雷射治療。

52101 ALFUZOSIN HCL

Rx

100 %/粉劑(P)； SR 10 MG/持續性製劑(SR)；

商　名

Alfuzo XL® ＊ (十全) $5/SR(10MG-PIC/S)
Alfuzosin® (生達)
Azosin S.R.® ＊ (生達) $5/SR(10MG-PIC/S)
Lafuzo XL® ＊ (歐帕/瑩碩) $5/SR(10MG-PIC/S)
Xatral XL® ◎ (SANOFI WINTHROP/賽諾菲) $5/SR(10MG-PIC/S)

藥理作用 本藥係屬於α-受體阻斷劑，故能選擇性作用在前列腺囊三角，尿道和前列腺的α-受體，而降低尿道的緊張性壓力，減少尿流阻力。

適應症 [衛核]良性前列腺肥大

用法用量 一般錠：每天三次，每次一錠，晚上開始第一次服藥。長效錠：一天口服一錠。

不良反應 最常見的是：噁心、胃痛、腹瀉、暈眩、頭痛。

較罕有的是：口乾、心悸、胸痛、倦怠、嗜睡、皮疹、搔癢、顏面潮紅。在服藥過程中，若發生任何異常的反應皆應向醫師報告。

醫療須知 1.當有冠狀動脈循環不足(心絞痛)時或您正在服用抗高血壓藥劑(該藥可降低動脈壓)時，請通知您的醫師。

2.於手術時，提醒麻醉醫師您正在服用本藥。

3.使用於老年人時，由於他們顯著的敏感性，可降低每日的使用劑量。

4.某些人可能對本藥膜衣錠2.5mg有特別的敏感性，如表現出起立時動脈壓降低。該現象可能於服藥後數小時內出現併伴隨有暈眩、倦怠、流汗。在這些狀況時，患者務必平躺一直到此暫時的症狀完全消失為止。

5.為避免首次劑量效應(如姿態性低血壓、心悸、暈眩及昏厥等)，建議首次劑量應於睡前服用。

6.冠狀動脈疾患者，應特別小心，不可單獨處方alfuzosin，若心絞痛復發或加重，應停用alfuzosin。

7.相較於年輕的患者，alfuzosin速效錠在老年患者(大於75歲)有較快且較完全的吸收，血中濃度也較高，但排除半衰期並無改變。老年患者對alfuzosin引起的血管擴張可能較敏感，應考慮調降劑量。

52102 DOXAZOSIN MESYLATE▲

孕C 乳? 泄 肝

℞ 1 MG, 2 MG, 4 MG/錠劑(T); SR 4 MG, 4.85 MG/持續性製劑(SR);

商名

Danxosin Cors® ＊ (歐帕/泰和碩) $7.8/SR(4.85MG-PIC/S)
Dophilin® (信東) $2/T(2MG-PIC/S-箔), $1.63/T(2MG-PIC/S),
Doros Cors® ＊ (歐帕/瑩碩) $7.8/SR(4MG-PIC/S)
Dosabin XL® ＊ (生達) $7.8/SR(4MG-PIC/S)
Dosabin® (生達) $1.63/T(2MG-PIC/S),
Doxaben XL® ◎ (VIATRIS/暉致) $7.8/SR(4MG-PIC/S)
Doxaben® ◎ (PFIZER/暉致) $2/T(2MG-PIC/S-箔),
Doxter® ＊ (健喬信元) $3.78/T(4MG-PIC/S), $2/T(2MG-PIC/S-箔), $1.63/T(2MG-PIC/S)
Genlease® ＊ (瑞士) $1.63/T(2MG-PIC/S)
Genzosin® (健亞) $2/T(2MG-PIC/S-箔), $1.63/T(2MG-PIC/S), $3.78/T(4MG-PIC/S),
Haxasin XL® ＊ (旭能) $7.8/SR(4MG-PIC/S)
Kinxaben® (健喬信元/永茂) $1.63/T(2MG-PIC/S), $2/T(2MG-PIC/S-箔)
Saxobin® (強生)
Xadosin SR® ＊ (中化) $7.8/SR(4MG-PIC/S),
Xadosin® (中化) $2/T(2MG-PIC/S-箔), $1.63/T(2MG-PIC/S),

藥理作用 本藥經由選擇性和競爭性的阻斷突觸後α-1腎上腺素受體而產生血管擴張作用，而達到降血壓的效果。

適應症 [衛核]高血壓、良性前列腺肥大
[非衛核]高血壓的第一線用藥，患者若單獨使用一種降血壓藥物無法達到療效時，本藥可和thiazide利尿劑或β-腎上腺素阻斷劑併用；良性攝護腺肥大。

用法用量 起始劑量為1mg，1天一次，然後按照患者的反應，每隔1~2星期將每日劑量調整2mg，4mg，8mg或16mg(最大劑量)，至患者血壓降至理想狀態。

不良反應 本藥較常見的不良反應為姿勢非特異性頭昏、頭痛、疲勞、暈眩、水腫及虛弱。

醫療須知 第一次服用本藥可能會感到暈眩，宜平躺至少1小時，不宜開車或從事危險性工作。

52103 DUTASTERIDE▲

孕X 乳- 泄 肝 T½ 5w

℞ 0.5 MG/膠囊劑(C);

商名

Avodart Soft® ◎ (GSK/葛蘭素史克) $15.5/C(0.5MG-PIC/S)
Budida Soft® ＊ (培力) $13.8/C(0.5MG-PIC/S)
Dutasteride Soft® (CYNDEA/中化裕民) $12.3/C(0.5MG-PIC/S)
Dutasteride® (DOUGLAS/盛益) $12.3/C(0.5MG-PIC/S)
Rasteride® (GAP/西海) $12.3/C(0.5MG-PIC/S)
U-Chu Duta Soft® ＊ (五洲) $13.8/C(0.5MG-PIC/S)

藥理作用 1.Dutasteride能專一性抑制睪固酮 (testosterone) 轉化為5α-dihydrotestosterone (DHT)的過程。DHT為一種雄性荷爾蒙，主要負責前列腺體最初的發育及之後的增大。睪固酮是經由酵素5α-reductase轉化為DHT，這種酵素有第一型及第二型兩種形式，第二型酵素主要在生殖組織具活性，而第一型酵素則也負責皮膚及肝臟中的睪固酮轉化。
2.Dutasteride為特異的第一型及第二型5α-reductase競爭性抑制劑，與第一型及第二型酵素都會形成穩定的酵素複合物。該複合物的分解曾經經過活體外及活體內評估，其過程相當緩慢。Dutasteride不會與人類的雄性荷爾蒙受體相結合。
3.以每日0.5mg的dutasteride治療BPH患者持續兩年，一年後血中DHT減少的中位數為94%，兩年後則為93%。而一年後及兩年後血中睪固酮增加的中位數皆為19%，但仍維持在正常生理範圍內。

適應症 [衛核]治療具有症狀之攝護腺肥大症。而有緩解相關症狀，降低急性尿滯留之發生率，減少攝護腺肥大症相關手術必要性之效果。

用法用量 1.Dutasteride的建議劑量為每次口服一顆膠囊(0.5mg)，每日一次，膠囊須一次整顆吞下。Dutasteride可與食物或不與食物一起服用。
2.腎功能不全或老年患者不需調整劑量由於缺乏用於肝功能不全患者的資料，因此無法建議使用劑量。

不良反應 勃起不能(4.7%)性慾降低(3.0%)射精障礙(1.4%)男性女乳症(0.5%)長期治療：與藥物有關的性副作用(勃起不能、性慾降低及射精障礙)的發生率會隨著治療時間加長而減少。與

藥物有關的男性女乳症發生率則在整個治療期間維持不變。

醫療須知 1.BPH的下泌尿道症狀可能是其他泌尿道疾病，包括攝護腺癌的徵兆。使用Dutasteride治療之前應先對患者進行評估，以排除其他泌尿道疾病的可能性。有大量殘餘尿液及/或尿流嚴重減少的患者可能不適合以5α-reductase抑制劑治療，而且應小心監測是否為阻塞性尿道病變。

2.捐血：接受dutasteride治療的男性，在其最後一次投藥後至少6個月以內不應捐血。規定這段期間的目的是為了避免懷孕的女性接受輸血者收受到dutasteride。

3.由於dutasteride廣泛經由肝臟代謝，而且在穩定狀態下其半衰期約為5星期，因此有肝臟疾病的患者應小心使用dutasteride。

4.服用dutasteride六個月，解釋PSA值時，與未接受治療的男性之正常值相較，PSA值應乘以兩倍。

5.婦女接觸後－對男性胎兒的危險性：dutasteride可經由皮膚吸收，因此懷孕或可能懷孕的婦女不應處方dutasteride軟膠囊，因為可能因此而吸收dutasteride，而且對男性胎兒可能造成胎兒異常的危險。此外，女性持取dutasteride軟膠囊時應特別小心，若接觸到裂損的膠囊，應立即以肥皂及水清洗接觸處。

52104 FINASTERIDE(5MG)▲

孕 X 乳 - 食 ± 泄 胆/腎 T½ 5～7h

Rx 1 MG, 5 MG/錠劑(T);

商　名

Binfin® (HETERO/上亞) $11.3/T(5MG-PIC/S)
Finaride® (永信) $11.3/T(5MG-PIC/S),
Finas® ＊ (華興/瑩碩)
Finaspro® ＊ (寶齡富錦) $11.3/T(5MG-PIC/S),
Finastate® (華興) $11.3/T(5MG-PIC/S)
Finasteride® (大豐/一成)
Finta® (南光) $11.3/T(5MG-PIC/S),
Fynasee® ＊ (中化)
Fynasid® ＊ (中化) $11.3/T(5MG-PIC/S),
Kinscar® (健喬信元) $11.3/T(5MG-PIC/S)
Medigrow B® (衛達/翰可)
Proleak® (健喬信元/瑞安) $11.3/T(5MG-PIC/S)
Proscar® ◎ (AIAC/歐嘉隆) $11.3/T(5MG-PIC/S)
Tnsen® (井田) $11.3/T(5MG-PIC/S)

52 泌尿系統疾病的治療劑

藥理作用 1.本藥為一合成之4-asasteroid化合物，是5-α還原酶專一性抑制劑新藥中先被開發者，該酶於細胞內代謝睪固酮(testosterone)成更強效之男性素激−二氫睪固酮(dihydrotestosterone，DHF)。Finasteride對男性荷爾蒙受體沒有親和力。

2.良性前列腺增生(Benign Prostatic Hyperplasia，BPH)常見於年齡超過五十歲的男人，且隨著年紀增加罹病率越大。前列腺發展為良性前列腺增生主因其中之testosterone轉變成DHT。正如其它男性荷爾蒙引起的變化過程，BPH也是慢慢漸進性的失調，因此，使BPH之臨床症狀消失須數個月之治療期。

3.本藥之適應症為治療及控制BPH，其可相當有效地降低循環及前列腺內之DHT。因finasteride抑制5-α還原酶的結果，口服該藥24小時內可明顯降低循環中之DHT。

4.臨床試驗上，患者長期以每天5mg之劑量治療，伴隨著抑制DHT之結果，產生前列腺體積之顯著縮小，增加最大排尿流速且改善所有尿道阻塞症狀。在二年的追蹤治療下，BPH一直維持著良好控制，因此建議finasteride可逆轉BPH之疾病過程。

5.服用於三個月中，相較於基礎數值，患者在所有三個重要之效益(efficacy)參數中顯出改善服用三個月後，相較於安慰劑，顯示出統計學上有意義地降低前列腺體積及前列腺專一性抗原(Prostate Specific Antigen，PSA)。統計學上，本藥與安慰劑之有意義差異也見於4個月治療中之最大排尿流速，並改善治療七個月中之所有及阻塞症狀之評分。

適 應 症 [衛核]良性前列腺增生。

[非衛核]說明：本藥為治療及控制良性前列腺增生(BPH)，使腫大之前列腺縮小，改善排尿流量及與BPH有關之症狀。

用法用量 1.建議劑量為每天一顆5mg錠劑，併用或不併用食物均可。雖然服用初期即見改善，但臨床治療試驗欲評估是否達到良好反應至少六個月。

2.腎功能不足患者之前劑量：對於各種不同程度之腎功能不足(肌胺酸酐廓清率低至9ml/min)患者，並不一定要調節劑量，因藥動學之研究並未顯示體內處置finasteride有任何變化。

不良反應 1.本藥有良好耐受性，在一個543個患者，為期12個月的對照性臨床研究中，每天以5mg finasteride治療，7個患者因finasteride之副作用而停藥、有關性功能的不良反應是最常報告的副作用，然而，上述的7個患者當中，只有1位是因這種副作用而停止finasteride治療。

2.在這些研究中，研究者將不良反應分級為也許(possibly)、很可能(probably)、或確定(definitely)為藥物引起，其發生頻率大於1.0%，並且大於安慰劑對照組之機率，結果為：性無能(importence)(3.7%)，性慾降低(3.3%)，及射精之精液減少(8%)。

醫療須知 1.因為對finasteride的良好反應可能無法立即呈現，所以有著殘留尿液體積大量及/或嚴重尿流量減少的患者，必須小心監測其閉塞性尿道病變(obstrctive uropathy)。

2.前列腺癌：專家建議在開始finasteride治療前及日後之定期治療 ，患者均必須以指頭觸診直腸方式作前列腺癌檢查。Finasteride可引起血清中PSA濃度之降低；因此，以finasteride治療BPH 患者致使之血中PSA濃度降低，並無法排除同時罹患前列腺癌之可能性(詳見檢驗分析結果)。迄今，以finasteride治療前列腺癌未見任何臨床效益。

3.孕婦：finasteride禁用於已懷孕或將懷孕之婦女(詳見禁忌說明)。因為5-α還原酶抑制劑可抑制睪固酮轉化成二氫睪固酮，當這些藥品(包括finasteride)給予孕婦時，可能引起男胎兒外生殖器異常。對finasteride之接觸–男性胎兒之危險性。有些性行為應用隔離式避孕法以免受孕。

4.已懷孕或將懷孕的婦女切勿觸摸壓碎的finasteride錠劑，因為可能吸收finasteride，進而對男胎兒造成潛在危險性。

5.同樣地，曾在接受finasteride 5mg/天治療個體中，發現精液中含有少量finasteride，finasteride於射精時測得之量，約為成年男子循環中可測得降低DHT濃度之最小口服劑量的1/50。當男胎兒的媽媽與接受finasteride治療患者之精液接觸時，不知其是否會有不良影響。因此，當該患者之性伴侶為孕婦或將懷孕，必須選免對方接觸其精液或停止finasteride治療。

6.哺乳媽媽：finasteride不可使用於婦女。Finasteride是否分泌於類乳汁中，迄今不知。

7.兒童之使用：finasteride不可使用於小孩，因其安全及有效性尚未建立。

52105 SILODOSIN▲

孕B 乳？ 泄 糞/尿 T½ 13.3±8.07h

Rx

2 MG, 4 MG, 8 MG/錠劑(T); 2 MG, 4 MG, 8 MG/膠囊劑(C);

商 名

Siliflo®(生達) $9.9/T(8MG-PIC/S)
Siliflo® ＊ (盈盈/生達) $5.2/C(4MG-PIC/S)
Ulodoxin®(中化) $9.9/T(8MG-PIC/S)
Urief® ◎ (健喬信元) $11/T(8MG-PIC/S), $11/C(8MG-PIC/S), $5.7/C(4MG-PIC/S), $5.7/T(4MG-PIC/S),

藥理作用 1.Silodosin為具選擇性的α1A-adrenergic receptor阻斷劑。

2.Silodosin藉經由分布於下泌尿道組織(前列腺、尿道和膀胱三角部位)的α1A-adrenergic receptor subtype作用阻斷交感神經系統傳導，造成降低下泌尿道組織平滑肌的張力與抑制尿道內壓，而改善前列腺肥大症所伴隨的排尿障礙。

適應症 [衛核]治療前列腺肥大症所伴隨的排尿障礙。

用法用量 1.通常，成人以1日2次，1次4毫克於早晚餐後口服投與本藥，並且依患者症狀可適當減少劑量。

2.中度腎功能障礙者，建議以低劑量(1次2mg，1日2次)作為治療的開始劑量。輕度腎功能障礙者(CCr 50~80mL/min)無須調整劑量。

3.本藥禁用於嚴重肝功能障礙者。中度及輕度肝功能障礙者(Child-Pugh score=7~9)無須調整劑量。

不良反應 常見副作用為射精障礙(逆行性射精等)(17.2%)、口渴(5.7%)、下痢(4.0%)、軟便(3.9%)、起立時有頭暈 (3.6%)、鼻塞(3.3%)、頭暈(2.6%)、搖晃感(2.5%)、頭痛(2.2%)。

醫療須知 1.本藥剛開始使用時，可能引起起立性低血壓，因此服用本藥的初期，患者駕駛車輛

52 泌尿系統疾病的治療劑

、操作機械或從事較危險的工作時須小心。

2.Silodosin和其他α-阻斷劑的藥效交互作用情形尚未確定。但是交互作用是可以預期的。因此silodosin不應該和其他α-阻斷劑併用。使用本藥之前，請先詢問病患有無服用降壓劑，若有服用者，需小心併用時的血壓變化，若發生起立性低血壓時，請降低劑量或停用本藥並作適當處置。

3.前列腺癌及良性前列腺肥大症常常有相同的徵狀，因此良性前列腺肥大症患者，須確實檢查以排除前列腺癌的可能性，再使用本藥。

4.手術中虹膜鬆弛症候群(intraoperative floppy iris syndrome)在一些正服用或術前有服用α-adrenergic receptor阻斷劑的患者進行白內障手術時會發生。服用本藥的患者應被告知，若進行白內障手術須告知其眼科醫師有服用本藥的情形。

52106 TAMSULOSIN▲

孕 B 乳 ? 泄 肝/腎 T½ 10～15h

℞ 0.2 MG, 0.4 MG/持續性錠劑(T.SR); 400 MCG, 0.2 MG, 0.2 MG, 0.4 MG/膠囊劑(C); 0.2 MG, 0.4 MG/顆粒劑(Gr); SR 0.2 MG, 0.4 MG/持續性製劑(SR); 0.2 MG/持續性錠劑(T.SR);

商名

Alfatam®(ZYDUS/吉富) $12.6/C(400MCG-PIC/S),
Elegant S.R.® ＊ (強生)
Hanlosin S.R.O.D.® ＊ (旭能) $4.41/T.SR(0.2MG-PIC/S)
Harnalidge D® ◎ (TOA/安斯泰來) $4.41/T.SR(0.2MG-PIC/S)
Harnalidge OCAS® ◎ (DELPHARM/安斯泰來) $12.6/SR(0.4MG-PIC/S),
Holigin S.R.® ＊ (信東) $4.41/SR(0.2MG-PIC/S),
Maxflow PR® ＊ (保瑞/貽丹) $12.6/SR(0.4MG-PIC/S),
Sorifan D®(歐帕/泰和碩) $4.41/T.SR(0.2MG-PIC/S), $12.6/T.SR(0.4MG-PIC/S)
Tamlosin D® ＊ (生達) $4.41/T.SR(0.2MG-PIC/S)
Tamlosin PR® ＊ (生達) $12.6/SR(0.4MG-PIC/S)
Tamlosin S.R.® ＊ (生達) $4.41/SR(0.2MG-PIC/S)
Tamodof®(生達)
Tamokas D®(歐帕/瑩碩) $13.6/T.SR(0.4MG-PIC/S), $4.93/SR(0.2MG-PIC/S)
Tamokas PR® ＊ (歐帕/瑩碩) $12.6/SR(0.4MG-PIC/S)
Tamso SR® ＊ (五洲) $4.41/SR(0.2MG-PIC/S),
Tamsulosin S.R.®(中化/中化裕民) $4.41/SR(0.2MG-PIC/S),
Tamsulosin Sandoz®(NOVARTIS/山德士) $12.6/SR(0.4MG-PIC/S)
Tamsulosin®(生達)
Urnal S.R.F.C.® ＊ (壽元/貽丹) $4.41/T.SR(0.2MG-PIC/S)
Zotan S.R.® ＊ (中化) $4.41/SR(0.2MG-PIC/S),
Zotan® ＊ (中化) $4.41/T.SR(0.2MG-PIC/S)

藥理作用 1.作用機轉：本藥經由尿道前列腺部之的受體之阻斷，致使尿道內壓曲線之前列腺部壓降低，而改善前列腺肥大症所伴隨之排尿障礙。

2.交感神經α受體阻斷作用：本藥選擇性地對α1受體，作競爭性地阻斷，此作用是prazosin HCL的1/2.2到22倍，phentilamine mesilate的45~140倍強。

3.對下部尿路(尿道、膀胱)及前列腺的作用：本藥對α1受體的阻斷作用是prazosin HCL的23~98倍，phentolamine mesilate的87~320倍強。

4.排尿障礙改善作用：本藥可使尿道內壓曲線的前列腺部壓降低。此外，本藥不影響規律的膀胱收縮以及膀胱內壓曲線。

適應症 [衛核]前列腺肥大症(增生)所伴隨的排尿障礙。

用法用量 1.本藥起始劑量為tamsulosin 0.2mg，每天一次，若反應不佳時，劑量可增加為0.4mg一天一粒，口服。

2.本藥宜空服使用，因食物會增加本藥暴露量。必須整粒吞服，不可磨碎或咀嚼，因為會干擾有效成分的持續性藥效。

3.由於高齡者有時有腎功能低下的情形，對腎功能低下者宜由0.1mg開始投與，經過充分的觀察才增量至0.2mg。由於本藥的單位含量較高，因此不建議使用於上述病患。

4.輕度至中度肝功能不全的患者無須調整劑量。

不良反應 主要是眩暈、胃部不快感，此外，還有偶有發生頭痛、低血壓、發疹、噁心、嘔吐、食慾不振、SGOT↑、SGPT↑、鼻塞、全身倦怠感。

醫療須知 1.慎重投與：有起立性血壓過低的患者，症狀有惡化的可能。

2.因本藥的過量投與，可能會使血壓降低，故應注意投與量。

3.有立位血壓降低的情形，故應注意體位變換而引起之血壓變化。

4.請留意本藥之治療並非原因療法，而是症狀療法，故在投與本藥如無法得到期待的效果時，請考慮採手術療法等其他適當的處置。
5.曾發生眩暈等情形，故從事高處作業、開車等伴有危險性的作業時，須加注意。
6.本藥投與開始時，須先診察患者有無投與降壓劑，有投與降壓劑時，應注意血壓的變化，出現血壓低下時，應採取減量或中止投與等適當的處置。
7.本藥不宜併用其他α-阻斷劑(如doxazosin或terazosin)。

52107 TERAZOSIN

孕C 乳? 食± 泄 肝/腎 ½ 9～12h

Rx 2 MG/錠劑(T);

商名

Conmy®(信東) $1.92/T(2MG-PIC/S), $2/T(2MG-PIC/S-箔)
Hytrin® ◎ (ABBVIE/亞培)
Hytrin® ◎ (AESICA/亞培) $1.92/T(2MG-PIC/S), $2/T(2MG-PIC/S-箔)
Kinzosin®(優良/永茂) $1.92/T(2MG-PIC/S)
Telowsin®(永信) $2/T(2MG-PIC/S-箔), $1.92/T(2MG-PIC/S)
Terasin®(優良/瑞安) $1.92/T(2MG-PIC/S),
Terazosin®(五洲) $1.92/T(2MG-PIC/S), $2/T(2MG-PIC/S-箔)
Tezopin®(衛達) $1.92/T(2MG-PIC/S), $2/T(2MG-PIC/S-箔)
Weson®(永勝) $1.92/T(2MG-PIC/S), $2/T(2MG-PIC/S-箔),

藥理作用 1.本藥為一新型的α-交感神經阻斷劑。
2.可阻斷postg-synaptic α1-adenoceptor，降低周邊阻力，而達成降壓效果。
3.降低LDL+VIDL cholesterol，降低total plasma cholesterol，增加HDL cholesterol。
4.對BPH(良性前列腺肥大症)，可有效改善尿路動力學及減少阻塞症狀

適應症 [衛核]高血壓、良性攝護腺肥大症。

用法用量 1天一次，初始劑量1mg/天，再漸增量直到血壓適當控制，最高20mg/天。

不良反應 主要的為眩暈，頭痛，鼻充血，噁心，胃部不適，無力感和冷感症狀，較少發生的：姿勢性低血壓，失眠，眼花，心悸，體重增加，呼吸急促，心悸。

醫療須知 起始劑量1mg或臨睡服用，可避免初填劑量的低血壓現象。因此服藥後，宜平躺至少1小時，起身動作也要緩慢，不要開車或從事危險性工作。

52108 Cernilton 賜護康膜衣錠® (DONGKOO/裕心)

每 T 含有：CERNITIN T60 60.0 MG；CERNITIN-GBX 3.0 MG

藥理作用 本藥係由8種植物花粉經破壁技術萃取製成之生藥治療劑。
1.利尿作用：改善膀胱平滑肌張力及收縮力促進排尿加速，對前列腺疾病患者不易排尿感具有改善作用。
2.抗發炎作用：減少尿道頸、背側腫脹，具有抗水腫及緩解發炎現象。
3.減少前列腺肥大：直接作用於前列腺上抑制前列腺肥大，不會影響睪丸、輸精管及其他器官。
4.增強前列腺功能的作用:前列腺的正常分泌，改善前列腺分泌不正常引起的性慾下降。

適應症 [衛核]初期前列腺肥大症狀，例如：頻尿、夜尿、殘尿感、尿流細小。
[非衛核]前列腺肥大引起之症狀緩解，慢性非細菌性前列腺炎，慢性骨盆腔疼痛症，慢性會陰部疼痛，改善膀胱及下泌尿道相關症狀。

用法用量 一天2~3次，每次2錠。

不良反應 1.過敏症：過敏症發生時停止使用。
2.腸胃系統：有時會發生厭食、無食慾及便秘等症狀。

醫療須知 1.對前列腺治療並非唯一治療方式，具症狀治療作用，長期服用仍須注意前列腺肥大及泌尿道感染可能性
2.對攝護腺癌特殊抗原(PSA)以及攝護腺癌檢測的影響：臨床試驗中發現服用本藥可能輕微減低血中的攝護腺癌特殊抗原(PSA)濃度，這可能造成攝護腺癌特殊抗原檢測值的改變。
3.服用本藥前，應先就診詢問醫師，以免錯失發現可能潛在的疾病，例如：攝護腺癌或膀胱癌。

臨床報告 日本針對該國23份臨床報告，總計498位病人，所做的一項比較研究結論：對於前列腺肥大症狀，200位病人中有135位有效(67.5%)；而對於前列腺炎，298位病人中有190位有效(63.8%)。而無自覺症狀，例如：排尿困難、殘尿感及排尿疼痛等也都獲得改善作用。

52109 Prosela 泰達利膜衣錠5/5毫克® (友霖/友華)

Rx 每 T 含有：FINASTERIDE 5.0 MG；TADALAFIL 5.0 MG

藥理作用 1.Tadalafil是第5型磷酸二酯酶(PDE5)的選擇性抑制劑。PDE5存在於海綿體、攝護腺和膀胱的平滑肌。
2.攝護腺的發育和增大取決於具效力的雄性素5α-二氫睪固酮(5α-DHT)。Finasteride是第II型5α還原酶的競爭性和特異性抑制劑，會與此酵素緩慢形成穩定的酵素複合體。此複合體的周轉速度非常慢(t1/2約為30天)。

適應症 [衛核]用於起始治療因良性前列腺肥大所伴隨的下泌尿道症狀，最長治療期不超過26週。使用限制：不建議使用本品超過26週，因為tadalafil的加乘效果從4週至26週持續下降，超過26週的加乘效果仍未知。

用法用量 建議劑量為每天一次，每次一錠，每天在大約相同的時間服藥，持續最多26週。

不良反應 1.Tadalafil的不良反應：

a.嚴重的心血管事件，包括心肌梗塞、心因性猝死、中風、胸痛、心悸和心搏過速。

b.過敏反應，包括蕁麻疹、Stevens-Johnson症候群和剝脫性皮炎。

c.偏頭痛、癲癇和癲癇復發、暫時性全面失憶。

d.視野缺陷、視網膜靜脈阻塞、視網膜動脈阻塞、非動脈炎性前部缺血性視神經病變(NAION)。

e.聽力突然下降或喪失。陰莖異常勃起。

2.Finasteride單一療法的不良反應：

a.過敏反應，例如搔癢、蕁麻疹和血管性水腫(包括嘴唇、舌頭、喉嚨和臉部腫脹)。

b.睪丸疼痛、血精症。

c.停止治療後仍存在性功能障礙，包括勃起功能障礙、性慾減退和射精障礙(例如：精液量減少)。

d.男性不育症和/或精液品質低下。

e.憂鬱、男性乳癌。

醫療須知 1.定期和/或間歇使用任何形式之有機硝酸鹽的病人，禁止使用本藥。

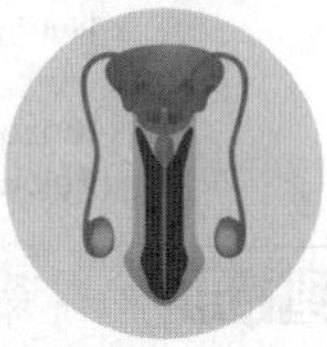

2.禁止將本藥用於下列病人：

a.最近90天內發生心肌梗塞

b.不穩定型心絞痛，或性行為時發生的心絞痛

c.最近6個月內發生紐約心臟協會第2級或更嚴重的心臟衰竭

d.未受控制的心律不整、低血壓(＜90/50mm Hg)或未受控制的高血壓

e.最近6個月內中風

3.在開始使用本藥治療BPH之前，需考慮病人是否有其他可能引起類似症狀的泌尿系統疾病。此外，攝護腺癌與BPH可能同時存在。發生阻塞性尿路病變。這類病人不適合接受Prosela療法。

4.接受本藥治療六個月或更長時間的病人中判讀單筆PSA數值，請將PSA數值乘以二，再與未治療男性的正常範圍作比較。

5.使用5α還原酶抑制劑(包括本藥)可能會提高發生高惡性度攝護腺癌的風險。

6.如果懷孕女性服用本藥，可能導致男性胎兒的外生殖器發育異常。懷孕或可能懷孕之婦女不可接觸已壓碎或破損之Prosela錠劑，因其可能因經皮膚吸收finasteride後對男性胎兒造成危險。

7.請指示病人，若陰莖勃起持續超過4小時，不論疼痛與否，皆應尋求緊急醫療照護。

8.如果單眼或雙眼視力突然喪失，應停用所有第5型磷酸二酯酶(PDE5)抑制劑(包括本藥)並就醫。

9.若聽力突然下降或喪失，應停用Prosela並立即就醫。

10.請告知病人大量飲酒(例如：5單位或更多)併用本藥會增加直立性低血壓徵象和症狀的發生率，包括心跳加速、站立時血壓降低、頭暈和頭痛等。

11.本藥含有乳糖。病人有罕見遺傳性半乳糖不耐症，Lapp乳糖酶缺乏或葡萄糖-半乳糖吸收異常不應使用此藥品。

§ 52.2 膀胱治療劑

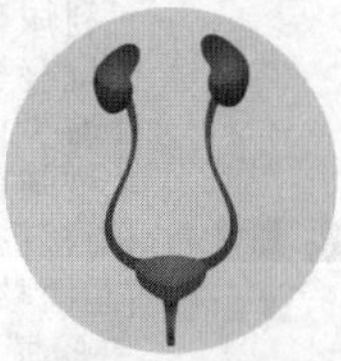

52201 DESMOPRESSIN▲

孕B 乳？ 泄 肝/腎 半 76m

Rx 25 MCG, 50 MCG, 60 MCG, 120 MCG, 240 MCG, 0.1 MG/錠劑(T); 4 MCG/ML/注射劑(I); 0.1 MG/ML/噴液劑(Spr);

商 名

Minirin Melt® ◎ (CATALENT/輝凌) $48/T(120MCG-PIC/S), $35.4/T(60MCG-PIC/S), $83/T(240MCG-PIC/S)

Minirin Nasal Spray® ◎ (FERRING/輝凌) $1656/Spr(0.1MG/ML-PIC/S-2.5ML)

Minirin® ◎ (FERRING/輝凌) $306/I(4MCG/ML-PIC/S-1ML), $35.4/T(0.1MG-PIC/S),

Nocdurna® (FERRING/輝凌) $20.3/T(50MCG-PIC/S), $20.3/T(25MCG-PIC/S)

pms-Desmopressin® (Pharmascience/健喬信元) $35.4/T(0.1MG-PIC/S)

藥理作用 1.本藥為腦下垂體後葉天然荷爾蒙的合成類似物。

2.本藥能提高抗利尿作用持續達8~14小時，適用於中樞性尿崩症，及夜間遺尿。

3.本藥也能夠增加血漿中第八因子之濃度，可應用於白血病，Von Willebrand's disease及尿毒症患者，減少出血傾向，縮短心臟手術及拔牙之流血時間。

適 應 症 [衛核]中樞尿崩症、腎功能試驗。

[非衛核]輕度與中度血友病與Von Wille-brand's disease，尿崩症的診斷。

用法用量 1.中樞尿崩症：一般成人每日1~2次，每次1~4μg(0.25~1ml)，一歲以上兒童每日1~2次，每次0.4~1μg(0.1~0.25ml)，小於一歲之兒童每日1~2次，每次0.2~0.4μg(0.05~0.1ml)。

2.用於控制或預防手術前出血：

a.皮下注射給予體重每公0.3μg以生理食鹽水稀釋50~100ml，點滴注射15~30分鐘以上。若有效，則於6~12小時內再重複給予1~2次上述之初始劑量。

b.治療血友病患者須注意第八因子濃度增加與否；若使用本藥輸注無法增加第八因子濃度致理想境界，則可另外輔以第八因子。對治療血友病患者須監測患者的凝血功能。

c.給予本藥治療前，應先偵測凝血因子及出血時時。在給予desmopressin後本質上可增加血漿中VIII：C及vWF：Ag的濃度，但至目前尚未明確的證實投予前後的關係。所以dessmopressin對出血時間控制的效果須對每一病患作個別測驗。

d.出血時間的測驗須以Simplate II的方法將其標準化，出血時間及血漿中凝血因子的濃度應藉由實驗室中凝血的數據來決定。

不良反應 極少數的患者偶有頭痛，噁心或腹部疼痛的現象；高劑量下：疲勞、血壓暫時性下降、反射性心跳過速。治療時，若無水份限制，可能導致水份的滯留，而產生如體重的增加，血鈉含量減少，甚至嚴重的會產生痙攣現象。

醫療須知 1.用大劑量DDAVP時常會有血壓微升高的現象，但劑量減低，此現象即消失。對患有冠狀動脈衰弱或高血壓患者，使用時要特別當心。

2.使用劑量若低於4mg時，由於肽類在稀釋液中易於黏附在玻璃表面，故須用糖尿病專用注射筒吸取使用。手術過後發生頻尿頻渴的患者，其使用劑量之多寡應以其尿液滲透力之情況而決定。

3.對DDAVP沒有特別解毒劑，如果小便有滯留狀態，可使用促進鈉排出之製劑如furosemide使尿通暢。

4.本藥須冷藏在4°C，避免日光直射。

5.使用本藥時，若尿液滲透壓增加血漿滲透壓減少表示尿崩症有治療效果。

6.某些特定的患者(包括小孩)使用desmopressin鼻用製劑治療原發性夜尿症(Primary Nocturnal Enuresis，PNE)可能有發生嚴重低血鈉的風險，因而導至癲癇發作或死亡。因此desmopressin鼻用製劑將不再適用於治療原發性夜尿症，也不適用於有低血鈉或有低血鈉病史的患者，用desmopressin錠治療PNE若發生急性併發症時需停止使用，不然會導至體液與(或)電解質不平衡。

52202 DULOXETINE HCL▲

孕C 乳 - 泄 腎/糞 T½ 12h

Rx 20 MG, 30 MG, 60 MG/膠囊劑(C);

商　名

Apa-Cymba® ＊ (強生/鴻汶) $14.3/C(30MG-PIC/S), $22.1/C(60MG-PIC/S)
Bupronil® ＊ (瑞士) $7.3/C(20MG-PIC/S), $14.3/C(30MG-PIC/S), $22.1/C(60MG-PIC/S)
Cymbalta® ◎ (LILLY/禮來) $22.1/C(60MG-PIC/S), $14.3/C(30MG-PIC/S)
Cymlutine® ＊ (永信) $14.3/C(30MG-PIC/S)
Cymta® ＊ (生達) $14.3/C(30MG-PIC/S)
Depulox® ＊ (HETERO/凱沛爾) $14.3/C(30MG-PIC/S), $22.1/C(60MG-PIC/S)
Duloz® (ZYDUS/毅有) $14.3/C(30MG-PIC/S), $22.1/C(60MG-PIC/S)
Durotine® (HETERO/上亞) $22.1/C(60MG-PIC/S), $14.3/C(30MG-PIC/S)
Duxetine® ＊ (中化) $22.1/C(60MG-PIC/S), $14.3/C(30MG-PIC/S)
Lexinping® ＊ (台裕) $22.1/C(60MG-PIC/S), $14.3/C(30MG-PIC/S),
Ulitine® ＊ (五洲/勝群) $14.3/C(30MG-PIC/S), $22.1/C(60MG-PIC/S)
pms-Duloxetine® (PHARMASCIENCE/鴻汶) $22.1/C(60MG-PIC/S), $14.3/C(30MG-PIC/S)

藥理作用 Duloxetine是血清素(5-HT)與正腎上腺素活性(NE)的再吸收抑制劑。Duloxetin僅些微抑制多巴胺(dopamine)再吸收，且對組織胺性(histaminergic)、多巴胺性(dopaminergic)、膽鹼性(cholinergic)及腎上腺素(adrenergic)受體沒有顯著的親合力。

適應症 [衛核]重鬱症、廣泛性焦慮症、糖尿病周邊神經痛、纖維肌痛。

[非衛核]治療女性重度(尿失禁頻率每週大於等於14次)應力性尿失禁。

用法用量 1.Duloxetine的建議治療劑量為40mg一天2次，不需考慮進餐與否。

2.可考慮以20mg一天2次的起始劑量治療2週，視症狀需要，再將劑量增至40mg一天2次。逐漸增加劑量的給藥方式可能降低(雖無法避免)發生治療初期不良反應的風險(尤其是噁心和頭暈)。以40mg一天2次治療2~4週，後應評估患者之治療效益與耐受性。於這段期間，若患者發生令困擾之不良反應，劑量可調至20mg一天2次。

不良反應 1.代謝與營養性疾病-厭食、食慾降低、口渴

2.精神性疾病-睡眠障礙、焦慮、性慾降低、高潮障礙

3.神經系統疾病-頭痛、頭暈(暈眩除外)、嗜睡、顫抖、視覺模糊、焦躁

4.消化道異常-下痢、嘔吐、消化不良

5.皮膚及皮下組織異常-流汗增加

6.一般性與投藥部位異常-昏睡、搔癢、虛弱

醫療須知 1.肝毒性 - duloxetine增加血清transaminase濃度升高的風險。Duloxetine治療組中有0.3%(27/8454)的患者因肝臟transaminase升高而停藥。這些患者中，測得transaminase升高的中位時間約為2個月。於治療重鬱症的控制試驗中，ALT(ananine transaminase)升高超過正常上限值3倍的比例，於duloxetine治療組為0.9%(8/930)，於安慰劑組為0.3%(2/652)。於全部的安慰劑控制試驗中(包含所有適應症)，ALT升高超過正常上限值3倍的比例，於duloxetine治療組為1%(39/3732)，於安慰劑組為0.2%(6/2568)。於安慰劑控制試驗中，依固定劑量給藥，分別觀察ALT升高超過正常上限值3倍與AST升高超過正常上限值5倍，發現ALT與AST升高與劑量有關。

2.活化躁症/輕躁症 - 在治療重鬱症的安慰劑控制試驗中，發生躁症/輕躁症的比例，於duloxetine治療組為0.1%(1/1139)，於安慰劑組為0.1%(1/777)。報告指出，部分患有情感性疾病的患者，曾因服用其他已上市治療重鬱症的藥物，而發生躁症/輕躁症。如同其他藥物，duloxetine應小心使用於有躁症病史的患者。

3.控制中的狹角性青光眼 - 臨床試驗中，服用duloxetine可能增加散瞳的風險，因此duloxetine應小心使用於控制中的狹角性青光眼的患者。

4.其他SSRIs與SNRIs(血清素與正腎上腺素再吸收抑制劑)的上市後不良反應報告顯示，藥物停止治療後，尤其是突然停止治療，將可能產生以下不良反應：心情煩躁不安、易怒、激動、頭昏、知覺障礙(如觸電感覺的感覺異常)、焦慮、混淆、頭痛、昏睡、情緒不穩、失眠、輕躁、耳鳴、癲癇發作。雖然這些不良反應通常都是自限性的，但有些為嚴重不良反應。

5.應提醒患者與其家人注意下列症狀的發生：焦慮、激動、背痛、失眠、易怒、好鬥、易衝動、靜坐不能、輕躁症、躁症、憂鬱加重及自殺意圖，尤其是以抗憂鬱劑治療初期。發生上述症狀應告知患者的醫師，尤其當症狀是嚴重的、突然的或非患者原有的症狀時。

6.單胺氧化酶抑制劑 (MAOI) - 患者同時服用血清素再吸收抑制劑與單胺氧化酶抑制劑，曾出現嚴重甚至致命的反應，包括體溫過高、僵直、肌陣攣、自律神經不穩定可能伴隨生命現象的快速變化、與心智功能的改變，包括極度激動形成精神錯亂及昏迷。這些反應也曾出現於剛停用血清素再吸收抑制劑，即接著服用MAOI的患者。有些病例出現類似抗精神疾病藥物惡性症候群的症狀。併用duloxetine與MAOIs對人體或動物的效果尚未評估。因此，由於duloxetine是血清素與正腎上腺素再吸收的抑制劑，建議duloxetine不要與MAOI合併使用，也不可於MAOI停藥後14天內使用。根據duloxetine的半衰期，停用duloxetine後至少5天，才能開始使用MAOI。

7.懷孕 - 無畸胎反應，懷孕分級C - 動物生殖試驗顯示，duloxetine對胚胎/胎兒及其出生後的發展具不良影響。

8.Duloxetine對人體分娩的影響未知。只有在可能治療效益大於可能對胎兒造成的傷害時，才能於分娩期間服用duloxetine。

52203 FLAVOXATE

孕C 乳? 泄 腎

Rx 200 MG/錠劑(T);

商名

Baduson®(中化) $3.48/T(200MG-PIC/S)
Flavo®(華興/華樺) $3.48/T(200MG-PIC/S)
Flavoxate®(大豐/一成)
Foxate®(健喬信元/萬海) $3.48/T(200MG-PIC/S)
Genxate®(優生) $3.48/T(200MG-PIC/S)
Laxurin®(信東) $3.48/T(200MG-PIC/S)
Patricin®(元宙) $3.48/T(200MG-PIC/S)
Pedercon®(永吉)
Psole®(杏林新生) $3.36/T(200MG)
Tonlin®(長安/世達) $3.48/T(200MG-PIC/S)
Uridron®(強生) $3.48/T(200MG-PIC/S)
Urimeton®(成大) $3.48/T(200MG-PIC/S)
Urinol®(皇佳) $3.48/T(200MG-PIC/S)
Urinsu®(應元) $3.48/T(200MG-PIC/S)
Urol®(華興) $3.48/T(200MG-PIC/S)
Uroxate®(應元/豐田) $3.36/T(200MG)
Uroxate®(衛達) $3.48/T(200MG-PIC/S)
Yungken®(永信) $3.48/T(200MG-PIC/S)

藥理作用 本藥可直接作用於膀胱迫尿肌，可緩解因神經刺激引起之膀胱過度收縮，對膀胱有抗痙作用。

適應症 [衛核]因慢性前列腺炎、膀胱炎、所引起之頻尿、排尿困難、神經性之頻尿
[非衛核]排尿困難，夜尿，尿急和小便失禁。

用法用量 1天3~4次，每次100~200mg。

不良反應 噁心，嘔吐，口乾，頭暈，頭痛，視力模糊。

醫療須知 若發生思睡，視力模糊，不宜開車或操作機器。

52204 IMIDAFENACIN

Rx 0.1 MG/錠劑(T);

商名

Uritos® ◎ (KYORIN/健喬信元)

藥理作用 1.膀胱收縮由acetylcholine誘導，並經膀胱平滑肌的muscarinic acetylcholine受體亞型M3介導；刺激muscarinic acetylcholine受體亞型M1即促進膀胱神經末梢的acetylcholine釋放。
2.Imidafenacin於體外對受體亞型M3和M1具有拮抗作用，在膀胱內透過M1拮抗作用抑制acetylcholine釋放，並透過M3拮抗作用抑制膀胱平滑肌收縮。Imidafenacin膀胱收縮抑制作用強於唾液腺分泌抑制作用，推測這有助於該藥物的臨床療效和安全性。

適應症 [衛核]膀胱過動症的相關症狀，如：急尿、頻尿和急迫性尿失禁等。

用法用量 1.成人口服劑量為每次0.1mg，一天兩次，於早、晚餐後服用。
2.對於輕度肝功能不全的患者，用量應維持於每次0.1mg，一天兩次。中重度肝功能不全的患者不建議使用。
3.對於輕度或中度腎功能不全的患者，用量應維持於每次0.1mg，一天兩次。重度腎功能不全患者不建議使用。

不良反應 1.主要的不良反應包含：口渴(31.4%)、便秘(8.4%)、畏光(1.5%)、視力模糊(1.4%)、有睡意(1.4%)、胃部不適(1.1%)、triglyceride增加(1.1%)、γ-GTP增加(1.0%)。
2.重要不良反應：麻痺性腸阻塞、幻覺/譫妄、QT 延長、心室性心跳過速。

醫療須知 1.對患有下尿道阻塞病變，包含良性前列腺增生。於使用本品進行治療前，應先量測餘尿量，必要時應進行檢查。於療程中應注意餘尿量的增加量。
2.因本品可能會引起眼睛調節障礙，包含：畏光、視力模糊、和眼部異常，應告知患者在操作具潛在危害性機械設備時(如：開車)多加注意。
3.本藥不適用於患有癡呆症或認知功能障礙的患者，他們不能清楚地識別膀胱過動症的症狀。
4.當未觀察到令人滿意的療效時，不應持續使用本藥，應考慮替代的適當治療。
5.下列患者應小心謹慎使用：a.排尿困難 b.心律異常 c.肝功能不全 d.腎功能不全 e.患有巴金森氏症或腦血管障礙 f.潰瘍性結腸炎 g.甲狀腺功能亢進症。

52205 MESNA

孕B 乳- 食± 泄 肝/腎 T½ 0.36h

Rx 100 MG/ML/注射劑(I); 200 MG/ML/Inh Sol;

52 泌尿系統疾病的治療劑

商　名
Mesa Inh.®（南光）$35.4/Inh Sol(200MG/ML-PIC/S-600MG)
Siruta Inh.®（信東）$35.4/Inh Sol(200MG/ML-PIC/S-600MG)
Uromitexan®（裕利/百特）

藥理作用 Mesna是含SH基團之化合物，由於與oxazaphosphorine(ifosfamide)之反應性代謝產物鍵結而防止尿道黏膜之傷害，排泄速率比oxazaphoshporine及其代謝產物快。

適應症 [衛核]支氣管障礙之化痰。

用法用量 靜脈注射，劑量相當於oxazaphosphorine劑量之20%。與oxazphosphorine一起給藥，然後每4小時一次。例如：

	早上8點	中午12點	下午4點
Oxazaphosphorine	100	—	—
Uromitexan	200mg（2mℓ）	200mg（2mℓ）	200mg（2mℓ）

不良反應 如果每kg體重給藥超過60mg，則可能產生噁心、嘔吐和腹瀉、口腔異位。

52206 MIRABEGRON

孕 C 乳 ?

℞ SR 25 MG, 50 MG/持續性製劑(SR);

商　名
Betmiga Prolonged-Release® ◎（AVARA/安斯泰來）
$20.5/SR(50MG-PIC/S), $20.5/SR(25MG-PIC/S)

藥理作用 1.Mirabegron活化β-3 AR，使得逼尿肌平滑肌在膀胱充盈-排尿週期的儲存期變得鬆弛，從而增加膀胱容量。
2.儘管mirabegron對單株化的人類β-1 AR和β-2 AR顯示非常低的內在活性，但人體實驗結果顯示mirabegron在200mg的劑量時，對β-1 AR有刺激作用。

適應症 [衛核]單一治療：治療伴有急尿、頻尿和/或急迫性尿失禁症狀的膀胱過動症。
與蕈毒鹼性拮抗劑併用：與蕈毒鹼性拮抗劑solifenacin succinate併用可用於治療伴有急尿、頻尿和/或急迫性尿失禁症狀的膀胱過動症。

用法用量 1.單一治療：本藥的建議起始劑量為25mg一天一次，可隨餐或空腹服用。25mg可在八週內出現療效。可根據病人之療效和耐受性增加劑量至50mg一天一次。本藥應以水整粒吞服，不可嚼碎、切割或壓碎。
2.與蕈毒鹼性拮抗劑Solifenacin Succinate併用：併用治療的建議起始劑量為本藥25mg一天一次和solifenacin succinate 5mg一天一次。在4至8週後，可根據病人之療效和耐受性將本藥劑量增至50mg一天一次。本藥和solifenacin succinate可隨餐或空腹服用。

不良反應 最常發生停藥的不良反應(>0.2%)是高血壓、鼻咽炎、尿路感染和頭痛。

醫療須知 1.本藥可升高血壓。建議定期量血壓，特別是高血壓患者。本藥不建議使用於嚴重且未控制的高血壓病人(收縮壓≥180mmHg和/或舒張壓≥110mmHg)。
2.膀胱出口阻塞和正在使用蕈毒鹼性拮抗劑(Muscarinic Antagonist)藥物治療膀胱過動症病人的尿滯留：服用本藥的病人中，曾通報膀胱出口阻塞的病人和正在使用蕈毒鹼性拮抗劑治療膀胱過動症的病人發生尿滯留。
3.報告指出以本藥治療曾發生臉、嘴唇、舌頭及/或喉頭的血管性水腫。若血管性水腫發生於舌頭、下咽部或喉頭，應即刻停止本藥治療，並開始適當的治療及/或處置以確保呼吸道暢通。
4.由於mirabegron是中度的CYP2D6抑制劑，所以CYP2D6受質如metoprolol和desipramine與mirabegron併用時，其全身暴露量會增加。因此，可能需要適當的監測和劑量調整，尤其是由CYP2D6代謝之治療指數狹窄的藥物，例如thioridazine、flecainide和propafenone。
5.在接受本藥25mg或50mg一天一次併用solifenacin succinate 5mg的膀胱過動症病人中，相較於安慰劑、本藥或solifenacin succinate單一治療，藉由24小時動態血壓監測(ABPM)評估的24小時平均SBP/DBP無明顯差異。與安慰劑相比，併用治療在24小時平均SBP/DBP觀察到了相似的類別變化頻率。

52207 OXYBUTYNIN☆▲

孕C 乳？ 泄 肝/腎 t½ 2~5h

Rx 2.5 MG, 5 MG/錠劑(T)； 5 MG/持續性錠劑(T.SR)； 73.5 MG/貼片劑(TTS)；

商　名

Blasec®(羅得/瑪科隆) $1.55/T(2.5MG-PIC/S),
Buty ER® ＊(健喬信元/永茂)
Clonice®(大豐) $1.94/T(5MG-PIC/S)
Ditropan®(寶齡富錦) $1.94/T(5MG-PIC/S), $1.55/T(2.5MG-PIC/S)
Lyrinel ER® ◎(ALZA/嬌生)
Newin®(羅得) $1.94/T(5MG-PIC/S), $2/T(5MG-PIC/S-箔)
Oablok EX Patch®(HISAMITSU/久光)
Oablok Patch®(HISAMITSU/久光)
Oxbu ER®(健喬信元) $5.5/T.SR(5MG-PIC/S)
Oxbulong SR® ＊(優良)
Oxipan®(永勝) $1.94/T(5MG-PIC/S)
Oxyban®(衛達) $1.94/T(5MG-PIC/S)
Oxypan®(約克)
Oxytynin®(井田) $1.94/T(5MG-PIC/S)
Par Yih®(正和) $1.94/T(5MG-PIC/S)
Repinin®(衛肯) $1.94/T(5MG-PIC/S)
Urocon®(生達) $1.94/T(5MG-PIC/S)

藥理作用 本藥為合成的抗膽鹼激性劑，直接作用於膀胱之平滑肌上，使其不會產生muscarinic action，(1)本藥可增加每次排尿時的尿量，而感少排尿的次數。(2)可避免不必要的收縮，而減輕尿急的痛苦。(3)可擴大膀胱的體積，避免不必要的收縮

適 應 症 [衛核]治療伴有急尿、頻尿或急迫性尿失禁症的膀胱過動症。

用法用量 1.緩釋錠：
a.本藥為每日服用一次。
b.藥的建議起始劑量為每天5毫克。可以每次增加5毫克的方式來調整劑量。以在療效及耐受度之間達到一個平衡(最大劑量為每天30毫克)。一般而言，劑量調整間隔約為每個星期。
c.本藥須在液體的輔助下整粒吞服，不能咀嚼、分開或壓碎本藥。本藥可與食物併服，亦可不與食物併服。
2.一般錠劑：
成人：1天2~3次，1次5mg；小孩：1天2次，1次2.5~5mg。

不良反應 困倦、視力模糊、口乾、便秘、頭暈、潮紅。

醫療須知 1.避免開車或從事有潛在危險性的活動。
2.因為oxybutynin會抑制出汗而造成發高燒及中暑，所以不宜在悶熱環境運動。

52208 PENTOSAN POLYSULPHATE SODIUM▲

Rx 100 MG/膠囊劑(C)；

商　名

Bladown®(衛達/國邑)

藥理作用 1.Pentosan polysulfate sodium是一個低分子量，類似heparin的化合物。它具有抗凝血及纖維蛋白溶解的效果。有關pentosan polysulfate sodium對於間質性膀胱炎的作用機轉並不清楚。
2.在初期的臨床模式，pentosan polysulfate sodium會附著在膀壁的黏膜上。藥物的作用可能如緩衝劑般，控制細胞的通透性而避免尿中的刺激性溶質到達細胞。

適 應 症 [衛核]因間質性膀胱炎引起的膀胱疼痛或不適的解除。

用法用量 1.Pentosan polysulfate sodium的建議劑量為每天300mg，1天3次，每次1顆100mg膠囊經日投與。至少飯前1小時或飯後2小時配合開水服下。
2.患者服用pentosan polysulfate sodium 3個月後必須再評估。如果沒有改善且沒有不良事件發生，pentosan polysulfate sodium可以繼續再使用3個月。

不良反應 1.中樞神經系統：失眠、頭痛、嚴重情緒不穩/沮喪、眼球震顫/頭暈、痙攣。
2.胃腸道系統：噁心、下痢、消化不良、黃疸、嘔吐。
3.皮膚/過敏：皮疹、搔癢、流淚、鼻炎、出汗增加。
4.其他：停經、關節痛、陰道炎。
5.頻率(1到4%)：禿頭(4%)、下痢(4%)、噁心(4%)、頭痛(3%)、皮疹(3%)、消化不良(2%)、腹部疼痛(2%)、肝功能異常(1%)、頭量(1%)。

醫療須知 1.Pentosan polysulfate sodium是一種微弱的抗凝血劑(相當於1/15的heparin活性)。曾有斑狀出血、流鼻血和牙齦出血的出血性併發症產生。患者進行侵襲性治療過程，或有凝血疾病的疾狀或有其他會增加流血的危險性時(例如：使用coumarin抗凝血劑、heparin、t-PA、streptokinase、或高劑量aspirin等藥物治療)，必須評估出血的可能性。患者患有動脈瘤、血小板減少症、血友病、胃腸潰瘍、息肉或憩室，在開始使用pentosan polysulfate sodium前應謹慎評估。
2.經由皮下、舌下或肌肉注射投與的類似產品(且非在肝臟開始代謝)與有血栓和出血症狀的延遲免疫過敏性血小板減少症有關。曾有因heparin而引起血小板減少症病史的患者，投與pentosan polysulfate sodium應小心謹慎。
3.肝功能不全：pentosan polysulfate sodium在肝臟和脾臟進行去硫化作用。但是肝功能不全或脾臟異常可能造成pentosan polysulfate sodium的原形藥物或活性代謝物之生體可用率增加的程度則未知，因此上述患者使用pentosan polysulfate sodium需小心。
4.掉髮和pentosan polysulfate及heparin有關。在pentosan polysulfate sodium的臨床試驗中顯示，在接示治療的最初四星期內可能開始掉髮，97%的掉髮屬於簇狀禿頭，只侷限在頭皮的單一部位。
5.必須告知患者，pentosan polysulfate sodium是一種微弱的抗凝血劑，可能會增加出血的時間。
6.懷孕分級B：pentosan polysulfate sodium不會影響生殖或對胎兒有害。直接以1mg/ml濃度的pentosan polysulfate sodium做小白鼠胚胎培養的體外試驗，可能造成可逆性的四肢生長異常。在懷孕婦女方面尚未進行適合且良好控制的試驗。因為動物試驗結果並無法預測到在人體的反應，此藥只有在確實需要時才可用於懷孕婦女。

52209 PHENAZOPYRIDINE

孕B 乳? 泄腎

Rx 50 MG, 100 MG/錠劑(T);

商 名

Phenazodine S.C.® (旭能/嘉林)
Pyrazodine S.C.® (正和) $1.5/T(100MG-PIC/S)
Sronin S.C.® (應元/豐田)
Sulugen S.C.® (明大) $1.5/T(100MG-PIC/S)
Surishia® (井田) $2/T(50MG-PIC/S-箔), $1.5/T(50MG-PIC/S),
Urepyrin S.C.® (人生)
Uridine S.C.® (約克)
Urodine® (大豐) $1.5/T(100MG-PIC/S),
Urogen® (強生) $1.5/T(50MG-PIC/S), $2/T(50MG-PIC/S-箔)
Uroprin S.C.® (永信) $1.5/T(100MG-PIC/S)
Uroridine S.C.® (順華/人人)
Uros S.C.® (中美兄弟)

藥理作用 本藥為尿道鎮痛劑，對尿道黏膜具局部麻醉作用及些微的抗菌活性。
適 應 症 [衛核]膀胱炎、尿道炎、水腫症狀、尿意頻繁、夜尿症疼痛之治療
用法用量 成人-每天3~4次，每次100~200mg；兒童-每天劑量12mg/kg，分3~4次服用。
不良反應 胃腸不適，頭痛，大量長期服用會造成變性血紅素血症(methemoglobinemia)。
醫療須知 本藥會使尿液變作紅色或橙色，宜先向患者解說，以免驚慌。

52210 PROPIVERINE HCL▲

孕C 乳- 泄肝 T½ 20h

Rx 15 MG/錠劑(T);

商 名

Urorin® ＊ (健喬信元/萬海)
Urotrol FC® (健亞) $4.33/T(15MG-PIC/S)

藥理作用 1.Propiverine(1-methyl-4-piperidyl-diphenyl propoxyacetate)具雙重藥理特性，包括抗膽鹼(anticholinergic)及直接平滑肌解痙作用一鈣離子通道阻斷作用(calcium channel blocker effect)，前者被認為有抑制神經性的迫尿肌收縮(neurogenic detrusor contraction)效果，後者有直接的膀胱解痙作用。
2.離體試驗顯示，由乙醯膽鹼(acetylcholine)、鈣、氯化鉀(KCl)引起之膀胱肌收縮，propiverine可比atropine、oxybutynin有更大的抑制效果。鈣離子通道阻斷作用被認為有加強膀胱平滑肌的解痙效果。
適 應 症 [衛核]因下列因素所造成的：(1)尿失禁。(2)不穩定性膀胱狀態之尿急及頻尿：造成上述

狀態之因素有：甲：原因不明之膀胱不穩定性。乙：神經性膀胱迫尿肌反應過度，源自脊髓損傷(如：橫切損傷造成雙下肢癱瘓的病人)。

用法用量 1.成人：每次一錠(15mg)，一天2~3次；如有需要且耐受性良好，劑量可增至一天4次。
2.老年人：一般而言無需特別劑量調整；對體表面積較小或較虛弱之老年患者，建議較低劑量。

不良反應 1.經常發生：口乾(dryness of the mouth)，較年輕成年人之視覺模糊(blurred vision)。
2.較少發生：腸胃不適(disturbances of the gastrointestinal function)、伴隨睏倦之血壓降低、稍微增加餘尿量(residualurine)、疲倦(tiredness)。
3.極少發生：由於特異體質(propiverinehydrochloride引起)之皮疹或過敏(hypersensitivity；賦形劑引起，例如colourant)，心神不定(restlessness)，刺激(irritation)、熱感覺(heat sensations)、心跳過速(tachycardia)。
4.所有的副作用是短暫性的且當劑量減少或結束治療後最多1~4天內消失。

醫療須知 1.下列患者需小心使用本藥：自主神經病變(autonomicneuropathy)。服用本藥物可能會加重下列病情：甲狀腺亢進(hyperthyroidism)冠狀動脈疾病(coronaryarterydisease)嚴重心衰竭(severe congestive heartfailure)心律不整(cardiacarrhythmias)心跳過速(tachycardias) - 前列腺肥大(prostatichypertrophy) - 裂孔性突出併發逆流性食道炎(hiatusherniawithrefluxoesophagitis)，長期使用本藥時，必須監測肝臟酵素指數。使用前必須將腎臟病、心臟病及膀胱病變引起之夜尿排除之。
2.對駕駛及操作機械之影響：本藥品可能產生睡意及視覺模糊。鎮靜類藥物可能會增加本藥品產生之睡意。因此在服用此藥時，下列需要注意之活動宜避免或小心操作，如有任何未預期之疼痛和持續不適如噁心、嘔吐及(或)頭痛，需立即告知您的醫師。
3.懷孕及授乳：除非醫師認為有必要，否則婦女懷孕及授乳時應避免使用本藥品。曾有此症狀之患者駕駛及機器操作時，應小心監看。

52211 SOLIFENACIN▲

孕C 乳 - 泄 肝 半 45～68h

Rx 5 MG, 10 MG/錠劑(T);

商　名

Bladerin® ＊ (瑞士) $4.32/T(5MG-PIC/S)
Dalisoon® ＊ (生達) $4.76/T(5MG-PIC/S)
Fencare FCT® ＊ (強生) $4.25/T(5MG-PIC/S)
Naliso® ＊ (五洲) $4.25/T(5MG-PIC/S)
Sofena® ＊ (優生) $4.25/T(5MG-PIC/S)
Soflow® ＊ (永信) $4.32/T(5MG-PIC/S)
Solin® ＊ (健喬信元/萬海) $4.32/T(5MG-PIC/S)
Solinacin® ＊ (中化) $4.25/T(10MG-PIC/S), $4.25/T(5MG-PIC/S)
Ufluent FC® ＊ (杏輝) $4.25/T(5MG-PIC/S)
Vebacin® ＊ (正和) $4.47/T(5MG-PIC/S)
Vesicare® ◎ (DELPHARM/安斯泰來) $5.5/T(5MG-PIC/S)

藥理作用 Solifenacin是一種競爭性蕈毒鹼受體(muscarinic receptor)拮抗劑。蕈毒鹼受體在一些乙醯膽鹼媒介的功能中扮演重要的角色，其中包括膀胱平滑肌之收縮和唾液分泌之刺激。

適應症 [衛核]對於膀胱過動症病人所伴隨之急迫性尿失禁、頻尿、尿急等之症狀性治療。

用法用量 1.建議劑量為solifenacin 5mg一天一次。依需要，劑量可以增加至solifenacin succinate 10mg一天一次。
2.本劑應該以水整顆吞服。Solifenacin succinate可隨食物或不隨食物服用。

不良反應 1.可能出現的副作用：口乾、便秘、視力模糊(調節異常)、尿液瀦留及乾眼。
2.嚴重者：血管神經性水腫。(單一案例報告)

醫療須知 1.本藥在下列患者應小心謹慎使用：a.臨床上顯著的膀胱出口阻塞患者b.胃腸道阻塞患者c.腸胃道蠕動力降低患者d.控制良好的隅角性青光眼患者e.與CYP3A4強抑制劑併用，如ketoconazole。
2.由於solifenacin與其他抗膽鹼性藥物一樣可能會發生視力模糊、失眠及疲倦，因此可能會影響駕駛或操作機械的能力。

52212 TOLTERODINE▲

孕C 乳 - 泄 肝 半 1.9～3.7h

℞ 2 MG/錠劑(T)； SR 4 MG/持續性製劑(SR)；

商　名

Detrusitol SR® ◎ (CATALENT/暉致) $22/SR(4MG-PIC/S)
Detrusitol® ◎ (PFIZER/暉致) $6.2/T(2MG-PIC/S),
Pharodine IR® (PHARMATHEN/西海) $6.2/T(2MG-PIC/S),
Terodine® ∗ (健喬信元/萬海) $6.2/T(2MG-PIC/S)
Torodine® ∗ (健喬信元) $6.2/T(2MG-PIC/S)
Uridin® ∗ (衛達/瑩碩) $6.2/T(2MG-PIC/S)

藥理作用 本藥是一競爭性、專一性的乙醯膽鹼受體拮抗劑，在體內試驗中其對膀胱的選擇性超過唾液腺。本藥的代謝物之一(5-hydroxymethyl衍生物)具有和原始藥物相似的藥理活性。在代謝功能良好者中，此代謝物負責主要的治療效果。預期在四星期內能獲得治療效果。

適 應 症 [衛核]治療伴有急尿、頻尿或急迫性尿失禁症狀的膀胱過動症。

用法用量 除了肝功能受損患者的建議劑量是每次1mg，一天2次外，一般的建議劑量是每次2mg，一天2次。倘若不易處理的副作用發生時，可以將劑量由每次2mg，一天2次調降至每次1mg，一天2次。

不良反應 可能造成輕度至中度的抗乙醯膽鹼效應，例如口乾、消化不良和減少淚液分泌。

醫療須知 1.本藥用於具有下列症狀的患者時必須小心：(1)可能導致尿液滯留之明顯膀胱排泄口阻礙。(2)胃腸道阻塞性疾病，如幽門狹窄。
2.本藥會減少患者的排汗量，導致身體過熱，若大熱天或土耳其浴宜小心。
3.服用本藥，患者不宜開車或從事危險性工作。

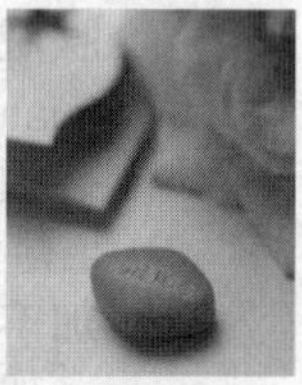

§ 52.3 性功能障礙治療劑

PDE5抑制劑於新冠肺炎潛在療效

PDE5(phosphodiesterase-5)抑制劑是藉由增加平滑肌細胞內cGMP的量使平滑肌放鬆，進而產生更多的內皮型一氧化氮合酶及一氧化氮(NO)，並可增加血管內皮生長因子的產生，伴隨著更多cGMP的量，使內皮細胞增生。PDE5抑制劑在臨床上較常用於治療勃起功能障礙和良性攝護腺肥大症所伴隨的下泌尿道症狀，也有用於肺高壓治療。

新冠病毒是透過身體中的ACE2(血管收縮素轉化酶2)受體對人進行侵害，而ACE2受體則存在於我們人體中許多器官如腎臟、膀胱以及心臟血管等。近期研究指出因PDE5抑制劑可能具有減少炎症反應、增強血管內皮功能，甚至是增強免疫力，應以協同增效的方式來治療新冠肺炎。

使用PDE5抑制劑來提升一氧化氮濃度來做為治療新冠肺炎；改善組織血管新生和抗纖維化，從而阻斷或預防新冠肺炎患者的血管內皮硬化；使用PDE5抑制劑也可能改善血管內皮功能、促進睪丸和全身血液循環並改善附睪功能誘導精子活化。

美國FDA通過「女性威爾鋼Vyleesi」

美國衛生福利部食藥署通過全世界適用於停經後女性的藥物Vyleesi，此藥也適用於男性。Vyleesi由美國藥廠AMAG Pharmaceuticals研發，核可適應症為性需求障礙症Hypoactive Sexual Desire Disorder (HSDD)，多為年老或停經後的女性。Vyleesi作用機轉為活化黑色素激活受器Melanocortin 4，早在2002年已被研究出激活此受器能增加代謝、性慾、食慾、男性勃起功能等，也有研究指出具有改善肥胖、糖尿病的潛力。

52301 ALPROSTADIL

孕C 乳 - 泄 肺/腎 半 5～10m

℞ 20 MCG/注射劑(I)；

商　名

Caverject® ◎ (PFIZER/輝瑞) $569/I(20MCG-PIC/S-20MCG)

藥理作用 本藥存在於多種哺乳動物組織和體液，具有多種藥理活性，其中若干較重要的有：血管擴張，抑制血小板凝集，抑制胃酸分泌，以及刺激腸與子宮平滑肌。本藥用於治療勃起功能失調的藥效推定係由抑制陰莖α1-adrenergic的活性以及其對海綿體平滑肌具鬆弛的作用。

適應症 [衛核]勃起機能障礙診斷及治療

用法用量 1.建議使用：英寸27~30號針頭直接作海綿體內注射。用量須在醫師監督下依個別情況小心調整。臨床研究中患者係以0.2~140μg劑量治療，但因99%患者接受的劑量是≦60μg，故不推薦≧60μg的劑量；一般必須使用最低可能有效劑量。

2.最初在醫師診療室做劑量調整：勃起反應必須根據如下計畫調整至適合交媾的勃起但持續時間不超過六十分鐘的劑量為止。若對藥量無反應，則可在一小時內給予次高劑量；若有反應則至少須間隔一日才能給予下一劑。患者須待在醫師診療室至陰莖完全消軟為止。

	神經性病因 (脊索傷害)	血管性、心因性或多因性
開始注射劑量	1.25 mcg	2.5 mcg
第一注射劑量	2.5 mcg	部份反應：5.0 mcg 無反應：7.5mcg
第三注射劑量	5.0 mcg	
額外增量至最佳劑量	5.0 mcg	5.0~10.0 mcg

3.維持療法：初次注射須在醫師診療室由受過醫事訓練人員為之。唯有在患者已受過自行注射技術的適當指導與良好訓練後，方可開始患者自行注射治療。醫師須謹慎評估患者注射的技巧及對整個過程是否能勝任。海綿體內注射須注意採無菌技術，注射部位通常沿著陰莖體側三分之一的背側外側。避開可見的靜脈；且交替注射陰莖的兩側以及注射部位；注射部位須先以酒精棉消毒。本劑在稀釋調配後，不可任意加入其它物質。稀釋後的藥劑在室溫存放48小時或冷藏7日，其物理、化學或微生物學上都相當的安定。注射前須目測檢視產品是否有微粒物質與變色。

不良反應 以下副作用資訊係來自普強公司所贊助的1,712位接受本藥治療患者之臨床研究、本藥海綿體內注射後最常見的副作用是陰莖疼痛；研究報告指出，34%的患者報告至少有一次陰莖疼痛，約佔11%的病例；大部份病例陰莖疼痛屬輕度或中度；3%患者因陰莖疼痛而停止治療、3%患者發生注射部位血腫，此乃與注射技術有關而非關本藥的作用、長時間勃起(定義為勃起持續四至六小時)之發生率2%；異常勃起(定義為勃起持續六小時或以上)之發生率0.5%，大半病例陰莖會自動消軟、下列局部副作用發率1.0~1.5%：注射部位瘀斑，陰莖疹，陰莖水腫，和陰莖纖維變性。

醫療須知 1.海綿體內投予血管活性物質，包括本藥在內，會表現異常勃起；患者於勃起持續六小時以上需立刻告知醫生，目前已有確立的一些有效方法可處理異常勃起。

2.陰莖纖維變性，包括Peyronie氏症，發生率在臨床試驗中約為1.0%；我們建議應定期追蹤患者，小心檢查陰莖，以早期發現陰莖纖維變性的徵象。出現陰莖歪曲，海綿體纖維變性，或Peyronie氏症即需立即停藥。

3.正在使用抗凝血劑，如warfarin或heparin的患者，須注意。

4.任何潛在可由藥物治療的勃起功能失調，在開始注射治療前必須先診斷。

5.使用本藥無法避免感染任何經性交傳染的疾病；須告知使用人有關避免感染性交傳染病，包括人類免疫缺乏病毒(HIV)所需的防護措施。

6.本藥禁與任何其它產品混合或同時投藥。每週勿超過3次注射陰莖海綿體，每次投與藥物須間隔至少24小時。

7.調製瓶內含有苯甲醇可降低與瓶壁氏結合程度，制菌注射用水中如同時含有苯甲醇時，將可使本藥在使用時劑量更一致準確。

52302 AVANAFIL

Rx 50 MG, 100 MG, 200 MG/錠劑(T);

商　名
Spedra® ◎ (MENARINI-VON/美納里尼)

藥理作用 1.Avanafil是一種對環鳥苷單磷酸(cGMP)特異性磷酸二酯酶第5型(PDE5)具有強效、高度選擇性約可逆性抑制劑。
2.性刺激時，將促使陰莖海綿體局部釋放一氧化氮(NO)，此時利用avanafil對PDE5的抑制作用，可提高陰莖海綿體內cGMP的濃度，引發平滑肌舒張而讓血液流入陰莖組織，進而產生勃起。
3.在無性刺激的情況下，avanafil無法產生作用。

適 應 症 [衛核]治療成年男性勃起功能障礙。

用法用量 1.建議起始劑毫為100毫克，於性行為前約15至30分鐘視需要服用。
2.依據病人個別療效和耐受性，最高劑量可增加至200毫克，或降低至50毫克。
3.服藥最多每天一次。治療要產生反應，性刺激是必須的。

不良反應 1.最常見的不良反應為：頭痛、潮紅、鼻塞、鼻竇充血、背痛。
2.不常見的不良反應為：暈眩、嗜睡、竇性頭痛、視力模糊、心悸、熱潮紅、鼻竇充血、運動性呼吸困難、消化不良、噁心、嘔吐、腹部不適、背痛、肌肉緊繃、倦怠、肝臟酵素增加、心電圖異常、心跳速率增加。

醫療須知 1.治療勃起功能障礙前，醫師須評估病人的心血管狀況，因為性行為對心臟有一定程度的風險。本藥具有血管舒張性質，會造成血壓輕度且暫時性的下降，因此會增強硝酸鹽類降血壓作用。
2.如果持續勃起4小時以上(陰莖勃起異常)，必須立即就醫求助。陰莖持續勃起異常如果沒有馬上治療，可能造成陰莖組織傷害，和永久性能力喪。
3.視力障礙及非動脈性前部缺血性視神經病變(NAION)與服用PDE 5抑制劑有關。應指示病人，若視力突然受到影響，必須立即停用本藥並諮詢醫師。
4.若聽力突然減弱或喪失，必須立即停止服用PDE 5抑制劑，並立即就醫。
5.應告知病人，本藥和酒精併用，可能增加低血壓、暈眩、昏厥的風險。醫師也應告知病人，因應姿勢低血壓症狀的處置方式。

52303 DAPOXETINE HYDROCHLORIDE▲

℞
33.6 MG/錠劑(T)；　50 MCG/ML/液劑(Sol)；

商　名
Bidarly® ＊ (十全)
Dabuxin® ＊ (培力)
Dapo® (約克)
Dapotin® ＊ (生達)
Dapower-X® ＊ (南光) $413/Sol(50MCG/ML-PIC/S-2.5ML)
H-Dapoxetine® ＊ (約克/健維)
Priligy® ◎ (MENARINI-VON/美納里尼)
Shilonn® ＊ (旭能)
Slivigy® ＊ (中化)
Viotine® ＊ (正和)

藥理作用 1.Dapoxetine在早發性射精的作用機轉被認為是抑制神經元對serotonin的再吸收以及隨後發生在突觸前及突觸後接受體上神經傳導物質作用的效應。
2.人體射精主要是藉由交感神經系的作用。射精機轉的路徑源自腦幹的脊髓反射中心，而這些主要是起始於腦中的一些細胞核(視前內側核medial preoptic以及視丘室旁核paraventricular nuclei)影響了腦幹細胞調節。
3.Dapoxetine藉由作用在脊髓上的外側網狀巨細胞旁核(lateral paragigantocellular nucleus; LPGi)作為抑制射精反射在大腦作用的必要途徑。後神經節的交感神經束刺激精囊、輸精管、前列腺、尿道球肌及膀胱頸部，然後透過協調的方式使他們收縮以達成射精的目的。dapoxetine可以調節大鼠的射精反射，造成會陰運動神經元排出反射作用(pudendal motoneuron reflex discharge;PMRD)的延遲時間增加並減少PMRD持續的時間。

適 應 症 [衛核]Priligy用於治療年齡18-64歲且符合下列所有條件的早發性射精男性：1.陰道內射精潛伏時間短於2分鐘。2.難以控制射精，在性行為插入之前、當時或不久後經過輕微刺激，發生持續或復發性射精。3.因為早發性射精而導致病人明顯沮喪。

用法用量 1.口服使用。錠劑應整顆吞服以防苦味，建議服用錠劑時至少併服一杯水。病人使用時須謹慎預防一些可能發生傷害的情況，包括在駕駛或是操作危險機械時，可能發生的昏厥或是其前趨症狀：例如頭暈或是頭昏感(light headedness)發生。

2.若病人透露過去曾有姿勢性反應或是姿勢性測驗顯示出有此方面的反應，應避免使用本藥治療。

3.建議劑量為30毫克，在性行為之前約1~3小時視需要使用。建議服用頻率最多一天一次。

4.本藥可和食物一起或單獨服用。

5.醫生若選擇使用本藥治療早發性射精，應該在開始使用四週後或使用六個劑量後評估本藥的風險及病人自述的利益，以判斷病人的風險及利益平衡，並決定未來是否需要繼續治療。

不良反應 最常發生且與使用劑量有關：噁心(11.0%)、頭暈(5.8%)、頭痛(5.6%)、腹瀉(3.5%)、失眠(2.1%)及疲倦(2.0%)。最常見導致退出試驗的不良反應為噁心(2.2%)及頭暈(1.2%)。

醫療須知 1.本藥應謹慎使用於有躁症或嚴重抑鬱症病史者。

2.本藥只適用於早發性射精的男性。目前沒有在無早發性射精之男性延緩射精作用的數據，且其使用的安全性尚未建立。

3.本藥與酒精併用可能會增加alcohol-related neurocognitive effects，亦可能加重neurocardiogenic不良反應，例如：昏厥，而增高意外傷害的風險；因此，應建議病人服用本藥時應避免飲酒。

4.在開始治療前，應先執行姿勢性試驗，本藥應避免用於確定具有或是可能姿勢性反應病史的病人。

5.Dapoxetine對於駕駛或機械操作有輕微至中度的的影響。臨床試驗顯示，服用dapoxetine的病人曾經有通報發生頭暈、注意力障礙、昏厥、視力模糊、嗜睡。因此，須特別警告病人應避免可能發生傷害的情況，包括開車或操作危險器具。

52304 SILDENAFIL CITRATE▲

孕B 乳+ 泄 肝 T½ 4h

℞ 35.125 MG, 50 MG, 70.225 MG, 70.225 MG, 70.23 MG, 70.24 MG, 70.241 MG, 70.243 MG, 70.25 MG, 100 MG, 104.48 MG, 140.45 MG, 140.48 MG, 140.482 MG, 140.483 MG, 140.49 MG, 140.5 MG/錠劑(T);

商　名

Allnight® (ACTAVIS/西海)
Erecter® (瑞士/新瑞)
Extement Chewable® (GENEPHARM/精金生技)
Fullpower® * (衛達/三寶佛)
Fulove® * (永信)
Ganstrong® * (杏輝)
Holi-Up® * (衛達/克里薩斯)
Hotis® * (井田/天下)
Jubilant Sildenafil® (JUBILANT/吉富)
Kinligra® (衛達/永茂)
Manpower® * (衛達/三寶佛)
Okpower® * (南光)
Onlee® * (信東)
Penegra® (ZYDUS/毅有)
Please® (CTCBIO/吉富)
Shilifil® (UNICHEM/旭能)
Sidneagra® * (壽元)
Sife® (HETERO/凱沛爾)
Silafi® * (正和)
Sildegra® (裕利/山德士)
Silden® * (優良)
Sildufi 100® (HETERO/凱沛爾)
Sildufi 50® (HETERO/凱沛爾)
Sinaf® * (五洲)
Sinoaf® (五洲/榮慶)
Sliting® * (瑞士)
Slivien® * (中化)
Songra® * (優生)
Supergra® * (衛達)
Tili® * (井田)
Tisir® * (井田)
Uppu® * (健亞)
V-Power® (五洲/昱峰生技)
Vedafil® (MYLAN/邁蘭)
Viagra Orodispersible® ◎ (FAREVA/暉致)
Viagra® ◎ (FAREVA/暉致)
Viagra® ◎ (KYUKYU/暉致)
Waka-Sildenafil® (TORRENT/若草)
Wellnitin ODT® * (生達)
Yto® * (井田)
pms-Sildenafil® (UNICHEM/運和)

藥理作用 本藥作用在陰莖海綿體的平滑肌上，它能選擇性阻斷phosphodiesterase 5(PDE5)，而提高cyclic GMP濃度，促使海綿體血管肌肉鬆弛，使血液充塞入內造成「勃起」現象。

適應症 [衛核]成年男性勃起功能障礙

[非衛核]說明：包括1.輕度血管性陽萎。2.神經性陽萎。3.心因性陽萎。4.混合性的勃起功能障礙。5.糖尿病引起的性功能障礙

用法用量 1.對於大部份的病人說，建議以50mg開始服用，視反應可增加為100mg，或減少為25mg。
2.列病人宜以25mg開始，大於65歲病人，肝硬化的病人，腎功能不好的病人，或併服紅黴素或抗黴菌藥物的病人。
3.病人最好在空腹或清淡食物後服用，每天限服一顆，服藥後平均1小時後會發生功能，有些病人20~40分就有作用，一般而言，服藥後30分~4小時是最適合進行性生活的時間。

不良反應 (1)10%的病人會感覺頭暈或頭痛。(2)3%會有短暫性的視力問題，如視力模糊，或看到藍色或綠色的光暈。(3)血壓突然下降，若與硝化甘油等治療心臟病的藥物併用，可能造成昏迷或休克。(4)胃腸不適、噁心、嘔吐。(5)臉潮紅。

醫療須知 1.病人若有心悸或嚴重不適，應即刻求醫。
2.少數病人會有暫時性藍綠光乍現，因此最好避免開車。
3.最大容忍劑量800mg。
4.如果服用硝化甘油類的心臟病藥又同時服用本藥，可能使血壓突然下降，而造成致命的昏迷或休克。
5.長期服用本藥可能形成心理上的依賴，一旦沒有服藥就無法勃起。
6.FDA通知醫療專業人員使用第五型磷酸二酯酵素抑制劑(PDE5 inhibitors)而引起之突然聽力減弱或聽力喪失報告。

52305 TADALAFIL▲

食 ±

Rx 2.5 MG, 5 MG, 10 MG, 20 MG/錠劑(T);

商　名

Caliberi®（CTCBIO/亞培）
Cealov 20®（MYLAN/邁蘭）
Cealov 5®（MYLAN/邁蘭）
Cialis® ◎（LILLY/美時）
Cialis®（美時）
Cynlis® ＊（杏輝）
Dalafil® ＊（五洲）
Genlix® ＊（衛達）
Hummers® ＊（瑞士）
Jaten® ＊（井田/天下）
Keypower® ＊（南光/暉達）
Likoti® ＊（井田/天下）
Lonfilis® ＊（生達）
Nicepower® ＊（南光）
Richfill®（WATSON/醫成）
Standfil® ＊（歐帕/瑩碩）
Standwell® ＊（皇佳）
Steelong®（衛達/三寶佛）
Tada® ＊（井田）
Tadacord®（INTAS/吉富）
Tadafil®（HETERO/凱沛爾）
Tadala® ＊（元宙）
Tadalafil Hexal®（INTAS/山德士）
Tadalafil®（HETERO/上亞）
Tadalafil®（STELLA/韋淳）
Tadalil® ＊（瑞士/新瑞）
Taden® ＊（優良/健喬信元）
Talis® ＊（正和）
Vetawon® ＊（永信）
Xinlis® ＊（皇佳/意欣）
Ylt® ＊（井田）
Zan® ＊（中化）
Zydalis®（ZYDUS/吉富）

藥理作用 1.Tadalafil是一個具選擇性、可逆的環狀單磷鳥糞核苷(cyclic guanosine monophosphate，cGMP)-特定的磷酸雙水解酶第五型(phosphodiesterase type 5，PDE5)的抑制劑。當性刺激造成氧化氮(nitric oxide)局部釋出時，tadalafil抑制PDE5的作用造成海綿體內cGMP的濃度增加，導致平滑肌放鬆和血流流入陰莖而勃起。若無性刺激，則tadalafil沒有作用。
2.體外研究顯示tadalafil是PDE5的選擇性抑制劑。PDE5是一種酵素，可在海綿體的平滑肌、血管和內臟平滑肌、骨骼肌、血小板、腎臟、肺、和小腦中發現。Tadalafil對PDE5的作用比其他磷酸雙水解酶強。Tadalafil對PDE5的作用比在心臟、腦部、血管、肝臟、和其他器官發現的PDE1、PDE2和PDE4酵素強10,000倍以上。Tadalafil對PDE5的作用比在心臟和血管發現的PDE3酵素強10,000倍以上。

適 應 症 [衛核]治療勃起功能障礙。
[非衛核]說明：本藥作用之產生，性刺激是必需的。本藥不適用於女性。

用法用量 1.使用於成年男性：
a.本藥的建議劑量為10mg。性行為前服用，進食與否不受影響。患者服用tadalafil 10mg

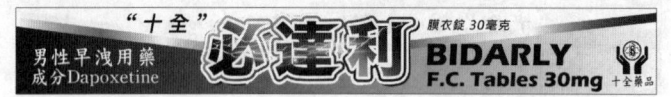

得不到適當效果時，可嘗試20mg。可在性行為前30分鐘服用本藥。Tadalafil藥效於服用後可持續36小時。
b.服藥最多一天一次。
c.不應每日用藥，因為延續每日用藥之長期安全性資料尚未建立。
2.使用於老年男性：老年患者不需要調整劑量。

不良反應 1.最常見的不良反應報告為頭痛和消化不良。
2.眼皮腫脹、有眼痛和結膜充血的感覺為不常見之不良反應。

醫療須知 1.考量用藥物治療前應先就病史及身體檢查以確實診斷勃起功能障礙還有找出致病潛因。開始治療勃起功能障礙前，醫師應審慎評估患者的心血管狀況是否適合使用本藥，因為性行為對心臟有某種程度的風險。Tadalafil具血管舒張性質，會造成輕度或暫時性血壓降低，因此會增強硝酸鹽的降壓效果。
2.本藥臨床試驗中有出現嚴重心血管反應，包括有心肌梗塞、不穩定型心絞痛、心室心律不整、中風、暫時性缺血發作。此外、臨床試驗中高血壓與低血壓(包括姿勢性低血壓)則為罕見。觀察出現反應的患者其大多數先前已帶有心血管疾病危險因子。然而、無法完全釐清出現這些不良反應是否因具有危險因子有直接相關性。
3.使用本藥在下列患者之臨床安全性資料有限；處方時，醫師應進行個別評估，周詳考慮對患者的利害得失：a.有嚴重腎功能不全(肌酸酐清除率<30ml/min)的患者。b.有嚴重肝功能不全(Child-Pugh Class C)的患者。
4.Tadalafil 10mg為最高試驗劑量用在輕度腎衰竭(肌酸酐清除率=61~80ml/min)及中度腎衰竭(肌酸酐清除率=31~60ml/min)患者，以及用在末期腎衰竭接受透析的患者身上。
5.在本藥的臨床試驗中沒有持續勃起症的報告。然而，另一種PDE5抑制劑已有持續勃起症的報告。應告知患者若持續勃起4小時或更久，應立刻尋求醫療協助。如持續勃起症沒有馬上治療，可能造成陰莖組織傷害和永久性的功能喪失。患者若有可能容易造成持續勃起症的情形(如鐮狀細胞貧血症、多發性骨髓瘤、或白血球過多症)，或患者的陰莖有構造上的畸形(如彎曲、海綿體纖維化或Peyronie's病症)應小心使用本藥。
6.勃起功能障礙的評估應包括潛在根本原因的診斷和在適當醫療評估後確認適當的治療。尚未知道本藥是否對脊髓損傷之患者及接受股盆手術之患者或接受放射神經去除前列腺切除術之患者有效果。
7.本藥不應用於有遺傳性半乳糖不耐症，Lapp乳糖酶缺乏或葡萄糖-半乳糖吸收異常的患者身上。
8.FDA 通知醫療專業人員使用第五型磷酸二酯酵素抑制劑 (PDE5 inhibitors)而引起之突然聽力減弱或聽力喪失報告。

52306 VARDENAFIL HCL TRIHYDRATE▲

℞ 5.926 MG, 11.85 MG, 11.852 MG, 11.86 MG, 23.705 MG, 23.72 MG/錠劑(T);

商　名
Ezgun® (MACLEODS/必拓客)
Levitra® ◎ (BAYER/拜耳)
Verticord® (Intas/吉富)

藥理作用 1.Vardenafil是一種能改善勃起功能障礙男性之勃起功能的口服療法。在自然的情況下(即有性刺激下)，vardenafil能增加陰莖的血流量而恢復患者受損的勃起功能。
2.陰莖勃起是一種血液動力學的過程。在性刺激的時候，一氧化氮(NO)會被釋放，並活化一種稱為guanylate cylase的酵素，造成陰莖海綿體內的環鳥糞嘌呤核苷單磷酸鹽(cyclic guanosine monophosphate，cGMP)含量上升，使平滑肌舒張而增加陰莖的血流。而cGMP的含量則是由其合成速率(經guanylate cylase催化)及分解速率(經水解cGMP之磷酸雙酯酶所催化)來調節。
3.Vardenafil是一種強效且對第五型磷酸雙酯酶(phosphodiesterase type 5，PDE5，對cGMP有專一性)具有選擇性的抑制劑。在人類的陰莖海綿體中，最主要的磷酸雙酯酶是PDE5。Vardenafil藉由抑制PDE5有效地增強陰莖海綿體內NO的作用。當NO因為性刺激而釋放時，vardenafil會抑制PDE5使陰莖海綿體內cGMP含量增加。因此，為了讓vardenafil產生治療效果，性刺激是必須的。

4.體外研究顯示，vardenafil對PDE5的抑制效果是大於其他已知的磷酸雙酯酶(相對於PDE6，其抑制效果>15倍、PDE1則>130倍、PDE11則>300倍、PDE2, PDE3, PDE4, PDE7, PDE8, PDE9, PDE10則>1000倍)。在陰莖堅硬度(RigiScan)的研究中，有些男性最快可在服用20mg vardenfail 15分鐘後，即達到所認定足以進行性交(RigiScan堅硬度60%)之勃起。在投與藥物25分鐘後，服用vardenafil患者的整體反應與服用安慰劑者比較之下，具有統計學上顯著的差異。

適應症 [衛核]成年男性勃起功能障礙。

用法用量 1.一般建議劑量：起始建議劑量為10mg，約在性行為前25~60分鐘視需要服用。臨床研究顯示，vardenafil於性行為前4~5小時服用仍然有效。最大的建議服用頻率為每日一次。Vardenafil可與食物一起或分開服用。為了達到有效的治療，性刺激對自然勃起反應是必要的。

2.劑量範圍：基於藥效及耐受性的考量，劑量可提高至20mg或降至5mg。最大的建議劑量為每天20mg，每日一次。

3.用法：口服投與。

a.老年患者(>65歲)：由於vardenafil的清除率會下降，65歲患者之起始劑量建議為5mg。

b.兒童(從出生至16歲)：vardenafil並不適用於兒童。

c.肝功能不全之患者：輕度肝功能不全(child-pugh A)之患者不需調整劑量。中度肝功能不全(child-pugh B)之患者，由於vardenafil的清除率下降，建議起始劑量為5mg。根據患者的療效及耐受性，劑量可循序提高至最大劑量10mg。對於重度肝功能不全(child-pugh C)之患者，vardenafil的藥物動力學並未被建立。

d.腎功能不全之患者：輕度腎臟功能不全、中度腎臟功能不全或重度腎臟功能不全之患者，不須調整劑量。對於須接受透析之患者，vardenafil的藥物動力學並未被建立。

不良反應 1.在臨床試驗中，全世界有超過7,800位患者服用過vardenafil。整體而言，vardenafil的耐受度良好，其不良事件普遍來說為短暫且程度屬於輕微至中度。以安慰劑做對照組的臨床試驗：當vardenafil依建議劑量服用時，在這些臨床試驗中所提到的藥品不良反應，如下：藥品不良反應(Adverse Drug Reactions，ADRs)是指在所有以vardenafil 5mg，10mg，20mg治療並以安慰劑作對照的臨床試驗中，以vardenafil治療的患者，發生率31%，且其發生頻率大於以安慰劑治療所產生的不良反應稱之。

2.全身性：頭痛；心臟血管系統：臉部潮紅；消化系統：消化不良、噁心；神經系統：暈眩；呼吸系統：鼻炎

醫療須知 1.開始治療勃起功能障礙之前，醫師須考慮到患者的心臟血管功能，因為性行為與心血管危險因子之間有相關聯性。Vardenafil具有血管舒張的性質，會造成輕微且短暫性的血壓降低。患者有左心室流出障礙，如：主動脈狹窄及原發性肥大之主動脈分支狹窄，可能對血管擴張劑(包括第五型磷酸雙酯酶抑制劑)的作用較為敏感。

2.具有心血管疾病而且不適合進行性行為的男性患者，最好不要服用治療勃起功能障礙的藥物。

3.陰莖畸形(例如歪曲、陰莖海綿體纖維變性或Peyronie氏症)或可能有異常勃起傾向(例如鐮狀細胞性貧血、多發性骨髓瘤或白血病)之患者應該小心服用治療勃起功能障礙的藥物。

4.Vardenafil與其他治療勃起功能障礙方法之合併使用的安全性與療效尚未被研究，因此不建議採用合併療法。

5.由於vardenafil使用於下列患者之安全性尚未建立，因此在得到進一步的資料之前，不建議使用vardenafil。這些患者包括：重度肝功能不全、需接受透析之末期腎臟疾病者、低血壓(休息時收縮壓<90mmHg)、最近曾有中風或心肌梗塞(過去6個月內)、不穩定型心絞痛以及已知的遺傳退化性視網膜病變，如色素性視網膜炎。

6.由於α-腎上腺素受體拮抗劑與vardenafil同樣具有血管擴張的性質，因此同時併用

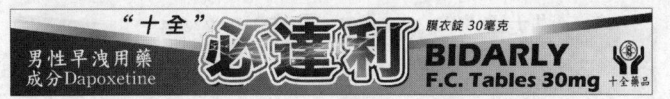

vardenafil及α-腎上腺素受體拮抗劑可能會導致一些患者有症狀性低血壓。在得到進一步的資料前，與α-腎上腺素受體拮抗劑併用時，vardenafil的最大劑量不可超過5mg，且在服用α-腎上腺素受體拮抗劑的6小時內不可服用vardenafil 5mg。然而，當患者服用的α-腎上腺素受體拮抗劑為tamsulosin時，則兩者不需錯開服用。唯有患者的α-腎上腺素受體拮抗劑治療達到穩定狀態時，才能開始併用此兩種藥物。

7.當vardenafil與強效的cytochrome P450 3A4 (CYP 3A4)抑制劑，如ketoconazole, itraconazole, indinavir, ritonavir併用時，預期會顯著地增加vardenafil的血中濃度。如果與erythomycin併用，vardenafil的最大劑量不可超過5mg。

8.如果與ketoconazole及itraconazole併用，vardenafil的最大劑量不可超過5mg，而ketoconazole及itraconazole的劑量絕不可超過200mg(詳見 用法用量)。不可同時併用vardenafil及高度強效的CYP 3A4抑制劑indinavir或ritonavir。

9.孕婦和授乳婦的使用：vardenafil並不適用於新生兒、兒童或婦女。

10.FDA 通知醫療專業人員使用第五型磷酸二酯酵素抑制劑 (PDE5 inhibitors)而引起之突然聽力減弱或聽力喪失報告。

52307 Fortacin Cutaneous Spray 賦久勁外用噴霧劑 ® (PHARMASERVE/友華)

Rx 每 ml 含有：LIDOCAINE 150.0 MG；PRILOCAINE 50.0 MG

藥理作用 1.本藥為龜頭提供局部麻醉效果。其活性物質lidocaine和prilocaine可阻斷龜頭內神經脈衝的傳導，進而降低龜頭的敏感度。
2.這會反映在射精延遲時間的延長上，同時不會對射精的感覺造成不良影響。
3.本藥品可迅速作用，在施用5分鐘內即發揮效果。藥品的有效性經證實在一段時間內反覆使用後仍持續存在。

適應症 [衛核] 治療成年男性之原發性早發性射精。

用法用量 1.建議劑量是按3下使藥劑覆蓋於龜頭。每一劑共含22.5毫克lidocaine和7.5毫克prilocaine(1劑等於按3下)。
2.最高使用劑量為「24小時內最多可給予3劑，每一劑相隔至少4小時」。

不良反應 1.常見：a.男性生殖器感覺減弱、勃起功能障礙、生殖器灼熱感。b.陰戶陰道灼熱感、感覺減弱。
2.不常見：a.異常性高潮、頭痛、發燒、喉嚨刺激、皮膚刺激。b.生殖器紅斑、射精失敗、男性生殖器感覺異常、陰莖疼痛、陰莖疾病、生殖器搔癢。c.陰道念珠菌病、頭痛、喉嚨刺激、肛門直腸不適、口腔感覺異常。d.陰戶陰道不適、陰道疼痛、陰戶陰道搔癢。

醫療須知 1.病人或其伴侶若患有葡萄糖-6-磷酸脫氫酶缺乏症，或先天性或特發性變性血紅素血症(congenital or idiopathic methaemoglobinaemia)，則較易發生藥品誘發性變性血紅素血症。
2.針對正在使用第三類抗心律不整藥品(如amiodarone)的病人，應謹慎治療。
3.針對(本身或伴侶)有藥品過敏病史的病人，本藥應謹慎使用，尤其在不確定引起過敏的藥品為何時。
4.應小心避免讓本藥接觸眼睛，因為可能引起眼部刺激。若不慎接觸眼睛，請立即以水或氯化鈉溶液清洗眼睛，並保護眼睛直到感覺恢復為止。
5.當本藥搭配含聚氨酯的女用和男用保險套時，過去曾觀察到保險套變質。
6.當本藥搭配男用保險套時，勃起障礙和男性生殖器感覺減弱的發生率可能提高。
7.由於有轉移至伴侶身上的風險，期望達成受孕的病人應避免使用本藥，或者如欲作性器接合，應在噴上噴霧5分鐘後但從事性交前，盡可能徹底洗淨龜頭。

§ 52.4 腎石病用藥

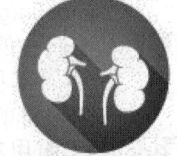

52401 POTASSIUM CITRATE

孕C 乳? 泄 腎

Rx 540 MG/錠劑(T)；

商　名 Destone® (南光) $4.14/T(540MG-PIC/S)，　Postone ER® (歐帕/瑩碩) $4.14/T(540MG-PIC/S)

藥理作用 本藥可連續增加尿中之檸檬酸鹽(>400mg/天)及維持尿中PH值在6~7之間，如此則可：
1.持續減少尿中草酸鈣之飽和度，而降低其結晶的傾向，進而達到溶解結石的效果。
2.可降低未溶尿酸之溶解率，使減少尿酸結石之形成，更促使既成尿酸結石之裂解。
3.可預防及治療再發性的鈣腎石症及尿酸腎石症。

52 泌尿系統疾病的治療劑

4.臨床效果：減少結石成效率幾達100%。

適應症 [衛核]併有鈣結石的腎小管性酸中毒，任何病因的尿中低檸檬酸性草酸鈣腎石病，不論是否併有鈣結石的尿酸性腎石病。

[非衛核]主治下述各症狀之預防及再發：(1)腎小管酸中毒、慢性下痢症、thiazide引起之低檸檬酸尿、原發性的低檸檬酸尿等引起之鈣腎石症。(2)有或無鈣腎石症引起之尿酸腎石症。(3)痛風。

用法用量 1.嚴重性之低檸檬酸尿(<150mg/天)：60meq/分，分次服用(20meq3次/天或15meq4次/天，在餐中或餐後30分鐘服用)。

2.輕微–中度之低檸檬酸尿(>150mg/天)：30meq/天，分次服用 (10meq3次/天，餐中或餐後30分鐘服用)。

不良反應 高血鉀，下痢，大劑量的情形下發生噁心，嘔吐。

醫療須知 1.24小時尿檸檬酸鹽及/或尿PH必需測量，以便測定初劑量是否足夠，以及評量劑量變化之有效性。

2.尿檸檬酸鹽及/或PH每四個月必需測量一次。

3.本藥超過100meq/天之劑量，因尚未研究使用過，所以必需避免

§ 52.5 其它

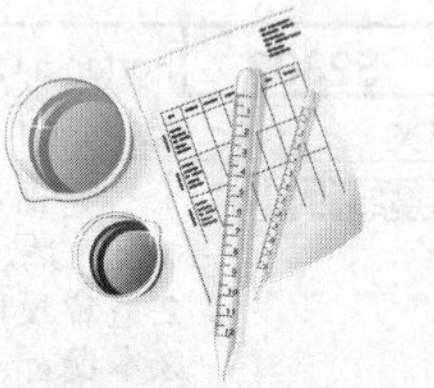

52
泌尿系統疾病的治療劑

52501 BETHANECHOL

孕C 乳 - 食 -

℞ 10 MG, 25 MG, 50 MG/錠劑(T)； 5 MG/注射劑(I)；

商名

Benecol®（元宙）$3.45/T(50MG-PIC/S)
Bethancol®（華盛頓）$1.63/T(25MG-PIC/S)
Bethanechol Chloride®（強生）$1.5/T(10MG-PIC/S)
Bethanechol®（應元/強生）$1.63/T(25MG-PIC/S), $2/T(25MG-PIC/S-箔)
Dampurine®（歐帕/瑩碩）$3.45/T(50MG-PIC/S), $1.63/T(25MG-PIC/S), $2/T(25MG-PIC/S-箔),
Mesacol®（元宙）$1.63/T(25MG-PIC/S), $2/T(25MG-PIC/S-箔)
Ureline®（應元/豐田）$2/T(25MG-PIC/S-箔), $1.63/T(25MG-PIC/S)
Wecoli®（應元）$1.63/T(25MG-PIC/S), $2/T(25MG-PIC/S-箔), $1.5/T(10MG-PIC/S), $2/T(10MG-PIC/S-箔),

藥理作用 本藥可與奮副交感神經，直接作用於神經突觸後受體部位，其毒蕈素樣作用主要影響膀胱，胃腸和眼睛；正常的治療劑量上，本藥不影響心跳速率，血壓和末梢循環。

適應症 [衛核]手術後、產後之非阻塞性儲留，神經性膀胱緊張力減低及尿儲留。

[非衛核](1)用於治療急性、非阻塞性的液尿滯留。(2)緩解手術後腹部發脹和空腸麻痺。

用法用量 根據疾病狀況的類別和嚴重的程度，釐定個別劑量。成人–初劑量5~10mg，每小時重複1次，直到得到預期的反應或高達50mg。維持劑量10~50mg一天3~4次。皮下注射，2.5~5mg，每天3~4次。孩童–每天每kg0.6mg，分次服用。

不良反應 1.偶有的-發汗、潮紅、流涎、腹部不適、下痢、胃腸疼痛和強直，頭痛、噁心、低血壓和氣喘樣的發作(asthmalike attacks)。

2.嚴重的-短暫性完全心臟阻斷。

醫療須知 (1)服用本藥，不宜開車或從事有潛在危險的工作。

(2)服用本藥過量，早期症狀包括流涎、出汗、潮紅、腹絞痛、噁心。

(3)監測呼吸狀態。如發現呼吸困難或任何顯示呼吸問題者，立即報告。

(4)任何姿勢改變應逐且緩慢，尤其當由臥姿勢為站姿時。

52502 CALCIUM ACETATE

孕C 乳 ? 泄 腎

℞ 667 MG/錠劑(T)；

商名

Cal-Acetate®（羅得）
Calgalin®（溫士頓）$1.55/T(667MG-PIC/S), $2/T(667MG-PIC/S-
Phos Cal®（華盛頓）$1.12/T(667MG)
Phosunk®（瑞士）$2/T(667MG-PIC/S-箔), $1.55/T(667MG-

箔)
Calowlin®(優良) $1.55/T(667MG-PIC/S), $2/T(667MG-PIC/S-箔)
Caphos®(美時) $1.55/T(667MG-PIC/S), $2/T(667MG-PIC/S-箔)
Delincal®(政德) $1.55/T(667MG-PIC/S)
PIC/S)
Proca®(寶齡富錦) $1.55/T(667MG-PIC/S)
Procal®(培力) $2/T(667MG-PIC/S-箔), $1.55/T(667MG-PIC/S)
Supcal®(南光/億代富) $1.55/T(667MG-PIC/S)

藥理作用 1.本藥為醋酸鈣鹽，對於帶有中等程度腎功能不足的患者，將會呈現磷酸鹽儲留及某種程度的高磷鹽血症(hyperphosphatemia)。由於磷酸鹽的儲留將導致二次性的副甲狀腺亢進引起骨質萎縮和軟組織鈣化，因此治療上仍直接針對高磷酸血症的處理。治療上控制高磷酸鹽的手段有：(a)減少食物上的攝取磷酸鹽。(b)抑制小腸中吸收磷酸鹽。(c)經由有效的透析方法從體中分離磷酸鹽。
2.減少食物的攝取及經由透析法的抑制磷酸鹽速率不足，透析的患者吸收食物中的磷酸鹽約有40~80%，因此對於大部份尿腎衰竭的患者，在維持作透析時正常必要使用口服磷酸鹽結合劑才能控制高磷酸鹽血症。口服藥劑型的醋酸鈣錠劑在人體饑餓狀態下有40%劑量被吸收(有食物時則吸收量為30%)。此醋酸鈣錠在中性溶液下有很高的溶解度，例如在小腸中即可提供有效鈣去結合磷酸鹽變成沈澱性的磷酸鈣，由此即可達到抑制磷酸鹽在小腸中被吸收的情況，可有效控制身體中不再有游離基的磷酸鹽被吸收，因而能有效的控制高磷酸鹽血症。

適應症 [衛核]腎衰竭末期之高磷酸鹽血症

用法用量 首次用於透析中的成人為每餐2錠，大部份透析中患者需要用到每餐3~4錠，直到患者磷酸鹽值低於6mg/dl為止，部份患者使用本藥會有hypercalcemia出現而須降低calciferol或Vit D之劑量，本藥須在餐前或餐中服用。

不良反應 1.臨床上使用本藥患者有些有噁心現象。
2.本藥的使用會引起高鈣鹽血症、高鈣鹽血症之症狀：厭食、嘔吐、噁心、便秘、腹痛肌無力、心律不整、骨石灰沈著等副作用。

醫療須知 1.患者患有高鈣血鹽症為禁忌。
2.腎衰竭患者若給予鈣鹽食物有可能形成高鈣血症，若給予醋鈣錠服用，則不可再服用其他含鈣食品，慢性高鈣血鹽症將致血管鈣化及軟組織鈣化。
3.服用醋酸鈣錠將誘發高鈣鹽血症，服用本藥應從低劑量開始 ，並作每星期二次的血鈣(serum calcium)檢查。
4.服用毛地黃(digitalis)患者不可服用本藥，以免引起心律不整(cardiac arrhythmias)。
5.醋酸鈣錠將影響四環素生體可率。
6.長期使用本藥並無致癌及影響受情況。
7.對於妊娠婦女並無安全的資料使用時要慎重。
8.小兒科方面的使用並無安全的資料。

52503 CALCIUM POLYSTYRENE SULFONATE

孕C 乳?

℞ 9 %/粉劑(P);

商名
Chalian®(歐帕/瑩碩) $9/P(9%-PIC/S-5GM)
Elimi-K®(羅得/瑪科隆) $9/P(9%-PIC/S-5GM),
Kacopin®(榮民/信東)
Kalimate®(KOWA/宜泰) $9/P(9%-PIC/S-5GM)

藥理作用 本藥含7~9%的鈣質。口服後在腸內之結腸附近其鈣離子和腸內之鉀離子交換，不被消化吸收而排泄於糞便中，結果腸內之鉀離子即排出體外

適應症 [衛核]急性及慢性腎不全隨伴之高血鉀症。

用法用量 1.口服：通常成人1天15~30mg分2~3次服用，1次量加30~50ml水使成懸濁狀口服。
2.灌腸：1次30mg，加水或2%methylcellulose溶液100ml做成懸濁液注入腸內。懸濁加溫至體溫程度注入腸內放置30分~1小時即可。

不良反應 1.引起便秘，又可能會有噁心、食慾不振、胃部不適感。
2.因會引起低鉀血症，若發現應減量或停藥等適當處置。

醫療須知 1.審慎使用(對於下列病患應審慎使用)
①容易引起便秘之病患(有可能引起腸閉塞、腸管穿孔)

52 泌尿系統疾病的治療劑

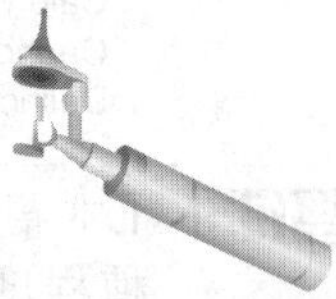

②有腸管狹窄之病患(有可能引起腸閉塞、腸管穿孔)
③有消化管潰瘍之病患(有可能使症狀惡化)
④副甲狀腺機能亢進症病患(離子交換可能使血中鈣濃度上升)
⑤多發性骨髓腫病患(離子交換有可能使血中鈣濃度上升)

2.重要的基本之注意

①因有出現腸管穿孔、腸閉塞之事宜、所以被認定為重度之便秘、持續腹痛、嘔吐等異常時，應停止投與使用，進行適當之處置。
②當口服投與使用本劑，要確認病患之排便狀況，如出現便秘所引起之腹痛、腰部膨脹感、嘔吐等之症狀時，應與醫師等適談並指導病患。
③為預防投與過量應隨時規律的測定血鉀值及血鈣值投與為宜。又，被認定為異常時應進行減量或停藥等適當之處置。

52504 SODIUM POLYSTYRENE SULFONATE

孕C 乳? 泄 糞便

Rx 100 MG/GM, 1000 MG/GM/散劑(Pow);

商　名 Kuzem® ◎ (歐帕/瑩碩) $26.7/Pow(100MG/GM-PIC/S-15GM),

藥理作用 本藥為鈉相的陽離子交換樹脂，藉由鈉鉀交換作用可排除大腸內的鉀離子。試管內1gm有3.1mEq的鉀交換容量，在生體內則為1mEq，它可用來治療腎臟暫時不能排鉀引起的高鉀血症(hyperkalemia)。

適 應 症 [衛核]高鉀血症及由尿少症和由急性腎壞死(如腎小管病變、腎血色蛋白尿性病變、猝變性腎病、壓碎性腎病)所引起的尿閉症、高鉀血症。

用法用量 1.平均成人劑量15mg與開水(20~100ml)口服，1天1~4次。亦可每天灌腸：劑量30mg與2%的methylcellulose 100ml及水100mg作成乳劑。灌腸應該保持6~10小時，而且緊接著清潔灌腸劑之後使用。
2.本藥和其他口服藥品至少間隔6小時服用，包含處方藥及非處方藥。

不良反應 常見-便秘、糞便嵌塞(尤其老年人)；偶有-食慾缺乏、胃刺激、噁心、嘔吐、低血鈣、低血鎂、低血鉀。

醫療須知 1.治療期間必須每天測定血清中鉀的濃度，若其濃度達4~5mEq/l時，就得停藥。
2.此藥時可能降低lithium和thyroxine的吸收。
3.此藥品應與其他口服藥品間隔3小時以上，若病人有其他狀況導致腸胃蠕動差或延遲胃排空之時間，其服藥之間隔更需超過6小時以上。

52505 TOLVAPTAN

孕C 乳- 泄 胃 T½ 12h

Rx 15 MG, 30 MG, 45 MG, 60 MG, 90 MG/錠劑(T);

商　名 Jinarc® ◎ (OTSUKA/大塚) $402/T(15MG-PIC/S), $402/T(30MG-PIC/S), $402/T(60MG-PIC/S), $402/T(45MG-PIC/S), $402/T(90MG-PIC/S)

JINARC®
tolvaptan

藥理作用 1.Tolvaptan是一種具有特別阻斷腎元遠端部分之V2受體與精胺酸血管增壓素(AVP)結合的血管增壓素拮抗劑。Tolvaptan對人類V2受體的親和力為天然AVP的1.8倍。
2.其對各期CKD患者的水廓清率(free water clearance)及尿量均有明顯影響，在CKD較晚期觀察到影響較小，此結果與正常運作之腎元數目逐漸減少一致。

適 應 症 [衛核]適用於自體顯性多囊性腎臟病(ADPKD)且eGFR大於25mL/min/1.73m²之慢性腎臟病成人患者，已出現病情迅速惡化跡象，用以延緩自體顯性多囊性腎臟病之囊泡的生長及腎功能的惡化。

用法用量 1.Tolvaptan治療必須在專精於ADPKD控制之醫師監督，且徹底瞭解tolvaptan治療風險(含肝毒性及監測要求)的情況下開始，並應進行監測。

2.起始劑量為每日60mg tolvaptan，以45mg+15mg之兩種劑量給藥(睡醒時、早餐前服用45mg，8小時後服用15mg)。

3.若可耐受，則可將劑量調高至每日90mg的tolvaptan，以兩種劑量給藥(60mg+30mg)，並隨後調高至目標劑量，每日120mg的tolvaptan，以兩種劑量給藥(90mg+30mg)。

4.惟每一次劑量調整階段，應至少間隔一週。劑量調整應謹慎，以確保過快調升劑量時，高劑量不會造成耐受性不佳，並可依據病人的耐受性調降至較低的劑量。持續以最高可耐受劑量治療病人。

不良反應 1.最常通報不良反應為口渴、多尿症、夜尿症及頻尿症，發生率分別約為55%、38%、29%及23%。

2.Tolvaptan會引起血中丙胺酸轉胺酶及天門冬胺酸轉胺酶(ALT及AST)特異性升高，在少數情況下，總膽紅素(BT)亦會同時升高。

醫療須知 1.Tolvaptan會引起血中丙胺酸轉胺酶及天門冬胺酸轉胺酶(ALT及AST)特異性升高(idiosyncratic elevation)，在少數情況下，總膽紅素(BT)亦會同時升高。

2.Tolvaptan可能會引起水分流失相關不良反應，如口渴、多尿症、夜尿症及頻尿症。

3.若患者罹患會減少正常液體攝取量的疾病，或會增加水分流失風險(例如：發生嘔吐或腹瀉)時，應特別謹慎。

4.必須監測所有患者的液體及電解質狀態，服用tolvaptan會誘發大量排水，進而可能會造成脫水及增加血清鈉。

5.若發生過敏性反應(anaphylactic reaction)或其他嚴重過敏反應時(serious allergic reactions)，必須立即停用tolvaptan，並開始進行適當的治療。

6.Tolvaptan可能引起高血糖症；因此，接受tolvaptan治療之糖尿病患者應被謹慎監控，尤其是未妥善控制病情之第2型糖尿病患者。

7.本藥含乳糖(做為賦形劑)，患有半乳糖不耐症(galactose intolerance)、總乳糖酵素缺乏症(total lactase deficiency)或葡萄-半乳糖吸收不良(glucose-galactose malabsorption)之患者，不應服用本藥。

8.Tolvaptan會降低腎臟的尿酸清除率。

9.Tolvaptan治療時，會出現可逆性GFR降低的情形。

10.完整資訊內容請參閱藥品仿單，並以仿單記載為準。

§ 52.6 泌尿系統疾病治療劑複方產品

52601 Ketosteril 吉多利錠 ® (LABESFAL/費森尤斯卡比) $14.7/T

Rx 每 Tab 含有：CALCIUM-2-OXO-3-PHENYL-PROPIONATE 68.0 MG；CALCIUM-3-METHYL-2-OXO-BUTYRATE 86.0 MG；CALCIUM-3-METHYL-2-OXO-VALERATE 67.0 MG；CALCIUM-4-METHYL-2-OXO-VALERATE 101.0 MG；CALCIUM-DL-2-HYDROXY-4-(METHYL-THIO)-BUTYRATE 59.0 MG；L-HISTIDINE 38.0 MG；L-LYSINE ACETATE 105.0 MG；L-THREONINE 53.0 MG；L-TRYPTOPHAN 23.0 MG；L-TYROSINE 30.0 MG

藥理作用 含鈣藥品(例如acetolyte)可能引起血清鈣含量病理性的增加。由於ketosteril使尿毒症狀減輕，若有服用氫氧化鋁應減量。注意血清磷酸鹽的減少。為了避免干擾吸收，勿同時投與易和鈣形成複合物的藥物(例如Tetracycline)。

1.延緩開始透析治療時間和減少透析次數。

2.降低血磷、血鉀和副甲狀腺荷爾蒙(P.T.H)。

3.維持良好營養平衡。

4.改善尿毒症之症狀。

5.再利用氮代謝物降低血中尿素值，延緩血中肌酸酐升高。

6.補充鈣離子。

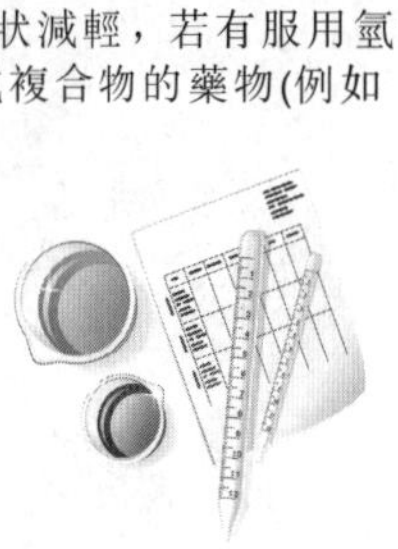

適應症 [衛核] 慢性腎不全時氨基酸之補給

用法用量 口服。遵照醫師處方使用，成人(體重70kg)，一次4~8粒，一天三次，餐中服用

不良反應 偶有高鈣血症，應定期檢查血清鈣含量，應確定給予患者足夠的卡路里；應定期檢查血清鈣含量；應確定給予患者足夠的卡路里。

醫療須知 1.腎絲球過濾率介於5~15ml/min，且蛋白質之攝取一天少於40g之患者。

2.偶有高血鈣症，應定期檢查血清鈣含量。

3.應確定病人攝取足夠的卡路里。

52602 Crashtone "派頓" 淨石顆粒 ® (派頓) $6.5/Gr (5.0 GM-PIC/S)

Rx 每 gm 含有：CITRIC ACID MONOHYDRATE 200.4 MG；POTASSIUM CITRATE MONOHYDRATE 660.0 MG

適應症 [衛核] 鹼化劑(用於須長期保持尿鹼性之場合如尿道結石、腎小管性酸毒症)。

類似產品 K-Citrate 結石清顆粒®（政德）$6.5/Gr (5.0 GM-PIC/S) K-Stone 利石通顆粒®（羅得/瑪科隆）$6.5/Gr (5.0 GM-PIC/S) U-Citra "鎰浩" 優暢粒劑®（利達/鎰浩）$6.5/Gr (5.0 GM-PIC/S)

52603 Duodart 多適達膠囊0.5mg/0.4mg®（CATALENT GERMANY/葛蘭素史克）$28.7/C

℞ 每 Cap 含有：DUTASTERIDE 0.5 MG；TAMSULOSIN 0.4 MG

適應症 [衛核] 具有症狀且攝護腺增大之攝護腺肥大症的第二線治療。

52604 Polenin 攝利寧膜衣錠®（寶齡富錦）

每 Tab 含有：CERNITIN T60 60.0 MG；CERNITIN-GBX 3.0 MG

適應症 [衛核] 初期前列腺肥大症狀，例如:頻尿、夜尿、殘尿感、尿流細小。

類似產品 Pollenex 百能膜衣錠®（寶齡富錦）

52605 Urocitra 尿石泄溶液®（政德）

℞ 每 ml 含有：CITRIC ACID (MONOHYDRATE) 32.3 MG；MAGNESIUM OXIDE LIGHT 3.8 MG；SODIUM BICARBONATE (EQ TO SODIUM HYDROGEN CARBONATE) 7.0 MG

適應症 [衛核] 尿道導管、恥骨導管之灌洗、減少沈積物的形成、溶解清除已形成的沈積物。

用法用量 本藥適用於尿導管恥骨導管之灌洗，減少沈積物的形成，溶解清除已形成的沈積物。用法用量詳見仿單。

52606 Uromax 律解寧膠囊®（ARCO GERMANY/康百佳）

成分 每cap含有：pumpkinseed oil, cold pressed 125mg, juniper berries oil 2.5mg, dandelion oil extract 25mg, pumpkin seed flour 100mg, cranberry extract 40% 30mg, bee pollen 50mg

適應症 [非衛核] 本藥具有輔助治療與預防尿道炎及膀胱炎等泌尿道感染症。

用法用量 每日1~4粒，餐後食用。

醫療須知 1.請洽醫師藥師藥劑生有關食用本食品的專業意見。
2.急性尿道炎應儘速就醫，不可將本藥作為抗菌劑的替代品。

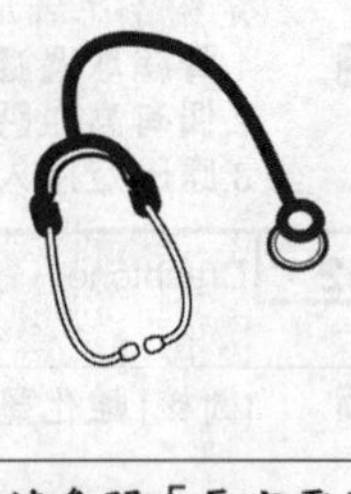

第八篇
作用在胃腸道的藥物
Drugs Acting on the Gastrointestinal Tract

人體胃腸道

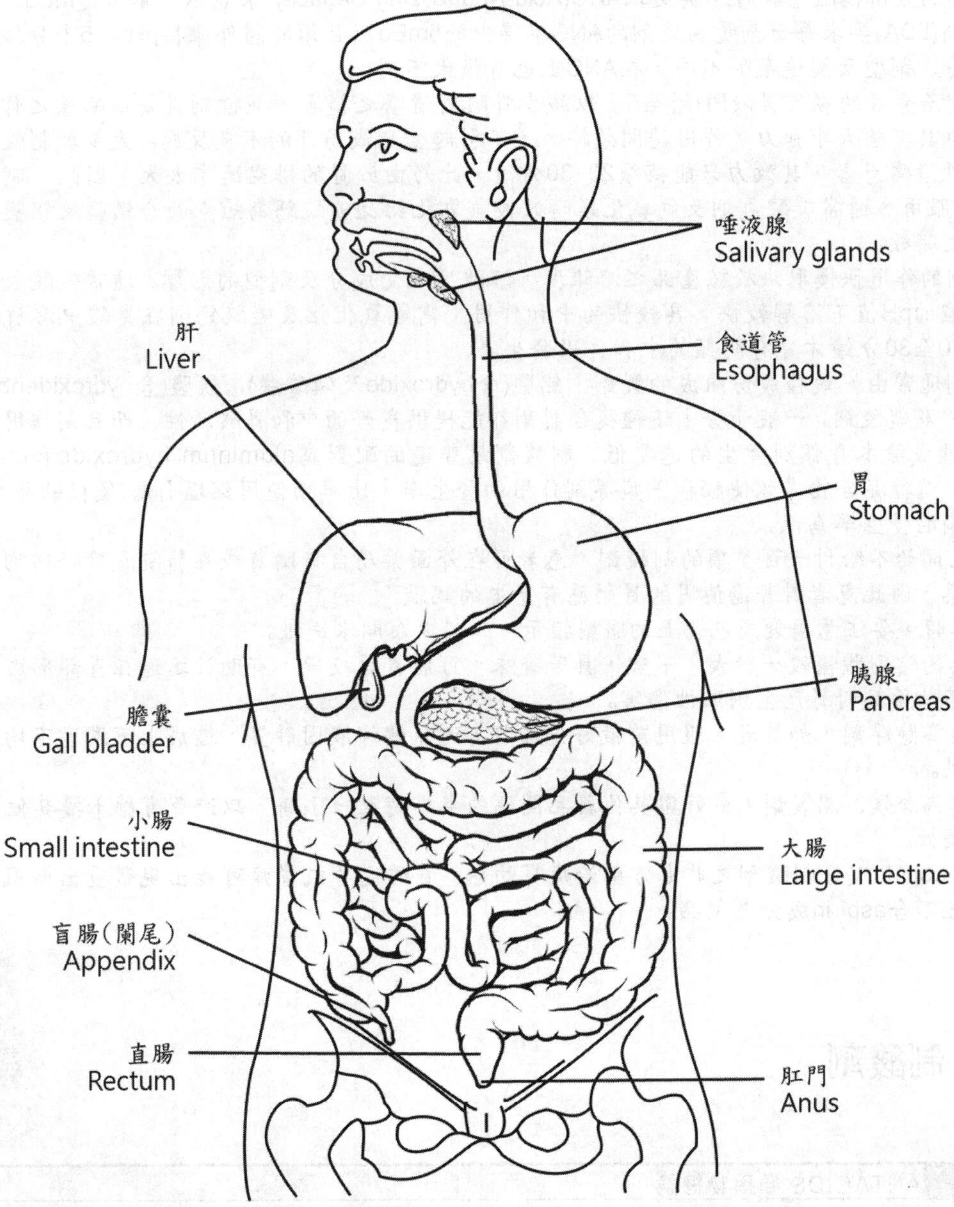

52
泌尿系統疾病的治療劑

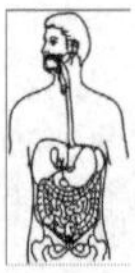

第五十三章
制酸劑和抗發脹劑
Antacids and Antinflatulents

制酸劑和抗發脹劑普遍被用來緩解上消化道的疾病，其範圍從輕度的消化不良和心灼感至消化性潰瘍。

制酸劑的效價稱酸中和力，英文以ANC(Acid-Neutralizing Capacity)來表示，單位是mEq。美國食品藥品管理局(FDA)要求每一劑量制酸劑的ANC不得少於5mEq，且須於體外維持pH=3.5十分鐘以上。制酸劑因成分、劑型及製造廠的不同，在ANC上也有很大不同。

制酸劑治療目的在使胃液PH增至5，以減少胃酸對潰瘍之損害，並抑制胃蛋白酶原之作用。理想的制酸劑應具有強大中和力，作用時間須持久，不引起全身或局部的不良反應。大多數制酸劑若空腹時給消化性潰瘍患者，其效力只能持續20~30分鐘，此乃由於胃的排空速率太大，因此，制酸劑應在飯後1小時服用，通常碳酸氫鈉及氫氧化鎂時效較氫氧化鋁及碳酸鈣為短；而含鎂鹽及鋁鹽混和物製劑具中等之時效。

制酸劑的作用快慢取決於該產品之溶離度，溶離度又受成分及劑型的影響。通常碳酸氫鈉和氫氧化鎂於胃酸的pH值下溶解較快，具較快的中和作用；需氫氧化鋁及碳酸鈣則在胃酸中溶解較慢，通常至少需10至30分鐘才會有明顯的中和作用發生。

制酸劑通常由好幾種成份組成的製劑，鋁鹽(含hydroxide及磷酸鹽)、鎂鹽(含hydroxidenhe 及氯鹽)、碳酸鈣、及碳酸鈉。一般而言，這種複合製劑都能提供良好的中和胃酸活性，而且副作用的發生率都比其每種成份本身個別產生的還要低。制酸劑最普遍的配對為aluminum hydroxide和magnesium hydroxide，這種混合物導致便秘和下痢等副作用的發生率，比單獨使用鋁塩引起(便秘的發生率)和鎂塩引起下痢的發生率為低。

健保已開始不給付一百多項的制酸劑，患者可在外面藥局自行購買或在醫院看診時諮詢醫師後自費給付胃藥，因此患者對普遍使用的胃藥應有基本的認識：

1.服用胃藥時，要注意藥袋或包裝上的服藥指示，一般以白開水送服。

2.某些胃藥的錠劑體積較一般大，不苦，具芳香味，可將胃藥咬碎，有助於迅速在胃部形成一層保護膜，防止某些藥品對胃產生刺激性傷害。

3.某些胃藥為懸浮劑，如胃乳，服用前最好先搖勻，避免懸浮液因靜置，造成上下濃度不均，無法達到預期效果。

4.制酸劑多為含鎂、鋁製劑，最好與其他藥品間隔約半小時至一小時，以避免胃藥干擾其他藥品之吸收，影響藥效。

5.眾使用含aspirin成分制酸劑之非處方藥治療胃灼熱、胃酸過多或胃痛可能出現嚴重出血風險。建議應改用其他不含aspirin成分之藥品。

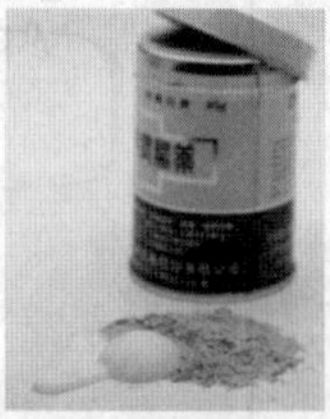

§ 53.1 制酸劑

53101	ANTACIDS 類藥物總論	
類　別	ALUMINUM HYDROXIDE CALCIUM CARBONATE MAGALDRATE (MAGNESIUM ALUMINUM HYDROXIDE)	MAGNESIUM HYDROXIDE(MILK OF MAGNESIA) MAGNESIUM OXIDE SODIUM BICARBONATE

藥理作用 本藥中和胃酸，通常可將胃液的值提昇至3~4pH；在pH高至4以上時，可抑制胃壁黏膜

上胃蛋白酶(pepsin)的蛋白分解活性：pH值高於7~8以上，則活性整個廢棄。提高pH值也能誘發幽門竇釋出胃泌素。酸的中和會增加食道下方括約肌的張力，制酸劑不能夠將黏膜障壁「包起來」，但是，能夠與膽酸結合(特別是鋁化物)，不過，這種作用所提供藥物的療效尚不清楚。

適應症 [非衛核]1.可做為與胃酸過多有關之胃腸症狀(如心灼感，酸引起的消化不良)的症狀療法。2.治療與胃炎、消化性潰瘍、裂孔疝脫、食道炎有關的酸性過多。

用法用量 參見個別論述。

不良反應 (1)鋁製劑–便秘，腸道緊壓，磷排空(食慾不振、虛弱、反射受損、抑鬱、震顫、骨疼、軟骨症)。

(2)鎂製劑–嚴重下痢、脫水、高鎂血症(hypermagnesemia)(噁心、嘔吐、反射受損、低血壓、呼吸抑制–腎功能受損患者有高度的危險性)，過慢性的心律不整，腎結石(矽酸鎂)。

(3)碳酸鈣–反跳性胃酸過多，牛奶–鹼症候群(milk-alkali syndrome)(代謝性鹼中毒，高血鈣、嘔吐、心智混亂、頭痛、腎功能不全)腎鈣結石、神經受損，胃腸出血，糞便緊壓。

(4)碳酸氫鈣–全身性鹼中毒，鈉負荷過量，牛奶–鹼症候群，反跳性過度分泌

醫療須知 1.限制使用含鈉食物的患者(如高血壓、鬱血性心衰竭、水腫、懷孕)宜使用合鈉量低的製劑。

2.腎功能顯著受損的患者不可服用含鎂或鈣的製劑，因為會出現高血鎂和鈣

3.提示患者若胃腸持續疼痛72小時以上，或有黑便，就要報告，因為這些症狀表示潰瘍穿孔，胃出血或其他嚴重的併發症。

4.如果給予錠劑的劑型，應教導患者在吞下之前，要咀嚼完全，然後再喝少量的水。

5.要注意食物做為胃酸的緩衝劑可持續約60分鐘。制酸劑在空腹使用時，其作用期為30分鐘，然而，如果制酸劑在餐後1小時使用，它們的作用期約為3小時。連續服用1~2星期，可能會造成酸反彈。

6.長期使用制酸劑，通常在餐後1小時和3小時，以及在睡前服用，可獲得最佳的臨床效應，如無醫療監督下，勿自行服用制酸劑超過2星期。

53102 ALUMINUM HYDROXIDE

泄 腎

Rx

125 MG, 240 MG, 300 MG, 324 MG/錠劑(T); 2000 MG/注射劑(I); 4000 MG, 40 MG/ML/內服凝膠劑(O.Gel); 404 MG/ML/懸液劑(Sus);

商 名

Alugel Sus.® (榮民)
Alum® (華盛頓)
Alumag Compound® (人人)
Alumigel® (華盛頓)
Aluminum Hydroxide Dried® (中美兄弟)
Aluminum Hydroxide Dried® (應元/豐田)
Aluminum Hydroxide® (人人)
Aluminum Hydroxide® (強生)
Aluminum® (順華)
Co-Stomach® (正和)
Dried® (人人)
Dried® (應元)
Dried® (衛肯/天良)
Dry® (安星)
Ultra Technekow® (FUJIFILM/元新)
Weil® (福元)

適應症 [衛核]緩解胃部不適或灼熱感、或經診斷為胃及十二指腸潰瘍、胃炎、食道炎所伴隨之胃酸過多

用法用量 1.錠劑-每天3~4次，每次600mg。

2.懸浮液-1天3~6次，每次5~15ml，需要時可每小時服用1次，每次40ml。

醫療須知 1.本藥為具有中度中和酸能力的制酸劑，它不會導致反跳性的酸分泌或鹼中毒。

2.本藥也具有磷酸結合的能力，不過，其程度小於aluminum carbonate。它經常會造成便秘。

3.血清中磷酸鹽低或攝取含鈉量低之食物的患者不要長期使用本藥。若超過2個星期須增加食物中磷的攝取量。

53103 ALUMINUM PHOSPHATE

98.8 MG, 130 MG/內服凝膠劑(O.Gel); 110 MG, 619 MG, 110 MG/ML, 130 MG/ML, 199.115 MG/ML/懸液劑(Sus);

商 名

Alugel® (STELLA/韋淳)
Aluphate® (皇佳)
Aluphosgel® (中化/吉福適)
Ceismach® (葡萄王)
G-Well® (美西)
Golden Gi Plus® (回春堂)
Stafos Sus.® (生達)
Yeeway Sus.® (中化)
Yreway-S® (中化)

藥理作用 本藥為經由特殊技術製成之磷酸鋁凝膠制酸劑，其主成份磷酸鋁可以緩衝過多的胃酸，使胃pH值保持在3~5之適當狀態下，且不影響體內酸鹼平衡或產生酸反彈的現象；此外，凝膠會產生一種粘液性的保護膜作用，能止血及減少潰瘍傷口之刺激而加速肉芽之再生，因此能快速減輕患者的不適。

適 應 症 [衛核]緩解胃部不適或灼熱感或經診斷為胃及十二指腸潰瘍、胃炎、食道炎，所伴隨之胃酸過多。

用法用量 1.錠劑-每天3~4次，每次600mg。
2.懸浮液-1天3~6次，每次5~15ml，需要時可每小時服用1次，每次40ml。

不良反應 大劑量使用時會產生輕微的便秘現象，於此情況下，可同時服用溫和緩瀉劑，尤其是須躺臥在病床上的患者。

醫療須知 本藥不適合曾患慢性腎臟病之患者使用，因其所含之磷酸鋁鹽屬非低磷酸鹽類；而糖尿病患者，須依指示服用。

53
制酸劑和抗發脹劑

53104 CALCIUM CARBONATE

孕C 乳? 泄 腎

312.5 MG, 500 MG/錠劑(T); 500 MG/膠囊劑(C);

商 名

A-Cal® (羅得/瑪科隆)
Cacarb® (強生)
Calcium Carbonate® (井田)
Calcium Carbonate® (優生)
Calcium Carbonate® (優良)
Calcium Carbonate® (利達/鎰浩)
Cali® (安星)
Canat® (華興)
Capool® (安星/億代富)
Dacon® (成大)
Elica® (元宙)
Hoshizo® (ZENKOKU/德佑)
Top-Cal® (黃氏)
U-Cal® (羅得)
Xpar-Cal® (華盛頓)

適 應 症 [衛核]緩解胃部不適或灼熱感、或經診斷為胃及十二指腸潰瘍、胃炎、食道炎所伴隨之胃酸過多。

用法用量 1.中和胃酸：視需要1天3~6次，每次1`2錠，飯後1~1.5小時服用。
2.一般人預防低鈣血症：每日1g。
3.預防婦女骨質疏鬆症：每日1~1.5g。
4.治療低鈣血症：每日1~2g或更高。
5.兒童：每日45~65mg/kg，新生兒低鈣血症，每日50~150mg/kg，但不可超過1g。
6.降低血磷：飯後或睡前1時口服2~6錠或膠囊。

不良反應 (1)常見：便祕、脹氣；(2)偶有：噁心、嘔吐、打嗝、高血鈣、低血鎂、多尿、腎結石。

醫療須知 1.本藥為非常有效的制酸劑，具有很高的中和胃酸的能力，起始作用快，作用期相常長。
2.它不會造成全身性鹼中毒，但是，會導致便秘，可能會引起反跳性酸和胃液的過度分泌。
3.長期治療由於胃酸的作用，轉化成calcium chloride，吸收相當量後會產生高血鈣，經常食用含高維生素D的飲食(如牛奶)，會導致牛奶一鹼症候群(milk-alkali sydrome)。
4.可做為鈣質補充劑，因為本藥是鈣塩種類含鈣最高者。
5.本藥可做為磷酸塩結合劑。

53105 DIHYDROXYALUMINIUM SODIUM CARBONATE

350 MG/錠劑(T);

商　名

Baluna®(榮民/信東)

適 應 症 [衛核]緩解胃部不適或灼熱感，或經診斷為胃及十二指腸潰瘍、胃炎、食道炎所伴隨之胃酸過多。

用法用量 成人每日三次，每次給予700mg。

不良反應 便秘。

醫療須知 腎功能不全服用本藥宜謹慎。

53106 DIHYDROXYALUMINUM AMINOACETATE

500 MG/錠劑(T);

商　名

Allilack®(派頓)
Wina®(永勝)

藥理作用 非全身性制酸劑，局部與胃酸中和，同時能保護胃粘膜促進潰瘍面之癒合。

適 應 症 [衛核]緩解胃部不適或灼熱感、或經診斷為胃及十二指腸潰瘍、胃炎、食道炎所伴隨之胃酸過多。

用法用量 成人1天4次，1次500mg。必要時可增至1gm。嚼後吞服較佳。

53107 HYDROTALCITE SYNTHETIC

200 MG, 375 MG, 500 MG/錠劑(T); 500 MG/膠囊劑(C); 100 MG/懸液劑(Sus);

商　名

Aluminum Silicate®(健喬信元/優良)
Lijex®(中化)
Liweilin®(利達)
Nacid® ◎ (東洋/塩野義)
Swecon Sus.®(永信)

藥理作用 持久性的制酸作用以及抗胃蛋白酶的作用。

適 應 症 [衛核]緩解胃部不適或灼熱感、或經診斷為胃及十二指腸潰瘍、胃炎、食道炎所伴隨之胃酸過多

用法用量 1天3~4次，每次2錠。

不良反應 腹瀉，口渴，食慾不振。

醫療須知 1.注意腎或心臟功能受損。
2.注意高血鎂症。

53108 MAGALDRATE (MAGNESIUM ALUMINUM HYDROXIDE)

孕C 乳? 泄腎

200 MG, 400 MG/錠劑(T); 1562.5 MG/散劑(Pow);

商　名

Antashin®(生達)
Instocid®(健喬信元/優良)
Magacid®(優良/瑞安)
Magan®(新喜國際)

藥理作用 本藥降低胃酸度、增高胃pH值、抑制胃液中蛋白酶之水解活性。

適 應 症 [衛核]緩解胃部不適或灼熱感、或經診斷為胃及十二指腸潰瘍、胃炎、食道炎所伴隨之胃酸過多。

用法用量 1.錠劑：在兩餐間及就寢前口嚼1~2錠。
2.懸液劑：每飯後及睡前20分~1小時間各服一次，每次10~20ml。可拌開水或牛奶飲用。使用時請充分振搖。

醫療須知 1.本藥為magnesium和aluminum hydroxides的化學性混合物，相當於含28~39%magnesium oxide和17~25%aluminum oxide。其中和酸的能力比這2種成份物理性混合物弱。
2.本藥引起反跳性酸分泌或全身酸中毒，它發生下痢和便秘的比率較低，而且含量也偏低。

3.服用制酸劑1~2小時內請勿再服用其他口服藥物。

53109 MAGNESIUM HYDROXIDE(MILK OF MAGNESIA)

300 MG, 324 MG, 350 MG, 360 MG/錠劑(T);

商　名

Digestone®(應元)
Hydroxide®(信隆)
Hydroxide®(強生)
Hydroxide®(成大) $0.18/T(300MG)
Maywei®(福元)

藥理作用 1.Magensium hydroxide之液狀懸液劑具快速且長效之中和作用，但可能會引起輕微酸性反彈。

2.低劑量可作為制酸劑，高劑量則為鹽類緩瀉劑。

適應症 [衛核]緩解胃部不適或灼熱感、或經診斷為胃及十二指腸潰瘍、胃炎、食道炎所伴隨之胃酸過多。

用法用量 1.成人及12歲以上：每次1錠。

2.6歲~12歲：每次1/2錠。

3.3歲~6歲：每次1/4錠。

4.3歲以下 請洽醫師診治，不宜自行使用。

醫療須知 1.有下列情形者，使用前請洽醫師診治：①有慢性胃痛的人。②消化道潰瘍的人。③有腎臟疾病的人。

2.勿超過建議使用量。

3.一天內不可服用超過一日最大使用量，也不可連續服用一日最大使用量兩週以上。

4.長期使用會造成電解質不平衡與水分缺乏。

5.制酸劑之錠劑應嚼碎後吞服。

53110 MAGNESIUM OXIDE

孕B 乳+ 泄 腎

0.25 GM, 250 MG, 330 MG, 500 MG/錠劑(T);

商　名

Chymsun®(MAGMITT/杏輝)
Magnesia®(華盛頓) $0.32/T(250MG)
Magnesium Oxide®(應元/豐田) $0.32/T(250MG)
Magnesium Oxide®(派頓)
Mayjou®(福元) $0.32/T(0.25GM)
Oxide®(優良/健喬信元) $0.32/T(250MG)
Oxide®(應元)
Oxide®(杏輝)
Oxide®(榮民) $0.32/T(250MG)
Oxide®(福元/華琳) $0.32/T(250MG)
Souriree®(盈盈)

藥理作用 1.本藥之液狀懸液劑具快速且長效中和作用，但可能會引起輕微酸性反彈。

2.低劑量可作為制酸劑，高劑量則為鹽類緩瀉劑。

適應症 [衛核]緩解胃部不適或灼熱感、或經診斷為胃及十二指腸潰瘍、胃炎、食道炎所伴隨之胃酸過多；軟便

用法用量 1天4次，1次250mg~1.5g，用水或牛奶併服。

不良反應 腹瀉、腹絞痛、噁心、高血鎂，長期使用可能發生腎結石。

醫療須知 (1)本藥為起始作用迅速之制酸劑，它具有很高中和胃酸的能，但是，經常會導致噁心和下痢，在大劑量下可做為緩瀉劑。

(2)本藥通常以粉末的形式使用，市面上有輕質(light)和重質(heavy)的magnesium oxide，輕質者的體積為重質者的5倍大，然而，它具有較大中和胃酸的能力，因為表面積較大。

53111 SODIUM BICARBONATE

孕C 乳? 泄 腎

Rx 300 MG, 500 MG, 600 MG/錠劑(T);

商　名

Sodium Bicarbonate Compound®(強生) $1.5/T(600MG-PIC/S)
Sodium Bicarbonate®(元宙) $1.5/T(300MG-PIC/S),
Sodium Bicarbonate®(福元) $2/T(600MG-PIC/S-箔), $1.5/T(600MG-PIC/S), $1.5/T(300MG-PIC/S), $2/T(300MG-PIC/S-箔)
Sodium Bicarbonate®(華盛頓) $1.5/T(600MG-PIC/S)

$2/T(300MG-PIC/S-箔), $1.5/T(600MG-PIC/S), $2/T(600MG-PIC/S-箔
)
Sodium Bicarbonate® (安星) $1.5/T(300MG-PIC/S),
$2/T(300MG-PIC/S-箔)

適應症 [衛核]代謝性酸中毒之鹼化劑
[非衛核]全身性鹼化劑。

用法用量 視需要1天1~4次，每次0.3~2g。

醫療須知 1.本藥為全身性，吸收性的制酸劑，其作用期短，它不能長期使用，因為會導致反跳性酸分泌，打嗝(由於釋出二氧化碳)和胃部發脹，以及造成全身性鹼中毒。
2.本藥含有的鈉量很高，因此，高血壓、心臟病或腎臟病的患者不可服用。大劑量會造成磷酸尿症(phosphaturia)。

§ 53.2 抗發脹劑

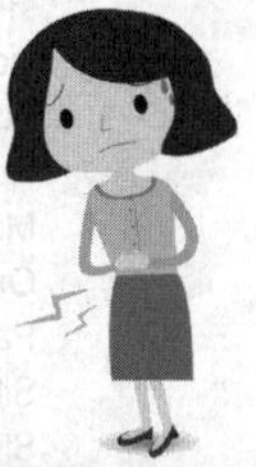

53201 DIMETHICONE(SIMETHICONE) (DIMETHYIPOLYSILOXAN)

20 MG, 40 MG, 50 MG, 80 MG, 100 MG/錠劑(T); 40 MG/膠囊劑(C); 20 MG/液劑(Sol); 100 MG/顆粒劑(Gr); 40 MG, 66.67 MG, 66.7 MG, 20 MG/ML/懸液劑(Sus); 222.27 MG/內服乳劑(O.E);

商　名

Bolicon® (寶齡富錦)
Degastom Sus.® (寶齡富錦)
Dethicon® (大豐)
Dexicone® (生達) $0.29/T(40MG)
Dimethicon® (人生)
Dimethicone® (人生)
Dimethicone® (安星)
Econ® (信隆) $0.3/T(40MG)
Entercon® (優良/健喬信元) $0.28/T(40MG)
Escon® (中美兄弟)
Gasbilin® (新喜國際/聯輝)
Gaslan® (井田) $0.35/T(40MG)
Gasmin® (福元) $0.3/T(40MG)
Gasnone® (應元/豐田) $0.35/T(20MG)
Gaston® (福元/華琳) $0.21/T(50MG)
Gerscon® (福元/嘉林) $0.35/T(40MG)
Jin Wel® (長安/美的)
Kaiscon® (明大)
Kascoal® (永信) $0.35/T(40MG), $0.39/T(50MG)
Kosidin® (永勝)
Kursucon® (永吉)
Licpan® (華興)
Luxson® (強生) $0.2/T(40MG)
Mawei® (優生) $0.15/T(40MG)
Silfoam® (人人)
Silipin® (華興) $0.39/T(50MG)
Simethicone® (STELLA/韋淳)
Simethicone® (晟德)
Simethicone® (約克)
Welcon® (應元)
Wescon Drop® (萬宇康)
Wilcon Sus.® (晟德/保瑞聯邦)
Wilcon Sus.® (晟德/聯邦)

藥理作用 本藥具有界面活性，能夠降低表面張力，而產生消泡作用。

適應症 [衛核]解除脹氣、緩解氣脹相關症狀。

用法用量 1.腹膨滿感者，1天3~4次，每次40~60mg於飯後或飯間服用。
2.於胃鏡檢查時，為消除胃內氣體，於觀察或攝影前5分鐘，40~80mg與10ml的水共服。
3.X光攝影時為驅除腸內氣體，可於攝影3~4天前開始，1天3~4次，每次40~80mg，於飯後或飯間服用。
a.12歲以上：每日4次，餐後飲用，每次125mg。(每日最大劑量：500mg)
b.2歲至12歲：每日4次，餐後飲用，每次40mg。(每日最大劑量：240mg)
c.2歲以下：每日4次，餐後飲用，每次20mg。(每日最大劑量：240mg)

不良反應 軟便，胃部不適，腹瀉，腹痛，嘔吐，噁心，食慾不振，頭痛。

醫療須知 1.24小時內症狀未明顯改善請就醫。
2.服藥期間症狀惡化請就醫。
3.市售制酸劑成藥可能亦含有此成分。使用前請先確認以免重覆服用。

§ 53.3 制酸劑和抗發脹劑的複方產品

53301 Lederscon 立達賜康口嚼錠 ®（輝瑞生技/輝瑞）

每 Tab 含有：ALUMINUM HYDROXIDE DRIED GEL 334.0 MG；MAGNESIUM HYDROXIDE 166.0 MG

適應症 [衛核] 緩解胃部不適或灼熱感、或經診斷為胃及十二指腸潰瘍、胃炎、食道炎所伴隨之胃酸過多。

用法用量 一天4次，每次1~2錠咬碎或口含化吞服效果更加;或每次服用懸浮劑15ml。

類似產品
- A.M.D. 愛姆得錠 ®（溫士頓）
- Aluzaine Sus. "生達" 雅露佳懸浮液 ®（生達） $15/Sus (60.0 ML-PIC/S), $30/Sus (120.0 ML-PIC/S), $81/Sus (360.0 ML-PIC/S)
- Fusucon "天良"服舒康錠 ®（衛肯/天良）
- Holcon "優生" 和康錠 ®（優生）
- Macgel 固胃皆樂錠 ®（永信）
- Oxein Sus. "皇佳" 胃喜因懸浮液 ®（皇佳）
- Pangel "福元" 保胃健錠 ®（福元）
- Siliwell 斯利胃錠 ®（長安/安力圻）
- Siwecon Sus. 喜胃康懸液 ®（約克）
- Supergel 順保健錠 ®（優良/健喬信元）
- Suwell 舒胃錠 ®（永勝）
- Teweimin "大豐"達胃明錠 ®（大豐）
- Ulwycon Sus. "杏輝"欣胃立康懸濁液 ®（杏輝）
- Vasolin 寶益壯胃藥錠 ®（寶齡富錦）
- Wei "明大" 胃錠 ®（明大）
- Weidecone "羅得"胃得康錠 ®（羅得）
- Wenine "威勝"胃寧錠 ®（利達/威勝）
- Alucon 胃康錠 ®（強生/北進）
- Amd Sus. 胃樂爽懸液 ®（晟德/漁人）
- Gelcon "約克" 佳胃康錠 ®（約克）
- Keylanta 克酸氣錠 ®（元宙）
- Mylanlo "明德" 療胃樂錠 ®（明德）
- Oxetacain 胃速達康錠 ®（井田/天下）
- Passcon "派頓" 排舒康錠 ®（派頓）
- Simelium 矽鎂鋁錠〝天良〞®（衛肯/天良）
- Sof Well Sus. 〝中美〞舒達胃懸液劑 ®（中美兄弟/興中美）
- Supragel 順保胃錠 ®（優良/健喬信元）
- Tellwell 泰胃錠 ®（永勝）
- Ulstal Sus. "杏輝" 胃立舒泰懸濁液 ®（杏輝）
- Ulwycon "杏輝"欣胃立康錠 ®（杏輝）
- Villta 胃達錠 ®（衛肯）
- Weicon Chewable "衛達"衛康咀嚼錠 ®（衛達）
- Wellpaul Sus. "永勝" 胃寶懸乳液 ®（永勝）
- Yowell "永勝"友胃錠 ®（永勝）

53302 Mucaine 胃卡因錠 ®（輝瑞生技/惠氏）$1/T, $2/T

℞

每 Tab 含有：Aluminum Hydroxide Dried 165.0 MG；MAGNESIUM CARBONATE 84.0 MG；OXETHAZAINE 5.0 MG

適應症 [衛核] 胃酸過多引起之胃痛及胃灼熱。

用法用量 一天3~4次，每次1粒。

類似產品
- For-Chi Oaine 佛記保衛胃補錠 ®（正和）
- Oxemgal "黃氏"佳胃捷錠 ®（黃氏）
- Weidoson "濟時" 胃保樂錠 ®（瑞士/濟時）
- Gascaine 胃安寧錠 ®（優良/瑞安）
- Stomacon Sus. 優順康懸液 ®（寶齡富錦）
- Winvitin 溫胃鎮錠 ®（溫士頓）

53303 Polygel Sus. "生達"普治胃懸浮液 ®（生達）

每 Sus 含有：DIMETHICONE (EQ TO DIMETHYLPOLYSILOXANE OR POLYDIMETHYL SILOXANE) 2.5 MG；POLYMAGAL 40.0 MG

適應症 [衛核] 緩解胃部不適或灼熱感、胃酸過多、消化不良。解除脹氣、緩解氣脹相關症狀。

用法用量 每次15ml，飯前半小時或飯後2小時或疼痛時飲用，一天4次。

53304 **Saporo-A Granule 爽保樂安胃腸藥 ®（強生/一成）**

SMC

每 gm 含有：CALCIUM CARBONATE PRECIPITATE (EQ TO PRECIPITATED CALCIUM CARBONATE) 166.667 MG；DIASTASE 194.444 MG；MAGNESIUM CARBONATE 166.667 MG；SODIUM BICARBONATE (EQ TO SODIUM HYDROGEN CARBONATE) 250.0 MG

適應症 [衛核] 幫助消化，緩解胃部不適或灼熱感、或經診斷為胃及十二指腸潰瘍、胃炎、食道炎所伴隨之胃酸過多。

53305 Simegel Chewable 舒胃膠咀嚼錠 ®（優良/瑞安）

每 Tab 含有：CALCIUM CARBONATE 280.0 MG；MAGNESIUM HYDROXIDE 128.0 MG；SIMETHICONE (ACTIVE DIMETHICONE) 20.0 MG

適應症 [衛核] 緩解胃部不適或灼熱感、或經診斷為胃及十二指腸潰瘍、胃炎、食道炎所伴隨之胃酸過多，解除脹氣、緩解氣脹相關症狀。

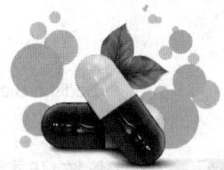

用法用量 一天4次，每次5~10ml或2~4錠，餐前15分鐘及就寢時服用。
類似產品 Fwu Wey Zueh Sus. 服胃樂懸乳液®（成大/井田） Nice Well "正和"耐適胃錠®（正和）
Tido 第得錠®（井田） Wellpin Two Layer 宜胃平二層錠®（中化）

53306 Ulmerline "杏輝"胃邁寧錠®（杏輝）

每 Tab 含有：ALUMINUM HYDROXIDE DRIED GEL 230.0 MG；HOMATROPINE METHYLBROMIDE 1.0 MG

適應症 [衛核] 胃、十二指腸消化性潰瘍、胃酸過多、胃炎
用法用量 1.消化性潰瘍：每3~4小時，服2~4錠。
2.胃酸過多：餐後半小時，服1~2錠。
3.胃炎：一次服1~2錠。
不良反應 便秘、噁心、嘔吐。
醫療須知 1.如有慢性胃痛、胃部不適或灼熱感，應先就醫確定診斷後再行服用。
2.消化道潰瘍患者應先就醫，不要自行服藥。
3.腎衰竭病患(長期服用含鋁胃藥可能導致或加重透析治療引起之透析性骨軟化症、透析性腦病變及低磷血症，應謹慎小心使用。)
4.一天內不可服用超過一日最大劑量，也不可連續服用一日最大劑量兩週以上。
類似產品 Homalin "威勝"豐胃寧錠®（利達/威勝）$1.5/T, Royadrin "皇佳" 佳胃寧錠®（皇佳）$1.5/T, $2/T $2/T

53307 A.M.Z. 愛姆舒錠®（溫士頓）$1.5/T, $2/T

Rx

每 Tab 含有：DIHYDROXYALUMINIUM ALLANTOINATE 50.0 MG；METAMAGNESIUM ALUMINO SILICATE 450.0 MG

適應症 [衛核] 胃酸過多、胃潰瘍、十二指腸潰瘍、急、慢性胃炎。
類似產品 Comewell "元宙" 優美胃錠®（元宙）$1.5/T, $2/T Lichia 力佳治錠®（培力/培力國際）$1.5/T, $2/T
Peichia "培力" 培佳治錠®（培力）$1.5/T, $2/T

53308 Aluzaine 雅露佳錠®（生達）$1.5/T, $2/T

Rx

每 Tab 含有：OXETHAZAINE 10.0 MG；POLYMAGAL 400.0 MG

適應症 [衛核] 急、慢性胃炎所引起的胃痛、噁心、胃灼熱以及胃部不快感
用法用量 一天4次，每次1~2錠咬碎或口含化吞服效果更加;或每次服用懸浮劑15ml。

53309 Antasil Sus. "榮民" 康胃星懸液劑®（榮民）

每 500 gm 含有：ALUMINUM HYDROXIDE WET GEL 177500.0 MG；MAGNESIUM HYDROXIDE WET GEL 30000.0 MG

適應症 [衛核] 緩解胃部不適或灼熱感、或經診斷為胃及十二指腸潰瘍、胃炎、食道炎所伴隨之胃酸過多。
用法用量 一天4-6次，每次15ml，常用劑量範圍5-120ml。
類似產品 Antasil-B Sus. "榮民"康胃星懸濁液®（榮民）

53310 Anti-Ulcer "大豐"抗潰瘍注射液®（大豐）$15/I (5.0 ML-PIC/S)

Rx

每 ml 含有：GLYCINE (EQ TO AMINOACETIC ACID)(EQ TO GLYCOCOLL) 6.0 MG；HISTIDINE HCL 40.0 MG；METHIONINE DL- 8.0 MG

適應症 [衛核] 胃潰瘍、十二指腸潰瘍之改善
用法用量 參照仿單

53311 Bellaton "人生"必舒痛錠®（人生）

Rx

每 Tab 含有：ATROPINE SULFATE 0.0194 MG；HYOSCYAMINE SULFATE 0.1037 MG；PHENOBARBITAL 16.2 MG；SCOPOLAMINE HBR 0.0065 MG

適應症 [衛核] 胃痛、腹痛、賁門痙攣、胃潰瘍、幽門痙攣、十二指腸潰瘍、腎石絞痛、膽石絞痛、支氣管性氣喘
用法用量 一天3~4次，每次1粒。
類似產品 Spanton 舒痛錠®（衛肯）$1.5/T Spartin "正和"舒莫痛錠®（正和）

53312 Bentyline "強生"妙治胃顆粒®（強生）$26.7/Gr (100.0 GM-PIC/S)

每 gm 含有：ALUMINUM HYDROXIDE DRIED GEL 400.0 MG；DICYCLOMINE HCL 5.0 MG；MAGNESIUM OXIDE 200.0 MG

適應症 [衛核] 胃潰瘍、十二指腸潰瘍、胃炎、胃酸過多症、胃痛
用法用量 一天3~4次，每次1~2錠。咀嚼服用，更易發揮療效。

53 制酸劑和抗發脹劑

類似產品 Bentyline "強生"妙治胃錠®（強生）$1.5/T　Bentyline-S "強生"妙治胃益錠®（強生）$1.5/T　Korinti 告寧治錠®（應元/意欣）　Ulcermin "合誠" 固胃安錠®（衛肯）$1.5/T　Ulwelor 治胃樂錠®（強生/北進）　Yulantyl "台裕" 裕治爛兒錠"®（台裕）$1.5/T

53313 Biocaine 祐康錠®（優良/健喬信元）

每 Tab 含有：ALUMINUM SILICATE 100.0 MG；OXETHAZAINE 5.0 MG

適應症 [衛核] 胃炎、腸炎、食道炎所伴隨之胃痛、胃酸過多、胃部不適或灼熱感。

用法用量 消化性潰瘍及急慢性胃炎，每3~4小時服用2~4錠。胃酸過多，飯後半小時或一小時或必要時服1~2錠。腎上腺皮質素及ACTH治療期中：口服治療者同時口服2錠。

醫療須知 除少數嚴重而難治之胃酸過多症外，為確保不服用Homatropine Methylbromide的過量，全日服用量不應超過20錠。

類似產品 Easygo 易治胃錠®（世達）$1.5/T　Oxecain "優生"爾適佳錠®（優生）$1.5/T　Stroine "威勝"胃嘉音錠®（大豐/威勝）$1.5/T, $2/T　Suloweilin "羅得"舒樂胃錠®（羅得）$1.5/T, $2/T　Ulstal "杏輝"胃立舒泰錠®（杏輝）$1.5/T　Weizain "豐田" 胃佳錠®（應元/豐田）$1.5/T　Wemacain 胃康寧錠®（元宙）　Wetunlin "壽元" 胃腸寧錠®（壽元）$1.5/T

53314 C. V. U. 喜胃優膠囊®（寶齡富錦）

每 Cap 含有：ALUMINUM HYDROXIDE DRIED GEL 100.0 MG；CALCIUM CARBONATE 50.0 MG；CINNAMON POWDER (CINNAMON CORTEX POWDER) 25.0 MG；CLOVE POWDER 5.0 MG；DIASTASE 30.0 MG；GENTIAN POWDER 25.0 MG；GLYCYRRHIZA (LIQUORICE) 25.0 MG；MAGNESIUM CARBONATE 25.0 MG；SODIUM BICARBONATE (EQ TO SODIUM HYDROGEN CARBONATE) 100.0 MG；VITAMIN U (METHYLMETHIONINE SULFONIUM CHLORIDE) 10.0 MG

適應症 [衛核] 胃酸過多、胃潰瘍症

用法用量 成人每日三次，每次1~2粒。本藥須經醫師指示使用。

53315 Clingest 克林司頓淨胃膠囊®（寶齡富錦）

每 Cap 含有：CHARCOAL 140.0 MG；SIMETHICONE (ACTIVE DIMETHICONE) 45.0 MG

藥理作用 Homatropine Methylbromide具有胃酸過度分泌抑制作用及痙攣抑制作用。

適應症 [衛核] 解除脹氣、緩解氣脹相關症狀。

用法用量 消化性潰瘍及急慢性胃炎：每3~4小時2~4片。胃酸過多：飯後半小時或一小時或於必要時服用1~2片。孕婦胃灼熱感：早餐前及飯後半小時各服1~2片。腎上腺皮質及ACTH治療期中：口服治療者，同時服用本藥2片，注射治療者每日服用3次，每次2片。

醫療須知 Homatropine Methylbromide之耐受性雖較其他抗膽鹼激素劑為優，但除少數嚴重而難治之胃酸過多症外，全日服用之劑量不應超過20片。

類似產品 Clingest E.C. 克林司頓淨腸膠囊®（寶齡富錦）

53316 Co-Castronin 複方舒胃寧片®（中生）

℞

每 Tab 含有：ALUMINUM HYDROXIDE GEL 125.0 MG；BELLADONNA EXTRACT 6.0 MG；MAGNESIUM CARBONATE 125.0 MG；PHENOBARBITAL 10.0 MG；PROPANTHELINE BROMIDE 12.5 MG

適應症 [衛核] 胃潰瘍、過酸性胃炎、慢性胃腸炎、制酸、胃痛

用法用量 一天3~4次，每次1粒。

53317 Con-Gel Sus. 康佳爾懸浮液®（漁人/幸生）

℞

每 Sus 含有：ALUMINUM HYDROXIDE DRIED GEL 40.0 MG；DICYCLOMINE HCL 0.5 MG；DIMETHICONE (EQ TO DIMETHYLPOLYSILOXANE OR POLYDIMETHYL SILOXANE) 4.0 MG；MAGNESIUM HYDROXIDE 20.0 MG

適應症 [衛核] 胃酸過多、腹脹、胃腸痙攣、消化性潰瘍及急慢性胃炎。

用法用量 一天3次，每次5ml。

類似產品 Ulta 胃爾達錠®（汎生）　Weichi "濟時" 胃吉錠®（瑞士/濟時）

53318 Daramach Sp 德佑胃乳®（SHINSEI/德佑）

每 gm 含有：GLYCINE (EQ TO AMINOACETIC ACID)(EQ TO GLYCOCOLL) 10.0 MG；SYNTHETIC HYDROTALCITE 100.0 MG

適應症 [衛核] 緩解胃部不適或灼熱感、或經診斷為胃及十二指腸潰瘍、胃炎、食道炎所伴隨之胃酸過多。

53319 Digestive Stomach "金葫蘆" 消化固胃散® (明通/治痛單)

每 gm 含有：CASSIA POWDER 151.5 MG；CLOVE POWDER 90.9 MG；GLYCYRRHIZA POWDER 212.1 MG；MAGNESIUM CARBONATE 90.9 MG；SODIUM BICARBONATE (EQ TO SODIUM HYDROGEN CARBONATE) 363.6 MG；ZINGER POWDER 30.3 MG

適應症 [衛核] 胃痛、心氣痛、吐瀉、消化不良

53320 Epilon "永信" 胃必朗錠® (永信) $1.5/T, $2/T

Rx

每 Tab 含有：BUTYLSCOPOLAMINE BROMIDE (EQ TO HYOSCINE-N-BUTYLBROMIDE) 2.0 MG；CHLORDIAZEPOXIDE 5.0 MG；CHLOROPHYLL SODIUM COPPER 3.0 MG；DICYCLOMINE HCL 2.0 MG；MAGNESIUM ALUMINUM HYDROXIDE CO-DRIED GEL 350.0 MG；MAGNESIUM OXIDE 40.0 MG；SYNTHETIC ALUMINUM SILICATE 60.0 MG

適應症 [衛核] 胃、十二指腸潰瘍、胃痛、胃酸過多、胃痙攣、胃炎。

用法用量 一天3~4次，每次1~2錠。

類似產品 Howells "中菱" 好胃舒錠® (世達/中菱) $0.85/T　Piechan "大豐" 必胃健錠® (大豐) $1.5/T　Scopomine 紓服胃錠® (中美兄弟/興中美) $0.8/T　Towell "永勝" 滋胃錠® (永勝) $1.5/T, $2/T　Wilconin "聯邦" 胃爾康寧錠® (保瑞/聯邦)

53321 Erwaichalo 爾胃佳樂顆粒® (中美兄弟)

每 package 含有：ALUMINUM SILICATE 400.0 MG；BENZOCAINE (ETHYL AMINOBENZOATE) 150.0 MG；BISMUTH SUBNITRATE (BISMUTH NITRATE BASIC) 150.0 MG；CERIUM OXALATE 45.0 MG；MAGNESIUM OXIDE 90.0 MG；MENTHOL 2.0 MG；SCOPOLIAE EXTRACT (POWDER) 120.0 MG；SODIUM BICARBONATE (EQ TO SODIUM HYDROGEN CARBONATE) 210.0 MG

適應症 [衛核] 胃潰瘍、十二指腸潰瘍、胃酸過多、胃痛、胃痙攣、急、慢性胃炎。

用法用量 通常成人一次2.0g(一包)，14~8歲1.2g(2/3)包，7~4歲0.6g(1/3)包，一日三次，每飯後用溫水送服。

醫療須知 1.應嚴守用法、用量，不得連續使用壹週以上。
2.服藥期間不可喝酒，胃潰瘍或十二指腸潰瘍之患者，胃潰瘍或十二指腸潰瘍之患者。
3.如遇有下列情形，應即請教醫師：經數次服藥後病況未見好轉時，使用於兒童時，孕婦或懷孕徵候之婦人。

類似產品 Genweitd "美"健胃達錠® (長安)

53322 Gasbella 去痙寧錠® (榮民) $0.15/T

Rx

每 Tab 含有：BELLADONNA 8.0 MG；PHENOBARBITAL 15.0 MG

適應症 [衛核] 胃潰瘍、十二指腸潰瘍、幽門痙攣、及胃腸機能障礙

用法用量 本藥具有解痙和止痛的作用。

53323 Gasterin "元宙" 潰胃保錠® (元宙) $1.64/T, $2/T

Rx

每 Tab 含有：BISMUTH SUBNITRATE (BISMUTH NITRATE BASIC) 150.0 MG；BUTINOLIN PHOSPHATE 2.0 MG；CALCIUM CARBONATE 600.0 MG

適應症 [衛核] 急性和慢性胃炎、胃十二指腸炎、痙攣痛和酸性痛、胃潰瘍和十二指腸潰瘍。

53324 Gastosil 佳胃暢錠® (瑞士)

每 Tab 含有：ALUMINUM HYDROXIDE DRIED GEL 500.0 MG；SIMETHICONE (ACTIVE DIMETHICONE) 270.0 MG

適應症 [衛核] 緩解胃部不適或灼熱感、或經診斷為胃及十二指腸潰瘍、胃炎、食道炎所伴隨之胃酸過多，解除脹氣、緩解氣脹相關症狀。

用法用量 一天3至4次，每次1至2錠。

類似產品 Silancon 喜胃爽錠® (政德)

53325 HC Noritle Suwefue Good "諾得舒胃福" 健胃散® (衛肯/天良)

每 gm 含有：ALUMINUM HYDROXIDE DRIED GEL 200.0 MG；ALUMINUM SILICATE 300.0 MG；BISMUTH SUBNITRATE (BISMUTH NITRATE BASIC) 100.0 MG；CHLOROPHYLL SODIUM COPPER 4.0 MG；SCOPOLIA EXTRACT 14.0 MG；VITAMIN U (METHYLMETHIONINE SULFONIUM CHLORIDE) 20.0 MG

適應症 [衛核] 胃、十二指腸潰瘍、胃酸過多症、急慢性胃炎、胃痛、胃痙攣

用法用量 一天4次，每次1包。

類似產品 Wirichang "大豐" 胃利強錠® (大豐)

53326 Honten U C 豐胃治散 ® (應元/豐田)

每 4.5gm 含有：ALUMINUM SILICATE 100.0 MG；BORNEOL 5.0 MG；CALCIUM CARBONATE 479.0 MG；CARDAMON 18.0 MG；CARDAMON BITTER SEED POWDER 45.0 MG；CINNAMON POWDER (CINNAMON CORTEX POWDER) 128.0 MG；DIASTASE 320.0 MG；EUGENIA POWDER 5.0 MG；GENTIAN POWDER 5.0 MG；GLYCYRRHIZA (LIQUORICE) 500.0 MG；LACTOMIN 2.0 MG；LIPASE 112.0 MG；MAGNESIUM CARBONATE 350.0 MG；MENTHOL 3.0 MG；SCOPOLIA EXTRACT 55.0 MG；SODIUM BICARBONATE (EQ TO SODIUM HYDROGEN CARBONATE) 2287.0 MG；THIAMINE NITRATE 4.0 MG；VITAMIN U (METHYLMETHIONINE SULFONIUM CHLORIDE) 75.0 MG；ZANTHOXYLUM FRUCTUS POWDER 7.0 MG

適應症 [衛核] 胃、十二指腸潰瘍、胃痙攣、急、慢性胃腸炎、胃酸過多症、胃痛、消化不良、腹部鼓膨

用法用量 一天3次，每次1包。

類似產品 Honten U 豐胃能錠 ® (應元/豐田)

53327 I Lochuan 胃樂全膠囊 ® (衛肯/天良)

每 Cap 含有：ALUMINUM HYDROXIDE GEL 100.0 MG；DIASTASE BIO- 90.0 MG；LACTOBACILLUS POWDER 20.0 MG；SCOPOLIA EXTRACT 10.0 MG；SODIUM BICARBONATE (EQ TO SODIUM HYDROGEN CARBONATE) 250.0 MG；VITAMIN U (METHYLMETHIONINE SULFONIUM CHLORIDE) 12.5 MG

適應症 [衛核] 胃、十二指腸潰瘍、急、慢性胃腸炎、消化不良、胃酸過多症、異常醱酵

用法用量 一天3至4次，每次1粒。

53328 Iharamin 安中寶胃腸藥 ® (吉地喜/德佑)

每 pack 含有：BIODIASTASE 1000 23.33 MG；CINNAMON BARK POWDER (EQ TO POWDERED CINNAMON BARK) 100.0 MG；GLYCYRRHIZA POWDER 66.67 MG；LIPASE AP6 13.33 MG；MAGNESIUM ALUMINOMETASILICATE 250.0 MG；POWDERED ALPINIA OFFICINARUM RHIZOME 33.33 MG；POWDERED AMOMUM SEED 66.67 MG；POWDERED CORYDALIS TUBER 100.0 MG；POWDERED FENNEL 66.67 MG；POWDERED OYSTER SHELL 100.0 MG；SCOPOLIA EXTRACT POWDER 100.0 MG

53
制酸劑和抗發脹劑

適應症 [衛核] 緩解胃部不適或灼熱感，或經診斷為胃及十二指腸潰瘍、胃炎、食道炎所伴隨之胃酸過多，食慾不振胃腹部膨脹感消化不良。

用法用量 成人(15歲以上)...........1次1包
11歲以上15歲以下..... 1次2/3包
8歲以上11歲以下........1次1/2包
5歲以上8歲以下..........1次1/3包
3歲以上5歲以下..........1次1/4包
一天三次，飯後服用、服用間隔四小時以上。

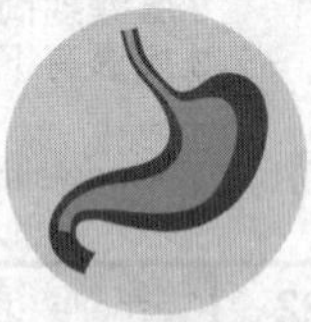

53329 Kuanium S.C. 廣寧糖衣錠 ® (榮民)

Rx

每 Tab 含有：CHLORDIAZEPOXIDE (HCL) 5.0 MG；CLIDINIUM BROMIDE 2.5 MG

適應症 [衛核] 胃及十二指腸潰瘍、胃腸蠕動亢進、膀胱急後重、女性月經尿道痙攣痛

用法用量 一天3~4次，每次1~2錠。

類似產品 Libuse S.C. "人生"利博舒糖衣錠 ® (人生)

53330 Kuweihau "井田"固胃好錠 ® (井田) $1.5/T, $2/T

Rx

每 Tab 含有：DIHYDROXYALUMINIUM ALLANTOINATE 50.0 MG；MAGNESIUM ALUMINUM METASILICATE (NEUSILIN) 450.0 MG

適應症 [衛核] 胃酸過多，胃潰瘍，十二指腸潰瘍，急、慢性胃炎。

53331 Lookstomach 洛胃克顆粒 ® (成大)

每 gm 含有：BELLADONNA EXTRACT 20.0 MG；BISMUTH SUBNITRATE (BISMUTH NITRATE BASIC) 200.0 MG；MAGNESIUM HYDROXIDE 250.0 MG

適應症 [衛核] 腹瀉、胃痛、胃酸過多、急慢性胃炎、胃、十二指腸潰瘍

用法用量 一天3至4次，每次1至2包。

53332 M.O.C. "強生"鎂好施錠 ® (強生)

每 Tab 含有：CALCIUM CARBONATE 300.0 MG；CINNAMON (CINNAMON CORTEX) (CINNAMON BARK) 100.0 MG；MAGNESIUM OXIDE 400.0 MG；SODIUM BICARBONATE (EQ TO SODIUM HYDROGEN CARBONATE) 200.0 MG

適應症 [衛核] 緩解胃部不適或灼熱感、胃酸過多、消化不良。

用法用量 成人:每天3次，每次1錠。

53333	Miawshyjing 妙適靜錠〝信東〞® （信東）
	■每 Tab 含有：MAGNESIUM ALUMINUM METASILICATE (NEUSILIN) 230.0 MG；OXETHAZAINE 5.0 MG
適應症	[衛核] 胃炎、腸炎、食道炎所伴隨之胃痛、胃酸過多、胃部不適或灼熱感
用法用量	一天3~4次，每次1~2錠。

53334	My-Gel Sus. 〝中生〞鎂佳胃懸浮液® （中生）
	■每 Sus 含有：ALUMINUM HYDROXIDE (ALUMINA HYDRATED) 40.0 MG；DIMETHICONE (EQ TO DIMETHYLPOLYSILOXANE OR POLYDIMETHYL SILOXANE) 4.0 MG；MAGNESIUM HYDROXIDE 40.0 MG
適應症	[衛核] 緩解胃部不適或灼熱感、或經診斷為胃及十二指腸潰瘍、胃炎、食道炎所伴隨之胃酸過多，解除脹氣、緩解氣脹相關症狀。
用法用量	參照仿單
類似產品	Polywe 〝新喜〞保力胃錠® （壽元/新喜國際）

53335	Neo-Weitupin 胃治平錠® （井田/天下） $1.5/T
Rx	■每 Tab 含有：BORNEOL 2.0 MG；CALCIUM CARBONATE 25.0 MG；CHLOROPHYLL SODIUM COPPER 5.0 MG；MAGNESIUM OXIDE 60.0 MG；MAGNESIUM TRISILICATE 100.0 MG；PROPANTHELINE BROMIDE 10.0 MG；SCOPOLIA EXTRACT POWDER 6.0 MG；SODIUM BICARBONATE (EQ TO SODIUM HYDROGEN CARBONATE) 60.0 MG
適應症	[衛核] 胃、十二指腸潰瘍、胃酸過多、急慢性胃炎、胃痛等胃腸障礙
用法用量	一天3~4次，每次1~2錠。
類似產品	Weizupin 胃治平散® （井田/天下）

53336	New-Saclon Plus 爽胃王—加顆粒® （保瑞/衛采）
	■每 1 g 含有：DIMETHICONE (EQ TO DIMETHYLPOLYSILOXANE OR POLYDIMETHYL SILOXANE) 15.4 MG；POLYMIGEL (AL.HYDROXIDE +CACO3 +MGCO3) 269.2 MG；SCOPOLIA EXTRACT POWDER 76.9 MG；SODIUM BICARBONATE (EQ TO SODIUM HYDROGEN CARBONATE) 146.2 MG；SODIUM COPPER CHLOROPHYLLIN 23.1 MG；SYNTHETIC HYDROTALCITE 230.8 MG
適應症	[衛核] 緩解胃部不適或灼熱感、胃酸過多，消化不良，解除脹氣，緩解脹氣相關症狀。
用法用量	一天3至4次，每次1至2包。
類似產品	Wepo 〝井田〞胃寶顆粒® （井田）

53337	Pecsie 〝杏林〞平克疾顆粒® （杏林新生）
	■每 gm 含有：ALUMINUM HYDROXIDE DRIED GEL 300.0 MG；MAGNESIUM TRISILICATE 396.0 MG；MUCIN GASTRIC 260.0 MG
適應症	[衛核] 緩解胃部不適或灼熱感、胃酸過多、消化不良。
用法用量	1天3次，1次1~1.5mg，飯間服用。

53338	Peptidin 培普鎮顆粒® （生達）
Rx	■每 gm 含有：ALUMINUM MAGNESIUM HYDRATE 400.0 MG；HOMATROPINE METHYLBROMIDE 2.0 MG；MAGNESIUM TRISILICATE 300.0 MG
藥理作用	1.本藥中之主成分homatropine methylbromide是一種合成的副交感神經抑制劑，故具有鎮痙及抑制胃酸分泌之作用。 2.本藥含有Al Mg hydrate及Mg trisilicate兩種緩衝性制酸劑，具有中和與吸著胃酸之作用。
適應症	[衛核] 胃、十二指腸潰瘍、胃酸過多、胃炎、及其他需要控制胃酸之症狀
用法用量	通常成人1日3~4次，每次1~2公克(gm)，飯後1~2小時及睡前或需要時服用。
醫療須知	腎衰竭病患長期服用含鋁胃藥可能導致或加重透析治療引起之透析性骨軟化症(dialysis osteomalacla)、透析性腦病變(dialysis encephalopathy)及低磷血症，應謹慎小心使用。

53339	Petilac 〝生達〞普利胃片® （生達）
	■每 Tab 含有：ALUMINUM MAGNESIUM HYDRATE 250.0 MG；ATROPINE METHYL BROMIDE 0.5 MG；BENZOCAINE (ETHYL AMINOBENZOATE) 15.0 MG；BROMISOVALUM (EQ TO BROMOVALERYLUREA) (EQ TO BROMVALETONE) 15.0 MG；MAGNESIUM TRISILICATE 150.0 MG；SODIUM LAURYL SULFATE 5.0 MG
適應症	[衛核] 胃炎、胃及十二指腸潰瘍、胃痛、胃痙攣、胃酸過多
用法用量	一天3次，每次1~2錠。

53340 Pevelin 庇胃寧錠® (政德)

每 Tab 含有：ALUMINUM MAGNESIUM SILICATE 295.0 MG；CHLOROPHYLL SODIUM COPPER 0.5 MG；GLYCYRRHIZINIC ACID (EQ TO GLYCYRRHETINIC ACID GLYCOSIDE)(EQ TO GLYCYRRHIZIC ACID) 70.0 MG；PIPERILATE HCL (PIPETHANATE HYDROCHLORIDE) 3.0 MG

適應症 [衛核] 胃腸神經疾患所引起之慢性胃腸疾患、慢性便秘、慢性下痢、急慢性胃炎、噁心、嘔吐、胃及十二指腸潰瘍

用法用量 一天3次，每次1至2錠。

53341 Promagen 護胃錠® (壽元)

每 Tab 含有：DIASTASE 50.0 MG；GENTIAN POWDER 50.0 MG；MAGNESIUM OXIDE 80.0 MG；SODIUM BICARBONATE (EQ TO SODIUM HYDROGEN CARBONATE) 350.0 MG

適應症 [衛核] 緩解胃部不適或灼熱感、或經診斷為胃及十二指腸潰瘍、胃炎、食道炎所伴隨之胃酸過多。

用法用量 一天3次，每次1至2錠。

53342 Pronalate 汎克胃錠® (汎生) $1.17/T

Rx

每 Tab 含有：GLYCYRRHETATE SODIUM 40.0 MG；HISTIDINE L- HCL (EQ TO L-HISTIDINE HYDROCHLORIDE) 30.0 MG；MAGNESIUM ALUMINUM METASILICATE (NEUSILIN) 290.0 MG；PIPERILATE HCL (PIPETHANATE HYDROCHLORIDE) 3.0 MG

適應症 [衛核] 胃腸神經症、胃腸炎

用法用量 一天3次，每次1至2錠。

53343 Quless 克劣胃顆粒® (杏林新生)

每 gm 含有：ALUMINUM MAGNESIUM SILICATE 500.0 MG；CHLOROPHYLLIN 12.0 MG；GLYCYRRHIZATE TRISODIUM 25.0 MG；MUCIN GASTRIC 100.0 MG；PANTOTHENATE CALCIUM 10.0 MG

適應症 [衛核] 緩解胃部不適或灼熱感、胃酸過多、消化不良

用法用量 一天3次，每次1包(1gm)，飯間服用。

53344 S.M.P. "生達"健胃錠® (生達)

每 Tab 含有：CINNAMON POWDER (CINNAMON CORTEX POWDER) 5.0 MG；GENTIAN POWDER 5.0 MG；GUAIACOL CARBONATE 30.0 MG；SCOPOLIA EXTRACT 5.0 MG；SODIUM BICARBONATE (EQ TO SODIUM HYDROGEN CARBONATE) 250.0 MG

適應症 [衛核] 胃酸過多、胃痛

用法用量 一天2~3次，每次2錠。

類似產品 Smp 舒腹錠® (生達)　　Wakon "福元" 胃寧錠® (福元)

53345 S.T. "強生"康胃散® (強生)

每 gm 含有：MAGNESIUM OXIDE 100.0 MG；SODIUM BICARBONATE (EQ TO SODIUM HYDROGEN CARBONATE) 600.0 MG

適應症 [衛核] 緩解胃部不適或灼熱感、胃酸過多、消化不良

用法用量
1.散劑:一天3次，1次約1.3gm。
2.顆粒:一天3次，1次1包(1.5gm)。
3.錠劑:一天3次，1次3錠。

53346 Sedaspa S.C. "華興" 痙靜糖衣錠® (元宙/華興) $1.12/T

Rx

每 Tab 含有：CHLORDIAZEPOXIDE 5.0 MG；CLIDINIUM BROMIDE 2.5 MG

適應症 [衛核] 胃及十二指腸潰瘍或發炎、胃酸過多、蠕動亢進、消化不良 (神經性) 結腸過敏引起發炎或痙攣

用法用量 參照仿單

53347 Simagal Chewable "生達" 喜滿佳甜嚼錠® (生達)

每 Tab 含有：MAGALDRATE 480.0 MG；SIMETHICONE (ACTIVE DIMETHICONE) 20.0 MG

適應症 [衛核] 緩解胃部不適或灼熱感、或經診斷為胃及十二指腸潰瘍、胃炎、食道炎所伴隨之胃酸過多，解除脹氣、緩解氣脹相關症狀。。

用法用量 一天3～4次，每次1～2錠或每次10～20ml375mg，dimethicone 250mg。

類似產品 Simagal Sus. 喜滿佳懸浮液® (生達)

53348 Stacaine "生達"胃必康錠 ® (生達) $1.5/T, $2/T

Rx

每 Tab 含有：DRIED ALUMINUM HYDROXIDE GEL 21.4 MG；POLYMAGAL 100.0 MG；SULCAIN(ETHYL-P-PIPERIDYLACETYLAMINOBENZOATE) 100.0 MG

適應症 [衛核] 急慢性胃炎、胃痛、胃灼熱、胃酸過多、胃部不適感

用法用量 一天3~4次，每次2錠，主要用於急慢性胃炎胃痛、胃灼熱、胃酸過多、胃部不適。

53349 Stomachic Boterasu 健胃暮帝納斯散 ® (中化/天生堂)

每 1.5 gm 含有：10% Pulvis Extract Scopoliae 100.0 MG；BISMUTH SUBNITRATE (BISMUTH NITRATE BASIC) 330.0 MG；Coptidis Rhizoma Pulveratum 100.0 MG；Gentian Radix Pulveratum 100.0 MG；Rhei Rhizoma Pulveratum 100.0 MG；SODIUM BICARBONATE (EQ TO SODIUM HYDROGEN CARBONATE) 660.0 MG

藥理作用 1.Bismuth Subnitrate在醫學上確認對腸粘膜之包被及分泌的抑制有特效，且可消除腸內所發生之刺激，而產生整腸止痢之功的效果。
2.Bismuth Subgallate有類似Bismuth Subnitrate的作用，兩者合一在取其相乘之效，而取其溫和之性加以Albumin Tannate更使本劑之收斂作用增強。
3.用本藥數回後，變色轉黑是該藥奏效之證，急激的下痢在學理上，如即時制止時，則妨害腸內腐敗有毒素之排泄，如即止瀉恐患中毒症之慮。本藥是殺菌除棄毒素，同時漸漸為腸發揮止瀉之效力。

適應症 [衛核] 胃酸過多症、胃痛、胃漲、消化不良

用法用量 1.服本藥時暫時節食，至腸內容物排出後，需要攝取淡茶清湯或新鮮牛奶等小量而進平常食餐。
2.成人每回6片，15歲以下~10歲4片，10以下~6歲3片，6歲以下~3歲2片，3歲以下1片，1日3回，白湯或清水服用。

醫療須知 1.應嚴守用法、用量。2.不得連續服用1週以上。3.服藥期間不可喝酒。
4.如遇有下列情形應即請教醫師或藥師：
a.經數次服藥後病況未見好轉時。b.發高燒之瀉痢。c.孕婦或有懷孕徵候之婦人。d.使用於兒童時。

類似產品 Stomachic "尼斯可"胃散 ® (西德有機/尼斯可) Stomachic 胃腸藥錠 ® (政德/嘉信)

53350 Stomakin 愛胃朗錠 ® (元宙)

每 Tab 含有：BORNEOL 10.0 MG；CINNAMON (CINNAMON CORTEX) (CINNAMON BARK) 37.5 MG；CLOVE FLOWER 20.0 MG；COPTIS RHIZOMA 40.0 MG；GAMBIR 10.0 MG；GENTIANA SCABRAE RADIX 20.0 MG；GLYCYRRHIZA RADIX 60.0 MG；HYDRANGEAE DULCIS FOLIUM 12.5 MG；MENTHOL 6.0 MG；PEPPER 4.0 MG；SODIUM BICARBONATE (EQ TO SODIUM HYDROGEN CARBONATE) 265.0 MG

適應症 [衛核] 緩解胃部不適或灼熱感、胃酸過多、消化不良

用法用量 通常成人一次2錠；15~7歲一次1錠；7~4歲，一次⅔錠，一日2~3次服用。

53351 Strocain 息痛佳音錠 ® (保瑞/衛采) $1.5/T, $2/T

Rx

每 Tab 含有：OXETHAZAINE 5.0 MG；POLYMIGEL (AL.HYDROXIDE +CACO3 +MGCO3) 244.0 MG

適應症 [衛核] 急性、慢性胃炎、所引起的胃痛、噁心、胃灼熱、以及胃部不快感

用法用量 成人通常1次~2錠，孩童半量。1日3～4次，每次，每飯前15分鐘及就寢前服用。

醫療須知 1.本藥有時會引起慾不振、噁心、口渴、便秘、下痢等胃腸障害。
2.使用本藥，若有過敏症狀出現時，應停止使用。
3.服用本藥過量，偶有失眠、眩暉、脫力感等症狀報告。
4.便秘時，宜服用鎂劑等緩下劑，或攝取適當的水分、蔬菜、水果。
5.服用量可依症狀適宜增減。服用時整粒吞下，不要咬碎。

53352 Suwalin "培力"賜胃寧錠 ® (培力)

每 Tab 含有：METAMAGNESIUM ALUMINO SILICATE 244.0 MG；OXETHAZAINE 5.0 MG

適應症 [衛核] 胃炎、腸炎、食道炎所伴隨之胃痛、胃酸過多、胃部不適或灼熱感。

用法用量 一天3~4次，每次1粒。

53353 Tanabe Ichoyaku U "田邊"胃腸藥優錠 ® (田邊)

每 Tab 含有：DEHYDROCHOLIC ACID 16.7 MG；DIASTASE BIO- 8.3 MG；HISTIDINE L- HCL (EQ TO L-HISTIDINE HYDROCHLORIDE) 6.7 MG；MAGNESIUM ALUMINUM METASILICATE (NEUSILIN) 120.0 MG；SCOPOLIA EXTRACT 3.3 MG；VITAMIN U (METHYLMETHIONINE SULFONIUM CHLORIDE) 10.0 MG

適應症 [衛核] 胃痛、胃酸過多、胃灼熱感、打嗝、胸悶、胃部停滯感、胃部膨滿感、噁心、嘔吐、食慾不振、消化不良

用法用量 一天3次，飯後服用。15歲以上一次3錠。

53 制酸劑和抗發脹劑

11歲以上未滿15歲一次2錠。5歲以上未滿11歲一次1錠。

53354 Teina Granule 鐵胃胃腸藥顆粒® （五洲）

每 package 含有：BILE OX POWDER (GALL OF POWDER) 40.0 MG；BIODIASTASE 1000 16.0 MG；CALCIUM CARBONATE HEAVY 350.0 MG；CINNAMON (CINNAMON CORTEX) (CINNAMON BARK) 100.0 MG；CLOVE POWDER 10.0 MG；FENNEL (FOENICULUM) 20.0 MG；GENTIAN POWDER 10.0 MG；GINGER POWDER 30.0 MG；GLYCYRRHIZA POWDER 90.0 MG；MAGNESIUM ALUMINUM METASILICATE (NEUSILIN) 300.0 MG；PHELLODENDRON BARK POWDER (EQ TO POWDERED PHELLODENDRON BARK) 20.0 MG；POWDERED AMOMUM SEED 30.0 MG；SCOPOLIA EXTRACT 10.0 MG；SODIUM BICARBONATE (EQ TO SODIUM HYDROGEN CARBONATE) 400.0 MG

適應症 [衛核] 消化不良、食慾不振、胃酸過多、胃潰瘍、十二指腸潰瘍、胃脹氣打嗝、胃部灼熱、胃痛。

用法用量 一天3至4次，每次1包。

醫療須知 1.下列病人在服用本藥前，應和醫師或藥師商量：
a.對本藥會產生過敏症狀者(例如發疹、發紅、搔癢等)。
b.腎臟機能有障礙者。c正在接受醫師治療服藥者。
c.正在接受醫師治療服藥者。
2.服用時，請注意：
a.本藥因含有相當於劇藥的成分，因此請嚴守規定的用法用量。
b.給幼兒服藥時，應在家長的指導下服用。c請不要和胃腸鎮痛鎮痙藥同時服用。
c.本藥請勿給未滿5歲的嬰幼兒服用。
3.服用中或服用後，應注意：
a.因服用本藥而發生過敏症狀(例如發疹、發紅、搔癢等)，口乾、便秘或下痢等情形時，應停止服用，並應找醫師或藥師商談。
b.若服用2週後，而症狀沒有改善時，應暫停服藥，並找醫師或藥師商談。
4.藥品的保存及使用應注意：
a.本藥應保存在小孩不易拿到之處。
b.服用時，請詳細閱讀說明書。
c.為了避免誤用及為了保持品質，請勿以其他容器承裝。d超過有效期限，請勿服用。

53355 Tinctura Aromatica "明通"芳香酊® （明通）

每 100gm 含有：CARYOPHYLLUS 2000.0 MG；CINNAMOMUM CASSIA/ CINNAMOMUM CASSIA BARK EXTRACT 10000.0 MG；MYRISTICA POWDER 2000.0 MG；ZINGER (ZINGIBER) 5000.0 MG

適應症 [衛核] 芳香、驅風、健胃劑

用法用量 參照仿單

類似產品 Tinctura Cinnamomum "明通"桂皮酊® （明通）

53356 Tlbhcnoritle Gastrointestine 諾得胃腸藥散® （衛肯/天良）

每 gm 含有：CINNAMON OIL (OLEUM CINNAMOMI) 2.0 MG；CLOVE OIL 0.66 MG；MAGNESIUM CARBONATE HEAVY 83.33 MG；PEPPERMINT OIL (OLEUM MENTH PIP) 0.83 MG；SCOPOLIA EXTRACT 8.33 MG；SODIUM BICARBONATE (EQ TO SODIUM HYDROGEN CARBONATE) 833.33 MG；SWERTIA POWDER 2.5 MG

適應症 [衛核] 緩解胃部不適或灼熱感、或經診斷為胃及十二指腸潰瘍、胃炎、食道炎所伴隨之胃酸過多

用法用量 每天3至4次，每次1包。

53357 Ucol 胃必寧錠® （壽元）

Rx

每 Tab 含有：CHLORDIAZEPOXIDE HCL 5.0 MG；CHLOROPHYLL SODIUM COPPER 3.0 MG；DICYCLOMINE HCL 2.0 MG；MAGNESIUM ALUMINUM HYDROXIDE CO-DRIED GEL 350.0 MG；MAGNESIUM OXIDE 40.0 MG；SCOPOLAMINE-N-BUTYLBROMIDE 2.0 MG

適應症 [衛核] 胃、十二指腸潰瘍、胃痛、胃酸過多、胃痙攣、急慢性胃炎

用法用量 一天3~4次，每次1粒。

類似產品 Wei Yung An "歐業"胃勇安錠® （皇佳/歐業） $1.5/T, $2/T　Weiernin 胃爾寧片® （長安/安力圻） $0.85/T

53358 Wadin 胃錠® （正和/婦潔）

每 Tab 含有：ALUMINUM HYDROXIDE DRIED GEL 300.0 MG；BENZOCAINE (ETHYL AMINOBENZOATE) 100.0 MG；CHLOROPHYLL SODIUM COPPER 30.0 MG；MAGNESIUM OXIDE 50.0 MG；PROPANTHELINE BROMIDE 20.0 MG

適應症 [衛核] 緩解胃部不適或灼熱感、胃酸過多、消化不良。

用法用量 一天3~4次，每次1粒。

53359 Wei San "明通" 胃散® (明通)

每 gm 含有：AMOMI SEMEN POWDER 60.0 MG；ANISE POWDER 60.0 MG；CALCIUM CARBONATE 100.0 MG；CASSIA POWDER 60.0 MG；CLOVE POWDER 40.0 MG；GLYCYRRHIZA POWDER 96.0 MG；SODIUM BICARBONATE (EQ TO SODIUM HYDROGEN CARBONATE) 500.0 MG

適應症 [衛核] 消化不良、胃酸過多

53360 Weicola "井田" 胃可樂錠® (井田) $1.5/T, $2/T

Rx

每 Tab 含有：ALUMINUM HYDROXIDE DRIED GEL 320.0 MG；BENZOCAINE (ETHYL AMINOBENZOATE) 64.0 MG；HOMATROPINE METHYLBROMIDE 2.5 MG；PHENOBARBITAL 8.0 MG

適應症 [衛核] 急、慢性胃痛、上腹部疼痛、胃、十二指腸及幽門痙攣、胃、十二指腸潰瘍、胃機能不正常蠕動、胃酸過多

用法用量 一天3~4次，每次1~2錠。

53361 Weisufu "井田" 胃舒服錠® (井田) $1.5/T, $2/T

Rx

每 Tab 含有：ALUMINUM SILICATE 60.0 MG；CHLORDIAZEPOXIDE HCL 5.0 MG；CHLOROPHYLL SODIUM COPPER 3.0 MG；DICYCLOMINE HCL 2.0 MG；MAGNESIUM ALUMINUM HYDROXIDE CO-DRIED GEL 350.0 MG；MAGNESIUM HYDROXIDE 58.0 MG；SCOPOLAMINE BROMOBUTYLATE 2.0 MG

適應症 [衛核] 胃、十二指腸潰瘍、胃痛、胃酸過多、胃痙攣、胃炎。

用法用量 一天3~4次，每次1粒。

53362 Well-Well 胃得康錠® (五洲)

每 Tab 含有：DIMETHICONE (EQ TO DIMETHYLPOLYSILOXANE OR POLYDIMETHYL SILOXANE) 25.0 MG；MAGNESIUM ALUMINUM HYDROXIDE MONOHYDRATE 282.0 MG；MAGNESIUM OXIDE 85.0 MG

適應症 [衛核] 緩解胃部不適或灼熱感、胃酸過多、消化不良、解除脹氣、緩解氣脹相關症狀。

用法用量
1.1次10ml，飯前及睡前服用。
2.1次2錠，每天3次。
2.1次2錠，每天3次。

53363 Wellmax "黃氏"得舒胃錠® (黃氏)

Rx

每 Tab 含有：DIHYDROXYALUMINUM ALLANTOINATE 50.0 MG；NEUSILIN (MAGNESIUM ALUMINO SILICATE) 450.0 MG

適應症 [衛核] 胃酸過多，胃潰瘍，十二指腸潰瘍，急、慢性胃炎。

53364 Yugula "明通"悠久樂胃腸藥顆粒® (明通)

每 package 含有：ALUMINUM HYDROXIDE GEL 250.0 MG；CALCIUM CARBONATE 200.0 MG；DEHYDROCHOLIC ACID 2.0 MG；SCOPOLIA EXTRACT 10% 80.0 MG；SODIUM BICARBONATE (EQ TO SODIUM HYDROGEN CARBONATE) 300.0 MG；TAURINE (EQ TO 2-AMINOETHANE SULFONIC ACID) 100.0 MG

適應症 [衛核] 急慢性胃腸炎、胃痛、胃酸過多

用法用量 參照仿單

類似產品 Yugula "明通"悠久樂胃腸藥散® (明通)

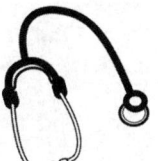

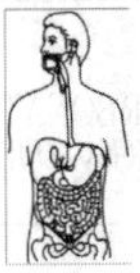

第五十四章
消化性潰瘍癒合劑
Peptic Ulcer Healing Agents

如果要排列自行服藥無效後，再看醫生的疾病之名次，那麼消化性潰瘍必然獨占鰲頭。消化性潰瘍是指胃或十二指腸的粘膜受胃酸腐蝕，而損壞深入組織形成潰瘍。消化性潰瘍的大小不一，通常一次出現一個，最常見的約直徑0.5到1cm。輕微的潰瘍，不深過一個抓痕，稱為糜爛。潰瘍的傷口有可能會穿過胃或十二指腸內膜，深至下面的肌肉，此時會導致出血或胃壁、十二指腸壁穿孔。

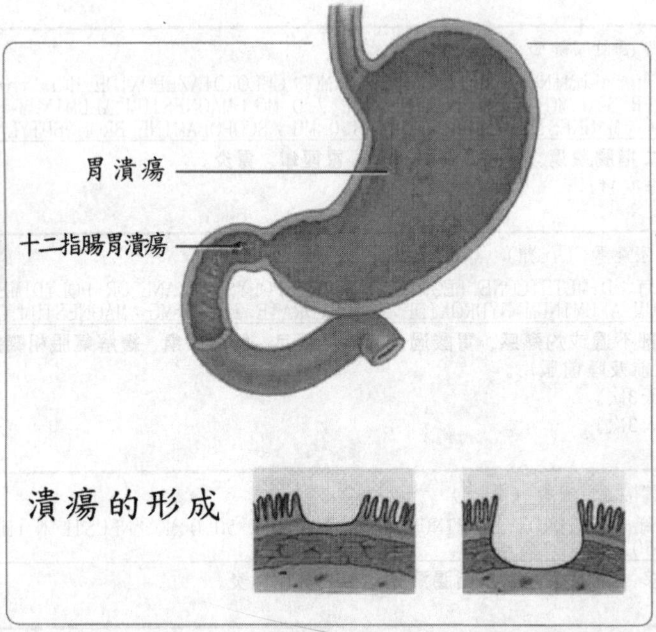

消化性潰瘍有句名言，'no acid，no ulcer'(沒有酸就不會發生潰瘍)，也就是，當攻擊因子(胃酸、胃蛋白酶、幽門螺旋菌、NSAID和其他疾病包括慢性肺疾、肝硬化、慢性腎衰竭)大於防禦因子(黏液、上皮增生、上皮組織血液的微細循環)，就會造成潰瘍。事實上，幾乎每一個有潰瘍的人在胃部都有幽門螺旋桿菌的感染。其他的因素包括酸、藥物、家族病史、吸煙、壓力、年齡及性別等都跟潰瘍的發生及復發有關。當然服用制酸劑可獲得短暫的緩解效果，不過，目前臨床上都使用更為有效的潰瘍癒合劑，其中以根除幽門螺旋菌的治療為主流(表54-1)。現在的目標則是治療潰瘍並消滅細菌，通常都要處方2個星期的抗生素和4個星期的潰瘍癒合劑，才有可能永久治癒。

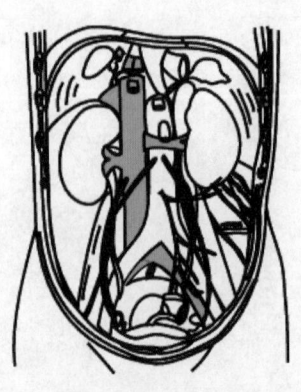

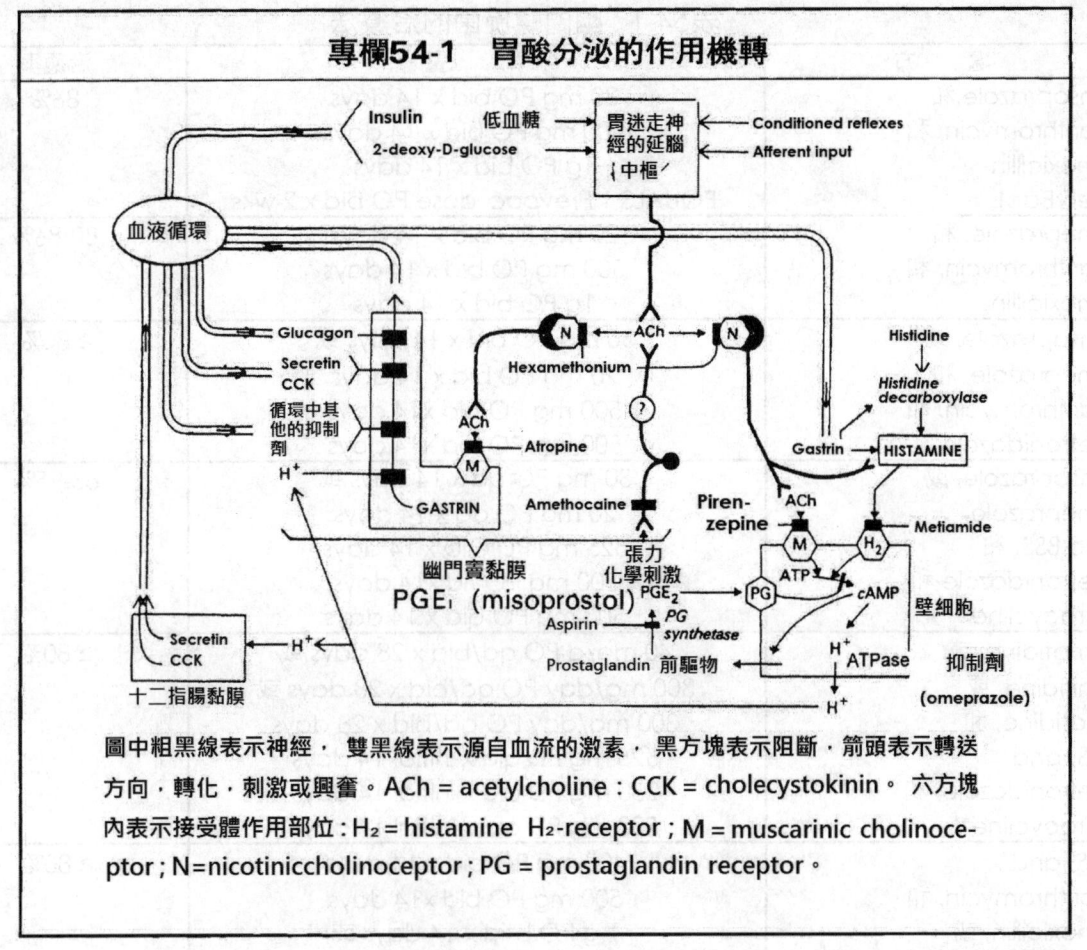

專欄54-1 胃酸分泌的作用機轉

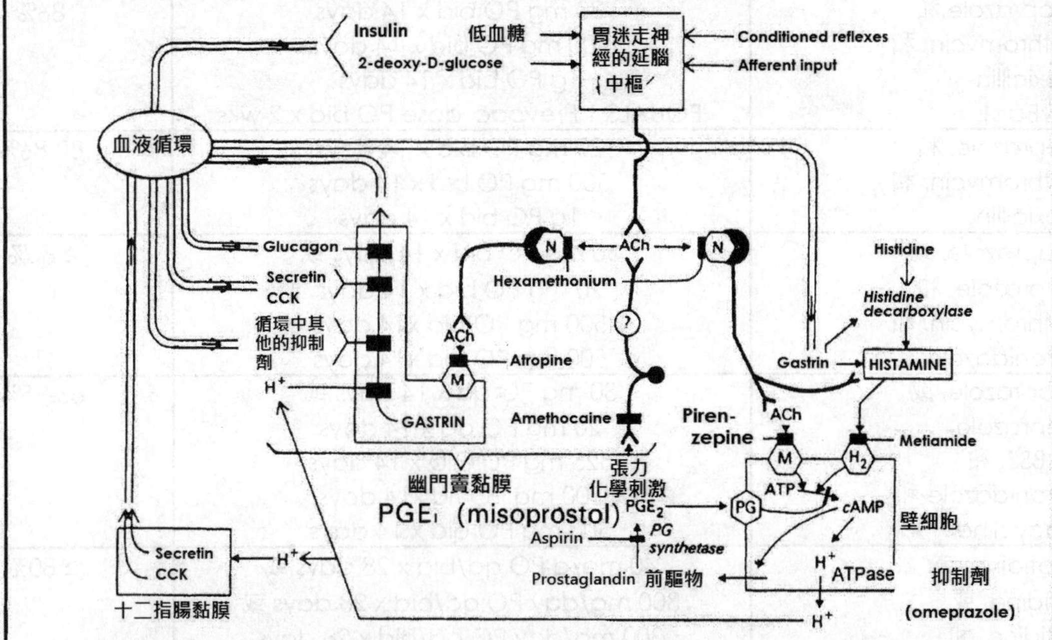

圖中粗黑線表示神經，雙黑線表示源自血流的激素，黑方塊表示阻斷，箭頭表示轉送方向，轉化，刺激或興奮。ACh = acetylcholine；CCK = cholecystokinin。六方塊內表示接受體作用部位：H_2 = histamine H_2-receptor；M = muscarinic cholinoceptor；N=nicotiniccholinoceptor；PG = prostaglandin receptor。

以往根除幽門螺旋桿菌的標準療程採用「三合一療法」，即以質子幫浦阻斷劑，加上兩種抗生素連續吃七到十天。但目前有一種較新的方法叫做「順序療法」。是以質子幫浦阻斷劑，加一種抗生素連續吃五天；然後停掉原來的抗生素，再換上另外兩種抗生素連服五天，進行總共十天的治療。比較兩者根除率，「順序療法」大約是83%到96%。而「三合一療法」，大約是57%到83%。由此可知「順序療法」明顯優於「三合一療法」。

幽門螺旋桿菌的檢測

1.當幽門螺旋桿菌鑽入胃壁的黏膜裡，在某些病例中，會引發炎性反應(即胃炎)，破壞胃部內部，且胃酸的攻擊更容易導致潰瘍。

2.要特別檢測幽門螺旋桿菌是否存在，檢測方法包括呼吸檢測、活體組織檢驗(在內視鏡檢查時，自胃內部刮下一小塊)、唾液檢測或是自針刺的小洞中取得的血液做檢測。

潰瘍癒合劑的分類

潰瘍癒合劑可按照它們的作用來分類：(專欄54-1)

(一)降低擊因子與增強防禦因子：M-阻斷劑(pirenzepine)前列腺素E_1衍生物(misoprostol)。

(二)降低攻擊因子：H_2-阻斷劑(cimetidine、ranitidine、famotidine、nizatidine)、質子幫浦抑制劑(PPI)(omeprazole、lansoprazole、pantoprazole、rabeprazole)、抗胃泌素劑(xylamide)。

(三)增強防禦因子者：cetraxate、gefarnate、sucralfate、sulpiride以及源自甘草的藥物(如carbenoxolone、deglycyrrhizine liqurorice)。

表54-1 幽門螺旋菌的治療法

處　　方	劑　　量	治癒率
lansoprazole,和 clarithromycin, 和 amoxicillin (PervPac)	30 mg PO bid x 14 days 500 mg PO bid x 14 days 1g PO bid x 14 days EQUALS 1 *Prevpac* dose PO bid x 2 wks	86%
omeprazole, 和 clarithromycin, 和 amoxicillin	20 mg PO bid x 14 days 500 mg PO bid x 14 days 1g PO bid x 14 days	80-86%
lansoprazole, 或 omeprazole, 和 clarithromycin, 和 metronidazole	30 mg PO bid x 14 days 或 20 mg PO bid x 14 days 500 mg PO bid x14 days 500 mg PO bid x14 days	≥ 80%
lansoprazole, 或 omeprazole, and BSS, 和 metronidazole 和 tetracycline	30 mg PO qd x 14 days 或 20 mg PO dq x 14 days 525 mg PD QID x 14 days 500 mg PO tid x14 days 500 mg PO qid x 14 days	83-95%
famotidine, 或 ranitidine, 或 nizatidine, 和 BBS, and metronidazole, 和 tetracycline**	40 mg/d PO qd/bid x 28 days 或 300 mg/day PO qd/bid x 28 days 或 300 mg/day PO qd/bid x 28 days 525 mg PD qid x initial 14 days 250 mg PD qid x initial 14 days 500 mg PD qid x initial 14 days	≥ 80%
RBS, and clarithromycin, 和 amoxicillin, 或 metronidazole, 或 tetracycline	400 mg PO bid x 14 days 500 mg PO bid x14 days 1 g PO btid x 14 days 或 500 mg PO bid x14 days 或 500 mg PO bid x 14 days	≥ 80%

*Amenrican College of Gastroenterology Guidelines (Am J Gastroenterol 1988; 93:2330)
Bss=bismuth subsalicylate (Pepto-Bismol) RBS=ranitidine bismuth citrate (Tritec)
**BSS, metronidazole, tetracycline available as Helidac.

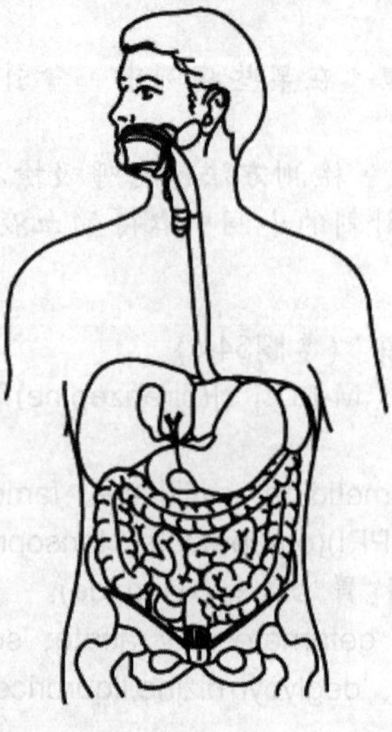

54
消化性潰瘍癒合劑

胃 STOMACH

消化道的彭大部分：儲藏食物。
其形狀大小隨個體及盛滿的程度而異，當吞嚥的食物積聚時就彭大。

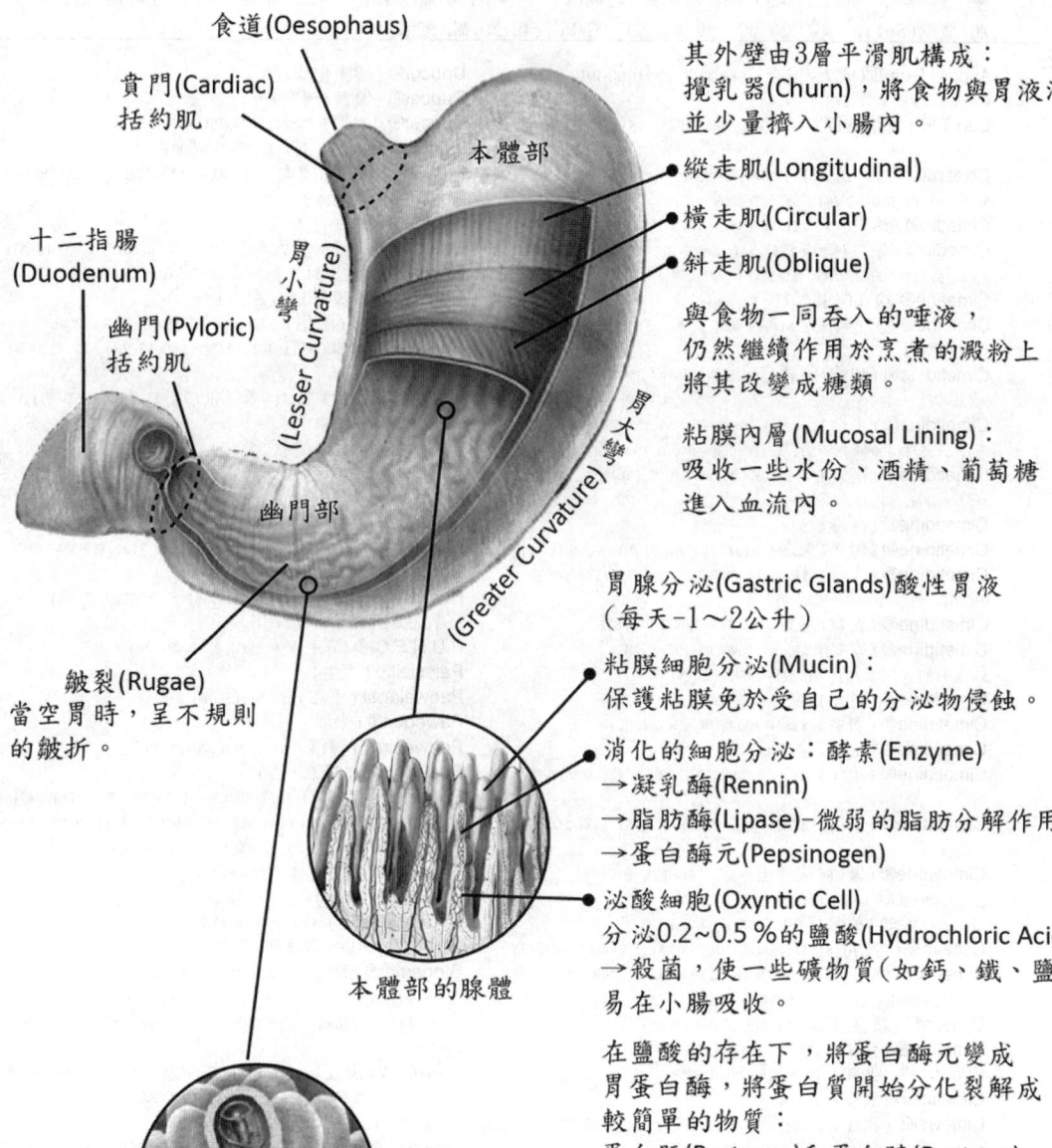

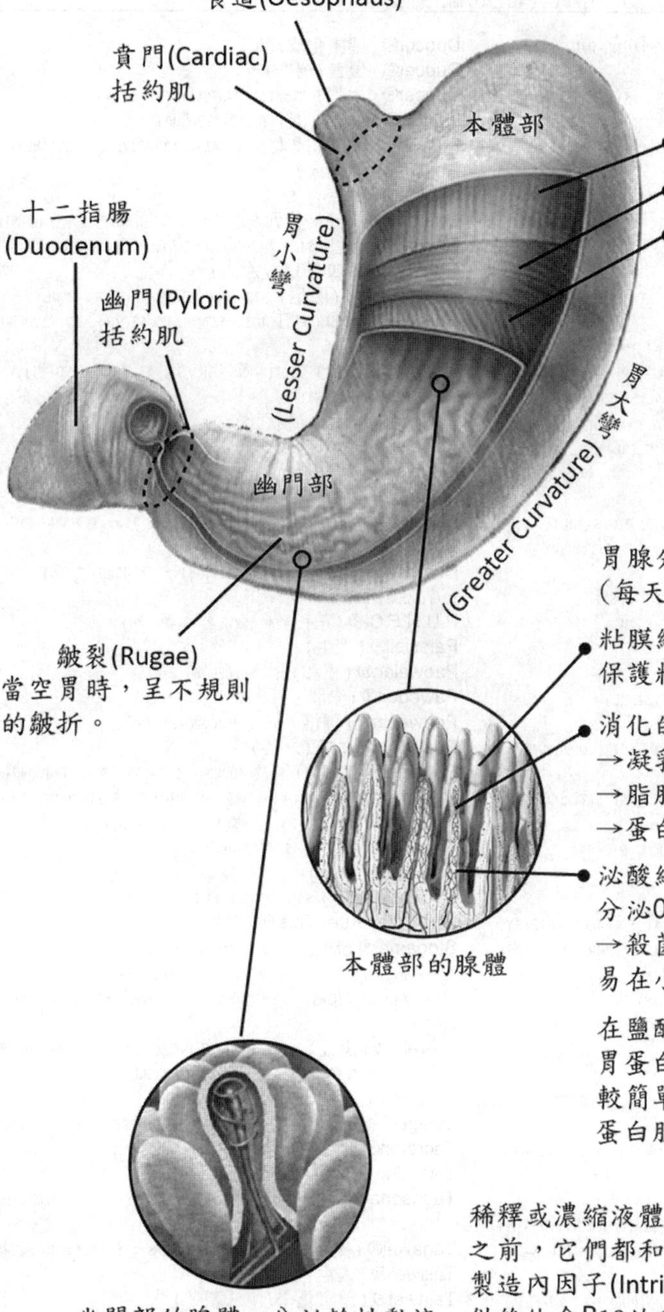

其外壁由3層平滑肌構成：
攪乳器(Churn)，將食物與胃液混合
並少量擠入小腸內。

- 縱走肌(Longitudinal)
- 橫走肌(Circular)
- 斜走肌(Oblique)

與食物一同吞入的唾液，
仍然繼續作用於烹煮的澱粉上，
將其改變成糖類。

粘膜內層(Mucosal Lining)：
吸收一些水份、酒精、葡萄糖
進入血流內。

胃腺分泌(Gastric Glands)酸性胃液
(每天-1～2公升)

- 粘膜細胞分泌(Mucin)：
保護粘膜免於受自己的分泌物侵蝕。
- 消化的細胞分泌：酵素(Enzyme)
→凝乳酶(Rennin)
→脂肪酶(Lipase)-微弱的脂肪分解作用
→蛋白酶元(Pepsinogen)
- 泌酸細胞(Oxyntic Cell)
分泌0.2~0.5 %的鹽酸(Hydrochloric Acid)
→殺菌，使一些礦物質(如鈣、鐵、鹽)
易在小腸吸收。

在鹽酸的存在下，將蛋白酶元變成
胃蛋白酶，將蛋白質開始分化裂解成
較簡單的物質：
蛋白朊(Proteose)和蛋白腖(Peptone)

稀釋或濃縮液體，因此在允許進入小腸
之前，它們都和身體本身的濃度相同。
製造內因子(Intrinsic Factor)，供抗惡性貧血因子，
供維他命B12的吸收所需。

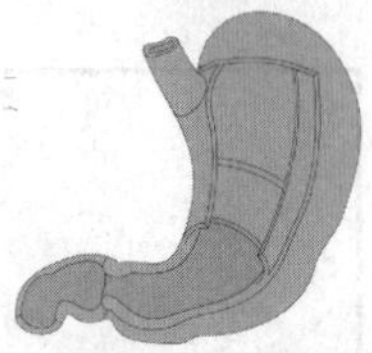

§ 54.1 H2 阻斷劑

54101 CIMETIDINE

孕 B 乳 - 食 + 酒 泄 肝/腎 2h

Rx

200 MG, 300 MG, 400 MG, 800 MG/錠劑(T); 150 MG, 100 MG/ML, 150 MG/ML/注射劑(I); 20 MG/液劑(Sol); 20 MG, 40 MG, 20 MG/ML, 40 MG/ML/懸液劑(Sus);

商名

Ancowi Sus.® (成大/成杏) $13.4/Sus(20MG/ML-PIC/S-15ML), $91/Sus(20MG/ML-PIC/S-250ML)
C.M.T.® (寶齡富錦) $1.5/T(400MG-PIC/S), $1.5/T(200MG-PIC/S),
Ciketin® (保瑞/聯邦) $1.5/T(400MG-PIC/S), $1.5/T(400MG-箔), $1.5/T(200MG-PIC/S), $1.5/T(200MG-箔)
Cimedin® (信東) $15/I(100MG/ML-PIC/S-2ML), $10.8/T(800MG)
Cimedin® (榮民/信東) $1.5/T(200MG-PIC/S), $1.5/T(200MG-箔), $1.5/T(400MG-PIC/S), $1.5/T(400MG-箔)
Cimefine® ◎ (信東/榮民)
Cimefine® ◎ (榮民) $1/T(400MG), $1.5/T(400MG-箔), $1/T(200MG)
Cimetidine® (利達/威勝) $1.5/T(200MG-PIC/S), $2/T(200MG-PIC/S-箔)
Cimetidine® (十全) $1.5/T(400MG-PIC/S), $2/T(400MG-PIC/S-箔), $1.5/T(200MG-PIC/S), $2/T(200MG-PIC/S-箔),
Cimetidine® (南光) $15/I(100MG/ML-PIC/S-2ML), $15/I(100MG/ML-PIC/S-3ML),
Cimetidine® (回春堂)
Cimetidine® (壽元/東洲) $15/I(100MG/ML-PIC/S-2ML),
Cimetidine® (大豐) $1.5/T(400MG-PIC/S), $1.5/T(200MG-PIC/S), $2/T(200MG-PIC/S-箔)
Cimetidine® (大豐/嘉林) $1.5/T(200MG-PIC/S)
Cimetidine® (安星) $15/I(100MG/ML-PIC/S-2ML), $1.5/T(200MG-PIC/S), $1.5/T(400MG-PIC/S)
Cimetidine® (應元) $9.9/I(100MG/ML-2ML)
Cimetidine® (濟生) $15/I(100MG/ML-PIC/S-2ML)
Cimetidine® (生達/盈盈)
Cimetidine® (福元) $1.5/T(200MG-PIC/S), $2/T(200MG-PIC/S-箔)
Cimetidine® (羅得) $2/T(400MG-PIC/S-箔), $1.5/T(400MG-PIC/S)
Cimetidine® (羅得/達德士) $1.5/T(400MG-PIC/S), $1.5/T(200MG-PIC/S),
Cimetidine® (華興/華樺) $1/T(200MG)
Cimetin® (台裕) $1.5/T(200MG-PIC/S), $1.5/T(400MG-PIC/S),
Cimetin® (強生) $1.5/T(400MG-PIC/S), $2/T(400MG-PIC/S-箔), $1.5/T(200MG-PIC/S), $2/T(200MG-PIC/S-箔),
Cimetin® (新喜國際) $1.5/T(300MG-PIC/S)
Cimetine® (台裕) $15/I(100MG/ML-PIC/S-2ML),
Cimetine® (派頓) $1.5/T(200MG-PIC/S)
Cimetine® (長安/安力圻)
Cimewei® (利達) $2/T(200MG-PIC/S-箔), $1.5/T(200MG-PIC/S), $2/T(400MG-PIC/S-箔), $1.5/T(400MG-PIC/S)
Cimewet® (新喜國際) $2/T(200MG-PIC/S-箔), $1.5/T(200MG-PIC/S)
Ciquate® (中生) $1.5/T(200MG-箔), $1/T(200MG)
Citamet® (元宙) $1.5/T(400MG-PIC/S), $2/T(400MG-PIC/S-箔),
Citidine® (元宙) $1.5/T(200MG-PIC/S), $2/T(200MG-PIC/S-箔),
Civigen® (政德/太田) $1/T(200MG),
Ciwei® (華興) $1.5/T(200MG-PIC/S), $2/T(200MG-PIC/S-箔), $1.5/T(400MG-PIC/S), $2/T(400MG-PIC/S-箔)
Ciwetin® (約克) $2/T(400MG-PIC/S-箔), $1.5/T(400MG-PIC/S)
Ciwidine® (井田/天下) $1.5/T(200MG-PIC/S)
Contracid Sus.® (榮民)
Duocer® (健康化學/瑞安)
Duocer® (優良/瑞安)
Duocer® (大豐) $15/I(100MG/ML-PIC/S-2ML)
Fastop® (西德有機) $0.58/T(200MG)
Funwihu Sus.® (成大) $13.4/Sus(20MG/ML-PIC/S-15ML),
Gasdimet® (人人)
Gastrin® (約克)
Gastrodin® (健喬信元/優良) $1/T(300MG), $1/T(400MG)
Gawei® (優生) $1.5/T(200MG-PIC/S), $2/T(200MG-PIC/S-箔),
Gohuwe Sus.® (派頓/漁人)
Guwei Sus.® (優生) $22.5/Sus(20MG/ML-PIC/S-20ML),
Hou We Ming® (井田) $1.5/T(200MG-PIC/S), $2/T(200MG-PIC/S-箔),
Iscan® (信隆) $1.5/T(400MG-PIC/S), $1.5/T(400MG-箔), $1.5/T(200MG-PIC/S),
Kowecan® (明德/賜利優)
Koweishu Gerd® (長安) $1.5/T(200MG-PIC/S)
Koweishu® (長安)
Megato® (政德) $1.5/T(400MG-PIC/S),
N-Way® (明德) $1.5/T(400MG-PIC/S), $1.5/T(200MG-PIC/S)
Nurodin® (台裕/汎生)
Nurodin® (汎生) $1/T(400MG), $1.5/T(200MG-PIC/S), $2/T(200MG-PIC/S-箔)
P.U.N.F.C.® (正和) $1.5/T(400MG-PIC/S),
Paiewell® (人生)
Paoweian® (正和) $1.5/T(200MG-PIC/S)
Pawegon® (永勝) $1.5/T(200MG-PIC/S)
Pouwepin® (羅得) $1.5/T(200MG-PIC/S)
Powegon Sus.® (永勝)
Powegon® (永勝) $2/T(400MG-PIC/S-箔), $1.5/T(400MG-PIC/S)
Royamet® (皇佳) $1.5/T(200MG-PIC/S), $2/T(200MG-PIC/S-箔), $1.5/T(400MG-PIC/S), $2/T(400MG-PIC/S-箔),
Safeway® (榮民) $1/T(200MG)
Shewell® (美西)
Shuful® (黃氏) $10.8/T(800MG-PIC/S)
Shyh Wey Kuey Sus.® (晟德/漁人)
Stogamet® (瑞士) $15/I(100MG/ML-PIC/S-2ML), $2/T(200MG-PIC/S-箔), $1.5/T(200MG-PIC/S), $2/T(300MG-PIC/S-箔), $1.5/T(300MG-PIC/S), $2/T(400MG-PIC/S-箔), $1.5/T(400MG-PIC/S),
Suwelin® (壽元) $1.5/T(200MG-PIC/S), $15/I(150MG/ML-PIC/S-2ML), $11.1/I(100MG/ML-3ML), $15/I(100MG/ML-PIC/S-2ML), $1.5/T(400MG-PIC/S)
Swega® (黃氏) $2/T(400MG-PIC/S-箔), $1.5/T(400MG-PIC/S)
Tacreton® (福元/華琳) $1.5/T(200MG-PIC/S),
Taganine Sus.® (羅得/松裕)
Tagasone® (應元) $1.5/T(200MG-PIC/S), $2/T(200MG-PIC/S-箔),
Tagawei® (優生) $1.5/T(400MG-PIC/S), $2/T(400MG-PIC/S-箔)
Tailiwell® (人生) $1/T(200MG)
Tajawet® (健康化學/中法產業)
Tamedin® (生達) $15/I(100MG/ML-PIC/S-2ML), $1.5/T(400MG-PIC/S), $2/T(400MG-PIC/S-箔), $2/T(200MG-PIC/S-箔), $1.5/T(200MG-PIC/S),
Tamedine® (華興/華樺) $1.5/T(400MG-PIC/S),

Cowemin® (井田) $1.5/T(300MG-PIC/S), $2/T(300MG-PIC/S-箔),
Cystamet® (TSURUHARA/光亨)
Da Con Wei Sus.® (中美兄弟)
Da Con Wei® (中美兄弟/興中美) $1.5/T(200MG-PIC/S)
Defense® (永信) $2/T(300MG-PIC/S-箔), $1.5/T(300MG-PIC/S)
Derziqu® (明大) $2/T(400MG-PIC/S-箔), $1.5/T(400MG-PIC/S)
Duocer F.C® (優良/瑞安) $2/T(400MG-PIC/S-箔), $1.5/T(400MG-PIC/S), $2/T(200MG-PIC/S-箔), $1.5/T(200MG-PIC/S),
Tawemet® (新喜國際/聯輝)
Tigawet® (衛肯) $2/T(200MG-PIC/S-箔), $1.5/T(200MG-PIC/S)
Weibau® (新喜國際/嘉林)
Weicolin® (華盛頓) $1.5/T(200MG-PIC/S)
Weid® (成大) $1.5/T(300MG-PIC/S),
Weisdin® (衛達) $1.5/T(400MG-PIC/S), $2/T(400MG-PIC/S-箔)
Weisu® (長安/世達) $1.5/T(400MG-PIC/S), $2/T(400MG-PIC/S-箔)
Weisun® (永勝) $1.5/T(400MG-PIC/S)
Wergen® (永吉) $1.5/T(400MG-PIC/S),
Wijeton® (成大) $2/T(400MG-PIC/S-箔), $1.5/T(400MG-PIC/S), $1.35/T(200MG-PIC/S), $1.72/T(200MG-PIC/S-箔)
Wintidine® (溫士頓) $1.5/T(200MG-PIC/S)

藥理作用 本藥在胃黏膜上的H2受體部位，能夠對組織胺產生選擇性的拮抗作用。它能夠使白天和夜間的(nocturanl)的基礎胃酸分泌量減少90~100%；對食物，caffeine，pentagastrin和胰島素的刺激引起的胃酸分泌也同樣的效果。它使胃液的pH昇高至5以上，可持續3~4小時。

適應症 [衛核]住院病人伴隨有病理性胃酸分泌過高之症狀、頑固性(難治的)十二指腸潰瘍、或不能口服之病人消化性潰瘍之短期替代療法。

用法用量 口服：十二指腸潰瘍−始起劑量200mg，早午晚飯後一粒，睡前二粒，連續使用4~8星期。預防復發的維持劑量為400mg，睡前服用。

不良反應 輕度的下痢，眩暈，肌肉痛，發疹、罕見副作用為心智混亂，男性女乳，禿頭，嗜中性白血球減少症，血漿中肌酸和血清中轉胺酶的濃度增加，心跳過慢，IV投與會導致心律不整，停藥後均可恢復正常。

醫療須知 1.一般而言，服用本藥2星期可癒合潰瘍，但是大多數患者至少必須服用4個星期，停藥後有些患者會再復發。
2.已治癒的消化性潰瘍宜採本藥低劑量持續治療，以防止復發。但是患者必要戒煙、生活正常化、減少精神壓力。
3.貯存條件：避光。

54102 FAMOTIDINE▲

孕B 乳? 食± 酒 泄 肝/腎 t½ 3h

Rx 10 MG, 20 MG, 40 MG/錠劑(T); 20 MG, 10 MG/ML/注射劑(I); 20 MG, 20 MG/GM/顆粒劑(Gr);

商名

Ceisdine® * (南光/暉達)
Fadin LYO® (生達) $23.2/I(20MG-PIC/S-20MG)
Fadin® (生達) $1.59/T(20MG-PIC/S), $2/T(20MG-PIC/S-箔)
Famo® (信東) $3.77/T(40MG-PIC/S)
Famo® (榮民/信東) $1.59/T(20MG-PIC/S), $2/T(20MG-PIC/S-箔),
Famocid® (優良/永茂)
Famodine® (南光) $3.77/T(40MG-PIC/S), $39.4/I(10MG/ML-PIC/S-4ML), $44.8/I(10MG/ML-PIC/S-10ML), $23.2/I(10MG/ML-PIC/S-2ML),
Famodine® (壽元) $23.2/I(10MG/ML-PIC/S-2ML)
Famoster® (大豐) $1.59/T(20MG-PIC/S), $2/T(20MG-PIC/S-箔), $23.2/I(10MG/ML-PIC/S-2ML)
Famotidine® (中化/中化裕民) $1.59/T(20MG-PIC/S), $2/T(20MG-PIC/S-箔)
Forgas® (應元/汎生)
Fuweidin® (成大) $3.77/T(40MG-PIC/S),
Fuwell® (永勝/惠勝) $1.59/T(20MG-PIC/S), $3.77/T(40MG-PIC/S)
Gasafe® (回春堂) $1.16/T(20MG)
Gastidine® (濟生)
Gastine® (優良/瑞安) $5.8/Gr(20MG/GM-PIC/S-1GM)
HC Noritle Suwefue Sulcer® * (衛達/天良)
Jiawiller® (大豐/嘉林) $3.5/T(40MG), $1.59/T(20MG-PIC/S), $2/T(20MG-PIC/S-箔),
Kimodin® (健喬信元) $1.59/T(20MG-PIC/S), $2/T(20MG-PIC/S-箔)
Quimadine IV® (中化)
Quimadine® (中化) $1.59/T(20MG-PIC/S),
Supertidine® (榮民) $2/T(20MG-PIC/S-箔), $1.16/T(20MG)
Ulcertin® (瑞士) $23.2/I(10MG/ML-PIC/S-2ML),
Ulstop® * (正和) $1.59/T(20MG-PIC/S), $2/T(20MG-PIC/S-箔)
Voker® (永信) $1.59/T(20MG-PIC/S), $2/T(20MG-PIC/S-箔)
Weimok® (衛達) $2/T(20MG-PIC/S-箔), $1.59/T(20MG-PIC/S), $3.77/T(40MG-PIC/S),
Welizen® (南光) $2/T(20MG-PIC/S-箔), $1.59/T(20MG-PIC/S),
Welling® (衛達/大裕)
Winiful® (永勝) $3.77/T(40MG-PIC/S), $1.59/T(20MG-PIC/S), $2/T(20MG-PIC/S-箔)

藥理作用 本藥為新開發出來的H2受體拮抗劑，它因拮抗胃粘膜壁細胞之histamine H2受體，而顯著且持續的胃酸分泌抑制作用。本藥還有增強胃粘膜血流量且不影響胃粘液的分泌；又本劑之安全域(L第5天0/E第5天0)廣；不具有抗男性荷爾蒙作用及藥物代謝酵素之阻礙作用為其特性。所以它可迅速改善疼痛、胃灼熱、噁心，胃部膨滿或等自覺的症狀(胃潰瘍治癒率達94.4%，十二指腸潰瘍治癒率達95.5%之高)。

適應症 [衛核]胃潰瘍、十二指腸潰瘍、逆流性食道炎、zollinger-ellison症候群。

[非衛核]說明：(1)錠劑：胃潰瘍、十二指腸潰瘍、吻合部潰瘍、上部消化道出血(含由消化性潰瘍、急性緊迫性潰瘍、出血胃炎所引起的)、逆流性食道炎、Zollinger-Ellison症候群。(2)針劑：上部消化管出血(含由消化瘍、急性緊迫性潰瘍、出血性胃炎所引起的)，Zollinger-Ellison症候群。

用法用量 錠劑：通常成人1次口服20mg，1天2次(早餐後。晚飯後或就寢前)。

不良反應 1.過敏症：偶有發疹、皮疹、蕁麻疹(紅斑)、當有這些症狀時，請中止投與。
2.血液：偶有白血球減少。
3.消化器：偶有便秘、下痢、軟便、口渴、噁心、嘔吐等、又極罕見有腹部膨滿感、食慾不振等症狀。
4.循環器：鮮有脈搏數增加、血壓上昇、顏面紅潮、耳鳴等。
5.肝臟：偶有S-GOT、S-GPT上昇等肝機能異常。
6.精神神經系：偶有全身體倦怠、無力氣感、又極罕有頭重感、頭痛等
7.其他：鮮有月經不順、顏面浮腫等。

醫療須知 1.下列患者，請慎重投與：(1)有藥過敏症之既往歷的患者。(2)有腎障礙之患者。(3)有肝障害之患者。
2.關於懷孕中投與之安全性尚未確立，孕婦或有可能懷孕的人，最好不要投與。由於會移行至母乳中；因此，投與授乳婦時，應注意不授乳。
3.本藥之投與，因有可能隱蔽胃癌之症狀，應確認其為非惡性者再投與。

54103 NIZATIDINE▲

孕B 乳? 食± 酒 泄 腎 ½ 1～2h

Rx 75 MG, 150 MG/膠囊劑(C);

商名 Tazac® ＊ (科進) $4.9/C(150MG-PIC/S), U-Chu® (五洲)

藥理作用 本藥是一種對組織胺結合到胃酸分泌細胞之組織胺H2受體，具有競爭性且可逆性的抑制劑，特別對位於胃壁細胞上的組織胺H2受體。因而產生(1)抑制胃酸的分泌，此作用可持續12個小時；(2)不影響荷爾蒙的分泌；(3)不影響肝中cytochrome P-450。

適應症 [衛核]十二指腸潰瘍、良性胃潰瘍、逆流性食道炎。

用法用量 1.急性十二指腸潰瘍：成人的推薦劑量是睡前服用300mg，一天一次，另一選擇法為服用150mg，一天二次。
2.預防(預防維持療法)：成人的推薦劑量是睡前服用150mg，一天一次。
3.良性胃潰瘍：推薦劑量為睡前服用300mg，一天一次另一選擇法為服用150mg，一天二次，以nizatidine治療前必須謹慎並排除使用在胃癌的病人。
4.胃食道逆流疾病：治療由胃食道逆流疾病引起的糜爛性、潰瘍性食道炎及心灼熱感，成人的推薦劑量是150mg，一天二次或增加到300mg，一天二次。

不良反應 發汗、蕁麻疹、嗜眠、困倦、疲憊、高尿酸症。

醫療須知 1.對nizatidine治療的症後反應並不排除有胃疾病惡化的可能性。
2.由於nizatidine主要是從腎臟排泄，因此有中度至嚴重程度腎失調的患者須降低使用劑量(參見用法用量)。
3.臨床研究中尚未有關於肝腎功能不良患者的藥動學研究。Nizatidine部份由肝臟代謝。正常腎功能及沒有併發症但肝能失調的患者，nizatidine的分佈情形與正常人相似。
4.檢驗測試–本藥治療期與multistix測試可能會有對urobilinogen的假陽性反應。

54104 RANITIDINE

孕B 乳? 食± 酒 泄 腎 t½ 2h

醫療須知 由於Ranitidine原料含有不純物Nitrosodimethylamine NDMA含量，隨儲存時間或較高溫下而上升，超過每日可接受的攝取量96ng，因此衛福部下令於2019年9月23日前完成全面下架。

§ 54.2 氫離子幫浦抑制劑(PPI)

表54-2 氫離子幫浦抑制劑的藥物動力學

藥物	絕對生體利用率 (%)	Tmax (小時)	t½ (小時)	作用期 (h)	廓清率 (mL/min)	蛋白結合率 (%)
Lansoprazole	>80	≈ 1.7	1.5	> 24	—	97
Omeprazole	≈ 30 至 40	0.5 至 3.5	0.5 至 1	≤ 72	500 至 600	≈ 95
Pantoprazole	≈ 77	2.4	≈ 1	> 24	127 至 233	≈ 98
Rabeprazole	52	2 至5	1 至 2	> 24	301 至 588	96.3
Dexlansoprazole	40~51	3至4	1~2	>24	190	96.1~98.8

54201 DEXLANSOPRAZOLE

孕B 乳? 泄 肝 t½ 1~2h

℞ 30 MG/錠劑(T)； 30 MG, 60 MG/膠囊劑(C)；

商　名 Dexilant® ◎ (聯亞/台灣武田) $8.5/C(60MG-PIC/S), Dexlansoprazole® (益邦/保盛)

藥理作用 Dexlansoprazole是一種氫離子幫浦阻斷劑(PPI)，可藉由專門抑制胃壁細胞的(氫離子，鉀離子)腺核甘三磷酸酶來抑制胃酸的分泌。Dexlansoprazole專一作用在氫離子幫浦上，可阻斷胃酸製造的最後一個步驟。

適 應 症 [衛核]1.治療糜爛性食道炎:可使用得喜胃通治療各種等級的糜爛性食道炎(EE)於含12歲以上病患，使用達8週。

2.維持糜爛性食道炎已治癒後的療效:可使用得喜胃通維持已治癒EE的療效及緩解心灼熱於含12歲以上病患，於成人使用達6個月、12~17歲使用達16週。

3.非糜爛性胃食道逆流疾病之症狀治療:可使用得喜胃通治療有症狀的非糜爛性胃食道逆流疾病(GERD)所引起的心灼熱於含12歲以上病患，持續4週。

用法用量 1.治療糜爛性逆流性食道炎：60mg，每天1次，使用達8週。

2.維持已治癒糜爛性逆流性食道炎的療效及緩解心灼熱：30mg，每天1次。

3.非糜爛性胃食道逆流疾病之症狀治療：30mg，每天1次，持續4週。

4.可與食物併服，亦可不與食物併服。必須整粒吞服。

不良反應 腹瀉、腹痛、噁心、上呼吸道感染、嘔吐、腸胃脹氣。

醫療須知 1.服用本藥所得的療效，無法排除胃癌存在的可能性。

2.本藥的治療可能增加困難梭狀桿菌相關腹瀉的風險，尤其是在住院的病人。當腹瀉情形未有改善時，應考慮為此診斷。

3.PPI治療可能提高骨質疏鬆的發生風險，造成髖骨、腕骨或脊椎的骨折。

4.若預期病人將延長治療時間或併用例如digoxin或其他可能造成低鎂血症的藥物(例如利尿劑)，則醫療專業人員應考慮在開始PPI治療前以及後續定期監測鎂離子的濃度。

54202 ESOMEPRAZOLE▲

孕B 乳- 食- 酒 泄 肝 t½ 1.3h

℞ 20 MG, 40 MG, 44.5 MG/錠劑(T)； 40 MG, 42.5 MG/注射劑(I)； 10 MG/顆粒劑(Gr)；

商　名
APO-Esomeprazole® (APOTEX/鴻汶)
Amipasole® ＊ (台裕) $6.1/T(40MG-PIC/S)
Emazole® ＊ (生達) $6.1/T(40MG-PIC/S), $69/I(40MG-PIC/S-
Esomepsun® (VALPHARMA/盛益) $6.1/T(40MG-PIC/S),
Esomyl® (中化)
Esowei® (杏林新生/瑩碩)

40MG)
Esocomfort E.F.C.® ＊ (皇佳/意欣) $6.1/T(40MG-PIC/S)
Esomelone® (永信) $69/I(40MG-PIC/S-40MG)
Esomen® ＊ (健喬信元)
Esomeprazol Sandoz® (SANDOZ/山德士) $6.1/T(40MG-PIC/S)
Jubium® (JUBILANT/吉富) $2.51/T(20MG-PIC/S), $6.1/T(40MG-PIC/S),
Nexium® ◎ (ASTRAZENECA/阿斯特捷利康) $20.3/Gr(10MG-PIC/S-10MG), $6.1/T(40MG-PIC/S),
Zansole® (杏林新生)

藥理作用 Esomeprazole為一弱鹼，其會在胃之壁細胞內之細胞內小管，高度酸性環境下集中，並轉化成活性型，其可抑制酸幫浦：H+-K+-ATP酵素。對其基礎之胃酸分泌及刺激下胃酸分泌，均有抑制效果。

適應症 [衛核]用於1至11歲胃食道逆流性疾病以及糜爛性食道炎之治療。

用法用量 1.本藥應整粒於以液體吞服，不可嚼破或壓破本錠劑。
2.胃逆流食道疾病(GERD)：
a.糜爛性逆流性食道炎之治療：40mg每天1次，為期4週。對食道炎尚未痊癒或尚有症狀之患者，建議另外在給予4週療程。
b.胃逆流性食道疾病之症狀治療：對食道未發炎之患者20mg每天1次；若4週後仍有症狀時，則應進一步檢查患者。一旦症狀或得緩解後，則在患者需要時給予20mg每天1次之療法。
3.與適當之抗菌劑療法併用，以消除消化性潰瘍疾病之幽門螺旋桿菌：—由幽門螺旋桿菌引發之十二指腸潰瘍：20mg esomeprazole + 1gm amoxicillin + 500mg clarithromycin；每天2次，共計7天

不良反應 1.常見(>1/100,<1/10)：頭痛、腹痛、腹瀉、腹脹、噁心/嘔吐及便秘。
2.少見(>1/1000,<1/100)：皮膚炎、皮膚癢、蕁痲疹、暈眩及口乾。

醫療須知 1.逆流性食道炎患者以esomeprazole 40mg治療4周後，有78%之患者痊癒，治療8周後則有93%。
2.幽門螺旋桿菌患者以esomeprazole 20mg每天2次，與適當之抗生素併用治療1周後，可消除90%患者之幽門螺旋桿菌。就無併發症之十二指腸潰瘍患者而言，在為期1週之根除治療之後，並無須以抗胃酸分泌藥物在治療，即可有效使潰瘍癒合及症狀緩解。
3.當任何警示性症狀出現時(如體重無故地顯著減輕、反覆嘔吐、吞嚥困難、吐血或黑糞)及懷疑(或已存在)潰瘍時，應先確認其非惡性腫瘤，因以本藥治療會減輕其症狀，並延誤其診斷。
4.患者在長期治療時(特別是治療時間超過一年)須接受規則的監測。
5.長期服用本藥相較於接受手術治療，可能有較高之心臟病發作，心臟衰竭及與心臟相關之突然死亡。

54203 LANSOPRAZOLE▲

孕B 乳 - 食 - 酒 泄 肝 T½ 1.5h

Rx

15 MG, 30 MG/錠劑(T)； 15 MG, 30 MG/膠囊劑(C)； 30 MG/注射劑(I)；

商名
E Wei An® (南光)
Lanpo® (永勝) $8.3/C(15MG-PIC/S), $10/C(30MG-PIC/S)
Lansoprazole® (中化/中化裕民) $10/C(30MG-PIC/S)
Lanxo® ＊ (永勝/保盛) $10/C(30MG-PIC/S),
Lavezol® ＊ (衛達) $10/C(30MG-PIC/S)
Quitulcer® ＊ (衛達/嘉林) $10/C(30MG-PIC/S)
Rich® (南光) $10/C(30MG-PIC/S)
Takepron Intravenous® ◎ (歐帕/台灣武田) $144/I(30MG-PIC/S-30MG)
Takepron OD® ◎ (歐帕/台灣武田) $10/T(30MG-PIC/S), $8.3/T(15MG-PIC/S)
Takepron® ◎ (TAKEDA/台灣武田)
Taquidine® ＊ (中化) $10/C(30MG-PIC/S)
Wesfor LYO® (南光) $136/I(30MG-PIC/S-30MG)
Zydus Lans® (ZYDUS/毅有) $8.3/C(15MG-PIC/S), $10/C(30MG-PIC/S)

藥理作用 本製劑主要是藉著抑制存在於胃黏膜上壁細胞的質子幫浦(protopump)，亦即抑制(H+K)-ATPase的活性，故能強力且持續地抑制胃酸分泌。其藥效藥理包括：(1)(H^++ K^+)-ATpase活性抑制作用(2)壁細胞酸生成抑制作用(3)胃酸分泌抑制作用(4)慢性潰瘍的治癒促進作用(5)潰瘍形成的抑制作用。
新上市lansoprazole口溶錠，入口即溶，吸收超快，起始作用迅速。

適應症 [衛核]胃潰瘍、十二指腸潰瘍、胃食道逆流性疾病-糜爛性逆流性食道炎之治療，胃食道逆流性疾病之症狀治療。Zollomger-Ellison症候群、合併抗生素治療與幽門螺旋桿菌(Helicobacter pylori)相關的消化性潰瘍、治療因NSAID類藥物引起之胃潰瘍。

用法用量 通常，成人每天1次，口服lansoprazole 30mg。治療胃潰瘍和逆流性食炎通常須連續服用8週，治療十二指腸潰瘍須連續服用6週。

不良反應 1.過敏症：偶有發疹，瘙癢等症狀，如出現上述症狀時，請中止投與
2.肝臟：偶有GOT、GPT、ALP、LDH、γ-GTP上昇等現象，所以須細心觀察，如有異常現象出現應採取停藥等適當的處置。
3.血液：偶有貧血，白血液減少，嗜酸球增多等症狀、血小板減少之症狀極少發生。
4.消化器：偶有便秘、下痢、口渴、腹脹等症狀。
5.精神神經系：偶有頭痛、嗜睡等症狀、失眠、頭暈等症狀極少發生。
6.其他：偶有發熱，總膽固醇上昇，尿酸上昇等症狀。

醫療須知 1.對孕婦或有可能懷孕之婦女，須事先判斷治療上之有益性勝過危險性，始可投與。
2.本藥品不適合用於正在哺乳中的婦女，如不得已需服藥時，應避免哺乳。
3.對孕婦及哺乳婦的投與：(1)對孕婦或有可懷孕之婦女，須事先判決治療上之有益勝過危險性，始可投與。(2)本藥品不適合用於正在哺乳的婦女，如不得已需服藥時，應避免哺乳。
4.服用時，本藥會隱蔽由胃癌所引起之症狀，所以須先確認非惡性胃癌始可給藥。

54204 OMEPRAZOLE▲

孕C 乳 - 食 滅 泄 肝 T½ 0.5～1.5h

Rx 10.3 MG, 20 MG/錠劑(T); 20 MG, 40 MG/膠囊劑(C); 40 MG, 42.6 MG/注射劑(I);

商名

Biozole®（中生）$2.51/T(20MG-PIC/S)
Ceisjoy DR®（南光/暉達）
Lometin®（中化）$69/I(40MG-PIC/S-40MG)
Losec Mups® ◎（Astrazeneca/裕利）
Losec® ◎（Astrazeneca/裕利）
Okwe DR®（南光）$6.1/C(40MG-PIC/S)
Okwe®（南光）$2.51/C(20MG-PIC/S)
Omelon®（永信）$2.51/C(20MG-PIC/S),
Omeprazole LYO®（霖揚/意欣）
Omepron®（杏林新生/皇佳）
Omeprotect®（永信/永甲）$2.51/C(20MG-PIC/S),
Omezol Cap.®（生達）$2.51/C(20MG-PIC/S),
Omezol I.V.®（生達）$69/I(40MG-PIC/S-40MG)
Omezol LYO®（生達）$69/I(40MG-PIC/S-40MG),
Omp E.C.®（寶齡富錦）$2.51/C(20MG-PIC/S)
Quick®（華興）

藥理作用 本藥能不可逆的抑制H/K adenosine triphophatase(ATP ase)的酵素系統，亦即抑制胃壁細胞的質子唧筒(proton pump)因而抑制胃酸的分泌。

適應症 [衛核]十二指腸潰瘍、胃潰瘍、逆流性食道炎、zollinger-ellison症候群、合併抗生素治療與幽門螺旋桿菌(helicobacter pylori)相關的消化性潰瘍。

用法用量 每天早上一粒膠囊(1)連續後服用2週，治療十二指腸潰瘍。如有必要，可再繼續治療2週。(2)連續服用4週，治療胃潰瘍。如有必要，可再繼續治療4週。

不良反應 噁心、嘔吐、下痢、腹部絞痛、感覺異常、眩暈、頭痛、出疹、血尿、蛋白尿

醫療須知 患者長期服用本藥至今尚無胃黏膜有變化的報告。

54205 PANTOPRAZOLE▲

孕B 乳 - 食 ± 滅 泄 肝 T½ 1h

Rx 20 MG, 22.55 MG, 22.56 MG, 22.57 MG, 40 MG/錠劑(T); 40 MG/注射劑(I);

商名

APO-Pantoprazole®（APOTEX/鴻汶）
Controloc Control Gastro-Resistant® ◎（裕利/合利他命）
Enyka Gastro-Resistant® ＊（井田）
Gastroloc Gastro-Resistant® ＊（優生）$10.1/T(40MG-PIC/S)
Gevefos Gastro-Resistant® ＊（元宙）
Gisowed Gastro-Resistant® ＊（中化）
Jwh Gastro-Resistant® ＊（井田/天下）
Pane®（杏林新生/東竹）$119/I(40MG-PIC/S-40MG)
Pantoprazol Sandoz®（Genveon/山德士）$10.1/T(40MG-PIC/S)
Pantoprazole®（BEXIMCO/吉富）$10.1/T(40MG-PIC/S)
Pantopro Gastro-Resistant® ＊（旭能）$10.1/T(40MG-PIC/S)
Pantyl Gastro-Resistant® ＊（中化）$10.1/T(40MG-PIC/S),
Pantyl®（中化）$119/I(40MG-PIC/S-40MG)
Panzolec Gastro-Resistant® ＊（生達）$10.1/T(40MG-PIC/S),
Panzolec LYO®（生達）$119/I(40MG-PIC/S-40MG)

Panho® (十全/十安) $10.1/T(40MG-PIC/S),
Panole Freeze-Dried® (永信) $119/I(40MG-PIC/S-40MG)
Pantazol Gastro-Resistant® (元宙) $10.1/T(40MG-PIC/S),
Pantoloc Gastro-Resistant® ◎ (TAKEDA/和聯) $10.1/T(40MG-PIC/S)
Pantoloc I.V.® ◎ (TAKEDA/和聯) $119/I(40MG-PIC/S-40MG)
Pozola® ＊ (十全) $10.1/T(40MG-PIC/S)
Tecta® (TAKEDA/台灣武田) $10.1/T(40MG-PIC/S)
Wenice LYO® (南光) $119/I(40MG-PIC/S-40MG)
Wesuxium® ＊ (十全/克里薩斯)
Xinpo LYO® (霖揚/意欣) $119/I(40MG-PIC/S-40MG)
Zhikui Gastro-Resistant® ＊ (井田) $10.1/T(40MG-PIC/S),

藥理作用 Pantoprazole屬於substituted benzimidazole類，藉由壁細胞的氫離子幫浦之專一性阻斷來抑制胃鹽酸分泌。當Pantoprazole在壁細胞的酸性環境下會被轉變成作用型態來抑制H^+，K^+-ATPase酵素，即胃內鹽酸產生的最後步驟。

適應症 [衛核]合併二種適當之抗微生物製劑治療與幽門螺旋桿菌相關之消化性潰瘍、胃潰瘍、十二指腸潰瘍、中度及嚴重胃食道逆流性疾病、Zollinger-Ellison Syndrome。
(20mg)的適應症：短期緩解心窩灼熱、噁酸心等症狀。

用法用量 1.治療十二脂腸潰瘍及胃潰瘍和反流性食道炎，pantoprazole腸溶膜衣錠的每日建議量為18歲以上每日一錠。每天固定同一時間飯前用。未滿18歲不建議使用。不要咀嚼或碎藥錠，整顆藥錠配水吞服。
2.有反流性食道炎或胃潰瘍及十二指腸潰瘍患者，假如他們對其它藥物沒有反應，將劑量調為二倍(增至每日兩錠pantoprazole腸溶膜衣錠)。
3.老年患者及腎功能不全患者，每日不要超過40mg pantoprazole的劑量。由於排除半衰期會延長，患有嚴重肝功能不全的患者不得使用40mg pantoprazole治療。
4.十二指腸潰瘍、胃潰瘍、中度及嚴重逆流性食道炎：每天40mg，靜脈注射
5.Pathologic GI hypersecretory conditions：起始劑量每12小時80mg，依胃酸抑制程度可調整劑量為每8小時1次，每次80mg(最多不可超過6天)。
6.給藥方法：本藥可於溶解後，以大於2分鐘速率靜脈注射；或稀釋後輸注約15分鐘。
7.口服與注射之劑量可等量轉換。

不良反應 使用pantoprazole治療偶而會有頭痛或腹瀉、罕有噁心、上腹部疼痛、胃腸氣脹、皮膚疹、搔癢或暈眩的報告、個別病例曾有水腫、發熱、抑鬱發作及視覺干擾(視覺模糊)的報告、發生任何非上述副作用時，患者要告訴醫師或其藥師。

醫療須知 1.Pantoprazole不適用於輕度胃腸疾病如神經性消化不良。用pantoprazole治療胃潰瘍之前，需確定患者沒有任何的惡性胃潰瘍或惡性食道疾病，因為pantoprazole治療會消除惡性症狀而延誤診斷。診斷反流性食道炎須作內視鏡檢查確定。
2.Pantoprazole腸溶膜衣錠不要咀嚼或壓碎，且在早餐前或早餐時要與液體整粒併服。
3.十二指腸潰瘍通常在二週內痊癒。胃潰瘍及反流性食道炎通常需要四週的治療時間。某些個案治療可延長至四週(十二指腸潰瘍)或八週(胃潰瘍、反流性食道炎)。因為pantoprazole長期治療的經驗有限，治療不要超過八週。
4.可連續服用2~3天直到症狀改善，一旦症狀完全緩解，應停用本藥。

54206 RABEPRAZOLE SODIUM▲

孕B 乳? 食± 酒 泄 肝/腎 T½ 1~2h

Rx 10 MG, 20 MG/錠劑(T);

商名
E-Ulcer® ＊ (十全) $6.8/T(20MG-PIC/S)
Genulcer® ＊ (約克) $6.8/T(20MG-PIC/S)
Pariet® ◎ (保瑞/衛采) $6.3/T(10MG-PIC/S), $6.8/T(20MG-PIC/S)
Rabe® ＊ (信東) $6.8/T(20MG-PIC/S)
Raberiet® (元宙/培力) $6.8/T(20MG-PIC/S)
Rabett E.F.C.® ＊ (元宙) $6.8/T(20MG-PIC/S)
Sinprazole® ＊ (衛達/健喬信元) $6.8/T(20MG-PIC/S)

藥理作用 本藥為質子幫浦(H^+，K^+-ATPase)抑制劑，其作用為(1)抗分泌的作用為omeprazole 的2~10倍，(2)胃的保護作用。(3)具有抗幽門螺旋菌(H. Pylori)的活性，若與amoxicillin，metronidazole或clarithromycin併用，具加乘效果

適應症 [衛核]胃潰瘍、十二指腸潰瘍、合併抗生素治療與幽門螺旋桿菌(HELICOBACTER PYLORI)相關的消化性潰瘍、胃食道逆流疾病之治療。

[非衛核]吻合口潰瘍、卓·艾氏(Zollinger-Ellison)症候群。

用法用量 1.一般成人一日1次口服sodium rabeprazole 10mg，但依症狀可一日1次口服增至20mg。
2.一般治療胃潰瘍、吻合口潰瘍、逆流性食管炎治療期限為8星期，而十二指腸潰瘍則為6星期。
3.幽門螺旋桿菌(Helicobacter pylori)根除，建議合併藥物治療期間20mg每日2次。

不良反應 常見的副作用：發疹、蕁麻疹；紅血球減少、白血球減少、白血球增加、嗜伊紅血球增多、嗜中性球增多、淋巴球減少；GOT、GPT、AL-P、r-GTP、LDH、total bilirubin上升；便秘、下痢、腹部膨脹感；頭痛；浮腫、總膽固醇、中性脂肪及BUN上升或蛋白尿、偶有心悸，下腹疼痛，暈眩，四肢無力，倦怠感、也曾有過敏反應引起休克的報告。

醫療須知 1.下列患者宜慎服本藥：(a)有肝功能障礙患者。(b)高齡患者。
2.症狀嚴重及復發性潰瘍、難治性潰瘍可1日1次投與20mg。
3.在判斷治療上的有益性遠超於危險性時，才給孕婦或可能懷孕之婦人使用
4.授乳婦女不可服用，但不得已需投與的話，需停止授乳。

§54.3 其它

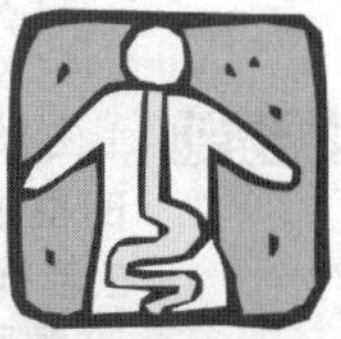

54301 ALDIOXA (DIHYROXYALUMINUM ALLAANTOINATE)

Rx 100 MG/錠劑(T)；

商　名

Aldioxa®（派頓）$1.5/T(100MG-PIC/S)
Alkantin®（皇佳）$2/T(100MG-PIC/S-箔)、$1.5/T(100MG-PIC/S)、
Alusa®（TOWA/裕心）$1.05/T(100MG)、$2/T(100MG-PIC/S-箔)
D.A.A.®（福元）
Dhaa®（回春堂）$1.5/T(100MG-PIC/S)
Howei®（井田/天下）$1.5/T(100MG-PIC/S)
Howell®（衛肯）$1.5/T(100MG-PIC/S)
Min Ta-We®（明大）$1.5/T(100MG-PIC/S)
Peiwetsu®（培力）$1.5/T(100MG-PIC/S)

藥理作用 本藥係allantoin與aluminum之化合物，對潰瘍部位同發揮前者的癒合作用及後者的被覆保護作用。其作用歸鈉如下：(1)肉芽形成促進作用，(2)抗pepsin作用，(3)制酸作用，(4)緩衝作用，(5)潰瘍癒合促進作用，(6)潰瘍抑制作用。

適應症 [衛核]胃、十二指腸潰瘍、急、慢性胃炎

用法用量 成人1天攝取300~400mg，分3~4次口服服用。須依年齡、症狀來適度減量或增量。可與其他潰瘍治療劑併用。

醫療須知 謹慎開藥方(對於以下患者在開藥方時宜謹慎)患有腎病病患(長期服用恐會引發鋁腦症，鋁骨症，必須定期接受血液含鋁量、含磷量、含鈣量、鹼性磷酸酶等的測量檢查)。

54302 AZULENE

Rx 2 MG/錠劑(T)； 0.2 MG/液劑(Sol)； 10 MG/GM/顆粒劑(Gr)；

商　名

Aludene®（井田）$1.5/T(2MG-PIC/S)、$2/T(2MG-PIC/S-箔)、
Azu®（成大）$1.5/T(2MG-PIC/S)
Azuein®（應元）
Azugen®（永勝/惠勝）$1.5/T(2MG-PIC/S)、$2/T(2MG-PIC/S-箔)、
Holisoon Spray®（榮民/信東）
Kowell®（永勝）$2/T(2MG-PIC/S-箔)、$1.5/T(2MG-PIC/S)
Szulen S.C.®（回春堂）$1.5/T(2MG-PIC/S)、

藥理作用 本藥具有消炎、肉芽新生、促進上皮形成作用。

適應症 [衛核]急慢性胃炎、原發性續發性胃炎、隨伴性胃炎、消化性粘膜炎症、濕疹、蕁麻疹、皮膚炎
[非衛核]口腔含漱劑、灌腸用來治療細菌性腸炎。

用法用量 口服：1天1~3次，每次1錠，飯前服用。含漱：1天數次，每次1~3錠溶於水中使用。
灌腸：1天1次，以5片溶於微溫水中，直腸洗滌。

54303 BUDESONIDE

孕C 乳? 泄 腎

Rx 9 MG/錠劑(T);

商名

Cortiment TM®(MINAKEM/輝凌) $83/T(9MG-PIC/S)

藥理作用 1.Budesonide具有高度局部糖皮質類固醇(GCS)活性和弱效礦物皮質素作用，以及顯著的首渡效應。

2.本配方將budesonide內含於緩釋藥錠核心中。藥錠核心經腸溶膜衣包覆，可避免在胃酸中溶解，使budesonide的釋放延後至進入小腸內pH≥7時。

適應症 [衛核]用於誘發緩解成人輕度至中度活動性潰瘍性結腸炎

用法用量 成人：誘發緩解的建議劑量為每日早上一粒9毫克錠劑，可連續使用8週。

不良反應 1.腹瀉、直腸出血、周邊水腫、過敏性反應(anaphylactic reactions)、肌肉痙攣/抽筋、良性顱內高壓、頭暈、情緒起伏、皮疹、血壓上升。

2.全身性糖皮質類固醇的使用可能引起下列情況：腎上腺皮質機能亢進和腎上腺抑制、病人自全身性糖皮質類固醇，改為全身性作用較低之此藥治療時的類固醇停藥症狀、免疫抑制、全身性糖皮質類固醇感受性增加、其他糖皮質類固醇作用。

醫療須知 1.由於本藥是一種糖皮質類固醇，故應遵從關於糖皮質素的一般警語，包含視力模糊的症狀或其他視力障礙。

2.若病人自全身性作用較高的糖皮質類固醇治療，轉換為使用全身性作用較低的糖皮質類固醇(例如本藥)時，應格外謹慎，因為可能發生停用類固醇治療的症狀。

3.正在接受抑制免疫系統藥物的病人較健康人易於發生感染。

4.肝硬化病人曾在口服budesonide時表現出較高的全身可用率。

5.應謹慎使用於患有高血壓、糖尿病、骨質疏鬆、胃潰瘍、青光眼或白內障的病人，或者具有糖尿病或青光眼家族病史的病人。

6.糖皮質類固醇應謹慎使用於患有活動性或潛伏性結核病感染、未治療的黴菌性、細菌性、全身性病毒性或寄生蟲感染之病人。

54304 CARBENOXOLONE

Rx 50 MG/錠劑(T); 20 MG, 20 MG/GM/軟膏劑(Oin);

商名

Carbelone®(皇佳)
Carbenol®(健康化學/優良)
Carbenone®(黃氏)
Carboxe Orabase®(西德有機)
Mildsil Orabase®(溫士頓)
Ming Yan You Orabase®(井田/天下)

藥理作用 刺激粘液(mucin)的分泌，保護黏膜。

適應症 [衛核]口內炎性潰瘍、糜爛性口疾患、潰瘍性之口內傷害。

用法用量 錠劑(治療胃潰瘍)：1天3次，1次2片，飯後服用。1週後，每次改用1片。連服約4~6週。

膠囊(治療十二指腸瘍)：1天3次，飯前15~30分鐘以開水整粒吞服，勿咬碎。連服6~12週。

不良反應 滯留鈉離子，造成電解質不平衡。

醫療須知 (1)本藥不可與抗膽鹼激性藥物併用。

(2)本藥與利尿劑併用，要使用thiazide類。

54305 CETRAXATE

Rx 200 MG/膠囊劑(C);

商名

Astrex®(皇佳/意欣)
Fuweho®(井田)
Proxate®(優良/健喬信元)

藥理作用 1.改善粘膜微細血管循環，促進治癒。

2.能阻止H^+離子的逆擴散。

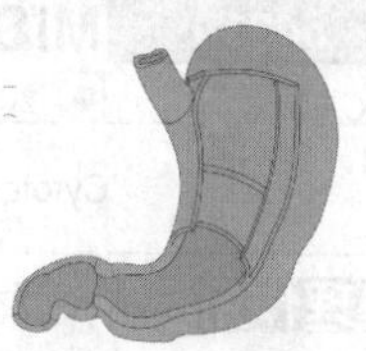

3.增加粘液量，增強保護作用。

適應症 [衛核]胃潰瘍。
[非衛核]十二指腸潰瘍。

用法用量 1天3~4次，每次200mg，每頓飯後及睡前服用。

不良反應 口渴、噁心、嘔吐、下痢、便秘、胃部不適、脹滿感、發疹(須停藥)。

醫療須知 (1)血栓栓塞症患者慎服本藥；(2)孕婦使用宜小心。

54306 GEFARNATE

℞ 50 MG/錠劑(T)； 50 MG, 100 MG/膠囊劑(C)；

商名
Cefanate®(皇佳)
G-S Soft®(漁人/萬宇康)
White Anti-Peptic Ulcer®(回春堂) $1.59/T(50MG)

藥理作用 保護胃腸的黏膜，並促進潰瘍部位再生性的修補工作。

適應症 [衛核]胃潰瘍、十二指腸潰瘍。

用法用量 1.口服：1天2~3次，1次1~2粒。
2.注射：1天1~2amp。注射時盡可能緩慢，選擇臀肌或臀部三角肌作深部注射。

不良反應 口渴、噁心、便秘、上腹部不適、發疹、口內炎、注射部位腫痛。

54307 HISTIDINE

℞ 200 MG/膠囊劑(C)； 40 MG/ML/注射劑(I)；

商名
Hislicon®(黃氏)
Histidine®(台裕) $15/I(40MG/ML-PIC/S-5ML)
Histidine®(壽元) $15/I(40MG/ML-PIC/S-5ML)
Histidine®(安星) $4.69/I(40MG/ML-5ML)
Magenstin®(壽元/東洲) $15/I(40MG/ML-PIC/S-5ML)
Wesco®(信東) $4.69/I(40MG/ML-5ML)

藥理作用 (1)對自律神經系，尤其對中樞，可能對間腦有特殊作用。(2)能增殖組織或有促進組織再生能力。(3)能促進血液之凝固及有造血之作用。

適應症 [衛核]消化性潰瘍、及供給尿毒症、腎功能衰竭患者所需之組織氨酸
[非衛核]促進潰瘍的癒合，可用來治療胃潰瘍、十二指腸潰瘍、口腔潰瘍、直腸潰瘍之預防、胃酸過多症、胃炎。

用法用量 1天1次，每次1針，IV，IM，SC皆可，至少要持續3~4星期。

54308 MAGNESIUM ALUMINUM BISMUTH SILICATE

℞ 500 MG, 1000 MG/錠劑(T)； 940 MG/顆粒劑(Gr)；

商名
Neo-Weian®(回春堂) $5.2/T(500MG)
Weian®(回春堂)
Well®(回春堂)

適應症 [衛核]粘膜保護作用、胃炎、十二指腸炎、胃潰瘍、十二指腸潰瘍、胃酸過多症。

54309 METHYLMETHIONINE SULFONIUM CHLORDIDE

℞ 25 MG/錠劑(T)； 125 MG/注射劑(I)；

商名
U VIta®(應元)
Ulcergin®(人生)
Weizel S.C.®(井田) $1.5/T(25MG-PIC/S),

藥理作用 本藥從甘藍菜汁萃取的抗潰瘍因子(或稱維生素U)(1)它具有促進潰瘍部位再生性修補的作用(2)還具有解毒作用。

適應症 [衛核]胃、十二指腸潰瘍、胃炎
[非衛核]胃炎、急慢性肝炎。

用法用量 口服：1天量150~225mg，分3次，飯後服用。

54310 MISOPROSTOL

孕X 乳 - 食 + 泄 肝/腎 T½ 20～40m

Rx 200 MCG/錠劑(T);

商 名

Cytotec® ◎ (PIRAMAL/輝瑞) $8.9/T(200MCG-PIC/S)　S-Miso® (井田/培力) $8.8/T(200MCG)

藥理作用 本藥為一種合成的前列腺素E1類似物，它能抑制胃酸分泌，又能刺激胃和十二指腸的黏液分泌，保護胃腸膜細胞。

適應症 [衛核]胃及十二指腸潰瘍

[非衛核]NSAID(非類固醇消炎藥)包括aspirin引起胃潰瘍和十二指腸潰瘍的癒合及治療，促使子宮成熟誘發分娩。

用法用量 1.十二指腸潰瘍：1天劑量為800mcg，分4次服用，即三餐前和睡前各服1次，連續治療4~8星期。

2.胃潰瘍：1天4次，每次200mcg，飯前和睡前服用，連續治療8個星期。

3.預防性的用法：每天400~800mcg，分成三或四次服用。

4.人工流產：先行服用mifepristone 600mg，經36至48小時後回診口服misoprostol 400μg來誘發子宮收縮，若3小時內未見出血，應再服用misoprostol 200μg。服用misoprostol後病人應留置醫療院所觀察至少3小時。若懷孕終止失敗，為避免用藥之致畸胎性，建議接受人工流產。

不良反應 下痢、噁心、頭痛、眩暈和腹部不適(腹瀉、腹痛)。

醫療須知 1.可能受孕的婦女在服用本藥期間，須準確的避孕。

2.可能用低血壓而造成嚴重併發症(腦血管疾病或冠狀動脈疾病)的患者慎服本藥。

3.應告知病人用藥後2週內需回診追蹤，以確認胚胎是否完全排出，且未有異常出血或感染等症狀。

4.應告知病人可能會有感染和/或敗血症、嚴重出血、胚胎毒性(當懷孕終止失敗或終止後緊接著懷孕時)等風險，如出現不適症狀，應儘速回診。

54311 PIRENZEPINE HCL

Rx 25 MG/錠劑(T); 10 MG, 5 MG/ML/注射劑(I);

商 名

Gaspin® (政德) $1.79/T(25MG-PIC/S),
Gasta® (黃氏)
Gazepin® (新喜國際)
Lizepine LYO® (利達)
Lizepine® (利達)
Muszepin® (皇佳) $1.77/T(25MG)
Pizepin® (生達) $1.79/T(25MG-PIC/S),
Pizepine® (元宙)
Regastric® (壽元/瑞人)
Ulcerpin® (人人)
Ulopine® (汎生) $1.77/T(25MG)

藥理作用 本藥為胃專一性M1受體(type 1 muscarinic recptor)的阻斷，它不但能適度的降低基礎胃酸(45~55%)和胃蛋白酶原(降低38%)的分泌，而且又能促進胃黏膜血液的微細循環。其潰瘍的癒合率高達90%以上，而且復發率又低。此外，本藥也是甚佳的胃炎治療劑。

適應症 [衛核]急慢性胃潰瘍及十二指腸潰瘍、胃酸過多、胃炎

[非衛核](1)預防和治療緊張性潰瘍。(2)治療病理性胃酸高度分泌的狀況，如Zollinger-Ellison症候群。

用法用量 1.口服：1天4次，每次25mg或1天2次，每次50mg，於飯前分服用。

2.注射：應該每12小時以肌肉或靜脈注射1安瓿調製好的溶液。預防及治療大手術後的緊張潰瘍，建議量為1天3次(每8小時)，每次1安瓿。

3.Zollinger-Ellison徵候群的患者，其劑量至少應該加倍，特別嚴重的病例，劑量須要每天3次，每次2安瓿。

4.本藥注射治療應該持續到症狀消失，通常為2~3天，然後可改為口服。於Zolliner-Ellison徵候群，注射給藥是做為中間治療，直到可以開刀為止

不良反應 口乾、軟便、視覺模糊。

醫療須知 1.靜脈注射可以與生理食鹽水、格林氏溶液，5%的果糖或葡萄糖溶液混合。

2.以gasstrozepin與H2-receptor阻斷劑同時治療，可以更顯著地減少胃酸分泌，對於Zollinger-Ellison徵候群的患者特別有效。

54312 SUCRALFATE

孕B 乳? 食 - 泄 糞便

Rx 500 MG, 1000 MG/錠劑(T); 500 MG/GM, 900 MG/GM, 1000 MG/GM/顆粒劑(Gr); 100 MG/ML/懸液劑(Sus);

商　名

Alufate Chewing®(中美兄弟)
Anwenin®(大豐/嘉林) $1.5/T(500MG-PIC/S), $2/T(500MG-PIC/S-箔),
Aso®(永勝/濟生) $1.06/T(500MG)
Bigast®(元宙) $2.04/T(1000MG-PIC/S)
S.C.F.®(正和) $2.04/T(1000MG-PIC/S)
Scrat Sus.®(生達) $15/Sus(100MG/ML-PIC/S-10ML), $78/Sus(100MG/ML-PIC/S-120ML),
Scrat®(生達) $1.5/T(500MG-PIC/S),
Suca®(明大) $5/Gr(1000MG/GM-1GM)
Sucafate®(皇佳) $2/T(500MG-PIC/S-箔), $1.5/T(500MG-PIC/S)
Sucra®(元宙/華興) $1.5/T(500MG-PIC/S),
Sucral®(榮民) $1.5/T(500MG-PIC/S), $2/T(500MG-PIC/S-箔),
Sucralfate®(晟德) $78/Sus(100MG/ML-PIC/S-120ML),
Sucway®(中化) $1.88/T(1000MG), $1.5/T(500MG-PIC/S)
Suwel®(華盛頓) $1.06/T(500MG)
Ulban A Gran.®(TOWA/曼哈頓) $6/Gr(900MG/GM-PIC/S-1GM)
Ulcerban®(元宙) $1.5/T(500MG-PIC/S)
Ulsamin Fine®(政德) $6/Gr(900MG/GM-PIC/S-1GM)
Ulsate®(衛達) $1.5/T(500MG-PIC/S),
Ulsawe®(大豐) $1.5/T(500MG-PIC/S)
Weizip®(永信) $1.5/T(500MG-PIC/S), $2/T(500MG-PIC/S-箔)

藥理作用 1.本藥與胃酸反應形成黏性吸附糊狀物，能局部性保護潰瘍部位。
2.本藥能選擇性吸附在潰瘍的粒膜上：(1)阻止胃酸和胃蛋白酶的逆擴散，(2)與細胞表面的蛋白質形成保護膜，(3)保護新形成的粘膜細胞。

適 應 症 [衛核]胃潰瘍、十二指腸潰瘍。

用法用量 急性治療劑量為每天四次，每次1gm，持續4~8週；維持劑量為每天二次，每次1gm，空腹使用。

不良反應 便祕是最常見的副作用(2%)，其他副作用有腹瀉、噁心及胃部不適等。

醫療須知 1.嚴重腎臟疾病需透析的患者使用sucralfate，曾發生痙攣、肌肉無力、骨頭疼痛及嚴重鋁蓄積性腦病變，使用本藥在腎臟損傷的患者需小心。
2.服用sucralfate之前或之後半小時內勿再併用制酸劑。
3.懷孕用藥安全分級為B。
4.因為本藥的吸收很少，推論應該不會分泌至乳汁中。但廠商聲稱是否分泌至乳汁未知。

54313 SULPIRIDE

Rx 50 MG, 100 MG, 200 MG, 400 MG/錠劑(T); 50 MG/膠囊劑(C);

商　名

Betamac®(SAWAI/興采)
Calm-Up®(瑞士/新瑞) $1.6/T(200MG-PIC/S), $2/T(200MG-PIC/S-箔)
Devodil®(REMEDICA/富富) $2/T(50MG-PIC/S-箔), $1.51/T(50MG-PIC/S)
Dogweisu®(應元/豐田) $1.51/C(50MG-PIC/S), $2/C(50MG-PIC/S-箔),
Dometon®(新喜國際/嘉林)
Homagyl®(利達/威勝) $1.51/T(50MG-PIC/S), $2/T(50MG-PIC/S-箔)
Lishin®(長安/世達) $1.6/T(200MG-PIC/S),
Logmal®(明大) $1.5/C(50MG-箔), $1.51/C(50MG-PIC/S)
Luride®(利達) $2/T(50MG-PIC/S-箔), $1.51/T(50MG-PIC/S)
Sopid-400Mg®(歐帕/瑩碩) $3.65/T(400MG-PIC/S)
Splotin®(元宙) $2/T(50MG-PIC/S-箔), $1.51/T(50MG-PIC/S)
Su'S®(約克) $1.08/C(50MG)
Sulgin®(華盛頓) $1.6/T(200MG-PIC/S)
Sulmatyl®(培力) $1.6/T(200MG-PIC/S), $1.51/T(50MG-PIC/S), $2/T(50MG-PIC/S-箔), $1.6/T(100MG-PIC/S)
Sulpi®(溫士頓) $2/C(50MG-PIC/S-箔), $1.51/C(50MG-PIC/S)
Sulpidin®(新喜國際) $1.51/C(50MG-PIC/S)
Sulpin®(榮民/信東) $1.6/T(200MG-PIC/S), $2/T(200MG-PIC/S-箔)
Sulpiride®(利達) $1.6/T(200MG-PIC/S), $2/T(200MG-PIC/S-箔),
Sulpiride®(安星) $1.6/T(200MG-PIC/S),
Sulpiride®(強生) $2/C(50MG-PIC/S-箔), $1.51/C(50MG-PIC/S)
Sulpiride®(應元) $1.6/T(200MG-PIC/S)
Sulpiride®(派頓/恆信) $1.3/T(200MG)
Sulpyride®(衛肯) $1.6/T(200MG-PIC/S)
Sulquinyl®(派頓) $1.51/C(50MG-PIC/S)
Sulyang®(世達)
Sunpylon®(羅得/瑪科隆) $1.51/T(50MG-PIC/S), $2/T(50MG-PIC/S-箔),
Suride®(明德/東竹) $1.6/T(200MG-PIC/S), $2/T(200MG-PIC/S-箔),
Surin®(優生) $2/T(200MG-PIC/S-箔), $1.6/T(200MG-PIC/S)
Susine®(瑞士) $1.6/T(200MG-PIC/S), $2/T(200MG-PIC/S-箔)
Sweet®(生達) $1.08/T(50MG)
U-Piride®(健喬信元/優良) $1.5/T(50MG-箔), $1.3/T(200MG)
Uispan®(汎生) $1.3/T(200MG)
Ulspan®(汎生) $1.08/C(50MG)

54 消化性潰瘍合劑

Wypiride®（信隆）$1.51/C(50MG-PIC/S)

藥理作用 (1)抑制下視丘交感神經中樞的興奮，增強防禦因子：(2)顯著增加胃壁血流量，促進胃黏液的分泌。

適應症 [衛核]精神病狀態、消化性潰瘍

用法用量 (1)口服：1天3次，每次50mg~100mg。(2)注射：1天2次，每次50mg，IM。

不良反應 口乾、噁心、嘔、便秘、內分泌機能異常、震顫、急躁。

54314 TRIPOTASSIUM DICITRATE BISMUTATE(BISMUTH SUBNITRATE)

Rx 120 MG, 300 MG/錠劑(T)； 60 MG/液劑(Sol)；

商名

Bisol®（健喬信元/瑞安）
Bisol®（健康化學/瑞安）
Biweishi®（利達/威勝）$5.3/T(300MG-PIC/S)
Bucertin®（皇佳）
Genol®（政德）
Kcb®（瑞士）$5.3/T(300MG-PIC/S),
Linol®（約克）
Weicon-Bi®（黃氏）
Wemet®（元宙）

藥理作用 1.在空腹時投與本藥，會迅速進入胃，並移進人十二指腸直接作用在潰瘍部位，即時與潰瘍部位因壞死過中而游離的氨基酸和蛋白質結合形成二度的鉸合作用，產生一種堅固而不溶性的保護層覆蓋在潰瘍部位，使潰瘍在此保護層下漸漸痊癒。

2.它也會阻止幽門桿菌結合到上皮細胞並抑制蛋白酶作用，以抑制其對胃黏膜的破壞。CBS在體內或體外對於幽門桿菌(Helicobacter pylori)都有殺菌作用，惟機轉尚不明確。用於幽門桿菌治療，CBS至少必須與其他一種抗菌藥品合併使用，才能達到適當清除效果。

適應症 [衛核]胃潰瘍、十二指腸潰瘍。

用法用量 1.用於成人幽門桿菌感染之合併療法：一天四次，每次120mg dibismuth trioxide(即300mg tripotassium dicitrate bismuthate)。

2.用於成人胃潰瘍與十二指腸潰瘍：一天二次，每次240mg dibismuth trioxide(即600mg tripotassium dicitrate bismuthate)，飯前服用；或一天四次，每次120mg dibismuth trioxide(即300mg tripotassium dicitrate bismuthate)，飯前服用。

不良反應 噁心、嘔吐現象。

醫療須知 服用本藥因bismuth易與腸內硫化氫氣體結合，所以大便易呈灰色，但不影響藥效。

54315 VONOPRAZAN

Rx 13.36 MG, 26.72 MG/錠劑(T)；

商名

Vocinti®（TAKEDA/台灣武田）

藥理作用 1.Vonoprazan無需酸的激活，並藉由可逆性及鉀離子競爭性的方式抑制氫/鉀離子-ATP酶 (H+，K+-ATPase)。

2.Vonoprazan為強鹼性且可長時間停留於胃部壁細胞的酸分泌處，因此可以抑制胃酸的生成。

3.Vonoprazan能強效抑制避免胃腸道上端的黏膜受損。Vonoprazan不具抗幽門桿菌活性，對 於幽門桿菌尿素酶亦不具有抑制活性。

4.本藥對血清胃泌素和胃黏膜之內分泌細胞密度的影響。

適應症 [衛核]1.糜爛性食道炎(EE)的治療及維持治療。

2.治療胃潰瘍。

3.治療十二指腸潰瘍。

4.輔助根除幽門螺旋桿菌(Helicobacter pylori)。

用法用量 1.成人每日口服劑量為vonoprazan 20mg，每日一次，服藥期間通常不超過4週。然而，當療效不完全時，可給藥最多達8週。

2.維持治療：每日口服劑量為10mg，每日給藥一次，然而，若效果不充分，則口服劑量可增加至20mg，每日給藥一次。

不良反應 1.胃腸方面：便秘、腹瀉、感覺腹部脹大或噁心。
2.過敏反應：皮疹。
3.肝臟方面：AST(GOT)、ALT(GPT)、ALP、LDH或γ-GTP濃度上升。
4.其他：水腫或嗜酸性白血球增多症。

醫療須知 **1.若病人有肝功能異常之證據或出現肝功能不全的徵兆或症狀，應建議停用vonoprazan。建議適時檢測肝功能。**
2.Vonoprazan會使胃酸pH值升高，因此不建議與吸收會受胃酸pH值所影響的藥物一起併用。
3.有腎臟疾病的病人應小心使用，因腎功能不全有可能造成本藥的延遲排泄，而導致vonoprazan血中濃度上升。
4.長時間接受本藥治療時，應使用內視鏡等方式密切觀察。

54316 Porsucon 博舒康膠囊 ® （應元）

℞ 每 Cap 含有：CHLORDIAZEPOXIDE HCL 5.0 MG；CLIDINIUM BROMIDE 2.5 MG

適應症 [衛核] 胃與十二指腸潰瘍、胃、十二指腸炎、腸胃蠕動亢進、神經性消化不良、膽道運動失調、腸痙攣、結腸炎、尿道痙攣及運動困難。

用法用量 一天3~4次，每次1粒。

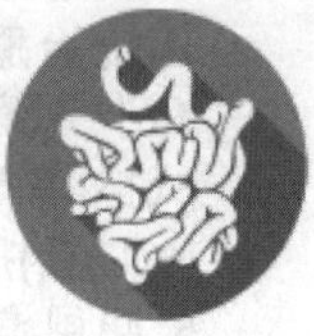

§ 54.4 潰瘍性直腸炎治療劑

表54-3 潰瘍性結腸炎(CD)與克隆氏症(UC)的治療

	CD	UC
症狀	右下腹痛、糊狀黏血便 無裏急後重	左下腹痛、黏液膿血便 有裏急後重，體重減少
部位	迴腸末段、鄰近結腸	直、乙狀結腸
分布	節段性	連續性
結腸鏡	黏膜卵石樣改變 深溝槽樣潰瘍	彌漫細顆粒、脆、易出血 廣泛淺小潰瘍
X光線	線樣徵象(string sign)	鉛管徵象(lead pipe sign)
病理	全壁性炎 非乾酪樣肉芽腫	黏膜和黏膜下層 腸腺隱窩膿腫、縱走糜爛潰瘍、腸管狹窄併有瘻孔
治療	5-ASA製劑，皮質類固醇 免疫抑制劑 抗TNFα抗體	5-ASA製劑，皮質類固醇 免疫抑制劑，抗TNFα抗體 營養療法

54401 **INFLIXIMAB** 孕B 乳？ 泄 腎 t½ 12.4D

℞ 100 MG, 120 MG/注射劑(I);

商　名

Ixifi®（PFIZER/惠氏）$7904/I(100MG-PIC/S-100MG)
Remicade®◎（JANSSEN/台田）$8915/I(100MG-PIC/S-100MG)，
Remsima®（CELLTRION/賽特瑞恩）$7827/I(100MG-PIC/S-100MG)，
Remsima®（VETTER/賽特瑞恩）

藥理作用

1.Infliximab藉由與水溶性及穿膜型式的TNFα形成高親合力結合及抑制TNFα與其受體結合來中和TNFα的生物活性。

2.Infliximab不會中和TNFβ(lymphotoxin-α)，TNFβ是一種與TNFα使用相同受體的相關細胞激素。

3.TNFα的生物活性包括：誘導促發炎細胞激素如介白素(IL)1與6、藉由增加內皮層的通透性與內皮細胞及白血球黏著分子的表現來促進白血球的移動、活化嗜中性白血球與嗜酸性白血球的功能活性、誘導急性期反應物及其他肝臟蛋白、及滑膜細胞(synoviocyte)和/或軟骨細胞生成的組織降解酵素。

4.Infliximab在各種使用人類纖維母細胞、內皮細胞、嗜中性白血球、B及T淋巴細胞與上皮細胞的活體外生物檢測中，皆顯示可抑制TNFα的功能活性。

適應症

[衛核]1. 克隆氏症：適用於對傳統治療無效之成人中度至重度活動性克隆氏症，可減輕症狀與徵兆及誘導與維持臨床緩解；適用於對傳統治療(包含抗生素、引流與免疫抑制劑)反應不佳之成人活動性瘻管性克隆氏症。

2. 小兒克隆氏症：適用於對皮質類固醇及免疫調節劑(immunomodulators)反應不佳之小兒(6-17歲)中度至重度活動性克隆氏症，可減輕症狀與徵兆及誘導與維持臨床緩解。

3. 潰瘍性結腸炎：適用於對皮質類固醇和6-mercaptopurine (6-MP)或azathioprine (AZA)等傳統治療無效、無法耐受或有醫療禁忌之中度至重度活動性潰瘍性結腸炎成人病人。

4. 小兒潰瘍性結腸炎：適用於對皮質類固醇和6-mercaptopurine (6-MP)或azathioprine (AZA)等傳統治療無效、無法耐受或有醫療禁忌之中度至重度活動性潰瘍性結腸炎小兒(6-17歲)病人。

5. 類風濕性關節炎：與methotrexate併用，減緩中度到重度活動性疾病病人的徵兆及症狀，抑制結構性損傷的惡化，經HAQ-DI量表評估，可改善日常生活功能。

6. 僵直性脊椎炎：減緩活動性疾病病人的徵兆及症狀。

用法用量

1.成人(≥18歲)

ⓐ中度至重度活動性克隆氏症

先以靜脈輸注方式給予5mg/kg的劑量，然後在第1次輸注後2週，再投予5mg/kg的劑量。若施打2劑後，患者仍無反應，即不應再接受infliximab的治療。目前可得的資料不支持讓最初輸注後6週內反應不佳的患者，繼續接受infliximab的治療。

針對有反應的患者，可用以取代持續治療的其他療法包括：

● 維持療法：最初劑量後6週另外輸注5mg/kg的劑量，然後每8週輸注1次，或疾病的徵兆與症狀再次出現。雖然缺少比較資料，但一開始對5mg/kg的劑量有反應，但後來不再有反應的患者有限資料顯示，部分患者在劑量調升後，可能再次出現反應。針對調整劑量後仍未顯示治療效益的患者，應審慎再次考慮是否讓其繼續接受治療。

ⓑ形成瘻管的活動性克隆氏症

先以靜脈輸注方式給予5mg/kg的劑量，然後在第1次輸注後的第2週與第6週再投予5mg/kg的劑量。若施打3劑後，患者仍無反應，即不應再接受infliximab的治療。

針對有反應的患者，可用以取代持續治療的其他療法包括：

● 維持療法：每8週另外輸注5mg/kg的劑量，或疾病的徵兆出現時雖然缺少比較資料，但一開始對5mg/kg的劑量有反應，但後來不再有反應的患者有限資料顯示，部分患者在劑量調升後，可能再次出現反應。針對調整劑量後仍未顯示治療效益的患者，應審慎再次考慮是否讓其繼續接受治療。

以克隆氏症而言，於疾病的徵兆與症狀再次出現時，重新給藥的經驗有限，而且缺乏取代持續治療其他療法的效益/風險比較資料。

ⓒ潰瘍性結腸炎

先以靜脈輸注方式給予5mg/kg的劑量，然後在第1次輸注後的第2週及第6週再靜脈輸注

5mg/kg的劑量, 然後每8週輸注1次。

2.年紀較大者(≥65歲)

尚未針對年紀較大的患者, 進行本藥的研究。臨床試驗中並未觀察到重大年齡相關的廓清率或分佈量差異, 不需要調整劑量。

3.兒童族群

ⓐ克隆氏症(6~17歲)

先以靜脈輸注方式給予5mg/kg的劑量, 然後在第1次輸注後的第2週及第6週再靜脈輸注5mg/kg的劑量, 然後每8週輸注1次。目前可得的資料不支持讓治療一開始10週內反應不佳的兒童與青少年, 繼續接受infliximab的治療。間隔給藥的時間縮短至少於8週的患者, 可能有較高的風險出現不良反應。

ⓑ潰瘍性結腸炎(6~17歲)

先以靜脈輸注方式給予5mg/kg的劑量, 然後在第1次輸注後的第2週及第6週再靜脈輸注5mg/kg的劑量, 然後每8週輸注1次。目前可得的資料不支持讓治療一開始8週內反應不佳的兒童患者, 繼續接受infliximab的治療。

4.給藥方式

應以2小時, 以靜脈輸注的方式給予本藥。所有完成本藥輸注的患者都必須在輸注後, 接受至少1~2小時的觀察, 觀察是否出現急性輸注相關反應。急救設備, 如腎上腺素、抗組織胺、皮質類固醇與人工氣管等均應備妥。患者應事先接受如抗組織胺、氫化可體松(hydrocortisone)及/或paracetamol的治療, 且可減緩輸注速度, 以降低輸注相關反應的風險, 特別是之前曾發生輸注相關反應。

不良反應 發生率≥5%的不良反應:

1.腸胃道:噁心、腹痛、腹瀉、消化不良。

2.呼吸系統:上呼吸道感染、竇炎、咽炎、咳嗽、支氣管炎。

3.皮膚與四肢疾病:皮疹、搔癢。

4.全身性疾病:疲倦、疼痛。

5.阻抗機轉疾病(Resistance mechanism disorders):發燒、念珠菌病。

6.其他:頭痛、關節痛、泌尿道感染、高血壓。

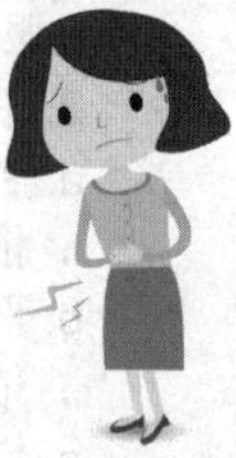

醫療須知 1.以本藥治療的患者有較高的風險發生不同器官系統與位置的嚴重感染且可能導致住院或死亡。

2.在開始本藥之前, 對於有潛伏性或活動性結核病病史且不確定是否曾接受適當療程的患者, 以及潛伏性結核病檢查結果陰性但有結核病感染風險因子的患者, 應考慮是否先作抗結核病的治療。

3.對於在黴菌病流行地區居住或旅行的患者, 若發生嚴重的全身性疾病, 應懷疑可能為侵入性黴菌感染。

4.在接受TNF阻斷劑(包括本藥)治療的兒童、青少年和年輕成人(開始治療年齡≤18歲)中, 曾有惡性腫瘤(某些造成死亡)的案例報告。

5.TNF阻斷劑(包括本藥)的使用與慢性B型肝炎病毒帶原者之B型肝炎病毒(HBV)再活化有關。

6.若出現黃疸和/或明顯的肝臟酵素濃度上升(例如:≥5倍正常值上限), 應停用本藥並徹底調查該異常狀況。

7.若決定讓心臟衰竭患者接受本藥治療, 必須在治療期間進行嚴密監測, 假如出現心臟衰竭的新症狀或症狀惡化的情況時, 應停用本藥。

8.當患者出現明顯的血液學異常時, 應考慮停止本藥治療。

9.本藥與其他抑制TNF的藥物與少見的全身性血管炎中樞神經系統症狀表現、癲癇、新發生或惡化(臨床症狀和/或放射性顯影證實)之中樞神經系統髓鞘脫失疾病(包括多發性硬化、視神經炎), 與周邊髓鞘脫失疾病(包含Guillain-Barré症候群)有關。

54402 MESALAZINE(MESALAMINE)(AMINO SALICYLIC ACID)▲

孕B 泄 肝/腸 T½ 6~7h

Rx 400 MG, 800 MG, 1200 MG, 1600 MG/錠劑(T); 1 GM, 500 MG/栓劑(Sup); SR 500 MG/持續性製劑(SR); 1 GM/栓劑(Sup);

商 名

Asacol® (Amcapharm/科懋) $31.3/(1GM-PIC/S)
Asacol® (HAUPT/科懋) $21.2/T(800MG-PIC/S), $11/T(400MG-PIC/S)
Asacol® (科懋) $25/Sup(500MG-PIC/S),
Colasa Enema® (科進) $191/Enema, $273/Enema
Mezavant XL® (COSMO/台灣武田) $29.1/T(1200MG-PIC/S),
Pentasa Enema® ◎ (FERRING-LECIVA/輝凌) $89/Enema
Pentasa PR® ◎ (FERRING/輝凌) $7.5/SR(500MG-PIC/S),
Pentasa Sachet PR® ◎ (FERRING/輝凌) $29.4/Gr, $55/Gr, $14.9/Gr
Pentasa® ◎ (FERRING/輝凌) $31.3/Sup(1GM-PIC/S)

藥理作用 1.本藥包覆acrylic based resin的腸溶液在迴腸末端及結腸溶解，直接釋出有效成份mesalazine(5-amino salicylic acid)，產生治療潰瘍性結腸炎的效果。
2.本藥作為潰瘍性結腸炎之治療其機轉並未十分確定，可能是mesalazine在結腸發炎時，可阻斷cyclooxygenase而抑制前列腺素及leukotrienes的合成，進而發揮抗發炎作用。

適應症 [衛核]輕度至中度潰瘍性直腸炎。

用法用量 1.持續性藥效顆粒劑：
a.疾病發作期治療：成人：依患者狀況給予個別的劑量。劑量可達每日4g mesalazine分次給予。兒童：依據患者狀況給予個別的劑量。初始劑量由每日每公斤體重給予20~30mg，分次給予。
b.平穩期維持治療：成人：依據患者狀況給予個別的劑量，由每日1.5~2g開始，分次給予。兒童：依據患者狀況給予個別的劑量，初始劑量由每日每公斤體重給予20~30mg，分次給予。
c.服用指示：本藥不可咀嚼，直接將小包內的顆粒劑倒在舌頭上，用水或果汁吞服。
2.持續性藥效錠：
a.發作期：成人：依病情調整劑量，每日劑量不超過mesalazine 4g，分次給藥。孩童：依病情調整劑量，每日劑量一般為體重每公斤mesalazine 20~30mg，分次給藥。
b.平穩期：成人：依病情調整劑量，每日劑量不超過mesalazine 2g，分次給藥。孩童：依病情調整劑量，每日劑量一般為體重每公斤mesalazine 20~30mg，分次給藥。
c.本產品不可嚼碎服用。為配合使用，本藥可分成兩半服用或泡在水裏或果汁裏立即服用。
3.腸溶錠：
a.ASACOL 400mg：成 人：一天 3~6 錠，分數次服用。兒 童：劑量未定。
b.ASACOL 800mg：本錠劑必須整粒吞服，不可嚼碎或折半，最好應於飯前服用。若一次或更多劑量忘記服用，從下次劑量開始服用。
成人：治療劑量：每天2.4g~4.8g，分數次服用。維持劑量治療: 每天1.6~2.4g，分數次服用。老年患者：沒有於年長病人執行臨床研究。兒童：劑量未定。
4.栓劑：
a.成人：每次1g(1劑)，一天1~2次。
b.成人(ASACOL 栓劑1顆500mg)：直腸炎及直腸乙狀結腸炎，於排便後塞1~2粒，一天三次，劑量依病情輕重酌情增減，若症狀有改善可減量。在嚴重之一般性潰瘍性結腸炎遍及直腸及乙狀結直腸時或口服治療效果緩慢時，可於早晚各使用1~2粒栓劑以加強效果。
c.兒 童：劑量未定。
5.浣腸劑：
成 人：阿腸克浣腸劑20mg/ml，於夜間一次使用2~4gm(即1~2瓶)。阿腸克浣腸劑40mg/ml，於夜間一次使用 2~4gm(即1/2~1瓶)。兒 童：劑量未定。
a.建議浣腸劑於睡前使用，除非醫師有特別指示。
b.使用前，先將浣腸劑置於約37℃左右的溫水中約10分鐘，使其接近體溫之溫度。

c.使用前，先將浣腸劑振搖均勻再使用。
d.打開瓶蓋後，將所附插管插在瓶口上旋緊。
e.使用前建議用少許凡士林塗在浣腸劑之插管上。
f.請採用側臥姿勢投與本浣腸劑。身體左側躺於床上，左腿伸直，右腿則屈膝向前，盡量使膝蓋接近胃部。
g.以右手將浣腸劑的插管輕輕地塞入肛門，並慢慢推進至瓶蓋口為止。
h.將藥液慢慢地完全擠進肛門內(至少1分鐘)。
i.確定藥液完全灌入後，將藥瓶保持完全擠壓之現狀下拔出，並連瓶丟棄之。
j.為確保浣腸劑能滯留體內，病人應儘可能保持此姿勢至少三十分鐘，盡量於第二天早上再去解便。

不良反應 皮膚出紅疹、皮膚癢、蕁痲疹、關節和肌肉疼痛、吞嚥困難、發燒及喉嚨痛、皮膚蒼白或變黃、不尋常地出血或瘀血、不尋常地疲倦、虛弱、腹痛、腹瀉、頭痛、噁心、嘔吐、食慾不振、頭暈、男性不孕。尿液或皮膚呈現橘黃色。

醫療須知 1.腎疾患者，mesalazine在體內主要以其代謝物N-Acetyl 5-Amino salicylic Acid經由腎臟快速排泄。曾用老鼠以高劑量mesalazine靜脈點滴注射，會引起腎小管及腎絲球體之毒性。雖然目前為止，未曾有任何腎毒性發生，但腎損傷患者應儘量避免使用。血中尿素過高及蛋白尿患者應小心使用。
2.本藥不能同時與lactulose及其類似品同時使用，以免因糞便之PH值降低而阻礙mesalazine之釋出。
3.懷孕：本藥並不會發生類似sulphasalazine之代謝物sulphapyridine引起之核黃膽症(kernicterus)。目前為止尚無任何文獻指出本藥有致畸胎之危險性。但在應用sulphasalazin治療中可發現微量之mesalazine穿透過胎盤，但乳汁分泌中卻未發現。懷孕期間限於醫師指治療之需要大於可能發生之危險時謹慎使用
4.年長患者：限腎機能健全之年長患者，但仍應小心使用。
5.口服本藥的患者須做腎功能檢測。一般療程約為3~6星期。
6.本藥不要碰觸衣服、床單或地板、以免沾染色彩。

54403 MIRIKIZUMAB

Rx 20 MG, 100 MG/注射劑(I);

商　　名 Omvoh® ◎ (ELI LILLY/禮來)

藥理作用 1.Mirikizumab為人類IgG4單株抗體，可選擇性與人類IL-23細胞激素的p19次單位結合，並且抑制其與IL-23受體之交互作用。
2.IL-23會涉及黏膜發炎，並且會影響T細胞亞群和先天免疫細胞亞群的分化、擴增及存活，這些細胞為促發炎細胞激素的來源。
3.以動物模型所做的研究顯示，抑制IL-23p19的藥理活性可以緩解腸道發炎。
4.Mirikizumab可抑制促發炎細胞激素與趨化素的釋放。

適 應 症 [衛核]對傳統治療或生物製劑治療反應不佳、失去反應、或無法耐受中度至重度活動性潰瘍性結腸炎成人病人。

用法用量 1.本藥建議誘導劑量為第0週、第4週及第8週以靜脈輸注給予300mg，至少持續30分鐘。
2.經過3劑誘導劑量後應於第12週對病人進行評估，如有適當的療效反應，可自第12週改用維持劑量。若病人未達到適當的療效反應，可考慮延長使用誘導劑量，在第12週、第16週及第20週以靜脈輸注給予300mg，至少持續30分鐘。
3.若給予額外的靜脈輸注治療後達到治療效益，病人可自第24週改用維持劑量。若病人接受延長誘導治療後至第24週仍未見治療效益，則本藥應予以停藥。
4.本藥的建議維持劑量為在完成誘導劑量給藥後，每4週以皮下注射200mg (連續注射兩次，每次100mg)。

5.若病人在維持治療期間失去反應，可再次以靜脈輸注給予三劑誘導劑量300mg，每4週一次(再次誘導治療)。若給予再次誘導治療後達到治療效益，病人可重新接受每4週一次皮下注射維持劑量。

不良反應 1.包括：過敏反應、感染、結核病、肝毒性。
2.常見的：上呼吸道感染、注射部位反應、關節痛、皮疹、頭痛、疱疹病毒感染。

醫療須知 1.過去曾通報給予本藥時發生嚴重過敏反應，包括在靜脈輸注期間發生的全身性過敏(anaphylaxis)。在給予誘導劑量期間曾通報輸注相關的過敏反應，包括皮膚黏膜的紅斑和搔癢。若發生嚴重過敏反應，應立刻停用本藥並給予適當治療。
2.本藥可能增加感染風險，若病人有臨床上嚴重的活動性感染，應等到感染緩解或接受適當治療後，才能開始本藥治療。
3.患有活動性結核病的病人不得使用本藥。患有潛伏性結核病的病人在本藥給藥前應先接受抗結核病治療。
4.對於患有肝硬化的病人，請考慮其他治療選擇。建議及時探討肝臟酵素升高的原因，以找出潛在的藥物性肝損傷案例。若懷疑發生藥物性肝損傷，則應中斷治療直到此診斷被排除為止。請指示病人若出現類似肝功能不全的症狀時，應立即就醫。
5.接受本藥治療的病人應避免接種活性疫苗。作用在免疫系統的藥物可能會增加接種活性疫苗後的感染風險。開始本藥治療前，應考慮依據現行疫苗接種指南完成年齡範圍內所有適當的疫苗接種。

54404 SULFASALAZINE(SALICYLAZOSULFAPYRIDINE)

孕 B/D 乳 ? 泄 肝/腸 t½ 5~10h

Rx 500 MG/錠劑(T);

商名 Bomecon®(旭能/嘉林) Salazine®(榮民/信東) $2.45/T(500MG-PIC/S)

54 消化性潰瘍癒合劑

藥理作用 1.本藥經腸道微生物轉換為sulfapyridine(具抗菌作用)及5-aminosalicylic acid(5-ASA)或mesalamine，而產生抗炎和免疫調節作用。
2.孕婦用藥安全等級B；如在接近生產期使用為D。

適應症 [衛核]潰瘍性結腸炎(ULCERATIVE COLITIS)、CROHN'S DISEASE、類風溼性關節炎(RHEUMATOID ARTHRITIS)。
[非衛核]肉芽腫結腸炎、克隆氏病(Crohn's disease)、硬皮病。

用法用量 (1)第一階段：開始2~4天時每天服用2粒(早晚各一粒)；接下來的2~4天內，則增加到每天服用4粒(早晚各2粒)，適應後儘快地換成第二階段治療。(2)第二階段：一般應達3個星期，每天8粒的藥量應早晚分開服用。在此前兩個階段中我們建議您經常額外地服用corticosteroid。(3)第三階段：持續性治療的藥量是每天2×2粒(到目前為止尚無嚴重的副作用出現)。(4)此藥應整粒吞服，不要剝開或嚼碎，並於飯後用或與少量點心一同併服，服用時應喝大量白開水。(5)服用此藥應多喝液體，一天應至少喝八大杯水或飲料(1200~1500cc)，以避免不良反應之發生(如腎石)。

不良反應 常見-噁心、嘔吐、過敏反應、血便、食慾缺乏；偶有-關節痛、發疹、貧血、精蟲過少(可逆)、血液惡質、肝損傷、感染類似單核白血球增多症反應。

醫療須知 1.長期使用者應定期監測全血球計數。
2.本藥可能造成頭暈，未確認其對您所造成之影響前，須避免操作機械或開車，以免造成危險。
3.可能需要服用一年或更長的時間，所以在治療過程中應持續服藥，千萬不要以為症狀消失就擅自停藥。若用於治療風濕性關節炎，可能須連續服用4~12週後，才開始感覺好轉。
4.若有懷孕、授乳、腎臟、肝臟、血液疾病或腸道阻塞、尿路阻塞或蠶豆症等，曾經對磺胺類藥物阿斯匹靈(aspirin)或其他藥物發生過敏者，應於服藥前告知醫生。
5.某些人服用此藥，會對日光或太陽燈產生皮膚過敏的現象，易發生皮膚出疹、皮膚癢、發紅、曬黑、變色，故應盡量避免日曬(特別是早上10點到下午3點間)，並採取防曬措施。

54405 USTEKINUMAB

℞ 5 MG/ML/注射劑(I);

商　名 Stelara® ◎ (裕利/嬌生) $42297/I(5MG/ML-PIC/S-26ML)

藥理作用 1.Ustekinumab是一種人類IgG1κ單株抗體，它會專一性地和IL-12與IL-23細胞激素的p40蛋白次單元相結合。IL-12與IL-23都是天然生成的細胞激素，並且涉及發炎及免疫反應，例如自然殺手細胞的活化以及CD4+ T細胞的分化與活化。

2.Ustekinumab會阻斷IL-12及IL-23與其共用的細胞表面受體鏈IL-12β1發生交互作用，從而阻斷這些細胞激素所媒介的傳訊反應(signaling)與細胞激素串流反應(cytokine cascade)。細胞激素IL-12與IL-23已被認定是慢性發炎的重要促成因子，而慢性發炎則是克隆氏症的標誌印記。

適應症 [衛核]1.克隆氏症[維持治療請使用STELARA Solution for Injection(45mg/0.5mLor90mg/mL)]：適用於治療下列中至重度活動性克隆氏症成人病人：

(1)曾經使用免疫調節劑或皮質類固醇治療失敗或無法耐受這些藥物之作用，且曾接受抗TNFα藥物治療但並未失敗之病人。

(2)曾經使用免疫調節劑或皮質類固醇治療失敗或無法耐受這些藥物之作用，且未曾使用過抗TNFα藥物之病人。

(3)曾經使用一種(含)以上之抗TNFα藥物治療失敗或無法耐受這類藥物之作用的病人。

2.潰瘍性結腸炎(Ulcerative colitis)：

適用於治療中至重度活動性潰瘍性結腸炎成人病人，且對傳統治療(如：皮質類固醇、6-mercaptopurine或azathioprine)或其它生物製劑(如：腫瘤壞死因子[TNF]阻斷劑或vedolizumab)治療無效、或對上述療法不耐受或有醫療禁忌者。

用法用量 1.使用本藥治療，應依體重以單次靜脈輸注劑量開始。其輸注溶液是由數瓶的本藥130毫克小瓶所組成的。

2.本藥的起始IV劑量：(*約6毫克/公斤)

ⓐ投藥時的病患體重≤55 公斤，建議劑量：260毫克。

ⓑ投藥時的病患體重>55 公斤至≤ 85 公斤，建議劑量：390 毫克。

ⓒ投藥時的病患體重>85 公斤，建議劑量：520 毫克。

3.本藥130毫克僅供靜脈輸注使用。應以至少一小時的輸注時間投予。第一劑皮下注射劑量應於靜脈輸注劑量後的第八週給予。

不良反應 1.常見不良反應：鼻咽炎、上呼吸道感染、頭痛、疲倦、腹瀉、背痛、暈眩、咽喉疼痛、搔癢、注射部位紅斑、肌痛、憂鬱。

2.偶有：帶狀皰疹、蜂窩性組織炎、憩室炎及某些注射部位反應(疼痛、腫脹、搔癢、硬塊、出血、瘀青及發炎)。

醫療須知 1.本藥可能會增加感染及潛伏性感染再度活化的風險。

2.遺傳性缺乏IL-12/IL-23的人特別容易發生分枝桿菌(包括非結核性環境分枝桿菌)、沙門氏菌(包括非傷寒菌株)、以及接種卡介苗(BCG)所引起的瀰漫性感染。

3.在開始使用本藥治療之前，應先評估患者是否有結核病感染。

4.在開始使用本藥之前，應先評估患者是否患有B型肝炎或C型肝炎感染症

5.本藥是一種免疫抑制劑，因此可能會增加惡性腫瘤的風險。

6.曾有在使用本藥時發生過敏反應的報告，包括過敏性休克與血管水腫。

7.在本藥的療程中接種非活性疫苗可能會無法誘發足以預防疾病的免疫反應。

54406 VEDOLIZUMAB

孕B 乳? 肝 25D

℞ 108 MG, 300 MG/注射劑(I);

商　名 Entyvio® ◎ (TAKEDA/台灣武田) $51850/I(300MG-PIC/S-300MG), $12359/I(108MG-PIC/S-0.68ML)

藥理作用 1.Vedolizumab是一種人化單株抗體，會專一結合α4β7整合蛋白，並阻斷α4β7整合蛋白和第一型黏膜地址素細胞黏合分子(MAdCAM-1)的交互作用，抑制記憶T巴細胞穿越血管內皮遷移進入發炎的胃腸道薄壁組織。
2.Vedolizumab會和α4β1及αEβ7整合蛋白結合或抑制其功能，也會拮抗α4整合蛋白和第一型血管細胞黏合分子(VCAM-1)的交互作用。
3.α4β7整合蛋白會表現在少偏好移入胃腸道的記憶T巴細胞表面。MAdCAM-1主要由腸道內皮細胞表現，在T巴細胞移向腸道巴組織的過程中，扮演重要角色。α4β7整合蛋白和MAdCAM-1的交互作用，已被視為慢性發炎的重要促成分子，而慢性發炎為潰瘍性結腸炎和克氏症的重要標記。

適應症 [衛核]適用於治療以下的成人病人：
(1) 中度至重度活性潰瘍性結腸炎。
(2) 中度至重度活性克隆氏症。
對腫瘤壞死因子 (TNF) 阻斷劑或免疫調節藥物治療反應不佳、失去治療反應或無法耐受；或對皮質類固醇治療反應不佳、無法耐受或證實發生依賴性。

用法用量 1.以靜脈輸注30分鐘方式，給予安潰悠。請勿以靜脈注射或推注方式給藥。安潰悠凍晶粉末在使用前，必須使用注射用無菌水配製，並以250毫升的無菌0.9%氯化鈉注射液稀釋。輸注完成後，使用30毫升的無菌0.9%氯化鈉注射液沖洗。
2.安潰悠應由醫護專業人員給藥，並準備好控制可能發生之過敏反應，包括急性過敏(anaphylaxis)。應提供可即使用之適當監測和醫支持措施。輸注期間到輸注完成之前，應持續觀察患者。
3.安潰悠用於潰瘍性結腸炎或克氏症成患者的建議劑為300毫克，使用方式為第0週、第2週和第6週時以靜脈輸注方式給藥，之後每隔8週給藥一次。第14週未出現治效證據的患者應停止治。

不良反應 安潰悠治患者中，≥3%發生，且較安慰劑高≥1%的反應：鼻炎、頭痛、關節痛、噁心、發熱、上呼吸道感染、倦怠、咳嗽、支氣管炎、感、背痛、皮疹、搔癢、鼻竇炎、口疼痛、四肢疼痛。

醫療須知 1.如果發生急性過敏或其他嚴重過敏反應，應立即停用安潰悠並開始適當治療(如，給予腎上腺素及抗組織胺)。
2.接受安潰悠治療的患者，發生感染的風險會增加。
3.病患接受治療前，應先接受活動性結核病或潛伏結核感染篩檢評估如結核菌素皮膚測試和/或胸部X光；活動性結核病患不可以本藥治療。
4.病患接受治療前，應先接受完整結核病與病毒性肝炎篩檢評估；活動性結核病，潛伏結核感染使用本藥品的注意事項，療程中持續監測結核病再復發，B型肝炎和C型肝炎帶原者使用本藥品的注意事項及用藥後監測。
5.另一種整合蛋白(integrin)受體拮抗劑曾與進行性多病灶腦白質病(PML)伴隨發生，這是一種罕見且通常會致命的中樞神經系統(CNS)伺機性感染。
6.接受安潰悠的患者，曾發生轉胺酶及/或膽紅素升高。一般而言，若無證據顯示膽管阻塞，卻併發轉胺酶及膽紅素升高，通常視為重要預測因子，表示可能發生導致部份患者死亡或需要肝臟移植之重度肝臟損傷。發生黃疸或其他顯著肝臟損傷證據的患者，應停用安潰悠。
7.開始安潰悠治療之前，所有患者均應依據最新疫苗接種準則，完成所有疫苗接種。
8.潰湯性結腸炎病患具有較高發生結腸細胞異生(dysplasia)或結腸癌風險。建議具有較高發生結腸細胞異生(dysplasia)病患或具結腸癌風險的病患(如潰湯性結腸炎或原 發性硬化性膽管炎(PSC))或具結腸細胞異生或結腸癌病史的所有潰瘍性結腸炎病患，於vedolizumab治療前與治療期間應視當地的建議定期篩檢是否發生結腸異生。

§ 54.5 消化性潰瘍複方產品

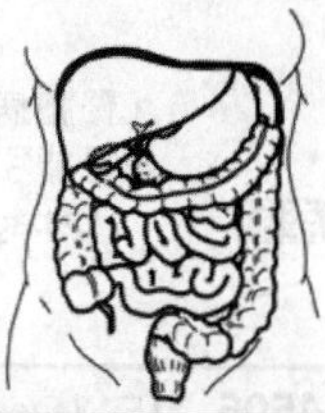

54501 Alginos Fresh Chewable 胃逆舒 清涼 咀嚼錠 ®（東洋）

每 Tab 含有：ALGINATE SODIUM 500.0 MG；CALCIUM CARBONATE 160.0 MG；SODIUM BICARBONATE (EQ TO SODIUM HYDROGEN CARBONATE) 267.0 MG

藥理作用 胃逆舒咀嚼錠能與胃酸發生反應，在胃上方形成保護膜。有效阻止胃液逆流，並減輕因反胃、胃酸或膽汁逆流至食道所導致之疼痛狀 況、胃灼熱及伴隨胃液反流之消化不良。

適應症 [衛核] 緩解因胃酸及膽汁逆流入食道中所產生之疼痛。

用法用量 成人與超過12歲之孩童：視需要或遵照指示每次1~2錠，於飯後及就寢前服用，至多一天四次。請先嚼碎後再吞服本藥。

不良反應 腹瀉、紅疹(過敏)、呼吸困難。

醫療須知
1.一天內不可服用超過一日最大使用量，也不可連續服用一日最大使用量兩週以上。
2.如長期與鈣質牛奶併用，會引起高血鈣、腎衰竭、鹼中毒、噁心、嘔吐、頭痛、意識不清、厭食等現象。
3.腎臟病病人使用高劑量會引起鹼中毒；會加重高血壓、心衰竭、腎衰竭、水腫、腹水。
4.有下列情形者，使用前請洽醫師診治：
①12歲以下。
②消化道潰瘍的人。
③有腎臟疾病的人。
④須限鹽飲食的人。
⑤有高血壓、心臟病、腎疾、腹水、水腫的人。

類似產品 Ceisgel 吉賜護食道口服懸浮液 ®（葡萄王）　Giko Antacid Fresh 吉克逆酸清涼口服懸浮液 ®（汎生）

54502 Algitab Chewable 艾胃逆服咀嚼錠 ®（東洋）$3.29/T

每 Tab 含有：ALGINIC ACID 200.0 MG；ALUMINUM HYDROXIDE DRIED GEL 30.0 MG；MAGNESIUM CARBONATE LIGHT 40.0 MG

藥理作用 Alginic acid 是一種海藻抽取物，能與胃酸作用後形成一個可以漂浮在胃酸食糜上方的筏狀泡沫物質，作為一個物理屏障，進而防止胃食道逆流的發生、降低胃酸對胃壁或食道黏膜的刺激。

適應症 [衛核] 逆流性食道炎、裂孔赫尼亞、胃灼熱、胃及十二指腸潰瘍、胃酸過多。

用法用量 每天3次，每次2錠，飯後咀嚼服用，同時飲下一杯開水，以使筏狀泡沫物質可以浮起。服用後勿馬上躺下或睡覺。

不良反應 腹脹、打嗝、腹瀉、或便秘；偶有噁心、嘔吐現象。

醫療須知
1.本藥品必須充分咀嚼以達效果。
2.腎臟疾病患者應小心使用。
3.可使用於孕婦或嬰幼兒(大於3個月)之胃食道逆流。

54503 Anxowen 覆胃朗錠 ®（歐帕/瑩碩）$1.5/T

Rx

每 T 含有：GUAIAZULENE SODIUM SULFONATE HEMIHYDRATE 2.06 MG；SODIUM BICARBONATE (EQ TO SODIUM HYDROGEN CARBONATE) 20.0 MG

適應症 [衛核] 急、慢性胃炎，胃潰瘍。

54504 Cabagin Kowa A Granule 克潰精顆粒 ®（KOWA/興和）

每 1.3gm 含有：BIODIASTASE 2000 8.0 MG；CALCIUM CARBONATE PRECIPITATE (EQ TO PRECIPITATED CALCIUM CARBONATE) 400.0 MG；LIPASE AP12 5.0 MG；MAGNESIUM CARBONATE 83.3 MG；Methylmethioninesulfonium Chloride 50.0 MG；PERILLA EXTRACT 10.0 MG；SODIUM BICARBONATE (EQ TO SODIUM HYDROGEN CARBONATE) 233.3 MG；SWERTIAE HERBA POWDER (POWDERED SWERTIA HERB) 10.0 MG

適應症 [衛核] 緩解胃部不適或灼熱感、或經診斷為胃及十二指腸潰瘍、胃炎、食道炎所伴隨之胃酸過多。食慾不振、胃腹部膨脹感、消化不良、幫助消化。

用法用量 一天三次，每餐飯後用開水或溫開水一起服用。

不良反應 出現紅疹、發癢、腹瀉、發生口渴之現象，若此症狀持續且增強時、可能出現母乳分泌困難、偶有過敏。

醫療須知
1.有下列情形者，使用前請洽醫師診治
a. 排尿困難者。
b.腎臟病、心臟病、青光眼、甲狀腺功能失調、高血壓、腹水、水腫、消化道潰瘍的人。
2.如長期與鈣質牛奶併用，會引起高血鈣、腎衰竭、鹼中毒、噁心、嘔吐、頭痛、意識不清、厭食等現象。

3.腎臟病患者使用高劑量會引起鹼中毒；會加重高血壓、心衰竭、腎衰竭、水腫、腹水。
4.可能引起腹脹、打嗝。

類似產品 Cabagin S Kowa "興和"欣克潰精錠 ® (KOWA/興和)

54505 E-Wegen "明大"育胃源錠 ® (明大)

每 Tab 含有：ALUMINUM HYDROXIDE DRIED GEL 50.0 MG；ALUMINUM SILICATE 100.0 MG；CALCIUM CARBONATE 50.0 MG；SCOPOLIA EXTRACT 3.0 MG；SODIUM COPPER CHLOROPHYLLIN 1.0 MG；VITAMIN U (METHYLMETHIONINE SULFONIUM CHLORIDE) 25.0 MG

適應症 [衛核] 胃、十二指腸潰瘍、胃酸過多症、胃炎、胃痙攣、胃痛

用法用量 一天3至4次，每次1至2錠，飯後服用。

類似產品 HC Noritle Suwefue Good "諾得舒胃福" 健胃散 ® (衛肯/天良) Ian U 抑瘍優錠 ® (旭能/奧孟亞)

Licowei 利可胃錠 ® (利達)

54506 Gowell "惠勝" 固胃錠 ® (永勝/惠勝) $1.5/T, $2/T

Rx

每 Tab 含有：DIHYDROXYALUMINUM ALLANTOINATE 50.0 MG；METAMAGNESIUM ALUMINO SILICATE 450.0 MG

適應症 [衛核] 胃酸過多、胃潰瘍、十二指腸潰瘍、急、慢性胃炎。

用法用量 一天3~4次，每次1~2錠，飯後使用。

54507 Inon Green 胃緩克寧顆粒 ® (佐藤)

每 package 含有：ALUMINUM HYDROXIDE DRIED GEL 200.0 MG；CALCIUM CARBONATE 250.0 MG；CHLOROPHYLL SODIUM COPPER 13.33 MG；CINNAMON (CINNAMON CORTEX) (CINNAMON BARK) 48.0 MG；CORYDALIS TUBER 150.0 MG；MAGNESIUM ALUMINUM METASILICATE (NEUSILIN) 400.0 MG；MAGNESIUM CARBONATE 300.0 MG；SCOPOLIA EXTRACT 10.0 MG；VITAMIN U (METHYLMETHIONINE SULFONIUM CHLORIDE) 25.0 MG

適應症 [衛核] 胃炎、胃痛、胃酸過多、胃、十二指腸潰瘍、胃痙攣。

用法用量 成人1次1包，1日3次，於飯間空腹時服用。

類似產品 Inon 胃能錠 ® (佐藤)

54508 Iwell 永勝宜胃錠 ® (永勝) $1.5/T, $2/T

Rx

每 Tab 含有：DIHYDROXYALUMINUM ALLANTOINATE 50.0 MG；MAGNESIUM ALUMINOMETASILICATE 450.0 MG

藥理作用 本藥為一種天然植物膠，吸水性強，不被身體吸收，故沒有副作用。它是屬於膨脹性纖維素緩瀉劑。

適應症 [衛核] 胃酸過多、胃潰瘍、十二指腸潰瘍、急、慢性胃炎。
[非衛核] 習慣性，頑固性便秘，直腸、痔瘡術後維持腸道正常蠕動。

用法用量 成人每天1~2次，每次1~2包或1~2匙。

54509 Kokando Icho 漢生萃暢胃顆粒 ® (KOKANDO/大法)

每 g 含有：CINNAMON BARK 185.19 MG；CLOVE 55.56 MG；CORYDALIS TUBER 111.11 MG；FENNEL (FOENICULUM) 74.07 MG；GINGER 55.56 MG；GLYCYRRHIZA (LIQUORICE) 111.11 MG；OYSTER SHELL 322.2 MG；POWDERED AMOMUM SEED 55.56 MG

適應症 [衛核] 緩解胃部不適或灼熱感、或經診斷為胃及十二指腸潰瘍、胃炎食道炎所伴隨之胃酸過多、食慾不振、胃腹部膨脹感、消化不良。

用法用量 (分包)成人1次1包(1.3g)、14~8歲½包、1日服用3次。(散裝)成人1次1匙(約1.3g)、14~8歲成人的½、1日服用3次。

54510 Kosiway "大豐"固新胃錠 ® (大豐) $1.5/T

Rx

每 Tab 含有：OXETHAZAINE 5.0 MG；SYNTHETIC ALUMINUM SILICATE 100.0 MG

適應症 [衛核] 急慢性胃炎、食道炎、過敏性大腸症及消化性潰瘍等伴有的胃痛、腹痛、噁心、嘔吐及胃不快感。

用法用量 一天3~4次，每次1錠。

類似產品 Stoline 舒胃寧錠 ® (利達) $1.5/T, $2/T Stromafon "易陽" 胃伴錠 ® (仙台/易陽)

54511 Narcorin 舒胃膠囊 ® (佐藤)

每 Cap 含有：BENZOCAINE (ETHYL AMINOBENZOATE) 93.333 MG；PAPAVERINE HCL 20.0 MG；SCOPOLAMINE HBR 0.1 MG

適應症 [衛核] 腹痛、腸絞痛（疝痛）、胃痛、胃酸過多
用法用量 成人 (15歲以上) 1次粒，限1日3次，服用間隔為 4小時以上。

54512 Quless 克劣胃顆粒®（杏林新生）

每 gm 含有：ALUMINUM MAGNESIUM SILICATE 500.0 MG；CHLOROPHYLLIN 12.0 MG；GLYCYRRHIZATE TRISODIUM 25.0 MG；MUCIN GASTRIC 100.0 MG；PANTOTHENATE CALCIUM 10.0 MG

適應症 [衛核] 緩解胃部不適或灼熱感、胃酸過多、消化不良
用法用量 一天3次，每次1包(1gm)，飯間服用。

54513 Stomatyl "明通" 治胃安散®（明通）

每 package 含有：DICYCLOMINE HCL 5.0 MG；MAGNESIUM OXIDE 200.0 MG；METHYLCELLULOSE (TYLOSE)(METHOCEL) 100.0 MG

適應症 [衛核] 胃痛、胃酸過多症、胃炎、胃潰瘍、十二指腸潰瘍
用法用量 參照仿單
類似產品 Stomatyl "明通"治胃安片®（明通）

54514 Waying 胃恩錠®（信東）

每 Tab 含有：CHLOROPHYLL SODIUM COPPER 3.0 MG；GLYCYRRHIZA EXTRACT 50.0 MG；NEO-ALUMIGEL 100.0 MG；SCOPOLIA EXTRACT 2.0 MG；SODIUM BICARBONATE (EQ TO SODIUM HYDROGEN CARBONATE) 200.0 MG

適應症 [衛核] 胃痛、胃、十二指腸潰瘍、急慢性胃腸加答兒、胃酸過多
用法用量 一天3次，每次2錠。
類似產品 Welison 胃立爽顆粒®（榮民/賜利優）

54515 Well-U 益胃優錠®（中化）

每 Tab 含有：ALUMINUM HYDROXIDE GEL 50.0 MG；GLYCYRRHIZA POWDER 30.0 MG；HISTIDINE HCL 10.0 MG；MAGNESIUM TRISILICATE 100.0 MG；SCOPOLIA EXTRACT 5.0 MG；VITAMIN U (METHYLMETHIONINE SULFONIUM CHLORIDE) 12.5 MG

適應症 [衛核] 胃潰瘍、十二指腸潰瘍、胃炎、胃痛、胃酸過多症
用法用量 內服:1天量150~225mg分3次，飯後服用。

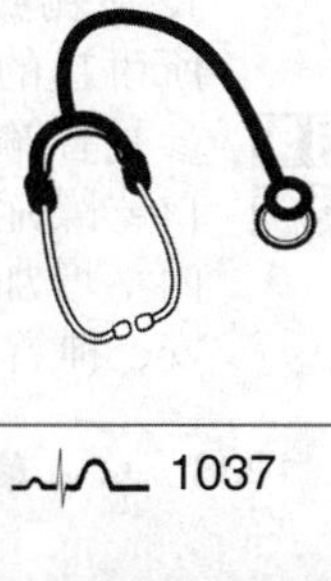

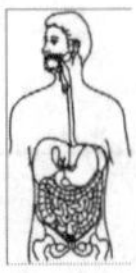

第五十五章
解痙劑

Spasmolytics

抗膽鹼激性藥物都是膽鹼激性受體(cholinergic receptor)部位的競爭性拮抗劑，它們能夠阻斷內生性釋出的乙醯膽鹼(acetylcholine)和外生性投與的膽鹼激性藥物。抗膽鹼激性藥物的類別包括(1)天然衍生來的(如atropine，scopolamine)和(2)合成而來的衍生物(如dicyclomine，propantheline)。有些合成的化合物能夠減少像atropine產之副作用的發生率，此乃由於它們具有較高選擇性(selective)的阻斷作用，大部份抗膽鹼激性藥物都表現出相同模式的藥理效應。近年來發現一種高選擇性的抗膽鹼藥物叫做pirenzepine，它能將毒蕈素受體(muscarinic receptor)分成M1和M2。這種藥物我們已在消化性潰瘍癒合劑(第54章)詳論之。

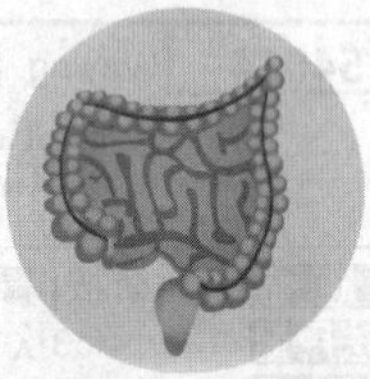

§ 55.1 抗胆鹼激性劑

55101 ANTICHOLINERGICS 類藥物總論

類　別

ATROPINE
BUTROPIUM BROMIDE
CAMYLOFINE
DICYCLOMINE
GLYCOPYRROLATE
HYOSCINE BUTYLBROMIDE
METHSCOPOLAMINE BROMIDE
METHYLSCOPOLAMINE METHYLSULFATE
OXAPIUM IODIDE
PROPANTHELINE
VALETHAMATE

藥理作用 本類藥物為作用在突觸後muscarinic受體部位之乙醯膽鹼(acetylcholine)的競爭性拮抗劑。有些藥物(例如抗帕金森症藥物)也會降低dopamine在突觸前(presynaptic)神經末端的回收。

適應症
1.這類藥物會產生散瞳作用和睫狀肌麻痺作用，可用來幫助眼睛的檢查。
2.可用於手術前的醫療，以便減少唾液過量和防止心跳過慢(scopolamine)還會產生額外的安神效應。
3.能降低胃腸的運動性和分泌，可用於消化性潰瘍，胃腸痙攣，刺激性腸的症狀或其他的胃腸不適。
4.與膽鹼酯酶抑制劑併用來治療重肌無力症，能夠降低muscarinic的副作用。
5.本類藥物能夠緩解上呼吸道和過敏性疾病所造成的鼻咽和支氣管分泌。
6.能夠防止和緩解動暈症。
7.可治療孩童的遺尿。
8.可用來治療迷走神經緊張力過度引起的竇性心跳過慢和傳導阻斷。
9.在產科學(obstetrics)方面，可產生鎮靜和健忘(半昏迷的睡眠)。
10.可用來緩解月經困難。
11.可做為膽鹼激性劑(如抗膽鹼酯酶劑，有機磷類的殺蟲劑和除疫劑)過量的解毒劑。
12.能夠緩解帕金森症的症狀(尤其是腫瘤和僵硬引起的)，並能控制由於抗精神病治療所引起的錐體外症狀。

用法用量 參見各論。

不良反應 口乾躁症、視力模糊、怕光、尿意猶豫、便秘、心悸、心跳過快、潮紅、頭重腳輕、眼內壓增加、嘔吐、體溫上昇、發疹、肌肉不能協調和運動不能、中樞神經性的興奮、不安、神智混亂、膽妄、迷幻、呼吸困難、高血壓、陽萎、舌嚥困難、過敏反應、抑制泌乳作用。

醫療須知 1.勸告患者若有視力模糊、眩暈或思睡的現象，就不要駕車或操作機器。
2.消化性潰瘍的患者特別要小心用藥，因為這些藥物會延遲胃部的排空，以及產生腹脹和幽門竇的鬱滯。
3.在使用這類製劑之前，要問清楚患者的病歷，因為這些藥物會使下列的情形惡化：青光眼、氣喘、十二指腸潰瘍、冠狀動脈心臟疾病、心律不整、甲狀腺亢進、裂孔赫尼亞、潰瘍性直腸炎、慢性肺病以及攝護腺肥大。
4.勸告患者在發生口乾的現象時，如果需要的話，可咀嚼口香糖或糖果，即可獲得緩解。

55102 ALVERINE (DIPROPYLINE CITRATE)

Rx

67 MG/錠劑(T); 60 MG/膠囊劑(C);

商　名

Alverine®(永勝) $1.63/C(60MG-PIC/S), $2/C(60MG-PIC/S-箔)
Averine®(皇佳) $1.63/C(60MG-PIC/S)
Averine®(羅得/瑪科隆) $1.68/T(67MG-PIC/S), $2/T(67MG-PIC/S-箔),
Soverine®(十全) $1.63/C(60MG-PIC/S), $2/C(60MG-PIC/S-箔)
Spasmol®(應元) $1.63/C(60MG-PIC/S),
Spaspa®(羅得/瑪科隆) $1.63/C(60MG-PIC/S),
Spastin®(永勝) $1.68/T(67MG-PIC/S)
Spasverine®(派頓) $1.63/C(60MG-PIC/S)
Verine®(約克)

藥理作用 本藥為一合成的非麻醉性，無習慣性的解痙藥，它的毒性較其他的解痙劑低，而且對於小腸和子宮的平滑肌有專一性，但是，不會影響呼吸或心臟血管系統，做雙盲驗顯示本藥的解痙效果達80%，而對照組僅25%而已。

適 應 症 [衛核]過敏性腸徵候群。
[非衛核]由胃腸道以及泌尿道所引起之痙攣性疼痛、消化性潰瘍引起之疼痛、續發性月經痛、月經前疼痛。

用法用量 成人1或2膠囊(錠)，1天1~3次。小孩不准推薦使用。

55103 ATROPINE

孕 C 乳 ? 食 ± 泄 腎 t½ 2~3h

Rx

0.2 MG, 0.3 MG, 0.4 MG/錠劑(T); 2 MG, 0.5 MG/ML, 1 MG/ML, 2 MG/ML/注射劑(I);

商　名

Antononpine®(中美兄弟)
Atropine®(信東/榮民) $3.46/I(1MG/ML-1ML),
Atropine®(信隆) $1.5/T(0.4MG-PIC/S)
Atropine®(健喬信元/優良)
Atropine®(台裕) $15/I(1MG/ML-PIC/S-1ML)
Atropine®(大豐) $15/I(1MG/ML-PIC/S-1ML),
Atropine®(安星)
Atropine®(安星/人人)
Atropine®(杏林新生/東洲) $15/I(1MG/ML-PIC/S-1ML)
Atropini Sulfatis®(應元) $15/I(0.5MG/ML-PIC/S-1ML),

藥理作用 1.本藥為抗膽鹼激性藥物。
2.它在毒蕈受體可阻斷所有乙醯胆鹼(Ach)的作用。本藥可選擇性抑制中樞神經以緩解帕金森症引起的強直或震顫。

適 應 症 [衛核]鎮痙、有機磷農藥中毒之鎮痙
[非衛核]治療各種心跳過慢性心律不整(bradyarrhythmias)。

用法用量 靜注：初注0.5mg，每5分鐘可重複1次，直到心跳增加到每分鐘60~100跳或已注射2mg為止。

醫療須知 1.多次及持續使用眼用製劑，就如同用藥過量一樣會有全身性作用。
2.緩解口乾方法：適當水分；以微温水小量多次濕潤口腔；注意口腔及牙齒衛生；嚼口香糖或口含無糖之酸糖果。
3.心跳是患者對atropine反應之敏感指標。小心注意心跳之音質、速率、節律改變以及血壓與體温變化。

55104 BENACTYZINE

Rx

10 MG/錠劑(T); 100 MG/散劑(Pow);

商名 Ficalin®（信東）

藥理作用 本藥可抑制副交感神經。

適應症 [衛核]胃、十二指腸潰瘍、膽石痛、潰瘍痛
[非衛核]胃炎所引起之痙攣及運動亢進，夜尿症。

用法用量 口服：一次1~2片，一日3~4次。注射：1天1次，每次2~5mgIM，SC。

55105 BUTROPIUM BROMIDE

Rx 5 MG/錠劑(T);

商名 Coliopan® ◎（保瑞/衛采）$1.5/T(5MG-PIC/S)

藥理作用 本藥為消化管鎮痙劑，對消化管運動有顯著的抑制作用，同時抑制胃液的分泌，解除消化管的痙攣性疼痛。

適應症 [衛核]能緩解下述諸疾患引起的痙攣性疼痛、胃炎、腸炎、胃潰瘍、十二指腸潰瘍、膽石症、膽囊症(膽囊炎、膽囊、膽道運動困難)

用法用量 通常成人1次2錠，1日3次，經口投與。但可按年齡及症狀酌量增減。

醫療須知 1.綠內障，前列腺肥大症，幽門狹窄者爲禁忌使用。
2.本藥投與時，偶有暫時性口渴，視力調節障害，排尿困難，心悸亢進等副作用。

55106 CAMYLOFINE

Rx 25 MG/ML/注射劑(I);

商名
Avacan®（安星）
Avapyra®（杏林新生）$15/I(25MG/ML-PIC/S-1ML)

適應症 [衛核]腹部各內臟之痙攣性疼痛，胃、十二指腸潰瘍，胃痙攣，胃腸炎，膽囊炎、偏頭痛、痙攣性月經困難、分娩時及生產前後之疼痛。

用法用量 口服：1天1~3次，每次0.3~0.5mg；注射1天1~2次(不可超過3針)，每次1~2針IV，IM，SC。

55107 DICYCLOMINE

孕B 乳 - 食 - 泄 肝/腎 T½ 9~10h

Rx 10 MG, 20 MG/錠劑(T); 10 MG/膠囊劑(C); 10 MG/ML/注射劑(I); 5 MG/顆粒劑(Gr);

商名
Bental®（人人）
Bentyl® ◎（東洋/塩野義）$1.5/T(10MG-PIC/S)
Chenchin®（新喜國際/聯輝）
Co Lo Cha®（長安）
Coochil®（井田）$1.5/T(10MG-PIC/S), $2/T(10MG-PIC/S-箔),
Dicyclomine®（元宙/富邦）
Dicyclomine®（壽元）$1.5/T(10MG-PIC/S), $6.4/I(10MG/ML-2ML)
Dicyclomine®（壽元/國信）
Dicyclomine®（應元）$15/I(10MG/ML-PIC/S-2ML), $1.5/T(10MG-PIC/S)
Dicyclomine®（生達）
Dicyclomine®（羅得/達德士）$1.5/T(10MG-PIC/S),
Dicymine®（華興）
Dipyron®（杏林新生）$2/T(10MG-PIC/S-箔), $1.5/T(10MG-PIC/S)
Painlax®（壽元/瑞人）
Soonan®（羅得/多安）$1.5/T(10MG-PIC/S)
Suwimin®（成大）$1.5/T(10MG-PIC/S),
Swityl®（瑞士）$1.5/T(10MG-PIC/S), $15/I(10MG/ML-PIC/S-2ML),
Tontyl®（派頓）$1.5/T(20MG-PIC/S)
Vantyl®（大豐/汎生）
Vantyl®（汎生）$1.5/T(10MG-PIC/S)

藥理作用 1.本藥為化學合成之三級胺，具抗痙作用。
2.對腸胃、膽管、子宮及尿道平滑肌痙攣，具非特異性直接鬆弛作用。

適應症 [衛核]伴有平滑肌痙攣之諸疾患(胃腸管痙攣、膽囊、膽管痙攣及輸尿管痙攣之疾患)

用法用量 成人：口服−每天3~4次，每次10~20mg。IM−每4~6小時肌注20mg。

醫療須知 天氣炎熱時需特別小心，本藥會減少排汗而增加中暑危險，尤其老人患者。

55108 GLYCOPYRROLATE

孕B 乳 ? 泄 腎

Rx 1 MG/錠劑(T); 0.2 MG/ML/注射劑(I);

55108

商　名 Glycopyrodyn®（科進）$4.36/T(1MG-PIC/S)　Glycopyrodyn®（聯亞/科進）$21/I(0.2MG/ML-PIC/S-1ML)

藥理作用 Glycopyrrolate如同其他的抗膽素激性(抗蕈毒激性)製劑，可抑制乙醯膽鹼(acetylcholine)作用在接受節後膽素激性神經(postganglionic cholinergic nerves)傳導的構造，以及在會對乙醯膽鹼反應，但缺乏膽素激性神經傳導(cholinergic innervation)的平滑肌上。這些周圍膽素激性受器(peripheral cholinergic receptors)分布在平滑肌的自主神經受動器細胞(autonomic effector cells)、心肌(cardiac muscle)、竇房結(sinoatrial node)、房室結(atrioventricular node)、外分泌腺(exocrine glands)，以及某些自主神經結。因此，本藥可以減少胃部分泌的量及酸度，並控制過量的咽部、氣管、支氣管分泌。Glycopyrrolate可拮抗由膽素激性藥物如抗膽素脂酶劑所引發之蕈毒素激性症狀(muscarinic symptoms)，如支氣管漏(bronchorrhea)、支氣管痙攣(bronchospasm)、心搏徐緩(bradycardia)、小腸過動(intestinal hypermotility)等。

適 應 症 **[衛核]手術前或手術中用以減少唾液、支氣管、咽囊分泌物，和胃分泌之游離酸；麻醉或插管治療時用以阻斷心臟迷走神經反射作用、消化性潰瘍之輔助治療。**

用法用量 本藥限由醫師使用。本藥可不經稀釋，直接肌肉或靜脈注射給藥。

1.成人：

a.麻醉前給藥：本藥建議劑量為每磅體重0.002毫克(0.01毫升)肌肉注射，在麻醉開始前30~60分鐘給藥，或是與麻醉前麻醉劑(preanesthetic narcotic)和鎮靜劑(sedative)同時給藥。

b.手術中給藥：本藥可在手術中給藥，以拮抗由藥物引發或迷走神經反射相關的心律不整，例如心搏徐緩(bradycardia)。其給藥方式應經由靜脈注射給藥，一次劑量0.1毫克(0.5毫升)，必要時每2~3分鐘重複給藥。例行的評量必須執行，以確定造成心律不整的原因；同時，為了導正副交感神經不平衡(parasympathetic imbalance)問題而做的手術或麻醉操作也必須被執行。

c.神經肌肉阻斷之回復(Reversal of Neuromuscular Blockade)：本藥建議劑量為每1.0毫克neostigmine或5.0毫克pyridostigmine使用0.2毫克(1.0毫升)本藥。為了將心臟方面的副作用之出現機率降到最低，這些藥可同時經由靜脈注射給藥，也可以混合在同一個注射針筒中。

2.孩童：

a.麻醉前給藥：本藥建議劑量為一個月到十二歲大的小孩，每磅體重0.002毫克(0.01毫升)肌肉注射，在麻醉開始前30-60分鐘給藥，或是與麻醉前麻醉劑(preanesthetic narcotic)和鎮靜劑(sedative)同時給藥。一個月到兩歲大的小孩可能需要增加到每磅體重0.004毫克(0.02毫升)。

b.手術中給藥：因為當本藥用在麻醉前給藥時的藥效持續很久，因此手術中為了抗膽素激性效果而再追加注射本藥的機會是很少的；如果真的需要時，兒童的建議劑量是每磅體重0.002毫克(0.01毫升)靜脈注射，一次劑量不要超過0.1毫克(0.5毫升)，必要時每2~3分鐘重複給藥。例行的評量必須執行，以確定造成心律不整的原因；同時，為了導正副交感神經不平衡(parasympathetic imbalance)問題而做的手術或麻醉操作也必須被執行。

c.神經肌肉阻斷之回復(Reversal of Neuromuscular Blockade)：本藥兒童的建議劑量為每1.0毫克neostigmine或5.0毫克pyridostigmine使用0.2毫克(1.0毫升)本藥。為了將心臟方面的副作用之出現機率降到最低，這些藥可同時經由靜脈注射給藥，也可以混合在同一個注射針筒中。

不良反應 口乾、排尿困難和滯留、瞳孔放大、眼內壓增加、心搏過速、心悸、排汗減少、味覺喪失、頭痛、緊張、困倦、失眠、噁心、陽萎、抑制泌乳、便秘、過敏反應等。

醫療須知 **使用本藥前需先調查病人是否有任何心搏過速(tachycardia)現象，因為使用本藥後心跳速率增加是可能發生的。對以下病人使用時要特別小心：冠狀動脈疾病、充血性心衰竭、心律不整、高血壓、甲狀腺機能亢進。若是用來治療潰瘍，對於年長者和有自主**

55 解痙劑

神經疾病(autonomic neuropathy)，或是肝腎疾病、潰瘍性結腸炎、裂孔赫尼亞(hiatal hernia)的病人都需要特別小心注意，因為抗膽素激性藥物會加重以上這些疾病。如果使用過量，類似箭毒作用的反應可能會發生。

55109 HOMATROPINE

孕C 乳?

Rx 2.5 MG/錠劑(T);

商名

Kotowi®(新喜國際) $1.5/T(2.5MG-PIC/S-2.5)

Pingin®(回春堂) $0.97/T(2.5MG)

藥理作用 本藥為抗膽鹼激性劑，可做為解痙和散瞳劑。

適應症 [衛核]胃潰瘍、十二指腸潰瘍、胃炎、十二指腸炎、胃痛、腸疝痛、膽管、尿路痙攣

[非衛核]眼科手術時用於麻痺睫狀肌、眼底檢查之散瞳劑。

用法用量 2%液，用於瞳孔擴張作用時，通常使用1滴，即可達到預期之臨床效果。若欲達完全麻痺睫狀肌之效果，則需每15分鐘滴入3~4滴，即可達1~2小時之完全麻痺效果。滴入本藥1~15分鐘即能使瞳孔擴大，其散瞳作用在12~24小時即能自動完全消退。

55110 HYOSCINE BUTYLBROMIDE

食±

Rx 10 MG/錠劑(T); 10 MG/膠囊劑(C); 20 MG, 10 MG/ML, 20 MG/ML/注射劑(I);

商名

Boscon®(大豐) $1.5/T(10MG-PIC/S),

Brosco®(人人/東洲) $0.96/T(10MG)

Buos®(中美兄弟)

Buscin®(政德/太田) $0.96/T(10MG)

Buscomine®(壽元/東洲) $15/I(10MG/ML-PIC/S-2ML),

Buscopan S.C.® ◎ (ISTITUTO/大昌華嘉) $2/T(10MG-PIC/S-箔)

Buskobun S.C.®(正和) $1.5/T(10MG-PIC/S),

Buston S.C.®(元宙/健得方) $0.96/T(10MG)

Che Su S.C.®(應元/豐田) $0.96/T(10MG)

Despas S.C.®(信東) $0.96/T(10MG)

Despas®(信東) $15/I(20MG/ML-PIC/S-1ML)

Escopan®(南光) $15/I(20MG/ML-PIC/S-1ML)

Fucon®(永信) $1.5/T(10MG-PIC/S), $2/T(10MG-PIC/S-箔), $1.5/C(10MG-PIC/S), $15/I(20MG/ML-PIC/S-1ML)

Fuzin®(利達)

Hyoscon®(台裕) $15/I(20MG/ML-PIC/S-1ML),

Hyscopan®(濟生) $15/I(20MG/ML-PIC/S-1ML)

Lihosin®(中化) $15/I(20MG/ML-PIC/S-1ML)

Sconin S.C.®(正和/新喜國際) $0.96/T(10MG)

Scopam S.C.®(人生) $0.96/T(10MG)

Spasmosan®(壽元/東洲)

Thinthin®(明大) $1.5/C(10MG-PIC/S)

藥理作用 1.本藥在內臟壁之副交感神經節具有特殊作用。因此對胃腸、膽及尿道之平滑肌產生特殊的抗痙攣作用。

2.本藥在治療時，對中樞神經系統、眼睛、腺體或心臟均無任何副作用

適應症 [衛核]胃腸痙攣及運動亢進、膽管痙攣及其運動障礙、尿路痙攣、女性生殖器之痙攣症狀。

[非衛核]嬰兒幽門痙攣、手術後之嘔吐、痙攣性便秘、膽管運動困難及尿道痙攣、子宮下段弛緩之遲延、月經困難。

用法用量 1.口服：成人及學童：通常用量為1次1~2糖衣錠，每投與3~5次。視症狀，醫師可斟酌增量。錠劑應以小量液體整粒服用。

2.注射：成人及學童：在劇痛之急性發作時，可每日數次，每次皮下、肌內或靜注20mg注射劑一安培。嬰幼兒：在嚴重症狀時每次1/4針，每日投與三次。

55111 HYOSCYAMINE SULFATE

孕C 乳? 泄 肝/腎 T½ 3.5～13h

Rx 0.125 MG/錠劑(T);

商名

Busacon®(歐帕/瑩碩) $2/T(0.125MG-PIC/S-箔), $1.62/T(0.125MG-PIC/S)

Buwecon®(永信) $2/T(0.125MG-PIC/S-箔), $1.62/T(0.125MG-PIC/S)

Nuspas®(優良/健喬信元) $2/T(0.125MG-PIC/S-箔), $1.62/T(0.125MG-PIC/S)

Spalytic®(華興) $1.62/T(0.125MG-PIC/S), $2/T(0.125MG-PIC/S-箔)

Spasmotin®(杏輝) $1.62/T(0.125MG-PIC/S), $2/T(0.125MG-PIC/S-箔)

藥理作用 本藥具有antimuscarinic的作用，可在副交感神經末端接合處產生抗胆鹼和抗痙攣的效

可尿安錠 20毫克 COLOLEX TABLETS 20mg < Trospium Chloride >

膀胱過動症（急性尿失禁）**治療的新選擇**
為抗蕈鹼類藥品中唯一不會通過血腦障壁(BBB)
具有最低不良副作用的膀胱過動症治療劑

適應症　果，其強度為atropine的2倍。
[衛核]下列疾患之痙攣及運動機能亢進、胃潰瘍、胃酸分泌過多、內臟痙攣、痙攣性結腸炎、膀胱炎、幽門痙攣、妊娠嘔吐、胃痠痛、膽酸痛、痛經。
[非衛核]做為治療消化性潰瘍的輔助劑，以及緩解內臟痙攣，也可用來減緩帕金森症。
用法用量　1天4次，每次1~2錠。
不良反應　常見的-口乾、便秘、嗜睡、尿滯留、視力模糊。

55112　METHSCOPOLAMINE BROMIDE　孕C乳- 泄 胆/腎

Rx　● 10 MG/錠劑(T);

商　名　Buscon S.C.® (正和/新喜國際)

藥理作用　本藥可選擇性阻斷胃腸的迷走神經，產生解痙和抗分泌的效應，作用較atropine持久。
適應症　[衛核]胃腸管之痙攣、膽管之痙攣、尿路之痙攣、子宮之痙攣
用法用量　1.全身性的-成人：(口服)2.5~5mg，一天3次。(皮下，肌注)0.3~0.6mg；孩童：(皮下，肌注)0.1~03mg。
2.眼-1~2滴，必要時可調整劑量。

55113　METHYLSCOPOLAMINE METHYLSULFATE　孕C乳- 泄 胆/腎

Rx　● 1 MG/錠劑(T);　● 0.6 MG/ML/注射劑(I);

商　名
Antistomoton® (中美兄弟)
Jing Fuping® (旭能/嘉林)
Liboubin® (新喜國際/聯輝)
Lipin® (皇佳) $1.5/T(1MG-PIC/S), $2/T(1MG-PIC/S-箔)
Mesco® (正和) $1.5/T(1MG-PIC/S)
Methyl Scopolamine Methyl® (應元)
Methylscopolamine Methylsulfate® (利達)
Methylscopolamine Methylsulfate® (培力) $1.5/T(1MG-PIC/S)
Methylscopolamine Methylsulfate® (壽元) $1.5/T(1MG-PIC/S),

Methylscopolamine Methylsulfate® (皇佳/意欣)
Methylscopolamine Methylsulfate® (華興/華樺) $1.02/T(1MG)
Methylscopolamine® (應元)
Muquapin® (華興) $1.5/T(1MG-箔), $1.5/T(1MG-PIC/S),
N-Methylscopolamine Methyl® (明大) $1.5/T(1MG-PIC/S), $1.5/T(1MG-箔)
Stopin® (政德)
Tarweing® (華興/成大) $1.5/T(1MG-PIC/S)

藥理作用　本藥可選擇性阻斷胃腸的迷走神經，產生解痙和抗分泌的效應，作用較atropine持久。
適應症　[衛核]胃炎、胃潰瘍、十二指腸潰瘍與其隨伴發生之痙攣性疼痛
[非衛核]胃腸蠕動過度，多汗(hyperhidrosis)唾液過多。
用法用量　口服：1天3~4次，每次1~2mg。注射：1天1次針，SC，IM。

55114　PIPERIDOLATE

Rx　● 50 MG/錠劑(T);

商　名
Dactiran® (杏林新生) $1.98/T(50MG-PIC/S)
Kuipo® (中美兄弟)
Licos® (明德) $1.98/T(50MG-PIC/S)

藥理作用　(1)鎮痙作用，(2)胃粘膜的局麻作用，(3)緩解歐弟氏括約肌，增大膽汁排泄量。
適應症　[衛核]胃、十二指腸潰瘍、胃炎、腸炎、賁門、幽門、膽管、膽石症、膽囊炎、膽道運動困難所引起之痙攣疼痛的緩解
用法用量　1天3~4次，每次服用50mg。
不良反應　口乾、噁心、嘔吐、腹部膨脹、便秘、排尿困難、眩暈、心悸、散瞳。
醫療須知　1.與下列各藥併用會增強本藥之作用。(三環系抗鬱劑phenothiazine系藥劑，monoamin氧化酵素阻斷劑，抗組織胺劑)。
2.因會引起散瞳，頭暈之關係，服用本藥之患者對開車或操作危險機械應注意。

55115 PIPERILATE(PIPETHANATE)

Rx 3 MG, 10 MG/錠劑(T);

商名
Gaso®(壽元)
Pipetho Stimin®(約克)
Pipeto®(生達) $2/T(10MG-PIC/S-箔), $1.5/T(10MG-PIC/S)
Piweilin®(井田) $1.5/T(3MG-PIC/S),

適應症 [衛核]胃腸管道、膽囊、膽道、尿路痙攣。
[非衛核]急性胃腸炎，胃腸神經症。

用法用量 1天3次，每次1~2錠。

55116 PROPANTHELINE

孕 C 乳 ? 泄 肝/胃腸 t½ 9h

Rx 15 MG/錠劑(T);

商名
Propanline S.C.®(井田/天下) $1.5/T(15MG-PIC/S)
Propantheline Bromide S.C.®(人生) $0.55/T(15MG)
Propantheline Bromide S.C.®(榮民)
Propantheline Bromide S.C.®(順華/人人)

藥理作用 本藥能阻斷神經肌肉接合處的神經傳導，具有解痙的作用，適用於胃腸痙攣和分泌過盛，腹瀉，大腸激躁症，泌尿道痙攣，慢性胰臟炎。

適應症 [衛核]消化性潰瘍、胃炎、幽門痙攣、腸管之疝痛、腸管運動亢進、膽囊疝痛、子宮或膀胱痙攣、唾液過多症、多汗症

用法用量 口服–每天3次，每次7.5~15mg及睡前30mg。

不良反應 口乾、便祕、視力模糊、眼內壓增加、排尿困難、性慾減低。

55117 TIMEPIDIUM BROMIDE

Rx 30 MG/膠囊劑(C);

商名
De-Spasm®(華興) $2.55/C(30MG-PIC/S),
Lezecon®(元宙) $2.55/C(30MG-PIC/S)
Pesocin®(約克)
Sesden® ◎ (田邊) $2.55/C(30MG-PIC/S)
Timen®(衛達) $2.55/C(30MG-PIC/S)

藥理作用 1.鎮痙作用：
a.經由靜脈內投與，鎮痙作用約為atropine之3倍，scopolamine n-butyl bromide之5倍。
b.以2mg/kg經口投與，對於胃的自動運動之抑制最大可達60%左右，而其作用於投與後30~60分鐘達最大，約持續2小時。又，以5~40μg/kg靜脈投與，可抑制空腸、oddi氏肌與膀胱之自動運動。以及因骨盤神經刺激引起之大腸痙攣。
c.以0.5mg/kg靜脈投與，可抑制十二指腸及oddi氏肌之自動運動且可降低膽囊之內壓。另，以0.1mg/kg靜脈投與時，會抑制尿管之自動運動。
2.抑制胃液，游離鹽酸之分泌：
本藥可抑制胃液及游離鹽酸之分泌。其作用比scopolamine n-butyl bromide為強。

適應症 [衛核]胃炎、胃、十二指腸潰瘍、腸炎、膽囊、膽管疾患、尿路結石症等平滑肌痙攣所致之疼痛、胰炎引起之疼痛

用法用量 口服：1天3次，1次30mg。

不良反應 (1)眼：偶有畏光、視力調節障礙等。
(2)精神神經系：偶有可能發生發生頭痛、暈眩，而罕有可能發生頭重感、嗜眠等。
(3)消化器：偶有可能發生口渴、便秘，而罕有可能發生食慾不振、軟便、腹部膨脹感、噁心、嘔吐及腹鳴等。
(4)循環器：偶有可能發生心悸亢進。
(5)過敏症：偶有可能發疹。
(6)泌尿器：偶有可能發生排尿困難。
(7)其他：罕有可能發生顏面潮紅及乏力感。

醫療須知 因可能會發生視力調節障礙、嗜眠、暈眩，所以對於正在投與本藥之患者，應注意勿

使其從事具有危險性的機械操作，例如駕駛汽車等。

55118 TROSPIUM CHLORIDE

Rx ◉ 5 MG, 10 MG, 20 MG/錠劑(T);

商　名

Allrex®（元宙）$3.77/T(10MG-PIC/S)
Cololex® (強生/一成) $9.9/T(20MG-PIC/S)
Derspin®（元宙）$9.9/T(20MG-PIC/S)
Penlex®（元宙）$2/T(5MG-PIC/S-箔), $1.96/T(5MG-PIC/S)
Spalex®（健亞）$3.77/T(10MG-PIC/S),
Suraton®（中生）$3.77/T(10MG-PIC/S)
Tospin®（五洲）$1.96/T(5MG-PIC/S)
Uracare®（衛達/天義）$3.77/T(10MG-PIC/S),

藥理作用 可抗膽鹼，阻斷副交感神經末梢的乙醯膽鹼作用，使平滑肌減緩收縮而能放鬆，對於胃腸管、膽管、尿道等具有選擇性之強力解痙效果。

適 應 症 [衛核]平滑肌痙攣緩解及鎮痛。
[非衛核]Cololex 20mg：治療急性尿失禁(美國FDA核准)。

用法用量 膀胱過動症：一次1~2錠，每日2回，飯前1小時服用。
其他疾症：通常成人1回1~2錠，1日3回口服。依年齡、症狀適宜增減。

醫療須知 1.青光眼之患者(眼壓上昇，有可能使症狀惡化)。
2.因前列腺肥大引起排尿障礙之患者(排尿肌鬆弛，使膀胱括約肌收縮，有可能使症狀惡化)。
3.嚴重之心疾患病患(使心機能亢進，可能使症狀惡化)。
4.有麻痺性ileus症之患者(抑制消化管運動，有可能使症狀惡化)。

55119 VALETHAMATE

Rx ◉ 10 MG/錠劑(T);

商　名

Balisa S.C.®（應元/豐田）$0.59/T(10MG)
Lichechin®（新喜國際/聯輝）
Lidon S.C.®（中美兄弟）
Valemate S.C.®（福元）
Valemate®（福元）
Valeta®（新喜國際）
Valetan®（強生）$0.55/T(10MG)
Valetone S.C.®（正和/新喜國際）

適 應 症 [衛核]緩解下列疾病引起之痙攣或痙攣性疼痛如(胃潰瘍、胃炎、腸疝痛、膽管炎、膽囊炎、膽石疝痛、尿路結石、膀胱痛、痙攣性月經困難症)

用法用量 口服：1天2~3次，1次10~20mg。注射：1天1~2針，SC·IM·IV。

55
解痙劑

§ 55.2 其他類解痙劑

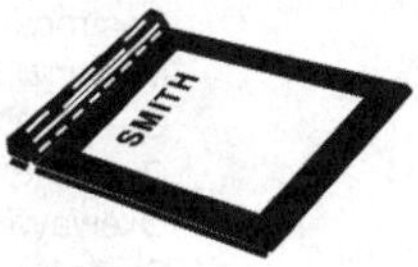

55201 MEBEVERINE

食 +

Rx ◉ 100 MG, 135 MG/錠劑(T);

商　名

Bebenline®（明大）$1.62/T(135MG-PIC/S), $2/T(135MG-PIC/S-箔)
Chum®（羅得）$1.62/T(135MG-PIC/S), $2/T(135MG-PIC/S-箔),
Colonil®（瑞士）$1.62/T(135MG-PIC/S), $2/T(135MG-PIC/S-箔)
Dobecon S.C.®（永信）$2/T(100MG-PIC/S-箔), $1.62/T(100MG-PIC/S)
Enterdin®（健喬信元/優良）
Meberine®（元宙）$1.62/T(135MG-PIC/S), $2/T(135MG-PIC/S-箔)
Meberine®（東洋/東生華）$1.5/T(135MG)
Merine®（應元）$1.62/T(135MG-PIC/S)
Padalin®（羅得/瑪科隆）$1.62/T(100MG-PIC/S), $2/T(100MG-PIC/S-箔),
Spanil®（皇佳）$1.62/T(135MG-PIC/S)
Sulson S.C.®（正和/意欣）

藥理作用 1.為一種向肌性解痙劑(musculotropic spasmolytic)可直接作用於胃腸道平滑肌，解除痙攣而不會影響正常的腸道蠕動。並非藉由自主神經系統來作用，故不會有一般之抗膽鹼性副作用(anticholinergic)出現。
2.Mebeverine極適用於攝護肥大患者(prostatic hypertrophy)及青光眼患者(glaucoma)。

適應症 [衛核]大腸之機能性痙攣。

用法用量 每日2次(早晚各一次)，每次200mg，口服方式投藥。

不良反應 非常少的獨立案例曾被報導有皮膚反應及頭暈發生。

醫療須知 1.Mebeverine曾被報導產生頭暈症狀，因此可能會影響駕駛及操作機器之神經運動性技能。

2.目前有關老鼠與兔子實驗中尚未發現mebeverine有致畸形胎兒現象，為慎重起見，懷孕期間不適宜服用mebeverine。Mebeverine於治療劑量下不會排泄於授乳婦之乳汁中。

55202 OTILONIUM BROMIDE▲

孕 D 乳 ? 泄 糞

Rx 40 MG/錠劑(T);

商名

Catilon®(東洋/美納里尼) $2.48/T(40MG-PIC/S)

Flatin® ＊(永信) $2.55/T(40MG-PIC/S),

藥理作用 1.Otilonium bromide主要作用機轉為：

a.選擇性抑制腸道肌肉細胞之內、外鈣離子之移動。

b.競爭性的抑制毒蕈鹼的M2 receptors。

c.Tachykinin NK2 receptors。

2.對消化道平滑肌具有選擇性和強力的痙攣緩解作用，因此臨床上使用於平滑肌纖維細胞病理性收縮所造成的蠕動過盛或痙攣治療。

3.Otilonium bromide 可有效的緩解腸躁症的腹部疼痛。

適應症 [衛核]腸躁症腹痛症狀之緩解。

用法用量 1.通常成人用於治療腸躁症的腹痛症狀的口服劑量是一次40mg，每日三次。

2.目前無足夠之證據顯示本藥使用劑量大於每日120mg之安全及有效性。

不良反應 通常只有輕微的噁心、嘔吐、上腹痛、頭暈和頭痛。

醫療須知 1.青光眼、攝護腺肥大或幽門狹窄患者需小心使用。

2.於使動物實驗並無胚胎毒性、致畸胎性和致突變性的報告，孕婦及授乳婦若有符合宣稱之適應症而必須使用本藥時，需在嚴密的監測下方可使用。

55203 OXETHAZAINE

Rx 5 MG, 10 MG/錠劑(T);

商名

Fencaine®(優生) $2/T(10MG-PIC/S-箔), $1.5/T(10MG-PIC/S),
Gastrocain®(優良)
Mezain®(生達) $0.29/T(5MG)
Ou-Wey®(十全)
Oxesilin®(強生) $0.29/T(5MG)
Oxeway®(中化) $0.17/T(5MG)
Siwen®(中生) $1.5/T(10MG-PIC/S), $2/T(10MG-PIC/S-箔)
Soothing®(永信) $1.5/T(10MG-PIC/S), $2/T(10MG-PIC/S-箔)
Sowecaine®(永勝) $0.17/T(5MG)
Tnyh®(井田) $1.5/T(10MG-PIC/S), $2/T(10MG-PIC/S-箔),
Topicaine®(約克) $0.17/T(5MG)
Wellfood®(台裕)
Youweishu®(安星) $1.5/T(10MG-PIC/S)

藥理作用 (1)抑制過剩的胃液分泌，抑制胃的運動機能亢進。(2)對平滑肌有抗痙攣作用。(3)制酸作用。(4)表面麻醉作用強，粘膜作用持久(約6小時)。

本藥為胃粘膜麻醉劑。

適應症 [衛核]胃炎、腸炎、食道炎所伴隨之胃痛、胃酸過多、胃部不適或灼熱感

用法用量 1天3~4次，1次5~10mg。

不良反應 (1)間有食慾不振、噁心、口喝、便秘、腹瀉等。(2)偶有頭痛，過量時偶有思眠、眩暈、乏力感。

醫療須知 1.避免長期使用。

2.下列患者服用本藥宜小心：腎功能異常、血液透析、懷孕和哺乳婦女、兒童。

55204 PINAVERIUM BROMIDE

Rx 50 MG, 100 MG/錠劑(T); 50 MG/膠囊劑(C);

商　名

Comfortine®（健亞）$3.92/T(50MG-PIC/S)
Delibs®（衛達/加拿安）$3.92/T(50MG-PIC/S),
Dicetel® ◎ (MYLAN/亞培) $3.92/T(50MG-PIC/S), $3.92/T(100MG-PIC/S)
Pinaven®（強生/杏昌）$3.92/T(50MG-PIC/S)
Spastec®（瑞士）$3.92/T(50MG-PIC/S)
Su-Chung®（大豐）$3.92/T(100MG-PIC/S)
Sucam®（永勝）$3.92/C(50MG-PIC/S),

藥理作用 1.Pinaverium bromide是一種選擇性作用於胃腸道的抗痙攣劑。它是一種鈣離子拮抗劑，可抑制鈣離子流入腸道平滑肌細胞。
2.Pinaverium可直接或間接地減輕由感覺神經傳入的刺激。本藥不具抗膽鹼作用。本藥也不會對心血管系統造成影響。

適應症 [衛核]胃、十二指腸潰瘍、過敏性結腸、結腸炎、膽管運動困難

用法用量 1.成人：建議劑量3~4錠。在特殊情況下，此劑量可以增加到每天6錠。
2.本藥請勿口含或咀嚼。請於用餐時以一大杯開水吞服以避免食道粘膜接觸pinaverium(食道損害風險)。躺臥時或就寢前請勿服用得舒特膜衣錠。

不良反應 1.胃腸道異常：曾有發生胃腸道障礙的報告，如腹痛、腹瀉、噁心、嘔吐及吞嚥困難。當未依建議方式使用時可能會發生食道損害。
2.皮膚與皮下組織異常：曾有發生皮膚反應的報告，如皮疹、搔癢、蕁麻疹及紅斑。
3.免疫系統異常：可能會發生過敏反應。

醫療須知 1.本藥含有乳糖成分。
2.因為有食道損害的風險，應小心遵照用法用量的指示使用。病患先前患有食道損害和/或食管裂孔者，服用本藥時應特別注意正確的使用方法。
3.本藥的安全性與療效尚未於兒童充分建立且使用經驗有限。因此，本藥不建議使用在兒童。

55205 PIPOXOLAN HCL

Rx 10 MG/錠劑(T);

商　名

Nospasm®（健喬信元/永福）$2.73/T(10MG-PIC/S)
Pipoxin®（十全）$2.73/T(10MG-PIC/S),
Rowapraxin®（健喬信元）$2.73/T(10MG-PIC/S)

適應症 [衛核]平滑肌的痙攣、由於痙攣所引起的疼痛、特別在腎臟及尿道處、由於偏頭痛型的血管性頭痛。

用法用量 成人：每日3次，每次1~3錠。嚴重時可4小時服用3錠。孩童：每日1~2次，每次1~3錠。

55206 A,A. "強生"益安錠®（強生）

每 Tab 含有：CALCIUM CARBONATE 200.0 MG；MAGNESIUM OXIDE 70.0 MG；SCOPOLIA EXTRACT 6.0 MG；SODIUM BICARBONATE (EQ TO SODIUM HYDROGEN CARBONATE) 200.0 MG

適應症 [衛核]緩解胃部不適或灼熱感、或經診斷為胃及十二指腸潰瘍、胃炎、食道炎所伴隨之胃酸過多

用法用量 一天3~4次，每次1粒。

類似產品 Antacid "福元"制酸錠®（福元）

55207 Daishin Ichogan Pills 大心胃腸丸®（MATSUMOTO/德佑）

每 Pill 含有：GERANIUM HERBA POWDER 8.44 MG；GINSENG POWDER 2.22 MG；GLYCYRRHIZA POWDER 6.67 MG；PHELLODENDRON BARK POWDER (EQ TO POWDERED PHELLODENDRON BARK) 20.0 MG；POWDERED JAPANESE GENTIAN 3.33 MG；SCOPOLIA EXTRACT 0.67 MG；SWERTIAE HERBA POWDER (POWDERED SWERTIA HERB) 1.11 MG；URSODEOXYCHOLIC ACID 0.33 MG

適應症 [衛核]食慾不振、胃腹部膨脹感、消化不良、幫助消化。

55208 Erwair-U 怡胃優錠®（中美兄弟）

每 Tab 含有：ALUMINUM HYDROXIDE DRIED GEL 50.0 MG；ALUMINUM SILICATE 100.0 MG；CALCIUM CARBONATE 50.0 MG；CHLOROPHYLL SODIUM COPPER 1.0 MG；MENTHOL 0.5 MG；METHYLMETHIONINE SULFONIUM BROMIDE 25.0 MG；SCOPOLIA EXTRACT 3.0 MG

適應症 [衛核]胃潰瘍、十二指腸潰瘍、胃酸過多、胃炎、胃痙攣。

用法用量 一天3~4次，每次1粒。

55209 Gastropin 潰舒平錠® (中美兄弟)

每 Tab 含有：ALUMINUM HYDROXIDE DRIED GEL 245.0 MG；BELLADONNA EXTRACT 0.2 MG；MAGNESIUM TRISILICATE 105.0 MG

適應症 [衛核] 胃酸過多、胃潰瘍、十二指腸潰瘍、胃痛。

55210 Height Sucral 懷舒樂三層錠® (佐藤)

每 Tab 含有：DIASMEN SS 5.0 MG；LIPASE AP6 5.0 MG；PULVERIZED SCOPOLIA EXTRACT 25.0 MG

適應症 [衛核] 腹部膨滿、胃部疼痛、噁心、食慾不振。

55211 Igokoro 胃心錠® (SHISEIDO/德佑)

每 Tab 含有：CINNAMON BARK POWDER (EQ TO POWDERED CINNAMON BARK) 44.44 MG；COPTIS RHIZOME 88.89 MG；POWDERED SCUTELLARIA ROOT 22.22 MG；SCOPOLIA EXTRACT POWDER 22.22 MG；SWERTIAE HERBA POWDER (POWDERED SWERTIA HERB) 5.56 MG；URSODEOXYCHOLIC ACID 3.33 MG

適應症 [衛核] 食慾不振、胃腹部膨脹感，消化不良。幫助消化。

55212 Kingstom Digestive Enzyme 金十字酵素胃腸藥顆粒® (新萬仁)

每 gm 含有：ALUMINUM DIHYDROXYALLANTOINATE (ALDIOXA) 18.75 MG；BIODIASTASE 1000 25.0 MG；BIOTAMYLASE P1500 6.25 MG；CALCIUM CARBONATE 187.5 MG；CINNAMON OIL (OLEUM CINNAMOMI) 2.25 MG；CLOVE OIL 0.47 MG；DIASMEN SS 15.63 MG；GENTIAN POWDER 12.5 MG；GLYCYRRHIZA POWDER 75.0 MG；L-MENTHOL 1.5 MG；LIPASE AP6 6.25 MG；MAGNESIUM ALUMINOMETASILICATE 187.5 MG；PHELLODENDRON BARK POWDER (EQ TO POWDERED PHELLODENDRON BARK) 18.75 MG；SCOPOLIA EXTRACT 6.25 MG；SODIUM BICARBONATE (EQ TO SODIUM HYDROGEN CARBONATE) 250.0 MG；ZEDOARY 37.5 MG；ZINGER (ZINGIBER) 6.25 MG

適應症 [衛核] 緩解胃部不適或灼熱感、胃酸過多、消化不良。

用法用量 成人每次1匙，15至7歲½匙，7至4歲⅓匙，4至2歲⅙匙，每日3次，飯後以開水服用。

55213 Leweilen 新力胃能錠® (杏林新生)

每 Tab 含有：ALUMINUM HYDROXIDE DRIED GEL 140.0 MG；CHLOROPHYLL SODIUM COPPER 4.0 MG；SCOPOLIA EXTRACT 14.0 MG；SYNTHETIC ALUMINUM SILICATE 160.0 MG；VITAMIN U (METHYLMETHIONINE SULFONIUM CHLORIDE) 27.0 MG

適應症 [衛核] 胃潰瘍、十二指腸潰瘍、急、慢性胃炎、胃酸過多、胃痛

用法用量 一天3~4次，每次1粒。

類似產品
Rowe "新喜"樂胃錠® (新喜國際)
Weinon-U 胃鎮樂散® (黃氏)
Wilconb 胃爾康必散® (保瑞/聯邦)
Ziweyn "人生"佳保寧錠® (人生)

55214 Liao Chia Stomachic 廖家胃腸散® (強生/北進)

每 2gm 含有：BORNEOL 2.5 MG；CAMPHOR 2.5 MG；CARYOPHILLIN POWDER 105.0 MG；CINNAMON POWDER (CINNAMON CORTEX POWDER) 105.0 MG；GLYCYRRHIZA POWDER 280.0 MG；MAGNESIUM CARBONATE 110.0 MG；MENTHOL 10.0 MG；RHEUM POWDER 55.0 MG；SCOPOLIA EXTRACT 2.5 MG；SODIUM BICARBONATE (EQ TO SODIUM HYDROGEN CARBONATE) 325.0 MG

適應症 [衛核] 胃酸過多、胃痛、胃腸衰弱、食慾不振、消化不良

類似產品 Wei Chin San "明通"胃整散® (明通)

55215 Machrome ED 胃養健膠囊® (SHISEIDO/德佑)

每 Cap 含有：BIODIASTASE 58.33 MG；MAGNESIUM ALUMINOMETASILICATE 133.33 MG；MAGNESIUM CARBONATE 100.0 MG；SCOPOLIA EXTRACT 5.0 MG；SODIUM BICARBONATE (EQ TO SODIUM HYDROGEN CARBONATE) 50.0 MG；URSODEOXYCHOLIC ACID 3.33 MG

適應症 [衛核] 緩解胃部不適或灼熱感、或經診斷為骨及十二指腸潰瘍、胃炎、食道炎所伴隨之骨酸過多、幫助消化。

55216 Neo Black Pills "新明通" 黑藥丸® (明通)

每 pill 含有：ALPINIA PULVERATUM 10.5 MG；ASISSARUM 16.5 MG；CINNAMON (CINNAMON CORTEX) (CINNAMON BARK) 16.5 MG；EUGENIA POWDER 4.5 MG；GAMBIR POWDER 4.0 MG；GLYCYRRHIZA POWDER 10.5 MG；IMPERATORIN (AMMIDIN) 10.5 MG；SAUSSUREA 10.0 MG；SCOPOLIAE EXTRACT (POWDER) 10.0 MG

| 55216 | 可尿安錠 20毫克 膀胱過動症(急性尿失禁)治療的新選擇 為抗毒蕈鹼類藥品中唯一不會通過血腦障壁(BBB) 具有最低不良副作用的膀胱過動症治療劑 COLOLEX TABLETS 20mg < Trospium Chloride > | 55302 |

適應症 [衛核] 胃酸過多、胃痛、食慾不振、消化不良、健胃劑、胃腸絞痛

55217 Niweiron "黃氏"耐胃隆錠® （黃氏）

●每 Tab 含有：ALUMINUM HYDROXIDE DRIED GEL 50.0 MG；ALUMINUM SILICATE 1.3 MG；BENZOCAINE (ETHYL AMINOBENZOATE) 30.0 MG；CALCIUM CARBONATE 20.0 MG；CHLOROPHYLL SODIUM COPPER 1.0 MG；HISTIDINE L- HCL (EQ TO L-HISTIDINE HYDROCHLORIDE) 10.0 MG；MAGNESIUM ALUMINUM METASILICATE (NEUSILIN) 150.0 MG；SCOPOLIA EXTRACT 3.0 MG；SODIUM BICARBONATE (EQ TO SODIUM HYDROGEN CARBONATE) 20.0 MG

藥理作用
1.經安定化的Sodium Copper Chlorophyllin可修復、保護受損之胃粘膜組織。
2.可持續地中和胃酸過多之Polymigel, Synthetic Hydrotalcite及能速效中和胃酸之Sodium Bicarbonate配合之故，可速效且持續地中和過多之胃酸。又Scopolia Extract powder可抑制胃酸分泌過多。
3.Dimethylpolysiloxane可消除氣泡、去除氣體，可改善不舒服之胃部膨脹感。

適應症 [衛核] 胃潰瘍、十二指腸潰瘍、胃酸過多、胃痛、胃炎
用法用量 成人(15歲以上)1次1錠，小孩(8歲以上~未滿15歲)1次半錠，1日3次，每餐之間及睡前空腹時服用。
醫療須知
1.服用本藥如出現過敏症狀(如發疹、搔癢等)時，請停止服用。
2.服用本藥偶而會發生口乾、便秘或腹瀉症狀。
3.服用2週仍不見症狀改善時，請暫時停止服用，並找醫師進一步診療。
4.服用本藥時，有大便呈綠色的情形發生，這是因Sodium Copper Chlorophyllin(綠色)被排泄出來而著色之故，請放心。

55218 S.M.P. "強生"克酸錠® （強生）

●每 Tab 含有：GENTIAN (GENTIANAE RADIX) 5.0 MG；GUAIACOL CARBONATE 60.0 MG；SCOPOLIA EXTRACT 5.0 MG；SODIUM BICARBONATE (EQ TO SODIUM HYDROGEN CARBONATE) 230.0 MG

適應症 [衛核] 胃酸過多、胃痛、急、慢性胃炎、異常醱酵
用法用量 成人每次2~4錠，1日3次。

55219 Stomason "人生"胃立爽顆粒® （人生）

●每 1.2gm 含有：BENACTYZINE HCL 0.5 MG；CHOLIC ACID 5.0 MG；MAGNESIUM CARBONATE 245.0 MG；POLYMIGEL (AL.HYDROXIDE +CACO3 +MGCO3) 250.0 MG；SCOPOLIA EXTRACT 10.0 MG；SODIUM COPPER CHLOROPHYLLIN 15.0 MG

適應症 [衛核] 急慢性胃炎、胃酸過多、噁心、嘔吐、胃潰瘍、十二指腸潰瘍
用法用量 (分包)成人1次1包(1.3g)，14~8歲½包，1日服用3次。(散裝)成人1次1匙(約1.3g)，14~8歲成人的½，1日服用3次。

---

§ 55.3 解痙劑複方產品

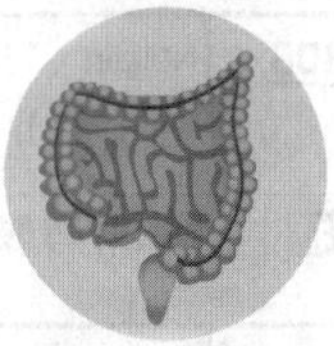

55301 A.H.P. "強生" 抑痛錠® （強生）

Rx ●每 Tab 含有：ATROPINE SULFATE 0.0194 MG；HYOSCYAMINE SULFATE 0.1037 MG；PHENOBARBITAL 16.2 MG；SCOPOLAMINE HBR 0.0065 MG

適應症 [衛核] 胃酸過多、胃痛、腹痛、賁門痙攣、胃、十二指腸潰瘍、幽門痙攣、胃炎、腸炎、肛門沉脹、腎石絞痛、月經痛、膀胱沉脹、膽石絞痛、支氣管性氣喘、腦炎後的帕金森氏症狀、車船飛機之眩暈等
用法用量 一天3次，每次成人1錠，8~15歲小孩1/4~1/2錠。
類似產品
FUSO 服舒寧錠® （皇佳） $0.72/T   Soreless 速立舒錠® （應元/豐田） $0.72/T
Spasmodin 速克痙錠® （井田/好漢賓）   Spasmolin 舒百林錠® （生達）
Spastolate "尼斯可" 速不痛錠® （西德有機/尼斯可） $1.5/T   Weyan 胃雅錠® （明大） $1.5/T, $2/T

55302 Clixin "皇佳" 潰立息膠衣錠® （皇佳） $1.55/T, $2/T

Rx ●每 Tab 含有：CHLORDIAZEPOXIDE 5.0 MG；CLIDINIUM BROMIDE 2.5 MG

適應症 [衛核] 胃、十二指腸潰瘍、急慢性胃炎、大腸炎、神經性消化不良
用法用量 一天3~4次，每次1~2粒，於飯前及睡前服用。
醫療須知
1.服用本劑時，請勿飲酒。老年人患有嚴重之心臟病者，如需服用本劑時，應請醫師特別指示。
2.孕婦應避免使用。前列腺肥大及青光眼患者禁用本劑。

55303 Diporax S.C. 利保樂士糖衣錠 ® (強生)

Rx

每 Tab 含有：CHLORDIAZEPOXIDE HCL 5.0 MG；CLIDINIUM BROMIDE 2.5 MG

適應症 [衛核] 胃、十二指腸潰瘍、胃、十二指腸炎、胃腸蠕動亢進、痙攣性結腸、尿道痙攣

用法用量 參照仿單

類似產品 Porsucon S.C. "豐田" 博舒康糖衣錠 ® (應元/豐田) $1.12/T

55304 Holon 和瓏錠 ® (中美兄弟/藥聯)

Rx

每 Tab 含有：ALUMINUM MAGNESIUM HYDROXIDE GEL 350.0 MG；CHLORDIAZEPOXIDE HCL 5.0 MG；DICYCLOMINE HCL 2.0 MG；MAGNESIUM OXIDE 40.0 MG；SCOPOLAMINE BROMOBUTYLATE 2.0 MG；SODIUM COPPER CHLOROPHYLLIN 3.0 MG；SYNTHETIC ALUMINUM SILICATE 60.0 MG

適應症 [衛核] 胃、十二指腸潰瘍、胃痛、胃酸過多、胃痙攣、胃炎

用法用量 一天3~4次，每次1~2錠。咀嚼服用，更易發揮療效。

55305 Imenton 胃免痛錠 ® (信隆)

Rx

每 Tab 含有：BENZOCAINE (ETHYL AMINOBENZOATE) 40.0 MG；BROMISOVALUM (EQ TO BROMOVALERYLUREA) (EQ TO BROMVALETONE) 40.0 MG；ETHAVERINE HCL (eq to BALBONIN) (eq to Ethylpapaverine HCl) 8.0 MG；SCOPOLIA EXTRACT 5.0 MG

適應症 [衛核] 胃痛、腹痛、胃痙攣、膀胱痙攣、膽石痛、疝痛、腎疝痛、胃潰瘍及十二指腸潰瘍之痙攣、食傷、痙攣性咳嗽

用法用量 一天3~4次，每次1粒。

55306 Mepenzol "阿德比"腸可朗錠 ® (優良/一成) $0.64/T

Rx

每 Tab 含有：MEPENZOLATE BROMIDE 7.5 MG；PHENOBARBITAL 15.0 MG

適應症 [衛核] 大腸機能異常、急慢性腸炎、胃腸潰瘍等所引起之下痢、腹痛、腹部脹滿感

用法用量 成人一天3次，每次2錠。

55307 Niulackmin 乳樂命錠 ® (應元)

每 Tab 含有：LACTOBACILLUS POWDER 300.0 MG；LYSINE HCL 4.0 MG

適應症 [衛核] 暫時緩解輕度腹痛

用法用量 一天3~4次，每次1粒。

55308 Nolidin 〝元宙〞胃瑞美錠 ® (元宙) $2.18/T

Rx

每 Tab 含有：BUTINOLIN PHOSPHATE 2.0 MG；CALCIUM CARBONATE 300.0 MG；DRIED ALUMINUM HYDROXIDE GEL 200.0 MG

適應症 [衛核] 胃酸過多、胃炎、十二指腸炎、胃及十二指腸潰瘍所引起之痙攣及疼痛。

55309 Paintyl 痛止錠 ® (強生/北進)

Rx

每 Tab 含有：DICYCLOMINE HCL 10.0 MG；PHENOBARBITAL 15.0 MG

適應症 [衛核] 胃腸痙攣、幽門痙攣、子宮、尿道痙攣所引起之鎮痙、鎮痛

用法用量 一天3~4次，每次1~2錠，兒童半量。

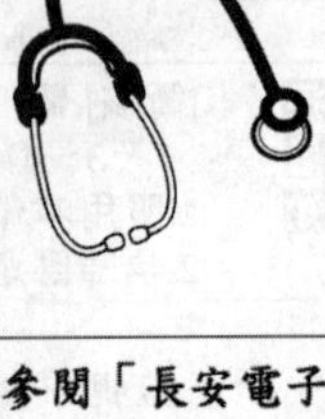

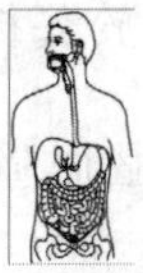

第五十六章 消化劑、益生菌和利膽劑

Digestants, Probiotics and Choleretics

消化劑是一些物質，它們能幫助食物在胃道中消化的生理過程，臨床上最常用幫助消化者，可歸納如下：

· 消化道運動促進劑：如cisapride，mosapride
· 益生菌消化劑：如bifider， yeast
· 消化酵素，如：pepsin，pancreatin，lipase
· 胃液酸化劑：如hydrochloric acid，glutamic acid HCl
· 膽汁鹽膽汁酸：如dehydrocholic acid，ox bile extract

消化酵素適用於某些缺乏狀況(如：慢性胰臟炎，吸收不良症狀，胃切除後，胰臟切除後)的代替治療，和提供必需酵素的活性，幫助消化與促進必需營養素的吸收。

近年來，市面上流行體內環保，一些益生菌消化劑。

胃液酸化劑能幫助胃液缺之鹽酸(鹽酸缺乏)之患者的消化作用，和減輕不舒服，如噯氣，噁心，和上腹不適。

外源性的膽汁鹽(如ox bile extract)偶而用於部份膽道阻塞或膽囊切除後患者的代替治療，但其功效值得懷疑。某些合成的膽汁鹽(如dehydrocholic acid)顯著的增加一種稀薄、水狀膽汁的流出，名為hydrocholertics，以及一些能刺激肝細胞增加膽汁輸出者，稱為利膽劑(choleretics)。這些藥物用來促進引流，和防預部份膽管阻塞者的閉合，同時有助於膽囊的輻射檢查。

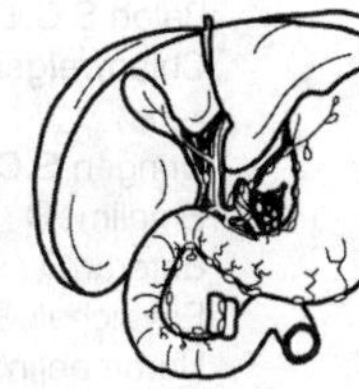

§ 56.1 運動促進劑(Mobility Stimulants)

56101 DOMPERIDONE

食 −

Rx 10 MG/錠劑(T)； 1 MG/ML/懸液劑(Sus)； 10 MG, 30 MG/栓劑(Sup)；

商 名

Costi®（MEDOCHEMIE/雙正）
D.M.P.®（寶齡富錦）$2/T(10MG-PIC/S-箔), $1.5/T(10MG-PIC/S),
Daweison®（黃氏）$1.5/T(10MG-PIC/S), $2/T(10MG-PIC/S-箔)
Dercon®（永吉）$1.5/T(10MG-PIC/S)
Dompe®（大豐/華興）$4.97/Sup(30MG), $10/Sup(10MG)
Dompe®（華興）$1.5/T(10MG-PIC/S), $2/T(10MG-PIC/S-箔)
Dompedon Supp.®（培力/生達）$10/Sup(10MG-PIC/S),
Dompedon Sus.®（生達）$25.2/Sus(1MG/ML-PIC/S-60ML),
Dompedon®（生達）$1.5/T(10MG-PIC/S),
Domper®（永信）$1.5/T(10MG-PIC/S), $2/T(10MG-PIC/S-箔), $10/Sup(10MG-PIC/S)
Domperan®（瑞士）$1.5/T(10MG-箔), $1.5/T(10MG-PIC/S)
Domtoo®（生達/盈盈）$2/T(10MG-PIC/S-箔), $1.5/T(10MG-PIC/S)
Dopine®（華興/華樺）$1.5/T(10MG-PIC/S)
Dosin®（信東）$1.5/T(10MG-PIC/S), $2/T(10MG-PIC/S-箔)
Dotidone®（中生）$0.86/T(10MG), $1.5/T(10MG-箔)
Duoridone®（利達）$1.5/T(10MG-PIC/S), $2/T(10MG-PIC/S-箔)
Emetrol®（健喬信元）$2/T(10MG-PIC/S-箔), $1.5/T(10MG-PIC/S)
Foselin®（元宙）$1.5/T(10MG-PIC/S)
Gain-Tonin®（明德）$1.5/T(10MG-PIC/S),
Genolin®（應元）$2/T(10MG-PIC/S-箔), $1.5/T(10MG-PIC/S),
Kantuu®（井田）$1.5/T(10MG-PIC/S), $2/T(10MG-PIC/S-箔)
Ledolium®（明德/嘉林）$1.5/T(10MG-PIC/S), $2/T(10MG-PIC/S-箔)
Lidonin®（華興/成杏）$1.5/T(10MG-PIC/S)
Modone®（永勝）$1.5/T(10MG-PIC/S), $2/T(10MG-PIC/S-箔)
Molin Supp.®（大豐）$10/Sup(10MG-PIC/S)
Molin®（大豐）$1.5/T(10MG-PIC/S),
Moten®（強生）$1.5/T(10MG-PIC/S), $2/T(10MG-PIC/S-箔)
Motin®（應元/豐田）$1.5/T(10MG-PIC/S),
Motou®（培力）
Moturin®（優生）$1.5/T(10MG-PIC/S)
Newedon®（約克）$1.5/T(10MG-PIC/S), $2/T(10MG-PIC/S-箔),
Nidolium®（杏輝）$2/T(10MG-PIC/S-箔), $1.5/T(10MG-PIC/S)
Pelidone®（成大）$1.5/T(10MG-PIC/S)
Rotilium®（皇佳）$1.5/T(10MG-PIC/S), $2/T(10MG-PIC/S-箔)
Suweida®（十全）$1.5/T(10MG-PIC/S)
Tonine Sus.®（榮民）
Weitul®（衛達）$1.5/T(10MG-PIC/S)
Wempty Sus.®（晟德）$25.2/Sus(1MG/ML-PIC/S-60ML),
Wyeanin®（信隆）$1.5/T(10MG-PIC/S)

藥理作用 1.加速餐後的胃排空，因其可增進賁門括約肌的緊張力，並促進幽門括約肌於餐後的蠕動擴張程度。
2.Domperidone為一多巴胺拮抗劑，可阻斷第1天及D2受體，作用於周邊及後腦血障壁外之化學體受體刺激區(CTZ)，故具促進胃腸道平滑肌活動及止吐之作用。

適 應 症 [衛核]噁心、嘔吐的症狀治療，糖尿病引起的胃蠕動異常。

用法用量 1.慢性消化不良：以口服為佳。成人1天3次每次10mg，於飯前15~30分鐘服用，若有需要，可於睡前加服10mg，小兒0.3mg/kg，1天3次。
2.急性及亞性症狀(如噁心、嘔吐、打嗝)：成人注射時1次10~20mgIM，最好IV，1天可注射6次(最高劑量1天1mg/kg)。口服：1天3~4次，每次20mg。小兒住射1次0.1~0.2mg/kg，IM，最好IV，依需要1天注射3~6次(最高劑量1天1mg/kg)。口服：1天3~4次每次0.6mg/kg飯前及睡前服用。

不良反應 本藥不良反應很少，偶有口乾、口渴、暫時性皮疹或搔癢、頭痛、腸胃不適、腹瀉、嗜睡等。罕見泌乳荷爾蒙濃度升高、男性女乳症。

醫療須知 1.當同時併用cimetidine時，可能需要調整劑量。
2.因本藥具阻斷多巴胺之作用，所以可能發生乳漏。

56102 METOCLOPRAMIDE

孕B 乳？ 食－ 泄 腎 T½ 2.5~6h

℞ 3.84 MG, 5 MG, 7.67 MG, 10 MG/錠劑(T); 3.84 MG, 5 MG/膠囊劑(C); 5 MG, 10 MG, 3.84 MG/ML, 5 MG/ML/注射劑(I); 1 MG, 1.182 MG, 1 MG/ML/液劑(Sol); 10 MG/GM/顆粒劑(Gr); 15.35 MG/散劑(Pow); 1 MG/糖漿劑(Syr);

商　名

Abdowell® (榮民)
Aswell® (晟德) $25.2/Sol(1MG/ML-PIC/S-60ML), $62/Sol(1MG/ML-PIC/S-120ML)
Balon S.C.® (應元/豐田) $0.62/T(3.84MG)
Chiaowelgen® (瑞士) $15/I(5MG/ML-PIC/S-2ML), $1.5/T(5MG-PIC/S),
Dringen S.C.® (永勝) $1.5/T(7.67MG-PIC/S)
Emelime® (大豐) $15/I(5MG/ML-PIC/S-2ML),
Enteran® (優良/健喬信元) $0.69/T(10MG)
Erweichalo® (中美兄弟)
Horompelin® (信東) $15/I(5MG/ML-PIC/S-2ML)
Imperan® (南光) $15/I(5MG/ML-PIC/S-1ML), $15/I(5MG/ML-PIC/S-2ML),
Matolon® (應元/豐田) $7.1/I(5MG/ML-2ML)
Meniperan® (明大) $1.5/T(5MG-PIC/S)
Mepram S.C.® (信隆) $1.5/T(3.84MG-PIC/S)
Methu S.C.® (中美兄弟)
Meto S.C.® (正和/新喜國際)
Metoclopramide S.C.® (明大/東洲) $0.69/T(10MG)
Metoclopramide® (井田)
Metoclopramide® (人生) $0.69/T(7.67MG)
Metoclopramide® (台裕) $15/I(10MG-PIC/S-2ML)
Metoclopramide® (壽元)
Metoclopramide® (應元) $15/I(5MG/ML-PIC/S-2ML)
Metoclopramide® (約克)
Metoco® (明大) $1.5/T(10MG-PIC/S)
Motopclan S.C.® (優良/一成) $0.69/T(7.67MG)
Metoperan S.C.® (衛肯) $1.5/T(10MG-PIC/S)
Metoperan® (壽元) $15/I(5MG/ML-PIC/S-2ML)
Metoperan® (大豐)
Metoperan® (衛肯) $1.5/T(5MG-PIC/S)
Metoperon® (壽元/國信) $7.1/I(5MG/ML-2ML)
Newfort S.C.® (順華/人人)
Perone S.C.® (強生) $1.5/T(3.84MG-PIC/S)
Polun S.C.® (人生)
Prevomic S.C.® (杏林新生) $2/T(5MG-PIC/S-箔), $1.5/T(5MG-PIC/S)
Prilan® (利達/鎰浩)
Primlan® (培力) $1.5/T(10MG-PIC/S),
Primperan F. C.® ◎ (聯亞/賽諾菲)
Primperan® ◎ (DELPHARM/賽諾菲) $15/I(5MG/ML-PIC/S-2ML)
Primram S.C.® (正和) $1.5/T(10MG-PIC/S)
Primran® (皇佳) $2/T(5MG-PIC/S-箔), $1.5/T(5MG-PIC/S),
Promeran® (生達) $2/T(3.84MG-PIC/S-箔), $1.5/T(3.84MG-PIC/S), $15/I(3.84MG/ML-PIC/S-2ML)
Prometin® (山之內)
Pulin® (永信) $15/I(5MG/ML-PIC/S-2ML)
Pulinpelin® (新喜國際/聯輝)
Pulperan® (華興)
Sinprim® (井田) $1.5/T(10MG-PIC/S), $2/T(10MG-PIC/S-箔)
Sinthato® (安星) $15/I(5MG-PIC/S-2ML)
Sinvomin® (杏林新生) $2/T(3.84MG-PIC/S-箔), $1.5/T(3.84MG-PIC/S)
Stomallin® (永勝/濟生)
Stomallin® (濟生) $15/I(5MG/ML-PIC/S-2ML)
Suweilan® (壽元) $1.5/T(10MG-PIC/S)
Weidopin® (長安)
Weiperan® (華盛頓)

藥理作用 (1)調整消化道異常的運動性，(2)止吐，(3)選擇性的作用在腦幹以調節消化道的機能。

適 應 症 [衛核]預防嘔吐、逆流性消化性食道炎，糖尿病引起之胃腸蠕動異常
[非衛核](1)各種消化性機能異常食慾不振、噁心、嘔吐、腹部膨滿感、上腹部痛、胸悶、打嗝、噯氣等。(2)小兒科：習慣性嘔吐、神經性嘔吐、神經性食慾不振。(3)X光檢查

時鋇劑停滯、研究使用、包括預防再發的胃潰瘍，幫助泌乳，和治療癌瘤化學療法射所引起的噁心及嘔吐。(4)研究使用：包括預防再發的胃潰瘍，幫助泌乳，和治療癌瘤化學療法射所引起的噁心及嘔吐。

用法用量 1.緩解胃食道逆流症狀：
a.通常成人1日10~30mg，分2~3次於飯前服用，但可依年齡、症狀適宜增減之。
b.新生兒、兒童及青少年，單一劑量每公斤體重0.1~0.2毫克(0.1~0.2mg/kg/dose)，每次間隔6~8小時；單一最高劑量不超過10mg。
2.緩解糖尿病性胃輕癱的相關症狀：嚴重時，於1~2分內靜脈注射10mg，可能需治療10天以上。若只有早期症狀，可口服治療劑量為10mg一天4次，持續2~8週。
3.預防癌症化學療法引起的噁心與嘔吐：劑量超過10mg時，要以50ml注射液稀釋。在化學療法30分鐘開始輸注15分鐘以上，然後每2小注射2次，每3小時注射3次。劑量為1~2mg/kg。
4.預防手術後噁心與嘔吐：手術快完成時，肌注10~20mg。
5.輔助小腸內插管完成及輔助放射線檢查：單次緩慢靜脈注射1~2分鐘。a.成人：10mg。b.兒童：6~14歲2.5~5mg，<6歲0.1mg/kg。
6.增加乳汁分泌：每日30~45mg。
7.腎功能不全：肌酸酐廓清率<40ml/min時，劑量減半。

不良反應 1.手指陣顫，肌僵直，頸、顏面攣縮，眼球震顫，焦慮(如有上述情形應停藥，如情況嚴重者，可使用抗帕金森症藥物治療)。
2.胃緊張，腹痛、便秘。
3.乳漏，無月經症，男性女乳化。

醫療須知 **服用本藥若發生錐體外徑症狀(EPS)，如坐立不安、顫抖、非自主性動作，或遲發性運動障礙(tardive dyskinesia)宜調整劑量或換藥，這種不良反應好發於孩童，年輕人及老年人。**

56103 MOSAPRIDE CITRATE▲

孕-泄 肝 代 2h

℞ 5 MG/錠劑(T);

商　名
Gasotin® ＊（優生）$1.67/T(5MG-PIC/S), $2/T(5MG-PIC/S-箔)
Mograce® ＊（健喬信元）$1.67/T(5MG-PIC/S), $2/T(5MG-PIC/S-箔)
Mopride® ◎（東洋/東生華）$1.67/T(5MG-PIC/S), $2/T(5MG-PIC/S-箔)
Mosa® ＊（信東）$1.67/T(5MG-PIC/S), $2/T(5MG-PIC/S-箔)
Mosad® ＊（五洲）$2/T(5MG-PIC/S-箔), $1.67/T(5MG-PIC/S)
Mosape® ＊（中生）$2/T(5MG-PIC/S-箔), $1.67/T(5MG-PIC/S)
Mosapin® ＊（生達）$2/T(5MG-PIC/S-箔), $1.67/T(5MG-PIC/S)
Mosapulin® ＊（永信）$2/T(5MG-PIC/S-箔), $1.67/T(5MG-PIC/S)
Mosaran®（生達/盈盈）$1.67/T(5MG-PIC/S)
Mosde® ＊（歐帕/瑩碩）$1.67/T(5MG-PIC/S), $2/T(5MG-PIC/S-箔)
Mospew® ＊（華興）$1.67/T(5MG-PIC/S), $2/T(5MG-PIC/S-箔),
Mozapry® ＊（中化）$2/T(5MG-PIC/S-箔), $1.67/T(5MG-PIC/S)
Periscon® ＊（瑞士）$1.67/T(5MG-PIC/S), $2/T(5MG-PIC/S-箔),
Pusade® ＊（健喬信元/瑞安）$1.67/T(5MG-PIC/S)
Saua® ＊（井田）$1.67/T(5MG-PIC/S), $2/T(5MG-PIC/S-箔)
Supride® ＊（永勝/瑪科隆）$1.67/T(5MG-PIC/S)
Welstrong® ＊（健亞/東洋）
Weymosa® ＊（十全）$2/T(5MG-PIC/S-箔), $1.67/T(5MG-PIC/S)

藥理作用 1.本藥有促進胃排出作用和消化道蠕動促進作用。
2.本藥是選擇性的serotonin 5-HT4促進劑，會刺激存在消化道內的神經叢中的5-HT4受體，藉由增加acetylcholine的游離，因而顯示出促進消化道蠕動及胃排出作用等。

適 應 症 **[衛核]消化器官蠕動機能異常引起之不適症狀，包括心窩灼熱、噁心、嘔吐。**

用法用量 一般成人一日15mg分三次於飯前或飯後經口服用。

不良反應 1.其主要的副作用為下痢、軟便(1.8%)、口渴(0.5%)、倦怠感(0.3%)等。在臨床檢查值中，792個病例中有30個案例發現症狀異常狀況(占3.8%)。其主要的症狀為嗜酸球增多(1.1%)、三酸甘油脂上昇(1.0%)、GOT、GPT、ALP及γ-GTP值上昇(各占0.4%)等。
2.猛爆性肝炎，肝功能障礙與黃膽(發生率均小於0.1%)有時會發生致命性的猛爆性肝炎與嚴重的肝功能障礙，他們會伴隨著顯著的GOT、GPT、ALP及γ-GTP數值上昇，偶爾也可能發生黃膽現象。

醫療須知 1.本藥品與心臟節律藥物併用時應注意監測其心電圖，如有心律不整之情形發生時，應予減少使用劑量或停藥。
2.若服藥經過一定期間(通常為二星期)症狀仍然不見改善時，則請勿再繼續長期服用。

56104 TEDUGLUTIDE

Rx 5 MG/注射劑(I);

商　名 Revestive® ◎ (BOEHRINGER INGELHEIM/台灣武田)

藥理作用 1.Teduglutide是天然的人類類升糖素胜肽-2(GLP-2)類似物，由遠端小腸的L細胞分泌。目前已知GLP-2可增加腸道及門脈血流量，並抑制胃酸分泌。
2.Teduglutide會結合至腸道亞群細胞的類升糖素胜肽-2受體，例如腸內分泌細胞、表皮下纖維母細胞、分佈於黏膜下及腸肌叢的腸道神經元。活化這些受體可局部釋放多種調節因子，包括類胰島素生長因子(IGF)-1、一氧化氮、角質細胞生長因子(KGF)。
3.本藥改善小腸吸收的能力，進而促進腸道液體吸收，每日大約750至1000毫升，並且增加腸黏膜的絨毛高度及腺窩深度。

適 應 症 [衛核]一歲以上患有短腸症且依賴靜脈營養的成人及兒童病人，病人須處於腸道手術適應期後之穩定狀態。

用法用量 1.本藥的建議劑量是0.05毫克/公斤體重(mg/kg)，每日一次皮下注射給藥。
2.如果忘記用藥，該劑需在當天盡快施用，請勿在同一天施打2劑藥物。

不良反應 1.嚴重不良反應：加速腫瘤生長、腸阻塞、膽管及胰臟疾病、體液失衡及體液容積過量。
2.常見不良反應：腹痛、噁心、上呼吸道感染、腹脹、注射部位反應、嘔吐、體液容積過量、過敏、腸胃脹氣、食慾減低、流感、皮膚出血、咳嗽、睡眠障礙。

醫療須知 1.本藥有可能導致增生性變化，包括瘤樣病變(neoplasia)，如果出現胃腸道惡性腫瘤(胃腸道、肝膽、胰臟)或其他活動性非胃腸道惡性腫瘤，建議停用本藥。
2.成人在開始本藥治療之前6個月內，應進行完整的結腸鏡檢查並切除息肉。建議在使用本藥治療滿1年後，追蹤結腸鏡檢查(或替代影像檢查)。後續應至少每5年進行結腸鏡檢查，或視需要更頻繁進行。
3.應對使用本藥的病人進行臨床監測，確認病人是否出現小腸腫瘤，如果發現良性腫瘤應切除，如果發生小腸癌，需停用本藥。
4.如果病人發生腸道或造口阻塞，在接受臨床處置期間應暫時停用本藥。阻塞表徵緩解後，可視臨床需要重新開始本藥治療。
5.曾通報膽囊炎、膽管炎、膽結石。為監測新發生或惡化的既有膽囊/膽管疾病，開始本藥治療之前6個月內，應進行膽紅素和鹼性磷酸酶(ALP)實驗室評估，且在本藥治療期間至少每6個月評估一次，視臨床需要可更頻繁進行。
6.曾通報胰臟炎。為監測新發生或惡化的既有胰臟疾病，開始本藥治療之前6個月內，應進行脂酶(lipase)和澱粉酶(amylase)的實驗室評估，且在本藥治療期間至少每6個月評估一次，視臨床需要可更頻繁進行。
7.如果發生體液容積過量的情況，應調整全靜脈營養注射量，並再次評估本藥治療，尤其是心血管疾病病人。
8.建議病人在本藥治療期間不要哺乳。

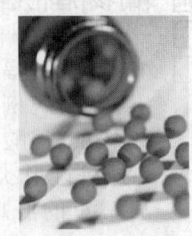

§ 56.2 消化酵素

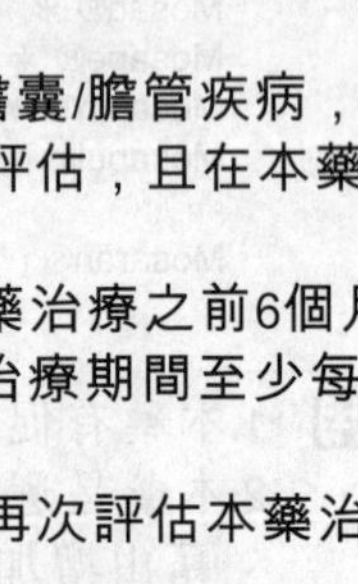

56201 AMYLASE (DIASTASE)

100 MG/錠劑(T);

商名
Diastase® (應元)
Diawel® (人生)
Takadiastase® (中化)

藥理作用 催化食物中的澱粉分解成糊精和麥芽糖，並能抑制胃腸內的異常發酵。
適應症 [衛核]幫助消化
用法用量 1天3次，每次0.3~0.5gm，可與其他健胃劑併服。

56202 BACILLUS COAGULANS

100 MG/錠劑(T); 300 MG/膠囊劑(C); 333.33 MG/散劑(Pow);

商名
Bettergi® (盈盈/生達)
Gimooth® (盈盈)
Probaci® (盈盈/生展)
Salvabact® (盈盈/生展)
Yami Probio® (盈盈)

適應症 [衛核]緩解輕度腹瀉、腹痛及便秘、整腸(調整排便)、軟便。
用法用量 1.一天3~4次，或需要時服用。
2.成人每次1粒，12歲以上適用成人劑量。
不良反應 偶有脹氣。
醫療須知 1.有下列情形者，請勿使用：
①曾因本藥成分引起過敏的人。
②對牛乳或乳製品耐受度低的人。
2.有發燒症狀時，使用不得超過48小時。

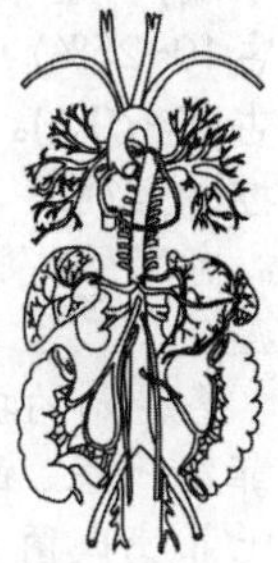

56203 BIODIASMINE

6 MG/錠劑(T);

商名
Biodiasgene® (中化/婦潔)

藥理作用 1.整腸作用及防止肝機能損害。
2.Aneurinase症的防止及促進維他命B群的合成作用。
適應症 [衛核]消化不良，腹部膨滿感。
用法用量 1.15歲以上：1次5錠，1日3次，飯後服用。
2.11歲以上，未滿15歲：1次4錠，1日3次，飯後服用。
3.8歲以上，未滿11歲：1次3錠，1日3次，飯後服用。
4.5歲以上，未滿8歲：1次2錠，1日3次，飯後服用。
不良反應 噁心、嘔吐、腹瀉。

56204 PANCREATIN

Rx

150 MG, 300 MG, 400 MG/膠囊劑(C);

商名
Creon 10000® (ABBOTT/亞培) $13.8/C(400MG-PIC/S), $8.6/C(300MG-PIC/S)

適應症 [衛核]消化不良。
用法用量 1.成人或12歲以上兒童：一天三次，每次一粒，請隨餐或點心，並與大量水一起吞服，請勿於無食物狀態下服用。
2.12歲以下兒童：請洽醫師診治，不宜自行使用。
不良反應 1.常見：噁心，嘔吐，便秘，腹部脹氣，腹瀉。
2.不常見：起疹。
3.未知頻率：嚴重或持續腹痛(纖維化大腸病變)，搔癢，蕁麻疹，過敏反應。

醫療須知 1.藥品應整粒吞服，不應剝半或嚼碎。吞服膠囊若有困難時(例如小孩或老人)，可小心打開膠囊，將其中的腸溶微粒與酸性軟質食物混合，例如蘋果泥或優格，或加入酸性的果汁中，例如蘋果汁、柳橙汁或鳳梨汁，不可將此混合物儲存、磨碎或咀嚼。
2.請注意不要將本藥之腸溶微粒與非酸性的食物或飲料混合，因為會破壞腸溶保護膜，這會降低療效及刺激口腔粘膜。
3.服用本藥後，若有發生以下副作用：腹痛、胃痛、下痢、便祕、噁心、嘔吐、腹部脹氣、腹瀉、皮膚過敏、癢疹、搔癢，請立即停止使用，並持此說明書諮詢醫師藥師藥劑生。
4.服用本藥後，若有任何不適情況產生或連續服用本藥數日後，症狀沒有改善，請立即停止使用，並接受醫師診治。

§ 56.3 益生菌消化劑

人體腸道的細菌數量達百兆以上，種類千百種，重量1~2公斤。而70%的免疫細胞在腸道(尤其迴腸末端)，是人體最大的免疫器官，腸道菌群可視為一種器官。腸道菌對人而言，有好(益菌、共生菌，占10~25%)，有壞(害菌、致病菌，占20~25%)，可變好變壞的中性菌(伺機菌、騎牆菌、條件致病菌，占50~70%)。腸道之共生菌與人體宿主基因體共生互利，形成人體超級生物體，經由菌-腸-腦軸的調控神經傳導、內分泌、消化、代謝、免疫作用，影響遍及全身，主宰日常生活情緒、食慾、健康狀態。有腸腦、腹腦、第二大腦之稱。好菌的發酵作用，有益健康。壞菌的腐敗作用，使人生病老化、致癌。

整腸劑的功能就是補充有益的細菌，以平衡腸道內的細菌、恢復腸道功能。其中具有代表性的有比菲德氏菌、酪酸菌及乳酸菌。

①比菲德氏菌
比菲德氏菌和乳酸菌能讓腸道呈現酸性，平衡腸道內的細菌，發揮整腸功能。
②酪酸菌
酪酸菌能抑制膿菌等病菌的增殖，使腸道恢復為正常狀態，改善腹瀉情況。
③乳酸菌
乳酸菌能使腸道呈現酸性，抑制會轉換成病原的大腸菌，調整腸道功能。特別的是，乳酸菌能拿來治療抗生素所引起的副作用，所以經常和酪酸菌一起使用。

衛福部公告自107年7月1日起禁用糞腸球菌(Enterococcus faecalis)及屎腸球菌(Enterococcus faecium)做為食品原料(包括益生菌或消化劑)。

FDA發佈藥物安全資訊，免疫不全者服用含活菌或酵母菌成分之營養補充劑後可能有感染(如：白黴菌)風險。

FDA提醒醫療人員，如早產兒等免疫力不全者，服用含活菌或酵母菌之營養補充劑，可能發生腸胃道白黴菌感染之風險。

優良益生菌具備的條件：

1.以能改善胃腸功能為第一要件。
2.以從人體腸道或哺乳動物的腸道分離篩選出來的，更能適應人體腸道的生存環境。
3.以能適應環境四週的氣溫，不易受外界溫度影響為要緊。
4.以能長駐大小腸道，發揮腸道清道夫的功能為條件。

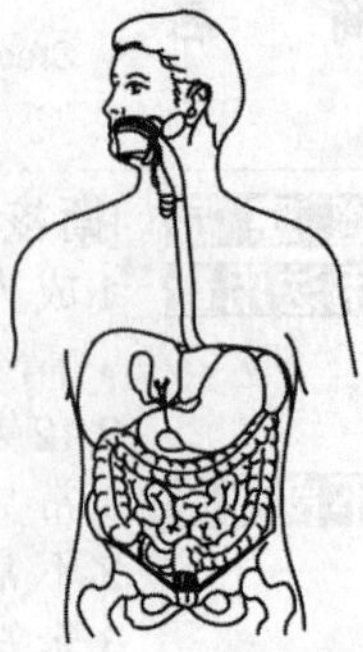

益生菌對人體的益處：

1.抑制腸內腐敗菌、病原菌及抗生素引起腹瀉(antibiotic associated diarrhea)。
2.防治放射線治療引起之腹瀉及腸道併發症。
3.防治嬰幼兒的腹瀉。
4.分解腸內毒素及致癌物質，預防各種慢性病及腸、胃相關癌症。
5.促進蛋白質及礦物質的吸收與利用。
6.增進人體免疫功能，提升對疾病的抵抗力。

7.改善乳糖不耐症，幫助乳糖消化。
8.防治尿道感染與陰道炎。
9.降低齲齒，減少異位性濕疹(atopic eczema)的發生。
10.改善身體的過敏原反應。

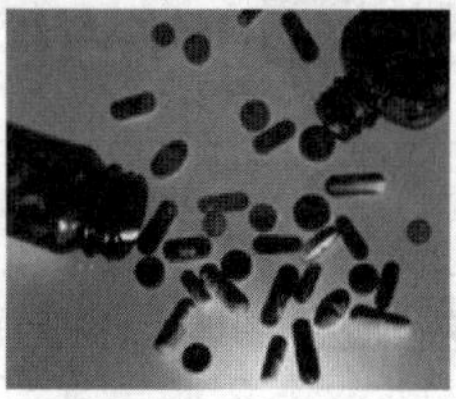

56301 BIFIDOBACTERIUM

10 MG/GM/顆粒劑(Gr)； 10 MG，20 MG/散劑(Pow)；

商　名
Bifider® (仁興/丹華)
Biovis® (信東)
LAC-B® (KOWA/宜泰)
LAC-B® (久裕/天澤)

藥理作用 1.必惠腸粉末(bifider powder)為稍有甘味之白色粉末，每g必惠腸粉末中含有lactobacillus bifidus V型菌之乾躁生菌 $1.6x10^7$-$2.4x10^7$個。
2.Lactobacillus bifidus V型菌是乳酸菌之一種，為革蘭氏陽性略帶彎曲形態之嫌氣性菌。

適應症 **[衛核]緩解輕度腹瀉、腹痛及便秘、整腸(調整排便)、軟便。**

用法用量 每日劑量，乳幼兒為1~1.5g，小兒為1.5~3g，成人為3~6g，分3次口服，可依狀而增加其每次劑量及服用次數。

56302 CLOSTRIDIUM BUTYRICUM MIYAIRI

30 MG/錠劑(T)； 40 MG/散劑(Pow)；

商　名
Miyarisan A® (MIYARISAN/裕心)
Miyarisan BM® (MIYARISAN/裕心)

藥理作用 1.本藥含Clostridium butyricum MIYAIRI宮入菌又稱CBM588，為日本妙利散製藥株式會社唯一使用之菌株，可預防及治療腸道內菌叢紊亂所引起之消化道疾病，改善急慢性腸炎，腸內異常發酵。
(1)因會促進腸壁細胞分泌黏液與黏蛋白，抑制細菌附著於腸內上皮細胞(2)分泌短鏈脂肪酸一酪酸，提供能源，促進腸壁上皮細胞之正常代謝增生，加強免疫屏障，塑造腸道內生態環境(3)產生殺菌性之菌素(4)與有害菌競爭養份之吸收，抑制其繁殖。
2.本藥耐酸，可直接通過腸胃道不受胃酸破壞。
3.本藥耐高温，可直接加入温牛奶中沖泡。
4.宮入菌為活菌具芽孢，不受抗生素影響，可合併抗生素使用。
5.抑制腸道內病原菌增殖，促進雙岐桿菌、乳酸菌繁殖及成長。

適應症 **[衛核]緩解輕度腹瀉、腹痛及便秘、整腸(調整排便)、軟便**
[非衛核]1.抗生素引起之腹瀉 2.化療、放療後引起之腸胃不適、腹瀉3.大腸激躁症4.腹脹 5.Clostridium difficle感染6.消化道洗滌助劑7.旅行性腹瀉8.過敏性疾病(濕疹、異位性皮膚炎、過敏、氣喘)9.提升免疫力、預防呼吸道感染、泌尿道感染10.院內感染之預防11.治療幽門桿菌感染時和「三合一療法」並用12.發炎性腸疾，如潰瘍性大腸炎13.病毒感染引起之腹瀉。

用法用量 1.1天3~4次，兒童1 次0.3~0.5gm或更多，成人1次1gm，用於急性症者1次約2gm，平日補充1天1gm。
2.MIYARISAN A：係宮入菌錠劑，成人1天3次以上，每次2~4片。

不良反應 本藥含整腸活菌成分，偶有脹氣現象。

醫療須知 **1. 勿超過建議劑量，若有不適情況產生，應立即停藥就醫。**
2. 與aminophylline、isoniazid混合時，可使本藥變色，所以建議避免與這些物質混合使用。

56 消化劑、益生菌和利膽劑

56303 LACTOBACILLUS CASEI VARIETY RHAMNOSUS

孕A 乳+ 食±

SMC

250 MG/膠囊劑(C); 100000000 BACT /散劑(Pow);

商名 Antibiophilus® ◎ (BIOSE/一成)

藥理作用 1. 本藥耐胃酸、膽鹼及抗生素。
2.唯一含有prebiotic(前生素)、probiotic(益生素)、U-biotic(優生素)乳酸菌製劑。
3.真空包裝，三年後每公克仍含有8億~80億以上活菌。
4.LCR35菌株活菌製劑具腸內定殖力，腸道中可存活7~15天以上。

適應症 [衛核]緩解輕度腹瀉、腹痛、及便秘、整腸(調整排便)、軟便。
[非衛核]1.過敏性疾病(濕疹、過敏、異位性皮膚炎及氣喘)。2.大腸激躁症。3.化、放療後之胃腸不適、腹瀉。4.院內感染之預防。5.提升免疫力、預防感冒。6. 脹氣。7.增加腸道抵抗力，降低腸道癌病變機率。8.婦女陰道尿道反覆性發炎。9.早產兒壞死性腸炎。

用法用量 1.保養期：六歲以下每日1~2顆(1/2~1包sachet)，六歲以上及與成人相同每日2~4顆(1~2包)。
2.治療期：為保養期之2倍，急性者可一次4顆(2包)。
3.用法：餐與餐之間服用或睡覺前服用，可與湯汁或牛奶併服，切忌55度以上熱水。

56304 LACTOMIN

200 MG/錠劑(T); 100000000 c.f.u/散劑(Pow);

商名 Lactomin® (福元/洸洋) Yuan® (新喜國際)

藥理作用 本藥含有活性乳酸菌(strepococcus faecalis)，具整腸的作用。

適應症 [衛核]暫時緩解輕度腹痛。

用法用量 1天3次，每次0.5~1.0gm，視病情而定。

56305 SACCHAROMYCES BOULARDII CNCM I-745

250 MG/膠囊劑(C); 250 MG/散劑(Pow);

商名 Bioflor® ◎ (BIOCODEX/和聯)

藥理作用 非致病性活酵母-布拉氏酵母CNCM I-745有利整腸。

適應症 [衛核]緩解輕度急性腹瀉

用法用量 1.成人：每次1~2粒(1~2小包)；1天2次。
2.兒童(3歲以上)：每次1粒(1小包)；1天2次。
3.使用天數：小於1週。

不良反應 極罕見(＜1/10,000)：中央靜脈導管病人和住院、免疫功能低下病人的真菌血症、過敏性休克、呼吸困難、口渴、便祕、上腹痛、脹氣 瘙癢、皮疹、血管性水腫。

醫療須知 1.有下列情形者，請勿使用：a.已知對本產品任一成分過敏的病人。
b.對酵母菌特別是對釀酒酵母過敏的病人。c.重症病人或免疫功能低下病人。
d.使用中央靜脈導管的病人。e.遺傳性果糖不耐受症(HFI)病人。
f.半乳糖不耐受，總乳糖酶缺乏症、葡萄糖半乳糖吸收不良症病人。
2.有下列情形者，使用前請洽醫師診治：a.成人及3歲以上兒童，若連續2天以上腹瀉或併有血便/發燒的病人。b.未滿3歲的兒童的腹瀉。
3.有下列情形者，使用前請先諮詢醫師藥師藥劑生：
a.懷孕哺乳的婦人。b.與其他藥物併用。c.對牛奶或乳製品耐受度低的人。
4.勿與熱(高於50°C)、冰冷及含酒精之飲料食品混合食用。
5.勿同時進行口服或全身性抗真菌治療。因布拉氏酵母菌CNCM I-745是一種真菌活菌。

6.腹瀉最重要的治療是水分與電解質的補充，本藥只能作為輔助性治療。
7.極罕見的真菌血症和敗血症發生在使用中心靜脈導管病人、危重病人或免疫功能低下的病人，主要症狀是發燒。在大多數情況下，停止本藥治療後，進行抗真菌治療並在必要時拔除導管後可以獲得緩解。但對重症病人仍有致命危險。
8.在有使用中央靜脈導管及周邊靜脈導管病人的環境中使用本藥時要小心避免任何經手和/或通過空氣傳播的汙染，醫療照顧者在處理給藥時應遠離上述環境並建議配戴手套以打開散劑或膠囊，然後立即丟棄手套並徹底洗手。

56306 Linexbio "山德士"立舒益生菌膠囊 ®（LEK/山德士）

每 Cap 含有：BIFIDOBACTERIUM 3.06 MG；LACTOBACILLUS ACIDOPHILUS 25.74 MG

藥理作用 本藥含有lactobacillus acidophilus(A菌)及bifidobacterium bifidum(B菌)，屬於益生菌，可以在腸道中與原來的菌叢競爭性生長，以緩解消化不良或腹瀉。

適應症 [衛核] 緩解輕度腹瀉、腹痛及便秘、整腸（調整排便）、軟便。

用法用量 本膠囊可以打開服用或管餵，對於較小的幼兒可以將膠囊內容物倒在含有甜味矯味的冷水或冷的液體中服用。
1. 成人及12歲以上兒童建議一天3~4次，飯前每次1顆。
2. 6歲以上未滿12歲，為成人劑量之1/2。
3. 3歲以上未6歲，為成人劑量1/4。
4. 3歲以下之嬰幼兒，由醫師診治後開方。
5.根據文獻用於新生兒壞死性腸炎(NEC)建議一天2次每次半顆。

醫療須知 本藥不建議長期服用，服用一段時間若症狀未獲緩解，請停藥並就醫。另外，對於需要飲食控制或糖尿病的人，需注意本藥含有蔗糖。

類似產品 Infloran 益腹寧膠囊 ®（LAB. FARMACEUTICO/瑪里士）

56307 Chanest "友聯"腸益特膠囊 ®（永勝/英普）

每 Cap 含有：BIFIDOBACTERIUM INFANTIS 100.0 MG；LACTOBACILLUS ACIDOPHILUS 100.0 MG

適應症 [衛核] 緩解輕度腹瀉、腹痛及便秘、整腸(調整排便)、軟便。

56308 Juice HA® 益倍佳®膠囊

（台灣大學食品科學研究所技術合作）
（金鈜生技集團：金鈜生技、捷勝生技、健康4.0）

成分 專利乳酸菌粉、專利益生菌發酵萃取物、專利鳳梨酵素、流行鏈球菌發酵物(含玻尿酸)、二氧化矽。

藥理作用 1.與台灣大學食品科學研究所蔡博士團隊合作研發，獨家配方設計可幫助維持消化道機能、改變菌叢生態、加強人體防禦機制等，品質保證，使用安心，且素食者亦可食用。
2.優選益生菌：
a.金鈜嚴選七種高活性專利優質菌種：胚芽乳酸桿菌Lactobacillus plantarum、乳酸乳酸球菌Lactococcus lactis、比菲德氏菌 Bifidobacterium Bifidum等具有加乘協同效果。
b.複合益生菌菌種經實驗結果證實可提高體內好菌數(乳酸桿菌與比菲德氏菌)，迅速降低體內壞菌數(大腸桿菌、沙門氏桿菌、產氣莢膜桿菌等)，有效改善腸胃道菌叢失衡，營造優質消化道環境。
c.消除脹氣、輕鬆排除體內宿便，使排便順暢。
d.幫助調整免疫系統、強效提升身體保護力。
3.特選後生元(益生菌發酵萃取物)：
a.後生元為乳酸菌在發酵過程中代謝產生的活性有益物質，主要是由酵素、短鏈脂肪酸，維他命、胺基酸、胜肽、多醣體及有機酸所構成。
b.益倍佳所含之專利後生元為Lactobacillus rhamnosus、Lactobacillus plantarum及Lactobacillus acidophilus三種益生菌共同發酵代謝之產物。
c.分子量小、作用迅速、可快速被腸道吸收；其所含的多醣體可減少自由基造成的損傷，並幫助調節免疫力、調控血糖及降低膽固醇等。
4.專利鳳梨酵素：
a.鳳梨酵素由鳳梨的果實及莖部之部位進行濃縮萃取。
b.可消除水腫、改善消化不良、維持順暢輕盈。
c.有效降低腸道壞菌附著，減少因腸內病原菌所引發之腹瀉。
5.優質玻尿酸：本藥的天然小分子玻尿酸，鎖水性極強，其獨特的『傳導基質』特性可幫助其他成分加強吸收效果。
6.使用以天然植物性原料HPMC及純水製造而成之素食膠囊：HPMC「羥丙基甲基纖維素」(Hypromellose)，是由松木或杉木的纖維素提煉而來，在日本及歐美為藥品、食品及化妝品配方中廣為使用的原料。素食植物性膠囊保留了傳統動物性(明膠)膠囊的優點，使用天然原料且不含防腐劑，是適合人體吸收的天然劑型。

適應症 [非衛核] 1.幫助消化。2.調整體質。3.排便順暢。4.健康維持。

用法用量 每次2顆，日常保健每日2次；加強保健每日3次。服用後請多喝開水幫助吸收。

醫療須知 1.本產品所採用之膠囊為植物性膠囊，可避免塑化劑之疑慮，品質安全穩定。
2.開封後請置於陰涼乾燥處，避免陽光直射。

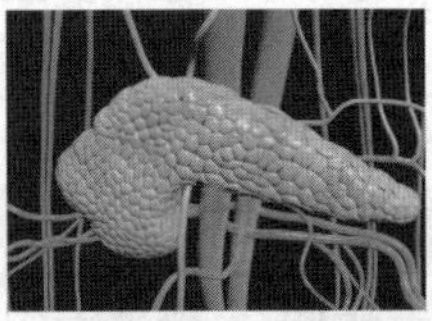

§ 56.4 利膽劑

56401 ANETHOLE TRITHIONE

℞ 12.5 MG, 25 MG/錠劑(T)； 12.5 MG, 25 MG/膠囊劑(C)；

商名

Anecol S.C.® (長安) $1.5/T(12.5MG-PIC/S)
Anethion S.C.® (強生) $1.5/T(25MG-PIC/S)
Anethol Trithione S.C® (衛肯/天良)
Anethol Trithione S.C.® (信隆) $1.5/T(25MG-PIC/S)
Anethol® (明大) $1.5/C(25MG-PIC/S)
Anethole® (利達)
Ecan® (長安/世達) $1.5/C(25MG-PIC/S)
Enitol® (皇佳/意欣)
Felviten S.C.® (正和)
Funintan S.C.® (人生)
Gencan S.C.® (永吉)
Kanetol® (中美兄弟)
Letanlon S.C.® (衛肯) $1.5/T(25MG-PIC/S)
Liveron S.C.® (永勝)
Petti® (福元)
Stannel S.C.® (中美兄弟)
Sulviten S.C.® (生達)
Teithcan S.C.® (井田) $2/T(12.5MG-PIC/S-箔), $1.5/T(12.5MG-PIC/S)
Tekilon® (培力) $1.5/C(25MG-PIC/S)
Thiocon S.C.® (正和/新喜國際)
Urican S.C.® (應元/豐田)

藥理作用 (1)促進肝膽增加正常的膽汁分泌，可迅速地解除肝膽疼痛之症狀。同時又能清除膽結石固體粒子。
(2)賦活肝細胞，降低膽固醇，解毒，抗過敏。
(3)加速尿素之形成而增加排尿作用。

適應症 [衛核]膽囊炎、膽石症、膽囊運動失調、肝炎(黃疸、肝硬化)等之利膽作用、膽道、膽囊造影效果之加強

用法用量 口服–1天3次，每次1~2丸，於飯前5分鐘服用。慢性肝膽炎患者需連服20天。注射–嚴重病況，每隔天打1針，需深部肌注。無法注射者日服用4~6丸，連用12天。

不良反應 1.噁心、腹瀉、腹部不適，過敏反應(須停藥)，心悸，顏面潮紅。
2.使用本藥期間，宜多注意甲狀腺機能。

56402 CHENODEOXYCHOLIC ACID(CDC)

℞ 250 MG/膠囊劑(C)；

商名

Aylehning® (中美兄弟)

藥理作用 本藥為天然膽汁膽酸，能使膽汁內的膽固醇降低，同時又能增加其溶解度，作用機轉未明。

適應症 [衛核]膽固醇性膽結石

用法用量 成人常用量最初為250mg每日1次。治療期間視結石之多寡及大小而異，由6~30個月。停藥後膽石有復發趨向。

不良反應 腹瀉，暫時性SGOT，SGPT增加。

56403 CHOLIC ACID

℞ 50 MG, 250 MG/膠囊劑(C)；

商名

Cholbam® ◎ (友霖/吉帝) $1448/C(50MG-PIC/S)

藥理作用 1.膽酸(cholic acid)由膽固醇在肝臟中合成，屬於主要膽汁酸(primary bile acid)之一，膽汁酸合成障礙，是由於生物合成路徑單一酵素缺乏(SEDs)以及過氧化體代謝障礙(PDs)所致，包括Zellweger spectrum disorders，主要膽汁酸的缺乏導致膽汁酸中間物質不受管控的累積及膽汁淤積。膽汁酸藉由形成混合微胞(micelles)以促進脂肪的消化和吸收，並促進脂溶性維生素在腸道的吸收。
2.內生性膽汁酸(bile acid)包括膽酸(cholic acid)，可以增加膽汁流量並提供膽汁酸合成的生理回饋抑制作用。膽酸(cholic acid)的作用機轉尚未完全建立；然而，已知的是膽酸及其共軛物是farnesoid X受體(FXR)(一種核受體)的內生性配位基，FXR可調節酶及轉運體，參與膽汁酸的合成，並在正常生理狀況下，於腸肝循環維持膽汁酸的恆定。

適應症 **[衛核]治療由於單一酵素缺乏所造成之先天性膽酸 (cholic acid) 合成障礙。輔助治療過氧化體代謝異常(包括Zellweger spectrum disorders)病人呈現之肝病表現、脂肪瀉或脂溶性維生素吸收降低所引起的併發症。**
說明：Cholbam對由於單一酵素缺乏或過氧化體代謝異常(包括Zellweger spectrum disorders)引起的膽酸合成障礙之肝外表徵的安全性和有效性尚未建立。

用法用量 1.對於兒科及成人病人，建議劑量為10~15毫克/公斤，每日一次或分成二次給藥。每日總量不應超過1000毫克。
2.第1~3個月每個月監測血清aspartate aminotransferase(AST)，血清alanine aminotransferase(ALT)，血清gamma glutamyltransferase(GGT)，鹼性磷酸酶，膽紅素和INR，接下來的9個月每3個月監測一次，隨後的三年每6個月監測一次，之後每年監測一次。
3.開始治療3個月內，如果肝功能沒有改善或發展成完全膽道阻塞，停止本藥治療。

不良反應 常見的不良反應：腹瀉、逆流性食道炎、全身乏力、黃疸、皮膚病變、噁心、腹痛、腸息肉、尿道感染、周邊神經病變。

醫療須知 **1.在治療期間出現血清轉氨酶(transaminases)惡化，膽紅素(bilirubin)值升高，或治療後肝切片膽汁淤積惡化。**
2.血清GGT和ALT同時升高可能顯示本藥用藥過量。
3.治療期間應持續監測肝功能，病人如有肝功能惡化，則應停止本藥治療。

56 消化劑、益生菌和利膽劑

56404 CYCLOBUTYROL

Rx 110 MG/錠劑(T); 100 MG/膠囊劑(C);

商名
Li-Protan® (井田/天下)
Litanin® (約克)
Yang Li Neng® (衛肯/天良)

藥理作用 (1)促進膽汁分泌，其作用持續時間和總膽汁排出量為dehydrocholic acid的3倍。(2)提高肝異物排出。(3)改善肝臟血液循環。

適應症 **[衛核]促進膽汁分泌**
[非衛核]1.膽石症、膽囊炎、膽囊周圍炎、膽管炎、膽汁減少症等的膽道、膽囊疾患 2.肝疾患(參見第61章)。

用法用量 口服−1天6~9錠，分3次服用；注射−1天1針，IV。

不良反應 腹瀉，噁心、過敏反應。

醫療須知 **1.急性肝炎及結石等所致的高度膽道閉塞者禁用。**
2.注射劑呈鹼性(pH8.0~9.5)，故不宜與pH較低之注射液混注。

56405 FLOPROPIONE (PHLOROPROPIOPHENONE)

Rx 40 MG, 80 MG/膠囊劑(C);

商名
Cospanon® ◎ (保瑞/衛采) $1.5/C(40MG-PIC/S), $2/C(40MG-PIC/S-箔)
Fubian® (正和)
Hopropione® (中美兄弟)
Phloropropiophenone® (長安/世達) $1.48/C(80MG)

藥理作用 (1)促進膽汁排泄，(2)鬆弛Oddi氏括約肌，(3)解痙及抗神經激胺(antiserotonin)的作用。

適應症 [衛核]緩解膽道疾病(膽石症、膽囊炎、膽管炎、膽割除後遺症等)所引起的痙攣性症狀、緩解胰臟炎所引起的痙攣性症狀

用法用量 通常成人一次口服1~2粒，1日3次，飯後服用。

不良反應 食慾不振，胃部不適，下痢，眩暈，耳鳴，心悸。

56406 HYMECROMONE

℞ 200 MG/膠囊劑(C)；

商名
Adesin C® (TSURUHARA/光亨)
Limecro® (歐帕/瑩碩) $2.62/C(200MG-PIC/S)
Kantec® (元宙) $2.62/C(200MG-PIC/S)

藥理作用 (1)促進膽汁排出，(2)鬆弛歐弟氏(Oddi)括約肌。

適應症 [衛核]下列諸症之利膽及鎮痙作用膽石、膽囊炎、膽道阻礙、膽囊切除後症候群。

用法用量 口服−1天3次，每次400mg。

不良反應 厭食，噁心，嘔吐，腹脹，腹瀉，腹痛，皮疹，怠倦，頭暈，發熱，搔癢。

§ 56.5 益生菌/消化劑與利膽劑複方產品

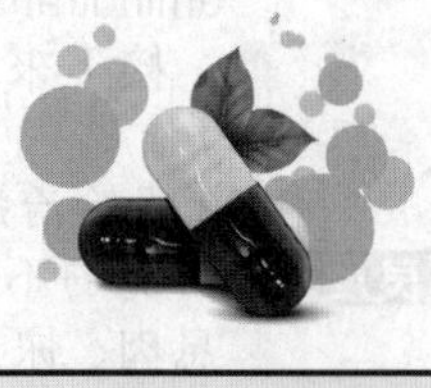

56501 Bao Shen Dan Silver 銀粒保身丹顆粒®（明通）

每 100 Gr 含有：CAFFEINE 80.0 MG；CINNAMON POWDER (CINNAMON CORTEX POWDER) 300.0 MG；CLOVE POWDER 100.0 MG；GAMBIR POWDER 300.0 MG；GLYCYRRHIZA POWDER 600.0 MG；MENTHOL 20.0 MG

適應症 [衛核] 消化不良、頭痛、眩暈、健胃提神、腹痛

用法用量 參照仿單

56502 Bausendan "明通"保身散®（明通）

每 3.3gm 含有：CINNAMON POWDER (CINNAMON CORTEX POWDER) 500.0 MG；CITRUS 200.0 MG；CLOVE POWDER 280.0 MG；GINGER POWDER 100.0 MG；GLYCYRRHIZA POWDER 700.0 MG；MENTHOL 20.0 MG；SODIUM CARBONATE 300.0 MG；SODIUM CARBONATE HEAVY 1200.0 MG

適應症 [衛核] 胃痛、消化不良、飽脹、胃酸過多

56503 Baushendan "明通" 保身單散®（明通）

每 gm 含有：CLOVE POWDER 29.0 MG；GLYCYRRHIZA POWDER 86.0 MG；MAGNESIUM CARBONATE 58.0 MG；RHEUM 14.0 MG；SODIUM BICARBONATE (EQ TO SODIUM HYDROGEN CARBONATE) 809.0 MG

適應症 [衛核] 消化不良、胃酸過多、食慾不振、積食吐瀉、腹痛胃弱、健胃固腸。

用法用量 成人每次服2匙，15至7歲1/2量，7至4歲1/4量，4至2歲1/8量，未滿2歲1/16量，每日服3次，以開水吞服。

類似產品
Stomachin "張國周" 強胃散®（張國周）

56504 Biodase 滋化散®（華興）

每 gm 含有：DIASTASE BIO- 60.0 MG；LIPASE 10.0 MG；NEWLASE 20.0 MG

適應症 [衛核] 幫助消化

用法用量 參照仿單

類似產品
Biodase "華興"滋化錠®（華興）$0.57/T
Biopase 妙利化錠®（壽元/國信）
Biotase "永信" 妙化錠®（永信）$0.57/T
Bioze "明大" 助化錠®（明大）
Lichanyu "豐田" 利腸兒錠®（應元/豐田）$0.48/T
Newtase 胃化錠®（井田）$0.57/T
Polyase 複酶錠®（大豐/北進）
Tri-Zyme "成大"三化錠®（成大）$0.57/T
Tridigests "大豐"助消化錠®（大豐）$0.57/T

56505　Biogen "皇佳"保爾健錠®　（皇佳）

■每 Tab 含有：BIODIASMINE 25.0 MG；BIODIASTASE 110.0 MG；CELLULASE 5.0 MG；RIBOFLAVIN (VIT B2) 0.1 MG；THIAMINE MONONITRATE 1.0 MG

適應症　[衛核] 幫助消化。
用法用量　成人每次2至3錠，每日3次，於餐間或飯後服用均可。小孩劑量酌減。

56506　Canhonlin "應元"肝恆寧注射液(安奈妥)®　（應元）

Rx　✎每 ml 含有：ANETHOLE TRITHIONE 20.0 MG；LIDOCAINE 10.0 MG

適應症　[衛核] 下記諸疾患之利膽(膽囊症、慢性肝炎及肝硬變)膽囊、膽道造影效果之增強
用法用量　1.內:1天3次，1次12.5~25mg，於飯前15分鐘服用，慢性肝膽炎患者需連服20天。
2.注:嚴重病況，每隔天打1Amp，無注射日服用本藥50~75mg，連用12天，需深部肌注。

56507　Chambala Child 小兒千百力顆粒®　（三洋）

■每 gm 含有：ASCORBIC ACID (VIT C) 10.0 MG；CYANOCOBALAMIN (VIT B12) 1.0 MCG；DIGESTIVE ENZYME 7.0 MG；ERGOCALCIFEROL (VIT D2CALCIFEROL) 200.0 IU；LACTOBACTERIACEAE POWDER CULTURE 5.0 MG；PYRIDOXINE HCL 0.5 MG；RIBOFLAVIN (VIT B2) 1.0 MG；THIAMINE MONONITRATE 2.0 MG；VITAMIN A 2000.0 IU

適應症　[衛核] 幫助消化、暫時緩解輕度腹痛。
用法用量　(分包)成人1次1包(1.3g)、14~8歲½包、1日服用3次。(散裝)成人1次1匙(約1.3g)、14~8歲成人的½、1日服用3次。

56508　Cheng Kong Pill 建功丸®　（明通）

■每 Pill 含有：GLYCYRRHIZA (LIQUORICE) 30.0 MG；PHELLODENDRON 30.0 MG

適應症　[衛核] 消化不良、健胃整腸、腹痛腹瀉

56509　Choligen S.C. "歐業"固利肝糖衣錠®　（皇佳/歐業）

Rx　■每 S.C.Tab 含有：ANETHOLE TRITHIONE 5.0 MG；CHOLINE BITARTRATE 300.0 MG

適應症　[衛核] 膽囊炎、膽石症、膽囊運動失調、肝炎、肝硬變之利膽作用
用法用量　參照仿單
類似產品　　Euliver "華興"華肝膜衣錠®　（華興）$1.5/T, $2/T　　Liver Choline "永勝"使化得寧糖衣錠®　（永勝）
　　　　　　Sudolem S.C. "生達" 使得朗糖衣錠®　（生達）　$1.5/T, $2/T

56510　Dasym-Pascoe 勁優利活性乳酸菌粉®　（PASCOE/康百佳）

成　分　每1g含有：lactobacillus acidophilus＋bifidobacterium bifidum 1×10⁷
適應症　[非衛核] 可調整體質，幫助維持消化道機能，使排便順暢；可促進食慾，幫助消化及改變菌叢生態，健康維持。
用法用量　每日一包，於餐中或餐後一小時內服用。
醫療須知　請洽醫師藥師藥劑生有關食用本食品的專業意見。

56511　Dialicon "十全"加利康錠®　（十全）$1.5/T, $2/T

Rx　■每 Tab 含有：DIASTASE 60.0 MG；LYPASE 10.0 MG；NIACINAMIDE (NICOTINAMIDE) 10.0 MG；PANCREATIN (DIASTASE VERA) 30.0 MG；PANTOTHENATE CALCIUM 1.0 MG；PYRIDOXINE HCL 1.0 MG；RIBOFLAVIN (VIT B2) 3.0 MG；THIAMINE HYDROCHLORIDE 5.0 MG

適應症　[衛核] 食慾不振、消化不良、以及預防維他命 B 缺乏症
用法用量　1.成人每次服用2~3粒，1日服用3~4次。
2.兒童每次服用1~2粒，1日服用3~4次。

56512　Digestin 消化寶末®　（衛肯）

■每 gm 含有：DIASTASE ASPERGILLUS ORYZAE(DIASTASE TAKA) 60.0 MG；LACTOMIN 200.0 MG；LIPASE 250.0 MG；PANCREATIN (DIASTASE VERA) 125.0 MG；THIAMINE (VITAMIN B1) 2.5 MG；YEAST (TORULA YEAST) 362.5 MG

適應症　[衛核] 幫助消化。
用法用量　一天3次，每次1包。
類似產品　　Digestin 消化寶片®　（衛肯）$0.45/T

56513 Dikinex Repe S.C. "舜興" 利康諾糖衣錠 ® (明德/舜興)

Rx

每 Tab 含有：METOCLOPRAMIDE HCL 5.0 MG；PANCREATIN (DIASTASE VERA) 212.5 MG

適應症 [衛核] 消化器機能異常(噁心、嘔吐、腹部膨滿感)。

類似產品
- Dimotil Repe "明德" 立消樂錠 ® (明德) $1.93/T, $2/T
- Panzyme "生達" 暢腹立膜衣錠 212.5/5 毫克 ® (生達) $1.93/T, $2/T
- Paspertase 拜胃爾 膜衣錠 ® (約克) $1.93/T, $2/T
- Talex S.C. "元宙" 腹消樂糖衣錠 ® (元宙) $1.93/T, $2/T

56514 Groskyu 日方藥研酵素胃腸藥錠 ® (DAISHO/德佑)

每 T 含有：CALCIUM CARBONATE PRECIPITATE (EQ TO PRECIPITATED CALCIUM CARBONATE) 20.0 MG；CINNAMON BARK POWDER (EQ TO POWDERED CINNAMON BARK) 8.0 MG；CLOVE POWDER 4.0 MG；COPTIS RHIZOMA POWDER 3.33 MG；DIASTASE 4.0 MG；GENTIAN EXT 0.27 MG；GLYCYRRHIZA EXTRACT 3.75 MG；LIPASE 6.0 MG；MAGNESIUM ALUMINOMETASILICATE 16.67 MG；POWDERED FENNEL 8.0 MG；SODIUM BICARBONATE (EQ TO SODIUM HYDROGEN CARBONATE) 60.0 MG；URSODEOXYCHOLIC ACID 2.67 MG

適應症 [衛核] 緩解胃部不適、胃酸過多、健胃、幫助消化。

56515 Lebenin 若元整腸粉 ® (吉地喜/大法)

Rx

每 gm 含有：BIFIDOBACTERIUM 18.0 MG；LACTOBACILLI ACIDOPHILUS 18.0 MG；STREPTOCOCCUS FAECALIS 18.0 MG

藥理作用 腸內異常發酵、急慢性腸炎、下痢、消化不良、鼓腸、綠便。

適應症 [衛核] 腸內異常醱酵、急慢性腸炎、下痢、消化不良、鼓腸、綠便

用法用量 通常1次0.3至1.0g，1日3次飯後服用，依年齡症狀適宜增減使用本藥，須依醫師處方使用。

56516 Lichanyu "應元" 利腸兒膠囊 ® (應元)

每 Cap 含有：BIODIASTASE 1000 30.0 MG；LIPASE AP6 5.0 MG；NEWLASE 10.0 MG

適應症 [衛核] 消化不良引起之胃腸疾患，消化機能障礙，消化促進。

用法用量 一天3~4次，每次1粒。

類似產品
- Newzyme "生達"速化錠 ® (生達) $0.57/T

56 消化劑、益生菌和利膽劑

56517 Marcelson 美兒散顆粒 ® (中美兄弟)

每 gm 含有：ASCORBIC ACID (VIT C) 3.0 MG；CLOSTRIDIUM BUTYRICUM MIYAIRI 30.0 MG；CYANOCOBALAMIN (VIT B12) 0.3 MCG；NIACINAMIDE (NICOTINAMIDE) 2.0 MG；PANTOTHENATE CALCIUM 1.5 MG；PYRIDOXINE HCL 0.5 MG；RIBOFLAVIN (VIT B2) 0.5 MG；THIAMINE MONONITRATE 1.0 MG

適應症 [衛核] 整腸、乳幼兒發育不良、消化不良、瀉痢、胃腸炎、細菌性下痢、由於細菌引起之維他命B1B2之腸內分解抑制。

用法用量 一日服用三次，一次量2歲以下0.2gm，2~4歲0.4gm，5~7歲0.6gm，8~15歲0.8gm，成人1.5gm，激烈下痢時初次量時為以上量之3~4倍.每3~4小時以上用量連續服用。該製品應存放於陰涼處所。

56518 Neostigmine D.P. 消化豐散 ® (應元/豐田)

Rx

每 gm 含有：DIASTASE 320.0 MG；NEOSTIGMINE METHYLSULFATE 0.4 MG；PANCREATIN (DIASTASE VERA) 100.0 MG

適應症 [衛核] 消化不良、鼓腸

用法用量 一天3次，每次1包。

類似產品
- Senlis 生力素散 ® (井田/天下)
- Senlis 生力素錠 ® (井田/天下) $1.5/T
- Stigmin-C "強生"適胃源錠 ® (強生)
- Trizylase 三酵素膠囊 ® (寶齡富錦)

56519 New Tesmin 得痢寧膠囊 ® (佐藤)

每 Cap 含有：ANACOLIN 5.0 MG；BERBERINE CHLORIDE 150.0 MG；DEHYDROCHOLIC ACID 7.5 MG；DIPHENYLPYRALINE HCL 1.0 MG；GENTIAN EXT 5.0 MG

適應症 [衛核] 暫時緩解輕微或中度急性腹瀉

用法用量 成人：1次2粒膠囊。7~14歲，1次1粒膠囊。1日服用1~2次。

56520 Panzynorm Dragees 幫賜諾錠 ® (東洋)

每 Tab 含有：OX BILE EXTRACT 40.0 MG；PORCINE GASTRIC EXTRACT (PEPSIN EQ TO PROTEOLYTIC ACTIVITY 13 PH. EUR.UNITS ...20mg) 100.0 MG；PORCINE PANCREATIN WITH LIPASE 2000 PH.EUR.UNIT TOTAL PROTEASES 150 PH.EUR.UNIT AMYLASE 2500 PH.EUR.UNIT 36.0 MG；PYLORIC EXTRACT WITH INTRINSIC FACTOR ACTIVITY (EQ TO PYLORIC EXTRACT WITH INTRINSIC FACTOR CONCENTRATE 3.75mg) 15.0 MG

藥理作用 1.所含之胰臟酵素包括胰蛋白酶，解脂酶及澱粉酶一具有消化蛋白質，脂肪及澱粉作用。
2.胃酵素包括胃蛋白酵素(Pepsin)及組織蛋白酵素(Catepsin)，對蛋白質分解極為重要。
3.尤其是組織蛋白酵素，在極弱胃酸中發揮高度消化作用。
4.牛膽抽出物內之膽酸能使營養脂肪乳化，以增加其與胰脂酶接觸面積。含有內在因子之幽門抽出物可確保身體吸收足夠的維他命B_{12}。

適應症 [衛核] 胃腸道之消化酵素缺乏症。

用法用量 每餐飯後服用1~2錠，特殊嚴重者，可服3~4錠，不可咬碎。

56521 S.T. "強生"康胃錠 ® (強生)

每 Tab 含有：DIASTASE 160.0 MG；MAGNESIUM TRISILICATE 100.0 MG；PANCREATIN (DIASTASE VERA) 20.0 MG；SCOPOLIA EXTRACT 4.0 MG；THIAMINE HYDROCHLORIDE 5.0 MG

適應症 [衛核] 幫助消化

用法用量 1.散劑:一天3次，1次約1.3gm。
2.顆粒:一天3次，1次1包(1.5gm)。
3.錠劑:一天3次，1次3錠。

56522 Salo "健康工房" 常樂膠囊 ® (永勝/惠勝)

每 Cap 含有：BIFIDOBACTERIUM INFANTIS 100.0 MG；LACTOBACILLUS ACIDOPHILUS 100.0 MG

適應症 [衛核] 緩解輕度腹瀉、腹痛及便秘、整腸(調整排便)、軟便。
[非衛核] 急慢性腸炎、因使用抗生素所導致的急性腸炎、嬰幼兒因餵食人工食品所導致的消化道疾病(例如口臭、皮膚過敏現象皆可改善)。

用法用量 一天3次，或需要時服用，成人每次1粒，12歲以上適用成人劑量。

56523 Shengrogan Pills "人生" 生露丸 ® (人生)

每 Pill 含有：CITRUS UNSHIN PEEL POWDER 33.33 MG；CREOSOTE 44.44 MG；GAMBIR POWDER 22.22 MG；GLYCYRRHIZA POWDER 16.67 MG；PHELLODENDRON BARK POWDER (EQ TO POWDERED PHELLODENDRON BARK) 33.33 MG

適應症 [衛核] 腹瀉、消化不良。

用法用量 一天3~4次，每次1粒。

56524 Stazyme "生達" 速泰消膜衣錠 ® (生達) $1.66/T

每 Tab 含有：CELLULASE 10.0 MG；DIASTASE BIO- 20.0 MG；LIPASE 15.0 MG；PROZYME 6 5.0 MG

適應症 [衛核] 幫助消化

用法用量 通常成人1次1~2膠囊，1日3次，飯後口服。依年齡、症狀適宜增減。

56525 Vitamin B "安星" 複合維他命B注射液 ® (安星) $4.54/I (1.0 ML), $13.4/I (10.0 ML), $15/I (2.0 ML-PIC/S)

Rx

每 ml 含有：NIACINAMIDE (NICOTINAMIDE) 50.0 MG；PANTOTHENATE CALCIUM 5.0 MG；PYRIDOXINE HCL 5.0 MG；RIBOFLAVIN PHOSPHATE SODIUM 5.0 MG；THIAMINE HYDROCHLORIDE 100.0 MG

適應症 [衛核] 食慾不振、營養補給及預防或治療本劑所含維他命缺乏症

用法用量 參照仿單

56526 Wakamoto Strong 若元胃腸錠 ® (WAKAMOTO/大法)

每 Tab 含有：ASPERGILLUS ORYZAE-NK CULTURE POWDER 125.0 MG；LACTOBACTERIACEAE POWDER CULTURE 25.0 MG；YEAST (TORULA YEAST) 92.23 MG

適應症 [衛核] 消化不良、食慾不振、胃腸內異常發酵、便秘。

用法用量 一天一錠。

56 消化劑、益生菌和利膽劑

56527 Zyme 維他酵素膠囊 ® （寶齡富錦）

每 Cap 含有：DIASTASE 100.0 MG；LIPASE 20.0 MG；PANCREATIN (DIASTASE VERA) 30.0 MG；PEPSIN 5.0 MG；RIBOFLAVIN (VIT B2) 5.0 MG；THIAMINE HYDROCHLORIDE 10.0 MG

適應症 [衛核] 幫助消化。

用法用量 一天3次，每次1-2粒。飯前或飯後服用。

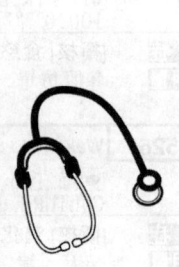

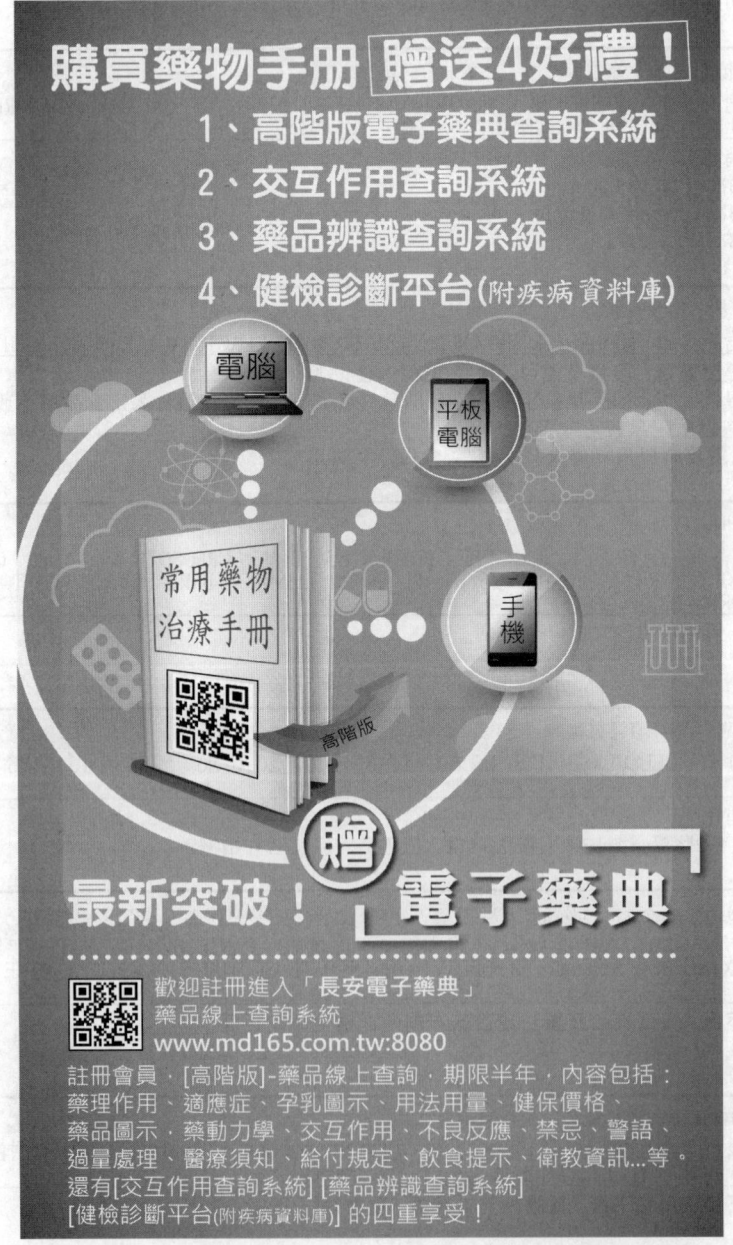

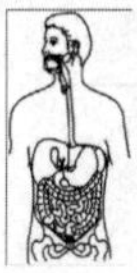

第五十七章
瀉劑
Laxatives

若每週排便<3次，則容易發生便秘的症狀。便秘的原因包括：由藥物引起、代謝及內分泌異常(如糖尿病、甲狀腺功能低下、副甲狀腺功能亢進、高血鈣)、神經病變(如周邊神經病變、中樞神經病變)、大腸疾病(如阻塞、肌肉病變)、飲食習慣(如水份、纖維不足，過多硬化糞便的食物)等，所以，使用瀉劑前，須找病因，對症下藥方為上策。此外，某些藥物造成便秘現象，例如止痛劑(analgesics)、麻醉劑 (anesthetics)、制酸劑(antacids：calcium and aluminum compounds)及副交感神經拮抗劑(anticholinergics)等(表57-1)。

表 57-1 可能引起便秘的藥物

嗎啡類止痛劑 (narcotic analgesic)
麻醉劑 (anesthetics)，肌肉鬆弛劑 (muscle relaxant)
制酸劑 (antacids)，硫酸鋇 (barium sulfate)，鉍鹽 (bismuth)，鐵劑 (iron)
金屬中毒 (metallic intoxication) 如 As, Pb, Hg, P
具副交感神經阻斷作用者 anticholinergics, antihistamines, tricyclic antidepressants, antipsychotics, drugs for parkinsonism, quinidine, disopyramide
抗顛癇藥品 (anticonvulsants)
抗高血壓藥 (antihypertensive)：clonidine, methyldopa, calcium channel blockers, ganglionic blockers, MAOI
利尿劑 (non-potassium sparing diuretics)
樹脂類 (resin)：polystyrene sodium sulfonate, cholestyramine, colestipol
瀉劑成癮 (laxative addiction)

瀉劑為一種能促進腸子排空的藥物，它們可加強大腸或小腸蠕動，軟化大便，或使腸內大便膨脹。慢性輕微的便秘，可因合適的飲食，適當的攝取，和充分的運動而減輕，通常不需要藥物治療。

瀉劑治療應為短時間(即1~2週)的過程，當排便恢復規則時，即馬上停藥。

目前，市面上有很多瀉劑產品可資利用，依其作用機轉，主要分成五類。(表57-2)

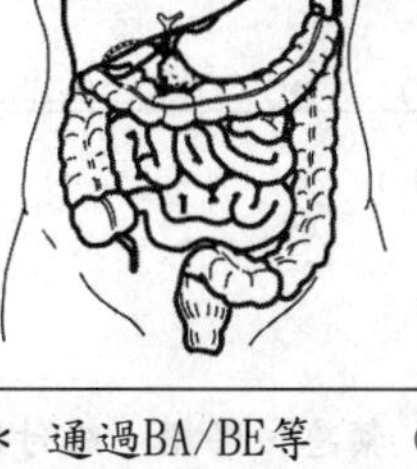

表 57-2 瀉劑的分類(Classification of Laxatives)

1. 積團的形成(Bulk Froming)

(如 methylcellulose, psyllium)

纖維素衍生物在腸液中會膨脹，使糞便保留水份，而刺激蠕動。這是最安全而且最生理型(physiologic type)的緩瀉劑。每次服用時必須配合足量的水，以減少腸子或食道阻塞的危險。

2. 軟化劑(Emollient)

(如 diocyl sodium sulfosuccinate)

陰離子界面活性劑，可增加大腸水份的濕度，促進水質和脂質物的混合，因而軟化塊狀大便。對有危險的情況最有用(如心臟病，肛門周圍的疾病，高血壓，赫尼亞， 直腸手術)。

3. 潤滑劑(Lubricant)

(如 礦物油 mineral oil)

藉腸粘膜的潤滑作用，而軟化大便，促進糞便的流暢會妨礙脂溶性維他命和營養劑的吸收，又可延緩胃液的排空。不要與餐食共進。

4. 鹽類瀉劑 / 滲透性的 (Saline / Osmotic)

(如 Magnesium citrate, sodium phosphate, lactulose)

非吸著性的陽離子(鎂)、陰離子(磷酸鹽)或乳糖類(lactulose)，可保留腸腔內的水份，因而機械性刺激蠕動而且改變糞便的硬度。作用迅速，必須用於緊急排空糞便的狀況；lactulose 則例外，它用於慢性便秘。

5. 刺激劑(Stimulants)：

(如 bisacodyl, castor oil, phenolphthalein)

藉直接刺激粘膜或活化腸內平滑肌的知覺神經末端，而增加腸的推進力。會產生過度的瀉下作用，而導致體液與電解質的障礙。長期使用會引起習慣性和瀉劑的依賴性。

2022年8月30日美國食品藥物管理局(FDA)批准以色列Vibrant Gastro醫療技術公司研發口服震動膠囊Vibrant®的上市許可，該獨特的膠囊不含藥物，為一次性使用，主要是透過機械刺激結腸增強腸道蠕動，配水吞服即可，用於慢性特發性便秘(Chronic Idiopathic Constipation, CIC)的治療。

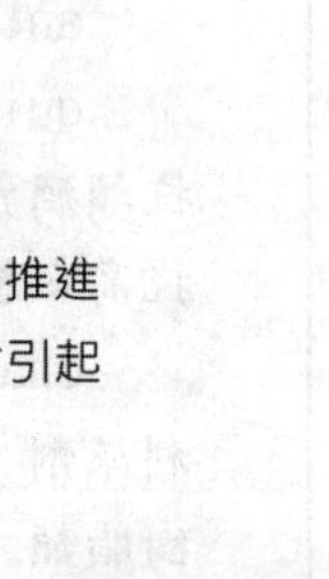

§ 57.1 瀉劑

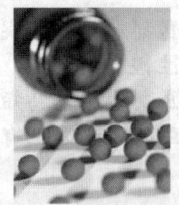

57101 BISACODYL 孕C 乳? 泄 肝

℞ 5 MG, 5 MG, 15 MG/錠劑(T); 5 MG, 10 MG/膠囊劑(C); 5 MG, 10 MG/栓劑(Sup);

商 名

Apex M.D. Bisacodyl® (永信/永甲)
B.B. EnterIC® (順華/人人)
Beauluck A® (吉地喜/大法)
Chinson E.M.® (衛肯/天良)
Colac E.S.C.® (元宙/富邦)
Colonlax E.F.C.® (利達) $1.5/T(5MG-PIC/S), $2/T(5MG-PIC/S-

Benly®（大豐）
Bicodel E.C.®（應元）
Bicotan E.C.®（衛肯）$2/T(5MG-PIC/S-箔), $1.5/T(5MG-PIC/S)
Bidyl E.S.C.®（中化）
Bidyl®（中化）
Bisaco E.M.®（派頓）
Bisacodyl E.S.C.®（長安）
Bisacodyl S.C.®（應元/豐田）$0.4/T(5MG)
Bisacodyl®（榮民）$2/T(5MG-PIC/S-箔), $1.5/T(5MG-PIC/S)
Bisacodyl®（永信）$5/Sup(10MG-PIC/S)
Bisacodyl®（長安/美的）
Bisacon®（黃氏）
Bisadyl E.C.®（明德）$2/T(5MG-PIC/S-箔), $1.5/T(5MG-PIC/S)
Bisadyl®（明德）$5/Sup(10MG-PIC/S),
Bisal Enteric®（衛肯/嘉鏵）
Bisaton E.C.®（永勝）
Bisaton®（人生）$0.3/T(5MG)
Biton E.C.®（正和/新喜國際）
Children Laxatin®（回春堂）
箔)
Dolton E.S.C.®（長安/安力圻）$2/T(5MG-PIC/S-箔), $1.5/T(5MG-PIC/S)
Dulcolax® ◎（DELPHARM/大昌華嘉）$2/T(5MG-PIC/S-箔)
Elax E.C.T.®（永勝/惠勝）
Eliton E.Microen®（永勝）
Johnlax®（強生）$2/T(5MG-PIC/S-箔), $1.5/T(5MG-PIC/S)
Laxatin Ii®（回春堂）
Laxatin Supp.®（回春堂）
Licodyl Supp.®（培力/生達）
Liton E.C.®（福元/陽生）$0.42/T(5MG)
Meliton E.M.®（永勝/惠勝）
Micosu E.C.®（井田）
Shuxia E.C.®（歐帕/瑩碩）$1.5/T(5MG-PIC/S), $2/T(5MG-PIC/S-箔)
Suben®（大豐/華興）
Suremax®（溫士頓）
Suyoubao Benpi®（HORII/嵩平）
Tonlaxan Eteric-Coated®（約克）
Zu Zu Ton®（福元）

藥理作用 1.本藥不會被體內吸收，僅與結腸粘膜接觸，刺激結腸粘膜的感覺受體，而引起神經反射，使結腸蠕動收縮增加，而自然的排便。
2.本藥會增加腸道上皮細胞通透性，而增加腸液體積。
3.本藥對小腸沒有作用，故很少引起腹痛與水便。

適應症 [衛核]暫時緩解便秘，診斷及手術前清腸。
[非衛核](1)便秘，起因於臥床、食物改變、環境改變、重病、熱病等各種便秘，痔病時之誘導下瀉。(2)生產前，手術前，X光檢查或直腸鏡檢前的結腸準備。

用法用量 腸溶錠－成人：通常用量為就寢時服用2錠，次晨即可排便。或早餐半小前服用，則在約5小時後排便。如在嚴重便秘時，此用量可安全增量。小兒：六歲以上服用上錠。栓劑－如需即時排便時可使用坐劑。在手術前，X光檢查前，或對臥病患者，此為一方便有效之灌腸代用品。成人：通常用量為10gm栓劑一個。只在特殊情下需要二個。在30分鐘後即可引起排便。小兒：使用5mg小兒用栓劑。

不良反應 腹痛，過敏，直腸刺激感。

醫療須知 1.錠劑必需整粒吞服不可咬碎。制酸劑如sod bicarbonate和其他鹼性物質等因可溶解糖衣，故不可同時服用。
2.婦女懷孕時服藥的安全性尚未確立，因此對於孕婦或可能有懷孕者，若能判斷於治療上有益勝於危險性時，始得始藥。
3.因有誘發子宮收縮而有流產、早產之危險性，所以孕婦或可能已懷孕婦女，不得大量給藥。
4.緩瀉劑治療期間若直腸出血，嚴重腹痛，或腸功能突然改變時，要馬上通知醫師。
5.沒諮詢醫師的情況下，不要使用緩瀉劑超過1~2週，而且要避免產品無效時，擅自增加劑量，會發生緩瀉劑依賴性或電解質不平衡。

57102 CASTOR OIL

泄 X

1 ML, 450 ML/液劑(Sol);

商名
Oleum Ricini®（應元）

藥理作用 在小腸內分解出具有刺激性的蓖麻油酸，刺激小腸神經末梢，增加腸之蠕動。使大便稀軟，容易排泄。

適應症 [衛核]軟便、緩解便秘
[非衛核]本藥可以誘導分娩，亦用以排空大腸，以作X光檢查胃腸道之準備。

用法用量 1.檢查用：於檢查前6小時服用。<2歲，1~5ml。2~11歲，5~15ml。>=12歲，15~60ml。
2.瀉劑：成人每次15ml。

不良反應 腹痛、下痢，嘔吐。

57103 GLYCERIN(GLYCEROL)

100 MG, 850 MG/液劑(Sol); 1820 MG/栓劑(Sup); 100 MG, 500 MG/浣腸劑(Enema);

商　名
Glycerin Enema®（派頓/真富）
Glycerin Enema®（濟生）
Glycerin Enema®（黃氏）
Glycerin®（派頓）
Glycerin®（艾力特）
Higlycerin Enema®（人生）
Ichijiku Enema®（ICHIJIKU/大法）
Ichijiku Enema®（ICHIJIKU/立馬）
Kwaiton®（健康化學）
Speedy Enema®（健康化學）
Sumgel Enema®（健康化學/慶豐）

藥理作用 本藥刺激粘膜誘發大腸之蠕動，吸附更多水分，增加大腸積團內容物有利排便作用。
適 應 症 [衛核]緩解便秘。
用法用量 1次15~30ml灌腸用。
不良反應 刺激直腸，引起炎症。經常使用易成習慣性。
醫療須知 長期或過度使用本藥，會造成鉀過低。

57104 ISPAGHULA

749.46 MG, 3500 MG/顆粒劑(Gr); 485.7 MG/散劑(Pow);

商　名
Fusan Soft®（永勝）
Isfiber Granule®（優良/超元氣）
Laxisoft Granule®（優良/超元氣）

藥理作用 本藥是取自plantago ovata成熟果實，含有植物黏質和纖維素，能迅速吸收水份而膨脹，可做為積團緩瀉劑。
適 應 症 [衛核]緩解便秘。
[非衛核]1.各種類型便秘，尤其是慢性便秘。2.下痢，激躁大腸症候群性(irritable bowel syndrome)。3.憩室炎(diverticulitis)。4.治療結腸切開，肛門直腸手術，痔瘡時所欲避免的裡急後重 。
用法用量 1天2次，每次1包，泡在一杯開水中飲用。
不良反應 腹部發脹，如果直接服用乾粉，可能會阻塞食道。
醫療須知 1.服用本藥後約12~24小時才顯示其積團性緩瀉效果。
2.本藥要連續服用2~3天才能達至它的完全效果。

57105 LACTITOL MONOHYDRATE

Rx
1 GM/GM, 10 GM/GM, 10 gm/Sachet/粉劑(P);

商　名
Lotical®（歐帕/瑩碩）$11/P(10GM/GM-PIC/S-10GM), $18.9/P(1GM/GM-PIC/S-20GM)
Speedon®（南光）$11/P(1GM/GM-PIC/S-10GM), $18.9/P(1GM/GM-PIC/S-20GM)

適 應 症 [衛核]便秘、急慢性肝性腦病變
用法用量 口服肝性腦病變每日給予每kg體重500~700mg，分三次劑量投予。便秘每日10~20克。

57106 LACTULOSE

孕C 乳? 食±

Rx
600 MG/ML, 650 MG/ML, 667 MG/ML, 0.953 ML/液劑(Sol); 666 MG/ML/糖漿劑(Syr);

商　名
B-Cut®（永信）
Cosily®（明德）$43.5/Sol(650MG/ML-120ML), $25/Sol(650MG/ML-PIC/S-60ML), $87/Sol(650MG/ML-PIC/S-300ML)
Duphalac® ◎（ABBOTT/裕利）$87/Sol(667MG/ML-PIC/S-
Lactulose FS®（順華/豐秀）$25/Sol(667MG/ML-PIC/S-60ML), $87/Sol(667MG/ML-PIC/S-300ML), $139/Sol(667MG/ML-PIC/S-500ML)
Lactulose Smile®（順華/豐秀）
Lactulose®（順華）$87/Sol(600MG/ML-PIC/S-300ML),

300ML), $139/Sol(667MG/ML-PIC/S-500ML)
Lacoly®(晟德) $87/Sol(667MG/ML-PIC/S-300ML), $139/Sol(667MG/ML-PIC/S-500ML), $25/Sol(667MG/ML-PIC/S-60ML),
Lactul®(杏輝) $87/Syr(666MG/ML-PIC/S-300ML), $25/Syr(666MG/ML-PIC/S-60ML), $139/Syr(666MG/ML-PIC/S-500ML),
$139/Sol(600MG/ML-PIC/S-500ML), $25/Sol(600MG/ML-PIC/S-60ML)
Laxus®(歐帕/瑩碩) $87/Sol(667MG/ML-PIC/S-300ML),
Susenin®(瑞士)

藥理作用 可刺激腸蠕動：促進排便，幾乎完全不會被消化道吸收，它在大腸可被分解成acetic acid及lactic acid。

適應症 [衛核]患病期慢性便秘、門系肝腦病變 (portal systemic encephalopathy)、肝昏迷前期 (hepatic precoma)、肝昏迷 (hepatic coma)

用法用量 1.便秘：成人
輕微便秘：開始劑量 15c.c.；維持劑量 10c.c.。
嚴重便秘：開始劑量 15~30c.c.；維持劑量 10~20c.c.。
難治便秘：開始劑量 30~45c.c.；維持劑量 20~30c.c.。
急性：每天150c.c.；慢性：每天12~140c.c.。
2.治療肝昏迷前期或肝昏迷：初始劑量30~20ml，每天3次。維持劑量調整至每天2次即可。

不良反應 服用大量時可能發生腹痛，噁心，下瀉，食慾不振等。

醫療須知 1.罹患糖尿病或懷孕授乳的患者，服用本藥宜小心。
2.為了降低血中的氨濃度，本藥可使患者一天排便2~3次。
3.若患者連續腹瀉或胃腸不適超過2個星期，使用本藥宜謹慎。

57107 MACROGOL 4000▲

孕 B 乳 +

℞ 10 GM, 4000 MG, 10000 MG, 12000 MG/粉劑(P);

商名
Forlax® ◎ (BEAUFOUR IPSEN/大昌華嘉) $6/P(10GM-PIC/S-10GM),
Pegorion®(RECIPHARM/美強)

藥理作用 Macrogol 4000為滲透性緩瀉劑，其主成分macrogol 4000為一長鏈聚合物，藉由氫鍵與水分子結合。口服後導致腸液體積增加，促進腸蠕動並使糞便水化，改善糞便成型度而易於排便。

適應症 [衛核]成人和八歲及以上兒童便秘的症狀治療。

用法用量 成人：每次一包(12g)，每兩天一次至一天兩次。
八至十八歲兒童：每次一包(12g)，每兩天一次至一天一次。
四至七歲兒童：每次半包(6g)，每天一次至每次一包(12g)，每天一次。
二至三歲兒童：每次半包(6g)，每天一次。

不良反應 1.過量使用可能發生腹瀉，於停藥後 24~48小時即可緩解。之後若需要重新治療，再以低劑量開始。
2.腹痛、腹脹、腹瀉、噁心。

醫療須知 1.不建議長期使用來治療便秘。藥物只用於輔助便秘的衛生與飲食療法：富含蔬菜纖維的食物與多喝水、運動與排便反射的再訓練。
2.Macrogol 4000不含任何糖類或多元醇，可處方於糖尿病患者。
3.兒童治療不應超過三個月。
4.在腹瀉的情況下，對易發生電解質失衡的患者(例如老年人、有心血管或肝或腎功能障礙患者、使用利尿劑的患者)需注意其電解質 需的平衡並考慮的平衡並考慮進行電解質控制。老年人和易發作心律不整的患者應慎用本藥。
5.嘔吐反射受損、胃食道逆流、意識不清患者大量服用本藥時應特別謹慎。
6.本藥含聚乙二醇，報告顯示極罕有的個案發生過敏反應(皮疹、蕁麻疹、水腫、過敏性休克)。
7.本藥會加速胃腸蠕動，故同時服用本品及其他藥物可能減少其他藥物的吸收。

57108 NALDEMEDINE TOSYLATE

孕 X 乳 - 泄 肝 tt 11h

Rx 0.26 MG/錠劑(T);

商 名 Symproic® ◎ (SHIONOGI/塩野義)

藥理作用 1.本藥對人類重組μ、δ、κ型類鴉片受體具有結合親和性。
2.本藥顯示具拮抗劑(antagonist)效果、不具促進劑(agonist)效果。
3.本藥能改善嗎啡誘發之便秘。

適應症 [衛核]治療成人因鴉片類藥物引起之便秘(Opioid-induced constipation, OIC)

用法用量 成人建議劑量為每日口服1次0.2mg。

不良反應 1.重大不良反應：嚴重腹瀉；可能會出現嚴重腹瀉、導致脫水。
2.其他不良反應：腹瀉、腹痛、噁心、嘔吐。

醫療須知 1.已知或疑似罹患局部或瀰漫性腸胃道管壁結構完整性降低相關疾病的病人(如：腸胃道潰瘍、憩室炎、浸潤性腸胃道癌症、腹膜轉移、或克隆氏症)，可能會增加腸胃道穿孔的風險。
2.若有激烈或持續性腹痛等疑似腸胃道穿孔的症狀時，請進行如停藥等適當處置。
3.罹患腦瘤(包含轉移性)等血腦障壁受到破壞或疑似血腦障壁功能不全的病人，可能會出現類鴉片藥物戒斷症候群或減低鎮痛效果。

57109 PRUCALOPRIDE SUCCINATE

孕 D 乳 - 泄 腎

Rx 1.321 MG, 2.64 MG, 2.642 MG/錠劑(T);

商 名 Prucalo® (旭能/基能) Resolor® ◎ (JANSSEN-CILAG/嬌生)

藥理作用 1.Prucalopride是一種具促進胃腸蠕動作用的dihydrobenzofurancarboxamide類藥物。
2.Prucalopride是一種具選擇性的高親和力血清素(5-HT4)受體致效劑，這或許可解釋其具有促進胃腸蠕動作用的原因。

適應症 [衛核]Resolor 適用於使用瀉劑(laxatives)仍無法達到適當緩解效果之成人慢性便秘患者的症狀治療。

用法用量 1.女性：起始劑量為1或2毫克每日一次，可提高至2毫克每日一次。
2.男性：本藥用於男性患者的安全性與療效尚未在對照臨床試驗中確立，因此，在取得進一步的資料之前，並不建議男性患者使用本藥。
3.老年人(>65歲)：開始時應使用1毫克每日一次的劑量；如有需要，可將劑量提高至2毫克每日一次。

不良反應 1.極常見(≥1/10)：頭痛、暈眩。
2.常見(≥1/100至<1/10)：噁心、腹瀉、腹痛、嘔吐、消化不良、直腸出血、脹氣、異常腸音、頻尿、疲倦。

醫療須知 1.腎臟排泄是prucalopride的主要排除途徑。對重度腎功能不全的患者，建議使用1毫克的劑量。
2.對重度肝功能不全(Child-Pugh C級)的患者處方本藥時應謹慎，因為用於重度肝功能不全患者的資料相當有限。
3.目前尚未對患有嚴重且臨床表現不穩定之合併症(如心血管疾病或肺病、神經或精神疾病、癌症或AIDS以及其他內分泌疾病)的患者進行過相關的研究。對患有這些疾病的患者處方本藥時應謹慎。尤其是有心律不整或心衰竭病史的患者，更應謹慎使用本藥。
4.如果發生嚴重腹瀉，口服避孕藥的效果可能會降低，因此建議額外採用其他的避孕方法，以防止口服避孕藥未能發揮效果。
5.錠劑中含有單水乳糖。有半乳糖不耐症、Lapp乳糖酶缺乏症或葡萄糖-半乳糖吸收不良等罕見遺傳性問題的患者不可使用本藥品。

57110 PSYLLIUM HYDROPHILIC COLLOID

孕C 乳? 泄X

470 MG/顆粒劑(Gr); 523.1 MG/GM, 971.43 MG/GM/粉劑(P); 486 MG/散劑(Pow);

商名

Ampants® (西德有機)
Austin® (政德) $4.51/P(523.1MG/GM-6.5GM),
Shanly San® (正和)

藥理作用 本藥為車前子(plantago ovata)的自然產物，製劑有多種劑型，很多都含dextrose作為分散劑。在胃腸道中和水接觸，產生一種緩和，不具刺激懶性的積團，而有助於蠕動，達到自然的通便效果。

適應症 [衛核]軟便。

用法用量 成人每次一茶匙(約7gm)或一包，以開水一杯吞，每日1~3次。

不良反應 噁心、嘔吐、腹瀉、腹絞痛、嗜伊性紅血球增多。

醫療須知 1.服用本藥後約12~24小時才能產生緩瀉作用，因此其療程須2~3天，才能產生穩定排便。2.本藥會減少warfarin，digoxin，nitrofurantoin，抗生素，水楊酸塩的吸收，而降低它們的治療效果。

57111 RHAMNUS(BUCKTHORN CASCARA)

0.13 GM, 130 MG/錠劑(T);

商名

Cascara Sagrada EX S.C.® (順華/人人)
Cascara Sagrada EX® (華盛頓) $0.46/T(0.13GM)

藥理作用 1.本藥小劑量有健胃之效，較大劑量能使結腸之蠕動增加而致瀉下作用。
2.本藥不會引起骨盤腔充血，故適用於妊娠或月經來潮之患者。

適應症 [衛核]緩瀉劑

不良反應 偶有腹痛、下、嘔吐。

醫療須知 1.急性腹部疾患(闌尾炎、腸出血、潰瘍性結腸炎等)禁用本藥。
2.孕婦使用時仍需小心。

57112 SENNA (SENNOSIDE)

孕C 乳? 泄肝

7.5 MG, 12 MG, 12.5 MG, 13.34 MG, 15 MG, 20 MG, 26.68 MG/錠劑(T); 20 MG/膠囊劑(C);

商名

Baechance® (羅得)
Cianby S.C.® (井田)
Laxaside® (華興)
Laxaside® (華興/華樺)
Loxer® (華興)
Puresenna® (科懋/科進)
Ryochun® (衛達/大裕)
Sennapur® (歐帕/科進) $0.99/T(12.5MG)
Senno® (黃氏)
Sennoside-S® (大豐/威勝)
Seno® (大豐)
Senokot® (RECKITT/利潔時) $0.81/T(7.5MG),
Suros® (衛達)
Teliton M.C.® (永勝)
Through® (中美兄弟/興中美) $0.98/T(12MG)
Xanna® (大豐/嘉林)

藥理作用 本藥所含之配糖體傳送至結腸後變成aglycones，能刺激腸壁的歐氏神經叢而增強蠕動。服後8~10小時可排出成形之軟便。

適應症 [衛核]緩解便祕。

用法用量 1.成人睡前服2~4錠，兒童睡前服1~2錠。

2.THROUGH(中美)每錠含sennosides 20mg(as sennosides A+B 12mg)：一日一次，於睡前(或空腹時)服用。成人1次1~2錠，12歲以上適用成人劑量；6歲以上未滿12歲，1次1/2~1錠；3歲以上未滿6歲，1次1/4~1/2錠；未滿3歲之嬰幼兒，請洽醫師診治，不宜自行使用。

3.SENNAPUR Tablets(科進)每錠含sennosides 15mg(Sennoside A+B 12.5mg)：成人一次1錠，6歲以上兒童一次1錠；睡前服用。

不良反應 腹絞痛、脹氣、噁心、水瀉、水及電解質過度損失、體重減輕、結腸黏膜變黑(可逆)。

醫療須知 本藥可能改變尿液及糞便顏色；黃棕色(酸性)、紅棕色(鹼性)。

57113 SOD PICOSULFATE

2.5 MG/錠劑(T)； 7.5 MG/液劑(Sol)； 7.5 MG/滴劑(D)；

商名

Lala Fun®（歐帕/瑩碩）
Liquid®（衛肯/天良）
Picolax®（佐藤）

藥理作用 本藥為刺激性緩瀉劑。

適應症 [衛核]便秘。

用法用量 成人和6歲以上小孩：每天8~12滴；1~6歲小孩每天4~8滴。

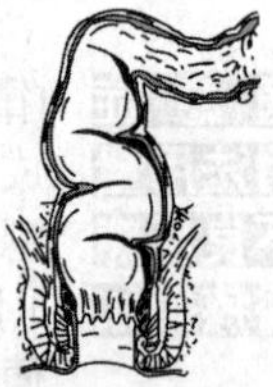

§ 57.2 瀉劑的複方產品

57201 Magvac 鎂福內服液®（健康化學/瑞安）$40.9/Sol (250.0 ML-PIC/S)

℞

每 350 ml 含有：CITRIC ACID ANHYDROUS 27400.0 MG；MAGNESIUM CARBONATE 15000.0 MG；POTASSIUM BICARBONATE (EQ TO POTASSIUM DICARBONATE)(EQ TO POTASSIUM HYDROGEN CARBONATE) 2500.0 MG

適應症 [衛核] 緩瀉劑。

用法用量 1.治療便秘一次口服20~50ml，睡前服用。
2.大腸檢查，一次服用250ml。

類似產品 Magca 鎂滿佳 內服液®（寶齡富錦）
Magcy "信東" 美格西口服液®（榮民/信東）
Potamagcid "晟德" 珀他昔內服液®（晟德）
$40.9/Sol (250.0 ML-PIC/S)

57202 Seirogan 喇叭牌正露丸®（TAIKO/大幸）

每 pill 含有：JP Powdered Gambir 22.22 MG；JP Powdered Glycyrrhiza 16.67 MG；JP Powdered Phellodendron Bark 33.33 MG；JP Wood Creosote 44.44 MG；Powdered Citrus Unshiu Peel 33.33 MG

藥理作用 成人1次5粒，8~15歲2粒半，5~7歲1粒半，3歲以下半粒。每日3次以開水服用。

適應症 [衛核] 腹瀉、消化不良。

用法用量 參照仿單

類似產品 Seirogan Toi A 喇叭牌正露糖衣錠®（TAIKO/大幸）

57203 080 Chu Tou 寧疤寧除荳口服膠囊®（元宙/救人）

每 Cap 含有：ALOE POWDER (EQ TO POWDERED ALOE) 8.3 MG；ASCORBIC ACID (VIT C) 4.2 MG；COPTIS POWDER 4.2 MG；PANTOTHENATE CALCIUM 0.83 MG；PHARBITIS 8.3 MG；RHEUM POWDER 50.0 MG；RIBOFLAVIN (VIT B2) 0.16 MG；SCUTELLARIAE EXTRACT 6.7 MG；SENNA 8.3 MG；THIAMINE (VITAMIN B1) 0.42 MG

適應症 [衛核] 尋常性痤瘡、習慣性便秘、便秘或便秘起因之食慾不振、頭痛、蕁麻疹、頭暈、腹部膨滿

用法用量 通常一日3次，成人每次2粒，13~16歲每次1粒。

57204 Alosena "杏輝"蘆瀉黃錠®（杏輝）

每 Tab 含有：ALOE POWDER (EQ TO POWDERED ALOE) 30.0 MG；GLYCYRRHIZA EXTRACT 10.0 MG；RHEUM POWDER 33.3 MG；SENNA POWDER 100.0 MG

適應症 [衛核] 緩瀉

用法用量 成人睡前1次3錠。

57205 Bowklean Powder 保可淨散劑®（健亞/天義）

℞

每 sachet 含有：CITRIC ACID ANHYDROUS 12000.0 MG；MAGNESIUM OXIDE 3500.0 MG；PICOSULFATE SODIUM 10.0 MG

藥理作用 1.本藥為刺激性緩瀉劑和滲透性瀉劑雙重作用機轉的清腸藥物。
2.Picosulfate sodium為刺激性緩瀉劑，經由腸道細菌水解形成活性代謝物：bis-(p-hydroxy-phenyl)-pyridyl-2-methane (BHPM)，BHPM會直接作用於大腸黏膜並刺激大腸蠕動。
3.氧化鎂與檸檬酸會在溶液中反應而形成檸檬酸鎂，檸檬酸鎂為滲透壓性藥劑，能促使水分滯留於胃腸道

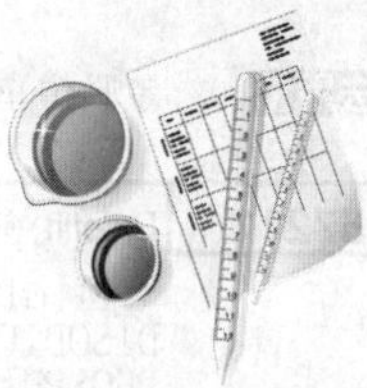

中。

適應症 [衛核] 成人大腸鏡檢查前之清腸劑

用法用量 1.本藥必須在臨用前以常溫冷水泡製。
2.產品共含兩劑，需於不同時間服用，建議以「分次用藥」方式服用：
第一劑：大腸鏡檢查前一晚服用。
第二劑：隔天進行大腸鏡檢查前的早上服用(距離檢查前3~5小時最佳)。
3.兩劑服用完後需額外補充清流質飲品(不可食用固態食物或飲用牛奶)。

不良反應 最常見的不良反應(>1%)為噁心、頭痛、嘔吐、頭暈與腹痛/絞痛(不包括脹氣、腹脹，以及不需處置的水瀉)。

醫療須知 1.有體液與電解質不平衡、心律不整、癲癇以及腎功能不全的風險。建議於使用前後補充充足的水分、評估現用藥物，並且考慮進行實驗室檢驗評估。
2.腎功能不良患者或正在使用會影響腎功能藥物之患者的風險：小心使用，務必補充充足的水分並考慮進行檢驗。
3.黏膜潰瘍：如已知患者患有發炎性腸道疾病，判讀大腸鏡檢驗結果時應考慮黏膜潰瘍的可能性。
4.疑似GI阻塞或穿孔：用藥前應排除相關診斷。
5.有肺內異物吸入(aspiration)風險的患者：服藥時應密切觀察。
6.不可直接服用：應溶於水中服用並額外補充水分。

類似產品 Prepoclear 定順腸口服溶液用散劑®（生達）

57206 Cascara S.C. 乾燥美鼠李流浸膏糖衣錠®（榮民）

每 Tab 含有：CASCARA DRY EXTRACT 130.0 MG

適應症 [衛核] 便秘

用法用量 1.一般成人劑量:口服，325mg，作單劑量一次使用，睡前服用。一般兒童劑量:嬰兒及2歲以下兒童一口服，65mg~130mg，作單劑量一次使用。
2.2歲或2歲以上兒童一口服，130mg~520mg，作單一劑量一次服用，視患者體重及需要而調整。

類似產品 Cascara S.C. "榮民"乾燥美鼠李流浸膏糖衣錠 250毫克®（榮民）$1.13/T

57207 Chinsuw Pills 清瀉順腸丸®（人生）

每 Pill 含有：ALOE POWDER (EQ TO POWDERED ALOE) 3.125 MG；GLYCYRRHIZA POWDER 4.6875 MG；PHARBITIS SEED POWDERED 5.3125 MG；RHUBARB POWDER (EQ TO POWDERED RHUBARB) 27.5 MG；ROSE FRUIT EXTRACT 1.3437 MG；SARSAPARILLA RHIZOMA EXTRACT (SMILAX RHIZOMA EXTRACT) 1.25 MG

適應症 [衛核] 便秘。

用法用量 參照仿單

57 瀉劑

57208 Cocolack 諾得艾立通便秘腸溶糖衣錠®（SHISEIDO/德佑）

每 Tab 含有：BISACODYL 5.0 MG；SENNOSIDE 13.33 MG

適應症 [衛核] 緩解便秘。

用法用量 15歲以上1次1錠，1天1次空腹時服用。

類似產品 Conslife S. C. 秘福糖衣錠®（永信）$1.5/T, $2/T　Cozume 可治秘膜衣錠®（井田）$1.5/T, $2/T
Mikoton 秘可通膜衣錠®（井田/天下）$1.5/T, $2/T

57209 Daikaishin Touijo S 通能糖衣錠®（MATSUMOTO/德佑）

每 Tab 含有：ALOE POWDER (EQ TO POWDERED ALOE) 10.0 MG；POWDERED SCUTELLARIA ROOT 25.0 MG；RHUBARB POWDER (EQ TO POWDERED RHUBARB) 100.0 MG

適應症 [衛核] 緩解便秘。

用法用量 15歲以上.....一天2~8錠
11歲以上未滿15歲.....一天2~6錠
7歲以上未滿11歲.....1~4錠
一天一次在空腹時服用。

類似產品 Kennogan 丹平健秘丸®（人生）

57210 Evac Enema 意福灌腸液®（健康化學/瑞安）$35.8/Enema (118.0 ML)

每 ml 含有：SODIUM PHOSPHATE DIBASIC ANHYDROUS (EQ TO DISODIUM HYDROGEN PHOSPHATE ANHYDROUS)(EQ TO DIBASIC SODIUM PHOSPHATE ANHYDROUS)(DISODIUM PHOSPHATE ANHYDROUS) 31.8 MG；SODIUM PHOSPHATE MONOBASIC ANHYDROUS 139.1 MG

適應症 [衛核] 便秘之緩解，大腸檢查前腸道內容物之排空，腹部手術前之緩下劑。

用法用量 参照仿單

57211 Freeflit 舒袒口服液®（中化）

℞

每 ml 含有：SODIUM PHOSPHATE DIBASIC (eq to DISOD. HYDROGEN PHOSPHATE) (eq to DISODIUM PHOSPHATE) 180.0 MG；SODIUM PHOSPHATE MONOBASIC (EQ TO MONOSODIUM PHOSPHATE)(EQ TO SODIUM DIHYDROGEN PHOSPHATE) 480.0 MG

藥理作用 鹽類緩瀉劑能增加水分滯留於小腸，因而促進排便功能。

適應症 [衛核] 緩解偶發性便秘，手術前、X光或內視鏡檢查前之腸灌洗。

用法用量 1.緩瀉劑：

當作緩瀉劑緩解偶發性便秘，劑量及使用方式如下：

除非醫師建議，請勿使用過量。每次服用不可超過45ml且儘可能多喝水以補充因瀉下所流失的水分。

服用量及方式：

a.成人、12 歲以上：步驟①：15ml藥液加入一杯約240ml冷飲或水中，喝下；步驟②：至少再喝一杯約240ml冷飲或水；24小時最大劑量：45ml

b.10&11歲：步驟①：15ml 藥液加入一杯約240ml冷飲或水中，喝下；步驟②：至少再喝一杯約240ml冷飲或水；24小時最大劑量：15ml

c.5~9 歲：步驟①：7.5ml藥液加入一杯約240ml冷飲或水中，喝下；步驟②：至少再喝一杯約240ml冷飲或水；24小時最大劑量：7.5 ml

d.5歲以下：不可使用

2.醫療程序前清腸：

依醫師指示使用本產品作為清腸劑前，請確定醫師了解您的身體狀況及本產品的警語。服用劑量請以醫師建議劑量為主，並額外多補充清流液體以補充因瀉下所流失的水分---最少240ml。

服用劑量：每次清腸使用二次30ml或45ml舒袒口服液，兩次劑量服用間隔為10~12小時

每次服用方式：

a.成人、12 歲以上：步驟①：30~45ml 藥液加入一杯約240ml冷飲或水中，喝下；步驟②：至少再喝3杯約720ml冷飲或水

b.10&11歲：詢問您的醫師

c.5~9歲：詢問您的醫師

d.5歲以下：不可使用

醫療須知
- 24 小時內之服用劑量若超過建議劑量，可能引起傷害。
- 請勿使用於鬱血性心臟衰竭、腎臟疾病或5歲以下小孩。
- 懷孕、授乳、限鈉飲食或有任何醫療狀況者，請詢問過醫師後再使用。
- 若您正服用處方或非處方藥品，請先詢問過醫師或藥師後再使用。
- 若您有腹痛、噁心、嘔吐、排便習慣改變持續2個禮拜、已經服用其他瀉劑治療便秘超過 1禮拜，請先詢問過醫師後再使用。
- 若您直腸出血、服藥後6小時腸未蠕動或出現脫水現象時，請停止使用並詢問您的醫師。早期脫水症狀包括嘔吐、眩暈或尿量比平常少，這些症狀也許是嚴重問題的徵兆(此時請大量補充水分)。
- 請存放在孩童不易取拿之處。如果過量或意外服用，必須立刻求助醫護協助。

類似產品 Quick-Thru 快易通口服液®（大豐/妙仁）

57212 Fulisay 富利瀉內服液®（中生）

℞

每 ml 含有：DIBASIC SODIUM PHOSPHATE HEPTAHYDRATE 180.0 MG；SODIUM PHOSPHATE MONOBASIC MONOHYDRATE (SODIUM DIHYDROGEN PHOSPHATE MONOHYDRATE) 480.0 MG

適應症 [衛核] 緩解偶發性便秘、手術前、X光或內視鏡檢查前之腸灌洗。

57213 Gi Klean 腸見淨 粉劑®（衛達/虹錡生技）

℞

每 sachet 含有：POLYETHYLENE GLYCOL 3350 59000.0 MG；POTASSIUM CHLORIDE 742.5 MG；SODIUM BICARBONATE (EQ TO SODIUM HYDROGEN CARBONATE) 1685.0 MG；SODIUM CHLORIDE 1465.0 MG；SODIUM SULFATE ANHYDROUS (EQ TO SODIUM SULPHATE ANHYDROUS) 5685.0 MG

適應症 [衛核] 腸道檢查、手術前淨腸。

57214 Normacol Plus 樂瑪可顆粒®（NORGINE/美強）

每 100 gm 含有：FRANGULA 8000.0 MG；KARAYA GUM (CRYSTAL GUM) 62000.0 MG

藥理作用 1.Sterculia是一膨脹劑，藉由增加排泄物體積促進結腸蠕動，進而降低直腸乙狀結腸內的壓力。

2.Frangula是anthraquinone的衍生物，為一瀉劑，可增加腸蠕動、黏液分泌及腸道內的水份滯留。

適應症 [衛核] 緩解便秘

用法用量 1.內服顆粒劑。將顆粒直接放入口中，勿咀嚼或壓碎，配合充分水或冷飲吞服。

2.成人：一天1~2次，每次1~2包。餐後服用。

3.12歲以上：由醫師決定所需使用減低的劑量。

不良反應 服用本藥後，若有發生以下副作用，請立即停止使用，並持此說明書諮詢醫師藥師藥劑生：
1.胃腸：食道阻塞、腸阻塞、腹脹、脹氣、腹瀉、噁心、嘔吐、嚴重腹痛及結腸黑便。
2.其他身體部位：發疹等過敏症狀。

57215 Picosulu E.S.C 必舒樂腸溶糖衣錠 ® （井田） $1.35/T

每 Tab 含有：BISACODYL 3.0 MG；SENNOSIDE A+B(CALCIUM) 6.667 MG

適應症 [衛核] 緩解便秘

用法用量 參照仿單

57216 Sankaijo 三快膜衣錠 ® （佐藤）

每 Tab 含有：ALOE POWDER (EQ TO POWDERED ALOE) 12.5 MG；CINNAMON BARK POWDER (EQ TO POWDERED CINNAMON BARK) 2.08 MG；FENNEL POWDER (FOENICULI POWDER) 2.08 MG；POWDERED MOUTAN BARK 10.83 MG；POWDERED PHARBITIS SEED 6.25 MG；RHUBARB POWDER (EQ TO POWDERED RHUBARB) 25.0 MG；SENNA LEAF POWDER (EQ TO POWDERED SENNA LEAF) 25.0 MG

適應症 [衛核] 便秘，因便秘而引起諸症狀(頭暈、皮膚粗糙、發疹、頭重、食慾不振、腹部膨滿感、腸內異常醱酵、痔瘡)之緩解。

用法用量 參照仿單

57217 Son Li Enema "衛肯"順利浣腸液 ® （衛肯）

每 ml 含有：GLYCERIN (eq to GLYCEROL) 150.0 MG；SODIUM CHLORIDE 150.0 MG

適應症 [衛核] 緩解便秘。

57218 Vitabutyrimin "大豐"維他妙兒安錠 ® （大豐）

每 Tab 含有：CLOSTRIDIUM BUTYRICUM MIYAIRI 20.0 MG；THIAMINE MONONITRATE 0.5 MG

適應症 [衛核] 緩解輕度腹瀉、腹痛及便秘、整腸(調整排便)、軟便。

用法用量 一天3~4次，每次1粒。

§ 57.3 浣腸劑

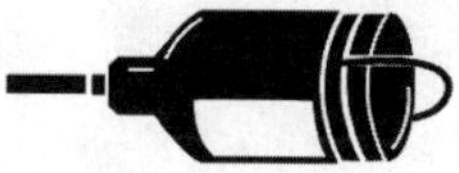

57301 Clyster 浣腸液 ® （明大）

每 ml 含有：GLYCERIN (eq to GLYCEROL) 150.0 MG；SODIUM CHLORIDE 150.0 MG

適應症 [衛核] 緩解便祕

57302 Through Clyster 通樂浣腸液 ® （中美兄弟）

每 100ml 含有：BENZALKONIUM CHLORIDE 100.0 MG；GLYCERIN (eq to GLYCEROL) 10.0 ML

適應症 [衛核] 通便。

用法用量 成人每次1個，小兒半個。

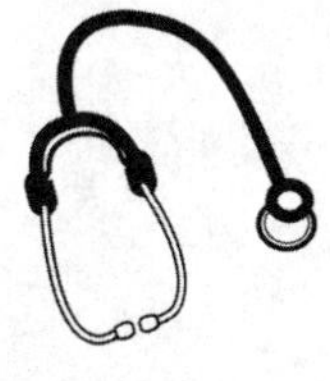

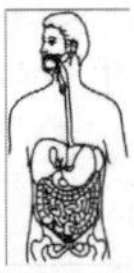

第五十八章 抗腹瀉劑

Antidiarrheal Agents

用來控制腹瀉的藥物，可分類①局部作用的吸附劑(如kaolin pectin)②腸道蠕動抑制劑(如loperamid，或鴉片衍生物)和③鉍塩(如bismuth subcarbonate)。

腹瀉的病因甚多，舉凡胃腸感染，吸收障礙，藥物中毒，胰臟、肝臟疾病，特異體質以及神經性腹瀉等。通常可分成：①生理性：如焦慮、消化不良(包括胃切除術後乳糖不耐及奶粉沖泡比例不當等)及大腸急躁症。②病理性：發炎性腸疾病(潰瘍性大腸炎及克隆氏疾病)、小腸疾病、胰臟功能不全，感染因素如急性腸胃炎(包括病毒、細菌、其他病原蟲等)、食物中毒、旅行者腹瀉，以及非感染因素如糖尿病、腎上腺功能不全、甲狀腺機能亢進、腫瘤(如大腸癌)等。③醫源性原因：藥物引起的，如瀉劑使用不當、服用抗生素引起的偽膜性大腸炎(pseudomembranous colitis)等(專欄58-1)。

對輕度偶發之腹瀉的症狀處理，可合併一種局部作用藥物(如kaolin及pectin)，通常會甚感滿意的。較強烈急性的腹瀉，可能需要一種鴉片衍生物及攝取大量的液體或電解質溶液(如pedialyte)來預防脫水和電解質耗盡。持續或復發的腹瀉通常表示一種基本的病理狀況，必須加以確認與治療。長時間例行使用抗腹瀉藥，某些情況下必須加以限制(如慢性發炎的腸病，胃腸癌瘤，腸手術，輻射治療)。只有小心的檢驗後，經醫師密切監督下，才可實施。輕度，間歇性或偶發的腹瀉患者，持續的自行使用抗腸腹瀉劑，必須謹慎為之，因為藥物不僅會誘發不良的反應，而且會遮蔽更嚴重的根本病症。

給付規定：

益生菌類藥物antidiarrhealmicroorganisms：
限用於接受放射治療、化學療法患者，治療期間造成的腹瀉。(97/8/1)

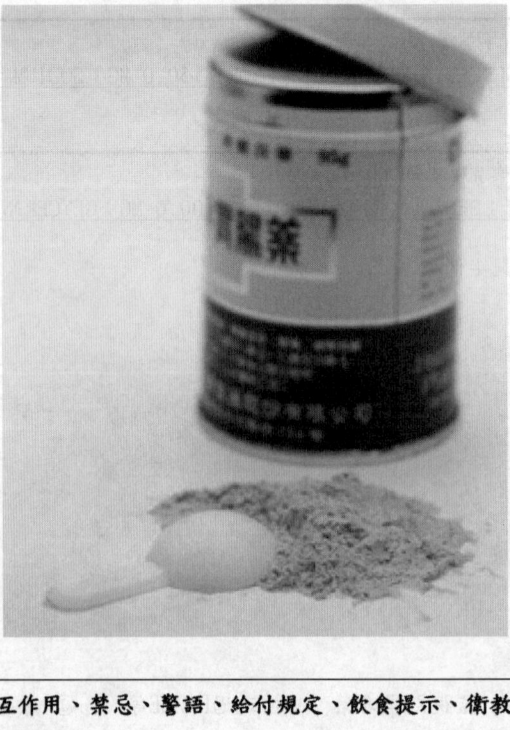

專欄 58-1 腹瀉的診斷和治療

病因	感染來源	糞便外觀	其他症狀	持續期	評論和特別處理
食物中毒(食品腐敗) Food poisoning (products of decompo-sition)	腐敗的食物	水樣狀 (不含血絲)	飯後 12 小時內有嘔吐現象、胃痙攣	1~2 天	病因是食物中細菌大量增加通常在病人糞便中可發現
葡萄球菌，葡萄球菌毒素 Staphylococci Staphylococcal toxins	食物	爛泥狀、水樣狀味惡臭。	突發性嘔吐、腹瀉 1~6 小時後有流涎現象、胃痛、脫水現象	3~5 天	毒素造成的臨床症較明顯，非常嚴重的病例可使用 oxaci-llin
大腸菌屬產生的腸內毒素 Enterotoxin - forming strains of escherichia coil	衛生情況差	水樣狀 (通常不含血絲)	胃痙攣，無發燒現象	3~5 天 (特殊病例 5~15 天)	"旅行者腹瀉(水土不服)" 通常在到達目的地 5~13 天內發生，不需要抗生素。 (With, Inner Medczine, NO, 4,238,1975)
濾過性病毒 Echoviruses, adenoviruses and Coxsacld viruses	口沫感染	爛泥狀到水樣狀 (不含血絲)	頭痛、咳嗽、流鼻水，偶有發燒現象	通常中度感染型 2~3 天	流行性腸炎，化學治療劑是禁忌
沙門氏菌 Salmonellae	大部分由屠宰動物(經由動物排泄物、污水、家禽、魚)老鼠、食物、少數經由人類。	像豌豆湯到水樣狀有惡臭味。	經 8~48 小時後，急性腸胃炎噁心、頭痛、中度發燒或沒發燒、胃痛、嘔吐、失水、失鹽份、臉色蒼白	3~5 天	毒素是致病原因，無菌血症(必要時洗胃-麻油或 Glauber 's salt)
副傷寒沙門氏菌 B 型 (亞熱帶地方為 A 型) Salmonella paratyphi B (in subtropics：A)	人類	稀如水 稀如水，有惡臭。	1.發展像傷寒、惡寒、疱疹、玫瑰疹，在頭一星期末，僅輕微或倦睡感，常有支氣管炎、心跳緩慢，白血球減少症，輕微脾臟腫大。 2.發展像腸胃炎(病例較少)，上吐下瀉。	2~4 週	一些慢性帶菌者，可用 Chlora-mphenicol Ampicillin。在無化學治療下，間隔 2~4 週做三種糞便檢驗，如果陰性反應者表示痊癒。預測此腹部傷寒樂觀，只有 1%的致死率。

傷寒沙門氏菌 Salmonella typhi	人類	像豌豆湯(在第三個星期)或便秘 (50%)	傷寒 據統計在 8~24 天後，倦怠感頭痛、體溫微升，接著眩眼感，玫瑰疹、脾臟腫大	同右	Chloramphenicol，Ampicilin 嚴重的病例經 6~8 星期，經過無熱期後可能復發，致死率：2~5% 轉變慢性帶菌者：3~5%
志賀氏菌 Shigellas (Flexner，kruse，sonneless toxic Sh. dysenteriae-very to-xin)	人類(塗抹感染食物)	粘液狀，有血絲水樣狀，有惡臭	細菌性赤痢在 3 小時至 6 天後發生發燒、噁心、嘔吐、裏急後重，達一天 30 次，排便疼痛，結腸腫脹，臉色蒼白，身體虛弱	輕者：4~12 天 中毒者：無需化學療法 2~4 星期	Sulfonamides，Tetracycline，Chloramphenicol，atropine，充分供應水份和電解質代用品。至今貧窮區，尚有危險存在。
痢疾內阿米巴 Entamoeba histolytica	孢人體經由健康人、水源、萵苣、蔬菜、蒼蠅	像草莓醬或腐肉水、惡臭味，排泄物多	阿米巴赤痢持續 1~7 天，開始時噁心、腹痛、體溫微昇	未治療的：一年內將數次復發	Metronidazole 阿米巴赤痢，僅發生在熱帶及亞熱帶地方，如未治療，致死率 20~40%，治療適當致死率低於 5%
霍亂弧菌、撇形弧菌 Vibrio cholerae = V. comma	人類 食物(水、牛奶)	開始時爛泥狀，然後黃綠色，然後水樣狀(如洗米水)	據統計從數小時到四天後有嚴重腹瀉和嘔吐，臉色變青灰色，皮膚乾燥，體溫下降。有循環系統崩潰傾向。	2~5 天 (甚至 2~3 週)	嚴重脫水時，用 IV 連續注射，加電解質和葡萄糖 使用 Tetracycline 口服僅在病人感染之前。

* 本專欄由西德默克提供

§ 58.1 抗腹瀉劑

抗腹瀉劑

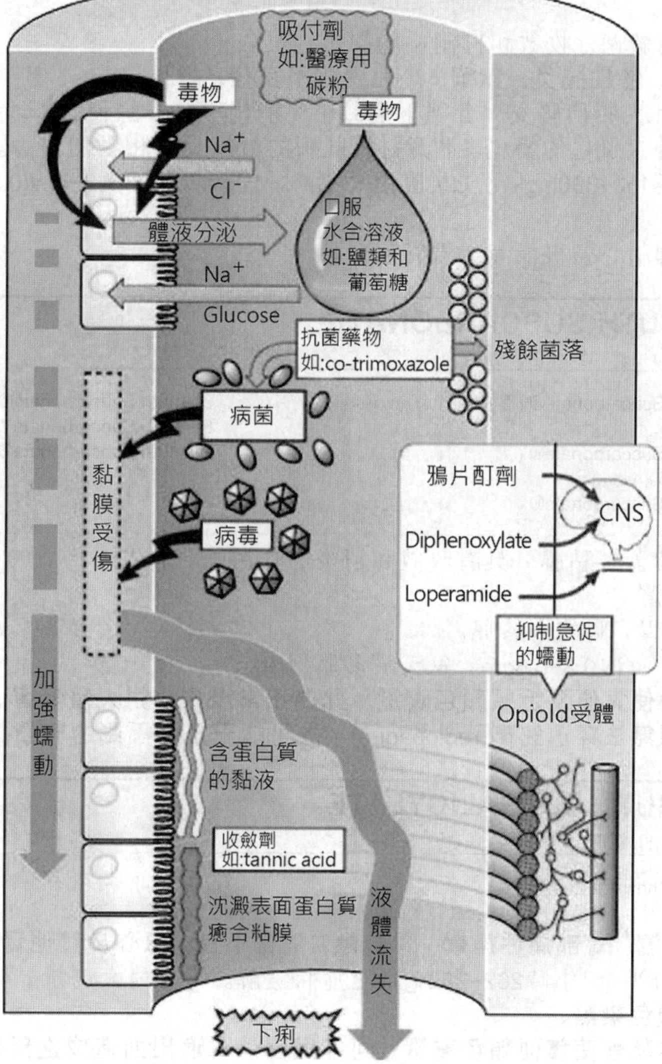

58101 ALBUMIN TANNATE

500 MG/錠劑(T);

商　名

Tannalbin® (健喬信元) $0.55/T(500MG)

適應症 [衛核]緩解輕微或中度急性腹瀉 .

用法用量 一天使用3~4次，每次1錠。

醫療須知 1.本藥不可與口服鐵劑，併服會降低藥效。
2.若皮膚發疹、搔癢、呼吸短促或蕁痲疹，須立即停藥。

58102 BERBERINE

℞

100 MG/錠劑(T)； 50 MG, 100 MG/膠囊劑(C)； 2 MG/ML, 5 MG/ML, 6.667 MG/ML/注射劑(I)； 20000 MG/散劑(Pow)；

商名

Berber®（應元）
Berberine Tannate®（應元）
Berberine®（應元）$15/I(2MG/ML-PIC/S-2ML),
Berine®（安星）$5/I(6.667MG/ML-3ML)
Rynin®（十全）
Stopnin®（杏林新生）
Ye Ris®（科進/理想）

藥理作用 本藥具有殺菌、收斂和抑制小腸異常運動。

適應症 [衛核]急、慢性腸炎、赤痢、小兒消化不良症、綠便
[非衛核]1.大腸菌腸炎，各種下痢，小兒消化不良，綠便2.眼藥水適用於眼睛充血，疲勞或紫外線引起的變化3.本藥對於肝病的治療具有相當的潛力。

用法用量 口服–1天150~300mg，分3次服用； 注射–1天1次，每次2~4ml(0.2%)SC，或緩慢靜脈注射20ml。

不良反應 便秘，抑制心臟機能，支氣管痙攣。

58103 BISMUTH SUBCARBONATE

孕 A 乳 +

℞

0.324 GM, 324 MG/錠劑(T)；

商名

Bismuth Subcarbonate®（井田）$1.5/T(324MG-PIC/S), $2/T(324MG-PIC/S-箔),
Bismuth Subcarbonate®（人人）$1.5/T(0.324GM-PIC/S), $2/T(0.324GM-PIC/S-箔)
Bismuth Subcarbonate®（強生）$1.5/T(324MG-PIC/S)
Bismuth Subcarbonate®（新喜國際）$1.5/T(324MG-PIC/S)
Bismuth Subcarbonate®（榮民）$1.5/T(324MG-PIC/S)
Bismuth Subcarbonate®（華盛頓）$1.5/T(0.324GM-PIC/S)

藥理作用 本藥能覆蓋著黏膜，具有收斂和消炎的作用。

適應症 [衛核]腹瀉
[非衛核]胃，腸的卡答兒。

用法用量 1天3次，每次0.3~0.6gm，每天最多服用8次。

醫療須知 1.鉍劑會使糞便及舌頭顏色變深，此為正常現象，對人體無害。
2.放射線無法穿透鉍劑(rediopaque)，故可能干擾腸攝影的判讀。

58104 BISMUTH SUBSALICYLATE

262 MG/錠劑(T)；

商名

Assure Chewable®（榮民）

適應症 [衛核]腹瀉、胃部痛性痙攣、胃灼熱、消化不良、噁心及其他胃部不適。

用法用量 成人：每半至1小時262~252mg直至症狀緩解。每日最大劑量：4,200mg。

醫療須知 1.舌頭顏色染黑。
2.服用本藥會使糞便顏色變深，可能與因消化道出血造成之黑便混淆。

58105 DIOCTAHEDRAL SMECTITE▲

℞

3 GM, 300 MG/粉劑(P)； 3000 MG, 200 MG/ML/懸液劑(Sus)；

商名

Smecta® ◎（BEAUFOUR IPSEN/大昌華嘉）$6/P(3GM-PIC/S-3GM)
Smectago®（BEAUFOUR IPSEN/大昌華嘉）
Smectin®（優良）$5.1/P(3GM-3GM)
Smectite®（晟德）$31.2/Sus(200MG/ML-PIC/S-60ML)

藥理作用 本藥透過獨特片狀結構及高黏塑性與腸胃道黏膜緊密結合；同時可吸附及固定多種細菌、毒素、病毒、攻擊因子與發酵氣體等，於有效止瀉同時達到保護腸胃黏膜的作用。

適應症 [衛核]治療2歲(含)以上兒童(併用口服脫水補充液)及成人之急性腹瀉。

症狀性治療成人的慢性功能性腹瀉。

用法用量 1歲以下：1包/1天；1~2歲：1~2包/天；2歲以上或成人：3包/天，每日劑量分3次服用，於2餐間投予。嚴重急性腹瀉患者其首日初劑量可。

不良反應 發生比例少，一般以便秘為主。通常於減少劑量繼續治療後即可緩解。

醫療須知 1.脫水的腹瀉患者應接受口服補液(Oral Rehydration Solution，ORS)，本藥不能替代ORS。兩者併用。
2.具吸附作用，可能會干擾其它藥物的吸收與排除，盡量避免與其它藥物同時服用。
3.不宜併用如quinidine、disopyramide類之鹼性藥品。

58106 LACTOBACILLUS ACIDOPHILUS

170 MG/膠囊劑(C)； 425 MG/顆粒劑(Gr)；

商　名
Lactillus®（寶齡富錦）
Prevmeta®（寶齡富錦）

藥理作用 本藥能夠酸化腸內容物，能夠防止腐敗性細菌的繁殖，因而具有整腸與止瀉的功能。

適應症 [衛核]緩解輕度腹瀉、腹痛及便秘、整腸(調整排便)、軟便。
[非衛核]整腸，止瀉。

用法用量 1天量2.1gm，分3次服用。

58107 LOPERAMIDE

孕B 乳？ 食± 酒 泄 肝 T½ 10～12h

Rx
2 MG/錠劑(T)； 1 MG, 2 MG/膠囊劑(C)； 0.2 MG/ML/液劑(Sol)； 0.2 MG, 0.2 MG/ML/液劑(Sol)；0.2 MG, 0.2 MG/ML/糖漿劑(Syr)；

商　名
An-Lih®（派頓/德山）$0.93/C(2MG)
Antidia®（中美兄弟）$0.94/C(2MG)
Elinin®（信隆）$1.5/C(2MG-箔)，$1.5/C(2MG-PIC/S)
Emodine®（井田/天下）$1.5/C(2MG-PIC/S)
Fulnin®（汎生）$1.5/C(2MG-PIC/S)，
Gerium®（皇佳）$2/C(2MG-PIC/S-箔)，$1.5/C(2MG-PIC/S)
Ho Cular®（培力）
Imode®（優生）$1.5/C(2MG-PIC/S)
Imodine®（榮民/賜利優）$0.94/C(2MG)
Imolex®（杏輝）$1.5/C(2MG-PIC/S)，$2/C(2MG-PIC/S-箔)
Imoli®（美西/南都）
Imora®（應元）$0.94/C(2MG)
Isidium®（約克）$2/C(2MG-PIC/S-箔)，$1.5/C(2MG-PIC/S)
Julilin®（優良/健喬信元）$0.25/C(1MG)
Ker Li®（中美兄弟/興中美）
Lecotin®（晟德）$25/Sol(0.2MG/ML-PIC/S-60ML)
Liderium®（瑞士/濟時）$1.5/C(2MG-PIC/S)，$2/C(2MG-PIC/S-箔)
Limodium®（衛肯）$1.5/T(2MG-PIC/S)，$2/T(2MG-PIC/S-箔)
Lipitin®（大豐）$1.5/T(2MG-PIC/S)，
Lopedin®（盈盈/生達）$1.5/C(2MG-PIC/S)
Lopela®（衛達）$1.5/C(2MG-PIC/S)
Loper®（黃氏）$0.64/C(2MG)
Lopera®（健康化學/理想）
Loperadine®（永勝）$1.5/C(2MG-PIC/S)
Loperadium®（強生/北進）
Loperam®（強生）$2/C(2MG-PIC/S-箔)，$1.5/C(2MG-PIC/S)
Loperamide®（人生）$0.76/C(2MG)
Loperamide®（元宙）$1.5/C(2MG-PIC/S)，$2/C(2MG-PIC/S-箔)
Loperamide®（利達）$1.5/C(2MG-PIC/S)
Loperamide®（應元/豐田）$1.5/C(2MG-PIC/S)，$2/C(2MG-PIC/S-箔)，
Loperamide®（成大）$1.5/C(2MG-PIC/S)，$2/C(2MG-PIC/S-箔)
Loperamide®（新喜國際）
Loperamide®（新喜國際/聯輝）
Loperamide®（旭能/嘉林）
Loperamide®（明大/東洲）
Loperamide®（明德）$1.5/C(2MG-PIC/S)
Loperamide®（正和）$0.64/C(2MG)
Loperamide®（永勝/濟生）$0.94/C(2MG)
Loperamide®（永吉）
Loperamide®（福元）$1.5/T(2MG-PIC/S)，$2/T(2MG-PIC/S-箔)，
Loperamide®（華興）$1.5/C(2MG-PIC/S)，$2/C(2MG-PIC/S-箔)
Loperamide®（華興/華樺）$0.94/C(2MG)
Loperamide®（衛肯）$25/Sol(0.2MG/ML-PIC/S-120ML)
Loperamin®（明大）$2/T(2MG-PIC/S-箔)，$1.5/T(2MG-PIC/S)
Loperatin®（永勝）$1.5/T(2MG-PIC/S)
Loperdin®（壽元）$0.94/C(2MG)
Loperin®（明大）
Loperium®（REMEDICA/富富）$1.5/T(2MG-PIC/S-箔)，
Loperlax®（健康化學/瑞安）
Mori Capsuels®（華盛頓）
Peramide®（健喬信元）$0.94/C(2MG)
Safe®（台裕）$1.5/C(2MG-PIC/S)
Sanpo®（井田）$2/C(2MG-PIC/S-箔)，$1.5/C(2MG-PIC/S)
Ufunin®（健喬信元/優良）
Ufunin®（優良）$1.5/T(2MG-箔)，$1.5/T(2MG-PIC/S)，
Undiarrhea®（永信）$1.5/C(2MG-PIC/S)
Volyer®（長安/華貿行）
Winlipan®（溫士頓）$1.5/C(2MG-箔)，$1.5/C(2MG-PIC/S)
Zippy®（永信/永甲）

藥理作用 藉直接作用在環狀及縱走腸道肌肉而抑制腸子平滑肌的作用，來減緩腸子的運動和抑制蠕動，延長腸子內容物的輸送時間，增加糞便緊實以及減少體液和電解質流失。推薦劑量下，對CNS的作用很小。

適應症 [衛核]急慢性腹瀉
[非衛核]1.控制急性非特異性腹瀉，和發炎腸病所引起之慢性腹瀉。2.減少迴腸造口術流出物的量。

用法用量 1.(僅成人)急性腹瀉–開始時4mg，接著每次腹瀉後2mg。1天最大量為8mg。慢性腹瀉–如上述，然後減少至有效的維持量。1天的劑量範圍通常為4~8mg。
2.兒童：每日最高劑量6mg/20kg。2~5歲(13~20kg)，1ml一天3次。5~8歲(20~30kg)，2mg一天3次。8~12歲(>30kg)，2mg一天3次。

不良反應 腹部不適(長期使用時)，思睡，腹腸，便秘，眩暈，噁心，嘔吐，皮膚出疹，CNS抑制。嚴重者-毒性巨結腸症。

醫療須知 1.發高燒的患者，不宜自行使用抗腹瀉劑。
2.服用本藥的患者，不宜開車或從事危險性的工作。
3.患者宜多喝水或飲料，以補充腹瀉流失的水份。
4.服用本藥2天後或慢性腹瀉10天，患者症狀沒有改善或發燒、血便，宜採其他療法。
5.若因濫用或誤用超過最大建議劑量之非處方止瀉藥loperamide，可能發生如心律異常等嚴重副作用甚至死亡。
6.若同時服用高劑量loperamide和其他與其有交互作用之藥品，風險也可能增加。

58108 MEPENZOLATE BROMIDE

Rx 7.5 MG, 15 MG, 25 MG/錠劑(T);

商名

Chan-Wae® (培力)
Colonin® (新喜國際)
M.B.® (明大) $1.5/T(15MG-PIC/S)
Mepenate® (井田/天下) $1.5/T(25MG-PIC/S)
Meplate® (生達)
Sollon® (強生) $1.5/T(7.5MG-PIC/S), $2/T(7.5MG-PIC/S-箔)
Tonton® (利達/鎰浩)
Trancoron® (長安) $1.5/T(25MG-PIC/S)
Tranlo® (羅得/達德士) $1/T(15MG)
Trantin S.C.® (優生) $1.5/T(7.5MG-PIC/S)

藥理作用 本藥對激躁大腸，急慢性腸炎等大腸機能異常，具有強力攣縮緩解作用。又能快速地解除腹痛、腸運動之異常、下痢、便秘、鼓腸之症狀，而促進腸機能恢復正常。

適應症 [衛核]由於大腸機能異常，急、慢性腸炎、胃炎所引起之腹瀉，腹部膨滿腹痛。

用法用量 1天3次，每次15mg。

不良反應 視覺調節障礙，頭痛，眩暈，口渴，噁心，嘔吐，食慾不振，發疹(須停藥)。

58109 PANAZON

Rx 250 MG/膠囊劑(C);

商名

Risonin® (羅得/達德士) $2.16/C(250MG-PIC/S),

藥理作用 本藥能抑制細胞酵素的代謝，而殺死細菌，其抗菌範圍，包括革蘭氏陽性菌和陰性菌，對芽胞菌，大腸菌赤痢，霍亂，傷寒亦有效。

適應症 [衛核]腹瀉、腸內異常醱酵、腸炎、大腸炎、細菌性腸痰患
[非衛核]腹瀉、腸內異常醱酵、腸炎、細菌腸疾患。

用法用量 1天20~40mg/kg，分3~4次服用，即成人1天量1~2gm。

58110 POLYCARBOPHIL

孕C 乳? 泄X

500 MG, 617.4 MG, 625 MG/錠劑(T);

商名

Berphil® (元宙)
Fenk Chewable® (東洋/東生華)
Polycon® (培力)
Smooth® (溫士頓)

藥理作用 本藥為合成的親水性樹脂，其屬polycarboxlic acid類型。它在水中就會膨脹，可用來治療腹瀉。每錠所含熱量低於一卡，含有鈣質，不含鈉鹽，不含防腐劑，為一安全且有

效的纖維物質。

適應症 [衛核]緩解輕微或中度急性腹瀉。

用法用量 1天3~4次，每次2錠，1天最高劑量6gm。

不良反應 腹脹感、食道阻塞、低血鉀、出疹、氣喘。

58111 RACECADOTRIL

Rx 10 MG/GM/顆粒劑(Gr);

商名

Hidrasec Children® ◎ (SOPHARTEX/亞培) $6.4/Gr(10MG/GM-PIC/S-3GM)

Hidrasec Infants® ◎ (SOPHARTEX/亞培) $6.4/Gr(10MG/GM-PIC/S-1GM)

藥理作用 1.Racecadotril是一種前驅藥，需要水解成它的活性代謝物，thiorphan，一種腦啡胜肽酶(enkephalinase)抑制劑。

2.Enkephalinase(腦啡胜肽酶)是一種存在於多種組織的細胞膜胜肽酶，尤其是小腸上皮細胞。此酶可作用在外生性胜肽的水解和內生性胜肽(如，腦啡胜肽[enkephalinase])的分解。因此，racecadotril可保護在消化道生理活性的內生性腦啡胜肽不被酵素分解，延長小腸腦啡胜肽突觸作用，減少小腸過度分泌作用。

3.Racecadotril是一種純的抑制腸道分泌的活性物質。它會降低腸道被霍亂毒素或發炎誘發之水及電解質的過度分泌，但不會影響腸道基本的分泌活性。

4.Racecadotril發揮快速抑制腹瀉的作用，但不會影響腸道輸送的時間。

適應症 [衛核]適用於嬰兒(3個月以上)及兒童當口服補充液體及一般支持療法不足以控制臨床狀況之輔助性急性腹瀉症狀治療。

用法用量 1.以體重計算1.5mg/kg/每次(相當於1到2小包)，以正常規律的間隔一天投與3次。合併補充液體以口服投與。

2.兒童之建議劑量每次最高不應超過60mg。

3.治療期不應超過5天。不建議以racecadotril使用在長期治療。

不良反應 1.不常見：扁桃腺炎、出疹、紅斑。

2.無法由現有數據推估：多形性紅斑，舌水腫，面部浮腫，唇水腫，眼瞼水腫，血管神經性水腫，蕁麻疹，結節性紅斑，丘疹性皮疹，癢疹，皮膚搔癢

醫療須知 1.並不需因投與本藥而調整一般的液體補充方針。讓急性腹瀉的兒童喝大量的液體是很重要的。

2.補充液體的需求和方法應依照患者的年齡、體重和病症的階段及嚴重程度，特別是嚴重或長期腹瀉伴有重要嘔吐或食慾不振的情況。

3.正常的哺乳(包括，授乳)不要中斷和監測足夠的液體被攝入是重要的。

4.發燒及糞便帶血或帶膿，可能顯示腹瀉是侵襲性的細菌造成，或有其他嚴重疾病存在。

5.Racecadotril不曾試用於抗生素引起的腹瀉，因此，racecadotril不應被使用在這些情況下。由於尚未有足夠研究，不建議使用racecadotril於慢性腹瀉。

58112 STREPTOCOCCUS

Rx 2000 MG/散劑(Pow);

商名

Lactomin® (龍杏/洸洋)

藥理作用 本劑主成分為streptococcus faecalis是體內具有預期效果的乳酸菌。由於各種抗生素的研究及使用以及各種化學製劑等廣泛地被用於臨床治療，引起腸內菌叢的變化，造成下痢等便性異常及發生菌的交代症，因此腸內菌叢的變化則必須使用適當的乳酸菌來調節，實屬必要，而本藥是最佳的選擇。

適應症 [衛核]腸內異常醱酵、消化不良、綠便

[非衛核]對投予抗生素、磺胺劑所引起腸內正常微生物群異常之治療。

臨床適用於：1.對於因使用抗生素或化學療法製劑所引起的2次副作用，如菌交代現象所引起的腹部膨脹感、嘔氣、下腹部疼痛感，下痢或便秘的便性異常，candida性口腔炎或更嚴重的鵝口瘡，candida性舌炎，黑舌症等症狀有改善及抑制效果。2.關於感染性腸炎的各種下痢或與抗生素併用的時候的便性改善有卓越的效果。

用法用量 通常成人1日3g，分3次服用，可依年齡、症狀適當的增減。

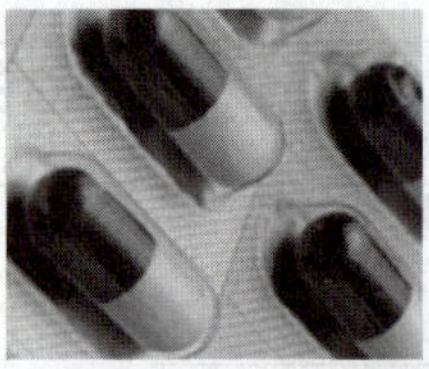

§ 58.2 抗腹瀉劑複方產品

58201 Anson "大豐"安腸散®（大豐）

每 gm 含有：ALBUMIN TANNATE (TANNALBIN) 26.7 MG；BERBERINE TANNATE 20.0 MG；DIASTASE BIO- 20.0 MG；RIBOFLAVIN (VIT B2) 0.67 MG；THIAMINE MONONITRATE 1.33 MG

適應症 [衛核] 急、慢性腹瀉、消化不良、急、慢性胃腸炎、腸內異常醱酵。

用法用量 3~4歲1次1g；5~7歲1次1.5g，1天4次。

類似產品 Linalon 痢納能散®（中美兄弟） Mioulisamine 妙痢腸命散®（政德/嘉信）

58202 Anti-Dia 克瀉素乳劑®（人人）

每 30ml 含有：KAOLIN COLLOIDAL 6000.0 MG；PECTIN 100.0 MG

適應症 [衛核] 緩解輕微或中度急性腹瀉。

用法用量 參照仿單

類似產品 Cremo-Kaotin Sus. "晟德"痢克汀懸液劑®（晟德）

58203 Antidiarrhoeals "大豐"止痢膜衣錠®（大豐）

每 Tab 含有：BERBERINE HCL 33.3 MG；BISMUTH SUBGALLATE 100.0 MG

適應症 [衛核] 瀉痢、腸內異常醱酵

用法用量 通常15歲以上每次3錠；11至14歲2錠；5至10歲1錠，每日1至3次，食間服用。

58204 Babyate 保兒力維持液®（濟生）$28.6/Sol (250.0 ML-PIC/S), $45/Sol (500.0 ML-PIC/S)

Rx

每 Sol 含有：DEXTROSE MONOHYDRATE 25.0 MG；POTASSIUM CITRATE (MONOHYDRATE) 2.16 MG；SODIUM CHLORIDE 2.05 MG；SODIUM CITRATE (DEHYDRATE) 0.98 MG

適應症 [衛核] 輕微至中度腹瀉或其他脫水症狀所導致體內水份及物質損失時之補充液。

用法用量 嬰幼兒每kg體重120~150cc.超過4歲以上的孩童，每天應飲用2公升。

58205 Berbenol "大豐" 滅痢必能注射液®（大豐）$15/I (2.0 ML-PIC/S)

Rx

每 ml 含有：BERBERINE HCL 2.0 MG；ETHACRIDINE LACTATE MONOHYDRATE (ACRINOL) 0.01 MG

適應症 [衛核] 細菌性腸疾患、急慢性腸加答兒、腸內異常醱酵、下痢

用法用量 一天3次，每次1針。

類似產品 Berbenol 益止痢錠®（政德） Shilinin 細痢寧膠囊®（黃氏）

58206 Cantil "正和"康腸錠®（正和）$1.5/T

Rx

每 Tab 含有：MEPENZOLATE BROMIDE 7.5 MG；PHENOBARBITAL 15.0 MG

適應症 [衛核] 大腸機能異常、急慢性腸炎所引起之下痢、腹痛、腹部脹滿感

用法用量 一天3~4次，每次1粒。

類似產品 Mepenzol "阿德比"腸可朗錠®（優良/一成）$0.64/T Phenozolate "華興" 惠諾助寧錠®（華興）

58207 Gerists 治痢錠®（衛肯）

每 Tab 含有：BERBERINE TANNATE 40.0 MG；CHLORPHENIRAMINE MALEATE 1.0 MG；ETHACRIDINE LACTATE MONOHYDRATE (ACRINOL) 10.0 MG；SCOPOLAMINE METHOBROMIDE 0.33 MG

適應症 [衛核] 急、慢性腹瀉、細菌性腹瀉、食物中毒、神經性腹瀉、消化不良性腹瀉、急慢性腸炎、鼓腸、過敏性腸疾患

用法用量 一天3~4次，每次1粒。

類似產品 Ibs-D "黃氏" 紓躁整腸錠 ®（黃氏） Li Shih 適腸錠 ®（長安/世達）

58208 Hekiok Oan 〝金葫蘆〞黑藥丸 ®（明通/治痛單）

每 Pill 含有：ALPINIA 10.5 MG；AMONUM 10.5 MG；ASISSARUM 16.5 MG；CINNAMON (CINNAMON CORTEX) (CINNAMON BARK) 16.5 MG；EUGENIA POWDER 4.5 MG；GLYCYRRHIZAE PULVERATUM 10.5 MG；SAUSSUREA 10.0 MG；SCOPOLIA EXTRACT POWDER 10.5 MG

適應症 [衛核] 胃腸絞痛、水土不合、吐瀉、痢疾、食傷

58209 Hsilian "東洲"喜力安膠囊 ®（西德有機/東洲）

每 Cap 含有：BERBERINE CHLORIDE 100.0 MG；BISMUTH SUBNITRATE (BISMUTH NITRATE BASIC) 90.0 MG；DIPHENHYDRAMINE HCL 10.0 MG；PAPAVERINE HCL 10.0 MG

適應症 [衛核] 痢疾、胃加答兒、吐瀉、腹瀉、軟便、腹痛引起之下痢、消化不良性下痢

用法用量 通常成人一次1粒，8~15歲1/2粒，一日3次服用。

58210 Intestogen 欲健腸錠 ®（政德/嘉信）

每 Tab 含有：ALBUMIN TANNATE (TANNALBIN) 50.0 MG；BERBERINE CHLORIDE 25.0 MG；ETHACRIDINE LACTATE MONOHYDRATE (ACRINOL) 12.5 MG

適應症 [衛核] 下痢及腸內異常醱酵、急慢性腸炎

用法用量 一天3~4次，每次1粒。

類似產品 Jiann Lih 健痢膠囊 ®（信隆）

58211 K.B.T. 克瀉寧錠 ®（優良/健喬信元）

每 Tab 含有：ALBUMIN TANNATE (TANNALBIN) 167.0 MG；BISMUTH SUBCARBONATE 167.0 MG；KAOLIN (WHITE)(BOLUS ALBA) 167.0 MG；SCOPOLIA EXTRACT 3.0 MG

適應症 [衛核] 腸炎、腹瀉、潰瘍性結腸炎

用法用量 每天3~4次，每次2~4錠。

58212 Kaoli Sus. "華盛頓"克痢懸浮液 ®（華盛頓）

每 Sus 含有：KAOLIN (WHITE)(BOLUS ALBA) 20000.0 MG；PECTIN 1000.0 MG

適應症 [衛核] 緩解輕微或中度急性腹瀉。

用法用量 口服:成人，30ml每天3~4次;兒童，5歲以上，7.5~15ml;1~4歲，5~7.5ml;1月~1歲，2.5~5ml每天3~4次。

類似產品 Kaolin And Pectin Mix Dehydrated 白陶土果膠無水混合 ®（華盛頓） Kaopectin Sus. "榮民"克痢必定懸液劑 ®（榮民）
Pecolin Sus. "生達"高克痢懸乳液 ®（生達）

58213 Lipolyte 立保樂顆粒劑 ®（信東）

每 gm 含有：GLUCOSE ANHYDROUS 666.667 MG；POTASSIUM CHLORIDE 50.0 MG；SODIUM BICARBONATE (EQ TO SODIUM HYDROGEN CARBONATE) 83.333 MG；SODIUM CHLORIDE 116.667 MG；SUCROSE (SUGAR REFINED) 36.667 MG

適應症 [衛核] 早期、輕度及急性腹瀉的脫水

用法用量 每包3mg以100ml溫水溶解後服用。每次投與數包，每3~4小時1次，1次投與量為50~100ml/kg。

58214 Rec S.C. 力克糖衣錠 ®（杏林新生）

每 Tab 含有：ALUMINUM 3-HYDROXY-2-NAPHTHOATE 50.0 MG；BERBERINE TANNATE 33.0 MG

適應症 [衛核] 急、慢性腸炎、腸內異常醱酵

用法用量 成人，每天4次，每次2錠。

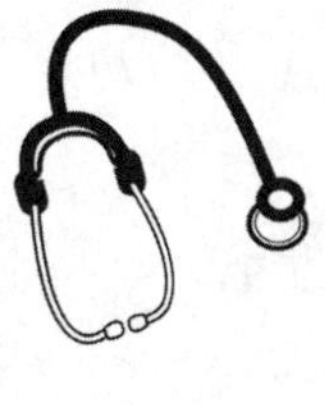

第五十九章
催吐藥和止吐藥(包括動暈症治療藥)
Emetics and Antiemetics(Include the Therapeutics Agents of Motion Sickness)

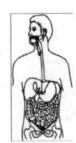

凡藥物透過末梢作用(如局部胃粘膜的刺激)或中樞作用(刺激髓質的Chemoreceptor Trigger Zone，CTZ)具有促進嘔吐反射機轉的能力者，皆稱為催吐劑。但它主要用於藥物過量、其他形式的化學品或毒物所引起之中毒時，來誘發嘔吐。

就另一方面而言，止吐劑為一些藥劑能減低過度活化的嘔吐反射，大部份為中樞的作用—在嘔吐中樞或CTZ作用或內耳前庭組織。(圖59-1)

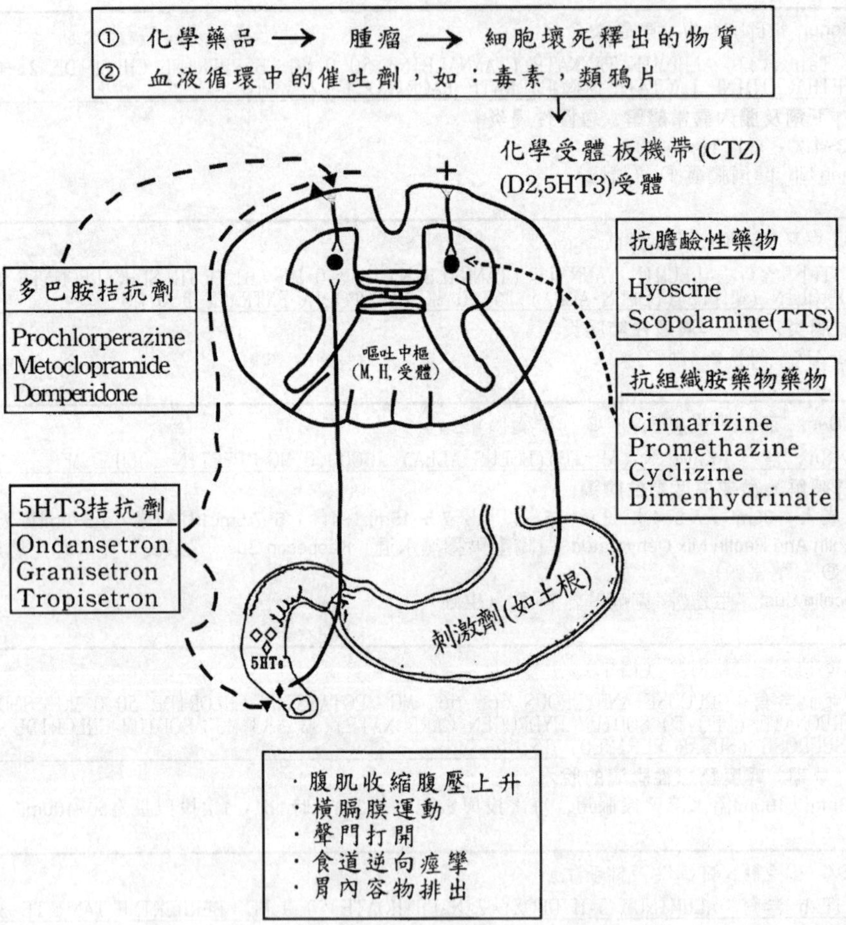

圖59-1：止吐的作用機轉

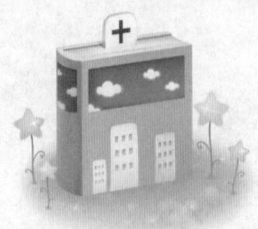

專欄 59-1 止吐的藥物 (Antiemetic Drugs)

1. (血清素)拮抗劑：

此類藥可選擇性地阻斷 5-HT 與中樞神經系統的化學受體板機帶和上消化道傳入迷走神經上的 5-HT3 受體結合，使之不發生嘔吐。對化療藥物和放療引起的嘔吐有顯著療效。這類藥物包括 granisetron，ondansetron，tropisetron。

2. Phenothiazines 類：如(chlorpromazine，perphenazine，prochlorperazine)

抑制 CTZ(chemoreceptor trigger zone)和可能也抑制嘔吐中樞的強力止吐藥物。主要作用於與下列有關的噁心和嘔吐：手術、麻醉、輻射、腫瘤和嚴重的感染。對動暈症較少使用，因爲藥物對前庭器官不作用。可能發生很多副作用(有些嚴重者)，因此只推薦使用短效者。詳見第 23 章。

3. 抗組織胺(如 cyclizine，dimenhydrinate，meclizine)

作用於內耳前庭器官的感敏度降低，因此用於治療動暈症的噁心和嘔吐。Meniere's 病或迷路炎(labyrinthitis)很有效。這類藥物會誘出各種程度的思睡和具有明顯的抗膽鹼激性的活性(參看第 59 章)。

4. 抗膽鹼激性劑(如 scopoiamine)

抑制前庭器官和抑制嘔吐中樞，用於預防動暈症有效，但可能比抗組織胺作用小。副作用的發生率高，因此用途受到限制。Scopolamine 製成商品名 Scopoderm TTS®的產品，爲一種平坦的小貼片，可附著在耳內，以恆定的速度不斷的釋放，達３天之久(如 B5mcg/小時)。

5. 鎮靜劑：(如 Barbiturates)

減低憂慮和可能減少嘔吐中樞的過度興奮。常發生思睡。參看第 21 章。

6. 其他(如 benzquinamide，diphenidol，thiethylperazine，trimethobenzamide)

擁有各種不同的作用機轉，爲主要的止吐劑。各別在本文中討論。

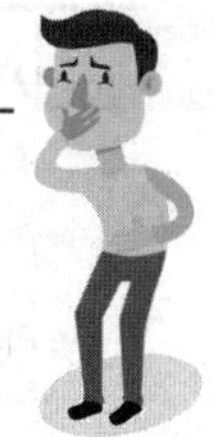

§ 59.1 催吐藥

催吐是從胃中移去尚未被吸收的藥物或毒物最有功效的方法，因此催吐劑常常用於藥物過量，或意外攝入有毒之化學品或其他的物質。趁還沒有相當量被吸入全身系統之前，為了要儘可能移去所有的毒物，投藥需要迅速。

一般是不應該使用催吐劑，然而某些中毒形態，例如侵蝕性或石油產物，可藉嘔吐移去這些物質，因為這些物質會嚴重的刺激或傷害上消化道的上皮。但是，昏迷或半昏迷患者或證實過度興奮或驚厥者，不應該接受催吐劑。

59101 APOMORPHINE

Rx 5 MG, 10 MG/ML/注射劑(I);

商 名

APO-Go Pen® ◎ (美強) $1120/I(10MG/ML-PIC/S-3ML)

Apomorphinae Hydrochloridi® (衛福部食藥署管制藥品製藥工廠)

藥理作用 刺激CTZ，因而增加髓質嘔吐中樞的活化作用，結果引起嘔吐。本藥顯現出dopamine受體的刺激作用，因此減少泌乳荷爾蒙的分泌，和改變中樞運動調節的功能(如減低震顫和/或僵直)。

適 應 症 [衛核]改善巴金森氏病後期藥效波動現象，如：LEVODOPA或其他DOPAMINE作用劑（BROMOCRIPTINE、LISURIDE、PERGOLIDE）製劑無法適當地控制病患之運動不能、暫時性肌麻痺等症狀。

[非衛核]產生嘔吐，改善帕金森病後期藥效波動現象。

用法用量 成人−5mg皮上注射(一般範圍2~10mg)孩童−0.05~0.1mg/kg皮下注射示可重覆。

不良反應 鎮靜、噁心、呼吸抑制，起立性低血壓，眩暈，虛弱，流涎，焦慮不安，震顫，欣慰感，過量時會引起激烈的嘔吐，不規則的呼吸，心臟抑制，血管虛脫。

醫療須知
1.確認apomorphine使用於中樞神經系抑制藥(如麻醉性止痛劑，催眠劑，alcohol)過量時，會導致深度的抑制，昏迷和可能致死。
2.可利用naloxone(用於apomorphine中毒)和atropine(用於心臟抑制)，及洗胃，抽吸和幫助呼吸的裝置。
3.下列患者要小心使用：心臟無代償能力，孩童，老年人或衰弱患者。
4.注射之前，立即投與200~300ml的水或其他液體(孩童少些)，可引起較有效的嘔吐反應。
5.將患者側躺，以防止嘔吐物吸入呼吸道內。
6.變色或有沈澱物的溶液，不可使用。

§ 59.2 止吐藥

各種止吐劑可用來預防和治療不同原因的嘔吐。一般而言，嘔吐的原因有很多種，例如：藥物或化學品中毒，動暈病，輻射線曝露，細菌或病毒的感染，懷孕，內分泌障礙，神經或精神障礙和化療。最成功的止吐藥物，主要作用為抑制髓質的化學受體扳機帶(Chemoreceptor Trigger Zone，CTZ)或降低內耳前庭器敏感度。用來控制噁心和嘔吐的藥物，主要分為：phenothiazines，anticholinergics，antihistamines及sedatives及其他的藥物，它們大多數具有中樞的作用機轉。這些藥劑列於專欄59-1，並簡短的敘述其藥理作用。

59201 APREPITANT▲

孕B 乳- 泄 肝 半 9～13h

Rx 80 MG, 125 MG/膠囊劑(C);

商 名

Apreto® (PHARMATHEN/萬達) $416/C(80MG-PIC/S), $416/C(125MG-PIC/S)

Aprevitae® (PHARMATHEN/旌宇) $416/C(125MG-PIC/S), $416/C(80MG-PIC/S)

Emend® ◎ (ALKERMES/默沙東) $416/C(125MG-PIC/S), $416/C(80MG-PIC/S)

Innomend® (PHARMATHEN/美時) $416/C(125MG-PIC/S), $416/C(80MG-PIC/S)

藥理作用
1.Aprepitant具有獨特的作用模式，其對人類substance P neurokinin1(NK1)的受體，具有選擇性與高度親合力的拮抗劑。
2.Aprepitant可以穿透進入腦部，並佔據腦部的NK1受體。臨床前研究顯示，aprepitant對中樞系統的作用時間很長，可以抑制cisplatin引起的急性期與延遲期的嘔吐，並可增強具止吐作用的5-HT3-受體拮抗劑ondansetron與皮質類固醇dexamethasone等對cisplatin所引起的嘔吐的抑制作用。

適 應 症 [衛核]與其他止吐藥劑併用，可以防止由高致吐性及中致吐性癌症化療藥物在初次或重覆使用時所引起的急性或延遲性噁心與嘔吐。

用法用量 1.Aprepitant得採用三天給藥的方式，併入包括一種皮質類固醇和一種5-HT3拮抗劑的治療療程一起使用。

2.Aprepitant的建議劑量為第一天在化學治療進行前一小時口服125mg，在第二天和第三天早晨每天服用一次80mg。

不良反應 1.最常見的與藥物相關的不良反應包括：打嗝(4.6%)、虛弱無力/倦怠(2.9%)、肝指數ALT升高(2.8%)、便秘(2.2%)、頭痛(2.2%)和厭食(2.0%)。

2.嚴重：包括過敏反應、神經會厭性水腫、皮膚發生Stevens-Johnson Syndrome、蕁麻疹、十二指腸潰瘍與穿孔(<1%)、neutropenic colitis(<1%)及輸注部位的血管炎等。

醫療須知 1.當aprepitant與主要經由CYP3A4酵素代謝的藥物併用治療患者時必須謹慎；有些化療藥物藉由CYP3A4酵素代謝。Aprepitant對CYP3A4的抑制作用，會導致這些併用藥物的血中濃度升高。

2.Aprepitant與warfarin一起使用，會導致縮短前凝血酶原時間(prothrombin time)，以國際標準比值(International Normalized Ratio，INR)表示。長期接受warfarin治療的患者，每次化療週期結束aprepitant的三天療程後，均應密切監控前凝血酶原時間(prothrombin time INR)，以確立並維持所需的warfarin劑量。

3.長期使用aprepitant時可能降低口服避孕藥的功效。雖然尚未研究使用aprepitant的三天療程對口服避孕效影響，但使用aprepitant期間，應使用其他替代或輔助性避孕法。

4.懷孕期間，只有當使用aprepitant的潛在效益大於對母親與胎兒可能造成的危險時，才可使用aprepitant。

5.Aprepitant可能會對喝母乳的嬰兒產生不良反應，所以必須考慮本藥品對母親的重要性，在停止哺乳或停止用藥之間作一選擇。

59202 BROMOPRIDE

Rx 10 MG/錠劑(T)； 10 MG/膠囊劑(C)；

商 名

Bropin®(生達) $1.5/T(10MG-PIC/S), $2/T(10MG-PIC/S-箔)

Lipolar®(皇佳) $1.5/C(10MG-PIC/S),

Softin®(優生)

藥理作用 1.止吐抗嘔：廣效，中樞及末梢性作用，以阻斷噁心、嘔吐之傳導，適合任何原因引起之噁心。嘔吐，打嗝，效果均優於傳統製劑。

2.解痙：對histamin，acetylcholine，$BaCl_2$引起的上腹部痛及結腸痙攣有緩解作用。

3.制酸抗潰瘍：對serotonin，polymyxin B所致潰瘍有癒合促進效果，且藉胃蠕動之正常化來提高胃液之回饋率以降低胃酸。

4.消化管運動機能賦活：激活植物神經中樞以調整消化管運動之異常，亢進胃、十二指腸、空腸之蠕動及弛幽門括約肌，而加速內容物之排出及通過，為現代人'消化遲滯'之最佳治療劑。

適 應 症 [衛核]噁心、嘔吐、脹氣性消化不良、胃酸過多、上腹部痛、痙攣性結腸疾患、胃、十二指腸炎、胃、十二指腸潰瘍、裂孔赫尼亞、出血性直腸結腸炎、消化管之X線檢查

用法用量 1.1天3次，每次10mg。

2.兒童依體重計算，通常1天0.5~1mg/kg，平分3次服用。

不良反應 1.頭痛、頭暈、倦怠、不安、嗜眠。

2.錐體外徑症候群(EPS)：服用本藥短時間內可能產生痙攣現象，在停止使用後短期間內可好轉，若併用抗帕金森氏症製劑可立即消除。

醫療須知 1.為了防止因交互作用引起對身體可能的影響，應避免與精神作用藥品(如鎮靜劑、抗抑鬱劑、抗焦慮劑、鋰鹽)安眠劑或酒精併用。

2.其他種類的藥品儘可能與使用本藥之時間相互錯開；因胃腸道活動力之改變會影響一齊併用藥品的吸收。

59203 DIPHENIDOL

Rx

25 MG, 50 MG/錠劑(T); 20 MG/ML/注射劑(I);

商名

Andiza® (中化) $1.5/T(25MG-PIC/S), $2/T(25MG-PIC/S-箔),
Cedol® (培力) $1.5/T(25MG-PIC/S), $2/T(25MG-PIC/S-箔)
Cefenine S.C.® (衛肯) $1.5/T(25MG-PIC/S), $2/T(25MG-PIC/S-箔)
Cenidol® (應元/應傑)
Cenidol® (應元/豐田) $1.5/T(25MG-PIC/S)
Cephen S.C.® (應元) $1.5/T(25MG-PIC/S),
Cephen® (應元) $15/I(20MG/ML-PIC/S-2ML), $15/I(20MG/ML-PIC/S-1ML),
Cephendol S.C.® (福元) $2/T(25MG-PIC/S-箔), $1.5/T(25MG-PIC/S),
Cepin® (信隆) $1.5/T(25MG-PIC/S)
Dephedol® (元宙)
Deuni® (永勝) $2/T(25MG-PIC/S-箔), $1.5/T(25MG-PIC/S),
Difendin® (井田) $2/T(25MG-PIC/S-箔), $1.5/T(25MG-PIC/S)
Difendol S.C.® (強生) $2/T(25MG-PIC/S-箔), $1.5/T(25MG-PIC/S),
Dinidol S.C.® (生達/盈盈) $1.5/T(25MG-PIC/S), $2/T(25MG-PIC/S-箔)
Diphenidol S.C.® (優生) $2/T(50MG-PIC/S-箔), $1.5/T(50MG-PIC/S)
Diphenidol S.C.® (正和) $1.5/T(25MG-PIC/S)
Diphenidol S.C.® (永信) $1.5/T(25MG-PIC/S)
Diphenidol S.C.® (生達) $1.5/T(25MG-PIC/S), $2/T(25MG-PIC/S-箔)
Diphenidol® (人生) $0.91/T(25MG)
Diphenidol® (十全) $1.5/T(25MG-PIC/S)
Diphenidol® (培力/培力國際) $1.5/T(25MG-PIC/S)
Diphenidol® (壽元) $15/I(20MG/ML-PIC/S-1ML)
Diphenidol® (新喜國際) $1.5/T(25MG-PIC/S)
Diphenidol® (華興) $2/T(25MG-PIC/S-箔), $1.5/T(25MG-PIC/S)
Dis S.C.® (回春堂) $1.5/T(25MG-PIC/S)
Disco® (回春堂) $1.5/T(25MG-PIC/S),
Diyun® (長安/世達) $1.5/T(50MG-PIC/S)
Euncolon S.C.® (長安)
Gelso® (台裕)
Jefron S.C.® (杏林新生) $0.91/T(25MG)
Kphadol® (瑞士) $2/T(25MG-PIC/S-箔), $1.5/T(25MG-PIC/S), $15/I(20MG/ML-PIC/S-2ML), $15/I(20MG/ML-PIC/S-1ML)
Memodin® (皇佳) $2/T(25MG-PIC/S-箔), $1.5/T(25MG-PIC/S)
Meranom S.C.® (強生/北進) $0.91/T(25MG)
Mojune® (皇佳/歐業) $0.91/T(25MG)
Senidol® (台裕/汎生)
Senidol® (汎生) $1.5/T(25MG-PIC/S)
Set S.C.® (保瑞/聯邦)
Sinphadol S.C.® (杏輝) $2/T(25MG-PIC/S-箔), $1.5/T(25MG-PIC/S),

藥理作用 抑制前庭器的興奮度和抑制CTZ，具有相當弱的抗組織胺抗膽鹼激性及CNS抑制活性。

適應症 [衛核]因內耳障礙引起之眩暈(包括腦血管障礙及頭頸部外傷後遺症之眩暈)美尼艾氏症候群

[非衛核](1)控制手術，前庭障礙，感染的疾病，贅瘤和輻射治療等，所起的噁心及嘔吐。(2)治療因Meniere's疾病，迷路炎(labyrinthitis)或中或內耳手術等所引起的眩暈。

用法用量 1.成人：口服–每4小時25~50mg。肌注–20~40mg，1小時內再重覆20mg，然後視需要各4小時20~40mg。靜注–開始時 20mg，接著若需要時，1小時內另外再一劑20mg，然後改變成肌注或口服。1天最大量為300mg。

2.孩童：口服–0.4mg/1b(0.88mg/kg)，1天最大量為2.5mg/磅。肌注–0.2mg/1b(0.44mg/kg)，1天最大量為1.5mg/磅。

不良反應 聽和視幻覺，方向錯亂和神智混亂。嗜眠，不安，憂鬱和睡眠異常，抗蕈毒效應。暫時性低血壓，頭痛，暈眩和皮膚出疹。

醫療須知 1.接受治療的患者要密切監督。

2.下列患者宜小心：青光眼、胃腸道或泌尿道的阻塞性損傷，或竇性心搏過速。

59204 DROPERIDOL

孕 C 乳 ?

Rx

2.5 MG/ML/注射劑(I);

商名

Dropedol® (聯亞/科進) $25.4/I(2.5MG/ML-PIC/S-2ML),

藥理作用 本藥是一種butyrophenone，它能夠產生安神作用，鎮靜作用和輕度的血管擴張作用，此外，它具有強效的抗嘔吐作用，同時還可強化其他CNS抑鬱劑的作用，本藥主要用來與麻醉性止痛劑(fentanyl)併用，製成innovar可產生致類精神症狀的止痛作用，本藥具有α-腎上腺素激性和多巴胺激性(dopaminergic)的阻斷活性。

適應症 [衛核]Droperidol適用於降低由於手術及診斷程序所造成之噁心、嘔吐。

[非衛核](1)減輕與小手術和診斷程序有關的噁心和嘔吐的現象。(2)可做維持全身性和區域性麻醉作用的輔助劑，以及在麻醉投與前可提供一種安神的狀態。(3)本藥與一種麻醉止痛藥，與fentanyl併用可做為致類精神病症狀的止痛劑。

用法用量 1.劑量必須依照年齡、體重、身體狀況、現有之病理狀況、其他使用中之藥品與使用之麻醉劑種類及手術之程序個別化調整。同時需進行例行性之Vital signs及ECG監測。
成人劑量：最大初始劑量爲2.5mg IM or slow IV，另可增加投與1.25mg之劑量以達到期望之作用，然而增加投與之劑量必須在潛在利益大於潛在危險性時小心投藥。
小孩劑量：2至12歲之小孩，最大初始劑量爲每20~25磅投予1~1.5mg，並將病人之年齡及其他臨床因子納入考量，然而增加投與之劑量必須在潛在利益大於潛在危險性時小心投藥。
2.治療精神病時，須依個人狀況來決定劑量，且最好是於密切臨床照顧下開始便使用本藥以決定最適當劑量。爲了決定起始劑量，病人的年齡、症狀的嚴重度及之前對其他精神阻斷劑的反應須列入考慮，持續監護心臟功能一段時間以與最佳醫療診斷一致，至少要持續至治療後7小時。老年及體弱病人或先前曾有精神阻斷藥物副作用報告的病人可能需要較少量的藥品，且一半的正常起始劑量可能足以產生治療反應。此類病人通常會於較頻繁的劑量決定期及使用較低劑量時達到最佳反應。成人：2.5~15mg靜脈注射，高達10mg靜脈注射，間隔4~6小時後可再次給藥(肌內注射或靜脈注射)。

不良反應 低血壓，心跳過速，思睡，眩暈、焦慮，不安、錐體外徑反應，冷顫，顫抖，咽部和喉部痙攣、迷幻作用和心智抑制(較少發生)。

醫療須知 1.在服用本藥後產生起立性低血壓，患者在移動位置時要善加照料。
2.老年人或失去能力的患者之起始劑量要減量，並要小心觀查起始小劑量的反應，然後再端視反應的結果增加劑量。
3.注意錐體外副作用的發展，通常在服藥後1~2天會發生。一般可服用抗帕金森症的藥物加以控制。
4.老年人，失去能力和其他危機重重的患者，懷孕，2歲以下的小孩，還有肝，腎或心臟功能不全的患者等在服用本藥宜小心。

59205 Feracon 補血膜衣錠®（中生）$2.04/T
℞
每 Tab 含有：ASCORBIC ACID (VIT C) 250.0 MG；CYANOCOBALAMIN (VIT B12) 12.5 MCG；DIOCTYL SODIUM SULFOSUCCINATE(AEROSOL OT) 25.0 MG；FERROUS FUMARATE 152.2 MG；FOLIC ACID 0.5 MG；NIACINAMIDE (NICOTINAMIDE) 15.0 MG；PANTOTHENATE CALCIUM 5.0 MG；PYRIDOXINE HCL 2.5 MG；RIBOFLAVIN (VIT B2) 3.0 MG；THIAMINE MONONITRATE 3.0 MG；TOCOPHEROL ACETATE ALPHA (EQ TO VIT E ACETATE) (EQ TO VITAMIN E ACETATE) 15.0 IU

適應症 [衛核]發育不良、營養補給、虛弱體質、熱性消耗性疾患之補助治療、妊娠婦之營養補給。
用法用量 參照仿單

59206 Plexvite 富維他注射液®（安星）
℞
每 ml 含有：ASCORBIC ACID (VIT C) 1.0 MG；DEXTROSE 50.0 MG；NIACINAMIDE (NICOTINAMIDE) 1.25 MG；PANTHENOL D- (EQ TO D-PANTHENOL) 0.5 MG；PYRIDOXINE HCL 0.05 MG；RIBOFLAVIN(5-PHOSPHATE SODIUM) 0.05 MG；THIAMINE HYDROCHLORIDE 0.25 MG

適應症 [衛核]發育不良、營養補給、虛弱體質、熱性消耗性疾患之補助治療、妊娠婦之營養補給
用法用量 參照仿單

59207 Promin "南光"補樂命注射液®（南光）$58/I (1.0 L-PIC/S), $22.4/I (250.0 ML-PIC/S), $27.5/I (500.0 ML-PIC/S)
℞
每 ml 含有：DEXTROSE MONOHYDRATE 50.0 MG；NIACINAMIDE (NICOTINAMIDE) 250.0 MCG；PYRIDOXINE HYDROCHLORIDE 20.0 MCG；RIBOFLAVIN PHOSPHATE SODIUM 28.6 MCG；THIAMINE HYDROCHLORIDE 25.0 MCG

適應症 [衛核]發育不良、營養補給、虛弱體質、熱性消耗性疾患之補助治療、妊娠婦之營養補給。
用法用量 參照仿單

§ 59.3 血清素拮抗劑

針對化療噁心嘔吐的治療趨勢，目前國際建議治療準則為採用「三合一療去」，即5HT3抑制劑、NK1類抑制劑、類固醇這三類藥物。如果單用類固醇的止吐效果只有20~30%，單用5HT3也只有50%

，三合一療法才能夠發揮更佳的止吐效果。

因5-HT3受體拮抗劑(包括：「Granisetron」、「Ondansetron」、「Palonosetron」、「Ramosetron」及「Tropisetron」)具有潛在性血清素症候群之風險，特別是與其他血清素作用藥物併用時，衛福部確認應於仿單「警語及注意事項」處加刊：「血清素症候群：5-HT3受體拮抗劑曾有發生血清素症候群的案例報告，大多數報告與併用血清素作用藥物相關(例如：選擇性血清素回收抑制劑「selective serotonin reuptake inhibitors (SSRIs)」、血清素與正腎上腺素回收抑制劑「serotonin and norepinephrine reuptake inhibitors (SNRIs)」、單胺氧化酶抑制劑「monoamine oxidase inhibitors」、mirtazapine、fentanyl、lithium、tramadol及靜脈注射甲基藍「methylene blue」)。其中包含死亡案例。單獨使用5-HT3受體拮抗劑過量亦曾有發生血清素症候群的案例報告。與使用5-HT3受體拮抗劑相關之血清素症候群案例報告多數發生於恢復室或輸液中心。血清素症候群相關症狀可能包括下列徵兆及症狀之組合：精神狀態改變(如：情緒激動、幻覺、譫妄及昏迷)、自律神經失調(如：心搏過速、血壓不穩、頭暈、發汗、潮紅、體溫過高)、神經肌肉症狀(如：顫抖、僵直、肌陣攣、反射亢進、不協調)、癲癇發作，可能伴隨胃腸道症狀(如：噁心、嘔吐、腹瀉)。病患應被監測是否發生血清素症候群，特別是併用本藥及其他血清素作用藥物時。若發生血清素症候群之症狀，應立即停藥並給予支持性治療。病患應被告知血清素症候群之風險，特別是當本藥與其他血清素作用藥物併用時。」

59301 FOSAPREPITANT DIMEGLUMINE

℞ 150 MG/注射劑(I)；

商名 Emend IV® ◎ (PATHEON/默沙東) $1442/I(150MG-PIC/S-150MG)

藥理作用
1.Fosaprepitant為aprepitant的前驅藥，因此其止吐作用係歸因於aprepitant的作用。
2.Aprepitant具有獨特的作用模式；其對人類的substance P neurokinin 1(NK1)受體，具有選擇性與高度親合力的拮抗劑。
3.Aprepitant對NK1的選擇性甚至高3,000 倍以上。
4.Aprepitant可以穿透進入腦部，並佔據腦部的NK1受體。Aprepitant對中樞系統的作用時間長，可以抑制cisplatin引起的急性期與延遲期的嘔吐，並可增強具止吐作用的$5-HT_3$-受體拮抗劑ondansetron與皮質類固醇dexamethasone等對cisplatin所引起的嘔吐的抑制作用。

59 催吐藥和止吐藥

適應症 **[衛核]與其他止吐藥劑併用，可以防止高致吐性及中致吐性癌症化療藥物在初次或重覆使用所引起的急性或延遲性噁心與嘔吐。**

用法用量 本藥(EMEND IV 150mg) 須在第1天化學治療進行前約30分鐘，以20~30分鐘靜脈輸注的方式使用。本藥(EMEND IV)須如下表所列方式併用一種皮質類固醇和一種$5-HT_3$拮抗劑。

1.用於預防高致吐性癌症化療藥物所引起的噁心嘔吐之建議劑量如下：

	第一天	第二天	第三天	第四天
EMEND IV	150mg 靜脈注射	無	無	無
Dexamethasone **	12mg 口服	8mg 口服	兩次 8mg 口服	兩次 8mg 口服
$5-HT_3$拮抗劑	參見選用的$5-HT_3$拮抗劑仿單中最適劑量資訊	無	無	無

**Dexamethasone是在第一天化學治療進行前30分鐘以及第二天到第四天的早晨服用，在第三天及第四天傍晚須再次服用。Dexamethasone的劑量是考慮藥物交互作用而決定。

2.用於預防中致吐性癌症化療藥物所引起的噁心嘔吐之建議劑量如下：

	第一天
EMEND	150mg 靜脈注射
Dexamethasone**	12mg 口服
5-HT_3拮抗劑	參見選用的5-HT_3拮抗劑仿單中最適劑量資訊

**Dexamethasone須在第一天化學治療進行前30分鐘服用。Dexamethasone的劑量是考慮藥物交互作用而決定。

不良反應 1.常見：便祕、注射部位疼痛
2.不常見：心悸、腹脹、腹痛、上腹痛、消化不良、虛弱無力、口腔念珠菌感染、食慾減退、咳嗽、口咽疼痛、喉嚨刺激、熱潮紅(hot flush)。

醫療須知 1.當fosaprepitant與主要經由CYP3A4酵素代謝的口服藥物併用治療患者時必須謹慎。
2.於輸注fosaprepitant過程中或之後短時間內，會發生潮紅、紅斑、呼吸困難及全身過敏性反應/過敏性休克的立即性過敏反應，這些過敏反應案例大多在停止輸注及適當的治療後可緩解。對具有過敏反應經驗的患者不建議再給輸注。
3.曾有注射部位反應通報於使用本藥，包含血栓性靜脈炎和血管炎的嚴重注射部位反應。
4.Fosaprepitant與warfarin一起使用，可能會導致臨床上有意義地降低前凝血酶原時間(prothrombin time)之國際標準比值(International Normalized Ratio, INR)。長期接受warfarin治療的病患，每一個化療週期，開始施打fosaprepitant後的2週內，均應密切監控國際標準比值(INR)，尤其是第7到10天。
5.施打fosaprepitant期間及之後28天，荷爾蒙避孕藥的功效可能會降低，於使用fosaprepitant治療期間，應使用其他替代或輔助性避孕法並於注射fosaprepitant後持續一個月。

59302 GRANISETRON▲

孕B 乳? 泄 肝/腎 T½ 10～11h

℞ 1 MG, 2 MG/錠劑(T)； 1 MG/ML/注射劑(I)； 3.1 mg/24h /貼片劑(TTS)；

商　名
Granisetron I.V.®（濟生）$134/I(1MG/ML-PIC/S-1ML), $242/I(1MG/ML-PIC/S-3ML)
Grantron I.V.®（安星/美時）$242/I(1MG/ML-PIC/S-3ML)
Kyotil IV®（健亞/一成）
Kytril® ◎（CENEXI/大昌華嘉）$134/I(1MG/ML-PIC/S-1ML), $242/I(1MG/ML-PIC/S-3ML)
Kytril® ◎（大昌華嘉）$155/T(1MG-PIC/S),
Kytron I.V.®（聯亞/友華）$134/I(1MG/ML-PIC/S-1ML), $242/I(1MG/ML-PIC/S-3ML),
Otril I.V.®（東洋）$242/I(1MG/ML-PIC/S-3ML),
Sancuso Transdermal Patch® ◎（3M/協和麒麟）
Setron I.V.®（南光）$134/I(1MG/ML-PIC/S-1ML), $242/I(1MG/ML-PIC/S-3ML),
Setron® ＊（南光）$155/T(1MG-PIC/S), $236/T(2MG-PIC/S)
Ubitron I.V.®（聯亞）
Vomstop I.V.®（信東）$134/I(1MG/ML-PIC/S-1ML),

藥理作用 Granisetron為一止吐劑，對5-hydroxytryptamine(5-HT3)受體為高度選擇性的拮抗劑，本藥可阻斷經血清素刺激迷走神經所引發的反射性嘔吐。

適應症 [衛核]預防連續5天使用中度及/或高度致吐性化學療法療程的病人所引起的噁心及嘔吐。

用法用量 1.一天二次，每次1mg，或每天一次，每次3mg。
2.成人：3mg granisetron要先以20~50ml輸注液稀釋，輸入時間需超過五分鐘。
3.預防：在臨床試驗中，大多數的患者24小時內僅需本藥一個劑量即可控制噁心、嘔吐，亦可在24小時內投予額外的第二個劑量，以五分鐘時間輸注。臨床經驗上已有患者在一個化學治療的療程內連續使用五個劑量。預防性的用法granisetron必須在化學療法開始前完成給藥。
4.治療：使用劑量與預防性療法一樣，額外追加給藥須至少間隔10分鐘以上。一天最高劑量：每一日24小時內，最多只能使用三個五分鐘輸注劑量，一日不可超過9mg。

5.調配方法：將3mg/3ml溶液自安瓿中抽出，以輸注液稀釋至20~50ml，可用下列輸注液稀釋：0.9%W/V氯化鈉注射液BP、0.18%W/V氯化鈉+4%W/V葡萄糖注射液BP、Hartmann's溶液注射液BP、乳酸鈉注射液或10%mannitol注射液BP、其他稀釋液不可使用。

不良反應 一般而言，本藥的人體試驗顯示耐受性良好，沒有錐體外症狀及其他嚴重的副作用很明確的是由給予granisetron而引起的，如同這一類的其他藥品，最常見的副作用為頭痛及便秘，但大部份這些副作用均很輕微及溫和、在臨床試驗中，肝轉氨基酶(transaminase)的平均值會短暫的上升，但隨後會維持於正常的範圍內。

醫療須知 1.因為granisetron會降低腸的蠕動性，如患者有亞急性腸阻塞現象，投予本藥後須小心監視。

2.兩年的動物致癌性研究報告數據顯示：投予老鼠及兔子50mg/kg劑量後，會增加肝細胞癌或腺癌的機會(兔子使用的劑量在第59週降低到25mg/kg/day)，雄性老鼠在投予劑量為5mg/kg下，也被偵測到肝細胞贅瘤有增加的現象。但在使用低劑量1mg/kg的老鼠及兔子都沒有發現會引起這種肝細胞贅瘤。

3.懷孕與哺乳婦女的使用：雖然動物實驗顯示沒有致畸胎性，但尚無使用於懷孕婦女的經驗，所以不可使用於懷孕婦女，除非臨床上有不得已的理由。此外，亦無數據顯示granisetron會自乳汁中排出，但在治療中，最好也停止授乳。

4.穿皮劑型(貼片劑)應敷於上臂外側乾淨，乾燥及完整的健康皮膚上;不可貼在發紅，過敏及受傷的皮膚上。

5.不可將貼片劑分割成小片。

6.假如發生嚴重皮膚反應，或全身性皮膚反應(例如，過敏性疹子、丘疹或搔癢)時，需將貼片劑撕掉。

7.直接的自然或人工陽光有造成皮膚不良反應的可能性，因此在黏貼期間及撕掉後10天內，若有暴露於陽光下的危險時，必須告知病人使用例如衣物等遮蓋貼片劑黏貼的部位。

59303 ONDANSETRON HCL DIHYDRATE▲

孕 B 乳 ? 食 ± 泄 肝 t½ 3h

Rx 4 MG, 8 MG/錠劑(T); 2 MG/ML/注射劑(I);

商名

Ondan®(生達)
Onzod®(中化)
Supren®(信東) $79/I(2MG/ML-PIC/S-4ML)
Vomiz®(CADILA/毅有) $79/I(2MG/ML-PIC/S-4ML), $64/I(2MG/ML-PIC/S-2ML),
Zofran® ◎ (ASPEN/山德士) $111/T(8MG-PIC/S)

59 催吐藥和止吐藥

藥理作用 本藥為一具有高選擇性5HT3受體拮抗劑，為作用相當強的鎮吐和抗眩暈的藥物，本藥可阻斷經血清素刺激迷走神經所引發的反射性嘔吐。

適應症 [衛核]細胞毒性化學療法及放射線療法所致之噁心及嘔吐，以及手術引起之噁心、嘔吐。

用法用量 1.高嘔吐性的化學療法：在化學治療之前靜脈滴注或緩慢注射8mg，之後在24小時內靜脈滴注，每小時1mg，或者2次追加劑量，間隔4小時或以上，然後每8小時口服8mg，連續5天。

2.低嘔吐性的化學療法：在化學治療之前，緩慢靜注或滴注8mg或在前1~2小時口服8mg，然後每8小時口服8mg，連續5天。

3.放射性治療誘發的噁心或嘔吐：在放射性治療之前1~2小時每8小時口服8mg。

不良反應 便秘，頭痛，鎮靜，腹瀉，暈眩，在頭部和腹上部對閃光或溫暖敏感，通常有暫時性增加aminotransferase濃度但沒有症狀，罕見過敏反應發生。

59304 PALONOSETRON (AS HCL)▲

Rx 0.05 MG/ML/注射劑(I);

商名

Aloxi® ◎ (FAREVA/和聯) $657/I(0.05MG/ML-PIC/S-5ML)
Palonosetron®(FRESENIUS KABI/費森尤斯卡比)

Okmilon®（南光）$536/I(0.05MG/ML-PIC/S-5ML)

$527/I(0.05MG/ML-PIC/S-5ML)

Stothu®（永信）$515/I(0.05MG/ML-PIC/S-5ML)

適應症 [衛核]1.成人預防化學療法引起之噁心和嘔吐。
.中度致嘔性癌症化學療法-預防起始及反覆療程引起之急性及延遲性噁心和嘔吐。
.高度致嘔性癌症化學療法-預防起始及反覆療程引起之急性噁心和嘔吐。
.預防手術後引起的噁心和嘔吐(PONV)至少24小時，超過24小時的療效尚未得到證實。
2.兒童與青少年(1個月大至17歲)
.預防高度致嘔性癌症化學療法引起之急性噁心和嘔吐。
.預防中度致嘔性癌症化學療法引起之噁心和嘔吐。

用法用量 1.本藥的半衰期長達40小時，一個療程只需一針，就能有效控制延遲性嘔吐
2.給藥方式：化療開始前30分鐘，靜脈注射單一劑量0.25mg，注射時間需達30秒以上，投與前後皆需以生理食塩水沖洗輸注管線。

醫療須知 1.本藥可能會引起患者的過敏反應，宜注意。
2.已有或可能產生QT prolongation或先天性QT syndrome的患者，須小心使用。

§ 59.4 暈動症治療藥

59401 CYCLIZINE

孕B 乳 ?

50 MG/錠劑(T);

商名

Liumpin®（華盛頓）$1.83/T(50MG)

藥理作用 本藥為抗組織胺劑，它對迷路興奮及前庭一小腦路徑傳導有顯著的抑制作用，而產生鎮吐和抗動暈的療效。

適應症 [衛核]預防或緩解動暈症(暈車、暈船、暈機)引起之頭暈、噁心、嘔吐、頭痛等症狀。

用法用量 1.動暈病：成人，出發前30分鐘口服50mg，然後每4~6小時一次；肌注每次50mg，需要時，每日3~4次。兒童，每日量3mg/kg，分3次服用。若使用肛門塞藥，劑量增加一倍，即成人每次 100mg，兒童每日量6mg/kg。
2.預防手術後嘔吐：手術前或預計手術完畢前20~30分鐘靜注50mg，手術後需要時每4~6小時50mg。

不良反應 1.常見的-困倦、口乾。
2.偶有的-低血壓、心悸、厭食、噁心、嘔吐、胆汁阻塞性黄疸、激動、幻覺、抽搐、鼻乾、喉嚨乾、視覺模糊。
3.嚴重的-呼吸麻痺(罕見)。

醫療須知 (1)本藥在24小時內服用量不可超過150mg。(2)孕婦在妊娠前期不可使用。(3)服用本藥後，避免開車或從事潛在危險的活動。

59402 DIMENHYDRINATE

孕B 乳 ? 食 ± 泄 肝/腎

Rx

50 MG, 60 MG/錠劑(T); 50 MG/ML/注射劑(I); 3 MG/液劑(Sol); 3 MG/糖漿劑(Syr);

商名

Andrumin®（長安/美的）
Anwinto®（大豐）$15/I(50MG/ML-PIC/S-1ML)
Chifunze®（龍杏）
Conwi®（陽生/太田）
Dimen®（安星/聯邦）$15/I(50MG/ML-PIC/S-1ML)
Dimencoline®（應元）
Dimenhydrinate®（保瑞/聯邦）
Dimenhydrinate®（大豐）
Dimenhydrinate®（寶齡富錦）$0.63/T(50MG)
Dimenhydrinate®（強生）$0.48/T(50MG)
Dramine®（壽元）$15/I(50MG/ML-PIC/S-1ML)
Fresh®（強生/北進）
Incar®（井田）
Liang®（人生）
Liga®（中美兄弟）
M.S.P.®（中生）
Men-Incar®（井田）
Mendrin®（健喬信元/優良）
Menito®（壽元/東洲）$15/I(50MG/ML-PIC/S-1ML)
Pawint®（派頓/漁人）

Dimenhydrinate®（榮民）
Doang®（人生）$0.63/T(50MG)
Penan®（新喜國際）
Trimin®（瑞士）$0.6/T(50MG), $15/I(50MG/ML-PIC/S-1ML), $51/I(50MG/ML-PIC/S-5ML)
Winsolin®（派頓）
Yunbian®（新喜國際/聯輝）

藥理作用 1.本藥為抗組織胺劑，作用在H_1受體可抗過敏反應。
2.本藥還可能會抑制前庭胆鹼的刺激及相關的中樞神經路徑，而產生止吐作用。

適應症 [衛核]預防或緩解動暈症（暈車、暈船、暈機）引起之頭暈、噁心、嘔吐、頭痛等症狀

用法用量 1.成人口服–1天3~4次，每次50mg。預防用時，於30分鐘前服50~100mg，1天最大量200mg。
2.孩童12歲以上：成人劑量。
6歲至12歲：12.5~25mg，每4~6小時投予1次。(每日最大劑量：150mg)。
2歲至6歲：6.25mg，每4~6小時投予1次。(每日最大劑量：37.5mg)。
3.注射–1次50mg IM，或以10ml的生理食鹽水稀釋後緩慢靜注 (注射時間大於2分鐘)。

不良反應 困倦，思睡，手足麻木，顫抖，對光敏感，失眠(尤其是孩童)，口乾，排尿困難。

醫療須知 1.與胺基糖苷類抗生素併用會造成不可逆的耳毒性。
2.服用本藥不宜駕車或從事操作機器的工作。

59403 MECYLIZINE HCL

孕B 乳？ 泄 肝 ½ 6h

18.75 MG, 19.95 MG, 25 MG, 26.6 MG, 50 MG/錠劑(T); 25 MG/液劑(Sol);

商名

Averti®（五洲）
Clipine Chewable®（強生）
Iusko®（永信）
Kerwen®（長安/正長生）
Liga®（中美兄弟/興中美）
Lisu®（華興）
Luyun®（井田）
Meclizine®（強生）$0.38/T(25MG)
Meclizine®（福元）$0.47/T(25MG)
Meclizine®（衛肯）
Meclizine®（長安/美的）
Mecozen®（永勝）
Meramin®（元宙）$0.22/T(25MG)
Semaron®（正和/婦潔）
Semper®（榮民）
Standard Vomiseda®（盈盈）$0.22/T(25MG)
Travezin®（新喜國際）$0.22/T(25MG)
Tribra Troches®（人生）
Tripmate®（順華）
Zithine®（應元/豐田）$0.42/T(25MG)

藥理作用 本藥為抗組織胺，具有止嘔、抗痙和局部麻醉的作用，不建議12歲以下兒童使用。

適應症 [衛核]預防或緩解動暈症(暈車、暈船、暈機)引起之頭暈、噁心、嘔吐、頭痛等症狀。

用法用量 1.成人，動暈病：每天一次，每次25~50mg，至少在出發前一小時服用。2.治療嚴重噁心嘔吐：一天2~3次，每天25~50mg。3.前庭系統疾病引起的暈眩：每天25~100mg。

不良反應 困倦、口乾、視覺模糊。

醫療須知 1.未明白對本藥反應前，避免開車或從事潛在危險性活動。
2.注意本藥之鎮靜效果可能因併服酒類、巴比妥鹽、麻醉性鎮痛劑或其他中樞神經抑制劑而增強。
3.作治療動暈症使用時，於出發前1小時服用本藥。
4.未經詢問醫師，服用本藥期間請勿授乳。

59404 SCOPOLAMINE

孕C 乳？ 泄 肝

Rx

10 MG/錠劑(T); 10 MG/膠囊劑(C); 10 MG/ML, 20 MG/ML/注射劑(I);

商名

Buscopan Ampoules® ◎（BOEHRINGER INGELHEIM/大昌華嘉）$15/I(20MG/ML-PIC/S-1ML),
Buscoton S.C.®（福元/華琳）$1.5/T(10MG-PIC/S)
Bushiton S.C.®（明德/嘉林）$1.5/T(10MG-PIC/S),
Butosan S.C.®（保瑞/聯邦）
Butyscol®（生達）$15/I(20MG/ML-PIC/S-1ML),
Dettacks S.C.®（福元）$1.5/T(10MG-箔), $1.5/T(10MG-PIC/S)
Gastropan S.C.®（約克）$0.88/T(10MG)
Kapin®（優生）$1.5/T(10MG-PIC/S)
Lihosin®（中化）$1.5/T(10MG-PIC/S), $2/T(10MG-PIC/S-箔),
Scomine S.C.®（強生）$1.5/T(10MG-PIC/S),
Scopine®（永勝）$1.5/T(10MG-PIC/S)
Scopolamine Butylbromide®（永吉）
Scopomin®（安星）$15/I(10MG/ML-PIC/S-2ML)
Soonway®（羅得）$1.5/T(10MG-PIC/S)
Spoline S.C.®（衛肯）$1.5/T(10MG-PIC/S)

Suspan F.C® (皇佳) $1.5/T(10MG-PIC/S)

藥理作用 1.本藥為顛茄生物鹼，有類似atropine之末梢作用。
2.與atropine比較，其中樞神經抑制作用具較明顯鎮靜及安寧作用，但對麻醉時預防心跳徐緩反射較弱。
3.可預防動暈症引起的噁心嘔吐。

適 應 症 [衛核]胃腸痙攣及運動亢進、膽管痙攣及其運動障礙、尿路痙攣、女性生殖器之痙攣症狀。
[非衛核]預防動暈症的各種症狀。

用法用量 應在動身旅行前5~6小時使用。

不良反應 輕微、短暫性口乾、思睡、視力模糊，長期用藥後突然停用會有暫時性眩暈和嘔吐。

醫療須知 1.在貼上或除去貼片以後，必須洗手；除去時，貼藥的部份也要清洗乾淨。
2.從事注意力須集中的工作(如駕車，操縱機械)時，使用本藥宜小心。
3.10歲以下的小孩不宜使用本藥。
4.孕婦只有在必要的狀況及與醫師商量後才能使用本藥。

§ 59.5 鎮吐劑與暈動症治療劑複方產品

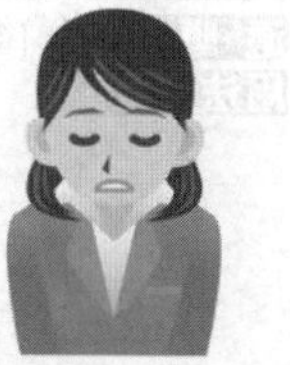

59501 Airmit 雅寧錠® (佐藤)

每 S.C.Tab 含有：CAFFEINE ANHYDROUS 20.0 MG；DIMENHYDRINATE 25.0 MG；SCOPOLAMINE HBR 0.075 MG

適 應 症 [衛核]預防或緩解暈車、暈船、暈機所引起之頭暈、嘔吐、頭痛、噁心 .

用法用量 搭乘飛機、汽車、船之前30分鐘，30-60分鐘或60分鐘使用，可再依藥物之作用時間，給予維持劑量。一天可服用3-4次。成人(15歲以上)，1次服用2錠。孩童(11歲以上~未滿15歲)，1次服用1錠 。

不良反應 思睡、倦怠感、口乾，偶有視覺上之困擾，偶見興奮反應(以幼兒及老年人較常見)。

醫療須知 1.須置於小孩接觸不到之處 。
2.避免陽光直射，宜保存於陰涼之處。
3.除非藥師、藥劑生或醫師指示，孕婦及授乳婦不建議自行使用。
4.勿超過建議劑量 ，若有副作用產生 ，應立即停藥就醫。

類似產品
Domeiwin "皇佳"得免暈錠® (皇佳)
Incalm "杏輝"暈克錠® (杏輝) $0.53/T
Trivemin 多樂滅暈錠® (杏林新生) $1.56/T
Furuan "黃氏"富旅安錠® (黃氏)
Jeaine "大豐"解暈錠® (大豐)
Yi-Yun "德山"益暈內服液® (派頓/德山)

59502 Bendol 免孕吐膜衣錠® (皇佳) $1.5/T

Rx 每 Tab 含有：DOXYLAMINE SUCCINATE 10.0 MG；PYRIDOXINE HCL 10.0 MG

適 應 症 [衛核]妊娠婦之噁心及嘔吐之緩解

用法用量 通常於睡前服 2 錠，嚴重者或白天亦發生病況者，可於早晨及午後追加服用 1 錠。

類似產品
Seulin 〝信隆〞舒孕膜衣錠® (信隆) $1.5/T

59503 Bet 暈速寧片® (永信) $1.5/T

Rx 每 Tab 含有：CAFFEINE ANHYDROUS 10.0 MG；CHLORPHENIRAMINE MALEATE 1.0 MG；MECLIZINE HCL (EQ TO MECLIZINE HYDROCHLORIDE) 12.5 MG；PYRIDOXINE HCL 2.5 MG

適 應 症 [衛核]暈車、暈船之預防及治療、其他原因引起之嘔吐、嘔氣之治療

用法用量 一天服用1～3次，1次2錠。預防暈動病，於出發前30分鐘服用。

類似產品
Chenyun Troches "南亞" 鎮暈舌錠® (派頓/漁人)
How Namin 活那敏膠囊® (黃氏) $1.5/C
Mentou "約克"免吐片® (約克)
Trave LAC "新喜"旅樂錠® (新喜國際) $0.57/T
Gu Yen "大豐"顧暈錠® (大豐) $1.5/T, $2/T
Lipan Chewable 旅伴嚼錠® (信隆) $1.24/T
Sarin "正和"消暈錠® (正和) $1.5/T
Zhiyuntu "成大"止暈吐錠® (成大) $1.21/T, $1.5/T

59504 Bomit "中國化學製藥" 防暈片® (中化) $1.5/T

Rx

每 Tab 含有：CAFFEINE ANHYDROUS 10.0 MG；CHLORPHENIRAMINE MALEATE 2.0 MG；DIPHENHYDRAMINE TANNATE 12.5 MG；SCOPOLAMINE HBR 0.025 MG

適應症 [衛核] 坐車、船或飛機所引起之頭暈、噁心和嘔吐

用法用量 治療動暈病;乘坐交通工具前一小時服用。成人2錠;兒童，8~15歲1錠，5~7歲半錠。

59505 Nodoka 耐吐佳錠® (田邊)

每 Tab 含有：DIPHENHYDRAMINE SALICYLATE 40.0 MG；DIPROPHYLLINE 28.0 MG

適應症 [衛核] 嘔吐、噁心、暈車、暈船

用法用量 乘車船之前30分鐘吞服1錠，必要時每4小時1錠。

59506 Senyau "明通"申藥® (明通)

每 ml 含有：CAMPHOR 1.4 MG；CAPSICUM TINCTURE 27.0 MG

適應症 [衛核] 中暑引起之眩暈、嘔吐

59507 Tudin "應元"吐必定注射液® (應元) $1.75/I (1.0 ML)

Rx

每 ml 含有：DIPHENHYDRAMINE HCL 30.0 MG；DYPHYLLINE 26.0 MG

適應症 [衛核] 暈車、暈船、暈機、手術中、後之嘔氣、噁心

用法用量 一天1次，每次1針。

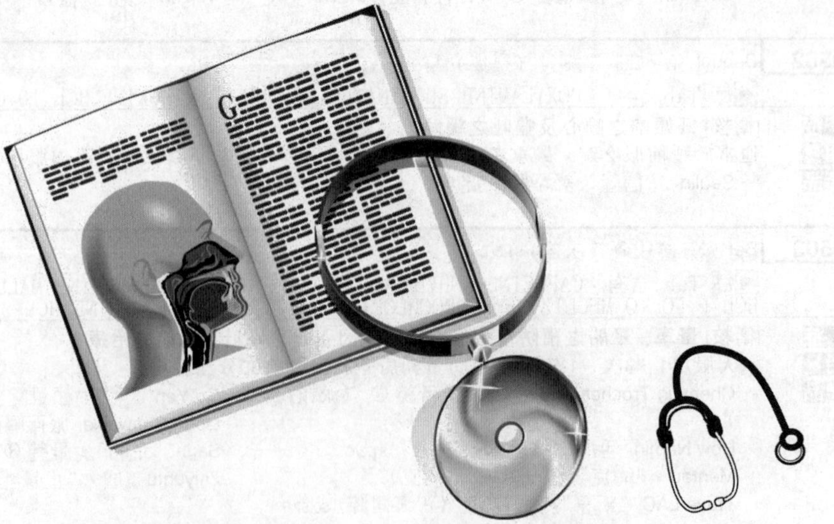

59 催吐藥和止吐藥

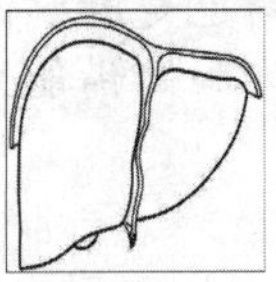

第六十章
肝疵護劑
Liver Protectant

肝臟最常見的2種疾病為肝癌和肝硬化。肝炎意即肝臟發炎，這種發炎通常由病毒引起的，但也可能由藥物觸發的，肝硬化就是肝臟擴散似的逐漸增加纖維狀的結締組織，伴隨發生肝細胞壞死或變性。於是肝臟的實質細胞呈結節狀或腺體的構造，肝硬化末期，肝臟的畸形更加惡化，嚴重影響肝機能，血液循環和膽汁在肝的循流，有人主張肝硬化是多次發生肝炎的最後病癥，但是這種觀念尚未獲得證實。

台灣十大死亡原因當中，慢性肝病和肝硬化年年上榜，約5000人病亡，而且長年居十大癌症死亡原因榜首的是肝癌，2008年死亡人數約7777人，其中90%是慢性肝炎轉變的。全台灣目前約有三百萬人口是B型肝炎帶原者，此外，C型肝炎也是引起國人慢性病及肝癌的主因，約有2%~4%人口受到C型肝炎病毒感染。目前已知B型肝炎帶原者罹患肝癌的比率比非帶原者高出150倍上；事實上，肝癌若能透過超音波檢查或抽血檢驗血中的甲種胎兒蛋白，早期發現(腫瘤小於1cm時)，亦可大大提高存活率。

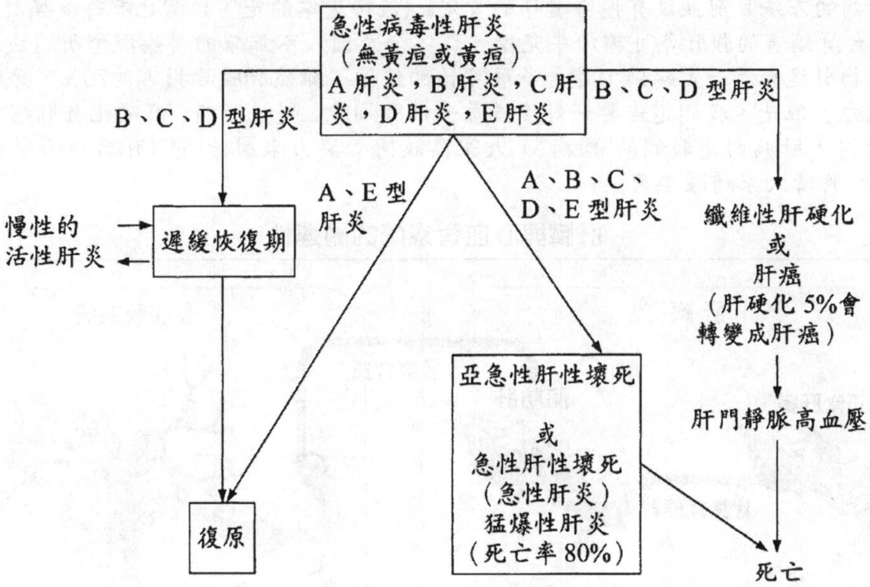

圖60－1　A、B、C、D肝炎和肝硬化的併發症

A型肝炎、E型肝炎及腸病毒的比較

	A型肝炎	E型肝炎	腸病毒
主要的傳染途徑	經不潔的食物及飲水傳染		
潛伏期	2~4星期		
有無疫苗可以施打	有	無	
以前曾經感染過，是否終身具有免疫力	有	目前尚未定論	因為腸病毒的類型多，無法得過一次終身免疫
預防方式	施打A型肝炎疫苗同時注意飲食衛生	注意飲食衛生	多洗手，避免與疑似症狀之患者接觸

肝病最常見的症狀為黃疸，那要如何來評估一位黃疸患者，以便正確的診斷也是肝病治療很重要的一環。由於肝臟本身沒有神經分佈，不容易有疼痛的感覺，而且肝臟再生能力和儲備能力強，只要有五分之一的肝臟，就可維持正常運作，所以70%的肝炎患者，沒有症狀。

B型肝炎、C型肝炎與愛滋病的比較

	B型肝炎	C型肝炎	愛滋病
主要的傳染途徑	血液或體液接觸	血液或體液接觸	血液或體液接觸
會經由性行為傳染嗎	會	機率極低	會
會經由母子垂直傳染嗎	會	不會	會
接吻會傳染嗎	不會，但是如困太過激烈，且雙方口腔都有傷口，就有可能。		
一起吃飯會傳染嗎	不會	不會	不會
有無疫苗可預防	有	無	無
體內有抗體的意義	有B型肝炎表面抗體，表示有保護性。	代表是C型肝炎患者	表示是愛滋病毒的帶原者

至於肝炎與肝硬化的治療是症狀療法，如鼓勵戒酒，臥床休息一段期間，同時須持體液和電解質的平衡，攝取較佳飲食，服用cholestyramins解除搔癢症，在肝性昏迷前限制蛋白質攝取，使用neomycin和lactulose減少氨的產生，在肝性昏迷後使用ℓ-dopa恢復正常神經傳遞物質的平衡等等，然而，有效治療肝病的方法目前並沒有獲得醫界的肯定。(值得慶幸的是，台灣已有許多換肝的成功病例)

目前，在台灣銷售的強肝劑可謂汗牛充棟，這完全是國人不正確的醫療觀念所造成的。有人說只要是強肝的藥物引進台灣一定暢銷，這是多麼可怕的信號，雖然肝臟要損害約70%，才會喪失代謝藥物和毒物的能力，但是，我們還是要好好珍惜每一個肝細胞。慢性肝病、肝硬化及肝癌在歐美地區非常少見，在台灣，肝病則是我們的"國病"，大家應該同心協力來醫治"它"(肝病防治學術基金會電話(02) 23811896 敬請大家踴躍參與)

肝臟與心血管系統的關連性

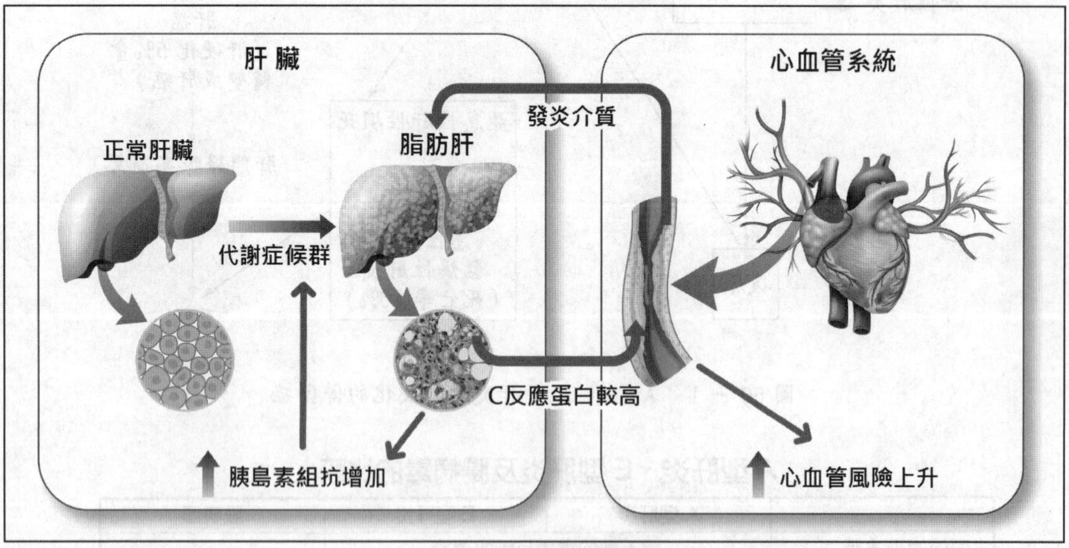

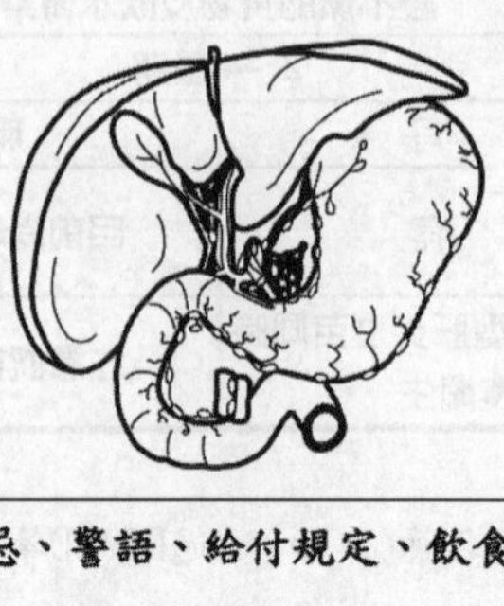

肝臟、膽囊和胰臟

肝臟是一個具有多功能的複雜器官，
這些功能之一就是製造膽汁(Bile)(500~1000ml/day)。

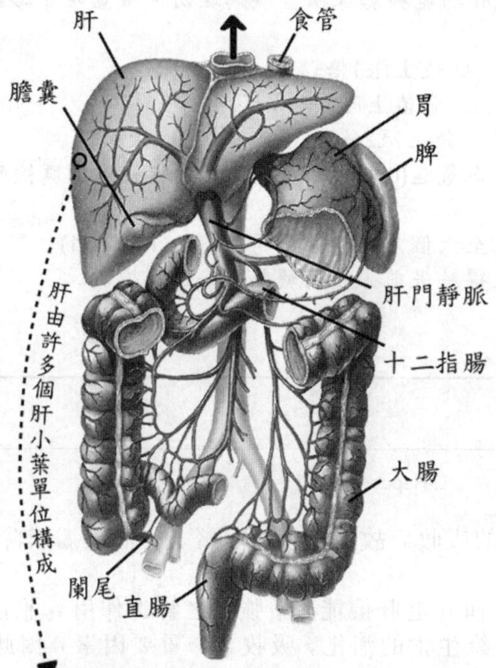

肝細胞(Liver Cell)

(1)分泌膽汁(微鹼性)，含有蛋黃素(Lecithin)、膽固醇(Cholesterol)和無機鹽類。

(2)將單糖轉化成糖原，維持血液中的血糖平衡。解毒在血液中的有害物質，如酒精。

(3)將血紅素(Hemoglobin)→轉變成膽色素。

(4)儲藏鐵質。
(膽綠素biliverdin→膽紅素bilirubin)

(5)釋出膽汁→到膽小管(Bile Canaliculi)
→膽道系(System of Channels)
→肝管(Hepatic Duct)
→匯集於膽囊內。

(6)其他某些物質如藥物等，亦能從血流中經肝細胞而排出於膽汁內。

膽囊(Gall Bladder)

柱狀上皮將水和鹽類再吸收，壁上的平滑肌因收縮而排出膽汁於十二指腸內。

腸內的膽汁功能

(1)膽鹽和脂肪結合，促進脂肪酶的作用。

(2)膽鹽和不溶性物質結合成水溶性物質利於吸收。

(3)大量膽鹽再吸收入肝內，再刺激膽汁分泌。

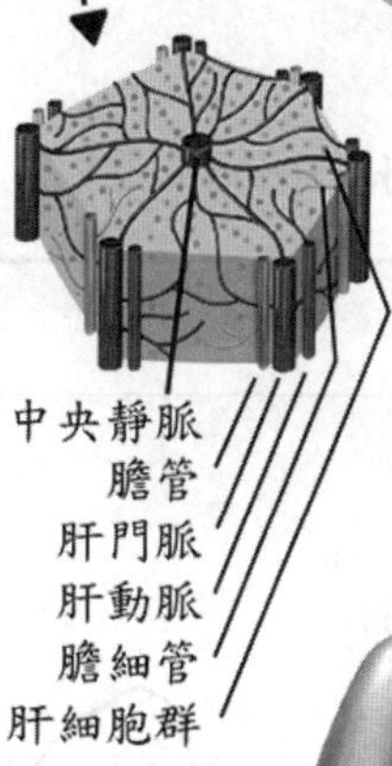

肝小葉(Liver Lobular)

來自小腸的肝門靜脈系攜帶富含營養的血液通過肝小葉過濾。每個肝小葉均有中央靜脈、血管與膽管。

結合型膽色素(肝)
<細菌作用>
(腎) (腸)
尿膽素原 (Urobilinogen) → 尿膽素(Urobilin)
糞膽素原 (Stercobi Linogen) → 糞膽素(Stercobilin)(即糞中之黃色素)

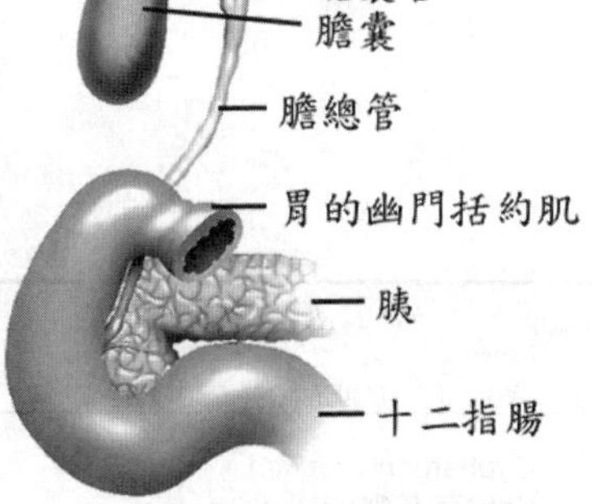

胰(Pancreatic)

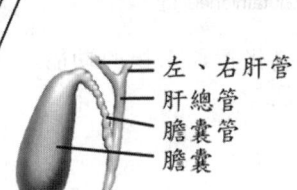

胰每天分泌約1.5升含多種消化酶的消化液，以助分解蛋白質、碳水化合物、脂肪。胰液匯流入主胰管和副胰管，再注入到十二指腸。

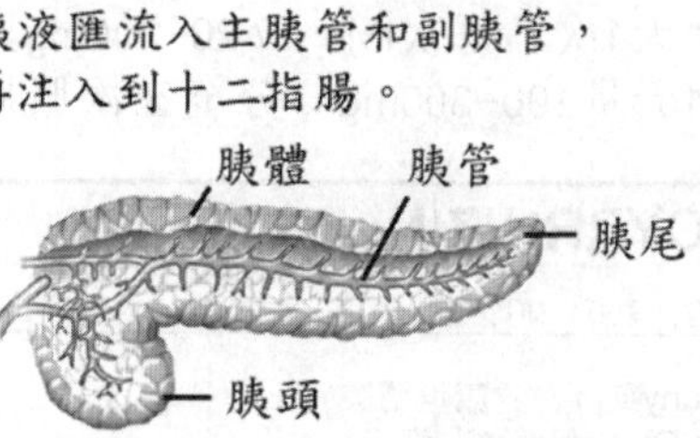

60
肝疵護劑

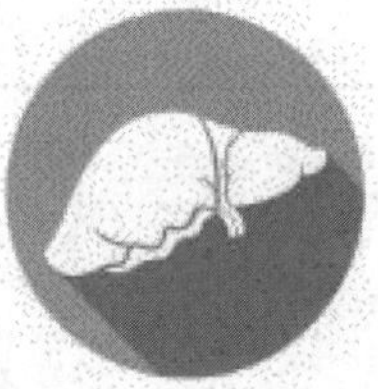

§ 60.1 肝疪護劑

健保給付規定：

肝庇護劑：(85/1/1、88/3/1、94/7/1、108/11/1)

1.肝硬化、肝炎患者，限下列情形之一者，得由醫師依肝功能和影像檢查或病理切片檢查確實診斷後，視病情需要處方之。(94/7/1)

(1)HBV(+)及HCV(+)之病患且GOT、GPT值大於(或等於)正常值上限1倍以上。

(2)任何原因所引起之肝硬化且GOT、GPT值大於(或等於)正常值上限1倍以上。

(3)HBV(-)及HCV(-)之病患，GOT、GPT值大於(或等於)正常值上限2倍以上。

2.肝庇護劑之使用，門診以口服一種為原則；使用於高血氨症(hyperammonemia)之肝庇護劑應檢附氨之異常報告。

3.使用肝庇護劑應檢附肝功能報告，該報告有效期為三至六個月，逾期應再複查。(108/11/1)

4.肝功能檢查如檢查結果正常，應停止用藥，在檢查未得結果前，所用藥物以一週為宜。

60101 DEHYDROCHOLIC ACID

Rx 250 MG/錠劑(T);

商 名

Dehydrocholic®（派頓）
E-Hepachol®（優生/興南）

藥理作用 1.促進肝血流量及肝血流速，且促進腹水的吸收，故對肝疾患，腎炎，心臟瓣膜障害疾患。有腹水或血肝現象，能有利尿作用。
2.能刺激肝細胞，使肝內的glycogen增量，而亢進肝機能。增強肝之解毒作用，並且增加肝細胞的新陳代謝，對於脂肪或脂溶性維生素的消化。吸收為一重要因素，因此有抗脂肪肝作用。

適應症 [衛核]膽石症、預防膽石症、助長維他命之吸收。

用法用量 (1)成人一日3~6錠，分3次服用，(2)針劑：每日或隔日靜脈注射1針。

60102 GLUTATHION

Rx 200 MG, 300 MG, 500 MG/注射劑(I);

商 名

Agifutol®（杏林新生）
Dathione LYO®（霖揚/意欣）
Glutathione LYO®（利達）
Glutathione®（台裕）

藥理作用 1.促進TCA循環中輔酶TPN+的利用率，而加強氧化還原系統的功能。
2.可做為酵素的輔酶，而促進各種營養素的代謝。
3.本藥為體內廣泛使用的解離劑。

適應症 [衛核]胺基酸營養補充劑。
[非衛核]肝疾病和各種中毒症。

用法用量 1.注射-1天1次，每次IM，IV 20~200mg。
2.口服-1天量100~300mg，分至三次服用。

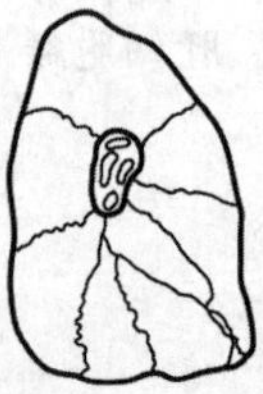

60103 GLYCYRRHIZINATE

Rx 2 MG, 2.04 MG, 2.75 MG/注射劑(I); FE 1000000 MG, 1 MG/ML/流浸膏劑(FE);

商 名

Accompany®（台裕/康世德美）
Extacum Glycyrhizae®（應元）
Extractum Glycyrrhizae®（華盛頓）
Gyphargen®（濟生）
Kebera-S.®（南光）
Liphargen®（信東）
Sulophagen®（壽元）

藥理作用 本藥主成份具有輕度抗發炎和mineralcorticoid的性質，因此它對角膜炎和結膜炎有抗發炎的作用。

適應症 [衛核]1.小孩苔癬、濕疹、皮膚炎、蕁麻疹、皮膚搔癢症、口內炎、水泡、藥疹、中毒疹。2.對慢性肝疾患者可改善肝機能異常。

[非衛核]結膜炎，角膜炎，流行性角膜炎。

用法用量 一天數次，每次1~2滴。

60104 METHIONINE

Rx 500 MG/錠劑(T); 20 MG/ML/注射劑(I);

商名

Dl-Methionine®（中生）

Methionine®（黃氏）

Ticanin®（信東）

藥理作用 本藥為蛋胺酸，具有親脂作用(lipotropic acid)，能夠防止脂肪肝的形成。

適應症 [衛核]營養補給、火傷、休克時蛋白質之補充

[非衛核]肝硬化、脂肪肝、各種中毒病和過敏反應。

用法用量 1天3~4次，每次1錠。

60105 OROTIC ACID

30 MG/錠劑(T);

商名

Oroticin S.C.®（應元/豐田）

藥理作用 本藥為合成嘧啶核甘酸的中間產物，它具有促進蛋白質、醣和脂質的代謝作用，強化glucuronic acid的解毒能力。

適應症 [衛核]緩解過敏性鼻炎、枯草熱所引起之相關症狀(流鼻水、打噴嚏、眼睛及喉部搔癢)及過敏所引起之搔癢、皮膚癢疹。

[非衛核]肝炎、脂肪肝、肝硬化、各種中毒病和過敏反應。

用法用量 1天200~600mg，分數次服用。

60106 PHOSPHOLIPID ESSENTIAL

Rx 50 MG/注射劑(I);

商名

Lipodissolve®（杏林新生/歐舒邁克）

藥理作用 1.通過直接影響膜結構使受損的肝功能和酶活力恢復正常。

2.調節肝臟的能量平衡。

3.促進肝組織再生。

4.將中性脂肪和膽固醇轉化成容易代謝的形式。

5.穩定膽汁。

適應症 [衛核]肝炎、肝硬變。

用法用量 1.本藥品不可以皮下注射或肌肉注射方式投予。每安瓿5ML，既可靜脈注射也可靜脈輸注。

2.靜脈注射：成人和青少年一般每日緩慢靜脈注射1~2安瓿，嚴重病例每日注射2~4安瓿，一天可同時注射兩安瓿的量。只可使用澄清的溶液。不可與其他任何注射液混合注射。

3.靜脈輸注：嚴重病例每天輸注2~4安瓿。嚴禁用電解質溶液(生理氯化鈉溶液、林格溶液等)稀釋。

不良反應 極少數病人可能對本藥中所含的苯甲醇產生過敏反應。

醫療須知 只可使用澄清的溶液。緩慢靜脈注射。製劑中含有苯甲醇。

60107 PROTOPORPHYRIN

Rx 20 MG/錠劑(T);

商 名

Prophyrin S.C.®(正和/新喜國際)

藥理作用 (1)酸化觸酶作用(組織呼吸促進作用);(2)肝機能亢進作用,促進肝異物的排泄;(3)抗炎症作用。

適 應 症 [衛核]急慢性肝炎、肝炎、肝硬變、膽石症引起之肝機能障礙。

用法用量 1.注射:1天1次,每次10~20mg。
2.緩慢靜注; 口服:1天3次 ,每次20~40mg。

不良反應 噁心、下痢、腹部不適、心悸、潮、顏面和手背皮膚色素沈著。

60108 SILYMARIN(SILYBIN)

Rx 35 MG/錠劑(T); 35 MG, 70 MG, 86.68 MG, 107.7 MG, 140 MG, 150 MG, 214 MG, 214.3 MG, 230 MG, 230.8 MG, 280 MG/膠囊劑(C);

商 名

Aliver®(衛達/欣瑞)
B C Liver®(長安) $2/C(150MG-PIC/S-箔)
Bao-Gan®(成大) $1.51/C(150MG-PIC/S), $2/C(150MG-PIC/S-箔),
Bokenshi®(約克) $2/C(150MG-PIC/S-箔), $1.51/C(150MG-PIC/S)
Bupliver®(新喜國際) $2/C(150MG-PIC/S-箔)
Cangene Syhkangning®(信東/秉新)
Curgan®(中美兄弟) $1.26/C(70MG)
Curgan®(中美兄弟/興中美) $1.35/C(150MG-PIC/S)
Elikan S.C.®(約克) $1.22/T(35MG)
Enpex®(元宙) $1.51/C(150MG-PIC/S), $2/C(150MG-PIC/S-箔),
Forliver®(羅得) $1.51/C(150MG-PIC/S), $2/C(150MG-PIC/S-箔)
Fu Gan®(福元)
Gen Bo®(正和)
Hepa-V®(旭能/源山)
Hepamarin®(元宙) $1.5/C(140MG-PIC/S), $2/C(140MG-PIC/S-箔)
Hepanamin®(德英/八馬)
Jomarin®(強生) $2/C(150MG-PIC/S-箔), $1.51/C(150MG-PIC/S),
Legalon®(MADAUS/邁蘭)
Livercare®(衛肯/福元)
Livercon®(成大/成杏) $1.51/C(150MG-PIC/S), $2/C(150MG-PIC/S-箔),
Livermarin Soft®(杏輝/可唯)
Liveron®(世達/華興) $1.31/C(150MG)
Livorin®(衛達) $1.26/C(70MG), $2/C(150MG-PIC/S-箔), $1.51/C(150MG-PIC/S)
Lolian®(黃氏) $1.34/C(150MG-PIC/S), $1.43/C(150MG-PIC/S-箔)
Noritle Livercare®(衛肯/天良)
Pilichen®(陽生/太田)
Poken®(明德) $1.51/C(150MG-PIC/S), $2/C(150MG-PIC/S-箔),
Pougenin®(世達/華興) $1.22/C(35MG)
Procam®(永勝) $1.51/C(150MG-PIC/S), $2/C(150MG-PIC/S-箔)
Sican®(安星) $1.51/C(150MG-PIC/S), $2/C(150MG-PIC/S-箔)
Siliben®(黃氏)
Silima®(政德/柏理) $2/C(150MG-PIC/S-箔), $1.51/C(150MG-PIC/S)
Silirin®(井田) $1.51/C(150MG-PIC/S), $2/C(150MG-PIC/S-箔)
Silybum Marianum Extract®(長安)
Silycare®(漁人/福盛)
Silygen-F.S.C.®(衛肯) $1.5/T(35MG-PIC/S),
Silyliver®(寶齡富錦)
Silyma®(明大) $1.51/C(150MG-PIC/S), $2/C(150MG-PIC/S-箔)
Silymarin®(人生)
Silymarin®(信東) $2/C(150MG-PIC/S-箔), $1.51/C(150MG-PIC/S)
Silymarin®(十全) $1.51/C(150MG-PIC/S), $2/C(150MG-PIC/S-箔),
Silymarin® ◎ (台裕) $1.5/C(70MG-PIC/S),
Silymarin® ◎ (培力) $1.5/C(70MG-PIC/S),
Silymarin®(漁人/護民) $2/C(150MG-PIC/S-箔)
Silymin®(瑞士) $1.51/C(150MG-PIC/S), $2/C(150MG-PIC/S-箔),
Silyrin-H®(衛肯) $2/C(150MG-PIC/S-箔), $1.51/C(150MG-PIC/S)
Simarin®(優良/瑞安)
Sirin S.C.®(永信) $1.5/T(35MG-PIC/S), $2/T(35MG-PIC/S-箔)
Siuboga®(壽元) $1.31/C(150MG)
Sucan®(優生) $1.51/C(150MG-PIC/S), $2/C(150MG-PIC/S-箔),
Suganlin Soft®(漁人) $2/C(150MG-PIC/S-箔)
Sycatone®(新喜國際/岳生)
U-Chu Silymarin Plus®(五洲)
Yangbo®(大豐) $1.52/C(150MG-PIC/S), $2/C(150MG-PIC/S-箔)

藥理作用 本藥能穩定肝細胞的細胞膜,並能減低肝膽中異常的脂質變化,促進肝膽分泌加速毒物的排除。

適 應 症 [衛核]急慢性肝炎、肝硬化、脂性肝、中毒性肝障碍
[非衛核]急慢性肝炎、脂肪肝、肝硬化、各種中毒症、膽結石。

用法用量 1天3次,每次35~140mg,按病情而酌量給藥。

60109 THIOCTIC ACID

Rx 10 MG/錠劑(T); 5 MG, 5 MG/ML, 10 MG/ML/注射劑(I);

商　名

Lipoic Ac®（壽元）
Lypoaran I.V.®（KOBAYASHI/祥全兄弟）
Thioccan®（南光）
Thiocin®（濟生）
Thioctan®（台裕）$15/I(5MG/ML-PIC/S-2ML)，$15/I(5MG/ML-PIC/S-5ML)，
Thioctic®（應元）$15/I(5MG/ML-PIC/S-2ML)，
Thioctomin®（信東）
Thioctosan®（安星）$15/I(5MG/ML-PIC/S-5ML)
Thioliver®（寶齡富錦）

藥理作用 (1)改善γ-keto酸蓄積而造成之代謝障礙；(2)具有顯著之肝機能增進作用；(3)解毒作用；(4)利尿作用；(5)抗嘔吐作用，減少血中膽醇之作用，促進膽汁分泌作用。

適 應 症 [衛核]維護肝臟正常功能
[非衛核]急慢性肝炎、肝硬化、肝性昏睡等肝疾患之預防及治療、妊娠惡阻、解毒

用法用量 1.口服：一日1~3次，每次10~20mg。
2.注射：一天1次，每次10~25ml SC，IM，或IV皆可。

60110 TIOPRONIN

℞ 100 MG/錠劑(T)；50 MG，50 MG/ML/注射劑(I)；

商　名

Stargen S.C.®（利達/世達）
Tiopronin S.C.®（信東）$4.39/T(100MG)
Tiopronin S.C.®（黃氏）
Tiopronin®（信東）
Tiopronin®（台裕/汎生）
Tiopronin®（壽元）

藥理作用 (1)保護肝臟與促進肝代謝；(2)對重金屬有解毒作用；(3)抗過敏；(4)調整體內的氧化還原作用。

適 應 症 [衛核]肝臟疾患(肝炎、肝硬變)、蕁麻疹、濕疹、皮膚炎、尋常性痤瘡。
[非衛核]肝病變、過敏反應。

用法用量 口服：1天1~2次，每次1~2錠。

60111 URSODEOXYCHOLIC ACID (URSODIOL)

℞ 50 MG，100 MG/錠劑(T)；300 MG/膠囊劑(C)；

商　名

Canlin M.®（永勝）$4.36/C(300MG-PIC/S)
Genurso®（健亞）$1.72/T(100MG-PIC/S)，$2/T(100MG-PIC/S-箔)，
Legan®（井田）$1.72/T(100MG-PIC/S)，$4.36/C(300MG-PIC/S)
Ligat®（東洋/東生華）$1.72/T(100MG)
Lipo®（政德）$4.36/C(300MG-PIC/S)
Sodan®（正和）$1.72/T(100MG-PIC/S)
Tebonin®（旭能/秉新）$1.72/T(100MG-PIC/S)
Uliden®（瑞士）$2/T(100MG-PIC/S-箔)，$1.72/T(100MG-PIC/S)，$4.36/C(300MG-PIC/S)，
Urose®（政德/意欣）$4.36/C(300MG-PIC/S)
Uroso®（強生）$1.72/T(100MG-PIC/S)，$2/T(100MG-PIC/S-箔)
Ursocid®（大豐）$1.71/T(50MG)
Ursodeoxycholic®（應元）$1.71/T(50MG)
Ursodesoxycholic®（大豐/一成）
Ursol®（壽元）$3.47/C(300MG)，
Ursolic®（政德）$1.72/T(100MG-PIC/S)，$2/T(100MG-PIC/S-箔)

藥理作用 (1)賦活肝細胞及解毒作用；(2)利膽及膽色素排泄機能促進作用；(3)肝糖生成促進作用；(4)促進維生素B1、B2吸收及酯化；(5)脂肪分解酵素活性化。

適 應 症 [衛核]膽固醇系膽結石之溶解、原發性膽道肝硬化(Primary biliary cirrhosis, PBC)之肝功能改善。
[非衛核]維護肝臟功能正常、膽管炎、膽囊炎、膽汁分泌不全、維他命B2吸收不全

用法用量 成人8~10mg/kg/day或一日3次，1次1片。顆粒劑：一日3次，1次1gm。

不良反應 下痢，噁心，嘔吐，腹部不適，搔癢，胃痛，便祕，毛髮變細，金屬味，失眠，關節與肌肉疼痛。

醫療須知 1.服用本藥的患者，宜定期檢查肝功能。
2.服用本藥須經幾月，才能逐漸把胆結石完全溶解。
3.本藥不能與含鋁的制酸劑併用。

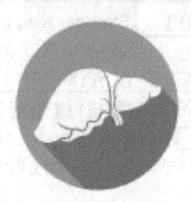

§60.2 肝疪護劑複方產品

60201	LIVER FAVOR 蓮生津華膠囊®	-台中榮民總醫院獨家技術授權 -榮獲2018年科技部創新產品獎之殊榮 -擁有全球39國專利佈局及保護 (金鋐生技集團：金鋐生技、捷勝生技、健康4.0)

成　分 主成分為石蓮花濃縮粉末，輔助成分為枸杞、山楂、山藥、芡實。

藥理作用 1.本藥榮獲醫學中心-台中榮民總醫院獨家技術授權，金鋐生命科學股份有限公司與台中榮民總醫院技術合作開發本研究(ZC008)計劃，並結合中央研究院、台灣大學醫學院、陽明大學及生技中心等產學研機構，成立 ZC008 抗肝纖維化之植物新藥開發聯盟團隊，經過細胞、動物實驗、蛋白質體及基因體等一連串科學化之研發技術，讓 ZC008 的研發成果成為植物新藥開發的標準典範，品質保證，安全無虞。
2.與美國耶魯大學技術合作：化學指紋圖譜(Fingerprint)試驗，已建立植物新藥化學、製造與控制(CMC)品質標準化；完成纖維化研究之篩選平台，全球專利佈局完整，擁有 39 國國家專利保護。
3.以優良農業生產規範(GAP/GACP)之標準建構植物藥種植標準化生產基地，掌握原料供應鏈 (Supply chain)，從植物種源鑑定、種植、收成、萃取及研發等一條龍開發模式，確保原料之品質，不含重金屬、農藥及黃麴毒素等。
4.2021年由台大肝癌研究中心黃凱文醫師於亞洲腫瘤消融醫學講座(ACTA)發表「合併石蓮花萃取物與低劑量雷沙瓦膜衣錠對治療肝癌的治療效果與安全性研究」，首創保健品列入醫學年會之議程。
5.細懸浮顆粒(PM 2.5)會附著空氣中有害物質，諸如重金屬、戴奥辛等，進入到肺泡，將誘使肺泡不斷發炎的情形，誘發器官發生纖維化的機會增加，可參考美國專利(US7,364,758 B2)之內容。

適 應 症 [非衛核] 1. 調整體質，2. 調節生理機能，3. 促進新陳代謝，4. 精神旺盛。

用法用量 每日2次，一次2~3粒。

醫療須知 **1.本產品所採用之膠囊為植物性膠囊，可避免塑化劑之疑慮，品質安全穩定。**
2.開封後請置於陰涼乾燥處，避免陽光直射。
3.相關產品：LIVER FAVOR® 蓮生津華錠。

類似產品 Liver How "井田"肝好膠囊®（井田）$1.5/C，$2/C

60202 Nichiphargen "一成"肝健注射液® (NISSIN/一成)

Rx SMC

每 ml 含有：CYSTEINE L- HCL (EQ TO L-CYSTEINE HYDROCHLORIDE) 1.0 MG；GLYCINE (EQ TO AMINOACETIC ACID)(EQ TO GLYCOCOLL) 20.0 MG；GLYCYRRHIZINATE MONOAMMONIUM (MGR) 2.65 MG

藥理作用 1.抗炎症作用：①抗過敏作用：顯示其具有抗過敏作用。本劑在cortisone作用方面，具有加強抑制緊張反應作用。以及中和抗肉芽作用及胸腺萎縮作用。②Phospholipase A.活動抑制作用：本藥可與cAMP-dependent protein kinase及kinase P結合，而產生抑制phospholipase A.活動的作用。Glcyrrhizin自始即對arachidonic acid代謝系的代謝產生抑制作用。
2.免疫調節作用：Glycyrrhizin已證實具有(1)T細胞活性化調節作用(2)γ-interferon誘發作用(3)NK細胞活性化作用(4)胸腺外T淋巴球分化增強作用等。
3.肝細胞損害抑制作用：證實glycyrrhizin能抑制因四氟化碳所致肝細胞損害。
4.抑制病毒繁殖及不活化作用：Aminoacetic acid及L-cysteine hydrochloride能抑制或減輕因大量期使用glycyrrhizin，所引起電解質代謝異常及pseudo-aldosteronism症。

適 應 症 **[衛核] 維護肝臟正常功能，藥物過敏症，食物過敏。**
[非衛核] 在細胞內促進穀胱甘肽(GSH)生合成，能抑制皮膚黑色素的形成。

用法用量 通常成人1日1次，5~20mL靜脈注射。用量可依年齡、症狀適當地增減。對於慢性肝疾患者1日1次，40~60mL靜脈注射，或點滴靜脈注射。用量可依年齡、症狀適當地增減。但增量時，1日以100mL為限。

不良反應 1.重大副作用：①休克：休克情形罕見，故應小心觀察病患。如有任何異常反應，應立即停止投與，且進行適當之處置。②電解質代謝：增量或長期使用，恐怕會出現pseudo-aldosteronism，如嚴重的低鉀血症，或發生低鉀血症頻率增加，血壓上升，鈉及體液之殘留、浮腫，體重增加等，故應注意觀察病患(血清鉀值的測定等)。如有任何異常反應，應停止投與。
2.其他副作用：過敏症：可能有發疹等現象。低鉀血症可能導致無力感、肌肉降低等情形。

醫療須知 **1.為預防休克等之發生，應小心問診。**
2.應具有隨時因應休克發生之急救能力。
3.投與後，應保持患者安靜狀態，並小心觀察。
4.如果併用含有甘草製劑，因本劑含有glycyrrhizin，應注意勿重複使用。

60
肝疾護劑

60203 Stronger Neo Minophagen C 新明發健注射液®（MINOPHAGEN/衛采）

Rx

每 ml 含有：CYSTEINE (HCL L-) 1.0 MG；GLYCINE (EQ TO AMINOACETIC ACID)(EQ TO GLYCOCOLL) 20.0 MG；GLYCYRRHIZINATE MONOAMMONIUM (MGR) 2.65 MG

適 應 症 [衛核] 維護肝臟正常功能、藥物過敏症、食物過敏

用法用量 1.通常成人1日1次，5~20mL靜脈注射。用量可依年齡、症狀適當地增減。
2.對於慢性肝疾患者1日1次40~60mL靜脈注射，或點滴靜脈注射，用量可依年齡、症狀適當地增減。但增

量時，1日以100mL為限

不良反應 鉀血清濃度降低(0.29%)，血壓升高(0.11%)及上腹部不適(0.07%)。

類似產品 Soragen-S 治敏健注射液®（南光）

60204 Alinamin-F 合利他命-F 100糖衣錠®（杏輝/台灣武田）$2.7/T

Rx

每 Tab 含有：RIBOFLAVIN (VIT B2) 10.0 MG；THIAMINE TETRAHYDROFURFURYL DISULFIDE 109.16 MG

適應症 [衛核] 腳氣、神經炎、維生素B 1缺乏症、神經痛、術後腸管麻痺、眼睛疲勞、神經性膀胱炎

用法用量 每天1~2錠。

60205 Bikanro 賜力樂口服液®（明通）

每 100ml 含有：ASPARTATE MAGNESIUM L- 500.0 MG；ASPARTATE POTASSIUM L- (eq to POTASSIUM L-ASPARTATE) 500.0 MG；INOSITOL (MESO-INOSITOL) 100.0 MG；PANTHENOL 20.0 MG；PYRIDOXINE HCL 5.0 MG；TAURINE (EQ TO 2-AMINOETHANE SULFONIC ACID) 1000.0 MG

適應症 [衛核] 消除疲勞、增強體力、營養補給、維護肝臟正常功能

60206 Cidix "南光"生力康注射液®（南光）

Rx

每 I 含有：L-ARGININE HCL 100.0 MG；L-CITRULLINE 20.0 MG；L-ORNITHINE HCL 30.0 MG

適應症 [衛核] 營養補給

用法用量 肌注：每天1～3針。

類似產品
- Citrugen "生達"俾利健注射液®（生達）$24/I (3.0 ML-PIC/S)
- Libaamin 利巴阿民注射液®（壽元）$16.3/I (3.0 ML)

60207 Conitan "元宙"克汝肝膜衣錠®（元宙）

每 Tab 含有：ASCORBIC ACID (VIT C) 10.0 MG；CYANOCOBALAMIN (VIT B12) 0.5 MCG；NIACINAMIDE (NICOTINAMIDE) 5.0 MG；PANTOTHENATE CALCIUM 2.5 MG；RIBOFLAVIN (VIT B2) 2.0 MG；THIAMINE MONONITRATE 1.5 MG；THIOCTIC ACID (VIT B14ALPHA-LIPOIC ACID) 2.5 MG

適應症 [衛核] 維護肝臟正常功能、乳幼小兒之發育及營養失調、口角炎、口內炎、預防維他命乙丙之缺乏症

用法用量 普通成人每日服用2~3錠，依病之輕重，可以酌予增量，普以下記用法，較為適當。

類似產品 T.O.S.C. 賜益肝糖衣錠®（明大/維民）

60208 Covita 康美樂口服液®（中美兄弟）

Rx

每 100 ml 含有：ASCORBIC ACID (VIT C) 250.0 MG；INOSITOL (MESO-INOSITOL) 50.0 MG；RIBOFLAVIN (VIT B2) 5.0 MG；SODIUM PANTOTHENATE 10.0 MG；TAURINE (EQ TO 2-AMINOETHANE SULFONIC ACID) 500.0 MG；THIAMINE (VITAMIN B1) 15.0 MG

適應症 [衛核] 消除疲勞、增強體力、體質虛弱、病後恢復期中營養補給。

用法用量 參照仿單

60209 Egalon-B "南光"益康龍美膠囊®（南光）

每 Cap 含有：CYANOCOBALAMIN (VIT B12) 1.2 MCG；EXSICCATED FRUCTUS CARDUI MARIAE EXTRACT (EQ TO 70 MG OF SILYMARIN CALCULATED AS SILYBIN) 109.4 MG；NIACINAMIDE (NICOTINAMIDE) 12.0 MG；PANTOTHENATE CALCIUM 8.0 MG；PYRIDOXINE HCL 4.0 MG；RIBOFLAVIN (VIT B2) 4.0 MG；THIAMINE HYDROCHLORIDE 4.0 MG

適應症 [衛核] 慢性肝病的營養補給。

用法用量 口服:成人，1~2粒，每日3次，餐後。

類似產品
- Kanpian 〝正和〞肝必勇膠囊®（美西/正和）$1.34/C
- Livergen "皇佳"力肝健膠囊®（皇佳）$1.5/C，$2/C
- Luckyhepa 肝福R膠囊®（永信）$1.5/C，$2/C
- Poulican 保利肝膠囊®（杏輝）$1.5/C，$2/C
- Re-Liver 瑞汎療肝膠囊®（壽元/瑞人）$1.35/C
- Siluma 養肝樂膠囊®（明大）$1.5/C，$2/C
- Silyme-V 〝應元〞西利美膠囊®（應元）$1.5/C
- Simalon 佳瑪隆膠囊®（元宙）$1.5/C，$2/C
- Talcan "成大"達肝膠囊®（成大）$1.5/C
- Vtegan 維得肝膠囊®（長安/安力圻）
- Yokanneng "長安" 樂肝能膠囊®（長安）
- Liverbest 肝本膠囊®（永信/永甲）
- Liverin "約克" 肝寧膠囊®（約克）
- On Liver 旺力肝膠囊®（信隆）$1.5/C
- Prolivrin "羅得"保肝寧膠囊®（羅得）$1.5/C，$2/C
- Siligen 欣利肝膠囊®（優良/健喬信元）$1.35/C
- Silygen "生達" 施立健膠囊®（盈盈/生達）$1.5/C，$2/C
- Silyvita 維能肝膠囊®（中化）
- Suzumarin 斯斯保肝膠囊®（五洲）
- Vicarin "華興"維肝寧膠囊®（華興）$1.5/C
- Wecam Procam 維康保肝膠囊®（永勝）
- Ultra Livercare "諾得"複方保肝膠囊®（美西/天良）

60210 Essene Soft 肝得健軟膠囊 ®（杏輝/歐舒邁克）

每 Cap 含有：CYANOCOBALAMIN (VIT B12) 0.0030 MG；NIACINAMIDE (NICOTINAMIDE) 15.0 MG；PHOSPHOLIPID ESSENTIAL 175.0 MG；PYRIDOXINE HCL 3.0 MG；RIBOFLAVIN (VIT B2) 3.0 MG；THIAMINE MONONITRATE 3.0 MG；TOCOPHEROL ACETATE ALPHA DL- 3.3 MG

藥理作用 1.肝得健膠囊含EPL("essential" phospholipids)。是一種由非飽和脂肪酸所酯化之膽素磷脂質，為肝臟維持正常功能及構造所必需，亦為能量代謝過程中之重角色。
2.正常人體肝臟原可自行合成所需之EPL，唯在合成反應中需消耗能量過多，且極易發生障礙
3.當人體內此種必須之EPL物質缺少時，則脂肪代謝不能順利完成。遂由肝之脂肪浸潤發展至肝脂肪變性，更嚴重時可以導致多數肝細胞的壞死。

適應症 [衛核] 慢性肝病的營養補給。

用法用量 每次口服一粒，每日服三次，於餐前或餐中吞服均可，如經醫師認可，上述劑量可以加倍使用。

60211 Glucuron Dextrose "大豐"克慮琳糖注射液 ®（大豐）

Rx 每 ml 含有：GLUCOSE 400.0 MG；THIAMINE HYDROCHLORIDE 1.0 MG

適應症 [衛核] 營養補給。

用法用量 每次1針，IV。

60212 Glutin 加力津口服液 ®（中美兄弟）

每 ml 含有：ASCORBIC ACID (VIT C) 3.0 MG；CARNITINE CHLORIDE 1.0 MG；RIBOFLAVIN PHOSPHATE 0.05 MG；SODIUM PANTOTHENATE 0.1 MG；THIAMINE MONONITRATE 0.1 MG

適應症 [衛核] 消除疲勞、增強體力、營養補給、維護肝臟正常功能。

用法用量 通常成人一日限用一次，每次100ml(一瓶).

60213 Guron-BC 克勞美喜注射液 ®（政德）

Rx 每 2 ml 含有：ASCORBIC ACID (VIT C) 30.0 MG；RIBOFLAVIN PHOSPHATE 2.0 MG；THIAMINE HYDROCHLORIDE 5.0 MG

適應症 [衛核] 消除疲勞、傳染病或熱性疾患的輔助療法、手術前後增強抵抗力、病中病後的營養補給。

用法用量 每次1針，IV。

60214 Guron-Dextrose 古龍糖注射液 ®（杏林新生）

Rx 每 500 ml 含有：DEXTROSE 25000.0 MG

適應症 [衛核] 中毒症、手術後出血過多

用法用量 每次IV20ml。

60215 Licon S.C. "生達" 利康糖衣錠 ®（生達）

每 Tab 含有：CHOLINE BITARTRATE 100.0 MG；CYANOCOBALAMIN (VIT B12) 1.5 MCG；CYSTEINE 20.0 MG；INOSITOL (MESO-INOSITOL) 25.0 MG

適應症 [衛核] 營養補充劑

用法用量 內:1天3次，1次1～2片。

醫療須知 1.禁忌症：急性肝炎劇症期、急性肝萎縮症、肝性昏睡。
2.請置放陰涼處保存。

類似產品
Liverall "元宙"元儁膜衣錠 ®（元宙）$1.58/T, $2/T
Liverstal S.C. "黃氏"利富達糖衣錠 ®（黃氏）
Procanine "永吉"永寶康寧膠囊 ®（永吉）
Shi-De-Jian S.C. "明大" 使得健糖衣錠 ®（明大）$1.58/T

60216 LYO-Povigent 利保維源注射劑 ®（中化）$62/I (4.0 ML-PIC/S)

Rx 每 Vial 含有：ASCORBIC ACID (VIT C) 100.0 MG；BIOTIN 0.06 MG；CYANOCOBALAMIN (VIT B12) 0.0050 MG；FOLIC ACID 0.4 MG；NIACINAMIDE (NICOTINAMIDE) 40.0 MG；PANTHENOL D- (EQ TO D-PANTHENOL) 14.0 MG；PYRIDOXINE HCL 4.9 MG；RIBOFLAVIN PHOSPHATE SODIUM 4.6 MG；THIAMINE HYDROCHLORIDE 3.9 MG

適應症 [衛核] 不能或不能充分經口、經腸道補給營養而需依賴靜脈營養時之維他命補給

用法用量 每天1小瓶溶入500ml以上溶液滴注。

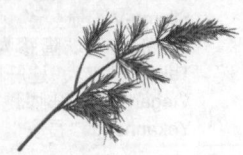

60217 Mecuron-G 美克勞注射液® (政德)

Rx

每 20 ml 含有：GLUCOSE 2000.0 MG；METHIONINE DL- 400.0 MG；RIBOFLAVIN (VIT B2) 0.5 MG；THIAMINE HYDROCHLORIDE 10.0 MG

適應症 [衛核]妊娠嘔吐、濕疹、皮膚炎、皮膚搔癢等皮膚疾患、疲勞、營養障礙及衰弱體質

用法用量 每次1針，IV。

60218 Mejuoline "南光" 美久奧林注射液® (南光)

Rx

每 ml 含有：DEXTROSE MONOHYDRATE 100.0 MG；METHIONINE DL- 20.0 MG；NIACINAMIDE (NICOTINAMIDE) 2.0 MG；RIBOFLAVIN(5-PHOSPHATE SODIUM) 0.1 MG；TAURINE (EQ TO 2-AMINOETHANE SULFONIC ACID) 1.0 MG；THIAMINE HYDROCHLORIDE 1.5 MG

適應症 [衛核]營養補給。

用法用量 通常成人每日一次，1次20ml，注射於靜脈內。

醫療須知 1.對本藥所含成分過敏的患者不得使用，以及本藥禁用於有酸中毒的患者。
2.對有嚴重肝功能障礙的患者，本藥應小心使用；此外，對於肝功能不全者，本藥可能惡化其肝功能。
3.本藥應緩慢靜脈注射。副作用:神經系統-偶爾有頭重、暈眩、頭痛的情形發生；消化系統-偶爾有噁心、嘔吐的情形發生；其他-偶爾有胸部灼熱感的情形發生。

類似產品 Taurine B "大豐"淘能美注射液® (大豐) $15/l (2.0 ML-PIC/S)

60219 Methiolamine-B12 "應元"肝維寧注射液® (應元) $15/l (5.0 ML-PIC/S)

Rx

每 ml 含有：CYANOCOBALAMIN (VIT B12) 5.0 MCG；METHIONINE DL- 30.0 MG；RIBOFLAVIN (VIT B2) 1.0 MG；TAURINE (EQ TO 2-AMINOETHANE SULFONIC ACID) 25.0 MG

適應症 [衛核]蕁麻疹、濕疹、貧血

用法用量 參照仿單

60220 Miyaphargen "信東"力化肝膜衣錠® (信東)

Rx

每 Tab 含有：GLYCINE (EQ TO AMINOACETIC ACID)(EQ TO GLYCOCOLL) 25.0 MG；GLYCYRRHIZIN (AMMONIATED) 25.0 MG；METHIONINE DL- 25.0 MG

適應症 [衛核]肝炎、肝臟障礙、胃炎、胃酸過多症、胃潰瘍、十二指腸潰瘍、濕疹、皮膚炎、蕁麻疹、圓型脫毛症、鼻炎、支氣管痙攣。

60221 Mylovesun 美樂酸口服液® (中美兄弟)

每 100 ml 含有：ASPARTATE POTASSIUM MAGNESIUM L- (EQ TO MAGNESIUM POTASSIUM L-ASPARTATE) 200.0 MG；PYRIDOXINE HCL 5.0 MG；RIBOFLAVIN PHOSPHATE 5.0 MG；TAURINE (EQ TO 2-AMINOETHANE SULFONIC ACID) 300.0 MG；THIAMINE HYDROCHLORIDE 10.0 MG

適應症 [衛核]消除疲勞、增強體力、營養補給。

用法用量 成人一日一回，每次服用一瓶.

60222 Protect Liver S.C. 護肝好糖衣錠® (井田/天下)

每 Tab 含有：ASCORBIC ACID (VIT C) 5.0 MG；CYANOCOBALAMIN (VIT B12) 2.0 MCG；DEHYDROCHOLIC ACID 5.0 MG；FOLIC ACID 0.2 MG；GLYCYRRHIZINIC ACID (EQ TO GLYCYRRHETINIC ACID GLYCOSIDE)(EQ TO GLYCYRRHIZIC ACID) 10.0 MG；INOSITOL (MESO-INOSITOL) 2.5 MG；METHIONINE DL- 35.0 MG；NIACINAMIDE (NICOTINAMIDE) 5.0 MG；OROTIC ACID (VIT B13) 15.0 MG；PANTOTHENATE CALCIUM 2.0 MG；PROSULTIAMINE (THIAMINE PROPYL DISULFIDE) 1.0 MG；PYRIDOXINE(VITAMIN B6) 0.5 MG；RIBOFLAVIN (VIT B2) 1.0 MG；THIOCTIC ACID AMIDE (THIOCTAMIDE) 1.0 MG

適應症 [衛核]肝臟疾病(黃疸、膽道炎、膽囊炎、膽囊之膽汁分泌不全)之預防及治療疲勞、食慾不振、宿醉、酒精中毒

用法用量 參照仿單

60223 Purvey 補沛口服液® (信東)

每 ml 含有：CITRIC ACID 100.0 MG；MALIC ACID DL- 75.0 MG；NIACINAMIDE (NICOTINAMIDE) 20.0 MG；PANTHENOL D- (EQ TO D-PANTHENOL) 30.0 MG；RIBOFLAVIN PHOSPHATE SODIUM 2.0 MG；SORBITOL 5000.0 MG；SUCROSE (SUGAR REFINED) 16000.0 MG；TAURINE (EQ TO 2-AMINOETHANE SULFONIC ACID) 1000.0 MG；THIAMINE MONONITRATE 30.0 MG

適應症 [衛核]消除疲勞、增強體力、營養補給、維護肝臟之正常功能

用法用量 每天1至2次，每次10至20ml。

60224 Sunlilin "壽元" 腎利寧注射液 ® （壽元）

Rx

每 ml 含有：ARGININE HCL L- 3.0 MG；CHONDROITIN SULFATE SODIUM (EQ TO SODIUM CHONDROITIN SULFATE) 6.0 MG

適應症 [衛核] 急性及慢性腎炎、腎臟病、動脈硬化症、腎性浮腫(但患肝臟機能障害時效果發揮較少)

用法用量 成人：每天1次，靜注20ml；7~15歲小孩，每天1次靜注10ml。

60225 Vitagen 維他肝膠囊 ® （壽元）

每 Cap 含有：CYANOCOBALAMIN 1.2 UG PN；NIACINAMIDE (NICOTINAMIDE) 12.0 MG；PANTOTHENATE CALCIUM 8.0 MG；PYRIDOXINE HYDROCHLORIDE 4.0 MG；RIBOFLAVIN (VIT B2) 4.0 MG；SILYMARIN (EXSICCATED FRUCTUS CARDUI MARIANUS EXTRACT) 107.7 MG；THIAMINE HYDROCHLORIDE 4.0 MG

藥理作用 通常成人早晚服用，1次1粒，在飯後服用，依年齡症狀可適宜增減。治療：1天3次，1次1粒。預防：1天1次，1次1粒。

適應症 [衛核] 慢性肝病的營養補給。

用法用量 一天3~4次，每次1粒。

60226 Vitaticanin-G "信東" 維他賜康寧-吉注射液 ® （信東）$15/I (20.0 ML-PIC/S)

Rx

每 ml 含有：DL-METHIONINE 20.0 MG；THIAMINE (VITAMIN B1) 0.25 MG；VITAMIN B2 (YEAST CONC.) 0.1 MG

適應症 [衛核] 發育不良、營養補給、虛弱體質、熱性消耗性疾患之補助治療、妊娠婦之營養補給。

用法用量 每天10~20ml，分1~2次靜注。

60227 Vitaticanin-T 維他賜康寧－帝注射液 ® （信東）$4.5/I (20.0 ML)

Rx

每 20ml 含有：METHIONINE DL- 600.0 MG；NIACINAMIDE (NICOTINAMIDE) 40.0 MG；RIBOFLAVIN (VIT B2) 2.0 MG；THIAMINE (VITAMIN B1) 30.0 MG

適應症 [衛核] 發育不良、營養補給、虛弱體質、熱性消耗性疾患之補助治療、妊娠婦之營養補給。

用法用量 一天2次，每次2~5ml，SC、IV、IM皆可。

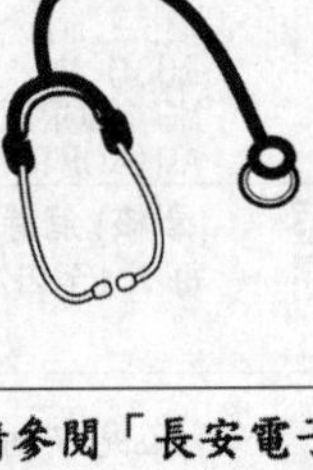

第九篇
作用在呼吸道的藥物
Drugs Acting on the Respiratory Tract

肺臟：呼吸表面
LUNGS：Respiratory Surfaces

氣管(Trachea)和支氣管(Bronchial Tree)將空氣引導至呼吸表面，在這些引導的管道中並不能進行氣體交換。

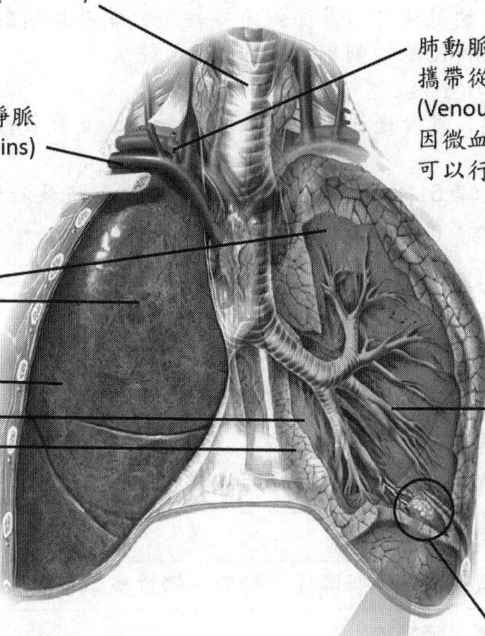

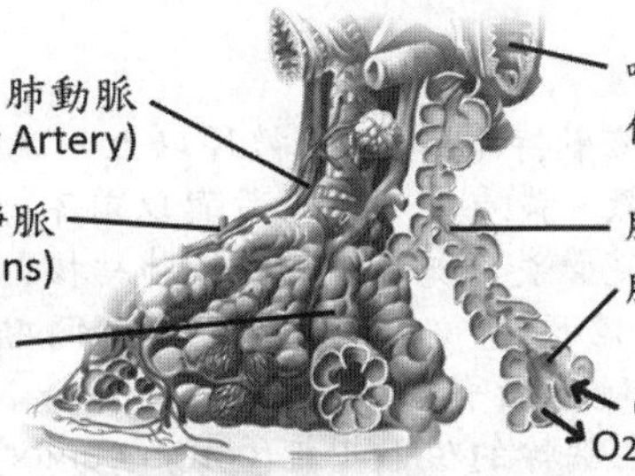

氣體穿過肺泡膜(Alveolar Membrane)、微血管壁(Alveolar Membrane)，在血液中進行交換，肺循環的微血管藉由肺靜脈的分枝，攜帶新鮮含氧血液經左心房→左心室→主動脈→分佈於身體各部位。

60
肝疵護劑

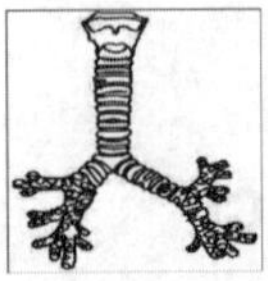

第六十一章 鎮咳藥
Antitussive

咳嗽是身體的一種防衛性反射動作，當咽喉、氣管、支氣管受到感染或刺激時，透過咳嗽將呼吸道的黏液或異物排出體外，算是呼吸道的清道夫。一般可分為有痰的咳嗽(痰咳)和無痰的咳嗽(乾咳)，持續三週以上，經治療不癒者，為慢性咳嗽；不足三週者為急性咳嗽。

咳嗽的病因

1.痰咳常見於各種上呼吸道感染、氣管炎、肺炎等。
2.乾咳常見ⓐ上呼吸道感染的尾聲或受到灰塵、菸、乾、冷空氣或環境污染、壞空氣刺激、過敏物質的刺激所引起ⓑ急性上呼吸道感染後的乾咳會因鼻涕倒流或輕微氣喘而持續數週，而且常在夜間加重ⓒ藥物引起：最常因服用血管收縮素轉化酶抑制劑(ACEI)而產生乾咳。
3.急性咳嗽大部分是由上呼吸道感染所引起。
4.慢性咳嗽的原因：鼻涕倒流、氣喘、胃食道逆流、慢性支氣管炎、支氣管擴張症、慢性肺部感染、肺氣腫、抗高血壓藥物-ACEI。

咳嗽若合併其他危險的警訊症狀(表61-1)，則非同小可，必要時安排痰液培養、肺部或鼻竇X光或電腦斷層等檢查，確定診斷正確治療，才能讓惱人的咳嗽無所遁形。

表 61-1 咳嗽併發症狀及可能病因

併發症狀	可能病因
痰帶有血絲	肺癌、肺結核、肺炎、慢性阻塞性肺病
發高燒、有膿痰	肺炎
呼吸急促、會喘	氣喘、心臟衰竭、急性支氣管炎
胸痛	肺栓塞、心絞痛
痰很多	支氣管擴張、肺膿瘍、肺癌、慢性支氣管炎、慢性鼻竇炎
體重減輕	肺癌、肺結核
呼吸會喘、下肢水腫	心臟衰竭、肺栓塞

有危險性的咳嗽

(1)持續性咳嗽：如果經診斷治療後，咳嗽持續超過3個禮拜以上，就一定要小心。
(2)咳嗽型態改變：如果最近咳嗽的次數、嚴重度，或時段與以前不一樣就要小心。
(3)痰中帶血：血痰原因很多，包括支氣管炎、支氣管擴張、肺結核、肺炎以及腫瘤等。
(4)聲音沙啞：發炎性的聲音沙啞，經治療後，大部份皆會在二個禮拜之內恢復。如果持續聲音沙啞，有可能是因為咽喉腫瘤或胸腔內的腫瘤所引起的。

鎮咳藥就是指咳嗽抑制劑，作用在腦幹的咳嗽中樞(cough center)，或作用在支氣管分支的末梢各個部位。鎮咳藥主要用來治療惱人無益處的乾咳，特別是是會干擾其他的功能者(如說話、睡覺)，或導致過度的虛弱或漸近性的刺激作用者。

鎮咳藥是用來緩解無益處的乾咳，大部份都直接抑制延腦的咳嗽中樞來抑制咳嗽反射，具有鎮咳活性的藥物通常可分成2大類。一是麻醉性(narcotic)，另一為非麻醉性(nonnarcotic)咳嗽抑制劑。麻醉藥做為咳嗽抑制劑的效力通常與它們的止痛作用平行，因此，大部份強力的麻醉性止痛藥都可提供高程度的咳嗽控制。然而，麻醉藥的毒性與濫用的情形也與其麻醉效力成正比，所以，只有作用較弱的麻醉性止痛藉才適用來做為咳嗽抑制劑。目前使用的麻醉藥有很多種(參見第34章)，其中只有codeine和hydrocodone的鎮咳作用派上用場，我們要一起討論它們。

非麻醉性鎮咳藥有很多結構不同的藥理致效劑，它們的作用機轉各不相同，有中樞性的，也有末梢的，大部份的情形，它們的效力與一般使用的麻醉性鎮咳藥相同，只是不良的副作用較少發生。由於它們對該咳嗽反射的效力各不相同，因此，每種藥都個別討論。

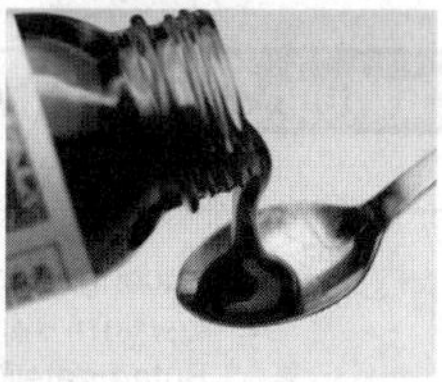

§ 61.1 鎮咳藥

61101 BECANTYL(SODIUM DIBUNATE)

Rx 25 MG, 30 MG/錠劑(T); 50 MG/膠囊劑(C);

商名

Atussin S.C.® (榮民) $1.31/T(30MG)
Becantex S.C.® (正和) $2/T(30MG-PIC/S-箔), $1.5/T(30MG-PIC/S)
Coughpil® (溫士頓)
Sethonal® (優良/健喬信元)
Sulfone R.H.® (人生)

藥理作用 本藥為非麻醉藥的鎮咳劑，其效力約為codeine的1.5倍。
適應症 [衛核]因感冒、咽炎、支氣管炎、喉炎、及其他呼吸器官疾病所引起之咳嗽
用法用量 1天3~4次，每次30~60mg。
不良反應 輕度下痢，胃部不適，發疹。

61102 BENPROPERINE

Rx 20 MG/錠劑(T);

商名

Bencozen® (約克)
Benkorine® (大豐/厚生)
Benpro® (強生) $1.5/T(20MG-PIC/S)
Co-Relax® (中美兄弟) $1.02/T(20MG)
Coughmen® (安星) $1.5/T(20MG-PIC/S),
Mecola® (利達/世達) $1.5/T(20MG-PIC/S)
Norcol® (十全) $1.5/T(20MG-PIC/S), $2/T(20MG-PIC/S-箔)
Sokez® (井田) $1.5/T(20MG-PIC/S)
Sucough F. C.® (元宙) $1.5/T(20MG-PIC/S)

適應症 [衛核]鎮咳。
用法用量 一次一錠(按benproperine量，20mg)，一日3次，直接嚥下勿嚼啐。
不良反應 偶有思眠，眩暈、食慾不振、腹痛、口渴、過敏症。
醫療須知 1.孕婦及可能懷孕之婦女慎重投與。
2.副作用：偶有思眠、眩暈、食慾不振、腹痛、口渴、過敏症。

61103 BENZONATATE▲

孕C 乳? 食+ 泄 肝

Rx 100 MG, 200 MG/膠囊劑(C); 100 %/液劑(Sol);

商名

Bensau Soft® (美時) $3.12/C(200MG-PIC/S)
Bensau® (漁人) $2/C(100MG-PIC/S-箔), $1.61/C(100MG)
Benzonatate® (台耀)
Zcough Soft® ＊ (美時) $1.82/C(100MG-PIC/S)

藥理作用 1.本藥為一非麻醉性口服止咳劑。
2.本藥對於週邊之作用乃經由麻醉呼吸道、肺部、肋膜上之牽張接受氣(stretch receptor)而減弱其活性，從發原處減少咳嗽之反射。藥效開始約服用後15~20分鐘內，作用維持3~8小時。建議劑量下並無抑制呼吸中樞作用。
適應症 [衛核]解除咳嗽症狀。
用法用量 成人每日三次，每次1~2膠囊。

不良反應 曾有鎮靜、頭痛、輕微眩暈、癢感、發疹、鼻塞、便秘、噁心、腸胃不適、眼灼感、怕冷、胸悶、過敏被報告過。

醫療須知 1.十四歲以下兒童及吞嚥困難者不得使用。
2.若膠囊於口中崩解，主成分之釋出會使口腔黏膜產生短暫之局部麻醉而可能有梗塞感；因此本藥不可咀嚼，需要直接吞服。
3.孕婦：應於必要之情況下才可投與。
4.授乳婦：此要於乳汁中的分泌情形尚未確立，給要時仍須密切注意。

61104 BUTAMIRATE

Rx

0.8 MG, 0.8 MG/ML, 1.5 MG/ML/液劑(Sol); 0.8 MG/ML/液劑(Sol);

商　名

Bucoughrate®(杏輝) $25/Sol(0.8MG/ML-PIC/S-60ML), $25/Sol(0.8MG/ML-PIC/S-120ML), $25/Sol(0.8MG/ML-PIC/S-200ML)
Butamirate®(晟德) $25/Sol(1.5MG/ML-PIC/S-120ML), $30.8/Sol(1.5MG/ML-PIC/S-200ML), $25/Sol(1.5MG/ML-PIC/S-60ML)
Butmira®(生達) $25/Sol(0.8MG/ML-PIC/S-60ML), $25/Sol(0.8MG/ML-PIC/S-120ML)
Mirate®(晟德) $25/Sol(0.8MG/ML-PIC/S-120ML), $25/Sol(0.8MG/ML-PIC/S-200ML), $25/Sol(0.8MG/ML-PIC/S-60ML)
Mo Sou Yi®(井田)
Sutussi Liouid®(晟德) $25/Sol(0.8MG/ML-PIC/S-60ML), $25/Sol(0.8MG/ML-PIC/S-200ML), $25/Sol(0.8MG/ML-PIC/S-120ML),
Tonestop®(永信) $25/Sol(0.8MG/ML-PIC/S-60ML)

藥理作用 (1)選擇性的作用於延髓核之咳嗽反射中樞。(2)使粘膜之滲透性正常化，恢復支氣管排痰功能。(3)對acetylcholine所引起之支氣管痙攣，有解痙作用。(4)消除支氣管紅腫，發炎。

適 應 症 [衛核]鎮咳(感冒、支氣管炎、氣喘性支氣管炎所引起之咳嗽)。

用法用量 成人1天3~5次，每次8mg，約1mg/kg/天。兒童1天8~12mg，分次服用。

61105 CARBETAPENTANE

Rx

15 MG, 25 MG, 30 MG/錠劑(T); 30 MG/膠囊劑(C);

商　名

Atomin S.T®(國嘉/南都)
Cabetan S.C.®(生達) $0.38/T(25MG)
Capetan®(衛達) $1.5/T(30MG-PIC/S)
Car-Anine S.C.®(人生)
Carbeta S.C.®(正和/新喜國際)
Carbeta®(皇佳)
Carbetan®(井田) $1.5/T(30MG-PIC/S), $2/T(30MG-PIC/S-箔)
Carbetan®(壽元/新喜國際)
Carbetane®(人人)
Carbetapentane®(明德)
Carbetapentane®(長安/世達)
Carbetin®(強生) $0.42/T(25MG)
Carpentane®(衛肯)
Cocobita®(大豐) $1.5/T(30MG-PIC/S)
Costene®(華興) $0.44/T(30MG)
Lison®(培力)
Nocou®(新喜國際) $1.5/T(30MG-PIC/S)
Toclase S.C.® ◎ (UCB/優喜碧)
Tocolin®(永勝) $1.5/T(30MG-PIC/S)

藥理作用 本藥為非麻醉藥的鎮咳劑，能夠有效的除去乾咳，刺激性咳嗽，而不會阻礙有益的咳嗽(productive cough)。

適 應 症 [衛核]咳嗽(呼吸系疾病、鼻喉炎、喉炎、痙攣性咳嗽)

用法用量 1天4次，每次1錠，或者1天3次，每次1~2錠。

不良反應 噁心，思睡，腹脹。

61106 CHLOPERASTIN

10 MG/錠劑(T);

商　名

Costop S.C.®(生達)
Huscof S.C.®(應元/豐田)
Kopycon S.C.®(回春堂)
Licotsu S.C.®(瑞士)
Perazol S.C.®(強生)
Zusou®(羅得)

藥理作用 本藥直接抑制中樞的咳嗽中樞，而且又具有papaverine同樣程度的支氣管緩解作用

適 應 症 [衛核]鎮咳

用法用量 1天3次，每10~20mg。

不良反應 口渴，思睡，嘔氣，食慾不振。

61107 CHLOPHEDIANOL

25 MG/錠劑(T);

商名

Briscol® (世達/華興)
Chlophedianol® (十全) $0.86/T(25MG)
Clodnin® (明德) $0.86/T(25MG)
Deticon® (大豐) $0.64/T(25MG)

藥理作用 本藥具局部麻醉作用和抗膽鹼激性的活性(anticholinergic activity)。

適應症 [衛核]鎮咳

用法用量 成人–25mg，每天3~4次。6~12歲的小孩–12.5~25mg，每天3~4次。2~6歲的小孩–12.5mg，每天3~4次。

不良反應 興奮、亢奮、迷幻、夢魘、過敏反應、大劑量下顯現出抗膽鹼激性效應(口乾、視力障礙、思睡、便秘、眩暈)。

醫療須知 1.孕婦或授乳的婦女，以及老年人或虛弱的患者服用本藥宜小心，他們極可能會經驗到難以應付的反應。
2.由於藥物可能會造成思睡，因此，要提示開車或操作機械的患者服用本藥宜小心。
3.建議患者使用口香糖或硬糖幫助患者，緩解咳嗽或喉嚨刺激以及防止由於使用本藥引起的口乾。

61108 DEXTROMETHORPHAN HBR

孕C 乳? 食± 泄 肝

Rx

5 MG, 10 MG, 15 MG, 20 MG, 30 MG, 60 MG/錠劑(T); 60 MG/持續性錠劑(T.SR); 10 MG, 25 MG, 30 MG, 37.5 MG, 50 MG/膠囊劑(C); 5 MG/ML, 10 MG/ML/注射劑(I); 100 MG, 30 MG/GM/顆粒劑(Gr); 100 MG/散劑(Pow); 0.5 MG/糖漿劑(Syr); SR 60 MG/持續性製劑(SR);

商名

Anti-Cough® (福元) $1.5/T(30MG-箔), $1.5/T(30MG-PIC/S),
Antico® (大豐) $15/I(5MG/ML-PIC/S-2ML)
Anticon® (健喬信元/優良) $0.45/T(15MG)
Anticough® (永勝)
Anticough® (瑞士/利達)
Antitussive® (台裕) $1.5/T(30MG-PIC/S), $15/I(10MG/ML-PIC/S-1ML)
Basson® (應元) $15/I(10MG/ML-PIC/S-1ML),
Bidicon® (皇佳/歐業)
Bococon® (寶齡富錦)
Centicon® (元宙/富邦)
Chicough® (衛肯) $1.5/T(30MG-PIC/S), $2/T(30MG-PIC/S-箔)
Codean® (新喜國際)
Codium® (正和)
Cofcon® (信隆) $0.42/T(15MG)
Colfolin® (明大)
Cosu® (人生)
Deco® (長安/世達) $0.52/T(20MG)
Decough® (衛肯)
Delcopan SR® (強生) $2/T.SR(60MG-PIC/S-箔), $1.98/T.SR(60MG-PIC/S)
Delcopan® (強生) $0.43/T(10MG), $1.5/T(30MG-PIC/S)
Demethor® (濟生) $15/I(10MG/ML-PIC/S-1ML)
Demethor® (盈盈)
Detosiv SR® (美時) $1.98/SR(60MG-PIC/S), $2/SR(60MG-PIC/S-箔),
Dexaphan® (生達)
Dexcon® (應元/豐田) $0.43/T(10MG)
Dextramine® (科進/理想)
Dextrolamine® (十全) $0.8/T(20MG-PIC/S),
Dextromethorphan Hbr® (強生/北進)
Dextromethorphan® (人生) $0.37/T(10MG), $0.82/T(30MG)
Dextromethorphan® (利達) $1.5/T(30MG-PIC/S), $2/T(30MG-PIC/S-箔)
Dextromethorphan® (應元/豐田) $1.5/T(30MG-PIC/S), $2/T(30MG-PIC/S-箔)
Dextromethorphan® (新喜國際/聯輝)
Dextromethorphan® (衛肯/天良)
Dicokan® (大豐) $1.5/T(30MG-PIC/S)
Eaco® (瑞士) $1.5/T(30MG-PIC/S)
Fudecough® (福元) $0.47/T(15MG)
Jyyko® (新喜國際) $1.5/T(30MG-PIC/S)
Kincough SR® (健喬信元) $1.9/T(60MG)
Konax ER® (強生/瑪科隆) $1.98/T.SR(60MG-PIC/S)
Licotin® (永吉)
Maijico® (龍杏/新功)
Meco® (井田) $1.5/T(30MG-PIC/S),
Mecofan® (安星) $0.46/T(15MG), $2.56/I(5MG/ML-1ML)
Mecolin® (安星)
Mecorda® (十全) $1.5/T(30MG-PIC/S)
Mecough® (晟德)
Medicon® ◎ (東洋/塩野義) $0.6/T(15MG)
Medisol® (約克)
Melicough® (派頓/漁人)
Menicon® (元宙) $2/T(30MG-PIC/S-箔), $1.5/T(30MG-PIC/S)
Mephan® (優良/瑞安) $1.5/T(30MG-PIC/S),
Mero® (信東)
Mero® (安星/信東) $1.5/T(30MG-PIC/S),
Methocon® (衛達) $1.5/T(30MG-PIC/S),
Methon Captimes® (中化)
Methon® (中化) $0.47/T(15MG), $1.5/T(30MG-PIC/S)
Meticon® (壽元) $1.5/T(30MG-PIC/S)
Mieh K'O Ning® (正和)
Minjikon® (中美兄弟)
Nospan® (永信) $1.5/T(30MG-PIC/S),
Pans® (派頓)
Pardin® (優生)
Powcough® (明大/木村)
Regrow SR® (東洋/東生華) $2/T.SR(60MG-PIC/S-箔), $1.98/T.SR(60MG-PIC/S)
Resicomin® (成大)
Sautun® (華盛頓) $0.37/T(15MG)
Sodicon® (杏輝) $0.47/T(15MG)
Sotocon® (井田) $0.88/T(20MG-箔), $0.52/T(20MG)

Dextromethorphan®（明大）
Dextromethorphan®（溫士頓）$0.37/T(15MG)
Dextromethorphan®（約克）$1.5/T(30MG-PIC/S),
Strepsils Dry Cough Lozenge®（RECKITT/利潔時）
Susoucon®（西德有機/東洲）$0.82/C(30MG)
Thian®（優生）$0.47/T(15MG)

藥理作用 本藥可抑制延腦的咳嗽中樞，而可降低咳嗽發作的頻率和強度，可暫時緩解無益處的咳嗽。但是不會完全消除保護性的咳嗽反射。

適應症 [衛核]鎮咳。

用法用量 (1)成人—每4小時10~20mg或每6~8小時30mg或每12小時60mg。長效錠：每天1~2，每次一錠。(2)小孩(6~12)—每4小時5~10mg或每6~8小時15mg。長效錠劑量減半。(3)小孩(2~6)—每4小時2.5~5mg或6~8小時7.5mg。(4)注射：皮下或肌肉注射，不可靜脈注射。成人每次劑量5~10mg，兒童為5mg。

不良反應 眩暈，胃腸不適，思睡、便祕、困倦、高劑量會產生中樞神經抑制劑作用。

醫療須知 1.投與的糖漿不可稀釋。
2.要避免抽煙及空氣污染等刺激，可減少不必要的咳嗽。6歲以下的小孩在沒有醫療的監視下，不要使用。
3.使用dextromethorphan或其他鎮咳治療時，患者的咳嗽持續7天沒有改善，患者就要向醫師報告。
4.要注意dextromethorphan鎮咳活性與codeine齊鼓相當。不過，這種藥物在治療劑量下不會誘發耐受性，睡眠，呼吸抑制或止痛。至於便秘比codeine較少發生。

61109 DIMEMORFAN

Rx
10 MG/錠劑(T); 2.5 MG/ML/液劑(Sol);

商名
Cougin®（華興）$1.5/T(10MG-PIC/S), $2/T(10MG-PIC/S-箔)
Difan®（應元）
Dimofan®（明德）$1.5/T(10MG-PIC/S)
Eufan®（生達）$33.9/Sol(2.5MG/ML-PIC/S-120ML), $25/Sol(2.5MG/ML-PIC/S-30ML), $25/Sol(2.5MG/ML-PIC/S-60ML), $2/T(10MG-PIC/S-箔), $1.5/T(10MG-PIC/S),

藥理作用 本藥可抑制延腦的咳嗽中樞。

適應症 [衛核]鎮咳。

用法用量 錠劑：成人每次1~2錠，每日口服3次，依年齡。症狀作適宜增減。咳嗽液：一日量分3次口服，未滿2歲3.0~4.5ml，2~3歲5.0~8.0ml，4~6歲8.0~11.0ml，7~14歲12.0~14.0ml。

不良反應 偶有眩暈、思睡、頭痛、乏力感、倦怠、口渴、食慾不振、噁心、嘔心、心悸

醫療須知 1.本藥可與抗生素，植物性消炎劑，袪痰劑併用。
2.糖尿患者、孕婦或對藥物過敏者慎服本藥。

61110 EPRAZINONE

20 MG, 30 MG, 50 MG/錠劑(T); 100 MG, 100 MG/GM/顆粒劑(Gr);

商名
Anticough®（羅得/多安）
Antiexpect®（壽元/瑞人）
Antusivon®（汎生）
Bisplen®（元宙）$0.54/T(20MG)
Coen®（優生）$0.59/T(20MG)
Costan®（世達）
Costan®（大豐）$0.54/T(20MG)
Coughfree®（黃氏）
Debronc®（利達）
Desplen®（元宙）
Eacoug®（新喜國際）$0.54/T(20MG)
Ecough®（應元）
Ecozine®（人人/東洲）
Eketin®（正和）
Ennacough®（永勝）
Epracough®（應元/豐田）
Epranone®（華興）$0.59/T(20MG)
Eprazine®（華興）
Eprazinone®（井田）$0.64/T(30MG)
Eprazinone®（應元）
Lianxo®（政德/汎生）
Lianxo®（汎生）
Licoutan®（新喜國際/聯輝）
Rasico®（信隆）
Recough®（十全）$0.67/T(30MG), $0.59/T(20MG)
Repracon®（衛肯）$0.59/T(20MG)
Resco®（政德）$0.59/T(20MG)
Respine®（羅得/達德士）
Respinine®（福元/華琳）$0.67/T(30MG)
Rezinon®（強生）$0.58/T(20MG)
Sorin®（利達）
Su Co®（政德/意欣）
Su Co®（福元/嘉林）

藥理作用 作用為中樞性鎮咳劑，其鎮咳作用優於codeine，又可將DNA和粘多醣(mucopolysaccharide)的長鏈分子膨脹，使它們細斷化，而降低粘液的粘稠度

適應症 [衛核]鎮咳與袪痰(感冒、急慢性支氣管炎、上呼吸道炎、支氣管擴張症、支氣管氣喘)

用法用量 1天量60~90mg，分3次服用。本藥下述之1天量，分3次服用：6~10歲30~45mg，3~6歲20~30mg，1~3歲10~20mg，未滿1歲5~10mg。

61111 HYDROCODONE BITARTRATE (CODEINE) (管制2)

孕 C/D 乳 ? 食 酒 泄 肝/腎 半 2.5~4h

Rx 15 MG, 30 MG/錠劑(T); 15 MG/ML/注射劑(I);

商名

Codeine Phosphate®(衛福部食藥署管制藥品製藥工廠)
$5/T(30MG-PIC/S), $29/I(15MG/ML-PIC/S-1ML), $4.5/T(15MG-PIC/S),

藥理作用 1.本藥可直接抑制延腦的咳嗽中樞，而抑制咳嗽反射作用。鎮咳藥效比morphine差。
2.本藥用於鎮咳，通常與其他藥品製成複方製劑；也用來減緩輕至重度疼痛
3.孕婦用藥安全等級C；D-如長期使用或在妊娠時期使用高劑量。

適應症 [衛核]鎮咳、鎮痛
[非衛核]短期使用於paracetamol、ibuprofen或aspirin治療無效之急性、中度疼痛。

用法用量 1.Codeine–成人：每4~6小時10~20mg(最大劑量每天120mg)。小孩6~12歲：每4~6小時5~10mg(最大劑量每天60mg)。小孩2~6歲：每4~6小時2.5~5mg(最大劑量每天30mg)。
2.Hydrocodone–(成人和12歲以上的小孩)5~10mg，每天3或4次。
3.不可長期或不可超過3天使用含codeine藥品。

不良反應 (過量時經常發生)頭重腳輕，眩暈，鎮靜，發汗，噁心、困倦、搔癢。

醫療須知 1.二歲以下的嬰幼兒因肝臟醛糖酸化系統尚未健全，並不適合使用含可待因成分的鎮咳劑。
2.二歲以上的兒童，使用可待因時，也要注意劑量不能過量，及其引發的嗜睡、運動失調、嘔吐等副作用。
3.若是有氣喘病史、曾有早產的孕婦，或合併有慢性阻塞性肺部疾病的成人，也應避免使用這類藥物。
4.肝腎功能不全者，應小心謹慎減量使用。
5.授乳母親服用可待因，也可能有較高之嗎啡濃度分泌在乳汁中，會危及到哺乳之嬰幼兒。大多情況，並不知道是否為超快速可待因代謝者。當醫師為授乳之母親開立含可待因之藥品時，應該選擇短期最低之有效劑量，並應該密切監測母親及幼兒。
6.可快速將可待因轉變為嗎啡的人導致較高之嗎啡血中濃度，當嗎啡血中濃度過高，患者會有較高之不良反應發生。
7.您必須知道這個藥可能會導致暈眩，在您未清楚藥物可能對您造成影響前，不要開車或操作危險機械。
8.本藥在成人的致死劑量為0.5到1g，致死的原因都是顯著的呼吸抑制或心肺衰竭。
9.歐盟EMA宣布codeine不得使用於小於12歲之兒童，且不建議使用於治療12到18歲兒童之呼吸道症狀，如氣喘或其他慢性呼吸疾病。
10.若發現小孩呼吸微弱、困難、有雜音、精神錯亂或不正常的嗜睡時，應立即停藥並就醫。
11.衛福部修訂含codeine成分藥品的使用原則
ⓐ含codeine成份處方藥品
(一)未滿12歲兒童。除非無其他適當替代藥品且臨床效益大於風險時，方可考慮使用，且應依年齡減量使用。
(二)12至18歲具呼吸功能不全之兒童，例如具有神經肌肉疾病、嚴重心臟或呼吸系統疾病、上呼吸道或肺部感染及多重創傷或大範圍外科手術等，應謹慎使用。

(三)產婦於哺乳期間應禁止使用，因可能對於受哺乳嬰兒造成鴉片中毒之風險。產婦如需使用該成分治療，應避免於用藥期間以母乳餵養嬰兒。
ⓑ含codeine成份非處方藥品
(一)禁止使用於未滿12歲兒童及哺乳婦女。
(二)12至18歲具呼吸功能不全之兒童，例如具有神經肌肉疾病、嚴重心臟或呼吸系統疾病、上呼吸道或肺部感染及多重創傷或大範圍外科手術等，應經醫師診治後處方使用。

61112 HYDROPROPIZINE

30 MG/錠劑(T)； 3 MG/液劑(Sol)；

商名
Sintabex S.C.®（信東）$1.77/T(30MG)
Sintabex®（信東）

藥理作用 本藥為作用在末梢的cough producing receptor，而產生與codeine相當的鎮咳效果。
適應症 [衛核]鎮咳、祛痰（感冒、肺炎、支氣管炎、支氣管肺炎等引起之咳嗽）
用法用量 成人每次1~2錠，每日3~4次。

61113 MESNA(MESNUM)

孕B 乳+ 食+ 泄 肝/腎 T½ 0.36h

Rx 200 MG/ML/Inh Sol； 50 MG/ML/氣化噴霧劑(Aero)；

商名
Mesa Inh.®（南光）$35.4/Inh Sol(200MG/ML-PIC/S-600MG)
Mucofluid® ◎ (UCB/優喜碧)
Siruta Inh.®（信東）$35.4/Inh Sol(200MG/ML-PIC/S-600MG)

藥理作用 粘液溶解劑，能切斷及溶解各種呼吸道疾病產生之大量或粘稠的粘液分泌物，促進阻塞呼吸道粘液之排除。
適應症 [衛核]支氣管障礙之化痰
用法用量 1.用噴霧器，最好用口罩，面罩或帳蓬下，本藥可不經稀釋或以等體積的蒸餾水或生理食鹽水稀釋後使用，必要時，每次1或2amp，一天1~4次。
2.囊腫纖維變性可使用本藥，其他慢性呼吸道疾病，治療期間為幾天至幾星期。
3.滴注到氣管內或氣管切開之套管：本藥1或2ml以等體積的蒸餾水或生理食鹽水稀釋，每小時滴注一次，直到分泌物並排出。
4.治療上頷竇炎時，灌洗後竇內滴注2~3ml不經稀釋的本藥，每隔2或3天可重覆一次。

61114 NOSCAPINE

Rx 5 MG, 10 MG, 15 MG, 20 MG/錠劑(T)； 100 MG, 100 MG/GM/散劑(Pow)；

商名
Abcot Chewable®（溫士頓）$1.5/T(20MG-PIC/S)
Aremin®（明德）
Capin®（旭能/奧孟亞）
Cope®（永勝）
Corlin®（十全）
Korfan®（台裕）$0.85/T(20MG), $0.69/T(15MG)
Noca®（華興）
Nompin®（井田）$1.26/T(20MG-PIC/S-箔), $1.02/T(20MG-PIC/S),
Noscapin®（應元/豐田）$0.69/T(10MG)
Noscapine®（中美兄弟）
Noscapine®（人生）$0.73/T(20MG)
Noscapine®（優生）$0.83/T(20MG)
Noscapine®（利達）$0.73/T(20MG), $1.08/T(20MG-箔)
Noscapine®（大豐）$0.73/T(20MG)
Noscapine®（明德/嘉林）
Noscapine®（杏輝）$0.91/T(15MG-PIC/S)
Noscapine®（福元/華琳）$0.85/T(20MG)
Noscapine®（羅得）$0.8/T(20MG)
Noscapine®（長安）
Noscapine®（龍杏/意欣）
Noscotin®（強生）$0.94/T(20MG-PIC/S),
Nospine®（新喜國際）
Scaten®（明德）$0.73/T(20MG)
Sincapin®（杏輝）$0.94/T(20MG-PIC/S), $1.26/T(20MG-PIC/S-箔),
Socapin®（瑞士）

藥理作用 本藥會阻斷腦部的咳嗽反射，但是不會影響更高級的中樞，本藥的結構與papaverine類似，其抑制咳嗽的效力與codeine旗鼓相當。
適應症 [衛核]鎮咳。

[非衛核]說明：緩解沒有益處的咳嗽。

用法用量 (1)成人−15~30mg，每天3~4次(最大劑量為每天120mg)。(2)6歲~12歲的小孩−15mg，每天3~4次(最大劑量為每天60mg)。(3)2~6歲的小孩−7.5mg~15mg，每天3~4次。

不良反應 噁心，思睡，眩暈，頭痛，皮膚發疹。

醫療須知 1.警告患者使用本藥後，在開車操作機器宜小心，因為本藥會造成思睡或眩暈。
2.要知道，一般認為noscapine的鎮咳作用與codeine的差不多，不過，它沒有不良的副作用，這種藥物可供做指示藥和成藥使用。

61115 OPIUM (TINCTURE CAMPHORATED)

孕B 乳 - 泄 肝

Rx

Tin 10 MG/ML, 0.05 ML/ML /酊劑(Tin); 100 MG/GM/散劑(Pow);

商名

Camphorated Opium Tincture®(晟德)
Opium Camphor®(健康化學)
Opium Tincture®(衛福部食藥署管制藥品製藥工廠) $230/Tin(10MG/ML-100ML)
Powdered Opium®(衛福部食藥署管制藥品製藥工廠)

藥理作用 1.降低胃腸運動力和蠕動，減少消化液的分泌，和增加腸子平滑肌張力，因而使腸內容物緩慢通過。
2.本藥有止咳與祛痰作用。
3.本藥有促進組織胺釋放作用，導致發汗與潮紅的現象。

適應症 [衛核]鎮痛、鎮咳
[非衛核]治療急性腹瀉。

用法用量 成人：每次排便後5ml~10ml(2~4mg)，1天可達4次。孩童：0.25~0.5ml/kg。

不良反應 思睡，頭重腳輕、過敏反應(如出疹，蕁麻疹，搔癢)，嘔吐，眩暈，出汗，便秘，習慣性。

醫療須知 1.具成癮性，抑制呼吸中樞，呼吸道疾病的小孩，禁止服用。
2.本藥含甘草甜素萃取物glycyrrhizin，若長期、大劑量服用，將導致偽性Aldosterone症候群，留鈉排鉀，引發浮腫、高鈉血症、低鉀血症、導致高血壓、抽筋、虛弱、昏迷...等副作用。

61116 OXELADIN

Rx

10 MG, 20 MG/錠劑(T); 20 MG/膠囊劑(C); 100 MG/散劑(Pow);

商名

Anticough®(長安) $0.46/T(20MG)
Disko S.C.®(成大) $1.5/T(20MG-PIC/S)
Mecoamin®(新喜國際)
Opend®(羅得/達德士) $1.5/T(20MG-PIC/S)
Oxeladin®(永吉)
Oxeladine®(杏輝) $1.5/T(20MG-PIC/S),
Oxelin®(優良/一成)
Pacomin®(派頓) $0.59/T(20MG)

藥理作用 本藥的鎮咳效力與codeine同，其鎮痙作用則為papaverin的3倍，而且又具有甚強的表面麻醉作用。

適應症 [衛核]下列疾患伴隨咳嗽之改善：感冒、過敏性支氣管炎、急性支氣管炎

用法用量 成人一天量為38~60mg，分3~4次服用。

61117 OXOLAMINE

Rx

100 MG/錠劑(T); 100 MG/膠囊劑(C);

商名

Afuco®(衛達) $1.5/T(100MG-PIC/S)
Ancough®(羅得) $1.5/T(100MG-PIC/S)
Corin®(井田) $1.5/T(100MG-PIC/S)
Coughtinin®(汎生)
Exsol®(應元) $1.5/C(100MG-PIC/S), $2/C(100MG-PIC/S-箔)
Oxo®(永信) $1.5/C(100MG-PIC/S), $2/C(100MG-PIC/S-箔)
Oxomine®(華興) $1.5/T(100MG-PIC/S)
Oxy®(大豐) $1.5/T(100MG-PIC/S)
Zeco®(優生) $1.5/T(100MG-PIC/S)

藥理作用 (1)抗炎作用。(2)鎮咳作用。(3)鬆弛支氣管平滑肌的作用。

適應症 [衛核]鎮咳（感冒、咽喉炎、支氣管炎、急慢性呼吸道感染症引起之咳嗽）

用法用量 每4~6小時用100mg。

不良反應 胃部不適，失眠。

61118 PLATYCODON

65 MG/ML/液劑(Sol);

商名

Cough Mixture®（生達）$23/Sol(65MG/ML-120ML),

藥理作用 1.本藥為桔梗科(campanulaceae)植物platycodon glaucus根部抽出之有效成分。
2.桔梗-多年生草本，葉橢圓，秋開紫白色花，根莖可入藥，能增加呼吸道之分泌而有祛痰的效果。

適應症 [衛核]鎮咳、祛痰

用法用量 1天2~4ml。

61119 PRUNUS YEDOEUSIS

257 MG/ML/液劑(Sol);

商名

Brocin®（中化）

藥理作用 本藥能抑制粘液之分泌，並將之溶解使容易喀痰之緩和鎮咳劑。

適應症 [衛核]支氣管炎、氣喘、及其他呼吸器疾病所引起之咳嗽、喀痰

用法用量 1天3次，1次3~6ml可與糖漿混之飲用。

61120 TIPEPIDINE HIBENZATE (CITRATE)

11.07 MG, 20 MG, 22.14 MG/錠劑(T); 100 MG/GM/粉劑(P); 110.7 MG/散劑(Pow);

商名

Anslen®（華興）
Asbarin®（成大）
Asir®（優生）$0.66/T(20MG)
Astidin®（仙台/易陽）
Astidin®（應元）
Asverin® ◎（田邊）$0.77/T(20MG)
Brosou®（井田）$0.72/T(20MG)
Cofedenin®（元宙）$0.7/T(20MG)
Corane®（十全）
Cough-Pidine®（世達）
Cough-Pidine®（大豐）
Coughrin®（永吉）
Sobedine®（信隆）
Ticodin®（衛達）
Tinsol®（明大）
Tipepidine®（安星）
Tipidine®（元宙）

藥理作用 本藥可抑制延髓的咳嗽中樞，降低咳嗽之閾值，達鎮咳之作用。此外尚可促進支氣管分泌，加強呼吸道粘膜腺毛之上皮運動。

適應症 [衛核]鎮咳。

用法用量 成人及12歲以上，一天3次。每次1錠。6歲以上未滿12歲，每次1/2錠。3歲以上未滿6歲，每次1/4錠。3歲以下之嬰幼兒，請洽醫師診治。

不良反應 (1)神經系統：失眠、眩暈、興奮。(2)消化系統：食慾不振、便秘、腹痛、口渴。(3)過敏症：發疹、搔癢等過敏症狀出現時停止使用。

醫療須知 (1)孕婦投與之安全性尚未確立，應權衡利弊得失。(2)本藥代謝物，可能使尿液呈淡紅色。

§ 61.2 鎮咳藥複方產品

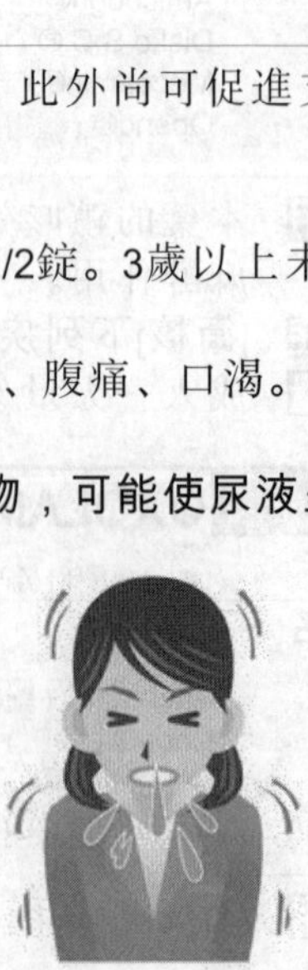

61201 Cosso-Nil 咳精膠囊® (衛達/大裕)

每 Cap 含有：CARBINOXAMINE MALEATE 4.0 MG；DEXTROMETHORPHAN HBR 20.0 MG；DL-METHYLEPHEDRINE HCL 25.0 MG；NOSCAPINE 20.0 MG；POTASSIUM GUAIACOLSULFONATE 90.0 MG

適應症 [衛核] 鎮咳、袪痰。

用法用量 成人1次1粒，1日3次。醫師藥師藥劑生指示藥品。

類似產品
- Anti Cough Ning 免嗽寧液®（光南/勤益）
- Canase "元宙" 康汝咳膠囊®（元宙）$1.5/C, $2/C
- Easco 易治咳膠囊〝溫士頓〞®（溫士頓）$1.5/C
- Fusoco "龍杏" 服嗽咳糖漿®（龍杏）$30.1/Syr (120.0 ML)
- Pacoalon "華興"百嗽龍膠囊®（華興）$1.5/C, $2/C
- Suzulex Cough 斯斯咳嗽膠囊®（五洲）
- Wins-Cough 溫治咳膠囊®（溫士頓/萱草堂）
- Antissves "井田"綜合咳嗽膠囊®（井田）$1.5/C, $2/C
- Cosso-Nil 咳精散®（衛達/大裕）
- Fonado "信隆"風哪安膠囊®（信隆）
- Nocks 諾克咳嗽微粒膠囊®（永勝）
- Romistane 治咳膠囊®（陽生/安力圻）$1.5/C
- Tuosoupen 脫嗽平液®（龍杏）

61202 An Sou 安嗽悠液®（派頓/漁人）

每 ml 含有：DEXTROMETHORPHAN HBR 2.5 MG；POTASSIUM CRESOLSULFONATE 15.0 MG

適應症 [衛核] 鎮咳袪痰

用法用量 可用於鎮咳，袪痰一天3次，每次1粒。糖漿一次量：大人6~4ml。

類似產品
- Antholin 安嗽寧膠囊®（溫士頓）$1.5/C
- Codcan '晟德' 咳康糖漿®（晟德）$29.7/Syr (60.0 ML)
- Coheal "生達" 可敵咳膠囊®（生達）$1.5/C, $2/C
- Coughcon 治嗽康液®（中美兄弟）
- Dicokan-A "大豐"治咳康複合膠囊®（大豐）$1.5/C
- Mecogon "衛肯" 美克康膠囊®（衛肯）$1.5/C
- Medika 美致康膠囊〝成大〞®（成大）$1.5/C, $2/C
- Mezolin "永勝"滅嗽寧膠囊®（永勝）$1.5/C, $2/C
- Sicotan "約克"息咳痰膠囊®（約克）
- Zecol "瑞士" 止咳錠®（瑞士）$1.5/T, $2/T
- Anticough 鎮嗽能液®（中美兄弟）
- Codicon-U "杏輝" 咳定康優膠囊®（杏輝）$1.5/C, $2/C
- Contexin "安星" 康咳寧膠囊®（安星）$1.5/C
- Cousotin 克嗽鎮膠囊®（中化）$1.5/C, $2/C
- Lydicon "皇佳" 泛治咳膠囊®（皇佳）$1.5/C, $2/C
- Medicon-A 滅咳康複合膠囊®（東洋/塩野義）$1.5/C, $2/C
- Meticon-A "國信"滅治咳－複合膠囊®（壽元/國信）$1.5/C
- Noncough 諾咳複方膠囊®（榮民/信東）$1.5/C
- Sonli 嗽尚寧膠囊®（井田/天下）$1.5/C, $2/C

61203 An-Cough "華興" 安可伏膠囊®（華興）$1.5/C

Rx

每 Cap 含有：CHLORPHENIRAMINE MALEATE 2.0 MG；CODEINE PHOSPHATE 4.8 MG；DL-METHYLEPHEDRINE HCL 10.0 MG；GUAIACOL GLYCERYL ETHER (EQ TO GUAIFENESIN) 50.0 MG；PAPAVERINE HCL 14.0 MG

適應症 [衛核] 鎮咳、袪痰(感冒、支氣管炎、咽頭炎、喉頭炎等所引起之咳嗽及喀痰)。

類似產品
- Anticough 鎮咳糖漿（含可待因）®（政德）$21.7/Syr (120.0 ML)
- Cocolin "富邦" 咳可治糖漿®（元宙/富邦）
- Cocosau "應元" 可剋嗽糖漿®（應元）
- Codenin 咳得寧糖漿®（黃氏）
- Codin P "杏輝"咳定必糖漿®（杏輝）$25/Syr (60.0 ML-PIC/S), $25.3/Syr (120.0 ML-PIC/S)
- Cosopin "約克"可嗽平糖漿®（約克）
- Cotal "中美"咳達樂糖漿®（中美兄弟）
- Cough Free "濟生" 咳逸糖漿®（濟生）
- Cougstin 優咳鎮注射液®（安星）$4.07/I (2.0 ML)
- Koderlin "明德" 咳得寧錠®（明德）$1.5/T, $2/T
- S.S Bron 愛斯百朗糖漿®（井田）
- Souc. "黃氏"嗽可糖漿®（黃氏）
- Ucougin-Mei 優咳真－美注射液®（安星）$15/I (2.0 ML-PIC/S)
- Zucolfersou "井田"除感冒嗽糖漿®（井田）
- Ascopine "優生"雅咳平錠®（優生）$1.5/T
- Cocopine 咳咳平糖漿®（晟德/百特美）
- Codem "正和"咳鎮膠囊®（正和）$1.5/C
- Codetine 咳得停糖漿〝中美〞®（中美兄弟）
- Consrine 康是寧糖漿®（晟德）$25.3/Syr (120.0 ML-PIC/S)
- Cotaine "健康" 咳得憐糖漿®（健康化學）$17/Syr (60.0 ML)
- Cougel 咳佳捷糖漿®（黃氏）
- Coughtin 咳克鎮膠囊®（溫士頓）
- Dinco 〝晟德〞停咳糖漿®（晟德）$17.5/Syr (60.0 ML), $23/Syr (120.0 ML), $50/Syr (200.0 ML)
- Kotin "南光" 咳丁注射液®（南光）$15/I (2.0 ML-PIC/S)
- Socojin "井田"嗽可止糖漿®（井田）
- Sunso 鎮嗽糖漿®（井田）$25/Syr (60.0 ML-PIC/S)
- Zecol 止咳糖漿®（瑞士）$21.9/Syr (120.0 ML-PIC/S)

61204 Ancona "黃氏" 安咳納液®（黃氏）

每 ml 含有：DEXTROMETHORPHAN HBR 2.0 MG；DL-METHYLEPHEDRINE HCL 1.8 MG；GUAIACOL GLYCERYL ETHER (EQ TO GUAIFENESIN) 10.0 MG

適應症 [衛核] 緩解感冒之各種症狀(咳嗽、喀痰)。

用法用量 7至11歲5ml；3至7歲3ml；3歲以下之嬰幼兒。

類似產品
- Ancor-G "回春堂"安咳奇膠囊 ®（回春堂）
- Decofen "榮民"去咳寧液 ®（榮民）
- Dextrolamine "十全"咳德膠囊 ®（十全）
- Pseudo-Con 舒咳康液 ®（回春堂）
- Sodicon-G "杏輝"嗽必康治錠 ®（杏輝）$1.5/T, $2/T
- Sortuss Cough "晟德"息咳液 ®（晟德）$25/Sol (60.0 ML-PIC/S), $25/Sol (120.0 ML-PIC/S)
- Wincolin 溫咳寧膠囊 ®（溫士頓）
- Cough "葡萄王"咳嗽膠囊 ®（美西/葡萄王）
- Decofen "榮民"去咳寧錠 ®（榮民）$0.8/T
- Minticon 〝聯邦〞明自康膠囊 ®（保瑞/聯邦）
- Robicon 咳必康內服液劑 ®（濟生）
- Softcough "汎生"舒咳膠囊 ®（汎生）$1.06/C
- Uncola "富邦"恩可樂膠囊 ®（元宙/富邦）
- Zecol "瑞士" 止咳膠囊 ®（瑞士）

61205 Ansouhau 安嗽好糖漿 ®（黃氏）

每 ml 含有：AMMONIUM CHLORIDE 6.6 MG；CAFFEINE 1.25 MG；CHLORPHENIRAMINE MALEATE 0.25 MG；DL-METHYLEPHEDRINE HCL 1.66 MG；GUAIACOL GLYCERYL ETHER (EQ TO GUAIFENESIN) 6.6 MG；NOSCAPINE 1.0 MG

適應症 [衛核] 鎮咳、祛痰（支氣管炎、喉頭炎、咽頭炎等引起之咳嗽及喀痰）

用法用量 成人與12歲以上兒童，每次5ml，一天4次;12歲以下兒童半量。

61206 Antico "福元" 咳嗽糖漿（含磷酸可待因）®（福元）$25/Syr (60.0 ML-PIC/S), $25.3/Syr (120.0 ML-PIC/S)

℞

每 30 ml 含有：AMMONIUM CHLORIDE 500.0 MG；CHLORPHENIRAMINE MALEATE 5.0 MG；CODEINE PHOSPHATE 20.0 MG；EPHEDRINE HCL (EQ TO EPHEDRINE HYDROCHLORIDE) 20.0 MG；POLYGALA EXTRACT 0.2 ML；POTASSIUM GUAIACOLSULFONATE 300.0 MG

適應症 [衛核] 過敏性咳、支氣管喘咳、痰咳

用法用量 一天3~4次，每次2.5~5ml。

類似產品
- Coliso 好利嗽糖漿 ®（溫士頓）$18.1/Syr (60.0 ML), $23/Syr (120.0 ML)

61207 Antituss "永勝"安治咳糖漿 ®（濟生/永勝）

每 ml 含有：CHLORPHENIRAMINE MALEATE 0.2 MG；DEXTROMETHORPHAN HBR 1.0 MG；GUAIACOL GLYCERYL ETHER (EQ TO GUAIFENESIN) 5.0 MG；PHENYLEPHRINE HCL 1.0 MG

適應症 [衛核] 鎮咳、祛痰（急慢性支氣管炎、支氣管過敏症狀所引起的咳嗽、喀痰）。

用法用量 通常成人一回服10ml，15~7歲服5ml，7~4歲服3ml，4~2歲服1.5ml，2歲以下服1ml，一日3回服用。

類似產品
- Chuco 除咳注射液 ®（瑞士）$15/I (2.0 ML-PIC/S)
- Sincovlin 星咳寧注射液 ®（安星）$6.5/I (2.0 ML)
- Methon-S 滅嗽-安注射液 ®（中化）$15/I (2.0 ML-PIC/S)
- Tecosin 祛咳舒錠 ®（華盛頓）$0.89/T

61208 Bisun Anti-Cough 百勝咳嗽糖漿 ®（濟生/永勝）$25/Syr (60.0 ML-PIC/S), $25.3/Syr (120.0 ML-PIC/S)

℞

每 ml 含有：CODEINE PHOSPHATE 2.0 MG；GUAIACOL GLYCOLATE (EQ TO GLYCERYL GUAIACOLATE) 20.0 MG；PSEUDOEPHEDRINE HCL 6.0 MG

適應症 [衛核] 鎮咳、祛痰、（伴隨上呼吸道充血和支氣管充血之感冒、枯草熱、鼻竇炎、咳嗽、鼻塞、打噴嚏、流鼻水、喀痰之緩解）。.

用法用量 口服:成人2~3粒，每天3~4次。

類似產品
- Co-Bo "大昭"咳寶糖漿 ®（正和）
- Coderine 〝西華〞咳達寧糖漿 ®（晟德）$23.5/Sol (60.0 ML)
- Cojalin "井田"咳佳寧糖漿 ®（井田）
- Jincolin "成大" 鎮咳寧糖漿 ®（成大）$25/Syr (60.0 ML-PIC/S)
- Kousulin 咳舒寧糖漿 ®（明大）
- Unkolin 安咳他林糖漿 ®（濟生）
- Codepin "晟德" 咳立平糖漿 ®（晟德）
- Codesol 咳待爽糖漿 〝皇佳〞 ®（皇佳）
- Cotonpin "派頓"咳頓平糖漿" ®（派頓）
- Konsouhow 〝派頓〞感嗽好糖漿 ®（派頓）
- Meicougn "羅得"滅咳糖漿 ®（羅得）

61209 Brocin Codeine 補羅汀可待因糖漿 ®（中化）$25.3/Syr (100.0 ML-PIC/S)

℞

每 ml 含有：CODEINE PHOSPHATE 2.0 MG；PRUNUS YEDOEUSIS EXTRACT 126.0 MG

適應症 [衛核] 支氣管炎、氣喘、呼吸器疾患引起之咳嗽、喀痰

用法用量 成人：每天3次，每次3~6ml。

61210 Brown Mixture "華盛頓" 複方甘草合劑液（不含阿片）®（華盛頓）$5.5/Sol (60.0 ML)

每 ml 含有：ANTIMONY POTASSIUM TARTRATE 0.24 MG；GLYCYRRHIZA FLUIDEXTRACT 0.12 ML

藥理作用 BROWN MIXTURE可用來祛痰、矯味與甜味作用，也有輕微的消炎效果。

適應症 [衛核] 鎮咳、祛痰

用法用量 一天3次，每次1~2錠。

不良反應 1.偶有：口乾、便秘、眩暈。
2.罕有：血壓異常、不整脈、呼吸抑制、視覺模糊。

醫療須知 1.長期使用對患有慢性呼吸道疾病，腸胃道蠕動不佳或排尿困難的老年病人及一些併有高血壓、心血管疾病需長期使用利尿劑的患者須審慎評估。
2.含麻醉藥品止痛劑，長期使用可能有成癮性。

類似產品 Brown Mixture Opium "華盛頓牌"勃朗氏止咳錠（含阿片）®（華盛頓）$0.16/T
Compound Glycyrrhiza Mixture "晟德"複方甘草合劑液®（晟德）$25.2/Sol (120.0 ML-PIC/S), $27.5/Sol (200.0 ML-PIC/S)
Liquorice Mixture "晟德"甘草止咳錠®（晟德）
Brown Mixture "紐約"複方甘草合劑錠®（人人）
Liquid Brown Mixture "晟德"甘草止咳水®（晟德）$6/Sol (10.0 ML-PIC/S), $25/Sol (60.0 ML-PIC/S), $26.5/Sol (120.0 ML-PIC/S), $28.5/Sol (200.0 ML-PIC/S)

61211 Chieh Con Ken 解嗽根液®（派頓/漁人）

每 ml 含有：GLYCYRRHIZA EXTRACT 0.1 MG；GUAIACOL GLYCOLATE (EQ TO GLYCERYL GUAIACOLATE) 5.0 MG；PLATYCODI RADIX EXTRACT 0.2 MG；POLYGALA RADIX EXTRACT 0.05 MG

適應症 [衛核] 祛痰

用法用量 通常成人一回服10ml，15~7歲服5ml，7~4歲服3ml，4~2歲服1.5ml，2歲以下服1ml，一日三回服用.

醫療須知 1.本劑含有劇毒，應切實按照所定方法及劑量使用.
2.在就診中尚使用其他感冒藥劑者，應避免重複使用
3.應用本劑數次未見症狀改善者，應即停用

類似產品 Coustop 咳嗽液®（中美兄弟）

61212 Chincough "永勝"鎮嗽膠囊®（永勝）

每 Cap 含有：CHLORPHENIRAMINE MALEATE 2.5 MG；CLOPERASTINE HCL 20.0 MG；METHYLEPHEDRINE DL- 16.6 MG；POTASSIUM GUAIACOLSULFONATE 1/2 H2O 80.0 MG

適應症 [衛核] 緩解感冒之各種症狀（流鼻水、鼻塞、打噴嚏、咳嗽、喀痰）。

用法用量 本藥適用於鎮咳、祛痰。

61213 Chlostop "合誠"特止嗽錠®（衛肯）

每 Tab 含有：BROMHEXINE HCL 4.0 MG；BROMPHENIRAMINE MALEATE 1.25 MG；CLOPERASTINE HCL 10.0 MG；DL-METHYLEPHEDRINE HCL 8.3 MG

適應症 [衛核] 鎮咳、祛痰。

用法用量 成人一天3~4次，每次1~2錠。

61214 Co-Fever "明通"咳熱散®（明通）

每 package 含有：ACETAMINOPHEN (EQ TO PARACETAMOL) 300.0 MG；CAFFEINE (ANHYDROUS) 25.0 MG；CHLORPHENIRAMINE MALEATE 2.5 MG；DEXTROMETHORPHAN HBR 15.0 MG；RIBOFLAVIN (VIT B2) 4.0 MG；THIAMINE NITRATE 4.0 MG

適應症 [衛核] 緩解感冒之各種症狀(鼻塞、流鼻水、打噴嚏、咳嗽、咽喉痛、發燒、頭痛、關節痛、肌肉痛)

用法用量 參照仿單

類似產品 Sedicon "優生"適通咳錠®（優生）$0.4/T

61215 Codan 咳達安糖漿®（生達）

每 5ml 含有：AMMONIUM CHLORIDE 75.0 MG；GUAIACOL GLYCOLATE (EQ TO GLYCERYL GUAIACOLATE) 100.0 MG；PLATYCODON FLUID EXTRACT 0.015 ML；POLYGALA FLUIDEXTRACT 0.015 ML

適應症 [衛核] 鎮咳、祛痰(感冒、支氣管炎、咽喉炎所引起之咳嗽及喀痰)

用法用量 1天3~4次，1次5ml。

類似產品 Koder-G 咳達－G糖漿®（生達）

61216 Codecol 可待咳糖漿®（生達）$25.3/Syr (120.0 ML-PIC/S)

Rx

每 10ml 含有：CODEINE PHOSPHATE 15.0 MG；PLATYCODON EXTRACT 0.6 ML

適應症 [衛核] 鎮咳、祛痰(支氣管炎、咽喉炎所引起之咳嗽及喀痰)

用法用量 成人1天3次，1次10~15ml。

醫療須知 1.長期使用易致成癮。
2.本藥含桔梗中藥成分，故可能會產生微細沈澱，使用前搖勻，即可安心服用。

類似產品 Pancopar 百嗽寶糖漿®（寶齡富錦）

61217 Codepine 咳待寧錠®（壽元/國信）$1.5/T

Rx

每 Tab 含有：CODEINE PHOSPHATE 5.0 MG；TERPIN HYDRATE 40.0 MG

適應症 [衛核] 鎮咳、祛痰（支氣管炎、咽喉炎等引起咳嗽及喀痰）

用法用量 鎮咳、祛痰每天3次，每次1錠。

類似產品
Cosopin "井田"可嗽平錠®（井田）$1.5/T, $2/T
Kocat 可咳定錠®（明大）$1.5/T
Licou "壽元" 利咳錠®（壽元）
Sauscon 嗽隨康錠®（溫士頓）$1.5/T
Sonco "皇佳" 爽咳錠®（皇佳）$1.5/T, $2/T

61218 Codin-S "杏輝" 咳定舒糖漿®（杏輝）

每 ml 含有：AMMONIUM CHLORIDE 2.0 MG；CAFFEINE ANHYDROUS 2.0 MG；CHLORPHENIRAMINE MALEATE 0.2 MG；CODEINE PHOSPHATE 0.48 MG；DL-METHYLEPHEDRINE HCL 1.0 MG；SENEGA SYRUP 0.187 MG

適應症 [衛核] 感冒、急慢性支氣管炎、支氣管過敏及其他呼吸系統疾患所引起之咳嗽、喀痰、鼻塞、流鼻水、打噴嚏。

用法用量 糖漿1天3次，1次10ml，注射劑用於氣喘及一般咳嗽，1次2ml，1天1次，必要時2~3次。

類似產品 Cold Cough 克風嗽糖漿®（中美兄弟）

61219 Colin 咳利寧液®（生達）$21.5/Sol (120.0 ML)

每 5ml 含有：CHLORPHENIRAMINE MALEATE 0.4 MG；GLYCYRRHIZINIC ACID (EQ TO GLYCYRRHETINIC ACID GLYCOSIDE)(EQ TO GLYCYRRHIZIC ACID) 0.5 MG；PLATYCODON EXTRACT 0.012 ML；POLYGALA EXTRACT 0.012 ML

適應症 [衛核] 鎮咳、祛痰（由支氣管炎、咽喉頭炎所引起之咳嗽及喀痰）

用法用量 成人每次5ml，一日3~4次，6~12歲兒童減半。醫師藥師藥劑生指示藥品。

醫療須知
1.有可能會引起睡意，故服用時應注意不可駕車或從事具危險性之機械操作工作。
2.本藥含桔梗、遠志等中藥成分，故可能會產生微細沈澱，使用前搖勻，即可安心服用。

61220 Compound Glycyrrhiza Mixture "健康" 複方甘草合劑（不含阿片）®（健康化學）

每 1000ml 含有：ANTIMONY POTASSIUM TARTRATE 240.0 MG；CAMPHORATE TINCTURE, WITHOUT OPIUM 120.0 ML；ETHYL NITRITE SPIRIT 30.0 ML；GLYCYRRHIZA EXTRACT 120.0 ML

適應症 [衛核] 祛痰、鎮咳

用法用量 參照仿單

類似產品
Compound Glycyrrhiza Mixture "晟德" 複方甘草合劑錠®（杏輝/晟德）$1.5/T, $2/T
Compound Mixture Of Glycyrrhiza "紐約" 複方甘草安咳片®（人人）

61221 Cough Mixture B "濟生" 咳嗽乙糖漿®（濟生）$25.3/Syr (135.0 ML-PIC/S)

Rx

每 ml 含有：ARMENIACA WATER 0.088 ML；BROCINE 0.133 ML；CODEINE PHOSPHATE 1.0 MG

適應症 [衛核] 支氣管炎、氣喘、其他急性、慢性呼吸器疾病，咳嗽、咳痰、急性支氣管炎所伴隨之咳嗽及喀痰

用法用量 成人每次10ml 6~12歲每次5ml，1~6歲每次2.5ml每天4~5次，未滿一歲者請遵照醫師指示使用。

類似產品
Cough "派頓"咳嗽糖漿®（派頓）$25.3/Syr (100.0 ML), $25.3/Syr (120.0 ML)
Cough 可待因咳嗽糖漿®（中生）

61222 Coulitin 咳必定錠 〝安星〞®（安星）$0.89/T

Rx

每 Tab 含有：CHLORPHENIRAMINE MALEATE 4.0 MG；DIPROPHYLLINE 40.0 MG；DL-METHYLEPHEDRINE HCL 10.0 MG；SODIUM DIBUNATE 30.0 MG

適應症 [衛核] 一般咳嗽、支氣管炎、氣喘(小兒氣喘、支氣管氣喘)

用法用量 一天3~4次，每次1粒。

類似產品 Thincough "井田" 止爾咳膜衣錠®（井田）

61223 Dexpincol 立舒平咳錠®（皇佳）

每 Tab 含有：DEXTROMETHORPHAN HBR 10.0 MG；TERPIN HYDRATE 85.0 MG

適應症 [衛核] 鎮咳祛痰

用法用量 成人一天3次，每次1錠。

類似產品 Terpincol 特平咳錠®（生達）

61224 Dymede "大豐"鎮咳糖漿 ® （大豐）

Rx

每 ml 含有：ASCORBIC ACID (VIT C) 20.0 MG；CHLORPHENIRAMINE MALEATE 1.5 MG；DEXTROMETHORPHAN HBR 4.0 MG；DL-METHYLEPHEDRINE HCL 15.0 MG；DYPHYLLINE 40.0 MG；GUAIACOL GLYCERYL ETHER (EQ TO GUAIFENESIN) 20.0 MG；PANTHENOL 10.0 MG；PAPAVERINE HCL 8.0 MG；THIAMINE HYDROCHLORIDE 4.0 MG

適應症 [衛核] 氣喘、支氣管炎、感冒引起之咳嗽及喀痰

用法用量 通常每次成人20cc；15至8歲14cc；7至4歲10cc；4至2足歲5cc，一日服用2次。

61225 Susonin 漁人牌喘嗽乳 ® （漁人）

Rx

每 8 ml 含有：CHLORPHENIRAMINE MALEATE 3.2 MG；DL-METHYLEPHEDRINE HCL 20.0 MG；NOSCAPINE 10.0 MG；POTASSIUM CRESOLSULFONATE 80.0 MG；RIBOFLAVIN (VIT B2) 1.0 MG；VITAMIN A 2000.0 IU ；VITAMIN D 200.0 IU

適應症 [衛核] 氣喘、支氣管氣喘、小兒氣喘、感冒咳嗽

用法用量 每飯後服用一次成人每次一茶匙(8ml);小孩依年齡遞減。

醫療須知 用後請將瓶口擦淨蓋密放在冷暗處.

61226 Jih Shou "明通"治嗽糖漿 ® （明通）

Rx

每 ml 含有：CAFFEINE 1.25 MG；CHLORPHENIRAMINE MALEATE 0.125 MG；DIHYDROXYPROPYL THEOPHYLLINE 1.25 MG；DL-METHYLEPHEDRINE HCL 0.83 MG；GLYCYRRHIZAE EXTRACT 1.0 MG；GUAIACOL GLYCERIN ETHER 4.0 MG；METHOXYPHENAMINE HCL 2.0 MG；NOSCAPINE HCL 0.5 MG；TAURINE (EQ TO 2-AMINOETHANE SULFONIC ACID) 30.0 MG

適應症 [衛核] 鎮咳、袪痰(支氣管炎、喉頭炎所引起之咳嗽及喀痰)

用法用量 參照仿單

61227 Kazeryu Dx Granule 風龍綜合感冒顆粒 ® （SHISEIDO/德佑）

每 Gr 含有：ACETAMINOPHEN (EQ TO PARACETAMOL) 100.0 MG；CAFFEINE ANHYDROUS 33.33 MG；CHLORPHENIRAMINE MALEATE 2.33 MG；ETHENZAMIDE (ETHOXYBENZAMIDE) 150.0 MG；KAKKONTOO EXTRACT 500.0 MG；TIPEPIDINE HIBENZATE 20.0 MG

適應症 [衛核] 緩解感冒之各種症狀（流鼻水、鼻塞、打噴嚏、咽喉痛、咳嗽、畏寒、發燒、頭痛、關節痛、肌肉酸痛）。

61228 Ke Li Ding "中美"咳立定液 ® （中美兄弟）

每 ml 含有：CARBETAPENTANE CITRATE (eq to Pentoxyverine Citrate) 1.5 MG；CHLORPHENIRAMINE MALEATE 0.24 MG；DL-METHYLEPHEDRINE HCL 1.5 MG

適應症 [衛核] 緩解感冒之各種症狀(流鼻水,鼻塞,打噴嚏,咳嗽,喀痰)

用法用量 通常大人一次10ml，12~14歲6ml，7~11歲5ml，6~3歲3ml，一日服用三次，飯後服用.

醫療須知
1.服用本劑治療，應切實按照所定服用方法及劑量使用.
2.間有噁心，食慾不振、口渴、腹脹等症狀出現.
3.若有發疹等過敏現象產生時，宜中止服藥.
4.孕婦或可能懷孕之婦女.請權衡利弊，謹慎使用.

61229 Kosolin 咳立舒寧糖漿 ® （生達） $25.3/Syr (120.0 ML)

Rx

每 ml 含有：AMMONIUM CHLORIDE 20.0 MG；CODEINE PHOSPHATE 1.0 MG

適應症 [衛核] 鎮咳、袪痰(感冒、支氣管炎、肺炎、咽頭炎、喉頭炎所引起之咳嗽)

用法用量 成人每次口服10~15ml，每日4次。6~12歲孩童按1/2量服用。2~6歲孩童按成人1/4量服用，適用於緩和或緩除因感冒，呼吸道炎所致之咳嗽。

類似產品 Sancough-Co 三安咳糖漿 ® （寶齡富錦）

61230 Kuso "明大"咳可舒錠 ® （明大） $1.09/T

每 Tab 含有：GUAIACOL GLYCERYL ETHER (EQ TO GUAIFENESIN) 100.0 MG；NOSCAPINE 15.0 MG

適應症 [衛核] 鎮咳、袪痰。

用法用量 一天3~4次，每次一錠。

類似產品 Noscough "井田"諾袪咳錠" ® （井田） $1.5/T, $2/T

61231 Lin Cough "晟德" 寧咳液 ® （晟德）

每 ml 含有：ANTIMONY POTASSIUM TARTRATE 0.24 MG；GLYCYRRHIZA EXTRACT 0.12 ML；OPIUM CAMPHOR TINCTURE 0.12 ML

適應症 [衛核] 咳嗽、祛痰、支氣管炎
用法用量 糖漿1天3次，1次10ml，注射劑用於氣喘及一般咳嗽，1次2ml，1天1次，必要時2～3次。

61232 Longcoso "龍杏" 龍喀散 ® (龍杏)

每 0.3 gm 含有：BENZOIC ACID 1.6 MG；CAFFEINE 14.0 MG；D-BORNEOL 10.0 MG；GLYCYRRHIZA RADIX 16.0 MG；MUSK (MOSCHUS) 0.1 MG；PLATYCODI RADIX 23.0 MG；SENEGA RADIX 1.0 MG

適應症 [衛核] 鎮咳、祛痰
用法用量 一天3至4次，每次1包。

61233 Miawelcon 妙爾康糖漿 ® (井田/好漢賓)

Rx

每 ml 含有：AMMONIUM CHLORIDE 18.0 MG；DEXTROMETHORPHAN HBR 3.0 MG

適應症 [衛核] 鎮咳、祛痰(感冒引起之咳嗽、氣管炎、支氣管炎及其他呼吸道之異常所引起之咳嗽)
用法用量 參照仿單

61234 Mucozyme 美咳潤錠 ® (優良/健喬信元)

每 Tab 含有：CHLORPHENIRAMINE MALEATE 2.5 MG；DEXTROMETHORPHAN HBR 10.0 MG；LYSOZYME CHLORIDE 10.0 MG；POTASSIUM GUAIACOLSULFONATE 50.0 MG

適應症 [衛核] 鎮咳、祛痰
用法用量 一天3至4次，每次1錠。

61235 Non Cough-Cold 免嗽感冒膠囊 ® (光南/勤益)

每 Cap 含有：ACETAMINOPHEN (EQ TO PARACETAMOL) 200.0 MG；CAFFEINE ANHYDROUS 40.0 MG；DEXTROMETHORPHAN HBR 15.0 MG；DL-METHYLEPHEDRINE HCL 10.0 MG；ETHENZAMIDE (ETHOXYBENZAMIDE) 150.0 MG

適應症 [衛核] 緩解感冒之各種症狀(咽喉痛、畏寒、發燒、頭痛、關節痛、肌肉酸痛、咳嗽、喀痰)。
用法用量 成人每日3次，每次一粒膠囊，飯後服用.本劑須由醫師指示使用
醫療須知 1.本劑含有劇藥，應切實按照所定服用方法及劑量使用
2.在就診中尚使用其他解熱鎮痛或感冒劑者，避免重複使用.
類似產品 Nosoutin "東洲"樂嗽靜錠 ® (人人/東洲) $0.89/T

61236 S.S Bron-L 愛斯百朗－樂液 ® (井田)

每 ml 含有：CAFFEINE ANHYDROUS 2.067 MG；DEXTROMETHORPHAN HBR 2.0 MG；DL-CHLORPHENIRAMINE MALEATE 0.4 MG；GUAIACOL GLYCERYL ETHER (EQ TO GUAIFENESIN) 5.67 MG

適應症 [衛核] 鎮咳、祛痰。
用法用量 成人/ 每日三次，每次3ml;小孩/ 6~12歲，每日三次，每次2ml.

61237 Sekiron S 冠保咳嗽顆粒 ® (SHISEIDO/德佑)

每 sachet 含有：PLATYCODON EXTRACT 70.0 MG；POTASSIUM CRESOLSULFONATE 50.0 MG；TIPEPIDINE HIBENZATE 25.0 MG

適應症 [衛核] 鎮咳、祛痰

61238 Sintabexy 信達康基液 ® (信東)

每 ml 含有：GUAIACOL GLYCERYL ETHER (EQ TO GUAIFENESIN) 10.0 MG；HYDROPROPIZINE 3.0 MG

適應症 [衛核] 鎮咳、祛痰(感冒、肺炎、支氣管炎、支氣管氣喘等引起之咳嗽)
用法用量 3歲以下幼兒:糖漿劑1天3~4次，1次1~2.5ml，坐劑1天2~3個(嬰兒用)。3~13歲:糖漿劑1天3~4次，1次4~5ml，坐劑1天2~3個(兒童用)。13歲以下:糖漿劑1天6~8次，2次4~5ml，坐劑1天2~3個)成人用)。

61239 Tecolin 得咳寧錠〝皇佳〞® (皇佳) $1.5/T

Rx

每 Tab 含有：GUAIACOL GLYCOLATE (EQ TO GLYCERYL GUAIACOLATE) 50.0 MG；THEOPHYLLINE SODIUM GLYCINATE 100.0 MG

適應症 [衛核] 急慢性支氣管炎、氣喘性支氣管炎、支氣管性氣喘或其他慢性呼吸器疾患所引起之咳嗽、喀痰、支氣管痙攣或呼吸困難等症狀之緩解。
用法用量 一天3~4次，每次1粒。

61240 Wincough 溫咳服膠囊®（溫士頓）

每 Cap 含有：CHLORPHENIRAMINE MALEATE 2.5 MG；DIPROPHYLLINE 25.0 MG；DL-METHYLEPHEDRINE HCL 12.5 MG；GLYCYRRHIZA RADIX POWDER 75.0 MG；GUAIACOL GLYCERYL ETHER (EQ TO GUAIFENESIN) 25.0 MG；IPECAC RADIX 5.0 MG

適應症 [衛核] 祛痰止咳（由於氣喘、急慢性支氣管炎、咽頭炎、急慢性呼吸器疾患、感冒所引起之咳嗽、喀痰）

用法用量 通常成人一回2粒；7至15歲一回1粒，一日3回，飯後服用。

61241 Zcon 治咳安液®（黃氏）

每 S 含有：CARBETAPENTANE CITRATE (eq to Pentoxyverine Citrate) 1.5 MG；GUAIACOL GLYCERYL ETHER (EQ TO GUAIFENESIN) 10.0 MG

適應症 [衛核] 鎮咳、祛痰

用法用量 每日3次，每次10ml。

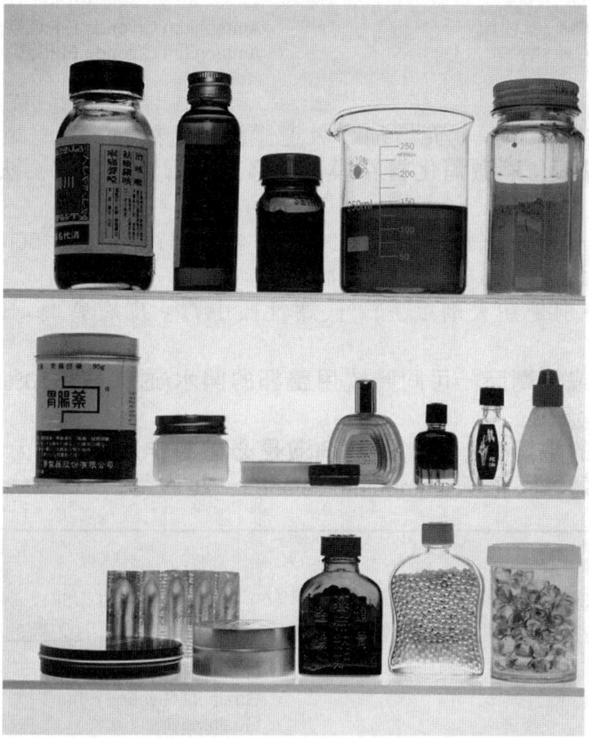

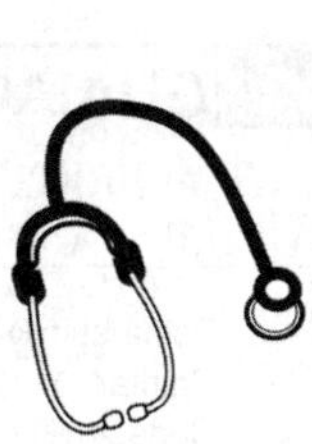

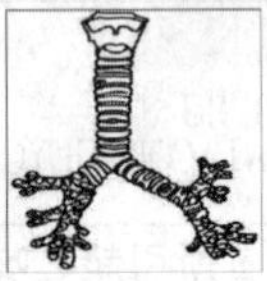

第六十二章 祛痰劑

Expectorants

祛痰劑(expectorants)主要應用於治療與黏性過強的黏液積蓄有關的阻塞性肺炎。這類的藥物能夠減少支氣管分泌物的黏度，促進它們的排出；然而，患者若暴露在濕氣重的空氣中，特別是攝取足量的體液者，也有類似祛痰劑緩解無益處的咳嗽的作用；所以說，液化濃稠黏液和促進呼吸道分泌物排出等產生一樣的效果。

祛痰劑能夠促進濃稠黏液從呼吸道分枝排除出去，又可以刺激滑潤液的分泌，以便緩和呼吸道黏膜的作用。單獨處方某一種祛痰劑(如碘化鉀)，使用大劑量時，可降低與慢性阻塞性肺疾(肺栓塞)(Chronic Obstruction Pulmonary Disease，COPD)有關之黏液濃稠度，若飲用大量的液體和保持環境適當的濕度等方法可加強祛痰效果。

就另一方面而言，在治療劑量下，這類的藥物沒有什麼不良反應，只是經常有患者抱怨會引起胃腸不適。總結來說這類藥物的作用原理包括①支氣管潤滑作用②黏液溶解作用③黏液修復作用④纖毛運動促進作用⑤杯狀細胞過度增生抑制作用⑥抗酸化作用⑦漿液性氣管分泌促進作用。

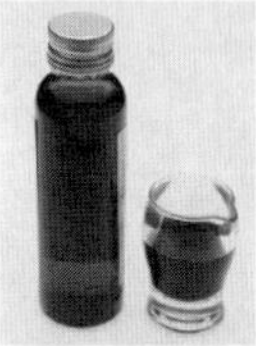

§ 62.1 祛痰劑

62101 AMMONIUM CHLORIDE

孕B 乳? 泄 肝/腎

Rx 300 MG, 500 MG/錠劑(T);

商　名

Ammonium Chloride E.C.® (華盛頓)
Ammonium Chloride E.C.® (順華/人人)
Ammonium Chloride E.F.C.® (華盛頓) $0.18/T(500MG)
Ammonium Chloride Entric® (井田/天下) $1.5/T(300MG-PIC/S)

藥理作用 本藥能夠反射性刺激胃黏膜，而增加呼吸道體液的流動。

適應症 [衛核]粘液溶解、祛痰、刺激消化管粘膜、誘導支氣管粘膜分泌、祛痰止咳、利尿、降低尿中酸鹼度

用法用量 祛痰劑：成人－每4~6小時服用300mg。小孩－每4~6小時服用15~150mg。尿液的酸化：一天4~12g，分次服用，每4~6小時服用一次。

不良反應 胃腸刺激，噁心(特別是在大劑量下)，代謝性酸中毒，皮膚發炎，過度反射作用，低血鉀，思睡心智混亂。

醫療須知 1.投與本藥的液態或錠劑時，可同時飲用整杯的開水(通常使用10%的溶液)，以幫助刺激呼吸道分泌物的流動。
2.不能使用祛痰劑的腸溶錠，因為胃的刺激是必需的作用。
3.避免使用牛奶或鹼性溶液與ammonium chloride一起服用。

62102 GUAIACOL

孕C 乳?

Rx 50 MG, 100 MG, 200 MG, 340 MG/錠劑(T); 600 MG/持續性錠劑(T.SR); 200 MG/膠囊劑(C); 20 MG, 20 MG/ML/液劑(Sol); 250 MG/散劑(Pow); 20 MG, 100 MG, 20 MG/ML/糖漿劑(Syr);

商　名

Bointussin® (寶齡富錦) $16.9/Sol(20MG/ML-120ML)
Chintan® (中美兄弟) $0.77/T(340MG)
Codecon® (元宙)
Guaiacol Glyceril® (衛肯)
Guaiacol Glyceryl Ether® (新喜國際/聯輝)
Guaifenesin® (衛肯)

Credam®（永吉）
Extancin®（華興）$0.33/T(200MG)
G.F.®（生達）
G.G.E.®（強生）
Gill®（福元）
Glyceryl Guaiacolate®（世達）
Glyceryl Guaiacolate®（井田）
Glyceryl Guaiacolate®（人人）
Glyceryl Guaiacolate®（成大）
Glyceryl Guaiacolate®（政德/嘉信）
Glyceryl Guaiacolate®（明大）$0.33/T(200MG)
Glyceryl Guaiacolate®（長安）
Glytussin®（大豐）
Guaphen®（晟德）$16.6/Syr(20MG/ML-120ML), $24.8/Syr(20MG/ML-200ML),
Hontuco®（應元/豐田）
Hustosel®（人生）
Pancolin®（汎生）
Quicure Guaphen SR®（東洋/友華）
Robitussin® ◎（INTERPHIL/赫力昂）
Sau An®（三洋）
Stosil®（永勝）
Tancosil®（皇佳）
Tanpin®（新喜國際/聯輝）
Tenntus®（正和）
U-Codin®（健康化學/優良）
Unitussin®（晟德）$24.8/Syr(20MG/ML-200ML),
Waco®（華盛頓）$0.33/T(200MG)

藥理作用 本藥能夠降低呼吸道液體的黏著力和表面張力，而增加它們的排出量，所以可促進黏液的排出，增加呼吸道液體的流動也可舒緩乾躁、刺激性的薄膜，因而減輕乾咳或頻繁的咳嗽。

適應症 [衛核]祛痰。

[非衛核]說明：本藥可用來緩解與一般呼吸疾病(如感冒，支氣管炎，支氣管氣喘)有關的乾咳和沒有益處的咳嗽(其效力尚未獲得確立)。

用法用量 1.錠劑：成人-每3~4小時100~200mg(每天最大的劑量為800mg)。6~12歲的小孩-每3~4小時100mg。2~6歲的小孩-每3~4小時50mg。

2.糖漿或溶液劑：成人及12歲以上兒童：每6~8小時二茶匙(10cc)。6歲~12歲兒童：每6~8小時一茶匙(5cc)。6歲以下兒童：每6~8小時半茶匙。

不良反應 (通常在大劑量的情形下)噁心，嘔吐，胃腸不適，思睡。

醫療須知 1.如果咳嗽持續1個星期以上，不要再使用。發高燒，發疹或長期頭痛的患者不可服用本藥。

2.要注意guaifenesin會干擾5-hydroxyindoleacetic acid(serotonin代謝物)和vanillylmandelic acid(catecholamine的代謝物)的實驗室測定的顏色。

3.要知道，雖然guaifenesin廣泛的單獨使用或與其他咳嗽抑制劑，抗組織胺，止痛和其他藥物一起使用，但是，目前為止，缺乏確實的證據可支持它的臨床效力。

4.可提示患者使用輔助法(如飲用大量的液體，保持適當的濕度)，以促進黏液的液化和緩解乾咳和沒有益處的咳嗽。

5.建議患者增加飲水以助痰液稀釋化，所以每天至少要飲用8大杯水。

6.請將本藥存放於室溫及須置於小孩接觸不到之處。

7.請避免陽光直射，宜保存於陰涼之處。

62103 POTASSIUM CRESOLSULFONATE

180 MG/液劑(Sol);

商　名

Sinkopin®（井田/天下）

適應症 [衛核]祛痰

用法用量 一日3次，成人1次5ml，12歲以上適用成人劑量。

6歲以上未滿12歲，1次2.5ml。3歲以上未滿6歲，1次1.25ml。

3歲以下之嬰幼兒，請洽醫師診治，不宜自行使用。

§ 62.2 祛痰劑複方產品

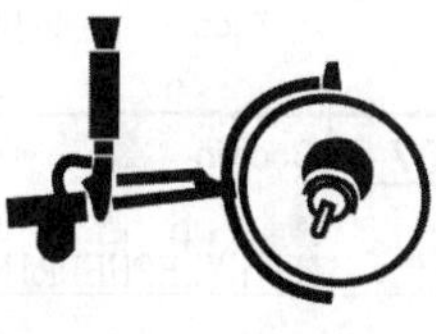

62201 Anthogin "正和"安嗽鎮膠囊® (正和)

每 Cap 含有：ASCORBIC ACID (VIT C) 35.0 MG；CHLORPHENIRAMINE MALEATE 3.0 MG；GUAIACOL GLYCERYL ETHER (EQ TO GUAIFENESIN) 15.0 MG；METHYLEPHEDRINE DL- 15.0 MG；SODIUM 2,6-DITERTIARY BUTYLNAPHTHALENE MONOSULFONATE 35.0 MG

適應症 [衛核] 鎮咳、祛痰(支氣管炎、支氣管性氣喘、過敏性呼吸道疾患所引起的咳嗽及喀痰)
用法用量 成人一次一粒，兒童8~4歲每次半粒，1日2~3次。醫師、藥師、藥劑生指示藥品。
醫療須知 服用本劑者，應避免開車。

62202 Anticough 鎮咳糖漿（含可待因）® （政德） $21.7/Syr (120.0 ML)

每 ml 含有：CHLORPHENIRAMINE MALEATE 0.2 MG；CODEINE PHOSPHATE 0.48 MG；DL-METHYLEPHEDRINE HCL 1.0 MG；PLATYCODON EXTRACT 0.06 ML；POTASSIUM GUAIACOLSULFONATE 3.0 MG

適應症 [衛核] 鎮咳、祛痰（支氣管炎、咽喉炎、感冒引起之咳嗽、喀痰）
用法用量 糖漿1天3次，1次10ml，注射劑用於氣喘及一般咳嗽，1次2ml，1天1次，必要時2~3次。
類似產品
Haoan Cough 好安咳嗽膠囊®（衛肯）
Pancoudenin 汎咳得寧糖漿®（汎生）$23.4/Syr (120.0 ML)
Kosou Chen "龍杏" 咳嗽鎮液®（龍杏）

62203 Antitussive Expectorant "中美"鎮咳祛痰液®（中美兄弟）

每 25ml 含有：CAFFEINE 25.0 MG；CHLORPHENIRAMINE MALEATE 2.0 MG；DL-METHYLEPHEDRINE HCL 12.5 MG；DYPHYLLINE 15.0 MG；GLYCYRRHIZA EXTRACT 2.0 MG；GUAIACOL GLYCERYL ETHER (EQ TO GUAIFENESIN) 50.0 MG；METHOXYPHENAMINE HCL 5.0 MG；TAURINE (EQ TO 2-AMINOETHANE SULFONIC ACID) 50.0 MG；THIAMINE (VITAMIN B1) 5.0 MG

適應症 [衛核] 鎮咳、祛痰(因由感冒、支氣管炎、咽喉炎、氣喘等所引起之咳嗽及喀痰)。
用法用量 15~8歲25ml，7~5歲18ml，1~2歲6ml，一日服用3次。
醫療須知
1.服用本劑治療，應切實按照所定服用方法及 劑量.
2.間有噁心、食慾不振、下痢、腹痛、胃部脹 滿感，口渴等症狀出現.
3.若有發疹等過敏現象產生時，宜中止服藥.
類似產品
Gecough 解風嗽液®（中美兄弟）
Sausauan 嗽嗽安液®（中美兄弟）

62204 Asmethol 阿斯美栓劑® （中化）$3.7/Sup

Rx

每 Sup 含有：DIPHENHYDRAMINE HCL 18.0 MG；DIPROPHYLLINE 60.0 MG；EPHEDRINE SULFATE 4.0 MG；GUAIACOL GLYCOLATE (EQ TO GLYCERYL GUAIACOLATE) 75.0 MG

適應症 [衛核] 鎮咳、祛痰(由氣喘、支氣管炎、感冒等引起之咳嗽及喀痰)
用法用量 7~14歲，一天2次，每次塞1粒栓劑；2~6歲，每晚塞一粒。

62205 B.M.O. 複方甘草合劑液®（寶齡富錦）$25.2/Sol (120.0 ML-PIC/S)

Rx

每 ml 含有：ANTIMONY POTASSIUM TARTRATE 0.24 MG；CAMPHORATED OPIUM TINCTURE 0.12 ML；ETHYL NITRITE SPIRIT 0.03 ML；GLYCYRRHIZA EXTRACT 0.12 ML

適應症 [衛核] 止咳化痰
用法用量 一天3次，每次劑量通常2~10ml。
類似產品
B.M.O. 複方甘草合劑錠®（寶齡富錦） $1.5/T
Brown Mixture "健康"複方甘草合劑液®（健康化學）$25.2/Sol (120.0 ML-PIC/S), $27.5/Sol (200.0 ML-PIC/S)
Brown Mixture 複方甘草合劑液（不含阿片）®（寶齡富錦）
Glycyrrhizine Antitussive "明仁"甘草止咳液®（健康化學/永茂）

62206 Benacough "健康" 百樂咳糖漿®（健康化學）

每 100 ml 含有：AMMONIUM CHLORIDE 2740.0 MG；DIPHENHYDRAMINE HCL 280.0 MG

適應症 [衛核] 祛痰，緩解咳嗽.
用法用量 成人與12歲以上兒童:5~10ml，每2~3小時1次。12歲以下兒童:2~5ml，每3小時1次。
類似產品
Cough 咳嗽糖漿®（中生）
Soutan "井田"嗽痰液®（井田）
Tecosin 祛咳舒糖漿®（華盛頓）
Paracough 汎咳糖漿®（汎生）
Tecosin 祛咳舒液®（華盛頓）

62207 Cocolin "富邦" 咳可治糖漿®（元宙/富邦）

每 ml 含有：CHLORPHENIRAMINE MALEATE 0.12 MG；DEXTROMETHORPHAN HBR 0.6 MG；DL-METHYLEPHEDRINE HCL 0.75 MG；GUAIACOL GLYCERYL ETHER (EQ TO GUAIFENESIN) 3.0 MG

適應症 [衛核] 鎮咳、祛痰
用法用量 通常成人一次服用10ml；10~14歲9ml；8~10歲7ml；5~7歲5ml；3~4歲4ml；1~2歲3ml；3個月~未滿1歲1ml，一日3次飯後服用。
類似產品 Secorine-DM. "晟德"息咳寧－美可糖漿 ®（晟德）

62208 Cojalo "黃氏" 咳佳樂糖漿 ®（黃氏）

每 ml 含有：CODEINE PHOSPHATE 0.8 MG；PHENYLEPHRINE HCL 0.4 MG；POTASSIUM GUAIACOLSULFONATE 6.64 MG；PYRILAMINE MALEATE (MEPYRAMINE MALEATE) 0.664 MG

適應症 [衛核] 鎮咳、祛痰、(支氣管炎、咽喉炎等引起之咳嗽及喀痰)。
類似產品 Roco 樂咳糖漿 ®（政德）

62209 Compound Glycyrrhiza Anti-Cough "健康"複方甘草止咳劑 ®（健康化學）$3.78/Sol (20.0 ML), $21.3/Sol (135.0 ML), $25.2/Sol (120.0 ML-PIC/S), $27.5/Sol (200.0 ML-PIC/S)

Rx
每 ml 含有：ANTIMONY POTASSIUM TARTRATE 0.24 MG；GLYCYRRHIZA FLUIDEXTRACT 0.12 ML；OPIUM CAMPHOR TINCTURE 0.12 ML

適應症 [衛核] 祛痰、鎮咳
用法用量 參照仿單

62210 Cotazym 咳炎淨膠囊 ®（永信）$1.5/C

Rx
每 Cap 含有：DEXTROMETHORPHAN HBR 20.0 MG；LYSOZYME CHLORIDE 20.0 MG；POTASSIUM CRESOLSULFONATE 90.0 MG

適應症 [衛核] 鎮咳、祛痰。
用法用量 可用於鎮咳，祛痰一天3次，每次1粒。糖漿一次量:大人6~4ml。
類似產品
Medecough "嘉林" 美止咳膠囊 ®（大豐/嘉林）$1.5/C，$2/C
Mocough "利達"利咳舒膠囊 ®（利達）$1.5/C，$2/C
Romicon-A 樂滅咳複方膠囊 ®（優良/健喬信元）$1.5/C，$2/C
Mincon "羅得"敏咳膠囊 ®（羅得）$0.84/C
Mucogin 美咳潤液 ®（健康化學/健喬信元）
Sou-An "井田"嗽安膠囊 ®（井田）$1.5/C

62211 Coughless "福元" 咳宜寧糖漿 ®（福元）

每 5 ml 含有：GUAIACOL GLYCERYL ETHER (EQ TO GUAIFENESIN) 2.0 MG；NOSCAPINE HCL 1.5 MG

適應症 [衛核] 鎮咳、袪痰。
用法用量 通常成人一次服用10ml；10~14歲9ml；8~10歲7ml；5~7歲5ml；3~4歲4ml；1~2歲3ml；3個月~未滿1歲1ml，一日3次飯後服用。

62212 Dyphacol 敵喘咳錠 ®（汎生）$1.5/T

Rx
每 Tab 含有：DYPHYLLINE 200.0 MG；GUAIACOL GLYCERYL ETHER (EQ TO GUAIFENESIN) 200.0 MG

適應症 [衛核] 急性支氣管氣喘、支氣管痙攣及其伴隨慢性支氣管炎、肺氣腫等症之緩解
用法用量 一天3至4次，每次1至2錠。

62213 Fusukezin "大豐"富舒咳靜糖漿 ®（大豐）

每 ml 含有：AMMONIUM CHLORIDE 20.0 MG；CHLORPHENIRAMINE MALEATE 0.4 MG；GUAIACOL GLYCOLATE (EQ TO GLYCERYL GUAIACOLATE) 10.0 MG；PHENYLEPHRINE HCL 2.0 MG

適應症 [衛核] 祛痰、緩解咳嗽。
用法用量 參照仿單
類似產品 Secodrine-C 息咳寧可達糖漿 ®（晟德）$25.3/Syr (120.0 ML-PIC/S)

62214 Green "永信"喘能錠 ®（永信）$1.5/T

Rx
每 Tab 含有：GUAIACOL GLYCERYL ETHER (EQ TO GUAIFENESIN) 100.0 MG；THEOPHYLLINE SODIUM GLYCINATE 200.0 MG

適應症 [衛核] 急慢性支氣管炎、氣喘性支氣管炎、支氣管性氣喘或其他慢性呼吸器疾患所引起之咳嗽、喀痰、支氣管痙攣或呼吸困難等症狀之緩解。
用法用量 一天3～4次，每次1錠。
類似產品
Synophy "正和"救肺喘錠 ®（正和）
Telincol "皇佳" 鐵鎮克錠 ®（皇佳）$1.5/T, $2/T

62215	Husten 〝應元〞咳得鎮注射液 ® (應元) $15/I (2.0 ML-PIC/S)
Rx	每 ml 含有：BUTETHAMATE CITRATE 2.0 MG；DIPROPHYLLINE 25.0 MG；GUAIACOL GLYCOLATE (EQ TO GLYCERYL GUAIACOLATE) 40.0 MG
適應症	[衛核] 鎮咳、祛痰
用法用量	參照仿單

62216	Junso 診嗽糖漿 ® (井田)
	每 ml 含有：CARBETAPENTANE CITRATE (eq to Pentoxyverine Citrate) 1.5 MG；CHLORPHENOXAMINE MALEATE 0.4 MG；CODEINE PHOSPHATE 1.2 MG；GUAIACOL GLYCERYL ETHER (EQ TO GUAIFENESIN) 10.0 MG
適應症	[衛核] 鎮咳、祛痰(由於呼吸道疾患所引起的咳嗽、喀痰)。
用法用量	主要用於鎮咳、祛痰。成人一天3次，每次4.8ml;小孩：6~12歲每次2.4ml，2~6歲每次0.8ml。

62217	Kopidin 咳必鎮錠 ® (成大) $1.5/T
Rx	每 Tab 含有：BROMHEXINE HCL 8.0 MG；DOXYLAMINE SUCCINATE 7.5 MG；METAPROTERENOL SULFATE (ORCIPRENALINE SULFATE) 5.0 MG
適應症	[衛核] 支氣管氣喘、慢性支氣管炎、支氣管擴張症、支氣管疾患所致的喀痰困難
用法用量	成人初次2片，以後每4小時1片。
類似產品	Sucotan "利達"舒咳痰內服液 ® (利達)

62218	Mico 麥咳液 ® (明大)
	每 ml 含有：GLYCYRRHIZA EXTRACT 0.1 MG；GUAIACOL GLYCERYL ETHER (EQ TO GUAIFENESIN) 5.0 MG；PLATYCODON EXTRACT 0.2 MG；POLYGALA EXTRACT 0.05 MG
適應症	[衛核] 祛痰
用法用量	參照仿單

62219	Tanco "華盛頓"痰咳錠 ® (華盛頓)
	每 Tab 含有：DEXTROMETHORPHAN HBR 15.0 MG；GUAIACOL GLYCOLATE (EQ TO GLYCERYL GUAIACOLATE) 100.0 MG
適應症	[衛核] 鎮咳、祛痰
用法用量	一天3~4次，每次1錠。

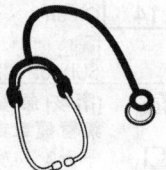

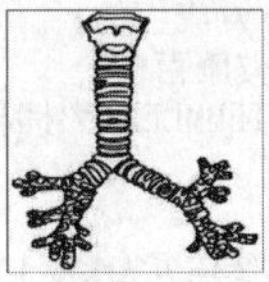

第六十三章 痰液溶解劑

Mucolytics

人體的肺臟，就像一個具有生理廓清系統的囊袋。肺臟如果失去這種廓清作用，就像吸塵器一樣，必需定時清除囊袋內的雜物。

就生理學而言，對於肺臟雜質的清除，具有臨床及治療的重要因素有四：

一、纖毛的運送作用

二、分泌物的組成

三、咳嗽反射的機轉

四、呼吸道中無纖毛的流體機轉。

在氣管與支氣管部份，呼吸道中的流體，係由上皮細胞與次黏液腺體中的漿液細胞及黏液細胞泌的一種醣蛋白(glycoprotein)與肺泡的分泌物所混合而成。支氣管中的流體，可分成上層的凝膠層(gel layer)，與下層的溶膠層(sol layer)。纖毛的擺動，就是在下層溶膠層中進行，這種擺動的頻率，愈靠近口部愈快。上層的凝膠層，靠著纖毛的擺動，就像輸送帶一樣，將呼吸道中的黏液運送出去。但是這種黏液的輸送能力，愈往末端愈小，因為帶有纖毛的細胞，愈往下，就愈小，到終端細胞支氣管就不再有帶有纖毛的細胞了。

當呼吸系統病變時有下述現象產生。黏液的製造細胞−杯狀細胞(goblet cell)變得肥大，而漿液的製造腺體則減少。黏液的運送變得緩慢，而造成黏液的蓄積，導致具有輸送帶傳送作用的纖毛被笨重而稠厚的黏液所蓋著。Clara細胞，此時分泌黏液性的分泌物。同時具有界面活性作用的磷脂也減少。這些變化不僅造成黏性與彈性的改變，同時也提高了黏液的附著力。於是整個生理廓清的功能受到阻礙。肺泡與細支氣管開始萎陷而發生慢支氣管炎，也就是由這種呼吸道病變因此在開始引起的。

因此，活化肺臟的生理廓清功能，一直是黏液問題的治療方針。

一般而言，臨床上通常都使用痰液溶解劑(mucolytics)來治療，這類的藥物可分成二大類：

(一)將黏液的長鏈細斷化者：如acetylcysteine、bromhexine、serratiopeptidase、lysozyme、carbocysteine、methylcysteine。

(二)促進界面活性劑、以利排痰者：tyloxapol、ambroxol。

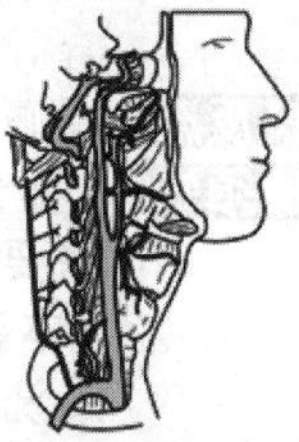

§ 63.1 痰液溶解劑

63101 ACETYLCYSTEINE

孕B 乳? 泄 肝

Rx 100 MG, 200 MG, 600 MG, 1200 MG/錠劑(T); 100 MG, 200 MG/膠囊劑(C); 100 MG/ML, 200 MG/ML/注射劑(I); 20 MG, 33.33 MG, 40 MG, 66.67 MG, 66.7 MG, 100 MG, 200 MG, 600 MG, 20 MG/GM, 40 MG/GM, 66.67 MG/GM, 66.7 MG/GM, 200 MG/GM, 333.4 MG/GM/顆粒劑(Gr); 40 MG/GM/散劑(Pow); 20 MG/糖漿劑(Syr);

商名

ACC 600®(SALUTAS/山德士) $5.4/T(600MG-PIC/S)
Acestein®(衛肯)
Acet®(強生)
Acetin®(十全) $1.22/T(100MG)
Acetin®(台裕) $1.58/Gr(66.67MG/GM-1.5GM), $1.63/Gr(66.67MG/GM-3GM),
Acetin®(台裕/美亞) $2.18/C(200MG)
Acetyl®(成大) $1.63/Gr(66.67MG/GM-3GM),
Flutafin®(西德有機) $2.18/C(200MG), $1.58/Gr(20MG/GM-5GM),
Fucocil®(約克)
Fumucil®(瑞士) $15/I(100MG/ML-PIC/S-3ML),
Hidonac®(ZAMBON/幸生) $422/I(200MG/ML-25ML)
Kurtan®(中化/中化裕民)
Mucocil®(政德) $15/I(100MG/ML-PIC/S-3ML)
Mucopd Effervescent®(中化) $5.4/T(600MG-PIC/S)

Acetylcysteine®(保盛/安成)
Acetylcysteine®(大豐)
Acetylcysteine®(瑞士/利達) $15/I(100MG/ML-PIC/S-3ML)
Acetyleine®(華興) $1.58/Gr(40MG/GM-2.5GM), $96/Gr(40MG/GM-100GM)
Actein Effervescent®(健喬信元) $5.4/T(600MG-PIC/S), $6/Gr(333.4MG/GM-PIC/S-1.8GM), $11.1/T(1200MG-PIC/S),
Actein®(優良)
Actein®(優良/健喬信元) $1.58/Gr(20MG/GM-5GM), $1.63/Gr(66.7MG/GM-3GM), $1.58/Gr(40MG/GM-2.5GM), $1.63/Gr(40MG/GM-5GM),
Ancare®(南光) $15/I(100MG/ML-PIC/S-3ML)
Bctein Granules®(優良/永福)
Chitan®(井田) $1.63/Gr(66.67MG/GM-3GM),
Cystin®(利達)
Efloteine®(溫士頓)
Encore®(中化) $15/I(100MG/ML-PIC/S-3ML)
Equsil®(利達) $1.58/Gr(20MG/GM-5GM),
Fluimucil A®(ZAMBON/幸生) $5.4/T(600MG-PIC/S),
Fluimucil Ready To Use®(ZAMBON/幸生)
Fluimucil®(ZAMBON/幸生) $6/Gr(200MG/GM-PIC/S-3GM), $15/I(100MG/ML-PIC/S-3ML)
Mucostop S.C.®(正和)
NAC-Novelty Gr®(Novelty/康百佳)
NAC-Novelty T®(Novelty/康百佳)
Nac Long Effervescent®(TEMMLER/大楠)
Nac®(TEMMLER/大楠)
Neophatan®(人生)
Nsteine Effervescent®(健喬信元/永茂) $5.4/T(600MG-PIC/S)
S.S.T.®(正和)
S.S.T.S.C.®(正和)
Sezumine®(大豐/汎生)
Sistin®(羅得)
Stacytine®(STELLA/韋淳) $5.4/T(600MG-PIC/S),
Standwell®(元宙/邦躍) $6/Gr(200MG/GM-PIC/S-3GM)
Stenac Effervescent®(健喬信元)
Subinin Effervescent®(健喬信元/優良) $5.4/T(600MG)
Sunmuk®(元宙) $6/Gr(200MG/GM-PIC/S-3GM)
Sutun®(十全) $1.63/Gr(66.67MG/GM-3GM), $1.58/Gr(66.67MG/GM-1.5GM)
Tancore®(榮民)
Tandodo®(元宙/健得方) $6/Gr(200MG/GM-PIC/S-3GM)
Tanin®(永勝)
Tanson®(新喜國際)

藥理作用 本藥會斷裂黏液中黏多蛋白質之雙硫鍵(disulfile linkages)因降低黏液的黏度，若增加PH值，可提高其黏液溶解的活性，最適宜的PH值為7~9。

適應症 [衛核]減少呼吸道粘膜分泌物的粘稠性。
[非衛核](1)本藥可用於緩解與各種呼吸疾病有關的異常黏度之黏液積蓄的輔助治療。(2)可減輕與下列疾病有關的支氣管阻塞性併發症：氣管造口術，囊狀纖維化，膨脹不全，手術，或外傷。(3)幫助支氣管的診斷工作。(4)防止acetaminophen過量引起的肝毒性。(5)眼用溶液治療乾眼症。

用法用量 1.口服−1天3次，每次200mg；注射−1天1次，每次1針(2~3ml)，深部肌肉注射。噴霧療法(口罩，含口器，氣管切開術)−每2~6小時使用1~10ml(20%的溶液)或2~20 ml(10%的溶液)。噴霧療法(氧帳蓬)−10~20%溶液的體積，以維持所需要時間內，該面積足夠程度的霧氣。直接的吸入法−每1~4小時吸入1~2ml 10~20%的溶液。診斷−在診斷操作之前，噴霧或直接吸入1~2ml(20%溶液)或 2~4ml(10%溶液)。
2.Acetaminophen 過量的解毒劑−僅供口服使用，起始劑量140mg/kg，與5%蘇打水溶液混合，然後每4小時連續投與17次，70mg/kg的維持劑量。

不良反應 噁心、嘔吐、鼻漏、鼻出血、口炎、過敏反應、支氣管痙攣。

醫療須知 1.要仔細觀查氣喘患者在停止使用acetylcysteine，首先出現的支氣管痙攣的徵兆。如果需要的話，可吸入支氣管擴張劑。
2.本藥須冷藏在2~8℃，已開封之藥品須在96小時內用完，噴霧的設備使用完後要馬上清洗，否則會被堵塞或腐蝕。
3.呼吸道分泌物若有排出困難或呼吸不適宜報告醫師處理。

63102 AMBROXOL▲

Rx
30 MG/錠劑(T); 75 MG/持續性錠劑(T.SR); 3 MG, 3 MG/ML/液劑(Sol); SR 75 MG/持續性製劑(SR);

商名

Abroxol®(強生) $1.5/T(30MG-PIC/S), $2/T(30MG-PIC/S-箔)
Ambro SR® *(正和) $1.65/SR(75MG-PIC/S),
Ambron®(福元) $2/T(30MG-PIC/S-箔), $1.5/T(30MG-PIC/S),
Ambrovan®(應元/應傑)
Ambroxol Jarabe®(信東)
Ambroxol®(中化/中化裕民) $1.5/T(30MG-PIC/S)
Ambroxol®(井田) $1.5/T(30MG-PIC/S), $2/T(30MG-PIC/S-箔)
Ambroxol® *(杏輝) $1.5/T(30MG-PIC/S), $2/T(30MG-PIC/S-箔),
Desputin®(台裕) $1.5/T(30MG-PIC/S), $2/T(30MG-PIC/S-箔)
Losolanon®(派頓)
Losolvan®(榮民/中生) $25/Sol(3MG/ML-PIC/S-60ML), $25/Sol(3MG/ML-100ML),
Loxol SR®(健亞) $1.65/SR(75MG-PIC/S), $2/SR(75MG-PIC/S-箔)
Mokotam®(優生) $1.5/T(30MG-PIC/S)
Mubroxol®(中化) $2/T(30MG-PIC/S-箔), $1.5/T(30MG-PIC/S),
Mucobron®(衛達) $2/T(30MG-PIC/S-箔), $1.5/T(30MG-PIC/S),

Ambroxol®（羅得）$1.5/T(30MG-PIC/S), $2/T(30MG-PIC/S-箔)
Amgicol®（皇佳）$1.5/T(30MG-PIC/S), $2/T(30MG-PIC/S-箔)
Amsol®（應元）$1.5/T(30MG-PIC/S), $2/T(30MG-PIC/S-箔)
Amsolvon SR® ∗（壽元）
Amsolvon®（壽元）$1.5/T(30MG-PIC/S)
Amsovan®（美西）$25/Sol(3MG/ML-PIC/S-60ML),
Axol®（永信）$25/Sol(3MG/ML-PIC/S-60ML),
Chutan SR® ∗（井田）$1.65/SR(75MG-PIC/S)
Musco®（生達）$1.5/T(30MG-PIC/S), $2/T(30MG-PIC/S-箔), $25/Sol(3MG/ML-PIC/S-100ML), $25/Sol(3MG/ML-PIC/S-60ML), $43.6/Sol(3MG/ML-PIC/S-120ML),
Soltan®（晟德）$25/Sol(3MG/ML-PIC/S-60ML), $25/Sol(3MG/ML-PIC/S-100ML), $43.6/Sol(3MG/ML-PIC/S-120ML)
Talipin®（瑞士）$2/T(30MG-PIC/S-箔), $1.5/T(30MG-PIC/S),
Tambroxol® ∗（榮民）
Tanlixol S.R.® ∗（信東）$1.65/SR(75MG-PIC/S)
Yuetan®（優良/健喬信元）$1.5/T(30MG-PIC/S)

藥理作用 1.本藥具有刺激分泌與溶解分泌物的特性，因此促使排除呼吸道內粘稠且充血的分泌物。
2.本藥刺激支氣管−肺系統內surfactant的形成與分泌，因而增進粘液纖毛運送機轉的效力。因此在服用本藥後，可以很有效地幫助粘液的排除，使呼吸之通暢。

適應症 [衛核]袪痰。
[非衛核]增加病灶中抗生素的濃度。

用法用量 1.成人與6歲以上的小孩：治療初期，1天3次，每次30mg，長期治療時，劑量可減低為每天2次，每次30mg。
2.2~5歲的小孩：按每kg體重1天1.2~1.6mg，分3次服用。
3.2歲以下的小孩：按每kg體重1天1.2~1.6mg，分2次服用。錠劑應於飯後，伴少量液體吞服。

不良反應 耐受性良好，副作用少見，包括疲勞、口乾、鼻溢、便秘、排尿困難、接觸性皮膚炎。

醫療須知 不推薦使用於懷孕前三個月。

63103 BROMHEXINE

食 ±

Rx

4 MG, 8 MG, 12 MG/錠劑(T); 2 MG/ML/注射劑(I); 2 MG/ML/液劑(Sol); 4 MG, 50 MG, 8 MG/GM/顆粒劑(Gr); 0.8 MG/糖漿劑(Syr);

商 名

B.H.®（利達）$0.26/T(8MG)
Becomin®（明大）
Bicon®（明大/木村）
Bisco®（生達）$0.3/T(12MG), $15/I(2MG/ML-PIC/S-2ML), $0.24/T(8MG)
Bisocu®（華盛頓）
Bisoldin®（大豐/北進）
Bisolvon® ◎（PT. B.I/大昌華嘉）$48.5/Sol(2MG/ML-PIC/S-50ML)
Bisoton®（壽元/新喜國際）
Bisucon®（皇佳/意欣）
Brocin®（正和）
Brom®（十全）
Bromcin®（信東）
Bromco®（皇佳）$0.23/T(8MG)
Bromhexe®（台裕/汎生）
Bromhexin®（政德）$0.23/T(8MG)
Bromhexine®（世達）
Bromhexine®（人生）
Bromhexine®（健喬信元/優良）
Bromhexine®（壽元）$15/I(2MG/ML-PIC/S-2ML)
Bromhexine®（安星）$0.23/T(8MG)
Bromhexine®（寶齡富錦）
Bromhexine®（應元）$15/I(2MG/ML-PIC/S-2ML)
Bromhexine®（永勝）$0.23/T(8MG)
Bromhexine®（福元）$0.23/T(8MG)
Bromhexine®（龍杏/汎生）
Bromocix®（衛肯）$0.26/T(8MG)
Bronsin®（回春堂/久松）
Broxin®（應元）
Bunachin®（井田）
Coughxin®（健喬信元/優良）
Coughxin®（優良）$0.25/T(8MG)
Dinsco®（福元）$0.23/T(8MG)
Fucole Bislan®（永信）$0.28/T(12MG)
Lacomen®（長安）
Liventin®（約克）$0.23/T(8MG)
Pai Tane®（華興）
Palitum®（派頓）
Parker®（元宙）
Return®（優良/瑞安）
Sheco Extra®（回春堂）
Sheco®（回春堂）$4.56/Gr(8MG/GM-1GM),
Shetan®（華興/華樺）
Sohay®（信隆）
Solcon®（強生）$0.26/T(8MG)
Suroate®（應元/豐田）$0.23/T(8MG)
Tancosin®（成大）
Unisovon®（衛肯/天良）
Watolin®（大豐）$0.23/T(8MG)
Wincou®（瑞士）$0.23/T(8MG)

藥理作用 (1)本藥具有分解黏液和促進漿液分泌，能夠降低支氣管分泌物的黏稠度，間接解除咳嗽。
(2)本藥能夠增加抗生素在病灶中濃度，提高其效。

(3)本藥能夠高支氣管組織的IgA濃度，增加支管的抵抗力。

適應症 [衛核]祛痰。

[非衛核]1.所有伴有病理性分泌物形成之呼吸系統疾病包括：感冒。支氣管炎，慢性阻塞性肺疾病(COPD)，支氣管擴張症，肺氣腫，矽肺症。2.預防手術後併發症。3. ICU，CCU，患者呼吸道清淨作用。4.促進支氣管造影劑的排出。5.意識不清患者，呼吸道的清淨作用。

用法用量 每日量錠劑/針劑(IM或IV)：(1)成人、10歲以上兒童：每次一錠，每日三次；每次1~2針，每日二次。(2) 5~10歲小兒：每次1/2錠每日四次；每次½~1針，每日二次。(3)5歲以下幼兒：每次1/2錠每日二次；每次1/4~1/2針，每日二次。

不良反應 患者服藥之初，支氣管粘液被溶解，痰量增加，咳嗽可能會稍微加劇。

63104 CARBOCYSTEINE (S-CARBOXYMETHYLCYSTEINE)

250 MG, 375 MG/錠劑(T); 375 MG/膠囊劑(C); 50 MG, 50 MG/ML/液劑(Sol); 125 MG, 300 MG, 75 MG/GM/顆粒劑(Gr); 20 MG, 20 MG/ML, 50 MG/ML/糖漿劑(Syr);

商名

Carboteine Efferescent®(健喬信元/永茂) $8.3/Gr(75MG/GM-300MG)
Carbotin®(衛達) $1.14/C(375MG)
Carcytan Effervescent®(優良/健喬信元)
Carstin®(生達) $20.5/Syr(20MG/ML-120ML)
Carteine®(中美兄弟)
Casteine®(晟德/元宙) $59/Syr(50MG/ML-60ML)
Decough®(元宙) $1.15/C(375MG)
Easutan®(利達)
Jintum®(十全)
Kapos®(明德) $1.15/T(250MG)
Kasteine®(永信) $1.15/T(375MG)
Kyomudyne®(杏林新生) $1.15/T(250MG),
Licodyne®(約克) $1.14/T(375MG)
Lisotan®(強生)
Macotreis Efferescent®(優良/健喬信元) $8.3/Gr(75MG/GM-300MG)
Mitern®(元宙)
Muco®(晟德/派頓) $20.5/Syr(20MG/ML-120ML)
Muco®(派頓) $1.15/C(375MG)
Mucorpin®(應元) $1.13/C(375MG)
Quicough®(杏林新生/立統行)
Sincotan®(榮民/信東)
TSST®(井田/天下)
Tanlin®(應元)
Tecyteine®(羅得) $1.14/C(375MG)
Ten Tan Su®(羅得/多安)
Tenin®(晟德)

藥理作用 1.本藥具有活性的SH基，其可直接作用在粘液蛋白中的雙硫基(disulfide)，而產生強力且迅速的粘液溶解作用。

2.本藥還能促進粘膜組織的修復，以及增強受刺激和感染之粘膜的保護作用

適應症 [衛核]減少呼吸道粘膜分泌的粘稠性。

用法用量 1天3次，每次375~750mg。兒童1天30mg/kg，分3次服用。

不良反應 噁心、食慾不振、胃部脹滿感、下痢、口渴、搔癢、心悸、全身壓迫感等

醫療須知 1.孕婦不宜使用，蓋其安全性尚未確立。

2.肝障礙，心臟病者使用宜小心。

63105 ERDOSTEINE▲

孕 C 乳 ? 泄 肝/腎 ½ 1.58h

℞ 300 MG/膠囊劑(C);

商名

Ectrin® ＊(友霖/友華)
Erdotin®(美時)

藥理作用 1.Erdosteine為一前驅藥物(prodrug)，本藥與其代謝物皆具祛痰的活性，藉由游離硫醇基的作用，打開痰液中黏液蛋白或其他蛋白質分子間、分子內的雙硫鍵結構，進而降低痰液的彈性和黏度；同時改善纖毛的傳輸能力，使得痰液容易咳出。

2.Erdosteine可促進抗生素在黏液中的穿透力，以加速殺菌作用。Erdosteine於抽煙患者身上能提升嗜中性白血球趨藥性，並保護α1-抗胰蛋白酵素的活性，使其保有抗氧化作用。

適應症 [衛核]祛痰

用法用量 成人及大等於15歲以上孩童：每12小時服用300mg (1粒)。此外，於慢性阻塞性肺疾(COPD)復發的患者及老年人並不需調整治療劑量。

不良反應 1.發生率約為1~3%的有：胃痛、噁心、頭痛。
2.發生率約在0.5~1%的有：便秘、下痢、口乾、眩暈(vertigo)、全身不適(general malaise)。

醫療須知 1.若患者呈現過敏的症狀，立即停止使用。
2.腎功能不全的患者給予erdosteine會提高Cmax以及AUC，而對嚴重腎功能損傷時，必須延長給藥間隔。

63106 LYSOZYME(MURAMIDASE)

Rx 30 MG, 48 MG, 50 MG, 60 MG, 90 MG, 100 MG/錠劑(T); 90 MG/膠囊劑(C);

商　名

Actizyme®（汎生）$1.5/T(30MG-PIC/S), $1.5/C(90MG-PIC/S), $2/C(90MG-PIC/S-箔)
Lisome®（應元/豐田）$1.5/T(30MG-PIC/S)
Lycosu®（井田/天下）$1.5/T(50MG-PIC/S),
Lycoze®（衛肯）$2/T(30MG-PIC/S-箔), $1.5/T(30MG-PIC/S)
Lysol®（明德/嘉林）$1.5/T(50MG-PIC/S)
Lysozyme Chloride®（井田）$2/T(50MG-PIC/S-箔), $1.5/T(50MG-PIC/S)
Lysozyme Chloride®（福元）$1.5/T(90MG-PIC/S), $2/T(90MG-PIC/S-箔)
Lysozyme®（中美兄弟）
Lysozyme®（信隆）$1.5/T(90MG-PIC/S)
Lysozyme®（十全）$1.5/T(90MG-PIC/S)
Lysozyme®（培力）$1.5/T(30MG-PIC/S),
Lysozyme®（大豐）$1.5/C(90MG-PIC/S)
Lysozyme®（成大）$1.5/T(90MG-PIC/S),
Lysozyme®（新喜國際）$0.92/T(30MG)
Lysozyme®（新喜國際/嘉林）
Lysozyme®（新喜國際/聯輝）
Lysozyme®（明大）$1.5/T(30MG-PIC/S), $1.5/T(100MG-PIC/S),
Lysozyme®（杏輝）$1.5/T(90MG-PIC/S),
Lysozyme®（華盛頓）$1.5/T(90MG-PIC/S),
Lysozyme®（華興）$0.98/T(48MG)
Lyzine®（大豐）$1.5/T(50MG-PIC/S)
Lyzoin®（永吉）
Lyzotose®（元宙）$2/T(50MG-PIC/S-箔), $1.5/T(50MG-PIC/S)
Milisher®（華興）$1.5/T(100MG-PIC/S), $1.5/T(30MG-PIC/S),
Mysozyme®（華興/華樺）$1.5/T(100MG-PIC/S),
Noflagma®（永信）$1.5/T(90MG-PIC/S)
Reason®（皇佳）$1.5/T(50MG-PIC/S), $2/T(50MG-PIC/S-箔)
Seizyme®（應元）$1.5/T(60MG-PIC/S)
Superzyme®（優良/健喬信元）$1.5/T(90MG-PIC/S)
Suya®（大豐/嘉林）$1.5/T(90MG-PIC/S), $2/T(90MG-PIC/S-箔)
Suzyme®（優生）$1.5/T(90MG-PIC/S)

藥理作用 1.提高感染防禦機能：(a)分解細菌胞壁作用。(b)促進免疫溶菌作用。(c)增強白血球之吞噬能力。
2.促進炎症時之組織修復。
3.分解膿粘液，以利排出。
4.抗heparin作用，可抑制出血。

適 應 症 [衛核]慢性副鼻腔炎、呼吸器官疾患伴隨之喀出困難、以及齒科、泌尿科小手術進行中或手術後之出血

用法用量 通常成人1日60~270mg(力價)，分三次飯後內服之。

不良反應 休克，過敏症狀(發疹、發紅)，下痢，食慾不振，胃部不快感，噁心，嘔吐

醫療須知 過敏體質患者。

63107 PHOSPHOLIPIDIC FRACTION FROM PIG LUNG (PORACTANT ALFA)

Rx 80 MG/ML/懸液劑(Sus);

商　名

Curosurf® ◎（CHIESI/和聯）$14798/Sus(80MG/ML-PIC/S-1.5ML), $26636/Sus(80MG/ML-PIC/S-3ML)

藥理作用 1.Poractant alfa就是phospholipidic fraction from pig lung。
2.本藥(poractant alfa)氣管內懸液劑是一種僅適用於氣管內的無菌、無熱原肺部表面活性劑。
3.內生的肺部表面活性劑能降低呼吸過程中之肺泡氣一液界面的表面張力，而使得在解除經肺壓力的時候，讓肺部避免崩解而穩定之。
4.早產兒缺乏肺部表面活性劑會造成呼吸窘迫症候群(RDS)，其特徵為肺部擴張不佳、氣體交換不足，和肺部逐漸塌陷(atelectasis)。本藥能補償表面活性劑的不足，而回復這些嬰兒肺部的表面活性。

適應症 [衛核]治療早產兒呼吸窘迫症候群 (Respiratory Distress Syndrome, RDS)。

用法用量 1.本藥是透過5 french末端開口導管注入氣管內，並短暫地將氣管內管從呼吸器分離而投予的。或者，本藥可以經由雙腔式氣管內管的第二腔投予而不需中斷機械輔助呼吸。

2.投予本藥之前，先確認氣管內管的裝置妥當和暢通。在醫師自行判斷下，在投予本藥之前，氣管內管可以先抽氣。嬰兒在進行投藥之前，應當先使其穩定。

3.起始劑量：本藥的建議起始劑量為2.5毫升/公斤(出生體重)。

4.在本藥給藥的過程中，會發生短暫的心搏過緩、血氧飽和度降低、表面活性劑回流進入氣管內管和呼吸道阻塞的情況。這些狀況需要中斷本藥的投入，並採取適當措施以減輕病況。穩定之後，在適當的監測下可以回復給藥。

不良反應 投入本藥後所見到短暫不良反應包括心搏過緩、低血壓、氣管內管 阻塞和血氧飽和度降低。

醫療須知 1.在投予本藥之前，建議先處理酸中毒、低血壓、貧血、血糖過低和體溫過低。

2.表面活性劑的投予預期能降低呼吸窘迫症(RDS)的嚴重程度；但是，無法排除和其他早產併發症相關的死亡率和疾病率。

3.目前仍舊沒有足夠資料是關於使用超過2.5毫升/公斤(200毫克/公斤)的本藥起始劑量、1.25毫升/公斤(100毫克/公斤)之外的隨後劑量、投入總數超過三劑的藥物、給藥頻率超過每12小時投藥一次，或是診斷出RDS後超 過15小時才開始以本藥治療等所產生之影響的資料。目前對於將本藥與其他諸如高頻率呼吸的RDS實驗性治療合併使用的方法，尚未有足夠的研究數據。

63108 SERRATIOPEPTIDASE(SERRAPEPTASE)

Rx 5 MG, 10 MG/錠劑(T);

商名

Danlase E.C.®(永勝)
Enzdase®(中化)
Seradase E.C.®(衛達)

藥理作用 (1)具有高酵素活性，可加速痰液水化，以利排出。

(2)由內服可呈現強力抗炎症及抗腫脹作用。

(3)具有優異的bradykinin分解作用。

(4)具有明顯的纖維素凝塊溶解作用。

適應症 [衛核]手術後以及外傷後之消炎、副鼻腔炎、膀胱炎、副睪丸炎、智齒周圍炎、齒槽膿瘍之消炎、支氣管炎、支氣管氣喘引起之喀痰困難，麻醉後引起之喀痰困難。

用法用量 通常1日3次，每次1~2錠，飯後服用。依年齡。症狀應適宜增減用量。

醫療須知 (1)服用本劑偶有輕微之胃礙(食慾不振、胃部脹滿感、嘔氣管)或有發疹。但皆輕症，停止服用即可消失。(2)各種細菌感染病併發時，應併用抗生素或化學療法。(3)本劑為腸溶錠，故服用時請勿咬碎。

§ 63.2 痰液溶解劑複方產品

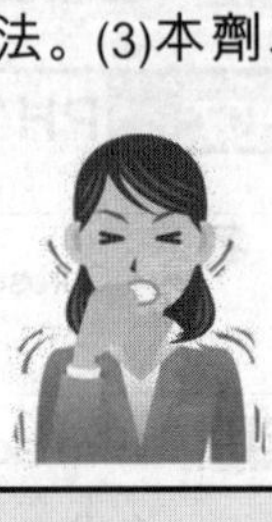

63201 Survanta 守肺佳氣管吸入懸浮液®（裕利/艾伯維）$13600/Inh (8.0 ML-PIC/S)

Rx 每 Inh 含有：BOVINE LUNG LIPIDS Q.S.；DIPALMITOYL PHOSPHATIDYLCHOLINE Q.S.；DISATURATED PHOSPHATIDYLCHOLINE 13.3 MG；PHOSPHOLIPID 25.0 MG

藥理作用 (1)減少肺泡膨脹所需的力量(2)幫助維持肺泡之穩定(3)降低肺泡與肺泡表面之間的表面張力，因而防止呼氣時肺泡之塌陷(4)使肺泡空氣均勻分佈。

適應症 [衛核] 預防和治療早產兒之呼吸窘迫症(respiration distress syndrome)。

用法用量 Survanta的每次劑量為出生體重(4毫升/g)每kg給予100mg的磷脂質，詳細參見仿單中survanta的劑量表。給藥方法：每個劑量分四次給，每1/4劑量都是在不同的姿勢時給予。順序如下：(1)頭和身體稍為向下傾斜，頭轉向右側(2)頭和身體稍為向下傾斜，頭轉向左側(3)頭和身體稍為向上傾斜，頭轉向右側(4)頭和身體稍為向上傾斜，頭轉向左側。

不良反應 最常見的不良反應發生在給藥的過程，在多次劑量的臨床試用中見到的副作用為暫時性心跳緩慢(11.9%)、氧飽合量降低(9.8%)；其他副作用發生率不到1%，包括氣管內插管迴流或阻塞、臉色蒼白、血管收縮、低血壓、高血壓、低或高二氧化碳血症及窒息等。

醫療須知 1.使用beractant之前應先目測是否有變色。儲存時若有沈澱產生，輕輕的將小瓶以渦狀搖動(不可震搖)至再分散為止。處理時表面可能有些泡沫，這是產品本身的性質。
2.使用前，beractant應置於室溫下溫熱至少20分鐘，或放在手中溫熱至少8分鐘(不可使用人工加熱方式)。已溫熱至室溫，未開封的 beractant，可在溫熱後八小時內放回冰箱下次再用，但此情形不可超過一次。
3.每一 beractant 小瓶僅供一次使用，未用完的藥物應丟棄
4.給藥時若發生短暫性心跳緩慢及氧飽和量降低，應停止給藥，且立即給予適當的處置。情況穩定後，重新開始原給藥方式。
5.Beractant 給藥後可能發生短暫的囉音和呼吸時有過多分泌物的聲音，除非有明顯的氣道阻塞徵兆，否則不需進行氣管內吸抽或其它處置。

63 痰液溶解劑

63202 Antimin 安他敏注射液® （中化）$12/I (20.0 ML)

Rx

每 Amp 含有：BIOTIN 500.0 MCG；GLYCINE (EQ TO AMINOACETIC ACID)(EQ TO GLYCOCOLL) 125.0 MG；GLYCYRRHIZINIC ACID (EQ TO GLYCYRRHETINIC ACID GLYCOSIDE)(EQ TO GLYCYRRHIZIC ACID) 10.0 MG；L-CYSTEINE 5.0 MG

適應症 [衛核]過敏性支氣管炎、支氣管氣喘、胃潰瘍、十二指腸潰瘍、急慢性濕疹、蕁麻疹、過敏性皮膚炎、惡阻、過敏性鼻炎

用法用量 參照仿單

類似產品 Icoton 宜克毒注射液®（台裕/汎生）

63203 Antran 安喘錠®（仁興）

Rx

每 Tab 含有：BROMHEXINE HCL 8.0 MG；METAPROTERENOL SULFATE (ORCIPRENALINE SULFATE) 20.0 MG

適應症 [衛核]支氣管氣喘、慢支氣管炎、支氣管擴張症之支氣管疾患及伴有喀痰困難症

用法用量 成人：每天4次，每次1/2~1錠;小孩:每天4次，每次1/2錠。

類似產品 Coldynil 感咳平內服液®（瑞士）$25/Sol (60.0 ML-PIC/S), Cos "井田" 咳息錠®（井田）$1.5/T, $2/T $25/Sol (120.0 ML-PIC/S)
Sucroxine "羅得"舒咳清錠®（羅得）$1.5/T

63204 Canbin-C "信東"甘敏注射液®（信東）

Rx

每 ml 含有：CYSTEINE 1.0 MG；GLYCINE (EQ TO AMINOACETIC ACID)(EQ TO GLYCOCOLL) 20.0 MG；GLYCYRRHIZIN 2.0 MG

適應症 [衛核]過敏性支氣管炎、支氣管氣喘、蕁麻疹、皮膚搔癢症、接觸性皮膚炎、過敏性皮膚病、過敏性鼻炎、慢性前鼻炎

用法用量 參照仿單

63205 Enlain "成大"炎能膜衣錠®（成大）$4.14/T

Rx

每 Tab 含有：BROMELAIN 20000.0 U ；CYSTEINE L- HCL (EQ TO L-CYSTEINE HYDROCHLORIDE) 20.0 MG

適應症 [衛核]手術後及外傷後腫脹之緩解、副鼻腔炎、乳房鬱積、呼吸器疾患伴隨喀痰喀出困難、氣管內麻醉後之喀痰喀出困難、痔核

用法用量 參照仿單

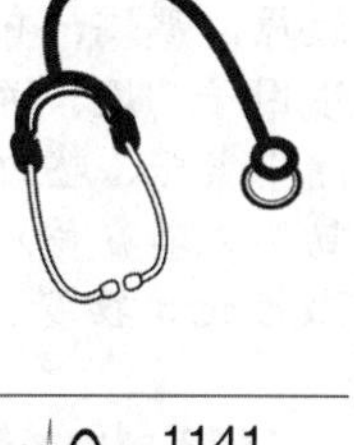

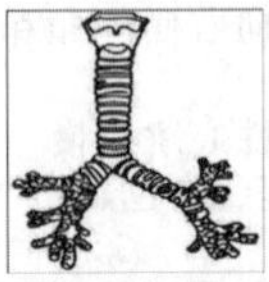

第六十四章 支氣管擴張劑和抗氣喘藥物

Bronchodilators and Antiasthmatic Drugs

凡是能夠鬆弛支氣管平滑肌的藥物在臨床上主要用於治療慢性阻塞性肺病(肺栓塞)(Chronic Obstructive Pulmonary Diseases，COPD)。例如氣喘，急慢性支氣管炎，肺氣腫，支氣管擴張症，矽肺症。目前很多藥物都可用於這類疾病的症狀治療。

氣喘是由一連串的發炎反應所導致的支氣管慢性炎症反應。如果氣喘沒有控制好，會發生急性支氣管收縮、氣道壁腫脹、慢性的黏液栓塞，長期的嚴重氣喘則會導致氣道間質的結構性變化，甚至造成氣道壁變形。因此，支氣管氣喘是呼吸道的慢性發炎惡化，造成支氣管浮腫，最後使空氣所通過的通道變窄。通常採用具消炎作用的吸入型類固醇藥物來控制支氣管氣喘。

致死性氣喘的警訊

(1)中重度的氣喘病息：因為氣道管徑較為狹窄，患者原本就處在危險的邊緣，往往氣喘一發作就不可收拾。

(2)急性呼吸道感染：使呼吸道出現更嚴重的發炎反應及阻塞，簡直是火上加油，嚴重情形不難想像。

(3)曾經因嚴重發作而住院，先天已失調，只能平常維持。

(4)曾經不規則追蹤及藥物治療尿囑順從性差的患者，往往一再疏忽，而誤了生命。

(5)最近症狀發作頻繁，所使用的支氣管擴劑之次數也明顯增加。有點兒山雨欲來風滿樓的跡象，小心為妙。

(6)出現不正常的精神社會特質，包括憂鬱症、家庭功能失調、人際關係不佳及經常處在極大壓力下。發作就會成為壓跨駱駝的最後一根稻草。

(7)藥物使用或不當。一定要遵從醫囑，若使用不當，錯誤的行為可能要花好幾倍的代價。

抗氣喘藥物的分類

(一)β2-腎上腺素受體致效劑(β2-adrenoreceptor agonists) 如 isoproterenol、salbutamol、metaproterenol、terbutaline、hexoprenaline、和 fenoterol。有些腎上腺素激性支氣管擴張劑(如salbutamol metaproterenol、terbutaline、fenoterol)。對位在支氣管平滑肌β2受體有較高程度的選擇性，因此較不會產生心臟方面的副作用。

(二)抗膽鹼激性藥物：如Ipratropium。

(三)黃嘌呤(xanthine)衍生物：如aminophylline，theophyline，oxtriphlline 和dyphylline。

(四)肥大細胞穩定劑(mast cell stabilizers)：如cromoglycate，ketotifen。

(五)皮質類固醇(corticosteroids)：如beclomethasone和betamethasone。

(六)Leukotriene拮抗劑：如zafirlukast，montelukast，和pranlukast。

這六類藥物都可直接或間接的擴張支氣管的口徑(專欄64-1)。若併用這些藥物都可獲得更佳療效和較低的副作用，例如持續性氣喘(status asthmaticus)發作時，往往會奪去患者寶貴生命，這種疾病若使用β2致效劑無效，可改用靜脈注射aminophylline，若還是沒有起色，則可使用皮質類固醇治療，或者併用這3類藥物中2種以上治療，當可發揮治療功效。

臨床上可將氣喘的嚴重度分為輕度至重度四級。常見誘發氣喘的危險因子包括：

①上呼吸道感染：呼吸道病毒感染。

②過敏原：塵蟎、有皮毛的溫血動物(貓、狗)、蟑螂、花粉、黴菌。

③環境因子：煙、污染的空氣、氣溫急遽變化。

④情緒：緊張、壓力、劇烈的情緒反應。

⑤運動：尤其在乾躁寒冷的氣候時運動。

⑥刺激性化學物質、藥品：阿斯匹靈、非類固醇類抗發炎劑及β型交感神經阻斷劑。氣喘的預防就是

要避開這些危險因子。

專欄64-1 支氣管氣喘的病理學和各種治療藥物的作用機轉和部位

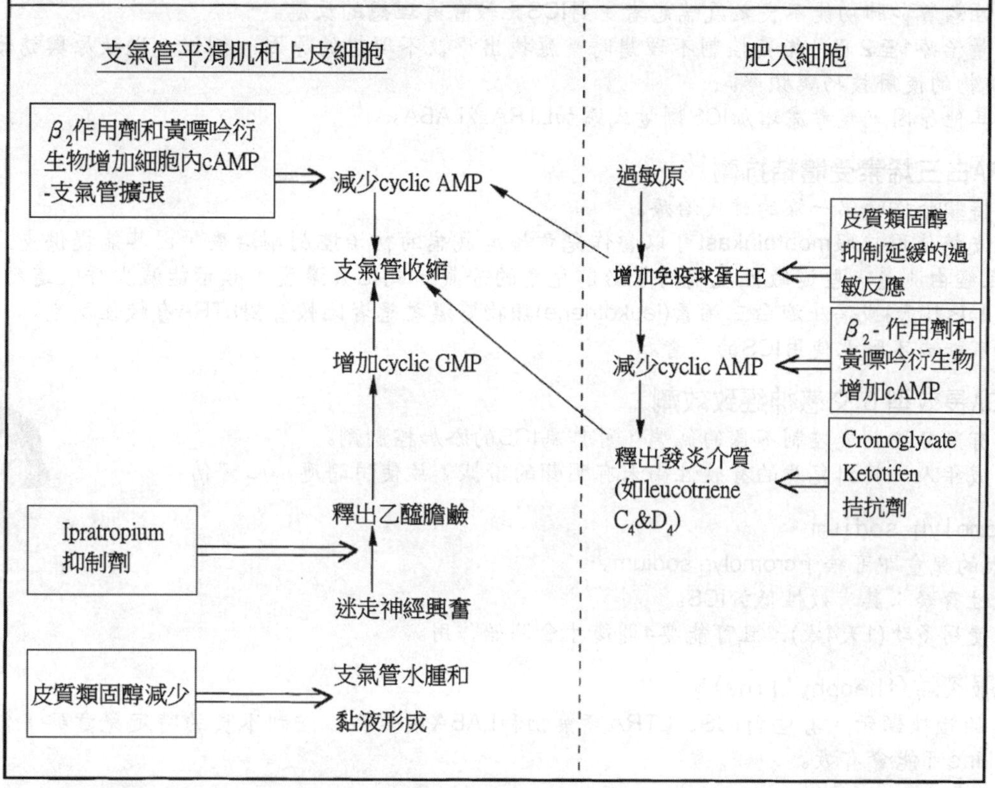

兒童氣喘的治療

氣喘是兒童最常見的慢性疾病，通常可分成4種類型：1.暫時性喘鳴(transient wheezing)；2.非異位體質喘鳴(nonatopic wheezing)；3.持續性氣喘(persistent asthma)；4.嚴重間歇性喘鳴(severe intermittent wheezing)。兒童氣喘的治療可分成舒緩型和控制型2大類9種：

A.舒緩藥物(reliever medications)：A-1.短效的吸入型β_2交感神經致效劑(short-acting inhales β_2 agonists)；A-2.其他支氣管擴張劑(other bronchodilators)。

B. 控制藥物(controller medications)：B-1.吸入型皮質類固醇(ICS)；B-2.白三烯素受體拮抗劑(LTRA)；B-3.長效的吸入型β_2交感神經致效劑(long-acting β_2 receptor agonists， LABAs)(only in combination with ICS)；B-4.緩釋型的茶鹼(sustained-release theophylline)；B-5.抗IgE抗體(anti-IgE antibodies(≥12 y/o))；B-6.cromolyn sodium；B-7.口服類固醇(oral steroids)。

A-1 短效吸入型β交感神經致效劑

•為兒童與幼童之間歇型氣喘和急性氣喘發作時的首選治療，且可預防運動誘發型氣喘(然而，出現運動誘發的支氣管攣縮時，是開始定期使用ICS或一種LTRA的適應症。)

A-2 Ipratropium bromide

•此係唯一有相關療效的其他舒緩藥物。兒童急性氣喘時合併β_2交感神經促進劑使用可出現理想的效果，但對2歲以下兒童的使用結果並不明確。

B-1 ICS吸入型皮質類固醇：

•氣喘持續發作的第一線治療。
•減少發作的頻率和嚴重程度。

●當患者的氣喘控制不良時，當作初始維持治療使用(200µg BDP相當量)。
●有異位性體質和肺功能不良之氣喘患者，對ICS比較會有理想的反應。
●若低劑量治療1至2個月後其控制不理想時，應找出療效不理想的原因，例如：過敏原與誘發因子的接觸及藥物的使用技巧與頻率。
●若排除其他原因，應考慮增加ICS劑量或添加LTRA或LABA。

B-2 LTRA白三烯素受體拮抗劑
●為氣喘持續發作時第一線的替代治療。
●有證據支持使用口服montelukast可以當作兒童輕度氣喘的初始控制劑治療，因其能提供支氣管保護作用，且經由測量一些過敏性氣喘的學齡前兒童的呼氣一氧化氮濃度，顯示能減少呼吸道發炎。
●幼小年齡(<10歲)或高尿液白三烯素(leukotriene)類物質濃之患者比較會對LTRA有較佳反應。
●使用於不能或不願意使用ICS的患者。

B-3 LABA長效型β交感神經致效劑
●對於只有部分控制或控制不良的氣喘，可作為ICS的添加控制劑。
●相較於成年人，其對兒童的有效性尚未有明顯的證據，故使用時應小心評估。

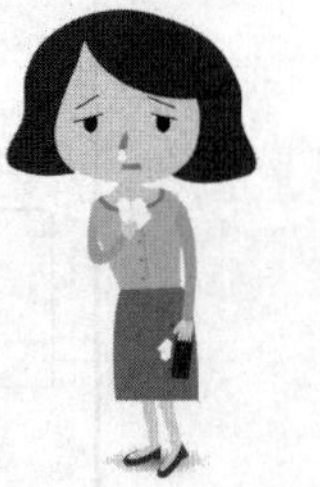

B-4 cromolyn sodium
●2歲大的兒童即可給予cromolyn sodium。
●但有效性存疑；其有效性低於ICS。
●每日需使用多次(1天4次)，且可能要4週後才會開始作用。

B-5 口服茶鹼(theophylline)
●非正規的證據顯示，有些對ICS、LTRA類藥物和LABA類藥物都控制不良的特定兒童群，低劑量的theophylline可能會有效。

B-6 抗IgE抗體
●對於≥12歲中度到嚴重異位型(atopic)氣喘持續發作的兒童，若使用其他治療都控制不良時，可能會有效益。
●使用於對目前治療方式沒有反應的患者，但因給對方式(注射)和費用(高昂)的因素可能使此治療方式受到限制。

急性氣喘處理
①吸入型短效β_2交感神經致效劑(合併吸藥輔助器)：每10~20分鐘噴2到4次(等同200µg salbutamol)，持續時間最久1小時，未改善的兒童應轉到醫院。
②氣霧型β_2交感神經致效劑(nebulizer)：2.5~5mg salbutamol相當量，可以每20~30分鐘重覆一次。
③Ipratropium bromide：與噴霧型β_2交感神經促進劑液混合250µg/劑，每20~30分鐘給予一次。
④使用高流量氧氣(若有)，以確保有正常的血氧飽和濃度。
⑤口服/靜脈注射類固醇：口服和靜脈注射glucocorticosteroid具有類似的有效性。類固醇錠劑優於吸入型類固醇(也有液劑供無法吞錠劑的人服用)。可給予prednisone或predsisolone 1~2mg/kg/day的劑量(更高的劑量要在醫院才能使用)。
⑥靜脈輸注β_2交感神經致效劑：開始時在靜注射加大劑量的salbutamol(15µg/kg)是有效的輔助治療。其後再以0.2µg/公斤/分鐘的劑量持續輸注。
⑦加護病房：若情況變壞且無法維持應有的血氧濃度時，應將兒童轉至小兒科加護病房。通氣儲量有限的幼兒其呼吸衰竭的風險特別大。
⑧在加護病房中，出現嚴重或有生命危險的支氣管攣縮，且對最大劑量的支氣管擴張劑和類固醇錠劑沒有反應時，應使用aminophylline。可在心電圖監測下於20分鐘內給予6mg/kg的劑量，然後時續靜脈輸注給藥。若有aminophylline代謝延緩的因素，則要特別小心。

§ 64.1 β2 致效劑

這類藥物選擇性作用在β_2受體，可使支氣管鬆弛，讓呼吸道暢通，但是若無法緩解症狀或病情就要考慮改變治療方法。

確保Long Acting Beta Agonists(LABAs)安全用的原則：

1.單一成分的LABAs必須併用氣喘控制藥物使用，不可單獨使用。

2.LABAs只能使用於長期無法以氣喘控制藥物適當控制氣喘的病人。

3.LABAs應只在氣喘達到控制的最短期間內使用。可能的話，一旦氣喘得到控制就馬上停藥，然後病人再以氣喘控制藥物維持治療。

4.若需增加LABAs與吸入性皮質類固醇合併治療的小兒與青少年病人，必須使用同時含有吸入性皮質類固醇和LABA的複方產品，以確保使用這兩個藥物的順從性。

64101 ALBUTEROL(SALBUTAMOL SULFATE)

孕 C 乳 - 泄 肝 t½ 2.75h

Rx 2 MG, 4 MG/錠劑(T); 0.5 MG/ML/注射劑(I); 100 MCG/DOSE, 200 MCG/DOSE, 1.21 MG/吸入劑(Inh); 2 MG/ML/Inh Sol; 0.4 MG/ML/糖漿劑(Syr); 5 MG/ML/Aero Sol;

商 名

Albuterol®（晟德）$25/Syr(0.4MG/ML-PIC/S-60ML),
Albutol®（正和）
Asmasal SDU®（信東）
Astamol®（約克）
Buventol Easyhaler®（ORION/美納里尼）$405/Inh(200MCG/DOSE-PIC/S-200DOSE),
Censolin®（福元/嘉林）$1.5/T(2MG-PIC/S), $2/T(2MG-PIC/S-箔)
Centesol Inh.®（晟德）
Nopant Respirator®（歐帕/瑩碩）$81/Aero Sol(5MG/ML-PIC/S-20ML)
Sabuchan®（約克）
Sabumol®（衛肯）$1.5/T(4MG-PIC/S), $2/T(4MG-PIC/S-箔)
Sabutal®（瑞士）$1.5/T(4MG-PIC/S)
Sadamol®（衛達）$1.5/T(4MG-PIC/S)
Salbutamol®（元宙）
Salbutamol®（應元/豐田）$0.93/T(4MG)
Salbutamol®（明大）$1.5/T(4MG-PIC/S),
Salbutamol®（正和）
Salbutamol®（福元）$1.5/T(4MG-PIC/S), $1.5/T(4MG-箔),
Salbutan®（新喜國際）$0.93/T(4MG), $1.5/T(4MG-PIC/S)
Salbutol®（皇佳）
Saldolin Inh.®（麥迪森/信東）$4.95/Inh Sol(2MG/ML-PIC/S-2.5ML)
Saltolin®（政德）$1.5/T(2MG-PIC/S), $2/T(2MG-PIC/S-箔)
Salutol®（健喬信元）$0.83/T(2MG), $1.5/T(2MG-箔)
Satamol®（生達）$1.5/T(4MG-PIC/S)
Synvent Hfa®（健喬信元/益得）$100/Inh(100MCG/DOSE-PIC/S-20ML)
Traceslin®（榮民/中生）$25/Syr(0.4MG/ML-PIC/S-60ML)
Ventolin Inh.® ◎（裕利/葛蘭素史克）$100/Inh(100MCG/DOSE-PIC/S-20ML), $94/Inh(100MCG/DOSE-PIC/S-8ML)

藥理作用 1.本藥對於支氣管，子宮和血管的平滑肌的β2受體具有選擇性的活化作用，所以能夠鬆弛這些器官的平滑肌，並增加纖毛運動，它的心臟刺激作用(β_1受體)比isprotorenol或epinephrine弱。
2.穩定肥大細胞抑制組織胺釋出。

適應症 [衛核]支氣管痙攣

用法用量 口服－1天3~4次，每次2~4mg；注射－1次1針，IM，IV，SC皆可，必要時每隔4小時可重複1次。成人與小孩(超過12歲)每4~6小時投與1~2個吸入劑量(90~180mg)。

不良反應 心悸，心跳過快，血壓增加，震顫，神經質，眩暈，失眠，頭痛，心絞痛，非尋常的味覺，口咽乾躁。

醫療須知 1.不要超過推薦劑量，過量使用會造成嚴重的併發症，如急性氣喘危象或心跳停止。
2.下列患者使用本藥宜小心：心臟血管疾病，甲狀腺亢進和糖尿病，此外還有懷孕或授乳的母親服用本藥也要謹慎為之。

64102 BAMBUTEROL▲

Rx 10 MG/錠劑(T);

商 名

Baburol® ＊（信東）$1.76/T(10MG-PIC/S),
Bamrol®（十全/十安）$2/T(10MG-PIC/S-箔), $1.76/T(10MG-

Bamberol® ＊（十全） PIC/S)
Bambuvent®（科進）$1.76/T(10MG-PIC/S)

藥理作用 本藥是terbutaline的前驅物，口服後對肺組織具高度親和力，在肺組織代謝成terbutaline，進而藉著terbutaline的β2受體選擇性活化作用，使支氣管擴張。由於terbutaline的生成是平穩的，且具高度肺組織親和力，故對心臟的影響更小。由於本藥效果長，故可一日一次，睡前使用，預防治療夜喘。

適應症 [衛核]支氣管氣喘。

用法用量 10~20mg，快睡覺前服用一次，腎不全者，建議起始劑量5mg。本藥可自分割線輕輕壓斷，分成2半使用。

不良反應 震顫、頭痛、心悸。

醫療須知 1.下述情況之患者應小心使用：患有糖尿病，甲狀腺機能亢進，或心血管疾病如心律不整、冠狀動脈疾病、高血壓的患者；有癲癇發作病史者；肝功能不全者；pseudocholinesterase基因缺損者。

2.併用會使血漿中之cholinesterases去活性的藥物(如succinylcholine)須小心(詳參藥品交互作用)。

64103 FENOTEROL

孕C 乳+ 泄 肝

Rx

2.5 MG, 5 MG/錠劑(T); 5 MG/ML, 0.5 MG/ML/液劑(Sol); 0.625 MG/ML/吸入劑(Inh); 100 MCG/DOSE/氣化噴霧劑(Aero); 0.5 MG/ML/糖漿劑(Syr);

商名

Asmac®（永吉）$1.5/T(2.5MG-PIC/S)
Asmalin®（生達）$2/T(2.5MG-PIC/S-箔), $1.5/T(2.5MG-PIC/S)
Baro®（華興）
Beroasma®（成大）$1.5/T(2.5MG-PIC/S)
Berodin®（新喜國際）$1.5/T(2.5MG-PIC/S)
Berogin®（應元/豐田）
Berotec N® ◎（BOEHRINGER INGELHEIM/百靈佳殷格翰）$137/Aero(100MCG/DOSE-PIC/S-200DOSE)
Berotin®（利達/嘉林）
Bonatec®（美西）
Brenco®（優良）$0.97/T(2.5MG), $1.5/T(2.5MG-箔)
Cenfenol®（晟德）$207/Sol(5MG/ML-PIC/S-20ML),
Cothopin®（派頓/恆信）
Deasthma®（華興/世達）$1.5/T(2.5MG-PIC/S)
Fenol®（井田）$1.5/T(2.5MG-PIC/S)
Fenot®（元宙/健得方）$1.5/T(2.5MG-PIC/S),
Fenot®（黃氏）$2/T(2.5MG-PIC/S-箔), $1.5/T(2.5MG-PIC/S),
Fenotec®（永勝）$1.5/T(2.5MG-PIC/S),
Fenoter®（利達）$1.5/T(2.5MG-PIC/S), $2/T(2.5MG-PIC/S-箔)
Fenoterol Inh.®（晟德）$7.8/Inh(0.625MG/ML-PIC/S-1.25MG)
Fenoterol®（強生）$1.5/T(2.5MG-PIC/S)
Fenoterol®（永信）$1.5/T(2.5MG-PIC/S)
Fenotin®（信隆）$1.5/T(2.5MG-PIC/S)
Frandyl®（中化）$2/T(2.5MG-PIC/S-箔)
Strolin®（晟德）$25/Syr(0.5MG/ML-PIC/S-60ML),
Sunchisu®（約克）$0.97/T(2.5MG)
Surotec®（歐帕/廣欣）$207/Sol(5MG/ML-20ML),
Susa®（華興）$1.5/T(2.5MG-PIC/S), $2/T(2.5MG-PIC/S-箔)
Susei®（華興/華樺）$1.5/T(2.5MG-PIC/S)
Tenobec®（龍杏/汎生）$1.47/T(5MG)
Tuensilin®（羅得）$1.5/T(2.5MG-PIC/S),

藥理作用 1.本藥為β2擬交感神經興奮劑，可擴張支氣管，改善氣管痙攣、阻塞性呼吸道疾病和預防運動引起的氣管痙攣，作用期長達8~10個小時。

2.可刺激cAMP的形成，穩定肥大細胞。

3.促進黏膜纖毛的廓清作用(mucocilinary clearance)。

適應症 [衛核]下列支氣管痙攣疾患之預防和治療：支氣管氣喘、阻塞性支氣管炎、慢性支氣管炎、氣腫和伴有支氣管痙攣之肺支氣管障礙。

用法用量 1.口服：1天3次，每次1~2錠；吸入–急性發作，成人與6歲以上兒童吸入一個

2.噴霧定劑量：預防用–成人一天3次，每次一個定劑量；6歲以上兒童一天2次，每次1個定劑量。

3.BEROTEC N：維持劑量每日2~4次，每次1~2吸(puff)，1天最大劑量8吸。急性發作時：對大多數的患者，一個定量即可緩解症狀，若吸入5分鐘後呼吸沒有明顯的改善，可投與第二個劑量。投與第二個劑量後，若治療仍未改善，可能需要再投與數個劑量，此時應立即請教醫師或就近送醫。

不良反應 常見的有震顫(6~21%)、精神緊張(15%)、頭痛、暈眩、陣發性上心室心搏過速、心跳過速或心悸、噁心、嘔吐。

醫療須知 1.當有下列疾病患者，需經醫師謹慎評估使用：糖尿病、肝功能不全、腎功能不全。
2.支氣管阻塞情況惡化或不見改善，不應自行增加β2-agnoist劑量，需重新評估。
3.使用β2-agnoist可能發生嚴重低血鉀，與黃嘌呤(xanthine)衍生物、類固醇、利尿劑合併使用時低血鉀症更有可能發生。此外，對心律不整患者，缺氧可能使低血鉀更嚴重，這類患者應監測血鉀濃度。
4.規則的使用短效性 β2-agnoist，可能會降低藥物對疾病的控制效果。

64104 FORMOTEROL FUMARATE

孕 C 乳 ? 泄 肝/腎 半 11.8h

Rx 40 MCG/錠劑(T);

商 名

Formorol® ＊ (十全) $1.88/T(40MCG-PIC/S), $2/T(40MCG-PIC/S-箔),

藥理作用 Formoterol為專一性之β2腎上腺素性劑，可使支氣管平滑肌產生鬆弛。因此formoterol對可逆性呼吸道阻塞之患者，具有擴張支氣管之效果。其擴張支氣管之效果相當迅速，在吸入後1至3分鐘內產生作用，且在單次劑量後，其作用時間平均達12小時。

適應症 [衛核]支氣管氣喘、急慢性支氣管炎、氣喘性支氣管炎、肺氣腫。

用法用量 1.通常，成人一日量160μg的formoterol fumarate，分2回經口投與，但可依年齡、症狀而適宜增減。
2.通常，小兒一日量4μg/kg formoterol fumarate，分2~3回經口投與。
3.4.5μg/劑量：成人：正常劑量：吸入1~2劑，每天1或2次。此劑量可在早晨及(或)晚上使用。有些患者可能需要吸入4劑，每天1或2次。每天最大維持量為吸入8劑。除了定期治療醫生所指示之劑量之外，有時需要額外之劑量以解除症狀，每天劑量至多可使用12次吸入劑量(維持劑量加上需要時之劑量)。但在任何一次發作中，不要超過6次劑量。無論如何，若需經常(指每天超過2次及/或每週超過2天)得使用超過正常治療之劑量時，表示氣喘之控制不佳，且需對治療重新進行評估。
4.9μg/劑量：成人：正常劑量：吸入1劑，每天1或2次。此劑量可在早晨及(或)晚上使用。有些患者可能需要吸入2劑，每天1或2次。每天最大劑量為吸入4劑。除了定期治療醫生所指示之劑量之外，有時需要額外之劑量以解除症狀，每天劑量至多可用6次吸入劑量(維持劑量加上需要時之劑量)。但不要在任何一次發作中，不要超過3次劑量。無論如何，若需經常(指每天超過2次及/或每週超過2天)得使用超過正常治療之劑量時，表示氣喘之控制不佳且需對治療重新進行評估。

不良反應 1.循環系統：心悸亢進，頻脈、心室性期外收縮、顏面紅潮、胸部壓迫感偶有發生
2.精神神經系統：顫抖，頭痛、興奮、發熱、熱感、睏倦或夜汗，偶有發生，耳鳴、麻木、焦慮或眩暈罕有發生。
3.胃腸：噁心、腹痛或心燒灼感等症狀偶有發生。
4.過敏症：搔癢感偶有發生，發疹等症狀罕有發生、但如果發生上述症狀時，請中止投與。
5.其他：病毒感染、口乾、瞬間熱、疲勞、倦怠感偶有發生。

醫療須知 1.需要定期使用β2劑治療之氣喘患者，亦應接受適當之類固醇進行抗發炎治療。本藥僅適用於需定期進行支氣管擴張治療之長期患者，並非用來取代在急性發作時所用之短效性β致效劑。
2.在引進本藥之後，即使症狀已改善，亦應告訴患者繼續使用抗炎劑治療。如果症狀仍然持續，或需要更多β2致效劑來解除症狀時，表示其原有之疾病惡化，需再次評估其氣喘之療法。在症狀惡化期間，不宜啟用本藥治療。在急性發作時應使用短效性β致效劑。
3.對患有甲狀腺毒症、嗜鉻細胞瘤、肥大性阻塞性心臟病變、特發性近心臟膜主動脈狹窄、嚴重高血壓、動脈瘤或其他嚴重心血管疾病(如缺血性心臟病、心搏過速及嚴重心衰竭)患者進行治療時，應特別小心觀察。

4.對心電圖QT間距延長之患者進行治療時，應特別小心觀察。Formoterol本身可能會使QT間距延長。

5.因為β2致效劑有升高血糖之作用，糖尿病患者開始使用本藥時，應增加對其血糖之監測。

6.使用β2致效劑治療，有導致嚴重低血鉀症之可能性；在處理急性嚴重之氣喘時，建議應特別小心，因為血氧過低會加強相關之危險性。與黃嘌呤衍生物、類固醇及利尿劑等藥物併用時，可能會加強其降血鉀之效應。在此種情況下，建議監測其血清鉀之濃度。

7.如同其他吸入療法一樣，應考量其有可能引起類似支氣管痙攣的症狀(paradoxical bronchospasm)。

8.本藥每次劑量中含有乳糖450μg(相當於定劑量吸入器每次釋出600μg)。此量通常對乳糖耐受不良者，並不致引起問題。

64105 HEXOPRENALINE

Rx 500 MCG, 0.5 MG/錠劑(T);

商名

Etoscol®(優生/興南) $1.5/T(500MCG-PIC/S)　Hexoline®(十全) $1.5/T(0.5MG-PIC/S)

藥理作用 本藥為具有β2選擇性的擬交感神經興奮劑，可擴張支氣管的平滑肌。

適應症 [衛核]呼吸困難和間歇性咳嗽的支氣管痙攣、支氣管性氣喘、慢性支氣管炎

用法用量 1.口服–1天3次，每次1錠，每天最大劑量為6錠；2.注射–急性發作用靜脈注射1~2針，如繼續發作則一天3~4次，每次注射1針。

不良反應 輕度震顫，不安，出汗，頭暈，心悸。

64106 INDACATEROL MALEATE

孕C 乳？ 泄糞 T½ 40～52h

Rx 150 MCG/DOSE/Inh C;

商名

Onbrez Breezhaler® ◎ (NOVARTIS/諾華) $757/Inh C(150MCG/DOSE-PIC/S-30DOSE)

藥理作用 1.β2腎上腺素受體作用劑的藥理作用，至少部份是歸因於刺激細胞內的一種催化酵素adenyl cyclase，使adenosine triphosphate (ATP)轉化成cyclic-3', 5'-adenosine monophosphate (cyclic monophosphate)。增加cyclic AMP的濃度會使支氣管平滑肌鬆弛。

2.Indacaterol的起始作用快速且作用時間長。

3.本藥具有高度選擇性的β2腎上腺素受體作用劑，但也有可能對心臟產生作用。

適應症 [衛核]慢性阻塞性肺疾之維持治療

用法用量 1.建議劑量為一天一粒150微克膠囊，使用本藥吸入器吸入膠囊內的藥。本藥每日使用的時間應相同。

2.若錯過一次的劑量，應在隔天相同的時間用藥。

3.最大血漿濃度和整體全身性曝藥量會隨著年齡而增加，但老年病患無需調整劑量。

4.腎功能損害的病患無需調整劑量。

5.本藥膠囊只可使用本藥吸入器經由口腔吸入給藥。

不良反應 1.建議劑量下最常見的藥品不良反應為鼻咽炎(9.1%)、咳嗽(6.8%)、上呼吸道感染(6.2%)和頭痛(4.8%)。這些大部份為輕微或中度的不良反應，且繼續治療時發生頻率會變低。

2.偶有：糖尿病及血糖升高、缺血性心臟疾病、咳嗽、咽喉痛、流鼻水、呼吸道充血、肌肉痙攣、週邊水腫。

醫療須知 1.逆理性支氣管痙攣(paradoxical bronchospasm)：和其他吸入劑的治療一樣，使用本藥可能導致逆理性支氣管痙攣而威脅生命。若發生逆理性支氣管痙攣時，應立即停止使用本藥並採取其他治療方法

2.本藥並非用於氣管痙攣急性症狀發生時的治療，例如急救治療。在使用本藥治療期

間，若慢性阻塞性肺疾的症狀惡化時，需重新評估患者的狀況及慢性阻塞性肺疾的治療方法。

3.和其他β2腎上腺素受體作用劑一樣，對於有心血管疾病患者(冠狀動脈疾病、急性心肌梗塞、心律不整及高血壓的患者)，及患有痙攣疾病或甲狀腺毒症、對β2腎上腺素受體作用劑有不尋常反應的患者，使用時應小心。

4.和其他β2腎上腺素受體作用劑一樣，有些患者使用indacaterol可能產生臨床上明顯的心血管作用如脈搏增加、血壓上升和/或症狀，若有這些作用發生時，可能需要停藥。

5.有些患者使用β2腎上腺素受體作用劑可能產生明顯的低血鉀症，可能因此引發心血管的不良反應。血清鉀離子濃度降低通常是暫時性的，無需再補充鉀離子。

6.吸入高劑量的β2腎上腺素受體作用劑可能使血漿的葡萄糖濃度升高。開始使用本藥治療時，應更嚴密監測糖尿病病患的血漿葡萄糖濃度。

64107 OLODATEROL

孕C 乳? 泄 肝 t½ 22h

Rx 5 MCG/DOSE/吸入劑(Inh);

商　名

Striverdi Respimat® ◎ (BOEHRINGER INGELHEIM/百靈佳殷格翰) $888/Inh(5MCG/DOSE-PIC/S-30DOSE),

藥理作用 1.Olodaterol對人類$β_2$-腎上腺素受體具有高親和力及高選擇性。

2.本藥可藉由與$β_2$-腎上腺素受體結合，會導致細胞內的腺苷酸環化酶(adenylcyclase)受到刺激；此為調控環腺苷單磷酸(cyclic-3',5' adenosine monophosphate，簡稱cAMP)合成的酵素。cAMP濃度升高可使呼吸道的平滑肌細胞鬆弛，因而促使支氣管擴張。

3.Olodaterol為長效型選擇性$β_2$-腎上腺素受體促效劑(long-acting selective $beta_2$-adrenoceptor agonist，簡稱LABA)，可快速產生藥效，且藥效可持續至少24小時。

適 應 症 [衛核]慢性阻塞性肺疾(COPD)之長期維持治療

用法用量 成人建議劑量為5微公克olodaterol(每日同一時間以respimat吸入器用藥一次，每次按二次噴藥)。

不良反應 1.鼻咽炎、眩暈、高血壓、皮疹、關節痛、出現皮疹。

2.Olodaterol為一種長效型$β_2$-腎上腺素受體促效劑類藥物，因此，亦應考量可能發生與β-腎上腺素受體促效劑類藥物相關的不良作用，例如心搏過速、心律不整、心悸、心肌缺血、心絞痛、高血壓或低血壓、顫抖、頭痛、焦躁、失眠、暈眩、口乾、噁心、肌肉痙攣、疲勞、身體不適(malaise)、低血鉀症、高血糖與代謝性酸中毒。

醫療須知 1.氣喘：本藥不可用於氣喘患者。尚無研究探討olodaterol用於氣喘患者的長期有效性及安全性。

2.急性支氣管痙攣：本藥不適用於急性支氣管痙攣的治療。

3.過敏：一如所有的藥物，在使用本藥後，有可能會發生立即性的過敏反應。

4.反常性支氣管痙攣(paradoxical bronchospasm)：一如其他吸入性藥物，本藥可造成可能致命的反常性支氣管痙攣。若發生反常性支氣管痙攣，應立即停用本藥，而以其他療法取代。

5.全效型$β_2$-腎上腺素受體促效劑用於以下病患時，應特別謹慎：心血管疾病(尤其是缺血性心臟病、心律不整、肥厚性阻塞型心肌病變、嚴重心臟代償性失調、動脈瘤及高血壓)患者、癲癇症或甲狀腺毒症(thyrotoxicosis)患者、已知或疑似QT間隔延長的病患、以及對擬交感胺類(sympathomimetic amines)有異常反應的病患。

6.心血管作用：一如其他的$β_2$-腎上腺素受體促效劑，olodaterol可在某些病患身上產生臨床上顯著的心血管作用，此可由脈搏速率、血壓及/或症狀量值升高得知。若發生此類作用，可能必須中斷治療。

7.低血鉀症(hypokalaemia)：$β_2$-腎上腺素受體促效劑可能在某些病患身上引發顯著的低血鉀症，可能進而導致不良的心血管作用。

8.高血糖(hyperglycaemia)：吸入高劑量$β_2$-腎上腺素受體促效劑可能導致血糖增高。

9.若病患發生眩暈，應即避免從事可能具危險性的工作，例如駕駛或操作機器。

64108 PROCATEROL HCL▲

Rx 25 MCG, 50 MCG/錠劑(T)； 25 MCG/膠囊劑(C)； 5 MCG/ML/液劑(Sol)； SR 5 MCG/ML/液劑(Sol)；

商名

Caterol®（健康化學/健喬信元）
Exdila®（晟德）$25.9/Sol(5MCG/ML-PIC/S-30ML), $33.9/Sol(5MCG/ML-PIC/S-60ML), $111/Sol(5MCG/ML-PIC/S-120ML),
Mecater® *（信東）$1.5/T(25MCG-PIC/S), $2/T(25MCG-PIC/S-箔), $3.06/T(50MCG-PIC/S)
Mecater®（榮民）
Meprotin®（華盛頓）
Mixapin® *（華興）$2/T(25MCG-PIC/S-箔), $1.5/T(25MCG-PIC/S), $3.06/T(50MCG-PIC/S)
Pocathma®（生達）$33.9/Sol(5MCG/ML-PIC/S-60ML), $25.9/Sol(5MCG/ML-PIC/S-30ML),
Pocathma-Mini® *（生達）$1.5/T(25MCG-PIC/S), $2/T(25MCG-PIC/S-箔)
Pocato®（五洲）$2/C(25MCG-PIC/S-箔), $1.5/C(25MCG-PIC/S)
Procarol®（旭能/倍斯特）
Procatin®（科進）$25.9/Sol(5MCG/ML-PIC/S-30ML),
Santerol® *（羅得/瑪科隆）$2/T(25MCG-PIC/S-箔), $1.5/T(25MCG-PIC/S)
Translin®（約克）$111/Sol(5MCG/ML-PIC/S-120ML), $25.9/Sol(5MCG/ML-PIC/S-30ML), $33.9/Sol(5MCG/ML-PIC/S-60ML)
Yichuan®（井田）

藥理作用 本藥為第3代的β2致效劑，具有很高的選擇性，起始作用迅速，作用時間長，而且還有抗過敏的作用，促進呼吸道纖毛擺動。

適應症 [衛核]支氣管氣喘、慢性支氣管炎、肺氣腫等諸疾患之氣道閉塞性障礙。

用法用量 1天1次，每次50μg睡前服用，或1天2次，早晚各服一次。6歲以上小孩每次25μg。未滿6歲者每次1.25μg/kg。(1mcg=1μg)

不良反應 心悸，潮紅，震顫，頭痛，眩暈，失眠，耳鳴，噁心，皮疹(須停藥)，口渴，全身倦怠感。

醫療須知 過量繼續使用會誘發心律不整，甚至有心跳暫停之虞。

64109 TERBUTALINE

孕B 乳? 泄肝 t½ 3~4h

Rx 2.5 MG, 5 MG/錠劑(T)； 0.2 MG, 1 MG/注射劑(I)； 2.5 MG/ML, 2.5 MG/ML/吸入劑(Inh)；2.5 MG/ML/Inh Sol；

商名

Berocol®（台裕/汎生）
Berocol®（汎生）$1/T(5MG)
Brandyl®（中化）$2/T(2.5MG-PIC/S-箔), $1.5/T(2.5MG-PIC/S)
Bricardyl®（強生）$1.5/T(2.5MG-PIC/S),
Bristin®（元宙）$1.5/T(5MG-PIC/S)
Brothine®（元宙）$2/T(2.5MG-PIC/S-箔), $1.5/T(2.5MG-PIC/S)
Butanyl Inh.®（麥迪森/信東）$8.2/Inh Sol(2.5MG/ML-PIC/S-2ML),
Getran®（台裕）$1.5/T(2.5MG-PIC/S)
Soter®（井田）$1.5/T(2.5MG-PIC/S), $2/T(2.5MG-PIC/S-箔)
Terbeline®（十全）$1.5/T(2.5MG-PIC/S),
Terbuline®（衛肯）$1.5/T(5MG-PIC/S), $2/T(5MG-PIC/S-箔)
Terbutaline®（聯亞）
Terbute®（歐帕/瑩碩）
Tercanyl Nebuliser®（聯亞/科進）
Tersultran®（利達）
Titanyl®（晟德）
Tusoloc®（羅得/瑪科隆）$1.5/T(2.5MG-PIC/S)

藥理作用 本藥能高選擇性的活化支氣管平滑肌上的β-2受體，使支氣管擴張。本藥幾乎沒有B-1作用，在對心臟的影響較小。

適應症 [衛核]下列疾患的氣道閉塞性障礙所伴隨呼吸困難諸症狀的緩解、支氣管氣喘、慢性支氣管炎、氣喘性支氣管炎、肺氣腫

用法用量 1.注射—0.25mg SC(如果需要的話，可在15~30分鐘重複一次)。
2.口服—成人：2.5~5mg，每天3次(最大劑量每天為15mg)；孩童(大於12歲)：2.5mg每天3次，最大劑量每天7.5mg。
3.吸入—每次吸入量為0.25mg，每4小時吸入1~2次，每次至少間隔3分鐘。

不良反應 肌肉震顫，神經質，心跳過速，心悸，眩暈，眼冒金星，焦慮，頭痛。

醫療須知 1.下列患者使用本藥宜小心：糖尿病，高血壓或嚴重的心臟血管疾病。
2.當注射本藥時，要知道可能發生心臟血管毒性，主要是由於口服投與才有β-2受體的專一性。
3.在15~30分鐘的間隔，不要投與2次的皮下注射，如果患者對第2針依舊沒有反應，那麼就要使用其他的治療法。

4.本藥噴霧劑附有adaptor，可提高生體利用率。

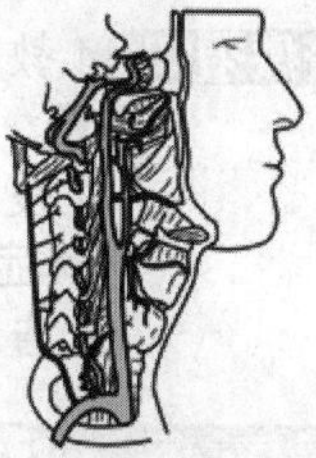

§ 64.2 非選擇性β致效劑

64201 EPHEDRINE (RACEPHEDRINE DL-)

孕 C 乳 ? 食 ± 泄 腎/肝 ½ 3~6h

Rx

0.025 MG, 25 MG/錠劑(T)； 25 MG/膠囊劑(C)； 25 MG, 30 MG, 40 MG/ML/注射劑(I)；

商名

E-Fdrine®（十全）
Entifree®（黃氏/德聯）
Ephedin®（十全/誠力）
Ephedrin®（大豐） $15/I(40MG/ML-PIC/S-1ML),
Ephedrine®（信東） $15/I(40MG/ML-PIC/S-1ML)
Ephedrine®（信東/榮民）
Ephedrine®（榮民） $0.56/T(25MG), $0.56/C(25MG)
Ephedrine®（濟生）
Ephedrine®（福元） $1.5/T(25MG-PIC/S), $2/T(25MG-PIC/S-箔),
Ephedrine®（黃氏） $0.56/T(25MG)
Ephedrini®（應元） $0.56/T(25MG), $2/T(25MG-PIC/S-箔)
Ephedrinum®（人生） $0.56/T(0.025MG)
Luscom®（黃氏）
Oe-Fat®（十全/新功）
Wewin®（應元/博克雅）

藥理作用 1.本藥可直接作用在α和β腎上腺素激受體，又可間接的促使norepinephrine從突觸前的神經末端釋放出。
2.Ephedrine所產生的支氣管擴張作用比epinephrine所產生的要弱，但是作用期較長。其中樞神經刺激效應也比epinephrine要顯著。
3.本藥可收縮已擴張的鼻黏膜小動脈而減少充血及水腫，使呼吸順暢。

適應症 [衛核]支氣管性氣喘、血管運動神經性鼻炎、過敏性鼻炎
[非衛核](1)可做為中度的慢性病(如支氣管氣喘，支氣管)的支氣管擴張劑。(2)可緩解鼻粘膜的充血。(3)當脊髓麻醉時，可維持血壓；並可控制姿勢低血壓(僅適用於注射)。(4)治療遺尿(與atropine併用)。(5)治療nacrolepsy。(6)對Adams-Stokes症候群的病例，可支持其心室速率。(7)治療CNS抑鬱劑的藥物過量。(8)可做為重肌無力症的輔助劑(與膽鹼酯酶抑制劑一起用)。

用法用量 1.成人−25~50mg每3~4小時口服，SC，IM或緩慢IV(如果需要的話)(每2~4小時的劑量不可超過150mg)。
2.孩童−6歲~12歲−每4~6小時投與6.25~12.5mg，2歲~12歲−每4~6小時投與0.3~0.5mg/kg。

不良反應 與epinephrine同，此外還有神經質，焦慮，失眠，在較大的劑量下會發生心跳過快，心智混亂，譫妄，震顫。

醫療須知 本藥可用於合成amphetamine，故其原料藥列為管制藥。

64202 METAPROTERENOL (ORCIPRENALINE) SULFATE

孕 C 乳 - 泄 肝

Rx

10 MG, 20 MG/錠劑(T)； 0.5 MG/ML/注射劑(I)；

商名

Asritin®（皇佳） $1.5/T(20MG-PIC/S)
Brondin®（派頓） $1.5/T(20MG-PIC/S)
Chiu Tsuan®（中美兄弟）
Nonasma®（強生）
Olupent®（正和）
Orciprenaline®（壽元）
Orciprenaline®（應元）
Orciprenaline®（政德/嘉信）
Orcitran®（衛肯） $1.5/T(10MG-PIC/S)
Salupen®（約克） $1.5/T(20MG-PIC/S)

藥理作用 本藥能夠直接活化β-腎上腺素激性受體部位，而使支氣管平滑肌產生鬆弛的作用。它對支氣管β-2受體的選擇性比isopoterenol為佳，因此，它的心臟血管副作用較少發生。

適應症 [衛核]氣喘及支氣管痙攣

用法用量 (1)成人−6~8小時口服20mg。吸入劑−每3~4小時噴2~3個劑量(2)孩童−每6~8小時口服10~20mg，端視重量而定(但是，對於6歲以下的小孩並不推薦使用)。

不良反應 心悸，震顫，血壓變動，潮紅，頭疼，睡眠障礙。

醫療須知 1.教導患者使用氣化噴霧劑的正確方法，每2次吸入間隔2分鐘，每天不可超過12次劑量。
2.長期使用會作用期縮短(1~2小時)，告訴患者這種可能性，如果一般的劑量不足以緩解症狀有好一段時間，就要告訴醫師。
3.告訴使用者經口吸入劑的不良味道，在重複使用後，會逐漸的消失。

64203 METHOXYPHENAMINE

℞ 50 MG/錠劑(T)； 100 MG/ML/注射劑(I)；

商 名

Methomine®（華興）$1.5/T(50MG-PIC/S)

Methoxin®（人人/東洲）$0.54/T(50MG)

Proasma®（應元）

藥理作用 本藥能夠刺激β受體，而使支氣管擴張；它又具有抗組織作用。

適 應 症 [衛核]氣喘、支氣管炎、過敏性鼻炎

用法用量 1.口服：每次50~100mg，每天3~4次。
2.肌注，皮下：每次50~100mg。

64204 METHYLEPHEDRINE

℞ 25 MG，30 MG/錠劑(T)； 37.5 MG/膠囊劑(C)； 40 MG/ML/注射劑(I)；

商 名

Dl-Methyl Ephedrine®（應元）$2.73/I(40MG/ML-1ML)
Dl-Methylephedrine®（中美兄弟）
Dl-Methylephedrine®（井田）$1.5/T(25MG-PIC/S)，$2/T(25MG-PIC/S-箔)
Dl-Methylephedrine®（信隆）$1.5/T(25MG-PIC/S)
Dl-Methylephedrine®（優生）$1.5/T(25MG-PIC/S)
Dl-Methylephedrine®（大豐）$1.5/T(25MG-PIC/S)
Dl-Methylephedrine®（大豐/嘉林）$1.5/T(25MG-PIC/S)
Dl-Methylephedrine®（強生）$1.5/T(30MG-PIC/S)
Dl-Methylephedrine®（福元）$2/T(25MG-PIC/S-箔)，$1.5/T(25MG-PIC/S)

Methyl Ephedrine®（安星）$2.73/I(40MG/ML-1ML)
Methylephedrine®（井田/天下）$1.5/T(25MG-PIC/S)
Methylephedrine®（人生）$0.42/T(25MG)
Methylephedrine®（優良）$0.42/T(25MG)，$1.5/T(25MG-箔)
Methylephedrine®（安星）$1.5/T(25MG-PIC/S)
Methylephedrine®（皇佳/歐業）
Pans®（派頓）
Tabellae Dl-Methyl Ephedrine®（應元）$1.5/T(25MG-PIC/S)，$2/T(25MG-PIC/S-箔)
Tramezin®（應元/豐田）$1.5/T(30MG-PIC/S)，$2/T(30MG-PIC/S-箔)，

藥理作用 本藥能夠刺激β受體，而使支氣管擴張。

適 應 症 [衛核]支氣管氣喘、蕁麻疹、鼻炎

用法用量 口服每天3次，每次15~45mg。注射每次40mg，肌肉或皮下注射均可。

§ 64.3 白三烯素拮抗劑

專欄64-2 白三烯素 (Leukotriene, LT) 途徑

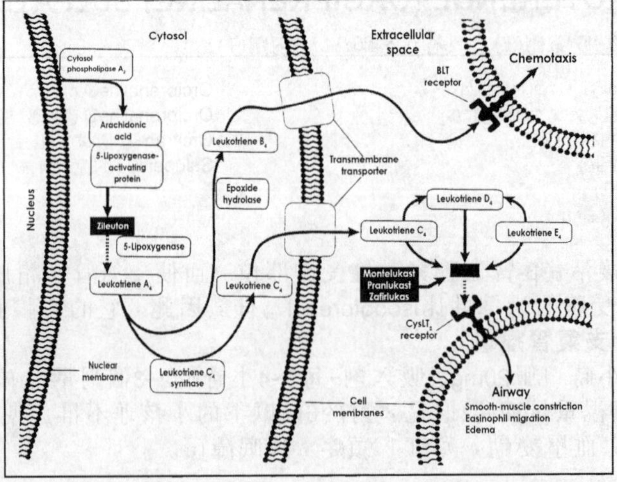

64301 GLYCOPYRRONIUM BROMIDE

Rx 50 mcg/cap
/Inh C;

商名
Seebri Breezhaler® ◎ (NOVARTIS/諾華) $40.8/Inh C(50mcg/cap), $29.3/Inh C(50mcg/cap -PIC/S)

藥理作用 1.本藥為吸入性長效蕈毒鹼受體(muscarinic receptor)拮抗劑(抗膽鹼)，一天一次用於慢性阻塞性肺疾(COPD)之支氣管擴張維持治療。在呼吸道中，副交感神經是主要造成支氣管收縮的神經途徑，膽鹼張力是COPD呼吸道阻塞主要的可逆性因素。
2.Glycopyrronium可阻斷乙醯膽鹼作用於呼吸道平滑肌造成的支氣管收縮，而使支氣管擴張。

適應症 **[衛核]慢性阻塞性肺疾之維持治療。**

用法用量 建議劑量為一次一粒膠囊，使用本藥吸入器每天吸一次。本藥建議在每日相同的時間使用。若錯過一次的劑量，應儘速使用下一個劑量。應指導病人一天不可使用超過一個劑量。

不良反應 鼻咽炎、失眠、頭痛、口乾、腸胃炎、泌尿道感染。

醫療須知 **1.不可用於急性發作。本藥一天一次用於長期維持治療，並非用於氣管痙攣急性症狀發生時的起始治療，例如救急治療。**
2.若發生逆理性支氣管痙攣時，應立即停止使用本藥並採取其他治療方法。
3.患有隅角性青光眼或尿液滯留的病人，應小心使用本藥。
4.不穩定型缺血性心臟病、左心室衰竭、曾有心肌梗塞病史、心律不整(慢性穩定型心房顫動除外)、曾有QT間隔延長徵候群病史或QTc，本藥應小心使用於這類病人。

64302 MONTELUKAST SODIUM▲

孕B 乳? 食± 泄肝 t½ 2.7~5.5h

Rx 4 MG, 4.16 MG, 5 MG, 10 MG/錠劑(T); 4 MG/顆粒劑(Gr);

商名
Anxokast Chewable® ∗ (歐帕/瑩碩) $9.1/T(4MG-PIC/S), $9.3/T(5MG-PIC/S)
Anxokast® ∗ (歐帕/瑩碩) $12.3/T(10MG-PIC/S),
Mokast Chewable® ∗ (信東/榮民) $8/T(5MG)
Monast® (皇佳/意欣) $10.6/T(10MG-PIC/S)
Monkast Chewable® ∗ (健喬信元) $9.3/T(5MG-PIC/S)
Monkast® ∗ (健喬信元) $12.3/T(10MG-PIC/S)
Monkast® ∗ (優良/健喬信元) $9.1/Gr(4MG-PIC/S-4MG)
Monte-H® (HETERO/凱沛爾) $12.3/T(10MG-PIC/S), $9.3/T(5MG-PIC/S)
Monteka Chewable® ∗ (中化) $9.3/T(5MG-PIC/S), $9.1/T(4MG-PIC/S)
Monteka® (中化) $12.3/T(10MG-PIC/S)
Montelukast Sandoz® (LEK/山德士) $9.3/T(5MG-PIC/S), $9.1/T(4MG-PIC/S), $12.3/T(10MG-PIC/S)
Montelukast® (中化/中化裕民) $12.3/T(10MG-PIC/S)
Montexin Chewable® ∗ (信東) $9.1/T(4MG-PIC/S), $9.3/T(5MG-PIC/S)
Montexin® ∗ (信東) $12.3/T(10MG-PIC/S)
Montezyd® ∗ (CADILA/毅有)
Muca® ∗ (皇佳) $10.6/T(10MG-PIC/S)
Singulair Chewable® ◎ (MSD/歐嘉隆) $9.1/T(4MG-PIC/S), $9.3/T(5MG-PIC/S)
Singulair® ◎ (MSD/歐嘉隆) $12.3/T(10MG-PIC/S)
Singulair® ◎ (PATHEON/歐嘉隆)
Sinlue Chewable® (PHARMATHEN/恆準) $9.1/T(4MG-PIC/S), $9.3/T(5MG-PIC/S)
Sinlue® (PHARMATHEN/恆準) $12.3/T(10MG-PIC/S)
Sinlukast Chewable® ∗ (健喬信元/永茂) $9.3/T(5MG-PIC/S)
Sinlukast® ∗ (健喬信元/永茂) $12.3/T(10MG-PIC/S)

藥理作用 本藥是一種具有選擇性及口服有效的白三烯類(leukotriene)受體拮抗劑，可專一地抑制cysteinyl leukotriene CysL T1受體，而產生支氣管擴張的作用。

適應症 **[衛核]適用於預防與長期治療成人及小兒的氣喘，包含預防日間及夜間氣喘症狀，及防止運動引起的支氣管收縮。用於先前已接受過其他抗過敏藥品，但療效不佳或無法耐受之成人及小兒的日間及夜間過敏性鼻炎(Allergic Rhinitis)。**

用法用量 1.15歲以上的成人使用劑量為每日睡前服用一粒10mg膜衣錠。
2.6~14歲兒童患者的劑量為每日睡前服用一粒5mg咀嚼錠。在此年齡層內的患者不需調整劑量。6歲以下兒童患者使用本藥的安全性及療效資料則尚未建立。

3.本藥控制氣喘之功效，可於使用後一日內發生。本藥可空腹服用或與食物併服。即使患者的氣喘已受控制，或者仍在惡化中，均須指示患者持續服用本藥。對老年患者、腎功能不足者、輕度至中度肝功能受損者，或者不同性別患者，均無需調整劑量。

4.本藥與其他氣喘療法的治療：可將本藥加入患者既有之用藥中(a)可減少其他併用療法之需要：可將本藥加到無法僅用支氣管擴張劑來適當控制氣喘病情的療程中。當使用本藥之臨床效果明顯時(通常服用第一劑後)，且耐受程度允許之下，可將支氣管擴張劑減量。(b)原先採吸入性皮質類固醇治療法：使用本藥可增加接受吸入性皮質類固醇治療患者之臨床效益。在耐受範圍內，可酌減皮質類固醇劑量。減量須在醫師監護下逐步進行。某些患者之吸入性皮質類固醇劑量可逐步減少至完全停止。但本藥不可驟然取代吸入性皮質類固醇治療。

不良反應 1.本藥之一般耐受性良好、副作用通常溫和，一般不需停藥、服用本藥被報告的整體副作用發生率與安慰劑相當。

2.本藥上市使用後曾發生下列不良反應：過敏反應(hypersensitivity reactions)；包括過敏(anaphylaxis)，血管水腫，搔癢、蕁麻疹和非常罕見的肝臟嗜伊紅血球浸潤(hepatic eosinophilic infiltration)，夢境異常，昏昏欲睡，易怒和不安靜

醫療須知 1.由於口服本藥對急性氣喘發作之療效尚未建立，因此本藥口服錠劑不可用於治療急性氣喘發作。患者應被告知隨身備有急救藥品。

2.雖然在醫師監護下，可逐漸減少併用吸入性皮質類固醇的劑量，但本藥不應驟然取代吸入或口服的皮質類固醇。

3.服用包括白三稀類(leukotriene)受體拮抗劑等抗氣喘藥物的患者，在降低全身性皮質類固醇用量時，極少數曾發生一種或多種下列狀況：嗜伊紅血球增多，血管發炎性皮疹(vasculitic rash)，肺部症狀惡化，心血管併發症，及/或神經性病變(有些時候診斷為Churg-Strauss徵候群)，一種全身性的嗜伊紅血球增多血管炎(eosinophilic vasculitis)。雖然發生上述狀況與白三烯類(leukotriene)受體拮抗作用的因果關係尚未建立，對於服用本藥患者進行全身性皮質類固醇減量時，建議給予審慎而適當的臨床監視。

4.本藥尚未用於孕婦試驗。懷孕期中，只有在確定需要之下才可使用本藥。

5.對其他 LT受體拮抗劑(如zafirlukast)有過敏史者，應小心使用。

6.無法阻斷因 aspirin 或非類固醇抗發炎藥(NSAIDs)所造成的支氣管緊縮，故會因aspirin敏感而誘發氣喘者，須避免使用aspirin及其他非類固醇抗發炎藥。

7.苯酮尿症者，使用咀嚼錠須小心，因其中含有phenylalanine 0.842mg。

8.Montelukast不可驟然取代吸入或口服的皮質類固醇。

9.服用montelukast期間，應避免飲用葡萄柚汁或食用葡萄柚。

§ 64.4 黃嘌呤衍生物

64401 XANTHINE DERIVATIVES 類藥物總論

類　別

AMINOPHYLLINE(COROPHYLLIN)
DYPHYLLINE(DIPROPHYLLINE)
OXTRIPHYLLINE
PROXYPHYLLINE
THEOPHYLLINE

藥理作用 本藥會抑制phosphodiesterase的活性，防止cyclic AMP被破壞分解；cyclic AMP的濃度增加會鬆弛支氣管的平滑肌，而且會抑制內生性的過敏原，如組織胺，SRS -A從敏感化的肥大細胞釋出。其他的作用包括心肌刺激作用，輕度的利尿作用，CNS的興奮作用，增加呼吸作用，肝醣分解作用，脂解作用和促使epinephrine從腎上腺髓質釋出。

適 應 症 1.緩解支氣管痙攣的症狀。

2.治療急慢性支氣管炎，肺氣腫和其他阻塞性肺疾有關的支氣管痙攣。

用法用量 本藥劑量要高度的個別釐定，通常要以theophylline血清中的濃度為基礎(最適當的範圍10mcg~20mcg/ml)。
1.口服—每6小時服3.5mg~5mg/kg的theophylline基，開始從低劑量，然後，再按照反應逐漸增加劑量。
2.IV—初填劑量：6mg/kg aminophylline，其注射速率不可超過25mg/min。
3.維持劑量：(小孩)1.0mg~1.2mg/kg/小時。(吸煙的成人)0.8mg~1.0mg/kg/小時。(不吸煙的成人)0.5mg~0.7mg/kg/小時。(老年人，罹患心衰竭，肝疾的患者)0.2mg~0.6mg/kg/小時。

不良反應 胃腸不適，噁心，神經質，尿意頻繁、較少發生的不良反應還包括：胃腸—嘔吐，嘔血，下痢，小腸出血，活化潰瘍疼痛、CNS—不安，失眠，肌肉抽搐，頭痛，反射性過度興奮(reflex hyperexcitability)，強直性或陣攣性驚厥(tonic or clonic convulsions)、CV—心悸，心跳過快，潮紅，低血壓，期外收縮，循環衰竭(circulator failure)、腎臟的—利尿，脫水，蛋白尿。

醫療須知 1.下列患者使用本藥宜小心：急性心臟病，嚴重的血氧過少症(severe hypoxemia)，高血壓，心肌受損，青光眼，甲狀腺機能亢進，消化性潰瘍，糖尿病，前列腺肥大。此外，懷孕，授乳和小孩使用本藥也要小心。
2.提示患者服用腸溶錠或緩慢持續釋出的劑型，不要咀嚼或咬碎，因為這樣可能會釋出過量游離的藥物。
3.要注意小孩從直腸吸收比大人來得快，因此小孩使用栓劑要非常小心。
4.警告患者不可不分青紅皂白，亂服含有改變呼吸功能之藥物(如擬交感神經興奮藥，祛痰劑，鎮咳藥)的成藥。
5.要了解抽雪茄煙會降低theophylline的作用期，因此，要適當的調節劑量。
6.提示患者要遵照醫囑服藥，亦不可自行停藥或更換廠牌。
7.如困此類藥物不能改善病情，得考慮其他治療方法或換藥。

64402 AMINOPHYLLINE(COROPHYLLIN)

孕C 乳? 泄 肝/腎

Rx 100 MG, 200 MG/錠劑(T); 25 MG/ML, 125 MG/ML/注射劑(I); 200 MG/散劑(Pow); SR 225 MG/錠劑(T); 225 MG/持續性製劑(SR);

商 名

Aminophyllin®(中生)
Aminophyllin®(大豐) $15/I(25MG/ML-PIC/S-10ML)
Aminophyllin®(應元) $15/I(125MG/ML-PIC/S-2ML)
Aminophyllin®(濟生) $15/I(25MG/ML-PIC/S-10ML)
Aminophylline®(人人)
Aminophylline®(人生)
Aminophylline®(信東/榮民) $15/I(25MG/ML-PIC/S-10ML)
Aminophylline®(健喬信元/優良) $1.5/T(100MG-PIC/S), $2/T(100MG-PIC/S-箔)
Aminophylline®(利達) $1.5/T(100MG-PIC/S), $2/T(100MG-PIC/S-箔),
Aminophylline®(安星) $15/I(25MG/ML-PIC/S-10ML), $1.5/T(100MG-PIC/S),
Aminophylline®(強生) $1.5/T(100MG-PIC/S), $2/T(100MG-PIC/S-箔), $1.5/T(200MG-PIC/S)
Aminophylline®(榮民) $0.67/T(200MG), $1.5/T(100MG-PIC/S)
Aminophylline®(生達)
Aminophylline®(福元) $1.5/T(100MG-PIC/S), $2/T(100MG-PIC/S-箔)
Aminophylline®(福元/嘉林) $1.5/T(100MG-PIC/S)
Aminophylline®(華興) $0.67/T(100MG)
Aminophylline®(衛肯)
Aminophylline®(長安) $0.67/T(100MG)
Antiasth Slow Release®(回春堂) $2.83/SR(225MG-PIC/S)
Asiphylline®(信東) $15/I(25MG/ML-PIC/S-10ML)
Chin Tsuan S.C.®(中美兄弟)
Phyllocontin Continus®◎(BARD/嘉德) $2.83/SR(225MG-PIC/S),
Tabellae Aminophyllinae®(應元) $1.5/T(100MG-PIC/S), $2/T(100MG-PIC/S-箔)
Trans®(明大/木村)

藥理作用 本藥具有支氣管擴張、微弱強心、血管舒張、利尿和平滑肌鬆弛作用。

適應症 [衛核]氣喘及支氣管痙攣
[非衛核]治療早產兒呼吸暫停及心博過速，治療CHF時做為心臟興奮劑及利尿劑。

用法用量 口服—成人：開始時500mg，然後每6~8小時200~300mg。孩童：開始時7.5mg/kg，然後每6~8小時，5mg/kg~6mg/kg。長效錠：每8~12小時1次，每次1~2錠，飯後和睡前服用。小兒劑量：通常依照12~20mg/kg/天，8歲以上的兒童一次可服1/2~1錠，患有慢性氣喘之兒童，需較高之劑量：25~42mg/kg/天。栓劑—成人：每天1~2次，每次500mg/kg，注射要超過30分，然後依患者的年齡和健康情況，繼續點滴每小0.1~1.2mg/kg。

不良反應 (1)常用的-神經質、沮喪、噁心、嘔吐、厭食、心跳過快；(2)嚴重的-重度低血壓、心跳停止。

醫療須知 1.本藥為theophylline的ethylenediamine鹽，藥理性質相同。黃嘌呤類惟一能靜脈注射的衍生物，用於急性支氣管痙攣的發作。會發生過敏反應和皮膚炎，尤其是是注射使用。栓劑會產生直腸的刺激。肌肉注射很痛，因儘可能的避免。靜脈注射僅能用稀釋的溶液(25mg/ml)，同時要加到室溫。注射速度要很慢(最高25mg/分)來避免心臟血管的障礙，密切地監視滴注時的重要生命現象。
2.貯存溫度(℃)大於30，避光。
3.年長、急症、嚴重呼吸道問題、肝功能不全或肺水腫皆可能因為藥物廓清率降低而成為中毒之高危險群。
4.若孩童易受xanthines中樞神經刺激作用影響(神經質、坐立不安、失眠、反射亢進、抽搐、痙攣)表示可能須減少劑量。

64403 CHOLINE THEOPHYLLINATE

Rx 100 MG/錠劑(T)；

商名
Theoline®（新喜國際）

藥理作用 本藥為黃嘌呤衍生物，可擴張支氣管平滑肌和肺血管，並刺激延髓呼吸中樞，增加肺活量。

適應症 [衛核]氣喘及支氣管痙攣

用法用量 1.成人-每日口服0.4~1.2克，分三或四次劑量投予，最好是餐後投予。
2.6歲以上兒童-每日300~400mg，分數次劑量投予。
3.3~6歲62.5~125mg，一天三次。

不良反應 噁心，嘔吐，腹瀉；不安，神經質，失眠。少有心搏過速，心律不整，抽搐

醫療須知 下列患者使用本藥宜小心：心臟疾病，高血壓；消化性潰瘍病史。懷孕及哺乳婦女。心衰竭：甲狀腺功能下降；阻塞性肺部疾病，呼吸道感染；肝臟疾病。吸煙患者。

64404 DIHYDROXYPROPYL THEOPHYLLINE

Rx 150 MG/ML/注射劑(I)；

商名
Diprophyllin®（台裕） $15/I(150MG/ML-PIC/S-2ML)
Neophyllin®（信東） $15/I(150MG/ML-PIC/S-2ML)
Prophyllin M®（壽元/東洲） $15/I(150MG/ML-PIC/S-2ML)
Sinphyllin®（中化） $15/I(150MG/ML-PIC/S-2ML)

藥理作用 有強力之利尿作用及擴張冠狀動脈，末稍血管等之作用能使心臟之收縮力旺盛。並弛緩支氣管筋，能鎮靜喘息之呼吸困難及咳嗽等。

適應症 [衛核]氣喘及支氣管痙攣

用法用量 平常每日成人1~2次，注射於肌肉或緩慢注入靜脈內。

64405 DYPHYLLINE(DIPROPHYLLINE)

孕C 乳? 食+ 泄 肝/腎 半 2h

Rx 100 MG/錠劑(T)； 150 MG/ML/注射劑(I)； 200 MG/栓劑(Sup)；

商名
Children'S Sentin®（永信） $6.1/Sup(200MG-PIC/S)、
Diphyllin-M®（大豐） $15/I(150MG/ML-PIC/S-2ML)
Diprophyllin®（安星） $1.5/T(100MG-PIC/S)、$2/T(100MG-PIC/S-箔)
Diprophylline®（壽元） $15/I(150MG/ML-PIC/S-2ML)、
Prophyllin®（大豐） $1.5/T(100MG-PIC/S)
Prophyllin®（安星） $15/I(150MG/ML-PIC/S-2ML)
Prophylline® ◎（東洋/塩野義） $1.5/T(100MG-PIC/S)、
Sindelin S.C.®（福元/陽生） $0.61/T(100MG)
Sosaphylline®（濟生） $7/I(150MG/ML-2ML)

藥理作用 本藥具有支氣管擴張、微弱強心、血管舒張、利尿和平滑肌鬆弛作用。

適應症 [衛核]氣管痙攣及氣喘

用法用量 1.口服－成人：依反應每6小時劑量可達15mg/kg。孩童：每天4.4~6.6mg/kg，分數次投與
2.注射－成人：250~500mg。孩童：每天4.4~6.6mg/kg，不可靜脈注射。

不良反應 (1)常用的-心跳過快、噁心；(2)偶有-頭痛、頭昏、易怒、心悸、潮紅、低血壓、厭食、呼吸急促、發燒、蛋白尿(3)嚴重的-抽搐。

醫療須知 1.就化學結構言，本藥為theophylline相關的衍生物，在生體內不被代謝成theophylline，依分子量比率大約含70%theophylline。
2.據稱對胃腸的副作用小，對所有的副作用很少，但血中濃度和活性多少都低於theophylline。
3.半衰期短(2小時)，需要頻繁的給藥，以維持有效的血中濃度。
4.抽煙誘發肝微粒酶活性增加，而降低theophylline血中半衰期及增加身體廓清率。菸癮重患者常增加50~100%劑量。
5.母親若使用本藥，其新生兒可能有輕微心搏過速、緊張不安及窒息。

64406 OXTRIPHYLLINE

孕 C 乳 + 食 + 泄 肝 t½ 4h

℞ 200 MG/錠劑(T)；

商　名

Oxtriphylline®（世達）

藥理作用 本藥為黃嘌呤衍生物，可擴張支氣管平滑肌和肺血管，並刺激延髓呼吸中樞，增加肺活量。

適 應 症 [衛核]氣喘及支氣管痙攣

用法用量 成人：1天4次，1次200mg。孩童：1天4次，1次3.6mg/kg。

不良反應 噁心、肌肉抽搐、心悸、潮紅、厭食、發燒、腹瀉、頻尿。

醫療須知 本藥為theophylline的choline鹽，含64%theophylline。據稱有很規則化的吸收，而且比theophylline穩定，胃腸不適較小，耐受性佳。錠劑為部份的腸衣錠，起始作用延緩，但吸收比預期好。

64407 THEOPHYLLINE▲

孕 C 乳 ? 食 + 泄 肝

℞ 400 MG/錠劑(T)； 25 MG/ML/注射劑(I)； 5.34 MG/ML/液劑(Sol)； SR 400 MG/錠劑(T)；125 MG, 200 MG, 250 MG, 300 MG, 400 MG/持續性製劑(SR)；

商　名

Aminophyllin®（杏林新生/東洲）$15/I(25MG/ML-PIC/S-10ML),
Centertheo®（晟德）$25/Sol(5.34MG/ML-PIC/S-60ML), $28.9/Sol(5.34MG/ML-PIC/S-120ML),
Eiso®（黃氏）$28.9/Sol(5.34MG/ML-PIC/S-120ML), $25/Sol(5.34MG/ML-PIC/S-60ML)
Mesun S.R.M.C.®（永勝/英普）$1.39/SR(125MG)
Nosma S.R.M.C.® *（永勝/惠勝）$1.72/SR(250MG-PIC/S), $2/SR(125MG-PIC/S-箔), $1.5/SR(125MG-PIC/S)
Telin S.R.®（生達）$1.61/SR(200MG-PIC/S), $2/SR(200MG-PIC/S-箔)
Theolin S.R.®（培力）$2/SR(250MG-PIC/S-箔), $1.72/SR(250MG-PIC/S)
Theophy S.R.® *（培力）$1.61/SR(200MG-PIC/S), $2/SR(200MG-PIC/S-箔)
Thoin S.R.M.C.®（永勝）$1.72/SR(250MG-PIC/S), $2/SR(250MG-PIC/S-箔)
Thoin SR®（永勝）$1.5/SR(125MG-PIC/S), $2/SR(125MG-PIC/S-箔)
Uniphyllin Continus® ◎（BARD/嘉德）$3.78/T(400MG-PIC/S)
Ventol®（健康化學/瑞安）$25/Sol(5.34MG/ML-PIC/S-60ML)
Xanlin®（榮民）
Xanthium® ◎（SMB/天義）$2/SR(200MG-PIC/S-箔), $1.61/SR(200MG-PIC/S), $3.78/SR(400MG-PIC/S)

藥理作用 本藥會抑制phosphodiesterase的活性，防止cyclic AMP被破壞分解；cyclic AMP的濃度增加會鬆弛支氣管的平滑肌，而且會抑制內生性的過敏原，如組織胺，SRS -A從敏感化的肥大細胞釋出。其他的作用包括心肌刺激作用，輕度的利尿作用，CNS的興奮作用，增加呼吸作用，肝醣分解作用，脂解作用和促使epinephrine從腎上腺髓質釋出。

適 應 症 [衛核]氣喘及支氣管痙攣

用法用量 1.成人與老年人通常維持劑量是每12小時200mg，再依治療反應將劑量調整至300mg或400mg。理想的血中theophylline治療濃度範圍維持在5~15mg/L。
2.當血中濃度為5mg/L，治療效果較低。當血中theophylline濃度高於20mg/L時，通常才會出現明顯的副作用。
3.給予患者服用較高劑量的本品或是併服具有降低theophylline清除率的藥物時，都應監測血中theophylline濃度。

4.小孩維持劑量是每日服用二次，每次9mg/kg。有些慢性氣喘患者需要且能耐受更高的劑量，每次10~16mg/kg，每日二次。青少年可給予比成人劑量還低的劑量。

不良反應 1.常見-噁心、心跳過快；2.偶有-頭昏眼花、心悸、潮紅、厭食、腹瀉、頻尿、蛋白尿、發燒；3.嚴重者-藥物引起的癲癇、循環衰竭、呼吸停止。

醫療須知 本藥為標準的xanthine衍生物，廣泛作為一種支氣管擴張劑。同時也具有強心利尿的作用。

§ 64.5 皮質類固醇氣化噴霧劑

吸入性類固醇是目前治療氣喘這種慢性氣道發炎最有效也重要的藥物。使用得宜下，直接吸入肺部，可以最小的劑量達最好的作用 - 減少氣喘症狀，改善生活品質，改善肺功能，減少氣道過度反應，減少發作頻率及嚴重度，也減少氣喘致命的機會。一般建議在第三期(嚴重期)時，如果患者有反覆急性發作，除吸入型支氣管擴張劑外，可以考慮合併吸入性類固醇來治療。在急性惡化時，合併口服類固醇的使用可以縮短病程，並減少治療失敗的機會。

64501 BECLOMETHASONE DIPROPIONATE

孕C 乳 -

℞ 200 MCG/DOSE, 250 MCG/DOSE/吸入劑(Inh);

商　　名

Beclomet Easyhaler® (ORION/美納里尼) $451/Inh(200MCG/DOSE-PIC/S-200DOSE)

Clenil® (CHIESI/吉富)

藥理作用 本藥為一種皮質類固醇，能局部作用在呼吸道的黏膜上，產生有效的消炎作用，而無全身性作用。

適 應 症 [衛核]支氣管氣喘。

用法用量 1.成人一般維持劑量每天2次，每次吸2個200μg錫箔囊；或每天3~4次，每次吸200μg。兒童：一天2~4次，每次100μg，視反應而定。

2.a.成人：每次噴壓會釋出50μg的劑量2次(相當於0.1mg)一天3~4次。嚴重氣喘的患者開始時應每日噴吸12~16下，視反應再將劑量調低。每日最高劑量不宜超過20下吸入量。b.兒童(6~12歲)：1~2下，一天3~4次，每日最高劑量不宜超過10下吸入量。6歲以下兒童尚無完整用藥資訊。c.一般連續用1~4週，才能修改善肺部功能。

不良反應 口腔和咽喉會發生念珠菌感染。

64502 BUDESONIDE▲

孕C 乳 ? 泄 肝 ½ 4h

℞ 0.5 MG/ML, 200 MCG/DOSE/吸入劑(Inh); 200 MCG/DOSE/氣化噴霧劑(Aero);

商　　名

Duasma Hfa® ＊ (健喬信元/益得) $335/Aero(200MCG/DOSE-PIC/S-200DOSE)

Giona Easyhaler® (ORION/美納里尼)

Pulmicort Respules® ◎ (ASTRAZENECA/阿斯特捷利康) $47.4/Inh(0.5MG/ML-PIC/S-1MG)

Pulmicort Turbuhaler® ◎ (ASTRAZENECA/阿斯特捷利康) $335/Inh(200MCG/DOSE-PIC/S-200DOSE), $288/Inh(200MCG/DOSE-PIC/S-100DOSE)

藥理作用 1.Budesonide為醣皮質類固醇的一種，具有高度之局部抗發炎效果。

2.抗發炎作用，如抑制發炎介質之釋出，及抑制組織介素(cytokine)所調節之免疫反應。

3.以與醣皮質類固醇受體的親合力來評估budesonide的活性，其親合力約為prednisolone之15倍。

4.Budesonide具有抗發炎之效果：可降低過敏反應之早期或晚期階段所引起之支氣管阻塞。對過敏體質患者，budesonide可降低呼吸道對histamine(組織胺)及methacholine的敏感度。

適 應 症 [衛核]支氣管氣喘。

用法用量 1.6歲及以上之兒童：每天200~800μg，分2~4次使用。每日總劑量達400μg可一次使用此劑量。

2.成人：正常劑量範圍為每天200~800μg，分為2~4次使用。較嚴重的患者每天用量可能需要達1600μg。每日總劑量達400μg時，可一次使用此劑量。

3.維持劑量應儘量可能降到最低劑量。投與單一劑量，數小時後即可能有效果。然而完整的治療效果需要數週的治療後才可達到。本藥治療為預防療法，對於急性疾病無顯著效果。

4.如果想要增加治療效果，可以建議增加budesonide的劑量，會比併用口服皮質類固醇好。因為swinghaler，全身性副作用較低。

5.慣用口服類固醇的患者：患者應該在相當穩定的狀況下，才能開始由口服類固醇轉用budesonide治療。首先以高劑量budesonide與原先的口服類固醇合併使用約10天，之後即可逐漸降低口服劑量(比如以相當於每個月205mg prednisolone的減量方式)到最低的程度。通常可完全停用口服類固醇製劑。

6.Budesonide的使用方式：

①雙手握緊吸入器兩端，往下壓，打開透明蓋。

②以水平式握住吸入器茶色按鈕，使吸入器之劑量指示窗朝上，上下垂直搖動吸入器3~4次。

③往吸嘴方向按壓茶色按鈕一次。

④吐氣並含住呼吸。

⑤將吸嘴置於齒間，以唇將吸嘴含住。快速且深吸藥物至嘴中，接著含住呼吸幾秒，等藥物吸收。之後緩慢地吐氣。

⑥再次按壓茶色按鈕一次，使吸入器回到可被使用的狀態。(再次按壓茶色按鈕一次，如此則此劑量不會被浪費)。

⑦使用後蓋回瓶蓋。

⑧若處方多於一次的劑量，則重複步驟2~6。

⑧用藥後，請用水漱口。

不良反應 1.常見(<1/100)呼吸道：口咽部念珠菌感染、喉嚨輕微刺激、咳嗽、嘶啞。

2.罕見(1/1000)：全身：血管神經性水腫。皮膚：皮疹、蕁麻疹、紅疹、皮膚炎。呼吸道：支氣管痙攣。

醫療須知 1.依文獻記載，為了降低口腔及咽喉發生念珠球菌感染之危險性，應教育患者在每次給藥之後，以水漱口。

2.應避免與ketoconazole、itrakonazole或其他強效之CYP3A4抑制劑併用。若無法避免時，則兩者給藥之時間間隔，越長越好。

3.對由全身性作用類固醇移至budesonide之患者，及腦下垂體-腎上腺皮質功能被懷疑有異常之患者，均應特別注意。這類患者應小心地降低其全身性類固醇之劑量，並考量檢測其下視丘-腦下垂體-腎上腺皮質之功能。

4.由口服類固醇療法轉用budesonide時，患者可能發生肌肉關節疼痛等以前會有的症狀，這樣的患者有時需暫時增加口服類固醇的劑量。如果在偶發性案例中有疲倦、頭痛、噁心、嘔吐或發生類似之症狀，通常應懷疑係類固醇之效果不足所致。

5.由budesonide取代口服類固醇療法時，有時會顯現先前受全身治療所控制之過敏症，如鼻炎及濕疹。

6.應告知患者，如治療之效果普遍降低時，應與醫師聯繫。當需多次之吸入方能應付之嚴重氣喘發作時，不要延誤開始採用其他有效之療法。如果狀況突然惡化時，必須添加短期之口服類固醇。

64503 FLUTICASONE PROPIONATE

孕C 乳?

Rx 50 MCG/DOSE, 250 MCG/DOSE/吸入劑(Inh);

商　名　Filxotide TM Accuhaler TM® ◎ (GLAXO WELLCOME/葛蘭素史克) $472/Inh(250MCG/DOSE-PIC/S-15MG)　Flixotide Evohaler® ◎ (GSK/葛蘭素史克) $187/Inh(50MCG/DOSE-PIC/S-6MG),

藥理作用　本藥為新型糖皮質類固醇，對glucocorticosteroid receptor具有高選擇性能產生高度局部的抗發炎作用，以fluocinolone的強度100作為標準，本藥的局部抗炎強度為945，因此可減輕氣喘之症狀及惡化，而無糖皮質類固醇全身性給藥所觀察到的副作用。

適應症　[衛核]用於預防性治療成人及兒童氣喘。

用法用量　1.成人和16歲以上的兒童，100~1000mcg，一天二次。應依患者疾病的嚴重程度適當給予吸入性fluticasone propionate的起始劑量。輕度氣喘：100mcg~250mcg，一天二次。中度氣喘：250mcg~500mcg，一天二次。重度氣喘：500mcg~1000mcg，一天二次。

2.劑量得依個人反應作適當調整直到能加以控制或降低至最小有效劑量為止。大於4歲的兒童，50mcg~200mcg，一天二次。應依兒童疾病的嚴重程度適當給予吸入性fluticasone propionate的起始劑量。可為50mcg或l00mcg，一天二次。

不良反應　有些患者在口腔和喉部會發生念珠球菌感染(鵝口瘡)，使用吸入劑後以水嗽口可能對這些患者有所幫助，症狀性念珠球菌病則以局部抗黴菌劑治療，而可繼續使用吸入性fluticasone propionate、某些患者可能造成嘎聲(hoarseness)，在吸入後立即以水漱口可能有些幫助。

醫療須知　1.氣喘應依階段性療程來處理，患者的反應則須藉臨床症狀或肺功能測試來監測。如果須以增加短效型吸入性β2-致效劑的使用來控制症狀，即表示對於氣喘的控制惡化。此時應重新評估患者的治療計劃。急劇及漸進的氣喘控制惡化是有潛在生命威脅的，應考慮增加皮質類固醇的劑量。

2.本藥不宜用於急性發作，但適用於例行的長期治療。患者須使用快速而短效的吸入性支氣管擴張劑來舒解急性氣喘症狀。

3.應檢視患者使用吸入劑的技巧，以確使其藥物的噴出與吸氣同時動作，而將藥物的傳送肺部達到最佳狀況。

4.本藥之治療不可突然中止。

5.與所有吸入性皮質類固醇藥物一樣，應特別注意活動性或潛伏性肺結核患者。

6.對老年患者或肝、腎功能不全的患者不需要調整劑量。

§ 64.6 單株抗體類氣喘治療藥

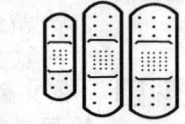

64601　BENRALIZUMAB

孕 C　乳 ?　泄 水解酶　半 15. 5D

℞　30 MG/ML/注射劑(I);

商　名　Fasenra® (CATALENT/阿斯特捷利康) $62760/I(30MG/ML-PIC/S-1ML)

藥理作用　1.Benralizumab是抗嗜酸性白血球、人源、去岩藻糖化的單株抗體(IgG1、kappa)。Benralizumab以高親和力(16pM)及專一性，結合人類介白素5受體的α次單元(IL-5Rα)。

2.IL-5受體特別表現在嗜酸性白血球和嗜鹼性白血球的表面。Benralizumab的Fc結構中無岩藻糖，形成對免疫作用細胞上FcγRIII受體的高親和力(45.5nM)，例如對自然殺手(NK)細胞，增強抗體依賴性細胞介導的細胞毒性(ADCC)，使嗜酸性白血球和嗜鹼性白血球細胞凋亡。

3.發炎反應是氣喘發病機轉中的重要部分，許多種類的細胞(如肥大細胞、嗜酸性白血球、嗜中性白血球、巨噬細胞、淋巴細胞等)與介質(如組織胺、類十二烷酸、白三烯、細胞激素等)參與其中。

4.Benralizumab藉由與IL-5Rα結合，透過ADCC使嗜酸性白血球數量減少；然而，benralizumab治療氣喘的機制尚未明確地被建立。

適應症 [衛核]FASENRA適用於嗜酸性白血球表現型的嚴重氣喘成人病人，做為附加維持治療。

用法用量 1.前3劑為每4週一次皮下注射30毫克本藥，之後每8週一次皮下注射30毫克本藥。
2.本藥用於長期治療時至少每年應依據疾病嚴重度、氣喘惡化控制和血中嗜酸性球濃度評估是否繼續接受治療。
3.本藥應由醫護專業人員以皮下注射方式給藥。依照臨床實務，建議在給予生物製劑後監測病人。
4.本藥應注射於上臂、大腿或腹部，請勿注射在皮膚觸痛、瘀傷、紅斑或變硬的部位。

不良反應 1.嗜酸性白血球表現型的嚴重氣喘病人最常見的不良反應為頭痛(8%)和咽喉炎(3%)。
2.其它大於或等於3%的不良反應：頭痛、發熱、咽喉炎、過敏反應。

醫療須知 1.本藥不適用於治療氣喘急性發作。
2.施用本藥後，曾發生過敏反應(例如過敏反應(anaphylaxis)、血管性水腫、蕁麻疹、丘疹性蕁麻疹、紅疹)。
3.若病人在接受本藥治療期間受到感染，並對蠕蟲治療無反應，則應中斷本藥治療直到感染治癒。

64602 OMALIZUMAB▲

孕 B 乳 ? 泄 肝 半 26D

℞ 150 MG, 150 MG/ML/注射劑(I);

商名

Xolair® ◎ (NOVARTIS/諾華) $14234/I(150MG/ML-PIC/S-1ML), $14234/I(150MG-PIC/S-150MG),

藥理作用 1.Omalizumab是重組DNA衍生的單株抗體，可選擇性與人體IgE結合，以防止IgE和高親和力的FcεRI受體結合，因此減少了可以啟動過敏反應的游離IgE量，而減少過敏反應。
2.利用omalizumab治療異位性體質的患者時，明顯地減少嗜鹼細胞上的FcεRI受體。
3.自受試者分離出嗜鹼細胞進行體外試驗，利用過敏原刺激，發現omalizumab治療後所釋出的組織胺較治療前降低約90%。
4.在臨床試驗投與起始劑量後的一小時內，游離IgE的血清濃度會隨著劑量的增加而降低，並維持在整個投藥期間。在建議劑量下，游離IgE的平均血清濃度減少96%以上。

適應症 [衛核]1.過敏性氣喘附加療法：為附加療法用於改善已接受高劑量吸入性類固醇製劑及長效乙二型作用劑(s2- agonist)治療下仍有頻繁之日間症狀或夜間覺醒且具有多次重度氣喘惡化紀錄之重度持續過敏性氣喘成人、青少年及兒童(6歲及以上)病人之氣喘控制。這些氣喘病人必須有經由皮膚測試或體外試驗顯示長期對空氣中過敏原呈陽性且肺功能降低(FEV1＜80%)。僅適用於證實為IgE媒介型之氣喘病人。
2.慢性鼻竇炎併鼻息肉附加療法：適用於對鼻腔內皮質類固醇製劑治療無法達到適當的疾病控制之慢性鼻竇炎併鼻息肉成人(18歲以上)病人作為附加療法。適用於病人血清IgE濃度有相對應建議的投與劑量。
3.慢性自發性蕁麻疹(Chronic Spontaneous Urticaria, CSU)附加療法：適用於治療對H1抗組織胺製劑治療反應不佳之慢性自發性蕁麻疹成人及青少年(12歲及以上)病人作為附加療法。

用法用量 1.氣喘：成年及大於12歲病人
2.和慢性鼻竇炎併鼻息肉：成年病人
成年及大於12歲病人皮下注射：若單次劑量超過150mg，應分開數個部位注射。(每個注射部位劑量不超過150mg)
a.

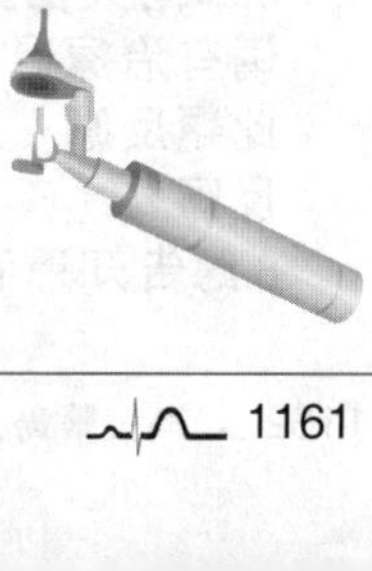

表一：每四週投予一次。喜瑞樂每四週皮下注射劑量(毫克)

治療前之血中 IgE 濃度 (IU/mL)	體重(kg)									
	≧ 20~25*	>25~30*	>30~40	>40~50	>50~60	>60~70	>70~80	>80~90	>90~125	>125~150
	劑量(mg)									
≧ 30~100	75	75	75	150	150	150	150	150	300	300
>100~200	150	150	150	300	300	300	300	300	450	600
>200~300	150	150	225	300	300	450	450	450	600	
>300~400	225	225	300	450	450	450	600	600	每二週投藥一次。見表二	
>400~500	225	300	450	450	600	600				
>500~600	300	300	450	600	600					
>600~700	300		450	600						

* 慢性鼻竇炎併鼻息肉試驗中，未研究體重 < 30 公斤患者

b.

表二：每二週投予一次。喜瑞樂每二週皮下注射劑量(毫克)

治療前之血中 IgE 濃度 (IU/mL)	體重(kg)									
	≧ 20~25*	>25~30*	>30~40	>40~50	>50~60	>60~70	>70~80	>80~90	>90~125	>125~150
	劑量(mg)									
≧ 30~100	每四週投藥一次。見表一									
>100~200										
>200~300										375
>300~400									450	525
>400~500							375	375	525	600
>500~600						375	450	450	600	不可給藥
>600~700		225			375	450	450	525		
>700~800	225	225	300	375	450	450	525	600		
>800~900	225	225	300	375	450	525	600			
>900~1000	225	300	375	450	525	600				
>1000~1100	225	300	375	450	600					
>1100~1200	300	300	450	525	600					
>1200~1300	300	375	450	525						
>1300~1500	300	375	525	600						

* 慢性鼻竇炎併鼻息肉試驗中，未研究體重 < 30 公斤患者

3.慢性自發性蕁麻疹：成年及大於12歲病人皮下注射150或300mg每四週給藥一次。
4.藥品配製方法及安定性：
a.本藥為預充填注射針筒，只能皮下注射，不能靜脈或肌肉注射。
b.藥品從冰箱取出後，先靜置20分鐘後使其達室溫狀態，施打前再打開包裝。

不良反應 臨床試驗期間最常見的副作用報告為注射部位的反應，包括注射部位疼痛、腫脹、紅斑與搔癢及頭痛。大部份的不良反應為輕度或中度。

醫療須知 1.本藥不適用於治療急性氣喘惡化，急性支氣管痙攣或氣喘重積症(status asthmaticus)。
2.本藥對異位性皮膚炎、過敏性鼻炎或食物過敏的研究尚不足。
3.本藥尚無用於治療患有自體免疫疾病、免疫複合物媒介性疾病、或已有肝或腎功能不全患者的研究資料。本藥用於這些患者時應特別小心。
4.應警告患有糖尿病、葡萄糖-半乳糖吸收不良症、果糖不耐性或缺乏蔗糖-異麥芽糖酶的患者，因為每劑150mg的本藥含有108mg的蔗糖。
5.如同其他蛋白質，可能會發生局部或全身性過敏反應，包括過敏性的反應。因此應備有治療過敏性反應的藥品，以便可以在投與本藥後立即使用。應告知患者可能會有此類反應，且於過敏反應發生時，應立即尋求醫療處置。在臨床試驗中少見有過敏性反應。
6.應告知患者於接受本藥治療時可能會產生暈眩或疲勞，若發生此情況，不可駕駛或

操作機械。

64603 TEZEPELUMAB

Rx 110 MG/ML/注射劑(I);

商　名

Tezspire® ◎ (AMGEN/阿斯特捷利康) $29165/I(110MG/ML-PIC/S-1.91ML)

藥理作用 1.本藥是一種抗TSLP人類單株抗體(IgG2λ)，以高親和力與人類TSLP結合(Kd=15.8pM)，並阻止其與異二聚體TSLP受體之交互作用。

2.以tezepelumab阻斷TSLP可使與發炎相關之生物標誌分子與細胞激素下降，包含血中嗜酸性白血球、IgE、FeNO、IL-5和IL-13。

3.呼吸道發炎對氣喘的出現和持續具有核心作用。多種細胞類型(如肥大細胞、嗜酸性白血球、嗜中性白血球、巨噬細胞、淋巴細胞、ILC2細胞)與介導物(如組織胺、類花生酸、白三烯與細胞激素)參與呼吸道發炎反應。

適 應 症 [衛核]12歲以上嚴重氣喘病人的附加維持治療(add-on maintenance therapy)。使用限制：不適用於緩解急性支氣管痙攣或重積性氣喘(status asthmaticus)。

用法用量 1.成人及青少年(12歲以上)：建議劑量為每4週皮下注射210毫克本藥。

2.如果錯過一劑藥物，應盡速注射藥物，之後，病人可以依平常的用藥日恢復用藥。如果下一劑用藥時間已到，則按計畫用藥。不可一次注射雙倍劑量。

3.本藥應注射到大腿或腹部，但肚臍周圍2吋(5公分)除外。

不良反應 咽喉炎、皮疹、關節痛、注射部位反應。

醫療須知 1.過敏反應(例如過敏性休克、皮疹)可能在本藥用藥後出現。

2.本藥不適用於治療急性氣喘症狀或急性發作，請勿使用本藥治療急性支氣管痙攣或重積性氣喘。

3.開始使用本藥治療後，請勿突然停用全身性或吸入性皮質類固醇。若適合減少皮質類固醇劑量，應在醫師監督下逐步調降劑量。

4.胸腺基質淋巴球生成素(TSLP)可能涉及某些蠕蟲感染所引發的免疫反應。有蠕蟲感染的病人應先接受治療，之後再開始本藥治療。

5.本藥和減毒活疫苗併用尚未經過評估。接受本藥治療的病人，應避免使用減毒活疫苗。

§ 64.7 Anti-muscarinic類氣喘治療劑

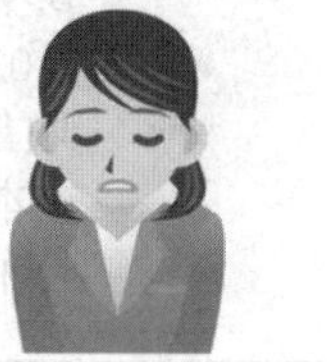

64701 IPRATROPIUM

孕B 乳? 泄 肺 T½ 1.5~2h

Rx 0.25 MG, 0.25 MG/ML/Inh Sol;

商　名

Atrovent Nebuliser® ◎ (BOEHRINGER INGELHEIM/百靈佳殷格翰) $6.3/Inh Sol(0.25MG/ML-PIC/S-2ML)
Ipium Inhalant® (歐帕/瑩碩)
Iprasthma Nebuliser® (聯亞/科進)
Ipratran Inh.® (麥迪森/信東) $6.3/Inh Sol(0.25MG/ML-PIC/S-2ML),
Itrapin Nebulizer® (晟德)

藥理作用 本藥為一種副交感神經抑制劑，在極低劑量下，對支氣管的局部作用具有高度的選擇性，因此，能降低cyclic GMP的濃度，而擴張支氣管的口徑。

適 應 症 [衛核]慢性阻塞性支氣管炎、支氣管氣喘。

用法用量 下列的推薦劑量適用於成人與孩童：間歇性及長期治療，每天數次，每次2個定量(平均每天3~4次，每次2個定量)。為了持續地消除症狀，最好應該每隔4小時吸一次。治療發作：需要2~3個定量。

不良反應 咳嗽，頭痛，頭重感震顫，腹部不適，心悸，視力模糊，苦味，嘶啞，尿滯留。

醫療須知 1.氣喘急性發作，不宜使用本藥急救。
2.本藥適於長期治療用，特別是與其他支氣管擴張劑併用，療效尤佳。
3.每次噴霧間隔30~60秒，才能達到最佳效果，每次吸入間隔為3分鐘。

64702 METHACHOLINE CHLORIDE 孕C 乳-

Rx 100 MG, 1280 MG/吸入劑(Inh);

商 名 Provocholine Inh.® ◎ (PANCAP/友華)

藥理作用 1.Methacholine chloride是屬於乙醯膽鹼之β-甲基同系物，與後者不同之處主要是它的作用時間較長，且具選擇性作用。
2.與乙醯膽鹼相比，methacholine chloride被乙醯膽鹼酯酶水解的速度較慢，且幾乎可完全抵抗非特異性膽鹼酯酶或偽膽鹼酯酶的去活化作用。
3.當吸入含methacholine chloride之氯化鈉溶液，患有氣喘的患者明顯較健康的人對methacholine引發的支氣喘收縮敏感。這個反應上的差異是PROVOCHOLINE吸入性診斷測試之藥理基礎。

適應症 [衛核]輔助氣喘之診斷。

用法用量 1.本藥吸入性測試開始前，必須先進行基準線肺功能測試。患者在進行吸入性測試時的1秒鐘強力呼氣體積(FEV_1)必須至少為預測值的70%。
2.測試的陽性反應目標值，為與吸入對照之氯化納溶液後相比，下降20%之1秒鐘強力呼氣體積。目標為值應在本藥吸入性測試開始前即加以計算並記錄。

不良反應 1.153例methacholine chloride測試中，發生相關的不良反應包括各有一例的頭痛、喉嚨刺痛、頭重腳輕及搔癢。
2.若以口服或注射方式投與，methacholine chloride相關的反應報告有噁心及嘔吐、胸骨下疼痛或壓迫感、低血壓、頭昏及暫時性的完全心跳停止。

醫療須知 1.對癲癇、併有心跳過緩之心血管疾病、迷走神經興奮、胃潰瘍、甲狀腺疾病、泌尿道阻塞的患者，或其他會因膽鹼作用劑產生不良影響的狀況下，methacholine chloride只能在醫師認為對患者利益大於潛在危機時給予。
2.本藥為一種支氣管收縮劑，僅用於診斷用途，不可做為治療性藥物。
3.本藥可能會導致嚴重的支氣管收縮及呼吸功能降低，呼吸道具高敏感性的患者在0.025毫克/毫升之低劑量(0.125累積單位)下即會發生支氣管收縮。若發生嚴重的支氣管收縮，應馬上以速效之吸入性支氣管擴張劑(乙型作用劑)來逆轉其作用。
4.本藥測試不應執行於臨床上明顯患有氣喘、哮喘、或肺功能測試中基準線非常低(如，1秒鐘強力呼氣體積少於1~1.5公升或少於預測值之70%)之患者。

64703 TIOTROPIUM BROMIDE MONOHYDRATE MICRONIZED▲

Rx 5 MCG/DOSE, 0.022 MG/吸入劑(Inh);

商 名 Alvospiva® (Micro-sphere/美時)　Spiriva Respimat® ◎ (BOEHRINGER INGELHEIM/百靈佳殷格翰) $1453/Inh(5MCG/DOSE-PIC/S-150MCG)

藥理作用 1.Tiotropium為一長效、專一性的抗毒蕈劑(antimuscarinic agent)，在臨床藥學上通常稱之為抗膽鹼藥物。對於各種毒蕈性受體(muscarinic receptor，M1~M5)有相似的親和力。
2.抑制氣管平滑肌上的M3受體，會使氣管放鬆。此乃是競爭性(competitive)與可逆性(reversible)的拮抗作用。
3.在臨床試驗前的體外與體內試驗，可觀察到氣管保護作用與劑量有關，且可持續長達24小時以上。長效作用可能是因為tiotropium與M3受體的分離速度很慢，其分離半衰期很明顯地長於ipratropium。
4.Tiotropium為四級銨(N-quaternary)之抗膽鹼性劑，當吸入時，可局部選擇性作用於支氣管，在產生有效治療濃度時也不會產生全身性抗膽鹼作用。

5.在體外功能性試驗中，tiotropium與M2受體分離的速度較M3快，因此以動力學的角度而言，對M3受體的選擇性高於M2。
6.與受體作用強且分離速度慢，所以在臨床上治療慢性阻塞性肺疾(COPD)之患者有顯著且長效的支氣管擴張作用。

適應症 [衛核]慢性阻塞性肺疾(包括慢性支氣管炎及肺氣腫)之維持治療及降低惡化。
適用於已接受吸入性皮質類固醇合併其他控制型藥物仍未控制症狀之6歲及以上的嚴重持續性氣喘病人，作為維持性支氣管擴張劑附加治療。

用法用量 1.Tiotropium推薦劑量為每日吸入一顆膠囊，定時以本藥吸入器(HANDIHALER device)吸入使用。
2.Tiotropium膠囊不可口服。年老者可依tiotropium之推薦劑量使用。腎功能受損患者可依tiotropium之推薦劑量使用。但是與其他主要經由腎臟排泄之藥物相同，當使用於中度到嚴重腎功能受損患者時，需嚴密監控病情。
3.肝功能受損患者可依tiotropium之推薦劑量使用。尚未有tiotropium使用於嬰兒及兒童的經驗，因此不建議使用於此年齡群。
4.使用方法：a把護蓋向上打開，接著打開含口器。b將膠囊從blister中取出來(使用前才取出)，將一顆膠囊放置於中央室中，膠囊任一端朝上均可。c關上含口器，直到聽見"卡搭"聲，表示已關緊。讓護蓋保持開啟著。d握住HANDIHALER，讓含口器朝上，按壓右側的按鈕然後放開，這個動作可使位於中央室的膠囊有一個孔洞，當你開始吸入時膠囊內的藥物會釋出。e儘可能呼氣。注意：無論何時都不要對著含口器呼氣。
5.依下列方式吸入藥物：將HANDIHALER放入口中，雙唇緊緊啣住含口器，保持頭部朝上的姿勢，然後慢慢地深吸，其吸入速度為能夠聽見膠囊振動的聲音。深呼吸直到肺部已滿，然後秉住呼吸直到無法忍受，同時將HANDIHALER自嘴中取出，回復正常呼吸。注意：再一次重複步驟5，6，以確保吸入完整的劑量。
6.再次打開含口器，將使用過的膠囊倒出，關上護蓋及含口器，保存HANDIHALER。

不良反應 1.胃腸道：14%：輕微口乾，持續治療後症狀會解除，>1%且<10%：便秘。
2.呼吸系統：>1%且<10%：咳嗽及局部刺激包括喉嚨刺激(與其他吸入治療相同)。
3.心血管系統：>0.1%且<1%：心搏過快，有個案發生心室上心搏過速，曾有報導患者使用tiotropium發生心房顫動，但通常為較敏感性之患者。
4.泌尿系統：>0.1%且<1%：排尿困難、尿液滯留(易發生於男性)。
5.過敏反應：>0.1%且<1%：有個案發生過敏反應包括血管性水腫。
6.其他抗膽鹼性作用：視線模糊及急性青光眼也可能發生。與其他吸入劑使用時相同，因吸入引發的支氣管痙攣也可能發生。

醫療須知 1.Tiotropium為每日一次持續性之支氣管擴張劑，不可用於急性支氣管痙攣的最初治療，即不可用於急救治療。
2.在吸入tiotropium後，有可能會發生立即的過敏反應。
3.與其它抗擬膽鹼性劑相同，狹角青光眼、攝護腺肥大、或膀胱頸阻塞之患者應小心使用。
4.吸入性藥物可能會因吸入方式而引發支氣管痙攣。
5.與其他主要經由腎臟排除的藥物相同，當tiotropium用於中度至嚴重腎功能受損之患者時，應密切監測。(肌酐酸清除率小於每分鐘50毫升)。
6.應指導患者正確使用tiotropium吸入用膠囊的方法。必須小心不可讓藥粉進入眼睛；眼睛疼痛或眼睛不舒服、視線模糊、與充血性結膜炎所造成的紅眼有關之視覺上有光影或多彩影像、及角膜水腫可能是急性狹角青光眼的症狀。若合併發生以上症狀，應立刻請教醫生。使用縮瞳眼用滴劑並非有效的治療方法。
7.使用tiotropium每日不可超過一次。
8.Tiotropium膠囊只可以用本藥吸入器(HANDIHALER device)來吸入使用。
9.目前沒有關於tiotropium使用於孕婦之臨床報告。動物實驗並未顯示tiotropium對於懷孕、胚胎/胎兒發育、分娩或出生後發育，可能造成直接或間接的傷害。

10.目前沒有關於tiotropium使用於授乳婦女之臨床報告。而齧齒類動物之乳汁研究發現，少量的tiotropium會分泌至乳汁。

11.Tiotropium不應使用於懷孕或授乳婦女，除非所預期的利益超過可能發生於未出生小孩或胎兒的風險。

§ 64.8 其他類

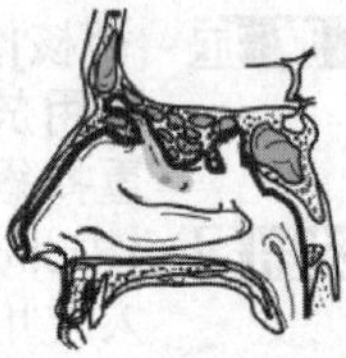

64801 CICLESONIDE

℞ 80 MCG, 160 MCG/DOSE/吸入劑(Inh);

商　名

Alvesco® ◎ (Kindeva/大昌華嘉) $356/Inh(160MCG/DOSE-PIC/S-60DOSE),

藥理作用 1.在吸入性過敏原反應試驗前先給予ciclesonide七天，會明顯減弱初期及末期過敏反應。以吸入式ciclesonide治療也顯示可以降低發炎細胞(嗜伊紅血球)增生及發炎介質所誘導出的痰。

2.Ciclesonide可用於氣喘的預防性治療，減少急性氣喘發作。Ciclesonide並不能用於減緩急性氣喘症狀。

適 應 症 [衛核]成人、青少年及四歲以上兒童之持續性氣喘。

用法用量 1.建議劑量，兒童(4~11歲)為每天80~160微公克，成人與青少年患者則為每天80~1280微公克。患者應依其個別氣喘嚴重程度給予適當的ciclesonide起始劑量。

2.剛被診斷出患有氣喘，或是之前不曾使用過吸入性類固醇製劑治療之患者的標準起始劑量為：

a.成人和青少年患者建議劑量：輕微氣喘：80微公克/一天1次。中度氣喘：160~320微公克/一天1次。嚴重氣喘：320微公克~640微公克/一天1次，或320微公克/一天2次。口服類固醇依賴性之氣喘：320~640微公克/一天2次。對於某些成人和青少年患者，使用劑量減至80微公克/一天1次，可能為一有效維持劑量。

b.兒童(4~11歲)建議劑量：輕微至嚴重氣喘：80~160微公克/一天1次，或80微公克/一天2次。當ciclesonide為一天投與一次時，比較建議在晚上投與，雖然在早上投與也是有效的。患者需依照醫師的指示，固定於早上或晚上投與。投與ciclesonide24小時內症狀會開始改善，一但病情控制後，ciclesonide的給予劑量應依照個人情形，調整到可以維持良好氣喘控制的最低劑量。

c.由其他吸入性類固醇製劑轉為使用ciclesonide之患者：在之前的治療已良好控制氣喘之患者，投與ciclesonide的初始建議劑量為CFC-BDP(BDP administered using CFC propellant)一天劑量的一半或等效的劑量。氣喘未能控制良好的患者，則建議以微公克對微公克的換算基礎由CFC-BDP轉換至上述所建議之每日最高劑量。

d.Ciclesonide在有無輔助器下(例如AeroChamber plusTM)皆可使用。

不良反應 1.常見的(1~10%):自相矛盾的氣管痙攣(1.0%)

2.不常見的(0.1~1%):聲音嘶啞(0.9%)、投與部位有灼熱感、發炎和刺激感(0.6%)、味道不佳(0.4%)、投與部位乾躁(0.3%)、皮疹和濕疹(0.3%)、吸入後咳嗽(0.3%)。

醫療須知 對於ciclesonide所含之任一成份過敏的患者不應使用。

1.如同其他吸入性類固醇製劑，投與ciclesonide於開放性或非開放性肺結核患者或因黴菌、細菌、病毒引起的呼吸道感染之患者時，需小心注意。

2.如同其他吸入性類固醇製劑，ciclesonide不能用於治療氣喘連續狀態(status asthmaticus)，或須加強處置的急性氣喘發作的情況。

3.如同其他吸入性類固醇製劑，ciclesonide並不能用於減緩急性氣喘症狀，此時需要投與短效型支氣管擴張吸入劑。建議患者應備有此類急救藥品。
4.嚴重性氣喘的患者是急性氣喘發作的高危險群，所以要定期評估氣喘控制狀況，包括了肺部功能測試。當患者使用短效型支氣管擴張劑來緩解氣喘的次數越多時，代表氣喘控制的狀況不好。若患者發現短效型氣管擴張劑效果越來越差或需要的使用次數多於平常時，需尋求醫療處置。在此情形下，患者的狀況需重新評估，並考慮給予抗發炎藥物治療(如高劑量的ciclesonide或投與一個療程的口服類固醇)。嚴重的氣喘惡化應依照標準醫療規範處理。
5.吸入性類固醇製劑可能發生全身性的作用，尤其是給予高劑量且長期使用之下。但這些作用發生的機會比口服類固醇來得小。可能的全身性作用，包括了腎上腺抑制、兒童和青少年的成長遲緩、骨頭礦物質密度的下降、白內障和青光眼。所以將使用吸入性類固醇製劑的劑量調整到可以良好控制氣喘之最低有效維持劑量非常的重要。
6.投與吸入性ciclesonide的好處是可以將口服類固醇的需求減至最低。然而當患者由口服類固醇轉為使用ciclesonide後，腎上腺功能受損的危險仍存在一段相當長的時間。且口服類固醇的副作用可能會持續一段時間。
7.當ciclesonide治療氣喘反應不好或氣喘越來越惡化時，應增加吸入ciclesonide的劑量，若有感染情形發生，必要時可以給予全身性類固醇和/或抗生素治療。
8.以ciclesonide治療時不應突然中斷。

64802 CROMOLYN SODIUM (CROMOGLYCATE)

孕 B 乳 ? 泄 胆/腎 t½ 80～90m

Rx

20 MG/ML/液劑(Sol)； 20 MG/ML, 40 MG/ML/噴液劑(Spr)；

商名

Allergocrom Nasal Spray® (URSAPHARM/吉富) $64/Spr(20MG/ML-PIC/S-15ML)
Cromyn Nasal Spray® (黃氏) $86/Spr(40MG/ML-15ML)
Suallergic Nasal Spray® (歐帕/廣欣) $64/Sol(20MG/ML-15ML)

藥理作用 1.當宿主暴露在特殊的抗原下，本藥可抑制敏感化肥大細胞釋出內生性過敏原，如組織胺，SRS-A(Slow Reactine Substance of Anaphylaxis)。
2.本藥沒有內因性支氣管擴張，抗組織胺或血管收縮的作用，所以本藥只有預防的效果。

適應症 [衛核]急性鼻炎、過敏性鼻炎、鼻竇炎、鼻咽炎。
[非衛核](1)本藥可做為嚴重的，長年性支氣管抗氣喘的預防製劑(減輕症狀的嚴重性和/或支氣管擴張劑的需要量)。(2)食物過敏的症狀療法

用法用量 吸入20mg，每天4次，每個膠囊都含有20mg的cromolyn粉末，心須裝置入吸入器內，然後，按照仿單的說明投與。吸入劑： 一天4次，每次2個吸入量。

不良反應 咳嗽，鼻充血，咽喉刺激，哮喘聲，流淚，腮腺腫脹，發疹，蕁麻疹，血管水腫，排尿困難，尿意頻繁，關節腫脹，眩暈；偶而發生者：聲音沙啞，肌痛，昏眩，對光敏感，末梢神經炎，腎痛，貧血，剝落性皮膚炎，短暫性眼灼熱刺痛感。嚴重的-血管性水腫，支氣管痙攣，急性過敏。

醫療須知 1.如果依賴類固醇的氣喘患者使用cromolyn後，症狀獲得改善，可逐漸的減少corticosteroid的劑量，同時仔細觀查患者狀況惡化的情形或腎上腺功能不全的症狀，當精神受到壓力或呼吸失去控制時，要準備重建類固醇的治療。
2.除非在醫師的照料下，否則，不可突然停止cromolyn的治療，因為可能會加劇氣喘的狀況。
3.腎功能受損的患者和孕婦使用本藥宜小心。
4.要確定患者已了解投與本藥真正的方法，要小心的按照仿單的指示操作，警告患者不可吞服膠囊。
5.當急性發作時，教導患者避免吸入本藥，因為粉末的顆粒會刺激呼吸道，使症狀更加惡化。

6.在使用cromolyn治療4個星期以後，如果沒有獲得改善，應該重新估計患者的藥物處方。

64803 FENSPIRIDE(DECASPIRIDE)

醫療須知 由於本藥可能有突發性或致命性心臟不良反應(如QT區間延長及torsade de pointes)，為確保民眾用藥安全，自109年6月17日起廢止含fenspiride成分藥品許可證。

64804 KETOTIFEN

孕C 乳？

Rx 1 MG/錠劑(T)； 1 MG/膠囊劑(C)； 0.2 MG/ML/糖漿劑(Syr)；

商名

Asfen®（生達）$1.51/T(1MG-PIC/S)
Asthan®（培力）$1.51/T(1MG-PIC/S)，$2/T(1MG-PIC/S-箔)
Astifen®（榮民）$1.51/T(1MG-PIC/S)
Asumalife®（永信）$1.51/C(1MG-PIC/S)，$2/C(1MG-PIC/S-箔)
Athmin®（晟德）$42/Syr(0.2MG/ML-PIC/S-60ML)，$78/Syr(0.2MG/ML-PIC/S-120ML)，
Chin Ni Chuan®（人生）$1.04/C(1MG)
Cofen®（正和）$1.51/T(1MG-PIC/S)，
Deantran®（羅得）$1.5/T(1MG-箔)，$1.51/T(1MG-PIC/S)
Defen®（健喬信元/瑞安）$2/C(1MG-PIC/S-箔)，$1.51/C(1MG-PIC/S)
Katifen®（優生）$1.51/T(1MG-PIC/S)，
Kefen®（華興）$1.51/T(1MG-PIC/S)，$2/T(1MG-PIC/S-箔)
Ketibron®（衛達）$1.51/C(1MG-PIC/S)，$2/C(1MG-PIC/S-箔)
Ketifen®（黃氏）$1.51/T(1MG-PIC/S)，
Ketimin®（元宙）$1.51/T(1MG-PIC/S)，
Ketofen®（派頓/恆信）
Ketofen®（皇佳）
Ketofen®（衛肯/華琳）$1.51/T(1MG-PIC/S)，
Ketomin®（永勝）$1.51/C(1MG-PIC/S)
Ketoti®（永吉）$1.51/T(1MG-PIC/S)
Ketotifen®（井田）$1.51/T(1MG-PIC/S)，$2/T(1MG-PIC/S-箔)
Ketotifen®（安星）$1.04/T(1MG)
Ketozen®（信隆）$1.51/T(1MG-PIC/S)
Lotifen®（強生）
Mamicon®（派頓）$1.51/C(1MG-PIC/S)
Santiten®（成大）$1.51/T(1MG-PIC/S)，$2/T(1MG-PIC/S-箔)
Sintifen®（信東）
Soother®（中化）$1.51/T(1MG-PIC/S)，
Syntifen®（優良/健喬信元）
Zatizen®（十全）$1.51/T(1MG-PIC/S)，

藥理作用 本藥(1)能抑制化學介質的釋出，而抑制肥大細胞吸收鈣離子。(2)抑制支氣管吸收鈣離子。(3)拮抗組織胺和SRS-A對支氣管的作用。(4)阪低支氣管的過敏性。(5)長期服用，可顯著降低支氣管對乙醯膽鹼的過度反應。

適應症 [衛核]1.長期預防：支氣管性氣喘(包括混合型在內之各型氣喘)，過敏性支氣管炎，與乾草熱有關之氣喘症狀。
2.預防和治療：多系統性過敏，過敏性鼻炎，過敏性皮膚反應。

用法用量 一天2次，每次1錠，早晚用時服用，對鎮靜作用較敏感的成人宜在睡前服用1錠，連續3~4天後增加劑量至一天2次，每次1錠。

不良反應 鎮靜，倦睡，口渴，眩暈，眼球震顫，頭痛及定向力障礙。

64805 NINTEDANIB ETHANESULFONATE

孕D 乳－ 泄 肝/腎 半 9.5h

Rx 100 MG，150 MG/膠囊劑(C)；

商名

Ofev®◎（BOEHRINGER INGELHEIM/百靈佳殷格翰）
$576/C(100MG-PIC/S)，$876/C(150MG-PIC/S)

藥理作用 1.Nintedanib能夠抑制多種受體酪胺酸激酶(RTK)和非受體酪胺酸激酶(nRTK)的小分子。
2.Nintedanib可抑制下列(RTK)：血小板衍生之生長因子受體(PDGFR)α與β、纖維母細胞生長因子受體(FGFR)1-3、血管內皮生長因子受體(VEGFR)1-3以及似Fms酪胺酸激酶(FLT3)。研究已發現FGFR、PDGR和VEGFR參與IPF的致病轉機中。
3.Nintedanib會競爭性地吸付於上述受體的三磷酸腺苷(ATP)結合囊上，阻斷細胞內的纖維母細胞增生、轉移與轉換的訊息傳遞等攸關IPF病理學重要轉機過程。

適應症 [衛核]1、特發性肺纖維化(idiopathic pulmonary fibrosis)：適用於治療特發性肺纖維化(IPF)。
2、與全身性硬化症有關之間質性肺病：適用於減緩與全身性硬化症有關之間質性肺病

(SSc-ILD)病人的肺功能下降速度。
3、慢性漸進性纖維化間質性肺病(PF-ILD)。

用法用量 1.本藥的建議劑量為150毫克，一天2次，間隔12小時。
2.本藥膠囊應於飯後服用，並應搭配液體整顆吞服。因為味道很苦，請勿咀嚼或咬碎本藥膠囊。
3.如果漏服本藥，請忽略該劑，直接於下一次排定的時間服用下一劑。請告訴病患不要補服漏掉的劑量。使用劑量請勿超過建議最大日劑量300毫克。
4.肝臟酵素如果上升，可能有必要調整劑量或暫時停藥。

不良反應 1.胃腸疾患：腹瀉、噁心、腹部疼痛、嘔吐。 2.肝膽疾患：肝臟酵素升高。
3.代謝與營養疾患：食慾不振。 4.神經系統疾患：頭痛。
5.檢查項目：體重降低。 6.血管疾患：高血壓。

醫療須知 1.服用本藥時曾出現肝臟酵素濃度(ALT、AST、ALKP、GGT)升高現象，肝臟酵素濃度的增加在調整劑量或暫停用藥後是屬於可逆的情況，且沒有伴隨肝臟受損的臨床徵象與症狀。
2.病患若發生腹瀉不良反應，可能有必要調整劑量或暫時中斷治療。出現初步的徵象時，應適當補充水份與服用止瀉藥(例如loperamide)等以治療腹瀉，如果腹瀉持續不退，可考慮中斷本藥物的治療。
3.大部分病患為輕度至中度，有2%的病患因為噁心而停用本藥，有1%的病患因為嘔吐而停用本藥。
4.應向病患告知在懷孕期間使用本藥時，或病患在使用本藥期間懷孕時可能對胎兒造成的危害。應建議具有生育能力的女性避免在接受本藥治療期間懷孕，並於接受治療期間及使用最後一劑本藥後至少3個月內採用適當的避孕措施。
5.施用於治療心血管風險較高(包含已知患有冠狀動脈疾病)之病患時，應小心。若出現急性心肌缺血徵象或症狀的病患，則應考慮中段治療。
6.本藥可能會增加出血風險。針對已知有出血風險的病患，僅可在預期效益遠超出可能之風險的情況下，方可使用本藥的治療。
7.施用於治療最近曾進行腹腔手術的病患時，應小心。針對出現胃腸穿孔的病患，應停用本藥治療。
8.治療期間避免抽菸。

64806 TRIMETOQUINOL

Rx 3 MG、4 MG/錠劑(T);

商 名
Bronyl®（元宙/安力圻）$1.57/T(4MG-PIC/S)
Inolin® ◎（田邊）$1.5/T(3MG-PIC/S)
Tricoline®（成大）$1.5/T(3MG-PIC/S)
Trimsoan®（井田）$2/T(3MG-PIC/S-箔)、$1.5/T(3MG-PIC/S)

藥理作用 1.支氣管擴張作用
(1)各種spasmogen (histamine, serotonin, acetylcholine)靜脈內投與或對刺激迷走神經而誘發支氣管收縮的貓，trimetoquinol與isoproterenol顯出相同程度的支氣管擴張作用，作用持續時間isoproterenol比較長。
(2)對histamine及metacholine溶液噴霧而誘發的支氣管痙攣，trimetoquinol顯示出痙攣緩解作用為isoproterenol的5~10倍，對histamine引起的支氣管痙攣，trimetoquinol 0.4mg/kg經口投與，雖然經過5小時之後仍被認為有緩解作用。
2.支氣管β_2受容體的選擇性就貓而言，trimetoquinol的支氣管擴張作用(β_2刺激作用)比心拍數增加作用(β_1刺激作用)，擴張期血壓低下作用(β_2刺激作用)及對Soleus肌的作用(β_2刺激作用，振顫的實驗模式)強，因此被認為對支氣管受容體的選擇性作用比較高。
3.抗allergy作用trimetoquinol被認為有抑制histamine游離作用以及抑制制PCA反應作用。

適應症 [衛核]支氣管氣喘、慢性支氣管炎引起之氣道閉塞症

用法用量 通常成人一次一錠，相當於(trimetoquimol HCL 3mg)一日經口投與2~3次，並須依年齡、

64
支氣管擴張劑和抗氣喘藥物

症狀適宜增減用量。

不良反應 (1)循環器系：有時會出現心悸亢進，或罕而有血壓變動、胸部壓迫感等症狀。
(2)精神、神經系：有時會出現頭痛或罕而有震顫、頭暈、熱感等症狀。
(3)胃腸：有時會出現噁心、食慾不振等症狀。
(4)過敏症：出現發疹等過敏症狀時，要停止投與。
(5)其他：有時會出現口渴現象。

醫療須知 (1)依用法用量的規定使用，亦未出現效果時，可能是本劑的使用為不適應，故要停止投與。又，須對小兒投與時，要正確地指導使用法，並要仔細地觀察其經過。
(2)過度的繼續使用時，可能會發生心律不整，有時會引起心停止。故要注意避免使用過度。

64807 UMECLIDINIUM BROMIDE

孕C 乳 - 泄 膽汁 半 11h

Rx 55 MCG/DOSE/吸入劑(Inh);

商名 Incruse Ellipta® ◎ (GLAXO/葛蘭素史克)
$1034/Inh(55MCG/DOSE-PIC/S-30DOSE)

藥理作用 1.Umeclidinium是一種長效型抗膽鹼激性藥物。其對毒蕈鹼接受體亞型M1至M5的親和力大致相同。
2.本藥在氣道中產生藥理作用的方式是抑制平滑肌上的M3接受體，從而導致支氣管擴張。已在人類及動物來源的接受體和分離器官標本中證實其拮抗作用的競爭性及可逆性。

適應症 [衛核]慢性阻塞性肺病(COPD)患者之氣道阻塞症狀的維持治療

用法用量 1.本藥(umeclidinium 55mcg)(遞送劑量)應以每天吸入一次的方式投藥，且僅可經口吸入。
2.本藥應每天於相同時間投藥。每24小時不可使用本藥超過1次。
3.對老年患者、腎功能受損患者或中度肝功能受損患者，都不須調整劑量。

不良反應 1.一般的不良反應：鼻咽炎、上呼吸道感染、咽炎、病毒性上呼吸道感染、咳嗽、關節痛、肌痛、上腹痛、牙痛、挫傷、心搏過速。
2.嚴重的不良反應：反常性支氣管痙攣、狹角性青光眼、尿滯留惡化。
3.少見但嚴重可能危及生命副作用：心房纖維顫動(<1%)。

醫療須知 1.對病情正在快速惡化或發生可能危及生命之發作事件的COPD患者，不可開始使用本藥。
2.本藥不可用於緩解急性症狀，例如用於做為急性支氣管痙攣發作的救援治療藥物。
3.和其他吸入性藥物一樣，本藥可能會引發反常性支氣管痙攣，這可能會危及生命。如果在投予本藥之後發生反常性支氣管痙攣，應立即使用吸入性短效型支氣管擴張劑治療。
4.有嚴重乳蛋白過敏問題的患者不可使用本藥。
5.對患有狹角性青光眼的患者，使用本藥時應謹慎。
6.對有尿滯留問題的患者，使用本藥時應謹慎。處方醫師和患者都應注意是否出現尿滯留的徵兆及症狀(如排尿困難、排尿疼痛)，尤其是前列腺肥大或膀胱頸阻滯的患者。

§ 64.9 支氣管擴張劑和抗氣喘藥物複方產品

64901 Anoro Ellipta 安肺樂易利達 55/22 mcg 乾粉吸入劑 ® (GLAXO/葛蘭素史克) $1221/Inh (30.0 DOSE-PIC/S)

Rx 每 12.5mg 含有：Umeclidinium bromide (micronised) 74.2 MCG；Vilanterol trifenatate (micronised) 40.0 MCG

藥理作用 1.ANORO Ellipta：ANORO Ellipta含有umeclidinium與vilanterol兩種成分。以下關於其個別成分之作用機制的說

明適用於ANORO Ellipta。這2種藥物乃是不同類別的藥物(一種是抗膽鹼激性藥物，一種是LABA)。
2.Umeclidinium：Umeclidinium是一種長效型抗毒蕈鹼藥物，通常又稱為抗膽鹼藥物。其對毒蕈鹼受體亞型M1至M5的親和力大致相同。本藥在氣道中產生藥理作用的方式通過抑制平滑肌上的M3接受體，從而導致支氣管擴張。
3.Vilanterol：Vilanterol是一種LABA，vilanterol的功能選擇性與salmeterol類似。

適應症 [衛核] 慢性阻塞性肺病(COPD)患者之氣道阻塞症狀的維持治療

用法用量 1.ANORO Ellipta(umeclidinium/vilanterol 55mcg/22mcg)(遞送劑量)應以每天吸入一次的方式投藥，且僅可經口吸入。ANORO Ellipta應每天於相同時間投藥。每24小時不可使用ANORO Ellipta超過1次。
2.對老年患者、腎功能受損患者或中度肝功能受損患者，都不須調整劑量。

不良反應 發生率高於或等於1%且超過安慰劑組的不良反應包括：頭痛、背痛、鼻竇炎、咳嗽、泌尿道感染、關節痛、噁心、眩暈、腹痛、肋膜痛、病毒性呼吸道感染、牙痛、以及糖尿病。

醫療須知 1.LABA可能會升高發生氣喘相關死亡的風險。目前並無任何資料可據以判定COPD患者的死亡率是否會因使用LABA而升高。
2.對病情正在快速惡化或發生可能危及生命之發作事件的COPD患者，不可開始使用ANORO Ellipta。
3.ANORO Ellipta的使用頻率不可超過建議使用頻率，使用劑量不可高於建議劑量，也不可與其他含有LABA成分的藥物併用，因為可能會導致用藥過量，曾有在過度使用吸入性擬交感神經作用藥物後發生具臨床意義之心血管影響及死亡的報告。
4.ANORO Ellipta可能會引發反常性支氣管痙攣，這可能會危及生命。如果在投予ANORO Ellipta之後發生反常性支氣管痙攣，應立即使用吸入性短效型支氣管擴張劑治療、立即停用ANORO Ellipta、並施以替代性治療。
5.對患有心血管疾病(尤其是冠狀動脈功能不全、心律不整及高血壓)的患者，使用ANORO Ellipta時應謹慎。
6.曾有報告指出，靜脈投予相關的β_2腎上腺素接受體作用劑albuterol會使既有的糖尿病及酮酸血症更加惡化。
7.對患有狹角性青光眼的患者，使用ANORO Ellipta時應謹慎。處方醫師和患者應注意是否出現急性狹角性青光眼的徵兆及症狀(如眼睛疼痛或不適、視覺模糊、與充血性結膜炎所造成的紅眼有關之視覺上有光影或多彩影像及角膜水腫。應指示患者，如果出現這些徵兆或症狀，應立即向醫師咨詢。
8.對有尿滯留問題的患者，使用ANORO Ellipta時應謹慎。
9.β腎上腺素作用劑類的藥物可能會使某些患者發生明顯的低血鉀現象(可能是透過細胞內分流的作用)，可能會引發心血管不良反應。血鉀降低的現象通常都很短暫，並不須加以補充。
10.β作用劑類的藥物可能會使某些患者發生暫時性的高血糖現象。在4項為期6個月的針對COPD患者進行ANORO Ellipta評估的研究中，並無證據顯示治療會對血糖或血鉀造成影響。

類似產品 Trelegy Ellipta 肺樂喜易利達184/55/22 mcg 乾粉吸入劑 ® (GLAXO/葛蘭素史克) $1603/Inh (30.0 DOSE-PIC/S)

64902 Atectura Breezhaler 愛克喘吸入膠囊150/160微克 ® (NOVARTIS/諾華)

Rx

每 Inh C 含有：Indacaterol acetate 0.173 MG；MOMETASONE FUROATE 0.16 MG

藥理作用 1.本藥是一種長效型β2-腎上腺受體作用劑(LABA)indacaterol以及吸入性合成皮質類固醇(ICS)mometasone furoate的組合。經口吸入後，indacaterol局部作用於呼吸道，產生支氣管擴張，而mometasone furoate可減緩肺部發炎反應。
2.Indacaterol會對肺臟產生局部的支氣管擴張作用。indacaterol在奈莫耳濃度下對人類β2腎上腺素受體近乎完全作用。在人類單一的支氣管中，indacaterol作用快且作用時間長。
3.Mometasone furoate是一種合成的皮質類固醇，對醣皮質類固醇受體具有高度親和力，並具有局部消炎的特性。

適應症 [衛核] 適用於成人及12歲以上青少年的氣喘維持治療，適用於需併用吸入性長效型β2-腎上腺受體作用劑和吸入性皮質類固醇之病人：
- 以吸入性皮質類固醇仍控制不佳的病人，或
- 以吸入性長效型β2-腎上腺受體作用劑和低劑量吸入性皮質類固醇仍控制不佳的病人。

用法用量 1.對於需要併用吸入性長效型β2-腎上腺受體作用劑和低劑量吸入性皮質類固醇的病人，建議每日一次吸入一顆本藥150/80微克膠囊的內容物。
2.需要併用吸入性長效型β2-腎上腺受體作用劑與中或高劑量吸入性皮質類固醇的病人，建議每日一次吸入一顆本藥150/160微克或150/320微克膠囊的內容物。
3.應告知病人每天必須按時使用，以維持氣喘症狀的控制，即使無症狀也應繼續使用。
4.最大建議量為每日一次本藥150/320微克。
5.僅可吸入使用，不可吞服本藥膠囊。

不良反應 1.極常見：鼻咽炎、氣喘(惡化)。
2.常見：上呼吸道感染、過敏、頭痛、口咽疼痛、發音困難、肌肉骨骼疼痛。

醫療須知 1.不應將本藥用於治療急性氣喘症狀，包括需要使用吸入性短效型支氣管擴張劑於急性發作的支氣管痙攣。愈頻繁使用吸入性短效型支氣管擴張劑來緩解症狀，可能代表疾病的控制出現惡化，應由醫師審視病人情況。

2.病人不應在無醫師指示的情況下停止本藥治療，否則停藥後症狀可能復發。
3.如果顯示有過敏反應徵象時，特別是血管性水腫(包括呼吸或吞嚥困難，舌頭、嘴唇和臉部腫脹)、蕁麻疹或皮疹，應立即停用本藥，並採取替代療法。
4.使用本藥時可能造成逆理性支氣管痙攣，並可能危及生命。若發生逆理性支氣管痙攣，應立即停止使用本藥，並改用替代療法。
5.患有心血管疾病(冠狀動脈疾病、急性心肌梗塞、心律不整、高血壓)、癲癇疾病或甲狀腺毒症的病人，以及對β2-腎上腺受體作用劑有異常程度的反應的病人，應謹慎使用本藥。
6.長效型β2-腎上腺受體作用劑成分的複方製劑，例如本藥，在已知或疑似有QT 間隔延長症狀或正在使用可能影響QT 間隔之藥物的病人須小心使用。
7.β2-腎上腺受體作用劑可能使某些病人發生顯著的低血鉀症，這可能進而造成心血管不良反應。
8.吸入高劑量的β2腎上腺作用劑和皮質類固醇，可能使血漿的葡萄糖濃度升高。
9.為了減少口咽部念珠菌感染的風險，應建議病人在使用規定劑量的吸入劑後潤濕或用水漱口，不要吞嚥或刷牙。
10.吸入皮質類固醇可能會發生全身性作用，可能產生的全身性作用包括庫欣氏症狀，類庫欣氏症狀，腎上腺素抑制，兒童和青少年的生長遲緩，骨質密度降低，白內障，青光眼，及更罕見的一系列的心理或行為影響，包括精神過度亢奮，睡眠障礙，焦慮，沮喪或攻擊性(尤其是兒童)。因此，重要的是將吸入性皮質類固醇的劑量調整至維持有效控制氣喘的最低劑量。

類似產品 Atectura Breezhaler 愛克喘吸入膠囊150/320微克 ® (NOVARTIS/諾華)
Atectura Breezhaler 愛克喘吸入膠囊150/80微克 ® (NOVARTIS/諾華)
Enerzair Breezhaler 艾能舒吸入膠囊150/50/160微克 ® (裕利/諾華) $1523/Inh C (30.0 DOSE-PIC/S)

64903 Combivent Udv Inh. 冠喘衛單一劑量吸入液 ® (BOEHRINGER INGELHEIM/百靈佳殷格翰) $11.6/Inh (2.5 ML-PIC/S)

Rx
每 ml 含有：IPRATROPIUM BROMIDE 0.5 MG；SALBUTAMOL 2.5 MG

藥理作用 1.Ipratropium是一具有抗膽素性質的四級胺化合物。抗乙醯膽鹼劑可以防止因乙醯膽鹼作用於支氣管平滑肌之毒蕈鹼受體上，而造成細胞內環狀鳥糞核單磷酸(cyclic GMP)濃度上升
2.Salbutamol sulphate為一β2交感神經興奮劑，作用於呼吸道之平滑肌使其鬆弛。Salbutamol可鬆弛所有氣管及支氣管平滑肌，而保護支氣管免於收縮而引起的傷害。
3.本藥同時釋放ipratropium bromide與salbutamol sulphate，加成作用於肺部之毒蕈鹼與β2-交感神經受體，所產生的支氣管擴張作用優於單一成分製劑的支氣管擴張作用。

適應症 [衛核] 用於治療阻塞性呼吸道疾病併發的可逆性支氣管痙攣，需要一種以上支氣管擴張劑治療者。

用法用量 1.成人(含年長者)：每天4次，每次2個定量。需要時劑量可增加，但每天不可超過12個定量。
2.兒童：本藥尚無使用於12歲以下兒童的經驗。必須告知患者，當發生急性或呼吸困難加速惡化，若追加的劑量尚不能達到適當的改善，患者應立即請教醫師或就近醫院就醫。

不良反應 本藥及其他含β-致效劑成分之製劑相同，較常見的副作用為頭痛、暈眩、精神緊張、心跳過速、骨骼肌輕微震顫、心悸，尤其是較敏感患者。使用β2-致效劑可能發生潛在性的低血鉀症。最常見的非呼吸道治療抗膽鹼藥物相關的不良反應，口乾及發聲困難。

醫療須知 1.孕婦使用本藥的安全性尚未建立，須注意懷孕時使用藥品之應注意事項，尤其是懷孕的前三個月更應謹慎觀察。
2.使用本藥定量噴霧液後可能立即發生過敏，極少數患者曾發生蕁痲疹、血管性水腫、皮疹、支氣管痙攣以及口咽部水腫。
3.眼部併發症：曾有少數患者使用含Ipratropium bromide噴霧劑無論是單方面或與含β2-交感神經致效劑之複方藥物時，不慎噴入眼睛，而發生眼部併發症如散瞳、眼內壓升高、窄角性青光眼、眼痛。
4.發生眼睛痛或不舒服、視力模糊、視界出現光暈或有色彩、伴隨因結膜充血而造成的紅眼、角膜水腫等症狀時，可能是急性窄角性青光眼的徵兆，若發生上述症狀之任一項，應使用縮瞳劑治療病請教醫師。並告知患者應避免噴霧亦噴入眼內。對可能罹患青光眼的患者，須特別告知其注意保護眼睛。
5.下列情況下，必須評估使用益處超過其危險性時，才可使用本藥，尤其是使用劑量超過建議劑量時：未完全控制病情之糖尿病、最近患有心肌梗塞、嚴重心臟或血管病變、甲狀腺機能亢進、親鉻細胞瘤、可能罹患窄角性青光眼、前列腺肥大或膀胱頸阻塞。
6.罹患纖維囊腫的患者可能更容易發生胃腸道運動障礙。若患者發生急性且快速惡化的呼吸困難時，應立即請教醫師。

64904 Enerzair Breezhaler 艾能舒吸入膠囊150/50/80微克 ® (裕利/諾華) $1523/Inh C (30.0 DOSE-PIC/S)

Rx
每 Inh 含有：Glycopyrronium bromide 0.063 MG；Indacaterol acetate 0.173 MG；MOMETASONE FUROATE 0.08 MG

藥理作用 1.本藥是indacaterol(長效性β2-腎上腺受體作用劑(LABA))、glycopyrronium(長效毒蕈鹼受體拮抗劑(LAMA))和mometasone furoate(吸入性合成皮質類固醇(ICS))的組合。經口吸入後，indacaterol和glycopyrronium個別會局部作用於呼吸道，產生支氣管擴張作用，而mometasone furoate可減緩肺部發炎反應。
2.Indacaterol會對肺臟產生局部的支氣管擴張作用。indacaterol在奈莫耳濃度下對人類β2腎上腺素受體近乎

完全作用。在人類單一的支氣管中，indacaterol作用快且作用時間長。
3.Glycopyrronium為吸入型的長效毒蕈鹼受體拮抗劑(抗膽鹼藥物)。Glycopyrronium可阻斷乙醯膽鹼作用於呼吸道平滑肌細胞造成的支氣管收縮，而使呼吸道擴張。
4.Mometasone furoate是一種合成的皮質類固醇，對醣皮質類固醇受體具有高度親和力，並具有局部消炎的特性。

適應症 [衛核] 適用於併用吸入性長效型β2-腎上腺受體作用劑和吸入性皮質類固醇治療氣喘仍控制不佳的成年病人，做為氣喘維持治療。

用法用量 1.併用吸入性長效型β2-腎上腺受體作用劑與吸入性皮質類固醇仍控制不佳的病人，建議每日一次吸入一顆本藥150/50/80微克或150/50/160 微克膠囊的內容物。
2.應告知病人每天必須按時使用，以維持氣喘症狀的控制，即使無症狀也應繼續使用。
3.最大建議量為每日一次本藥150/50/160微克。
4.僅可吸入使用，不可吞服本藥膠囊。

不良反應 1.極常見：鼻咽炎、氣喘(惡化)
2.常見：上呼吸道感染、念珠菌症、尿道感染、過敏、頭痛、心搏過速、口咽疼痛、咳嗽、發音困難、腸胃炎、口乾、皮疹、肌肉骨骼疼痛、肌肉痙攣、發熱。

醫療須知 1.不應將本藥用於治療急性氣喘症狀，包括需要使用吸入性短效型支氣管擴張劑於急性發作的支氣管痙攣。愈頻繁使用吸入性短效型支氣管擴張劑來緩解症狀，可能代表疾病的控制出現惡化，應由醫師審視病人情況。
2.病人不應在無醫師指示的情況下停止本藥治療，否則停藥後症狀可能復發。
3.如果顯示有過敏反應徵象時，特別是血管性水腫(包括呼吸或吞嚥困難，舌頭、嘴唇和臉部腫脹)、蕁麻疹或皮疹，應立即停用本藥，並採取替代療法。
4.使用本藥時可能造成逆理性支氣管痙攣，並可能危及生命。若發生逆理性支氣管痙攣，應立即停止使用本藥，並改用替代療法。
5.患有心血管疾病(冠狀動脈疾病、急性心肌梗塞、心律不整、高血壓)、癲癇疾病或甲狀腺毒症的病人，以及對β2-腎上腺受體作用劑有異常程度的反應的病人，應謹慎使用本藥。
6.長效型β2-腎上腺受體作用劑成分的複方製劑，例如本藥，在已知或疑似有QT 間隔延長症狀或正在使用可能影響QT 間隔之藥物的病人須小心使用。
7.β2-腎上腺受體作用劑可能使某些病人發生顯著的低血鉀症，這可能進而造成心血管不良反應。
8.吸入高劑量的β2腎上腺作用劑和皮質類固醇，可能使血漿的葡萄糖濃度升高。
9.為了減少口咽部念珠菌感染的風險，應建議病人在使用規定劑量的吸入劑後潤濕或用水漱口，不要吞嚥或刷牙。
10.吸入皮質類固醇可能會發生全身性作用，可能產生的全身性作用包括庫欣氏症狀，類庫欣氏症狀，腎上腺素抑制，兒童和青少年的生長遲緩，骨質密度降低，白內障，青光眼，及更罕見的一系列的心理或行為影響，包括精神過度亢奮，睡眠障礙，焦慮，沮喪或攻擊性(尤其是兒童)。因此，重要的是將吸入性皮質類固醇的劑量調整至維持有效控制氣喘的最低劑量。
11.如同其他抗膽鹼藥物，對於患有狹角型青光眼或尿滯留的病人，應謹慎使用本藥。

64905 Kodapin "皇佳" 咳滴平膜衣錠 ® （皇佳）$1.5/T

℞ 每 Tab 含有：BROMHEXINE HCL 8.0 MG；DOXYLAMINE SUCCINATE 7.5 MG；METAPROTERENOL SULFATE (ORCIPRENALINE SULFATE) 5.0 MG

適應症 [衛核] 止咳、袪痰、鼻塞、流鼻水、氣管炎、支氣管炎、支氣管性氣喘

用法用量 成人一天3次，每次1錠(或10ml)，視症狀可酌量增加至2錠(或20ml)。

類似產品
Antiasthma 喘哮膠囊 ® （杏林新生）$2.74/C
Choan Huey 喘惠錠 ® （明大）
Cosaten "元宙"喘咳定錠 ® （元宙）$2.75/T
Kotranpine 咳喘平錠 ® （應元/豐田）
Antica 伏咳糖漿 ® （瑞士）$25/Syr (60.0 ML-PIC/S), $25/Syr (120.0 ML-PIC/S)
Coldynil "瑞士" 感咳平錠 ® （瑞士）
Cosica 咳舒佳液 ® （長安/安力圻）

64906 Relvar Ellipta 潤娃易利達92/22 mcg乾粉吸入劑 ® （GSK/葛蘭素史克）$800/Inh (30.0 DOSE-PIC/S)

℞ 每 Inh 含有：Fluticasone furoate (micronised) 100.0 MCG；Vilanterol trifenatate (micronised) 40.0 MCG

藥理作用 1.由於RELVAR ELLIPTA含有fluticasone furoate與vilanterol兩種成分。這2種藥物乃是不同類別的藥物(一種是合成的皮質類固醇，一種是LABA)，其對臨床指標與生理指標的影響各不相同。
2.Fluticasone furoate在體外及體內試驗模型中獲得證實的具體作用包括活化糖皮質激素反應元素、抑制促發炎轉錄因子(如NFkB)、以及抑制敏感化大鼠中的抗原誘發性肺部嗜伊性白血球增多症。皮質類固醇的這些抗發炎作用，可能對其療效有貢獻。
3.$β_2$腎上腺素接受體作用劑(包括vilanterol)的藥理作用至少有一部份可歸因於對細胞內腺苷酸環化酶的刺激作用，此酵素可催化腺苷三磷酸(ATP)轉化成3', 5'環腺苷單磷酸(環AMP)的作用。環AMP濃度升高會導致支氣管平滑肌鬆弛，並會抑制立即性過敏反應媒介物自細胞(尤其是肥大細胞)中釋出的作用。

適應症 [衛核] 1.1 慢性阻塞性肺病的維持治療：
慢性阻塞性肺病(COPD)患者之氣道阻塞症狀的維持治療。

降低有惡化病史患者之COPD惡化。
1.2 氣喘的治療：
治療適合使用吸入型皮質類固醇及長效β2作用劑合併治療的18歲及以上氣喘患者。

用法用量 1.RELVAR ELLIPTA應以每天吸入一次的方式投藥，且僅可經口吸入。吸入之後，患者應用水漱口，且不可吞下，這是為了幫助降低發生口咽念珠菌病的風險。
2.RELVAR ELLIPTA應每天於相同時間投藥。每24小時不可使用RELVAR ELLIPTA超過1次。
3.不論原因為何，使用RELVAR ELLIPTA的患者都不可再使用額外的LABA。
4.慢性阻塞性肺病：RELVAR ELLIPTA 99/22應以每天吸入一次的方式投藥。最大建議劑量為RELVAR ELLIPTA 92/22mcg(遞送劑量)每天吸入一次(只有該劑量適合用於治療COPD)。
如果在兩次用藥之間出現呼吸急促症狀，應使用吸入性短效型β₂腎上腺素作用劑(救援治療藥物，如albuterol)，以獲得立即的緩解效果。
5.氣喘：如果在兩次用藥之間出現氣喘症狀，應使用吸入性短效型β₂腎上腺素作用劑(救援治療藥物，如albuterol)，以獲得立即的緩解效果。
建議起始劑量是RELVAR ELLIPTA 92/22或RELVAR ELLIPTA 184/22每次吸入一單位劑量，每天一次。

不良反應 使用全身性與局部性皮質類固醇可能會導致：
•白色念珠菌感染
•COPD患者發生肺炎的風險升高
•免疫抑制
•腎上腺皮質功能亢進與腎上腺抑制
•骨質密度降低的風險升高

醫療須知 1.開立RELVAR ELLIPTA，達成並維持氣喘控制狀態後，應定期評估患者，並於維持氣喘控制狀態的條件下，於可行時調降治療強度(例如停用RELVAR ELLIPTA)；同時應以長期氣喘控制藥物(例如吸入性皮質類固醇)作為患者的維持用藥。針對使用低劑量或中劑量吸入性皮質類固醇時，氣喘即可充分獲得控制的患者，請勿使用RELVAR ELLIPTA。
2.對病情正在快速惡化或發生可能危及生命之發作事件的COPD或氣喘患者，不可開始使用RELVAR ELLIPTA。
3.RELVAR ELLIPT的使用頻率不可超過建議使用頻率，使用劑量不可高於建議劑量，也不可與其它含有LABA成分的藥物併用，因為可能會導致用藥過量。曾有在過度使用吸入性擬交感神經作用藥物後發生具臨床意義之心血管影響及死亡的報告。
4.使用RELVAR ELLIPTA治療的受試者曾發生口腔及咽部白色念珠菌(candida albicans)局部感染。當發生這類感染時，應使用適當的局部性或全身性(如口服)抗黴菌藥物治療，並可繼續使用RELVAR ELLIPTA治療，但有時可能須中斷使用RELVAR ELLIPTA。建議患者在吸入藥物之後用水漱口，且不可吞下，藉以幫助降低發生口咽念珠病的風險。
5.接受fluticasone furoate/vilanterol合併療法治療之受試者通報發生肺炎。
6.對患有活動性或非活動性呼吸道結核病；全身性黴菌、細菌、病毒或寄生蟲感染；或眼部單純皰疹的患者，使用吸入皮質類固醇(如果必須使用)時應謹慎。
7.對從全身性皮質類固醇轉換成吸入性皮質類固醇的患者必須特別小心。
8.須使用口服皮質類固醇的患者在轉換成RELVAR ELLIPTA之後應緩慢停用全身性皮質類固醇。
9.吸入性的fluticasone furoate會被吸收主入循環，並可能產生全身活性。
10.和其他的吸入性藥物一樣，RELVAR ELLIPTA可能會引發反常性支氣管痙攣，這可能會危及生命。
11.投予RELVAR ELLIPTA之後可能會發生過敏反應，例如全身性過敏、血管性水腫、皮疹和蕁麻疹。若發生這類反應，請停用RELVAR ELLIPTA。

類似產品 Relvar Ellipta 潤娃易利達184/22 mcg 乾粉吸入劑 ®（GSK/葛蘭素史克）$1234/Inh (30.0 DOSE-PIC/S)

64907	Seretide 使肺泰100準納 乾粉吸入劑 ®（GLAXO WELLCOME/葛蘭素史克）$598/Inh (9.0 MG-PIC/S)

Rx

每 Inh 含有：FLUTICASONE PROPIONATE MICRONIZED 100.0 MCG；SALMETEROL XINAFOATE MICRONIZED 50.0 MCG

藥理作用 本藥含有salmeterol及fluticasone propionate，這兩種藥品具有不同之作用機轉。Salmeterol可避免症狀的發生，fluticasone propionate可改善肺功能，並預防病情之惡化。本藥為同時接受β-致效劑和吸入型皮質類固醇療法的患者，提供了一種更方便的療法。這兩種藥品的個別作用機轉敘述如下：
1.Salmeterol：
a.Salmeterol是一種選擇性長效(12小時)β2一交感神經受體致效劑，具有長側鏈，可與受體的外側結合。
b.與傳統短效β2一致效劑的建議劑量相比，salmeterol的這些藥理性質能更有效地避免由組織胺引起支氣管收縮，並產生更長時間的支氣管擴張作用，至少持續12小時。
c.體外試驗已證實，salmeterol是一種強力且長效的抑制劑，可抑制肥胖細胞媒介質由人類肺臟釋出，這些媒介質包括組織胺、白三烯素及前列腺素D2。
d.Salmeterol抑制人體對吸入過敏原的早期及後期反應，使用單次劑量以後，可持續30小時以上，這時支氣管擴張作用已不明顯。Salmeterol單次劑量可減低支氣管的反應過度。這些性質指出，salmeterol還具有非支氣管擴張劑活性，但其臨床意義仍不明確。此種作用機轉與皮質類固醇的抗發炎作用不同。

2.Fluticasone propionate：

a.Fluticasone propionate在建議量下以吸入方式給藥，在肺中具有很強的糖皮質抗發炎作用，可減輕症狀及氣喘的惡化，並且沒有投予全身性皮質類固醇時所觀察到的副作用。

b.在吸入型fluticasone propionate長期治療期間，即使在兒童成人的最高劑量之下，腎上腺皮質荷爾蒙的每日輸出量通常仍保持在正常範圍內。由其他吸入型類固醇改為吸入型fluticasone propionate之後，即使過去或目前間歇性使用口服類固醇，每日輸出量仍可逐漸改善，由此可證實腎上腺功能恢復正常。在長期治療期間，藉由在刺激試驗中所測得正常的增量顯示，腎上腺儲量也可保持正常。但必須記得，先前治療所殘留的腎上腺功能儲量不全可能會持續相當長的時間。

適應症 [衛核] STRETIDE適用於可逆性呼吸道阻塞疾病(ROAD)之常規治療，包括適合使用支氣管擴張劑及皮質類固醇組合療法之患有氣喘的兒童與成人。這可能包括：正在使用長效乙型作用劑(β-AGONIST)及吸入型皮質類固醇之有效維持劑量的患者。正在接受吸入型皮質類固醇療法，而仍有症狀之患者。接受支氣管擴張劑之常規治療，而需要吸入型皮質類固醇之患者。

用法用量 1.Seretide accuhaler 可逆性呼吸道阻塞疾病(ROAD)：成人及12歲以上之青少年每日二次，每次吸1單位劑量(50mcg salmeterol 及100mcg fluticasone propionate)；或者每日二次，每次吸1單位劑量(50mcg salmeterol 及 250mcg fluticasone propionate)。4歲以上之兒童每日二次，每次吸1下(50mcg salmeterol 及100mcg fluticasone propionate)。慢性阻塞性肺部疾病(COPD)：最高建議劑量：成人每日二次，每次吸1單位劑量(50mcg salmeterol 及 250mcg fluticasone propionate)。

2.Sertide evohaler 成人及12以上之青少年每日二次，每次吸2單位劑量(25mcg salmeterol及50mcg fluticasone propionate)；或者每日二次，每次吸2單位劑量(25mcg salmeterol及250mcg fluticasone propionate)。4歲以上之兒童：每日二次，每次吸2下(25mcg salmeterol及50mcg fluticasone propionate)。

不良反應 聲音嘶啞/發音困難、喉嚨刺激、頭痛、口腔及喉嚨的念株菌病，以及心悸。

醫療須知 1.可逆性呼吸道阻塞疾病的處理應該遵循正規的階梯式治療程序，並且應以肺功能檢查監測患者的臨床反應。

2.本藥並非供緩解急性症狀之用，此種情況必須以作用快速且短效之吸入型支氣管擴張劑(salbutamol)來治療。應告知患者隨時必備急性氣喘發作之緩解藥物。

3.若需增加短效性支氣管擴張劑的使用，以緩解氣喘症狀，表示症狀的控制惡化。

4.氣喘控制突然或逐漸惡化可能會有生命危險，這種患者應接受醫師的詳細檢查，也必須考慮增加皮質類固醇療法。此外，如果目前的Seretide劑量無法充分控制可逆性呼吸道阻塞疾病，則患者亦應接受醫師的詳細檢查。這時應考慮額外添加皮質類固醇療法，包括在感染時給予抗生素。

5.不可驟然停止本藥的治療。

6.如同所有含類固醇的吸入性藥品，患有活動性或不活動性肺結核之患者應謹慎使用本藥。

7.患甲狀腺毒症之患者應謹慎使用本藥。

8.任何吸入性類固醇均可能發生全身性作用，特別是長期高劑量的處方，這些作用的發生遠比口服類固醇來得低。可能的全身性作用包括腎上腺抑制、兒童及青少年生長遲緩、骨骼礦物質密度降低、白內障和青光眼。因此，調整吸入性類固醇的劑量成為維持有效控制之最低劑量是非常重要的。

9.建議以吸入性類固醇的劑量成為維持有效控制之最低劑量是非常重要的。

10.因為可能造成腎上腺反應的損害，患者由口服類固醇的治療轉為吸入性fluticasone propionate時，應特別小心，並定期監測腎上腺皮質功能。採用吸入性fluticasone propionate之後，應逐步停止全身性類固醇的治療，並鼓勵患者攜帶指出腎上腺功能受到壓迫時可能須要接受額外治療的類固醇警示卡。

類似產品
Seretide 使肺泰125優氟吸入劑®（GSK/葛蘭素史克）$766/Inh (18.0 MG-PIC/S)
Seretide 使肺泰250優氟吸入劑®（GSK/葛蘭素史克）$966/Inh (33.0 MG-PIC/S)
Seretide 使肺泰 50/500 準納乾粉吸入劑®（GLAXO WELLCOME/葛蘭素史克）$966/Inh (33.0 MG-PIC/S)
Seretide 使肺泰250準納乾粉吸入劑®（GLAXO WELLCOME/葛蘭素史克）$766/Inh (18.0 MG-PIC/S)
Seretide 使肺泰50優氟吸入劑®（GSK/葛蘭素史克）$598/Inh (9.0 MG-PIC/S)

64908 Seroflo 吸洛復250定量噴霧吸入劑®（CIPLA/侑安）$966/Inh (120.0 DOSE-PIC/S)

Rx 每 Inh 含有：FLUTICASONE PROPIONATE 250.0 MCG；SALMETEROL 25.0 MCG

藥理作用 1.Salmeterol是一種選擇性長效(12小時)β2交感神經受體作用劑，具有長側鏈，可與受體的外側結合。與傳统短效β2作用劑的建議劑量相比，salmeterol的這些藥理性貿能有效地避免由維織胺引起的支氣管收縮，並產生更長時間的支氣管擴張作用，至少持續12小時。

2.Fluticasone propionate在建議劑量下以吸入方式給藥，在肺中具有糖皮質抗發炎作用，可減輕症狀及氣喘的惡化，並且少有投予全身性皮質類固醇時所觀察到的副作用。

適應症 [衛核] 適用於可逆性呼吸道阻塞疾病(ROAD)之常規治療包括適合使用支氣管擴張劑及皮質類固醇組合療法之患有氣喘的兒童與成人這可能包括正在使用長效乙型作用劑(ß-AGONIST)及吸入型皮質類固醇之有效維持劑量的患者。正在接受吸入型皮質類固醇療法，而仍有症狀之患者。接受支氣管擴張劑之常規治療，而需要吸入型皮質類固醇之患者。SEROFLO適用於嚴重慢性阻塞性肺部疾病(FEV1<50%預期值，EV1/FVC<70%)之維持治療，包括慢性支氣管炎和肺氣腫。

用法用量 1.salmeterol/fluticasone propionate Inhaler僅供吸入使用。病人必須明白，即使沒有症狀，仍須常規仗用salmeterol/fluticasone propionate Inhaler，才能得到最佳臨床效益。病人必須定期接受登師的評估，以維持最適當的salmeterol/fluticasone propionate Inhaler強度，並且只有在醫師的指示之下，才可改變。
2.氣喘(可逆性呼吸道阻塞疾病-Reversible Obstructive Airways Disease,ROAD)
劑量必須調整到能夠有效控制症狀的最低劑量。若每日使用二次salmeterol/fluticasone propionate Inhaler即可維持症狀的控制，則可考慮將用法調整至每日一次的最低有效劑量。
必須根據病人的疾病最重度，給予含有最適當fluticasonepropionate劑量的salmeterol/fluticasone propionate Inhaler。
建議劑量：(a)成人及十二歲以上之青少年：每日兩次，每次吸二單位劑量(25mc gsalmeterol及250mc gflut1casone propionate)。(b)四歲以上之兒童：每日兩次，每次吸二下(25mc gsalmeterol及50mcg fluticasone propionate)。
3.慢性阻塞性肺部疾病(COPD)：對成人病人之建成劑量為每日兩次，每次吸二單位劑量25/250mcg salmeterol/fluticasone propionate。

64909 Symbicort Turbuhaler '吸必擴'都保定量粉狀吸入劑160／4.5μg／dose®（ASTRAZENECA/阿斯特捷利康）$891/Inh (19.74 MG-PIC/S)

Rx 每 dose 含有：BUDESONIDE 160.0 MCG；FORMOTEROL FUMARATE DIHYDRATE 4.5 MCG

藥理作用 1.Budesonide：budesonide為醣皮質類固醇之一，具有高度之局部抗發炎效果。無論動物或人類之實驗，在激發性之研究中，均顯示出budesonide具有抗過敏及抗發炎之效果：證明其對過敏反應之早期或晚期階段所引起之支氣管阻塞，均有降低之效果。吸入性budesonide亦已證明其能有效預防運動所引發之氣喘。
2.Formoterol：formoterol為專一性之β2腎上腺素性致效劑，可使罹患可逆性呼吸道阻塞之患者之支氣管平滑肌產生鬆弛。其擴張支氣管之效果相當快，在吸入後1~3分鐘內即已開始，在投予一次劑量後，其有效時間可維持12小時。
3.Symbicort turbuhaler在臨床研究中，將formoterol加入budesonide後，可改善氣喘之症狀及肺功能，並緩和其惡化。

適應症 [衛核] 1.氣喘 (Asthma)適用於適合使用類固醇及長效β2作用劑（β2-agonist）合併治療的氣喘，以達到氣喘整體控制，包括預防、緩解症狀及降低惡化風險。
2.慢性阻塞性肺部疾病 (COPD)適用於18歲以上患有慢性阻塞性肺部疾病 (COPD)，使用氣管擴張劑後之第一秒吐氣量 (post-bronchodilator FEV1)少於預測值之70%，及已定期使用支氣管擴張劑而仍有惡化病史的病人之治療。

用法用量 推薦劑量：成人及青少年(12歲及以上)：
1.Symbicort turbuhaler80/4.5ug/劑，每天2次，每次吸入1~2劑。
2.Symbicort turbuhaler160/4.5ug/劑，每天2次，每次吸入1~2劑。

不良反應 1.常見：(>1/100)中樞神經系統：頭痛：心臟血管系統：心悸；肌肉骨骼系統：顫抖；呼吸道：口咽念珠菌感染、喉嚨輕微刺激、咳嗽、嘶啞。
2.少見：心臟血管系統：心搏過速；肌肉骨骼系統：肌肉痙攣；中樞神經系統：激動、不安、神經質、噁心、暈眩、睡眠障礙。
3.罕見(<1/100) 皮膚：皮疹、蕁麻疹、皮癢；呼吸道：支氣管痙攣。在極少數之個案報告中，下列本質上可能相當嚴重之不良效應曾被提出：budesonide：精神症狀如抑鬱、行為障礙(主要為兒童)，全身性醣皮質類固醇效應之病徵及症狀(包括腎上腺功能低下)、立即型或延遲型過敏性反應(包括皮膚炎、血管神經性水腫及支氣管痙攣)、瘀傷。
4.Formoterol：心絞痛、高血醣症、味覺改變、血壓變動。
5.如同其他吸入療法一樣，有極少數之患者會發生逆理性之支氣管痙攣 (paradoxical bronchospasm)。

醫療須知 1.目前之資料尚未確定是否可用symbicort turbuhaler來治療氣喘急性之發作。應告知患者隨身攜帶救急之藥物。在症狀惡化期間，不宜啟用本藥治療。
2.如同其他吸入療法一樣，應考量其有可能引起逆理性支氣管痙攣的症狀(paradoxical bronchospasm)，在給藥後立即有哮喘增加之現象。治療應進行再評估，必要時更換目前所用之治療藥物。
3.任何吸入性類固醇製劑均有可能引起全身性之反應，尤其在高劑量長期使用之下。但吸入性治療發生這些反應之機會，遠比口服類固醇製劑為小。可能之全身性反應，包括腎上腺抑制、兒童及青少年之生長遲滯、骨骼礦物質密度降低、白內障及青光眼。因此，將吸入性類固醇之劑量，調整至可以控制症狀之最低維持劑量，是件非常重要的事。
4.無論以何種方式給予兒童及青少年類固醇製劑，醫師均應嚴密追蹤其生長現象，並就類固醇治療之必要性及可能引起之生長遲滯之危險性之間，衡量其利弊得失。
5.如果有任何理由推測其先前使用之全身性類固醇治療，與其腎上腺功能受損有關時，此時若要改以Symbicort Turbuhaler來治療時，要特別地小心。
6.以吸入性budesonide治療的好處，是能降低口服類固醇所需之劑量，但是患者由口服類固醇方式轉移過來時，仍有相當長之時間，處於腎上腺功能受損之危險性。在過去曾需要高劑量緊急類固醇治療之患者，亦可能有此種危險性。在急診或各種會產生壓力之環境下，應牢記有發生此種腎上腺功能受損殘留狀況之可能性，並考慮採用適當之類固醇治療。在選擇不同之治療方式時，可能須會診專家，評估其腎上腺功能受損之程度。
7.為減少口腔咽喉發生念珠菌感染之機率，應教導患者在每次給藥後以水漱口。
8.應避免與ketoconazole或其他強效之CYP3A4抑制劑合併使用。如果一定得用時，則將會產生交互作用藥物之給藥時間，儘可能錯開久一點。

9.對患有嚴重心血管疾病(包括肥厚性阻塞性心肌病變、主動脈瓣下狹窄、重度高血壓、血管瘤、缺氧性心臟病、心博過速、心律不整或重度心臟衰竭)、糖尿病、未矯治之低血鉀症、嗜鉻細胞瘤或甲狀腺毒症患者，給予symbicort turbuhaler治療時，應特別小心觀察。

類似產品 Gibiter 吸彼通粉狀吸入劑320/9微克/劑量®（ORION/健喬信元）
Symbicort Rapihaler "吸必擴"氣化噴霧劑80/4.5微克/劑量®（ASTRAZENECA/阿斯特捷利康）
Synbufo Inhaler 欣必復氣化噴霧劑160/4.5微克/劑量®（健喬信元/益得）$891/Aero (19.74 MG-PIC/S)
Symbicort Rapihaler "吸必擴"氣化噴霧劑 160/4.5微克/劑量®（ASTRAZENECA/阿斯特捷利康）
$891/Aero (19.74 MG-PIC/S)
Symbicort Turbuhaler "吸必擴"都保定量粉狀吸入劑320/9 μG/DOSE®（ASTRAZENECA/阿斯特捷利康）

64910 Trelegy Ellipta 肺樂喜易利達92/55/22 mcg乾粉吸入劑®（GLAXO/葛蘭素史克）$1603/Inh (30.0 DOSE-PIC/S)

Rx

每 Inh 含有：Fluticasone furoate (micronised) 100.0 MCG；Umeclidinium bromide (micronised) 74.2 MCG；Vilanterol trifenatate (micronised) 40.0 MCG

藥理作用 Fluticasone為吸入型皮質類固醇(inhaled corticosteroid, ICS)，umeclidinium為長效型毒蕈鹼拮抗劑(long-acting muscarnic antagonist,LAMA)，而vilanterol為長效型乙二型交感神經興奮劑(long-acting β2-agonist, LABA)，後兩者皆為長效型支氣管擴張劑。

適應症 [衛核] 1. 慢性阻塞性肺病維持治療：適用於已接受吸入性皮質類固醇與長效β2作用劑合併治療，或已定期使用兩種吸入型長效支氣管擴張劑合併治療，而仍控制不佳的慢性阻塞性肺病(COPD)病人，以治療氣道阻塞。也適用於降低有惡化病史病人之COPD惡化。

2. 氣喘維持治療：適用於併用吸入性長效型β2-腎上腺受體作用劑和吸入性皮質類固醇治療氣喘仍控制不佳的成年病人，做為氣喘維持治療。

用法用量 1.每日吸入一次，每次一個劑量，24小時內最多使用一個劑量。
2.藥品吸入後，應用水漱口，且不可吞下，以降低發生口咽念珠菌感染的風險。
3.本藥品於兒童病人的安全性與療效尚未確立。
4.老年病人、腎功能不全、或中度肝功能不全的病人，均不需調整劑量。

不良反應 1.本藥品可能會引發反常性支氣管痙攣(paradoxical bronchospasm)，此時應立即停用本藥品，使用短效吸入性支氣管擴張劑治療。
2.曾有嚴重乳蛋白過敏病人，於使用含有乳糖成分之乾粉吸入劑後，發生過敏反應的報告，因此有上述過敏史的病人，不應使用本藥。
3.本藥品含有LABA及LAMA，因此可能惡化病人原有的心律不整、高血壓，狹角性青光眼，尿液滯留等疾病。針對有以上疾病的病人，應小心使用，若發生疾病惡化，應立即就醫。
4.本藥品含吸入型皮質類固醇，可能發生口腔及咽部白色念珠菌感染；亦可能增加肺炎或其他下呼吸道感染的風險。
5.偶有頭痛(4%)、背痛(4%)、腹瀉(2%)、咳嗽(1%)、喉嚨痛(1%)等副作用。

醫療須知 本藥品並不適用於緩解急性支氣管痙攣或治療氣喘，急性症狀應使用短效的支氣管擴張劑來治療。

64911 Trimbow 喘寶定量吸入劑100/6/12.5 mcg/dose®（CHIESI/友華）$1527/Aero (120.0 DOSE-PIC/S)

Rx

每 does 含有：BECLOMETHASONE DIPROPIONATE ANHYDROUS (equal to BECLOMETASONE DIPROPIONATE ANHYDROUS) 0.1 MG；FORMOTEROL FUMARATE DIHYDRATE 0.0060 MG；Glycopyrronium bromide 0.0125 MG

藥理作用 1.Beclometasone dipropionate廣泛用於抑制慢性阻塞性肺病等慢性呼吸道發炎疾病中的發炎作用，其作用方式：與細胞質中的糖皮質素受體結合，使得可轉譯出抗發炎蛋白之基因的轉錄作用增強。
2.Formoterol是一種選擇性β2-腎上腺素致效劑，對呼吸道發生可逆性阻塞的病人，能產生支氣管平肌鬆弛作用。
3.Glycopyrronium的作用方式：阻斷乙醯膽鹼對呼吸道平肌細胞的支氣管收縮作用，藉此使呼吸道舒張。

適應症 [衛核] 1.慢性阻塞性肺病(COPD)：用於重度以上呼氣氣流受阻（FEV1少於預測值之50%）及有惡化病史之慢性阻塞性肺病(COPD)成年病人，在已使用吸入型皮質類固醇與長效beta 2致效劑合併療法或長效beta 2致效劑與長效毒蕈結抗劑合併療法仍未得到充分治療時，作為維持治療使用，以控制症狀及降低反覆惡化發生。
2.氣喘：適用於已使用長效beta 2致效劑與中等劑量吸入型皮質類固醇維持合併療法仍未得到充分控制，且前一年內有一次以上氣喘發作的成年病人，作為氣喘的維持治療。

用法用量 1.建議劑量為每天兩次，每次吸入兩劑。
2.最大劑量為每天兩次，每次吸入兩劑。
3.為了確保病人妥善施用藥品，醫師或其他專業醫護人員應向病人示範如何正確使用吸入器。
4.吸入後，病人應以水潤洗口腔或漱口(不可吞下)，或者刷牙。
5.本藥的吸入器背面有劑量計數器/指示器，可顯示剩餘劑量數。病人每按下容器一次就會送出一劑藥液，計數器的數字也減一。

不良反應 最常通報的不良反應是口腔念珠菌症(受暴露的受試者有0.5%發生；通常伴隨吸入型皮質類固醇的使用發

生)；肌肉痙攣(0.5%，可歸因於其長效型β2-致效劑成分)；口乾(0.5%，一種典型的抗膽鹼作用)。

醫療須知 1.本藥不適合治療支氣管痙攣急性發作，或治療 慢性阻塞性肺病急性發作(即不適合作為救援療法使用)。
2.如果出現過敏反應的徵象，尤其是血管性水腫(包含呼吸或吞嚥困難，或舌頭、嘴唇和臉部腫脹)、蕁麻疹或皮疹，應立即停用。
3.有可能發生逆理性支氣管痙攣，其表現為用藥後喘鳴和呼吸急促立即加劇。此狀況應以速效型吸入型支氣管擴張劑(緩解藥物)立即予以治療。
4.一般建議本藥的治療不可驟然終止。如果病人發現治療無效，應繼續接受治療，但也務必求診。
5.在心律不整(尤其是三度房室傳導阻滯和頻脈心律不整[心跳加速且/或不規則])、特發性瓣膜下主動脈狹窄、阻塞性肥厚心肌症、重度心臟病(尤其是急性心肌梗塞、缺血性心臟病、鬱血性心臟衰竭)、阻塞性血管疾病(尤其是動脈硬化)、動脈高血壓和動脈瘤病人中，應謹慎使用。
6.甲狀腺毒症、糖尿病、嗜鉻細胞瘤和未治療之低血鉀病人使用本藥時，也必須謹慎使用。
7.本藥相當於中劑量的吸入型皮質類固醇；可能出現的全身性效應有：庫欣(Cushing)氏症候群、類庫欣(Cushing)氏症特徵、腎上腺功能抑制、生長遲緩、骨密度降低、白內障、青光眼。
8.β2-致效劑療法有可能造成嚴重低血鉀，後者可能進而引發不良心血管作用。建議在重度慢性阻塞性肺病病人中特別小心，因為缺氧可能增強此作用。
9.吸入formoterol可導致血糖濃度上升。因此在糖尿病病人中，治療期間應遵照已確立的指引監測血糖。
10.在狹角型青光眼、攝護腺增生或尿液滯留病人中，glycopyrronium應謹慎使用。
11.為了降低口咽念珠菌感染的風險，應建議病人在吸入處方劑量後，以水潤洗口腔或漱口(不可吞下)，或者刷牙。

類似產品 Trimbow 喘寶定量吸入劑200/6/12.5微克/劑量 ®（CHIESI/友華）

64912 Anti-Asthma "美"喘嗽寧錠 ®（長安）

Rx

每 Tab 含有：CHLORPHENIRAMINE MALEATE 2.0 MG；DL-METHYLEPHEDRINE HCL 20.0 MG；DYPHYLLINE 80.0 MG；PHENOBARBITAL 10.0 MG

適應症 [衛核] 氣喘、過敏性氣喘、支氣管氣喘、心機性氣喘、咳嗽

用法用量 一天3～4次，每次1～2錠。

類似產品 Bancoughllin "新喜"滿咳寧錠 ®（新喜國際） Cophylline 喘咳寧錠 ®（衛肯）$1.5/T
Cosophyllin "東洲"克嗽非林錠 ®（人人/東洲） Dihydrozine P "新喜"治喘靜錠 ®（新喜國際）
Strong Dihydrozine-P 治喘靜一錠 ®（新喜國際）

64913 Antico "福元" 咳嗽糖漿（含磷酸可待因）®（福元）$25/Syr (60.0 ML-PIC/S), $25.3/Syr (120.0 ML-PIC/S)

Rx

每 30 ml 含有：AMMONIUM CHLORIDE 500.0 MG；CHLORPHENIRAMINE MALEATE 5.0 MG；CODEINE PHOSPHATE 20.0 MG；EPHEDRINE HCL (EQ TO EPHEDRINE HYDROCHLORIDE) 20.0 MG；POLYGALA EXTRACT 0.2 ML；POTASSIUM GUAIACOLSULFONATE 300.0 MG

適應症 [衛核] 過敏性咳、支氣管喘咳、痰咳

用法用量 一天3~4次，每次2.5~5ml。

64914 Asiphylline-M 心安寧針 ®（信東）$3.5/I (2.0 ML)

Rx

每 2ml 含有：CAFFEINE SODIUM BENZOATE 50.0 MG；DIHYDROXYPROPYL THEOPHYLLINE 300.0 MG

適應症 [衛核] 氣喘及支氣管痙攣

用法用量 成人一天2次，每次250mg，注射時間約5~10分鐘。小孩:每8小時3~4mg/kg，最大劑量每天12mg/kg。

類似產品 Asiphylline-M S.C. 喘安寧糖衣片 ®（信東）

64915 Asmellin-EPG "井田" 醫嗽寧錠 ®（井田）$1.5/T, $2/T

Rx

每 Tab 含有：DYPHYLLINE 100.0 MG；EPHEDRINE HCL (EQ TO EPHEDRINE HYDROCHLORIDE) 16.0 MG；GUAIACOL GLYCERYL ETHER (EQ TO GUAIFENESIN) 200.0 MG；PHENOBARBITAL 16.0 MG

適應症 [衛核] 支氣管氣喘、小兒氣喘、支氣管炎、慢性肺氣腫、支氣管擴張症、心臟性呼吸困難、以及氣管炎引起之咳嗽和喀痰困難。

用法用量 每天3次，每次1~2錠或每4小時1錠。

類似產品 Phyllintal "大豐" 喘咳寧錠 ®（大豐）$0.89/T, $2/T

64916 Asthan S.C. "應元"安喘糖衣錠 ®（應元）$0.89/T

每 Tab 含有：CHLORPHENIRAMINE MALEATE 2.5 MG；DIPROPHYLLINE 25.0 MG；DL-METHYLEPHEDRINE HCL 12.5 MG；GLYCYRRHIZA RADIX POWDER 75.0 MG；GUAIACOL GLYCERYL ETHER (EQ TO GUAIFENESIN) 25.0 MG；IPECAC RADIX POWDER 5.0 MG

適應症 [衛核] 氣喘、小兒氣喘、支氣管炎、感冒等所引起之咳嗽及喀痰之緩解

用法用量 成人1次2~3錠，1日3次；(1次於就寢前30分鐘服用)。小孩減半。

64917 Asthcolegan 氣喘顧爾元膠囊® (中美兄弟)
Rx
每 Cap 含有：AMINOPHYLLINE (COROPHYLLIN) 200.0 MG
適應症 [衛核] 氣喘及支氣管痙攣。
用法用量 成人每次一顆， 每日二～三次或發生症狀時服用一次.
醫療須知 孕婦、小孩、兒童、老年人、肝功能不全者，應小心使用.

64918 Athmacon "華興"安喘康栓劑® (大豐/華興) $3.48/Sup
Rx
每 Sup 含有：DIPROPHYLLINE 100.0 MG；DL-METHYLEPHEDRINE HCL 10.0 MG
適應症 [衛核] 氣管與支氣管痙攣。
用法用量 參照仿單
類似產品 Caress "明德" 咳喘寧 栓劑® (明德) $5/Sup　　Thecoughen "大豐"咳喘順錠® (大豐) $1.5/T

64919 Atrolin Unit Dose 合氣舒單一劑量吸入液® (中化/大楠)
Rx
每 dose 含有：IPRATROPIUM BROMIDE 0.5 MG；SALBUTAMOL SULFATE(ALBUTEROL SULFATE) 2.5 MG
適應症 [衛核] 用於治療阻塞性呼吸道疾病併發的可逆性支氣管痙攣需要一種以上支氣管擴張劑治療者。
類似產品 Ipratramol Inh. 〝晟德〞適氣寧吸入液® (晟德)

64920 Bepeam "永吉"鼻必安錠® (永吉)
每 Tab 含有：CHLORPHENIRAMINE MALEATE 2.0 MG；PSEUDOEPHEDRINE HCL 60.0 MG
適應症 [衛核] 緩解過敏性鼻炎、枯草熱所引起之相關症狀(鼻塞、流鼻水、打噴嚏、眼睛及喉部搔癢)。

64921 Berodual N Metered 備喘全定量噴霧液 "德國廠"® (BOEHRINGER INGELHEIM/百靈佳殷格翰) $258/Sp (200.0 DOSE-PIC/S)
Rx
每 Inh 含有：FENOTEROL HYDROBROMIDE 0.05 MG；IPRATROPIUM BROMIDE 0.021 MG
藥理作用 1.本藥含有兩種支氣管擴張劑主成分：抗膽素作用的Ipratropium bromide和β2-腎上腺荷爾蒙製劑fenoterol hydrobromide。
2.利用定量吸入器同時使用兩種不同藥理作用部位的成分，而使支氣管擴張。因此，這兩種主成分對於支氣管肺部病變，有更廣泛的治療領域。
3.由於本藥對於陣發性和痙攣性支氣管收縮症狀，在使用後短暫時間便可產生藥效，所以本藥定量噴霧液也適用於治療急性的氣喘發作。由於他們的互補作用，所以併用這兩種主成分時，只允許用非常低比例的β2-腎上腺素的成分，而讓分別的劑量適合患者，且沒有副作用。
適應症 [衛核] 下列支氣管痙攣疾患之預防和治療:支氣管氣喘、阻塞性支氣管炎、慢性支氣管炎、氣腫和伴支氣管痙攣之肺支氣管障害。
用法用量 1.預防、間歇和長期的治療：每天數次，每次1~2定劑量。平均天劑量：每天3次，每次1~2錠劑量。
2.危迫的呼吸困難：2個定劑量：如果必要，可在5分鐘後，再吸2個定劑量。吸入下一個劑量是在最初的2小時後。
不良反應 患者使用過量或過敏時，fenoterol hydrobrmide將會引起手指震顫、不安、心悸、心跳過快、眩暈或頭痛、在某些患者可能有口乾的局部反應。
醫療須知 1.本藥使用於患有甲狀腺毒症、心肌不全、心絞痛、心律不整、高血壓或瓣膜下主動脈狹窄及青光眼、前列腺腫大的患者應特別小心。
2.已經服用其他擬交感神經刺激劑的患者，需要考慮其他附加的心血管作用。
3.在某患者中，血清中的鉀會暫時地降低。
4.人類在懷孕或哺乳時服用此藥的安全性尚未被確立，但在動物研究中已顯示沒有危險。在這段時間使用藥物通常應特別小心，尤其是懷孕的前三個月應被小心觀察。
5.由於fenoterol hydrobromide的子宮鬆弛作用，所以分娩前短時間內不可使用本藥。
6.小孩必須在醫師處方及大人監護下才可使用本藥。
7.對患有糖尿病不平衡代謝者應加以小心。

64922 Besmate Inh. "信東"倍舒美吸入液® (信東) $11.6/Inh (2.5 ML-PIC/S)
Rx
每 Inh 含有：IPRATROPIUM BROMIDE 0.2 MG；SALBUTAMOL (SULFATE) 1.0 MG
適應症 [衛核] 用於治療阻塞性呼吸道疾病併發的可逆性支氣管痙攣，需要一種以上支氣管擴張劑治療者。

64923 Betamethasone Sus. 具他每松懸濁注射液® (政德) $16.9/I (2.0 ML)
Rx
每 ml 含有：BETAMETHASONE (SODIUM PHOSPHATE) 3.0 MG；BETAMETHASONE ACETATE 3.0 MG

適應症 [衛核] 風濕性關節炎、支氣管氣喘、過敏性鼻炎、枯草熱、蕁麻疹、散佈性紅斑性狼瘡、濕疹、過敏性皮膚炎、過敏性鼻炎

用法用量 參照仿單

64924	Breztri Aerosphere 必肺暢氣化噴霧劑160/7.2/5.0微克® (ASTRAZENECA/阿斯特捷利康) $1513/Aero (120.0 DOSE-PIC/S)

Rx 每 Aero 含有：BUDESONIDE MICRONIZED 160.0 MCG；FORMOTEROL FUMARATE DIHYDRATE 5.0 MCG；glycopyrronium 7.2 MCG

藥理作用
1.Budesonide是一種抗發炎皮質類固醇，具有強效糖皮質素活性和微弱的礦物性皮質素活性。
2.Glycopyrronium是一種長效抗蕈毒鹼劑，通常又稱為抗膽鹼藥物，對於膽鹼受體亞型M1至M5的親和力相近。在呼吸道中產生的藥理作用，是透過抑制平滑肌的M3受體，促使支氣管擴張。
3.Formoterol fumarate是一種作用迅速的長效選擇性β2腎上腺素作用劑(β2作用劑)。吸入的formoterol fumarate在肺內發揮局部作用，達到支氣管擴張效果。

適應症 [衛核] 適用於已接受吸入性皮質類固醇與長效β2作用劑合併治療、或長效β2作用劑與長效蕈毒鹼受體拮抗劑合併治療，而仍控制不佳的中至重度慢性阻塞性肺病 (COPD) 病人的維持治療。

用法用量 每次吸入2下的方式使用，每日早上及晚上各一次，經口吸入。請勿超過每日兩次，每次吸入兩下。吸入後，請以水漱口並吐掉。

不良反應
1.常見不良反應：上呼吸道感染、肺炎、背痛、口腔念珠菌感染、流行性感冒、肌肉痙攣、尿道感染、咳嗽、鼻竇炎、腹瀉。
2.其他不良反應，包括：高血糖、焦慮、失眠、頭痛、心悸、噁心、過敏、憂鬱、躁動、焦躁、神經質、震顫、頭暈、心絞痛、心搏過速、心律不整(如：心房顫動、室上性心搏過速和期外收縮)、咽喉刺激、支氣管痙攣、口乾、瘀青、尿液滯留、胸痛、全身性皮質類固醇作用的表徵或症狀(如腎上腺功能降低)以及異常行為。

醫療須知
1.使用長效β2交感神經刺激劑(LABA)單一療法治療氣喘[未使用吸入性類固醇(ICS)]，與氣喘相關死亡風險增加有關。對照臨床試驗的現有資料也顯示，使用LABA單一療法會增加兒童和青少年病人的氣喘相關住院風險。
2.COPD急性惡化的病人不可開始使用本藥，這種狀況可能有致命的危險。
3.避免過度使用本藥，且避免與其他長效β2作用劑合併使用。
4.告知病人，使用本藥後應以水漱口並吐掉，有助於降低口咽念珠菌感染的風險。
5.以吸入方式使用皮質類固醇，曾有下呼吸道感染的案例報告，包括肺炎。由於肺炎的臨床表現與COPD急性惡化的症狀經常有所重疊，醫師對於COPD病人應特別注意是否發生肺炎。
6.患有活動性或非活動性呼吸道結核菌感染，未治療的全身性真菌、細菌、病毒或寄生蟲感染，或眼部單純疱疹的病人，使用吸入性類固醇應謹慎。
7.應觀察病人是否出現腎上腺功能不全的表徵和症狀，如倦怠、疲憊乏力、無力、噁心和嘔吐、低血壓。
8.如同其他吸入性治療，本藥可能引起逆理性支氣管痙攣，有可能危及生命。
9.如果出現過敏反應的徵象，尤其是血管性水腫(包括呼吸或吞嚥困難，舌頭、嘴唇和臉部腫脹)、蕁麻疹或皮疹，應立即停用本藥並考慮其他替代治療。
10.Formoterol fumarate與其他β2作用劑相同，可能對一些病人產生臨床上顯著的心血管效應，例如脈搏速率、收縮壓或舒張壓的測量值升高，以及心律不整，例如室上性心搏過速和期外收縮。
11.長期使用含ICS的藥物，曾觀察到骨質密度(BMD)降低。
12.COPD病人長期使用ICS或吸入性抗膽鹼藥物，曾有發生青光眼、眼內壓升高和白內障的案例報告。本藥用於狹角性青光眼病人應謹慎。
13.如同所有含抗膽鹼藥物的治療，本藥用於尿液滯留病人也應謹慎。
14.β腎上腺素作用劑藥物可能使一些病人發生顯著的低血鉀，也可能使一些病人發生暫時性的高血糖。

64925	Brokotin 氣喘平錠® (榮民)

Rx 每 Tab 含有：EPHEDRINE SULFATE 24.0 MG；GUAIACOL GLYCOLATE (EQ TO GLYCERYL GUAIACOLATE) 100.0 MG；PHENOBARBITAL 8.0 MG；THEOPHYLLINE 100.0 MG

適應症 [衛核] 氣喘及支氣管痙攣

用法用量 一天4次，每次1錠。

64926	Cosophylline "東洲" 克嗽非林顆粒® (明大/東洲)

Rx 每 gm 含有：BROMISOVALUM (EQ TO BROMOVALERYLUREA) (EQ TO BROMVALETONE) 100.0 MG；CHLORPHENIRAMINE MALEATE 8.0 MG；DIPROPHYLLINE 200.0 MG；DL-METHYLEPHEDRINE HCL 50.0 MG；PAPAVERINE HCL 15.0 MG

適應症 [衛核] 支氣管氣喘、小兒氣喘

用法用量 一天3~4次，每次1~2錠。

類似產品 Pacough "派頓"派嗽錠® (派頓)

64927 Cousorin 克嗽靈液® (中化)

每 25ml 含有：CHLORPHENIRAMINE MALEATE 6.0 MG；DL-METHYLEPHEDRINE HCL 25.0 MG；GLYCYRRHIZA EXTRACT 1000.0 MG；PLATYCODON EXTRACT 2000.0 MG；POTASSIUM GUAIACOLSULFONATE 150.0 MG

適應症 [衛核] 氣喘、支氣管炎、因感冒其他呼吸器疾病所引起之咳嗽喀痰諸症

用法用量 1天3次，1次8ml。(即1天量約25ml)

64928 Foster 肺舒坦定量吸入劑 100/6mcg/dose® (CHIESI/友華) $646/Inh (12.72 MG-PIC/S)

Rx

每 Inh 含有：BECLOMETHASONE DIPROPIONATE 0.1 MG；FORMOTEROL FUMARATE DIHYDRATE 0.0060 MG

藥理作用
1.本藥含有beclomethasone dipropionate與formoterol，這兩種成分各有不同的作用模式。與其他吸入型皮質類固醇與beta 2-致效劑相似之處為：在減輕氣喘惡化程度方面具有加成作用。
2.Beclomethasone dipropionate：以吸入方式投予beclomethasone dipropionate建議劑量時，在肺內具有糖皮質素的抗發炎作用，能減輕氣喘的症狀與惡化程度，副作用少於全身性投予皮質類固醇。
3.Formoterol是一種選擇性的beta 2-腎上腺素致效劑，對氣管發生可逆性阻塞的患者，能產生支氣管平滑肌鬆弛作用。支氣管擴張效應在吸入後1至3分鐘內迅速出現，而且單次給藥後能維持12小時。
4.在成人臨床試驗中，合併使用formoterol與beclomethasone dipropionate 改善了氣喘症狀及肺部功能，並減輕惡化程度。

適應症
[衛核] 氣喘:
Foster適用於需規律使用吸入型皮質類固醇與長效beta 2致效劑合併治療的氣喘病患。
慢性阻塞性肺病(COPD):
患有較嚴重之慢性阻塞性肺病(FEV1少於預測值之50%)及有反覆惡化病史，已定期使用長效型支氣管擴張劑，而仍有明顯症狀病患之治療。

用法用量
1.成人(18歲及以上)患者的劑量建議：一天2次，每次吸入1或2劑；每日劑量上限為1天4劑。
2.兒童及青少年(未滿18歲)患者的劑量建議：目前尚無本藥使用於未滿18歲兒童與青少年患者的經驗；因此，取得進一步數據前，建議未滿18歲的兒童與青少年使用本藥。

不良反應
1.通常與formoterol有關者：血鉀過低症、頭痛、顫抖、心悸、咳嗽、肌肉痙攣，以及校正後QT間隔延長。
2.通常與使用 beclomethasone dipropionate有關的不良反應有：口腔黴菌感染、口腔念珠菌感染、發音困難、喉嚨刺激。發音困難與念珠菌感染，可在使用產品後以清水漱口或沖洗口腔、或者刷牙來減輕症狀。出現症狀的念珠菌感染，可用局部抗黴菌藥物治療，同時仍持續進行本藥治療。

醫療須知
1.對於罹患下列疾病的患者，使用本藥時應特別小心(可能需要採取監測措施)：心律不整，特別是第三級房室傳導阻滯與頻脈心律不整(心跳加速及/或不規律)；原發性主動脈瓣下狹窄；阻塞性肥厚心肌症；嚴重心臟病，特別是急性心肌梗塞、缺血性心臟病、鬱血性心臟衰竭；阻塞性血管疾病，特別是動脈硬化、動脈性高血壓及動脈瘤。其他必須謹慎使用本藥的患者，包括：甲狀腺毒症、糖尿病、嗜鉻細胞瘤，與未治療的血鉀過低症。
2.患者已知或疑似有校正後QT間隔延長(QTc超過0.44秒)情形，不是遺傳或藥物引起，治療時亦應特別小心。單獨使用formoterol時，便可能引起QT間隔延長的情形。
3.使用beta2-致效劑療法，可能引起嚴重的血鉀過低症；建議特別留意嚴重氣喘患者，因為此類作用會因缺氧而增強。併用其他會引起血鉀過低的藥物，可能導致血鉀過低症加重，例如黃嘌呤(Xanthine)衍生物、類固醇與利尿劑等藥品。此外，不穩定氣喘病患，可能使用多次支氣管擴張劑救援，亦應多予注意。若有上述各種狀況，建議監測血清鉀濃度。
4.吸入formoterol，可能造成血中葡萄糖濃度升高；因此糖尿病患者應密切注意血糖的變化。
5.若計劃以鹵化麻醉劑進行麻醉，應先確認麻醉開始前至少12小時未曾使用本藥，因為有可能引起心律不整。
6.如同所有含皮質類固醇的吸入式藥物，本藥應小心使用於罹患活動性或非活動性肺結核、黴菌或病毒呼吸道感染的患者。
7.建議避免突然中斷本藥治療。
8.如果患者覺得治療無效，務必先行尋求醫療協助。急救用支氣管擴張劑的使用次數增加，代表潛在病症持續惡化，必須重新評估氣喘治療方式。控制良好的氣喘症狀突然或逐漸惡化，均可能危及性命，患者應接受緊急的醫療評估。此時應考慮有無必要增加皮質類固醇治療，不論是吸入式或口服式的療法；如遇疑似感染，應考慮採取抗生素治療。
9.患者在病情加劇，或者氣喘明顯或急性惡化時，不應開始使用本藥；本藥治療期間，可能出現嚴重的氣喘相關不良事件或病情惡化情形。若開始使用Foster後氣喘症狀仍然不受控制或惡化，應要求患者持續接受治療，而且必須尋求醫療協助。
10.本藥不應作為氣喘的第一線治療。
11.對於急性氣喘發作的治療，應建議患者隨身攜帶其短效型支氣管擴張劑備用。
12.所有吸入型皮質類固醇，均可能產生全身性效應，尤其是長期使用高劑量；不過，相較於口服型皮質類固醇，吸入型較不容易出現此種效應。可能出現的全身性效應有：Cushing氏症候群、類Cushing氏症特徵、腎上腺功能抑制、兒童及青少年生長遲緩、骨骼礦物質密度降低、白內障與青光眼。因此，務必定期檢查患者，並將吸入型皮質類固醇降低至足以有效控制氣喘的最低劑量。

類似產品 Foster Nexthaler 肺舒坦耐舒樂 乾粉吸入劑 100/6mcg/dose ® (CHIESI/友華) $646/Inh (12.72 MG-PIC/S)

64929 Methoxine M 免嗽克喘注射液 ® (杏林新生/東洲) $15/I (1.0 ML-PIC/S), $15/I (2.0 ML-PIC/S)

Rx

每 ml 含有：CHLORPHENIRAMINE MALEATE 2.0 MG；DIHYDROXYPROPYL THEOPHYLLINE 40.0 MG；DL-METHYLEPHEDRINE HCL 12.0 MG；GUAIACOL GLYCERYL ETHER (EQ TO GUAIFENESIN) 20.0 MG；METHOXYPHENAMINE HCL 50.0 MG

適應症 [衛核] 支氣管氣喘、支氣管炎、小兒氣喘、咳嗽、蕁麻疹、過敏性鼻炎、過敏性疾患

用法用量 參照仿單

64 支氣管擴張劑和抗氣喘藥物

64930 Recalm "生達"利咳安寧錠 ® (生達) $1.5/T, $2/T

Rx

每 Tab 含有：GUAIACOL GLYCERYL ETHER (EQ TO GUAIFENESIN) 100.0 MG；THEOPHYLLINE SODIUM GLYCINATE 200.0 MG

適應症 [衛核] 急慢性支氣管炎、氣喘性支氣管炎、支氣管性氣喘或其他慢性呼吸器疾患所引起之咳嗽、喀痰、支氣管痙攣或呼吸困難等症狀之緩解。

用法用量 成人一天3次，1次1片。

64931 Rico "華興"立克膠囊 ® (華興) $0.89/C

每 Cap 含有：CAFFEINE ANHYDROUS 40.0 MG；CARBINOXAMINE MALEATE 4.0 MG；GLYCYRRHIZINIC ACID (EQ TO GLYCYRRHETINIC ACID GLYCOSIDE)(EQ TO GLYCYRRHIZIC ACID) 15.0 MG；LYSOZYME CHLORIDE 12.5 MG；PSEUDOEPHEDRINE HCL 60.0 MG

適應症 [衛核] 緩解過敏性鼻炎、枯草熱所引起之相關症狀（鼻塞、流鼻水、打噴嚏、眼睛及喉部搔癢）。

用法用量 一天3次，每次1粒。本藥可緩解感冒諸症狀。

64932 Sma 喘息錠 ® (約克) $1.5/T

Rx

每 Tab 含有：GUAIACOL GLYCERYL ETHER (EQ TO GUAIFENESIN) 100.0 MG；THEOPHYLLINE 100.0 MG

適應症 [衛核] 急慢性支氣管炎、氣喘性支氣管炎、支氣管性氣喘或其他慢性呼吸器疾患所引起之咳嗽、喀痰、支氣管痙攣或呼吸困難等症狀之緩解。

用法用量 成人一天3次，1次1片。

64933 Spiolto Respimat 適倍樂 舒沛噴 吸入劑 ® (BOEHRINGER INGELHEIM/百靈佳殷格翰) $1503/Inh (30.0 DOSE-PIC/S)

Rx

每 Inh 含有：Olodaterol 0.0050 MG；TIOTROPIUM 0.0050 MG

藥理作用
1.SPIOLTO RESPIMAT為含有tiotropium(一種長效型蕈毒鹼受體拮抗劑)和olodaterol(一種長效型β_2-腎上腺素受體促效劑)(LAMA/LABA)的固定劑量複合吸入性溶液，以SPIOLTO RESPIMAT soft mist吸入器投藥。
2.此兩種活性成分由於具有不同的作用機轉，因此可帶來加成性支氣管擴張效果。因為中央呼吸道有較多蕈毒鹼受體，而β_2-腎上腺素受體則在周邊呼吸道表現較多，因此併用tiotropium與olodaterol應可在肺臟的所有部位提供最理想的支氣管擴張作用。

適應症 [衛核] 適用於慢性阻塞性肺疾(包括慢性支氣管炎及肺氣腫)之長期維持治療

用法用量
1.本藥品僅供吸入使用。藥罐僅限插入respimat吸入器中使用。每劑藥物為按壓respimat吸入器二次噴藥。
2.成人：建議劑量為5微公克tiotropium和5微公克olodaterol，每日同一時間以respimat吸入器用藥一次，每次按壓二次噴藥。

不良反應
1.常見：口乾。
2.不常見：眩暈、失眠、頭痛、心房顫動、心悸、心搏過速、高血壓、咳嗽、便秘。

醫療須知
1.氣喘：SPIOLTO RESPIMAT不可用於氣喘患者。尚無研究探討SPIOLTO RESPIMAT用於氣喘患者的療效及安全性。
2.不可作為急救使用：SPIOLTO RESPIMAT不適用於急性支氣管痙攣的治療(亦即做為救援療法)。
3.若發生反常性支氣管痙攣，應立即停用SPIOLTO RESPIMAT，而以其他療法取代。
4.由於tiotropium具有抗膽鹼活性，狹角性青光眼、攝護腺肥大或膀胱頸阻塞的病患應小心使用SPIOLTO RESPIMAT。
5.病人應小心避免讓噴霧進入眼睛。應告知病人這樣可能促成或惡化狹角性青光、眼睛疼痛或眼睛不舒服、暫時性視線模糊、與充血性結膜炎所造成的紅眼有關之視覺上有光影或多彩影像、及角膜水腫。
6.抗膽鹼治療時曾觀察到口乾現象，而長期口乾可能與蛀牙有關。
7.SPIOLTO RESPIMAT在前一年期間曾有心肌梗塞病史、有不穩定型或危及性命之心律不整、前一年期間因心臟衰竭住院或有陣發性心搏過速(>100下/分鐘)診斷之病人的使用經驗極有限，因為臨床試驗中皆排除這些病人。在這些病人族群使用SPIOLTO RESPIMAT時應特別謹慎。
8.β_2-腎上腺素受體促效劑可能在某些病患身上引發顯著的低血鉀症，可能進而導致不良的心血管作用。

64934	Ultibro Breezhaler 昂帝博吸入膠囊110/50微克® （NOVARTIS/諾華）$1201/Inh C (30.0 DOSE-PIC/S)

Rx 每 Inh C 含有：Glycopyrronium bromide 0.063 MG；INDACATEROL MALEATE 0.143 MG

藥理作用 1.給與ULTIBRO Breezhaler 時會同時吸入indacaterol和glycopyrroinum，二種成分的作用機轉不同，作用在不同的受體，產生平滑肌肉鬆弛作用的路徑亦不同，故會有療效加成作用。

2.因beta$_2$-腎上腺受體和M3-蕈毒鹼受體在中央氣道和周邊氣道的密度有差別，beta$_2$-腎上腺受體對周邊氣道的鬆弛作用較強，而抗膽鹼成分在中央氣道的作用較強。因此，為能在中央和周邊氣道均達到理想的支氣管擴張作用，併用beta$_2$-腎上腺受體作用劑和蕈毒鹼受體拮抗劑(muscarinic receptor)是有益的。

3.Indacaterol是長效的beta$_2$-腎上腺受體作用劑，可一天給藥一次。Beta$_2$-腎上腺素受體作用劑的藥理作用，包括indacaterol，至少部份是歸因於刺激細胞內的催化酵素adenyl cyclase，使adenosine triphosphate(ATP)轉化成cyclic-3',5'-adenosine monophosphate(cyclic AMP)。增加cyclic AMP的濃度會使支氣管平滑肌鬆弛。

4.Glycopyrronium為長效型吸入性蕈毒鹼受體(muscarinic receptor)拮抗劑(抗膽鹼)，一天一次用於慢性阻塞性肺疾(COPD)之支氣管擴張維持治療。在呼吸道中，副交感神經是主要造成支氣管收縮的神經途徑，膽鹼張力是COPD呼吸道阻塞主要的可逆性因素。

適 應 症 [衛核] 慢性阻塞性肺疾 (COPD; 包括慢性支氣管炎及肺氣腫) 之維持治療。降低有惡化病史病人之COPD 惡化。

用法用量 1.建議劑量為一次一粒膠囊，使用ULTIBRO Breezhaler吸入器每天吸一次。

2.ULTIBRO Breezhaler建議在每日相同的時間使用。若錯過一次的劑量，應儘速在同一天內用藥。應指導病人一天不可使用超過一個劑量。

3.僅可吸入使用。膠囊不可吞服。

4.膠囊只可使用ULTIBRO Breezhaler吸入器給藥。

不良反應 1.極常見：上呼吸道感染。

2.常見：鼻咽炎、尿道感染、鼻竇炎、鼻炎、眩暈、頭痛、咳嗽、口咽部疼痛包括喉嚨刺激、消化不良、蛀牙、腸胃炎、骨骼肌肉疼痛、發熱、胸痛。

醫療須知 1.長效β_2腎上腺素受體作用劑用於治療氣喘時，可能會增加發生氣喘相關嚴重不良事件的風險，包括氣喘相關的死亡。

2.ULTIBRO Breezhaler並非用於氣管痙攣急性症狀發生時的治療。

3.若有過敏反應症狀發生時(特別是呼吸或吞嚥困難，舌頭、嘴唇或臉腫脹，蕁麻疹，皮膚紅疹)，應立即停藥，並採用替代療法。

4.若發生逆理性支氣管痙攣時，應立即停藥並採取其他治療方法。

5.應告知病人有關隅角性青光眼的徵兆及症狀，並告知病人若發生這些徵兆及症狀時，應停用ULTIBRO Breezhaler 。

6.ULTIBRO Breezhaler應謹慎使用於患有心血管疾病的病人(冠狀動脈疾疾、急性心肌梗塞、心律不整、高血壓)。

7.有些患者使用beta$_2$-腎上腺素受體作用劑可能產生明顯的低血鉀症，可能因此引發心血管的不良反應。

8.吸入高劑量的beta$_2$-腎上腺素受體作用劑可能使血漿的葡萄糖濃度升高。開始使用ULTIBRO Breezhaler治療時，應更嚴密監測糖尿病病患的血漿葡萄糖濃度。

9.ULTIBRO Breezhaler應謹慎使用於患有痙攣疾病或甲狀腺毒症、及對beta$_2$-腎上腺素受體作用劑有不尋常反應的患者。

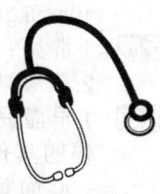

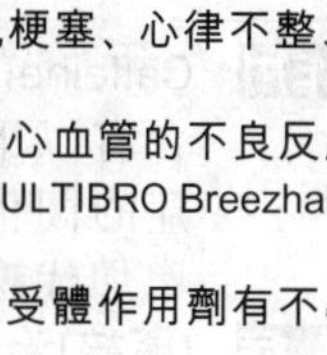

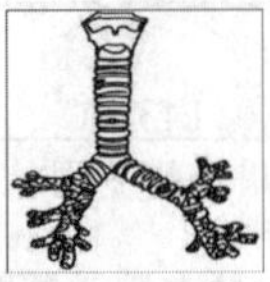

第六十五章 呼吸興奮劑
Respiratory Stimulants

呼吸興奮劑或回蘇劑主要作用於腦幹的呼吸中樞，用來增加頻繁的呼吸速度。它們主要用來克服中樞神經系各類抑制劑(如催眠劑或麻醉性止痛藥)之藥物過量起的抑制，或全身麻醉劑所引起的藥物過量，然而，對很多藥物引發之呼吸抑制的病例，其效果仍然存疑。

可使用的回蘇劑之間，由於它們不同的安全性及效用，將分別加以敘述。從呼吸興奮劑起，討論的重心圍繞在注射劑(靜注或肌注)，雖然nikethamide及pentylenetetrazol也可製成口服製劑使用。這些口服形式主要用於各種老年病的狀況，包括高齡的心智混亂，記憶缺陷，抑鬱和一般的衰弱。可是沒有決定性的證據來證明服用這些藥劑後，能有效的治療上述情況，任何有益於病患者，大部份可能僅為一種安慰作用而已。

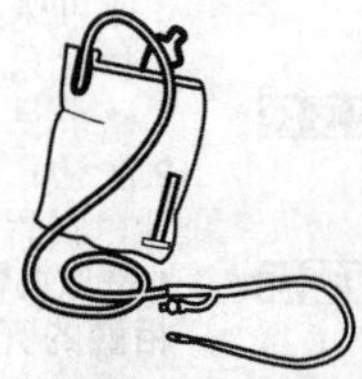

§ 65.1 呼吸興奮劑

65101 CAFFEINE CITRATE▲

℞ 20 MG/液劑(Sol)； 20 MG/液劑(Sol)；

商名 Astarfeine®（安星） Peyona®（ALFASIGMA/和聯）

藥理作用 Caffeine的主要作用為CNS興奮劑。此為caffeine作用於早產兒呼吸暫停的基礎，可能包含有以下的數種作用機轉：①刺激呼吸中樞，②增加每分鐘通氣量，③降低高碳酸血症的閾值，④增加對於高碳酸血症的反應，⑤增加骨骼肌張力，⑥降低橫膈膜疲乏，⑦增加代謝率，以及⑧增加攝氧量。

適應症 [衛核]治療原發性早產兒呼吸暫停。

用法用量 1.應在具有新生兒重症監護醫學經驗的醫師監督下進行caffeine citrate的治療。僅應在可提供適當設備監視與監測病患的新生兒加護病房中給予治療。

2.未曾接受過治療的嬰兒建議劑量療程為使用針筒輸注幫浦或其他定量輸注器材，於30分鐘期間緩慢靜脈輸注每公斤體重caffeine citrate 20mg的起始劑量(loading dose)。間隔24小時後，可於10分鐘期間緩慢靜脈輸注每公斤體重5mg的維持劑量，每24小時一次。或者，可採用口服方式(例如透過鼻胃管)給予每公斤體重5mg的維持劑量，每24小時一次。

3.若早產兒對於建議起始劑量的臨床反應不足，可於24小時後給予最多10~20mg/kg的第二劑起始劑量。在考量早產兒體內因半衰期較長而可能造成caffeine累積以及與懷孕後週數相關而持續增加的caffeine代謝能力後，可考慮給予較高的維持劑量10mg/kg體重。在臨床上有需要時，應監測caffeine血漿濃度。若病患對於第二劑起始劑量或維持劑量10mg/kg/day反應不佳，可能需要重新考量早產兒呼吸暫停的診斷。

不良反應 1.常見：血糖過高、心搏過速、輸注部位靜脈炎、輸注部位發炎。

2.不常見：痙攣、心律不整。

醫療須知 1.早產兒呼吸暫停是一種排除診斷。展開caffeine citrate治療前應排除或適當治療呼吸暫停的其他原因(例如：中樞神經系統疾病、原發性肺部疾病、貧血、敗血症、代謝障礙、心血管異常或阻塞性呼吸暫停)。對於caffeine治療反應不佳(若有需要，可測量血漿濃度進行確認)可能顯示有其他原因引起呼吸暫停。

2.若新生兒的母親在生產前攝取大量caffeine，由於caffeine易於通過胎盤進入胎兒循環，因此，應在展開caffeine citrate治療前測量基期血漿caffeine濃度。

3.由於早產兒可將theophylline代謝成caffeine，因此，曾接受theophylline治療的新生兒應在展開caffeine citrate治療前測量基期血漿caffeine濃度。

4.Caffeine是一種中樞神經系統刺激劑，曾通報發生因caffeine過量引起癲癇的病例。將caffeine citrate使用於患有癲癇疾病的新生兒時，應極為謹慎。

5.已有發表研究證實caffeine可增加心跳速率、左心室輸出與心搏量。因此，caffeine citrate應謹慎使用於已知患有心血管疾病的新生兒。已有證據顯示caffeine會使易受影響者發生心搏過速心律不整。

65102 NIKETHAMIDE

℞ 250 MG/注射劑(I);

商　名 Nika®（壽元）

藥理作用 直接刺激髓質的呼吸中樞和可能繼發的刺激末梢頸動脈化學受體。不直接作用於心臟，但比doxapram效用差，安全域也較小。

適 應 症 [衛核]中樞抑制、呼吸抑制、循環衰竭

[非衛核](1)治療因抑制藥物所引起的中樞神經系，呼吸和循環的抑制。(2)電擊治療後，有助於呼吸的恢復。

用法用量 1.靜注，肌注−25%溶液2~20ml(通常5~10ml)，視抑制程度而定。需要時每30~60分重覆投與5ml。

2.口服−每4~6小時服用3~5ml的口服溶液(25%)。

3.新生兒窒息−1.5ml注入臍靜脈。

不良反應 (通常為大劑量時)鼻後灼熱和搔癢，潮紅，出汗，咳嗽，打噴嚏，噁心，嘔吐，焦慮不安，心動過度，血壓增加，肌肉抽搐，痙攣。

醫療須知 (1)不能動脈內注射，會發生動脈痙攣和栓塞。(2)不要搞混25%注射液及25%口服液。(3)注意本藥靜注投與最有效(也最危險)。

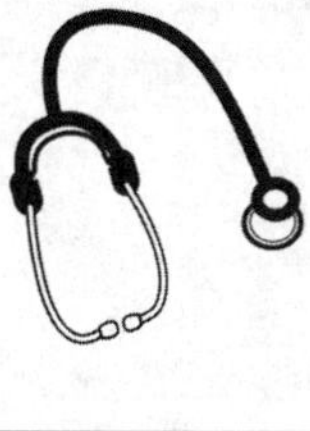

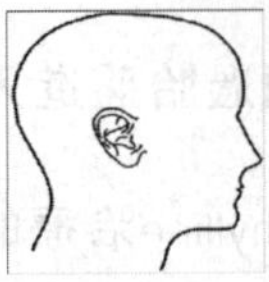

第六十六章
耳鼻喉科用藥
ENT Drugs

耳鼻喉科用藥的一般原則：

1.目前耳、鼻、喉科疾病的藥物治療是建立在藥物選擇及用途的學術基礎和實際應用上。

2.除了感染以外，只有一些情況的藥物作用和用途具有清楚的藥理基礎(例如鼻和耳咽管功能的症狀療法)，不過，其他情況的藥物選擇及用途卻沒有相當的理論基礎。

3.在各種情況下，耳、鼻、喉細菌感染有關的病原菌都有很好的佐證，以這些知識為基礎，應該有信心在開始治療時，選用適當的製劑。

4.當溶血性流行性感冒桿菌(haemophilus influenzae)感染時，都使用penicillin，erythromycin或ampicillin，amoxycillin；局部使用gentamicin可治療一般的病原菌。

5.在耳鼻疾病中，直接達成清潔鼻腔，以及恢復耳咽管功能的療法也很重要。

6.有些鼻病是由於過敏引起的，分泌性中耳炎(secretory oftitis media)也與過敏有關

7.治療眩暈一定要詳知患者的病歷，而且要研究和確認最可能的原因，並選用適當的抗眩暈藥物。

8.有些藥物會造成聽毒性，一般而言，當患者腎功能受損時，使用胺基醣類(aminoglycoside)抗生素和強力利尿劑聽毒性最為常見。

9.點耳藥水時患者要側躺，耳朵朝上，擠壓點耳藥瓶，使藥水流入耳道中，然後將耳往後上方拉，使藥水往內流，保持相同姿勢約5分鐘。

10.點鼻時：a.滴劑：當坐姿或站立時將頭後仰，或躺臥將手臂置於頭後。保持該姿勢數分鐘而使藥物分布全鼻。b.噴劑：將瓶身豎直，快速壓下瓶子，確定1或2滴噴入每邊鼻內；待3~5分鐘後吐氣，重複投藥。c.凝膠：塗抹每側鼻腔，用力吸氣而使藥進入鼻腔。

§ 66.1 耳科用藥

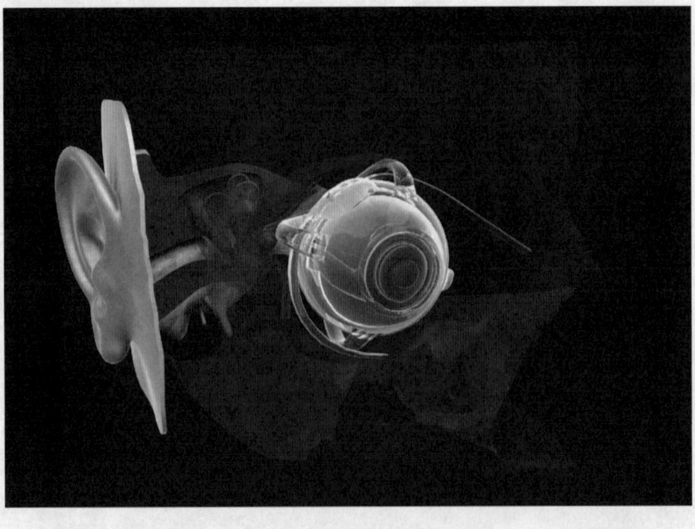

耳 EAR

耳分為三部，每一部在聽覺機轉中具不同之功能。

1、外耳(Outer Ear)

2、中耳(Middle Ear)
深藏在顳骨內的腔道，
含有三塊小聽骨
(Auditory Ossicles)
連起成一小槓桿，插入
卵圓窗(Oval Window)。

3、內耳(Inner Ear)
含有聽器官及
平衡器官。

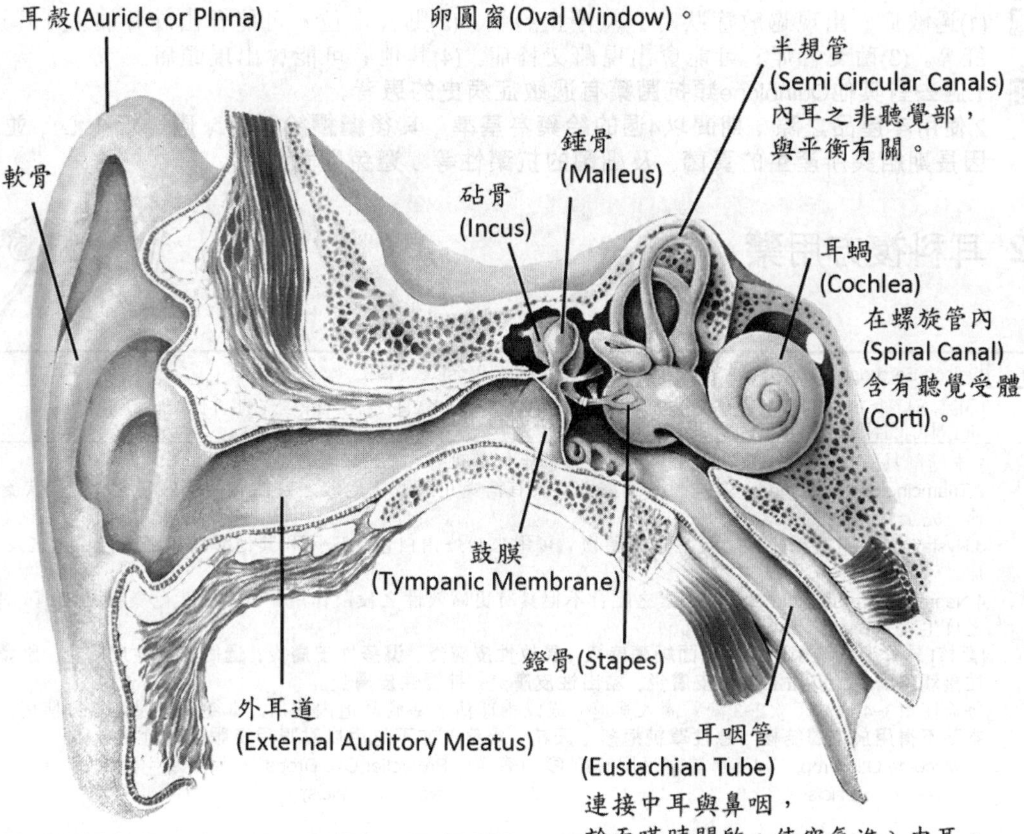

耳殼收集並引導聲波震盪鼓膜： 空氣之震盪(Vibration)使聽骨震動，
聽骨傳至中耳，將震動加以放大，
最後鐙骨的足板在卵圓窗上前後震動。

聲波所建立的一連串機械性刺激： 如此使內耳之流質震動，刺激Corti器官的受體。

傳至腦部聽覺中心(Auditory Center)← 於是聽神經的神經衝動產生，

66101 OFLOXACIN▲

孕C 乳 - 食 - 泄 肝/腎 ½ 3～5h

Rx 3 MG/ML/液劑(Sol);

商　名

Earflo Otic®（溫士頓/瑞士）$48.9/Sol(3MG/ML-PIC/S-5ML)
Ofloxin Otic®（麥迪森）$48.9/Sol(3MG/ML-PIC/S-5ML)
Tarivid Otic® ◎（SANTEN/第一三共）
Thamic Otic® ＊（五福/瑩碩）$48.9/Sol(3MG/ML-PIC/S-5ML)

藥理作用 Ofloxacin對革蘭氏(Gram)陽性菌組及革蘭氏陰性菌組，擁有廣大的抗菌範圍，針對包括葡萄球菌屬、鏈球菌屬、肺炎球菌、Proteus屬、Morganella Morganii、Providencia屬、Haemophilus influenzae、及綠膿桿菌在內的外耳炎、中耳炎病灶起因菌株，發揮抗菌活性。

適 應 症 [衛核]成人及小兒外耳炎、成人及青少年鼓膜穿孔之慢性中耳炎、裝有鼓膜造口管的小兒急性中耳炎。

用法用量 點耳液：一天2次，每次6~10滴，滴入耳內的藥水要停留在耳內10分鐘。

不良反應 (1)過敏症：出現過敏症狀時，應停止給藥。(2)點耳部位：可能會出現耳痛、外耳道發紅等。(3)菌交替症：可能會出現菌交替症。(4)其他：可能會出現頭痛。

醫療須知 1.過去對其他Quinolone類抗菌藥有過敏症病史的患者。
2.使用本產品之際，期間以4週的給藥為基準，其後繼續給藥時，應謹慎小心，並留意因長期給藥所產生的真菌、及細菌的抗藥性等，避免隨意給藥。

§ 66.2 耳科複方用藥

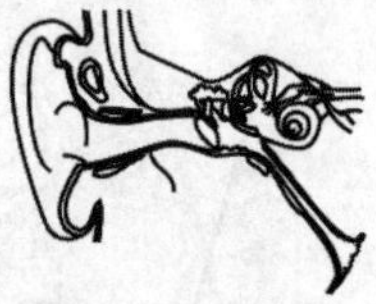

66201 Odicon Eardrops 耳得康耳滴劑®（壽元）$48/Sol (5.0 ML-PIC/S)

Rx 每 ml 含有：GRAMICIDIN 0.25 MG；NEOMYCIN SULFATE 2.5 MG；NYSTATIN 100000.0 U；TRIAMCINOLONE ACETONIDE 1.0 MG

藥理作用 1.本滴劑具有抗炎、止癢殺菌和殺黴菌之多種不同藥理作用。
2.Triamcinolone acetonide：為強力之賀爾蒙，具有消炎止癢及抗過敏之效能，對於皮膚之發炎症狀藥效迅速，完全且持續性長。
3.Nystatin：為最有獨特性之抗念珠菌藥物，可用來治療由白色念珠菌和其他酵素類之黴菌引起之皮膚病症。
4.Neomycin及gramicidin二種抗生素之配合不但具有更廣效性之殺菌作用，且對產生耐藥性之細菌，本配合之抗生素，獨具強力之殺菌性。

適 應 症 [衛核] 外耳道念珠菌感染、表面細菌感染、異位性皮膚炎、濕疹性皮膚炎、過敏接觸性皮膚炎、原發刺激性接觸皮膚炎、皮脂溢出性皮膚炎、溢出性皮膚炎、神經性皮膚炎。

用法用量 每天使用3~4 次，每次2~3 滴，滴入耳道，或以棉球沾之塞於耳道內使用。本藥須由醫師處方使用。

醫療須知 本藥不得用於皮膚結核，急性單純疱疹，天花，水痘，亦不可用以點眼用及眼圈附近塗敷。

類似產品 Mycomb Otic Drops "杏輝"美康耳用滴劑®（杏輝）$48/Sol (5.0 ML-PIC/S)
Protectier Otic Drops 寶耳康耳用滴劑®（寶齡富錦）$48/D (5.0 ML-PIC/S)

66202 Brown Mixture "強生"複方甘草合劑錠®（強生）

Rx 每 Tab 含有：ANISE OIL 0.0015 ML；ANTIMONY POTASSIUM TARTRATE 1.0 MG；BENZOIC ACID 2.5 MG；CAMPHOR 1.5 MG；GLYCYRRHIZA FLUIDEXTRACT 0.48 ML；OPIUM POWDER 2.5 MG

藥理作用 本藥為Opium和Glycyrrhiza混合物的酊劑。

適 應 症 [衛核] 初期支氣管炎之鎮咳及刺激性乾咳之緩解
[非衛核] 鎮咳。

用法用量 一天3次，每次1～2錠。

66203 Cetraxal Plus 環星氟耳滴劑®（Laboratorios/台灣李氏）

Rx 每 ml 含有：CIPROFLOXACIN HCL 3.49 MG；FLUOCINOLONE ACETONIDE 0.25 MG

藥理作用 1.Ciprofloxacin作為氟喹諾酮類抗菌劑：Ciprofloxacin通過抑制細菌DNA複製、轉錄、修復以及重組所需的拓撲異構酶(topoisomerase)II[DNA旋轉酶(DNA gyrase)]和IV以發揮抑菌作用。
2.Fluocinolone acetonide為皮質類固醇，可抑制局部前列腺素的生化合成，以達抗發炎的效果。

適 應 症 [衛核] 用於治療年齡六個月以上病人因Ciprofloxacin感受性細菌感染所引起之經耳通氣管置入手術後的急

性中耳炎。

用法用量 1.單劑量小瓶(0.25mL)使用於受感染的耳道，一次一瓶，一天兩次(大約每12小時一次)，一共使用七天。
2.僅供耳用，不可用於眼部或是注射。
3.此用法用量可使用在齡個月以上的病人：
a.使用之前應將藥瓶放手裡捂熱幾分鐘，這樣可避免冷的溶液滴入耳道內導致的頭暈。
b.將受感染的耳朵朝上後再滴入藥品。
c.向內推耳屏四次協助藥液滲入中耳內。
d.保持該姿勢1分鐘。如果另一耳也需要的話，重複以上動作。

不良反應 最為常見不良反應：耳漏、肉芽組織增生、耳部感染、耳部瘙癢、鼓膜病症、耳廓腫脹、平衡障礙。

醫療須知 1.第一次出現皮疹或其它過敏症狀時應立即停止用藥。
2.長期使用本藥可能會導致非感受性細菌跟真菌過度生長，如果在治療一星期後，感染情況沒有改善，而且確診，請停止使用並展開替代療法。
3.若在完整療程治療後耳漏持續存在，或6個月內發生兩次或兩次以上耳漏，建議進一步評估以排除潛在的因素：例如膽脂瘤(cholesteatoma)、異物或腫瘤。

66204 Glycyrrhiza And Opium Compound 複方甘草合劑錠 ® （福元） $1.5/T, $2/T

Rx 每 Tab 含有：GLYCYRRHIZA EXTRACT 0.48 ML；OPIUM POWDER 2.5 MG

適應症 [衛核] 祛痰、鎮咳

用法用量 一天3~4次，每次1粒。

66205 Kotan 克痰注射液100毫克/毫升（乙基希賜典） ® （安星） $15/l (3.0 ML-PIC/S)

Rx 每 ml 含有：ACETYLCYSTEINE 100.0 MG

適應症 [衛核] 減少呼吸道黏膜分泌的黏稠性

用法用量 參照仿單

66206 Mistura Glycyrrhizae Composita "紐約"複方甘草合劑 ® （人人） $21.3/Sol (120.0 ML)

Rx 每 100ml 含有：ANTIMONY POTASSIUM TARTRATE 24.0 MG；ETHYL NITRITE SPIRIT 3.0 ML；GLYCYRRHIZA EXTRACT 12.0 ML；OPIUM TINCTURE 12.0 ML

適應症 [衛核] 初期支氣管炎及刺激性咳嗽

用法用量 參照仿單

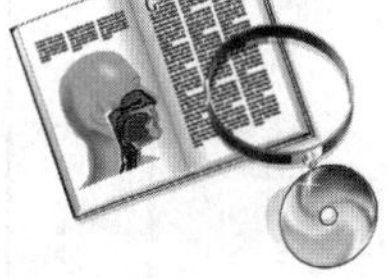

§ 66.3 鼻科用藥

鼻竇炎就是鼻竇中的分泌物因鼻腔疾病或鼻竇腫脹，而無法排出，以致堆積於鼻竇內，引起細菌、病毒感染造成鼻竇內襯黏膜產生發炎反應。

鼻竇炎最常見的症狀是流膿鼻涕、鼻涕倒流引起咳嗽、前額顏面及耳部感到疼痛腫脹或壓力感以及嗅覺障礙。想要確切地診斷鼻竇炎得為患者進行鼻竇內視鏡檢查、X光及電腦斷層攝影檢查。

目前常用來治療鼻竇炎的方式包括藥物治療、鼻內局部治療及功能性鼻竇內視鏡手術。當症狀持續7~10天以上，一般建議使用適當抗生素持續治療10~14天(避免抗藥性的產生)；其他的輔助治療，可以針對疾患個別狀況給予抗組織胺、去鼻充血劑、化痰劑或類固醇來改善鼻竇炎之症狀。在鼻內局部治療方面，可以教育患者自行使用洗鼻器清洗鼻腔內結痂及分泌物，保持鼻竇通暢。近年來，鼻竇炎的手術主要是以功能性鼻竇內視鏡手術(Functional Endodcopic Sinus Surgery，簡稱FESS)為主，利用內視鏡將嚴重病變的組織除去，恢復鼻竇開口通暢維持鼻竇功能正常。

鼻竇炎患者日常生活應注意之事項：

1.在休息時嘗試側躺使鼻竇壓力減少，讓其鼻腔保持通暢。
2.避免服用冷飲。
3.可利用濕毛巾保持在熱溫度下，將毛巾覆蓋於臉部，利用蒸氣使呼吸保持暢通，減輕不適感。
4.假如之前有使用OTC藥物，告知您的醫師，因為有一些OTC藥物會使你的症狀更加嚴重或導致其他問題。
5.按醫生指示服用抗生素，請勿自行隨意停藥。

專欄66-1 鼻竇炎的治療

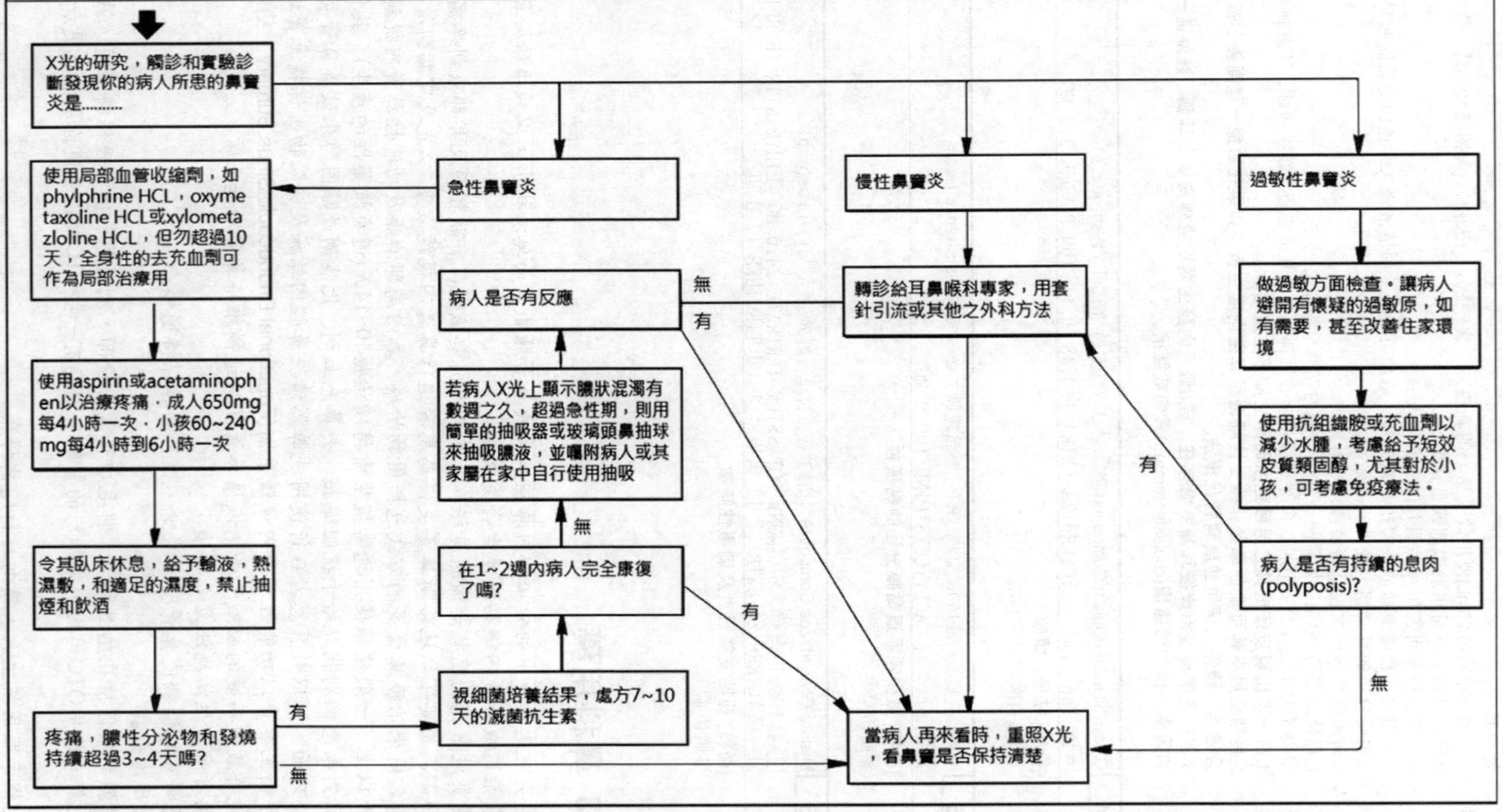

嗅覺SMELL

嗅覺為一種化學感覺，亦即嗅覺受體對化學刺激所產生的反應。
為了引起感覺，被嗅物質需先變為氣態，然後溶解於溶液中。
鼻為嗅覺器官，亦為呼吸系統的主要空氣通路。

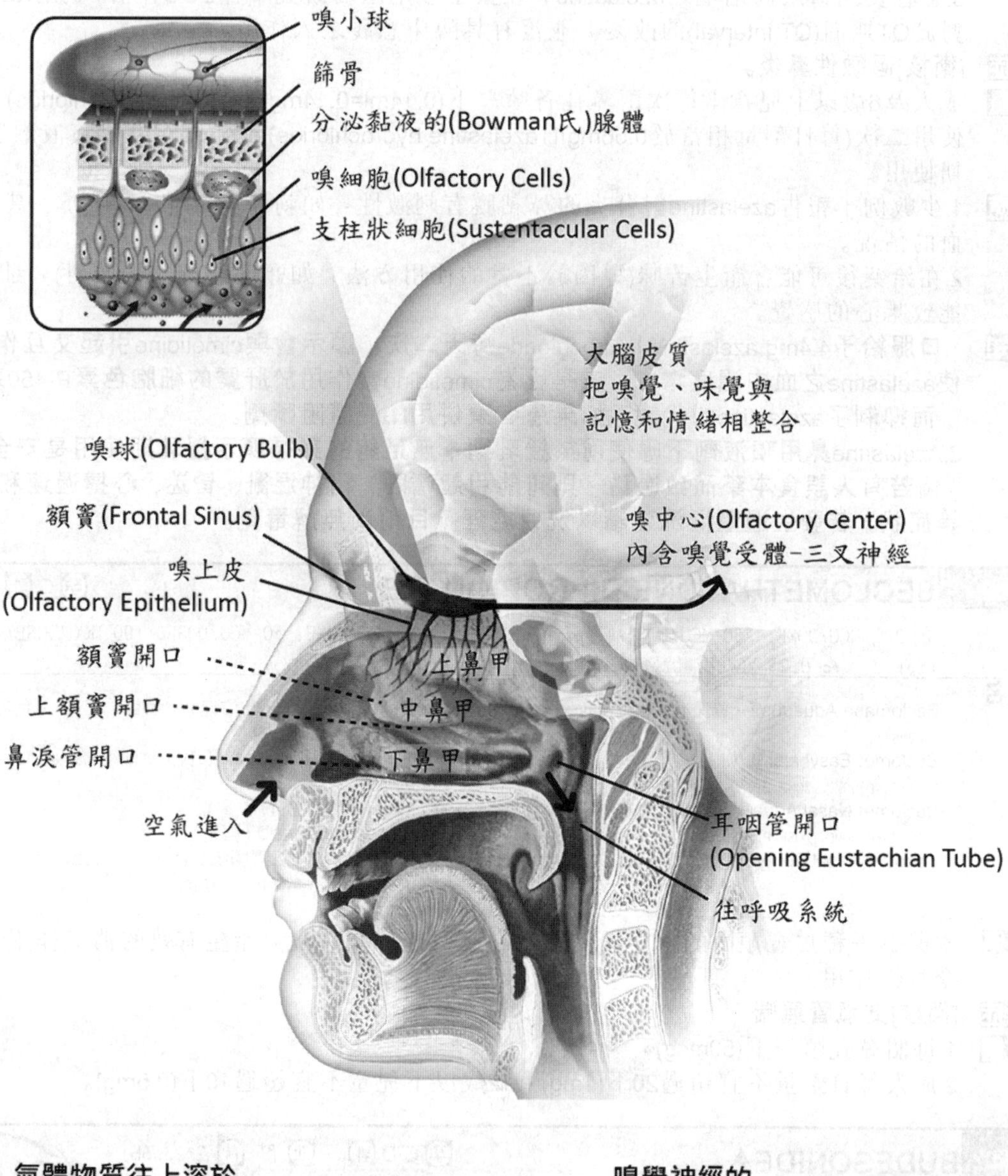

氣體物質往上溶於Bowman氏腺的分泌液 → 刺激嗅覺受體 → 嗅覺神經的神經衝動 → 腦部嗅覺中心

66301 AZELASTINE HCL▲

孕C 乳? 泄 糞 ½ 20h

Rx 140 MCG/DOSE, 1 MG/ML/噴液劑(Spr);

商名

Azela Nasal Spray®(壽元) $91/Spr(140MCG/DOSE-PIC/S-100DOSE), $88/Spr(140MCG/DOSE-PIC/S-120DOSE),
Azetin Nasal Spray® *(健喬信元) $88/Spr(140MCG/DOSE-PIC/S-120DOSE), $89/Spr(140MCG/DOSE-PIC/S-100DOSE)

藥理作用 1.Azelastine是一個新的phthalazinone類衍生物，被歸類為長效性抗過敏化合物，並具特強的選擇性H_1受體阻斷之特性。
2.根據體內(先期臨床研究)和體外的研究顯示aselastine，可以抑制過敏反應初期及後期之化學介質的合成及釋出，如leukotriene、histamine、PAF inhibitors和serotonin。
3.患者長期口服高劑量之azelastine，在投予多劑量的研究中作ECG評估，顯示azelastine對於QT期間(QT interval)的改變，並沒有具臨床意義之入作用。

適應症 [衛核]過敏性鼻炎。

用法用量 成人及6歲以上兒童：每次兩鼻孔各噴一下(0.14ml=0.14mg azelastin hydrochloride)，每天使用二次(每日劑量相當於0.56mg的azelastine hydrochloride) azelastine鼻用噴液劑適合長期使用。

不良反應 1.少數例子報告azelastine對發炎的鼻黏膜有刺激性，如刺痛、發癢、打噴嚏、甚至鼻出血的情況。
2.在給藥後可能會產生苦味(導因於不當的使用方法，如頭部過於向後傾斜)，且偶爾可能致噁心的感覺。

醫療須知 1.口服給予4.4mg azelastine hydrochloride每天二次，顯示會與cimetidine引起交互作用，而使azelastine之血中濃度增加。這是因為cimetidine會作用於肝臟的細胞色素P-450系統，而抑制了azelastine的代謝。如果患者須併用H_2受體阻斷劑。
2.Azelastine鼻用噴液劑不應使用於授乳期，無足夠的證據顯示授乳期使用是安全的。
3.倘若有人誤食本藥而致過量，則可能引起嗜睡、精神混亂、昏迷、心搏過速和低血壓等症狀。若發生過量情況建議以洗胃處理，目前尚無解毒劑。

66302 BECLOMETHASONE DIPROPIONATE

孕C 乳 - 泄 肝

Rx 200 MCG/DOSE, 250 MCG/DOSE/吸入劑(Inh); 42 MCG/DOSE, 50 MCG/DOSE, 100 MCG/DOSE/噴液劑(Spr); 0.25 MG/GM/乳膏劑(Cre);

商名

Beclomase Aqueous®(黃氏) $175/Spr(100MCG/DOSE-PIC/S-200DOSE),
Beclomet Easyhaler®(ORION/美納里尼) $451/Inh(200MCG/DOSE-PIC/S-200DOSE)
Beclomet Nasal Aqua®(ORION/健喬信元) $175/Spr(100MCG/DOSE-PIC/S-200DOSE),
Becoton Nasal Spray®(寶齡富錦) $118/Spr(42MCG/DOSE-PIC/S-200DOSE)
Belax Aqua®(健喬信元) $175/Spr(100MCG/DOSE-PIC/S-200DOSE),
Betonase Aqueous®(黃氏) $118/Spr(50MCG/DOSE-PIC/S-200DOSE),
Clenil®(CHIESI/吉富)
Nosecone Aqua®(強生)
Propadom®(新喜國際) $24.1/Cre(0.25MG/GM-PIC/S-5GM), $52/Cre(0.25MG/GM-PIC/S-10GM),

藥理作用 本藥為一種皮質類固醇，能局部作用在呼吸道的黏膜上，產生有效的消炎作用，而無全身性作用。

適應症 [衛核]支氣管氣喘

用法用量 1.每個鼻孔噴一下(50mcg)，天4次。
2.成人每日劑量不宜超過20下(1mg)，12歲以下兒童不宜超過10下(0.5mg)。

66303 BUDESONIDE▲

孕C/D 乳 - 泄 肝 ½ 2~3.6h

SMC

Rx 50 MCG/DOSE, 64 MCG/DOSE, 100 MCG/DOSE/噴液劑(Spr); 32 MCG/DOSE, 64 MCG/DOSE, 100 MCG/DOSE/懸液劑(Sus);

商名

Allercort Nasal Aqua®(生達) $120/Spr(50MCG/DOSE-PIC/S-10MG)
Besonin Aqua® *(健喬信元) $76/Spr(50MCG/DOSE-PIC/S-
Budeson Aqua®(衛達) $86/Spr(100MCG/DOSE-PIC/S-120DOSE), $114/Spr(100MCG/DOSE-PIC/S-200DOSE),
Budesonide Nasal Spray®(衛達/一成)

120DOSE), $120/Spr(50MCG/DOSE-PIC/S-200DOSE), $114/Sus(100MCG/DOSE-PIC/S-200DOSE), $86/Sus(100MCG/DOSE-PIC/S-120DOSE), $116/Sus(64MCG/DOSE-PIC/S-120DOSE), $137/Sus(32MCG/DOSE-120DOSE)
Budes Nasal Aqua® (汎生) $112/Spr(64MCG/DOSE-120DOSE)
$86/Spr(100MCG/DOSE-PIC/S-120DOSE)
Buno Nasal Aqua® (強生) $116/Spr(64MCG/DOSE-PIC/S-120DOSE)
Hebis Aqua® (健喬信元/台灣海默尼) $116/Sus(64MCG/DOSE-PIC/S-120DOSE)

藥理作用 1.本藥不含鹵素的類固醇，可對抗多發性細胞型態(如中性粒細胞巨噬細胞)和傳遞物質(如組織胺)，具有良好的抗炎作用。而且其身體轉化很迅速，故副作用低。
2.孕婦用藥安全等級C；D-吸入或鼻腔用藥。

適應症 **[衛核]季節性及經年性過敏性鼻炎、血管性鼻炎及治療鼻息肉的相關症狀。**

用法用量 1.氣喘-成人：(a)起始劑量每次200~800ug，早晚各一次，維持劑量以能解除症狀為準，通常是每次200~400ug，早晚各一次。(b)孩童：起始劑量，每次100~200ug，早晚各一次，維持劑量以能解除症狀為準。
2.噴鼻劑-成人：每鼻孔各噴兩劑量早、晚使用(總劑量每日400ug)。孩童：依成人劑量減半。

不良反應 開始使用時，有病例報告會有頭痛、噁心、嘔吐或打噴嚏的現象，輕微鼻出血現象偶有發生。

醫療須知 **1.肺結核、氣道有黴菌和病毒感染的患者，使用本藥宜小心。**
2.如果患者氣管內有過量的黏液，宜併用本藥與口服類固醇一段時間。
3.孕婦須避免使用本藥。
4.請勿飲用葡萄柚汁或經常食用葡萄柚。

66304 FLUTICASONE FUROATE▲

℞ 27.5 MCG/DOSE, 0.55 MG/ML/懸液劑(Sus);

商名
Avamys Nasal Spray® ◎ (GSK/葛蘭素史克) $181/Sus(27.5MCG/DOSE-PIC/S-3.3MG)
Flutimy Nasal Spray® (健喬信元) $144/Sus(0.55MG/ML-PIC/S-3.3MG)

藥理作用 1.Fluticasone furoate為合成的三氟化皮質類固醇,具強力抗發炎功效。Fluticasone furoate控制鼻過敏症狀的精確機制未知。皮質類固醇已知對多種與發炎有關的細胞(如巨細胞、嗜酸性白血球、中性白血球、巨噬細胞、淋巴球)及介質(組織胺、二十酸、白三烯素、細胞激素)具有廣泛的效果。體內及體外實驗顯示，fluticasone furoate能活化糖皮質素反應元件、抑制前發炎轉錄因子如NFkB、以及在過敏化的大鼠抑制抗原引發的肺部嗜酸性白血球增多。
2.體外實驗也顯示fluticasone furoate對人類皮質類固醇受體的親和力為dexamethasone的29.9倍、fluticaonse propionate的1.7倍。

適應症 **[衛核]治療2歲以上的兒童、青少年與成人的過敏性鼻炎。**

用法用量 1.本藥(鼻噴劑)僅供鼻腔內途徑使用。第一次使用本藥(鼻噴劑)前，須先搖勻,避開臉部對空測試按壓六次。若本藥(鼻噴劑)超過30天未使用或是5天以上未加蓋，則須測試按壓直到均勻霧氣噴出。每次使用本藥(鼻噴劑)前均須搖勻。
2.成人及12歲以上青少年：建議起始劑量為110微克(mcg)一天一次，兩邊鼻孔各使用兩個噴霧劑量(每個噴霧劑量為27.5微克)。針對個別病患調整至最低有效劑量，以減少副作用發生之可能性。當達到最佳治療效果且症狀得到控制時，將劑量減低至55微克一天1次(兩邊鼻孔各一噴霧劑量)，如此可能可以維持對過敏性鼻炎症狀的控制。
3.2~11歲兒童：建議起始劑量為55微克一天1次，兩邊鼻孔各使用一個噴霧劑量(每個噴霧劑量為27.5微克)。若患者對55微克一天一次未出現有效的反應，可給予110微克一天一次(兩邊鼻孔各兩個噴霧劑量)。當症狀得到適當控制，可將劑量減至55微克一天1次。

不良反應 全身性及局部的皮質類固醇可能會造成：
1.免疫抑制。
2.白內障及青光眼。

66 耳鼻喉科用藥

3.鼻出血、潰瘍、白色念珠菌感染、傷口癒合不全。
4.對下視丘-腦下垂體-腎上腺軸的影響,包括成長減緩。

醫療須知 1.接受本藥的患者相對於接受安慰劑的患者，有較高的機會出現鼻出血及鼻潰瘍，而且有些使用本藥的患者，其鼻出血較為嚴重。
2.使用本藥長達數月或更久的患者，應定期檢查是否有念珠菌感染或其他鼻黏膜副作用的跡象。
3.由於皮質類固醇對傷口癒合的抑制作用,近期內曾有鼻潰瘍、鼻手術或鼻外傷的患者在傷口癒合前不應使用本藥。
4.鼻用及吸入劑型的皮質類固醇可能會導致青光眼及/或白內障的發生。因此，對於視力改變或曾有眼內壓升高、青光眼及/或白內障病史的患者，應密切觀察。
5.皮質類固醇(若必須使用)使用於以下患者須謹慎，因感染可能會惡化：活動性或非活動性呼吸道結核病患者、局部或全身性黴菌或細菌感染尚未治療的患者、全身性的病毒或寄生蟲感染、或單純皰疹性角膜炎的患者。
6.當鼻內給予超過建議給藥劑量的類固醇，或在感受性高的患者給予建議劑量時，可能會產生全身性的皮質類固醇作用，如腎上腺皮質機能亢進及腎上腺功能抑制。如發生此情形，應慢慢的停用本藥，其方法如同一般所接受停用口服皮質類固醇的步驟。
7.對長期接受全身性皮質類固醇治療，且即將轉成皮質類固醇局部給藥的患者，必須仔細監測面對壓力反應時的急性腎上腺功能不全。
8.對有氣喘或其他臨床上必須長期接受全身性皮質類固醇治療的患者，快速的降低全身性皮質類固醇劑量可能會使其症狀嚴重惡化。
9.皮質類固醇使用於兒童患者時，可能會減緩成長速度。對接受本藥治療的兒童患者應定期監測其成長。

66305 FLUTICASONE PROPIONATE

孕C 乳?

50 MCG/DOSE/噴液劑(Spr);

商　名 Otrivin Anti-Allergy Nasal Spray® (GSK/赫力昂)

藥理作用 1.本藥是一種有效的抗過敏指示藥品，不需處方箋即可講買，可以直接在鼻腔發揮作用，幫助阻斷過敏反應。
2.本藥能舒援由塵螨、黴菌、灰塵、寵物、花粉等所引起的過敏症狀，提供24小時緩解效果。
3.本藥有效對抗六種引發過敏發炎物質，抗組織胺只能緩解其中一種，過敏季節來臨前，提早使用，降低過敏發生機會。

適 應 症 [衛核]暫時緩解已經醫師診斷之過敏性鼻炎或其他上呼吸道過敏相關症狀：鼻塞、流鼻水、打噴嚏、鼻搔癢、眼睛癢、流眼淚。

用法用量 1.<12歲以上>：第1週：每天一次，每一鼻孔噴2下。第2週~第6個月：視症狀所需，每天一次，每一鼻孔噴1~2下。每天勿超過每鼻孔2下。
2.<4~11歲>：每天一次，每鼻孔噴1下。每天勿超過每鼻孔1下。

不良反應 頭痛、不佳味道、不佳氣味、鼻乾燥、鼻刺激、喉乾燥、喉刺激，使用7天后症狀僅些微改善。

醫療須知 1.僅限使用於鼻腔，請勿使用於眼睛或口內。本藥不能用來治療氣喘。
2.不能使用於鼻腔有傷口、潰瘍的地方。
3.使用本藥可能會經歷：流鼻血、頭痛、不佳的氣味與味道、喉或鼻部之乾燥或刺激感、鼻部疼痛。
4.使用數秒內可能會發生刺痛感或打噴嚏。
5.第一天可能開始感到緩解，一般在正常用量下，數天後能達到最大作用。
6.若有過量的情況，應立即尋求醫療協助。
7.請勿和他人共用，因為可能會傳播病菌。

66 耳鼻喉科用藥

8.有下列情形者，使用前請洽醫師診治：a.正值生長發育期之兒畫、青少年。b.曾經被診斷有青光眼或白內障。c.目前被診斷為鼻腔感染，或正在發燒、發冷。d.鼻腔近期曾經手術。e.懷孕、準備懷孕婦女或哺乳婦。f.近期曾與患有水痘、麻疹或結核病的人接觸。

9.有下列情形者，使用前請先諮詢醫師藥師藥劑生：正在服用其他藥品的人，特別是以下：

a.治療HIV感染之藥品(如Ritonavir)。

b.正在使用其他皮質類固醇藥品，包含濕疹藥膏、氣喘吸入劑、錠劑、注射劑、鼻噴劑、眼用及鼻用滴劑。

c.正在服用抗黴菌感染用藥(Ketoconazole)的人。

66306 MOMETASONE FUROATE▲

Rx 50 MCG/DOSE, 51.72 MCG/DOSE/噴液劑(Spr);

商名

Momate® ＊ (GLENMARK/吉富) $50/Spr(51.72MCG/DOSE-PIC/S-3MG)

Momenase Aqueous® ＊ (健喬信元) $126/Spr(50MCG/DOSE-PIC/S-7MG)

Nasonex Aqueous® ◎ (ORGANON/歐嘉隆) $133/Spr(50MCG/DOSE-PIC/S-7MG)

藥理作用 1.Mometasone furoate是一種典型的醣皮質類固醇，在不會造成全身性作用的劑量下有局部的抗發炎作用。

2.Mometasone furoate主要抗過敏及抗發炎反應的機制來自於抑制免疫反應媒介分子的釋出。

3.Mometasone furoate可顯著抑制過敏患者白血球中白三烯素的釋放，另外，它也是人類CD4T細胞中Th2細胞荷爾蒙、IL-4、IL-5生成的強力抑制劑。

適應症 [衛核]暫時緩解18歲以上成年人經醫師診斷之過敏性鼻炎或其他上呼吸道過敏相關症狀：鼻塞、流鼻水、打噴嚏、鼻搔癢、眼睛癢、流眼淚。

用法用量 1.成人(包括老年人)以及青少年：一般預防及治療建議使用劑量，2spray/鼻腔，每日一次(50μg/spray，總劑量200μg)，一旦症狀得到控制，可降低劑量至每邊鼻腔噴一次(總劑量100μg)就可以有效的維持。

2.3~11歲兒童：一般建議劑量為一邊鼻腔使用一個噴霧，每日一次(50μg/每次噴霧，總劑量100μg)。

3.鼻息肉：18歲及以上成年人(包括老年人)： 一般建議劑量為每次每一鼻腔2次噴霧，每天兩次(每天總劑量400mcg)；一旦症狀適當控制，建議劑量可減少到每一鼻腔2次，每天一次(每天總劑量200mcg)。

不良反應 1.在成人及青少年的臨床研究中，與治療相關的局部副作用證據，包括頭痛定思(8%)、鼻腔出血(epistaxis)(例如明顯地出血，帶血絲的黏液以及小血片(fleck))(8%)、咽頭炎(4%)、鼻腔灼傷(2%)、鼻腔刺激(2%)及鼻潰瘍(1%)，以上均是使用才皮質類固醇鼻腔噴劑典型的觀察結果。

2.鼻腔出血epistaxis通常是有限度且嚴重性屬輕微程度的，與安慰劑(5%)比較有較高的發生率，但與鼻腔給藥皮質類固醇控制組(15%以上)比較則發生率相當或較低。其他所有作用的發生率皆與安慰劑相當。

3.在兒童的使用，副作用發生率與安慰劑相當，分別為頭痛(3%)、鼻出血(6%)、鼻腔刺激(2%)、打噴嚏(2%)。

醫療須知 1.對於鼻腔黏膜局部感染且未經治療者，不應使用本藥。因為皮質類固醇對於傷口癒合有抑制的作用，患者最近有鼻腔手術或外傷經驗者，不能使用鼻腔給藥皮質類固醇，須等到傷口癒合為止。

2.經過12個月以本藥治療後，沒有證據顯示會造成鼻腔黏膜萎縮，同時mometasone furoate會逆轉鼻腔黏膜的緊縮，使其達到組織學上的正常狀態，對於任何長期治療，患者使用本藥，超過幾個月或更長，必須定期檢查鼻腔黏膜可能的改變。
3.如果有局部的鼻腔或喉部的黴菌感染發生，可能需要中止本藥的給藥或對症治療。持續性的鼻咽部刺激是中止使用本藥的一個警訊。
4.用於呼吸道活動性或靜止性的肺結核菌感染或未經過治療的黴菌、細菌、全身性病毒感染或眼睛的單純性皰疹，此類患者必須小心注意。

66307 OXYMETAZOLINE

孕C 乳?

0.5 MG, 1 MG, 0.25 MG/ML, 0.5 MG/ML/液劑(Sol); 0.5 MG, 1 MG, 0.5 MG/ML, 1 MG/ML/噴液劑(Spr); 0.5 MG/ML/噴液劑(Spr);

商名

An-Jet Nasal Spray®(黃氏)
Anjet J. Nasal Spray®(黃氏)
Berton Nasal Spray®(中美兄弟/興中美) $99/Spr(1MG/ML-30ML)
Bi Shu Tun Nasal Spray®(寶齡富錦)
Bichanshun Nasal®(羅得)
Bienpan Nasal®(羅得/喜達)
Che E Oph.®(派頓/人人)
Combat Nasal Spray®(美西)
Cortimin Nasal Spray®(寶齡富錦)
Ephrine Nasal Spray®(人人) $5/Sol(0.5MG/ML-15ML)
Libiton Nasal®(羅得)
Nasline Nasal®(華盛頓)
Nasolax Nasal Spray®(健喬信元)
Nazal M Spray®(佐藤)
Nostra Nasal Spray®(五洲)
Oxymetazoline Nasal Spray®(壽元/國信)
Pitosan Nasal Spray®(井田)
Rhinolax Nasal Spray®(健喬信元)
Sindecon Nasal Spray®(生達) $49.1/Spr(0.5MG/ML-10ML)
Suber Nasal Spray®(美西)
Suton-P Nasal Spray®(派頓)
Swinin Nasal®(瑞士)
Watanabe Pitonho Nasal®(人生)
Win-Min Nasal Spray®(溫士頓)
Win-Way Nasal Spray®(溫士頓)

藥理作用 本藥為速效長效之鼻噴霧劑，可直接作用交感神經的α受體。具優異的抗粘膜充血作用，投與後3~5分鐘開始作用，藥效持續6~8小時。

適應症 [衛核]暫時緩解因鼻炎、過敏性鼻炎、過敏或感冒引起之鼻塞、流鼻水症狀。
[非衛核]鼻咽道卡他、耳咽管炎、中耳炎、診斷時粘膜腫脹、感冒引起之鼻部症狀。

用法用量 6歲以下：建議使用含量為0.025%的製劑，單次用量：2~3滴(或噴)，每次使用至少需間隔10~12小時(每日最大劑量：2doses)。
1.成人：建議使用含量為0.05%的製劑，單次用量：2~3滴(或噴)，每次使用至少需間隔10~12小時持續3~5每日最大劑量：2doses)。
2.孩童：6~12歲：建議使用含量為0.05%的製劑，單次用量：2~3滴(或噴)，每次使用至少需間隔10~12小時(每日最大劑量：2doses)。

不良反應 灼熱感，打噴嚏，頭痛，思睡，眩暈，失眠，心悸，長期或過量使用可能引起反跳式的鼻充血或刺激。

66308 PSEUDOEPHEDRINE HCL

孕C 乳+ 食± 泄 肝

Rx

30 MG, 60 MG/錠劑(T); 25 MG, 50 MG/膠囊劑(C); SR 120 MG/持續性製劑(SR);

商名

Colfolin®(明大)
Egolder®(華興) $1.5/T(60MG-PIC/S), $2/T(60MG-PIC/S-箔)
Fedcen SR®(美時) $2.13/SR(120MG-PIC/S)
Fedcen®(KOLON/美時) $2/T(60MG-PIC/S-箔)
Pardin®(優生)
Pseubyirin®(大豐) $0.7/T(60MG), $2/T(60MG-PIC/S-箔),
Pseudoephedrine®(寶齡富錦) $2/T(30MG-PIC/S-箔), $2/T(60MG-PIC/S-箔)
Pseudoephedrine®(應元/豐田) $2/T(60MG-PIC/S-箔), $0.7/T(60MG)
Psudo®(國嘉/安力圻)
Seudorin®(安星/信東) $2/T(30MG-PIC/S-箔), $0.39/T(30MG)
Suffin®(世達/中菱) $0.7/T(60MG), $1.5/T(60MG-箔)
Sufolin®(安星) $0.7/T(60MG), $2/T(60MG-PIC/S-箔)
Supian®(華興/富邦) $0.7/T(60MG), $2/T(60MG-PIC/S-箔),
Zhiti®(井田/天下) $2/T(60MG-PIC/S-箔)

藥理作用 本藥為一腎上腺素激性(adrenergic)或擬交感神經興奮劑(sympathomimetic)經由內因性腎上腺素胺類釋出之間接作用，而刺激α、β1、β2腎上腺素淚性受體(adrenergic receptors)而呈現相關的藥理作用，使鼻黏膜血管之收縮作用增加，緩解鼻腔或耳咽管充血之現象；弛緩支氣管肌肉之作用使支氣管擴張，緩解呼吸道阻塞性現象；及輕度提昇血壓；增強心收縮力；擴張冠狀血管；輕微增加心搏頻率及減低內臟平滑肌運動、腺體分泌及輕度之中樞神經興奮作用。

適應症 [衛核]一般感冒或過敏所起之鼻內充血及過敏性鼻炎，血管舒縮性鼻炎、支氣管氣喘。

用法用量 1.成人：每4~6小時投予60mg(每日最大劑量：240mg)。
2.孩童：12歲以上：每4~6小時投予60mg。
3.6~12歲：每4~6小時投予30mg。
4.2~6歲：每4~6小時投予15mg。
5.每日最大劑量：12歲以上：240mg；6~12歲：120mg；2~6歲：60mg。

不良反應 過度反應的病例可能產生類麻黃素的反應如心跳加速、心悸、頭痛、眩暈或噁心、偶有焦慮、緊張、神經質、畏懼、顫抖、虛弱、臉色蒼白、呼吸困難、排尿困難、失眠、幻覺、驚厥、中樞神經系統低落、心律不整和心臟血管虛脫及其伴隨之低血壓。

醫療須知 1.有高血壓、糖尿病、缺血性心臟病、眼內壓增高、甲狀腺機能亢進或攝護腺肥大之患者須謹慎使用。
2.孕婦或授乳婦，除非經醫師認為使用效益大於可能之危險性時不宜使用。
3.擬交感神經興奮劑可能產生中樞神經興奮作用而造成驚厥或心臟血管虛脫(collapse)及伴隨之低血壓，因此不可超過推薦劑量來用藥。

66309 SOD CROMOGLYCATE

Rx 20 MG/ML/液劑(Sol)； 20 MG/ML, 40 MG/ML/噴液劑(Spr)；

商名
Allergocrom Nasal Spray®（URSAPHARM/吉富）$64/Spr(20MG/ML-PIC/S-15ML)
Cromyn Nasal Spray®（黃氏）$86/Spr(40MG/ML-15ML)
Suallergic Nasal Spray®（歐帕/廣欣）$64/Sol(20MG/ML-15ML)

藥理作用 可以抑制敏感化肥大細胞釋出histamine，SRS-A等所造成的過敏反應。

適應症 [衛核]急性鼻炎、過敏性鼻炎、鼻竇炎、鼻咽炎。

用法用量 一天使用6次，每次在兩鼻腔內各噴1次。待症狀減輕後，可視情況減少使用次數。

66310 TRIAMCINOLONE ACETONIDE▲ 孕C/D 乳?

Rx 0.55 MG/GM/噴液劑(Spr)；

商名
Nasacort AQ® ◎（FISONS/大昌華嘉）$151/Spr(0.55MG/GM-PIC/S-6.6MG)
Trisonin Aqueous®（健喬信元）$151/Spr(0.55MG/GM-PIC/S-6.6MG)，

藥理作用 1.本藥為一種皮質類固醇鼻用吸入劑，且抗炎和免疫抑制效應，可用以抑制皮膚或鼻黏膜內的發炎。
2.孕婦用藥安全等級C；D-在妊娠第一期使用。

適應症 [衛核]成人之季節性及經年性過敏性鼻炎。

用法用量 1.每瓶新的藥品開始使用前，須先噴出5次後再使用，之後噴出的量才能確保每次的噴出量為55mg，如果藥品閒置二週沒用，使用前須先噴出一次不用，之後再使用。
2.成人及12歲以上兒童：起始劑量每日220mg(即每天一次，每一鼻腔各噴二下)；當症狀受到控制或達最佳療效之後，劑量可降至每日110mg；每日最高劑量為220mg。
3.6~12歲兒童：起始劑量每日110mg(即每天一次，每一鼻腔各噴一下)；每日最高劑量為220mg。

不良反應 咽炎、流鼻血、咳嗽增多、鼻中隔不適、鼻黏膜乾躁及有刺激感、頭痛、打噴嚏、鼻塞、喉嚨不舒服等。

醫療須知 1.因本藥引起鼻與咽部局部念珠菌感染之病歷，極為罕見。但若發生時，應以適當局部或口服藥物治療，並停用本藥。
2.肺結核、未經治療之黴菌、細菌或病毒性感染，或單純性疱疹眼疾的患者，應小心使用本藥。
3.由於皮質類固醇的抑制作用，患者若在近期內患有鼻中隔性潰瘍、鼻腔手術或外傷時，傷口痊癒前宜小心使用。
4.用於六歲以下孩童的安全性和有效性尚未確立，所以不建議使用。
5.本藥須定期使用才能發揮療效，通常要使用1~2星期才能達到最佳療效，所以，不能擅自增加使用次數或停藥。若已使用3星期，仍未見療效，就得換藥。

66311 XYLOMETAZOLINE

孕C 乳?

1 MG/液劑(Sol)； 1 MG, 0.5 MG/ML, 1 MG/ML/噴液劑(Spr)；

商 名

Bisung Nasal®(應元)
Clomiton Nasal Spray®(大豐)
Con -Con Nasal®(五洲/榮慶)
Flowfree Nasal Spray®(黃氏)
Jolax AQ®(強生)
Nazoline Nasal Spray®(健喬信元)
Orivin Nasal®(榮民/信東)
Orzefin Nasal®(汎生)
Otrivin Menthol®(HALEON/赫力昂)
Otrivin Moisturizing Nasal Metered-Dose Spray 0.05%® ◎(GSK/赫力昂)
Otrivin Moisturizing Nasal Metered-Dose Spray 0.1%® ◎(GSK/赫力昂)
Pen Ke Tong Nasal®(井田)
Snup Stada®(URSAPHARM/元聖)
Suzulex Nasal Spray®(五洲)
Xylo-Pos Nasal Spray®(URSAPHARM/吉富)
Xyzoline Nasal Spray®(人人)

藥理作用 本藥具有擬交感神經的作用，能長效地收縮血管，又能減緩鼻涕分泌，而緩解鼻塞。

適應症 [衛核]暫時緩解因鼻炎、過敏性鼻炎、過敏或感冒引起之鼻塞、流鼻水症狀

用法用量 每個鼻孔1噴，依需求每天最多3次，每次間隔至少8~10小時。每次1~2噴鼻劑量。適用於12歲以上成人或3歲以上的孩童。(請參照各個廠牌的仿單)

不良反應 偶而有鼻、喉灼熱感局部刺激性、噁心、頭痛及鼻粘膜乾燥。

醫療須知 1.如同其他的血管收縮劑，本藥不可使用於後期經蝶骨的垂體切除術(或有暴露硬膜的經鼻或經口手術之後)，也不可用於已知對所含成份過敏者。
2.本藥同其他同類成份的製劑應小心使用於會對擬交感神經劑產生強烈反應的患者，出現失眠，昏眩等徵兆。
3.本藥不應連續使用超過7天，因為長期或過度使用可能會導致藥物性鼻炎。
4.禁忌與單胺氧化酶抑制劑(MAOI)併用。

§ 66.4 鼻科複方用藥

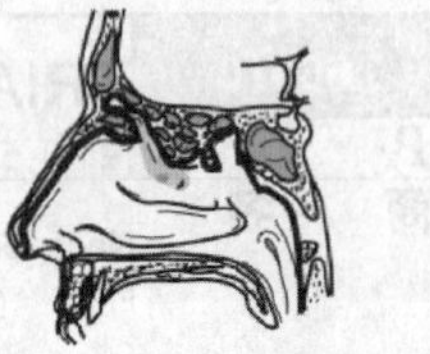

66401 Dymista Nasal Spray 鼻適暢137/50定量鼻用噴霧劑®(CIPLA/邁蘭)

Rx

每 spray 含有：AZELASTINE HYDROCHLORIDE 0.137 MG；FLUTICASONE PROPIONATE 0.05 MG

藥理作用 1.本藥含有azelastine hydrochloride和fluticasone propionate兩種成分。
2.Azelastine是一種phthalazinone衍生物，且有人體組織胺H1受體拮抗劑活性。
3.Fluticasone是一種合成的trifluorinated corticosteroid具有抗發炎的活性。

適應症 [衛核] 本藥適用於治療6歲以上兒童及成人之中度至重度過敏性鼻炎的相關症狀。

用法用量 1.本藥的建議劑量為：每次兩鼻孔各噴1下，每天使用二次(早上和晚上)。
2.首次使用本藥需先空噴6下或直至出現均勻細霧再開始使用。當本藥14天以上未使用，需空噴1下或直到出現均勻細霧再使用。
3.避免將本藥噴到眼睛。如果噴到眼睛，用清水沖洗眼睛至少10分鐘。

不良反應 嗜睡症、局部鼻腔影響，包括流鼻血、鼻腔潰瘍、鼻中隔穿孔、傷口癒合受損和白色念珠菌感染、青光眼和白內障、免疫抑制、下視丘－腦垂體－腎上腺(HPA)軸作用，包括生長減緩。

醫療須知 1.應警告患者，避免在使用本藥後，從事需要高度專注和良好運動協調的危險工作，例如操作機械或駕駛機動車。
2.應避免同時使用本藥與酒精或其他中樞神經系統抑制劑，因為可能會進一步降低警覺性和損害中樞神經系統的功能。
3.由於corticosteroids對傷口癒合具抑制作用，近期內曾經歷過鼻腔潰瘍、鼻腔手術或鼻腔創傷的患者在傷口癒合前應避免使用本藥。
4.應定期檢查使用本藥數月以上的患者是否有Candida感染或其他對鼻粘膜產生不良反應的跡象。
5.鼻腔吸入的corticosteroids，可能會導致青光眼和白內障的產生。因此，對於視力改變或有眼壓升高、青光眼、及或白內障病史的患者，需要密切監測。

6.對於有活動性或靜止性(quiescent)呼吸道結核感染(tuberculous infections)的患者、未經治療的局部或全身性真菌或細菌感染、全身性病毒或寄生蟲感染、或眼部單純皰疹，應謹慎使用corticosteroids，因為有惡化這些感染的可能。

66402 Ent 易通軟膏® (約克/萬宇康)

Rx

每 gm 含有：CETYLPYRIDINIUM CHLORIDE 0.25 MG；EPHEDRINE HCL (EQ TO EPHEDRINE HYDROCHLORIDE) 2.0 MG；LIDOCAINE HCL 2.0 MG；TYROTHRICIN 0.25 MG

藥理作用 本藥對革蘭氏陽性菌有效，不適於全身性投與。

適應症 [衛核] 急慢性鼻炎、鼻黏膜之細菌感染。

用法用量 一天數次塗於患部。

66403 ABS "成大" 愛鼻爽點鼻液® (成大)

每 ml 含有：DIPHENHYDRAMINE HCL 2.0 MG；NAPHAZOLINE HCL 0.5 MG；PROCAINE HCL 10.0 MG

適應症 [衛核] 鼻炎、副鼻腔炎、過敏性鼻炎所引起之鼻塞、流鼻水、鼻出血

用法用量 一天數次，滴於鼻腔。

類似產品 Subicin "溫士頓"舒鼻喜噴鼻液® (溫士頓) $23.3/Spr (15.0 ML)　Yipi Nasal "健康"宜鼻噴鼻液® (健康化學) $22.1/Spr (15.0 ML)

66 耳鼻喉科用藥

66404 Acarizax 阿克立舌下錠12 SQ-HDM® (CATALENT/亞培)

Rx

成分 每一粒舌下錠中含有12 SQ-HDM*的標準化過敏原萃取液，此萃取液乃由歐洲室塵蟎與美洲室塵蟎提煉而得。

* [SQ-HDM 是阿克立舌下錠的劑量單位。SQ 是一種制定生物效價、主要過敏原含量以及過敏原萃取液的標準化方法。HDM 則是室塵蟎的英文縮寫。]

藥理作用 1.本藥是一種過敏免疫療法。以過敏原製劑所進行的過敏免疫療法為重覆給予過敏病人過敏原，以改變病人對過敏原的免疫反應。

2.給予本藥已證實可增加對室塵蟎具專一性的IgG4並且誘發與IgE競爭室塵蟎過敏原結合的全身性抗體反應，此反應可於治療4週後觀察到。

3.本藥可解決經室塵蟎造成的呼吸過敏疾病，以此藥治療後已證實對上下呼吸道皆有臨床效果。

適應症 [衛核] 治療成人及青少年(12-65歲)因塵蟎引起之過敏性鼻炎。

用法用量 1.成年及青少年(12~65歲)病人建議劑量為每日一錠。

2.臨床效果應該在開始給藥後大約8到14週會出現。國際治療準則提及經過3年的過敏免疫療法可以達到疾病改善作用。

3.通常以本藥治療1年後若未改善，請勿再繼續給予本藥治療。

不良反應 1.很常見：鼻咽炎、耳朵癢、喉嚨有異物感、嘴唇水腫、嘴部水腫、口腔癢。

2.常見：支氣管炎、咽炎、鼻炎、鼻竇炎、味覺障礙、眼睛癢、發聲困難、呼吸困難、口咽疼痛、咽水腫、腹部疼痛、腹瀉、消化不良、吞嚥困難、胃食道逆流、舌痛、舌炎、嘴唇癢、口腔潰瘍、口腔痛、舌癢、噁心、口腔不適、口腔黏膜紅斑、口腔感覺異常、口腔炎、舌頭水腫、嘔吐、皮膚搔癢、蕁麻疹、胸部不適、疲累。

3.嚴重但罕見：嗜伊紅性血球食道炎、氣喘、呼吸道緊縮。

醫療須知 1.當病人同時有氣喘病史時，必須告知病患，當氣喘突然間惡化時，應立即就醫。若病人同時有嚴重、不穩定或難控制的氣喘時，不建議使用本藥。

2.當出現嚴重全身性過敏反應、嚴重氣喘惡化、血管性水腫、吞嚥困難、呼吸困難、聲音改變、低血壓或喉嚨腫脹感等情形時，應停止治療並立即就醫。

3.有嚴重口腔發炎(例如：口腔扁平苔癬、口腔潰瘍或鵝口瘡)、口腔傷口或剛動完口腔手術如拔牙或掉牙等情形時，應延後開始本藥的治療。

4.本藥治療期間，病人暴露在會引發過敏症狀的過敏原下，因此治療期間預期應會出現局部過敏反應。

5.告知病人若具有嚴重或持續性胃食道症狀，例如：吞嚥困難或消化不良等，應就醫。

66405 B.N. 鼻能爽液® (旭能/奧孟亞)

每 10ml 含有：CHLOROBUTANOL (TRICHLORISOBUTYLIC ALCOHOL) 0.5 %；DIPHENHYDRAMINE 0.1 %；PHENYLEPHRINE 0.5 %

適應症 [衛核] 鼻炎、鼻塞。

66406 Became "永信" 鼻順通錠® (永信) $0.24/T

每 Tab 含有：CARBINOXAMINE MALEATE 4.0 MG；PSEUDOEPHEDRINE HCL 60.0 MG

適應症 [衛核] 緩解過敏性鼻炎、枯草熱所引起之相關症狀(鼻塞、流鼻水、打噴嚏、眼睛及喉部搔癢)。

用法用量 一天4次，每次1錠。
類似產品 Kompimin "十全" 克鼻敏錠 ® (十全) $0.36/T
Novazil "富邦" 克鼻塞錠 ® (元宙/富邦) $0.89/T, $1.5/T
Rotec "福元" 樂得克錠 ® (福元) $0.5/T
Lontec "華興" 儂涕克錠 ® (華興) $0.89/T
Pisunin "成大" 鼻舒寧錠 ® (成大) $0.45/T
Seuphenon "嘉林" 使鼻朗錠 ® (大豐/嘉林) $0.89/T

66407 Bentea "振貿" 免涕膠囊 ® (羅得/振貿) $0.72/C

每 Cap 含有：BELLADONNA ALKALOID 0.1 MG；CHLORPHENIRAMINE MALEATE 1.6 MG；PHENYLPROPANOLAMINE HCL (DL-NOREPHEDRINE HCL) 20.0 MG

適應症 [衛核] 緩解過敏性鼻炎、枯草熱所引起之相關症狀(鼻塞、流鼻水、打噴嚏、眼睛及喉部搔癢)。
用法用量 一天3~4次，每次1粒。

66408 Benzel 敏治樂膠囊 ® (永吉)

每 Cap 含有：CHLORPHENIRAMINE MALEATE 2.5 MG；GLYCYRRHIZINIC ACID (EQ TO GLYCYRRHETINIC ACID GLYCOSIDE)(EQ TO GLYCYRRHIZIC ACID) 50.0 MG；OROTIC ACID (VIT B13) 30.0 MG

適應症 [衛核] 暫時緩解過敏性鼻炎、枯草熱所引起之相關症狀 (流鼻涕、打噴嚏、眼睛及喉部搔癢) 及過敏所引起之搔癢、皮膚癢疹。
用法用量 一天3~4次，每次1粒。
類似產品 Lontomin Compound S.C. 複方能治敏糖衣錠 ® (福元) $0.5/T
Orotomine S.C. 奧樂敏糖衣錠 ® (生達) $0.5/T
Olimin S.C. "正和"歐麗敏糖衣錠 ® (正和) $0.64/T

66409 Bien 順風鼻炎膠囊 ® (Fuji Capsule/德佑)

每 Cap 含有：BELLADONNA ALKALOID 0.067 MG；CAFFEINE ANHYDROUS 20.0 MG；D-CHLORPHENIRAMINE MALEATE 1.0 MG；PSEUDOEPHEDRINE HCL 20.0 MG

適應症 [衛核] 緩解過敏性鼻炎、枯草熱所引起之相關症狀(流鼻水、鼻塞、打噴嚏、眼睛及喉部搔癢)。

66410 Biomycin 新黴素鼻孔噴霧劑" ® (中生) $33.4/Aero (15.0 ML-PIC/S)

Rx

每 10 ml 含有：DIPHENHYDRAMINE HCL 10.0 MG；NEOMYCIN SULFATE 50.0 MG；PHENYLEPHRINE 50.0 MG；PREDNISOLONE 2.0 MG

適應症 [衛核] 鼻炎、充血、過敏性鼻炎
用法用量 1.本藥係外用藥，成人每隔3~4小時噴射一次，每天2~3次。
2.使用時將瓶口置於鼻孔內用手指壓緊藥瓶，藥液即向鼻孔噴出。

66411 Biston Nasal "大豐"鼻速通噴鼻液 ® (大豐)

每 ml 含有：BENZETHONIUM CHLORIDE 0.2 MG；CHLORPHENIRAMINE MALEATE 5.0 MG；NAPHAZOLINE HCL 0.5 MG

適應症 [衛核] 緩解過敏性鼻炎、枯草熱所引起之相關症狀 (流鼻水，鼻塞，打噴嚏)
用法用量 一天數次適量滴於鼻腔。
類似產品 Kasulo Nasal Spray 嘉舒樂噴鼻液 ® (政德/嘉信) $30/Spr (15.0 ML)
Nazal Spray 鼻通噴液劑 ® (佐藤)
Peace Spray "明大" 鼻爽噴鼻液 ® (明大)
Yukinomoto Nasal Spray 雪之元噴鼻液 ® (YUKINOMOTO/德佑)
Nasflow Nasal Spray "元宙"鼻通暢鼻用噴液劑 ® (元宙)
Nazal Spray "人生" 噴速點鼻液外用 ® (人生) $17.6/Sol (14.0 ML)
Siletong Nasal Drops "派頓"浠樂通點鼻液 ® (派頓) $32.1/Sol (15.0 ML)

66412 Ceton S.R.M. "惠勝" 喜可通緩釋微粒膠囊 ® (永勝/惠勝) $2.33/C

Rx

每 Cap 含有：CETIRIZINE DIHYDROCHLORIDE (EQ TO CETIRIZINE 2HCL) 5.0 MG；PSEUDOEPHEDRINE HCL 120.0 MG

適應症 [衛核] 治療季節型及常年型過敏性鼻炎的相關症狀，包括鼻黏膜充血、打噴嚏、流鼻水、鼻腔和眼睛搔癢。

66413 Cotrizol "元宙" 惠爾炎顆粒 ® (元宙)

Rx

每 gm 含有：SULFAMETHOXAZOLE 400.0 MG；TRIMETHOPRIM 80.0 MG

適應症 [衛核] 急性、慢性支氣管炎、支氣管擴張症、肺炎、扁桃腺炎、鼻竇炎、膀胱炎、腎盂炎、尿道炎、淋巴腺

炎、下痢、大腸炎、細菌性腹瀉、痢疾、手術後感染及其他因磺胺劑感受性菌所引起之感染症。

66414 Extamine-P "人人" 溴敏達酏劑® (人人)

每 ml 含有:BROMPHENIRAMINE MALEATE 0.8 MG;PHENYLEPHRINE HCL 1.0 MG

適應症 [衛核]緩解過敏性鼻炎、枯草熱所引起之相關症狀(鼻塞、流鼻水、打噴嚏、眼部及喉部搔癢)。

用法用量 參照仿單

66415 Finska-LP 24 柔他益24小時持續性膜衣錠® (中化) $6.7/T.SR

Rx

每 Tab 含有:LORATADINE 10.0 MG;PSEUDOEPHEDRINE SULFATE 240.0 MG

適應症 [衛核]治療與紓解季節性過敏性鼻炎症狀。

類似產品 Finska-LP S.R.F.C. 柔他益持續性膜衣錠® (中化) $3.01/T.SR

LoraPseudo SR 莫鼻卡持續性藥效錠® (中化/中化裕民) $3.01/SR

LoraPseudo 24h SR 莫鼻卡24小時持續性膜衣錠® (中化/中化裕民) $6.7/SR

66416 Haislue Rhinitis Soft 金壞鼻炎軟膠囊® (TOYO/德佑)

每 Cap 含有:BELLADONNA ALKALOID 0.133 MG;CAFFEINE HYDRATE 40.0 MG;D-CHLORPHENIRAMINE MALEATE 2.0 MG;DL-METHYLEPHEDRINE HCL 20.0 MG

適應症 [衛核]緩解過敏性鼻炎、枯草熱所引起之相關症狀(流鼻水、鼻塞、打噴嚏、眼睛及喉部搔癢)。

66417 Koben "羅得"克鼻炎膠囊® (羅得)

每 Cap 含有:CAFFEINE ANHYDROUS 40.0 MG;CARBINOXAMINE MALEATE 4.0 MG;DL-METHYLEPHEDRINE HCL 25.0 MG;GLYCYRRHIZINIC ACID (EQ TO GLYCYRRHETINIC ACID GLYCOSIDE)(EQ TO GLYCYRRHIZIC ACID) 15.0 MG;LYSOZYME CHLORIDE 12.5 MG

適應症 [衛核]緩解過敏性鼻炎、枯草熱所引起之相關症狀(鼻塞、流鼻水、打噴嚏、眼睛及喉部搔癢)。

用法用量 一天3次,每次1粒。本藥可緩解感冒諸症狀。

66418 Minlife-P SR 特敏福持續性藥效錠® (永信) $3.01/SR

Rx

每 Tab 含有:PSEUDOEPHEDRINE SULFATE 60.0 MG

適應症 [衛核]緩解過敏性鼻炎及感冒的相關症狀,如鼻塞、打噴嚏、流鼻水、搔癢及流眼淚。

66419 Nasal Spray "尼斯可"噴鼻液® (衛肯/尼斯可)

每 ml 含有:CHLORPHENIRAMINE MALEATE 1.0 MG;NAPHAZOLINE NITRATE 0.5 MG

適應症 [衛核]暫時緩解因鼻炎、過敏性鼻炎、過敏或感冒引起之鼻塞、流鼻水、打噴嚏症狀。

用法用量 一天數次適量噴於鼻腔。

類似產品 Wanose "成大"華鼻露液® (成大)

66420 NISITA NASAL SPRAY 享鼻淨定量鼻噴霧器® (ENGELHARD/康百佳)

成分 每1mL溶液中含有NaCl 3.3mg, NaHCO3 8.3mg和純化的水。

適應症 [衛核]1.本產品能產出定量噴霧,使用於鼻腔黏膜乾燥等情形。
2.協助緩和鼻塞,譬如在傷風感冒或過敏的時候,可以將鼻腔內黏液或過敏原物質(例如花粉或灰塵)沖洗掉。
3.清潔、濕潤鼻黏膜,譬如遇到空氣乾燥時(例如冷暖氣空調、高緯度或搭飛機的時候)。
4.軟化結痂和痂皮。本藥不含防腐劑,適合成人、小孩和嬰幼兒使用。

用法用量 1.依需要,對於成人和兩歲以上小孩,一天中可以使用多次,但每次只能投與1-2壓噴到每個鼻孔。
2.對於不滿兩歲的嬰幼兒,應諮詢醫師專業人員,一天中可以使用多次,但每次只限投與一次壓噴到每個鼻孔。

醫療須知 1.尚未有經驗不能使用本產品。
2.當正確使用時,不需有什麼需特別處置的措施。
3.然而,在鼻子手術或意外受傷的時候,請向您的醫師請教是否可以使用本產品。
4.懷孕或哺乳時可以使用本產品,沒有證據說明懷孕或哺乳時使用本產品會造成傷害。
5.正常使用,並無任何副作用發生的可能。

66421 Nistita Nasal Ointment 享鼻淨鼻腔黏膜長效滋潤軟膏® (ENGELHARD/康百佳)

成分 每g含有：Sodium Chloride 28mg, Sodium Bicarbonate 72mg, Wool Alcohol 8mg, Lemon Oil 1mg。
適應症 [非衛核]用於空氣乾燥引起之鼻黏膜乾涸，濕潤黏膜，軟化鼻腔痂垢。
用法用量 請按照需要，每天對每個鼻孔使用1次~多次，每次使用約1公分的軟膏。
醫療須知 請洽醫師藥師藥劑生有關使用本品的專業意見。

66422 Otozambon Ear Drops 耳多贊邦點耳液劑® (ZAMBON/幸生) $100/Sol (8.0 ML-PIC/S)

Rx
每 ml 含有：LIDOCAINE HCL 40.0 MG；NEOMYCIN SULFATE 5.0 MG；POLYMYXIN B SULFATE 10000.0 I.U.
適應症 [衛核]細菌性引起之耳部感染及耳部外聽道發炎。

66423 Peace "永信"鼻福糖漿® (永信) $25/Syr (60.0 ML-PIC/S)

Rx
每 ml 含有：PSEUDOEPHEDRINE HCL 6.0 MG；TRIPROLIDINE HCL 0.25 MG
藥理作用 1. Triprolidine 為 H1-antagonist 抗組織胺劑，可緩解過敏性鼻炎、竇炎等過敏現象。
2. Pseudoephedrine 係一擬交感神經興奮劑，可緩解因上呼吸道過敏或感冒引起之鼻腔充血。
適應症 [衛核]感冒、枯草熱、過敏性及血管舒縮性鼻炎所引起之上呼吸道粘膜充血。
用法用量 1天3次，成人或12歲以上兒童1次1片或10ml，6~12歲1次5~7.5ml，1~5歲1次2.5~5ml，3~12個月1次2.5ml。主治:鼻鬱血、過敏性鼻炎、打噴嚏等感冒症狀。
不良反應 1. Triprolidine：
(1)心血管：低血壓或高血壓、心跳過速、額外收縮(extrasystoles)。
(2)腸胃道：厭食，噁心、嘔吐、便秘、腹瀉、腹痛、口乾。
(3)神經：鎮靜、思睡、暈眩、協調不能、疲倦；有些患者(尤其是小孩)會有相反的神經反應如過度興奮、無法休息、失眠、愉快、心悸、夢魘、痙攣。
(4)眼睛：視線模糊、複視、視力障礙。
2. Pseudoephedrine：
(1)神經：失眠、肌肉顫抖(好發於手)、過動、運動失調、過度興奮、瞳孔放大、痙攣、無法休息、焦慮。
(2)心血管：心跳過速、心悸。
醫療須知 1. 不得同時併用其他上呼吸道感染藥物如抗組織胺劑、咳嗽、袪痰、解鼻充血劑。
2. 不得與酒精性飲料併用。
3. 除非有醫師指示，曾患有甲狀腺機能亢進、糖尿病、高血壓、缺血性心臟病、或攝護腺腫大引起之排尿困難不得使用。
4. 除非有醫師指示，服用本藥後，如發生焦躁、暈眩、失眠，建議停用本藥。
5. 60歲以上老人及小於6歲以下患者請在醫師指示下使用本藥。
類似產品 Peace "永信" 鼻福錠® (永信) $2/T
Spiz-H 舒鼻適福複方錠 〝信東〞® (榮民/信東) $0.98/T, $2/T
Spiz "信東" 舒鼻適複方糖漿® (榮民/信東) $17.3/Syr (100.0 ML), $25/Syr (60.0 ML-PIC/S)
Tonbe "晟德" 通鼻液® (晟德) $25/Sol (60.0 ML-PIC/S)

66424 Piston 鼻隨通膠囊® (溫士頓)

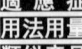

每 Cap 含有：BELLADONNA EXTRACT 10.0 MG；CHLORPHENIRAMINE MALEATE 3.2 MG；GLYCYRRHIZINIC ACID (EQ TO GLYCYRRHETINIC ACID GLYCOSIDE)(EQ TO GLYCYRRHIZIC ACID) 10.0 MG；PSEUDOEPHEDRINE HCL 60.0 MG
適應症 [衛核]緩解過敏性鼻炎、枯草熱所引起之相關症狀(鼻塞、流鼻水、打噴嚏、眼睛及喉部搔癢)。
用法用量 通常成人一次1粒，1日2次服用。
類似產品 Sulpiho "歐業" 賜爾鼻好 膠囊® (皇佳/歐業)

66425 Purona Bien 日方鼻炎膠囊® (SHISEIDO/德佑)

每 Cap 含有：BELLADONNA TOTAL ALKALOIDS 0.13 MG；CAFFEINE ANHYDROUS 50.0 MG；D-CHLORPHENIRAMINE MALEATE 2.0 MG；PHENYLEPHRINE HCL 3.33 MG
適應症 [衛核]緩解鼻炎(急、慢性鼻炎、過敏性鼻炎)、鼻塞(鼻粘膜腫脹)、打噴嚏、鼻音及因此引起之頭重感等症狀。
用法用量 大人(15歲以上)一次1粒，每日三次，飯後服用。

66426 Sulmin 速敏注射液® (壽元)

Rx
每 5ml 含有：DIETHANOLAMINE Q.S.；SULFAMETHOXAZOLE 500.0 MG
適應症 [衛核]肺炎、扁桃腺炎、咽喉炎、痢疾、大腸炎、中耳炎、尿路感染症、丹毒
用法用量 參照仿單

66427 Trancosu 喘咳舒錠® (羅得/昇銘) $2.75/T

Rx 每 Tab 含有:BROMHEXINE HCL 8.0 MG;METAPROTERENOL SULFATE (ORCIPRENALINE SULFATE) 20.0 MG

適應症 [衛核] 急、慢性氣管炎、支氣管炎、支氣管性氣腫、支氣管疾患及感冒所導致之喀痰、呼吸困難、支氣管氣喘及氣喘性肺、支氣管疾患

用法用量 一天3~4次,每次1粒。

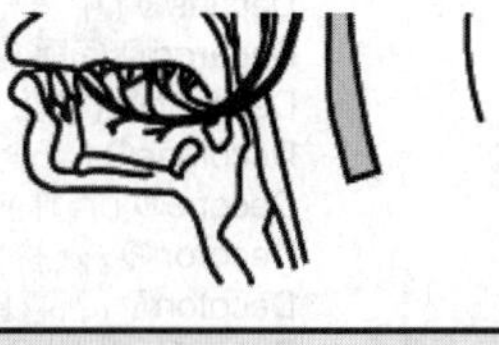

§ 66.5 口腔與唇用藥

66501 CETYLPYRIDINIUM

1.5 MG, 1.635 MG, 2 MG, 4 MG/錠劑(T);

商名

C.P.C. Lozenges® (健喬信元)
Cekochin Lozenges® (中美兄弟/興中美)
Cetylpyridinium Troches® (寶齡富錦)
Cetylpyridinium® (應元/豐田)
Cleanthroat Troches® (華盛頓)
Hoshipei Troches® (人生)
Hosoon® (羅得)
Houk® (美西)
Jianhou Troches® (歐帕/瑩碩)
Mishicopal Troches® (派頓/德山)
Rocoso Lozenges® (正和)
Secola Lozenges® (福元)
Seulay troche® (長安/正長生)
Shodin Troches® (美西)
Souriree Suanho Loxenges® (盈盈)
Su-Ho® (優良/健康化學)
Suwinsoft® (溫士頓)
Throzen Troches® (世達/華興)
Trogin Troche® (杏輝)

藥理作用 本藥為離子界面活性劑,它的殺菌力強,滲透力亦強,殺菌範圍亦廣,對粘膜無刺激性,常用來做為表面、粘膜感染的殺菌劑。

適應症 [衛核]咽喉痛及發炎之緩解
[非衛核]咽喉炎、口腔炎、舌炎。

用法用量 每次2~3小時含一片於口中,待其徐徐溶化。

66502 DEQUALINIUM

0.25 MG/錠劑(T);

商名

A.K. Troches® (科進/理想)
Axcel Dexxon Lozenges® (韋淳)
Colotin Troches® (約克)
Coyensu Troche® (長安)
Dealin Troches® (中化)
Decani Troches® (利達)
Dequa Lozenges® (人人)
Enhautin Lozenges® (新喜國際)
Horvapin® (新喜國際)
Roxine Lozenges® (DUOPHARMA/吉裕)
Valda Lozenges® (INTERPHIL/中化裕民)

藥理作用 殺滅侵犯口腔咽喉的化膿性鏈球菌。

適應症 [衛核]咽喉炎、口內炎。
[非衛核]口腔及咽喉感染。

用法用量 每2~3小時含1片。

66503 DEXAMETHASONE

孕 C/D 乳 - 泄 肝 陸 4h

Rx 4 , 0.25 MG, 0.5 MG, 0.75 MG, 0.8 MG, 1 MG, 4 MG/錠劑(T); 1 MG, 1 MG/GM/軟膏劑(Oin);

商名

Acolon Orabase® (明德) $61/Oin(1MG/GM-PIC/S-8GM), $30.5/Oin(1MG/GM-PIC/S-5GM)
Ancom® (羅得/達德士) $1.5/T(0.5MG-PIC/S),
Canalon® (信隆) $1.5/T(0.5MG-PIC/S),
Coenkasu® (井田) $61/Oin(1MG/GM-PIC/S-8GM), $28.5/Oin(1MG/GM-PIC/S-2GM), $30.5/Oin(1MG/GM-PIC/S-5GM)
Dexamethasone® (溫士頓) $1.5/T(0.5MG-PIC/S)
Dexamethasone® (瑞士) $1.5/T(0.5MG-PIC/S)
Dexamethasone® (生達) $1.5/T(4MG-PIC/S), $1.5/T(0.5MG-PIC/S)
Dexamethasone® (福元/華琳) $1.5/T(0.5MG-PIC/S)
Dexan® (華興) $1.5/T(0.5MG-PIC/S)

Corsum®(美西/合成) $30.5/Oin(1MG/GM-PIC/S-5GM)
Cosone®(南光)
Coyensu In Orabase®(長安) $29/Oin(1MG/GM-PIC/S-4GM), $61/Oin(1MG/GM-PIC/S-8GM)
Deca®(成大/成杏) $1.5/T(0.75MG-PIC/S)
Decalin®(正和) $1.5/T(0.5MG-PIC/S)
Decalon®(優生) $1.5/T(0.5MG-PIC/S)
Decalon®(派頓/漁人)
Decan®(永信) $1.5/T(0.75MG-PIC/S), $2/T(0.75MG-PIC/S-箔)
Decans®(中美兄弟) $1.5/T(0.5MG-PIC/S),
Decaron®(華興/華樺) $0.69/T(0.5MG)
Decason®(信東) $0.69/T(0.5MG)
Decolone®(十全) $1.5/T(0.5MG-PIC/S)
Decone®(杏輝) $2/T(0.5MG-PIC/S-箔), $1.5/T(0.5MG-PIC/S),
Decoron®(永勝) $1.5/T(0.5MG-PIC/S)
Decoton®(新喜國際) $1.5/T(0.5MG-PIC/S)
Dema Orabase®(派頓) $30.5/Oin(1MG/GM-PIC/S-5GM),
Demeson®(福元) $1.5/T(0.5MG-PIC/S), $1.5/T(0.5MG-箔)
Deson®(衛肯) $1.5/T(0.5MG-PIC/S), $2/T(0.5MG-PIC/S-箔)
Dexa Orabase®(杏輝) $30.5/Oin(1MG/GM-PIC/S-5GM),
Dexadrol®(大豐) $1.5/T(0.5MG-PIC/S),
Dexaltin®(瑪里士/日化) $28.5/Oin(1MG/GM-PIC/S-2GM), $30.5/Oin(1MG/GM-PIC/S-5GM)
Dexamate®(西德有機)
Dexamethasone®(中化) $1.5/T(0.5MG-PIC/S), $2/T(0.5MG-PIC/S-箔)
Dexamethasone®(人生) $0.69/T(0.5MG)
Dexamethasone®(保瑞/聯邦)
Dexamethasone®(利達/嘉林) $1.5/T(0.75MG-PIC/S)
Dexamethasone®(台裕) $1.5/T(0.5MG-PIC/S)
Dexamethasone®(壽元) $1.5/T(0.5MG-PIC/S)
Dexamethasone®(壽元/新喜國際)
Dexamethasone®(安星) $1.5/T(0.5MG-PIC/S)
Dexamethasone®(應元) $1.5/T(0.5MG-PIC/S)
Dexamethasone®(政德)
Dexamethasone®(明大) $1.5/T(0.75MG-PIC/S),
Dexamethasone®(明德) $1.5/T(0.5MG-PIC/S)
Dexamethasone®(永吉)
Dexamethasone®(汎生) $1.5/T(0.75MG-PIC/S)
Dexason®(中生)
Dexason®(利達) $2/T(0.5MG-PIC/S-箔), $1.5/T(0.5MG-PIC/S)
Dexazone®(強生) $1.5/T(0.5MG-PIC/S), $2/T(0.5MG-PIC/S-箔)
Dica®(杏林新生) $0.69/T(0.5MG)
Dorison®(皇佳) $1.5/T(4-PIC/S), $2/T(4MG-PIC/S-箔),
Drxaline®(旭能/源山) $28.5/Oin(1MG/GM-PIC/S-2GM), $30.5/Oin(1MG/GM-PIC/S-5GM)
Ercazon®(明大/木村)
Euxinc Orabase®(美西) $30.5/Oin(1MG/GM-PIC/S-5GM), $61/Oin(1MG/GM-PIC/S-8GM),
Hinsul Orabase®(明德/松裕)
Kodolo Orabase®(汎生) $30/Oin(1MG/GM-5GM),
Kosa Orabase®(生達) $30.5/Oin(1MG/GM-PIC/S-5GM)
Koulele Orabase®(明德/松林) $30.5/Oin(1MG/GM-PIC/S-5GM)
Koulening®(仙台) $30.5/Oin(1MG/GM-PIC/S-5GM),
Kovin Tong®(井田) $1.5/T(0.5MG-PIC/S), $2/T(0.5MG-PIC/S-箔)
Lavisol®(明德/昱任)
Limeson®(元宙) $1.5/T(4MG-PIC/S), $2/T(4MG-PIC/S-箔)
Medesone®(約克) $1.5/T(0.5MG-PIC/S)
Methasone®(榮民) $0.59/T(0.25MG)
Neo Smile Orabase®(羅得/元福) $61/Oin(1MG/GM-PIC/S-8GM), $30.5/Oin(1MG/GM-PIC/S-5GM), $28.5/Oin(1MG/GM-PIC/S-2GM)
Nugachenin®(新喜國際/聯輝)
Orabase®(明德/三友生)
Oracure Orabase®(人人) $28.5/Oin(1MG/GM-PIC/S-2GM), $30.5/Oin(1MG/GM-PIC/S-5GM),
Secoli®(陽生/太田)
Shuayan®(元宙) $2/T(0.5MG-PIC/S-箔), $1.5/T(0.5MG-PIC/S)
Smile Orabase®(溫士頓) $61/Oin(1MG/GM-PIC/S-8GM), $30.5/Oin(1MG/GM-PIC/S-5GM),
Superdex Orabase®(旭能/明則) $30.5/Oin(1MG/GM-PIC/S-5GM)
Teanlang®(井田/天下) $1.5/T(0.75MG-PIC/S),
Tiocod®(長安)
Ucalon®(成大) $1.5/T(0.5MG-PIC/S), $2/T(0.5MG-PIC/S-箔),
Unisone®(衛肯/天良)
Wethyco Orabase®(元宙) $28.5/Oin(1MG/GM-PIC/S-2GM), $30.5/Oin(1MG/GM-PIC/S-5GM),
Zine Orabase®(中生) $61/Oin(1MG/GM-PIC/S-8GM), $30.5/Oin(1MG/GM-PIC/S-5GM), $28.5/Oin(1MG/GM-PIC/S-2GM)

藥理作用 孕婦用藥安全等級C；D-在妊娠第一期使用。

適應症 [衛核]僂麻質樣關節炎、僂麻質熱、膠原病、過敏性疾患、結合織炎及關節炎樣疾患、重症皮膚疾患、過敏性及炎症性眼科疾患、肉芽腫
[非衛核]糜爛或潰瘍伴隨口內炎或舌炎。

用法用量 通常適量塗抹患部一日一至數次。可依患者之症狀酌量增減。

66504 DOMIPHEN

0.5 MG/錠劑(T);

商 名

Chief Lonzenges®(明德)
Docophen®(元宙)
Drochen Lozenges®(應元/意欣)
Folison Lozenges®(約克)
Hello Lozenges®(信東)
Holean-J Lozenge®(優生/興南)
Horson Lozenges®(中美兄弟/興中美)
Oraband Lozenges®(瑞士)

藥理作用 本藥為陽離子界面活性劑，它對細菌的細胞膜有很高的親和力，能改變細胞膜的通透性，引出原生質，減少細菌的氧消耗量，而達到殺菌，殺念珠球菌的效果。

適應症 [衛核]口腔炎、咽喉炎、痰多所引起的喉嚨痛

用法用量 通常每2~3小時一次，每次一錠放在口中慢慢溶解，不可咬碎或一次吞服。

不良反應 偶有腹痛，胃重壓感，噁心，腹瀉；舌頭麻痺感。

醫療須知 1.偶有舌頭麻痺的感覺現象。
2.本劑必須放在口腔內藉唾液慢慢溶解，不可咬碎或一次吞服，應盡量保持長時間含在口中，以便有效成份得以長時間停留於口腔內。

66505 HEXETIDINE (STERISOL)

1.923 MG/噴液劑(Spr);

商 名

Hexedin Spray® (黃氏)

適應症 [衛核]口腔清潔。

用法用量 大於8歲小孩或成人：一天2~3次，每次間隔至少4小時噴於口腔或喉嚨，然後再以水漱口。

66506 POVIDONE IODINE

0.45 %, 4.5 MG/噴液劑(Spr); 4.5 MG, 5 MG, 70 MG/漱口劑(Gar);

商 名

Betadine Throat Spray® (MUNDIPHARMA/台灣萌蒂)
Hosuhao® (長安)
Hou Ni Hao® (井田)
Orapovidone® (應元)
P.I Gargle® (羅得)
Painon Mouth Spray® (衛肯/天良)
Pi Gargle® (華盛頓)
Pvp-I Gargle® (健康化學)
Throane Gargle® (榮民)

藥理作用 本藥乃碘與polyvinylpyrrolidone之穩定複合物，具有比碘酒更強的殺菌作用，卻無碘酒之缺點。它可殺死細菌，芽胞，黴菌，酵母菌及病毒；毒性小，對皮膚及粘膜組織無刺激性，它可用於口腔，陰道及內臟各器官。

適應症 [衛核]上呼吸道及口腔內的感染、就寢前及拔牙前後之口腔消毒殺菌

用法用量 1.六歲以上：局部(口腔與喉嚨)使用，直接噴液2~3下於疼痛及發炎的部位，每3~4小時重複一次，每天可使用數次，或依照醫師或牙醫指示。
2.未滿六歲：請勿使用。

不良反應 1.內分泌系統：甲狀腺機能亢進(脈搏加快或躁動、不安感)、甲狀腺機能過低。
2.呼吸系統：肺炎。
3.皮膚：皮膚過敏(有發癢、發紅、水泡、灼熱感或類似症狀)、血管性水腫。
4.口腔：黏膜刺激、過敏反應。

66507 TRIAMCINOLONE ACETONIDE

孕 C/D 乳 ? 泄 肝 半 2~5h

Rx

0.025 MG, 4 MG, 8 MG/錠劑(T); 1 MG/GM, 1 MG, 1 MG/GM/軟膏劑(Oin); 1 MG, 5 MG, 1 MG/GM, 5 MG/GM/乳膏劑(Cre);

商 名

Amcicort In Orabase® (明德/嘉林) $34.9/Oin(1MG/GM-PIC/S-6GM)
Amcicort® (約克) $18.1/Cre(1MG/GM-PIC/S-20GM), $10/Cre(1MG/GM-PIC/S-5GM), $12.1/Cre(1MG/GM-PIC/S-10GM), $15.1/Cre(1MG/GM-PIC/S-15GM)
Ayco In Orabase® (羅得) $21.2/Oin(1MG/GM-PIC/S-3.5GM), $34.9/Oin(1MG/GM-PIC/S-6GM), $28.4/Oin(1MG/GM-PIC/S-5GM)
C.B. Trialon® (中化)
Carboxe Healing Buccal® (西德有機) $7.4/T(0.025MG-PIC/S)
Cheer Orabase® (溫士頓) $34.9/Oin(1MG/GM-PIC/S-6GM), $18.5/Oin(1MG/GM-PIC/S-3GM), $59/Oin(1MG/GM-PIC/S-10GM), $28.4/Oin(1MG/GM-PIC/S-5GM)
Chinacan® (華興/華樺) $0.89/T(4MG)
Cinolone Orabase® (華盛頓) $34.9/Oin(1MG/GM-PIC/S-6GM),
Corkelin® (美西) $28.4/Oin(1MG/GM-PIC/S-5GM), $59/Oin(1MG/GM-PIC/S-10GM),
Oralog Orabase® (健康化學/瑞安) $34.9/Oin(1MG/GM-PIC/S-6GM), $28.4/Oin(1MG/GM-PIC/S-5GM),
Ortexer® (FUKUCHI/德佑)
Rucos® (瑞士)
Scoro Orabase® (明德) $21.1/Oin(1MG/GM-3.5GM), $28.4/Oin(1MG/GM-PIC/S-5GM), $34.9/Oin(1MG/GM-PIC/S-6GM), $59/Oin(1MG/GM-PIC/S-10GM)
Seu-Su® (井田) $28.4/Oin(1MG/GM-PIC/S-5GM), $34.9/Oin(1MG/GM-PIC/S-6GM),
Sfusone® (黃氏) $52/Cre(5MG/GM-PIC/S-10GM),
Shu Kou Yan® (旭能/源山) $28.4/Oin(1MG/GM-PIC/S-5GM), $59/Oin(1MG/GM-PIC/S-10GM)
Snow Origin® (YUKINOMOTO/德佑)
Solon Orabase® (派頓/護民)
Stacort Dental Paste® (生達) $34.9/Oin(1MG/GM-PIC/S-6GM)
Sunbin Medicine® (健康化學/健喬信元) $5.8/Oin(1MG/GM-5GM), $11.3/Oin(1MG/GM-10GM),

Cortibond Orabase®（人人）$28.4/Oin(1MG/GM-PIC/S-5GM), $34.9/Oin(1MG/GM-PIC/S-6GM), $18.5/Oin(1MG/GM-PIC/S-3GM), $21.2/Oin(1MG/GM-PIC/S-3.5GM), $59/Oin(1MG/GM-PIC/S-10GM)
Corticord®（大豐）$1.5/T(4MG-PIC/S)
Encort®（永勝）$10/Cre(1MG/GM-PIC/S-5GM), $15.1/Cre(1MG/GM-PIC/S-15GM), $12.1/Cre(1MG/GM-PIC/S-10GM),
Euderma®（健康化學/優良）
Gentlecort Hp®（政德）
Gentlecort®（政德）
Gnsu®（井田）$12.1/Oin(1MG/GM-PIC/S-10GM),
Honacort®（應元/豐田）
Kamalon®（台裕）
Kanheal Orabase®（中生）$21.2/Oin(1MG/GM-PIC/S-3.5GM), $28.4/Oin(1MG/GM-PIC/S-5GM), $59/Oin(1MG/GM-PIC/S-10GM), $34.9/Oin(1MG/GM-PIC/S-6GM)
Karamira®（FUKUCHI/優德）
Kencort®（永勝）$1.5/T(4MG-PIC/S)
Kercort®（井田）$1.5/T(4MG-PIC/S), $2/T(4MG-PIC/S-箔),
Kingtrilone®（健康化學）
Konfort®（艾力特）
Kosuler Paste®（汎生）$28.4/Oin(1MG/GM-PIC/S-5GM), $59/Oin(1MG/GM-PIC/S-10GM)
Mecol Orabase®（中美兄弟/興中美）
Metrosone®（旭能/奧孟亞）
Nicefon®（衛肯）$1.5/T(4MG-PIC/S)
Nincort®（杏輝）$21.2/Oin(1MG/GM-PIC/S-3.5GM), $34.9/Oin(1MG/GM-PIC/S-6GM), $28.4/Oin(1MG/GM-PIC/S-5GM),
Oralfix®（皇佳/意欣）$34.9/Oin(1MG/GM-PIC/S-6GM), $18.5/Oin(1MG/GM-PIC/S-3GM), $59/Oin(1MG/GM-PIC/S-10GM),
Suyenin®（黃氏）$34.9/Oin(1MG/GM-PIC/S-6GM)
Tecoro®（永勝）$7.4/T(0.025MG-PIC/S),
Toamcilon®（生達）
Tracort Orabase®（派頓）$28.4/Oin(1MG/GM-PIC/S-5GM),
Trancine®（美西）$12.1/Cre(1MG/GM-PIC/S-10GM), $18.1/Cre(1MG/GM-PIC/S-20GM), $15.1/Cre(1MG/GM-PIC/S-15GM), $10/Cre(1MG/GM-PIC/S-5GM),
Triamcinolone®（世達）
Triamcinolone®（人生）
Triamcinolone®（元宙）$2/T(4MG-PIC/S-箔), $1.5/T(4MG-PIC/S)
Triamcinolone®（壽元）
Triamcinolone®（政德/嘉信）
Triamcinolone®（新喜國際）$1.5/T(4MG-PIC/S)
Triamcinolone®（派頓）
Triamcinolone®（福元）$2/T(4MG-PIC/S-箔), $1.5/T(4MG-PIC/S),
Triamcinolone®（長安）
Triamcort®（皇佳/歐業）$0.89/T(4MG)
Tricinol®（派頓/德山）
Tricort®（生達）$0.89/T(4MG)
Trilone®（華興）$1.5/T(4MG-PIC/S), $2/T(4MG-PIC/S-箔),
Uoral®（健康化學/優良）
Wacicort®（華盛頓）$0.89/T(4MG)
Winacort-A®（溫士頓）$1.5/T(4MG-PIC/S)
Yecolon Orabase®（元宙）$28.4/Oin(1MG/GM-PIC/S-5GM), $34.9/Oin(1MG/GM-PIC/S-6GM),
Yikoule Orabase®（明德/松林）
Yuakoli®（新喜國際/聯輝）

藥理作用 1.Orabase為一種特製基劑，能均勻的牢貼在患處，形式保護膜，而triamcinolone則有抗炎和免疫抑制作用。
2.孕婦用藥安全等級C；D-在妊娠第一期使用。

適應症 [衛核]類風濕性關節炎、支氣管氣喘、風濕熱、炎性皮膚炎、癢疹、膠原病、炎症性眼疾病、結節性動脈周圍炎
[非衛核]治療口腔粘膜急慢性病灶，如復發性潰瘍，破損性扁平苔癬，假牙引起的口腔炎，鵝口瘡口腔炎(aphthous stomatitis)。

用法用量 將藥膏擠出約1/4吋，塗沫病灶，每天2~3次，以餐後或睡前塗抹為宜。

66508 "GelX" Oral Spray(Non-sterile) "吉優適" 口內噴劑（未滅菌）®（旭能/吉泰）

℞

成分 Aqua，Sodium saccharin，PVP，Taurine，Zinc Gluconate，PEG-40 hydrogenated castor oil，Pullulan,Aroma

適應症 [衛核] 形成口腔黏膜的保護屏蔽並覆蓋在傷口，保護神經末梢，潤澤口腔組織。

用法用量 將吉優適口內噴劑之瓶蓋取下，然後裝上噴頭，將噴頭朝向口腔內傷口處噴3下。每天重複3次，每次使用後一小時內請勿進食，以維持最佳效果。

醫療須知 1.如果產品外包裝已被開封或有破損，禁止使用。
2.應將產品放置於兒童不易觸及之處。
3.若遇噴頭、噴管堵塞時，可浸泡於溫水5~10分鐘後，用力按壓噴頭數次，將堵塞住的凝膠壓出即可。

66509 Kamistad-Gel N 威樂寧口炎凝膠®（STADA/康百佳）

每 G 含有：CAMOMILE FLOWER EXTRACT (1:4-5) 185.0 MG；LIDOCAINE HCL 20.0 MG

藥理作用 1.KAMISTAD®-gel N 具有止痛、消炎、抗菌、清潔傷口、傷口癒合和消除氣味的作用。適合用於口炎或口腔炎症狀之緩解。
2.本藥所含lidocaine是一種很強的醯胺類型(amide type)局部麻醉劑，其作用機制係在與神經細胞膜中脂蛋白膜之極性部份產生化學結合，抑制住神經纖維鈉的流入(influx)，使得神經細胞膜減少去極化的速率和程度，以提高神經細胞傳導疼痛信息的電位閾值(potential threshold)，故能明顯阻斷神經衝動之傳導，而產生麻醉效果。若與procaine比較，lidocaine則有較長的藥效和更好的忍受性。
3.本藥所含camomile flower extract，係取自歐洲自古以來就在使用的天然藥用植物洋甘菊(Matricaria recutita)花的部位抽提物，歐洲藥典一直都有收載，含有一系列結構不同的抗炎和抗菌物質之複雜化合物，結合起來，可以促進整體傷口的治癒過程。治療上最重要的成分sesquiterpenes，占到將近50%份量的療效成分

。洋甘菊抗炎作用，主要來自所含的chamazulene，(-)-alpha-bisabolol(又叫levomenol)和bisabolol oxides A & B，azulenes，en-yn-dicycloethers和apigenin等成分；其中(-)-alpha-bisabolol和bisabolol oxides A & B則另具抗菌和抗真菌的效應。具有免疫刺激活性，是在洋甘菊的polysaccharides中的4-0-me-glucuronoxylan成分。而抗痙攣的成分，據研究，是在洋甘菊的cis-en-yn-dicycloether成分上。故洋甘菊外用時可以治療皮膚發炎，當漱口水用時，可舒緩牙痛，作成凝膠劑(口含膏)時，也是傳統口腔黏膜及牙肉疼痛炎症居家必備的症狀治療劑。

適應症 [衛核] 短期使用以緩解口腔潰瘍引起之疼痛。

用法用量 對於大人及12歲以上的青少年，每天塗抹3次，每次約1/2cm長的條狀凝膠。局部塗抹於口腔內及牙肉周圍發炎疼痛部位或傷口處，必要時輕予按摩之。

不良反應 因為本藥品含有lidocaine、洋甘菊、桂皮油，對少數患者可能發生過敏反應(例如接觸性過敏)；同時，若對於菊科植物(如艾草屬artemisia)或秘魯香膠(peruvian balsam)曾有過敏症，可能會經由交互反應，而對本藥品引發過敏反應。在塗抹凝膠後，偶有短暫性輕度灼熱感發生。一旦在皮膚或黏膜發生過敏反應時，請即中止使用，並趕緊向醫師請求診治。因為含有benzalkonium chloride的關係，使用此等藥物時，可能會使敏感性皮膚受到刺激。

醫療須知
1.一週內發炎症狀若沒有獲得改善或有不明原因之不適時，應即向您的醫師尋求診治。
2.對於孕婦、授乳期婦女及12歲以下小孩而言，因為迄今尚缺充分的研究調查資料，故不建議使用。
3.使用時避免本藥與眼睛或開放性傷口接觸；在塗抹之後，基本上要記得把手洗乾淨。

66510 Sweet 安佳口含錠 ® （明大）

每 1000 mg 含有：AZULENE 0.4 MG；CETYLPYRIDINIUM CHLORIDE 1.0 MG；GLYCYRRHIZINATE DIPOTASSIUM (EQ TO DIPOTASSIUM GLYCYRRHIZINATE) 2.5 MG；L-MENTHOL 1.5 MG；PLATYCODON EXTRACT 30.0 MG；SENEGA POWDER 0.7 MG

適應症 [衛核] 祛痰(口腔、咽頭炎、扁桃腺炎之消炎、殺菌)

用法用量 每2~3小時含一錠，使其在口中徐徐溶化，兒童減半。

66511 Trachisan 喉速朗咽喉止痛口含錠 ® （ENGELHARD/康百佳）

每 Tab 含有：LIDOCAINE (HCL MONOHYDRATE) 8.0 MG

適應症 [衛核] 短期局部緩解有關非化膿性感染時之咽喉疼痛。

用法用量 成人：每2小時1錠，一天最大劑量不要超過6錠。

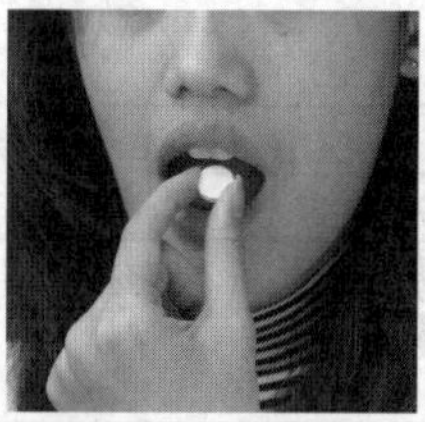

§ 66.6 口腔與唇複方用藥

66601 Fuene "黃氏" 服炎液劑 ® （黃氏）

每 ml 含有：RHUBARB EXTRACT 50.0 MG；SALICYLIC ACID 10.0 MG

適應症 [衛核] 口腔及咽喉部黏膜之急性或慢性炎症，鵝口瘡，齒槽膿漏。

66602 Funny Troches 芳你口含錠 ® （皇佳）

每 1250 mg 含有：ASCORBIC ACID (VIT C) 50.0 MG；CETYLPYRIDINIUM CHLORIDE 0.15 MG；DEQUALINIUM CHLORIDE 0.3 MG

適應症 [衛核] 口內炎、咽喉炎

用法用量 每3～4小時，含1錠。

類似產品 Iko Troches 愛口喉錠 ® （優良/健喬信元）　Throdin-C Troches 喉炎消口含錠 ® （生達）

66603 Glycerinum Iodi Compositum "應元" 複方碘甘油溶液 ® （應元）

每 1000 gm 含有：IODINE 10000.0 MG；POTASSIUM IODIDE 20000.0 MG

適應症 [衛核] 咽喉炎、扁桃腺炎

用法用量 一天數次，適量塗敷於患處。

66604 Horf Lozenges 喉福喉錠 ® （永信）

每 T 含有：BENZOCAINE (ETHYL AMINOBENZOATE) 2.0 MG；CHLORHEXIDINE HCL 5.0 MG

適應症 [衛核] 口內炎、咽喉炎、牙齒拔除術後細菌性繼發感染症之預防

用法用量 1.治療性：每兩小時一錠。

2.預防性：每天4~5次，每次一錠。
3.含於口腔內讓其緩慢溶解而發揮持續性的抗菌作用。

醫療須知 1.本藥應置於小兒伸手不及處，以免小孩誤食，造成危險。
2.室溫(15~30℃)、避光儲存。
3.請依外包裝標示，於有效期限內使用完畢。

66605	Locol 樂口康液 ®（皇佳）

℞

每 ml 含有：ANTHRAQUINONE GLYCOSIDES 50.0 MG；SALICYLIC ACID 10.0 MG

適應症 [衛核] 口腔及咽喉部粘膜之急性或慢性炎症、鵝口瘡、齒糟膿漏

用法用量 通常每天數次，直接塗抹於患部。

66606	Lycozin Troches "衛達"來口潤口含錠 ®（衛達）

℞

每 Tab 含有：CHLORHEXIDINE HCL 5.0 MG；GLYCYRRHIZINATE DIPOTASSIUM (EQ TO DIPOTASSIUM GLYCYRRHIZINATE) 3.0 MG；LYSOZYME CHLORIDE 7.5 MG

適應症 [衛核] 咽喉紅腫、咽喉痛、口腔內之殺菌消毒、口臭

用法用量 每次1錠，含於口中，必要時隔一個鐘頭可再垂覆1錠。

類似產品
Lysozyme Troches "一成"樂喉口含錠 ®（黃氏/一成）
Soho Troches "南光" 爽喉口含錠 ®（南光）

66607	Strepsils Cool Lozenge 舒立效口含錠 酷涼薄荷 ®（RECKITT/利潔時）

每 Loz 含有：AMYLMETACRESOL 0.6 MG；DYBENAL (DICHLOROBENZYL 2,4- ALCOHOL) 1.2 MG；MENTHOL 7.0 MG

適應症 [衛核] 口腔殺菌劑、咽喉炎。

用法用量 每3小時，含於口中腔中。

類似產品
Strepsils Lozenge 舒立效口含錠 ®（RECKITT/利潔時）
Strepsils Orange With Vitamin C Lozenge 舒立效口含錠柑橘維他命C ®（RECKITT/利潔時）
Strepsils Soothing Honey & Lemon Lozenge 舒立效口含錠舒緩蜂蜜檸檬 ®（RECKITT/利潔時）

66608	Sweeter Troches 舒口含錠 ®（政德/嘉信）

每 Tab 含有：L-MENTHOL 4.0 MG；TERPIN HYDRATE 0.02 MG

適應症 [衛核] 喉癢、嘎聲、口臭、止渴

用法用量 一次一錠，含於口中慢慢溶解，必要時每小時可重覆使用1錠。

66609	Throdin Troches "生達"舒喉口含錠 ®（生達）

每 T 含有：DEQUALINIUM CHLORIDE 0.25 MG

適應症 [衛核] 咽喉炎、口內炎。

用法用量 參照仿單

66610	Tonin S Troche 特寧喉錠 ®（佐藤）

每 Tab 含有：CHLORHEXIDINE HCL 5.0 MG；GLYCYRRHIZA EXTRACT 20.0 MG

適應症 [衛核] 喉龍發炎引起的沙啞、喉嚨乾澀、口腔內的殺菌和消毒。

用法用量 1次，錠，1日4~5次，本藥應含在口中，使其慢慢溶化潤喉後吞下。

66611	Wicke Troches "衛達" 衛佳口含錠 ®（衛達）

每 Tab 含有：BENZOCAINE (ETHYL AMINOBENZOATE) 5.0 MG；CETYLPYRIDINIUM CHLORIDE 1.66 MG

適應症 [衛核] 快速而短暫的解除因感冒引起之咳嗽和喉嚨痛

用法用量 一次一錠，含於口中慢慢溶解，必要時每小時可重覆使用1錠。

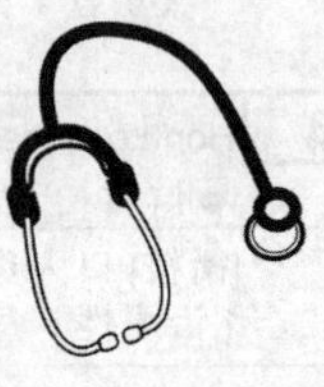

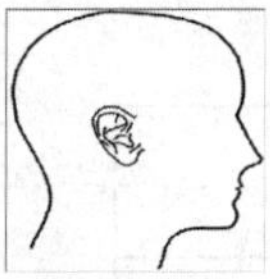

第六十七章 綜合感冒製劑

Common Cold Preparations

感冒大都由病毒感染上呼吸道引起的，其症狀不外乎流鼻水、鼻塞、打噴嚏、發冷、輕微發燒、喉嚨痛、咳嗽、頭痛、肌肉痛、關節疼痛等。就正常人而言，通常在罹患感冒第七日，其體內自生的干擾素(inteferon)會達到尖峰濃度，於是感冒的諸症狀就會不藥而癒。但是，在其體內自生的干擾素還不成氣侯之前，就要投與一些藥物來減輕患者的症狀，讓患者感冒舒服一些。於是，綜合感冒製劑就應運而生。

流感病毒傳染力特強與感冒不同，流感是由一種很容易產生「突變」種的特殊病毒-「流行性感冒病毒」，所引起的急性呼吸道感染疾病，在大流行的時候，因為它的傳染力相當強且一般人都沒有免疫力，約有10%至15%的人都會得病，因此才命名為「流行性感冒」。可以分為A、B、C三型，A、B型易引起季節性流行，C型不會造成流行且症狀不嚴重。在台灣引起季節性流感的病毒有A型流感病毒H3N2亞型與H1N1亞型及B型流感病毒等3類。流感引起的症狀為全身性且較嚴重，典型的症狀有：高燒、頭痛、肌肉或骨頭酸痛...等，應盡速求醫服用抗病毒藥物，有助於改善症狀並預防嚴重併發症。在歷史上記載全世界有4次流感大流行，每次都造成數萬人死亡。而一般感冒的病毒至少有200多種，產生的症狀較輕微，幾天就會痊癒。流感與一般感冒不同的是，通常症狀發作較突然，一開始會有高燒、寒顫、頭痛、肌肉酸痛等現象，痊癒的時間也比一般感冒長，從一個星期到幾個星期才能完全恢復，最令人擔憂的是，流感常會引起嚴重的併發症，甚至導致死亡。

疾病管制局規定類流感需同時符合以下三項條件：一.突然發病，有發燒(耳溫≥38℃)及呼吸道症狀。二.具有肌肉酸痛、頭痛、極度倦怠感其中一種症狀。三.需排除單純性流鼻水、扁桃腺炎與支氣管炎。一旦被診斷為類流感，其治療與流感相同。(專欄67-1)

綜合感冒製劑除了含有鎮咳藥和祛痰劑以外，尚含有許多其他類型的藥物，最常使用者分別於下面，並且略述它們使用的原則：

◎止痛劑(analgesics)−例如aspirin，acetaminophen，sodium salicylate它們可緩解頭痛、發燒和通常伴發上呼吸道狀況的肌痛。參見第35章。在台灣，aminopyrine和antipyrine分別在1978和1984年被禁止製造，因此，本書收載產品已將今有這2類的藥剔除。

◎抗膽鹼激性劑(anticholinergics)−例如，atropine、belladonna生物鹼、methscopolamine主要應用它們對黏膜的乾躁作用，因此，只有在黏液分泌過度時，用這類藥物方有益處(如鼻溢)。這類藥物應該避免用於慢性阻塞性肺疾(肺栓塞)(COPD)，參見第55章。

◎抗組織胺(antihistamines)−例如，chlorpheniramine、pyrilamine、這類藥物主要用來緩解流鼻水、打噴嚏、淚眼等症狀，可能對鼻後滴液(postnasal drip)所造成的慢性咳嗽(如過敏性鼻炎，慢性鼻竇炎)有效。這類的藥物也具有抗膽鹼激性的作用(抑制唾液腺分泌)，因此，當呼吸道有過度充血的現象時，不可以用。它們大部份有鎮靜效應。

◎支氣管擴張劑(bronchodilators)−例如，ephedrine、theopylline它們能夠鬆弛支氣管的平滑肌，所以對於支氣管肌肉張力過度的狀況(如氣喘)有很大的效益，但是，對於黏液積蓄則否，參見第64章。

◎解充血劑(decongestants)−例如：phenylephrine，phenylpropanolamine(PPA)，pseudoephedrine通常都使用它們來活化α-腎上腺素激性受體，抑制血管的擴張，達到減少鼻黏膜充血的作用。由於它們也具有血管收縮的作用，嚴重高血壓患者並不適用。

合併製劑的主要缺點在於它們的有效成份之劑量比固定，不能按照患者的需要個別釐定劑量。更進一步的說，"散彈式"的藥物療法−即在一種製劑裏含有各種不同的藥物−就治療的觀點而言，通常是不需要的。大部份情況都是不能顯著發揮所需求療效，卻只增加不良的作用。

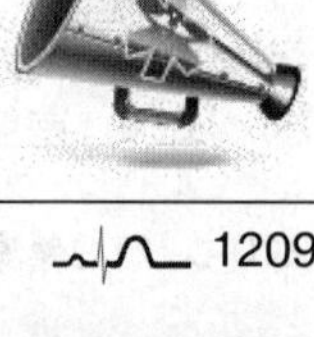

專欄 67-1 流感與一般感冒的比較

	一般感冒	流行性感冒
病原體	數百種病毒	人的流行性感冒病毒 (H1N1、H2N2、H3N2)
病徵	輕微發燒、流鼻涕、喉嚨痛以及咳嗽等，症狀在 1、2 週以內消失。一般感冒較不常見頭痛、全身肌肉酸痛。	發高燒、頭痛、全身肌肉酸痛、疲倦 (可持續 2~3 週)、流鼻涕、喉嚨痛以及咳嗽等，可能會有嚴重併發症(致命的肺炎、繼發全身性的細菌感染、慢性心肺疾病的惡化、難以行走的肌肉炎、心包膜炎、毒性休克症候群及腦炎等，嚴重會造成死亡)。
潛伏期	約 1-3 天	約 1-3 天，發病前後均有傳染力
傳染途徑	飛沫傳染	飛沫傳染
預防	勤洗手、避免出入公共場所、減少病原體接觸、健康生活與飲食、規則運動、維持好體力。	與一般感冒相同外，還可施打流感疫苗。
治療	支持性療法	抗流感病毒藥物，如克流感

*H1N1：①大多數會發燒惡寒，37.8℃以上持續3~4天，嚴重的全身性肌肉酸痛，關節疼痛，持續的疲勞感，以及嚴重胸部壓迫感。②世界衛生組織警告，全球H1N1新型流感疫情暴發大流行，H1N1新型流感來勢洶洶，疾病管制局預估，未來新流感感染進入高峰期，國內人口將達三成。人類永遠不會忘記1918年，西班牙的流行性感冒曾蔓延全球，超過二千萬人死於此次流行病的歷史教訓。

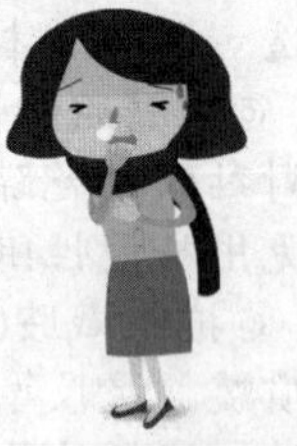

§ 67.1 綜合感冒製劑

67101 Cammon 感冒液® (明大)

每 ml 含有：ACETAMINOPHEN (EQ TO PARACETAMOL) 10.0 MG；CAFFEINE 1.5 MG；CHLORPHENIRAMINE MALEATE 0.125 MG；DEXTROMETHORPHAN HBR 0.5 MG；DL-METHYLEPHEDRINE HCL 0.5 MG；GLYCYRRHIZA EXTRACT 3.333 MG；POTASSIUM GUAIACOLSULFONATE 2.83 MG

適應症 [衛核]緩解感冒之各種症狀(鼻塞、流鼻水、打噴嚏、咳嗽、喀痰、咽喉痛、發燒、頭痛、關節痛、肌肉痛)。

用法用量 通常成人，一次7.5ml；15~12歲，一次5ml；12~7歲，一次4ml；7~5歲，一欠2.5ml；4~3歲，一次2ml；2歲，一次1.5ml，1日3次，飯後服用。

醫療須知
1.本劑含有劇藥，應切實按照所訂服用方法及劑量使用。
2.有高血壓、心、糖尿病、肝、腎障礙者、胃潰瘍、青光眼及孕婦慎服。
3.服用本藥時，請勿從事機操作及開車，因本藥有促眠作用。
4.酒精警示：若你每天喝三杯或更多酒精性飲料，你必須請教醫師你是否能服用本藥或其他止痛劑，因為本藥可能造成肝損害及胃出血。

類似產品
VIt. Anti-Cold 〝中美〞維生素感冒膠囊®（中美兄弟/興中美）
Cold "南亞"感冒液®（派頓/漁人）
Chapin 拆風鈴膠囊®（井田/天下）
Coughtin "漁人" 咳風鎮液®（派頓/漁人）
Good-Cought 解風好液®（中美兄弟）

Fonder Cold 風德感冒液®（明德）
Haoan Cold VItamin 好安感冒維他命膠囊®（衛肯）
San Fong Len 傷風寧液®（派頓/漁人）
Surikyl "龍杏" 速立克感冒液®（龍杏）
Jucon Cold "德聯"祝康感冒液®（黃氏/德聯）
Sauhonro "中美"咳風樂內服顆粒劑®（中美兄弟）

67102 Coldpin "漁人"感冒平液®（派頓/漁人）

每 ml 含有：ACETAMINOPHEN (EQ TO PARACETAMOL) 10.0 MG；CAFFEINE 1.5 MG；CHLORPHENIRAMINE MALEATE 0.12 MG；DEXTROMETHORPHAN HBR 0.5 MG；DL-METHYLEPHEDRINE HCL 0.4 MG；GUAIACOL GLYCERYL ETHER (EQ TO GUAIFENESIN) 2.0 MG；THIAMINE NITRATE 0.5 MG

藥理作用 1.止痛–本藥能夠阻斷前列腺素的合成，因而減弱末稍疼痛受體對機械性或化學性刺激的感受性：本藥能夠加強腫脹。發炎組織之體液的再吸收；而且又能干擾疼痛衝動在次腦中皮質中樞(如視丘)的傳遞。
2.解熱–本藥能夠減少血管收縮衝動從下視丘發生，因而促進血管擴張，發汗和體熱散失。
3.小劑量的aspirin會抑制probenecid和sulfinpyraxone的促尿酸排泄效應。
4.其他的作用包括減少血小板的凝集，抑制凝血酶原的形(僅在高劑量下)，增加尿酸的排泄(低劑量下)，減少尿酸的排泄(高劑量下)，昇高血糖和減弱葡萄糖的耐受性。

適應症 [衛核] 緩解感冒之各種症狀(咽喉痛、發燒、頭痛、關節痛、肌肉痛、咳嗽、鼻塞、流鼻水、打噴嚏、喀痰)。
[非衛核] (1)本藥能夠緩解輕度至中度的疼痛，特別是用於與發炎有關的狀況(如肌痛、神經炎、頭痛)。(2)降低上昇的體溫。(3)各種發炎狀況(如風濕和骨關節，滑囊炎，風濕熱)的症狀療法，這種用途通常都要較大的劑量(每天(3mg～7mg)。(4)預防與心臟血管疾病有關的血栓塞併發症(如靜脈栓塞，腦缺血症)，對於女人的效力比男人差很多，對於完全性中風治療沒有效益。

用法用量 1.成人：疼痛–325～650mg，每4小時1次，口服或栓劑投與 。發炎–每天2.6～5.2gm(對於風濕熱每天可使用高至7.8gm的劑量。預防血栓栓塞併發症的疾病(僅為實驗性的劑量)–每天40～325mg。(參見第43章)
2.孩童：65mg/Kg/天，分次服用。

不良反應 胃不適，心灼感，常有噁心的感覺：可能引發雷氏症候群症(死亡率達20～30%)、蠶豆症患者限制使用本藥。

醫療須知 1.要注意可能發生的過敏反應，氣喘病，鼻息肉，或有過敏反應病歷的患者使用本藥，要非常小心。
2.要注意，發高燒和脫水的小孩，特別要小心毒性反應的發生，甚至小劑量的aspirin亦然，投與aspirin這些孩童切忌長期服用，而且要把aspirin放置在小孩拿不到的地方。
3.要了解併服aspirin，phenacetin和caffeine(APC)不見得比單獨服用aspirin有效，而且還會導致腎損壞較高的發生率。這種併服法應該避免。
4.要了解市面上加緩衝制酸劑的aspirin對胃膜的刺激性不可能比純aspirin製劑加上食物，牛奶或一整杯水好到那裡去。
5.如果患者發生嘔吐或其他不能口服的現象，可以考慮使用栓劑，但是，要記著栓劑的吸收比口服途徑較起伏不定。

類似產品
Anti-Cold Good 解熱佳液®（中美兄弟）
Anticold "明通 "理傷風液®（明通）
Aremin Cold 漢路感冒液®（明德）
Bisun Anti-Cold "永勝"百勝感冒液®（濟生/永勝）
Common Cold "生達"感冒液®（生達）
Conlo Cold "井田"感樂感冒糖漿®（井田）
Cougheaton 嗽熱痛液®（中美兄弟）
Hao-An Pain Relief Anti-Cold 好安治痛感冒液®（衛肯）
Juhao 祝好液®（明大/華僑）
Kanmoco 感冒咳液®（龍杏/天仁）
Paisou "回春堂"徘嗽錠®（回春堂）
Suze Common Cold 嗽熱感冒液〝黃氏〞®（黃氏）
Tonlohow 〝大豐〞痛熱好液®（大豐）
Anticold "新功"感冒液®（龍杏/新功）
Anticold Yin An Chi "晟德" 治感冒糖漿®（晟德）
Beet Song Common Cold "生達" 必順感冒液®（生達）
Cold "晟德" 感冒液®（晟德）
Conlo Cold "井田 " 感樂感冒液®（井田）
Cougheatan 嗽熱疼液®（中美兄弟）
Good Cough 驅風好液®（中美兄弟）
Hondero 風得樂液®（黃氏）
Kai Ho Anti-Cold "正和"快好感冒液®（正和）
Lidfonan Cold "黃氏"利得風安感冒液®（黃氏）
Sucold 舒可感冒液®（政德/嘉信）
Syh Guan Hao Cold "正和" 賜感好感冒液®（正和）

67103 Grippostad C 衛克感—綜合感冒膠囊®（STADA/康百佳）

每 Cap 含有：ASCORBIC ACID FC 160.0 MG；CAFFEINE 25.0 MG；CHLORPHENIRAMINE MALEATE 2.5 MG；PARACETAMOL DC 208.0 MG

藥理作用 1.Paracetamol具有解熱鎮痛的效果，與aspirin相比較並無有意義性的不同。Paracetamol不具抗炎的作用，主要歸因於在發炎病變所見高濃度過氧化物存在的環境下，它是一種很弱的環氧酶(cyclooxygenase)抑制劑的關係。至於它的解熱效應，則剛好與此相反，似乎可以用它在腦部抑制cyclooxygenase來解釋，腦部的過氧化物濃度很低。

2.Paracetamol不像其他NSAIDS(非類固醇抗發炎劑)一樣會抑制嗜中性白血球的活性。Paracetamol的解熱效果，係透過抑制內生性熱原(endogenous pyrogen)對下視丘體溫調節中樞居中調節過程而產生的，像使周邊血管擴張，增加皮膚的血流量，導致流汗和散發體熱。
3.Paracetamol單次或多次的治療劑量對於心血管和呼吸系統沒有效應，其既不會發生酸鹼變化，也不會像投與salicylates之後一樣產生胃刺激、浸蝕或出血現象。Paracetamol對血小板出血時間或尿酸的排泄，也沒什麼影響。
4.Chlorpheniramine是一種典型的H1-抗組織胺，它能抑制免疫反應過程中釋放出組織胺(Histamine)的藥理作用。在類似流行性感冒的感染中，組織胺會造成小靜脈(venules)附近的微血管滲透性的增強，及平滑肌產生收縮，尤其對支氣管的肌肉。Chlorpheniramine會抑制這些組織胺依賴性的效應。因而它能減輕鼻黏膜的膨脹，減少黏液的產生，和恢復鼻子呼吸的換氣力(respiration capacity)。
5.Caffeine是一種中樞神經系統的刺激劑，雖然它對腦部皮層效應要比其他中樞神經興奮劑溫和且作用期間更短，但它能刺激各層次的中樞神經系統。Caffeine會收縮腦部血管(cerebral vasculature)，減少腦血流量和降低腦部含氧量。因此在使用較低劑量止痛劑治療的情況時，caffeine可以協助解除頭痛。此外，caffeine亦能對抗chlorpheniramine所引起的中樞神經系統的抑制效應。
6.GRIPPOSTAD® C在所有上列不同主成分之間的結合作用，可緩解傷風感冒的症狀。

67 綜合感冒製劑

適應症 [衛核] 緩解感冒之各種症狀(流鼻水、鼻塞、打噴嚏、咽喉痛、畏寒、發燒、頭痛、關節痛、肌肉酸痛)。

用法用量 除非另有醫囑，在感冒開始時，成人(12歲以上)一日投與3次，每次2顆膠囊，在感冒症狀緩解時，儘速降低劑量，改為一日3次，每次1顆膠囊，餐後用微溫開水口服之；未滿12歲之小孩或幼童不建議自行使用。

醫療須知 不要服用本藥超過七日。

67104 Kodapin "皇佳" 咳滴平糖漿 ® （皇佳） $25/Syr (60.0 ML-PIC/S)

Rx

每 ml 含有：BROMHEXINE HCL 0.8 MG；DOXYLAMINE SUCCINATE 0.75 MG；METAPROTERENOL SULFATE (ORCIPRENALINE SULFATE) 0.5 MG

適應症 [衛核] 感冒諸症狀(咳嗽、喀痰、流鼻水、鼻塞、打噴嚏)。

用法用量 成人一天3次，每次1錠(或10ml)，視症狀可酌量增加至2錠(或20ml)。

類似產品
- Broxy Cough 博肅咳膜衣錠 ® （中化）
- Broxy Cough 博肅咳糖漿 ® （中化）
- Kopin 咳達平液 ® （美西） $25/Sol (60.0 ML-PIC/S)
- Likancouhg 利康咳內服液 ® （羅得） $25/Sol (60.0 ML-PIC/S), $25/Sol (120.0 ML-PIC/S)
- Sucough "信東" 舒咳止糖漿" ® （榮民/信東） $25/Syr (60.0 ML-PIC/S)

67105 Panadol Cold And Flu Cough 普拿疼伏冒治咳膜衣錠 ® （輝瑞生技/赫力昂）

每 Tab 含有：ACETAMINOPHEN (EQ TO PARACETAMOL) 500.0 MG；DEXTROMETHORPHAN HBR 15.0 MG；PHENYLEPHRINE HCL 10.0 MG

藥理作用
1.本藥是解除多種感冒症狀的綜合感冒藥，採用廣為醫藥界常使用的成分，同時以符合目前綜合感冒藥核准可用的有效劑量，能緩解感冒之各種症狀，包括：頭痛、咽喉痛、咳嗽、鼻塞、畏寒、發燒、關節痛、肌肉酸痛
2.本藥所含成份的作用：
a.Acetaminophen:
是止痛退燒成分，不刺激胃。可緩解發燒、頭痛、咽喉痛以及感冒引起的肌肉酸痛、關節痛。
b.Dextromethorphan HBr:
是止咳成分。能幫助緩解咳嗽、降低咳嗽頻率與嚴重程度。本成分適用於可能影響日間工作或夜晚睡眠的頻繁性咳嗽。
c.Phenylephrine HCl :
是鼻塞解除劑。可幫助收縮充血之鼻黏膜微血管，緩解鼻塞，使鼻道暢通，呼吸順暢。

適應症 [衛核] 緩解感冒之各種症狀(頭痛、咽喉痛、咳嗽、鼻塞、畏寒、發燒、關節痛、肌肉酸痛)。

用法用量 成人及12歲以上孩童一日3至4次，每次一錠；6歲以上未滿12歲一日3至4次，每次半錠；2歲以上未滿6歲孩童使用前請洽醫師；未滿2歲之嬰幼兒請勿使用。

醫療須知
1.為防止兒童誤食請妥善保管，請置於兒童無法取得之處。
2.避免陽光直射，宜保存於陰涼之處。
3.除非有醫師藥師藥劑生指示，請注意下列事項：
a.孕婦及授乳婦不建議自行使用。
b.服用本藥時不得併服其他藥品。
4.勿超過建議劑量，若有不適情況產生，應立即停藥就醫。
5.不得併服含酒精飲料。

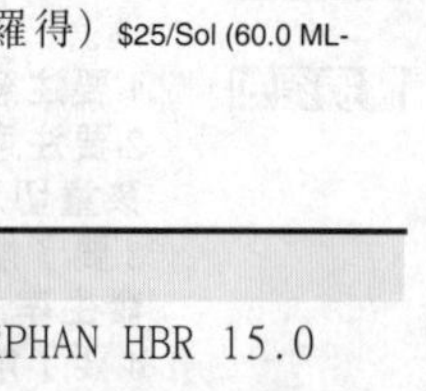

類似產品
- Anco Cold 安可感冒膠囊 ® （壽元）
- Anticold "派頓"感冒錠 ® （派頓）
- Bidermin "元宙"鼻敏清膠囊" ® （元宙） $1.57/C, $2/C
- Bronxin "溫士頓"鼻朗清膠囊 ® （溫士頓） $1.5/C, $1.57/C
- Cozu Day Night Cough 可治日夜感冒膜衣錠 ® （井田）
- Decouphan Lozenges 利咳芬含錠 ® （健喬信元）
- Panadol Cold 普拿疼伏冒錠 ® （STERLING/赫力昂）

Nocozal 諾熱咳感冒糖漿®（正和/婦潔）
Panadol Common Cold Hot Remedy 普拿疼伏冒熱飲傷風散劑®（聯亞/赫力昂）
Winfulling Cold & Flu Hot Remedy Granule 溫服寧感冒熱飲顆粒®（溫士頓）

67106 Panadol Day & Night Cough 普拿疼伏冒日夜膜衣錠®（輝瑞生技/赫力昂）

每 Cap 含有：ACETAMINOPHEN (EQ TO PARACETAMOL) 500.0 MG；DEXTROMETHORPHAN HBR 15.0 MG；DIPHENHYDRAMINE HCL 25.0 MG；PHENYLEPHRINE HCL 10.0 MG

藥理作用
1.本藥是重療效的綜合感冒藥，採用廣為醫藥界常使用的成份，同時以符合目前綜合感冒藥核准可用的有效劑量，能緩解感冒之各種症狀，包括：頭痛、咽喉痛；咳嗽；鼻塞、流鼻水、打噴嚏；畏寒、發燒；全身酸痛如：關節痛、肌肉酸痛。
2.本藥的處方設計是以針對感冒所產生的症狀對症下藥：採用phenylephrine HCl做為緩解鼻塞的成分；採用dextromethorphan作為有效止咳的成份；不含咖啡因。
3.作用機轉：Acetaminophen是止痛退燒成份，對胃無刺激性。可緩解發燒、頭痛、咽喉痛以及感冒引起的全身酸痛像肌肉酸痛、關節痛。
4.橘色的日錠：含不嗜睡配方，緩解感冒症狀，維持正常工作。
5.灰色的夜錠：進一步緩解感冒症狀，恢復身體日常作息。
6.本藥能緩解影響白天工作及夜晚睡眠的頻繁咳嗽。

適應症
[衛核] 緩解感冒之各種症狀(頭痛、咽喉痛、咳嗽、鼻塞、流鼻水、打噴嚏、畏寒、發燒、關節痛、肌肉酸痛等)。

用法用量
成人及12歲以上孩童-日錠：一日3次，每次一錠(上午、中午、下午)；夜錠：每日晚上睡前服用，每次一錠。
6歲以上未滿12歲-日錠：一日3次，每次半錠(上午、中午、下午)；夜錠：每日晚上睡前服用，每次半錠。
2歲以上未滿6歲孩童-使用前請洽醫師，不宜自行使用。
未滿2歲之嬰幼兒請勿使用。

醫療須知
1.為防止兒童誤食請妥善保管，請置於兒童無法取得之處。
2.避免陽光直射，宜保存於陰涼之處。
3.除非有醫師藥師藥劑生指示，請注意下列事項：
4.若有不適情況產生或感冒症狀加重，應立即停藥就醫。
5.不得併服含酒精飲料。

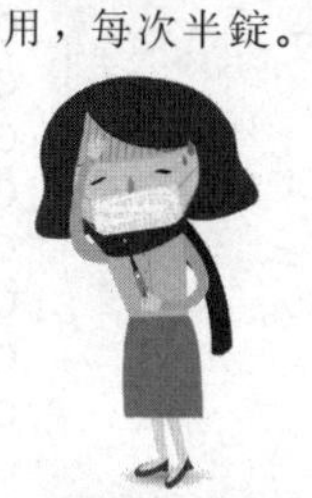

67107 Yuluan Cold 友露安感冒膜衣錠®（衛達/大裕）

每 Tab 含有：ACETAMINOPHEN 90% 361.0 MG；CAFFEINE ANHYDROUS 40.0 MG；CHLORPHENIRAMINE MALEATE 2.0 MG；NOSCAPINE 15.0 MG；PHENYLEPHRINE HCL 4.0 MG；POTASSIUM GUAIACOLSULFONATE 80.0 MG

適應症
[衛核] 緩解感冒之各種症狀(咽喉痛、畏寒、發燒、頭痛、關節痛、肌肉酸痛、流鼻水、鼻塞、打噴嚏、咳嗽、喀痰)。

用法用量
錠劑：
成人：一日3次，每次一錠。
兒童：12歲以上，適用成人劑量；6歲以上未滿12歲，適用成人劑量之1/2；6歲以下兒童，請洽醫師診治，不宜自行使用。
醫師藥師藥劑生指示藥品。
液劑：
一日4次，飯後服用。成人每次8ml，12歲以上適用成人劑量；6歲以上未滿12歲，每次4ml；3歲以上未滿6歲，每次2ml；3歲以下之嬰幼兒，請洽醫師診治，不宜自行使用。飯後配合溫熱開水一起服用。

類似產品
Yuluan Cold, Cough & Flu Relief Hot Remedy 三支雨傘友露安克感熱飲顆粒®（衛達/大裕）

67108 Anticold Synthesis Cold "八仙" 傷風綜合感冒膠囊®（派頓/漁人）

每 Cap 含有：ACETAMINOPHEN (EQ TO PARACETAMOL) 210.0 MG；CAFFEINE ANHYDROUS 25.0 MG；CHLORPHENIRAMINE MALEATE 2.5 MG；DL-METHYLEPHEDRINE HCL 10.0 MG；ETHENZAMIDE (ETHOXYBENZAMIDE) 150.0 MG

適應症
[衛核] 緩解感冒之各種症狀(流鼻水、鼻塞、打噴嚏、咽喉痛、咳嗽、喀痰、畏寒、發燒、頭痛、關節痛、肌肉酸痛)。

用法用量
成人每次一粒，每日服用3次，飯後服用

醫療須知
1.除非藥師藥劑生或醫師指示，孕婦及授乳婦不建議自行使用
2.若為液劑，使用前須振搖均勻，並使用廠商所附量器量取藥量
3.苯酮尿症(pheny ketonuria)患者不得服用本類藥品

類似產品
Hwu Ro Biao Chyr Tong Dan "治痛單" 葫蘆標無糖治痛單液®（明通/治痛單）
ACCP 回春堂感冒錠®（回春堂）
Analgesin 疼痛寧顆粒®（衛肯）

67108

An An 安安感冒液®（美西）
Anemofuge 祛風寧顆粒®（寶齡富錦）
Anti-Cold Cold 中美風熱嗽感冒液(無糖)®（中美兄弟）
Anti-Colden 風感克膠囊®（溫士頓）
Anticold "中菱"安立克膠囊®（世達/中菱）$0.54/C
Anticold "派頓"感冒膠囊®（派頓）$0.89/C
Anticold Cold "救人"克風邪感冒液®（澳斯麗）
Anticold "大豐"感冒液®（大豐）
Anticold 感冒液®（成大）
Anticold "德聯"日月感冒液®（黃氏/德聯）
Anticold "派頓" 感冒糖漿®（派頓）
Biescon 必舒康膠囊®（羅得）$0.89/C
Bisun Anti-Cold 百勝感冒微粒膠囊®（永勝）
C.A.P. 普樂康綜合感冒膠囊®（優良/健喬信元）$0.75/C
Chih TUng Ning 止痛寧散®（新喜國際）
Children'S Decough "大豐"小兒感冒咳糖漿®（大豐）
Chisionhon "明通" 治傷風液®（明通）
Chovit Cold 巧維他綜合感冒膠囊®（明德）
Cold "杏輝"感冒膠囊®（杏輝）$0.45/C
Cold S.C. "衛肯" 感冒糖衣錠®（衛肯）$0.89/T
Cold "成大"感冒錠®（成大）
Coldee "瑞士" 可熱康錠®（瑞士）
Coldenin 感冒貝兒液®（中化）
Coldgen 痛熱速達液®（中美兄弟）
Comcod 感痛能液®（龍杏/意欣）
Common Cold 感冒膠囊®（福元）
Comolin 感冒靈感冒液®（美西）
Copyrin "中生"克立平膠囊®（中生）
Coref 感必舒膠囊®（美西/葡萄王）
Ethoxdorin "美"醫熱痛寧錠®（長安）
Flutafin Anti-Cold "西德有機"伏冒能綜合感冒膠囊®（正和/西德有機）
Fucun "華興"復康膠囊®（華興）
Gangroan "美"感樂安膠囊®（長安）
Good 為您好感冒膠囊®（永勝）
Honzeyu "久松" 風熱友液®（久松）
Honzo 風走膠囊®（約克）
Hsias Cold 賜適感冒液®（黃氏）
Kan 感安膠囊®（正和）
Kanfonan "信隆"感風安膠囊®（信隆）
Kanmau Flu Hot Remedy "黃氏"感冒熱飲®（黃氏）
Kanmo "華琳"感冒膠囊®（福元/華琳）$0.45/C
Kazewan Day Night 德佑日夜感冒藥糖衣錠®（SHISEIDO/德佑）
Kontonhow Cold 感痛好感冒液®（派頓）
Kuayan Kanmon "正和"快安感冒糖漿®（正和）
Lenkohon "美"能克風錠®（長安）
Lu Lu Common Cold S.C. "中美"路路感冒糖衣錠®（中美兄弟/興中美）
No-Pein "培力" 諾平膠囊®（培力）
Outcold "井田"免感冒糖漿®（井田）
Pan Cold "汎生" 汎友達感冒糖漿®（汎生）
Pyracetin G S.C. "南亞" 綠色平風鎮糖衣錠®（生達/漁人）
Quit Cold 快安感冒膠囊®（壽元）
Red Box Honzeyu 〝合強〞紅盒仔風熱友液®（龍杏/合強）
Ansihonin "美"安濕風寧膠囊®（長安）
Anti-Cold Jhen-Tong "天良"感冒鎮痛液®（衛肯/天良）
Anti-Flu 息樂寧膜衣錠®（華盛頓）
Anticold "井田"綜合感冒膠囊®（井田）$1.16/C
Anticold "大豐"感冒膠囊®（大豐）
Anticold 感冒膜衣錠®（寶齡富錦）
Anticold Relief Pain Extra 克風邪止疼加強感冒液®（澳斯麗）
Anticold 傷風感冒液®（黃氏）
Anticold "大豐" 感冒糖漿®（大豐）
Ba Shian Gaan Bae An Cold 八仙感百安感冒液®（派頓/漁人）
Bingocommon 賓克感冒膠囊®（黃氏）
Buceton 勿痛顆粒®（新喜國際）
Catarrh 感冒膠囊®（美西/葡萄王）
Children's Aceta 80 小兒熱之８０止咳顆粒®（回春堂）
Ching Kan Shuang "德山"清感爽液®（派頓/德山）
Chisionhong "治痛單" 制傷風液®（明通/治痛單）
Co-Cold "優良" 優德感冒錠®（健喬信元/優良）
Cold Cough 克風嗽糖漿®（中美兄弟）
Cold S.C. 感冒糖衣錠〝天良〞®（衛肯/天良）$0.78/T
Cold-U Sugar Free 感冒優無糖感冒液®（中美兄弟）
Coldelin "尼斯可"感咳寧錠®（西德有機/尼斯可）
Coldgen 感恩感冒膠囊®（政德/嘉信）
Colferin 感冒寧膠囊®（井田）$0.5/C
Commo S.C. 感冒糖衣錠®（正和/新喜國際）
Common 感冒液®（黃氏）
Conflu "福元" 感冒糖漿®（福元）$27.2/Syr (100.0 ML)
Copyrin S.C. 抗傷風糖衣錠（克立平）®（中生）
Dah Jong Cold "鳥頭" 大眾感冒液®（正和）
Fisherman Catchcold 漁人感冒液®（派頓/漁人）
Foning 風引顆粒®（保瑞/聯邦）
Fulefon "龍杏" 福樂風液®（龍杏）
Gehiton 解熱痛液®（中美兄弟）
Gunseolin 感嗽痛糖漿®（美西/葡萄王）
Honzeyu "合強" 風熱友液®（黃氏/合強）
Howsufon "東洲"好舒風膠囊®（西德有機/東洲）
Kakonamin Cough 日方藥研咳嗽顆粒®（Shinsei/德佑）
Kan Mow 感冒糖漿®（明大/華僑）
Kankershiaw "大豐"感咳效膠囊®（大豐）
Kanmau 感冒膠囊®（黃氏）$0.89/C
Kazenaholu 風拿好爾液®（中美兄弟）
Kefonanpen "龍杏" 克風安平液®（龍杏）
Kuayan Cold "正和" 快安感冒液®（正和）
Laohu Yatse 〝老虎牙子〞感冒液®（中美兄弟）
Liconlin "羅得"利康寧內服液®（羅得）
Mi-Kam-Ton "明大"麥感痛液®（明大）
Outcold "井田 " 免感冒液®（井田）
Pacold "派頓" 派感膠囊®（派頓）
Ponpai 澎湃膠囊®（元宙/富邦）
Quicknin 快得寧液®（龍杏/心心）
Recolduin 厘克感膠囊®（衛肯）
S-Tac 愛斯達克糖漿®（井田）
San Ying Hsiao San 三應效散®（新喜國際）
Sin Fun Le "新喜"新風樂膠囊®（新喜國際）$0.89/C
Sinucon 喜納康膠囊®（利達）

San Cofotin 三克定膠囊®（寶齡富錦）
Shin Lulu Ace 欣樂樂愛思糖衣錠®（QUALITECH/中化裕民）
Sincole 信克風膠囊®（永信）
Souriree Com-Cold "盈盈"康確定膠囊®（盈盈）
Su Ta 速達糖漿®（中美兄弟）
Suta 速達液®（中美兄弟）
Syh Hao Cold 諾諾感冒液®（正和）
Syhchifon Anticold Intense "天仁"賜清風感冒加強液®（美西/天仁）
Ton Chan Hoah "八福"痛祥好感冒液®（派頓/德山）
Zanfanin 鎮風能膠囊"天良"®（衛肯/天良）
Znton Canum "天良"治痛感冒液®（衛肯/天良）
Stona 司多安三層錠®（佐藤）
Sulnin 賜爾寧膠囊®（利達）$0.89/C
Suzulex A 斯斯感冒膠囊®（五洲）
Syhanganmu "正和"賜安感冒液®（正和）
Take Common & Flu Hot Remedy "黃氏"泰克感冒熱飲散劑®（黃氏）
Unican "新喜"佑感膠囊®（新喜國際）
Zentoru Anticold 全多祿感冒膠囊®（健康化學/大寬）
Zuton 治痛液®（井田）

67 綜合感冒製劑

67109 No-Cough "漁人"莫嗽液®（派頓/德山）

每 ml 含有：DEXTROMETHORPHAN HBR 1.5 MG；DL-METHYLEPHEDRINE HCL 2.0 MG；POTASSIUM GUAIACOLSULFONATE 8.3 MG

適應症 [衛核]緩解感冒之各種症狀（咳嗽、鼻塞、喀痰）。
用法用量 成人一次10ml，14~8歲5ml，7~3歲2.5ml，2歲2ml，一日3回.
醫療須知 1.本劑含有劇藥，應切實按照所定服用方法及劑量使用
2.在就診中尚使用其他解熱鎮痛或感冒劑者，避免重複使用.
類似產品
Cornin "皇佳"鎮嗽寧膠囊®（皇佳）
Koko Sou 可克嗽糖漿®（元宙）
Formula-D 芳美的糖漿®（羅得）
Thokushon "正和"嗽快爽糖漿®（正和）

67110 Commonane "歐業"感熱安錠®（皇佳/歐業）

每 Tab 含有：ACETAMINOPHEN (EQ TO PARACETAMOL) 300.0 MG；ASCORBIC ACID (VIT C) 30.0 MG；CAFFEINE ANHYDROUS 15.0 MG；NOSCAPINE 10.0 MG；PHENYLEPHRINE HCL 5.0 MG；TERPIN HYDRATE 20.0 MG

適應症 [衛核]感冒諸症狀（流鼻水、鼻塞、打噴嚏、咽喉痛、咳嗽、喀痰、頭痛、發燒）之緩解
用法用量 一天3~4次，每次1粒。

67111 Anigi-Cough 咳嗽安你奇錠®（回春堂）

每 Tab 含有：CAFFEINE ANHYDROUS 15.0 MG；CHLORPHENIRAMINE MALEATE 1.25 MG；DL-METHYLEPHEDRINE HCL 5.0 MG；ETHENZAMIDE (ETHOXYBENZAMIDE) 90.0 MG；GUAIACOL GLYCERYL ETHER (EQ TO GUAIFENESIN) 25.0 MG；RIBOFLAVIN (VIT B2) 1.25 MG；THIAMINE DISULFIDE 2.5 MG

適應症 [衛核]緩解感冒之各種症狀(鼻塞、流鼻水、打噴嚏、喀痰、咽喉痛、發熱、頭痛、關節痛、肌肉痛)
用法用量 主治感冒，上呼吸道感染症狀成人每日3~4次，每次口服一粒。
類似產品
Anti Cold 抗傷風糖衣錠®（中生）
Baby Gold 小兒嗽熱寧顆粒®（長安）
Anti-Cold 嗽熱能顆粒®（中美兄弟）
San Ying Hsiao 三應效錠®（壽元/新喜國際）

67112 Ankonin 安咳寧糖漿®（正和/婦潔）

每 ml 含有：CAFFEINE 1.5 MG；DEXTROMETHORPHAN HBR 0.5 MG；DL-METHYLEPHEDRINE HCL 1.0 MG；POTASSIUM CRESOLSULFONATE 3.0 MG

適應症 [衛核]緩解感冒之各種症狀(咳嗽、喀痰、鼻塞)
用法用量 通常一次之服用量為成人6mL，15~8歲3mL，7~5歲2mL，4~2足歲1mL，一日3次，飯後服用。

67113 Ansoughpin "晟德" 應嗽安糖漿®（晟德）

每 Syr 含有：AMMONIUM CHLORIDE 20.0 MG；CHLORPHENIRAMINE MALEATE 0.4 MG；GUAIACOL GLYCOLATE (EQ TO GLYCERYL GUAIACOLATE) 10.0 MG；PHENYLEPHRINE HCL 2.0 MG；SODIUM CITRATE (SODIUM CITRATE TRIBASIC) 10.0 MG

適應症 [衛核]緩解感冒之各種症狀（鼻塞，流鼻水，打噴嚏，喀痰）
用法用量 通常一次之服用量為成人6mL，15~8歲3mL，7~5歲2mL，4~2足歲1mL，一日3次，飯後服用。
類似產品
Coughlin 和咳林液®（寶齡富錦）
Kingtussin "健康" 止咳露糖漿®（健康化學）
Hatary Cough 哈泰利咳露®（衛肯/尼斯可）
Nocough "杏輝"安咳糖漿®（杏輝）$8.2/Syr (60.0 ML), $19.2/Syr (120.0 ML)

67114 Anti Cold & Flu Hot Remedy "井田" 複方感冒顆粒熱飲 ® (井田)

每 gm 含有：ACETAMINOPHEN (EQ TO PARACETAMOL) 33.33 MG；CAFFEINE ANHYDROUS 8.33 MG；CHLORPHENIRAMINE MALEATE 0.42 MG；CINNAMOMI CORTEX 28.33 MG；EPHEDRA HERBA EXTRACT 15.83 MG；ETHENZAMIDE (ETHOXYBENZAMIDE) 25.0 MG；NOSCAPINE HCL 3.02 MG；PAEONIAE RADIX 28.33 MG；PUERARIAE RADIX 10.0 MG；ZINGIBERIS RHIZOMA EXTRACT 4.17 MG；ZIZYPHI FRUCTUS 5.0 MG

適應症 [衛核] 緩解感冒之各種症狀(喉嚨痛、畏寒、發燒、頭痛、關節痛、肌肉酸痛、流鼻水、鼻塞、打噴嚏、咳嗽)。

類似產品 Chisionhon "明通"治傷風顆粒 ® (明通)

67115 Anti-cold Aizicon 咳熱愛兒康顆粒 ® (明通)

每 gm 含有：ACETAMINOPHEN (EQ TO PARACETAMOL) 100.0 MG；CAFFEINE ANHYDROUS 10.0 MG；DIPHENHYDRAMINE TANNATE 8.0 MG；HESPERIDIN (VIT P) 4.0 MG

藥理作用
1.Acetoaminophen：Aniline(非比林系)之解熱鎮痛藥，具有調節體溫，及疼痛之中樞神經興奮抑制作用。
2.Diphenhydramine Tannate：具有抗組織胺(Antihistamine)作用。
3.Hesperidine：具有補強毛細血管作用，增強咽喉，氣管之毛細血管抵抗力，而配合其他成份達到減輕感冒的諸症狀。
4.Anhydrous Caffeine：具有增強鎮痛藥的效果，並能防止抗組織胺藥副作用之睡意效果。

適應症 [衛核] 緩解感冒之各種症狀(流鼻水、鼻塞、打噴嚏、咽喉痛、畏寒、發燒、頭痛、關節痛、肌肉酸痛)。

醫療須知
1.下列兒童服前、應請教醫師或藥師。
a.本人或兩，親兄弟等易引起蕁麻疹，紅腫，支氣管氣喘，過敏性鼻炎，偏頭痛，食物過敏等體質的兒童。
b.曾患藥物過敏症狀的兒童(如發熱、發疹、關節痛、氣喘、搔癢)等。
c.病中，體弱、高燒的兒童。
d.受醫師，牙科醫師疹療中的兒童。
2.服用中請注意下列事項：
a.為避免重複服用，請勿與下列藥劑同時使用:其他感冒藥，解熱鎮痛藥，鎮靜藥，抗組織胺藥等。
b.兒童服用時，應在保護者指導監督下服用。
3.服用中或後、請注意下列事項:
a.勿長期連用。
b.如服用本藥出現發疹、發紅、噁心、嘔吐、食慾不振、眩暈等症狀時，請中止使用。
c.經數次服用仍未見症狀改善時，應急即中止使用，並請教醫師或藥師。

類似產品
Anti-Cold "華盛頓"感冒膠囊 ® (華盛頓)
Donfonlin 頓風寧顆粒 ® (溫士頓)
Infant Risal 小兒用利撒爾感冒顆粒 ® (正和/辰太)

67116 Anti-Cough Cold 免嗽感冒液 ® (光南/勤益)

每 ml 含有：ACETAMINOPHEN (EQ TO PARACETAMOL) 15.0 MG；CAFFEINE ANHYDROUS 2.5 MG；DEXTROMETHORPHAN HBR 0.75 MG；DL-CHLORPHENIRAMINE MALEATE 0.12 MG；DL-METHYLEPHEDRINE HCL 0.45 MG；GUAIACOL GLYCERYL ETHER (EQ TO GUAIFENESIN) 4.0 MG

適應症 [衛核] 緩解感冒之各種症狀 (咽喉痛、發燒、頭痛、關節痛、肌肉痛、咳嗽、鼻塞、流鼻水、打噴嚏、喀痰)。

用法用量 參照仿單

類似產品
Anti-Cough S.C. 別嗽嗽糖衣錠 ® (明大)
Anti-Cough Slution 免嗽液 ® (光南/勤益)
Coan "羅得"咳安內服液 ® (羅得)
Grippetin 傷風克錠 ® (新萬仁)
Jiu Ren Anticold Cold 救人感冒液 ® (澳斯麗)
Lincofon "皇佳"能克風錠 ® (皇佳)
Ni-How-Cold "井田"您好感冒液 ® (井田)
Pacough "派頓"派嗽膠囊 ® (派頓)
Rodernin 羅得寧感冒糖漿 ® (晟德)
San How Cold "井田"尚好感冒液 ® (井田)
Sauze Kon 咳熱康液 ® (黃氏)
U-Chu Cold "五洲"感冒顆粒 ® (五洲)

67117 Anticofen 可抑風膠囊 ® (健喬信元) $1.6/C

Rx

每 Cap 含有：ACETAMINOPHEN (EQ TO PARACETAMOL) 300.0 MG；BELLADONNA EXTRACT 15.0 MG；CAFFEINE 30.0 MG；CHLORPHENIRAMINE MALEATE 1.0 MG；NOSCAPINE 20.0 MG

適應症 [衛核] 感冒、傷風、頭痛、發燒、肌肉酸痛、神經痛、咳嗽

用法用量 一天3~4次，每次1~2粒。

類似產品
Caseflew Granule "溫士頓" 祛風寧顆粒劑 ® (溫士頓)
Coldex 感冒治膠囊 ® (優良/健喬信元) $0.75/C
Tong Bi Jie Anticold 痛必解感冒液 ® (澳斯麗)
Kaze Child Granule 日方藥研兒童感冒顆粒 ®

(SHISEIDO/德佑)

67118 Anticold "元宙"益風感膠囊® (元宙)

每 Cap 含有：ACETAMINOPHEN (EQ TO PARACETAMOL) 150.0 MG；CHLORPHENIRAMINE MALEATE 2.0 MG；PSEUDOEPHEDRINE HCL 30.0 MG；SALICYLAMIDE 150.0 MG

適應症 [衛核] 緩解感冒之各種症狀(流鼻水、鼻塞、打噴嚏、咽喉痛、畏寒、發燒、頭痛、關節痛、肌肉酸痛)。

用法用量 每6小時1次，1次1粒。

類似產品
- Coldol 康特靈膠囊® (優良/瑞安) $0.89/C
- Comfort "十全"康福膠囊® (十全) $0.36/C
- Commoncold "約克" 感冒克膠囊® (約克)
- Cotinol 可治冒錠® (衛達) $0.89/T
- Fluzone 息冒寧感冒液® (寶齡富錦)
- Noma "華興"能冒錠® (華興) $1/T
- Nonanticold S.C. 能風治糖衣錠® (應元/豐田) $0.4/T
- Panacomb 泛拿康錠® (皇佳)
- Tsufonlol 除風樂錠® (長安/世達) $0.42/T
- Paracon 百樂康膠囊® (政德)
- U-Chu Cold Multi-Symptom 斯斯感冒加強錠® (五洲)
- Tylencold "寶齡" 平風膜衣錠® (寶齡富錦)
- V-Come 維爾康膠囊® (榮民)
- Winflu 溫福冒錠® (溫士頓)

67119 Anticough "寶齡" 咳夫定膠囊® (寶齡富錦) $0.89/C

每 Cap 含有：CHLORPHENIRAMINE MALEATE 2.5 MG；CLOPERASTINE HCL 20.0 MG；DL-METHYLEPHEDRINE HCL 16.6 MG；POTASSIUM GUAIACOLSULFONATE 80.0 MG

適應症 [衛核] 緩解感冒之各種症狀(咳嗽、喀痰、流鼻水、鼻塞、打噴嚏)

用法用量 一天3至4次，每次1膠囊。

類似產品
- Chisou Cough "回春堂" 止嗽膠囊® (回春堂)
- Fusoshu 服嗽舒糖漿® (明大) $19.7/Syr (60.0 ML-PIC/S)
- Huscol "振貿"服舒咳膠囊® (羅得/振貿) $0.89/C
- Saupidin 嗽比定散® (回春堂)

67120 Asnin "強生"喘息寧錠® (強生) $1.5/T

Rx

每 Tab 含有：CHLORPHENIRAMINE MALEATE 2.0 MG；DL-METHYLEPHEDRINE HCL 12.5 MG；DYPHYLLINE 75.0 MG；PAPAVERINE HCL 20.0 MG

適應症 [衛核] 感冒、咽喉炎、支氣管炎之咳嗽、乾草熱、過敏性氣喘、支氣管氣喘、小兒氣喘、心臟性氣喘

用法用量 成人:每天3次，每次1錠或一天2次，每次2錠。

67121 Asphonlin 雅速風能膠囊® (龍杏/意欣)

每 Cap 含有：ACETAMINOPHEN (EQ TO PARACETAMOL) 500.0 MG；DEXCHLORPHENIRAMINE MALEATE 2.0 MG；DEXTROMETHORPHAN HBR 15.0 MG；PSEUDOEPHEDRINE HCL 60.0 MG

適應症 [衛核] 緩解感冒之各種症狀(流鼻水、鼻塞、打噴嚏、咽喉痛、咳嗽、畏寒、發燒、頭痛、關節痛、肌肉酸痛)。

用法用量 成人:初服2錠，以後1錠。兒童(6~12歲):成人之半量。

67122 Children Pedigrip 小兒寶理熱顆粒® (生達)

每 1.5gm 含有：ACETAMINOPHEN (EQ TO PARACETAMOL) 100.0 MG；BROMISOVALUM (EQ TO BROMOVALERYLUREA) (EQ TO BROMVALETONE) 15.0 MG；CAFFEINE ANHYDROUS 6.0 MG；CHLORPHENIRAMINE MALEATE 1.2 MG；HESPERIDIN (VIT P) 3.0 MG；RIBOFLAVIN (VIT B2) 1.0 MG；SALICYLAMIDE 100.0 MG；THIAMINE MONONITRATE 2.0 MG

適應症 [衛核] 緩解感冒之各種症狀(咽喉痛、發燒、頭痛、關節痛、肌肉痛、流鼻水、鼻塞、打噴嚏)。

用法用量 一天3次，1次1g。

類似產品
- Colfon "生達" 克風膠囊® (生達)
- Fucole Cold 理冒永克風膠囊® (永信) $0.24/C

67123 Chin Kong Pill 〝金葫蘆〞正功丸® (明通/治痛單)

每 Pill 含有：CINNAMON POWDER (CINNAMON CORTEX POWDER) 30.0 MG；CREOSOTE 25.0 MG；GLYCERIN (eq to GLYCEROL) 13.0 MG；GLYCYRRHIZA POWDER 13.0 MG；SCOPOLIA POWDER 35.0 MG；SODIUM BICARBONATE (EQ TO SODIUM HYDROGEN CARBONATE) 45.0 MG

適應症 [衛核] 健胃整腸、腹痛腹瀉

67124 Co-Cough "優良"優德咳嗽膠囊® (健喬信元/優良)

每 Cap 含有：CHLORPHENIRAMINE MALEATE 2.0 MG；DEXTROMETHORPHAN HBR 15.0 MG；DL-METHYLEPHEDRINE HCL 10.0 MG；GUAIACOL GLYCERYL ETHER (EQ TO GUAIFENESIN) 62.5 MG

適應症 [衛核] 緩解感冒之各種症狀(流鼻水、鼻塞、打噴嚏、咳嗽、喀痰)。

用法用量 成人一天3次，每次1錠。

類似產品 Coston 咳舒通錠 ® （信隆） Secodrine 息咳特寧糖漿 ® （晟德） Secorine "晟德"息咳寧糖漿 ® （晟德） $24.3/Syr (120.0 ML) Socksin 嗽克星膠囊 ® （信隆） Yinsopine 應嗽平糖漿 ® （晟德）

67125 Cofgen 科夫研錠 ® （強生）

每 Tab 含有：CHLORPHENIRAMINE MALEATE 2.0 MG；DIPROPHYLLINE 25.0 MG；DL-METHYLEPHEDRINE HCL 5.0 MG；GUAIACOL GLYCERYL ETHER (EQ TO GUAIFENESIN) 25.0 MG；SENEGA EXTRACT 5.0 MG；SODIUM DIBUNATE 20.0 MG

適應症 [衛核] 因感冒、急、慢性支氣管炎、咽頭炎、喉頭炎、支氣管氣喘、過敏性鼻炎、副鼻腔炎等所引起之咳嗽及祛痰。

用法用量 成人:每天3次，每次2錠。8~12歲小孩，每天2~3次，每次1錠。

67126 Cold 感冒膠囊 ® （瑞士）

每 Cap 含有：ACETAMINOPHEN (EQ TO PARACETAMOL) 300.0 MG；GUAIACOL GLYCOLATE (EQ TO GLYCERYL GUAIACOLATE) 50.0 MG；NOSCAPINE 10.0 MG；PHENYLEPHRINE HCL 5.0 MG

適應症 [衛核] 感冒諸症狀(咽喉痛、咳嗽、喀痰、發熱、頭痛)之緩解

用法用量 一天3~4次，每次1粒。

類似產品 Cold "明大" 感冒膠囊 ® （明大） $0.5/C Paraflu 汎熱達膠囊 ® （汎生） $0.25/C

67127 Cold-Cough 感冒嗽錠〝井田〞 ® （井田）

每 Tab 含有：ACETAMINOPHEN (EQ TO PARACETAMOL) 40.0 MG；CAFFEINE ANHYDROUS 16.67 MG；DEXCHLORPHENIRAMINE MALEATE 0.39 MG；DEXTROMETHORPHAN HBR 5.0 MG；ETHENZAMIDE (ETHOXYBENZAMIDE) 100.0 MG；LYSOZYME (CHLORIDE) 6.67 MG；POTASSIUM CRESOLSULFONATE 27.78 MG

適應症 [衛核] 緩解感冒之各種症狀（鼻塞、流鼻水、打噴嚏、咳嗽、咽喉痛、發燒、頭痛、關節痛、肌肉痛）。

用法用量 一天3次，每次1~2錠。

67128 Coldenin 感冒靈膠囊 ® （中化） $0.89/C

每 Cap 含有：ACETAMINOPHEN (EQ TO PARACETAMOL) 60.0 MG；ALUMINUM BIS(ACETYLSALICYLATE)(ALUMINUM ACETYLSALICYLA 80.0 MG；CAFFEINE ANHYDROUS 15.0 MG；CHLORPHENIRAMINE MALEATE 1.25 MG；ETHENZAMIDE (ETHOXYBENZAMIDE) 62.5 MG；NOSCAPINE 5.0 MG；POTASSIUM GUAIACOLSULFONATE 22.5 MG；RIBOFLAVIN (VIT B2) 2.0 MG；THIAMINE MONONITRATE 4.0 MG

適應症 [衛核] 緩解感冒之各種症狀（咽喉痛、發燒、頭痛、關節痛、肌肉痛、流鼻水、鼻塞、打噴嚏、咳嗽、喀痰）。

用法用量 成人每次1～2膠囊或3～4錠，一天3次；小孩的劑量為成人的一半。

類似產品 Coldenin S.C. 感冒靈糖衣錠 ® （中化） $0.89/T Ko Hu Sin Anti-Cold "中美"可護心感冒膠囊 ® （中美兄弟） Shu-Shan 舒爽顆粒 ® （明大）

67129 Coslan "元宙" 舒靜咳膠囊 ® （元宙） $1.5/C , $2/C

Rx

每 Cap 含有：DEXTROMETHORPHAN HBR 30.0 MG；GUAIACOL GLYCERYL ETHER (EQ TO GUAIFENESIN) 200.0 MG

適應症 [衛核] 感冒、急性或慢性支氣管炎、氣管炎、咽喉炎所引起之咳嗽。

類似產品 Standard Anti-Cough 生達咳嗽膠囊 ® （盈盈） $1/C Sunshingcough "華興"三振咳膠囊 ® （華興） $1/C

67130 Cosupin "歐業"咳舒平糖漿 ® （皇佳/歐業）

每 ml 含有：CHLORPHENIRAMINE MALEATE 0.133 MG；CODEINE PHOSPHATE 0.667 MG；GUAIACOL GLYCERYL ETHER (EQ TO GUAIFENESIN) 5.5 MG；PSEUDOEPHEDRINE HCL 0.833 MG

適應症 [衛核] 緩解感冒之各種症狀（鼻塞、流鼻水、打噴嚏、咳嗽、喀痰）

用法用量 成人每日2次，每次10ml；7~15歲每日2次，每次6ml；2~6歲每日二次，每次3ml；1歲以下之嬰兒不能使用。

類似產品 Cotu 〝正和〞止咳糖漿 ® （正和） Treacough 治可糖漿 ® （皇佳）

67131 Cough-Co 可安咳液 ® （寶齡富錦）

每 ml 含有：AMMONIUM CHLORIDE 13.33 MG；DIPHENHYDRAMINE HCL 2.0 MG；EPHEDRINE HCL (EQ TO EPHEDRINE HYDROCHLORIDE) 1.0 MG；POLYGALA EXTRACT 0.27 MG；POTASSIUM GUAIACOLSULFONATE 16.67 MG

適應症 [衛核]緩解感冒之各種症狀（流鼻水、鼻塞、打噴嚏、咳嗽、喀痰）
用法用量 成人:每天2-3次，每次5-10ml;小孩的劑量為成人的一半。
類似產品 Coughtin 咳停露糖漿®（人人） Esso "井田"醫嗽糖漿®（井田）

67132 Coughon "晟德" 咳恩液®（晟德）

每 10ml 含有：AMMONIUM CHLORIDE 150.0 MG；DIPHENHYDRAMINE HCL 15.0 MG；DL-METHYLEPHEDRINE HCL 15.0 MG；GUAIACOL GLYCERYL ETHER (EQ TO GUAIFENESIN) 20.0 MG

適應症 [衛核]緩解感冒之各種症狀(喀痰、鼻塞、流鼻水、打噴嚏)。
用法用量 一天3至4次，每次5至10ml。
類似產品 Kolikanin "培力"咳力康寧膠囊®（培力）

67133 Disco 定舒咳液®（健康化學/健喬信元）

每 ml 含有：DL-METHYLEPHEDRINE HCL 1.25 MG；GLYCERIN (eq to GLYCEROL) 50.0 MG；GLYCYRRHIZA EXTRACT 4.666 MG；GUAIACOL GLYCOLATE (EQ TO GLYCERYL GUAIACOLATE) 5.0 MG；PLATYCODI RADIX EXTRACT 6.666 MG；SENEGA EXTRACT 2.5 MG

適應症 [衛核]緩解感冒之各種症狀(喀痰、鼻塞)
用法用量 一天3至4次，每次5至10ml。

67134 Dys-Cold "華興"得適可膠囊®（華興）$0.89/C

Rx

每 Cap 含有：ACETAMINOPHEN (EQ TO PARACETAMOL) 87.0 MG；ASPIRIN ALUMINUM 67.5 MG；CAFFEINE ANHYDROUS 15.0 MG；CHLORPHENIRAMINE MALEATE 1.25 MG；CODEINE PHOSPHATE 2.4 MG；DL-METHYLEPHEDRINE HCL 5.0 MG；ETHENZAMIDE (ETHOXYBENZAMIDE) 52.5 MG；POTASSIUM GUAIACOLSULFONATE 34.5 MG；THIAMINE DISULFIDE 4.0 MG

適應症 [衛核]感冒諸症狀（鼻塞、流鼻水、打噴嚏、咽喉痛、咳嗽、發熱、頭痛）之緩解
用法用量 一天3~4次，每次1粒。

67135 Ekyra-Ame-Cool 益樂飴涼錠®（保瑞/聯邦）

每 Tab 含有：CAMPANULACEAE EXTRACT 9.1 MG；CHLOROPHYLLIN 6.5 MG；EPHEDRA EXTRACT 3.9 MG；ETHACRIDINE LACTATE MONOHYDRATE (ACRINOL) 0.13 MG；GINSENG EXTRACT 6.5 MG；IPECAC RADIX EXTRACT 3.9 MG

適應症 [衛核]鎮咳、氣喘、支氣管炎、咽頭炎、感冒等呼吸疾患所引起之咳嗽

67136 Kaigen 改源感冒錠®（TOA/大法）

每 T 含有：ACETAMINOPHEN (EQ TO PARACETAMOL) 100.0 MG；CAFFEINE ANHYDROUS 8.33 MG；CINNAMON BARK POWDER (EQ TO POWDERED CINNAMON BARK) 22.22 MG；DL-METHYLEPHEDRINE HCL 5.0 MG；GINGER POWDER 16.67 MG；POWDERED GLYCYRRHIZA 25.0 MG

適應症 [衛核]緩解感冒之各種症狀（發燒、頭痛、喉嚨痛、咳嗽、肌肉酸痛、喀痰、畏寒、關節痛）。

67137 Licamine "大豐" 利感敏膠囊®（大豐）

每 Cap 含有：ACETAMINOPHEN (EQ TO PARACETAMOL) 300.0 MG；PHENYLPROPANOLAMINE HCL (DL-NOREPHEDRINE HCL) 25.0 MG；PHENYLTOLOXAMINE CITRATE 22.0 MG

適應症 [衛核]緩解感冒之各種症狀（流鼻水、鼻塞、打噴嚏、咽喉痛、畏寒、發燒、頭痛、關節痛、肌肉酸痛）。
用法用量 一天3~4次，每次1粒。
類似產品 Sinudin "優良" 息熱敏錠®（健喬信元/優良）$1/T

67138 Nasco 鼻速克錠®（黃氏）$1.36/T, $1.54/T

每 Tab 含有：CARBINOXAMINE MALEATE 4.0 MG；PSEUDOEPHEDRINE HCL 60.0 MG

適應症 [衛核]緩解過敏性鼻炎、枯草熱所引起之相關症狀(鼻塞、流鼻水、打噴嚏、眼睛及喉部搔癢)
用法用量 成人及6歲以上之兒童，每次1錠，一日4次。依症狀及體質可酌予增減。
醫療須知
1.雖然pseudoephedrine比ephedrine較少血管之增壓作用，惟高血壓患者，亦宜審慎使用。
2.由於本劑含有抗組織胺成份carbinoxamine maleate，患者服藥後，應注意勿駕車或操作機器，除非確定倦睡感業已消失。
3.如有過敏反應或特異反應，請即停藥。本劑使用於孕婦之安全性尚未確立，應斟酌臨床效益高於危險時，方可使用。
4.對於pseudoephedrine易致過敏之患者，可能會發現有輕微中樞神經系統之刺激作用。
5.正如其他抗組織胺藥物一樣，使用carbinoxamine maleate亦有輕微之鎮靜作用，惟多數情況，耐受性迅即提高，對於抗組織胺藥物易致過敏之患者，較易引起中度或嚴重之倦睡現象。

67 綜合感冒製劑

67139 Netsuryu 熱龍漢方綜合感冒顆粒 ® （SHISEIDO/德佑）

每 sachet 含有：CINNAMON BARK 300.0 MG；EPHEDRAE HERBA 400.0 MG；GINGER 100.0 MG；GLYCYRRHIZA (LIQUORICE) 200.0 MG；JUJUBE 400.0 MG；PEONY ROOT 300.0 MG；PUERARIA ROOT 800.0 MG

適應症 [衛核] 緩解感冒之各種症狀(流鼻水、鼻塞、打噴嚏、咽喉痛、咳嗽、喀痰、畏寒、發燒、頭痛、關節痛、肌肉酸痛)

67140 New Kazewan 風和綜合感冒膠囊 ® （SHISEIDO/優德）

每 Cap 含有：ACETAMINOPHEN (EQ TO PARACETAMOL) 100.0 MG；CAFFEINE ANHYDROUS 16.67 MG；CHLORPHENIRAMINE MALEATE 1.25 MG；ETHENZAMIDE (ETHOXYBENZAMIDE) 83.33 MG；METHYLEPHEDRINE HCL 6.67 MG；RIBOFLAVIN (VIT B2) 1.0 MG；TIPEPIDINE CITRATE (ASTRAZAN) 6.67 MG

適應症 [衛核] 緩解感冒之各種症狀(流鼻水、鼻塞、打噴嚏、咽喉痛、咳嗽、喀痰、畏寒、發燒、頭痛、關節痛、肌肉酸痛)。

用法用量 一日3次，飯後半小時內服用為宜。成人(15歲以上)每次2粒；7歲以上未滿15歲，每次1粒。

67 綜合感冒製劑

67141 Non-Pyrin Coldtin 非比林傷風膠囊 ® （中美兄弟）

Rx

每 Cap 含有：ACETAMINOPHEN (EQ TO PARACETAMOL) 75.0 MG；BROMISOVALUM (EQ TO BROMOVALERYLUREA) (EQ TO BROMVALETONE) 45.0 MG；CAFFEINE 15.0 MG；CHLORPHENIRAMINE MALEATE 2.5 MG；DL-METHYLEPHEDRINE HCL 15.0 MG；ETHENZAMIDE (ETHOXYBENZAMIDE) 75.0 MG；GUAIACOL GLYCERYL ETHER (EQ TO GUAIFENESIN) 50.0 MG；NIACINAMIDE (NICOTINAMIDE) 10.0 MG；RIBOFLAVIN (VIT B2) 0.5 MG；TAURINE (EQ TO 2-AMINOETHANE SULFONIC ACID) 50.0 MG；THIAMINE (VITAMIN B1) 2.0 MG

適應症 [衛核] 感冒諸症狀(噴嚏、發熱、流鼻涕、鼻塞、頭痛、肌肉痛、咳嗽、喀痰)之緩解

用法用量 1天3次，1次2粒。

67142 Nosetec SR 永康敏鼻緩釋膠囊 ® （瑞士） $2.33/C

Rx

每 C.SR 含有：CAPSULE SHELL 1.0 'S；CETIRIZINE DIHYDROCHLORIDE (EQ TO CETIRIZINE 2HCL) 5.0 MG；PSEUDOEPHEDRINE HCL 120.0 MG

適應症 [衛核] 治療季節型及常年型過敏性鼻炎的相關症狀，包括鼻黏膜充血、打噴嚏、流鼻水、鼻腔和眼睛搔癢。

67143 Orikern A I.V. "東洲"歐力克侖靜脈注射液 ® （壽元/東洲） $15/I (20.0 ML-PIC/S)

Rx

每 ml 含有：CALCIUM BROMIDE 20.0 MG；DEXTROSE 100.0 MG；SODIUM SALICYLATE 50.0 MG

適應症 [衛核] 感冒、僂麻質斯、腰痛。

用法用量 參照仿單

67144 Pisantong "井田" 必散痛錠 ® （井田） $0.99/T

每 Tab 含有：ACETAMINOPHEN (EQ TO PARACETAMOL) 200.0 MG；CODEINE PHOSPHATE 5.0 MG

適應症 [衛核] 緩解感冒之各種症狀(咽喉痛、發燒、頭痛、關節痛、肌肉痛、咳嗽)

用法用量 一天3~4次，每次1粒。

67145 Quinaphenon "阿德比"感冒膠囊 ® （優良/一成）

每 Cap 含有：ACETAMINOPHEN (EQ TO PARACETAMOL) 200.0 MG；CAFFEINE 20.0 MG；CHLORPHENIRAMINE MALEATE 4.0 MG；DL-METHYLEPHEDRINE HCL 20.0 MG；ETHENZAMIDE (ETHOXYBENZAMIDE) 100.0 MG；QUININE SULFATE 70.0 MG；THIAMINE MONONITRATE 4.0 MG

適應症 [衛核] 感冒諸症狀(流鼻水、鼻塞、打噴嚏、咽喉痛、咳嗽、喀痰、發熱、頭痛)之緩解

用法用量 一天2~3次，成人每次2膠囊;8~15歲1膠囊。

67146 Quit Antitussive 快安鎮咳膠囊 ® （壽元）

每 Cap 含有：CARBINOXAMINE MALEATE 4.0 MG；DEXTROMETHORPHAN HBR 20.0 MG；METHYLEPHEDRINE HCL 25.0 MG；NOSCAPINE 20.0 MG；POTASSIUM GUAIACOLSULFONATE 90.0 MG

適應症 [衛核] 緩解感冒之各種症狀（流鼻水、鼻塞、打噴嚏、咳嗽、喀痰）。

用法用量 一天3~4次，每次1粒。

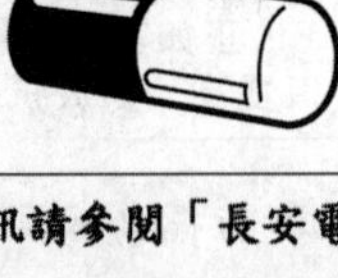

67147 S-Tac 愛斯風克膜衣錠〝井田〞® （井田）

每 Tab 含有：ACETAMINOPHEN (EQ TO PARACETAMOL) 80.0 MG；ASCORBIC ACID (VIT C) 16.67 MG；CAFFEINE HYDRATE 16.67 MG；CHLORPHENIRAMINE MALEATE 0.84 MG；NOSCAPINE HCL 3.33 MG；SALICYLAMIDE 66.67 MG

適應症 [衛核]緩解感冒之各種症狀（鼻塞、流鼻水、打噴嚏、咳嗽、咽喉痛、發燒、頭痛、關節痛、肌肉痛）

用法用量 主治感冒，上呼吸道感染症狀成人每日3~4次，每次口服一粒

67148 Snip 舒立保感冒錠® （MEDOCHEMIE/雙正）

每 Tab 含有：ACETAMINOPHEN (EQ TO PARACETAMOL) 325.0 MG；DL-CHLORPHENIRAMINE MALEATE 1.0 MG；PSEUDOEPHEDRINE HCL 15.0 MG

適應症 [衛核]緩解感冒之各種症狀（咽喉痛、發燒、頭痛、關節痛、肌肉痛、流鼻水、鼻塞、打噴嚏）。

用法用量 成人至15歲每次1錠，每日3-4次。可於服用藥錠時配大量的開水(茶、牛奶)。
11-15歲，每次2/3錠。可於服用藥錠時配大量的開水(茶、牛奶)。
7-11歲，每次1/2錠。可於服用藥錠時配大量的開水(茶、牛奶)。
3-7歲，每次1/3錠。可於服用藥錠時配大量的開水(茶、牛奶)。
3歲以下嬰幼兒，使用前請洽醫師。

67149 Teiria Cough 替你痛咳嗽膠囊® （五洲）

每 Cap 含有：CAFFEINE ANHYDROUS 50.0 MG；CHLORPHENIRAMINE MALEATE 4.0 MG；DEXTROMETHORPHAN HBR 20.0 MG；DL-METHYLEPHEDRINE HCL 25.0 MG；LYCORIS RADIATE EXTRACT 133.3 MG；POTASSIUM GUAIACOLSULFONATE 45.0 MG

適應症 [衛核]緩解感冒之各種症狀（流鼻水、鼻塞、打噴嚏、咳嗽、喀痰）。

用法用量 1天3次，每次2～3錠。

67150 Vantydin 汎泰定 12 小時持續性藥效膜衣錠® （中化）$3.64/SR

Rx 每 Tab 含有：FEXOFENADINE HYDROCHLORIDE 60.0 MG；PSEUDOEPHEDRINE HCL 120.0 MG

適應症 [衛核]緩解成人及12歲以上之孩童因罹患季節性過敏性鼻炎所導致之相關症狀。

67151 Welger Vitacold 衛格維他命感冒膠囊® （新萬仁）

成分 carbinoxamine maleate 1.25；dl-carbinoxamine maleate 1.25；dl-methylephedrine hcl 10；acetaminophen (eq to paracetamol) 105；ethenzamide (ethoxybenzamide) 75；caffeine anhydrous 12.5；dextromethorphan hcl 8；riboflavin (vit b2) 1.5；hesperidin (vit p) 15

適應症 [衛核]緩解感冒之各種症狀(畏寒、發燒、頭痛、咳嗽、鼻塞、流鼻水、打噴嚏、咽喉痛、關節痛、肌肉酸痛)。

用法用量 一次量5~7歲一粒(1.2公克)，3~4歲一粒包3/4粒(0.9公克)，1~2歲一粒1/2粒(0.6公克)，一日三次飯後30分鐘內服用。

醫療須知
1.青光眼及眼內壓過高者禁服本藥。
2.本藥係具有長效作用，六歲以下之孩童不宜使用。
3.使用本藥期間，發覺視力模糊、脈搏加速、眩暈等現象必須立即停藥。
4.本藥不可過量投予，同時不可長期使用。
5.使用本藥若發生口乾現象，則減低劑量。
6.使用本藥若發生眼痛現象立即停藥，有此現象可能患有未診斷出之青光眼。
7.服用本藥不可駕車或操作機器，因為本藥可能會引起嗜睡現象。
8.高血壓、心臟病、糖尿病或甲狀腺疾病，只有經醫師許可始可服用本藥。

67152 Zuton "井田" 治痛散® （井田）

每 GM 含有：ACETAMINOPHEN (EQ TO PARACETAMOL) 200.0 MG；BROMISOVALUM (EQ TO BROMOVALERYLUREA) (EQ TO BROMVALETONE) 120.0 MG；CAFFEINE (HYDRATE) 53.3 MG；ETHENZAMIDE (ETHOXYBENZAMIDE) 266.7 MG

適應症 [衛核]退燒、止痛（緩解頭痛、牙痛、咽喉痛、關節痛、神經痛、肌肉酸痛、月經痛）

用法用量 一天3次，2~4歲1次半包，4~7歲1次1包。

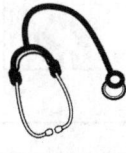

第十篇
作用在內分泌腺的藥物
Drugs Acting on the Endocrian Glands

內分泌系統

身體的化學傳信物質(激素)由內分泌腺體產生，
激素影響特定的標靶組織，並調控它們的活動。

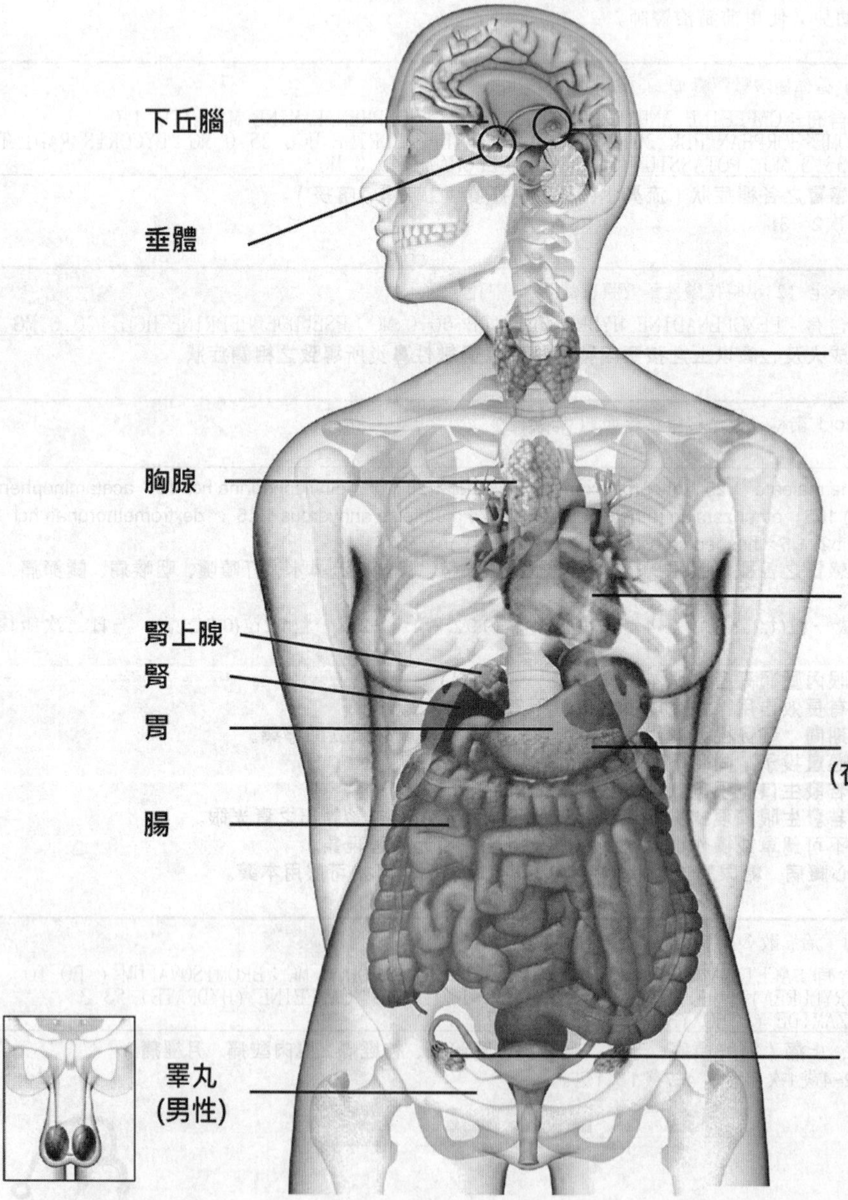

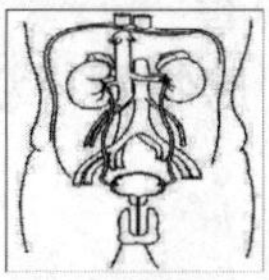

第六十八章
腦下垂體激素
Hypophysis Hormone

腦垂體(下腺)可分為二種主要的部份：(1)腦體腺性部(前葉)一這部份至少含有六種荷爾蒙，和(2)垂體神經部(葉後)一這部份含有二種荷爾蒙，身體的每一種功能都會受到這八種荷爾蒙至少一種的影響，總而言之，它們會調整和統合身體的功能，此乃維持體內「恒定」所必須的。

(一)垂體性部的荷爾蒙一共有六種：

·腎上腺親皮質素(Adrenocorticotropic Hormone、ACTH)
·濾泡刺荷爾蒙(Folicle Stimulating Hormone、FSH)
·黃體荷爾蒙(Luteinizing Hormone、LH)
·間質細胞刺荷爾蒙(Interstitial Cell Stimulating Hormone、ICSH)
·生長荷爾蒙(Growth Hormone、GH、somatotropin)
·甲狀腺刺荷爾蒙(Thyroid Stimulating Hormone、TSH)

ACTH、GH、和TSH有純的製劑，本章將會詳細的討論，其他的垂體腺性部荷爾蒙，臨床上通常都做為促性荷爾蒙(gonadotropin)使用一濾泡刺荷爾蒙(FSH)，黃體不孕症和隱睪症，我們將在72章討論它們。其他還剩下來的垂體腺性荷爾蒙一泌乳荷爾蒙(prolactin)，親黃體素(LTH)目前還未做臨床用途。

(二)腦下垂體後葉含有二種荷爾蒙一催產素(oxytocin)和血管加壓素(vasopressin)，這二種荷爾蒙在臨床上都有使用，此外，腦下垂體後葉注射劑，這是從含oxytocin與vasopressin的活性之腦下腺抽取的製劑，可用於某些疾病的治療。

催產素在體內的二大主要作用為：(1)子宮平滑肌的收縮(催產效應)。(2)促使哺乳腺管週圍的肌上皮細胞(myoepithelial cells)收縮；其他不是衍生自腦下垂體的二種藥物，即ergonovine和methylergonovine也做為催產使用，本章也將詳述之。血管加壓素(vasopressin)通常也稱為抗利尿荷爾蒙(Antidiuretic Hormone，ADH)，因為它可促進水份從腎臟的遠端腎小管和集尿管再吸收，它的其他藥理效應包括血管平滑肌的收縮，特別是肝門(portal)和內臟的血管，它對胃腸道平滑肌有直接產生痙攣的作用。

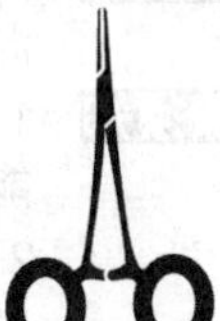

§ 68.1 腦下垂體激素

68101 CABERGOLINE

孕B 乳? 食+ 泄糞 代 63～69h

Rx 0.5 MG/錠劑(T);

商　名
Dostinex® ◎ (PFIZER/輝瑞) $125/T(0.5MG-PIC/S)

藥理作用 本藥為一dopaminergic ergoline的衍生物，具有強力又長效抑制泌乳荷爾蒙(prolactin)的作用，它直接作用在腦下垂體lactotrophs的D2-dopamine受體，而抑制泌乳荷爾蒙(prolactin)的分泌。

適 應 症 [衛核]防止及抑制產後乳汁分泌，或治療高泌乳素血症引起的狀況

用法用量 1.防止泌乳：在分娩第一天口服單一劑量2錠。
2.中斷泌乳：每12小時口服½錠，連續2天。
3.治療高泌乳荷爾蒙血症(hyperprolactinemia)：通常1星期口服1~2次，初劑量較低從每星

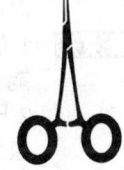

期½錠，然後再視病情調整劑量，患者須定期看醫師，以便了解和控制病情。

不良反應 眩暈、頭暈、頭痛、便秘、憂鬱、噁心、疲倦、腹痛、姿勢性低血壓等。

醫療須知 1.開始服用dostinex的前幾天，開車、操作機械或執行其他事務時，應特別小心，以免發生危險。
2.監測低血壓，尤其是與其他降壓劑併用時。
3.當泌乳荷爾蒙濃度維持6個月後，即可停藥。

68102 ERGONOVINE MALEATE(ERGOMETRINE)

Rx
0.2 MG, 0.25 MG/錠劑(T); 0.2 MG, 0.2 MG/ML/注射劑(I);

商　名
Ergo-M S.C.®（正和）$1.5/T(0.25MG-PIC/S)
Ergolate®（應元/豐田）$1.5/T(0.2MG-PIC/S)
Ergomat®（健喬信元/優良）
Ergometrin®（安星）$2.76/I(0.2MG/ML-1ML)
Ergometrine Maleate®（強生）$1.5/T(0.2MG-PIC/S), $2/T(0.2MG-PIC/S-箔),
Ergometrine®（永信）$1.5/T(0.2MG-PIC/S), $2/T(0.2MG-PIC/S-箔)
Ergonovine Maleate®（中生）$1.5/T(0.2MG-PIC/S)
Ergonovine Maleate®（中美兄弟）
Ergonovine Maleate®（人人）$0.68/T(0.2MG)
Ergonovine Maleate®（台裕）$15/I(0.2MG/ML-PIC/S-1ML)
Ergonovine Maleate®（大豐）
Ergonovine Maleate®（安星/人人）
Ergonovine Maleate®（應元）
Ergonovine Maleate®（西德有機/尼斯可）$1.5/T(0.2MG-PIC/S)
Mergon®（新喜國際）$0.68/T(0.2MG)

藥理作用 本藥能夠直接的刺激子宮的平滑肌，小劑量會加強子宮收縮的力量和頻率，但是緊接著會產生正常的鬆弛期。較大的劑量會產生持續的強力收縮，而且明顯的提高休息狀態下的張力。它具有中度的腦血管收縮作用，但是比ergotamine弱。

適 應 症 [衛核]分娩後之子宮弛緩、子宮收縮不全、弛緩性出血之預防及止血
[非衛核](1)本藥可用來預防和治療產後或流產後由於子宮沒有張力造成的出血。(2)本藥在研究上可用於做為偏頭痛的代替療法，以及當進行冠狀動脈X光攝影術，可診斷Prinzmetal's變異的狹心症。

用法用量 1.口服−0.2mg~0.4mg，每天2~4次，直到沒有張力的危險期過去了，通常要48小時。嚴重的絞痛顯示藥物的作用，可能須降低劑量。錠劑可舌下投與。
2.IM−在胎盤移出後IM注射0.2mg，如果需要的話2~4小時再重覆一次，通常數分鐘內就會出現子宮收縮作用。
3.IV−過度的子宮出血可IV 0.2mg，通常只限於過度出血的緊急狀況。

不良反應 (大部份發生在IV投與)噁心，嘔吐，過敏反應(包括休克)，高血壓，抽筋，眩暈，心智混亂。

醫療須知 1.在胎盤排出之前使用本藥要非常小心，於這種情況下，只有在護理人員監視下，才能使用ergonovine。
2.只有在非緊急的情況下，才IV投與，因為會增加高血壓的危險性和嘔吐及噁心的嚴重性。
3.在注射之後要監測血壓，脈搏和子宮的反應，直到情況穩定為止。一旦脈搏和血壓有所改變就要報告。
4.心臟病，高血壓，僧帽瓣狹窄，腎或肝臟受損，閉塞性血管疾病或敗血症等使用本藥宜小心。
5.不要長期使用，避免造成麥角中毒、麥角中毒早期的症狀包括嘔吐、抽筋、頭痛和心智混亂。
6.注射要貯存在冷暗處，超過60天的注射液不要使用。
7.貯存溫度(℃)小於8。

68103 METHYLERGONOVINE MALEATE

孕C 乳? 泄肝 T½ 0.5～2h

Rx
0.2 MG/ML/注射劑(I);

商　名
Ethylergonovine Maleate®（應元）$17.4/I(0.2MG/ML-PIC/S-1ML)
Methylergonovine®（台裕）$44.3/I(0.2MG/ML-PIC/S-1ML),
Neo-Ergo®（杏林新生/東洲）$17.4/I(0.2MG/ML-PIC/S-1ML)

Megovine®(安星/人人)

藥理作用 本藥對子宮的平滑肌有直接造成快速且持續的收縮，可縮短產程第三期的分娩時間，以及減少失血的作用，它還具有腦血管收縮的作用。

適應症 [衛核]子宮出血之預防及治療、子宮收縮之促進、產後子宮出血、子宮收縮不全、流產
[非衛核]促進分娩(在前肩已出來後第2期給予)。

用法用量 1.口服–0.2mg每天3或4次，最多只能給予1個星期。
2.IM，IV–在前肩出來後，胎盤排出或產後期，投與0.2mg。如果需要的話，在相隔2~4小時，可重複一次。(最多只能給5個劑量)。

不良反應 噁心、嘔吐、高血壓、眩暈、耳鳴、發汗、心悸、胸痛、呼吸急促。

醫療須知 1.本藥不可例行IV注射，而且要嚴密的監視患者的血壓。
2.敗血症，閉塞性血管疾病，和肝臟的功能失常，服用本藥宜小心。
3.如果本藥溶液的顏色改變，不可使用，本藥要貯藏在冷暗處，而且與避光

68104 OCTREOTIDE▲

孕B 乳? 泄 肝/腎 t½ 1.5h

Rx 20 MG, 30 MG, 0.1 MG/ML/注射劑(I);

商名
Octide IV®(台裕/汎生)
Octreo-T®(霖揚) $376/I(0.1MG/ML-PIC/S-1ML)
Sandostatin LAR®◎ (NOVARTIS/諾華) $47672/I(30MG-PIC/S-30MG), $36228/I(20MG-PIC/S-20MG)
Sandostatin®◎ (DELPHARM/諾華) $376/I(0.1MG/ML-PIC/S-1ML)

藥理作用 本藥是一種人工合成的八肽類，為天然體抑素(somatostatin)的類似物，具相似藥理作用。但其作用期長(抑制CH分泌作用為somatostatin的20倍)，可抑制胃腸與胰臟(GEP)內分泌系統的肽類和生長荷爾蒙之分泌。

適應症 [衛核]對手術、放射線療法或DOPAMINE作用劑療法控制無效的肢端肥大症患者，可控制其症狀，並減少生長激素及SOMATOMEDINE-C的血漿值，解除與胃腸胰臟內分泌腫瘤有關的症狀，預防胰臟手術後的併發症，治療胃食道靜脈曲張出血及預防再出血。
[非衛核]說明：解除胃腸與胰臟內分泌腫瘤有關的症狀包括類癌腫瘤，具血管活性的腸肽類瘤(VIP)，升糖荷爾蒙瘤，胃泌素瘤/Zollinger-Ellison症狀。胰島素瘤(作為手術前血糖控制及維持療法)和生長荷爾蒙釋出因子瘤。

用法用量 1.肢端肥大症：開始時，每日或12小時皮下注射0.05~0.1mg，依患者耐受度而調整劑量，每日理想劑量為0.2~0.3mg，每日最高劑不可超過1.5mg。控制良好者，建議開始每隔4週注射20mg長效針，為期3個月。
2.胃腸及胰臟內分泌腫瘤：開始時，每日皮下注射0.05mg，1或2次，依患者耐受度可將劑量逐漸增加至0.1~0.2mg，每日3次。控制良好者，可每隔4週注射20mg長效針，為期3個月，在第一次注射的2週內，仍應注射原先有效的皮下注射量。

不良反應 局部副作用包括注射部位刺痛或灼熱感，發紅、腫脹，胃腸道副作用包括厭食、噁心、嘔吐、痙攣性腹痛、腹脹、胃腸脹氣、下痢。

醫療須知 1.可能造成膽囊及膽道阻塞，應定期監測膽囊、膽管。
2.本藥可能影響脂質吸收，應注意可能造成脂質及脂溶性維他命吸收不良。
3.由於本藥會影響胰島素、升糖荷爾蒙的分泌，故糖尿患者使用時應監測血糖控制的情形。
4.長期使用本藥應注意甲狀腺機能低下。
5.同時併用胰島素、降血糖藥、β-阻斷劑或鈣離子拮抗劑時，應注意這些藥物的劑量是否須調整。

68105 OXYTOCIN

孕X 乳- 泄 肝/腎 t½ 3~5h

Rx 10 IU/ML, 10 U/ML/注射劑(I);

商名
Litocin®(國信) $6.8/I(10U/ML-10USP-P),
Oxytocin®(瑞士/東洲) $21/I(10IU/ML-PIC/S-10IU),

Oxocin® (大豐) $21/I(10IU/ML-PIC/S-10IU)

藥理作用 本藥對子宮的平滑肌能夠直接產生痙攣的效應，它能夠增加肌纖維細胞膜對鈉離子的通透性，因此能夠加強收縮的活性；它也能夠收縮乳管和乳泡周圍的肌上皮細胞，而促進乳汁從主要的乳腺分泌出。本藥大劑量也具有抗利尿的活性。

適應症 [衛核]催產及減少產後出血

[非衛核]說明：1.可起動或強子宮的收縮，以幫助胎兒的分娩，對胎兒或母體都有正當理由使用本藥的情形如下：(a)母體有糖尿病。(b)Rh的問題。(c)子宮活動力差。(d)羊水膜過早破裂。(e)子癇症或子癇症前期。2.控制產後出血。3.促進子宮在生產後的收縮。4.治療不可避免的，不完全或失誤的流產。5.當授乳時可幫助乳汁流出或緩解產後乳房脹(僅為鼻噴霧劑的適應症)。

用法用量 1.催生：置1錠於於口頰囊內(左側或右側均可)固定約30分鐘，完全溶化後(30分鐘以)再接續第2錠。通常約6~8錠已足，每次最大量為10錠(每錠間隔30分)，如無效時，24小時以後再行之。(2)產後促進乳汁：於授乳前分鐘使用，1天5次，1錠半~1錠。

2.口含錠：每錠含200U，含於口中，可在30分鐘再重複一次。如果沒有反應，可在30分鐘增加至400U。也可每30分鐘增加600U，直至獲得所需要的反應為止。

3.鼻噴霧劑：在授乳或吸吮乳房之前2~3分鐘，1個鼻孔或2個鼻孔各噴1個噴霧量。

不良反應 胎兒–心跳過慢、心律不整、低血氧、分娩太迅速而受傷、母體–心律不整、噁心、嘔吐、骨盆血腫、嘔吐、子宮張力過強或痙攣、子宮破裂、無防禦性過敏反應、蜘蛛膜下腔的出血、高血壓、水中毒、痙攣、產後出血。

醫療須知 **1.開始輸注不含催產素的溶液(如生理性電解質溶液)，然後再以固定的輸注速率將催產添加全身性血液中，輸注的速率要正確的調整，其流速不要超過每分鐘2ml。至少每15分鐘監測胎兒心跳以及母體血壓和脈搏。**

2.要知道催產素用於誘發分娩時，僅可利用IV輸注，而且要由專業人員操作。醫師應該隨叫隨到來處理所發生的併發症。

3.要明確告訴患者，意外將錠劑吞嚥入，並不會造成傷害，但是，錠劑的催產作用會被破壞，囑咐患者一旦吞嚥進去就要報告。

4.如果收縮頻繁(少於2分鐘1次)，太長或過度(如大於50mmHg)，或收縮持續90秒或更長時，就要立刻停止輸注，防止胎兒缺氧。要將患者側置，準備投與氧氣，催產素的很快就會減少，因為其作用期短。

5.不可IV投與沒有稀釋的溶液。

68106 PASIREOTIDE DIASPARTATE

孕C 乳- 泄肝 ½ 12h

Rx

✎ 0.3 MG, 0.6 MG, 0.9 MG/注射劑(I)；

商名 Signifor® ◎ (DELPHARM/禾利行) $2161/I(0.3MG-PIC/S-0.3MG), $2337/I(0.6MG-PIC/S-0.6MG), $2367/I(0.9MG-PIC/S-0.9MG)

藥理作用 1.SIGNIFOR是一種注射型環己肽類體抑素(cyclohexapeptide somatostatin)類似物。Pasireotide透過與體抑素(somatostatin)受體(sst)結合的方式發揮其藥理作用。

2.Pasireotide會與ACTH生成性腺瘤中的促腎上腺皮質素hsst受體結合並將其活化，從而抑制ACTH的分泌，導致cortisol腎上腺皮質醇分泌減少。

適應症 [衛核]SIGNIFOR適用於治療無法接受腦下垂體手術或已接受此手術未能治療的庫欣氏病 (Cushing's disease)患者。

用法用量 1.本藥的建議劑量範圍為每日兩次皮下注射(s.c.)0.3~0.9毫克。建議起始劑量為每日兩次皮下注射(s.c.)0.6毫克或0.9毫克。可依照反應及耐受性調整劑量。

2.應評估患者的治療反應[二十四小時尿液游離腎上腺皮質素(UFC)含量出現臨床上有意義的降低且(或)疾病的徵兆與症狀獲得改善]，且只要仍可觀察到效益應繼續使用本藥治療。尿液游離腎上腺皮質素(UFC)含量降低的值，於開始使用本藥治療兩個月後，達到最大。

3.對於以每日兩次0.6毫克作為起始劑量的患者，只要患者的耐受性良好，可依據治療反應調整劑量至每日兩次0.9毫克。
4.經過兩個月的治療，對本藥無反應的患者，應考慮停止治療。
5.發生疑似不良反應時，可能須暫時降低本藥的劑量。降低劑量的建議減幅為每次皮下注射減少0.3毫克。

不良反應 腹瀉、噁心、高血糖、膽囊炎、頭痛、腹痛、疲倦、糖尿病、注射部位反應、鼻咽炎、掉髮、無力、糖化血色素增加、丙氨酸轉胺酶增加、γ- 麩胺醯轉移酶升高、末梢水腫、上腹痛、食慾減退。

醫療須知 1.使用本藥治療庫欣氏症患者會導致分泌ACTH(促腎上腺皮質素)作用受到抑制。抑制ACTH可能會導致血液中腎上腺皮質素含量降低，並可能導致低腎上腺皮質素症。
2.在使用本藥治療的健康志願者及患者中曾發現血中葡萄糖濃度升高的現象。
3.如下列患者，應謹慎使用：
• 患有先天性長QT症候群。
• 患有未獲控制或顯著的心臟病，包括新近發作的心肌梗塞、充血性心臟衰竭、不穩定型心絞痛或具臨床意義的心搏徐緩。
• 正在使用抗心律不整藥物或其它已知會導致QT間期延長的物質。
• 有低血鉀及(或)低血鎂的現象。
4.當不正常升高的現象改善為正常或接近正常及找到其他可能的導因時，可謹慎地重新給予本藥治療並且給予密切的觀察。
5.建議在使用本藥治療之前進行膽囊超音波檢查，並於治療期間每隔6~12個月檢查一次。
6.在接受過經蝶竇手術及腦下垂體放射治療的患者會提高腦下垂體激素分泌不足的風險。

68107 PASIREOTIDE PAMOATE

℞ 13.71 MG, 20 MG, 40 MG, 41.13 MG, 60 MG/注射劑(I);

商 名 Signifor LAR® ◎ (SYNERGY/禾利行) $59878/I(60MG-PIC/S-60MG), $33265/I(20MG-PIC/S-20MG), $59878/I(40MG-PIC/S-40MG)

藥理作用 1.SIGNIFOR是一種注射型環己肽類體抑素(cyclohexapeptide somatostatin)類似物。Pasireotide透過與體抑素(somatostatin)受體(sst)結合的方式發揮其藥理作用。
2.Pasireotide會與ACTH生成性腺瘤中的促腎上腺皮質素hsst 受體結合並將其活化，從而抑制ACTH的分泌，導致cortisol腎上腺皮質醇分泌減少。

適 應 症 [衛核]對手術反應不佳和/或無法接受手術治療，且以另一種體抑素類似物(somatostatin analogue)治療控制不良之肢端肥大症成人患者

用法用量 1.肢端肥大症：本藥建議初始劑量為40mg，每4週(每28天) 一次由肌肉注射給藥。
2.庫欣氏病：本藥用於治療庫欣氏病的建議起始劑量為10mg，每4週(每28天)一次由肌肉注射方式給藥物。
3.60mg只用來治療肢端肥大症。

不良反應 1.較嚴重的：高血糖及糖尿病、心搏過慢與QT間期延長、肝功能檢測升高、膽結石、腦下垂體荷爾蒙缺乏。
2.一般的：腹瀉、噁心、高血糖、膽囊炎、頭痛、腹痛、疲倦、糖尿病、注射部位反應、鼻咽炎、掉髮、無力、糖化血色素增加、丙氨酸轉胺酶增加、γ- 麩胺醯轉移酶升高、末梢水腫、上腹痛、食慾減退。

醫療須知 1.使用本藥治療庫欣氏症患者會導致分泌ACTH(促腎上腺皮質素)作用受到抑制。抑制ACTH可能會導致血液中腎上腺皮質素含量降低，並可能導致低腎上腺皮質素症。
2.在使用本藥治療的健康志願者及患者中曾發現血中葡萄糖濃度升高的現象。
3.如下列患者，應謹慎使用：

•患有先天性長QT症候群。
•患有未獲控制或顯著的心臟病，包括新近發作的心肌梗塞、充血性心臟衰竭、不穩定型心絞痛或具臨床意義的心搏徐緩。
•正在使用抗心律不整藥物或其它已知會導致QT間期延長的物質。
•有低血鉀及(或)低血鎂的現象。
4.當不正常升高的現象改善為正常或接近正常及找到其他可能的導因時，可謹慎地重新給予本藥治療並且給予密切的觀察。
5.建議在使用本藥治療之前進行膽囊超音波檢查，並於治療期間每隔6~12個月檢查一次。
6.在接受過經蝶竇手術及腦下垂體放射治療的患者會提高腦下垂體激素分泌不足的風險。

68108 SOMAPACITAN☆

68 腦下垂體激素

℞ 3.3 MG, 6.7 MG, 10 MG/注射劑(I);

商　名 Sogroya® ◎ (NOVO NORDISK/諾和諾德)

藥理作用 1.Somapacitan是一種長效型重組人類生長激素衍生物，由191個胺基酸組成，和內源性人類生長激素類似。
2.Somapacitan的作用機轉為直接經由GH受體及/或間接經由全身組織生成IGF-I，但主要是由肝臟生成。
3.使用somapacitan治療生長激素分泌不足，可使身體組成正常化，亦即減少體脂、增加淨體重(lean body mass)，並達到代謝作用。

適應症 [衛核]用於生長激素分泌不足導致生長遲緩的兒童病人，以及成人生長激素缺乏症(AGHD)，以補充內源性生長激素(GH)。

用法用量 1.本藥須由具相關資格和成人生長激素缺乏症診斷與治療經驗的醫師(例如內分泌科醫師)開始治療和監測。
2.起始劑量，如下表：

AGHD 族群	建議起始劑量
不曾接受過治療的病人	
成人 (18~60 歲)	1.5 mg /週
口服雌激素的女性 (不分年齡)	2 mg /週
老年人 (≥ 60 歲)	1 mg /週
從每日一次生長激素藥品轉換的病人	
成人 (18~60 歲)	2 mg /週
口服雌激素的女性 (不分年齡)	4 mg /週
老年人 (≥ 60 歲)	1.5 mg /週

3.本藥的劑量須依病人個別情況而調整。建議依據病人的臨床反應和不良反應，以每2至4週為間隔，逐步以0.5mg至1.5mg的增幅調高劑量，最高劑量為每週8mg somapacitan。
4.血清類胰島素生長因子I(IGF-I)濃度(用藥後3~4天抽血)可做為劑量調整指引。IGF-I標準差分數(SDS)目標應為正常範圍上限不超過2個SDS。通常在劑量調整8週內會達到IGF-I SDS濃度目標範圍。部分AGHD病人可能需要更高的劑量調整時間。

不良反應 1.嚴重不良反應為頭痛(12%)、周邊水腫(4%)和腎上腺皮質功能不全(3%)。
2.常見：甲狀腺功能低下、高血糖、感覺異常、皮疹、蕁麻疹、關節痛、肌肉痛、肌肉僵硬、倦怠、無力、注射部位反應。

醫療須知 1.為提高生物製劑的追溯性，應清楚記錄施用藥品的名稱及批號。
2.開始生長激素治療後可能抑制11βHSD-1，進而降低血清皮質醇濃度。對於已知腎上腺功能不足的病人，必須監測血清皮質醇濃度是否降低，及/或是否需要增加糖皮質素劑量。
3.使用生長激素治療可能降低胰島素敏感性，尤其是易感病人使用較高劑量的情況下，因此胰島素分泌量不足的受試者可能出現高血糖。
4.惡性疾病完全緩解或是良性腫瘤接受過治療的病人，在開始使用生長激素治療後，應密切追蹤有無復發。若出現任何惡性或良性腫瘤，或是腫瘤復發，應中斷生長激素治療。
5.若出現嚴重或反覆頭痛、視力症狀、噁心及/或嘔吐，建議進行眼底鏡檢查，確認是否發生視神經乳頭水腫。若確認為視神經乳頭水腫，應考慮診斷是否為良性顱內高血壓，並適時停止生長激素治療。
6.生長激素會使甲狀腺外T4轉換為T3的量增加，可能顯現出之前未診斷出來的初期甲狀腺功能低下。由於甲狀腺功能低下會干擾生長激素治療反應，病人應定期檢測甲狀腺功能，並視情況接受甲狀腺素補充療法。
7.服用任何類型之口服雌激素(用以激素治療或避孕)的女性應考慮改變雌激素的給藥途徑(例如經皮、陰道激素產品)，或採用其他避孕方法。接受口服雌激素的女性若開始本藥治療，可能需要使用較高的起始劑量，或是需要更長的劑量調整期。
8.在相同部位長時間注射本藥，可能導致脂肪肥大或脂肪萎縮。應輪換注射部位，降低脂肪肥大或脂肪萎縮的風險。
9.本藥補充療法期間可能發生體液滯留，體液滯留的臨床表現(例如：水腫和神經壓迫綜合症，包括腕隧道症候群及感覺異常)通常是暫時性和劑量依賴性。

68109 SOMATOSTATIN ACETATE

℞ 3 MG/注射劑(I);

商 名

Somatosan®（BIOKANOL/海喬）$909/I(3MG-PIC/S-3MG)

Stilamin® ◎（ALFASIGMA/健喬信元）$909/I(3MG-PIC/S-3MG)

藥理作用 本藥可抑制胃酸、胃蛋白酵素及胃泌素之分泌，並減少內臟的血流。此外。在胰臟分泌胰液、激膽囊素、motilin、VIP、胰島素、昇糖素、胰臟多肽、生長荷爾蒙與TSH之釋放方面會有減少。

適應症 [衛核]食道靜脈曲張引起的嚴重急性出血。胃潰瘍、十二指腸潰瘍、出血性胃炎引起的嚴重急性出血。胰臟手術後胰臟併發症之預防。胰臟、膽及腸道廔管之輔助治療。
[非衛核]說明：嚴重性、急性消化性潰瘍出血，於急性之糜爛或出血性胃炎之急性嚴重出血，胰臟手術後胰臟併發症之預防，胰臟、膽及腸道廔管之輔助治療。食道靜脈曲張引起的嚴重出血。

用法用量 1.先按體重以每kg3.5微克之劑量作緩慢(1分鐘)靜脈注射，適當劑量的somatostatin溶解於2公撮之無菌、無熱原之生理食鹽水。
2.然後以每小時按體重每kg3.5微克之劑量，溶於無菌、無熱原之生理食鹽水，作成溶液，供靜脈注射繼續治療。
3.超過五天的治療經驗是很少的，而超過這個期間，則要避免使用。

不良反應 血糖降低，噁心，暈眩和面部潮紅。

醫療須知 1.懷孕、分娩前後，授乳期間禁用。
2.依賴胰島素之糖尿患者，如果胰島素未作調整，可能血糖會降低，所以必須監控血糖值。
3.因無法排除可能產生過敏反應的危險性，重覆的治療應予避免，主要的動脈出血(由內腔鏡檢之證實)，必須由外科治療。

68110 SOMATROGON

孕 X 乳 ± 泄 蛋白分解 T½ 28.2h

℞ 24 MG, 60 MG/注射劑(I);

商名

Ngenla®(PFIZER/惠氏)

藥理作用
1.Somatrogon結合至GH受體並啟動訊息傳訊級聯，最終可改變生長和代謝。
2.與GH訊息傳遞一致，somatrogon結合會活化STAT5b傳訊途徑並增加IGF-1之血清濃度。IGF-1被發現會在somatrogon治療當中隨劑量而增加，部分地調節臨床效應。
3.GH和IGF-1在患有GHD的病童身上，可激發代謝性變化、線性成長並促進生長速度。
4.醣基化和CTP區域是somatrogon半衰期的決定因素，使其能每週用藥一次。

適應症
[衛核]適用於治療因生長激素分泌不足導致生長障礙之兒童病人。

用法用量
1.建議劑量為每週一次皮下注射0.66毫克/公斤體重，當需要的劑量高於30毫克(即體重>45公斤)時，必須分兩次注射。
2.根據生長速度、不良反應、體重和血清類胰島素生長因子1(IGF-1)的濃度，可按照需要調整somatrogon劑量。

不良反應
1.非常常見：頭痛、注射部位反應、發燒。
2.常見：貧血嗜酸性球增多症、甲狀腺功能低下、過敏性結膜炎、關節痛四肢疼痛。
3.不常見：腎上腺功能不足、全身性皮疹。

醫療須知
1.當發生嚴重過敏反應時，應立即中止使用somatrogon。
2.應監測病人是否有血清皮質醇降低及/或已知患有腎上腺皮質低下症者需要增加醣皮質類固醇劑量的情形。
3.生長激素增加T4至T3的甲狀腺外轉化，並可能會使潛藏的早期甲狀腺功能低下出現或惡化。
4.Somatrogon不適用於經基因證實的Prader-Willi氏症候群而導致生長障礙的兒童病人之長期治療，除非他們也診斷為GHD。
5.當糖尿病病人接受somatrogon治療時，可能需要調整降血糖藥品。
6.既往有腫瘤或繼發於顱內腫瘤之生長激素缺乏的病人，應定期檢查潛在疾病過程的惡化或復發。
7.曾有少部分接受生長激素藥品治療的病人，報告出現顱內高壓症(intracranial hypertension,IH)伴視神經乳頭水腫、運動失調、視力變化、頭痛、噁心及/或嘔吐。
8.因為somatrogon會增加生長速度，所以在治療期間應監測脊柱側彎的發展或惡化的徵兆。
9.患有內分泌疾病或正在快速生長的病人，發生骨骺疾病(包含股骨頭骨骺滑脫)的頻率可能會增加。
10.接受口服雌激素補充治療的女性病人，可能需要更高劑量的somatrogon才可達到治療目標。

68111 SOMATROPIN GROWTH HORMONE

℞ 15 IU, 16 IU, 20 IU/ML, 5 MG, 6 MG, 10 MG, 12 MG, 20 MG, 6.7 MG/ML/注射劑(I);

商名

Genotropin®(PFIZER/輝瑞) $1779/I(16IU-PIC/S-16IU), $5967/I(12MG-PIC/S-36IU)
Humatrope®(ELI LILLY/禮來)
Humatrope®(LILLY/禮來) $5967/I(12MG-PIC/S-36IU)
Norditropin FlexPro®(NOVO NORDISK/諾和諾德) $5079/I(6.7MG/ML-PIC/S)
Omnitrope®(NOVARTIS/山德士) $5131/I(10MG-PIC/S-30IU)
Saizen® ◎ (MERCK/默克) $5967/I(12MG-PIC/S-36IU),

藥理作用
本藥是一種同化及抗異化劑，不僅可促進生長也可改變體組成及代謝。它可與各種的細胞包括肌細胞、肝細胞、脂肪細胞、淋巴細胞、造血細胞上的專一性接受器結合，它的部分作用是經由介質somatomedins(IGF-1、IGF-2)達成。

適應症
[衛核]1.孩童及青少年：
腦下垂體生長激素分泌不足所導致之生長遲滯。
其他Gonadol Dysgenesis(Turner syndrome)所導致之生長遲滯。

青春期前因慢性腎臟衰竭導致之生長遲滯。
低出生體重兒(Small for Gestational Age; SGA)逾四歲者之生長障礙。
2.成人：
成人生長激素嚴重分泌不足之補充療法。

用法用量 1.孩童及青少年：
用量依病人個別的體表面積或體重計算注射劑量。
a.因內生性生長激素分泌不足引起的生長遲滯：每天以0.7~1.0毫克/平方公尺體表面積或0.025~0.035毫克/公斤體重皮下注射。
b.其他Gonadol Dysgenesis(Turner syndrome)所導致之生長遲滯：每天以1.4 mg/平方公尺體表面積或0.045~0.050mg/公斤體重皮下注射。若同時使用nonandrogenicanabolic steroids，將會增加治療效果。
c.青春期前因慢性腎臟衰竭導致之生長遲滯：每天以1.4mg/平方公尺體表面積或0.045~0.050mg/公斤體重皮下注射。
d.低出生體重兒之生長遲緩：每天給予0.035mg/公斤體重(或1mg/平方公尺體表面積/每天，相當於0.1IU/公斤體重/每天或3IU/平方公尺體表面積/每天)皮下注射。
e.當身高達到理想之成人高度或骨骺已閉合時，應停止治療。
f.治療低出生體重兒之生長遲緩，治療通常持續至該孩童達到最終高度為止。若治療的第一年生長速率低於1個標準差評分，則應停止治療。當孩童達到最終高度(每年生長速率小於2公分)且需要時經確認其骨齡已達骨骺閉合年齡(女生大於14歲或男生大於16歲)時，應停止治療。
2.成人：
成人生長激素嚴重分泌不足之補充療法開始治療時，建議每日以0.15~0.3mg 低劑量皮下注射治療。治療劑量可依Insulin-like Growth Factor 1(IGF-1)值逐步調整。最終建議劑量很少超過1.0mg/每天。一般而言只需使用最低有效劑量。如果使用者為老人或體重過重者，應選擇較低劑量使用。

不良反應 1.約10%的病人在注射部位會有紅腫、搔癢的情況發生，特別是以皮下注射方式注射時。
2.接受生長激素治療的成人，體液滯留現象的發生是可預期的。臨床上體液滯留症狀可能包括：浮腫、關節腫大、關節痛、肌肉痛或皮膚感覺異常等。這些症狀通常為暫時性且與劑量相關。
3.少數病人會對somatropin產生抗體。抗體對於臨床上的影響未知，抗體雖會降低生長激素的結合力，但除非是基因缺失的病人，抗體並不會影響療效。
4.極少數的病例中，病人生長遲滯是由於生長激素基因缺失所造成，如果以生長激素治療則可能會產生減少生長效果的抗體。
5.生長激素缺乏的病人曾有少數發生白血病的報告，這其中有些病人為接受somatropin之治療。

醫療須知 藥品保存於2~8℃。不可冰凍。請置於原包裝盒中避光儲存。
當自動注射器裝入藥匣，則必須一同儲存於冰箱(2~8℃)。當使用無針式自動注射器時，只需將藥匣儲存於冰箱(2~8℃)。

68112 TRIGLYCYL LYSINE VASOPRESSIN (TERLIPRESSIN)▲

℞ 0.85 MG, 0.86 MG, 0.1 MG/ML/注射劑(I);

商　名
Glypressin® ◎ (FERRING/輝凌) $654/I(0.86MG-PIC/S-0.86MG)
Terlissin® (中化) $654/I(0.85MG-PIC/S-0.85MG), $654/I(0.1MG/ML-PIC/S-8.5ML)

藥理作用 本藥為vasopressin類似品，其作用同lypressin亦即lysine vasopressin，促進小腸微血管床之收縮，因而減少靜脈血壓。但本藥N-位置之triglycyl團，進入人體後緩緩分解釋於有效成份lysine vasopressin，因此對平滑肌基產生之收縮作用，可持續10小時，lysine

68 腦下垂體激素

vasoressin僅可維持20~40分。對心臟之影響較LVP也大為減少。動脈壓亦較少影響。用於止血尤其重要的好處，在於GVP使用後不增加維纖蛋白分解作用。

適應症 [衛核]出血性食道靜脈曲張、第一型肝腎症候群。

用法用量 急性靜脈出血時，靜脈注射triglycyl lysine vasopressin 2mg，每隔4~6小時再注射，直到妥當控制出血。最長不得超過24小時。每小瓶1mg之triglycyl lysine vasopressin應以5ml之稀釋液溶解，且溶解後須馬上使用。

不良反應 因為血管加壓和抗利尿之作用減少，因此副作用較少、較不尋常之副作用包括：腹部痙攣、頭疼、暫時性臉色蒼白，以及動脈血壓上升。

醫療須知 1.雖然triglycyl lysine vasopressin之血管加壓和抗利尿作用比lysine vasoressin或arginine vasopressin要小，但用在患有高血壓，長久性動脈粥狀硬化，心律不整或冠狀動脈機能不全之患者身上時，必須小心，時常觀察血壓及血漿中鈉和鉀的平衡。

2.該成分藥品應避免用於晚期慢性肝病急性惡化(advanced acute-on-chronic liver disease)或晚期腎衰竭(advanced kidney failure)之病人。

3.患有呼吸相關疾病的病人，在開始使用terlipressin前應先接受治療以控制病情。

4.於用藥期間及治療後，皆應監測病人是否出現呼吸衰竭、感染的徵候及症狀。

5.建議醫療人員考慮採用靜脈連續輸注或滴注的給藥方式，取代一次性全劑量給藥之快速靜脈注射(bolus injection)方式，以降低發生嚴重不良反應的風險。

68 腦下垂體激素

68113 VASOPRESSIN

孕 X 乳 ? 泄 肝/腎 半 10～20m

Rx 20 U/ML/注射劑(I);

商名 Pitressin® ◎ (聯亞/輝瑞) $216/I(20U/ML-PIC/S-20IU).

藥理作用 本藥為腦下垂體後葉的胜肽類荷爾蒙能夠增加腎小管上皮組織的透過率，而增加遠端腎小管水份的再吸收(ADH作用)，此機轉可能以Cyclic AMP為介質。由於本藥能夠加強血管與非血管平滑肌的收縮升高血壓的作用，因而減少末梢的血流和胃腸，泌尿系統及子宮平滑肌的痙攣；但是冠狀動脈血管收縮會加強或使狹心症更加惡化。

適應症 [衛核]食道靜脈曲張出血，尿崩症，手術後腹部膨脹，排除腹部氣影。

[非衛核]說明：(1)治療中樞性(垂體)起源的尿崩症。(2)預防和治療手術後腹部發脹。(3)可用來分散氣體的蔭影，有助於腹部X射線攝影術。(4)可用來控制由於腹部手術引起的食道出血。(5)嚴重胃腸道出血的緊急狀況。

用法用量 1.血管加壓素注射(a)尿崩症─IM，SC 5U~10U，每天2~3次或用沾在棉絮塞入鼻腔內。噴鼻劑成人平均10~20mg(微克)兒童減半噴入鼻腔，每日1~2次。(b)腹部發脹─IM注射5U，如果需要的話，可增加至每3~4小時10U。(c)腹部X射線攝影術─在攝影前小時和1/2時，IM10U，(d)流血的症狀─IV輸注20U，約花費5~10分鐘或動脈注射。

2.血管加壓素單寧酸鹽油性懸浮劑IM 0.3~1ml(1.5~5U)，每36~72小時可再重複一次。

不良反應 面部蒼白，噁心，胃腸障礙，子宮強直性痙攣，眩暈、發汗，頭痛，嘔吐，排氣、打嗝、震顫、蕁麻疹，支氣管收縮，過敏反應，無防禦性過敏反應，心絞痛。

醫療須知 1.有冠狀動脈疾病患者不可使用本藥，例外要使用者也要非常小心，可能會出現狹心症發作和心肌梗塞，應該準備一些適當的治療(如nitroglycerin，氧氣，抗心律不整劑)。

2.不可IV注射血管加壓素的單寧酸鹽(vasopressin tannate)。

3.癲癇、氣喘、腎疾病、甲狀腺腫，年老的人，年紀太輕或孕婦等服用本藥宜小心。

4.要注意，在投與單次劑量血管加壓素單寧酸鹽後36~72小時，可控制尿崩症的多尿和劇渴，投與的頻率不可大於每36~48小時一次。

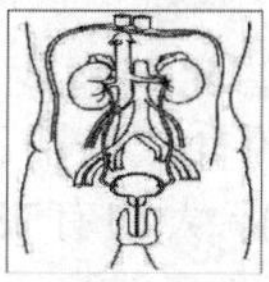

第六十九章
甲狀腺激素和抗甲狀腺的藥物
Thyroid Hormone and Antithyroid Drugs

甲狀腺又稱為盾狀腺，因為它形如盾，位於頸部下方喉結下2側的位置。甲狀腺的功能主要與新陳代謝有關，與兒童的神經發育、尤其是腦神經細胞的軸突也有關連。胎兒如果缺乏甲狀腺素，會導致呆小症，因為腦神經細胞的軸突未能發育而「呆」，生長荷爾蒙無法分泌而「小」。

成年人的甲狀腺若因開刀、自體免疫疾病、甲狀腺發炎或甲狀腺機能亢進治療等而破壞，造成甲狀腺功能低下症(hypothyroidism)，此時不但新陳代謝變差，可能會出現體温下降、變胖、皮膚乾躁、怕冷、便秘等現象，腦部也會受影響，記憶力、計算能力等都會變得比較不好；而最主要影響的是外觀，因為會有全身較浮腫的情形出現。

甲狀荷爾蒙thyroxine(T3)及triodothyronine(T4)臨床上主要用來治療甲狀腺機能低下症(hypothyroidism)。

甲狀腺機能低下症的特徵為缺乏內生性甲狀荷爾蒙的分泌， 臨床上細分呆小症(胎兒或新生兒的甲狀腺低下症)及黏液水腫(成年型的甲狀腺機能低下症)。

可利用的甲狀腺製劑如下：

·乾躁的甲狀腺—馴養動物之粉狀，乾躁甲狀腺體，以含碘的量來標準化。

·Thyroglobulin—豬甲狀腺體的純淨抽出物，以碘含量及代謝活性的生物分析來標準化。

·Levothyroxine sodium—合成T4之一異構物的鈉鹽。

·Liothronine sodium—合成T3之一異構物的鈉鹽。

·Liotix—為levothyroxine sodium(T5)及liothyronine sodium(T3)重量比4:1之混合物。

藥理上甲狀腺荷爾蒙可視為一體來討論，因為它們的整個作用相同。

分泌過量的甲狀腺荷爾蒙，會引起甲狀腺機能亢進的狀態(血中T_3和T_4偏高，TSH偏低)，最普通的原因為：①腦下垂體失調，分泌過量的促甲狀腺素(TSH)，②葛瑞夫茲氏症是一種自體免疾病。患者體內可測得一種稱為促甲腺素受體抗體(TSH receptor Ab)，而刺激過量甲狀腺素的生成，③長期壓力，使血中類固醇和腎上腺素增加造成甲狀腺機能亢進，④毒性甲狀腺結節。其症狀會怕熱、心悸、手抖、焦慮、失眠、易怒、食量大增、體重減輕、雙手顫抖、月經少且不規則等症狀。治療方法包括：①服用抗甲狀腺藥物②手術切除甲狀腺③放射碘(I^{131})治療。

抗甲狀腺藥物

治療甲狀腺機能過高症，包括：手術除去部份腺體(次全甲狀腺切除術)，使用放射活性碘(^{131}I)來破壞甲狀腺的組織，或投與抗甲狀腺藥物，來干擾甲狀腺荷爾蒙的合成與釋放。抗甲狀腺藥物methimazole及propylthiouracil將在本章提及。放射活性碘也將在此討論。

某些型的甲狀腺障礙，也能用碘元素的製劑，有效地治療，這些產品在本章後端將討論。最後的甲狀腺相關藥物protirelin，為合成的親甲狀腺素釋放荷爾蒙(thyrotropin releasing hormone)，用來診斷甲狀腺的功能不良。本藥將在96章和其他各種不同的診斷藥提及。

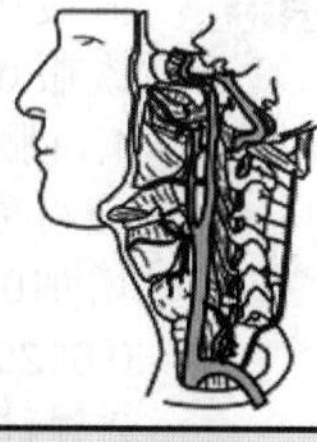

§ 69.1 甲狀腺激素

69101 THYROXINE 類藥物總論

類 別

LEVOTHYROXINE SODIUM(T4)	THYROID
LIOTHYRONINE(T3)	THYROXINE SODIUM

藥理作用 這類藥物改粒線體之膜的通透性，因而調節基質(substrate)接近氧化酶。此荷爾蒙的主要作用為增加體內的代謝速度。此為組織的正常生長與發育所需。源於自然的荷爾蒙，其主要的作用是由於T3的含量，T3為T4 3~5倍強的作用力(以mg為準)。大約有T3投與量的30~40%轉變成T4。

適應症 1.原發性甲狀腺機能過低(如呆小症，粘液水腫，非毒性的甲狀 腺腫，孩童，孕婦，或老年人的甲狀腺機能過低)或繼發甲狀 腺機能過低(如手術，輻射，藥物誘發)。
2.輔助甲狀腺抑制劑，當用於減少親甲狀腺荷爾蒙的分泌時。
3.鑑別甲狀腺功能過低症及甲狀官能正常(僅T3)。

用法用量 詳見個別論述。

不良反應 (若劑量過量)心悸，神經質，心動過速。

醫療須知 1.對甲狀腺機能過低的患者，要從小劑量開始治療，因為他們對甲狀腺荷爾蒙格外地敏感，和逐漸的改變劑量。成人的甲狀腺機能過低患者，最早的臨床反應通常是多尿，增加食慾，和增加脈搏的速度。
2.對嚴重或長期甲狀腺功能不足的患者，使用補充的腎上腺及皮質類固醇及甲狀腺荷爾蒙取代物，來預防腎上腺皮質功能不全的發展。
3.指示使用甲狀腺荷爾蒙青少年的父母，要監視規則的生長。太迅速的增加身高，會引起髂之未成熟的閉合和導致骨骼畸形。
4.強調規則地服用藥物的重要性，即使患者感覺良好。甲狀腺荷爾蒙置換治療通常是長期生活所需。
5.注意作用，包括藥理及毒性作用，T3停藥後可持續10~14天，T4可持續4~6週。

69

甲狀腺激素和抗甲狀腺的藥物

69102 LEVOTHYROXINE SODIUM(T4)

孕A 乳?

℞ 0.025 MG, 0.05 MG, 0.1 MG, 0.2 MG/錠劑(T);

商名

Eltroxin TM® ◎ (ASPEN/安沛) $1.5/T(0.05MG-PIC/S), $2/T(0.05MG-PIC/S-箔),
Eltroxin® ◎ (ASPEN/安沛) $2/T(0.1MG-PIC/S-箔), $1.5/T(0.1MG-PIC/S)
Thyrocure® (INTAS/法諾亞) $1.5/T(0.025MG-PIC/S), $2/T(0.025MG-PIC/S-箔), $2/T(0.1MG-PIC/S-箔), $1.5/T(0.1MG-PIC/S), $2/T(0.05MG-PIC/S-箔), $1.5/T(0.05MG-PIC/S),
Thyroid-S® (強生) $1.5/T(0.1MG-PIC/S), $2/T(0.1MG-PIC/S-箔)

藥理作用 1.本藥天然甲狀素左旋異構物的單鈉鹽，其0.1mg相當於乾躁甲狀腺的65m，可口服，靜脈注射通常用於治療粘液性的水腫昏迷(myxedema coma)。當患者不能口服時，亦可考慮肌注，本藥起始作用慢，作用期長，對於心臟病患者靜注時，要少量緩慢注射，並加謹慎觀查。
2.作成藥物(levothyoxine sodium)適量的服用，可回復因甲狀腺分泌不足所造成的甲狀腺機能不足症狀，例如：無法維持正常的身體機能，造成生長遲緩、說話較慢、能量不足、體重增加、掉頭髮、皮膚變的乾厚、容易覺得冷。
3.Levothyoxine sodium也可用於治療甲狀腺腫。

適應症 [衛核]甲狀腺機能減退症。

用法用量 飯後服用，一天劑量不超過一錠者，宜在早飯後一次服用。一天劑量較高者，應分二次服用，即早晨及午後。
1.口服：(a)甲狀腺功能減退：兒童，年青人與中年成人，初給量，每日0.05~0.1mg，到獲得所需療效為止。(b)嚴重的甲狀腺功 能減退症：開始量為0.025mg，以後每隔2~3週增加0.05~0.1mg，直到獲得滿意療效為止。(c)年老患者：開始量宜更小，每日0.0125~0.025mg連續6週後，每隔6~8週將用量加倍，直到獲得滿意療效為止。
2.靜注，肌注：治療粘液水腫昏迷用：成人0.2~0.5mg；第二日再注射0.1~0.3mg。

不良反應 1.偶有：體重減輕、顫抖、頭痛、胃部不適、嘔吐、腹瀉、胃痛或痙攣、神經質、易怒、失眠、大量出汗、食慾增加、發燒、月經不規則、對熱敏感、暫時性的落髮(特別是兒童在治療時的第一個月)。

2.罕有：嚴重的皮膚疹，呼吸或吞嚥困難，胸痛，心跳、脈搏太快或不規律

醫療須知 1.若罹患糖尿病、動脈硬化、心臟病、高血壓、甲狀腺亢進、腎上腺或腦下降機能不足，服用本藥宜小心。
2.狹心症或冠狀動脈疾病患者，服用本藥在運動時，可能會造成胸或呼吸急促，宜減輕運動量。
3.大約服用2週後才會有較明顯的症狀改善。未經醫師指示不可自行調整劑量或增加服藥次數。
4.服用levothyoxine sodium期間請勿飲酒。
5.甲狀腺機能正常者，請勿使用levothyoxine sodium來減重，因為會造成嚴重甚至致命的毒性。

69103 THYROID

孕A 乳? 泄 腎/糞 ½ T(3)1～2D;T(4)6～7D

℞ 64 MG, 65 MG/錠劑(T);

商　名
Thyrodin®(福元)
Thyroid®(人人) $1.5/T(64MG-PIC/S)
Thyroid®(強生) $1.5/T(64MG-PIC/S), $2/T(64MG-PIC/S-箔)
Thyroid®(衛達/嘉林) $1.5/T(64MG-PIC/S), $2/T(64MG-PIC/S-箔)

藥理作用 本藥含活性甲狀腺素T_4和T_3的製劑可促進代謝，增加基礎代謝率BMR。

適 應 症 [衛核]因甲狀腺機能障礙而引起之下列諸症：甲狀腺機能減退、粘液性水腫、單純甲狀腺腫、侏儒症、皮膚乾燥症
[非衛核]可用於輔助呆小症，肥胖症的治療。

用法用量 每天60mg，視病情而定，每30天可增至每天60~180mg。年老者更應從小量開始，每天7.5~15mg，4~6週後再增加藥量。

§69.2 抗甲狀腺素

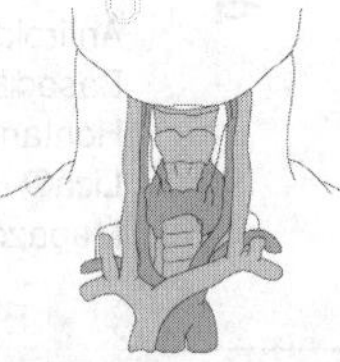

69201 ANTITHYROID 類藥物總論

類　別
CARBIMAZOLE
METHIMAZOLE(THIAMAZOLE)
PROPYLTHIOURACIL

藥理作用 抑制甲狀腺荷爾蒙的生合成，可能藉抑制催化碘轉變成碘化物的酶系，以及減低與tyrosine作用之游離碘的濃度。也可能阻斷氧化配對的monodiiodotyrosine形成T3和T4。和部份抑制T4轉變成T4轉變成T3，不再不活化存在的T3和T4，也不干擾外生性甲狀腺荷爾蒙的作用。藥物引發循環性荷爾蒙濃度的抑制作用，結果代償性的增加TSH從垂體腺部釋放出來。過量的TSH，會增加甲狀腺的大小和多血管性(引起甲狀腺腫的作用)。

適 應 症 [非衛核](1)治療甲狀腺機能過高(對較輕的病例，甲狀腺沒有過度的增大，最有效)。(2)預備做部分的甲狀腺切除術(來減少甲狀腺機能過高和減低手術的危險)。

用法用量 詳見個別論述。

不良反應 皮膚出疹搔癢，噁心，腹部不適。

醫療須知 1.對接受抗甲狀腺藥物的病，在甲狀腺切除術之前投與碘(如lugol solution，potassium iodide solution)7~10天，以減少腺體的大小及多血管性。
2.這些藥物容易通過胎盤障壁，因此可能使正在發育的胎兒產生甲狀腺腫和呆小症。懷孕期間使用最小的有效劑量，而且儘可能在分娩之前~3週停藥。懷孕期間，甲狀腺荷爾蒙時常和抗甲狀腺藥同時投與，以預防母體和胎兒的甲狀腺機能過低症。忠告母親若服用抗甲狀腺藥物，就不餵乳給嬰兒。

69202 CARBIMAZOLE

孕 D 乳 - 食 ± 泄 腎 ½ 5~13h

Rx 10 MG/錠劑(T);

商　名

Carbizo®(優生) $1.5/T(10MG-PIC/S),

Newmazole®(人人) $1.5/T(10MG-PIC/S), $2/T(10MG-PIC/S-箔)

藥理作用 1.本藥屬thioamide衍生物，可抑制甲狀腺素的生合成。

2.本藥的效力為其thiouracil類製劑的10倍，降低BMR較緩慢，毒性也較弱。

適 應 症 [衛核]甲狀腺機能亢進

用法用量 1.初劑量：輕症者每次5mg，次之者10mg，嚴重患者為15mg，每天都服用3次

2.維持劑量：每天5~10mg。

3.孩童：初劑量0.17~1mcg/kg，通常1~3星期後症狀會改善，1~3月後就可控制其症狀。

不良反應 白血球過少症、關節痛、困倦、神經炎、眩暈、紅疹、禿頭、搔癢、血小板過少症；嚴重者-肝毒性。

醫療須知 1.本藥因為會造成顆粒性白血球缺乏症，而降低抵抗力，所以不宜接種疫苗，特別是活性疫苗。

2.若病人於治療期間出現任何急性胰臟炎相關症狀或徵侯，應立即停藥，且不應再次處方含carbimazole或methimazole成分藥品於曾於服用此兩種藥品後發生急性胰臟炎的病人，避免急性胰臟炎復發。

3.懷孕婦女使用含carbimazole或methimazole成分藥品可能有導致胎兒先天性畸形的風險，特別是在第一孕期和使用高劑量的情況下。

69203 METHIMAZOLE(THIAMAZOLE)

孕 D 乳 - 泄 肝

Rx 5 MG/錠劑(T);

商　名

Antiroid®(優良)
Based®(中生) $1.5/T(5MG-PIC/S)
Hontan®(應元/豐田) $1.5/T(5MG-PIC/S),
Lica®(瑞士) $1.5/T(5MG-PIC/S), $2/T(5MG-PIC/S-箔),
Mepazole®(安星/信東) $1.5/T(5MG-箔), $1.5/T(5MG-PIC/S),
Metazole®(杏林新生)
Methimazole®(強生) $2/T(5MG-PIC/S-箔), $1.5/T(5MG-PIC/S)
Methimazole®(榮民)
Methizol®(長安/安力圻)
Patazole®(派頓)
Thimazol®(順華) $2/T(5MG-PIC/S-箔), $1.5/T(5MG-PIC/S),

藥理作用 本藥為比propylthiouracil強，作用期較長，毒性較大，皮膚發疹時就要停藥。

適 應 症 [衛核]甲狀腺機能亢進。

用法用量 1.將每日劑量均分3等份，每8小時服用一次。

2.成人：a.初劑量症狀輕微時，每日15mcg，中度症狀每日30~40mcg，嚴重症狀每日60mg，持續2個月再依患者耐受性及臨床效果調整劑量。b.維持劑量：每日5~15mg。每日劑量高於40mg時，顆粒性白血球缺乏症發生率也會增加。

3.兒童：a.初劑量：每日0.4mg/kg。b.維持劑量：每日0.2mg/kg。

醫療須知 1.本藥因為會造成顆粒性白血球缺乏症，而降低抵抗力，所以不宜接種疫苗，特別是活性疫苗。

2.若病人於治療期間出現任何急性胰臟炎相關症狀或徵侯，應立即停藥，且不應再次處方含carbimazole或methimazole成分藥品於曾於服用此兩種藥品後發生急性胰臟炎的病人，避免急性胰臟炎復發。

3.懷孕婦女使用含carbimazole或methimazole成分藥品可能有導致胎兒先天性畸形的風險，特別是在第一孕期和使用高劑量的情況下。

69204 PROPYLTHIOURACIL

孕 D 乳 - 食 ± ½ 1~2h

Rx 50 MG/錠劑(T);

商　名

Polupi®(汎生) $1.9/T(50MG-PIC/S), $2/T(50MG-PIC/S-箔),

Procil®(西德有機/尼斯可) $2/T(50MG-PIC/S-箔), $1.9/T(50MG-PIC/S)

69 甲狀腺激素和抗甲狀腺的藥物

藥理作用 1.本藥會干擾體內碘的利用以及阻斷thyroxine T_1和triiodo thyronine(T_3)的生合成
2.本藥為毒性最小的抗甲狀腺藥物，持續治療6~12星期，就可維持甲狀腺正常功能。
3.飯間投與可減少胃腸不適。

適 應 症 [衛核]甲狀腺機能亢進症。

用法用量 1.成人−開始時100mg，每天3次，間隔8小時。維持量：每天為100~150mg。
2.孩童(10歲以上)−每次50~100mg，每天3次，每隔8小時給予1次。
3.孩童(6~10歲)−每天50~150mg，分數次投與 。
4.甲狀腺中毒危象：通常第一天給予200mg q4-6h，症狀控制後再逐漸調低劑量。

不良反應 常見-頭痛、眩暈、噁心、嘔吐、消化不良、肝炎、血小板減少、精神抑鬱、畏寒、皮疹、肌痛、搔癢、月經異常、體重變化。

醫療須知 1.本藥因為會造成顆粒性白血球缺乏症，會降低患者身體的抵抗力，未經醫師許可不得接種疫苗，或與口服小兒麻痺疫苗的人接觸。
2.本藥會影響大多數醫學檢驗的結果，宜注意。
3.服用本藥期間，患者有任何受傷或感染須立即就醫。
4.使用PTU時須密切觀察病人肝功能的徵兆和症狀，特別是在開始使用的前6個月。
5.成人和小孩使用propylthiouracil(PTU)可會造成嚴重肝損傷，包括肝衰竭和死亡。

§ 69.3 碘

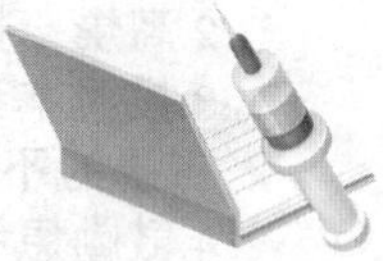

69301 IODIDE 類藥物總論

類 別 RADIOACTIVE SODIUM IODIDE−I131

藥理作用 不完全確定。可能抑制甲狀腺荷爾蒙從thyroigloblin中釋放，和干擾甲狀腺荷爾蒙的合成。減少甲狀腺體的大小及多血管性和增加腺體內結合碘的量

適 應 症 1.準備切除甲狀腺時，本藥可減少甲狀腺的大小，多血管性及脆性。
2.暫時抑制甲狀腺機能過高狀態。
3.治療甲狀腺風暴(thyroid storm)(靜注碘化鈉)。

用法用量 每天0.2~0.6mg，分2~3次口服。
1.Sodium iodide(10%或20%針劑)−用於治療甲狀腺危象，可靜脈輸注1g，一天的劑量為1~3g。
2.Strong iodine solution(5%碘和10%碘化鉀)−每天3次，每次0.3ml。

不良反應 不悅的金屬味，胃腸不適。

醫療須知 1.懷孕期間，要小心投與，因為化合物會引起新生兒的甲狀腺腫(goiter)。
2.小心患者避免亂使用含碘化物的成藥(如咳嗽製劑，氣喘藥，鹽類代用品)，因為這些會增加碘化物治療的反應。
3.當藥物用於甲狀腺切除術之前時，催促嚴格遵守處方劑量，以避免可能喪失碘化物的功效，和腺體增大。

69302 IODINE (LECITHIN)(JODINE)

℞ ● 0.05 MG, 0.75 MG, 5.4 MG/錠劑(T);

商 名
Iodo Phosphatide S.C.® (井田/天下)
Iodo S.C.® (正和/新喜國際)
Jolethin® (DAIICHI YAKUHIN/綠洲)

藥理作用 1.必要時，可以很正確的使用微量之碘。例如巴塞杜氏病患等之治療上，視其病症之輕重，可以仔細的調節碘投與量。
2.長期繼續使用亦無任何副作用。

適應症 [衛核]甲狀腺機能低下所引起的症狀：先天性甲狀腺低下症、甲狀腺機能低下症

用法用量 通常成人每日量300~600ug，分2~3次服用。長期連用至症狀消失為止。本藥須由醫師處方使用。

69303 POTASSIUM IODIDE

孕D 乳 - 泄 腎

130 MG/錠劑(T);

商　名

Potassium Iodide®（信東）

藥理作用 碘能夠加強呼吸道液體的分泌，因而降低液的黏度和濃稠度。

適應症 [衛核]限於輻射緊急事故，保護甲狀腺時使用。

[非衛核]本藥可用治療伴有濃黏液的慢性肺疾的疾狀。

用法用量 1.成人–300~1,000mg一天2~3次，飯後服用。如果耐受性良好，可慢慢調至1~1.5g一天3次。

2.兒童：約為成人劑的一半。

不良反應 胃腸不適、腹瀉、噁心、嘔吐、碘中毒、甲狀腺腫；嚴重者-血管神經性水腫

醫療須知 1.如果皮膚發疹，發燒，喉嚨痛，嘔吐，上腹痛，或碘中毒的其他徵兆。

2.高燒，持續咳嗽，孕婦或授乳的婦女等在服用本藥時，宜小心。

3.投與本藥時，要以水，果汁或其他媒液稀釋，其錠劑與食物或牛好一起服用可減少胃腸的不適。

4.鼓勵患者增加飲用液體的量，戒煙和使用濕度保持器，以增強碘化物的祛痰作用。

5.要知道長期使用碘化物，會導致甲狀腺機能不足和碘化物誘發的甲狀腺毒症。使用量不可超過推薦劑量，以及不可長期服用。

6.若患者有碘中毒的症狀得避免攝取含碘量高的食物，如海鮮、海藻、海帶、魚肝油、含碘鹽。

69304 RADIOACTIVE SODIUM IODIDE–I131

Rx

50 MBq, 360 MBq/膠囊劑(C); 0.25 MG, 1 MG/注射劑(I); 250 MCI/液劑(Sol);

商　名

Adosterol-I131®（FUJIFILM/元新）
Iodine-131®（原委會核研所）
Sodium Iodide I131®（ANSTO/欣科）
Sodium Iodohippurate-I131®（FUJIFILM/元新）

藥理作用 迅速和有效地被甲狀腺吸收後，編入T3和T4中，並貯存於腺體的濾胞內。放出的射線有β-輻射線，和少量波長較長的γ-輻射線。β-輻射線僅滲透1~2mm，因而停留局限在甲狀體內，而γ-輻射線能由外面測定，並定量之。大量釋放β-輻射線破壞甲狀腺組織。

適應症 [衛核]副腎疾患之放射造影

[非衛核]說明：(1)治療甲狀腺機能過高症，尤其是30以上的患者，對其他抗甲狀腺藥物沒有反應者。(2)治療甲狀腺癌瘤和轉移(效果存疑，因為贅生的甲狀腺組織可能無法濃縮足夠的碘化物離子)。(3)診斷甲狀腺的障礙，根據腺體吸收同位素而定。

用法用量 劑量以毫居里(millicuries，mci)來測量，而且依適應症，腺體的大小，少許的起始追蹤劑量之吸收情形和具放射活性的碘化物從腺體的釋放速度等，而有變化。平均劑量如下：(1)診斷：2~10uci(2)甲狀腺機能過多症：4~10mci單一劑量或分成2次劑量投與，中間隔6~8週。(3)甲狀腺癌瘤：50~150mci通常在一杯水中(無色和無味)口服投與。也可以靜注給予。治療可每3~4個月重覆一次，直到甲狀腺的功能獲得正常。

不良反應 甲狀腺機能過低症，甲狀腺部位上的疼痛，噁心，吞嚥困難，咳嗽，頭髮變薄。

醫療須知 1.接受放射活性碘化物的患者，要定期做甲狀腺的功能研究，來測定可能發展成甲狀腺機能過低。

2.注意：溶液擱置會變暗，但此不影響效價。

3.分娩年齡的婦人要小心使用。若需要使用，可在月經期的頭幾天投與。

4.投與放射性碘化物之前，要停止抗甲狀腺藥物的治療3~4天。

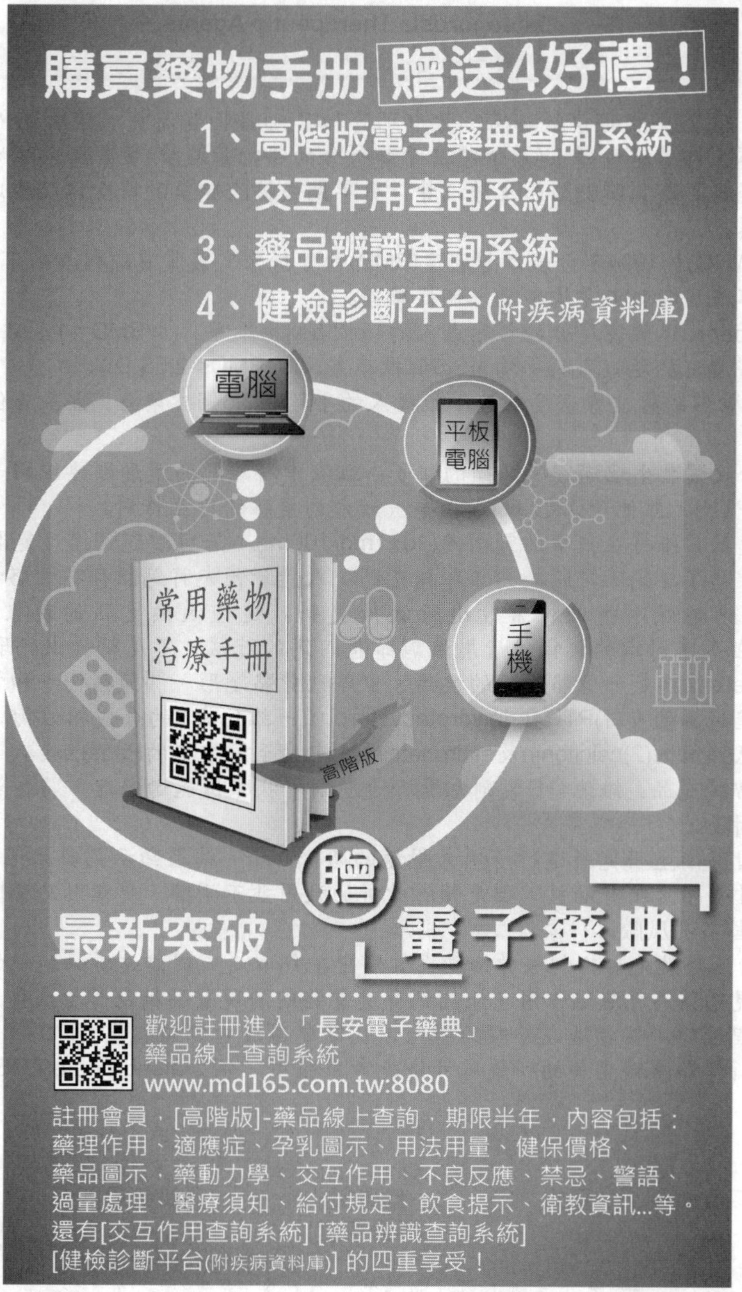

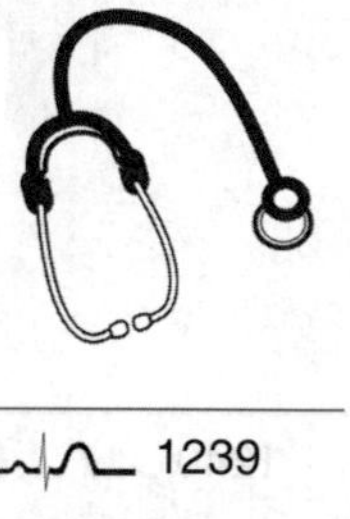

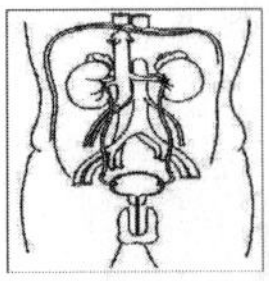

第七十章 骨質疏鬆症治療劑

Osteoporosis Therapeutic Agents

骨質疏鬆是一種全身性的骨骼疾病，骨中鈣質和其他礦物質流失，使骨骼內的孔隙變大、變多，骨小梁變得單薄，即骨密度變小(單位體積骨骼所含的礦物量減少)當下降至臨界值以下，骨骼就會脆弱，易骨折，尤其是髖關節腕關節及脊椎骨；更年期或摘除卵巢的婦女與75歲以上的老年人，通常較易罹患骨質疏鬆。

聯合國衛生組織(WHO)於1994年發表以骨密度(BMD)和骨折來定義骨質疏鬆症如下：

1.)正常：骨密度不低於年輕人平均值的一個標準差。

2.)骨質缺乏(osteopenic)：骨密度低於年輕成人的1到2.5個標準差。(即BMD=-1至-2.5S.D.)。

3.)骨質疏鬆症骨密度低於年輕人的平均值2.5個標準差。(即BMD<-2.5S.D.)。

4.)確定的(嚴重的)骨質疏鬆症骨密度低於年輕成人的平均值2.5個標準差。並且合併一個或多處的骨折(fracture)。

鈣是很多生命攸關之生理過程所必須的離子。血液中游離鈣的濃度則要依賴一些物質，最重要的副甲狀腺荷爾蒙(PTH)，維他命D及calcitonin等，一系列複雜的交互作用。

血中鈣的濃度正常維持在狹窄的範圍內(10±1mg/100ml)，若脫離這個濃度範圍，結果出現高鈣血或低鈣血的症狀。為了在鈣不足時能夠立即補充鈣，人體會預先將鈣儲存在骨骼當中。而且，盡可能的話，越新鮮的鈣越好，所以經常會進行汰換更新。這種汰換更新的現象就稱為「骨骼重塑(remodeling)」。在本章討論的藥物，皆用來調節體內鈣的貯藏，不足時提供鈣取代物，及用來治療Paget's疾病。Paget's疾病是一骨骼脫鈣的疾病，會導致骨骼變形，關節損傷，和骨骼腔內血管纖維組織的發展。在這裡討論的有(1)PTH和dihydrotacysterol，一維他命D的合成相似物，適用於副甲狀腺機能過低症有關的低鈣血，(2)calcitonin及etidronate用於中度至嚴重型的Paget's疾病，(3)口服鈣鹽，作為鈣缺乏狀態的日常補充品。維他命D製劑也用於治療副甲狀腺機能過低症，將在第82章中，和其他脂溶性維他命一起討論。

2006年美國國家衛生研究所進行一項大規模的研究WHI，結果顯示鈣與維他命D這二種補充劑雖然對年長女性的骨質密度稍有助益，但是預防骨折的效用並不明顯，更無助於預防結腸直腸癌，而且還會升高罹患腎結 石的風險。

骨質疏鬆症的治療就是要抑制破骨細胞從骨骼中把鈣取走或促進造骨細胞把鈣存進骨骼內，從骨骼中把鈣取走的現象稱為骨溶蝕作用，而把鈣存進骨骼內的現象則稱為骨生成作用。骨溶蝕作用的程度大於骨生成的程度時，就會造成骨頭的弱化，長期會造成骨質疏鬆症(圖70-1)，若服用過阻骨密度繼續降低，刺激新骨骼組織生長的新藥應可優先考慮服用，例如alendronate(FOSAMAX®)。

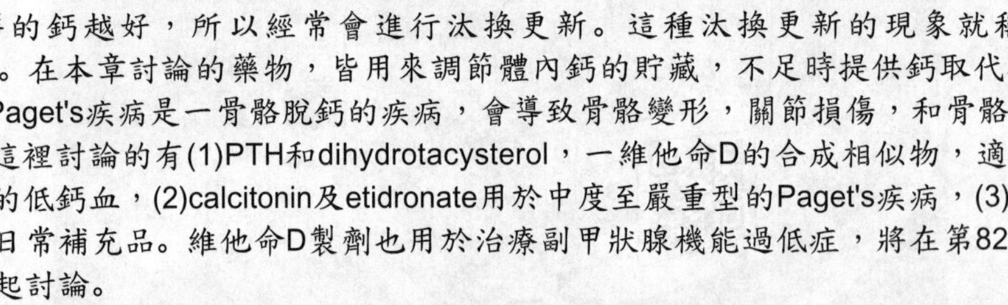

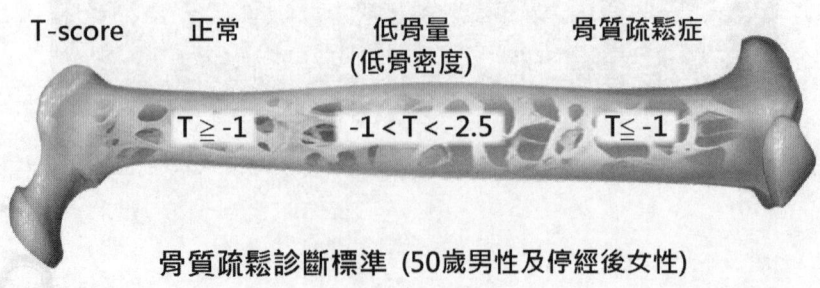

骨質疏鬆診斷標準 (50歲男性及停經後女性)

生活型態調整：

(1)運動療法：骨質疏鬆的預防，為了增加骨量，適度的運動是重要的，對高齡者而言，散步或輕度運動可提高肌肉和關節的柔軟性，而對跌倒的防止是有幫助的。但是運動療法的實施必需要注意心血管疾病，肺疾病或高血壓等的合併症，所以需遵從醫囑。

(2)飲食療法：為了維持骨量均衡的飲食是重要的，蛋白質、鈣、鉀、鎂、vitamin C，D，K需十足攝取，同時保持適度的體重亦是重要的。每日最少必要攝取800mg以上的鈣，最大攝取量為2500mg/日。

(3)跌倒預防：跌倒會隨著年齡的成長增加，其合併發生骨折的機率也會增加。所以預防跌倒是預防骨折的重要對策，同時此也是維持高齡者生活質量(QOL)的重點。

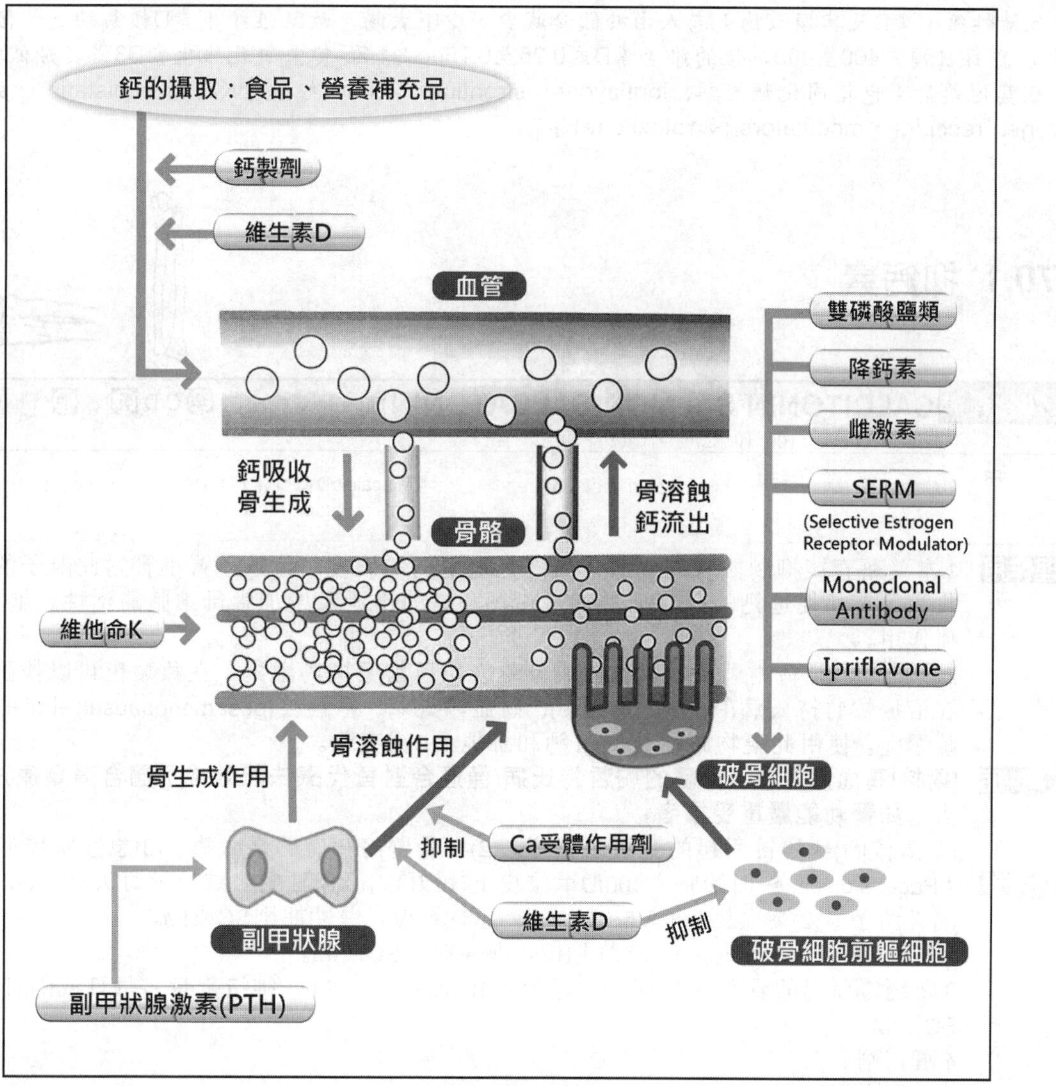

圖70-2 骨質疏鬆的治療藥物

骨質疏鬆症治療藥物的分類：

1.雌荷爾蒙(estrogen)：應用於防止停經後婦女的骨質流失目前是為首選藥物。如果沒有任何禁忌情況時(如子宮內膜癌、乳癌、血栓症等)，所有婦女在骨質疏鬆危險時應考慮給予雌荷爾蒙。至於其減少骨質流失之最佳療效劑量為每日0.625mg的結合態雌荷爾蒙(conjugated estrogen)或1至2mg的二氫基雌荷爾蒙(17β-estradiol)或其他同效量之口服活性雌荷爾蒙。

2.有關雌荷爾蒙可能導致子宮內膜癌的危險已由投予黃體素而不致發生。因此對於仍保有子宮的婦女，持續性或週期性(每月給予21~25天)的投予荷爾蒙加上週期性的投予黃體素(每月給10~12天)是被大家推薦的治療方式。

3.雙磷酸鹽類(bisphosphonates)：能對骨骼之溶解之產生極強之抑制作用。臨床上已被證實能抑制停經後婦女及使用類固醇引起之骨質疏鬆症之骨骼流失作用。唯其對減低骨折之發生上無定論。劑量過高時尚且抑制骨之礦化作用，新一代之產品將從減少此種副作用著手。FDA 通知醫護人員和患者，使用bisphosphonates 可能發生嚴重或有時不能耐受的骨頭、關節和/或肌肉(骨骼肌)疼痛。

4.氟化物：氟化物為一非常強烈的刺激骨生成藥物，尤以小樑骨之骨質增加最明顯，但高劑量治療時反增加週邊皮質之骨折率。

5.活性維生素D及其類似物：老人由於飲食減少，少曬太陽，故活性維生素D較易缺乏，較易發生骨折。應每日補充400至800單位的維生素D或0.25至0.75μg之1.25-雙氫氧化維生素D3或其類似物。

6.其他藥物：包括同化類固醇、ipriflavone、strontium、PTH、維生素K2、及echistatin， selective estrogen receptor，modulators (如raloxifene)等。

§ 70.1 抑鈣素

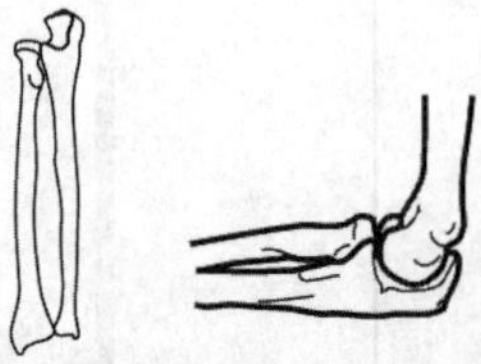

70101 CALCITONIN SALMON(SALCATONIN)

孕 C/D 乳 - 泄 腎 半 1. 25h

Rx ✎ 50 IU/ML, 100 IU/ML/注射劑(I);

商 名

Calcinin®（瑞士/瑞安）$88/I(50IU/ML-PIC/S-50IU),

Miacalcic® ◎ （裕利）$88/I(50IU/ML-PIC/S-50IU), $126/I(100IU/ML-PIC/S-100IU)

藥理作用 1.本藥藉直接抑制蝕骨的吸收，而降低血中鈣的濃度。藉阻斷腎小管對此離子的再吸收和可能藉促進鈣的貯存而增加腎臟鈣和磷的排泄及增加骨母細胞的活性。並具有止痛作用。

2.本藥是一種荷爾蒙產物。它的成分是人類荷爾蒙抑鈣激素，在魚類也可以找到。用在治療帕哲持氏病(Paget's disease)、高血鈣危象、停經後(post menopausal)引起的骨質疏鬆症。使用此藥物時也要服用鈣和維他命D補充劑。

適應症 **[衛核]高血鈣危象、骨髓的帕哲特氏病(僅適合對替代療法無效或不適合這類療法的病人，如腎功能嚴重受損者)。**

[非衛核](1)斷經後引起的骨質疏鬆症。(2)與骨質溶解有關之骨痛。(3)急性胰臟炎。

用法用量 1.Paget's disease−開始時，100IU單位皮下(較好)或肌肉注射。維持量每天50~100IU，或隔天給予；(2)高血鈣−每天5~10IU/kg，急性期IV，慢性期則SC或IM。

2.高血鈣−每天5~10IU/kg，急性期IV，慢性期則SC或IM。

3.斷經後引起的骨骼疏鬆症，始起劑量100IU，SC，IM； 維持劑量：每日或隔日50IU，SC，IM。

4.噴霧劑：

a.摘下保護瓶蓋。

b.第一次使用時，握住藥瓶，如右圖二，快速地壓下幫浦(啟動器)，直到卡一聲後放掉。共約壓三次，啟動器底部邊緣刻度即出現綠色標示，表示鼻噴霧劑已在準備使用狀態。

c.頭稍前傾，將噴嘴放入鼻孔內，幫浦壓一下後放掉為一次的劑量，第一次給藥刻度即出現"1"，以此類推。(每瓶至少可噴14次，共16個刻度)用藥後大力地吸幾下，以免藥水從鼻子流出來，且不要立刻擤鼻。

d.如醫師囑咐您每次用藥需同時噴二次，即可重覆步驟三，噴另一個鼻孔。

e.使用完畢再蓋回瓶蓋以防噴嘴塞住。

不良反應 噁心，嘔吐，注射部位的局部發炎反應，顏面潮紅，calcitonin重覆使用可能會使抗體形成。

醫療須知 1.噴霧劑一但打開藥瓶，可置於室溫，並於四週內用完。
2.為了讓calcitonin synthetic salmon能充分作用，飲食中需要足量的鈣及維他命D，醫生可能會指示您服用維他命D和鈣質補充劑。
3.若是有以下症狀發生嚴重的情形或是無法消除時，請盡快通知您的醫師：胃不舒服、腹瀉、潮紅、感冒症狀、肌肉痛、背部痛、發燒、疲倦。
4.若您有下列任一症狀，請立刻通知醫師：鼻子出現結硬皮、乾、紅、腫脹、痛或流血症狀、呼吸困難、鼻或喉嚨腫脹、起疹子。

§70.2 雙磷酸類(Bisphosphonates)

衛生署公告含雙磷酸鹽類(bisphonates)成分藥品再評估結果相關事宜。

根據藥事法第48條，衛生署公告事項：

一.治療骨質疏鬆症之雙磷酸鹽類(bisphosphonates)成分藥品可能導致非典型股骨骨折(atypical femur fracture)之不良反應，經衛生署再評估其臨床效益與風險，所有用於治療骨質疏鬆症之雙磷酸鹽類(bisphosphonates)成分藥品之方單，應加刊相關警語與注意事項；加刊內容為

另使用含雙磷酸鹽類(bisphosphonates)成分藥品有導致罕見但嚴重之顎骨關壞死之不良反應，已刊載於該類藥品之仿單中，應持續嚴密監視其安全性。

為確保病人用藥安全，需讓病人及醫療人員瞭解下列事項，以降低風險。

1.每天保持餐後及睡前刷牙習慣以維持口腔清潔，並經常漱口以保持口腔濕潤，定期至牙科診所接受口腔檢查。
2.每天用鏡子檢查口腔牙齦，若出現牙齦疼痛、腫脹、化膿、唇或顏面麻木感、牙齒鬆動或脫落、齒槽骨暴露、牙齒傷口無法癒合等症狀時，應告知您的醫師或牙醫師。
3.若持續出現任何大腿、髖部或鼠蹊部疼痛的情形時，應告知醫師。
4.若需要進行拔牙、植牙等侵入性之相關手術時，主動告知牙醫師，目前正在使用雙磷酸鹽類成分藥品。
5.如有下列情形請主動告知醫師：
①即將或正進行牙科手術、拔牙等侵入性牙科治療。
②嘴巴或牙齒有任何問題。
③曾服用過或正在服用雙磷酸鹽類或其他抗骨鬆症藥品。
④目前正在服用類固醇藥品或有糖尿病。
⑤吸菸。
⑥曾經罹患過癌症。
⑦懷孕、哺乳。

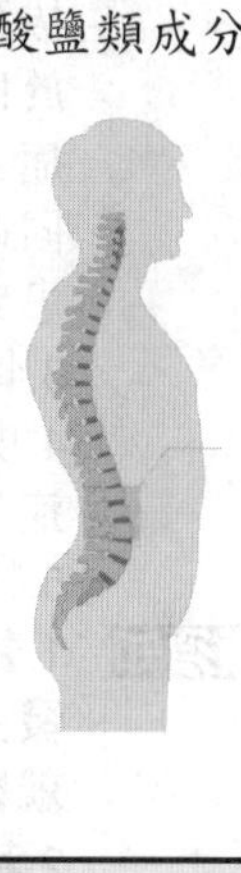

70201 ALENDRONATE SODIUM▲ 孕C 乳? 食－

℞ 70 MG, 91.35 MG, 91.37 MG, 91.372 MG/錠劑(T);

商　名
APO-Alendronate®（APOTEX/鴻汶）$127/T(91.35MG-PIC/S)
Alendronate Sandoz®（NOVARTIS/山德士）$127/T(91.35MG-PIC/S)
Binosto®（SWISSCO/亞博）$127/T(91.37MG-PIC/S)
Covaxin® ＊（華興）$127/T(70MG-PIC/S)
Mosmass®（RAFARM/西海）$127/T(91.372MG-PIC/S)
Plusdmax® ＊（杏輝）$127/T(91.37MG-PIC/S)

藥理作用 1.本藥為一種aminobisphosphate，它能強力且專一地抑制蝕骨細胞為媒介(osteoclast-mediated)的骨耗損作用，以減少骨質流失。
2.本藥會與骨中之hydroxyapatite結合，抑制phosphatase之酵素水解作用。其會選擇性附

著在骨表面易耗損骨質的部位，藉著抑制蝕骨細胞(osteoclast)耗損骨質的活性，降低骨質耗損的量，因而可增加骨骼的密度。

適應症 [衛核]停經婦女骨質疏鬆症之治療。治療男性骨質疏鬆症，以增加骨密度。

用法用量 (1)停經後婦女骨質疏鬆症之治療以達到預防髖部及脊柱(椎骨壓縮性骨折)的骨折。對於具有發展成為骨質疏鬆症之危險性的停經後婦女，本藥可用於骨質疏鬆症之預防以降低未來骨折的危險性。

(2)本藥可用於男性骨質疏鬆症之治療以避免骨折的發生。

(3)本藥必須於每天食用第一份食物、飲料或其它藥物至少半小時(最好較長)之前以一杯白開水一起伴服。其他飲料(包括礦泉水)、食物及一些藥物可能會降低本藥之吸收。

(4)為了促使藥錠抵達胃部進而減少對食道部位刺激的可能性，本藥必須只能在早晨起床後以一整杯的白開水伴服，而且患者在服藥後至少維持上半身直立30分鐘，並一直到吃過當天第一份食物之後才可躺下。

(5)本藥不可在睡前或未起床前服用。若沒有依照這些指示服用的話，將可能增加食道部位不良反應的危險性。

(6)如果來自飲食的鈣質和維他命D攝取量不足時，患者應補充足夠之鈣質及維他命D。

(7)對於年老者或患有輕度至中度腎臟功能不全的患者(creatinine排除率 35-60mL/min)不須調整劑量。由於目前缺乏較嚴重腎功能不全之患者(creatinine排除率< 35mL/min，或血清creatinine>1.6mg/dL) 使用本藥的經驗，因此本藥不建議使用於此種患者。於治療期間建議定期檢測creatinine clearance。

不良反應 1.全身性：過敏性反應包括蕁痲疹及罕見的血管水腫。服用本藥與其他的bisphosphonates一樣，典型地在起始治療時，曾經有報告發生如同急性期反應(肌痛、不舒服和極少有發燒)的一些暫時性症狀。罕見有症狀性低血鈣發生，其發生通常與具有易罹患這種疾病的體質相關。

2.胃腸道：噁心、嘔吐、食道炎、食道糜爛、食道潰瘍，罕見的食道狹窄或穿孔及口咽潰瘍；有極少數胃潰瘍或十二指腸潰瘍的病例，其中有部份是嚴重及併有併發症，但尚未建立其藥物相關性。口服bisphosphonate極少發生局部性顎骨壞死，其發生通常與拔牙及/或不易復原之局部感染相關。大多數與bisphosphonates相關之顎骨壞死，發生於以靜脈注射bisphosphonate治療之癌症患者。已知發生顎骨壞死的危險因子，包括癌症、伴隨的治療(例如：化學療法、放射線治療及皮質類固醇治療)、不良的口腔衛生及同時發生的疾病(例如：先前有口腔疾病病史、貧血、凝血病及感染)。患有顎骨壞死之患者應接受口腔外科醫生的適當醫療照護。

3.骨骼肌肉系統：骨骼、關節及/或肌肉疼痛，極少發生嚴重及/或失能情況。

4.皮膚方面：皮疹(偶有對光敏感)、搔癢、罕見嚴重皮膚反應，包括Stevens-Johnson氏症候群和毒性表皮壞死(toxic epidermal necrolysis)。

5.特殊感覺方面：罕見的葡萄膜炎、鞏膜炎或外鞏膜炎。

醫療須知 1.醫師必須注意患者是否出現可能是食道方面反應的病徵或症狀，而且須告知患者若發生吞嚥困難、嚥痛、後胸疼痛、新發生的心口灼熱或心口灼熱惡化，須停用本藥及就醫。

2.若患者服用本藥後躺下，或沒有伴服一整杯的白開水，或食道刺激的情況發生後仍繼續服用本藥，則產生嚴重食道方面不良反應的危險性會較大。

3.對於患有上消化道問題，如吞嚥困難、食道疾病、胃炎、十二指腸炎或潰瘍的患者，使用本藥時須特別注意。

4.為了促使本藥易抵達胃部，進而減少對食道部位刺激的可能性，應告知患者本藥需與一整杯的白開水伴服，且服藥後至少半個小時內不可躺下，並一直到吃過當天第一份食物之後才可躺下。患者不可咀嚼或吸吮錠劑，因為有可能會引起口咽部位的潰瘍。

5.須特別告知患者不可在睡前或起床前先服用本藥，且須告知患者若不遵守指示服藥，可能會增加發生消化道問題的危險性。須告知患者若產生食道方面的症狀時(如吞嚥困難或疼痛、後胸疼痛或新發生的心口灼熱，或心口灼熱惡化)，則須停止使用本藥並洽詢醫師。

6.對於每星期服用一錠本藥的患者，應教導他們如果忘記服藥時，應該在他們想起來後的早晨服用一粒錠劑。在同一天內不可服用二粒錠劑，而且必須根據原先排定的日期，回復到每星期一次一錠的用法。

7本藥不建議使用於creatinine排除率小於35mL/min的患者(或血清creatinine大於1.6mg/dL的患者)。

8.服用本藥前須先治療其低血鈣症。若患者有其他疾病影響礦物質代謝(如維生素D缺乏)亦須給予有效地治療。

70202 CLODRONATE DISODIUM TETRAHYDRATE▲

℞ 400 MG/膠囊劑(C);

商　名 Sinclote® ＊ (杏輝) $26.2/C(400MG-PIC/S)

藥理作用 本藥一是個很強的蝕骨細胞作用抑制劑，是骨質代謝上有再吸收病變時之理想制劑。它能預防高鈣血症和使高血清鈣離子濃度正常化，預防或減低新的骨轉移之出現和阻止或延遲舊的骨轉移的成長，減低骨折的危險和骨疼痛。

適 應 症 [衛核]惡性腫瘤之蝕骨性骨頭轉移，惡性高血鈣症。

用法用量 劑量依個人而調整注入濃縮液：每kg體重3~5mg，本藥可用生理食鹽水稀釋(如：300mg clodronate，溶於500ml之食鹽水)以3小時注完，連續3~5天，除非特殊情況不應連續使用超過7天。高鈣血症正常之後，最好改用口服的clodronate。膠囊：高鈣血症–每天2400~3200mg，分3~4次服用。正常血鈣每天1600~2400mg，分2~3次服用。

不良反應 膠囊–剛開始治療時，可能會發生腹痛，氣脹和腹瀉、較不常發生的副作用有暈眩和疲勞，此種作用在持續治療後會消失、注入濃縮液–當大量投與bisphosphonate且快速注入，曾發現有腎功能不全、如果按照推薦的劑量和次數，則未曾發現任何副作用。

醫療須知 1.高鈣血患者通常會脫水，故在clodronate注入之前，必須先恢復患者體液的平衡。

2.假如有腎功能損傷，其劑量應該減少，而嚴重的腎功能不全，應禁止使用注入濃縮液。

3.在口服clodronate膠囊同時，不得服用含有二價陽離子(Ca++，Fe++，Mg++，Mn++...)的食物和藥物(如制酸劑、牛奶、乳酪)。

70203 IBANDRONATE SODIUM▲

孕C 乳? 泄 腎 半 25.5h

℞ 1 MG/ML/注射劑(I);

商　名 Keybone® (南光) $2080/I(1MG/ML-PIC/S-3ML)

藥理作用 1.Ibandronate對骨骼組織的作用係基於其對氫氧基磷灰石(hydroxyapatite)的親和力，氫氧基磷灰石是骨骼礦物質基質的一部份。

2.Ibandronate可抑制蝕骨細胞的活性，並降低骨骼溶蝕作用及骨置換作用(bone turnover)。

3.對停經後的婦女而言，本藥可降低原已升高的骨置換率，從而提高骨質含量的平均淨值。

適 應 症 [衛核]用於治療停經後婦女之骨質疏鬆症(BMD TSCORE < -2.5 SD)，以減少脊椎骨骨折。

用法用量 1.Ibandronate注射劑用於治療停經後骨質疏鬆症時的建議劑量為每3個月一次，以15~30秒的時間靜脈注射3mg。

2.在以15~30秒的時間靜脈推注投予ibandronate的對照性臨床試驗中，並未發現任何發生急性腎衰竭的病例。使用其它的靜脈注射用雙磷酸鹽類藥物時，發生嚴重腎毒性的風險似乎和投藥的速率呈反比關係。

3.Ibandronate注射劑僅可靜脈注射投予。使用時務必小心，不要將ibandronate注射劑注入動脈或注入靜脈旁側，因為這樣可能會導致組織損害。

4.Ibandronate注射劑不可與含鈣溶液或其它靜脈注射藥物混合使用。

5.非口服藥品在使用前都應先目視檢查是否有微粒異物或變色的現象，如果發現微粒異物或產品有變色的現象，即不可使用。預先充填的針筒中如果有微粒異物或出現變色的現象，即不可使用。

不良反應 1.全身：背痛、四肢疼痛、感染、無力、過敏反應。

2.消化系統：消化不良、腹瀉、牙齒疾患、嘔吐、胃炎。

3.代謝營養疾患 ：高膽固醇血症。

4.肌肉骨骼系統：肌痛、關節疾患、關節炎。

5.神經系統：頭痛、眩暈、神經根病變。

6.呼吸系統：上呼吸道感染、支氣管炎、肺炎、咽炎。

7.泌尿生殖系統：尿道感染。

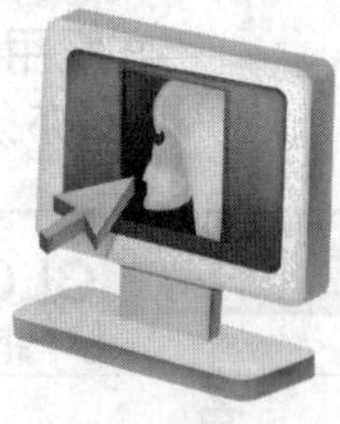

醫療須知 1.和其它靜脈注射用雙磷酸鹽類藥物一樣，ibandronate注射劑可能會導致暫時性的血鈣值降低。

2.Ibandronate注射劑僅可靜脈注射投予。使用時務必小心，不要將ibandronate注射劑注入動脈或注入靜脈旁側，因為這樣可能會導致組織損害。

3.切勿透過任何其它途徑投予ibandronate注射劑。透過非靜脈途徑投予ibandronate注射劑的安全性與療效目前尚未確立。

4.開始使用ibandronate注射劑治療之前，應先有效治療低血鈣、維他命D缺乏症、以及其它的骨骼與礦物質代謝障礙。適量攝取鈣質和維生素D對所有的患者都很重要。患者必須接受鈣質與維他命D。

5.在使用雙磷酸鹽類藥物治療的患者中，曾有發生骨壞死(主要為顎骨)的報告。大部份的病例都是發生於進行牙科手術的癌症患者，但也有一些是發生於患有停經後骨質疏鬆症或其它疾病的患者。發生骨壞死的已知危險因子包括癌症診斷、伴隨的治療(如化學治療、放射治療、皮質類固醇)、以及合併症(如貧血、凝血病變、感染、既有的牙科疾病)。

6.根據上市後的使用經驗，在使用已獲核准用於預防與治療骨質疏鬆症之雙磷酸鹽類藥物治療的患者中，曾有發生嚴重且偶爾會令肢體無法活動之骨骼、關節及(或)肌肉疼痛反應的報告。

7.Ibandronate注射劑應每3個月施打一次。如果漏打一劑，應盡快重新安排時間補行注射，然後再從最後一次注射之日算起，排定每3個月施打一次的時間。Ibandronate注射劑的施打頻率切勿超過每3個月一次。

8.患者必須補充鈣質與維他命D。

70
骨質疏鬆症治療劑

70204 IBANDRONIC ACID▲

℞ 1 MG/ML/注射劑(I);

商　名
Bondronat® ◎ (ROCHE/羅氏)
Ibandronate® (台裕) $2080/I(1MG/ML-PIC/S-3ML)
Bonviva® ◎ (VETTER/和聯) $2080/I(1MG/ML-PIC/S-3ML)

藥理作用 1.Ibandronic acid屬於二磷酸酐類化合物，專門針對骨骼產生作用。其對骨骼組織的選擇作用是基於二磷酸酐對骨礦物質的高度親和性。

2.二磷酸酐類藉由抑制蝕骨細胞活性而發揮作用，但確實的機制仍舊未明。

3.針對高血鈣的臨床試驗顯示，ibandronic acid主要是藉由降低血清鈣濃度及尿液鈣的排泄，來抑制癌症引起的骨溶解及癌症引起的高血鈣。

適應症 [衛核]預防乳癌併有骨骼轉移患者的骨骼病症(病理性骨折、需要放射線治療或手術的骨骼併發症)及治療腫瘤引起之高血鈣。

[非衛核]骨得寧注射劑適用於預防乳癌併有骨骼轉移患者的骨骼病疾(病理性骨折、需要放射線治療或手術的骨骼併發症)及治療腫瘤引起之高血鈣。

用法用量 1.預防乳癌和骨骼轉移患者的骨胳病症每3~4週以靜脈注射投與6mg，輸注時間應超過1小時。

2.高血鈣的治療 對於大多數重度高血鈣患者(白蛋白校正的血清鈣值≧3毫莫耳/升或≧12mg/100毫升)單次投與4mg的劑量。

3.對於中度高血鈣患者(白蛋白校正後血清鈣值<3毫莫耳/升或<12mg/100毫升)，有效劑量為2mg。

不良反應 1.最常出現體溫上升。偶爾會出現類似流行感冒的症狀，包含發燒、發冷、骨骼及/或肌肉疼痛。腎臟的鈣排泄作用降低常伴隨血清磷酸值下降。血清鈣值可能降至低血鈣的程度。有些單獨病例曾出現胃腸不適的現象。

2.投與其他二磷酸酐類在對乙醯水楊酸敏感的氣喘患者身上，曾造成支氣管收縮(哮喘、呼吸困難)。

3.在骨骼轉移癌症患者中，最常見的不良反應有頭痛、腹瀉、肌痛、衰弱、及似流行感冒症狀。

醫療須知 **1.建議接受骨得注射劑治療的患者，應監測腎功能、血清鈣、磷酸鹽和鎂。**

2.對重度肝病患者(肝患者不足)無法給與建議劑量。有心臟衰竭危險的患者應避免過度補充水份。

3.在臨床試驗，發現在高劑量下，發生毒性的主要器官是腎臟和肝臟 因此應監測腎和肝臟功能。應由靜脈注射投與葡萄糖酸鈣來矯正臨床上相關的低血鈣(極低的血清鈣值)。

70205 PAMIDRONATE DISODIUM

孕C 乳? 泄腎 半 28h

℞ 3 MG/ML/注射劑(I);

商 名 Pamisol® ◎ (HOSPIRA/輝瑞) $936/I(3MG/ML-PIC/S-5ML),

藥理作用 1.Pamidronate disodium是一種破骨性骨質耗損的強力抑制劑。在體外試驗中，它與hydroxyapatite crystals緊密地給，並抑制這些晶體的形成與溶解。在體內，破骨性骨質耗損的抑制可能至少有一部份是因為本藥與骨中礦物磷酸鈣質結合。

2.Pamidronate disodium抑制破骨前驅物向骨骼的趨近，以及後續的轉化成，再吸收的破骨細胞，因而抑制骨質再吸收。

適 應 症 **[衛核]惡性腫瘤之蝕骨性骨頭轉移、惡性高血鈣症。**

用法用量 1.Pamidronate disodium絕不可作為一般注射劑。Pamidronate disodium溶液須稀釋於不含鈣的輸注液，(例如0.9%的NaC1)並緩慢輸注。建議在治療前或中以生理食鹽水補充患者水份。

2.成人及老年人：治療計劃的pamidronate disodium總劑量視患者起始之血中鈣濃度而定。以下的原則是由未經修正的鈣值所得之臨床數據而來的。然而，在範圍內的劑量也適用於作為修正血漿的蛋白質之鈣值。

起始治療時血漿鈣濃度建議之總劑量

m mol/L	mg %	Dose (mg)
<3.0	<12.0	15 – 30
3.0 – 3.5	12.0 – 14.0	30 – 60
3.5 – 4.5	14.0 – 16.0	60 – 90 max
>4.0	>16.0	90 max*

*此劑量之使用經驗有限

3.Pamidronate disodium的總劑量可一次輸注或於連續2~4天內多次輸注完成。不管是起

70 骨質疏鬆症治療劑

始治療或重覆治療，每一治療期之最大總劑量為90mg。治療劑量超過60mg的例子相當有限。治療腫瘤引起的高鈣症，建議輸注速率不要超過15~30mg/2h。輸注液中pamidronate disodium的濃度不可超過15mg/125ml。在投予pamidronate disodium後24~48小時即可觀察到血鈣明顯的降低，且在3~7天內達到正常值。如果在此時間內未達到正常值，可能需加較大的劑量。反應的時間長短，視患者各有差別，當高血鈣復發時，可再次進行治療。臨床經驗顯示，當治療次數增加時AREDIA的效果可能會稍微降低。

不良反應 本藥的副作用經常是輕微而短暫的。最常見的副作用為無症狀低血鈣症及發燒(體溫會增加1度以上且可能持續48小時)、發燒通常會自行退去不需治療、症狀性的低血鈣症則很罕見、此外，尚有注射部位疼痛、胃腸道不適(如噁心、嘔吐)、淋巴球減少症。

醫療須知 1.至今無臨床經驗顯示pamidronate disodium用於患高血鈣小孩的情形。所以不應以本藥用於治療孩童。且對腎功能嚴重受損的患者，以pamidronate disodium治療的病例極有限，故建議對這種患者，治療要相當小心。
2.對中度腎功能不全的患者(血中creatinine值升高為正值的2倍)，無不良的反應發生。為了避免局部高濃度，造成局部反應，pamidronate disodium不可以當作一般注射劑使用。
3.本藥一定要稀釋並以靜脈緩慢輸注。(見用法用量)
4.因為共用後產生的效果未被研究，故pamidronate disodium不應與其他的biphosphonate共同治療高血鈣症。
5.Pamidronate disodium不可與含鈣的輸注液混合。
6.須定期檢察患者的血小板數。
7.建議癌症患者在接受注射劑型bisphosphonates治療前應先接受牙科檢查，並且應避免在接受bisphosphonates治療期間進行侵入性的牙科處置程序。患者接受bisphosphonates治療時發生頷骨壞死，若進行牙科手術可能使壞死的情況加重。

70206 RISEDRONATE SODIUM▲

孕C 乳－ 泄 腎/糞 半 220h

Rx 35 MG, 150 MG/錠劑(T);

商名 Reosteo® (PHARMASCIENCE/旭能) $579/T(150MG-PIC/S), Walkin® ＊ (PHARMATHEN/超元氣) $140/T(35MG-PIC/S)

藥理作用 1.本藥為雙磷酸鹽類(diphosphate)製劑，主要作用於骨骼。
2.本藥可降低血中鹼性磷酸酶而減少磷酸鹽由骨骼釋出。
3.本藥能促進副甲狀腺素分泌。
4.本藥能降低骨骼溶蝕作用，減少骨骼及關節疼痛，並增加骨質密度。

適應症 [衛核]治療及預防停經後婦女之骨質疏鬆症。

用法用量 1.柏哲德氏病：成人-口服：30mg q.d.，每日首次用餐或喝飲料前至少三十分鐘服用，持續2個月，如需要，於停藥2個月後可重複用藥。
2.預防及治療骨質疏鬆症：成人 - 口服：5mg q.d.，每日首次用餐或喝飲料前30分鐘服用。

不良反應 1.全身性：類流感症候群、無力、關節痛、骨頭痛、腿痙攣、肌無力。
2.中樞神經：頭痛、頭昏眼花。
3.心血管：胸痛、四肢水腫。
4.腸胃：腹瀉、腹痛、噁心、便秘、打嗝、結腸炎。
5.呼吸：支氣管炎、竇炎。
6.皮膚：發疹。
7.感官：弱視、耳鳴、乾眼。

醫療須知 宜注意患者是否有腸胃出血或低血鈣。

70207 ZOLEDRONIC ACID▲

孕D 乳－ 泄 胃 半 146h

Rx 0.05 MG/ML, 0.8 MG/ML/注射劑(I);

商　名

Aclasta® ◎ (CORDEN/美時) $9280/I(0.05MG/ML-PIC/S-100ML)　Cakeep® (南光) $9280/I(0.05MG/ML-PIC/S-100ML)
Bongain® (東洋) $9280/I(0.8MG/ML-PIC/S-6.25ML)　YungClasta® (永信) $9280/I(0.05MG/ML-PIC/S-100ML)

藥理作用 1.Zoledronic acid屬於含氮的雙磷酸鹽類化合物，主要作用在骨骼。它是蝕骨細胞骨質再吸收作用的抑制劑。

2.雙磷酸鹽類化合物對骨骼的選擇性作用是因為對礦質化骨骼具有高親和性。Zoledronic acid以靜脈給藥方式可快速分佈至骨骼中，如同其他雙磷酸鹽類化合物，具骨質再吸收部位的局部優先選擇性。

3.Zoledronic acid 在蝕骨細胞中的主要分子標的為酵素的焦磷酸酯合成酶(farnesyl pyrophosphate synthase)。Zoledronic acid之相對長作用周期，使得其與骨鈣質具高結合率。

適應症 **[衛核]治療骨佩吉特氏病 (Paget's disease of bone)治療停經後婦女的骨質疏鬆症，以降低發生髖關節、脊椎與非脊椎性骨折的機率，並增加骨密度。男性骨質疏鬆症之治療，以增加骨密度。Aclasta適用於治療及預防男性與女性因類固醇引起之骨質疏鬆症；這些病患為剛開始使用或持續使用每日劑量相當於7.5 mg prednisolone或更高劑量的全身性類固醇，且預期將持續使用類固醇至少12個月者。Aclasta預防停經後婦女的骨質疏鬆症。**

用法用量 1.治療停經後婦女骨質疏鬆症/治療男性骨質疏鬆症/治療及預防類固醇性骨質疏鬆症：

a.建議劑量為每年單次靜脈輸注5mg輸注液，輸注時間不得少於15分鐘，以固定的輸注速率給藥。

b.為了降低治療骨質疏鬆症並降低發生低血鈣的風險，若患者由飲食中的鈣攝取不足，患者應補充足夠的鈣與維生素D。停經後婦女每日平均需攝取1,200mg鈣與800~1000IU維生素D。

2.預防停經後婦女的骨質疏鬆症：

a.建議劑量為靜脈輸注5mg，輸注時間不得少於15分鐘，以固定的輸注速率給藥。

b.若患者由飲食中的鈣攝取不足，患者應補充足夠的鈣與維生素D。停經後婦女每日平均需攝取1,200mg鈣與800~1000IU維生素D。

3.治療骨佩吉特氏病：

a.建議劑量為靜脈輸注5mg，輸注時間不得少於15分鐘，以固定的輸注速率給藥。

b.為了降低低血鈣的風險，建議骨佩吉特氏病患者每日須給予1,500mg鈣質，以分開劑量的方式服用(每日兩次750mg或每日三次500mg)與800IU維生素D，在接受zoledronic acid治療後兩週內應特別注意。所有的患者須被教導鈣與維生素D補充劑在維持血漿鈣濃度及低血鈣症狀上的重要性。

c.佩吉特氏病的再治療：以本藥單次治療佩吉特氏病之後，可觀察到有延長緩解期的現象。目前尚無特定再治療的資料。然而，可針對復發的患者(血清鹼性磷酸酶增加)、血清鹼性磷酸酶無法回復正常值的患者，或是出現症狀的患者，考慮施以zoledronic acid的再治療。

4.給藥方法：

a.Zoledronic acid輸注時間不得少於15分鐘，以固定的輸注速率給藥。

b.Zoledronic acid注射液不得接觸到任何含鈣離子或其他含二價離子的溶液，須以單獨的輸注管以單次注射液給藥。

c.若注射液已冷藏，在輸注前先讓冷藏溶液回復到室溫。打開瓶裝後，溶液在2~8°C的溫度下可保持24小時。

不良反應 1.常見不良反應：關節痛、肌痛、類流感疾病、發燒、頭痛。

2.罕見不良反應：低血鈣、過敏反應(包括蕁麻疹、血管性水腫和支氣管收縮)以及非常罕見的過敏性休克反應。

醫療須知 **1.在開始進行zoledronic acid治療之前，必須先治療已存在的低血鈣症及礦物質代謝障礙(如副甲狀腺機能不足、甲狀腺手術、副甲狀腺手術;吸收不良症候群、小腸切除)。強烈建議對這些患者進行鈣及礦物質(磷和鎂)濃度的臨床監測。**

2.使用zoledronic acid之後發生低血鈣症為佩吉特氏病(Paget's disease)患者的一大風險。應告知所有的患者關於低鈣血症的症狀，以及補充鈣與維生素D對於維持血清鈣濃度的重要性。
3.應告知所有的停經後骨質疏鬆症患者，補充鈣及維生素D對於維持血清鈣濃度的重要性。
4.Zoledronic acid禁用於肌酸酐清除率<35mL/分鐘以及證實具有急性腎功能不全的病患。
5.為了避免腎功能不全，特別是那些接受利尿劑治療的患者，在使用zoledronic acid之前應適度地補充水分。Zoledronic acid與其他具腎毒性的藥物一起使用時，應小心謹慎。
6.在開始bisphosphonate治療前，應進行例行的口腔檢查。對於具有危險因子(如癌症、化學治療、皮質類固醇、口腔衛生不良)病史的患者，在接受bisphosphonates治療之前，應考慮先進行適當的預防性牙齒檢查。伴隨危險因子的病患在接受治療期間，應盡量避免侵入性牙科治療。
7.使用bisphosphonates類藥物(包括本藥)的患者，曾出現少見的報告為嚴重和偶而相當嚴重的骨痛、關節痛及(或)肌肉疼痛。
8.對阿斯匹靈過敏的患者，在接受bisphosphonates治療時，有發生支氣管收縮的報告，但此情形並未在zoledronic acid的臨床試驗中出現。對阿斯匹靈過敏的患者應小心使用zoledronic acid。
9.保存於25℃，短程搬運時可置於15~30℃。開封後，溶液在2~8℃的溫度下可保存24小時。

70208 Alendro-Dthen 安骨卓錠 ® （PHARMATHEN/基能）

℞ 每 T 含有：ALENDRONATE SODIUM TRIHYDRATE 91.36 MG；CHOLECALCIFEROL (EQ TO VIT D3) (EQ TO VITAMIN D3) 0.14 MG

適應症 [衛核] 停經婦女骨質疏鬆症之治療。治療男性骨質疏鬆症，以增加骨密度。

70209 Fosamax Plus 福善美保骨錠 70毫克/5600國際單位 ® （MSD/歐嘉隆）$127/T

℞ 每 T 含有：ALENDRONATE (AS SODIUM) 91.37 MG；VITAMIN D3 100000 I.U./g 53.33 MG

藥理作用
1.Alendronate sodium為一bisphosphonate(雙磷酸鹽類)，是一種對蝕骨細胞所引起之骨再吸收作用有效的專一性抑制劑。Bisphosphonates是pyrophosphate之合成類似物，會與骨中hydroxyapatite(羥磷灰石)結合。
2.Colecalciferol：維生素D3為一secosterol，會於肝中轉變為25-hydroxyvitamin D3，其再於腎中轉變為活性鈣代謝荷爾蒙「1，25-dihydroxyvitamin D3 (calcitriol)」，副甲狀腺素(parathyroid hormone)及低磷酸血症(hypophosphatemia)皆會促進此轉換過程。1，25-dihydroxyvitamin D3主要的作用是增加小腸對鈣及磷酸鹽吸收，也調節血清鈣、腎鈣、磷酸鹽排出量、骨形成及骨再吸收。

適應症
[衛核] 停經婦女骨質疏鬆症之治療。
治療男性骨質疏鬆症，以增加骨密度。

用法用量
1.停經後婦女骨質疏鬆症之治療以達到預防髖部及脊柱(椎骨壓縮性骨折)的骨折。對於具有發展成為骨質疏鬆症之危險性的停經後婦女，FOSAMAX可用於骨質疏鬆症之預防以降低未來骨折的危險性。
2.本藥可用於男性骨質疏鬆症之治療以避免骨折的發生。
3.本藥必須於每天食用第一份食物、飲料或其他藥物至少半小時之前以一杯白開水一起伴服。其他飲料(包括礦泉水)、食物及一些藥物可能會降低alendronate之吸收。
4.為了促使藥錠抵達胃部進而減少對食道部位刺激的可能性，本藥必須只能在早晨起床後以一整杯的白開水伴服，而且患者在服藥後至少維持上半身直立30分鐘，並一直到吃過當天第一份食物之後才可躺下。本藥不可在睡前或未起床前服用。
5.建議劑量為每週一次，每次一錠70mg/2800國際單位錠劑。
6.如果來自飲食的鈣質攝取量不足時，患者應補充足夠之鈣質及/或維生素D。醫師應考量來自於維生素補充劑及飲食之維生素D攝取量。依據每日建議攝取量400國際單位換算，本藥可提供相當於一週之維生素D攝取量。
7.對於年老者或患有輕度至中度腎臟功能不全的患者(creatinine排除率35~60 mL/min)不須調整劑量。本藥不建議使用於較嚴重腎功能不全之患者(creatinine排除率< 35 mL/min)，因尚缺乏這類患者之使用經驗。

不良反應
1.全身性反應：過敏反應，包括蕁麻疹及較為罕見的血管水腫。使用本藥曾有伴隨發生肌痛、不適、以及較為罕見之發燒反應等暫時性症狀的報告，通常都是發生於剛開始治療的時候。曾有發生症狀性低血鈣的報告，但極為罕見，且通常都和容易引發這種反應的疾病有關。周邊水腫，但極為罕見。
2.胃腸道：食道炎、食道糜爛、食道潰瘍、較為罕見的食道狹窄或穿孔、以及口咽潰瘍。胃潰瘍或十二指腸潰瘍也曾見於報告，有些病例相當嚴重且伴有併發症。

口服bisphosphonate極少發生局部性顎骨壞死，其發生通常與拔牙及/或不易復原之局部感染相關。大多數與bisphosphonates相關之顎骨壞死，發生於以靜脈注射bisphosphonate治療之癌症患者。已知發生顎骨壞死的危險因子，包括癌症、伴隨的治療(例如：化學療法、放射線治療及皮質類固醇治療)、不良的口腔衛生及同時發生的疾病(例如：先前有口腔疾病病史、貧血、凝血病及感染)。患有顎骨壞死之患者應接受口腔外科醫生的適當醫療照護。

3.骨骼肌肉：骨骼、關節及(或)肌肉疼痛，偶爾會相當嚴重，也曾有造成失能的報告，但極為罕見；關節腫脹。

4.神經系統：頭昏與眩暈。

5.皮膚：皮疹(偶爾併有光敏感性)、搔癢、以及較為罕見的嚴重皮膚反應，包括Stevens-Johnson氏症候群和毒性表皮壞死性溶解症。

6.特殊感官：曾有發生葡萄膜炎、鞏膜炎或外鞏膜炎的報告，但極為罕見。

醫療須知 1.醫師須注意患者是否出現可能是食道方面反應的病徵或症狀，而且須告知患者若發生吞嚥困難、嚥痛、後胸疼痛、新發生的心口灼熱或心口灼熱惡化，須停用FOSAMAX PLUS及就醫。

2.若患者服用本藥後躺下，或沒有伴服一整杯的白開水，或食道刺激的情況發生後仍繼續服用本藥，則產生嚴重食道方面不良反應的危險性會較大。

3.對於患有上消化道問題，如吞嚥困難、食道疾病、胃炎、十二指腸炎或潰瘍的患者，使用本藥時須特別注意。

4.為了促使本藥易抵達胃部，進而減少對食道部位刺激的可能性，應告知患者本藥需與一整杯的白開水伴服，且服藥後至少半個小時內不可躺下，並一直到吃過當天第一份食物之後才可躺下。患者不可咀嚼或吸吮錠劑，因為有可能會引起口咽部位的潰瘍。

5.須特別告知患者不可在睡前或起床前先服用本藥，且須告知患者若不遵守指示服藥，可能會增加發生消化道問題的危險性。須告知患者若產生食道方面的症狀時(如吞嚥困難或疼痛、後胸疼痛或新發生的心口灼熱，或心口灼熱惡化)，則須停止使用本藥並洽詢醫師。

6.對於每星期服用一錠本藥的患者，應教導他們如果忘記服藥時，應該在他們想起來後的早晨服用一粒錠劑。在同一天內不可服用二粒錠劑，而且必須根據原先排定的日期，回復到每星期一次一錠的用法。

7.本藥不建議使用於creatinine排除率<35mL/min的患者(或血清creatinine>1.6mg/dL的患者)。

8.服用本藥前須先治療其低血鈣症。若患者有其他疾病影響礦物質代謝(如維生素D缺乏)亦須給予有效地治療。

§ 70.3 副甲狀腺激素

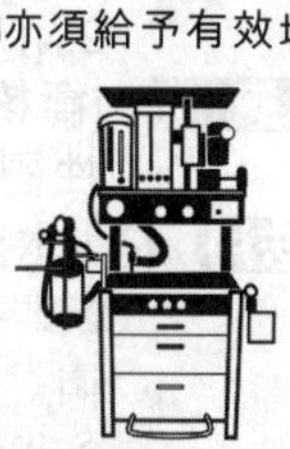

70301 CINACALCET HYDROCHLORIDE▲

孕 C 乳 - 泄 肝/腎 半 30～40h

℞ 27.55 MG, 82.65 MG/錠劑(T);

商 名 Cinaca® ＊ (歐帕/瑩碩)　Regpara® ◎ (OHARA/協和麒麟)

藥理作用 1.在副甲狀腺主細胞表面的鈣感受性受體是PTH分泌的主要調節者。Cinacalcet經由增加鈣感受性受體對於細胞外鈣的敏感性而直接降低PTH的濃度。PTH的降低伴隨著血清中鈣值的共同降低。

2.對於透析CKD病人的無法控制的次發性HPT，降低PTH對於骨專一性鹼性磷酸酵素(BALP)、骨代謝及骨纖維化造成有利的衝擊。

適 應 症 [衛核]治療透析患者的次發性副甲狀腺機能亢進。

用法用量 1.本藥錠劑應整粒吞服，不可分割。

2.透析患者的次發性副甲狀腺機能亢進：本藥建議之起始口服劑量為25mg每日一次。在開始使用或調整本藥劑量後1週內需檢測血鈣及血磷，且1到4週後必須檢測PTH。在增加劑量時，每次增加25mg，即依序為50mg、75mg、100mg，均為每日一次投與，直到達到NKF-K/DOQI所建議的透析病人150~300pg/mL的iPTH目標值。每次增加劑量時，應間隔至少2~4週。給予本藥12小時後再測量iPTH值。

3.本藥可單獨使用或與維他命D及/或磷結合劑併用。

4.在劑量調整期，應經常性地監測血鈣值，若血鈣值低於正常值則採取適當的步驟以增加血鈣值，例如補充鈣，開始或增加含鈣的磷結合劑的劑量，開始或增加維他命D的劑量，或暫時停用本藥。

70 骨質疏鬆症治療劑

不良反應 噁心、嘔吐、腹瀉、肌痛、暈眩、高血壓、無力、食慾缺乏、胸痛，非心臟引起、瘻管感染。

醫療須知 1.Cinacalcet會降低血鈣值，因此必須小心監控病人是否發生低血鈣。低血鈣可能的表現包括皮膚感覺異常(paresthesias)、肌痛、抽筋、強直(tetany)、抽搐(convulsion)。

2.對於未透析之CKD病人的次發性副甲狀腺機能亢進，使用cinacalcet的長期安全性及有效性尚未確立。臨床試驗資料顯示，相較於透析患者，未透析之CKD病人使用cinacalcet治療有較多之低血鈣風險，可能是由於較低的基礎鈣值(baseline calcium level)所致。

3.無動力性骨病變(Adynamic bone disease)：假如iPTH的值被壓至低於100pg/mL，將會發展成無動力性骨病變。

4.以AUC(0-inf)評估cinacalcet的暴露量，在中度及重度肝功能不全的病人(以Child-Pugh方法定義)分別高於正常人的2.4及4.2倍。中度及重度肝功能不全的病人以cinacalcet治療時必須全程監測。

70302 ETELCALCETIDE

Rx 5.77 MG/注射劑(I)；

商　名 Parsabiv®(AMGEN/台灣安進)

藥理作用 1.Etelcalcetide是一種擬鈣劑，能異位調節鈣敏感受體(CaSR)。Etelcalcetide能與鈣敏感受體結合，並透過細胞外鈣離子提升受體的活化程度。

2.副甲狀腺主細胞鈣敏感受體的活化能降低副甲狀腺素的分泌。

適應症 [衛核]PARSABIV適用於治療罹患慢性腎臟病 (CKD) 且接受血液透析之成人病人的次發性副甲狀腺機能亢進 (secondary HPT)。

用法用量 1.本藥的建議起始劑量為每週三次5mg靜脈推注，在血液透析治療結束時給藥。

2.維持劑量是將副甲狀腺素濃度維持在建議目標範圍，並將校正血鈣值維持在正常範圍。本藥的最低維持劑量為每週三次2.5mg，本藥的最高維持劑量為每週三次15mg。

3.若錯過例行安排的血液透析治療，請勿給藥。在下一次的血液透析治療結束時，再恢復給予本藥的處方劑量。若錯過本藥劑量超過兩週，應重新開始給予建議的本藥5mg起始劑量(或2.5mg，如果這是病人最後一劑的劑量)。

4.針對副甲狀腺素濃度低於目標範圍之病人，降低或暫時中止PARSABIV劑量。針對校正血鈣值低於正常值下限，但是等於或高於7.5mg/dL，且無低血鈣症狀的病人，考慮降低或暫時中止給予本藥，或使用併用療法增加校正血鈣值。一旦停止給藥，在副甲狀腺素濃度在建議目標範圍內，且低血鈣症已被矯正後，重新開始給予較低劑量的PARSABIV。

5.若校正血鈣值低於7.5mg/dL，或病人通報低血鈣症狀，停止給予本藥，並治療低血鈣症。當校正血鈣值在正常範圍內，低血鈣症狀已被矯正，且已處理低血鈣症的誘發因子後，以比最後一次給藥劑量低5mg的劑量重新開始給予本藥。若最後一次PARSABIV給藥劑量為2.5mg或5mg，重新開始的劑量為2.5mg。

6.本藥會經由透析膜移除，必須在血液不再通過透析器後才能給藥。

7.血液透析治療結束時，回沖期間以靜脈推注方式將本藥注射至透析循環用的靜脈導管中，或回沖結束時以靜脈注射給予本藥。

不良反應 1.一般的不良反應：血鈣下降、肌肉痙攣、腹瀉、噁心、嘔吐、頭痛、低血鈣症、感覺異常。

2.嚴重的不良反應：低血鈣症、心臟衰竭惡化、上腸胃道出血、無動力性骨病變。

醫療須知 1.本藥會降低血鈣濃度且可能因而導致低血鈣症，有時該症狀相當嚴重。血鈣濃度顯著降低會造成感覺異常、肌肉疼痛、肌肉痙攣、癲癇發作、QT 波間隔拉長及室性心律不整。

2.有癲癇病史的病人，若因接受本藥治療而產生低血鈣症，其癲癇發作的風險可能增加。
3.接受本藥治療及安慰劑治療的病人，因心臟衰竭而須住院的比例分別為2%及1%。校正血鈣值的下降可能與鬱血性心衰竭有關。
4.有上腸胃道出血風險的病人(例如已知有胃炎、食道炎、潰瘍或嚴重嘔吐者)，在接受本藥治療時腸胃道出血風險可能增加。
5.副甲狀腺素濃度長期被抑制時可能發生無動力性骨病變。若副甲狀腺素濃度低於建議的目標濃度範圍，應減少維生素D固醇及/或本藥的劑量或中止治療。中止治療後，重新以較低劑量恢復治療，將副甲狀腺素濃度維持在目標範圍內。

70303 EVOCALCET

Rx 1 MG, 2 MG/錠劑(T);

商名 Orkedia® ◎ (KYOWA/大昌華嘉)

藥理作用 1.Evocalcet是一種擬鈣劑，作用在副甲狀腺細胞表面的鈣感受性受體。
2.Evocalcet經由增加鈣感受性受體對於細胞外鈣的敏感性，抑制PTH分泌，進而降低血中PTH濃度。
3.PTH的降低伴隨著血清中鈣值的共同降低。

適應症 [衛核]治療罹患慢性腎臟病(CKD)且接受透析之成人病人的次發性副甲狀腺機能亢進。

用法用量 1.通常口服起始劑量為1mg evocalcet每天一次。根據病人的情況，口服起始劑量可為2mg evocalcet每天一次。
2.之後，應小心監測病人的副甲狀腺素(PTH)和血鈣值，將劑量於1至8mg每天一次之範圍內進行調整。若病人對治療的反應不佳，可適度調整劑量，最多可增加至12mg每天一次。

不良反應 1.若出現由低血鈣所引起的症狀(QT延長、麻木、肌肉痙攣、不適、心律不整、血壓降低、抽搐等)，醫師必須檢查血鈣值，並考慮是否給予鈣和/或維生素D製劑。
2.常見(≧1%)：噁心、腹部不適、嘔吐、腹瀉、食慾不振、腹脹、腹痛、胃食道逆流、肌肉痙攣、肝功能異常(AST、ALT和γ-GTP增加)、搔癢症、低蛋白血症、期外收縮。

醫療須知 1.定期監測血鈣值並特別注意以預防在本藥治療期間發生的低血鈣。
2.如果因本藥治療而發生低鈣血症，可能會增加QT間隔延長和心室性心律不整的風險，應密切監測校正血鈣值和QT間隔。
3.有癲癇病史的病人，若因接受本藥治療而產生低血鈣症，其癲癇發作的風險可能增加，應檢測校正血鈣值。
4.同時給予本藥及包括其他擬鈣劑在內的降血鈣藥物可能會導致嚴重的低血鈣症。
5.教導病人低血鈣的症狀，包括皮膚感覺異常、肌痛、抽筋和癲癇等，並建議他們在症狀發生時應與醫療照護提供者聯絡。
6.在服用擬鈣劑後引發PTH過低，導致無動力性骨病變(adynamic bone disease)，或因PTH快速降低而出現伴有低血鈣和低血磷的餓骨症後群(hungry bone syndrome)。
7.請勿給予孕婦或可能懷孕的婦女服用本藥。若發現病人在治療期間懷孕，則必須立即停止本藥治療。

70304 MAXACALCITOL

Rx 2.5 ug, 5 ug, 10 ug/注射劑(I);

商名 Maxacalcitol® (健亞)

藥理作用 1.Maxacalcitol會抑制正常牛的副甲狀腺細胞及次發性副甲狀腺機能亢進併發慢性腎衰竭病人之副甲狀腺細胞的PTH分泌作用。
2.Maxacalcitol會降低高骨骼轉換率。本藥也會抑制骨骼病灶中的纖維狀類骨質生成增加

70 骨質疏鬆症治療劑

的現象。

3.Maxacalcitol會抑制副甲狀腺的pre-proPTH mRNA表現。本藥也會作用於類造骨細胞，從而促進骨鈣素基因的表現。

適應症 [衛核]長期透析引起之次發性副甲狀腺機能亢進。

用法用量 1.起始劑量：

ⓐ對血清完整型副甲狀腺激素(intact-PTH)濃度<500pg/mL或血清高敏感度副甲狀腺激素(HS-PTH)濃度<40,000pg/mL的病人，起始劑量為每次5μg。

ⓑ對血清完整型副甲狀腺激素(intact-PTH)濃度≥500pg/mL或血清高敏感度或副甲狀腺激素(HS-PTH)濃度≥40,000pg/mL的病人，起始劑量為每次10μg。

2.維持劑量：

ⓐ建議在2.5μg與10μg之間依照血清副甲狀腺激素(PTH)、血清鈣及血清磷值的變化而調整。必要時應降低劑量或暫時停藥。

ⓑ如果血清副甲狀腺激素(PTH)濃度未調整到滿意的反應，可考慮謹慎增加劑量至最高每次20μg，並應特別注意是否發生高鈣血症。

ⓒ於任何劑量調整期間，血清鈣及血清磷值應緊密監控。

ⓓ當血清intact-PTH濃度下降至≤150pg/mL時，應停用本藥注射劑。

不良反應 最常見的藥物不良反應包括高鈣血症(22.2%)、搔癢(2.0%)、CK(CPK)升高(1.5%)、血清磷升高(1.0%)、以及焦慮感(0.6%)。

醫療須知 **1.謹慎投藥：高鈣血症病人，老年病人。**

2.如果病人的病情在使用本藥注射劑治療後有所改善或維持穩定，應考慮轉換成口服活性維生素D。

3.在投予本藥注射劑期間應定期檢測血清鈣濃度(至少每2週一次)，並應調整劑量，以確保血清鈣濃度不超過11.5mg/dL(5.75mEq/L)。

4.慢性腎衰竭併發次發性副甲狀腺機能亢進的病人常會發生嚴重的高磷血症。

5.長期使用本藥注射劑治療會增加血清鈣濃度升高的發生頻率。

70305 PARICALCITOL▲ (SMC)

℞ 0.005 MG/注射劑(I);

商 名 **Paricalcitol®** ◎ (PHARMATHEN/一成)

藥理作用 1.Paricalcitol係經由修飾calcitriol結構中的支鏈(D2)與A(19-nor)環合成、具有生物活性的維生素D相似物。

2.臨床前與體外試驗已顯示paricalcitol的生物活性是經由與維生素D接受器結合而選擇性活化維生素D相關的生物途徑。

3.維生素D與paricalcitol是經由抑制副甲狀腺素的生成與分泌而降低副甲狀腺荷爾蒙值。在慢性腎臟疾病(CKD)初期病患已觀察到1,25(OH)2D3濃度的降低。

4.在慢性腎臟疾病病患，降低副甲狀腺素對骨特異性鹼性磷酸酶、骨骼代謝率及骨骼纖維化均有正面的影響。除了降低副甲狀腺素及改善骨骼代謝率，活性維生素D的治療可用於預防或治療其他因維生素D缺乏引起的後果。

適應症 **[衛核]使用於伴隨慢性腎功能衰竭(慢性腎臟疾病第五期)的次發性副甲狀腺機能亢進的預防與治療。**

用法用量 1.於進行透析時的任何期間均可投藥，paricalcitol起始注射建議劑量為0.04mcg/kg到0.1mcg/kg(2.8~7mcg)，頻率不應超過每兩天一次。

2.起始注射劑量可用下列公式計算，以靜脈一次投與方式給藥其頻率不應超過每兩天一次，可於進行血液透析過程中的任何時期投藥：起始劑量(mcg)＝完整型副甲狀腺素基準值(pg/mL)/80。

3.若於任何時間點，完整型副甲狀腺素降低到小於150pg/mL，則投與劑量應該降低。

下表為劑量調整建議：

完整型副甲狀腺素值 Paricalcitol 劑量	Paricalcitol 劑量
一樣 或 增加	增加 2 至 4 mcg
減少小於 30 %	增加 2 至 4 mcg
減少高於 30 % 至 小於 60 %	維持
減少大於 60 %	減少 2 至 4 mcg
小於 150 pg/mL	減少 2 至 4 mcg
正常值上限的 1.5 到 3 倍 維持 (150~300 pg/mL)	維持

不良反應 1.最常見者為高血鈣，其發生率為4.1%。高血鈣的現象取決於副甲狀腺素(PTH)過度受到抑制的程度，且只要適當調整劑量即可使影響降至最低。
2.常見：味覺異常、頭痛、胃腸道出血、腹瀉、便秘、發燒、寒顫、注射部位疼痛。

醫療須知 1.於劑量調整過程，血清鈣與磷值需密切監控，如果發生具臨床意義的高血鈣，劑量需降低或中斷用藥。
2.長期使用paricalcitol可能使病患高血鈣、鈣磷乘積升高或異位性鈣化之風險增加。
3.對於臨床有意義之高血鈣的治療包括立刻降低paricalcitol劑量或中斷paricalcitol治療，以及低鈣飲食，停止鈣的補充，鼓勵病患活動，注意體液與電解質是否不平衡，注意是否有心電圖不正常(特別是服用毛地黃的病患)。
4.磷酸鹽和維生素D相關化合物不應與paricalcitol併用。任何原因的高血鈣可能加強毛地黃之毒性，因此當毛地黃與paricalcitol一起使用時需特別注意。
5.當完整型副甲狀腺素降低至不正常值時，可能會發生再生不良性骨病變(低週轉率骨病變)。
6.當劑量確定後，血清鈣值與血清磷值至少應該一個月檢測一次。血清或血漿副甲狀腺素建議每三個月檢測一次。

70306 RSVPreF3 ANTIGEN

Rx 120 ug/丸劑(Pil);

商　名 Arexvy® ◎ (GSK/葛蘭素史克)

藥理作用 本藥誘發對抗RSVPreF3的免疫反應，進而預防由呼吸道融合病毒(RSV)造成的LRTD。

適應症 [衛核]適用於60歲以上成人之主動免疫接種，以預防呼吸道融合病毒所引起的下呼吸道疾病(lower respiratory tract disease, LRTD)。

用法用量 本疫苗僅供肌肉注射使用，最合適的注射部位是三角肌，投予劑量為單劑0.5毫升。

不良反應 1.極常見：頭痛、肌痛、關節痛、注射部位疼痛、疲倦。
2.常見：注射部位紅斑、注射部位腫脹、發燒、發冷。
3.少見：淋巴結病變、過敏反應(如皮疹)、噁心、腹痛和嘔吐、注射部位搔癢、疼痛、不適。

醫療須知 1.和所有的注射用疫苗一樣，應隨時備妥適當的醫療與監督措施，以防接種此疫苗之後發生過敏性事件。
2.和其他疫苗一樣，罹患急性嚴重發燒性疾病的病人宜延後接種本疫苗。但不須因出現輕微的感染現象(如感冒)而延後接種疫苗。
3.切勿以血管內或皮內注射的方式投予本疫苗。目前並無任何關於以皮下注射方式投予本疫苗的資料。

70307

70307 TERIPARATIDE

孕C 乳 - 泄 肝 ½ 5m

℞ 250 MCG/ML, 0.25 MG/注射劑(I);

商 名

Alvosteo®(GEDEON/美時) $8471/I(250MCG/ML-PIC/S-2.4ML)
Favoteo®(ALLIANCE/大昌華嘉)
Forteo® ◎ (BOEHRINGER INGELHEIM/禮來) $12917/I(250MCG/ML-PIC/S-2.4ML)

藥理作用 1.內生性84個胺基酸的副甲狀腺素 (PTH)，主要調節骨骼與腎臟中鈣與磷的代謝。PTH的生理作用包括調節骨骼代謝、腎小管鈣與磷的重吸收及小腸鈣的吸收。
2.PTH與teriparatide的生物活性皆經由與細胞表面高親和力的特異受體結合。Teriparatide與PTH的34個N端胺基酸，與這些受體結合的親和力相同，且於骨骼與腎臟具有相同的生理作用。Teriparatide不會在骨骼或其他組織中累積。
3.Teriparatide對骨骼的作用與全身性暴露的形式有關。一天一次投予 teriparatide由於刺激成骨作用多於蝕骨作用，因而促進小樑骨與皮質骨(骨膜的及/或骨內膜的)表面的新骨生成。
4.若以持續輸注方式給藥，反而會有類似於副甲狀腺過高之作用，蝕骨作用可能超越成骨作用，不利於骨骼之形成及其強度。
5.對發生骨肉瘤(osteosarcoma)有較高風險者(如Paget's disease)、轉移性骨腫瘤或有骨癌病史及曾接受放射線治療者，不宜使用本藥。

70 骨質疏鬆症治療劑

適 應 症 [衛核]停經後婦女骨質疏鬆症具高度骨折風險者。男性原發性或次發於性腺功能低下症之骨質疏鬆且具有高度骨折風險者。女性及男性因糖化皮質類固醇治療引起之骨質疏鬆症且具高度骨折風險者。

用法用量 1.Teriparatide應皮下注射於大腿或腹部。建議劑量為20mcg一天一次。
2.初次teriparatide治療應在患者可以坐下或躺下的環境投予，以防發生姿勢性低血壓的症狀。
3.Teriparatide治療2年以上的安全性及療效尚未評估。因此，不建議使用此藥超過2年。

不良反應 1.全身性疼痛21.3%、頭痛7.5%、 無力8.7%、頸部疼痛3.0%。
2.心血管系統：高血壓7.1%、心絞痛2.5%、 暈厥2.6%。
3.消化系統：噁心8.5%、 便秘5.4%、下痢5.1%、消化不良5.2%、 嘔吐3.0%、腸胃道疾病2.3%、 牙齒疾病2.0%。
4.肌肉骨骼系統：關節痛10.1%、腳部抽筋2.6%。
5.神經系統：頭暈8.0%、憂鬱4.1%、失眠4.3%、 眩暈3.8%。
6.呼吸系統：鼻炎9.6%、咳嗽增加6.4%、咽炎5.5%、呼吸困難3.6%、 肺炎3.9%。
7.皮膚及四肢：起疹4.9%、 流汗2.2%。

醫療須知 1.以下類別的患者有較高危險性發生骨肉瘤，因此不應以teriparatide治療：Paget's disease骨骼柏哲德氏症。Teriparatide不應使用於Paget's Disease骨骼柏哲德氏症的患者。不明原因的鹼性磷酸酶上升可能為Paget's disease骨骼柏哲德氏症。孩童。Teriparatide尚未於孩童族群進行研究。Teriparatide不應使用於開放性骨垢生長板未癒合 (open epiphyses) 的孩童或青少年患者。曾接受放射線治療。曾接受涵蓋骨骼的放射線治療之患者，不應接受teriparatide治療。
2.轉移性骨腫瘤或有骨惡性腫瘤病史的患者不應接受teriparatide治療。骨質疏鬆症之外的其他代謝性骨骼疾病患者不應接受teriparatide治療。Teriparatide尚未於已存在高血鈣之患者進行研究。這類患者不應接受teriparatide的治療，因為可能使高血鈣更加惡化。
3.Teriparatide的短期臨床藥理學試驗中，偶而會發生暫時性姿勢性低血壓的症狀。通常症狀會在投藥4小時內出現，在數分鐘至數小時內會自行緩解。
4.與毛地黃併用15位健康受試者每天投予毛地黃至穩定狀態的試驗中，單一劑量的teriparatide不會影響毛地黃對收縮時間間隔的作用(自心電圖Q波起始至主動脈瓣關閉，一種測量毛地黃藉由鈣離子影響心功能的方法)。然而，偶發性病例報告指出高血鈣可能使患者容易產生毛地黃中毒。因為teriparatide會暫時升高血鈣濃度，應小心使用於接受毛地黃治療的患者。

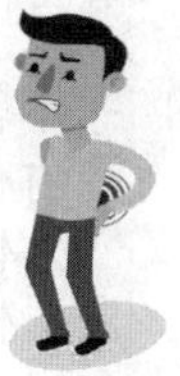

§ 70.4 鈣質製劑

70401 ORAL CALCIUM SALT 類藥物總論

類　別
CALCIUM ASPARTATE
CALCIUM CHLORIDE
CALCIUM GLUCONATE
CALCIUM LACTATE

藥理作用 取代體內缺乏的鈣貯藏。充分的鈣為骨頭發育，血液凝固，肌肉收縮，心臟功能及很多其他的生理過程所需要。

適 應 症 1.預防或治療鈣缺乏狀態，如副甲狀腺機能過低，骨質疏鬆症，佝僂症，和軟骨病。

用法用量 詳見個別論述。

不良反應 胃腸不適、高鈣血(噁心，嘔吐，腹部疼痛，便秘，多尿，疲勞，肌肉無力，心動徐緩，不整脈，混亂)、高鈣尿。

醫療須知 1.謹慎投與給接受毛地黃配醣體的患者，及罹患腎功能不全或腎結石病歷的患者。
2.飯後1~1/2小時，投與口服鈣，可增加利用。
3.長期治療期間經常做血中及尿中鈣濃度的測定，以避免高鈣血和高鈣尿。
4.持續治療期間經常測定鈣及磷濃度(傾向反轉變化)及鎂其他離子之缺損(尤其是鎂離子)常與鈣離子耗盡情形共同存在。

70 骨質疏鬆症治療劑

70402 CALCIUM ASPARTATE

孕C乳?

Rx 200 MG/錠劑(T);

商　名
Aspara-Ca® (田邊) $1.5/T(200MG-PIC/S)

藥理作用 本藥每錠含1.3mEg的鈣。

適 應 症 [衛核]鈣缺乏症、軟骨症、佝僂病、骨粗鬆症、鼻出血、吐血及婦產科出血之止血、低鈣血症

用法用量 口服：1天3次，每次1~2錠。

70403 CALCIUM CHLORIDE

孕C泄腎

Rx 100 MG, 50 MG/ML/注射劑(I);　14.7 MG/ML/液劑(Sol);

商　名
5% Calcium chloride® (濟生) $15/I(50MG/ML-PIC/S-20ML)
Calcium Chloride® (信東)
Support Cal® (安星/信東) $297/Sol(14.7MG/ML-PIC/S-1.5L)

藥理作用 本藥含70%的鈣。和calcium gluconate相同，但較強而且較刺激。以下情況可以靜脈注射給予：急性破傷風狀況，維他命D缺乏，鹼中毒，預防在交替輸注(exchange transfusion)的期間發生低鈣血(hypocalcemia)和鉛疝痛或Mg SO4過量的症狀處理。

適 應 症 [衛核]血鈣過低而須緊急增加血中鈣離子時，及換血時預防血鈣過低、鎂中毒、減少血鉀過多對心電圖之影響、當EPINEPHRINE不能改善心肌收縮之衰弱或無力時可使心臟復甦。

用法用量 1.口服每天6~8g，分數次投與。口服時，和牛奶一起投與可減少刺激。
2.孩童−每天300mg/kg，口服，泡成2%的溶液，分成數次每6小時投與1次。

70404 CALCIUM CITRATE

孕C乳?

Rx 950 MG/錠劑(T);

商　名
Caikobu® (井田)
Mei-Cal® (仙台/易陽)

藥理作用 1.本藥是一種鈣質補充劑，與其他含鈣化合物相比，檸檬酸鈣的吸收效果較好，因此

不需太大的劑量，就可達到身體所需的有效濃度。檸檬酸鈣不會和胃酸作用，因此沒有便秘、漲氣等副作用。
2.本藥可以增加腎臟病患者血中鈣之濃度，降低血中磷質之濃度。
3.本藥為口服作為鈣質補充劑及腎疾病末期、輕至重度腎不全症及腎骨發育不全等患者之血中磷酸鹽結合劑。
4.本藥可代含鋁製劑對尿毒症患者避免造成鋁中毒之副作用，亦有效地降低血磷以避免副甲狀腺功能亢進。

適應症 [衛核]鈣質補充劑及腎性骨發育不全症之緩解。

用法用量 1.鈣質補充劑-成人或4歲以上孩童，於空腹時每日服用2~5錠。
2.磷酸鹽結合劑-腎疾患者於三餐飯前服用，一天2次，每次1~2錠。

醫療須知 1.本藥服用應控制劑量，避免對患者造成高鈣血症。
2.高鈣血症之症狀：厭食、嘔吐、噁心、便秘、腹痛、肌無力、心律不整、骨石灰沉著等副作用。
3.若有副作用發生，可以推測多半是因高血症而引起之症狀，此時最好測量血鈣值。

70405 CALCIUM GLUCONATE 孕C 泄 腎

70 骨質疏鬆症治療劑

Rx 210 MG/錠劑(T)； 8.5 %, 85 MG, 100 MG/ML/注射劑(I)；

商名
Calcium®(濟生) $15/I(100MG/ML-PIC/S-10ML),
Calglon I.V.®(永豐) $15/I(100MG/ML-PIC/S-10ML),
Hoshizo®(ZENKOKU/德佑)
Sincal®(信東)

藥理作用 本藥可用以治療各種由鈣缺乏而引致之症狀。其對於下述各種症狀，均有良好療效。如氣喘、風疹塊、血清敏感、血鈣過低性痙攣、過敏性皮膚病等。與麥角劑合併使用可增強子宮之收縮力。

適應症 [衛核]鈣質補給。

用法用量 1.口服每天3~4次，每次1~2gm。孩童-每天500mg/kg，分數次投與。
2.靜注，每次5~20ml；肌注：每次2~5ml。

70406 Calcium "昇銘"葡萄糖鈣丁片錠®（羅得/昇銘）$1.5/T, $2/T

Rx 每 Tab 含有：CALCIUM GLUCONATE 194.0 MG；CALCIUM PHOSPHATE DIBASIC 292.0 MG；ERGOCALCIFEROL (VIT D2CALCIFEROL) 330.0 IU

適應症 [衛核] 鈣、磷質缺乏引起之軟骨症、皮膚病、妊婦、哺乳期鈣質之補給

用法用量 一天3~4次，每次1粒。

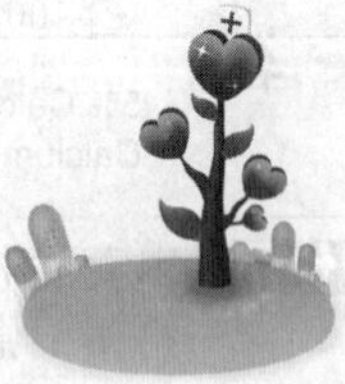

§70.5 RANKL蛋白抑制劑

70501 DENOSUMAB 孕X 乳- 時 25.4D

Rx 60 MG/ML/注射劑(I)；

商名
Prolia®◎（AMGEN/台灣安進）$5992/I(60MG/ML-PIC/S-1ML),

藥理作用 1.本藥是一種monoclonal antibody會與RANKL(nuclear factor kappa-B ligand)結合，RANKL是一種對蝕骨細胞(會產生骨蝕作用的細胞)之形成、功能與存活極為重要的穿膜蛋白或可溶性蛋白。
2.本藥可阻止RANKL活化其受體，亦即蝕骨細胞及其前驅物表面上的RANK。遏阻RANKL/RANK間的交互作用可抑制蝕骨細胞的形成、功能與存活，因此可降低骨蝕作用(bone resorption)，並提高皮質骨及小樑骨的骨量與強度。
3.在臨床研究中，使用60毫克的本藥治療可使骨蝕作用指標血清第1型碳端胜肽(C-

telopeptides；CTX)在3天內降低約85%，並於1個月內達到最大降低效果。
4.本藥對骨再塑作用(bone remodelling)的影響具有可逆性。這些作用在持續治療期間會一直維持不輟。重新開始治療之後，CTX被本藥抑制的程度和在剛開始使用本藥治療之患者中所見的情形大致相當。

適應症 [衛核]1.治療有骨折高風險性之停經後婦女骨質疏鬆症。
說明：有骨折高風險性之停經後婦女骨質疏鬆症，包含下列任一狀況：有骨質疏鬆症骨折病史、具有多項骨折危險因子、先前接受其他骨質疏鬆症療法失敗或無法耐受其他骨質疏鬆症療法之病患。對患有骨質疏鬆症之停經後婦女，Prolia可降低脊椎、非脊椎和髖骨骨折的發生率。
2.治療有高度骨折風險之骨質疏鬆症男性患者，以增加骨量(bone mass)。
說明：Prolia 適用於治療有高度骨折風險(定義為有骨質疏鬆症骨折病史，或具有多項骨折危險因子)之骨質疏鬆症男性患者，或先前曾接受其他骨質疏鬆症療法失敗或無法耐受其他骨質疏鬆症療法的患者，以增加骨量(bone mass)。治療因為非轉移性攝護腺癌而進行雄性荷爾蒙抑制治療且具高度骨折風險之男性患者的骨質流失現象。
3.治療糖皮質類固醇引起的骨質疏鬆症。
說明：Prolia適用於治療有高度骨折風險的糖皮質類固醇引起之骨質疏鬆症男性與女性病人，這群病人指正開始或持續每日劑量等效於7.5毫克prednisone或以上的全身性糖皮質類固醇，並預計維持使用糖皮質類固醇至少6個月。高度骨折風險的定義為發生過骨質疏鬆性骨折、具有多重骨折風險因子、或曾接受其他骨質疏鬆症治療失敗或耐受不良的病人。
4.治療因為非轉移性攝護腺癌而進行雄性荷爾蒙抑制治療且具高度骨折風險之男性患者的骨質流失現象。說明：本藥亦可降低此類病人脊椎骨折的發生率。

用法用量 1.施打本藥應由健康照護專業人員來進行。
2.本藥的建議劑量為每6個月一次皮下注射單劑60毫克。請以皮下注射的方式將本藥施打於上臂、大腿或腹部。所有的病人都應每天補充至少1,000毫克的鈣質與至少400IU的維生素D。
3.如果漏打一劑本藥，應於病人方便時儘快施打。之後再從最後一次注射的日期算起，排定每6個月一次的注射時間。
4.在注射本藥之前，應目視檢查溶液是否有微粒異物或變色的現象。本藥為無色至淡黃色的澄清溶液，並可能含有微量的透明至白色的蛋白質微粒。如果溶液有變色或混濁的現象，或溶液中含有許多顆粒或微粒異物，請不要使用。
5.在施打之前，可先將本藥自冰箱中取出，然後讓其在原始包裝盒中的情況下自然回溫(最高不超過25°C/77°F)。此過程通常需要15~30分鐘。切勿以任何其他方式將本藥加溫。

不良反應 1.使用本藥治療停經後婦女骨質疏鬆症時，最常通報的不良反應為背痛、四肢疼痛、肌肉骨骼疼痛、高膽固醇血症、以及膀胱炎。
2.使用本藥治療骨質疏鬆症男性病人時，最常通報的不良反應為背痛、關節痛、以及鼻咽炎。
3.使用本藥治療因攝護腺癌而進行雄性荷爾蒙抑制治療之男性病人，或因乳癌而進行芳香酶抑制劑輔助治療之女性病人所引起的骨質流失現象時，最常通報的不良反應為關節痛和背痛。

醫療須知 1.含有相同活性成份的藥品：接受本藥治療的病人不可使用Xgeva。
2.過敏：使用本藥曾有發生臨床上明顯過敏反應的報告，包括全身性過敏反應(anaphylaxis)。
3.低血鈣症與礦物質代謝：低血鈣症可能會因使用本藥而惡化。治療之前，必須先矯治既有的低血鈣症。對嚴重腎功能受損或正在接受透析治療的病人，施打後發生低血鈣症是一個相當重大的風險。請告知嚴重腎功能受損的病人(包括正在接受透析治療的病人)低血鈣症的症狀，以及適量補充鈣質與維生素D以維持血鈣濃度的重要性。

4.顎骨壞死：顎骨壞死(ONJ)會自然發生，且通常和拔牙及(或)局部感染後癒合延遲有關。對併有發生ONJ之危險因子的病人，在開始使用本藥治療之前，建議先進行牙科檢查並採取適當的口腔預防措施。使用本藥治療期間應維持良好的口腔衛生習慣。
5.非典型股骨粗隆下骨折與骨幹骨折：應囑咐病人，在使用本藥治療期間，如果大腿、髖部或腹股溝出現新的或異常的疼痛現象，應立即向醫師通報。在進行風險/效益評估之前，應考慮視個人狀況停止使用本藥治療。
6.多發性脊椎骨折：停止使用本藥治療後發生骨折的風險隨之提高(包括多發性脊椎骨折(MVF)的風險)，在停止使用本藥治療之前，應評估個別病人的風險與效益。
7.嚴重感染：併用免疫抑制劑或免疫系統受損的病人發生嚴重感染的風險可能會升高。
8.皮膚不良反應：大型臨床試驗中，表皮與皮膚方面的不良事件，如皮膚炎、濕疹與皮疹，在本藥組中的發生率明顯高於安慰劑組。如果出現嚴重的症狀，應考慮停用本藥。
9.肌肉骨骼疼痛：在上市後經驗曾報告顯示病人使用本藥後出現嚴重和偶爾地骨頭、關節殘疾和/或肌肉疼痛。開始出現症狀的時間從一天到幾個月各異。若嚴重症狀出現時應考慮停用。
10.對骨代謝的抑制作用：使用本藥時所觀察到的骨再塑抑制程度若長期維持不輟，可能會引發不良的結果，如顎骨壞死、非典型骨折、以及骨折癒合延遲。請監視病人是否出現這些結果。
11.不建議本藥用於18歲以下兒童和青少年病人，應告知病人本藥可能之高血鈣風險。
12.若出現任何低血鈣症狀，例如手腳異常刺痛、抽筋、聲帶或肺部痙攣導致呼吸困難、嘔吐、癲癇或心律不整，請告知醫療專業人員。

§70.6 選擇性雌激素受體調節劑(SERM)

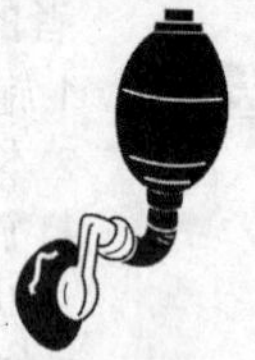

70601 RALOXIFENE▲ 孕X 乳- 食± 泄 糞 t½ 27.7h

Rx 60 MG/錠劑(T);

商名
Evista® ◎ (Bushu/美時) $30.8/T(60MG-PIC/S)
Pharoxifene® (PHARMATHEN/西海) $30.8/T(60MG-PIC/S)
Ralo® ＊ (健喬信元) $30.8/T(60MG-PIC/S)
Raloxy® ＊ (五洲) $30.8/T(60MG-PIC/S),

藥理作用 1.本藥是經由與雌荷爾蒙受體結合而來，結合後活化特定的雌荷爾蒙途徑並阻斷其他途徑。因此raloxifene是一種具有選擇性雌荷爾蒙受體調節劑。
2.本藥可減少骨侵蝕作用，並將骨代謝作用的生化指標回復至停經前的範圍
3.本藥也會影響脂質的代謝，它會降低總膽固醇及低密度膽固醇的量，但不影響三酸甘油脂的量，也不影響高密度膽固醇的濃度。
4.本藥在子宮及乳房組織可做為雌荷爾蒙的拮抗劑。

適應症 [衛核]預防及治療停經後婦女骨質疏鬆症。

用法用量 建議劑量是每日一顆，60mg錠劑，任何時間均可，不受食物的影響。

不良反應 靜脈血栓性栓塞、臉潮紅及腿部痙攣等。

醫療須知 1.靜脈血栓性栓塞–臨床試驗顯示本藥治療之女性有增加靜脈血栓性栓塞(深部靜脈栓塞及肺栓塞)的危險，(尤其在服藥治療前4個月)其他靜脈血栓性栓塞也可能發生，發生較不嚴重的表層栓塞性靜脈炎的頻率也較高。對有血栓栓塞危險的婦女在衡量危險性及利益時，應同時考慮其他因素，例如充血性衰竭、表層栓塞性靜脈炎及惡性腫瘤。
2.停經前之使用–停經前的人不建議使用。本藥用於停經前婦女的安全性尚未建立，因此不建議使用。
3.一般 - 併服雌荷爾蒙治療 - 未曾以前瞻性的臨床試驗評估過本藥併服全身性作用之

雌荷爾蒙或荷爾蒙補充療法(ERT or HRT)；因此不建議同時使用二者。

4.脂質代謝–本藥降低血清中總膽固醇及低密度脂蛋白膽固醇之濃度6~11%，但不影響血清中高密度脂蛋白膽固醇及三酸甘油脂之濃度。對需要治療高血脂之患者，這些影響應該列入考量。

70602 Calcium 葡萄糖酸鈣注射液 ®（中化）$270/I (200.0 ML-PIC/S)

Rx 每 ml 含有：CALCIUM GLUCONATE 96.1 MG

適應症 [衛核] 鈣不足引起之手足搐搦、膽囊及輸尿管絞痛、枯草熱、蕁麻疹、妊婦哺孔時之鈣補給

用法用量 一天1針IM。

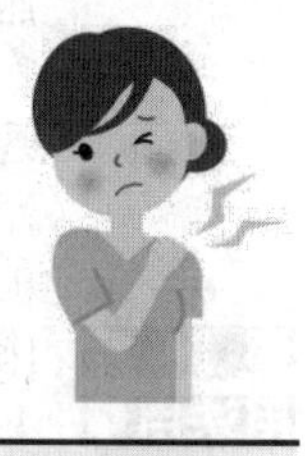

§ 70.7 其他類蛋白抑制劑

70701 **ROMOSOZUMAB**

Rx 105 MG/注射劑(I)；

商名 Evenity® ◎（PATHEON/台灣安進）$3900/I(105MG-PIC/S-1.17ML)

藥理作用 1.本藥可抑制抑硬素(sclerostin)，抑硬素為骨代謝的調節因子。本藥可增加骨生成，小幅減少骨吸收。

2.本藥藉由刺激成骨細胞活性，刺激骨小樑和皮質骨表面的新骨生成，而增加骨小樑和皮質骨的骨質，並改善骨骼結構及強度。

適應症 [衛核]適用於治療有高度骨折風險之停經後婦女骨質疏鬆症，其定義為發生過骨質疏鬆性骨折，或具有多重骨折風險因子。

用法用量 1.本藥的建議劑量為皮下注射210毫克於腹部、大腿或上臂，每個月施打一次，應由專業醫護人員施打本藥。

2.本藥治療期間為每個月施打一次，共計12個月。

3.病人在本藥治療期間應適量補充鈣質及維生素D。

4.如果漏打一次本藥，應重新安排門診時間儘快施打。之後再從最後一次注射的日期算起，排定每個月施打本藥的時間。

不良反應 1.發生率≥2%的不良反應：關節疼痛、頭痛、肌肉痙攣、周邊水腫、無力、頸部疼痛、失眠、感覺異常。

2.嚴重的不良反應包括：心臟嚴重不良事件、過敏、低血鈣症、顎骨壞死、非典型股骨轉子正下方至股骨髁上之間骨折。

3.心肌梗塞、中風及心血管疾病死亡的潛在風險。

醫療須知 1.過去一年曾發生心肌梗塞或中風的病人，不可使用本藥。有其他心血管危險因子的病人，須考量接受治療的效益是否高於風險。

2.應監測心肌梗塞和中風的表徵及症狀，指示病人若出現症狀應立即就醫。如果病人在治療中發生心肌梗塞或中風，應停用本藥。

3.若有過敏反應或其他臨床上明顯過敏反應發生，應採取適當的治療並停止進一步使用本藥。

4.監測病人是否出現低血鈣症的表徵及症狀，病人應適量補充鈣質及維生素D。

5.顎骨壞死(ONJ)可能會自行發生，通常與拔牙及/或延遲癒合後的局部感染有關，也曾發生在接受本藥治療的病人。在開始使用本藥治療之前，應由處方醫師進行常規的口腔檢查。合併給予顎骨壞死相關的藥物(化療、雙磷酸鹽類、denosumab、血管新生抑制劑和皮質類固醇)可能會增加顎骨壞死發生的風險。

6.本藥治療期間，應囑咐病人如果大腿、髖部或腹股溝出現新的或異常的疼痛現象

，應立即向醫師通報。

70702 VOSORITIDE

℞ 0.8 MG, 2 MG/注射劑(I);

商　名 Voxzogo® ◎ (VETTER/百傲萬里)

藥理作用 1.Vosoritide是修飾C型排鈉利尿胜肽(CNP)。在軟骨發育不全症的病人中，由於成纖維細胞生長因子受體3(FGFR3)發生功能(gain of function)突變，軟骨內骨生長受到負面調節。
2.Vosoritide與排鈉利尿胜肽受體B(NPR-B)結合，會拮抗FGFR3下游訊號，藉由在快速加速纖維肉瘤絲氨酸/酥胺酸蛋白質激酶(RAF-1)層級，抑制絲裂原活化蛋白激酶(MAPK)通路中的胞外訊號激酶1和2(ERK1/2)，如此會讓vosoritide像CNP一樣，成為軟骨內骨生長的正面調節因子，進而促進軟骨細胞增殖和分化。

適 應 症 [衛核]用於改善2歲以上患有軟骨發育不全症(achondroplasia)且骨骺未閉合病人之身高。

用法用量 1.兒童治療應越早開始越好。選擇皮下注射部位。
2.Vosoritide建議劑量係依據病人體重和vosoritide濃度。劑量一般為每公斤體重15微克。詳見仿單。
3.為了減少血壓降低的風險及相關症狀(頭暈、疲倦及/或噁心)，病人應在注射時已補充足夠水份。

不良反應 1.極常見：血壓降低、嘔吐、注射部位反應。
2.常見：暈厥、暈厥前期、頭暈、噁心、疲倦、鹼性磷酯酶升高。

醫療須知 1.曾接獲通報暈厥、暈厥前期和頭暈以及其他血壓降低的跡象和症狀為本藥的不良反應。應考量病人對治療的反應，建議在注射後至少60分鐘內不要開車、騎腳踏車或操作機器。
2.無法排除對嬰兒產生的風險。哺乳期間禁止使用本藥。

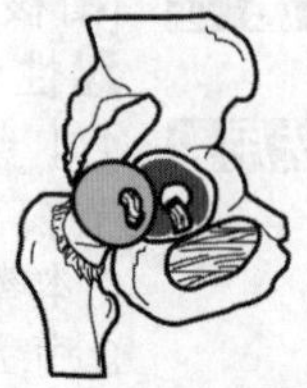

§ 70.8 骨質疏鬆症複方產品

70801 Calcium VItamin D3 鈣立德發泡錠 ® (STELLA/韋淳)

每 Tab 含有：CALCIUM 1000.0 MG；CHOLECALCIFEROL (EQ TO VIT D3) (EQ TO VITAMIN D3) 880.0 IU

藥理作用 1.鈣是構成牙齒與骨骼的主要成分，維持心臟、肌肉正常收縮及神經的感應性，活化凝血酶原轉變為凝血酶，幫助血液凝固，控制細胞的通透性，維持骨骼及牙齒的健康。
2.維生素D3幫助或促進鈣、磷的吸收及利用。幫助骨骼及牙齒的生長發育。幫助維持血鈣的正常濃度。維持神經、肌肉生理的正常。幫助骨骼鈣化。

適 應 症 [衛核] 預防鈣質缺乏症如佝僂病、牙齒損壞及骨質疏鬆病。

用法用量 1.成人一天一次，一次一錠。7歲以上兒童，適用成人劑量之1/2。
2.本藥須加水發泡後飲用，勿直接吞嚥。

70802 Glucal Black "聯邦"黑葡萄糖鈣注射液 ® (安星/聯邦)

℞ 每 ml 含有：CALCIUM GLUCEPTATE (CAL. GLUCOHEPTONATECAL. HEPT 60.0 MG；CALCIUM GLUCONATE 100.0 MG；CALCIUM SACCHARATE 8.0 MG；LACTOBIONATE CALCIUM 60.0 MG

藥理作用 本藥可用以治療各種由鈣缺乏而導致之症狀。其對於下述各種症狀，均有良好療效。如氣喘、風疹塊、血清敏感、血鈣過低性痙攣、過敏性皮膚病等。與麥角劑合併使用可增強子宮之收縮力。

適 應 症 [衛核] 鹼中毒、風疹塊、過敏性皮膚病、滲透性出血、濕疹、蕁麻疹

用法用量 靜注，每次5~20ml；肌注：每次2~5ml。

類似產品 Yingan Ca 應安鈣注射液 ® (應元)

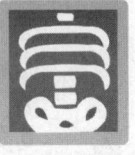

70803 Bio-Cal Plus 滋骨加強咀嚼錠 ® (東洋)

每 Tab 含有：CALCIUM PHOSPHATE TRIBASIC (CALCIUM PHOSPHATE) 902.25 MG；CHOLECALCIFEROL (EQ TO VIT D3) (EQ TO VITAMIN D3) 0.0083 MG

藥理作用 鈣質及維生素D補充劑。Bio-cal plus含磷酸鈣(tribasic calcium phosphate)及維生素D_3(cholecalciferol)能提供造骨所需之鈣、磷礦物質及促進鈣、磷吸收之維生素D_3。

適應症 [衛核] 預防鈣質與維生素D缺乏症，如骨質疏鬆症

用法用量 1.每日2~3錠，飯後使用，請嚼碎服用。
2.腎功能不全患者應小心使用本藥。

不良反應 腸道不適(便秘、消化不良、噁心、嘔吐)、腎結石、高血鈣。

醫療須知 1.Bio-cal plus(1203mg/330IU/tab)與原有品項Bio-cal(802mg/62.5IU/tab)相比，磷酸鈣含量提高1.5倍，Vit.D含量提高約5倍。Vit.D之含量有顯著之增加，使用上須特別注意。
2.當使用大量磷酸鈣時，每週或若出現血鈣過多症狀時應定期測血清中鈣濃度及腎功能。
3.腎功能不全及牛奶鹼性中毒症(milk alkali syndrome)病人應小心使用本藥。
4.本藥含脂溶性維生素，使用時勿超過建議劑量，以避免發生蓄積性毒性。

70804 Boca "意欣"立樂鈣乳劑 ® (皇佳/意欣) $113/O.E (150.0 ML-PIC/S), $142/O.E (180.0 ML-PIC/S), $227/O.E (300.0 ML-PIC/S)

Rx

每 ml 含有：CALCIUM PHOSPHATE TRIBASIC (CALCIUM PHOSPHATE) 103.0 MG；VITAMIN A (VITAMIN A + VITAMIN D3) 800.0 IU；VITAMIN A WATER MISCIBLE 800.0 IU

適應症 [衛核] 鈣及維生素A、D缺乏症之治療。

70805 Carry-Ca 克來鈣錠小兒用 ® (回春堂)

每 Tab 含有：CALCIUM CARBONATE 45.83 MG；COICIS SEMEN POWDER 9.17 MG；TOCOPHEROL ACETATE 0.5 MG

適應症 [衛核] 鈣缺乏症

用法用量 12歲以上及成人:每日吞服2錠。4~12歲兒童:每日吞服2錠。

70806 D-Cure 諾得好骨質1000咀嚼錠 ® (SMB/精金生技)

每 Tab 含有：CALCIUM CARBONATE 2500.0 MG；CHOLECALCIFEROL (EQ TO VIT D3) (EQ TO VITAMIN D3) 25.0 ug

適應症 [衛核] 預防鈣質缺乏症如佝僂病，牙齒損壞及骨質疏鬆病。

70807 Flucalcium 福祿鈣片 ® (健喬信元)

每 Tab 含有：CALCIUM FLUORIDE 0.035 MG；CALCIUM GLUCONATE 70.0 MG；CALCIUM PHOSPHATE TRIBASIC (CALCIUM PHOSPHATE) 80.0 MG；CYANOCOBALAMIN (VIT B12) 1.0 MCG；ERGOCALCIFEROL (VIT D2CALCIFEROL) 120.0 U

適應症 [衛核] 缺鈣、齲齒

用法用量 一天3次，每次1~2錠。

70808 Lysical 利兒鈣片 ® (信東)

每 Tab 含有：CALCIUM GLUCONATE 40.0 MG；CALCIUM PHOSPHATE DIBASIC 8.0 MG；ERGOCALCIFEROL (VIT D2CALCIFEROL) 68.0 IU ；LYSINE HCL 2.0 MG；THIAMINE (VITAMIN B1) 0.25 MG

適應症 [衛核] 鈣缺乏症、促進兒童發育

用法用量 鈣缺乏症。兒童一天3~4次，每次2~3錠。

類似產品 Pure "紐約"純鈣片 ® (人人) $0.32/T

70809 Pan-Osteo 鈣補骨力膜衣錠"杜拜廠" ® (QUEST/鵬瑋)

每 T 含有：CALCIUM AMINO ACID CHELATE 1333.33 MG；DRY VITAMIN D3 TYPE 100CWS 0.67 MG

藥理作用 1.鈣補骨力來自英國CGMP大藥廠-QUEST，每錠1333.33mg的胺基酸螯合鈣(含有高達333.33mg的有效鈣)，且鈣補骨力是由"米"中所分離出的胺基酸，經獨家專利高科技技術螯合，形成安定的胺基酸螯合鈣，不受消化液破壞，所以鈣補骨力可以藉由搭便車，讓鈣離子可以無障礙通過小腸絨毛，進入乳糜管的微血管，所以可達最高的吸收度95%，不同於一般市面上身體可用率不佳的鈣。
2.一般鈣鹽進胃部，經胃酸作用而解離，一為陰離子，二為人體可利用的陽離子(鈣離子)。鈣離子必須經由絨毛吸收，進入乳糜管的微血管，才能有效為人體吸收利用。
3.因大部份的鈣離子(約80%)會與腸胃道中的陰離子如草酸、禾酸、磷酸根離子結合，形成不易溶的鈣鹽，使人體無法吸收，隨著糞便排出。剩餘部份約20%的鈣離子會與絨毛表面之負電吸附，並刺激胃腸道黏膜，若持續大量使用，則會引起嚴重胃腸道黏膜細胞刺激甚至導致胃腸道出血。約有微量的鈣離子在細

胞層與食物中的胺基酸結合而被小腸絨毛吸收，但吸收量只佔1~6%。(本文資料來源：REPRINT FROM THE JOURNAL OF APPLIED NUTRITION Volume28,No.1)

4.鈣補骨力適用於

(A)成人：

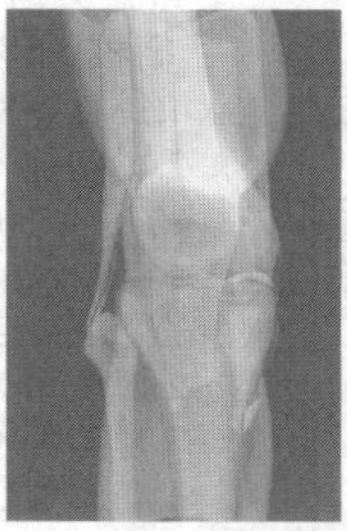

- 骨質疏鬆症高血壓、結腸癌、乳癌、腎結石 ●四肢酸麻無力及疼痛
- 容易疲勞、心情煩躁焦慮 ●易生頭皮屑、常頭癢
- 喉乾、氣管乾燥不適 ●創傷口不易癒合
- 長年皮膚過敏、蕁麻疹 ●食慾不振、想喝清涼飲料
- 容易感冒、抵抗力差 ●婦女易生黑斑、皮膚乾燥

(B)兒童：

- 過動兒、注意力不集中 ●討厭運動、懶散
- 容易抽筋、腳麻 ●易生濕疹、搔癢症
- 易患感冒、氣管功能衰弱 ●蛀牙多、牙齦易出血
- 半夜咬牙、夢話、不安全感 ●視力不佳、假性近視
- 半夜容易尿床 ●不喜牛奶或魚類蔬菜

適應症 **[衛核] 預防鈣及維生素D缺乏症：如骨質疏鬆症、佝僂症及牙齒損壞。**

用法用量 建議用量：

①1~3歲：每日2次，每次1錠。 ②4~8歲：每日3次，每次1錠。
③9~18歲：每日4次，每次1錠。 ④19~50歲：每日3次，每次1錠。
⑤50歲以上(男性)：每日3次，每次1錠。 ⑥50歲以上(女性)：每日4次，每次1錠。

上述各年齡層每日用量上限均為每日3次，每次2錠，但宜諮詢醫師藥師藥劑生後再作限度之使用。

70 骨質疏鬆症治療劑

醫療須知 **1.一歲以下嬰兒不宜使用。**

2.嚴重腎衰竭、腎結石或接受心血管疾病治療之患者，使用前請洽醫師診治。

3.孕婦、可能懷孕婦女、授乳婦使用前請先諮詢醫師、藥師、藥劑生。

4.請勿超過每日用量上限，因長期超過每日最大限量可能有腎結石、高血鈣症、高鈣尿症、便祕、軟組織鈣化之風險。

5.骨骼疏鬆症是指骨中鈣質流失骨脆性增加易導致骨折，其診斷是經由骨質密度測定診斷，以便提早進行預防措施。

70810 Vitamin D3+B. 維他命 D3+B.® (三多士)

成分 果糖硼酸鈣、維生素D3

藥理作用 本藥依據DRIs各年齡層需求設計適當維他命D方便補充：

1.維生素D：能增進鈣吸收，幫助骨骼、牙齒、神經、肌肉的正常生理機能。

2.非活性維生素D 10微克(400IU)，可依人體需求自行轉換成活性型態利用。

3.硼(B.)115微克：採用專利原料果糖硼酸鈣，能提升鈣、維他命D濃度，高鈣食物加含硼維他命D，留住骨本更有效！

4.維生素 D3+B.：可素食，錠小易吞食，可依需求調整用量。

適應症 [非衛核] 學童、清少年、成人、銀髮族與上班族。

用法用量 每日1~2錠，餐後配水食用。

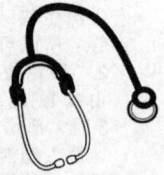

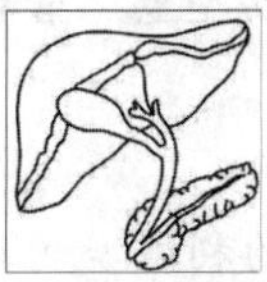

第七十一章
糖尿病治療劑
Diabetic Theraputic Agents

糖尿病是隱型的殺手，它與國人十大死亡病因中的心臟疾病，腦血管疾病，腎疾及高血壓都有關連(圖71-1)。台灣的糖尿病盛行率在4%~6%，估計有約100萬糖尿患者。此數目和健保局2005年所記錄的就診糖尿患者數116萬約略相同。不過尚有100餘萬糖尿病前期屬未爆彈，這是潛在性的糖尿病若不加妥善處理，有朝一日可能就會轉變成糖尿病。據統計若沒有執行飲食與運動的生活型態調整，1年後7人就有1人會轉變為糖尿病，事實上在台灣年發病率30歲以上者0.9%~1.8%，總人口年發病率0.5~1%，每年發病的糖尿患者至少有11萬。

圖71-1 糖尿病的病理及其併發症

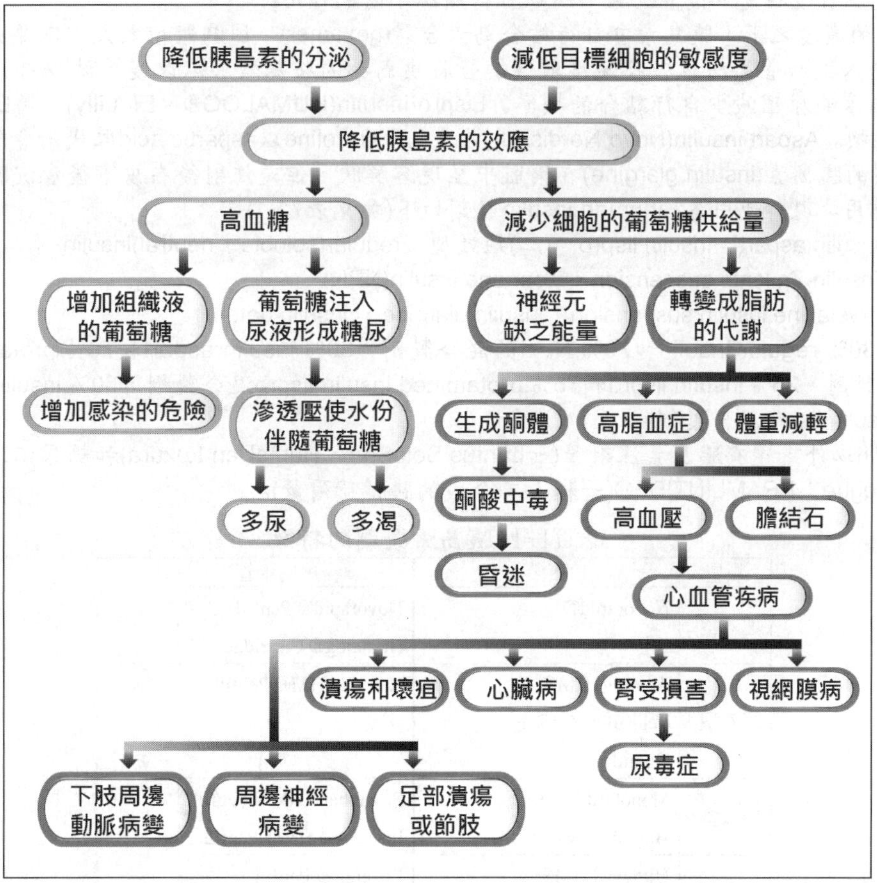

糖尿病的診斷

糖尿病可分為第1型糖尿病(胰島細胞遭破壞，造成胰島素缺乏)、第2型糖尿病(胰島素阻抗，及合併相對胰島素缺乏）、其他型糖尿病、妊娠型糖尿病等。其診斷標準包括以下4項，非懷孕狀況下只要符合其中1項即可診斷為糖尿病(前三項需重複驗證2次以上)

(一)糖化血色素(HbA1c)≧6.5%　　(二)空腹血漿血糖≧126mg/dL

(三)口服葡萄糖耐受試驗第2小時血漿血糖≧200mg/dL

(四)典型的高血糖症狀(多吃、多喝、多尿與體重減輕)且隨機血漿血糖≧200mg/dL

糖尿病是複雜性慢性疾病，糖友們應定期接受治療與追蹤，並學習執行良好的生活型態，管理自己的血糖，是延緩並避免併發症產生的不二法門。

糖尿病的藥物治療

糖尿病(diabetes mellitus)的藥物治療目標，是朝向直接增加體細胞對葡萄糖的利用率，以維持血糖穩定和預防糖尿病併發症的產生。糖尿病治療劑包括①各種作用期和起始作用長短不一的胰島素製劑(insulin preparations)，它適用於不能合成之胰島素的糖尿患者(第一型的糖尿病)和口服降血糖藥物治療效果不彰的第二型糖尿患者；②口服降血糖藥則用於治療僅靠飲食、運動及體重減輕尚無法控制的糖尿患者(第二型的糖尿病)。

Lente系insulin目前已較少使用，有(1)semilente：屬短效型；(2)ultralente：屬長效型；(3)lente mixture ：屬中效型，不論那一種lente insulin均含有多於5%之Zn，如與regular insulin混合後，其中5%Zn中之50%，即2.5%將與澄清insulin結合，失去其短效，尤其ultralente及lente。Insulin來源係屬牛/豬者，其antigenicity抗原性較大，故現行糖尿病治療已漸捨棄不用。取而代之的是利用遺傳工程的基因重組技術製成的human insulin，療效佳、又無抗原性。長效型的胰島素(insulin glargine)在藥瓶中呈現溶解狀，但是注射後在皮下後會沉澱，所以可持續24小時的作用。

現今使用的濃度之下，胰島素會自行結合為六合體(hexamer)，因為體積太大，需要分解為雙體或單體，才能進入微血管，所以吸收速度較慢。若將胰島素的胺基酸加以改變，減少自行黏合的機率，利用電荷相斥的原理減少自行黏合的機率。Lispro insulin(HUMALOG®，Eli Lilly)，將B28(lysine) 與B29(proline)互換。Aspart insulin(Novo Nordisk)則在把B28的proline以aspartic acid取代，會降低六合體的形成。長效型的胰島素(insulin glargine)在藥瓶中呈現溶解狀，但是注射後在皮下後會沉澱，所以可持續24小時的作用。現行使用各類human insulin製劑如下(參見表71-1)：

(一)速效型：insulin aspart，Insulin lispro　(二)短效型：regular(soluble，neutral)insulin

(三)中效型：insulin Zn lente suspension，isophane insulin(NPH)

(四)長效型：crystalline insulin suspension，insulin glargine， insulin detemir

(五)預混型：30% regular insulin和70% NPH的混合製劑，30% insulin aspart和70% protamined insulin aspart的混合製劑，25% insulin lispro和75% protamined insulin lispro混合製劑，50% insulin lispro和50% protamined insulin lispro混合製劑。

除了insulin以外，還有胰島素注射筆(如Lantus SoloStar，HumaPen Luxura)和糖尿病注射用治療劑如amylin analogue：PRAMLINTIDE®(一種人工合成的胰臟荷爾蒙)。

表 71-1 胰島素製劑的特徵

類型	瓶裝	卡管
速效型	Novorapid®	Novorapid® Penfill Humalog® Cartridge
短效型	Actrapid HM® Velosulin HM® Humulin R®	Actrapid HM® Penfill
中效型	Monotard HM® Humulin N®	Protaphane HM® Penfill Insulatard HM® Penfill
長效型	Ultratard HM® Lantus®	Levemir® Penfill Lantus® Penfill
預混型	Mixtard® 30 HM NovoMix® 70/30 Humulin® 70/30	Mixtard® 70/30 Penfill NovoMix® 70/30 Penfill Humalog® Mix 25 Cartridge Humalog® Mix 50 Cartridge

第二型糖尿病治療常用的口服降血糖藥物可分成：(參見圖71-1a，71-2b)

(1)磺酸脲類：(sulfonylureas)

(a)第一代磺酸脲類：chlorpropamide，tolazamide，tolbutamide
(b)第二代磺酸脲類：glibenclamide，gliclazide，glimepride，glipizide
(2)美格替耐(meglitinides類)：nateglinide，repaglinide
(3)雙胍類(biguanides)：buformin，metformin
(4)硫氮烷二酮類(TZDs)：pioglitazone，rosiglitazone
(5)α-醣苷酶抑制劑(α-glucosidase inhibitors)：acarbose
(6)GLP-1致效劑：
(a)incretin enhancers(DDP-4抑制劑)：linagliptin，saxagliptin，sitagliptin，vildagliptin
(b)incretin mimetics：exenatide，liraglutide
(7)SGLT-2抑制劑：canagliflozin , dapagliflozin , empagliflozin

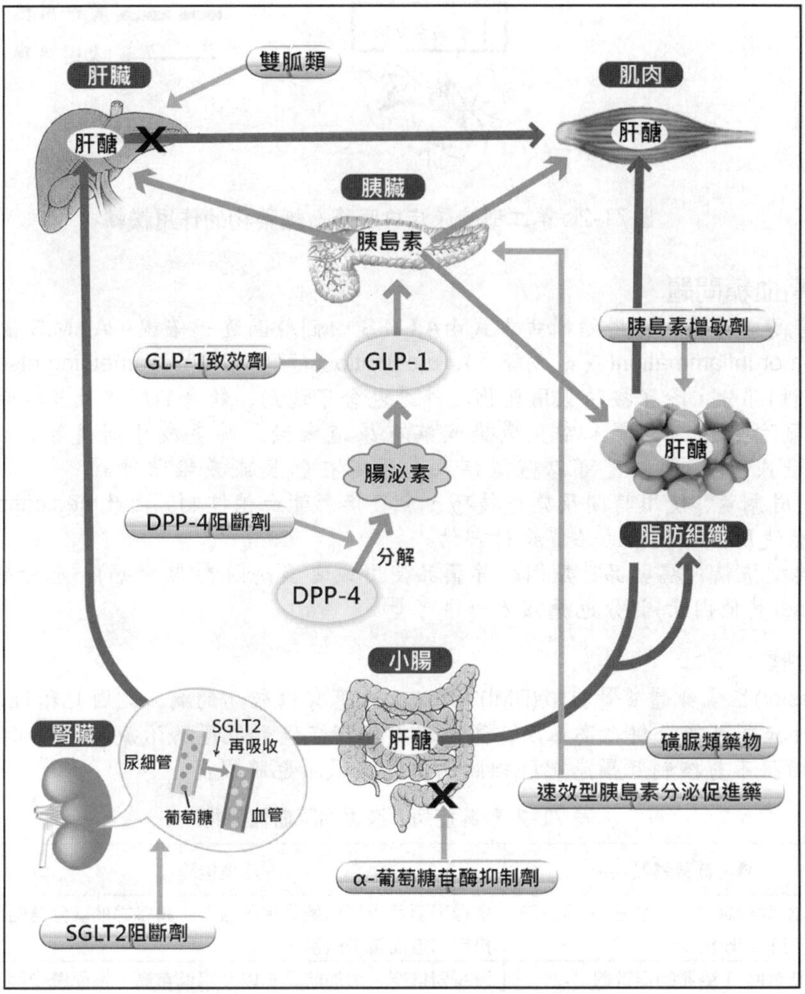

圖 71-2a 糖尿病的治療藥物

低血糖治療劑

另一方面：能夠提昇血中葡萄糖濃度者，可用於因疾病(如胰臟的癌瘤、荷爾蒙不平衡、肝與腎功能不良)，或抗糖尿病藥物過量所引起的血糖過低。注射或口服的葡萄糖是提升血中葡萄糖濃度最有效的藥劑，因而可用於隨時可發生的急性情況。其他有效的昇高血糖藥劑包括：glucagon(由胰臟的細胞所分離出來的)，和diazoxide(一種thiazide衍生物，阻斷胰島素的釋放)。

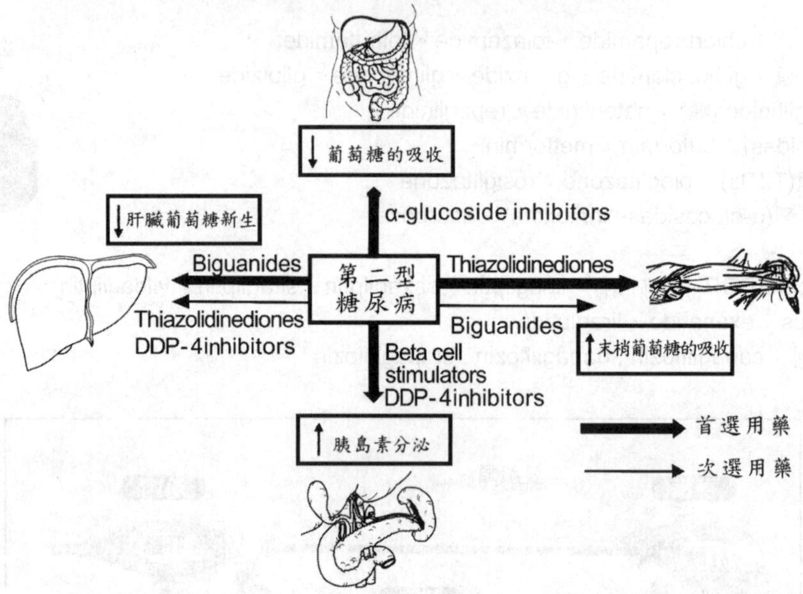

圖71-2b 第二型糖尿病口服降血糖藥物的作用機轉

A. I. M. S. 釐清高血糖問題

當糖尿病患者高血糖時，可用結構式方式由A.I.M.S.四個層面逐一確認，A.I.M.S.依序為adherence(依順性)、infection or inflammation(感染或發炎)、medications(藥物因素)、something else(其他)。

1.Adherence(依順性)部分，除了按時服用藥物之外還包含了運動、飲食的順從性及按時就醫。

2.血糖高和感染風險會互相影響，常見感染疾病有尿道感染、肺炎或牙周炎等。因此infection or inflammation(感染或發炎)部分，可以確認病人是否處在發炎或感染狀態。

3.藥品的品質、使用劑量、使用時間及施打技巧，會直接影響血糖控制。因此medications(藥物因素)部分，可再針對實際使用方式及藥品品質進行評估。

4.此外，還有非典型抗精神病藥品、類固醇等藥品使用或者疾病因素(胰臟癌)，也會導致高血糖，因此在something else(其他因素)部分也應該要一併考量。

糖胖症的藥物治療

糖胖症(Diabesity)指當身體質量指數(BMI)≥27以上且患有糖尿病的病人。因此積極的減重也是相對重要的。對於糖胖症所可能合併之高血壓、高血脂等代謝症候群也應於治療時一併考慮。若是沒有做好體重管理，血糖將不易控制且罹患肥胖相關的併發症風險也將提高。

表 71-2 糖胖症病人減重的降血糖藥物

降血糖藥物類別	減重機轉
抑制鈉-葡萄糖共同輸送器-2 抑制劑 SGL T2 inhibitors	透過阻斷腎小管對葡萄糖再吸收，將多餘的糖分藉由尿液排出，進而減少熱量。
類升糖素肽-1 受體的促效劑 GLP-1 PA	減緩胃排空，增加飽足感以及降低食慾，進而減少個人糖類的攝取與吸收，同時達到控制血糖及減輕體重的效果。
雙胍類 Biguanides	降低葡萄糖在腸道的吸收、腸道方面的影響：如腹脹、噁心、飽足感等，增加胰島素的敏感性，增加瘦體素(leptin)的敏感性而抑制食慾，影響脂肪組織的氧化和儲存等。
阿爾發葡萄糖苷酶抑制劑 α-glucosidase inhibitors	延緩腸道對碳水化合物的吸收，因此可以改善飯後高血糖且不會促進體重的增加。
二肽基酶-4 抑制劑 DPP-IV inhibitors	增加腸泌素分泌，可以延長腸胃道排空，較不容易覺得餓，因而間接控制體重。

圖71-3 最新糖尿病治療用藥指引(2022年)

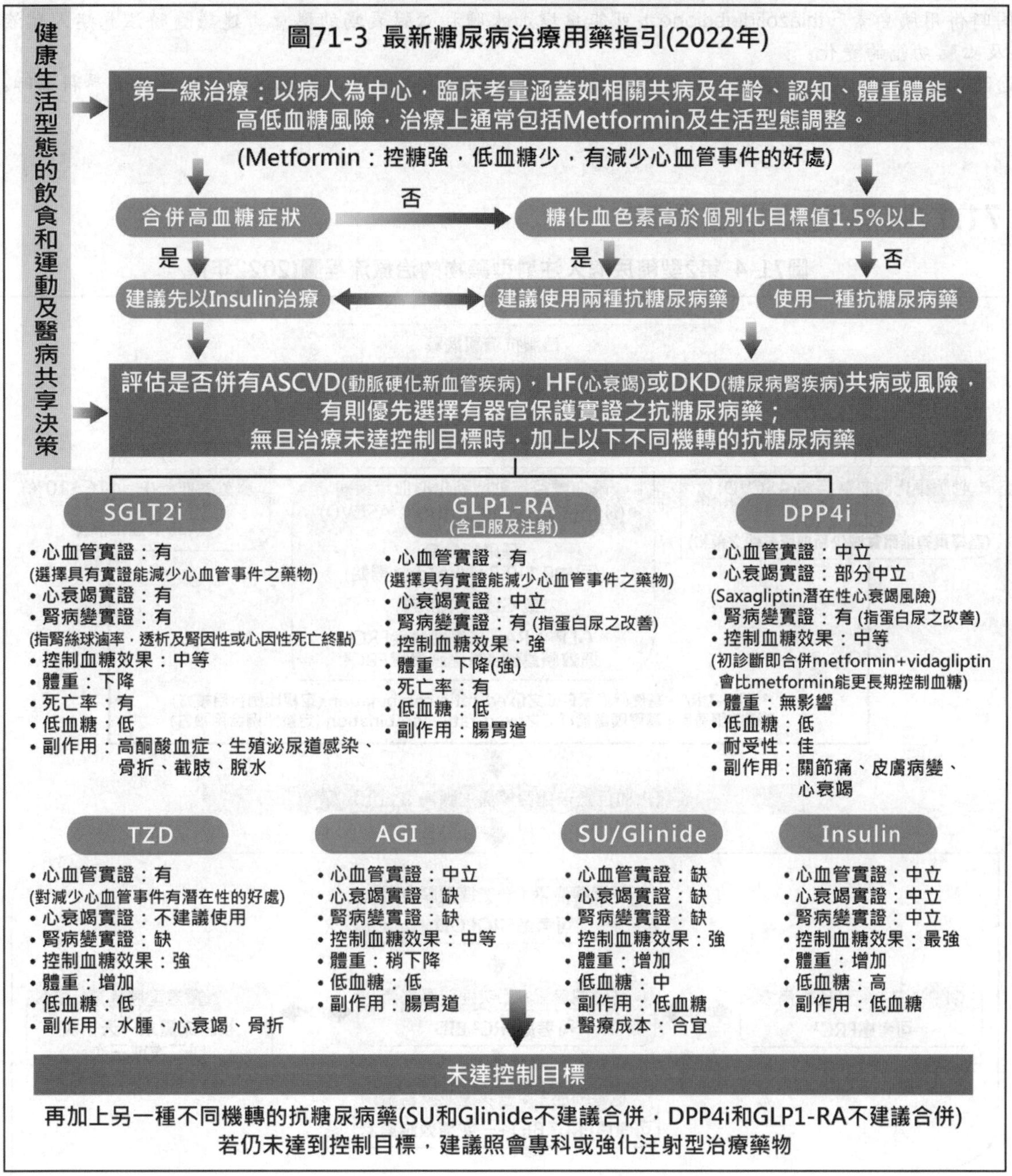
健康生活型態的飲食和運動及醫病共享決策
第一線治療：以病人為中心，臨床考量涵蓋如相關共病及年齡、認知、體重體能、高低血糖風險，治療上通常包括Metformin及生活型態調整。
(Metformin：控糖強，低血糖少，有減少心血管事件的好處)
合併高血糖症狀
否
糖化血色素高於個別化目標值1.5%以上
是
是
否
建議先以Insulin治療
建議使用兩種抗糖尿病藥
使用一種抗糖尿病藥
評估是否併有ASCVD(動脈硬化新血管疾病)，HF(心衰竭)或DKD(糖尿病腎疾病)共病或風險，有則優先選擇有器官保護實證之抗糖尿病藥；無且治療未達控制目標時，加上以下不同機轉的抗糖尿病藥
SGLT2i
• 心血管實證：有
(選擇具有實證能減少心血管事件之藥物)
• 心衰竭實證：有
• 腎病變實證：有
(指腎絲球濾率，透析及腎因性或心因性死亡終點)
• 控制血糖效果：中等
• 體重：下降
• 死亡率：有
• 低血糖：低
• 副作用：高酮酸血症、生殖泌尿道感染、骨折、截肢、脫水
GLP1-RA
(含口服及注射)
• 心血管實證：有
(選擇具有實證能減少心血管事件之藥物)
• 心衰竭實證：中立
• 腎病變實證：有 (指蛋白尿之改善)
• 控制血糖效果：強
• 體重：下降(強)
• 死亡率：有
• 低血糖：低
• 副作用：腸胃道
DPP4i
• 心血管實證：中立
• 心衰竭實證：部分中立
(Saxagliptin潛在性心衰竭風險)
• 腎病變實證：有 (指蛋白尿之改善)
• 控制血糖效果：中等
(初診斷即合併metformin+vidagliptin會比metformin能更長期控制血糖)
• 體重：無影響
• 低血糖：低
• 耐受性：佳
• 副作用：關節痛、皮膚病變、心衰竭
TZD
• 心血管實證：有
(對減少心血管事件有潛在性的好處)
• 心衰竭實證：不建議使用
• 腎病變實證：缺
• 控制血糖效果：強
• 體重：增加
• 低血糖：低
• 副作用：水腫、心衰竭、骨折
AGI
• 心血管實證：中立
• 心衰竭實證：缺
• 腎病變實證：缺
• 控制血糖效果：中等
• 體重：稍下降
• 低血糖：低
• 副作用：腸胃道
SU/Glinide
• 心血管實證：缺
• 心衰竭實證：缺
• 腎病變實證：缺
• 控制血糖效果：強
• 體重：增加
• 低血糖：中
• 副作用：低血糖
• 醫療成本：合宜
Insulin
• 心血管實證：中立
• 心衰竭實證：中立
• 腎病變實證：中立
• 控制血糖效果：最強
• 體重：增加
• 低血糖：高
• 副作用：低血糖
未達控制目標
再加上另一種不同機轉的抗糖尿病藥(SU和Glinide不建議合併，DPP4i和GLP1-RA不建議合併)
若仍未達到控制目標，建議照會專科或強化注射型治療藥物

糖尿病人高血糖的處理流程之說明：

- 健康生活型態的飲食和運動是治療高血糖的基本。
- 選擇抗糖尿病藥，以病人為中心，臨床考量涵蓋如相關共病及年齡、認知、體重體能、高低血糖風險，治療上通常包括Metformin及生活型態調整。
- 罹患動脈硬化心血管疾病、或心衰竭、或腎疾病者，以及具有風險者，抗糖尿病藥的選擇，優先選擇有器官保護實證之抗糖尿病藥。
- 糖化血色素高於個別化目標值1.5% 以上，建議併用二種抗糖尿病藥。
- 二種抗糖尿病藥使用三個月後，糖化血色素未達目標，可加上第三種不同機轉的抗糖尿病藥。
- 有典型高血糖症狀時，宜注射胰島素，血糖穩定後，可繼續或停止注射。
- 三種抗糖尿病藥服用三個月以上，糖化血色素未達目標，建議照會專科或強化注射型藥物治療。

- 同時併用胰島素和thiazolidinedione，可能會增加水腫和心臟衰竭的機會，建議隨時注意病人體液狀態及心臟功能的變化。
- 適時調整抗糖尿病藥，讓糖化血色素在3~12個月內達到治療目標，若未達到，宜轉診至專科醫師。

§ 71.1 胰島素及相關製劑

圖71-4 第2型糖尿病人注射型藥物的治療流程圖(2022年)

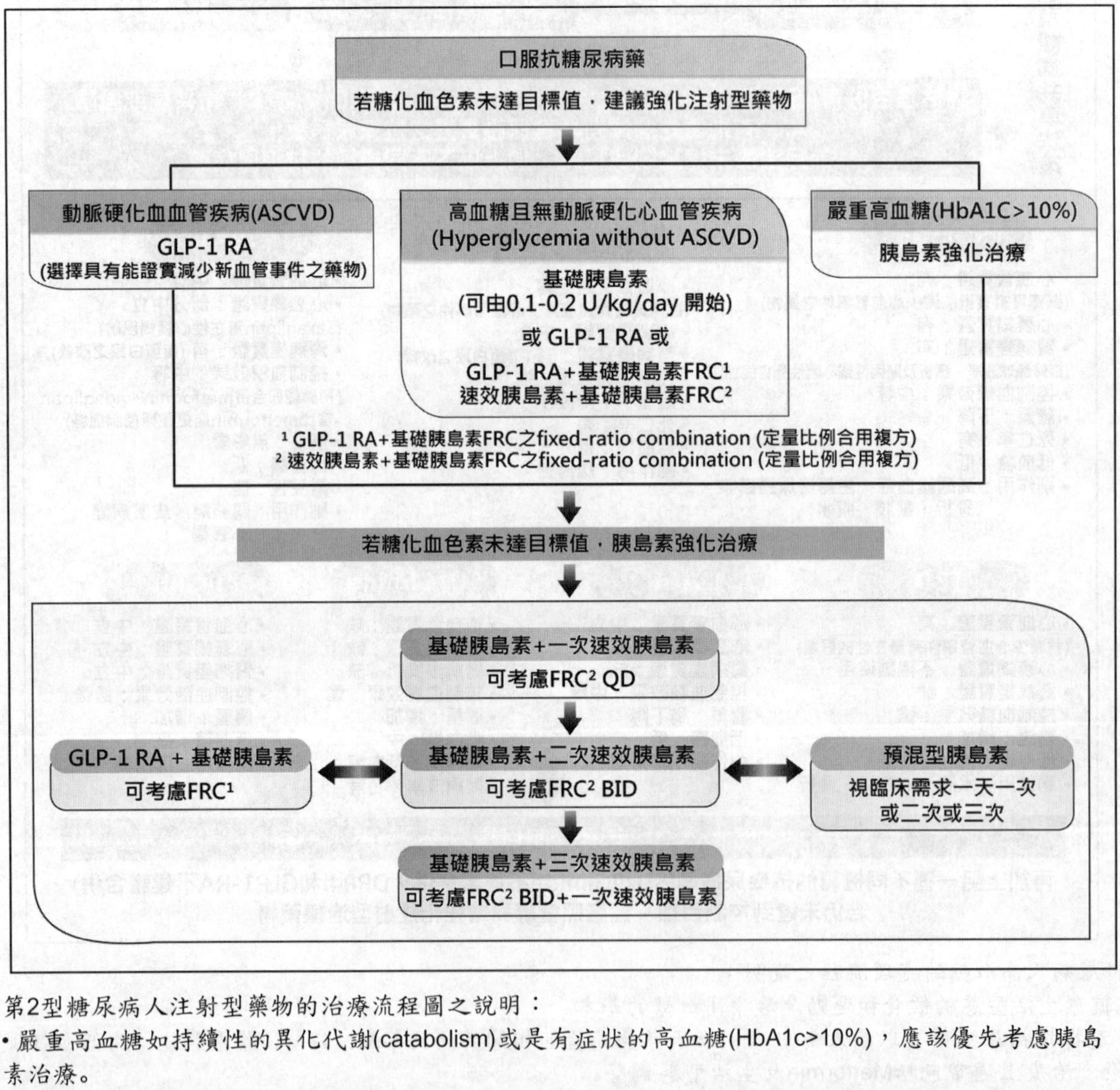

第2型糖尿病人注射型藥物的治療流程圖之說明：

- 嚴重高血糖如持續性的異化代謝(catabolism)或是有症狀的高血糖(HbA1c>10%)，應該優先考慮胰島素治療。
- 當考慮使用GLP-1 RA，應考量病人偏好、降糖效果、減重效果以及施打的頻率。當合併有動脈硬化心血管疾病(ASCVD)時，應選擇具有實證能減少心血管事件之GLP-1 RA 藥物。
- 高血糖且無動脈硬化心血管疾病者，可考慮基礎胰島素或是GLP-1 RA或是GLP-1 RA＋基礎胰島素定例複方或是速效胰島素＋基礎胰島素定例複方(FRC：Fixed-ratio combination定例複方)。
- 根據臨床狀況並且考量病人偏好，可在GLP-1 RA＋基礎胰島素，速效胰島素＋基礎胰島素以及預混型胰島素間做治療方針的調整。

表 71-3 各種胰島素製劑作用時間

分類	胰島素種類	商品名	包裝	廠商	起始作用(小時)	最大作用(小時)	持續作用(小時)
速效	Insulin lispro	Hunalog KwikPen	預填式注射筆	Eli Lilly	5~15 分	0.5~1 5	3~5
	Insulin aspart	Novo Rapid FlexPen	預填式注射筆	Novo Nordisk			
	Insulin glulisine	Apidra SoloStar	預填式注射筆	Sanofi-Aventis			
短效	Regular insulin	Humulin R	瓶	Eli Lilly	0.5~1	2~3	5~8
		Actrapid HM	瓶	Novo Nordisk	0.5	1.5~3.5	7~8
中效	NPH insulin	Humulin N	瓶	Eli Lilly	2~4	4~10	10~16
		Insulatard HM	瓶	Novo Nordisk	1.5	4~12	24
長效	Insulin glargine (U-100)	Lantus SoloStar	預填式注射筆	Sanofi-Aventis	2~4	無明顯高峰	20~24
		Lantus	瓶				
	Insulin glargine (U-300)	Toujeo SoloStar	預填式注射筆		6	無明顯高峰	36
	Insulin detemir (U-100)	Levemir FlexPen	預填式注射筆	Novo Nordisk	1	6~8	24
	Insulin degludec (U-100)	Tresiba FlexTouch	預填式注射筆		1	9~12	42
預混型	70/30 human insulin	Humulin 70/30	瓶	Eli Lilly	0.5~1	4~10 雙重尖峰	10~16
	70/30 aspart insulin	NovoMix 30 FlexPen	預填式注射筆	Novo Nordisk	10~20 分	1~4	14~24
	50/50 aspart insulin	NovoMix 50 FlexPen	預填式注射筆				
	75/25 lispro insulin	Humalog Mix25 KwikPen	預填式注射筆	Eli Lilly	0~15 分	30~70 分 雙重尖峰	15
	50/50 lispro insulin	Humalog Mix50 KwikPen	預填式注射筆				
	Insulin degludec / Insulinaspart (IdegAsp ; 70 % IDeg and 30 % Iasp)						42

胰島素注射筆的保存

胰島素注射筆的成分皆為胰島素類似物，與胰島素一樣都是蛋白質，保存溫度過高或過低都可能會造成藥品變性而失效，因此在保存上需要特別留意。

1.開封前建議要存放在冰箱冷藏庫，使注射筆維持在溫度2℃~8℃的環境下。

2.注射筆開封裝上針頭使用之後，保存方式與開封前不同，建議在室溫(<30℃)下保存即可，開封之後大部分注射筆的效期只有4週(少數注射筆可存放6週或8週)。

3.每次施打完都要將筆蓋蓋上，以避免藥液受到陽光直射而變質。

首款結合監測血糖與自動給藥機獲FDA核准上市

美國食品藥物管理局(FDA)首次核准國際醫療材料大廠Dexcom研發的新一代整合性血糖監測儀Dexcom G6，可適用於成人及2歲以上兒童糖尿病患者用來監測連續性血糖變化，並能搭配胰島素自動給藥裝置使用。

此新型整合性連續血糖監測儀體積輕巧，相當於一枚硬幣大小的貼片裝置，可貼附於病人腹部皮膚，每5分鐘可將血糖數值回傳手機或手錶的App，除了能全面性監控連續性血糖變化，降低病人使用傳統採血方式的感染風險，並能在血糖異常時發出警報提醒；且能結合自動胰島素給藥裝置，一旦監測到病人血糖值上升至需給藥的情形，便可進行自動給藥。

類別 71101 INSULINS 類藥物總論

藥理作用
1.本藥能幫助橫紋肌肉細胞及脂肪組織，對葡萄糖的吸收，可能藉活化運輸葡萄糖通過細胞膜的攜帶系統。
2.藉增加的活性來刺激肌肉和肝臟中肝醣的合成，而且抑制糖質新生作用。
3.在脂肪組織中促進triglyceride的形成並阻礙游離脂肪酸從脂肪組織釋放出。
4.幫助胺基酸併入肌肉蛋白中，可能因此促進蛋白的合成。
5.恢復利用葡萄糖的功效，降低高血糖，減少糖尿，並預防糖尿病性酸中毒與昏迷。

適應症
[非衛核]治療依賴胰島素(insulin-dependent)，第一型的糖尿病及無法用飲食、運動和口服降血糖藥物控制的第二型糖尿病。

用法用量
1.基礎胰島素(Basal insulin)：
a.合併口服抗糖尿病藥與基礎胰島素治療，是臨床常見的起始注射做法，基礎胰島素的劑量可由0.1~0.2U/kg/day或10U開始。此時，建議每日監測血糖，直到血糖控制穩定下來之後，再適度減少驗血糖的次數。
b.開始使用胰島素後，metformin可以繼續使用。促胰島素分泌劑(insulin secretagogues)也可以合併基礎胰島素使用，但若在開始使用1次以上餐前短/速效胰島素或預混型胰島素時，就建議停用。Thiazolidinedione類藥物則建議減藥或停藥，以避免水腫及體重上升。當病人使用高劑量胰島素時，如果合併使用Thiazolidinedione或鈉-葡萄糖共同輸送器-2抑制劑(SGLT2 inhibitors)可能會改善血糖而需要調降胰島素的劑量，但對於併用SGLT2 inhibitors時，勿過度減少胰島素劑量，以避免正常血糖的酮酸血症發生。
2.基礎胰島素加上速效或短效的餐前胰島素(Basal-plus insulin)：
a.如果基礎胰島素已調至可接受的控賦血糖值(或如果劑量為>0.5單位/公斤/天)並且HbA1c仍高於目標，請考慮推進到組合注射。
b.治療的一個做法是由每天三餐中，吃碳水化合物最多的那一餐開始使用餐前胰島素：需要時，也可以三餐都使用餐前胰島素。
c.開始使用時，可將起始劑量的50%做為基礎胰島素，另50%的劑量，則均分為三次，做為三餐前速效或短效胰島素的劑量，合適的比例則視個人飲食、運動、血糖監測結果與胰島素需求而定。
d.在第2型糖尿病人，使用胰島素類似或人類胰島素，都可能有效降低糖化血色素，但胰島素類似物可減少餐後或半夜低血糖發生的機會，並能較有效的控制餐後高血糖。
3.預混型的胰島素(Premixed insulin)：
a.預混型的胰島素在臨床使用上較為方便，但還是要考慮個人飲食形態、低血糖與對體重的影響。
b.因為預混型胰島素其速效(或短效)與中效的胰島素混合的比例是固定的，因此當病人飲食習慣改變時，就要注意是否要調整胰島素的劑型(例如由30：70的預混型胰島素改為50：50的預混型胰島素，或是不使用預混型胰島素，改為basal-bolus注射方式等)，或是調整胰島素的劑量。
4.複合劑型胰島素(Co-formulation insulin)：

a.Insulin degludec/Insulin aspart(IDedAsp)是第一種結合兩種胰島素類似物的可溶性複合製劑，可提供有效的基礎和餐食血糖控制。

b.IDedAsp已證明可以有效的治療第1型糖尿病和第2型糖尿病。在第1型糖尿病中，它具有更低的低血糖風險和更高的安全性優勢。

c.所以IDedAsp可以在開始治療時做為首選胰島素。它可以與任何主餐一起服用，不受時間限制。它也可以每天使用一次或每天使用兩次，與目前可用的胰島素相比，低血糖風險降低。

d.IDedAsp劑量調整還是需要血漿葡萄糖的監測，早晨劑量需求可能低於晚餐劑量。從每天兩次預混胰島素切換到兩劑IDedAsp應將初始劑量減少10~20%。

5.注射部位：

a.胰島素要施打在皮下脂肪層的地方。自行施打的技巧，必須學習到胰島素不可以注射在太靠近表面的皮膚，否則可能會引起紅斑，也不要注射太深入肌肉(這可能會疼痛，或胰島素吸收太快)。如果注射物施打在建議的部位，是不可能把胰島素注入動脈或是靜脈內的。打進一個小氣泡進入人體，不會造成什麼危害的。

b.施打胰島素最好的部位，在腹部、手臂、大腿以及臀部，各部位輪流注射，各注射部位內的位置也要輪流使用(例如：每個大腿部位又再細分為六到九個區域)。如果那個部位有腫脹，就不要施打在腫脹的區域，因為胰島素的吸收會變遲緩。

胰島素注射部位及其厚度(公分)

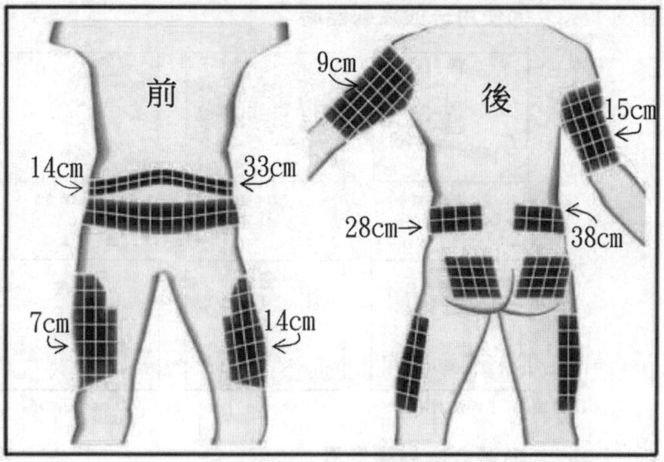

腹部：吸收速度快
大腿：吸收速度慢

上臂：吸收速度中等
臀部：吸收速度慢

c.針劑打入馬上要活動的部位時，會加快胰島素的吸收，故針劑打入活動的部位時，可能會在運動時導致低血糖。所以，假使你要去打網球，不要把胰島素打到你要用來擺動球拍的手臂。因為運動時會有較多血液流入這隻手臂，於是較多的胰島素會被吸收到血液中，低血糖的情形就可能會發生。

6.如何注射胰島素：

按餐前的血糖值和胰島素的起啟作用快慢，選定最佳注射時間，如下表：

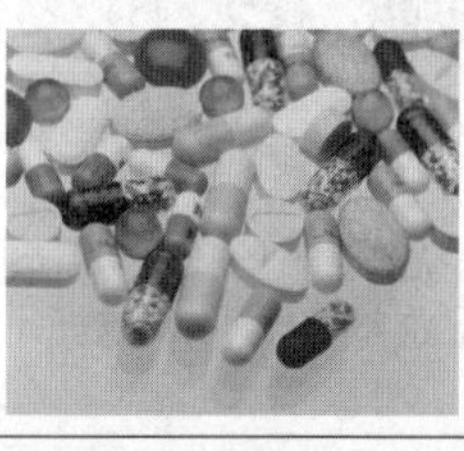

餐前的血糖	進食前注射胰島素的時間	
血糖值（mg/dl）	短效胰島素（RI）	超短效胰島素
＞ 200	60分鐘	15分鐘
150 - 200	45分鐘	10分鐘
80 - 150	30分鐘	5分鐘
＜ 80	立即	立即

a.用酒精棉清潔注射的部位，使用酒精，儘量讓皮膚乾燥後再注射，因細菌會在酒精乾躁時被殺死。
b.用拇指和食指捏起皮膚和脂肪層。握住針筒，將針頭觸碰皮膚以90度垂直注射，若身材瘦小或小孩，可以45度角注射。通常最好把針頭全部推進皮膚內，如果它正好打在皮膚下而不是脂肪層，就會產生刺痛感。注入胰島素前，放開捏起來的組織，不然容易回漏胰島素。
c.慢慢注射胰島素，打完之後停留5~10秒，以防胰島素回漏，這洩漏出來的胰島素通常是導致血糖值變化的原因之一。

7.如何抽取胰島素：

ⓐ使用一般注射器時

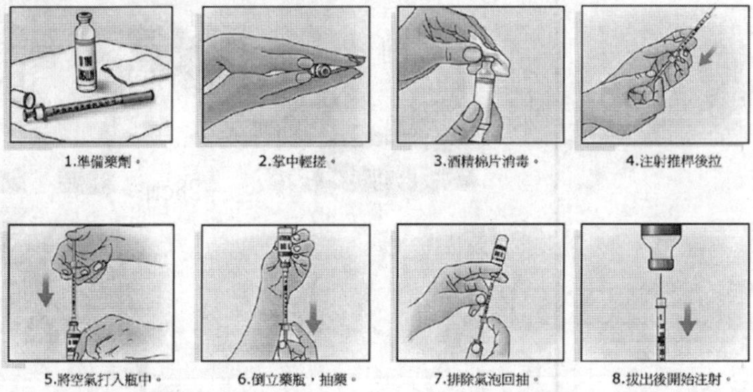

ⓑ混合兩種胰島素

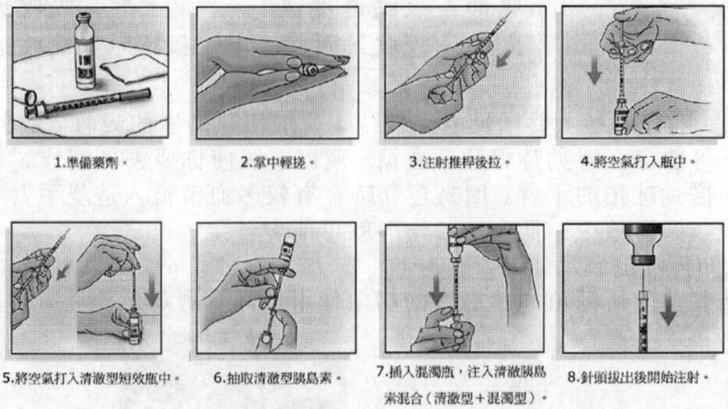

不良反應 輕度低血糖(疲勞，頭痛，思睡，噁心，輕度震顫)，注射部位的局部過敏反應(搔癢，腫脹，紅斑)、顯著的低血糖(出汗，震顫，低體溫，虛弱，飢餓，心悸，神經質，感

覺異常，過度興奮，視覺模糊，口腔麻木，混亂，譫妄，痙攣，喪失知覺)、全身性的過敏反應(蕁麻疹，血管水腫，無防禦性過敏反應)，注射部位脂肪營養不良，胰島素阻抗性，視覺障礙，低血鉀。

醫療須知 1.確保患者安全起見，投與胰島素時，要使用可調整胰素強度的針管，以避免不適當的劑量。

2.注意低血糖的早期徵兆(參看常見的副作用)，可能由於過量的胰島素，食物的攝取減少，運動量增加，或情緒不佳所引起。

3.發生低血糖的症狀，要告訴患者服用120c.c.(4盎司)的甜橘子汁或其他飲料，2茶匙的糖，蜂蜜，或玉黍蜀糖漿，或一些糖果。若30分鐘之內症狀沒有改善，則指示要使用較有強力的治療法(vigorous therapy)，並諮詢醫師。

4.不要使用過期，變色，塊狀或濁狀溶液或部份使用過己打開過幾週的藥瓶

5.為確保懸浮製劑適當的分散，要迴轉注射瓶並在每劑抽取之前，數次地從這端翻轉至另一端。不要用力震搖，因為會發生泡沫，造成抽取劑量不當。注意：一般性胰島素不能含有沈澱物。

6.將藥瓶置於涼處；儲存最好放冰箱冷藏2~8℃，使用中則不要超過1個月或廠商注意事項。避免冷凍或高溫，自冰箱取出回溫30~60分鐘再使用，須避強光。皮下注射入實質的脂肪層部位，不要肌肉注射。

7.Insulin Human注射劑於注射之前要先回抽，因為不注意的靜脈注射，會引起立即的和顯著的低血糖反應，筆針注射時就不必回抽。

8.注射部位每次應相距約2.5cm，可選擇上臂兩側、大腿、臀部或腹部，全身性的變換注射部位，以減少外傷及任何的組織肥大。

9.告知患者應配戴標識註明，糖尿病患者以供急救時辨識。

10.劑量要準確、時間要對、施打部位要輪流、如混合施打要先抽短效型胰島素，再抽中、長效型的胰島素，如抽中、長效的劑量不對要全部丟棄，施打如有問題一定要詢問清楚。

11.施打胰島素最可能的不良作用為低血糖、局部脂肪肥厚或萎縮、高胰島素血症。

71102 INSULIN ASPART

孕B 乳? 泄 肝 T½ 81m

Rx ✎ 100 U/ML/注射劑(I);

商　名

Novorapid Flexpen® ◎ (NOVO NORDISK/諾和諾德) $238/I(100U/ML-PIC/S-300U),

Novorapid Penfill® ◎ (NOVO NORDISK/諾和諾德) $238/I(100U/ML-PIC/S-300U)

藥理作用 1.Insulin aspart降血糖的效果：是與肌肉細胞及脂肪細胞的胰島素受體結合其促進葡萄糖進入細胞內，同時也抑制肝臟中之葡萄糖釋出，而達到血糖下降的效果。

2.同一般人體胰島素相比，本藥是取代B鏈第28個氨基酸位置上的proline為aspartic acid，會降低六型體的形成。因此本藥皮下部位之吸收會比可溶性人體胰島素快。依據用餐4小時之後的評估，本藥之開始作用時間比可溶性人體胰島素快，伴隨著較低的葡萄糖濃度。同一般人體胰島素相比本藥之皮下注射作用持續時間較短。

3.與一般人體胰島素相比，本藥達到最高血中濃度所需之時間為其之一半。在第I型糖尿患者，本藥皮下部位注射後，達到最高血中濃度所需之時間為40分鐘。投藥4~5小時後，胰島素血中濃度會回到基礎值。

適 應 症 [衛核]糖尿病。

用法用量 1.本藥的劑量是按照個別情況與患者的需要而決定。其常與中效型或長效型胰島素併用治療，至少一天一次。建議進行血糖監控與胰島素劑量調整以達到最佳的血糖控制。

2.根據患者個別需要，成人與孩童的胰島素需求量通常為0.5至1.0 U/kg/day。此需求量的50%至70%可於basal-bolus療法中由本藥提供，其餘的量可由中效型或長效型胰島素提供。當患者的體能活動增加，改變平常的飲食或伴隨其他疾病時，可能需調整劑量

71 糖尿病治療劑

。
3.與可溶性人類胰島素相比，本藥起始作用較快，作用時間較短。由於起始作用時間較快，本藥應在餐前立即投予。需要時，本藥可在餐後立即投予。
4.本藥以皮下注射方式注射在腹壁、大腿、上臂、三角肌或臀部。相同部位的注射點必須一直輪替，以降低發生脂肪病變的風險。
5.本藥可使用適合胰島素輸注的幫浦系統進行連續皮下胰島素輸注(Continuous Subcutaneous Insulin Infusion - CSII)。CSII應採腹壁注射。
6.使用靜脈注射時，使用polypropylene輸注袋，並且以0.9% sodium chloride或含有40mmol/l potassiumchloride 之5%或10% dextrose為輸注溶液配製濃度0.05U/ml到1.0U/ml的本藥100U/ml之輸注系統，在室溫下可維持安定達24小時。

不良反應 1.低血糖：是在胰島素治療時最常出現的不愉快作用，低血糖症狀通常會突然發生。
2.一般性的副作用：開始使用胰島素時，可能會發生水腫及視力不正常。這些症狀通常是過渡性質的。
3.過敏反應：局部過敏反應(注射部位紅、腫及癢)可能會發生在胰島素治療時。同樣也是過渡性質，繼續治療就會消失。

醫療須知 1.劑量不足或治療中斷，特別在第一型糖尿患者，可能會導致高血糖急症與(酮酸中毒、HHS)。高血糖急症的最初症狀通常會在數小時或數日內逐漸出現，包括噁心、嘔吐、昏沈、皮膚乾躁潮紅、口乾、多尿、口渴、食慾減少及呼出空氣含有丙酮香等症狀。高血糖症未接受治療，極易造成死亡。
2.本藥注射後必須立刻用餐。
3.有合併症及併用藥品之患者或許會因食物作用而造成延遲吸收之效應，因此使用本藥會快速發揮作用亦應被審慎考慮。合併症，特別是感染發生時，胰島素的需要量會增加。
4.腎臟或肝臟功能不全的患者可能要減少胰島素的劑量。
5.當患者轉換使用新種類廠牌的胰島素時，必須有嚴密的醫療監控，不同的改變，諸如強度、廠牌、類型、種類(動物來源、人類胰島素、人類胰島素類似物)和/或製造方法可能會導致劑量的改變。如果患者增加體能活動或改變日常飲食，則有必要調整劑量。餐後立即運動可能增加低血糖的風險。相對於原先使用的胰島素，本藥每天的投予次數可能會增加或劑量可能改變。當有必要調整劑量時，可能會發生在第一個投予劑量，或發生在前幾週或前幾個月份。
6.對於糖尿病者懷孕或計劃懷孕時，推薦採用密集性的監控胰島素療法控制血糖。胰島素需求量通常在懷孕後繳1~3個月下降，隨後在第4~9個月則向上增加。對於授乳期使用本藥並未限制使用。育嬰婦女使用本藥治療，對嬰兒不會產生危險。但本藥之劑量或許需要調整。
7.患者可能因低血糖而注意力無法集中或反應較慢。在此狀況下，駕車與使用機械可能會有風險。
8.若本藥非呈現澄清或無色時，絕對不可使用。

71103 INSULIN DEGLUDEC

℞ 100 U/ML/注射劑(I)；

商　名

Tresiba Flextouch® ◎ (NOVO NORDISK/諾和諾德)
$483/I(100U/ML-PIC/S-300U)

藥理作用 1.胰島素(包括本藥)的主要活性為調節葡萄糖代謝。胰島素及其類似物會刺激周邊葡萄糖吸收(尤其是骨骼肌及脂肪)及抑制肝臟葡萄糖生成而降低血糖。胰島素也會抑制脂肪水解和蛋白質水解，並促進蛋白質合成。
2.本藥注射到皮下組織後會形成多六聚體，產生皮下insulin degludec團。本藥持久的時間作用特性，主要是由於insulin degludec從皮下組織吸收進入全身循環的時間有延遲，較少一部分是由於insulin degludec會與循環白蛋白結合。

適應症 [衛核]適用於治療一歲以上糖尿病患者，以改善血糖控制

用法用量 1.用法：

a.投藥前務必查看胰島素的標籤。

b.目視檢查是否有顆粒物質及變色。溶液為澄清無色時，方可使用本藥。

c.注射本藥到大腿、上臂或腹部的皮下。

d.各次不同注射間，應在相同區域輪換注射部位，以降低脂肪代謝障礙(lipodystrophy)的風險。

e.請勿以靜脈注射、肌肉注射的方式或裝於胰島素輸注幫浦中投予本藥。

f.請勿稀釋本藥，或將其與任何其他胰島素藥品或溶液混合。

g.請勿將本藥從本藥注射筆移轉到針筒進行投藥。

2.用量：

a.對於成人患者，每天1次，在一天中的任意時間注射本藥到皮下。

b.對於兒童患者，每天1次，在一天中的同一時間注射本藥到皮下。

c.根據患者個人的代謝需求、血糖監測結果及血糖控制目標設計並調整本藥的劑量。

d.建議每次增加劑量應間隔3至4天。

e.可能需要隨著體能活動改變、用餐型態改變(亦即巨量營養素含量或食物攝取的時間)、腎臟或肝臟功能改變或在急性疾病期間調整劑量，以降低低血糖或高血糖的風險。

f.對於成人患者，指示忘記用藥的患者發現有藥物未使用時，在非就寢的時間內注射本藥每日劑量。指示患者應確保兩次本藥連續注射之間間隔至少8小時。

3.用於不曾接受胰島素治療患者的起始劑量：

a.第1型糖尿病：在不曾接受胰島素治療的第1型糖尿病患者中，建議的本藥起始劑量約為每日胰島素總劑量的1/3至1/2。其餘的每日胰島素總劑量則應投予短效型胰島素，並於每日三餐間分次投予。一般情況下，在不曾接受胰島素治療的第1型糖尿病患者中，可使用每公斤體重0.2至0.4單位胰島素來計算初始治療的每日胰島素總劑量。

b.第2型糖尿病：在不曾接受胰島素治療的第2型糖尿病患者中，建議的本藥起始劑量為10單位每天1次。

4.用於已接受胰島素治療患者的起始劑量：

a.第1型糖尿病與第2型糖尿病的成人患者：以和長效型(long-acting)或中效型(intermediate-acting)胰島素每日總劑量相同的劑量單位數開始本藥治療。

b.第1型糖尿病與第2型糖尿病的兒童患者(一歲以上)：以和長效型或中效型胰島素每日總劑量80%的劑量單位數開始本藥治療，以減少低血糖風險。

不良反應 1.大於5%的發生不良反應：鼻咽炎、上呼吸道感染、頭痛、鼻竇炎、腸胃炎、腹瀉。

2.關於胰島素治療潛在副作用的額外資訊，包括脂肪代謝障礙(以及在相同身體區域內輪換注射部位的必要性)、體重增加、過敏反應及低血糖。

醫療須知 1.本藥拋棄式預填注射筆切勿於患者間共用，即使已換過針頭亦同。共用會帶來傳播血源性病原體的風險。

2.胰島素、製造商、類型或投藥方法改變時，可能會影響血糖控制，而容易發生低血糖或高血糖。應謹慎進行此類改變，並且必須在醫療監督下進行，也應提高血糖監測的頻率。對於第2型糖尿病患者，可能需要調整併用的口服抗糖尿病治療。

3.重度低血糖可能導致癲癇，可能會危及生命或致死。低血糖會影響專注力與反應時間，在倚賴這些能力的情況中(例如駕駛或操作其他機械)可能對患者及他人造成風險。本藥或任何胰島素均不應於低血糖發作時使用。

4.可能增加低血糖風險的其他因子包括用餐型態改變(如巨量營養素含量或用餐時間)、體能活動程度改變或併用藥物改變。腎功能不全或肝功能不全的患者，低血糖的風險可能較高。

5.請勿將本藥從本藥注射筆移轉到針筒。胰島素針筒上的刻度無法正確測量劑量，而可能導致過量及重度低血糖。

6.胰島素藥品(包括本藥)治療中可能發生重度、危及生命、全身性的過敏，包括全身過敏性反應(anaphylaxis)。若發生過敏反應，請停用本藥；依標準照護治療並監測患者，直到症狀和徵兆解除為止。
7.所有胰島素藥品(包括本藥)均會使鉀離子從細胞外向細胞內空間移動，而可能導致低血鉀症。未治療的低血鉀症可能導致呼吸麻痺、心室性心律不整及死亡。
8.接受胰島素(包括本藥)及PPAR-γ促進劑治療的患者，應觀察其是否出現充血性心臟衰竭的徵兆和症狀。若發生充血性心臟衰竭，應根據目前的標準照護處置，並考慮停止PPAR-γ促進劑治療或降低劑量。

71104 INSULIN DETEMIR

孕 C 乳 ? 泄 肝 半 5~7h

Rx 100 IU/ML/注射劑(I);

商　名

Levemir Flex Pen® ◎ (NOVO NORDISK/諾和諾德)
$414/I(100IU/ML-PIC/S-300IU),

藥理作用 1.藉由insulin detemir分子在注射部位強力的自主結合能力(self-association)與經由脂肪酸側鏈與白蛋白結合，使levemir產生延長作用的效果。Insulin detemir分布到周邊標的組織的速度較NPH insulin慢。這些使作用延長的機轉提供insulin detemir比NPH insulin更佳的吸收再現性(reproducibility)及作用特性。
2.Insulin detemir降血糖的效果是經由與胰島素肌肉細胞及脂肪細胞的受體結合而促進葡萄糖進入細胞內，同時也抑制肝臟中之葡萄糖釋出而達成。

適應症 [衛核]糖尿病: 治療患有糖尿病的成人、青少年及1歲以上兒童。

用法用量 1.併用口服抗糖尿病藥物或liraglutide時，建議每天注射一次本藥，起始劑量為10U或0.1~0.2U/kg。本藥的劑量應依照每位患者的需求予以調整。
2.Insulin detemir的劑量應依個人情況調整，根據患者的需求，insulin detemir應一天投予1~2次對那些需一天投予2次以達到更佳血糖控制的患者，傍晚的第二劑可與晚餐一併投予，或在睡前投予，亦可在早晨第一劑投予12小時後投予。
3.Insulin detemir採皮下注射。可以注射於大腿部位，腹部，或上臂.在相同部位注射胰島素，必須輪替注射。

不良反應 1.低血糖是常見的副作用，當劑量高於胰島素需求量時便可能發生。
2.低血糖症狀會突然發生。症狀可包括: 發冷汗、皮膚冰涼蒼白、疲倦、神經質或發抖、急躁、不尋常的虛弱及疲倦、混亂、不能集中精神、昏沉、過度饑餓感、視力改變、頭疼、噁心、心悸。嚴重低血糖可能引起失去知覺和/或痙攣及可能發生暫時性或永久性腦功能傷害或甚至致命。
3.注射部位過敏反應(包括注射部位紅、腫及癢)在胰島素治療期間可能發生
4.脂質萎縮可能於注射部位發生，常發生於沒有規律的更換注射部位。

醫療須知 1.劑量不足或治療中斷，特別在第一型糖尿患者，會導致高血糖急症與酮酸中毒。高血糖症的最初症狀通常會在數小時或數日後出現。症狀包括口渴、頻尿、噁心、嘔吐、嗜睡、皮膚紅腫乾躁、口乾、無食慾及呼氣有丙酮味。
2.對第一型糖尿患者，未受治療的高血糖症狀將導致酮酸中毒，並有可能致死。若insulin劑量遠高於所需劑量，亦可能發生低血糖症。
3.誤餐或未經計劃的激烈體能運動可能會導致低血糖。血糖控制改善很多的患者(例如: 藉由密集胰島素治療)低血糖的警告症狀可能會改變，應接受醫師指導。
4.本藥不應靜脈注射，以免造成嚴重低血糖。
5.輕度低血糖症可使用口服投與葡萄糖或糖類製品治療。故應要求糖尿患者應隨時攜帶一些含糖分的食品。
6.嚴重低血糖症，患者已經失去意識，可用glucagon(0.5~1.0 mg)經由已接受過訓練的人，幫忙以肌肉注射或皮下注射急救患者，或是由醫療專業人員以靜脈注射葡萄糖。若患者在10~15分鐘內對glucagon沒有反應，則必須要趕快靜脈注射葡萄糖。當患者已恢

復意識後，應馬上進食碳水化合物以防患者再發生低血糖。

71105 INSULIN GLARGINE▲

孕C 乳? 泄 肝 半 13h

Rx 100 IU/ML, 300 IU/ML, 100 U , 100 U/ML/注射劑(I);

商名

Basaglar®（LILLY/禮來）

Lantus® ◎ （SANOFI/賽諾菲） $413/I(100IU/ML-PIC/S-300IU), $1131/I(100U/ML-PIC/S-1KU)

Semglee®（BIOCON/台灣生資）

Toujeo® ◎ （SANOFI/賽諾菲） $555/I(300IU/ML-PIC/S-450IU)

藥理作用 1.Insulin glargine的主要作用都是調節血糖的代謝。胰島素及其類似物藉由刺激週邊組織葡萄糖的回收，特別是骨骼肌或脂肪等組織，以及抑制肝臟生成葡萄糖來達到降血糖的作用。

2.皮下注射的insulin glargine的起始作用比起NPH(中效型)人體胰島素來得慢，而作用的曲線較平穩、無尖峰，且作用時間長。

3.Insulin glargine因為吸收速率較慢，故作用時間長，1天打(注射)一次即可。Insulin glargine的作用時間可能會因個體內與個體間的差異而有所不同。

適應症 [衛核]糖尿病。

用法用量 1.Insulin glargine因作用時間長，可於1天中任選某一時間，於每天同一時刻注射一次。

2.應依患者個別狀況調整insulin glargine劑量。對於第二型糖尿患者，可以與口服抗糖尿病藥併用。

3.1天兩次NPH(中效型)胰島素療法換成1天1次之insulin glargines時，第一週應減少20~30%，以減少夜間或清晨發生低血糖的風險。隨後再依患者個別狀況調整劑量。

4.如同其他胰島素類似物一樣，人體胰島素抗體的存在而需要用高劑量胰島素治療之患者，在使用insulin glargine後，對胰島素的反應可能改善。在轉換藥物期間及轉換後的前幾週，建議應仔細監測患者之代謝情形。

5.由腹部、三角肌或大腿注射insulin glargine，其血清中胰島素或葡萄糖濃度在臨床上並無差異性。每次注射應該在指定之幾個注射部位，以輪流方式轉換不同的注射部位。

6.Insulin glargine不可與其他胰島素混合或稀釋。混合或稀釋的結果可能改變其效果，而混合也可能會引起沉澱。

不良反應 1.低血糖症：低血糖症是胰島素補充療法最常見的副作用，當胰島素劑量超過需求量時即可能發生。重度低血糖症特別是復發時可能會導致神經損害。而嚴重或過久的低血糖症可能致命。

2.許多患者在神經血糖過少(neuroglycopenia)出現前會先出現腎上腺反調節機制。一般來說，若血糖下降得越快，則腎上腺反調節機制及其症狀就會越明顯。

3.眼睛：血糖濃度明顯變化可能造成短暫性視力受損，原因是眼晶體膨脹度(turgidity)及折射率暫時改變。長期良好的血糖控制會降低糖尿病視網膜病變進展的危險性。然而，胰島素過度治療使血糖濃度突然改善可能導致短暫性糖尿病視網膜病變之患者，特別是未用光凝固療法治療者，可能會因重度低血糖症而引起短暫性失明。

4.脂肪代謝障礙(lipodystrophy)：如同其他胰島素補充療法，注射部位的皮下脂肪組織可能萎縮或膨脹(脂肪組織萎縮或肥大)，因而延緩胰島素局部吸收效果。

5.注射部位及過敏反應：注射部位可能有的反應，包括變紅、疼痛、搔癢、尋麻疹、腫脹或發炎，這些反應通常於幾天或幾週內會消失。

6.使用胰島素可能產生胰島素抗體。胰島素極少引起鈉滯留及水腫。

醫療須知 1.Insulin glargine不適於作為治療糖尿病酮酸中毒的胰島素之選擇，而應選擇靜脈注射短效型胰島素。

2.對於6歲以下兒童、肝功能不全或中度至重度腎功能不全患者，使用insulin glargine的經驗有限，故無法評估使用上的療效性及安全性。

3.腎功能不全之患者由於胰島素代謝降低，胰島素之需求量可能減少。老年人則因腎功能逐漸退化，可能導致胰島素需求量減少。

4.重度肝功能不全之患者，由於糖質新生作用及胰島素代謝下降，而使胰島素需求量可能減少。
5.當血糖控制不良，或有低血糖症或高血糖症的情況時，考慮調整劑量之前應先評估下面可能的因素：患者遵囑性、注射部位與注射方法是否正確或其他相關的因素。
6.遵照劑量用藥及飲食控制、正確使用胰島素及對低血糖的症狀保持警覺，是減少低血糖症危險性的重要因素。所有增加此危險性的因素都必須要特別嚴密監測，必要時可能需要調整劑量，這些因素包括：a.改變注射部位，b.增加胰島素的敏感度(如：去除壓力)，c.不當的運動或運動量增加，d.併發性疾病(如：嘔吐、腹瀉)，e.不當飲食，f.漏掉進食，g.喝酒，h.某些代償性不全的內分泌異常(如：甲狀腺功能減退或腦下垂體前葉或腎上腺皮質功能不全)，和i.併用其他藥物治療。
7.糖尿病或妊娠型糖尿病的婦女在懷孕時必需保持良好的代謝控制。在妊娠期前三個月，胰島素需求量可能會減少，但隨後的三到六個月通常會增加，而產後胰島素需求量又立刻減少(增加低血糖症的危險性)，故小心監測血糖很重要。
8.低血糖症、高血糖症或例如視力受損的結果，可能會影響注意力及反應力，因此可能在某些重要的活動進行中造成危險(例如開車或操作機械)。

71106 INSULIN GLULISINE(HOE 901)

孕C 乳? 泄 肝 半 42min

71 糖尿病治療劑

℞ 100 IU/ML/注射劑(I);

商名 Apidra® ◎ (SANOFI/賽諾菲) $141/I(100IU/ML-PIC/S-300IU)

藥理作用 1.Insulin glulisine為基因重組的人類胰島素類似物，與一般短效型人類胰島素(regular human insulin)效價相同。相較於一般短效型人類胰島素，Insulin glulisine的起始作用時間較快，作用時間較短。
2.胰島素及其類似物(包括insulin glulisine)主要作用是調節葡萄糖的代謝。胰島素會藉由刺激周邊組織吸收葡萄糖，尤其是骨骼肌及脂肪，並抑制肝臟製造葡萄糖而使血糖降低。胰島素會抑制脂肪細胞中 的脂肪分解，抑制蛋白質分解及促進蛋白質合成。
3.Insulin glulisine為在人類胰島素胺基酸鏈的B3位置中以lysine取代asparagine，及在B29位置以glutamic acid取代lysine，它的吸收速率較快。

適應症 [衛核]糖尿病。

用法用量 1.本藥應於飯前0~15分鐘內或飯後儘速給藥。本藥的劑量應依個人情況調整。
2.本藥應與中效或長效胰島素或基礎胰島素類似物(basal insulin analogue)併用治療，亦可與口服降血糖藥併用。
3.本藥採皮下注射或於腹部持續性皮下幫浦輸注給藥。
4.本藥應以皮下注射於腹部、大腿或上臂三角肌下方，或於腹部以持續性皮下輸注給藥。注射及輸注時應於規定部位(腹部、大腿或三角肌下方)輪流注射或輸注。胰島素的吸收速率、作用的起始時 間及作用時間的長短，可能會受到注射部位、運動及其他因素所影 響。本藥品於腹部皮下注射的吸收率會較其他注射部位稍快。
5.注射本藥品時應小心避免注射到血管。注射部位於注射後不可按摩，並應教導患者使用正確的注射技術。
6.在缺乏相容性試驗的情況下，除了NPH人FKMBC胰島素外，insulin glulisine不可和其他藥物混合併用。

不良反應 1.低血糖症是胰島素治療最常見的副作用，當胰島素的劑量高於實際需求量時，就可能發生低血糖症。
2.常見：注射部位反應及局部過敏反應。
3.罕見：脂肪萎縮。
4.常見：全身性過敏反應。

醫療須知 1.病患轉換新類型或不同廠牌的胰島素時，應在醫師的嚴密監測下進行。使用劑量可能會因單位劑量、廠牌(製造廠)、類型(regular、NPH、lente等)、種類(動物來源)及/或製造方法的不同而有所改變。

2.本藥與口服降血糖藥併用時，口服降血糖藥的劑量可能必須調整。

3.當使用的治療劑量不足或停藥時，特別是第1型糖尿病患者，可能會發生高血糖及糖尿性酮酸中毒，這些症狀有可能致命。

4.使用SoloStar之前，應先詳細閱讀包裝內的使用說明書。SoloStar應按照建議之使用說明來操作。

5.須告知病人在開車時要注意避免低血糖症的發生，這對那些忽略或無法辨識低血糖症警訊的病患或經常出現低血糖症的病患特別重要。在這些情況下，應慎重考慮患者是否適合開車或操作機械。

71107 INSULIN HUMAN

孕B 乳? 泄 肝 t½ 13h

Rx 100 IU/ML/注射劑(I);

商名

Humulin N® ◎ (LILLY/禮來) $273/I(100IU/ML-PIC/S-1KIU), $0.26/I(100IU/ML-1IU)

Humulin R® ◎ (LILLY/禮來) $0.26/I(100IU/ML-1IU), $273/I(100IU/ML-PIC/S-1KIU)

藥理作用 本藥係第一個利用基因組合的生物科技製成的胰島素，較不會產生抗藥性。

適應症 [衛核]糖尿病。

用法用量 因人而異，依血糖，尿糖，及酮體的測定值而不同，通常兒童及成人每日0.5~1U/kg，青春發育期每0.8~1.2U/kg。將劑量調整至餐前及睡前血糖維持在80~140mg/dl，5歲以下兒童則維持在100~200mg/dl。

71108 INSULIN LISPRO

孕B 乳? 泄 肝/腎 t½ 1h

Rx 100 IU/ML, 100 U /注射劑(I);

商名

Humalog® ◎ (LILLY/禮來) $222/I(100IU/ML-PIC/S-300IU)

Lyumjev® (LILLY/禮來)

藥理作用 1.本藥是預先混合之懸液劑，由insulin lispro(快速作用之人體胰島素類似物)與insulin lispro protamine懸液(中速型人體胰島素類似物)組成。

2.Insulin lispro主要作用為調節糖質代謝。除此之外，胰島素還於體內多處組織中具有同化及抗異化作用。於肌肉組織，胰島素增加肝醣，脂肪酸，甘油及蛋白質的生合成及胺基酸的吸收。另一方面，降低肝醣分解作用，糖質新生作用，酮體形成作用，脂質分解作用，蛋白質分解作用及胺基酸的輸出。

適應症 [衛核]治療成人、青少年和1歲以上兒童的糖尿病。

[非衛核]糖尿病說明：本藥是胰島素的類似品治療糖尿病以控制高血糖，本藥比常規型人體胰島素具有快的起始作用及較短的作用時間。因此，使用本藥時必須配合使用一種中、長效型胰島素

用法用量 1.本藥僅用於皮下投與，絕不可靜脈注射。本藥之劑量調整因不同患者而有差異，專業醫師會對患者之代謝需求，飲食習慣及其他生活方式的瞭解來決定劑量。

2.胰島素劑量需根據血糖調整，因人而異，常見維持劑量為0.5~1.0U/kg/day，其中一半為基礎胰島素，剩餘一半分為一日數次隨餐給予。

3.Insulin lispro使用方式為餐前15分鐘內皮下注射投與，或亦可於餐後立即投與。Insulin lispro亦可搭配連續性胰島素輸注幫浦或由靜脈給藥。

不良反應 低血糖，注射部位反應(搔癢、發疹、脂肪萎縮症)、全身性過敏反應。

醫療須知 1.本藥絕不可靜脈注射。

2.對胰島素任何的變更皆應非常小心且需要在醫師的監視下進行，改變胰島素效價、廠牌(製造廠)、劑型(如常規型、NPH、緩釋型)、來源(牛、豬、牛-豬、人類、人類胰島素類似品)、或製造方法(基因重組或產自動物)，皆有可能因而需要改變劑量。

3.在某些情況下，如長期的糖尿病，積極的控制糖尿病，糖尿病神經疾病，或使用例

如beta-blockers類藥物，其低血糖的早期警告癥狀可能不同或不明顯。
4.一些患者在從產自動物的胰島素轉換至人體胰島素曾發生低血糖的反應，他們報告其低血糖的早期警告癥狀不明顯或不同於之前使用的胰島素。
5.未改善之低血糖症狀或高血糖症狀可能會導致失去意識，昏迷或死亡。
6.不適當的劑量或中止治療，特別在對胰島素依賴的糖尿患者可能會導致高血糖急症及糖尿病酮酸中毒；這些情況可能會導致死亡。
7.腎臟功能受損的患者對胰島素的需求量可能會減少。肝臟功能受損的患者對胰島素的需求量可能會減少，這是因為糖質新生的能力降低以及胰島素代謝的降低；然而於慢性肝功能不全的患者，可能因胰島素阻抗增加而增加胰島素的需求量。
8.於生病中或情緒不穩時胰島素的需求量可能會增加。
9.若患者增加運動量或改變日常飲食習慣可能需要因而調整劑量。於餐後馬上從事運動可能會增加低血糖症之危險性。
10.於12歲以下兒童中，insulin lispro只能用於與常規型胰島素比較下預期會有益處的情況下。

71109 MONOCOMPONENT (MC) INSULIN

Rx 100 U/ML/注射劑(I);

商名 Actrapid® ◎ (NOVO NORDISK/諾和諾德) $0.3/I(100U/ML-1IU), $273/I(100U/ML-PIC/S-1KIU)　Insulatard® ◎ (NOVO NORDISK/諾和諾德) $0.26/I(100U/ML-1IU), $273/I(100U/ML-PIC/S-1KIU)

藥理作用 參見Insulins。

適應症 [衛核]糖尿病。

[非衛核](1)對胰島素有抗藥性者(insulin resistance)。(2)過敏反應：立即反應，局部反應，全身反應。(3)脂質異常發育(lipodystrophy)。(4)中止胰島素治療(或稱胰島素間斷使用)。(5)妊娠糖尿患者。(6)幼年型糖尿患者(newly diagnostic IDDM)。

用法用量 若由一般市售insulin轉換使MC insulin時，其劑量通常為50~60%或更低，IM，IV，SC。

71110 Humalog Mix 優泌樂筆-混合型 25 100 單位/毫升 ® (LILLY/禮來) $222/I (300.0 IU-PIC/S)

Rx 每 ml 含有：INSULIN LISPRO 100.0 U

適應症 [衛核] 治療成人、青少年和1歲以上兒童的糖尿病。

類似產品 Humalog Mix 優泌樂筆-混合型 50 100單位/毫升 ® (LILLY/禮來) $222/I (300.0 IU-PIC/S)

71111 Humulin 優泌林－混合型(70/30)100單位/毫升 ® (ELI LILLY/禮來) $0.26/I (1.0 IU), $273/I (1.0 KIU-PIC/S)

Rx 每 ml 含有：INSULIN HUMAN 100.0 IU

適應症 [衛核] 糖尿病。

71112 NovoMix 30 諾和密斯30諾易筆 注射劑 ® (NOVO NORDISK/諾和諾德) $238/I (300.0 U-PIC/S)

Rx 每 100U/ml 含有：INSULIN ASPART (INSULIN ASPART: INSULIN ASPART PROTAMINE 30:70) 100.0 U

適應症 [衛核] 糖尿病。

71113 Ryzodeg Flextouch 諾胰得 諾特筆 ® (NOVO NORDISK/諾和諾德) $483/I (3.0 ML-PIC/S)

Rx 每 ml 含有：INSULIN ASPART 0.18 uMOL；insulin degludec 0.42 uMOL

藥理作用 補充體內胰島素分泌之不足，以控制糖尿病

適應症 [衛核] 適用於一歲以上罹患糖尿病病人，以改善血糖控制。

用法用量 本藥應由皮下注射方式給予，胰島素劑量需根據血調整，故因人而異：
1.不曾接受胰島素治之成人起始劑量：
a.第一型糖尿病：每日胰島素總量的1/2~1/3或0.2~0.4U/kg/day；隨每日最大餐給藥。其餘每日胰島素劑量應於餐時分次投與短效型或速效型胰島素。
b.第二型糖尿病：10U QD或0.1~0.2U/kg QD；隨每日最大餐給藥

2.已接受胰島素治之成人起始劑量：第一型與第二型糖尿病皆以和長效型或中效型胰島素每日總劑量相同的劑量單位數開始治療，同時於不注射本藥的正餐時，繼續使用相同劑量短效型或速效型胰島素。

3.已接受胰島素治之一歲以上孩童病人起始劑量：第一型與第二型糖尿病皆以和長效型或中效型胰島素每日總劑量80%的劑量單位數開始治療，以避免低血糖風險，同時於不注射本藥的正餐時，繼續使用相同劑量短效型或速效型胰島素。

4.肝腎功能不全者對胰島素代謝下降，需求量可能減低，應血糖監測根據個人需求調整劑量。

不良反應 低血(冒冷汗、心悸、頭痛、痙攣、昏亂)、低血鉀、水腫、體重增加、過敏反應等。

醫療須知 1.特殊族群：肝、腎功能受損的病人，對胰島素的需求量可能會減少；雖insulin degludec在肝腎功能不全者之AUC及Cmax與正常人無顯著差異，但針對此族群病人仍應加強血糖監測，並依個人需求調整用量。而使用於老年族群時，雖其安全性及療效與年輕族群相比並無差異，但仍應謹慎給予，以避免低血糖。本藥尚未建立使用於1歲以下兒童之安全性及療效資料。

2.本藥僅能以皮下注射方式給予，不可以靜脈注射或肌肉注射方式給予，且不可與其他種類胰島素或注射藥物混合。

3.併用thiazolidinedione (TZD)類藥物時，可能因體液滯留而導致充血型心臟衰竭或使其惡化。

71114 Soliqua 爽胰達注射劑100單位+33微克 ®（SANOFI / 賽諾菲）$858/I (3.0 ML-PIC/S)

Rx

✎每 I 含有：INSULIN GLARGINE 3.6378 MG；Lixisenatide 0.033 MG

藥理作用 1.本藥內含作用機轉互補的兩種活性成分以改善血糖控制：insulin glargine，它是一種基礎胰島素類似物(主要針對空腹血糖)及 lixisenatide，此為類升糖素胜肽-1(GLP-1)受體促效劑(主要針對餐後血糖)。

2.Insulin glargine：胰島素(包括insulin glargine)的主要作用為調節葡萄糖的代謝。胰島素及其類似物可藉由刺激周邊組織對葡萄糖的回收，特別是骨骼肌和脂肪組織，並且抑制肝臟生成葡萄糖來達到降血糖的作用。胰島素可以抑制脂肪分解及蛋白質分解，並增加蛋白質的合成。

3.Lixisenatide：是一種類升糖素胜肽(GLP-1)受體促效劑。GLP-1受體為自然生成的GLP-1之作用標的，GLP-1為一種內生性腸泌素荷爾蒙，它能促進胰臟的β-細胞分泌葡萄糖依賴性胰島素並且抑制α-細胞分泌升糖素。

適應症 [衛核] 1.適用於當metformin合併使用另一種口服降血糖藥或metformin合併使用基礎胰島素(每日劑量少於60單位)治療時血糖控制不佳的第二型糖尿病成人病人，在飲食與運動外，做為改善血糖之輔助治療。

2.適用於當metformin合併使用類升糖素胜肽-1 (GLP1)受體促效劑或metformin 和另一種口服降血糖合併使用類升糖素胜肽-1 (GLP1)受體促效劑治療時血糖控制不佳的第二型糖尿病成人病人，在飲食與運動外，做為改善血糖之輔助治療。

3.適用於基礎胰島素(每日劑量少於60單位)或lixisenatide治療時血糖控制不佳的第二型糖尿病成人病人，在飲食與運動外，做為改善血糖之輔助治療。

用法用量 1.劑量應依照個人的臨床反應及病人對胰島素的需求作調整。Lixisenatide的劑量會隨著insulin glargine的劑量而有所增加或減少且視所使用的注射筆而定。

2.起始劑量：本藥開始給藥前應先停用基礎胰島素或lixisenatide。本藥的起始劑量乃依先前的抗糖尿病治療而定，且lixisenatide的起始建議劑量不得超過10μg：

		先前治療		
		lixisenatide	insulin glargine(100 units/mL)** ≥ 20 ~ < 30 units	insulin glargine(100 units/mL)** ≥ 30 ~ ≤ 60 units
起始劑量及注射筆	SOLIQUA(10-40)注射筆	10個劑量步驟(10units/5μg)*	20個劑量步驟(20units/10μg)*	
	SOLIQUA(30-60)注射筆			30個劑量步驟(30units/10μg)*

* units insulin glargine (100units/mL)/μg lixisenatide

**若使用不同的基礎胰島素:

- 若基礎胰島素為每日給藥2次或使用insulin glargine(300units/mL)，則先前給藥的每日總劑量應下調20%以作為本藥起始劑量(20units/10μg或30units/10μg)的選擇依據。
- 任何其他基礎胰島素的計算方式與insulin glargine(100units/mL)相同。

每日最高劑量為insulin glargine 60units加上lixisenatide 20μg，這相當於60個劑量步驟。

本藥應於餐前1小時注射，每日一次。當選定最方便注射的那一餐後，最好每日都固定在同一餐的餐前進行注射。

3.劑量調整：本藥的劑量應依照個別病人對胰島素的需求給藥。建議依據空腹血糖值調整劑量以使血糖獲得最佳控制。

不良反應 1.極常見：低血糖。

2.常見：頭暈、噁心、腹瀉、嘔吐。

3.不常見：鼻咽炎、上呼吸道感染、蕁麻疹、頭痛、消化不良、腹痛、疲倦、注射部位反應。

醫療須知 1.本藥治療期間最常見的不良反應為低血糖。當本藥的給藥劑量高於需求量時可能導致低血糖。

2.Lixisenatide及/或insulin併用sulfonylurea會增加低血糖的風險。因此本藥不應與sulfonylurea合併使用。

3.使用類升糖素胜肽-1(GLP-1)受體促效劑被認為與發生急性胰臟炎的風險相關。若懷疑發生胰臟炎，應停用本藥；若確定為急性胰臟炎，lixisenatide不可重新投藥。有胰臟炎病史的病人使用時應小心。

4.使用類升糖素胜肽-1(GLP-1)受體促效劑被認為與腸胃道不良反應有關。

5.本藥不建議使用於嚴重腎功能不全或末期腎病病人。

6.Lixisenatide會延緩胃排空，因此可能會降低口服藥物之吸收速率。當病人接受的口服藥物必須經腸胃道快速吸收、或是需要仔細的臨床監測或是治療比狹窄(narrow therapeutic index)時，使用本藥應小心。

7.應告知病人，接受本藥治療有發生脫水的潛在風險，此與胃腸道不良反應有關，因此應小心以避免體液流失。
8.本藥注射有可能導致insulin glargine及/或lixisenatide抗體之形成。

類似產品 Soliqua 爽胰達注射劑100單位+50微克 ®
(SANOFI/賽諾菲)

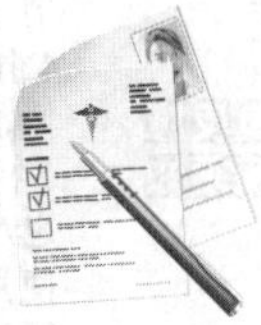

§ 71.2 第一代磺酸脲類

表71-4 口服降血糖藥物的分類及其作用

種類	藥物	機轉	↓HbA1C(%)	優點	缺點
Biguanides	Metformin	↓肝臟生成葡萄糖 ↓小腸吸收葡萄糖 ↑周邊組織利用葡萄糖 ↓胰島素抗性	1-2	↓體重 ↓心血管事件 便宜、懷孕B級	GI 不適(腹脹、腹痛、腹瀉) 降低 Vitamin B_{12}吸收
α-Glucosidase inhibitors	Acarbose	↓小腸吸收葡萄糖 (吃第一口飯時服用)	0.5-0.8	↓餐後血糖 懷孕B級	GI 不適(腹脹、腹痛、腹瀉)
Sulfonylureas	Glimepiride Glibenclamide	↑胰島素分泌	1-2	便宜	低血糖、體重↑
Meglitinides	Repaglinide	↑胰島素分泌	0.5-1	短效、↓餐後血糖	低血糖、體重↑
TZDs	Pioglitazone	↓胰島素抗性	0.5-1.4	↓胰島素需求	周邊水腫、體重↑ 心衰竭、骨折風險↑
DPP-4 inhibitors	Sitagliptin, Linagliptin Saxagliptin, Vildagliptin	↑內生性GLP-1作用	0.5-0.8	懷孕B級	須依腎功能調整劑量(Linagliptin除外)、Saxagliptin可能↑心衰竭住院風險**
$SGLT_2$ inhibitors	Dapagliflozin Empagliflozin	↑葡萄糖從尿液排除	0.5-1	↓體重、↓血壓	生殖泌尿道感染、頻尿、脫水、↑LDL、低血壓

SCr:serum creatinine, Ccr:creatinine clearance, TZDs:Thiazolidinediones, NYHA:紐約心臟學會心臟功能分級, DDP-4 inhibitors:dipeptidyl peptidase IV inhibitors, GLP-1:glucagon-like peptide 1, $SGLT_2$:sodium-glucose cotransporter 2, eGFR:estimated glomerular filtration rate
*TFDA於2014年11月公告含metformin成分藥品再評估結果相關事宜：修訂仿單「禁忌症」為腎絲球體過濾率(eGFR)小於30ml/min/1.73㎡禁用。
**SAVOR trial發現使用Saxagliptin比起placebo和較高的心衰竭住院(hospitalized for heart failure)風險相關(HR, 1.27; 95%CI, 1.07-1.51; p=0.007)

71201 SULFONYLUREAS 類藥物總論

類　別

藥理作用 刺激預先形成的內生性胰島素，從胰臟的功能性β−細胞釋放出來。也可增加細胞膜上胰島素受體的敏感度。

適 應 症 1.治療穩定的，非酮酸的或非酸血的剛開始的成熟型(第二型)糖尿病，不能由飲食及體重減輕充的控制。
2.胰島素可用於某些時候需依賴胰島素控制的第二型糖尿病的患者(允許減少胰島素的劑量)。

用法用量 參見個別論述。

不良反應 1.輕度的低血糖(疲勞，思睡，頭痛，虛弱，飢餓，神經質)，胃腸不適(食慾不振，噁心，腹部痛性痙攣，胃灼熱)。
2.重度的低血糖(心跳快速，嘔吐，腹瀉，出汗，視覺模糊，過度興奮，譫妄，驚厥)眩暈，水腫，低鈉血。
3.皮膚病學−蕁麻疹，搔癢，對光敏度，麻疹樣或大丘疹樣的出疹，多形性紅斑剝落性皮膚炎。
4.肝−膽汁鬱滯性黃疸，改變肝功能試驗，肝性紫質皮膚炎。
5.血液學的(較少發生稀少)−血小板減少症，白血球減少，輕度的貧血，嗜伊紅血球缺乏，顆粒性白血球減少。

醫療須知 1.確認sulfonylureas類藥，並非胰島素的取代品，而且永遠不能單獨用於第一型糖尿病，或有酮酸中毒併發症的任何型糖尿病。
2.小心患者在壓力，疾病，和手術後的期間，用口服降血糖藥來控制糖尿病，可能不

71 糖尿病治療劑

夠。在這些狀況下，要補充胰島素治療，而且當患者的健康狀況有任何改變要立即向醫師報告。

3.強調嚴格遵守處方飲食，劑量計劃，運動安排表和攝生法的重要性，以達到完全成功地治療這種疾病。

4.下列患者要非常小心地使用：心臟損傷，腎或甲狀腺功能不良，分娩年齡的婦女，老年人或體弱者及酒精中毒者。

5.建議患者要隨時攜帶或容易取得一些形式的可溶性葡萄糖(如糖果，蘇打，甜果汁)，以應付低血糖反應的發生。在攝取葡萄糖後30分鐘內，若症狀沒有消失，要到院就醫。

6.適當的投藥，配合飲合飲食，規律運動，可減少夜間的低血糖反應。服藥時吃一點東西可減少胃不適。

7.老年人應從低劑量開始，適當的投藥，並監測最初24小時的血糖及尿糖，做為劑量調整依據。

8.急性併發症：出現併發期間，如酮酸血症、嚴重受傷、接受大手術、感染、嚴重腹瀉、噁心、嘔吐，可能須以胰島素做為支持性療法。

71202 CHLORPROPAMIDE

孕 C 乳 - 泄 肝/腎 T½ 36h

71 糖尿病治療劑

Rx 250 MG/錠劑(T);

商　名
Chlorpropamide®（榮民）$0.84/T(250MG)
Litangen®（明大）$2/T(250MG-PIC/S-箔), $1.5/T(250MG-PIC/S)

藥理作用
1.本藥可刺激胰臟β細胞，促進內生性胰島素合成和分泌。
2.本藥為長效的口服抗糖尿病藥(作用期達72小時)，而且作用比其他口服藥物強。
3.本藥有促進ADH的作用，可用來治療尿崩症的多尿症狀。
4.早晨投予單一劑量，和食物一起服用可減少胃腸不適。

適應症
[衛核]糖尿病

用法用量
1.開始時每天250mg (年老的患者，每天100~250mg)與早餐併服。維持量每天100~500mg (通常每天為250mg)依情況定，每3~5天調整50~125mg，直到血糖控制目標，最高劑量每天750mg。
2.與metformin併用：當chlorpropamide劑量達每日500mg仍無法控制血糖時，可併用metformin 500mg bid，每1~2週調高0.5~1.0g，待血糖控制後再酌減劑量，每日最高劑量3g。
3.由insulin改成chlorpropamide時，若insulin每日需求量>40單位，可先將insulin劑量降為一半，併服chlorpropamide。數日後，逐漸減少insulin劑量，並同時調整chlorpropamide的劑量。

不良反應
①全身性：熱潮、光過敏、酒精不耐受性②腸胃：腸胃不適、厭食、噁心、腹瀉、便秘、膽汁鬱積性黃疸③血液：白血球減少、血小板減少、顆粒性白血球缺乏④代謝：低血糖、抗利尿作用(SIADH)、稀釋性低血鈉、水中毒⑤中樞神經：困倦、肌肉痙攣、虛弱、感覺異常⑥皮膚：疹、搔癢。

醫療須知
1.若發生低血糖時，則進食次數增多或至少3~5天給葡萄糖。當藥物的作用很長時，在這期間要緊密的觀察患者。
2.定期測定空腹及飯後血糖值；每3個月測定A1C；當患者使用高劑量時，建議測定血液與肝功能檢查基準值。若出現貧血請進行CBC檢查。
3.皮膚發疹、不適、發燒或光敏感，可考慮換另一種降血糖藥物。

71203 GLYCOPYRAMIDE

Rx 250 MG/錠劑(T);

商　名
Deamelin®（杏林新生）

適應症 [衛核]糖尿病

用法用量 劑量為一天500mg(二錠)早餐後服用。並且可按年齡症狀斟酌用量。本藥須由醫師處方使用。

71204 TOLAZAMIDE

孕C 乳- 泄肝 ½ 7h

Rx 100 MG/錠劑(T);

商 名

Desumide®(華興) $2.58/T(100MG-PIC/S)
Huacose®(華興/華樺) $2.58/T(100MG-PIC/S),
Esulin®(中美兄弟) $2.58/T(100MG)
Tang Bi Tuo®(應元)

藥理作用 1.化學結構及藥理作用與tolbutamide類似，但藥效約強五倍。
2.降低血糖作用主要因為刺激胰島β細胞而分胰島素。
3.其他磺尿素相似，β對無功能之細胞則無效。

適應症 [衛核]成人型糖尿病

用法用量 1.開始時每天100~250mg，單一劑量，可每週調整劑量(Max:1g/d)。維持量：每天100~500mg。
2.早晨與餐食共服或服前服用。
3.若服用比500mg更多劑量時，則分為一天2次。

不良反應 ①腸胃：噁心、嘔吐、膽汁阻塞性黃疸。②代謝：低血糖。③中樞神經：眩暈。④皮膚：光敏感。⑤血液：顆粒性白血球缺乏症。

醫療須知 1.每天檢查血糖及尿糖及丙酮。治療6週內密切持續監督是很重要的。
2.注意，若劑量>1,000mg/d對血糖控制並沒有幫助。

71205 TOLBUTAMIDE

孕C 乳- 泄肝 ½ 7h

Rx 250 MG, 500 MG/錠劑(T);

商 名

Raston®(信東)
Tolbutamide®(榮民) $1/T(500MG)

藥理作用 1.本藥為短效磺尿素化合物，化學結構與磺胺類藥物類似。
2.本藥可刺激胰臟β細胞生成及釋放胰島素而降低血糖濃度。若無β細胞則無效。

適應症 [衛核]糖尿病

用法用量 第1天服用2.5~4gm。第2天1.5~2gm，第3天以後1~1.5gm。分2~3次飯後或飯時以少量飲水服用。

不良反應 ①腸胃：噁心、上腹脹、胃灼熱、食慾缺乏、便秘、腹瀉、膽汁阻塞性黃疸(罕見)。②血液：顆粒性白血球缺乏症、血小板減少、白血球減少、溶血性貧血、再生不良性貧血、全血球減少。
③代謝：肝性紫質症、disulfiram類反應、SIADH、低血糖但未失去意識或神經症狀(異常疲憊、發抖、飢餓、困倦、腸胃痛、出汗、焦慮、頭痛)、嚴重低血糖(視覺混亂、心搏過速、癲癇、昏迷)。④皮膚：過敏性皮膚反應、搔癢、紅斑、蕁麻疹、麻疹樣或丘疹性紅疹、表皮吐咯紫質沈著症、光敏感。⑤感官：味覺改變。⑥中樞神經：頭痛。

醫療須知 1.常見作用為搔癢及發疹，一發現請報告，可能為明顯之自發性反應，如這些症狀持續發生則需停藥。
2.用藥開始時，密切監督直到劑量反應確立為止；達到完整療效可能需1或2週期間。
3.尤其對老年人，仔細觀察患者，特別飯後2~3小時檢查尿糖、酮體、微血管血糖。
4.如懷孕使用本藥時，預產期前至少兩週停藥，避免新生兒持續有重低血糖(4~10天)。
5.注意酒類之攝取，即使中量飲用亦會產生disulfiram類反應；此為一種飲酒後須急救治療之降血糖反應。
6.使用防曬乳劑(SPF12~15)保護皮膚以免曝曬，因具光敏感可能(尤其飲酒者)。
7.磺尿素藥物可能產生甲狀腺功能測試異常結果及減低RAI(Radioactive iodine)攝入(長期投藥後)。

§71.3 第二代磺酸脲類

71301 GLICLAZIDE▲

食 +

℞

80 MG/錠劑(T)； SR 30 MG，60 MG/持續性製劑(SR)；

商名

Anneuton®(羅得) $2/T(80MG-PIC/S-箔)，$1.5/T(80MG-PIC/S)
Chitian®(正和)
Clazide®(強生)
Daycose M.R.®(衛達) $2/SR(30MG-PIC/S-箔)，$1.57/SR(30MG-PIC/S)
Demizide®(長安/美的)
Diacron®(政德) $1.02/T(80MG)
Diamicron MR®◎ (SERVIER/施維雅) $2.68/SR(60MG-PIC/S)，$2/SR(30MG-PIC/S-箔)，
Diamin MR®(信東) $2/SR(30MG-PIC/S-箔)，$1.57/SR(30MG-PIC/S)
Diamin®(榮民/信東) $1.5/T(80MG-PIC/S)，$2/T(80MG-PIC/S-箔)
Diaronzide®(成大) $1.02/T(80MG)，$1.5/T(80MG-箔)
Diclazide®(衛達) $2/T(80MG-PIC/S-箔)，$1.5/T(80MG-PIC/S)
Dicron MR®(壽元) $2/SR(30MG-PIC/S-箔)，$1.57/SR(30MG-PIC/S)
Dimicon®(優良/瑞安) $1.02/T(80MG)
Gelid®(華興) $1.5/T(80MG-PIC/S)，$2/T(80MG-PIC/S-箔)，
Glazide®(皇佳/意欣)
Glian®(榮民) $1.02/T(80MG)
Glicla®(井田) $1.5/T(80MG-PIC/S)，$2/T(80MG-PIC/S-箔)
Gliclax SR® ＊ (永信) $2/SR(30MG-PIC/S-箔)，$1.57/SR(30MG-PIC/S)
Gliclazide®(五洲)
Glicron MR® ＊ (中化) $2/SR(30MG-PIC/S-箔)，$1.57/SR(30MG-PIC/S)
Glicron®(中化) $1.5/T(80MG-PIC/S)
Glicron®(優生) $1.5/T(80MG-PIC/S)，$2/T(80MG-PIC/S-箔)，
Gligen®(衛肯)
Glimed MR® ＊ (井田) $1.57/SR(30MG-PIC/S)，$2/SR(30MG-PIC/S-箔)，
Glimicon®(元宙) $1.5/T(80MG-PIC/S)
Glizide®(黃氏) $2/T(80MG-PIC/S-箔)，$1.5/T(80MG-PIC/S)
Glu-A®(生達/盈盈) $1.5/T(80MG-PIC/S)，$2/T(80MG-PIC/S-箔)，
Gluzide®(生達) $1.5/T(80MG-PIC/S)，$2/T(80MG-PIC/S-箔)，
Glycon SR® ＊ (瑞士) $2/SR(30MG-PIC/S-箔)，$1.57/SR(30MG-PIC/S)，$2.68/SR(60MG-PIC/S)，
Glycon®(瑞士) $1.5/T(80MG-PIC/S)，
Hanazide MR® ＊ (歐帕/旭能) $2/SR(30MG-PIC/S-箔)，$1.57/SR(30MG-PIC/S)
Jabisynlon®(仁興)
Kludone MR®(歐帕/瑩碩) $1.57/SR(30MG-PIC/S)，$2/SR(30MG-PIC/S-箔)，$2.68/SR(60MG-PIC/S)，
Syncon MR® ＊ (健喬信元) $1.57/SR(30MG-PIC/S)
Tadin®(應元) $1.5/T(80MG-PIC/S)

藥理作用 本藥為sulphonylurea類口服降血糖藥物，與其他同類藥物之差別為本藥在結構上具有N-heterocyclic環與endocyclic鍵。Gliclazide的降血糖作用主要是刺激胰臟β細胞釋出胰島素。經兩年治療後，證實本藥能增加餐後的胰島素及C-peptide分泌作用。

適應症 [衛核]經飲食及體重控制後無法達到理想效果之成人非胰島素依賴型糖尿病(TYPE II).

用法用量 1.一般錠劑：
ⓐ通常每天2錠，分1次或2次服用。輕微的病例每天1錠或半錠。嚴重的病例每天3錠，分次服用。
ⓑ中間型糖尿病：此型態之糖尿病可藉本藥與biguanide的合用而延緩胰島素治療的開始。
2.持續性藥效錠：
ⓐ緩釋型每錠含gliclazide 30mg，每天1次，於早餐時服用30~120mg。
ⓑ起始量1天30mg，若血糖值檢查良好，則持續此劑量；若檢查結果不理想，則劑量可逐增至1天60，90或120mg，但最高量不得超過120mg。
ⓒ由其他口服降血糖劑換成本藥時，1錠gliclazide80mg與1錠的gliclazide MR相當。
ⓓ每天服用1錠本藥，通常可維持24小時有效的降血糖作用。

不良反應 1.偶有：低血糖、腹痛、噁心、嘔吐、消化不良、腹瀉、便祕。
2.罕見：皮疹、搔癢、紅斑、蕁麻疹、斑狀丘疹及疱瘡反應、可回復之血液學檢查變化(如貧血、白血球減少、血小板減少、顆粒性細胞減少)、肝臟酵素值增加。若發生膽汁鬱積性黃疸、視力障礙應停藥。

醫療須知 G6PD缺乏症(蠶豆症)病人用sulfonylurea類藥物治療可能引起溶血性貧血。因為本藥屬於sulfonylurea類藥物，蠶豆症病人應謹慎使用，並考慮使用非sulfonylurea類藥物治療。

71302 GLIMEPIRIDE▲

孕C 乳 - 食 + 泄 肝/腎 T½ 5~9h

Rx

1 MG, 2 MG, 4 MG/錠劑(T);

商名

Amadm® ＊ (旭能/倍斯特) $1.72/T(2MG-PIC/S)
Amalin® ＊ (正和) $2.09/T(4MG-PIC/S)
Amaride® (壽元) $1.72/T(2MG-PIC/S), $2/T(2MG-PIC/S-箔),
Amarine® ＊ (健喬信元/永茂) $1.72/T(2MG-PIC/S),
Amaryl® ◎ (SANOFI/賽諾菲) $2/T(2MG-PIC/S-箔)
Amepiride® ＊ (健喬信元) $1.72/T(2MG-PIC/S), $2/T(2MG-PIC/S-箔)
Donglu® ＊ (羅得/瑩碩) $1.72/T(2MG-PIC/S), $2/T(2MG-PIC/S-箔), $2.09/T(4MG-PIC/S)
Glimaryl® ＊ (榮民/信東) $1.72/T(2MG-PIC/S), $2/T(2MG-PIC/S-箔), $2.09/T(4MG-PIC/S)
Glimepine® (瑞士/新瑞) $1.72/T(2MG-PIC/S), $2/T(2MG-PIC/S-箔)
Glimepiride® (中化/中化裕民) $1.72/T(2MG-PIC/S), $2/T(2MG-PIC/S-箔)
Glipid® ＊ (中化) $1.72/T(2MG-PIC/S)
Glipiride® (永信) $1.72/T(2MG-PIC/S), $2/T(2MG-PIC/S-箔)
Glufar® ＊ (華興) $1.72/T(2MG-PIC/S),
Glusafe® (健亞) $1.72/T(2MG-PIC/S), $2/T(2MG-PIC/S-箔),
Grumed® (生達) $1.72/T(2MG-PIC/S), $2/T(2MG-PIC/S-箔),
Lowmalin® (正和/大昭) $2.09/T(4MG-PIC/S),
Nonin® ＊ (瑞士) $1.72/T(2MG-PIC/S), $2/T(2MG-PIC/S-箔), $1.55/T(1MG-PIC/S), $2.09/T(4MG-PIC/S)

藥理作用 1.本藥是一種屬於sulfonylurea類的降血糖劑，它結合在β細胞的65KD protein，能刺激Glut4移動到細胞膜，轉運葡萄糖入細胞內，而提升周邊組織對insulin的敏感度，增加周邊組織或器官葡萄糖的攝取。
2.本藥能依生理狀況幫助β細胞分泌胰島素，而且於較少的胰島素分泌即可達到有效的血糖控制。
3.本藥具高效率的血糖控制，一天只需給藥一次即行。

適應症 [衛核]非胰島素依賴型(第2型)糖尿病。

用法用量 1.ⓐ劑量分配：每日一次即已足夠，且應於早餐前或用餐期間立即服用；若未進食早餐，則應於每日的第一餐正餐前或用餐期間立即服用。在服用本藥之後，一定要進食。ⓑ治療期限：使用本藥通常為長期治療。
2.本藥錠劑必須以足量的液體送服吞下，不可嚼碎。

不良反應 最常見的不良反應為低血糖(0.9~1.7%)、眩暈(1.7%)、衰弱(1.6%)、頭痛(1.5%)及噁心(1.1%)。

醫療須知 1.為達到理想的血糖控制，正確的飲食、規律且足夠的運動、以及減輕體重(若必要時)，與按時服用本藥是同樣重要的。血糖降低不夠(高血糖)的臨床徵狀包括：小便頻率增加、極度口渴、口乾、及皮膚乾躁。
2.治療初期，發生低血糖的危險性可能會升高，必須特別小心監控。如果出現低血糖的危險因子，可能須要調整劑量或調整整個治療的方式。
3.在特殊緊急狀況下，血糖控制可能會惡化，且可能必須暫時改用胰島素。
4.以本藥治療期間，必須定期檢查血糖值與尿糖值，此外，亦應檢查糖化血紅素。

71303 GLIPIZIDE (GLYDIAZINAMIDE)

孕C 乳 - 食 - 泄 肝/腎 T½ 3~5h

Rx

5 MG/錠劑(T); 5 MG/持續性錠劑(T.SR);

商名

Contan® (井田)
Diabac® (台裕) $1.5/T(5MG-PIC/S),
Diabes® (培力)
Glibetin® (強生)
Glidiab® (中化) $2/T(5MG-PIC/S-箔)
Glidier ER® (信東) $1.51/T.SR(5MG-PIC/S), $2/T.SR(5MG-PIC/S-箔),
Gliglucon® (皇佳) $2/T(5MG-PIC/S-箔), $1.5/T(5MG-PIC/S)
Glipizide® (中化/中化裕民) $1.5/T(5MG-PIC/S), $2/T(5MG-PIC/S-箔)
Glupizide® (羅得/嘉里) $1.5/T(5MG-PIC/S), $1.5/T(5MG-箔)
Glupizide® (長安/世達) $1.5/T(5MG-PIC/S),
Minidiab® ◎ (PFIZER/輝瑞) $1.5/T(5MG-PIC/S), $2/T(5MG-PIC/S-箔)
U-Glu® (優良)

藥理作用 本藥為磺基尿素類(sulfonylurea)的降血糖藥物，能直接刺激正常功能的胰臟β細胞分泌胰島素，還可提昇胰島素受體的感受性，口服後2小時達最大療效，作用可持續6個小時，本藥不可用於年幼型糖尿病。

適應症 [衛核]糖尿病

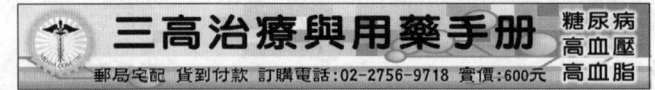

用法用量 1.初劑量：早餐前服用5mg，老年人及肝臟疾病患者劑量減半。根據血糖控制情形，每

次酌增2.5~5mg，單次給藥的最高劑量為15mg。每日最高劑量40mg。
2.維持劑量：每日單次或多次給藥均可。每日總劑量超過15mg時，應分次服用。超過30mg時，可長期以bid給藥。
3.由insulin改成glipizide時，劑量轉換準則如下：(a)insulin劑量≦20單位：直接換藥。(b)insulin劑量>20單位：給予glipizide一般劑量，並降低insulin劑量50%，然後insulin逐漸停藥，而glipizide以數天的間隔增加每日劑量2.5~5mg。

不良反應 1.偶有-噁心、腹瀉、便祕、黃疸、紫質病、紅斑、過敏、嗜睡、頭痛、焦慮、精神紊亂、心跳過快、視覺障礙；2.嚴重者-低血糖、昏迷。

醫療須知 1.若從胰島素改換成本藥，則每日至少檢查糖尿和酮體3次。
2.若從長效磺尿素類降血糖藥(如chlorpropamide t½ 30~40小時)改換成本藥時，一定要觀查低血糖反應，至少1~2星期，因為有可藥效重疊。
3.服用本藥若有低血糖的症狀，輕微者口服葡萄糖，調整劑量或飲食控制即可，但是血糖要密切監測5~7天；嚴重者要緊急住院控制血糖，以保持血糖≥100mg/dl。

71304 GLIQUIDONE

Rx 30 MG/錠劑(T)；

商 名 Glunormal®(應元) $1.94/T(30MG-PIC/S), $2/T(30MG-PIC/S-箔)　Glurenorm® ◎ (健喬信元/百靈佳股格翰)

藥理作用 本藥可刺激胰島組織分泌胰島素，適用於單靠食物療法而無法滿意地調節碳水化合物代謝之病例。

適 應 症 [衛核]治療中年與老年人糖尿病。

用法用量 本藥須由醫師處方使用，醫師所指示適合個別患者代謝的劑量與食物，必須嚴格地遵守。患者未與醫師諮商，不可停止治療。開始治療時通常是早餐時½錠(15mg)。如證實不夠。劑量應依照醫師的指示逐漸增加。應該注意的是每天劑量超過4錠(120mg)，血糖仍無法有更進一步的改善，須換藥：從其他類似作用方式之口服糖尿病控制的情況來決定初劑量。由其他糖尿病治療劑轉換時，應注意本藥一錠(30mg)之效能大約相當於1,000mg的tolbutamide。初劑量通常為½~1錠，須遵照醫師指示調藥。當處方為每日劑量不超過2錠(60mg)時，可以在早餐時一次服用，經分成2次或3次服用，效果會更好。本藥應於開始用餐時服用。

不良反應 罕有低血糖及過敏反應，曾有造血系統改變及胃腸不耐性之報告。

醫療須知 (1)糖尿病治療者需要定期作檢查，在劑量調整期或從另一製劑轉換成本藥時應特別謹慎，因為在適當的治療劑量尚未確立前可能減少患者駕駛或操作機械的能力。(2)雖然只有大約5%的本藥經由腎臟排泄，通常對腎臟病患者耐受性佳，但對於嚴重的腎臟病仍需要小心地監護。(3)治療期間，若身體不適或生病(低血糖徵象、發燒、皮疹、噁心)，應立即諮詢醫師。(4)若患者於治療中懷孕，應停用本藥，並立即求醫。(5)糖尿病患者具罹患心血管疾病的傾向，僅有嚴格遵守醫師指示之飲食療法才能減低危險性，口服糖尿病治療劑不能取代食物療法，因為糖尿病飲食設計之主要目的是控制患者的體重，而與醫師所處方的任何藥物治療無關。(6)與其他治療糖尿病之口服劑型一樣，省略一餐或未遵照醫師推薦劑量服藥，可能降低相當多的血糖及可能導致藥物血中濃度不足。若發生低血糖反應，服用糖、糖果或甜飲料通常可以克服，如果低血糖狀態持續，應立即看診。(7)曾有報告顯示口服降血糖藥物比只以飲食治療或飲食療法會併胰島素治療，更易增加心血管疾病患者之死亡率，雖然只有一個sulfonylurea類的藥物被研究過。但這警語可能也適用於其他同類的口服降血糖藥物，包括本藥在內。

71305 GLYBURIDE (GLIBENCLAMIDE)

孕B 乳- 食+ 泄 肝/腎 t½ 10h

Rx 5 MG/錠劑(T)；

商 名 Antiglucon®(大豐)
Diaben®(皇佳) $1.5/T(5MG-PIC/S), $2/T(5MG-PIC/S-箔)
Gliben®(生達) $1.5/T(5MG-PIC/S), $2/T(5MG-PIC/S-箔),
Glibide®(衛達) $1.5/T(5MG-PIC/S), $2/T(5MG-PIC/S-箔)

Diabitin®（榮民）$2/T(5MG-PIC/S-箔), $0.99/T(5MG),
Gabemid®（生達/盈盈）$1.5/T(5MG-PIC/S), $2/T(5MG-PIC/S-箔)
Gleuton®（優生）$2/T(5MG-PIC/S-箔), $1.5/T(5MG-PIC/S)
Gliucon®（中化）$1.5/T(5MG-PIC/S), $2/T(5MG-PIC/S-箔)
Tantell®（永勝）$0.99/T(5MG)
Yunglucon®（台裕）

藥理作用 1.本藥為第二代磺酸脲類降血糖藥物，會增強正常胰臟β細胞分泌，胰島素降血糖作用比chlorpropamide強(本藥5mg相當於chlorpropamide的250mg)，應於飯前服用。
2.本藥可做為第二型糖尿病的輔助治療劑。

適應症 [衛核]糖尿病。

用法用量 1.開始時每天2.5~5mg，然後每隔7天增加2.5mg。每天劑量範圍：1.25mg~20mg。小量時每天早餐前一次服用，大量時，宜分早晚兩次服用。每天最大劑量為20mg。
2.當每日總劑量超過10mg時，除了餐前30分鐘服用10mg外，其餘劑量則在晚餐前服用。可與biguanides類，如metformin併用。
3.由insulin改成口服降血糖劑時，劑量轉換準則如下：a.Insulin劑量<20單位：直接轉用glyburide每日2.5~5mg。b.Insulin劑量為20~40單位之間：直接轉用glyburide每日5mg。c.Insulin劑量>40單位：給予glyburide每日5mg，並降低insulin劑量50%，然後insulin逐漸停藥，而glyburide以每2~10天的間隔增加每日劑量1.25~2.5mg。

不良反應 低血糖現象：脫力感、高度的空腹感，發汗，心悸亢進，頭痛，不安，識覺障礙。肝機能障礙，胃腸不適，食慾不振，光過敏症等偶而發生，需隨時注意。

醫療須知 1.本劑因具有甚強之降血糖作用，故需於飯間或飯後立即服用，對僅食少量早餐之患者，須將藥物延至午餐時再服用。
2.服用本劑，亦同時使用insulin製劑，biguanide系製劑，phenylbutazone或coumarin系製劑，sulfa劑，aspirin，β-遮斷劑，monoamine oxidase阻斷劑時，應注意這些藥物的增強作用而可能發生的血糖過低之危險。
3.併用β阻斷劑或年長患者之首次低血糖徵象可能不易發現。
4.年長者特容易因長效型glyburide而引發低血糖反應。
5.若發生低血糖症狀時，食用或飲用一些糖類(如玉蜀黍糖漿、柳橙汁、二或三湯匙糖)。

71306 Amaryl M 美爾胰膜衣錠 2/500 毫克®（HANDOK/賽諾菲）$2.52/T

Rx 每 Tab 含有：GLIMEPIRIDE 2.0 MG；METFORMIN HCL (EQ TO METFORMIN HYDROCHLORIDE) 500.0 MG

適應症 [衛核] 治療以glimepride或metformin單一藥物療法仍無法達到適當的血糖控制之第二型糖尿病患者，作為飲食和運動之外的輔助。不適合作第一線治療。

用法用量 1.用量：
a.AMARYL M之劑量係應依病患各自血液中葡萄糖的濃度來調整。
b.建議應從最低有效劑量開始服用，再依據病患血液中葡萄糖的濃度來增加劑量。並應適當監測血液中葡萄糖的濃度。
c.Metformin之每日最高治療劑量為3GM。
d.大於80歲之老年患者不可開始使用metformin治療。
e.Metformin用於治療80歲以下之老年患者時，應特別謹慎。
2.用法：
每天服藥劑量用法為一日一次或兩次於用餐前或隨餐服用。建議初始劑量為glimepiride/metformin 2/500mg一日一次。

不良反應 1.Glimepiride
低血糖、暫時性的視覺受損、噁心、嘔吐、上腹部的壓迫感或飽飽脹感、腹痛及腹瀉、肝臟酵素升高及肝功能受損、肝炎，或甚至進一步惡化成肝衰竭。
2.Metformin
乳酸性酸中毒、血糖過低、腸胃道之症狀。

醫療須知 1.平時控制血糖應以飲食與運動的方式雙管其下，必要時，可配合減重與定時服用本藥物來控制。臨床上若出現以下的徵兆，則表示血糖未獲得適當的控制，包括尿量減少、口渴、易渴(dipsia)及皮膚乾燥等。
2.應告知病患本藥物的潛在危險與利益。同時也應告知患者遵照飲食建議與規律性運動的重要性。應向病患強調正面合作的重要性。
3.血糖過低時若馬上攝取碳水化合物，通常都能使血糖獲得立即的控制(葡萄糖或糖類，例如方糖、含糖的果汁、含糖的茶等)。病患應該隨身攜帶大約20公克糖。血糖過低時，可能還需要其他人的幫助以避免併發症的產生。人工代糖則無升高血糖的效果。

4.從其他sulfonylureas的使用經驗知道，雖然剛開始都能有效地控制，但是血糖過低的情況仍會復發。因此，病患應接受嚴密的觀察。若為嚴重的低血糖，則需立刻接受醫師的進一步治療與追蹤，在某些情況下，甚至需要住院治療。

5.若病人需要接受其他醫師或藥師的治療(例如，住院、意外、須請假一天去看病等)，則病人應主動告知醫療人員其目前的糖尿病狀況及之前接受的治療。

6.在特別的壓力情況下(例如，外傷、手術，發燒性的感染)，會使血糖的調節機制惡化，這時可能需要暫時改用胰島素，以維持良好的代謝控制。

7.本藥物應以最低的有效劑量給予。治療期間應定期監測血液及尿液中的血糖濃度(此外，也建議測量糖化血色素所占的比例)。同時應評估該治療的效果，若效果不彰，則應該立刻改用其他的療法。

8.血糖過低或過高都有可能使病人警覺性及反應變差，該狀況特別容易發生在治療改變的前後或沒有定時服藥時。這可能會使病人開車與機械操作的能力受到影響。

9.監測腎功能：已知本藥物主要由腎臟排除。因此，metformin的累積與乳酸性酸中毒的危險性會隨著腎功能受損程度的增加而增加。所以，若病人的血清肌氨酸酐濃度高於其年齡標準值的上限，則不應服用本藥。

10.併用其他的藥物可能會對腎功能或metformin的分佈造成影響：併服的藥物可能會影響腎功能，或導致血流動力學的顯著變化，或干擾本藥物的分佈，例如，主要是由腎小管分泌排除的陽離子藥物，使用上應小心。

11.氧氣不足的狀態：包括任何原因所造成的心血管虛脫(休克)、急性鬱血性心臟衰竭、急性心肌梗塞、其他與乳酸性酸中毒相關的血氧過低，及腎前氮血症。在本藥治療期間若有上述情況發生，則應立刻停藥。

12.手術過程：如欲進行任何手術，則應暫停本藥(不影響食物與流質攝取的小手術除外)，除非病患已經可以開始可以口服進食，且其腎功能評估為正常，否則不應恢復本藥的使用。

13.喝酒：已知酒精會加強metformin 對乳酸代謝的影響。因此，在本藥治療期間，都應警告病患不要過度飲酒，不論是短期或長期。

14.肝功能不全：某些乳酸性酸中毒的報告與肝功能不全有關，若病人有明顯的臨床上或實驗診斷上的肝臟疾病，則一般應避免使用本藥。

15.接受本藥治療的患者，建議其每年測量一次血液學參數，若發現有任何明顯的異常，則應做適當的檢查與處理。某些病患(維他命B12或鈣值的攝取與吸收不足)屬於較可能出現維他命B12濃度低下的族群。這類病人則最好每隔2~3年定期測量血清中維他命B12的濃度。

類似產品 Glimet "信東"利控糖膜衣錠2/500毫克 ® （信東） $2.29/T　Grumed-M 固美醣膜衣錠2毫克/500毫克 ® （生達） $2.36/T　Safemat 醣安安膜衣錠2/500毫克 ® （健亞） $2.24/T

71 糖尿病治療劑

§ 71.4 Meglitinides類及α醣苷酶抑制劑

71401 ACARBOSE▲

孕B 乳 - 食 + 泄 腸 T½ 2h

℞ 50 MG, 100 MG/錠劑(T);

商　名

Acaben®（皇佳） $1.99/T(50MG-PIC/S)
Acarbose®（中化/中化裕民） $1.99/T(50MG-PIC/S), $2/T(50MG-PIC/S-箔),
Acarbose®（新喜國際/正和） $5.3/T(100MG)
Acarose® ＊（生達） $4.05/T(100MG-PIC/S), $2/T(50MG-PIC/S-箔), $1.99/T(50MG-PIC/S),
Carlipin®（永信） $2/T(50MG-PIC/S-箔), $1.99/T(50MG-PIC/S)
Decarbay®（健喬信元） $1.81/T(50MG)
Deglu®（美時） $2/T(50MG-PIC/S-箔), $1.99/T(50MG-PIC/S)
Dibose®（元宙） $4.05/T(100MG-PIC/S)
Glibos®（中化） $4.05/T(100MG-PIC/S),
Glucobay® ◎（BAYER/拜耳） $2/T(50MG-PIC/S-箔), $4.05/T(100MG-PIC/S)
Glucobose®（華興） $1.99/T(50MG-PIC/S)
Glucocar®（十全） $1.99/T(50MG-PIC/S),
Glucout®（衛達）
Karbose®（元宙） $1.99/T(50MG-PIC/S), $2/T(50MG-PIC/S-箔),
Kertonbose®（溫士頓）
Litacarbose®（利達） $4.05/T(100MG-PIC/S), $1.99/T(50MG-PIC/S),
Precose®（健亞） $1.99/T(50MG-PIC/S), $2/T(50MG-PIC/S-箔),
Taglu®（歐帕/瑩碩） $1.99/T(50MG-PIC/S), $2/T(50MG-PIC/S-箔), $4.05/T(100MG-PIC/S),
Tonfuse®（黃氏）

藥理作用 本藥為第一個α-glucosidase inhibitor，可與小腸絨毛上的α-glucosidase作可逆性的競爭抑制，以減緩醣類在小腸內的分解，因此，可延遲醣類的吸收，以避免飯後高血糖值的現象，而達到較平穩的飯後血糖控制。

適應症 [衛核]非胰島素依賴型糖尿病之治療

[非衛核]可與胰島素meformin併用來治療胰島素依賴型糖尿病。

用法用量 1.本藥必須在三餐前，以少量液體，整顆吞服，或於用餐時與前數口食物一起咬碎吞下。初始劑量：一天3次，每次服用本藥50mg一錠。維持劑量：一天3次，每次服用本藥50mg二錠。若有需要，最高劑量(600mg/day)：一天3次，每次服用本藥50mg四錠。

2.服藥4~8週後或患者在後繼治療後無法呈現適當的臨床反應，才能考慮增加劑量。患者雖嚴格遵守糖尿病飲食原則，但有不適症狀發生，則不宜再增加劑量，必要時應酌予降低。平均每日劑量為300mg(一天3次，每次2錠)。

3.老年人(65歲以上)：並無建議此類患者需改變劑量或用藥頻率。

不良反應 初期可能會有胃腸脹氣、腹鳴，偶而腹瀉、腹痛；持續服用，這些症狀通常會減輕或消失；但是如果糖尿患者對飲食不加節制，則可能加重腸道副作用。

醫療須知 1.服用本劑，腸內氣體的形成會增多；若有惡化Roemheld's症，重度疝氣、腸阻塞、腸潰瘍者的病情，應停藥。

2.因尚無懷孕婦女服用本劑的研究報告，懷孕婦女不可服用本藥。

3.授乳老鼠，服用標的放射性acarbose後，發現有少量放射性存在；在人類尚無同樣的發現，但仍不排除acarbose經由母乳對嬰兒之作用，原則上建議醫師不處方glucobay給哺乳婦女。

4.單獨使用acarbose應不會造成低血糖，但若併用sulfonylureas或胰島素，則可能發生低血糖。當低血糖發生時，須適當調整劑量。治療輕~中度的低血糖，須服用口服葡萄糖，而不能使用蔗糖(糖果或家用糖)，因為蔗糖被acarbose抑制，無法立即水解成葡萄糖與果糖，不適合用來快速矯正低血糖。嚴重的低血糖可能需靜脈輸注葡萄糖或注射glucagon。

5.以acarbose治療(尤其是每日劑量>150mg時)，血清氨基轉移酵素(serum transaminases)(即SGPT、SGOT)升高的危險性會增加。所以建議在治療的第一年每三個月檢查一次肝酵素，之後定期檢查。如果發生肝酵素濃度升高，須調降劑量，甚或須停藥，尤其是升高的肝酵素濃度一直持續不降時。

71402 MIGLITOL▲

孕B 乳 - 泄 腎 T½ 2h

Rx 50 MG, 100 MG/錠劑(T);

商名

Diaban® ＊ (正和) $5.1/T(100MG-PIC/S), $2.96/T(50MG-PIC/S),
Diaset® (正和/賢德) $5.1/T(100MG-PIC/S)
Migbose® ＊ (生達) $3.31/T(50MG-PIC/S), $5/T(100MG-PIC/S)
Miglu® (生達/盈盈) $3.24/T(50MG-PIC/S)
Mititol® ＊ (歐帕/瑩碩) $3.18/T(50MG-PIC/S), $4.79/T(100MG-PIC/S)

藥理作用 1.Miglitol是desoxynojirimycin的衍生物，可以延緩進食後碳水化合物的消化，會造成餐後血糖濃度輕微的上升。然其最終結果會使血糖降低，因此會使typeII(非胰島素依賴型)糖尿病患者糖化血色素濃度也隨之下降。

2.血液中非酵素蛋白質糖化作用，反映出糖化血色素的濃度，而糖化血色素是一項反映出長時間血中葡萄糖的平均濃度的因子。

3.降血糖的作用主要是可逆地抑制小腸黏膜上的醣質水解酵素(α-glucosidehydrolase enzymes)。小腸刷狀緣膜上α-glucosidases可水解寡醣與雙醣，成葡萄糖與其他單糖。

適應症 [衛核]第二型糖尿病。

用法用量 1.起始劑量-本藥建議之起始劑量為25mg，一日3次，隨主餐服用。部分患者起始劑量可以每日服用25mg，每日1次，來降低胃腸道副作用，再慢慢增量至25mg一日3次。

2.維持劑量-通常miglitol之每日維持劑量為50mg每日3次。部分患者可調整至100mg每日3次。

為減少胃腸副作用，一般建議使用最低有效劑量25mg每日3次，然後再慢慢調高劑量。服用miglitol 25mg每日3次4~8週後，應調整劑量至50mg每日3次，治療約3個月後，應檢測糖化血色素濃度，以評估治療之有效性。若糖化血色素沒有明顯改善，可調整劑量至最大建議量100mg每日3次。

若調整劑量至100mg每日3次，仍無法進一步降低患者飯後血糖值與糖化血色素的濃度時，可考慮給予較低劑量。可視有效性與副作用決定維持劑量。

3.最大劑量-本藥之最大建議劑量為100mg每日3次。

不良反應 腹痛、腹瀉、脹氣、皮膚發疹、低血清鐵濃度。

醫療須知 1.會發生低血糖症狀時，可以口服不會miglitol延遲吸收的葡萄糖來治療輕到中度的低血糖。由於miglitol會抑制蔗糖水解成果糖與葡萄糖，所以蔗糖不適合用於快速矯正低血糖的現象。嚴重的低血糖可能需要靜脈輸注葡萄糖與注射昇糖素。

2.當糖尿病患者面臨到一些壓力，如發燒、創傷、感染、或手術時，可能會造成暫時的血糖控制失效。因此，可能需要暫時給予胰島素治療。

3.Miglitol的血漿中濃度，會隨患者腎功能缺損的程度呈比例的增加。對於有明顯腎臟功能缺損(血清中肌酸酐濃度≥2.0mg/dL)並未有長期的臨床試驗研究。因此，這些患者不建議使用miglitol治療。

71403 MITIGLINIDE

乳 - 泄 肝 lb 1.2h

Rx 10 MG/錠劑(T);

商　名

Glufast® ◎ (友霖/友華) $2.87/T(10MG-PIC/S)

藥理作用 1.Mitiglinide有助於在餐後初期額外提升胰島素分泌，並且抑制血糖上升。

2.Mitiglinide錠透過與胰臟β細胞的磺胺尿素受器鍵結，抑制ATP-感受性的鉀離子通道(體外試驗)，因而促進胰島素分泌。

3.腎機能不全患者。在慢性腎衰竭患者身上觀察到血漿中mitiglinide的t1/2延長，可能造成低血糖。

適 應 症 [衛核]對無法經由飲食控制與運動達到良好控制的第二型糖尿病患者，有助於改善餐後血糖。

用法用量 1.一般建議用量是成人每日三次，每次餐前服用10mg；劑量應隨症狀而增減

2.肝功能異常患者。Mitiglinide可能導致低血糖，由於本藥物主要在肝臟進行代謝，本藥物可能導致肝功能異常患者肝功能惡化。

3.腎機能不全患者。在慢性腎衰竭患者身上觀察到血漿中mitiglinide的t1/2延長，可能造成低血糖。

不良反應 1.常見的不良反應是低血糖症狀(6.1%)、體重增加(2.0%)、水腫(1.8%)、腹部腫脹(1.3%)及便秘(1.3%)。

2.常見的情形有BNP增加(10.5%)、丙酮酸增加(6.4%)，γ-GTP增加(3.2%)、CK(CPK)增加(3.1%)、乳酸增加(2.9%)及ALT(GPT)增加(2.3%)。

醫療須知 1.餐後服用mitiglinide吸收較慢，會減低藥效。為有效降低餐後血糖，應該在餐前服用mitiglinide(五分鐘內)。若是在餐前30分鐘服用，因為藥物迅速發揮作用，造成血液中的胰島素會在餐前15分鐘就增加，可能導致用餐開始時血糖較過低的狀況。

2.由於mitiglinide可能導致低血糖，因此在高處工作或駕駛機動車輛的患者，需要特別注意。發現有低血糖症狀時，應給予適量之蔗糖、葡萄糖，或含有足夠葡萄糖的飲料。若低血糖的發生是伴隨服用α-葡萄糖苷酶抑制劑(α-glucosidase inhibitors)，患者應以服用葡萄糖代替蔗糖，因為α-葡萄糖苷酶抑制劑(α-glucosidase inhibitors)會減緩雙糖之消化及吸收。此外，應向患者清楚說明低血糖症的風險與管理方式。

3.使用mitiglinide治療期間，應定期評估患者的血糖濃度及病患的情況。以mitiglinide治療兩、三個月後，如果沒有達到滿意的結果，應考慮採用適當的替代療法。

4.在治療期間，有時不需要服藥，有時則需要降低劑量；有時則因病患的自制力不足或感染症引起的併發症，導致藥效完全或部分受到破壞喪失。因此，對於療程的持續與否，藥物劑量及藥物的選用，在調整時，都必須以病患的飲食習慣、血糖濃度及感

染狀況來作考量。

5.Mitiglinide能夠促進胰島素分泌，作用位置與磺胺尿素類藥劑一樣，但因和磺胺尿素類藥劑交互作用的臨床療效與安全性尚未確定，因此mitiglinide不應併用與磺胺尿素類的藥劑併用。

71404 NATEGLINIDE▲

孕 D 乳 - 泄 肝/腎 ½ 1.5h

℞ 60 MG, 120 MG/錠劑(T);

商名

Natenide® ＊ (生達) $2.83/T(120MG-PIC/S),
Netcose® ＊ (正和) $2.83/T(120MG-PIC/S)
Starlix® ◎ (NOVARTIS/諾華)

藥理作用 1.Nateglinide是胺基酸(苯丙胺酸phenylalanine)的衍生物，在化學上和藥理上均不同於其他抗糖尿病藥物。它可恢復初期的胰島素分泌，並使餐後血中的葡萄糖和HbA1C減少。初期的胰島素分泌，是維持正常血糖控制的必須機轉。餐前服用nateglinide，可恢復第二型糖尿病患者所缺少的初期或第一期胰島素分泌。這些機轉是經由和胰臟β細胞上K^+ATP通道迅速而短暫交互作用而達成的。電理學的研究證實了，nateglinide對胰臟β細胞的選擇性大於對心血管系統K^+ATP通道的選擇性的300倍。

2.和其他口服的抗糖尿病藥物不同，nateglinide在餐後15分鐘內可顯著地引起胰島素分泌。如此可使餐後血中葡萄糖的高峰變緩。胰島素的量在3~4小時後回復至基準線，而減少了餐後的胰島素過多徵狀，這和延遲性的低血糖有關。

3.由nateglinide誘導而分泌胰島素的胰臟β細胞對葡萄糖是敏感的，因此葡萄糖濃度下降時，胰島素的分泌也減少。相反地，和食物一起服用或葡萄糖的注入，會使胰島素分泌明顯地增加。當在周圍葡萄糖濃度較低時，starlix刺激胰島素分泌的作用會減少，如此可提供額外的保護而免於低血糖症。

4.在臨床的研究中，經測量的HbA1c及餐後葡萄糖顯示，本藥的單獨治療可改善血糖的控制。本藥和主要作用於空腹血糖值的metformin共同治療，和其中在一種藥物單獨使用相比較，其對HbA1c之降低具有協同作用，因為這些藥物是以互補的機轉作用。

適應症 [衛核]單獨治療或與metformin合併使用，以治療第二型糖尿病病患(非胰島素依賴型糖尿病)。

用法用量 本藥需在飯前服用。通常在餐前立即服用(約1分鐘)，也可以在餐前30分鐘內服用。

1.單獨治療法：一般的劑量是120mg於餐前服用。劑量的調整需根據週期性的A1C的測量。由於本藥主要療效是減少進餐時間血中的葡萄糖，(形成HbA1c的主要原因之一)，可利用餐後1~2小時的葡萄糖值，來監測對本藥的治療反應。在臨床的研究中，本藥在主餐(早餐、午餐及晚餐)之前投藥。

2.合併療法：對於以本藥單獨治療，且尚需附加用藥的患者，可加上metformin至維持劑量。對於以metformin單獨治療，且尚附加用藥的患者，本藥的一般劑量是餐前給予120mg。部份已接近期治療目標值的患者(如：HbA1c<7.0%)，餐前服用60mg已足夠。

不良反應 1.常見的：食慾增加、心悸、噁心、疲勞及虛弱。這些症狀通常是輕微的，當必要時可服用醣類而易於處理。臨床試驗中，有2.4%患者出現經由血漿葡萄糖<60mg/dl(3.3 mmol/L)確認的低血糖症狀。

2.偶見的：有少數肝臟酵素增加的病例報告。但它是輕微且短暫的，而且鮮少造成治療中斷。其他還有：出疹、發癢及蕁痲疹的過敏反應，胃腸的病症(如：腹痛、消化不良、腹瀉)、頭痛，以及這類患者族群可能會伴隨出現的呼吸道感染。

醫療須知 1.與其他口服抗糖尿病藥物併用會增加低血糖的危險性。正在服用乙型阻斷劑(β-blocker)的患者，其低血糖症狀，較不易確認。

2.對於駕駛能力及機器使用的影響–患者應被告知需注意低血糖時，避免駕駛及操作機器。

71405 REPAGLINIDE▲

孕C 乳 - 食 - 泄 胆

Rx 1 MG, 2 MG/錠劑(T);

商名

Reglide®(信東) $1.79/T(1MG-PIC/S), $2/T(1MG-PIC/S-箔)
Relinide® ＊(生達) $1.79/T(1MG-PIC/S), $2/T(1MG-PIC/S-箔), $2.2/T(2MG-PIC/S)
Renide®(生達)
Repade®(生達/盈盈) $2.2/T(2MG-PIC/S)
Repaglinide®(中化/中化裕民) $2/T(1MG-PIC/S-箔), $1.79/T(1MG-PIC/S)
Repanorm® ＊(健喬信元) $1.5/T(1MG)
Rovo® ＊(中化) $1.79/T(1MG-PIC/S),
Supernide® ＊(優生) $1.79/T(1MG-PIC/S), $2/T(1MG-PIC/S-箔), $2.2/T(2MG-PIC/S)
Tansin®(永勝) $1.79/T(1MG-PIC/S)

藥理作用 1.本藥為新型、短效、口服促進胰島素分泌劑(oral secretagogue)。
2.本藥之得以快速降低血糖，乃經由刺激胰島中仍具功能之β細胞分泌胰島素而來。
3.本藥作用於與其他促進胰島素分泌劑不同的標的蛋白質(target protein)，從而關閉位於β細胞膜上的ATP-dependent potassium channels，促成β細胞去極化，開啟calcium channels，增加calcium influx，終致β細胞釋出胰島素。

適應症 [衛核]第2型糖尿病(NIDDM)無法經由飲食控制、減重及加強運動等方法達成良好控制者。

用法用量 1.本藥為飯前給藥(用餐前)，口服30分鐘後便出現促進胰島素分泌的效果，投藥方式一般為飯前15分鐘，但亦可改變成飯前30分鐘給藥或請在用餐前15分鐘內口服，但也可在即將用餐前或用餐前30分鐘內服用(即每天隨餐服用2、3或4次)。若患者少用一餐(或多用一餐)，應該依照醫師指示隨該餐少服用(或多服用)1次。
2.劑量應由醫師依據患者血糖控制之需要來作決定，建議初始劑量由0.5mg開始，每週或每兩週調整1次劑量。
3.若患者原先使用其他口服降血糖劑，建議初始劑量由1mg開始。單次給藥的最高建議劑量為飯前4mg，每日最高劑量不得超過16mg。
4.對於虛弱和營養不良患者之劑量須小心，倘若與metformin併用，本藥劑量需酌減。雖然本藥主要經由膽汁排泄，有腎臟疾病的患者之用藥仍須謹慎。

不良反應 低血糖，暫時性視覺障礙，胃腸不適(腹痛、腹瀉、噁心、嘔吐及便秘)，暫時性肝酵素增加，皮膚過敏反應(如搔痍、紅斑、蕁麻疹等)。

醫療須知 1.本藥如同其他的促進胰島素分泌劑，有可能產生低血糖症。與metformin併用時會增加低血糖症發生的風險。又若儘管併用口服降血糖劑，但血糖依然居高不下，表示口服降血糖劑不再有效，則需考慮轉換成用胰島素來控制血糖。此外，應注意的是發燒、創傷、感染或手術可能伴生高血糖。
2.本藥未曾就肝臟功能不全患者作研究。另外，年紀小於18歲或年紀大於75歲的患者也未曾參加過臨床研究。
3.駕車與使用機械者：如同其他口服降血糖劑，應提醒患者採取適當預防措施以防駕車時，服用本藥會發生低血糖症。
4.以repaglinide治療時，曾有零星報告顯示輕度及暫時性的肝酵素增加，但極少數患者因而停止用藥。
5.對於虛弱和營養不良患者之劑量須小心，倘若與metformin併用，會增加低血糖症發生的風險，repaglinide劑量須酌減。
6.雖然repaglinide主要經由膽汁排泄，有腎臟疾病的患者用藥仍須謹慎。
7.同時併用repaglinide及clopidogrel可能會導致病患出現低血糖情形，而嚴重的低血糖可能會引起意識喪失、癲癇發作、腦部損傷甚至死亡，故建議不應併用repaglinide及clopidogrel。

71406 Repass 立糖清膜衣錠 1/500毫克®(歐帕/瑩碩) $1.79/T

Rx 每 Tab 含有：METFORMIN HCL (EQ TO METFORMIN HYDROCHLORIDE) 500.0 MG；REPAGLINIDE 1.0 MG

適應症 [衛核]適用於配合飲食與運動，以改善下列第二型糖尿病患者的血糖控制：已在接受repaglinide和metformin

合併治療者；或僅使用repaglinide或metformin但血糖控制不佳者。

用法用量 1.起始劑量由1mg/500mg，一天2次開始，除非患者已併用過較高劑量repaglinide與metformin HCl。
2.一天最高劑量不可高於5mg repaglinide/2500mg metformin HCl或每餐最高劑量不可高於2mg repaglinide/1000mg metformin HCl。
3.分次給藥，用餐前15分鐘內投與。
4.當某一餐跳過未吃時，該餐亦不用服藥。

不良反應 1.低血糖症和頭痛是最常見的副作用(≥10%)。
2.腸胃道反應(例如：腹瀉、噁心、及嘔吐)是以metformin HCl治療時最常見的副作用。

醫療須知 1.Metformin HCl禁用於腎功能不全病人。在開始投與本藥前須先確認腎臟功能，且之後至少每年一次追蹤檢查，以確保腎臟功能是正常的。
2.正接受碘化造影劑放射線檢查的患者要暫時停用本藥。
3.肝功能不全與乳酸中毒之發生有關。肝功能不全患者禁用本藥。
4.酒精會加強metformin對乳酸代謝的作用，應警告患者避免攝取過量之酒精。
5.本藥不可與NPH胰島素併用。
6.Gemfibrozil會大量增加repaglinide在體內之的暴露量，故不建議gemfibrozil及本藥合併使用。
7.Repaglinide成分可能導致低血糖，病患若無repaglinide之使用經驗時，應以本藥之最低使用劑量作為起始劑量。
8.Metformin可能導致維他命B12的缺乏，故應每年監測血液參數。
9.在發生重大壓力或減少攝取液體及食物時(例如：感染、手術)，如果血糖控制情形惡化，可能需要停止服用本藥，暫時改用胰島素。
10.使用本藥或其他口服之抗糖尿病藥物，是否能減少大血管疾病之發生率，目前尚無臨床試驗結果可確實證明。

類似產品 Meglide 美德斯膜衣錠 1/500 毫克® （歐帕/泰和碩）

71407 Lodiglit 雙革醣膜衣錠15毫克/850毫克®（生達）$6.9/T

Rx 每 Tab 含有：METFORMIN HCL (EQ TO METFORMIN HYDROCHLORIDE) 850.0 MG；PIOGLITAZONE HYDROCHLORIDE 16.53 MG

適應症 [衛核]適用於配合飲食和運動，以改善下列第二型糖尿病患者的血糖控制：已在接受pioglitazone和metformin合併治療者，或僅使用metformin但控制不佳者。

§71.5 雙胍類(Biguanides)

71501 BUFORMIN

Rx 50 MG/錠劑(T)；

商名
Bigunal®（順華）$2.64/T(50MG-PIC/S),

藥理作用 本藥為biguanide類的降血糖藥物。

適應症 [衛核]糖尿病
[非衛核]說明：穩定成人型糖尿病，特別是肥胖者；與胰島素合用以控制不穩定的幼年型或成人型糖尿病。

用法用量 初劑量為每天100mg，分2~3次飯後服用，然後，再依病情調整劑量維持之。

不良反應 胃腸：口有金屬味，厭食，噁心，嘔吐，腹瀉、偶發者：皮膚過敏。

71502 METFORMIN HCL (DIMETHYLBIGUANIDE)▲

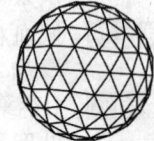

孕B 乳 - 食 + 泄 腎/肝 t½ 6.2～17.6h

Rx 250 MG, 500 MG, 850 MG, 1000 MG/錠劑(T)； 500 MG, 1000 MG/持續性錠劑(T.SR)； SR 500 MG, 750 MG/持續性製劑(SR)；

商名
Andm ER® ＊ （壽元/發成）
Ankomin®（優良/健喬信元）$2/T(500MG-PIC/S-箔), $1.5/T(500MG-PIC/S)
Ansures ER®（壽元）$1.54/T.SR(500MG-PIC/S),
Glucophage® ◎ （MERCK/默克）
Glupin®（十全/十安）$1.58/T(850MG-PIC/S),
Gufre®（永勝）$1.5/T(500MG-PIC/S),
Henformin®（旭能）$2/T(850MG-PIC/S-箔), $1.58/T(850MG-

$2/T.SR(500MG-PIC/S-箔)

Antigluco® (約克) $2/T(850MG-PIC/S-箔), $1.58/T(850MG-PIC/S), $1.5/T(500MG-PIC/S), $2/T(500MG-PIC/S-箔)

Anxofin® (歐帕/瑩碩) $1.5/T(500MG-PIC/S), $2/T(850MG-PIC/S-箔), $1.58/T(850MG-PIC/S)

Anxoken® (歐帕/瑩碩) $2/T(1000MG-PIC/S-箔), $1.75/T(1000MG-PIC/S),

Bentomin® (十全) $1.75/T(1000MG-PIC/S), $2/T(1000MG-PIC/S-箔), $1.58/T(850MG-PIC/S), $2/T(850MG-PIC/S-箔), $2/T(500MG-PIC/S-箔), $1.5/T(500MG-PIC/S)

Betaform® (明大) $1.58/T(850MG-PIC/S), $2/T(850MG-PIC/S-箔), $1.5/T(500MG-PIC/S), $2/T(500MG-PIC/S-箔)

Bicanol® (井田) $1.5/T(500MG-PIC/S), $2/T(500MG-PIC/S-箔)

Bigsens-XR® (ZYDUS/毅有) $2/T(500MG-PIC/S-箔), $1.54/T(500MG-PIC/S),

C.T.L. XR® * (正和) $2/T.SR(500MG-PIC/S-箔), $1.54/T.SR(500MG-PIC/S)

Diabetmin® (HOVID/韋淳) $2/T(1000MG-PIC/S-箔), $2/T(850MG-PIC/S-箔), $2/T(500MG-PIC/S-箔),

Diabex® (元宙) $2/T(500MG-PIC/S-箔), $1.5/T(500MG-PIC/S)

Eutomin® (優良) $1.58/T(850MG-PIC/S), $2/T(850MG-PIC/S-箔), $1.75/T(1000MG-PIC/S), $2/T(1000MG-PIC/S-箔)

Glibudon XR® (中化)

Glibudon® (中化) $2/T(500MG-PIC/S-箔), $1.5/T(500MG-PIC/S),

Glubin® (優良/瑞安) $1.5/T(500MG-PIC/S), $2/T(500MG-PIC/S-箔)

Glucobin® (華盛頓) $1/T(500MG)

Glucomin X.R.® (培力) $2/T.SR(500MG-PIC/S-箔), $1.54/T.SR(500MG-PIC/S)

Glucomine® (培力) $2/T(500MG-PIC/S-箔), $1.5/T(500MG-PIC/S), $2/T(250MG-PIC/S-箔), $1.5/T(250MG-PIC/S),

Glucophage® ◎ (MERCK/嘉德) $2/T(1000MG-PIC/S-箔), $2/T(500MG-PIC/S-箔), $2/T(850MG-PIC/S-箔), PIC/S), $2/T(500MG-PIC/S-箔)

Ilimin® (利達/威勝) $1.58/T(850MG-PIC/S)

Liformin® (培力/培力國際) $1.5/T(500MG-PIC/S), $2/T(500MG-PIC/S-箔)

Loditon® (生達) $2/T(850MG-PIC/S-箔), $1.58/T(850MG-PIC/S), $1.5/T(500MG-PIC/S), $2/T(500MG-PIC/S-箔)

Loformin® (生達/盈盈) $1.58/T(850MG-PIC/S),

Meforin F.C® (強生) $2/T(500MG-PIC/S-箔), $1.5/T(500MG-PIC/S)

Metdia E. R.® * (信東) $1.54/SR(500MG-PIC/S)

Metformin® (中化/中化裕民) $1.5/T(500MG-PIC/S)

Metformin® (優良/健喬信元) $1.58/T(850MG-PIC/S)

Metformin® (利達) $1.5/T(500MG-PIC/S), $2/T(500MG-PIC/S-箔)

Metformin® (十全/泰宗)

Metformin® (壽元) $1.5/T(500MG-PIC/S), $2/T(500MG-PIC/S-箔)

Metformin® (正和) $1.5/T(500MG-PIC/S), $2/T(500MG-PIC/S-箔), $1.58/T(850MG-PIC/S)

Meto® (明德/東竹) $1/T(500MG)

Metose® (優良/永茂) $2/T(500MG-PIC/S-箔), $1.5/T(500MG-PIC/S)

Metsafe® (MSN/上亞) $1.86/T.SR(1000MG-PIC/S), $2/T.SR(1000MG-PIC/S-箔)

Otabin® (元宙)

Panformin® (汎生) $1/T(500MG), $1.5/T(500MG-箔)

Simelin® (福元/水星) $2/T(500MG-PIC/S-箔), $1.5/T(500MG-PIC/S)

Slosugar® (溫士頓) $1.5/T(500MG-箔), $1.75/T(1000MG-PIC/S)

Tensomin® (十全/十安) $2/T(500MG-PIC/S-箔)

Uformin® (十全/泰宗) $1/T(500MG), $2/T(500MG-PIC/S-箔),

Urimin® (元宙) $2/T(1000MG-PIC/S-箔), $1.75/T(1000MG-PIC/S)

Volv® (永信) $2/T(500MG-PIC/S-箔), $1.5/T(500MG-PIC/S)

Yonformin® (優良/永福) $1.5/T(500MG-箔), $1.5/T(500MG-PIC/S), $2/T(500MG-PIC/S-箔)

藥理作用 1.本藥為雙胍類口服降血糖藥，抑制腸道吸收葡萄糖，增加周邊組織利用葡萄糖，增強胰島素及其受體的結合促進胰島素的作用，以及抑制肝臟葡萄糖新生作用(gluconeogenesis)。
2.本藥不會造成第二型糖尿患者或正常人低血糖症或高胰島素血糖症。
3.使用本藥治療期間，胰島素的分泌並不會受到影響。

適應症 **[衛核]「成人及12歲(含)以上的兒童或青少年之第二型糖尿病患者。」說明：飲食控制及運動皆無法達到理想的血糖控制下，可選擇Glucophage作為其輔助療法。**
[非衛核]說明：無酮中毒和嚴重併發症的各種類型糖尿病。

用法用量 1.開始時500mg，每天2~3次，飯中服用，連續一星期，然後再依病情調整。
2.持續治療：需要時可逐漸增加劑量，每日最大劑量2.55g/d。
3.當sulfonylureas療效不佳時，可併用metformin，療效穩定後可逐漸調降sulfonylureas的劑量，最後可以metformin單獨治療，療效穩定後可逐漸調降sulfonylureas劑量，最後可以metformin單獨治療。尚不清楚是否可完全停掉sulfonylurea，通常是併用該兩類藥品。
4.與insulin併用時，若原insulin需求量：(a)≦60單位：最初每日500mg，再視臨床反應逐漸增加劑量，並減少insulin劑量。(b)>60單位：增用metformin後會使血糖急速下降，最初24小時要仔細監測反應，再逐漸調整劑量。
5.腎絲球體過濾率(eGFR)介於30~45mL/min/1.73㎡應減量使用。
6.每日最大劑量修訂為「速效劑型：3000mg；緩釋劑型：2000mg」。

不良反應 1.常見-下痢，食慾不振，噁心，嘔吐，腹痛，苦味或金屬味，脹氣，發疹。
2.偶有-頭痛，頭昏，不安，疲憊，乳酸中毒，vitamin B_{12}和folic acid吸收不良

醫療須知 **1.腎功能監視：metformin HCl主要由腎臟排泄，腎功能不全之患者可能會造成metformin積蓄和乳酸中毒。因此不宜服用本藥。老年人(尤其是80歲以上患者)應定期監視腎功能**

，而且不宜使用最大劑量。
2.與其他會影響腎功能或metformin HCl排除之藥物併服時，如由腎小管分泌的陽離子性藥物，需特別小心。
3.如患者即將接受或正進行碘化物顯影劑的放射性診斷，如靜脈尿路攝影、血管放射線攝影或電腦斷層掃描，則須暫時停用本藥。為當確定腎功能已正常時才能恢復本藥使用。
4.低氧狀態：因不明原因引起的心血管休克、急性充血性心衰竭、急性心肌梗塞及其他因低血氧而引起的情況皆與乳酸中毒有相關性，並且也可能會引起非腎病性氮血症。因此當上述症狀發生時，患者應立刻停藥。
5.外科手術時：如患者接受外科手術時應暫時停用本藥，直到患者恢復進食，且腎功能確定正常。
6.酒精攝取：酒精會加強metformin HCl乳酸代謝的影響，因此服用本藥之患者，不可攝取過量酒精。
7.肝功能不良：有些類型的乳酸中毒與肝功能損傷有關，故本藥應避免使用於肝功能不良或有肝臟疾病之患者。
8.Vitamin B12：metformin HCl可能會減少血清中vitamin B12量，但極少發生貧血，因此服用本藥時應測量血液學參數，如不正常時需特別注意。
9.在使用本藥治療第二型糖尿病時，如患者之檢驗不正常或有臨床症狀出現，必須評估其酮酸中毒或乳酸中毒之可能性；如確定為酸中毒需立即停藥。
10.低血糖症；一般狀況下服用本藥並不會產生低血糖症，除非攝食不足、併用其他降血糖藥或酒精。
11.老年人、體力衰落者、營養不良者及那些因腎上腺、腦下腺分泌不足或酒精中毒的人特別容易發生低血糖症。
12.血糖控制失敗時：如因外傷、發燒、昏迷、感染或手術等狀況，使本來控制良好的血糖值失去控制時，應暫時停止使用本藥並改用胰島素。
13.口服降血糖藥的效果會因為長期使用而下降，這種現象稱為二次失敗，因疾病本身進展或藥物反應下降，用來和因初使療法就無可效的首次失效作區分。若二次失效發生於metformin HCl單獨或併用療法時，則須考慮改變其他療法。
14.服用人參或大蒜會增加本藥的低血糖症狀。
15.本藥禁用於肝腎功能不全者，所以患者須定期測肝腎功能。

71 糖尿病治療劑

71503 Glucomet 克醣美錠 2.5/500毫克® （友霖/友華）$1.82/T

Rx 每 Tab 含有：GLYBURIDE MICRONIZED (EQ TO GLIBENCLAMIDE MICRONIZED) 2.5 MG；METFORMIN HCL (EQ TO METFORMIN HYDROCHLORIDE) 500.0 MG

藥理作用 1.Metformin屬具降血糖作用的biguanide類，能降低基礎與飯後血糖值，改善胰島素抗性。不會刺激胰膽素分泌，所以不會產生低血糖情形。
2.Metformin的作用機轉：
1)抑制糖質新生和肝醣分解而減少肝臟葡萄糖生成。2)提高肌肉組織對胰島素的敏感性、改善週邊組織對葡萄糖的攝取和利用。
3.Metformin作用於肝醣合成酵素(glycogen synthase)以刺激細胞內肝醣合成。Metformin能增加所有細胞膜葡萄糖運送體(GLUT)的運送能力。對人體而言，metformin除降血糖作用外，也有助於脂質代謝作用。以治療劑量之中、長期臨床試驗顯示：metformin能降低總膽固醇、低密度脂蛋白膽固醇和三酸甘油脂，提高高密度脂蛋白(HDL-C)的濃度。Metformin與glibenclamide合併藥物療法，截至目前為止的臨床試驗，尚未顯示有降低脂質代謝的效果。
4.Glibenclamide是第二代的sulfonylurea，半衰期居於中等：能刺激胰臟釋放胰島素，造成急性血糖降低。該作用視蘭氏小島的功能性β細胞之存在而定。Glibenclamide刺激胰島素分泌以回應進食，這點非常重要。糖尿患者投予glibenclamide後，會引起飯後刺激胰島素反應的增加。在投予至少6個月的藥物治療後，進食後胰島素和C-peptide分泌增加的反應，還是會持續著。
5.Metformin和 glibenclamide有不同的作用機轉與作用部位，但彼此作用是互補的。Glibenclamide刺激胰臟分泌胰島素，metformin經作用於週邊骨骼肌，減少對胰島素的細胞阻抗與肝細胞的敏感性。

適 應 症 [衛核] 第二型糖尿病。

用法用量 1.如同所有降血糖藥物，劑量應依照患者的代謝反應(血糖值HbAlc值)而定。

2.治療初期：當飲食療法及運動不足以控制血糖時，通常起始劑量是每日服用glibenclamide 1.25mg/metformin 250mg之藥品。

3.調整劑量：視患者的血糖值，每二星期或再久些才作一次劑量的調整。每次增加1錠。緩慢增加劑量有助於胃腸道產生耐受性，而且能預防低血糖的發生。若患者在服用GLUCOMET 2.5mg/500mg後仍未能控制血糖時，可改服GLUCOMET 5mg/500mg。

4.建議每日服用最大劑量：建議每日最大劑量可增至4錠的GLUCOMET 5mg/500mg。

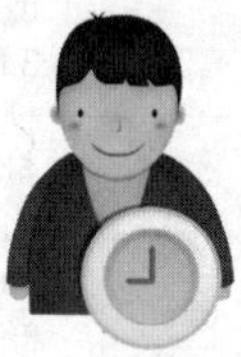

5.劑量投予方法：劑量投予方式須視各患者對劑量的需求而定：

-若每日服用劑量是1錠每日服用一次於早餐時間使用

-若每日服用劑量是2或4錠每日早晚各服用一次

-若每日服用劑量是5或6錠每日早午晚各服一次

6.老年人：劑量的調整須視腎功能參數而定。定期檢查腎功能是必要的。

7.小孩：缺乏足夠的證據，所以，不建議小孩服用本藥品。

不良反應

1.與metformin有關：

- 胃腸方面症狀如：噁心、嘔吐、腹瀉、腹痛、失去食慾(>10%)為最常見，也最常發生 在治療初期，之後，大多數會自動消失。為避免出現這些副作用，建議可給予2~3次的每日劑量。慢慢增加劑量也可改善胃腸方面的耐受性。

- 金屬味道(3%)是常見的。

- 發生率<0.01%：某些高血壓患者會出現輕微紅斑。發生的機率極小，從接受metformin長期治療的患者可觀察到。維他命B12吸收減少且在血清內的濃度也變低。

- 乳酸中毒(每年每100,000位患者有3個案)極罕見。

2.與glibenclamide有關：

- 低血糖。

- 皮膚與黏膜反應：搔癢、蕁麻疹和斑狀丘疹。少數案例有光敏感反應。極少的蕁麻疹 案例會出現休克反應。皮膚與內臟出現過敏性血管炎是罕見。過敏性皮膚炎很少會變 成多樣性斑狀丘疹和脫落性皮膚炎。也可能發生sulphonamide及其衍生物的交叉反應。

- 胃腸方面不適：噁心、腹瀉、上腹壓迫感。

- 肝臟方面：肝酵素上升、可能發生溶細胞或膽汁鬱滯性肝炎，需停止本藥品的治療。

- 血液方面障礙，在停藥後，症狀會恢復：白血球減少、血小板減少。較罕見者：顆粒 性白血球缺乏症、溶血性貧血、骨髓發育不全、全血細胞減少。

- 出現肝性咔咯紫質沈著症(hepatic porphyria)、皮膚性咔咯紫質沈著症(porphyria cutaneus)的危機。

-獨立個案之低鈉血症(isolated case)。

- 其他實驗檢驗值異常：血中尿素及肌酸酐(creatinine)值會偶而平均至中等上升。

- 與酒精服用會出現像disulfiram類的戒酒反應。

- 治療初期，因血糖降低可能會導致暫時性的視力障礙。

71 糖尿病治療劑

醫療須知

1.乳酸中毒是一種罕見卻嚴重的代謝性併發症(若未即時治療會有高死亡機率)，它的發生是由於metformin在體內堆積的結果。患者使用metformin出現乳酸中毒的報導案例中，主要是因為糖尿患者本身已有顯著的腎衰竭。患者若有其他相關危險因子，如：血糖未控制的糖尿患者、酮中毒、長期間禁食、酗酒者、肝臟機能不全以及和血氧不足有相關的狀況，在經評估後，還是盡量避免使用metformin，以降低乳酸中毒的發生率。

2.低血糖：因GLUCOMET含有sulfonylurea類的成份，會使患者有低血糖之危險性。開始治療後，漸進式調整劑量可避免低血糖的發生。若患者有規律的用餐時間(含早餐)，才能給予這樣的治療。延後的進餐時間、攝食不足或不均衡的碳水化合是會增加低血糖的危險性，因此，定期地攝取碳水化合物是重要的。飲食攝取有熱量限制的糖尿病患者，在 劇烈或長時間的運動後、喝酒時、或是併用降血糖藥物期間，比較有可產生低血糖現象。

3.腎臟與肝臟衰竭：對肝衰竭及嚴重腎衰竭的糖尿病患者而言，其體內的GLUCOMET藥物動力學和(或)藥效動力學會有變動。這類患者若出現低血糖時，可能會持續很久，故須適當調整此類患者的治療。

4.外科手術：因GLUCOMET含有metformin hydrochloride，在進行全身麻醉手術前48小時應停藥；手術48小時後才能恢復使用。

5.患者全天應持續攝取含碳水化合物規律分配的飲食。體重過重患者也應持續攝取"有 熱量限制"的食物。

6.定期運動，就如同服用GLUCOMET般，有其必要性。

7.應定期性作有關測定糖尿病的一般性檢驗(如：血糖值與HbA1c值)。

8.因本藥品含乳糖，有先天性半乳糖血症(galactosemia)、葡萄糖、半乳糖(galactose)吸收不良症狀或是乳糖酵素缺乏者，均禁止服用本藥品。

9.懷孕的糖尿病患者，在病情未獲控制時，較易造成先天性畸形胎以及出現高的死胎機率。血糖應儘可能愈早達到控制愈好，在懷孕期間儘可能控制以減少先天性畸形胎的發生。

10.從新生兒低血糖的危險性觀點而言，處於餵乳期的糖尿病患者須禁用本藥品。

類似產品

Glucomet 克醣美錠 5/500毫克 ® （友霖） $1.89/T, $2/T

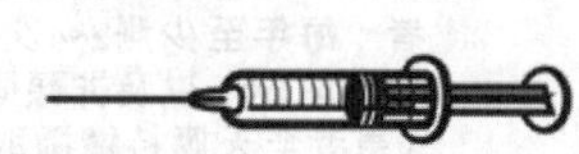

71504 Glucovance 庫魯泛斯錠 500毫克/2.5毫克® (MERCK/嘉德) $2/T

Rx 每 Tab 含有:GLYBURIDE (EQ TO GLIBENCLAMIDE) 2.5 MG;METFORMIN HYDROCHLORIDE WITH 0.5% MAGNESIUM STEARATE 502.5 MG

藥理作用

1.Metformin屬具有降血糖作用的biguanide類，能降低基礎與飯後血糖值。不會刺激胰島素分泌所以不會產生低血糖情形。

2.Metformin作用經由3機轉：抑制糖質新生和肝醣分解而減少肝臟葡萄糖生成。提高肌肉組織對胰島素的敏感性、改善週邊組織對葡萄糖的攝取和利用。延緩腸道對葡萄糖之吸收。

3.Metformin作用肝醣合成酵素(glycogen synthase)以刺激細胞內肝醣合成。Metformin能增加所有細胞膜葡萄糖運送體(GLUT)的運送能力。對人體而言，metformin除降血糖作用外，也有助於脂質代謝作用。以治療劑量之中、長期臨床試驗顯示：metformin能降低總膽固醇、低密度脂蛋白膽固醇和三酸甘油脂。Metformin與glibencalmide合併藥物療法，截至目前為止的臨床試驗，尚未顯示有降低脂質代謝的效果。

4.Glibencalmide是第二代的sulphonylurea，半衰期居於中等：能刺激胰臟釋放胰島素，造成急性血糖降低。該作用視蘭氏小島的功能性b細胞之存在而定。

5.Glibenclamide刺激胰島素分泌以回應進食，這點非常重要。糖尿患者投予glibenclamide後，會引起飯後刺激胰島反應的增加。在投予至少6個月的藥物治療後，進食後胰島素和C-peptide分泌增加的反應，還是會持續著。

6.Metformin和glibenclamide有不同的作用機轉與作用部位，但彼此作用是互補的。Glibenclamide刺激胰臟分泌胰島素，metformin經作用於週邊骨骼肌，減少對胰島素的細胞阻抗與肝細胞的敏感性。

適應症 [衛核] 第二型糖尿病。

用法用量

1.當飲食療法及運動仍不足以控制血糖時，通常起始劑量是每日服用1錠GLUCOVANCE 500mg/2.5mg或等量相同成份之藥品。若metformin或sulfonylurea單一藥物治療失效時，通常起始劑量是每日服用1錠GLUCOVANCE 500mg/2.5mg。作為取代metformin和glibenclamide藥物合併療法時，可將患者先前服用的劑量，轉換成等劑量的GLUCOVANCE。作為取代metformin和sulfonylurea藥物合併治療時，可將患者先前服用的劑量，轉換成每日服用1錠的GLUCOVANCE 500mg/2.5mg。

2.視患者的血糖值，每二星期或再久些才作一次劑量的調整。每次增加1錠。緩慢增加劑量有助於胃腸道產生耐受性，而且能預防低血糖的發生。若患者在服用GLUCOVANCE 500mg/2.5mg後仍未能控制血糖時，可改服GLUCOVANCE 500mg/5mg。建議每日服用最大劑量：建議每日最大劑量可增至4錠的GLUCOVANCE 500mg/5mg。劑量投予方式須視各患者對劑量的需求而定：並無本藥品併用胰島素治療的相關臨床報告。劑量的調整須視腎功能參數值而定最初是每日服用1錠的GLUCOVANCE 500mg/2.5mg等量相同成份之藥品。定期檢查腎功能是必要的，缺乏足夠的證據，所以，不建議小孩服用本藥品。

不良反應

1.胃腸方面症狀如：噁心、嘔吐、腹瀉、腹痛、失去食慾(>10%)為最常見，也最常發生在治療初期，之後，大多數會自動消失。為避免出現這些副作用，建議可給予2~3次的每日劑量。慢慢增加劑量也可改善胃腸方面的耐受性。金屬味道(3%)是常見的。某些高血壓患者會出現輕微紅斑。發生的機率極小(<0.01%)。從接受metformin長期治療的患者可觀察到，維他命B12吸收減少且在血清內的濃度也變低，但無臨床上的意義(<0.01%)。乳酸中毒(每年每100,000位患者有3個案)極罕見。(請參閱《警語與注意事項》)

2.低血糖。皮膚與黏膜反應：搔癢、蕁麻疹和斑狀丘疹。少數案例有光敏感反應。極少的蕁麻疹案例會出現休克反應。皮膚與內臟出現過敏性血管炎是罕見。過敏性皮膚炎很少會變成多樣性斑狀丘疹和脫落性皮膚炎。也可能發生sulphonamide及其衍生物的交叉反應。胃腸方面不適：噁心、腹瀉、上腹壓迫感。肝臟方面：肝酵素上升、可能發生溶細胞或膽汁鬱滯性肝炎，需停止本藥品的治療。血液方面障礙，在停藥後，症狀會恢復回來：白血球減少、血小板減少。較罕見者：顆粒性白血球缺乏症、溶血性貧血、骨髓發育不全、全血細胞減少。出現肝性吡咯紫質沉著症(hepatic porphyria)、皮膚性吡咯紫質沉著症(porphyria cutanes)的危機。低鈉血症之獨立個案(isolated case)。其他實驗檢驗值異常：血中尿素及肌氨酸酐(creatinine)值會偶而平均至中等上升。與酒精服用會出現像disulfiram類的戒酒反應。治療之初，因血糖降低可能會導致暫時性的視力障礙。

醫療須知

1.乳酸中毒是一種罕見卻嚴重的代謝性併發症(若未即時治療會有高死亡機率)，它的發生是由於metformin在體內堆積的結果。患者使用metformin出現乳酸中毒的報導案例中，主要是因為糖尿患者本身已有顯著的腎衰竭。患者若有其他相關危險因子，如：血糖未獲控制的糖尿患者、酮中毒、長期間禁食、酗酒者、肝機能不全以及和血氧不足有相關的狀況，在經評估後，還是儘量避免使用metformin，以降低乳酸中毒的發生率。

2.因GLUCOVANCE含有sulphonylurea類的成份，會使患者有低血糖之危險性。開始治療後，漸進式調整劑量可避免低血糖的發生。若患者有規律的用餐時間(含早餐)，才能給予這樣的治療。延後的進餐時間、攝食不足或不均衡的碳水化合物是會增加低血糖的危險性，因此，定期地攝取碳水化合物是重要的。飲食攝取有熱量限制的糖尿病患者，在劇烈或長時間的運動後、喝酒時、或是併用降血糖藥物期間，比較有可能產生低血糖現象。

3.倘若患者接受外科手術或是身體有使糖尿性失去代償功能的任何因素存在時，應暫時以胰島素治療而不能用本藥品。高血糖的症狀為排尿增多、極度口渴與乾躁肌膚。

4.Metformin經由腎臟排泄，在治療前、隨後的定期性治療，均應測定血清中肌氨酸酐(creatinine)值：若患者腎功能正常時：至少1年測1次。若患者的血清內肌酸酐(creatinine)值落在正常值範圍的最大值、老年患者：每年至少測2~4次老年患者的腎功能變弱是很平常的且不會有症狀的。有些情況如：使用抗高血壓藥或利尿劑，以及非類固醇類止痛藥物治療之初，腎功能會變得較弱，在照料上應特別小心。

5.患者全天應持續攝取含碳水化合物規律分配的飲食。體重過重患者也應持續攝取"有熱量限制"的食物。

定期運動，就如同服用GLUCOVANCE般，有其必要性。應定期性作有關測定糖尿病的一般性檢驗(如：血糖值與HbA1c值)。因本藥品含乳糖，有先天性半乳糖血症(galactosemia)、葡萄糖、半乳糖(galactose)吸收不良症狀或是乳糖酵素缺乏者，均禁止服用本藥品。

71505 Glucovance 庫魯泛斯錠 500毫克/5毫克® (MERCK/嘉德) $2/T

Rx 每 Tab 含有：GLYBURIDE (EQ TO GLIBENCLAMIDE) 5.0 MG；METFORMIN HYDROCHLORIDE WITH 0.5% MAGNESIUM STEARATE 502.5 MG

適應症 [衛核] 第二型糖尿病。

§ 71.6 胰島素增敏劑(硫氮烷二酮類)

「胰島素增敏劑」除可增加胰島素敏感性，來達到改善胰島素的阻抗性，提高體內葡萄糖利用率外，並可持續穩定控制血糖值，顯著降低相關併發症風險。

胰島素增敏劑，除可有效控制血糖及降低重大心血管疾病機率，更可以顯著減少發生肝癌之風險。

目前大多數的糖尿病藥物主要以刺激胰臟分泌更多胰島素，來維持正常的血糖值，長久來看會導致胰臟β細胞損耗，而提前進入必須永久施打胰島素的療程，達到改善胰島素的阻抗性外，並可提高體內葡萄糖利用率，有效長期持續穩定控制血糖，顯著降低併發症風險。

警語：

有關thiazolidinedione(TZD)類藥物，包括rosiglitazone及pioglitazone，有增加充性心衰竭及女性患者骨折之風險。

71601 PIOGLITAZONE▲

孕 C 乳 - 食 ± 泄 肝/胆 半 3～7/16～24h

Rx 15 MG, 16.53 MG, 30 MG/錠劑(T);

商名

Actos® ◎ (歐帕/賽特瑞恩) $6.6/T(30MG-PIC/S), $4.65/T(15MG-PIC/S)
Actos® (益邦/賽特瑞恩) $4.65/T(15MG-PIC/S)
Anxotos® ＊ (羅得/瑩碩) $4.65/T(15MG-PIC/S), $6.6/T(30MG-PIC/S)
Befree® ＊ (瑞士) $4.65/T(15MG-PIC/S), $6.6/T(30MG-PIC/S),
Beglipin® ＊ (瑞士/新瑞) $6.6/T(30MG-PIC/S)
Diazone® ＊ (正和) $4.65/T(15MG-PIC/S), $6.6/T(30MG-PIC/S),
Glitis® (中化/中化裕民) $6.6/T(30MG-PIC/S),
Glitos® ＊ (中化) $6.6/T(30MG-PIC/S), $4.65/T(15MG-PIC/S)
Glufit® ＊ (優生) $6.6/T(30MG-PIC/S)
Glutazone® ＊ (永信) $6.6/T(30MG-PIC/S)
Pioglit® ＊ (生達) $6.6/T(30MG-PIC/S),
Piogo® ＊ (信東/榮民) $5.6/T(30MG)
Piota® ＊ (衛達/安強) $6.6/T(30MG-PIC/S),
Piotas® ＊ (培力) $4.65/T(15MG-PIC/S), $6.6/T(30MG-PIC/S),
Pitazone® (優良/杏輝) $6.6/T(30MG-PIC/S)
Politone® ＊ (信東) $6.6/T(30MG-PIC/S),
U-Chu Piozon® ＊ (五洲) $6.6/T(30MG-PIC/S), $4.65/T(15MG-PIC/S)

藥理作用

1.本藥是一種口服抗糖尿病藥物，其主要作用是降低胰島素阻抗，用於治療第二型糖尿病(及非胰島素依賴型糖尿病NIDDM或成年型糖尿病)。藥理研究發現，它可以改善肌肉及脂肪組織對胰島素的敏感度，且抑制肝臟或糖質新生(gluconeogenesis)。本藥改善血糖的控制，同時降低血中胰島素濃度。

2.本藥是thiazolidinedione類的抗糖尿病藥物，必須有胰島素存在才有作用。可降低周邊組織與肝臟的胰島素阻抗，而增加依賴胰島素的葡萄糖利用，且降低肝臟的葡萄糖產量。不同於磺基尿素類藥物，pioglitazone並不會促進胰島素的分泌，它是peroxisome proliferator-activated receptor- gamma(PPARγ)的強力高選擇性致效劑。PPARγ受體存於數種對胰島素作用很重要的組織內，例如脂肪組織、骨骼肌及肝臟。活化PPARγ細胞核受體可以調整數種受胰島素作用影響，而控制葡萄糖的脂質代謝的基因的轉錄。

3.臨床研究顯示本藥能改善胰島素阻抗患者的胰島素敏感度。它會加強細胞對胰島素的反應，增加依賴胰島素的葡萄糖利用，改善肝臟對胰島素的敏感度及改善失衡的葡萄糖恆定(homeostasis)，第二型糖尿病患者，因本藥降低胰島素阻抗，而使血糖降低、血中胰島素濃度減少及HbA1C降低。根據一個開放性的延伸擴大試驗結果顯示，本藥降低血中葡萄糖效應可持續至少一年。在對照臨床試驗中，它和sulfonylurea、metformin或insulin併用對血糖的控制具有相加效果。

適應症 [衛核]第 2 型糖尿病患者(非胰島素依賴型糖尿病，NIDDM)。
[非衛核]說明：本藥可採單獨療法及和sulfonylurea、metformin或insulin併用之合併療法。控制第二型糖尿病，必須還包括營養學指導，必要的減輕體重以及運動。這些努力不僅在第二型糖尿病的初期治療時很重要，在保持治療藥物的效果時亦同樣重要。

用法用量 本藥每日服用一次，於飯前或飯後服用均可。
1.單獨療法：對於飲食及運動療法仍不能適當控制的第二型糖尿病患者可採用本藥單療法，可由每日15mg或30mg開始。對本藥起始劑量反應不佳的患者，可增加劑量最高至每日45mg。而對於單獨療法反應不好的患者，應考慮採用合併療法。
2.合併療法：
a.Sulfonylurea：與sulfonylurea併用時本藥劑量可由每日15mg或30mg開始。於加入本藥療法之初，目前採用的sulfonylurea劑量仍可繼續維持。如果患者出現低血糖，則應降低sulfonylurea劑量。
b.Metformin：與metformin併用時本藥劑量可由每日15mg或30mg開始。於加入本藥療法之初，目前採用的metformin劑量仍可繼續維持。不太可能因低血糖而需要調整metformin劑量。
c.Insulin：與insulin併用時本藥劑量可由每日15mg或30mg開始。於加入本藥療法之初，目前採用的insulin劑量仍可繼續維持。當患者併用本藥及insulin時。如果患者出現低血糖或血糖濃度降低至100mg/dL以下，則insulin劑量降低10~25%。進一步調整應視個別血糖降低反應而定。

不良反應 1.常見(≥5%)：上呼吸道感染、頭痛、鼻竇炎、肌肉痛、牙齒病變、糖尿病惡化、咽喉炎
2.本藥併用sulfonylurea或insulin的合併療法有輕度至中度的低血糖發生。

醫療須知 1.本藥於胰島素存在的情況下才能發揮抗高血糖的作用，因此不應使用於第一型糖尿病患者或用來治療糖尿病酮酸血症。
2.應定期測量空腹血糖及A1C值，以監測血糖控制和本藥療效。告知患者堅守飲食指示及定期做血糖及A1C檢測是很重要的。在特殊狀況，如發燒、創傷、感染或手術時，藥物需求量可能改變，此時患者應立即尋求醫師的指示
3.患者應被告知需再治療前、治療第一年時每2個月1次及之後定期抽血檢測肝功能。此外應告知患者如有無法解釋的噁心、嘔吐、腹痛、疲勞、食慾減退或尿液顏色變暗，應立即尋求醫師指示。
4.應告知重度心臟衰竭患者每日服用本藥一次。本藥可在飯前或飯後服用，如果當天未服藥，不可隔天加倍服用。
5.當本藥與胰島素或口服降糖藥物併用時，應對患者及其家屬說明發生低血糖的危險性、其症狀和治療及可能誘發的情況。
6.因具胰島素阻抗而不排卵的停經前婦女，使用本藥可能造成恢復排卵，必須考慮避孕措施。
7.可能的不良作用為水腫，貧血，小心使用於高血壓及嚴重心臟病或肝功能衰退者。
8.美國 FDA 要求含pioglitazone成分藥品應於仿單加刊相關警語及注意事項，加刊內容為「服用此藥品超過1年以上，可能增加膀胱癌風險」。另查，我國藥物不良反應通報資料，尚無疑似使用含該成分藥品導致膀胱癌相關不良反應之通報案件。食品藥物管理局提醒醫師，勿處方該藥品於活動性膀胱癌之病人，對於已有膀胱癌病史之病人，應謹慎 評估其血糖控制與復發膀胱癌風險，審慎處方。同時亦應提醒病人如服藥後出現血尿、尿急、小便疼痛、背或腹部疼痛等症狀時，應立即回診告知醫師。

71602 ROSIGLITAZONE MALEATE▲

孕C 乳 - 泄 肝 陸 3~4h

Rx 4 MG/錠劑(T);

商　名

Rosiglit® ＊（生達）
Rosital® ＊（健喬信元/瑞安）$23.8/T(4MG-PIC/S),
Vidya® ＊（信東）$23.5/T(4MG)

藥理作用 1.本藥是屬於thiazolidinedione類的抗糖尿病製劑，可增進胰島素的感受性，藉以使血糖控制獲得改善。本藥對peroxisome proliferator-activated receptor- gamma(PPARγ)具有高度的選擇性及強力的活化作用。人類的PPARγ存在於胰島素作用的主要目標組織中，例如脂肪組織、骨骼肌及肝臟。PPARγ細胞核受體的活化作用，可以調節具胰島素反應性之基因的轉錄作用，此基因與葡萄糖之生成、運輸及利用的控制作用有關。此外，具PPARγ反應性的基因，也與脂肪酸的代謝調節作用有關。

2.在動物模型中顯示：本藥是透過提高肝臟、肌肉及脂肪組織對胰島素作用的感受性來產生抗糖尿病活性的。受胰島素控制之葡萄糖載運體GLUT4在脂肪組織中的含量會升高。在第2型糖尿病的動物模型中顯示，本藥並不會導致血糖過低或使葡萄糖耐受性減弱。

適 應 症 [衛核]Rosiglitazone是一種thiazolidinedione類之抗糖尿病藥品，適用於與飲食控制及運動配合治療，以改善第二型糖尿病成人患者的血糖控制效果

用法用量 1.單一療法：起始劑量為每日4mg，可一次投予全日劑量，或將全日劑量分成兩次投予。對治療12週之後如有需要，可將每日劑量增加至8mg/day，一次投予全日劑量，或將全日劑量分成兩次投予。

2.與metformin合併治療：起始劑量為每日4mg，可一次投予全日劑量，或將全日劑量分成兩次投予。在治療12週之後如有需要，可將本藥的劑量增加至每日8mg。本藥每日劑量可於早晨一次投予，或分成兩次，於早晨及傍晚投予。

3.與sulfonylurea併用：起始劑量為一天一次單一劑量4mg或一天兩次每次2mg，在治療12週之後如有需要，可將本藥的劑量增加至每日8mg。本藥每日劑量可於早晨一次投予，或分成兩次，於早晨及傍晚投予。

4.本藥可與食物併服或空腹使用。對老年患者，無須調整其劑量。腎功能缺損患者：單一療法並不需要調整其劑量。因metformin禁忌用於腎功能缺損的患者，所以同時投予metformin及本藥是禁忌。肝功能缺損患者：在治療之初若患者有明顯肝病之臨床跡象或血清轉胺酵素質升高(ALT或AST大於正常值上限的2.5倍)的患者，不應以本藥進行治療。本藥並無任何可使用於l8歲以下之患者的資料可供參考，因此不建議將本藥用於兒童患者。

不良反應 曾發生貧血及水腫的不良反應、這些不良反應一般都是輕至中度、此外，偶有頭痛，上呼吸道感染、本藥與metformin併用時或與sulfonylurea併用時，所報告發生之不良反應的種類，與單獨使用本藥治療時所發生者大致類似、併用本藥及metformin治療的患者發生貧血的頻率(7.1%)要高於單獨使用本藥治療者或併用本藥及sulfonylurea治療者。

醫療須知 1.肝功能之監測：即在治療開始及治療之一年內，每2個月監測肝功能，一年後應定期監測肝功能。

2.本藥只有在胰島素存在的情況下才會產生作用；因此，本藥不應用於治療第1型糖尿病患者，或用於治療糖尿病酮酸血症。

3.本藥可能會使更年期前即已停止排卵且具胰島素阻抗性的婦女恢復排卵。因此當她們未使用適當的避孕方式時，可能會有懷孕的危險。

4.本藥並不適用於心臟狀態為NYHA分類第3級及第4級的患者，除非判定其預期效益超過潛在的危險性。

5.由於thiazolidinediones會導致體液滯留而使得鬱血性心衰竭情形加劇，因此針對具心衰竭危險患者(尤其是接受胰島素治療者)須監測其心衰竭之徵侯及症狀。

6.第2型糖尿病的治療方式應包含飲食控制；限制熱量的攝取、減輕體重、以及運動，是正確治療糖尿病患者的基本要素，因為可有助於增進對胰島素的感受性。這些措

施不僅是控制第2型糖尿病的基本治療方式，對維持藥物的療效也非常重要。
7.本藥可與食物併服或空腹服用。
8.可能的不良作用為水腫，貧血，小心使用於高血壓及嚴重心臟病或肝功能衰退者。
9.相較於其他治療糖尿病藥物，使用rosiglitazone maleate治療第二型糖尿病呈現不同程度之缺血性，包括心臟病發作或少數致死案例之心臟相關不良反應
10.服用本藥品後可能產生下列副作用，病人有下列症狀，請立即回診。
心臟問題惡化、周邊水腫(腫脹)、肝功能問題、骨折、膀胱癌、低血糖、糖尿病眼疾(黃斑水腫)。

71603 Actosmet 愛妥蜜 15/850 毫克膜衣錠 ® (益邦/賽特瑞恩) $7.6/T

Rx 每 Tab 含有：METFORMIN HCL (EQ TO METFORMIN HYDROCHLORIDE) 850.0 MG；PIOGLITAZONE HYDROCHLORIDE 16.53 MG

藥理作用 1.本藥結合二種具有不同作用機轉的降血糖藥物，以改善第二型糖尿病患者的血糖控制：一為pioglitazone hydrochloride， 屬thiazolidinedione類藥物，另一為metformin hydrochloride， 屬 biguanide類藥物。Thiazolidinedione是胰島素增敏藥物，主要作用為增加周邊葡萄糖利用，而biguanide則主要作用於降低內生性肝臟葡萄糖生成。
2.Pioglitazone可降低周邊及肝臟之胰島素抗性，導致靠胰島素處理的葡萄糖增加，肝臟葡萄糖輸出減少。Pioglitazone不是胰島素分泌刺激劑，而是一種強效且有高度選擇性的過氧化微粒體增生活化受體gamma(PPARγ)促效劑。重要的胰島素作用組織，如脂肪組織、骨骼肌和肝臟內，均有PPAR受體。PPARγ核受體的活化，調節許多與控制葡萄糖和脂肪代謝相關之胰島素反應基因的轉錄作用。
3.Metformin hydrochloride可改善第二型糖尿病患者的葡萄糖耐受性，降低基礎血糖值和飯後血糖值。Metformin會減少肝臟葡萄糖生成，降低葡萄糖的腸吸收，並且藉由增加周邊葡萄糖攝取和利用而改善胰島素敏感性。

適應症 [衛核] 適用於配合飲食和運動，以改善下列第二型糖尿病患者的血糖控制：
已在接受pioglitazone和metformin合併治療者，或僅使用metformin但控制不佳者。

用法用量 1.以降血糖藥物治療第二型糖尿病時，應根據有效性和耐受性，在不超過每日最大建議劑量(pioglitazone是45mg, metformin是3000mg)的情況下，依個人情況訂定劑量和用法。
2.應根據病人目前使用的pioglitazone及/或metformin療法，而決定本藥的起始量。應將本藥每日劑量分次伴隨用餐給予，以減少與metformin有關的腸胃副作用。
3.Metformin單一藥物控制不佳之病人的起始劑量：
根據pioglitazone一般起始劑量(每日15~30mg)，可於開始時使用本藥15mg/850mg錠劑，每日一次或二次，待評估治療反應是否恰當後，再逐漸調整劑量。
4.併用pioglitazone加metformin個別錠劑後，改用本藥之病人的起始劑量：
根據過去服用的pioglitazone和metformin劑量，再開始時使用本藥15mg/850mg錠劑。
5.尚無研究探討以前服用其他降血糖藥物，然後改用本藥的安全性和療效。改變第二型糖尿病療法時，因血糖控制可能發生變化，故應該謹慎為之並予以適當監測。
6.應給予足夠時間以評估治療反應之適當性。理想上，應以HbA1C評估對治療的反應，與單獨使用空腹血糖評估相比，HbA1C是較佳的長期血糖控制指標。HbA1C反映過去2到3個月的血糖。在臨床應用上，建議病人服用本藥一段時間後再評估HbA1C的變化(8~12週)，除非空腹血糖顯示血糖控制惡化。
7.Mtformin之每日最大治療建議劑量為3000mg。大於80歲之老年病人不建議開始使用Metformin治療。

不良反應 最常見的不良事件(至少5%患者)分別是上呼吸道感染、腹瀉、合併水腫/周邊水腫和頭痛。

醫療須知 1.Pioglitazone hydrochloride
a.Pioglitazone僅在胰島素存在的情況下，才具有降血糖效果用。所以，本藥不得用於第一型糖尿病患者，或治療糖尿病酮酸中毒。
b.低血糖：服用pioglitazone合併胰島素或口服降血糖藥物的患者，可能有低血糖的危險，可能需要降低併用藥物的劑量。
c.都有發生鬱血性心臟衰竭的病例報告。
d.水腫：Thiazolidinediones包含ACOTS，會造成體液滯留，而加重或導致鬱血性心衰竭。因此，本藥應小心使用在有心衰竭風險的患者。並觀察患者是否有心衰竭(包括過度急速的體重增加，呼吸困難及/或水腫)的症狀及徵象。
e.體重增加：pioglitazone單一療法和併用其他降血糖藥物都發現劑量相關的體重增加。體重增加的機轉不明，但可能與水分滯留加上脂肪堆積有關。
f.排卵：像其他thiazolidinediones一樣，pioglitazone治療可能導致某些停經前不排卵的婦女排卵。因此，建議停經前婦女在服用本藥時應採取適當的避孕措施。
g.黃斑部水腫：在上市後使用經驗中發現服用pioglitazone或thiazolidinedione的糖尿病患者可能出現黃斑部水腫。有些患者出現視力模糊或視力減退現象，但有些患者是在例行性眼科檢查被診斷出罹患此疾。
h.骨折：在第二型糖尿病患者隨機試驗(PROactive)，(平均糖尿病9.5年)，發現服用pioglitazone的女性發生骨折的發生率增加。在經過平均34.5個月的追蹤， 服用pioglitazone的女性發生骨折發生率為5.1%(44/870)而使

用安慰劑的為2.5%(23/905)。

2.Metformin hydrochloride

a.腎功能監測：已知metformin大部分由腎臟排泄，其蓄積及乳酸中毒之危險，隨著腎功能受損程度而增加。因此，患者的血清肌酸酐濃度若超過其年齡正常值上限，則不應接受本藥治療。因為年齡增長與腎功能降低有關，故對於高齡患者，應小心逐步調整本藥之劑量，以確認適當血糖作用的最低劑量。老年患者，特別是80(含)歲以上者，應定期監測其腎功能，一般而言，不得將本藥劑量調高到metformin成分的最大劑量。

b.血管內注射含碘顯影物質的放射性檢查(例如靜脈尿路X光攝影、靜脈膽管X光攝影、血管造影術，和血管內注射顯影物的電腦X光斷層攝影(CT)：服用metformin的患者若接受血管內注射含碘顯影物質的檢查，可能導致急性腎功能改變，且與乳酸中毒有關所以，計畫接受此類檢查的患者，在檢查之前，和檢查後48小時，應暫停使用本藥，俟再評估腎功能並發現腎功能已恢復正常後，才能重新服用本藥。

c.缺氧狀態：以缺氧症為特徵的任何原因引起之心血管衰竭(休克)，急性鬱血性心臟衰竭、急性心肌梗塞以及其他情況，都與乳酸中毒有關，也可能引起腎前氮血症(prerenal azotemia)。接受本藥治療的患者若發生這些事件，即應立即停藥。

d.酒精攝取：已知酒精會強化metformin對乳酸代謝的作用。所以，應警告患者在接受本藥治療時勿短期或長期飲酒過度。

e.肝功能受損：因為肝功能受損和一些乳酸中毒案例有關，所以臨床或實驗室證據顯示罹患肝臟疾病之患者，通常應避免使用本藥。

f.無法控制血糖：接受糖尿病治療而病情穩定的患者，若發生如發燒、創傷、感染或手術等壓力之下，可能暫時喪失對血糖的控制。此時，可能需要停用本藥而暫時投予胰島素。待急性發作解除後，再重新開始使用本藥。

3.患者資訊

a.應指導患者有關遵循飲食指示，規律運動計畫，和定期監測血糖和HbA1C的重要性。承受發燒、創傷、感染或手術等壓力期間，可能必須改變藥物，應提醒患者立即尋求醫療建議。

b.乳酸中毒的風險、症狀，以及容易形成乳酸中毒情況，請參見警語，Metformin hydrochloride和注意事項，一般性：應向患者說明Metformin hydrochloride的部份。若發生無法解釋之換氣過度、肌肉痛、倦怠、不尋常的睏倦或其他非特定症狀，應建議患者立即停用本藥並立刻通知其醫療專業人員。在開始使用metformin時，經常發生腸胃症狀，在開始使用本藥時也可能發生；但患者若發生無法解釋的症狀，則應就醫。雖然治療穩定後若發生腸胃症狀可能與藥物無關，但應評估此類症狀是否肇因於乳酸中毒或其他嚴重疾病。

c.應建議患者在接受本藥治療時勿過度飲酒，無論偶而飲酒或長期飲酒。

d.患者在使用本藥期間若體重不尋常快速增加，或水腫，或發生呼吸急促或其他心臟衰竭症狀，應立即向其醫師報告其症狀。

e.應告訴患者，在開始接受治療之前，以及接受治療之後按照醫療專業人員臨床判斷而定期接受肝功能的血液檢測。對於無法解釋之噁心、嘔吐、腹痛、疲倦、厭食或暗色尿液，應立即尋求醫療建議。

f.應告知患者，在接受本藥治療時，定期檢測腎功能和血液學參數的重要性。

g.以thiazolidinedione治療，其為本藥錠劑中之有效成分pioglitazone，可能導致一些停經前無排卵婦女排卵。因此，這些患者在服用本藥時，懷孕風險可能升高。因此，建議停經前婦女應採取適當避孕措施。這種可能的影響尚未經臨床試驗探討，故其發生頻率仍屬未知。

h.併用降血糖藥物可能導致低血糖。在開始進行本藥治療時，應向患者說明低血糖的風險、其症狀和治療，以及容易發生低血糖的狀況。

類似產品 Diabecon "永信"糖泌康膜衣錠15/850毫克 ®（永信）$7.2/T　Diabecon "永信"糖泌康膜衣錠15/500毫克 ®（永信）$4.97/T

71604 Oseni 歐欣尼膜衣錠25毫克/30毫克 ®（Celltrion/賽特瑞恩）$20.3/T

Rx 每 T 含有：Alogliptin benzoate 34.0 MG；PIOGLITAZONE HYDROCHLORIDE 33.06 MG

藥理作用 1.OSENI合併種作用互補且機轉同的血藥物，用於改善第二型病患者的血控制：alogliptin為DPP-4選擇性抑制劑，而pioglitazone為TZD藥物。

2.Alogliptin進食後小腸會分腸素如升素胜肽-1(GLP-1)，以及葡萄依賴型促胰島素胜肽(GIP)，進入血液。這些激素具有葡萄依賴性，促使胰臟β細胞分胰島素，但會在幾分鐘內因為DPP-4酵素而失去活性。GLP-1也會使胰臟α細胞的升素分減少，進而減少肝臟的葡萄製造。

3.Pioglitazone改善肌肉和脂肪組織的胰島素敏感，抑制肝臟質新生。

適應症 [衛核] Oseni(alogliptinJpioglitazone)可用於以下狀況之成年第二型糖尿病治療：

(1)使用alogliptin 單方每日25 mg 或pioglitazone 單方每日30 m治療仍控制血糖不佳者。

(2)與metformin 併用，本品適用於已使用alogliptin每日25 mg 加上metformin(使用劑量≥每日1500 mg或已達最高耐受劑量)治療仍控制血糖不佳者、或已使用pioglitazone 每日15或30mg 加上metfonnin(使用劑量≥全每日1500 mg 或已達最高耐受劑量)治療仍控制血糖不佳者。

(3)已使用alogliptin 以及pioglitazone 控制良好的患者，可與本藥品互換使用。

用法用量 1.OSENI應每日一次，隨餐或空腹後服用。必須整錠吞服，可剥開。

2.OSENI的建議劑(alogliptin與pioglitazone)為：

•已使用alogliptin單方每日25mg治，仍需控制血的患者，劑為25mg/30mg。
•已使用pioglitazone每日30mg單方治，仍需控制血的患者，劑為25mg/30mg。
•已使用alogliptin每日25mg加上metformin(使用劑≧每日1500mg或已達最高耐受劑)治，仍需控制血的患者，可使用metformin合併OSENI 25mg/30mg。
•已使用pioglitazone每日30mg加上metformin(使用劑≧每日1500mg或已達最高耐受劑)治，仍需控制血的患者，可使用metformin合併OSENI 25mg/30mg。
•併用alogliptin與pioglitazone而改用OSENI的患者，依目前alogliptin與pioglitazone的劑施用。
3.可根據血紅素A1c所顯示的血反應，調整OSENI劑，最高為每日一次25mg/30mg。

不良反應 1.Alogliptin 25mg治組發生≥4%：鼻炎、背痛、上呼吸道感染。
2.Pioglitazone發生>5%：上呼吸道感染、頭痛、鼻竇炎、肌痛、頭炎。

醫療須知 1.正如其他thiazolidinediones類藥物，單獨使用pioglitazone或併用其他糖尿病藥物時，可能造成劑量相關的體液滯留，其中又以併用胰島素的發生率最高。
2.開始服用OSENI之後，應密切監測患者胰臟炎的表徵及症狀。若疑似出現胰臟炎，應立即停用OSENI，並開始適當的臨床治療。
3.接受alogliptin治療的患者，曾有嚴重過敏反應的上市後報告。包括急性過敏、血管水腫，以及Stevens-Johnson症候群等嚴重皮膚不良反應。若疑似出現嚴重過敏反應，應立即停用OSENI，評估其他潛在原因，並改用其他藥物治療糖尿病。
4.OSENI用於水腫的患者，必須謹慎。由於thiazolidinediones類藥物(包括pioglitazone)可能造成體液滯留，而導致鬱血性心臟衰竭或使症狀惡化，因此OSENI用於有鬱血性心臟衰竭風險的患者，必須謹慎。
5.根據糖尿病患者使用pioglitazone或另一種thiazolidinedione類藥物的上市後經驗，曾發生黃斑部水腫的問題。有些患者出現視力模糊或視力減弱的情況，有些則是透過定期眼科檢查而發現。

§71.7 DPP-4抑制劑

美國FDA發布藥物安全警訊，有關治療第二型糖尿病藥品dipeptidyl peptidase-4 (DPP-4)inhibitors，如sitagliptin, saxagliptin, linagliptin及alogliptin可能引起嚴重的關節疼痛。

「DPP-4抑制劑的上市後報告中曾有嚴重和造成行動不便之關節疼痛案例。這些病患是在開始用藥後第一天或幾年後發生關節疼痛症狀。患者停藥後則可緩解症狀。部分患者於重新服用相同的藥物或不同的DPP-4抑制劑時症狀會復發。在使用DPP-4抑制劑的病人，需考慮DPP-4抑制劑可能為導致嚴重且持續性關節疼痛的原因，考慮適時停藥並避用其他DPP-4抑制劑」。

表71-5　GLP-1R 致效劑短效型及長效型在臨床差異

	短效型 Exenatide (Byetta) Lixisenatide (Lyxumia)	長效型 Exenatide (Bydureon) Liraglutide (Victoza) Albiglutide (Tanzeum) Semaglutide Dulaglutide
GLP-1R 作用	間歇	持續
降低 HbA1c能力	+	++
降低空腹血糖的能力	+	++
降低餐後血糖的能力	++	+
延緩胃排空	++	不影響
減少體重	++	++
降血壓能力	+	+
提升心跳速率	不影響	+

DPP-4抑制劑類藥品安全資訊風險

全國藥物不良反應通報中心陸續接獲數例疑似使用DPP-4抑制劑類藥品，導致大皰性類天皰瘡(bullous pemphigoid)之不良反應通報，包含死亡案例。大皰性類天皰瘡為罕見之自體免疫性表皮下水皰性疾病，皮膚大皰和糜爛性黏膜病變為其特徵。

如果病人出現水泡、皮膚或口腔/黏膜糜爛，或懷疑為發生大皰性類天皰瘡，應停止使用DPP-4抑制劑類藥品並轉介病人至皮膚專科醫師診斷及接受適當的治療。

71701 ALOGLIPTIN BENZOATE

孕 B 乳 ? 泄 腎/肝 T½ 21h

Rx 6.25 MG, 12.5 MG, 25 MG/錠劑(T);

商名 Nesina® ◎ (TAKEDA/賽特瑞恩) $13.5/T(12.5MG-PIC/S), $17.1/T(25MG-PIC/S), $6.7/T(6.25MG-PIC/S)

藥理作用 1.進食後小腸會分泌腸泌素如類升糖素胜肽-1(GLP-1)，以及葡萄糖依賴型促胰島素胜肽(GIP)，進入血液。這些激素具有葡萄糖依賴性，促使胰臟 beta 細胞分泌胰島素，但會在幾分鐘內因為 DPP-4 酵素而失去活性。

2.GLP-1也會使胰臟 α 細胞的升糖素分泌減少，進而減少肝臟的葡萄糖製造。第二型糖尿病患者的GLP-1濃度減低，但仍然保有刺激胰島素分泌的功能。Alogliptin為DPP-4 抑制劑，減緩腸泌素激素失去活性，提高其血液濃度，並利用葡萄糖依賴性，降低第二型糖尿病患者空腹和餐後的血糖濃度。

3.接近治療濃度時，alogliptin在體外選擇性與DPP-4結合，但不會與DPP-8或DPP-9結合。

適應症 [衛核]第二型糖尿病

用法用量 1.本藥的建議劑量為 25mg，每日一次。本藥可隨餐或空腹服用。

2.腎功能不全患者：

輕度腎功能不全患者(肌酸酐廓清率[CrCl]≥60mL/min)不需調整本藥劑量。

本藥用於中度腎功能不全的患者(肌酸酐廓清率≥30至<60mL/min)，劑量為12.5mg，每日一次。

本藥用於重度腎功能不全的患者(肌酸酐廓清率≥15至<30mL/min)，或末期腎病(ESRD)的患者(肌酸酐廓清率<15mL/min，或需要血液透析)，劑量為 6.25mg，每日一次。使用本藥可以不考慮透析的時間。本藥未曾針對腹膜透析患者進行試驗。由於需要根據腎功能調整劑量，因此建議先評估腎功能再開始本藥治療，隨後也應定期評估。

不良反應 1.常見：鼻咽炎、頭痛、上呼吸感染。

2.偶有：胰臟炎、過敏反應、低血糖症。

醫療須知 1.服用本藥的患者，有造成急性胰臟炎的上市後報告。開始服用本藥之後，應小心監測患者胰臟炎的病徵及症狀。

2.反應包括過敏、血管水腫，嚴重皮膚不良反應包括Stevens-Johnson症候群。若疑似出現嚴重過敏反應，應立即停用本藥、評估其他潛在原因。

3.服用本藥的患者，有造成致死性和非致死性肝臟衰竭的上市後報告，然而有部分報告的資訊不足，因而無法了解可能的原因。

4.已知胰島素或磺醯尿素等胰島素分泌促進劑會造成低血糖，因此與本藥併用時，胰島素或胰島素分泌促進劑的劑量可能需要降低，以減少低血糖的風險。

5.Saxagliptin與alogliptin具有心臟衰竭的潛在風險，特別是當服用者為心臟或腎臟疾病的患者。

71702 DULAGLUTIDE

孕 C 乳 ? 泄 蛋白質分解 T½ 5D

Rx 0.75 MG, 1.5 MG, 3 MG, 4.5 MG/注射劑(I);

商名 Trulicity® ◎ (ELI LILLY/禮來) $897/I(1.5MG-PIC/S-0.5ML), $897/I(0.75MG-PIC/S-0.5ML),

藥理作用 1.本藥含有dulaglutide，為一種人類GLP-1受體促進劑，其90%的胺基酸序列與內生性人類GLP-1(7-37)同源。

2.Dulaglutide能夠活化鑲嵌於細胞膜上且位於細胞表面的GLP-1 受體，進一步活化胰臟β

細胞中腺苷酸環化酶(adenylyl cyclase)。

3.Dulaglutide能夠增加beta細胞內環磷酸腺苷(cAMP)的量，導致葡萄糖依賴性的胰島素釋放。

4.Dulaglutide也會減少昇糖素的分泌，並且會延遲胃部排空。

適應症 [衛核]1.第二型糖尿病。

2.用於具第二型糖尿病且已有心血管疾病或多項心血管風險因子的成年病人，可降低重大不良心血管事件的風險。

用法用量 1.本藥的建議起始劑量為0.75mg每週一次，為更佳的血糖控制，此劑量可增加為1.5mg每週一次。最大的建議劑量是1.5mg每週一次。

2.可在一天當中的任何時間給藥，不須考慮進食與否，以皮下注射方式注射在腹部、大腿或上臂。

3.若錯過一劑，且距離下一次預定給藥時間至少3日(72小時)，則應儘快使用。若距離下次預定給藥時間未滿3日，則應跳過錯過的劑量，於原本預定的日期給予下一次劑量。

不良反應 1.本藥治療組通報≥5%病患數的不良反應：噁心、腹瀉、嘔吐、腹痛、食慾不振、消化不良、疲勞。

2.其他不良反應：血糖過低、心跳速率增加以及與心搏過速相關的不良反應、致免疫性、過敏。

醫療須知 1.本藥禁用於個人或是家族有甲狀腺髓質癌(MTC)病史患者及第2型多發性內分泌腫瘤綜合症患者(Multiple Endocrine Neoplasia syndrome type2，MEN2)。應告知病患使用易週糖對於罹患MTC的潛在風險及罹患甲狀腺腫瘤的症狀(例如:頸部的腫塊，吞嚥困難，呼吸困難，持續性的聲音嘶啞)。

2.開始使用本藥後，請仔細觀察病患是否有胰臟炎的徵候和症狀，包括持續的嚴重腹部疼痛。若疑似是胰臟炎，應立刻停用本藥。若確認為胰臟炎，則不應再次使用。

3.患者使用本藥再併用其他促胰島素分泌劑(如：sulfonylureas)或是insulin會增加低血糖的風險。

4.如果發生過敏反應，病患應該立刻停用本藥並尋求醫療協助。

5.腎功能不全的病患身上開始使用本藥或是增加劑量時須謹慎。對於有嚴重腸胃道不良反應之腎功能不全病患，應要監測其腎功能。

71703 LINAGLIPTIN

孕 B 乳 ? 泄 腸肝 ½ 12h

Rx 5 MG/錠劑(T);

商 名

Trajenta® ◎ (DRAGENOPHARM/百靈佳殷格翰)
$15.7/T(5MG-PIC/S)

藥理作用 1.Linagliptin為DPP-4抑制劑，而DPP-4為分解腸泌素(incretin)荷爾蒙升糖素樣胜肽-1(Glucagon-Like Peptide-1，簡稱「GLP-1」)與葡萄糖依賴性促胰島素多胜肽(Glucose-dependent Insulinotropic Polypeptide，簡稱「GIP」)的酵素；因此，linagliptin可使活性腸泌素荷爾蒙的濃度增高，在葡萄糖依賴性的狀態刺激胰島素的釋出，並降低循環中的升糖素濃度。

2.這兩種腸泌素荷爾蒙均參與了葡萄醣體內平衡的生理調節作用。平時即有基本濃度的低量腸泌素荷爾蒙分泌，但其濃度可於用餐後立即上升。在血糖濃度正常與升高時，GLP-1與GIP皆可增加胰島素的生合成以及從胰臟β細胞的分泌。

3.GLP-1亦可降低胰臟α細胞的升糖素分泌，而導致肝臟的葡萄糖輸出量降低

4.Linagliptin與DPP-4的結合具可逆性，其結合可升高腸泌素荷爾蒙的濃度。Linagliptin在葡萄糖依賴性狀態下增加胰島素的分泌，並降低升糖素的分泌，因此可產生較理想的葡萄糖體內平衡調節。

適應症 [衛核]第二型糖尿病。

用法用量 1.本藥的建議劑量為5mg，成人每天一次。

2.可單獨使用亦可與metformin、sulfonylurea、PPARγ作用劑(如thiazolidinediones)合併使用，作為飲食控制及運動的輔助療法，以改善血糖的控制。

3.本藥錠劑可與食物一起服用，亦可空腹服用。

4.本藥與胰島素促分泌物質(insulin secretagogue)(例如，磺醯尿素類藥物)併用時，可能須降低胰島素促分泌物質的劑量，以減少低糖血症的風險。

不良反應 1.Linagliptin組(n = 776)發生率≥5%的不良反應為關節痛(5.7%)、背痛(6.4%)與頭痛(5.7%)。

2.在本藥臨床試驗中所提出的其他不良反應包括過敏(例如：蕁麻疹、血管性水腫、局部脫皮或支氣管過敏)與肌肉痛。

3.接受本藥5mg治療的2566名受試者中，有195人(7.6%)發生低血糖症，1183名安慰劑組受試者中則有49人(4.1%)。單獨使用linagliptin或與metformin或pioglitazone併用時，其低血糖症發生率與安慰劑相近。

醫療須知 **1.胰島素促分泌物質可能引發低血糖症。在臨床試驗中，相較於安慰劑，本藥與胰島素促分泌物質(例如，磺醯尿素類藥物)併用時的低血糖症發生率較高；因此，與本藥併用時，可能須降低胰島素促分泌物質的劑量，以減少低血糖症的風險。**

2.目前尚無臨床試驗確切證明本藥錠劑或任何其他糖尿病藥物可降低大血管事件的發生風險。

71704 LIRAGLUTIDE

孕 C 乳 - 泄 無特定 半 13h

Rx 6 MG/ML/注射劑(I)；

商　名

Victoza® ◎ (NOVO NORDISK/諾和諾德) $1302/1(6MG/ML-PIC/S-3ML)

藥理作用 1.Liraglutide是一個醯化的人類Glucagon-Like Peptide-1(GLP-1)受體的致效劑(agonist)，與內生性人類GLP-1(7-37)在氨基酸的序列上有97%相似性。循環中有活性的GLP-1(7-37)佔內生性GLP-1總數不到20%。

2.如同GLP-1(7-37)，liraglutide活化胰臟beta細胞膜表面的GLP-1接受器，藉由刺激G蛋白(Gs)來活化腺苷酸環化酶(adenylyl cyclase)而產生作用。

3.葡萄糖濃度增加時，liraglutide增加細胞內環磷酸腺苷(cAMP)而導致胰島素分泌。而當血糖濃度下降且接近正常血糖時，胰島素分泌會減弱。

4.Liraglutide也會依葡萄糖濃度多寡來減少昇糖素的分泌。降血糖的機轉也包含了延遲胃排空。經皮下投予後，血漿半衰期為13個小時。Liraglutide的藥物動力學特性，使之適合一天一次的藥物投予。其機制乃是自我結合導致延遲吸收，與血漿蛋白的結合，以及抗DPP-IV及NEP酵素的安定性。

適應症 [衛核]血糖控制：

可單獨使用或與口服降血糖藥物及/或基礎胰島素併用，適用於藉由飲食與運動仍未達理想血糖控制的10歲以上第2型糖尿病病人，作為血糖控制之輔助治療。

預防心血管事件：

用於已有心血管疾病的第2型糖尿病病人時，可降低發生主要心血管事件(MACE：包括心血管疾病死亡、非致命性心肌梗塞、非致命性中風)之風險。

用法用量 1.本藥可在任何時間每日投予一次，以皮下注射方式注射在腹壁、大腿或上臂，無需根據進餐時間給藥。注射部位與投藥時間改變時不需調整劑量

2.對於所有患者，本藥起始劑量為每日0.6mg，使用一星期。使用0.6mg作為起始劑量是為了要減少在調整劑量過程中所造成的腸胃不適症狀，該劑量無法有效控制血糖。在給予每日0.6mg一星期後，劑量應增加為每日1.2mg。如果1.2mg劑量並沒有達到理想的血糖控制時，可增加劑量為1.8mg。

3.在開始使用本藥，為減少發生低血糖的風險，應該考慮減少併服促胰島素分泌劑的劑量(例如sulfonylureas)。

4.在每次注射前應檢查本藥溶液，只有溶液呈現澄清無色且無任何異物時才能使用。

不良反應 1.常見：噁心、腹瀉、嘔吐、便秘、上呼吸道感染、頭痛。

2.偶有：流行性感冒、泌尿道感染、暈眩、鼻竇炎、鼻咽炎、背部疼痛、高血壓。

醫療須知 1.Liraglutide在臨床相關的暴露量下，會造成雄雌兩性的大鼠與小鼠產生與劑量相關和治療時間相關的甲狀腺C細胞腫瘤(腺腫瘤和/或癌)。

2.在本藥臨床試驗中，本藥治療組有7個胰臟炎案例，而在對照組中有1例(2.2vs.0.6案例/1,000病人年)。

3.患者用本藥再併用其他促胰島素分泌劑(例如:sulfonylurea)可能會增加低血糖的風險。

71705 SAXAGLIPTIN

℞ 2.5 MG, 5 MG/錠劑(T);

商　名

Onglyza® ◎ (ASTRAZENECA/阿斯特捷利康) $19.1/T(5MG-PIC/S), $12.3/T(2.5MG-PIC/S),

藥理作用 1.Saxagliptin是一種競爭性DPP4抑制劑，在第二型糖尿病患者體中使腸泌素失去活性的速度減緩，從而增加在血液中的濃度，能依葡萄糖濃度不同而降低空腹及餐後血糖。

2.在第二型糖尿病患者，投予本藥能夠抑制DPP4 酵素的活性達24小時。口服葡萄糖或進食後，這種DPP4 抑制作用導致血液循環中活性GLP-1及GIP的濃度增加2~3倍，升糖素濃度降低，葡萄糖依賴性胰島素從胰臟分泌增加。

適 應 症 [衛核]第二型糖尿病。

用法用量 1.本藥的建議劑量為每日一次2.5毫克或5毫克，可單獨使用亦可與metformin、sulfonylurea、PPAR作用劑(如thiazolidinedione)合併使用，做為附加於飲食控制及運動之外的治療藥物，藉以改善第二型糖尿病患的血糖控制效果。本藥可與食物併服或空腹服用。

2.對中度或重度腎功能不全的患者或需要接受血液透析的末期腎病(ESRD)患者(肌酸酐清除率 [CrCl]50mL/min)，本藥劑量為每日一次2.5毫克。本藥應在血液透析後給藥。

3.肝功能不良 Child Pough Grade A,B,C無須調整劑量。

4.與強效的cytochromeP4503A4/5(CYP3A4/5)抑制劑(如ketoconazole、atazanavir、clarithromycin、indinavir、itraconazole、nefazodone、nelfinavir、ritonavir、saquinavir和telithromycin)合併使用時，本藥劑量為每日一次 2.5毫克。

不良反應 1.最為常見：頭痛(6.5%)是唯一發生率≥5%且高於安慰劑組的不良反應。

2.其它包括：鼻竇炎(各為2.9%、2.6%、1.6%)，腹痛(各為2.4%、1.7%、0.5%)，胃腸炎(各為1.9%、2.3%、0.9%)，嘔吐(2.2%、2.3%、1.3%)。

3.過敏相關的事件，如蕁麻疹、臉部水腫。

醫療須知 1.胰島素分泌刺激劑如磺脲類(sulfonylurea)，會造成低血糖。因此與本藥併用時，胰島素分泌刺激劑的劑量可能需要降低，以減少低血糖的風險。

2.臨床試驗中並沒有確切的證據足以證明本藥或其他糖尿病藥物可降低大血管事件的風險。

3.Saxagliptin與alogliptin具有心臟衰竭的潛在風險，特別是當服用者為心臟或腎臟疾病的患者。

71706 SEMAGLUTIDE

℞ 3 MG, 7 MG, 14 MG/錠劑(T); 1.34 MG/ML/注射劑(I);

商　名

Ozempic® ◎ (NOVO NORDISK/諾和諾德) $3585/I(1.34MG/ML-PIC/S-1.5ML), $3585/I(1.34MG/ML-PIC/S-3ML)

Rybelsus® (NOVO NORDISK/諾和諾德)

藥理作用 1.Semaglutide的作用類似GLP-1受體促效劑，可選擇性結合GLP-1受體並將其活化，與原生性GLP-1的目標一致。

2.Semaglutide降低血糖的方式取決於葡萄糖濃度，體內血糖濃度高時，會刺激胰島素分泌並降低升糖素分泌。降低血糖的作用機轉也包括在餐後初期小幅延遲胃排空。低血糖時，semaglutide會降低胰島素分泌，但不影響升糖素分泌。
3.Semaglutide降低整體食慾，促成熱量攝取減少，進而減輕體重及降低體脂。此外，semaglutide可降低對高脂食物的偏好。
4.Semaglutide可透過防止主動脈斑塊惡化及減少斑塊內炎症反應，而減緩動脈粥狀硬化的形成。

適應症 [衛核]1.單一療法或與其他糖尿病治療藥物併用，治療控制不佳的第二型糖尿病成人病人，作為飲食及運動之外的輔助治療。
2.用於已有心血管疾病的第二型糖尿病病人時，可降低發生主要心血管事件(MACE：包括心血管疾病死亡、非致命性心肌梗塞、非致命性中風)之風險。

用法用量 1.始劑量為每週一次皮下注射0.25mg，連續四週。0.25mg是初始治療的劑量，對血糖控制沒有效果。
2.0.25mg劑量持續四週後，增加至每週一次0.5mg。
3.每週劑量0.5mg至少四週後，如果需要加強血糖控制，可增加至每週一次1mg。最大建議劑量為每週一次1mg。
4.本藥與促胰島素分泌劑(例如sulphonylureas)或胰島素併用時，應監測血糖，並考慮減少促胰島素分泌劑或胰島素的劑量，以減少發生低血糖的風險。
5.應每週注射一次，可在一天中的任何時間注射，不論是否進食。
6.皮下注射到腹部、大腿或上臂，可以改變注射部位，不需調整劑量。本藥不可以靜脈注射或肌肉注射方式投與。

71 糖尿病治療劑

不良反應 1.極常見：低血糖(與磺醯脲類藥物或胰島素時併用時)、噁心、腹瀉。
2.常見：低血糖(與其他口服抗糖尿病藥物併用時)、食慾減低、暈眩、糖尿病視網膜病變併發症、嘔吐、腹痛、腹脹、便秘、消化不良、胃炎、胃食道逆流、打嗝、胃腸脹氣、膽結石、疲倦、脂酶增加、澱粉酶增加、體重減輕。
3.少見：味覺障礙、心跳速率增加、注射部位反應。

醫療須知 1.Semaglutide不應用於第一型糖尿病病人或治療糖尿病酮酸中毒，Semaglutide也不能替代胰島素。
2.本藥禁止用於本身或家族有甲狀腺髓質癌(MTC)病史的病人，或罹患MEN 2的病人。
3.有糖尿病視網膜病變病史的病人，使用semaglutide時應特別謹慎，應密切監測病人視網膜病變情況是否惡化，並依據臨床準則予以治療。
4.使用類升糖素胜肽-1(GLP-1)受體促效劑可能與胃腸道不良反應有關。
5.疑似發生胰臟炎時，應停用semaglutide；如果確診為胰臟炎，不可重新開始使用semaglutide。
6.本藥與磺醯脲類藥物或胰島素併用時，可能增加病人發生低血糖的風險。

71707 SITAGLIPTIN PHOSPHATE▲

孕B 乳 - 泄 腎 ½ 12.4h

Rx 50 MG, 100 MG/錠劑(T);

商名
Gluvia® ＊ (健喬信元) $21.3/T(100MG-PIC/S)
Sigtin® ＊ (生達) $20/T(100MG-PIC/S)
Januvia® ◎ (MSD/默沙東) $22.1/T(100MG-PIC/S)

藥理作用 1.本藥係屬於一種被稱為二肽基肽酶4(DPP-4)抑制劑的口服抗高血糖藥物，它可提高活性腸泌素荷爾蒙的濃度，從而改善第2型糖尿患者的血糖控制
2.腸泌素(incretins)，包括類胰高血糖荷爾蒙胜肽-1(GLP-1)與葡萄糖依賴性胰島素刺激多肽(GIP)，會全天候地自小腸釋出，且其濃度會因進食而升高。
3.腸泌素(incretins)乃是葡萄糖體內平衡生理調節機轉之內因系統的一部份。當血糖濃度正常或升高時，GLP-1與GIP會透過細胞內的環AMP(c-AMP)傳訊路徑提高胰臟β細胞合成及釋出胰島素的作用。

4.使用GLP-1 agonist或使用DPP-4抑制劑治療可增進β細胞對葡萄糖的反應性，並可刺激胰島素的生物合成作用與釋出作用。胰島素濃度升高之後，組織的葡萄糖吸收作用便會隨之增強。

5.GLP-1也會降低胰臟a細胞的glucagon分泌作用。Glucagon濃度降低加上胰島素濃度升高的結果，會促使肝臟的葡萄糖生成作用降低，進而降低血糖的濃度。

6.GLP-1與GIP的活性會受到DPP-4酵素的限制，此酵素會將腸泌素荷爾蒙快速水解成不具活性的產物。Sitagliptin可遏阻DPP-4對腸泌素荷爾蒙的水解作用，從而提高活性形態之GLP-1與GIP的血中濃度。透過提高活性腸泌素之濃度的作用，Sitagliptin可促進胰島素的釋出，並降低glucagon的濃度，且其作用具葡萄糖依賴性。

適應症 [衛核]第二型糖尿病。

用法用量 1.Sitgliptin的建議劑量為每日一次100mg，可單獨使用亦可與metformin、sulfonylurea、PPARγ致效劑(如：thiazolidinediones)合併使用，做為附加於飲食控制及運動之外的治療藥物，藉以改善第2型糖尿患者的血糖控制效果。

2.Sitagliptin可和食物併用，亦可不和食物併用。

3.Sitagliptin 和sulfonylurea併用時，可能必須考慮使用較低劑量的sulfonylurea，以降低發生sulfonylurea誘發性低血糖的風險。

4.腎功能不佳患者的劑量調整方式：

a.輕度腎功能不全(≧50mL/min)：100mg/day

b.中度腎功能不全(30-50mL/min)：50mg/day

c.重度腎功能不全(<30mL/min)：25mg/day

5.肝功能不佳患者不需調整劑量。

不良反應 1.在對照性的臨床研究中，不論採取單一療法或合併療法，sitagliptin都可表現出良好的耐受性，因出現臨床不良反應而停止治療的患者比例也和安慰劑相當。

2.在使用本藥或安慰劑治療之患者中的特定胃腸道不良反應發生率分別為腹痛(使用sitagliptin治療者，2.3%；使用安慰劑者，2.1%)、噁心(1.4%；0.6%)、嘔吐(0.8%；0.9%)、以及腹瀉(3.0%；2.3%)。

醫療須知 1.不可用於第1型糖尿病患者或糖尿病酮酸血症。

2.本藥係透過腎臟排出體外。為達到和腎功能正常之患者相近的血中sitagliptin濃度，建議CrCl 30~50mL/min者sitagliptin的劑量為每日一次50mg，而CrCl<30mL/min或必須接受血液透析或腹膜透析的末期腎病(ESRD)患者，sitagliptin的劑量為每日一次25mg。投予sitagliptin時，可不考慮進行血液透析的時間。

3.在使用sitagliptin做為單一治療用藥或將sitagliptin和已知不會導致低血糖之藥物(如metformin或pioglitazone)合併使用的臨床試驗中，使用sitagliptin之患者中的低血糖發生率和使用安慰劑之患者中的發生率相當。和將其它抗高血糖藥物與sulfonylurea併用時一樣，將sitagliptin和已知會導致低血糖的sulfonylurea類藥物併用時，sulfonylurea誘發性低血糖的發生率會較安慰劑組升高。因此，為降低發生sulfonylurea誘發性低血糖的風險，可能必須考慮使用較低劑量的sulfonylurea。

71708 TIRZEPATIDE

Rx 2.5 MG, 2.5 MG, 5 MG, 7.5 MG, 10 MG, 12.5 MG, 15 MG/注射劑(I);

商 名

Mounjaro KwikPen® (ELI LILLY/禮來)
Mounjaro® ◎ (ELI LILLY/禮來)
Mounjaro vial® (BSP/禮來)

藥理作用 1.Tirzepatide為GIP受體和GLP-1受體促進劑，是39個胺基酸修改胜肽，具有C20脂肪二酸鏈(C20 fatty diacid moiety)，可與白蛋白結合而延長半衰期。

2.Tirzepatide選擇性的結合並活化GIP和GLP-1受體，即自體本身的GIP和GLP-1標靶。

3.Tirzepatide以葡萄糖依賴性方式增強第一和第二階段的胰島素分泌，並降低昇糖素濃度。

適應症 [衛核]1.作為飲食及運動療法之外的輔助治療，用於改善第二型糖尿病成人病人之血糖控制。說明：Mounjaro可做為單一療法或與其他糖尿病治療藥物合併使用。
2.用於體重控制，做為低熱量飲食及增加體能活動之輔助療法，適用對象為成人且初始身體質量指數(BMI)為≥30kg/m^2(肥胖)，或≥27kg/m^2至<30kg/m^2(過重)且至少患有一項體重相關共病，例如高血壓、血脂異常、糖尿病前期或第二型糖尿病、阻塞性睡眠呼吸中止或心血管疾病。
3.使用限制：
(1)MOUNJARO尚未在有胰臟炎病史的病人中進行研究。
(2)MOUNJARO不可用於第一型糖尿病病人。
(3)MOUNJARO含有tirzepatide。不建議與其他含有tirzepatide的藥品或任何升糖素類似胜肽-1(GLP-1)受體促效劑併用。
(4)尚未確定MOUNJARO併用其他用於體重控制之藥品(包括處方藥、非處方藥和草本製劑的安全性和療效)。

用法用量 1.建議起始劑量為一週一次2.5mg皮下注射。劑量2.5mg是治療起始劑量，不適用於血糖控制。
2.4週後，將劑量增加至每週一次5mg 皮下注射。
3.若需更佳的血糖控制，可在使用當前劑量至少4週後，應以2.5mg為單位逐次增加劑量。
4.本藥的最大劑量為每週一次15mg皮下注射。
5.如果錯過一劑，指導病人漏打後4天(96小時)內盡快給予本藥。如果已超過4天，請跳過錯過的劑量並於原本預定的日期給予下一次劑量。上述兩種情況下，病人均可恢復原本每週一次的給藥時程。
6.如有必要，可更改每週給藥的日期，只要兩劑之間的時間間隔至少為3天(72小時)即可。
7.當本藥與胰島素併用時，應分開給予，並切勿混用兩種藥品。可於身體同一部位注射本藥和胰島素，但是注射位置不可緊鄰。

不良反應 1.≥5%的不良反應：噁心、腹瀉、食慾不振、嘔吐、便秘、消化不良、腹痛。
2.其他不良反應：低血糖、心跳增加、過敏反應、注射部位反應、急性膽囊疾病(膽石症、膽絞痛和膽囊切除術)。

醫療須知 1.本藥禁用於個人或是家族有甲狀腺髓質癌(MTC)病史的病人或第二型多發性內分泌腫瘤綜合症(Multiple Endocrine Neoplasia syndrome type 2, MEN 2)的病人。應告知病人使用本藥對於罹患MTC的潛在風險及罹患甲狀腺腫瘤的症狀(例如:頸部的腫塊，吞嚥困難，呼吸困難，持續性的聲音嘶啞)。
2.在接受GLP 1受體促進劑治療的病人中觀察到急性胰臟炎，包括致命性和非致命性出血性或壞死性胰臟炎。
3.病人使用本藥再併用促胰島素分泌劑(如sulfonylureas)或胰島素，發生低血糖(包括重度低血糖)的風險可能增加。
4.臨床試驗中曾有使用本藥出現過敏反應的報告(例如蕁麻疹和濕疹)，有時嚴重。如發生過敏反應，請停止使用本藥和盡快依標準療法治療，並監測直至徵候和症狀解除。
5.本藥與胃腸不良反應有關，包括噁心、嘔吐和腹瀉。這些事件可能會導致脫水，假如嚴重可能引起急性腎損傷。
6.使用本藥與胃腸不良反應有關，有時嚴重。
7.有糖尿病視網膜病變史的病人應監測其糖尿病視網膜病變的狀況。
8.GLP-1受體促進劑的試驗和上市後曾有膽囊疾病的急性事件通報，例如膽石症或膽囊炎。

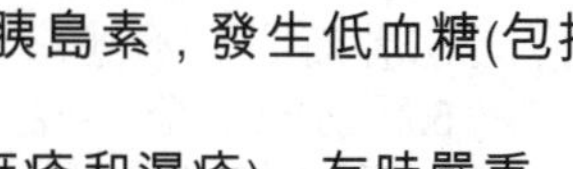

71709

71709 VILDAGLIPTIN▲

泄 腎 3h

℞ 50 MG/錠劑(T);

商 名

Galvus® ◎ (NOVARTIS/諾華) $8.8/T(50MG-PIC/S)　Vidatin® ＊ (生達) $8.4/T(50MG-PIC/S),

藥理作用 1.Vildagliptin屬於胰島增強劑，是一強效且選擇性的DPP-4抑制劑。服用vildagliptin能迅速且徹底抑制DPP-4活性，進而增加空腹或飯後的腸泌素激素GLP-1 (類升醣素胜肽-1)以及GIP (葡萄糖依賴性胰島素刺激多胜肽) 的內生性濃度。藉由增加這些腸泌素激素的內生性濃度，vildagliptin能增強β細胞對葡萄糖的敏感度，以促進葡萄糖依賴性的胰島素分泌。

2.第二型糖尿患者每日服用50或100毫克能有效改善β細胞的功能，包括HOMA-β(Homeostasis Model Assessment-β)，亦即「胰島素原」(proinsulin)及「胰島素」(insulin)比率，以及來自定時取樣餐耐受試驗 (frequently-sampled meal tolerance test)之β細胞反應功能測試。對沒有罹患糖尿病的人(血糖值正常)來說，vildagliptin不會促進胰島素分泌或降低血糖。

3.藉由增加細胞內GLP-1的濃度，vildagliptin增強α細胞對葡萄糖的敏感度，並依照葡萄糖濃度高低適當地增多昇糖素的分泌。

4.整體來說，依據在試驗終點時與基期值相較的臨床相關HbA1c減低，可看到vildagliptin單一治療或與metformin、sulphonylurea與thiazolidinedione合併治療時可改善血糖控制。

適應症 [衛核]第 2 型糖尿病。作為單一治療 - 針對僅經由運動與飲食無法良好控制的患者，以及因不耐受或是禁忌症而認定為不適合使用metformin的患者。作為合併治療 - 宜用於已使用metformin或sulphonylurea或thiazolidinedione且血糖控制不佳者。作為三合一治療 - 當飲食及運動加上sulphonylurea及metformin雙重療法無法提供適當的血糖控制時，vildagliptin可與sulphonylurea及metformin併用作為三合一口服療法。當飲時及運動加上穩定劑量的胰島素無法提供適當的血糖控制時，vildagliptin亦適合與胰島素合併使用(併用或不併用metformin)。

用法用量 1.宜用於已使用metformin或sulphonylurea或thiazolidinedione且血糖控制不佳者

2.成人：與metformin、thiazolidinedione合併使用時，vildagliptin每日建議劑量為100毫克，分別於早晨與晚間服用50毫克。

a.若與sulphonylurea合併使用，vildagliptin每日建議劑量為50毫克，每日一次早晨服用。對此類病人而言，每日vildagliptin100毫克之劑量，並沒有較50毫克有效。

b.劑量不建議使用高於100毫克。

c.Vildagliptin與metformin及thiazolidinedione 或metformin及sulphonylurea作為三合一藥物治療之安全及療效仍未被建立。

3.Vildagliptin可於餐前或餐後服用。

4.腎功能不全:對輕度腎功能不全(肌酸酐廓清率大於等於50ml/min)的患者而言，無需調整劑量。對於中度或重度腎功能不全劑量減半；必須接受洗腎之末期腎臟疾病(ESRD)患者而言，不建議使用本藥。

5.肝功能不全:本藥不建議使用於肝功能不全的患者，包括治療前ALT或AST大於正常值上限2.5倍者。

6.老年患者(大於等於65歲)：老年患者不需調整劑量。

7.小兒患者 (小於18歲)

因為缺乏此族群之安全及療效資料，本藥不建議使用於小兒及青少年患者。

不良反應 常見(≥1/100，<1/10)

1.使用vildagliptin單一治療：常見-頭暈。

2.與metformin合併使用:常見-震顫、頭痛、暈眩、噁心、低血糖。

3.與sulphonylurea合併使用:常見-震顫、頭痛、暈眩、無力、低血糖。

4.合併使用thiazolidinedione常見-體重增加、週邊水腫。

醫療須知 1.對胰島素依賴的患者來說，本藥並非胰島素的替代品。本藥不適用於第一型糖尿病患者或治療糖尿病酮酸血症。
2.對於中度到重度腎功能不全或必須接受洗腎之末期腎臟疾病(ESRD)患者的臨床使用經驗有限。因此不建議本藥用於此類患者。
3.本藥不建議使用於肝功能不全病患，包括治療前ALT或AST大於正常值上限2.5倍者。
4.本藥於NYHA I-II之鬱血性心衰竭病患使用經驗有限，因此本藥用於此類病患應小心使用。並無本藥使用於NYHA III-IV之鬱血性心衰竭之臨床試驗經驗，因此不建議使用此類患者。

71710 Galvus Met 高糖優美膜衣錠50/1000毫克 ® (NOVARTIS/諾華) $8.8/T

Rx 每 Tab 含有：METFORMIN HCL (EQ TO METFORMIN HYDROCHLORIDE) 1000.0 MG；VILDAGLIPTIN 50.0 MG

藥理作用 1.Galvus Met合併兩種在藥物作用機轉上具互補性的抗高血糖藥物，可改善第二型糖尿病患者的血糖控制。
2.Vildagliptin屬於胰島增強劑，而metformin hydrochloride屬於biguanide類藥物。
3.Vildagliptin屬於胰島增強劑，是一強效且選擇性的DPP-4抑制劑。Metformin主要作用為降低內生性肝葡萄糖的產量。

適應症 [衛核] 適用於成年人配合飲食和運動，以改善下列第二型糖尿病患者的血糖控制：已接受vildagliptin 和metformin 合併治療者，或單獨使用metformin或vildagliptin，但血糖控制不佳者。當飲食及運動加上sulphonylurea及metformin雙重療法無法提供適當的血糖控制時，本品可與sulphonylurea併用。當飲食及運動加上穩定劑量的胰島素及metformin仍無法提供適當的血糖控制時，本品亦適合與胰島素合併使用。

用法用量 1.Galvus Met的使用劑量應在不超過vildagliptin每日最高建議量100毫克之下，依據病患目前的療法、效果與對藥物的耐受性個人化調整。Galvus Met的起始劑量可能為每日兩次50毫克/500毫克、50毫克/850毫克或50毫克/1000毫克錠劑，分別於早晨與晚間服用。每日建議劑量為100毫克vildagliptin加上2000毫克metformin hydrochloride。
2.同時使用vildagliptin與metformin個別錠劑的患者，可轉換至使用含有相同成分劑量的Galvus Met。
3.對於已合併使用metformin與sulphonylurea，但血糖仍無法良好控制的患者: Galvus Met的使用劑量為vildagliptin每日兩次50毫克(每日vildagliptin總劑量為100毫克) 加上接近原先所使用的metformin劑量。當Galvus Met與sulphonylurea合併使用時，可考慮使用較低劑量的sulphonylurea，以減少低血糖的風險。
4.對於已使用胰島素與最高metformin劑量之雙方合併療法但血糖仍無法良好控制的患者: Galvus Met的使用劑量為vildagliptin每日兩次50毫克(每日vildagliptin總劑量為100毫克)加上接近原先所使用的metformin劑量。

不良反應 1.常見：低血糖、震顫、頭痛、暈眩、噁心。
2.不常見：身體疲倦。

醫療須知 1.對於需要胰島素注射的患者來說，Galvus Met並非胰島素的替代品。Galvus Met不適用於第一型糖尿病患者。
2.接受含metformin成分製劑(例如Galvus Met)治療的病患，在開始使用可能會急速降低腎功能的藥品(例如降血壓藥、利尿劑和非類固醇抗發炎藥物(NSAID))時，必須小心謹慎。其他乳酸中毒的危險因子有飲酒過量、肝功能不全、糖尿病控制不佳、酮症、長時間空腹、缺氧有關的任何病症，以及併用可能會導致乳酸中毒的藥物。
3.由於metformin會經由腎臟排出體外，應定期監測血清肌酸酐濃度：腎功能正常的患者，每年至少接受1次監測。血清肌酸酐濃度達正常值上限的患者以及老年患者，每年至少接受2到4次監測。
4.Galvus Met不建議使用於肝功能不全的患者，包括治療前ALT或AST大於正常值上限3倍者。
5.研究顯示使用vildagliptin和急性胰臟炎發生的風險有關，應告知病患急性胰臟炎的特點。
6.已知sulphonylureas會引起低血糖。合併使用vildagliptin及sulphonylurea治療的病患可能會有低血糖的風險。因此，可考慮使用較低劑量的sulphonylurea以減少低血糖的風險。
7.進行全身、脊髓或硬膜外麻醉手術時必須停用含metformin成分的製劑(例如Galvus Met)(不限制食物和液體攝取的小手術除外)。
8.在放射學試驗中，發現血管內注射含碘顯影劑會引起腎衰竭。因此，由於Galvus Met含有metformin藥物成分，應在進行檢測前或檢測時予以停用，且在完成後48小時內不可重新使用。
9.需考慮DPP-4抑制劑可能會導致嚴重且持續性關節疼痛的原因，考慮適時停藥並避用其他DPP-4抑制劑。

類似產品 Galvus Met 高糖優美膜衣錠50/500毫克 ® (NOVARTIS/諾華) $8.8/T
Galvus Met 高糖優美膜衣錠 50/850毫克 ® (NOVARTIS/諾華) $8.8/T

71711 Janumet 捷糖穩 50/500 毫克 膜衣錠® (MSD/默沙東) $11/T

Rx 每 Tab 含有：METFORMIN HCL (EQ TO METFORMIN HYDROCHLORIDE) 500.0 MG；SITAGLIPTIN PHOSPHATE(AS MONOHYDRATE PHOSPHATE SALT) 64.25 MG

藥理作用 1.JANUMET係由兩種作用機轉互補的抗高血糖藥物組合而成，可用以改善第二型糖尿病患者的血糖控制：其中sitagliptin phosphate是一種二肽基肽酶4 (DPP-4)抑制劑，而metformin hydrochloride則屬於雙胍類的藥物。

2.Sitagliptin可遏阻DPP-4對腸泌素的水解作用，從而提高活性形態之GLP-1與GIP的血中濃度。透過提高活性腸泌素之濃度的作用，Sitagliptin可促進胰島素的釋出，並降低glucagon的濃度，且其作用具葡萄糖依賴性。

3.Metformin可降低肝臟的葡萄糖生成作用、降低小腸的葡萄糖吸收作用、並可提高周邊組織對葡萄糖的吸收與利用，從而改善患者的胰島素敏感性。

適應症 [衛核]適用於配合飲食和運動，以改善下列第二型糖尿病患者的血糖控制：已在接受sitagliptin和metformin合併治療者；或僅使用sitagliptin和metformin但控制不佳者；或已使用metformin與sulfonylurea合併治療，但控制不佳者；或已使用metformin與PPAR促進劑合併治療，但控制不佳者；或已使用metformin與胰島素合併治療，但控制不佳者。

用法用量 1.JANUMET的抗高血糖治療劑量應依據患者目前所接受的治療、有效性及耐受性予以個人化，但不超過sitagliptin最高每日建議劑量100mg以及metformin 2000mg。

2.JANUMET通常以每日兩次與食物併服的方式投予，漸進地提高劑量，藉以降低metformin的胃腸道(GI)副作用。

不良反應 1.使用JANUMET其不良事件的整體發生率與單獨使用metformin近似。

2.最常見於因使用metformin治療所致的預設不良反應(≥5%)為腹瀉、噁心/嘔吐、胃腸脹氣、腹部不適、消化不良、乏力及頭痛。

3.上市後經驗：過敏性反應，包括全身性過敏、血管水腫、皮疹、蕁麻疹及包括史蒂芬強森症候群的皮膚剝落狀況、上呼吸道感染、鼻咽炎。

醫療須知 1.JANUMET不可用於第一型糖尿病患者或用於治療糖尿病酮酸血症。

2.Metformin與sitagliptin已知主要都是經由腎臟排出體外。在開始使用JANUMET治療之前，應先進行腎功能評估並確定腎功能正常，之後並應至少每年評估一次。對預期可能會發生腎功能障礙的患者，尤其是老年患者，應更為頻繁地進行腎功能評估，如果出現腎功能損害的跡象，即應停用JANUMET。

3.為降低發生低血糖的風險，併用胰島素分泌刺激劑(例如sulfonylurea、meglitinide)的患者可能必須使用較低劑量的sulfonylurea或胰島素分泌刺激劑。

4.如果有發生過敏反應的可能，停用JANUMET併評估其他引發的可能因素，另以其他的糖尿病藥物替代治療。

5.應告誡患者在使用metformin期間不要過度飲酒，包括劇烈飲酒與長期飲酒，因為酒精會增強metformin hydrochloride對乳酸代謝的影響。此外，在進行任何的血管放射線顯影檢查及外科手術之前都應暫時停用metformin。

6.在卡路里攝取不足時、劇烈運動後未補充足夠的卡路里時、或在與其它降血糖藥物(如sulfonylureas與胰島素)或酒精併用期間，仍可能會發生低血糖。老年、身體衰弱、或營養不良的患者，以及併有腎上腺或腦下垂體功能不全或酒精中毒患者，特別容易發生低血糖反應。

7.合併使用可能會影響腎功能或metformin清除作用的藥物：合併使用可能會影響腎功能或造成明顯血液動力學變化或可能會干擾metformin清除作用的藥物時，如透過腎小管分泌作用排除的陽離子藥物，應謹慎用藥。

8.必須血管注射含碘顯影劑的放射線檢查(如靜脈尿路攝影、靜脈膽道攝影、血管攝影、以及使用血管顯影劑的電腦斷層(CT)掃瞄)

9.不論任何導因的心血管萎陷(休克)、急性充血性心臟衰竭、急性心肌梗塞、以及特徵為血氧量過低的其它疾病都會導致乳酸中毒，且可能也會導致腎前性氮血症。使用JANUMET治療的患者如果發生此類事件，則應立即停止用藥。

10.由於肝功能損害曾引發一些乳酸中毒病例，因此，JANUMET通常也應避免用於臨床或實驗室證據顯示併有肝病的患者。

11.病情在任何糖尿病療法的治療下達到穩定狀態的患者在遭遇如發燒、受傷、感染或手術等壓力事件時，都可能會發生血糖暫時失控的現象。在這種情況下，可能須停用JANUMET，並暫時性地投予胰島素。待急性事件解決後，可再重新開始使用JANUMET。

71712 Nesina Met 能適糖膜衣錠12.5毫克/1000毫克 ® (TAKEDA/賽特瑞恩) $13.5/T

Rx

每 T 含有：Alogliptin benzoate 17.0 MG；METFORMIN HCL (EQ TO METFORMIN HYDROCHLORIDE) 1000.0 MG

藥理作用 1.本藥結合兩種作用機轉不同而互補的降血糖藥物，可改善第二型糖尿病患者的血糖控制：alogliptin(DPP-4選擇性抑制劑)與metformin HCl(雙胍類藥物)。

2.Alogliptin為DPP-4抑制劑，可減緩腸泌素失去活性，提高其血液濃度，因此可降低第二型糖尿病患者空腹和餐後的血糖濃度。

3.Metformin為雙胍類藥物，可改善第二型糖尿病患者的葡萄糖耐受度，降低基礎和餐後血漿葡萄糖濃度。Metformin可降低肝臟的葡萄糖製造量、減少小腸對葡萄糖的吸收，透過增加周邊組織對葡萄糖的吸收和利用，進而改善胰島素敏感性。

適應症 [衛核]配合飲食和運動，以改善下列第二型糖尿病成人患者的血糖控制：1)已接受alogliptin與metformin合併治療者。2)單獨使用metformin(最高每日2000mg)或alogliptin，但血糖控制不佳者

用法用量 1.已接受alogliptin與metformin合併治療者，依據目前的alogliptin與metformin每日劑量，使用本藥每日兩次。

2.單獨使用metformin或alogliptin，但血糖控制不佳者，依據目前所使用之alogliptin或metformin每日劑量，可

使用本藥12.5mg/500mg或12.5mg/1000mg，一日兩次。

不良反應 發生率≥4%：上呼吸道感染、鼻咽炎、腹瀉、高血壓、頭痛、背痛、尿道感染。

醫療須知 1.接受本藥治療時，可能因metformin累積導致罕見但嚴重的乳酸性酸中毒併發症。

2.已知胰島素或磺脲類(sulfonylurea)等胰島素分泌促進劑會造成低血糖，因此與本藥併用時，可能需要降低胰島素或胰島素分泌促進劑的劑量，以降低發生低血糖的風險。

3.部分患者於重新啟用相同的藥物或不同的DPP-4抑制劑時會發生症狀復發。需考慮DPP-4抑制劑為導致嚴重的關節疼痛可能的原因之一，並且適時停藥。

4.告訴病人服用本藥時，若發生水泡或潰爛應回報醫療人員。若疑似有大疱性類天疱瘡，應停用本藥，並應考慮轉介給皮膚科醫師診斷及適當處置。

類似產品 Nesina Met 能適糖膜衣錠12.5毫克/500毫克 ®
(TAKEDA/賽特瑞恩) $13.5/T

71713 Trajenta Duo 糖倍平 膜衣錠 2.5/850 毫克 ® (DRAGENOPHARM/百靈佳殷格翰) $11.6/T

℞ 每 Tab 含有：LINAGLIPTIN 2.5 MG；METFORMIN HCL (EQ TO METFORMIN HYDROCHLORIDE) 850.0 MG

適應症 [衛核]與飲食控制及運動配合治療，藉以改善下列第2型糖尿病成人患者的血糖控制效果:(1)已在合併使用 linagliptin 與 metformin 治療且受到良好控制效果的患者、(2)單獨使用 metformin 未能達到適當控制效果的患者、以及(3)與 sulphonylurea 併用(亦即三重合併療法)，用於治療使用最高耐受劑量之 metformin 與 sulphonylurea 仍未能達到適當控制效果的患者。

用法用量 1. TRAJENTA DUO的劑量應根據有效性及耐受性進行個人化之調整，但不可超過最高建議劑量(2.5mg linagliptin/1000mg metformin hydrochloride，一天兩次)。

2.TRAJENTA DUO須一天兩次、於用餐時服用。劑量調整應採漸進式，以降低metformin引發的腸胃(GI)副作用。

3.建議的初始劑量：

ⓐ對於當前並未接受metformin治療的病患，初始劑量為2.5mg linagliptin/500mg metformin hydrochloride，一天兩次。

ⓑ對於當前正接受metformin治療的病患，其初始劑量為2.5mg linagliptin加上其當前使用的metformin劑量，一天兩次於用餐時服用(例如，目前正在接受metformin 1000mg[一天兩次]治療的病患，其初始劑量為2.5mg linagliptin/1000mg metformin。

ⓒ當前正接受linagliptin及metformin個別成分藥物治療的病患可轉用含相同劑量之兩種成分的TRAJENTA DUO。

醫療須知 1.若懷疑發生與metformin有關之乳酸酸中毒，應立即停止使用TRAJENTA DUO，並儘速住院接受一般的支持性治療措施。

2.若懷疑出現胰臟炎，請立即停止使用TRAJENTA DUO並開始實施適當的處置。

3.重度腎功能不全者併用linagliptin與胰島素時，低血糖症的發生率較高，因此，在與TRAJENTA DUO併用時，為降低低血糖症風險，可能必須降低胰島素促分泌劑或胰島素的劑量。

4.如果疑似出現嚴重過敏反應，包括急性過敏、血管水腫和鱗片狀脫落性皮膚疾病。請停用TRAJENTA DUO。

5.建議接受TRAJENTA DUO治療的病患應每年進行一次血液學參數測量；一旦出現任何明顯的異常狀況，皆應加以探究及處置。某些人(維他命B12或鈣之攝取或吸收不足 者)似乎較易出現維他命b12濃度低於正常值的狀況。對於這類病患，每二至三年進行一次血清B12濃度檢測可能有所幫助。

6.雙肽胜肽酶-4(DPP-4)抑制劑的上市後報告中曾有嚴重和造成行動不便之關節疼痛案例。這些病患是在開始用藥後第一天或幾年後發生關節疼痛案例。患者停藥後則可緩解症狀。部分患者於重新服用相同的藥物或不同的DPP-4抑制劑時症狀會復發。

7.告知病患，應通報在接受TRAJENTA DUO時出現的水泡或糜爛。若懷疑有大皰性類天皰瘡，應停止使用TRAJENTA DUO，考慮轉診皮膚科醫師並接受診斷及適當的治療。

§ 71.8 SGLT-2抑制劑

1.美國FDA已新增酮酸中毒及嚴重泌尿道感染(包括尿路敗血症及腎盂腎炎)之警語於所有含SGLT2抑制劑類藥品仿單，此二種不良反應皆可能導致病患需住院治療。

2.酮酸中毒：

i.SGLT2抑制劑並未被核准用於治療第一型糖尿病。

ii.處方SGLT2抑制劑前應考量病患是否具有容易引起酮酸中毒之病史，包括任何原因導致胰臟分泌之胰島素不足、熱量限制及酗酒。

iii.若病人出現嚴重代謝性酸中毒之症候及症狀(包括噁心、嘔吐、腹痛、全身倦怠及呼吸急促)，不論當時血糖值高或低，皆應評估酮酸中毒的可能性，因SGLT2抑制劑相關之酮酸中毒不良反應甚至可能出現在血糖值小於250mg/dL時。許多通報案例(尤其是第一型糖尿病患者)都因血糖值(小於250mg/dL)低於典型糖尿病酮酸血症之預期值，而未及時被發現導致延遲治療。

iv.當懷疑為酮酸中毒時，應停用SGLT2抑制劑並評估病患狀況採取適當的治療，包括給予胰島素、水分及碳水化合物的補充。

v.從一些通報案例發現容易引發酮酸中毒的因素包含：減少胰島素劑量、急性發熱性疾病、因疾病或手術而減少熱量攝取、胰臟疾病而有胰島素分泌不足之虞(如第一型糖尿病及胰臟炎或胰臟手術病史)和酗酒。

vi.可考慮監控SGLT2抑制劑使用者之酮酸中毒相關風險因素或數值，或在病人處於已知易引發酮酸中毒之臨床狀況下(如由於急性疾病或手術造成之長時間禁食)暫時停藥。

3.尿路敗血症及腎盂腎炎：

i.評估病患是否出現泌尿道感染之症候及症狀並及時給予治療。

ii.告知病患泌尿道感染相關之症候及症狀及提醒若出現前述症狀應立即就醫。

4.會陰部位的壞死性筋膜炎(Fournier's gangrene)：

使用SGLT2抑制劑後出現罕見但嚴重的生殖器及生殖器周圍感染的案例通報。此嚴重且罕見之皮膚組織細菌感染，稱為會陰部位的壞死性筋膜炎，亦稱為Fournier's gangrene。

a.如果出現任何生殖器或其周邊區域的壓痛、紅、腫，且發燒超過38℃或感覺不適，請立即就醫，因為這些症狀可能會迅速惡化。

b.每次醫師為您開立SGLT2抑制劑時，請再次閱讀病人用藥指南，以確認是否有此藥品相關之新訊息或警語及此藥品益處和風險之相關資訊。

c.醫療專業人員應注意事項：

i.若病人出現上述症狀，請評估Fournier's gangrene之可能性。

ii.一旦懷疑是Fournier's gangrene，如有需要，請立即使用廣效性抗生素和外科清創手術治療，並停用SGLT2抑制劑，密切監測血糖值，以提供適當的替代療法控制血糖。

美國FDA也發布有關第二型糖尿病藥品canagliflozin可能增加骨折風險及減少骨密度之安全警訊。

71801 CANAGLIFLOZIN

孕C 乳? 泄 糞/尿 T½ 10～13h

Rx 100 MG/錠劑(T);

商　名

Canaglu® ◎ (MITSUBISHI/台田) $26.6/T(100MG-PIC/S),

藥理作用 1.鈉-葡萄糖共同轉運蛋白2(sodium-glucose co-transporter 2；SGLT2)僅分布於近端腎小管，扮演將腎絲球過濾後的大部分葡萄糖再重新吸收回血液中的角色)。

2.Canagliflozin對SGLT2有選擇性抑制作用，會抑制腎臟的葡萄糖再吸收作用，藉此將血中過多的葡萄糖排泄至尿液中，發揮降低血糖的作用。

適應症 [衛核]1. 第二型糖尿病

2. 糖尿病腎病變 (巨量蛋白尿期)

用法用量 1.成人每日一次，於早餐前或早餐後口服canagliflozin 100mg。

2.病人的eGFR 如果持續低於30mL/min/1.73m²，不建議使用canagliflozin；canagliflozin禁止用於透析病人。

不良反應 1.主要的不良反應為無症狀低血糖、低血糖、頻尿、血中酮體增加、便秘等。

2.重大不良反應：①低血糖：併用其他糖尿病藥物時可能發生低血糖。②脫水(0.1%)。③酮酸中毒(頻率不詳)。④腎盂腎炎(0.1%)、外陰部及會陰部壞死性筋膜炎(Fournier氏壞疽)(頻率不明)、敗血症(頻率不明)。

醫療須知 1.使用本藥品時，必須向病人詳細說明低血糖的症狀及處理方式。尤其是與胰島素製劑、硫醯基尿素類(Sulfonylurea)或速效型促胰 島素分泌藥物併用時，可能會增加低血糖的風險。與該等藥物併 用時，應考慮減少胰島素製劑、硫醯基尿素類(Sulfonylurea)或速效型促胰島素分泌藥物的用量，以降低低血糖的風險。

2.本藥品的利尿作用可能導致多尿或頻尿的情形。因體液量可能減少，應指導病人適當地補充水分並小心觀察病人情形。

3.可能會發生泌尿道感染及生殖器感染，進而引發腎盂腎炎、外陰 部及會陰部壞死性筋膜炎(Fournier氏壞疽)、敗血症等嚴重感染，另外也可能發生陰道念珠菌感染等生殖器感染，必須特別注意是否有泌尿道感染或生殖器感染的症狀，若出現症狀，應給予適當的醫療處置，同時依症狀程度斟酌是否停藥。亦必須向病人說明有關泌尿道感染或生殖器感染的症狀及處理方式。

4.使用本藥品治療期間應定期檢測血糖，並確認藥品的療效，如以本藥品治療3個月後療效仍不足，應考慮改為其他治療方法。

5.本藥品可能導致血清肌酸酐(creatinine)上升或eGFR下降，canagliflozin會導致血管內容積不足，並可能造成腎功能不全。

6.本藥品的作用機轉是促進尿液中葡萄糖的排泄作用，即使血糖控制良好，仍可能因脂肪酸代謝亢進而出現酮中毒(ketosis)。

7.如為有排尿困難、無尿、寡尿或尿液滯留症狀的病人，必須優先矯治這些症狀，並考慮使用其他藥物治療。

8.可能引起低血糖症狀，所以對從事高處作業、開車等活動的病人投藥時必須特別小心。

9.美國FDA檢視新的臨床試驗數據，顯示本藥對心臟和腎臟相關的其他益處，因而核可其他適應症用途。2018年canagliflozin已核准用於第2型糖尿病合併心臟疾病之病人，以降低重大心臟相關事件的風險，例如心臟病發作、中風或死亡；2019年canagliflozin再核准用於第2型糖尿病合併糖尿病腎病變患者，以降低末期腎臟疾病、腎功能惡化、心臟相關的死亡及因心衰竭住院的風險。

71 糖尿病治療劑

71802 DAPAGLIFLOZIN

孕 C 乳 ? 泄 肝 T½ 12.9h

℞ 5 MG, 10 MG/錠劑(T);

商名

Forxiga® ◎ (ASTRAZENECA/阿斯特捷利康) $27/T(5MG-PIC/S), $27/T(10MG-PIC/S)

藥理作用

1.在近端腎小管表現的鈉一葡萄糖共同轉運蛋白2(SGLT2)，負責從人類腎小管腔再吸收大部分被過濾的葡萄糖。

2.Dapagliflozin是SGLT2的抑制劑。Dapagliflozin經由抑制SGLT2 減少被過濾的葡萄糖再吸收，和減低腎葡萄糖閾值，因此增加葡萄糖經由尿液排泄。

適應症

[衛核]1.第二型糖尿病：

(1)血糖控制：配合飲食和運動，以改善第二型糖尿病成人病人的血糖控制。

(2)預防心血管事件：用於具第二型糖尿病且已有心血管疾病(CVD)或多重心血管風險因子的成人病人時，可降低心衰竭住院的風險。

(3)預防腎臟病：降低慢性腎臟病(CKD)新發生或惡化的風險。

2.慢性腎臟病： 用於治療有惡化風險之慢性腎臟病的成人病人時，可降低持續性腎絲球過濾率(eGFR)下降、末期腎病(ESKD)、心衰竭住院和心血管死亡的風險。

3.心衰竭：用於心衰竭的成人病人時，可降低心血管死亡、心衰竭住院和心衰竭緊急就醫的風險。

用法用量

1.本藥可單獨使用亦可與metformin、sulfonylurea、thiazolidinedione、DPP-4抑制劑(併用或不併用metformin)、胰島素合併使用，做為附加於飲食控制及運動之外的治療藥物，藉以改善第二型糖尿病患的血糖控制效果。

2.本藥的建議起始劑量是5mg每天1次，早晨服用，隨餐或空腹服用皆可。在耐受本藥5mg每天1次的患者，需要額外血糖控制時，劑量可增至10mg每天1次。在血容量不足患者，建議在開始本藥前矯正這種情況。

3.建議在開始本藥治療前和治療期間定期評估腎功能。在eGFR低於60mL/min/1.73m²的患者，不應開始本藥。在有輕度腎功能不全患者(eGFR為60mL/min/1.73m²或更大)無須調整劑量。當eGFR持續地低於60mL/min/1.73m²，應停用本藥。

不良反應 1.常見：低血糖、生殖泌尿道黴菌及其他感染、尿量增加、排尿疼痛等。
2.嚴重不良反應：酮酸血症、嚴重泌尿道感染(包括尿敗血症及腎盂腎炎)。
3.其他：低血壓、血脂異常(低密度膽固醇上升)、噁心感、血容積比增加、血肌酸酐上升、eGFR下降、急性腎衰竭等。
4.Dapagliflozin另有高血磷、蕁麻疹、流感、鼻咽炎、膀胱癌及肌肉骨骼(背痛、四肢疼痛、骨折)等不良反應報告。

醫療須知 1.本藥導致血管內容積收縮。開始本藥治療後，可能發生症狀性低血壓，尤其是腎功能不全的患者(eGFR小於60mL/min/1.73m²)、老年患者或使用環利尿劑(loop diuretics)的患者。
2.本藥增加血清肌酸酐並減少eGFR。老年患者和腎功能不全患者可能對這些變化更敏感。
3.已知胰島素和胰島素分泌促進劑會導致低血糖。當與胰島素或胰島素分泌促進劑併用，本藥可能會增加低血糖風險。
4.本藥增加生殖器黴菌感染風險。有生殖器黴菌感染病史的患者更易發生生殖器黴菌感染，應適當地監測和治療。
5.使用本藥會發生LDL-C升高。
6.有活動性膀胱癌的患者，不應使用本藥。在有膀胱癌病史的患者，應考慮使用本藥的血糖控制效益與癌症復發未知風險。
7.美國FDA已新增酮酸中毒及嚴重泌尿道感染(包括尿路敗血症及腎盂腎炎)之警語於所有含SGLT2抑制劑類藥品仿單，此二種不良反應皆可能導致病患需住院治療。
8.Canagliflozin可能導致急性腎損傷之風險。
9.服用降血糖藥品SGLT2抑制劑canagliflozin和dapagliflozin可能增加急性腎衰竭之風險。

71 糖尿病治療劑

71803 EMPAGLIFLOZIN

孕 C 乳 - 泄 肝/糞 除 12.4h

Rx 10 MG, 25 MG/錠劑(T);

商 名 Jardiance® ◎ (ROTTENDORF/百靈佳殷格翰)
$28.4/T(10MG-PIC/S), $28.4/T(25MG-PIC/S)

藥理作用 1.Empagliflozin係一種SGLT2抑制劑。藉由抑制SGLT2，empagliflozin可減少腎臟對已過濾之葡萄糖的再吸收作用，並降低腎臟對葡萄糖再吸收的閾值，藉此增加尿糖排泄量。
2.Empagliflozin也可降低鈉的再吸收，增加鈉輸送至遠曲小管的程度；這可能會影響多種生理功能，如減緩心臟前負荷及後負荷，以及交感神經活動的向下調節。

適應症 [衛核]1.血糖控制：用於成人及10歲以上小兒之第二型糖尿病病人。
2.預防心血管事件：用於具第二型糖尿病且已有心血管疾病的成人病人時，可降低心血管原因死亡的風險。

用法用量 1.本藥的建議劑量為每日早上一次、每次10mg，可與食物一起服用，亦可空腹服用。當耐受性良好，劑量可提升至25mg。
2.本藥可單獨使用亦可與metformin、metformin併用sulfonylurea、pioglitazone(併用或不併用metformin)、胰島素(併用或不併用metformin及/或sulfonylurea)合併使用，做為附加於飲食控制及運動之外的治療藥物，藉以改善第二型糖尿病患的血糖控制效果。
3.腎絲球過濾率估計值低於45ml/min/1.73m²的病患，並不建議服用本藥。

不良反應 1.發生機率≥2%：泌尿道感染、生殖器黴菌感染、上呼吸道感染、排尿增加、血脂異常、關節痛、噁心。
2.發生機率<2%：體液容量減少(低血壓、脫水等)(但於心衰竭病人發生率≥2%)。
3.發生機率無統計但為嚴重不反應：酮酸中毒、會陰部壞死性筋膜炎(弗尼爾氏壞疽)、過敏反應、尿路敗血症與腎盂腎炎、急性腎功能惡化。

醫療須知 1.本藥可引發血管內容量減少。開始使用本藥時有可能發生低血壓症狀。
2.本藥會提高血清肌酸酐並降低腎絲球過濾率。使用本藥時腎功能惡化的風險，在老年和中度腎功能不全患者中較高。
3.胰島素與胰島素促泌劑已知都可能引發低血糖。本藥與胰島促泌劑(例如，磺醯尿素類藥物)或胰島素併用時，低血糖的發生風險較高。
4.本藥可能會提高生殖器黴菌感染的發生率。過去有慢性或復發性生殖器黴菌感染病史的病患，會有較高的機會發生生殖器黴菌感染。
5.本藥可能會提高泌尿道感染的發生率，請以適當方式進行監測及治療。
6.使用本藥時可能發生LDL-C上升的現象，請以適當方式進行監測及治療。
7.美國FDA已新增酮酸中毒及嚴重泌尿道感染(包括尿路敗血症及腎盂腎炎)之警語於所有含SGLT2抑制劑類藥品仿單，此二種不良反應皆可能導致病患需住院治療。

71804 ERTUGLIFLOZIN L-PGA

℞ 5 MG, 19.431 MG/錠劑(T);

商名 Steglatro® ◎ (SCHERING-PLOUGH/默沙東) $27.5/T(5MG-PIC/S)

藥理作用 1.Ertugliflozin是一種SGLT2抑制劑。
2.透過抑制SGLT2的作用，ertugliflozin可降低腎臟對過濾後之葡萄糖的再吸收作用，並可降低腎臟的葡萄糖閾值，因此會升高尿液葡萄糖排泄量。

適應症 [衛核]適用於配合飲食控制及運動，以改善第二型糖尿病成人病人的血糖控制。

用法用量 1.本藥的建議起始劑量為每日早上一次，每次5mg，可與食物一起服用，亦可空腹服用。
2.如果需要額外的血糖控制效果，或可將劑量提高至15mg每日一次的最高建議劑量。

不良反應 1.常見不良反應：男、女性生殖器黴菌感染、泌尿道感染、頭痛、陰道搔癢、排尿增加、鼻咽炎、背痛、體重減輕、口渴。
2.其他罕見的不良反應：血容量流失、酮酸中毒、腎功能損害、下肢截肢、低血糖。

醫療須知 1.本藥會導致血管內血容量縮減。因此，開始使用本藥後可能會發生有症狀的低血壓。
2.在開始使用本藥之前，應考慮病人病史中可能較易發生酮酸中毒的因素，包括任何原因引起的胰臟胰島素缺乏、熱量攝取限制、以及酗酒。
3.本藥會導致血管內血容量縮減，並可能會導致腎功能損害。
4.應評估病人是否出現泌尿道感染的徵兆與症狀，如有需要，應及時治療。
5.應監視接受本藥治療的病人是否出現侵犯下肢的感染(包括骨髓炎)的徵兆與症狀、新的疼痛或壓痛、瘡腫(sores)或潰瘍，如果發生這些併發症，應停用本藥。
6.與本藥併用時，可能須使用較低劑量的胰島素或胰島素分泌促進劑，以降低發生低血糖的風險。
7.本藥會升高發生生殖器黴菌感染的風險。
8.使用本藥時可能會發生與劑量相關的LDL-C升高的現象。

71805 Glyxambi 糖順平膜衣錠10/5毫克® (BOEHRINGER INGELHEIM/百靈佳殷格翰) $34.6/T

℞ 每 T 含有：Empagliflozin 10.0 MG；LINAGLIPTIN 5.0 MG

藥理作用 1.GLYXAMBI結合2種作用機轉互補的降血糖藥物，可改善第二型糖尿病人的血糖控制：empagliflozin(鈉-葡萄糖共同運送蛋白[SGLT2]抑制劑)及linagliptin(雙肽胜肽酶-4[DPP-4]抑制劑)。
2.Empagliflozin是一種SGLT2抑制劑。藉由抑制SGLT2，empagliflozin可減少腎臟對已過濾之葡萄糖的再吸收作用，降低腎臟的葡萄糖閾值，進而增加尿糖排泄量。
3.Linagliptin是一種DPP-4抑制劑，而DPP-4是分解腸泌素荷爾蒙類升糖素胜肽1(GLP-1)和葡萄糖依賴型促胰島素多肽(GIP)的酵素。因此，linagliptin可使活性腸泌素荷爾蒙的濃度增高，在葡萄糖依賴性的狀態刺激胰島素的釋出，並降低循環中的升糖素濃素。GLP-1與GIP皆可增加胰島素的生合成以及從胰臟β細胞的分泌。此外，GLP-1亦可降低胰臟α細胞的升糖素分泌，而使肝臟的葡萄糖輸出量降低。

適應症 [衛核] GLYXAMBI錠劑適用於配合飲食控制及運動，以改善下列第二型糖尿病人者的血糖控制：使用metformin合併empagliflozin或linagliptin未能達到適當血糖控制者；或已在使用empagliflozin及linagliptin合併治療者。
Empagliflozin用於具第二型糖尿病且已有心血管疾病的成人病人時，可降低心血管原因死亡的風險。然而，本品糖順平用於具第二型糖尿病且已有心血管疾病的成人病人時，其降低心血管原因死亡的風險的有效性尚未被建立。

用法用量 GLYXAMBI的建議劑量為每日早上一次、每次10mg empagliflozin/5mg linagliptin，可與食物一起服用，亦可空腹服用。GLYXAMBI耐受良好的病人，劑量可增加至每日一次25mg empagliflozin/5mg linagliptin。

不良反應 1.發生率≥5%：泌尿道感染、鼻咽炎、上呼吸道感染。
2.發生率≥2%：女性生殖器黴菌感染、排尿增加、血脂異常、關節痛、男性生殖器黴菌感染、噁心、口渴、腹瀉、咳嗽。

醫療須知 1.若懷疑出現胰臟炎，請立即停止使用GLYXAMBI並開始給予適當的治療。目前仍不瞭解有胰臟炎病史之病人使用GLYXAMBI，是否會增加發生胰臟炎的風險。
2.心臟衰竭風險高的患者在開始治療前，應考慮GLYXAMBI的風險與效益。如果發生心臟衰竭，應依照現行標準照護治療法評估與治療，並考慮停用。
3.開始使用GLYXAMBI前，請先評估是否有血管內容量減少的狀況，並於適當時矯治該狀態。應監測開始接受治療後是否出現低血壓的徵象和症狀。
4.GLYXAMBI治療之前應先評估腎功能，並在之後定期進行監測。
5.SGLT2抑制劑的治療會提高泌尿道感染的風險。請評估患者是否有泌尿道感染的徵象和症狀，並於必要時立即給予治療。
6.與GLYXAMBI併用時，可能須降低胰島素促泌劑或胰島素的劑量，以減少低血糖症的風險。
7.Empagliflozin可能會提高生殖器黴菌感染的風險。過去有慢性或復發性生殖器黴菌感染病史的病人，會有較高的機會發生生殖器黴菌感染。應視情況監測及治療。
8.若懷欵出現嚴重過敏反應，請立即停用GLYXAMBI，並改用其他的糖尿病治療。
9.雙肽胜肽酶-4(DPP-4)抑制劑的上市後報告中曾有嚴重和行動不便之關節疼痛的案例。

類似產品 Glyxambi 糖順平膜衣錠25/5毫克 ® (BOEHRINGER INGELHEIM/百靈佳殷格翰) $34.6/T

71806 Jardiance Duo 恩美糖膜衣錠12.5/1000毫克 ® (BOEHRINGER INGELHEIM/百靈佳殷格翰) $15.1/T

Rx 每 Tab 含有：Empagliflozin 12.5 MG；METFORMIN HCL (EQ TO METFORMIN HYDROCHLORIDE) 1000.0 MG

藥理作用 1.本藥併用兩種作用機轉互補的降血糖藥物，可用於改善第二型糖尿病患者的血糖控制：第二型鈉-葡萄糖轉運通道(SGLT2)抑制劑empagliflozin，與biguanide類藥物metformin。
2.Empagliflozin係一種SGLT2抑制劑。藉由抑制SGLT2，empagliflozin可減少腎臟對已過濾之葡萄糖的重吸收作用，並降低腎臟對葡萄糖的閾值，藉此提升尿糖排泄量。
3.Metformin能減少肝臟葡萄糖的生成、降低腸道對葡萄糖的吸收，並可藉由增加周邊組織對葡萄糖的吸收和利用而改善胰島素敏感性。不同於磺醯尿素類藥物。

適應症 [衛核] 1.適用於單用metformin或empagliflozin時血糖控制不佳，或早已同時接受metformin及empagliflozin合併治療而狀況穩定者的10歲以上第二型糖尿病病人，在飲食與運動外，做為改善血糖之輔助治療。
2.Empagliflozin用於具第二型糖尿病且已有心血管疾病的成人病人時，可降低心血管原因死亡的風險。然而，本品恩美糖用於具第二型糖尿病且已有心血管疾病的成人病人時，其降低心血管原因死亡的風險的有效性尚未被建立。

用法用量 1.針對體液容量減少且先前未接受empagliflozin治療的病患，建議在開始服用本藥前先矯正此一狀況。
2.請根據病患治療現況調整本藥的初始劑量：ⓐ對於正在接受metformin治療的病患，請換成內含empagliflozin 5mg及與近似本藥之metformin hydrochloride每日總劑量；ⓑ對於正在接受empagliflozin治療的病患，請換成內含metformin hydrochloride 500mg及近似本藥之empagliflozin每日的總劑量；ⓒ對於已同時接受empagliflozin和metformin治療的病患，請換成本藥各成分所含皆與原來相同的每日總劑量。
3.請一天兩次隨餐服用本藥；劑量調升應逐步以減少metformin hydrochloride引起的腸胃副作用。
4.應根據有效性及耐受性調整劑量，但不可超過最過建議每日劑量(metformin hydrochloride為2000mg，empagliflozin為25mg。

不良反應 重要不良反應：乳酸酸中毒、低血壓、酮酸中毒、急性腎臟損傷及腎功能不全、尿路敗血症與腎盂腎炎、併用胰島素與胰島素促泌劑時發生的低血糖、生殖器黴菌感染、維生素B_{12}缺乏、低密度脂蛋白膽固醇(LDL-C)上升。

類似產品
Jardiance Duo 恩美糖膜衣錠12.5/500毫克 ® (BOEHRINGER INGELHEIM/百靈佳殷格翰) $15.1/T
Jardiance Duo 恩美糖膜衣錠5/1000毫克 ® (BOEHRINGER INGELHEIM/百靈佳殷格翰) $15.1/T
Jardiance Duo 恩美糖膜衣錠5/850毫克 ® (BOEHRINGER INGELHEIM/百靈佳殷格翰) $15.1/T
Jardiance Duo 恩美糖膜衣錠12.5/850毫克 ® (BOEHRINGER INGELHEIM/百靈佳殷格翰) $15.1/T
Jardiance Duo 恩美糖膜衣錠5/500毫克 ® (BOEHRINGER INGELHEIM/百靈佳殷格翰) $15.1/T

71807 Qtern 控糖穩膜衣錠5毫克/10毫克® (ASTRAZENECA/阿斯特捷利康) $33.1/T

Rx 每 T 含有:Dapagliflozin propanediol monohydrate 12.3 MG;SAXAGLIPTIN 5.0 MG

藥理作用 1.本藥合併兩種降血糖藥物，改善第二型糖尿病病人的血糖控制：鈉-葡萄糖共同轉運蛋白-2(SGLT-2)抑制劑dapagliflozin，和雙肽胜肽酶-4(DPP-4)抑制劑saxagliptin。
2.Dapagliflozin是一種SGLT-2抑制劑。Dapagliflozin經由抑制SGLT-2，減少被過濾的葡萄糖再吸收，和減低腎葡萄糖閾值，因此增加葡萄糖的尿液排泄。
3.Saxagliptin是一種競爭性DPP-4抑制劑，在第二型糖尿病病人中使腸泌素失去活性的速度減緩，從而增加其在血液中的濃度，依葡萄糖濃度多寡而降低空腹及餐後血糖。

適應症 [衛核] 適用於18歲和以上的成年第二型糖尿病病人:
- 當metformin和Qtern中之單一成分無法達到充分的血糖控制時，以改善血糖控制，
- 已使用dapagliflozin和saxagliptin的自由組合治療時。

用法用量 b.1.本藥的建議劑量為每日一次口服一錠10mg dapagliflozin/5mg saxagliptin錠劑，在早晨隨餐或空腹服用。
2.請勿將本藥錠劑分開或切開。

不良反應 1.常見不良反應：上呼吸道感染、尿路感染、血脂異常、頭痛、腹瀉、背痛、生殖器感染、關節痛。
2.高≥1%的不良反應，包括排尿增加以及排尿不適。
3.此外，還有低血糖(1.6%)、生殖器黴菌感染(3%)、尿路感染(5.7%)、血容量不足(0.4%)。

醫療須知 1.開始服用本藥之後，要仔細觀察病人有無胰臟炎的症狀和徵象。如果懷疑是胰臟炎，要迅速停用本藥，且應開始適當的處置。
2.如果發生心衰竭，評估並按照目前的照護標準治療，且考慮停用本藥。
3.Dapagliflozin會造成血管內容積縮減。開始本藥後可能會發生有症狀低血壓，尤其是腎功能不全的病人(eGFR<60mL/min/1.73m²)、老年病人或使用環利尿劑的病人。
4.服用dapagliflozin的病人，曾發生致命的酮酸中毒案例。本藥不應用於治療第一型糖尿病病人。
5.急性腎損傷及腎功能不全：SGLT2抑制劑可能導致血管內容積下降、增加血清肌酸酐、降低eGFR。其造成急性腎損傷之風險因子包括高齡、腎功能不全、血容量不足、充血性心臟衰竭和併用藥物(利尿劑、ACEIs、ARBs、NSAIDs)等，治療期間應監測病人有無急性腎損傷症狀。
6.尿路敗血症、腎盂腎炎及生殖器黴菌感染：使用SGLT2抑制劑會增加尿路感染及生殖器黴菌感染風險。
7.過敏反應及大皰型類天皰瘡：開始治療的前3個月內應特別注意是否出現過敏、血管性水腫、剝落性皮膚病和大皰型類天皰瘡。
8.嚴重和導致無法行動的關節痛：DPP-4抑制劑的上市後報告中曾有嚴重和造成行動不便之關節疼痛案例。這些病人在開始用藥後第一天或幾年後發生關節疼痛症狀。停藥可緩解症狀。

71808 Steglujan 釋糖健15/100毫克膜衣錠® (SCHERING-PLOUGH/默沙東)

Rx 每 Tab 含有:Ertugliflozin L-PGA 19.431 MG;SITAGLIPTIN PHOSPHATE(AS MONOHYDRATE PHOSPHATE SALT) 128.5 MG

藥理作用 1.STEGLUJAN係由兩種作用機轉互補的抗高血糖藥物組合而成，可用於改善第二型糖尿病病人的血糖控制效果：其中的ertugliflozin是一種SGLT2抑制劑，而sitagliptin phosphate則是一種DPP-4抑制劑。
2.Ertugliflozin是一種SGLT2抑制劑。透過抑制SGLT2的作用，ertugliflozin可降低腎臟對過濾後之葡萄糖的再吸收作用，並可降低腎臟的葡萄糖閾值，因此會升高尿液葡萄糖排泄量。
3.Sitagliptin可提高活性腸泌素的濃度及延長其作用，從而以具葡萄糖依賴性的模式增強胰島素釋出作用及降低循環中的昇糖素濃度。

適應症 [衛核] 適用於配合飲食控制及運動，以改善下列第二型糖尿病成人病人的血糖控制：使用metformin合併ertugliflozin或sitagliptin未能達到適當血糖控制者；或已使用ertugliflozin及sitagliptin合併治療者

用法用量 1.STEGLUJAN的建議起始劑量為5mg ertugliflozin/100mg sitagliptin每日一次，於晨間服用，可與食物併服，亦可不與食物併服。
2.對可耐受STEGLUJAN的病人，如果需要額外的血糖控制效果，或可將劑量提高至15mg ertugliflozin/100mg sitagliptin每日一次的最高建議劑量。
3.對原先使用ertugliflozin治療並準備轉換成STEGLUJAN的病人，ertugliflozin的劑量可維持不變。

不良反應 1.常見不良反應：女性生殖器黴菌感染、男性生殖器黴菌感染、泌尿道感染、頭痛、陰道搔癢、排尿增加、鼻咽炎、背痛、體重減輕、口渴。
2.還有發生血容量流失相關不良反應(如脫水、姿勢性暈眩、暈厥前兆、暈厥、低血壓、以及姿勢性低血壓、酮酸中毒，可能會發生腎臟相關不良反應(如急性腎損傷、腎功能損害、急性腎前性腎衰竭)。
3.其他的不良反應：低血糖、生殖器黴菌感染、低密度脂蛋白膽固醇(LDL-C)升高、血紅素升高、血磷升高、過敏反應。

醫療須知 1.在開始使用STEGLUJAN之後，應仔細觀察病人是否出現胰臟炎的徵兆與症狀。
2.開始使用STEGLUJAN後可能會發生有症狀的低血壓。
3.如果懷疑發生酮酸中毒，應停用STEGLUJAN，對病人進行評估，並立即施行治療。
4.STEGLUJAN會導致血管內血容量縮減，並可能會導致腎功能損害。
5.在接受含有SGLT2抑制劑之藥物治療的病人中，曾有發生須住院治療之嚴重泌尿道感染(包括尿路性敗

血症與腎盂腎炎)。
6.應監視接受STEGLUJAN治療的病人是否出現侵犯下肢的感染(包括骨髓炎)的徵兆與症狀。
7.在治療期間亦應觀察這些病人是否出現心臟衰竭的徵兆與症狀。
8.Ertugliflozin(STEGLUJAN的成分之一)與胰島素及/或胰島素分泌促進劑併用可能會升高發生低血糖的風險。
9.Ertugliflozin(STEGLUJAN的成分之一)會升高發生生殖器黴菌感染的風險。
10.如果懷疑發生過敏反應，應停用STEGLUJAN。
11.使用ertugliflozin(STEGLUJAN的成分之一)時可能會發生與劑量相關的LDL-C升高的現象。
12.在使用DPP-4抑制劑的病人中，曾有發生嚴重及行動不便之關節痛。

類似產品 Steglujan 釋糖健5/100毫克膜衣錠 ® (SCHERING-PLOUGH/默沙東) $33.9/T

71809 Xigduo XR 釋多糖持續性藥效膜衣錠10毫克/1000毫克 ® (ASTRAZENECA/阿斯特捷利康) $27/SR

℞ SR每 Tab 含有：Dapagliflozin propanediol monohydrate 6.15 MG；METFORMIN HYDROCHLORIDE WITH 0.5% MAGNESIUM STEARATE 1005.04 MG

藥理作用 1.XIGDUO XR結合了兩種作用機制互補的降血糖藥，改善第二型糖尿病患者的血糖控制：一為dapagliflozin，是一種鈉-葡萄糖協同轉運蛋白2(SGLT2)抑制劑，另一為metformin hydrochloride，是一種biguanide類藥物。
2.Dapagliflozin是SGLT2的抑制劑。通過抑制SGLT2，dapagliflozin 減少已過濾葡萄糖的再吸收和減低葡萄糖腎閾值，因此增加尿糖排泄。
3.Metformin能減少肝臟葡萄糖生成、減少腸道的葡萄糖吸收，並藉由增加周邊葡萄糖的攝取和利用，從而改善胰島素的敏感性。

適應症 [衛核] 適用於配合飲食和運動，以改善以下第二型糖尿病成人病人的血糖控制：已在接受dapagliflozin 和 metforminhydrochloride(HCl)合併治療者，或使用metformin但控制不佳者。
用於具第二型糖尿病且已有心血管疾病(CVD)或多重心血管風險因子的成人病人時，dapagliflozin可降低心衰竭住院的風險。

用法用量 1.XIGDUO XR應該每天服用一次，於早晨與食物併服，採漸進方式調高劑量，以減少metformin引起的胃腸副作用。
2.XIGDUO XR錠必須整粒吞服，切勿磨碎、切割或嚼碎。XIGDUO XR錠中無活性的成分有時會以柔軟的含水塊狀物從糞便中排出，形狀類似原錠。
3.劑量可根據有效性和耐受性調整，但不可超過dapagliflozin 10mg和metformin HCl 2000mg的每日最大建議劑量。
4.原先在晚上服用metformin XR的患者，應先跳過最後一次劑量，再開始服用XIGDUO XR。

不良反應 發生率≥2%：女性生殖器真菌感染、鼻咽炎、尿路感染、腹瀉、頭痛、男性生殖器真菌感染、流感、噁心、背痛、頭暈、咳嗽、便秘、血脂異常、咽炎、排尿增加、排尿不適。

醫療須知 1.接受XIGDUO XR治療的患者若被確診或強烈懷疑發生乳酸中毒，建議立即進行血液透析，以矯正酸中毒和排除蓄積在體內的metformin。
2.Dapagliflozin會導致血管內容積收縮。開始dapagliflozin治療後，可能會發生症狀性低血壓。開始XIGDUO XR治療前，應先評估並矯正血容量狀態。
3.使用XIGDUO XR治療而呈現與嚴重代謝性酸中毒相符之徵兆與症狀的患者，不論血糖值如何，皆須就酮酸中毒進行評估，因為即使血糖值低於250mg/dL，酮酸中毒仍然可能伴隨XIGDUO XR而來。如果懷疑是酮酸中毒，應停用XIGDUO XR，評估患者並立即開始治療。酮酸中毒的治療可能需要注射胰島素，補充液體和碳水化合物。
4.Dapagliflozin增加血清肌酸酐，降低eGFR。老年患者和腎功能不全的患者可能比較容易受到這些變化的影響。開始使用XIGDUO XR後可能發生與腎功能有關的不良反應。
5.使用SGLT2抑制劑治療會增加尿路感染的風險。如有需要，評估患者有無泌尿道感染的徵兆和症狀，並且及時治療。

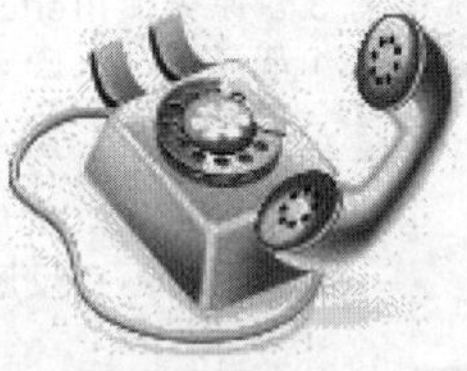

§71.9 其它

最新資訊：

世界衛生組織(WHO)旗下國際癌症研究中心7月將把世上最常見的甜味劑阿斯巴甜(Aspartame)列入可能致癌物。(2023/06/29)

71901 BECAPLERMIN

孕C 乳 -

Rx 0.1 MG/凝膠劑(Gel);

商　名

Regranex® ◎ (OMJ/嬌生)

藥理作用 1.本藥含有becaplermin，為一種重組人類血小板源生長因子。Becaplermin為一homodimer，其合成是經由DNA重組科技藉由插入血小板生長因子的B鏈之基因於酵母菌、saccharomyces cerevisiae而製成的。

2.Becaplermin的分子重量約為30KD，是由兩條相同的聚胜肽鏈組成(每條胜肽鏈係由109個胺基酸組成)，這兩條胜肽鏈係藉由雙硫鍵連結在一起。

3.Becaplermin的生物活性與人體自然生成血小板源生長因子相同，能促進與傷口修復有關的細胞化學觸覺補強及細胞增殖。

4.以動物傷口作試驗發現becaplermin的主要作用是加強肉芽組織的形成。

適 應 症 **[衛核]促進全層糖尿病潰瘍小於或等於5CM傷口的癒合。**

用法用量 1.本藥為完善傷口照護計劃的一部份，該計劃包括初期潰瘍部位之清創、必要時後續的清創、避免潰瘍部位著力法及傷口感染出現時之全身治療。

2.每日一次使用乾淨的塗藥工具(如藥用棉)於潰瘍部位塗上薄薄的一層，隨後該塗藥部位須蓋上濕潤(可用生理食鹽水浸潤過)的繃帶。約12個小時後用生理食鹽水輕輕沖洗傷口以去除殘留的凝膠，此次不需使用本藥，僅在傷口上蓋上一片濕潤的繃帶。

3.每日重覆上述步驟塗抹一次於潰瘍部位，直到傷口完全癒合。

4.已有證據顯示，若以本藥治療八星期後傷口面積縮小的比例未30%時，傷口完全癒合之可能性較低。

不良反應 至今已被分析的各項研究指出本藥具良好耐受性。接受本藥、安慰劑凝膠或僅接受完善傷口照護的患者，他們發生與潰瘍相關副作用(特別是感染、蜂巢組織炎或骨髓炎)的比率相近。使用本藥患者在塗藥部位不會發生肥大性瘢痕，也不會產生becaplermin之中和性抗體。以健康自願者作試驗，局部投與本藥於正常皮膚或有擦傷的皮膚不會引起不適，也不會引發過敏現象。

醫療須知 **1.本藥用於兒童及未滿十八歲青少年的安全性及有效性尚未建立。**

2.影響全身性生長因子可能性：以動物及人類為試驗對象，雖然自局部塗藥部位發生becaplermin全身性吸收的可能性不高，已知患有惡性腫瘤的患者使用本藥仍須謹慎。

3.本藥懷孕危險分級為C級，不建議給孕婦使用。

4.本藥不應與其他局部性藥物一起使用於潰瘍部位。

5.通常使用本藥10星期潰瘍大小可減少30%，20星期後可完全癒合。

71902 FINERENONE MICRONIZED

孕X 乳 - 泄 肝 T½ 2～3h

Rx 10 MG, 20 MG/錠劑(T);

商　名

Kerendia® (BAYER/拜耳)

藥理作用 1.Finerenone是礦物性皮質素受體(MR)的非類固醇選擇性拮抗劑，MR可被醛固酮和皮質醇活化並調節基因轉錄。

2.Finerenone在上皮(例如腎臟)和非上皮(例如心臟和血管)組織中阻斷MR介導的鈉再吸收和MR過度活化。MR過度活化被認為與纖維化和發炎有關。

3.Finerenone對MR具有很高的效價和選擇性，對雄性素、黃體素、雌激素和糖皮質素受體則沒有相關親和力。

適 應 症 **[衛核]用於患有第二型糖尿病(T2D)相關的慢性腎臟病(CKD)成年病人，可降低持續性腎絲球過濾率(eGFR)下降、末期腎病(ESKD)、心血管死亡、非致命性心肌梗塞以及因心衰竭住院的風險。**

用法用量 1.若病人血清鉀濃度≤4.8mEq/L，可以按照(如下表)起始劑量開始治療。

若病人血清鉀濃度>4.8至5.0mEq/L之間，可以考慮開始治療，但應根據病人狀況及血清鉀濃度於開始治療四週之內額外進行血清鉀濃度檢驗。

eGFR (mL/min/1.73m²)	起始劑量
≥ 60	每天 1 次 20 毫克
≥ 25 至 < 60	每天 1 次 10 毫克
< 25	不建議

2.本藥目標每日劑量為20毫克。
3.開始治療4週後測量血清鉀濃度並調整劑量(如下表)；若病人血清鉀濃度>4.8至5.0mEq/L，則可考慮開始本藥治療，但應根據臨床判斷以及血清鉀濃度在開始治療的4週內進行額外血清鉀監測。

		目前 Kerendia 劑量	
		每天 1 次 10 毫克	每天 1 次 20 毫克
目前血清鉀濃度 (mEq/L)	≤ 4.8	增加劑量至每天 1 次 20 毫克（若 eGFR 相較於前一次的測量已降 30% 以上，則維持 10 毫克劑量）	維持每天 1 次 20 毫克
	> 4.8 ~ 5.5	維持每天 1 次 10 毫克	維持每天 1 次 20 毫克
	> 5.5	停止服用本藥。重新測量血清鉀濃度（如果血清鉀濃度 ≤ 5.0 mEq/L，考慮以每日 1 次 10 毫克重新開始）	停止服用本藥。重新測量血清鉀濃度（如果血清鉀濃度 ≤ 5.0 mEq/L，重新以每日 1 次 10 毫克重新開始）

不良反應 高血鉀症、低血壓、低血鈉症。

醫療須知 1.本藥可能導致高血鉀症。
2.腎功能惡化會增加高血鉀症的風險，應根據標準實務視需要對腎臟功能持續進行監測。
3.由於中度肝功能不全(Child Pugh B)病人的finerenone暴露量增加，應評估進行額外血清鉀監測，並依據病人特徵調整監測。
4.使用本藥治療併用中度CYP3A4抑制劑(例如：erythromycin、verapamil)及弱效CYP3A4抑制劑(例如：amiodarone、fluvoxamine)，可能增加finerenone暴露量。
5.由於預期顯著降低finerenone血漿濃度，導致減少治療效果，避免併用本藥及強效CYP3A4誘導劑(例如：rifampicin、carbamazepine、phenytoin、phenobarbital、金絲桃)或中度CYP3A4誘導劑(例如：efavirenz)。

71903 GLUCAGON

孕 B 乳 ? 泄 肝/腎 半 3～10m

℞ 1 MG/ML/注射劑(I);

商　名 Glucagen® ◎ (NOVO NORDISK/諾和諾德) $798/I(1MG/ML-PIC/S-1ML)

藥理作用 加速cyclicAMP的合成，增加phosphorylase活性，引起糖原質分解反應和增加血糖濃度。抑制肝醣的合成酶，促進胺基酸吸收入肝中，並刺激肝臟的糖質新生反應。對心臟的作用和catecholamine相同，即增加收縮的速度及強度。

適應症 [衛核]治療上的適應症：
GlucaGen是用於使用胰島素治療糖尿病之兒童及成人所致之嚴重低血糖。
診斷上的適應症：
用於成人消化道內視鏡檢及放射線顯影術。
用於評估胰島β-細胞分泌功能。
[非衛核](1)克服β阻斷劑quinidine三環抗憂鬱劑所引起的心血管急症。(2)胃，十二指腸，小腸及結腸的輻射檢查時，當作診斷輔助劑，可產生胃腸的低張力。

用法用量 1.低血糖反應－0.5~1mg，皮下，肌注或靜注，若反應沒有發生，可重覆1次或2次，每隔20分1次。

2.胰島素休克治療–在昏迷後1時，皮下，肌注或靜注0.5~1mg。若15~25分內沒有反應，可重覆。

3.診斷輔助劑－0.25~2mg，靜注或肌注。

不良反應 偶有-噁心，嘔吐，過敏反應、高血糖、低血鉀；嚴重者-Stevens Johnson症候群。

醫療須知 1.Glucagon是一種蛋白質的物質，注射時要留意可能發生過敏反應。

2.Glucagon溶液不能和含有鈉，鉀或氯化鈣的溶液混合，因為會發生沈澱。Glucagon在dextrose溶液，不發生沈澱。

71904 GUAR GUM

℞ 5 GM/顆粒劑(Gr);

商　　名 Nisan®（強生）

適 應 症 [衛核]糖尿病治療之輔助劑。

用法用量 糖尿病：每天三次，每次5gm，在進餐時服用。

高血脂症：每天二至五次，每次5gm，在進餐時共服用。

不良反應 有些患者初用時偶有脹氣或下痢。

醫療須知 1.用於需靠insulin或口服降血糖藥之糖尿病患者，開始時務必觀測血糖含量，以防萬一血糖過少現象發生。

2.於高血脂症者，開始時須每月觀測血中膽固醇含量。

71905 Fespixon 速必一 乳膏®（中化/合一）$9800/Cre (15.0 GM-PIC/S)

℞ 每 gm 含有：CENTELLA ASIATICA EXTRACT 10.0 MG；Plectranthus amboinicus extract-F4 2.5 MG

成　　分 含有1.25%到手香萃取物(PA-F4,0.25%)與積雪草萃取物(S1,1%)。由植物萃取而成，乳膏外觀為黃綠色至淡綠色，供局部使用。

藥理作用 1.本藥含有1.25%到手香萃取物PA-F4與積雪草萃取物S1。

2.到手香具有抗菌、抗發炎作用

3.積雪草具有促進膠原蛋白生成、血管新生、抗氧化等幫助表皮細胞上皮化，加速傷口癒合作用。

4.本藥經由抑制發炎反應及活化特定趨化因子，改變慢性傷口的巨噬細胞極化作用，將傷口潰瘍由M1型巨噬細胞為主之傷口微環境，轉化為M2型巨噬細胞為主之傷口微環境。

5.M2型巨噬細胞可以透過(1)調控VEGF促進血管新生，增加血液流量；(2)影響TGF誘導產生組織再生之幹細胞到達患部，促使纖維母細胞增生；(3)透過羥脯氨酸合成膠原蛋白，產生胞外基質沉積，使傷口達到完全癒合。

6.本藥之作用機轉為抑制M1型巨噬細胞，並活化M2型巨噬細胞，重塑傷口微環境M1、M2型巨噬細胞平衡，調控傷口之發炎期進入增生期，達到傷口潰瘍癒合的目的。

適 應 症 [衛核] 糖尿病足部傷口潰瘍。

用法用量 本藥於患部每日塗抹兩次，須完全覆蓋傷口。塗抹藥膏後以紗布覆蓋傷口潰瘍區域，並儘量保持患部通風，直至潰瘍完全癒合。

不良反應 皮膚潰瘍(11.5%)、蜂窩性組織炎(6.6%)、上呼吸道感染(4.9%)、高血壓(2.5%)、濕疹、高尿酸血症、給藥部位周圍腫脹發熱、接觸性皮膚炎、紅斑、皮疹、傷口併發症、金黃色葡萄球菌感染及體重增加等。

醫療須知 1.本藥限於皮膚外用，不得內服，亦不得使用於眼睛內、眼睛四周或黏膜。

2.仍不清楚在孕婦使用時是否會造成胎兒傷害，或者會影響生育能力。只有在明確需要時才可供給孕婦使用。

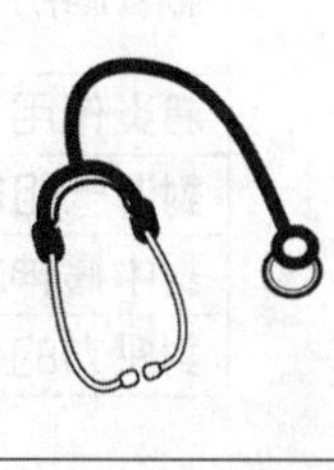

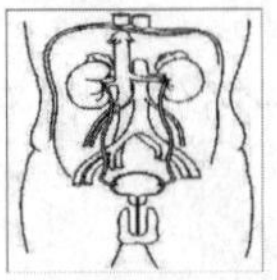

第七十二章 腎上腺皮質類固醇

Adrenal Cortical Steroids

腎上腺皮質分泌許多類固醇的化合物(steroidal compounds)，具有不同的生理作用。這物質名為腎上腺類固醇(adrenocorticoids)，或簡稱為皮質素(corticoids)。根據它們在體內卓越的作用，可歸入下列三類之一：

·礦物皮質固醇(mineral corticoids)：如aldosterone。

·糖皮質固醇(glucocorticoids)：如hydrocortisone

·腎上腺性類皮質固醇(adrenogenital corticoids)：如 dehydroepiandrosterone。

礦物皮質固醇主要的內生性代表物為aldosterone，運用其對腎臟的主要作用，使遠端腎小管中的鈉及水，藉離子交機轉，而容易由尿中再吸收。

腎上腺性類皮質固醇是男性與女性的荷爾蒙，極少量發生在腎上腺皮質中。除了dehydroepiandrosterone(一種testosterone及estrogen的先驅物之外)，腎上腺性類皮質固醇存在腎上腺皮質之量太小，以致於沒有什麼臨床的意義。性荷爾蒙在73-75章中討論

腎上腺類固醇(adrenalcorticoids)的合成，主要受垂體腺性部所分泌之ACTH(corticotropin)所控制。ACTH用於某種臨床的情況下，已在第68章中論，剩下之糖皮質類固醇的藥物，將在本章中加以討論。糖皮質固醇的作用機轉如下：

❶類固醇藥物穿過細胞膜而進入細胞。

❷結合可和類固醇結合的受體，使受體活化。

❸活化的受體進入細胞核，並與DNA結合。

❹ⓐDNA能抑制發炎性細胞荷爾蒙的生成，如白介素等。

ⓑ(B)抑制主要會引起發炎的白三烯素和「前列腺素類」的產生。

ⓒ抑制損壞關節的蛋白分解酵素(如collagenase)。

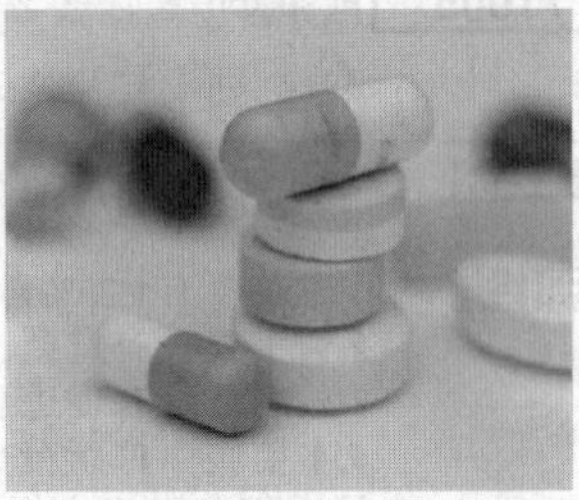

§ 72.1 糖皮質固醇

一般我們常說的類固醇主要是指醣皮質類固醇。人們平常就會分泌醣皮質類固醇(以下簡稱類固醇)，在遭受壓力時分泌量會增加，是維持人類正常發展、身體恆定所必備的一種賀爾蒙。類固醇除具有發炎作用外，亦有調節免疫、新陳代謝和中樞神經系統的功能，對人體有非常廣泛的影響(如表72-1)。

表 72-1 類固醇藥物的作用

作　　用	效　　果
影響糖代謝作用	促進糖質新生，使血糖值提升。
影響蛋白質代謝作用	促進蛋白質異化，而使蛋白質的量減少。
影響脂肪代謝作用	糖不足時，脂肪轉變成能量。 糖充足時，脂肪堆積。
消炎作用	抑制花生四烯酸的生成。
對淋巴組織的作用	抑制免疫功能(減少淋巴球、嗜伊紅性白血球)。
對中樞神經的作用	興奮性、抗憂鬱性等精神異常。
對壓力的作用	對壓力產生防禦作用。

在1940~50年代，美國學者發現類固醇後，使用在風濕性關節炎患者身上，結果像是奇蹟一般，原本無法走路的患者居然可以起身走路，於是和種疑難雜症都開始用類固醇治療。舉凡癌症、氣喘與慢性阻塞性肺炎(肺栓塞)(COPD)、早產兒部疾病、皮膚病、腎病；腦膜炎、敗血症等，時稱「美國仙丹」。由於成效太好，有部份的藥品與民間療法也加入類固醇進行治療，甚至到了無病不用的地步，副作用也在此時逐一出現，於是民眾開始對於類固醇開始產生反感，進而抵制，甚至反過來要求醫生全面不要開立類固醇。類固醇變成過街老鼠人人喊打。

類固醇所帶來的副作用包括：青春痘、食慾增加、體重增加、高血壓、糖尿病、骨質疏鬆、水牛肩、月亮臉、視力模糊、青光眼等等。而塗在皮膚上也可能造成微血管擴張、皮膚萎縮。用量愈大，以及使用時愈長，出現副作用的機會當然也愈高。類固醇的療效主要來自其對免疫系統產生的抑制作用，這樣的作用卻也同時阻擾了白血球等免疫系統抵禦功能的正常運作，導致患者的抵抗力降低，而有容易受到微生物感染的情形。儘管類固醇有這麼多副作用，但它醫治疾病的成效至今仍是其它藥物無法可比的，只好朝減少它的副作用來下手了。首先，若不是必要的話，當然儘量不使用類固醇，劑量則是愈低愈好。局部性的問題以局部注射或塗抹解決則可以避造成全身性的影響。服用類固醇的時間最好選在早晨腎上腺皮質活動的高峰期，以減少對腎上腺活性產生負面影響，與食物一起服用則可以避免對腸胃引起的不適。可以服用鈣質補充劑來預防骨質流失。另外，停藥的過程也應聽從醫師的指示，採漸進式的停藥，才不致於影響腎上腺正常分泌功能。

下列為類固醇在各項科別的應用：

1.胸腔科：對於氣喘患者，也有藥廠設計低劑量吸入型藥品以便局部使用，大大造福了氣喘病童。

2.免疫風濕科：很多免疫風濕相關的疾病均需使用類固醇治療，如類風濕性關節炎、全身性紅斑狼瘡、皮肌炎、血管炎...等等。由於類固醇對不同免疫途徑的抑制效果不同，不同疾病而使用不同劑量的類固醇，如類風濕性關節炎患者只需要使用低量類固醇即可，治療全身性紅斑狼瘡和皮肌炎則可能需較大劑量。

3.感染科：在許多感染症的治療過程中，類固醇的使用卻也扮演了相當重要「免疫調節」的角色，也就是說，類固醇的運用，讓身體的發炎反應得到適度的調節，使人體在對抗微生物的過程中，不致因為過度的發炎反應，而遭受到嚴重的併發症，或是留下無可彌補的後遺症。

4.重症醫療：在重症醫學方面，最重要的治療是使用於危及生命之敗血性休克的疾患，一旦對大量輸液及升壓劑反應不佳時，建議給適量的類固醇，可以改善休克狀態，有些研究顯示可以減少死亡率。類固醇在急性呼吸窘迫症狀群(Acute Respiratory Distress Syndrome，ARDS)的使用，可能可以減少死亡率及呼吸器使用的時間。

5.腫瘤科：類固醇可以誘導多發性骨髓瘤、急性淋巴性白血病與淋巴癌細胞的細胞凋亡(apoptosis)，因此在這些癌症的化學治療中，類固醇都是相當重要的藥物。

6.耳科：常用口服類固醇來治療突發性耳聾、自體免疫疾病引起的聽力障礙、不明原因或帶狀疱狀引起的顏面神經麻痺、或於聽神經瘤手術時術中給予類固醇可減少術後顏面神經麻痺的機會。

7.鼻科：用類固醇鼻噴劑來治療過敏性鼻炎；利用類固醇抗發炎的特性，可顯著的減少過敏性鼻炎的症狀，包括打噴嚏、鼻塞、鼻子癢及流鼻水，甚至連眼睛癢的症狀也有效。

8.喉科：當因感冒或過度使用聲音沙啞時，使得聲帶水腫發炎而導致聲音沙啞時，類固醇的使用也可促進聲音的復原。對於亞急性甲狀腺炎引起的疼痛，類固醇可是比大多數的止痛劑還好用，且兼具治療的效果。

9.腦神經外科：在電腦斷層導引下將類固醇等藥物直接打入患部，再搭配上脈動式射頻電磁波治療，不論是下背痛、坐骨神經痛或五十肩等各式疼痛問題，皆針到病除。

72101 GLUCOCORTICOIDS 類藥物總論

類　別

DEXAMETHASONE
DEXAMETHASONE
METHYLPREDNISOLONE
PREDNISOLONE
TRIAMCINOLONE

藥理作用 1.穩定分解微粒的細胞膜，減少釋放組織有害的。

2.抑制毛細管膨脹和通透性。
3.干擾過敏物質的合成，貯存，或釋放(如bradykinin，hista mine)。
4.壓抑白血球游走和吞噬作用。
5.藉淋巴及血漿細胞而減少抗體的形成。本藥也可能促進心臟血管系統對循環中兒茶胺的反應性，因而增加心臟的輸出及局部的灌流壓 。具有礦物皮質固醇活性的衍生物，對液體及電解質的平衡，同樣會有作用。
6.免疫抑制作用的機轉尚不明白，可能是阻止或抑制遲發性過敏免疫反應。

適 應 症 1.代替治療原發性或繼發性的腎上腺皮質功能不全。
2.各種發炎，過敏或免疫反應障礙的症狀治療，包括下列：(a)風濕病的–風濕性關節炎，粘液囊炎，骨關節炎，急性痛風的關節炎，腱鞘炎，滑膜炎，關節粘連性脊椎炎(ankylosing spondylitis)。(b)膠原病–急性風濕性心臟病，全身性紅斑狼瘡。(c)過敏–過敏性鼻炎，氣管性氣喘，氣喘的連續狀態，皮膚炎，血清病，藥物過敏。(d)皮膚學的–多形性紅斑，剝落性皮膚炎，嚴重牛皮癬，血管水腫，蕁麻疹。(e)眼科學的–結膜炎，角膜炎，虹膜炎，葡萄膜炎，急性視神經炎，脈絡膜視網膜炎，過敏性角膜邊緣的潰瘍。(f)胃腸方面–潰瘍性結腸炎，區域性的腸炎。(g)血液學的/贅瘤的–血小板減少性紫斑病，溶血性貧血(自動色疫)，紅血球母細胞缺乏，白血病，Hodgkin's disease，多發性骨髓瘤。(h)其他方面–腎病的症候群，痛風，高鈣血，多發性硬化，急性肌無力的偶發，無防禦性休克，結核性腦膜炎。

用法用量 詳見個論述。

不良反應 鹽類與水份滯留、出汗、增加食慾，詳見個別論述。

醫療須知 1.警惕患者避免感染，並立即報告任何一種懷疑的現象(如緩慢的傷口癒合，延長發燒，或喉嚨痛)。Coricosteroids會遮蔽一些感染的徵兆助長擴散，和降低患者低抗力，需要適當的抗生素治療。
2.不能讓患者承受高劑量corticosteroid治療，因為損傷抗炎反應，而且有神經併發症的危險。
3.使用糖皮質固醇要小心的患者有：甲狀腺功能過低、潰瘍性結腸炎、憩室炎、硬化、消化道潰瘍、糖尿病、腎炎、高血壓、骨質疏鬆症、腎功能不全、血栓性靜脈炎、重肌無力症、痙攣障礙、化膿性感染、Cushing's症候群、水痘和青光眼，孕婦或哺乳婦。
4.告訴患者若體重過度增加、水腫、高血壓、肌肉重力、骨頭痛、喉嚨痛、發燒、感冒或感染發時，要通知醫師。
5.留意婦女在糖皮質固醇治療期間，可能引起月經不規則。
6.留意患者在疼痛停止後避免過度使用於關節，因為發炎的病灶仍然存在，而且過度運動可能發生進一步惡化。
7.監視接受corticosieroids孩童的體重及身高，因為藥物能抑制正常生長的模式。
8.若胃不適是嚴重的或持續的，要催促患者去諮詢醫師，因為藥物引起胃潰瘍。併服制酸劑會緩和這種不適的現象。
9.建議患者隨時要記住有關其情況和用的藥物及劑量。

72102 BETAMETHASONE 孕 C/D 乳 -

℞ 0.5 MG, 0.6 MG/錠劑(T); 0.5 MG/膠囊劑(C); 4 MG, 4 MG/ML/注射劑(I);

商 名

Bedason®(十全) $1.5/T(0.5MG-PIC/S),
Beinson®(永吉)
Beneson®(政德)
Benison®(政德)
Beta-Dexalone®(瑞士) $1.5/T(0.5MG-PIC/S)
Betamethasone®(中美兄弟)
Betamethasone®(信隆) $1.5/T(0.5MG-PIC/S)
Betamethasone®(優生) $1.5/T(0.5MG-PIC/S)
Betamethasone®(利達) $1.5/T(0.5MG-PIC/S), $2/T(0.5MG-
Betason®(明大/木村)
Betason®(瑞士/利達) $15.1/I(4MG/ML-PIC/S-1ML),
$19.5/I(4MG/ML-PIC/S-10ML)
Betasone®(人人)
Betasone®(衛達) $1.5/T(0.6MG-PIC/S)
Chimin®(元宙) $1.5/T(0.5MG-PIC/S),
Deltonin®(南光)
Lifumin®(成大/克里薩斯)
Lindalone®(長安) $1.5/T(0.6MG-PIC/S)

PIC/S-箔)
Betamethasone®(台裕) $16.9/I(4MG/ML-PIC/S-5ML), $15.1/I(4MG/ML-PIC/S-1ML)
Betamethasone®(壽元) $1.5/T(0.5MG-PIC/S),
Betamethasone®(安星) $1.5/T(0.5MG-PIC/S),
Betamethasone®(強生) $1.5/T(0.5MG-PIC/S)
Betamethasone®(應元/豐田) $0.75/T(0.5MG)
Betamethasone®(政德/嘉信)
Betamethasone®(新喜國際) $1.5/T(0.5MG-PIC/S)
Betamethasone®(新喜國際/聯輝)
Betamethasone®(明大) $1.5/T(0.5MG-PIC/S),
Betamethasone®(長安)
Betamethasone®(長安/安力圻) $0.75/T(0.5MG)
Betashin®(皇佳/意欣)
Betason®(成大) $1.5/T(0.5MG-PIC/S), $2/T(0.5MG-PIC/S-箔)
Longcort®(保瑞/聯邦)
Longcort®(安星) $11.9/I(4MG/ML-1ML)
Metasone®(約克)
Metasone®(華興) $1.5/T(0.5MG-箔), $1.5/T(0.5MG-PIC/S)
Methasone®(衛肯) $1.5/T(0.5MG-PIC/S), $2/T(0.5MG-PIC/S-箔)
Norheum®(羅得) $1.5/T(0.5MG-PIC/S),
Orideron®(壽元/東洲) $15.1/I(4MG/ML-PIC/S-1ML)
Panmeson®(台裕/汎生)
Rindaron®(永勝) $1.5/T(0.5MG-PIC/S)
Rinderon®◎(中化/塩野義) $11.9/I(4MG/ML-0.5ML), $15.1/I(4MG/ML-PIC/S-1ML)
Rinderon®◎(杏輝/塩野義) $1.5/T(0.5MG-PIC/S)
Sheemin®(福元)
Shu Le Min®(派頓/護民)
Vanmeson®(汎生) $1.5/T(0.5MG-PIC/S)
Vethasone®(壽元) $15.1/I(4MG/ML-PIC/S-1ML),
Youfumin®(成大)

藥理作用 1.本藥的作用機轉不完全地確定，其免疫抑制抗炎和新陳代謝作用，可能包括：(1)穩定分解微粒的細胞膜，少釋放組織有害的。(2)抑制毛細管膨脹和通透性。(3)干過物質的合成，貯存。(4)由淋巴及血漿細胞減少少抗體的形成，本藥也可能促進心臟血管系統對循環中兒茶胺的反應性，因而增加心臟的輸出及同部的灌流壓，具有藥物皮質固醇活性的衍生物，對肢體及電解質的平衡，同樣會有作用。
2.Betamethasone sodium phosphate為一種合成糖質副腎皮質固醇劑，有抗炎症作用、抗過敏作用、及廣泛影響代謝作用能力，並能改變生物體對種種刺激之免疫反應。
3.具有強力消炎作用，較hydrocortisone約強25~30倍，殆無mineral corticoid作用。
4.孕婦用藥安全等級C；D-在妊娠第一期使用。

適應症 **[衛核]原發性腎上腺皮質機能不全症(安迪生氏病)、風濕熱、關節風濕症、全身性紅斑狼瘡、支氣管氣喘、腎病、溼疹、皮膚炎、藥疹。**

用法用量 用法及用量視疾患之種類、症狀之程度、患者之年齡等而決定。其一般用法及用量如下：
①靜脈內注射、肌肉內注射
•主要適應症：外科Shock、Anaphylactic shock、腦浮腫、急性副腎不全、支氣管氣喘、急性藥物中毒、藥物過敏、紅斑、天疱瘡類
•1次標準劑量：1~3mL(4~12mg)，注射要徐緩，視症狀每隔3~4小時反覆投與同量。
②點滴靜注
•主要適應症：外科Shock、Anaphylactic shock、腦浮腫、急性副腎不全、支氣管氣喘、急性藥物中毒、藥物過敏、紅斑、天疱瘡類
•1次標準劑量：1~5mL(4~20mg)，與生理食鹽液或葡萄糖液，一天投與左列量1~2次。
③關節腔内注射
•主要適應症：關節風濕、變形性關節炎
•1次標準劑量：大關節0.4~1mL，中關節0.2~0.5mL，小關節0.1~0.2mL，使用有持續性之本藥滅菌懸液較好。
④軟組織内注射
•主要適應症：腱鞘炎、腱炎、滑液包炎、腱周圍炎
•1次標準劑量：0.1~1.5mL(0.4~6mg)
⑤球結膜下或球後注射
•主要適應症：鞏膜炎、虹彩炎、虹彩毛様體炎、急性球後視束炎
•1次標準劑量：0.1~0.5mL(0.4~2mg)
⑥脊髓腔内注入
•主要適應症：椎間板赫尼亞、腦脊髓炎、視束炎
•1次標準劑量：0.25~1mL(1~4mg)，每週1~2次。

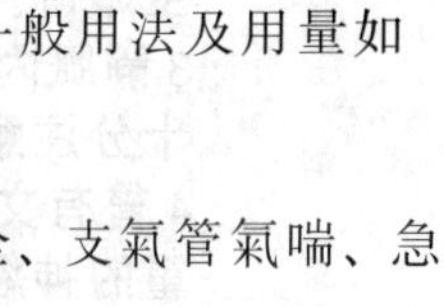

72
腎上腺皮質類固醇

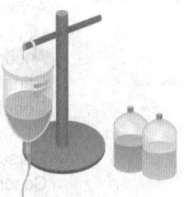

•主要適應症：結核性髓膜炎
•1次標準劑量：0.25mL(1mg)，併用抗結核劑，每週2~3次，中止本劑之投與後仍投與抗結核劑。
⑦胸腔內注入
•主要適應症：結核性胸膜炎
•1次標準劑量：0.25~1mL(1~4mg)，併用抗結核劑，每週1~2次，中止本劑投與後仍投與抗結核劑。
⑧卵管內注入
•主要適應症：卵管癒著(非觀血的治癒)卵管整形時之癒著防止
•1次標準劑量：0.1~0.25mL(0.4~1mg)，只要在卵胞期注入1~2次，計5次為1期，視需要而重覆。
⑨Nebulizer
•主要適應症：過敏性鼻炎、複合性副鼻腔炎、炎症嗄聲
•1次標準劑量：使用0.1~0.5mL
⑩點眼
•主要適應症：過敏性結膜炎、鞏膜炎、虹彩炎、虹彩毛樣體炎
•1次標準劑量：使用0.25~1mg/mL

不良反應 1.常見的-鈉離子及體液滯留、噁心、痤瘡、傷口癒合困難。
2.偶有的-體重增加、眩暈、眼球震顫、失眠、心悸、血栓性靜脈炎、抑制孩童生長、高血糖、月經失調、視力減低、低血鈣、消化性潰瘍、血小板減少、骨質疏鬆、皮膚變薄並萎縮、多毛症、皮膚炎、頻尿。
3.嚴重者-急性過敏反應惡化或遮蔽感染。

醫療須知 1.關節、病灶或滑液囊內注射投與，藥效可持續1~4星期，IM注射可持續3~7天。
2.連續投與7天以上，宜逐漸停藥，若突然停藥，尤其是高劑量或長期服用，則可能發生頭昏、噁心、嘔吐、發燒、肌肉和關節疼痛無力。
3.靜脈內投與時，為防止血管痛、血栓或靜脈炎等之發生，對注射部位、注射方法等需十分注意，注射速度則愈慢愈佳。
4.曾有文獻報導於硬脊膜外注射(epidural administration)給予皮質類固醇後發生罕見但嚴重的神經系統不良反應，包括視力喪失、中風、癱瘓、死亡等，多數個案發生於懸浮或緩釋劑型之皮質類固醇類注射劑成分藥品。
5.肌肉注射時，為避免對組織、神經等之影響，應注意下列各點：
①非不得已應儘量少用肌肉內投與方式，亦勿在同一部位反覆注射，對新生兒、早產兒、小兒等應特別注意。
②注意避開神經分佈部位。
③刺入注射針時，有激痛或見血液逆流時，應立即抽出針，換部位注射。

72103 DEXAMETHASONE

孕 C/D 乳 - 泄 肝 ½ 4h

Rx
4 , 0.25 MG, 0.5 MG, 0.75 MG, 0.8 MG, 1 MG, 4 MG/錠劑(T); 1 MG, 2 MG, 4 MG, 5 MG, 1 MG/ML, 2 MG/ML, 4 MG/ML, 5 MG/ML, 26 MG/ML/注射劑(I); 1 MG, 1 MG/GM/軟膏劑(Oin); 1 MG, 1 MG/ML/液劑(Sol); 1 MG/GM/凝膠劑(Gel); Eli 0.1 MG/酏劑(Eli);

商　名
Acolon Orabase®(明德) $61/Oin(1MG/GM-PIC/S-8GM), $30.5/Oin(1MG/GM-PIC/S-5GM)
Ancom®(羅得/達德士) $1.5/T(0.5MG-PIC/S),
Canalon®(信隆) $1.5/T(0.5MG-PIC/S),
Coenkasu®(井田) $61/Oin(1MG/GM-PIC/S-8GM), $28.5/Oin(1MG/GM-PIC/S-2GM), $30.5/Oin(1MG/GM-PIC/S-5GM)
Corsum®(美西/合成) $30.5/Oin(1MG/GM-PIC/S-5GM)
Cosone®(南光)
Coyensu In Orabase®(長安) $29/Oin(1MG/GM-PIC/S-4GM), $61/Oin(1MG/GM-PIC/S-8GM)
Dexamethasone®(政德) $19.6/I(4MG/ML-PIC/S-10ML), $15/I(4MG/ML-PIC/S-1ML),
Dexamethasone®(明大) $1.5/T(0.75MG-PIC/S),
Dexamethasone®(明德) $1.5/T(0.5MG-PIC/S)
Dexamethasone®(永吉)
Dexamethasone®(汎生) $1.5/T(0.75MG-PIC/S)
Dexamethasone®(溫士頓) $1.5/T(0.5MG-PIC/S)
Dexamethasone®(瑞士) $1.5/T(0.5MG-PIC/S)
Dexamethasone®(生達) $1.5/T(4MG-PIC/S), $1.5/T(0.5MG-PIC/S), $16/I(5MG/ML-PIC/S-1ML)

Deca®(成大/成杏) $1.5/T(0.75MG-PIC/S)
Deca®(麥迪森/中美兄弟)
Decalin®(正和) $1.5/T(0.5MG-PIC/S)
Decalon®(優生) $1.5/T(0.5MG-PIC/S)
Decalon®(派頓/漁人)
Decamin®(壽元/東洲) $19.6/I(4MG/ML-PIC/S-10ML), $15/I(4MG/ML-PIC/S-1ML)
Decan®(永信) $15/I(2MG/ML-PIC/S-2ML), $1.5/T(0.75MG-PIC/S), $2/T(0.75MG-PIC/S-箔)
Decans®(中美兄弟) $1.5/T(0.5MG-PIC/S),
Decaron S.C.®(成大)
Decaron®(華興/華樺) $0.69/T(0.5MG)
Decason®(信東) $0.69/T(0.5MG)
Decason®(綠洲) $12.3/Sol(1MG/ML-PIC/S-5ML)
Decolone®(十全) $1.5/T(0.5MG-PIC/S)
Decone®(杏輝) $2/T(0.5MG-PIC/S-箔), $1.5/T(0.5MG-PIC/S),
Decoron®(永勝) $1.5/T(0.75MG-PIC/S), $1.5/T(0.5MG-PIC/S)
Decoton®(新喜國際) $1.5/T(0.5MG-PIC/S)
Dema Orabase®(派頓) $30.5/Oin(1MG/GM-PIC/S-5GM),
Demeson®(福元) $1.5/T(0.5MG-PIC/S), $1.5/T(0.5MG-箔)
Demexa®(壽元)
Desalone®(麥迪森) $12.3/Sol(1MG/ML-PIC/S-5ML)
Deson®(衛肯) $1.5/T(0.5MG-PIC/S), $2/T(0.5MG-PIC/S-箔)
Dexa Orabase®(杏輝) $30.5/Oin(1MG/GM-PIC/S-5GM),
Dexadrol®(大豐) $1.5/T(0.5MG-PIC/S),
Dexagel®(DR. GERHARD MANN/武昌) $94/Gel(1MG/GM-PIC/S-5GM)
Dexaltin®(瑪里士/日化) $28.5/Oin(1MG/GM-PIC/S-2GM), $30.5/Oin(1MG/GM-PIC/S-5GM)
Dexamate®(西德有機)
Dexamesone®(大豐) $15/I(4MG/ML-PIC/S-1ML), $19.6/I(4MG/ML-PIC/S-10ML),
Dexamethasone Elixir®(生達)
Dexamethasone Phosphate®(政德/嘉信)
Dexamethasone Phosphate®(永豐)
Dexamethasone®(中化) $16/I(5MG/ML-PIC/S-1ML), $1.5/T(0.5MG-PIC/S), $2/T(0.5MG-PIC/S-箔)
Dexamethasone®(中化/中化裕民) $16/I(5MG/ML-PIC/S-1ML)
Dexamethasone®(人生) $0.69/T(0.5MG)
Dexamethasone®(保瑞/聯邦)
Dexamethasone®(信東)
Dexamethasone®(利達/嘉林) $1.5/T(0.75MG-PIC/S)
Dexamethasone®(南光) $16.1/I(4MG/ML-PIC/S-2ML), $15/I(4MG/ML-PIC/S-1ML), $19.6/I(4MG/ML-PIC/S-10ML)
Dexamethasone®(台裕) $15/I(2MG/ML-PIC/S-1ML), $18.8/I(2MG/ML-PIC/S-10ML), $0.75/I(1MG/ML-PIC/S-1ML), $18.8/I(1MG/ML-PIC/S-10ML), $15/I(1MG/ML-PIC/S-1ML), $1.5/T(0.5MG-PIC/S), $19.6/I(4MG/ML-PIC/S-10ML), $15/I(4MG/ML-PIC/S-1ML)
Dexamethasone®(壽元) $1.5/T(0.5MG-PIC/S)
Dexamethasone®(壽元/新喜國際)
Dexamethasone®(安星) $16.8/I(4MG/ML-10ML), $16.1/I(4MG/ML-PIC/S-2ML), $15/I(4MG/ML-PIC/S-1ML), $1.5/T(0.5MG-PIC/S)
Dexamethasone®(應元) $16.8/I(4MG/ML-10ML), $15/I(4MG/ML-PIC/S-1ML), $16.1/I(4MG/ML-PIC/S-2ML), $1.5/T(0.5MG-PIC/S)
Dexamethasone®(應元/汎生) $19.6/I(4MG/ML-PIC/S-10ML), $15/I(4MG/ML-PIC/S-1ML)
Dexamethasone®(福元/華琳) $1.5/T(0.5MG-PIC/S)
Dexamethasone-21-P®(安星) $16/I(1MG/ML-10ML), $0.75/I(1MG/ML-1ML)
Dexan®(華興) $1.5/T(0.5MG-PIC/S)
Dexaroid®(濟生) $15/I(4MG/ML-PIC/S-1ML), $1.5/I(4MG/ML-1ML), $19.6/I(4MG/ML-PIC/S-10ML)
Dexaron Phosphate®(安星/人人)
Dexaron®(壽元) $15/I(2MG/ML-PIC/S-2ML), $18.8/I(2MG/ML-PIC/S-10ML), $15/I(4MG/ML-PIC/S-1ML), $19.6/I(4MG/ML-PIC/S-10ML)
Dexason®(中生)
Dexason®(利達) $2/T(0.5MG-PIC/S-箔), $1.5/T(0.5MG-PIC/S)
Dexason®(瑞士/利達) $19.6/I(4MG/ML-PIC/S-10ML), $16.8/I(2MG/ML-10ML)
Dexazone®(強生) $1.5/T(0.5MG-PIC/S), $2/T(0.5MG-PIC/S-箔)
Dica®(杏林新生) $0.69/T(0.5MG)
Dorison®(皇佳) $1.5/T(4-PIC/S), $2/T(4MG-PIC/S-箔),
Drxaline®(旭能/源山) $28.5/Oin(1MG/GM-PIC/S-2GM), $30.5/Oin(1MG/GM-PIC/S-5GM)
Ercazon®(明大/木村)
Euxinc Orabase®(美西) $30.5/Oin(1MG/GM-PIC/S-5GM), $61/Oin(1MG/GM-PIC/S-8GM),
Hinsul Orabase®(明德/松裕)
Kodolo Orabase®(汎生) $30/Oin(1MG/GM-5GM),
Kosa Orabase®(生達) $30.5/Oin(1MG/GM-PIC/S-5GM)
Koulele Orabase®(明德/松林) $30.5/Oin(1MG/GM-PIC/S-5GM)
Koulening®(仙台) $30.5/Oin(1MG/GM-PIC/S-5GM),
Kovin Tong®(井田) $1.5/T(0.5MG-PIC/S), $2/T(0.5MG-PIC/S-箔)
Lavisol®(明德/昱任)
Limeson®(元宙) $1.5/T(4MG-PIC/S), $2/T(4MG-PIC/S-箔)
Medesone®(約克) $1.5/T(0.5MG-PIC/S)
Methasone®(信東/榮民) $16/I(5MG/ML-PIC/S-1ML),
Methasone®(榮民) $0.59/T(0.25MG)
Mexaton®(應元)
Neo Smile Orabase®(羅得/元福) $61/Oin(1MG/GM-PIC/S-8GM), $30.5/Oin(1MG/GM-PIC/S-5GM), $28.5/Oin(1MG/GM-PIC/S-2GM)
Nugachenin®(新喜國際/聯輝)
Orabase®(明德/三友生)
Oracure Orabase®(人人) $28.5/Oin(1MG/GM-PIC/S-2GM), $30.5/Oin(1MG/GM-PIC/S-5GM),
Orgadrone Oph.®(健亞)
Scancortin®(壽元/東洲)
Secoli®(陽生/太田)
Shuayan®(元宙) $2/T(0.5MG-PIC/S-箔), $1.5/T(0.5MG-PIC/S)
Shucoming Eye®(溫士頓)
Siuguandexaron®(壽元) $16.8/I(4MG/ML-10ML), $15.2/I(4MG/ML-2ML),
Smile Orabase®(溫士頓) $61/Oin(1MG/GM-PIC/S-8GM), $30.5/Oin(1MG/GM-PIC/S-5GM),
Superdex Orabase®(旭能/明則) $30.5/Oin(1MG/GM-PIC/S-5GM)
Teanlang®(井田/天下) $1.5/T(0.75MG-PIC/S),
Tiocod®(長安)
Ucalon®(成大) $1.5/T(0.5MG-PIC/S), $2/T(0.5MG-PIC/S-箔),
Unisone®(衛肯/天良)
Wethyco Orabase®(元宙) $28.5/Oin(1MG/GM-PIC/S-2GM), $30.5/Oin(1MG/GM-PIC/S-5GM),
Zine Orabase®(中生) $61/Oin(1MG/GM-PIC/S-8GM), $30.5/Oin(1MG/GM-PIC/S-5GM), $28.5/Oin(1MG/GM-PIC/S-2GM)

藥理作用 1.本藥為廣泛使用的強力corticosteroid。具抗炎和免疫抑制的作用，屬長作用型。
2.本藥磷酸鹽為易溶，可肌注或靜注投與時，起始作用迅速。醋酸鹽是高度的難溶解型，當肌注投與時，具有較長的效用。噴霧治療會引起鼻或支氣管刺激，粘膜乾燥，反彈性充血，類似氣喘的反應，和其他全身性的作用。Turbinaire噴霧劑用於鼻發炎，respinhaler噴霧劑用於支氣管氣喘。

3.本藥可和lidocaine用於軟組織的注射(如粘液囊炎，腱鞘炎)。長期或高劑量的局部。外用於病灶內，或吸入治療之後，會引起全身性的不良作用。避免眼睛接觸到局部噴霧於臉部的噴霧劑。若眼睛發生刺激，應停藥。

4.孕婦女用藥安全等級C；D-在妊娠第一期使用。

適應症 [衛核]僂麻質樣關節炎、僂麻質熱、膠原病、過敏性疾患、結合織炎及關節炎樣疾患、重症皮膚疾患、過敏性及炎症性眼科疾患、肉芽腫

[非衛核]糜爛或潰瘍伴隨口內炎或舌炎。

用法用量 建議於睡前塗抹，以便藥效能徹夜發揮，亦可視症狀輕重，於飯後施用，一日1至數次。

不良反應 1.常見-鼻過敏、血糖過高、後葉下白內障、水腫、口內念珠菌症、傷口癒合受損。

2.偶有-反彈性鼻充血、欣快感、高血壓、多毛症、眼內壓增加、消化性潰瘍、兒童生長抑制、痤瘡、皮膚萎縮。

3.嚴重者-腸穿孔、脊椎擠壓斷裂。

醫療須知 服用本藥期間盡可能避免受到感染、外傷及突然改變環境因素，因本藥為免疫抑制劑。

72104 FLUDROCORTISONE

孕C 乳? 食+ 泄 肝 估 3.5h

72
腎上腺皮質類固醇

Rx 0.1 MG, 30 MG/錠劑(T);

商名

Actos®(益邦/賽特瑞恩) $6.6/T(30MG-PIC/S)

Florinef® ◎ (HAUPT/安沛) $7.4/T(0.1MG-PIC/S)

藥理作用 1.本藥為長效性皮質類固醇，可做為皮質類固醇缺乏的補充療法。

2.孕婦用藥安全等級:D-在妊娠第一期使用。

適應症 [衛核]愛迪生氏病(Addison's disease)、腎上腺增殖(adrenalhyperplasia)。

[非衛核]說明：(1)部份代替治療Addison's disease的原發性及繼發性腎上腺皮質不全。(2)治療鹽類喪失的adrenogenital syndrome。(3)治療自發的或神經性的直立性低血壓(Shy-Drager症候群)。

用法用量 口服一天0.1mg，範圍是0.1mg 1週3次1天0.2mg。

不良反應 常見-鈉及水滯留、噁心、面皰、傷口癒合受損。

醫療須知 1.腎上腺皮質官能低下的症狀包括：體重減低、食慾下降、噁心、嘔吐、腹瀉、肌肉無力、疲憊感增加、低血壓。

2.建議患者攝取富含高鉀食物。

72105 HYDROCORTISONE

孕C/D 乳- 食± 泄 肝 估 1.5～2h

Rx 100 MG, 300 MG, 125 MG/ML/注射劑(I);

商名

Hydrocortisone®(中化/中化裕民) $35.3/I(100MG-PIC/S-100MG)

Hydrocortisone®(政德/信東) $28.2/I(100MG-PIC/S-100MG),

Hyson®(政德/東洲)

Saxizon LYO®(南光/順華)

Solu-Cortef® ◎ (PFIZER/輝瑞) $35.3/I(100MG-PIC/S-100MG)

Solu-Tisone®(中化) $28.2/I(100MG-PIC/S-100MG)

藥理作用 1.本藥為短效的corticosteroid，具有礦物皮質固醇的活性，具有抗炎作用，免疫抑制作用，促進體內代謝作用。

2.其作用和很多其他合成的衍生物相同，但強度稍弱。

3.局部注射劑，如醋酸鹽，由於溶解度低，可提供較長的持續作用。磷酸鹽與succinate鹽鹽為水溶性，可靜注給予。

4.孕婦用藥安全等級C；D-在妊娠第一期使用。

適應症 [衛核]腎上腺皮質機能不全，劇列休克，膠原疾病(全身性紅斑性狼瘡)過敏反應(支氣管氣喘)過敏性皮膚疾患(天胞瘡、剝脫性皮膚炎)

[非衛核]說明：適用於需要急速和強烈的荷爾蒙作用之情況。如急性腎上腺機能不全，劇烈休克，急性過敏性反應，以及重症感染垂危之患者。

用法用量 本藥可IM、IV或靜脈滴注，緊急使用時，開始即行IV較宜。最初的緊急時期過後，應該給予長效注射劑或口服製劑。在IM足夠劑量的cortisone或hydrocortisone無作用的情況下，應依病況之嚴重程度，第一次量為100~500mg緩慢靜注，以後視情況可再重複給藥。

不良反應 嚴重者-過敏或急性過敏反應，惡化或遮蔽感染。
1.常見-噁心、面皰、傷口癒合困難、鈉與體液滯留。
2.偶有-體重增加、頻尿、精蟲活動力降低、頭痛、精神障礙、血栓靜脈炎、心悸、高血壓、高血糖、月經困難、月亮臉、胃腸出血、骨質疏鬆、皮膚變薄和萎縮、多毛症、水牛肩。

醫療須知 **本藥單一劑量短期(少於1星期)使用，停藥並不會產生戒斷症狀，但是若長期使用，不能突然停藥，要緩慢降低劑量，以避免戒斷症狀發生。**

72106 MEGESTROL▲

孕 X 乳 - 食 ± 泄 肝

Rx 40 MG, 125 MG, 40 MG/ML, 125 MG/ML/懸液劑(Sus);

商　名

Effidel®(晟德/東曜)
Giga®(溫士頓) $1359/Sus(40MG/ML-PIC/S-240ML), $544/Sus(40MG/ML-PIC/S-120ML), $782/Sus(40MG/ML-PIC/S-150ML)
Megatus®(寶齡富錦/美時) $544/Sus(40MG/ML-PIC/S-120ML)
Megaxia ES®(保盛) $592/Sus(125MG/ML-PIC/S-35ML)
Megest®(晟德) $544/Sus(40MG/ML-PIC/S-120ML), $1359/Sus(40MG/ML-PIC/S-240ML), $782/Sus(40MG/ML-PIC/S-150ML),
Megestrol Acetate®(保盛)
Megetol®(杏輝) $544/Sus(40MG/ML-PIC/S-120ML)
Megex-I ES® ＊ (DAEWON/韋淳)
Megex-I®(DAEWON/韋淳) $129/Sus(40MG/ML-PIC/S-20ML),
Megy®(歐帕/瑩碩)

藥理作用 許多研究報導megestrol acetate可增進食慾，並且可能用於治療患者之惡病體質。但其對於厭食症與惡病體質的作用機轉尚未明朗。

適應症 **[衛核]後天免疫缺乏症候群患者的厭食症，及後天免疫缺乏症候群患者及癌症患者之惡病體質引起的體重明顯減輕。**

用法用量 本藥高濃度微粒懸液劑125mg/mL的成人起始建議劑量為312.5毫克/天(每天2.5毫升)或625毫克/天(每天5毫升)，分別相當於megestrol acetate口服懸液劑40mg/mL每天400mg/10mL或800mg/20mL。

不良反應 全身：腹痛、胸痛、感染、念珠菌病與肉瘤。
心血管系統：心肌病變及心悸。
消化系統：便秘、口乾、肝臟腫大、唾液分泌增加與口腔念珠菌病。
血液與淋巴系統：白血球過低。
代謝與營養：LDH升高、水腫與局部水腫。
神經系統：感覺異常、精神混亂、痙攣、憂鬱、神經病變、知覺減退與思考異常。
呼吸系統：呼吸困難、咳嗽、咽炎及肺部疾患。
皮膚及附屬器官：禿頭、皰疹、搔癢、水泡性皮疹、出汗與皮膚疾患。
特殊感覺：弱視。
泌尿生殖系統：蛋白尿、尿失禁、尿路感染及男性女乳症。

醫療須知 **1.有血栓性栓塞症病史的病患應注意使用。**
2.Megestrol acetate不適用於預防體重減輕。
3.給予懷孕婦女megestrol acetate可能對胎兒造成傷害。
4.正在接受或經長期使用後停用megestrol acetate高濃度微粒懸液劑125mg/mL，在壓力或非壓力狀態下有腎上腺功能低下症狀(例如低血壓、噁心、嘔吐、眩暈或虛弱)或徵兆的病患，應評估其腎上腺功能不全的可能性。

72 腎上腺皮質類固醇

72107 METHYLPREDISOLONE (HEMISUCCINATE)

孕 C/D 乳 - 食 ± 泄 肝

Rx

2 MG, 4 MG/錠劑(T);

商名

Excelin®(溫士頓) $1.51/T(4MG-PIC/S),

Mesulone®(應元) $1.51/T(2MG-PIC/S)

藥理作用 參見hydrocorisone sodium succinate。

適應症 [衛核]風濕性熱、風濕樣關節炎及過敏性症狀。

[非衛核](1)關節炎，(2)休克，(3)氣喘，過敏性鼻炎，(4)潰瘍性大腸炎，直腸炎。

用法用量 1.關節炎等：可直接注入關節內或關節周圍。用於大關節每次注射50mg，小關節每25mg。

2.休克、外傷、過敏、急性腎上腺皮質衰竭等，以靜脈注射或靜脈輸注每次100~200mg，用於肌注則每天2~4次，1次100mg。

3.氣喘、過敏性鼻炎等，噴霧吸入每天1~2次，1次25mg。

4.潰瘍性大腸炎、直腸炎等，每次以50~100mg溶於300~500ml水或生理食鹽水作為灌腸或直接滴入直腸內。

72108 METHYLPREDNISOLONE

孕 C 乳 - 泄 肝 ½ 3.5h

Rx

2 MG, 4 MG, 8 MG, 16 MG/錠劑(T); 1 GM, 40 MG, 125 MG, 250 MG, 500 MG/注射劑(I); 2.5 MG/軟膏劑(Oin);

商名

Beron®(永勝) $2.05/T(8MG-PIC/S)
Bony®(元宙) $2.05/T(8MG-PIC/S)
Licolone®(安星) $1.51/T(4MG-PIC/S)
Medason®(南光) $91/I(125MG-PIC/S-125MG), $39.3/I(40MG-PIC/S-40MG),
Mednin®(華興) $1.51/T(2MG-PIC/S), $1.51/T(4MG-PIC/S), $2/T(4MG-PIC/S-箔)
Meho®(元宙) $1.51/T(2MG-PIC/S), $2/T(2MG-PIC/S-箔)
Melin®(福元/嘉林) $1.51/T(4MG-PIC/S), $2/T(4MG-PIC/S-箔)
Menison®(培力) $1.51/T(2MG-PIC/S),
Menisone®(培力) $1.51/T(4MG-PIC/S),
Menpo®(井田)
Mep®(壽元) $1.51/T(2MG-PIC/S)
Mepron®(政德) $39.3/I(40MG-PIC/S-40MG),
Mesolone®(元宙) $2/T(4MG-PIC/S-箔), $1.51/T(4MG-PIC/S)
Mesurin®(十全) $1.51/T(2MG-PIC/S)
Metholone®(強生/鎰浩) $3.51/T(16MG-PIC/S)
Methylone®(華興/華樺) $1.51/T(4MG-PIC/S), $2/T(4MG-PIC/S-箔)
Methylprednisolone®(永信) $1.51/T(4MG-PIC/S), $2/T(4MG-PIC/S-箔), $39.3/I(40MG-PIC/S-40MG)
Meticort®(健喬信元) $1.14/T(2MG)
Meticort®(優良/健喬信元) $1.51/T(4MG-PIC/S),
Metisol®(政德/舜興)
Metisone®(成大) $1.51/T(2MG-PIC/S), $1.51/T(4MG-PIC/S), $2/T(4MG-PIC/S-箔)
Meyuan®(元宙) $3.51/T(16MG-PIC/S)
Shinming®(台裕) $1.51/T(4MG-PIC/S)
Shinpre®(美西)
Solu-Medrol® ◎ (PHARMACIA & UPJOHN/輝瑞) $39.3/I(40MG-PIC/S-40MG),
Sterile Solu-Medrol®(PFIZER/輝瑞) $179/I(500MG-PIC/S-500MG)

72 腎上腺皮質類固醇

藥理作用 本藥為中等效期的腎上腺皮質固醇類，具有抗炎和免疫抑制作用。

適應症 [衛核]腎上腺皮質機能不全、劇烈休克、支氣管性氣喘、膠原疾病、過敏反應、泛發性感染

用法用量 局部外用一1天2~3次。

醫療須知 1.含乳糖之methylprednisolone注射劑禁用於已知或疑似對牛乳或其成分或其他乳製品過敏的患者，處方藥品前，應仔細詢問病人之過敏史。

2.用藥後應密切觀察病人，如症狀惡化或產生新的過敏症狀，應立即停藥。

3.出現疲憊、噁心、厭食、關節痛、肌肉無力、頭昏眼花、發燒，須做減量或停藥處置。

72109 PREDNISOLONE▲

孕 C/D 乳 - 食 + 泄 肝 ½ 3.5h

Rx

5 MG/錠劑(T); 5 MG/膠囊劑(C); 25 MG, 10 MG/ML, 25 MG/ML, 50 MG/ML/注射劑(I); 5 MG/軟膏劑(Oin); 1 MG/ML, 10 MG/ML/液劑(Sol); 10 MG/ML/懸液劑(Sus); 5 MG/GM/乳膏劑(Cre);

商名

1% Pred®(ALLERGAN/艾伯維) $76/Sus(10MG/ML-PIC/S-5ML),
Antiflam® ＊ (濟生) $48.3/Sol(1MG/ML-PIC/S-60ML)
Prednisolone®(政德/韋淳) $2/T(5MG-PIC/S-箔)
Prednisolone®(新喜國際/聯輝)
Prednisolone®(明德) $1.5/T(5MG-PIC/S)

Chan Ton Lin®(三洋)
Chansian®(黃氏) $1.5/C(5MG-PIC/S)
Colon®(羅得/達德士) $1.5/T(5MG-PIC/S)
Compesolon®(瑞士/柏理) $2/T(5MG-PIC/S-箔), $1.5/T(5MG-PIC/S)
Deltalone®(尼斯可)
Donison®(中化) $1.5/T(5MG-PIC/S), $2/T(5MG-PIC/S-箔),
Kidsolone®(晟德) $29.2/Sol(1MG/ML-PIC/S-30ML), $48.3/Sol(1MG/ML-PIC/S-60ML), $25/Sol(1MG/ML-PIC/S-15ML),
Kingcort®(優良/永茂) $0.9/T(5MG)
LYO-Donison®(中化) $17.4/I(25MG-PIC/S-25MG)
Pelonine®(強生) $1.5/T(5MG-PIC/S), $2/T(5MG-PIC/S-箔), $1.5/C(5MG-PIC/S)
Pomesonin®(長安)
Preanin®(信隆)
Pred®(保瑞/聯邦)
Predilone Oph. Sol®(景德/健喬信元) $76/Sol(10MG/ML-PIC/S-5ML),
Prednicone Oph. Sus.®(溫士頓) $76/Sol(10MG/ML-PIC/S-5ML)
Prednisolone®(中化/中化裕民) $2/T(5MG-PIC/S-箔), $1.5/T(5MG-PIC/S)
Prednisolone®(中美兄弟) $1.5/T(5MG-PIC/S)
Prednisolone®(井田) $2/T(5MG-PIC/S-箔), $1.5/T(5MG-PIC/S)
Prednisolone®(人人)
Prednisolone®(優生) $1.5/T(5MG-PIC/S)
Prednisolone®(優良/健喬信元) $0.9/T(5MG)
Prednisolone®(培力) $1.5/T(5MG-PIC/S)
Prednisolone®(大豐) $15/I(10MG/ML-PIC/S-1ML)
Prednisolone®(大豐/北進)
Prednisolone®(安星) $1.5/T(5MG-PIC/S),
Prednisolone®(安星/信東) $1.5/T(5MG-箔), $1.5/T(5MG-PIC/S),
Prednisolone®(應元) $2/T(5MG-PIC/S-箔), $1.5/T(5MG-PIC/S),
Prednisolone®(成大) $2/T(5MG-PIC/S-箔), $1.5/T(5MG-PIC/S),
Prednisolone®(政德)
Prednisolone®(榮民) $2/T(5MG-PIC/S-箔), $1.5/T(5MG-PIC/S)
Prednisolone®(正和) $1.5/T(5MG-PIC/S)
Prednisolone®(永信) $2/T(5MG-PIC/S-箔), $1.5/T(5MG-PIC/S)
Prednisolone®(永吉)
Prednisolone®(派頓/漁人)
Prednisolone®(溫士頓) $1.5/T(5MG-箔), $1.5/T(5MG-PIC/S)
Prednisolone®(瑞士/新瑞) $2/T(5MG-PIC/S-箔), $1.5/T(5MG-PIC/S)
Prednisolone®(福元/嘉林) $1.5/T(5MG-PIC/S)
Prednisolone®(美時)
Prednisolone®(華盛頓) $1.5/T(5MG-PIC/S),
Prednisolone®(衛肯) $2/T(5MG-PIC/S-箔), $1.5/T(5MG-PIC/S)
Prednisolone®(長安)
Predonine®(杏輝/塩野義) $2/T(5MG-PIC/S-箔), $1.5/T(5MG-PIC/S)
Predson®(華興) $1.5/T(5MG-PIC/S),
Prein®(大豐) $1.5/T(5MG-PIC/S),
Prekilinen®(人生) $0.9/T(5MG)
Prenilone®(台裕) $1.5/T(5MG-PIC/S)
Prenin®(信隆) $1.5/T(5MG-PIC/S),
Prenin®(新喜國際) $1.5/T(5MG-PIC/S)
Preon®(明德/舜興) $1.5/T(5MG-PIC/S), $2/T(5MG-PIC/S-箔)
Presolone®(中生) $1.5/T(5MG-PIC/S)
Presolone®(福元/華琳) $1.5/T(5MG-PIC/S)
Preson®(約克) $2/T(5MG-PIC/S-箔), $1.5/T(5MG-PIC/S)
Presone®(長安/安力圻)
Presurin®(十全) $1.5/T(5MG-PIC/S)
Prithmow®(元宙) $1.5/T(5MG-PIC/S)
Prolilone S.C.®(明大/木村)
Pursone®(健康化學/瑞安)
Pyreson®(福元) $1.5/T(5MG-PIC/S), $1.5/T(5MG-箔)
Shi Ru Jian®(派頓/漁人)
Siulon®(壽元) $0.9/T(5MG)
Sulimelon®(派頓/三洋)
Supean®(長安)
Tonfonrin®(瑞士) $1.5/T(5MG-PIC/S)

藥理作用 Prednisolone為合成糖質腎上腺皮質荷爾蒙，除有抗炎症、抗過敏及免疫抑制作用外，尚有廣泛之代謝作用。

適應症 **[衛核]皮膚搔癢症、乾癬、火傷、凍傷、小兒濕疹、蕁麻疹、藥物性皮膚炎、神經皮膚炎、接觸性皮膚炎**

[非衛核]風濕性疾患、支氣管氣喘、過敏性疾患、風濕性脊髓炎、痛風性關節炎、急慢性痛風、乾癬、紅斑性狼瘡及其它各種炎症皮膚疾患。

用法用量 1.本藥之一般使用法如下：初期投與量(抑制量)：1日15~20mg；維持量：1日5~10mg。

2.本藥通常將1日全投與量分為每飯後及臨睡前計4次，或分早晚2次投與之。唯見症狀好轉時，每隔2~7日全投與量遞減2.5~5mg，如是決定1日最小有效量作為維持量，而轉以維持療法。萬一有再發症候，可逐漸增加與量足以抑制症狀為限。

不良反應 1.重大副作用：

①誘發感染症、感染症惡化。
②續發性腎上腺皮質功能低下、糖尿病。
③消化道潰瘍、消化道穿孔：有消化道潰瘍、消化道穿孔之報告，應仔細觀察，若有異常情形發生時，立即停藥，並做適當之處置。
④胰臟炎。
⑤心理疾病、抑鬱狀態、痙攣。
⑥骨質疏鬆症、大腿骨及上腕骨等骨頭之無菌性壞死、肌肉病變。
⑦青光眼、後囊下白內障、中心性漿液性視網膜病變、多發性後極視網膜色素上皮細胞病變：連續使用因會引起眼壓升高、青光眼、後囊下白障(症狀：眼睛上有一層膜)

，中心性漿液性視網膜病變，多發性後極視網膜色素上皮細胞病變(症狀：視力降低、看見的物體呈扭曲狀及變小、不易看見視野的中心，中心性漿液性視網膜病變可以發現局部視網膜剝離，而進行性及廣範圍的視網膜剝離則為多發性後極視網膜色素上皮細胞病變)，宜定期檢查眼睛。

⑧血栓症：會發生血栓症，應仔細觀察，有異常情形發生時，立即停藥，並做適當之處置。

⑨心肌梗塞、腦梗塞、動脈瘤：因會引起心肌梗塞、腦梗塞、動脈瘤，需長期投與時，請仔細觀察。

⑩硬膜外脂肪過多症：因會引起硬膜外脂肪過多症，請仔細觀察，若有異常發生時，請做減量等之適當處置。

⑪肌腱斷裂：因會引起阿基里斯腱等之肌腱斷裂，請仔 細觀察，若有異常發生時，請做減量等之適當處置。

2.其他副作用：發疹、月經異常、類Cushing syndrome症狀、下痢、噁心、嘔吐、胃痛、心灼熱、腹脹、口渴、食慾不振、食慾亢進、欣快感、失眠、頭痛、暈眩、肌肉痛、關節痛、滿月臉、水牛肩、氮負平衡、脂防肝、水腫、血壓升高、低血鉀性鹼中毒、視網膜損害、眼球突出、白血球增多、痤瘡、多毛、脫毛、色素沈積、皮下出血、紫斑、血管浮出、搔癢、發汗異常、顏面紅斑、脂層炎等。

醫療須知 1.投與本藥時，可能會誘發感染症、續發性腎上腺皮質功能低下、消化道潰瘍、糖尿病、精神疾病等嚴重副作用，故投與本藥時需注意下列各點：

①投與本藥時，應慎重考慮其適應症、症狀等，若用其他治療法即能充分達到治療效果時，應儘量避免用本藥。另外，若局部治療即能見效時，則採局部療法為宜。

②投與本藥時應不斷觀察與注意副作用之發生，且應避免令患者情緒緊張，於事故、手術等需增加劑量之情形時，應做適應之處置。

③投與本藥中發生水痘或麻疹感染之情形時，會有致命危險，故需注意下列各點：

a.投與本藥前應確認是否曾經接種水痘或麻疹疫苗。

b.未曾發生水痘或麻疹感染之患者，應小心觀察並積極防止水痘或麻疹之感染。疑似感染或已感染時，立即就診並接受醫師之指導，做適當之處置。

c.曾經接種水痘或麻疹感染之患者，於投與本藥時，應留意水痘或麻疹發生之可能。

④連續使用一段時間後，若突然停藥，會發生發燒、頭痛、食慾不 振、倦怠、肌肉痛、關節痛、休克等禁斷症狀。故欲停藥時，應徐徐減量，慎重行之。若有禁斷症狀發生時，應立即再投與或增量。

2.長期或大量投與本藥 ，或停藥6個月內之患者，會有免疫功能低下之情形，當接種活體疫苗時，種增強由強疫引起之感染或延長其感染期，故此類患者應避免接種活體疫苗。

72110 TRIAMCINOLONE

孕 C/D 乳 ? 泄 肝 ½ 2~5h

Rx

10 MG, 40 MG, 10 MG/ML, 40 MG/ML/注射劑(I);

商　名

Newnacort® (政德/人人)
Ogecort Sus.® (應元) $20.7/I(40MG/ML-1ML), $44.4/I(40MG/ML-5ML)
Oricort® (壽元/東洲) $23.8/I(10MG/ML-5ML)
Oricort-IM® (壽元/東洲) $20.7/I(40MG/ML-1ML), $23.8/I(40MG/ML-2ML), $57/I(40MG/ML-10ML)
Panbicort® (台裕/汎生) $20.7/I(40MG/ML-PIC/S-1ML), $44.4/I(40MG/ML-PIC/S-5ML)
Shincort I.M.® (永信) $20.7/I(40MG/ML-PIC/S-1ML), $57/I(40MG/ML-PIC/S-10ML)
Shincort® (永信) $23.8/I(10MG/ML-PIC/S-5ML), $23.8/I(10MG/ML-PIC/S-10ML)
Sivkort Sus.® (壽元) $18.6/I(10MG/ML-PIC/S-1ML), $23.8/I(10MG/ML-PIC/S-10ML),
Sivkort® (壽元) $57/I(40MG/ML-PIC/S-10ML), $44.4/I(40MG/ML-5ML), $20.7/I(40MG/ML-PIC/S-1ML), $23.8/I(40MG/ML-PIC/S-2ML),
Stacort-A® (生達) $20.7/I(40MG/ML-PIC/S-1ML), $44.4/I(40MG/ML-PIC/S-5ML), $23.8/I(10MG/ML-5ML), $4.3/I(10MG/ML-1ML),
Sterile Triamcinolone Acetonide Sus.® (政德/嘉信)
Sterile Triamcinolone Sus.® (政德/嘉信)
Triamcinolone Sus.® (台裕)
Tunnacort® (壽元/大豐) $20.7/I(40MG/ML-1ML), $57/I(40MG/ML-PIC/S-10ML),

藥理作用 1.本藥為合成的中等藥效corticosteroid，具抗炎和免疫抑制的效應，作用大約為hydrocortisone的5倍以上。在正常劑量下沒有顯著的礦物質皮質活性。Diacetate鹽類具有中等度的起始作用，和中度的作用期。Acetonide及hexacetonide衍生物具有緩慢的起始作用和較長的作用期。孩童不能使用。必須肌注，不能靜注投與。

2.孕婦用藥安全等級C；D-在妊娠第一期使用。

適應症 [衛核]過敏性疾患、皮膚疾患、膠原病、結合織炎及關節炎

用法用量 1.膏劑：一天3~4次，適量塗於患處。

2.注射劑：通常成人一週至一月一回之間隔注射於局部肌肉。大關節1回5~15mg，小關節、炎症周圍1回1~10mg必要時依副腎皮質glucocorticoids劑之全身療法併用。本藥限由醫師使用。

醫療須知 藥品冷凍會產生結塊，應丟棄。

§ 72.2 腎上腺類固醇複方產品

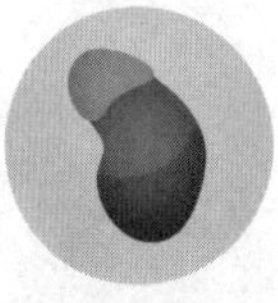

72201 Belon "東洲" 美樂乾粉注射劑 ® (政德/東洲) $39.3/I (40.0 MG-PIC/S), $91/I (125.0 MG-PIC/S)

Rx

每 I 含有：METHYLPREDNISOLONE 125.0 MG；SODIUM PHOSPHATE MONOBASIC (EQ TO MONOSODIUM PHOSPHATE)(EQ TO SODIUM DIHYDROGEN PHOSPHATE) 4.375 MG

適應症 [衛核] 腎上腺皮質機能不全、劇烈休克、支氣管性氣喘、膠原疾病、過敏反應、泛發性感染。

72202 Donison-N 樂爾爽－N軟膏 ® (中化)

每 100gm 含有：NITROFURAZONE 200.0 MG；PREDNISOLONE 200.0 MG

適應症 [衛核] 暫時緩解濕疹、尿布疹、蚊蟲叮咬、皮膚搔癢、皮膚炎等皮膚疾患的症狀。

用法用量 一天1~2次，適量塗於患處。

72203 Pelonine-R "強生"倍樂寧－R錠 ® (強生) $1.5/T

Rx

每 Tab 含有：PREDNISOLONE 5.0 MG；RIBOFLAVIN (VIT B2) 0.1 MG

適應症 [衛核] 風濕性疾患、支氣管氣喘、過敏性疾患、紅斑性狼瘡等

用法用量 成人起始劑量：每天3~4錠；維持劑量每天1~錠，都分2~4次服用。

72204 Zu-Min 制敏錠〝井田〞® (井田)

每 Tab 含有：BIOTIN 0.125 MG；GLYCINE (EQ TO AMINOACETIC ACID)(EQ TO GLYCOCOLL) 25.0 MG；GLYCYRRHIZINATE DIPOTASSIUM (EQ TO DIPOTASSIUM GLYCYRRHIZINATE) 26.106 MG；METHIONINE DL- 12.5 MG；NIACINAMIDE (NICOTINAMIDE) 25.0 MG；PANTOTHENATE CALCIUM 5.0 MG；PYRIDOXINE HCL 2.0 MG

適應症 [衛核] 過敏性支氣管炎、支氣管氣喘、過敏性皮膚炎、濕疹、蕁麻疹、皮膚搔癢、癢疹。

用法用量 一天3~4次，每次1~2錠。

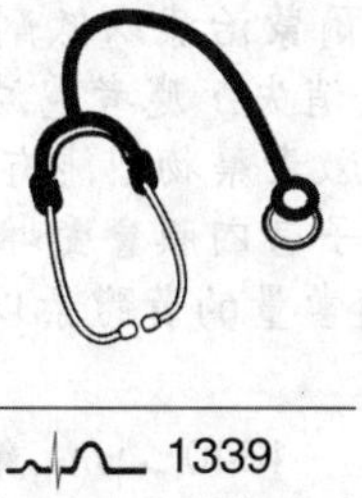

第七十三章 雌激素和黃體激素

Estrogens and Progestins

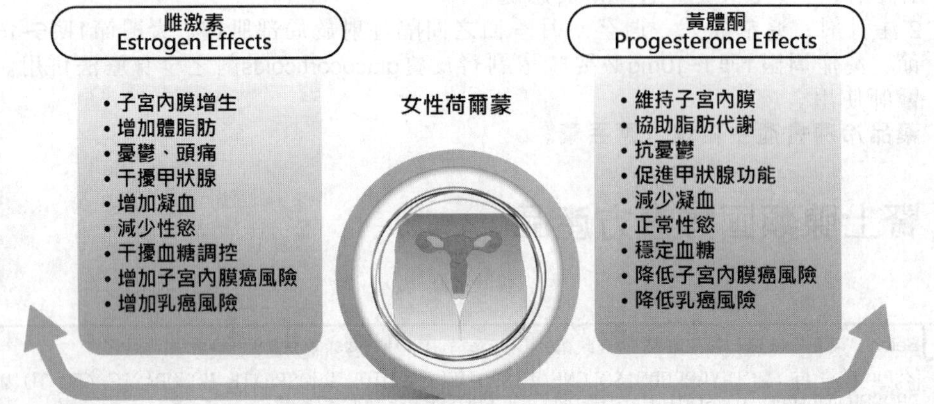

女人一生的變化可分為5個階段，每一階段都受到女性荷爾蒙的掌控

①青春期：約11、12歲左右，開始出現第2性徵，乳房發育、身高長高、長出陰毛、初經來潮約在12歲

②初經來潮後：約1~2年，排卵漸趨正常，開始具有生殖能力。

③生殖年紀：約20~40歲，適合生殖的年紀。

④更年期：50歲前後。

⑤完全停經：連續12個月沒有月經。

女性荷爾蒙可分為兩型：雌荷爾蒙(estrogen)和黃體荷爾蒙(progestins)。這兩類皆由類固醇化合物(steroidal compounds)合成的，類固醇化合物在思春期(pukerty)這段時間的開始由卵巢分泌，也可由懷孕期中胎盤分泌，而極少量由腎上腺皮質分泌。女性荷爾蒙對發育和維持生殖系統扮演著主要的角色，也影響很多其他生理系統的功能。其中影響最顯著者為更年期障礙。

更年期障礙：

台灣約有18%停經婦女會有嚴重的更年期不適症狀，在歐美國家約6~8成會產生不適。可能是人種關係，或文化差異，或者東方人飲食方面攝取較多的豆類食品所致。

更年期障礙常見症狀包括：熱潮紅、心悸、情緒不穩定、失眠、皮膚萎縮、月經不規律。其它還包括憂鬱、性慾缺缺、體型改變、易患骨質疏鬆(圖73-1)。最後婦女本身察覺得到「月經停止」所以也稱為「停經症候群」。其實，這些障礙在約40幾歲卵巢機能慢慢衰減時即可能產生。面對更年期障礙時，一定要維持正常的生活作息，均衡健康的飲食，補充必須的營養素或維他命，搭配適當的規則運動，如此就可減低更年期帶來的不舒服感。家庭其他成員應給予更年期女性多一點愛心與同理心對待，並鼓勵去參加一些互動良好的社交，若更年期症狀仍然嚴重，則可考慮使用短期2、3年的雌荷爾蒙與黃體素的荷爾蒙療法(表73-1)。當然症狀厲害時，有時須加上非荷爾蒙類治療，如抗憂鬱藥物。

更年期症候群的治療方式

(A)荷爾蒙治療：

1.荷爾蒙治療以低劑量的雌激素為主，只用於改善更年期症候群，以不超過五年為原則，症狀一旦緩解或消失，應考慮減量或停藥。

2.雌激素藥物型態有口服、經皮及經陰道等方式，經陰道使用並無全身性的影響。

3.因子宮內膜會受雌激素影響而增生，長期單獨使用雌激素會增加子宮內膜癌的發生率，必須配合使用適當量的黃體素以保護子宮內膜，避免發生子宮內膜癌。若已切除子宮的婦女，只補充雌激素即可，不需要添加黃體素。
4.優點：更年期症狀如熱潮紅、失眠、焦慮等等，許多婦女在荷爾蒙治療之後顯著改善等。
(B)其他治療方式：
1.調整生活型態：放鬆心情、注意飲食、規律運動。
2.食用植物性雌激素：山藥或黃豆等豆類含有與女性荷爾蒙類似的植物性雌激素，有助於紓解更年期的症狀。
3.中藥和針灸治療：主要用來調整身體的平衡，活化卵巢的機能，但需要更多的實證。
4.其他藥物治療：抗憂鬱劑可治療情緒症狀；鈣、鎂及維生素B群有助於緩解焦躁不安的情緒。
5.優點：生活型態、運動習慣及飲食習慣的調整有助於更年期婦女的整體健康。

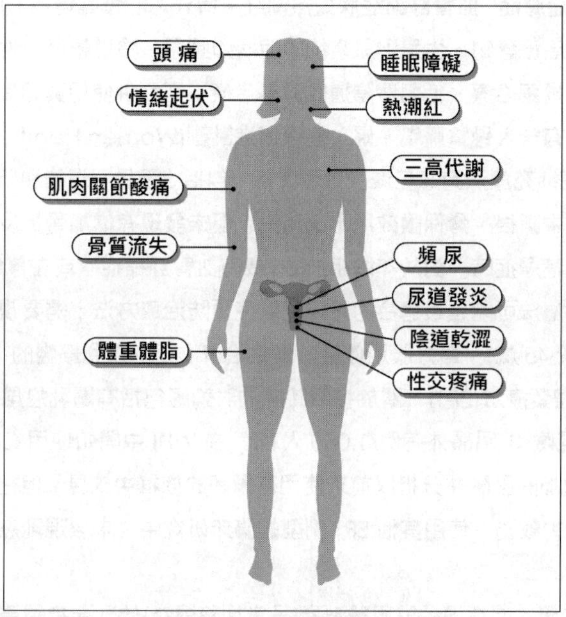

圖73-1 女性更年期常見症狀

表 73-1 更年期常用女性荷爾製劑

給藥方式	名稱(中英文商品名)	主要成分	優點
口服	Premarin(普力馬林錠)、Estramon(伊使蒙錠)、Estrade(益斯得錠)等	雌激素	有效緩解更年期症狀，防止骨質疏鬆，維持皮膚彈性光澤
	Covina(康樂娜)、Premelle(普力馬林合錠)等	雌激素及黃體素合併、方便使用	
	Livial(利飛雅)	為合成的類固醇，同時具有雌激素、黃體素及雄性素活性	①同 Premarin ②本品有些微男性荷爾蒙的作用，故可大幅改善憂鬱心情
肌肉注射	Disemone(雙滋蒙)	雌激素及黃體素合併	同 Premarin
皮膚塗敷	Oestrogel(愛斯妥凝膠)	雌激素	①同 Premarin ②本品不經肝臟代謝，肝功能不佳者可使用
貼片	Climara(可麗貼片)		
局部投予(陰道)	Premarin Cream(普力馬林陰道乳膏)		

註：雌激素俗稱動情素或女性荷爾蒙；黃體素則為女性卵巢產生的一種荷爾蒙，可拮抗女性荷爾蒙對子宮內膜的增生作用。

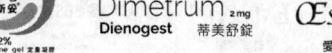

專欄 73-1　2019 臺灣更年期醫學會荷爾蒙治療指引

Hormone Therapy Guidelines : 2019 Taiwan Menopause Society Position Statement

1. 使用荷爾蒙治療前，所有婦女都應接受完整的評估及檢查，持續使用荷爾蒙治療的婦女，每年至少應接受定期檢查一次。
2. 醫師應提供專業諮詢，告知婦女荷爾蒙療法的效益與可能發生的風險，以決定是否需要使用。
3. 荷爾蒙治療(HT)適應症: 血管舒縮症狀如熱潮紅，冒汗，心悸等等為 HT 主要適應症，HT 是當前最有效的治療藥物。生殖泌尿系統的症狀如頻尿、陰道乾澀、性交疼痛等可用口服荷爾蒙或局部荷爾蒙治療。低劑量陰道雌激素治療不需合併使用黃體素。
4. 停經後婦女三人有一人骨質疏鬆。婦女健康促進計劃(Women Health Initiative，簡稱 WHI)證實荷爾蒙補充療法有意義減少骨鬆骨折，包括：髖骨、脊椎和所有非脊椎骨折，但荷爾蒙補充療法中斷後，骨保護效用迅速消失，但未發現有增加骨折反彈之風險。若沒有荷爾蒙補充療法禁忌症時，對於年齡小於 60 歲有血管舒縮症狀或在停經後 10 年內的婦女，荷爾蒙補充療法可能是最適合的骨質疏鬆症預防治療方法；需要預防骨質流失的早發性停經婦女(小於 45 歲)，最好服用停經荷爾蒙治療，至少直到停經的平均年齡(50 歲)。
5. 對於雌激素 黃體素療法(EPT)，關於持續時間的討論應包括有關乳癌風險增加(罕見)可能性的資訊(絕對風險<1 個額外病例/1,000 人 年，在 WHI 中開始使用 CEE+MPA 標準劑量 3 年後)。這種增加的風險在分析以前未使用荷爾蒙的族群中未見，但在過去有使用者中可見。在其他證據力較弱、使用其他 EPT 劑型的臨床研究中，未發現乳癌隨時間增加而風險增加。(Level II)
6. WHI 研究中及後續的追蹤顯示只用雌激素(子宮切除婦女)的乳房癌罹患率不但沒有增加反而有減少現象。
7. 雌激素治療起始於 1950 和 1960 年代，到 1970 年代中發現到使用雌激素婦女子宮內膜癌增加，因此建議加用黃體素預防子宮內膜癌。
8. 針劑荷爾蒙療法，因其長期使用之療效及危險性仍未確定，不建議使用。
9. 荷爾蒙治療在停經 10 年以內就開始使用，則其效益高且風險低，使用時應優先考慮低劑量療法。

備註：FDA批准之適應症

• 血管舒張症狀(VMS)：荷爾蒙治療建議作為受血管舒縮症狀困擾且沒有禁忌症女性的第一線治療。(Level I)

• 預防骨質流失：荷爾蒙治療可作為預防停經後婦女骨質流失和骨折的主要方法，主要針對小於60歲的女性或停經10年內的女性。針對骨質流失的藥物也是選擇；兩種治療都有潛在益處及風險。(Level I)

• 雌激素低下(Hypoestrogenism)：對於性腺機能減退、卵巢早期衰退(POI)或過早停經引起的雌激素低下且無禁忌症之女性，建議至少使用荷爾蒙療法直至更年期的中位數年齡(50歲)。(Level II)

• 更年期泌尿生殖症候群/外陰陰道萎縮：當存在單純因停經所引起之泌尿生殖系統症狀時，推薦低劑量陰道雌激素作為第一線藥物治療。(Level I)

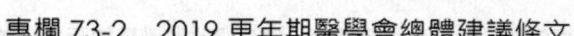

專欄 73-2　2019 更年期醫學會總體建議條文

1. 荷爾蒙療法是對於血管舒張症狀和停經泌尿生殖症候群最有效的治療方法，且已被證實可以預防骨質流失和骨折。(Level I)
2. 對於有症狀女性不到 60 歲或停經後十年內開始使用荷爾蒙治療，其好處最有可能大於風險。(Level I)
3. 荷爾蒙療法應個人化，將適應症、以實證為基礎的治療目標，年齡和/或停經相關開始或持續的時間點，女性個人健康風險、偏好，以及潛在利益和平衡荷爾蒙與非荷爾蒙療法的風險。(Level III)
4. WHI和其他研究中，荷爾蒙療法的風險在ET(雌激素療法)和EPT(雌激素-黃體素療法)總體上存在差異，ET的安全性更高。(Level II)
5. 臨床工作者應使用適當的荷爾蒙類型、劑量、配方、給藥途徑和使用時間以達到治療目標，並定期重新評估女性健康狀況的變化，以及預期的益處，風險和治療目標。(Level III)
6. 更年期婦女諮詢荷爾蒙療法時，評估雌激素敏感性癌症，骨質流失，心臟病，中風和靜脈血栓的風險是適當的。(Level III)
7. 關於荷爾蒙療法的決策，應更廣泛的討論調整生活方式，以管理老化造成慢性疾病的症狀和風險。(Level III)
8. 荷爾蒙療法的風險因人而異，取決於類型，劑量，使用持續時間，給藥途徑，起始時間以及是否需給予黃體素。應使用現有的最佳證據對治療進行個體化，以最大限度地提高效益並降低風險，並定期重新評估持續荷爾蒙的益處和風險。
9. 對於小於 60 歲或在停經 10 年內且沒有禁忌症的女性，荷爾蒙治療惱人的 VMS 及骨質流失或骨折風險增加的患者，其受益風險比似乎較有利。根據 WHI 隨機對照試驗，較長期的使用雌激素可能比雌激素 黃體素更有利。
10. 對於停經開始超過 10 年以上，或 60 歲以上開始使用荷爾蒙的女性，由於冠心病、中風、血栓和失智的絕對風險更大，因此利益風險比似乎不如年輕女性有利。
11. 對於因非處方藥或其他療法而無法緩解的更年期泌尿生殖症候群(GSM)，建議使用低劑量陰道雌激素。

備註：臨床治療建議證據等級

Level　I：基於良好和一致的科學證據。

Level　II：基於有限或不一致的科學證據。

Level　III：主要基於共識和專家意見。

§ 73.1 雌激素

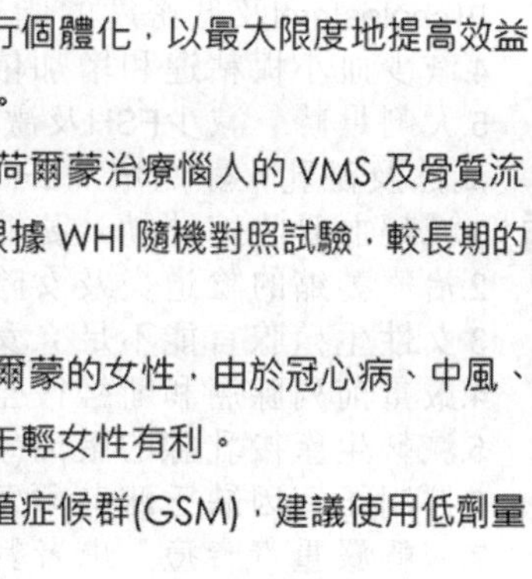

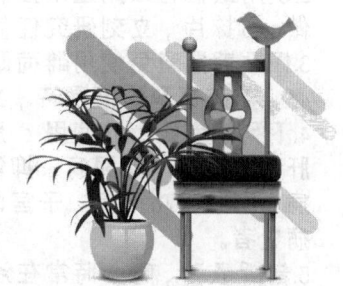

表 73-2 更年期治療推薦組合用藥：經皮吸收雌激素加天然微粒化黃體酮的效益

經皮吸收雌激素好處	天然微粒化黃體酮好處
較口服吸收穩定	口服黃體酮與雌激素併用作為賀爾蒙治療
較無口服藥的副作用如噁心	對血壓並不產生作用
不增加血管栓塞風險	與血管栓塞風險無關聯
應作為肥胖、糖尿病、或有肝疾病婦女第一線用藥	對心血管疾病風險並無影響
口服雌激素會降低性慾(因造成性荷爾蒙結合蛋白增加)而經皮吸收不會影響	較不引起副作用，例如體液滯留
不會增加中風風險	對乳癌風險較低

(British Journal of General Practice, October 2018 499-500)

73101 ESTROGENS 類藥物總論

類別

ESTRADIOL BENZOATE
ESTRADIOL CYPIONATE
ESTRADIOL VALERATE
ESTRIOL

藥理作用

1.加厚和增加血管發育及子宮內膜的腺體，增加子宮頸與陰道分泌物的容積和酸度。
2.促進陰道上皮的生長和角化及增進肝醣的貯藏。
3.加速子宮的運動，幫助乳腺的管道系統之生長和發育，代謝的作用包括：蛋白質的同化作用，加速骨骼的閉合，降低骨頭的耗損速度，增加血中triglyceride濃度，降低血中cholesterol及低密度的脂蛋白，和增進鈉與水的滯留。
4.減少血小板粘連和增加依賴維他命K凝集因素的濃度。
5.大劑量時，減少FSH及激乳素從腦垂體前葉釋出，藉負的迴饋作用，因而抑制濾胞的成熟及泌乳，顯然增加LH的釋出，幫助排卵。

適應症

1.減輕血管收縮運動，萎縮的和絕經期可能的骨質疏症狀。
2.治療萎縮的陰道炎及女陰乾枯(乾躁及生殖器搔癢)。
3.女性生殖腺官能不足，女性閹割術和主要的卵巢衰竭等之置換治療。
4.嚴重前列腺癌和斷經後至少5年之婦女乳癌的舒緩治療。
5.減輕生產後乳腺的脹滿(其益處及危險性必須加以仔細衡量)。
6.控制子宮因缺乏雌荷爾蒙分泌所引起不正常出血。
7.減輕嚴重青春痘，患者對較方便的治療有抗藥性(僅女性患者使用)。

用法用量 詳見個別論述。

不良反應 噁心，液體滯留，月經週期中間性的月經出血(midcycle)，改變月經乳腺脹滿或觸痛、其詳見各論。

醫療須知

1.制定雌荷爾蒙治療之前，先對患者的病史多方了解，並做物理檢驗。長期治療期間，依規則的間隔，重覆做檢驗。
2.使用最低有效劑量來控制月經的症狀，並依週期計劃表投藥。長期治療時，要定期做'pap'抹片，立刻研究任何陰道出血。
3.懷孕期間避免使用雌荷爾蒙，因為會發生胎兒的不正常。接受雌荷爾蒙的婦女要小心，若有懷孕的懷疑時，立刻諮詢醫師。
4.下列患者要小心使用：腦血管或冠狀動脈疾病。嚴重高血壓，癲癇，偏頭痛，腎或肝功能不良，糖尿病，抑鬱或其他情緒障礙，膽囊疾病，和低鈣血有關的代謝性骨頭病，甲狀腺功不良，子宮內膜組織異位，及有黃疸歷史的患者或家族有乳癌或生殖器病史者。
5.告訴患者，噁心時常在治療之初出現，將在1~2週內消失。

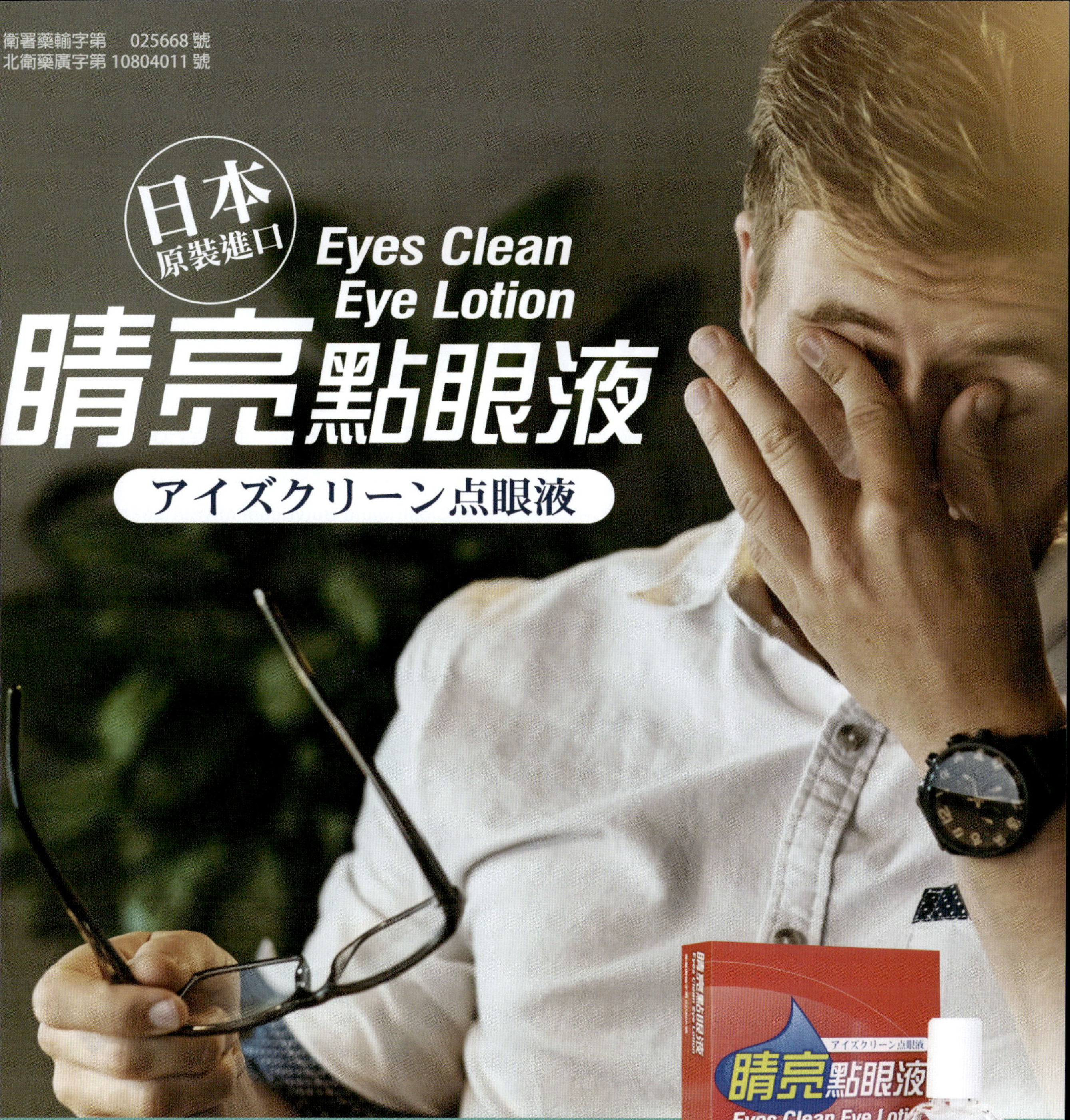

由多種有效成分調配而成

Naphazoline Hydrochloride	緩解眼睛紅癢
Neostigmine Methylsulfat	緩和眼睛疲勞、眼睛不適
ε - Aminocaproic Acid	緩解眼睛紅癢
Chlorpheniramine Maleate	緩解眼睛紅癢
Panthenol	緩和眼睛疲勞、眼睛不適
Taurine (Aminorthylsulfonic Acid)	
Menthol	

睛亮點眼液無類固醇、無抗生素
可緩解因輕微眼部刺激所引起之不適
或眼睛紅、眼睛疲勞、眼睛癢

用途（適應症）：暫時緩解因輕微眼部刺激所引起之不適或眼睛紅、眼睛疲勞、眼睛癢。
用法用量：一天3~4次，每次1~2滴　　包裝：15毫升（mL）塑膠瓶裝

製造廠 **Teika Pharmaceutical Co., Ltd.**
3-27, Arakawa 1-chome, Toyama, Japan.

藥商 **一成藥品股份有限公司**
新北市汐止區新台五路一段77號19樓之8

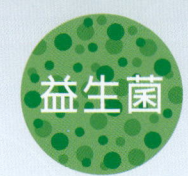

6.依週期計劃來藥(使用3週，休息1週)。隨時可能地減少不良的反應。
7.忠告停經後的婦女，週期性使用雌荷爾蒙時，發生禁戒性出血(withdrawal bleeding)是正常的，並非代表回復生育。
8.注意出現陰道念珠菌病之症狀(濃厚的，帶白的陰道分泌物，局部發炎)，並投與適當的抗黴菌劑。

73102 CONJUGATED ESTROGEN

孕X 乳 - 洩 肝 T½ 4~18.5h

Rx 0.625 MG, 1.25 MG/錠劑(T); 0.625 MG/GM/乳膏劑(Cre);

商　名
Conjuestrogen® (健喬信元) $3.5/T(0.625MG-PIC/S),
Conjugated Estrogen S.C.® (正和/新喜國際)
Estrolan® (永勝/約克)
Estromon® (培力/生達) $3.5/T(0.625MG-PIC/S)
Eyzu® (井田) $3.5/T(0.625MG-PIC/S),
Lovegen® (皇佳) $2.94/T(1.25MG-PIC/S)
Premare Vaginal® (黃氏) $406/Cre(0.625MG/GM-PIC/S-42.5GM),
Premarin® ◎ (PFIZER/惠氏)
Yipo S.C.T.® (永勝) $3.5/T(0.625MG-PIC/S),

藥理作用 1.本藥能與細胞內的受體結合，以刺激DNA及RNA合成蛋白質而治療萎縮性陰道炎女陰乾皺異常出血和減緩骨質疏鬆症的進展。
2.本藥可用來減緩停經有關的症狀，例如：熱潮紅(感覺臉、頸、胸口很熱)，流汗，睡眠障礙，陰道不舒服(會感覺乾和癢)，注意力不集中及脾氣暴躁。
3.本藥也可以用來治療停經婦女的乳癌及男性的乳癌和前列腺癌。

適 應 症 [衛核]與停經有關血管性症狀、萎縮性陰道炎、骨質疏鬆症、女陰乾皺、女性生殖腺官能不足、原發性卵巢衰竭、荷爾蒙不平衡官能異常性子宮出血。

用法用量 1.除了某些癌症及預防產後乳房脹大的情況外，所有的適應症都是週期性地用藥，即用藥3週，停藥1週。
2.停經所伴隨的中度至嚴重的血管舒縮性(vasomotor)症狀：每日0.625~1.25mg。如困患者2個月以上沒有月經，可於任意日期開始使用。若患者尚有月經，則在月經第5天開始用藥。
3.伴有停經的萎縮性陰道炎和女陰道乾皺(kraurosis vulvae)：每日0.3~1.25mg或更高，依患者的組織反應而定。
4.女性生殖腺功能不足：每曰5~7.5mg，分數次服用，使用20天後，停藥10天，如果在此療程終止前尚未有月經，重複療程。引起月經所需的療程數依子宮內膜反應而不同。如果月經在10天停藥期間出現，則進行20天的情荷爾蒙–黃體荷爾蒙治療，亦即在20天的動情荷爾蒙治療的最後5天同時口服黃體荷爾蒙。如果在此療程結束就出血，則停藥並在出血第5天重新開始。
5.女性閹割(female castration)和原發性卵巢功能不良：每日1.25mg。依患者症狀的嚴重性和反應來調整劑量。
6.體質疏鬆症：週期性地每日服用0.625mg。
7.乳癌(緩解疾病)：10mg一天3次，至少使用3個月。
8.緩解前列腺癌疾病：1.25~2.5mg一天3次。
9.預防產後乳房充血：每4小時服用3.75mg，共服用5次，或1.25mg每4小時1次，使用5天。
10.如果是使用陰道內乳膏，醫師會為您設定劑量表；如果您是一天使用一次，最好在晚上睡前使用。請遵循以下的步驟及指示用藥：
a.將藥膏充填到輔助器內所指示的劑量。
b.將背躺平雙膝向上彎曲並雙腿分開。
c.輕輕的將輔助器置入陰道內，推動活塞將藥品擠出。
d.將輔助器拉出。
e.如果輔助器受到污染，必須丟棄。如果要再次使用，則於使用後將輔助器拉開，並用肥皂及溫水洗淨。

f.立即洗淨雙手。

不良反應 頭痛、噁心、嘔吐、食慾不振、乳房疼痛、脹滿感、性感改變、月經流量改變；嚴重者-血栓栓塞。

醫療須知 1.下列患者禁用本藥：本藥依存性腫瘍(例如乳癌、性器癌)及有其可疑患者；血栓性靜脈炎或肺塞症患者及有其既往病歷者。

2.下列患者應慎重服用：肝障礙者；有子宮肌瘤者；心、腎疾患或有既往病歷者；癲癇患者；糖尿病患者；(口服)思春期前之少女。

3.告知患者要定期自我檢查乳房，看看是否有不尋常腫塊和分泌物。

4.本藥長期使用可能會增加子宮內膜癌的概率，但是若使用量偏低或少於1年或併用黃體素，則其發生率會降低。

5.長期使用本藥可會引起牙齦腫脹或出血，須保持口腔衛生及定期看牙醫師

73103 ESTRADIOL

孕 X 乳 - 泄 肝

Rx

0.2 MG, 1 MG/錠劑(T); 3 MG/ML, 5 MG/ML/注射劑(I); 0.6 MG/GM, 1 MG/GM/凝膠劑(Gel); 0.6 MG, 0.6 MG/GM/乳膏劑(Cre); 4 MG/貼片劑(TTS);

商名

Depot Estradiol Cyclopentylpropionate® (大豐/國際新藥)
Depot Hormon-F® (大豐/信東) $18.1/I(5MG/ML-1ML)
Divigel® (ORION/健喬信元) $10/Gel(1MG/GM-PIC/S-1GM),
Ediol® (健喬信元) $3.54/T(1MG-PIC/S)
Estol-Depot® (大豐/安星) $18.1/I(5MG/ML-1ML)
Estra® (政德)
Estrad® (黃氏) $70/Gel(0.6MG/GM-PIC/S-30GM), $15/Gel(0.6MG/GM-PIC/S-2.5GM)
Estrade® (健喬信元) $15/Gel(0.6MG/GM-2.5GM), $67/Gel(0.6MG/GM-30GM),
Estraderm TTS® ◎ (NOVARTIS/諾華)
Estradiol Cypionate® (大豐/台裕) $18.1/I(5MG/ML-1ML)
Esumin S.C.® (優生) $1.5/T(0.2MG-PIC/S)
Hu. Ju. Sung® (長安)
Huan Hsi® (井田) $61/Cre(0.6MG/GM-PIC/S-10GM)
Loverin® (黃氏/一成)
Oestrogel® ◎ (BESINS/博賞) $70/Gel(0.6MG/GM-PIC/S-30GM)
P.L. Estrol® (培力) $249/Gel(0.6MG/GM-PIC/S-50GM), $70/Gel(0.6MG/GM-PIC/S-30GM)
Wiepoido® (黃氏) $249/Cre(0.6MG/GM-PIC/S-50GM),

藥理作用 1.在目標的器官的細胞內，estradiol和一特定的受體作用以形成複合體，可以刺激DNA及蛋白質的合成，而促進子宮內膜發育。這種受體已在許多器官中被確認，例如，子宮、陰道、尿道、乳房、肝臟、下視丘及腦垂體。

2.Estradiol藉由本藥穿皮吸收，它以未改變型式及生理所需直接進入血流。本藥使estradiol的濃度升高到濾泡期初期stradiol的濃度。在漿中estradiol(E2)和estrone(E1)的濃度比值產生了對應的改變，由0.2~0.5移至接近1，意即達到婦女在停經，前卵巢功能正常時所到的比值。

3.本藥這樣便提供了生理的雌荷爾蒙(estrogen)的補充。

適應症 [衛核]自然或手術引起之停經症候群，停經後骨質疏鬆症之防治。

[非衛核]說明：適用於無論是自然或手術所引起之停經而造成的徵兆及症狀，例如，熱潮紅，睡眠障礙，以及泌尿生殖系統的萎縮，及伴隨的精神方面疾病，代謝反應的改變。

用法用量 1.口服：在整個療程中每天服用1~2mg；肌注：每3~4星期注射1~5mg。

2.貼片：必須每星期貼用兩次。意即，本藥每3~4天更換一次。在除去保護性襯墊後，將本藥貼於身體軀幹之清潔，乾躁和完整的皮膚上。預防骨質加速流失，可使用本藥MX 50或100，MX25只適用於無法接受高劑量的患者。

3.凝膠：本藥建議使用量為每日2.5gm，一天一次。a.局部塗抹於小腹。b.塗前應清洗腹部皮膚，塗後約2分鐘才著衣。c.本藥使用三週後應停用一週。d.勿塗抹於乳房、陰部或陰道的黏膜。

不良反應 當本藥選擇使用的劑量過高時，可能會發生下列的全身性副作用：乳房不適，及陰道出血，在本藥黏貼處可能發生局部輕微的皮膚發紅及發癢、另外的副作用像口服雌荷爾蒙(estrogens)發生的，已有報告、例如，鈉及水滯留，水腫，血壓上升。

醫療須知 1.治療法一般以本藥開始。在以後的治療過程，劑量則應各別調整；乳房不適及/或突然出血一般是劑量太高的徵兆，故必須減低劑量。

2.本藥應該使用連續的progesrogen(黃體內泌素類)作輔助治療，尤其是使用在具完整子宮的婦女上。
3.本藥不可以貼在乳房上。本藥不可以連續兩次貼在同一部位的皮膚上。
4.本藥和其他任何型式的性爾蒙療法一樣，必須僅限於在徹底的婦科學檢查之後才能做處方。而長期接受治療的患者，必須至少每年一次再做一次這種檢查。患有心臟衰竭，肝、腎功能疾病，嚴重高血壓，或癲癇的患者，應該特別的監視。
5.陰道乳膏的治療效果須3~4個月，才完全顯現得耐心使用。
6.陰道乳膏在使用72小時內，勿使用乳膠類保險套，以免減低其避孕效果。

73104 ESTRADIOL BENZOATE

孕X 乳 - 泄 肝

Rx 5 MG, 5 MG/ML/注射劑(I);

商名

Estradiol Benzoate® (大豐/安星) $4.49/I(5MG/ML-1ML)
Estradiol® (大豐) $25/I(5MG/ML-PIC/S-1ML)
Hormon-F® (大豐/信東)
Ovadiol® (大豐/東洲)

藥理作用 本藥為天然的雌荷爾蒙，源自estrone，但作用較強，可用於治療卵巢機能，子宮發育不全，原發性無月經，月經失調，女嬰白濁性陰道炎。

適應症 [衛核]子宮發育不全、原發性及後發性月經過多或過少、經期不調、月經困難

用法用量 每3~4週，肌注1~5mg。

73105 ESTRADIOL CYPIONATE

孕X 乳 ? 泄 肝

Rx 0.6 MG/GM/凝膠劑(Gel); 4 MG/貼片劑(TTS);

商名

Esumon TTS® (生達)
Ladiol® (杏輝) $70/Gel(0.6MG/GM-PIC/S-30GM), $15/Gel(0.6MG/GM-PIC/S-2.5GM)

藥理作用 本藥為溶于棉花子油的estradiol鹽類，提供長效性，作用期3~6週，僅肌注投與。

適應症 [衛核]因停經引起之血管異常、因卵巢分泌障礙所致之萎縮、女性生殖功能不足、婦女卵巢切除患者、原發性卵巢功能障礙

用法用量 1.經絕期–每3~4週肌注1~5mg。生殖腺官能不足–1個月1次。
2.每天塗抹2.5gm凝膠於小腹部。

73106 ESTRADIOL VALERATE

孕X 乳 - 泄 肝

Rx 1 MG, 2 MG/錠劑(T); 10 MG/ML/注射劑(I);

商名

Depo-Ovadiol® (大豐/一成) $48/I(10MG/ML-1ML)
Estra® (政德) $1.53/T(2MG)
Estrade® (健喬信元) $3.55/T(2MG-PIC/S),
Evadiol® (培力)
Lumelin® (培力) $1.53/T(2MG)
Prosu® (井田) $3.55/T(2MG-PIC/S)
Vemary® (健喬信元/一成) $1.53/T(2MG)

藥理作用 溶于芝麻油或蓖麻油的estradiol鹽類。在肌注單一劑後，可提供2~3週的雌激性活性。

適應症 [衛核]更年期障礙、原發性、續發性無月經、月經週期異常、月經量異常、月經困難症、機能性子宮出血、子宮發育不全、無排卵週期症

用法用量 1.經絕期–每4週肌注10~20mg。
2.生殖腺官能不足，卵巢衰竭–每4週肌注10~20mg。
3.前列腺癌–每1~2週肌注30mg。
4.口服：在療程中每天服用1~2gm。

73107 ESTRIOL

孕X 乳 - 泄 肝

Rx 0.1 MG, 0.5 MG/錠劑(T); 1 MG/GM/乳膏劑(Cre);

商名

Estriol® (應元/豐田)
Ovestin Vaginal® ◎ (UNITHER/安沛)

Esvatin Vaginal®(健喬信元) $12.6/T(0.5MG-PIC/S)　　Ovestin® ◎ (ASPEN/安沛)

藥理作用 1.本藥對子宮腔道和子宮頸有高度的選擇性作用，對子宮體沒有作用，且不抑制排卵。2.本藥和其他雌激素不同點在於其在子宮內膜細胞的核細胞滯留時間較短，所以效用時間也較短。可取代停經婦女所喪失的雌激素，減輕停經症狀。3.本藥對泌尿生殖症狀的治療特別有效。對下泌尿生殖道萎縮而言，本藥可誘發泌尿生殖道上皮細胞正常化，有助於恢復陰道的正常菌叢與生理性pH值。因此可提高泌尿生殖道上皮細胞對感染與發炎的抵抗力，減低性交疼痛、乾澀、發癢、陰道與尿道感染等陰道不適、排尿與尿失禁等症狀。

適應症 [衛核]陰道炎、子宮頸管炎及子宮膣部糜爛。

用法用量 1.口服：一天2~3次，每次1錠。2.陰道片：一天1~2次，每次1錠。3.乳膏：第一週每天一次，然後慢慢減量，在症狀緩解後，減至維持劑量(如每週兩次)。

不良反應 胃炎，下腹痛，藥疹，腰痛，乳房緊張感，顏面潮紅，乳汁分泌不全，施藥部位發炎或搔癢。

醫療須知 1.應該在停經症候群症狀對生活品質時產生負面影響時，才考慮採用荷爾蒙替代療法(HRT)。應至少每年詳細評估該療法的優缺點，只有在優點多於缺點時才 建議繼續採用HRT。

2.發現禁忌症狀以及下列情況時必須停止治療：黃疸或肝功能損壞、血壓大幅升高、出現偏頭痛型態的頭痛、懷孕。

3.報告發現接受雌激素、雌激素-黃體素併用或tibolone作更年期治療多年的婦女，罹患乳癌的危險性會增高。所有荷爾蒙替代療法的幾年內，就會顯現其罹患乳癌的危險性，而且隨著服用期間加長而提高，但是停止治療幾年(最多5年)之後就會回到基準點。

4.Estriol和其他雌激素不同，並不會提高乳癌的危險。但是上述發現的臨床意義仍然未知。因此重要的是：必須和患者討論可能診斷為乳癌的危險，並權衡已知荷爾蒙替代療法的優點。

5.雌激素或雌激素-黃體素荷爾蒙替代療法(HRT)與進行中靜脈血栓栓塞(VTE)，也就是深層靜脈或肺栓塞有著較高相關性的危險。

6.並無隨機控制臨床研究的證據證實持續合併使用結合雌激素與medroxyprogesterone acetate(MPA)有助於治療心血管疾病。

7.一項大型隨機臨床試驗(WHI臨床試驗)的次級結果發現健康婦女使用持續合併結合雌激素與MPA會提高罹患缺血性中風的危險。

8.有些流行病學研究顯示長期(至少5~10年)使用雌激素單一荷爾蒙替代療法會提高子宮切除婦女罹患卵巢癌的危險。

73108 METERGOLINE

Rx　4 MG/錠劑(T);

商名 Carry®(回春堂) $31.5/T(4MG)

藥理作用 本藥所含metergoline，其有顯著的抗serotonin及抗催乳激素分泌的作用。對健康的人及催乳激素過多症的人，有降低催乳激素分泌的作用。對因催乳激素過多而引起月經閉止的病人，則可恢復病人之月經週期及生育能力。對肢端肥大的病人，可降低血漿中生長荷爾蒙及催乳激素之量。對serotonin所引起疾病之治療有效，同時具有抗血小板凝聚的作用。

適應症 [衛核]防止及抑制產後乳汁分泌、高激乳素血症而引起之月經閉止（停經乳溢症狀）。

用法用量 1.為了幫助從腸道吸收，建議本藥在兩餐間服用。2.防止乳汁分泌：一天3次，每次1錠，服用7天；從產後的第一個早上開始服用。3.抑制乳汁分泌：一天3次，每次1錠，服用7天。4.治療高激乳素血症之停經：最初3~4天，一天3次，每次半錠，然後改為一天3次，每次1錠，治療必須持續到月經恢復為止，且治療期不得少於90天。

不良反應 在建議劑量範圍內，副作用的發生率很低，尤其對於產婦，這些反應通常是輕微的，如噁心、嘔吐、失眠、嗜睡、焦慮及暈眩。

醫療須知 1.在抑制乳汁分泌的治療期間，須從治療第一天起就應停止哺乳。
2.在催畸試驗中，本藥不會造成畸形胎，但本藥給孕婦服用，必須在真正需要時及在醫師的直接監視的情況下為之。
3.對於月經異常停止的婦女，須確定該症狀及泌乳激素的量不是由於腫瘤或腦下垂體微腺瘤所造成。
4.在治療停經-乳溢症期間，甚至月經尚未恢復，也可能會受孕。因此，懷孕試驗須於治療期間每隔20天，試驗一次，且如果確知懷孕，治療即應停止。
5.對於希望懷孕的病人，應併服非荷爾蒙類的避孕藥。

73109 NATIVE BLACK COHOSH DRY EXTRACT(Ze 450)

Ze 450　6.5 MG/錠劑(T);

商　　名 Cimidona® (Zeller/美時)

藥理作用 本藥為黑升麻根莖部萃取物，能有效改善女性更年期所產生的不適症狀。

適 應 症 [衛核]適用於更年期的常見病症(熱潮紅、出汗、睡眠障礙、焦躁以及憂鬱)。

用法用量 一天服用一顆，並配水吞服，不可咬碎或咀嚼。

不良反應 搔癢、皮疹、蕁麻疹、臉部及其他部位水腫。

醫療須知 1.本藥由於目前未有資料顯示可改善因更年期所造成的骨質疏鬆有正面功效，所以不應被用來作為骨質疏鬆症的預防藥。
2. 若需長期使用，建議定期評估肝功能。

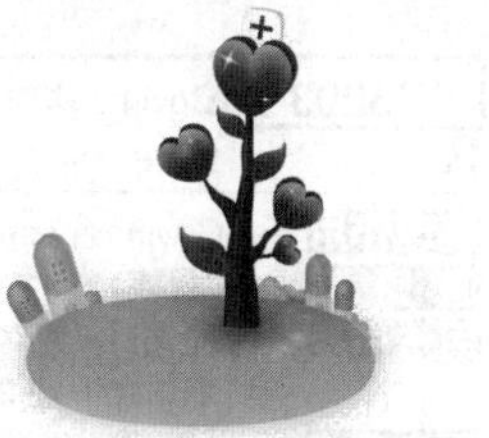

§ 73.2 雌激素複方產品

73201 Femoston 芬嗎通膜衣錠1毫克/5毫克 ® (ABBOTT/亞培)

Rx

每 Tab 含有：DYDROGESTERONE 5.0 MG；ESTRADIOL HEMIHYDRATE 1.0 MG

藥理作用 1.活性成分17β-estradiol，化學結構和生物活性與人類內生的estradiol相同。作為停經後婦女無法製造oestrogen時的替代物質，減輕停經的症狀。
2.Dydrogesterone是口服活性progestogen。因oestrogens會促進子宮內膜的生長，單獨使用oestrogens會增加子宮內膜增生和癌症的風險。加入progestogen可大大降低未切除子宮的婦女發生oestrogen所引起子宮內膜增生的風險。

適 應 症 [衛核] 荷爾蒙替代療法，治療停經至少12個月的婦女雌激素缺乏症狀。
預防骨質疏鬆發生於停經後婦女具有骨折風險而無法耐受或禁用其他已核准用來預防骨質疏鬆的藥品。

用法用量 1.每日服用不可間斷。每日一錠，每28天為一個療程。FEMOSTON 1/5應持續服用，療程之間不可間斷。
2.停經後症狀的起始和持續治療，應使用最低有效劑量治療最短的期間。
3.開始治療時，可依照停經時間和症狀的嚴重度，以FEMOSTON 1/5複方開始治療。之後可依照臨床反應來調整劑量。

不良反應 1.很常見(≥ 1/10)：頭痛、腹痛、背痛、乳房疼痛/壓痛
2.常見(≥1/100 ~<1/10)：陰道念珠菌感染、憂鬱、緊張、偏頭痛、頭暈、噁心、嘔吐、脹氣、皮膚過敏反應(例如起疹、蕁麻疹、搔癢)、經期異常(包括停經後點狀出血、子宮出血、經血過多、月經次數過少/無月經、經期不規則、經痛)、骨盆痛、子宮頸分泌物異常、虛弱狀態(虛弱無力、疲倦、不適)，週邊水腫、體重增加。
3.不常見(≥1/1,000 ~<1/100)：膀胱炎相關症狀、子宮肌瘤變大、過敏、影響性慾、靜脈血栓栓塞、高血壓、週邊血管疾病、靜脈曲張、消化不良、肝功能異常，偶而併有黃疸、虛弱無力或不適、腹痛，膽囊異常、乳房變大，經前症候群、體重減輕。

醫療須知 1.對於停經後症狀的治療，只有在症狀對生活品質造成不良影響時，才可開始荷爾蒙替代療法。所有患者，至少每年一次進行風險和效益的謹慎評估，唯有在效益大於風險的情況下，才可繼續使用荷爾蒙替代療法。
2.考量以FEMOSTON治療時，狀況可能會復發或加劇，尤其是：子宮肌瘤或子宮內膜異位症、有血栓栓塞

異常的危險因子、有雌激素依賴型腫瘤的危險因子，例如一等親遺傳性乳癌、高血壓、肝臟異常(例如肝臟腺瘤)、有或無血管病變的糖尿病、膽結石、偏頭痛或(嚴重)頭痛、全身性紅斑性狼瘡、子宮內膜增生病史、癲癇、氣喘、耳硬化症、腦膜瘤。
3.若發現有禁忌症，以及下列情形，應立即停止治療：黃疸或肝功能惡化、血壓明顯上升、新發生的偏頭痛型頭痛、懷孕。
4.治療第一個月可能發生突破性出血和點狀出血。若在治療的某個時間發生突破性出血或點狀出血，或停藥後仍持續出血，應檢查其原因，可能包括子宮內膜切片檢查，以排除子宮內膜惡性腫瘤。
5.整體證據顯示使用oestrogen-progestogen複方製劑的婦女會增加乳癌的風險，使用oestrogen單方的荷爾蒙替代療法的婦女也可能增加乳癌風險，依使用荷爾蒙替代療法的時間而定。
6.已知較易發生血栓的病人，會增加靜脈血栓性栓塞的風險，使用荷爾蒙替代療法可能增加這個風險。因此荷爾蒙替代療法禁用於這些病人。
7.如同所有術後的病人，需考慮採用預防措施來防止手術後的靜脈血栓性栓塞。若計畫性的手術後需要長期臥床，建議在4~6週前暫時停止荷爾蒙替代療法。在婦女完全恢復活動之前，不可重新開始治療。
8.使用oestrogen-progestogen荷爾蒙替代療法期間，罹患冠狀動脈疾病的相對風險會稍微增加。
9.使用oestrogen-porgestogen複方製劑和僅含oestrogen的治療，發生缺血性中風的風險高達1.5倍。相對風險不會隨年齡或更年期的時間而改變。
10.Oestrogens可能會造成體液滯留，因此，心臟或腎功能不全的病人應小心觀察。

類似產品 Femoston 芬嗎通膜衣錠0.5毫克/2.5毫克 ® (ABBOTT/亞培)

73202 Alfames-E "汎生" 爾非錠 ® (溫士頓/汎生)

℞ 每 Tab 含有：ESTRADIOL ETHINYL (EQ TO ETHINYLOESTRADIOL)(EQ TO ETHINYLESTRADIOL) 0.05 MG；ETHYNODIOL DIACETATE 1.0 MG

適應症 [衛核] 抑制排卵。

用法用量 由月經開始的第5天開始服用第1片，連服2片，停藥6天，如無月經來潮，則於第32天，再繼續服第2包的第1片(如有月經來潮則於月經來潮的第5天開始)。

73203 Covina 康樂娜膜衣錠 ® (健喬信元) $3.39/T

℞ 每 Tab 含有：ESTRADIOL 2.0 MG；NORETHINDRONE ACETATE (NORETHISTERONE ACETATE) 1.0 MG

藥理作用 Covina含estradiol及norethindrone，estradiol提供停經婦女所需的雌荷爾蒙。

適應症 [衛核] 雌性激素缺乏症、包括避免骨質流失。

用法用量 口服:每天1定，不間斷可減少或消除停經後婦女此荷爾蒙缺乏症並防止骨質流失。本藥的治療不宜於停經不到1年即開始服用。

不良反應 1.生殖泌尿系統：陰道出血型態改變、停藥後及用藥中出血、改變子宮頸分泌物量、類似經前症候群類似膀胱炎症候、增加子宮平滑肌瘤大小、陰道念珠球菌感染、子宮頸糜爛改變。
2.乳房：壓痛、增大及溢乳。
3.腸胃道：嘔心、膽汁鬱積性黃疸、食慾改變、嘔吐、腹部絞痛、浮腫、增加膽囊疾病機率及胰臟炎。
4.皮膚：黃褐斑、多發性紅斑、結節性紅斑、出血性疹、掉髮、禿頭及皮膚搔癢。
5.心血管：在某些個案會發生血壓改變、血管栓塞、肺栓塞、腦栓塞及血栓性靜脈炎。
6.中樞神經：頭痛，眩暈，情緒憂鬱，神經過敏，偏頭痛，舞蹈症，失眠，嗜眠。
7.眼睛：眼神經傷害，例如；視網膜栓塞及視神經炎，角膜曲度變更，隱形眼鏡不耐性。

醫療須知 1.用藥前須做完整的身體檢查，包括血壓、乳房、腹部和骨盆腔器官。
2.有家族性血脂代謝缺陷的患者，本藥可能升高三酸甘油脂血中濃度。
3.可能發生不正常子宮出血。
4.可能使葡萄糖耐受性降低。
5.可能引起乳房痛。
6.有憂鬱症病史的患者，當出現嚴重程度的憂鬱現象時須停藥。
7.本藥可能造成不同程度的體液滯留，應小心監測，尤其有痙攣病史、偏頭痛、氣喘、心臟、肝或腎受損的患者。

類似產品 Havina 伴樂娜膜衣錠 ® (健喬信元) $2.79/T
Sevina 詩維娜膜衣錠 ® (健喬信元) $3.39/T
Wemeni "惠勝" 惠美膜衣錠 ® (永勝/惠勝) $2.79/T
Komeni "永勝" 康美膜衣錠 ® (永勝) $2.79/T
Umeni "永勝" 佑美膜衣錠 ® (永勝) $3.39/T

73204 Current "黃氏" 經力錠 ® (黃氏) $2.01/T

℞ 每 Tab 含有：ESTRADIOL ETHINYL (EQ TO ETHINYLOESTRADIOL)(EQ TO ETHINYLESTRADIOL) 0.02 MG；NORETHINDRONE ACETATE (NORETHISTERONE ACETATE) 10.0 MG

適應症 [衛核] 續發性無月經、妊娠早期診斷、機能性子宮出血、月經週期之延長及縮短

用法用量 一天3~4次，每次1粒。

類似產品 Remexin 利美信錠®（培力）$2.01/T

73205 Depot Testradiol 得保偉兩®（大豐/國際新藥）

℞ 每 ml 含有：ESTRADIOL 17-BETA- CYPIONATE 2.0 MG；TESTOSTERONE 17-BETA- CYPIONATE 50.0 MG

適應症 [衛核] 更佃期障礙病患、老年人的性荷爾蒙之減少

用法用量 參照仿單

73206 Divina 宜維娜錠®（DELPHARM/健喬信元）$3.98/T

℞ 每 Tab 含有：ESTRADIOL VALERATE 2.0 MG；MEDROXYPROGESTERONE ACETATE 10.0 MG

適應症 [衛核] 動情激素缺乏、更年期諸症、骨鬆症、無月經症、月經過少、卵巢切除手術後之治療。

用法用量 由月經來潮的第5天開始服用，每天一錠，睡前服用，連服21天，停藥7天(在停藥7天，可能月經會來臨)之後，再開始服用第二盒的第1錠。

類似產品
- Regal-HR 蕾葛保婦齡錠®（培力）$3.91/T
- Revina 瑞維娜 錠®（健喬信元/永茂）
- Synna 欣娜錠®（健喬信元）$3.98/T
- Synseq 欣宜倩 錠®（健喬信元）$3.98/T
- Tengen "瑪科隆"婷晴錠®（永勝/瑪科隆）$3.98/T
- Venina 維妮娜 錠®（健喬信元）$6.2/T

73207 Heana 喜安娜 膜衣錠®（健喬信元/永福）$2.79/T

℞ 每 Tab 含有：ESTRADIOL HEMIHYDRATE 1.03 MG；NORETHINDRONE ACETATE (NORETHISTERONE ACETATE) 0.5 MG

適應症 [衛核] 停經超過一年以上婦女之雌激素缺乏引起的症狀、停經婦女骨質疏鬆之預防。

73208 Origeron "東洲" 安經通注射液®（大豐/東洲）

℞ 每 amp 含有：ESTRADIOL BENZOATE 3.0 MG；PROGESTERONE 50.0 MG

適應症 [衛核] 妊娠早期診斷、治療短期續發性閉經

用法用量 習慣性早、流產：懷孕後即行投與，繼續至懷孕7個月左右，通常每週1~2針，IM迫切流產：通常1天1次1ml/IM，症狀消失後尚需連用2~3天。(2)懷孕早期診斷：1天1次1ml，IM，連用2~3天有月經狀出血；若不出血即為懷孕。

§ 73.3 雌激素和雄激素複方產品

73301 Depot Hormon-MF 持續性兩性荷爾蒙MF針®（大豐/信東）$21.3/I (1.0 ML)

℞ 每 ml 含有：ESTRADIOL-17-CYCLOPENTYL PROPIONATE 2.0 MG；TESTOSTERONE CYPIONATE (CYCLOPENTYLPROPIONATE) 50.0 MG

適應症 [衛核] 更年期障礙

用法用量 參照仿單

類似產品 Depot. Testoestradiol "台裕"持效兩性荷爾蒙注射液®（大豐/台裕）$21.3/I (1.0 ML)

73302 Lunar "瑪科隆" 妮娜膜衣錠®（永勝/瑪科隆）$6.8/T

℞ 每 Tab 含有：CYPROTERONE ACETATE 2.0 MG；ESTRADIOL ETHINYL (EQ TO ETHINYLOESTRADIOL)(EQ TO ETHINYLESTRADIOL) 0.035 MG

適應症 [衛核] 用於生育年齡婦女治療中度至重度且對雄性素敏感(不論有/無皮脂溢出)的痤瘡和/或多毛症，或限於前述情形之避孕用。
用於痤瘡的治療，應於局部治療或全身抗生素治療失敗後才可使用。
本品也是一種荷爾蒙避孕藥，該品雖具避孕之作用，但不可單獨用於避孕之目的，亦不可與其他荷爾蒙避孕藥併用。(參考章節【禁忌症】)

用法用量 開始治療:等到下次月經期，從週期的第1天(即出血的第1天)開始服藥，1天1片(注意服藥的星期日期)，連服21天，全部服完後，接著是7天的停藥期，此時會發生似月經狀出血。繼續治療:7天停藥期之後，續服下一包，不論出血是否停止或仍繼續。如此遵循一簡單規則，服藥3週，停藥1週。

73303 Menospring 月月舒錠 ® （永勝/約克）

℞

每 T 含有：ESTRADIOL HEMIHYDRATE 1.03 MG；NORETHINDRONE ACETATE (NORETHISTERONE ACETATE) 0.5 MG

適應症 [衛核] 停經超過一年以上婦女之雌激素缺乏引起的症狀。

73304 Womenlife S.C. "人生"女之命糖衣錠 ® （人生）

每 Tab 含有：AMINOETHYLSULFONIC ACID 7.5 MG；ANGELICA POWDERED 25.0 MG；ATRACTYLODES LANCEA RHIZOMA POWDER 8.33 MG；BIOTIN 0.083 ug；CALCIUM PEARL 0.83 MG；CINNAMON BARK POWDER (EQ TO POWDERED CINNAMON BARK) 14.17 MG；CNIDIUM RHIZOMA(CNIDII RHIZOMA) 8.33 MG；CYANOCOBALAMIN (VIT B12) 0.083 ug；Calcium Pantothenate 0.42 MG；EVODIA FRUIT 3.33 MG；FOLIC ACID 0.04 MG；GINSENG POWDER 3.33 MG；HOELEN POWDERED 14.58 MG；LECITHIN SOYA 0.83 MG；PINELLIA POWDERED 6.25 MG；POWDERED CYPERUS RHIZOME 4.17 MG；POWDERED JAPANESE VALERIAN 17.25 MG；POWDERED PEONY ROOT 25.0 MG；PYRIDOXINE HCL 0.04 MG；RHUBARB POWDER (EQ TO POWDERED RHUBARB) 14.58 MG；RIBOFLAVIN (VIT B2) 0.08 MG；SAFFLOWER POWDERED 4.17 MG；THIAMINE HYDROCHLORIDE 0.42 MG；TOCOPHEROL SUCCINATE 0.42 MG

適應症 [衛核] 更年期障礙所引起的諸症狀(肩酸痛、頭痛、頭重、神經痛、冷感症、便秘、生理不順、月經痛、生理異常、全身倦怠、目暈耳鳴、下腹腰痛)

用法用量 參照仿單

§ 73.4 黃體激素

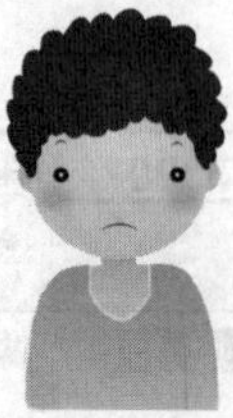

73401 PROGESTERONE 類藥物總論

類別

ALLYLESTRENOL
HYDROXYPROGESTERONE
NORETHINDRONE ACETATE (NORETHISTERONE)
PROGESTOGEN (MEDROGESTONE)

藥理作用 本藥在準備移植受精卵時，可引起子宮內膜的生化改變。抑制垂體腺gonadotropins(主要為LH)的分泌，防止濾胞的成熟與排卵。刺激子宮頸粘液分泌，鬆弛子宮平滑肌，和引起子宮內膜的分泌改變。本藥有具一些雌激性和雄激性的活性。

適應症
1.治療源發性與續發性的停經和月經困難。
2.控制荷爾蒙不平衡所引起的子宮不正常出血，(器官沒有墨病因)。
3.子宮內膜組織異位的治療。
4.舒緩及輔助治療嚴重的，不宜手術的或轉移的乳癌或子宮內膜癌。
5.預防受孕(單獨或與雌荷爾蒙複合劑)。

用法用量 詳見個別論述。

不良反應 (通常在一般劑量下發現)液體滯留，突破性出血；其次為(通常在長期使用或大劑量下發現)月經血流不規則，停經，子宮頸糜爛，子宮頸分泌物改變，性慾改變，女性胎兒的男性化，水腫，體重增加，乳房觸痛，多毛症，禿髮，出疹，膽汁鬱滯性黃疸，搔癢，腹瀉，抑鬱，神經過敏，偏頭痛，咳嗽，呼吸困難，類過敏反應，網狀血管損傷、亦可參看口服避孕藥(第72章)。

醫療須知
1.通知患者，若懷孕的最初幾個月，使用黃體荷爾蒙，會對胎兒造成危險。催促使用黃體荷爾蒙的患者若有懷孕的可能時，要立刻諮詢醫師。
2.留意血栓栓塞併發症的早期病癥(如胸部或腸部疼痛，呼吸困難，手臂或腿麻木，水腫，眩暈，視覺障礙)，並停藥。
3.小心患者，注意任何視覺改變，複視，上眼瞼下垂或頭痛的發生，並告知醫師。若眼科檢查顯現網狀血管損傷或視乳頭水腫時，要停藥。
4.忠告患者注意陰道搔癢或灼熱的發生，可能表示局部念菌感染。投與適當的抗黴菌劑。
5.下列患者要小心使用：糖尿病，偏頭痛，癲癇，心臟或腎臟病，氣喘，精神病。
6.諮詢患者有關正常的禁戒性出血(停藥後3~4天)和突破性出血或點狀出血(藥物治療期

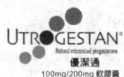

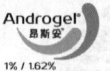

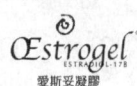

間)後者形態的出血必須報告，因為需要調整劑量。

73402 ALLYLESTRENOL

℞ 5 MG/錠劑(T);

商　名 Protanon®(優生) $2.69/T(5MG-PIC/S).

藥理作用 本藥具有與黃體荷爾蒙類似的作用，能維持妊娠。

適應症 [衛核]先兆性流產、習慣性流產。

用法用量 1.口服：先兆流產：5mg每日3次，連續5~7日。

2.習慣性流產：確定懷孕後即可開始服藥，每日5~10mg，服藥至危險期過後最少一個月。

不良反應 輕度噁心，嘔吐，食慾不振，頭痛，下腹痛。

73403 DEHYDROEPIANDROSTERONE

℞ 6.5 MG/栓劑(Sup);

商　名 Intrarosa Pessary® ◎ (Endoceutics/台灣李氏)

藥理作用 1.Prasterone為一天然的固醇類化合物，本身無活性，沒有雌激素、雄激素或其他激素活性。在陰道內給藥後，它在陰道細胞內會轉化為雌激素和雄激素。

2.此機制與正常停經後婦女中觀察到的生理功能相當，後者的周邊組織僅通過循環中的內源性prasterone產生及失活其自身的細胞內的性類固醇。

3.本藥使陰道黏膜發現雌性素介導的表層和中層細胞數量增加以及旁基底細胞數量減少。此外，陰道pH值降至正常範圍，從而促進正常細菌菌叢的生長。

適應症 [衛核]適用於治療停經後之外陰陰道萎縮。

[非衛核]精神神經官能症。

用法用量 用提供的送藥器或用手指給藥，每天睡前陰道置放一個本藥陰道栓劑。

不良反應 不良反應：陰道分泌物和子宮頸抹片檢查異常。

醫療須知 1.雌性素是prasterone的代謝產物。對於已知或懷疑有乳癌病史的女性，禁止使用外源性雌性素。

73404 DYDROGESTORONE

℞ 10 MG/錠劑(T);

商　名 Duphaston® ◎ (ABBOTT/亞培)

藥理作用 Dydrogesterone為一種retrosteroid，其立體結構天然progesterone不同。能滿意地取代天然黃體素之作用，且口服有效。作用快，服用後2½小時，即可達最高血中濃度。不會影響基礎體溫。不會抑制排卵或促使月經閉止(amenorrhea)，不會引起男性化作用。

適應症 [衛核]原發性及續發性閉經，經期疾患、痛經、行經延遲及先兆性和習慣性流產。人工生殖治療時之黃體期補充。

用法用量 (1)口服：無月經及痛經，每日10~20mg，第5~20日(月經未開始出血為第一天)；(2)子宮內膜異位症，每日10~30mg，第5~25天；(3)習慣流產，每日10mg。若已受孕，則應繼續服用20星期，才慢慢減藥。(4)先兆性流產：應即服用20~40mg後，每8小時再服用5~10mg，若症狀未消失，可增加為每8小時服用10~20mg，至症狀消失後，慢慢停藥。

73405 HYDROXYPROGESTERONE 孕B 乳 - 泄 肝/腎

℞ 125 MG/ML, 250 MG/ML/注射劑(I);

SMC

商　名 Caprone®(生達)
Hydroxyprogesterone Caproate®(大豐/台裕)
Progeston Depot-S® (大豐/一成)

$30.8/I(125MG/ML-1ML)

藥理作用 1.本藥為長效的合成progestin，可維持子宮內膜生長，預防子宮出血，並可抑制腦下垂體性腺素生成，防止排卵，還可使子宮頸黏膜增厚，阻止精蟲通過。2.本藥溶於芝麻油或蓖麻油供使用。作用期大約10~17天。3.沒有雌激性或雄激性的活性，也不能預防受孕。4.它會產生呼吸困難、咳嗽、胸部緊迫和類過敏的反應，尤其在高劑量下。5.溶液須避光並保存在室溫下。

適應症 [衛核]無月經、機能性子宮出血、黃體機能不全之不妊症、切迫流產、習慣性流產

用法用量 1.停經，子宮出血−375mg肌注，若21天後沒有出血，則開始用estradiol週期性的治療，和每4週重覆，共4個週期。
2.子宮的腺體癌−開始時肌注1g或更多，每週重覆1次或更多次(最大量為1週7g)。若復發或12週沒有反應，則停藥。
3.試驗內生性的雌荷爾蒙產生−250mg肌注，4週重覆。注射後出血7~14天，表示內生性的雌荷爾蒙。

醫療須知 回顧研究發現曾在子宮內暴露於hydroxyprogesterone caproate (17-OHPC)之族群，可能增加其癌症發生之風險，且17-OHPC不具預防早產之臨床效益。

73406 MEDROXYPROGESTERONE ACETATE(Low Dose)

孕X 乳 - 食 + 滷 泄 肝 ½ 14~15D

Rx 2.5 MG, 5 MG, 10 MG/錠劑(T);

商名
Fuan®(井田) $1.5/T(5MG-PIC/S), $2/T(5MG-PIC/S-箔)
Fululin®(培力) $1.79/T(10MG)
Medrone®(健喬信元/優良) $2.47/T(10MG-PIC/S), $1.5/T(5MG-PIC/S), $2/T(5MG-PIC/S-箔),
Meterone®(健喬信元)
Meterone®(健喬信元/永福) $1.5/T(5MG-PIC/S), $2.47/T(10MG-PIC/S)
Protab®(政德) $1.79/T(10MG)
Provera® ◎ (PFIZER/輝瑞) $1.5/T(5MG-PIC/S), $2.47/T(10MG-PIC/S)

73 雌激素和黃體激素

藥理作用 1.本藥為黃體酮的衍生物，其強度為口服黃體酮(progersterone)之80~120倍。
2.它也是性腺抑制劑，可用於與月經有關之各種情況之替代療法。在缺乏內生性黃體酮時，投予本藥足夠劑量，即可恢復 正常之月經週期，從而改變子宮內膜使適於受精卵之著床，可預防卵泡成熟及排卵。對內生性動情素充足之婦女，本藥可使增生性子宮內膜轉變為分泌性。

適應症 [衛核]續發性停經以及因非器質性病變(例如纖維肌瘤或子宮癌)的荷爾蒙失調所造成子宮異常出血。
[非衛核]子宮內膜癌，腎上腺瘤，前列腺癌，乳癌前列腺肥大；非懷孕所致的繼發性停經，非器質性病變的異常子宮出血，青春期發動過早，子宮內膜異位。

用法用量 a.無法開刀、復發、轉移之子宮內膜癌：每日200~400mg。
b.腎上腺瘤：每日200~400mg。
c.非懷孕所致的繼發性停經：每日2.5~10mg使用5~10天，於預估或計算得的週期之16~21天開始使用。治療應連續重複3個週期。
d.無器官病變之不正常子宮出血：每日2.5~10mg，使用5~10天，於經預估或計算出的週期之16~21天開始使用。治療應連續 重複3個週期。
e.週期性動情素療法之輔助療法：每日10~20mg，於每一動情荷爾蒙治療週期之最後7~10天使用。
f.子宮內膜異位：月經週期第一天開始服用，每日三次，每次10mg，連續90天。
g.青春發動期過早：每日10mg。

不良反應 乳房發脹，乳漏，陰道出血，月經改變，無月經，水腫，體重改變，子宮頸潰瘍，分泌物增加，鬱血性黃疸，搔癢。

醫療須知 1.醫師應注意血栓症之早期徵象(腦血管疾患，肺栓塞及視網膜血栓)。若懷疑或發生任何此類症狀應立刻停用藥物。
2.若突然部份或全部失視力或有眼凸、複視或偏頭痛應停藥作檢查。如檢查發現乳頭

水腫或視網膜血管受損應停藥。
3.小獵犬以本藥治療會產生乳房結節，其中若干為惡性。對照組動物偶有結節出現，唯均屬良性及間歇性，而接受藥物治療之動物結節較大。較多且較持續，有若干乳癌且有轉移。這對於人類的意義尚未確立。
4.本藥會引起某種程度液體滯留，可能受此因素影響之情況，如癲癇、偏頭痛、氣喘或心腎功能不佳應小心觀察。若有突破性出血，及所有不規則性陰道出血，應考慮非功能性因素。若有未經診斷之陰道出血，應作充分診斷。
5.有精神性憂鬱病史之患者應小心觀察，若憂鬱發至重程度，應停藥患者年齡非絕對限制因素，唯以progestins治療會掩蓋更年期之開始。
6.本藥不可用於測試懷孕或疑有懷孕之情況。

73407 NATURAL MICRONIZED PROGESTERONE▲

孕B 乳 + 泄 肝

℞ 100 MG/錠劑(T)； 10 MG, 100 MG, 200 MG/膠囊劑(C)；

商名
Endometrin®(Sever/輝凌)
Progin®(優良/歐文)
Promone®(培力) $6.3/C(100MG-PIC/S), $12.5/C(200MG-PIC/S),
Utrogestan Soft® ◎ (CYNDEA/博賞) $12.5/C(200MG-PIC/S), $6.3/C(100MG-PIC/S)

藥理作用 本藥具有抗雌荷爾蒙作用，抗雄荷爾蒙作用，抗腎上腺皮質素作用以及精神安定作用，此外，對毛細管滲透性也有影響。

適應症 [衛核]1.婦科：
-黃體素不足造成失調，主要為：經前症候群，因異常排卵或停止排卵引起的經期不規則，良性乳腺病，停經前期症狀。
-更年期治療(雌激素療法的輔助藥品)。
-黃體期障礙造成不孕。
2.產科：
-預防因黃體期障礙造成習慣性流產。陰道途徑給藥：
-因黃體期障礙引起初級或次級不孕(主要用於：排卵困難，作人工受孕或卵子捐贈時的黃體期補充)。預防黃體期障礙造成習慣性流產。

用法用量 1.口服途徑給藥：
一日標準用量為200~300mg，分1~2次用，例如：夜晚就寢前服用200mg，必要時可在早晨服用100mg。
▪黃體素不足(經前症候群，經期不規則，停經期前，良性乳腺病)：每個生理循環週期至少使用黃體素10天，通常從第17天到第26天使用。
▪更年期療法：不建議單獨使用雌激素。可以在連續使用3週雌激素療法的最後兩週併用。接下來這一週則停止所有用藥，而在停藥的這一週中可能會發生陰道出血。
▪可能發生早晨：根據急性時期當時臨床診斷結果而定，每6~8小時吞服400mg，之後採維持劑量(例如：一次200mg一天3次)直到懷孕三十六週止。
2.陰道途徑給藥：
每顆軟膠囊必須塞入陰道深處。
一天普通劑量為200mg，可使用給藥器，早、晚從陰道深入塞進一顆100mg膠囊。可以根據個別病患的反應提高劑量。
▪黃體期黃體素分泌不足障礙(排卵困難、經期不規則)：一天劑量為200mg，每個週期使用10天，通常從經期第17天開始到第26天使用。
▪黃體期無法分泌黃體素所導致不孕(卵子捐贈)：初始劑量為一天100mg，從移植期的第13天與第14天使用，接著第15天起第25天止，早、晚各使用一顆100mg膠囊。從第26天起，如果已經懷孕，以週為間隔單位隔週增加100mg膠囊，每日最大劑量可達600mg，分成3劑。此劑量持續至第60天止。

■做人工受孕的黃體期補充療法：建議劑量為每天600mg，分成早、午、晚三劑，並從移植後當天晚上開始使用。

■可能發生流產或預防因黃體素分泌不足引起的習慣性流產：一天劑量為200~400mg，分兩劑，可維持這個劑量至懷孕12週。

不良反應 1.常見：經期改變、停經、間歇性出血、頭痛。
2.罕見：嗜睡、短暫暈眩、膽汁鬱滯黃疸、搔癢、腸胃不適。

醫療須知 1.本療法不能用來避孕，不能當作避孕藥使用。
2.如果當月療程開始太早，尤其早於第十五天，經期可能縮短或發生出血。
3.經由陰道途徑給藥，病患必須將軟膠囊塞入陰道深處。
4.如果發生子宮流血，最好檢查子宮內膜，確定清楚原因後才能開本藥品。
5.不能完全排除發生血栓及新陳代謝的風險，
如果發下列任何一種情況，應該暫停治療：
–眼睛異常，例如：視力喪失，複視，視網膜血管損害。
–靜脈血栓性栓塞或血栓事件，不論發生於身上何處。
–嚴重頭痛。

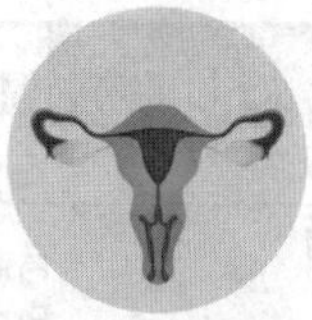

6.有血栓靜脈炎病史的病患用藥應密切留意。
7.治療期間如果發生月經沒來，病患應該去做懷孕檢查。
8.起過半數以上的早期自發性流產都是由於遺傳基因問題造成。感染和習慣性紊亂失調也可能造成早產。使用黃體素可能延緩排出死亡卵子。應該只針對黃體素分泌不足的病例才使用黃體素。
9.懷孕和哺乳：懷孕期間包括剛懷孕的前幾週，使用本藥並不會產生禁忌。
10.影響開車與操作機器的能力：口服本藥品可能感到嗜睡或暈眩，請勿開車與操作機器。睡前服用膠囊可避免此一問題。

73408 NORETHINDRONE ACETATE (NORETHISTERONE)

孕X 乳 - 泄 肝

Rx

5 MG, 5.705 MG/錠劑(T);

商　名

Nordron S.C.® (井田) $1.57/T(5.705MG-PIC/S), $2/T(5.705MG-PIC/S-箔)
Norina® (健喬信元) $1.57/T(5MG-PIC/S)
Shiton S.C.® (優生) $1.57/T(5MG-PIC/S), $2/T(5MG-PIC/S-箔)
Villfull® (衛肯) $1.26/T(5MG)
Wenisu® (黃氏) $1.57/T(5MG-PIC/S), $2/T(5MG-PIC/S-箔),

藥理作用 本藥為合成的progestin，具有雄激性蛋白同化及抗雌激性的性質。某些口服避孕藥的組成份。

適 應 症 [衛核]須黃體荷爾蒙治療之婦科疾患，機能不全性子宮出血及其復發之預防。

用法用量 1.停經，子宮出血–從週期的第5天~第25天每天5~20mg。
2.子宮內膜組織異位–1天10mg共2週，然後每2週以1天增加 5mg的增加量至1天30mg。
3.避孕–每天0.35mg。

不良反應 持續出血、體重改變、乳房壓痛、陰道念珠菌症、噁心、嘔吐、黃疸；嚴重者-腦栓塞或溢血、肺栓塞。

73409 PROGESTERONE(LEUTEOHORMONE)

孕B 乳 - 泄 肝 T½ 5m

Rx

25 MG, 25 MG/ML, 50 MG/ML/注射劑(I);　Imp 400 MG/植入劑(Imp);

商　名

Cyclogest® (Accord-uk/裕利)
Progesterone® (台裕) $15/I(25MG/ML-PIC/S-1ML), $15.6/I(25MG/ML-PIC/S-10ML), $15/I(50MG/ML-PIC/S-1ML), $32.9/I(50MG/ML-PIC/S-10ML)
Progesterone® (國際新藥)
Progesterone® (大豐) $15/I(25MG/ML-PIC/S-1ML), $15/I(50MG/ML-PIC/S-1ML)
Progesterone® (大豐/信東) $4.8/I(25MG/ML-1ML)
Progesterone® (大豐/東洲) $10/I(25MG/ML-1ML)
Progesterone® (大豐/汎生)
Progesterone® (安星) $15.3/I(25MG/ML-10ML), $15/I(25MG/ML-PIC/S-1ML), $30.3/I(50MG/ML-10ML), $15/I(50MG/ML-PIC/S-1ML)
Progesterone® (應元) $15/I(25MG/ML-PIC/S-1ML)
Progesterone® (濟生) $15/I(25MG/ML-PIC/S-1ML), $15.6/I(25MG/ML-PIC/S-10ML)
Prolutex® (IBSA/豐樂)

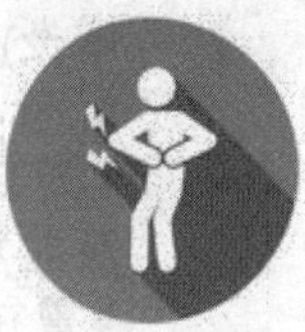

藥理作用 1.本藥為內生性progestin，具有抗雌激性的活性。
2.大劑量具有異化作用和產生鈉與氯的漏失。
3.注射前要先將溶液溫一下，以確保所有粒子的溶解。
4.診斷有懷孕時，不能使用。

適應症 [衛核]切迫性流產及習慣性流產、更年期子宮出血、月經不順。
適用於不孕女性進行人工協助生殖技術治療時，用於黃體功能的補充。

用法用量 1.由取卵日開始，每日一次皮下或肌肉注射25mg，直至12週確診懷孕。
2.肌肉或皮下注射時，藥品應緩慢注入，以減少局部組織損傷：
a.肌肉注射給藥：選擇合適區域(右大腿或左大腿的股四頭肌)，用酒精棉擦拭注射區域插入深度注射(90角的針)。
b.皮下注射給藥：選擇合適區域(大腿前側，下腹)，用精棉擦拭注射區域，將皮膚緊捏在一起，並將針頭以45至90的角度插入。
3.嚴重肝腎功能障礙時應謹慎使用。

不良反應 1.常見：頭昏、眼花、噁心、腹部絞痛、持續出血、痤瘡、水腫、體重改變。
2.偶有：精神抑鬱、睏倦、複視、胆汁鬱積、陰道念珠菌症、子宮頸糜腐、血糖過高、性慾減低、光敏感、多毛症、禿頭、女樣男乳。
3.嚴重者：肺栓塞、血栓栓塞症。

醫療須知 **避免暴露紫外光及長時間曝晒陽光，光敏感於曝晒後5~8小時出現，於36~72小時最嚴重。**

73410 PROGESTERONE(VAGINAL GEL)▲

孕B 乳? 泄 肝/腎 T½ 5~20m

73 雌激素和黃體激素

℞ G 80 MG, 90 MG/凝膠劑(Gel);

商名
Crinone® ◎ (DENDRON/默克)
Progeson® (培力)
Sopregnant® ＊ (黃氏)

藥理作用 天然的黃體素，可誘導子宮內膜從增生期轉變為分泌期，提高胚胎植入時的接受度。

適應症 [衛核]配合實施人工生殖體外受精之不孕症治療(具正常排卵週期，因輸卵管、自發性或子宮內膜異位引起之不孕症)。

用法用量 本藥經陰道投與：
1.因黃體期不足引起之不孕症：
在確定排卵或月經週期第18~21天後，每日投與一劑。
2.配合實施人工生殖體外受精之不孕症治療：
若經證實已懷孕，則須連續三十天每日投與一劑8%凝膠。

不良反應 1.常見的：腹痛、會陰疼痛、頭痛、便秘、腹瀉、噁心、關節痛、沮喪、性慾降低、神經質、嗜睡、乳房觸痛、性交困難、夜尿症。
2.偶有：過敏、腹脹、痙攣、虛弱、疼痛、頭昏、嘔吐、念珠球菌感染、外部陰道搔癢、易怒、健忘、陰道乾燥、膀胱炎、尿道感染、陰道排出分泌物。
3.嚴重者：肺栓塞、血栓栓塞症。

醫療須知 1.黃體荷爾蒙可能造成水腫，可能影響某些疾病，如癲癇、偏頭痛、氣喘、心臟或腎臟功能，須小心監測。
2.未經診斷或不規則性的陰道出血，不建議使用。
3.有精神憂鬱疾病史者，使用時應小心監測。
4.可能影響葡萄糖耐受性，糖尿病患者使用本藥時應小心監測。
5.使用前應進行包括乳房、骨盆腔器官及papanicolaou氏抹片檢查。
6.醫生應被通知須留意早期血栓疾病的徵兆(血栓靜脈炎、腦血管疾病、肺栓塞、視網膜栓塞)。如有任何上述症狀發生或疑似發生，應立即停止使用本藥。
7.本藥賦形劑含有Sorbic acid，Sorbic acid可能會造成局部皮膚過敏反應(如：接觸性皮膚炎)，當陰道投與本藥後與伴侶進行性行為時，伴侶的陰莖也可能發生局部皮膚過敏反應，使用避孕套可避免。
8.如曾有精神憂鬱症病史者，使用時必須小心監測，並注意停藥後憂鬱症情況是否復發並加重。
9.曾在少數使用oestrogen-progestin複方藥物的患者發現葡萄糖耐受性降低的現象。目前並不知其作用機轉，故糖尿病患者使用黃體素治療時須小心觀察。

73411 TIBOLONE▲

℞ 2.5 MG/錠劑(T)；

商名 Livial® ◎ (N.V. ORGANON/歐嘉隆) Tibelia PL® (CENEXI/培力)

藥理作用 1.Tibolone可穩定因卵巢喪失功能後更年期期間之下視丘腦下垂體系統，主要作用來自荷爾蒙成分合適的組合：例如包含了雌荷爾蒙、黃體素及微弱的雄性荷爾蒙的活性。這乃是藉由下述作用；每天口服 2.5mgtibolone一顆，可抑制更年期後婦女腦下垂體荷爾蒙之濃度且抑制生育期婦女之排卵。
2.在相同的劑量下，tibolone不會刺激更年期後婦女之子宮內膜，只有極少數的患者會有些許增生。但在治療期間，增生的程度並不會增加。
3.Tibolone對陰道黏膜的刺激作用，在相同劑量下，tibolone亦可抑制更年期之骨質流失；停經期的抱怨，特別是血管運動系統的抱怨，例如熱潮紅及盜汗症狀減輕。
4.對性慾及情緒方面也有作用，相似於其他類固醇之成份，tibolone是經肝臟代謝而且轉變為代謝物後由尿及糞便排出，有些代謝物還其有本藥之生化活性。

適應症 [衛核]自然或手術後停經引起之症狀(如潮紅、發汗、心情抑鬱、性慾降低)

用法用量 Tibolone的包裝含有28顆白色錠劑，錠劑最好在每日相同時間吞藥嚼碎，劑量為每天一錠。症狀一般在數週內得到改善，但須連續治療至少三個月才可獲致最佳療效。在推薦劑量下，tibolone可連續不間斷地使用更長的時間。第一顆錠劑請由起始區域[鋁箔包裝背面最上面一排]的開始日期服用，接著依順序按時用完其他劑量，每一天一顆，直到用完為止。

不良反應 Tibolone的耐受性佳，副作用發生率低，偶爾會出現體重改變、眩暈、皮脂漏痤瘡、陰道出血、頭痛、腸胃不適，臉部毛髮生長及脛部水腫。

醫療須知 1.Tibolone不供作避孕之用。
2.若婦女仍有正常月經且是處更年期之前，應注意排卵抑制的情況，月經週期可能會被干擾。
3.與所有具荷爾蒙活性之類固醇相同，建議患者每半年作一次檢查。
4.如使用較高之劑量(高於推薦劑量)有可能會造成陰道出血。所以當使用高劑量時，建議應添加黃體素，間隔給予每三個月10天。
5.如發生血栓性栓塞之病變，肝功能檢查變為不正常或出現膽汁鬱滯性黃疸時應停止治療
6.若有下列情況，必須定期追蹤：
a.腎衰竭、癲癇、偏頭痛或有上述病史，因為使用具荷爾蒙活性之類固醇可能偶有液體滯留現象。
b.高膽固醇血症，因為tibolone治療期間曾見有血脂改變的情況。
c.碳水化合物代謝不正常，因為tibolone可能會減少葡萄糖之耐受性而增加insulin或其他降血糖藥物之需求。
7.在tibolone使用期間，對於抗凝血劑敏感的患者，tibolone可能會增加血中纖維蛋白分解活性(減低纖維蛋白濃度；增高antithrombin III，plasminogen及纖維蛋白分解活性之數值)。
8.Tibolone之口服急性毒性極低，因此，同時服用數錠不會發生中毒症狀，但可能造成胃腸不適，不需特別治療。

§ 73.5 黃體激素複方產品

73501 Depot Hormon-MF 持續性兩性荷爾蒙MF針® （大豐/信東）$21.3/I (1.0 ML)

Rx

每 ml 含有：ESTRADIOL-17-CYCLOPENTYL PROPIONATE 2.0 MG；TESTOSTERONE CYPIONATE (CYCLOPENTYLPROPIONATE) 50.0 MG

適應症 [衛核] 更年期障礙

用法用量 參照仿單

類似產品 Depot Testradiol 得保偉兩®（大豐/國際新藥） Depot. Testoestradiol "台裕"持效兩性荷爾蒙注射液®（大豐/台裕）$21.3/I (1.0 ML) Testradiol Depot 兩性得補針®（大豐/安星）

73502 Origeron "東洲" 安經通注射液®（大豐/東洲）

Rx

每 amp 含有：ESTRADIOL BENZOATE 3.0 MG；PROGESTERONE 50.0 MG

適應症 [衛核] 妊娠早期診斷、治療短期續發性閉經

用法用量 習慣性早、流產：懷孕後即行投與，繼續至懷孕7個月左右，通常每週1~2針，IM迫切流產：通常1天1次1ml/IM，症狀消失後尚需連用2~3天。(2)懷孕早期診斷：1天1次1ml，IM，連用2~3天有月經狀出血：若不出血即為懷孕。

類似產品 Prodiol "台裕"偶黃素注射液®（大豐/台裕）$8.2/I (1.0 ML)

73503 Tengen "瑪科隆" 婷晴錠®（永勝/瑪科隆）$3.98/T

Rx

每 Tab 含有：ESTRADIOL VALERATE 2.0 MG；MEDROXYPROGESTERONE ACETATE 10.0 MG

適應症 [衛核] 動情激素缺乏、更年期諸症狀、無月經症、骨鬆症、月經過少、卵巢切除手術後之治療

用法用量 由月經來潮的第5天開始服用，每天1錠，睡前服用，連服21天，停藥7天(在停藥7天，可能月經會來臨)之後，再開始服用第二盒的第1錠。

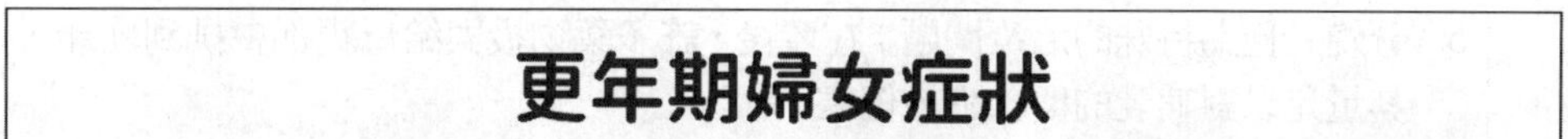

博賞醫藥BESINS提供

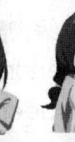

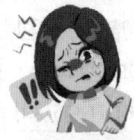

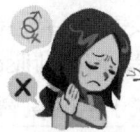

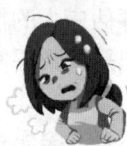

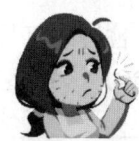

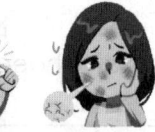

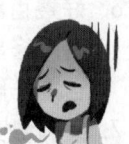

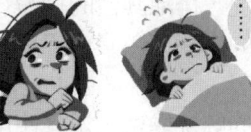

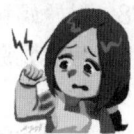

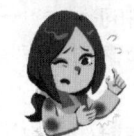

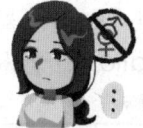

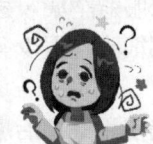

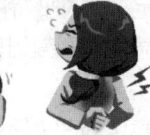

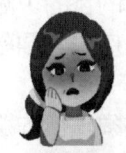

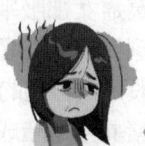

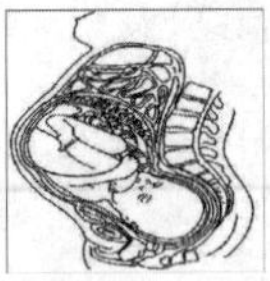

第七十四章 用於控制生育的藥物

Drugs Used in Fertility Control

有些不同種類的藥劑，可用來控制女性的生育，根據它們的作用，可分為下列幾類：

· 固醇類避孕藥(如estrogen–progesin複合劑)
· 排卵刺激劑(如clomiphene，menotropins)
· 墮胎藥(如前列腺素，20%氯化鈉，RU486)

專欄 74-1　婦科用藥一般原則

1. 孕婦用藥需要做利弊得失的評判 – 估計不使用時的利弊，以及使用後造成損害的得失。
2. 孕婦只有在確認使用後對母親和胎兒都有益處時，纔使用；在妊娠第一期，只有極為必要的藥物，纔給孕婦使用，因為有導致畸型之虞。
3. 當懷孕期間，母體的病理狀況會與日變化，也就是說藥物在母體的吸收，分佈和排除都會改變。
4. 在接近分娩期，投與藥物給母親要極為謹慎，此不僅由於母體內藥物代謝情形會改變，而且因為胎兒和新生兒代謝和排泄的功能尚未成熟。
5. 分娩乃極為特殊的治療問題；在產後，許多藥物投與給母親都會排到乳汁，其量足以對哺乳的嬰孩造成傷害。
6. 好幾百萬婦女都服用簡單有效的口服避孕藥，達成控制生育的目的，雖然有許多副作用，但是這些副作用都很小且很少發生，因此，口服避孕藥是目前一般婦女首選的避孕方法。
7. 只有激素異常所造成的不孕症，纔使用藥物治療，所以，必須謹慎的選擇病人來誘導她們排卵。
8. 對於婦科的疾病，一定要仔細的評估病人的情況，排除其他的病變後，纔考慮到激素的治療，甚至已確認出是激素異常的疾病，激素也不是首選用藥。
9. 激素治療對任何婦疾病，幾乎都不是一勞永逸的解決辦法，況且使用激素還有許多重要的禁忌和副作用。
10. 雖然藥物誘發婦科疾病極為罕見，但是，要記得它們可能會導致無月經(amenorrhoea)，男性化(virilisation)，乳漏(galatorrhoea)，男性女乳(gynaecnmastia)或子宮內膜癌。

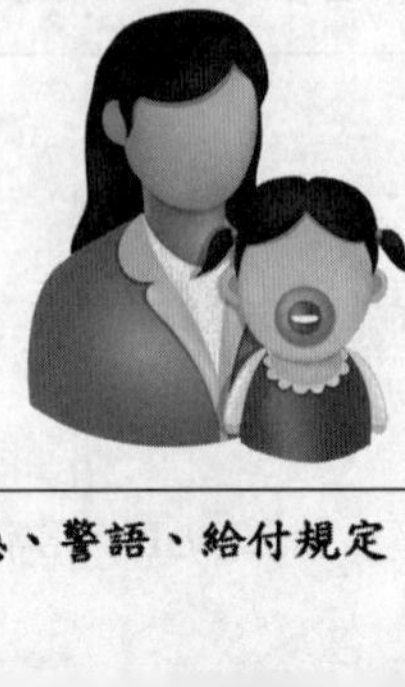

圖74-1 不孕症的成因

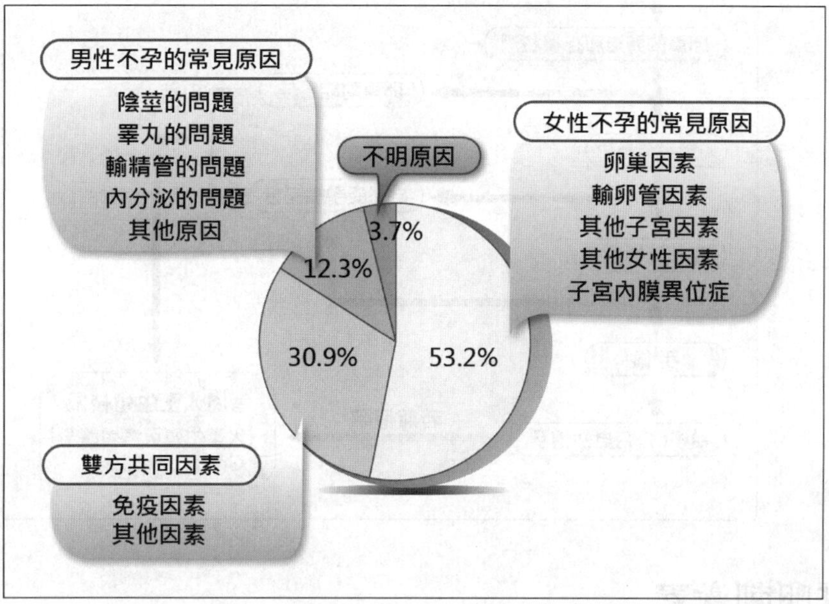

圖74-2 不孕症的分類

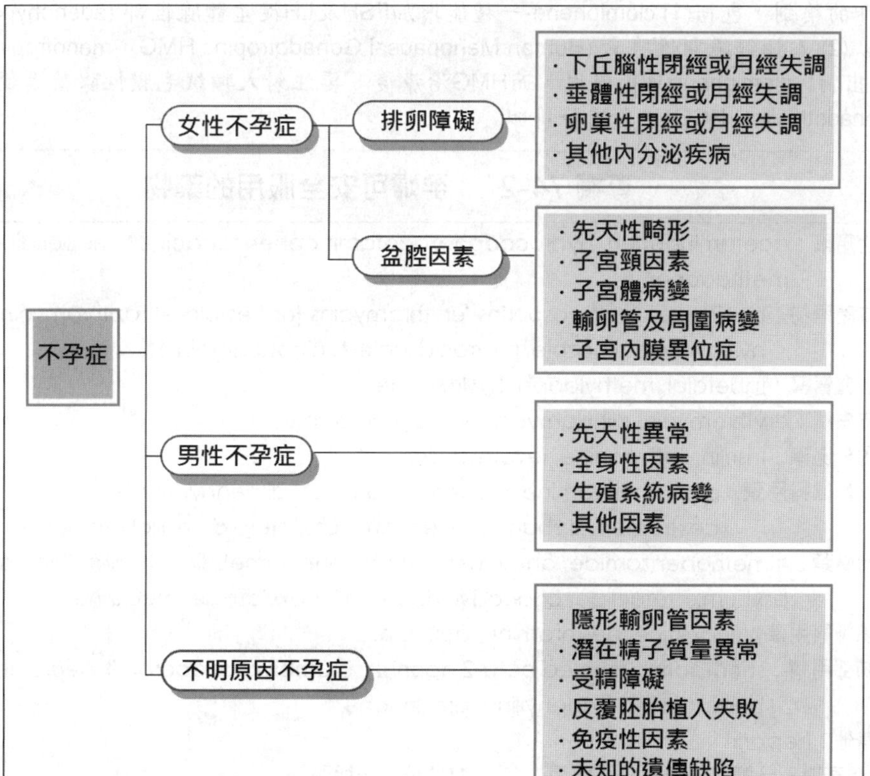

圖74-3 不孕症的治療指引

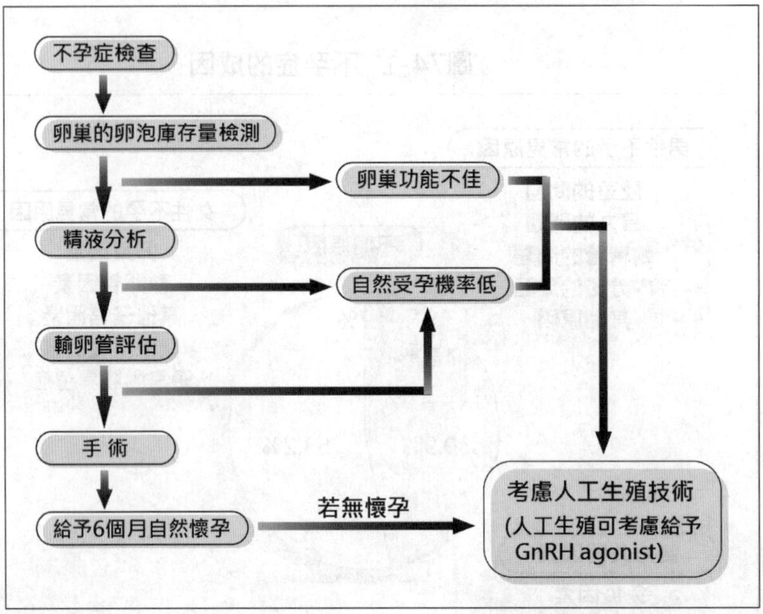

§ 74.1 排卵刺激素

雖然不排卵(anovulation)是不孕症不常發生的原因，但當發生時，使用排卵刺激藥，並使先前無排卵的婦女，受孕成為可能。

誘發排卵的藥劑，包括(1) clomiphene-一種能增加FSH及LH從垂體腺性部 (adenohypophysis) 釋放出來的藥物。(2) 人類經絕期性腺素 (Human Menopausal Gonadotropins HMG，menotropins)，為FSH和LH的純化抽出物。clomiphene單獨使用，而HMG治療後，要注射人類絨毛膜性腺荷爾蒙(Human Chorionic Gonadotropin，HCG)，來誘發排卵。

專欄 74-2　孕婦可安全服用的藥物

止痛藥：acetaminophen, hydrocodone/acetaminophen, codeine*, meperidine*, methadone*

抗菌藥物：penicillins, cephalosporins, erythromycins (not estolate), azithromycin, nystatin, clotrimazole, metronidazole**, nitrofurantoin***.

心血管藥：labetalol, methyldopa, hydralazine.

皮膚藥：erythromycin, clindamycin, benzoyl peroxide.

內分泌藥：insulin, liothyronine, levothyroxine.

耳鼻喉科用藥：chlorpheniramine, diphenhydramine*, dimenhydrinate, dextromethorphan, guaifenesin, nasal steroids, nasal cromolyn.

胃腸藥：trimethobenzamide, antacids*, simethicone, cimetidine, famotidine, ranitidine, psyllium, metoclide, bisacodyl, docusate, doxylamine, meclizine.

精神科用藥：fluoxetine, desipramine, doxepin.

肺部用藥：short-acting inhaled beta-2 agonists, cromolyn, nedocromil, beclomethasone, budesonide, theophylline, prednisone**.

其他：heparin.

*預產期、分娩和引產時禁忌使用　　　**懷孕第一期除外

***長期使用或預產期高劑量投與除外

74101 CETRORELIX ACETATE

孕 D 乳 - 泄 肝 半 12h

Rx 0.26 MG/注射劑(I);

商名

Cetrotide® ◎ (FAREVA/默克)

藥理作用 1.本藥在藥物治療學上的分類為促性釋荷爾蒙之拮抗劑cetrorelix是一種促性腺釋荷爾蒙的拮抗劑，會結合在腦下垂體細胞的細胞膜受體上，cetrorelix會和這些和受體結合的內生性LHRH競爭，由於此作用機制，cetroleix可以控制性腺刺荷爾蒙的分泌。

2.Cetrorelix具有劑量依存性的抑制LH和FSH從腦下垂體腺分泌久特性，此抑制作用在給藥後馬上產生，而持續性的治療才能維持此作用，且其並不會產生初期的刺激作用。

3.在女性身上cetrorelix可以持續LH的分泌高峰，因而持續排卵作用cetrorelix對於接受卵巢刺激的女性之作用時間，是依劑量的多少而不同，給予單一劑量的cetrorelix 3mg後，其作用時間至少4天，在第4天的抑制作用大約為70%若每隔24小時覆給予注射0.25mg的劑量cetrorelix的抑制作用就可以持續。

4.不論在動物或人身上，cetrorelix的荷爾蒙拮抗作用在治療停止後是可逆的

適應症 [衛核]預防接受卵巢強效刺激排卵治療的患者，早發性的排出不成熟卵。

用法用量 1.本藥以皮下注射於下腹使用。

2.早上給藥：在使用尿液的或基因重組性腺刺荷爾蒙施以卵巢刺激的D5或D6開始給予本藥治藥，而且本藥應在使用性腺刺荷爾蒙期間持續投予，包括誘導排卵日當天應給藥。

3.晚上給藥：在使用尿液的基因重組性刺荷爾蒙，施以卵巢刺激的第5天給予本藥治療，而且本藥應在使用性腺刺荷爾蒙期間持續投予直到誘導排卵日的前一天晚上為止。

4.藉由更換注射部位、延長注射相同部位之時間間隔及緩慢注射藥物以利於逐步吸收，這些做法都可以減少注射部位的反應。

不良反應 1.最常被報告的不良反應為注射部位的局部反應，包括紅疹、腫脹及搔癢，這通常為暫時性及輕度的反應。在臨床試驗中，這些反應大多出現在本藥多次注射之後，發生頻率為9.4%。

2.輕度至中度的卵巢過度刺激症候群(OHSS)(世界衛生組織分類的第I或II級)很常見，它可被視為刺激過程中的內生性風險。反之，嚴重的卵巢過度刺激症候群(OHSS)則不常見。

3.曾有過敏反應包括類過敏反應/類過敏性反應(pseudoallergic/anaphylactoid reaction)的個案報告，但並不常見。

4.勃起不能(4.7%)性慾降低(3.0%)射精障礙(1.4%)男性女乳症(0.5%)。長期治療：與藥物有關的性副作用(勃起不能、性慾降低及射精障礙)的發生率會隨著治療時間加長而減少。與藥物有關的男性女乳症發生率則在整個治療期間維持不變。

醫療須知 1.本藥應由有經驗之臨床醫師處方，用於不孕症治療，用藥前需確定患者沒有懷孕。

2.目前有過敏徵候或症狀或已知有過敏傾向病史者，使用時必須特別小心，有嚴重過敏情況的婦人不建議使用。

3.在卵巢刺激排卵期間或之後沉澱，可能會併發卵巢過度刺激徵候群，此乃使用性腺刺激劑素的內在危險因子。併發卵巢過度刺激徵候群時，應做症狀之治療。如：休息、靜脈注射電解質和給予heparin治療。

4.本藥應以所附之溶劑，以溫和旋轉之方式來溶解，避免劇烈的振搖造成氣泡。

5.藥品溶解後應立即使用，且每天應變換不同的注射點。

6.在卵巢期刺淚排卵期間或之後，可能會併發卵巢刺淚症候群，此乃使用性腺刺荷爾蒙的內在危險因子。

7.併發卵巢刺激症狀時，應作症狀治療，例如多休息，靜脈注射電解質和給heparin治療，黃體期支持應依據各生殖醫學中心的常規處置。

8.到目前為止，在重覆卵巢刺激的過程中給予本藥的經驗是有限的，應小心的評估後，才能在重覆的卵巢刺激週期使用本藥。

74102 CHORIOGONADOTROPIN ALFA

孕X 乳?

Rx 250 MCG, 250 ug/注射劑(I);

商名 Ovidrel® ◎ (MERCK/默克)

藥理作用 1.Choriogonadotropin alfa是以DNA重組技術製得的絨毛膜性腺荷爾蒙。它具有與hCG尿液製劑相同的胺基酸序列。絨毛膜性腺荷爾蒙結合至與黃體荷爾蒙相同卵巢鞘細胞上橫跨細胞膜上的LH/hCG受體。

2.在女性中，絨毛膜性腺荷爾蒙的主要功能為促進卵母細胞減數分裂、濾泡破裂(排卵)、黃體化及黃體分泌progesterone及estradiol。

3.在女性中，絨毛膜性腺荷爾蒙可代替LH高峰期造成排卵。Choriogonadotropin alfa使用在其他藥品刺激濾泡成長後，可促使濾泡成熟與引發早期的黃體期。

4.在比較性的研究中指出，進行人工生殖協助技術的促濾泡成熟與引發早期的黃體期時，250mcg choriogonadotropin alfa療效與5000IU、10,000IUhCG尿液製劑相當。在促排卵方面，250mcg choriogonadotropin alfa療效相當於5000IUhCG尿液製劑。

5.目前在人體中並未顯示會對choriogonadotropin alfa產生抗體。對女性之臨床應用僅限於治療周期中單次使用，在男性才有連續多次投與之研究。

適應症 [衛核]1.實施人工生殖協助技術(ART)，如體外授精(IVF)的超誘導排卵：投與OVIDREL可引起最終濾泡成熟與經刺激成長的濾泡黃體化。2.無排卵或排卵過少婦女的誘導排卵：投與OVIDREL可引起經刺激濾泡成長的無排卵或排卵過少婦女的排卵及黃體化。

用法用量 1.Choriogonadotropin alfa以皮下注射使用。注射粉末必須先溶解於所附的溶劑中後立即使用。

2.Choriogonadotropin alfa需由有治療不孕症問題經驗的醫師使用。

3.使用劑量:

a.實施人工生殖協助技術(ART)，如體外受精(IVF)的超誘導排卵: 當投與最後一劑的FSH或HMG製劑24~48小時後，即當濾泡經刺激成長達適當時機時，投與一瓶250mcg choriogonadotropin alfa。

b.無排卵或排卵過少婦女的誘導排卵: 當濾泡經刺激成長達適當時機24~48小時後投與一瓶250mcg choriogonadotropin alfa。建議患者在使用choriogonadotropin alfa當天及隔天進行性交。

不良反應 1.一般副作用(發生率介於1/10~1/100之間):

a.局部反應/注射部位疼痛。

b.一般症狀：頭痛、疲倦。

c.腸胃道系統：噁心、嘔吐、腹痛。

d.生殖系統：輕到中度的卵巢過度刺激症狀。

2.較少見副作用(發生率介於1/100~1/1000之間):

a.精神疾病：心理沮喪、興奮、好動。

b.腸胃道系統：腹瀉。

c.生殖系統：嚴重卵巢過度刺激症狀、胸痛。

醫療須知 1.至今choriogonadotropin alfa未有使用於尿液製劑其他核准適應症的臨床經驗。

2.開始治療前，不孕情況應經過適當的分析並推斷是否有其他的懷孕禁忌。尤其應檢查是否有甲狀腺功能低下、腎上腺皮質素缺乏、高泌乳荷爾蒙及下視丘或腦下垂體腫瘤等，並應給予適當的治療。

3.懷孕可能使原有之全身性疾病病情加重，使用choriogonadotropin alfa前應予以警告。

4.進行促排卵過程時，由於有多個濾泡刺激發育，卵巢過度刺激症狀的發生比例可能

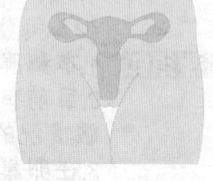

增加。

5.卵巢過度刺激症狀可能演變為嚴重反應，其特徵為卵巢膨脹(此為卵巢囊破裂的前肇)、因循環功能不良引起的腹水。此種現象可以暫停使用hCG來避免。應告知患者至少四天內避免行房或避免使用機械阻斷法。建議所有患者在促排卵過程中，應嚴密監測estradiol濃度及以超音波觀察卵巢反應。

6.人工生殖技術引發多胞胎的危險與置放的胚胎數目有關。藉由促排卵而達到體內受精的患者引發多胞胎的比例較自然懷孕者高，而大部份為雙胞胎。

7.為避免卵巢過度刺激症狀與多胞胎的發生，建議進行超音波觀察與監測estradiol濃度。在無排卵患者，若血中estradiol濃度大於1500pg/ml(=5400pmol/l)且有三個以上的濾泡直徑大於14公釐，則發生卵巢過度刺激症狀的危險增加。施行人工生殖技術時若血中estradiol濃度大於3000pg/ml(=11000pmol/l)且有20個以上的濾泡直徑大於12公釐，則發生卵巢過度刺激症狀的危險增加。若血中estradiol濃度大於5500pg/ml(=20000pmol/l)且總共有40個以上的濾泡，則需停止使用hCG。

8.依照choriogonadotropin alfa建議劑量使用且小心監測治療過程，可將發生卵巢過度刺激症狀的危險降至最低。無排卵症患者或施行人工生殖協助技術者，流產的比例較一般正常狀態者高，但與其他不孕症患者相較並無差別。

9.自行注射choriogonadotropin alfa患者需經過適當的注射訓練與指導。

74103 CHORIONIC GONADOTROPIN HUMAN

孕 C/X 乳 ? 泄 肝 t½ 23h

℞ 1500 IU, 5000 IU/注射劑(I);

商　名
Forstrong LYO® (杏林新生/皇佳)　Pregnyl® ◎ (N.V. ORGANON/默沙東)

藥理作用 1.人類絨毛膜性腺荷爾蒙(HCG)是胎盤所產生的多肽，可刺激卵巢中的黃體產生黃體荷爾蒙，從FSH主導的濾泡激發排卵。

2.對男性而言，刺激睪丸的間質細胞，產生雄荷爾蒙，因而促進第二性徵的發育，及睪丸下降。

適 應 症 [衛核]青春期以前隱睪症、由於腦下垂體分泌不足所引起之生殖腺機能障礙、黃體機能障礙

[非衛核]說明：(1)對已經用HMG治療過之無排卵婦女，可誘發排卵。(2)治療非解剖學上阻塞所引起的隱睪症(沒下降的睪丸)，治療通常制定在年齡4~9歲之間。(3)治療男性性腺官能不足，繼發為垂體的缺陷。

用法用量 (高度的個別化，僅肌注使用)

1.誘發排卵：在最後一劑的HMG之後，肌注5,000~10,000單。

2.隱睪症：(1)1天3次，1次4,000單位，共3週。(2)5,000單位，每隔天1次，共4針。(3)1~5針的500~1,000單位，6週以上。

3.性腺官能不足：(1)1週3次，1次500~1,000單位，然後1週2次，共3週。(2)4,000單位，1週3次，共6~9月。(3)500~1,000單位，1週3次，共4~6週。

不良反應 (1)偶有的-頭痛，焦慮不安、疲憊、水腫、男性女乳化、性早熟。(2)嚴重的-動脈血栓性栓塞。

醫療須知 1.若患者在治療隱睪症時，出現顯著的早熟發育期之徵兆，應停藥。

2.心腎臟患者，氣喘，偏頭痛或癲癇，要小心使用。

3.此藥治療前列腺癌的男性可能增加發生糖尿病及某些心血管疾病(如心臟病發、心臟猝死、中風等)的風險。

74104 CLOMIPHENE

孕 X 乳 ? 食 ± 泄 肝 t½ 5D

℞ 50 MG/錠劑(T); 25 MG, 50 MG/膠囊劑(C);

商　名
Clomid® ◎ (杏輝/塩野義) $3.87/T(50MG-PIC/S)　Clomiphene® (永信) $3.87/T(50MG-PIC/S),
Clomifen® (皇佳) $3.54/C(50MG)　Clonin® (瑞士) $3.54/C(50MG)

74 用於控制生育的藥物

Clomiphene®（優生）$3.87/C(50MG-PIC/S)
Clomiphene®（元宙）$3.87/C(50MG-PIC/S)
Clomiphene®（培力）$3.87/T(50MG-PIC/S),
Clomiphene®（新喜國際）
Clophen®（派頓）
Getchild®（新喜國際）
Hetel®（明大）$3.87/C(50MG-PIC/S)
Prole®（華興）
Surole®（生達）$3.87/C(50MG-PIC/S), $3.26/C(25MG-PIC/S)

藥理作用 Clomifene citrate用於體內仍保有內生性estrogen之無排卵婦女，於間腦與內生性estrogne競爭其接受體，而與之結合，進而促使GnRH(性腺刺激素釋放激素)分泌。結果使得FSH(濾泡刺激素)及LH(黃體刺激素)自腦下垂體分泌，因而刺激卵巢以誘發排卵。

適應症 [衛核]排卵障礙引起的不妊症之誘發排卵
[非衛核](1)選擇性治療排卵衰竭而想要懷孕的患者。(2)男性不孕症的治療。(3)子宮內膜增生。(4)乳房纖維囊腫。

用法用量 1.對無排卵症患者，試用本劑誘發排卵時，應先做gestagen、estrogen test，以確認其消退性出血的出現，將子宮性無月經排除後，才能開始經口投藥。
2.通常第一週期1日1錠(相當於clomifene citrate 50mg)，連服5日。第一週期無效時，於次週期增量為1日2錠(100mg)，連服5日。投藥之用量與期間，以1日2錠(100mg)，5日為限。

不良反應 噁心，卵巢增大(ovarian enlargement)，腹部或乳房不適，血管運動症狀(如hot flashes)嘔吐、腹瀉，視覺障(模糊、畏光、複視、暗點)，頭痛，眩暈，失眠，抑鬱，不正常的子宮出血，卵巢出血，頻尿，發疹，皮膚炎，液體滯留，體重增加，早期小產的發生率增加，及多胞胎。

醫療須知 1.告知患者本藥會產生視覺模糊，眩暈及頭重腳輕，小心患者避免從事危險的活動。
2.督促患者報告骨盆或腹部疼痛的發展，檢查他們卵巢是否加大。
3.不可增加劑量，超過100mg/日，共5天，因為效果沒有增進，反而增加不良反應的發生率及多胞胎的危險。
4.教導患者如何使用基礎體溫表，來確定排卵時間。通常在治療結束後4~10天，才開始排卵。
5.強調受孕的適當時間性交之重要性。若懷疑已受孕須停藥，並做確認檢查
6.服此藥可能會引起視力模糊、閱讀困難或改變視力、頭暈，應小心避免開車或操作機械。

74105 CORIFOLLITROPIN ALFA

孕 X 乳 - 泄 腎 ⑫ 69h

Rx 0.2 MG, 0.3 MG/注射劑(I);

商名

Elonva® ◎（N.V. ORGANON/歐嘉隆）

藥理作用 1.本藥是以基因重組技術，在中國倉鼠卵巢細胞所製造出來的醣蛋白，為新一代的濾泡刺激激素。
2.在單劑量施打後，血中濃度可以維持一週的多重濾泡發展，臨床上用於人工生殖技術。

適應症 [衛核]在婦女接受人工協助生殖技術計劃時，本品與性腺刺激素釋放激素拮抗劑(GnRH antagonist)併用，使用於控制下刺激卵巢，以誘導多個濾泡發育。

用法用量 1.皮下注射使用，體重60公斤(含)以下女性建議使用劑為單劑100微克。體重60公斤以上女性建議使用劑量為單劑150微克。
2.以單次劑量注射，同一治療週期不可注射超過一次。

不良反應 常見副作用為卵巢過度刺激症候群、骨盆疼痛和不適感、乳房不適、腸胃道症狀、頭痛、疲勞等。

醫療須知 1.在臨床試驗研究結果，本藥治療組之卵巢過度刺激症候群發生率較施打follitropin beta組高，臨床治療時仍應小心監測。
2.重度的卵巢過度刺激症候群會危及生命，臨床症狀為巨大卵巢囊腫(可能破裂)、急性腹痛、腹水、肋膜積液、胸腔積水、呼吸困難、少尿、血液學異常和體重上升。

74106 FOLLITROPIN ALFA(RECOMBINANT−HFSH)▲

孕 X 乳 ?

℞ 22.23 MCG, 33.34 MCG, 66.69 MCG, 11.115 ug/注射劑(I);

商　名 Gonal-F® ◎ (MERCK/默克)

藥理作用 Follitropin alfa是利用中國州鼠卵巢細胞(Chincse Hamster Ovary (CHO) cell)經由基因工程(基因重組)製造而產生的濾泡刺激荷爾蒙(FSH)；以非經腸道方式投予濾泡刺激荷爾蒙(FSH)，最主要的效用是促進成熟濾泡的產生。

適 應 症 [衛核]女性患者

(1)婦女經CLOMIPHENE CITRATE治療，仍無法排卵者(含多囊性卵巢症，PCOD)。(2)對於實施人工生殖協助技術(ART)，如體外受精(IVF)，配子輸卵管植入(GIFT)，合子輸卵管植入(ZIFT)的病人，可刺激其多濾泡發育。(3)與黃體刺激素(LH)併用，使用於嚴重缺乏黃體刺激激素與濾泡刺激激素患者的濾泡刺激成長。

男性患者

治療男性對於患有先天或後天性腺刺激素不足之性腺功能低下症，併用人類絨毛膜性腺刺激素(hCG)，刺激精子生成。

用法用量 1.本藥以皮下或肌肉注射給予，涷晶粉末須加於入溶劑後立即使用，為避免注射量過大，一毫升溶劑最多可溶三安瓿的follitropin alfa 75IU或150IU。

2.針對下視丘−腦下垂體功能障礙又存在有月經過少或停經現象之婦女(屬世界衛生組織歸類為第II型者)：本藥可每天注射使用，對於有月經的婦女，必須在月經週期的前七天內開始其治療計劃。

3.治療計劃須依患者本身的反應做一適當的調整，其評估測量包括(1)以超音波測量濾泡大小。(2)動情荷爾蒙的分泌。

4.一般建議開始時以每天注射75~150IU，以每七或十四天為劑量調整時段，視情況增加37.5IU(至75IU)，以其產生最好的反應。

5.若患者連續治療五星期仍無反應，必須放棄此一療程。達最佳反應時，注射最後一劑的follitropin alfa後24至48小時，施以單一注射10,000IU的絨毛膜性腺刺激荷爾蒙(HCG)，建議患者在注射絨毛膜性腺刺激荷爾蒙(HCG)當天及隔天行房。

6.針對接受試管嬰兒或其他生殖技術的婦女：超排卵治療計劃自月經週期的第二或第三天開始，每天給予本藥150~225IU，持續治療至濾泡發育完成(經出血中動情荷爾蒙的濃度及超音波掃描來偵測)，並依患者的反應做藥物劑量的調整，最高劑量每天不可超過450IU。在注射最後一劑follitropin alfa的24至48小時內給絨毛膜性腺刺激荷爾蒙(HCG)10,000IU以促進最後濾泡的成熟。

7.以性腺刺激荷爾蒙釋放荷爾蒙類似物(GnRH agonist)下降調節(down regulation)已普遍使用以達到抑制內生性黃體生成荷爾蒙高峰(LH surge)的產生及控制黃體生成荷爾蒙(LH)的濃度，一般常用的療程為先使用性腺刺激荷爾蒙釋放荷爾蒙類似物(GnRH agonist)二週後，再開始使用本藥，兩者持續使用，直至產生滿意的成熟濾泡。例如：以性腺刺激荷爾蒙釋放荷爾蒙類似物(GnRH agonist)連續治療二週後，再開始投予follitropin alfa 225IU，連續注射七天(皮下或肌肉注射)，然後依卵巢的反應而調整劑量。

不良反應 (1)在注射部位有局部反應，發熱與關節痛、(2)卵巢過度刺激首先產生的症狀為下腹部疼痛，可能伴有暈眩、嘔吐及體重增加，極少數嚴重的情形，會伴隨明顯的卵巢增大，可能是由於液體積聚在腹部或胸部的併發症，或更嚴重的血栓栓塞的併發症。

醫療須知 1.在以follitropin alfa治療之前，不孕的夫婦應先有適宜的診斷與仔細評估懷孕的一般禁忌；特別是患者有甲狀腺功能不足腎上腺皮質功能不全、泌乳荷爾蒙過高、腦下垂體或下視丘腫瘤，須評估後再給予適當的治療。

2.在患者誘發排卵期間，依建議劑量使用follitropin alfa方能將卵巢過度刺激症狀減至最低，治療期間由於仍可能發生過度刺激與多排卵的現象，所以須小心監測以降低發生率，此種症狀可因大的卵巢囊腫造成破裂而導致嚴重的藥物事件。過量動情荷爾蒙的反應很少會明顯增加過度刺激現象，除非再給予絨毛膜性腺刺激荷爾蒙(HCG)來誘發排卵，因此對此種病例，應審慎停用絨毛膜性腺刺激荷爾蒙(HCG)且至少四天內避免行房。
3.患者進行超排卵時，由於過量的動情荷爾蒙反應及多濾泡的發育會導致卵巢過度刺激危險性的增加，在排卵前吸出所有的濾泡可降低過度刺激的發生率。
4.生殖助孕技術產生多胞胎的危險性與植入卵或胚胎的個數有關，在其他患者，使用follitropin alfa正如其他用來刺激排卵的藥物，會使多胞胎懷孕及多產機率增加。但無論如何，多胞胎最主要以雙胞胎為主。流產率比正常婦女稍高，但其比率與有懷孕問題之婦女相當。

74107 FOLLITROPIN BETA

孕X 乳-

Rx 175 I.U., 350 I.U., 975 I.U./注射劑(I);

商名 Puregon® (N.V. ORGANON/默沙東) Puregon® ◎ (VETTER/歐嘉隆)

藥理作用 Follitropin beta是由人類濾泡刺激(FSH)之beta部分，純化製成的；與由尿得來之follitropin不同，無促黃體(luteinizing)的作用，較適於誘導排卵。

適應症 [衛核](1)無排卵症(包括多囊性卵巢症候群、PCOS)，且對CLOMIPHENE CITRATE之治療無反應之婦女。(2)受控制下之卵巢過度刺激，誘導多個濾泡發育，應用在各種人工協助生殖計劃。(3) 男性方面-因促性腺激素分泌不足所引起的精子生成不足症。

用法用量 (1)一般劑量每天肌肉或皮下注75~150 IU，因人而異。(2)每排卵之婦女未使用clomiphene citrate治療者，初劑量每天75 IU持續7~14天。(3)控制過度排卵，輔助生育：初劑量每天150 IU，接時維持劑量為每天75~375持續6~12天。

不良反應 卵巢過度刺激之早期徵候群包括：噁心、嘔吐、體重增加及腹痛。

醫療須知 由於卵巢過度刺激可能導致多胞胎。

74108 FOLLITROPIN DELTA

Rx 12 ug, 36 ug, 72 ug/注射劑(I);

商名 Rekovelle® ◎ (VETTER/輝凌)

藥理作用 1.Follitropin delta是人類重組FSH。
2.皮下注射給予FSH造成最重要的作用為多重成熟濾泡的發育。
3.Follitropin delta中兩個FSH次單位的胺基酸序列與人類內生性FSH序列相同。因為在人類細胞株PER.C6製造follitropin delta，所以醣基化特性不同於follitropin alfa及follitropin beta。

適應症 [衛核]女性進行人工生殖技術(ART)，如體外授精(IVF)、單精子胞漿內注射(ICSI)週期時，於受控制下刺激卵巢以誘發多個濾泡發育。

用法用量 1.本藥的劑量是針對每位病人進行個人化調整，以獲得良好安全性/療效之卵巢反應。
2.對於AMH<15pmol/L的女性，不論體重，每日劑量均為12微克。對於AMH≥15pmol/L的女性，隨著AMH濃度增加，每日劑量可從0.19微克/公斤降低至0.10微克/公斤。
3.本藥皮下注射給予，最好施打於腹壁。第一次注射應在醫療人員監督下進行。必須教育病人如何使用REKOVELLE注射筆進行注射。僅具學習動力、經適當訓練且有專家可供諮詢的病人才可以自行注射。

不良反應 1.常見：頭痛、噁心、卵巢過度刺激症候群(OHSS)、骨盆疼痛、子宮附器疼痛、骨盆不適、疲倦。
2.不常見：情緒起伏大、嗜睡、眩暈、腹瀉、嘔吐、便秘、腹部不適、陰道出血、乳房疼痛、乳房觸痛。

醫療須知 1.本藥含有強效的促性腺激素成分，可能引起輕度至重度的不良反應，應只能由熟悉不孕症及其處置的醫師使用。
2.促性腺激素治療需要醫師和醫護專業投入時間，並需要適當的監測設備。為了安全且有效使用本藥，需定期使用超音波或合併測量血清雌二醇濃度以監測卵巢反應。
3.治療開始前，應先對不孕夫妻的情況有適切的診斷，並對懷孕的一般禁忌作出評估。尤其要評估病人是否罹患甲狀腺功能低下(hypothyroidism)和高泌乳激素血症(hyperprolactinaemia)，並給予適當的治療。
4.接受濾泡生長刺激的病人可能出現卵巢增大並有發生卵巢過度刺激症候群(OHSS)的風險。遵守本藥劑量和給藥方案並謹慎監測治療，將使此類事件的發生率降至最低。
5.具有血栓栓塞危險因子的女性，例如個人或家族史、嚴重肥胖(身體質量指數BMI>30kg/m²)或血栓好發症(thrombophilia)的女性，在促性腺激素治療期間或治療後，有較高的風險發生靜脈或動脈血栓栓塞事件。

74109 GANIRELIX

℞ 0.25 MG/注射劑(I);

商　名 Orgalutran® ◎（VETTER/歐嘉隆）

藥理作用 1.Ganirelix是一種性腺荷爾蒙釋放荷爾蒙的拮抗物，可藉由競爭結合腦下垂體中的性腺荷爾蒙刺荷爾蒙受體而控制下視丘-腦下垂體-性腺軸。快速的抑制內生性的性腺荷爾蒙，而沒有性腺刺荷爾蒙拮抗劑引發的初始刺激。
2.Ganirelix治療期的平均為五天。Ganirelix治療期間黃體形成荷爾蒙升高(大於10IU/L)伴隨黃體酮脂升高(大於1ng/ml)的平均發生率為1.2%，而性腺荷爾蒙刺荷爾蒙協同劑為0.8%。特別是高反應者，在開始ganirelix處理以前會發生黃體形成荷爾蒙過早升高，但不會影響臨床結果。

適應症 [衛核]預防以刺激排卵的女性過早達到黃體形成激素高峰 (LH SURGE)。

用法用量 1.Ganirelix用以預防在月經後第2或第3天使用濾泡刺荷爾蒙(FSH)進行的患者發生黃體形成荷爾蒙高峰過早到達的情形。Ganirelix(0.25mg)一般在給予濾泡刺荷爾蒙過早升高。在缺乏濾泡生長的情況下，ganirelix的治療可以延後。
2.濾泡刺荷爾蒙的劑量應該根據發育中的濾泡的數量與大小而定，而非血液中雌二醇(oestradiol)含量。每天使用ganirelix治療持續到有足夠的濾泡成長至適當的大小。可給予人類絨毛膜性腺荷爾蒙(hCG)誘發濾泡的最終成熟。
3.由於ganirelix的半衰期，兩次ganirelix注射的間隔以及最後一次ganirelix注射與人類絨毛膜性腺荷爾蒙(hCG)注射的間隔不可以超過30小時，否則可能會發生過早達到黃體形成荷爾蒙高峰。因此，當在早晨注射ganirelix時，ganirelix治療應該完成整個性腺荷爾蒙治療期，包括誘發排卵的那天。當在下午注射ganirelix，最後一次的ganirelix注射應該是在誘發排卵的前1天的下午。Ganirelix在進行多次治療循環的患者身上已經顯示具有安全性與有效性。
4.Ganirelix應該經由皮下注射給藥不可混合其他藥劑，最好正在大腿。每次注射應該取不同的部位，以預防皮下脂肪萎縮。患者或其配偶在適當指導以及接受專家建議下可自行進行ganirelix注射。

不良反應 1.ganirelix可能會在注射部位造成局部皮膚過敏(通常是紅，伴有或不伴有腫)，在臨床研究中，注射後一小時，ganirelix治療的患者發生至少一次中重度局部皮膚過敏的比例是12%，而以性腺荷爾蒙致效劑治療的患者則是25%，局部過敏一般而言在給藥後四小時內會消失。
2.臨床研究中心顯示常見的(大於1%)不良反應為頭痛與噁心。
3.其他的不良反應是與人工生育技術的控製卵巢過度刺激有關，例如腹痛、卵巢過度刺激症候群(OHSS)、子宮外孕以及流產。

醫療須知 1.對於有過敏徵候與症狀的女性應該特別小心，由於沒有臨床經驗，因此不建議患有重度過敏症的女性接受ganirelix治療。
2.在卵刺激中或刺激後可能會發生卵過度刺激症候群(OHSS)。應該將卵過度刺激症候群現為性腺荷爾蒙刺激的內在風險。卵過度刺激症候群應該根據症狀加以治療，例如以臥姿靜脈灌流給予電解質溶液或膠質與肝素。
3.避光保存在攝氏2~30度之間。

74110 HUMAN MENOPAUSAL GONADOTROPIN(UROFOLLITROPHIN)

℞ 75 IU, 600 IU, 1200 IU/注射劑(I);

商　名
Fostimon®（IBSA/豐樂）
Menopur Multidose® ◎（FERRING/輝凌）
Menopur Multidose® ◎（MASSONE/輝凌）
Menopur® ◎（FERRING/輝凌）
Menopur® ◎（MASSONE/輝凌）

藥理作用 1.人類停經期性腺荷爾蒙(HMG)含有濾泡刺荷爾蒙及黃體刺激速等活性，因此HMG其適應症為需要以上兩種荷爾蒙刺激之hypogonadotropic hypopituitarism(WHO groupI的患者)。
2.對正常值或較高值LH的患者(WHO group II)，選擇性FSH缺乏症的患者需要無LH活性的製劑，即FSH製劑。
3.人類停經期性腺刺荷爾蒙(HMG)，同時有FSH及LH的作用，所以對於低性腺刺荷爾蒙腦下垂體機能不足的患者使HMG伴隨HCG來治療。
4.正常或高濃度的LH及選擇性FSH缺乏的患者，須以不含LH活性的製劑來治療，此選擇即為FSH。
5.FSH即是urofollitrophin，乃由停經婦女尿液中抽取出為較高純度的荷爾蒙，只含有FSH之生理活生。在女性，以FSH治療來刺激卵巢濾泡的生長與成熟及動情荷爾蒙的分泌。在男性，以FSH治療以增進精子生成的力能但不會影響leydig組織或睪丸酮的分泌。

適 應 症 [衛核]男女不孕症。

用法用量 1.FSH的劑量依照每位患者的反應而有所不同。
2.每天給予1~2安瓿，直到血中動情荷爾蒙的濃度指示出濾泡成熟75~150IU之urofollitrophin，且偵測動情荷爾蒙的濃度達到最高但不會過量，其正常濃度在尿液中為70`150mcg/24h，在血液中為200~600pg/ml。一般以FSH治療的週期至少8~10天，給予停止後再注射HCG 5,000~10,000IU來誘發排卵。
3.僅以肌肉注射方式給藥。(metrodinHP還可以皮下注射)本凍晶注射以溶劑溶後立刻使用。

不良反應 1.在注射部位局部反應，發熱、關節痛的現象曾經被報告過、腸胃道的症狀和胃脹、骨盆疼痛或乳房酸痛可能發生、輕或中度的卵巢腫大，卵巢囊腫，偶有發現，但嚴重的過度刺激現象很少發生。
2.使用本藥與HCG治療只有少數的多產現象產生，多產以雙胞胎為主，試管嬰兒治療是和植入的胚胎數有關。
3.因流產而導致的懷孕失敗率和其他不孕症問題婦女的失敗率類似。
4.子宮外孕可能發生於先前有輸卵管疾病病史的婦女。

醫療須知 1.在使用本藥治療前，不孕夫婦應先做適切的評估與推論其對懷孕可能產生之禁忌。
2.嚴格遵守建議劑量與監測方能將卵巢過度刺激症狀的發生的可能性減至最低。依臨床試驗所示，產生嚴重的卵巢過度刺激現象低於1%。
3.對本藥之治療產生卵巢過度反應，其所造成副作用並非明顯，除非已注射HCG誘導排卵或已經懷孕。卵巢過度刺激症狀大約發生在給予HCG治療引卵後1~2週。
4.若發生骨盆腔疼痛、腹脹、卵巢腫大或經由動情荷爾蒙測試或超音波檢查判斷有動情荷爾蒙過度反應，即應中止給予本藥及HCG，並避免房事。以防止卵巢過度刺激。
5.腹水、心包滲液、胸膜積水、血濃縮、繼發現醒類脂醇過多經過適當的醫療措施來控制，包括避免非必要的骨盆腔檢查。若無懷孕發生，當月經來潮時，這些症狀皆會自然消失。

74111

74111 LUTROPIN ALFA (RECOMBINANT HUMAN LUTENISING HORMONE)

孕X 乳- 泄 肝/腎 t½ 10～12h

℞ 75 I.U./注射劑(I);

商 名 Luveris® ◎ (MERCK/默克)

藥理作用 1.Lutropin alfa是一重組人類黃體刺激荷爾蒙，由α、β-subunits非共價結合組成的醣蛋白質。黃體刺激荷爾蒙結合至卵囊膜(及顆粒)細胞及睪丸萊狄什氏細胞上與絨毛膜性腺荷爾蒙相同的LH/hCG受體。橫跨細胞膜上的LH/hCG受體是一含有醣蛋白質的受體，並有部分顯露在細胞外。
2.卵巢濾泡期間，黃體刺激荷爾蒙刺激卵囊膜細胞分泌雄性素。顆粒細胞中芳香酶以雄性素為受質合成動情素而輔助濾泡刺激荷爾蒙引發的濾泡發育。在月經週期中期，高濃度黃體刺激荷爾蒙造成黃體形成與排卵。排卵後，黃體刺激荷爾蒙增加膽脂醇轉變為pregnenolone以刺激黃體生成黃體素。
3.缺乏黃體刺激荷爾蒙與濾泡刺激荷爾蒙的無排卵女性進行濾泡發育刺激時，投與lutropin alfa主要功能為增加濾泡分泌動情素，濾泡發育則由濾泡刺激荷爾蒙刺激發育。

適 應 症 **[衛核]與濾泡刺激激素(FSH)併用，使用於嚴重缺乏黃體刺激激素與濾泡刺激激素患者的濾泡刺激成長。此類患者臨床試驗中定義為內生性黃體刺激激素濃度少於1.2 IU/L。**

用法用量 1.Lutropin alfa需與濾泡刺激荷爾蒙每日同時注射。由於此類患者均為無月經且內生性動情荷爾蒙分泌低，所以可於任何時間開始治療。
2.Lutropin alfa經皮下注射投與。注射粉末必須先溶解於所附的溶劑中後立即使用。
3.治療劑量須視患者個別反應如以超音波監測濾泡大小及測量動情荷爾蒙反應而定。一般建議開始治療時每天以75IU黃體刺激荷爾蒙(即一瓶lutropin alfa)配合75~150IU濾泡刺激荷爾蒙進行治療。
4.若需調整濾泡刺激荷爾蒙劑量，最好在開始治療7~14天後再逐漸增加劑量，且每次增加37.5~75IU。每一治療週期最多可延長至五個星期。
5.當達成適當反應後，在投與最後一劑的lutropin alfa及濾泡刺激荷爾蒙24~48小時後投與一劑5000~10000IU的絨毛膜性腺荷爾蒙。建議患者在使用絨毛膜性腺荷爾蒙當天及隔天進行性交。或是可選擇進行子宮內受精(IUI)。
6.由於黃體活性(LH/hCG)缺乏可能導致排卵後黃體的過早衰竭，應考慮採用黃體期補充療法。
7.若發生過度刺激的現象，則應暫停治療並停止使用絨毛膜性腺荷爾蒙。當再進行下一治療週期時，建議使用低於前次治療中的濾泡刺激荷爾蒙劑量。

不良反應 1.根據臨床試驗顯示，輕到中度的注射部位反應(瘀傷、痛、發紅、搔癢、腫脹)發生比率分別為7.4%及0.9%。並無嚴重的注射部位反應發生。至今亦無使用lutropin alfa後發生全身性過敏反應者。在極罕見的情況下，使用人類停經後促性腺荷爾蒙(hMG)可能併發血栓性栓塞、子宮附件扭轉(卵巢腫大的併發症)及腹膜出血。可能發生子宮外孕(ectopic pregnancy)現象，尤其是有輸卵管疾病病史的婦女。
2.一般症狀：頭痛、嗜睡。
3.腸胃系統：噁心、腹痛、骨盆疼痛。
4.生殖系統：卵巢過度刺激症狀、卵巢囊腫、胸痛。

醫療須知 **1.本藥品不適合用於反應不佳的情況，如：卵巢發育不良、因生殖器官畸形引起之不孕及子宮纖維瘤引起之不孕。此外患者應檢查是否有甲狀腺功能低下、腎上腺皮質素缺乏、高泌乳荷爾蒙及下視丘或腦下垂體腫瘤等，並應給予適當的治療。**
2.進行促排卵過程時，由於動情素過度反應及有多個濾泡刺激發育，過度刺激症狀的發生比例可能增加。
3.卵巢過度刺激症狀可能演變為嚴重反應，其特徵為出現大的卵巢囊腫(此為卵巢囊破裂的前兆)。除非已注射絨毛膜性腺荷爾蒙誘導排卵，一般較少有明顯的過度刺激症狀。此時需暫停使用絨毛膜性腺荷爾蒙並告知患者至少四天內避免行房或使用隔絕方式

避孕。
4.為避免卵巢過度刺激症狀與多胞胎的發生，建議進行超音波觀察與監測estradiol濃度。在無排卵患者，若血中estradiol濃度大於900pg/ml(=3300pmol/l)且有三個以上的濾泡直徑大於14公釐，則發生卵巢過度刺激症狀的危險增加
5.根據臨床試驗顯示，卵巢的敏感度會隨濾泡刺激荷爾蒙劑量提高而增加。若需調整濾泡刺激荷爾蒙劑量，最好在開始治療7~14天後再逐漸增加劑量，且每次增加37.5~75IU。
6.Lutropin alfa不可使用於懷孕或授乳婦女。

74112 Alisa 艾麗莎 膜衣錠 ® （健喬信元）$3.91/T

Rx 每 Tab 含有：ESTRADIOL 17-VALERINATE (eq to ESTRADIOL VALERATE) 2.0 MG

適應症 [衛核] 調節月經週期障礙，荷爾蒙缺乏所致之不孕症。

74113 Pergoveris 倍孕力凍晶注射劑 ® （MERCK/默克）

Rx 每 vial 含有：FOLLITROPIN ALFA(r-hFSH) 150.0 IU；RECOMBINANT HUMAN LUTENISING HORMONE 75.0 IU

藥理作用
1.本藥是以基因重組技術於中國倉鼠卵巢細胞(Chinese Hamster Ovary (CHO) Cell)內所製得的濾泡刺激激素(r-hFSH)跟黃體刺激激素(r-hLH)。
2.Follitropin alfa(濾泡刺激激素)跟Lutropin alfa(黃體刺激激素)一起使用對於患有hypogonadotropic hypogonadism的婦女是有療效的。
3.缺乏黃體刺激激素與濾泡刺激激素的無排卵女性進行濾泡發育刺激，投與Lutropin alfa(黃體刺激激素)主要功能為增加濾泡分泌雌激素，濾泡發育則由濾泡刺激激素刺激發育。

適應症 [衛核] 使用於黃體刺激激素(LH)與濾泡刺激激素(FSH)嚴重缺乏的婦女，以刺激濾泡發育。

用法用量
1.本藥需每日注射，這一類病人通常無月經且內生性雌激素分泌很低，故可於任何時間開始治療。
2.治療期間以超音波監測濾泡大小及測量雌激素的分泌，須依病人本身的反應做劑量的調整。
3.一般建議劑量以每天注射本藥(含濾泡刺激素150國際單位/黃體刺激素75國際單位)開始。若每天使用少於建議劑量，可能因Lutropin alfa(黃體刺激素)量不夠充足導致濾泡反應不合要求。
4.若需調整濾泡刺激激素劑量。最好在開始治療7~14天後才逐漸增加劑量，視情況每次增加37.5IU至75IU經核准的Follitropin alfa(濾泡刺激激素)，每一治療週期視臨床狀況最多可延長至五個星期。
5.當達成適當反應後，在投與最後一劑的本藥24至48小時後，投與一劑250微克重組絨毛膜性腺激素(r-hCG)或5,000~10,000IU絨毛膜性腺激素(hCG)。建議病人在使用絨毛膜性腺激素當天及隔天進行性行為。或是可選擇進行子宮內受精(IUI)。

不良反應
1.最常發生的不良反應是頭痛、卵巢囊腫及局部注射部位反應(例如注射部位疼痛、紅斑、血腫、腫脹及/或刺激感)。
2.常見：腹痛、腹脹、腹部不適、噁心、嘔吐、腹瀉、乳房痛、骨盆痛、輕度至中度的卵巢過度刺激症候群。

醫療須知
1.婦女要安全有效的使用本藥，必須用超音波定期掃描卵巢的反應或同時測量血中oestradiol的濃度。
2.病人對FSH/LH的反應可能各不相同，有些病人對FSH/LH會有較差的反應。採用最低的有效劑量為治療原則。
3.患有紫質症或有紫質症家族史的病人在本藥治療期間必須嚴密監測。
4.在治療之前，不孕的夫婦應先有適切的診斷與仔細評估懷孕的一般禁忌。尤其，需評估是否有甲狀腺功能不足、腎上腺皮質功能不全及泌乳激素過高的狀況後再給予適當的治療。
5.當嚴重的卵巢過度刺激症候群(OHSS)發生時，應停止性腺刺激素治療，病人必須住院並接受特別治療。有多囊性卵巢疾病者此症候群的發生率較高。當OHSS的風險被認定，就應考慮中止治療。
6.與其他性腺刺激素治療後，曾有卵巢扭轉的報告。藉由早期診斷和立即治療使卵巢復位(detorsion)來恢復血液供應以降低對卵巢的損害。
7.使用本藥進行排卵誘導的病人，多胞胎的發生率較自然受孕者高，且多胞胎中大多是雙胞胎。
8.使用藥物刺激濾泡發育來誘導排卵，其流產的發生率較一般人高。
9.人工協助生殖技術(ART)以後發生子宮外孕的盛行率較一般人高。

類似產品
Pergoveris 倍孕力注射筆300/150國際單位/0.48毫升 ® （MERCK/默克）
Pergoveris 倍孕力注射筆450/225國際單位/0.72毫升 ® （MERCK/默克）
Pergoveris 倍孕力注射筆900/450國際單位/1.44毫升 ® （MERCK/默克）

§74.2 分娩誘導劑及墮胎藥

74 用於控制生育的藥物

終止懷孕可藉使用機械的及藥理學的方法來完成。在懷孕的頭幾週，沒有安全可靠的藥理方法來誘發胎兒的排除，而使用吸吮力的刮除術是最普遍的方法。一般來說藥理學的方法第二、三個月時開始施用，包括注射高張的鹽水溶液或前列腺素(F2x)入羊膜囊(amniotic sac)，肌注投與prostaglandin salt，或使用protaglandin(E2)的陰道栓劑。最近在國內上市的Ru-486，為一種口服的墮胎藥，其安全性和效果並不亞於月經規則術，此舉將給墮胎帶來新的突破。

表 74-1 目前常用的流產手術

流產的方法	簡述
月經規則術	較早期的人工流產方式（胎兒小於6週）。
眞空吸引術	以吸引方式，取出子宮內容物。
子宮擴括術	以不同的金屬棒，逐漸擴括子宮項口後，刮除子宮內胎兒及內膜組織，即俗稱的刮子宮，刮小孩。
子宮括除術	方式類似擴括術，用於妊娠中期將胎兒夾碎取出。
子宮內藥物灌入法	子宮內灌入高張食鹽水或前列腺素等藥物，以引起陣痛的方式，使胎兒及胎盤順利擠出來。
子宮內裝置放置法	子宮內置入特殊器材以引發陣痛，促使子宮內胎盤及胚胎順利流出。
陰道內栓劑放置法	將含有前列腺素的陰道栓劑，放入陰道內，引起產痛，使之自然流掉。
子宮切開術	胎兒過大（妊娠5-6月）則可能需考慮切開子宮，取出胎兒。

74201 POSTAGLANDIN 類藥物總論

類 別

CARBOPROST TROMETHAMINE
DINOPROST TROMETHAMINE
DINOPROSTONE
MIFEPRISTONE (RU486) (管4)
SULPROSTONE

用法用量 參見個別論述。

不良反應 嘔吐(尤其是肌肉注射)，腹瀉，噁心，頭痛，發抖(shivering)，寒顫，輕微的體溫昇高，潮紅，腹部痛性痙攣。

醫療須知 1.僅在醫院或其他醫療設備優良的處所才能投與本藥，因為有受過訓練的人員，良好的照護，及緊急手術設備可利用。

2.注意：prostaglandin具有傷害胎兒的可能，因此，當使用這些藥物，而無法終止懷孕時，必須藉其它的方法(如高張的氯化鈉)來完成。

3.下列患者要小心使用：氣喘，高血壓，心臟病，糖尿病，青光眼，癲癇，腎或干損傷，貧血，黃疸，陰道炎，子宮頸炎。

4.留意引起流產期間，可能發生子宮頸外傷。

5.羊膜間注射之前，先操作由腹部的穿刺放液，至少回抽1ml的液體，若沒有血液，則可以開始注射。

6.緩慢注射初的1ml羊膜間溶液，來測定可能的敏感性，給予剩餘的劑量，要5~10分以上。若24小內沒發生流產，可再投與藥物。

74202 DILUTED MISOPROSTOL 1%

℞ 20 MG/錠劑(T);

商　名　S-Prostol® ◎（井田/培力）

藥理作用 1.Misoprostol是合成前列腺素E1的類似物。
2.在被推薦的劑量下，misoprostol能導致子宮肌層平滑肌纖維的收縮和子宮頸的放鬆。
3.Misoprostol子宮收縮的特性，會促進子宮頸打開和子宮內殘骸的排空。
4.在被推薦的劑量下，misoprostol不會導致任何心血管、肝或腎臟的副作用。

適 應 症 [衛核]與 MIFEPRISTONE併用，可作為治療終止少於49天無月經的早期子宮內懷孕。

用法用量 1.本藥必須在口服mifepristone 36到48小時之後投與。
2.本藥的劑量是400微公克，一次服用2錠，口服。

不良反應 1.本藥可能會導致腹瀉、腹瀉疼痛、噁心、紅腫、搔癢(短暫的和輕微)、嘔吐、頭疼、頭暈；罕見有：冷顫和發熱。
2.發現有子宮出血，有時是嚴重和延長。
3.在服用前列腺素藥物的幾個小時內，經常有子宮收縮或痙攣的現象。
4.由於賦形劑含有蓖麻油，經常會出現噁心、嘔吐、腹部疼痛之症狀。

醫療須知 1.由於具有墮胎的特性，本藥不應該使用在活胎的懷孕，並且想完成懷孕的婦女。
2.懷孕的期間應該由病歷(上次月經期的日期)，並且經臨床檢查來確定。當懷疑懷孕的週數或它在子宮內的位置，建議執行超音波檢查。
3.如果子宮內裝置著避孕器時發生懷孕，在給mifepristone + misoprostol 前須先移除此避孕器。患者必須被告知有可能會延長(最長會在 mifepristone使用後12天，而且有時候會發生嚴重的子宮出血。
4.應該建議患者不可離開所規定的醫療院所太遠的地方，直到證明已完全排出。應該給予她當有不正常事故發生時，特別是在嚴重的出血的情況下，可以去的地方地址。
5.大約使用悠孕停和mifepristone以後14天，患者進行臨床檢驗的檢查、和/或超音波檢查的回診是有必要的，以確認懷孕的終止是否完全。在不完全排除的情況下，必須實施外科手術。
6.在回診時有持續懷孕的情況下，建議患者採取其他懷孕終止的方法。
7.評估在藥物終止懷孕以後0~14%的病例，因嚴重的子宮出血需要執行止血的刮除術。
8.有貧血或血液凝結疾病的病人會導致凝固的延遲，應該以特殊照護來作監測。要在藥物或外科之間選擇作為懷孕終止，必須與專家討論貧血的程度，或血液凝結疾病的類型。
9.由於含有蓖麻油作為賦形劑，具有過敏的風險。
10.口服使用misoprostol以後，會有發生胎兒畸形的可能。

74203 DINOPROSTONE

孕C 乳？ 泄 肺/腎

℞ 0.5 MG, 3 MG/錠劑(T);　10 MG/持續性製劑(SR);

商　名
Propess®（FERRING/輝凌）
Prostarmon.E.®（優生/岱康）
Prostin E2 Vaginal® ◎（SANICO/輝瑞）$307/T(3MG-PIC/S)

藥理作用 1.本藥為合成的prostaglandin E_2，可直接作用於子宮肌層，引起子宮強力收縮，作用比oxytocin強。
2.本藥通常做為懷孕第20週以前子宮內死胎的墮胎劑，成功率相當高。

適 應 症 [衛核]對經產婦或順產婦之引產有效

用法用量 1.通常口服1次0.5mg，每小時1次，共6次，次1天總量3mg作1個療程。
2.本藥給藥開始後，確認誘發的陣痛，已呈分娩進行的效果時，即停止給藥
3.給予1天總量1個療程3mg(6片)，未呈效時，中止給藥，翌日或以後再開始投藥。

不良反應 (1)常見-噁心、嘔吐、腹瀉、發燒；(2)偶有-頭痛、緊張、暫時性低血壓、潮紅、子宮內膜炎、呼吸困難、咳嗽發汗、出疹；(3)嚴重者-子宮破裂。

醫療須知 1.服用本藥通常在30小時內會流產，若併用oxytocin則在12~14小時會流產。

2.流產後要持續數天量體溫，觀查是否有發燒、出血、腹痛、不正常陰道排出物。至少2星期內避免灌洗、性交、盆浴或使用棉條。

74204 MIFEPRISTONE（RU486）(管4)▲ 孕X乳？

Rx 200 MG/錠劑(T);

商　名

Apano® ◎（健喬信元/美時）
Maevetone® ＊（井田/培力）
Ru Mife® ＊（杏輝/華耀）

藥理作用 1.本藥具有強烈的抗黃體素。在人體內，本藥與黃體素受體(receptor)結合的強度是黃體素的五倍以上，在「鳩占鵲巢」下，使體內正常的黃體素無法作用；又因黃體素是正常妊娠所必須的基本荷爾蒙，因此，本藥足以破壞胚胎著床的穩定，而導致早期懷孕的流產。

2.本藥會刺激前列腺素的分泌，並降低前列腺素的代謝，所以本藥除前述可使子宮內膜缺乏黃體素的滋養，破壞胚盤功能以前，又能增加前列腺素的活性，導致子宮強烈收縮，排出胚胎。

3.本藥可使子宮頸變軟，變鬆，具有擴張子宮頸的作用。

適應症 [衛核]懷孕前期(小於七週)子宮內孕之人工流產。

[非衛核]不僅可用於墮胎、子宮頸擴張、避孕、子宮內膜異位、子宮肌瘤，尚可應用於某些因黃體素引起的乳癌、卵巢癌，及cushing syndrome(庫辛氏症)、meningioma(腦膜瘤)，甚至有抑制HIV病毒的功用。

用法用量 1.從最後一次月經算起≤49天，於醫院醫護人員面前服下mifepristone單一劑量600mg(200mgx3顆)，觀察15分鐘，再於36~48小時後，再服前列腺素藥物misoprostol 400mcg(200mgx2顆)，若3小時內無排出物，再服下misoprostol 200mcg，兩星期後回診追蹤是否流產完全。病人應留置醫療院所觀察至少3小時。若懷孕終止失敗，為避免用藥之致畸胎性，建議接受人工流產。

2.(a)使用本藥口服較注射或陰道塞劑有效，(b)合併前列腺素(PGA)較單獨服用成功率高，(c)最佳時機為懷孕七周(四十九天)內。合乎這三個要件，其致流產率可達95%以上。

不良反應 1.單一劑量使用時，副作用包括：中度噁心、嘔吐(75%)、出血(55%)、頭痛(35%)、腹痛、疲倦。有些使用的婦女會有較大量的出血，可能有1.4%的病人需作止血的處理。

2.長期使用時，副作用如下：噁心、嘔吐、體重減輕、停經(amenorrhea)、熱潮紅(hot flash)、降低性慾(libido)、落髮(可能與RU486會聯結androgenic receptor有關)。

3.在使用前列腺素藥物之後的幾小時內，經常有子宮收縮或痙攣(10~50%)的現象。

醫療須知 1.使用本藥於避孕作用需注意的是，服用後，75%以上的婦女會在3天內，產生似月經的出血，此種現象應是本藥影響黃體功能所造成的。

2.本藥會使排卵時機改變，其中大多是使月經週期延長，所以，使用本藥雖然避孕率高，卻往往使後續週期的排卵時間，不易預測，所以，不建議本藥為常規的避孕法。

3.服用本藥需遵照醫囑，服用前，必須由婦產科專科醫師，確定是否為子宮內懷孕，因有1%的懷孕是子宮外孕，本藥並不能使子宮外孕流產，如果沒有及時發現，可能會造成子宮外孕破裂，大量出血而致命。

4.本藥尚無致畸胎的報告，但因常併用前列腺素，而前列腺素有致畸胎的可能；所以，若用本藥合併前列腺素，而未流產者，建議進行人工流產。

5.本藥被公告為第4級管制藥品，須領有管制藥品登記證的藥局方能調劑，須直接把本藥交付給醫師。

6.若懷孕時，子宮內有避孕器，需先取出子宮內避孕器。

7.使用此藥會降低類固醇效果，長期服用類固醇的病人需調整用藥劑量。

8.有心血管疾病或是35歲以上且每天抽煙超過十支的婦女不宜使用，因前列腺素可能使冠狀動脈收縮，導致心肌梗塞甚至死亡。

74 用於控制生育的藥物

74204

9.應告知病人用藥後2週內需回診追蹤，以確認胚胎是否完全排出，且未有異常出血或感染等症狀。

10.應告知病人可能會有感染和/或敗血症、嚴重出血、胚胎毒性(當懷孕終止失敗或終止後緊接著懷孕時)等風險，如出現不適症狀，應儘速回診。

§ 74.3 避孕藥

口服避孕藥通常含有不同劑量的雌激素(動情荷爾蒙)與黃體荷爾蒙，可持續的壓抑促性腺荷爾蒙、濾泡荷爾蒙及黃體形成荷爾蒙，而抑制排卵，達成避孕效果。也能改變陰道狀態，增加子宮頸黏液分泌來防止精子穿透；及影響子宮內膜而干擾受精卵著床，來達到避孕的目的。

雌激素可分為estrone(E1)、estradiol(E2)、estriol(E3)、estetrol(E4)。其中Estetrol(E4)是存在人體的天然雌激素，僅能在懷孕的女性中發現，且在生產之後會快速消失。E4於懷孕時，由E2、E3經由15α-hydroxylase與16α-hydroxylase於胎兒肝臟合成，再由胎盤循環至母體。其獨特的選擇性作用機轉，不僅可有效避孕，且是預期有較佳安全性概況的新選擇。

避孕藥可分成口服避孕藥和非口服避孕藥(法)。口服避孕藥可分成3種：

(a) 雌激素混合黃體荷爾蒙：從月經適期第5天開始連續口服21日，然後休息7天。

(b) 序列(sequential)製劑：從月經週期第5天開始口服雌激素14或16天，然後緊接著口服雌激素混合黃體荷爾蒙製劑5~7天。

(c) 單純的黃體荷爾蒙–每天服用。

其他非口服的類固醇的製劑有子宮間黃體荷爾蒙避孕系統(intrauterine progesterone contraception system)，一種T形設計，含progesterone貯藏槽，在移植後可以持續的少量釋放到子宮腔內。它的效果可達1年，因為每隔一年必須換一次。其避孕效果僅等於progestin藥物。此外最近上市的避孕貼片，以芙(EVRA，thansdermal patch)，一星期只要貼1片，就可達到避孕效果。

Diethyl stilbestrol(DES)是一種合成的雌激素，大劑量下可做為交媾後有效的避孕藥(25mg，1天2次共5天)，本藥要在性交後的72小時內給予。在這種劑量下，DES顯然的阻斷受精卵的移入。由於如此大劑量DES的危險性不小，因此不推薦例行使用這種避孕法，僅限於緊急情況才使用，如強姦或近親相姦。還有在性交後72小時內入避孕器(如Cu-7)也是一種有效的避孕法。此外，最近上市含0.75mg和1.5mg levonorgestrel的緊急避孕藥或稱為'事後丸'，它可抑制排卵和使子宮頸黏液變稠，讓精子進不去子宮。只要把握事後的黃金72小時，服用2錠，就可達到避孕效果。不過，最好以驗孕劑再次確認。美國政府2013年6月10日表示將導照法院判決，取消購買事後避孕藥Plan B One-Step的年齡限制，此一政治敏感議題的逆轉，意味著未來包括未成年少女在內，任何年齡層女性不需要處方簽，即可在藥房購買事後避孕藥。

非口服避孕藥(法)還包括許多化學的(殺死精蟲的泡沫，凝膠和霜劑)和機械的(隔膜'diaphram'，子宮間設計品，保險套'condom')避孕法可供利用，但通常多少比固醇類藥物不可靠。它們不像使用固醇類藥物，有那麼大的嚴重副作用(表74-2)。選擇避孕的方法，因人而異，使用法的利與弊之間，處方者與使用者必須先透徹的了解。

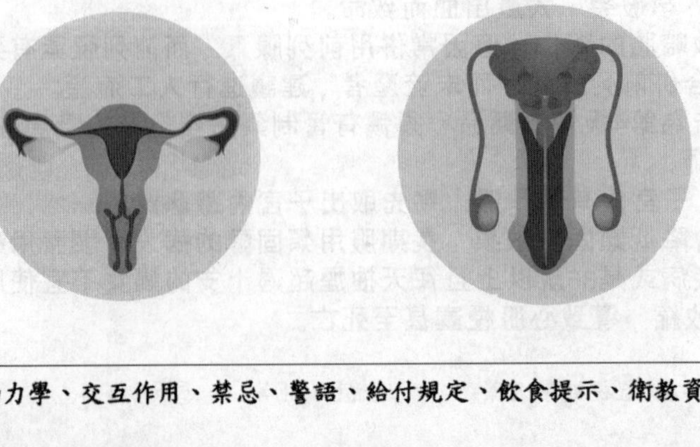

表74-2　口服避孕藥激素不平衡的副作用

(1)雌激素過多時：

子宮頸黏液流出，水腫，噁心，胸部觸痛，偏頭痛，高血壓，黃褐斑。

(2)雌激素缺乏時：

早期崩潰性出血，斑點，神經質。

(3)黃體素過多時：

青春痘，抑鬱，多毛症，疲勞，食慾增加，體重增加，念珠菌屬的陰道炎，油性皮膚，搔癢。

(4)黃體素缺乏時:

月經後期的出血(late-cycle bleeding)，月經困難，延遲禁戒性出血(delayed withdrawal bleeding)。

停服避藥孕丸後，若要懷孕則至少要等3個月才可懷孕，以避免胎兒缺陷問題。這段期間通常使用隔離式避孕法或非荷爾蒙避孕法直到想懷孕為止。

服用口服避孕藥的人應注意下列事項①為了達到最好的效果，要固定時間吃藥；服藥的第一個月可能有異常的出血，不需停藥，輕微的出血通常會自動停止，假使出血持續兩個月以上或較嚴重，應當告訴醫師。②開始吃藥的第一週，最好同時使用其他避孕方法。③忘記吃藥的時候須在十二小時內補吃。若已經超過十二小時，避孕效果變差，應儘快補吃藥片，但是仍然在平常預定的時間繼續服用剩下來的藥。

特別要注意的是抽煙，超過三十五歲的有抽煙習慣的婦女，同時服用避孕藥可能會增加中風、心臟病及凝血的機率。

避孕藥的成分最後會在肝臟代謝分解，所以有肝炎或肝硬化等肝臟疾病的人不宜服用避孕藥。有異常凝血病史、心臟病或中風以及全身性紅斑性狼瘡的人不宜使用避孕藥。若發生陰道異常出血，最好等到婦科醫生評估確定原因之後，才使用避孕藥。儘管避孕藥不會導致乳癌，但罹患乳癌的婦女切勿使用避孕藥，因為藥丸中的雌荷爾蒙可能會刺激已存在的癌細胞。

74301　ORAL CONTRACEPTIVES 總論

類　別　LEVONORGESTREL　　NORGESTREL

藥理作用　干擾濾胞的成熟(estrogen降低FSH的釋放)，並抑制排卵(progestin抑制LH的釋放)。誘發子宮內膜之結構上及生化上的改變，而不利於受精卵的著床。prgestin減少子宮頸黏液的量，並增加其粘度，因而干擾精子細胞的活動力。也可改變輸卵管的纖維和蠕動活性，阻礙卵子的正常移動。

適 應 症　1.預防懷孕。

2.月經不規則的治療(參看第73章，progestin)。

用法用量　1.Estrogen−prgestein複合劑−每天1片，共20天或21天，在週期的第5天開始(出血的頭一天就算第1天)。

2.有些製劑是28片的包裝，最後的7片不起作用或僅含鐵質，可以持續性的每天投藥，至完整的一週期共28天。

3.前一個過程停止後7天，再重新開始另一個治療程，不管血流是否發生。僅含progestin的產品−每天1片，不要中止。

4.忘記服藥時：應在12小時內補服。若是超過12小時，應儘快補服，且仍於預定時間續服用剩下來的藥，但在月經來潮前要多採用一種非荷爾蒙避孕法(月經週期換算法及體温法除外)。

不良反應 噁心、頭痛，液體滯留，體重增加，眩暈，乳部觸痛，突破性出血，腿部痙攣，此外，還有：

1.CV–血栓性栓塞的障礙，心肌不全，高血壓。

2.胃腸–腹部痛性痙攣，腹瀉，嘔吐，膽囊疾患，良性的腺瘤，及其他肝臟的損傷，膽石病，膽汁鬱滯性黃疸。

3.生殖泌尿道–月經困難，停經，停藥後的不孕，子宮頸分泌物的改變，增加尿道與陰道的感染。

4.眼科–視神經的損傷(如網狀栓塞，視神經炎，視乳頭水腫，角膜彎曲)。

5.CNS–偏頭痛，抑鬱，月經緊張，疲勞。

6.其他–發疹，褐斑，減少泌乳，損害碳水化合物忍受性，改變實驗值(如肝功能，甲狀腺功能，血中triglycerides，血中葡萄糖)。

醫療須知 參看第73章estrogen與progestin中的醫療提示，此外還有：

1.忠告患者，抽雪茄煙會顯著地增加口服避孕藥的心臟血管併發症。

2.在開始或持續口服避孕法之前，不能懷孕，因為女性荷爾蒙在懷孕的早期，會嚴重的傷害胎兒。在每次治療程之後，若沒發生禁戒性出血，就應該考慮到懷孕。

3.忠告患者，若3個連續天沒有服用，就用改換其他的避孕方法，直到下次月經期，並停藥，若有一片沒有吃，第二天就要吃二片，若有二片沒有吃，則在下二個連續天，每天吃二片。

4.忠告患者要立即報告不正常的陰道出血，若稀稀疏疏的(如點狀)，則繼續不斷的服藥。若血流嚴重(如：像月經的血流)，則應該停藥；並在新出血開始的第5天，開始一種新的避孕藥片。

5.忠告患者若想要懷孕時，要停止口服避孕藥，並使用其他控制生育的方法，達3個月，以減少因固醇類荷爾蒙殘留作用，所引起的先天性畸形胎之危險。

6.注意治療幾個月後，月經流量會大大的減少。

7.青春期避免使用口服避孕藥。

74
用於控制生育的藥物

74302 ETONOGESTREL▲

℞ Imp 68 MG/植入劑(Imp);

商　名 Implanon NXT® ◎ (N.V. ORGANON/歐嘉隆)

藥理作用 1.植入本藥後，etonogestrel會快速被吸收進入循環。在1天之內便可達到抑制排卵的濃度。

2.本藥為一種放射線不可穿透、非生物可分解性、僅含黃體素、柔軟、有彈性、預先裝填於無菌、拋棄式植藥器內的皮下使用植入劑。

3.第5~6週的藥物釋放速度為60~70微克/日，第一年底之釋放速度會降至35~45微克/日，第二年底則降至30~40微克/日，第三年底則降至約25~30微克/日。

適應症 [衛核]避孕。

用法用量 1.植入劑使用前應先排除懷孕的可能。

2.本品是一種長效避孕藥，皮下植入一支植入劑，提供長達三年的避孕效果。使用者可以在任何時候要求取出植入劑，但同一支植入劑不可持續埋植超過3年。

3.取出植入劑後，可立即植入另一支植入劑以便繼續得到避孕保護。如果不想繼續使用本品，但還想繼續避孕，應予以推薦其他的避孕方法。

4.本品必須植入於非慣用手的上手臂內側皮下。植入點在肱三頭肌上，距肱骨內上髁約8~10公分(3~4吋)、二頭肌與三頭肌之間的凹槽後方(下方)3~5公分(1.25~2吋)處，以避開肌溝內及周圍的大血管及神經。完成植入後，應馬上透過觸診確認植入劑的位置。

不良反應 1.極常見(>1/10)：陰道感染、頭痛、痤瘡、乳房壓痛、乳房疼痛、月經不規則、體重增加。

2.常見(<1/10≥1/100)：食慾增加、情緒不穩、憂鬱、神經緊張、性慾降低、暈眩、熱潮紅、腹痛、噁心、脹氣、脫髮、痛經、卵巢囊腫、植入部位疼痛、植入部位反應、疲倦、類流感症狀、疼痛、體重減輕。

醫療須知 1.強烈建議醫療專業人員在實施本品植入或取出操作前參加有關操作的培訓，以熟悉本品植藥器的使用以及本品的植入和取出技術。

2.僅含黃體素的避孕方法，其風險的高低與複方避孕藥相當，然而對於罹患乳腺癌與採取避孕方法之關聯性並未完全被證實。

3.若出現急性或慢性的肝功能受損，必須立刻尋求專業人士的檢查與協助。

4.若確認有靜脈栓塞事件發生，本品應立刻被移除。

5.若在使用本品期間出現持續性高血壓，或血壓明顯上升且對降血壓治療反應不佳，則應移除本品。

6.處於糖尿病前期及患有糖尿病的婦女使用本品應小心監測。正在接受高血脂治療的婦女，如果選擇使用本品避孕，應予以嚴密追蹤。

7.黃褐斑偶發於曾有妊娠黃褐斑的婦女，如曾有過黃褐斑的婦女應避免日曬或紫外線照射。

8.對於體重較重的女性，醫療專業人員可能會考慮提前植入新的本品。

9.若是發生植入劑在手臂內移動的現象，植入劑的定位會更加的困難，可能必須透過較大切口的小外科手術或是手術室的外科手術來移除植入劑。

74303 LEVONORGESTREL▲

孕 X 乳 ? 食 ± 泄 肝 t½ 37h

℞ 750 MCG, 0.75 MG, 1.5 MG/錠劑(T);

商　名

Afercare®(應元)
Avertor® ＊(永勝/約克)
Escapelle® ◎ (GEDEON/岱康)
Fasile-One®(Naari/富富)
Houan®(井田)
Houfuning®(培力/培力國際)
Houyun®(井田/天下)
Ilovetin®(健喬信元)
Lenor®(永勝)
Levonor®(健喬信元/一成)
Levostrel®(培力/永信)
Ligetin®(健喬信元/永茂)
Lng®(井田/活力)
Maklov®(黃氏)
Norlevo®(CENEXI/友華)
Pgstop®(溫士頓)
Postinor-2® ◎ (GEDEON/岱康)
Postrel®(培力/信東)
Revoke-1.5®(MYLAN/邁蘭)
Safe Plan®(培力)
Tinpreg®(杏輝)

藥理作用 1.Levonorgestrel在最有可能受精的排卵前期主要是藉抑制排卵及受精來達到效果。

2.Levonorgestrel可能造成子宮內膜變化而妨礙著床，但若受精卵已著床，則避孕無效。

適 應 症 [衛核]無事前避孕措施之緊急避孕措施。

用法用量 1.本藥應在無事前避孕措施之性行為後72小時內服用。服藥後3小時內若出現嘔吐情況，則應立刻補服1錠。

2.除非月經已延遲，否則愛后定 錠可在月經週期的任何時候使用。建議使用緊急避孕製劑後，在每次性交時仍應使用局部避孕法(例如：保險套)直到下一經期來臨。

不良反應 噁心、疲倦、下腹痛、頭痛、頭暈、乳房觸痛、腹瀉、嘔吐、出血障礙、月經延遲超過七天。

醫療須知 1.緊急避孕為一偶爾使用的方法，僅適用於緊急狀況，其不應取代規律性避孕方法。

2.緊急避孕不是每次都可避孕成功。若不確定無事前避孕措施性行為的確實發生時間，或同一週期中超過72小時前已發生過無事前避孕之性行為，則可能早已懷孕。那麼在第二次性行為後使用本藥，即可能無法避免懷孕。若經期延遲超過5天，或如期來臨但出血異常，或有其他理由懷疑已懷孕，則請就醫驗孕排除疑慮。

3.若在服藥後仍然懷孕，則仍需考慮子宮外孕的可能性，特別是出現腹腔/骨盆疼痛或凹陷的婦女及有異位妊娠、輸卵管手術或骨盆發炎疾病之病史者。

4.嚴重肝機能障礙患者不建議使用本藥。
5.嚴重吸收障礙徵候(如Cohn's disease)，可能會減損本藥的效果。
6.使用本藥後，經期通常正常且如期來臨，偶爾稍許提早或延遲。建議與醫師洽詢最適合的常規避孕方法。若在常規荷爾蒙避孕法後使用本藥，致下一停藥期無月經發生，則應排除懷孕之可能。

74304 LEVONORGESTREL(Intrauterine)

孕 X 乳 - 食 ± 泄 肝 衰 37h

Rx 52 MG/Dev;

商名 Mirena® ◎ (BAYER/拜耳) $3992/(52MG-PIC/S-52)

藥理作用 1.本藥可能的機轉為使子宮頸黏液變稠防止精子進入子宮腔。
2.抑制卵子或精子於輸卵管的移動。
3.改變子宮內膜使授精卵不易著床等。

適應症 [衛核]避孕、月經經血過多、預防雌激素補充治療引起的子宮內膜增生。

用法用量 1.本藥之植入與移除皆須由專業醫師以無菌技術進行。
2.育齡婦女第一次植入應在月經期間開始的第七天內或中止懷孕後立即植入，置入後4~12週應回診追蹤，之後每年追蹤一次。植入後每次置換可在月經期任何時間進行。
3.本藥植入後效期為五年，可在移除同時植入新的本藥。

不良反應 1.較常見之不良反應包括月經出血型態的改變、良性卵巢囊腫、無月經、經間出血、腹痛、骨盆腔疼痛、頭痛、噁心、暈眩、疲勞、痤瘡等。
2.可能增加子宮外孕、骨盆腔感染的風險。

醫療須知 1.本藥可能造成月經周期或出血型態的改變，尤其是在植入的前3~6個月，之後點狀出血的天數可能減少，但經期不規律的情況會比較晚消失。但若經期不規律的情況持續未消失，必須考慮是有子宮內膜方面的問題。
2.本藥的使用者可能會導致無月經，若月經延遲6週以上，必須確認懷孕的可能。
3.使用本藥期間仍懷孕的病人，有可能是子宮外孕。因此須告知病人宮外孕容易產生的風險，並提醒病人子宮外孕會有的症狀。曾有子宮外孕病史者發生宮外孕的機會可能更高，故此類病人為禁忌症。
4.若病人於使用本藥期間仍懷孕，應盡快取出本藥，但取出過程可能導致流產。
5.本藥可能會增加發生骨盆腔發炎(pelvic inflammatory disease，PID)的風險，通常在剛植入的前20天風險較高。
6.可能發生卵巢囊腫。
7.本藥本身有移、排出的可能，必須教導病人如何透過檢查尾線長度方式來確認儀器是否移位。若移位後其避孕效果可能已經不完全，需透過其他非荷爾蒙類的避孕方式來協助避孕。
8.目前雖尚未有研究證實使用本藥會使罹患乳癌機率提升。因某些乳癌是hormone-sensitive tumor，因此罹患乳癌或有乳癌病史者不適合使用荷爾蒙類的避孕方式。
9.使用本藥有子宮穿孔的風險，由其在產後、哺乳婦女，因此剛生產過之婦女至少要6個月後再考慮植入。
10.低劑量levonorgestrel可能影響葡萄糖耐受性，糖尿病病人需密切監測血糖。
11.用藥期間如發生嚴重頭痛、偏頭痛、高血壓或有其他心血管疾病應特別留意。
12.有心臟瓣膜疾病或先天性心臟病者，植入本藥可能增加心內膜癌機率，植入或移除本藥時，建議使用預防性抗生素。

74305 NONOXYNOL

Rx 1500 MG/凍膠(Jel);

商名 C.C.C. Vaginal Jelly® (山之內)

藥理作用 1.軟膏及栓劑：在子宮頸及其周圍形成一層暫時性保護膜，可隔離卵子與精蟲，同時每當有精蟲接觸時，會在瞬間將其殺死，而達避孕效果。

2.另者nonoxinol 10及nonoxinol 11亦用於殺精蟲劑。

適應症 [衛核]抑制精蟲

用法用量 1.軟膏：於性交前，將灌滿本軟膏之注藥器，注入陰道深處。若需洗濯，則應於事後6~8小時之後行之。栓劑1次1個，塞入陰道深處。

2.使用後不必經過處理，自然隨分泌物排出。

醫療須知 2007.12.18美FDA公告避孕產品(包括殺精劑製品)中含nonoxynol 9(N-9)成分，雖可做為避孕用，但無法預防愛滋病毒或性病傳染，並要求所有該成分製品應加刊相關警語。

74306 ULIPRISTAL ACETATE▲

孕 X 乳 - 泄 肝 ⓣ 2. 4h

℞ 30 MG/錠劑(T);

商名

Ella® (CENEXI/友華)　　Ella® (DELPHARM/友華)

藥理作用 1.Ulipristal acetate是一種口服合成的選擇性黃體素受體調節劑。

2.作用方式藉由高親和力與人類黃體素受體結合，主要作用機轉為抑制或延遲排卵。

3.即使在預期排卵前才服用，ulipristal acetate仍可延後部分婦女的濾泡破裂。

4.72小時後，轉而接受緊急避孕治療的婦女而言，ulipristal acetate的療效不劣於levonorgestrel，而根據合併兩項試驗資料進行的整合分析發現，ulipristal acetate的懷孕風險顯著低於levonorgestrel (p=0.046)。

適應症 [衛核]無防護性交或避孕失效後120小時(5日)內的緊急避孕。

用法用量 1.治療方法為儘速口服一顆藥錠，但不可晚於無防護性交或避孕失效後120小時(5日)。本錠劑有無搭配食物服用皆可。

2.若服用本藥後3小時內有嘔吐情況，必須再服用一顆藥錠。

3.本藥可在月經週期中的任何時候服用。

4.服用本藥之前，應先確定尚未懷孕。

5.本藥不建議使用於月經初潮來臨前或停經後婦女。

不良反應 最常通報的不良反應有頭痛、噁心、腹痛、經痛、疲倦與頭暈。

醫療須知 1.懷孕者不宜使用，使用前應排除已懷孕的情況；本藥不可用於終止懷孕。本藥僅用於緊急避孕，非用於流產；且懷孕婦女不宜使用。

2.不建議與其他含levonorgestrel的緊急避孕藥併用。不建議用於未經口服糖皮質固醇治療妥善控制的重度氣喘女性病患。

3.服用本藥緊急避孕藥僅為臨時性方法，絕不可用於替代常規避孕方法，在任何情況下皆建議婦女應採用常規避孕方法。

4.在持續使用常規荷爾蒙避孕法時服用本藥，雖非禁忌，但是本藥可能會降低避孕作用，因此在服用緊急避孕藥之後至下次經期開始之前的性行為，建議採取可靠的阻隔方法進行防護。

5.不建議在同一經期內重複服用本藥，因為在同一經期內重複服用本藥之安全性與療效尚未經過研究。

6.緊急避孕服用本藥，並非每次皆可預防懷孕，目前尚無資料顯示本藥對於120小時前發生之無防護性交具有療效。若有疑慮、下一次經期延遲超過7天、生理期不正常出血或懷孕症狀等，均應利用懷孕試驗排除懷孕之可能性。

7.若於服用本藥後抱怨下腹部疼痛或懷孕，則應考量可能會發生子宮外孕的情形，而且即使發生子宮出血，子宮外孕仍可能會持續進行。

8.服用本藥後，可能會導致經期提早或晚於預期時間，約有7%的婦女經期會較預期時間早7天以上，有18.5%的婦女會較預期時間晚7天以上，4%較預期時間晚20天以上。

9.本藥品含有lactose monohydrate，因此患有乳糖不耐症、lapp乳糖酶缺乏症或葡萄糖-

半乳糖吸收不良等罕見遺傳性疾病之病患，不應使用本藥品。
10.應告知病人治療期間若出現噁心、嘔吐、上腹部疼痛、食慾不振、疲倦、眼睛或皮膚泛黃等症狀,可能為肝損傷之前兆，應立即回診就醫。

74307 Alfames-E "汎生" 爾非錠 ®（溫士頓/汎生）

Rx

每 Tab 含有：ESTRADIOL ETHINYL (EQ TO ETHINYLOESTRADIOL)(EQ TO ETHINYLESTRADIOL) 0.05 MG；ETHYNODIOL DIACETATE 1.0 MG

適應症 [衛核] 抑制排卵。

用法用量 由月經開始的第5天開始服用第1片，連服2片，停藥6天，如無月經來潮，則於第32天，再繼續服第2包的第1片(如有月經來潮則於月經來潮的第5天開始)。

74308 Alyssa 愛莉莎膜衣錠 ®（HAUPT/美時）

Rx

每 T 含有：DROSPIRENONE 3.0 MG

適應症 [衛核] 口服避孕藥。

74309 Diane-35 S.C. 黛麗安糖衣錠 ®（BAYER/拜耳）$6.8/T

Rx

每 Tab 含有：CYPROTERONE ACETATE 2.0 MG；ESTRADIOL ETHINYL (EQ TO ETHINYLOESTRADIOL)(EQ TO ETHINYLESTRADIOL) 0.035 MG

藥理作用
1.本藥含少量的兩種荷爾蒙cyproterone acetate(一種具抗雄性素作用的黃體素progestogen)及ethinylestradiol(一種動情荷爾蒙)。因荷爾蒙的含量很低所以本藥是屬於低劑量製劑。
2.本藥所含的cyproterone acetate有抑制雄性荷爾蒙的作用，女性器官也可製造這些荷爾蒙，因此可用來治療因雄性素分泌過盛，或對雄性素作用特別敏感而導致的疾病。
3.皮脂腺的過度分泌，是促成青春痘與脂漏症發生的重要因素，本藥可減少此現象。通常經過3-4週的治療，青春痘所造成的皮膚損傷可得痊癒。頭髮及皮膚過度油膩的現象一般而言較早獲得改善，因脂漏性皮膚炎引起的頭髮脫落現象因而消失。
4.生育年齡的婦女有輕微多毛症現象時，也可用黛麗安來治療，特別是臉部毛髮加多時，但要使用數月後才能見效。
5.除了抗雄性素作用外，cyproterone acetate也有顯著的經前期黃體作用，因此單獨使用cyproterone acetate會攪亂月經週期，與黛麗安中的ethinylestradiol 併用，可避免此現象，但必須遵照指示的週期服用。因黛麗安中含二種成份，故有合併式口服避孕藥的性質。在黛麗安治療期間，不會排卵，可避孕。因此不需要再使用荷爾蒙或其他的避孕藥來避孕。

適應症 [衛核] 用於生育年齡婦女治療中度至重度且對雄性素敏感(不論有/無皮脂溢出)的痤瘡和/或多毛症，或限於前述情形之避孕用。用於痤瘡的治療，應於局部治療或全身抗生素治療失敗時才可使用。本品也是一種荷爾蒙避孕藥，該品雖具避孕之作用，但不可單獨用於避孕之目的，亦不應與其他荷爾蒙避孕藥併用。

用法用量
1.開始服用女性的第一包黛麗安
上個月沒有採用荷爾蒙避孕方式時：
在月經週期的第一天開始服用黛麗安，例如月經來潮的第一天。服用標示著與當天日期相同的藥片。例如，如果女性的月經週期在星期五開始，那麼便服用標示著星期五的藥片。之後依照順序服用。女性也可以在月經週期的第2至5天開始，但在這樣的情況下，必須確定在第1個月經週期的最初7天服藥期間，你還使用了額外的避孕方法(阻隔法)。
從其他合併式避孕藥改換使用黛麗安時：
當女性目前所服用的避孕藥服用完畢之後，隔天便可開始服用黛麗安 (這表示藥片的服用沒有中斷)。如果女性目前所服用的避孕藥也包含了無效藥片，女性可以在有效藥片服用完畢之後，隔天開始服用黛麗安 (如果女性不明白什麼是無效藥片，可請教女性的醫師或藥師)。女性也可以延後開始，但是不可晚於女性目前所服用避孕藥的空藥片中斷期之後(或者是最後一顆無效藥片服用完畢之後)的隔天以後才開始。
從注射劑或植入劑改換使用黛麗安時：
在女性須要進行下　次注射的時間或者是植入劑移除當天，開始服用黛麗安。但必須確定在服用藥片的最初7天，你還使用了額外的避孕方法(阻隔法)。
生產後：
如果是剛生產，女性的醫師可能會告訴女性，等到第一個正常月經週期之後再開始服用黛麗安。有時候可以早點開始。女性的醫師會給女性建議。如果女性正在授乳而想要服用黛麗安，女性應該先和醫師討論。
2.開始服用女性的第一包黛麗安
上個月沒有採用荷爾蒙避孕方式時：
在月經週期的第一天開始服用黛麗安，例如月經來潮的第一天。服用標示著與當天日期相同的藥片。例如，如果女性的月經週期在星期五開始，那麼便服用標示著星期五的藥片。之後依照順序服用。女性也可以在月經週期的第2至5天開始，但在這樣的情況下，必須確定在第1個月經週期的最初7天服藥期間，你還使用了額外的避孕方法(阻隔法)。

從其他合併式避孕藥改換使用黛麗安時：

當女性目前所服用的避孕藥服用完畢之後，隔天便可開始服用黛麗安 (這表示藥片的服用沒有中斷)。如果女性目前所服用的避孕藥也包含了無效藥片，女性可以在有效藥片服用完畢之後，隔天開始服用黛麗安 (如果女性不明白什麼是無效藥片，可請教女性的醫師或藥師)。女性也可以延後開始，但是不可晚於女性目前所服用避孕藥的空藥片中斷期之後(或者是最後一顆無效藥片服用完畢之後)的隔天以後才開始。

從注射劑或植入劑改換使用黛麗安時：

在女性須要進行下一次注射的時間或者是植入劑移除當天，開始服用黛麗安。但必須確定在服用藥片的最初7天，你還使用了額外的避孕方法(阻隔法)。

生產後：

如果是剛生產，女性的醫師可能會告訴女性，等到第一個正常月經週期之後再開始服用黛麗安。有時候可以早點開始。女性的醫師會給女性建議。如果女性正在授乳而想要服用黛麗安，女性應該先和醫師討論。

不良反應 黛麗安使用者曾經提出下列副作用，雖不儘然全因黛麗安引起。這些副作用可能發生在開始服用黛麗安的最初數月，並通常隨時間減輕。這些症狀包括：乳房腫脹、疼痛或有分泌物；頭痛；性慾改變；情緒低落；隱形眼鏡配戴不適；噁心、嘔吐並感覺不適；陰道分泌的改變；各種皮膚反應；體液滯留；體重改變；過敏反應。

醫療須知 1.抽煙；糖尿病；過度肥胖；高血壓；心臟瓣膜問題或心律不正常；血管發炎(表層靜脈炎)；靜脈曲張；直系血親中曾有血栓症、心肌梗塞或中風；偏頭痛；癲癇症；妳或妳的直系血親有或曾有高膽固醇血症、高三甘油脂血症(血脂成份)；直系血親中曾有乳癌患者；肝膽疾病；Crohn´s症(局部性迴腸炎)或潰瘍性結腸炎(慢性腸炎)；全身性紅斑狼瘡(SLE：影響全身皮膚的一種疾病)；溶血性尿毒症(HUS：因凝血失調而導致的腎衰竭)；鐮刀型貧血；黃褐斑症(皮膚尤其是臉部出現黃褐色的斑印)；如果有，請避免陽光及紫外線的曝曬。上列狀況在妳使用黛麗安的期間若有出現、復發、加重的情形，須與妳的醫師聯絡。

2.年紀越大發生心臟病或中風的機率會增加，抽煙者機率也較高。使用黛麗安時妳應戒煙，特別是妳已超過35歲時。

3.如果在服用黛麗安期間產生高血壓症狀，妳也許需要停止服用該藥。

4.手術或因病不得彈動時會暫時令深部靜脈血栓的發生率提高(例如：腿部上石膏或使用夾板固定時)。此時使用口服避孕藥(或黛麗安)的婦女發生率會更高。所以在住院或手術前需告知醫師妳正在使用黛麗安。醫師可能會要求妳在手術或固定措施前幾週就停止使用黛麗安。

5.同年齡婦女中服用口服避孕藥者比未使用者發現乳癌的例子略高，這種診斷出為乳癌的案例增加的現象在停藥的十年間逐漸消失。究竟這差距是否因口服避孕藥所引起仍屬未知。這可能是婦女較常接受檢查，令乳癌提早發現的結果。

6.使用本藥時醫師會要求妳作固定的回診，一般而言，每年應回診一次。

7.如果發生不尋常的症狀時，例如察覺疑似血栓癥兆；會傳至左臂的嚴重胸痛；胸部、腹部、腿部不明原因疼痛；連續兩次月經沒來或懷疑已經懷孕等，請立即停藥並找醫師檢查。

8.使用該藥品與動脈、靜脈血栓症及血栓性栓塞症如心肌梗塞、中風、深部靜脈栓塞症、及肺栓塞等之罹患率的風險增加有關。隨下列因素會提高高風險：年齡、吸菸、有家族病史、肥胖、血清脂蛋白異常、高血壓、偏頭痛、心瓣膜疾病、心房纖維顫動、長期不能活動、大手術、任何腿部的手術或重大創傷；使用該藥品期間若偏頭痛的頻率增加或情況加重(可能是腦血管疾病相關前兆)可以馬上停藥。

9.應提醒病患，於服藥期間應注意出現血栓相關前兆症狀，如偏頭痛、腿部疼痛或腫脹、胸部突然劇痛、突然呼吸困難、突然咳嗽；任何不尋常或持續頭痛，如發現前述症狀時，應儘速回診原處方醫師。

10.忘了吃藥時，如果在12小時之內補吃，避孕藥仍然有效。當想起來的時候，儘快服藥，下一顆藥片仍須在習慣的時間服用。如果超過12小時忘記服藥，避孕藥的的藥效可能因此減低。當記起時，儘快服藥(即使可能同時服用2顆)，下一顆藥片仍須在平常習慣的時間服用。其後7天應使用額外的避孕方法(阻隔法，例如保險套)。

類似產品 Esdian 愛斯麗安 膜衣錠 ® (健喬信元) $6.8/T

74310 Evelyn PL 意芙妮膜衣錠 ® (LABORATORIOS/培力)

℞ ◉每 T 含有：DROSPIRENONE 3.0 MG；ESTRADIOL ETHINYL (EQ TO ETHINYLOESTRADIOL)(EQ TO ETHINYLESTRADIOL) 0.02 MG

適 應 症 [衛核] 1.避孕。2.治療有避孕需求且選擇使用口服避孕藥的婦女之中度痤瘡。

類似產品 Yaz 悅姿錠 ® (BAYER/拜耳)

74311 Gveza 愛薇膜衣錠3毫克/0.02毫克 ® (LABORATORIOS/美時)

℞ ◉每 F.C. Tab 含有：DROSPIRENONE 3.0 MG；Ethinyl estradiol 0.02 MG

適 應 症 [衛核] 1.避孕。2.治療有避孕需求且選擇使用口服避孕藥的婦女之中度痤瘡。

類似產品 Gveza 愛己膜衣錠3毫克/0.03毫克 ® (LABORATORIOS/美時)　　Winsmin 薇己膜衣錠 ® (健喬信元)

74312 Gynera 祈麗安錠 ® (BAYER/拜耳)

Rx

每 Tab 含有：ESTRADIOL ETHINYL (EQ TO ETHINYLOESTRADIOL)(EQ TO ETHINYLESTRADIOL) 0.03 MG；GESTODENE 0.075 MG

藥理作用 本藥屬於超低劑量口服避孕藥，可減低因服用較高劑量產品所導致的噁心、嘔吐、頭暈等現象。

適應症 [衛核] 口服避孕藥

用法用量 75mg(複方口服避孕藥製劑的黃體素成份)。

不良反應 胃腸障礙，食慾或體重改變，體液滯留，水腫，痤瘡，黑斑或肝斑，過敏性皮膚出疹，蕁麻疹，憂鬱，乳房改變，包括不適或偶而男性女乳症；性慾改變，體毛喪失或多毛症，倦怠，嗜眠和失眠，發燒，頭痛，停經後症狀，月經週期改變，不規則月經出血。

醫療須知
1. 增加靜脈血栓性插塞，心臟血管或腎臟異常。
2. 糖尿病，氣喘，癲癇，偏頭痛或其它可能使體液滯留的情況，憂鬱病史。

類似產品 Meliane 玫麗安糖衣錠 ® (BAYER/拜耳)

74313 Indivina 順寧娜錠1公絲/2.5公絲 ® (DELPHARM/健喬信元) $6.2/T

Rx

每 Tab 含有：ESTRADIOL VALERATE 1.0 MG；MEDROXYPROGESTERONE ACETATE 2.5 MG

適應症 [衛核] 停經婦女雌激素不足所引起之諸症狀。

類似產品 Indivina 順寧娜錠1公絲/5公絲 ® (ORION/健喬信元)　Indivina 順寧娜錠2公絲/5公絲 ® (ORION/健喬信元)

74314 Marvelon 母扶樂膜衣錠 ® (N.V. ORGANON/歐嘉隆)

Rx

每 T 含有：DESOGESTREL 0.15 MG；ESTRADIOL ETHINYL (EQ TO ETHINYLOESTRADIOL)(EQ TO ETHINYLESTRADIOL) 0.03 MG

適應症 [衛核] 口服避孕劑。

類似產品 Mercilon 美適儂錠 ® (N.V. ORGANON/歐嘉隆)

74315 Nuvaring 舞悠 ® (N.V. ORGANON/歐嘉隆)

Rx

每 Ring 含有：ESTRADIOL ETHINYL (EQ TO ETHINYLOESTRADIOL)(EQ TO ETHINYLESTRADIOL) 2.7 MG；ETONOGESTREL 11.7 MG

藥理作用
1.NuvaRing內包含etonogestrel和ethinylestradiol。Etonogestrel是由19-nortestosterone衍生的黃體素，能與目標器官中的黃體素受體結合，具高親和力，而ethinylestradiol是在避孕產品中被廣泛使用的雌激素。
2.NuvaRing的避孕方法基於不同的機制，其中最重要的就是抑制排卵。

適應症 [衛核] 避孕。

用法用量
1.女性可自行將NuvaRing置入陰道中。醫生應告知婦女放置和移除NuvaRing的方式。置入時，女性應採自己感覺最舒適的姿勢。
2.NuvaRing必須於使用三週後於與置入日同一週天取出，經過一週的空檔後再放入新環。
3.通常於移除NuvaRing後二到三天會出現戒斷性出血，可能要到下一次預期置入日期才會完全停止。
4.NuvaRing必須在婦女自然月經週期的第一天(即月經出血第一天)置入。也可以在第二至第五天間置入，但此時建議於此第一週期的頭七天同時使用其他屏障法方式避孕。

不良反應 常見：陰道感染、沮喪、性慾降低、頭痛、偏頭痛、腹痛、噁心、青春痘、乳脹、陰道搔癢、月經困難、骨盆疼痛、陰道分泌物、避孕裝置不適感、陰道避孕裝置排出。

醫療須知
1.使用複合式荷爾蒙避孕藥(combined hormonal contraceptives; CHCs)曾伴隨發生靜脈血栓(深部靜脈血栓與肺栓塞)與動脈血栓及相關的併發症，有時並會造成死亡。
2.子宮頸癌最重要的危險因子就是反覆人類乳突病毒(HPV)感染，但是流行病學研究發現長期使用COCs會使得風險增加。
3.使用荷爾蒙避孕劑期間，患有高三酸甘油脂症或有此家族病史的婦女，出現胰臟炎的機率較高。
4.若使用NuvaRing期間持續出現有臨床意義的高血壓狀況，為求謹慎醫生應暫停使用此環並治療高血壓。

74316 Qlaira 月潔娜 膜衣錠 ® (BAYER/拜耳)

Rx

每 Tab 含有：Dienogest 2.0 MG；ESTRADIOL VALERATE 2.0 MG

適應症 [衛核] 口服避孕。治療無器質性原因的月經血過多且選擇口服避孕藥做為避孕方法之女性。

74317 Yasmin 悅己膜衣錠 ® (BAYER/拜耳)

Rx

每 T 含有：DROSPIRENONE 3.0 MG；ETHINYLESTRADIOL 0.03 MG

適應症 [衛核] 口服避孕藥。

用法用量 說明：本藥具抗礦物皮質酮及抗雄荷爾蒙效能，可改善婦女因荷爾蒙引起的體液滯留及相關症狀，並改善痤瘡及皮脂漏症。
1.必須依照包裝上的指示，每天於同一時間，視需要以適量液體吞服。每日1錠，連續21天。空過七天不服藥，再開始服用下一包，此七天內通常會出現退縮性出血。此出血通常在服完最後一顆藥的2~3天左右出現，並可能持續到下一包開始服用時。
2.先前未使用荷爾蒙避孕方式者(在過去的一個月)：
在自然月經週期的第一天開始服用(即月經來潮的第一天)。也可在第2~5天開始，但在該週期開始服藥的前7天我們會建議加用另一種阻隔避孕法。
3.從其他合併式口服避孕藥(COC)改換成先靈悅己時：
最好在服用完先前COC的最後一顆有效錠時，緊接著開始使用先靈悅己。最晚於先前產品的藥片中斷期或無效錠服完時開始。

不良反應 乳房腫脹、疼痛、分泌；頭痛；偏頭痛；性慾改變；情緒低落；不能忍受配戴隱形眼鏡；噁心；嘔吐；陰道分泌物的改變；不同種類的皮膚毛病；體液滯留；體重改變；過敏反應。

醫療須知 1.若存在腫瘤，腎功能不全，胰臟炎時，必須在口服避孕藥的益處與個別婦女的危險因素間做仔細的評量，並在她決定使用前詳細與她討論.若有任何病情加重，病況變遽或第一次顯現情形，患者應與醫師聯繫，再由醫師決定是否應該停止用藥。
2.要告知婦女口服避孕藥的使用並不能預防HIV(即AIDS)及其他性傳染病的感染。
3.COCs的效力可能因漏服藥錠，嘔吐或併服的藥物而減低效果。
4.所有的COCs都可能出現不規則的出血(點狀出血或突破性出血)，尤其是開始使用的第一個月。因此任何不規則的出血只在約三個週期的適應期後才有意義。
5.如果不規則的出血持續或在先前規則的週期後突然出現時，非荷爾蒙的因素應列入考量且要做充分的診視以排除惡性腫瘤或懷孕的可能。這可能包括子宮內膜刮除術的使用。
6.某些婦女在停藥期間可能不會有退縮性出血的情形。如果COC是依照指示服用則她不太可能懷孕。然而，如果在首次的退縮性出血遲到前並未依指示正確服藥或接連兩次退縮性出血皆未出現時，應先排除懷孕的可能性再繼續服用。
7.廣泛的流行病學研究顯示懷孕前使用COC並不會提高生產缺陷的發生機會，無意間在懷孕初期使用COCs也不會導致畸胎作用。
8.在懷孕中使用先靈悅己的相關資料極少，以致於無法推斷先靈悅己對懷孕及胎兒、新生兒的健康有何不良效果。這方面尚無相關的流行病學資料。
9.COCs可能會減少泌乳量、改變母乳的成份而影響授乳，所以一般不建議母親在斷乳前使用COCs。避孕類固醇及/或它們的代謝物可能會分泌到乳汁中。

§ 74.4 子宮內膜異位治療劑

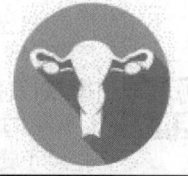

74401 DANAZOL(CYCLOMEN)

孕X 乳 - 食 ± 半 4.5h

Rx 100 MG, 200 MG/膠囊劑(C);

商　名
Danal®(皇佳) $9.4/C(200MG)
Danalol®(健喬信元/瑞安) $9.5/C(200MG-PIC/S),
Danamin®(井田) $9.5/C(100MG-PIC/S)
Danazol®(台裕)
Danol®(健喬信元) $9.5/C(200MG-PIC/S)
Danzol®(健喬信元/永茂)
Dazomen®(培力/生達)
Ectopal®(MEDOCHEMIE/雙正) $9.5/C(200MG-PIC/S),
Lazol®(培力/信東)
Unazol®(保瑞/聯邦)

藥理作用 1.本藥為合成的雄性類固醇，能壓抑FSH及LH從垂體腺性部釋放，因而抑制卵巢的功能，結果造成排卵停止和相關的停經。因此，本藥可完全的解決大多數病例之子宮內膜異位的損傷。
2.Danazol可用於治療子宮內膜異位(一種造成不孕之疾病)、經期前後疼痛、性行為時或性行為後疼痛、嚴重或不規則出血。另外也應用在乳房纖維性囊腫、胸痛、組織軟化或減少腫塊。

適 應 症 [衛核]子宮內膜異位症、乳房纖維囊性病症、遺傳性血管水腫。
[非衛核](1)治療女樣男乳，不孕，和經血過多。(2)預防所有形式血管水腫發作。(3)經前症候群(PMS)。

用法用量 1.子宮內膜異位症：400mg 1天2次，共6~9個月。若症狀再發，可重新再度治療。
2.纖維性及囊腫性乳房疾病：1天100~400mg，通常用藥1個月後即可見到療效，持續治療2~3個月。治療乳房腫塊則需4~6個月的治療。
3.血管水腫：開始時，1天2~3次，1次200mg，若臨床反應順利，可每隔1~3個月，減少劑量。

不良反應 (1)常見-潮紅，停經、月經不規則、出汗；(2)偶有-男性化(痤瘡，油性皮膚，輕微多毛症，聲音低沈，胸圍減少，陰蒂肥大)，陰道炎，陰道出血，水腫，體重增多，光過敏，神經質。(3)嚴重者-肝損害。

醫療須知 1.心臟或腎臟損傷患者，偏頭痛及癲癇者，要小心使用。

2.儘可能在月經來時，開始治療，以確保患者尚未懷孕。其他方面，在起始治療之前，要做妊娠試驗，以確定是否有懷孕的可能性存在。

3.本藥引起的無月經是可恢復的。排卵及月經通常於停藥後60~90天恢復，且有懷孕可能。

4.服用本藥會對陽光過敏，患者須做好防曬，同時避免在陽光下暴曬太久。

5.服用此藥期間，病患需採取有效的非口服避孕法避孕。

74402 DIENOGEST▲

℞ 2 MG/錠劑(T);

商　名

Diendo® ＊ (Naari/美時)
Dimetrum® ＊ (CYNDEA/博賞) $35/T(2MG-PIC/S)
Omorose® (培力) $37.6/T(2MG-PIC/S)
Visanne® ◎ (BAYER/拜耳) $43.8/T(2MG-PIC/S),

藥理作用 1.Dienogest為正睪固酮衍生物，但不具有雄性激素的活性，反而有抗雄性激素的活性，約為cyproterone acetate的三分之一活性。

2.Dienogest會與人類子宮的黃體素受體結合，相對親和力僅約黃體素的10%。雖然dienogest與黃體素受體的親和力較低，dienogest在活體內仍可產生強效的黃體素作用。

3.Dienogest對子宮內膜異位症的作用來自於減少內源性雌二醇，因此抑制了雌二醇對於在位和異位子宮內膜的滋養作用。如果持續投予dienogest，會造成雌激素低下、黃體素過多的內分泌環境，使子宮內膜組織開始蛻膜化，接著導致子宮內膜異位病灶的萎縮。

適 應 症 [衛核]治療子宮內膜異位症伴隨之骨盆腔疼痛。

用法用量 1.本藥的劑量為每日一錠，持續不間斷，最好於每天同一時間服藥，並視需要搭配飲水。可於飯前或飯後服用。無論是否發生陰道出血，均必須連續服藥。當服完一份包裝的藥物後，應開始服用下一份藥物，不可中斷。

2.可於月經週期的任一天開始服藥。

3.任何的荷爾蒙避孕法均必須在開始本藥治療前停用。若有避孕需要，應使用非荷爾蒙類的避孕方法(例如：阻隔式避孕)。

4.如果漏服藥錠、嘔吐以及/或腹瀉(若發生於服藥後3～4小時內)，可能會降低本藥的療效。若漏服藥錠，應於想起來時儘快服用一顆藥錠(僅可服用一顆)，並應於隔天依照平常的時間繼續服藥。如果因嘔吐或腹瀉而無法吸收藥錠，同樣也應補服一顆藥錠。

不良反應 1.治療期間最常通報(且被視為至少可能與本藥有關)的不良反應為頭痛(9.0%)、乳房不適(5.4%)、情緒低落(5.1%)以及痤瘡(5.1%)。

2.大多數接受本藥治療的病患發生經期出血型態改變。使用病患日誌評估經期出血型態。

3.偶有病患通報經期出血型態改變之不良事件。

醫療須知 1.使用本藥可能會加重子宮出血(如：罹患子宮肌腺症或子宮肌瘤的女性)。如果出血大量且持續，可能會導致貧血(有些案例造成重度症狀)。若發生貧血，應考慮停用本藥。

2.若需要長期臥床，建議中止使用本藥 (若為排程手術，至少提前4週)，並在完全恢復行動能力2週後再重新開始治療。

3.如果出現(或疑似出現)動脈或靜脈血栓事件的症狀，應立即停止治療。

4.使用僅含黃體素製劑的婦女診斷出乳癌的風險幅度可能與使用複合型口服避孕藥者相似。

5.曾通報惡性肝臟腫瘤。在偶發案例中，這些腫瘤曾導致危及生命的腹內出血。當服用本藥的女性出現嚴重上腹疼痛、肝腫大或腹內出血的徵兆時，在鑑別診斷中應考量肝臟腫瘤的可能性。

6.本藥治療期間內源性雌激素濃度會有中度的降低。在骨質疏鬆風險偏高的病患中，應於開始本藥治療前進行詳細的風險與效益評估，因本藥治療期間內源性雌激素濃度會有中度的降低。

7.應小心觀察具有憂鬱症病史的患者，如果復發嚴重程度的憂鬱症，應停用藥物。

8.血壓正常的女性使用本藥通常不會出現血壓影響。不過，如果於本藥使用期間出現持續且具臨床顯著的高血壓，建議停用本藥並治療高血壓。

9.若於本藥使用期間復發膽汁鬱積性黃疸及/或搔癢(其於懷孕期間或先前使用性類固醇時首次發生)，必須停用本藥。

10.本藥可能對於周邊胰島素抗性以及葡萄糖耐受性有略微的影響。糖尿病女性(尤其是有妊娠期糖尿病史者)服用本藥的期間應小心監測。

11.有時可能會出現黃褐斑，尤其是曾有妊娠性黃褐斑病史的女性。具有形成黃褐斑傾向的女性在服用本藥期間應避孕日光曝曬或紫外線照射。

12.相較於使用複合型口服避孕藥，僅含黃體素之製劑的使用者如果懷孕，更有可能為子宮外孕。因此，有子宮外孕病史或輸卵管功能異常的女性，決定是否使用本藥前應先仔細權衡效益與風險。

13.本藥使用期間可能出現持續性的卵巢濾泡(通常稱為功能性卵巢囊腫)。此類濾泡多數沒有症狀，但少數可能出現骨盆腔疼痛。

74403 GESTRINONE▲

Rx 2.5 MG/膠囊劑(C);

商　名 Dinone® ＊ (培力/健喬信元)　　Gestrin® ＊ (培力) $168/C(2.5MG-PIC/S)

74 用於控制生育的藥物

藥理作用 本藥為合成的類固醇荷爾蒙，具有抗黃體脂酮的性質，可治療子宮內膜異位

適 應 症 [衛核]子宮內膜異位。

用法用量 1.一般用量為每二次，每次服用一粒，於月經週期第一天用第一粒，三天後服用第二粒。此後，固定於每週相同二天，且最好於相同時間服用本藥。
2.如果忘記服藥一次，則於發覺時立即服同一粒，並持續每週二次服藥；如果忘記二次或更多次，則停止服藥並即告知醫師，如果誤服過多劑量，也應立即告知醫師。

不良反應 1.任何治療方式都有副作用、本藥的副作用可能包括皮膚產生斑點、粉刺及油膩、體重增加、食慾改變、熱潮紅、頭痛、抑鬱及腸胃不適、還有一些患者有性慾、乳房大小、聲音等改變，及體重增加的報告。
2.如果發覺對本藥有不適反應或存任何問題，均應與醫師或藥師討論。

醫療須知 1.應告知醫師所有正在服用的藥物，包括自行購買的藥物，因為有些藥物，包括避孕藥、治療癲癇及結核病的藥品，可能會與本藥的作用。若有必要醫師可修改處方。
2.本藥不是避孕藥，不可做為避孕用途。於治療期間應避孕(但不可服用口服避孕藥)。

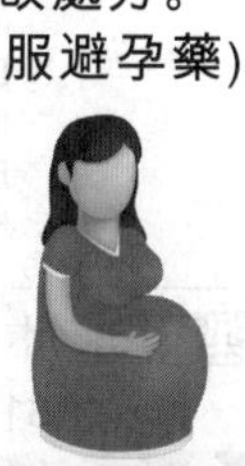

§ 74.5 安胎劑

74501 ATOSIBAN▲

Rx 7.953 MG, 7.5 MG/ML/注射劑(I);

商　名 Betosiban® (信東) $1801/I(7.5MG/ML-PIC/S-5ML),　　Tractocile® ◎ (FERRING/輝凌) $1850/I(7.5MG/ML-PIC/S-5ML), $366/I(7.5MG/ML-PIC/S-0.9ML)

藥理作用 1.Atosiban是一個競爭性催素受體拮抗劑。Atosiban與催產素受體結合，減少收縮的頻率以及子宮肌層的張力而抑制了子宮的收縮。
2.Atosiban也會與血管加壓素受體結合，因此抑制血管加壓素的作用。Atosiban在動物沒有顯現心臟血管的作用。
3.在人類的早產atosiban在建議劑量下可拮抗子宮的收縮而誘導子宮靜止。給予atosiban後，子宮放鬆的開始作用時間很快，子宮收縮在10分鐘內可顯著的減少，而達到持續12小時穩定的子宮靜止(<=4次收縮/小時)。

適應症 [衛核]延遲妊娠婦女迫切的早產。

用法用量 1.Atosiban治療的開始及維持應由有治療早產經驗的醫生進行。靜脈給予atosiban分為三個階段：初始以atosiban 7.5mg/ml注射劑靜脈推注6.75mg劑量；隨後立即給予3小時持續的大劑量輸注atosiban 7.5mg/ml輸注用濃縮液(後續劑量滴注100微克/分鐘)；最長持續45小時。
2.治療時間不能超過48小時，整個療程atosiban的總劑量最好不要超過330mg(以atosiban計)。
3.早產一經診斷，建議儘早開始靜脈推注，一旦靜脈推注已注射隨後立即給予輸注。
4.如果atosiban治療期間，子宮仍持續收縮，應考慮其他替代療法。對腎功能或肝功能不全的婦女使用atosiban治療是否需要調整劑量，目前尚無資料。

不良反應 1.非常常見：噁心。
2.常見：中樞及周圍神經系統障礙：頭痛、眩暈；全身一般性障礙：潮紅；腸胃系統障礙：嘔吐；心臟血管障礙：心動過速、低血壓；注射部位障礙：注射部位反應；代謝及營養障礙：血糖升高。
3.不常見：全身一般性障礙：發燒；精神障礙：失眠；皮膚及附件障礙：搔癢、皮疹。
4.罕見：子宮出血/子宮失張的偶發病例曾被報告，在臨床試驗中其頻率並沒有超過對照組。曾有一個過敏反應的病例報告，與atosiban的使用可能有相關性。

醫療須知 1.當atosiban使用在不能排除有早期破水的患者時，時權衡延遲分娩的益處及發生絨毛膜羊膜的潛在危險性。
2.Atosiban未曾使用在胎位不正的患者。
3.因為患者數目太少，因此atosiban使手於多胎懷孕或孕齡介於24至27週的早產婦女的臨床經驗非常有限。Atosiban對於這些群組的益處並不確定。
4.在使用atosiban期間建議定期監測母親的子宮及胎兒心率，且應該考慮到發生持續宮縮的可能。作為催產素拮抗劑，atosiban理論上能夠有利於子宮舒張以及造成產後出血。因此應監測分娩後的失血量。然而在臨床試驗中沒有觀察到產後子宮收縮乏力。

74502 RITODRINE

孕C 乳 - 泄 肝 t½ 1.7～2.6h

Rx 10 MG/錠劑(T)； 10 MG/膠囊劑(C)； 10 MG/ML/注射劑(I)；

商 名
Anpo®(信東) $40.9/I(10MG/ML-PIC/S-5ML), $3.86/T(10MG-PIC/S),
Fetodrin®(東洋/東生華) $39.1/I(10MG/ML-5ML)
Ritoparlin®(中化)
Ritorin®(台裕/汎生)
Ritorin®(汎生) $3.55/T(10MG)
Utelax®(衛達) $3.86/T(10MG-PIC/S),
Wentin®(大豐) $40.9/I(10MG/ML-PIC/S-5ML)
Yupar®(旭能/嘉林)
Yutodin®(健喬信元/瑞安) $3.86/T(10MG-PIC/S),

藥理作用 本藥能活化子宮平滑肌的β2受體位置，因而減低有收縮的反應。較大劑量下，也影響β1受體，結果引起心跳過速和血壓改變。

適應症 [衛核]預防早產、流產。惟僅適用於可密切監測心血管不良反應相關症狀與檢驗數值之住院懷孕婦女。
[非衛核]說明：當受孕已超過20個星期，可用本藥來治療適宜患者的早產分娩。

用法用量 開始時：0.1mg/分，靜脈滴注，每十分鐘可增加50mcg/分，至最大量為350mcg/分。分娩停止後，繼續滴注12小時。在終止滴注前30分，口服投與10mg，然後每2小時10mg

，共24小時，然後4~6小時10~20mg，視需要，而長時間投與。最大口服劑量為120mg/日。

不良反應 (尤其是靜脈滴注)改變母體與胎兒的心跳速度及血壓，暫時提昇血糖及胰島素，低血鉀，心悸，噁心，震顫，頭痛，紅斑。

醫療須知 1.密切監視母親脈博速度及血壓，和胎兒的心跳速度，並觀察母親肺水腫的指示(胸痛，呼吸困難，出汗)。
2.不正常懷孕的第20週之前，不可投藥，因為很多胎兒會不正常。
3.高血壓，糖尿病及心臟損傷的患者，要小心使用。
4.若溶液變色或混濁或含沈澱物，則不能投與。
5.口服治療期間若分娩再發，則準備開始靜脈滴注。
6.注意推薦的稀釋液是150mg ritodrine(3安瓿)於500ml的sodium chloride，5% dextrose，10% dextran 40於sodium chloride，或10%轉化糖中，產生的最後濃度是每ml含0.3mg ritodrine之滴注溶液。

§ 74.6 其他類

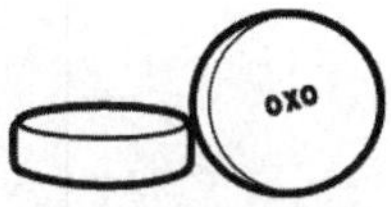

74601	CARBETOCIN	孕D 乳 -

℞ 100 ug/注射劑(I)；

商　名 Duratocin® ◎ (FERRING/輝凌)

藥理作用 1.Carbetocin是長效的oxytocin作用劑。與oxytocin一樣，carbetocin會選擇性地結合到子宮平滑肌上的oxytocin受體，刺激子宮規律地收縮、增加本來已經有的收縮頻率、和提高子宮肌肉的張力等。
2.對於產後的子宮，carbetocin能增加子宮自然收縮的速率和力量。施打carbetocin後會迅速開始子宮收縮，能在2分鐘內取得強力收縮。
3.嬰兒出生後，與需要輸注幾小時的oxytocin相比，靜脈注射單一劑100微克carbetocin就足以維持適度的子宮收縮，可以防止子宮乏力和大量出血。

適應症 [衛核]預防子宮收縮乏力造成的產後出血。

用法用量 1.抽出1毫升內含100微克carbetocin的本藥，只能靜脈注射，需在醫院內有適當醫療監督下施打。
2.在剖腹產嬰兒出生後施打。單一劑carbetocin以超過1分鐘的速度，慢慢施打。生產後要儘快施打，最好能在移除胎盤前。
3.Carbetocin只能施打一劑不應再施打更多劑的carbetocin。

不良反應 1.非常常見(≥1/10)：頭痛、顫抖、低血壓、潮紅、噁心、腹痛、搔癢、感覺發熱。
2.常見(≥1/100和<1/10)：貧血、頭暈、胸痛、呼吸困難、金屬味、嘔吐、背痛、寒顫、疼痛。

醫療須知 1.只有在設備良好的產科專科醫院，而且隨時都有經驗豐富且合格的專業人員情況下，才能施打carbetocin。
2.在嬰兒出生前任何一產程都不適宜使用carbetocin，因為單一劑量注射後，其子宮收縮作用會持續幾小時。這和oxytocin停止輸注後，藥物作用會快速降低的現象成明顯對比。
3.如果施打carbetocin後子宮還是持續出血，必須要找出出血的原因。要考慮的原因有：胎盤組織殘留、子宮血塊清除不完全或子宮修復不完全、或凝血異常等。
4.Carbetocin僅供單次施打使用。必須慢慢施打超過 1 分鐘。如果子宮持續張力不足或收縮乏力，造成大量出血，不應重複給予carbetocin，應考慮使用oxytocin和/或ergometrine等其他治療方式。對於使用額外劑量的carbetocin或施打oxytocin後子宮持續收縮乏力時，再施打carbetocin的情況，目前並沒有研究資料。

5.下列情況下要小心使用carbetocin：癲癇、偏頭痛、氣喘和心血管疾病；或對一個已經過度負荷的系統，任何快速添加細胞外水分可能會造成危險的狀態。

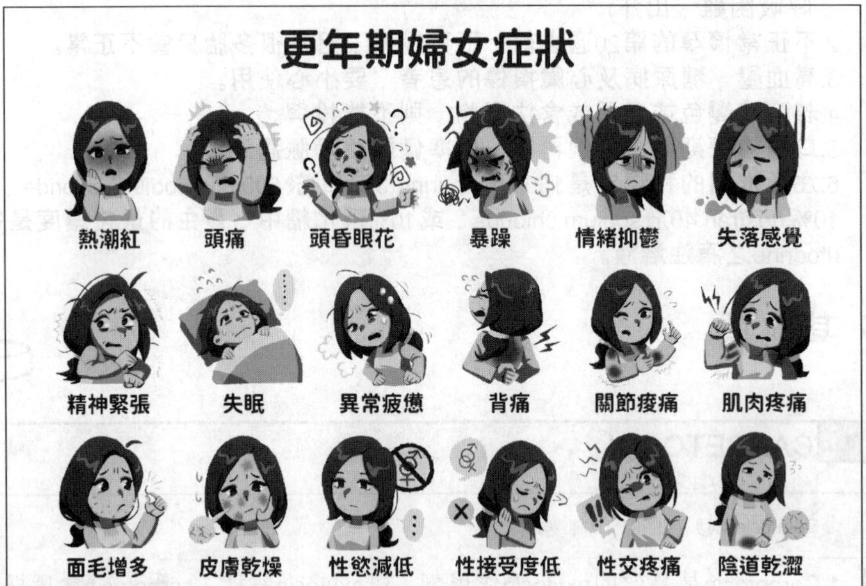

博賞醫藥BESINS提供

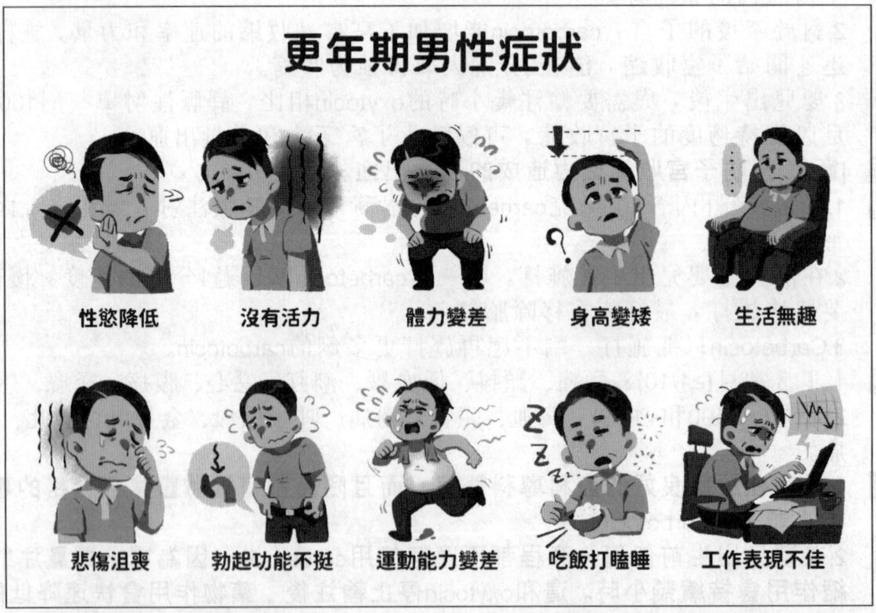

博賞醫藥BESINS提供

第七十五章 雄激素和同化類固醇

Androgens and Anabolic Steroids

睪丸脂酮(testosterone)是主要的內生性雄荷爾蒙荷爾蒙，職司男性器官，和第二性徵(如聲音低沈，體毛)的發育與維持。除此之外，它還擁有蛋白質的同化作用，刺激骨骼肌肉組織的生長。

睪酮素

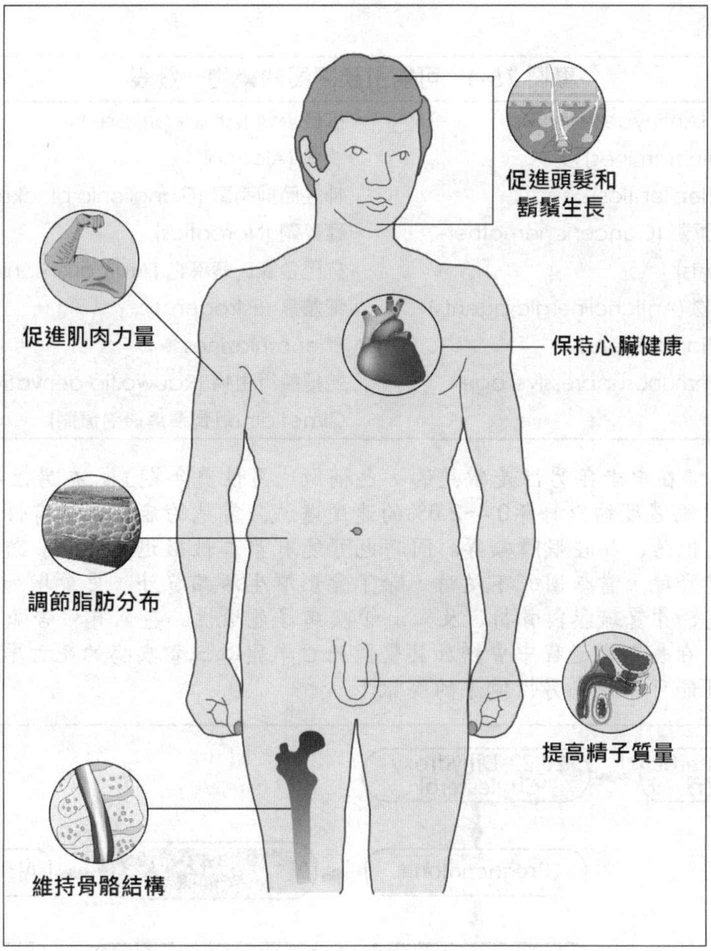

睪丸脂酮本身雖然可由胃腸道的吸收，但不能口服投與，因為它迅速的受肝臟不活化。睪丸脂酮可肌注投與(水溶性懸浮液)或皮下移植(小藥片)，可是當它肌注投與，作用相當短，再者又迅速的代謝。一些睪丸脂酮的脂化物(proprionate、cypionate、enanthate)，當肌注時，顯現穩定度較大和較慢的代謝，油質媒液對肝臟的代謝有較長的抗性，因而可以口服或舌下(sublingual)途徑投與。

短效劑型包括testosterone及tesosterone propionate，用前要振搖均勻。長效劑包括testosterone enanthate及testosterone cypionate，通常每個月不需超400mg。長效劑型可能會形成結晶，使用前可先稍微加熱並振搖以幫助溶解。

若男性荷爾蒙低於正常標準，且出現以下症狀，如體力消退容易疲勞、注意力不集中、抑鬱、焦慮、失眠、潮紅、盜汗、心跳加速、便秘、皮膚萎縮，以及性慾減低或性功能障礙等，即屬男性更年期。要改善男性更年期症候群，可補充男性荷爾蒙。不過，對於攝護腺特異抗原(PSA)偏高或罹患攝護腺癌、攝護腺明顯肥大，以及肝功能不佳的人最好避免。

一群結構上和睪丸酯酮相關的合成類固醇已經發展出來，它們呈現和雄荷爾蒙活性不同的同化活性，然而區別的程度不完全且各不相同。這些化合物名為同化類固醇(anabolic steroids)，用於各種不同的同化活性情況，如孩童生長和發育遲緩，高齡的(senile)，斷經後的(postmenopausal)或corticosteroid引起的骨質疏鬆(osteoporosis)，外傷手術或疾病產生的衰弱(debilitation)，和某些形式的貧血(如再生不能)。

其他種類的類固醇，構造上和睪丸、和睪丸脂酮相似，但顯示較弱的雄荷爾蒙活性，用於治療斷經後婦女嚴重的或移轉性的乳癌。這些藥物有calusterone，dromostanolone。及testolactone等。剩下之雄荷爾蒙與同化性類固醇，皆視為一體來討論。最後提到danazol，是一種合成的雄荷爾蒙，具有抗親性腺的(antigonadotropic)和雄荷爾蒙的活性，並用來治療子宮內膜組織異位(endometriosis)，已在第74章的末尾敘及。

專欄 75-1　可能引起陽萎的藥物一覽表

抗高血壓藥物 (Antihypertensives)	抗憂鬱藥 (Antidepressants)
抗組織胺 (Antihistamines)	酒精 (Alcohol)
抗癲癇藥 (Antiepileptics)	神經節抑制劑 (Ganglionic blockers)
癌症化學療法藥劑 (Cancer chemotherapeutic agents)	麻醉劑 (Narcotics)
	抗巴金森氏病藥物 (Antiparkinsonians)
抗乙醯膽鹼藥物 (Anticholinergic agents)	黃體素 (Estrogens)
抗雄性素 (Antiandrogens)	Phenothiazines
免疫抑制劑 (Immunosuppressive agents)	蛇根鹼衍生物 (Rauwolfia derivative)
	Cimetidine (胃潰瘍最治療劑)

「睪固酮低下症」在中老年男性是常見的，也稱做「男性更年期」。在男性40歲以後，隨著年齡的增長，血清中睪固酮濃度約以每年0.4~2.6%的速度遞減。常見的症狀包括有性慾下降、勃起功能障礙、活力減退、情緒低落、及睡眠障礙等。同時也可能有第二性徵退化、骨質疏鬆、脂肪增加、睪丸萎縮等。目前有研究發現，當睪固酮不足時，除了會影響生活品質外，更會增加罹患勃起功能障礙、代謝症候群、糖尿病、骨質疏鬆與骨折、及心血管疾病等危險性。甚至有報告顯示，中老年男性如果睪固酮濃度較低者，在長期蹤過程中會增加其整體死亡率與心血管疾病的死亡率等。因此近來學者認為，睪固酮低下症可能可以視為男性健康的警訊！

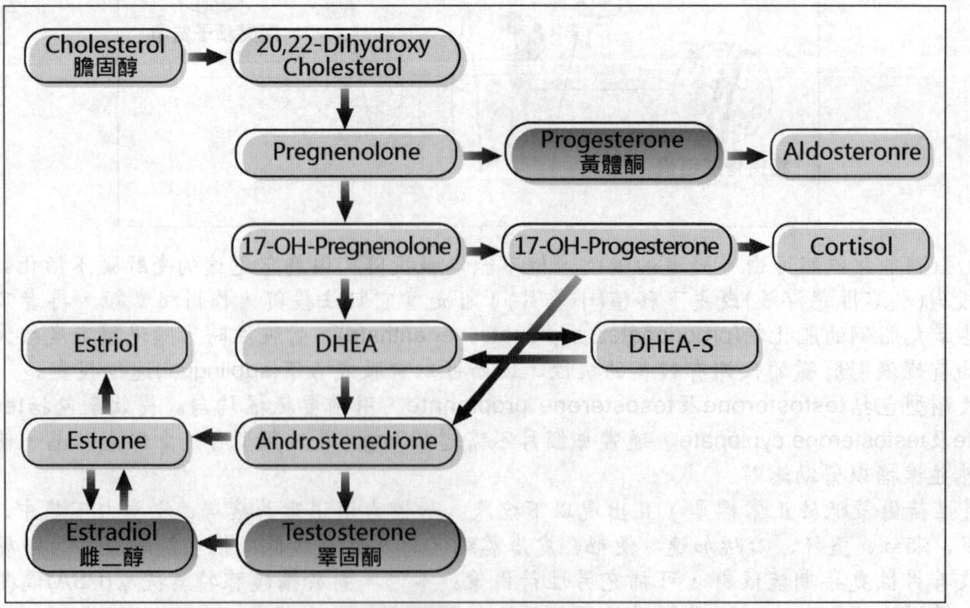

性荷爾蒙的合成途徑

專欄 75-2　性愛過程三步曲—性慾、激情、高潮—受神經傳遞物，疾病和藥物的影響

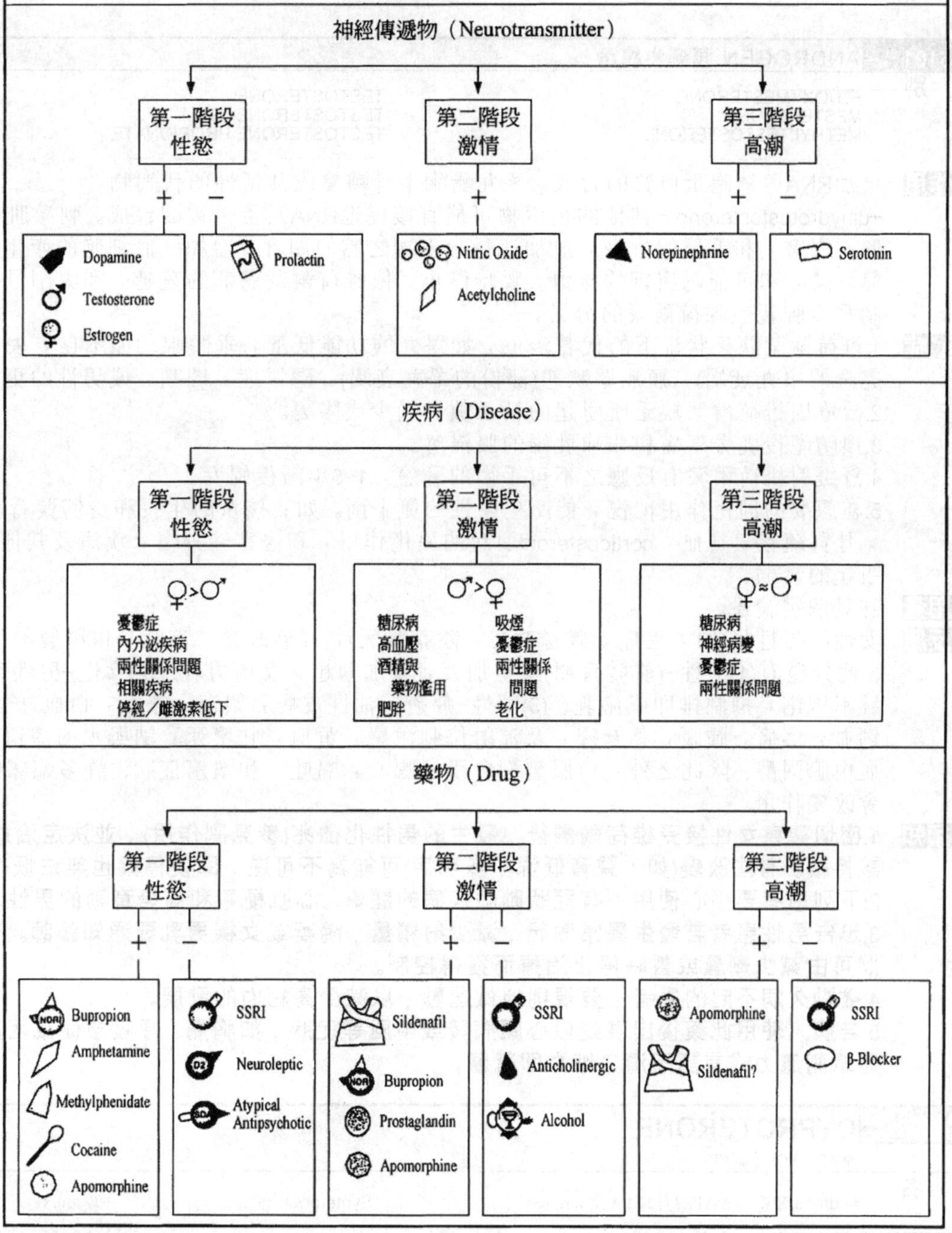

§ 75.1 雄激素

一般男性睪固酮濃度會建議高於12nmol/L(350ng/dL)，若男性本身目前有合併其他疾病像是糖尿病、高血壓、體重過重或性功能障礙的話，則建議檢測標準濃度應高於14nmol/L(400ng/dL)。若本身的睪固酮濃度隨與建議濃度的差距拉大，會逐漸看到相關症狀：其中疲倦、性慾低、腹部肥胖都是睪固酮低下症的前期症狀，而很多男性都只會覺得這些只是年紀大的問題，但是，實際上長期適當的補充睪固酮能讓男性恢復活力以外，也會讓糖尿病、高血壓等共病得到更好的改善。

75101 ANDROGEN 類藥物總論

類　別

FLUOXYMESTERONE
MESTEROLONE
METHYLTESTOSTERONE
TESTOSTERONE
TESTOSTERONE (GEL)
TESTOSTERONE PROPIONATE

藥理作用 增加RNA與細胞蛋白質的合成。睪丸酯酮本身轉變成其活性的代謝物–dihydrotestosterone。其他的衍生物可能直接促進RNA及蛋白質的合成。刺激肌肉，骨骼，皮膚，和毛髮的生長，並加速長骨末端之髂的閉合。增加紅血細胞的產生。減少氮，磷，和可能鈣與鉀的排泄。暫時停止，依雌荷爾蒙癌瘤的蔓延，和大劑量時可抑制垂體腺親性腺荷爾蒙的分泌。

適 應 症 1.雄荷爾蒙缺乏狀況下的代替治療，如睪丸的功能低下，垂體腺功能不良，去勢現象(完全的睪丸衰竭)，類無睪狀態(部份的睪丸衰竭)，隱睪症，閹割，或男性的更年期。
2.治療因雄荷爾蒙缺乏所引起的精子數目過少或陽萎。
3.預防產後乳房疼痛和非哺乳婦的脹滿感。
4.舒緩對雄荷爾蒙有反應之不可手術的乳癌，1~5年斷後婦女。
5.在想要的同化作用情況，能產生陽性的氮平衡。如：孩童的生長和身體發育受阻，骨質疏鬆，貧血，corticosteroid引起的異化作用，和傷害，外傷，疾病及其他原因所引起的衰弱。

用法用量 詳見個別論述。

不良反應 女性的男性化(如多毛症，聲音改變，陰蒂加大)，性慾改變，潮紅，口服製劑引起噁心、此外還有(1)男性–(前發育期)陰莖加大，增加勃起，女樣男乳、(2)女性–男性禿髮，月經不規則，抑制排卵或泌乳、(3)兩性–痤瘡，油性皮膚，興奮，寒顫，白血球減少，高鈣血，疼痛，腫脹，蕁麻疹，及注射位刺激感，黃疸，肝壞死，鈉與水的滯留，增加血中膽固醇、除此之外，口服製劑會引起噁心，嘔吐，和潰瘍症狀、許多臨床的試驗會改變作用。

醫療須知 1.密切觀察女性接受雄荷爾蒙後，發生的男性化徵兆(參見副作用)，並決定治療是否應該持續。有些改變(如：聲音低沈，多毛症)可能為不可逆，即使停藥也無法恢復。
2.下列患者要小心使用：有冠狀動脈疾病的歷史、心肌梗塞和前發育期的男性。
3.忠告男性患者若發生異常勃起，減少射精量，陽萎或女樣男乳要通知醫師。這些症狀可由減少劑量或暫時停止治療而獲得控制。
4.鼓勵久病不起的患者，要規則地做運動，以減少高鈣血的發展。
5.若病人使用此藥後出現疑似心臟病發或中風等症狀，如胸痛、呼吸急促或困難、身體單側無力或言語不清，應立即就醫。

75102 CYPROTERONE

食 +

℞ 50 MG/錠劑(T);

商　名

Androcur® ◎ (BAYER/拜耳) $23.4/T(50MG-PIC/S),
Synteron® (健喬信元) $23.4/T(50MG-PIC/S)

藥理作用 (1)有強力的抗雄性荷爾蒙作用，與目標器官之雄性荷爾蒙感受體起競爭性的結合，阻礙雄性荷爾蒙。(2)抑制腦下垂體性腺刺荷爾蒙的分泌。(3)抑制骨骼成熟，延長骨成長期。

適 應 症 [衛核]女性：嚴重的男性化徵狀、青春痘、多毛症。僅適用無其他治療選項或以其他治療方式無效時方能使用。男性：1. 嚴重性慾過強。僅適用無其他治療選項或以其他治療方式無效時方能使用。2. 抗雄性素治療前列腺腫瘤。

用法用量 1.1天50~100mg。1次25或50mg，1天2~3次。通常1天2次，1次50mg，如需要時漸增劑量至4週後每天量為200或300mg。直至達到有效反應，而後漸減量至適當維持狀況。
2.使用本藥前應由醫師評估其臨床效益及風險，並由醫師依個別病人狀況決定適用劑量。當臨床症狀獲得改善以後，應使用最低有效劑量維持效果。

不良反應 (1)過敏症：有發疹等症狀。(2)偶有體重增加。(3)胃腸：噁心、嘔吐、腹痛。(4)乳房：女性化乳房、乳房脹滿感、乳房痛。(5)內分泌系：副腎皮機能降低。(6)精神神經系：抑鬱、頭痛、思睡。(7)其他：疲勞感、生殖機能抑制。

醫療須知 **1.腦膜瘤發生風險可能隨著cyproterone劑量累積而增加，累積劑量增加可能因多年長期使用或短期使用高劑量造成(每天使用25mg以上劑量)。**
2.提醒病人服藥後若出現不適症狀應立即回診(症狀可能包括：視力變化、聽力喪失或耳鳴、嗅覺喪失、隨時間惡化之頭痛、記憶力喪失、癲癇發作或四肢無力等)。

75103 FLUOXYMESTERONE

孕 X 乳 - 泄 肝 半 9.5h

℞ 5 MG, 10 MG/錠劑(T)； 5 MG, 10 MG/膠囊劑(C)；

商 名

Chinglicosan® (華興)
Fu Lao® (衛肯/天良)
Fuloan® (新喜國際)
Huoninwang® (長安)
Powerson® (中美兄弟)
Sidomon® (皇佳/歐業)
Tealigen® (衛肯/天良)
Ton Lin® (井田)
Vi Jane® (長安/世達)
Waromom® (華盛頓)

藥理作用 1.本藥為強力，口服有效，短作用型的睪丸脂酮衍生物，約為睪丸脂酮5倍大的活性。
2.本藥可提昇胆固醇的作用，增加骨性轉移再鈣化與軟組織傷口消退。
3.微弱的鈉及水滯留，但經常有胃腸的不適(與食物一起投與)。留意胃腸潰瘍的症狀，必須做確認試驗。

適應症 [衛核]更年期障礙、精力減退

用法用量 1.生殖腺官能不足，陽萎–1天2~10mg。
2.遲緩的發育期–開始時1天2mg，視需要而逐漸增加。
3.乳癌–1天15~30mg，分成數次。
4.產後乳房脹滿–當分娩開始時，給予2.5mg，此後，1天5~10mg，分成數次，共4~5天。

不良反應 常見-水腫、面皰；嚴重者-肝細胞型肝癌、急反應性過敏。

醫療須知 **1.用於乳癌減緩療法之明顯療效可能需1個月後才可達到，客觀效果則可能延遲至3個月之久。**
2.本藥蛋白同化作用可能會造成欣快感、體重、食慾增加。特別是消瘦與虛弱患者。
3.對於女性患者，注意聲音改變情形，此為男性化初期之徵兆，要立即停藥，男性化作用可能為非可逆的。
4.女性與青春期男性，特別容易產生面皰。

75104 METHYLTESTOSTERONE

孕 X 乳 - 泄 肝

℞ 10 MG, 20 MG/錠劑(T)； 10 MG, 20 MG, 25 MG/膠囊劑(C)；

商 名

Build Buccal® (寶齡富錦)
Everone® (永勝) $1.93/C(20MG-PIC/S)
Fu Li® (衛肯)
Metesmin® (人生)
Methyl Testosterone® (派頓/三洋)
Methyl Testosterone® (瑞士) $1.93/C(20MG-PIC/S), $2/C(20MG-PIC/S-箔)
Methyltestosterone® (強生) $1.93/T(10MG-PIC/S)
Methyltestosterone® (應元/豐田)
Methyltestosterone® (明大) $1.93/C(10MG-PIC/S),
Methyltestosterone® (榮民) $1.62/T(10MG)
Methyltestosterone® (溫士頓)
Methyltestosterone® (瑞士)
Po-Pai® (派頓/德山)
Rex® (尼斯可) $1.93/C(10MG-PIC/S)
Sinnow® (井田)
Sterone® (優良/歐文)
Stocan® (明大/錳浩)
Tespo® (成大) $1.93/C(20MG-PIC/S)

藥理作用 1.本藥口服有效，短作用型的雄荷爾蒙，多少比睪丸脂酮的酯化物較不具作用。對前

發育期的睪丸衰竭，不能產生完全的性成熟，除非患者先前已經睪丸脂酮治療過。常見肌酸尿(creatinuria)，然而其意義未知。
2.口腔頰錠，必須放在面頰和牙齦之間，並允溶解。不能咀嚼或吞嚥，並避免在攝取之後的1小時內吃，喝或吸煙。忠告患者在藥物使用後，口腔有任何的發炎或疼痛，要立即報告。
3.要強調良好的衛生習慣，以減少感染或刺激。

適應症 [衛核]男性荷爾蒙分泌不足所致諸症：前列腺肥大、睪丸缺落諸症、先天性睪丸發育不全、男子更年期諸症、女子月經過多症、產後乳房腫脹
[非衛核]1.隱睪症。2.乳癌。

用法用量 1.男性生殖腺官能不足，陽萎，男性更年期–1天10~40mg(口服)或1天5~20mg(口腔錠)
2.隱睪丸–1天30mg(口服)或1天15mg(口腔錠)
3.產後乳房疼痛和脹滿–1天80mg(口服)，或1天40mg(口腔頰錠)，共3~5天。
4.乳癌–1天200mg(口服)，或1天100mg(口腔頰錠)。

不良反應 水腫、男性女乳、痤瘡、精子過少、陰莖持續勃起、月經失調。

醫療須知 1.注意女性患者出現男性化徵象，即使停藥，聲音改變及多毛症可能為不可逆。
2.出現男性陰莖持續勃起或其他過度性興奮之徵象時，須停藥治療。

75105 TESTOSTERONE

孕 X 乳 – 泄 肝 半 10～100m

Rx 100 MG/ML, 200 MG/ML/注射劑(I);

商　名
Depot Testosterone Cyclopentylpropionate® (大豐/國際新藥)　Depot-Testerone® (大豐/國際新藥)

藥理作用 1.本藥具有雄性荷爾蒙活性和蛋白同化活性，可做為性荷爾蒙缺乏狀態的代替治療，以減輕乳房脹滿和治療婦女的乳癌。
2.肌注僅深部注射入臀肌內。若瓶內出現結晶，則先溫一下，並振搖以分散粒子。
3.吸收緩慢，作用持續數天。投與次數不要超過推薦次數。
4.乳房腫瘤的逆行性，必須在3個月內才明顯。

適應症 [衛核]男性更年期症狀(精力減退、肩酸、腰痛)性器官發育不健全、女性乳癌、慢性子宮內膜炎

用法用量 1.男性的生殖腺官能不足，陽萎，男性的更年期–肌肉注射：每週2或3次，每次50mg。Cypionate/enanthate：每2~4小時給予50~400mg。Propionate：每週2或3次每次50mg。
2.產後乳房的脹滿–1天25~50mg，共3~4天。
3.皮下注射：植入100~600mg。以600mg的劑量，在4~5個月內維持血漿濃度。
4.經皮貼片：包含10或15mg之testosterone的陰囊貼片，並在24小時內補充約4或6mg之testosterone。非陰囊貼片為夜間使用以提供每日2.5~7.5mg。

醫療須知 若病人使用此藥後出現疑似心臟病發或中風等症狀，如胸痛、呼吸急促或困難、身體單側無力或言語不清，應立即就醫。

75106 TESTOSTERONE (GEL)▲

孕 X 乳 – 泄 肝 半 10～100m

Rx 5.5 MG, 10 MG, 20.25 MG/凝膠劑(Gel);

商　名
Androgel® (BESINS/博賞)
Androgel® (LAB. BESINS/博賞)
Natesto® (HAUPT/友華)
Shidaro® (保盛/保瑞聯邦)

藥理作用 1.睪丸能分泌主要為睪固酮之內源性雄性素，其主要代謝物二氫睪固酮(DHT)為負責正常的生長、男性器官的發育以及第二性徵的維持(毛髮形成、變嗓、產生性慾)。
2.增加蛋白質合成代謝；骨骼肌肉的發育和體脂肪的分佈；減少尿排出氮、鈉、鉀、氯、磷和水。
3.睪固酮不導致睪丸的發育，其可降低腦下垂體性腺激素的分泌。

適應症 [衛核]經臨床徵象及實驗室檢驗確認因睪固酮缺乏之男性生殖腺功能不足症(HYPOGONADISM)的替代治療。

用法用量 1.成人及老年人每日推薦劑量是一天一次於相同時間使用5公克凝膠(即50毫克睪固酮)，使用時間以早晨較佳。

2.每日劑量必需根據病人臨床或實驗室檢查遵照醫師指示使用，但每天不得超過10公克。

3.本藥必需塗抹於乾淨且乾燥之無傷口肩部、手臂和/或腹部。打開凝膠包裝後全部內容物擠於掌心並且立刻塗抹於上述部位。塗抹前塗抹部位必需靜待數分鐘的乾燥時間。塗抹本藥之後必需以肥皂及水清洗雙手。不可將本藥直接塗抹於生殖器。

4.血清睪固酮濃度將在塗抹本藥約第二天後趨於穩定。塗抹前及塗抹後第三天必需測量血清睪固酮濃度以調整睪固酮的劑量。若血清睪固酮濃度過高，可適度降低劑量。若血清睪固酮濃度過低，則在不超過每日10公克之下可適度增加劑量。

5.NATESTO的用法用量：

a.本藥是一款睪固酮鼻用凝膠，劑型為內含定量幫浦的給藥器。每按一次幫浦可對每個鼻孔送出5.5mg的睪固酮。每次用藥時需按兩下幫浦(一個鼻孔一次)，劑量合計為11.0mg。

b.NATESTO(睪固酮的建議起始劑量為11.0mg睪固酮一個鼻孔按一次)，每天經鼻給藥兩次，故每日總劑量為22.0mg。

c.為了確保妥善給藥，啟用療法後應測量血清總睪固酮濃度，以確保達到理想濃度(300到1050ng/dL)。

d.若為每天使用兩次，NATESTO應在早上和晚上各施用一次至少相隔6小時且最好在每天同一時間點施用。應指示患者在每個鼻孔內按壓幫浦到底一次，以獲得完整劑量。若為每天使用三次，

e.請勿對身體其他部位包括陰囊、陰莖、腹部、肩膀、腋下或上臂施用NATESTO。

不良反應 1.最常見為皮膚的不良反應約10%：塗抹部位的反應、紅斑、粉刺、皮膚乾燥。

2.其他本藥臨床試驗的不良反應為：頭痛、禿髮、男性乳房增殖、乳房疼痛、攝護腺病、下痢、暈眩、虛弱、高血壓、情緒病、實驗室檢查異常(紅血球增多症等)、性慾降低、感覺過敏、感覺異常等。

醫療須知 1.患有心、腎或肝疾病者，若使用本藥時引發有或無鬱血性心臟衰竭之水腫的嚴重併發症，應立刻停藥。

2.性腺功能低下症(hypogonadism)之治療患者可能造成男性乳房增殖(gynecomastia)。

3.本藥僅供於睪固酮缺乏症時以及治療前已排除其他可能造成其徵象和症狀的原因下使用。睪固酮缺乏症之確定診斷必需具有明顯而清楚的臨床症狀(復發第二性徵、改變身體組成分、虛弱、性慾減低、無法勃起等)以及進行二次血清睪固酮濃度的檢測。

4.本藥並不推薦用於老年人或性無能的治療。

5.老年人較易罹患良性攝護腺肥大。雄性素可加速無臨床症狀之攝護腺癌的惡化。

6.患有癌症和伴有高鈣血症(及高鈣尿症)以及骨髓轉移相關的病人必需使用。上述病人必需定期檢查其血清中的鈣濃度。

7.雄性素長期治療的病人必需定期檢查其血球容積比(HE)(以測定紅血球增多症)。

8.可能增加治療中獲得正常睪固酮血清濃度之雄性素治療病人對胰島素的敏感性。

9.有關文獻曾報告性腺功能低下症患者之睪固酮治療期間會增加睡眠中窒息的危險，特別是肥胖或慢性呼吸道疾病的患者。

10.易產生例如易怒、神經質、體重增加、持久或經常勃起的臨床症狀為雄性化過高的現象，其需要調整劑量。 11.睪固酮若與親腎上腺皮質激素(ACTH)或皮質類固醇共同使用時會增加水腫的危險。因此，特別是心臟或肝臟疾病患者，在使用上述藥物時需特別小心。

12.上市後研究發現睪固酮補充治療可能會增加嚴重心血管事件之風險，如心肌梗塞、

中風或心臟衰竭，或增加靜脈栓塞事件之風險，如深層靜脈血栓形成和肺栓塞，故開立處方前後應謹慎評估患者是否具有任何心血管相關之風險因子或病史。

75107 TESTOSTERONE CYPIONATE

孕X 乳- 泄 肝 腎 10～100m

Rx 100 MG/ML, 200 MG/ML/注射劑(I);

商名

Depot Hormon-M®（大豐/信東）$20/I(100MG/ML-1ML)
Testosterone Cypionate®（台裕）$117/I(200MG/ML-PIC/S-1ML),
Testosterone Cypionate®（應元）$15.9/I(200MG/ML-1ML)

藥理作用 本藥為長效的睪丸脂酮酯化物，單一注射提供大約4週的治療效用。它不推薦用於治療轉移性的乳癌。

適應症 [衛核]1.經臨床徵象及實驗室檢驗確認因睪固酮缺乏之男性生殖腺功能不足症(hypogonadism)的替代治療。2.月經過多血崩症、女性機能性經痛、抑乳及乳漲抑制、停經前後之乳癌、慢性乳炎、慢性子宮內膜炎

用法用量 1.生殖腺官能不足，男性更年期–200~400mg肌注，每4週1次。
2.精子過少–每4~6週1次，1次100~200mg。
3.骨質疏鬆症–每4週1次，每次200~400mg。

75108 TESTOSTERONE PROPIONATE

孕X 乳- 泄 肝 腎 10～100m

Rx 25 MG/ML/注射劑(I);

商名

Hormon-M®（大豐/信東）$4/I(25MG/ML-1ML)
Testo®（安星）$4/I(25MG/ML-1ML)
Testosterone Propionate®（台裕）$103/I(25MG/ML-PIC/S-1ML)

藥理作用 本藥為睪丸脂酮的酯化物，做成油性的製劑，也可做成口腔頰錠。吸收多少比水性的睪丸脂酮緩慢，但作用期相當。口腔頰錠不能咀嚼或吞嚥。

適應症 [衛核]男性荷爾蒙不足引起之症狀等、更年期諸症狀之緩解(頭痛、倦怠、精力減退等)

用法用量 口服：(1)生殖腺官能不足，陽萎–1天5~20mg。(2)產後乳房脹滿–1天25~50mg，共3~4天。(3)乳癌–100mg，1週3次。

75109 TESTOSTERONE UNDECANOATE

孕X 乳- 食+ 泄 肝 腎 10～100m

Rx 250 MG/注射劑(I);

商名

Nebido®（BAYER/大昌華嘉）

藥理作用 本藥為一種口服有效的睪丸荷爾蒙製劑。一般的testosterone都先被肝臟代謝掉，口服無效。但本藥能夠經由淋巴系統以避開肝臟的代謝，故口服有效。

適應症 [衛核]經臨床徵象及實驗室檢驗確認因睪固酮缺乏之男性生殖腺功能不足症(hypogonadism)的替代治療。

用法用量 初期用量每天120~160mg，服用2~3週。維持量1天40~120mg。

§75.2 雄激素複方產品

75201 An Antler "杏輝" 鹿茸荷爾蒙膠囊®（杏輝）$1.93/C

Rx 每 Cap 含有：ASCORBIC ACID (VIT C) 50.0 MG；METHYLTESTOSTERONE 10.0 MG

適應症 [衛核]經臨床徵象及實驗室檢驗確認因睪固酮缺乏之男性生殖腺功能不足症(hypogonadism)的替代治療

用法用量 一天3~4次，每次1粒。

75202 Depot Hormon-MF 持續性兩性荷爾蒙MF針® （大豐/信東）$21.3/I (1.0 ML)

Rx

每 ml 含有：ESTRADIOL-17-CYCLOPENTYL PROPIONATE 2.0 MG；TESTOSTERONE CYPIONATE (CYCLOPENTYLPROPIONATE) 50.0 MG

適應症 [衛核] 更年期障礙

用法用量 參照仿單

類似產品 Depot. Testoestradiol "台裕"持效兩性荷爾蒙注射液 ®（大豐/台裕）$21.3/I (1.0 ML)

75203 F-10 雄一拾膠囊®（派頓/三洋）

Rx

每 Cap 含有：BEZOAR ORIENTALE 2.0 MG；BORNEOL 4.0 MG；EPIMEDII HERBA 20.0 MG；GINSENG 50.0 MG；METHYLTESTOSTERONE 10.0 MG；PANTOTHENATE CALCIUM 15.0 MG；PYRIDOXINE HCL 2.5 MG；RIBOFLAVIN (VIT B2) 5.0 MG；THIAMINE MONONITRATE 20.0 MG；TOCOPHEROL ACETATE ALPHA DL- 50.0 MG

適應症 [衛核] 男子荷爾蒙分泌不足所致性器神經衰弱、更年期障礙(如：疲勞倦怠、精力減退)

用法用量 一天3~4次，每次1粒。

75204 Folihormon 扶樂荷爾蒙膠囊®（中美兄弟）

Rx

每 Cap 含有：METHYLTESTOSTERONE 10.0 MG；THIAMINE MONONITRATE 3.0 MG

適應症 [衛核] 經臨床徵象及實驗室檢驗確認因睪固酮缺乏之男性生殖腺功能不足症(hypogonadism)的替代治療。、女性機能性子宮出血、月經過多

用法用量 一日三次，每次一粒.

醫療須知 孕婦及幼兒勿用為宜

75205 Foliun "黃氏"福力勇膠囊®（黃氏）

Rx

每 Cap 含有：METHIONINE DL- 100.0 MG；METHYLTESTOSTERONE 10.0 MG；PYRIDOXINE HCL 1.0 MG；RIBOFLAVIN (VIT B2) 1.5 MG；THIAMINE HYDROCHLORIDE 10.0 MG

適應症 [衛核] 經臨床徵象及實驗室檢驗確認因睪固酮缺乏之男性生殖腺功能不足症(hypogonadism)的替代治療。

用法用量 一天3次，每次1粒。

類似產品
- Haw Le Young "金槍"好力勇膠囊®（永勝）
- Lita Bao 膠囊®（利達）
- Wan Rih Nin "正和"旺力寧膠囊®（正和）
- Leebol 〝福元〞立補膠囊®（衛肯/福元）
- Methyltestosterone "培力"甲基睪丸素荷爾蒙膠囊®（培力）
- Yong Wang "大豐"勇旺膠囊®（大豐）$1.93/C

75206 Lilipo "永吉"力力補膠囊®（永吉）

Rx

每 Cap 含有：CALCIUM GLYCEROPHOSPHATE 200.0 MG；CYANOCOBALAMIN (VIT B12) 10.0 MCG；METHIONINE DL- 100.0 MG；METHYLTESTOSTERONE 20.0 MG；NIACINAMIDE (NICOTINAMIDE) 15.0 MG；PYRIDOXINE HCL 2.0 MG；RIBOFLAVIN (VIT B2) 3.0 MG；TAURINE (EQ TO 2-AMINOETHANE SULFONIC ACID) 50.0 MG；THIAMINE HYDROCHLORIDE 10.0 MG

適應症 [衛核] 精力衰退、性神經衰弱、男性更年期障礙

用法用量 一天3次，每次1粒。

類似產品 Supermon 〝漁人〞補力蒙膠囊®（派頓/漁人）

75207 Methyl Testosterone "豐田" 甲基膠囊®（應元/豐田）

Rx

每 Cap 含有：METHYLTESTOSTERONE 10.0 MG；PROSULTIAMINE (THIAMINE PROPYL DISULFIDE) 5.0 MG

適應症 [衛核] 男子更年期障礙(精力減退)

用法用量 一天3次，每次1粒。

類似產品 Saboli "新喜"沙莫慕莉膠囊®（新喜國際）

75208 Olympic Hormone 奧林比克荷爾蒙膠囊®（井田/天下）$2.73/C

Rx

每 Cap 含有：CAFFEINE 30.0 MG；METHYLTESTOSTERONE 30.0 MG；NIACINAMIDE (NICOTINAMIDE) 50.0 MG；RIBOFLAVIN (VIT B2) 2.0 MG；THIAMINE HYDROCHLORIDE 25.0 MG；VITAMIN B6 (HCL) 2.0 MG

適應症 [衛核] 經臨床徵象及實驗室檢驗確認因睪固酮缺乏之男性生殖腺功能不足症(hypogonadism)的替代治療、婦女乳汁分泌過多症。

用法用量 一日3次，每次1粒。

75209 Ricon "約克"力康膠囊® （約克）

Rx

每 Cap 含有：CALCIUM GLYCEROPHOSPHATE 10.0 MG；CALCIUM PHOSPHATE DIBASIC 20.0 MG；CHOLINE BITARTRATE 5.0 MG；CYANOCOBALAMIN (VIT B12) 1.0 MCG；ERGOCALCIFEROL (VIT D2CALCIFEROL) 100.0 IU ；INOSITOL (MESO-INOSITOL) 5.0 MG；METHIONINE DL- 5.0 MG；METHYLTESTOSTERONE 10.0 MG；NIACINAMIDE (NICOTINAMIDE) 5.0 MG；PANTOTHENATE CALCIUM 0.5 MG；RIBOFLAVIN (VIT B2) 2.0 MG；RUTIN 3.0 MG；THIAMINE HYDROCHLORIDE 2.0 MG；TOCOPHEROL ALPHA- 0.5 MG；VITAMIN A 1000.0 IU ；VITAMIN K ACTIVITY 1.0 MG

適應症 [衛核] 男性更年期諸症狀（精神萎靡、精力衰退、腰酸背痛、耳鳴心悸及生殖機能發育不全）

用法用量 一天3次，每次1粒。

75210 Su-Dalone 賜達朗膠囊®（中美兄弟）

Rx

每 Cap 含有：ESTRADIOL ETHINYL (EQ TO ETHINYLOESTRADIOL)(EQ TO ETHINYLESTRADIOL) 0.04 MG；METHYLTESTOSTERONE 10.0 MG

適應症 [衛核] 女性更年期障礙及更年期以後之保健，經臨床徵象及實驗室檢驗確認因睪固酮缺乏之男性生殖腺功能不足症(hypogonadism)的替代治療。。

用法用量 一天3~4次，每次1粒。

類似產品 Sutomon "黃氏"賜多蒙膠囊®（黃氏）

75211 Sustanon 長力大雄注射劑®（EVER/安沛）$191/l (1.0 ML-PIC/S)

Rx

每 ml 含有：TESTOSTERONE DECANOATE 100.0 MG；TESTOSTERONE ISOCAPROATE 60.0 MG；TESTOSTERONE PHENYLPROPIONATE 60.0 MG；TESTOSTERONE PROPIONATE 30.0 MG

適應症 [衛核] 男性激素缺乏症

用法用量 肌注:成人每4週1針(ml)"250"或每2週1針"100"。

75212 Testodiol Depot "大豐"得速脫疚得保注射液®（大豐）

Rx

每 ml 含有：ESTRADIOL VALERATE 4.0 MG；TESTOSTERONE ENANTHATE 90.3 MG

適應症 [衛核] 經臨床徵象及實驗室檢驗確認因睪固酮缺乏之男性生殖腺功能不足症(hypogonadism)的替代治療。

用法用量 參照仿單

75213 Vipeins 威賓膠囊®（先智/晟揚）

Rx

每 Cap 含有：BEZOAR ORIENTALE 2.0 MG；CAFFEINE 10.0 MG；ERGOCALCIFEROL (VIT D2CALCIFEROL) 10.0 MCG；GINSENG 50.0 MG；INOSITOL (MESO-INOSITOL) 50.0 MG；METHYLTESTOSTERONE 10.0 MG；MUSK (Synthetic) 2.0 MG；NIACINAMIDE (NICOTINAMIDE) 5.0 MG；PANTOTHENATE CALCIUM 20.0 MG；PYRIDOXINE HCL 15.0 MG；RIBOFLAVIN (VIT B2) 4.0 MG；THIAMINE DISULFIDE 25.0 MG；TOCOPHEROL ACETATE ALPHA DL- 50.0 MG

適應症 [衛核] 男性激素缺乏症

用法用量 一天3~4次，每次1粒。

75214 Y.K. 弱克膠囊®（瑞士）

Rx

每 Cap 含有：ACHYRANTHIS RADIX EXTRACT POWDER 50.0 MG；ASTRAGALUS MEMBRANAEEUS EXTRACT POWDER 60.0 MG；CERVUS SIKA 2.0 MG；CORNI FRUCTUS EXTRACT POWDER 60.0 MG；DIOSCOREAE RADIX EXTRACT POWDER 50.0 MG；EUCOMMIAE CORTEX EXTRACT POWDER 60.0 MG；GINSENG RADIX POWDER 24.0 MG；HOELEN POWDERED 60.0 MG；LIGUSTRI FRUCTUS EXTRACT POWDER 50.0 MG；LYCII FRUCTUS EXTRACT 24.0 MG；METHYLTESTOSTERONE 5.0 MG；POLYGONATI FALCATI RHIZOMA EXTRACT POWDER 50.0 MG；PYRIDOXINE HCL 2.0 MG；RIBOFLAVIN (VIT B2) 2.0 MG；THIAMINE MONONITRATE 10.0 MG

適應症 [衛核] 更年期障礙（精力減退、頭暈、疲倦、腰酸背痛）

用法用量 一天3次，每次1粒。

75215 Yuan Shu Lon "愛福好"勇士龍膠囊®（正和）

Rx

每 Cap 含有：CAFFEINE ANHYDROUS 10.0 MG；CYANOCOBALAMIN (VIT B12) 5.0 MCG；METHYLTESTOSTERONE 10.0 MG；PANTOTHENATE CALCIUM 5.0 MG；PYRIDOXINE HCL 6.0 MG；RIBOFLAVIN (VIT B2) 6.0 MG；THIAMINE NITRATE 15.0 MG；TOCOPHEROL ACETATE ALPHA DL- 21.0 MG

適應症 [衛核] 經臨床徵象及實驗室檢驗確認因睪固酮缺乏之男性生殖腺功能不足症(hypogonadism)的替代治療。

用法用量 一天3~4次，每次1粒。

§ 75.3 蛋白同化激素

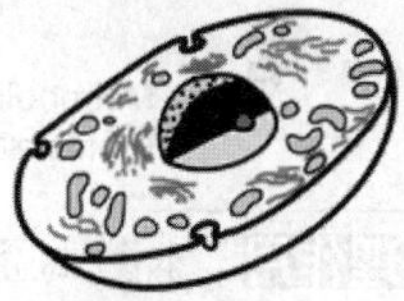

75301 METHANDRIOL (METHYLANDROSTENEDIOL)

Rx 10 MG/錠劑(T);

商　名 Honstrong® (應元/豐田)

藥理作用 本藥為蛋白同化荷爾蒙，能促進發育，增加體重。

適 應 症 [衛核]骨骼疏鬆症、男性性腺機能不足症、手術後、外傷、熱傷、慢性腎臟疾病引起之體質極度消耗、再生不良性貧血引起之骨髓消耗狀態

用法用量 1天1~2片或顆粒1~2gm。

75302 METHANDROSTENOLONE

Rx 1 MG, 2 MG/錠劑(T);

商　名 Chinlipan® (新喜國際/聯輝)　Maylong Protein® (中美兄弟)

適 應 症 [衛核]骨骼疏鬆症、男性性腺機能不足症、外傷、熱傷、慢性腎臟疾病引起之體質極度消耗、再生不良性貧血引起之骨髓消耗狀態

用法用量 一天5錠(1mg)，分1~3次服用，維持劑量每天2.5~5mg。

不良反應 體液鹽分滯留，水腫；長期使用導致肝性腎上腺腫瘤，黃疸，影響肝功能，男性化，月經不規律。

75303 NANDROLONE DECANOATE 孕 X 乳 - 泄 肝 T½ 6~8D

Rx 50 MG/注射劑(I);

商　名 Deca-Durabolin® ◎ (EVER/安沛)

藥理作用 本藥為一蛋白質同化劑，它能促進組織形成的過程，逆轉異化作用(catabolism)，也能促進紅血球的形成。

適 應 症 [衛核](一)骨骼疏鬆症。
(二)手術後、外傷、熱傷、慢性腎臟疾病引起之體質極度消耗。
[非衛核]手術前後，嚴重的虛弱或疾病，早產兒體重過輕，兒童發育遲延，難以治療的貧血，轉移性乳癌。

用法用量 1.骨質疏鬆症，組織新生貧血，成人：每3~4週肌注50~100mg。孩童：每3~4週，25~50mg。
2.轉移性的乳癌：1週100~200mg。
3.長期使用應採間歇給藥，即治療6週後，停藥2~4週再繼續給藥。

不良反應 常見-噁心、嘔吐、痤瘡、男性化，此外還有注射部位疼痛，高鈣尿、肝壞死、肝癌。

醫療須知 1.長效的nandrolone酯化物(作用期3~4週)，主要用於老年人或斷經後的骨質疏鬆症。儘可能用間歇性的治療。
2.注意男性化的傾向，一旦顯現應立即停藥，因為有不可逆之虞。
3.注意黃疸的症狀，一旦出現可調低劑量即可：若患者肝功能不佳，就得停藥。
4.兒童使用本藥治療要定期以X光觀查骨骼發育成熟的程度，而且要實施間歇性治療，並配合高蛋白、高熱量飲食。

75304 NANDROLONE PHENYLPROPIONATE

Rx 25 MG/ML/注射劑(I);

商　名
Metrobolin®（大豐/國際新藥）　Rubolin®（應元）
Protosin®（安星）$18.2/I(25MG/ML-2ML)

藥理作用 本藥為蛋白同化劑，它能促進蛋白質的形成，逆轉異化作用，因而促進食慾，增加體重，促進發育，本藥又能促進紅血球的形成。

適 應 症 [衛核]骨骼疏鬆症、男性性腺機能不足症、手術後、外傷、熱傷、慢性腎臟疾病引起之體質極度消耗、再生不良性貧血引起之骨髓消耗狀態

用法用量 1.轉移性乳癌：每週25~100mg，肌注。
2.骨質疏鬆，貧血，組織的新生；成人：1週25~50mg。孩童：每2~4週12.5~25mg。

醫療須知 合成的雄荷爾蒙，同化作用與雄荷爾蒙的活性比率高。作用持續1~3週。成人注射必須深部注射入臀肌肉。推薦使用間歇治療，每4個月的週期，每4~8週的休息期。

75305 STANOZOLOL

孕 X 乳 - 泄 肝

℞ 2 MG/錠劑(T);

商　名
Stanol®（華興）$1.5/T(2MG-PIC/S)　Stanozolol®（正和）

藥理作用 本藥為具同化作用的類固醇，在正常劑量下具有弱的雄荷爾蒙作用。

適 應 症 [衛核]骨骼疏鬆症、男性性腺機能足症、手術候、外傷、熱傷、慢性腎臟疾病、引起之體質極度消耗、再生不良性貧血引起之骨隨消耗狀態
[非衛核]貧血，組織的新生。

用法用量 1.成人：開始時1天2~3次，一次2mg。
2.孩童：一天2~3次，每次1~2mg。

不良反應 常見-鈉和水滯留引起的水腫(尤其是老年人)、痤瘡、性慾增加、男性女乳症；嚴重者-無防禦性過敏反應。

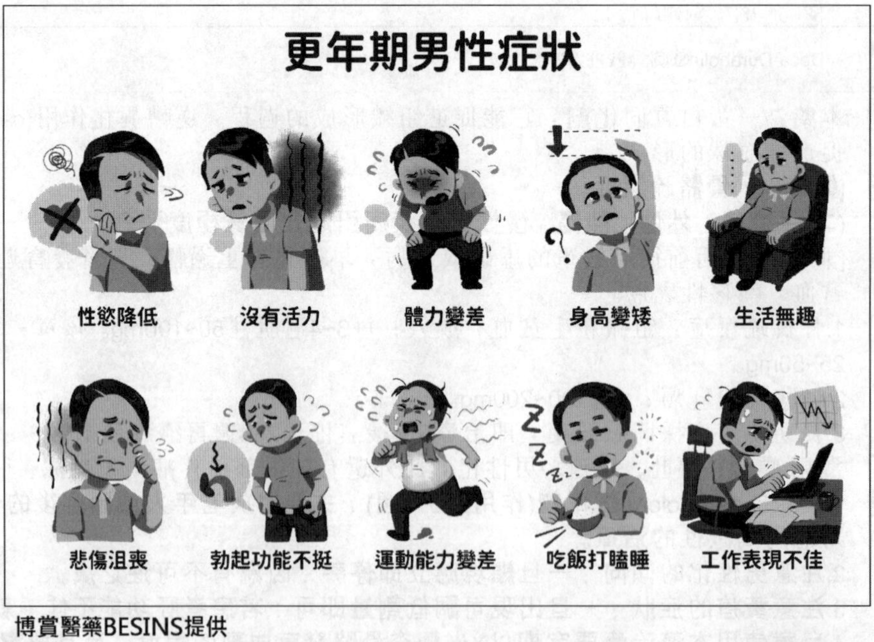
更年期男性症狀
性慾降低
沒有活力
體力變差
身高變矮
生活無趣
悲傷沮喪
勃起功能不挺
運動能力變差
吃飯打瞌睡
工作表現不佳
博賞醫藥BESINS提供

第十一篇 免疫療法 Immunotherapy

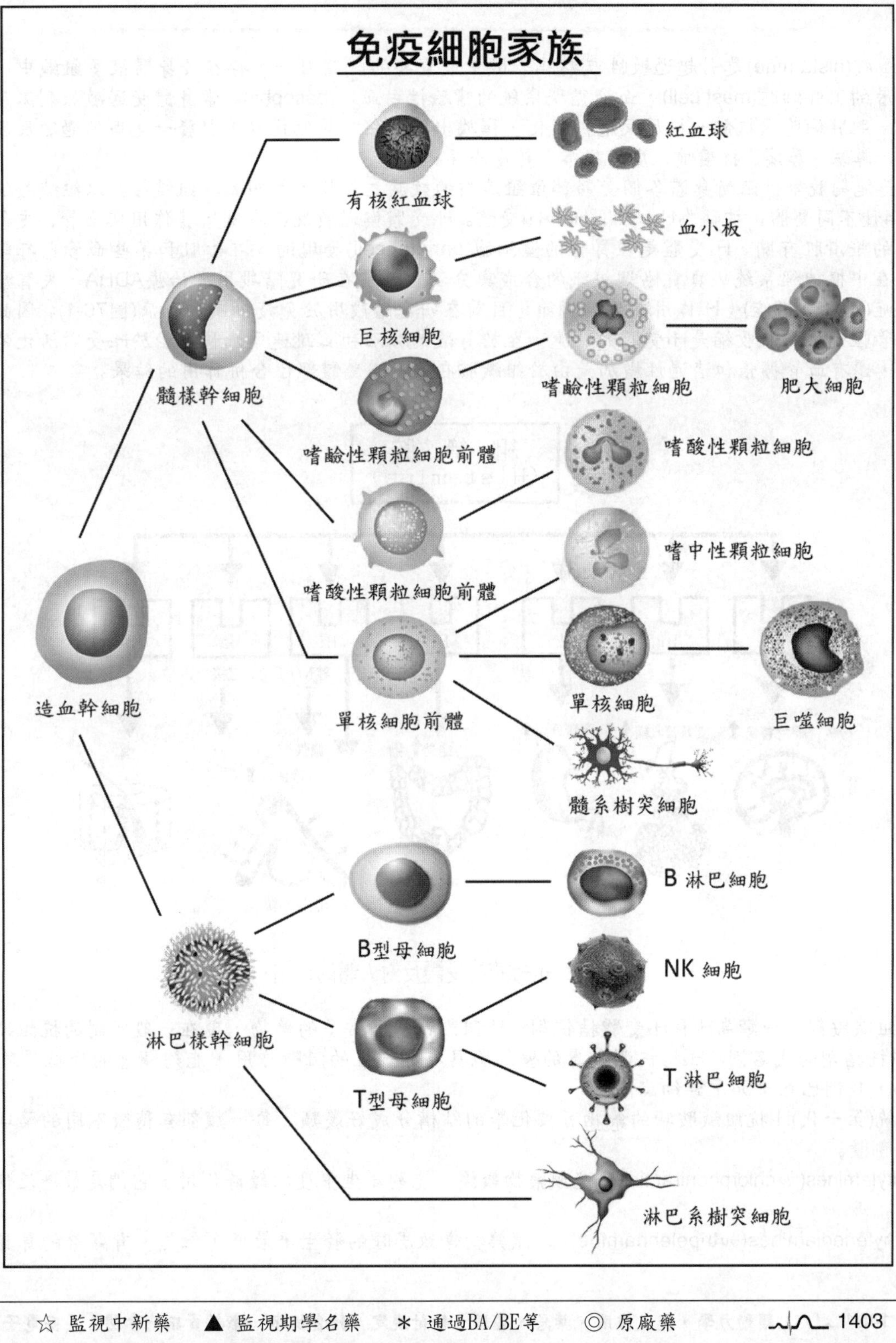

第七十六章
抗組織胺
Antihistamines

組織胺(histamine)是引起過敏性疾病臨表徵中最重要的一個因子，存在於身體很多組織中，如呼吸道內層的肥胖細胞(mast cell)，血液循環系統的嗜鹼性白血球(basophil)。當身體受過敏原刺激產生抗體之後，肥胖細胞因抗體一抗原反應被活化，釋放出組織胺及其他物質，引發一連串的過敏反應，如流鼻水、鼻塞、鼻癢、打噴嚏、皮膚搔癢、起皮疹等。

凡是能夠競爭性阻斷身體各個受體部位組織胺的效應之藥物，都叫做抗組織胺。以組織胺的作用介質的4種不同受體，被稱為H_1、H_2、H_3和H_4受體。H_1受體與過敏反應有關，其作用與血管、支氣管和胃腸道的平滑肌有關，H_2受體是在胃裡的壁細胞(parietal cell)發現的，在心肌和某些血管也有發現，H_3作用在中樞神經系統，負責協調組織的合成與分泌，目前在研究階段用於治療ADHA，失智症和精神分裂症(思覺失調症)；H_4作用在免疫調節，目前在研究階段用於免疫抑制和止痛(圖76-1)。因此，一般非血管性的平滑肌收縮是H_1受體的效應，至於胃酸的分泌和心跳速率加快是由於H_2受體活化的原故。此外，還有血管擴張和透過性增加是由於組織胺在H_1和H_2受體部位合併作用的結果。

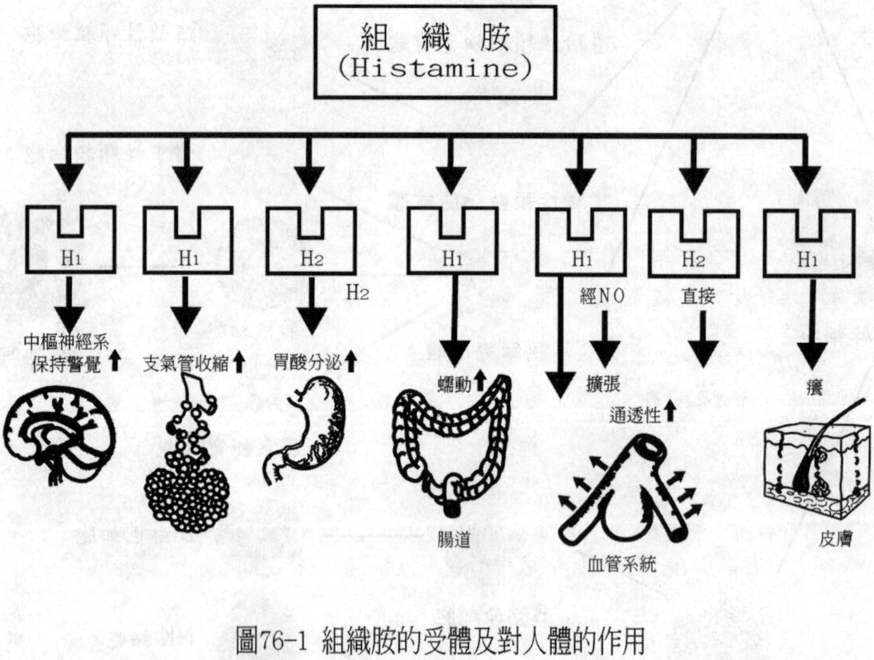

圖76-1 組織胺的受體及對人體的作用

抗組織胺劑可分類為H_1和H_2受體拮抗劑，H_1阻斷劑有非常多的藥物，現在一般所謂的抗組織胺已成為H1抗拮劑的代名詞。H_2拮抗劑對胃的壁細胞具有專一性的阻斷作用，能夠顯著的降低胃酸(HCl)的分泌，我們已在第54章詳細論述。

傳統(第一代)H_1抗組織胺類的藥物可按化學的結構分成好幾類，每一類都有稍微不同的藥理質和不同的劑量。

·Alkylamines(如chlorpheniramine)一這類藥物較強，能夠產生中度的鎮靜作用，它們是最廣泛使用H_1拮抗劑。

·Ethylenediamines(如tripelennamine)一這類藥物導致思睡的發生率最低，但是，有顯著的胃腸不適。

·Ethanolamines(如dephenthydramine)—這類藥物具有相當高的CNS抑鬱作用，同時也是良好的鎮吐劑。

·Phenothiazines(如promethazine)—這類藥物相當高的鎮靜的活性，可用來治療動暈病，手術前的治療劑，和產科用藥。

·Piperazines(如cyclizine，meclizine)—這類藥物主要用於治療動暈病。

除了上述2類的組織胺拮抗劑以外，其他具有H_1抗組織胺作用，而且還擁有另外的藥理作用，目前被用來治療帕金森症(如chlorphenoxamine)，治療搔癢症(如cyproheptadine)，這些藥物將在其他適當的章節再詳細的討論。

很多H_1抗組織胺的藥物都具有程度不一的血清素阻斷活性(serotonin-blocking activity)，不過，大部份的情形，這種活性都太弱，在臨床上派不上用場。然而有一些藥物具有相當血清素拮抗作用，目前，它們已被應用來治療血清素(serotonin)過量為主要病因的各種疾病狀態。在此特別要強調的是，被分類為抗血清素製劑也都具有很多其他的藥理作用(例如抗組織胺、抗膽鹼激性、局部麻醉、催產作用、血管收縮作用)，因此，它們在臨床上的效應有些用於止吐、抗暈車、暈船、幫助睡眠等；有些則可用在止咳，常添加在綜合感冒藥中。

後來發展的一系列高選擇性H_1抗組織胺，即所謂的第二代H_1抗組織胺藥物，不通過BBB，較沒有思睡的不良反應，這類藥物包括：terfenadine(TELDANE®-已停售)，astemizole(HISMANL®，已停售)，loratadine(CLAEITYNE®)，cetirizine(ZYRTEC®，texofenadine(ALLEGRA®)，ebastine(EBASTEL®)，levocetirizine(XYZAL®)。第二代H_1抗組織藥物在臨床上已廣泛使用，儼然已取代第一代H_1的抗組織胺製劑。

§ 76.1 第二代H抗組織胺

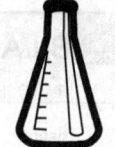

表76-1　H1抗組織胺藥物分類及其作用

抗組織胺劑	劑量(mg)[1]	投與間隔(小時)[2]	鎮靜效應	抗組織胺活性	抗膽鹼激性	止吐效應
第一代(非選擇性)						
Alkylamines						
Brompheniramine	4	4 ~ 6	+	+++	++	-
Chlorpheniramine	4	4 ~ 6	+	++	++	-
Dexchlorpheniramine	2	4 ~ 6	+	+++	++	-
Ethanolamines						
Clemastine	1	12	++	+ ~ ++	+++	++ ~ +++
Diphenhydramine	25 ~ 50	6 ~ 8	+++	+ ~ ++	+++	++ ~ +++
Phenothiazines						
Promethazine	12.5 ~ 25	6 ~ 24	+++	+++	+++	++++
Piperazines						
Hydroxyzine	25 ~ 100	4 ~ 8	+++	++ ~ +++	++	+++
Piperidines						
Azatadine	1 ~ 2	12	++	++	++	-
Cyproheptadine	4	8	+	++	++	-
Phenindamine	25	4 ~ 6	+/-	++	++	-
第二代(選擇性)						
Phthalazinone						
Azelastine[3]	0.5	12	+/-	++ ~ +++	+/-	-
Piperazine						
Cetirizine	5 ~ 10	24	+/-	++ ~ +++	+/-	-
Piperidines						
Fexofenadine	60	12	+/-	—	+/-	-
Loratadine	10	24	+/-	++ ~ +++	+/-	-

++++ = 超強; +++ = 強; ++ = 中等; + = 低; +/- = 低到無; - = 無數據

1-成人口服單次劑量 2-對最方便的傳統劑型而言 3-經由鼻腔路徑給與時，有些作用也許會增強，有些作用也許會減弱

76101 ASTEMIZOLE

孕C 乳 - 食 - 泄 肝/腎

℞ 10 MG/錠劑(T);

商　名

Astemin®(應元)

藥理作用 本藥是一種強效且作用持久的H1拮抗劑，它不通過血腦障壁(BBB)，對於中樞系統沒有影響且無鎮靜及副交感神經抑制作用。可用於治療過敏性鼻炎、慢性蕁麻疹、結合膜炎及其他過敏症狀。

適應症 [衛核]過敏性鼻炎、慢性蕁麻疹、及其他過敏症。

用法用量 1.成人及大於12歲的孩童：1天1次，1次10mg。
2.6~12歲孩童：1天1次5mg。
3.6歲以下小兒：1天1次0.2mg/kg。飯前1小時或飯後2小時服用，較易吸收。
4.避免服藥超過建議用量一天10mg(成人)。

醫療須知 1.有少許患者在使用過量時可能發生嚴重心臟血管副作用，如死亡、心跳停止、QT波延長和心室性心律不整等。其他副作用：低血壓、眩暈、心悸。
2.心臟患者禁忌使用本藥併服erythromycin，itraconazole，ketoconazole和治療劑量的quinine。
3.有明顯肝功能異常的患者禁忌服用。

76102 BILASTINE▲

℞ 10 MG, 20 MG/錠劑(T); 2.5 MG/ML/液劑(Sol);

商　名

Bistin® ＊ (生達)
Labixten oral solution®(BERLIN-CHEMIE/美納里尼)
Labixten orodispersible®(A. MENARINI/美納里尼)
Labixten® ◎ (A. MENARINI/美納里尼)

76
抗組織胺

藥理作用 Bilastine是一種非鎮靜、長效型的組織胺拮抗劑，對周邊H1受體具選擇性之拮抗劑，對乙醯膽鹼受體(muscarinic receptor)則無作用。服用單一劑量的bilastine，能抑制組織胺引發的皮膚丘疹和潮紅達24小時。

適應症 [衛核]緩解成人及12歲(含)以上兒童過敏性鼻炎(季節性和常年性)及慢性蕁麻疹的症狀。

用法用量 每日一錠20mg bilastine能緩解過敏性鼻炎(季節性和常年性)和蕁麻疹症狀。
藥錠應該在進食或喝果汁前一小時或之後二小時服用。

不良反應 頭痛(4.01%)、嗜睡(3.06%)、頭暈(0.83%)和疲倦(0.83%)。服用bilastine和服用安慰劑發生不良反應的頻率相當。

醫療須知 1.食物會明顯降低口服bilastine 的生體可用率達30%。
2.避免食物、葡萄柚汁和Bilastine併用，會降低Bilastine的生體可用率達30%。
3.2歲以下兒童服用bilastine的安全性和有效性資料尚未建立，2至5歲兒童的臨床使用經驗有限，因此bilastine不應使用於此年齡族群。
4.中度或重度腎臟損傷的病人應避免合併使用bilastine和P-gp類抑制劑。
5.懷孕期間最好避免使用bilastine。

76103 CETIRIZINE HCL☆▲

孕B 乳 - 食 ± 泄 肝/腎 半 11h

℞ 10 MG/錠劑(T); 1 MG/ML/液劑(Sol);

商　名

Alltec®(瑞士) $28/Sol(1MG/ML-PIC/S-30ML), $87/Sol(1MG/ML-PIC/S-120ML), $28.1/Sol(1MG/ML-PIC/S-60ML), $2/T(10MG-PIC/S-箔), $1.5/T(10MG-PIC/S),
Cemine®(十全) $1.5/T(10MG-PIC/S), $2/T(10MG-PIC/S-箔)
Cerin®(永勝) $2/T(10MG-PIC/S-箔), $1.5/T(10MG-PIC/S)
Cetizine®(壽元) $1.5/T(10MG-PIC/S), $2/T(10MG-PIC/S-箔)
Cety®(永信) $1.5/T(10MG-PIC/S), $2/T(10MG-PIC/S-箔)
Deallergy®(寶齡富錦) $1.5/T(10MG-PIC/S), $28.1/Sol(1MG/ML-PIC/S-60ML),
Icemine®(十全/十安)

Cetia®(信東) $1.5/T(10MG-PIC/S), $2/T(10MG-PIC/S-箔)
Cetimin® ＊(正和) $2/T(10MG-PIC/S-箔), $1.5/T(10MG-PIC/S)
Cetirizin STELLA® ＊(STELLA/康百佳)
Cetirizine®(晟德) $28.1/Sol(1MG/ML-PIC/S-60ML), $28/Sol(1MG/ML-PIC/S-30ML), $87/Sol(1MG/ML-PIC/S-120ML),
Cetirizine® ＊(杏輝) $1.5/T(10MG-PIC/S), $2/T(10MG-PIC/S-箔)
Cetizin®(黃氏) $2/T(10MG-PIC/S-箔), $1.5/T(10MG-PIC/S)
Izymin®(華興) $1.5/T(10MG-PIC/S), $2/T(10MG-PIC/S-箔),
Minergy®(約克) $28/Sol(1MG/ML-PIC/S-30ML), $28.1/Sol(1MG/ML-PIC/S-60ML),
Setizin®(中化) $1.5/T(10MG-PIC/S)
Symitec®(成大) $1.5/T(10MG-PIC/S), $2/T(10MG-PIC/S-箔),
Tirizin®(生達) $87/Sol(1MG/ML-PIC/S-120ML), $28.1/Sol(1MG/ML-PIC/S-60ML), $28/Sol(1MG/ML-PIC/S-30ML),
Zocomin®(旭能/倍斯特) $25.4/Sol(1MG/ML-30ML), $26.1/Sol(1MG/ML-60ML)

藥理作用 1.Cetirizine為anti-H_1受體的抗過敏治療劑，且無明顯的anti-cholinergic及anti-serotonin作用。在有效劑量內cetirizine不會通過腦血管障壁，對中樞神經沒有作用。
2.本藥為低親脂性和對H_1受體高選擇性，所以不會產生安眠及行為異常等現象。其作用包括：
a.迅速抑制外生性組織胺。
b.對內生性組織胺的釋出有抑制作用(如48/80之組織胺)。
c.抑制由VIP(Vasoactive Intenstinal Polypetide)和substance P所引起之過敏反應。
d.顯著的降低氣喘患者的支氣管對組織胺的過度反應。
e.降低由特殊過敏原引起的過敏反應。這些作用，由心智測驗及quantified EEG得知，對中樞神經不會產生任何作用。

適應症 [衛核]季節性鼻炎、結合膜炎、過敏性鼻炎、蕁麻疹、過敏性搔癢等過敏現象。

用法用量 1.12歲以上孩童及成人適用。晚餐時，口服10mg cetirizine(即一錠)與液體伴服。對副作用敏感之患者，改為早晚各服5mg cetirizine(即半錠)。
2.孩童：2~5歲，2.5mg一天一次；大於6歲，5~10mg一天一次。

不良反應 常見-困倦、鎮靜、頭痛；偶有-便祕、腹瀉、口乾、抑鬱。

醫療須知 1.在治療劑量下，cetirizine不會加重酒精(血中酒精濃度為0.8g/L時)作用，但應避免。
2.動物實驗上，尚無引起畸型胎之報告，但懷孕及哺乳的婦人請謹慎使用。
3.至今尚未有藥物交互作用方面的報告，但若同時服用安眠藥者，請謹慎使用。
4.實驗證明，對正常人投予20~25mg/天的劑量，不會影響正常的睡眠及活動時間。但從事駕及操作機械者，請小心使用，儘量不要過量服用。

76104 DESLORATADINE▲

孕C 乳？ 泄 肝 1/2 27h

Rx 2.5 MG, 5 MG/錠劑(T); 0.5 MG/糖漿劑(Syr);

商　　名
Denosin®(美時) $2.19/T(5MG-PIC/S)
Des®(晟德)
Deschu® ＊(歐帕/瑩碩) $2/T(2.5MG-PIC/S-箔), $1.5/T(2.5MG-PIC/S), $2.19/T(5MG-PIC/S)
Desdin® ＊(健亞) $2.19/T(5MG-PIC/S)
Desora® ＊(優生) $2.19/T(5MG-PIC/S),

藥理作用 1.本藥屬於三環長效型組織胺拮抗劑(antagonist)，選擇性作用在H1受體。受體結合數據顯示本藥若在濃度2~3ng/ml(7nmol)時，與人類組織胺H1受體會有意義的交互作用。
2.Desloratadine能抑制組織胺並且會由人類肥大細胞(mast cell)釋出。
3.本藥並不會通過大腦血管障壁(Blood Brain Barrier；BBB)。

適應症 [衛核]過敏性鼻炎(常年性及季節性)引起的相關症狀，緩解成人及12歲以上兒童之慢性蕁麻疹相關症狀。

用法用量 1.成人及12歲以上的小孩：每日一次，每次一顆(5mg)。
2.6歲~11歲的小孩：每日一次，每次半顆(2.5mg)。
3.1歲~5歲的小孩：每日一次，每次四分之一顆(1.25mg)。
4.6月~11月的小孩：每日一次，每次五分之一顆(1mg)。
5.肝功能或腎功能不良的患者：每兩天一次，每次一顆。

不良反應 頭痛、噁心、暈眩、消化不良、咽頭炎、口乾、肌痛、疲勞、思睡、月經困難

醫療須知 1.對於受孕婦女，由於缺少良好且長期的臨床實驗數據，故不建議使用；除非經過醫

師評估臨床上的需要性大於安全性。
2.本藥會進入乳汁，是否需要停止授乳或停止服用本藥，需審慎評估。
3.本藥過量時處理方式：移除未被吸收的藥物、症狀及支持療法。本藥及其代謝物無法藉由透析移除。
4.患有苯酮尿症(phenylketonuria)的患者，在使用本藥物之前，必須審慎評估是否應使用此藥。(苯酮尿症的患者必須限制phenylalanine的攝取，desloratadine含有aspartame，在體內會代謝成phenylalanine)。

76105 EBASTINE▲

泄 肝/腎 半 15.3h

Rx 5 MG, 10 MG/錠劑(T);

商名

Ebastel® ◎ (友霖/友華) $3.71/T(10MG), $1.55/T(5MG)

Estimin® ＊ (健喬信元) $1.55/T(5MG-PIC/S), $2/T(5MG-PIC/S-箔)

藥理作用 1.組織胺H_1受體拮抗作用：本藥之活性代謝物carebastine，可抑制對企管劑量依存一之組織胺所引發的收縮，對組織胺H_1受體顯示抗拮作用。
2.組織胺釋出的抑制作用：carebastine於高濃度時，可抑制以免疫rat的腹腔肥大細胞的抗原所引發的組織胺釋出及人類末梢嗜鹼性白血球的anti-human IgE所引發的組織胺釋出(in vitro)。

適應症 [衛核]緩解過敏性鼻炎的相關症狀，如流鼻水、鼻塞、搔癢及眼睛搔癢和灼熱感及緩解因慢性蕁痲疹及過敏性皮膚病所引起的症狀

用法用量 通常，成人1次5~10mg，一天一次口服投與。但可依年齡、症狀作適宜的調整。

不良反應 主要為睡意(1.8%)，口渴(0.4%)，胃部不快感(0.3%)，(地三次安全性定期報告時)。到核准為止的臨床試驗中，發現臨床檢驗值的異常，在1032例中出現38例(3.7%)。主要為GPT上升(2.1%)，LDH上升(1.0%)，γ-GPT上升(0.6%)，嗜酸性白血球增多(0.5%)，ALP上升(0.2%)等。

醫療須知 1.慎重投與(以下患者須慎重投與)：臨床上有肝障礙或有既往歷的患者(有出現肝機能異常之可能)。
2.因會引起睡意，本藥投與中的患者若要開車或操作其他有危險性的機械時須注意。
3.接受長期steroid療法的患者，投與本藥而擬將steroid減量時，須在嚴格監控管理下緩緩進行。
4.本藥投與於季節性過敏患者時，應考量其好發季節，於好發季節前開始投與至季節結束。
5.懷孕或有懷孕可能的婦女，判斷治療上的益處高於危險性時才給藥。(因對懷孕中的安全性尚未確立)。
6.本藥投與中，應避免授乳。(對動物實驗(rat)，有向乳汁中移行的報告)。
7.因本藥會抑制過敏原皮下反應，故在實施過敏原皮下反應檢查前，勿投與本藥。
8.藥品交付時，需對患者指導PTP包裝的藥品，須將藥品從PTP片取出後才服用；因誤食PTP片，尖銳角部刺入食道黏膜，有引起穿孔併發縱隔洞炎等併發症的報告。

76106 FEXOFENADINE HCL▲

孕 C 乳 ? 泄 肝/腎 半 14.4h

Rx 60 MG, 180 MG/錠劑(T);

商名

Alledine® ＊ (永信) $1.71/T(60MG-PIC/S), $2/T(60MG-PIC/S-箔), $4.05/T(180MG-PIC/S)

Allegra® ◎ (SANOFI/大昌華嘉) $1.71/T(60MG-PIC/S), $2/T(60MG-PIC/S-箔), $4.05/T(180MG-PIC/S)

Fe Min® ＊ (井田) $2/T(60MG-PIC/S-箔), $1.71/T(60MG-PIC/S)

Fenadin® ＊ (衛達) $1.71/T(60MG-PIC/S), $2/T(60MG-PIC/S-箔)

Fexodine® ＊ (生達) $1.71/T(60MG-PIC/S), $2/T(60MG-PIC/S-箔)

Fexofenadine® (中化/中化裕民) $1.71/T(60MG-PIC/S), $2/T(60MG-PIC/S-箔)

Fynadin® (中化)

JFS FCT® ＊ (羅得) $4.05/T(180MG-PIC/S), $1.71/T(60MG-PIC/S), $2/T(60MG-PIC/S-箔),

Nasaga® ＊ (元宙) $1.71/T(60MG-PIC/S), $2/T(60MG-PIC/S-箔)

Naxodine® ＊ (元宙) $4.05/T(180MG-PIC/S)

Su-Min® ＊ (大豐) $4.05/T(180MG-PIC/S), $1.71/T(60MG-

PIC/S), $2/T(60MG-PIC/S-箔)

藥理作用 (1)本藥為terfenadine之代謝物，是一種具有選擇性末梢H_1受體拮抗性的抗組織胺劑。
(2)本藥可抑制抗原所誘發支氣管痙攣，並可抑制肥大細胞釋放組織胺。
(3)本藥不會產生任何抗膽鹼激性作用或阻斷α1腎上腺受體的作用。

適應症 [衛核]緩解成人及六歲以上兒童的季節性過敏性鼻炎及慢性自發性蕁痲疹相關症狀。

用法用量 1.對成人及12歲以上之兒童，本藥的推薦劑量為每次60mg。一天兩次
2.對腎功能減弱之患者的建議起始劑量為每次60mg，一天一次。

不良反應 頭痛，病毒感染(如傷風，流行性感冒)，噁心，經痛，嗜睡，消化不良，疲倦等。

醫療須知 1.本藥不具致腫瘤性，致突變性，也不會對生殖力造成損害。
2.本藥的孕婦分類為C級，對胎兒的潛在益處大於對胎兒的潛在危險時，纔可使用。
3.本藥可分泌至乳汁，授乳婦服用本藥宜謹慎。
4.萬一過量時，採取標準處置措施移除未吸收的藥物，並採取症狀性及支持性療法，血液透析並不能將fexofenadine自血液中有效移除(最多只能移除1.7%)。

76107 LEVOCETIRIZINE DIHYDROCHLORIDE▲

孕B 乳？ 泄 肝/腎 半 12～15h

Rx 5 MG/錠劑(T); 0.5 MG/ML/液劑(Sol);

商名

Allevo®(中生) $34.5/Sol(0.5MG/ML-PIC/S-60ML), $83/Sol(0.5MG/ML-PIC/S-120ML), $25/Sol(0.5MG/ML-PIC/S-30ML)
Allevo® ∗ (中生/幸生) $2.21/T(5MG-PIC/S)
Beloton F. C.® ∗ (瑞士) $2.21/T(5MG-PIC/S)
Levo® ∗ (井田) $2.21/T(5MG-PIC/S)
Levocetirizine® ∗ (晟德) $25/Sol(0.5MG/ML-PIC/S-30ML), $34.5/Sol(0.5MG/ML-PIC/S-60ML)
Levotine® ∗ (台裕) $2.21/T(5MG-PIC/S),
Levozal® ∗ (永勝/瑪科隆) $2.21/T(5MG-PIC/S)
Levozine® ∗ (生達) $83/Sol(0.5MG/ML-PIC/S-120ML), $25/Sol(0.5MG/ML-PIC/S-30ML), $2.21/T(5MG-PIC/S)
Limino® ∗ (華興) $2.21/T(5MG-PIC/S)
Locemine® ∗ (十全) $2.21/T(5MG-PIC/S)
Minlo® ∗ (永勝) $2.21/T(5MG-PIC/S),
Neocetin F.C®(南光) $2.21/T(5MG-PIC/S)
Sorimine®(正和) $25/Sol(0.5MG/ML-PIC/S-30ML), $34.5/Sol(0.5MG/ML-PIC/S-60ML),
Xyrizine® ∗ (健喬信元) $2.21/T(5MG-PIC/S)
Xyzal® ◎ (UCB/葛蘭素史克) $2.21/T(5MG-PIC/S)
Xyzine® ∗ (中化) $2.21/T(5MG-PIC/S)

藥理作用 本藥為cetirizine的異構物，具選擇性的抗組織胺作用。

適應症 [衛核]治療成人及六歲以上孩童因過敏性鼻炎、慢性蕁麻疹等所引起的各種過敏徵狀。

用法用量 1.服用時以水伴服吞入，飯前或飯後均可。建議每日單次服用。
2.成人及十二歲以上青少年：建議每日計量為5mg(1錠)。
3.老年患者：具有腎功能障礙的老年患者，需調整其計量，請參考下述有關"腎功能障礙者"之用量。
4.六歲至十二歲的孩童：建議每日計量為5mg。六歲以下孩童不建議使用。
5.腎功能障礙患者：此類患者的服藥間隔應視其腎功能的狀況而做調整。但先前必須先測得患者的肌酸酐廓清率。
6.肝功能障礙者：毋需調整劑量。但若同時具肝功能障礙及腎功能障礙，則調整劑量。
7.使用期間：依個體差異，患者使用本藥的時間亦有長短。乾草熱(hayfever)：約3~6星期；臨床使用經驗乃以levocetirizine5mg治療四星期。但若為短期治療因花粉引起的過敏，通常服用本藥一星期即可。慢性過敏性鼻炎：臨床上有使用cetirizine(levocetirizine的異構物)達一年的經驗。

不良反應 主要被指出的副作用有口乾、頭痛、疲勞、嗜睡、無力、鼻炎、咽喉炎、腹痛、偏頭痛等(大於1%)。

醫療須知 1.六歲以下的孩童不建議使用本藥。服用酒類亦須特別小心。
2.若具有對galactose無耐受力，或Lapp lactase缺乏，或有glucose-galactose吸收障礙等遺傳疾病，則禁用本藥。
3.動物試驗顯示levocetirizine未有直接或間接對懷孕者、生長中的胚胎，及出生後的胎兒造成傷害。若用於懷孕婦女時，應非常小心。

4.Levocetirizine會滲入乳汁，因此不建議授乳婦使用本藥。除非預期對母體的利益大於對嬰兒的理論危險性時，始列入考量。
5.若預期要開車、從事具危險性的活動、或操作機械時，必須不得超過建議劑量，且要考量患者對本藥的反應。對於較敏感的患者同時服用酒精類或中樞神經抑制劑，則可能導致加成性的警覺性降低及執行障礙。
6.腎功能障礙者(CCr<50mL/min)，應調整劑量。

76108 LORATADINE▲

孕B 乳？ 食＋ 泄 肝/腎 T½ 12～15h

℞ 10 MG/錠劑(T)； 0.8 MG/ML, 1 MG/ML/糖漿劑(Syr)；

商　名

Besumin®（元宙）$25/Syr(1MG/ML-PIC/S-30ML), $26.8/Syr(1MG/ML-PIC/S-60ML)
Clarityne® ◎ (BAYER/拜耳)
Clatine®（生達）$1.5/T(10MG-PIC/S), $2/T(10MG-PIC/S-箔), $25/Syr(1MG/ML-PIC/S-30ML), $72/Syr(1MG/ML-PIC/S-100ML), $26.8/Syr(1MG/ML-PIC/S-60ML),
Debimin®（約克）$25/Syr(1MG/ML-PIC/S-30ML), $72/Syr(1MG/ML-PIC/S-100ML), $72/Syr(1MG/ML-PIC/S-120ML), $26.8/Syr(1MG/ML-PIC/S-60ML)
Finska®（中化）$1.5/T(10MG-PIC/S), $2/T(10MG-PIC/S-箔),
Fucole Minlife®（永信）$0.75/T(10MG)
Genadine®（健亞）$1.5/T(10MG-PIC/S), $2/T(10MG-PIC/S-箔)
Lallergy®（皇佳）$26.4/Syr(1MG/ML-60ML), $25/Syr(1MG/ML-PIC/S-30ML), $72/Syr(1MG/ML-PIC/S-100ML)
Ledamin®（晟德）$25/Syr(1MG/ML-PIC/S-30ML), $26.8/Syr(1MG/ML-PIC/S-60ML)
Lomidine®（華興）$1.5/T(10MG-PIC/S), $2/T(10MG-PIC/S-箔)
Lora®（壽元）$1.5/T(10MG-PIC/S), $2/T(10MG-PIC/S-箔)
Loradin®（黃氏）
Loratadine®（中化/中化裕民）$0.88/T(10MG-PIC/S)
Loratin®（十全）
Loratyn-10® (HOVID/精金生技)
Losta® *（榮民）$26.8/Syr(1MG/ML-PIC/S-60ML),
Lotadin®（生達/盈盈）$26.8/Syr(1MG/ML-PIC/S-60ML),
Lotarin®（衛達）$2/T(10MG-PIC/S-箔), $1.5/T(10MG-PIC/S)
Minlife®（永信）$2/T(10MG-PIC/S-箔), $1.5/T(10MG-PIC/S),
Mintapp®（杏輝）$72/Syr(1MG/ML-PIC/S-120ML), $25/Syr(1MG/ML-PIC/S-30ML), $72/Syr(1MG/ML-PIC/S-100ML), $26.8/Syr(1MG/ML-PIC/S-60ML)
Rodamine®（華盛頓）$25/Syr(1MG/ML-30ML), $26.4/Syr(1MG/ML-60ML)

藥理作用 本藥為抗組織胺製劑，它是一種強力的新三環狀長效型抗組織胺，具有全身週邊組織H1受體選擇性的拮抗作用。

適應症 [衛核]暫時緩解過敏性鼻炎、枯草熱所引起之相關症狀(鼻塞、流鼻水、打噴嚏、眼睛及喉部搔癢)或過敏所引起之搔癢、皮膚癢疹。

76 抗組織胺

用法用量 1.成人以及十二歲以上小孩每天1錠10mg。
2.十二歲以下的小孩：體重>30kg者，每次10mg，一天一次；體重≤30kg者，每次5mg，一天一次。

不良反應 無明顯的思睡作用以及抗膽鹼激效用所引起的疲勞、思睡、頭痛等現象

醫療須知 1.凡對於本藥所含成份會造成過敏反應者，皆不適合投與。
2.就如同其他抗組織胺一樣，本藥使用於懷孕及泌乳期婦女時，需要小心投與。

§76.2 第一代H抗組織胺

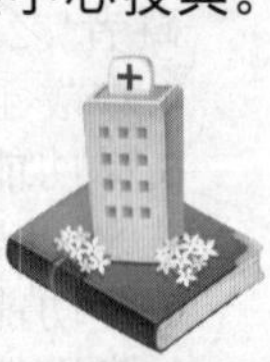

76201 ANTIHISTAMINE(非選擇性)類藥物總論

類　別

BROMPHENIRAMINE
CARBINOXAMINE
CHLORCYCLIZINE
CHLORPHENIRAMINE(CHLORTRIMETON)
CLEMASTINE FUMARATE(FUMARIC ACID)
DIPHENHYDRAMINE
DIPHENYLPYRALINE
DOXYLAMINE
MEQUITAZINE
PHENINDAMINE
PROMETHAZINE(PROMERGAE)

藥理作用 這類藥物在動作器官上(如血管和非血管的平滑肌，唾液腺和呼吸道次黏膜腺體)的H_1受體部位，會與組織胺產生競爭性的阻斷作用；同時具有抗膽鹼激性(如口乾)和鎮靜的作用。

適應症 1.可緩解各種過敏的症狀，如過敏性鼻炎。血管運動性鼻炎，沒有併發症的蕁麻疹和血管水腫，對血液或血漿的過敏反應。

2.可做為無防禦性過敏反應的輔助治劑(與epinephrine和其他的方法併用)。
3.預防和治療動暈症。
4.緩解失眠症。
5.可做為帕金森症和由於抗精神疾病藥物治療引起的錐體外的反應的輔助治療劑。
6.可緩解由感冒、過敏或次要的喉嚨刺激引起的咳嗽。
7.可預防和控制由於麻醉劑或手術引起的噁心和嘔吐。
8.可做為產科和手術後疼痛的止痛輔助劑，亦可用來輔助手術前的鎮靜作用和緩解憂慮。

用法用量 參見表76-1和個別論述。

不良反應 較常見者：鎮靜、眩暈、協調作用受損、上腹部不適、口乾、支氣管分泌增厚；其他不良反應發生的頻率與嚴重性隨各種製劑而有所不同；CV–低血壓、心悸、心跳過快、心律不整；GI–食慾不振、噁心、嘔吐、下痢或便秘；CNS–神智混亂、不安、視力模糊、眩暈、耳鳴、手純重感和虛弱感，神經質、震顫、感覺異常、刺激性、興奮、失眠、狂躁症；血液的–溶血性貧血、血小板過少症、白血球過少症、再生不能性貧血，顆粒性白血球過少；泌尿道的–尿液頻繁或滯留、無尿症。

醫療須知 1.當服用抗組織胺時，要警告那些從事需要集中注意力的工作者(如開車、操縱機器)可能具有危險性。
2.驚厥性疾病、甲狀腺亢進、心臟血管或腎臟疾病、高血壓、尿液滯留、糖尿病、急慢性呼吸疾病(特別是小孩子)等疾病的患者在服用本藥時宜小心。
3.提示患者要注意抗組織胺與其他CNS憂鬱劑(如酒精、鎮靜劑、安眠藥)的加成效應。
4.要注意到抗組織胺會使小孩產生非常規的興奮或降低其心智的注意力。
5.下呼吸道感染的疾病(如氣喘)，不要使用抗組織胺，因為它們的乾躁作用，會使分泌物增厚和損害到袪痰的作用。
6.雖然還沒有足夠的證據確定所有的抗組織會造成胎兒損害，但是，懷孕的婦女儘量避免使用這類的製劑，特別是抗動暈病的藥物(如cyclizine, meclizine)。
7.使用抗組織胺的藥物來治療動暈病時，首次劑量至少要在開始旅行前30分鐘服用，如果須要的話，在旅途中1天可服用好幾次，最好在飯前使用。
8.抗組織胺的局部製劑不要使用於破皮、暴露出來或流淚的皮膚部位。

76
抗組織胺

76202 BROMPHENIRAMINE

孕B 乳？ 泄 肝/腎 半 12～34h

4 MG, 12 MG/錠劑(T);

商　名

Bramin® (汎生) $0.21/T(4MG)
Brompheniramine Maleate® (元宙)
Brompheniramine Maleate® (皇佳/意欣)
Brompheniramine® (人生) $0.25/T(4MG)
Brompheniramine® (台裕) $0.23/T(4MG)
Brompheniramine® (政德)
Brompheniramine® (政德/嘉信)
Brompheniramine® (科進/理想)
Bromphin® (長安)
Bromphmine® (衛肯)
Broncomine® (應元/豐田) $0.23/T(4MG)
Broramin® (永吉)
Broramin® (盈盈)
Chin-Min-Shon® (明大)
Dimetine® (永勝) $0.23/T(4MG)
Extamine® (人人) $0.25/T(4MG)
Histacur® (回春堂)
Histapp ER® (回春堂)
Jenemin® (約克)
Licomine® (溫士頓) $0.25/T(4MG)
Minrid® (華興) $0.25/T(4MG)
Numinbilin® (新喜國際/聯輝)
Pukamin® (井田) $0.25/T(4MG)

適應症 [衛核]緩解過敏性鼻炎、枯草熱所引起之相關症狀(流鼻水、打噴嚏、眼睛及喉部搔癢)及過敏所引起之搔癢、皮膚癢疹。

用法用量 口服：成人4~8mg，每天3~4次；長效錠8~12mg，每8~12小時1次；兒童，每天量0.5mg，每天2~4次；小於6歲：兒童，2~4mg，每天3~4次。

76203 BUCLIZINE

孕C 乳？

Rx 25 MG, 50 MG/錠劑(T);

商名

Buclizine®(強生/北進)
Buclizine®(福元/嘉林)
Buclizine®(福元/華琳) $0.44/T(25MG)
Buclizine®(華興) $0.45/T(25MG), $0.72/T(50MG)
Bucofene®(衛肯) $0.45/T(25MG)
Bugifene®(培力/培力國際) $0.45/T(25MG)
Lipimin®(約克) $0.44/T(25MG)
Longian®(優生) $0.45/T(25MG)
Longimin®(新喜國際) $0.72/T(50MG)
Lonzumin®(生達) $0.44/T(25MG)
Odetin®(榮民) $0.45/T(25MG)
Upanta®(壽元/瑞人)

適應症 [衛核]暫時緩解過敏性鼻炎，枯草熱所引起之相關症狀(流鼻涕，打噴嚏，眼睛及喉部搔癢)及過敏所引起之搔癢，皮膚癢疹。預防或緩解動暈症(暈車，暈船，暈機)引起之頭暈，噁心，嘔吐，頭痛等症狀

用法用量 成人一次25~50mg，防止暈車時宜於出發前1小時服用，必要時4~6小時後可再投藥，用於過敏性疾病：每天1~3次每次25~50mg。

不良反應 嗜睡、頭痛、緊張不安、口乾、噁心。

76204 CARBINOXAMINE

4 MG/錠劑(T);

商名

Carbinoxamine®(應元/豐田) $0.34/T(4MG)
Mian®(健喬信元/優良)
No-Mine®(華盛頓)
Satinmin®(十全) $0.27/T(4MG)

適應症 [衛核]緩解過敏性鼻炎、枯草熱所引起之相關症狀(流鼻水、打噴嚏、眼睛及喉部搔癢)及過敏所引起之搔癢、皮膚癢疹。

用法用量 成人，每天12~24mg，分次服用；兒童，每天量0.4mg/kg，分3~4次服用。思睡副作用較小。

76205 CHLORCYCLIZINE

50 MG/錠劑(T);

商名

Zimin S.C.®(正和/新喜國際) $0.98/T(50MG)

藥理作用 本藥為一長效型強力抗組織胺劑，其作用長達18~24小時。

適應症 [衛核]緩解過敏性鼻炎、枯草熱所引起之相關症狀(流鼻水、打噴嚏、眼睛及喉部搔癢)及過敏所引起之搔癢、皮膚癢疹。
[非衛核]組織胺性頭痛、動暈症以及各種過敏症。

用法用量 成人1天1~2次，每次50mg；小孩25~50mg/24小時。

不良反應 思睡、肌肉虛弱、胃腸障礙。

76206 CHLORPHENIRAMINE(CHLORTRIMETON)

孕B/D 乳？ 泄 肝/腎 半 12～43h

Rx 2 MG, 2.5 MG, 3 MG, 4 MG, 8 MG/錠劑(T); 4 MG, 25 MG, 50 MG/膠囊劑(C); 5 MG/ML/注射劑(I); 0.2 MG/液劑(Sol); 0.2 MG, 0.5 MG/ML/糖漿劑(Syr);

商名

Allermin®(中化) $0.11/T(4MG), $0.11/T(2.5MG), $15/I(5MG/ML-PIC/S-1ML)
Allertin®(生達)
Anti-Amine®(井田/天下)
Arellmin®(長安/安力圻)
Chlorpheniramine Maleate®(人生) $0.1/T(4MG)
Chlorpheniramine Maleate®(信東) $15/I(5MG/ML-PIC/S-1ML)
Chlorpheniramine Maleate®(強生) $1.5/T(8MG-PIC/S), $2/T(8MG-PIC/S-箔), $0.1/T(4MG)
Chlorpheniramine Maleate®(應元/意欣)
Chlorpheniramine Maleate®(應元/豐田) $0.14/T(4MG)
Chlorpheniramine®(台裕) $15/I(5MG/ML-PIC/S-1ML)
Chlorpheniramine®(安星) $15/I(5MG/ML-PIC/S-1ML), $0.1/T(4MG)
Chlortrimin®(中生)
Chomin®(新喜國際)
Co-Timine®(福元)
Colfolin®(明大)
D-Chlorpheniramine®(安星)
Hiline®(保瑞/聯邦)
Malenate®(黃氏)
Naomin®(新喜國際/聯輝)
NeO-Benamin®(壽元/東洲) $15/I(5MG/ML-PIC/S-1ML)

Chlorpheniramine Maleate®（明大）
Chlorpheniramine Maleate®（榮民）
Chlorpheniramine Maleate®（華盛頓）$0.16/T(4MG)
Neo-Antihistamine®（正和）$0.13/T(4MG)
Neo-Benamin®（明大/東洲）
Niramine®（成大）
No Sick®（華國）
Pardin®（優生）
Ronamin®（信隆）
Souriree Com-Trimeton®（盈盈）$0.16/T(4MG)

適應症 [衛核]緩解過敏性鼻炎、枯草熱所引起之相關症狀(流鼻水、打噴嚏、眼睛及喉部搔癢)及過敏所引起之搔癢、皮膚癢疹

用法用量 1.口服：成人，4~8mg，每天3~4次；兒童，每天0.35mg/kg，分4次服用。長效錠或膠囊，成人8~12mg，每8~12小時1次。
2.靜注、肌注、皮下：成人每次4~10mg，最大劑量每天40mg。兒童：只限皮下注射，每天0.35mg/kg，分4次。

不良反應 (1)常見的-困倦、口乾；(2)偶有的-胸悶、心悸、厭食、噁心、嘔吐、頭昏、坐立不安、暈眩、視覺模糊、頻尿。

醫療須知 1.孕婦用藥安全等級：B(第一及第二期)；D(第三期)。
2.貯存條件：避光。

76207 CLEMASTINE FUMARATE(FUMARIC ACID)

孕B 乳? 泄 肝/腎

Rx 1 MG, 1.34 MG/錠劑(T)； 1 MG/ML/注射劑(I)；

商名

Clemastine®（井田）$0.79/T(1MG)
Clemastine®（信東）$0.6/T(1MG)
Clemastine®（應元）$3.77/I(1MG/ML-2ML)
Clemin®（皇佳）
Darvine®（衛達）$0.79/T(1MG)
Histaverin®（優良/一成）
Lepotin®（衛肯）$0.71/T(1MG)
Marsthine®（TOWA/秉新）
Min'S®（回春堂）$0.79/T(1MG)
Minlick®（信隆）$0.6/T(1MG)
Zemin®（台裕/汎生）
Zemin®（汎生）$0.6/T(1MG)

適應症 [衛核]緩解過敏性鼻炎、枯草熱所引起之相關症狀(流鼻水、打噴嚏、眼睛及喉部搔癢)及過敏所引起之搔癢、皮膚癢疹

用法用量 1.口服：成人，1mg每天2~3次；兒童(6~12歲)，早晚各半片(0.5mg)。
2.肌注：靜注，每次1針。

不良反應 (1)常見的-口乾、暫時性睡意。
(2)嚴重的-顆粒性白血球缺乏、急性過敏反應。

76208 CYPROHEPTADINE

孕B 乳? 泄 肝/腎

Rx 2 MG, 4 MG/錠劑(T)； 0.4 MG/ML, 0.4 MG/ML/液劑(Sol)； 4 MG, 0.4 MG/ML/顆粒劑(Gr)；
0.4 MG/ML/糖漿劑(Syr)；

商名

Antimin®（寶齡富錦）$25/Syr(0.4MG/ML-PIC/S-120ML), $25/Syr(0.4MG/ML-PIC/S-60ML)
Antisemin®（健喬信元/優良）$22.8/Gr(0.4MG/ML-120ML)
Antisemin®（優良）$1.5/T(4MG-PIC/S), $1.5/T(4MG-箔)
Appitamine®（健康化學/健喬信元）$25/Syr(0.4MG/ML-PIC/S-60ML),
Cydine®（健康化學/瑞安）
Cyhepdin®（正和）$1.5/T(4MG-PIC/S),
Cylimin®（中生）$25/Sol(0.4MG/ML-PIC/S-60ML), $25/Sol(0.4MG/ML-PIC/S-120ML)
Cyllermin®（中化）$0.7/T(4MG)
Cypro®（回春堂）
Cypro®（汎生）$17/Syr(0.4MG/ML-60ML), $8.2/Syr(0.4MG/ML-30ML), $22.8/Syr(0.4MG/ML-120ML)
Cypro®（皇佳）$2/T(4MG-PIC/S-箔), $1.5/T(4MG-PIC/S)
Cypro®（福元）$1.5/T(4MG-PIC/S)
Cyprodin®（強生）$1.5/T(4MG-PIC/S)
Cyprodine®（明德）$1.5/T(4MG-PIC/S),
Cypromin®（瑞士）$1.5/T(4MG-PIC/S)
Cypromine®（華盛頓）$25/Syr(0.4MG/ML-PIC/S-60ML)
Cyprotin®（衛肯）$25/Sol(0.4MG/ML-PIC/S-60ML)
Cytadine®（生達）$1.5/T(4MG-PIC/S), $1.5/T(2MG-PIC/S), $25/Syr(0.4MG/ML-PIC/S-60ML), $25/Syr(0.4MG/ML-PIC/S-120ML), $25/Syr(0.4MG/ML-PIC/S-30ML)
Decamin®（福元）$1.5/T(4MG-PIC/S),
Dellergine®（榮民）
Earmin®（優生）$1.5/T(4MG-PIC/S), $2/T(4MG-PIC/S-箔)
Feri®（應元/豐田）
Fulimin®（新喜國際）
Huavine®（華興）$1.5/T(4MG-PIC/S)
I.N.S.P®（長安/美的）
Komian®（華興/華樺）
Outallergin®（衛肯）$1.5/T(4MG-PIC/S), $2/T(4MG-PIC/S-箔)
Pelion®（約克）$2/T(4MG-PIC/S-箔), $1.5/T(4MG-PIC/S)
Perian®（新喜國際）
Pilian®（永信）$1.5/T(4MG-PIC/S), $2/T(4MG-PIC/S-箔)

Cyprodine®（西德有機）$1.5/T(4MG-PIC/S)
Cyproheptadine®（信隆）$1.5/T(4MG-PIC/S)
Cyproheptadine®（明大/東洲）
Cyproheptadine®（長安/美的）
Cypromin®（晟德）$25/Sol(0.4MG/ML-PIC/S-60ML), $25/Sol(0.4MG/ML-PIC/S-120ML), $25/Sol(0.4MG/ML-PIC/S-30ML),
Piminton®（派頓）$1.5/T(4MG-PIC/S),
Poritin®（政德）
Rikemin®（約克）$17/Syr(0.4MG/ML-60ML), $22.8/Syr(0.4MG/ML-120ML),
Setomin®（榮民/賜利優）
Synmin®（榮民/信東）$25/Syr(0.4MG/ML-PIC/S-120ML), $25/Syr(0.4MG/ML-PIC/S-60ML)

藥理作用 1.本藥在突觸後受體部位，會與血清素、組織胺和乙醯膽鹼(有此可能)產生競爭性拮抗作用，能減反輕各種過過敏症狀。
2.本藥化學結構與phenothiazines的很類似，它還可產生輕度的CNS抑制作用，以及可能作用在下視丘，而刺激食慾。

適 應 症 [衛核]過敏性疾患、蕁麻疹、過敏性皮膚炎、異位性皮膚炎、皮膚搔癢症、鼻炎、支氣管氣喘、枯草熱、濕疹、藥物疹

用法用量 成人–4mg，每天三次(通常的範圍每天為12~16mg，最大的劑量每天每kg0.5mg)。孩童–(2~6歲)2mg每天2~3次(每天最大劑量12mg)；(7~14歲)4mg每天2~3次(每天最大劑量16mg)。

不良反應 鎮靜；口、鼻、喉嚨乾躁；眩暈；協調能力受損；胃不適；支氣管分泌增厚；心智混亂。

醫療須知 糖漿貯存條件：避光。
1.在服用本藥初期，要警告患者不要去從需要集中注意力和協調性高的工作，此乃由於思睡的副作用會普遍發生，但是，通常在幾天後，就會消失。
2.警告使用者，其他的抑鬱(如酒精、麻醉性止痛劑、barbiturates)，會使本藥的CNS抑制作用產生加成性。
3.支氣管氣喘、青光眼、高血壓、甲狀腺亢進和心臟血管疾病等患者使用本藥宜小心。
4.只有在療效的益處遠大於冒胎兒受損的危險，才給予孕婦服用本藥。
5.要知道小孩服用本藥會造成興奮的狀態(如亢奮、心智混亂，可能發生迷幻作用)，要小心觀查刺激作用的早期徵兆。

76209 DEXTROCHLORPHENIRAMINE

孕B 乳? 食± 泄 肝/腎

Rx 2 MG/錠劑(T);

商 名

Delamin®（生達）$0.27/T(2MG)
Deminlin®（十全）
Dex-Ctm®（優良/健喬信元）$0.3/T(2MG)
Dexchlorpheniramine Maleate®（約克）$0.3/T(2MG)
Dexchlorpheniramine®（利達）
Dexchlorpheniramine®（應元/豐田）$0.3/T(2MG)
Dexchlorpheniramine®（新喜國際/聯輝）
Dexferin®（強生）$0.3/T(2MG)
Dexmine®（福元）
Koumin®（杏林新生）$0.3/T(2MG)
Somin®（永信）$0.3/T(2MG)
Sumin®（井田）$0.27/T(2MG)

適 應 症 [衛核]緩解過敏性鼻炎、枯草熱所引起之相關症狀(流鼻水、打噴嚏、眼睛及喉部搔癢)及過敏所引起之搔癢、皮膚癢疹。

用法用量 成人，2mg每天3~4次；長效錠劑，4~6mg，每8~12小時1次；兒童，每天0.15mg/kg，分4次。

76210 DIPHENHYDRAMINE

孕B 乳? 食± 泄 肝/腎

Rx 10 MG, 50 MG/錠劑(T); 25 MG, 50 MG/膠囊劑(C); 30 MG, 30 MG/ML, 50 MG/ML/注射劑(I); 4 MG/ML/液劑(Sol); 12.5 MG/糖漿劑(Syr);

商 名

Ancelin®（明德）
Anticough®（政德）
Benamine®（信東/榮民）$15/I(30MG/ML-PIC/S-1ML)
Benamine®（榮民）$0.45/C(50MG)
Binna®（派頓/漁人）
Buhmin®（長安）
Deamine®（新喜國際）
Hydramine®（福元）
Jing An Neng®（中美兄弟/興中美）
Lamin®（榮民/信東）
Menna®（強生）$0.48/C(50MG)
Minriman®（約克）
Minsutol®（科進/理想）
Nice Night®（美西/葡萄王）

Diamine®(晟德)
Diamine®(盈盈) $0.39/C(25MG)
Dimine®(衛達)
Diphenhydramine®(台裕) $15/I(30MG/ML-PIC/S-1ML)
Diphenhydramine®(國際新藥)
Diphenhydramine®(安星) $15/I(30MG/ML-PIC/S-1ML)
Diphenhydramine®(應元) $15/I(30MG/ML-PIC/S-1ML),
Diphenhydramine®(派頓/人人)
Diphenhydramine®(順華/中生)
Esumian®(黃氏)
Goodnight®(元宙)
Hitus®(福元) $0.45/C(25MG)
Hon RAmin®(應元/豐田)
Hydramin®(衛肯)
Panacal®(應元/汎生)
Panacal®(汎生)
Peaceful®(黃氏/德聯)
Ramin®(應元/豐田) $0.43/C(25MG)
Re-Histamin®(大豐) $15/I(30MG/ML-PIC/S-1ML)
Runesda®(衛達/瑩碩)
Sun You Nice Dream®(明德/三友生)
Suyoubao Anlis Softgel®(TOKAI/嵩平)
Uelian Nianin®(永勝)
Vena® ◎ (田邊) $0.41/T(10MG)
Venagin®(安星/人人)
Venamine®(信隆) $0.18/T(10MG)
Welger Sleep-Aid®(新萬仁)
Yamin®(正和)
Yecoan®(井田)
Yes-Z®(信隆)

藥理作用 (1)本藥具有抗過敏、抗胆鹼作用和止咳的作用。(2)易產生思睡，可做為助眠劑。

適 應 症 [衛核](1)緩解過敏性鼻炎、枯草熱所引起之相關症狀(流鼻水、打噴嚏、眼睛及喉部搔癢)及過敏所引起之搔癢、皮膚癢疹。(2)在成人短期使用以緩解入睡前之困擾。

用法用量 1.口服：
(1)成人及12歲以上：每次3錠，一日 3至 4次，每次間隔4小時以上服用。
(2)6歲以上未滿12歲：適用成人劑量之1/2。
(3)3歲以上未滿6歲：適用成人劑量之1/4。
(4)3歲以下之嬰幼兒：請洽醫師診治。
(5)助眠用：臨睡前服用(50mg)。
2.注射劑：
(1)靜注。肌注(深部)：成人，每3小時10~50mg；病情嚴重者每天最大量為400mg。兒童，每天量5mg/kg，分4次服用；每天最大量300mg。
(2)嬰幼兒(premafure infants及neonate)不建議使用。
(3)老人宜以最低有效起始劑量開始治療。
(4)腎功能不全者應延長給藥間隔(interval)：輕度(GFR>50mL/min)：間隔6小時；中度(GFR 10~50mL/min)：間隔6~12小時；重度((GFR<10mL/min)：間隔12~18小時。
(5)本藥以靜脈注射時，每次diphenhydramine之劑量以10~50mg為宜，且其注射速率不宜超過25mg/min。
(6)非屬於可供靜脈注射之藥品：於仿單「用法/用量」處加刊「本藥不得供靜脈注射使用」。

不良反應 (1)常見-困倦、心跳過快、口乾；(2)嚴重-心血管虛脫、急性過敏性休克。

醫療須知 1.開始治療數天內思睡作用最顯著，持續治療後就會消失。老人很可能出現頭昏、鎮靜及低血壓。
2.不可飲酒及使用其他中樞神經抑制劑，可能加重對中樞神經抑制作用。
3.服用本藥期間避免開車或從事潛在危險性活動。
4.貯存溫度15~30℃，避光。
5.美國FDA發佈藥物安全警訊，常見非處方(over the counter,OTC)抗過敏藥Benadryl(diphenhydramine)服用高於建議劑量，會導致嚴重的心臟病、癲癇、昏迷，甚至死亡。

76211 DOXYLAMINE

食 ±

Rx
1.25 MG/液劑(Sol);

商 名
Senectin®(瑞士)

藥理作用 本藥為抗組織胺的內服液，具有顯著鎮靜作用，其催眠效果相當於一般短效的催眠劑，能迅速發揮誘導睡眠。

76 抗組織胺

適應症 [衛核]過敏性鼻炎、蕁麻疹、濕疹、過敏性皮膚炎、搔癢、過敏性結膜炎、枯草熱等過敏症狀。

用法用量 成人於睡前服用，每次10ml。

醫療須知 (1)偶有抗膽鹼作用。(2)下列患者不得投與：氣喘、青光眼、攝護腺肥大、孕婦或授乳婦、12歲以下孩童。(3)本藥只可於睡前服用，其他時間不宜。

76212 HOMOCHLORCYCLIAINE

Rx 10 MG/錠劑(T)；

商名

Berahalten®（TSURUHARA/光亨）

Conclomin®（長安/美的）

Homomin®（應元）$1.5/T(10MG-PIC/S), $2/T(10MG-PIC/S-箔),

適應症 [衛核]急性及慢性濕疹、過敏性皮膚炎、藥疹、中毒疹、蕁麻疹、支氣管氣喘

用法用量 成人，每天3次，每次10~20mg。

76213 HYDROXYZINE PAMOATE

孕C 乳- 泄 肝/胆

Rx 25 MG/錠劑(T)； 25 MG/膠囊劑(C)；

商名

Arax®（明德/舜興）$2/T(25MG-PIC/S-箔), $1.5/T(25MG-PIC/S),

Astaril®（安星/優良）

Shiterin®（信隆）$1.5/T(25MG-PIC/S),

Vistaril® ◎（聯亞/輝瑞）$1.06/C(25MG), $2/C(25MG-PIC/S-箔)

藥理作用 (1)本藥能抑制腦部次皮質地區，對皮質卻沒有作用，(2)本藥有阻斷組織胺的作用，此外。(3)還具有直接與間接的骨骼肌鬆弛發作(藉由其鎮靜作用產生的)。

適應症 [衛核]焦慮狀態、嘔吐、過敏疾患

[非衛核](1)本藥可治療精神神經狀態，特性包括焦慮、緊張、敵對和運動活動性過度。(2)本藥可做為手術前和產前的輔助治療劑，以便減低焦慮和減少麻醉性止痛藥需要量。(3)本藥可用來緩解與器官病變有關的焦慮，例如：消化疾病、過敏狀態(如蕁麻疹、皮膚病、氣喘)、年老、停經、酒精中毒和行為的問題(特別是孩童)。(4)本藥可做為酒精禁戒或膽妄、震顫的輔助療法。

用法用量 1.口服：成人−25mg~100mg，每天3~4次。孩童(6歲以上)−每天50~100mg，分次有用。孩童(6歲以下)−每天50mg，分次服用。

2.IM：精神病症−急性酒精中毒50~100mg，投與一次，如果需要的話，每4~6小時重覆1次。手術前給藥：成人− 50~100mg。孩童−0.6mg/kg。

不良反應 暫時的思睡、口乾、不隨意的運動活性、眩暈、偶而發生過敏反應(蕁痲疹、皮膚發疹、多發性的紅斑)。

醫療須知 1.當使用本藥初期，要警告患者不可開車或從事操作機器的工作，因為會產生思睡。

2.當懷孕時，避免服用本藥，尤其妊娠第1期，因為按動物實驗的結果，本藥會使胎兒畸型。

3.當手術前併用本藥與barbiturate或麻醉性止痛藥時，要適當的減少這二種藥物的劑量，因為可能會產生加成性的效應。

4.本藥IM的溶液不可SC或IV注射投與。

5.當口乾時，可以漱口或含者硬糖果以緩解之。

6.要注意hydroxyzine為適用於心臟患者的較佳藥物，因為它能夠減輕焦慮而且又不會干擾digitalis配醣體的效應。

7.本藥IM注射投與，要深部注射在肌肉多肉的部位(如成人的臀肌和小孩的中側的腿肌)，而且要變換注射部位。

76214 MEBHYDROLIN

Rx 50 MG, 76 MG/錠劑(T)；

商　名

Allergen®（成大）$1.5/T(50MG-PIC/S)
Euan®（健喬信元/優良）
Inrolin®（優生）$1.5/T(50MG-PIC/S)
Me Droline®（正和）$1.5/T(50MG-PIC/S)
Mebhylin®（約克）
Mecidal®（應元）$1.5/T(50MG-PIC/S)，
Medrolin®（福元）$2/T(50MG-PIC/S-箔)，$1.5/T(50MG-PIC/S)
Mehymine®（井田）$1.5/T(76MG-PIC/S)，$2/T(76MG-PIC/S-箔)
Rhinex®（優良/瑞安）
Zumin®（永信）$2/T(50MG-PIC/S-箔)，$1.5/T(50MG-PIC/S)

適應症 [衛核]過敏性鼻炎、呼吸道過敏、過敏性疾患。

用法用量 1.成人與10歲以上兒童：1~2錠每天2~3次。
2.兒童：2~10歲，半錠~1錠，每天2~3次。

76215 MEQUITAZINE

Rx

5 MG/錠劑(T)；

商　名

Baymin®（大豐）$1.5/T(5MG-箔)，$1.5/T(5MG-PIC/S)，
Brikemin®（派頓）$1.5/T(5MG-PIC/S)
Demine®（約克）$2/T(5MG-PIC/S-箔)，$1.5/T(5MG-PIC/S)
Ecomin®（強生）$2/T(5MG-PIC/S-箔)，$1.5/T(5MG-PIC/S)，
Lomin®（成大）$1.5/T(5MG-PIC/S)，$2/T(5MG-PIC/S-箔)，
Mekin® ＊（十全）$2/T(5MG-PIC/S-箔)，$1.5/T(5MG-PIC/S)
Menber®（華興/華樺）$1.5/T(5MG-PIC/S)
Meqazine®（元宙）$1.5/T(5MG-PIC/S)，$2/T(5MG-PIC/S-箔)，
Meqazine®（華興）$1.5/T(5MG-PIC/S)
Mequit®（優生）$1.5/T(5MG-PIC/S)
Mequitazine®（五洲）$1.5/T(5MG-PIC/S)，$2/T(5MG-PIC/S-箔)，
Mequitazine®（杏輝）$1.5/T(5MG-PIC/S)
Mequitine®（溫士頓）$1.5/T(5MG-PIC/S)
Minieton®（瑞士）$2/T(5MG-PIC/S-箔)，$1.5/T(5MG-PIC/S)，
Mining®（台裕）$1.5/T(5MG-PIC/S)
Mino®（永勝）$1.5/T(5MG-PIC/S)
Minro®（井田）$1.5/T(5MG-PIC/S)，$2/T(5MG-PIC/S-箔)，
Oobican-P®（優良/歐文）
Quitazine®（利達/威勝）$1.5/T(5MG-PIC/S)，
Quitazine®（大豐/嘉林）$1.5/T(5MG-PIC/S)，$2/T(5MG-PIC/S-箔)
Squmin®（生達）$1.5/T(5MG-PIC/S)

適應症 [衛核]乾草熱、過敏性鼻炎、蕁麻疹、濕疹、血管神經性水腫、季節性結膜炎、藥物過敏。

用法用量 成人1天2錠，早晚各1錠。

76216 PIPRINHYDRINATE

Rx

3 MG/錠劑(T)；　3 MG/ML/注射劑(I)；

商　名

Allercon®（壽元）$1.5/T(3MG-PIC/S)
Allermin®（應元）$6.4/I(3MG/ML-1ML)
Hcnoritle Piprinhydrinate®（衛肯）$0.35/T(3MG)
Newlimin®（人人）
Newlimin®（安星/人人）
Piprinhydrinate®（培力）$1.5/T(3MG-PIC/S)
Plocon®（應元）$0.64/T(3MG)
Ploton®（瑞士）$0.34/T(3MG)，$15/I(3MG/ML-PIC/S-1ML)
Prinate®（井田）$2/T(3MG-PIC/S-箔)，$1.5/T(3MG-PIC/S)
Princur®（回春堂）
Sumincon®（華興）$1.5/T(3MG-PIC/S)

適應症 [衛核]支氣管氣喘、枯草熱、蕁麻疹、濕疹、藥疹、皮膚搔癢症、嬰兒苔癬、過敏性鼻炎、美尼攸氏病、暈動病

用法用量 1.口服：成人，3mg每天2~3次。
2.注射：每次一針，每天2~3次皮下或肌注。

76217 PROMETHAZINE(PROMERGAE)

孕C 乳? 食± 泄肝

Rx

12.5 MG/錠劑(T)；　25 MG/注射劑(I)；

商　名

Promethazine®（福元/華琳）$1.5/T(12.5MG-PIC/S)
Protha®（壽元/東洲）

藥理作用 本藥屬phenothiazine類之長效衍生物，具明顯抗組織胺活性及顯著鎮靜、健忘、止吐及抗暈車效果。

適應症 [衛核]抗組織胺劑

用法用量 1.口服：成人–視需要每4~6小時1次，每次12.5~50mg。孩童–視需要每天3次，每次6.25~12.5mg。

2.腸胃外的(肌注)–視個人情況由12.5~25mg不等。(孩童–0.6~1.2mg/kg)靜脈注射最高濃度為25mg/ml/分。

不良反應 常見-睏倦、口乾、視力模糊；嚴重者-呼吸抑制、顆粒性白血球缺乏。

醫療須知 本藥禁用於小於二歲的小兒，因為可能造成致死性的呼吸抑制。

76218 TRIPELENNAMINE

Rx 50 MG/錠劑(T);

商　　名

Tripelennamine®（人人）

藥理作用 1.Ttipelennamine為ethylenediamine類抗組織胺；其作用溫和，抗膽鹼激性作用低，不具止吐作用。

2.局部用時，有麻醉止癢之作用。

適 應 症 [衛核]過敏性疾病如：蕁麻疹、皮膚疹、支氣管性氣喘、過敏性鼻炎、乾草熱

用法用量 1.每4~6小時1次，每次口服25~50mg，每天最高劑量可達600mg；緩釋錠：每8~12小時1次，每次100mg。

2.孩童5mg/kg/天，分4~6次口服使用。每天最高劑量達300mg。

不良反應 1.最常見之副作用為鎮靜作用，昏昏欲睡，尤其是老年人，另外也常見口乾

2.抗組織胺類藥物有關不良反應：昏昏欲睡，頭痛，精神運動性損傷；抗膽鹼激性作用，如尿滯留，口乾，視力模糊，及胃腸障礙；偶而皮疹及對光敏感反應；偶而會發生弔詭地刺激性，尤其是高劑量或小孩子。

醫療須知 1.早產、新生兒不建議使用，因為對其抗膽鹼激作用敏感老年人對副作用敏感；體弱者不宜使用；授乳婦女，藥物可能會泌入乳汁，也不建議使用。

2.狹角性青光眼，消化性潰瘍，幽門十二指腸阻塞，前列腺肥大，膀胱頸阻塞等，須小心使用。

3.對於操作需保持心智清醒之工作應特別小心，會影響到開車及操作機械的能力；會增強酒精的作用應避免共用。

4.抗膽鹼激性作用，會惡化下列疾病之病情：氣喘、眼內壓升高、甲狀腺機能亢進、高血壓、冠狀動脈疾病。

76219 TRIPROLIDINE

食 ±

2.5 MG/錠劑(T); 37.5 MG/膠囊劑(C);

商　　名

Anmin®（新喜國際）
Pans®（派頓）
Sumin®（利達）

適 應 症 [衛核]暫時緩解過敏性鼻炎、枯草熱所引起之相關症狀（流鼻水、打噴嚏、眼睛及喉部搔癢）及過敏所引起之搔癢、皮膚癢疹。

用法用量 成人–每天3~4次，每次2.5mg。孩童(6~12歲)–成人劑量的一半。孩童(2~6歲)–每天3~4次，每次0.6~0.9mg。孩童(2歲以下)–每天3~4次，每次0.3mg。

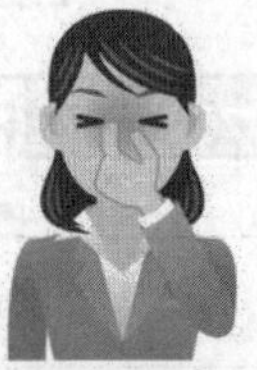

§ 76.3 其它

76301 OXATOMIDE

Rx 30 MG/錠劑(T);

商　　名

Oxamide®（信東）$2/T(30MG-PIC/S), $2/T(30MG-PIC/S-箔)
Ulymin®（永信）$2/T(30MG-PIC/S-箔), $2/T(30MG-PIC/S)

藥理作用 1.本藥能防止肥大細胞釋放與誘發過敏症狀有關的化學媒介質，例如：組織胺等。

2.本藥能拮抗這些化學傳遞物與平滑肌受體的作用。因此本藥非常適合治療過敏疾病。由研究結果得知本藥的效果比目前的抗過敏藥劑佳，尤其於治療慢性蕁麻疹、過敏性鼻炎和癢之症狀。

適應症 [衛核]一般過敏症(如：花粉熱、食物過敏、蕁痲疹)

用法用量 成人/過敏性氣喘：每日二次，每次二錠。其他適應症：每日二次，每次一錠(若效果不明顯，則每日二次，每次二錠)。兒童/一般建議劑量為：每kg體重0.5mg，每天二次。本藥建議在每日早、晚餐後與液體(茶或牛奶)伴服。

不良反應 最常見的副作用為偶發性的倦怠感，尤其在剛開始治療的時候，發生率大約1%、極少病歷有增進食慾之作用。

醫療須知 1.像其他的抗組織胺劑一樣，本藥會使患者的敏捷性和反應能力降低，所以駕車和操作危險機器之患者需小心，尤其在剛開始受治療之期間。
2.本藥不適合用於過敏性休克(allergic shock)，呼吸困難(dyspnea)和過敏危象(allergic crisis)等之治療。

76302 TRIMEPRAZINE

食 ±

Rx 2.5 MG/錠劑(T);

商名
Trimeprazine Tartrate S.C.®（正和/新喜國際）　Trimeprazine Tartrate®（應元/豐田）

藥理作用 本藥在受體部位會與組織胺和血清素產生拮抗作用，它的化學結構與phenothiazines類似，還具有抗膽鹼激性的活性。

適應症 [衛核]搔癢性疾患、急慢性蕁麻疹、濕疹、皮膚炎、血管神經性鼻炎、過敏性氣喘

用法用量 成人–2.5mg每天4次，或5mg每12小時一次。孩童(3歲以上)如果須要的話2.5mg每天3次。(½歲至3歲)1.25mg每天3次。

不良反應 思睡、視力模糊、胃腸不適、皮膚過敏反應、錐體外的反應、起立性低血壓、心跳過速、排尿困難、呼吸困難。

醫療須知 罹患下列疾病的患者使用本藥宜小心：氣喘、狹角性青光眼、心臟血管疾病、肝損害、潰瘍、攝護腺肥大、膀胱阻塞、還有老年人和年幼的小孩。

76 抗組織胺

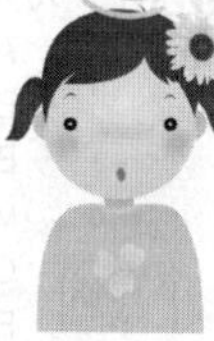

§76.4 複方產品

76401 Ticonin 涕可寧錠®（十全）

每 Tab 含有：CAFFEINE ANHYDROUS 35.0 MG；CHLORPHENIRAMINE MALEATE 3.0 MG；PHENYLEPHRINE HCL 10.0 MG

藥理作用 1.抗過敏作用：chlorpheniramine maleate，可以阻止histamine的釋放，使流鼻水的鼻腔乾燥，而緩解打噴嚏、鼻癢、流眼淚。
2.去充血作用：phenylephedrine hydrochloride因有血管收縮作用，可以緩解呼吸道的黏膜腫大。

適應症 [衛核] 緩解過敏性鼻炎、枯草熱所引起之相關症狀(鼻塞、流鼻水、打噴嚏、眼睛及喉部搔癢)。

用法用量 一日3至4次，每次間隔4小時以上服用。
- 成人每次一錠
- 12歲以上適用成人劑量
- 6歲以上未滿12歲，每次1/2錠。
- 3歲以上未滿6歲，每次1/4錠。
- 3歲以下之嬰幼兒，請洽醫師診治，不宜自行使用。

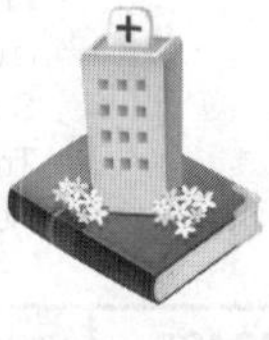

醫療須知 1.為防止兒童誤食請妥善保管。
2.避免陽光直射，宜保存於陰涼之處。
3.除非有醫師藥師藥劑生指示，孕婦及授乳婦不建議自行使用。
4.勿超過建議劑量，若有不適情況產生，應立即停藥就醫。

類似產品 Anbilo "嘉林" 安鼻樂膠囊®（明德/嘉林）　Anti-Rhinitis "長安" 綜合鼻炎錠®（長安）
Bicoton " 華盛頓"鼻可通膠囊®（華盛頓）　Biron "應元" 鼻朗膠囊®（應元）

Chanbil 暢鼻兒膠囊®（衛肯/天良）
Conamin "政德" 康鼻寧錠®（政德）$0.89/T
His-An "回春"賜敏安錠®（回春堂）
Histapp 使敏消液®（明大）
Norsecon "井田" 鼻康速錠®（井田）$0.5/T
Norson "豐田" 鼻爽錠®（應元/豐田）
Ornadin "晟德" 抗敏液®（晟德）
Panacon Rhinolax 普樂康利鼻樂膠囊®（健喬信元）
Propeerine "合誠" 保鼻寧顆粒®（衛肯）
Sulinan "嘉信" 舒您安錠®（政德/嘉信）
Supeiton 舒鼻通膠囊®（約克）

76402 Wonsouane "歐業"萬嗽安膠囊®（皇佳/歐業）

每 Cap 含有：CARBINOXAMINE MALEATE 4.0 MG；DEXTROMETHORPHAN HBR 20.0 MG；METHYLEPHEDRINE HCL 25.0 MG；NOSCAPINE 20.0 MG；POTASSIUM GUAIACOLSULFONATE 90.0 MG

適應症 [衛核] 鎮咳、祛痰。

用法用量 1天3～4次，1次1粒。

類似產品
Comfonin "明德" 感風寧膠囊®（明德）
Tinco "中美" 靜咳膠囊®（中美兄弟/興中美）

76403 Actin "井田"亞涕液®（晟德/井田）$10.3/Sol (60.0 ML), $17.3/Sol (100.0 ML)

每 ml 含有：PSEUDOEPHEDRINE HCL 6.0 MG；TRIPROLIDINE HCL MONOHYDRATE 0.25 MG

適應症 [衛核] 緩解過敏性鼻炎、枯草熱所引起之相關症狀(鼻塞、流鼻水、打噴嚏、眼睛及喉部搔癢)。

用法用量 參照仿單

類似產品
Actin 亞涕錠®（井田）$0.98/T
Actirin "杏輝"涕寧錠®（杏輝）$2/T
Aminsuta "中美" 安敏速達錠®（中美兄弟）
Becandine "羅得"鼻感寧液®（羅得）$10.3/Sol (60.0 ML)
Besuton "應元" 鼻舒通糖漿®（應元）
Eugen "優生"優林錠®（優生）$0.98/T
Peace "永信"鼻福糖漿®（永信）$25/Syr (60.0 ML-PIC/S)
Peace "永信" 鼻福錠®（永信）$2/T
Pedolin "生達" 鼻得寧膜衣錠®（生達）$0.81/T
Pedolin "生達"鼻得寧糖漿®（生達）$19.6/Syr (120.0 ML)
Relizine "十全" 瑞利淨錠®（十全）$0.98/T
Tosumin "衛達" 得息敏錠®（衛達）$0.75/T

76404 Aifulin 約克愛膚寧錠®（約克）

每 Tab 含有：BIOTIN 0.083 MG；CHLORPHENIRAMINE MALEATE 0.83 MG；METHIONINE DL- 16.7 MG；NIACINAMIDE (NICOTINAMIDE) 3.33 MG；PYRIDOXINE HCL 1.67 MG；RIBOFLAVIN (VIT B2) 3.33 MG

76 抗組織胺

適應症 [衛核] 濕疹、接觸性皮膚炎、藥疹及中毒疹、蕁麻疹、口角糜爛症、口唇炎

用法用量 成人一次2錠；15~7歲一次1錠，1日服用3次。

類似產品
Allermin "正和" 安樂敏顆粒®（正和）
Beyer "川田" 別癢顆粒®（台裕/川田）
Bionamin-H "聯邦"必有寧一祈錠®（保瑞/聯邦）
Biostin 皮濕珍注射液®（信東）
Bisotin "南光"美使癢丁注射液®（南光）$15/I (2.0 ML-PIC/S)
Bitas-H 〝應元〞利膚敏注射液®（應元）
Chlorzium-H.S.C. 克爾疹益糖衣錠®（正和/新喜國際）
Chlortico 鎮安敏顆粒®（約克）
Fubanol 膚百諾注射液®（壽元/國信）
Fulimin "盈盈"膚麗敏膠囊®（盈盈）
Gliagen-H "應元"保膚源－H注射液®（應元）$3.08/I (5.0 ML), $7.8/I (20.0 ML), $15/I (2.0 ML-PIC/S)
Huazin 化疹注射液®（瑞士）$15/I (2.0 ML-PIC/S)
Lanchimin "賜利優"能制敏錠®（井田/賜利優）
Kobamin "十全"克百敏錠®（十全）$0.89/T
Menfulin-H "永勝" 敏膚寧錠®（永勝）
Melermins 美烈明斯注射液®（中化）
Minla 敏朗注射劑®（政德/嘉信）
Min Fushong "政德"敏膚爽膠囊®（政德）
Oballergen-H "大豐"抗過敏原豪注射液®（大豐）$15/I (2.0 ML-PIC/S)
Minlan S.C. 明培膚朗糖衣錠®（明大）
Parminrin 百敏寧膜衣錠®（井田）$0.5/T
Phenamin-H "聯邦"芬那命一祈注射液®（安星/聯邦）
Phenamincal-B6 "聯邦"芬那命鈣B6注射液®（安星/聯邦）
Phenamincal-B6 "聯邦"芬那命鈣B6錠®（保瑞/聯邦）
Phenine-H 膚益寧注射液®（杏林新生/東洲）$15/I (2.0 ML-PIC/S)
Skimitin 膚美健注射液®（台裕）$15/I (2.0 ML-PIC/S), $15/I (20.0 ML-PIC/S)
Sulmigen 濕敏健膠囊®（政德）
Trobicin "濟生"托必新注射液®（濟生）$15/I (5.0 ML-PIC/S), $15/I (20.0 ML-PIC/S)
Sulofagen 壽樂化鏈注射液®（壽元）
Vimalin S.C. 皮疹淨糖衣錠®（元宙）

76405 Allecium B6 亞烈明鈣B®（中化）$15/I (5.0 ML-PIC/S)

℞

每 amp 含有：CALCIUM BROMIDE 200.0 MG；CHLORPHENIRAMINE MALEATE 5.0 MG；PYRIDOXINE HCL 5.0 MG

適應症 [衛核] 濕疹、蕁麻疹、神經性皮膚炎、汗疹、鼻炎、氣喘等過敏性皮膚疾病

用法用量 靜注:成人，每天 1~2 針。

類似產品
Compound Binna 〝漁人〞複方敏那錠®（派頓/漁人）
Destane "汎生"袪敏注射液®（大豐/汎生）
Lokmin 樂克敏錠®（信隆）
Lifutin 汝復淨注射液®（安星）$15/I (10.0 ML-PIC/S)
Scodexin 斯可靜注射液®（台裕）$15/I (1.0 ML-PIC/S)
Oballercal "大豐"抗過敏鈣注射液®（大豐）$15/I (5.0 ML-PIC/S)
Sekijis 息舒鎮注射液®（杏林新生）$15/I (1.0 ML-PIC/S)

76406 Ancinalone "新喜"安西拿朗軟膏®（新喜國際）$26.4/Oin (10.0 GM), $41.3/Oin (15.0 GM-PIC/S)

Rx

每 gm 含有：NEOMYCIN SULFATE 5.0 MG；TRIAMCINOLONE ACETONIDE 1.0 MG

適應症 [衛核] 皮膚炎、濕疹黴菌皮炎、搔癢症

用法用量 一天3~4次，適量塗抹於患處。

類似產品
Losucon 洛濕康乳膏®（寶齡富錦）$26.4/Cre (10.0 GM)

76407 Anpirin "杏輝" 安鼻寧錠®（杏輝）$0.45/T

每 Tab 含有：CARBINOXAMINE MALEATE 4.0 MG；PSEUDOEPHEDRINE HCL 60.0 MG

適應症 [衛核] 緩解過敏性鼻炎、枯草熱所引起之相關症狀(鼻塞、流鼻水、打噴嚏、眼睛及喉部搔癢)。

用法用量 一天4次，每次1粒。

類似產品
Bendec "元宙" 敏立克錠®（元宙）
Bilou 鼻樂膠囊®（新喜國際）
Binin 鼻寧膜衣錠®（杏林新生）$0.89/T
Binodone "永勝" 鼻速通錠®（永勝）
Bisuton "中美" 鼻速通樂膠囊®（中美兄弟/興中美）
Cabidrin "強生" 過敏寧膜衣錠®（強生）$0.89/T, $1.54/T
Carmine "應元" 克敏錠®（應元）
Cimin S.C. "永勝" 勝敏糖衣錠®（永勝）
Dematin 鼻塞通錠®（瑞士）
Fubinin 復鼻寧錠®（國嘉/安力圻）$0.77/T
Londec "國信" 儂鼻克錠®（壽元/國信）$0.45/T
Nasalcon "新喜"能鼻通錠®（新喜國際）$0.89/T
Nosecure 鼻敏佳膠囊®（回春堂）
Pitonin 鼻通寧膠囊®（成大）
Pondec "大豐"治鼻敏錠®（大豐）
Pseudo-Carb "回春"舒敏佳錠®（回春堂）
Rhinomin 利諾敏錠®（皇佳）$0.42/T
Tabron "約克" 克涕能膠囊®（約克）
Tai Chi 泰吉錠®（約克）$0.45/T
Welimin "明大" 惠利敏錠®（明大）$0.5/T

76408 Ansau 安嗽液®（中美兄弟）

每 ml 含有：CAFFEINE SODIUM BENZOATE 3.2 MG；CHLORPHENIRAMINE MALEATE 0.2 MG；DL-METHYLEPHEDRINE HCL 1.04 MG；DYPHYLLINE 1.04 MG；GLYCYRRHIZA EXTRACT 0.4 MG；GUAIACOL GLYCERYL ETHER (EQ TO GUAIFENESIN) 4.2 MG；METHOXYPHENAMINE HCL 0.84 MG；TAURINE (EQ TO 2-AMINOETHANE SULFONIC ACID) 12.4 MG

適應症 [衛核] 咳嗽、喀痰(四季感冒、鼻炎、支氣管炎、咽喉炎、氣喘、熱嗽、感冒所引起之咳嗽、喀痰)

用法用量 成人每次25ml，15~12歲每次12.5ml， 小兒依年齡遞減，一日服用2次.

醫療須知
1.偶有噁心、嘔心、下痢、食慾下降、腹痛等 症狀產生.
2.服用本劑後，臉部會微紅、氣管分泌物變稠 厚、使痰易於咳出.
3.鮮少有頭痛、眩暈、嗜眠等副作用產生.
4.特異體質人會發疹、皮膚過敏等現象.
5.若有心律不整、心悸等現象產生，則應立即 停止服用本劑.
6.服用本劑應避免開車.

76409 Antall 安妥針®（信東）$3.87/I (1.0 ML)

Rx

每 ml 含有：CHLORPHENIRAMINE MALEATE 4.0 MG；METHYLEPHEDRINE HCL 5.0 MG；PYRIDOXINE HCL 5.0 MG；RIBOFLAVIN PHOSPHATE SODIUM 3.0 MG

適應症 [衛核] 蕁麻疹、濕疹、神經性皮膚炎、皮膚搔癢症、小兒、嬰兒苔癬、鼻炎、支氣管性氣喘及其他過敏性疾患

用法用量 皮下，肌注:成人，1 針每天 1~2 次。

類似產品
Chloramin "應元" 氯拉明注射液®（應元）$15/I (2.0 ML-PIC/S)
Futigen-H "壽元"膚體健注射液®（壽元）$9.7/I (20.0 ML), $15/I (2.0 ML-PIC/S), $15/I (5.0 ML-PIC/S)

76410 Antergy 抗體敏注射液®（安星/人人）

Rx

每 2ml 含有：CHLORPHENIRAMINE MALEATE 4.0 MG；METHIONINE DL- 40.0 MG；PYRIDOXINE(VITAMIN B6) 15.0 MG；RIBOFLAVIN (VIT B2) 5.0 MG

適應症 [衛核] 皮膚炎搔癢症、濕疹、蕁麻疹、感冒、鼻炎及其他過敏性疾患
用法用量 感冒、鼻炎、上呼吸道炎伴隨的咳嗽或噴嚏、蕁麻疹、濕疹、皮膚搔痒症等過敏性疾患時，使用徐放錠1次8mg，1天1~2次，或2~6mg，1天2~4次口服。0.1%液點鼻，0.5%軟膏塗擦。注射:1天1~2次，1次5~10mg，Ⓗ，IM，IV。

76411 Antirhinitis "大豐"消鼻炎膠囊®（大豐）

每 Cap 含有：CAFFEINE ANHYDROUS 35.0 MG；CARBINOXAMINE MALEATE 4.0 MG；GLYCYRRHIZIN 15.0 MG；LYSOZYME (CHLORIDE) 12.5 MG；PSEUDOEPHEDRINE HCL 30.0 MG

適應症 [衛核] 緩解過敏性鼻炎、枯草熱所引起之相關症狀（鼻塞、流鼻水、打噴嚏、眼睛及喉部搔癢）。
用法用量 一天3次，1次1粒。
類似產品
- Becolon 鼻可康膠囊®（元宙）$0.89/C
- Bilo "南光"鼻樂康膠囊®（南光）
- Norsetoa 鼻速通膠囊®（井田）$0.5/C
- Shubico "十全"舒鼻康膠囊®（十全）$0.36/C
- Sinulin 利通膠囊®（汎生）

76412 Betty 敏的膠囊®（永信）$0.24/C

每 Cap 含有：CHLORPHENIRAMINE MALEATE 5.0 MG；GLYCYRRHIZINIC ACID (EQ TO GLYCYRRHETINIC ACID GLYCOSIDE)(EQ TO GLYCYRRHIZIC ACID) 50.0 MG；OROTIC ACID (VIT B13) 35.0 MG；PYRIDOXINE HCL 2.0 MG

適應症 [衛核] 暫時緩解過敏性鼻炎、枯草熱所引起之相關症狀（流鼻涕、打噴嚏、眼睛及喉部搔癢）及過敏所引起之搔癢、皮膚癢疹。
用法用量 通常成人及15歲以上每次2粒，一日2~3次;12歲以上未滿15歲為成人劑量之2/3;7歲以上未滿12歲為成人劑量之1/2;4歲以上未滿7歲為成人劑量之1/3。
醫療須知
1.須置於小孩接觸不到之處。
2.避免陽光直射，宜保存於陰涼之處。
3.除非藥師、藥劑生或醫師指示，孕婦及授乳婦不建議自行使用。
4.勿超過建議劑量，若有副作用產生，應立即停藥就醫。

類似產品
- Kabince S.C. "新喜"過敏克糖衣錠®（正和/新喜國際）
- Minga 敏佳膠囊®（利達）
- O.G.S.C. "強生" 抑疹糖衣錠®（強生）$1.5/T, $2/T
- Minsunon S.C. "永勝"敏舒能糖衣錠®（永勝）
- Oritin S.C. 歐麗淨糖衣錠®（井田/天下）
- Olyrrhizin "明德" 佑律敏膜衣錠®（明德）$1.5/T
- Oromin 歐樂敏膠囊®（大豐/北進）
- Orolisin "元宙" 歐樂麗疹膜衣錠®（元宙）$1.5/T, $2/T
- Paramine "永勝"百樂敏膠囊®（永勝）$1.5/C，$2/C
- Otocin S.C. "黃氏"歐脫疹糖衣錠®（黃氏）

76413 Biocon 美而康注射液®（政德）

℞

每 ml 含有：BIOTIN 500.0 GAMMA；CHLORPHENIRAMINE MALEATE 1.0 MG；DIISOPROPYLAMINE DICHLOROACETATE 5.0 MG；NIACINAMIDE (NICOTINAMIDE) 10.0 MG；PYRIDOXINE HCL 2.5 MG；RIBOFLAVIN(5-PHOSPHATE SODIUM) 5.0 MG；SODIUM GLUCONATE 4.8 MG

適應症 [衛核] 急慢性濕疹、皮膚炎、蕁麻疹、口唇炎、口角糜爛、口內炎、皮膚搔癢、小兒濕疹、脂漏性濕疹、落屑性皮膚炎、過敏性皮膚炎
用法用量 皮下，肌注:2ml每天1~2次。Melermin H®針2ml*100`s($360)。

76414 Bisuhow "井田" 鼻速好液®（井田）

每 ml 含有：BROMPHENIRAMINE MALEATE 0.8 MG；PHENYLEPHRINE HCL 1.0 MG；PHENYLPROPANOLAMINE HCL (DL-NOREPHEDRINE HCL) 1.0 MG

適應症 [衛核] 緩解過敏性鼻炎、枯草熱所引起之相關症狀(鼻塞、流鼻水、打噴嚏、眼睛及喉部搔癢)。
用法用量 參照仿單
類似產品
- Cortimin Elixir "寶齡" 可利治敏酏劑"®（寶齡富錦）
- Nosemin "榮民" 鼻息敏錠®（榮民）$0.78/T
- Sintapp Elixir 欣得康酏劑®（健康化學/健喬信元）
- Phentapp "北進" 涕敏達液®（大豐/北進）
- Xin Min Re 欣敏樂內服液劑®（中美兄弟）
- Subilo "約克" 舒鼻樂糖漿®（約克）

76415 Canbin S.C. 甘敏糖衣片®（信東）

每 Tab 含有：ASCORBIC ACID (VIT C) 50.0 MG；CHLORPHENIRAMINE MALEATE 2.0 MG；GLYCINE (EQ TO AMINOACETIC ACID)(EQ TO GLYCOCOLL) 25.0 MG；GLYCYRRHIZIN 25.0 MG；PANTOTHENATE CALCIUM 10.0 MG

適應症 [衛核] 過敏性支氣管炎、支氣管氣喘、食物中毒、一般藥物中毒、濕疹、蕁麻疹、皮膚搔癢症、接觸性皮膚炎、過敏性皮膚病、過敏性鼻炎、慢性鼻炎

用法用量 一天3~4次，每次1錠。

76416 Cetipo E.R. "十全" 驅敏持續釋放膜衣錠 ® （十全）$2.33/T.SR
Rx
每 Tab 含有：CETIRIZINE DIHYDROCHLORIDE (EQ TO CETIRIZINE 2HCL) 5.0 MG；PSEUDOEPHEDRINE HCL 120.0 MG

適應症 [衛核] 治療季節型及常年型過敏性鼻炎的相關症狀，包括鼻黏膜充血、打噴嚏、流鼻水、鼻腔和眼睛搔癢。

類似產品 Hiros S.R.M. "永勝" 喜洛緩釋微粒膠囊 ®（永勝）$2.33/C　Setizin-CP SR 驅之益持續性膜衣錠 ®（中化）$2.33/T.SR

76417 Chaplin-U 拆風鈴優膠囊 ®（井田/天下）

每 Cap 含有：ACETAMINOPHEN (EQ TO PARACETAMOL) 120.0 MG；CAFFEINE ANHYDROUS 50.0 MG；CHLORPHENIRAMINE MALEATE 1.17 MG；ETHENZAMIDE (ETHOXYBENZAMIDE) 300.0 MG

適應症 [衛核] 緩解感冒之各種症狀(鼻塞、流鼻水、打噴嚏、咽喉痛、發燒、頭痛、關節痛、肌肉痛)。

用法用量 一天3~4次，每次1膠囊。

類似產品 P.P.C. 必克風膠囊 ®（強生）$1.5/C，$2/C　Zhi Fu Mao "成大"治伏冒膠囊 ®（成大）$0.42/C

76418 Cobicin "優生"感必舒錠 ®（優生）$1.5/T
Rx
每 Tab 含有：BROMHEXINE HCL 8.0 MG；DOXYLAMINE SUCCINATE 7.5 MG；METAPROTERENOL SULFATE (ORCIPRENALINE SULFATE) 5.0 MG

適應症 [衛核] 感冒引起的咳嗽、多痰、鼻塞、流鼻水、打噴嚏

用法用量 一天3次，每次1錠。

類似產品 Codinin 咳滴寧液 ®（晟德）　Cos "井田"咳息液 ®（井田）　Doxycough "晟德"杜息咳糖漿 ®（晟德）$25/Syr (60.0 ML-PIC/S)，$25/Syr (120.0 ML-PIC/S)　Hecoden 伊咳定錠 ®（元宙）$1.5/T，$2/T　Kolytin "永信"咳力定糖漿 ®（永信）

76419 Codemin 咳涕敏膠囊 ®（長安/世達）$1.57/C
Rx
每 Cap 含有：CARBINOXAMINE MALEATE 4.0 MG；DEXTROMETHORPHAN HBR 20.0 MG；PHENYLEPHRINE HCL 20.0 MG

適應症 [衛核] 感冒及過敏所引起的咳嗽、鼻塞、流鼻水、打噴嚏、及過敏性鼻炎

用法用量 成人一天3次，每次1膠囊。主要用於止咳、祛痰、消炎。

類似產品 Pison "正和"鼻爽膠囊 ®（正和）$1.57/C

76420 Common Suta "中美" 感冒速達膠囊 ®（中美兄弟/興中美）

每 Cap 含有：ACETAMINOPHEN (EQ TO PARACETAMOL) 210.0 MG；CAFFEINE 50.0 MG；CHLORPHENIRAMINE MALEATE 2.5 MG；DL-METHYLEPHEDRINE HCL 10.0 MG；ETHENZAMIDE (ETHOXYBENZAMIDE) 150.0 MG；NOSCAPINE 10.0 MG

適應症 [衛核] 緩解感冒之各種症狀（流鼻水、鼻塞、打噴嚏、咽喉痛、咳嗽、喀痰、畏寒、發燒、頭痛、關節痛、肌肉酸痛）。

用法用量 一天3~4次，每次1膠囊。

類似產品 Kotian "東洲"可泰安膠囊 ®（西德有機/東洲）

76421 Corigin 咳立靜糖漿 ®（健康化學/健喬信元）$23/Syr (120.0 ML)

每 ml 含有：AMMONIUM CHLORIDE 2.0 MG；CAFFEINE ANHYDROUS 2.0 MG；CHLORPHENIRAMINE MALEATE 0.2 MG；CODEINE PHOSPHATE 0.48 MG；DL-METHYLEPHEDRINE HCL 1.0 MG；SENEGA SYRUP 0.187 MG

適應症 [衛核] 鎮咳、祛痰

用法用量 12歲以上及成人每次10ml；6~12歲每次5ml；2~6歲每次2.5ml；未滿2歲每次1ml，一日3~4次。

76422 Coughmin S.C. 咳服寧糖衣錠 ®（杏林新生）$1.5/T
Rx
每 Tab 含有：CHLORPHENIRAMINE MALEATE 1.0 MG；DIBUNATE SODIUM (CORTEMIN SSODIUM 2,6-DI-TERTIAR 15.0 MG；DL-METHYLEPHEDRINE HCL 4.0 MG

適應症 [衛核] 鎮咳、祛痰(因咽頭炎、急性支氣管炎、支氣管氣喘、氣喘性支氣管炎、支氣管擴張症等之咳嗽、喀痰伴發之各種疾患)

用法用量 一天3次，每次2~4錠。

76423 Erozin S.C. 明益淨糖衣錠®（明大）

每 Tab 含有：CHLORPHENIRAMINE MALEATE 5.0 MG；GLYCYRRHIZINE EXTRACT 50.0 MG；OROTIC ACID (VIT B13) 30.0 MG

適應症 [衛核] 暫時緩解過敏性鼻炎、枯草熱所引起之相關症狀（流鼻涕、打噴嚏、眼睛及喉部搔癢）及過敏所引起之搔癢、皮膚癢疹

用法用量 參照仿單

類似產品
Minconlin 敏肝寧膠囊®（五洲）
Orcirimine 歐西利敏膠囊®（世達/中菱）$0.89/C
Orotoretin S.C. 歐羅多利身糖衣錠®（井田/順仁）
Winiful Everest Antimin M. 為您好永勝肝安敏微粒膠囊®（永勝）

76424 Glygen-M "南光"克敏健注射液®（南光）

Rx

每 ml 含有：CHLORPHENIRAMINE MALEATE 0.3 MG；GLYCINE (EQ TO AMINOACETIC ACID)(EQ TO GLYCOCOLL) 10.0 MG；GLYCYRRHIZATE AMMONIUM SALT (GLYCAMIL) 4.0 MG；L-METHIONINE 1.2 MG；PYRIDOXINE HCL 1.3 MG；RIBOFLAVIN (VIT B2) 0.2 MG

適應症 [衛核] 脂漏性濕疹、急慢性濕疹、落屑性皮膚炎、頸部粃糠疹、口角糜爛、口內炎、舌炎、過敏性皮膚炎、蕁麻疹、皮膚搔癢症

用法用量 感冒、鼻炎、上呼吸道炎伴隨的咳嗽或噴嚏、蕁麻疹、濕疹、皮膚搔痒症等過敏性疾患時，使用徐放錠1次8mg，1天1~2次，或2~6mg，1天2~4次口服。0.1%液點鼻，0.5%軟膏塗擦。注射:1天1~2次，1次5~10mg，Ⓗ，IM，IV。

76425 Glymine "生達" 格利敏注射液®（生達）$15/I (5.0 ML-PIC/S)

Rx

每 ml 含有：CYSTEINE 1.0 MG；GLYCINE (EQ TO AMINOACETIC ACID)(EQ TO GLYCOCOLL) 20.0 MG；GLYCYRRHIZIN AMMONIUM 2.0 MG

適應症 [衛核] 過敏性支氣管炎、支氣管氣喘、濕疹、脂漏性濕疹、蕁麻疹、皮膚搔癢症

用法用量 一天1~2次，每次1針IM。

76426 Haoan Rhinitis Allergica 好安過敏鼻炎膠囊®（衛肯）

每 Cap 含有：CHLORPHENIRAMINE MALEATE 2.0 MG；PHENYLPROPANOLAMINE HCL (DL-NOREPHEDRINE HCL) 25.0 MG

適應症 [衛核] 緩解過敏性鼻炎、枯草熱所引起之相關症狀（鼻塞、流鼻水、打噴嚏、眼睛及喉部搔癢）。

用法用量 成人每次1膠囊，每日2~3次。

76427 Jiangmin E.R. "十全"降敏持續釋放膜衣錠®（十全）

Rx

每 Tab 含有：DESLORATADINE 5.0 MG；PSEUDOEPHEDRINE SULFATE 240.0 MG

適應症 [衛核] 緩解過敏性鼻炎及感冒相關症狀，如鼻塞、打噴嚏、流鼻水、搔癢及流眼淚。

76428 Melermin-H 美烈明－H注射液®（中化）$15/I (2.0 ML-PIC/S)

Rx

每 amp 含有：BIOTIN 0.2 MG；CHLORPHENIRAMINE MALEATE 2.0 MG；METHIONINE DL- 40.0 MG；NIACINAMIDE (NICOTINAMIDE) 20.0 MG；PANTHENOL 5.0 MG；PYRIDOXINE(VITAMIN B6) 5.0 MG；RIBOFLAVIN PHOSPHATE SODIUM 5.0 MG

適應症 [衛核] 急慢性濕疹、落屑性皮膚炎、頭部粃糠症、口角糜爛、口內炎、癩皮病樣皮膚炎、小兒濕疹、維他命B2、B6缺乏引起之疾患

用法用量 皮下，肌注:2ml每天1~2次。Melermin H®針2ml*100`s($360)。

76429 Mero "信東"美露針注射液®（信東）$4.32/I (1.0 ML)

Rx

每 ml 含有：DEXTROMETHORPHAN HBR 10.0 MG；DIPHENHYDRAMINE HCL 5.0 MG

適應症 [衛核] 感冒、流行性感冒、喉頭炎、咽頭炎、支氣管炎、支氣管擴張症、氣喘性支氣管炎、支氣管氣喘、手術後咳嗽

用法用量 注:1天1次，1次10mg，Ⓗ，IM。

類似產品
Mero "信東"美露針注射液5毫克®（信東）

76430 Neo Husten "大豐"泛好嗽鎮注射液®（大豐）$15/I (2.0 ML-PIC/S)

Rx

每 ml 含有：CHLORPHENIRAMINE MALEATE 1.5 MG；DEXTROMETHORPHAN HBR 1.5 MG；DL-METHYLEPHEDRINE HCL 10.0 MG；GUAIACOL GLYCERYL ETHER (EQ TO GUAIFENESIN) 20.0 MG

適應症 [衛核] 急性支氣管炎、加答兒性咳漱、急慢性喉頭炎、氣喘、其他急慢性呼吸器疾病引起之咳嗽

用法用量 一天1次，1次1Amp，㊐，IM。
類似產品 Surso "壽元"舒咳注射液® （壽元）$15/I (2.0 ML-PIC/S)

76431 P.N.T. "正和"鼻能通膠囊® （正和）

每 Cap 含有：BELLADONNA EXTRACT 10.0 MG；CHLORPHENIRAMINE MALEATE 3.2 MG；GLYCYRRHIZINIC ACID (EQ TO GLYCYRRHETINIC ACID GLYCOSIDE)(EQ TO GLYCYRRHIZIC ACID) 10.0 MG；HESPERIDIN (VIT P) 5.0 MG；PHENYLPROPANOLAMINE HCL (DL-NOREPHEDRINE HCL) 40.0 MG

適應症 [衛核]緩解感冒之各種症狀(咳嗽、喀痰、流鼻水、鼻塞、打噴嚏)。
用法用量 一天2次，每次1粒。
類似產品 Ticos "井田" 涕可止膠囊® （井田）$0.5/C　Tonpicon "成大"通鼻康膠囊® （成大）

76432 Paonimin 保你明錠® （衛肯）

每 Tab 含有：BIOTIN 250.0 MCG；CHLORPHENIRAMINE MALEATE 5.0 MG；GLYCYRRHIZINIC ACID (EQ TO GLYCYRRHETINIC ACID GLYCOSIDE)(EQ TO GLYCYRRHIZIC ACID) 12.5 MG；NIACINAMIDE (NICOTINAMIDE) 10.0 MG；PANTOTHENATE CALCIUM 20.0 MG；PYRIDOXINE(VITAMIN B6) 5.0 MG；RIBOFLAVIN (VIT B2) 5.0 MG

適應症 [衛核]緩解過敏性鼻炎、枯草熱所引起之相關症狀（流鼻水、打噴嚏、眼睛及喉部搔癢）及過敏所引起之搔癢、皮膚癢疹。
用法用量 成人一天3~4次，每次1~2錠。

76433 Parammine 順安寧錠® （元宙）$0.53/T

每 Tab 含有：CAFFEINE ANHYDROUS 40.0 MG；DIMENHYDRINATE 50.0 MG

適應症 [衛核]預防或緩解動暈症(暈車、暈船、暈機)引起之頭暈、噁心、嘔吐、頭痛等症狀。
用法用量 通常成人1次1錠，每天2~3次，可視年齡、體重症動之差異而決定。

76434 Picanon 鼻佳能膠囊® （元宙/富邦）

每 Cap 含有：BELLADONNA EXTRACT 4.0 MG；CAFFEINE ANHYDROUS 50.0 MG；CHLORPHENIRAMINE MALEATE 4.0 MG；PSEUDOEPHEDRINE HCL 60.0 MG

適應症 [衛核]緩解過敏性鼻炎、枯草熱所引起之相關症狀(鼻塞、流鼻水、打噴嚏、眼睛及喉部搔癢)。
用法用量 成人每次1粒，每日2~3次。
類似產品 Quit Nasal 快安鼻炎膠囊® （壽元）　Superone "川田" 甘茂膠囊® （台裕/川田）
Suzulex Bien A 斯斯鼻炎膠囊® （五洲）　Uelian Anti-Biein M. 友聯鼻炎微粒膠囊® （永勝）

76435 Rehistacal B6 "大豐"力妃士他鈣B® （大豐）$15/I (5.0 ML-PIC/S)
Rx
每 5ml 含有：CALCIUM BROMIDE 40.0 MG；DIPHENHYDRAMINE HCL 4.0 MG；PYRIDOXINE HYDROCHLORIDE 1.0 MG

適應症 [衛核]氣喘、過敏性鼻炎、美尼攸氏徵候群、蕁麻疹、皮膚炎、接觸性皮膚炎、藥物過敏症、配尼西林疹、小兒蕁麻疹樣苔癬、濕疹、皮膚搔癢症、滲出性紅斑
用法用量 一天1~2次，每次1針IM。

76436 Subicomin "壽元" 壽鼻克敏錠® （壽元）

每 Tab 含有：CHLORPHENIRAMINE MALEATE 2.0 MG；PHENYLEPHRINE HCL 5.0 MG；PHENYLPROPANOLAMINE HCL (DL-NOREPHEDRINE HCL) 25.0 MG；PYRILAMINE MALEATE (MEPYRAMINE MALEATE) 12.5 MG

適應症 [衛核]緩解過敏性鼻炎、枯草熱所引起之相關症狀（流鼻水、鼻塞、打噴嚏、眼睛及喉部搔癢）。
用法用量 一天3~4次，每次1粒。

76437 Sumin "華興"適敏錠® （華興）

每 Tab 含有：BIOTIN 0.125 MG；GLYCINE (EQ TO AMINOACETIC ACID)(EQ TO GLYCOCOLL) 25.0 MG；GLYCYRRHIZATE (MONOPOTASSIUM) 23.87 MG；METHIONINE DL- 25.0 MG；NIACINAMIDE (NICOTINAMIDE) 25.0 MG；PANTOTHENATE CALCIUM 5.0 MG；PYRIDOXINE HCL 2.0 MG

適應症 [衛核]過敏性支氣管炎、支氣管氣喘、過敏性皮膚炎、濕疹、蕁麻疹、皮膚瘙痒症、痒疹。
用法用量 口服1天3次，每次1~2錠。

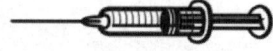

76 抗組織胺

76438 Sunso 鎮嗽糖漿® (井田) $25/Syr (60.0 ML-PIC/S)

Rx

每 ml 含有：CHLORPHENIRAMINE MALEATE 0.4 MG；CODEINE PHOSPHATE 2.0 MG；GUAIACOL GLYCOLATE (EQ TO GLYCERYL GUAIACOLATE) 16.6 MG；PSEUDOEPHEDRINE HCL 2.5 MG

適應症 [衛核] 鎮咳、袪痰(伴隨上呼吸道充血和支氣管充血的感冒、枯草熱、鼻竇炎、咳嗽、鼻塞、流鼻水、打噴嚏、喀痰之緩解)

用法用量 成人與12歲以上兒童，每次5ml，一天4次;12歲以下兒童半量。

76439 Sushin Nasal Inh. "老虎牙子"舒醒鼻用吸劑® (中美兄弟)

每 gm 含有：CAMPHOR 400.0 MG；EUCALYPTUS OIL (OLEUM EUCALYPTI) 50.0 MG；MENTHOL 400.0 MG；METHYL SALICYLATE 110.0 MG

適應症 [衛核] 鼻塞、頭眩、暈車、暈船、清涼。

76440 Topallergy S.C. 頂敏糖衣錠® (應元/豐田)

每 Tab 含有：CALCIUM CARBONATE 25.0 MG；CALCIUM PHOSPHATE MONOBASIC (CALCIUM BIPHOSPHATE) 120.0 MG；CHLORPHENIRAMINE MALEATE 2.0 MG；GLYCYRRHETATE AMMONIUM 5.0 MG；NIACINAMIDE (NICOTINAMIDE) 4.0 MG；PANTOTHENATE CALCIUM 3.0 MG；PYRIDOXINE HCL 1.0 MG；RIBOFLAVIN (VIT B2) 1.0 MG；TAURINE (EQ TO 2-AMINOETHANE SULFONIC ACID) 11.0 MG；THIAMINE HYDROCHLORIDE 3.0 MG

適應症 [衛核] 緩解過敏性鼻炎、枯草熱所引起之相關症狀(流鼻水、打噴嚏、眼睛及喉部搔癢)及過敏所引起之搔癢、皮膚癢疹

用法用量 成人一天3~4次，每次1~2錠。

76441 Vena-Phyllin 抑暈寧注射液® (信東)

Rx

每 ml 含有：DIPHENHYDRAMINE HCL 30.0 MG；DIPROPHYLLINE 26.0 MG

適應症 [衛核] 美尼攸氏症候群(眩暈、耳鳴、頭痛、嘔吐)、乘車船、飛機等交通工具及手術中後、X光照射、抗生物質製劑服用後等所致之噁心、嘔吐

用法用量 一天1~2次，每次1針IM。

76442 Venacalo-B6 "信東"美納鈣樂-B6注射液® (信東) $15/I (5.0 ML-PIC/S)

Rx

每 5ml 含有：DIPHENHYDRAMINE HCL 20.0 MG；PYRIDOXINE(VITAMIN B6) 5.0 MG

適應症 [衛核] 氣喘、過敏性鼻炎、蕁麻疹、皮膚炎、藥物過敏症、皮膚搔癢症

用法用量 成人靜脈注射5ml。

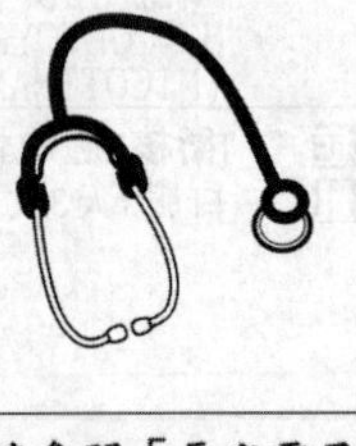

第七十七章 免疫抑制劑與免疫激活劑

Immunosuppresant&Immunactivastors

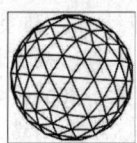

現在最夯的癌症免疫療法如雨後春筍，不遠將來將蔚為癌症治療主流(詳見§20-5癌症免疫治療劑)。

人體自我保護機制可分為三道防線，第一道由皮膚及各式上皮細胞組成，對外界致病源做出物理性隔離；第二道則是由巨噬細胞、嗜中性白血球、單核球、自然殺手細胞所組成的非特異性免疫反應；第三道則為特異性免疫系統(如T細胞、B細胞)，經由特殊抗體與病原體的抗原結合，使病原體活動力降低或讓其他免疫細胞來攻擊病原體。

免疫系統是天生的捍衛戰士，它是為生物自體的機轉，可辨識外來物而加以中和、代謝並消除或免疫反應的三大功能主要是一保護(defense)；二維持體內環境恆定(homeostasis)；三監視(surveillance)(圖77-1)。

A.免疫系統的兩大功能：(1)清除的功能：為了維持生命，細胞每天不斷的運作，因此產生許多的新陳代謝產物，而這些代謝癈物除了排尿、排便等途徑，主要需透過免疫系統清除體內各式各樣的垃圾。如：老化細胞、細胞殘骸(如紅血球壽命120天)、代謝廢物等。(2)抵抗疾病的功能：面對各種細菌、病毒、食安問題、空氣汙染等，體內的免疫系統須對抗各類外來物，免疫軍隊便會針對不同狀況使用不同武器來對抗外來物。

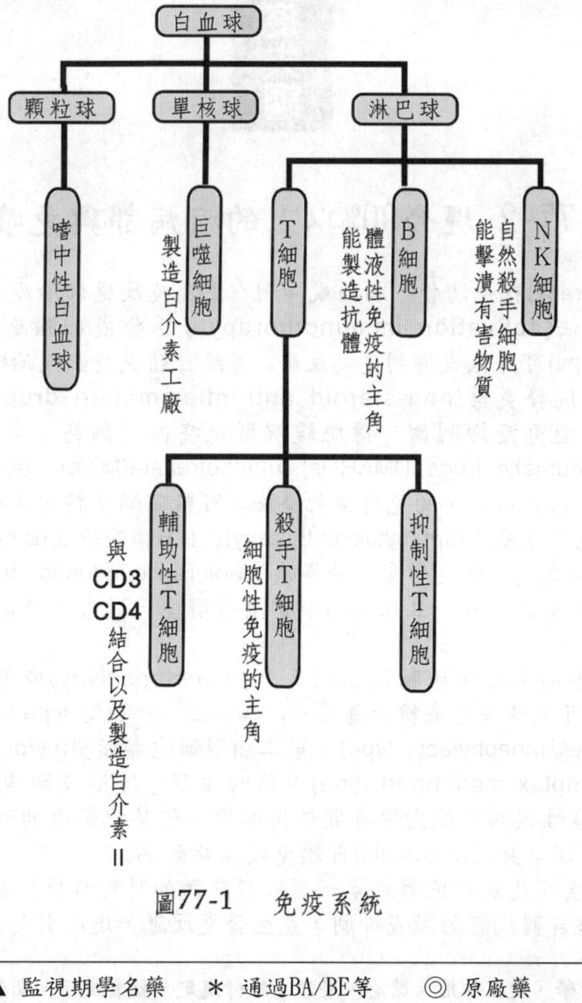

圖77-1　免疫系統

B.免疫與疾病的關係：(1)免疫不足：感冒、各種細菌感染、SARS、禽流感、肺結核、肺炎、B型肝炎、腸病毒、輪狀病毒、帶狀皰疹、慢性疲勞症候群(過勞)、皮膚黴菌感染、食物中毒、癌症、愛滋病、、、等。免疫軍隊無法即時消滅外來物。(2)免疫過度：各種過敏症(過敏性鼻炎、氣喘、蕁麻疹、異位性皮膚炎、花粉症、關節炎、、、等)。免疫軍隊對抗外來物時，製造過多的武器IgE，造成免疫過度反應。(3)自體免疫問題：紅斑性狼瘡、類風溼性關節炎、僵直性脊椎炎、乾癬、肝炎、乾燥症、多發性脊椎硬化症、重肌無力、、、等。自體免疫系統無法分辨敵人或自己，如軍隊中的士兵矇著眼睛開槍，打中敵人也可能攻擊到自己的細胞。(如圖77-2)

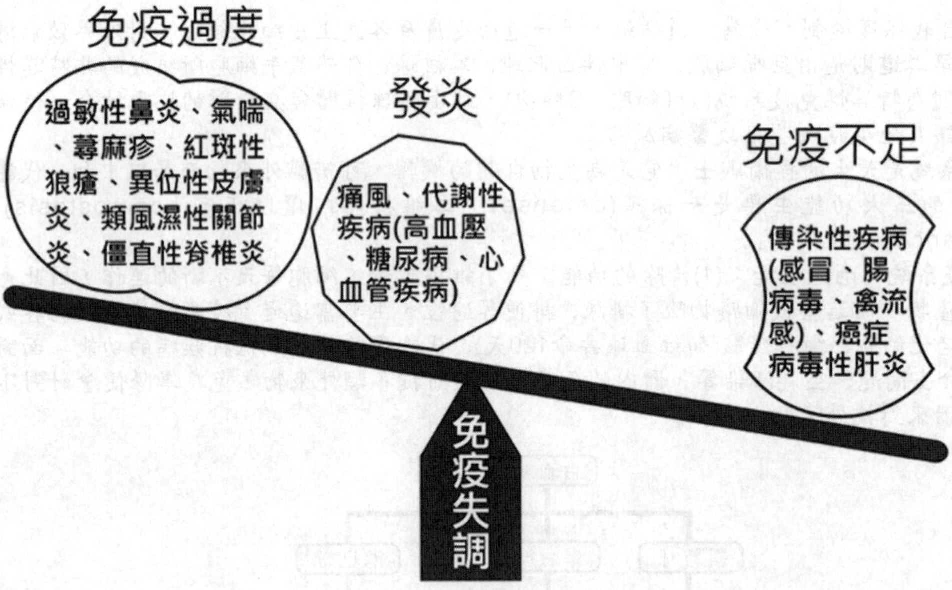

圖77-2 現今90%以上的疾病都與免疫相關

免疫療法(immunotherapy)就是誘發，加強或抑制宿主免疫反應來治療疾病的方法。因此免疫療法可分成①激活性免疫療法(activation immunotherapy可誘發或加強免疫反應②抑制度免疫療法(suppression immunotherapy)可降低或抑制免疫反應。傳統自體免疫疾病治療以抑制發炎反應為主，主要使用藥物有非類固醇抗發炎藥(non-steroid anti-inflammation drugs, NSAIDs)、皮質類固醇(corticosteroids)與緩解型免疫抑制劑，傳統緩解型免疫抑制劑為小分子的疾病修飾抗風濕藥物(disease-modifying anti-rheumatic drugs, DMARDs)如methotrexate(MTX)。現今受惠於免疫學、分子生物及基因工程的進步，以生物製劑為主的免疫標靶療法，可精確瞄準特定免疫分子進行抑制，此類免疫標靶療法可分為：抗細胞激素療法(anti-cytokine therapy)、抗B細胞療法(B cell depletion therapy)、抗T細胞療法(T cell depletion therapy)、免疫耐受性誘導療法(tolerance induction therapy)四大類。標靶治療與傳統法相較，副作用少但價格昂貴，且標靶治療仍屬緩解型，通常一併搭配NSAIDs及其他藥物共同使用。

對人體無益反而有害的免疫反應稱為過敏反應(hypersensitivity)或免疫疾病(immmunologically mediated disease)，大致可依致病的機轉分為第一、二、三、四類型(type I、II、III、IV)等四種免疫疾病。第一類型無防禦性類型(anaphylactic type)；第二類型細胞毒類型(cytotoxic type)；第三類型免疫複合介質類型(immune complex mediatged type)；第四類型遲緩型或細胞介質類型(delayed 或 cell-mediated type)。自體免疫性疾病可能影響身體任何部份，依其攻擊標的可分為(A)器官特異性(organ-specific)自體免疫疾病與(B)全身性(systemic)自體免疫疾病兩類。

(A)器官特異性自體免疫疾病是自體抗體將單一器官或腺體的特定目標抗原作為攻擊標的，因此只有一器官或腺體的功能會被自體抗體刺激或抑制，產生發炎反應，進而引發病變，主要疾病包括：愛迪森氏症(Addison's Disease)、再生不良性貧血(Autoimmune Anemia)、古德巴斯德症候群(Goodpasture's Syndrome)、橋本氏甲狀腺炎(Hashimoto's Thyroiditis)、第一型糖尿病(Type 1 Diabetes Mellitus)、葛瑞夫茲症(Grave's Disease)、重症肌無力(Myasthenia Gravis)、自體免疫性肝炎(Autoimmune Hepatitis)、乾癬(Psoriasis)等。

(B)全身性自體免疫疾病的攻擊標的則是作用於大範圍全身性的目標抗原，引起全身性組織傷害，導致多重器官與組織產生發炎性疾。這類型的疾病有：類風濕性關節炎(Rheumatoid Arthritis, RA)、多發性硬化症(Multiple Sclerosis, MS)、紅斑狼瘡(Systemic Lupus Erythematosus, SLE)、薛格連氏症候群/乾燥症(Sjogren's Syndrome)、僵直性脊椎炎(Ankylosing Spondylitis, AS)等。

免疫抑制劑大都用於人體器官移植抗排斥和自體免疫疾病；免疫激活劑可增強人體的免疫力，大都用於治療慢性B型肝炎和C型肝炎，以及多發性硬化症的治療。

免疫抑制劑包括：

①葡萄糖皮質素：抑制細胞荷爾蒙的合成，如IL-1，IL2。

②Muromonab-CD3：單株抗體

③Calcineurin抑制劑：抑制細胞荷爾蒙的合成IL-2。

④Daclizumab與Basiliximab：阻斷IL-2受體。

⑤Sirolimus：抑制IL-2的作用。

⑥細胞激素性及抗增生藥物：azathioprine methotrexate cyclophosphamide mycophenolate mofetil

§ 77.1 免疫抑制劑

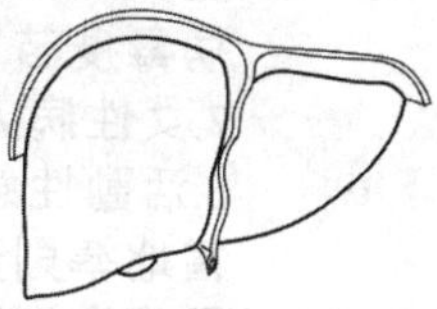

77101 ALEMTUZUMAB

孕C 乳? 陸 14D

℞ 12 MG/注射劑(I)；

商名

Lemtrada® (BOEHRINGER INGELHEIM/賽諾菲)
$257108/I(12MG-PIC/S-1.2ML)

藥理作用 1.Alemtuzumab對多發性硬化症之療效的確實機制未知，但推測應與CD52的結合有關，CD52是T和B淋巴細胞、以及自然殺手細胞、單核細胞和巨噬細胞上表現的一種細胞表面抗原。

2.Alemtuzumab結合至T和B淋巴細胞之細胞表面後，導致抗體依賴性細胞溶解和補體介導的溶解作用。

適應症 **[衛核]可用於治療有臨床及影像證實為活動性疾病狀態的成人復發緩解型多發性硬化症(RRMS)。基於安全性考量，應使用於曾經接受2項或以上藥品治療反應不佳且有可能導致嚴重神經學障礙之多發性硬化症病人。**

用法用量 1.本藥建議劑量為12mg/day，以靜脈輸注給予2個療程：

ⓐ起始療程：12mg/day連續5天(總劑量60mg)。

ⓑ第2個療程：起始療程結束12個月後，給予12mg/day連續3天(總劑量36mg)。

2.本藥治療前確定病人是否有水痘史或曾進行過水痘帶狀皰疹病毒(VZV)疫苗接種。如果否，對病人進行VZV抗體檢測並考慮對抗體為陰性病人進行接種。延後本藥治療直到VZV接種後6週。

3.本藥每個療程的首3天，在即將輸注前給予病人高劑量皮質類固醇(1,000mg methylprednisolone或等效藥品)作為前置用藥。

4.從每個療程第一天開始給予抗病毒藥預防皰疹病毒感染，持續直至本藥治療後至少2個月或直到CD4+淋巴細胞計數≥200cell/μl，以後發生者為準。

不良反應 1.本藥病人中最常見的不良反應(至少10%病人發生並且比干擾素β-1a治療病人發生率

更高)是皮疹、頭痛、發熱、鼻咽炎、噁心、尿道感染、疲倦、失眠、上呼吸道感染、皰疹病毒感染、蕁麻疹、搔癢、甲狀腺疾病、真菌感染、關節痛、四肢疼痛、背痛、腹瀉、鼻竇炎、口咽部疼痛、感覺錯亂、頭暈、腹痛、潮紅和嘔吐。
2.嚴重不良反應包括自體免疫、輸注反應、惡性腫瘤、免疫性血小板低下症、腎絲球腎病、甲狀腺疾病、其他自體免疫性血球細胞減少症、感染、肺炎。

醫療須知 1.可能增加嚴重、可能致命的自體免疫疾病風險，例如：甲狀腺疾病、免疫性血小板低下症和抗腎絲球基底膜病變。因此在最後一次療程結束後的48個月內應監測全血血球分類計數、血清肌酐酸濃度和尿液分析及尿細胞計數。
2.可能導致嚴重且危及生命的輸注反應。因此須在有設備和人員足以治療嚴重輸注反應的環境中給予，且每次輸注後監測病人2小時。但必須知會病人2小時監測期過後也可能發生嚴重輸注反應。
3.可能增加惡性腫瘤風險，包括：甲狀腺癌、黑色素瘤和淋巴增生性疾病。為監測黑色素瘤，接受治療的病人須進行基期和每年一次的皮膚檢查。
4.由於上述的風險，只在執行台灣風險評估暨管控計畫的醫療院所處方給藥。
5.曾有案例報導輸注後引起中風和腦頸動脈剝離。應告知病人中風和腦頸動脈剝離的症狀，以便及時就醫。
6.療程前確定病人是否有水痘史或曾進行過水痘帶狀皰疹病毒疫苗接種。如果否，對病人進行VZV抗體檢測並考慮對抗體為陰性病人進行接種並延後治療直到疫苗接種後6週。療程之後，不可給予活病毒疫苗。接受本藥治療的病人會改變免疫能力，給予活病毒疫苗可能會提高感染風險。
7.女性病人建議每年做人類乳突病毒篩檢。
8.活動性感染期的病人，考慮延後治療，直到感染完全控制為止。而使用前必須依照當地準則進行肺結核篩檢。肺結核篩檢結果呈陽性的病人，在開始治療前，須依標準醫療準則進行治療。
9.目前沒有與B型肝炎病毒或C型肝炎病毒再活化的相關資料。開始治療前，應考慮對高風險病人進行篩檢，對於已確認為B型肝炎病毒或C型肝炎病毒帶原者的病人在給予時應小心。
10.與抗腫瘤藥物或免疫抑制療法合併使用可能會增加免疫抑制的風險。

77102 ANIFROLUMAB

℞ 150 MG/ML/注射劑(I);

商 名

Saphnelo® ◎ (ASTRAZENECA/阿斯特捷利康)
$26109/I(150MG/ML-PIC/S-2ML)

藥理作用 1.Anifrolumab是人類免疫球蛋白G1單株抗體，以高專一性和親和性與第一型干擾素受體(IFNAR1)的次單元1結合。這類結合會抑制第一型IFN的訊息傳遞，進而阻斷第一型IFN的生物活性。
2.Anifrolumab會誘發IFNAR1內化，進而減少細胞表面可用於受體組裝的IFNAR1量。阻斷受體介導第一型IFN的訊息傳遞會抑制IFN反應基因表現，以及下游發炎與免疫過程。
3.第一型IFN在SLE的致病機轉中扮演重要的角色。多數SLE成年病人(約 60~80%)具有高濃度的第一型IFN誘導基因，與增加疾病活性和嚴重度有關。

適 應 症 [衛核]與標準治療併用，適用於在標準治療下仍為中度至重度的自體免疫抗體陽性之全身性紅斑性狼瘡成年病人。
使用限制：目前尚未有臨床試驗顯示本品用於嚴重狼瘡腎炎或嚴重中樞神經系統狼瘡之療效與安全性。

用法用量 1.本藥之建議劑量為300毫克，以靜脈輸注給藥，輸注時間為30分鐘，每4週一次。
2.如果錯過預定之輸注，應儘快注射本藥。兩劑之間應至少間隔14天。

不良反應 最常見的不良事件(≥5%)為咽炎、上呼吸道感染、泌尿道感染、支氣管炎、輸注相關反應、頭痛、帶狀疱疹、背痛、鼻竇炎和咳嗽。

醫療須知 1.曾通報在輸注anifrolumab後出現嚴重過敏反應(serious hypersensitivity)，包括全身性嚴重過敏反應(anaphylaxis)。
2.本藥會增加呼吸道感染及帶狀疱疹的風險。
3.開始本藥治療前，應考慮依現行免疫準則完成所有適當的疫苗接種。請避免在病人接受本藥治療的同時施打活疫苗或減毒疫苗。
4.本藥治療時不建議併用生物製劑治療。

77103 AZATHIOPRINE

孕 D 乳 - 食 + 泄 肝/腎 半 3h

℞ 50 MG/錠劑(T);

商　名
Asazipam® (永信) $9.6/T(50MG-PIC/S)
Azamun® (科進) $9.6/T(50MG-PIC/S),
Azaprine® (皇佳/意欣) $9.6/T(50MG-PIC/S)
Imuran Azathioprine® ◎ (ASPEN/安沛) $9.6/T(50MG-PIC/S),

藥理作用 尚未完全確定。它轉變成6-mercaptopurine，顯然干擾核酸，與蛋白質的合成，和輔酶的功能，它也可以改變細胞的代謝。

適應症 [衛核]腎臟移植手術防止排斥作用的輔助療法、全身性紅斑狼瘡、重度風濕性關節炎、急慢性白血病

用法用量 1.排斥作用的預防–開始時，在移植之前靜注3~5mg/kg/天，儘快的改成口服治療。通常的維持範圍是1~3mg/kg/天。
2.風濕性關節炎–開始時，1mg/kg單一劑量或分成兩次劑量。若反應不理想和沒有顯著的嚴重毒性則依4~6週的間隔逐步地增加，每天0.5mg/kg。一天最大量為2.5mg/kg。

不良反應 重複感染(免疫力受到抑制)、感染、發燒、寒顫、喉嚨痛、感冒瘡、噁心、嘔吐。嚴重者：骨髓抑制，顆粒性白血球缺乏症。

醫療須知 1.留意肝功能不良發生(搔癢、暗色尿、淡色糞便、皮膚或鞏膜黃色化)，並提醒醫師。
2.下列患者要小心使用：肝或腎功不良，臨床活動性的感染期間，孕婦與哺乳婦，及有分娩可能的婦人。
3.確認azathioprine必須小心評估利益一危險之比較，急性骨髓組胞性白血病病及固體腫瘤曾發生在接受本藥的風濕性關節炎患者。
4.強調良好的衛生，並且在azathioprine治療期間，要避免引起感冒或感染；若感冒了，要立即用適當的藥物治療，而且athioprine也可能需要減量
5.若同時給多allopurinol，則azathioprine的量要減至⅓~¼。
6.服用本藥患者的抗菌能力下降須避免與病菌傳染源接觸。
7.類風濕性關節炎患者通常需要6~8週療程(從晨起關節僵硬及緊繃程度改善得知)若治療12週後未見改善一般需要停藥。
8.檢查CBC(包括Hgb及血小板數目等)，治療前及開始治療第一個月內至少每週一次，治療第二及第三個月內每個月二次，而後每月一次，如有需要(如劑量或療法改變時)，之後仍可每月檢驗多次。
9.治療期間內及停藥後4個月內應避孕。藥物對懷孕極具潛在危險。
10.先天性缺乏硫嘌呤甲基轉移酶(TPMT)活性之病人對azathioprine的骨髓抑制作用非常敏感；NUDT15表現微弱代謝型者在亞裔族群中發生頻率較高，此類病人使用azathioprine治療時，可能會增加嚴重的骨髓抑制風險，並可能導致病人危及生命或死亡之後果。
11.若於使用含azathioprine成分藥品期間，出現疲倦、噁心嘔吐、喉嚨痛、發熱、發冷、口腔潰瘍、不正常出血或瘀血、呼吸急促，或任何疑似感染現象等癥候，請立即告知醫療人員或尋求醫療協助。

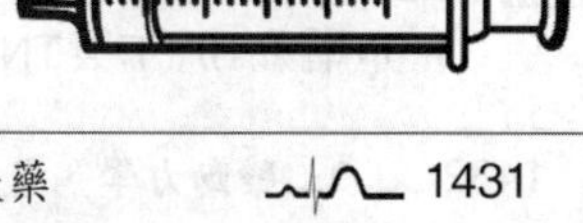

77104 BASILIXIMAB

孕B 乳? 泄 血漿 T½ 7.2D

Rx 20 MG/ML/注射劑(I);

商名 Simulect LYO® ◎ (NOVARTIS/諾華)

藥理作用 本藥是一種人鼠嵌合型的單株抗體(IgG ₁χ)可做為特定的免疫抑制劑，本藥可以直接和T淋巴腺(T-lymphocyte)表面上，用於對抗原入侵產生反應的淋巴介白質−2(interleukin-2)受體的α−鍵(α-chain)相結合(CD25 antigen)。本藥高度選擇與化的T-lymphocyte上CD25抗原結合，顯現與interleukin-2受體高度的親和性，因此防止T-lymphocyte上的interleukin-2受體和interleukin-2結合，也防止T-lymphocyte的活化。如欲完全並且協調地將interleukin-2受體阻斷，必須將本藥的血清濃度維持在0.2μg/mL。當濃度降到低於此濃度的時候，可測得的CD25 antigen值在1~2星期即會回復到治療之前的值。本藥並不會導致細胞素(cytokine)的釋出或是骨髓抑制(myelosuppression)。

適應症 [衛核]用於新的腎臟移植(DE NOVO RENAL TRANSPLANTATION)、預防急性器官排斥現象之發生，而且是伴隨以CYCLOSPORIN的微乳劑型(MICROEMULSION)和皮質固醇為基礎的免疫抑制劑治療方式併用；或與CYCLOSPORIN的微乳劑型(MICROEMULSION)、皮質固醇加入AZATHIOPRINE 或 MYCOPHENOLATE MOFETIL 的三重免疫抑制劑為主的治療方式併用。

用法用量 1.成人：標準之總劑量為40mg，分成兩次給藥，每次各給予20mg。第一劑20mg必須於移植手術前兩個小時之內給藥。第二個20mg則必須在移植之後第4天給藥。如果有手術後之併發症，如移植失敗發生時，第二劑必須停止給藥。

2.兒童：在用於體重低於35kg之小兒科患者時，建議之總劑量為20mg，分兩次給藥每次給予10mg。而當小患者體重為35kg或以上時，建議之使用劑量即為成人之劑量，亦即總劑量為40mg，分成兩次每次各給予20mg。第一劑必須於移植手術前兩個小時之內給藥。第二劑則必須在移植之後第4天給藥。如果有手術後之併發症如移植失敗發生時，第二劑必須停止給藥。

3.給藥方式：本藥混合溶解後，可以靜脈灌注20~30分鐘或是靜脈注射等方式給藥。

不良反應 常見的副作用包括便秘、尿路感染、疼痛、噁心、週邊組織水腫、高血壓、貧血、頭痛和高鉀血症。

醫療須知 1.本藥只能由對於器官移植後免疫抑制治療有經驗之醫師處方使用。除了cyclosporin之微乳劑及皮質固醇外，本藥和其他的免抑抑制劑共用之經驗受限。在本藥的建議劑量範圍之內，只有有限的患者和azathioprine共同投與，而另外有些的患者在器官移植後則同時接受mycophenolate mofetil或是抗體治療劑例如OKT 3或ATG/ALG等。雖然這些患者並沒有顯示出免疫過度抑制之症狀，但是除了cyclosporin之微乳劑(microemulsion)及皮質固醇外，本藥和其他免抑抑制劑共用可能會增加產生免疫過度抑制之可能性。

2.因為本藥是一種免疫球蛋白，所以並無須考慮藥物代謝的交互作用。在接受本藥治療的患者中，產生human antimurine antibody(HAMA)反應者極少(3.5%)。

3.除了對於母親可能的獲益遠大於對於胎兒的可能的危險之外，本藥不應投與懷孕之婦女。由於本藥是一種免疫球蛋白G抗體(IgG1π)，他可以穿透胎盤並可能和乳汁一起分泌出來，接受本藥治療的婦女於第二劑投與之後八週內，不應該親自餵乳。

4.使用本藥以後，至少2星期不可注射疫苗。

77105 BELIMUMAB

孕X T½ 19.4D

Rx 120 MG, 400 MG/注射劑(I);

商名 Benlysta® ◎ (GLAXO/葛蘭素史克) $4055/I(120MG-PIC/S-120MG), $13293/I(400MG-PIC/S-400MG)

藥理作用 1.BENLYSTA是人類IgG1λ的單株抗體，會專一性地與可溶性人類B淋巴球刺激劑(BLyS，亦稱為BAFF與TNFSF13B，為B細胞存活因子)結合，並抑制可溶性BLyS與B細胞上的

77105

受體結合。

2.BENLYSTA並不直接作用於B細胞，而是與BLyS結合。BENLYSTA會抑制B細胞的存活(含自體反應B細胞)，並減少B細胞分化為可產生免疫球蛋白之漿細胞。

適 應 症 [衛核]1.與標準治療併用，適用於在標準治療下仍存有高疾病活性(如：同時符合anti-dsDNA陽性、低補體、SELENA SLEDAI≧8)的自體免疫抗體陽性的全身性紅斑性狼瘡5歲以上病人。

2.與標準治療併用，適用於患有活動性狼瘡腎炎的成年病人。

用法用量 1.合格醫師必須在診斷與治療SLE具有相當經驗才能開始與監督本藥的治療。本藥應由接受過輸注訓練的合格醫療專業人員給藥。由於給予本藥可能會有嚴重或危及性命的過敏反應與輸注反應，病患曾在藥物輸注後數小時發生急性過敏反應症狀。亦曾觀察到在經過初步適當症狀處理後明顯臨床過敏反應再度出現。

2.考量晚發性過敏反應發生的可能性，病患接受本藥之後應留在可進行嚴密臨床監視的場所較長一段時間(數小時)，尤其至少在頭兩次輸注本藥之後。需告知使用本藥的病患發生嚴重或危及性命的過敏反應之潛在風險及晚發性過敏反應或過敏反應再出現之可能性。此產品資訊應於每次病患接受本藥時交付病患。

3.在本藥輸注前，可考慮預先投藥(含抗組織胺劑，可併用或不併用解熱劑)。

4.建議劑量為10mg/kg。在第0、14及28天給藥一次，之後每4週一次。必須持續評估患者的情況。若經6個月的治療後，疾病控制未見改善，則應考慮停用本藥。

5.B本藥必須以1小時的時間輸注給藥。切勿直接靜脈注射(IV bolus)B本藥。

6.患者若出現輸注反應，可減緩輸注速率或暫停輸注。但若發生可能危及生命的不良反應，則應立即停止輸注。

不良反應 1.感染與寄生蟲侵染：極常見-細菌感染(如：支氣管炎、膀胱炎)；常見-病毒性腸胃炎、咽頭炎、鼻咽炎。

2.血液與淋巴系統疾患：常見-白血球減少。

3.免疫系統疾患：常見-過敏反應(Hypersensitivity reactions)；不常見-過敏性反應(Anaphylactic reactions)、血管性水腫。

4.精神疾患：常見-憂鬱、失眠。

5.神經系統疾患：常見-偏頭痛。

6.胃腸疾患：極常見-腹瀉、噁心。

7.皮膚與皮下組織疾患：不常見-蕁麻疹、皮疹。

8.肌肉骨骼及結締組織疾患：常見-四肢疼痛。

9.一般性疾患與給藥部位的症狀：常見-輸注相關反應、發燒。

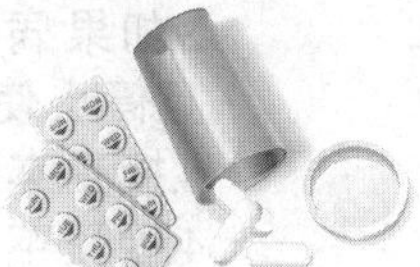

醫療須知 1.不建議使用於：

- 嚴重活躍的中樞神經系統狼瘡
- 嚴重活躍的狼瘡性腎炎
- 人類免疫不全病毒(HIV)
- 曾有B型或C型肝炎病史，或目前患有B型或C型肝炎(包括無症狀帶原者)
- 低gamma球蛋白血症(IgG<400mg/dl)或IgA不足(IgA<10mg/dl)
- 曾有重大器官移植、造血幹細胞/細胞/骨髓移植或腎臟移植病史

2.在臨床試驗對照期間，本藥組比安慰劑對照組有較多的死亡案例報告。在3個臨床試驗(共2133名病患)中，有14例死亡事件發生於安慰劑組對照雙盲治療期。

3.給予本藥可能會有嚴重而致死的過敏反應與輸注反應。發生嚴重反應時，必須立即停止輸注本藥，並給予適當的藥物治療。發生過敏反應的風險在頭兩次輸注最高。

4.若醫師考慮讓慢性感染或有復發感染病史的患者使用本藥，應特別謹慎。患者若正在治療慢性感染症，則不應開始本藥治療。患者若於本藥治療期間發生感染，應密切監測該患者。

5.應教導接受本藥治療的病患，若他們發生新的憂鬱症狀或原有憂鬱症狀加重，有自殺意念或其他情緒變化，應向其醫療照護者尋求協助。

6.於本藥治療前30天內與本藥治療期間不應同時接種活性減毒疫苗。
7.免疫調節劑(含belimumab)可能會增加發生惡性腫瘤的風險。若考慮讓有惡性腫瘤病史或已產生惡性腫瘤的患者以belimumab治療，應特別謹慎。

77106 BRODALUMAB

Rx 210 MG/注射劑(I);

商名 Lumicef® ◎ (瑪里士/協和麒麟) $13171/I(210MG-PIC/S-210MG)

藥理作用 1.Brodalumab是一種人類單株IgG2抗體，可選擇性地結合人類IL-17RA，抑制其與細胞激素IL-17A、IL-17F、IL-17C、IL-17A/F異質二聚體和IL-25的交互作用。
2.阻斷IL-17RA抑制IL-17細胞激素的誘導反應，包括前發炎性細胞激素(proinflammatory cytokine)和趨化因子的釋放。

適應症 [衛核]1.治療適合接受全身性治療的中至重度斑塊性乾癬成人病人。
2.治療適合接受全身性治療的膿疱性乾癬之成人病人。
3.治療對疾病緩解型抗風濕性藥物(DMARDs)無效或無法耐受的活動性乾癬性關節炎成人病人。
4.治療患有活動性僵直性脊椎炎的成人病人。

用法用量 1.本藥建議劑量為第0、1和2週皮下注射210毫克，之後每2週給予210毫克。
2.若本藥治療12週至16週後，未能達到適當的治療反應時，應考慮停止治療。在未達到適當反應的病人，繼續使用超過16週不太可能有更大的成效。
3.在開始使用本藥之前，應先進行評估病人是否有結核病感染。

不良反應 本藥組受試者的發生率≧1%且頻率高於安慰劑組的不良反應：關節痛、頭痛、疲勞、腹瀉、口咽疼痛、噁心、肌肉疼痛、注射部位反應(疼痛、紅斑、瘀傷、出血、瘙癢)、流感、嗜中性白血球減少症、癬感染(足癬、變色糠疹(汗斑)、股癬)。

醫療須知 1.告知病人和照顧者當出現自殺意念或行為、新出現或惡化的憂鬱症、焦慮症或其他情緒變化等臨床表徵時，應尋求醫療照護。
2.如果病人發生嚴重感染或是對於感染的標準治療沒有反應時，應密切監測病人，並且停止使用本藥治療，直到感染消除。
3.接受本藥的病人有5.6%觀察到絕對嗜中性白血球降低，通常是短暫且可逆。
4.接受本藥治療的病人在治療期間和治療之後，應密切監測是否有活動性結核病的徵候和症狀。
5.在開始以本藥治療前應會診有B型肝炎治療專長的肝臟專科醫師進一步評估及考慮是否使用B型肝炎抗病毒治療。
6.開始以本藥治療前，病人應先接受anti-HCV篩檢，必要時檢測HCV RNA。
7.克隆氏症的病人，禁止使用本藥。若病人在使用本藥時發生克隆氏症，應停止使用本藥。
8.使用本藥治療的病人，請勿同時接種活性疫苗。

77107 CYCLOSPORIN

孕C 乳+ 食± 泄肝 半 19~27h

Rx 25 MG, 100 MG/膠囊劑(C); 100 MG/ML/液劑(Sol);

商名 Sandimmun Neoral Soft® ◎ (CATALENT GERMANY/諾華) $35.6/C(25MG-PIC/S), $113/C(100MG-PIC/S)
Sandimmun Neoral® ◎ (DELPHARM/諾華) $7941/Sol(100MG/ML-PIC/S-50ML)

藥理作用 1.Cyclosporin環孢靈(又稱cyclosporin A)為含有11個胺基酸之環型多肽類(polypeptide)。它是一種很強有效的免疫抑制劑，可以延長動物之皮膚、心臟、腎臟、胰臟、骨髓、小腸及肺臟等同種異體移植之存活。
2.Cyclosporin抑制T細胞促成性反應之發生，包括同種異體免疫，延遲性皮膚過敏，過敏性腦脊髓炎，freund氏佐藥關節炎，移植物反宿主疾病及T細胞依賴性抗體之產生。它也可抑制淋巴荷爾蒙(lymphokine)之產生及釋放，包括interleukin 2或T細胞生長因子(TCGF)。

3.Cyclosporin對淋巴球有選擇性及可逆性之作用。不像細胞抑制劑，它並不抑制造血，而且對吞噬細胞的功能沒有影響。

適應症 [衛核]1.預防器官移植及骨髓移植後之移植排斥，預防移植反宿主疾病。

2.活動性有失明危險之中部或後部非感染性葡萄膜炎，使用傳統療法無法控制者。

3.BECHET病一再發炎，且已侵犯視網膜者。

4.替代性療法無效或不適用之嚴重性乾癬。

5.標準療法無效或不適用之嚴重類風濕性關節炎。

6.以類固醇治療無效或對類固醇有依賴性的原發性腎病症候群(活體檢視(BIOPSY))，主要為微小病變疾病或局部環節腎絲球硬化症，經細胞穩定(CYTOSTATIC)治療無效且腎功能指數在正常值50%以上之病人。

7.後天型嚴重再生不良性貧血。異位性皮膚炎。

用法用量 1.靜脈輸注濃縮液：濃縮液須用生理食鹽溶液或百分之五葡萄糖液以1:20至1:100之比例稀釋後，再以緩慢靜脈滴注約2~6小時。以濃縮液開始治療之推薦劑量為每日每kg體重3~5mg。在胃腸障礙可能減弱口服溶液吸收時，必須以靜脈投予正在服用中之口服劑量之三分之一的劑量。器官移植之開始治療：必須在器官移植前4~12小時開始治療。骨髓移植之開始治療：必須在移植前一日投予次劑量；做為初次劑量及移植後二星期改為口服維持治療前，這段期間內，大多數病例，以使用靜脈滴注為佳。

2.器官移植使用口服溶液：開始治療必須在手術前4~12小時，給予每kg體重14~17.5mg。然後，此每日劑量通常按每個月減少每日每kg體重2mg直至每日每kg體重6~8mg之維持劑量。使用放射性免疫分析監測血中濃度，劑量可逐漸調整到最低血中濃度維持在250~1000ng/ml(相當於血清/血漿之50~200ng/ml)之期望範圍。

3.自體免疫疾病之治療最初以每kg體重2.5mg口服液，每天不得超過5mg。

不良反應 1.在器官移植患者最常見的副作用為：多毛症、震顫、腎功能減弱、肝功能障礙、齒齦肥厚、以及胃腸障礙(食慾不振、噁心、嘔吐)、高血壓、高血鎂、高血鉀。

2.在骨髓移植患者最常見的副作用為：震顫、胃腸障礙(食慾不振、噁心、嘔吐)、腎功能減弱、以及多毛症、也曾出現臉部浮腫。

3.治療自體免疫疾病時之副作用較輕。

77108 EVEROLIMUS (Low Dose)

孕 C 乳 - 泄 肝 ½ 25h

℞ 0.25 MG, 0.5 MG, 0.75 MG/錠劑(T);

商名

Certican® ◎ (NOVARTIS/諾華) $229/T(0.75MG-PIC/S), $76/T(0.25MG-PIC/S), $163/T(0.5MG-PIC/S)

藥理作用 1.Everolimus為一增殖訊息抑制劑，能預防嚙齒動物及非人類靈長目同種移植的排斥作用。其可抑制抗體活化的T細胞增生而產生免疫抑制作用，藉由T細胞特異性白血球干擾素驅動，(如：白血球干擾素-2與白血球干擾素-15)，而擴大複製。

2.Everolimus抑制細胞內訊息傳導路徑，其通常經由T細胞生長因子結合至各自的受體觸發導致細胞的增生。經由everolimus阻斷此訊息導致於細胞週期之G1期產生細胞休止狀態。

3.Everolimus與細胞質蛋白FKBP-12形成一複合物，可抑制由p70 S6的生長刺激因子所促進的磷酸化作用。由於p70 S6的促進磷酸化作用是在FRAP(亦稱為m-TOR)的控制下進行，此發現說明everolimus- FKBP-12複合物與FRAP結合而且會干擾FARP的功能。FARP為一主要的調節性蛋白，其可控制細胞的代謝、生長及增生，使FARP喪失功能因此而導致everolimus細胞週期產生休止狀態。

適應症 [衛核]1.腎臟及心臟移植：併用減量ciclosporin微乳製劑及類固醇，預防腎臟或心臟移植的成人病患之免疫器官排次作用。

2.肝臟移植：用於預防肝臟移植病患之器官排斥。Certican應於接受移植手術至少30天後與減量的tacrolimus及類固醇併用。

用法用量 1.開始及維持以everolimus治療只可由於器官移植後免疫抑制治療經驗的醫師執行，且可得到everolimus的全血監測值。

2.成人：建議腎臟或心臟移植的病患初始劑量為0.75mg一天二次，於移植後應盡快服用，然後控制劑量維持血中最低濃度3~8ng/ml。每日everolimus的劑量應分兩次(一日二次)的劑量口服。

3.Everolimus應持續一貫與食物或不與食物服用的習慣且服用時間須與ciclosporin微乳製劑相同。Everolimus只可口服投與。

4.Everolimus錠劑應與一杯水整錠吞服不可壓碎。對於不能吞嚥整顆錠劑的病患，可服用everolimus可溶錠。

5.以everolimus治療的病患可依血液中所達濃度、耐受性、個別反應、併用藥物及臨床情況可能須調整劑量，可以4~5天的間隔來調整。

不良反應 1.副作用如以下分類列出，發生頻率之評估值：極常見10%；常見1%至<10%；不常見0.1%至<1%。

2.極常見：白血球減少、高膽固醇血症、高血脂症。

3.常見：血小板減少、貧血、凝血異常、血栓性血小板減少紫瘢/溶血性尿毒症候群、病毒、細菌及黴菌感染、敗血症、高三酸甘油脂血症、高血壓、淋巴囊腫、靜脈血栓栓塞、肺炎(pneumonia)、腹痛、腹瀉、噁心、嘔吐、胰臟炎、血管神經性水腫、青春痘、手術傷口併發症、泌尿道感染、水腫、疼痛。

4.不常見：溶血、傷口感染、男性腺素低下(睪固酮減少、黃體荷爾蒙增加)、間質性肺炎、肝炎、肝病、黃膽、肝功能檢驗異常、紅疹、肌痛、腎小管壞死、腎盂腎炎。

醫療須知 1.本藥曾於臨床試驗與ciclosporin微乳劑型、basiliximab及類固醇併用。本藥與非前述之其他的免疫抑制劑併用並未被適當的研究。尚未有適當的研究本藥用於具高度排斥危險的患者。

2.除非利益評估大於危險性，並不建議與強力的3A4 -抑制劑(如：ketoconazole、itraconazole、voriconazole、clarithromycin、telithromycin、ritonavir)及誘導劑(如：rifampicin、rifabutin)併服。

3.患者接受免疫抑制劑包括本藥的療法，特別於皮膚會增加發生淋巴瘤或其他惡性腫瘤的危險 (參看"不良反應"一節)。其絕對的危險性似乎與免疫抑制的作用時間與強度較相關。

4.過度的免疫抑制易造成感染特別是機會性的病原體。曾有致命性感染與敗血症的報告。

5.如同這些藥物個別的處方資訊所述，患者服用HMG-CoA還原酶抑制劑與/或fibrate應監測可能發生的副作用。

6.患有罕見對半乳糖不耐受性、嚴重缺乏乳糖酵素或葡萄糖-半乳糖吸收不良等遺傳問題的患者不應服用此藥物。

77109 FILGOTINIB MALEATE

孕 X 乳 - 泄 代謝/尿 半 7h

Rx 127.24 MG, 254.48 MG/錠劑(T);

商名 **Jyseleca®** ◎ (ROTTENDORF/衛采)

$664/T(127.24MG-PIC/S), $664/T(254.48MG-PIC/S)

藥理作用 1.Filgotinib是一種作用可逆轉的三磷酸腺苷(ATP)競爭性JAK家族激酶抑制劑。

2.JAKs為細胞內酵素，會傳遞細胞激素或生長因子-受體交互作用在細胞膜上所產生的訊息。JAK1在傳遞發炎細胞激素訊息方面很重要，JAK2在媒介骨髓生成作用與紅血球生成作用方面很重要，而JAK3則在維持免疫平衡與淋巴生成作用中扮演關鍵角色。

3.在此傳訊途徑中，JAKs會使轉錄訊息傳遞與活化蛋白(STATs)磷酸化及活化，STATs則會調節細胞內的活動，包括基因表現。Filgotinib會藉由遏阻STATs磷酸化與活化，從而調節此傳訊途徑。生化分析顯示，相較於JAK2、JAK3和TYK2，filgotinib會優先抑制JAK1的活性，且filgotinib對JAK1的效力要高出>5倍。

4.Filgotinib會優先抑制JAK1/JAK3所媒介的白血球間素(IL)-2、IL-4及IL-15之異質二聚合細胞激素受體的下游傳訊作用、JAK1/2所媒介的IL-6傳訊作用、以及JAK1/TYK2所媒介的第I型干擾素傳訊作用，且對透過成對JAK2或JAK2/TYK2傳訊的細胞激素受體具有功能選擇性。

5.Filgotinib之主要代謝物GS-829845的活性要比filgotinib低約10倍，但可表現出類似的JAK1優先抑制活性。

適應症 [衛核]1.可用於單一療法或與methotrexate合併使用，治療患有中至重度活動性類風濕性關節炎且對至少一種疾病緩解型抗風濕藥物(DMARDs)無法產生適當治療反應或無法耐受之成人病人。

2.用於治療患有中度至重度活動性潰瘍性結腸炎，且對傳統療法或生物製劑無法產生適當治療反應、失去治療反應或無法耐受的成人病人。

用法用量 1.用於治療類風濕性關節炎成年病人的建議劑量為200毫克每日一次。

2.如果病人發生嚴重感染，應暫時中斷治療，直到感染獲得控制。

3.本藥可隨食物或不隨食物服用。目前尚未研究過此錠劑是否可切開、研碎或咀嚼，因此建議將此錠劑整顆吞服。

不良反應 1.最常通報的不良反應為：噁心(3.5%)、上呼吸道感染(URTI，3.3%)、尿道感染(UTI，1.7%)、暈眩(1.2%)及淋巴球減少症。

2.不常見：帶狀皰疹、肺炎、嗜中性白血球減少症、高膽固醇血症、血中肌酸磷酸激酶(creatine phosphokinase)升高。

醫療須知 1.不建議將filgotinib與其他的強效免疫抑制劑併用，如azathioprine、ciclosporin、tacrolimus、生物性DMARDs(bDMARDs)或其他JAK抑制劑，因為無法排除發生加成性免疫抑制作用的風險。

2.對下列病人，開始使用filgotinib前應先權衡治療的風險和效益：

a.患有慢性或復發性感染症。b.曾暴露於TB。c.有嚴重或伺機性感染病史。d.曾在TB或黴菌病流行地區居住或旅行。e.患有可能會使他們較容易發生感染的基礎疾病(underlying conditions)。

3.在開始使用filgotinib之前，應篩檢病人是否患有TB。Filgotinib不可用於患有活動性TB的病人。

4.如果病人發生帶狀疱疹，應暫時中斷filgotinib的治療，直到症狀消退。

77110 GLATIRAMER ACETATE

孕B 乳? 泄 腎

Rx 20 MG/ML, 40 MG/ML/注射劑(I);

商 名

Copaxone®（TEVA/梯瓦）$1063/I(20MG/ML-PIC/S-20MG), $1975/I(40MG/ML-PIC/S-1ML),

藥理作用 1.Glatiramer acetate在多發性硬化症患者身上的作用機轉尚未完全明瞭。然而，它被認為能夠改變多發性硬化症發病原理的免疫過程。此項假說經由多項研究實驗性過敏性腦脊髓炎(EAE)發病原理的結果所證實。此種情況為在數種動物體內藉由誘發免疫對抗之中樞神經系統所產生內含髓鞘的物質，這常被作為多發性硬化症實驗的動物模式。

2.在動物和多發性硬化症患者實驗研究發現，於給藥後，glatiramer acetate專一性的抑制型T細胞在週邊能被誘發且活化。

適應症 [衛核]Copaxone用於治療首次出現臨床症狀且有MRI為佐證之多發性硬化症病人。復發型多發性硬化症Copaxone，用於減少復發型多發性硬化病人的復發頻率。

用法用量 1.成人的建議用量為一次注射glatiramer acetate 20mg(一小瓶本藥)，以1ml注射用水調製成注射液，再以皮下注射的方式每天注射一次。目前對於患者的治療時間長短仍未有定數。需由主治醫師依個別患者之情況決定是否進行長期持續治療。

2.小兒：對18歲以下患者的安全性及有效性尚未建立，因此不建議使用。

3.必須教導患者自行注射的技術，並在患者首次自行注射時，應由醫護專業人員指導監督並觀察30分鐘。

4.每天應選擇不同的部位注射，如此可降低注射部位的刺激或疼痛的機會。

5.自行注射的部位包括腹部、手臂、臀部、及大腿部份。

不良反應 最常見的注射部位反應(紅腫、發炎、硬結)、無力、背痛、類流感症狀、關節痛、張力過弱、腹瀉、噁心、呼吸困難、鼻炎、紅疹、疼痛、搔癢、水腫和過敏。

醫療須知 1.Glatiramer acetate只能用於皮下注射。

2.Glatiramer acetate不能用於靜脈注射或肌肉注射。開始使用glatiramer acetate治療的患者需經由神經科醫師或有治療多發性硬化症經驗的醫師指導。

3.醫師需向患者說明可能會發生以下反應：血管擴張(潮紅)、胸痛、呼吸困難、心悸或心搏過速等，可能會在注射後數分鐘內發生。絕大部分症狀都是短暫的且會自然恢復而沒有任何影響。萬一有任何嚴重的不良反應發生，患者必須馬上停止使用glatiramer acetate並與他的主治醫師或急診醫生聯絡。醫師可著手進行適當的症狀處置。

4.雖然未有證據證明任何特定患者群會因這些反應而有特別危險，儘管如此，在使用本產品前即有心臟疾病的患者仍須注意，並需做定期追蹤檢查。

5.極少數患者曾產生痙攣和過敏反應。極少數可能會有嚴重過敏反應(如支氣管痙攣、過敏性反應或蕁麻疹)發生。如果情況嚴重，應給予適當的處置並停止使用glatiramer acetate。

6.在每日長期使用glatiramer acetate治療後會發現glatiramer acetate抗體存在於患者血清中。在平均療程約3~4個月時達到最高量之後會慢慢降低至略高於基礎值。並無證據顯示這些glatiramer acetate抗體會中和或會影響glatiramer acetate的臨床藥效。

7.腎功能不全的患者在使用glatiramer acetate治療時需監控其腎功能。雖然並無證據顯示患者的腎小球會有免疫複合物沉積產生，但並不能排除這個可能性。

8.Glatiramer acetate 20mg不適用於懷孕期間。治療期間應考慮使用避孕措施。

77111 MYCOPHENOLATE MOFETIL▲

孕 D 乳 - 泄 肝/腎 排 11h

Rx 500 MG/錠劑(T)；250 MG/膠囊劑(C)；542 MG/注射劑(I)；

商　名

Cellcept® ◎ (DELPHARM/羅氏) $80/T(500MG-PIC/S), $37.8/C(250MG-PIC/S)
Cellcept® (PIERRE/羅氏)
Immufine® ＊ (歐帕/友華) $37.8/C(250MG-PIC/S)
Mycocep® ＊ (健亞) $37.8/C(250MG-PIC/S)
Mycophenolate Mofetil® (TEVA/梯瓦)
Mycophenolate Sandoz® (SANDOZ/山德士)

藥理作用 Mycophenolate mofetil為mycophenolic acid(菌酚酸；MPA)的2-嗎啉乙基酯(2-morpholinoethylester)。MPA是一種強效，具選擇性，非競爭性及可逆的肌核苷單磷酸去氫酶(inosinemonophosphate dehydrogenase，IMPDH)抑制劑，它可抑制未併入DNA的鳥糞核苷酸(guanosine nucleotide)重新合成之步驟。MPA對於淋巴細胞的細胞抑制效果，較其它種類細胞更為強烈。故mycophenolate mofetil可降低移植部位的T及B細胞抑制抗體的產生，對於預防器官排斥，及治療患者在接受同種腎臟移植時，所引起之難以治療的器官排斥現象，皆有很高的效用。

適應症 [衛核]與cyclosporin和類固醇合併使用，以預防或緩解腎臟移植之急性器官排斥、預防心臟和肝臟移植之急性器官排斥。

與皮質類固醇合併使用，Cellcept適用於在患有International Society of Nephrology/Renal Pathology Society (ISN/RPS)第III、第IV或第V類狼瘡性腎炎(lupus nephritis)的成人病人中作為前導及維持治療。

用法用量 1.預防腎臟排斥：每天二次每次1克(每日劑量2克)。

2.預防心臟排斥：每天二次每次1.5克(每日劑量3克)。
3.預防肝臟排斥：每天口服二次每次1.5克(每日劑量3克)。
4.治療難以控制的腎臟排斥：每天二次每次1.5克(每日劑量3克)。在腎臟、心臟和肝臟移植後應儘速給予CellCept的起始劑量。

不良反應 Mycophenolate mofetil併用cyclosporine及皮質類固醇時主要的不良反應包括腹瀉、白血球減少、症敗血症及嘔吐，並有證據顯示芋些類型的感染如伺機感染，發生率較高。

醫療須知 1.由於cholestyramine會明顯降低藥物濃度可能減低mycophenolate mofetil的療效。
2.嚴重慢性腎受損且接受腎臟移植患者，應避免服用每天二次，一次大於1克的劑量。
3.服用mycophenolate mofetil的患者應檢查全血球計數，在治療的第一個月每週一次，第二、三個月每月二次，在第一年內往後每月一次。若發生嗜中性白血球減少症(絕對嗜中性白血球數低於1.3 x103/微升)，應中斷使用mycophenolate mofetil或減低劑量。
4.開始mycophenolate mofetil治療前，治療中以及停止治療後6週內應採用有效的避孕方式。
5.使用mycophenolate mofetil會增加孕期前3 個月的流產率和增加先天的突變，特別是外耳、臉的不正常包括唇裂和上顎裂及末稍肢體，心臟，食道和腎的不正常。
6.有可能懷孕的婦女在開始mycophenolate mofetil治療前一週須驗孕，血清及尿液的驗孕反應須為負值，另外可能懷孕的婦女(包括青春期及停經前的婦女)使用mycophenolate mofetil必需接受避孕諮詢及使用有效的避孕。

77112 NIRSEVIMAB☆

℞ 100 MG/ML/注射劑(I)；

商 名

Beyfortus®（PATHEON/賽諾菲）

藥理作用 1.Nirsevimab是一種重組的人類IgG1單株抗體，它會藉由標靶在RSV F-蛋白的融合前蛋白質結構(prefusion conformation)進而提供被動免疫。
2.Nirsevimab由於在Fc區域有3個胺基酸取代(YTE)，故而增加對新生兒Fc受體的鍵結力，因而延長血清半衰期並達到長效作用。
3.Nirsevimab藉由抑制病毒和細胞膜融合以及病毒進入所需的F蛋白結構變化，從而中和RSV。

適應症 [衛核]預防呼吸道融合病毒(RSV)引起的下呼吸道疾病，適用於：
1.一歲以下兒童。2.具有易感染嚴重RSV疾病的風險因子，包括支氣管肺發育不全(BPD)或患有血液動力學上顯著之先天性心臟病(CHD)之一歲以上至未滿兩歲兒童。

用法用量 1.一歲以下兒童：出生於第一個RSV流行季，或正要進入第一個RSV流行季的一歲以下兒童，可接受單次本藥注射。建議劑量為依體重計算，並以肌肉注射施打一劑。
a.給藥時的體重小於5kg；建議劑量50mg肌肉注射。
b.給藥時的體重等於或大於5kg；建議劑量100mg肌肉注射。
2.具有易感染嚴重RSV疾病的風險因子，包括支氣管肺發育不全(BPD)或患有血液動力學上顯著之先天性心臟病(CHD)之一歲以上至未滿兩歲兒童，本藥建議劑量為每次200mg(肌肉注射2劑100mg)。建議與前一劑間隔6個月以上。

不良反應 皮疹(發生在給藥後14天內)、注射部位反應(發生在給藥後7天內)。

醫療須知 1.在使用其他人類免疫球蛋白G1(IgG1)單株抗體時曾觀察到嚴重過敏反應(包括立即型嚴重過敏反應)。這些過敏反應包括蕁麻疹、呼吸喘、發紺及/或低張力(hypotonia)。
2.若臨床上出現明顯的過敏反應徵象及症狀，或出現立即型嚴重過敏反應，應立即停止注射，並給予適當的藥物及/或支持性治療。
3.如同任何其他肌肉注射一樣，患有血小板減少症、任何凝血疾病，或正在接受抗凝血治療的個體使用本藥時應小心。
4.懷孕、哺乳不適用於具生育能力的婦女。

77 免疫抑制劑與免疫激活劑

77113 SECUKINUMAB 孕B

Rx 150 MG/ML/注射劑(I);

商　名

Cosentyx® ◎ (NOVARTIS/諾華) $14232/I(150MG/ML-PIC/S-1ML)

藥理作用 1.Secukinumab為人類IgG1/κ單株抗體，可專一地與介白素17A(IL-17A)細胞激素(cytokine)結合，並抑制IL-17A與IL-17受體的交互作用。IL-17A是自然產生的細胞激素，與正常發炎及免疫反應有關。

2.Secukinumab會抑制促發炎的細胞激素和趨化激素(chemokines)之釋放。

適應症 [衛核]1.斑塊性乾癬：適用於治療適合接受全身性治療的中至重度斑塊性乾癬6歲以上病人。

2.乾癬性關節炎：適用於治療患有活動性乾癬性關節炎的成人病人。可單獨使用或與methotrexate併用。

3.中軸性脊椎關節炎(Axial spondyloarthritis, asSpA)

(1)僵直性脊椎炎(Ankylosing spondylitis, AS)：治療活動性僵直性脊椎炎成人病人。

(2)無放射影像確認之中軸性脊椎關節炎(Non-radiographic axial spondyloarthritis，簡稱nr-axSpA)：適用於治療嚴重活動性無放射影像確認之中軸性脊椎關節炎且符合下列所有條件的成人病人：

a.對非類固醇抗發炎藥物(NSAID)治療反應不佳或無法耐受。

b.其C反應蛋白(C-reactive protein，簡稱CRP)濃度升高。

c.核磁共振造影(MRI)檢查證據顯示有發炎的客觀跡象。

d.HLA-B27陽性。

4.兒童特發性關節炎(Juvenile Idiopathic Arthritis, JIA)

(1)接骨點發炎相關型關節炎(Enthesitis-Related Arthritis, ERA)：適用於6歲以上兒童，以治療經標準治療反應不佳或無法耐受之活動性接骨點發炎相關型關節炎。

(2)兒童乾癬性關節炎(Juvenile Psoriatic Arthritis, JPsA)：適用於6歲以上兒童，以治療經標準治療反應不佳或無法耐受之活動性兒童乾癬性關節炎。

5.化膿性汗腺炎(Hidradenitis Suppurativa, HS)：適用於對傳統全身性療法反應不佳的進行性中至重度化膿性汗腺炎(或稱反常性痤瘡，acne inversa)成人病人。

用法用量 1.建議每次劑量為secukinumab300mg。起始時於第0、1、2、3和4週皮下注射，接著於第4週開始每4週皮下注射。每次300mg劑量為給與兩次150mg皮下注射。

2.有些病人(例如體重較輕者，<=60kg)，可給與150mg的劑量。

3.本藥須在醫師指導及監視下使用。若認為適合的話，病人經適當訓練皮下注射技術後，可自行使用Sensoready注射筆或注射針筒注射。須調配後才可使用的凍晶乾粉小瓶僅供醫療人員使用。

4.每次注射應在與上次不同的解剖學部位注射(例如上臂、大腿或腹部)，且不要在敏感會痛的、受傷的、發紅的、有硬塊的或乾癬患部的皮膚注射。照護者或醫療人員也可在上臂外側注射本藥。

不良反應 1.常見的副作用：感冒症狀、腹瀉、上呼吸道感染。

2.嚴重的副作用：克隆氏症惡化。使用本藥治療可能會使克隆氏症惡化，有時會很嚴重。若您有克隆氏症，請告訴醫師在使用本藥治療期間，克隆氏症的症狀是否惡化。若有下列嚴重過敏反應的症狀時，不要再注射本藥。

- 感覺頭暈。
- 臉部、眼瞼、嘴唇、口腔、舌頭或喉嚨腫脹。
- 呼吸困難或喉嚨緊縮。
- 胸悶。
- 皮膚紅疹。

醫療須知 1.本藥可能增加感染的風險。所觀察到發生率較高的常見感染例如鼻咽炎(11.4%比

8.6%)，上呼吸道感染(2.5%比0.7%)及粘膜念珠菌感染(1.2%比0.3%)。
2.患有活動性克隆氏症的病人，在處方本藥時需小心。
3.本藥治療組病人曾有發生過敏性反應(anaphylaxis)和蕁麻疹的案例。若發生過敏性反應或其他嚴重過敏反應，應立即停用本藥並給與適當的治療。
4.治療期間不宜接種活性疫苗。

77114 SIROLIMUS(RAPAMYCIN)

孕C 乳? 泄肝 t½ 62h

Rx 0.5 MG, 1 MG/錠劑(T);

商名 Rapamune® ◎ (久裕/惠氏) $65/T(0.5MG-PIC/S), $126/T(1MG-PIC/S),

藥理作用 Sirolimus藉由阻斷cytokine對T細胞及B細胞的活化作用，抑制細胞週期的分化及增生，以達到免疫抑制效果。Sirolimus在細胞內與FKBP-129(FK binding protein，immunophilin)結合形成免疫抑制複合體(complex)，此複合體對calcineurine並無作用，而是與一關鍵性調節激活酵素mTOR(mammalian Target Of Rapamycin)結合，並抑制其活性，藉此阻斷由cyokine主導的T-細胞分化週期由G1進入S階段，進而抑制其活化與增生。

適應症 [衛核]1.適用於與cyclosporine及皮質類固醇合併使用來預防病人腎臟移植後之器官排斥。
2.適用於淋巴血管平滑肌增生症(lymphangioleiomyomatosis，簡稱LAM)成人病人的治療。

用法用量 1.成人：起始劑量為6mg，之後維持劑量為每日一次2mg。
2.13歲且體重<40kg：劑量以體表面積計算，起始劑量為3mg/m2，維持劑量為1mg/m2/day。
3.肝功能不良患者，維持劑量為正常劑量的1/3，起始劑量則不須調整。
4.使用廠商所附吸量管吸取所需的劑量，注入含有至少60mL水或柳橙汁的玻璃或塑膠容器中，一次喝完。再另外加入至少120mL水或柳橙汁至該容器中，劇烈攪拌後，一次喝完。

不良反應 貧血、血小板減少、高三酸甘油脂、高膽固醇血症、高血壓、四肢水腫、低血鉀症、低血磷症、便秘、消化不良、噁心、嘔吐、腹瀉、頭痛、關節痛及失眠等。其中高三酸甘油脂、高膽固醇血症、血小板減少及貧血，發生情形與服用劑量有關。

醫療須知 1.曾對tacrolimus過敏者，使用sirolimus 須格外小心，易增加過敏反應。
2.移植手術後應給與患者抗微生物製劑一年，以預防pneumocystis carinii pneumonia 。預防cytomegalovirus感染，則持續給藥三個月。
3.接受sirolimus者易發生血膽固醇及三酸甘油脂上升，須給予適當的治療。
4.Sirolimus會增加罹患淋巴癌及皮膚癌的機率。
5.Sirolimus會增加腎臟移植後發生淋巴囊腫(lymphocele)的機率。
6.併用cyclosporin及斥消靈口服液劑的患者，易導致血清creatinine較高，及腎小球過濾速率(GFR)較低。
7.本藥經肝臟CYP 3A4代謝，併用相同代謝途徑的藥品，易產生交互作用。
8.為減少sirolimus口服生體可用率的差異性，飯前或飯後服用應維持一致性。當併用cyclosporin時，須 cyclosporin服用4小時後，再服用sirolimus。
9.避光及冷藏(2~8°C)；不可冷凍。一旦開封後，應於一個月內使用。如果必要，開封後可短時間置於25°C以下，穩定性最多30天。
10.服用本藥患者須定期監測腎功能及血中藥物濃度。

77115 SODIUM MYCOPHENOLATE

孕D 乳- 泄腎 t½ 11.7h/15.7h

Rx 180 MG, 360 MG/錠劑(T);

商名 Myfortic® ◎ (NOVARTIS/諾華) $84/T(360MG-PIC/S),

77115

$42.5/T(180MG-PIC/S),

藥理作用 1.Mycophenolate sodium是鈉鹽基的mycophenolic acid (MPA)。MPA是一種選擇性、非競爭性且可逆性的inosine monophosphate dehydrogenase (IMPDH)抑制劑，IMPDH抑制guanosine 核甘酸的重新合成途徑而不用建立於脫氧核糖核酸之上。

2.相較於其他細胞MPA對淋巴細胞發揮更強效抑制生長作用，相對於其他細胞可利用補救途徑，T-與B-淋巴細胞的增生非常仰賴嘌呤新的生成。因此其作用機制與干擾cytokine 轉錄及休止T-淋巴細胞之神經原鈣化抑制劑互補。

適應症 [衛核]1.併用以cyclosporin的微乳劑型(Microemulsion)和皮質固醇以預防腎臟移植病人之急性排斥現象發生。

2.適用於在患有WHO第III、IV或第V類狼瘡性腎炎(Lupusnephritis, LN)的成人病人中作為前導與維持治療。此一適應症乃依據狼瘡性腎炎病人治療試驗的文獻報告，其中大多數病人屬於ISN/RPS(2003年)第IV類疾病。療效佐證是以替代指標為基準。

用法用量 1.使用mycophenolate sodium治療須由適當合格的移植專科醫師開始及持續治療。

2.Mycophenolate sodium須於新移植的患者移植後二十四小時內開始使用。建議劑量為720mg，1天二次(每日劑量為1440mg)。

不良反應 1.最常見的副作用為白血球減少性白血病(19.2%)與腹瀉(23.5%)。

2.惡性病：患者接受合併藥物之免疫抑制療法，其中包括MPA，會增加發生淋巴瘤與其他惡性病的危險，特別是皮膚。服用mycophenolate sodium達一年以上的患者，類淋巴組織增生疾病或淋巴瘤發生率為0.3%。0.8%的患者發生非皮膚黑色素癌。無其他類型的惡性病發生。

3.機會性的感染：最常發生的機會性感染為CMV、念珠菌感染與單純疱疹。報告指出CMV感染(血清學、病毒血症或疾病)為21.6%於新的腎臟移植患者，1.9%於維持治療(大於六個月)的腎臟移植患者。因免疫抑制劑引起的副作用一般於老年患者的危險性可能會增加。

4.常見不良反應有便秘、腹瀉、噁心、嘔吐、失眠、腸胃道出血、感染、敗血症、骨髓抑制、貧血、嗜中性白血球減少症、頭痛、衰弱、泌尿道感染、肝功能檢查異常等。

醫療須知 1.Mycophenolate sodium為一IMPDH (inosine 單磷酸去氫酶)抑制劑。因此應避免在患有罕見遺傳性hypoxanthine-guanine phosphoribosyl-transferase (HGPRT)缺乏的患者上使用如罕見的Lesch-Nyhan 與Kelley-Seegmiller徵候群。建議需直到驗孕測試確認為陰性結果才可以開始mycophenolate sodium之治療。

2.患者接受含免疫抑制藥物(包括mycophenolate sodium)，尤其在於長時間與高劑量的治療下，會增加產生淋巴瘤或其他惡性腫瘤的危險，特別是對皮膚(請參看"副作用")。此外mycophenolate sodium有額外證據會產生基因毒性。一般建議穿著保護之衣物以減少日光與紫外線之照射及使用高係數防曬產品以減少產生皮膚癌的危險。

3.服用mycophenolate sodium的患者應監測嗜中性白血球減少症，其可能與mycophenolate sodium療法本身、合併使用藥物、病毒感染或合併一些上述原因相關。服用mycophenolate sodium的患者於治療第一年期間須監測完整的血球數，於治療第一個月期間每週一次，於治療第二、三個月則每月二次，而後每月一次。若發生嗜中性白血球減少症(完全白血球計數小於1.5x103/μL)，最好適時的中止或停止使用mycophenolate sodium療法。

4.服用mycophenolate sodium的患者應被指示若有任何感染跡象、意外的挫傷、出血或任何其他骨髓抑制的徵兆皆需馬上告知醫師。

5.於mycophenolate sodium治療期間患者應被告知接種疫苗可能會較無效，而且須避免使用活的減毒疫苗。流感疫苗可能會有效，處方者須參考流感疫苗之國家使用規範。

6.因mycophenolic acid曾與導致增加消化系統副作用相關，包括罕見的腸胃道潰瘍與出血與穿孔的病例。具活躍性嚴重消化系統疾病的人須小心使用。

7.於臨床試驗中myfortic曾與以下藥物合併使用：antithymocyte globulin、basiliximab、 ciclosporin的微乳劑型與類固醇。Mycophenolate sodium與其他免疫抑制劑(如azathioprine，tacrolimus) 合併使用的有效性與安全性尚未被研究。因此不建議此類合併使用。

8.同時使用本藥及其他免疫抑制劑之女性，生下先天性缺陷孩童之通報案例。最常接獲通報缺陷的部位為臉部、耳朵、眼睛、手指、心臟、食道與神經系統。

9.根據文獻資料顯示，女性於懷孕期暴露於mycophenolate發生自然流產的比率為45~49%，活產嬰兒出現畸形的比率為23~27%，高於使用其他免疫抑制劑者。

77116 TACROLIMUS(SR)

孕 C 乳 - 食 - 泄 肝/腸 半 8.7～11.3h

Rx

0.5 MG, 1 MG, 5 MG/膠囊劑(C); SR 0.5 MG, 1 MG, 5 MG/持續性製劑(SR);

商名

Advagraf® ◎ (ASTELLAS/安斯泰來) $417/SR(5MG-PIC/S), $48.8/SR(0.5MG-PIC/S), $93/SR(1MG-PIC/S),

Prograf® ◎ (ASTELLAS/安斯泰來) $480/C(5MG-PIC/S), $63/C(0.5MG-PIC/S), $114/C(1MG-PIC/S)

Tacrolimus® (中化)

藥理作用

1.本藥屬macrolide lactone類，在體外及體內研究皆具強效的抗排斥作用。研究報告指出本藥會抑制細胞毒性淋巴球(cytotoxic lymphocytes)的形成。而細胞毒性淋巴球被認為是引起移植排斥的主要因素。本藥抑制了T細胞活化及T輔助細胞依賴型B細胞(T-helper cell-dependent B-cell)之增生，也抑制了interleukin-2 interleukin-3 γ-干擾素(interferon)等淋巴因子(lymphokine)的形成，並抑制interleukin-2受體的表現。以分子層級來說，本藥的效果可能是利用其與細胞蛋白質(cytosolic protein， FKBP)相結合，而在細胞內蓄積產生效用。

2.Tacrolimus已被證實會與一種細胞內蛋白FKBP-12結合，進而抑制 T 型淋巴球的活化。接著形成一種tacrolimus FKPB-12、鈣、鈣調素(calmodulin)和calcineurin的複合物，並且抑制了calcineurin磷酸酶的活性。這種效應已經被證實會防止活化的T型細胞(NF-AT)核因子的去磷酸化作用與易位(translocation)。這種核成分被認為會啟動基因轉錄以形成淋巴荷爾蒙(interleukin-2、gamma 干擾素)。

3.Tacrolimus也會抑制具有 IL-3、IL-4、IL-5、GM-CSF即TNF-α密碼基因的轉錄，這些都參與T形細胞活化的早期階段。

4.Tacrolimus已被證實會抑制預先形成的介體(mediator)從皮膚肥胖細胞和嗜鹼白血球釋出，也會向下調節langerhans細胞上Fc ε RI的表現。

適應症

[衛核]肝、腎移植之第一線用藥或肝、腎移植CYCLOSPORINE無效之第二線用藥，心臟移植之第二線用藥，心臟移植之第一線用藥。

[非衛核]適用於因為潛在危險而不宜使用其他傳統治療、或對其他傳統治療反應不充分、或無法耐受其他傳統治療的中度至重度異位性皮膚炎患者，作為短期及間歇性長期治療。

用法用量

1.在肝臟移植患者的首要免疫抑制療法：起始劑量0.01~0.05mg/kg，應以持續輸注投予，投予時間應超過24小時。在手術完成之後約6小時開始給藥。當開始口服治療時，以0.10~0.20mg/kg/day為起始劑量，分為一天兩次投予。

2.在腎臟移植患者的首要免疫抑制療法：以口服0.15~0.40mg/kg/day為起始劑量分為一天兩次服用。如果無法給予口服劑量，則以0.05~0.10mg/kg之起始靜脈劑量，在超過24小時的時間內持續輸注。此輸注液需在完成外科手術之24小時內開始。

不良反應

依發生頻率之多寡依序包括：震顫、頭痛、感染、感覺異常和腎功能異常、其他發生頻率較少者包括肝毒性；腎毒性、高血壓、高血糖、高血鉀、低血鎂、禿頭、噁心、想吐、腹瀉、貧血、血小板減少、皮疹等。

醫療須知

1.在剛移植完成第一個月，應常規地監測下列參數：血壓、心電圖(ECG)、視力狀況、血糖值、電解質(特別是鉀離子)、肌酸酐(creatinine)、血尿素氮(BUN)、排尿量、血液檢查、凝血值，及肝功能、腎功能檢測。如果發現臨床上相關的變化，則考慮調整免疫抑制療法。

2.對事先已存在的心臟疾病，高血壓，過多的體液，使用皮質類固醇及肝及/或腎機能不全者，建議以心臟超音波(echocardiography)監視心血管之功能，倘若有異常的狀況出現，則應考慮降低劑量或停止本藥之治療。

3.如果發生嚴重的或神經學上異常有惡化之現象，則應該考慮調整免疫抑制療法。

4.因為本藥可能會延長cyclosporin的半衰期，所以本藥不可與cyclosporin併用。亦可能會引起協同的及加成性的腎毒性。對於原先服用cyclosporin的患者轉換成本藥時要注意。

5.在開始以本藥治療前，應確定其EB病毒血清學。而在治療中，亦建議小心的監測。通常患者抗感染能力降低，須避免接觸感染源。

6.本藥可能會造成視覺上及神經上的障礙。若患者發生此異常反應，不可開車或操作危險性高之機械。

7.在腹瀉期間tacrolimus血中濃度可能會顯著改變，因此在腹瀉期間應額外監測tacrolimus血中濃度。

8.Tacrolimus可能有惡性皮膚變化的風險，因此病患應穿防護性衣著，並使用防曬係數高的防曬乳液，以減少暴露於陽光或紫外線之下。

9.接受tacrolimus的患者會增加罹患Epstein-Barr病毒(EBV)相關性淋巴細胞增生疾病。因此在開始使用本藥治療前，應確定EBV-VCA的血清學。在治療期間則建議用EBV-PCR法小心監測。陽性EBV-PCR可能持續幾個月，但它本身並不表示淋巴增疾病或淋巴瘤。

77117 USTEKINUMAB

孕 B 乳 X T½ 14.9～45.6D

Rx 90 MG/ML/注射劑(I)； Imp 90 MG/ML/植入劑(Imp)；

商 名

Stelara® ◎ (裕利/嬌生) $72099/Imp(90MG/ML-PIC/S-0.5ML), $48066/Imp(90MG/ML-PIC/S-1ML), $72099/I(90MG/ML-PIC/S-0.5ML),

藥理作用

1.Ustekinumab是一種人類IgG1κ單株抗體，它會以高度的親和力與專一性和白血球間素(IL)-12與IL-23細胞激素兩者所使用的p40蛋白次單元相結合。

2.IL-12與IL-23都是天然生成的細胞激素，並且涉及發炎反應及免疫反應，如天然殺手細胞的活化，以及CD4+T細胞的分化與活化。

3.體外模型研究顯示，ustekinumab會阻斷IL-12及IL-23與其共用的細胞表面受體鏈IL-12β1發生交互作用，從而阻斷這些細胞激素所媒介的傳訊反應(signaling)與細胞激素串流反應(cytokine cascade)。

適應症

[衛核]1.乾癬(Ps)

(1)適用於治療適合接受光療法或全身性治療的中至重度斑塊性乾癬成人病人(18歲以上)。

(2)兒童乾癬(Pediatric Psoriasis)：適用於治療對光療法或其他全身性治療無法有效控制或無法耐受之中至重度斑塊性乾癬兒童及青少年病人(6歲以上)。

2.乾癬性關節炎(PsA)

(1)適用於治療對疾病緩解型抗風濕性藥物(DMARDs)療效不佳之活動性乾癬性關節炎病人(6歲以上)。可單獨使用，亦可與methotrexate(MTX)併用。

(2)治療疾病緩解型抗風濕性藥物(DMARDs)療效不佳之活動性乾癬性關節炎成年病人(18歲以上)，可以減緩疾病造成的關節結構性受損。

3.克隆氏症(Crohn's Disease)[誘導治療請使用喜達諾®靜脈注射液130毫克/26毫升]適用於治療下列中至重度活動性克隆氏症成人病人：

(1)曾經使用免疫調節劑或皮質類固醇治療失敗或無法耐受這些藥物之作用，且曾接受抗TNFα藥物治療但並未失敗之病人。或

(2)曾經使用免疫調節劑或皮質類固醇治療失敗或無法耐受這些藥物之作用，且未曾使用過抗TNFα藥物之病人。或

(3)曾經使用一種(含)以上之抗TNFα藥物治療失敗或無法耐受這類藥物之作用的病人。

4.潰瘍性結腸炎(Ulcerative colitis)：適用於治療中至重度活動性潰瘍性結腸炎成人病人

，且對傳統治療(如：皮質類固醇、6-mercaptopurine或azathioprine)或其它生物製劑(如：腫瘤壞死因子[TNF]阻斷劑或vedolizumab)治療無效、或對上述療法不耐受或有醫療禁忌者。

用法用量 本藥的給藥方式為皮下注射。
對體重≤100公斤(220磅)的患者，建議劑量為於開始時及4週後投予45毫克，然後每12週投予45毫克。
對體重>100公斤(220磅)的患者，建議劑量為於開始時及4週後投予90毫克，然後每12週投予90毫克。
對體重>100公斤的患者，45毫克的劑量也證實可產生療效。不過，這類患者使用90毫克的劑量可達到較佳的療效 目前尚未評估過使用本藥治療兩年以上的安全性與療效。

不良反應 1.整個12週期間有≥1%之受試者通報的不良反應：鼻咽炎、上呼吸道感染、頭痛 、疲倦 、腹瀉、背痛 、暈眩、咽喉疼痛 、搔癢、注射部位紅斑、肌痛 、憂鬱 。
2.感染、惡性腫瘤、可逆性後部白質腦病症候群。

醫療須知 1.本藥不可用於患有任何臨床上重要之活動性感染症的患者。在感染消退或接受足夠的治療之前，不可投予本藥。應囑咐患者，如果出現任何意味發生感染症的徵兆或症狀，應即就醫診治。
2.在開始使用本藥治療之前，應先評估患者是否患有結核病感染症。對患有活動性結核病的患者，切勿投予本藥。應在使用本藥之前即開始針對潛伏性結核病進行治療。
3.在開始使用本藥之前，應先評估患者是否患有B型肝炎或C型肝炎感染症。
4.本藥是一種免疫抑制劑，因此可能會升高發生惡性腫瘤的風險。在臨床研究中即曾有接受本藥治療之受試者發生惡性腫瘤的報告。
5.在涵蓋3523位使用本藥治療之受試者的臨床研發計劃期間曾觀察到一個發生可逆性白質腦病症候群(RPLS)的病例。該名受試者在將近兩年期間共使用了12劑本藥，並曾出現頭痛、癲癇發作及意識混淆的症狀。該受試者後來即未再注射本藥，並且在適當的治療之後完全恢復正常。
6.正在接受本藥治療的患者不可接種活性疫苗(live vaccine)。在使用本藥治療期間或開始治療前一年內或停止治療後一年內不可接種卡介苗(BCG)。為接受本藥治療之患者的家庭接觸者接種活性疫苗時應 謹慎，因為可能有從家庭接觸者散播出來並傳染給患者的風險。

77118 Cytotect Cp Biotest "百合" 施多特注射液® (BIOTEST/禾利行) $24468/I (2.5 ML), $2446/I (5.0 ML), $6042/I (10.0 ML-PIC/S), $31387/I (50.0 ML-PIC/S)

℞ 每 ml 含有：HUMAN PLASMA PROTEIN THEREOF IMMUNOGLOBULIN G(IgG) ≧96% WITH ANTIBODIES TO CYTOMEGALOVIRUS 100U 50.0 MG

藥理作用 本藥為免疫球蛋白，可用於預防和治療cytomegalovirus感染。
適應症 [衛核] 移植或用免疫抑制劑治療時預防巨細胞病毒之感染
用法用量 IV注射，每分鐘20滴(1ml/KBW)。
不良反應 注射部位局部反應，每防禦性過敏反應。

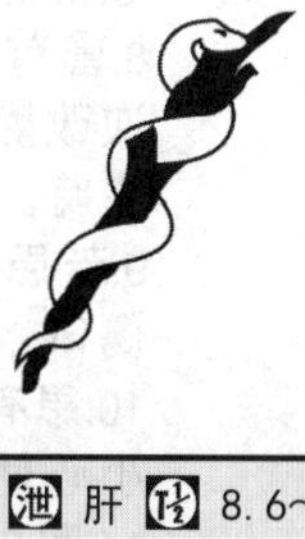

§77.2 免疫激活劑

77201 INTERFERON BETA-1A

孕 C 乳 - 泄 肝 T½ 8.6～10h

℞ 22 MCG, 44 MCG, 132 MCG, 66 ug/注射劑(I);

商 名 Rebif® ◎ (MERCK/默克) $1796/I(44MCG-PIC/S-44MCG), $5614/I(132MCG-PIC/S-132MCG),

藥理作用 1.干擾素(interferons，IFN)由數種醣化蛋白質組成，且具不同的生物活性包括抗病毒，抗增生、分化及免疫調節作用。
2.本藥作用在多發性硬化症的真正機制仍在研究探討中。
3.本藥的安全性及效用已在患有復發型多發性硬化症的患者使用11~14μg(相當於3~12MIU)每週三次皮下注射的研究結果獲得證實。
4.本藥可減緩行動不能的進展、降低復發的次數(在一、二年期間降低30%)及發作時的嚴重性、降低經MRI診斷出疾病之活性及嚴重性。
5.經本藥治療後，患者住院的時間減少，並延長兩次發作的時間間隔，降低類固醇藥品之使用。

適應症 [衛核]復發型多發性硬化症。發生單一臨床症狀(Clinically Isolated Syndrome)疑似多發性硬化症的病人，可延緩其惡化成多發性硬化症。
[非衛核]說明：復發型多發性硬化症。本藥使用於患有復發型多發性硬化症的患者(前年間有至少兩次以上的神經系統損傷發生)。

用法用量 1.皮下注射，一週三次，每次 22mcg (6MIU)。
2.對於情況較差的可行動患者(EDSS 4)，劑量為每次44μg，每週三次皮下注射。
3.為避免急性反應發生並減少副作用的發生，第一次使用本藥時，建議依以下方法使用：治療的第一、二週，每次注射20%的劑量(即4.4μg或8.8μg=0.1公撮)。之後的兩週，每次注射50%的劑量(即11μg或22μg=0.25公撮)。第五週後，每次注射注射器中有溶液(即22μg或44μg=0.5公撮)。

不良反應 Interferon可能引起類似感冒的症狀、虛弱、發燒、寒顫、關節，肌肉疼痛、頭痛、嘔吐、注射部位反應(紅腫、痛、發炎及罕見的壞死)。這些症狀通常不嚴重，持續治療後即會消失。血液數值不正常如白血球減少、血小板減少、淋巴球減少、肝功能指數transaminase(ASAT、ALAT)、γ-GT、alkaline phosphatase數值改變。這些症狀通常很輕微，並無臨床徵兆出現且為可回復正常。

醫療須知 1.患者應於使用前被告知可能發生的常見副作用，包括類似感冒的症狀(見副作用)。這些症狀多在治療初期發生，持續治療後即會消失。
2.多發性硬化症患者一般會有的情緒沮喪或有自殺傾向的情況。如有此類情況發生，應接受更密集的監測。
3.患者應被告知可能有流產的危險。
4.本藥尚未有使用在16歲以下兒童的臨床報告，故16歲以下兒童不應使用本藥。
5.至目前為止，治療時間的長短並無定論。目前已有兩年的安全的報告。因此建議在使用本藥兩年後，應由醫師針對每位患者情況決定是否繼續使用。
6.使用interferon會造成檢驗數值改變，這也是為何多發性硬化症患者需監測檢驗數值。建議本藥治療期間應定期檢查完整、特異的白血球數、血小板數、肝功能血液檢查。
7.因有報告顯示，如患有心臟疾病如心絞痛、充血性心衰竭、心律不整使用interferon beta-1a後有惡化的現象，故使用時需嚴密的監測。使用interferon beta-1a所引起的類似感冒症狀可能會對患有心臟疾病患者帶來困擾。
8.曾有注射部位壞死的報告。為防止壞死現像發生，建議：使用消毒過之注射器；每次改變不同的注射部位；患者的自我注射方式須定期檢查，尤其當有注射部位反應發生時。
9.若患者有多處的傷口，則必須暫中斷本藥的治療，直到傷口癒合為止。若只有一處傷口，且面積不大，則可繼續接受治療。
10.患有嚴重腎臟或肝臟功能損傷或急性骨髓抑制患者使用interferon beta-1a治療須特別小心使用。
11.可能同時併用AVONEX與其他肝毒性藥品或是其他產品(如酒精)時，應特別注意。

77202 INTERFERON BETA-1B

孕C 乳- 泄 組織 ½ 5h

℞ 0.25 MG/ML/注射劑(I);

商名 Betaferon®◎ (BAYER/拜耳) $1708/I(0.25MG/ML-PIC/S-

250MCG)

藥理作用 1.β-1b干擾素的作用就如其他干擾素一樣，具有抗病毒及免疫調節作用。
2.β-1b干擾素對多發性硬化症具療效之作用機轉尚不清楚，目前已知此干擾素會經由與人類細胞表面的特殊受體作用而產生種種生物體內反應-調節的功能。
3.可能藉由拮抗γ-干擾素之作用或抑制多種細胞荷爾蒙(cytokines)之產生，而達到治療多發性硬化症之效果。
4.β-1b干擾素可降低鍵結親和力和增加γ干擾素接受體的內在化及降解，亦可增強周邊血液單核細胞的抑制者活性。

適應症 [衛核]降低反覆發作型多發性硬化症的發作頻率及嚴重度。降低續發型多發性硬化症(secondary progressive multiple sclerosis)復發的頻率及嚴重度。發生單一臨床症狀(Clinically Isolated Syndrome)疑似多發性硬化症的病患，可延緩其惡化成多發性硬化症。
[非衛核]說明：用於反覆發作型多發硬化症(relapsing-remitting multiple sclerosis，RR-MS)及續發型多發性硬化症(secondary progressive multiple sclerosis，SP-MS)，可減少其復發的頻率及嚴重度。

用法用量 每隔一天皮下注射一次，每次1毫升(含0.25mg，8百萬單位)。

不良反應 1.中樞神經系：頭痛、發燒、疲憊、昏睡、抑鬱、睏倦、虛弱、煩亂、渾身不適、精神紊亂或注意力不集中、焦慮、癡呆、情緒不穩、人格解體、自殺傾向。
2.心血管系：心搏過速、CHF(罕見)。
3.腸胃系：噁心、嘔吐、腹瀉。
4.血液系：白血球減少、血小板減少症、貧血。
5.代謝性：血鈣過低、血清肌胺酸酐上升、肝臟氨基轉移酶上升。
6.皮膚系：局部皮膚壞疽、注射部位疼痛。
7.全身性：禿頭、肌痛類流感症狀。

醫療須知 1.Interferon β-1b可能產生憂鬱症及自殺念頭，有這些傾向之患者須小心使用，必要時須考慮停藥。
2.Interferon β-1b可能產生骨隨抑制作用，用藥前及治療期間需定期檢測全血球數及白血球分類數。
3.心血管疾病或肺部疾病患者，須小心使用。
4.糖尿患者使用interferon β-1b，較易發生酮酸血症。5.肝、腎疾病患者須小心使用，並定期監測肝、腎功能。
6.Interferon β-1b可能導致流產，懷孕婦女不建議使用。
7.接受Interferon β-1b治療者，較易感染水痘及帶狀疱疹。
8.使用於兒童及18歲以下青少年的有效性及安全性尚未有研究，因此不建議使用於該年齡層。
9.避免長期暴曬陽光。

77203 ROPEGINTERFERON ALFA-2B

℞ 0.5 MG/ML/注射劑(I);

商名 Besremi® ◎ (藥華) $110000/I(0.5MG/ML-PIC/S-1ML)

藥理作用 1.Interferon alfa為第一型干擾素，藉著與稱作干擾素alfa受體(interferon alfa receptor，IFNAR)之跨膜受體結合而展現其細胞效應，interferon alfa與IFNAR結合活化了激酶(kinase)進而誘導下游的訊息傳遞反應，尤其是活化了JAK激酶(JAK1)和酪氨酸激酶(TYK2)以及轉錄作用之活化蛋白(信息傳導與轉錄活化因子，STAT)。STAT蛋白轉移至細胞核控制不同的基因表現程序及展現各種的細胞效應。
2.Interferon alfa可抑制造血及骨髓成纖維前驅細胞的增生作用，亦可拮抗造成骨髓纖維化重要因素之生長因子及其他細胞因子。這些可能是interferon alfa治療真性紅血球增多

77203

症的作用機制。

3.Interferon alfa亦已證實可減少真性紅血球增多症病人JAK2V617F突變的等位基因負擔(在JAK2激酶之V617F基因點突變是真性紅血球增多症患者的特徵約95%的真性紅血球增多症病人都有此現象)。

適應症 [衛核]治療不具症狀性脾腫大之成人真性紅血球增多症病人。

用法用量 1.調定劑量：

a.建議之起始劑量為100微克，若病人同時接受另外的細胞減抑療法(cytoreductive therapy)，則本藥起始劑量為50微克。劑量需逐漸調升，每2週調升50微克(同時所接受另外的細胞減抑療法也必須適當地跟著減少)直到血液學參數值(haematological parameters)達到穩定狀態(血容比<45%，血小板<400x10^9/L及白血球<10x10^9/L)。

b.最高劑量為500微克，每2週皮下注射一次。

2.維持劑量：

a.以每2週皮下注射一次，達到血液學穩定的劑量後，應持續每2週給藥至少1.5年，之後可考慮依病人個別情形延長注射間隔，最長可為每4週皮下注射一次。

b.部分病人在轉換為每4週皮下注射後可能需要回復為每2週注射。

3.在重度腎功能不全的病人(腎絲球過濾率15-29mL/min)建議ropeginterferon alfa-2b起始劑量減低為50微克。末期腎臟病患者(腎絲球過濾率小於15mL/min)禁使用ropeginterferon alfa-2b。

不良反應 1.最常被報告的不良反應有：白血球減少症(19.1%)、血小板減少症(18.5%)、關節痛(12.9%)、疲勞(12.4%)、gamma-麩胺基轉胺酶(gamma-GT)升高(11.2%)、類似流感的病症(10.7%)及肌痛(10.7%)、發熱(8.4%)、搔癢(8.4%)、丙胺酸轉胺酶(ALT)升高(8.4%)、貧血(7.9%)、下肢疼痛(6.7%)、脫髮(6.7%)、嗜中性白血球減少症(6.7%)、天冬胺酸轉胺酶(AST)升高(6.2%)、頭痛(6.2%)、腹瀉(5.6%)、寒顫(5.1%)、頭昏(5.1%)、注射部位反應(5.1%)。

2.嚴重不良反應有：抑鬱症(1.1%)、心房纖維性顫動(1.1%)、急性壓力症(0.6%)。

醫療須知 1.對於那些需要儘早降低升高的血球計數來預防血栓和出血的病人，選擇使用其他產品(例如hydroxycarbamide)可能較適合。

2.應密切監測病患，特別是在劑量調定階段，定期監測病患的全血液學參數值，包括血容比，白細胞和血小板計數，在病人達到個人的最佳劑量之後，也應監測。

3.在ropeginterferon alfa-2b治療期間，若病人有甲狀腺功能異常的徵兆，應評估病人甲狀腺刺激素(TSH)的濃度，只有TSH控制在正常範圍內，ropeginterferon alfa-2b的治療才可繼續。

4.若在治療期期間出現糖尿病情況而無法用藥物控制的病人，則應停止ropeginterferon alfa-2b的治療。

5.有嚴重精神疾病者或曾有其病史者，尤其是有嚴重抑鬱、自殺念頭或自殺企圖，不可使用ropeginterferon alfa-2b。

6.若病人發生呼吸道症狀，應嚴密監測，必要時應停止ropeginterferon alfa-2b的治療。

7.病人出現視力減退或喪失及其他眼睛症狀的報告，應立即做眼睛檢查，若病人出現新的眼睛異常症狀或眼睛異常症狀惡化，應考慮停止ropeginterferon alfa-2b的治療。

8.若發生嚴重急性過敏反應，應停止治療並立即採取適當的醫療處置。暫時性的皮疹不需要中斷治療。

9.使用ropeginterferon alfa-2b長期治療的病人，應定期控測肝酶指數和肝功能。若病人減低劑量後，肝酶指數仍然漸進的且臨床上顯著升高，應停止使用ropeginterferon alfa-2b治療。

§77.3 抗纖維化劑

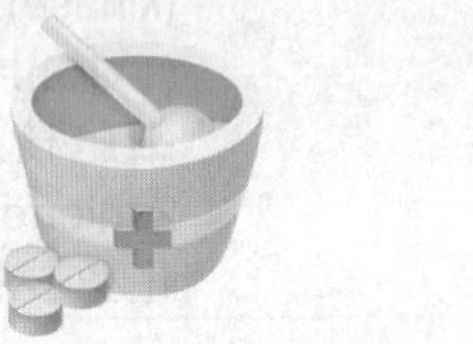

77301 PIRFENIDONE▲

孕-乳-泄 肝/腎 ½ 4~7h

Rx 200 MG/錠劑(T);

商　名

Bifesda®(中化)　Pirespa® ◎ (SHIONOGI/塩野義) $119/T(200MG-PIC/S).

藥理作用 1.本藥可抑制產生發炎物質cytokine(TNF-α, IL-1, IL-6等)、促進抗發炎性cytokine(IL-10)產生，並抑制IFN-γ減低的程度進而改善偏向Th2型(Th1、Th2平衡調節)，同時抑制形成纖維化相關之成長因子(TGF-β1,b-FGF, PDGF)的產生等，而得以達到調節各種cytokine及成長因子之作用。
2.本藥亦具有抗纖維母細胞生長及抑制膠原蛋白產生的作用。
3.本藥藉由上述多項複合機轉而達到抗纖維化作用。

適應症 [衛核]治療特發性肺纖維化

用法用量 1.成人：Pirfenidone通常初期投與量為200mg，1日投與3次(1日600mg)，飯後口服，持續2週。一邊觀察病患狀況並將每次投藥量再增加200mg，第3至4週，每次400mg，1日投與3次(1日1200mg)。以此方式逐步調整至第5週後每次投與量為600mg，1日投與3次(每日建議維持劑量為600mg，1日投與3次，與食物併服，每日共計1800mg。
2.本藥以1次200mg(1日600mg)為初期投與量，並以2週為遞增週期，將每次投藥增量200mg，以期將投與量維持在1次600mg(1日1800mg)。
3.空腹投與的血中濃度比飯後投與的數值高，可能因此會有副作用的考量，故請飯後服用。

不良反應 1.主要副作用有光過敏反應137例(51.7%)、食慾不振61例(23.0%)、胃部不適37例(14.0%)、噁心32例(12.1%)。另外，在265例的安全性評估對象中發現有臨床檢查值異常120例(45.3%)，主要是γ-GTP升高有53例(20.0%)。
2.重大副作用：肝功能不全、顆粒性白血球缺乏、白血球減少、嗜中性白血球減少。

醫療須知 1.慎重投與(下列病患請慎重投與)：
(1)肝功能不全患者；(2)腎功能不全患者；(3)老年人。
2.肝轉胺酶升高：接受PIRESPA治療的患者曾通報ALT或AST升高大於正常值3倍，罕見合併膽紅素升高。
3.光過敏反應及皮疹：大多數光敏感反應發生於起初6個月。暴露於光線下有皮膚癌發生的可能性，注意防曬，以避免照射到紫外線。
4.頭暈：因可能出現輕微嗜睡、暈眩、步履不穩等情形，病患服用本藥期間請勿從事駕駛及或有危險性的機械操作。

§ 77.4 補體抑制劑

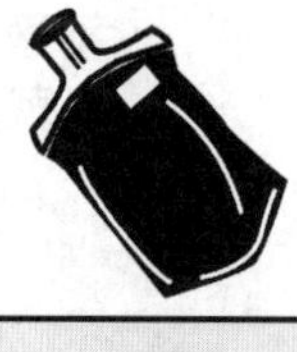

77401 RAVULIZUMAB

Rx 100 MG, 300 MG/注射劑(I);

商　名

Ultomiris® ◎ (LONZA/阿斯特捷利康)

藥理作用 1.Ravulizumab-cwvz是一種末端補體抑制劑，此抑制劑對補體蛋白C5具高度親和性，能與其專一性結合，從而抑制C5斷裂成C5a(促炎性過敏毒素)與C5b(末端補體複合物(C5b 9)的誘發次單位)，並防止末端補體複合物C5b9的產生。
2.本藥會抑制PNH病人末端補體調節的血管內溶血。

適應症 [衛核]1.治療陣發性夜間血紅素尿症病人。

77401

2.治療非典型性尿毒溶血症候群病人。使用限制：
不可用於治療與產志賀毒素大腸桿菌相關之溶血性尿毒症候群(STEC-HUS)。
3.治療抗水通道蛋白4抗體陽性[antiaquaporin-4(AQP4) antibody positive]的泛視神經脊髓炎(Neuromyelitis Optica Spectrum Disorder，NMOSD)成年病人。

用法用量 1.在預定輸注給藥日的7天內，偶而可以稍加變通給藥計劃(除了本藥第一次維持劑量以外)，但後續的劑量必須依據原來的計畫給藥。

依據體重制訂 ULTOMIRIS 給藥計畫 PNH

體重(公斤)	起始劑量(mg)	維持劑量(mg)與用藥間隔	
≧ 40 到 ＜60	2,400	3,000	每 8 週
≧ 60 到 ＜100	2,700	3,300	
≧ 100	3,000	3,600	

2.本藥注射瓶限單次劑量使用。以無菌技術將本藥稀釋成最終濃度5mg/mL之注射液。
3.將本藥稀釋成最終濃度5mg/mL之注射液。本藥必須通過0.2或0.22 micron過濾器給藥。

不良反應 1.胃腸道問題：腹瀉、噁心、腹痛。
2.一般性問題與注射部位問題：發燒、感染問題、上呼吸道感染。
3.骨骼肌與結締組織問題：四肢疼痛、關節痛。
4.神經系統問題：頭痛、頭暈。

醫療須知 1.使用本藥的病人容易得到嚴重腦膜炎球菌感染(敗血症及/或腦膜炎)。任何一種血清型族群都可能得到腦膜炎球菌症。缺乏補體的病人應依據最新的傳染病防治諮詢委員會預防接種組(ACIP)建議，接種腦膜炎球菌疫苗。按照ACIP建議，針對本藥療程時間給病人重新接種疫苗。
2.未曾接種過腦膜炎球菌疫苗之病人，最晚應在接種2週後，才給予第一劑本藥。未接種過疫苗的病人若必須緊急給予本藥應想辦法盡快接種腦膜炎球菌疫苗，並提供病人2週的預防性抗菌劑。
3.腦膜炎球菌感染若未被察覺及早治療，可能迅速發展至危及生命或致死的程度。正在接受嚴重腦膜炎球菌感染治療的病人，應考慮停用本藥。
4.本藥會阻斷末端補體活化作用，因此病人特別容易受到具有莢膜的細菌感染，如奈瑟氏腦膜炎球菌、肺炎鏈球菌、流行性感冒嗜血桿菌及有些奈瑟氏淋球菌。
5.本藥停藥後，應密切監測病人有無溶血的徵兆與症狀，透過LDH指數升高、PNH細胞比率或血紅素突然減少，疲勞、血紅素尿、腹痛、呼吸困難、嚴重血管問題(包括血栓)、吞嚥困難或勃起困難等症狀的再出現來確認。
6.在本藥給藥時出現輸注反應(下背痛、血壓下降、輸注引發疼痛、血壓變高以及四肢不適)。病人出現上述反應不必停用本藥，但是若出現心血管不穩或呼吸變差的病徵，就必須停止輸注本藥並作適當的支持性醫療處置。

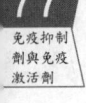

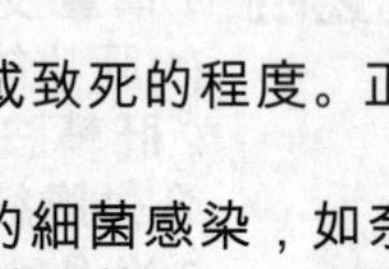

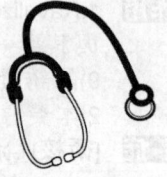

第七十八章
疫苗
Vaccines

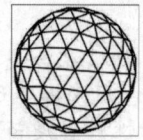

疫苗接種就是將疫苗製劑接種到人體內，藉由免疫系統對外來物的辨認，進行抗體的篩選和製造，以產生對抗該病原體或相似病原體的抗體，使人體獲抵抗某一特定或與疫苗相似病原的免疫力，讓人體對該疾病具有較強的抵抗能力。

血液循環中的抗體具有一種能使人類對抗一種特殊疾病的能力，即眾所皆知的免疫。免疫有二種型態：天然的(natural)或後天獲得的(acquired)。人類與生俱來對抗某種疾病狀況的能力即所謂的天然免疫(natural immunity)，但這是很少發生的。大多數的免疫型態為後天獲得的，亦即在人類有生之年得到的，藉抗體的產生而對抗外來微生物的侵犯(主動的獲得免疫)，或藉由動物或其他人類得到抗體而利用來對抗特殊的疾病之免疫性(被動的獲得免疫)。主動免疫是透過與抗原本身的接觸而得到，它刺激身體產生它自己特異的抗體來對抗它。「主動免疫」的過程裡，疫苗可以透過刺激細胞免疫、體液免疫或兩者兼具的方式誘使人體產生免疫力。在人體內與疫苗交互作用最重要的就是血液中的淋巴球。

人體內的淋巴球分為兩種：T淋巴球和B淋巴球。疫苗接種之後，B淋巴球會受到刺激，進而製造對抗該病原體的抗體。如果B淋巴球有T淋巴球(特別是輔助型T淋巴球)的幫忙，就可進行抗體轉換，將原始的IgM抗體轉為IgA及IgG抗體，使抗體功能更好、親合力更高、保護力更持久。如疫苗能同時誘發T淋巴球與B淋巴球反應，稱為「T淋巴球依賴型疫苗」，這類疫苗通常都接合一部分蛋白質，可以在小朋友更小的時候就誘發很好的免疫反應，產生免疫記憶，在未來遇到相類似的病原體時，能很快再次製造出抗體。如疫苗只能誘發B淋巴球反應，就稱為「非T淋巴球依賴型疫苗」。通常這類的疫苗在小於二歲的小朋友所能誘發的免疫反應不佳，效果較短暫，也沒有長期免疫記憶。

用於免疫的各種不同製劑，可歸類為下面幾項：

主動免疫劑

類毒素(如白喉，破傷風)。

疫苗−1.細菌的(如卡介苗、霍亂、傷寒)；2.病毒的(如流行性感冒、麻疹、小兒麻痺、B肝、新冠病毒)。

被動免疫劑

抗毒素/蛇毒抗毒血清(如白喉.破傷風.黑寡婦蜘珠)。

人類免疫血清(如免疫球蛋白)。

疫苗大致分成活性減毒及不活性死的疫苗二種，目前我國有卡介苗、小兒麻痺(口服)、麻疹、腮腺炎(豬頭肥)、德國麻疹、水痘(以上六種為活性疫苗)、B型肝炎、白喉、破傷風、百日咳、日本腦炎等及部分地區限對象之A型肝炎、肝炎鏈球菌、流行感冒、又加上自費的型B型流行性感冒嗜血桿菌、輪狀病毒、子宮頂癌疫苗、新型三合一、四合一、五合一、六合一等等，相當複雜繁多。又因國內預防政策規定孩童在小學前，起碼接種18劑預防10種傳染病，且怕家長來回奔波，故儘量簡化集中如兒童健康手冊之接種時間表。接種活性疫苗時，應注意有無接受過肌肉或靜脈注射含免疫蛋白之各種血液成分的病史，或特別疾病之免疫球蛋白，如果有這種病史，則依其注射方式、種類及含量不同，必須在3~11個月不等後，才接種該活性疫苗。

§ 疫苗：

疫苗為被殺死的和稀釋的細菌或濾過性病毒等微生物懸浮液，它能刺激抗體的產生，但本身不具致病性(nonpathogenic)。對大部份的病例而言，活的、稀釋疫苗，宣稱比被殺死的或不活化的疫苗能提供持續較久的免疫性，但這兩種形態的疫苗都能十分有效的增加抗體的濃度。

疫苗可分成2類：
①不活性疫苗：免疫效力較低，通常需要反覆注射多次。1.白喉、破傷風、百日咳混合疫苗(DTP)2.破傷風、減量白喉混合疫苗(Td)3.白喉、破傷風混合疫苗(DT)4.日本腦炎疫苗5.B型肝炎疫苗6.A型肝炎疫苗7.注射式小兒麻痺疫苗(IPV)8.B型嗜血桿菌疫苗9.流行性感冒疫苗(Hib)9.流行性感冒疫苗10.肺炎雙球菌疫苗11.狂犬病疫苗12.霍亂疫苗13.流行性腦脊髓膜炎疫苗。
②活性減毒疫苗：免疫效果較時久，通常只須施打一劑，可能會引起類似自然感染的病症，安全性顧慮較大。1.卡介苗2.小兒麻痺口服疫苗3.麻疹疫苗4.德國麻疹疫苗5.麻疹、腮腺炎、德國麻疹+混合疫苗(MMR)6.水痘疫苗7.黃熱病疫苗。

像某些病毒疫苗，在臨床前的疾病狀況，可能會受疫苗本身所引起，伴隨發燒，肌肉痛，和顯示其他特殊的病毒性疾病(例如：出疹.蕁麻疹.腮腺炎)。這些症狀通常稱為輕度和暫時性，除了用藥物做症狀治療外(如解熱或鎮痛)，一般不需要其他處理。疫苗不能立即有保障，因為需要數天或偶而數週，才能產生足夠的抗體血清濃度。對某些疫苗，為確保足量的抗體濃度，每隔4~8週要給予第二和第三劑注射。對活動性或緊急的感染，需要投與免疫血清或抗毒素兩者中的一種。接受免疫抑制藥物(如corticosteroid，抗排斥的藥物或抗癌瘤劑)的患者，不能同時接受疫苗，因為這種人會損傷抗體的反應。

接種疫苗如發生下列情況，則不建議接種：(1)發燒及其他需要特殊治療的疾病：主要考量接種疫苗可能引起發燒、身體不適等副作用，容易混淆病情的判斷；需住院治療的疾病也可能會混淆病情的判斷。(2)對於同種疫苗曾有嚴重的反應。(3)未接受過治療的結核病病患：因為結核病會影響細胞免疫的功能，如果未經治療，不適合接種任何疫苗。

肺炎鏈球菌疫苗

國內核准上市的肺炎鏈球菌疫苗有兩類，一為「結合型疫苗」(簡稱PCV13)；另一為「多醣體疫苗」(PPV23肺炎鏈球菌多醣體疫苗，簡稱23價)。兩類的作用機轉是不同的，23價的疫苗是作用在白血球的B細胞，疫苗的效果大約可維持5~10年左右。至於13價疫苗則是作用在白血球的T細胞，有免疫記憶的效果，疫苗的效果可維持10年以上，另外可有效降低鼻腔帶菌率，避免交叉感染。
接種時機：
1.若之前已經打過23價疫苗者：
a.想再接種23價疫苗，需間隔五年。b.想再接種13價疫苗，需間隔一年。
2.若之前已經打過13價疫苗者：想再接種23價疫苗，則僅需間隔八週。

美國FDA於2021年6月批准輝瑞藥廠的20價結合型肺炎鏈球菌疫苗(Prevnar 20)用於18歲以上成人接種，預防因肺炎鏈球菌引發的侵入性疾病及肺炎。同年7月核准的默沙東15價結合型肺炎鏈球菌疫苗(Vaxneuvance)也於近期獲FDA核准擴大使用，不僅適用於18歲以上成人，也可用於出生滿6週以上的嬰幼兒及青少年。

流感疫苗

「流行性感冒病毒」是一種RNA病毒，有A、B、C三型，其中A型病毒較易引起全球性大流行，B型病毒也會引起局部地區小流行，C型病毒只會引起輕微病症；而一般感冒則是由鼻病毒等兩三百種病毒所引起。所以接種「流感疫苗」是無法預防一般的傷風感冒。但因流感的症狀出現較急速，病程較長也較嚴重，甚至較易引起併發症和死亡，且會感染親朋好友，所以接種流感疫苗有其好處。

我國使用之流感疫苗是依世界衛生組織每年對北半球建議更新之病毒株組成，包含3種不活化病毒，即2種A型(H1N1及H3N2)、1種B型。四價疫苗內含除原三價所有疫苗株成分外，尚多含1種B型疫苗株(維多利亞株：B/Brisbane/60/2008)，均屬不活化疫苗。

B肝疫苗

罹患B型肝炎變成帶原者，將來會比一般人更容易得到慢性肝炎、肝硬化及肝癌；有鑑於此，台灣從1984年7月1日全面施行新生兒B型肝炎疫苗接種，希望年輕一代，人人體內都有B肝表面抗體，對B肝病毒具有免疫力(抵抗力)。最新研究顯示，這些出生時接種的B肝疫苗，有人抗體效價足以維持25年，但也有近半數的人，表面抗體消失或測不到。

到底那些B肝表面抗體消失的人是否需要再補接種疫苗呢？目前的政策是鼓勵「屬於B型肝炎感染的高險群」再補接種B肝疫苗，以刺激足夠的抗體產生。「高危險群包括：可能接觸血液之醫療衛生工作者、與B肝帶原者同住、性伴侶為B肝帶原者、身心發展遲緩收容機構之住民與工作者、血液透析病人、器官移植病人、接受血液製劑治療者、免疫不全者、多重性伴侶、注射藥癮者。」

接種B肝疫苗的條件為：表面抗原HBsAg、表面抗體Anti HBs、核心抗體Anti HBc三者皆呈陰性反應。接種B肝疫苗有兩種方式：第一種方式：適用於「未曾完整接種B肝疫苗3~4劑」者。接種間隔為為0、1、6個月，也就是頭一個月、第二個月、第七個月各注射一劑，之後抽血檢驗B肝表面抗體Anti HBs有無產生。這個方式，總共要打三劑及加抽一次血。

第二種方式：適用於「依時程完成B型肝炎疫苗接種，經檢驗為B型肝炎表面抗體陰性者」，若體內免疫記憶還在，只要補打一劑疫苗就有辦法產生表面抗體。其方法是先打一劑疫苗，一週後至一個月內檢驗B肝表面抗體，如果表面抗體陽性，代表有保護力了，後面兩劑即可免打。

新冠病毒疫苗

新冠病毒的變異率與傳染力都很高，目前變異的毒株已經有：Alpha、Beta、Gamma、Delta、Omicron(以上被WHO列為最高警戒VOC級的變異株)，還有其他：Epsilon、Zeta、Eta、Theta、Lota、Kappa、Lamda；主要是因為病毒表面的S蛋白(Spike protein, 又稱棘蛋白)進入人體後，會與人體肺、肝等器官細胞膜上的受體(ACE-2)緊密結合，登堂入室進入細胞，開始大量複製病毒。目前有下列幾種新冠疫苗都是要讓人體對新冠病毒的S蛋白產生抗體。現在已流行混打三劑來提昇抗新冠病毒的免疫力。

表 78-1 新冠病毒疫苗

疫苗廠牌	開發國家或藥廠	特點或關鍵技術	效果或保護力	保存方式
莫德納(Moderna)	美國莫德納公司	mRNA 疫苗	95% 適合接種年齡 18 歲以上	攝氏零下 20 度冷凍
BNT	美國輝瑞與德國 BioNTach 合作開發	mRNA 疫苗	95% 適合接種年齡 16 歲以上	攝氏零下 70 度冷凍
AZ	英國藥廠阿斯特捷利康(AstraZeneca)與牛津大學合作開發	腺病毒載體疫苗	打完第 1 劑大約 60~70%，施打第 2 劑可達 81%。 適合接種年齡 18 歲以上	攝氏 2~8 度冷藏
嬌生(Johnson& Johnson)	美商嬌生公司	腺病毒載體疫苗	僅需注射一劑。 重症防護力為 85%，整體防護力 66%。 其中在美國為 72%，南非為 64%。	攝氏 2~8 度冷藏
史普尼克 V (Sputnik V)	俄羅斯	腺病毒載體疫苗	試驗效果分析保護力達 91.6%	攝氏 2~8 度冷藏
國藥/科興	中國	死病毒疫苗	巴西試驗指整體有效性 50.38%	攝氏 2~8 度冷藏
諾瓦瓦克斯(Novavax)	美國諾瓦瓦克斯醫藥公司	重組蛋白疫苗	96%：對英國變異病毒株則有 86%的效力。	攝氏 2~8 度冷藏
高端疫苗	台灣	重組蛋白疫苗	90%以上	攝氏 2~8 度冷藏

1.mRNA疫苗：

mRNA疫苗的原理是把新冠病毒的一段RNA，用打針的方式送入人體，人體細胞會將其轉譯出病毒的S蛋白(棘蛋白)，被人體免疫細胞認識，進而產生抗體。包括：美國輝瑞藥廠/德國BioNTech聯手的BNT疫苗，以及美國製藥公司莫德納(Moderna)疫苗，保護力都可以達到95%左右。mRNA疫苗需要超低溫保存。

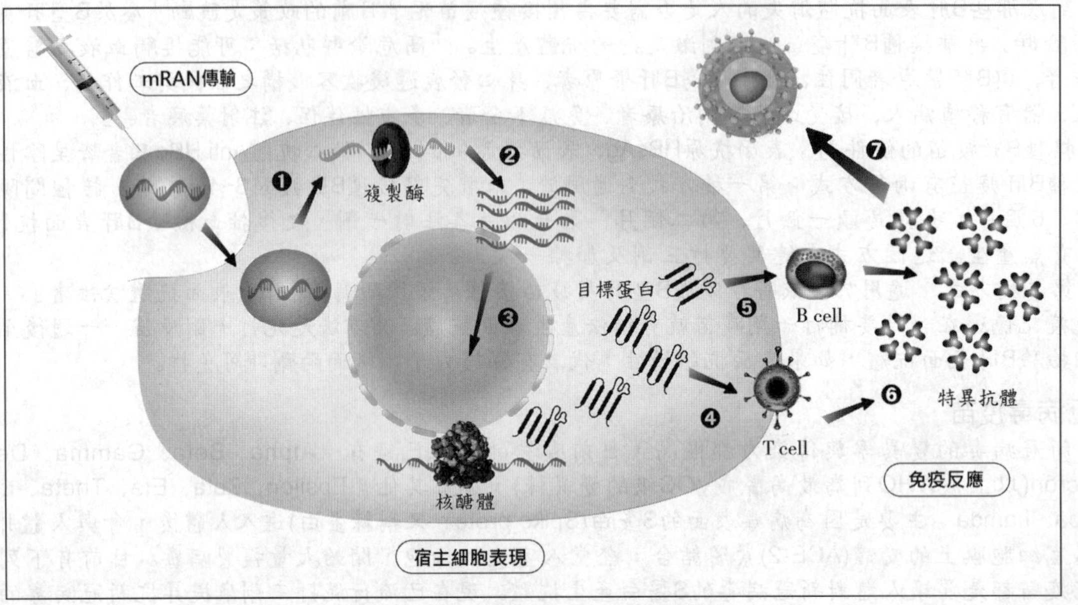

圖78-1 mRNA疫苗作用機轉

①mRNA透過微脂體劑型運送至人體細胞周圍，被細胞吞噬入內後，
②mRNA複製酶(replicase)的蛋白表現出來後，促進目標RNA 複製。
③大量mRNA透過核醣體轉譯出目標無毒性之尖刺蛋白。
④+⑤部分的目標蛋白也可以成為細胞膜上穿膜蛋白或是分泌至胞外，B cell辨識後分化成漿細胞、Memory B cell，大量製造抗體，因此日後體內出現目標蛋白外殼的病毒，B cell被活化產生大量抗體中和抗原，最後病毒被抗體包裹成免疫複合物，被體內吞噬細胞吞噬。
⑥目標蛋白可以走向抗原呈現的路徑(antigen-presenting pathway)，將蛋白片段性質被MHC-1受體呈現在胞外，在樹突細胞辨識目標蛋白後能活化T細胞，使得immature CD4+成熟為Th1/Th2(Helper T cell)，也使immature CD8+成熟為自然殺手細胞(cytotoxic T cell)，自此體內出現目標蛋白外殼的病毒，T cell會活化促使病毒死亡。
⑦mRNA疫苗透過宿主免疫細胞產生特異性抗體。

78 疫苗

2.腺病毒載體疫苗：

腺病毒載體疫苗是把新冠病毒S蛋白的RNA轉成DNA後，放進已經弱化、無法複製的腺病毒裡，做成疫苗。打入人體後，帶有新冠病毒S蛋白基因的腺病毒會感染人體細胞，並製造出新冠病毒S蛋白，刺激人體細胞產生抗體。這種疫苗包括：俄羅斯的「史普尼克 V(Sputnik V)」，以及英國藥廠阿斯特捷利康(AstraZeneca)和牛津大學合作研發的AZ疫苗，還有嬌生集團(Johnson&Johnson)的疫苗。腺病毒載體疫苗的保護力約在6~9成左右。這類疫苗使用的是穩定度較高的DNA，所以用一般冰箱保存即可。

3.死病毒疫苗：

死病毒疫苗則是直接把整隻病毒(包括S蛋白)送進人體。這類疫苗是選擇適合的細胞進行大量病毒培養，再以福馬林殺死整隻病毒，製成疫苗。雖然是死病毒，但病毒表面有很多S蛋白，進入人體後會誘發人體產生抗體中國「科興」疫苗(CoronaVac)和國藥疫苗都屬於這類，保護力約在5~6成左右。

4.重組蛋白疫苗(又稱次單位疫苗)：

這種疫苗的特點是，單純只取新冠病毒S蛋白，將之送入人體。該疫苗透過基因改造技術，從飛蛾細胞中收集無害的新冠病毒S蛋白，模仿新冠病毒的分子結構打入人體，以引起人體免疫反應。這類疫苗的優點是不含病毒遺傳物質，因此安全性高，初步試驗結果顯示保護力近9成。不過這種疫苗都需要添加佐劑，以強化抗體反應。台灣疫苗廠包括國光、高端疫苗與聯亞生技等3家業者，也都是屬於這類疫苗。美國諾瓦瓦克斯公司(Novavax)製造的疫苗也屬之。

伊波拉病毒疫苗

美國默克藥廠(Merck)推出的伊波拉病毒疫苗(Ervebo)經歐盟藥品管理局(EMA)試驗後，獲得歐盟上市藥證許可，成為全球針對這種致命病毒的首款疫苗。

日本腦炎疫苗

日本腦炎(Japanese encephalitis)為第三類法定傳染病，藉由病媒蚊傳播日本腦炎病毒所引起的人畜共通感染症。感染日本腦炎多數無明顯症狀，約有小於1%的感染者會出現臨床症狀，最常見的臨床表現是急性腦炎，一開始可能會出現非特異性症狀，如發燒、腹瀉、頭痛或嘔吐等，嚴重者則會出現劇烈頭痛、高燒、痙攣、抽搐或昏迷，進而導致神經、精神性後遺症或死亡。接種日本腦炎疫苗是預防日本腦炎感染最有效的方法，除依規定時程接種活性減毒嵌合型日本腦炎疫苗(106年5月22日起改採用)，幼兒常規接種時程：應接種2劑，出生滿15個月接種第1劑，間隔12個月接種第2劑。

狂犬病預防製劑

如抗狂犬病血清，狂犬病免疫球蛋白，狂犬病疫苗。依世界衛生組織(WHO)公布之狂犬病專家諮詢指引，由原先5劑(咬傷後第0天、3天、7天、14天、28天各接種1劑)改為4劑時程，(分別在咬傷後第0、3、7、14天各接種1劑)。民眾勿接觸及捕捉野生動物(包括蝙蝠)。每年須帶家中犬、貓寵物等施打狂犬病疫苗。如不慎遭野生動物抓咬傷，請以肥皂及大量水清洗傷口15分鐘，再以優碘或70%酒精消毒後，盡速前往「人用狂犬病疫苗接種服務醫院(衛生所)」就醫，由專業醫師評估，接受適當醫療處置，以降低發病風險，確保生命安全。

子宮頸癌疫苗

子宮頸癌疫苗又稱HPV(human papillomavirus)疫苗，是一種注射針劑的疫苗，用來預防最常見的高危險人類乳突病毒第16、18型以預防子宮頸癌。

1.荷商葛蘭素史克藥廠製造的Cervarix®保蓓子宮頸癌疫苗：成分是二價人類乳突病毒(第16,18型)，可用來預防最常見的高危險人類乳突病毒第16、18型。

2.美商默沙東藥廠製造的Gardasil® 嘉喜子宮頸癌疫苗：成分是四價人類乳突病毒(第6,11,16,18型)，除了可用來預防最常見的高危險人類乳突病毒16、18型，還可以預防低危險人類乳突病毒第6、11型，也就是預防尖性濕疣(俗稱菜花)。

表 78-2 國內目前使用的 HPV 疫苗

疫苗品名	Cervarix ® (保蓓)二價	Gardasil ® (嘉喜)四價	Gardasil 9 ® (嘉喜 9)九價
學名	Hurman Papillomavirus Bivalent (types 16,18) Recombinant Vaccine	Hurman Papillomavirus Recombinant Vaccine Ouadrivalent (types 6,11,16,18)	Hurman Papillomavirus 9-valent Vaccine, Recombinant
藥廠	葛蘭素史克(GSK)	美商默沙東(MSD)	美商默沙東(MSD)
預防 HPV 型別 (VLP type)	16 / 18	6 / 11 / 16 / 18	6 / 11 / 16 / 18 / 31 / 33 / 45 / 52 / 58
L1 protein 劑量	20 / 20 μg	20 / 40 / 40 / 20 μg	30 / 40 / 60 / 40 / 20 / 20 / 20 / 20 / 20 μg
接種對象	9 歲以上	9~26 歲	9~26 歲
建議接種時程	9~14 歲 : 2 劑 間隔 5 ~ 13 個月 9~25 歲 : 3 劑 第 0 · 1 · 6 個月	9~14 歲 : 2 劑 間隔 6 ~ 12 個月 9~26 歲 : 3 劑 第 0 · 2 · 6 個月	9~14 歲 : 2 劑 間隔 6 ~ 12 個月 9~26 歲 : 3 劑 第 0 · 2 · 6 個月
懷孕及哺乳	不建議施打	不建議施打	不建議施打

猴痘疫苗

M痘病毒(Mpox)和天花病毒同屬正痘病毒(orthopoxvirus)，但症狀相對較輕微。最早於1958年被發現於用於研究的猴子身上，可能透過非洲地區嚙齒類和靈長類動物感染人類。自2022年爆發後，首度出現在中、西非以外國家地區傳播的病例。患有M痘的人通常會出現皮疹，可能出現在手、腳、胸部、臉部、口腔或生殖器附近，無症狀潛伏期為3~17天。臺灣目前備有之M痘疫苗Jynneos Suspension for Injection 0.5mL/vial為含有活性減毒牛痘病毒，用於預防18歲以上高風險成人天花或M痘之感染，需進行相隔四週共兩次施打，以確保疫苗的保護力。

疫苗的貯存

(一)置於冷藏之疫苗：DPT(Diphtheria, Pertussis and Tetanus)、DT(Diphtheria and Tetanus)、Tdap(Tetanus toxoid, reduced diphtheria toxoid and acellular pertussis vaccine)、HBV(Hepatitis B Vaccine)、JE(Japanese Encephalitis)及破傷風類毒素，不可置於冷凍庫，應置於冷藏室下層以免結凍。

(二)置於冷凍庫之疫苗：小兒麻痺口服疫苗，應儲存於-15℃冷凍庫，一經解凍後不得再置於冷凍庫，解凍後有效期限為30天，開封後應於當天使用，以免污染。新冠病毒疫苗BNT應保存在零下70℃，Moderna疫苗則保存在零下20℃。

(三)各項疫苗應清楚標示疫苗名稱、劑型、劑量(包裝規格)、有效期限、批號、廠牌。

(四)疫苗以先進先出為原則。(五)疫苗勿置放於冰箱門。(六)每日定時查核記錄冰箱溫度。

(七)疫苗貯於專一冰箱區，不可放其他藥品。(八)同批號但入庫時間不同時，應分別放置。

(九)整齊排放並保時適度間隙以利空氣流通。(十)疫苗冰箱應有專人管理，妥善保存各項記錄。

表 78-3 預防接種項目及時程

適合接種年齡	疫苗種類	
出生24小時以後	卡介苗	一劑
出生2~5天	B型肝炎疫苗	第一劑
出生滿1個月	B型肝炎疫苗	第二劑
出生滿2個月	白喉破傷風百日咳混合疫苗	第一劑
	小兒麻痺口服疫苗	第一劑
出生滿4個月	白喉破傷風百日咳混合疫苗	第二劑
	小兒麻痺口服疫苗	第二劑
出生滿6個月	B型肝炎疫苗	第三劑
	白喉破傷風百日咳混合疫苗	第三劑
	小兒麻痺口服疫苗	第三劑
出生滿12個月	水痘疫苗	一劑
出生滿12~15個月	麻疹腮腺炎德國麻疹混合疫苗	第一劑
出生滿15個月	日本腦炎疫苗 (每年集中於3至5月接種)	第一劑
	日本腦炎疫苗 (每年集中於3至5月接種)	隔二週 第二劑
出生滿1年6個月	白喉破傷風百日咳混合疫苗	第四劑
	小兒麻痺口服疫苗	第四劑
出生滿24個月	A型肝炎疫苗*	第一劑
出生滿2年3個月	日本腦炎疫苗 (每年集中於3至5月接種)	第三劑
國小一年級	破傷風減量白喉混合疫苗	一劑
	小兒麻痺口服疫苗	第五劑
	麻疹腮腺炎德國麻疹混合疫苗	第二劑
	日本腦炎疫苗 (每年集中於3至5月接種)	第四劑
	卡介苗疤痕普查 (無疤目測驗陰性者補種)	
	A形肝炎疫苗＊	第二劑
65歲以上	流感疫苗	每年

＊實施對象爲山地鄉及其鄰近的平地鄉與金門、連江縣之學童

安拓伏腸病毒71型疫苗EnVAX-A71與高端腸病毒71型疫苗Envacgen這2款腸病毒71型疫苗將於2023年7月上市。

§ 78.1 疫苗(包含COVID-19疫苗)

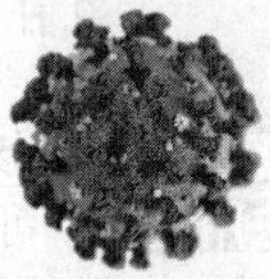

78101 HEPATITIS A VACCINE 孕C 乳 ?

Rx 1440 U/注射劑(I);

商　名 Havrix® ◎ (GSK/葛蘭素史克)

藥理作用 本藥(不活化A型肝炎疫苗)是一種由培養在人類MRC-5雙倍體纖維母細胞內之A型肝炎病毒hepatitis A virus(HAV)衍生而得的非活性全病毒疫苗。本藥含有一種不活性病毒，已證實是減毒病毒株經由一系列進一步的繼代(passage)後，衍生而得。

適 應 症 [衛核]A型肝炎之主動免疫。

用法用量 (1)不可用靜脈注射、皮肉或皮下注射，本藥適合肌肉注射，尤其以三角肌為理想注射部位。(2)劑量：此疫苗接種是包含一個主劑量與一追加劑量。對健康孩童，青少年及成人，其注射之時間表如下：嬰幼兒/青少年–年齡介於2~17歲者須在接種日注射0.5mL一劑(約25U)，在6~18月後注射另一劑0.5mL(約25U)。(3)成人：18歲以上成人在接種日注射單劑量1.0ml(約50U)，6個月以後接種追加劑量1.0ml(約50U)。(4)和免疫球蛋白併用的使用法：預知或可能接觸肝炎病毒(也就是旅行到流行區域，則須使用免疫球蛋白)可與免疫球蛋白同時使用。本藥可與IG同時注射，但須使用不同注射部位與不同針筒。

不良反應 (1)局部注射部位反應(輕微及短暫)：一觸即痛(52.6%)，疼痛(51.1%)，熱感(17.3%)，腫脹(13.6%)，紅腫(12.9%)，皮下瘀血(1.5%)，痠痛(1.2%)、(2)全身性反應：疲倦(3.9%)，發燒(≧101°F或38.3°C，口渴(2.6%)，腹痛(1.3%)、(3)消化系統：腹瀉(2.4%)，嘔吐(2.3%)、(4)骨骼肌肉系統：肌痛(2.0%)，上臂疼痛(1.3%)，背痛(1.1%)，僵硬(1.0%)、(5)神經系統/心理的：頭痛(16.1%)、(6)呼吸系統：咽喉炎(2.7%)，上呼吸道感染(2.8%)，鼻塞(1.1%)、(7)生殖泌尿系統:月經失調(1.1%)

醫療須知 1.接受第一劑注射後，有任何症狀顯示出其可能有過敏反應者，均不應接受後來的追加注射。
2.若疫苗接受者在接種疫苗時，同時接受免疫抑制劑的治療、或本身具有免疫能力不足者，接受了本藥之後有可能並不能獲得免疫能力。
3.本藥無法保護由非A型肝炎病毒所引起的其他肝炎。由於A型肝炎的潛伏期很長(大約20至50天)，因此有可能在接受本藥注射前就已經被A型肝炎病毒感染而不自知。本藥無法對此類的患者提供保護作用。
4.如同其它疫苗注射時應注意的事項，注射本藥時應將腎上腺素等藥品準備，以防有任何過敏反應發生。
5.對於凝血功能有缺失而做肌肉注射有可能引起出血反應的人，注射本藥時應特別小心。
6.如同其它的疫苗，本藥預防注射有可能無法提供所有易感染的接種者保護效果。對於有感染或發燒反應的人，最好延緩本藥的注射，除非醫師認為能夠承擔可能發生的危險。

78102 HEPATITIS B CONJUGATE VACCINE 孕C 乳 ?

Rx 20 MCG/懸液劑(Sus);

商　名 Engerix -B® ◎ (GSK/葛蘭素史克)

78102

藥理作用 1.本藥(基因重組B型肝炎疫苗)為一藉由酵母菌所生產之B型肝炎病毒表面抗原(HBsAg)之非感染的次成分(subunit)病毒疫苗。

2.許多流行病學研究已經證實，感染活性B型肝炎病毒後產生B型肝炎抗體(anti-HBs)的人，當再度接觸此類病毒，可受到保護而避免發生此疾病。

適應症 [衛核]預防B型肝炎

用法用量 不可靜脈注射或皮內注射。

1.H-B-VAX II：

a. 本藥dialysis配方(40mcg/Ml)只限於透析前和透析成人患者使用。

b.本藥的兒童/青少年配方及成人配方均不適合給透析前或透析患者使用。

c.三劑注射療程：下列時間表為接受三劑注射療程者所用：第一劑：於選定的時間。第二劑：於接種第一劑一個月之後。第三劑：於接種第一劑六個月後。

d.對於HBsAg陽性母親或HBsAg狀況未明之母親所生嬰兒，其中建議處理方式請參見仿單。

2.ENGERIX-B：

1.每劑20μg的疫苗：20μg的劑量(1.0毫升懸浮液)適用於20歲(含)以上的成人。

2.每劑10μg的疫苗：10μg的劑量(0.5毫升懸浮液)適用於新生兒、嬰兒、以及19歲(含)以下的兒童。

3.對11歲至15歲(含)的兒童，在接種疫苗期間發生B型肝炎感染的風險很低以及確定可遵照醫囑完成疫苗接種程序的情況下，亦可採用2劑時間表施打每劑20μg的疫苗。

4.採用第0、1、6個月的時間表可於第7個月達到最佳的保護效果，並產生大量的抗體。於第0、1、2個月接種疫苗的加速時間表可較快產生保護作用，且咸信患者的順從性也會比較好。採用這種時間表時，應於第12個月接種第四劑，以確保長期的保護效果，因為接種第三劑後的抗體濃度要低於採用第0、1、6個月之時間表後所達到的抗體濃度。對嬰兒來說，採用這種時間表時，B型肝炎疫苗便可和其它小兒疫苗同時接種。

不良反應 發生率等於或高於注射次數之1%者：

局部反應(注射部位)：注射部位反應主要為疼痛；包括疼痛、腹瀉、搔癢、紅斑、瘀斑、腫脹、發熱，以及形成結節。

全身性反應：最常見的全身性反應包括疲倦/虛弱感、頭痛、發燒(≥37.8℃)，以及身體不適。

呼吸系統：咽頭炎、上呼吸道感染。

醫療須知 與任何注射投與之疫苗一樣，應隨時備有腎上腺素(1:1000)，以便於發生類過敏反應時能立即使用。

1.若正罹患包括熱病之任何嚴重的活動性感染症，則應延緩此疫苗之使用。除非醫師認為延緩注射此疫苗會引致更大的危險性。

2.對嚴重心肺功能不全的患者，或其他可能因發燒或全身性反應而引發明顯危險性的患者，在接種此疫苗時應多加小心，並適當地照料。

3.醫護人員應了解疫苗接受者目前的健康情況及先前的預防接種紀錄。

4.醫護人員應詢問患者及其父母或監護人有關患者先前接種本藥或其他B型肝炎疫苗時所產生的任何反應。

5.醫護人員應將以下資料放在患者的永久紀錄中：疫苗的製造商，批次號碼，接種日期，施打疫苗者的姓名及住址。

6.應避免將疫苗注射在血管中。

7.懷孕分類為C：並未曾以此疫苗進行動物生殖研究。也尚不知對孕婦投與此疫苗是否會危及胎兒，或影響生殖能力。只有在確定必要時，才可對孕婦投與此疫苗。

8.尚未知此疫苗是否會分泌於人乳中。由於許多藥物都會由人乳排出，因此，當對授乳婦女投與此疫苗時，應多加小心。

9.本藥導致癌症及突變和破壞生殖力的可能性尚未被評估。

78103 HUMAN ROTAVIRUS LIVE ATTENUATED RIX4414 STRAIN

Rx 1000000 CCID50/懸液劑(Sus);

商名 Rotarix® ◎ (GSK/葛蘭素史克)

藥理作用 1.在口服疫苗後，可引發體內的血清中和抗體反應(IgA)，藉以對輪狀病毒疾病產生預防效果。
2.本藥對輪狀病毒腸胃炎發生預防效果的免疫機制目前尚未完全釐清。接種輪狀病毒疫苗所引發的抗體反應和其對輪狀病毒腸胃炎的預防效果之間的關聯性也尚未確立。
3.活性減毒疫苗，誘發人體自然的腸道免疫反應，預防輪狀病毒所引起的腸胃炎。
4.在各項不同研究中，接種第二劑疫苗或安慰劑後，血清抗輪狀病毒IgA抗體濃度≥20U/ml。

適應症 [衛核]預防輪狀病毒所引起的腸胃炎(G1與非G1基因型如G2、G3、G4和G9)，對各基因型之保護力請參見藥效學段落。

用法用量 1.完整的疫苗接種時程共須接種兩劑，最好在出生後6~16週接種，最遲必須在出生後24週內完成。兩劑間隔不得少於四週。在臨床試驗中，曾經發生嬰兒將疫苗吐出或溢出的狀況，但極為罕見，若發生此類狀況時不必另外補充一劑。不過，萬一嬰兒將大部份的疫苗劑量吐出或嘔吐時，或可在同一次疫苗接種門診中另外補充一劑。對第一劑接種本藥的嬰兒，應使用本藥以完成2劑的接種。目前並無第一劑接種本藥而第二劑接種另一廠牌。
2.本藥僅供口服使用。將注射筒內容物注入含粉末的疫苗瓶中，完全混合後，注射器回抽，經口餵食。

不良反應 煩躁、嗜睡、喪失食慾、腹瀉、脹氣、腹部疼痛、食物逆流、便秘、發燒。如有皮膚發疹，呼吸困難請儘速就醫。

醫療須知 1.在接種疫苗之前，最好先審閱其病歷(特別是有關其先前之疫苗接種與可能發生之不良反應的記錄)，並進行臨床診察。和其它疫苗一樣，對發生急性嚴重發燒性疾病的患者，應延後接種本藥。但輕度的感染現象則非接種疫苗的禁忌。
2.對有腹瀉或嘔吐症狀的患者，應延後接種本藥。
3.本藥並不預防輪狀病毒以外之其它致病原所引起的腸胃炎。
4.在任何情況下都不可以注射方式投予本藥。
5.本藥可與下列任何疫苗同時接種：白喉-破傷風-全細胞百日咳疫苗、白喉-破傷風-無細胞性百日咳疫苗、B型嗜血桿菌疫苗、去活性小兒麻痺疫苗、B型肝炎疫苗、白喉-破傷風-無細胞性百日咳疫苗與B型嗜血桿菌混合疫苗、五合一疫苗、六合一疫苗、肺炎鏈球菌疫苗與C型腦脊髓膜炎疫苗。
6.本藥與小兒麻痺口服疫苗，要間隔兩週再使用本藥，若同時使用所引發的免疫反應略為減弱。
7.冷藏避光貯存。

78104 INACTIVATED EV71 WHOLE VIRUS

Rx 1.5 U , 2.5 ug/注射劑(I);

商名 Envacgen® ◎ (高端)　　Envax-A71® (國光/安特羅)

藥理作用 1.腸病毒71型疫苗為去活化之全病毒疫苗。
2.其抗原主成分為去活化之全病毒蛋白質，並使用磷酸鋁作為佐劑，刺激中和抗體反應，利用主動免疫來預防腸病毒71型感染所引起之疾病。

適應症 [衛核]適用於2個月以上至未滿6歲嬰幼兒的主動免疫接種，以預防腸病毒71型感染所引起之疾病。

78 疫苗

用法用量 肌肉注射
1.2個月至未滿2歲：共三劑，第二劑與第一劑間隔56天，第三劑與第一劑間隔一年。
2.2歲至未滿6歲：共二劑，第二劑與第一劑間隔56天。

不良反應 食慾減退、嗜睡、腹瀉、嘔吐/噁心、注射部位痛、發熱、注射部位腫脹、注射部位發紅、注射部位瘀青、注射部位硬結、煩躁不安、四肢活動受限、皮疹。

醫療須知 1.施打本疫苗前必須先經由醫師評估兒童目前的健康狀態，以確認是否適合接種本疫苗。
2.疫苗接種後，建議密切觀察至少30分鐘。施打第一劑本疫苗後出現急性過敏反應者，請勿施打第二劑疫苗。
3.和其他疫苗一樣，對於患有急性嚴重疾病且伴隨發燒或急性感染的病人，應暫緩疫苗接種。不過，輕微感染及/或輕微發燒，則可經醫師評估，無須延後施打。
4.施打本疫苗後，可能會發燒。有熱痙攣體質者，醫師應評估並考慮對於發燒之可能副作用採取預防措施。

78105 INACTIVATED RABIES VIRUS

℞ 5 IU/ML/注射劑(I)；

商　名
Verorab®(裕利/賽諾菲) $1274/1(5IU/ML-PIC/S-2.5IU)

藥理作用 1.疫苗接種後的保護作用來自於誘發狂犬病中和抗體。已進行臨床試驗評估暴露前和暴露後預防的疫苗免疫原性。
2.根據世界衛生組織(WHO)的定義，狂犬病中和抗體效價≥0.5IU/mL時，即被視為具保護作用。

適應症 [衛核]適用於在狂犬病暴露前和暴露後之預防。

用法用量 1.肌肉注射(IM)：建議劑量為經配製疫苗0.5mL。
2.皮內注射(ID)：每個注射部位的建議劑量為經配製疫苗0.1mL。
3.無免疫力個體的暴露前/後預防，詳見仿單。

不良反應 最常見不良作用為：頭痛、全身無力、肌痛及注射部位疼痛。注射部位反應(疼痛、紅斑及腫脹)，在ID注射後比IM注射後更常發生。疼痛為兩種注射途徑最常見的注射部位反應。

78 疫苗

醫療須知 1.當有發燒或急症時，疫苗應延後接種。
2.若接種疫苗者因免疫抑制性疾病或併用免疫抑制藥物治療(包括腎上腺皮質類固醇)而有免疫功能不全的情況，應在疫苗接種後2~4週進行血液檢測，以確定有產生保護性免疫反應。
3.不可靜脈注射：應確保針頭不會刺入血管。
4.如同接種所有的注射性疫苗一樣，應備妥適當的藥物並加以觀察，以應付萬一在疫苗接種後發生罕見的過敏性休克反應，特別是對polymyxin B、streptomycin、neomycin或任何同類抗生素曾發生嚴重過敏反應的病人給予暴露後接種時。
5.疫苗接種後常有暈眩的報告。該副作用會暫時影響開車或操作機械的能力。

78106 JAPANESE ENCEPHALITIS VACCINE☆

℞ 6 AU, 5.8 log PFU/注射劑(I)；

商　名
Adimje-V®(國光)　Imojev®(裕利)

藥理作用 本疫苗內含活性減毒病毒。疫苗接種後，病毒會局部增生並引發體內出現對日本腦炎病毒具專一性的中和性抗體及細胞免疫反應。

適應症 [衛核]Imojev®可用於預防日本腦炎病毒所引起的日本腦炎，接種者的年齡應等於或大於9個月。

用法用量 1.適用年齡：滿六個月。

2.初免疫：通常每次1.0ml，間隔7~14日，注射二次，約一年後再注射一次，未滿三歲者，每次注射0.5ml為宜。
3.追加免疫：初免疫後視流行情形，每3~4年注射1.0ml一次。

不良反應 1.頭痛、及身體不適，大約2%發生頭暈、肌肉痛、或發燒的感覺。
2.也可能發生噁心、腹瀉、喉嚨痛。
3.不常見的副作用：注射部位觸痛、皮疹、麻疹、多形紅斑、血管水腫、及頸部僵硬。
4.罕見無禦性過敏。

醫療須知 1.接種疫苗應備妥適當的治療藥物，並加以監測，以應付疫苗接種後可能發生的過敏性休克反應事件
2.在發燒或急性疾病情況下，疫苗應延後接種。
3.在病人接受高劑量的全身性皮質類固醇(體重<10公斤者每天使用≧2mg/kg prednisolone，體重≧10公斤者每天使用20mg prednisolone)治療14天或以上，建議在治療中斷後，應間隔至少1個月或以上，直到免疫功能恢復後才能接種疫苗。
4.育齡婦女在接種疫苗後4週內宜避免懷孕。

78107 LIVE ATTENUATED VARICELLA VIRUS VACCINE

Rx 2000 PFU/注射劑(I)；

商　名 Varilrix® ◎ (GSK/葛蘭素史克)

藥理作用 1.本藥可使得易感染者產生一種減弱且臨床上不明顯之水痘感染。
2.臨床研究證明本藥於健康者及高危險群之安全性及免疫能力。
3.抗體的存在一般被公認為是一種保護作用。於1409名健康嬰兒(9個月以上)，兒童及青少年之研究顯示，抗體出現率約為98.4%。
4.研究顯示高危險群其抗體出現率為50%，但在白血患者，具抗體出現率為90%。

適 應 症 [衛核]水痘之主動免疫。

用法用量 12個月以上至12歲包含12歲之嬰幼兒，建議使用單一劑量(0.5ml)。本藥只可用於皮下注射。

不良反應 如同其他疫苗，本藥不宜使用於發燒患者，但如為輕微感染時是可以使用。
本藥不能使用於淋巴球總數少於1200/㎣或缺乏產生細胞免疫反應能力之個體。
本藥亦不能使用於對neomycin會產生全身性過敏之個體，但可使用於曾因接觸neomycin而產生皮膚炎。
本藥不能用於孕婦。

醫療須知 1.本藥應於稀釋後立即使用。因酒精及其他的殺菌劑會使得本藥病毒變成無效，於注射前應等其皮膚消毒。
2.如同其他注射型疫苗，宜隨時準備好適當醫療處理，以便罕見之過敏性休克反應時可以馬上使用。基於以上原因，接種者於注射疫苗後，應由醫護人員視察30分鐘。
3.本藥不能用於皮內注射。
4.本藥絕不能用於靜脈注射。
5.對於剛接受免疫蛋白或輸血後，注射痘苗的時間至少須延後三個月，因可能由被動獲得性水痘抗體而導致接種痘苗失敗。
6.本藥可和其他疫苗一起接種，不同注射型的疫苗應接種不同接種部位。
7.本藥可和其他活性疫苗一起接種。
8.因曾被證實麻疹疫苗而造成短暫抑制細胞調節型之免疫反應，如含麻疹疫苗不能與本藥一起注射接時，建議此兩者疫苗接種時間至少須間隔一個月。

78108 mRNA-1273.167 LNP☆

Rx 2.1 MG/注射劑(I)；

78108

商　名　Spikevax® ◎（Rovi/莫德納）

藥理作用 1.本疫苗含有包裹於脂質奈米粒子中的mRNA。此mRNA含有SARS-CoV-2的全棘突蛋白，而此棘突蛋白在七肽重複區1內經過2次脯胺酸置換修飾(S-2P)，以穩定其融合前的蛋白結構。
2.肌肉注射後，注射部位的細胞及附近的淋巴結會吸收脂質奈米粒子，將mRNA序列導入細胞質內，再轉譯成病毒的棘突蛋白。進入細胞後的mRNA不會進入細胞核或與人體的基因產生交互作用，亦無法進行複製，主要是由樹突細胞和囊下竇狀巨噬細胞(subcapsular sinus macrophages)的暫時表現。
3.接著，免疫細胞會將細胞膜表現的SARS-CoV-2棘突蛋白辨識為外來抗原，進而誘發T細胞和B細胞反應而產生中和抗體，對COVID-19感染產生保護效力。

適應症 [衛核]適用於6個月以上兒童、青少年及成人之主動免疫接種，以預防新型冠狀病毒疾病(COVID-19，嚴重特殊傳染性肺炎)。

用法用量 1.在各年齡層的接種劑量請參閱下表，並參考衛生福利部傳染病防治諮詢會預防接種組(ACIP)發布之施打建議。

年齡	劑量
6 個月至 4 歲幼童 未曾施打 COVID-19 疫苗者， 且無已知的 SARS CoV-2 感染史	須施打 2 劑，每次各 0.25 毫升*(25 微克)， 兩劑施打時間間隔至少 28 天
6 個月至 4 歲幼童 曾接種一劑任何世冠飛適新型冠狀病毒疫苗者	單次接種世冠飛適新型冠狀病毒疫苗 0.25 毫升*(25 微克)， 與前一劑間隔至少 28 天，以完成兩劑疫苗接種
6 個月至 4 歲幼童 曾接種兩劑 Spikevax 單價或雙價苗， 或有已知的 SARS CoV-2 感染史者	單次接種 0.25 毫升* (25 微克)，與前一劑間隔至少 6 個月
5 歲至 11 歲兒童	a.單次接種 0.25 毫升*(25 微克) b.若之前接種過 COVID-19 疫苗，則與前一劑間隔至少 6 個月
12 歲以上青少年及成人	a.單次接種 0.5 毫升(50 微克) b.若之前接種過 COVID-19 疫苗，則與前一劑間隔至少 6 個月

* 請勿使用單劑量小瓶或預充填注射針筒輸注 0.25 毫升

2.本疫苗應以肌肉注射方式施打，理想注射部位為上臂三角肌。請勿以血管內注射、皮下注射或皮內注射方式施打本疫苗。
3.本疫苗不得與任何其他疫苗或藥品混合於同一注射器內施打。

不良反應 1.最常見的不良反應為注射部位疼痛(97%)、頭痛(78%)、疲勞(75%)、肌痛(54%)、畏寒(49%)、腋窩腫脹/壓痛(35%)、關節痛(35%)、噁心/嘔吐(29%)、注射部位腫脹(28%)、注射部位紅斑(26%)和發燒(14%)。
2.常見的不良反應：皮疹、注射部位紅斑、注射部位蕁麻疹、注射部位皮疹、延遲性注射部位反應。
3.不常見的不良反應：注射部位搔癢、頭暈。
4.罕見的不良反應：臉部腫脹、急性周邊性顏面癱瘓、感覺遲鈍。
5.嚴重的不良反應：立即型過敏性反應、過敏、心肌炎、心包膜炎。

醫療須知 1.接種本疫苗曾引發立即型過敏性反應；接種場所應隨時備妥適當的醫療設備和監測措施，以防施打疫苗後出現立即型過敏性反應。
2.接種後應於接種單位或附近稍作休息留觀15分鐘，離開後請自我密切觀察15分鐘，但針對先前曾因接種疫苗或任何注射治療後發生急性過敏反應之民眾，接種後請於接種處或附近留觀至少30分鐘。
3.接種Spikevax後曾出現極罕見的心肌炎和心包膜炎案例。這些案例主要發生在接種後14天內，較常發生在接種第二劑之後，以及年輕男性。
4.若在接種疫苗後出現疑似的症狀，例如：(急性和持續性)胸痛、呼吸急促或心悸，務必立即就醫。
5.罹患急性嚴重疾病伴隨發燒，或急性感染者，應暫緩接種疫苗。而輕微感染及/或低度發燒者，無須延後接種疫苗。
6.任何接受抗凝血治療者、血小板減少者或任何凝血障礙(例如血友病)者，應謹慎評估再接種，因為肌肉注射後可能會發生有出血或瘀血情況。
7.免疫功能不全者接種本疫苗的效果可能較低。
8.冷凍保存於-25℃至-15℃條件下，請保存於原包裝盒中，避免光照。放置冷藏室(2℃至8℃)2小時30分鐘，並於施打前，請將藥瓶放置室溫(15℃至25℃)15分鐘或放置室溫(15℃至25℃)1小時。

78109 PNEUMOCOCCAL VACCINE

Rx 50 MCG/M/注射劑(I)；

商名
Pneumovax® ◎ (MSD/默沙東)

藥理作用 本藥多價性肺炎雙球菌疫苗(PPV23，簡稱23價)為一供肌肉注射或皮下注射之滅菌液狀疫苗。本疫苗含有經高度純化來自23種最普遍或具侵犯性的肺炎球菌之細菌醣質莢膜(capsular polysaccharides)；由美國上市後使用的經驗得知，本疫苗所含之23種菌株莢膜涵蓋了至少90%在無菌環境下自肺炎患者血中採得之菌株，及涵蓋了至少85%自所有肺炎患者中採得之株種。已經證實純化的肺炎雙球菌醣質莢膜，能於人體誘導出抗體，此種抗體能有效預防肺炎雙球菌疾病。在人體試驗中注射多價性疫苗後，23種莢膜其引導出之免疫力(抗體反應能力)已被證實。所有年齡層的成人注射此疫苗都能產生免疫力。在較早，以含12種莢膜及14種莢膜之肺炎雙球菌疫苗對2歲及2歲以上之孩童、成人做研究，顯示均有免疫力的產生，約在疫苗注射後的3星期會產生依各莢膜型所誘導出足夠的抗體。

適應症 [衛核]預防肺炎鏈球菌性肺炎及肺炎鏈球菌性菌血症。
[非衛核]說明：本藥的其適應症是用來增加對因由本疫苗所含之肺炎雙球菌型所引起之肺炎雙球菌疾病的人體免疫力。本疫苗其預防肺炎雙球菌性肺炎及肺炎雙球菌性菌血症的效果已在有對照組的臨床試驗中得到證實。本藥疫苗對於不屬於本藥內之肺炎雙球菌莢膜引起之肺病無預防效果。

用法用量 1.本疫苗不可直接注入血管，也要避免注射於皮膚中(intradermal)。所有的注射劑均需在使用前以眼睛檢視其溶液及瓶內是否含有異物或變色
2.為一澄清、無色之液體。
3.須於皮下或肌肉注射(最好於上臂三角肌或大腿外側部位)0.5mL，且須加以注意避免血管注射。
4.只可使用注射針筒抽取藥量：必須使用滅菌後的針頭及不含保存劑，抗菌劑及清潔的針筒從藥瓶內抽取0.5mL。
5.每位患者必須使用其個別的滅菌針頭及針筒以防止患者之間發生B型肝炎及其他感染性疾病的傳染。
6.未開的藥瓶或已開的藥瓶均須存放在2.8℃(36~46℉)。本疫苗可直接使用不需稀釋或混合。本疫苗含有phenol 0.25%作為保存劑。過期後必須丟棄，不可再用。

不良反應 局部反應包括注射部位酸痛、灼熱、紅斑及腫脹常常發生，但通常會在48小時內消退：局部結塊較不常發生、以29位成人為對象注射本疫苗，其中21位(71%)在注射2天後發生局部反應，此局部反應屬於局部酸痛及或於注射部位結塊。

醫療須知 1.若本疫苗用於正接受免疫抑制性治療的患者，可能無法獲得預期的抗體效果。皮下注射可能會造成嚴重的局部反應。
2.對於患有嚴重心臟及/或肺功能損傷，其全身性反應可能導致明顯危險性的患者，須在注射本藥後給予注意及適當的照顧。
3.患有因發熱性呼吸道疾病或其他活性感染症(active infection)者必須暫緩注射本藥，除

非是醫師認為暫停注射本藥會有更高的危險時才使用。
4.對於需要以penicillin(或其他抗生素)來預防肺炎雙球菌感染的患者，在注射本藥後，不應停止使用此預防性的抗生素。

78110 SARS-COV-2 RS OMICRON XBB1.5

Rx 10 ug/注射劑(I)；

商名 Nuvaxovid® ◎ (Serum/頤安國際)

藥理作用 1.本疫苗由穩定於融合前構型之純化的全長SARS-CoV-2(Omicron XBB.1.5)重組棘蛋白組成。加入含有皂苷為主的Matrix-M佐劑有助於活化先天免疫系統細胞，從而增強棘蛋白專一性免疫反應的幅度。
2.這兩種疫苗成分會引發對棘蛋白的B細胞和T細胞免疫反應(其中包括中和抗體)，這可能有助於預防COVID-19。

適應症 [衛核]適用於12歲以上青少年及成人之主動免疫接種，以預防新型冠狀病毒疾病(COVID-19)。

用法用量 1.諾瓦克維德，新型冠狀病毒疫苗為肌肉注射，每劑0.5毫升。
2.未曾接種任何COVID-19疫苗者，建議以間隔至少3週的順序施打兩劑本疫苗。
3.若為先前已接種過COVID-19疫苗者，可在前一劑COVID-19疫苗接種相隔6個月後，再接種本疫苗。

不良反應 最常見的不良反應為：注射部位壓痛(71%)、注射部位疼痛(67%)、頭痛(63%)、肌痛(57%)、疲勞(54%)、全身無力(43%)、噁心或嘔吐(23%)、關節痛(19%)及發燒(17%)。

醫療須知 1.曾接獲本疫苗立即性嚴重過敏反應之通報案例。應隨時準備好適當的醫療處置和監測，以因應疫苗接種後可能發生的立即性嚴重過敏反應。疫苗接種後建議密切觀察至少15分鐘。
2.接種本疫苗後發生心肌炎與心包膜炎的機率增加。這些病況可能在接種後幾天內發生，並主要出現於接種後14天內。
3.接種疫苗時，被接種者可能會有對針頭注射產生心因性反應，因而出現焦慮相關反應，包括血管迷走神經反應(暈厥)、過度換氣或壓力相關反應。
4.如同其他肌肉注射型疫苗，任何接受抗凝血療法、患有血小板減少症或任何凝血障礙(例如：血友病)者，應謹慎評估再接種本疫苗，因為肌肉注射後可能會發生出血或瘀青情況。

78111 VARICELLA VIRUS VACCINE

孕 C 乳 ?

Rx 1350 PFU/注射劑(I)；

商名 Varivax -Varicella VIrus® ◎ (MSD/默沙東)

藥理作用 1.本藥varicella virus vaccine live(Oka/Merck)是將活性的OKa/Merck菌種的水痘病毒減低活性而製成。
2.本藥同時也可產生細胞性(cell-mediated)免疫反應。體液免疫(humoral immunity)及細胞性免疫(cell-mediated immune)對預防水痘而言，其相對的貢獻目前還不知道。

適應症 [衛核]水痘之主動免疫。

用法用量 1.須皮下注射。不可直接注射於血管內。
2.1~12歲的孩童須以皮下注射一劑0.5mL。
3.3歲或更大的青年及成人需以皮下注射0.5mL後4到8週後再接受0.5mL第二劑的皮下注射。
4.本藥是用於皮下注射。最好的注射部位是位於上臂的三角肌上層。

不良反應 最常見的為發燒，注射部位不適，或發疹、另外，不論發生的原因，最常有的副作用(>1%)，依發生的機率排列如下：上呼吸道疾病、頭痛、疲倦、咳嗽、肌痛、不易入睡嘔心不適、腹瀉、頸部僵直、不安/神經緊張、淋巴腺疾病、發冷、眼睛不適、腹痛、食慾不振、關節炎、耳炎、騷癢、嘔吐、其他部位發疹、便秘、下呼吸道疾病、過敏反應(包括過敏性發疹、蕁麻疹)、接觸性發疹、感冒/口角痛。

醫療須知 1.本藥必須保存在平均溫度(15℃)或更低於的環境，直到使用時才取出。任何冰箱(如箱型無霜冰箱)只要平均溫度低於15℃，並具有單獨可密閉的門均可存放。
2.注射需使用的稀釋液應儲存在室溫下或冷藏室，當要混合疫苗與稀釋液成注射劑時，先用要使用的針筒吸取0.7mL的稀釋液，打入解凍好的冷凍乾燥疫苗，輕輕的搖晃使混合完全，之後再以針筒抽出混合好的注射液，換上新的針頭之後於皮下注射0.5mL，最適合注射的部位在位於上臂三角肌上部的皮下部位、或臂部外側的皮下部位。
3.用於注射或稀釋疫苗的針筒應不含任何的防腐劑、抗菌劑、和清潔劑以防疫苗的活性降低。
4.為了避免接種疫苗者之間相互的傳染，每位患者應使用單獨的針筒與針頭
5.因所附的稀釋液不含防腐劑或其他可能會不活化疫苗病毒的抗病毒物質，故請限用所附的稀釋液來混合疫苗。
6.混合後的注射液不可冰凍。
7.接受本藥注射的人短期內不可使用合抗水痘病毒的免疫球蛋白。
8.注射前應以肉眼檢視疫苗注射液是否有不明物質或變色的狀況發生。正常狀況下混合後，本藥應為透明或略帶淡黃色的澄清液體。

78112 VARICELLA ZOSTER VIRUS GLYCOPROTEIN E

℞ 50 MCG/注射劑(I)；

商 名 Shingrix® ◎ (GSK/葛蘭素史克)

藥理作用 1.藉由結合VZV特有抗原(gE)以及AS01B佐劑系統，本疫苗的設計可針對對於水痘帶狀疱疹病毒已有預存免疫力的人，誘發其產生抗原特異性的細胞和體液免疫反應。
2.AS01ʙ可透過特定的分子作用機制誘使先天免疫系統發生局部及暫時性的活化，這有助於使帶有gE抗原的抗原呈現細胞在引流淋巴結中聚集並活化，進而促使具gE特異性的CD4+ T細胞和抗體生成。AS01ʙ的佐劑作用是來自包含在微脂粒載體中的MPL與QS-21之間的交互作用結果。

適應症 [衛核]適用於下列對象，以預防帶狀疱疹及其相關併發症，如疱疹後神經痛(post-herpetic neuralgia, PHN)：
- 50歲(含)以上的成人
- 18歲(含)以上且具有罹患帶狀疱疹風險較高的成人

用法用量 1.初次接種時程共包含兩劑，每劑0.5毫升；第二劑於第一劑施打2至6個月後施打。
2.對免疫功能缺乏、免疫功能受到抑制或因已知疾病或治療而可能使免疫功能受到抑制的人，以及可因較短的疫苗接種時程而獲益的人，第二劑可於第一劑施打1至2個月後施打。

不良反應 1.極常見：頭痛、腸胃道症狀(包括噁心、嘔吐、腹瀉及/或腹痛)、肌痛、注射部位反應(如疼痛、發紅、腫脹)、疲倦、發冷、發燒。
2.常見：注射部位搔癢、不適。
3.少見：淋巴結病變、關節痛。
4.罕見：過敏反應，包括皮疹、蕁麻疹、血管性水腫。

醫療須知 1.在接種前應先查看過去病史(特別是有關先前的疫苗接種及疑似發生不良事件的紀錄)並進行臨床診察。
2.和所有的注射用疫苗一樣，應隨時備妥適當的醫療與監測措施，以預防施打此疫苗之後發生的過敏反應。
3.和其他疫苗一樣，罹患急性嚴重發熱性疾病的病人應延後接種本疫苗。但不須因出現輕微的感染現象(如感冒)而延後接種。

4.和任何的疫苗一樣，並非所有的疫苗接種者都可以產生具保護性的免疫反應。
5.切勿以血管內、皮內或皮下注射的方式施打本疫苗。
6.不慎透過皮下途徑施打本疫苗可能會導致暫時性的局部反應增加。
7.和其他以肌肉注射方式施打的疫苗一樣，對患有血小板減少症或任何凝血功能障礙的病人施打本疫苗時應謹慎，因為這些病人在接受肌肉注射之後可能會發生出血的現象。

78113 ZOSTER VIRUS VACCINE LIVE

Rx 19400 PFU/注射劑(I)；

商名 Zostavax® ◎（MSD/默沙東）

藥理作用 1.帶狀疱疹(Herpes zoster; HZ)(俗稱皮蛇)是水痘帶狀疱疹病毒(VZV)再度活化的表現，這種病毒在初次感染時會引發水痘。
2.發生帶狀疱疹的風險似乎和水痘帶狀疱疹病毒(VZV)特異性免疫力的衰退有因果上的關聯性。本藥已證實可提高水痘帶狀疱疹病毒(VZV)特異性免疫力，一般也認為這就是此疫苗據以預防帶狀疱疹及其併發症的作用機轉。

適應症 [衛核]預防50~79歲之成人帶狀疱疹。

用法用量 1.僅供皮下注射使用。
2.切勿以靜脈注射的方式施打。
3.接種者應接種單一劑量。目前並不確知接種本藥後之保護效果的持續時間。在帶狀疱疹預防研究(SPS)中，已證實4年追蹤期的保護效果。再次接種的必要性尚未確立。
4.在台灣，50歲以上的成人超過95%都曾經感染過VZV，故施打之前不需檢驗抗體免疫力；但若確定病患以前未曾感染過VZV，則建議可先施打兩劑水痘疫苗，兩劑至少間隔4週。

不良反應 常見：頭痛、血腫、溫熱感、硬結、四肢疼痛。

醫療須知 1.注射本藥後，曾有嚴重不良反應包括嚴重過敏性反應(anaphylaxis)發生。
2.和任何疫苗一樣，應預先做好適當的治療準備，包括腎上腺素注射劑(1:1000)，以便在發生過敏/類過敏反應時可立即使用。
3.在發燒>38.5℃(>101.3℉)的情況下，應考慮延後接種疫苗。
4.和任何疫苗一樣，接種本藥並不一定能對所有的接種者產生保護作用。
5.目前仍不建議懷孕的婦女接種。注射過程需留意是否對疫苗過敏或有注射部位不適感和輕微頭痛等症狀。
6.本藥疫苗禁用於目前或近期有嚴重免疫功能不全狀態之病人，包括原發性、後天性疾病或接受免疫抑制治療者。
7.接種本藥活性減毒疫苗後可能會發生罕見的瀰漫性疫苗病毒株水痘帶狀疱疹病毒感染，且曾有致死案例。
8.若在接種本藥後2到4週內發生瀰漫性水泡型紅疹(類似水痘)、身體不適或有發燒症狀，應立即尋求醫療協助。

78114 Bexsero 必思諾B型腦膜炎雙球菌疫苗®（GSK/葛蘭素史克）

Rx 每 dose 含有：Outer membrane vesicles (OMV) from Neisseria meningitidis group B strain NZ98/254 measured as amount of total protein containing the PorA P1.4 25.0 MCG；Recombinant Neisseria meningitidis group B NHBA fusion protein (Rp287-953) 50.0 MCG；Recombinant Neisseria meningitidis group B NadA protein (Rp961c) 50.0 MCG；Recombinant Neisseria meningitidis group B fHbp fusion protein (Rp936-741) 50.0 MCG

藥理作用 1.使用本藥進行免疫接種是為了刺激生成可辨識疫苗抗原NHBA、NadA、fHbp及PorA P1.4(OMV成分中的免疫顯性抗原)的殺菌性抗體，從而預防侵襲性腦膜炎雙球菌疾病(IMD)。
2.這些抗原在不同菌株中的表現程度各異，抗原表現程度足夠的腦膜炎雙球菌很容易便會被疫苗所誘發的抗體殺死。

適應症 [衛核] 適用於2個月以上兒童及成人之主動免疫接種，以預防B型奈瑟氏腦膜炎雙球菌所引起的侵入性腦膜炎雙球菌疾病。

用法用量 1.本疫苗應以深部肌肉注射的方式給藥，最好注射在嬰兒的大腿前外側或年紀較大者的上臂三角肌區域。
2.若同時施打多種疫苗，應施打於不同的注射部位。不可將本藥與其他疫苗混合於同一個注射針筒內。

第一劑的施打年齡	基礎免疫接種	施打基礎劑的間隔時間	追加劑
嬰兒，2至5個月大	2劑，每劑0.5毫升	不少於2個月	是，應於第12到15個月大時施打一劑，且基礎系列與追加劑之間應間隔至少6個月
	3劑，每劑0.5毫升	不少於1個月	
嬰兒，6至11個月大	2劑，每劑0.5毫升	不少於2個月	是，應於出生後第二年施打一劑，且基礎系列與追加劑之間應間隔至少2個月
兒童，12至23個月大	2劑，每劑0.5毫升	不少於2個月	是，應施打一劑，且基礎系列與追加劑之間應間隔12至23個月
兒童，2至10歲	2劑，每劑0.5毫升	不少於1個月	依據官方的建議，有暴露於腦膜炎雙球菌疾病之持續風險的人應考慮施打一劑追加劑
青少年(11歲以上)與成人			

不良反應 1.極常見：
(1)飲食失調、嗜睡、異常啼哭、頭痛、腹瀉、嘔吐(少見於施打追加劑之後)、皮疹(12至23個月大的幼童)(少見於施打追加劑之後)、關節痛、頭痛、噁心、肌痛、關節痛
(2)發燒(≥38℃)、注射部位觸痛(包括嚴重注射部位觸痛，定義為注射肢移動時即啼哭)、注射部位發紅、注射部位腫脹、注射部位結節、躁動。
(3)注射部位疼痛(包括嚴重注射部位疼痛，定義為無法進行一般的日常活動)、注射部位腫脹、注射部位結節、注射部位發紅、不適。
2.常見：皮疹(嬰兒與2至10歲的兒童)。
3.少見：癲癇發作(包括熱痙攣)、臉色蒼白(罕見於施打追加劑之後)、濕疹、發燒(≥40℃)

醫療須知 1.對患有急性嚴重發燒性疾病的病人，應延後接種本藥。不過，並不須因出現輕微的感染現象(如感冒)而延後接種疫苗。
2.切勿以血管內注射、皮下注射或皮內注射的方式施打本疫苗。
3.應隨時備妥適當的醫療與監控措施，以防萬一於接種本疫苗之後發生過敏性事件。
4.施打疫苗時可能會因對針頭注射產生心理性反應而發生焦慮相關反應，包括血管迷走神經性反應(暈厥)、過度換氣或壓力相關反應。因此一定要在適當的場所施打疫苗，以免因昏倒而受傷。
5.嬰兒與兒童(小於2歲)在接種疫苗後可能會出現體溫升高的現象。預防性投予退燒藥可降低接種疫苗後之發燒反應的發生率與嚴重程度。
6.免疫反應能力減弱的人，不論是使用免疫抑制療法、遺傳疾病還是其他原因所致，其對主動免疫接種所產生的抗體反應都可能會降低。

78115 Cervarix TM 保蓓TM人類乳突病毒第16/18型疫苗® (GSK/葛蘭素史克)

Rx 每 dose 含有：HUMAN PAPILLOMAVIRUS TYPE 16 L1 PROTEIN 20.0 UG；HUMAN PAPILLOMAVIRUS TYPE 18 L1 PROTEIN 20.0 UG

藥理作用 本藥為由第16及18型人類乳突病毒(HPV)的主要外鞘蛋白(L1)形成類病毒微粒，經高度純化後製備而得的非感染性基因重組疫苗。

適應症 [衛核] Cervarix為一適合9-25歲女性施打之疫苗，可用以預防致癌性人類乳突病毒(HPV)第16型、第18型所引起之病變：
1.子宮頸癌
2.第2級與第3級子宮頸上皮內贅瘤(CIN)和子宮頸原位腺癌(AIS)
3.第1級子宮頸上皮內贅瘤(CIN)
4.第1級外陰上皮內贅瘤及第1級陰道上皮內贅瘤(VIN/VaIN)
Cervarix亦可用於26歲以上女性預防致癌性人類乳突病毒(HPV)第16型、第18型所引起之第1級子宮頸上皮內贅瘤(CIN)。

不良反應 注射部位反應，包括疼痛、紅疹、腫脹及發燒等。

醫療須知 1. 和所有疫苗一樣應備妥醫療監督措施，以預防接種本疫苗之後發生極罕見的過敏性反應。
2. 接種本疫苗不能取代定期篩檢，或取代預防接觸其它致癌性HPV型及性傳染病的措施。
3. 本疫苗無治療作用，不適用於治療子宮頸癌或HPV相關病變。

4. 目前尚無免疫不全患者使用本疫苗的資料。和其它疫苗一樣，此類患者可能無法產生足夠的免疫反應。
5. 不建議用於10歲以下的女童，因缺乏安全性及免疫性的資料。
6.本藥須冷藏在2~8℃，不可冷凍，避光儲存。

78116 Gardasil 嘉喜 [九價人類乳突病毒(第6, 11, 16, 18, 31, 33, 45, 52, 58型)基因重組疫苗]® (MSD/默沙東)

Rx

每 vial 含有：TYPE 11 L1 PROTEIN 40.0 ug；TYPE 16 L1 PROTEIN 60.0 ug；TYPE 18 L1 PROTEIN 40.0 ug；TYPE 6 L1 PROTEIN 30.0 ug；Type 31 L1 Protein 20.0 ug；Type 33 L1 Protein 20.0 ug；Type 45 L1 Protein 20.0 ug；Type 52 L1 Protein 20.0 ug；Type 58 L1 Protein 20.0 ug

適應症 [衛核] GARDASIL 9適用於9至45歲的人施打，使其產生主動免疫反應，以預防下列由人類乳突病毒(HPV)所引起的病變：
- 由 16, 18, 31, 33, 45, 52及 58型HPV所引起的子宮頸、外陰、陰道、肛門部位及口咽與其他頭頸部位的癌症
- 由第6, 11, 16, 18, 31, 33, 45, 52及58型HPV 所引起的子宮頸、外陰、陰道及肛門部位的癌前病變
- 由第6及11型 HPV所引起的生殖器疣(尖形濕疣)。

78117 Gardasil 嘉喜[四價人類乳突病毒(第6,11,16,18型)基因重組疫苗]® (MERCK/默沙東)

Rx

每 0.5 ml 含有：TYPE 11 L1 PROTEIN 40.0 UG；TYPE 16 L1 PROTEIN 40.0 UG；TYPE 18 L1 PROTEIN 20.0 UG；TYPE 6 L1 PROTEIN 20.0 UG

藥理作用 1.GARDASIL為一非感染性基因重組四價疫苗，本疫苗乃是將第6、11、16及第18型人類乳突病毒(HPV)之主要外鞘蛋白(L1)所形成的類病毒微粒(VLPs)予以高度純化後製備而得。
2.人類乳突病毒(HPV)會引發鱗狀細胞子宮頸癌(及其組織學前驅病變，包括第1級子宮頸上皮內贅瘤[Cervical Intraepithelial Neoplasia; CIN]或輕度細胞變性，以及第2/3級CIN或中至高度細胞變性)和子宮頸腺癌(cervical adenocarcinoma及其前驅病變原位腺癌[adenocarcinoma in situ; AIS])。外陰癌與陰道癌也有近35~50%可歸因於HPV。第2/3級外陰上皮內贅瘤(Vulvar Intraepithelial Neoplasia; VIN)與第2/3級陰道上皮內贅瘤(Vaginal Intraepithelial Neoplasia; VaIN)乃是這些癌症的直接前驅病變。
3.雖然HPV只會感染人類，但以類似之乳突病毒(動物乳突病毒，而非人類乳突病毒)所進行的動物研究顯示，L1 VLP疫苗乃是透過引發體液免疫反應的作用來產生預防效果的。

適應症 [衛核] (1)9~26歲女性之預防接種；預防發生疫苗所含的人類乳突病毒第6、11、16及18型所引起的子宮頸癌前期或分化不良的病變和癌症、陰道及外陰部癌前期或分化不良的病變、生殖器疣(俗稱菜花)。
(2)27~45歲女性之預防接種；預防發生疫苗所含的人類乳突病毒第6、11、16及18型所引起的持續性感染及第1級子宮頸上皮內贅瘤(CIN)、預防發生疫苗所含的人類乳突病毒第6及11型所引起之生殖器疣。
(3)9~26歲男性之預防接種；預防發生人類乳突病毒第6與11型所引起的生殖器疣。

用法用量 1.GARDASIL應依下列時間表以肌肉注射的方式施打3劑每劑0.5毫升的劑量：第一劑：一個選定的日期。第二劑：第一劑的2個月後。第三劑：第一劑的6個月後。
2.GARDASIL應以肌肉注射的方式施打於上臂的三角肌區域，或大腿前外側區域較高的部位。
3.在徹底搖動之後，GARDASIL會形成白色的混濁液體。注射用的藥品在使用前應先目視檢查是否有微粒異物或變色的現象。如果該產品有顆粒存在或變色，請勿使用。

不良反應 注射部位：疼痛、腫脹、紅斑、搔癢。

78118 MVC COVID-19 高端新冠肺炎疫苗® (高端)

Rx

藥理作用 1.本疫苗之抗原為SARS-CoV-2重組棘蛋白，並使用CpG1018及氫氧化鋁作為佐劑，可誘發抗體免疫反應，預期將有助於抵抗COVID-19。
2.本疫苗組中和抗體幾何平均效價比值95%信賴區間下限為AZ疫苗3.4倍，大於標準要求0.67倍。本疫苗組的血清反應比率95%信賴區間下限為95.5%，大於標準要求50%。

適應症 [衛核] 適用於20歲以上成人之主動免疫接種，以預防新型冠狀病毒疾病(COVID-19，嚴重特殊傳染性肺炎)。此疫苗應依據嚴重特殊傳染性肺炎中央流行疫情指揮中心COVID-19疫苗接種計畫施打。

用法用量 以肌肉注射的方式將0.5ml高端新冠肺炎疫苗注射至手臂，共兩劑，間隔28天。

不良反應 1.極常見不良反應：不良反應、腹瀉、注射部位疼痛、全身無力、注射部位硬結。
2.常見不良反應：頭暈、嗜睡、嘔吐、肌痛、注射部位泛紅。
3.不常見不良反應：心悸、鼻咽炎、口咽疼痛、發燒、注射部位搔癢、寒顫、皮疹。
4.罕見不良反應(<1/1000)：顏面神經麻痺、眼壓過高。

醫療須知 1.先前接種本項疫苗劑次曾發生嚴重過敏反應者，應避免接種。
2.發燒或正患有急性中重度疾病者，宜待病情穩定後再接種。
3.本疫苗不得與其他廠牌交替使用。若不慎使用了兩劑不同COVID-19疫苗產品時，不建議再接種任何一種產品。
4.本疫苗不得與其他疫苗同時接種。COVID-19疫苗與其他疫苗的接種間隔，建議間隔至少14天。
5.免疫功能低下者，包括接受免疫抑制劑治療的人，對疫苗的免疫反應可能減弱。
6.孕婦若為COVID-19之高職業暴露風險者或具慢性疾病而易導致重症者，可與醫師討論接種疫苗之效益與

風險後，評估是否接種。
7.目前對哺乳中的婦女接種COVID-19疫苗的安全性、疫苗對母乳或受哺嬰兒之影響尚未完全得到評估，但一般認為並不會造成相關風險。接種COVID-19疫苗後，仍可持續哺乳。
8.針對先前曾因接種疫苗或任何注射治療後發生急性過敏反應之民眾，接種後仍請於接種單位或附近留觀至少30分鐘。使用抗血小板或抗凝血藥物或凝血功能異常者施打後於注射部位加壓至少2分鐘，並觀察是否仍有出血或血腫情形。
9.本疫苗接種後可能發生的反應大多為接種部位疼痛、紅腫，可適度冰敷，請勿揉抓接種部位。
10.如有接種部位紅腫及硬塊發生膿瘍、持續發燒或嚴重過敏反應(如呼吸困難、氣喘、眩暈、心跳加速、全身紅疹)等不適症狀，應儘速就醫。
11.完成疫苗接種後，雖可降低罹患COVID-19的機率，但仍有可能感染SARS-CoV-2，民眾仍需注重保健與各種防疫措施，以維護身體健康。
12.放置冰箱冷藏(2°C至8°C)，避光儲存，不可冷凍。

78119 MVC FLU Quadrivalent Pre-Filled 高端四價流感疫苗® (高端)

Rx

每 ml 含有：A/Thailand/8/2022 (H3N2) - like virus (A/Thailand/8/2022, IVR-237) 15.0 MCG；A/Victoria/2570/2019 (H1N1) 15.0 MCG；B/Phuket/3073/2013 (B/Yamagata lineage) 15.0 MCG；B/Washington/02/2019 (B/Victoria lineage) 15.0 MCG

藥理作用 MVC FLU四價流感疫苗可提供接種者誘發主動免疫作用，產生針對流感病毒(包含兩種A型流感病毒及兩種B型流感病毒)之血球凝集抑制(hemagglutinin inhibition; HAI)抗體。

適應症 [衛核] 適用於3歲以上兒童及成人之主動免疫接種，藉以預防此疫苗所涵蓋之兩種A型流感病毒及兩種B型流感病毒所引起的流行性感冒。

用法用量 1.3歲以上兒童及成人：肌肉注射一劑0.5毫升。建議施打部位為上臂三角肌。三角肌肌肉量不足的幼兒可施打於大腿前外側。
2.未曾接種過流感疫苗的9 歲以下兒童需接種兩劑，且兩劑之間至少間隔四週。
3.僅可用於肌肉注射。切勿透過靜脈注射、皮內注射或皮下注射等方式施打高端四價流感疫苗。

不良反應 1.局部：紅斑/發紅、硬結/腫脹、疼痛、壓痛。
2.全身性：關節痛、畏寒、腹瀉、疲勞、發燒、頭痛、全身無力、肌痛、噁心/嘔吐、冒汗。

醫療須知 1.若在前次接種流感疫苗曾發生格林-巴利症候群(Guillain-Barré Syndrome)，應在考量潛在的效益與風險後，再決定是否接種本疫苗。
2.接種場所應備妥適當的緊急處理藥物並加以監測，以應付疫苗接種後可能出現的過敏性休克反應或可能發生的暈厥(昏倒)。

78120 Abrysvo 艾沛兒呼吸道融合病毒疫苗® (PFIZER/輝瑞)

Rx

每 I 含有：RSV subgroup A stabilised prefusion F antigen 0.6 MG；RSV subgroup B stabilised prefusion F antigen 0.6 MG

藥理作用 1.本藥含有代表RSV-A和RSV-B亞群的兩種重組穩定的RSV融合前F抗原。融合前F抗原是阻斷RSV感染之中和抗體的主要目標。
2.肌肉注射後，融合前F抗原會引發免疫反應，從而預防RSV病毒相關的下呼吸道疾病。

適應症 [衛核] • 母體在懷孕期間接種，提供出生至6個月大嬰兒被動免疫，以預防呼吸道融合病毒所引起之下呼吸道疾病(lower respiratory tract disease，LRTD)。
• 60歲以上成人之主動免疫接種，以預防呼吸道融合病毒所引起的下呼吸道疾病(lower respiratory tract disease，LRTD)。

用法用量 1.懷孕婦女：應在懷孕第24週至第36週之間投予單一劑量0.5毫升。
2.60歲以上成人：應投予單一劑量0.5毫升。
3.兒童族群：兒童(從出生到未滿18歲)使用本藥的安全性與效力尚未確立。關於懷孕青少年及其嬰兒的資料有限。
4.用法：本藥用於肌肉注射至上臂的三角肌區域。

不良反應 1.非常常見：頭痛、肌痛、疫苗接種部位疼痛。
2.常見：疫苗接種部位發紅、疫苗接種部位腫脹。
3.罕見：格林-巴利症候群。

醫療須知 1.應隨時準備好適當的醫療處置和監測，以因應疫苗接種後可能發生的立即性嚴重過敏事件。
2.接種疫苗時，被接種者可能會有對針頭注射產生心因性的焦慮相關反應，包括血管迷走神經反應(暈厥)、過度換氣或壓力相關反應。重要的是須有確實的措施以避免因暈厥引發的傷害。
3.罹患急性疾病伴隨發燒者應延後接種。而輕微感染者如感冒時，不應延後接種疫苗。
4.對於患有血小板減少症或任何凝血疾病者應謹慎給予本藥，因這些人士可能在肌肉注射後出血或瘀青。
5.本藥的效力在免疫功能不全之個人中可能較低。
6.由於保護嬰兒免受呼吸道融合病毒感染取決於母體抗體透過胎盤的轉移程度，應在懷孕24至36週之間施打本藥。

78121 AZ COVID-19 阿斯特捷利康(AZ)COVID-19疫苗® (ASTRAZENECA/阿斯特捷利康)

Rx

藥理作用 1.本疫苗為單價疫苗，使用單一重組、帶有複製缺陷的黑猩猩腺病毒(ChAdOx1)載體，進行SARS-CoV-2 S醣蛋白編碼。
2.疫苗中的SARS-CoV-2 S免疫原為三聚體前融合構形，並未修飾編碼序列。
3.施打疫苗後，可局部表現SARS-CoV-2 S醣蛋白，刺激中和抗體及細胞免疫反應，有助於預防COVID-19。

適應症 [衛核] 本疫苗適用於18歲以上青少年及成人之主動免疫接種，以預防新型冠狀病毒疾病(COVID-19，嚴重特殊傳染性肺炎)。

用法用量 1.年齡18歲以上的青少年及成人先後施打兩次(肌肉注射)，每劑0.5ml；第一劑注射與第二劑應間隔4至12週(28至84天)。
2.僅限以肌肉注射方式施用，最好注射於上臂的三角肌(Deltoid)，不可在血管內、皮下或皮內注射疫苗。

不良反應 1.最常見的不良反應為注射部位觸痛(63.8%)、注射部位疼痛(54.3%)、頭痛(52.7%)、倦怠(53.0%)、肌痛(43.9%)、不適(44.4%)、發熱(包括發燒感(33.5%)及體溫≥38°C(7.6%)、寒顫(32.2%)、關節痛(26.6%)及噁心(22.2%)。絕大多數不良反應的嚴重度為輕度至中度。
2.常見的不良反應：血小板低下症、嘔吐、腹瀉、肢體疼痛、注射部位腫脹、注射部位紅斑、發燒、類流感症狀。
3.不常見的不良反應：淋巴結腫大、食慾減退、頭暈、嗜睡、昏睡(lethargy)、腹痛、多汗、搔癢、皮疹、蕁麻疹。
4.罕見的不良反應：血栓合併血小板低下症群(TTS)、
5.嚴重的不良反應：立即型過敏(anaphylaxis)、過敏(hypersensitivity)、血管性水腫。

醫療須知 1.疫苗接種後，建議密切觀察至少30分鐘。施打第一劑後出現立即型反應者，請勿施打第二劑疫苗。
2.急性嚴重疾病且伴隨發燒或急性感染，應暫緩疫苗接種。不過，輕微感染及/或低燒，則不應延後施打。
3.在接種本疫苗後，極罕見個案曾發生血栓合併血小板低下症候群，其中部分個案同時併發出血情形。這些嚴重個案出現不尋常部位之靜脈栓塞，例如:腦靜脈竇栓塞(cerebral venous sinus thrombosis，CVST)、內臟靜脈栓塞(splanchnic vein thrombosis，SVT)，以及動脈栓塞(arterial thrombosis)，且併發血小板低下症。
4.應對血栓生成及/或血小板低下的徵兆及症狀保持警覺。接種疫苗後若發生呼吸急促、胸痛、腿部水腫、腿部疼痛、持續性腹痛等症狀，應立即尋求醫療照護。
5.任何接受抗凝血劑療法、血小板減少或任何凝血異常(例如血友病)者，應謹慎使用疫苗。
6.疫苗接種後發生微血管滲漏症候群急性發作的病人需要即時的診治，且通常需要高強度的支持性治療。已知具微血管滲漏症候群病史的病人不應接種本疫苗。
7.未開封的藥瓶放置冰箱冷藏(2°C至8°C)可保存6個月。

78122 BNT162b2 COVID-19 BioNTech COVID-19疫苗® (BioNTech/輝瑞)

Rx

藥理作用 1.本疫苗中的具修飾核苷的mRNA(messenger RNA)被包覆在脂質奈米微粒(lipid nanoparticles)中，能夠將不具複製能力的RNA送入宿主細胞內並使SARS-CoV-2之棘狀蛋白(Spike protein,S蛋白)抗原進行暫時性表現。
2.此mRNA將可使細胞製造出固定在細胞膜上的全長S蛋白，且在其中央螺旋結構具有兩個點突變。這兩個胺基酸突變為脯氨酸後，可將S蛋白鎖定在抗原性較佳的融合前蛋白結構。
3.本疫苗可針對棘狀蛋白抗原誘發中和性抗體和細胞免疫反應，預期可有助於預防COVID-19。

適應症 [衛核] 本疫苗適用於12歲以上青少年及成人的主動免疫接種，以預防新型冠狀病毒疾病(COVID-19，嚴重特殊傳染性肺炎)。

用法用量 1.使用9mg/mL氯化鈉注射液稀釋後，在2°C至30°C下，其使用中的化學和物理安定性(包括運輸期間)可維持6小時。
2.12歲以上青少年及成人將本疫苗稀釋後進行肌肉內注射，先後施打2劑(每劑0.3mL)兩劑間隔21天以上。
3.尚無本疫苗與其他COVID-19疫苗互換使用完成疫苗接種的相關資料。接種一劑本疫苗的人士，後續應接種第二劑本疫苗，以完成完整的施打程序。
4.本疫苗稀釋後用於肌肉注射稀釋後，每瓶疫苗含有6劑(每劑0.3mL)疫苗。
5.首選注射部位為上臂三角肌(deltoid)。本疫苗請勿以血管內、皮下或皮內注射方式施打。

不良反應 1.最常見的不良反應為注射部位疼痛(>80%)、疲勞(>60%)、頭痛(>50%)、肌痛和畏寒(>30%)、關節痛(>20%)、發燒和注射部位腫脹(>10%)，通常屬於輕度或中度。
2.常見的不良反應：噁心、嘔吐、注射部位發紅。
3.不常見的不良反應：淋巴結腫大、過敏反應(例如：皮疹、瘙癢、蕁麻疹、血管性水腫)、失眠、身體不適、注射部位瘙癢。
4.罕見的不良反應：急性周邊面癱。
5.嚴重的不良反應：全身性嚴重過敏反應、心肌炎、心包膜炎。

醫療須知 1.建議在疫苗接種後密切觀察至少15分鐘。接種首劑本疫苗後發生過敏性休克的病人不應接種第2劑本疫苗。
2.接種本疫苗後曾出現極罕見的心肌炎和心包膜炎病例。這些病例主要發生在接種後14天內，較常發生在接種第二劑之後以及年輕男性。
3.若在接種疫苗後出現疑似心肌炎或心包膜炎的症狀(例如：急性和持續性胸痛、呼吸急促或心悸)，務必立即就醫。
4.急性重度發熱性疾病或急性感染的人應暫緩疫苗接種。有輕微感染和/或輕度發燒者不應延遲接種。
5.接受抗凝血劑治療、患有血小板低下症或任何凝血功能障礙(如：血友病)者，在以肌肉內注射方式接種本疫苗後可能發生出血或瘀青，因此應特別謹慎。
6.免疫功能不全(包括接受免疫抑制劑治療)病人，接種本疫苗的有效性、安全性和免疫原性等尚不明確。但本疫苗的有效性可能較低。
7.保存在-90℃至-60℃的冷凍庫中，存放在原包裝中以避免光照。

78123 Fluad Tetra 輔流安四價流感疫苗® (SEQIRUS/東洋)

℞ 每 dose 含有：A/Darwin/9/2021 (H3N2) - like strain (A/Darwin/6/2021, IVR-227) 15.0 ug；A/Victoria/4897/2022 (H1N1)pdm09-like strain (A/Victoria/4897/2022, IVR-238) 15.0 ug；B/Austria/1359417/2021 - like strain (B/Austria/1359417/2021, BVR-26) 15.0 ug；B/Phuket/3073/2013-like virus (B/Phuket/3073/2013, BVR-1B) 15.0 ug

藥理作用 輔流安四價流感疫苗是一種專門為65歲以上長者設計的四價流感疫苗，含有佐劑。
這款疫苗的主要特點包括：
1.提高抗體效價：65歲以上長者對流感疫苗的免疫反應會減弱，添加佐劑可以增加免疫反應，提升抗體效價濃度。
2.延長保護期間：傳統流感疫苗的保護效果通常在接種4-6個月後下降，而佐劑可以激發更高的抗體濃度，延長保護期至12個月。
3.病毒交叉保護：流感病毒變異快速且多變，佐劑流感疫苗對非主流株病毒產生交叉保護效果，優於傳統流感疫苗。

適應症 [衛核] 適用於65歲以上成人之主動免疫接種，預防此疫苗所涵蓋之兩種A型及兩種B型流感病毒所引起的流行性感冒。

用法用量 針對65歲以上成人，以肌肉注射方式施打單劑0.5毫升。建議施打部位為上臂三角肌。不可注射於臀部或可能有主神經幹通過的部位。

不良反應 注射部位疼痛、疲勞、和頭痛。

醫療須知 1.先前接種本項疫苗曾發生嚴重過敏反應者。
2.有極低的可能性發生立即型過敏反應，嚴重時可能導致過敏性休克，故接種疫苗應於診間觀察30分鐘以上，若無不適再離開。
3.注意有無持續發燒(超過48小時)、意識或行為改變、呼吸困難、心跳加速等異常狀況，如有不適應儘速就醫，並告知醫師相關症狀、症狀發生時間、疫苗接種時間，以做為診斷參考。

78124 Flucelvax Quad 輔流威適流感疫苗® (CSL/東洋)

℞ 每 dose 含有：A/Darwin/6/2021 (H3N2)-like virus 15.0 ug；A/WISCONSIN/67/2022 (H1N1) PDM09 - LIKE VIRUS (A/GEORGIA/12/2022 CVR-167) 15.0 ug；B/AUSTRIA/1359417/2021 - LIKE VIRUS (B/SINGAPORE/WUH4618/2021) 15.0 ug；B/Singapore/INFTT-16-0610/2016 (a B/Phuket/3073/2013-like virus) 15.0 ug

成分 內含四種病毒株A/Washington /19/2020、A/Tasmania/503/2020兩種A型病毒株和B/Darwin/7/2019、B/Singapore/INFTT-16-0610/2016兩種B型病毒株。

藥理作用 1.本藥是唯一使用Madin-Darby Canine Kidney(MDCK)細胞株之四價流感疫苗，其生產製造係利用所繁殖的流感病毒製備而成的次單位去活化流感疫苗。
2.MDCK細胞株之流感疫苗製作過程中病毒的變異極少，與當季流行之流感病毒，更具高度相似性。
3.MDCK細胞株之流感疫苗可提供更精準的保護力。

適應症 [衛核] 適用於6個月以上兒童及成人之主動免疫接種，預防此疫苗所涵蓋之兩種A型及兩種B型流感病毒所引起的流感相關疾病。

用法用量 1.僅供肌肉注射，單劑0.5mL注射給藥。
2.3歲至未滿9歲且先前未曾接種流感疫苗的兒童，應於間隔至少4週後接種第二劑0.5mL。大於9歲則接種一劑即可。

不良反應 注射部位疼痛、疲倦、頭痛、肌肉酸痛、發燒等。

醫療須知 1.若在前一次流感疫苗接種後六週內曾發生Guillain-Barre syndrome，應再警慎考量潛在的效益與風險後再決定是否須接種。
2.預充填注射針的頂蓋可能含有天然橡膠乳膠，可能會使對於乳膠敏感的人發生過敏反應。

§ 78.2 疫苗複方產品

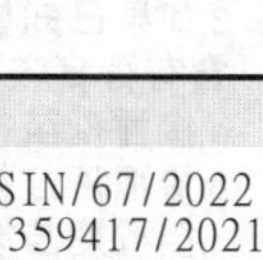

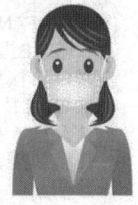

78201 Boostrix 補施追疫苗 ®（GSK/葛蘭素史克）

℞ 每 dose 含有：DIPHTHERIA TOXOID 2.0 I.U.；FILAMENTOUS HAEMAGGLUTININ 8.0 MCG；PERTACTINE 2.5 MCG；PERTUSSIS TOXOID 8.0 MCG；TETANUS TOXOID 20.0 I.U.

藥理作用 本藥為併用細菌性混合疫苗，接種白喉、破傷風、非細胞性百日喉疫苗後的免疫反應。在追加接種BOOSTRIX大約一個月後，觀察到下述血清保護率/血清陽性率(如下表)：

抗原	血清保護率/血清陽性率	成人與年滿10歲的青少年受試者(接種者百分比)	4歲到9歲幼童(接種者百分比)
白喉	≥ 0.1 IU/ml*	97.2%	99.8%
破傷風	≥ 0.1 IU/ml*	99.0%	100.0%
百日咳：			
- 百日咳類毒素	≥5 EL.U/ml	97.8%	99.0%
- 絲狀血凝素	≥5 EL.U/ml	99.9%	100.0%
- Pertactin	≥5 EL.U/ml	99.4%	99.8%

* 作為保護性指標的臨界值

適應症 [衛核] 1.適用於四歲(含)以上者之追加疫苗接種，以預防白喉、破傷風、百日咳。
2.適用於懷孕期間接種，以提供嬰兒早期被動性預防百日咳。

用法用量 1.本疫苗的建議施打劑量為單劑0.5毫升。
2.須追加接種百日咳疫苗時，可根據當地現行減量白喉一破傷風混合疫苗追加接種計劃來接種BOOSTRIX。
3.根據成人的資料，建議於施打第一劑的一個月後與六個月後分別再施打一劑含有白喉與破傷風類毒素成分的疫苗，藉以增強對抗白喉與破傷風的疫苗反應。
4.過去曾完成破傷風類毒素疫苗基礎接種的患者，在處置因受傷而有感染破傷風之虞可接種BOOSTRIX。
5.BOOSTRIX適用於肌肉深部注射，並以三角肌為優先注射部位。

不良反應 1.極常見：易怒、嗜睡、注射部份反應(包括疼痛、發紅、腫脹)、疲勞、不適、頭痛。
2.常見：厭食、頭痛、腹瀉、嘔吐、噁心、腸胃道疾患、發燒≥37.5°C(包括>39°C的高燒)、頭暈、注射部份反應(如注射部位硬塊及注射部位無菌性膿瘍)。

醫療須知 1.如同其他疫苗，若有嚴重的急性發燒疾病，應延後接種BOOSTRIX。輕度感染則不在此限。
2.在接種疫苗之前，應先審閱其病歷(特別是有關其先前之疫苗接種與可能發生之不良事件記錄)，並進行臨床診察。
3.如果已知曾經暫時性地發生下列任一與接種含有百日咳抗原之疫苗有關的現象，則在決定接種下一劑含有百日咳抗原成分的疫苗時，應小心考量：
a.接種疫苗後的48小時內，體溫≥40.0°C，且非導因於其他可確認之因素；
b.接種疫苗後的48小時內，呈現虛脫或類似休克的狀態(低壓性-低反應性現象)；
c.接種疫苗後的48小時內，持續不停地啼哭≥3小時；
d.接種疫苗後的三天內，發生併有或未併有發燒的痙攣現象。
4.對患有進行性神經疾患(包括嬰兒點頭性痙攣、不自主之癲癇或進行性腦病變)的兒童，最好將百日咳疫苗(Pa或Pw；非細胞性或細胞性)的接種時間延遲到病情獲得矯治或穩定之後。
5.人類免疫不全病毒(HIV)感染症並未被認為是接種白喉、破傷風及百日咳疫苗的禁忌症。免疫功能缺損的患者在接種疫苗之後，可能無法獲得預期的免疫反應。

類似產品 Adacel Polio "巴斯德"四合一補追疫苗 ®（裕利/賽諾菲）
Adacel TM 安打星三合一補追疫苗 ®（SANOFI/賽諾菲）
Infanrix-Ipv 嬰護寧安痺威疫苗(白喉/破傷風/非細胞性百日咳與去活化小兒麻痺混合疫苗) ®（GSK/葛蘭素史克）

78202 Infanrix Hexa 嬰護寧六合一疫苗 ®（GSK/葛蘭素史克）

℞ 每 0.5 ml 含有：DIPHTHERIA TOXOID 30.0 IU；FILAMENTOUS HAEMAGGLUTININ 25.0 MCG；PERTACTIN 8.0 MCG；PERTUSSIS TOXOID 25.0 MCG；TETANUS TOXOID 40.0 IU；r-DNA HEPATITIS B SURFACE ANTIGEN ADSORBED (HbsAg) 10.0 MCG

藥理作用 針對1.5個月以上之嬰幼兒，白喉、破傷風、百日咳、小兒麻痺、b型流行性感冒嗜血桿菌及B型肝炎之主動免疫。

適應症 [衛核] INFANRIX HEXA 適用於6週大以上之嬰兒及幼童的基礎免疫接種及追加接種，以對抗白喉、破傷風、百日咳、B型肝炎、小兒麻痺及B型嗜血桿菌。

用法用量 基礎疫苗接種時間表中，共包含3劑，每劑0.5毫升，兩劑間應至少間隔1個月以上；衛生署建議接種時程可採1.5個月、3個月、6個月實施。

不良反應 局部反應：疼痛、發紅、腫脹；全身性反應：喪失食慾、發燒、嗜睡、煩躁不安。

醫療須知 1. 在接種疫苗之前，應先審閱其病歷(特別是有關其先前之疫苗有可能發生之不良反應的紀錄)，並進行臨床診察。

78 疫苗

2. 如果已知曾經暫時性地發生下列任一與接種含有百日咳抗原之疫苗相關的現象，則在決定接種下一劑含有百日咳抗原的疫苗時應用心考量：※接種疫苗後的48小時內，體溫≧40℃，且非導因於其他可能確認之因素※接種疫苗後的48小時內，呈現虛脫或休克樣狀態(低壓性-低反應性現象)※接種疫苗後的48小時內，持續不停的啼哭≧3小時※接種疫苗後的三天內發生併有或未併有發燒的抽筋現象在某些狀況之下，如有百日咳的發生率偏高時接種疫苗的潛在利益可能會超過其潛在的危險性。
3. 與所有的注射用疫苗一樣，應隨時準備適當的醫療監督與措施，以防接種此疫苗後發生罕見的過敏休克反應。
4. 對患有血小板減少症或出血性疾病的患者投予INFANRIX HEXA時應小心；因為這些患者在接受肌肉注射之後可能會發生出血的現象。
5. 在任何狀況下都不可以靜脈注射的方式投予INFANRIX HEXA。
6. INFANRIX HEXA含有微量的neomycin與polymyxin，故應小心用於已知對這些抗生素過敏的患者。
7. 此疫苗的B型肝炎成分並不能預防其他物質所引起的感染症，如A型肝炎、C型肝炎、E型肝炎及其他已知會感染肝臟的病原體。
8. 此疫苗的Hib成分並不能預防嗜血桿菌之其他菌株所引起的疾病，也不能預防其他病原體所引起的腦膜炎。
9INFANRIX HEXA的禁忌症並不包括發燒性痙攣病史、痙攣家族史、嬰兒猝死症候群(SIDS)家族史，接種INFANRIX HEXA後出現不良反應之家族史。
10. 人類免疫不全病毒(HIV)感染症並未被認為是一個禁忌症。免疫功能受到抑制的患者，於接種疫苗之後，可能無法產生預期的免疫反應。
11. 曾有報告顯示，在接種Hib疫苗之後，囊多醣抗原會經由尿液排出，因此，在接種後1至2週內進行抗原檢測，對疑為Hib的疾病可能並不具診斷價值。

78203

Infanrix-Ipv + HIB 嬰護寧五合一疫苗(白喉破傷風無細胞性百日咳去活性小兒麻痹型流行性感冒嗜血桿菌混合疫苗)®(GSK/葛蘭素史克)

℞

每 0.5ml 含有：CONJUGATED OF HAEMOPHILUS INFLUENZAE TYPE B CAPSULAR POLYSACCHARIDE (PRP) AND TETANUS TOXOID (T), ADSORBED 35.0 UG；DIPHTHERIA TOXOID 30.0 I.U.；FILAMENTOUS HAEMAGGLUTININ 25.0 UG；INACTIVATED POLIO VIRUS - TYPE 2 8.0 DU；INACTIVATED POLIO VIRUS -TYPE 1 40.0 DU；INACTIVATED POLIO VIRUS -TYPE 3 32.0 DU；PERTACTIN 8.0 UG；PERTUSSIS TOXOID 25.0 UG；TETANUS TOXOID 40.0 I.U.

藥理作用

1.INFANRIX-IPV+HIB符合世界衛生組織(WHO)對白喉/破傷風/百日咳疫苗，及其與去活性小兒麻痺疫苗和Hib結合型疫苗合併之混合疫苗所訂定的生物製劑製造規範。
2.對DT成分的免疫反應：在完成三劑INFANRIX-IPV+HIB基礎疫苗接種的一個月之後，對破傷風與白喉之抗體含量均≧0.1 IU/ml的受接種嬰兒，超過99%。在出生後的第二年，接種INFANRIX-IPV+HIB的追加劑之後，對破傷風與白喉之抗體含量均≧0.1 IU/ml的受接種嬰兒，超過99.5%。
3.對Pa成分的免疫反應：在完成三劑INFANRIX-IPV+HIB基礎疫苗接種的一個月之後，100%的受接種嬰兒對三種百日咳成分(PT, FHA, pertactin)的血清反應均呈陽性；受接種者對個別百日咳抗原的整體反應率分別為98.4%、97.7%、與97.3%。對個別百日咳抗原的追加劑反應率分別為97.6%、99%、與98.5%。所有受接種者在接種追加劑的一個月之後，血清反應均呈陽性。
4.對IPV成分的免疫反應：在完成三劑INFANRIX-IPV+HIB基礎疫苗接種的一個月之後，對三種小兒麻痺類型(type 1，2，及3)的整體反應率分別為99.4%、97.5%、與100%。有99.5%的嬰兒對三種小兒麻痺類型的血清反應呈陽性。在出生後的第二年，接種INFANRIX-IPV+HIB追加劑的一個月之後，對三種小兒麻痺類型之血清反應呈陽性的程度昇高至100%。
5.對Hib成分的免疫反應：在完成三劑INFANRIX-IPV+HIB基礎疫苗接種的一個月之後，抗體含量≧0.15 mg/ml的嬰兒≧95%。在接種追加劑之後，所有嬰兒的抗體含量均≧1.0 mg/ml。這些嬰兒中，有87.4%的抗體含量高達≧10 mg/ml。

適應症

[衛核] 針對二個月以上嬰幼兒白喉、百日咳、破傷風、小兒麻痺及B型流行性感冒嗜血桿菌之主動免疫。

用法用量

1.成份:每0.5ml含dDiphtheria toxoid>=30iu，tetanus toxoid>=40iu，pertussis toxoid 25mcg，filamentous haemagglutinin 25mcg，pertactin 8mcg，inactivated polio virus of type1(mahoney)，type 2(MEF-1)&type 3(saukett)，10mcg of purified capsular polysaccharide of haemophilus influenzae type b covalently bound to approx 30mcg tetanus toxoid.
1.成份:每0.5ml含diphtheria toxoid>=30iu，tetanus toxoid>=40iu，pertussis toxoid 25mcg，filamentous haemagglutinin 25mcg，pertactin 8mcg，inactivated polio virus of type1(mahoney)，type 2(MEF-1)&type 3(saukett)，10mcg of purified capsular polysaccharide of haemophilus influenzae type b covalently bound to approx 30mcg tetanus toxoid.
3.INFANRIX-IPV+HIB應以深部肌肉注射方式注射於大腿前外側。後一劑最好注射於與前一劑不同的部位。對血小板減少症或出血失調之患者投予INFANRIX-IPV+HIB時，應加小心；因為這些患者在肌肉注射之後可能會發生出血的現象。
4.任何狀況下，均不可以靜脈注射方式投予INFANRIX-IPV+HIB。
5.Hib小藥丸、DTPa-IPV懸浮液、與配製後的疫苗，在使用之前，應檢視是否有異物及/或物理性質方面的變化。如果發現任何這類現象，此疫苗應丟棄不用。
6.由於DTPa-IPV懸浮液在貯存時可能會形成白色沉澱，在使用前應加以搖動。

7.在配製此疫苗時，應將所提供之容器內的疫苗完全抽出，並注入內含Hib小藥丸的小瓶內。將DTPa-IPV懸浮液注入內含Hib小藥丸的瓶內之後，應將混合物搖勻。

不良反應 1.在控制良好的臨床研究中，最常見於報告者為注射部位的局部反應；這些症狀包括：疼痛、發紅、與腫脹；復原之後不會留下任何後遺症。
2.曾經報告之全身性不良反應有：發燒、異常啼哭、嘔吐、腹瀉、食慾不振、及坐立不安。極少發生與接種疫苗相關或可能相關之發燒(＞39.5℃)。
3.於研究期間曾報告之其它症狀有：神經過敏、神經性厭食症、嗜睡、與疲倦。

醫療須知 1.在接種疫苗之前，最好先審閱其病歷(特別是有關先前之疫苗接種與可能發生之不良反應的部份)，並進行臨床診察。
2.與其它疫苗一樣，急性嚴重發燒性疾病患者，應延後接種INFANRIX-IPV+HIB。但輕度感染並非禁忌症。
3.對血小板減少症或出血失調之患者投予INFANRIX-IPV+HIB時，應加小心；因為這些患者在肌肉注射之後可能會發生出血的現象。
4.INFANRIX-IPV+HIB含有微量的neomycin與polymyxin，因此，應小心用於已知對這些抗生素過敏之患者。
5.與所有的注射用疫苗一樣，應隨時準備適當的醫療措施與監督，以防接種此疫苗後發生極少見之過敏性反應。
6.INFANRIX-IPV+HIB不建議用於成人、青少年、或五歲以上之兒童。
7.與所有的白喉、破傷風、百日咳疫苗一樣，此疫苗應以深部肌肉注射方式注射於大腿前外側。後一劑最好注射於與前一劑不同的部位。
8.免疫功能被抑制之患者，在接種疫苗之後，可能無法產生預期的免疫反應。例如正在接受免疫抑制療法之患者。
9.接受含有DTP之疫苗後，如果暫時性地出現下列任一現象，則在決定接種下劑含有百日咳之疫苗時，應小心考量。
a.48小時內，肛溫≧40℃，且非導因於其它可確認之因素；
b.接種疫苗後的48小時內，出現虛脫或類似休克的狀況(低壓性-低反應性現象)；
c.接種疫苗後的48小時內，持續不停地啼哭≧3小時；
d.接種疫苗後的三天內，發生併有或未併有發燒之痙攣現象。但是，由於這些現象並不會導致永久性的後遺症，在某些狀況之下(例如百日咳的發生率高)，接種疫苗的潛在利益可能會超越其潛在之危險性。
10.曾有報告顯示，在接種Hib疫苗之後，囊多醣抗原會經由尿液排出；因此，在接種後1至2週內，抗原檢測對疑似Hib疾病之診察，可能並不具診斷上的價值。

類似產品 Boostrix TM Polio 補施追安痺威疫苗 ®（GSK/葛蘭素史克）

78204 M-M-R II 麻疹、腮腺炎及德國麻疹三種混合疫苗注射劑 ®（MSD/默沙東）

℞

每 Vial 含有：MEASLES VACCINE, LIVE 1000.0 TCID50；MUMPS VACCINE LIVE 12500.0 TCID50；RUBELLA LIVE 1000.0 TCID50

78 疫苗

適應症 [衛核]預防麻疹、腮腺炎、德國麻疹

用法用量 供皮下注射。注射M-M-R II時，不可同時給予免疫球蛋白(immune globulin，IG)。對任何年紀的皮下組織注射劑量都是0.5毫升，最好注射位置是上臂的外側。

不良反應 注射部位有短時間的灼熱感和/或刺痛敢。
偶而發生：全身：發燒(101 lF [38.3 l C]或更高)。皮膚：發疹，通常是小範圍，但也可能是全身性。

醫療須知 患有個人或家族性痙攣病史者，使用M-M-R II必須小心，曾有腦損傷病史或其他任何因發燒而導致的壓力情況，應避免使用之。
曾因吃蛋產生過敏性、類過敏性反應或其他立即反應的人，應被仔細衡量以決定是否接種。
有血小板減少症的人，預防注射的危險性及益處應被仔細衡量以決定是否接種。
授乳母親接種M-M-R II時必須小心。
麻疹疫苗對小於6個月大的嬰兒之安全性及有效性資料尚未被建立。
腮腺炎及德國麻疹疫苗對小於12個月大的嬰兒的安全性及有效性資料也尚未被建立。

類似產品 Priorix 派立克 ®（FIDIA/葛蘭素史克）

78205 Prevenar 13(PCV 13)(簡稱13價) 沛兒肺炎鏈球菌十三價結合型疫苗 ®（WYETH/惠氏）

℞

每 0.5ml 含有：CRM197 CARRIER PROTEIN 32.0 ug；OLIGOSACCHARIDE SEROTYPE 18C 2.2 ug；PNEUMOCOCCAL POLYSACCHARIDE SEROTYPE 1 2.2 ug；PNEUMOCOCCAL POLYSACCHARIDE SEROTYPE 14 2.2 ug；PNEUMOCOCCAL POLYSACCHARIDE SEROTYPE 19A 2.2 ug；PNEUMOCOCCAL POLYSACCHARIDE SEROTYPE 19F 2.2 ug；PNEUMOCOCCAL POLYSACCHARIDE SEROTYPE 23F 2.2 ug；PNEUMOCOCCAL POLYSACCHARIDE SEROTYPE 3 2.2 ug；PNEUMOCOCCAL POLYSACCHARIDE SEROTYPE 4 2.2 ug；PNEUMOCOCCAL POLYSACCHARIDE SEROTYPE 5 2.2 ug；PNEUMOCOCCAL POLYSACCHARIDE SEROTYPE 6A 2.2 ug；PNEUMOCOCCAL POLYSACCHARIDE SEROTYPE 6B 4.4 ug；PNEUMOCOCCAL POLYSACCHARIDE SEROTYPE 7F 2.2 ug；PNEUMOCOCCAL POLYSACCHARIDE SEROTYPE 9V 2.2 ug

藥理作用 沛兒肺炎鏈球菌十三價結合型疫苗共含有13種血清型肺炎鏈球菌莢膜多醣體，除了沛兒®肺炎鏈球菌七價

結合型疫苗的7種血清型(4, 6B, 9V, 14, 18C,19F與23F)外，另有1, 3, 5, 6A, 7F與19A等6種血清型，均結合於白喉CRM197蛋白質載體上。

適應症 [衛核] 可用於出生2個月至17歲嬰兒及兒童與青少年的主動免疫接種，以預防血清型1, 3, 4, 5, 6A, 6B, 7F, 9V, 14, 18C, 19A, 19F及23F肺炎鏈球菌(Streptococcus pneumoniae)引起的侵入性疾病。
沛兒肺炎鏈球菌十三價結合型疫苗也可用於預防2歲以下嬰幼兒血清型4, 6B, 9V, 14, 18C, 19F及23F肺炎鏈球菌引起的中耳炎。
本疫苗可用於18歲(含)以上之成人與老年人的主動免疫接種，以預防血清型1, 3, 4, 5, 6A, 6B, 7F, 9V, 14, 18C, 19A, 19F及23F肺炎鏈球菌引起的侵入性疾病和肺炎。

用法用量 1.2～6個月大的嬰兒：
沛兒肺炎鏈球菌十三價結合型疫苗基礎劑應接種三劑，每劑0.5 ml。通常嬰兒出生2個月時接種第一劑，各劑之間至少間隔1個月。第一劑的施打時間最早可在出生後6週施打；並建議於年滿12~15個月時施打第四劑。此外，若將沛兒肺炎鏈球菌十三價結合型疫苗納入一般嬰幼兒的常規疫苗接種計畫時，可以考慮將基礎接種次數改為二劑：滿2個月時接種第一劑，並間隔至少2個月再施打第二劑，年滿12~15個月時再給予第三劑(追加劑)即可。
2.出生7個月以上至5歲且未曾接種過疫苗的嬰兒及幼兒：
ⓐ出生7~11個月的嬰兒：沛兒肺炎鏈球菌十三價結合型疫苗基礎劑應接種二劑，每次接種劑量為0.5ml，兩劑間隔至少1個月；並建議於年滿1歲時接種第三劑。
ⓑ12~23個月大的幼兒：接種二劑，每次接種劑量為0.5ml，每次間隔至少2個月。
ⓒ2~5歲的兒童：接種單一劑量0.5ml即可。
3.6~17歲兒童及青少年：
接種單一劑量0.5ml即可。
5~9歲(未滿10歲)兒童之免疫反應乃根據先前曾施打一劑(含)
以上沛兒肺炎鏈球菌七價結合型疫苗後，接種一劑沛兒肺炎鏈球菌十三價結合型疫苗之結果。未曾施打任何肺炎鏈球菌結合型疫苗之族群，接種單一劑量沛兒肺炎鏈球菌十三價結合型疫苗之免疫反應尚未建立。
4.18歲(含)以上的成人與老年人：
接種單一劑量0.5 ml即可。
後續再接種一劑沛兒肺炎鏈球菌十三價結合型疫苗的必要性尚未確立。不論先前是否曾接種肺炎鏈球菌疫苗，若適合使用23價多醣體疫苗時，應先使用沛兒肺炎鏈球菌十三價結合型疫苗再施打23價多醣體疫苗。
5.先前曾接種過沛兒®肺炎鏈球菌七價結合型疫苗(含血清型4, 6B, 9V, 14, 18C,19F與23F肺炎鏈球菌)改接種沛兒肺炎鏈球菌十三價結合型疫苗的兒童：
沛兒肺炎鏈球菌十三價結合型疫苗中含有與沛兒®肺炎鏈球菌七價結合型疫苗相同的肺炎鏈球菌莢膜多醣體，且二者的研製技術相同，均是以白喉CRM197蛋白質為載體。之前曾以沛兒肺炎鏈球菌七價結合型疫苗進行接種的兒童於疫苗接種時程內，可隨時以沛兒肺炎鏈球菌十三價結合型疫苗取代完成疫苗接種時程。
先前曾接種過一劑(含)以上之沛兒肺炎鏈球菌七價結合型疫苗的幼兒，可使用沛兒肺炎鏈球菌十三價結合型疫苗來完成疫苗接種時程。對15個月大至5歲已完成沛兒肺炎鏈球菌七價結合型疫苗之接種的兒童，可接種一劑沛兒肺炎鏈球菌十三價結合型疫苗，藉以誘發對另外六種血清型的免疫反應。此追加(增補)接種的沛兒肺炎鏈球菌十三價結合型疫苗應於施打最後一劑沛兒肺炎鏈球菌七價結合型疫苗之後間隔至少8週再行施打。和接種4劑沛兒肺炎鏈球菌十三價結合型疫苗(於2、4、6及12至15個月大時施打)後所達到的抗體濃度相比較，這種沛兒肺炎鏈球菌十三價結合型疫苗接種時程在誘發免疫反應後所生成的可對抗另外6種血清型(血清型1、3、5、6A、7F與19A)抗體的濃度可能會較低。
5至9歲的兒童，如果先前曾接種過一劑(含)以上的沛兒肺炎鏈球菌七價結合型疫苗，可接種一劑沛兒肺炎鏈球菌十三價結合型疫苗。此劑沛兒肺炎鏈球菌十三價結合型疫苗應於施打最後一劑沛兒肺炎鏈球菌七價結合型疫苗之後間隔至少8週再行施打。
10~17歲的兒童(未滿18歲)
10~17歲兒童的免疫反應乃根據未曾施打肺炎鏈球菌疫苗之結果。
目前沒有先前曾接種過一劑(含)以上的沛兒肺炎鏈球菌七價結合型疫苗，後續接種沛兒肺炎鏈球菌十三價結合型疫苗的建議接種方式。
6.本疫苗應以肌肉注射方式投予。最好注射在嬰兒之大腿前外側的股外側肌(vastus lateralis muscle)，或是幼童及成人之上臂的三角肌。沛兒肺炎鏈球菌十三價結合型疫苗不可以靜脈輸注方式投予。

不良反應 1.極常見：發燒、不安、注射部位出現紅斑、硬塊/腫脹或疼痛/觸痛、嗜睡、睡眠品質不佳、注射部位出現直徑2.5~7.0公分的紅斑、硬塊/腫脹等局部反應(在幼兒[2至5歲]接種追加劑後)。
2.常見：發燒超過39℃、注射部位因疼痛而影響肢體活動、注射部位出現直徑2.5~7.0公分的紅斑、硬塊/腫脹等局部反應(於嬰兒時期接種疫苗)、食慾減少。
3.少見：注射部位出現直徑超過7.0公分的紅斑或腫脹/硬塊、哭鬧、嘔吐、腹瀉。

醫療須知 1.沛兒肺炎鏈球菌十三價結合型疫苗不可靜脈注射投予。
2.儘管沛兒肺炎鏈球菌十三價結合型疫苗發生過敏反應的情況並不常見，但如同注射其他疫苗一樣，醫護人員仍應事先準備好相關的藥品與醫療措施，十三價結合型疫苗可與三價去活化流行性感冒疫苗(TIV)同時接種。

3.在單獨接種TIV或與沛兒肺炎鏈球菌十三價結合型疫苗同時接種時，身體對三種TIV抗原所產生的反應都大致相當。
4.將沛兒肺炎鏈球菌十三價結合型疫苗與TIV同時接種時，沛兒肺炎鏈球菌。
5.十三價結合型疫苗所誘發的免疫反應要比單獨接種沛兒肺炎鏈球菌十三價結合型疫苗時低。目前並不確知這種現象的臨床意義。
6.目前尚未進行過與其它疫苗併用的研究。
7.同時注射不同的疫苗時，必須接種於不同部位。
8.目前尚未進行過將沛兒肺炎鏈球菌十三價結合型疫苗與23價多醣體疫苗同時接種的研究。臨床研究顯示，和對先前未接種23價多醣體疫苗之受試者施打沛兒肺炎鏈球菌十三價結合型疫苗時相比較，於接種23價多醣體疫苗1年後再接種沛兒肺炎鏈球菌十三價結合型疫苗時，所有血清型的免疫反應都較低。目前並不確知這種現象的臨床意義。

類似產品 Synflorixtm 雙伏威肺炎鏈球菌十價接合型疫苗 ® (GSK/葛蘭素史克)

78206 Vaqta "唯德" 不活化A型肝炎疫苗 ® (MSD/默沙東)

℞ 每 I0.5 ml 含有：Hepatitis A Virus, Purified, Inactivated 25.0 U

適應症 [衛核] 預防A型肝炎。

用法用量 1.18歲以上及成人，IM單劑量1ml。6個月後再追加1次1ml。
2.2~17歲兒童及青少年，IM單劑量0.5ml。6~18個月後再追加1次0.5ml。

78207 Vaxneuvance (PCV 15) (簡稱15價) 肺恩賜 肺炎鏈球菌十五價結合型疫苗 滅菌懸液注射劑® (MSD/默沙東)

℞ 每 0.5ml 含有：CRM197 CARRIER PROTEIN 30.0 ug；OLIGOSACCHARIDE SEROTYPE 18C 2.0 ug；PNEUMOCOCCAL POLYSACCHARIDE SEROTYPE 1 2.0 ug；PNEUMOCOCCAL POLYSACCHARIDE SEROTYPE 14 2.0 ug；PNEUMOCOCCAL POLYSACCHARIDE SEROTYPE 19A 2.0 ug；PNEUMOCOCCAL POLYSACCHARIDE SEROTYPE 19F 2.0 ug；PNEUMOCOCCAL POLYSACCHARIDE SEROTYPE 22F 2.0 ug；PNEUMOCOCCAL POLYSACCHARIDE SEROTYPE 23F 2.0 ug；PNEUMOCOCCAL POLYSACCHARIDE SEROTYPE 3 2.0 ug；PNEUMOCOCCAL POLYSACCHARIDE SEROTYPE 33F 2.0 ug；PNEUMOCOCCAL POLYSACCHARIDE SEROTYPE 4 2.0 ug；PNEUMOCOCCAL POLYSACCHARIDE SEROTYPE 5 2.0 ug；PNEUMOCOCCAL POLYSACCHARIDE SEROTYPE 6A 2.0 ug；PNEUMOCOCCAL POLYSACCHARIDE SEROTYPE 6B 4.0 ug；PNEUMOCOCCAL POLYSACCHARIDE SEROTYPE 7F 2.0 ug；PNEUMOCOCCAL POLYSACCHARIDE SEROTYPE 9V 2.0 ug

藥理作用 主要是透過調理吞噬作用殺死肺炎鏈球菌S. pneumoniae，從而達到預防侵襲性疾病的效果。本藥會誘發可對抗疫苗中所含之血清型的調理吞噬活性。

適應症 [衛核] 適用於18歲以上成人的主動免疫接種，以預防肺炎鏈球菌血清型1、3、4、5、6A、6B、7F、9V、14、18C、19A、19F、22F、23F及33F所引起的侵襲性疾病。

用法用量 1.投予單劑0.5毫升的劑量。
2.在即將使用前將預充填式針筒水平握住並用力振搖，使之在預充填式針筒中形成乳白色懸浮液。如果無法重新懸浮，切勿使用該疫苗。
3.注射用藥品在使用前都應先目視檢查是否有微粒異物或變色的現象。如果發現微粒異物或變色的現象，切勿使用。

不良反應 最常通報的設定紀錄不良反應為：注射部位疼痛(75.8%)、疲倦(34.3%)、肌痛(28.8%)、頭痛(26.5%)、注射部位腫脹(21.7%)、注射部位紅斑(15.1%)及關節痛(12.7%)。

醫療須知 1.有些免疫能力改變的人，包括接受免疫抑制療法治療的人，對本藥所產生的免疫反應可能會減弱。
2.現有的對孕婦接種本藥的資料並不足以確認是否存有與疫苗相關的懷孕風險。

78208 Adimflu-S "安定伏" 裂解型流感疫苗 ® (國光)

℞ 每 0.5ml 含有：A/California/7/2009(H1N1)-like virus 30.0 ug haemagglutinin；A/Guangdong-Maonan/SWL1536/2019 (H1N1) pdm09-like virus (A/Gunagdong-Maonan/SWL1536/2019 (CNIC-1909)) 30.0 ug haemagglutinin；A/Hong Kong/2671/2019 (H3N2)-like virus (A/Hong Kong/2671/2019 (IVR-208)) 30.0 ug haemagglutinin；B/Washington/02/2019-like virus (B/Victoria/705/2018 (BVR-11)) 30.0 ug haemagglutinin

適應症 [衛核] 預防流感。

類似產品 Adimflu-S "安定伏"裂解型四價流感疫苗 ® (國光)

78209 Fluarix Tetra 伏適流 ® (GSK/葛蘭素史克)

℞ 每 dose 含有：A/Darwin/9/2021 (H3N2) - like strain (A/Darwin/6/2021, IVR-227) 15.0 ug HA；B/Austria/1359417/2021 - like strain (B/Austria/1359417/2021, BVR-26) 15.0 ug HA；B/Phuket/3073/2013 - like strain (B/Phuket/3073/2013, wild type) 15.0 ug HA

藥理作用 1.FLUARIX TETRA內含四種病毒株，A/California & A/Victoria兩種A型病毒株，和B/Brisbane(Victoria品系) & B/Brisbane(Yamagata品系)兩種B型病毒株。
2.內含四種常見的流感病毒株，可提高對流感病毒的特異性免疫力。由於含兩種B型病毒株，因此可降低因預測錯誤所導致的流感大流行。

適應症 [衛核] Fluarix Tetra是一種四價流感疫苗，適用於成人及6個月大以上之兒童的主動免疫接種，藉以預防此疫苗所涵蓋之A型與B型流感病毒所引起的流感相關疾病。

用法用量 1.僅供肌肉注射，單劑0.5mL給藥。
2.3歲至未滿9歲且先前未曾接種流感疫苗的兒童，應於第一劑施打後間隔至少4週再接種第二劑疫苗。
3.大於9歲之兒童則接種一劑即可。

不良反應 注射部位疼痛、疲倦、頭痛、肌肉酸痛、發燒等。

醫療須知 1.若在前一次流感疫苗接種後六週內曾發生Guillain-Barre syndrome，應再警慎考量潛在的效益與風險後，再決定是否須接種。
2.預充填注射針的頂蓋可能含有天然橡膠乳膠，可能會使對於乳膠敏感的人發生過敏反應。

78210 Hexaxim 哈多星六合一疫苗® (SANOFI/賽諾菲)

Rx

每 dose 含有：DIPHTHERIA TOXOID 20.0 IU；FILAMENTOUS HAEMAGGLUTININ 25.0 ug；HEPATITIS B, ANTIGEN, SURFACE 10.0 ug；INACTIVATED POLIOVIRUS VACCINE TYPE I 29.0 DU；INACTIVATED POLIOVIRUS VACCINE TYPE II 7.0 DU；INACTIVATED POLIOVIRUS VACCINE TYPE III 26.0 DU；PERTUSSIS TOXOID 25.0 ug；POLYSACCHARIDE OF HAEMOPHILUS INFLUENZAE TYPE B 12.0 ug；TETANUS TOXOID 40.0 IU

藥理作用 1.藥理治療分類族群：疫苗、混合細菌及病毒疫苗。
2.抗白喉，抗破傷風，抗百日咳類毒素，抗-絲狀血球凝集素，抗B型肝炎表面抗原，抗小兒麻痺病毒第1型、第2型、第3型，抗-PRP(囊多醣)。

適應症 [衛核] 適用於出生6週以上之嬰兒及幼兒的基礎免疫接種和追加接種，以預防白喉、破傷風、百日咳、B型肝炎、小兒麻痺及b型嗜血桿菌(Hib)所導致的侵襲性疾病。

用法用量 1.基礎接種：
a.基礎接種為3劑(兩劑間至少間隔4週)。
b.若出生時有接種1劑B型肝炎疫苗，則本藥可視為從6週齡起的B型肝炎疫苗補充劑量。但若在此週齡前就必須接種第2劑B型肝炎疫苗，則應給予單價B型肝炎疫苗。
c.衛生福利部傳染病防治諮詢會預防接種組建議:新生兒應於出生後24小時內接種第一劑單劑型之B型肝炎疫苗。
2.追加接種：完成3劑本藥之基礎接種後，應給予追加接種。追加接種應與最後1劑基礎接種至少間隔6個月。
3.若出生時有接種B型肝炎疫苗，則在完成3劑六合一疫苗基礎接種後，建議於15-18個月追加接種含白喉類毒素、破傷風類毒素、不活化小兒麻痺疫苗與b型嗜血桿菌之疫苗。可使用五合一疫苗(DTaP-IPV/Hib)，也可考慮使用本藥。
4.至於先前接種其他種六合一疫苗或接種五合一疫苗(DTaP-IPV/Hib)合併B型肝炎單價疫苗者，可使用本藥作為追加疫苗。
5.週齡不及6週的嬰兒接種本藥之安全性及效果尚未建立。目前無資料。
6.應以肌肉注射方式(IM)進行接種。建議注射部位為大腿上部的前外側，較大兒童(年齡大約15個月以上)可接種於三角肌。

不良反應 1.最常通報的事件包括注射部位疼痛、煩躁不安、哭鬧，以及注射部位紅斑。
2.其他常見：厭食症(食慾減退)、哭泣、嗜睡、異常哭鬧(持續性哭鬧)、嘔吐、腹瀉、注射部位疼痛、注射部位腫脹、發燒(體溫≥38.0℃)、注射部位硬塊。

醫療須知 1.本藥只能預防下列病原菌所導致的疾病，包括白喉桿菌(Corynebacterium diphtheriae)、破傷風桿菌(Clostridium tetani)、百日咳桿菌(Bordetella pertussis)、B型肝炎病毒(Hepatitis B virus)、小兒麻痺病毒(poliovirus)或b型嗜血桿菌(Haemophilus influenza type b)。然而，免疫接種預期可防治D型肝炎(由δ病毒所引起)，因為D型肝炎必須在有B型肝炎感染的情況下才會發生。
2.本藥無法保護其他病毒所造成的肝炎感染，例如A型肝炎、C型肝炎和E型肝炎或其他的肝臟病原菌。
3.因為B型肝炎的潛伏期長，在疫苗接種時可能有未被確認的B型肝炎感染。在這種情況下，疫苗無法預防B型肝炎感染。
4.本藥無法保護接種者預防其他類型嗜血桿菌所造成的感染或其他病原菌所導致的腦膜炎。
5.有中度或重度發燒急症或感染者應延後接種。輕度感染及/或輕度發燒不應延遲疫苗接種。
6.如同接種所有的注射性疫苗一樣，應隨時備妥適當的醫藥治療並進行監測，以應付疫苗接種後萬一發生過敏性休克之不時之需。
7.患有進行性痙攣症或神經系統疾病者，宜將百日咳疫苗延遲至病況穩定之後。應考量接種疫苗的效益大於風險，再施打百日咳疫苗。
8.疫苗的免疫原性有可能因接受免疫抑制治療或免疫功能不全而降低。因此建議疫苗接種應延後至這類治療結束或疾病治癒後再進行。

類似產品 Tetraxim Sus. 泰多星四合一疫苗® (SANOFI/賽諾

菲)

78211 Imovax Polio 疫伏麻小兒麻痺注射疫苗® (SANOFI/賽諾菲)

Rx

每 0.5ml 含有：INACTIVATED POLIO VIRUS - TYPE 2 7.0 DU；INACTIVATED POLIO VIRUS -TYPE 1 29.0 DU；INACTIVATED POLIO VIRUS -TYPE 3 26.0 DU

適應症 [衛核] 預防小兒麻痺症。

用法用量 成份：每0.5ml含1 immunizing dose of inactivated poliovirus vaccine type 1，1immunizing dose of inactivated poliovirus vaccine type 2，1 immunizing dose of inactivated poliovirus vaccine type 3。

78212 Menveo Meningococcal Group A, C, W-135 And Y Conjugate Vaccine 腦寧安 腦膜炎雙球菌四價接合型疫苗® (GSK/葛蘭素史克)

Rx

每 0.5ml 含有：Meningococcal group A oligosaccharide Conjugated to Corynebacterium diphtheriae CRM197 protein 10.0 MCG；Meningococcal group C oligosaccharide Conjugated to Corynebacterium diphtheriae CRM197 protein 5.0 MCG；Meningococcal group W-135 oligosaccharide Conjugated to Corynebacterium diphtheriae CRM197 protein 5.0 MCG；Meningococcal group Y oligosaccharide Conjugated to Corynebacterium diphtheriae CRM197 protein 5.0 MCG

適應症 [衛核] Menveo 可用於幼童(2 歲及以上)、青少年與成人(≦55 歲)的主動免疫接種，以預防腦膜炎雙球菌(Neisseria meningitidis)血清型A、C、W-135與Y 所引起的侵入性疾病。

78213 Priorix-Tetra 派立克痘® (GSK/葛蘭素史克)

Rx

每 ml 含有：Live attenuated measles virus (Schwarz strain) 1000.0 CCID50；Live attenuated mumps virus (RIT 4385 strain, derived from Jeryl Lynn strain) 25119.0 CCID50；Live attenuated rubella virus (Wistar RA 27/3 strain) 1000.0 CCID50；Live attenuated varicella virus (OKA strain) 1995.0 PFU

適應症 [衛核] 麻疹、腮腺炎、德國麻疹及水痘之主動免疫，適用於9個月至6歲(72個月)的孩童。

78214 Proquad 普康 麻疹、腮腺炎、德國麻疹及水痘病毒活毒疫苗(冷藏安定配方)® (MSD/默沙東)

Rx

每 0.5ml 含有：MEASLES VIRUS 3.0 log TCID50；MUMPS VIRUS 4.3 log TCID50；RUBELLA VIRUS 3.0 log TCID50；VARICELLA VIRUS 3.99 log PFU

適應症 [衛核] 預防麻疹、腮腺炎、德國麻疹及水痘，適用於12個月至6歲的孩童。

78215 Rotateq 輪達停口服活性五價輪狀病毒疫苗® (MSD/默沙東)

Rx

成分 RotaTeq®為一內含5種活性基因重置(reassortant)輪狀病毒的活性口服五價疫苗。這些基因重置株的母株係由人類宿主及牛宿主身上分離而得。其中四種基因重置株各表現一種源自人類輪狀病毒母株的外鞘蛋白(G1、G2、G3或G4)，以及源自牛輪狀病毒母株的吸附蛋白(P7)。

藥理作用 1.輪狀病毒是導致嬰幼兒嚴重急性腸胃炎的主因，該等嬰幼兒中有95%以上都是在5歲之前受到感染。其中最為嚴重的病例都是發生在6至24個月大的嬰幼兒。

2.RotaTeq預防輪狀病毒腸胃炎的確切免疫機制，目前並不清楚。RotaTeq是一種可在小腸中複製並誘發免疫反應的活性病毒疫苗。

3.FDA及CDC(Centers for Disease Control and Prevention) 會持續監控RotaTeq所有疫苗之藥物安全性。加強包括川崎病在內的任何嚴重不良反應對VAERS之通報。

適應症 [衛核] 預防輪狀病毒所引起的腸胃炎(G1、G2、G3、G4，以及含有P1A〔8〕之G血清型如G9)。

用法用量 1.僅供口服使用。切勿注射投予。

2.RotaTeq的接種系列共包含三劑現成可用的口服液劑，第一劑應於6至12週齡時投予，然後再以4至10週的間隔時間投予後續的劑次。第3劑不可於32週齡之後投予。

3.切勿將RotaTeq疫苗和任何其他疫苗或溶液混合使用。切勿泡製或稀釋。

4.在臨床試驗中都是依常規將RotaTeq和下列疫苗同時投予：白喉類毒素、破傷風類毒素及非細胞性百日咳(diphtheria and tetanus toxoids and acellular pertussis，DTaP)疫苗、去活化小兒麻痺疫苗(inactivated poliovirus vaccine，IPV)、B型流行性感冒嗜血桿菌接合疫苗(Haemophilus Infuenzae type b conjugate vaccine，Hib)、B型肝炎疫苗、以及肺炎球菌接合疫苗。

不良反應 最常見於報告的嚴重不良事件為：支氣管炎、腸胃炎、肺炎、發燒、尿道感染。

醫療須知 1.如果發生發燒性疾病，可能必須延後接種RotaTeq，除非醫師認為不接種疫苗會面臨更大的風險。輕度發燒(<38.1°C [100.5°F])本身以及輕度的上呼吸道感染並不妨礙RotaTeq的接種。

2.考慮是否要對會與下列之免疫功能不全患者親密接觸的嬰兒投予RotaTeq時，建議應多加小心：

a.惡性腫瘤患者或其他免疫功能低弱的患者；或

b.正在接受免疫抑制治療的患者。

4.目前沒有關於RotaTeq與口服小兒麻痺疫苗(OPV)併用之資料。RotaTeq與OPV之投予時間應相隔至少2週。

78216	VaxigripTetra 菲流達四價流感疫苗® （SANOFI/賽諾菲）

℞

✎每 0.5ml 含有：A/Thailand/8/2022 (H3N2)-like strain (A/California/122/2022, SAN-022) 15.0 ug HA；A/Victoria/4897/2022 (H1N1)pdm09-like strain (A/Victoria/4897/2022, IVR-238) 15.0 ug HA；B/Austria/1359417/2021 - like strain (B/Michigan/01/2021, wild type) 15.0 ug HA；B/Phuket/3073/2013 - like strain (B/Phuket/3073/2013, wild type) 15.0 ug HA

藥理作用
1.VaxigripTetra可提供主動免疫來預防本疫苗所涵蓋的四株流感病毒。(兩種A型流感病毒亞型及兩種B型流感病毒)。
2.VaxigripTetra可在2~3週內誘發體液抗體以對抗血球凝集素。這些抗體可以中和流感病毒。

適應症
[衛核] VaxigripTetra適用於成人及6個月(含)以上兒童之主動免疫接種，預防此疫苗所涵蓋之兩種A型及兩種B型流感病毒所引起的流感相關疾病。

用法用量
1.根據三價(流感)疫苗的臨床經驗，流感疫苗建議每年施打一次，因疫苗只能提供一段時間的免疫力且每年流行的流感病毒株不盡相同。
2.成人：0.5毫升一劑。
3.兒童
ⓐ年齡介於3~17歲的兒童：0.5毫升一劑。年齡小於9歲且先前未曾接種過流感疫苗的兒童，應至少間隔4週後再接種第2劑疫苗0.5毫升。
ⓑ年齡小於3歲的兒童：VaxigripTetra的安全性及療效資料尚未建立。
4.接種方式：疫苗應以肌肉注射或皮下深層注射方式進行接種。肌肉注射的建議部位為三角肌。

不良反應
1.極常見(≥1/10)：頭痛、肌痛、全身無力、接種部位疼痛。
2.常見(≥1/100~<1/10)：顫抖、發燒、接種部位發紅、接種部位腫脹、接種部位硬結。
3.不常見(≥1/1,000~<1/100)：淋巴結腫大、暈眩、熱潮紅、腹瀉、噁心、疲倦、接種部位瘀斑、接種部位搔癢、接種部位溫熱感。

醫療須知
1.如同接種所有疫苗一樣，應隨時備妥適當的藥物並加以監測，以應付疫苗接種後可能出現的過敏性休克反應。
2.VaxigripTetra 在任何情況下，皆不可經由血管給藥。
3.依據Vaxigrip的臨床經驗，VaxigripTetra可以與其他疫苗同時接種。同時接種其他疫苗時，應使用不同注射器並於不同部位接種。
4.若患者正在接受免疫抑制治療，則誘發的免疫反應可能會減弱。
5.去活性流感疫苗可在懷孕的任何時期接種。相較於第一孕期，多數的安全性資料皆來自於第二孕期及第三孕期接種。然而，從全球使用去活性流感疫苗的數據來看，去活性流感疫苗對胎兒及母體並無任何不良影響。

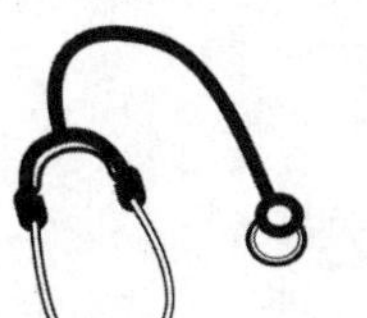

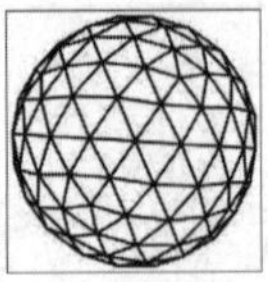

第七十九章
類毒素
Toxoids

類毒素通常為外毒素(exotoxin)經過甲醛(formaldehyde)處理而得，不具毒性，但仍有抗原性。類毒素刺激抗體的產生，可因使用明礬來沈澱類毒素或吸附在像氫氧化鋁的膠體上作用而加強。這些沈澱或吸附的類毒素，吸收或排泄較緩慢，而且在組織中持續的時間比一般未經處理的類毒素長，結果產生較高的抗體濃度。這些沈澱的或吸附的類毒素，最主要的缺點為經常在注射部位引起疼痛腫脹，和硬結，尤其是較配合給予百日咳疫苗，如DTP，為學齡前孩童的例行免疫素。

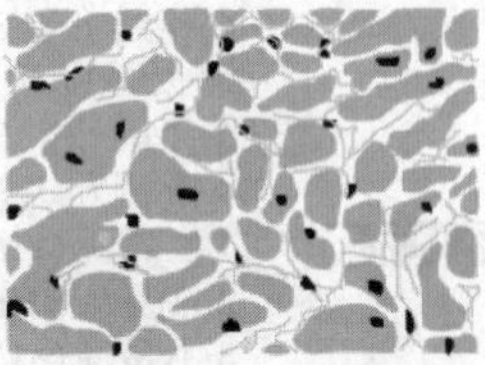

§ 79.1 類毒素

79101 TETANUS TOXOID
孕C 乳? 泄 肝

℞ 10 LB/ML, 5 LF, 10 LF/注射劑(I);

商名
Tetanus Toxoid Adsorbed Tetanus®(SERUM/喜美德) $84/I(5LF-PIC/S-0.5ML)
Tetanus Toxoid Alum Precipitated®(國光) $16.5/I(10LF-1ML), $160/I(10LF-PIC/S-1ML)

藥理作用 本藥注入人體，可產生對抗破傷風的自動免疫力達5~11年之久。

適應症 [衛核]預防破傷風。

用法用量 SC(液劑)，IM(明礬沈降劑)：
1.成人每次0.5ml，第1次和2次相隔1個月，第2次與第3次相隔1年，之後每10年追加一次。
2.兒童每次0.5ml，其注射時間表如下：1.5~2月，2.5~3月，16個月，5年；然後每10年追加一次。

醫療須知 貯存溫度2~10℃，避光。

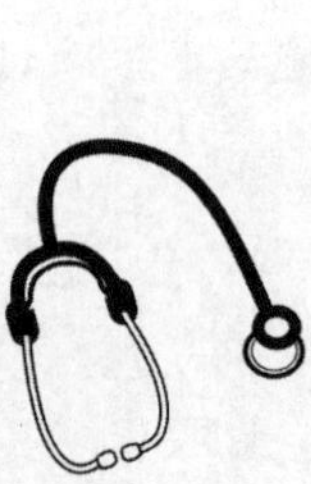

第八十章 抗毒素和免疫球蛋白

Antitoxins and Immunoglobulins

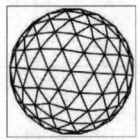

用於被動免疫的物質，叫做免疫血清，它含有人類或動物身上預先生成的抗體。人類免疫血清含球蛋白，擁有抗體，能抵抗一些細菌和病毒疾病。人類免疫血清得自人類血清或血漿。相反的，免疫血清是得自一種動物對抗一種特殊疾病的主動免疫，然後，移走並純化血清，此時含有能抵抗某種疾病，而人類免疫血清由於不含外來的(如得自動物)蛋白質較不易誘發過敏反應。

(一) 抗毒素/抗毒血清

抗毒素和抗毒血清，由反覆地接種於動物(通常為馬)身上，而製備之；有類毒素(如白喉、破傷風)或血清(如蛇、黑寡婦)。吸取動物身上的血，再濃縮含此抗體的血漿部份。部份經純化的抗體或抗毒素，當微生物侵入時生的毒素或叮咬引入的毒素可投入人體來中和。

投與任何的馬血清抗毒素之前，避免不了要做皮膚或結合膜的過敏試驗，來決定患者是否對外來的血清顯示過敏的反應。包裝的文獻上載有使用這些製品之前，應該顧及適當做過敏試驗。甚至敏感試驗的結果為陰性時，也不能排除過敏反應的可能性，當投與抗毒素，應準備可資利用的epinephrine注射劑。抗毒素的不良作用範圍輕如注射部位的局部疼痛和紅斑，嚴重則如血清病及無防禦性過敏反應。較嚴重之過敏反應的發生率大約5~10%。

(二) 人類免疫球蛋白

抵抗某種疾病的含抗體免疫球蛋白，能中人體血清中獲得，而且這些製品通常比得自動物的球蛋白好些，因為過敏反應的發生率較。人類免疫球蛋白可得自人體血漿供血(pooled plasma of human donars)或得自最近才因特殊疾病復原，或免疫對抗特疾病之人類血液。人類血漿供血的製劑含有抗體，能對抗一些疾病如肝炎、風疹、水痘，而得自後者的球蛋白含高度的抗體，可用對抗特殊疾病來釐定。這些人類免疫血清對缺乏免疫球蛋白A，血小板過少或凝血障礙血障礙，及孕婦要小心使用。做人類免疫血清的敏感性皮膚試驗是無意義的，因為皮內注射投與提昇局部發炎反應，很可能就被誤解為過敏反應。人類免疫球蛋白的過敏反應，格外地稀少。

§ 80.1 抗毒素/抗毒血清

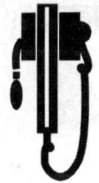

80101 A.ACUTUS ANTIVENIN

℞ 1000 TYROSINE U/注射劑(I)；

商　名

Antivenin Of D. Acutus®（財團法人國家衛生研究院生物製劑廠/衛生福利部疾病管制署） $25376/I(1000TYROSINE U-PIC/S-1KU)

適 應 症 [衛核]對百步蛇咬傷有特異性之治療效果

80102 ANTIVENIN OF D.RUSSELLII

℞ 1000 IU/注射劑(I)；

商　名

Antivenin Of D.Siamensis®（財團法人國家衛生研究院生物製劑廠/衛生福利部疾病管制署） $25376/I(1000IU-PIC/S-1KU)

適應症 [衛核]對鎖鏈蛇咬傷具有特異性的治療效果。

80103 Antivenin Of B. Multicinctus And N. Atra 抗雨傘節及飯匙倩蛇毒血清凍晶注射劑® (財團法人國家衛生研究院生物製劑廠/衛生福利部疾病管制署) $25376/I (2.0 KU-PIC/S)

Rx

每 I 含有：B. MULTICINCTUS ANTIVENIN BIVALENT 1000.0 TYROS；N. NAJA ATRA ANTIVENIN 1000.0 TYROS

適應症 [衛核] 對雨傘節及飯匙倩毒蛇咬傷有特異性之治療效果

醫療須知 須冷藏2~8℃，避光。

80104 Antivenin Of P. Mucrosquamatus And T. Stejnegeri 抗龜殼花及赤尾鮐蛇毒血清凍晶注射劑® (財團法人國家衛生研究院生物製劑廠/衛生福利部疾病管制署) $25376/I (2.0 KU-PIC/S)

Rx

每 I 含有：TR. GRAMINEUS ANTIVENIN 1000.0 TYROS；TR. MUCROSQUAMATUS ANTIVENIN 1000.0 TYROS

適應症 [衛核] 對龜殼花及赤尾鮐毒蛇咬傷有特異性之治療效果

醫療須知 須冷藏2~8℃，避光。

§ 80.2 人類免疫球蛋白

80201 ANTI-HUMAN THYMOCYTE,IMMUNOGLOBULIN

Rx

25 MG/注射劑(I)；

商名

Thymoglobuline® ◎ (SANOFI WINTHROP/賽諾菲)
$7631/I(25MG-PIC/S-25MG)

適應症 [衛核]預防及治療移植物之排斥(如腎臟移植、心臟移植及骨髓移植)，嚴重再生不良性貧血

[非衛核]預防排斥作用的危機。

用法用量 1.預防移植排斥：移植腎、胰或肝後1~3週，或移植心臟後3~10天，使用每天1.25~2.5mg/kg。

2.再生不良性貧血：2.5~5mg/kg，持續5天。

不良反應 1.過敏反應主要是血清病或皮膚的反應，包括：皮疹，蕁麻疹，及搔癢；無禦性過敏反應有1%以上。

2.其它副作用可能有發燒、及發冷、或發抖，噁心，心跳過速、及低血壓在使用後很短的時間內發生。

3.頭痛、頭暈，肌肉痛，關節疼痛，胃腸障礙，呼吸困難等有報告。

4.淋巴球減少症之患者，可能會有白血球減少及血小板減少症。

5.腎毒性(nephrotoxicity)之報告。

6.血栓性靜脈炎(thrombophlebitis)發生在靜脈注射，建議注射到快速之靜脈。

80202 ANTI HEPATITIS B IMMUNOGLOBULIN(HUMAN)

孕C 泄 肝

Rx

50 IU/ML, 165 MG/ML/注射劑(I)；

商名

Hepatect CP® (BIOTEST/禾利行) $3504/I(50IU/ML-PIC/S-2ML), $17292/I(50IU/ML-PIC/S-10ML),

HyperHEP B® ◎ (GRIFOLS/天行) $4941/I(165MG/ML-PIC/S-1ML), $2690/I(165MG/ML-PIC/S-0.5ML), $23782/I(165MG/ML-PIC/S-5ML)

藥理作用 對於暴露在B型肝炎病毒(HBV)下的人，B型肝炎免疫球蛋白(人類)可提供被動免疫，使其遭B型肝炎病毒侵襲的比例降低。

適應症 [衛核]預防B型肝炎之感染

[非衛核]對曝露於B型肝炎病毒或有B型肝炎病毒表面抗原的物質(血漿、血清)的個人提

80202

供對B型肝炎感染的被動免疫。被有B型肝炎病毒表面抗原的人咬傷或經由表皮的曝露、攝取、直接粘膜接觸，性或親密的接觸及有B型肝炎病毒表面抗原的婦女所生的新生兒做曝露後的預防。

用法用量 1.肌肉注射。不可靜脈注射。

2.接觸到含有HBsAg血液的緊急情況：

a.經皮(針頭刺傷或被咬傷)、眼睛或黏膜接觸血液後的預防用法，端視暴露來源與個人接種情況而定。

b.為達最大被動免疫效果，在接觸感染源後應盡快給予B型肝炎免疫球蛋白(人類)(超過七天後使用的效果不明)。如果投與B型肝炎免疫球蛋白(人類)，則應在接觸後24小時內盡快投藥−肌肉注射0.06ml/每公斤體重。

3.HBsAg和HBeAg陽性的母親，嬰兒出生後的預防：

a.B型肝炎免疫球蛋白對嬰兒的預防效果，端視出生當天投藥與否。因此分娩前先確定母親是否為HBsAg陽性非常重要。

b.新生兒在生理情況穩定後，最好在12小時內，即可肌肉注射B型肝炎免疫球蛋白(人類)(0.5ml)。如果延遲到48小時以後才注射，B型肝炎免疫球蛋白的效果明顯降低。

c.B型肝炎疫苗應肌肉注射三劑，每劑0.5ml(10μg)。第一劑在出生七天內接種，也可以同時用B型肝炎免疫球蛋白，但注射的部位不同。第二、第三劑疫苗則分別在第一劑用後一個、六個月接種。如果第一劑B型肝炎疫苗延後三個月使用，必須同時再使用一劑0.5ml B型肝炎免疫球蛋白。

d.如果拒絕接種疫苗，可於三個月、六個月時再次使用0.5ml的B型肝炎免疫球蛋白。出生時使用過B型肝炎免疫球蛋白，應不會干擾嬰兒兩個月大時接種口服小兒麻痺疫苗及白喉−破傷風−百日咳三合一疫苗。

4.與HBsAg陽性者性接觸：

a.性伴侶為急性B型肝炎患者的所有易感染者，建議在性交後的14天內開始預防注射；或者會繼續與患者有性關係，應接受一劑B型肝炎免疫球蛋白(人類)(0.06ml/kg)，並開始接種B肝疫苗。

b.在接觸患者後的治療上，同時用B型肝炎免疫球蛋白(人類)及疫苗可增進治療的效果；疫苗的附加價值在於它具有長期的保護效果。

5.日常接觸急性B型肝炎患者：

a.若照顧嬰兒者為急性B型肝炎患者，12個月以下的嬰兒可給予預防治療0.5ml的人類B型肝炎免疫球蛋白及疫苗。但其它與急性B肝患者有日常接觸的人並不需要，除非確定與病人有血液接觸：例如共用牙刷、刮鬍刀，這種情況之處理方式與HBsAg陽性者性接觸之方式相同。不過如果患者變成B型肝炎帶原者，所有與他有日常接觸的人則應接種疫苗。

b.人類B型肝炎免疫球蛋白可與疫苗併用(於不同部位注射)、或在接種疫苗前一個月用，並不會影響疫苗的主動免疫。

不良反應 注射處局部疼痛及觸痛、蕁麻疹及血管水腫。注射人類免疫球蛋白製劑而導致過敏的情況雖很罕見，但曾經發生過。

醫療須知 1.<衛福部公告>此產品係由人類血漿製得，自人類血漿製得的產品可能存在某些感染源，例如致病性病毒。

a.藉由篩檢血漿的捐贈者、檢驗某些現有病毒感染源，再經由去活化及/或去除某些病毒，即可降低此產品傳染感染源之危險性。

b.但縱使採取上述措施，此類產品仍有可能存在某些未知的感染源。因此，所有感染病人均應直接向診療醫師及製造廠或代理商報告。請與您的醫師討論使用此產品的風險及利益。

2.對人類免疫球蛋白製劑曾有全身性過敏反應者，在使用本藥時應特別小心。備妥腎上腺素以應不時之需。

3.有嚴重的血小板缺乏症、或有其它凝血性疾病患者禁用(因為是肌肉注射)。唯有於衡量用藥效益超過可能的風險時，才可使用B型肝炎免疫球蛋白(人類)。
4.強烈建議醫護人員在每次注射本藥時，皆應記錄藥物名稱和批號，以便記錄所使用的批次。
5.懷孕：用藥分級C。尚未以本藥進行動物的生殖研究，孕婦使用後是否會傷害胎兒、或影響生殖能力也不太清楚，因此唯有明確需要時才可對孕婦投與本劑。
6.哺乳：目前尚無本藥是否會出現在人乳中，及其對哺乳嬰兒有何影響或對泌乳量有何影響的相關資訊。應同時考慮哺乳對發育和健康的益處與母親對本藥的臨床需要，以及本藥或授乳母親身體之潛在狀況對哺乳嬰兒的任何潛在不良作用。
7.小兒：安全性和有效性都尚未確立。

80203 HUMAN IMMUNOGLOBULIN PROTEINS WITH TETANUS POTENCY

℞ 250 U/注射劑(I);

商名
HyperTET® (GRIFOLS/天行) $2245/I(250U-PIC/S-250U),

藥理作用
1.對破傷風病原體--Clostridium tetani的毒素沒有免疫反應、或免疫反應很低者，本藥可提供被動免疫，其抗體可中和病菌所產生的游離型態的強力外毒素。
a.過去這種被動保護作用是以牛或馬血清中分離出來的抗毒素提供，不過這種異種產品的外來蛋白質，通常會造成嚴重的過敏反應，甚至在使用前接受皮膚或結膜測試為陰性者也發生過敏反應。
b.據估計，來自馬的抗毒素發生外來蛋白反應的比率為5~30%。因此如果需要被動免疫，破傷風免疫球蛋白(人類)(TIG)為優先選擇，它的保護效果比動物來源的抗毒素要長，而且副作用較少。
2.被動免疫的本藥及主動免疫的類毒素可同時使用於必須立即注射破傷風抗毒素的人、或需要進行主動免疫防疫者。Rubbo、McComb與 Dwyer、Levine等人的研究指出，醫師可因此立即提供被動免疫來對抗破傷風，並因在同時對受傷病患接種完整的類毒素系列，使其產生主動免疫，此後即不需再注射抗毒素。

適應症
[衛核]預防破傷風

用法用量
1.肌肉注射。不可靜脈注射。
2.必須百分之百確定病人是否完成了基礎的疫苗注射，不清楚或不確定的話，就應視為沒有接受過破傷風類毒素。1941年後曾在軍中服役者，可視為至少接受過一劑，雖然這些人大部份都接種了基礎的破傷風疫苗系列，但不能確定每一個人都如此。沒有完成基礎疫苗系列接種的人，在進行清創術、擴創術時可能需要破傷風類毒素及被動免疫。
3.下表為處理創傷時預防破傷風的用法摘要：

破傷風免疫記錄	乾淨、輕微創傷		其它創傷*	
(劑量)	Td#	TIG+	Td	TIG
不確定或少於三劑	是	否	是	是
三劑或三劑以上※	否◎	否	否§	否

* 這類創傷包括受塵土、糞便、泥土、或唾液污染的傷口(但不僅限於此)；穿刺傷、撕裂傷、槍傷、輾壓受傷、燒傷、和凍傷。
\# 成人型破傷風和白喉類毒素。七歲以下的病人使用DT或DTP比單獨用破傷風類毒素要好，七歲以上者使用Td也比單獨使用破傷風類毒素好。(見劑量與用法)
\+ 破傷風免疫球蛋白(人類)
※ 如果僅接受三劑液體破傷風類毒素，應給予第四劑(吸附性的類毒素較佳)
◎ 如果前一劑使用超過十年，則為是。
§ 如果前一劑使用超過五年，則為是。(更頻繁的追加接種並不需要，而且它可能增加副作用)

4.成人和七歲及七歲以上兒童：250單位本藥進行深部的肌肉注射，同時在不同的四肢部位、以不同的針筒給予成人使用的破傷風−白喉類毒素(Td)，用法則參照其仿單。若不清楚成年病患過去是否完成基本的疫苗接種，應使用Td複合類毒素做為需接種的基礎疫苗系列。為確保持續的效果，每隔十年應再追加一劑Td。

5.七歲以下幼童：小孩子使用本藥的預防劑量可以用體重來計算(每公斤四單位)，不過也有建議：不論小孩的體重多少，都使用整瓶或整支針筒的本藥(250單位)，因為理論上破傷風菌在小孩體內產生的毒素和在成人體內一樣多。

應在同時，但不同的四肢部位、以不同的針注射白喉−破傷風類毒素−百日咳三合一疫苗(DTP)或小孩用的白喉−破傷風類毒素(DT)(如果禁用百日咳疫苗)，請參照各製劑的仿單。

6.注意：單一劑的破傷風類毒素只是啟動人體的主動免疫，醫師必須提醒病人：在一個月和一年後要再追加類毒素，否則主動免疫系列接種就不完全。對於未完成基礎系列的破傷風疫苗接種，且又不能使用含有破傷風類毒素的製劑者，這種人在受傷時，若傷口既不乾淨也不小，應給予破傷風免疫球蛋白展開被動免疫。(詳見上表)

7.證據顯示，完整的破傷風類毒素之基礎疫苗注射，對大部份的接種者而言，可提供十年以上的保護效果。因此在完成基礎的破傷風疫苗接種後，就算為了傷口的處理(只要傷口輕微且未受污染)，只須每十年再追加即可。

但對於其它傷口，如果病人在之前五年內都沒有使用破傷風類毒素，可以再追加接種。曾接受至少兩劑以上的破傷風類毒素者可以迅速產生抗體。對這種病患或免疫力不全、不確定的人，預防性用藥劑量請見上表。

8.由於破傷風實際上是一種局部的感染，因此傷口最初適當的護理最重要，抗毒素的使用為輔助療法。不過最近的破傷風病例中，約有百分之十的人並未伴隨有傷口、皮膚或黏膜的裂縫。

9.破傷風發病後標準的治療法包括：立即使用本藥，劑量則視感染的嚴重程度而做調整。

不良反應 1.有時可能出現注射部位輕微疼痛和輕微發燒。因重複注射人類免疫球蛋白而引起致敏反應的情況極為罕見。

2.在免疫球蛋白例行性注射的眾多人當中，只有少數個案曾出現血管神經性水腫、腎病症候群、和注射後的過敏性休克反應。

醫療須知 1.<衛福部公告>此產品係由人類血漿製得，自人類血漿製得的產品可能存在某些感染源，例如致病性病毒。

a.藉由篩檢血漿的捐贈者、檢驗某些現有病毒感染源，再經由去活化及/或去除某些病毒，即可降低此產品傳染感染源之危險性。

b.但縱使採取上述措施，此類產品仍有可能存在某些未知的感染源。因此，所有感染病人均應直接向診療醫師及製造廠或代理商報告。請與您的醫師討論使用此產品的風險及利益。

2.處理傷口時，以化學(抗生素)預防療法對付破傷風既不實際也沒有效果，而以清創術、擴創術及適當的免疫作用較重要。是否需要破傷風類毒素(主動免疫)、是否要併用TIG(被動免疫)，必須視傷口的情況和病人過去接種疫苗的記錄而定。破傷風很少會發生於曾經接種基礎的類毒素疫苗系列者。

3.曾對人類免疫球蛋白製劑有全身性過敏反應者，在使用本藥時應特別小心。

4.不應做皮膚測驗。因為高濃度的IgG溶液注射到皮下時，常會導致局部發炎，如此很容易被誤判為陽性的過敏反應，實際上不是過敏，而是局部組織受到刺激。錯誤地解讀皮膚試驗的結果，可能讓醫師不敢對於事實上沒有過敏的病人，投予人類抗毒素。遵照處方給予肌肉注射的人類IgG，很少造成真正的過敏反應。

5.本藥不可做靜脈注射。限於肌肉注射的免疫球蛋白製劑，如果做靜脈注射有時會導致血壓急速下降，同時會有過敏的類似反應。

6.雖然人類免疫球蛋白製劑很少有全身性反應，但仍應準備腎上腺素，供發生急性過敏反應時治療之用。

7.有嚴重的血小板缺乏症、或有其它凝血性疾病患者禁用(因為是肌肉注射)。唯有於衡量用藥效益超過可能的風險時，才可使用本藥。

8.強烈建議醫護人員在每次注射本藥時，皆應記錄藥物名稱和批號，以便記錄所使用的批次。

80204 IMMUNOGLOBULIN HUMAN

Rx 100 G/L, 50 MG/ML, 60 MG/ML, 100 MG/ML, 160 MG/ML, 200 MG/ML/注射劑(I);

商　名

Beriglobin P®（吉發/傑特貝林）

Flebogamma®（GRIFOLS/綠十字）$18000/I(50MG/ML-PIC/S-200ML), $4500/I(50MG/ML-PIC/S-50ML), $9000/I(50MG/ML-PIC/S-100ML)

Hizentra®（吉發/傑特貝林）$1800/I(200MG/ML-PIC/S-5ML), $7200/I(200MG/ML-PIC/S-20ML), $3600/I(200MG/ML-PIC/S-10ML), $18000/I(200MG/ML-PIC/S-50ML)

Human Immunoglobulin®（CSL/台灣血液基金會）$19440/I(60MG/ML-PIC/S-200ML), $5400/I(60MG/ML-PIC/S-50ML)

Kiovig®（BAXALTA/台灣武田）$18000/I(100MG/ML-PIC/S-100ML), $9000/I(100MG/ML-PIC/S-50ML), $36000/I(100MG/ML-PIC/S-200ML)

Privigen TW®（CSL/台灣血液基金會）$9000/I(100G/L-PIC/S-50ML)

Privigen®（CSL/傑特貝林）$18000/I(100MG/ML-PIC/S-100ML), $9000/I(100MG/ML-PIC/S-50ML), $4500/I(100MG/ML-PIC/S-25ML), $36000/I(100MG/ML-PIC/S-200ML)

藥理作用

1.本藥主要含有丙種免疫球蛋白(IgG)與具有廣效功能性完整抗體來抵禦感染物。

2.IgG分子的Fc與Fab功能區被保留。Fab區段與抗原接合的能力是經生化與生物方法證明。

3.Fc功能區由補體活化以及Fc受體調節的白血球活化作檢測。抑制免疫複合體誘發補體活化的功能被保留。

適 應 症

[衛核]一、作為替代療法：

1.原發性免疫不全症(Primary immunodeficiency syndromes，PID)如：

(1)先天性丙種免疫球蛋白缺乏症(congenital agammaglobulinemia)及丙種免疫球蛋白過低症(hypogammaglobulinemia)

(2)常見變異性免疫不全症(common variable immunodeficiency)

(3)嚴重複合型免疫不全症(severe combined immunodeficiency)

(4)Wiskott- Aldrich氏症候群

2.慢性淋巴性白血病引致丙種免疫球蛋白過低與復發性細菌感染，且預防性抗生素治療無效的病人。

3.多發性骨髓瘤穩定期(plateau phase)引致丙種免疫球蛋白過低與復發性細菌感染，且施打肺炎鏈球菌疫苗無效的病人。

4.異體造血幹細胞移植後引致丙種免疫球蛋白過低。

5.先天性愛滋病(AIDS)伴隨復發性細菌感染者。

二、作為免疫調節：

1.免疫性血小板缺乏紫斑症(Immune thrombocytopenic purpura, ITP)，且具高出血風險或用於手術前矯正血小板計數。

2.格林-巴利症候群(Guillain-Barré Syndrome)。

3.川崎氏症(Kawasaki Disease)(與乙醯水楊酸acetylsalicylic acid一起使用)。

4.慢性脫髓鞘多發性神經炎(Chronic inflammatory demyelinating polyneuropathy, CIDP)，對孩童的使用經驗有限。

5.多灶性運動神經病變 (Multifocal Motor Neuropathy, MMN)。

6.重症肌無力惡化(Myasthenia Gravis exacerbations, MG)。

7.藍伯-伊頓肌無力症(Lambert-Eaton Myasthenic Syndrome)。

8.僵體徵候群(Stiff Person Syndrome)。

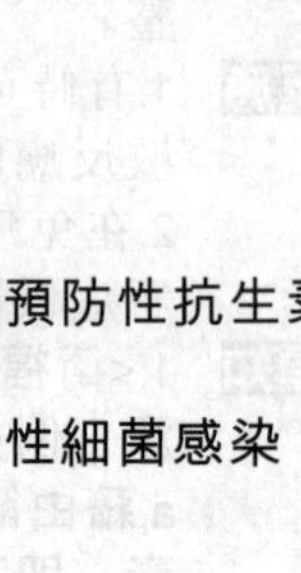

用法用量

(A)替代療法

①原發性免疫不全症：0.2~0.8g/kg bw，每3到4週給藥。

②繼發性免疫缺乏疾病：0.2~0.4g/kg bw，每3到4週給藥。

③先天性愛滋病(AIDS)伴隨復發性細菌感染：0.2~0.4g/kg bw，每3~4週給藥。

④異體造血幹細胞移植後引發丙種免疫球蛋白過低：0.2~0.4g/kg bw，每3到4週給藥

80 抗毒素和免疫球蛋白

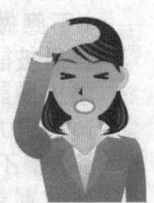

，維持血清中IgG濃度高於5g/L。
(B)免疫調節
①免疫性血小板缺乏紫斑症：1g/kg bw，連續2天給藥。
②格林-巴利症候群：0.4g/kg bw/day，5天。
③川崎氏症：1.6~2g/kg bw，總劑量：在2到5天內分次給藥，併用acetylsalicylic acid；或是2 g/kg bw，單一劑量給藥，併用acetylsalicylic acid。

不良反應 偶爾會發生不良反應像是冷顫、疲勞、頭痛、發燒、嘔吐、過敏反應、噁心、暈眩、關節疼痛、低血壓、中等程度的下背痛。

醫療須知 1.緩慢的初始輸注速率(0.3ml/kg bw/hr)，可使患者較不會對人體免疫球蛋白敏感；
2.輸注過程中，密集監測患者是否有任何症狀。特別是下列患者：未使用過人體免疫球蛋白者、轉換自其他IVIg產品者或距離上次輸注已間隔很久者，應在第一次輸注期間以及第一次輸注後一小時做緊密的觀察，以觀察可能潛在之不良反應。所有其他患者都應在施打後觀察至少20分鐘。
3.萬一有不良反應，應該減緩輸注速率或是停止輸注。視不良反應的情況與嚴重度進行必要的治療。若發生休克，必須進行標準的休克治療程序。
4.所有患者施與IVIg時需要：
- 於輸注前補充適當的水分
- 監測尿液流出量
- 監測血中肌酸酐(creatinine)濃度
- 避免同時使用環部利尿劑(loop diuretics)
5.糖尿病患者如需要稀釋本藥以降低人體免疫球蛋白濃度，應考慮所建議稀釋液中所含的葡萄糖。
6.真正的過敏反應相當罕見，通常出現在極少數帶有抗IgA抗體的IgA缺乏症患者。
7.IVIg不適用於僅有IgA缺乏的選擇性IgA缺乏症患者。

80205 RHO(D)IMMUNE GLOBULIN(HUMAN)

孕C 乳? 肝 25D

Rx 1500 IU, 165 MG/ML/注射劑(I);

商 名 RHO® ◎ (GRIFOLS/天行) $3387/I(1500IU-PIC/S-1ML)

藥理作用 1.本藥用於預防--當Rho(D)陰性者暴露於Rho(D)陽性血液中的同種免疫反應：母親(Rho(D)陰性)懷有Rho(D)陽性胎兒，在生產、流產(自然或人工)、羊膜穿刺或腹部外傷時，發生胎兒與母體間出血。類似的免疫反應也發生在Rho(D)陰性者輸入了Rho(D)陽性紅血球時而產生anti- Rho(D)，這種情況可注射本藥來預防。
2.新生兒的Rh溶血性疾病是導因於Rho(D)陰性母親的主動免疫作用，即母體在先前的分娩過程中、或流產、羊膜穿刺、或腹部外傷時，Rho(D)陽性紅血球進入了母體的血液循環；或者是因輸血的關係，造成母體產生免疫作用。本藥可有效抑制Rho(D)陰性個體對Rho(D)陽性紅血球所產生的免疫反應，但作用機轉不清楚。
3.Rho(D)陽性的胎兒自Rho(D)陰性的母體產出，在足月生產的72小時內使用本藥，可將同種免疫作用的發生率從12~13%降到1~2%。(1~2%治療失敗可能是因為懷孕後期或分娩後才發生同種免疫作用)。
4.Bowman及Pollock的研究指出，若投予兩劑本藥：一劑在出生前，懷孕28週時；另一劑則在分娩後，如此可將同種免疫作用的發生率從1.6%進一步降到0.1%以下。

適應症 [衛核]預防因配偶間RH因子不同而導致之流產及初生兒夭折
1.用於已知或懷疑胎兒的紅血球進入Rh_o(D)(-)母親的血液循環(除非事先已證實胎兒或父親為Rh_o(D)(-)，則無須施打)，這些情況包括懷孕期間、生產後72小時內、羊膜穿刺、腹部外傷、流產或墮胎等。
2.生育年齡的Rho(D)(-)母親輸入的血液製劑(包括全血、或含血小板及顆粒性白血球製劑)，來自Rho(D)(+)捐血者。

用法用量 1.本藥不可做靜脈注射用，只能肌肉注射。同時新生兒勿用。

2.分娩後預防用：生產後72小時內使用一針注射劑較佳，雖然超過72小時後用Rh抗體的保護效果較差，但仍然可以投予本藥。

a.在產程中使用的劑量會視胎兒–母體出血量的多寡而異，若進入循環系統的紅血球在15ml或以下，一劑注射劑的本藥，即可提供足夠的抗體來防止Rh致敏化反應。

b.一旦懷疑有胎兒與母體間大量出血(全血30ml、或紅血球15ml以上)，可以採用一種已核准的檢驗技術(修改後的Kleihauer-Betke酸溶離染色技術)來計算胎兒的紅血球量，並據此決定所需的免疫球蛋白的劑量。

c.計算胎兒與母體間出血的紅血球體積，除以15ml所得的數字就是需要使用的針劑數。

d.若懷疑超過15ml或計算出的是分數，就以較大的整數做為需要投予的數量。(例如：算出的數字是1.4，就給兩針劑)

3.出生前預防用：懷孕28週時投予一針注射劑的藥；若胎兒是Rh陽性，必須再追加一劑，同時最好在分娩後72小時內追加。

4.有流產傾向但卻繼續妊娠者，不論在懷孕的那個階段，都建議給予一劑本藥。如果擔心由於胎兒與母體間的出血，使得進入母體的紅血球超過15ml，請按照在上述第1項中的用法來修改劑量。

5.妊娠13週以上發生小產、流產、或中止異位性懷孕時，建議給予一劑本藥。如果擔心由於胎兒與母體間的出血，使得進入母體的紅血球超過15ml，請按照在上述第1項中的用法來修改劑量。

如果妊娠在13週以下就被終止，可使用一劑迷你劑量(HyperRHO S/D Mini-Dose)來取代一劑HyperRHO S/D Full Dose。

6.懷孕15~18週、或在最後三個月時做羊膜穿刺；或者在懷孕中、後期發生腹部外傷，建議給予本藥。如果胎兒–母體間出血的紅血球超過15ml，請按照在上述第1項中的用法來修改劑量。

7.如果因腹部外傷、羊膜穿刺、或其它不利情況而需要在妊娠13~18週時使用本藥，就應該在26~28週時再追加一劑。

a.為保持在妊娠期間的保護效果，被動的後天性抗體anti-Rho(D)的含量不得低於用來預防Rh陽性紅血球免疫反應的需求量。

b.IgG的半衰期是23~26天。只要胎兒是Rh陽性，分娩後72小時內一定得用本藥。如果在最後一次投藥後的三週內生產，除非胎兒–母體間的出血超過15ml紅血球，否則產後可以不必再給藥。

不良反應 Rho(D)陰性者很少對Rho(D)免疫球蛋白(人類)有不適的反應，主要只是注射處輕微疼痛及體溫稍微升高。注射多次而導致過敏的情況很罕見，但曾經發生過。有些輸錯血的病人，在使用多劑Rho(D)免疫球蛋白(人類)後，曾出現血中膽紅素值升高的情形，一般相信這是外來紅血球迅速被破壞的結果。

醫療須知 1.本藥由人類血漿製成，凡是由人類血漿製成的產品可能含有如病毒,或庫賈氏症Creutzfeldt-Jakob Disease(CJD)病原體等可能致病的感染物質。

a.可藉由下列方式減低此類製劑傳染感染物質的危險：如篩選血漿提供者之前是否曾暴露於某些特定病毒、檢測是否有被已知的特定病毒感染、及去活化和/或移除特定病毒。雖然如此方式檢測

b.此類製劑仍有傳染病毒的潛在可能，因目前仍有未知的感染物質可能存在血漿製劑。有些輸血或使用血漿製劑的個案，可能會產生一些病毒感染的訊息和/或症狀，特別是C型肝炎。

2.醫師須在處方或使用本製劑前先與病患討論使用本製劑的風險與益處。

3.本藥不可做靜脈注射用，只能肌肉注射。同時新生兒勿用。

4.對人類免疫球蛋白製劑曾有全身性過敏反應者，在使用Rho(D)免疫球蛋白(人類)時應特別小心。

5.若主治醫師希望給予'免疫球蛋白A(IgA)缺乏症'者Rho(D)免疫球蛋白(人類)，必須衡量免疫作用的效益與潛在的過敏反應風險。因為這類病人產生IgA抗體的風險較高，使用含有IgA的血液製品後可能出現過敏反應。
6.和所有肌肉注射製劑一樣，血小板缺乏症、或有其它出血性疾病患者，可能會併發出血的情況。
7.懷孕後期或分娩後的胎兒與母親間大出血，可能導致對Du測試呈現微弱、混合的陽性反應。如果懷疑母親的Rh血型，應給予Rho(D)免疫球蛋白(人類)。在這種情況下，篩檢胎兒的紅血球也可能有所幫助。
8.如果母體的血液循環中有15ml以上的D-陽性胎兒紅血球，需要一劑以上的本藥，若未察覺到此點，可能就用了不當的劑量。
9.雖然對人類免疫球蛋白製劑的全身性過敏反應很少見，但應準備腎上腺素，以治療可能出現的急性過敏反應。

80206 Gamunex-C 凱銘斯免疫球蛋白注射液 10%® (GRIFOLS/天行) $1800/I (10.0 ML-PIC/S), $4500/I (25.0 ML-PIC/S), $9000/I (50.0 ML-PIC/S), $18000/I (100.0 ML-PIC/S), $36000/I (200.0 ML-PIC/S)

Rx 每 ml 含有：HUMAN IMMUNOGLOBULIN PROTEINS 100.0 MG

藥理作用 Gamunex-C提供調理性(opsonic)及中和性(neutralizing)的IgG抗體對抗細菌、病毒、寄生蟲、黴漿菌體及毒素。但在原發性體液性免疫不全症(Primary Humoral Immunodeficiency，PI)及發性血小板缺乏紫斑症(Idiopathic thrombocytopenicpurpura，ITP)的作用機轉尚未明瞭。

適應症 [衛核] 1.替代療法：
(1)原發性免疫不全症候群(primary immunodeficiency syndrome，PID)。例如：
a.先天性丙種球蛋白缺乏症(congenital agammaglobulinaemia)與低丙種球蛋白血症(hypogammaglobulinaemia)。
b.常見變異性免疫不全症(common variable immunodeficiency)。
c.嚴重複合型免疫不全症(severe combined immunodeficiencies)。
d.Wiskott Aldrich症候群(X染色體性聯遺傳性免疫不全症)。
(2)繼發性免疫缺乏疾病(Secondary immunodeficiencies，SID)，這些病人遭受 嚴重或復發性感染、對抗菌治療無效，且被證實特定抗體缺乏(proven specific antibody failure，PSAF)或血清中IgG濃度＜4g/L。
2.免疫調節：
(1)原發性血小板缺乏紫斑症(Primary immune thrombocytopenia，ITP)，有高出血風險或即將進行手術的病人以改善血小板數目。
(2)格林-巴利症候群(Guillain-BarréSyndrome)
(3)川崎氏症(Kawasaki Disease)
(4)慢性脫髓鞘多發性神經炎(Chronic inflammatory demyelinating polyradiculoneuropathy，CIDP)
(5)多灶性運動神經病變(Multifocal Motor Neuropathy，MMN)

用法用量 1.原發性體液免疫不全症 (Primary Immunodeficiency，PI) 的治療：
(1)靜脈給予300到600mg/kg (3~6mL/kg)，每3到4週投藥一次；建議起始輸注速率為1mg/kg/min(0.01mL/kg/min)。若耐受性良好，可逐漸增加至8mg/kg/mL/min (0.08mL/kg/min)。
(2)腎功能不佳者，勿使用超過建議劑量，並以最低輸注速率輸注。
(3)皮下注射的劑量為靜脈給予之劑量的1.37倍，並將此換算後劑量平均分配成每週施打的劑量。
2.原發性血小板缺乏紫斑症 (Idiopathic Thrombocytopenic Purpura，ITP) 的治療：
(1)總劑量為2g/kg。給藥方式可以1g/kg/day(10mL/kg)，連續2日給予；或0.4 g/kg/day(4mL/kg) 連續5日給予。建議起始輸注速率為1mg/kg/min(0.01mL/kg/min)。若耐受性良好，可逐漸增加至8mg/kg/mL/min(0.08mL/kg/min)。
(2)腎功能不佳者，勿使用超過建議劑量，並以最低輸注速率輸注。治療ITP不可用皮下注射方式給藥。
3.慢性脫髓鞘多發性神經炎的治療：
(1)投與本藥從負荷劑量2g/kg(20mL/kg)開始，總劑量可以均分為幾劑，分別於連續二到四日內投與完畢。
(2)之後每3週給予一次本藥的維持劑量1g/kg(10mL/kg)，輸注方式可在一天中投與，或均分為兩劑0.5g/kg(5mL/kg)連續投藥二日。
(3)本藥輸注速率建議從2mg/kg/min(0.02mL/kg/min)開始。如果病人耐受度良好，可以逐漸增加輸注速率至最高速率8mg/kg/min(0.08mL/kg)。
(4)對於判斷有腎功能不全或血栓塞風險的病人，請以適當的最小輸注速率輸注本藥。

不良反應 1.常見不良反應：發燒、頭痛、嘔心、咳嗽、喉嚨痛、暈眩、呼吸短促、背痛。
2.罕見不良反應：腎衰竭、栓塞事件、血液黏性過高、心血管事件、肺部不良事件、無菌性腦膜炎。

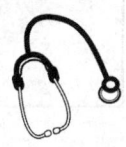

第十二篇
維他命與礦物質
Vitamins and Minerals

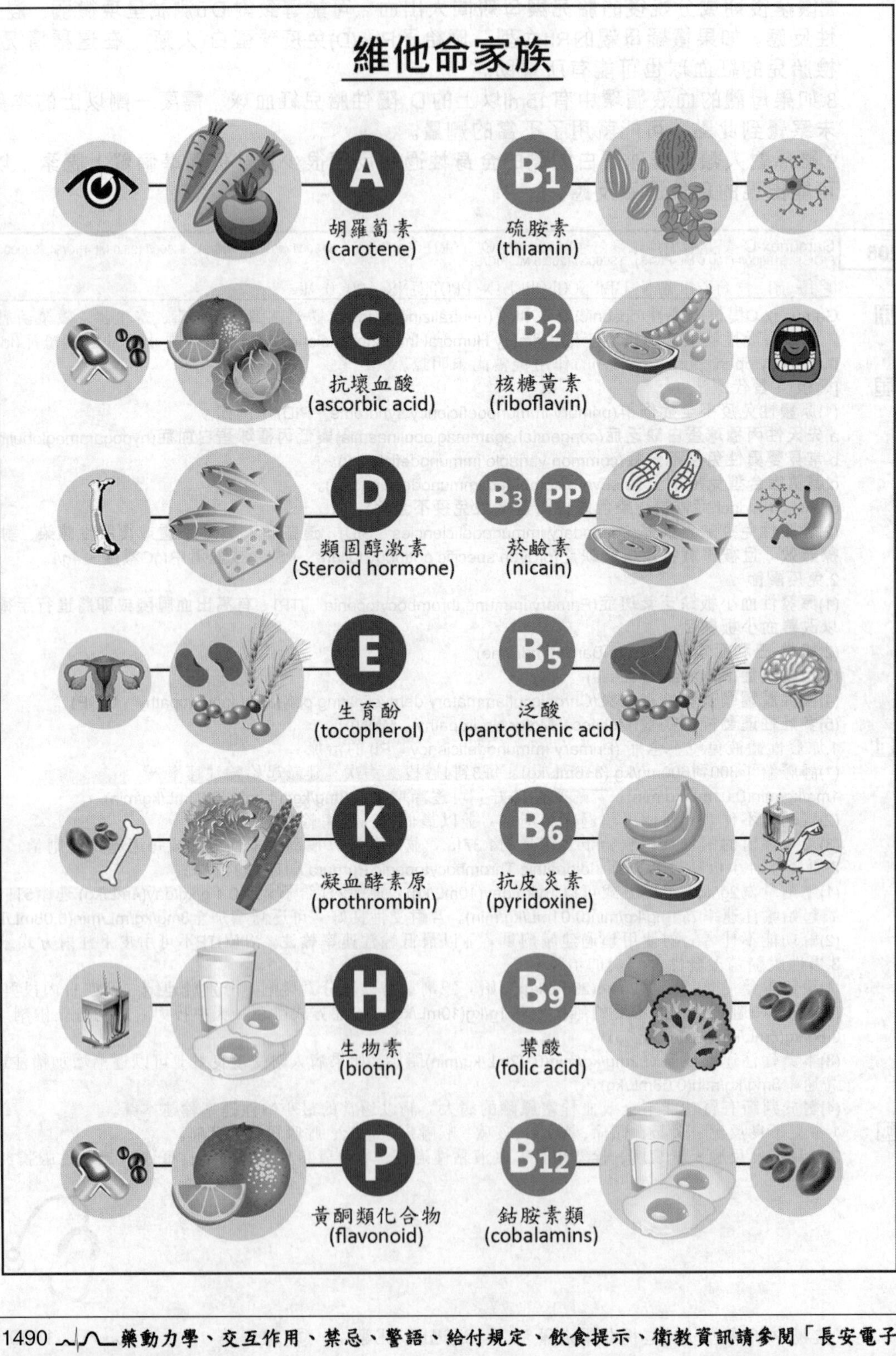

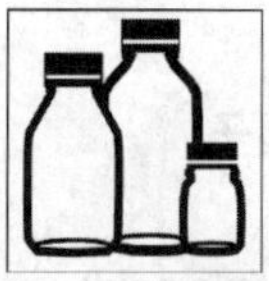

第八十一章
水溶性維他命-維他命 B 和 C

Water Soluble Vitamims -Vitamins B and C

維他命是促進人體正常代謝生長發育、保持健康不可或缺的小分子有機化合物，還能控制人體對其他營養素的吸收和利用，已知的維他命有13種之多，可分成水溶性和脂溶性兩大類(圖81-1)。維他命[維他命D(Vitamin D)與維他命K(Vitamin K)]，但合成量仍不敷人體所需要，其餘維他命都必須通過食物的攝取方能得到足夠的需要。中體若長期缺乏這些維他命，即所謂維他命缺乏症，就可能導致嚴重疾病，如腳氣病、壞血病、佝僂病等。

維他命的作用具專一性，亦即任何一種維他命皆不能另一種維他命取代，不同的維他命各具特殊作用；如缺少一種維他命，可能會干擾到另一種維他命的功能。維他命還有一個很特別的「協同作用(synergy)」，當綜合兩種和兩種以上的維他命時，它會相互協同，交互作用，以發揮更強的功能。例如生物類黃酮(bioflavonoids)可防止瘀傷及牙齦出血，但必須和維他命C合用，方可達到治療的目的。因此，很多廠商才會開發綜合維他命製劑，如輝瑞大藥廠的善存系列產品。

水溶性維他命在很多相同食品中一起出現。它們通常聚集一起，其中包括複合維他命B群和維他命C(ascorbic acid)。這些物質很容易經由尿液中排泄出去，因此在大劑量下，可能比脂溶性維他命較不具毒性，因為脂容性維他命在體內的代謝緩慢，貯存在體內的量也顯著。對每個人而言，決定每一種維他命的需要量有兩個標準較常使用：(1)每一種維他命製品的標籤必須聲明每天最低需要量(Minimum Daily Requirement，MDR)這就代表需要這些量來預防缺乏症的發生。(2)每一種維他命的第二個標準—每天推薦的許可量(Recommended Dietary Allowance，RDA)此為1941年制定，而且定期修正。對大部份健康的人，在正常的情況下，相信不需要每天攝取各種營養劑，就已足夠營養上的需求了。RDAs(每天推薦的許可量)根據每個人的年齡、性別、懷孕與否和哺乳狀況等而有所不同。但生病期間和其他不正常情況下(貧血，酒精中毒，營養不良)，對某種維他命的需要量，可以顯著的增加，此時則不能將RDAs引申到這種狀況，而認為足以補償營養上的需要。表81-1所列為全民健保給付規定維他命的法定適應症。表81-2列有水溶性維他命的每天推薦許可量(RDAs)，食物來源，和其他適當的知識。

各國對於維生素類產品依其政策採不同的管理方式，我國則是將高劑量維生素製劑以藥品管理，低劑量產品目前則採食品及藥品雙軌管理，如領有藥品許可證，其標示及廣告可宣稱療效；如為食品，則標示及廣告均須符合食品之管理規定。目前領有藥品許可證的維生素產品共有668件，新制實施後估計其中約510件將改以食品管理。為配合此項政策，衛生署擬建立維生素改列食品之查驗登記體系。其中屬國產者，TFDA已於今年9/9正式公告國產維生素類錠狀、膠囊狀食品應辦理查驗登記及其作業注意事項，規定符合「應辦理查驗登記之國產維生素類錠狀膠囊狀食品認定基準表」之產品，須自明年1/1起辦理查驗登記，並於101年4月30日前完成。

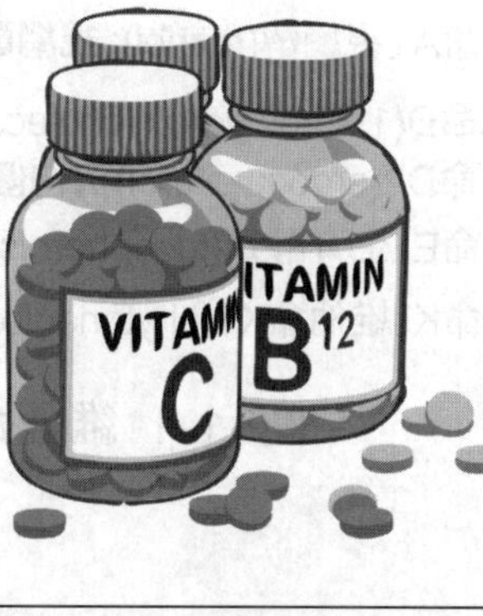

- 水溶性維他命
  - B compplex 維他命
    - 釋能相關的維他命
      1. 噻胺thiamine (維他命 B1、抗腳氣病因子)
      2. 菸鹼素(niacin) (維他命 B3、菸鹼酸nicotinic acid) 菸鹼醯胺(nicotinamide)、防癩皮病因子
      3. 核黃素(Riboflavin) (維他命 B2、乳黃素)
      4. 泛酸(patothenic acid) (維他命 B5、抗灰鬆因子)
      5. 生物素(biotin)(抗蛋白因子)
    - 造血的維他命
      1. 葉酸素(folacin) 〔葉酸(folic acid)、蝶醯麩胺酸 (pteroylglutamate)、PGA(Pteroylmonoglutamic acid)〕
      2. 維他命 B12 〔鈷醯(cobamide)、氰鈷胺(cyanocobalamin) 抗惡性貧血因子 (anti-pemicous anemia factor)〕
    - 其他類似維他命化合物
      1. 維他命 B6 〔吡哆醇(pyridoxine)〕
      2. 膽鹼(choline)
      3. 肌醇(inositol)
      4. 對胺苯甲酸(p-aminobenzoic acid)
      5. 輔酶Q(coenzymeQ)(泛醌)
      6. 類脂酸(lipoic acid)
      7. 生物類黃酮 維他命P,(bioflavonoid)
  - non B-complex 維他命
    - 1.L-抗壞血酸因子(維他命C) (L-ascorbic acid)
    - 2.L-抗壞血病因子(antiscorbutic factor)
- 脂溶性維他命
  - 1.維他命A〔視網醇(retinol)、視網醛(retinal)、視網酸(retinoic acid)〕
  - 2.維他命D(1,25-dihydroxycholecalciferol)、〔維他命D3(cholecalciferol)、維他命D2(ergocalciferol)抗佝僂病因子(antirachitic factor)〕
  - 3.維他命E〔生育醇類(tocopherols)〕
  - 4.維他命K〔維他命K1(phytonadione) 維他命K2(menatetrenone)〕

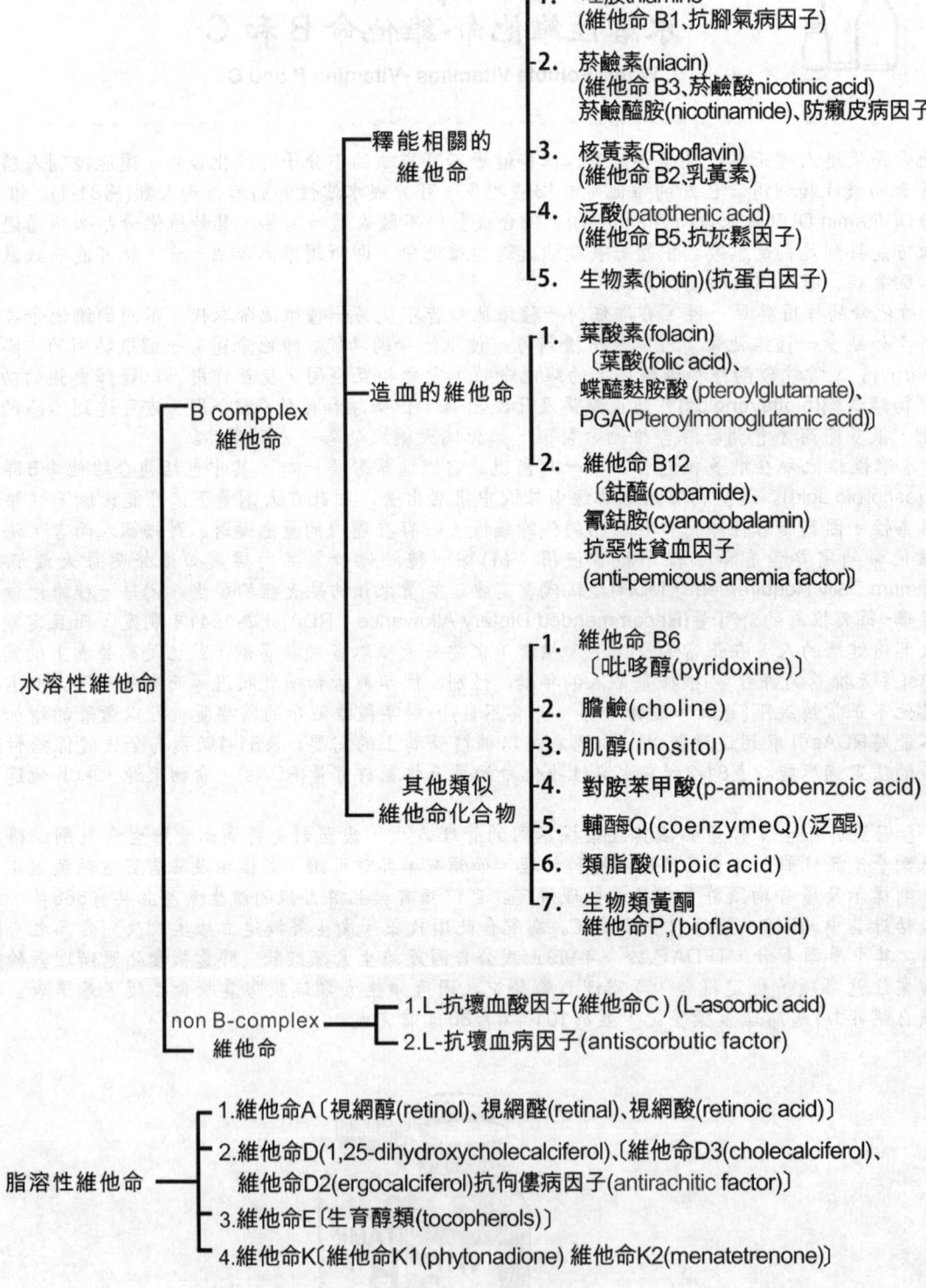

圖81-1 維他命的分類

表 81-1 全民健康保險使用維他命適應症

藥品名稱	生理功能	適應症
維他命 A	幫功視紫質的形成，使眼睛適應光線的變化，維持在黑暗光線下的視覺。	夜盲症、眼球乾燥症、角膜軟化症、皮膚角化異常症。
維他命 B_1 (89/2/1)	參與能量代謝，維持心臟、神經系統的功能、維持正常的食慾。	維他命 B_1 (thiamine)缺乏症、營養吸收障礙症候群 (malabsorption syndrome)，或胰臟炎等需以全靜脈營養劑(total parenteral nutrition, TPN)提供營養支持之病患、酒精戒斷症候群(alcohol withdrawal syndrome)。
維他命 B_2	參與能量代謝，維持皮膚的健康。	口角炎、維他命 B_2 有效之皮膚病。
維他命 B_6	參與胺基酸的代謝，維持紅血球的正常大小，維持神經系統的健康。	妊娠嘔吐、維他命 B_6有效之皮膚炎、預防及治療其他藥品所引起神經病變。
維他命 B_{12}	參與紅血球的形成，維持紅血球及神經系統的健康。	巨球性貧血、缺乏維他命 B_{12} 引起之血液或神經病變。
維他命 C	參與體內氧化還原反應，維持體內結締組織、骨骼及牙齒的生長，促進鐵的吸收。	壞血病。
維他命 D	幫助或促進鈣、磷的吸收利用，幫助骨骼及牙齒的生長發育。	佝僂病、骨軟化症、尿毒症腎性骨質病變、副甲狀腺機能低下。
維他命 K	構成凝血酶元的成分，維持血液正常凝固的功能，活化肝臟及血液中的凝血蛋血質。	缺乏維他命 K 所致之出血症。
菸鹼酸	參與能量代謝，維持皮膚、神經系統及消化系統的健康。	癩皮症、血脂過高症。
葉酸	參與紅血球的形成，參與核酸及核蛋白的形成，維持胎兒的正常生長發育。	巨大紅血球貧血症、服用抗痙劑 phenytoin 引起之葉酸缺乏或其預防。
維他命 E	具有抗氧化作用，維持皮膚及血球細胞的健康。	習慣性早流產，末梢血行障礙及其他維他命 E 缺乏症。

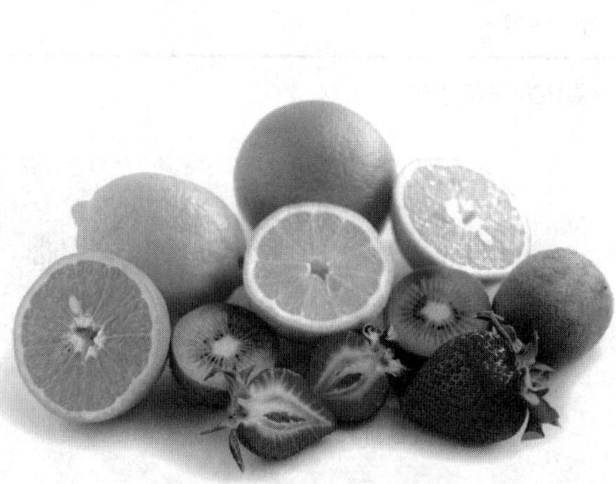

表81-2　水溶性維他命 (Water - Soluble Vitamins)

維他命	主要的食物來源	每天推薦的許可量(RDA) 嬰　兒	孩　童	成　人	缺乏情況下的主要症狀
複合維他命B Thiamine(B_1)	肝臟，全穀粒子，富含於麵包，穀和豬肉中。	0.3~0.5mg	0.7~1.2mg	1.0~1.5mg	食慾不振，便秘，腳氣病(心臟併發症，末梢神經炎)
Riboflavin(B_2)	器官的肉(Organ meats)，乳類，蛋，綠色蔬菜。富含於麵包麵粉。	0.4~0.6mg	0.8~1.4mg	1.2~1.7mg	皮膚炎，舌炎，眼的搔癢或灼熱感，畏光，顏面皮膚炎唇炎，角膜的血管形成。
Nicotinic acid (Niacin. B_3)	肝，魚，火雞肉，紅色肉，富含於麵包和穀類。	6~8mg	9~16mg	13-18mg	癩皮病，神經質，失眠，皮膚炎，腹瀉，混亂，幻想。
Pantothenic acid(B_5)	器官的肉，蛋黃，牛肉，花生，全穀粒子，花捲心菜。	•	•	•	虛弱，疲勞，情緒改變，眩暈，足灼熱症候群。
Pyridoxine(B_6)	紅色肉，肝，酵母，全穀粒子，大豆綠色蔬菜。	0.3~0.6mg	0.9~1.6mg	1.8~2.2mg	貧血，中性驚厥，損害小孩的癲癇性痙攣。
Cyaonocobalamine(B_{12})	紅色肉，乳類，肝，蛋黃，牡蠣，蛤。	0.5~1.5m	2~3mcg	3mcg	惡性貧血，舌炎，感覺異常，肌肉協調不能混亂。
Vitamin C (Ascorbic acid)	柑橘類水果，水果蕃茄，綠色蔬菜，馬鈴薯，草莓，青椒。	35m	45mg	50~60mg	壞血症。

•為RDA未建立者。

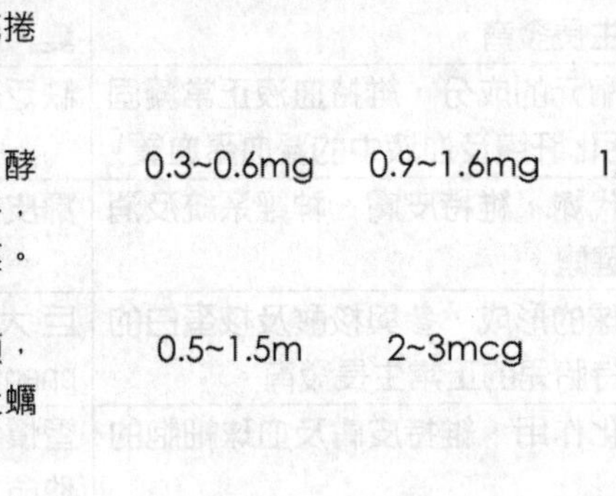

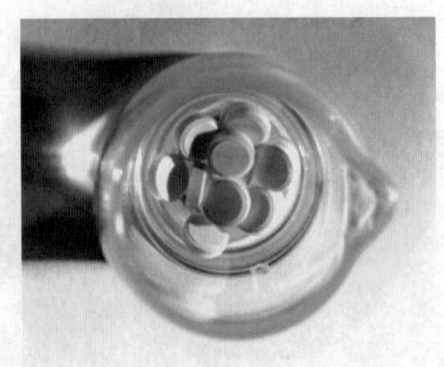

表 81-3 國產維生素類錠狀、膠囊狀食品認定基準表*

編號	名稱	「食品添加物使用範圍及限量暨規格標準」上限	「國人膳食營養素參考攝取量」150%
01	維生素 A	100000 I.U. (3000 μg)	1050 μg
02	維生素 B_1	500 mg	1.95 mg
03	維生素 B_2	100 mg	2.25 mg
04	維生素 B_6	80 mg	2.1 mg
05	維生素 B_{12}	1000 μg	3.6 μg
06	維生素 C	1000 mg	150 mg
07	維生素 D	800 I.U. (20 μg)	15 μg
08	維生素 E	400 I.U. (268 mg)	18 mg
09	維生素 K	500 μg	140 μg
10	菸鹼酸	100 mg	25.5 mg
11	葉酸	800 μg	600 μg

*應辦理查驗登記之國產維生素類錠狀、膠囊狀食品：係指產品配方中添加任一維生素，其每日攝取量在「國人膳食營養素參考攝取量」150%以上、「食品添加物使用範圍及限量暨規格標準」上限以下之國產錠狀、膠囊狀食品的認定基準。

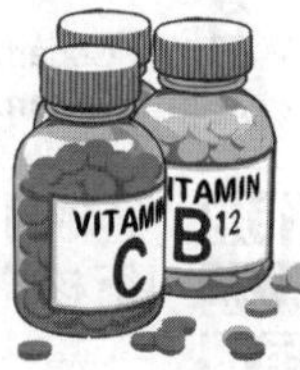

§ 81.1 B群維他命

複合維他命B群是由一些結構上和生理活性不同的化合物所組成，它們可由很多相同來源中獲得，特別是肝臟和酵母。複合維他命B族的11個成員中，有4種一即生物素(biotin)，膽鹼(choline)，肌醇(inositol)和paminobenzoic acid(PABA)等，對人類營養上的需要性尚未建立。這些物質不在本章討論。另外二種，即cyanocobalamin(維他命B12)和葉酸(folic acid，維他命B9)，可回顧第46章，它們最初是用來治療惡性貧血。在這篇討論的cyanocobalamine只當作一種營養的補充。剩下5種維他命，在這章分別加以檢討。

81
水溶性維他命-維他命B和C

81101 BENFOTIAMIN (BENZOYLTHIAMINE MONOPHOSPHATE)(BIOTAMIN)

Rx 34.58 MG/錠劑(T);

商名 Betamin®(瑞士)

藥理作用 本藥為一種新的高效能維他命B1衍生物，1.很容易被腸胃所吸收，其程度因劑量的昇高而遞增。更能達成血中高濃度的thiamine，而其有效高濃度狀態更能維持長時間。2.在體內容易轉化為cocarboxylase。更能容易使cocarboxylase與血液細胞相結合，因此更容易充分供應組織所利用。3.幾乎完全不受腸內微生物所產生的aneurinases所破壞。

適應症 [衛核]神經炎、多發性神經炎、腳氣病、維生素B1缺乏症。

用法用量 每日2~6錠。

81102 BISBENTIAMINE

Rx 25.58 MG/錠劑(T);

商名 Beston S.C.®◎(田邊)

藥理作用 本藥為持續型的活性Vit B1，可在體內貯留，對組織有很強的親和力，可向臟器移行相當高的濃度。

適應症 [衛核]維生素B1缺乏症之預防與治療。維生素B1之需要增大，而來自食物之攝取不充分時之補給(消化性疾病、甲狀腺機能亢進症、孕婦、授乳婦、劇烈之肉體勞動時等)。WERNICKE'S腦炎、腳氣衝心。下述疾病而推定與維生素B1缺乏或代謝障礙有關時精神痛、肌肉痛、關節痛、末稍神經炎、末稍神經麻痺、便秘等之胃腸運動機能障礙。(但，不應於無效果時仍漫不經心地使用超過一個)。

用法用量 一般劑量每天5~25mg；大劑量療法：每天50~150mg，嚴重神經疾患則須服用300mg。

81103 CETOTIAMINE(DICETHIAMINE)

Rx 50 MG/膠囊劑(C);

商名 Dicetamin®◎(東洋/塩野義) $1.5/C(50MG-PIC/S)

藥理作用 孕婦用藥安全等級：C-使用劑量超過美國之每日推薦攝取劑量。

適應症 [衛核]維他命Ｂ１缺乏症及因維他命Ｂ１缺乏而產生之各種代謝性障礙

用法用量 一天1~3次，每次50~100mg。

81104 COCARBOXYLASE (THIAMINE PYROPHOSPHATE CHLORIDE)

Rx 25 MG/錠劑(T); 25 MG/膠囊劑(C); 10 MG, 20 MG, 50 MG/注射劑(I);

商名 Cocarboxylase S.C.®(井田)
Cocarboxylase®(新喜國際)
Nutrase®(杏林新生) $15/I(20MG-PIC/S-20MG),

藥理作用 孕婦用藥安全等級：C-如使用劑量超過美國每日推薦之劑量。

適應症 [衛核]神經炎、多發性神經炎、腳氣病、維他命B1缺乏症

用法用量 一天一次，每次5~50mg，可IV，IM或SC。

醫療須知 (1)本藥須以生理食鹽水溶解後，再行注射。(2)本藥若與Ca劑混合，會引起沈澱變化。

81105 CYCOTHIAMINE

Rx 25 MG, 50 MG/錠劑(T);

商名 Cometamin S.C.®(山之內)

適應症 [衛核]神經炎、多發性神經炎、腳氣病、維他命B1缺乏症

81106 NIACIN(NICOTINIC ACID)(VITAMIN B3)

孕 C 乳 ? 泄 肝/腎 T½ 45m

Rx 50 MG/錠劑(T);

商　名

Niacin®（中生）　Nicotinic®（榮民）
Nicotinic®（人人）

藥理作用 1.Niacin轉變成NAD或NADP，NAD或NADP為細胞代謝過程中，扮演重要角色的輔酶。
2.大劑量有降低血脂的作用。大概是減少三酸甘油酯的合成和阻斷極低密度脂蛋白(Very Low-Density Lipoprotein，VLDL)從肝臟釋出。也有可能是增加膽固醇的氧化和抑制游離脂肪酸的移動。
3.促進血液循環，平衡膽固醇水平，促進血管通暢。
4.促進胃酸生成，促進醣、脂肪、蛋白質代謝。
5.促進性腺旺盛。

適應症 [衛核]菸鹼酸缺乏症。
[非衛核]1.預防和治療癩皮病及其他niacin缺乏狀況。2.高膽固醇血症和β-脂蛋白血症(typesIIb，III，IV與V)，3.末梢血管障礙的症狀治療。

用法用量 口服–niacin缺乏症：每天50~100mg。癩皮病：根據症狀的嚴重程度，每天高達500mg。高脂血症：每天3次，每次1~2gm(最高量為每天6g)。

不良反應 皮膚發紅和溫感，尤其是臉和頸部，胃腸不適。

醫療須知 1.以下的患者要小心使用。青光眼，黃疸，肝病，消化性潰瘍，膽囊，糖尿病，痛風，或哺乳的婦女。
2.當出現眩暈或虛弱時，特別是在治療初期，得提示患者不要從事危險性的工作。
3.告訴患者，在投與後很快發生麻刺感，搔癢，頭痛，或溫感，尤其是頭，頸和耳等地區。但是繼續投與，這些症狀通常會消失。
4.飯間投藥可減少胃腸不適，用熱開水併服。避免用具血管擴張作用之熱的飲料，因可能會加強作用。
5.用小劑量開始療法，然後再逐漸增加劑量適當濃度，開始治療，反應的發生通常在24~48小時以內。
6.服用本藥若有皮膚症狀，宜避免長期曝露於陽光下。
7.因為niacin在體內的活化需要維他命B_1、B_2、B_6胺基酸tryptophan的作用，所以正確的治療niacin缺乏症時，必須同時補充適當的維他命B群、niacin以及tryptophan。

81107 PANTETHINE

Rx 100 MG/錠劑(T);

商　名

Pantethine®（YOSHINDO/新鵬）　Patamin®（元宙）

藥理作用 本藥為Vit B5的衍生物。

適應症 [衛核]泛酸缺乏症

用法用量 通常成人，300~600mg，分1~3次服用。

81108 PANTHENOL

孕 A/C 乳 ?

Rx 200 MG, 250 MG, 100 MG/ML/注射劑(I);

商　名

Panthol®（應元）$15/I(100MG/ML-PIC/S-2ML)　Pantol®（山之內）
Petol®（信東）

藥理作用 1.本藥為Vit B5(泛酸)的衍生物。
2.孕婦用藥安全等級A；C-使用劑量超過美國之每日推薦攝取劑量。

適應症 [衛核]開腹手術後之腸運動不全及麻痺性腸閉塞、慢性便秘

用法用量 (1)口服：每天2~6錠，(2)皮下、肌注、靜注：每天1針。

81109 PROSULTIAMINE(THIAMINE PROPYL DISULFIDE)

孕 A/C 乳 + 泄 肝

Rx 2.5 MG/ML, 5 MG/ML/注射劑(I);

商名

Alisin®（信東）
Anconmin®（安星）
Anthimin®（大豐）

藥理作用 1.本藥為vitamin B_1的衍生物。
2.孕婦用藥安全等級A；C-使用劑量超過美國之每日推薦攝取劑量。

適應症 [衛核]腳氣、維他命乙1缺乏症、神經炎

用法用量 口服：每天5~150mg；大劑量療法每天300mg。

醫療須知 貯存條件：避光。

81110 PYRIDOXAL PHOSPHATE

孕 A/C 乳 + 泄 肝

Rx 20 MG/膠囊劑(C); 20 MG, 5 MG/ML, 10 MG/ML/注射劑(I);

商名

Active-B6®（井田）
Hi-Bilox®（山之內）
Pyridoxal Phosphate®（台裕） $15/I(5MG/ML-PIC/S-2ML)
Pyridoxal Phosphate®（應元） $15/I(10MG/ML-PIC/S-2ML),
Pyridoxal Phosphate®（杏林新生） $15/I(10MG/ML-PIC/S-2ML),
Vita-6®（安星） $2.89/I(5MG/ML-2ML)

藥理作用 本藥為活性型的Vit B6。孕婦用藥安全等級為A，若大於RDA則為C。

適應症 [衛核]急、慢性濕疹、蕁麻疹、皮膚搔癢症、口角炎、口唇炎、舌炎、維他命B缺乏症

用法用量 一天10~60mg，口服。

醫療須知 貯存條件：避光。

81111 PYRIDOXINE HCL(VITAMIN B6)

孕 A/C 乳 + 泄 肝

Rx 50 MG, 100 MG/錠劑(T); 100 MG, 10 MG/ML, 50 MG/ML, 100 MG/ML/注射劑(I);

商名

Beesix®（信東/榮民）
Beesix®（榮民） $1.5/T(50MG-PIC/S)
Hexamin®（信東）
Pyridoxine®（中化）
Pyridoxine®（優良/健康化學）
Pyridoxine®（台裕） $15/I(100MG-PIC/S-10ML), $15/I(100MG/ML-PIC/S-1ML)
Pyridoxine®（強生） $1.5/T(50MG-PIC/S)
Pyritomin®（中生）
Vitamin B6®（優生）
Vitamin B6®（大豐） $15/I(50MG/ML-PIC/S-1ML),
Vitamin B6®（衛肯/天良）
Vitamine B6®（應元/豐田）
Vitamine-B6®（衛肯/華琳）
Weta B6®（井田） $1.5/T(50MG-PIC/S)

藥理作用 1.維他命B6在生體內皆轉變成具有生理活性的磷酸吡哆醛(pyridoxal phosphate)。磷酸吡哆醛在一些必需的代謝反應中被視為一種輔酶，包括脫羧反應，轉按作用和胺基酸的轉硫作用，tryptophan轉變成serotonin和niacin，和肝醣分解反應。
2.本藥可促進脂肪和蛋白質的利用，控制體重、促進神經功能正常。
3.促進胃酸生成，增強抗體，維持體內鉀、鈉平衡。
4.提高免疫系統，活化多種酵素。
5.孕婦用藥安全等級A；C-使用劑量超過美國之每日推薦攝取劑量。

適應症 [衛核]妊娠引起之噁心、嘔吐、皮膚炎、維他命B6缺乏症
[非衛核]1.治療pyridoxine缺乏症，如飲食攝取不足，代謝先天性缺陷(如依賴pyridoxine的痙攣，pyridoxine反應性的貧血)或藥物誘發的排空(如由於isoniazid，酒精，口服避孕藥)。2.控制懷孕或放射治療所造成的噁心和嘔吐(已經證實對痙攣無效)。

用法用量 1.一般成人劑量：
①Pyridoxine依賴症：初劑量-口服，每日200~600mg。維持劑量-口服，每日50mg，終身服用。
②膳食補充：口服，每日10~20mg，為時3週，繼之每日2~5mg(於多種維他命製劑)為時數週。
③因服用避孕導致不良影響之婦女，建議每日補充劑量為10~25mg。

④藥物誘生性pyridoxine缺乏症：
預防：口服，每日10~50mg(對penicillamine)或每日100~300mg(對cycloserine、hydralazine或isoniazide)。
治療：口服，每日50~200mg，為時3星期，隨後視需要每日25~100mg。
⑤酒精中毒：口服，每日50mg，為時2~4星期，視需要予無限期的延續。
⑥遺傳性鐵質過多貧血(Hereditary sideroblastic anemia)：口服，每日300~600mg。為時1~2個月。若有效繼之以每日30~50mg，終身服用。
2.一般兒童劑量：
①Pyridoxine依賴症：
嬰兒：維持劑量-口服，每日2~10mg，終身服用。
孩童：見一般成人劑量。
②膳食補充：口服，每日2.5~10mg，為時3週，繼之以每日2~5mg(於多種維他命製劑)為時數週。

不良反應 (通常為大劑量時)感覺異常，嗜眠，發紅，減低血中葉酸的濃度，注射部位疼痛。

醫療須知 1.授乳的母親服用本藥宜小心，因為pyridoxine會干擾泌乳荷爾蒙，損害乳的分泌。
2.要知道有相當酒精中毒的患者顯著的缺乏pyridoxine，因此，應該補充pyridoxine，以防止神經性併發症。一般服用isoniazid的患者也常會發生pyridoxine缺乏症，服用口服避孕藥和某些其他藥物也常發生，參見藥物交互作用。
3.由於菸鹼酸的活性化需要維他命B6的作用，所以維他命B6如果不足，相對地也會引起類似菸鹼酸缺乏所產生的症狀。
4.Chloramphenicol、cycloserine、ethionamide、hydralazine、immunosuppressants、isoniazid或penicillamine，由於其對pyridoxine的拮抗作用或增加pyridoxine的排泄而造成貧血或週邊神經炎，因此使用上述藥物時增加pyridoxine的劑量是有其必要的。
5.本藥不宜與levodopa共用，因為每日口服本藥5mg就會使levodopa的antiparkinsonism作用產生逆轉，但如將carbidopa與levodopa的併合使用，則不致發生。
6.使用口服避孕藥時，本藥的需要量可能增加。
7.無法口服給藥(如噁心、嘔吐、手術前後)或有吸收不良症或施予胃切除手術之後的病人應予注射途徑給藥。

81112 RIBOFLAVIN(VITAMINE B2)

孕 A/C 乳 + 泄 腎 半 66~84m

10 MG/錠劑(T);

商　名
Bourkon®(皇佳/歐業)

藥理作用 1.本藥會轉變成FMN或FAD-它們為含riboflavin，據生理活性的輔酶flavin mononucleotide(FMN)與flavin adenien(flavoproteins)，在細胞呼吸作用上扮演一個重要的代謝角色，以提供體內的所需要的能源。
2.本藥參與醣、脂肪、蛋白質的代謝。
3.保持皮膚黏膜、毛髮、指甲健康。
4.孕婦用藥安全等級：C-如使用劑量超過美國每日推薦攝取劑量。

適應症 [衛核]維生素2缺乏症、口角糜爛、口唇炎、舌炎、癩皮病
[非衛核]Riboflavin缺乏所引起的症狀有咽痛，口腔炎，舌炎，角膜的血管形成，唇病，脂溢性皮膚炎，臉部強直痙攣，畏光等。若確定是維他命B2缺乏所引起的症狀，在開始維他命B2代替物治療後，很短的時間內這些症狀就可消失。

用法用量 口服-每天5~20mg，分2~3回服用。

不良反應 偶有食慾不振、噁心、下痢、胃部不快感、胃脹感。

醫療須知 1.告訴患者投與riboflavin後，尿液會呈黃色，這是無害的。但是這種顏色會干擾尿液中catecholamine的測定。
2.食物中riboflavin缺乏很少是獨自發生的，通常伴隨著其他維他命和營養劑缺乏。一般

使用多種維他命來治療。

3.本藥的孕婦用藥安全級屬A，若大於RDA則屬C。

4.存在條件：避光。

81113 THIAMINE TETRAHYDROFURYL DISULFIDE(TTFD)(FURSULTIAMINE)

孕 A/C 乳 +

Rx

5 MG/ML/注射劑(I);

商 名

Evermin-F®(南光)

藥理作用 孕婦用藥安全等級A；C-使用劑量超過美國之每日推薦攝取劑量。

適應症 [衛核]腳氣病、神經炎、維生素B1缺乏症、神經痛、術後腸管麻痺、眼睛疲勞、神經性膀胱炎。

用法用量 口服：每天5~150mg；大劑量療法每天300mg。

醫療須知 貯存條件：避光。

81114 THIAMINE(VITAMIN B1)

孕 A/C 乳 + 泄 腎

Rx

10 MG, 50 MG, 100 MG/錠劑(T); 100 MG, 2.5 MG/ML, 5 MG/ML, 20 MG/ML, 50 MG/ML, 100 MG/ML/注射劑(I);

商 名

Beetomin®(中生)
Dabion®(信東) $15/I(2.5MG/ML-PIC/S-20ML),
Neo-Bilnin®(安星) $15/I(5MG/ML-PIC/S-20ML),
Strong VITA-B1®(信東)
Sulivita®(壽元)
Thiamine®(人人)
Thiamine®(信東/榮民)
Thiamine®(壽元) $15/I(50MG/ML-PIC/S-2ML)
Thiamine®(安星) $15/I(50MG/ML-PIC/S-2ML)
Thiamine®(旭能/奧孟亞)
Thiamine®(榮民)
Thiamine®(派頓/漁人)
Thiamine®(福元/華琳)
Vita-B1®(信東) $2.4/I(20MG/ML-2ML)
Vitamin B1®(中化) $4.48/I(100MG/ML-1ML)
Vitamin B1®(人人)
Vitamin B1®(大豐) $15/I(50MG/ML-PIC/S-2ML)
Vitamin B1®(強生)
Vitamin B1®(新喜國際)
Vitamin B1®(衛肯/天良)
Vitamine-B1®(衛肯/華琳)

藥理作用 1.本藥與ATP交互作用，形成thiamine pyrophosphate在α-酮酸和丙酮酸的脫羧反應之功能上和戊醣經由hexose-monophosphate shunt途徑之利用上，皆需此醣類代謝所必備輔酶。

2.本藥可增進食慾、活化血液循環、健康的造血系統及消化系統，促進生長發育、提高智力。

3.預防便秘、增強肌肉強力，保持腸胃、心臟良好狀態的機能。

4.孕婦用藥安全等級A；C-使用劑量超過美國之每日推薦攝取劑量。

適應症 [衛核]腳氣、多發性神經炎、維他命Ｂ１缺乏症

[非衛核]Thiamine缺乏症狀：如食物缺乏、胃痛、抑鬱、易怒、失眠、心悸、心搏過速、記憶力喪失、皮膚感覺異常、肌肉虛弱及痛、提高血中焦葡萄酸(pyruvic acid)濃度(診斷thiamine缺乏症)及提高乳酸濃度。

用法用量 口服-每天10~30mg。

不良反應 (通常為大劑量下)溫感，搔癢，出汗，噁心，焦慮不安，虛弱，蒼白，呼吸困難。

醫療須知 1.當thiamine要經由靜脈注射投與時，在注射前要先做皮內的敏感試驗，因為靜脈注射投與後，有時會發生thiamine過敏而死亡。

2.Thiamine不能和鹼性溶液(如citrates，carbonates，bicarbonates，barbiturates)合併使用，因為本藥在鹼性或中性溶液中，呈現不穩定。

3.轉換肌肉注射部位，以減輕不適。

4.由於維他命B1在所有細胞的代謝功能上扮演著重要的角色，所以身體在消耗能量增加時，較易造成維他命B1的缺乏。

5.較常飲酒者及習慣僅食用單一種穀類食品的人也容易造成維他命B1攝取的缺乏。

§ 81.2 維他命 C

維他命C或壞血酸為一種必需的營養物質，它的很多代謝反應扮演著主要的角色，以及形成和維持膠原(collagen)和細胞間黏著的物質。「壞血酸」這個名詞是縮合「抗壞死病維他命」(antiscorbutic vitamin)和衍生自那些能夠預防壞血病(主要是由於ascorbic acid缺乏的狀態)的化合物。在正常的治療劑量下，ascorbic acid顯示的藥理作用，除了對壞血病(scorbutic)的人有效應外(也就是壞血患者的症狀)，其他都是未獲證實。這種壞血病通常發生在老年人或虛弱的患者、藥物成癮性、酒精中毒和其他營養不良的飲食等人的身上，其特性為結締組織，骨頭和微血管的退化，ascorbic acid缺乏的症狀包括牙齦腫脹和出血、紫點(petechiae)，容易瘀傷，延遲傷口的癒合，牙齒鬆動，關節痛和血便。這些症狀通常在每天口服200~400mg，連續幾天就會消失，每天補充少量的ascorbic acid(50mg~100mg)就可預防復發，雖然非常大劑量的ascorbic acid廣泛用於各種疾病症狀，其範圍包括預防感冒至治癌，不過，非常大劑量ascorbic acid對於各種疾病的療效並沒有獲得結論性的證據。

81201 ASCORBIC ACID (VITMIN C)

孕 A/C 乳 ? 泄 腎

Rx

100 MG, 200 MG, 500 MG, 1000 MG/錠劑(T); 500 MG/膠囊劑(C); 100 MG, 250 MG, 500 MG, 50 MG/ML, 100 MG/ML, 250 MG/ML/注射劑(I); 90.9 MG, 1000 MG/顆粒劑(Gr); 5000 MG/散劑(Pow);

商　名

Ascolin® (永豐)
Ascorbic® (信東/榮民)
Ascorbic® (健喬信元)
Ascorbic® (壽元) $5.4/I(250MG/ML-2ML), $15/I(100MG/ML-PIC/S-2ML), $15/I(100MG/ML-PIC/S-5ML)
Ascorbic® (安星) $5.4/I(500MG-5ML)
Ascorbic® (瑞士) $15/I(250MG/ML-PIC/S-2ML),
Ascorbic® (福元/華琳) $1.5/T(200MG-PIC/S),
Ascormin® (中化) $15/I(100MG/ML-PIC/S-5ML)
Cillic® (大豐/汎生)
Cilnin® (安星) $15/I(50MG/ML-PIC/S-2ML)
Cosnow® (杏林新生)
Daily C® (安星)
Gentle-C® (政德)
Kologen C Granule® (寶齡富錦)
PanNobel-S® (南光)
Pannobel® (南光)
Parmason-C® (寶齡富錦)
Pulvis Vitamin® (應元)
Vitacicol Forte® (信東) $5.4/I(250MG/ML-2ML)
Vitacicol® (信東) $5.4/I(100MG/ML-2ML), $15/I(50MG/ML-PIC/S-2ML),
Vitacin® (大豐) $15/I(50MG/ML-PIC/S-2ML),
Vitamin C 100-PASCOE® (PASCOE/康百佳)
Vitamin C® (STELLA/韋淳)
Vitamin C® (台裕) $15/I(250MG/ML-PIC/S-2ML), $15/I(250MG/ML-PIC/S-20ML), $15/I(100MG/ML-PIC/S-1ML), $15/I(100MG/ML-PIC/S-5ML),
Vitamin C® (壽元/東洲) $15/I(50MG/ML-PIC/S-2ML)
Vitamin C® (應元) $15/I(250MG/ML-PIC/S-2ML), $15/I(250MG/ML-PIC/S-5ML)
Vitamin C® (杏林新生/東洲) $15/I(250MG/ML-PIC/S-5ML), $15/I(250MG/ML-PIC/S-20ML)
Vitamin C® (濟生) $15/I(100MG/ML-PIC/S-1ML), $15/I(100MG/ML-PIC/S-5ML)
Vitamine C® (KOBAYASHI/高平)

藥理作用
1.本藥具有很多重要的生物功能，如膠原(collagen)，細胞內基本物質的形成，細胞呼吸，微粒體藥物的代謝，類固醇的代謝，和folic acid和化成folinic acid，其他對於維持牙齒和骨基質和微血管的完整性都很重要。
2.對於維持牙齒和骨基質和微血管的完整性都很重要。
3.它能強增免疫系統保護機制有助於傷口的癒合。
4.孕婦用藥安全等級A；C-如使用劑量超過美國之每日推薦攝取劑量。

適應症
[衛核]需要多量之維他命C時、壞血病、小兒壞血病、潛伏性壞血病、齒齦出血。
[非衛核]1.治療與預防壞血病和其他缺乏ascorbic acid的狀況。2.廣泛或深部燒傷，傷口癒合遲緩，慢性嚴重的疾病和其他的疾病狀態以及緊張狀況的輔助療法(不過，其效力尚未獲得證明)。3.尿液的酸化，通常可併用尿液抗感染劑。

用法用量
1.口服：治療缺乏的狀態−如果需要的話，每天100~500mg；預防用−每天50mg~100mg。尿液酸化−每天4~12g，每4小時分次服用。
2.嬰兒：每日預防劑量為30mg。治療劑量為每日100~300mg，持續治療至臨床症消失或尿中安排出量試驗顯示已達飽和。早產兒可能需達每日75~100mg。

3.壞血病的建議治療劑量為每日300mg~1g。
4.促進傷口癒合：手術前後，每日300~500mg，服用7~10天。
5.燙傷：劑量因人而異。嚴重燙傷每日1~2g。

不良反應 (通常在大劑量下才會發生)下痢，沈澱草酸鹽或尿酸鹽等腎結石，IM或SC注射部位疼痛，IV注射太迅速會產生眩暈或昏眩。

醫療須知 1.下列患者使用本藥宜小心：葡萄糖-6-磷酸去氫酶(glucose 6 phosphate dehydrogenase)缺乏症，高尿酸血症或腎損害和懷孕的婦女等。
2.IV注射要緩慢為之，以避免眩暈和可能的昏眩。
3.不可IM注射calcium ascorbate給嬰孩，因為會使組織壞死。
4.Vitamin C在空氣中、高温或鹼性環境容易氧化，製備過程及儲存時會以某一比例衰減其含量，故生鮮蔬菜歷經料理烹煮常不易達到所需的足夠含量。
5.人體處於壓力狀態下，如懷孕或授乳期的婦女，對維他命C的需要量會增加。

§ 81.3 B 群和 C 群維他命的複方產品

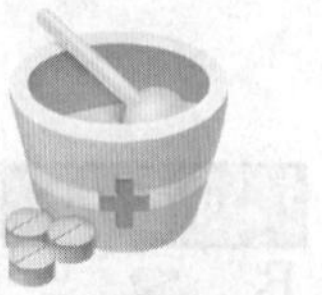

81301 A-Litamin "中生"愛力他命錠® (中生)

Rx

每 Tab 含有：PROSULTIAMINE (THIAMINE PROPYL DISULFIDE) 50.0 MG；RIBOFLAVIN (VIT B2) 5.0 MG

適應症 [衛核]多發性神經炎、腳氣病、維他命B1缺乏症。

類似產品 Asutaf 亞賜達福膜衣錠® (元宙)　Rolimin S.C. 樂力民糖衣錠® (人生)　Thiagen S.C. "華琳" 蒜新命糖衣錠® (福元/華琳) $1.5/T

81302 A-Sali 阿莎力液® (派頓/漁人)

每 ml 含有：ANGELICA RADIX EXTRACT 0.03 ML；CAFFEINE HYDRATE 0.3 MG；CNIDIUM RHIZOMA EXTRACT 0.01 ML；GINSENG RADIX EXTRACT 0.01 ML；LYSINE L- 0.2 MG；METHIONINE DL- 0.5 MG；NICOTINAMIDE 0.15 MG；PANTOTHENATE CALCIUM 0.05 MG；PYRIDOXINE(VITAMIN B6) 0.01 MG；RIBOFLAVIN (VIT B2) 0.02 MG；TAURINE (EQ TO 2-AMINOETHANE SULFONIC ACID) 1.0 MG；THIAMINE HYDROCHLORIDE 0.1 MG；THIOCTIC ACID AMIDE (THIOCTAMIDE) 0.05 MG

適應症 [衛核]消除疲勞、增強體力、營養補給。

用法用量 通常成人每次30~40cc兒童減半，一日2~3次，餐後服用

類似產品 Daelin-B 達益寧一米液® (派頓/漁人)　Yang Shi "井田"養身液® (井田)

81303 Awac 愛補膠囊® (大豐/三寶佛)

每 Cap 含有：CAFFEINE ANHYDROUS 150.0 MG；NIACINAMIDE (NICOTINAMIDE) 10.0 MG；RIBOFLAVIN (VIT B2) 2.0 MG；THIAMINE MONONITRATE 10.0 MG

適應症 [衛核]消除倦睡和疲勞。

用法用量 15歲以上1次1粒，1日1次。

類似產品 Buu Lih "正和"補力膠囊® (正和)　Hoper 互補膠囊® (明大)　Jin Pei "中美"勁沛膠囊® (中美兄弟/興中美)　King Strong 嘉強膠囊® (健喬信元)　King-P "黃氏"金蒲膠囊® (黃氏)　Lisses "應元"力士膠囊® (應元)　Pouli "井田"活力膠囊® (井田)　Upper 亞補膠囊® (五洲)

81304 B-Complex "濟生"複方維他命B注射液® (濟生) $1.13/I (1.0 ML), $15/I (1.0 ML-PIC/S)

Rx

每 amp 含有：NIACINAMIDE (NICOTINAMIDE) 50.0 MG；PYRIDOXINE HCL 5.0 MG；RIBOFLAVIN (VIT B2) 5.0 MG；SODIUM PANTOTHENATE 5.0 MG；THIAMINE HYDROCHLORIDE 100.0 MG

適應症 [衛核]腳氣、多發性神經炎、疲勞、皮膚炎及濕疹

用法用量 參照仿單

類似產品 B-Complex "台裕" 複方維他命B注射液® (台裕) $15/I (1.0 ML-PIC/S), $15/I (10.0 ML-PIC/S)　B. C. Complex 美施注射液® (壽元) $1.45/I (2.0 ML)　Kancal-G 肝嘉樂注射液® (壽元)　Contamin "應元" 康他命注射液® (應元) $6.4/I (2.0 ML)　Methivitan-S 美知維他注射液® (杏林新生/東洲) $15/I (2.0 ML-PIC/S)

Kangpilo 康必樂口服液®（派頓/德山）
Vitamin B 複方維生素乙注射液®（信東/榮民）$13.4/I (10.0 ML)
Vitaticanin-T 美達賜康寧一締注射液®（信東）$4.68/I (20.0 ML)
Vitamin BC "東洲" 維他命ＢＣ複方注射劑®（杏林新生/東洲）$1.4/I (2.0 ML)

81305 B.C. Cap "塩野義"維他命乙丙複合膠囊®（東洋/塩野義）

每 Cap 含有：CALCIUM PHOSPHATE DIBASIC ANHYDROUS 204.0 MG；COATED ASCORBIC ACID (VIT.C) 150.0 MG；CYANOCOBALAMIN (VIT B12) 5.0 MCG；NIACINAMIDE (NICOTINAMIDE) 50.0 MG；PANTOTHENATE CALCIUM 20.0 MG；PYRIDOXINE HCL 5.0 MG；RIBOFLAVIN (VIT B2) 5.0 MG；THIAMINE HYDROCHLORIDE 10.0 MG

適應症 [衛核] 發育不良、營養補給、虛弱體質、熱性消耗性疾患之補助治療、妊娠婦之營養補給
用法用量 一天3~4次，每次1粒。
類似產品
Becetomin 必實多命膠囊®（中生）
Lyo-Bc LYO "生達"衛爾喜凍晶注射劑®（生達）
Lolako 〝嘉信〞樂勞康口服液®（政德/嘉信）

81306 Beauty C 芙蓉喜錠®（永勝/濟生）

每 Tab 含有：ASCORBIC ACID (VIT C) 100.0 MG；PANTOTHENATE CALCIUM 1.5 MG

適應症 [衛核] 壞血病、齒齦出血及維他命C缺乏症、黑色素沈著異常。
用法用量 在口中溶解。保健1天1/2~1片，美容1天2~4片。
類似產品
Cheng-C 健喜錠®（井田）
Sun See "強生"幸美錠®（強生）$1.5/T

81307 Bilcinin "安星" 俾爾使寧注射液®（安星）$15/I (2.0 ML-PIC/S)

Rx

每 I 含有：ASCORBIC ACID (VIT C) 100.0 MG；NICOTINAMIDE (HCL) 25.0 MG；PYRIDOXINE HCL 2.0 MG；RIBOFLAVIN PHOSPHATE 1.0 MG；THIAMINE HYDROCHLORIDE 10.0 MG

適應症 [衛核] 腳氣症、多發性神經炎、產婦授乳期之營養補給、妊娠性多發神經炎、耳鼻科、齒齦出血
用法用量 參照仿單
類似產品
C-B Complex "大豐"西美注射液®（大豐）$15/I (2.0 ML-PIC/S)
Vitagen-S 美達研－益舒注射液®（信東）$15/I (20.0 ML-PIC/S)
Sulogen "中美" 舒樂健口服液®（中美兄弟）

81308 Bluplex 補爾備注射液®（中化）$31.5/I (500.0 ML-PIC/S)

Rx

每 vial 含有：ASCORBIC ACID (VIT C) 500.0 MG；DEXTROSE MONOHYDRATE 25000.0 MG；NIACINAMIDE (NICOTINAMIDE) 625.0 MG；PANTHENOL D- (EQ TO D-PANTHENOL) 250.0 MG；PYRIDOXINE HCL 25.0 MG；RIBOFLAVIN PHOSPHATE SODIUM 25.0 MG；THIAMINE HYDROCHLORIDE 125.0 MG

適應症 [衛核] 維他命缺乏之營養治療、需大量綜合維他命B及維他命C治療之症狀、外傷、火傷及手術後引起腹膜炎或高熱性傳染症所造成的生理組織損傷
用法用量 注:1天500~1000ml靜脈點滴。
類似產品
Lyovita-B12 凍晶維他命Ｂ１２注射液®（中化）$15.3/I (2.0 ML-PIC/S)
Vitagen-SF 美達研－益福注射液®（信東）$4.5/I (20.0 ML)
Spormine "台裕"賜保命注射液®（台裕）$15/I (20.0 ML-PIC/S)
Vitaplex "壽元"維他補舒注射液®（壽元）$17.8/I (250.0 ML)

81309 Cafemine 加菲明錠®（明大）

每 Tab 含有：CAFFEINE ANHYDROUS 100.0 MG；THIAMINE MONONITRATE 5.0 MG

適應症 [衛核] 消除倦睡和疲勞。
用法用量 成人每次1錠，每日一次。

81310 Can Low Gen 肝樂健口服液®（中美兄弟）

每 ml 含有：ASCORBIC ACID (VIT C) 4.0 MG；INOSITOL (MESO-INOSITOL) 0.2 MG；NIACINAMIDE (NICOTINAMIDE) 0.1 MG；PYRIDOXINE HCL 0.1 MG；RIBOFLAVIN PHOSPHATE SODIUM 0.02 MG；THIAMINE MONONITRATE 0.1 MG；THIOCTIC ACID AMIDE (THIOCTAMIDE) 0.1 MG

適應症 [衛核] 消除疲勞、增強體力、營養補給、維護肝臟正常功能
用法用量 成人：一次服一瓶100ml，一日服一次。
類似產品
Dar Lin Kang 達力康口服液®（明大）
Nicoton S.C. 能克毒糖衣片®（中美兄弟）
Hon Li Yuan S.C. 豐利原糖衣錠®（應元/豐田）
Wun Lie "黃氏"旺力口服液®（黃氏）

81311 Canercon "大豐"肝而康膠囊® (大豐)

Rx

每 Cap 含有：CYANOCOBALAMIN (VIT B12) 3.0 MCG；LECITHIN(LECITHOL) 175.0 MG；NIACINAMIDE (NICOTINAMIDE) 15.0 MG；PYRIDOXINE HCL 3.0 MG；RIBOFLAVIN (VIT B2) 3.0 MG；THIAMINE MONONITRATE 3.0 MG；TOCOPHEROL ACETATE ALPHA DL- 3.3 MG

適應症 [衛核] 營養補給、肝臟障礙之補助治療

用法用量 通常每次1至2粒，每日3次，於餐前或餐中服用。

類似產品 Vitamin B "豐田"複方維他命乙糖衣錠® (應元/豐田)

81312 Colmin 康祿民注射液® (信東) $15/I (2.0 ML-PIC/S)

Rx

每 2ml 含有：ASCORBIC ACID (VIT C) 100.0 MG；NIACINAMIDE (NICOTINAMIDE) 20.0 MG；PYRIDOXINE(VITAMIN B6) 2.0 MG；RIBOFLAVIN (VIT B2) 1.0 MG；THIAMINE (VITAMIN B1) 10.0 MG

適應症 [衛核] 營養障礙、產前產後之營養補給、維他命B、C之缺乏症

用法用量 注:1天500~1000ml靜脈點滴。

類似產品 Metalin-C 美他林西注射液® (永豐)

81313 Colorgen-C 可樂健口服液® (信東)

每 100 ml 含有：ASCORBIC ACID (VIT C) 500.0 MG；NIACINAMIDE (NICOTINAMIDE) 20.0 MG；PYRIDOXINE HCL 5.0 MG；RIBOFLAVIN PHOSPHATE 2.0 MG；SODIUM PANTOTHENATE 20.0 MG；TAURINE (EQ TO 2-AMINOETHANE SULFONIC ACID) 1000.0 MG；THIAMINE NITRATE 10.0 MG

適應症 [衛核] 消除疲勞、補給營養、增強體力

用法用量 成人：一次服一瓶100ml，一日服一次。

81314 Daibinal 怠必拿注射液® (應元)

Rx

每 ml 含有：CHONDROITIN SULFATE SODIUM (EQ TO SODIUM CHONDROITIN SULFATE) 10.0 MG；CYANOCOBALAMIN (VIT B12) 100.0 MCG；METHIONINE DL- 20.0 MG

適應症 [衛核] 維護肝臟正常機能、營養障害、過敏性疾患

用法用量 每次1~4ml，每天1~2次，肌注或靜注;靜注時與葡萄糖混合使用。

81315 Dailycare Actibest S.C. "杏輝" 沛多活杏必糖衣錠® (杏輝) $2/T

Rx

每 Tab 含有：CYANOCOBALAMIN (VIT B12) 10.0 MCG；PYRIDOXINE HCL 5.0 MG；RIBOFLAVIN (VIT B2) 5.0 MG；THIAMINE DISULFIDE 50.0 MG

適應症 [衛核] 神經炎、多發性神經炎、末梢神經麻痺、營養障礙隨伴之神經疾患、腳氣、視神經炎、妊娠惡阻、貧血

用法用量 參照仿單

類似產品
- Hi-Beston 愛－必賜康糖衣錠５０毫克® (田邊)
- Kalimine-A.S.C. "聯邦" 康力命－愛糖衣錠50毫克® (衛達/聯邦) $1.5/T
- Vitamin B Complex "元宙"綜乙方膜衣錠® (元宙) $1.5/T, $2/T
- Hi-Beston-E S.C 愛－必賜康・益糖衣錠® (田邊)
- One-Resem S.C. 旺力新糖衣錠® (信隆)
- Vitamin B "富郁"美康利糖衣錠® (元宙/富郁) $1.5/T, $2/T

81316 Double Extra "老虎牙子"雙蔘口服液® (中美兄弟)

每 20 ml 含有：ASCORBIC ACID (VIT C) 100.0 MG；CYANOCOBALAMIN (VIT B12) 1.0 MCG；GINSENG LIQUID EXTRACT 20.0 MG；INOSITOL (MESO-INOSITOL) 20.0 MG；LIQUSTICUM EXTRACT 15.0 MG；NIACINAMIDE (NICOTINAMIDE) 20.0 MG；PANTOTHENATE CALCIUM 20.0 MG；PYRIDOXINE HCL 5.0 MG；RIBOFLAVIN (VIT B2) 2.0 MG；TAURINE (EQ TO 2-AMINOETHANE SULFONIC ACID) 500.0 MG；THIAMINE MONONITRATE 20.0 MG

適應症 [衛核] 消除疲勞、增強體力、營養補給、維護肝臟正常功能

用法用量 通常成人每日服用一支(20cc)本劑切不可用於注射.

81317 E.C. 伊喜錠® (井田)

每 Tab 含有：ASCORBIC ACID (VIT C) 200.0 MG；TOCOPHEROL ACETATE ALPHA (EQ TO VIT E ACETATE) (EQ TO VITAMIN E ACETATE) 200.0 MG

適應症 [衛核] 齒齦出血、黑色素沈著異常、維生素E、C缺乏症。

用法用量 一天3~4次，每次1~2錠。

81318 Gluco-Methionin B 百治好寧維他糖針 ® （濟生）$15/I (20.0 ML-PIC/S)

Rx

每 20ml 含有：GLUCOSE 20.0 %；METHIONINE DL- 400.0 MG；NIACINAMIDE (NICOTINAMIDE) 20.0 MG；PYRIDOXINE HCL 2.0 MG；RIBOFLAVIN PHOSPHATE SODIUM 1.0 MG；THIAMINE HYDROCHLORIDE 20.0 MG

適應症 [衛核] 妊產婦惡阻、營養障礙、維他命之補給、肝臟障礙

用法用量 注:1天500～1000ml靜脈點滴。

類似產品 Neo Methion B "大豐"泛美久翁美注射液 ®（大豐）$15/I (20.0 ML-PIC/S)

81319 Holi-One 活力旺口服液 ®（井田）

每 ml 含有：BEZOAR BOVIS EXTRACT 1.0 MG；GINSENG EXTRACT 0.7 MG；INOSITOL L- 1.0 MG；NIACINAMIDE (NICOTINAMIDE) 0.3 MG；PYRIDOXINE HCL 0.1 MG；RIBOFLAVIN(5-PHOSPHATE SODIUM) 0.05 MG；TAURINE (EQ TO 2-AMINOETHANE SULFONIC ACID) 20.0 MG；THIAMINE NITRATE 0.1 MG

適應症 [衛核] 消除疲勞、增強體力、營養補給、維護肝臟正常功能.

用法用量 醫師藥師藥劑生指示藥品。限成人使用，一日30ml，分2~3回飯後服用。體力消耗激烈者可酌量增至每日60ml。本劑可直接服用或以開水、牛奶、糖水等沖淡服用。

81320 Kentamin 開恩達命膠囊 ®（寶齡富錦）$1.68/C , $2/C

Rx

每 Cap 含有：CYANOCOBALAMIN (VIT B12) 500.0 MCG；PYRIDOXINE HCL 50.0 MG；THIAMINE MONONITRATE 50.0 MG

適應症 [衛核] 維生素B1、B6、B12等缺乏所引起之下列疾患(神經痛、肌肉痛、腰痛、肩膀酸痛、腳氣病)身體疲勞時、妊娠授乳期、病中病後之營養補給。

用法用量 通常成人一日1～3膠囊，兒童依年齡遞減，本藥須由醫師處方使用。

81321 L.C.E. Fuji Soft 亮皙軟膠囊 ®（Fuji Capsule/裕心）

每 Cap 含有：ASCORBIC ACID 50.0 MG；D-ALPHA-TOCOPHEROL (MIX TOCOPHEROLS TYPE) 16.66 MG；L-CYSTEINE 25.0 MG

藥理作用 本藥成分Vit.C，Vit.E，L-Cysteine三者發揮協力作用，抵制UV等照射後造成皮膚氧化，修復因紫外線、日曬及精神壓力而導致之傷害，減少和防止皮膚黑色素的生成。

適應症 [衛核] 維生素C、L-半胱氨酸鹽及維生素E缺乏症
[非衛核] 減少和防止皮膚黑色素生成沉積，消除疲勞，維護肝臟正常功能。

用法用量 15歲以上：一次2顆，每日3次。
7歲以上未滿15歲：一次1顆，每日3次。

81322 Lark-C 寧樂美錠 ®（NEIYAKU/保瑞聯邦）

每 Tab 含有：ASCORBIC ACID (VIT C) 83.33 MG；L-CYSTEINE 26.67 MG；NICOTINAMIDE 10.0 MG；RIBOFLAVIN (VIT B2) 2.0 MG

適應症 [衛核] 維生素C、B2及菸鹼酸缺乏症。

81323 Mebarumin 日方藥研維他補糖衣錠 ®（SHISEIDO/德佑）

每 Tab 含有：FOLIC ACID 0.33 MG；FURSULTIAMINE HYDROCHLORIDE 36.38 MG；MECOBALAMIN 0.5 MG；NICOTINAMIDE 20.0 MG；ORYZANOL GAMMA- 3.33 MG；PYRIDOXINE HYDROCHLORIDE 33.33 MG；TOCOPHEROL CALCIUM SUCCINATE 34.52 MG

藥理作用 服用本藥後，若有發生以下症狀時，請立即停止使用，並接受醫師診治：1.生理期提早、經血量變多，或出血持續很長一段時間。2.服用1個月後，症狀仍未改善。

適應症 [衛核] 維生素B1、B6、B12、E、菸鹼酸、葉酸、泛酸及r穀維素缺乏症

用法用量 1.成人(15歲以上)，1次1錠，1日3次，飯後以水或溫水服用。2.未滿15歲，請勿使用。

醫療須知 1.若手是溼的，請勿碰觸本藥，本藥若接觸到水，表面的一部分有可能會溶解並產生變色。另外，被弄濕的錠劑放回玻璃瓶中有可能會有影響其他的錠劑，所以被弄濕的錠劑請勿放回玻璃瓶中。
2.超過保存期限之藥品請勿服用，另外，就算是保存期限內，只要開封玻璃瓶就請於開封後6個月以內服用完畢。

81324 Meta C-B "大豐"美他西注射液 ®（大豐）$15/I (2.0 ML-PIC/S)

Rx

每 Amp 含有：ASCORBIC ACID (VIT C) 250.0 MG；PYRIDOXAL TRISPALMITATE 0.5 MG

適應症 [衛核] 壞血病、由於缺乏維命C或B引起之症狀

用法用量 通常一日1次2ml徐徐注入於靜脈內。
醫療須知 1.靜脈注射時，血管會疼痛，注射速度宜緩慢。本藥會影響各種尿糖檢查值。
2.本藥會使各種尿、便潛血反應檢查呈偽陰性。宜遮光，室溫保存。

81325 Methicose "大豐"美知可培注射液® （大豐）$15/I (20.0 ML-PIC/S)
Rx
每 amp 含有：METHIONINE DL- 400.0 MG；NIACINAMIDE (NICOTINAMIDE) 40.0 MG；RIBOFLAVIN PHOSPHATE SODIUM 2.0 MG；TAURINE (EQ TO 2-AMINOETHANE SULFONIC ACID) 20.0 MG；THIAMINE (VITAMIN B1) 20.0 MG
適應症 [衛核] 營養補給
用法用量 一天2次，每次2~5ml，SC、IV、IM皆可。

81326 Neo-Bilnin F "安星"新俾爾寧F100注射液® （安星）$5.3/I (20.0 ML)
Rx
每 20ml 含有：DEXTROSE 8000.0 MG；THIAMINE DISULFIDE 100.0 MG
適應症 [衛核] 腳氣、多發性神經炎、其他維他命B1缺乏症
用法用量 參照仿單

81327 Neo-Vitabose "濟生"活性維他命B-糖注射液® （濟生）$15/I (20.0 ML-PIC/S)
Rx
每 20ml 含有：GLUCOSE 8000.0 MG；THIAMINE DISULFIDE 100.0 MG
適應症 [衛核] 腳氣病、多發性神經炎、營養之補給、維他命B 1缺乏症
用法用量 一般保健B_1不足或缺乏所引起諸症，口服1天1~3次，1次5~100gm。注射1天1~2ml緩慢靜注。
類似產品 Taibilone 得必隆注射液®（台裕）$15/I (20.0 ML-PIC/S)

81328 Neuromultivit 樂益威B群膜衣錠®（G.L. Pharma/康百佳）
每 Tab 含有：CYANOCOBALAMIN 0.24 MG；PYRIDOXINE HYDROCHLORIDE 200.0 MG；THIAMINE HYDROCHLORIDE 100.0 MG
適應症 [衛核] 維生素B1、B6、B12缺乏症。
用法用量 成人一天一錠。

81329 Pantosan 胖的酸注射液® （壽元）$7.7/I (20.0 ML)
Rx
每 20ml 含有：DEXTROSE 4000.0 MG；SODIUM PANTOTHENATE 50.0 MG；THIAMINE HYDROCHLORIDE 20.0 MG
適應症 [衛核] 營養障礙
用法用量 每日或隔日1次，1次Amp，IV。

81330 Salicin 生力津口服液® （中美兄弟）
每 100 ml 含有：CHOLINE OROTATE 100.0 MG；CITRIC ACID 100.0 MG；INOSITOL (MESO-INOSITOL) 50.0 MG；NIACINAMIDE (NICOTINAMIDE) 30.0 MG；PYRIDOXINE HCL 3.0 MG；RIBOFLAVIN PHOSPHATE 2.0 MG；TAURINE (EQ TO 2-AMINOETHANE SULFONIC ACID) 500.0 MG；THIAMINE HYDROCHLORIDE 10.0 MG
適應症 [衛核] 消除疲勞、增強體力、營養補給。
用法用量 參照仿單
類似產品 Stro 衝力口服液®（漁人/慶昌）

81331 Se Li Won 血力旺液劑® （派頓/漁人）
每 100ml 含有：AMINO ACID 1000.0 MG；CYANOCOBALAMIN (VIT B12) 40.0 MCG；FERROUS FUMARATE 340.0 MG；FOLIC ACID 6.0 MG；METHIONINE DL- 200.0 MG；NIACINAMIDE (NICOTINAMIDE) 160.0 MG；PYRIDOXINE(VITAMIN B6) 5.0 MG；RIBOFLAVIN (VIT B2) 10.0 MG；SODIUM PANTOTHENATE 12.0 MG；THIAMINE (VITAMIN B1) 15.0 MG
適應症 [衛核] 營養補給。
用法用量 成人：一次服一瓶100ml，一日服一次。

81332 Sernvita S.C. "井田"勝維他糖衣錠® （井田）$1.5/T, $2/T
Rx
每 Tab 含有：RIBOFLAVIN (VIT B2) 5.0 MG；THIAMINE DISULFIDE 50.0 MG
適應症 [衛核] 神經炎、末梢神經麻痺、腳氣病
用法用量 參照仿單

81333 Subule 速補樂錠 ® （中美兄弟）

每 Tab 含有：CAFFEINE ANHYDROUS 100.0 MG；NIACIN (NICOTINIC ACID) 10.0 MG；THIAMINE HYDROCHLORIDE 10.0 MG

適應症 [衛核] 消除倦睡和疲勞。

用法用量 15歲以上一次一粒， 每日一次.

類似產品 Vili "成大"維力錠 ® （成大）

81334 Sulipo 勝補膠囊 ® （派頓/漁人）

Rx

每 Cap 含有：CYANOCOBALAMIN (VIT B12) 4.0 MCG；NIACINAMIDE (NICOTINAMIDE) 100.0 MG；PANTOTHENATE CALCIUM 20.0 MG；RIBOFLAVIN (VIT B2) 10.0 MG；THIAMINE (VITAMIN B1) 10.0 MG；VITAMIN B6 (HCL FROM YEAST CONC.) 2.0 MG；VITAMIN C (ROSE HIPS EXTRACT) 300.0 MG

適應症 [衛核] 發育不良、營養補給、虛弱體質、妊娠婦之營養補給、熱性消耗性疾患之補助治療

用法用量 一天三次，每次一~三粒.

81335 Superbex 速得沛軟膠囊 ® （CATALENT GERMANY/康百佳）

成分 每cap含有：vitamin B1 50mg ; vitamin B2 50mg ; vitamin B6 50mg ; vitamin B12 50mcg ; vitamin C 50mg ; pantothenic acid 49.5mg ; choline bitartrate 25mg ; DL-methionine 25 mg ;inositol 50mg ; folic acid 0.4mg ; biotin 50mcg ; niacinamide 30mg ; wheat germ oil 50mg

適應症 [非衛核] SUPERBEX是根據可靠的科學研究證據所研發出來最先進的維生素B群，而維生素B群是扮演參與能量的代謝與釋放。

用法用量 每日一顆，餐後食用。

醫療須知 請洽醫師藥師藥劑生有關食用本食品的專業意見。

81336 Suyoubao BB 銳寶 軟膠囊 ® （TOKAI/生匯）

每 Cap 含有：NIACIN (NICOTINIC ACID) 12.0 MG；ORYZANOL GAMMA- 10.0 MG；PYRIDOXINE HCL 5.0 MG；RIBOFLAVIN (VIT B2) 30.0 MG

適應症 [衛核] 維生素B2,B6缺乏症，菸鹼酸缺乏症。

81337 Thioctomin S.C. 強肝敏糖衣片 ® （信東）

每 Tab 含有：ASCORBIC ACID (VIT C) 10.0 MG；CYANOCOBALAMIN (VIT B12) 0.5 MCG；NIACINAMIDE (NICOTINAMIDE) 5.0 MG；PANTOTHENATE CALCIUM 2.5 MG；RIBOFLAVIN (VIT B2) 1.0 MG；THIAMINE MONONITRATE 1.5 MG；THIOCTIC ACID (VIT B14ALPHA-LIPOIC ACID) 2.5 MG

適應症 [衛核] 維持肝臟正常功能

用法用量 一天1～3錠。

81338 Tilise-Dextrose "南光"滴利賜葡萄糖注射液 ® （南光）$15/I (20.0 ML-PIC/S)

Rx

每 10ml 含有：THIAMINE DISULFIDE 50.0 MG

適應症 [衛核] 多發性神經炎、腳氣病及其他維生素 B 1缺乏症

用法用量 參照仿單

81339 Virutamin C-2000 哈日喜顆粒 ® （SHISEIDO/德佑）

每 gm 含有：ASCORBIC ACID (VIT C) 222.22 MG；RIBOFLAVIN (VIT B2) 2.0 MG；SODIUM L-ASCORBATE 249.95 MG

適應症 [衛核] 維生素B2及C缺乏症。

用法用量
15歲以上.....1回1包
11歲以上未滿15歲.....1回2/3包
7歲以上未滿11歲.....1回1/2包
3歲以上未滿7歲.....1回1/3包

類似產品 Virutamin VC-2000 日方藥研喜多美顆粒 ®
（SHISEIDO/優德）

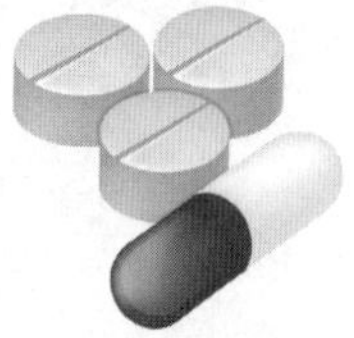

81340 Vitamin B2 "SORM" 維他命B2 .B6&C錠 ® (人生)

每 Tab 含有:ASCORBIC ACID (VIT C) 50.0 MG;BIOTIN 0.025 MG;L-CYSTEINE 20.0 MG;NIACINAMIDE (NICOTINAMIDE) 20.0 MG;PYRIDOXINE HCL 50.0 MG;RIBOFLAVIN (VIT B2) 15.0 MG

適應症 [衛核] (1)緩和下列各症狀
皮膚粗糙、青春痘、濕疹、皮膚炎、皮膚潰爛、皮膚斑疹、口 內炎、口角炎、口唇炎、舌炎「但是這些症狀服用一個月後，症狀沒有改善時，請諮詢醫師或藥師。」
(2)下列情形要補給維他命 B2 . B6
肉體疲勞時，妊娠．授乳期，病中病後體力低下時。

81341 Zun A Nang 增爾能糖衣錠 ® (正和/新喜國際)

每 Tab 含有:BIOTIN 0.1 MG;CHOLINE BITARTRATE 100.0 MG;CYANOCOBALAMIN (VIT B12) 0.67 GAMMA;METHIONINE DL- 100.0 MG;NIACINAMIDE (NICOTINAMIDE) 6.0 MG;PANTHENOL 3.0 MG;RIBOFLAVIN (VIT B2) 2.0 MG;THIAMINE (VITAMIN B1) 2.0 MG;VITAMIN B6 HCL FROM YEAST CONC. 2.0 MG;VITAMIN F (LINOLEIC,LINOLENIC AND ARACHIDONIC ACIDS) 0.4 MG

適應症 [衛核] 消除疲勞、增強體力、營養補給。

用法用量 每日餐後食用1膠囊。

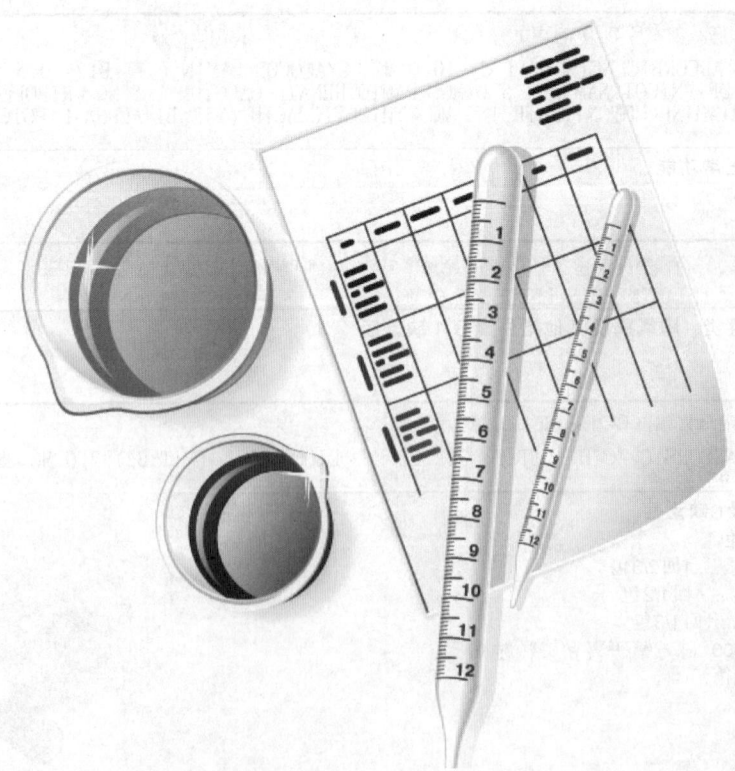

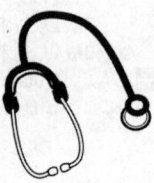

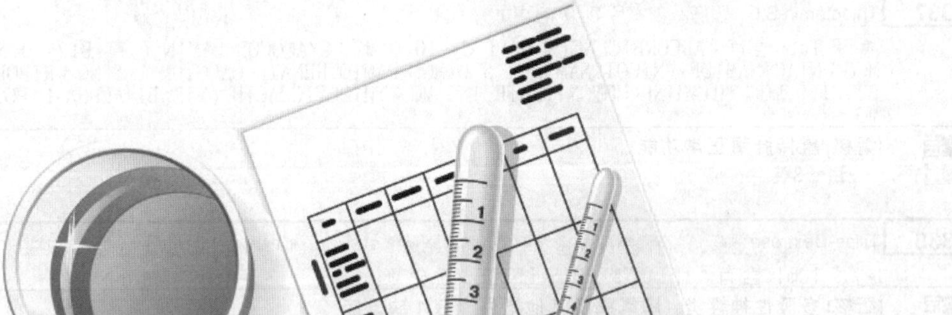

第八十二章
脂溶性維他命-維他命A、D、E和K

Fat Soluble Vitamins-Vitamins A,D,E and K

和第81章裡討論的B群維他命和維他命C不一樣；維他命A、D、E和K難溶於水，卻容易溶於脂肪中因此被稱為脂溶性維他命。維他命B和C、口服容易吸收；而脂溶性維他命則需要有足夠量的膽鹽存在胃腸道中，才能適當的吸收。但是，在礦物油或其他脂肪媒質的存在下，這些維他命的吸收會受損，它們能在腸腔分開維他命。和水溶性維他命比較，維他命A、D、E及K皆大量貯存在各種身體組織中，如脂肪組織，肝臟，和肌肉。從這些貯藏處所釋放少量來滿足營養所需，可維持一段長的時間，因此，脂溶性維他命少量漏失於尿中，排泄的進行速度非常的低。若夠量攝取維他命，則由於大部份脂溶性維他命的排泄效率低，會因積蓄作用而造成毒性反應，所應該改正大量攝取的習慣(即大量攝取維他命來補充飲食)。

各種脂溶性維他命之推薦的飲食許可量，主要的飲食來源和缺乏症狀，皆列表於82-1中。這四種維他命組成脂溶性維他命，calcitriol及calcifediol為強力的維他命D代謝物，皆在下面敘述。

表82-1 脂溶性維他命

維他命	主要的食物來源	推薦的飲食允許量 嬰兒	 孩童	 成人	缺乏情況下的主要症狀
維他命A	魚肝油，蛋，牛奶，奶油，綠色和黃色蔬菜，蕃茄，南瓜。	2,000IU~21,00IU	2,500IU~3,500IU	4,000IU~5,100IU	夜盲症，乾眼病，上皮組織的角化，對感染的敏感性增加，阻滯生長和發育。
維他命D (Ergocalciferol, choleciferol)	魚肝油，蛋黃，牛奶，人造奶油，鮭魚，沙丁魚。	400IU	400IU	200IU~400IU	佝僂病，軟骨症。
維他命E	小麵胚芽，蔬菜油，綠葉蔬菜，堅果，穀類，蛋，日常食用的肉產品。	4~6IU	7~10IU	12~15IU	於人類尚未建立。可能為溶血性貧血，肌肉損傷和壞死，肌氨酸尿(creatinuria)。
維他命K	綠葉蔬菜，肝，乳酪，蛋黃，蕃茄，肉，穀類。	•	•	•	低凝血酶原血症，出血。

• 為RDA未建立者。

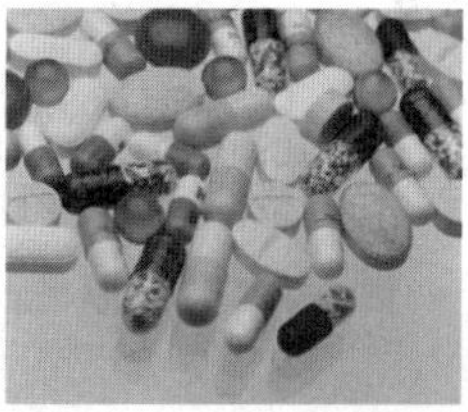

§ 82.1 維他命 A 、 D 、E 和 K

維他命K在 §49-2 節討論。

82101 ALFACALCIDOL

孕C/D 乳? 泄肝

SMC

℞

0.25 MCG, 0.5 MCG/膠囊劑(C);

商 名

Alfacalcidol Soft® (Fuji Capsule/一成) $4.81/C(0.25MCG-PIC/S), $8.4/C(0.5MCG-PIC/S)

Ostalfa Soft® (漁人) $4.81/C(0.25MCG-PIC/S),

藥理作用 1.對於缺乏維生素D或低磷高鈣的食物所飼養的大鼠模式，顯示具有促進抗佝僂病作用及骨石灰化前線形成之促進作用。
2.Alfacalcidol之活性型代謝物1α,25-(OH)₂D₃，具有骨吸收作用及骨再構成作用。
3.計測骨形態時，因給與本藥，使具有骨芽細胞之類骨面比率增加，此時亦直接作用於骨芽細胞、促進骨之形成。
4.因連續投予，使血清1α,25-(OH)₂D₃值上昇，同時改善已降低之小腸的鈣吸收率。
5.對低鈣血症，會因腸之鈣吸收促進作用(慢性腎衰竭、副甲狀腺機能低下症)及骨鹽溶出作用(腎臟或副甲狀腺摘除之大鼠)，使血清鈣上昇。
6.能改善腎性骨dystrophy之骨吸收之窩面及肥厚之類骨層。又能降低肥大之副甲狀腺重量及血中副甲狀腺荷爾蒙，抑制續發性之副甲狀腺機能亢進。
7.口服給與alfacalcidol之作用，顯示與1α,25-(OH)₂D₃有同等或超過的作用。

適應症 [衛核]骨質疏鬆症、慢性腎不全引起低血鈣症、副甲狀腺機能低下症維生素D抵抗性佝僂病、骨軟化症。

用法用量 1.必須小心監測患者的血鈣濃度，據此調整本藥的劑量。
2.慢性腎不全與骨質疏鬆症：一般成人劑量為每天一次，每次口服alfacalcidol 0.5~1.0μg。劑量可依患者的年齡與症狀的嚴重程度而加以調整劑量。
3.副甲狀腺機能低下症與其他維生素D代謝異常引起之疾病：一般成人劑量為每天一次，每次口服alfacalcidol 1.0~4.0 μg。劑量可依適應症、患者的年齡與症狀的嚴重程度而加以調整劑量。
4.兒童用量：罹患骨質疏鬆症兒童的常用劑量為每天一次，每次口服alfacalcidol 0.01~0.03μg/kg。其他小兒科適應症的劑量為每天一次，每次口服alfacalcidol 0.05-0.1μg/kg。劑量可依患者的疾病與症狀的嚴重程度而加以調整劑量。

不良反應 主要的副作用為搔癢、食慾不振、噁心、腹瀉、胃痛、BUN升高及ALT(GPT)之上升、AST(GOT)。

醫療須知 **1.為預防過量，患者在服用本藥期間須定期監測血鈣值，並應調整劑量，使血鈣值維持在正常範圍內。**
2.發生高鈣血症時，須立即停藥。停藥後，若血鈣值已恢復至正常範圍，則可以較低的劑量重新開始治療。
3.兒童給藥時，應謹慎使用避免過量，如應以低劑量開始給藥，並慢慢增加劑量，同時監測血鈣值及尿鈣值對肌酸酐的比值。
4.血磷酸鹽過多的患者使用本藥時，應併服磷酸結合劑以降低血清磷酸鹽值。

82102 CALCITRIOL▲

孕 C/D 乳 ? 泄 肝 T½ 21.9h

Rx 0.25 MCG, 0.5 MCG/膠囊劑(C); 1 MCG, 2 MCG, 1 UG, 2 UG/注射劑(I); 3 MCG/GM/軟膏劑(Oin);

商名
Cacare®(南光)
Calkis®(衛達) $330/Oin(3MCG/GM-PIC/S-30GM)
Caltsue®(聯亞/貽丹)
Ex-Ca-D Soft®(漁人/護民) $4.08/C(0.5MCG-PIC/S), $2.04/C(0.25MCG-PIC/S)
Hicalol Soft®(井田/台灣海默尼) $2.04/C(0.25MCG-PIC/S)
Hicatrol Soft®(井田) $4.08/C(0.5MCG-PIC/S)
Macalol Soft®(漁人) $2.04/C(0.25MCG-PIC/S), $4.08/C(0.5MCG-PIC/S),
Silcikis®(中生)
Silkis®(LAB. GALDERMA./高德美) $330/Oin(3MCG/GM-PIC/S-30GM)
U-Ca Soft®(杏輝) $4.08/C(0.5MCG-PIC/S), $2.04/C(0.25MCG-PIC/S)

藥理作用 1.Calcitriol是活性形式的維生素D₃。於肝臟中，cholecalciferol(維生素D₃)及ergocalciferol(維生素D₂)會被酵素代謝為calcifediol(活性維生素D₃)。
2.Calcifediol於腎臟生成calcitriol，其具最強之維生素D₃活性。
3.患者若腎功能不全時則無法形成足量calcitriol，故需投藥額外補充。
4.增進鈣質於小腸吸收及腎小管的再吸收，calcitriol可使血鈣濃度上升而減少血磷及副甲狀腺素血中濃度，並減少骨膜下骨質融蝕及某些患者礦化之缺陷
5.孕婦用藥安全等級C；若大於RDA則為D。

適應症 [衛核]小於35%體表面積之輕度至中重度乾癬。
[非衛核]1.慢性腎透析患者，低鈣血的處理。2.治療代謝骨骼的疾病。

用法用量 1.口服：開始時1天0.25mcg，每2~4週依增加量0.25mcg/天而增加，直到獲得滿意的反應為止。一般的維持量為0.5mcg~1mcg/天。
2.針劑：a.一般建議起始劑量，依據低血鈣和/或次發性副甲狀腺機能亢進，為1mcg(0.02mcg/kg)~2mcg之間，每星期投與三次，大約是每隔一天投與一次。初劑量的最小劑量為0.5mcg，最大劑量為4mcg，每星期投與3次。b.本藥可以快速靜脈注射方式投與。若是在生化指標及疾病狀況的臨床表現上未觀察到滿意的反應，可在每2~4星期的間隔內增加0.5~1mcg的劑量。c.肝功能不全患者之藥物動力學尚未被評估，腎臟功能不全不需調整劑量。

不良反應 參看維他命D。

醫療須知 1.治療期間定期測定血中鈣，磷酸鹽，鎂和鹼性磷酸脂酶和24小時尿中的鈣和磷量(治療初期每週2次測血中的鈣)。發生高鈣血時，要立刻停藥。
2.孕婦使用要格外小心。孩童的安全性與功效，尚未確定。
3.留意嘔吐，虛弱，或肌肉或骨頭疼痛，因為這些症狀可能表示高血鈣，就要停止投與本藥及鈣質補充劑，等血鈣濃度恢復正常再給藥。

82103 VITAMIN A (RETINOL,3-DEHYDRORETINOL)

孕 A/X 乳 ? 食 + 泄 肝

Rx

24000 MG/錠劑(T)； 5000 IU/GM, 5000 IU/MG/軟膏劑(Oin)；

商　名

Aetomin®（中生）$0.66/T(24000MG)
Vita A®（綠洲）$18/Oin(5000IU/MG-PIC/S-3.5GM), $22.7/Oin(5000IU/GM-PIC/S-5GM)
Vitamin A®（溫士頓）$18/Oin(5000IU/GM-PIC/S-3.5GM), $22.7/Oin(5000IU/GM-PIC/S-5GM)

藥理作用 1.本藥對人體骨骼，牙齒正常發育的生長，維持上皮和黏膜表面完整相當重要。其作用歸因於維他命A增加RNA，蛋白質，固醇，粘多糖和膽固醇的合成。
2.本藥為視紫質的形成所需，視紫質是一種對光敏感的色素，在微暗的光線下，對視覺很重要。
3.本藥可促進傷口的癒合。
4.本藥可促進生長發育、提高視力、生活機能、免疫系統、對抗疾病。
5.保持身體組織的健全、防止衰老，β-胡蘿蔔素有抗氧化作用。
6.孕婦用藥安全等級為A，若大於RDA則為X。

適應症 [衛核]維他命A缺乏症、夜盲症、眼乾燥症、角膜軟化症及因缺乏維他命A之症
[非衛核](1)維他命A缺乏狀況的治療。(2)在需要量增加的期間(如幼小時、懷孕、哺乳、重症疾病)，可作為維他命A缺乏的預防。

用法用量 1.成人：口服−1天100,000IU~500,000IU，共3天，然後1天50,000IU共2週，然後1天100,000IU~200,000IU，共2個月。肌注−1天100,000IU共3天，然後1天50,000IU共2週。
2.孩童：口服−每天10,000IU~15,000IU，作為一種飲食補給。

不良反應 (由於過量攝取)CNS−疲勞、興奮性、頭痛、增加顱內壓；皮膚−皮膚和唇的乾躁與裂縫、禿髮、齒齦炎、搔癢、脫落、增加著色、肢端腫脹；肌肉骨骼−阻礙生長、神經痛、骼的未成熟閉合；胃腸−腹痛、嘔吐、食慾不振；其他方面−肝與脾腫大、黃疸、白血球減少。

醫療須知 1.懷孕時，避免使用維他命A超過RDA(如6,000IU)的量，因為大劑量下對實驗動物，會產下不正常胎兒。
2.若觀察到維他命A中毒的症狀(參看副作用)，則停藥，並諮詢醫師。症狀通常很快地消失，但有些可能要數月。例如：肢端腫脹。
3.不要長期大量投與，因為會發生組織的積蓄作用。血中濃度不能反映整個身體的濃度，因為肝的貯藏通常會很大的。
4.維他命A屬於脂溶性維他命，所以有一些會造成脂肪吸收不良以及有礙肝臟儲存脂肪

能力的疾病，如膽道疾病、胰臟疾病、熱帶口瘡及肝硬化等容易造成維他命A缺乏症。

82104 Multivita "優良"多力維他注射液®（瑞士/優良）$20.4/I (2.0 ML)

Rx
每 ml 含有：ASCORBIC ACID (VIT C) 100.0 MG；NIACINAMIDE (NICOTINAMIDE) 20.0 MG；PANTHENOL D- (EQ TO D-PANTHENOL) 5.0 MG；PYRIDOXINE HCL 3.0 MG；RIBOFLAVIN(5-PHOSPHATE SODIUM) 2.0 MG；THIAMINE HYDROCHLORIDE 10.0 MG；TOCOPHEROL (ACETATE ALPHA DL-) 1.0 MG；VITAMIN A (PALMITATE) 2000.0 IU ；VITAMIN D (ERGOCALCIFEROL) 200.0 IU

適應症 [衛核]多種維生素缺乏症、不能或不能充分經口、經腸道補給營養、而需依靜脈營養時之維他命補給。
用法用量 參照仿單

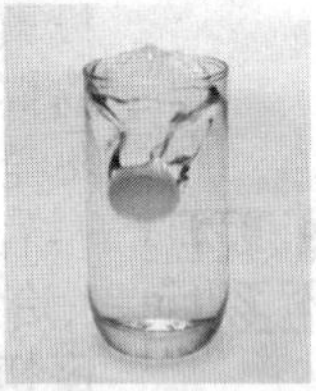

§82.2 維他命 A 、 D 、E 的複方產品

82201 Lebercod 麗明柔0.5g超優質魚肝油軟膠囊®（ARCO GERMANY/康百佳）

成　分 每cap含有：Cod Liver Oil 500mg(含EPA 35mg; DHA 42.5mg; Vitamin A 165μg; Vitamin D3 1.375mg); Vitamin E 0.5mg。
適應症 [非衛核] OMEGA-3脂肪酸、維生素A、D之營養補充。
用法用量 每日1~6顆，餐後食用。
醫療須知 請洽醫師藥師藥劑生有關食用本食品的專業意見。

82202 Lebercod 麗明柔1.0g超優質雙倍魚肝油軟膠囊®（ARCO GERMANY/康百佳）

成　分 每cap含有：Cod Liver Oil 1000 mg(含EPA 70 mg; DHA 85 mg; Vitamin A 330 μg; Vitamin D3 2.75 μg); Vitamin E 1 mg.
適應症 [非衛核] OMEGA-3脂肪酸、維生素A、D之營養補充。
用法用量 每日1~3顆，餐後食用。
醫療須知 請洽醫師藥師藥劑生有關食用本食品的專業意見。

82203 All-Right "生達" 優乳鈣乳劑®（生達）$113/O.E (150.0 ML-PIC/S), $142/O.E (180.0 ML-PIC/S), $227/O.E (300.0 ML-PIC/S)

Rx
每 ml 含有：CALCIUM PHOSPHATE TRIBASIC (CALCIUM PHOSPHATE) 103.0 MG；VITAMIN A (VITAMIN A + VITAMIN D3) 8.0 uL；VITAMIN A 8.0 uL

適應症 [衛核]鈣及維生素A、D缺乏症之治療。
用法用量 成人每天10~15ml。孕婦每天15ml。兒童每天10~15ml。乳幼兒每天2.5ml。醫師藥師藥劑生指示藥品。

82204 Ca-D Chewable 鈣好咀嚼錠®（井田）

每 Tab 含有：CALCIUM (CARBONATE) 750.0 MG；CALCIUM 300.0 MG；VITAMIN D3 HALIBUT LIVER OILS 60.0 IU

適應症 [衛核]預防鈣質缺乏症如骨質疏鬆病、牙齒損壞及佝僂病。
用法用量 成人一日1至3次，每次1至2錠，兒童酌減。

82205 Calad 鈣可補 乳劑®（政德）

Rx
每 ml 含有：CHOLECALCIFEROL (EQ TO VIT D3) (EQ TO VITAMIN D3) 160.0 I.U.；TRICALCIUM PHOSPHATE 103.0 MG；VITAMIN A 1600.0 I.U.

適應症 [衛核]鈣及維生素A、D缺乏症之治療。

82206 Cheapara-T S.C. 千百力糖衣錠®（井田/三洋）

Rx
每 Tab 含有：ASCORBIC ACID (VIT C) 50.0 MG；BEZOAR ORIENTALE 1.0 MG；GINSENG EXTRACT 5.0 MG；NIACIN (NICOTINIC ACID) 5.0 MG；PANTOTHENATE CALCIUM 15.0 MG；PYRIDOXINE HCL 1.0 MG；TAURINE (EQ TO 2-AMINOETHANE SULFONIC ACID) 50.0 MG；THIAMINE MONONITRATE 5.0 MG；TOCOPHEROL ACETATE ALPHA DL- 50.0 MG；VITAMIN A PALMITATE 500.0 IU

適應症 [衛核]習慣性早流產、末梢血行障礙、維他命E缺乏症
用法用量 參照仿單

類似產品 Yugula E 悠久樂E口服液１００ML®（明通）

82207 Cod-Liver Oil Forte "人人"強魚肝油膠囊®（漁人/人人）

Rx

每 Cap 含有：VITAMIN A 8000.0 IU ；VITAMIN D 800.0 IU

適應症 [衛核] 夜盲症、眼乾燥症、軟骨症、佝僂病、骨折、促進發育、增進營養

用法用量 一天1次，每次5~25ml。

類似產品
Fish Liver Oil Pill "鯨魚牌" 高單位魚肝油丸®（漁人）
Emulsion of Pure Oil 漁人牌乳白魚肝油®（漁人）
Fisherman Strong 漁人牌濃縮魚肝油精丸®（漁人）
Oleovitamin A & D "人人"魚肝油精丸®（漁人/人人）

82208 Fisherman Fresh 漁人牌精純魚肝油®（漁人）

每 gm 含有：VITAMIN A (FISH LIVER OIL) 2000.0 IU ；VITAMIN D (FISH LIVER OILS) 200.0 IU

適應症 [衛核] 助長發育、補益身體、強固骨齒、妊產婦人及乳幼兒之維他命A．D補給、虛弱體質、夜盲症

用法用量 飯後服1次一日2次服用，成人每次2毫升；小孩每次1毫升；幼兒每次半毫升。

醫療須知 與藥並用或多用均無妨出生後至十二個月之乳幼兒由一滴開始徐徐增至每日一cm

類似產品 Fisherman Strong 漁人牌濃縮魚肝油精®（漁人）

82209 Ganmar E300 康美益膠囊®（Fuji Capsule/優德）

每 Cap 含有：ORYZANOL GAMMA- 3.33 MG；TOCOPHEROL ACETATE ALPHA DL- 100.0 MG

適應症 [衛核] 維生素E缺乏症。

用法用量 成人(15歲以上).....1次1粒，一天服用3次。

82210 Triaction 寶益壯膜衣錠®（寶齡富錦）

Rx

每 Tab 含有：PYRIDOXINE(VITAMIN B6) 40.0 MG；TOCOPHEROL ALPHA- 70.0 MG；VITAMIN A ACETATE 25000.0 IU

適應症 [衛核] 皮膚乾皺、硬化、角化、角膜結膜乾燥
[非衛核] 眼角膜、眼結膜乾躁、皮膚乾皺，皮膚硬化角化。

用法用量 治療劑量每日一次，每次一錠。

82211 Zabo EB Soft 銳寶 EB 軟膠囊®（TOKAI/生匯）

每 Cap 含有：ORYZANOL GAMMA- 3.33 MG；PANTHENOL 1.67 MG；RIBOFLAVIN BUTYRATE 0.67 MG；TOCOPHEROL ALPHA D- 100.0 MG

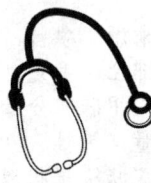

適應症 [衛核] 維生素E缺乏症。

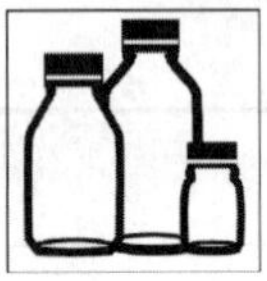

第八十三章 礦物質

Minerals

人體內大約有二十五種自然存在的無機物元素，些礦物質少量存在於人體，人類須適量攝取各種礦物質以維持身體的生化反應正常運作，以保持身體的健康。礦物質不僅能增強骨骼和牙齒，保持神經系統與免疫系統的功能，還可協助維他命發揮應有的作用。

許多礦物質都是酵素的輔酶，參與調節生理功能，維持神經、肌肉、血液循環的正常；參與組織的成長修護，是人體健康生命的延續至關重要。

礦物質可分作兩類：巨量元素(macro or bulk elements)如鈣、鎂、鉀、磷及微量元素(micro or trace elements)，如鋅、鐵、錳、鉻、硒、碘、銅、鈷、釩、鎳.....等等。人體礦物質主要元素有7種：鈣、鎂、鈉、鉀、磷、硫和氯，它們占人體所有無機物總量的60~80%。此外，還有微量元素(trace elements)，它們可分成3種①必需微量元素：鐵、碘、銅、錳、鈷、鉬、硒、鉻和氟②可能是必需微量元素：鎳、錫、釩、矽③非必需微量元素：鋁、硼、鍺、鎘、鉮、鉛、和汞。(資料來源：陳長安等譯著：Harper生化學)

鈣

天然來源：牛乳、乳製品、帶骨的沙丁魚、大豆、深綠葉蔬菜、芝麻、燕麥、堅果、葵花子
相關部位：骨骼、牙齒、指甲、血液、心臟、皮膚
功能：促進骨骼、牙齒生長、血液凝結、對心臟跳動、神經傳送、肌肉生長具重要功能
需要量：男性 - 700毫克/天；女性 - 700毫克/天 ，1200毫克/天(哺乳時)
缺乏症狀：肌肉無力、心悸、失眠、神經過敏、手腳易骨折、牙齒易壞、骨質疏鬆症
過量：無症狀，超過2500mg可能導致便秘或腎臟出問題

鉻

天然來源：釀造酵母、蔗糖、肉類、貝類、糙米、乳酪、玉米、乳製品、香菇、馬鈴薯
相關部位：血液、動脈
功能：對調血糖和膽固醇水平非常重要，涉及葡萄糖的代謝、生產能量必備物質
需要量：男性 - 25微克/天；女性 - 25微克/天
缺乏症狀：導致對葡萄糖耐量差、低血糖症、膽固醇水平上升、動脈硬化、引起糖尿病、心臟病
過量：無症狀，服用鉻補充劑超過600~2400微克四個月以上時會造成腎衰竭、貧血、血小板缺乏症、溶血及肝臟受損

鈷

天然來源：綠葉蔬菜、蛤、牡蠣、紅肉、肝、腎、牛乳
相關部位：血液、肌肉、神經
功能：維他命B12的基本成分
需要量：男性 - 3微克；女性 - 3微克
缺乏症狀：惡性貧血、肌肉無力、腸道、神經易患疾病、生長率減緩
過量：無症狀

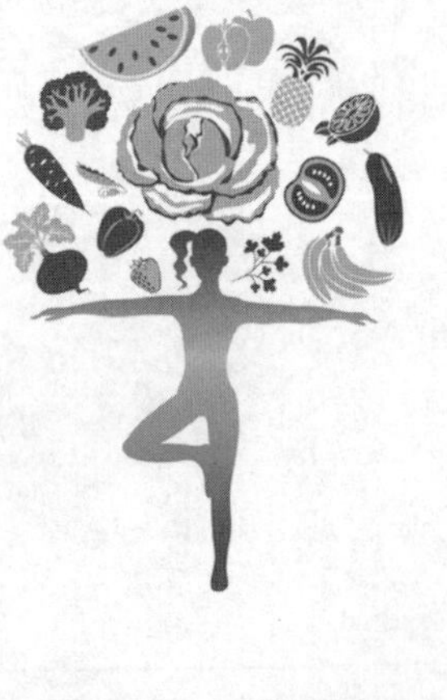

碘

天然來源：碘鹽、海鮮、海帶、蘆筍、大蒜、蛋黃、柑橘類水果、芝麻
相關部位：毛髮、指甲、甲狀腺、腦、皮膚、牙齒
功能：甲狀腺分泌的重要成分
需要量：男性 - 140微克；女性 - 140微克(哺乳時)
缺乏症狀：甲狀腺腫大、皮膚和毛髮變粗、小孩智障、易患癌症

過量：口腔產生金屬味、生瘡、唾腺腫脹、下痢、嘔吐

鐵

天然來源：紅、白肉、肝、心、腎、綠葉蔬菜、糖蜜、水果、堅果、釀造酵母、蛋、海產品、豆類
相關部位：血液、骨骼、指甲、皮膚、牙齒
功能：製造血紅蛋白，使紅血球含氧，提高免疫系統，預防疾病，抗氧化酶必需
需要量：男性 - 10毫克 ；女性 - 14.5毫克，45毫克(哺乳時)
缺乏症狀：氣喘、疲勞、貧血、便秘、毛髮易斷裂、指甲易碎、免疫系統下降、易罹病
過量：導致血色素沉著病，皮膚轉為棕色，易肝硬化，罹糖尿病、心臟病、兒童誤食會引起鐵中毒。超過75mg引致嘔吐、腹瀉、肚痛，妨礙身體吸收其他礦物質

鎂

天然來源：全麥、水果、乳製品、魚肉、海產品、肝、腎、心臟、蛋黃、紅肉、蚌、類
相關部位：動脈、骨骼、心臟、肌肉、神經、牙齒
功能：酸鹼平衡、血糖代謝、維他命C和鈣代謝，酵素作用必需，助鈣、鉀吸收，減少心律不整
需要量：男性 - 300毫克 ；女性 - 270毫克，340毫克(哺乳時)
缺乏症狀：引起暴躁、緊張、定向力障礙、冷漠、衰弱、痙攣、肌肉抽搐、心臟疾病、高血壓、頭暈、腎結石
過量：起過305mg引發腹瀉及嘔吐

錳

天然來源：酪梨、堅果、種子、海藻、未加工穀類、小麥胚芽、杏仁、藍莓、蛋黃、柑橘類
相關部位：腦、甲狀腺、乳腺、肌肉、神經
功能：蛋白質及脂肪代謝，促進神經健康，提高免疫系統，血糖調節、骨骼生長、再生、製造母乳、代謝脂肪的酶要素
需要量：男性 - 1.4毫克 ；女性 - 1.4毫克
缺乏症狀：運動失調、眩暈、耳鳴、失聰、易患孟凱氏病(Menke's disease)
過量：無症狀，會被身體排出

磷

天然來源：乳製品、全麥、種子、堅果、蛋、魚、紅肉、可樂、所有植物及動物蛋白
相關部位：骨骼、腦、心臟、腎臟、神經、牙齒
功能：形成骨骼及牙齒，細胞生長修復，把食物轉化成能量，心肌收縮，維持腎臟功能，鈣、糖代謝
需要量：男性 - 600毫克；女性 - 600毫克，1000毫克(哺乳時)
缺乏症狀：缺乏磷的情況少見，但如真正缺乏時，易疲勞、沒食慾、呼吸不正常、神經不健全、過重或失重
過量：過量磷影響鈣、鎂的吸收，導致關節炎、生長阻礙，牙齒、齒齦失常

鉀

天然來源：乳製品、魚、蔬菜、豆類、紅白肉、杏、酪梨、柑橘類、香蕉、糖蜜、馬鈴薯、葵花子
相關部位：血液、心臟、腎臟、肌肉、神經、皮膚
功能：規律的心跳，促進生長，預防中風、正常的肌肉收縮，與鈉合作控制水分平衡，穩定血壓及神經正傳導
需要量：男性 - 3500毫克；女性 - 3500毫克
缺乏症狀：長青春痘、口渴、衰弱、精神錯亂、皮膚乾燥、便秘、失眠、肌肉乏力、心跳慢且不規則、反應遲鈍
過量：昏昏沉沉、嗜眠、心跳慢、麻痺、心力衰竭

硒

天然來源：肉類、穀類、釀造酵母、洋菇、蔥、蒜、番茄、綠花椰菜、海產品、牛乳、蛋、糙米、糖蜜、肝
相關部位：血液、攝護腺、肝和睪丸
功能：抗氧化劑，保護免疫系統、抗體製造及維持心臟健康、性器官正常發育、抗氧化酶必需
需要量：男性 - 75微克(指有機硒而言)；女性 - 60微克(指有機硒而言)
缺乏症狀：易患癌症及心臟病，阻礙人體生長和性器官發育，降低生育力，易患凱香病(Kesham disease)
過量：掉髮、皮膚色素消失、疲勞、中毒(噁心、嘔吐)

鈉

天然來源：海鹽、海草、甲殼類、紅蘿蔔、蘆荀、萵苣、甜菜、牛肉、腦、腎、火腿、西瓜
相關部位：血液、淋巴系統、胃、肌肉、神經
功能：與鉀共同維持體液，對神經及肌肉維持正常功能，正常內分泌之分泌
需要量：男性 - 1600毫克；女性 - 1600毫克
缺乏症狀：慢性腹瀉、噁心、低血糖、心悸、脫水、昏睡、體弱、頭腦不清、血液體液酸鹼不平衡
過量：水腫、高血壓、導致中風、心力和腎衰竭

鋅

天然來源：魚、牡蠣、豆科植物、紅白肉、釀造酵母、綠葉蔬菜、蛋、南瓜子、葵花子
相關部位：血液、腦、心臟、攝護腺
功能：促進免疫系統、傷口癒合、醣代謝，保持攝護腺及生殖腺功能良好，有助於多種酶的活動
需要量：男性 - 9.5毫克；女性 - 7.0毫克
缺乏症狀：免疫力下降、食慾不振、妨害人體的性器官的發育、生理、心理發遲緩、不育
過量：引起脫水、腹瀉、噁心及頭暈目眩

表 83-1 成人每天所需常見的礦物質

名稱	成人需要量*	來源
鈣	800-1200mg	牛奶及乳製品、綠葉菜、豆腐、花椰菜、鮭魚和沙丁魚(帶骨)
有益於(1)建構牙齒與骨骼；(2)維持正常的凝血作用；(3)重要的神經傳遞物質；(4)預防骨質疏鬆症；(5)肌肉生長和收縮的要素，能預防痙攣；(6)維持正常心跳。		
鐵	10-15mg	肝臟、紅色瘦肉、魚、杏乾、豆莢、黃豆粉、葡萄乾
有益於(1)血紅素形成的重要成份；(2)能量產生與釋放時所必需；(3)使人體免疫系統正常運作；(4)兒童身心發育時所必需。		
鎂	280-350mg	豆類、牡蠣、貝類、加鎂穀物、綠色蔬菜
有益於(1)維持細胞及組織的建康；(2)生長發育所必需；(3)神經衝動傳遞所必需；(4)使內分泌的運作正常；(5)維持人體的酸鹼值平衡。		
磷	800-1200mg	家禽、肉、乳製品、蛋黃、魚、豆莢
有益於維生素E共同作用抗脂肪酸氧化。		
硒	55-70mg	海產品、蛋黃、雞肉、蘑菇、蒜、洋蔥
有益於(1)可破壞會對人體造成傷害的自由基；(2)維持心臟健康及肝功能正常；(3)幫助良好的視力；(4)與維他命A、C、E和礦物質鋅一樣具有抗癌的作用。		
鋅	12-15mg	酸奶、牛肉、麥芽、肝臟、加鋅穀物
有益於(1)幫助胎兒正常發育；(2)維持指甲皮革頭痛的健康；(3)維護生殖器官的健康；(4)促進免疫系統健康；(5)幫助傷口癒合。		

§ 83.1 礦物質

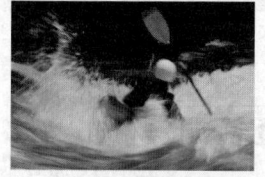

83101 POTASSIUM CHLORIDE

孕A 乳+ 泄 腎

℞ SR 750 MG, 1500 MG/持續性製劑(SR);

商　名
Const-K Extended-Release® ＊ (益邦/保瑞聯邦)
$17.2/SR(1500MG-PIC/S), $9.1/SR(750MG-PIC/S)

藥理作用 1.鉀離子(K+)是大多數身體組織的主要細胞內陽離子。
2.鉀離子參與許多基本生理過程，包括維持細胞內張力、神經脈衝傳輸、心臟及骨骼與平滑肌的收縮，以及維持腎功能正常。
3.持積性藥效錠為固體口服劑型，膜衣錠中含有750毫克與1500毫克的氯化鉀，分別相當於10mEq和20mEq的鉀。

適 應 症 [衛核]缺鉀狀態。

用法用量 1.劑量必須按照病人的個人狀況調整。若每日劑量超過20mEq，則應分次服用，以免單次劑量超過20mEq。
2.治療低血鉀：一般劑量範圍為每日40~100mEq。
3.預防低血鉀：一般劑量為每日20mEq。
4.重要的是病人應坐直在飯間與液體整粒吞服。
5.持續性藥效錠不可壓碎、咀嚼或吸吮，而是在進餐時坐直以適量液體吞嚥整粒持續性藥效錠。本藥易引起胃刺激，請勿空腹服藥。

不良反應 口服鉀鹽最常見不良反應有噁心、嘔吐、腸胃氣脹、腹疼部痛 / 不適與腹瀉。

醫療須知 1.若出現嚴重嘔吐、腹擠、腹脹或腸胃道出血，請立即停用本藥，並考慮是否有腸胃潰瘍、阻塞或穿孔的可能性。
2.使用鉀鹽製劑於患有慢性腎病或任何其他鉀排泄不良的病人，特別需要小心監控血清鉀濃度以及適當劑量調整。
3.伴有代謝性酸中毒的低血鉀症病人不宜以氯化鉀治療，而應使用鹼性鉀鹽，例如重碳酸鉀、檸檬酸鉀或醋酸鉀。

83102 POTASSIUM GLUCONATE

℞ 595 MG/錠劑(T); 312 MG/ML/液劑(Sol);

商　名
K-Glu® (信東) $14.4/Sol(312MG/ML-PIC/S-15ML),
K-Supply® (正和) $1.72/T(595MG-PIC/S), $2/T(595MG-PIC/S-箔)
Radi-K® (寶齡富錦) $1.72/T(595MG-PIC/S)

適 應 症 [衛核]血鉀過低症(因手術前後、使用藥物、瀉肚、心臟病引起之血鉀過低症)

用法用量 1.錠劑：①成人每天10~100mEq，分次投與；②孩童每天1~3mEq，分次投與。
2.液劑：每天3~4次，每次15mL與開水或果汁混合後服用，飯後服用。本藥應持續服用至鉀缺乏症獲得矯正。

不良反應 1.偶有噁心、胃痙攣、嘔吐等症狀。
2.不正常的血中鉀離子濃度過高(特別常發生於腎臟疾病之病人)，則會有意識混亂、血壓降低、心律不整等情形。

醫療須知 1.在無醫療人員監測下，患有嚴重腎臟疾病之老年病人不可服用本藥。
2.應時常檢測血中鉀離子濃度，以避免鉀離子濃度過高。
3.本藥不建議使用於孕婦及授乳婦。

83103 SODIUM SELENITE PENTAHYDRATE

Rx 166.5 ug/注射劑(I);

商名

Zelnite® (南光/台睿)

藥理作用 1.硒為人體必要微量元素，目前為止人體有超過25種蛋白質含有硒元素被發現，其中包含穀胱甘肽過氧化物酶(glutathione peroxidase)與硒蛋白(selenoprotein)，這些蛋白質在人體的功能與抗氧化及抗發炎相關。
2.因硒缺乏而導致的疾病包含克山症(Keshan disease)、流行性心臟病(Endemic cardiopathy)、大骨節病(Kaschin-Beck disease)。常見的病症為心肌病變(Cardiomyopathy)及骨骼肌肉病變(Myopathy of the skeletal muscles)。
3.導致硒缺乏的原因與長期接受不含硒元素的全靜脈營養(Total parenteral nutrition)及不均衡飲食有關。

適應症 [衛核]用於治療硒缺乏症(Selenium deficiency)，或用於預防正在接受靜脈營養(Parenteral nutrition)病人之硒缺乏症。

用法用量 1.用於預防硒缺乏症時，成人每日劑量建議為100微克的硒(相當於1安瓿本藥注射液)。
2.用於治療硒缺乏症時，成人每日劑量建議為200微克的硒(相當於2安瓿本藥注射液)。
3.治療時建議監測全血或血清中的硒含量，以了解治療效果。
4.本藥1安瓿(2mL)或2安瓿(4mL)以單次全劑量緩慢靜脈注射；或與100mL 0.9%注射用生理食鹽水充分混合，再行靜脈輸注。

不良反應 若注射劑量過多，可能出現過量使用所列舉之症狀。

醫療須知 1.本藥若與0.9%注射用生理食鹽水混合使用，應避免與具還原性物質(例如：維他命C)同時使用或相混合而產生非特異性沉澱。
2.靜脈導管給藥後使用10毫升的無菌0.9%注射用生理食鹽水沖洗管路。

83104 ZINC

Rx 10 MG, 15 MG/錠劑(T);

商名

Fullzinc® (永吉)
Kethlinda-Tesson Zinc® (健喬信元/優良)

藥理作用 近年來發現鋅(Zn)在維持攝護腺功能，性功能，傷口癒合，肝功能等都扮演重要的角色。

適應症 [衛核]鋅不足之補充。

用法用量 一天1~3次，每次1~2錠。

83105 ZINC GLUCONATE

Rx 10 MG/錠劑(T);

商名

Fullzinc® (永吉)
Glu Zin® (壽元)
Zinboss® (正和) $1.5/T(10MG-PIC/S)
Zinco® (皇佳) $1.5/T(10MG-PIC/S), $2/T(10MG-PIC/S-箔)
Zinga® (寶齡富錦) $1.5/T(10MG-PIC/S),
Zink® (中美兄弟/興中美)

藥理作用 近年來發現鋅(Zn)在維持攝護腺功能，性功能，傷口癒合，肝功能等都扮演重要的角色。

適應症 [衛核]鋅不足之補充

用法用量 一天1~3次，每次1~2錠。

83106 ZINC SULFATE

Rx 15 MG/錠劑(T); 5.94 MG, 5.94 MG/ML/注射劑(I);

商名

Zinc® (人人) $1.2/T(15MG)
Zinc® (信東)
Zinc-S® (濟生)

藥理作用 1.鋅可做為70種以上酵素的協同因子，鋅為營養素的必須微量元素，且為許多酵素系統的組成之一，包括Alkaline Phosphatase、Carbonic Anhydrase、Carboxypeptidase以及Alcohol Dehydrogenase，並與胰島素一起存於胰臟中。
2.鋅參與DNA及蛋白質合成，可促造傷口癒合，協助維持正常生長速率。
3.鋅對於免疫功能、生殖器官發育以及維持前列腺正常功能是必須的。
4.鋅同時參與維持皮膚皮脂腺正常功能的某些酵素活動。
5.將維他命A從肝臟移至血漿中也需要鋅，鋅可幫助維持嗅覺及味覺。

適 應 症 [衛核]用於加入相容性之靜脈輸液或全靜脈營養(TPN)溶液中，治療鋅缺乏症。

用法用量 1.注射：
a.代謝穩定之成人：每日2.4~4 mg,對於急性分解代謝體質者，每曰加2mg鋅。
b.小腸液流失而情況穩定之成人：於每升全靜脈營養注射液(TPN)中另加入12.2mg鋅，或是依糞便或迴腸造口術後之排出物的量，每公斤另加17.1mg鋅。應時常監測血中的鋅濃度以確保使用劑量正確。
c.早產兒(出生重量小於1500 公克)體重未達3公斤前，每日300μg/kg鋅。
d.滿月嬰兒及幼兒(未達5歲)：每日100μg/kg鋅。
e.5歲以上之孩童：劑量與成人同，每曰最多4mg鋅。
f.本藥使用前須先過濾。本藥不含防腐劑，請丟棄未使用完之部分。
2.口服：每天3次，每次1錠。

不良反應 1.長期使用鋅可能導致銅缺乏及反應鋅戒斷與症狀治療之貧血。
2.在鋅治療中，下列顯示胰臟傷害的症狀常被報導，例如血清中Amylase、Lipase以及Alkaline Phosphatase濃度增加。

醫療須知 1.缺銅時施予鋅，會降低鋅在血漿中的濃度，進行週期性給藥時，在給藥期間應做血漿中鋅與銅約定量。
2.鋅會與四環素產生螯合作用。
3.同時施用鋅鹽與Penicillamine時可能會降低Penicillamine的作用。
4.在腎功能不全的病患可能會有鋅累積的風險。
5.避免以本藥接觸眼睛及皮膚，若碰觸到皮膚及眼睛，請以大量清水清洗。

§ 83.2 礦物質複方

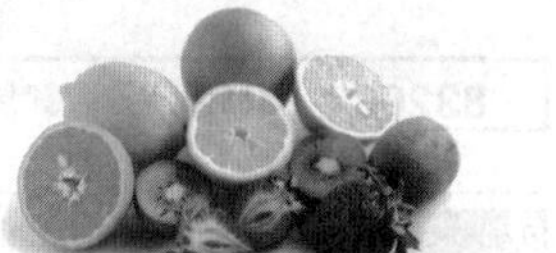

83201	Pramet "亞培"盼納補膜衣錠 ® (健亞/亞培)

每 Tab 含有：ASCORBIC ACID COATED 102.56 MG；CALCIUM CARBONATE 625.0 MG；COPPER 150.0 MCG；FERROUS SULFATE 187.6 MG；FOLIC ACID 1.0 MG；IODINE (ORGANICALLY BOUND) 100.0 MCG；NICOTINAMIDE 10.0 MG；PANTOTHENATE CALCIUM 1.0 MG；PYRIDOXINE HCL 5.0 MG；RIBOFLAVIN (VIT B2) 2.0 MG；THIAMINE MONONITRATE 3.0 MG；VITAMIN A ACETATE DRY 8.0 MG；VITAMIN B12 (0.1% MANNITE) 3.0 MG

適 應 症 [衛核] 維生素及礦物質缺乏之補充。

用法用量 成人每日1錠。

83202	Basentabs 衡穩錠 ® (PASCOE/康百佳)

成 分 每 Tab 含有：Calcium Carbonate 201.7 MG；Disodium Phosphate 20.0MG；Magnesium Carbonate 120.0 MG；Potassium bicarbonate 20.0 MG；Sodium bicarbonate 160.0 MG；Zinc Sulfate 1.1 MG

適 應 症 [非衛核] 調整體質。

用法用量 每天1~3次，餐後1~3小時，每次2~3錠。

醫療須知 請洽醫師藥師藥劑生有關食用本食品的專業意見。

83203 Juveilie-E "井田"由百力－E膠囊® (井田)

每 Cap 含有：ANGELICA RADIX EXTRACT 150.0 MG；TOCOPHEROL ACETATE ALPHA DL- 100.0 MG

適應症 [衛核] 維生素E缺乏症。

用法用量 成人一天2次，早晚各服1粒。

83204 Osteomin 歐斯鈣軟膠囊®（CATALENT GERMANY/康百佳）

成分 每cap含有：Calcium Hydrogen Phosphate , anhydrous 414.98mg ; vitamin D2 366 IU ; phosphorus 94mg ; magnesium 3.0mg ; zinc 0.5mg ;copper 0.45mg ; manganese 0.5mg ; selenium 25mcg ; folic acid 0.25mg

適應症 [非衛核] Osteomin為依據科學並且由藥學專家所開發出來可幫助骨骼正常之低鈣平衡配方產品，含有豐富的維生素D，可提高鈣的利用率，安全少負擔。

用法用量 每日1~2顆，餐後食用。

醫療須知 **請洽醫師藥師藥劑生有關食用本食品的專業意見。**

83205 Panosteo 鈣密錠®（PASCOE/康百佳）

成分 每錠含：Calcium 200 mg，Vitamin C 50 mg，Vitamin D 100 IU。

適應症 [非衛核] 鈣和vitamin C、D缺乏時之營養補充。

用法用量 每日2顆，餐後食用。

醫療須知 **請洽醫師藥師藥劑生有關食用本食品的專業意見。**

83206 Pomeca "黃氏"寶美鈣錠®（黃氏）

每 Tab 含有：CALCIUM PHOSPHATE DIBASIC 150.0 MG；LYSINE L- HCL (EQ TO L-LYSINE HCL) 10.0 MG；PYRIDOXINE HCL 0.333 MG；RIBOFLAVIN (VIT B2) 0.333 MG；THIAMINE MONONITRATE 0.5 MG

適應症 [衛核] 促進發育、軟骨病、妊娠授乳婦之營養補給。

用法用量 15歲以上，一次3至4錠；14至8歲，2至3錠；7至5歲，1至2錠，一日3回

83207 Potassium Chloride Complex "健喬" 氯化鉀複方注射液15%®（濟生/健喬信元）$5.8/I (5.0 ML)

Rx

每 I 含有：POTASSIUM CHLORIDE 150.0 MG；RIBOFLAVIN PHOSPHATE SODIUM 0.3 MG

適應症 [衛核] 治療鉀缺乏症。

類似產品
Potassium Chloride 氯化鉀注射液１５％®（信東）
$15/I (5.0 ML-PIC/S), $15/I (10.0 ML-PIC/S), $15/I (20.0 ML-PIC/S)

83208 Sutacaps 適鈣補軟膠囊®（CATALENT GERMANY/康百佳）

成分 每cap含有：calcium carbonate 600mg; calcium hydrogen phosphate, anhydrous 204mg; vitamin D2 100IU; vitamin K1 25mcg; zinc 0.25mg; copper 0.25mg; magnesium 20mg; selenium 0.125mg; lecithin 30mg

適應症 [非衛核] Sutacaps為依據科學並且由藥學專家所研發製造之產品，包含鈣質和其他的輔助因子(例如：鎂、鋅、銅、硒)是很有意義且重要的。

用法用量 每日1~4顆，餐後食用。

醫療須知 **請洽醫師藥師藥劑生有關食用本食品的專業意見。**

83209 Z-C 新喜膜衣錠®（保瑞/人人）

每 Tab 含有：ASCORBIC ACID (VIT C) 100.0 MG；ZINC (ZINC SULFATE) 45.0 MG

適應症 [衛核] 維他命C及礦物質鋅之缺乏症

用法用量 一天3次，每次口服1錠。

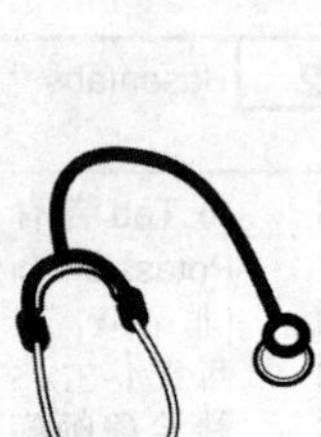

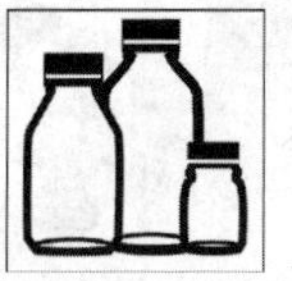

第八十四章
綜合維他命複方產品
Compound Products of Vitamins

COSMOS-Mind是一項大型隨機的3年期試驗，每天補充綜合維他命，評估記憶和其他認知能力。研究結果發現，補充綜合維他命可減緩60%(約1.8年)的認知能力下降，尤其在患有嚴重心血管疾病的受試者中，效果相對更為明顯。

綜合維他命是針對成人所設計之完整營養綜合配方，含有多種之維他命與礦物質。維他命是人體維護健康，促進生長及增進新陳代謝不可或缺的營養。而礦物質除了構成骨骼、牙齒之外，同時負責人體之腎機能運作，神經傳導、肌肉收縮、酵素調節、及細胞的滲透性等重要功能。

綜合維他命與礦物質製劑，對人體之重要性簡述如下：

維他命A.....對生長以及視力、皮膚、骨骼、牙齒的健康很重要。
維他命B1.....幫助維持心臟及神經系統之正常功能；亦為幫助食物轉換能量所必需。
維他命B2.....有助於促進組織之修復和皮膚之健康。
維他命B6.....對牙齒、牙齦、紅血球以及神經系統之健康很重要。
維他命B12.....紅血素之形成所必需；有助於維持神經系統之功能。
維他命C.....對牙齒、牙齦、骨骼以及血管的保健很重要。
維他命D.....幫助利用鈣質與磷質以生成健全的骨骼與牙齒。
維他命E.....有助於維持紅血球之功能以及保護細胞膜免於受到損壞。
維他命K.....對蛋白質之形成很重要；此類蛋白質有助於促進血液凝固之功能。
生物素.....幫助把食物轉變成能量以及能夠有效利用蛋白質。
葉酸.....為紅血球之生長所必需。
菸鹼醯胺.....有助於維持皮膚之健康；食物轉變成能量以及細胞代謝所必需。
泛酸.....幫助將脂肪、醣類以及蛋白質轉變成能量。
鈣.....有助於增強骨骼與牙齒之健全，促進血液之凝固，及預防骨質疏鬆症。
氯.....有助於身體之酸鹼平衡，水平衡及滲透壓。其它可以刺激胃中鹽之分泌。
鉻.....醣類所必需。
銅.....紅血球之功能與鐵質之代謝所必需。
鐵.....為血紅素之生成所必需；血紅素可攜帶氧氣至身體各處之細胞。
碘.....有助於維持甲狀腺之功能以調新陳代謝與成長。
鎂.....維持肌肉、骨骼之健全，並為合成蛋白質所必需。
錳.....增強骨骼所必需。
鉬.....促進一些重要酵素之功能所必需。
鎳.....有助於活化一些酵素。
磷.....與鈣質共同作用以生成並增強骨骼組織與牙齒；且為能量之儲存與釋出之控制所必需。
鉀.....鉀和鈉可以共同維持體內的酸鹼平衡、正常滲透壓、以及水份的保持；其它可以使心跳正常，並滋養神經系統。
硒.....抗氧化酵素的重要構成部份。
矽.....其與鈣共同作用，能強化骨骼。
錫.....人體所需之微量元素。
釩.....為骨骼、牙齒和軟骨生長所必需。
鋅.....維持皮膚健康與身體發育；對組織之修護很重要。

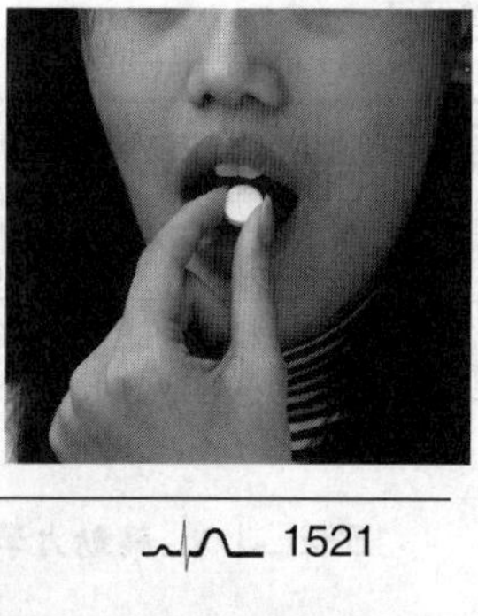

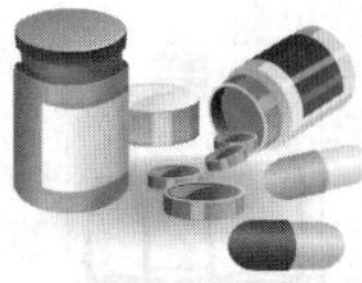

§ 84.1 綜合維他命複方產品

84101 Bilsan "亞培" 健得生膜衣錠 ® (健亞/亞培)

每 Tab 含有：BILE EXTRACT, OX 60.0 MG；CHOLINE DIHYDROGEN CITRATE 100.0 MG；DEHYDROCHOLIC ACID 60.0 MG；INOSITOL (MESO-INOSITOL) 100.0 MG；METHIONINE 100.0 MG；NICOTINAMIDE 20.0 MG；PYRIDOXINE(VITAMIN B6) 0.5 MG；RIBOFLAVIN (VIT B2) 2.5 MG；THIAMINE HYDROCHLORIDE 3.0 MG；VITAMIN B12 (CYANOCOMPLEX) 3.0 MCG

適應症 [衛核] 發育不良、營養補給、虛弱體質、熱性消耗性疾患之補助治療、妊娠婦之營養補給。

用法用量 每天1錠。

84102 Evereta S.C. "健康工房"永力達糖衣錠 ® (永勝)

每 Tab 含有：FOLIC ACID 0.134 MG；NIACINAMIDE (NICOTINAMIDE) 15.0 MG；PANTOTHENATE CALCIUM 5.0 MG；PYRIDOXINE HCL 2.0 MG；RIBOFLAVIN (VIT B2) 2.0 MG；THIAMINE NITRATE 2.0 MG；VITAMIN B12 (CYANOCOBALAMIN 1%) 2.0 MG；YEAST (TORULA YEAST) 100.0 MG

適應症 [衛核] 維生素B群缺乏症。

用法用量 成人每日1粒或數粒。

84103 5% Sal-Bron "濟生"柳溴鈣糖注射液 ® (濟生) $15/I (20.0 ML-PIC/S)

Rx

每 20ml 含有：CALCIUM BROMIDE 400.0 MG；GLUCOSE 2000.0 MG；SODIUM SALICYLATE 1000.0 MG

適應症 [衛核] 神經痛、腰痛、慢性濕疹

用法用量 參照仿單

類似產品 Salca 散卡注射液 ® (壽元) $10.9/I (20.0 ML)

84104 A-Vita S.C. 安維達糖衣錠 ® (健喬信元)

每 Tab 含有：AMINO ACID 100.0 MG；ASCORBIC ACID (VIT C) 30.0 MG；BIOTIN 0.03 MG；CYANOCOBALAMIN (VIT B12) 1.0 MCG；ERGOCALCIFEROL (VIT D2CALCIFEROL) 250.0 IU；FERRIC PHOSPHATE 16.0 MG；FOLIC ACID 0.5 MG；GINSENG POWDER 30.0 MG；LYSINE L- HCL (EQ TO L-LYSINE HCL) 25.0 MG；MENADIONE (VIT K3) 0.4 MG；NIACINAMIDE (NICOTINAMIDE) 5.0 MG；PANTOTHENATE CALCIUM 30.0 MG；PYRIDOXINE(VITAMIN B6) 1.0 MG；RIBOFLAVIN (VIT B2) 2.0 MG；TAURINE (EQ TO 2-AMINOETHANE SULFONIC ACID) 30.0 MG；THIAMINE MONONITRATE 10.0 MG；TOCOPHEROL ALPHA- 1.0 MG；VITAMIN A 2500.0 IU

適應症 [衛核] 營養補給、維他命缺乏症、病中病後、手術前後、妊產婦、促進新陳代謝

用法用量 每天1錠。

84105 Aelocon S.C. "永勝"愛樂康糖衣錠 ® (永勝) $1.5/T, $2/T

Rx

每 S.C.Tab 含有：RIBOFLAVIN (VIT B2) 5.0 MG；THIAMINE DISULFIDE 50.0 MG

適應症 [衛核] 神經炎、末梢神經麻痺、腳氣病

用法用量 參照仿單

84106 Aipatron S.C. "派頓"愛得力康糖衣錠 ® (生達/派頓)

Rx

每 Tab 含有：CYANOCOBALAMIN (VIT B12) 250.0 MCG；PYRIDOXINE HCL 25.0 MG；RIBOFLAVIN (VIT B2) 2.5 MG；THIAMINE DISULFIDE 10.0 MG

適應症 [衛核] 神經痛、神經炎、多發性神經炎、關節痛、末梢神經麻痺、代謝障礙所引起之神經疾患、貧血、營養不良

用法用量 參照仿單

84107 Alinamin EX Plus 合利他命 強效錠 ® (TAKEDA/合利他命)

每 Tab 含有：CALCIUM PANTOTHENATE TYPE S 15.4 MG；CYANOCOBALAMIN (VIT B12) 500.0 MCG；FURSULTIAMINE HYDROCHLORIDE 36.39 MG；GAMMA ORYZANOL 3.33 MG；PYRIDOXINE HYDROCHLORIDE 33.33 MG；TOCOPHEROL CALCIUM SUCCINATE 34.53 MG

適應症 [衛核] 維生素B1、B6、B12、泛酸及維生素E缺乏症。

類似產品 Arinaecho Exp 日方活力康糖衣錠 ® (NEIYAKU/德佑) Neac Exp S.C. 康斯丁糖衣錠 ® (NEIYAKU/優德)

84108 Anvita 安維他注射液® (安星) $15/I (20.0 ML-PIC/S)

Rx

每 ml 含有：HYDROXOCOBALAMIN (ACETATE) 100.0 MCG；PYRIDOXINE HCL 10.0 MG；THIAMINE DISULFIDE 5.0 MG

適應症 [衛核] 神經痛、神經炎、營養不良、貧血、腳氣病的治療預防。

用法用量 參照仿單

類似產品
Chinlivita 慶利維他注射液® (壽元)
Hicovita 愛康維他注射液® (政德) $9.4/I (20.0 ML), $15/I (10.0 ML-PIC/S)
Polyvita "應元"寶得維他注射液® (應元)
Sanvita 參維他注射液® (安星) $15/I (20.0 ML-PIC/S)
Felinamin "濟生"回利他命注射液® (濟生) $15/I (10.0 ML-PIC/S), $15/I (20.0 ML-PIC/S)
Polimin-B12 〝應元〞保利命注射液® (應元) $9.4/I (20.0 ML)
Pyricobamin 倍利敏痛注射液® (台裕) $15/I (20.0 ML-PIC/S)
Virutamin EX 百養力糖衣錠® (SHISEIDO/德佑)

84109 B1612 "元宙"複乙康膠囊® (元宙) $1.68/C , $2/C

Rx

每 C 含有：CYANOCOBALAMIN (VIT B12) 0.5 MG；PYRIDOXINE HYDROCHLORIDE 50.0 MG；THIAMINE MONONITRATE 50.0 MG

適應症 [衛核] 維生素B1、B6、B12等缺乏所引起之下列疾患(神經痛、肌肉痛、腰痛、肩膀酸痛、腳氣病)身體疲勞時、妊娠授乳期、病中病後之營養補給。

類似產品
Liobigen "汎生"立百健膜衣錠® (汎生) $1.91/T

84110 Babycol 育嬰鈣顆粒® (中美兄弟)

每 1.5 gm 含有：ASCORBIC ACID (VIT C) 32.0 MG；CALCIUM 250.0 MG；CYANOCOBALAMIN (VIT B12) 0.5 MCG；ERGOCALCIFEROL (VIT D2CALCIFEROL) 200.0 IU ；NIACINAMIDE (NICOTINAMIDE) 5.0 MG；PYRIDOXINE HCL 0.5 MG；RIBOFLAVIN (VIT B2) 1.0 MG；THIAMINE MONONITRATE 1.0 MG；VITAMIN A 1250.0 IU

適應症 [衛核] 促進生長發育、骨齒發育不全、夜盲症、腳氣病、其他維他命及鈣質缺乏引起諸症狀

用法用量 乳幼兒一日量0.75~1.5gm(1~2平匙)，兒童一日量1.5~3gm(2~4平匙)，妊產授乳婦一日量3~4.5gm(4~6平匙)，成人一日量3gm(4平匙)，以上每日分1~3次服用，可視症狀輕重適宜增減.

類似產品
Babyvita 嬰兒營養顆粒® (明大)
Vitapoly 維他保力片® (中化) $1.5/T
Ve-Lady "生達"悅爾康膠囊® (生達)

84111 Bao Jiann Erl 保健兒® (派頓/漁人)

每 ml 含有：ASCORBIC ACID (VIT C) 75.0 MG；ERGOCALCIFEROL ACETATE 250.0 IU ；LYSINE L - HCL (EQ TO L-LYSINE HCL) 100.0 MG；NIACINAMIDE (NICOTINAMIDE) 20.0 MG；PYRIDOXINE HCL 2.5 MG；RIBOFLAVIN PHOSPHATE 3.5 MG；SODIUM PANTOTHENATE 10.0 MG；THIAMINE HYDROCHLORIDE 2.5 MG；VITAMIN A (ACETATE) 2500.0 IU

適應症 [衛核] 壞血症、營養補給、兒童之發育增進、佝僂病、哺乳婦之營養補給、軟骨症、夜盲症

用法用量 用法用量：六歲以上一次0.5ml，一日三次.

醫療須知
1.勿超過建議劑量，若有副作用應立即停藥就醫.
2.六歲以下嬰幼兒不宜使用.
3.若超量長期投與而發疹、異常口渴、皮膚搔癢等異常症狀，請停止使用，並就醫.

84112 Becton "華盛頓"倍克痛膜衣錠® (華盛頓)

Rx

每 Tab 含有：CYANOCOBALAMIN (VIT B12) 125.0 MCG；PYRIDOXINE HCL 125.0 MG；THIAMINE HYDROCHLORIDE 125.0 MG

適應症 [衛核] 神經炎、多發性神經炎、神經痛、末梢神經麻痺、惡性貧血關節痛

用法用量 成人一天3次，1次1片。

類似產品
Trivegen 賜爾健膜衣錠® (皇佳) $2.01/T

84113 Biovitas 皮達斯注射液® (杏林新生) $15/I (2.0 ML-PIC/S)

Rx

每 amp 含有：BIOTIN 0.5 MG；CHLORPHENIRAMINE MALEATE 2.0 MG；METHIONINE DL- 40.0 MG；NIACINAMIDE (NICOTINAMIDE) 20.0 MG；PYRIDOXINE HCL 5.0 MG；RIBOFLAVIN PHOSPHATE SODIUM 6.5 MG

適應症 [衛核] 脂漏性濕疹、急、慢性濕疹、落屑性皮膚炎、頭部粃糠疹、口角糜爛、口角炎、癩納氏病、小兒濕疹、過敏性疾患、癩皮病樣皮膚炎

用法用量 一天2~4ml，IM或與葡萄糖液混合IV。

類似產品
Bisotin "南光"美使癢丁注射液® (南光) $15/I (2.0

ML-PIC/S)

84114 Chocola BB 俏正美BB露皙雪靚錠® (NITTO/衛采)

每 T 含有：ASCORBIC ACID 100.0 MG；L-CYSTEINE 40.0 MG；NICOTINAMIDE 4.17 MG；PYRIDOXINE HYDROCHLORIDE 3.33 MG；RIBOFLAVIN PHOSPHATE SODIUM 2.5 MG；d-α-Tocopherol succinate 16.67 MG

適應症 [衛核] L-半胱胺酸、維生素C、B2、B6、E及菸鹼酸缺乏症。

84115 Corta "元宙"高維健膜衣錠® (元宙) $1.93/T, $2/T

Rx

每 Tab 含有：CYANOCOBALAMINE(1% SPRAY DRIED) 125.0 MCG；PYRIDOXINE HCL 125.0 MG；VITAMIN B1 (THIAMINE HCL) 125.0 MG

適應症 [衛核] 神經炎、多發性神經、神經痛、末梢神經麻痺、惡性貧血、關節痛。

84116 E E 益益口服液® (信東)

Rx

每 100ml 含有：ASCORBIC ACID (VIT C) 300.0 MG；BEZOAR ORIENTALE 2.0 MG；GINSENG EXTRACT 10.0 MG；NIACIN (NICOTINIC ACID) 10.0 MG；PANTHENOL 30.0 MG；PYRIDOXINE(VITAMIN B6) 2.0 MG；TAURINE (EQ TO 2-AMINOETHANE SULFONIC ACID) 100.0 MG；THIAMINE (VITAMIN B1) 10.0 MG；TOCOPHEROL ALPHA DL- (EQ TO DL-ALPHA TOCOPHEROL) 100.0 MG；VITAMIN A PALMITATE 1000.0 IU

適應症 [衛核] 維持肝臟正常功能、末梢血行障礙、恢復體力、預防早產、流產、促進血液循環、補充營養

用法用量 每日1至2瓶。

84117 Emulsion Vitaliter "漁人牌" 乳白維他肝油® (漁人)

Rx

每 10ml 含有：CALCIUM GLUCONATE 200.0 MG；CALCIUM HYPOPHOSPHITE 75.0 MG；CYANOCOBALAMIN (VIT B12) 0.8 MCG；NIACINAMIDE (NICOTINAMIDE) 5.0 MG；PANTOTHENATE CALCIUM 10.0 MG；PYRIDOXINE(VITAMIN B6) 0.6 MG；SODIUM HYPOPHOSPHITE 75.0 MG；THIAMINE (VITAMIN B1) 5.0 MG；VITAMIN A 20000.0 IU ；VITAMIN D 4000.0 IU

適應症 [衛核] 促進乳幼兒成長、妊產婦人、授乳期營養、夜盲症、角膜軟化症、鞏固骨骼牙齒、骨軟化症、佝僂病

用法用量 每飯後服一次。成人每次2cc;小孩每次1cc;嬰孩每次0.5cc，用後將瓶口擦淨蓋密放在冷暗處

84118 Enersupply "生達"活沛膜衣錠® (生達)

每 Tab 含有：ASCORBIC ACID (VIT C) 50.0 MG；CALCIUM PHOSPHATE DIBASIC 490.0 MG；CHOLINE BITARTRATE 50.0 MG；COPPER (OXIDE) 1.0 MG；CYANOCOBALAMIN (VIT B12) 1.0 MCG；ERGOCALCIFEROL (VIT D2CALCIFEROL) 400.0 IU ；INOSITOL (MESO-INOSITOL) 50.0 MG；IODINE (POTASSIUM) 0.1 MG；IRON (FERROUS FUMARATE) 10.0 MG；LYSINE L- HCL (EQ TO L-LYSINE HCL) 25.0 MG；MAGNESIUM (OXIDE) 1.0 MG；MANGANESE (DIOXIDE) 1.0 MG；NIACINAMIDE (NICOTINAMIDE) 15.0 MG；PANTOTHENATE CALCIUM 5.0 MG；POTASSIUM (SULFATE) 5.0 MG；PYRITHIOXIN HCL 0.5 MG；RIBOFLAVIN (VIT B2) 5.0 MG；THIAMINE MONONITRATE 5.0 MG；TOCOPHEROL ACETATE ALPHA (EQ TO VIT E ACETATE) (EQ TO VITAMIN E ACETATE) 10.0 IU ；VITAMIN A ACETATE 5000.0 IU ；ZINC (OXIDE) 0.5 MG

適應症 [衛核] 營養補給、虛弱體質、發育不良、熱性消耗性疾患之補助治療、妊娠婦之營養補給

用法用量 每日1錠。

84119 Engran S.C. 恩爾康糖衣錠® (中化)

每 Tab 含有：ASCORBIC ACID (VIT C) 75.0 MG；CALCIUM 100.0 MG；COPPER 1.0 MG；CYANOCOBALAMIN (VIT B12) 2.0 MCG；ERGOCALCIFEROL (VIT D2CALCIFEROL) 400.0 IU ；IODINE 0.15 MG；IRON 45.0 MG；MAGNESIUM 6.0 MG；MANGANESE 1.0 MG；NIACINAMIDE (NICOTINAMIDE) 20.0 MG；PANTOTHENATE CALCIUM 5.0 MG；PYRIDOXINE HCL 2.0 MG；RIBOFLAVIN (VIT B2) 3.0 MG；THIAMINE MONONITRATE 3.0 MG；VITAMIN A ACETATE 5000.0 IU ；ZINC 1.5 MG

適應症 [衛核] 發育不良、營養補給、虛弱體質、熱性及消耗性疾患之補助治療、妊娠婦之營養補給

用法用量 一天1粒，預防孕婦缺乏維他命與礦物質。

84120 Esfight Gold Dx 愛斯飛特 糖衣錠® (SSP/保瑞聯邦)

每 Tab 含有：BISBENTIAMINE (THIAMINE O-BENZOYL DISULFIDE) 33.33 MG；CYANOCOBALAMIN (VIT B12) 0.5 MG；NICOTINAMIDE 20.0 MG；PYRIDOXINE HCL 33.33 MG；TOCOPHEROL CALCIUM SUCCINATE 34.53 MG

適應症 [衛核] 維他命E、B１、B６、B１２缺乏症。

用法用量 15歲以上，2~3錠；11~15歲，1~2錠；5~11歲，1錠。

類似產品 Ganmar EX 日方元氣膠囊® (Fuji Capsule/德佑)　Vmin EX S.C. 渡邊維格亦速糖衣錠® (人生)

84121 Geri-Vita "榮民"健力維他錠® (榮民)

每 Tab 含有：ASCORBIC ACID (VIT C) 20.0 MG；COPPER (OXIDE) 0.1 MG；CYANOCOBALAMIN (VIT B12) 2.0 MCG；FOLIC ACID 100.0 MCG；INOSITOL (MESO-INOSITOL) 10.0 MG；IRON (FERROUS FUMARATE) 2.0 MG；NIACINAMIDE (NICOTINAMIDE) 10.0 MG；POTASSIUM (SULFATE) 0.5 MG；PYRIDOXINE HCL 2.0 MG；RIBOFLAVIN (VIT B2) 3.0 MG；THIAMINE MONONITRATE 5.0 MG；TOCOPHEROL ALPHA- 5.0 IU ；VITAMIN A 2000.0 IU ；VITAMIN D 200.0 IU ；ZINC (OXIDE) 0.05 MG

適應症 [衛核] 預防及治療維生素及礦物質之缺乏

用法用量 一天1粒。

84122 Gertamin 孕麗嫵軟膠囊® (CATALENT GERMANY/康百佳)

成分 每cap含有：copper 1mg; iron 21.5mg; magnesium 50mg; zinc 15mg; chromium 25mcg; biotin 30 mcg; niacinamide 20mg; vitamin B1 3mg; vitamin B2 3.4mg; vitamin B6 10mg; vitamin B12 12mcg; folic acid 0.6mg; vitamin C 100mg; vitamin E 30mg; vitamin A 1250IU; vitamin D2 100IU; pantothenic acid 10mg; lecithin 10mg

適應症 [非衛核] 孕麗嫵是一種含有超過20種必要生物元素之全方位處方，特別被發展給予在受孕前嘗試要有小孩，以及那些已懷孕或授乳之婦女來食用。

用法用量 每日一顆，餐後食用。

醫療須知 請洽醫師藥師藥劑生有關食用本食品的專業意見。

84123 HC Noritle Protect "諾得"顧肝口服液® (衛肯/天良)

每 100 ml 含有：ASCORBIC ACID (VIT C) 300.0 MG；INOSITOL (MESO-INOSITOL) 20.0 MG；NIACINAMIDE (NICOTINAMIDE) 20.0 MG；PANTOTHENATE CALCIUM 5.0 MG；RIBOFLAVIN (VIT B2) 2.0 MG；TAURINE (EQ TO 2-AMINOETHANE SULFONIC ACID) 500.0 MG；THIAMINE MONONITRATE 20.0 MG；THIOCTIC ACID AMIDE (THIOCTAMIDE) 3.0 MG；VITAMIN B6 HCL FROM YEAST CONC. 1.0 MG

適應症 [衛核] 消除疲勞、增強體力、維護肝臟正常功能、營養補給

用法用量 通常成人一日一次，每次服用一瓶。

84124 Hi Ganmar E300 養滋精膠囊® (Fuji Capsule/優德)

每 Cap 含有：BISBENTIAMINE (THIAMINE O-BENZOYL DISULFIDE) 8.33 MG；ORYZANOL GAMMA- 3.33 MG；PYRIDOXINE HCL 6.67 MG；TOCOPHEROL ACETATE ALPHA D- 100.0 MG

適應症 [衛核] 維生素B及E缺乏症。

用法用量 成人(15歲以上).....1次1粒，一天服用3次。

84125 Hivitaminen 快維康糖衣錠® (SATO/佐藤)

每 Tab 含有：BENFOTIAMIN (BENZOYLTHIAMINE MONOPHOSPHATE)(BIOTAMIN) 33.333 MG；CYANOCOBALAMIN (VIT B12) 0.5 MG；PYRIDOXINE HCL 33.333 MG；TOCOPHEROL ACETATE ALPHA DL- 33.333 MG；VITAMIN E (MIXED TOCOPHEROLS) 66.667 MG

適應症 [衛核] 維生素B1、B6、B12及E缺乏症。

用法用量
1.大人(15歲以上)：1次1錠，1~2次，飯後服用。
2.未滿15歲：請勿服用。
3.若1日服用2次，請於早晚服用。

醫療須知
1.有下列情形發生時，請停止服用並持此說明書向醫師或藥師咨詢。
a.服用後在消化器官有噁心、嘔吐症狀。
b.服用1個月左右亦不見症狀改善時。
2.服用此藥有時會出現軟便、下痢症狀，這些症狀若持續或增強時，請停止服用並向醫師或藥師咨詢。
3.請嚴守規定的服用法及服用量。
4.儲藏及使用上的注意事項：
a.請置於小孩不易取得之處。
b.服用後請立即旋緊瓶蓋，儲放在乾躁陰涼處，並避免陽光直射。
c.為避免誤用及保持品質之安定，請勿將本藥改裝於其他容器內。
d.超過使用期限之藥品請勿服用。

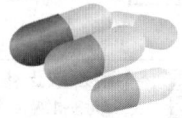

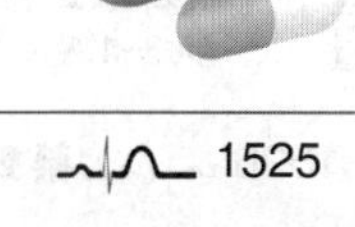

84126 Infuvita "優良"複力維他注射液 ® (瑞士/優良) $62/I (10.0 ML-PIC/S)

Rx

每 ml 含有：BIOTIN 12.0 MCG；CYANOCOBALAMIN (VIT B12) 1.0 MCG；FOLIC ACID 80.0 MCG

適應症 [衛核] 多種維生素缺乏症、不能或不能充分經口、經腸道補給營養、而需依靜脈營養時之維他命補給。

用法用量 成人和11歲以上小孩:注射2針。

84127 Ladyshine 婦樂欣軟膠囊 ® (ARCO GERMANY/康百佳)

成分 每cap含有：cernitin GBX Sweden (Bee Pollen Extract) 3mg; collagen hydrolisate fish 50mg; Borage seed oil 50mg; citrus bioflavonoids 10mg; lecithin 20mg; vitamin A 2500IU; vitamin D2 200IU; vitamin B1 14.8mg; vitamin B2 5mg; vitamin B6 24.31mg; vitamin B12 9 mcg; niacinamide 20mg; pantothenic acid 10mg; biotin 0.15mg; folic acid 0.4mg; vitamin C 30mg; vitamin E 20mg; vitamin K1 50mcg; zinc 10mg; copper 1mg; iron 21.5mg; magnesium 100mg; chromium 50mcg; potassium 2mg; selenium 40mcg;

適應症 [非衛核] LADYSHINE婦樂欣是一種含有超過24種必要生物元素之全方位處方，特別被發展以適合各年齡層的女性。它仔細平衡了微量元素的含量與豐富GLA(gamma-linolenic acid， gamma-亞麻脂酸)來源，使女性在整體健康上，能維持在最佳狀態。

用法用量 每日一顆，餐後食用。

醫療須知 請洽醫師藥師藥劑生有關食用本食品的專業意見。

84128 Lipotecon 力保體康膠囊 ® (政德)

每 Cap 含有：ASCORBIC ACID (VIT C) 35.0 MG；CHOLIC ACID 15.0 MG；CYANOCOBALAMIN (VIT B12) 2.0 MCG；FOLIC ACID 0.5 MG；LECITHIN(LECITHOL) 60.0 MG；NIACINAMIDE (NICOTINAMIDE) 10.0 MG；OROTIC ACID (VIT B13) 50.0 MG；PANTOTHENATE CALCIUM 5.0 MG；PYRIDOXINE HCL 0.5 MG；RIBOFLAVIN (VIT B2) 1.5 MG；THIOCTIC ACID (VIT B14ALPHA-LIPOIC ACID) 3.5 MG；VITAMIN B1 (NITRATE) 5.0 MG

適應症 [衛核] 發育不良、營養補給、虛弱體質、熱性消耗性疾患之補助治療、妊娠婦之營養補給、維護肝臟正常功能

用法用量 一天2次，每次1粒。

84129 Lysimin 利持命注射液 ® (杏林新生/東洲) $15/I (20.0 ML-PIC/S)

Rx

每 Amp 含有：HISTIDINE L- HCL (EQ TO L-HISTIDINE HYDROCHLORIDE) 20.0 MG；LYSINE L-HCL (EQ TO L-LYSINE HCL) 100.0 MG；METHIONINE DL- 50.0 MG；PYRIDOXINE HCL 0.5 MG；RIBOFLAVIN (VIT B2) 0.5 MG；THIAMINE HYDROCHLORIDE 5.0 MG

適應症 [衛核] 乳幼兒、小兒之發育促進，營養補給，病中回復期虛弱體質之營養補給，妊產授乳婦營養補給

用法用量 每天多次或1次緩慢靜注5~20ml。

84130 Neo-Methiovita "安星"欣美肝維他注射液 ® (安星) $15/I (20.0 ML-PIC/S)

Rx

每 20ml 含有：DEXTROSE 2000.0 MG；METHIONINE DL- 600.0 MG；RIBOFLAVIN PHOSPHATE 1.0 MG；THIAMINE HYDROCHLORIDE 5.0 MG

適應症 [衛核] 火傷、創傷及手術後之營養補給、腳氣病、維生素Ｂ１及Ｂ２缺乏症

用法用量 參照仿單

84131 Neo-Vibon-S S.C. 強力新維王糖衣片 ® (中化) $1.5/T

Rx

每 Tab 含有：PROSULTIAMINE (THIAMINE PROPYL DISULFIDE) 50.0 MG；RIBOFLAVIN (VIT B2) 5.0 MG

適應症 [衛核] 神經炎、多發性神經炎、腳氣等維他命B1缺乏症

用法用量 參照仿單

84132 Neuromia 紐羅米亞注射劑 ® (杏林新生/東洲)

Rx

每 ml 含有：HYDROXOCOBALAMIN 500.0 MCG；PYRIDOXINE HCL 5.0 MG；THIAMINE HCL (BIOTAMINE) 100.0 MG

適應症 [衛核] 貧血症、神經性貧血併合症、周圍神經病患、神經炎、脊髓灰白質炎。

84133 Neuronin 克勞寧膠囊 ® (寶齡富錦)

Rx

每 Cap 含有：HYDROXOCOBALAMIN (ACETATE) 0.25 MG；PYRIDOXAL 5-PHOSPHATE 30.0 MG；RIBOFLAVIN (VIT B2) 5.0 MG；THIAMINE TETRAHYDROFURFURYL DISULFIDE HCL 50.0 MG

適應症 [衛核] 缺乏維他命Ｂ１，Ｂ２，Ｂ６及Ｂ１２等缺乏症、營養補給

用法用量 一天3~4次，每次1粒。

84134 Ningilon "培力"寧治腫膠囊® (培力) $1.55/C

Rx 每 Cap 含有：AESCULUS HIPPOCASTANUM L EXTRACT 20.0 MG；THIAMINE NITRATE 0.5 MG

適應症 [衛核] 消腫、抗炎

用法用量 一天3~4次，每次1粒。

84135 Panopause 沛荷® (CATALENT GERMANY/康百佳)

成分 每cap含有soy isoflavone extract 40% 20mg; evening primrose oil 50mg; Cernitin GBX (Bee Pollen Extract) 3mg; wheat germ oil 30mg; vitamin-A 2500IU; vitamin D2 200IU; vitamin-E 30mg; vitamin-C 45mg; vitamin B1 10mg vitamin B2 5mg; niacinamide 20mg; vitamin B6 40mg; folic acid 500mcg; vitamin B12 9mcg; biotin 150mcg; pantothenic acid 30mg; iron 6mg; magnesium 100mg; zinc 15mg; copper 1mg; chromium 50mcg; selenium 40mcg; potassium 2mg

適應症 [非衛核] PANOPAUSE為經科學研究專門針對健康管理極為嚴格挑剔的族群所設計的營養配方，它的健康支持系統主要包含：大豆異黃酮、月見草油、精煉花粉萃取物、維生素及礦物質等。

用法用量 每日一顆，餐後食用。

醫療須知 請洽醫師藥師藥劑生有關食用本食品的專業意見。

84136 Pantogen "信東" 汎達研注射液® (信東)

Rx 每 ml 含有：ASCORBIC ACID (VIT C) 1.0 MG；GLUCOSE MONOHYDRATE 50.0 MG；NIACINAMIDE (NICOTINAMIDE) 0.25 MG；PANTHENOL 0.5 MG；PYRIDOXINE HCL 0.05 MG；RIBOFLAVIN-5-PHOSPHATE SODIUM 0.05 MG；THIAMINE HYDROCHLORIDE 0.25 MG

適應症 [衛核] 在開刀後（惡性瘤癌、火傷、發熱性疾病、甲狀腺中毒症、腹膜炎、後腹膜腐敗症及傷口感染症狀）須要維他命乙群及丙的供給時、或因胃腸疾病、酒精中毒不能吃食物時可與綜合胺基酸、葡萄糖液共同使用之

用法用量 1.本劑限用於緩慢點滴注射(速度約2ml/minute)。
2.用量依患者需要由醫師酌量使用。

類似產品 Vitagen-S 美達研－益舒注射液® (信東) $15/I (20.0 ML-PIC/S)

84137 Polymine "健康" 寶利命糖漿® (健康化學)

Rx 每 ml 含有：ASCORBIC ACID (VIT C) 5.0 MG；NIACINAMIDE (NICOTINAMIDE) 2.0 MG；PANTOTHENATE CALCIUM 1.0 MG；PYRIDOXINE HCL 0.2 MG；RIBOFLAVIN (VIT B2) 0.2 MG；THIAMINE HYDROCHLORIDE 0.5 MG；VITAMIN A 1000.0 U ；VITAMIN D 200.0 U

適應症 [衛核] 發育不良、營養補給、虛弱體質、熱性消耗性疾患之補助治療妊娠婦之營養補給

用法用量 通常成人每次15~20cc，兒童減半，一日三次，餐後服用.

84138 Siuvita 壽維他注射液® (壽元)

Rx 每 amp 含有：THIAMINE DISULFIDE 50.0 MG

適應症 [衛核] 神經炎、腳氣、多發性神經炎、維他命Ｂ１缺乏症

用法用量 參照仿單

84139 Vi-Daylin-M 唯他寧液〝亞培〞® (健亞/亞培)

每 ml 含有：ASCORBIC ACID (VIT C) 10.0 MG；CALCIUM (LACTATE) 4.12 MG；CALCIUM CARBONATE 9.694 MG；CHOLINE 1.0 MG；CYANOCOBALAMIN (VIT B12) 0.6 MCG；DEXPANTHENOL 1.0 MG；INOSITOL (MESO-INOSITOL) 1.0 MG；IODINE (POTASSIUM) 15.0 MCG；IRON 0.6 MG；MAGNESIUM (GLUCONATE) 0.6 MG；MANGANESE (GLUCONATE) 0.1 MG；NIACINAMIDE (NICOTINAMIDE) 2.0 MG；PHOSPHOROUS (HYPOPHOSPHOROUS ACID) 8.6 MG；PYRIDOXINE(VITAMIN B6) 0.2 MG；RIBOFLAVIN(5-PHOSPHATE SODIUM) 0.24 MG；THIAMINE HYDROCHLORIDE 0.3 MG；VITAMIN A 600.0 IU ；VITAMIN D 80.0 IU ；ZINC (GLUCOHEPTONATE) 0.1 MG

適應症 [衛核] 維他命缺乏症。

用法用量 本藥可直接服食，或可與食物混合使用，嬰兒常用日劑量為2.5ml，孩童5ml。

84140 Vicapole "華興"維加沛膠囊® (華興)

每 Cap 含有：CAFFEINE ANHYDROUS 150.0 MG；NIACINAMIDE (NICOTINAMIDE) 10.0 MG；RIBOFLAVIN (VIT B2) 2.0 MG；THIAMINE MONONITRATE 10.0 MG

適應症 [衛核] 消除倦睡和疲勞。

用法用量 一天3~4次，每次1粒。

類似產品 Weisu 維舒膠囊® (華興/華樺)

84141 Viliabes S.C. "強生"維你益糖衣錠® (強生) $1.5/T

Rx

每 Tab 含有：PYRIDOXINE HCL 40.0 MG；TOCOPHEROL ACETATE ALPHA (EQ TO VIT E ACETATE) (EQ TO VITAMIN E ACETATE) 70.0 MG；VITAMIN A 25.0 IU

適應症 [衛核] 習慣性早產、流產、末梢血行障礙、乾眼症、夜盲症、皮脂漏性皮膚炎及其他維他命A、E、B6缺乏症

用法用量 參照仿單

84142 Virutamin EX Power 德佑補力錠® (SHISEIDO/德佑)

每 Tab 含有：CYANOCOBALAMIN (VIT B12) 500.0 ug；Calcium Pantothenate 10.0 MG；FURSULTIAMINE HYDROCHLORIDE 36.39 MG；NICOTINAMIDE 20.0 MG；ORYZANOL GAMMA- 3.33 MG；PYRIDOXINE HYDROCHLORIDE 33.33 MG；TOCOPHEROL CALCIUM SUCCINATE 34.52 MG

適應症 [衛核] 維生素B1、B6、B12、菸鹼醯胺、泛酸及維生素E缺乏症。

84143 Vita-Sinatomin 維他新多命膠囊® (新喜國際) $2.34/C

Rx

每 Cap 含有：ASCORBIC ACID (VIT C) 20.0 MG；CYANOCOBALAMIN (VIT B12) 1.0 MCG；CYSTINE L- 0.4 MG；ERGOCALCIFEROL (VIT D2CALCIFEROL) 250.0 IU ；FOLIC ACID 0.2 MG；GLYCINE (EQ TO AMINOACETIC ACID)(EQ TO GLYCOCOLL) 6.0 MG；L- GLUTAMIC ACID 7.3 MG；L-ALANINE 12.0 MG；L-ARGININE 5.7 MG；L-ASPARTIC ACID 13.5 MG；L-HISTIDINE 2.5 MG；L-ISOLEUCINE 5.0 MG；L-LEUCINE 8.7 MG；L-METHIONINE 1.0 MG；L-PHENYLALANINE 1.1 MG；L-PROLINE 7.4 MG；L-SERINE 10.4 MG；L-THREONINE 5.2 MG；L-TRYPTOPHAN 5.0 MG；L-TYROSINE 0.5 MG；L-VALINE 6.2 MG；LYSINE L- HCL (EQ TO L-LYSINE HCL) 7.1 MG；METHIONINE DL- 10.0 MG；NIACINAMIDE (NICOTINAMIDE) 10.0 MG；PANTOTHENATE CALCIUM 2.0 MG；PYRIDOXINE(VITAMIN B6) 1.0 MG；RIBOFLAVIN (VIT B2) 2.0 MG；THIAMINE (VITAMIN B1) 5.0 MG；TOCOPHEROL (EQ TO VIT E) (EQ TO VITAMIN E) 1.0 MG；VITAMIN A 2500.0 IU ；VITAMIN K ACTIVITY 0.2 MG

適應症 [衛核] 維他命缺乏症、營養補給、體力恢復、貧血、神經炎、病後促進復元、夜盲症

用法用量 一天1~2次，1次1~2錠。

84144 Vitafos 瑞康利膠囊® (瑞士)

Rx

每 Cap 含有：BENFOTIAMIN (BENZOYLTHIAMINE MONOPHOSPHATE)(BIOTAMIN) 34.58 MG；CYANOCOBALAMIN 0.25 MG；PYRIDOXINE HYDROCHLORIDE 25.0 MG

適應症 [衛核] 神經炎、多發性神經炎、腳氣病、維他命B1缺乏症。

用法用量 內1天3~4粒。

84145 Vitakey 維他基注射液® (壽元)

Rx

每 amp 含有：NIACINAMIDE (NICOTINAMIDE) 50.0 MG；PYRIDOXINE HCL 5.0 MG；RIBOFLAVIN(5-PHOSPHATE SODIUM) 5.0 MG；SODIUM PANTOTHENATE 20.0 MG；THIAMINE HYDROCHLORIDE 100.0 MG

適應症 [衛核] 營養補給、維他命Ｂ群欠乏所引起之疾患

用法用量 參照仿單

84146 Vitamin B1B6B12&E 維他命 B1B6B12&E 錠 "SORM"® (人生)

每 Tab 含有：DL-ALPHA-TOCOPHERYL ACETATE 33.34 MG；FURSULTIAMINE (HCL) 36.39 MG；HYDROXOCOBALAMIN ACETATE 522.34 MG；ORYZANOL GAMMA- 3.34 MG；PYRIDOXINE HCL 33.34 MG

適應症 [衛核] 緩和下列各症狀眼睛疲勞、肌肉痛、關節痛(肩膀酸痛、腰痛、五十肩等)、神經痛、手足發麻。(但是這些症狀服用一個月後，症狀沒有改善時，請諮詢醫師或藥師)。下列情形要補給維他命B1,B6,B12肉體疲勞時，衽娠．授乳期，病中病後體力低下時。

84147 Vitari S.C. 維他利益糖衣錠® (井田/天下)

每 Tab 含有：CALCIUM PHOSPHATE TRIBASIC (CALCIUM PHOSPHATE) 211.0 MG；CHOLECALCIFEROL (EQ TO VIT D3) (EQ TO VITAMIN D3) 100.0 IU ；CHOLINE BITARTRATE 5.0 MG；CUPRIC SULFATE 0.7 MG；CYANOCOBALAMIN (VIT B12) 0.5 MCG；FERROUS SULFATE 15.0 MG；FOLIC ACID 0.1 MG；INOSITOL (MESO-INOSITOL) 5.0 MG；MAGNESIUM SULFATE 15.0 MG；MANGANESE SULFATE 1.2 MG；MENADIONE (VIT K3) 0.2 MG；METHIONINE DL- 5.0 MG；NIACINAMIDE (NICOTINAMIDE) 5.0 MG；PANTOTHENATE CALCIUM 0.5 MG；POTASSIUM IODIDE 0.1 MG；POTASSIUM SULFATE 2.5 MG；RIBOFLAVIN (VIT B2) 1.0 MG；SODIUM FLUORIDE 0.22 MCG；SODIUM MOLYBDATE 0.25 MG；THIAMINE (VITAMIN B1) 1.0 MG；VITAMIN A 1000.0 IU ；VITAMIN B6 (HCL) 0.1 MG；VITAMIN E (ACETATE) 0.5 MG；ZINC SULFATE 1.0 MG

適應症 [衛核] 發育不良、營養補給、虛弱體質、熱性消耗性疾患之補助治療、妊娠婦之營養補給。
用法用量 每日1次，每次1錠，必要時可增至每日2次。(宜早餐後服用為佳)。

84148 Vitepron 湧源能軟膠囊® (CATALENT GERMANY/康百佳)

成分 每cap含有：vitamin A 5000IU ; vitamin B1 2.3mg ; vitamin B2 2.6mg ;vitamin B6 3.0mg ; vitamin B12 9mcg ; vitamin C 90mg ; vitamin D2 400IU ;vitamin E 30IU ; vitamin K1 25mcg ; biotin 45mcg ; folic acid 400mcg ; nicotinamide 20mg ; pantothenic acid 10mg ; calcium 36.1mg ; chromium 25mcg ; copper 1mg ; Iron 18mg ;magnesium 100mg ; phosphorus 27.9mg ; potassium 10mg ; selenium 25mcg ; zinc 15mg ; choline bitartrate 31.4mg ; DL-methionine 10mg ; inositol 15mg ; marigold flower extract 2.75mg
適應症 [非衛核] 營養補給、健康維持、產後或病後補養。
用法用量 每日一顆，餐後食用。
醫療須知 **請洽醫師藥師藥劑生有關食用本食品的專業意見。**

84149 Weinpan 維嬰胖顆粒® (中美兄弟)

每 1.2gm 含有：CALCIUM LACTATE 25.0 MG；CALCIUM PHOSPHATE DIBASIC 100.0 MG；CYANOCOBALAMIN (VIT B12) 0.25 MG；ERGOCALCIFEROL (VIT D2CALCIFEROL) 40.0 IU ；LYSINE L- HCL (EQ TO L-LYSINE HCL) 12.5 MG；PYRIDOXINE HCL 0.25 MG；TAURINE (EQ TO 2 -AMINOETHANE SULFONIC ACID) 7.5 MG；THIAMINE NITRATE 0.25 MG

適應症 **[衛核] 發育不良、營養補給、虛弱體質、熱性消耗性疾患之補助治療妊娠婦之營養補給。**
用法用量 參照仿單

84150 Younglogen 養樂源液® (中美兄弟)

每 ml 含有：AMINO ACID 10.0 MG；NIACINAMIDE (NICOTINAMIDE) 0.1 MG；PYRIDOXINE(VITAMIN B6) 0.01 MG；RIBOFLAVIN PHOSPHATE 0.01 MG；THIAMINE MONONITRATE 0.025 MG

適應症 **[衛核] 營養補給**
用法用量 通常15歲以上，一次20ml，一日1~2次服用.

84151 Yunker EC 優康美顆粒® (佐藤)

每 gm 含有：ASCORBIC ACID (VIT C) 250.0 MG；RIBOFLAVIN TETRABUTYRATE 2.0 MG；TOCOPHEROL ACETATE ALPHA D- 50.0 MG

適應症 **[衛核] 維他命E、C及B 2缺乏症。**
用法用量 成人(15歲以上)，1次1包。11歲以上未滿15歲，1次2/3包。7歲以上未滿11歲，1次1/2包。1日服用 1次。
類似產品 Yunker EC 優佳樂顆粒® (佐藤)

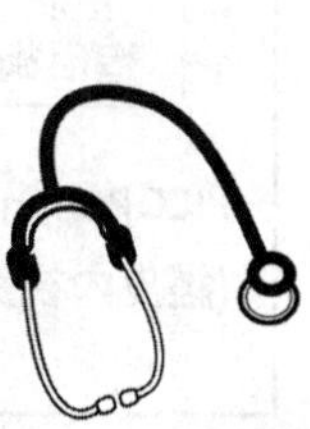

第十三篇
營養素，輸液和電解質
Nutrients, Fluids and Electrolytes

腸道營養決策路徑圖

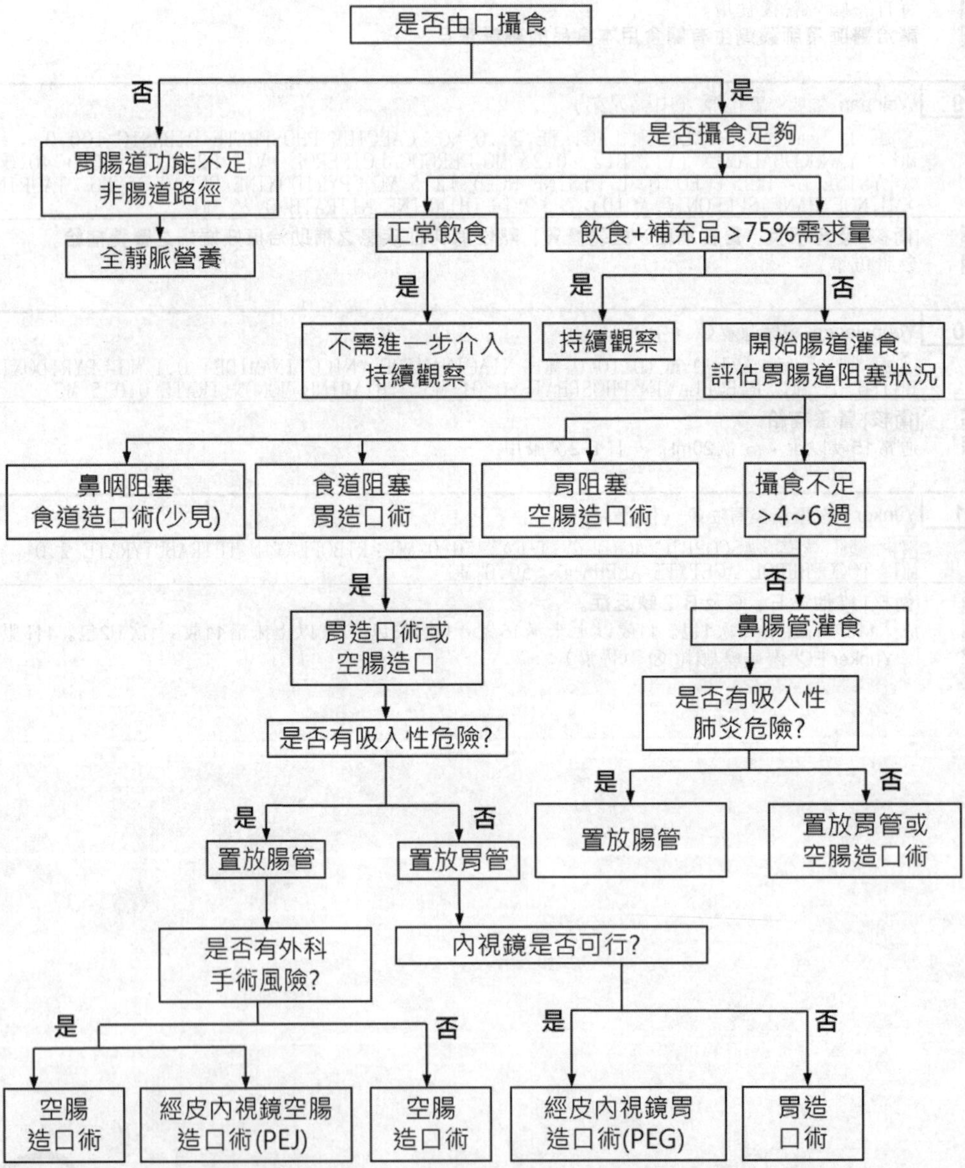

PICC Peripherally inserted central catheter ； PEG. Percutaneous ednoscopic gastrostony (經皮內視鏡胃造口術)；PEJ. Percutaneous ednoscopic jejunostomy (經皮內視鏡空腸造口術)

第八十五章
腸道營養製劑(包括減肥藥)

Enteral Nutrients Preparation (Including Anti-Obesity Drug)

1. 經口營養(oral feeding)

經口營養為最普通，最符合生理要求的進餐方法。由口腔攝取食物，經胃腸消化道消化、吸收，以供應患者營養素。經口進食的飲食又可分成二類：醫院常規飲食(routine hospital diet)及治療飲食，為診斷之需另有檢查飲食(test meal)。

(a)醫院常規飲食(routine hospital diet)：醫院常規飲食是指普通飲食、軟質飲食、細碎飲食、半流質飲食、流質飲食、清流質飲食等，這些飲食是將日常飲食調整為營養均衡的普通飲食，或將普通飲食中食物的形態、食物的質地加以改變，以適應患者的病況。

(b)治療飲食(modified diet)：以普通飲食為基礎，依患者情況，改變飲食中之成分。

(c)治療營養補充品(therapeutic nutritional supplements)：醫院中患者由於各種疾病及身體的不適，以致無法攝食正常的飲食，而必需予以修正飲食內容或質地....等，這些飲食就稱為治療營養補充品；通常治療營養補充品目標可包括下列數項：

(1)無論患者處於何種疾病的情況，儘力給予患者營養支持以維持患者良好的營養狀況。如：對於需要量大增的燒傷患者，給予高蛋白高熱飲食。

(2)修正某種營養的缺乏或過多。如：缺鐵性貧血。

(3)修正患者體重過重或不足。

(4)提供能讓某種器官或身體休息的飲食。如：腎臟疾病的低蛋白飲食。

(5)調整各種營養素量以利身體代謝。如：糖尿病飲食。

2. 管灌飲食(tube Feeding)

管灌飲食是將食物以液體或均質化之形態注入餵食管經由鼻至胃，鼻至十二指腸，鼻至空腸或食道造口、胃造口、空腸造口等途徑導入體內的飲食。本飲食是供給吞嚥機能障礙，或不能經口進食的患者，一種營養均衡易於消化吸收的流質飲食。

本章有關經腸營養素製劑分成 (1)減肥藥 (2) 經腸營養劑 (3) 嬰兒配方 (4) 健康食品 來討論

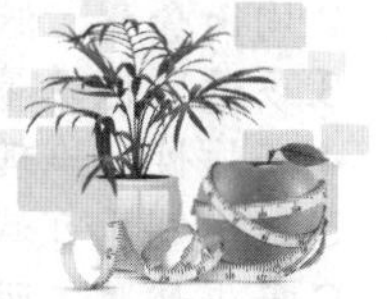

§ 85.1 減肥藥

1.肥胖是指一種慢性疾病，若體重超過標準值 20% 以上，表示體內有一些超量的脂肪，造成肥胖日益嚴重的原因包括：①活動量過低②肥胖基因③飲食習慣。此會增加罹患糖尿病、心臟病、中風或某些癌症的危險性。此外，還有肥胖者外觀與心理調適的問題。事實上，肥胖的併發症還包括：睡眠呼吸中止、高血壓、心肌梗塞、脂肪肝、憂鬱症、黑色棘皮症、下背痛、退化性關節炎、痛風等。

2.理想體重的算法：

男性(kg)＝[身高(cm)－80]×0.7

女性(kg)＝[身高(cm)－70]×0.6

3.BMI(Body Mass Index，身體質量指數的算法)＝體重(kg)/身高^2(m^2)，理想的 BMI 為18.5~24。

根據衛生署公告的"第三次全國營養調查結果"國人肥胖盛行率有逐年增加的趨勢成年男性肥胖盛行率為17.5%女性為23.4%衛生署以BMI(身體質量指數)24為切點BMI≧為體重過重BMI值≧27即為肥胖並且依據國際肥胖任務小組(IOTF)在亞太地區提出之建議書中建議以女性腰圍80cm男性腰圍90cm作為中央肥胖的切點。所以肥胖是不可忽視的問題。

肥胖可能引起的健康問題

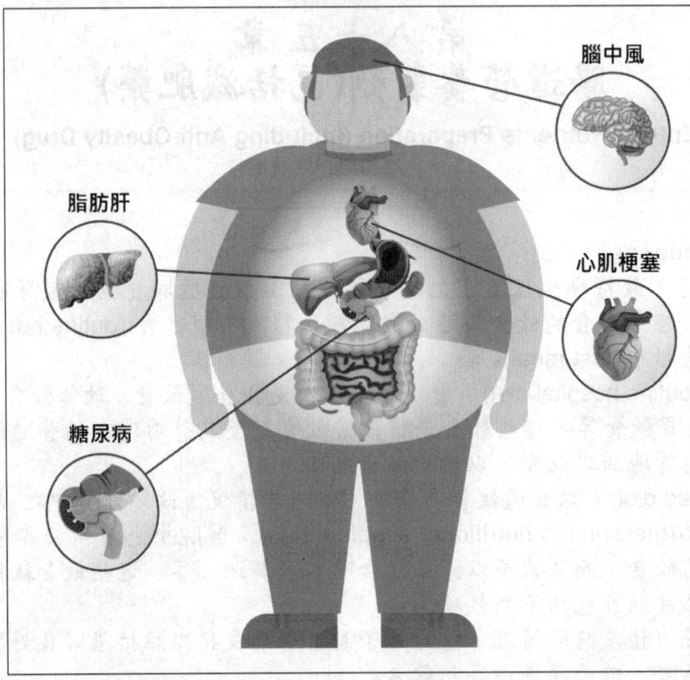

	身體質量指數(BMI)(kg/m²)	腰圍(cm)
體重過輕	BMI < 18.5	
正常範圍	18.5 ≦ BMI < 24	
異常範圍	過重：24 ≦ BMI < 27	男性：≧ 90cm
	輕度肥胖：27 ≦ BMI < 30	女性：≧ 80cm
	中度肥胖：30 ≦ BMI < 35	
	重度肥胖：BMI ≧35	

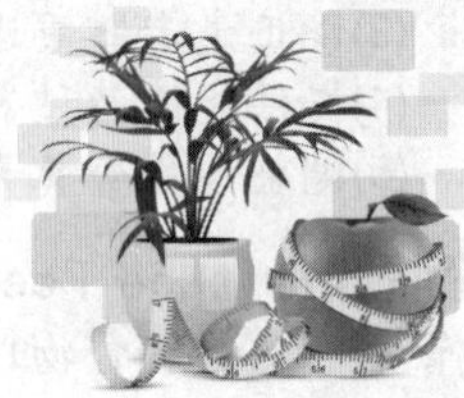

健康的體重管理方法

1.規律運動：建議每星期三次，每次30分鐘，每分鐘心跳需達到130下。
2.均衡營養、低熱量、修正飲食行為，飲食上應盡量習慣味道較淡的料理。
3.多選取低熱量、高纖維的食物，膳食纖維可促使排便順暢，增加飽足感。
4.油炸性的調理食物宜盡量避免食用。
5.飯後刷牙可減低過度進食的機會。
6.喝牛奶應喝脫脂或低脂牛奶，避免全脂牛奶及調味乳。
7.此外就要靠胃腸繞道手術。
8.目前台灣合法減重藥物治療有：週纖達(WEGOVY)、善纖達(SAXENDA)、羅氏鮮(XENICAL)、康纖芙(CONTRAVE)。

RNAi一針就瘦減肥藥

RNA干擾(RNA interference，簡稱RNAi)技術，將可能實現打一針就能瘦的美夢。RNAi療法於2018年首次獲得美國FDA批准後，目前已有5款療法批准上市，治療的疾病也從罕見疾病擴及常見疾病。利用RNA干擾的基因技術達到INHBE基因調控的效果，讓細胞因子活化素E(activin E)下降，若能成功，不只能降低腰臀比、打造更加健康體質，「一針見瘦」能在不遠的將來實現！

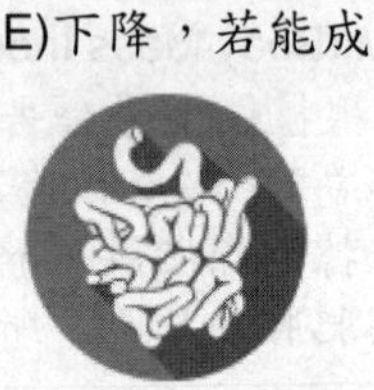

85101

85101 LIRAGLUTIDE

孕 X 乳 - 泄 無特定 T½ 13h

Rx 6 MG/注射劑(I);

商 名 Saxenda® (NOVO NORDISK/諾和諾德)

藥理作用 1.Liraglutide是一種醯化人類昇糖素類似胜肽(GLP-1)類似物，與內源性人類GLP-1具有97%胺基酸序列同源性，liraglutide可結合並活化GLP-1受體(GLP-1R)。

2.周邊施打liraglutide會由調節食慾的特定大腦區域吸收，然後專一性活化GLP-1R，增加關鍵的飽足訊號，降低關鍵的饑餓訊號，進而使體重減輕。

3.Liraglutide主要透過減少脂肪量而降低人類體重，內臟脂肪減少的相對降幅大於皮下脂肪，liraglutide可增加飽足感，降低飢餓感及對食物的期待以減少食慾，進而減少食物攝取量，相較於安慰劑，liraglutide不會增加熱量的消耗。

4.Liraglutide依葡萄糖濃度高低，刺激胰島素分泌並降低升糖素分泌，使空腹和餐後血糖降低，liraglutide可改善並維持β細胞功能。

適 應 症 **[衛核]1. 用於體重控制，做為低熱量飲食及增加體能活動外之輔助療法，適用對象為成人病人且初始身體質量指數(BMI)為• ≥30 kg/m²，或• ≥27 kg/m²至<30 kg/m²，且病人至少有一項體重相關共病，例如第二型糖尿病、高血壓或血脂異常。以每天3.0 mg治療12週後，若病人初始體重並未減輕至少5%，應停止善纖達治療。**

2. 用於體重控制，做為均衡飲食及增加體能活動外之輔助療法，適用對象為12歲以上且有下列狀況的青少年病人：• 肥胖症(根據國際分界點，身體質量指數(BMI)相當於成人≥30 kg/m²)並且• 體重超過60kg。以每天 3.0 mg 或最高耐受劑量治療12週後，若病人的BMI或 BMI標準分數並未下降至少4%，應停止善纖達治療並重新評估病人狀況。

用法用量 1.起始劑量為每日一次0.6mg。劑量應按照至少一週的間隔，每次增加0.6mg至每日一次3.0mg，以改善胃腸道耐受性(請見下表)。

劑量遞增時程

	劑 量	週 次
劑量遞增 4 週	0.6 mg	1
	1.2 mg	1
	1.8 mg	1
	2.4 mg	1
維持劑量	3.0 mg	

2.若增加至下一個劑量等級後連續兩週耐受不良，應考慮停止治療。不建議超過3.0mg的每日劑量。

3.本藥不應與其他GLP-1受體促效劑併用。本藥與胰妥善(Victoza®)含有相同的活性成分(liraglutide)，故二者不可併用。

4.開始使用本藥時，應考慮減少併用的胰島素或胰島素促泌素(例如磺醯脲類藥物)的劑量，以減少低血糖的風險。

5.本藥僅限皮下注射使用，不得以靜脈注射或肌肉注射方式投與施用。

6.本藥為每日一次，可在一天中任何時間使用，無須隨用餐時間調整。應注射在腹部、大腿或上臂，可改變注射部位和時間點，而不需調整劑量。

不良反應 1.極常見：噁心、嘔吐、腹瀉、便秘。

2.常見：低血糖、失眠、頭暈、味覺障礙、口乾、消化不良、胃炎、胃食道逆流疾病、上腹痛、腸胃脹氣、打嗝、腹脹、膽結石、注射部位反應、無力、倦怠、脂酶升高、澱粉酶升高。

3.少見：脫水、心搏過速、胰臟炎、胃排空延遲、膽囊炎、蕁麻疹、不適感。

醫療須知 **1.糖尿病病人不得將本藥做為胰島素的替代品，胰島素依賴型病人在快速停用胰島素**

或降低劑量後，曾有糖尿病酮酸中毒的案例報告。

2.本藥禁用於個人或是家族有甲狀腺髓質癌(MTC)病史的病人，以及有第2型多發性內分泌腫瘤綜合症病人(MEN2)；應告知病人liraglutide治療與甲狀腺髓質癌(MTC)之間的可能風險。

3.疑似發生胰臟炎時，應停用liraglutide；如果確診為急性胰臟炎，不應重新開始liraglutide。

4.體重大幅減輕可能增加膽結石風險，進而造成膽囊炎，但只能部分解釋liraglutide的較高發生率。膽結石和膽囊炎可能導致住院和膽囊切除，應告知病人膽結石和膽囊炎的典型症狀。

5.Liraglutide用於甲狀腺疾病的病人應謹慎。

6.如果病人休息時發生具臨床意義的心跳速率持續增加，應停止liraglutide治療。

7.應告知接受liraglutide治療的病人，胃腸道副作用可能導致脫水，並須注意避免體液不足。

8.接受GLP-1受體促效劑治療的病人，曾報告發生嚴重過敏反應，包括過敏性反應(anaphylactic reactions)及血管性水腫(angioedema)。

9.若病人出現自殺意念或行為，須停止使用本藥。對於現在有自殺意念或曾有嘗試自殺行為病史者，應避免使用本藥。

10.第二型糖尿病病人接受liraglutide併用胰島素或磺醯脲類藥物，可能增加低血糖的風險，降低胰島素或磺醯脲類藥物的劑量可減少低血糖風險。

85102 ORLISTAT▲

孕B 乳 - 泄 腸 1～2h

Rx 60 MG, 120 MG/膠囊劑(C); 666.7 MG/顆粒劑(Gr);

商　　名

Allslim®（健喬信元）
Beauty Young Ocut®（衛肯/三寶佛）
Body Gaga Ocut®（衛達/泰和碩）
Ching Pei Beauty Ting Ocut®（衛達）
Chume®（元宙）
Kalutin®（溫士頓）
Koko Oil Ocut®（中美兄弟/興中美）
Miau Kee Shiow Beauty Ocut®（台裕/天良）
Nofat®（中化）
O' Daily®（永勝）
Oilcut®（永信）
Okbeauty®（南光）
Olilio®（元宙）
Orlisgin®（皇佳）
Orlisper®（美時）
Orlistat®（衛達/萬菱）
Osian®（溫士頓）
Queenxen®（元宙/杏輝）
Sam-Le-Mei®（仙台）
Shu Li Shan Slimming®（衛達/克里薩斯）
Visrrat®（保瑞/保瑞聯邦）
Xenical® ◎（DELPHARM/裕利）
Xenice®（聯亞）
Zerocal®（衛達/瑩碩）

藥理作用 1.當人體攝入脂肪類的食物，體內分解脂肪的酵素，脂解酶(lipase)會將脂肪分解成脂肪酸及甘油，脂肪酸及甘油會溶於微膠粒(micelles)的中央，而以此方式進入上皮，一接觸上皮細胞的表面時，脂肪酸及甘油就會擴散入細胞，然後這些脂肪酸及甘油在上皮細胞的平滑內質網內被合成三酸甘油脂。這些三酸甘油脂與磷脂質及膽固醇跟蛋白質包覆一起，形成乳糜微粒(chylomicrons)進入血液循環中，lipase的水解過程是脂肪消化的決定步驟。

2.本藥是一個非全身性的抗肥胖劑，作用於胃及小腸處，與lipase產生共價結合而可逆性的抑制lipase，藉以干擾lipase分解脂肪，使吃下的脂肪有30%未經消化即排出體外，因此身體就不能用這些脂肪作為能源並將它轉化成脂肪組織，這樣可使體重減經。

適 應 症 [衛核]成人：配合低卡洛里飲食，適合肥胖病患的治療，包括有與肥胖相關危險因子之病患。

青少年：對於肥胖青少年，只有當6個月以上療程的治療方法(包括適合病患年齡的均衡飲食及矯正病患行為的運動計畫)失敗時才可使用orlistat治療。

[非衛核]說明：1.肥胖患者本藥建議使用在：(a)身體質量指數(BMI)>30kg/m²或(b)BMI>27kg/m²，同時併有高血壓、第二型糖尿病及高血脂患者。2.高血脂患者會降低

低密度脂蛋白(LDL)及總膽固醇量，但不會減少三酸甘油脂。

用法用量 1.本藥配合低卡洛里飲食，適合長期性肥胖症治療，包括與肥胖相關危險因子之患者。本藥對長期體重控制有效(減重、維持及預防再增重)。本藥治療結果能改善與肥胖相關的危險因子及併發症，如高血中膽固醇症、第二型糖尿病、耐糖障礙、高胰島素血症和高血壓，以及減少內臟脂肪。

2.成人：ⓐ本藥之建議劑量為主餐進行中或最遲進餐後1小時內口服1顆120mg膠囊。若不進食或此餐不含脂肪時則可省略服用。ⓑ患者的飲食需均衡，主要為低熱量飲食且來自脂肪的熱量需近於30%。脂肪、醣類及蛋白質應平均分配在主要的三餐中。ⓒ本藥的使用劑量為一天三次，每次120mg，超過此劑量並無額外的特別效果。

3.青少年：ⓐ對於青少年，只有在使用飲食控制及增加運動量的方式六個月以上皆無法適當降低體重時，才可使用orlistat治療。治療時，應同時檢測體內維生素濃度並納入整個照護計畫中。ⓑ因無長期治療之經驗，故青少年的治療時間應限於一年。青少年在orlistat治療期間應每天服用綜合維生素製劑，以預防青春期期間發生維生素缺乏及成長期延長之現象。綜合維生素應在服用本藥至少2小時後或睡前服用。

85 腸道營養製劑

不良反應 由於本藥並不會作用於腦部，所以並不會影響食慾且不具成癮性、其主要的副作用僅侷限於胃腸道，包括軟便或油便，急於排便或排便次數增加、增加排氣次數、頭痛、腹痛、噁心及嘔吐等、這些副作用與劑量給予的多寡及飲食中脂肪的含量有關。

醫療須知 1.本藥主要的作用在於降低小腸對脂肪的吸收達30%。本藥除了可降低患者的體重外，亦能降低患者的膽固醇及有效改善控制糖尿病。

2.需注意的是在服用高劑量(一天使用劑量超過360mg)或服用本藥超過二個月時，可能需要補充脂溶性維他命及維持均衡飲食。

3.基於本藥的作用原理，其胃腸方面的副作用是常見的，但這些不良反應大部分是被一般患者所能接受。

4.在臨床試驗上，並沒有使用於孕婦，所以並不建議孕婦使用。

5.Orlistat可能降低脂溶維生素和胡蘿蔔素的吸收，須補充含脂溶性維生素的綜合維他命，並須與本藥投與時間相隔2小時以上。

6.Orlistat可能會增加尿中草酸鹽的濃度，對於有高草酸鹽尿或草酸鈣尿結石病史者須注意。

7.因orlistat使患者的體重減輕，可能連帶改善糖尿患者的代謝情形，需考慮調整降血糖藥物或胰島素的劑量。

8.病人如果發生肝損傷的徵兆或症狀時，包括：皮膚癢、眼睛或皮膚變黃、尿液顏色變深、糞便顏色變淺或食慾不佳等，應立即停止使用orlistat且與醫護人員聯繫。

85103 PHENYLPROPANOLAMINE

℞ 25 MG/膠囊劑(C);

商　名

Nor Nor® (壽元)

藥理作用 1.本藥為擬交感神經興奮劑，作用與麻黃素類似，可擴張支氣管。2.對血管收縮較強，故昇壓作用較顯著。3.可作用在呼吸黏膜的α腎上腺激性受體，產生血管收縮而暫時減少鼻腔黏膜的發帶與腫脹。4.本藥還夠抑制視丘下部的食慾中心，可減低肥胖者的食慾。

適應症 [衛核]脂肪積蓄過多所引起之肥胖症。

[非衛核]支氣管氣喘，過敏性鼻炎，厭食劑。

用法用量 每4~6小時，服用25~50mg。

不良反應 1.高劑量：高血壓，心悸亢進，心跳過快，神經過敏，不安，不眠。2.超量使用：心跳過快，呼吸迅速，無定向感，腎衰竭，瞳孔擴張，頭痛，中樞神經刺激作用，噁心，食慾不振。

醫療須知 1.超量使用曾有心臟病發作，中風，顱內出血，腦實質出血及死亡個案。2.說明書須加

註：高血壓，心臟病，甲狀腺機能障礙者禁用本藥。3.美國FDA已全面禁用PPA，因臨床研究証實其可能提高中風機率。4.台灣於95年7月開始全面禁用。

85104 SEMAGLUTIDE

Rx 0.5 MG, 0.68 MG, 1 MG, 1.34 MG, 2 MG, 2.27 MG, 3.2 MG/注射劑(I);

商　名 Wegovy® ◎ (NOVO NORDISK/諾和諾德)

藥理作用 1.Semaglutide是一種GLP-1類似物，與人類GLP-1有94%的序列同源性。
2.Semaglutide的作用為GLP-1受體促效劑，可選擇性結合GLP-1受體(原生GLP-1的目標)將其活化。
3.GLP-1是食慾和熱量攝取的生理性調節分子，而GLP-1受體會出現在參與食慾調節的數個腦區內。
4.Semaglutide分佈於參與調節食物攝取的大腦區域中並活化神經元。
5.Semaglutide可增加飽足感，減少飢餓感及對食物的期待，進而降低食慾。

適 應 症 [衛核]用於體重控制(包括減重及維持體重)，做為低熱量飲食及增加體能活動之輔助療法，適用對象為成人且初始身體質量指數(BMI) 為≥30kg/m2(肥胖)，或≥27kg/m2 至 <30kg/m2 (過重)且至少患有一項體重相關共病，例如血糖異常(糖尿病前期或第二型糖尿病)、高血壓、血脂異常、阻塞性睡眠呼吸中止或心血管疾病。

用法用量 1.每週一次給藥，從0.25mg的起始劑量，逐漸遞增到2.4mg的維持劑量(如下表)。劑量應在16週期間逐漸遞增至維持劑量，以減少可能的胃腸道症狀。

劑量遞增時程

劑量遞增	每週劑量
第 1~4 週	0.25 mg
第 5~8 週	0.5 mg
第 9~12 週	1 mg
第 13~16 週	1.7 mg
維持劑量	2.4 mg
每週劑量不建議超過 2.4 mg	

2.第二型糖尿病的病人開始使用本藥時，應考慮減少併用的胰島素或胰島素促泌劑(例如：磺醯脲類藥物)劑量，以減少低血糖的風險。
3.如果錯過一劑藥物，應在5天內儘快施打。如果超過5天則應跳過，按原訂時程繼續注射下一劑。
4.本藥應每週一次，應皮下注射到腹部、大腿或上臂，可以變更注射部位。本藥不得以靜脈注射或肌肉注射方式施打。

不良反應 1.極常見：頭痛、嘔吐、腹瀉、便秘、噁心、腹痛、倦怠。
2.常見：第二型糖尿病病人的低血糖、頭暈、第二型糖尿病病人的糖尿病視網膜病變、胃炎、胃食道逆流疾病、消化不良、打嗝、腸胃脹氣、腹脹、膽結石、掉髮、注射部位反應。
3.少見：低血壓、姿勢性低血壓、心跳速率增加、急性胰臟炎、澱粉酶升高、脂酶升高。
4.罕見：全身性過敏反應、血管性水腫。

醫療須知 1.使用GLP-1受體促效劑可能引起胃腸道不良反應，可能進而造成脫水，應注意避免體液不足。
2.應告知病人急性胰臟炎的典型症狀。疑似發生胰臟炎時，應停用本藥。
3.第二型糖尿病的病人不應使用本藥取代胰島素，不應與其他任何GLP-1受體促效劑藥品併用。

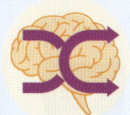

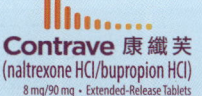

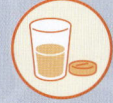

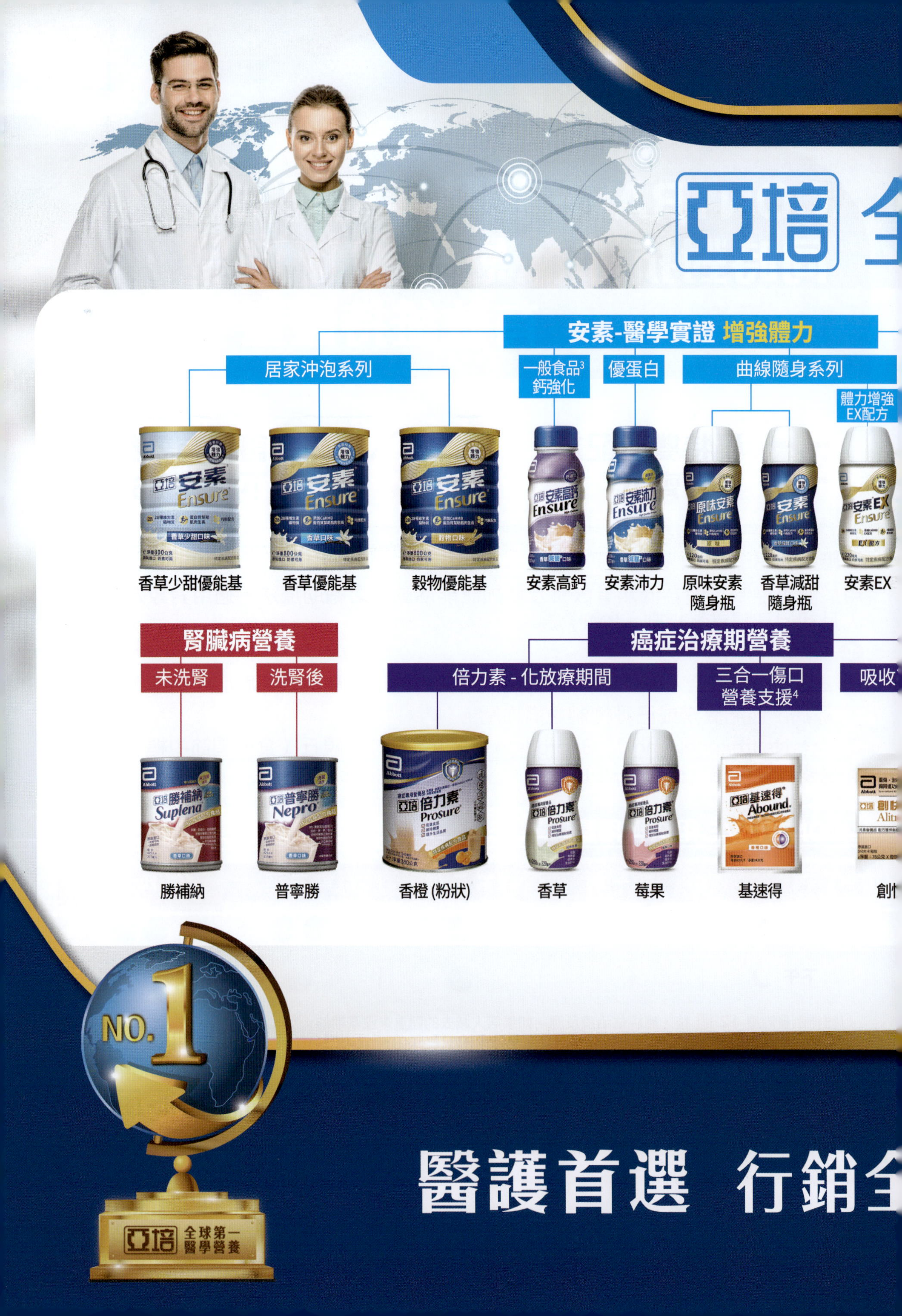

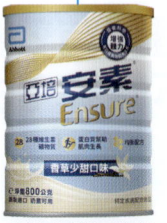

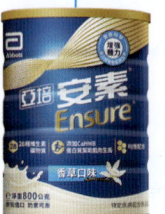

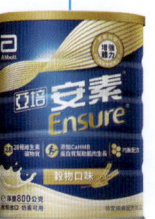

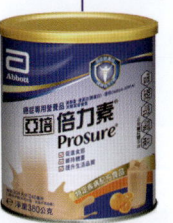

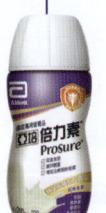

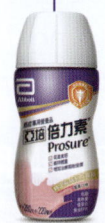

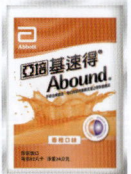
亞培
安素-醫學實證 增強體力
居家沖泡系列
一般食品3 鈣強化
優蛋白
曲線隨身系列
體力增強 EX配方
香草少甜優能基
香草優能基
穀物優能基
安素高鈣
安素沛力
原味安素 隨身瓶
香草減甜 隨身瓶
安素EX
腎臟病營養
未洗腎
洗腎後
癌症治療期營養
倍力素 - 化放療期間
三合一傷口 營養支援4
吸收
勝補納
普寧勝
香橙 (粉狀)
香草
莓果
基速得
NO.1
亞培 全球第一 醫學營養
醫護首選 行銷

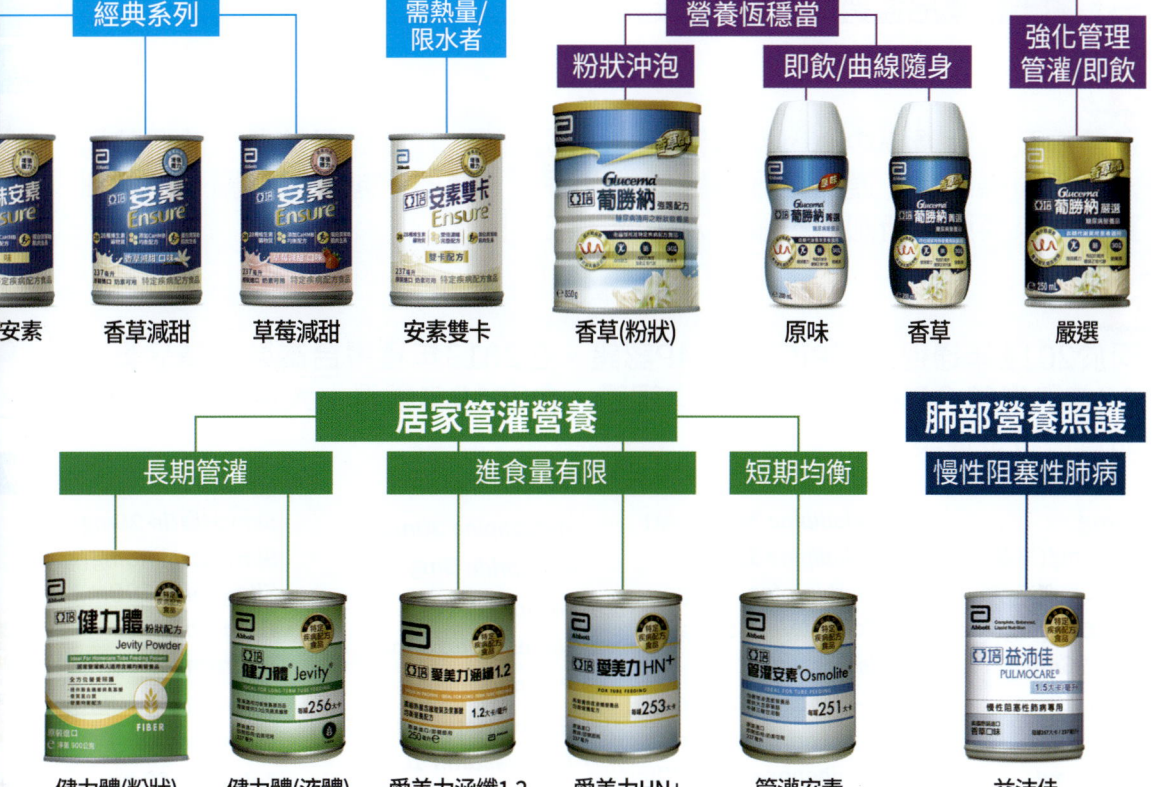

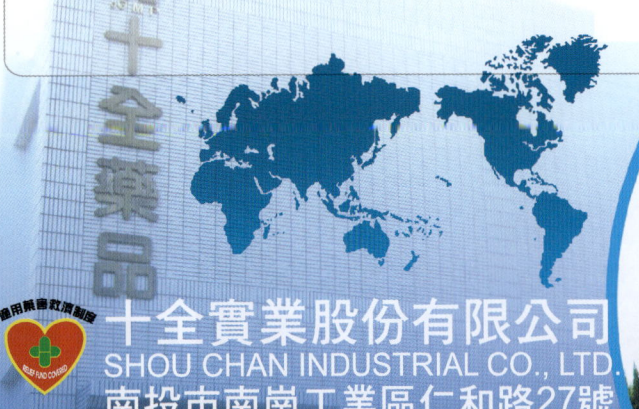

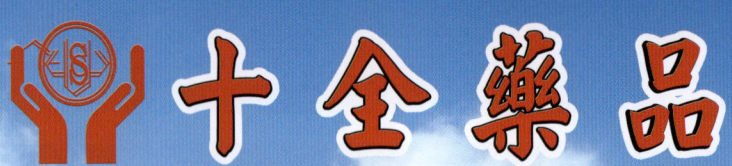

4.併用本藥與磺醯脲類藥物或胰島素時，可能增加病人發生低血糖的風險。
5.對於第二型糖尿病伴隨控制不良或可能不穩定的糖尿病視網膜病變，這類病人不建議接受本藥治療。
6.Semaglutide誘發囓齒類的甲狀腺C細胞腫瘤，與人類的相關性，因此目前並不清楚本藥是否會在人體內造成甲狀腺C細胞腫瘤，包括甲狀腺髓質癌(MTC)。
7.通報嚴重胃腸道不良反應的病人，在開始或增加本藥劑量時應監測腎功能，監測腎功能不全病人的腎功能，通報任何可能導致脫水的不良反應。
8.曾有使用本藥通報嚴重過敏反應的案例(過敏性反應與血管性水腫)。如果發生過敏反應，病人應停用本藥，並立即就醫。
9.提醒病人接受本藥治療，若於靜止期間發生心悸或心跳加速應告知醫療照護人員。如果病人靜止心率持續增加，請停止使用本藥。

85105 STERCULIA

孕 C 乳 - 泄 肝 ½ 1～1.6h

620 MG/GM/顆粒劑(Gr);

商名
Normacol® ◎ (NORGINE/美強)

藥理作用 Sterculia是一膨脹劑，藉由增加排泄物體積促進結腸蠕動，進而降低直腸乙狀結腸內的壓力。

適應症 [衛核]緩瀉劑。

用法用量
1.內服顆粒劑。將顆粒直接放入口中，勿咀嚼或壓碎，配合充分水或冷飲吞服。
2.成人：一天1~2次，每次1~2包。餐後服用。
3.12歲以上：由醫師決定所需使用減低的劑量。

不良反應 服用本藥後，若有發生以下副作用，請立即停止使用，並持此說明書諮詢醫師藥師藥劑生：
1.胃腸：食道阻塞、腸阻塞、腹脹、脹氣、腹瀉、噁心、嘔吐、嚴重腹痛及結腸黑便。
2.其他身體部位：發疹等過敏症狀。

85106 Contrave ER 康纖芙持續性釋放錠® (PATHEON/友華)

Rx

SR 每 T 含有：BUPROPION HYDROCHLORIDE 90.0 MG；NALTREXONE HYDROCHLORIDE 8.0 MG

藥理作用
1.本藥有兩項成分：naltrexone(一種類鴉片拮抗劑)和bupropion(一種相對弱效，對於神經元再吸收多巴胺和正腎上腺素作用的抑制劑)。
2.Naltrexone和bupropion對於兩個涉及食物攝取的不同腦內區域能加以調控：下視丘(食慾調節中樞)和中腦邊緣多巴胺迴路(獎勵系統)。
3.本藥導致體重減輕的確切神經化學作用，仍未完全釐清。
4.Bupropion和naltrexone在併用時，提高了下視丘前腦啡黑細胞促素皮促素(POMC)神經元(與食慾調節有關)的放電速率而減少食物攝取量。

適應症 [衛核] 用於體重控制，做為低熱量飲食及增加體能活動外之輔助療法，適用對象為成人病人且初始身體質量指數(BMI)為：
•≧30 Kg/m2，或
•≧27 Kg/m2至<30 Kg/m2，且病人至少有一項體重相關共病症，例如第二型糖尿病、血脂異常或已獲控制之高血壓。

用法用量
1.本藥的劑量應根據以下時程調升：

	晨間劑量	夜間劑量
第1週	1錠	無
第2週	1錠	1錠
第3週	2錠	1錠
第4週起	2錠	2錠

2.在第4週起達到每次服用兩顆本藥8mg/90mg錠劑、每日兩次的每日總劑量32mg/360mg。
3.本藥應在早上和晚上口服使用。錠劑不應切割、咀嚼或弄碎。不建議使每日總劑量超過32mg/360mg(兩顆錠劑，每日兩次)。

不良反應 噁心、便秘、頭痛、嘔吐、頭暈、失眠、口乾、腹瀉、焦慮、熱潮紅、疲累、顫抖、上腹痛、病毒性腸胃炎、流行性感冒、耳鳴、泌尿道感染、高血壓、腹痛、多汗、易怒、血壓上升、味覺障礙、皮疹、肌肉拉傷、心悸。

醫療須知 1.不論是否正在使用抗憂鬱藥物，成人與小兒(pediatric)重鬱症病人都可能發生憂鬱惡化和/或出現自殺意念和行為(自殺傾向)或不尋常的行為變化。
2.警告其家人和照顧者有必要監測病人是否出現焦慮、躁動、易怒、不尋常的行為變化、上述其他症狀，以及自殺傾向的出現，並且立即向醫護人員通報這類症狀。
3.Bupropion可導致癲癇發作，癲癇發作的風險具有劑量相關性。
4.如需實施長期鴉片劑療法，應停用本藥治療。在需要間歇性鴉片劑治療的病人中，應暫時停用本藥療程，而且可能需要以較低劑量使用類鴉片藥物。
5.本藥可導致收縮壓和/或舒張壓上升，以及休息時心跳速率的上升。
6.在治療期間發生過敏或類全身性過敏/全身性過敏反應(例如皮疹、搔癢、蕁麻疹、胸痛、水腫或呼吸急促)時，停用本藥。
7.應警告病人肝損傷的風險，並建議病人在發生急性肝炎的症狀時就醫，若出現急性肝炎的症狀和/或徵象，應停用本藥。
8.Bupropion是一種用於治療憂鬱的藥物。抗憂鬱治療可使躁症、混合型或輕躁症事件突然出現。
9.使用bupropion等多種抗憂鬱藥物後發生的散瞳作用。
10.如果病人在開始使用本藥後發生低血糖，應對抗糖尿病藥物療程作出適當調整。

§ 85.2 腸道營養劑

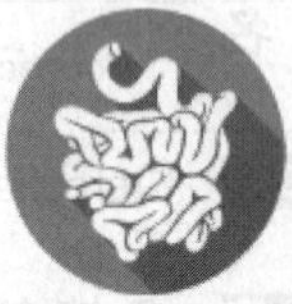

85201 L-ARGINIE

℞ 2.5 GM/注射劑(I)； 5000 MG/顆粒劑(Gr)；

商　名
Carginine® ◎（友華） Eucol LYO®（生達）

藥理作用 1.有效劑量下，本藥為天然一氧化氮的代謝施體(一氧化氮的前驅物)
2.一氧化氮(NO)及瓜胺酸(citrulline)為L-arginine帶有5個電子荷的氧化產物，由一氧化氮合成(NOS)經一形式複雜的反應下形成，釋放出的一氧化氮NO，已有科學證實對於內皮細胞具有保護及功能恢復的作用。

適 應 症 [衛核]維護肝臟正常功能、身心衰弱、酒精中毒
(1)抑制平滑肌收縮，舒張血管，維持血壓正常。(2)消除血管內閉血小板附著，保護血管壁，使血流通暢。(3)改善男性精蟲生成。(4)提昇女性性生活的品質。

用法用量 1.本藥為天然食品類，且L-arginine是氨基酸中最安全的一種。經驗顯示以高單位L-arginine(30~60g/每日)用於一般人時，其耐受性非常良好。
2.建議飯前服用，本藥可以開水或優酪乳溶解後即刻實用。我們建議每日可服用5g(一包)至15g(三包)。

醫療須知 (1)苯酮尿症患者不宜使用。(2)至於陰涼乾躁處。

85202 N(2)-L-ALANIYL-L-GLUTAMINE▲

℞ 200 MG/輸注液(Inf)；

商　名
Adela®（永信） Gluta®（中化）
Dipeptiven®（FRESENIUS KABI/費森尤斯卡比） Gutamin IV®（壽元）
Fusean®（信東） Kinpomin®（南光）

藥理作用 雙胜胺N(2)-L-alanyl-L-glutamine 內生性分裂為胺基酸glutamine及alanine， 因此可由靜脈營養提供glutamine。釋放的氨基酸以營養物的型式進入體內的個別儲藏庫，並根據器官的需要進行代謝。

適 應 症 [衛核]做為一般非經腸道營養須額外補充麩胺(glutamine)的病人(如：異化過度或新陳代謝過度之病人)氨基酸溶液之補充品。

用法用量 本藥是高濃度的輸注液，不可直接使用，必須與相容溶液混合後才可輸注。一份容積

之本藥須與至少五份容積之相容溶液混合(例如100毫升本藥+500毫升以上之氨基酸溶液)，有效成分最高濃度不超過百分之3.5。使用本藥請勿超過3週。

醫療須知 **1.代償性肝功能不全病患，應定期追蹤肝功能。**
2.目前，孕婦、授乳婦及幼兒之使用資料不足，因此不建議使用。
3.應控制血中電解質、滲透壓、水平衡、酸鹼平衡、肝功能(alkaline phosphatase，ALT，AST)及可能出現血氨過多症。應監測alkaline phosphatase，GOT，GPT，bilirubin酸鹼平衡狀態。
4.由中心或周邊靜脈給予本藥，視混合後之溶液滲透壓而定。一般若滲透壓低於800mosmol/l時，可由週邊靜脈血管給予，但仍須視病人年齡、病情及周邊靜脈血管情況而定。

85203 Alitraq 創快復®（亞培）

成 分 每包含：熱量310kcal、蛋白質15.8g、麩醯胺酸4.3g、精胺酸1350mg、脂肪4.5g、單元不飽和脂肪1.5g、多元不飽和脂肪0.2g、飽和脂肪2.4g、反式脂肪0g、碳水化合物51.6g、糖10g、乳糖0g、膳食纖維0g、鈉300mg、維生素A 320mcg RE、維生素D_3 2.04mcg、維生素E 5.5mg α-TE、維生素K_1 22.8mcg、維生素C 36.6mg、維生素B_1 0.45mg、維生素B_2 0.63mg、維生素B_6 0.69mg、維生素B_{12} 0.93 mcg、菸鹼素3.5mgNE、膽素120mg、泛酸2.4mg、葉酸81mcg、生物素11.1mcg、鈣220mg、磷159mg、鎂69.1mg、鋅2.83mg、鐵3.91mg、碘33.1mcg、硒11.4mcg、鉀420mg、氯391mg、錳0.81mg、銅0.39mg、鉻16.5mcg、鉬26.4mcg、牛磺酸60.1mg、L-肉酸24mg

適 應 症 1.屬特定疾病配方食品，不適合一般人食用。
2.須經醫師或營養師指導使用，多食無助於疾病改善。適用於：
a.嚴重外傷而導致腸胃功能失調。b.發炎性腸道疾病。
c.放射或化學治療引起的黏膜潰瘍。d.腸道手術前後消化吸收困難者。
e.適合需要元素飲食的病人。

用法用量 1.每包76公克的粉末與250毫升的涼開水攪拌混合均勻，即可泡成300毫升(310大卡、滲透壓606mOsm/每公斤水)的標準溶液。
2.每天只準備當日所需的溶液量，溶液製備後需馬上冷藏，在24小時內用完，打開而沒用完的粉末可放在涼爽而乾燥的地方保存。未開封的產品請妥善存放在乾燥陰涼處。
3.當作為唯一營養來源時，使用1500大卡可達衛福部維生素礦物質(氟除外)的每日建議，亦可作為部分補充之管灌或口飲營養品。

醫療須知 **1.請在有效日期前使用。請勿由靜脈注射。不適合半乳糖血症病人使用。**
2.除非經醫師或合格的醫療專業人員指示，本品不建議給孩童使用。
3.本品含有牛奶、大豆及其製品。營養宣稱以100毫升為衡量基準。

85204 Allamin "台灣杏林"等張歐拉明注射液®（杏林新生）$65/l (300.0 ML-PIC/S), $70/l (500.0 ML-PIC/S)

Rx

每 ml 含有：ARGININE HCL L- 3.49 MG；GLYCINE (EQ TO AMINOACETIC ACID)(EQ TO GLYCOCOLL) 1.92 MG；HISTIDINE L- HCL (EQ TO L-HISTIDINE HYDROCHLORIDE) 1.37 MG；L-ISOLEUCINE 2.11 MG；L-LEUCINE 3.2 MG；L-METHIONINE 2.18 MG；L-PHENYLALANINE 3.07 MG；L-THREONINE 2.24 MG；L-TRYPTOPHAN 0.96 MG；L-VALINE 2.05 MG；LYSINE L- HCL (EQ TO L-LYSINE HCL) 6.14 MG

適 應 症 **[衛核]虛弱兒、腺病質兒、一般幼小兒之促進發育、增進食慾、消除疲勞、增加體重之營養補給、營養不良、新陳代謝障害時之營養補給、病中、回復期及慢性消耗疾患之營養補給、增強抵抗力、其他肝機能障礙、貧血症、腎疾患等之治療補助療法**

用法用量 參照仿單

85205 Aminocin 安命生膠囊®（寶齡富錦）

每 Cap 含有：ARGININE 4.0 MG；CYSTEINE 3.5 MG；GLUTAMIC ACID 1.5 MG；ISOLEUCINE 10.0 MG；LEUCINE 50.0 MG；LYSINE 0.2 MG；METHIONINE DL- 5.5 MG；PHENYLALANINE 5.5 MG；RIBOFLAVIN (VIT B2) 2.0 MG；SERINE 0.7 MG；THIAMINE HYDROCHLORIDE 5.0 MG；THREONINE 0.4 MG；TYROSINE 6.0 MG；VALINE 4.0 MG

適 應 症 **[衛核]營養補給**

用法用量 成人1天3次，1次1~2粒。

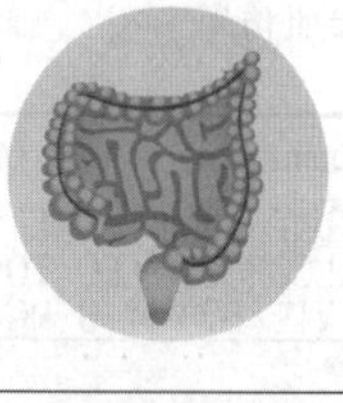

85206 Ay Lih Juang "漁人"愛力壯液®（派頓/漁人）

每 ml 含有：AMINO ACID 3000.0 MG；ASPARTATE MAGNESIUM 500.0 MG；ASPARTATE POTASSIUM 500.0 MG；CAFFEINE 50.0 MG；CYANOCOBALAMIN (VIT B12) 10.0 MCG；LIVER EXTRACT 500.0 MG；METHIONINE DL- 300.0 MG；NIACINAMIDE (NICOTINAMIDE) 30.0 MG；PYRIDOXINE(VITAMIN B6) 5.0 MG；QUININE SULFATE 10.0 MG；RIBOFLAVIN (VIT B2) 10.0 MG；SODIUM PANTOTHENATE 20.0 MG；TAURINE (EQ TO 2-AMINOETHANE SULFONIC ACID) 100.0 MG；THIAMINE (VITAMIN B1) 20.0 MG

適應症 [衛核] 營養補給、增進健康、增強體力、虛弱體質、病中病後衰弱、補給授乳婦營養

用法用量 大人一回10cc，小孩一回5cc，一日三次飯後服用，視症狀之輕重，可以酌量增加服用.使用時用開水送服，或沖淡服用.孕婦忌用.

85207 C2 沛麗康軟膠囊®（吉地喜/麗磐）

每 Cap 含有：ASCORBIC ACID (VIT C) 50.0 MG；L-CYSTEINE 40.0 MG；TOCOPHEROL ALPHA D- 16.66 MG

適應症 [衛核] 營養補充劑。

85208 Daijof 大丈夫液®（中美兄弟）

每 ml 含有：AMINO ACID 2.0 MG；CALCIUM GLUCONATE 2.5 MG；EPIMEDII HERBA EXTRACT 8.0 MG；GINSENG EXTRACT 5.0 MG；INOSITOL (MESO-INOSITOL) 1.0 MG；LYCII FRUCTUS EXTRACT 10.0 MG；LYSINE L- HCL (EQ TO L-LYSINE HCL) 0.5 MG；NIACINAMIDE (NICOTINAMIDE) 0.2 MG；PANTOTHENATE CALCIUM 0.2 MG；PYRIDOXINE HCL 0.03 MG；RIBOFLAVIN (VIT B2) 0.05 MG；THIAMINE HYDROCHLORIDE 0.2 MG

適應症 [衛核] 營養補給。

用法用量 參照仿單

85209 Ever S.C. 億福糖衣片®（中化）

Rx

每 Tab 含有：ASCORBIC ACID (VIT C) 50.0 MG；CYANOCOBALAMIN (VIT B12) 5.0 MCG；ORYZANOL GAMMA- 5.0 MG；PYRIDOXINE HCL 5.0 MG；RIBOFLAVIN (VIT B2) 5.0 MG；THIAMINE MONONITRATE 10.0 MG；TOCOPHEROL ACETATE ALPHA DL- 100.0 MG；VITAMIN A ACETATE 1000.0 IU

適應症 [衛核] 營養補給、虛弱體質、熱性消耗性疾患之補助、治療、妊娠婦之營養補給

用法用量 參照仿單

85210 Guromin 久勞命口服液®（健康化學）

每 100 ml 含有：ASCORBIC ACID (VIT C) 100.0 MG；CHOLINE BITARTRATE 50.0 MG；CYANOCOBALAMIN (VIT B12) 2.0 MCG；INOSITOL (MESO-INOSITOL) 60.0 MG；MALIC ACID DL- 5.0 MG；MENADIONE (VIT K3) 0.2 MG；NIACINAMIDE (NICOTINAMIDE) 20.0 MG；OROTIC ACID (VIT B13) 60.0 MG；PANTOTHENATE CALCIUM 10.0 MG；PYRIDOXINE(VITAMIN B6) 2.0 MG；RIBOFLAVIN (VIT B2) 5.0 MG；TAURINE (EQ TO 2-AMINOETHANE SULFONIC ACID) 500.0 MG；THIAMINE (VITAMIN B1) 20.0 MG；THIOCTIC ACID (VIT B14ALPHA-LIPOIC ACID) 5.0 MG

適應症 [衛核] 消除疲勞、營養補給、妊娠惡阻、腳氣、神經炎、口內炎、壞血病、維他命B及C缺乏症。

用法用量 一天一瓶(100ml)。

85211 Mihmeeishow "長安"秘美瘦錠®（長安）

每 T 含有：ALOE POWDER (EQ TO POWDERED ALOE) 30.0 MG；GLYCYRRHIZA EXTRACT 10.0 MG；Powder Rhei Rhizoma 33.3 MG；SENNA POWDER 100.0 MG

適應症 [衛核] 緩瀉。

85212 Pandon D/Oral 百營益得口服液®（明通）

每 ml 含有：ASCORBIC ACID (VIT C) 2.0 MG；CARNITINE CHLORIDE 0.5 MG；INOSITOL (MESO-INOSITOL) 1.0 MG；PANTOTHENATE CALCIUM 0.1 MG；RIBOFLAVIN (VIT B2) 0.05 MG；TAURINE (EQ TO 2-AMINOETHANE SULFONIC ACID) 2.0 MG；THIAMINE MONONITRATE 0.2 MG

適應症 [衛核] 消除疲勞、增強體力、宿醉、營養補給

用法用量 參照仿單

85213 Quina Tonlita 規那通利達液®（明通）

每 100ml 含有：AMINO ACID 3000.0 MG；CINCHONA EXTRACT 10.0 ML；ETHANOL (EQ TO ETHYL ALCOHOL) (EQ TO ALCOHOL) 3000.0 MG；NIACINAMIDE (NICOTINAMIDE) 20.0 MG；RIBOFLAVIN (VIT B2) 4.0 MG；THIAMINE MONONITRATE 10.0 MG

適應症 [衛核] 營養補給
用法用量 參照仿單

§ 85.3 母嬰配方與兒童營養品

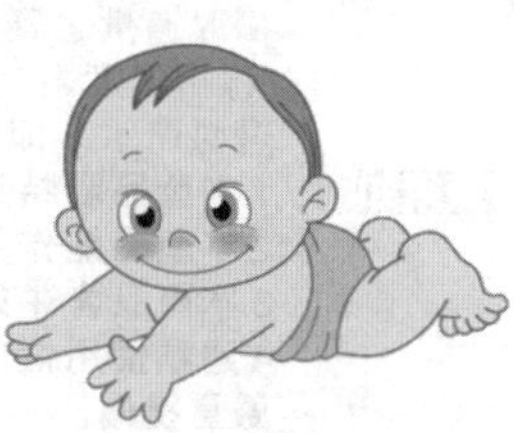

85301 Bright Choice 4 亞培心美力經典4兒童奶粉 ®（亞培）

成　分 每份36公克：熱量154大卡、蛋白質5.5公克、脂肪4.6公克、飽和脂肪3公克、反式脂肪0公克、碳水化合物22.6公克、糖18.7公克、鈉86毫克、鈣288毫克、維生素C 28.8毫克、維生素B1 0.36毫克、維生素B2 0.4毫克、維生素B6 0.42毫克、維生素B12 0.40微克、二十二碳六烯酸(DHA)4毫克、膽素40毫克、牛磺酸10毫克、單元不飽和脂肪酸0.9公克、鉀252毫克、氯164毫克、磷144毫克、鎂17.6毫克、鐵2.5毫克、鋅2毫克、錳270微克、銅0.2毫克、維生素A 105微克RE、維生素D 2.6微克、維生素E 1.7毫克α-TE、維生素K 6.1微克、葉酸10微克、菸鹼素2.4毫克NE、泛酸0.7毫克、生物素5微克
*標準稀釋量是三平匙(罐內所附量匙)沖泡175毫升的水或180公克的配方沖泡成1公升的奶水

適應症 3~7歲之兒童。

用法用量 1.請使用罐內量匙量取配方，並輕壓罐緣，刮平匙口，3平匙的本品奶粉沖泡175毫升的溫開水。
2.3~7歲之兒童，每日建議飲用2次(等同於2杯)。標準沖泡方式為：175毫升溫開水與3平匙配方。

醫療須知 **1.請勿使用微波爐加熱開水調配或加溫配方奶水，以免導致嚴重燙傷。**
2.本產品含牛奶、大豆、魚類及其製品。

85302 NutriSoothe 4 亞培心美力舒兒優4兒童奶粉 ®（亞培）

成　分 每份36公克：熱量154大卡、蛋白質5.5公克、脂肪4.6公克、飽和脂肪3公克、反式脂肪0公克、碳水化合物22.6公克、糖18.7公克、鈉86毫克、鈣288毫克、維生素C 28.8毫克、維生素B1 0.32毫克、維生素B2 0.4毫克、維生素B6 0.38毫克、維生素B12 0.36微克、二十二碳六烯酸(DHA)4毫克、膽素43.8毫克、牛磺酸10毫克、單元不飽和脂肪酸0.9公克、鉀252毫克、氯164毫克、磷144毫克、鎂17.6毫克、鐵2.5毫克、鋅2毫克、錳270微克、銅0.2毫克、維生素A 105微克RE、維生素D 2.6微克、維生素E 1.7毫克α-TE、維生素K 6.1微克、葉酸10微克、菸鹼素2.4毫克NE、泛酸0.7毫克、生物素5微克
*標準稀釋量是三平匙(罐內所附量匙)沖泡175毫升的水或180公克的配方沖泡成1公升的奶水

適應症 3~7歲之兒童。

用法用量 1.請使用罐內量匙量取配方，並輕壓罐緣，刮平匙口，3平匙的本品奶粉沖泡175毫升的溫開水。
2.3~7歲之兒童，每日建議飲用2次(等同於2杯)。標準沖泡方式為：175毫升溫開水與3平匙配方。

醫療須知 **1.請勿使用微波爐加熱開水調配或加溫配方奶水，以免導致嚴重燙傷。**
2.本產品含牛奶、大豆、魚類及其製品。

85303 PEDIASURE PEPTIGRO ORIGINAL POWDER 小安素PEPTIGRO均衡完整營養配方(牛奶口味) ®（亞培）

成　分 每一份量225毫升：熱量226大卡、蛋白質6.7公克、脂肪8.8公克、飽和脂肪2.0公克、反式脂肪0公克、碳水化合物30.5公克、糖6.1公克、乳糖0.7公克、膳食纖維1.0公克、鈉86毫克、維生素A 135微克RE、維生素D**4.50微克、維生素E 3.5毫克α-TE、維生素K 17.3微克、維生素K1 13.3微克、維生素K2 4.0微克、維生素C 22.5毫克、維生素B1 0.54毫克、維生素B2 0.48毫克、維生素B6 0.59毫克、維生素B12 0.68微克、菸鹼素3.37毫克NE、膽素67.6毫克、泛酸1.57毫克、葉酸54微克、生物素4.5微克、肌醇18.0毫克、鈣225毫克、磷189毫克、鎂44.6毫克、鋅1.51毫克、鐵3.15毫克、碘21.8微克、硒7.2微克、氯228毫克、鉀295毫克、銅0.15毫克、鉻6.8微克、錳0.34毫克、鉬11.7微克、精胺酸500毫克、牛磺酸16.2毫克、左旋肉鹼3.8毫克、單元不飽和脂肪酸4.0公克、多元不飽和脂肪酸2.6公克、亞麻油酸2.0公克、α-次亞麻油酸230毫克、二十二碳六烯酸(DHA)10毫克、乳酸菌3.8x10^7CFU、酪蛋白磷酸胜肽(CPPs)79毫克
**維生素D係指維生素D3

適應症 1.生長發育速度緩慢。
2.因疾病而有更高熱量與營養的需求。
3.因胃口不好或疾病狀況而導致飲食攝取不佳或營養不良問題。

用法用量 1.粉末產品-加水調配後食用。沖調一份量：請於杯中準備190毫升低於35℃之溫開水，緩慢加入5平匙(罐內所附量匙)或48.6公克小安素粉末。攪拌至溶解，即可沖調成一杯225毫升營養飲品。
2.當依使用說明沖泡，每毫升小安素營養飲品約可提供1大卡熱量。
3.營養補充時，1~8歲之兒童每日建議飲用2份*。9~10歲之兒童每日建議飲用3份*。

4.作為唯一營養來源，請依照醫師及營養師指示使用，並注意營養素「維生素A、葉酸、鈣、鎂、碘、鋅」攝取過量之疑慮。
*標準濃度為216公克粉末，加水沖調至1公升。欲沖調一份量，則以5平匙粉末(約48.6公克粉末)加入190毫升溫開水，即可沖泡成225毫升營養飲品。標準濃度下之滲透壓(Osmolality)為384 mOsm/kg H2O。

醫療須知 1.本產品屬特定疾病配方食品，不適合一般人食用，須經醫師或營養師指導使用。多食無助疾病改善。
2.本產品能作為口飲攝取或管灌用食品，但不可由靜脈注射使用；不建議半乳糖血症患者使用。
3.本產品含牛奶製品及大豆製品。
4.建議使用低於35℃之溫開水沖調。請勿使用微波爐加溫本營養飲品。加溫後，請注意其溫度，以免導致嚴重燙傷。
5.包裝在受保護的環境裡。

85304 PEDIASURE PEPTIGRO VANILLA POWDER 小安素PEPTIGRO均衡完整營養配方(香草口味)®（亞培）

成　分 每一份量225毫升：熱量226大卡、蛋白質6.7公克、脂肪8.8公克、飽和脂肪2.0公克、反式脂肪0公克、碳水化合物30.5公克、糖8.7公克、乳糖0.7公克、膳食纖維1.0公克、鈉86毫克、維生素A 135微克RE、維生素D** 4.50微克、維生素E 3.5毫克α-TE、維生素K 17.3微克、維生素K1 13.3微克、維生素K2 4.0微克、維生素C 22.5毫克、維生素B1 0.54毫克、維生素B2 0.48毫克、維生素B6 0.59毫克、維生素B12 0.68微克、菸鹼素3.37毫克NE、膽素67.6毫克、泛酸1.57毫克、葉酸54微克、生物素4.5微克、肌醇18.0毫克、鈣225毫克、磷189毫克、鎂44.6毫克、鋅1.51毫克、鐵3.15毫克、碘21.8微克、硒7.2微克、氯228毫克、鉀295毫克、銅0.15毫克、鉻6.8微克、錳0.34毫克、鉬11.7微克、精胺酸500毫克、牛磺酸16.2毫克、左旋肉鹼3.8毫克、單元不飽和脂肪酸4.0公克、多元不飽和脂肪酸2.6公克、亞麻油酸2.0公克、α-次亞麻油酸230毫克、二十二碳六烯酸(DHA)10毫克、乳酸菌3.8x10^7CFU、酪蛋白磷酸胜肽(CPPs)79毫克
**維生素D係指維生素D3

適應症 1.生長發育速度緩慢。
2.因疾病而有更高熱量與營養的需求。
3.因胃口不好或疾病狀況而導致飲食攝取不佳或營養不良問題。

用法用量 1.粉末產品-加水調配後食用。沖調一份量：請於杯中準備190毫升低於35℃之溫開水，緩慢加入5平匙(罐內所附量匙)或48.6公克小安素粉末。攪拌至溶解，即可沖調成一杯225毫升營養飲品。
2.當依使用說明沖泡，每毫升小安素營養飲品約可提供1大卡熱量。
3.營養補充時，1~8歲之兒童每日建議飲用2份*。9~10歲之兒童每日建議飲用3份*。
4.作為唯一營養來源，請依照醫師及營養師指示使用，並注意營養素「維生素A、葉酸、鈣、鎂、碘、鋅」攝取過量之疑慮。
*標準濃度為216公克粉末，加水沖調至1公升。欲沖調一份量，則以5平匙粉末(約48.6公克粉末)加入190毫升溫開水，即可沖泡成225毫升營養飲品。標準濃度下之滲透壓(Osmolality)為394 mOsm/kg H2O。

醫療須知 1.本產品屬特定疾病配方食品，不適合一般人食用，須經醫師或營養師指導使用。多食無助疾病改善。
2.本產品能作為口飲攝取或管灌用食品，但不可由靜脈注射使用；不建議半乳糖血症患者使用。
3.本產品含牛奶製品及大豆製品。
4.建議使用低於35℃之溫開水沖調。請勿使用微波爐加溫本營養飲品。加溫後，請注意其溫度，以免導致嚴重燙傷。
5.包裝在受保護的環境裡。

85305 PediaSure Vanilla Liquid 小安素均衡完整營養品即飲配方®（亞培）

成　分 每份(220毫升)：熱量221大卡、蛋白質6.6公克、脂肪8.5公克、飽和脂肪2.0公克、反式脂肪0公克、碳水化合物30.5公克、糖10.8公克、乳糖0公克、膳食纖維1.5公克、鈉88毫克、維生素A 163微克RE、維生素D* 4.4微克、維生素E 2.6毫克α-TE、維生素K 16.5微克、維生素K1 12.1微克、維生素K2 4.4微克、維生素C 33毫克、維生素B1 0.55毫克、維生素B2 0.55毫克、維生素B6 0.33毫克、維生素B12 0.70微克、菸鹼素3.7毫克NE、膽素44毫克、泛酸1.1毫克、葉酸55微克、生物素14微克、鈣220毫克、磷198毫克、鎂31毫克、鋅2.2毫克、鐵2.2毫克、碘24微克、硒6.6微克、氯165毫克、鉀330毫克、銅0.20毫克、鉻5.5微克、錳0.29毫克、鉬14微克、精胺酸550毫克、二十二碳六烯酸(DHA)11毫克、牛磺酸19毫克、肌醇26毫克、亞麻油酸1.8公克、α-次亞麻油酸418毫克、單元不飽和脂肪酸3.7公克、多元不飽和脂肪酸2.4公克
*係指維生素D3

適應症 生長發育速度緩慢、因疾病而有更高熱量與營養的需求、因胃口不好或疾病狀況而導致飲食攝取不佳或營養不良問題。

用法用量 1.即飲配方，請在有效日期前飲用。本產品有多種營養素，使用前請充分搖勻，以免沉澱。
2.開封後請加蓋冷藏並於24小時內飲用完畢，未使用完請倒棄。
3.1~8歲之兒童，每日建議飲用2份。9~10歲之兒童，每日建議飲用2~3份。
4.作為唯一營養來源時，請依照醫師或營養師指示使用。

醫療須知 1.本產品不建議供半乳糖血症患者使用。本產品含牛奶製品及大豆製品。

2.本產品不可由靜脈注射使用。
3.本品屬特定疾病配方食品，不適合一般人食用，須經醫師或營養師指導使用。多食無助疾病改善。
4.請勿使用微波爐加溫本營養飲品，以免導致嚴重燙傷。
5.蔗糖酶-異麥芽糖酶缺乏病患，宜小心使用。
6.本產品能作為口飲補充或管灌用食品。
7.滲透壓(Osmolality)為405 mOsm/kg H2O。

85306 Similac 1 Infant Formula 亞培心美力1添加鐵質嬰兒配方食品® （亞培）

成分 每100公克：熱量517大卡、蛋白質10.6公克、脂肪28.2公克、飽和脂肪8.9公克、反式脂肪0公克、亞麻油酸4.5公克、α-次亞麻油酸450毫克、碳水化合物56.1公克、糖53.5公克、鈉144毫克、水分2.3公克、維生素A 453微克RE、維生素D* 8微克、維生素E 14.8毫克α-TE、維生素K 54微克、維生素C 80毫克、維生素B1 0.60毫克、維生素B2 1.0毫克、維生素B6 0.4毫克、維生素B12 1.2微克、菸鹼素5毫克、泛酸3.2毫克、葉酸76微克、生物素20微克、膽素80毫克、肌醇32毫克、左旋肉鹼7.5毫克、灰分2.8公克、鈣380毫克、磷224毫克、鎂40毫克、鉀625毫克、氯350毫克、鋅4.5毫克、鐵5.4毫克、銅400微克、錳100微克、碘100微克、硒8.6微克、牛磺酸29毫克、葉黃素91微克、β-胡蘿蔔素61微克、膳食纖維1.8公克、果寡醣(FOS)1.6公克、2'-岩藻糖基乳糖(2'-FL)0.2公克、二十二碳六烯酸(DHA)54毫克、花生四烯酸(AA)112毫克、單元不飽和脂肪酸11.7公克、多元不飽和脂肪酸4.9公克、核苷酸當量58毫克
*維生素D來源為D3
*每60毫升溫開水加入一匙(罐內所附量匙)配方

適應症 能提供寶寶均衡營養，可作為母親無法親自哺餵母乳、母乳分泌不足、斷奶或使用輔助食品時，銜接母乳嬰兒食品。

用法用量 1.嬰兒體重低於3.5公斤(相當於嬰兒年齡為初生~2週大)，每日建議餵哺8~10次。沖調一餐用量為：60毫升煮沸過的溫開水與1平匙配方。
2.嬰兒體重低於5.5公斤(相當於嬰兒年齡為2週~2個月大)，每日建議餵哺6~7次。沖調一餐用量為：120毫升煮沸過的溫開水與2平匙配方。
3.嬰兒體重低於7.5公斤(相當於嬰兒年齡為2~6個月大)，每日建議餵哺5~6次。沖調一餐用量為：180毫升煮沸過的溫開水與3平匙配方。
4.嬰兒體重7.5公斤及7.5公斤以上(相當於嬰兒年齡為6個月及以上*)，每日建議餵哺4~5次。沖調一餐用量為：180毫升煮沸過的溫開水與3平匙配方。(*6個月以上嬰兒使用本產品時應額外添加其他副食品。)
5.請向醫師諮詢嬰兒的餵哺量。此僅為建議餵哺量，每個嬰兒可能不同。

醫療須知 1.本產品不適用於半乳糖血症患者。本產品含牛奶、大豆及其製品。
2.請依循醫師或營養師指示使用。正確的衛生條件、沖調方式及貯存對於嬰兒配方之調配非常重要，調配不當可能會影響嬰兒健康。
3.嬰兒配方並非無菌，除非經醫師指示，不建議用以餵哺早產兒或可能有免疫問題之嬰兒。
4.本產品是經由噴霧乾燥法製成，在生產過程中可能出現少數之深色微粒。
5.沖調前務必將水及所有沖調器具煮沸5分鐘，待冷卻後使用，並以罐內量匙量取配方，謹慎遵照沖調指示。
6.若沖調餵哺一次以上的量，請務必將沖調好的奶水冷藏於2°C~4°C的冰箱，並請於24小時內食用完畢。一旦開始餵哺，應於一小時內食用完畢，剩餘的奶水請倒棄。
7.請勿使用微波爐加熱開水調配或加溫本配方奶水，以免導致嚴重燙傷。

85307 Similac 4 亞培心美力4兒童奶粉® （亞培）

成分 每份*：熱量145大卡、蛋白質6.3公克、脂肪2.6公克、飽和脂肪1.6公克、反式脂肪0公克、碳水化合物24.3公克、糖20.2公克、膳食纖維0.3公克、鈉90毫克、二十二碳六烯酸(DHA)4.0毫克、牛磺酸10.0毫克、膽素40.0毫克、鋅1.80毫克、鐵2.50毫克、維生素E 2.2毫克α-TE、維生素C 26.0毫克、維生素B1 0.25毫克、維生素B2 0.27毫克、鈣315毫克、單元不飽和脂肪0.4公克、磷202毫克、鎂19.0毫克、鉀302毫克、氯171毫克、銅0.20毫克、錳0.27毫克、碘14.0微克、硒5.0微克、維生素A 116微克RE、維生素D 5.04微克、維生素K 6.0微克、維生素B6 0.30毫克、維生素B12 0.40微克、菸鹼素2.40毫克NE、泛酸0.70毫克、葉酸29微克、生物素5.0微克
*標準稀釋量是3平匙(本品罐內所附量匙：36公克)，加入175毫升的水

適應症 3~7歲之兒童

用法用量 1.本產品應加水沖調後配合固體副食品補充使用。沖調前請務必將雙手及所有器具清潔乾淨，並將開水煮沸後待冷卻。
2.將奶粉填滿罐內湯匙並輕壓罐緣，再以乾淨的刀面沿匙口刮平，取3平匙本品粉末加入175毫升煮沸過並冷卻的溫開水中，可沖調成200毫升的奶水，待完全溶解並混合均勻後再行餵哺。
3.3~7歲之兒童，每日建議飲用2次(等同於2杯)。沖調一餐用量為：175毫升溫開水與3平匙配方。

醫療須知 1.請勿使用微波爐加熱開水調配或加溫本配方奶水，以免導致嚴重燙傷。

2.本產品之部分成分於噴霧乾燥過程中可能出現少數之深色焦粒，此屬奶粉製造過程中之正常現象，請家長安心使用。
3.本產品不適用於具半乳糖血症(Galactosemia)之嬰兒或孩童。本產品含牛奶、魚類、大豆及其製品。

85308 SIMILAC BRIGHTCHOICE 1 INFANT FORMULA (NEW) 亞培心美力經典1嬰兒配方(新升級)® (亞培)

成分 每100公克：熱量517大卡、蛋白質10.6公克、脂肪28.2公克、飽和脂肪8.9公克、反式脂肪0公克、亞麻油酸4.5公克、α-次亞麻油酸450毫克、碳水化合物56.1公克、糖53.5公克、鈉144毫克、水分2.3公克、維生素A 453微克RE、維生素D 8微克、維生素E 16毫克α-TE、維生素K 54微克、維生素C 80毫克、維生素B1 0.60毫克、維生素B2 1.0毫克、維生素B6 0.4毫克、維生素B12 2微克、菸鹼素5毫克、泛酸3.2毫克、葉酸76微克、生物素20微克、膽素85毫克、肌醇32毫克、左旋肉鹼7.5毫克、灰分2.8公克、鈣380毫克、磷224毫克、鎂40毫克、鉀625毫克、氯350毫克、鋅4.5毫克、鐵5.4毫克、銅0.4毫克、錳100微克、碘100微克、硒8.6微克、花生四烯酸(AA)119毫克、二十二碳六烯酸(DHA)57.7毫克、β-胡蘿蔔素61微克、牛磺酸36.9毫克、葉黃素104微克、膳食纖維1.8公克、果寡醣(FOS)1.6公克、2'-岩藻糖基乳糖(2'-FL)0.2公克、核苷酸當量58毫克、Omega-3脂肪酸0.6公克、Omega-6脂肪酸4.9公克
維生素D來源為D3
*每60毫升溫開水加入一匙(罐內所附量匙)亞培心美力經典1嬰兒配方(新升級)。

適應症 能提供寶寶均衡營養，可作為母親無法親自哺餵母乳、母乳分泌不足、斷奶或使用輔助食品時，銜接母乳嬰兒食品。本產品不適用於半乳糖血症患者。

用法用量 1.嬰兒體重低於3.5公斤(相當於嬰兒年齡為初生~2週大)，每日建議餵哺8~10次。沖調一餐用量為：60毫升煮沸過的溫開水與1平匙配方。
2.嬰兒體重低於5.5公斤(相當於嬰兒年齡為2週~2個月大)，每日建議餵哺6~7次。沖調一餐用量為：120毫升煮沸過的溫開水與2平匙配方。
3.嬰兒體重低於7.5公斤(相當於嬰兒年齡為2~6個月大)，每日建議餵哺5~6次。沖調一餐用量為：180毫升煮沸過的溫開水與3平匙配方。
4.嬰兒體重7.5公斤及7.5公斤以上(相當於嬰兒年齡為6個月及以上*)，每日建議餵哺4~5次。沖調一餐用量為：180毫升煮沸過的溫開水與3平匙配方。(*6個月以上嬰兒使用本產品時應額外添加其他副食品。)
5.請向醫師諮詢嬰兒的餵哺量，此僅為建議餵哺量，每個嬰兒可能不同。

醫療須知 1.請依循醫師或營養師指示使用。正確的衛生條件、沖調方式及貯存對於嬰兒配方的調配非常重要，調配不當可能會影響嬰兒健康。
2.嬰兒配方並非無菌，除非經醫師指示，不建議用以餵哺早產兒或可能有免疫問題之嬰兒。
3.本產品是經由噴霧乾燥法製成，在生產過程中可能出現少數之深色微粒。
4.沖調前務必將水及所有沖調器具煮沸5分鐘，待冷卻後使用，並以罐內量匙量取配方，謹慎遵照沖調指示。
5.若沖調餵哺一次以上的量，請務必將沖調好的奶水冷藏於2℃~4℃的冰箱，並請於24小時內食用完畢。一旦開始餵哺，應於一小時內食用完畢，剩餘奶水請倒棄。
6.請勿使用微波爐加熱開水調配或加溫本配方奶水，以免導致嚴重燙傷。
7.本產品含牛奶、大豆及其製品。

85309 SIMILAC BRIGHTCHOICE HMO 3 亞培心美力經典3 HMO+成長配方® (亞培)

成分 每一份量31.2公克：熱量151大卡、蛋白質5.7公克、脂肪7.1公克、飽和脂肪2.3公克、反式脂肪0公克、亞麻油酸1.3公克、α-次亞麻油酸130毫克、碳水化合物16.3公克、糖15.8公克、鈉78毫克、維生素A 147微克RE、β-胡蘿蔔素23微克、維生素D 1.8微克、維生素E 2.7毫克α-TE、維生素K 14微克、維生素C 22毫克、維生素B1 0.24毫克、維生素B2 0.34毫克、維生素B6 0.11毫克、維生素B12 0.99微克、菸鹼素3.2毫克NE、泛酸1.1毫克、葉酸35.9微克、牛磺酸10毫克、葉黃素43微克、膽素34.3毫克、生物素9微克、鈣246毫克、磷142毫克、鎂16毫克、鉀218毫克、氯162毫克、鋅1.4毫克、鐵2.1毫克、銅0.12毫克、錳20微克、碘31微克、硒3.8微克、花生四烯酸(AA)3.4毫克、二十二碳六烯酸(DHA)9.2毫克、膳食纖維0.5公克、果寡醣(FOS)0.4公克、2'-岩藻糖基乳糖(2'-FL)0公克、核苷酸當量0.2毫克、Omega-3脂肪酸0.1公克、Omega-6脂肪酸1.3公克
其他成分：比菲德氏菌(每份)2.4x10^7 CFU
*標準稀釋量是一平匙(罐內所附量匙)亞培心美力經典3 HMO$^+$成長配方沖泡60毫升的水或152.0公克的配方沖泡成1公升。

適應症 1~3歲之幼兒。

用法用量 1.請使用罐內量匙量取配方，並輕壓罐緣，刮平匙口，3平匙的亞培心美力經典3 HMO$^+$成長配方沖泡180毫升的溫開水。
2.請使用35℃以下溫開水沖泡，以保持益生菌活性。
3.1~3歲之幼兒，每日建議飲用2次。一餐建議用量與沖調方式為：180毫升溫開水與3平匙配方。

醫療須知 1.請勿使用微波爐加熱開水調配或加溫沖調後產品，以免導致嚴重燙傷。
2.本產品之部分成分於噴霧乾燥過程中可能出現少數之深色焦粒，此屬產品製造過程中之正常現象，請家

長安心使用。
3.本產品含牛奶、大豆及其製品。
4.本產品不適用於半乳糖血症患者。
5.本產品專為1~3歲幼兒設計之配方，非母乳替代品，需搭配其他飲食。
6.若沖泡餵哺一次以上的量，請務必將沖調後產品冷藏於2°C~4°C的冰箱，並於24小時內食用完畢。一旦開始餵哺，應於一小時內食用完畢，剩餘的沖調後產品請倒棄。

85310 Similac HA1 Infant Formula 亞培心美力1親護部分水解蛋白配方添加鐵質嬰兒配方®（亞培）

成 分 每100公克：熱量511大卡、蛋白質11.7公克、脂肪27.5公克、飽和脂肪8.5公克、反式脂肪0公克、亞麻油酸4.3公克、α-次亞麻油酸421毫克、碳水化合物54.7公克、糖11.7公克、鈉226毫克、水分2.5公克、維生素A 395微克RE、維生素D* 6.4微克、維生素E 13.2毫克α-TE、維生素K 49.7微克、維生素C 102毫克、維生素B1 0.45毫克、維生素B2 0.75毫克、維生素B6 0.38毫克、維生素B12 2.26微克、菸鹼素4.89毫克、泛酸3.76毫克、葉酸75微克、生物素22.6微克、膽素127毫克、肌醇26.3毫克、左旋肉鹼11毫克、灰分 3.5公克、鈣534毫克、磷384毫克、鎂38.4毫克、鉀737毫克、氯406毫克、鋅4.14毫克、鐵6.25毫克、銅384微克、錳98微克、碘99.3微克、硒18.1微克、牛磺酸33.9毫克、葉黃素83微克、β-胡蘿蔔素53微克、膳食纖維1.5公克、果寡醣(FOS)1.4公克、2'-岩藻糖基乳糖(2'-FL)0.2公克、二十二碳六烯酸(DHA)53毫克、花生四烯酸(AA)105毫克、單元不飽和脂肪酸11.3公克、多元不飽和脂肪酸5.9公克、核苷酸54.2毫克
*維生素D來源為D3
*每60毫升溫開水加入一匙(罐內所附量匙)配方

適應症 能提供寶寶均衡營養，可作為母親無法親自哺餵母乳、母乳分泌不足、斷奶或使用輔助食品時，銜接母乳嬰兒食品。

用法用量 1.嬰兒體重低於3.5公斤(相當於嬰兒年齡為初生~2週大)，每日建議餵哺8~10次。沖調一餐用量為：60毫升煮沸過的溫開水與1平匙配方。
2.嬰兒體重低於5.5公斤(相當於嬰兒年齡為2週~2個月大)，每日建議餵哺6~7次。沖調一餐用量為：120毫升煮沸過的溫開水與2平匙配方。
3.嬰兒體重低於7.5公斤(相當於嬰兒年齡為2~6個月大)，每日建議餵哺5~6次。沖調一餐用量為：180毫升煮沸過的溫開水與3平匙配方。
4.嬰兒體重7.5公斤及7.5公斤以上(相當於嬰兒年齡為6個月及以上*)，每日建議餵哺4~5次。沖調一餐用量為：180毫升煮沸過的溫開水與3平匙配方。(*6個月以上嬰兒使用本產品時應額外添加其他副食品。)
5.請向醫師諮詢嬰兒的餵哺量。此僅為建議餵哺量，每個嬰兒可能不同。

醫療須知 1.本產品不適用於半乳糖血症患者。本產品含牛奶製品。
2.請依循醫師或營養師指示使用。正確的衛生條件、沖調方式及貯存對於嬰兒配方之調配非常重要，調配不當可能會影響嬰兒健康。
3.嬰兒配方並非無菌，除非經醫師指示，不建議用以餵哺早產兒或可能有免疫問題之嬰兒。
4.本產品是經由噴霧乾燥法製成，在生產過程中可能出現少數之深色微粒。
5.沖調前務必將水及所有沖調器具煮沸5分鐘，待冷卻後使用，並以罐內量匙量取配方，謹慎遵照沖調指示。
6.若沖調餵哺一次以上的量，請務必將沖調好的奶水冷藏於2°C~4°C的冰箱，並請於24小時內食用完畢。一旦開始餵哺，應於一小時內食用完畢，剩餘的奶水請倒棄。
7.請勿使用微波爐加熱開水調配或加溫本配方奶水，以免導致嚴重燙傷。

85311 Similac HMO HA 3 亞培心美力HMO 3親護水解蛋白配方幼兒營養成長配方®（亞培）

成 分 每份*：熱量151大卡、蛋白質4.8公克、脂肪7.3公克、飽和脂肪2.2公克、反式脂肪0公克、碳水化合物16.6公克、糖4.4公克、鈉77毫克、膳食纖維0.4公克、果寡醣(FOS)0.4公克、2'-岩藻糖基乳糖(2'-FL)0公克、維生素A 162微克RE、β-胡蘿蔔素14微克、維生素D 2.33微克、維生素E 3.3毫克α-TE、維生素K 14.8微克、維生素C 22.1毫克、維生素B1 0.20毫克、維生素B2 0.20毫克、維生素B6 0.26毫克、維生素B12 0.89微克、菸鹼素3.63毫克NE、泛酸0.81毫克、葉酸32微克、生物素6.1微克、膽素45.2毫克、鈣231毫克、磷134毫克、鎂15.4毫克、鉀257毫克、氯170毫克、鋅1.42毫克、鐵1.88毫克、銅132微克、錳81微克、碘45微克、硒5.5微克、牛磺酸9.7毫克、葉黃素26微克、二十二碳六烯酸(DHA)8毫克、花生四烯酸(AA)8毫克、單元不飽和脂肪酸2.9公克、多元不飽和脂肪酸1.5公克、亞麻油酸1.3公克、α-次亞麻油酸109毫克、核苷酸5.3毫克
*標準濃度為30.8公克產品(罐內所附量匙3匙)加水180毫升，沖調而成一份約200毫升的營養飲品

適應症 1~3歲之幼兒。

用法用量 1.本產品應加水沖調後配合固體副食品補充使用。沖調前請務必將雙手及所有器具清潔乾淨，並將開水煮沸後待冷卻。
2.將3平匙本品粉末沖調180毫升溫開水，待完全溶解並混合均勻後再行飲用。每日建議餵哺1次。
3.1~3歲之幼兒，每日建議飲用1次(等同於1杯)。沖調一餐用量為：180毫升溫開水與3平匙配方。

醫療須知 1.請勿使用微波爐加熱開水調配或加溫沖調後產品，以免導致嚴重燙傷。

2.本產品之部分成分於噴霧乾燥過程中可能出現少數之深色焦粒，此屬產品製造過程中之正常現象，請家長安心使用。
3.本產品不適用於半乳糖血症患者。本產品含牛奶、大豆及其製品。
4.本產品為專為1~3歲幼兒設計之配方，非母乳替代品，需搭配其他飲食。

85312 Similac HMO Stage 3 亞培心美力HMO 3幼兒營養成長配方® (亞培)

成　分 每份：熱量151大卡、蛋白質5.7公克、脂肪7.1公克、飽和脂肪2.3公克、反式脂肪0公克、碳水化合物16.3公克、糖15.8公克、鈉78毫克、膳食纖維0.5公克、果寡醣(FOS)0.4公克、2'-岩藻糖基乳糖(2'-FL)0公克、維生素A 147微克RE、β-胡蘿蔔素23微克、維生素D 1.8微克、維生素E 2.3毫克α-TE、維生素K 14微克、維生素C 22毫克、維生素B1 0.18毫克、維生素B2 0.31毫克、維生素B6 0.11毫克、維生素B12 0.9微克、菸鹼素3.2毫克NE、泛酸1.1毫克、葉酸32微克、生物素9微克、膽素34.3毫克、鈣243毫克、磷142毫克、鎂16毫克、鉀218毫克、氯162毫克、鋅1.4毫克、鐵2.1毫克、銅0.12毫克、錳20微克、碘31微克、硒3.8微克、牛磺酸9.8毫克、葉黃素42微克、二十二碳六烯酸(DHA)8毫克、花生四烯酸(AA)3毫克、單元不飽和脂肪酸3.0公克、多元不飽和脂肪酸1.4公克、亞麻油酸1.3公克、α-次亞麻油酸130毫克、核苷酸當量6.2毫克、比菲德氏菌2.4x10^7 CFU

適應症 1~3歲之幼兒。

用法用量 1.請使用罐內量匙量取配方，並輕壓罐緣，刮平匙口，3平匙的本品沖泡180毫升的溫開水。
2.請使用35℃以下溫開水沖泡，以保持益生菌活性。
3.1~3歲之幼兒，每日建議飲用2次(等同於2杯)。沖調一餐用量為：180毫升溫開水與3平匙配方。

醫療須知 1.請勿使用微波爐加熱開水調配或加溫沖調後產品，以免導致嚴重燙傷。
2.本產品之部分成分於噴霧乾燥過程中可能出現少數之深色焦粒，此屬產品製造過程中之正常現象，請家長安心使用。
3.本產品不適用於半乳糖血症患者。本產品含牛奶、大豆及其製品。
4.本產品為專為1~3歲幼兒設計之配方，非母乳替代品，需搭配其他飲食。

85313 Similac Mom Vanilla NVE 亞培心美力媽媽營養品(香草口味)® (亞培)

成　分 每份36.5公克：熱量129大卡、蛋白質8.4公克、脂肪0.7公克、飽和脂肪0.5公克、反式脂肪0公克、碳水化合物23公克、糖18.3公克、膳食纖維1.6公克、鈉113毫克、鈣500毫克、二十二碳六烯酸(DHA)17毫克、維生素D 5微克、維生素E 9.5毫克α-TE、葉黃素0.5毫克、葉酸300微克、膽素120毫克、鐵6.1毫克、維生素A 122微克RE、維生素K 16.2微克、維生素C 70毫克、維生素B1 0.77毫克、維生素B2 0.84毫克、維生素B6 1毫克、維生素B12 2.2微克、菸鹼素5.2毫克NE、泛酸3毫克、生物素4.4微克、鉀419毫克、氯254毫克、磷476毫克、鎂108毫克、鋅10毫克、錳0.6毫克、銅0.5毫克、碘10.5微克、硒32微克、鉻30微克
*標準濃度是將一包36.5公克的奶粉加入150毫升的開水中混勻，以調配成每杯177毫升的奶水

適應症 懷孕及哺乳期媽媽。

用法用量 1.請將一包本品奶粉加入150毫升的溫開水中，攪拌均勻並請儘速飲用完畢。
2.建議一天飲用一杯以補充懷孕期及哺乳期提高的營養需求。

醫療須知 請遵照醫師或營養師指示使用。

85314 SIMILAC NEOSURE INFANT FORMULA 亞培心美力早產兒出院後專用嬰兒配方® (亞培)

成　分 每100公克：熱量518大卡、蛋白質13.3公克、脂肪28.2公克、飽和脂肪13.1公克、反式脂肪0公克、亞麻油酸4.1公克、α-次亞麻油酸363毫克、碳水化合物52.8公克、糖27.4公克、鈉169毫克、水分2.3公克、維生素A 708微克RE、維生素D* 8.98微克、維生素E 12.4毫克α-TE、維生素K** 69微克、維生素C 77毫克、維生素B1 769微克、維生素B2 770微克、維生素B6 513微克、維生素B12 2.06微克、菸鹼素10.0毫克、泛酸4.1毫克、葉酸128微克、生物素46.0微克、膽素82.0毫克、肌醇30.8毫克、左旋肉鹼27.6毫克、灰分3.4公克、鈣539毫克、磷318毫克、鎂46.0毫克、鉀708毫克、氯384毫克、鋅6.10毫克、鐵9.20毫克、銅616微克、錳51微克、碘77.0微克、硒10.7微克、牛磺酸30.8毫克、β-胡蘿蔔素235微克、膳食纖維0.14公克、2'-岩藻糖基乳糖(2'-FL)0.14公克、二十二碳六烯酸(DHA)40毫克、花生四烯酸(AA)107毫克、單元不飽和脂肪7.4公克、多元不飽和脂肪4.9公克、核苷酸49.6毫克
*維生素D源自維生素D3
**維生素K源自維生素K1

適應症 專為早產及低體重兒出院後之營養需求而設計的添加鐵質嬰兒配方食品，營養均衡，更適合早產及低體重兒的熱量、蛋白質、維生素及礦物質等營養需求。

用法用量 1.嬰兒體重低於3.6公斤，每日建議餵哺至多8~10次。每次調配量為：60毫升水量與1平匙配方。
2.嬰兒體重3.6~4.3公斤，每日建議餵哺6~7次。每次調配量為：120毫升水量與2平匙配方。
3.嬰兒體重4.3~5公斤，每日建議餵哺6~7次。每次調配量為：120毫升水量與2平匙配方。
4.嬰兒體重5~8公斤，每日建議餵哺5~6次。每次調配量為：180毫升水量與3平匙配方。

5.嬰兒體重大於8公斤*，每日建議餵哺4~5次。每次調配量為：180毫升水量與3平匙配方。
*以嬰兒有餵哺其他副食品的情況下之建議量
6.此建議餵哺量是平均建議攝取量。不一定適合作為支持您寶寶成長的奶量建議。請務必遵照醫師指示來餵哺嬰兒。
7.六個月以上嬰兒使用本品時，應額外添加其他副食品，早產兒則須視實際情況延後添加副食品的時間。
8.本產品可用杯子餵食，也可與穀類食品或其他副食品混合使用。

醫療須知
1.請謹慎遵照沖調指示，以確保寶寶的健康。
2.特殊醫療用途嬰兒配方食品。本品不得使用於非經消化系統餵食。
3.沖泡量及餵哺次數，請依照醫師及營養師指示。正確的衛生條件、沖調方式及貯存對於嬰兒配方的調配非常重要，調配不當可能會影響嬰兒健康。
4.嬰兒配方並非無菌，使用於早產兒或可能有免疫問題的嬰兒時，請依照醫師指示。
5.本產品是經由噴霧乾燥法製成，在生產過程中可能出現少數之深色微粒。
6.沖調前請務必將開水煮沸5分鐘，待水冷卻後，使用罐內所附量匙，謹慎遵照沖調指示。
7.飲用前請輕輕搖動使配方溶解。一旦開始餵哺，應於1小時內食用完畢，剩餘的奶水請倒棄。
8.請勿使用微波爐加熱開水調配或加溫本配方奶水，以免導致嚴重燙傷。
9.本產品不適用於半乳糖血症患者。本產品含牛奶、大豆及其製品。

85315 SIMILAC NUTRISOOTHE 1 INFANT FORMULA (NEW) 亞培心美力舒兒優1嬰兒配方(新升級)® （亞培）

成　　分
每100公克：熱量517大卡、蛋白質10.6公克、脂肪28.2公克、飽和脂肪8.9公克、反式脂肪0公克、亞麻油酸4.5公克、α-次亞麻油酸450毫克、碳水化合物56.1公克、糖53.5公克、鈉144毫克、水分2.3公克、維生素A 453微克RE、維生素D 8微克、維生素E 16毫克α-TE、維生素K 54微克、維生素C 80毫克、維生素B1 0.60毫克、維生素B2 1.0毫克、維生素B6 0.4毫克、維生素B12 2微克、菸鹼素5毫克、泛酸3.2毫克、葉酸76微克、生物素20微克、膽素85毫克、肌醇32毫克、左旋肉鹼7.5毫克、灰分2.8公克、鈣380毫克、磷224毫克、鎂40毫克、鉀625毫克、氯350毫克、鋅4.5毫克、鐵5.4毫克、銅0.4毫克、錳100微克、碘100微克、硒8.6微克、花生四烯酸(AA)119毫克、二十二碳六烯酸(DHA)57.7毫克、β-胡蘿蔔素61微克、牛磺酸36.9毫克、葉黃素104微克、膳食纖維1.8公克、果寡醣(FOS)1.6公克、2'-岩藻糖基乳糖(2'-FL)0.2公克、核苷酸當量58毫克、Omega-3脂肪酸0.6公克、Omega-6脂肪酸4.9公克
維生素D來源為D3
*每60毫升溫開水加入一匙(罐內所附量匙)亞培心美力舒兒優1嬰兒配方(新升級)。

適 應 症
能提供寶寶均衡營養，可作為母親無法親自哺餵母乳、母乳分泌不足、斷奶或使用輔助食品時，銜接母乳嬰兒食品。本產品不適用於半乳糖血症患者。

用法用量
1.嬰兒體重低於3.5公斤(相當於嬰兒年齡為初生~2週大)，每日建議餵哺8~10次。沖調一餐用量為：60毫升煮沸過的溫開水與1平匙配方。
2.嬰兒體重低於5.5公斤(相當於嬰兒年齡為2週~2個月大)，每日建議餵哺6~7次。沖調一餐用量為：120毫升煮沸過的溫開水與2平匙配方。
3.嬰兒體重低於7.5公斤(相當於嬰兒年齡為2~6個月大)，每日建議餵哺5~6次。沖調一餐用量為：180毫升煮沸過的溫開水與3平匙配方。
4.嬰兒體重7.5公斤及7.5公斤以上(相當於嬰兒年齡為6個月及以上*)，每日建議餵哺4~5次。沖調一餐用量為：180毫升煮沸過的溫開水與3平匙配方。(*6個月以上嬰兒使用本產品時應額外添加其他副食品。)
5.請向醫師諮詢嬰兒的餵哺量，此僅為建議餵哺量，每個嬰兒可能不同。

醫療須知
1.請依循醫師或營養師指示使用。正確的衛生條件、沖調方式及貯存對於嬰兒配方的調配非常重要，調配不當可能會影響嬰兒健康。
2.嬰兒配方並非無菌，除非經醫師指示，不建議用以餵哺早產兒或可能有免疫問題之嬰兒。
3.本產品是經由噴霧乾燥法製成，在生產過程中可能出現少數之深色微粒。
4.沖調前務必將水及所有沖調器具煮沸5分鐘，待冷卻後使用，並以罐內量匙量取配方，謹慎遵照沖調指示。
5.若沖調餵哺一次以上的量，請務必將沖調好的奶水冷藏於2°C~4°C的冰箱，並請於24小時內食用完畢。一旦開始餵哺，應於1小時內食用完畢，剩餘奶水請倒棄。
6.請勿使用微波爐加熱開水調配或加溫本配方奶水，以免導致嚴重燙傷。
7.本產品含牛奶、大豆及其製品。

85316 SIMILAC NUTRISOOTHE HMO 3 亞培心美力舒兒優3 HMO+成長配方® （亞培）

成　　分
每一份量31.2公克：熱量151大卡、蛋白質5.7公克、脂肪7.1公克、飽和脂肪2.3公克、反式脂肪0公克、亞麻油酸1.3公克、α-次亞麻油酸130毫克、碳水化合物16.3公克、糖15.8公克、鈉78毫克、維生素A 147微克RE、β-胡蘿蔔素 23微克、維生素D 1.8微克、維生素E 2.7毫克α-TE、維生素K 14微克、維生素C 22毫克、維生素B1 0.24毫克、維生素B2 0.37毫克、維生素B6 0.11毫克、維生素B12 0.99微克、菸鹼素3.2毫克NE、泛酸1.1毫克、葉酸35.9微克、牛磺酸10毫克、葉黃素43微克、膽素34.3毫克、生物素9微克、鈣250毫克、磷142毫克、

鎂16毫克、鉀218毫克、氯162毫克、鋅1.4毫克、鐵2.1毫克、銅0.12毫克、錳20微克、碘31微克、硒3.8微克、花生四烯酸(AA)3.4毫克、二十二碳六烯酸(DHA)9.2毫克、膳食纖維0.5公克、果寡醣(FOS)0.4公克、2'-岩藻糖基乳糖(2'-FL)0公克、核苷酸當量6.2毫克、Omega-3脂肪酸0.1公克、Omega-6脂肪酸1.3公克

其他成分：比菲德氏菌(每份)2.4x10⁷ CFU

*標準稀釋量是一平匙(罐內所附量匙)亞培心美力舒兒優3 HMO⁺成長配方沖泡60毫升的水或152.0公克的配方沖泡成1公升。

適應症 1~3歲之幼兒。

用法用量
1.請使用罐內量匙量取配方，並輕壓罐緣，刮平匙口，3平匙的亞培心美力舒兒優3 HMO⁺成長配方沖泡180毫升的溫開水。
2.請使用35℃以下溫開水沖泡，以保持益生菌活性。
3.1~3歲之幼兒，每日建議飲用2次。一餐建議用量與沖調方式為：180毫升溫開水與3平匙配方。

醫療須知
1.請勿使用微波爐加熱開水調配或加溫沖調後產品，以免導致嚴重燙傷。
2.本產品之部分成分於噴霧乾燥過程中可能出現少數之深色焦粒，此屬產品製造過程中之正常現象，請家長安心使用。
3.本產品含牛奶、大豆及其製品。
4.本產品不適用於半乳糖血症患者。
5.本產品專為1~3歲幼兒設計之配方，非母乳替代品，需搭配其他飲食。
6.若沖泡餵哺一次以上的量，請務必將沖調後產品冷藏於2℃~4℃的冰箱，並於24小時內食用完畢。一旦開始餵哺，應於一小時內食用完畢，剩餘的沖調後產品請倒棄。

85317 Similac Soy Protein Infant Formula (Lactose free) 心美力黃豆蛋白嬰兒配方(無乳糖配方)® (亞培)

成　分 每100公克：熱量511大卡、蛋白質12.8公克、脂肪27.4公克、飽和脂肪9.7公克、反式脂肪0公克、亞麻油酸4.8公克、α-次亞麻油酸380毫克、碳水化合物54公克、糖18.0公克、鈉243毫克、水分2.3公克、維生素A 570微克RE、維生素D 8.0微克、維生素E 9.4毫克α-TE、維生素K 42微克、維生素C 64毫克、維生素B1 0.49毫克、維生素B2 0.52毫克、維生素B6 0.30毫克、維生素B12 1.3微克、菸鹼素4.8毫克、泛酸3.8毫克、葉酸75微克、生物素19微克、膽素60毫克、肌醇90毫克、左旋肉鹼9.0毫克、灰分3.5公克、鈣532毫克、磷380毫克、鎂41毫克、鉀578毫克、氯449毫克、鋅6.0毫克、鐵7.8毫克、銅357微克、錳0.30毫克、碘76微克、硒12微克、乳糖0公克、膳食纖維1.6公克、牛磺酸34毫克、單元不飽和脂肪11.7公克、多元不飽和脂肪4.9公克、花生四烯酸(AA)100毫克、二十二碳六烯酸(DHA)50毫克

*標準稀釋量是一平匙(罐內所附量匙)配方沖泡60毫升的水或133.8公克的配方沖泡成1公升的奶水

適應症 不含牛乳蛋白、牛乳製品及乳糖，而且特別添加鐵質，是均衡營養的黃豆蛋白基質嬰兒配方食品，當母親無法親自哺餵母乳時，可選用本產品。半乳糖不耐受寶寶亦適用。

用法用量
1.嬰兒體重低於3.5公斤(相當於嬰兒年齡為初生~2週大)，每日建議餵哺8~10次。沖調一餐用量為：60毫升煮沸過的溫開水與1平匙配方。
2.嬰兒體重低於5.5公斤(相當於嬰兒年齡為2週~2個月大)，每日建議餵哺6~7次。沖調一餐用量為：120毫升煮沸過的溫開水與2平匙配方。
3.嬰兒體重低於7.5公斤(相當於嬰兒年齡為2~6個月大)，每日建議餵哺5~6次。沖調一餐用量為：180毫升煮沸過的溫開水與3平匙配方。
4.嬰兒體重7.5公斤及7.5公斤以上(相當於嬰兒年齡為6個月及以上*)，每日建議餵哺4~5次。沖調一餐用量為：180毫升煮沸過的溫開水與3平匙配方。(*6個月以上嬰兒使用本產品時應額外添加其他副食品。)
5.請向醫師諮詢嬰兒的餵哺量。此僅為建議餵哺量，每個嬰兒可能不同。

醫療須知
1.請依循醫師或營養師指示使用。正確的衛生條件、沖調方式及貯存對於嬰兒配方之調配非常重要，調配不當可能會影響嬰兒健康。
2.嬰兒配方並非無菌，除非經醫師指示，不建議用以餵哺早產兒或可能有免疫問題之嬰兒。
3.本產品是經由噴霧乾燥法製成，在生產過程中可能出現少數之深色微粒。
4.沖調前務必將水及所有沖調器具煮沸5分鐘，待冷卻後使用，並以罐內量匙量取配方，謹慎遵照沖調指示。
5.若沖調餵哺一次以上的量，請務必將沖調好的奶水冷藏於2°~4℃的冰箱，並請於24小時內食用完畢。一旦開始餵哺，應於一小時內食用完畢，剩餘的奶水請倒棄。
6.請勿使用微波爐加熱開水調配或加溫本配方奶水，以免導致嚴重燙傷。
7.本產品含大豆製品。

§ 85.4 健康食品與保健食品

健康食品是指有助於維持身體健康的食品，含有某些成份且具意念中的效果；依「健康食品法」，其定義為「提供特殊營養素或具有特定之保健功效，特別加以標示或廣告，而非以治療、矯正人類疾病為目的之食品」。

健康食品必須用科學方法評估，證明其確實含有宣稱的特殊營養素，以及具有明確及穩定所宣稱的保健功效，以及證明該種食品是無害的。

健康食品所宣稱之保健功效，係指具有足以增進國民健康或減少重大疾病危害因子之功效，並經中央主管機關認定者。目前衛福部認定之保健功效如下：1.調節血脂2.調節血糖3.輔助調整過敏體質4.免疫調節5.不易形成體脂肪6.抗疲勞7.骨質保健8.延緩衰老9.胃腸功能改善10.護肝功能(針對化學性肝損傷)11.牙齒保健12.輔助調節血壓13.促進鐵吸收14.紅麴(規格標準)-調節血脂15.魚油(規格標準)-調節血脂。截至113年12月31日共有423種(含衛署(部)健食規字)健康食品。有關健康食品相關之資訊，亦可逕上衛生福利部網站(網址:https://www.mohw.gov.tw)或健康食品資料查詢(網址https://consumer.fda.gov.tw/Food/InfoHealthFood.aspx?nodeID=162#)查詢。

健康食品是經衛福部食品藥物管理署公告認定者，保健食品則為非經認定的一般食品或經學理證明的一般食品。

85401	SYMPT-X 速養遼® (吉泰)

成分 左旋麩醯胺酸 (L-Glutamine)

藥理作用 左旋麩醯胺酸是人體含量豐富的氨基酸，屬於條件式必須胺基酸(Conditionally essential amino acid)，當人體缺乏時需要額外補充。

適應症 [非衛核] 營養補給，促進新陳代謝，病後之補養。

用法用量 1.成人每次10公克，每日二~三次。小孩每日每公斤體重給予0.25~0.5公克。
2.每10公克(一匙)以180~240c.c.的開水(<40°C)、果汁或個人喜愛之飲料，攪拌均勻溶解後即可飲用。

醫療須知 本產品非完全營養配方，請勿將本品作為唯一營養來源。

§ 85.5 特殊營養品

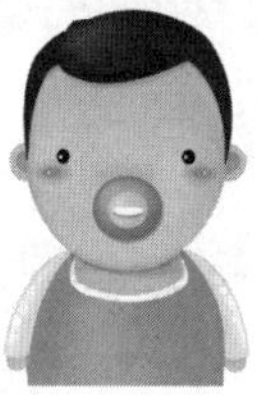

85501	GINSENG RADIX

125 MG/顆粒劑(Gr);

商名 Ginseng Extract® (人生)

適應症 [衛核]下列情況之滋養強壯：虛弱體質、疲勞、胃腸虛弱、食慾不振

85502	GLYCEROL PHENYLBUTYATE

℞ 1.1 GM/ML/液劑(Sol);

商名 Ravicti® ◎ (UNIMEDIC AB/運和) $6632/Sol(1.1GM/ML-PIC/S-25ML)

適應症 [衛核]本藥用於不能藉由限制蛋白質的攝入和/或單純補充氨基酸控制的尿素循環代謝異常(Urea Cycle Disorders；UCDs)病人的長期輔助治療，包括carbamoyl phosphate synthetase (CPS)I缺乏症、鳥胺酸氨甲醯基轉移酶(ornithine carbamoyltransferase(OTC))缺乏症、argininosuccinate synthetase(ASS)缺乏症、argininosuccinate lyase(ASL)缺乏症、arginase (ARG)I缺乏症和ornithine translocase缺失引起之高鳥胺酸血症 - 高氨血症 - 高瓜胺酸血症症候群(hyperornithinaemia-hyperammonaemia homocitrullinuria syndrome；HHH)。
使用限制：
(1)服用本藥時，必須限制飲食中的蛋白質，某些情況下還應添加膳食補充劑[例如必需氨基酸、精氨酸(arginine)、瓜氨酸(citrulline)、無蛋白熱量補充劑]。
(2)本藥不得使用於急性高氨血症(acute hyperammonemia)之控制。

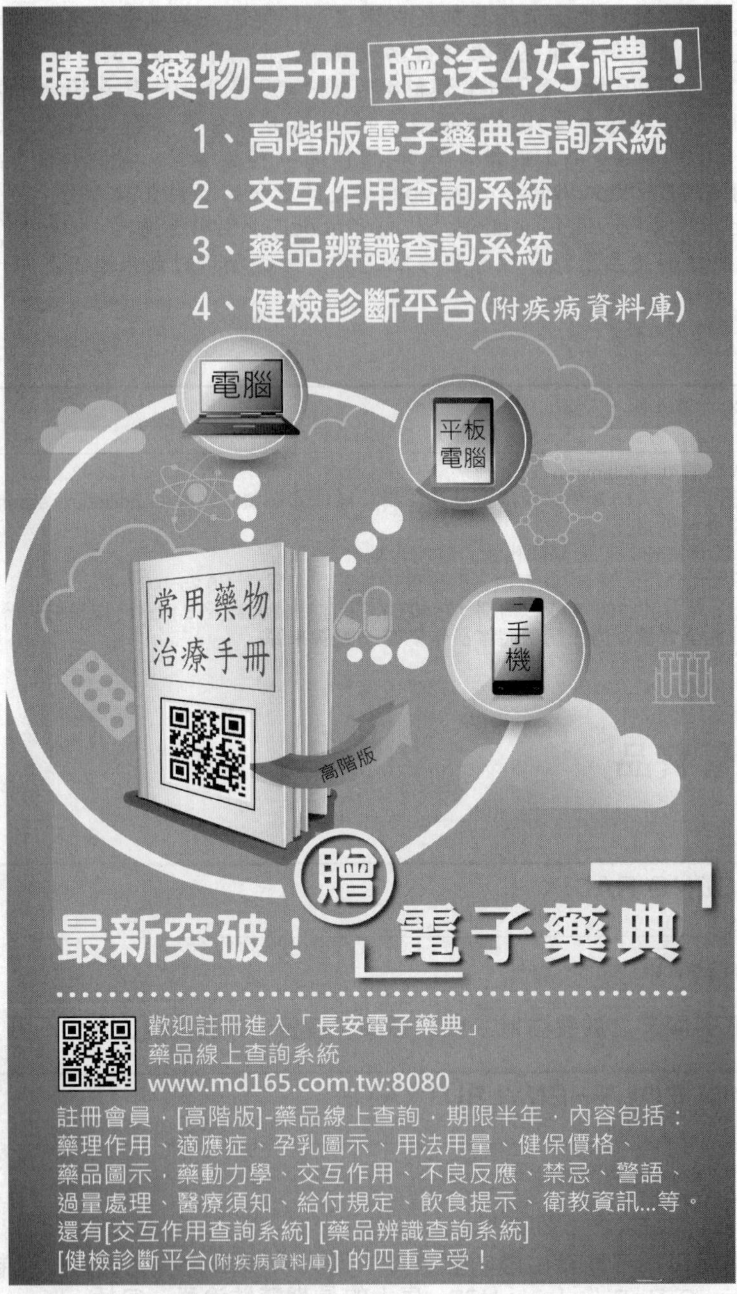

85503 TAURINE(EQ TO 2-AMINOETHANE SULFONIC ACID)

5 MG/液劑(Sol);

商 名 Vitamin® (三洋)

適應症 [衛核]消除疲勞、營養補給、增強體力

85504 Ensure EX 安素Plus Advance均衡營養升級即飲EX配方® （亞培）

成分 每瓶含：熱量330kcal、蛋白質20g、必需胺基酸(EAA)7.7g、支鏈胺基酸(BCAA)3.7g、脂肪10.6g、飽和脂肪1.3g、反式脂肪0g、單元不飽和脂肪酸4.8g、多元不飽和脂肪酸3.7g、ω-3脂肪酸572mg、ω-6脂肪酸3.1g、碳水化合物39.2g、糖11.9g、乳糖0g、膳食纖維(果寡醣)3.3g、鈉308mg、維生素A 284mcgRE、β-胡蘿蔔素792mg、維生素D3 5.9mcg、維生素E 5.5mg α-TE、維生素K1 33mcg、維生素C 35mg、維生素B1 0.57mg、維生素B2 0.70mg、維生素B6 0.66mg、維生素B12 1.43mcg、菸鹼素6.6mgNE、膽素154mg、泛酸2.4mg、葉酸84mcg、生物素13.2mcg、鈣385mg、磷352mg、鎂92mg、鋅4.0mg、鐵4.6mg、碘48mcg、硒19.8mcg、鉀704mg、氯139mg、錳0.99mg、銅539mcg、鉻18.3mcg、鉬37mcg、左旋肉鹼40mg、水分167.2g

藥理作用 1.亞培安素Plus Advance均衡營養升級配方添加CaHMB，每份提供1.5g CaHMB及20g蛋白質。
2.以先進營養科學為基礎，可提供均衡營養以及必須營養素，符合衛福部每日飲食建議之三大營養素比例(熱量%)。
3.添加CaHMB的升級配方，三重優質蛋白質(乳清蛋白、酪蛋白、大豆蛋白)有助組織修復，幫助肌肉生長，增強體力。

適應症 1.無法從日常飲食中得到足夠營養補充者。2.體質虛弱者。
3.需要額外營養補充者。4.半乳糖血症者不適用。

用法用量 1.請在有效日期前使用，本產品有多種營養素，使用前請充分搖勻，以免沉澱。常溫及冰涼時皆可使用。
2.作為唯一營養來源時，每日飲用1500大卡，可取代正餐，或作為二餐間使用之部分營養補充之口飲或管罐食品。
3.未開瓶前可存放在乾燥陰涼處，開瓶後請儘速使用，開瓶後未馬上使用的部分請加蓋冷藏，並在24小時內用完。

醫療須知 1.本品屬特定疾病配方飲食，須經醫師或營養師指導使用。
2.非經專業人員指導，不建議給給孩童，不適宜孕婦及未滿18歲者飲用。
3.請勿由靜脈注射。食用過量無助於疾病改善。
4.本產品含有牛奶、大豆及其製品。本產品零乳糖。

85505 Ensure High Quality Protein 安素沛力優蛋白配方 香草減甜口味® （亞培）

成分 每瓶含：熱量230kcal、蛋白質12g、脂肪6g、飽和脂肪0.9g、反式脂肪0g、碳水化合物32g、糖5.5g、膳食纖維0.5g、鈉260mg、維生素A 240mcgRE、維生素D3 4mcg、維生素E 13.4mg α-TE、維生素K1 32mcg、維生素C 50mg、葉酸90mcg、維生素B1 0.45mg、維生素B2 0.5mg、維生素B6 0.6mg、維生素B12 1.8mcg、菸鹼素2.6mgNE、膽素100mg、生物素80mcg、泛酸2.8mg、鉀450mg、氯260mg、鈣300mg、磷260mg、鎂70mg、鐵2.5mg、鋅3.2mg、銅0.3mg、錳0.7mg、硒10mcg、鉻15mcg、鉬22mcg、碘38mcg、乳糖0g、膽固醇0mg、必需胺基酸5000mg、支鏈胺基酸2340mg、單元不飽和脂肪酸2000mg、多元不飽和脂肪酸3000mg、ω-3脂肪酸340mg、α-次亞麻油酸340mg、亞麻油酸2500mg、水分199g

藥理作用 亞培安素沛力-優蛋白配方是均衡的營養品，提供好吸收的優質蛋白質，有助肌肉生長、組織的修復，本品可做為唯一營養來源，使用前依照醫師或營養師指示使用，不含乳醣。

適應症 1.無法從日常飲食中得到足夠營養補充者。2.乳糖不耐症者。
3.需要額外營養補充之患者。4.需病後補充營養之患者。

用法用量 1.請在有效日期前使用，本產品有多種營養素，使用前請充分搖勻，以免沉澱。開瓶前可存放在乾燥陰涼處，開瓶後請儘速使用。
2.口飲補充營養：請依照醫師或營養師指示使用，可作為部分營養補充，於正餐或二餐間使用。
3.管灌飲食：可做為唯一營養來源時，請依照醫師或營養師指示使用，視病人的狀況及耐受情形來調整灌食速度、灌食量及濃度，在灌時間及結束後可給予水分補充，以滿足額外的需求，食用過量無助於疾病改善，使用時應避免汙染。

醫療須知 1.本品不建議給孩童使用。
2.半乳糖血症者不適合食用。本品非供靜脈注射使用。
3.本品屬於特定疾病配方食品，請遵照醫護人員或營養師指示，食用過量無助於疾病改善。
4.糖添加量符合WHO建議。

85506 Ensure Original HMB 原味安素均衡營養升級配方® （亞培）

成分 每瓶含：熱量262kcal、蛋白質10.5g、必需胺基酸(EAA)4.5g、支鏈胺基酸(BCAA)2.1g、脂肪8.5g、飽和脂肪2.1g、反式脂肪0g、單元不飽和脂肪酸3.1g、多元不飽和脂肪酸2.6g、中鏈脂肪酸1375mg、ω-3脂肪酸284mg、ω-6脂肪酸2133mg、碳水化合物35.3g、糖1.4g、乳糖0g、膳食纖維0g、鈉223mg、維生素A 301mcgRE、維生素D3 4.57mcg、維生素E 15.6mg α-TE、維生素K1 33.2mcg、維生素C 54.0mg、維生素B1

0.50mg、維生素B2 0.50mg、維生素B6 0.71mg、維生素B12 1.80mcg、菸鹼素5.93mgNE、膽素121mg、泛酸2.70mg、葉酸79mcg、生物素10.9mcg、鈣275mg、磷301mg、鎂71.3mg、鋅3.56mg、鐵3.56mg、碘38.9mcg、硒14.9mcg、鉀758mg、氯299mg、錳1.00mg、銅0.40mg、鉻18.0mcg、鉬30.1mcg、牛磺酸27.0mg、左旋肉鹼27.0mg、水分179g

適應症 1.無法從日常飲食中得到足夠營養補充者。2.體質虛弱者。3.需要額外營養補充者。4.需注意乳糖攝取者。

用法用量 1.請在有效日期前使用，並請先搖晃均勻，常溫及冰涼時皆可使用。
2.口飲補充營養：請依照醫師或營養師指示使用，可作為部分營養補充，於正餐或二餐間使用。
3.管灌飲食：作為唯一營養來源時，請依照醫師或營養師指示使用。視病人的狀況及耐受情形來調整灌食速度、灌食量及濃度，在灌食間及結束後可給予水分補充，以滿足額外的需求，食用過量無助於疾病改善，使用時應避免污染。

醫療須知 **除非經醫師或合格的醫療專業人員指示，本品不建議給孩童用。半乳糖血症者不適合食用。請勿由靜脈注射。本品屬於特定疾病配方食品，請遵照醫護人員或營養師指示，食用過量無助於疾病改善。本產品含有牛奶、大豆及其製品。**

85507 Ensure Vanilla Low Sweet HMB 安素均衡營養升級配方(香草減甜口味)® (亞培)

成分 每瓶含：熱量263kcal、蛋白質10.5g、必需胺基酸(EAA)4.5g、支鏈胺基酸(BCAA)2.1g、脂肪6.9g、飽和脂肪0.8g、反式脂肪0g、單元不飽和脂肪酸3.1g、多元不飽和脂肪酸2.6g、ω-3脂肪酸332mg、ω-6脂肪酸2252mg、膽固醇0mg、碳水化合物40.8g、糖5.5g、乳糖0g、膳食纖維(果寡醣)3.1g、鈉237mg、維生素A 301mcgRE、維生素D3 4.57mcg、維生素E 15.6mg α-TE、維生素K1 33.2mcg、維生素C 50.0mg、維生素B1 0.50mg、維生素B2 0.50mg、維生素B6 0.71mg、維生素B12 1.80mcg、菸鹼素5.93mgNE、膽素121mg、泛酸2.70mg、葉酸79mcg、生物素10.9mcg、鈣275mg、磷301mg、鎂71.3mg、鋅3.56mg、鐵3.56mg、碘40.1mcg、硒14.9mcg、鉀758mg、氯299mg、錳1.00mg、銅0.40mg、鉻18.0mcg、鉬30.1mcg、牛磺酸27.0mg、左旋肉鹼27.0mg、水分171g

藥理作用 亞培安素是均衡的營養配方，每1500大卡所含營養素，可符合衛福部國人膳食營養參考攝取(DRI)建議值(氟除外)，每日飲用增強體力，可口飲補充三餐攝取不足的營養，並可取代正餐。不含膽固醇、不含乳糖、低鈉。熱量分佈為蛋白質16.0%、脂肪23.6%、碳水化合物59.7%、有機酸(HMB)0.7%。

適應症 1.無法從日常飲食中得到足夠營養補充者。2.體質虛弱者。3.需要額外營養補充者。4.需注意乳糖攝取者。

用法用量 1.請在有效日期前使用，並請先搖晃均勻，開罐後24小時內使用完畢。
2.口飲補充營養：請依照醫師或營養師指示使用，可作為部分營養補充，於正餐或二餐間使用。
3.管灌飲食：作為唯一營養來源時，請依照醫師或營養師指示使用。視病人的狀況及耐受情形來調整灌食速度、灌食量及濃度，在灌食間及結束後可給予水分補充，以滿足額外的需求，食用過量無助於疾病改善，使用時應避免污染。

醫療須知 **1.除非經醫師或合格的醫療專業人員指示，本藥不建議給孩童用。**
2.半乳糖血症者不適合食用。請勿由靜脈注射。
3.本品屬於特定疾病配方食品，請遵照醫護人員或營養師指示，食用過量無助於疾病改善。
4.減甜(糖)係與亞培安素液體營養品香草口味相比，糖含量降低58%，符合WHO建議。
5.本產品含有牛奶、大豆及其製品。

85508 SENTOSA Dietary Fiber Powder 三多健康 膳食纖維粉末食品® (三多士)

藥理作用 1.榮獲衛署健食字第A00195號健康食品「胃腸功能改善」認證，經實驗證實：
(1)有助於增加腸內益生菌(雙叉桿菌數顯著增加)。
(2)有助於減少腸內害菌(產氣莢膜梭菌數顯著降低)。
2.精選歐洲天然菊芋根萃取之菊苣纖維，結構上是平均8~9個果糖，末端以β-2,1鍵結合而成的天然異果寡醣。在營養學上當成水溶性膳食纖維100%水溶性膳食纖維，功能上為益菌生(Prebiotics)。
3.維持消化道機能，使排便順暢。
4.可添加在任何食品中。

適應症 全家人保養、需排便順暢、體內環保、純素者、養顏美容、健康維持。

用法用量 健康食品建議用量：每次10公克，每日2次。

醫療須知 **請依建議用量食用，請諮詢醫師、藥師、營養師等專業人士。**

85509 SENTOSA Health Fish Oil 三多健康魚油軟膠囊® (三多士)

藥理作用 1.符合GODE(EPA及DHA Omega3國際組織)標準，GMP工廠出品之原料，FSSC認證工廠。
2.採用海洋食物鏈基層魚種---鯷魚及沙丁魚，避免重金屬與污染物累積的風險。
3.魚油純度(EPA+DHA)45%-50%。
4.營養標示：每一份量(3粒)1.38公克含有：熱量31.8大卡，蛋白質0.6公克，脂肪3.0公克，飽和脂肪0.3公克，反式脂肪0.0公克，碳水化合物0.6公克，糖0.0公克，鈉3毫克，每1粒EPA(Eicosapentaenoic acid)270±54毫克，DHA(Docosahexaenoic acid)165±33毫克。
5.本產品可能有助於將低血中三酸甘油酯；其功效乃由學理得知，非由實驗確認。

適應症 調整體質、中老年人養生、營養補給。

用法用量 1.成人每次1粒，每日3次。
2.飯後以水吞食。

醫療須知 **1.食用前應徵詢醫師、藥師或營養師有關食用本藥之意見；均衡的飲食及適當的運動為身體健康之基礎。**
2.本產品非藥品，供保健用，罹病者仍需就醫。
3.請依建議攝取量食用，勿過量。
4.正在服用抗凝血劑者，例如:阿斯匹靈...等凝血功能不全者及嬰幼兒、孕婦或糖尿病患者，食用前請先徵詢醫師意見。

85510 SENTOSA L-Glutamin Plus 三多 L-麩醯胺酸 Plus ® （三多士）

藥理作用 高純度麩醯胺酸，並特別添加維生素D、硒、鋅及泛酸，有助於增進皮膚和黏膜的健康，調整體質，增強體力。

適應症 1.病中病後的營養補給、健康維持。
2.中老年人、虛弱體質者，調整體質、滋補強身、增強體力。

用法用量 取一平匙(約10公克)加入200毫升冷開水(<40°C)或冷飲品中調勻後飲用。請勿熱飲。
成人每次10公克，每天2~3次。

醫療須知 **1.請諮詢醫師、營養師、合格醫療人員指導使用。**
2.本藥不可做為靜脈注射用。

85511 SENTOSA MSM Vegetarian 三多MSM甲基硫醯基甲烷 膠囊 ® （三多士）

藥理作用 1.嚴選高純度、高品質MSM，提供關鍵營養補給。
2.MSM搭配葡萄糖胺，適當補充可調節生理機能，更靈活。
3.一天3~6粒，適合搭配任何葡萄糖胺。
4.純素配方，植物性膠囊，不含防腐劑。

適應症 銀髮族、40歲以上保養、喜愛登山健走、運動員、勞力工作、養顏美容、純素者。

用法用量 1.平日保養：每日3粒，可一次或分次食用。
2.加強保養：每次3粒，每日2次。
3.餐後補充，請搭配溫冷開水食用。請依建議食用，多食無益。
開封後二個月內食用完畢，以確保品質，並存放陰涼乾燥處，避免陽光直射、高溫、潮濕。避免睡前食用，孕婦及哺乳期婦女使用前，應先諮詢醫師、藥師、營養師等專業人士。

85512 SENTOSA POGULI Glucosamine Triple Plus 三多保固力Plus錠葡萄糖胺3合1配方 ® （三多士）

藥理作用 1.葡萄糖胺3合1配方(葡萄糖胺+MSM+鯊魚軟骨)，關鍵活力。
◎葡萄糖胺：葡萄糖胺成份足量，行動關鍵。
◎MSM：嚴選美國專利製程MSM，高品質、高純度，MSM+葡萄糖胺，靈活關鍵。
◎鯊魚軟骨：軟骨素能調節生理機能，滋補關鍵。
2.一天四錠，機能食品，食用安心。
3.不含防腐劑，專業推薦。

適應症 40歲以上保養、銀髮族、喜愛登山健走、運動員、勞力工作。

用法用量 1.每次2錠，每日2次。
2.餐後搭配溫冷開水食用。

醫療須知 **請依建議食用，多食無益。內附乾燥包請勿食用，勿讓孩童自行取用。**

85513 SENTOSA POGULI Vegetarian Glucosamine 三多保固力純素錠葡萄糖胺3合1配方 ® （三多士）

藥理作用 1.葡萄糖胺3合1配方(植物性葡萄糖胺+MSM+鈣)，關鍵靈活。
◎植物性葡萄糖胺：精選美國非基因改造玉米與嚴謹製程，適合對蝦蟹敏感與純素族群。
◎MSM：嚴選美國專利製程MSM，高品質、高純度，MSM+葡萄糖胺，活力再現。
◎鈣：特選愛爾蘭紅藻，含32%天然鈣；維生素D可幫助骨骼鈣化。
2.一天四錠，機能食品，食用安心。
3.不含防腐劑，純素配方，健康維持。

適應症 純素者、40歲以上保養、銀髮族、喜愛登山健走、運動員、勞力工作。

用法用量 1.每次2錠，每日2次。

2.餐後搭配溫冷開水食用。

醫療須知 請依建議食用，多食無益。內附乾燥包請勿食用，勿讓孩童自行取用。

85514 SENTOSA MCT Formula-F 三多MCT配方-F®（三多士）

藥理作用 以中鏈三酸甘油酯(MCT oil)為主要成分，製成粉末型油脂容易沖泡。含C8:0及C10:0中鏈脂肪酸。含大豆油，提供必需脂肪酸。無添加麥芽糊精。高纖：每100公克含13公克膳食纖維。本產品使用高品質微膠囊技術脂肪粉末，並採用充氮包裝技術，避免油脂氧化，產品品質更安心。

適應症 1.胰臟或肝膽病患者。2.對一般食物中油脂吸收不良者。

用法用量 取罐內湯匙2匙約10公克(約70大卡熱量)含中鏈脂肪酸約6公克。可依個人實際需要調整用量。

醫療須知 請諮詢醫師、營養師、合格醫療人員指導使用。

85515 SENTOSA Milk protein-S P93 三多奶蛋白-S P93®（三多士）

成分 ◆產品特色：三多奶蛋白-S P93含牛奶蛋白質、維生素及礦物質，營養價值高。本藥含有豐富的必須胺基酸，對於胺基酸組成較差的植物蛋白質，能發揮蛋白質互補作用。

藥理作用 1. 從33公升鮮奶中，除去水份、脂肪、膽固醇和乳糖，才能製造出1公斤奶蛋白，因此容易消化且營養價值高。
2. 含高生物價牛奶蛋白質93%、多種維生素、礦物質。PER(蛋白質利用率)高達2.75。含鈣量豐富(100公克中含有1260毫克鈣，且為容易吸收的乳鈣)。
3. 豐富必需胺基酸，對於胺基酸組成較差的植物蛋白質，能發揮蛋白質互補作用。

適應症 需要較多蛋白質的病人(燒、燙傷、外傷患者、手術前後、失血)、新陳代謝亢進或高分解代謝期、神經性厭食症、癌症病患、乳糖不耐症患者。

用法用量 每平匙約3公克。每日約2~10匙。5平匙(約15公克)加200c.c.溫或冷開水沖調飲用。不可作為靜脈營養。

醫療須知 1.請諮詢醫師、營養師、合格醫療人員指導使用。
2.本藥為特殊營養食品，不可做為靜脈注射用。

85516 SENTOSA Proticome 三多補体康均衡配方®（三多士）

藥理作用 提供每日完整營養，含完整均衡的熱量、蛋白質、脂肪、碳水化合物、維生素及礦物質等營養素，特別添加優質雙蛋白、麩醯胺酸、難消化性麥芽糊精(水溶性纖維)，含有MCT oil(中鏈三酸甘油酯)，容易消化吸收。

適應症 接受放射或化學治療者/手術或癌症病患/營養不良或攝食不便的病患/需要採取流質飲食或管灌飲食的病人/老人或虛弱者之營養補充。

用法用量 以罐內湯匙取2匙(約57.5公克)加溫開水調成1份250c.c.(1c.c.含1大卡熱量)(1匙約28公克)。做為替代飲食時，每日6份可提供成人1500大卡所需營養素。

醫療須知 1.請諮詢醫師、營養師、合格醫療人員指導使用。
2.本藥為特殊營養食品，不可做為靜脈注射用。

85517 Abound 基速得®（亞培）

成分 每包含：熱量82kcal、蛋白質14g、脂肪0g、飽和脂肪0g、反式脂肪0g、碳水化合物7.9g、糖1.2g、鈉3.6mg、L-精胺酸7g、L-麩醯胺酸7g、β-羥基-β-甲基丁酸鹽鈣1.5g、白胺酸代謝物(HMB)1.2g、鈣200mg

適應症 適用對象：a.燒燙傷、創傷。b.壓瘡、黏膜潰瘍。c.糖尿病患者積極傷口管理。
d.放射或化學治療引起的口腔與黏膜破損。e.肌肉質量耗損之腫瘤病患。f.手術、長期傷口問題患者。

用法用量 1.不建議成為每日唯一營養來源，非完全營養配方，不含必需胺基酸，需搭配均衡日常飲食，
2.每日建議使用2包。每包24公克粉末加入237至290毫升的涼水，攪拌至完全溶解。
本品不建議使用熱水沖泡。
3.本品可直接口飲或當作管灌使用，以口飲補充營養時，可空腹使用，於早餐或晚餐一起飲用以達到每日2份建議攝取量。

醫療須知 1.請在有效日期前使用。
2.本品屬特定疾病配方食品，不適合一般人食用，須經醫師或營養師指導使用，多食無助疾病改善。
3.請勿由靜脈注射。
4.除非經醫師或合格的醫療專業人員指示，本品不建議給孕婦與未滿18歲者使用。
5.苯酮尿症及敗血症患者不宜使用。
6.須限制蛋白質攝取之肝病及腎臟病患者，請搭配調整蛋白質之飲食，並詢問醫師與營養師後使用。
7.食用本品通常不會產生副作用，然而剛開始使用造成飲食改變，可能出現暫時腸胃不適徵狀，若發生腸胃不適，請少量或稀釋食用，若徵狀持續，請停用並立即詢問醫師。

8.滲透壓461mOsm/kgH2O。

85518 Fulin 富力注射液® (安星)

℞ 每 ml 含有：DEXTROSE 50.0 MG；SODIUM CHLORIDE 4.5 MG

適應症 [衛核] 營養補給、手術之水份及電解質的補給。

用法用量 參照仿單

85519 Glucerna Select 葡勝納嚴選® (亞培)

成分 每瓶含：熱量258kcal、蛋白質12.5g、脂肪13.6g、單元不飽和脂肪8.8g、多元不飽和脂肪2.5g、飽和脂肪1.3g、反式脂肪0g、碳水化合物23.9g、膳食纖維5.3g、果寡醣1.7g、乳糖0g、維生素A 143mcgRE、Beta-胡蘿蔔素30mcgRE、維生素D_3 2.3mcg、維生素E 4.8mg αTE、維生素K_1 25mcg、維生素C 28mg、葉酸63mcg、維生素B_1 0.38mg、維生素B_2 0.45mg、維生素B_6 0.53mg、維生素B_{12} 0.75mcg、菸鹼素4.3mgNE、膽素108mg、生物素10mcg、泛酸1.9mg、鈉235mg、鉀325mg、氯313mg、鈣175mg、磷163mg、鎂53mg、碘28mcg、錳0.88mg、銅350mcg、鋅3mg、鐵3.3mg、硒13mcg、鉻21mcg、鉬25mcg、牛磺酸28mg、左旋肉鹼20mg、肌醇213mg

適應症 1.第一及第二型糖尿病患者。2.血糖代謝異常之病患。3.需低GI，低GL飲食之患者。4.乳糖不耐症患者。

用法用量 使用前請混合均勻，常溫或冰涼使用皆適宜。若需溫熱使用時，請隔水加熱，但勿煮沸。

醫療須知 1.本品屬特定疾病配方食品，需經醫師或營養師指導下使用。
2.口飲補充或管灌飲食，無法做為靜脈營養品或靜脈注射用。

85520 Jevity 健力體® (亞培)

成分 每瓶含：熱量256kcal、蛋白質10.4g、脂肪8.5g、單元不飽和脂肪4.6g、多元不飽和脂肪1.3g、飽和脂肪2.2g、反式脂肪0g、碳水化合物36g、糖1.3g、乳糖0g、膳食纖維3.3g、鈉218mg、維生素A 270mcgRE、維生素D_3 1.9mcg、維生素E 5.4mg αTE、維生素K_1 15.2mcg、維生素C 54mg、維生素B_1 0.62mg、維生素B_2 0.45mg、維生素B_6 0.54mg、維生素B_{12} 1.66mcg、菸鹼素7.11mgNE、膽素107mg、泛酸2.7mg、葉酸109mcg、生物素80.6mcg、鈣218mg、磷180mg、鎂71.6mg、鋅4.03mg、鐵3.25mg、碘34.4mcg、硒12.6mcg、鉀329mg、氯273mg、錳0.9mg、銅0.36mg、鉻21.6mcg、鉬27mcg、牛磺酸27mg、L-肉酸27mg、水197g

適應症 1.需要纖維的短期或長期管灌飲食者。2.一般管灌飲食者：如鼻胃管灌、鼻腸管灌、胃造口灌食。

用法用量 1.本品可即開即飲，本產品有多種營養素，使用前請充分搖勻，以免沉澱。
2.用於管灌時，須視病人狀況及耐受情形來調整灌食速度及灌食量。在灌食前及結束後，可用涼開水沖洗餵食管。
3.使用時應謹防污染並須注意額外之水分補充，以滿足病患每日水分之需求。
4.若以本品當做唯一的營養來源，建議每日至少需使用1500大卡，即可達到臺灣衛生福利部對維生素及礦物質的每日建議攝取量，氟除外。

醫療須知 1.本品屬特定疾病配方食品，不適合一般人食用。
2.須經醫師或營養師指導使用。多食無助於疾病改善。
3.除非經醫師或合格的醫療專業人員指示，本品不建議給孩童使用。
4.請勿由靜脈注射。
5.本品不適合半乳糖血症病患食用。本品含有牛奶、大豆及其製品。

85521 Nepro Carb Steady 普寧勝® (亞培)

成分 每瓶含：熱量425kcal、蛋白質19.1g、蛋胺酸529mg、精胺酸600mg、脂肪22.7g、飽和脂肪2g、反式脂肪0g、單元不飽和脂肪16g、多元不飽和脂肪4.1g、α-次亞麻油酸580mg、亞麻油酸3.4g、碳水化合物37.9g、糖8.2g、膳食纖維3g、鈉250mg、乳糖0g、維生素A 270mcgRE、維生素D_3 2.7mcg、維生素E 15.1mg α-TE、維生素K 23.2mcg、維生素C 31mg、維生素B_1 0.66mg、維生素B_2 0.64mg、維生素B_6 2mg、維生素B_{12} 2.3mcg、菸鹼素11.4mgNE、膽素150mg、泛酸3.8mg、葉酸148mcg、生物素142mcg、鈣250mg、磷170mg、鎂74mg、鋅6.4mg、鐵4.5mg、碘41mcg、硒21mcg、鉀250mg、氯200mg、錳500mcg、銅500mcg、鉻30mcg、鉬21mcg、牛磺酸38mg、L-肉酸63mg、水分172g

適應症 1.因急、慢性腎臟病而洗腎患者。2.腎臟移植患者。
3.飲食須限制磷、鈉、鉀及水分攝取的患者。4.需要低GI飲食的洗腎患者(糖尿病腎病變洗腎患者)。

用法用量 1.使用說明請在有效日期前使用，本產品有多種營養素，使用前請充份搖勻，以免沉澱。
常溫或冰涼使用皆宜。
2.依醫護人員指示使用。
3.本品適合口飲營養補充或做為管灌唯一營養來源。
4.管灌飲食，請依病患狀況及適應程度來調整灌食用量及灌食速度，並視病患需要額外給予水分補充。
使用時應謹防污染。

醫療須知 1.糖尿病腎病變患者需定期監測血糖。請勿由靜脈注射。
2.不適合半乳糖血症病人使用。本品含有牛奶、大豆及其製品。
3.本品屬特定疾病配方食品，不適合一般人食用，須經醫師或營養師指導使用，多食無助於疾病改善。
4.保存條件本品是高營養液體營養品，開罐後請儘速食用完畢。未用完的部分請加蓋冷藏，並在48小時內食用完畢。未開罐的產品請存放於乾燥陰涼處。

85522 Osmolite 管灌安素® （亞培）

成分 每瓶含：熱量251kcal、蛋白質8.8g、脂肪8.3g、飽和脂肪2.1g、反式脂肪0g、單元不飽和脂肪4.4g、多元不飽和脂肪1.3g、中鏈脂肪酸1610mg、亞麻油酸1.0g、碳水化合物35.6g、糖3.1g、乳糖0g、膳食纖維0g、鈉159mg、維生素A 199mcgRE、維生素D_3 1.36mcg、維生素E 4.8mg α-TE、維生素K_1 15.2mcg、維生素C 42.9mg、維生素B_1 0.57mg、維生素B_2 0.47mg、維生素B_6 0.55mg、維生素B_{12} 1.66mcg、菸鹼素6.11mgNE、膽素76mg、泛酸2.51mg、葉酸100mcg、生物素76mcg、鈣126mg、磷126mg、鎂52.6mg、鋅2.94mg、鐵2.3mg、碘24.9mcg、硒10.2mcg、鉀239mg、氯201mg、錳0.62mg、銅0.26mg、鉻15.2mcg、鉬19mcg、牛磺酸19mg、L-肉鹼19mg、水分198g

適應症 1.一般管灌飲食者：如鼻胃管灌、鼻腸管灌、胃造口灌食。2.進食量有限者或進食有困難者。
3.需使用流質飲食者：如食道狹窄或自清流進展至正常飲食。4.需經腸道補充營養者。

用法用量 1.本品可即開即飲，本品有多種營養素，使用前請充分搖勻，以免沉澱。
2.用於管灌時，須視病人狀況及耐受情形來調整灌食速度及灌食量。在灌食前及結束後，可用涼開水沖洗餵食管。
3.使用時應謹防污染並須注意額外之水分補充，以滿足病患每日水分之需求。
4.若以本品當做唯一的營養來源，建議每日至少需使用1500大卡，即可達到臺灣衛生福利部對維生素及礦物質的每日建議攝取量，氟除外。

醫療須知 1.本品屬特定疾病配方食品，不適合一般人食用。
2.須經醫師或營養師指導使用。多食無助於疾病改善。
3.除非經醫師或合格的醫療專業人員指示，本品不建議給孩童使用。
4.請勿由靜脈注射。
5.本品不適合半乳糖血症病患食用。本品含有牛奶、大豆及其製品。

類似產品 Osmolite HN+ 愛美力HN+®（亞培）

85523 Palgin 保爾健注射液®（安星）$8/l (20.0 ML)

Rx

每 20ml 含有：CHOLINE CHLORIDE 5.0 MG；DEXTROSE 4000.0 MG；INOSITOL (MESO-INOSITOL) 20.0 MG；METHIONINE DL- 400.0 MG；PYRIDOXINE HCL 10.0 MG；RIBOFLAVIN PHOSPHATE 1.0 MG；SODIUM PANTOTHENATE 5.0 MG；THIAMINE HYDROCHLORIDE 20.0 MG

適應症 [衛核] 營養補給

用法用量 參照仿單

85524 Procanpen S.C "井田"保玕糖衣錠®（井田）$1.58/T

Rx

每 Tab 含有：CHOLINE BITARTRATE 100.0 MG；CYANOCOBALAMIN (VIT B12) 1.5 MCG；CYSTEINE HCL (EQ TO CYSTEINE HYDROCHLORIDE) 26.0 MG；INOSITOL (MESO-INOSITOL) 25.0 MG

適應症 [衛核] 營養補充劑

用法用量 參照仿單

85525 ProSure 倍力素®（亞培）

成分 每瓶含：熱量280kcal、蛋白質14.6g、脂肪5.6g、飽和脂肪1.5g、反式脂肪0g、單元不飽和脂肪1.3g、多元不飽和脂肪2.5g、Omega-3脂肪酸1870mg、二十二碳六烯酸(DHA)0.4g、二十碳五烯酸(EPA)1.0g、碳水化合物44.9g、糖14g、乳糖0g、膳食纖維4.6g、果寡醣2.4g、鈉253mg、維生素A 451mcgRE、維生素D_3 3.7mcg、維生素E 44mg α-TE、維生素K 22mcg、維生素C 95mg、維生素B_1 0.55mg、維生素B_2 0.64mg、維生素B_6 0.75mg、維生素B_{12} 0.77mcg、菸鹼素5.3mgNE、膽素112mg、泛酸2.4mg、葉酸70mcg、生物素11mcg、鈣220mg、磷176mg、鎂92mg、鋅5.5mg、鐵1.43mg、碘35mcg、硒17mcg、鉀385mg、氯334mg、錳0.92mg、銅172mcg、鉻20mcg、鉬31mcg、牛磺酸44mg、L-肉鹼22mg

適應症 放射治療、化學治療的病人，代謝異常導致體重下降或惡病質的癌症病人。

用法用量 1.請在有效日期前使用。本品有多種營養素，使用前請充分搖勻，以免沉澱。
2.可供口飲或管灌之營養補充。
3.本品是屬於高營養補充品，未開封前可存放在乾燥陰涼處，開封後請儘速使用。開封後未馬上使用的部分請冷藏，並在24小時內用完。

醫療須知 1.請勿由靜脈注射。本產品含牛奶、大豆、魚類及其製品，不適合半乳糖血症患者使用。

2.不建議孩童使用，屬特定疾病配方食品，不適合一般人食用，須經醫師或營養師指導使用。
3.食用過量無助於疾病改善，本品不適合作為唯一營養來源。

85526 Pulmocare 益沛佳® （亞培）

成　分 每瓶含：熱量357kcal、蛋白質14.8g、必需胺基酸(EAA)6229mg、支鏈胺基酸(BCAA)2903mg、脂肪22.1g、飽和脂肪5.5g、反式脂肪0g、單元不飽和脂肪酸10.2g、多元不飽和脂肪酸5.5g、ω-3脂肪酸1.1g、ω-6脂肪酸4.6g、碳水化合物25.0g、糖14.2g、乳糖0g、膳食纖維0g、鈉310mg、維生素A 579mcgRE、β-胡蘿蔔素1224mcg、維生素D3 3.0mcg、維生素E 13.4mg α-TE、維生素K1 20.0mcg、維生素C 75.0mg、維生素B1 0.75mg、維生素B2 0.85mg、維生素B6 1.00mg、維生素B12 3.00mcg、菸鹼素4.7mgNE、膽素150mg、泛酸5.0mg、葉酸110mcg、生物素150mcg、鈣250mg、磷250mg、鎂100mg、鋅5.70mg、鐵4.5mg、碘38mcg、硒18.0mcg、鉀465mg、氯400mg、錳1.30mg、銅0.50mg、鉻25.0mcg、鉬38mcg、牛磺酸36.0mg、左旋肉鹼36.0mg、水分184g

適應症 1.本品屬特定疾病配方食品，不適合一般人食用，須經醫師或營養師指導使用，多食無助於疾病改善。
2.適用於：a.慢性阻塞性肺部疾病者(慢性支氣管炎、肺氣腫)。b.使用呼吸器患者。

用法用量 使用前請混合均勻，常溫或冰涼使用均適宜。

醫療須知 **請勿由靜脈注射。不適合半乳糖血症病人使用。本產品含有牛奶及其製品。**

85
腸道營養製劑

85527 Suplena Carb Steady 勝補納® （亞培）

成　分 每瓶含：熱量425kcal、蛋白質10.6g、蛋胺酸300mg、精胺酸372mg、麩醯胺酸1.1g、脂肪22.7g、飽和脂肪酸2g、反式脂肪0g、單元不飽和脂肪16.3g、多元不飽和脂肪4g、亞麻油酸3.8g、α-次亞麻油酸750mg、碳水化合物46.4g、糖14.8g、膳食纖維3g、鈉190mg、乳糖0g、維生素A 270mcgRE、維生素D_3 2.7mcg、維生素E 15.4mg α-TE、維生素K 23.7mcg、維生素C 35.6mg、維生素B_1 0.62mg、維生素B_2 0.64mg、維生素B_6 2mg、維生素B_{12} 2.3mcg、菸鹼素7.7mgNE、膽素150mg、泛酸3.8mg、葉酸140mcg、生物素120mcg、鈣250mg、磷170mg、鎂74mg、鋅6.4mg、鐵4.5mg、碘45mcg、硒21mcg、鉀270mg、氯220mg、錳500mcg、銅500mcg、鉻30mcg、鉬21mcg、牛磺酸38mg、L-肉酸63mg、水分175g

適應症 1.急慢性腎臟病患者。2.未洗腎的尿毒症患者。3.需要血糖管理的慢性腎臟病患。

用法用量 1.請在有效日期前使用，本品有多種營養素，使用前請充份搖勻，以免沉澱。依醫護人員指示使用。
2.本品適合口飲營養補充或做為管灌唯一營養來源。常溫或冰涼使用皆宜。

醫療須知 **1.請勿由靜脈注射，不適合半乳糖血症患者使用。本品含有牛奶、大豆及其製品。**
2.本品屬特定疾病配方食品，不適合一般人食用，須經醫師或營養師指導使用，多食無助於疾病改善。

85528 TwoCal 安素雙卡® （亞培）

成　分 每瓶含：熱量478kcal、蛋白質19.9g、脂肪21.1g、飽和脂肪5.5g、反式脂肪0g、單元不飽和脂肪酸4.3g、多元不飽和脂肪酸8.3g、中鏈脂肪酸3.6g、碳水化合物53.1g、糖9.0g、乳糖0g、膳食纖維(果寡醣)2.0g、鈉346mg、維生素A 375mcgRE、維生素D3 2.5mcg、維生素E 6.7mg α-TE、維生素K1 30.1mcg、維生素C 47.7mg、維生素B1 0.59mg、維生素B2 0.69mg、維生素B6 0.81mg、維生素B12 1.5mcg、菸鹼素7.8mgNE、膽素130mg、泛酸3.1mg、葉酸107mcg、生物素18.0mcg、鈣251mg、磷251mg、鎂100mg、鋅5.70mg、鐵6.4mg、碘38mcg、硒30.1mcg、鉀581mg、氯431mg、錳1.3mg、銅832mcg、鉻30mcg、鉬38mcg、牛磺酸38mg、左旋肉鹼38mg、水分164g

適應症 1.需高熱量及限水之患者。2.攝食量有限之營養不良患者。
3.因疾病導致腹水或水腫以致營養不良患者。4.乳糖不耐症者適用。

用法用量 1.請在有效日期前使用，並請先搖晃均勻，開罐後48小時內使用完畢。
2.口飲補充營養：平日可取代1~2餐的正餐。
3.管灌飲食：作為唯一營養來源時，請視病人狀況給予水份補充，以滿足管灌使用者之水分需求。

醫療須知 **1.請在有效日期前使用。**
2.請勿由靜脈注射。
3.半乳糖血症患者請勿使用。
4.本品屬於特定疾病配方食品，不適合一般人食用，須經醫師或營養師指導使用，多食無助疾病改善。

§ 85.6 抗氧化劑

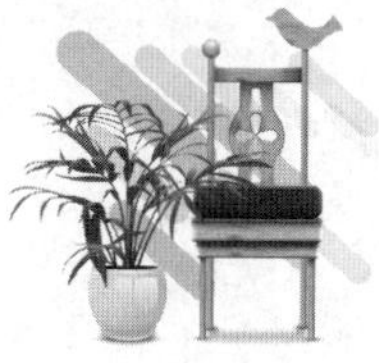

85601

85601 Juvela Zeitaku 優補利 - 富® （衛采）

成　分 每膠囊345mg含內容物：番茄多酚、葡萄多酚、綠茶多酚、黑豆多酚、藍莓多酚、可可果多酚、天然維生素E(100mg)。

藥理作用 1.黑豆多酚：黑豆種子外皮含有數種黃豆中沒有的天然多酚，可促進身體代謝幫助您美容與體內環保。

2.藍莓多酚：藍莓裡含有豐富天然藍色素多酚「花青素」，十分推薦給長時間使用電腦、閱讀大量文字的人。

3.綠茶多酚：對於經常飲茶且保有習慣的日本人而言，綠茶的口感帶些苦澀其成分稱為『兒茶素』，是一種天然多酚可保健並養顏美容。

4.葡萄多酚：因紅酒多酚而聞名，其原料的葡萄中含有多種天然多酚，被認為具有健康、美容等多種功效。

5.可可果多酚：可可果自古以來即常被用來作為保健的珍貴食品，其代表營養成分為可可果多酚，在製作巧克力、可可亞原料的可可果中，含有大量的可可果多酚。

6.番茄多酚：番茄果皮含有近年來大受矚目的柚皮素多酚與茄紅素，可使皮膚維持彈性及保濕，是特別推薦女性服用的天然多酚。

適 應 症 [非衛核] 嚴選6種日常飲食難以攝取到的天然多酚、天然維生素E-抗氧化力，可幫助維持健康和美容效果

用法用量 一天3粒。

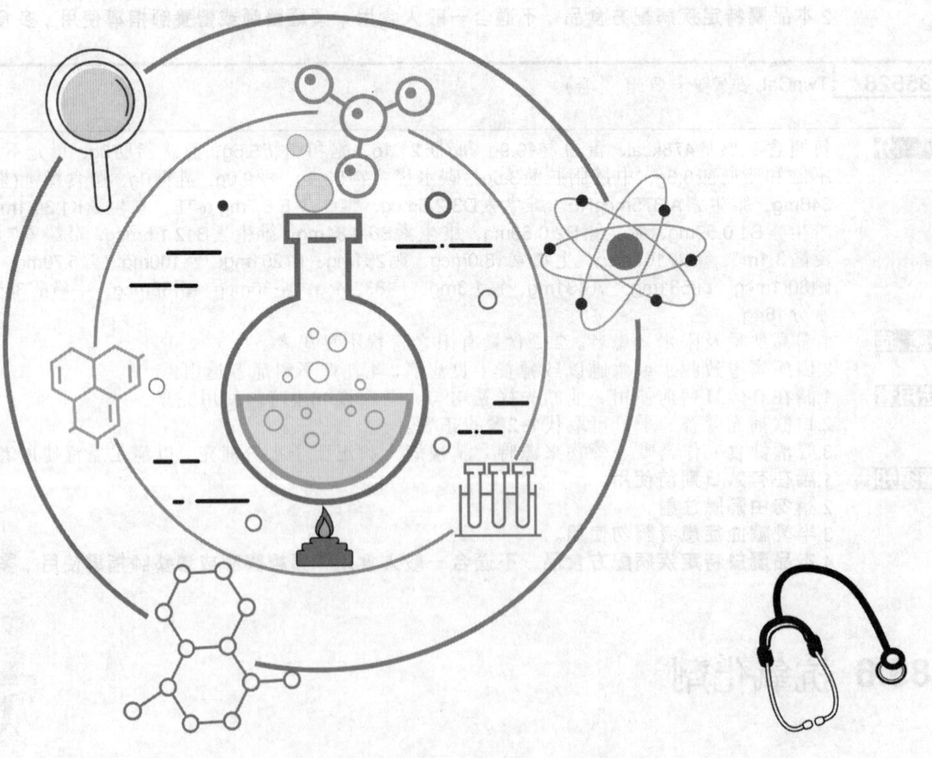

第八十六章
靜脈營養製劑

Parenteral Nutrients Preparation

一般而言，除非很多壓力施於其上，否則人體內之液體組成正常地維持適當的恒態。由疾病外傷(trauma)或藥物治療引起內在的體液環境之體積和組成相當的改變，一些其他外在的因素亦然。擾亂液體和電解質的平衡，包括pH值的改變，體積，溶解低，或各別離子的濃度，會嚴重地傷害身體器官的正常代謝活性。因此，身體的各種化學成份(有電解質，礦物質，胺基酸，液體，蛋白質，脂肪)時常各別投與或合併投與來修正急性或慢性的缺乏狀態，如此的過程稱為營養上的置換治療。

凡患者不能經口腔消化道得到營養，或所得到的營養素不足，則必須由腸外營養法(及靜脈營養法)來滿足身體的需要，營養素及液體可以由周邊靜脈或是腔靜脈輸注入體內。

(一)週邊靜脈營養法(Peripheral Parenteral Nutrition，PPN)：

患者因經腸無法得到足夠的營養素或因患者營養素的需要大增，或因手術、灼傷等壓力情況下，需要營養補給時，可使用生理食鹽水、葡萄糖等補充水份、電解質及其他營養素；此種短期補充的營養法，經週邊靜脈供給能滿足需要。

(二)中心靜脈營養法(Central Venous Alimentation，CVA)：

對於經口、經腸營養不能或不足的患者，長期以週邊靜脈給予低滲性營養液也無法滿足需要。又週邊靜脈細微，灌注費時，如以高滲性營養液輸注，易造成靜脈炎，不宜長期使用週邊靜脈供給患者全部營養，因此若需要營養支持的時間超過一星期時，應施以中心靜脈營養法，或稱完全靜脈營養法(Total Parenteral Nutrition， TPN)或靜脈高度營養法(intravenous hyperalimentation)。目前TPN液也有經週邊靜脈灌注，但由週邊靜脈注入TPN液之時間不能太長，且每日輸液量也較少。

本章討論那些營養物，液體和電解質，(包括口服及腸胃外投與)，常用來補充患者多種物質缺乏狀態的營養必需品。首先提到腸胃外投與的營養品，包括TPN(完全靜脈營養法)。

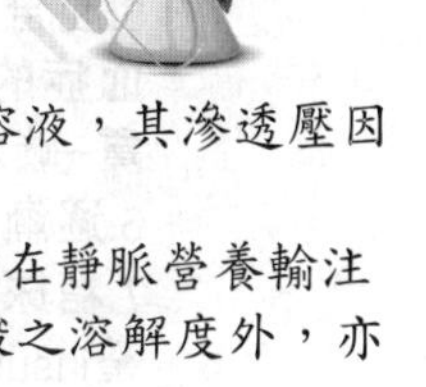

§ 86.1 胺基酸輸注液

靜脈營養輸注液之胺基酸溶液，主要為提供氮來源以合成蛋白質，屬於高張性溶液，其滲透壓因溶液濃度與組成之不同而異，在選用上需注意。

目前之胺基酸輸注意主要是以結晶型胺基酸(crystalline amino acids)的型式，添加在靜脈營養輸注液內；近來研究亦成功以雙肽類(dipeptides)之型式提供部份胺基酸，除提高了胺基酸之溶解度外，亦可用於提供某些特定胺基酸，改善了胺基酸輸注液之可利用性。

市面上之胺基酸輸注液，大致可分為標準溶液(standard)、特殊疾病專用(disease-specific)與嬰幼兒專用(infant)等，分別針對不同代謝狀態患者或不同年紀之需求而設計；但因一些製造上技術的限制(如：成本、胺基酸的溶解度與穩定性等)，市售各種胺基酸溶液的胺基酸組成，各廠牌都有些差異，須針對需求而選用。

標準型的胺基酸溶液是包含必須胺基酸(essential)和非必須胺基酸(nonessential)的一種平衡或符合生理性的混合液，常用的濃度範圍3~15%間；特殊疾病專用之胺基酸溶液，包括富含必須胺基酸之配方供腎臟患者使用，以及含高支鏈胺基酸(BCAA)、低芳香族胺基酸(AAA)與特殊胺基酸成分之配方，供肝臟患者選用；嬰幼兒專用配方，則主為提供生長所需之較高必須胺基酸、支鏈胺基酸兩特殊胺基酸成分之配方。

健保局給付規定：

Nutrineal PD4 with 1.1% Amino Acid：(91/2/1、92/10/1、99/5/1)

1.限長期接受腹膜透析之病患使用；該病患至少接受腹膜透析(CAPD)三個月以上者。

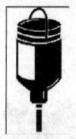

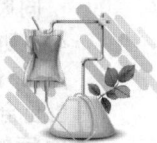

2.每天限使用一袋代替葡萄糖腹膜透析液。
3.serum albumin ≦3.5gm/dL 或nPNA <0.9患者使用，需附開始CAPD當月的檢驗報告影本。
【註: nPNA (normalized protein equivalent of total nitrogen appearance) (gm/kg/day) = [10.76×(0.69×UNA+1.46)] ÷body weight (kg)】
4.每週Kt/V需＞1.7。(92/10/1、99/5/1)
5.不得同時合併其他胺基酸(amino acid)使用。

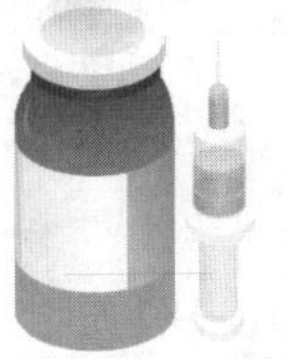

86101 PROTEIN HRDROLYSATES 類藥物總論

類 別

藥理作用 提供取代缺乏的胺基酸和電解質。當使用無蛋白質的卡路里來源時，具有一種節制氮氣的效應(nitrogen-sparing effect)。促進一種陽性氮平衡，和增加蛋白質的合成。

適 應 症 [非衛核](1)預防氮喪失，或治療負氮平衡；(2)輔助提供足量的total parenteral nutrition。

用法用量 劑量具伸縮性，而且依每日蛋白質的需要量，患者的臨床反應，和代謝的活性而不同。參看個別的包裝指示，平均成人劑量為1天2公升，可提供1公升1~2g的蛋白質，詳見各論。

不良反應 噁心、潮紅、溫感(尤其是滴注快速)、嘔吐、寒顫、頭痛、眩暈、過敏反應、靜脈炎、靜脈血栓症、皮膚出疹、丘疹；代謝的障礙包括酸中毒、鹼中毒、低鈣血(hypocalcemia)、血中磷酸鹽過少(hypophosphatemia)、高血糖(hyperglycemia)、糖尿症(glycosuria)、維生素過少症(hypovitaminosis)及其他的電解質不平衡。

醫療須知
1.患者的液體和電解質平衡及營養情況，要週詳的評估以後，才可投與胺基酸注射劑。治療期間密切注意這些變數(parameters)，此乃適當治療所必需。
2.過度的長期滴注胺基酸溶液期間，可用濃縮的葡萄糖溶液來提供充分的非蛋白質卡路里。
3.不要預先用脂肪乳化劑和胺基酸的滴注混合。最好接近滴注的部位，用Y型連接管，同時滴注。
4.肝功能降低的患者，要小心使用胺基酸溶液，和留意高氨血症(hyperammoniemia)的症狀(降低體溫，弱脈搏，胃腸不適)。一旦有此跡象，就要停藥和重做患者的狀況。
5.混合溶液在嵌入時，及保持中央靜脈導管，都要使用無菌的耗材，因為要考慮到敗血症的危險。混合後的溶液要立即使用，任何不用的部份則丟棄。抗生素不要與蛋白質–碳水化合物等高度營養補充混合。
6.逐漸停止滴注(至少24小時)，因為突然停止治療，會引起顯著的低血糖。
7.糖尿病及損傷的葡萄糖耐受性患者，要定期做頻繁的血液和尿糖測定。可能需要調整insulin的劑量。
8.胺基酸是最好之細菌培養液，所以應特別注意注射器之滅菌。
9.留意脂肪酸缺乏的徵兆(鱗片狀的皮膚，落髮)，和估計血中脂質的濃度，靜注脂肪乳化劑將可矯正缺乏狀況。
10.注意：經由內在的導管(indwelling catheter)，補給維他命，礦物質，電解質，heparin或insulin時，要小心給予，而投與任何其他醫藥品或禁戒或輸注血液，都不推薦使用此種途徑。
11.心臟功能不全的患者要小心使用，避免循環過度負荷。
12.每24~47小時要改換已有的靜脈注射器。

86102 Aminoleban 安命利補注射液® (大塚) $174/l (500.0 ML-PIC/S)

Rx

✐每 ml 含有：GLYCINE (EQ TO AMINOACETIC ACID)(EQ TO GLYCOCOLL) 9.0 MG；L-ALANINE 7.5 MG；L-ARGININE HCL 7.3 MG；L-CYSTEINE HCL MONOHYDRATE 0.4 MG；L-HISTIDINE HYDROCHLORIDE MONOHYDRATE 3.2 MG；L-ISOLEUCINE 9.0 MG；L-LEUCINE 11.0 MG；L-METHIONINE 1.0 MG；L-PHENYLALANINE 1.0 MG；L-PROLINE 8.0 MG；L-SERINE 5.0 MG；L-THREONINE 4.5 MG；L-TRYPTOPHAN 0.7 MG；L-VALINE 8.4 MG；LYSINE L- HCL (EQ TO L-LYSINE HCL) 7.6 MG

適應症 [衛核]用來治療肝硬化或急、慢性肝炎病人因該病所引發之肝昏迷，提供那些肝病患者需要的靜脈注射營養

用法用量 參照仿單

類似產品
Aminol "信東" 胺美樂舒注射液®（信東）
Aminol-K "信東" 胺美樂瑞注射液®（信東）$81/l (500.0 ML-PIC/S)
Aminopoly-N 安命多－恩注射液®（中化）
Aminoven 安敏芬10%輸注液®（FRESENIUS KABI/費森尤斯卡比）$384/l (1.0 L-PIC/S)
Aminoven 安敏芬5%輸注液®（FRESENIUS KABI/費森尤斯卡比）$100/l (250.0 ML-PIC/S), $104/l (500.0 ML-PIC/S)
Chiamin-A 嘉安命-胺5%輸注液®（壽元）
Klinitamin 固力醣胺注射液®（信東）
Newamine "南光" 立得命注射液5％®（南光）
Talamin-HBC 保康安命注射液®（濟生）
Talamin-Nephro 保腎安命注射液®（濟生）
Yeiamin-III 永安命－參注射液®（永豐）
Aminol Infusion 胺美樂點滴注射液®（信東）$273/l (500.0 ML)
Aminopoly-H 富安命注射液®（中化）$128/l (500.0 ML-PIC/S)
Aminosteril Infant 阿米若靜脈輸注液10%®（FRESENIUS KABI/費森尤斯卡比）$192/l (100.0 ML-PIC/S)
Aminoven 安敏芬 15%輸注液®（FRESENIUS KABI/費森尤斯卡比）$558/l (1.0 L-PIC/S), $296/l (500.0 ML-PIC/S)
Amiparen "台灣大塚" 安命保寧注射液 10% W/V®（大塚）$148/l (200.0 ML-PIC/S), $183/l (400.0 ML-PIC/S)
Keyamin-S "南光"好利命注射液®（南光）
Moriamin-Sn "中國化學" 蒙利安命賜源注射液®（中化）$130/l (200.0 ML-PIC/S), $209/l (500.0 ML-PIC/S)
Pan-Amin G 胖爾命滋注射液®（大塚）
Talamin-Hepa 保肝安命注射液®（濟生）
Yeiamin-2 永安命－乙注射液®（永豐）
Yeiamin-X 永安命舒注射液®（永豐）

86103 Aminosteril N 諾你健N靜脈輸注液8%®（FRESENIUS KABI/費森尤斯卡比）$144/l (250.0 ML-PIC/S), $174/l (500.0 ML-PIC/S)

Rx

每 ml 含有：ACETYLCYSTEINE 0.7 MG；ARGININE 10.72 MG；GLYCINE (EQ TO AMINOACETIC ACID)(EQ TO GLYCOCOLL) 5.82 MG；L-ALANINE 4.64 MG；L-HISTIDINE 2.8 MG；L-ISOLEUCINE 10.4 MG；L-LEUCINE 13.09 MG；L-LYSINE ACETATE 9.71 MG；L-METHIONINE 1.1 MG；L-PHENYLALANINE 0.88 MG；L-PROLINE 5.73 MG；L-SERINE 2.24 MG；L-THREONINE 4.4 MG；L-TRYPTOPHAN 0.7 MG；L-VALINE 10.08 MG

適應症 [衛核]腸外營養補充劑

用法用量 (1)靜脈輸注：1.3~1.5ml/kgbw/h，即30~50滴/min/70kgbw。(2)最大劑量：1.5gm氨基酸/kgbw/h，相當於1300/day/70kgbw。

不良反應 本藥靜脈注可能使胃液的分泌增加，而加重潰瘍，可視情況給予H2拮抗劑預防之。本藥的使用期間長短，視治療的需要而定。

醫療須知 (1)超過有效期限後，不得使用。溶液若呈霧狀或容器破損均不得使用；應置於兒童取不及之處所。(2)經常注液血清中的電解質、水及酸鹼平衡。需家事量的電解質及碳水化合物時，可經由Y型管加入。

類似產品
Aminoplasmal Hepa "柏朗" 安命諾注射液１０％®（B. BRAUN/柏朗）$234/l (500.0 ML-PIC/S)
Aminopoly-E 礦安命注射液8.5%®（中化）
Talamin-Troph 保生安命注射液６％®（濟生）
Aminol-Rf "信東" 胺美樂爾福注射液®（信東）$109/l (200.0 ML-PIC/S)
Amiyu 安命優注射液®（中化）$109/l (200.0 ML-PIC/S)

86104 Bfluid 必富力得注射液®（OTSUKA/大塚）$273/l (1.0 L-PIC/S), $196/l (500.0 ML-PIC/S)

Rx

每 ml 含有：Calcium chloride hydrate 0.5257 MG；GLUCOSE 107.14 MG；Magnesium sulfate hydrate 0.88 MG；POTASSIUM CHLORIDE 0.9057 MG；Thiamine chloride hydrochloride 0.0027 MG；Zinc sulfate hydrate 0.0020 MG

藥理作用 維生素B1、營養及電解質的補給效果，於開腹手術之缺乏維生素B1投與後的血液中維生素B1濃度回復正常，確認本劑的維生素B1的補給效果。又，本劑與對照藥AMINOFLUID具有同等的營養及電解質的補給效果。

適應症 [衛核]經口攝取不足、輕度的低蛋白血症、輕度的營養障礙、手術前後等狀態時的氨基酸、電解質、維生素B1及水分之營養補給。

用法用量 使用前，撕開外袋，用雙手壓下室以打開兩室間的連結處，使二室溶液完全混合。通常成人一回500毫升由末梢靜脈持續輸注。成人標準輸注速度為120分鐘內輸注500毫升。老人與重症患者應減緩輸注速度。劑量應依症狀、體重、年齡作適宜增減。每日最大投與劑量為2500毫升。

不良反應 (1)重大的副作用
休克(頻率不明)：可能會發生休克，必須密切注意患者。如果患者有任何症狀或徵候發生，如血壓降低、胸部不快感、或呼吸困難時，應停止投與，並採取適當的處置。
(2)其他的副作用
噁心，嘔吐、胸部不快感、AST(GOT)，ALT(GPT)，ALP或總膽紅素值上昇。

醫療須知 1.慎重投與(下列患者請慎重投與)
(1)肝障害的患者(水分和電解質的代謝異常情形可能惡化)。
(2)腎障害的患者(因患者對水分和電解質的調節機能低下，應小心投與本劑)。

(3)心血管功能障害患者(循環血液量增加，導致心臟負擔，可能使症狀惡化)。
(4)酸中毒患者(可能使症狀惡化)。
(5)糖尿病患者(因葡萄糖被組織吸收受限制，可能惡化所造成高血糖症狀)。
(6)曾有藥物過敏症的患者。
2.重要注意事項
(1)本劑500毫升中含有氨基酸15公克(氮素2.35公克)與非蛋白質熱量150 kcal。以本劑作為唯一營養來源無法達到每日熱量需求，因此本劑應只做為短期營養補充用。
(2)對經口攝取不足，而需以本劑補充營養的患者，應全面評估患者的營養需求和經口攝取量後再投與本劑。
(3)手術後單獨投與本劑，應限制其使用期間為3~5天，並應儘快開始經口、經腸等可行的營養補充方式。
(4)本劑500毫升中含有維生素B1 0.96毫克，做為維生素的來源。額外的維生素B1或其他的維生素的補充依患者的症狀而定。

86105 Hepacare "南光" 喜得肝注射液８％® (南光)

Rx

每 ml 含有：ALANINE 7.7 MG；ARGININE 6.0 MG；CYSTEINE HCL MONOHYDRATE 0.2 MG；GLYCINE (EQ TO AMINOACETIC ACID)(EQ TO GLYCOCOLL) 9.0 MG；HISTIDINE 2.4 MG；ISOLEUCINE 9.0 MG；LEUCINE 11.0 MG；LYSINE (ACETATE) 6.1 MG；METHIONINE 1.0 MG；PHENYLALANINE 1.0 MG；PROLINE 8.0 MG；SERINE 5.0 MG；THREONINE 4.5 MG；TRYPTOPHAN 0.66 MG；VALINE 8.4 MG

藥理作用
1.急性及慢性肝病時，腦症改善的胺基酸注射液。
2.配合多量支鏈胺基酸，少量phenylalanine，tryptophan，methionine，含tyrosine的新理論所開發的胺基酸注射液。
3.矯正肝腦症時的血中及腦內游離胺基酸的組成型式，改善腦內胺的代謝。
4.改善肝腦症時睡、醒節律及腦的活動性。
5.改善氨代謝，改善肝腦症時的高氨血症。

適應症
[衛核] 治療肝硬化或急、慢性肝炎病人因該病所引發之肝昏迷，供給患有肝病病人所需之靜脈注射。
[非衛核] 急性、慢性肝病引起之腦症的改善。
1.預防氮喪失，或治療負氮平衡。
2.輔助提供足量的total parenteral nutrition。

用法用量
通常成人一次500~1000ml靜脈點滴注射。投與速度通常成人500ml需時180~300分(1分鐘約40~25滴)。使用中心靜脈輸注時，本藥500~1000ml與糖類輸液等混合，24小時持續中心靜脈輸注。
劑量具 伸縮性，而且依每日蛋白質的需要量，患者的臨床反應，和代謝的活性而不同。參看各別的包裝指示，平均成人劑量為1天2公升，可提供1公升1~2g的蛋白質。

不良反應
1.過敏：很少有發疹或其他過敏現象的發生，若有請立即停藥。
2.消化系：偶有噁心、嘔吐等症狀。
3.循環系：偶有胸部不適、心悸亢進等症狀。
4.大量、急速投與：大量急速給藥，曾有酸中毒的報告。
5.其他：偶有惡寒、發熱、頭痛、血管疼痛的現象。

醫療須知
1.患者的液體和電解質平衡及營養的情況，要週詳的評估以後，才可投與胺基酸注射劑。治療期間密切注意這些變數(parameters)，此乃適當治療所必需。
2.過度的長期滴注胺基酸溶液期間，可用濃縮的葡萄糖溶液來提供充分的非蛋白質卡路里。
3.不要預先用脂肪乳化劑和胺基酸的滴注混合。最好接近滴注的部位，用Y型連接管，同時滴注。
4.肝功能降低的患者，要小心使用胺基酸溶液，和留意高氨血症(hyperammoniemia)的症狀(降低體溫，弱脈搏，胃腸不適)。一旦有此蹟象，就要停藥和重做患者的狀況。
5.混合溶液在嵌入時，及保持中央靜脈導管，都要使用無菌的技項，因為要考慮到敗血症的危險。混合後的溶液要立即使用，任何不用的部份則丟棄。抗生素不要與蛋白質–碳水化合物等高度營養補充混合。
6.逐漸的停止滴注(至少24小時)，因為突然的停止，治療會引起顯著的低血糖。
7.糖尿病及損傷的葡萄糖耐受性患者，要定期做頻繁的血液和尿糖測定。可能需要調整insulin的劑量。
8.胺基酸是最好之細菌培養液，所以應特別注意注射器之滅菌。
9.留意脂肪酸缺乏的徵兆(鱗片狀的皮膚，落髮)，和估計血中脂質的濃度，靜注脂肪乳化劑將可矯正缺乏狀況。
10.注意：經由內在的導管(indwelling catheter)，補給維他命，礦物質，電解質，heparin或insulin時，要小心給予，而投與任何其他醫藥品或禁戒或輸注血液，都不推薦使用此種途徑。
11.心臟功能不全的患者要小心使用，避免循環過度負荷。
12.每24~47小時要改換已有的靜脈注射器。

類似產品
Aminoplasmal Neo 安命諾得輸注液10%®
(B. BRAUN/柏朗) $209/l (500.0 ML-PIC/S)

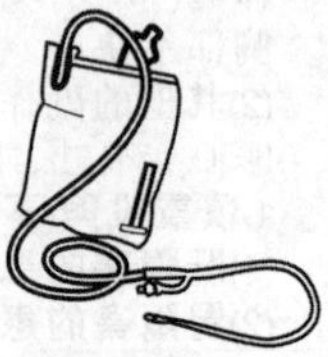

86106 Nephrosteril Infusion 腎福諾輸注液®（FRESENIUS KABI/費森尤斯卡比）$188/l (250.0 ML-PIC/S)

Rx

每 ml 含有：ACETYLCYSTEINE 0.5 MG；ARGININE 4.9 MG；GLYCINE (EQ TO AMINOACETIC ACID)(EQ TO GLYCOCOLL) 3.2 MG；L-ALANINE 6.3 MG；L-HISTIDINE 4.3 MG；L-ISOLEUCINE 5.1 MG；L-LEUCINE 10.3 MG；L-METHIONINE 2.8 MG；L-PHENYLALANINE 3.8 MG；L-PROLINE 4.3 MG；L-SERINE 4.5 MG；L-THREONINE 4.8 MG；L-TRYPTOPHAN 1.9 MG；L-VALINE 6.2 MG；LYSINE L-(ACETATE) 7.1 MG；MALIC ACID L- 1.5 MG

適應症 [衛核] 不能攝取適當食物之患者之補助治療劑，蛋白質之消化吸收機能或合成利用障礙，嚴重創傷火傷骨折時蛋白質之補給，蛋白質攝取減少之營養失調症

用法用量 對於一般急慢性腎功能不全而未進行血液透悉患者，最高劑量每天每kg0.5g氨基酸，以70kg體重計算，約等於每天500公撮。對於進行血液透析和血液濾過透析的急慢性腎功能不全患者，最高劑量每天每kg體重1g氨基酸，以70kg計算，約等於每天1000公撮。

1.最大劑量：最大劑量每天每kg體重1.5克氨基酸，以70kg體重計算每天1500公撮，熱量必需預先或同時以口服或非口服方式供給。

不良反應 輸注速度過快可能引起噁心、寒顫或嘔吐。

醫療須知 本溶液不含電解質，需注意血中電解質濃度。必要時加足夠的鉀以確保氨基酸的合成或利用，需定時檢查水電解質代謝、酸鹼平衡及血清尿素。如引起腎功能低下，則需補充足量水份和電解質。本溶液可引起胃液分泌及加重潰瘍。

1.急性功能不全患者連續使用若干天至最多二週。沒有進行血液透析、血液濾過透析或腹膜的慢性腎功能不全患者，可連續使用直到可以口服蛋白質為止。

2.輸注速度不應超過每分鐘20滴。

86107 Aminofluid 氨基富液®（OTSUKA/大塚）

Rx

每 ml 含有：CALCIUM GLUCONATE 1.6 MG；GLUCOSE 107.14 MG；MAGNESIUM SULFATE 0.89 MG；POTASSIUM PHOSPHATE (eq to POTASSIUM PHOSPHATE DIBASIC) 1.18 MG；SODIUM CHLORIDE 1.14 MG；SODIUM LACTATE SOLUTION 4.54 MG；ZINC SULFATE 2.0 MG

藥理作用 1.對開刀的大白鼠投與本劑以評估其營養上的效果。本劑與3%氨基酸製劑或葡萄糖和電解質製劑比較，本劑可緩和體重的減少，對維持體重和氮平衡有效果，顯示投與氨基酸和葡萄糖製劑有臨床上的顯著效益。

2.對低營養狀態的大白鼠投與本劑以評估其營養上的效果。本劑使體重、總蛋白質量和血清蛋白質量會增加，顯示正氮平衡和維持電解質平衡，本劑能有效地供給氨基酸、水分和電解質。

適應症 [衛核] 手術前後之營養補給、低蛋白血症、消化道潰瘍、營養障礙之補給。

用法用量 使用前，用雙手壓上室或下室以打開兩室間的連結處，使二室溶液完全混合。通常成人一回500mL由末梢靜脈持續輸注。成人標準輸注速度為120分鐘內輸注500mL。老人與重症患者應減緩輸注速度。劑量應依症狀、體重、年齡作適宜增減。每日最大投與劑量為2500mL。

不良反應 發疹等，胸部不適，心悸、腦、肺和周邊水腫，高鉀血症，酸中毒，水中毒，(酸中毒)，血管痛，靜脈炎(寒顫，發熱，熱感，頭痛)。

醫療須知 1.慎重投與(下列患者請慎重投與)：

a.肝障害的患者(水分和電解質的代謝異常情形可能惡化)。

b.腎障害的患者(因患者對水分和電解質的調節機能低下，應小心投與本劑)。

c.心血管功能障害患者(循環血液量增加，導致心臟負擔，可能使症狀惡化)。

d.酸中毒患者(可能使症狀惡化)。

e.糖尿病患者(因葡萄糖被組織吸收受限制，可能惡化所造成高血糖症狀)。

2.本劑500mL中含有氨基酸15g(氮素2.35g)與非蛋白質熱量150kcal。以本劑作為唯一營養來源無法達到每日能量需求，因此本劑應只做為短期營養補充用。

3.對經口攝取不足，而需以本劑補充營養的患者，應全面評估患者的營養需求和經口攝取量後再投與本劑。

4.手術後單獨投與本劑，應限制其使用期間為3~5天，並應儘快開始經口經腸等可行的營養補充方式。

5.上室液(氨基酸液)可能因為環境溫度的變化而有結晶析出。使用前，在15~25°C的環境溫度下搖動本劑以使結晶溶解。

6.外層包裝袋有破損，溶液變色或沉澱物無法因搖動而溶解時，請勿使用。

86108 Aminol 胺美樂注射液®（信東）

Rx

每 ml 含有：ARGININE HCL L- 8.0 MG；GLYCINE (EQ TO AMINOACETIC ACID)(EQ TO GLYCOCOLL) 10.0 MG；HISTIDINE L- HCL MONOHYDRATE 4.0 MG；L-ISOLEUCINE 5.5 MG；L-LEUCINE 12.3 MG；L-METHIONINE 7.1 MG；L-PHENYLALANINE 8.7 MG；L-THREONINE 5.4 MG；L-TRYPTOPHAN 1.8 MG；L-VALINE 6.1 MG；LYSINE L- HCL 2H2O 22.3 MG

藥理作用 提供蛋白質合成用的胺基酸，改善細胞的代謝平衡。可降低腎功能損傷之患者血中過高的尿素氮。

適應症 [衛核] 本劑用於因蛋白質缺乏而引起之疾患及伴有蛋白質損失之疾患之治療

[非衛核] (1)輔助治療可逆型腎臟無代償能力，此時口服的營養劑不適用。(2)合併濃縮的葡萄糖溶液，電解質及維他命，來實施total parenteral nutrition。

用法用量 1天250～500ml持續靜脈滴注，經由中央靜脈導管，速度為每小時20～30ml。每24小時依每小時10ml的增加量增加，至每小時最大量為60～100ml

醫療須知 1.下列病要小心使用：腎功能不全，充血性心臟衰竭，或不整脈及小兒科患者。
2.密切監視血中葡萄糖的濃度，因為高血糖經常為一種治療的併發症。
3.根據患者的臨床症狀及營養的攝取，而提供需要維他命及電解質。
4.投與5%葡萄糖溶液，可預防因猝然地同時停止本藥及高張葡萄糖滴注液，所發生的反跳性高血糖。

類似產品 Aminol-S 胺美樂-S注射液®（信東）$71/l (500.0 ML-PIC/S)
Chiamine-S 嘉安命注射液®（壽元）$71/l (500.0 ML-PIC/S)
Doamin "大豐"多胺明注射液®（大豐）$15/l (20.0 ML-PIC/S)
Moriamin-2 蒙利安命－2注射液®（中化）$70/l (500.0 ML-PIC/S)

86
靜脈營養製劑

86109 Aminol-V "信東" 胺美樂－維注射液®（信東）$104/l (500.0 ML-PIC/S)

Rx

每 ml 含有：L-ALANINE 17.1 MG；L-ARGININE 5.0 MG；L-GLYCINE 10.0 MG；L-HISTIDINE 1.2 MG；L-ISOLEUCINE 1.4 MG；L-LEUCINE 2.2 MG；L-METHIONINE 2.2 MG；L-PHENYLALANINE 2.2 MG；L-PROLINE 3.5 MG；L-THREONINE 1.0 MG；L-TRYPTOPHAN 0.5 MG；L-VALINE 1.6 MG；LYSINE L- 1.6 MG；MALIC ACID L- 3.5 MG；NIACINAMIDE (NICOTINAMIDE) 0.015 MG；ORNITHINE L-ASPARTATE L- 0.5 MG；PANTHENOL 0.01 MG；POTASSIUM CHLORIDE 1.864 MG；PYRIDOXINE HCL 0.0020 MG；RIBOFLAVIN PHOSPHATE SODIUM 0.0020 MG；RUTIN 0.24 MG；SODIUM CHLORIDE 1.753 MG；SORBITOL 50.0 MG

適應症 [衛核] 蛋白質、營養及水分的補給

用法用量 Kintamin、protea-min XT moriamin-N通常1天500ml，moriamin-SN1天100~500ml，緩慢注射於靜脈或皮下、肌肉。Proteamin 12X中心靜脈注射用。

86110 Aminoplasmal Neo 安命諾得含電解質輸注液10%®（B.BRAUN/柏朗）$209/l (500.0 ML-PIC/S)

Rx

每 ml 含有：ALANINE 10.5 MG；ARGININE 11.5 MG；ASPARTIC ACID 5.6 MG；GLUTAMIC ACID 7.2 MG；GLYCINE (EQ TO AMINOACETIC ACID)(EQ TO GLYCOCOLL) 12.0 MG；HISTIDINE 3.0 MG；ISOLEUCINE 5.0 MG；LEUCINE 8.9 MG；LYSINE HCL 8.56 MG；MAGNESIUM CHLORIDE HEXAHYDRATE (EQ TO MAGNESIUM CHLORIDE 6H2O) 0.508 MG；METHIONINE 4.4 MG；PHENYLALANINE 4.7 MG；POTASSIUM ACETATE 2.453 MG；PROLINE 5.5 MG；SERINE 2.3 MG；SODIUM ACETATE TRIHYDRATE (EQ TO SODIUM ACETATE 3H2O) 2.858 MG；SODIUM HYDROXIDE 0.36 MG；SODIUM PHOSPHATE DIBASIC DODECAHYDRATE (EQ TO DISODIUM PHOSPHATE DODECAHYDRATE) 3.581 MG；THREONINE 4.2 MG；TRYPTOPHAN 1.6 MG；TYROSINE 0.4 MG；VALINE 6.2 MG

適應症 [衛核] 無法經口服攝取食物或腸道吸收營養、功能不全或有禁忌症時，作為靜脈營養治療提供胺基酸和限量的電解質之補充。適用於成人、青少年和2歲以上兒童。

類似產品 Aminoplasmal Neo 安命諾得含電解質輸注液5%®（B.BRAUN/柏朗）$100/l (250.0 ML-PIC/S), $104/l (500.0 ML-PIC/S)
Nutriflex Lipid Peri 欣保富力靜脈營養輸注液®（B.BRAUN/柏朗）
Nutriflex Peri 欣保康力靜脈營養輸注液®（B.BRAUN/柏朗）

86111 Cerebrolysin 速利清注射液®（EVER/美吾華）

Rx

每 ml 含有：CEREBROLYSIN CONCENTRATE 215.2 MG

適應症 [衛核] 不能攝取適當食物之患者之補助治療劑、蛋白質之消化吸收機能及合成利用障礙、嚴重創傷、火傷、骨折時蛋白質之補給、蛋白質攝取減少之營養失調症

用法用量 皮下，肌注或靜注:每日1~2針。

86112 Conamin "政德" 康鼻寧錠®（政德）$0.89/T

每 Tab 含有：CAFFEINE ANHYDROUS 30.0 MG；CHLORPHENIRAMINE MALEATE 2.0 MG；PSEUDOEPHEDRINE HCL 25.0 MG

適應症 [衛核] 緩解過敏性鼻炎、枯草熱所引起之相關症狀（鼻塞、流鼻水、打噴嚏、眼睛及喉部搔癢）。

用法用量 一天4次，每次1錠。

86113 LYO-Povigen "中國化學"保維源凍晶注射劑®（中化）

Rx

每 Vial 含有：ASCORBIC ACID (VIT C) 500.0 MG；EACH SOLVENT CONTAINS 5.0 ML；ERGOCALCIFEROL (VIT D2CALCIFEROL) 1000.0 IU ；NIACINAMIDE (NICOTINAMIDE) 100.0 MG；PANTHENOL D- (EQ TO D-PANTHENOL) 25.0 MG；PYRIDOXINE HCL 15.0 MG；RIBOFLAVIN(5-PHOSPHATE SODIUM) 10.0 MG；THIAMINE HYDROCHLORIDE 50.0 MG；TOCOPHEROL ACETATE ALPHA DL- 5.0 IU ；VITAMIN A PALMITATE 10000.0 IU

適應症 [衛核] 手術嚴重灼傷、骨折及創傷嚴重感染、昏迷等營養缺失所引起緊急情況之營養補給

用法用量 參照仿單

86114 Moriamin S 蒙利安命膠囊® (中化)

每 Cap 含有：5-OXYANTHRANILIC ACID HCL 0.2 MG；ASCORBIC ACID (VIT C) 20.0 MG；CYANOCOBALAMIN (VIT B12) 0.0010 MG；ERGOCALCIFEROL (VIT D2CALCIFEROL) 200.0 IU ；FOLIC ACID 0.2 MG；L-ISOLEUCINE 5.9 MG；L-LEUCINE 18.3 MG；L-PHENYLALANINE 5.0 MG；L-THREONINE 4.2 MG；L-TRYPTOPHAN 5.0 MG；L-VALINE 6.7 MG；LYSINE L- HCL (EQ TO L-LYSINE HCL) 25.0 MG；METHIONINE DL- 18.4 MG；NIACINAMIDE (NICOTINAMIDE) 20.0 MG；PANTOTHENATE CALCIUM 5.0 MG；PYRIDOXINE HCL 2.5 MG；RIBOFLAVIN (VIT B2) 3.0 MG；THIAMINE MONONITRATE 5.0 MG；TOCOPHEROL ACETATE ALPHA DL- 1.0 MG；VITAMIN A 2000.0 IU

適應症 [衛核] 發育不良、營養補給、虛弱體質、熱性消耗性疾患之補助治療、妊娠婦之營養補給、不能攝取適當食物之患者之補助治療劑、蛋白質之消化吸收機能及合成利用障礙

用法用量 每天1~2錠。

86115 Nutriflex Special 欣保康優靜脈營養輸注液® (B.BRUAN/柏朗) $470/l (1.0 L-PIC/S), $813/l (1.5 L-PIC/S)

Rx

每 1000 ml 含有：ARGININE L- (MONOGLUTAMATE) 4.73 MG；CALCIUM CHLORIDE DIHYDRATE 1.2 MG；GLUCOSE ANHYDROUS 240.0 MG；GLUTAMIC ACID L- 6.14 MG；GLYCINE (EQ TO AMINOACETIC ACID)(EQ TO GLYCOCOLL) 2.89 MG；HISTIDINE L- (HCL MONOHYDRATE) 2.19 MG；L-ALANINE 8.49 MG；L-ASPARTIC ACID 2.63 MG；L-ISOLEUCINE 4.11 MG；L-LEUCINE 5.48 MG；L-METHIONINE 3.42 MG；L-PHENYLALANINE 6.15 MG；L-PROLINE 5.95 MG；L-SERINE 5.25 MG；L-THREONINE 3.18 MG；L-TRYPTOPHAN 1.0 MG；L-VALINE 4.54 MG；LYSINE L- (HCL) 3.98 MG；MAGNESIUM ACETATE TETRAHYDRATE 1.08 MG；POTASSIUM DIHYDROGEN PHOSPHATE 2.0 MG；POTASSIUM HYDROXIDE 0.62 MG；SODIUM ACETATE TRIHYDRATE (EQ TO SODIUM ACETATE 3H2O) 1.63 MG；SODIUM HYDROXIDE 1.14 MG

適應症 [衛核] 不能攝取適當食物之患者補助治療劑、蛋白質之消化吸收機能及合成利用障礙、嚴重創傷、火傷、骨折時蛋白質補給、蛋白質攝取減少營養失調症

用法用量
1.用法：
a.因本藥之滲透壓為2,100 mOsm/l，請由中央靜脈導管輸注。b.輸注時間需超過24小時。c.輸注期間，請密切注意無菌。
2.劑量：
a.正常劑量：1,000~1.500ml本劑/天。若無禁忌症，其劑量應可介於0.8~2.0g Amino acid/kg BW/天。必要時可給予相當於140g胺基酸及480g葡萄糖之本劑2,000ml。對於肝衰竭患者，應檢少劑量。
b.1,000ml本劑之輸注時間不應少於10小時(33滴/分鐘)。

不良反應
1.輸注期間可能出現噁心、嘔吐。
2.投予高濃度胺基酸時，曾發現酸中毒現象。
3.本藥之高滲透壓可能造成滲透性利尿作用。

醫療須知
1.本藥具有高滲透壓特性(2,100 mOsm/l)，因此需由中央靜脈導管輸注。
2.請監測電解質平衡。
3.使用輸注前才將上下二袋混合，並立即輸注。
4.投予胺基酸期間應嚴格注意無菌。
5.本藥溶液專為成人設計，故不建議投予小孩及嬰兒，因其成分平衡之需求與成人有差異。
6.使用前請再檢視，確定無異物後方可使用。

類似產品 Talamin-E "濟生"達爾安命益注射液® (濟生)

86116 Stamina "濟生"司達孟注射液® (濟生) $31.5/l (500.0 ML-PIC/S)

Rx

每 l 含有：DEXTROSE MONOHYDRATE 5000.0 MG；NIACINAMIDE (NICOTINAMIDE) 25.0 MG；PYRIDOXINE HCL 2.0 MG；RIBOFLAVIN (VIT B2) 2.0 MG；THIAMINE HYDROCHLORIDE 2.5 MG

適應症 [衛核] 預防及治療維他命B群缺乏症、手術前後營養及水份之補給、消除疲勞

用法用量 通常1次500~1000ml，靜脈點滴。

§ 86.2 碳水化合物輸注液

腸胃外投與的碳水化物溶液，主要用做由口服無法獲得所需要之營養的營養缺乏患者之卡路里(熱量)及液體的來源。可資利用的製劑包括detrose in water，fructose in water，及轉化糖(invert sugar)如dextrose與fructose in water，gelatin，maltose，sorbitol，xylitol。

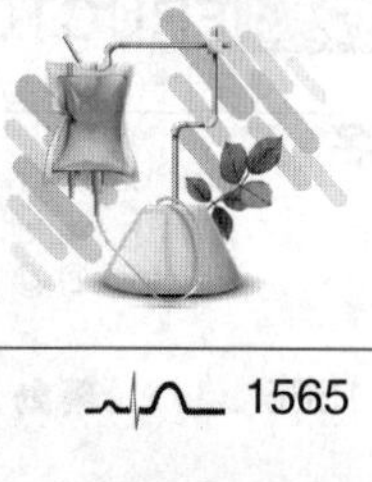

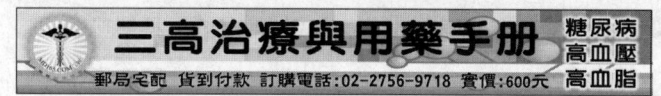

86201 DEXROSE(GLUCOSE)

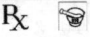

℞ 3027 MG/錠劑(T); 50 MG, 100 MG, 200 MG, 500 MG, 50000 MG, 50 MG/ML, 100 MG/ML, 200 MG/ML, 500 MG/ML/注射劑(I);

商　名

10% Dextrose®(大塚) $31.5/I(100MG/ML-PIC/S-500ML),
10% Glucose®(濟生) $31.5/I(100MG/ML-PIC/S-500ML), $35/I(100MG/ML-PIC/S-1L),
20% Dextrose®(安星) $5.6/I(200MG/ML-20ML)
20% Glucos®(濟生) $15/I(200MG/ML-PIC/S-20ML)
20% Glucose®(信東)
5% Glucos®(濟生) $28/I(50MG/ML-PIC/S-250ML), $31.5/I(50MG/ML-PIC/S-500ML), $15/I(50MG/ML-PIC/S-20ML), $35/I(50MG/ML-PIC/S-1L),
5% Glucose Intravenous Inf.®(P.T./大塚)
50% Dextrose®(安星) $5.7/I(500MG/ML-20ML)
50% Dextrose®(安星/人人)
50% Glucos®(濟生) $19.1/I(500MG/ML-200ML), $5.7/I(500MG/ML-20ML),
Bluton®(中化) $19.1/I(50MG/ML-500ML), $26.3/I(50MG/ML-1L), $39.9/I(500MG/ML-PIC/S-500ML), $15/I(500MG/ML-PIC/S-20ML)
Deose®(安星) $15/I(50MG/ML-PIC/S-20ML), $31.5/I(50MG/ML-PIC/S-500ML),
Dextrose®(台裕) $15/I(500MG/ML-PIC/S-20ML), $31.5/I(100MG/ML-PIC/S-500ML), $31.5/I(50MG/ML-PIC/S-500ML), $22/I(50MG/ML-PIC/S-100ML), $28/I(50MG/ML-PIC/S-250ML), $15/I(50MG/ML-PIC/S-20ML), $15/I(200MG/ML-PIC/S-20ML), $25/I(200MG/ML-PIC/S-500ML)
Dextrose®(壽元) $15/I(200MG/ML-PIC/S-20ML)
Dextrose® ◎ (大塚) $31.5/I(50MG/ML-PIC/S-500ML)
Dextrose®(安星) $21.1/I(100MG/ML-500ML)
Ditrose®(壽元) $15/I(50MG/ML-PIC/S-20ML), $19.1/I(50MG/ML-500ML), $17.8/I(50MG/ML-250ML)
Gitose®(南光) $31.5/I(100MG/ML-PIC/S-500ML), $22/I(50MG/ML-PIC/S-100ML), $31.5/I(50MG/ML-PIC/S-500ML), $28/I(50MG/ML-PIC/S-250ML), $35/I(50MG/ML-PIC/S-1L), $15/I(50MG/ML-PIC/S-20ML), $15/I(500MG/ML-PIC/S-20ML),
Glucose®(南光)
Glucose®(大豐) $15/I(500MG/ML-PIC/S-20ML)
Glucose®(永豐) $15/I(500MG/ML-PIC/S-20ML), $58/I(500MG/ML-PIC/S-500ML), $15/I(200MG/ML-PIC/S-20ML), $35/I(100MG/ML-PIC/S-1L), $31.5/I(100MG/ML-PIC/S-500ML), $35/I(50MG/ML-PIC/S-1L), $28/I(50MG/ML-PIC/S-250ML), $31.5/I(50MG/ML-PIC/S-500ML), $22/I(50MG/ML-PIC/S-100ML),
Glucuronsan Dextrose®(大塚)
Gurotaxin®(信東)
Nudrink Low®(旭能/倍斯特)
Vitagen®(信東) $35/I(100MG/ML-PIC/S-1L), $31.5/I(100MG/ML-PIC/S-500ML), $15/I(200MG/ML-PIC/S-20ML), $35/I(50MG/ML-PIC/S-1L), $31.5/I(50MG/ML-PIC/S-500ML), $15/I(50MG/ML-PIC/S-20ML), $63/I(500MG/ML-PIC/S-500ML), $15/I(500MG/ML-PIC/S-20ML), $39.9/I(500MG/ML-PIC/S-300ML),

藥理作用 當營養或液體的缺乏時(或兩者皆缺乏)，提供卡路里及液體容積的來源。

適 應 症 [衛核]手術或其他疾患之水分及熱能營養的補給
[非衛核](1)提供非電解質液體及卡路里取代物(通常為5%或10%)。(2)total parenteral nutrition的成份，為結合其他的蛋白質，電解質，脂肪，維他命(通常40%，50%，60%或70%溶液)等溶液。(3)Insulin高血糖的治療，來貯存血中葡萄糖濃度(50%溶液)。

用法用量 1.依患者狀況及營養情形而定。
2.最高輸注速度：0.5g/kg/hr。輸注太快容易引起糖尿。
3.成人：10~25g。病情嚴重時可重複給藥。
4.兒童：a.新生兒每次250~500mg/kg，直到症狀控制。b.病情嚴重或較大嬰兒：可能需較高劑量，必要時再持續輸注10%dextrose以穩定血糖。

不良反應 血栓性靜脈炎，刺激，高血糖，糖尿(尤其是使用濃縮液或投與太快)。

醫療須知 1.經由中央靜脈導管緩慢地投與濃縮液(高張液)，若末梢靜脈投與，非常刺激，和可能引起血栓形成。
2.治療期間要觀察患者高血糖或高溶質度的徵兆(心智混亂，意識不清)，則須減量終止滴注。
3.若高張的葡萄糖滴注，猝然停止，改投與5%葡萄糖可避免反彈的低血糖反應。
4.腎功能不全，心臟無代償能力，高血容症或尿道阻塞等患者，要小心使用
5.長期滴注要密切監視血液及尿糖，尤其是使用濃縮溶液者。
6.根據患者的電解質狀況，添加適當的電解質與滴注液中。
7.注意最大滴注速度，葡萄糖滴注時不引起糖尿的最大滴注速度為每小時0.5g/kg。

86202 FRUCTOSE(LEVULOSE)

℞ 50 MG, 50 MG/ML, 100 MG/ML/注射劑(I);

商　名

Fructose®(南光) $22/I(50MG/ML-PIC/S-250ML), $30.7/I(50MG/ML-PIC/S-500ML)
Fructose® ◎ (大塚)
Fructose®(安星)
Fructose®(濟生) $30.7/I(50MG/ML-PIC/S-500ML)
Levulose®(信東)

藥理作用 果糖的代謝途徑與葡萄糖截然不同，其優點包括
1.即使胰島素不足，果糖亦可轉化成肝醣，而且血糖不高，因此，果糖可做為糖尿患者的糖類補給。
2.肝病患者葡萄糖轉化成肝醣的作用受阻，而果糖則否，因此，果糖可用於肝病的治療。
3.果糖尚可節省體內蛋白質的消耗量，又可促進解毒，這些作用都比葡萄糖為佳。

適應症 **[衛核]糖尿病、肝疾患、心疾患之營養補給**
[非衛核]除了用於治療糖尿病和肝病以外，尚可用於各種營養障礙，藥物中毒，妊娠噁心、嘔吐，以及其他消耗性疾病。

用法用量 1.口服：經口的熱源補給時，按需要量以粉末或水溶液投藥。果糖負荷試驗，25~100gm。
2.注射：5~10%液，1次500~1000ml靜注；20~50%液，1次20~500ml；點滴靜注之速度，按果糖量0.5gm/kg小時以下。當做為注射劑之稀釋液時，可取適量使用。

不良反應 發汗，紅潮，胸和腹部不適感，血栓靜脈炎。

醫療須知 **1.靜注速度時，可能產生焦葡萄酸，而有心絞痛似的疼痛。尤其對心疾患患者以0.5gm/kg/5分~1.5gm/kg/時給藥時。**
2.急速大量投與，引起電解質漏失。
3.急速大量投與時，常出現乳酸酸中毒及高尿酸血症。

86
靜脈營養製劑

86203 MALTOSE

℞ 100 MG/ML/注射劑(I)；

商名
Maltose®（南光）
Maltose® ◎（大塚）$130/I(100MG/ML-PIC/S-500ML)
Maltose-10®（信東）

藥理作用 本藥能通過細胞膜，在細胞內水解成2分子的葡萄糖，故不會使血糖昇高也不刺激胰島素的分泌。

適應症 **[衛核]醣類代謝不良如糖尿病、手術後糖尿病等非經口醣類供應、一般營養法的非經口之醣類補給**
[非衛核]氰化物中毒、煙草性弱視(tobacco amblyopia)。

用法用量 1次500~1000ml(注射液10%，即麥芽糖量為50~100gm)，緩慢滴注。點滴速度500mg/2小時。

不良反應 發疹，搔癢等過敏反應，急速大量投與會導致電解質漏失。

86204 XYLITOL

℞ 200 MG, 50 MG/ML, 100 MG/ML/注射劑(I)；

商名
Kaly®（安星）
Klitol®（信東）$3.68/I(100MG/ML-20ML),
Xylitol®（南光）
Xylitol®（台裕）$26.7/I(50MG/ML-PIC/S-500ML)
Xylitol®（杏林新生）$26.7/I(50MG/ML-PIC/S-500ML),

藥理作用 本藥在體內代謝與胰島素無關，且它較易經由五碳酸環(pentose phosphate cycle)或尿酸環(uric acid cycle)，而被細胞組織利用。

適應症 **[衛核]糖尿時之不正常代謝作用、醣類利用不良引起之血糖升高或糖尿症、由於水份或電解質代謝不良引起之脫水與休克現象、外傷刺激麻醉手術或手術後引起之不正常醣類代謝作用或迷睡等疾病熱能之補充**
[非衛核]1.糖尿病之不正常代謝作用。2.醣糖利用不良引起之血糖升高或糖尿病。3.由於水分或電解質代謝作用不良引起之脫水與休克現象。4.引起醣類利用不良之疾病，如肝硬化、肝炎、脂肪肝等。5.外傷刺激，麻醉，手術後引起之不正常醣類代謝作用或迷睡等疾病之熱能補充。

用法用量 10%溶液，1天1次或多次，1次20~40ml IV。大量時用5%，靜脈點滴。

醫療須知 1.點滴時，其速率應在0.3gm/kg/小時以下，且一天量不超過100gm。
2.肝、腎機能不全者，使用宜謹慎。

86205 Babysalt "南光"利兒注射劑®（南光）$35/l (1.0 L-PIC/S), $22/l (250.0 ML-PIC/S), $31.5/l (500.0 ML-PIC/S)

Rx 每 ml 含有：DEXTROSE MONOHYDRATE 50.0 MG；SODIUM CHLORIDE 3.3 MG

藥理作用 補充鈉、氯離子等電質、補充水份、以及補給葡萄糖。

適應症 [衛核] 鈉、氯離子電解質之補充、脫水時水分補充、體內葡萄糖、熱能之補給

用法用量 靜脈輸注投與。

類似產品 Suntose "南光"沙多士2.5%注射液®（南光）$31.5/l (500.0 ML-PIC/S)
Suntose "南光" 沙多士注射液5%®（南光）$35/l (1.0 L-PIC/S), $31.5/l (500.0 ML-PIC/S)
Suntose "南光" 沙多士注射液0.45%®（南光）$35/l (1.0 L-PIC/S), $31.5/l (500.0 ML-PIC/S)

§ 86.3 脂質輸注液

脂肪輸注乳劑主要為提供必須脂肪酸(essential fatty acids)，亦為重要且濃縮的熱量來源。

脂肪乳劑一般可分成三種型態：(一)長鏈三酸甘油脂(Long Chain Triglyceride; LCT)；是由黃豆油(soybean)或紅花子油(safflower)，或是兩者混合製成的，可提供大量的必須脂肪酸；(二)中鏈三酸甘油脂(Medium Chain Triglyceride; MCT)與長鏈三酸甘油脂之混合溶液，是以等比例的中鏈三酸甘油脂及長鏈三酸甘油脂(50/50)混合製成；(三)混合中鏈脂肪酸與長鏈脂肪酸之三酸甘油脂(structured lipids)，類似於(二)，都包括兩種型態之脂肪酸的特性，然而structured lipids是利用水解(hydrolysis)及轉酯化(transesterification)等化學方法製成，形成之三酸甘油酯(triglyceride)混合分子其中鏈脂肪酸能緩慢釋放及利用，所以structured lipids被認為是較理想的。

COMPOSITION OF THE FAT EMULSION PRODUCTS

Drug name	Intrafat	intralipid	Lipofundin S	Lipovenous	Lipofundin MCT/LCT
Concentration	10%	10%	10%	20%	10%
Package	200ml , 500ml	500ml	100ml , 500ml	100ml , 250ml	100ml
Soybean oil(g/dl)	10	10	10	20	5
Glycerol(g/dl)	2.5	2.5	2.5	2.5	2.5
Phospholipid	1.2				
Lecithin		1.2	0.75	1.2	
MCT(g/dl)					
Calorie(kcal/dl)	110	110	110	200	110

*MCT = medium chain triglycerides

目前市售脂肪輸注乳劑，常用的濃度分別為10%與20%，內含磷脂質(phospholipids)及甘油(glycerol)，分別作為乳化劑及調整滲透壓。

含大豆油(soybean oil)成分之靜脈輸注脂肪乳劑藥品中文仿單應於「警語與注意事項」加刊：「醫學文獻中，早產兒於接受靜脈內滴注脂肪乳劑後，曾有發生死亡之報導。解剖後發現肺部血管內有脂肪蓄積，在給予早產兒及低體重兒靜脈內脂肪乳劑治療時，事先必須進行利益風險評估，並務必嚴格遵守所建議之每日總劑量；每一病例其每小時滴注速率必須儘可能降低。早產及小於妊娠年齡(Small for gestational age，SGA)的嬰兒之靜脈內乳劑清除力欠佳，當脂乳劑滴注後，其游離脂酸血漿濃度即增高。因此，對於此類患者之用量，必須審慎考慮給予比最大劑量低之劑量，以降低靜脈內脂肪負荷過重之可能性。而對於嬰兒清除其循環血中滴入脂肪之能力，也必須加以小心監視(如測定血中三酸甘油脂及或血漿中游離脂酸的濃度)」。

86301 Intralipid 因特立滋20%注射液®（FRESENIUS KABI/費森尤斯卡比）

Rx 每 ml 含有：SOYBEAN OIL（ EQ TO SOYA BEAN OIL）200.0 MG

藥理作用 INTRALIPID的排泄藉著循環經由乳糜微粒(chylomicrons)相同的代謝途徑，被利用當做熱量的來源。
INTRALIPID可預防必須脂肪酸的缺乏及矯正必須脂肪酸缺乏的臨床表徵。

適應症 [衛核] 手術前後、胃腸疾患、慢性疾患之營養補給

用法用量 成人之建議最大劑量為每天每kg體重三酸甘油脂量3g。INTRALIPID 10%的輸注速度為五小時內不超過500 ml。
1.新生兒、嬰兒建議劑量為0.5~4g triglyceride/kg/day，輸注速度不超過0.17g triglyceride/kg/hour(4g/kg/24hrs)。
2.早產兒、體重過輕新生兒：INTRALIPID的投與最好是連續24小時以上輸注。起始劑量為0.5~1g/kg/day，可以逐漸調整的方式增加劑量到2g/kg/day，若欲增加劑量至4g/kg/day，必須仔細監測血清TG值，肝功能測試，氧氣飽和度。
3.必須脂肪酸缺乏：為預防或矯正必須脂肪酸缺乏，在非蛋白質的熱量來源中，應有4~8%由INTRALIPID提供，就可以供給足量的亞麻油酸(linoleic acid)和次亞麻油酸(linolenic acid)。使用INTRALIPID來矯正壓力造成的必須脂肪酸缺乏，其所需劑量可能要增加。

不良反應 1.本劑偶有體溫上昇(<3%)、發抖、惡寒、噁心/嘔吐(<1%)。
2.立即型副作用報告過敏反應(過敏性休克、皮膚疹、麻疹)、呼吸症狀(呼吸急促)、循環症狀(高/低血壓)、溶血、網細胞增多、腹痛、頭痛、疲倦、異常勃起等報告

醫療須知 1.脂質代謝不全的情況下，如腎功能不全，無代償性糖尿病，胰臟炎，肝功能不全，甲狀腺機能不足症(如高三酸甘油脂血症)，敗血症患者，慎重投與本劑。若使用本劑，必須監測血清三酸甘油脂值。
2.曾對豆類蛋白過敏者，必須完成過敏測試後，小心使用本劑。
3.新生兒、早產兒伴有高膽紅質血症和疑似有肺高血壓者，宜小心使用本劑。新生兒尤其是長期使用靜脈營養的早產兒，必須監測血小板數，肝功能測試，血清三酸甘油脂值。
4.若血液樣本在脂肪已充分由血流廓清之前採集，本劑會干擾某些生化值之測量如膽紅素，乳酸脫氫酵素，氧氣飽和度和血紅素。大多數患者經過5~6小時的不含脂肪間隔後，脂肪才廓清。

86302 Omegaven 奧美嘉靜脈輸注乳劑 ® (FRESENIUS KABI/費森尤斯卡比)

Rx

每 I 含有：DOCOSAHEXAENOIC ACID (DHA) 22.65 MG；EICOSAPENTAENOIC ACID (EPA) 20.35 MG；HIGHLY REFINED FISH OIL 100.0 MG；LECITHIN 12.0 MG；TOCOPHEROL ALPHA DL- (EQ TO DL-ALPHA TOCOPHEROL) 0.22 MG

適應症 [衛核] 靜脈營養提供患者長鏈脂肪酸OMEGA-3-FATTY ACID (尤其EICOSAPENTAENOIC ACID 及 DOCOSAHEXAENOIC ACID)之補給。

用法用量 1.每日劑量：1~2ml omegaven/kg體重=0.1~0.2g魚油(fish oil)/KG BW。
2.每日最大劑量：2ml omegaven/kg體重=0.2g fish oil/KG BW。
3.最大輸注速率：輸注速率不可超過0.5ml omegaven/kg體重/小時(相當於0.05g fish oil/kg體重/小時)。
4.最大輸注速率須嚴格的監控，因隨時可能出現血中三酸甘油脂嚴重超出正常值。
5.Omegaven可以與其它脂肪乳劑同時使用，每日脂肪輸入量為1~2g脂肪/kg體重，總輸入量含10~20% fish oil。
6.在剛開始輸注含脂肪乳劑之靜脈營養劑時，建議初始使用輸注速率為：0.05g脂肪/kg體重/小時。
7.本藥可經由中央靜脈或周邊靜脈輸注使用。本藥使用前請先搖勻。當omegaven與其它輸液(如：氨基酸溶液或碳水化合物溶液)經由同一管線輸注(by-pass或Y-tube)時，須先確認omegaven與其它輸液之相容性。

醫療須知 1.在輸注本藥時，應每天監測血中的三酸甘油脂。對於使用抗凝血劑的患者應定期檢測血糖，酸鹼代謝、血清中電解質、體液平衡、血球數及流血時間(bleeding time)。在輸注脂肪乳劑期間，血中三酸甘油脂不可超過 3mmol/l(或 266 mg/dl)。
2.在本藥中添加多價陽離子(如：鈣離子)，可會與本藥不相容，尤其與Heparin併用時。
3.Omegaven可與其它脂肪乳劑及油溶性維生素於無菌狀態下混合使用。原製造廠Fresenius Kabi 已建立有Omegaven與脂肪乳劑及油溶性維生素於無菌狀態下混合，於25℃以下保存24小時可被使用之物理化學安定性資料，此安定性資料僅適用於在有控制及確效之無菌環境下調配混合之脂肪乳劑，於微生物學方面之觀點，Omegaven與其它脂肪乳劑及油溶性維生素混合後應立刻使用。若未立刻使用，使用者應負責確保混合後可被使用之保存時間及保存環境。於微生物學方面之觀點，在未有控制及確效之無菌環境下混合之脂肪乳劑應於調配後24小時內輸注完畢。

86303 Oliclinomel N4-550E "百特" 歐諾美 N4-550E 輸注乳液 ® (BAXALTA/百特) $521/l (1.5 L-PIC/S)

Rx

每 I 含有：REFINE SOYA + OLIVE OIL 100.0 MG

適應症 [衛核] 適於成人及二歲以上孩童在無法或因有禁忌症而不適宜進食或使用口服腸道營養劑時之靜脈營養。

用法用量 (1)成人：
需求：平均氮需求量為0.16~0.35克/公斤/日(約合胺基酸1~2克/公斤/日)。能量需求視病患之營養狀況及分解代謝程度而有所不同，平均需求量為25~40千卡/公斤/日。
每日最大劑量：每日最大劑量為40毫升/每公斤體重(相當於每公斤體重給予0.88克胺基酸、3.2克葡萄糖及0.8克脂肪)，換言之，體重70公斤的病患需要輸注2,800毫升輸注乳液。
(2)二歲以上孩童
需求：平均氮需求量為0.35~0.45克/公斤/日(約合胺基酸2~3克/公斤/日)。能量需求視病患之年齡、營養狀況及分解代謝程度而有所不同，平均需求量範圍介於60~110千卡/公斤/日。
每日最大劑量：每日最大劑量為100毫升/每公斤體重(相當於每公斤體重給予2.2克胺基酸、8克葡萄糖及2克脂肪)。

一般用藥原則，胺基酸劑量切勿超過3克/公斤/日，葡萄糖劑量切勿超過17克/公斤/日，脂肪劑量切勿超過3克/公斤/日，惟特殊病例不受此限。請務必遵循醫囑

用藥方式：由中央或週邊靜脈注射用藥方式。全靜脈營養輸注法建議輸注時間係介12~24小時，此種用藥方式之輸注速率應予適當調整，所需考量因素包括使用劑量、所輸注最終混合劑之特性、每日攝取量及輸注時間長短。一般而言，輸注速率應於第一個小時內逐漸提升。

最大輸注速率：一般原則為輸注此輸注乳液切勿超過3毫升/公斤/小時，換言之，以每小時每公斤體計算，請勿超過0.06克胺基酸、0.24克葡萄糖及0.06克脂肪。

添加物：加入添加物，需重新計算mOsm/L：並視osmolarity之情形，考慮用中央或週邊靜脈注射。本產品雖含電解質，但並不含維生素或微量元素。OLICLINOMEL在需要時，可依指示使用，亦可在補充電解質、微量元素或維生素後使用。

醫療須知 1.在整個輸注過程中，必須檢測水及電解質平衡、血液滲透壓、酸鹼平衡、血糖及肝功能。

2.血中三酸甘油脂(serun triglyceride)濃度及體內去除脂肪的功能必須定期檢查，血中三酸甘油酯(serun triglyceride)濃度在輸注過程中絕不可超過3毫莫耳/公升(3mmol/l)，而且上述濃度經過至少持續三個小時之輸注後，才可予以測定。

3.如有疑似脂肪代謝異常之情形，建議最好每日進行檢驗，其方式為在經過5~6小時未施予脂肪的狀況下，檢測血中三酸甘油脂(serun triglyceride)。成人的血脂在停止輸注含有脂肪之輸注乳液後6個小時內應已清除。

4.只可在血中三酸甘油脂(serun triglyceride)濃度回復正常值後才能進行下一次之輸注。

5.此外，以下病例特別需要定期臨床及實驗室檢測：

-胺基酸代謝異常。

-肝功能不全(hepatic insufficiency)因有引起高氨血症(hyerammonaemia)伴隨神經功能異常(neurological disorders)之危險。

-腎功能不全(尤其當患有高鉀血症(hyperkalaemia)時，因為如果未執行腎外廢物排除，可能引起代謝性酸中毒及高氮血症(hyperazotemia)。

類似產品 Oliclinomel N7-1000 E "百特" 歐諾美N7-1000E輸注乳液®（BAXALTA/百特）$587/l (1.0 L-PIC/S), $881/l (1.5 L-PIC/S)

86304 Clinoleic "百特"克林諾利20%輸注乳劑®（BAXALTA/百特）

℞ 每 ml 含有：MIXTURE OF REFINE OLIVE OIL (APPROX 80%) AND REFINE SOYA BEAN OIL (APPROX 20%) 200.0 MG

藥理作用 1.併用橄欖油和大豆油所提供脂肪含量比例約略如下：

- 飽和脂肪酸：15%(SFA)
- 單元不飽和脂肪酸：65%(MUFA)
- 必要性多元不飽和脂肪酸：20%(EPUFA)

2.適度的必要脂肪酸(EFA，Essential Fatty Acids)有可能改善它們的利用率，增加EFA的較高衍生物之合成及改善EFA的缺乏。

適應症 [衛核] 作為採用靜脈輸注營養病人的脂肪來源。

用法用量 成人：①1~2(最高)克脂肪/公斤/天。初始輸注率必須緩慢且低於每分鐘0.1克脂肪或0.5ml(10滴)達10分鐘，再逐步以30分鐘調昇至所需的速率。②不可高於0.15克脂肪/公斤/小時(0.75ml/kg/hour)。

不良反應 1.少數發生過敏反應(對蛋和大豆蛋白過敏)。

2.在開始輸注時，任何不正常徵兆(例如冒汗、顫抖、頭痛、呼吸困難)都應立即停止輸注。

3.經過長期靜脈營養，曾觀察到下列不良反應：ⓐ鹼性磷酸酵素、轉胺酶(transaminases)和膽紅素昇高ⓑ少數：肝腫大和黃疸ⓒ中度血小板減少。

醫療須知 1.開始進行靜脈輸注時都需要特別的臨床監測，發現任何不正常狀況都應停止輸注。

2.發現任何嚴重過敏反應(anaphylactic reaction)(例如發燒、顫抖、紅疹、呼吸困難(dyspnea)等等)的徵兆都應立即停止輸注。

3.每天都應監測血中三酸甘油酯的濃度及廓清率，輸注時血中三酸甘油酯的濃應維持低於3mmol/l。只有在其濃度回到正常水平後才可進行輸注。

4.不論長期或短期輸注營養時，應依病人的健康狀態定期的檢查鹼性磷酸酵素(alkaline phosphatases)和總膽紅素(total bilirubin)。

5.使用克林諾利20%前應修正水電解質(hydroelectrolytic)或代謝異常。

6.脂肪乳化劑應和胺基酸和碳化合物一起使用以避免代謝性酸中毒。

7.應定期檢查血糖、酸鹼平衡、電解質及血球計數(blood count)。

8.進行任何靜脈輸注時，應特別注意水平衡尤其是對於有急性的oliguria或anuria的病人。

9.如其他乳劑一般，克林諾利20%應用於極早早產兒以及/或極低體重兒時需有新生兒科醫師的近距離監測。克林諾利20%有使用於新生兒輸注達7天及兒童輸注達2個月的臨床經驗。

10.克林諾利20%時用於新生兒高膽紅素血症(total serum bilirubin>200μmol/l)。應密切監視總膽紅素值。

86305 IS-Blood S.C. 益使血糖衣錠 ® (永吉/衛化) $4/T

Rx

每 Tab 含有：ASPARTATE MAGNESIUM L- 75.0 MG；ASPARTATE POTASSIUM L- (eq to POTASSIUM L-ASPARTATE) 75.0 MG；CYANOCOBALAMIN (VIT B12) 0.0050 MG；FERROUS FUMARATE 100.0 MG；FOLIC ACID 1.0 MG；NIACINAMIDE (NICOTINAMIDE) 5.0 MG；PYRIDOXINE HCL 3.0 MG；RIBOFLAVIN (VIT B2) 1.0 MG；THIAMINE HYDROCHLORIDE 5.0 MG

適應症 [衛核] 惡性貧血、妊娠時貧血、營養障礙性貧血、寄生蟲性貧血

用法用量 參照仿單

86306 Lipoplus 力保加 20% 脂肪乳劑輸注液 ® (B.BRAUN/柏朗)

Rx

每 ml 含有：OMEGA-3-ACID TRIGLYCERIDES 20.0 MG；SOYA OIL 80.0 MG；TRIGLYCERIDES MEDIUM CHAIN 100.0 MG

藥理作用 藉由脂肪的主成分(medium-chain triglecerides) 的快速代謝提供熱量，併提供必須脂肪酸。

適應症 [衛核] 當口服或腸內營養不可行、不足或有禁忌時，提供能量：包含可利用的脂肪成分(中鏈三酸甘油酯)及必須omega-6脂肪酸、omega-3脂肪酸，做為部分靜脈營養補給之用。
Lipoplus適用於成人、早產和足月新生兒、嬰幼兒、兒童和青少年。

用法用量
1.成人:
a.建議劑量:每天每公斤體重1~2公克脂肪，相當於5~10ml的LIPOPLUS® 20%。
b.輸注速率:脂肪乳劑的輸注速度應該愈慢愈好，輸注的最初15分鐘之輸注速率應為最高輸注速率之50%。
c.最高輸注速率:每小時每公斤體重0.15公克脂肪，相當於每小時每公斤體重0.75ml的LIPOPLUS®。
d.目前長期使用LIPOPLUS® 20% 的經驗有限，一般治療期間為一星期;若長期使用本產品，應審慎評估併密切監測患者的代謝狀況。
2.輸注方式:
a.LIPOPLUS® 20%可經由中靜脈導管或週邊靜脈輸注。
b.目前無藥物相容性研究，因此本產品不應與其他藥物混合。
c.脂肪乳劑與其他溶液藉由三路活塞或側流接合器同時輸注前，必須先檢測本藥與其他溶液之相容性，尤其是含有其他藥物之溶液，若其他溶液中含有二價離子的電解質(如含有鈣離子)，輸注時應特別謹慎地照護。
d.使用本藥前應確保無分離現象且容器無損壞，以目測方式檢查無分離現象。

不良反應 非常罕見，過度凝血反應、過敏反應、嗜睡、高血壓或低血壓、呼吸短促、發紺、噁心、嘔吐、頭痛、(發炎)紅、體溫上升、盜汗、胸背痛、脂肪過度負荷症候群高血脂症、高血糖(異常的高血糖值)、代謝性酸中毒(因代謝造成的血液酸渡過高)、血中酮酸中毒。

醫療須知
1.輸注LIPOPLUS® 20% 期間應密切監測血中脂肪濃度(血清三酸甘油脂值)，疑似脂肪代謝障礙的患者，輸注前應先排除飢餓高血脂(飢餓狀態時異常地高血中脂肪濃度)，停止輸注脂肪後12小時仍有高三酸甘油脂血症(血液脂肪濃度異常)，為脂肪代謝障礙的指標。
2.依患者的代謝狀態，可能有高三酸甘油脂血症或血糖值升高的現象，輸注期間若血清中三酸甘油脂值高於 3mmol/l，應降低輸注速率，若血清中三酸甘油脂值仍高於 3mmol/l，應暫停輸注直到血清中三酸甘油脂值恢復正常。
3.輸注期間需監測血清電解質、體液平衡或體重、酸檢平衡、血糖值;若長期使用，應監測血球計數、凝血狀態及肝功能。
4.目前僅少數經驗使用LIPOPLUS® 20%於糖尿患者或腎衰竭患者，及使用LIPOPLUS® 20%期間多於七天。
5.輸注LIPOPLUS® 20% 期間若出現過敏反應，如發燒、顫抖、皮疹、呼吸短促，應暫停輸注。
6.下列伴隨脂肪代謝障礙之疾病患者應小心使用，腎衰竭、糖尿病、胰臟發炎(胰臟炎)、肝衰竭、甲狀腺功能受損及敗血症。
7.若在脂脂肪未排出體外前抽取血液樣本，可能影響下列實驗室參數，如膽紅素、乳汁、氧氣飽和、血紅素，大部分患者輸注脂肪後完全擴清約需5~6小時。
8.若僅使用脂肪作為熱量來源，可能引起代謝性酸中毒，同時投予碳水化合物可以預防;建議輸注脂肪時，同時投與足量的碳水化合物或碳水化合物與氨基酸之溶液。
9.維生素E可能影響維生素K的功能，凝血功能障礙或維生素K缺乏之患者應謹慎。

86307 Lipovenoes Mct 立得能靜脈注射液10% ® (FRESENIUS KABI/費森尤斯卡比)

Rx

每 ml 含有：EGG PHOSPHATIDES 6.0 MG；SOYBEAN OIL (EQ TO SOYA BEAN OIL) 50.0 MG；TRIGLYCERIDES MEDIUM CHAIN 50.0 MG

適應症 [衛核] 靜脈營養治療患者之熱量供給。

用法用量 每天每kg體重輸注1-2g。

類似產品
Lipovenoes Mct 立得能靜脈注射液２０％®
(FRESENIUS KABI/費森尤斯卡比) $168/I (250.0 ML-PIC/S)

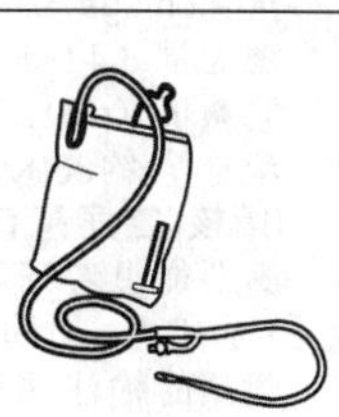

86308 Olimel N12E "百特"歐立美N12E輸注乳液® (BAXTER/百特)

Rx

每 ml 含有：CALCIUM CHLORIDE DIHYDRATE 0.52 MG；GLUCOSE MONOHYDRATE 80.67 MG；GLYCINE (EQ TO AMINOACETIC ACID)(EQ TO GLYCOCOLL) 5.26 MG；L- GLUTAMIC ACID 3.79 MG；L-ALANINE 10.99 MG；L-ARGININE 7.44 MG；L-ASPARTIC ACID 2.2 MG；L-HISTIDINE 4.53 MG；L-ISOLEUCINE 3.79 MG；L-LEUCINE 5.26 MG；L-LYSINE ACETATE 8.43 MG；L-METHIONINE 3.79 MG；L-PHENYLALANINE 5.26 MG；L-PROLINE 4.53 MG；L-SERINE 3.0 MG；L-THREONINE 3.79 MG；L-TRYPTOPHAN 1.26 MG；L-TYROSINE 0.2 MG；L-VALINE 4.86 MG；MAGNESIUM CHLORIDE (HEXAHYDRATE) 0.81 MG；POTASSIUM CHLORIDE 2.24 MG；SODIUM ACETATE (TRIHYDRATE) 1.5 MG；Sodium glycerophosphate hydrated 3.67 MG

適應症 [衛核] 適用於成人及兩歲以上孩童在無法或因有禁忌症而不適宜進食或使用口服腸道營養劑時之靜脈營養。

類似產品 Periolimel N4E "百特"沛立美N4E輸注乳液®
(BAXTER/百特) $401/l (1.0 L-PIC/S), $601/l (1.5 L-PIC/S), $802/l (2.0 L-PIC/S), $1002/l (2.5 L-PIC/S)

86309 Smofkabiven 斯莫克必恩中心靜脈輸注液® (FRESENIUS KABI/費森尤斯卡比) $593/l (986.0 ML-PIC/S), $863/l (1.48 L-PIC/S), $1187/l (1.97 L-PIC/S)

Rx

每 ml 含有：ALANINE 7.1 MG；ARGININE 6.1 MG；CALCIUM CHLORIDE (DIHYDRATE) 0.28 MG；FISH-OIL RICH IN OMEGA-3 ACIDS 5.7 MG；GLUCOSE (MONOHYDRATE) 127.0 MG；GLYCINE (EQ TO AMINOACETIC ACID)(EQ TO GLYCOCOLL) 5.6 MG；HISTIDINE 1.5 MG；ISOLEUCINE 2.5 MG；LEUCINE 3.8 MG；LYSINE (ACETATE) 3.4 MG；MAGNESIUM SULFATE 0.61 MG；METHIONINE 2.2 MG；OLIVE OIL 9.5 MG；PHENYLALANINE 2.6 MG；POTASSIUM CHLORIDE 2.3 MG；PROLINE 5.7 MG；SERINE 3.3 MG；SODIUM ACETATE (TRIHYDRATE) 1.7 MG；SODIUM GLYCEROPHOSPHATE 2.1 MG；SOYBEAN OIL (EQ TO SOYA BEAN OIL) 11.4 MG；TAURINE (EQ TO AMINOETHYL SULFONIC ACID) 0.5 MG；THREONINE 2.2 MG；TRIGLYCERIDES MEDIUM CHAIN 11.4 MG；TRYPTOPHAN 1.0 MG；TYROSINE 0.2 MG；VALINE 3.1 MG；ZINC SULFATE 0.0066 MG

藥理作用
1.為靜脈營養注射溶液。脂肪乳劑中的大豆油提供必需脂肪酸；中鏈脂肪酸會快速氧化提供立即可用的熱量；橄欖油主要以單元不飽和脂肪酸的形式提供熱量較不易發生過氧化作用。
2.魚油含有豐富的EPA及DHA，分別為構成細胞膜的重要成分及二十酸的前驅物。
3.胺基酸可合成組織中的蛋白質。葡萄糖可維持正常營養狀態。

適應症 [衛核] 靜脈營養輸注，適用於無法由口腔進食或經腸道獲取足夠營養，或禁止由口腔及腸道進食之成年患者及2歲以上兒童。

用法用量 介於13~31mL/kg/day，相當於胺基酸0.6~1.6g/kg/day，提供總熱量14~35 kcal/kg/day。肥胖病人需依據理想體重計算劑量。輸注速率不可超過2mL/kg/hr。建議每日最大劑量為35 mL/kg/day。限中央靜脈輸注。

不良反應 脂肪超載症候群、過敏反應、體溫上升、寒顫、暈眩、頭痛、噁心嘔吐、肝酵素濃度升高、心跳過速、呼吸困難。一旦發生需停止或視需要降低劑量繼續輸注。

醫療須知
1.本藥含大豆油、魚油及卵磷脂，曾有對大豆和花生發生交叉過敏反應的案例，有過敏史之病人應謹慎使用。
2.發生任何過敏反應的徵兆或症狀應立即停止輸注。
3.營養不良的病人開始使用時要小心且緩慢的開始，並密切監測調整。
4.體內的脂肪排除能力因人而異，應謹慎監測血中三酸甘油脂濃度，輸注期間不得>350mg/dL(或4mmol/L)。長期間給予脂肪乳劑時，亦應監測血中血球細胞數及凝血功能。
5.腎衰竭、糖尿病、胰臟炎、肝功能受損、甲狀腺低下及敗血症病人可能有脂肪代謝受損的情況，應謹慎使用本藥。
6.為了避免輸注速率的過快造成的危險，建議使用連續且控制良好的輸注方式。
7. 由中央靜脈輸注，因此全程需嚴格遵守無菌操作注意事項，以降低感染風險。

86310 Smoflipid 斯莫脂肪靜脈輸注液® (FRESENIUS KABI/費森尤斯卡比) $141/l (100.0 ML-PIC/S), $142/l (250.0 ML-PIC/S)

Rx

每 ml 含有：FISH-OIL RICH IN OMEGA-3 ACIDS 30.0 MG；OLIVE OIL 50.0 MG；SOYBEAN OIL REFINED 60.0 MG；TRIGLYCERIDES MEDIUM CHAIN 60.0 MG

成分
每1000 ml含有：
精煉大豆油60.0g
中鏈三酸甘油酯60.0g
精煉橄欖油50.0g
富含omega 3脂肪酸的魚油30.0g
總能量 8.4 MJ/l〈=2000 kcal/l〉
酸鹼值〈pH〉約8
滲透壓 約380 mosm/kg

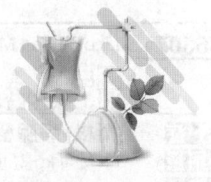

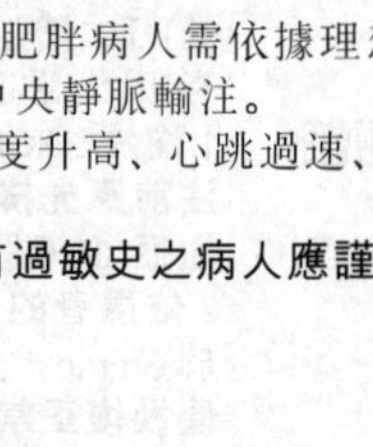

適應症 [衛核] 當病患口服或經腸營養不可能，不足或禁忌時，作為非經腸營養治療方式的一部分。

用法用量 應要從患者清除輸注脂肪的能力，來決定劑量和輸注速率。請參閱"使用時的特別警告和預防措施"。
1.成年人：標準劑量是每日每kg體重1.0~2.0g的脂肪，相當於每日每kg體重5~10毫升。
建議的輸注速率是每小時每kg體重0.125g，相當於每小時每kg體重0.63毫升SMOFlipid，但不能超過每小時每kg體重0.15g脂肪，相當於每小時每kg體重0.75毫升SMOFlipid。
2.兒科患者：目前沒有兒童使用SMOFlipid的經驗。所以不建議兒科患者使用。
3.使用方法：週邊或中心靜脈的靜脈輸注。

不良反應 1.常見：體温稍微升高。
2.不常見：沒有食慾，噁心，嘔吐，顫抖。
3.罕見：低血壓，高血壓，呼吸困難，過敏反應。
4.非常罕見：陰莖持續勃起。

醫療須知 1.脂肪的排清能力因人而異，因此要根據臨床醫師的常規定期檢查。一般而言是檢查三酸甘油酯的濃度。輸注期間，三酸甘油酯的血清濃度不能超過3 mmol/l。超過劑量可能會造成脂肪過度負荷症候群〈fat overload syndrome〉。
2.目前並沒有SMOFlipid治療超過14天的經驗。
3.脂肪代謝異常時使用SMOFlipid要特別小心，罹患下列疾病的患者可能出現脂肪代謝異常：腎衰竭、糖尿病、胰臟炎、肝功能異常、甲狀腺機能不足和敗血症。
4.罹患糖尿病或腎衰竭的患者的臨床資料有限。
5.單獨施打中鏈脂肪酸會造成代謝性酸中毒。如果能同時輸注SMOFlipid含的長鏈脂肪酸，可以大大地消除這一危險性。同時施打碳水化合物可以更進一步地減少這一危險性。所以我們建議，要同時輸注碳水化合物，或含碳水化合物的氨基酸溶液。要定期檢查與靜脈營養監測相關的一般檢驗室檢查的項目。這些包括：血糖濃度、肝功能、酸鹼代謝、體液平衡、全血計數和電解質等檢查。
6.出現任何過敏性休克反應的表徵或症狀〈例如：發燒、顫抖、皮疹或呼吸困難〉，要立即停止輸注。
7.血漿中脂肪濃度太高可能會干擾某些檢驗室血液檢查項目，例如：血紅素。
8.除非確定能相容，否則一般要避免添加其他藥物或物質到SMOFlipid。

86 靜脈營養製劑

86311 Venolipid 〝濟生〞脂肪乳注射液® (濟生)

℞ 每 ml 含有：GLYCERIN (eq to GLYCEROL) 22.5 MG；PHOSPHOLIPID 12.0 MG；SOYBEAN OIL (EQ TO SOYA BEAN OIL) 100.0 MG

適應症 [衛核]手術前後、胃腸疾患、慢性疾患之營養補給。
用法用量 參照仿單
類似產品 Venolipid 〝濟生〞脂肪乳注射液２０％® (濟生)

86312 Yobramin "安星" 欲保民注射液® (安星) $10.9/l (10.0 ML), $15/l (1.0 ML-PIC/S)

℞ 每 ml 含有：CYANOCOBALAMIN (VIT B12) 1000.0 MCG

適應症 [衛核]惡性貧血及其伴有之神經症狀等
用法用量 參照仿單

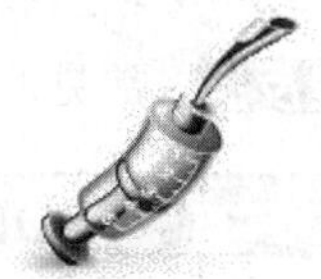

§ 86.4 電解質輸注液

腸胃外投與的電解質，有時候個別補給，來修正已確知的缺乏症(如低鈉血，低鉀血)，但較普遍的綜合電解質溶液使用，用來輔助治療營養障礙，脫水，嚴重灼傷，外傷，和其他的緊急狀況。合併的電解質溶液也可作為Total Parenteral Nutrition(TPN)(高度營養補充)養生法的一部份。治療期間要密切監視血中電解質的濃度，而且滴注溶液的成份及投與速度，必須儘可能調整至每一種需解質最接近理想的血中濃度。

86401 POTASSIUM 類藥物總論

類 別
POTASSIUM CHLORIDE
POTASSIUM CHLORIDE
POTASSIUM GLUCONATE

藥理作用 維持神經和肌肉的興奮度，及酸一鹼平衡。
適應症 [非衛核]預防和治療低血鉀。因利尿劑治療，長期嘔吐或腹瀉，糖尿病，肝硬化，吸收不良，高醛醇固酮症或腎病。
用法用量 預防低血鉀−1天20mEq。缺乏狀態的治療−1天40~100mEq(10%溶液=20mEq/15ml)。
不良反應 噁心，腹部不適，嘔吐，腹瀉，胃腸出血和穿孔，高血鉀(感覺異常，弛緩的麻痺，混亂，虛弱，低血壓，呼吸困難，不整脈，心臟抑制，心臟阻斷)。
醫療須知 1.不要投與固體劑型(如錠劑，粉末)給那些胃腸道通行(passage)減低的患者，因為發生胃和腸的潰瘍。因此，必須使用液體劑型。
2.密切觀察患者嚴重嘔吐，胃腸出血，虛弱，腹痛，或膨脹的發展，並立即停藥。
3.下列患者要小心使用。全身性酸中毒，慢性腎功能不良，心臟病，腎上腺功能不全，或胃腸潰瘍。
4.治療低血鉀期間，避免使用鹽類取代物，因為很多都含有鉀。
5.指示患者要整個吞下膜衣錠，因為咀嚼將增加胃腸刺激。和一整杯水一起服用，最好在飯後或與食物一起使用。最近衛福部已禁止使用K⁺的腸溶錠。

86402 POTASSIUM CHLORIDE

孕A 乳+ 泄 腎

Rx

20 MEQ/L, 40 MEQ/L, 100 MEQ/L, 200 MEQ/L, 300 MEQ/L, 400 MEQ/L, 1000 MEQ/L, 0.3 MG, 1.49 MG, 1.491 MG, 2.98 MG, 100 MG, 150 MG, 1.49 MG/ML, 2.98 MG/ML, 149 MG/ML, 150 MG/ML/注射劑(I);

商名

0.149% KCL in 0.9% NaCl®(信東) $25.1/I(20MEQ/L-PIC/S-500ML)
0.149% KCL in 0.9% NaCl®(濟生)
0.298% KCL in 0.9% NaCl®(信東) $25.1/I(40MEQ/L-PIC/S-500ML)
0.298% KCL in 0.9% NaCl®(濟生)
1.49% KCL in 0.9% NaCl®(信東) $24.2/I(200MEQ/L-PIC/S-100ML)
1.49% Potassium Chloride®(信東) $24.2/I(200MEQ/L-PIC/S-100ML)
Cloruro De Potasio®(信東)
Highly®(永豐)
K.C.L.®(濟生) $15/I(150MG/ML-PIC/S-10ML), $15/I(150MG/ML-PIC/S-20ML)
Kacilen®(永豐) $15/I(0.3MG-PIC/S-20ML),
Pota-Saline® ◎ (大塚)
Potassium Chloride®(中化)
Potassium Chloride®(信東) $24.2/I(1000MEQ/L-PIC/S-100ML),
Potassium Chloride®(安星/人人)
Potassium Chloride®(濟生/健喬信元) $15/I(150MG/ML-PIC/S-5ML)

藥理作用 1.鉀是細胞內主要之陽離子，維持細胞內等張性所必需。
2.具神經傳遞作用、心肌、骨骼肌及平滑肌收縮。
3.維持正常腎臟功能，且可保持酵素活性。

適應症 [衛核]治療鉀缺乏症。

用法用量 1.要稀釋於大體積輸液中使用，否則有立即死亡的危險。
2.一般劑量為每小時靜脈點滴液中加入10~40mEq potassium chloride，每天要稀釋為10~20mEq/100ml。最高劑量200~400mEq。

不良反應 常見的-噁心、嘔吐、困倦、高血鉀；嚴重者-房纖維性顫動、心跳停止、呼吸困難。

86403 SODIUM CHLORIDE

Rx

200 MEQ/L, 9 MG, 4.5 MG/ML, 9 MG/ML, 30 MG/ML, 60 MG/ML, 100 MG/ML, 235 MG/ML/注射劑(I);
4.5 MG, 7.8 MG, 9 MG, 9 MG/ML/液劑(Sol); Ene 150 MG, 15000 MG/浣腸劑(Enema);

商名

0.45% Sodium Chloride®(永豐) $30.5/I(4.5MG/ML-PIC/S-500ML), $15/I(4.5MG/ML-PIC/S-20ML)
0.45% Solutio Natrii Chloridi®(濟生) $30.5/I(4.5MG/ML-PIC/S-500ML),
1.49% KCL in 0.9% NaCl®(信東) $24.2/I(200MEQ/L-PIC/S-100ML)
3% Sodium Chloride®(信東) $31.5/I(30MG/ML-PIC/S-500ML)
6-H.E.S.®(信東)
Atomic Enema®(健康化學/明仁)
Centa Enema®(健康化學)
Cleanly Saline Enema®(派頓/真富)
Enema®(派頓)
Enema®(詠大/惠生)
Isotonic®(信東) $43/I(9MG/ML-PIC/S-1L), $30.5/I(9MG/ML-PIC/S-500ML)
Isotonic®(永豐)
Je Sula Enema®(派頓/國品)
Lichang Enema®(約克/歐舒邁克)
N.S. Irrigation®(永豐) $55/Sol(9MG/ML-PIC/S-2L), $43/Sol(9MG/ML-PIC/S-1L), $68/Sol(9MG/ML-PIC/S-3L), $30.5/Sol(9MG/ML-PIC/S-500ML)
Norm-Saline® ◎ (大塚) $30.5/I(9MG/ML-PIC/S-500ML),
Saline Quality Enema®(艾力特)
Saline® ◎ (信東) $43/Sol(9MG/ML-PIC/S-1L), $30.5/Sol(9MG/ML-PIC/S-500ML),
Saline® ◎ (南光) $27.7/I(9MG/ML-PIC/S-100ML), $30.5/I(9MG/ML-PIC/S-500ML), $43/I(9MG/ML-PIC/S-1L), $27.8/I(9MG/ML-PIC/S-250ML), $72/I(9MG/ML-PIC/S-2L), $30.5/I(4.5MG/ML-PIC/S-500ML), $22/I(4.5MG/ML-PIC/S-250ML), $35/I(4.5MG/ML-PIC/S-1L)
Saline® ◎ (壽元) $18.2/I(9MG/ML-250ML), $30.5/I(9MG/ML-PIC/S-500ML)
San Nang Enema®(詠大/三能)
Sodium Chloride®(中化) $18.9/I(9MG/ML-500ML),
Sodium Chloride®(信東) $15/I(4.5MG/ML-PIC/S-20ML), $30.5/I(4.5MG/ML-PIC/S-500ML), $85/I(4.5MG/ML-PIC/S-2.76L)
Sodium Chloride®(台裕) $86/I(9MG/ML-PIC/S-3L), $27.7/I(9MG/ML-PIC/S-100ML), $72/I(9MG/ML-PIC/S-2L), $43/I(9MG/ML-PIC/S-1L), $30.5/I(9MG/ML-PIC/S-500ML), $27.8/I(9MG/ML-PIC/S-250ML), $15/I(9MG/ML-PIC/S-50ML)
Sodium Chloride®(安星) $55/I(9MG/ML-PIC/S-1.5L), $30.5/I(9MG/ML-PIC/S-500ML), $43/I(9MG/ML-PIC/S-1L), $27.8/I(9MG/ML-PIC/S-250ML),
Sodium Chloride®(安星/佳醫) $43/I(9MG/ML-PIC/S-1L),

$43/I(9MG/ML-PIC/S-1L), $27.7/I(9MG/ML-PIC/S-100ML), $27.8/I(9MG/ML-PIC/S-250ML)
Normal Saline® ◎ (P.T./大塚)
Normal Saline® (信東)
Normal Saline® (南光) $43/Sol(9MG/ML-PIC/S-1L), $55/Sol(9MG/ML-PIC/S-2L), $30.5/Sol(9MG/ML-PIC/S-500ML),
Normal Saline® (台裕) $30.5/Sol(9MG/ML-PIC/S-500ML), $43/Sol(9MG/ML-PIC/S-1L), $68/Sol(9MG/ML-PIC/S-3L)
Normal Saline® ◎ (大塚) $30.5/Sol(9MG/ML-PIC/S-500ML)
Normal Saline® (永豐)
Normal Saline® (濟生) $43/Sol(9MG/ML-PIC/S-1L), $30.5/Sol(9MG/ML-PIC/S-500ML),
Normal Saline® (生達)
Normal Saline® (麥迪森)
Sakura Petit Care® (信東)
$30.5/I(9MG/ML-PIC/S-500ML)
Sodium Chloride® (永豐) $27.7/I(9MG/ML-PIC/S-100ML), $30.5/I(9MG/ML-PIC/S-500ML), $27.8/I(9MG/ML-PIC/S-250ML), $43/I(9MG/ML-PIC/S-1L), $31.5/I(30MG/ML-PIC/S-500ML)
Solutio Natrii Chloridi® (濟生) $30.5/I(9MG/ML-PIC/S-500ML), $43/I(9MG/ML-PIC/S-1L), $72/I(9MG/ML-PIC/S-2L), $27.8/I(9MG/ML-PIC/S-250ML),
Ton Son Enema® (衛肯)
Tonbien® (人生)
Tong Hao Enema® (派頓/勤益)
Vision® (南光)
Wan Zan Enema® (依必朗)
Weili Enemas® (約克)
Zoin Enema® (衛肯/嘉鏵)

86 靜脈營養製劑

藥理作用 靜注本藥的各種濃度，可做為液體和電解質來，當高張濃液注入血管，可提高血液的滲透壓。

適應症 [衛核]手術或其他疾患之水分及電解質的補給
[非衛核](1)當液體漏失超過電解質耗竭時，使用0.45%的溶液(低張液)。(2)0.9%的溶液(等張液)最普遍用作液體及鈉漏失的取代物，並作為很多其他藥物及營養品的稀釋劑。(3)3%及5%的溶液(高張液)適用於低鈉血及低氯血，過度攝入水份引起體液的物別稀釋，和治療嚴重的鹽類耗竭。(4)20%-40%溶液可誘導懷孕第二期末的流產。(5)緩解便秘。

用法用量 (按患者情況及製劑而使用)
1.0.9%溶液-24小時1.5~3公升。
2.0.45%溶液-24小時2~4公升。
3.3%或5%溶液-最多為100ml，滴注1小時以上。

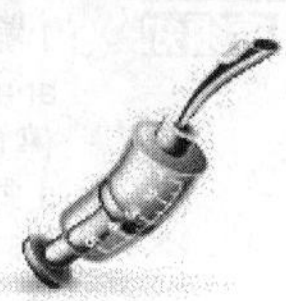

醫療須知 1.監視攝入一輸出的比率及血中電解質。
2.無代償能力的心臟血管或腎臟病及接受corticosteroids的患者要小心使用。
3.滴注較高保留度的溶液要很慢，以防止肺水腫。

86404 SODIUM GLYCEROPHOSPHATE HYDRATED

Rx 306.1 MG/注射劑(I);

商名
Glycophos® ◎ (HP HALDEN/費森尤斯卡比)
$165/I(306.1MG-PIC/S-20ML)

藥理作用 甘油磷酸鹽為脂肪代謝的中間代謝物，除了維持正常代謝途徑外，不具其他藥效學作用。

適應症 [衛核]使用於接受靜脈營養補充的病人，以滿足磷酸根離子的需求。

用法用量 1.不可在未稀釋的情況下給予本藥。
2.建議劑量依病人個別需要給予。作為靜脈營養補充磷酸根離子時，其每日建議劑量通常為10~20毫莫耳。每日建議劑量的給予可藉由添加10~20毫升本藥至輸液中或已知可具相容性之混合輸液中。

醫療須知 1.腎功能不全的病人應小心使用本藥。
2.應定期監測所有使用本藥的病人的磷酸根離子狀態。
3.不可在未稀釋的情況下給予本藥。

86405 0.149% KCL in 5% Dextrose "信東" 0.149%氯化鉀/ 5%葡萄糖及 0.33%氯化鈉注射液 ® (信東) $35.7/I (500.0 ML-PIC/S)

Rx 每 ml 含有：DEXTROSE 50.0 MG；POTASSIUM CHLORIDE 1.49 MG；SODIUM CHLORIDE 3.3 MG

適應症 [衛核] 鈉.鉀.氯離子電解質之補充、脫水時之水分補充、體內葡萄糖、熱能之補給。

類似產品
0.149% KCL in 5% Dextrose "信東"0.149%氯化鉀/5%葡萄糖及0.45%氯化鈉注射液 ® (信東)
0.149% KCL in 5% Dextrose "信東"0.149%氯化鉀/5%葡萄糖注射液 ® (信東) $35.7/I (500.0 ML-PIC/S)
0.149% KCL in 5% Dextrose "信東" 0.149%氯化鉀/(5%葡萄糖及0.9%氯化鈉)注射液 ® (信東) $35.7/I (500.0 ML-PIC/S)
0.298% KCL in 5% Dextrose "信東" 0.298%氯化鉀

0.298% KCL in 5% Dextrose "信東" 0.298%氯化鉀/5%葡萄糖注射液 ® (信東) $35.7/l (500.0 ML-PIC/S)

/(5%葡萄糖及0.9%氯化鈉)注射液 ® (信東) $35.7/l (500.0 ML-PIC/S)

Glusaline 富沙林注射液 ® (安星) $19.5/l (500.0 ML)

86406 2.5% Dextrose and 0.45 Sodium Chloride 愛滴沙林注射液2.5:0.45 ® (P.T./大塚)

Rx

每 100 ml 含有：GLUCOSE MONOHYDRATE 2500.0 MG；SODIUM CHLORIDE 450.0 MG

適應症 [衛核] 手術及其他疾患之水分、電解質及營養的補給。

用法用量 依需要點滴靜注。通常1次500-1000ml，注射速度1小時約300-500ml(1分鐘約80-130滴)。

86407 Addaven Concentrate 微達穩注射液 ® (HP HALDEN/費森尤斯卡比) $95/l (10.0 ML-PIC/S)

Rx

每 ml 含有：Chromic chloride hexahydrate 5.33 ug；Copper chloride dihydrate 102.3 ug；Ferric chloride hexahydrate 0.54 MG；Manganese chloride tetrahydrate 19.79 ug；POTASSIUM IODIDE 16.6 ug；SODIUM FLUORIDE 0.21 MG；SODIUM MOLYBDATE DIHYDRATE 4.85 ug；Sodium selenite anhydrous 17.29 ug；ZINC CHLORIDE 1.05 MG

藥理作用 ADDAVEN為微量元素混合液，含量與經口攝取飲食吸收的一般含量相同，除了維 持或補充營養狀態外，不具有其他藥效作用。

適應症 [衛核] 使用於接受靜脈營養補充的病人，以滿足基本微量元素需求

用法用量
1.成人：針對需滿足基本至適量增加之微量元素需求的成人患者，ADDAVEN的每日建議劑量為10ml (一安瓿)。
2.不可在未稀釋的情況下給予ADDAVEN。
3.ADDAVEN可與本公司(Fresenius Kabi)之胺基酸溶液、脂肪乳劑、維生素製劑等產品及葡萄糖溶液，在伴隨或無電解質下相容。

不良反應 噁心、嘔吐、寒顫、發熱、頭痛。

醫療須知
1.靜脈營養投與鐵或碘製劑，在極少數情況下可能引起過敏反應，包括：嚴重和潛在的過敏反應(fatal anaphylactic reactions)。病患的過敏反應症狀在臨床上應該被 觀察到。在過敏反應的情況下，輸注應立即停止並採取適當措施。
2.若輸注ADDAVEN併口服鐵劑，鐵的攝入量應被確保不會造成鐵累積的狀況。
3.肝功能不全患者應小心使用ADDAVEN。肝功能不全包括：膽汁排出功能受損，可能影響ADDAVEN中微量元素排除導致微量元素累積的風險。
4.腎功能不全的患者應小心使用ADDAVEN，因為經由尿液排除部分微量元素的能力可能顯著的下降。
5.若治療時間超過4週，必須檢查血漿中微量元素濃度，特別是錳。
6.如果病患對任何的微量元素需求有明顯的增加，可以調整使用單獨的微量元素之補充劑。

86408 Aminoplexytol "台裕 "綜胺酸五碳糖注射液 ® (台裕)

Rx

每 ml 含有：ARGININE HCL L- 1.65 MG；ASPARTATE SODIUM L- 2.4 MG；GLYCINE (EQ TO AMINOACETIC ACID)(EQ TO GLYCOCOLL) 2.356 MG；L-ALANINE 1.5 MG；L-HISTIDINE 1.424 MG；L-ISOLEUCINE 1.89 MG；L-LEUCINE 1.95 MG；L-METHIONINE 1.41 MG；L-PHENYLALANINE 1.95 MG；L-PROLINE 1.424 MG；L-SERINE 1.5 MG；L-THREONINE 1.8 MG；L-TRYPTOPHAN 0.45 MG；L-TYROSINE 0.046 MG；L-VALINE 1.95 MG；LYSINE L- HCL (EQ TO L-LYSINE HCL) 3.3 MG；SODIUM GLUTAMATE L- 3.0 MG；XYLITOL 50.0 MG

適應症 [衛核] 糖尿病患者或手術後糖利用障害需補充胺基酸及水份者經口服不能攝取營養及水份或手術前後營養補給

用法用量 參照仿單

86409 Chi Sheng No.2 濟生二號注射液 ® (濟生)

Rx

每 ml 含有：GLUCOSE 33.0 MG；POTASSIUM ACETATE 1.18 MG；SODIUM ACETATE 0.66 MG；SODIUM CHLORIDE 1.52 MG；SODIUM PHOSPHATE MONOBASIC MONOHYDRATE (SODIUM DIHYDROGEN PHOSPHATE MONOHYDRATE) 0.83 MG

適應症 [衛核] 手術前後及高張性下痢、小兒下痢之水份、電解質、養分補充。

類似產品
Chi Sheng No.1 濟生一號注射液 ® (濟生)
Chi Sheng No.3 濟生三號注射液 ® (濟生)
Chi Sheng No.4 濟生四號注射液 ® (濟生)
Chi Sheng No.5 濟生五號注射液 ® (濟生)

86410 D.S.E.L. "台裕" 裕補力注射劑 ® (台裕)

Rx

每 ml 含有：CALCIUM CHLORIDE (DIHYDRATE) 0.368 MG；DEXTROSE MONOHYDRATE 50.0 MG；MAGNESIUM CHLORIDE (HEXAHYDRATE) 0.305 MG；POTASSIUM CHLORIDE 1.19 MG；SODIUM ACETATE (TRIHYDRATE) 1.63 MG；SODIUM CHLORIDE 0.935 MG；SODIUM LACTATE (ANHYDROUS) 1.34 MG

適應症 [衛核] 手術或其他疾患之水分電解質及營養的補給。

類似產品
Prolyte 補力康注射液 ® (濟生)

86411 Hartmann 福多命安注射液® （大塚）$31.5/l (500.0 ML-PIC/S)

℞ 每 100 ml 含有：CALCIUM CHLORIDE 0.27 MG；POTASSIUM CHLORIDE 0.4 MG；SODIUM CHLORIDE 6.0 MG；SODIUM LACTATE 3.2 MG

適應症 [衛核]手術或其它疾患之水份及電解質的補給

用法用量 參照仿單

類似產品
- Lactated Ringer's 乳酸林格爾注射液®（安星）$21.1/ (500.0 ML)
- Lactated Ringer's 乳酸化林格氏注射液®（中化）$21.1/ (500.0 MG/ML)
- Lactated Ringer's "信東" 乳酸林格爾注射液®（信東）$35/l (1.0 L-PIC/S), $31.5/l (500.0 ML-PIC/S)
- Sorbit-Hartmann 輸必得哈特曼注射液®（永豐/順華）$45/l (500.0 ML-PIC/S)

86412 Potassium Phosphate 磷酸鉀注射液®（中化）

℞ 每 ml 含有：POTASSIUM PHOSPHATE (eq to POTASSIUM PHOSPHATE DIBASIC) 236.0 MG；POTASSIUM PHOSPHATE MONOBASIC(EQ TO POTASSIUM BIPHOSPHATE)(EQ TO POTASSIUM DIHYDROGEN PHOSPHATE) 224.0 MG

適應症 [衛核]體內鉀、磷缺乏及不平衡所引起的症狀

用法用量 參照仿單

§ 86.5 混合輸液(包括全靜脈輸液)

近來因製造技術之進步，靜脈輸注液已研發出所謂的"two in one (two chamber bag)"，即混合葡萄糖與胺基酸之輸注溶液；與"three in one (all in one)"，即為將脂肪乳劑、葡萄糖與胺基酸混合之輸注溶液；此類輸注液克服營養素相混之穩定性等問題，提供適於一般患者需求之三大營養素比例，亦節省了人力、物力以及降低了多管徑輸注所可能造成之感染率。

86501 TOTAL PARENTERAL NUTRITION 類總論

藥理作用 Total Parenteral Nutrition(TPN)是一種劃時代營養法，其乃經由中心靜脈輸注葡萄糖、胺基酸、電解質、維他命、水分等。無論在質與量都能提供人體的充份營養。

適應症 [非衛核]經口、經腸胃營養不能或不充分時所給予的水分，電解質和熱量的營養補給。

用法用量 參見仿單。

不良反應
1.大量急速投與–可能出現腦浮腫、肺水腫、末梢浮腫、末梢浮腫、高鉀血症、酸中毒、水中毒，高血糖。
2.導管插入或留置所引起者–氣胸、血栓症、敗血症、導管栓塞、空氣栓塞。

醫療須知
1.不可做末梢靜脈滴注。
2.葡萄糖濃度應徐徐升高或下降，以免發高血糖或低血糖。
3.Ca遇到PO4或CO3會沈澱，故不能和含此等成份之製劑配伍。
4.不可與脂肪乳劑配合。
5.患者的尿液應每天在500ml以上，或每小時20ml以上。
6.下列患者使用TPN宜小心：心不全、不伴有高鉀血症的腎不全、閉塞性尿路感染、糖尿病、高張性脫水症、尿崩症、高度酸中毒、肝、腎障礙者(與含有xylitol之胺基酸輸液者)。

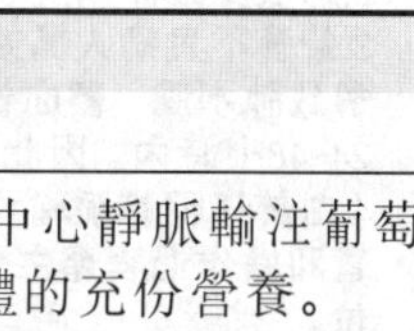

86502 Aminomix 安敏若優周邊靜脈輸注液® (FRESENIUS KABI/費森尤斯卡比) $334/l (1.0 L-PIC/S)

Rx

每 1000ml 含有：CALCIUM CHLORIDE DIHYDRATE 240.0 MG；GLUCOSE MONOHYDRATE 69300.0 MG；GLYCINE (EQ TO AMINOACETIC ACID)(EQ TO GLYCOCOLL) 3850.0 MG；L-ALANINE 4900.0 MG；L-ARGININE 4200.0 MG；L-HISTIDINE 1050.0 MG；L-ISOLEUCINE 1750.0 MG；L-LEUCINE 2590.0 MG；L-LYSINE ACETATE 3260.0 MG；L-METHIONINE 1510.0 MG；L-PHENYLALANINE 1790.0 MG；L-PROLINE 3920.0 MG；L-SERINE 2280.0 MG；L-THREONINE 1540.0 MG；L-TRYPTOPHAN 700.0 MG；L-TYROSINE 140.0 MG；L-VALINE 2170.0 MG；MAGNESIUM SULPHATE HEPTAHYDRATE 780.0 MG；POTASSIUM CHLORIDE 1410.0 MG；SODIUM ACETATE (TRIHYDRATE) 1160.0 MG；Sodium glycerophosphate hydrated 1780.0 MG；TAURINE (EQ TO 2-AMINOETHANE SULFONIC ACID) 350.0 MG

藥理作用
1.胺基酸用於合成身體組織中的蛋白質，並作為許多代謝途徑的能量。
2.葡萄糖可被身體所有組織代謝。
3.電解質是維持與調整體液及電解質平衡不可缺的成分。

86
靜脈營養製劑

適應症
[衛核] 靜脈營養輸注，適用於無法或禁止由口腔進食或經腸道獲取足夠胺基酸、電解質及葡萄糖營養之成年病人。

用法用量
1.在正常營養狀態或輕度分解代謝壓力的狀況下，氮的需求量為0.10~0.15公克/公斤體重/天(即0.6~0.9公克胺基酸/公斤體重/天)。處於中度至高度代謝壓力的病人，不論有無營養不良的狀況，氮的需求量為0.15~0.25公克/公斤體重/天(即0.9~1.6公克胺基酸/公斤體重/天)。
2.在某些非常特殊的狀況下(如：燒燙傷或明顯的合成代謝作用)，氮的需求量可能更高。
3.每日最大劑量：40毫升/公斤體重/天(相當於1.4公克胺基酸/公斤體重/天與2.5公克葡萄糖/公斤體重/天)。
4.治療期間：應視病人的狀況與營養需求決定輸注時間。應依病人臨床狀況考慮靜脈輸注脂質、維生素、額外電解質及微量元素。
5.用法：靜脈內使用，輸注至周邊或中央靜脈。
6.最大輸注速率：2.9毫升/公斤體重/小時(相當於0.10公克胺基酸/公斤體重/小時與0.18公克葡萄糖/公斤體重/小時)。建議一袋最長輸注時間為24小時。

不良反應
1.常見的副作用為注射部位反應，例如腫脹和疼痛以及噁心。
2.其他：顫抖、盜汗、體溫升高、注射部位局部刺激及血栓靜脈炎、肝臟或腎臟損傷病人的尿素/氮的增加、高氨基酸血症、高血容量症、高滲壓、酸鹼中和不平衡、劑量或輸注速度的錯誤的電解質、過敏反應。

醫療須知
1.肝臟、腎臟、心臟或肺部疾病的病人、胺基酸和葡萄糖代謝改變、乳酸中毒及血清滲透壓增加的病人，需視個別情況調整劑量，並定期監測其臨床及試驗數據。
2.應依據臨床狀況，控制血中葡萄糖、尿素、氨及電解質濃度。
3.營養不良病人開始使用靜脈營養注射時可能會引起再餵食症候群(refeeding syndrome)，包括體液轉移而導致肺水腫、鬱血性心衰竭、心律不整、血清中鉀、磷酸、鎂及水溶性維生素濃度降低。這些變化發生在24~48小時內。因此建議對此類病人進行靜脈營養輸注時應小心且緩慢的開始，並適當的調整以管控之。
4.由於任何靜脈輸注的使用都會使感染的風險升高，因此全程皆須嚴格遵守無菌操作注意事項，以避免插管和操作過程產生任何污染。應每日檢查插管部位之局部刺激和血栓靜脈炎的徵象，以評估改變輸注部位。
5.當輸注速率超出建議的速率時，胺基酸溶液可能會導致副作用，包括：噁心、嘔吐、顫抖、發汗、體溫上升。
6.用於腎臟或肝臟功能受損者，可能會分別使尿素或氨濃度增加。

類似產品
Clinimix N9G15E "百特" 克里密絲輸注液(N9G15E)® (泉泰物流/百特) $399/l (1.5 L-PIC/S)
Glycal-Amin 力卡安命注射液® (濟生) $182/l (500.0 ML-PIC/S)
Pedicare 愛兒健注射液10% (W/V)® (南光) $192/l (100.0 ML-PIC/S)
Clinimix N17G35E "百特" 克里密絲輸注液(N17G35E)® (泉泰物流/百特) $492/l (1.5 L-PIC/S)
Nutrineal PD4 "百特" 1.1% 胺基酸腹膜透析液® (泉泰物流/百特) $292/Sol (2.0 L-PIC/S)

86503 Paremental A 百樂蒙多注射液一號® (中化) $43.6/l (400.0 ML-PIC/S)

Rx

每 ml 含有：CALCIUM GLUCONATE MONOHYDRATE 4.48 MG；DEXTROSE ANHYDROUS 313.0 MG；MAGNESIUM SULFATE 0.925 MG；POTASSIUM ACETATE 3.68 MG；SODIUM ACETATE TRIHYDRATE (EQ TO SODIUM ACETATE 3H2O) 3.4 MG；SODIUM CHLORIDE 2.05 MG

適應症
[衛核] 經口、經腸管營養不能或不充分時之水份電解質和熱量的營養補給

用法用量
通常將10~12W/V%胺基酸液200ml加入PAREMENTAL-A 400ml而作成600ml維持液I，再將10~12W/V%200ml加入PAREMENTAL-B 400ml作成600ml維持液II。維持液I，維持液II，交互應用，通常成人一日24小時12000~2400ml中心靜脈內持續點滴注射，劑量宜依症狀、年齡、體重適量增減之。

類似產品
Paren-Aid No.3 "台灣大塚"補樂益三號注射液® (大塚) $67/l (400.0 ML-PIC/S)
TBC NO.8B 信東八號B點滴注射液® (信東)

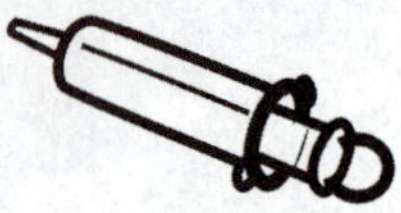

86504 Paremental-B 百樂蒙多注射液二號 ® （中化）

Rx

每 ml 含有：DEXTROSE ANHYDROUS 313.0 MG；MAGNESIUM SULFATE 0.925 MG；POTASSIUM ACETATE 3.68 MG；SODIUM ACETATE TRIHYDRATE (EQ TO SODIUM ACETATE 3H2O) 3.4 MG；SODIUM CHLORIDE 0.878 MG；SODIUM PHOSPHATE MONOBASIC DIHYDRATE 3.12 MG

適應症 [衛核] 經口、經腸管營養不能或不充分時之水份電解質和熱量的營養補給

用法用量 通常將10~12W/V%胺基酸液200ml加入PAREMENTAL-A 400ml而作成600ml維持液I，再將10~12W/V%200ml加入PAREMENTAL-B 400ml作成600ml維持液II。維持液I，維持液II，交互應用，通常成人一日24小時12000~2400ml中心靜脈內持續點滴注射，劑量宜依症狀、年齡、體重適量增減之。

86505 TBC NO.1 信東一號點滴注射液 ® （信東）$25.5/l (500.0 ML)

Rx

每 ml 含有：GLUCOSE MONOHYDRATE 38.0 MG；MAGNESIUM CHLORIDE HEXAHYDRATE (EQ TO MAGNESIUM CHLORIDE 6H2O) 0.3 MG；POTASSIUM ACETATE 1.18 MG；SODIUM ACETATE ANHYDROUS 0.66 MG；SODIUM CHLORIDE 0.97 MG

適應症 [衛核] 小兒之水分電解質營養補給、尤其新生兒維持液

用法用量 1.靜脈點滴注射：一回200ml/120min為基準。2.上腔靜脈注射：可與葡萄糖配合使用，持續點24小時。一次100-300ml點滴靜注，其速度為200ml/120min。使用中心靜脈注射時與糖液配，合於中心靜脈注射。

類似產品
- Nako No.1 "南光"一號注射液 ® （南光）$35.7/l (500.0 ML-PIC/S)
- Nako No.2 "南光" 二號注射液 ® （南光）$35.7/l (500.0 ML-PIC/S)
- Nako No.3 "南光"三號注射液 ® （南光）$35.7/l (500.0 ML-PIC/S)
- Nako No.4 "南光"四號注射液 ® （南光）$35.7/l (500.0 ML-PIC/S)
- Nako No.5 "南光" 五號注射液 ® （南光）$35.7/l (500.0 ML-PIC/S)
- Taita No.2 "大塚"台大二號注射液 ® （大塚）$32.9/l (250.0 ML-PIC/S), $35.7/l (500.0 ML-PIC/S)
- Taita No.3 "大塚"台大三號注射液 ® （大塚）$35.7/l (500.0 ML-PIC/S)
- Taita No.4 "大塚"台大四號注射液 ® （大塚）$40.3/l (500.0 ML-PIC/S)
- Taita No.5 "大塚"台大五號注射液 ® （大塚）$32.9/l (250.0 ML-PIC/S), $35.7/l (400.0 ML-PIC/S), $35.7/l (500.0 ML-PIC/S)
- TBC NO.2 信東二號點滴注射液 ® （信東）$35.7/l (500.0 ML-PIC/S)
- TBC NO.3 信東三號點滴注射液 ® （信東）$35.7/l (500.0 ML-PIC/S)
- TBC NO.4 信東四號點滴注射液 ® （信東）$25.5/l (500.0 ML)
- Y F No.3 永福3號注號射液 ® （永豐）
- Y F No.4 永福4號注射液 ® （永豐）

86506 TBC NO.8A 信東八號A點滴注射液 ® （信東）

Rx

每 ml 含有：CALCIUM GLUCONATE MONOHYDRATE 4.48 MG；DEXTROSE MONOHYDRATE 313.0 MG；MAGNESIUM SULFATE 7H2O 0.925 MG；POTASSIUM ACETATE 3.68 MG；SODIUM ACETATE TRIHYDRATE (EQ TO SODIUM ACETATE 3H2O) 3.4 MG；SODIUM CHLORIDE 2.05 MG

適應症 [衛核] 本劑適於不能或無法充分經口、經腸管補給營養、而經由中心靜脈、營養療法賴以補給水分、電解質和熱量之患者

用法用量 A液(或B液)400ml加10~12W/V%胺基酸輸液200ml~600ml之維持液I(或維持液II)。維持液I，維持液II交互使用，通常人1天1200~2300ml以24小時中心靜脈內持續點滴輸注。

86507 0.745% KCL in 5% Dextrose "信東" 0.745%氯化鉀/5%葡萄糖及0.33%氯化鈉注射液 ® （信東）

Rx

每 ml 含有：DEXTROSE 50.0 MG；POTASSIUM CHLORIDE 7.45 MG；SODIUM CHLORIDE 3.3 MG

適應症 [衛核] 適用於無法採用口服治療之鉀缺乏症。本高濃度、即拆即用的氯化鉀注射液乃專為因限制水份，而不能提供額外的低濃度鉀溶液的病人維持血清鉀濃度補充鉀離子之用。

類似產品
- 1.49% KCL in 0.9% NaCl "信東" 1.49%氯化鉀/0.9%氯化鈉注射液 ® （信東）$24.2/l (100.0 ML-PIC/S)
- 5% / 0.45% Dextrose 5% / 0.45%葡萄糖食鹽水注射液 ® （永豐）$31.5/l (500.0 ML-PIC/S), $35/l (1.0 L-PIC/S)
- 5% Dextrose In 0.225% Saline 5%葡萄糖0.225%食鹽水注射液 ® （信東）$35/l (1.0 L-PIC/S), $31.5/l (500.0 ML-PIC/S)
- 5% Dextrose In 0.33% Saline 5%葡萄糖0.33%食鹽水注射液 ® （信東）$22/l (250.0 ML-PIC/S), $31.5/l (500.0 ML-PIC/S)
- Dext-Saline "大塚"滴沙林注射液2.5:0.45 ® （大塚）$31.5/l (500.0 ML-PIC/S)
- Dexsalin "濟生"得參理注射液 ® （濟生）$31.5/l (500.0 ML-PIC/S)
- Dext-Saline "大塚" 滴沙林注射液5:0.45 ® （大塚）
- Dext-Saline "大塚"滴沙林注射液5:0.3 ® （大塚）$31.5/l (500.0 ML-PIC/S)
- Dextrose "永豐"葡萄糖2.5%食鹽水0.45%注射液 ® （永豐）$31.5/l (500.0 ML-PIC/S)
- Dext-Saline "大塚"滴沙林注射液5:0.9 ® （大塚）$31.5/l (500.0 ML-PIC/S)
- Dextrose "永豐"葡萄糖5%食鹽水0.33%注射液 ® （永豐）$35/l (1.0 L-PIC/S), $31.5/l (500.0 ML-PIC/S)
- Dextrose 葡萄糖5%食鹽水0.225%注射液 ® （永豐）$35/l (1.0 L-PIC/S), $31.5/l (500.0 ML-PIC/S)
- Dextrose And Sodium Chloride "永豐"葡萄糖食鹽水注射液5% / 0.9% ® （永豐）$35/l (1.0 L-PIC/S), $31.5/l (500.0 ML-PIC/S)
- Dextrose And Sodium Chloride "安星"塩水含糖注射液 ® （安星）$31.5/l (500.0 ML-PIC/S)
- Dextrose In Saline "信東" 葡萄糖食鹽水注射液 ®
- Haringer "南光"哈林格注射液 ® （南光）$35/l (1.0 L-

（信東） $35/l (1.0 L-PIC/S), $31.5/l (500.0 ML-PIC/S)
Lact Saline "壽元"乳酸食鹽水注射液® （壽元）
Potacil-DS 博特西糖鹽注射液0.75/5.0/0.45®（永豐）
Ringer's 林格爾注射液®（安星） $19.9/ (500.0 ML)
Ringer's 林格氏液®（中化） $19.9/ (500.0 ML)
PIC/S), $15/l (20.0 ML-PIC/S), $22/l (250.0 ML-PIC/S), $31.5/l (500.0 ML-PIC/S)
Liquor Ringer "濟生"林格爾氏液®（濟生） $35/l (1.0 L-PIC/S), $22/l (250.0 ML-PIC/S), $31.5/l (500.0 ML-PIC/S)
Potacil-DS 博特西糖鹽注射液0.15/5.0/0.45®（永豐）
Ringer's 林格兒液®（永豐） $35/l (1.0 L-PIC/S), $31.5/l (500.0 ML-PIC/S)
Ringer's "台裕"林格氏注射液®（台裕） $22/l (100.0 ML-PIC/S), $22/l (250.0 ML-PIC/S), $31.5/l (500.0 ML-PIC/S)

86 靜脈營養製劑

86508 1.49% KCL in 5% Dextrose "信東" 1.49%氯化鉀/5%葡萄糖注射液®（信東） $24.2/l (100.0 ML-PIC/S)

Rx

每 l 含有：GLUCOSE MONOHYDRATE 50.0 MG；POTASSIUM CHLORIDE 14.9 MG

適應症 [衛核] 適用於無法採用口服治療之鉀缺乏症。本高濃度、即拆即用的氯化鉀注射液乃專為因限制水份，而不能提供額外的低濃度鉀溶液的病人維持血清鉀濃度補充鉀離子之用。

86509 10%W/V Rheomacrodex In Glucose 療血得注射液®（大塚/綠十字） $233/l (500.0 ML-PIC/S)

Rx

每 ml 含有：DEXTRAN 40 100.0 MG；Dextrose (Glucose) Anhydrous 50.0 MG

適應症 [衛核] 外傷、內出血、手術時之急性失血

86510 Amino Composite 複方胺酸注射液®（台裕） $15/l (20.0 ML-PIC/S)

Rx

每 ml 含有：ARGININE HCL L- 8.0 MG；GLYCINE (EQ TO AMINOACETIC ACID)(EQ TO GLYCOCOLL) 10.0 MG；HISTIDINE L- HCL (EQ TO L-HISTIDINE HYDROCHLORIDE) 4.0 MG；L-ISOLEUCINE 5.5 MG；L-LEUCINE 12.3 MG；L-METHIONINE 7.1000000000000005 MG；L-PHENYLALANINE 8.7 MG；L-THREONINE 5.4 MG；L-TRYPTOPHAN 1.8 MG；L-VALINE 6.1000000000000005 MG；LYSINE L- HCL 2H2O 22.3 MG；SORBITOL 50.0 MG

適應症 [衛核] 蛋白質、營養及水份之補給

用法用量 參照仿單

類似產品 Aminoplex "台裕" 總胺酸注射液®（台裕） $63/l (250.0 ML-PIC/S), $70/l (500.0 ML-PIC/S)　Coflex "壽元"康福舒注射液®（壽元）

86511 Aminogen X "南光" 安命活源注射液®（南光） $132/l (500.0 ML-PIC/S)

Rx

每 ml 含有：ASCORBIC ACID (VIT C) 0.4 MG；GLUTAMIC ACID L- 4.5 MG；GLYCINE (EQ TO AMINOACETIC ACID)(EQ TO GLYCOCOLL) 5.0 MG；INOSITOL (MESO-INOSITOL) 0.5 MG；L-ALANINE 3.0 MG；L-ARGININE 2.0 MG；L-HISTIDINE 0.5 MG；L-ISOLEUCINE 0.8 MG；L-LEUCINE 1.1 MG；L-METHIONINE 1.05 MG；L-PHENYLALANINE 1.1 MG；L-PROLINE 3.5 MG；L-THREONINE 0.5 MG；L-TRYPTOPHAN 0.25 MG；L-VALINE 0.75 MG；LYSINE L- HCL (EQ TO L-LYSINE HCL) 1.25 MG；MAGNESIUM ACETATE TETRAHYDRATE 1.07 MG；MALIC ACID 3.0 MG；NIACINAMIDE (NICOTINAMIDE) 0.06 MG；POTASSIUM HYDROXIDE 1.68 MG；PYRIDOXINE HCL 0.04 MG；RIBOFLAVIN PHOSPHATE SODIUM 0.0025 MG；SODIUM HYDROXIDE 1.6 MG；SORBITOL 25.0 MG；XYLITOL 25.0 MG

適應症 [衛核] 電解質失調、維他命缺乏、蛋白質缺乏等營養不良症狀

用法用量 靜脈點滴輸注，成人一天100ml為宜，必要時可酌增至200ml，速度每小時以250ml以下為宜。

86512 Aminopoly-E 礦安命注射液8.5%®（中化）

Rx

每 100ml 含有：GLYCINE (EQ TO AMINOACETIC ACID)(EQ TO GLYCOCOLL) 1760.0 MG；L-ALANINE 1760.0 MG；L-ARGININE 880.0 MG；L-HISTIDINE 372.0 MG；L-ISOLEUCINE 406.0 MG；L-LEUCINE 526.0 MG；L-METHIONINE 492.0 MG；L-PHENYLALANINE 526.0 MG；L-PROLINE 356.0 MG；L-THREONINE 356.0 MG；L-TRYPTOPHAN 152.0 MG；L-TYROSINE 34.0 MG；L-VALINE 390.0 MG；LYSINE L- (HCL) 492.0 MG；MAGNESIUM CHLORIDE 102.0 MG；POTASSIUM PHOSPHATE (eq to POTASSIUM PHOSPHATE DIBASIC) 522.0 MG；SODIUM ACETATE TRIHYDRATE (EQ TO SODIUM ACETATE 3H2O) 594.0 MG；SODIUM CHLORIDE 154.0 MG

適應症 [衛核] 不能攝取適當食物之患者之補助治療劑、蛋白質消化吸收障礙及合成利用障礙、手術前後嚴重創傷、火傷、骨折時蛋白質之補給、蛋白質攝取減少之營養失調症

用法用量 通常1天500~1000ml，靜脈輸注。

類似產品 Talamin-E "濟生"達爾安命益注射液®（濟生）

86513 Babyate 保兒力維持液®（濟生） $28.6/Sol (250.0 ML-PIC/S), $45/Sol (500.0 ML-PIC/S)

Rx

每 Sol 含有：DEXTROSE MONOHYDRATE 25.0 MG；POTASSIUM CITRATE (MONOHYDRATE) 2.16 MG；SODIUM CHLORIDE 2.05 MG；SODIUM CITRATE (DEHYDRATE) 0.98 MG

適應症 [衛核] 輕微至中度腹瀉或其他脫水症狀所導致體內水份及物質損失時之補充液。

用法用量 嬰幼兒每kg體重120~150cc.超過4歲以上的孩童，每天應飲用2公升。

86514 Biochetasi Effervescent 維克得顆粒 ® (ALFASIGMA/翰亨)

Rx

每 gm 含有：COCARBOXYLASE (THIAMINE PYROPHOSPHATE) 50.0 MG；RIBOFLAVIN PHOSPHATE SODIUM 25.0 MG；VITAMIN B6 (HCL) 12.5 MG

適應症 [衛核] 酸中毒、丙酮血症、酮中毒、孩童嘔吐症、懷孕期嘔吐、糖尿病昏迷、肝功能不良而致脂肪代謝受損、燒傷

用法用量 參照仿單

86515 Biolyte No.2 "濟生"補液輸液二號 ® (濟生) $35.7/l (500.0 ML-PIC/S)

Rx

每 ml 含有：GLUCOSE 50.0 MG；MAGNESIUM CHLORIDE 0.142 MG；POTASSIUM CHLORIDE 1.41 MG；SODIUM LACTATE 2.6 MG

適應症 [衛核] 水份或電解質不能經口攝取時、嘔吐、腹瀉所引起之水份不足、由於消化道瘻孔消化液喪失時

用法用量 緩慢靜脈點滴。成人:1天2500ml以下。小兒:1天90~100ml/kg。

類似產品 Biolyte No.3 補液輸液三號 ® (濟生)　Biolyte No.4 "濟生"補液輸液四號 ® (濟生)

86516 Bluplex 補爾備注射液 ® (中化) $31.5/l (500.0 ML-PIC/S)

Rx

每 vial 含有：ASCORBIC ACID (VIT C) 500.0 MG；DEXTROSE MONOHYDRATE 25000.0 MG；NIACINAMIDE (NICOTINAMIDE) 625.0 MG；PANTHENOL D- (EQ TO D-PANTHENOL) 250.0 MG；PYRIDOXINE HCL 25.0 MG；RIBOFLAVIN PHOSPHATE SODIUM 25.0 MG；THIAMINE HYDROCHLORIDE 125.0 MG

適應症 [衛核] 維他命缺乏之營養治療、需大量綜合維他命B及維他命C治療之症狀、外傷、火傷及手術後引起腹膜炎或高熱性傳染症所造成的生理組織損傷

用法用量 注:1天500~1000ml靜脈點滴。

類似產品 Surplex "濟生"舒爾倍注射液 ® (濟生) $19.1/l (500.0 ML), $15/l (20.0 ML-PIC/S)

86517 Comfort "南光"康富力顆粒 ® (南光)

每 gm 含有：DEXTROSE 625.0 MG；POTASSIUM CITRATE 51.0 MG；SODIUM CHLORIDE 73.0 MG；SODIUM CITRATE (SODIUM CITRATE TRIBASIC) 21.5 MG

適應症 [衛核] 嘔吐、下痢及其他因體液異常喪失所引起之脫水現象

用法用量 每4g粉末以100毫升溫開水溶解之，而後立即口服，須視個體欠缺水分之程度而定，並無劃一之用量標準。一般人體為維持正常生理機能運行，每日需要的水分攝取量，依年齡區大約如下:乳兒/300-800ml，幼兒/800-1400ml，學童/1400-2000ml，成人/>2000ml。脫水患者需要的水分補給量計算方法如下:(每日需要的水分攝取量)減(每日由飲食或他種輸液所得到的水分攝取量)=當日需要的水分補給量。再將當日需要的水分補給量分數次取服之。

醫療須知
1.本藥為口服水溶液，不得注射投予。
2.本藥不可以高濃度之水溶液予，而以水每100ml含本藥4g為佳。
3.本藥吸濕性強，易潮解，開啟後應速使用，如以罐裝請立即封妥，以避免潮解。
4.本藥之水溶液過冷時，可能產生沉澱，略加熱攪即可消失。

86518 Desulin 得舒林注射液 ® (濟生)

Rx

每 ml 含有：DEXTROSE MONOHYDRATE 50.0 MG；SODIUM CHLORIDE 4.5 MG

適應症 [衛核] 鈉、氯離子之補充、脫水時水分補充、體內葡萄糖、熱能之補充。

用法用量 參照仿單

類似產品
Dextrose-Saline 氯化鈉右旋糖點滴注射液 ® (台裕) $22/l (250.0 ML-PIC/S), $31.5/l (500.0 ML-PIC/S)
Saline-Trose 沙琳樂斯注射液 ® (台裕) $22/l (250.0 ML-PIC/S), $31.5/l (500.0 ML-PIC/S)
Suntose "南光" 沙多士注射液0.45% ® (南光) $35/l (1.0 L-PIC/S), $31.5/l (500.0 ML-PIC/S)
Electrose "台裕"益力糖注射液 ® (台裕) $31.5/l (500.0 ML-PIC/S)
Suntose "南光"沙多士2.5%注射液 ® (南光) $31.5/l (500.0 ML-PIC/S)
Suntose "南光" 沙多士注射液5% ® (南光) $35/l (1.0 L-PIC/S), $31.5/l (500.0 ML-PIC/S)

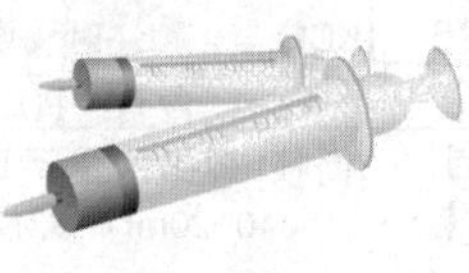

86519 Dextron V "南光"葡維他注射液® （南光）$15/l (20.0 ML-PIC/S)

Rx

每 20ml 含有：CYANOCOBALAMIN (VIT B12) 5.0 MCG；DEXTROSE 4000.0 MG；NIACINAMIDE (NICOTINAMIDE) 10.0 MG；PYRIDOXINE HCL 5.0 MG；RIBOFLAVIN PHOSPHATE (AS SODIUM) 1.0 MG；SODIUM PANTOTHENATE 5.0 MG；TAURINE (EQ TO 2-AMINOETHANE SULFONIC ACID) 20.0 MG；THIAMINE HYDROCHLORIDE 10.0 MG

適應症 [衛核]維他命乙1、乙2、乙6、乙12、缺乏症之預防與治療

用法用量 一天1~2針，IM。

86520 Dextrose In Saline 葡萄糖食鹽水注射液® （信東）$22/l (250.0 ML-PIC/S), $31.5/l (500.0 ML-PIC/S)

Rx

每 amp 含有：GLUCOSE MONOHYDRATE 25.0 MG；SODIUM CHLORIDE 4.5 MG；WATER FOR INJECTION 1.0 ML

適應症 [衛核]鈉、氯離子電解質之補充、脫水症之治療、體內葡萄糖熱源之補給等

用法用量 個別釐定劑量。

86521 Dextrose-LR "台裕"乳酸－糖－林格氏注射液® （台裕）$15/l (20.0 ML-PIC/S), $32.9/l (250.0 ML-PIC/S), $35.7/l (500.0 ML-PIC/S)

Rx

每 ml 含有：CALCIUM CHLORIDE 100.0 MG；DEXTROSE MONOHYDRATE 25000.0 MG；POTASSIUM CHLORIDE 150.0 MG；SODIUM CHLORIDE 3000.0 MG；SODIUM LACTATE 1550.0 MG

適應症 [衛核]手術或其他症患之水分、電解質及營養的補給

用法用量 施行靜脈滴注，其劑量為500ml～1000ml。

類似產品
- Hartmann'S G 福多命安滋注射液® （大塚）
- Hatermas "南光"哈得滿賜注射液® （南光）$79/l (1.0 L-PIC/S), $45/l (500.0 ML-PIC/S)
- Lactate Ringer'S "濟生"乳酸化林格氏注射液® （濟生）$15/l (20.0 ML-PIC/S), $31.5/l (500.0 ML-PIC/S)
- Lactated Ringer's 乳酸林格爾注射液® （永豐/順華）
- Potacol-R 普達克爾注射液® （大塚）
- Hartmann-Sorbitol 哈特曼輸必妥注射液® （信東）$45/l (500.0 ML-PIC/S)
- Kaltose "南光"卡力多賜注射液® （南光）$112/l (500.0 ML-PIC/S)
- Lactated Ringer's "永豐"乳酸林格氏乙注射液® （永豐）$35/l (1.0 L-PIC/S), $31.5/l (500.0 ML-PIC/S)
- Lactated Ringer's "台裕" 乳酸林格氏注射液® （台裕）$35/l (1.0 L-PIC/S), $22/l (250.0 ML-PIC/S), $31.5/l (500.0 ML-PIC/S)
- Sorlate "濟生"舒力得注射液® （濟生）$45/l (500.0 ML-PIC/S)

86522 Electro-5% Dextrose 益力葡萄糖輸注液® （永豐）$35.7/l (500.0 ML-PIC/S)

Rx

每 100ml 含有：CALCIUM CHLORIDE 36.8 MG；DEXTROSE (HYDROUS) 5000.0 MG；MAGNESIUM CHLORIDE HEXAHYDRATE (EQ TO MAGNESIUM CHLORIDE 6H2O) 30.5 MG；POTASSIUM CHLORIDE 119.0 MG；SODIUM ACETATE 163.0 MG；SODIUM BISULFITE (EQ TO SODIUM HYDROGEN SULFITE) 16.2 MG；SODIUM CHLORIDE 93.5 MG；SODIUM LACTATE ANHYDROUS 134.0 MG

適應症 [衛核]體液及熱能之補充(嘔吐、腹瀉引起的脫水症狀及電解質缺乏或火傷、手術、外傷出血所引起的休克現象之治療)

用法用量 成人1次500~1000ml，靜脈點滴注射。

類似產品 Lytol Infusion 力達輸液® （濟生）

86523 Histicol "利達"欲治潰注射液® （瑞士/利達）

Rx

每 ml 含有：GLYCINE (EQ TO AMINOACETIC ACID)(EQ TO GLYCOCOLL) 2.0 MG；HISTIDINE HCL 40.0 MG；METHIONINE DL- 2.0 MG；NIACINAMIDE (NICOTINAMIDE) 1.0 MG

適應症 [衛核]胃十二指腸潰瘍之緩解

用法用量 參照仿單

86524 Injection Dextrosiet Sodii Chloridi "濟生"葡萄糖氯化鈉注射液® （濟生）$35/l (1.0 L-PIC/S), $31.5/l (500.0 ML-PIC/S)

Rx

每 100ml 含有：GLUCOSE 5000.0 MG；SODIUM CHLORIDE 900.0 MG

適應症 [衛核]營養減退及衰弱、急慢性腹膜炎、虛脫狀態、水份補給

用法用量 參照仿單

類似產品 PU-I Replenisher No.1 "濟生"補益輸液一號® （濟生）$22/l (250.0 ML-PIC/S), $31.5/l (500.0 ML-PIC/S)

86525 KCL 氯化鉀注射液® （中化）$15/l (20.0 ML-PIC/S)

Rx

每 l 含有：POTASSIUM CHLORIDE 3000.0 MG；RIBOFLAVIN PHOSPHATE SODIUM 6.0 MG

適應症 [衛核]鉀攝取量不足而引起之低鉀血症、重症鹼中毒症、鉀離子高度損失時之鉀離子補給

用法用量 一天10~20ml，以適當的液體1000ml的稀釋後靜脈滴注。

86526 Keamine 氨補膜衣錠® (STELLA/韋淳) $14.7/T

Rx

每 F.C. Tab 含有：CALCIUM-2-OXO-3-PHENYL-PROPIONATE 68.0 MG；CALCIUM-3-METHYL-2-OXO-BUTYRATE 86.0 MG；CALCIUM-3-METHYL-2-OXO-VALERATE 67.0 MG；CALCIUM-4-METHYL-2-OXO-VALERATE 101.0 MG；CALCIUM-DL-2-HYDROXY-4-(METHYL-THIO)-BUTYRATE 59.0 MG；L-HISTIDINE 38.0 MG；L-LYSINE ACETATE 105.0 MG；L-THREONINE 53.0 MG；L-TRYPTOPHAN 23.0 MG；L-TYROSINE 30.0 MG

適應症 [衛核] 慢性腎不全時氨基酸之補給。

86527 Kyolarte 啟力多注射液® (杏林新生)

Rx

每 100ml 含有：GLUCOSE 4300.0 MG；LACTIC ACID 200.0 MG；POTASSIUM CHLORIDE 149.0 MG；SODIUM CHLORIDE 90.0 MG

適應症 [衛核] 大量出血、心臟衰弱、虛脫、大手術時之出血時用以補給水分電解質

用法用量 1次500~1000ml點滴靜注。給要速度1小時300~500ml(1分鐘約80~130滴。)小兒1小時50~100ml。

86528 Lefrutose 利夫妥注射液® (信東)

Rx

每 ml 含有：FRUCTOSE (LAEVULOSE) 100.0 MG；LACTIC ACID 2.0718 MG；MAGNESIUM CHLORIDE HEXAHYDRATE (EQ TO MAGNESIUM CHLORIDE 6H2O) 0.305 MG；POTASSIUM CHLORIDE 1.2674 MG；POTASSIUM PHOSPHATE (eq to POTASSIUM PHOSPHATE DIBASIC) 0.2613 MG；SODIUM BISULFITE (EQ TO SODIUM HYDROGEN SULFITE) 0.4163 MG；SODIUM CHLORIDE 0.2338 MG；SODIUM HYDROXIDE 0.6802 MG

適應症 [衛核] 取代含有葡萄糖或轉化糖液劑之治療及其他非經口的水、電解質之補給

用法用量 靜脈滴注500~1000ml。

86529 Lipofundin MCT/LCT "柏朗"力保肪寧MCT/LCT靜脈點滴注射液10%® (B.BRAUN/柏朗) $147/I (100.0 ML-PIC/S), $165/I (250.0 ML-PIC/S), $168/I (500.0 ML-PIC/S)

Rx

每 1 ml 含有：SOYBEAN OIL (EQ TO SOYA BEAN OIL) 50.0 MG；TRIGLYCERIDES MEDIUM CHAIN 50.0 MG

藥理作用
1.中鏈三酸甘油脂能更快速水解、更快速地從循環中排除，且氧化更完全。因此它們是能源基質的首選。
2.長鏈三酸甘油脂提供不飽和脂肪酸，所以它們主要用作預防和治療缺乏必需脂肪酸，其次則為能量來源。
3.磷脂除了作為三酸甘油脂乳化劑外，還是細胞膜的組成成分，確保細胞的流動性和生物性。
4.新增甘油的目的是為了使乳劑與血液等張。甘油是葡萄糖和脂肪代謝的中間產物，其代謝會產生能量或被用於合成葡萄糖、肝糖和三酸甘油脂。

適應症 [衛核] 提供能量，包含可利用的脂肪成分(中鏈三酸甘油脂)。
提供靜脈營養所需之必須脂肪酸。

用法用量 每日最大劑量應以逐漸增加劑量的方式給予，並應小心監測輸注的耐受性。靜脈內脂肪的利用，取決於潛在疾病的嚴重程度、體重、妊娠及出生後年齡(Postnatal Age)以及特殊的身體狀況等等。
依照能量需求，以下為推薦的每日劑量：
1.成人病人：
正常劑量為每天每公斤體重0.7~1.5g脂肪。最大劑量為每公斤體重2.0g脂肪，例如當能量需求高或者脂肪利用增加(例如：腫瘤病人)時不應當超過。對於長期居家靜脈營養治療(>6個月)以及患有短腸症候群的病人，靜脈內脂肪供給不得超過每天每公斤體重1.0g。一位體重70kg的病人，劑量為每天每公斤體重2.0g脂肪，相當於最大每日劑量700ml的本藥品。
2.兒童病人：
a.早產新生兒、足月新生兒、嬰兒及幼兒：
建議脂肪量不超過每天每公斤體重3.0(最多4.0)g，每日最大脂肪劑量應進行24小時以上連續輸注。
b.兒童及青少年：
建議脂肪量不超過每天每公斤體重2.0~3.0g。
3.輸注速率：
靜脈輸注應當在盡可能低的輸注速率下進行。輸注最開始15分鐘的輸注速率應當僅為所用最大輸注速率的一半。應當密切監測病人出現不良反應的情形。

醫療須知
1.在輸注本藥品期間應密切監測血清三酸甘油脂濃度。
2.根據病人的代謝狀況，偶爾可能發生高三酸甘油脂血症。若在脂肪乳劑給藥期間，血漿三酸甘油脂濃度超過4.6mmol/l，建議降低輸注速率。若血漿三酸甘油脂濃度超過11.4mmol/l，必須中止輸注。
3.在長期輸注期間，控制血清電解質、體液平衡、酸鹼值平衡、心臟功能、血球計數、凝血狀態與肝功能是必要的。
4.輸注本藥品過程中若有任何過敏反應的跡象，如發燒、顫抖、皮疹、呼吸困難等，應立即停止注射。
5.僅靠脂肪乳劑供應能量可能導致代謝性酸中毒，因此建議同時靜脈輸注足夠份量的碳水化合物和胺基酸。

6.對於需要全靜脈營養的病人，補充充足的碳水化合物、胺基酸、電解質、維生素、微量元素是必須的。同時，必須確保足夠的液體攝入總量。

類似產品 Lipofundin MCT/LCT "柏朗"力保肪寧MCT/LCT注射液20%® (B.BRAUN/柏朗) $163/l (100.0 ML-PIC/S), $168/l (250.0 ML-PIC/S)

86530 Lipolyte 立保樂顆粒劑® (信東)

每 gm 含有：GLUCOSE ANHYDROUS 666.667 MG；POTASSIUM CHLORIDE 50.0 MG；SODIUM BICARBONATE (EQ TO SODIUM HYDROGEN CARBONATE) 83.333 MG；SODIUM CHLORIDE 116.667 MG；SUCROSE (SUGAR REFINED) 36.667 MG

適應症 [衛核] 早期、輕度及急性腹瀉的脫水

用法用量 每包3mg以100ml溫水溶解後服用。每次投與數包，每3~4小時1次，1次投與量為50~100ml/kg。

86531 Low Molecular Dextran Dextrose "大塚"低分子血賜多朗滴注射液® (大塚) $233/l (500.0 ML-PIC/S)

Rx

每 100 ml 含有：DEXTRAN 40 10000.0 MG；DEXTROSE 5000.0 MG

適應症 [衛核] 出血時之血漿增量劑

用法用量 參照仿單

86532 Nutriflex Lipid Special 欣保富湲靜脈營養輸注液® (B.BRAUN/柏朗)

Rx

每 ml 含有：ALANINE 6.79 MG；ARGININE 3.78 MG；ASPARTIC ACID 2.1 MG；CALCIUM CHLORIDE DIHYDRATE 0.623 MG；GLUCOSE MONOHYDRATE 158.4 MG；GLUTAMIC ACID 4.91 MG；GLYCINE (EQ TO AMINOACETIC ACID)(EQ TO GLYCOCOLL) 2.31 MG；HISTIDINE HCL MONOHYDRATE 2.37 MG；ISOLEUCINE 3.28 MG；LEUCINE 4.38 MG；LYSINE HCL 3.98 MG；MAGNESIUM ACETATE TETRAHYDRATE 0.91 MG；METHIONINE 2.74 MG；PHENYLALANINE 4.92 MG；POTASSIUM ACETATE 3.689 MG；PROLINE 4.76 MG；SERINE 4.2 MG；SODIUM ACETATE TRIHYDRATE (EQ TO SODIUM ACETATE 3H2O) 0.25 MG；SODIUM CHLORIDE 0.378 MG；SODIUM DIHYDROGEN PHOSPHATE DIHYDRATE 2.496 MG；SODIUM HYDROXIDE 1.171 MG；SOYBEAN OIL (EQ TO SOYA BEAN OIL) 20.0 MG；THREONINE 2.54 MG；TRIGLYCERIDES MEDIUM CHAIN 20.0 MG；TRYPTOPHAN 0.8 MG；VALINE 3.6 MG；ZINC ACETATE DIHYDRATE 7.02 UG

適應症 [衛核] 2歲以上患者在無法使用、不適宜使用或不充足使用口服、腸道營養劑時，作為靜脈營養治療之熱量、必需脂肪酸、胺基酸、電解質及液體的補充。

86533 Pantogen "信東" 汎達研注射液® (信東)

Rx

每 ml 含有：ASCORBIC ACID (VIT C) 1.0 MG；GLUCOSE MONOHYDRATE 50.0 MG；NIACINAMIDE (NICOTINAMIDE) 0.25 MG；PANTHENOL 0.5 MG；PYRIDOXINE HCL 0.05 MG；RIBOFLAVIN-5-PHOSPHATE SODIUM 0.05 MG；THIAMINE HYDROCHLORIDE 0.25 MG

適應症 [衛核] 在開刀後（惡性瘤癌、火傷、發熱性疾病、甲狀腺中毒症、腹膜炎、後腹膜腐敗症及傷口感染症狀）須要維他命乙群及丙的供給時、或因胃腸疾病、酒精中毒不能吃食物時可與綜合胺基酸、葡萄糖液共同使用之

用法用量
1.本劑限用於緩慢點滴注射(速度約2ml/minute)。
2.用量依患者需要由醫師酌量使用。

86534 Paren-Aid No.1 "台灣大塚"補樂益一號注射液® (大塚) $62/l (300.0 ML-PIC/S)

Rx

每 ml 含有：CALCIUM GLUCONATE 1.121 MG；GLUCOSE 150.0 MG；MAGNESIUM SULFATE HEPTAHYDRATE 0.439 MG；POTASSIUM ACETATE 1.865 MG；POTASSIUM PHOSPHATE MONOBASIC(EQ TO POTASSIUM BIPHOSPHATE)(EQ TO POTASSIUM DIHYDROGEN PHOSPHATE) 0.68 MG；SODIUM ACETATE ANHYDROUS 1.148 MG；SODIUM CHLORIDE 0.234 MG

適應症 [衛核] 小兒病患經口不能攝食時或不能完全攝食之中心靜脈輸注液、小兒電解質熱能補充

用法用量 施行大腿皮下注射或靜脈內點滴注射法，用量每次100～1000ml。

類似產品 Paren-Aid No.2 "台灣大塚"補樂益二號注射液® (大塚) $67/l (400.0 ML-PIC/S)　Y F No.5 永福5號注射液® (永豐)

86535 Potassium Chloride 氯化鉀注射液® (信東) $15/l (5.0 ML-PIC/S), $15/l (10.0 ML-PIC/S), $15/l (20.0 ML-PIC/S)

Rx

每 ml 含有：POTASSIUM CHLORIDE 150.0 MG

適應症 [衛核] 治療鉀缺乏症。

用法用量 注:1次10～20ml以適當的稀釋劑1000ml稀釋後靜注。

86536 PU-I No.2 "濟生"補益二號注射液® (濟生)

Rx

每 ml 含有：DEXTROSE ANHYDROUS 45.45 MG；SODIUM CHLORIDE 2.25 MG

適應症 [衛核] 水份、電解質不能經口攝取時、嘔吐、腹瀉所引起之水份不足

用法用量 參照仿單

86537 Strovitan S.C. "聯邦"司脫勞維丹糖衣錠® (保瑞/聯邦)

Rx

每 Tab 含有：ASCORBIC ACID (VIT C) 37.5 MG；CALCIUM FLUORIDE 0.1 MG；CHOLECALCIFEROL (EQ TO VIT D3) (EQ TO VITAMIN D3) 250.0 IU ；CUPRIC SULFATE 0.5 MG；CYANOCOBALAMIN (VIT B12) 0.25 MCG；FERROUS FUMARATE 10.0 MG；FOLIC ACID 0.25 MG；MAGNESIUM OXIDE 12.5 MG；MANGANESE DIOXIDE 1.0 MG；MENADIONE (VIT K3) 0.025 MG；MONOSODIUM GLUTAMATE (SODIUM GLUTAMATE) 0.5 MG；NIACINAMIDE (NICOTINAMIDE) 25.0 MG；PANTOTHENATE CALCIUM 2.5 MG；POTASSIUM IODIDE 0.1 MG；PYRIDOXINE(VITAMIN B6) 0.25 MG；RIBOFLAVIN (VIT B2) 2.5 MG；SODIUM PHOSPHATE TRIBASIC 0.5 MG；THIAMINE MONONITRATE 2.5 MG；TOCOPHEROL ALPHA- 0.25 MG；VITAMIN A 2500.0 IU ；ZINC SULFATE 0.5 MG

適應症 [衛核] 營養不良、身體虛弱、軟骨症、壞血症、夜盲症、腳氣病、口角炎、維生素與礦物質缺乏症

用法用量 一天1次，每次1~2錠。

86538 Taita No.1 "大塚" 台大一號注射液® (大塚) $32.9/l (250.0 ML-PIC/S), $35.7/l (500.0 ML-PIC/S)

Rx

每 100ml 含有：DEXTROSE ANHYDROUS 3800.0 MG；MAGNESIUM CHLORIDE 30.0 MG；POTASSIUM ACETATE 118.0 MG；POTASSIUM PHOSPHATE MONOBASIC(EQ TO POTASSIUM BIPHOSPHATE)(EQ TO POTASSIUM DIHYDROGEN PHOSPHATE) 82.0 MG；SODIUM ACETATE 66.0 MG；SODIUM CHLORIDE 97.0 MG

適應症 [衛核] 水份、電解質、養分補充、新生兒維持液

用法用量 參照仿單

86539 Venolipid 〝濟生〞中鏈脂肪乳注射液® (濟生) $165/l (250.0 ML-PIC/S)

Rx

每 ml 含有：EGG YOLK PHOSPHOLIPID 12.0 MG；PURIFIED SOYBEAN OIL 50.0 MG；TRIGLYCERIDES MEDIUM CHAIN 50.0 MG

適應症 [衛核] 靜脈營養治療患者之熱量供給。

用法用量 參照仿單

類似產品 Venolipid 〝濟生〞中鏈脂肪乳注射液２０％®
(濟生) $163/l (100.0 ML-PIC/S)

86540 Vitacal "信東"美達加祿注射液® (信東) $15/l (20.0 ML-PIC/S)

Rx

每 20ml 含有：CALCIUM CHLORIDE 2.0 %；GLUCOSE 10.0 %

適應症 [衛核] 止血、營養

用法用量 參照仿單

86541 Vitaminoplex "台裕"維他胺注射液® (台裕)

Rx

每 ml 含有：ALANINE 6.0 MG；ARGININE 4.0 MG；ASCORBIC ACID (VIT C) 0.4 MG；CHLORIDE (HYDROCHLORIDE) 0.3 MG；GLUTAMIC ACID 9.0 MG；GLYCINE (EQ TO AMINOACETIC ACID)(EQ TO GLYCOCOLL) 10.0 MG；HISTIDINE 1.0 MG；INOSITOL (MESO-INOSITOL) 0.5 MG；ISOLEUCINE 1.6 MG；LEUCINE 2.2 MG；LYSINE 2.0 MG；MAGNESIUM (CHLORIDE) 0.476 MG；METHIONINE 2.1 MG；NIACINAMIDE (NICOTINAMIDE) 0.06 MG；PHENYLALANINE 2.2 MG；POTASSIUM (HYDROXIDE) 1.68 MG；PROLINE 7.0 MG；PYRIDOXINE HCL 0.04 MG；RIBOFLAVIN PHOSPHATE SODIUM 0.0025 MG；SODIUM (ACETATE) 3.28 MG；SORBITOL 100.0 MG；THREONINE 1.0 MG；TRYPTOPHAN 0.5 MG；VALINE 1.5 MG

適應症 [衛核] 蛋白質水分、礦物質及維他命之營養補給

用法用量 成人1次500-1000ml靜脈點滴。

86542 Vitaticanin-T 維他賜康寧－帝注射液® (信東) $4.5/l (20.0 ML)

Rx

每 20ml 含有：METHIONINE DL- 600.0 MG；NIACINAMIDE (NICOTINAMIDE) 40.0 MG；RIBOFLAVIN (VIT B2) 2.0 MG；THIAMINE (VITAMIN B1) 30.0 MG

適應症 [衛核] 發育不良、營養補給、虛弱體質、熱性消耗性疾患之補助治療、妊娠婦之營養補給。

用法用量 一天2次，每次2~5ml，SC、IV、IM皆可。

第 十四 篇
外用藥
External Agents

皮膚的構造

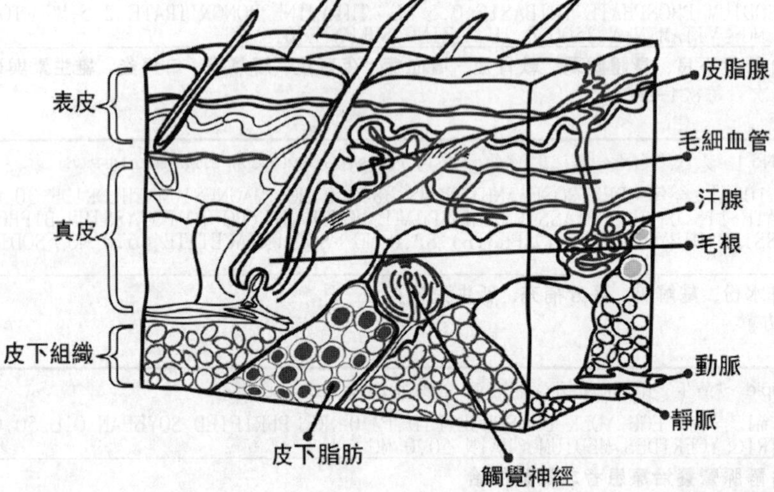

皮膚有五種基本的感覺：觸覺(TOUCH)，壓覺（PRESSURE），痛覺（PAIN），熱覺（WARMTH），冷覺（COLD），但有些部位却只有神經末鞘而已。這些末鞘器官（End organs）在身體的分布並不平均（如手，足的觸覺末稍多，而背部則較少）。

皮膚老化過程

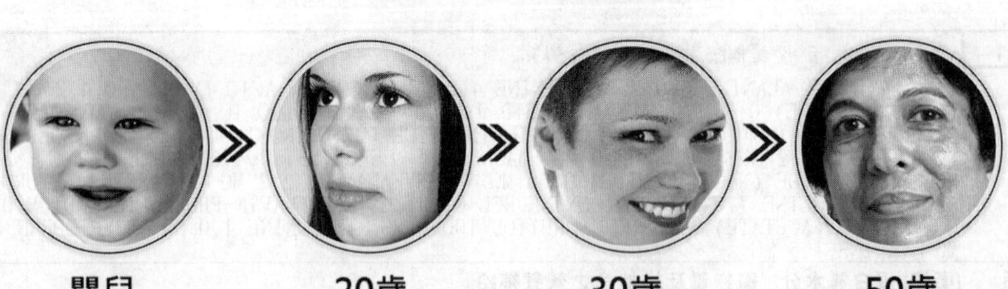

嬰兒	20歲	30歲	50歲
皮膚晶瑩	臉部柔滑細嫩	眼睛周圍出現細紋，皮膚乾澀、灰暗、色斑出現。	嘴角兩側出現皺紋，肌膚鬆弛、下垂。
膠原蛋白含量80%	膠原蛋白含量75%	膠原蛋白含量55%	膠原蛋白含量35%

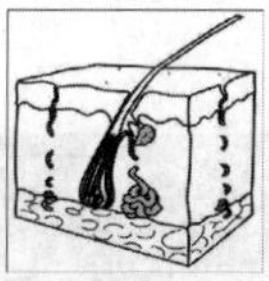

第八十七章
皮膚用藥產品
Dermatologic products

皮膚是人體最大器官，掌管感覺、保護、修護、維持水分電解質平衡、調節體溫等重要功能。

皮膚由表皮(epidermis)、真皮(dermis)及皮下組織(subcutis)所構成(如圖87-1)。表皮在組織學可再詳分為角質層(stratum corneum)、透明層(stratum iucidum)、顆粒層(stratum granulosum)、棘狀細胞層(stratum malpighii，prickle cell layer)及基底層(stratum basale)。其厚度為0.3~1毫米的薄層，是人體首要的防禦屏障。真皮層厚度是表皮層的8~10倍，是血管、汗腺、毛根和神經分佈的主要區域，並含膠原蛋白和彈性蛋白等成分，主要與發炎及修復作用有很密切的關係；真皮層下面的皮下組織是由一些疏鬆的組織和皮下脂肪所組成，可維持皮膚的彈性及柔軟度，具有維持體溫、營養儲存和緩衝外力的功能。

皮膚病欲求正確的疾病診斷，首先需要完整的發病經過記載。對絕大多數皮膚患者，在詳細檢查之前，必須先探詢完整的發病經過。病程之長短、皮疹的首先出現部位、擴散狀態及使用外用藥物經過均須注意。應注重詢問患者自覺症狀是否搔癢或灼熱感，既往皮膚病的症狀更應注意，並詢問是否與本次類似。家族史的尋問不容忽視，從此可了解是否是傳染性或遺傳性，對患者之職業尤應特別注意。同時並須觀察患者一般健康狀態及詢問因其他疾病曾使用特別藥物，如磺胺類、抗生素、鎮靜藥、安眠藥及止痛藥等，以鑑別藥疹的可能。

肉眼所見之皮膚病變，一般分為原發性及續發性：

(a)原發性皮膚病變：

(1)斑點(macule)、(2)丘疹泡(papule)、(3)斑塊(plaque)、(4)結節(nodule)、
(5)膨疹(wheal)、(6)小水泡(vesicle)、(7)苔癬化(lichenification)。

(b)續發性皮膚病變：由原發性病變的退化或感染等形成。

(1)鱗屑(scale)、(2)膿泡(pustule)、(3)糜爛(erosion)、(4)皸裂(fissure)、
(5)潰瘍(ulcer)、(6)痂皮(crust)、(7)瘢痕(scar)、(8)萎縮(atrophy)。

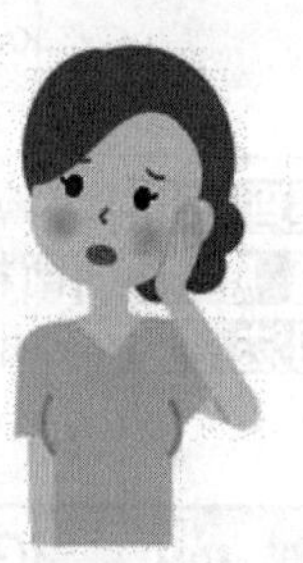

皮膚用藥的一般原則

1.皮膚病治療的原則與治療發炎，感染，過敏和贅瘤有點雷同。

2.有些疾病是對皮膚有特異，所以就要使用與其對應的特異療法，例如牛皮癬 (psoriasis)，就要使用藥物直接有效控制其快速變換的表皮細胞。

3.在合理的治療計劃中，了解疾病是否只限定在皮膚非常重要，因為若有關連到其他的器官，則可考慮內科療法。

4.當疾病只限定在皮膚上，常可使用局部和全身性療法。

5.局部治療不滿意的理由，通常是藥物有刺激性或敏感性，穿透皮膚不足量。

6.敷用在皮膚上的基礎劑很重要-通常是洗劑、擦劑最好用於潮濕的(weeping)病灶，軟膏適用於乾躁皮膚，乳膏則二者皆適用。

7.在某些皮膚病，對非特異效應的藥物產生相當的療法就如同他器官的疾病一樣，這是一種症狀療法。

8.很多皮膚病都對安慰劑治療有所反應，如果沒有效，安慰劑也不會帶來傷害。

9.藥物誘發的皮膚病變極為常見，很少有藥物說不會導致皮疹(eruption)，藥疹有許多形態，只有一些是藉由已知的免疫機轉造成的。

10.欲證明一所予藥物造成皮疹通常是很難的，然而，一旦發生，則採取停藥是很重要的步驟，特別是已知這種藥物對皮膚會產生嚴重的反應或不良的全身性反應。

§ 87.1 局部抗菌劑

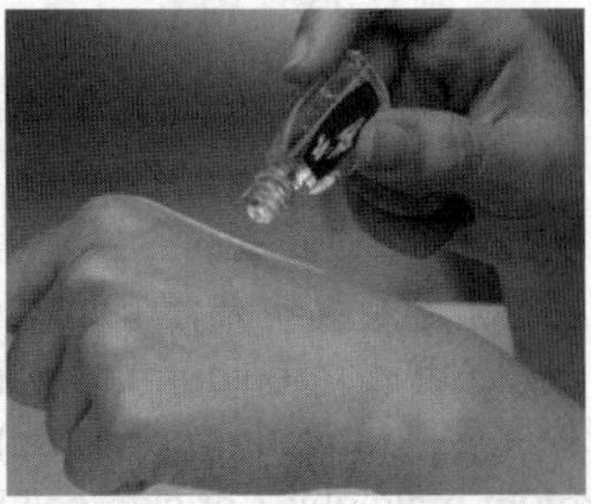

異位性皮膚炎的治療共識

異位性皮膚炎的第一線治療

異位性皮膚炎的第二線治療

- 局部塗抹calcineurin抑制劑藥膏 - tacrolimus，pimecrolimus
- 短暫口服或注射類固醇治療
- 紫外線光療
- 局部塗抹、口服或注射抗生素藥物

異位皮膚炎的第三線治療

- 口服或注射免疫調節劑治療
- 抗菌劑
- 其他醫療方式
- 三線治療原則將隨醫學進展與新藥發明修正

87101 FUSIDATE SODIUM

Rx 20 MG/GM/軟膏劑(Oin);

商　名

Conlifu®（溫士頓）$26.1/Oin(20MG/GM-PIC/S-5GM),
Fucidin® ◎（LEO/禾利行）$26.1/Oin(20MG/GM-PIC/S-5GM),
Kangfujing®（美西/昱任）$42.3/Oin(20MG/GM-10GM), $24.3/Oin(20MG/GM-5GM),
Sofuni®（歐帕/瑩碩）$42.9/Oin(20MG/GM-PIC/S-10GM), $26.1/Oin(20MG/GM-PIC/S-5GM), $40.5/Oin(20MG/GM-PIC/S-8GM), $126/Oin(20MG/GM-PIC/S-15GM)

藥理作用 本藥為一新型抗生素，它高G(+)具優異的殺菌作用。

適 應 症 [衛核]革蘭氏陽性菌及葡萄球菌感染症

用法用量 外用－軟膏：1天塗敷2~3次。藥布：通常1天更換1次，病情改善後，可每2~3天更換1次。

87102 GENTAMYCIN(GENTAMICIN)

孕 C 乳 -

Rx 1 MG, 1 MG/GM/軟膏劑(Oin); 1 MG/GM/乳膏劑(Cre);

商　名

Gamicin®（人人）$11.9/Oin(1MG/GM-PIC/S-5GM), $34.8/Oin(1MG/GM-PIC/S-15GM), $11.9/Cre(1MG/GM-PIC/S-5GM), $34.8/Cre(1MG/GM-PIC/S-15GM)
Gencin®（美西）$48.4/Cre(1MG/GM-PIC/S-22GM), $16.3/Cre(1MG/GM-PIC/S-10GM), $11.9/Cre(1MG/GM-PIC/S-5GM), $34.8/Cre(1MG/GM-PIC/S-15GM)
Genrite®（人人/康衛）$11.9/Cre(1MG/GM-PIC/S-5GM)
Genta®（井田）$16.3/Cre(1MG/GM-PIC/S-10GM), $11.9/Cre(1MG/GM-PIC/S-5GM), $34.8/Cre(1MG/GM-PIC/S-15GM),
Gentamycin®（壽元）$16.3/Cre(1MG/GM-PIC/S-10GM), $34.8/Cre(1MG/GM-PIC/S-15GM), $11.9/Cre(1MG/GM-PIC/S-5GM)
Gentamycin®（杏輝）$34.8/Cre(1MG/GM-PIC/S-15GM), $11.9/Cre(1MG/GM-PIC/S-5GM)
Gentermay®（中生）$34.8/Cre(1MG/GM-PIC/S-15MG), $11.9/Cre(1MG/GM-PIC/S-5MG), $11.9/Oin(1MG/GM-PIC/S-5GM), $34.8/Oin(1MG/GM-PIC/S-15GM),
Longcheng Gin-Clear®（明德/龍昌）
Qutacin®（明德/昱任）
Sulem®（明德）$16.3/Oin(1MG/GM-PIC/S-10GM), $11.9/Oin(1MG/GM-PIC/S-5GM), $34.8/Oin(1MG/GM-PIC/S-15GM)
Uforcin®（壽元）$11.9/Oin(1MG/GM-PIC/S-5GM), $16.3/Oin(1MG/GM-PIC/S-10GM), $34.8/Oin(1MG/GM-PIC/S-15GM)

藥理作用 參見第5章garamycin的作用。

適 應 症 [衛核]發膿性皮膚病、感染性濕疹、皮膚炎、灼傷及其他革蘭氏陰性、陽性菌之感染。

87103 HEXACHLOROPHENE(G-11)

30 MG/軟膏劑(Oin);

商　名

Soft & Neat®（福元/惠民）

藥理作用 本藥亦為酚之衍生物，對皮膚表面之細菌有抑制殺滅的作用，尤其對G(+)菌。

適應症 [衛核]外科擦拭用、供皮膚抑菌使用目的之清潔劑

醫療須知 本藥能被完好之皮膚吸收而產生全身性作用，尤其是時常使用者，皮膚破損者尤易吸收引起中毒。

87104 MUPIROCIN▲

孕 B 乳 ?

Rx 20 MG/GM/軟膏劑(Oin);

商名

B.& N. Bactermin®(西德有機) $124/Oin(20MG/GM-PIC/S-15GM), $64/Oin(20MG/GM-PIC/S-5GM),
Dermasafe®(永信) $64/Oin(20MG/GM-PIC/S-5GM), $124/Oin(20MG/GM-PIC/S-15GM),
Mupirocin®(黃氏) $64/Oin(20MG/GM-PIC/S-5GM), $124/Oin(20MG/GM-PIC/S-15GM)

藥理作用 本藥為一種局部殺菌劑它可細菌t-RNA結合而抑制蛋白質的生合成。對於皮膚感染症中大多數病原菌，如金黃色葡萄球菌–包括抗methicillin菌珠–及其他葡萄珠菌，鏈球菌屬皆有效。本藥對大腸桿菌，嗜血性流行性感冒菌等格蘭氏陰性菌亦有效。

適應症 [衛核]金黃色葡萄球菌、葡萄球菌、鏈球菌所引起之皮膚感染症。

用法用量 本藥宜直接塗於感染區域，每日3次，連續10天。塗藥部份如有必要，可用繃帶或他物予以包紮。

不良反應 灼熱感、刺痛及搔癢感。

醫療須知 1.本藥用於臉部時，應避免進入眼睛。
2.基劑可經由開放傷口或受損表皮吸收，再經由腎臟排出。如同其它含聚乙烯醇基劑軟膏，本藥對於中度或嚴重腎功能不全患者，宜謹慎使用。
3.本藥使用3~5天可改善病情。若不能，須考慮換藥。
4.不可與他藥混合或塗抹在同一部份。

87105 POVIDONE IODINE

10 MG, 100 MG, 10 MG/GM, 100 MG/GM/軟膏劑(Oin); 2300 MCG, 2.3 MG, 3 MG, 4.5 MG, 5 MG, 7.5 MG, 10 MG, 20 MG, 75 MG, 100 MG, 7500 MG, 10000 MG, 100 MG/GM, 1 MG/ML, 10 MG/ML, 70 MG/ML, 75 MG/ML, 100 MG/ML/液劑(Sol);

商名

ALC. Serodine®(人人)
Aijeny®(正和)
Andine Alcoholic®(恆安)
Andine Scrub®(恆安/維星)
Andine®(恆安/維星)
Aqu Serodine®(人人)
B-Dine®(培力)
Beta-Iodine®(健康化學/慶豐)
Betadine Antiseptic®(FIDELIO/裕利)
Betadine Antiseptic®(MUNDIPHARMA/台灣萌蒂)
Betadine Mouthwash And Gargle®(MUNDIPHARMA/裕利)
Betadine Scalp & Skin Cleanser®(MUNDIPHARMA/台灣萌蒂)
Betadine Surgical Scrub®(MUNDIPHARMA/裕利)
Betadine®(FIDELIO/裕利)
Betadine®(MUNDIPHARMA/裕利)
Better-Inodine®(福元/惠民) $20.2/Oin(10MG-10GM),
Better-Iodine Alcoholic®(福元/惠民)
Better-Iodine Aqueous®(福元/惠民)
Better-Iodine Gargle®(福元/惠民)
Better-Iodine Surgical Scrub®(福元/惠民)
Better-Iodine Vaginal®(福元/惠民)
Biodyne Alcoholic®(中化)
Biodyne Aqueous®(中化)
Biodyne Scrub®(中化)
Biodyne®(中化) $20.2/Oin(10MG/GM-10GM)
Clean®(華盛頓)
Jenny®(美西/生春堂)
Jslady Spray®(人生)
Ladyship®(艾力特)
Lizensan Antiseptic®(羅得)
Mei Dim®(中美兄弟)
Mei Din®(中美兄弟)
Meidine®(人生)
Metro-Iodine AQ.®(國際新藥)
New Touch®(濟生)
P-Iodine Aqueous®(新喜國際)
Piodine Soultion®(衛達)
Pividine Aqueous®(龍杏/洸洋)
Plusdine®(福元)
Polvidine Scrub®(榮民)
Polvidine®(榮民)
Povidine-Iodine®(健康化學/恆信)
Povidone Iodine Alcohol®(派頓)
Povidone Iodine Alcoholic®(濟生)
Povidone Iodine Aloholic®(天乾)
Povidone Iodine®(五洲)
Povidone Iodine®(明德)
Povidone Iodine®(濟生)
Povidone Iodine®(生達)
Povidone Iodine®(福元)
Povidone Iodine®(羅得/達德士)
Povidone Iodine®(艾力特)
Povidone Surgical Scrub®(美西)
Povidone-Iodine®(人生)

87 皮膚用藥產品

D-Iodine®(新喜國際)
Dien Lu®(先智)
Estrong Povidon Iodine®(恆安/醫強)
Fu An Wei®(依必朗)
Ganyodine®(羅得)
Gentledine Aqueous®(政德)
Gentledine Skin Cleanser®(政德)
Go-Iodine Alcoholic®(寶齡富錦)
Go-Iodine Surgical Scrub®(寶齡富錦)
Go-Iodine®(寶齡富錦)
Good Iodine®(元宙)
Good-Iodine®(成大)
Holisun Gargle®(人生)
Idealodine Antiseptic®(健康化學)
Iodone Surgical Scrub®(派頓/護民)
Jason'S Love®(澳斯麗)
Povidone-Iodine®(德山)
Povidone-Iodine®(應元)
Povidone-Iodine®(明大)
Povidone-Iodine®(美西)
Povidone-Iodine®(艾力特)
Povidone-Iodine®(華盛頓)
Pvp-I®(健康化學)
Pvp-Iodine Aqueous®(大豐/北進)
Saint-Iodine EX®(派頓)
Saint-Iodine®(派頓)
Scrub Serodine®(人人)
Serodine®(人人)
Sindine Gargle And Mouth Wash®(杏輝)
Sindine®(杏輝)
Singtodine®(大豐/信東)
Su Bi Mel®(福元)
Super-Iodine®(派頓)
Throatec Spray®(利達/倍斯特)
Ultradine®(大豐)
Vigill®(成大/婦潔)
Vigill®(正和/婦潔)
Yatz Fu An Wei®(澳斯麗)
Yodine®(羅得/喜達)

藥理作用 本藥乃碘與polyvinylpyrrolidone之穩定複合物，具有比碘酒更強的殺菌作用，卻無碘酒之缺點。它可殺死細菌，芽胞，黴菌，酵母菌及病毒；毒性小，對皮膚及粘膜組織無刺激性，它可用於口腔，陰道及內臟各器官。

適應症 [衛核]傷口消毒。
[非衛核](1)外科：開刀部位之擦洗，手術後器官之灌洗，火燒傷表面之消毒，醫護人員手術前之刷洗。(2)婦產科：陰道、尿道之各種感染症，產後預防感染。(3)皮膚科：香港腳，其他各種真菌、細菌性皮膚感染。(4)口腔內的消毒，口內炎，咽喉炎。

用法用量 1.醫護人員手術前手之刷洗：倒5cc本藥擦洗夜於潤濕之手掌上，徹底地刷洗，約3分鐘然後，用消毒過之紗布或手巾拭乾，再戴上消毒手套即可。
2.開刀部位外傷之擦洗：於洗淨之開刀部位或傷口，直接塗上本藥酒精溶液，乾燥後，產生一層薄膜，即可開刀或處理。
3.1至3度火燒傷之表面消毒。先用水溶液擦洗火燒部位後用生理食鹽水洗淨，然後再每天擦1~2次。
4.念珠菌、滴蟲及非特異性菌感染之陰道炎：本藥水溶液用生理食鹽水或溫水稀釋約30倍，於陰道沖洗之，然後(不用稀釋)直接塗擦於陰道，或用一浸此液之棉花球塞於患處，每24小時塞一次。連用5天。
5.產後患者預防感染可用水溶液直接塗擦，或稀釋20倍後，沖洗陰道或外陰傷口。
6.小兒肚臍潮濕，小兒尿布疹，可直接用水溶液塗擦，或稀釋20倍沖洗。

87106 SILVER SULFADIAZINE

孕C 乳- 泄 肝/腎

Rx

10 MG/GM, 10 MG, 10 MG/GM/軟膏劑(Oin); 10 MG, 10 MG/GM/乳膏劑(Cre);

商名

Anco®(皇佳) $43.7/Oin(10MG/GM-PIC/S-50GM), $30.4/Cre(10MG/GM-PIC/S-20GM), $302/Oin(10MG/GM-PIC/S-500GM)
Aufizin®(中化)
Better Silver®(福元/惠民)
Canflame®(溫士頓) $15.8/Cre(10MG/GM-PIC/S-5GM), $137/Cre(10MG/GM-PIC/S-250GM), $43.7/Cre(10MG/GM-PIC/S-50GM), $256/Cre(10MG/GM-PIC/S-450GM), $35.5/Cre(10MG/GM-PIC/S-25GM), $302/Cre(10MG/GM-PIC/S-500GM),
Fuchein®(井田)
SSD®(皇佳/元昊) $43.7/Cre(10MG/GM-PIC/S-50GM), $302/Cre(10MG/GM-PIC/S-500GM), $256/Cre(10MG/GM-PIC/S-400GM)
Sefucon®(新喜國際) $30.4/Cre(10MG/GM-PIC/S-20GM), $18.5/Cre(10MG/GM-PIC/S-15GM)
Siliverzine®(杏輝) $30.4/Cre(10MG/GM-PIC/S-20GM), $302/Cre(10MG/GM-PIC/S-500GM), $137/Cre(10MG/GM-PIC/S-250GM), $256/Cre(10MG/GM-PIC/S-450GM), $256/Cre(10MG/GM-PIC/S-400GM), $43.7/Cre(10MG/GM-PIC/S-50GM), $137/Cre(10MG/GM-PIC/S-200GM)
Silvadene®(寶齡富錦) $43.7/Cre(10MG/GM-PIC/S-50GM), $256/Cre(10MG/GM-PIC/S-400GM), $30.4/Cre(10MG/GM-PIC/S-20GM)
Silver Sulfadiazine®(瑞士) $302/Cre(10MG/GM-PIC/S-500GM), $30.4/Cre(10MG/GM-PIC/S-20GM), $256/Cre(10MG/GM-PIC/S-400GM), $43.7/Cre(10MG/GM-PIC/S-50GM),
Sulfadiazine Silver®(大豐/一成)
Sulfasil®(榮民) $35.5/Cre(10MG/GM-PIC/S-25GM), $43.7/Cre(10MG/GM-PIC/S-50GM), $137/Cre(10MG/GM-PIC/S-200GM), $302/Cre(10MG/GM-PIC/S-500GM), $137/Cre(10MG/GM-PIC/S-250GM),

Sigel®（正和）$30.4/Cre(10MG/GM-PIC/S-20GM),
Siliverine®（壽元）$137/Cre(10MG/GM-PIC/S-200GM),
$302/Cre(10MG/GM-PIC/S-500GM), $43.7/Cre(10MG/GM-PIC/S-50GM),
$30.4/Cre(10MG/GM-PIC/S-20GM), $256/Cre(10MG/GM-PIC/S-450GM),
$35.5/Cre(10MG/GM-PIC/S-25GM)
Uburn®（健康化學/優良）$137/Oin(10MG/GM-PIC/S-250GM),
$302/Oin(10MG/GM-PIC/S-500GM), $43.7/Oin(10MG/GM-PIC/S-50GM)

藥理作用 1.本藥係由硝酸銀(silver nitrate)與sulfadiazine反應而成。
2.銀鹽能緩慢釋出具殺菌活性，作用於細菌細胞膜及細胞壁。
3.Sulfadizaine可競爭PABA，抑制細菌的細胞壁。
4.本藥對許多革蘭氏陰性及革蘭氏陽性細菌及酵母菌有抗菌效果。
5.孕婦用藥安全等級:D-如在接近生產期使用。

適應症 [衛核]熱傷感染之預防及治療（特別是革蘭氏陰性細菌感染症、例如綠膿桿菌感染症）其他刀傷、外傷、創傷、傷口感染之預防及治療

用法用量 1.使用無菌手套，將藥品塗抹於傷處，每天1~2次，厚度約1.5~2mm。若因患者活動而使藥品自患部移除時，可重新塗敷，必要時可用敷布覆蓋。
2.持續使用至傷口癒合或準備移植為止。除非發生明顯副作用，否則只要尚有感染的可能仍應繼續使用。

不良反應 在施藥部份有燒灼感、出疹、搔癢、疼痛、間質性腎炎(很少發生)，由於 sulfadiazine可能吸收相當量，參看磺胺藥的一般討論，因此可能有全身性的不良作用。

醫療須知 1.下列患者要小心使用：有磺胺藥過敏病歷者，腎和肝功能損傷者，或glucose-6-phosphate去氫酶缺乏者(溶血的危險)，和懷孕期間。
2.若霜劑由白色經變暗時，不要使用。
3.對於廣泛燒燙傷的患者，於治療前及治療後，每期都監全血球數，若有血液惡病質(血液成份含量減少)就得停藥。

87107 SULFISOMIDINE

50 MG/乳膏劑(Cre);

商名 Ile®（人人/東洲）

藥理作用 本藥對一般G(+)，G(-)細菌有效。

適應症 [衛核]外傷及炎症。

用法用量 一天3~4次，適量塗於患處。

87108 Allercure 〝西德有機〞炎癢靈乳膏®（西德有機）$24.9/Cre (15.0 GM-PIC/S)

Rx 每 gm 含有：CHLORAMPHENICOL 20.0 MG；NEOMYCIN (SULFATE) 5.0 MG；PREDNISOLONE 3.0 MG

適應症 [衛核]細菌性感染症、過敏性皮膚炎、痤瘡、昆蟲刺螫症、嬰孩苔癬、嬰孩濕布擦傷、濕疹、癢疹、乾癬、創傷、火傷、凍傷

用法用量 一天3~4次，適量塗抹於患處。

類似產品 Li Ka “華興”力卡朗軟膏®（元宙/華興）
Presolon 保利通軟膏®（中生）$10.2/Oin (5.0 GM-PIC/S), $41.6/Oin (25.0 GM-PIC/S)

87109 An-Liyo 安利疤軟膏®（明大）

每 gm 含有：CENTELLA ASIATICA TITRATED EXTRACT 10.0 MG；HYDROCORTISONE ACETATE 10.0 MG；NEOMYCIN (SULFATE) 3.5 MG

適應症 [衛核]癢疹、癤瘡、皰疹、濕疹、膿皰炎

用法用量 一天數次，適量塗敷於患處。

87110 B. & N. Bacineocin 利膚外傷軟膏®（西德有機）$17/Oin (15.0 GM)

每 gm 含有：BACITRACIN ZINC 12.5 MG；NEOMYCIN (SULFATE) 3.5 MG

適應症 [衛核]緊急處理、預防因皮膚外傷(如刀傷、擦傷、刺傷、抓傷、磨傷、輕微燙傷)造成的感染或減緩傷口的感染。

用法用量 每天2~4次、塗於患部。

類似產品 Spersin 使皮新軟膏®（中化/恆振）$78/Oin (10.0 GM) Winho Antibacterial 溫好殺菌軟膏®（溫士頓）

87111 Bailyfung 百利環素親水軟膏®（明德/勸奉堂）

每 gm 含有：BETAMETHASONE (AS VALERATE) 0.5 MG；GENTAMICIN (AS SULFATE) 1.0 MG；IODOCHLORHYDROXYQUIN 10.0 MG；TOLNAFTATE 10.0 MG

適應症 [衛核] 治療濕疹和其他過敏、感染及發炎性皮膚病

用法用量 一天3~4次，適量塗抹於患處。

類似產品 Betocin 皮多欣乳膏®（派頓/護民） Four-Unite "福元" 四聯乳膏®（福元）

87112 Betadine Vaginal Douche 必達定陰道灌洗液®（MUNDIPHARMA/台灣萌蒂）

每 Sol 含有：POVIDONE-IODINE 100.0 MG

適應症 [衛核] 輕度陰道刺激，搔癢及疼腫之緩解。

用法用量 1.供陰道內使用，成人與老人用。建議於每天早上使用一次，最多持續14天(包括經期)，或依醫師指示使用：
- 將2量杯的濃縮液加入沖洗瓶內。
- 在沖洗瓶內加入溫水。
- 將沖洗瓶嘴蓋上、轉緊，再輕輕搖晃瓶身。
- 小心將沖洗瓶嘴放入陰道內，並以不會造成不適為前提，輕壓瓶身，盡可能擠出沖洗液，並讓沖洗液流過陰道壁。
- 將瓶嘴從陰道內移出，使空氣可進入沖洗瓶，讓瓶身恢復原型。
- 將瓶嘴放入陰道內，再次擠壓瓶身，將陰道徹底清潔。
- 重複上述動作，將必達定陰道灌洗液用盡。
- 最後以乾淨的海綿或絨布將陰道周圍的殘餘液劑洗淨。再用乾淨毛巾或紙巾擦乾。
- 以溫水洗淨空瓶和瓶嘴，妥善保存以供未來使用。
- 如果你忘記使用藥物，請在想起後儘快使用，但若已屆下次用藥時間，則無需如此，之後遵照原先使用說明。

2.本藥灌洗液耐受性良好，可使用清水和肥皂洗淨，不會沾染皮膚和大多數布料，若尼龍製品沾到本藥時，可使用稀釋氨水去除汙漬。

類似產品 Betadine Vaginal Gel 必達定陰道護理凝膠®（MUNDIPHARMA/台灣萌蒂）

87
皮膚用藥產品

87113 Betagen "人人"美佳健乳膏®（人人）$12.2/Cre (5.0 GM-PIC/S), $14.9/Cre (10.0 GM-PIC/S), $19.6/Cre (15.0 GM-PIC/S), $19.6/Cre (20.0 GM-PIC/S)

Rx 每 gm 含有：BETAMETHASONE (AS VALERATE) 1.0 MG；GENTAMICIN (AS SULFATE) 1.0 MG

適應症 [衛核] 下列疾患所引起之炎症：慢性濕疹、接觸性皮膚炎、尋常性濕疹、指漏性濕疹、膿痂疹性濕疹、幼小兒濕疹、貨幣狀濕疹、進行性指掌角皮症、掌蹠膿皰症、傳染性膿痂疹、牛皮癬、火傷、創傷、外耳炎、皮膚過敏症、尋常性痤瘡、熱傷。

用法用量 一天3~4次，適量塗抹於患處。

類似產品 Metagin 佳利乳膏®（溫士頓）

87114 Biomycin "生化" 欣黴素藥膏®（中生）$13.7/Oin (10.0 GM-PIC/S), $28.8/Oin (20.0 GM-PIC/S), $42.9/Oin (40.0 GM-PIC/S)

Rx 每 gm 含有：NEOMYCIN SULFATE 5.0 MG；TYROTHRICIN 0.5 MG

適應症 [衛核] 急救、預防及減緩皮膚刀傷、刮傷、燙傷之感染。

用法用量 一天3~4次，適量塗抹於患處。

87115 E-Flow "明大"愛膚樂乳膏®（明大）$17.7/Cre (10.0 GM-PIC/S), $29.7/Cre (15.0 GM-PIC/S), $135/Cre (100.0 GM-PIC/S)

每 gm 含有：ECONAZOLE NITRATE 10.0 MG；TRIAMCINOLONE ACETONIDE 1.0 MG

適應症 [衛核] 治療皮膚表淺性黴菌感染，如足癬(香港腳)、股癬、汗斑。緩解濕疹或皮膚炎。

用法用量 一天數次，適量塗敷於患處。

類似產品 Paufuco Cream "羅得國際" 保膚康乳膏®（羅得）

87116 Hofucon "黃氏"好膚康軟膏®（黃氏）

每 gm 含有：DIPHENHYDRAMINE HCL 50.0 MG；IODOCHLORHYDROXYQUIN 20.0 MG；PREDNISOLONE 2.0 MG

適應症 [衛核] 蕁麻疹、急慢性濕疹、皮膚炎、蟲咬傷、火傷、藥物疹、嬰兒苔癬、皮膚肛門及外陰部搔癢症、以及皮膚傷口之消炎、殺菌等

用法用量 一天數次，適量塗敷於患處。

87117 Isocortant 黴比乳膏® （美西）$49.8/Cre (20.0 GM), $60/Cre (18.0 GM-PIC/S), $21.7/Cre (6.5 GM-PIC/S)

Rx 每 gm 含有：DIFLUCORTOLONE VALERATE 1.0 MG；ISOCONAZOLE NITRATE 10.0 MG

適應症 [衛核] 指(趾)間、手部腹股溝之黴菌感染症。

用法用量 可抑制發炎和過敏性皮膚障礙及減輕搔癢、灼痛等主訴症狀。

87118 Shielin 速備粉® （生達）$44.5/P (10.0 GM-PIC/S)

Rx 每 gm 含有：NEOMYCIN SULFATE 10.0 MG；TRYPSIN 2500.0 U

適應症 [衛核] 膣炎、傳染性膿皮症、膿瘍、癤、疔、癧疽、腋臭、外傷、火傷、皮膚移植後感染

用法用量 1.水溶粉:以生理食鹽水溶解後，用滴入法、噴霧法、濕繃帶法使用於患部。
2.外用粉及軟膏:撒佈或塗敷於患部。
3.栓劑:適用於開放性感染創口，通常1~5個，是患部之大小決定數量於入創口。

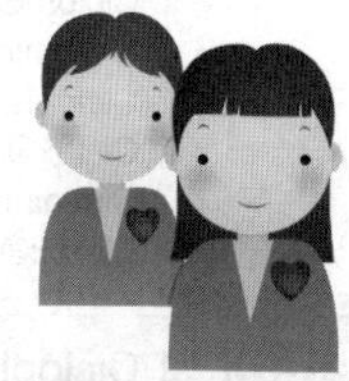

§ 87.2 局部抗黴劑

87201 **AMOROLFINE HCL▲** 泄 肝/腎

Rx 5.575 MG, 5 MG/GM/乳膏劑(Cre)； 55.74 MG, 55.74 MG/ML/油劑(Oil)；

商名

Alikang Nail Lacquer® (中美兄弟/興中美)
Amocoat Nail Lacquer® (黃氏) $668/Oil(55.74MG/ML-PIC/S-5ML)
Amofine Nail Lacquer® (健康化學/瑞安)
Amoza Nail Lacquer® (歐帕/瑩碩)
Avoza® (歐帕/瑩碩)
Emoller Nail Lacquer® (寶齡富錦)
Kavest® (元宙)
Loceryl Nail Lacquer® ◎ (大昌華嘉/高德美)
Nail Lacquer® (中化)
Stop Fungus Lacquer® (大豐)
Taiya Nail Lacquer® (中美兄弟/安力圻) $611/Oil(55.74MG/ML-PIC/S-5ML)

藥理作用 1.本藥為一種局部抗黴菌劑，活性成分amorolfine HCL屬新類別的抗黴菌化學成分，其主要是以影響麥角固醇的生物合成作用，改變黴菌的細胞膜而達到抑制黴菌及殺黴菌的作用。當麥角固醇含量減少的同時，獨特的立體非平面固醇類則逐漸積聚。
2.本藥的抗黴菌效用範圍甚廣，適用於：
①皮真菌(dermatophytes)：髮癬菌屬(trichophyton)、小孢子菌屬(microsporum)、表皮癬菌屬(epidermophyton)。
②酵母菌(yeasts)：念珠菌屬(candida)。
③黴菌(moulds)：交鏈孢黴屬(alternaria)、小帚樣黴屬(scopulariopsis)、韓德森黴菌(hendersounla)。
除了放線菌屬(actinomyces)之外，一般細菌對amorolfine並不敏感。

適應症 [衛核]由皮真菌、酵母菌及黴菌引起之遠端及外側之輕度甲癬。

用法用量 1.將此油劑塗於患部之手，腳趾，每週1~2次。
2.a.初次塗敷本藥品之前，應先小心清潔趾(指)甲，使用可棄式的指甲銼刀將趾(指)甲患部(尤其是指甲表面)，小心不要銼到趾(指)甲周圍的皮膚。注意：用在感染趾(指)甲的銼刀禁用在健康趾(指)甲。b.以酒精棉片擦拭，清潔受感染的指(趾)甲表面。c.將藥劑滴在患部趾(指)甲表面。d.使用塗藥棒將本藥品塗滿患部整片趾(指)甲表面，塗藥捧用畢可丟棄。e.此藥瓶在使用後需立刻關緊以免油劑揮發乾掉。f.對每片受感染的趾(指)患部重複步驟a、b、c、d。g.此油劑大約3~5分鐘可乾。h.若瓶口沾有藥劑，可使用酒精棉片，擦拭瓶口。

不良反應 有極少數的病人在塗敷amorolfine油劑後，趾(指)甲周圍會發生輕度短暫灼熱感。

醫療須知 1.用於患癬部位的指甲銼刀，不可再用於健康的趾(指)甲。

2.治療期間應避免使用化粧品類的指甲油劑及人工指甲。
3.目前本藥尚無治療兒童之臨床經驗，因此不宜用於兒童。
4.使用前須由專科醫師確定診斷，連續使用3個月無療效，應尋求專科醫師診治。

87202 CICLOPIROX▲

孕B 乳？ 泄 腎 t½ 1.7h

10 MG/軟膏劑(Oin); 15 MG/液劑(Sol); 10 MG, 10 MG/GM/乳膏劑(Cre);

商名

Air Hair®(中美兄弟/興中美)
Brumixol®(MIPHARM/雙正) $94/Cre(10MG/GM-5GM), $94/Cre(10MG/GM-10GM)
Cefytin®(明德)
Chiau Son®(五洲)
Chopao®(井田)
Ciclom®(黃氏)
Ciclomine®(仙台/昱任)
Ciclopi®(派頓)
Ciclox®(華興)
Cipimine®(人人)
Clorox®(派頓)
De-Scurf®(中美兄弟)
Goodfoot®(明德/天良)
Hair Notion®(衛肯/天良)
Jielirou®(仙台)
Kangxie®(衛肯/華琳)
Li Fucan®(明德/衛肯)
Opus Shampoo®(黃氏)
Sencolin®(正和)
Silux Shampoo®(中生)
Sparkling®(約克)
Sufoot®(華盛頓/岳生)

藥理作用 1.Ciclopirox olamine是一種廣效的抗黴菌藥物，不但可對多種的格藍氏陽陰性菌有抗菌作用，亦可抑制引起頭皮皮膚病變的酵母菌(yeast)及糠疹小芽胞菌(malassezia furur)菌叢成長。
2.在體外實驗已證實對引起頭皮屑及脂漏性皮膚炎的相關微生物，如：皮屑芽胞菌及糠疹小芽孢菌有抑制作用。
3.Ciclopirox olamine因可抑制前列腺素生合成及白血球聚集，故具有抗發炎的作用。

適應症 [衛核]減少因黴菌感染所引起之頭皮屑治療之輔助劑。

用法用量 1.本藥僅供外用。
2.使用本藥前先將患部頭皮及頭髮浸濕，於手心倒入適量本藥，然後直接塗抹於頭皮及週遭皮膚之相同病灶區，並用指腹充分按摩，用清水沖淨後，再重複一次上述程序。每週可使用2~3次，可視情況增加使用次數。

不良反應 本藥引起刺激的風險極小，假如發生嚴重刺激請先暫停使用，並請教醫師。

醫療須知 1.請避免觸及於眼部，並請存放在兒童不可觸及之處。
2.本藥對孩童使用的安全性及效益資料尚未建立。
3.Ciclopirox olamine已於外用藥品領域使多年且未有嚴重的副作用產生，目前並未有足夠證據顯示使用於懷孕及授乳期婦女的安全性危害。

87203 CLOTRIMAZOLE

孕B 乳？ 泄 肝

Rx

10 MG/軟膏劑(Oin); 10 MG, 10 MG/ML/液劑(Sol); 250 MG/噴液劑(Spr); 10 MG, 10 MG/GM, 20 MG/GM/乳膏劑(Cre);

商名

CL0. T.®(正和)
Camazole Lotion®(健康化學/瑞安)
Canesten® ◎ (ENCUBE/拜耳)
Canifunga®(健康化學/優良)
Cansen®(福元) $26.4/Cre(10MG/GM-20GM), $8.2/Cre(10MG/GM-5GM)
Chidamine®(約克)
Clean Favorite Vaginal®(澳斯麗)
Clomazole Spray®(榮民) $45/Sol(10MG/ML-15ML)
Clomazole®(榮民) $14.5/Cre(10MG/GM-10GM)
Clomelon®(政德) $8.4/Cre(10MG/GM-5GM)
Clomine®(利達/鎰浩)
Clomy®(華興)
Clotrimazole®(汎生) $23.6/Cre(20MG/GM-5GM), $60/Cre(20MG/GM-10GM)
Clozole®(人人)
Comyer®(健康化學)
Fungicide®(皇佳) $14.5/Cre(10MG/GM-10GM)
Horson Topical®(中美兄弟/興中美)
Kefushian®(美西)
Korzin®(新喜國際/岳生) $8.4/Cre(10MG/GM-5GM)
Masten®(信隆)
Mycoril Spray®(REMEDICA/富富)
Mycosten®(杏輝) $8.4/Cre(10MG/GM-5GM), $14.5/Cre(10MG/GM-10GM)
Senfucin Topical®(派頓)
Soft Onpylu®(先智)
Trizol®(派頓)

藥理作用 本藥對皮膚真菌、酵母菌及其他各種黴菌有殺菌作用。

適應症 [衛核]治療皮膚表淺性黴菌感染，如足癬(香港腳)、股癬、汗斑。念珠菌陰唇炎、念珠菌龜頭炎。

用法用量 1天2~3次塗敷於患部，在症狀消失後，應繼續治療14天，以求根治。

87204 ECONAZOLE NITRATE

孕C

Rx

10 MG/軟膏劑(Oin); 10 MG/液劑(Sol); 10 MG, 10 MG/GM/乳膏劑(Cre); 10 MG/散劑(Pow);

商名

Antifungal®（大豐）
Candidiasis®（長安）
Eco®（健康化學/優良）
Econazole®（利達）
Econol®（人人）$10.5/Cre(10MG/GM-PIC/S-5GM), $18.4/Cre(10MG/GM-PIC/S-10GM),
Ecozol®（派頓/德山）
Ecozole®（龍杏/汎生）
Ingo®（井田）
Kemelon®（永勝）
Phepix Vaginal®（中化）
Seedo-Sanin®（明德）
Topidin Smooth®（寶齡富錦）
Zyme®（井田）

藥理作用 1.本藥具殺黴菌及殺細菌的作用。
2.避免使用特別是妊娠第一期

適應症 [衛核]治療皮膚表淺性黴菌感染，如：足癬(香港腳)、股癬、汗斑。

用法用量 一天2~3次，適量塗抹(或噴)在患處，待癒合後，還得再持續使用2星期，以求根治。

87205 KETOCONAZOLE▲

孕C 乳 - 食 + 泄 肝 半 8h

Rx

10 MG, 20 MG/液劑(Sol); 20 MG/凝膠劑(Gel); 20 MG, 20 MG/GM/乳膏劑(Cre);

商名

Anti-Dandruff Shampoo®（正和）
Aroma®（明大）$13/Cre(20MG/GM-PIC/S-10GM),
Chenfu®（井田）$38.7/Cre(20MG/GM-PIC/S-20GM)
Conazol®（生達）$38.7/Cre(20MG/GM-PIC/S-20GM),
Episone Shampoo®（寶齡富錦）
Follotention Shampoo®（中生）
Forbes Shampoo®（明德）
Kecol®（西德有機）
Kedofu®（成大）$29.4/Cre(20MG/GM-PIC/S-15GM), $407/Cre(20MG/GM-PIC/S-100GM), $11.9/Cre(20MG/GM-PIC/S-5GM), $38.7/Cre(20MG/GM-PIC/S-20GM), $13/Cre(20MG/GM-PIC/S-10GM)
Kefacon Shampoo®（美西/生春堂）
Kemozole®（明德/勸奉堂）
Ketoco®（派頓）$29.1/Cre(20MG/GM-15GM), $36.9/Cre(20MG/GM-20GM)
Ketoconazole Shampoo®（中化）
Ketoconazole®（杏輝）$13/Cre(20MG/GM-PIC/S-10GM), $29.4/Cre(20MG/GM-PIC/S-15GM), $38.7/Cre(20MG/GM-PIC/S-20GM), $11.9/Cre(20MG/GM-PIC/S-5GM)
Ketosone Shampoo®（寶齡富錦）
Ketosone®（寶齡富錦）$29.4/Cre(20MG/GM-PIC/S-15GM), $11.9/Cre(20MG/GM-PIC/S-5GM), $13/Cre(20MG/GM-PIC/S-10GM)
Ketozol Shampoo®（衛達）
Ketozol®（衛達）$11.9/Cre(20MG/GM-5GM), $38.7/Cre(20MG/GM-PIC/S-20GM),
Lezole Shampoo®（政德）
Lezole®（政德）
Lishu Shampoo®（成大）
Lith Shampoo®（成大）
Ma Fa Su Shampoo®（應元）
Mesol Shampoo®（明大）
Nazole®（壽元）$29.1/Cre(20MG/GM-15GM), $13/Cre(20MG/GM-10GM)
Nizo-B5 Shampoo®（生達）
Nizoral® ◎ (OLIC/久裕)
Rich Shampoo®（溫士頓）
Rich®（溫士頓）$29.4/Cre(20MG/GM-PIC/S-15GM),
S.S Shampoo®（美西/合成）
Zip Shampoo®（中化）
Zumelin®（瑞士/華興）$29.4/Cre(20MG/GM-PIC/S-15GM), $38.7/Cre(20MG/GM-PIC/S-20GM)

藥理作用 尚未完全確定。生體外實驗本藥會損害麥角脂醇的合成，麥角脂醇為黴菌細胞膜的主要成份。

適應症 [衛核]減少因黴菌感染所引起之頭皮屑治療之輔助劑，汗斑及脂漏性皮膚炎之輔助劑。

用法用量 念珠菌陰道炎：每天早、晚各一錠(200mg)，服用5天。其他適應症：每天一錠，症狀消失後，必須繼續治1個星期。一般的治療期間大約如下：
1.鵝口瘡：10天。
2.皮膚和頭髮的黴菌感染症：1~2個月。洗髮精一天洗一次，連續5天。
3.黴菌病、全身性念珠菌病：1~2個月。
4.副球菌病、組織漿菌病：2~6個月。

5.甲黴菌病(灰指甲)和慢性粒膜皮下念珠菌病：6~12個月。小孩：劑量可降低至每天予50~100mg，或依小孩之體重每kg給予3mg。

不良反應 噁心，胃腸不適，嘔吐，腹痛，腹瀉，搔癢，眩暈，迷睡，頭痛，發熱，寒顫，畏光。

醫療須知 1.不要用ketoconazole來治療黴菌性腦膜炎，因為本藥易通過腦脊髓液。

2.繼續治療直到所有臨床和實驗室試驗皆表示活的黴菌感染已經中止。通常，念珠菌至少需要2週的治療，而全身性細菌的感染可能中需要6個月或更久的治療。

3.孕婦，哺乳婦，及2歲以下孩童要小心使用。

87206 MERBROMIN

20 MG, 2000 MG/液劑(Sol);

商名

Merbromin®（人生）
Mercurochrome®（健康化學）
Mercurochrome®（新喜國際）

適應症 [衛核]外用殺菌消毒

用法用量 每日數次，塗擦於患部。

87207 MICONAZOLE NITRATE

20 MG, 20 MG/GM/軟膏劑(Oin); 20 MG/粉劑(P); 20 MG, 20 MG/GM/乳膏劑(Cre);

商名

Candiplas®（MEDOCHEMIE/雙正）
Cicocan®（長安）
Gyno-Mycoderin®（寶齡富錦）$20.5/Cre(20MG/GM-5GM)
Konazole®（應元）$34/Oin(20MG/GM-10GM)
Miconazole®（新喜國際/岳生）
Mycoderin®（寶齡富錦）
Toegol®（寶齡富錦）
Torposin-M®（長安）
Winsolve Antifungal®（永信）$34/Cre(20MG/GM-10GM), $20.5/Cre(20MG/GM-5GM),

藥理作用 本藥可殺死念珠菌。(參見第17章)

適應症 [衛核]治療皮膚表淺性黴菌感染，如：足癬(香港腳)、股癬、汗斑。

[非衛核]念珠菌及革蘭陽性菌陰道感染。

用法用量 睡前將軟膏充滿注藥管，擠入陰道深部。連續使用兩週，直到搔癢及白帶完全消失為止。

87208 NAFTIFINE HCL▲

孕B 乳? 泄 肝 半 2~3D

Rx

10 MG/GM/乳膏劑(Cre);

商名

Ancent®（元宙）$28/Cre(10MG/GM-10GM), $19/Cre(10MG/GM-5GM), $29.8/Cre(10MG/GM-PIC/S-15GM),
Anzumei®（約克）$29.8/Cre(10MG/GM-PIC/S-15GM), $28.5/Cre(10MG/GM-PIC/S-10GM), $59/Cre(10MG/GM-PIC/S-20GM)
Chizocin®（人人/康衛）$59/Cre(10MG/GM-PIC/S-20GM), $29.8/Cre(10MG/GM-PIC/S-15GM), $19/Cre(10MG/GM-PIC/S-5GM), $28.5/Cre(10MG/GM-PIC/S-10GM),
Decent®（旭能/明則）$29.8/Cre(10MG/GM-PIC/S-15GM), $59/Cre(10MG/GM-PIC/S-20GM), $19/Cre(10MG/GM-PIC/S-5GM), $28.5/Cre(10MG/GM-PIC/S-10GM)
Genaf®（人人）$28.5/Cre(10MG/GM-PIC/S-10GM), $29.8/Cre(10MG/GM-PIC/S-15GM), $19/Cre(10MG/GM-PIC/S-5GM), $59/Cre(10MG/GM-PIC/S-20GM)
Jia Mei®（十全）$29.8/Cre(10MG/GM-PIC/S-15GM), $28.5/Cre(10MG/GM-PIC/S-10GM), $19/Cre(10MG/GM-PIC/S-5GM), $59/Cre(10MG/GM-PIC/S-20GM)
Kafutinea®（溫士頓/昱任）$28.5/Cre(10MG/GM-PIC/S-10GM), $59/Cre(10MG/GM-PIC/S-20GM), $29.8/Cre(10MG/GM-PIC/S-15GM), $19/Cre(10MG/GM-PIC/S-5GM)
Nafdin®（壽元）$28.5/Cre(10MG/GM-PIC/S-10GM), $59/Cre(10MG/GM-PIC/S-20GM), $29.8/Cre(10MG/GM-PIC/S-15GM), $19/Cre(10MG/GM-PIC/S-5GM)
Nafine®（皇佳/元昊）$29.8/Cre(10MG/GM-PIC/S-15GM), $19/Cre(10MG/GM-PIC/S-5GM), $28.5/Cre(10MG/GM-PIC/S-10GM), $59/Cre(10MG/GM-PIC/S-20GM),
Natifim®（井田）$19/Cre(10MG/GM-PIC/S-5GM), $28.5/Cre(10MG/GM-PIC/S-10GM), $59/Cre(10MG/GM-PIC/S-20GM)
Tifin®（元宙/華興）$28.5/Cre(10MG/GM-PIC/S-10GM), $59/Cre(10MG/GM-PIC/S-20GM), $29.8/Cre(10MG/GM-PIC/S-15GM)

藥理作用 本藥為一種局部用的抗黴劑，其作用機轉是抑制黴菌的ergosterol生成。

適應症 [衛核]髮癬菌種、小芽胞癬菌種、毛絮狀表皮黴癬菌在皮膚及其附屬組織所引起之感染、表皮念珠菌病、甲黴菌病、花斑癬。

用法用量 一天一次，適量塗於患部。療程為4個星期。

不良反應 燒灼感、乾躁、紅斑、搔癢、刺痛。

87209 OXICONAZOLE▲

孕B 乳? 泄 肝/腎

Rx 10 MG/GM/乳膏劑(Cre);

商 名

Antimycolin®(溫士頓)
Oxicone®(歐帕/瑩碩)

藥理作用 1.Oxiconazole nitrate為imidazole之衍生物，其抗黴菌活性主要來自於抑制細胞膜主要構成物ergosterol的生合成，體外試驗有相當廣泛抗致病性黴菌活性。
2.Oxiconazole對下列大部份之菌種無論在體外或身體適用部位之臨床感染都具有活性：epidermophyton flooccosum/ trichophyton mentagerophytes/ trichophyton rubrum。
3.體外試驗中oxiconazole對下列大部份的菌種都有相當理想的最小抑菌濃度：candida albicans/ malassezia furfur/ microsporum canis microsporum gypseum/ trichophyton tonsurans/ trichophyton violaceum。

適 應 症 [衛核]足癬、股癬和Trichophyton rubrum，Trichophyton mentagrophytes或Epidermophyton floccosum引起的錢癬。

用法用量 本藥應塗抹於足癬、錢癬或股癬患者的患處及其周圍鄰近部份，每天一次至二次。錢癬和股癬應治療二個星期，足癬需一個月以降低復發的可能性。如果治療後患者未有臨床改善現象，應重新加以診斷。

不良反應 在臨床試驗中，955個患者中有41個(4.3%)接受oxiconazole nitrate乳膏的治療，其中有1%的副作用報告和藥物治療有關、這些反應包括搔癢(1.6%)、灼燒(1.4%)、刺激和過敏性接觸性皮膚炎(各0.4%)、毛囊炎(0.3%)、皮膚發紅(0.2%)和丘疹、裂傷、浸漬、疹、螫傷和結節(各0.1%)。
在對照、多重醫學中心之臨床試驗中，269個患者中，有7個(2.6%)接受oxiconazole nitrate洗劑的治療有1%的副作用認為和藥物治療有關、這些反應包括灼燒和螫傷(各0.7%)以及搔癢、疤、刺痛、疼痛和汗疱濕疹(各0.4%)。

醫療須知 1.使用本藥如引起過敏或化學性刺激反應，宜停藥並給予適當的治療。本藥只宜皮膚外用，並避免將本藥接觸眼睛或陰道。
2.Oxiconazole會分泌於人類乳汁中，所以應特別注意授乳母親的使用。

87210 SALICYLIC ACID

100 MG, 485 MG, 500 MG, 25 MG/GM/軟膏劑(Oin); 20 MG, 50 MG, 167 MG/液劑(Sol); 10 MG, 60 MG/凝膠劑(Gel);

商 名

Antiwart®(壽元)
Decorn®(黃氏)
Fujin®(榮民)
Funmove®(信隆)
Kerata®(派頓)
Leu Sun®(明大)
Liufu®(壽元)
Salian®(人人)
Salic®(生達)
Salidex®(福元)
Saliwart®(人人)
Sentis®(恆安)
Soft-G Lotion®(先智)
Szu Pi Kao®(明大/天理)
Warts Corn Del®(中生)
Wartsfree®(黃氏)
Yu-Li-Qing®(仙台)
Zusenron®(成大)

藥理作用 本藥具有去角質和殺菌的作用。

適 應 症 [衛核]去角質。
[非衛核]香港腳、去脂漏、濕疹。

用法用量 成人液劑：5%~17%。患部使用，每日最多2次，每次1滴。可連續使用12週。
plaster/pad：12%~40%患部使用，每2日更新1次貼布，可連續使用12週。
karaya gum-glyco：15%。每日睡前患部使用，於隔日清晨洗淨(藥品至少需停留於患部8小時)，可連續使用12週。

醫療須知 1.使用前請將患部洗淨並擦乾。
2.確認選用之水楊酸產品適用於疣。
3.適用於一般疣及腳底疣。
4.使用後會導致皮膚脫皮且皮膚上有可能有粉紅色之痕跡。2週後可見初步成效。一般連續使用4~12週後可完全去除疣。連續使用12週後若疣仍未去除，請就醫。疣去除後數月內也可能再次出現。
5.使用後若皮膚發生刺激紅腫疼痛時，立即停用並就醫。
6.如誤觸非患部，請以肥皂和大量清水洗淨。
7.本製劑不可接觸口腔黏膜。

87211 SULCONAZOLE NITRATE

孕C 乳?

Rx

10 MG/GM/軟膏劑(Oin)； 10 MG，10 MG/ML/液劑(Sol)；

商　名

Exelderm cream® ◎ (田邊) $30.5/Oin(10MG/GM-PIC/S-5GM)，$50/Oin(10MG/GM-PIC/S-10GM)，$99/Oin(10MG/GM-PIC/S-20GM)
Exelderm solution® ◎ (田邊) $56/Sol(10MG/ML-PIC/S-10ML)，
Genfuxen® (溫士頓)
Pirengen® (中美兄弟)
Zynoc® (歐帕/瑩碩) $56/Sol(10MG/ML-PIC/S-10ML)

藥理作用 1.本藥可用於治療皮膚黴菌感染。
2.本藥對一部份G(+)細菌，包括厭氣細菌亦有抗菌作用。

適 應 症 [衛核]下列皮膚黴菌之治療：足癬(香港腳)股癬、體癬、皮膚念珠菌症、花斑癬(汗斑)

用法用量 1日2~3次適量塗抹於患部。

不良反應 皮膚有時會出現局部搔癢感、刺激感、灼熱感、接觸性皮膚炎、發炎等症狀，但皮膚腫脹感、浸軟、丘疹、乾燥等症狀很少發生。

醫療須知 1.勿同時塗抹其他皮膚製劑於同一部位。
2.幼兒的患處如在包尿布的部位，請勿緊密包著。

87212 TOLNAFTATE

孕C 乳?

10 MG，20 MG，20 MG/GM/軟膏劑(Oin)； 10 MG，20 MG，2000 MG/液劑(Sol)； 10 MG/粉劑(P)； 10 MG/噴液劑(Spr)； 20 MG/乳膏劑(Cre)；

商　名

Kazuhou Topical® (中美兄弟)
Keh Meei Oinment® (派頓)
Liner® (山之內)
Naff Hydrophilic® (健康化學/恆信)
Senpi® (明德)
Tinafunga® (健康化學/優良)
Tolnaf® (人人)
Tolnaftin Dusting® (政德)
Tolnaftin® (政德)
Topherin® (井田/天下)
U.U.® (衛肯/尼斯可)

藥理作用 本藥對白黴菌屬、表皮絲狀菌屬、小胞子菌屬等的皮膚原絲狀菌具有特異的、選擇的殺菌作用。

適 應 症 [衛核]足癬(香港腳)、股癬、體癬及汗斑

用法用量 通常早晚各一次適量塗抹於患處持續使用直到症狀消失後還要繼續用藥至少2星期。

醫療須知 如果皮膚因感染而增厚，那麼預期臨床反應可能會延遲4~6星期。

87213 UNDECYLENIC ACID COMPOUND

孕C 乳?

100 MG，250 MG/液劑(Sol)；

商　名

Kesezine® (新喜國際)
Undacid® (榮民)
Winsolve Comesnail® (永信)

藥理作用 本藥具有殺黴菌和溶解角質的作用。

適 應 症 [衛核]治療皮膚表淺性黴菌感染、如足癬(香港腳)、股癬。

用法用量 一天適量塗敷患部2次，可連續使用2-4星期，得先清潔及乾燥患處及其周圍皮膚。

醫療須知 1.病情治癒後得再塗抹2星期，以防止復發；若使用4星期未見好轉得換藥。
2.注意患處衛生保持通風乾淨。

87214 U.U. Antifungal 悠悠香港腳乳膏®（尼斯可）

每 gm 含有：UNDECYLENATE ZINC 200.0 MG；UNDECYLENIC ACID 50.0 MG

適應症 [衛核] 治療皮膚表淺性黴菌感染，如足癬(香港腳)、股癬。

用法用量 比較潮濕的香港腳適用悠悠藥粉，皮膚乾燥的香港腳適用悠悠乳膏·藥膏，悠悠噴液則乾濕皆宜。

類似產品
U.U. Powder for Athlete's Foot 悠悠香港腳藥粉®（衛肯/尼斯可）

87215 U.U. Ointment 悠悠藥膏®（西德有機/尼斯可）

每 gm 含有：UNDECYLENATE ZINC 200.0 MG；UNDECYLENIC ACID 20.0 MG

適應症 [衛核] 治療皮膚表淺性黴菌感染，如：足癬(香港腳)、股癬。

用法用量 一天3~4次，適量塗抹於患處。

醫療須知
1.有此情形者，請勿使用：a.未滿6個月的嬰兒。b.曾因本藥引起過敏症狀的人。
2.有此情形者，使用前請洽醫師診治：a.2歲以下小孩。b.深部皮膚組織感染。
3.有此情形者，使用前請先諮詢醫師藥師藥劑生：a.12歲以下小孩。b.兒童、孕婦、可能懷孕婦女及哺乳婦。c.大面積之體表或皮膚深層感染者。
4.其他使用上注意事項：a.為防止兒童誤食請妥善保管。b.避免陽光直射。

87216 Amelon 安黴隆親水性乳膏®（永勝）$10.2/Cre (5.0 GM-PIC/S), $17.7/Cre (10.0 GM-PIC/S)

Rx 每 1 g 含有：ECONAZOLE NITRATE 10.0 MG；TRIAMCINOLONE ACETONIDE 1.0 MG

適應症 [衛核] 髮癬菌、皮癬菌、黴菌、革蘭氏陽性菌及念珠狀菌、感染所引起之皮膚病、指甲癬（灰指甲）濕疹、汗斑、丘疹、牛皮癬、體癬、頭癬、股癬、鬚癬、尿布疹、擦疹、足癬（香港腳）、念珠狀菌陰唇炎、龜頭炎。

用法用量 一天3~4次，適量塗抹於患處。

類似產品
- Ayfuco "羅得" 愛膚康乳膏®（羅得）$22.4/Cre (16.0 GM), $10.2/Cre (5.0 GM-PIC/S), $24.1/Cre (12.0 GM-PIC/S), $29.7/Cre (15.0 GM-PIC/S), $32.6/Cre (20.0 GM-PIC/S)
- E.T. 宜蒂乳膏®（美西/合成）$10.2/Cre (5.0 GM-PIC/S), $17.7/Cre (10.0 GM-PIC/S), $29.7/Cre (15.0 GM-PIC/S)
- Econsone 皮可爽乳膏®（瑞士）
- Ecosin "正和"樂益膚乳膏®（正和）$17.7/Cre (10.0 GM-PIC/S)
- Amenon 永勝安黴能軟膏®（永勝）$10.2/Oin (5.0 GM-PIC/S), $29.7/Oin (15.0 GM-PIC/S)
- Inhfungus 抑黴菌乳膏®（成大）$17.4/Cre (10.0 GM), $22.2/Cre (15.0 GM)
- Trimyzole 祛黴諾乳膏®（中生）$10.2/Cre (3.5 GM-PIC/S), $10.2/Cre (5.0 GM-PIC/S), $17.7/Cre (10.0 GM-PIC/S), $29.7/Cre (15.0 GM-PIC/S)
- Winsolve Econazine "允消"益膚清乳膏®（永信）$10.2/Cre (5.0 GM-PIC/S), $17.7/Cre (10.0 GM-PIC/S)
- B&N Trieco "西德有機"利膚癒可乳膏®（人人/西德有機）$17.4/Cre (10.0 GM), $26.8/Cre (20.0 GM)
- Econalone "杏輝"欲克黴乳膏®（杏輝）$10.2/Cre (5.0 GM-PIC/S), $17.7/Cre (10.0 GM-PIC/S)
- Ecort "衛達"益可康乳膏®（衛達）$17.7/Cre (10.0 GM-PIC/S)
- Eparcort 益皮康乳膏®（汎生）$10.2/Cre (5.0 GM-PIC/S), $17.7/Cre (10.0 GM-PIC/S), $32.6/Cre (20.0 GM-PIC/S)
- Hupicon "應元"復皮康乳膏®（應元）$10.2/Cre (5.0 GM-PIC/S), $17.7/Cre (10.0 GM-PIC/S), $29.7/Cre (15.0 GM-PIC/S)
- Trimalon 艾美隆乳膏®（美西/齊山）$10.2/Cre (5.0 GM-PIC/S)
- Trisone 三松乳膏®（健康化學/恆信）
- Vivicome "歐業" 維皮康乳膏®（成大/歐業）$22.4/Cre (16.0 GM)

87217 Annie 艾尼乳膏®（派頓/德山）

Rx 每 Cre 含有：DIFLUCORTOLONE VALERATE 1.0 MG；ISOCONAZOLE NITRATE 10.0 MG

適應症 [衛核] 指(趾)區間、手部、腹股溝之黴菌感染。

用法用量 參照仿單

類似產品
- B.& N. Isocon-F 利膚康黴乳膏®（西德有機）
- Fluzole "皇佳" 膚適康 乳膏®（皇佳）
- Iflucon Oint "正和"愛膚康軟膏®（正和）$37.7/Oin (15.0 GM-PIC/S)
- Isucon "派頓"愈速康乳膏®（派頓）$34.6/Cre (12.0 GM-PIC/S)
- Mycocin 黴星乳膏®（瑞士）$21.7/Cre (10.0 GM-PIC/S), $37.7/Cre (15.0 GM-PIC/S)
- Ucofu 優克膚乳膏®（新喜國際/岳生）
- E.F. 益膚隆乳膏®（壽元）$13.8/Cre (5.0 GM-PIC/S), $21.7/Cre (10.0 GM-PIC/S), $34.6/Cre (12.0 GM-PIC/S), $60/Cre (20.0 GM-PIC/S)
- ID 艾迪乳膏®（壽元/國信）$13.8/Cre (5.0 GM-PIC/S), $34.6/Cre (12.0 GM-PIC/S), $60/Cre (20.0 GM-PIC/S)
- Isocona "生達"膚科拿乳膏®（生達）$60/Cre (20.0 GM-PIC/S)
- Levalone "永勝"麗膚隆乳膏®（永勝）$47.3/Cre (16.0 GM-PIC/S), $60/Cre (20.0 GM-PIC/S)

87 皮膚用藥產品

Ticare Ceram 保艾乳膏 ® （福元）
Vacort "人人"黴克乳膏 ® （人人） $13.8/Cre (5.0 GM-PIC/S), $21.7/Cre (10.0 GM-PIC/S), $37.7/Cre (15.0 GM-PIC/S), $60/Cre (20.0 GM-PIC/S)

87218 Ceful 適膚乳膏 ® （十全） $36/Cre (10.0 GM)

每 gm 含有：HYDROCORTISONE 10.0 MG；MICONAZOLE NITRATE 20.0 MG

適應症 [衛核] 治療皮膚表淺性黴菌感染，如：足癬(香港腳)、股癬、汗斑、濕疹或皮膚炎。

用法用量 本藥具有抗白癬菌脂作用，一天數次適量塗於患處。

類似產品 Fudgen "黃氏" 膚得健乳膏 ® （黃氏）
Nail Fungus "美的" 灰甲淨藥用乳膏 ® （長安/美的） $91/Cre (15.0 GM)

87219 Chiau Son "五洲" 足爽藥粉 ® （五洲）

每 gm 含有：BENZOIC ACID 600.0 MG；SALICYLIC ACID 300.0 MG

適應症 [衛核] 香港腳、黴菌性皮膚病

用法用量 1.用足爽1包(35g)溶於沸水中，將患部浸泡20~30分鐘，輕症患者1次即可見效，重症患者每隔1星期浸泡1次至症狀消除。
2.亦可每日將足爽撒佈在腳趾與鞋內，以防止腳臭及香港腳。③先用足爽1包浸泡後，每日再用足爽撒佈於鞋內效果更佳。

類似產品 Comfoot 足適好粉 ® （長安/興南）
Jeau Bao "井田"腳寶外用粉 ® （井田）

87220 Chin Lein "井田"井聯乳膏 ® （井田） $17.4/Cre (10.0 GM)

每 gm 含有：BETAMETHASONE (AS VALERATE) 0.5 MG；GENTAMICIN (AS SULFATE) 1.0 MG；IODOCHLORHYDROXYQUIN 10.0 MG；TOLNAFTATE 10.0 MG

適應症 [衛核] 急救、預防及減緩皮膚刀傷、刮傷、燙傷之感染；治療皮膚表淺性黴菌感染，如：足癬(香港腳)、股癬、汗斑；濕疹或皮膚炎。

用法用量 每天2~3次，適量薄敷於患處。

類似產品 Fouract 福將親水性軟膏 ® （人人）
Tofumin "賜利優"脫膚敏親水軟膏 ® （恆安/賜利優）
Full Gream 膚樂乳膏 ® （明大）
Well Skin "天良"皮可復軟膏 ® （明德/天良）

87221 Clofusone 克膚炎乳膏 ® （明大） $27.9/Cre (10.0 GM-PIC/S)

Rx

每 gm 含有：BETAMETHASONE DIPROPIONATE 0.64 MG；CLOTRIMAZOLE 10.0 MG

適應症 [衛核] 適用於下皮膚感染的局部治療：紅色毛癬菌、鬚瘡毛癬菌、絮狀表皮癬菌、大小芽胞菌所引起之足癬、股癬、頭癬。

用法用量 每天2~3次，適量薄敷於患處。當病情改善後，一天1次即可。主要用於治療伴有發炎或濕疹的皮膚感染。

87222 Cortolone 克疹乳膏 ® （華盛頓）

Rx

每 gm 含有：DIFLUCORTOLONE 21-VALERATE 1.0 MG；ISOCONAZOLE NITRATE 10.0 MG

適應症 [衛核] 指(趾)間區、手部、腹股溝之黴菌感染症。

用法用量 一天3~4次，適量塗抹於患處。

類似產品 Isolon 愛膚隆乳膏 ® （黃氏） $37.7/Cre (15.0 GM-PIC/S)
S.S. 舒舒乳膏 ® （美西/合成）
Sona 速納乳膏 ® （明大）
Isoradin 淨黴乳膏 ® （永信） $21.7/Cre (10.0 GM-PIC/S)
Slika A "明德" 複方使立潔乳膏 ® （明德） $37.7/Cre (15.0 GM-PIC/S)
Temenazole 膚爾康乳膏 ® （培力） $60/Cre (18.0 GM-PIC/S)

87223 Hairfeely Tisen 黑膚力治癬軟膏 ® （中美兄弟）

每 gm 含有：CHLORHEXIDINE HCL 2.0 MG；TOLNAFTATE 20.0 MG

適應症 [衛核] 汗皰狀白癬、頑癬、斑狀小水泡性白癬、香港腳、(水蟲)足癬、股癬、錢癬、髮癬。

用法用量 一天3~4次，適量塗抹於患處。

87224 Kang Py Lu 港皮露液 ® （澳斯麗）

每 ml 含有：CAMPHOR 50.0 MG；IODINE 16.43 MG；PHENOL (CARBOLIC ACID) 25.0 MG；POTASSIUM IODIDE 5.72 MG；SALICYLIC ACID 42.86 MG

適應症 [衛核] 香港腳、乾癬、頑癬、牛皮癬、白癬、紅癬、鱗癬、寄生性皮膚病

用法用量 先在患部用肥皂洗淨乾燥後，將本藥敷於患部，1天連續敷用數次，等表皮脫落後再敷用。表皮若有糜爛時請勿用，等用紅藥水或鋅氧粉膏消炎藥膏等藥劑治療後再敷用之。

醫療須知 本藥為外用藥水故不可內服對眼、耳、鼻、口不可使用，再者因本藥藥性強大故對顏部塗擦用少許為妙。

類似產品
Methenin 滅癬寧®（人生）
Niceryl "黃氏"黴止利液®（黃氏）
Trichosia 癬克伏外用液®（健康化學/中法產業）

87225 Metrosen 滅癬液®（旭能/奧孟亞）

每 1ml 含有：PHENOL (CARBOLIC ACID) 20.0 MG；RESORCINOL (RESORCIN) 35.0 MG；SALICYLIC ACID 50.0 MG

適應症 [衛核] 白癬、香港腳、小兒苔癬、皮膚搔癢症、雞眼、乾癬、疥癬、急慢性濕疹、帶狀皰疹、皮脂溢出、糠疹。

類似產品
Refulen "華興"樂膚能液®（華興）

87226 Muhi 無比止癢消炎液 伊艾克斯®（IKEDA/大法）

每 gm 含有：DIPHENHYDRAMINE HCL 10.0 MG；DL-CAMPHOR 10.0 MG；Isopropylmethylphenol 1.0 MG；L-MENTHOL 35.0 MG；Prednisolone Valerate Acetate 1.5 MG

適應症 [衛核] 暫時緩解濕疹、尿布疹、蚊蟲咬傷、皮膚搔癢、皮膚炎等皮膚疾患的症狀。

87227 Pasca "鹽野義"保溼康凝膠®（杏輝/塩野義）$32/Gel (10.0 GM)

每 gm 含有：METHYL SALICYLATE 20.0 MG；TOLNAFTATE 20.0 MG

藥理作用 本藥能抑制足癬、股癬等所發生之炎症及搔癢，還可軟化角質。

適應症 [衛核] 足癬（香港腳）、股癬、體癬、花斑癬（汗斑）

用法用量 每天2~3次，適量薄敷於患處。當病情改善後，一天1次即可。主要用於治療伴有發炎或濕疹的皮膚感染。

87228 Tolcin 脫癬軟膏®（明大）

Rx

每 gm 含有：HEXACHLOROPHENE 5.0 MG；TOLNAFTATE 20.0 MG

適應症 [衛核] 治療皮膚表淺性黴菌感染，如：足癬(香港腳)、股癬、汗斑

用法用量 一天3~4次，適量塗抹於患處。

類似產品
Totusan 脫足癬軟膏®（中生）

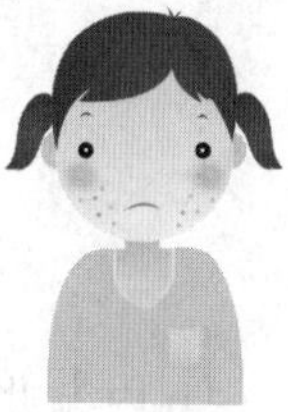

§ 87.3 局部用抗病毒劑

87301 ACYCLOVIR▲

孕B 乳？ 食＋ 泄 腎 T½ 2.5~5h

SMC

Rx

30 MG/GM, 50 MG/GM/軟膏劑(Oin)；50 MG, 50 MG/GM/乳膏劑(Cre)；

商名

ACV®（成大）$42.3/Cre(50MG/GM-PIC/S-8GM),
Aclor®（應元）$42.3/Cre(50MG/GM-PIC/S-10GM), $17.3/Cre(50MG/GM-PIC/S-2GM), $17.3/Cre(50MG/GM-PIC/S-3.5GM), $39.5/Cre(50MG/GM-PIC/S-5GM), $17.3/Cre(50MG/GM-PIC/S-3GM), $17.3/Cre(50MG/GM-PIC/S-4GM)
Aclovir®（杏輝）$39.5/Cre(50MG/GM-PIC/S-5GM)
Acyclovir Stada®（STADA/康百佳）
Acyclovir®（大豐/一成）
Acyclovir®（永信/永甲）$39.5/Cre(50MG/GM-PIC/S-5GM)
Acyvir®（明德/昱任）$40.1/Cre(50MG/GM-PIC/S-6GM), $42.3/Cre(50MG/GM-PIC/S-10GM), $431/Cre(50MG/GM-PIC/S-100GM), $39.5/Cre(50MG/GM-PIC/S-5GM), $40.1/Cre(50MG/GM-PIC/S-6.5GM), $17.3/Cre(50MG/GM-PIC/S-2GM), $17.3/Cre(50MG/GM-PIC/S-3.5GM), $17.3/Cre(50MG/GM-PIC/S-4GM), $42.3/Cre(50MG/GM-PIC/S-8GM), $42.1/Cre(50MG/GM-PIC/S-7.5GM), $17.3/Cre(50MG/GM-PIC/S-3GM)
An Hao®（十全）$39.5/Cre(50MG/GM-PIC/S-5GM), $42.3/Cre(50MG/GM-PIC/S-10GM),
Anclozin®（羅得）$39.5/Cre(50MG/GM-PIC/S-5GM),
Cyclovax®（REMEDICA/富富）$17.3/Cre(50MG/GM-PIC/S-3.5GM), $39.5/Cre(50MG/GM-PIC/S-5GM), $42.3/Cre(50MG/GM-PIC/S-8GM), $17.3/Cre(50MG/GM-PIC/S-3GM)
Cyclovir®（壽元）$42.3/Cre(50MG/GM-PIC/S-10GM), $39.5/Cre(50MG/GM-PIC/S-5GM),
Cyvirax Cold Sore®（元宙/健得方）
Deherp®（生達）$17.3/Cre(50MG/GM-PIC/S-2GM), $39.5/Cre(50MG/GM-PIC/S-5GM), $42.3/Cre(50MG/GM-PIC/S-10GM),
Deviro Oph.®（景德/健喬信元）$395/Oin(30MG/GM-PIC/S-4.5GM),
Deviro®（健康化學）$36.9/Cre(50MG/GM-5GM), $17.3/Cre(50MG/GM-2GM),
Devirus®（溫士頓）$42.3/Cre(50MG/GM-PIC/S-10GM), $17.3/Cre(50MG/GM-PIC/S-4GM), $42.3/Cre(50MG/GM-PIC/S-8GM), $17.3/Cre(50MG/GM-PIC/S-3.5GM), $17.3/Cre(50MG/GM-PIC/S-3GM), $39.5/Cre(50MG/GM-PIC/S-5GM), $431/Cre(50MG/GM-PIC/S-100GM), $40.1/Cre(50MG/GM-PIC/S-6GM),
Gepaujan Cream®（羅得）

$17.3/Cre(50MG/GM-PIC/S-3.5GM),
Ankajen® (正和) $42.3/Cre(50MG/GM-PIC/S-10GM),
Antivirs® (人人) $42.1/Cre(50MG/GM-PIC/S-7.5GM), $42.3/Cre(50MG/GM-PIC/S-10GM), $17.3/Cre(50MG/GM-PIC/S-3.5GM), $39.5/Cre(50MG/GM-PIC/S-5GM), $17.3/Cre(50MG/GM-PIC/S-2GM),
Axcel Acyclovir® (KOTRA/韋淳) $39.5/Cre(50MG/GM-PIC/S-5GM)
C.B Acylete® (中化) $17.3/Cre(50MG/GM-PIC/S-3GM),
Clovir® (寶齡富錦) $17.3/Oin(50MG/GM-PIC/S-3.5GM), $39.5/Oin(50MG/GM-PIC/S-5GM)
Clovir® (派頓) $39.5/Cre(50MG/GM-PIC/S-5GM), $42.3/Cre(50MG/GM-PIC/S-10GM),
Cyclouir® (大豐) $39.5/Cre(50MG/GM-PIC/S-5GM)
Jinrih® (井田) $39.5/Cre(50MG/GM-PIC/S-5GM),
Kepoline® (永勝)
Lavir® (中美兄弟) $41.2/Cre(50MG/GM-8GM)
Polisu® (仙台)
Porives® (明德/榮民)
Raxzor® (元宙)
Supola® (中美兄弟/興中美)
Syawe® (明德) $36.9/Oin(50MG/GM-5GM), $40.1/Oin(50MG/GM-PIC/S-6.5GM)
U-Chu Acyclovir® (五洲) $39.5/Cre(50MG/GM-PIC/S-5GM),
Vicorax® (衛達) $41.2/Cre(50MG/GM-10GM), $39.5/Cre(50MG/GM-PIC/S-5GM),
Virhail® (元宙/華興) $36.9/Cre(50MG/GM-5GM)
Virun® (黃氏) $17.3/Cre(50MG/GM-3.5GM), $39.5/Cre(50MG/GM-PIC/S-5GM)
Winsolve VIrless® (永信) $39.5/Cre(50MG/GM-PIC/S-5GM),
Zopes® (健康化學/瑞安) $40.1/Cre(50MG/GM-PIC/S-6GM),
Zovirax Cold Sore® ◎ (GLAXO/赫力昂)
Zovirax® ◎ (GLAXO/葛蘭素史克)

藥理作用 本藥被單純疱疹的病毒密碼經thymidine kinase催化轉變成acyclovir monophosphate，再進一步轉變形成diphosphate及triphosphate，後者為本藥的活性型代表物。Acyclovir triphosphate干擾單純疱疹和帶狀疱疹病毒DNA polymerase，因而阻斷病毒的複製，同時增長的DNA鏈可能也被病毒的DNA polymerase介入，因此終止了進一步的增長。

適應症 [衛核]由單純庖疹引起之感染

用法用量 1.口服：每天200mg每4小時1次，或800m每天2次。必須持續治療至少5天。

2.外用：眼膏每4小時塗1次，1天5次，完全痊癒後需再治療至少3天。外用藥膏1天塗敷患部5次，約每隔4小時1次，連續治療至少5天。

3.注射：

a.快速或是單一巨量靜脈注射、肌肉注射、皮下注射aciclovir應避免。

適應症	免疫情況	劑量
Herpes simplex 感染	正常或免疫不全	每八小時 5mg/kg
嚴重Herpes zoster感染(shingles)	正常	每八小時 5mg/kg
Vericella zoster感染	免疫不全	每八小時 10mg/kg
Herpes simplex 腦炎	正常或免疫不全	每八小時 10mg/kg

b.因為此藥是藉由腎臟排泄，對腎功能不全的病患使用aciclovir時要特別小心。建議修正劑量如下表：

Creatinine clearance	Dosage
25~50 mL/min	建議劑量每12小時(5 or 10 mg/kg)
10~50 mL/min	建議劑量每24小時(5 or 10 mg/kg)
0(anuric)~10 mL/min	建議劑量應減半，洗腎之後每24小時(2.5 or 5 mg/kg)

不良反應 1.>1%：在注射部位局部發炎(將近9%)、在注射部位靜脈炎(將近9%)、 噁心和嘔吐(將近7%)、增加transaminases(1~2%)、快速增加血清中的urea nitrogen和creatinine(5~10%)、蕁麻疹(將近2%)、發癢(將近2%)、發疹(將近2%)。

2.≦1%：發熱頭痛、低血壓、厭食、不正常的尿液分析(特徵為尿沈渣形成增加)、無尿、排尿困難、血尿、貧血、嗜中性白血球減少、血小板減少、水腫、口渴、腦病變的特徵：嗜眠、感覺遲鈍、震顫、神智不清、幻覺、震動、癲癇、昏迷(將近1%)暈眩、發疹。

醫療須知 1.施用軟膏時要使用finger cot或塑膠手套。

2.儘可能在發現徵兆或症狀之初，趕快開始治療。

3.就是疱疹被控制著，然而，潛伏的病毒可因為壓力、外傷、發燒、曝曬、性交、月經以及服用免疫抑制劑等因素而復發。

4.如果性伴侶一方感染疱疹，禁行性交，因為感染概率極高，且難以預防。

87302 IMIQUIMOD▲

孕B 乳？ 泄 肝/腎

Rx 50 MG/乳膏劑(Cre);

商　名

Aartfree®(明德/輔凱)　Anu®(羅得)
Aldara®(ENSIGN/裕利)　You Care®(南光)

藥理作用 1.Imiquimod用來治療生殖器與肛門周圍疣的作用機轉迄未明瞭。在細胞培養皿上imiquimod並無直接抗病毒作用。
2.老鼠皮膚研究顯示imiquimod可能會誘導細胞荷爾蒙，包括α-干擾素。但是並不瞭解所發現的這些與臨床上之間的關連性。

適應症 [衛核]治療成人生殖器外部的疣、肛門周圍的疣和濕性尖疣。

用法用量 1.Imiquimod乳膏5%每週塗三次，每次在睡前才塗在患部，6~10小時之後(即第二天早晨)，用中性皂和水清洗。每週三次，可定在週一、三、五，或週二、四、六的睡前塗用。使用imiquimod治療，需持續到生殖器/肛門周圍疣完全消除，或最多用16週。
2.在治療時常有患部皮膚反應(紅斑)。假若患部非常不舒服或發生嚴重的皮膚反應時，可以停用幾天，待皮膚反應消褪後，可再度塗用。在處理這些皮膚反應時，可使用非閉塞性的敷物，如棉紗布或穿著棉質內褲。醫生應示範，指導患者正確的塗藥方法與藥量，以得到最佳的治療效果。塗藥前後應洗手。
3.Imiquimod乳膏5%是單次使用劑量包裝，內含量可足夠塗20cm²，要避免使用過量，患者要被教導塗在外部生殖器/肛門周圍疣上，薄薄一層塗在患部，抹一抹，直到看不見藥膏為止。不可緊密覆蓋患部。

不良反應 1.每週塗三次5%imiquimod的男女患者中也有患部外的皮膚反應，嚴重的患部外皮膚反應報告，在女性有：紅斑3%、潰瘍2%、及浮腫1%；在男性有：糜爛2%、及紅斑、浮腫、硬化、剝皮/薄片剝落各有1%。
2.認定或許或可能與ALDARA有關，且超過1%的報告者包括：塗抹部位障礙：疣患部反應(灼熱感、皮膚褪色、刺激、癢、痛、紅疹、敏感、傷口疼痛、刺痛與壓痛)；患部外反應 (流血、灼熱感、癢、痛、壓痛、圓癬)；全身性反應：疲累、發燒、類似感冒症狀；中樞與周邊神經系統障礙：頭痛；胃腸系統障礙:如腹瀉；以及肌肉骨骼系統障礙：肌肉痛。

醫療須知 1.通常有局部皮膚反應如紅斑、糜爛、剝皮/薄片剝落，及浮腫。若是發生嚴重上述反應，要用中性肥皂和水洗掉藥品。當上述反應情況消褪後可以再重新使用imiquimod乳膏。
2.目前尚無在其他皮膚藥治療生殖器疣後，緊接著使用imiquimod乳膏的臨床經驗，因此在任何先前使用藥品或開刀治療生殖器/肛門周圍疣後，傷口未癒合之前，並不推薦使用imiquimod乳膏。 Imiquimod有可能會加重原有的皮膚發炎。
3.患者使用須知：
a.本藥為外用藥需由醫生指示使用，藥品不得碰觸眼睛。
b.治療的患部不能用繃帶包紮，或覆蓋紗布。
c.當塗上藥後，要避免做性接觸(性交，肛交，口交)。
d.塗藥後6~10小時後用中性皂和清水洗淨。
e.通常在塗藥區域或其周圍，有下列皮膚反應：如紅斑、糜爛、剝皮/薄片剝落及浮腫。反應大都是輕微或中度的，若是嚴重反應，請速告知診療醫生。
f.未割包皮之男性使用imiquimod乳膏治療包皮下之疣時，應每天縮回包皮，清洗患部。
g.因為imiquimod並不能根治疣患，患者應注意，在imiquimod治療當中仍有可能會長出新的疣。
4.每日口服方式投予老鼠8倍人類推薦劑量(以mg/m²計)，歷經交配，懷孕、分娩與哺乳的繁殖過程都無害。
5.懷孕安全性分級是B級：imiquimod對老鼠或兔子的畸胎試驗，並未發現畸胎。
6.未知在局部塗上imiquimod後會不會在乳汁中發現。

87303 PODOPHYLLOTOXIN

Rx 1.5 MG/GM/乳膏劑(Cre);

商　名

Khoiou® (井田) $531/Cre(1.5MG/GM-PIC/S-5GM)　　Wart Del® (中生) $578/Cre(1.5MG/GM-PIC/S-5GM)

藥理作用 Podophyllotoxin是由植物中純化萃取出的抗病毒物質，能有效抑制細胞中期的有絲分裂過程。此種治療被公認是因podophyllotoxin具有抑制細胞生長及能侵入被病毒感染的細胞所致。

適應症 [衛核]生殖器疣(包括外生殖器及肛門附近的疣)。

用法用量 1.使用本藥乳膏前，先用肥皂及清水洗淨患部處並拭乾，在用指尖塗抹恰好足以覆對長疣處之劑量並按摩。每次塗藥後請洗淨雙手。勿將本藥塗抹於正常皮膚上，若不慎觸及，請用肥皂及清水洗去。每日兩次，早晚各一次，連續使用三天後，停藥四天(此為一個治療週期)。

2.於第一個週期結束後，若是有疣仍未治癒，請重複上述治療週期(每日兩次，連續三天後，停藥四天)。本藥乳膏最多可使用四個治療週期，若是有疣仍未治癒，請回診洽詢您的醫師。

87 皮膚用藥產品

不良反應 開始治療的第2天或第3天，當疣消失時會發生刺激感、癢感及刺痛症狀。不過大部分屬輕微症狀且很快就會恢復。

醫療須知 1.避免觸及眼睛，若不慎觸及請立即用清水沖洗。本藥乳膏對正常皮膚具有傷害性，應避免長期將藥物停留於正常皮膚上。治療期間避免性交(以免交叉感染)，若仍無法避免，應使用保險套。

2.若疣大於4平方cm，建議由醫護人員監督下使用。

3.女性患者請利用盒中所附鏡子，將其置於適當位置方便藥物塗抹於患處。

87304 POLYPHENON E

Rx 100 MG/軟膏劑(Oin);

商　名

Veregen® (杏輝/杏國)

適應症 [衛核]治療18歲以上成人之外生殖器及肛門周圍的尖形濕疣(Condylomata acuminate)

87305 Duofilm "史達德" 治疣液® (STADA/康百佳) $174/Sol (15.0 ML)

每 gm 含有：LACTIC ACID 150.0 MG；SALICYLIC ACID 167.0 MG

適應症 [衛核] 除疣劑

用法用量 每天一次，在使用前先用熱水浸泡疣之部位至少5分鐘，然後用乾毛巾擦乾，用所附之刷子滴2~4滴於疣部，乾後再滴第2次。

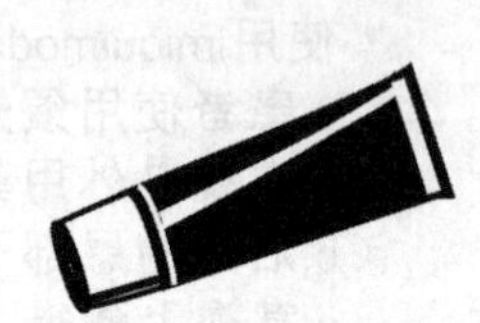

§ 87.4 局部用皮質類固醇

局部用皮質類固醇使用的一般原則：

1.藥理作用：局部用的皮質類固醇具有抗發炎、抗搔癢、血管收縮及抗增生作用。臨床效果會因表皮吸收程度及藥品對表皮、角質層的穿透性而異。

2.吸收率：使用於未發炎的前臂皮膚吸收率約1%；發炎或受傷的皮膚則可達≥33%；眼瞼或生殖器官附近皮膚，尤其是陰囊可達25%。頜部、前額、腋部及頭皮的吸收也較高，手掌、足底等因角質層較厚，吸收一般小於1%。影響吸收率的因素包括藥品、濃度、賦型劑、塗抹部位、使用敷布覆蓋、表皮的完整性等。使用隔絕作用較強的賦型劑(occlusive vehicles，如油質)或膠布覆蓋可能會使吸收增加達10倍或更多。

3.賦形劑：a.油質軟膏(ointment)一般而言較具隔絕性(occlusive)，適合使用於乾躁、鱗屑狀的患部，油質的乳霜(cream)可能具有相同的效果，凝膠(gel)的隔絕性較差。b.多毛部位應使用水容性或洗劑(lotion)藥品。c.尿素(urea)可加強水合性會增加類固醇的吸收。

4.相對藥效強度：含有氟的衍生物如fluocinonide，betamethasone，triamcinolone的藥效較強且較無鹽份滯留之副作用。Hydrocortisone效力較弱，適用於較輕微的皮膚病及需要長期外用治療之疾病。外用皮質類固醇的相對強度會因許多因素不同，包括藥品的性質、濃度及使用的賦型劑，表87-1為一般產品的分級及相對強度。
5.長期使用須評估患者之腎上腺機能，包括血液、尿液、cortisol之濃度或ACTH刺激測試。
6.用於幼兒包尿布之部位，勿使用緻密之尿布或塑膠片，以免增加藥物吸收及副作用的風險。
7.如果使用一星期未見症狀改善，就得停藥改用其他療法。因為皮質類固醇外用劑，長期使用下它會在使用部位產生一些特定之副作用，諸如：酒渣樣皮膚炎、皮膚萎縮症、面皰及痤瘡樣皮疹、紫斑、創傷修復的延遲以及黴菌或細菌感染等。

類固醇藥膏的分級：

醫學界通常會將外用的類固醇，根據它們收縮血管的能力(Vasoconstrictive properties)，分為七個等級，第一級為最強，如此類推，層層遞減，第七級為最弱(表87-1)，再將這七級整合成為四個級別，方便應用：第一級為超強效(Super-high potency)，第二級為強效(High potency)，第三、四、五級綜合起來，為中效(Mid-potency)，第六、七級則統一起來，為弱效(Mild)(表87-1)。此外，體表各部份類固醇的吸收百分比如(圖87-2)所示。

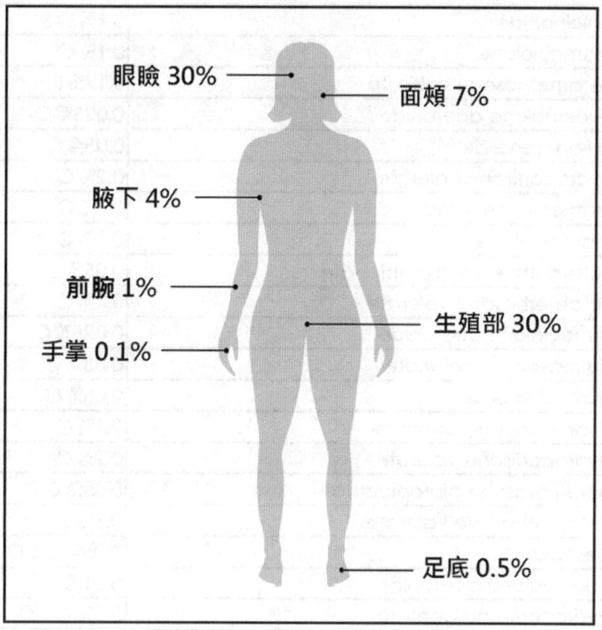

圖87-1 局部用類固醇在體表各部位經皮吸收的百分比

在臨床上，弱效的外用類固醇，用於治療輕微的皮膚炎，例如蟲叮蟲咬、接觸性皮炎、脂溢性皮炎。中效的外用類固醇，用於治療較難處理的皮膚炎，例如異位性濕疹。強效的外用類固醇，用於治療頑固皮膚炎和斑塊狀牛皮癬。超強效的外用類固醇，用於治療連強效類固醇也無效處理的頑固皮膚炎。通常，一般不建議連續外用超過三星期。對於超強效、強效這兩類級別的外用類固醇，不建議塗在臉上；因為臉部，皮膚較薄，類固醇會容易被身體吸收，會局部吸收，還會進入身體，影響其他部位，產生較大的副作用。此外，因為類固醇會抑制細胞生長，可能會影響用藥者的生育能力，因此，也不建議塗在陰部、生殖部位；也不建議塗在容易磨擦的部位，例如腋下、胯下，因為磨擦會促進血液循環，會增大類固醇的吸收。

表87-1 外用類固醇分級表

強度	學名	濃度劑型
第一級(超強效)	Betamethasone dipropionate Augmented	0.05% G O (diprolene)
	Clobetasol	0.05% C F G L O
	Diflorasone diacetate	0.05% O
	Halobetasol propionate	0.05% C O
第二級(強效)	Amcinonide	0.1% O
	Betamethasone dipropionate	0.05% C (diprolene)
	Desoximetasone	0.05% G, 0.25% C O
	Fluocinonide	0.05% C G O S
	Halcinonide	0.1% C
	Mometasone furoate	0.1 % O
第三級(強效)	Amcinonide	0.1% C L
	Betamethasone dipropionate	0.05% C (non-diprolene)
	Betamethasone valerate	0.1% O
	Desoximetasone	0.05% C
	Diflorasone diacetate	0.05% C
	Fluticasone propionate	0.005% O
	Halcinonide	0.1% O S
	Triamcinolone	0.1% O
第四級(中效)	Betamethasone valerate	0.12% F
	Fluocinolone acetonide	0.025% O
	Flurandrenolide	0.05% O
	Hydrocortisone valerate	0.2% O
	Mometasone furoate	0.1% C
	Triamcinolone	0.1% C
第五級(中效)	Betamethasone dipropionate	0.05% L
	Betamethasone valerate	0.1% C
	Fluocinolone acetonide	0.025% C
	Fluticasone propionate	0.05% C
	Flurandrenolide	0.05% C
	Hydrocortisone butyrate	0.1% C
	Hydrocortisone valerate	0.2% C
第六級(弱效)	Aclometasone dipropionate	0.05% C O
	Betamethasone valerate	0.1% L
	Desonide	0.05% C L O
	Fluocinolone acetonide	0.01% C S
第七級(弱效)	Hydrocortisone acetate	0.5% C L O, 1% C O F
	Hydrocortisone hydrochloride	0.25% C L, 0.5% C L O S, 1% C L O S, 2% L, 2.5% C L O S

C=乳膏, F=泡沫劑, G=凝膠, L=洗劑, O=軟膏, S=溶液

藥膏的用法用量:

只需要塗在患處，薄薄的一層，塗太厚反而會阻塞毛孔，容易引起皮膚?癢，甚至誘發毛囊炎，而且，多出來的塗層，不被吸收的，徒然浪費罷了。盡量避免塗在患處之外的皮膚，這些正常皮膚，可以用藥棉覆蓋著，避免接觸到類固醇，大部分的外用類固醇，每天塗一至兩次就好，次數過多反而得不償失。

在嬰兒和小兒皮膚更要注意其危險性，由於其皮膚較淺，體表面積大，所選用弱效的外用類固醇為宜，避免造成腎上腺和腦下垂體的抑制，而影響嬰兒和小兒的發育。使用在老人皮膚上要注意皮膚老化及變薄等現象，尤其針對長者有時會一直擦的個案。

而有內科疾病的病人，如糖尿病患者，更需注意使用外用類固醇藥膏時，要避免密封法，以免增加黴菌的伺機感染，因為類固醇會使表皮免疫力下降，糖尿病患者本身血液循環差，皮膚抵抗力較弱

，所以使用上要特別注意。有青光眼疾患者要避免將類固醇塗抹在眼睛周圍，以免造成眼壓增高。

非類固醇抗發炎劑外用製劑：

1.外用非類固醇抗發炎軟膏，不得同時併用口服或其他外用非類固醇發炎製劑，每4週至多以處方40gm為限(94/9/1、109/2/1)。

2.Flurbiprofen 40mg patch(如Flur Di Fen Patch)：限同時符合下列條件之病患使用：(92/2/1、109/2/1)

(1)單一關節(部位)或軟組織風濕症。

(2)不適合口服非類固醇抗發炎製劑者。

(3)不得同時併用口服或其他外用非類固醇發炎製劑，亦不得開立慢性連續處方箋(109/2/1)。

(4)每4週限處方16片以內(109/2/1)。

87401 AMCINONIDE 孕C

Rx 1 MG/乳膏劑(Cre);

商　名

Saugea® (長安)

藥理作用 本藥為一種外用的強效類固醇製劑，它具有比betamethasone類、fluocinonide、fluocortolone和fluocinolone等乳膏較強的血管收縮和抗炎效果。

適 應 症 [衛核]皮膚炎群、皮膚搔癢症、癢疹群、蟲螫、濕疹、苔癬化型濕疹、尿布疹、牛皮癬、富貴手、苔癬、頑癬、掌蹠膿皰症、紅皮症、圓形脫毛症、紅斑症、汗斑、頭癬、日光皮膚炎、股癬、體癬。

用法用量 一天2~3次塗敷於患處。

不良反應 皮膚浸軟，皮膚萎縮，還有燒灼感，癢，刺痛，刺激，乾躁，毛囊炎和毛髮過多。

87402 BECLOMETHASONE DIPROPIONATE 孕C 乳-

Rx 0.25 MG/GM/乳膏劑(Cre);

商　名

Propadom® (新喜國際) $24.1/Cre(0.25MG/GM-PIC/S-5GM), $52/Cre(0.25MG/GM-PIC/S-10GM),

藥理作用 本藥為類固醇的抗炎劑，施用於皮膚上的濃度無全身性的副作用。

適 應 症 [衛核]濕疹及皮膚炎、包括皮脂溢出性及日晒皮膚炎、牛皮癬、過敏性皮膚炎、包括單純苔癬、擦爛、盤狀紅斑性狼瘡

用法用量 一天2~4次，薄塗於患處。

醫療須知 1.孕婦，初生兒勿用。
2.勿大量、長期，廣面積使用。
3.結核病，梅毒感染，病毒感染勿用。

87403 BETAMETHASONE 孕C/D 乳- 泄 肝

Rx 1 MG, 2 MG/軟膏劑(Oin); 0.5 MG/GM, 1 MG/GM/乳膏劑(Cre);

商　名

Bestson® (華盛頓/岳生) $10.9/Cre(0.5MG/GM-5GM), $14.7/Cre(0.5MG/GM-10GM), $18.3/Cre(0.5MG/GM-12GM), $14.7/Cre(0.5MG/GM-6GM)

Betamethasone® (福元)

Fumerol® (健康化學/歐文)

Joy® (中美兄弟)

Minfulin® (明大/華僑)

藥理作用 1.本藥為類固醇製劑，且有免疫抑制，抗炎和促進新陳代謝作用。
2.孕婦用藥安全等級C；D-在妊娠第一期使用。

適 應 症 [衛核]濕疹、脂漏性皮膚炎、接觸性皮膚炎、異位性皮膚炎、神經性皮膚炎、過敏性皮膚炎、牛皮癬、紅皮症、灼傷、晒斑

用法用量 每天2~3次，適量塗抹於患處，視情況調整投與次數與用量。

醫療須知 1.疥蟲叮咬、細菌、黴菌或念珠菌感染者禁用本藥。
2.可使用於全身各部位，除了眼睛與眼皮。
3.不可連續使用超過7日。

87404 BETAMETHASONE BENEOATE

孕 C/D

Rx

0.25 MG/軟膏劑(Oin); 0.25 MG/凝膠劑(Gel); 0.25 MG/乳膏劑(Cre);

商名

B-B®（人人）
Betasone®（健康化學/優良）
Sinta®（長安）

藥理作用 1.本藥為一種glucocorticoid，其750ug的抗炎活性相當於5mg prednisolone。本藥不溶於水，其1.3=1mg betamethasone。
2.孕婦用藥安全等級C；D-在妊娠第一期使用。

適應症 [衛核]對副腎皮質類固醇具有感受性之皮膚症狀之緩解

用法用量 每天2~3次，適量塗抹於患處，視情況調整投與次數與用量。

87 皮膚用藥產品

87405 BETAMETHASONE DIPROPIONATE

孕 C/D

Rx

0.5 MG/GM/軟膏劑(Oin); 0.5 MG, 0.64 MG/GM/液劑(Sol); 0.5 MG/GM/乳膏劑(Cre);

商名

Badine®（美西）$15/Oin(0.5MG/GM-PIC/S-10GM), $31.9/Oin(0.5MG/GM-PIC/S-15GM), $11.5/Oin(0.5MG/GM-PIC/S-5GM), $31.9/Cre(0.5MG/GM-PIC/S-15GM), $11.5/Cre(0.5MG/GM-PIC/S-5GM), $15/Cre(0.5MG/GM-PIC/S-10GM), $31.9/Cre(0.5MG/GM-PIC/S-30GM)
Beta®（壽元）$31.9/Cre(0.5MG/GM-PIC/S-15GM), $15/Cre(0.5MG/GM-PIC/S-10GM), $11.5/Cre(0.5MG/GM-PIC/S-5GM), $31.9/Cre(0.5MG/GM-PIC/S-30GM),
Betamethasone®（杏輝）$11.5/Oin(0.5MG/GM-PIC/S-5GM), $15/Oin(0.5MG/GM-PIC/S-10GM),
Betapro®（派頓）
Betasone Lotion®（健康化學/瑞安）
Betasone®（人人）$31.9/Cre(0.5MG/GM-PIC/S-15GM), $11.5/Cre(0.5MG/GM-PIC/S-5GM), $15/Cre(0.5MG/GM-PIC/S-10GM),
Ciprosone®（中生）$31.9/Cre(0.5MG/GM-PIC/S-15GM), $31.9/Cre(0.5MG/GM-30GM), $11.5/Cre(0.5MG/GM-PIC/S-5GM), $15/Cre(0.5MG/GM-PIC/S-10GM), $11.5/Oin(0.5MG/GM-PIC/S-5GM), $31.9/Oin(0.5MG/GM-PIC/S-15GM), $15/Oin(0.5MG/GM-PIC/S-10GM)
Promisone®（羅得/元福）$15/Cre(0.5MG/GM-PIC/S-10GM), $31.9/Cre(0.5MG/GM-PIC/S-15GM),
Septon Sol®（杏輝/塩野義）$93/Sol(0.64MG/GM-PIC/S-10GM)
Shin-Shin®（瑞士）$31.9/Cre(0.5MG/GM-PIC/S-30GM), $11.5/Cre(0.5MG/GM-PIC/S-5GM),

藥理作用 1.本藥為類固醇製劑，局部效果佳，全身作用小。本藥不溶於水，1.3g相當於1g betamethasone。
2.孕婦用藥安全等級C；D-在妊娠第一期使用。

適應症 [衛核]皮膚炎、皮膚過敏及其他皮質類固醇具有療效之皮膚疾病

用法用量 每天2~3次，適量塗抹於患處，視情況調整投與次數與用量。

87406 BETAMETHASONE VALERATE

孕 C/D

Rx

0.5 MG/GM, 1 MG/GM, 1.2 MG/軟膏劑(Oin); 1.2 MG, 1 MG/ML/液劑(Sol); 1 MG/GM/乳膏劑(Cre);

商名

Being Lotion®（美西/昱任）$31/Sol(1MG/ML-PIC/S-20ML), $31/Sol(1MG/ML-PIC/S-25ML), $29.4/Sol(1MG/ML-PIC/S-10ML), $51/Sol(1MG/ML-PIC/S-40ML)
Belux Foaming Solutiom®（仙台/科華）
Benison®（政德）$11.7/Cre(1MG/GM-5GM)
Benovate®（美西）$326/Sol(1MG/ML-PIC/S-200ML), $31/Sol(1MG/ML-PIC/S-20ML), $31/Sol(1MG/ML-PIC/S-25ML), $29.4/Sol(1MG/ML-PIC/S-10ML), $51/Sol(1MG/ML-PIC/S-40ML),
Betasone®（井田）
Episone®（寶齡富錦）$29.4/Sol(1MG/ML-PIC/S-10ML), $51/Sol(1MG/ML-PIC/S-40ML), $31/Sol(1MG/ML-PIC/S-25ML)
Kefuchien®（艾力特）
Lanbason®（明德/昱任）$56/Cre(1MG/GM-PIC/S-30GM), $11.7/Cre(1MG/GM-PIC/S-5GM), $15.5/Cre(1MG/GM-PIC/S-10GM), $25.9/Cre(1MG/GM-PIC/S-15GM), $42/Cre(1MG/GM-PIC/S-20GM),
Parmason®（寶齡富錦）$42/Oin(1MG/GM-PIC/S-20GM), $15.5/Oin(1MG/GM-PIC/S-10GM), $11.7/Oin(1MG/GM-PIC/S-5GM)
Peijisone®（健康化學/一成）
Rinderon-V® ◎（杏輝/塩野義）$27.1/Oin(0.5MG/GM-5GM)

藥理作用 1.本藥為一種glucocorticoid，不溶於水，僅用於皮膚，它1.2mg=1mg betametasone，其抗炎活性為prednisolone的4倍。
2.孕婦用藥安全等級C；D-在妊娠第一期使用。

適應症 [衛核]濕疹或皮膚炎

用法用量 每天2~3次，適量塗抹於患處，視情況調整投與次數與用量。

87407 CLOBETASOL

孕C 乳?

Rx
0.5 MG, 0.5 MG/GM/軟膏劑(Oin); 0.5 MG, 0.5 MG/GM/液劑(Sol); 0.5 MG/GM/凝膠劑(Gel);
0.5 MG, 0.5 MG/GM/乳膏劑(Cre); 0.5 MG/GM/Shampoo;

商名

Basol®(美西) $39.5/Oin(0.5MG/GM-PIC/S-20GM), $12.9/Oin(0.5MG/GM-PIC/S-10GM), $10.9/Oin(0.5MG/GM-PIC/S-5GM), $12.2/Oin(0.5MG/GM-PIC/S-7GM), $23.5/Oin(0.5MG/GM-PIC/S-15GM), $10.9/Cre(0.5MG/GM-PIC/S-5GM), $23.5/Cre(0.5MG/GM-PIC/S-15GM), $39.5/Cre(0.5MG/GM-PIC/S-20GM), $49.3/Cre(0.5MG/GM-PIC/S-25GM), $12.2/Cre(0.5MG/GM-PIC/S-7GM), $12.9/Cre(0.5MG/GM-PIC/S-10GM)

Beclosol Wash Shampoo®(寶齡富錦) $471/(0.5MG/GM-PIC/S-125ML), $218/(0.5MG/GM-PIC/S-60ML)

Beclosol®(寶齡富錦) $12.2/Oin(0.5MG/GM-PIC/S-7GM), $10.9/Oin(0.5MG/GM-PIC/S-5GM), $12.2/Gel(0.5MG/GM-PIC/S-7GM), $10.9/Gel(0.5MG/GM-PIC/S-5GM)

Befurine®(信隆) $12.9/Gel(0.5MG/GM-PIC/S-10GM), $39.5/Gel(0.5MG/GM-PIC/S-20GM),

Belolin Shampoo®(中生) $471/(0.5MG/GM-PIC/S-125ML), $218/(0.5MG/GM-PIC/S-60ML)

Belolin®(中生) $49.3/Oin(0.5MG/GM-PIC/S-25GM), $10.9/Oin(0.5MG/GM-PIC/S-5GM), $39.5/Oin(0.5MG/GM-PIC/S-20GM), $12.2/Oin(0.5MG/GM-PIC/S-7GM), $12.9/Oin(0.5MG/GM-PIC/S-10GM), $23.5/Oin(0.5MG/GM-PIC/S-15GM), $12.2/Cre(0.5MG/GM-PIC/S-7GM), $23.5/Cre(0.5MG/GM-PIC/S-15GM), $49.3/Cre(0.5MG/GM-PIC/S-25GM), $12.9/Cre(0.5MG/GM-PIC/S-10GM), $39.5/Cre(0.5MG/GM-PIC/S-20GM), $10.9/Cre(0.5MG/GM-PIC/S-5GM),

Berolin®(福元) $39.5/Cre(0.5MG/GM-PIC/S-20GM), $12.9/Cre(0.5MG/GM-PIC/S-10GM), $10.9/Cre(0.5MG/GM-PIC/S-5GM)

Besol®(正和) $12.9/Oin(0.5MG/GM-PIC/S-10GM),

Bestasol®(寶齡富錦) $12.2/Cre(0.5MG/GM-PIC/S-7GM), $49.3/Cre(0.5MG/GM-PIC/S-25GM), $10.9/Cre(0.5MG/GM-PIC/S-5GM), $12.9/Cre(0.5MG/GM-PIC/S-10GM),

Betaderm®(明德/嘉林)

Betasol®(華盛頓/岳生) $12.9/Cre(0.5MG/GM-10GM), $12.2/Cre(0.5MG/GM-6GM), $10.9/Cre(0.5MG/GM-5GM), $12.2/Cre(0.5MG/GM-7GM),

C.P.P.®(瑞士) $12.9/Cre(0.5MG/GM-PIC/S-10GM), $23.5/Cre(0.5MG/GM-PIC/S-15GM), $39.5/Cre(0.5MG/GM-PIC/S-20GM), $49.3/Cre(0.5MG/GM-PIC/S-25GM)

Cleosol®(人人) $23.5/Cre(0.5MG/GM-PIC/S-15GM), $7.3/Cre(0.5MG/GM-4GM), $12.9/Cre(0.5MG/GM-PIC/S-10GM), $49.3/Cre(0.5MG/GM-PIC/S-25GM), $12.2/Cre(0.5MG/GM-PIC/S-7GM), $39.5/Cre(0.5MG/GM-PIC/S-20GM), $10.9/Cre(0.5MG/GM-PIC/S-5GM)

Clob®(壽元/國信) $12.2/Cre(0.5MG/GM-PIC/S-7GM), $10.9/Cre(0.5MG/GM-PIC/S-5GM),

Clobenofe®(壽元) $23.5/Gel(0.5MG/GM-PIC/S-15GM), $39.5/Gel(0.5MG/GM-PIC/S-20GM), $12.9/Gel(0.5MG/GM-PIC/S-10GM), $10.9/Gel(0.5MG/GM-PIC/S-5GM), $49.3/Gel(0.5MG/GM-PIC/S-25GM)

Clobesol®(政德) $12.2/Oin(0.5MG/GM-7GM), $12.9/Oin(0.5MG/GM-10GM), $7.3/Oin(0.5MG/GM-4GM), $10.9/Oin(0.5MG/GM-PIC/S-5GM)

Clobesone®(羅得/元福) $10.9/Cre(0.5MG/GM-PIC/S-5GM),

Clobeta®(壽元) $49.3/Cre(0.5MG/GM-PIC/S-25GM), $23.5/Cre(0.5MG/GM-PIC/S-15GM), $12.2/Cre(0.5MG/GM-PIC/S-7GM), $39.5/Cre(0.5MG/GM-PIC/S-20GM), $12.9/Cre(0.5MG/GM-PIC/S-10GM), $10.9/Cre(0.5MG/GM-PIC/S-5GM)

Clobetasol®(杏輝) $12.2/Cre(0.5MG/GM-PIC/S-7GM), $10.9/Cre(0.5MG/GM-PIC/S-5GM), $49.3/Cre(0.5MG/GM-PIC/S-25GM), $12.9/Cre(0.5MG/GM-PIC/S-10GM), $12.9/Oin(0.5MG/GM-PIC/S-

Clotasol®(羅得) $39.5/Cre(0.5MG/GM-PIC/S-20GM), $12.2/Cre(0.5MG/GM-PIC/S-7GM), $12.9/Cre(0.5MG/GM-PIC/S-10GM), $23.5/Cre(0.5MG/GM-PIC/S-15GM), $49.3/Cre(0.5MG/GM-PIC/S-25GM)

Cobesone®(大豐/北進) $10.9/Cre(0.5MG/GM-5GM), $12.9/Cre(0.5MG/GM-10GM), $12.2/Cre(0.5MG/GM-7GM)

Cotasol®(皇佳)

Debesol®(旭能/臺亞勁) $12.9/Oin(0.5MG/GM-10GM), $10.9/Oin(0.5MG/GM-5GM), $12.2/Oin(0.5MG/GM-7GM),

Defulin®(永勝) $12.2/Cre(0.5MG/GM-PIC/S-7GM), $23.5/Cre(0.5MG/GM-PIC/S-15GM), $10.9/Cre(0.5MG/GM-PIC/S-5GM), $39.5/Cre(0.5MG/GM-PIC/S-20GM), $12.9/Cre(0.5MG/GM-PIC/S-10GM)

Dermasol®(健康化學/優良)

Dermocure®(衛達) $12.9/Cre(0.5MG/GM-PIC/S-10GM)

Dermofute®(溫士頓/昱任) $10.9/Oin(0.5MG/GM-PIC/S-5GM), $39.5/Oin(0.5MG/GM-PIC/S-20GM), $12.2/Oin(0.5MG/GM-PIC/S-7GM), $49.3/Oin(0.5MG/GM-PIC/S-25GM), $12.9/Oin(0.5MG/GM-PIC/S-10GM), $10.9/Cre(0.5MG/GM-PIC/S-5GM), $12.9/Cre(0.5MG/GM-PIC/S-10GM), $39.5/Cre(0.5MG/GM-PIC/S-20GM), $12.2/Cre(0.5MG/GM-PIC/S-7GM), $49.3/Cre(0.5MG/GM-PIC/S-25GM),

Dermolex Lotion®(健康化學/瑞安)

Dermolex®(健康化學/瑞安) $12.9/Cre(0.5MG/GM-PIC/S-10GM), $39.5/Cre(0.5MG/GM-PIC/S-20GM)

Dermosol®(派頓) $39.5/Cre(0.5MG/GM-PIC/S-20GM), $49.3/Cre(0.5MG/GM-PIC/S-25GM), $12.2/Cre(0.5MG/GM-7GM), $12.9/Cre(0.5MG/GM-PIC/S-10GM)

Euclobe®(長安/意欣) $23.5/Cre(0.5MG/GM-PIC/S-15GM), $10.9/Cre(0.5MG/GM-PIC/S-5GM), $12.2/Cre(0.5MG/GM-PIC/S-7GM), $49.3/Cre(0.5MG/GM-PIC/S-25GM), $12.2/Cre(0.5MG/GM-PIC/S-6GM), $39.5/Cre(0.5MG/GM-PIC/S-20GM), $90/Cre(0.5MG/GM-PIC/S-30GM), $12.9/Cre(0.5MG/GM-PIC/S-10GM), $195/Cre(0.5MG/GM-PIC/S-100GM), $10/Cre(0.5MG/GM-PIC/S-4GM)

Fucon®(應元) $12.9/Cre(0.5MG/GM-10GM)

Fulet®(永信)

Genuvate®(人人) $10.9/Oin(0.5MG/GM-PIC/S-5GM), $12.9/Oin(0.5MG/GM-PIC/S-10GM), $12.2/Oin(0.5MG/GM-PIC/S-6GM), $12.2/Oin(0.5MG/GM-PIC/S-7GM), $23.5/Oin(0.5MG/GM-PIC/S-15GM), $49.3/Oin(0.5MG/GM-PIC/S-25GM),

Jinfsone®(皇佳/歐業)

Kec. Jen®(井田) $12.9/Oin(0.5MG/GM-PIC/S-10GM), $39.5/Oin(0.5MG/GM-PIC/S-20GM),

Kotason®(黃氏) $49.3/Cre(0.5MG/GM-PIC/S-25GM), $23.5/Cre(0.5MG/GM-PIC/S-15GM), $39.5/Cre(0.5MG/GM-PIC/S-20GM)

Li Fu®(福元/嫦娥)

Lu-Lu®(先智)

Mannin®(人人/西德有機) $39.5/Cre(0.5MG/GM-20GM),

Medodermone®(MEDOCHEMIE/雙正) $49.3/Cre(0.5MG/GM-PIC/S-25GM), $23.5/Cre(0.5MG/GM-PIC/S-15GM), $23.5/Oin(0.5MG/GM-PIC/S-15GM), $49.3/Oin(0.5MG/GM-PIC/S-25GM),

Miping®(西德有機)

Multigive®(溫士頓) $10.9/Oin(0.5MG/GM-PIC/S-5GM), $23.5/Oin(0.5MG/GM-PIC/S-15GM), $12.2/Oin(0.5MG/GM-PIC/S-7GM), $12.2/Cre(0.5MG/GM-PIC/S-7GM), $49.3/Cre(0.5MG/GM-PIC/S-25GM), $10.9/Cre(0.5MG/GM-PIC/S-5GM), $39.5/Cre(0.5MG/GM-PIC/S-20GM), $23.5/Cre(0.5MG/GM-PIC/S-15GM), $12.9/Cre(0.5MG/GM-PIC/S-10GM),

10GM), $12.2/Oin(0.5MG/GM-PIC/S-7GM), $49.3/Oin(0.5MG/GM-PIC/S-25GM), $10.9/Oin(0.5MG/GM-PIC/S-5GM),
Clobex®(LAB. GALDERMA/高德美) $218/(0.5MG/GM-PIC/S-60ML), $471/(0.5MG/GM-PIC/S-125ML)
Clolux®(仙台) $39.5/Cre(0.5MG/GM-PIC/S-20GM), $23.5/Cre(0.5MG/GM-PIC/S-15GM),
Clomold®(大豐) $39.5/Oin(0.5MG/GM-20GM), $10.9/Cre(0.5MG/GM-PIC/S-5GM), $39.5/Cre(0.5MG/GM-PIC/S-20GM),
Closol®(成大) $12.2/Cre(0.5MG/GM-PIC/S-7GM), $49.3/Cre(0.5MG/GM-PIC/S-25GM), $10.9/Cre(0.5MG/GM-PIC/S-5GM), $39.5/Cre(0.5MG/GM-PIC/S-20GM), $12.2/Cre(0.5MG/GM-PIC/S-6GM), $12.9/Cre(0.5MG/GM-PIC/S-10GM), $23.5/Cre(0.5MG/GM-PIC/S-15GM)
Pesulin®(福元/華琳)
Pevigen®(榮民) $12.9/Oin(0.5MG/GM-PIC/S-10GM), $49.3/Cre(0.5MG/GM-PIC/S-25GM), $10.9/Oin(0.5MG/GM-5GM), $23.5/Cre(0.5MG/GM-PIC/S-15GM)
Pirigen®(中美兄弟/興中美) $12.9/Cre(0.5MG/GM-10GM),
S.Z.®(生達) $10.9/Oin(0.5MG/GM-PIC/S-5GM), $12.9/Oin(0.5MG/GM-PIC/S-10GM),
Shu Le Fu®(旭能/源山) $39.5/Cre(0.5MG/GM-PIC/S-20GM), $23.5/Cre(0.5MG/GM-PIC/S-15GM)
Sofulun®(長安/華貿行)
Topclosol®(人人/康衛)
U-Chu Solbeta®(五洲)
Univate®(XEPA-SOUL/梅多) $90/Cre(0.5MG/GM-PIC/S-30GM), $90/Oin(0.5MG/GM-PIC/S-30GM)
Vimax Foaming®(田邊/科華) $97/Sol(0.5MG/GM-PIC/S-25ML)
Yihfu®(中美兄弟/世達) $12.9/Oin(0.5MG/GM-PIC/S-10GM),

藥理作用 1.本藥為腎上腺皮質醇的製劑，具有很強的抗炎和血管收縮作用。
2.本藥用來治療皮膚與頭皮之各種不適症狀，如：搔癢、發紅、乾燥、結痂、鱗狀脫皮等。
3.皮質類固醇係經由誘導phospholipase A2抑制蛋白(合稱lipocortins)來發揮作用，推斷此類蛋白會進而抑制強力發炎媒介物質例如prostaglandins和leukotrienes的共通合成的前驅物arachidonic acid的釋放。

適應症 [衛核]牛皮癬、扁平苔癬、盤狀紅斑性狼瘡、濕疹

用法用量 1.1天1~2次，適量塗抹於患處，可連續使用4星期，視狀況而調整。
2.患部完全清潔乾燥後，取少量本藥薄敷在患部，再輕輕摩擦直到完全吸收。用後須清洗自己雙手。
3.本藥若大量使用，將過量吸收到體內而產生傷害；未經醫師許可，不可使用超過14天。

不良反應 1.用藥部位發癢、灼熱、刺激。
2.長期大量使用於廣泛部位會造成全身性的吸收，產生腎上腺皮質機能亢進現象。尤其是使用在嬰兒、孩童、及封閉包紮情況。
3.長期密集使用會造成皮膚的局部萎縮性變化，如皮膚變薄、產生皺紋及表皮血管的擴張。
4.極少數發現使用腎上腺皮膚類固醇(或停藥後)可能會引起病灶產生膿疱。

醫療須知 1.潮濕而有滲出液者使用乳膏；苔癬樣硬化，有鱗片或乾裂者使用軟膏。
2.儘可能避免長期持續治療，尤其是嬰兒及孩童。若使用於孩童，則建議應每週複診。
3.長期大量治療下，臉部通常較其他部位可能發生萎縮性變化。
4.塗敷本劑於眼皮時應小心，避免讓藥物進入眼睛以免可能造成青光眼。
5.使用於牛皮癬的患者須小心注意：可能的危險包括反激性復發，抗藥性的產生，廣泛的膿疱性牛皮癬以及因皮膚屏障功能受損而引起的局部或全身毒性。
6.若患者發生感染則應使用適當的抗黴菌療法，倘有任何廣泛性的感染應停止使用本劑而服用全身性黴菌製劑。
7.封閉包紮會造成溫濕的情況，而促使產生細菌感染。因此包紮之前必須將皮膚清洗乾淨。
8.動物試驗顯示使用局部腎上腺皮質類固醇會有畸胎作用。此發現與人類之關連性尚未建立。但孕婦不得大量或長期使用本劑。
9.發生過敏現象時應立即停藥。

87408 CLOBETASONE BUTYRATE▲

孕C 乳?

Rx
0.5 MG, 0.5 MG/GM/軟膏劑(Oin); 0.5 MG, 0.5 MG/GM/乳膏劑(Cre);

商名 Cloba®(壽元) $37.9/Cre(0.5MG/GM-PIC/S-12GM),
Euligan®(應元) $34.6/Cre(0.5MG/GM-10GM),

$34.6/Cre(0.5MG/GM-PIC/S-10GM), $70/Cre(0.5MG/GM-PIC/S-15GM), $121/Cre(0.5MG/GM-PIC/S-30GM), $21.5/Cre(0.5MG/GM-PIC/S-5GM),
Cloba®(壽元/國信) $21.5/Oin(0.5MG/GM-PIC/S-5GM), $37.9/Oin(0.5MG/GM-PIC/S-12GM), $70/Oin(0.5MG/GM-PIC/S-15GM), $34.6/Oin(0.5MG/GM-PIC/S-10GM),
Cloburate®(杏輝)
Enuen®(中美兄弟/興中美) $36.5/Cre(0.5MG/GM-12GM)
$19.5/Cre(0.5MG/GM-5GM), $61/Cre(0.5MG/GM-15GM),
Genusone®(人人) $21.5/Cre(0.5MG/GM-PIC/S-5GM), $37.9/Cre(0.5MG/GM-PIC/S-12GM),
Goodluck®(五洲) $36.5/Cre(0.5MG/GM-12GM),
Minsone®(永吉) $19.5/Cre(0.5MG/GM-5GM), $34.6/Cre(0.5MG/GM-PIC/S-10GM)
Piloso®(派頓) $21.5/Cre(0.5MG/GM-PIC/S-5GM), $70/Cre(0.5MG/GM-PIC/S-15GM), $34.6/Cre(0.5MG/GM-PIC/S-10GM)

藥理作用 本藥為較溫和的皮膚治療，適於嬰兒和幼童使用。
適應症 [衛核]輕度濕疹、脂漏性皮炎、其他對類固醇有反應的皮膚疾患。
用法用量 一天使用2~4次，薄塗於患處。

87409 DESOXIMETASON

Rx 2.5 MG, 2.5 MG/GM/軟膏劑(Oin); 2.5 MG/GM/乳膏劑(Cre);

商名

Chemin®(瑞士/華興) $70/Oin(2.5MG/GM-PIC/S-20GM), $29.3/Oin(2.5MG/GM-PIC/S-6GM), $47.2/Oin(2.5MG/GM-PIC/S-10GM),
Desone®(派頓)
Desosone®(人人) $140/Cre(2.5MG/GM-PIC/S-30GM), $23.7/Cre(2.5MG/GM-PIC/S-5GM), $70/Cre(2.5MG/GM-PIC/S-20GM), $47.2/Cre(2.5MG/GM-PIC/S-10GM)
Desoximetasone®(人生)
Uson®(壽元) $47.2/Cre(2.5MG/GM-PIC/S-10GM), $70/Cre(2.5MG/GM-PIC/S-20GM), $23.7/Cre(2.5MG/GM-PIC/S-5GM)

藥理作用 本藥各類固醇製劑。
適應症 [衛核]濕疹、牛皮癬、燒傷、晒傷、昆蟲咬傷等皮膚感染症
用法用量 1天2~3次，適量塗抹於患處。

87410 DIFLORASONE

Rx 0.5 MG/乳膏劑(Cre);

商名

Superson®(黃氏)

藥理作用 本藥為副腎皮質類固醇製劑，消炎，止癢及血管收縮作用。
適應症 [衛核]急、慢性皮膚炎、濕疹及癬症。
用法用量 每天2~3次，適量塗抹於患處。

87411 DIFLUCORTOLONE

Rx 1 MG/GM/軟膏劑(Oin); 1 MG/GM/乳膏劑(Cre);

商名

D.F.®(壽元) $42.9/Cre(1MG/GM-PIC/S-10GM), $77/Cre(1MG/GM-PIC/S-30GM), $14.1/Cre(1MG/GM-PIC/S-5GM),
Enfulon®(人人) $14.1/Cre(1MG/GM-PIC/S-5GM), $42.9/Cre(1MG/GM-PIC/S-10GM), $77/Cre(1MG/GM-PIC/S-30GM)
Honex®(衛達/恆振) $42.9/Oin(1MG/GM-PIC/S-10GM)
Nerisone Fatty® ◎ (Leo Pharma/微功商行) $42.9/Oin(1MG/GM-PIC/S-10GM)

藥理作用 本藥為類固醇製劑。
適應症 [衛核]濕疹、過敏性及接觸性皮膚炎、神經性皮膚炎、牛皮癬、皮脂溢出性濕疹、尿布疹、汗疹。
用法用量 每天2~3次，適量塗抹於患處。

87412 FLUCLOROLONE ACETONIDE

Rx 0.25 MG/GM/乳膏劑(Cre);

商名

Topicon®(中化) $24.5/Cre(0.25MG/GM-PIC/S-5GM),

藥理作用 本藥為類固醇製劑，BNF分類為強效製劑(potent)，使用FAPG base具ointment及cream的性質，不含水份，parakens，或羊毛脂，不引起過敏，FAPG base也有殺菌作用，可預

防二度感染。

適 應 症 [衛核]接觸性、異位性、溢脂性皮膚炎(濕疹)及牛皮癬

用法用量 1天1~2次，適量塗抹於患處，可連續使用4星期，視狀況而調整。

87413 FLUOCINOLONE

孕C 乳?

Rx 0.25 MG/GM, 0.25 MG, 0.25 MG/GM, 0.3 MG/GM/軟膏劑(Oin); 0.25 MG, 0.25 MG/GM/乳膏劑(Cre);

商 名

Flucin®(人人)
Flucont®(健康化學/慶豐)
Fluhaocort®(長安)
Flunolone®(美西/昱任) $22.5/Oin(0.3MG/GM-3.5GM)
Fluocin®(壽元) $23.5/Cre(0.25MG/GM-PIC/S-6GM), $38.7/Cre(0.25MG/GM-PIC/S-10GM), $56/Cre(0.25MG/GM-PIC/S-15GM)
Fluocinolone Acetonide®(艾力特)
Fluocinolone®(明德/勸奉堂)
Fluogor®(井田/天下)
Flusonlen®(榮民)
Fu Di®(派頓/三洋)
Fu Ker®(明大/華僑)
Fupaokan®(大豐)
Futocan®(信隆) $38.7/Oin(0.25MG/GM-PIC/S-10GM)
Paracort®(福元/華琳) $23.5/Oin(0.25MG/GM-6GM), $38.7/Oin(0.25MG/GM-10GM)
Paracort®(約克) $56/Oin(0.25MG/GM-PIC/S-15GM), $23.5/Oin(0.25MG/GM-PIC/S-6GM)
Patroncort®(派頓)
Pofuco®(新喜國際/岳生)

藥理作用 本藥為類固醇製劑。BNF分類為強效製劑(potent)，使用FAPG base具ointment及cream的性質，不含水份，parakens， 或羊毛脂，不引起過敏，FAPG base也有殺菌作用，可預防二度感染。

適 應 症 [衛核]濕疹、異位性皮膚炎、藥物性皮膚炎、過敏性皮膚炎、皮膚搔癢症、蕁麻疹、昆蟲咬螫症、凍瘡

用法用量 一天2~4次，塗於患部。

87414 FLUOCINONIDE

孕C 乳?

Rx 0.5 MG/GM/軟膏劑(Oin); 0.5 MG/GM, 0.5 MG/ML/洗劑(Lot); 0.5 MG/凝膠劑(Gel); 0.5 MG, 0.5 MG/GM/乳膏劑(Cre);

商 名

Amfulan®(永勝) $30.7/Cre(0.5MG/GM-PIC/S-5GM),
Can-Pei-Leen®(大豐/國際新藥)
Fliyo®(美西/南都)
Fluconin S®(健康化學/健喬信元) $40.4/Cre(0.5MG/GM-10GM), $29.8/Cre(0.5MG/GM-5GM),
Fludex®(中生) $29.8/Oin(0.5MG/GM-5GM), $40.4/Oin(0.5MG/GM-10GM)
Flunide®(美西) $30.7/Cre(0.5MG/GM-PIC/S-5GM), $89/Cre(0.5MG/GM-PIC/S-20GM), $40.4/Cre(0.5MG/GM-PIC/S-10GM),
Fluocinonide®(元宙/華興) $40.4/Oin(0.5MG/GM-10GM)
Flusin®(明大) $40.4/Cre(0.5MG/GM-PIC/S-10GM),
Fudelin®(龍杏) $29.8/Cre(0.5MG/GM-5GM),
Fuisu®(衛達/恆振) $40.4/Cre(0.5MG/GM-PIC/S-10GM), $29.8/Cre(0.5MG/GM-PIC/S-3GM), $30.7/Cre(0.5MG/GM-PIC/S-5GM),
Funocin®(派頓) $54/Cre(0.5MG/GM-PIC/S-15GM),
Futosin®(艾力特)
Ltofla®(壽元) $40.4/Oin(0.5MG/GM-PIC/S-10GM), $54/Oin(0.5MG/GM-PIC/S-15GM), $89/Oin(0.5MG/GM-PIC/S-20GM), $30.7/Oin(0.5MG/GM-PIC/S-5GM), $477/Oin(0.5MG/GM-PIC/S-100GM)
Tofusin®(美西/合成)
Topcort®(壽元/裕心) $40.4/Oin(0.5MG/GM-PIC/S-10GM), $30.7/Oin(0.5MG/GM-PIC/S-5GM)
Topsym cream® ◎ (田邊) $30.7/Cre(0.5MG/GM-PIC/S-5GM), $40.4/Cre(0.5MG/GM-PIC/S-10GM), $89/Cre(0.5MG/GM-PIC/S-20GM),
Topsym lotion® ◎ (田邊) $149/Lot(0.5MG/GM-PIC/S-20ML), $63/Lot(0.5MG/ML-PIC/S-10ML)
Topsym ointment® ◎ (田邊) $89/Oin(0.5MG/GM-PIC/S-20GM), $30.7/Oin(0.5MG/GM-PIC/S-5GM),
Torpisin®(長安)
White Cloud®(正和) $81/Oin(0.5MG/GM-20GM),

藥理作用 1.Fluocinonide的活性為betamethasone及fluocinolone acetonide 5倍強。
2.所用的基劑是高級脂肪醯醇類(fatty alcohol)與propylene glycol組成的FAPG基劑，使主成分迅速釋出。

適 應 症 [衛核]急性濕疹、慢性濕疹、乳、小兒濕疹、脂漏性濕疹、貨幣狀濕疹、接觸性皮膚炎、異位性皮膚炎、尋常性乾癬、圓形脫毛症、尋常性白斑、掌蹠膿疱症、癢疹類(蕁麻疹樣苔癬、粟粒疹或小丘疹、固定蕁麻疹)

用法用量 1天2次，適量塗抹於患處。

87415 FLUTICASONE PROPIONATE▲

孕C 乳?

Rx 50 MCG/GM/軟膏劑(Oin); 500 MCG/GM/乳膏劑(Cre);

商　　名

Can®（羅得）
Deflusone DMS®（壽元）
Eutisen®（歐帕/瑩碩）$94/Oin(50MCG/GM-PIC/S-15GM), $70/Cre(500MCG/GM-PIC/S-15GM), $23.3/Cre(500MCG/GM-PIC/S-5GM)
Fluticosone®（十全）$70/Cre(500MCG/GM-PIC/S-15GM), $23.3/Cre(500MCG/GM-PIC/S-5GM)
Flutisu®（中生）$23.3/Cre(500MCG/GM-PIC/S-5GM), $70/Cre(500MCG/GM-PIC/S-15GM)
Fucason®（羅得）$23.3/Cre(500MCG/GM-PIC/S-5GM), $70/Cre(500MCG/GM-PIC/S-15GM)
Fultin®（明德）
Futisone®（瑞士）$23.3/Cre(500MCG/GM-PIC/S-5GM), $70/Cre(500MCG/GM-PIC/S-15GM), $94/Oin(50MCG/GM-PIC/S-15GM)

藥理作用 緩解皮膚病之發炎以及搔癢症狀，如：溼疹，包括異位性、初期和盤狀溼疹；牛皮癬(不包括蔓延性斑之牛皮癬)；神經性皮膚病，包括單純苔癬；扁平苔癬、皮脂漏皮膚炎、接觸性過敏反應、盤狀性紅斑性狼瘡、一般性紅皮症全身性類固醇治療之輔助治療、蟲咬、粟粒疹。

適 應 症 [衛核]緩解皮膚病之發炎以及搔癢症狀，如：濕疹，包括異位性、初期和盤狀濕疹；牛皮癬(不包括蔓延性斑之牛皮癬)；神經性皮膚病，包括單純苔癬；扁平苔癬、皮脂漏皮膚炎、接觸性過敏反應、盤狀性紅斑性狼瘡、一般性紅皮症全身性類固醇治療之輔助治療、蟲咬、粟粒疹。

用法用量 發炎性皮膚病之治療：對於大人、小孩及三個月以上(包括三個月)的嬰孩(短期四週內使用)，塗抹一薄層於患部，每天一或二次。

不良反應 1.一般fluticasone propionate製劑的耐受性良好，曾有局部灼傷和搔癢的報告，如果出現過敏症狀，應立刻停藥。
2.長期和密集接受強效皮質類固醇的治療可能會造成皮膚局部萎縮性改變，像變薄(thinning)、出現皺紋(striae)、表面血管擴張、多毛和色素過少。
3.二次感染，特別是使用封閉性敷料或產生皮膚皺者，且亦有使用皮質類固醇會導致接觸性過敏性皮膚炎的報告。
4.使用皮質類固醇會導致皮膚病症狀的惡化、長期使用大量的皮質類固醇或大面積的治療，可能導致足量地全身性吸收而造成腎上腺皮質機能亢進的特徵、如果使用封閉性敷料，這個作用較可能發生在嬰兒和兒童身上，尿布對嬰兒來說也是一種封閉性的包敷。

醫療須知 1.長期高劑量或體表大面積的使用可能會導致腎上腺抑制作用，特別是嬰兒和較小年齡的兒童。相較之下，兒童可能會吸收較大量的局部皮質類固醇，而易產生全身性毒性。
2.臉部長期接受強效皮質類固醇治療，較身體其他部位更易發生萎縮性改變。這類作用在治療牛皮癬、盤狀紅斑性狼瘡和嚴重溼疹時必須特別注意。
3.如果塗於眼皮處，應小心不使製劑進入眼睛以避免局部刺激或青光眼的危險。
4.局部用類固醇對牛皮癬須注意其可能產生反跳性復發、耐受性、一般膿胞性牛皮癬，以及因皮膚保護功能損壞而導致的局部或全身性毒性。如須用於牛皮癬，小心監測患者是相當重要的。
5.治療發炎傷口而造成感染時，應給予適當的抗生素治療。任何感染的蔓延需停止局部皮質類固醇的治療並且給予全身性抗生素。
6.封閉性包敷的溫暖潮溼狀況可促使細菌感染，所以在乾淨的敷料覆蓋之前應先清潔皮膚。

87416 HYDROCORTISONE

℞

10 MG/軟膏劑(Oin)；1.667 MG/ML/液劑(Sol)；5 MG, 10 MG/乳膏劑(Cre)；

商　　名

Ching Han Tan®（井田）
Cortema Enema®（健康化學/瑞安）$55/Sol(1.667MG/ML-PIC/S-60ML)
Hydrosone®（健康化學/瑞安）
Mia Sasha Stabilizer®（COBE/蓉倹）

藥理作用 本藥為類固醇製劑，具有抗炎、止癢和血管收縮的作用。

適 應 症 [衛核]濕疹或皮膚炎

用法用量 1天2~4次，適量塗抹於患處。

87417 HYDROCORTISONE ACETATE MICROCRYSTALLINE

孕 C/D 乳 - 食 ±

5 MG, 10 MG, 10 MG/GM, 100 MG/GM/軟膏劑(Oin); 10 MG/洗劑(Lot); 2.5 MG, 10 MG, 25 MG, 10 MG/GM/乳膏劑(Cre);

商名

Aygaushon®（正和）$13.3/Oin(100MG/GM-5GM)
Ching Han Tan®（井田）
Cort. S.®（派頓/美時）
Cort. S.®（美時）
Costil®（黃氏）
Dotisone®（派頓）
Hydrocortisone Acetate®（人人）
Hydrocortisone®（杏輝）$15/Cre(10MG/GM-10GM)
Hydrocortisone®（華盛頓）
Hydrosone Lotion®（寶齡富錦）
Serviocort®（中生）
Zorinse®（人人）

藥理作用 1.本藥為類固醇製劑，其治癒率高達90%以上。
2.孕婦用藥安全為C；D-在妊娠第一期使用。

適應症 [衛核]暫時緩解濕疹、尿布疹、蚊蟲咬傷、皮膚搔癢、皮膚炎等皮膚疾患的症狀。

用法用量 1天2~4次，適量塗抹於患處。

87418 HYDROCORTISONE BUTYRATE

孕 C/D 乳 - 食 ±

0.5 MG/軟膏劑(Oin); 0.5 MG, 1 MG/乳膏劑(Cre);

商名

Abocoat®（佐藤）
Hycort®（生達）
Serona Soft®（佐藤）
Serona®（佐藤）

藥理作用 孕婦用藥安全為C；D-在妊娠第一期使用。

適應症 [衛核]濕疹、皮膚炎、接觸性皮膚炎、皮膚搔癢、蚊蟲咬傷、汗疹、蕁麻疹。

用法用量 1天2~4次，適量塗抹於患處，視情況再做調整。

87419 MOMETASONE FUROATE▲

孕 C 乳 ?

℞

1 MG/GM/軟膏劑(Oin); 1 MG/GM/洗劑(Lot); 1 MG, 1 MG/GM/乳膏劑(Cre);

商名

Dance®（元宙）$27.6/Cre(1MG/GM-PIC/S-5GM), $40.1/Cre(1MG/GM-PIC/S-10GM), $52/Cre(1MG/GM-PIC/S-15GM)
Dermone®（約克）
Elisone®（中生）$21/Cre(1MG/GM-PIC/S-3GM), $27.6/Cre(1MG/GM-PIC/S-5GM), $52/Cre(1MG/GM-PIC/S-15GM), $25.3/Cre(1MG/GM-PIC/S-8GM), $40.1/Cre(1MG/GM-PIC/S-10GM), $20.5/Cre(1MG/GM-PIC/S-2.5GM),
Elofute®（明德/昱任）$27.6/Cre(1MG/GM-PIC/S-5GM), $20.5/Cre(1MG/GM-PIC/S-2.5GM), $52/Cre(1MG/GM-PIC/S-15GM), $40.1/Cre(1MG/GM-PIC/S-10GM),
Elomet® ◎（ORGANON/歐嘉隆）$20.5/Cre(1MG/GM-PIC/S-2.5GM), $27.6/Cre(1MG/GM-PIC/S-5GM)
Everson e®（華盛頓/元豐泰）
Fumesone®（福元）$27.6/Cre(1MG/GM-PIC/S-5GM), $40.1/Cre(1MG/GM-PIC/S-10GM), $52/Cre(1MG/GM-PIC/S-15GM),
Furo®（派頓）
Honmet®（華盛頓）$27.6/Oin(1MG/GM-PIC/S-5GM), $52/Oin(1MG/GM-PIC/S-15GM), $21/Oin(1MG/GM-PIC/S-3GM), $25.3/Oin(1MG/GM-PIC/S-8GM)
Lomeane®（十全）$23.2/Cre(1MG/GM-8GM), $27.6/Cre(1MG/GM-PIC/S-5GM), $52/Cre(1MG/GM-PIC/S-15GM),
Mena®（溫士頓）
Mentasone®（人人）$21/Cre(1MG/GM-PIC/S-3GM), $25.3/Cre(1MG/GM-PIC/S-8GM), $20.5/Cre(1MG/GM-PIC/S-2.5GM), $52/Cre(1MG/GM-PIC/S-15GM), $27.6/Cre(1MG/GM-PIC/S-5GM)
Metsone®（杏輝）$25.3/Cre(1MG/GM-PIC/S-8GM),
Minyear®（壽元）$27.6/Oin(1MG/GM-PIC/S-5GM), $40.1/Oin(1MG/GM-PIC/S-10GM), $25.3/Oin(1MG/GM-PIC/S-8GM), $52/Oin(1MG/GM-PIC/S-15GM)
Mofuroate®（華盛頓/岳生）
Molison®（羅得/凱信）$20.5/Cre(1MG/GM-PIC/S-2.5GM), $25.3/Cre(1MG/GM-PIC/S-8GM), $40.1/Cre(1MG/GM-PIC/S-10GM), $27.6/Cre(1MG/GM-PIC/S-5GM), $52/Cre(1MG/GM-PIC/S-15GM),
Momesone Lotion®（寶齡富錦）$32.7/Lot(1MG/GM-PIC/S-10ML)
Momesone®（寶齡富錦）$25.3/Cre(1MG/GM-PIC/S-8GM), $27.6/Cre(1MG/GM-PIC/S-5GM), $40.1/Cre(1MG/GM-PIC/S-10GM), $21/Cre(1MG/GM-PIC/S-3GM), $52/Cre(1MG/GM-PIC/S-15GM), $27.6/Oin(1MG/GM-PIC/S-5GM), $40.1/Oin(1MG/GM-PIC/S-10GM), $21/Oin(1MG/GM-PIC/S-3GM), $25.3/Oin(1MG/GM-PIC/S-8GM), $52/Oin(1MG/GM-PIC/S-15GM)
Momo®（皇佳/元昊）$52/Cre(1MG/GM-PIC/S-15GM), $40.1/Cre(1MG/GM-PIC/S-10GM), $21/Cre(1MG/GM-PIC/S-3GM), $27.6/Cre(1MG/GM-PIC/S-5GM),
Mosone®（黃氏）$27.6/Cre(1MG/GM-PIC/S-5GM), $52/Cre(1MG/GM-PIC/S-15GM)
Murozo Lotion®（歐帕/瑩碩）$32.7/Lot(1MG/GM-PIC/S-10ML),
Pydercon®（溫士頓）$52/Cre(1MG/GM-PIC/S-15GM), $27.6/Cre(1MG/GM-PIC/S-5GM), $20.5/Cre(1MG/GM-PIC/S-2.5GM), $25.3/Cre(1MG/GM-PIC/S-8GM), $40.1/Cre(1MG/GM-PIC/S-10GM),
Shu Fu Neng®（旭能/源山）

$20.5/Cre(1MG/GM-PIC/S-2.5GM), $40.1/Cre(1MG/GM-PIC/S-10GM), $52/Cre(1MG/GM-PIC/S-15GM), $21/Cre(1MG/GM-PIC/S-3GM), $27.6/Cre(1MG/GM-PIC/S-5GM)

Vizomet®(XEPA-SOUL/梅多) $52/Cre(1MG/GM-PIC/S-15GM)

藥理作用 本藥為新一代之類固醇抗發炎劑，具有消炎、止癢的作用。其特點表現在作用強度增加而副作用不會成比例增加，是目前唯一得到美國FDA核准可使用於2歲以上兒童的外用腎上腺皮質類固醇。

適應症 [衛核]對類固醇具有感受性之皮膚病所引起之炎性反應及搔癢之緩解。

[非衛核]異位性皮膚炎、接觸性皮膚炎等各種溼疹、脂漏性皮膚炎牛皮癬。

用法用量 一天一次，薄敷於患處。如有刺激，過敏發生，應停止使用。

不良反應 局部感覺異常，癢或皮膚萎縮，但極少發生。

使用其他局部類固醇製劑可能會有的局部副作用：刺激、多毛症、色素不足、周圍皮膚炎、過敏性接觸皮膚炎、皮膚浸軟、二次感染、皺摺及汗疹。

醫療須知 1.如有刺激、過敏發生、應停用本藥，並施予適當治療。如患處有明顯的感染發生，可併用抗生素和抗真菌劑，如果情況未好轉，則應停用本藥，直至感染被控制住方可再用。其他如全身性類固醇易引起的副作用偶爾也會發生，如腎上腺抑制。廣體、密閉式治療易引起全身性吸收。所以在長期使用本藥時，尤其嬰幼兒，需特別小心。本藥不可眼用。

2.兒童局部使用類固醇比成人患者易導致下視丘腦下垂體軸功能抑制及cushing syndrome，因為體表面積/體重的比率較大。兒童局部使用類固醇必須限制在最小的有效治療範圍，長期的類固醇治療會干擾兒童的生長。

3.本藥對胎兒及哺乳婦女安全性未知，因此在對母體的有益性大於對胎兒的危險性時才可使用，請務必小心，不得大量或長期使用。

4.本藥局部使用類固醇而全身性吸收、尚不知是否會分泌在乳汁中，全身性的使用類固醇會分泌於乳汁中，要評估此藥對母親的重要性，再決定是否停止哺乳或停藥。

87420

B-Gencin "杏輝" 必健乳膏®(杏輝) $16.4/Cre (5.0 GM-PIC/S), $19.3/Cre (10.0 GM-PIC/S), $36/Cre (15.0 GM-PIC/S)

Rx

每 gm 含有：BETAMETHASONE DIPROPIONATE 0.64 MG；GENTAMICIN (AS SULFATE) 1.0 MG

適應症 [衛核]皮膚癬、接觸性皮膚炎、異位性皮膚炎、皮膚溢出性皮膚炎、神經性皮膚炎、剝落性皮膚炎、日曬皮膚炎。

類似產品

Bencogen 貝膚適乳膏®(壽元) $16.4/Cre (5.0 GM-PIC/S), $19.3/Cre (10.0 GM-PIC/S)

Bencort 保膚寧乳膏®(GREEEN CROSS/富彰行)

Gentaderm 健特膚乳膏®(健康化學/瑞安) $13.3/Cre (5.0 GM)

87421

Centica 克膚軟膏®(皇佳)

每 gm 含有：CENTELLA ASIATICA 10.0 MG；HYDROCORTISONE ACETATE 10.0 MG；NEOMYCIN (SULFATE) 3.5 MG

適應症 [衛核]癢疹、癬瘡疹、疱疹、濕疹、膿疱炎。

用法用量 直接塗抹於患處，一日1至3次，限於外用。

類似產品

Conlex "明德" 康麗軟膏®(明德)

Lyoflex 麗膚痕軟膏®(健康化學/瑞安)

87422

Flusalic "杏輝"膚理舒得軟膏®(杏輝) $17.1/Oin (5.0 GM-PIC/S), $35.3/Oin (15.0 GM-PIC/S)

Rx

每 gm 含有：FLUMETHASONE PIVALATE 0.2 MG；SALICYLIC ACID 30.0 MG

適應症 [衛核]急慢性發炎之皮膚疾患、濕疹、神經性皮炎、扁平苔癬、紅斑性狼瘡、牛皮癬、魚鱗癬。

用法用量 可用於治療亞急性及極慢性炎、修補不良性皮膚病。特別是角化過度。一天數次，適量塗敷於患處。

類似產品

Fluthasone "井田" 福佳松乳膏®(井田) $32.5/Cre (10.0 GM-PIC/S)

87423

Fulicorn 富麗康乳膏®(黃氏)

每 gm 含有：HYDROCORTISONE ACETATE 10.0 MG；UREA 100.0 MG

適應症 [衛核]暫時緩解濕疹、尿布疹、蚊蟲咬傷、皮膚搔癢、皮膚炎等皮膚疾患症狀。

用法用量 1至2次/天，塗於患部。
類似產品 Gentlecare HC 優汝膚水溶性乳膏®（政德）

87424 Happy P.T. 好皮P·T·軟膏（外用）®（井田/天下）

每 100 gm 含有：CHLORPHENIRAMINE MALEATE 300.0 MG；HEXACHLOROPHENE 1000.0 MG；PREDNISOLONE 300.0 MG；TOCOPHEROL ACETATE ALPHA DL- 200.0 MG；VITAMIN A 50000.0 IU

適應症 [衛核]濕疹、藥物疹、過敏性皮膚炎、蕁麻疹、皮膚搔癢症、一般創傷、蟲刺傷、擦傷、痤傷
用法用量 每天早晚各1次，持續2星期以上。

87425 High-Xylmol "杏輝"樂癒痔軟膏®（杏輝）$47.3/Oin (10.0 GM-PIC/S), $53/Oin (15.0 GM-PIC/S)

Rx 每 Oin 含有：BETAMETHASONE VALERATE 0.5 MG；LIDOCAINE HCL 25.0 MG；PHENYLEPHRINE HCL 1.0 MG

適應症 [衛核]外痔核、痔出血、痔疼痛、肛門裂創、肛門周圍炎、肛門搔癢症、肛門濕疹、肛門潰瘍。

87 皮膚用藥產品

87426 Paonimin 保你明藥膏®（福元）$9.9/Oin (10.0 GM)

Rx 每 gm 含有：CHLORPHENIRAMINE MALEATE 5.0 MG；PREDNISOLONE 5.0 MG

適應症 [衛核]急慢性濕疹、金錢狀濕疹、滲出性濕疹及其合併感染症、皮脂溢出性濕疹、過敏性皮膚炎、藥物性皮膚炎、皮膚搔癢症、蕁麻疹、小兒濕疹、紅斑疹
用法用量 每天早晚各1次，持續2個星期以上。

87427 Prasone Smooth 樂爽舒適乳膏®（寶齡富錦）

每 gm 含有：DIBUCAINE 5.0 MG；HYDROCORTISONE ACETATE 5.0 MG

適應症 [衛核]溼疹或皮膚炎；昆蟲咬傷或皮膚刺激所引起之疼痛及搔癢。
用法用量 每天早晚各1次，持續2星期以上。

87428 Sahorin 擦好寧軟膏®（壽元）

每 100 gm 含有：CAMPHOR 1500.0 MG；DIPHENHYDRAMINE HCL 1000.0 MG；METHYL SALICYLATE 1000.0 MG；PREDNISOLONE 100.0 MG

適應症 [衛核]暫時緩解濕疹、尿布疹、蚊蟲咬傷、皮膚搔癢、皮膚炎等皮膚疾患的症狀。
用法用量 每天早晚各1次，持續2星期以上。

87429 Yuheelfu "十全"癒爾膚乳膏®（十全）$12.9/Cre (5.0 GM-PIC/S), $27.9/Cre (10.0 GM-PIC/S), $46/Cre (15.0 GM-PIC/S), $57/Cre (20.0 GM-PIC/S)

Rx 每 gm 含有：BETAMETHASONE DIPROPIONATE 0.64 MG；CLOTRIMAZOLE 10.0 MG

適應症 [衛核]足癬、股癬、體癬
用法用量 每天早晚各1次，持續2個星期以上。

§87.5 局部用抗炎劑(運動傷害用藥)

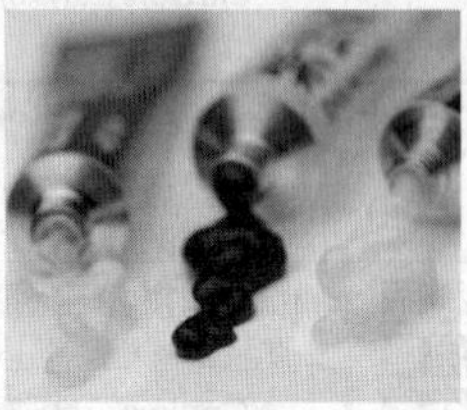

87501 CAPSAICIN

0.25 MG, 0.75 MG/乳膏劑(Cre)；0.25 MG/藥膠布(Patch)；

商名
Capsaicin Pain Relief Patch®（得生）
Capsin®（健康化學/健喬信元）
Com Free®（汎生）

藥理作用 最近研究證實capsaicin可藉由排空及阻止P物質(substance P)堆積於末梢神經而降低皮膚及關節對疼痛之感受性，而substance P被認為是主要的末梢神經疼痛之傳導物質及在風濕性關節中活化發炎介質之主要化學傳遞物。本軟膏已在臨床上被證實，可有效控制由於風濕性關節炎(rheumatoid arthritis)，骨關節炎(osteoarthritis)導致之疼痛，和帶狀疱疹引起之神經痛，及糖尿病性神經病變所造成之疼痛。

適應症 [衛核]暫時緩解局部疼痛

用法用量 本藥使用於成人及2歲以上之孩童，將本藥塗抹於患處，每天3~4次。初使用本藥時會有暫時灼熱感，通常使用幾天後，此種灼熱感會消失。療程少於每天3~4次者，可能無法達到理想的減輕疼痛的療效，且灼熱感會持續。使用本藥後請洗手。

不良反應 (1)常見的-灼燒感、刺痛、發紅(2)偶有的-神經毒性痛覺、過敏、搔癢、咳嗽。

醫療須知 (1)本藥僅供皮膚使用。
(2)本藥不得使用於眼或有傷口之皮膚上。
(3)使用本藥後亦必使用繃帶包裹患處。
(4)若使用28天後，情況仍未改善，請停止使用，並向醫師諮詢。
(5)請置於孩童接觸不到的地方。
(6)用藥後須非常小心處理隱形眼鏡的裝置，接觸前須洗淨雙手。

87502 CAPSICUM

120 MG, 3000 MG/藥膠布(Patch);

商　　名

Capsicum Plaster® (德山)
Tan Li Porous Capsicum Plaster® (德山/天理)

適應症 [衛核]暫時緩解局部疼痛。

用法用量 先用水和肥皂把皮膚洗淨，再把水份完全抹乾，除去膏藥上有粘性一面所貼之棉紗，然後把膏藥緊貼在疼痛之部位。用過之後，若要把膏藥除去，只須拉住其一角即可拆除之，倘有任何殘餘膏藥留在皮膚上，可用酒精輕易擦掉之。此種膏藥應當貼在患處兩三天之久，情況嚴重時可再貼上第二塊膏藥。

不良反應 皮膚灼熱、刺痛、紅斑、嗆鼻、刺激性咳嗽。

醫療須知 1.須置於小孩接觸不到之處。
2.避免陽光直射，宜保存於陰涼之處。
3.兒童、孕婦及授乳婦不建議自行使用。
4.勿超過建議劑量，若有副作用產生，應立即停藥就醫。
5.本製劑限於皮膚外用不得內服，或使用於眼睛內，亦不得施眼睛四週或黏膜。
6.本製劑勿使用於大面積之體表或皮膚深部感染。
7.使用後自覺狀況未改善或更惡化，應立即停藥並就醫。
8.使用皮膚外用藥後請勿覆蓋，以免增加副作用。

87503 DICLOFENAC SODIUM

孕 B/D 乳 ? 食 + 泄 肝 半 1.2~2h

10 MG/GM/軟膏劑(Oin); 11.6 MG, /g10 MG, 11.5 MG, 11.6 MG, 1000 MG, 10 MG/GM/凝膠劑(Gel); 11.6 MG, 10 MG/GM/乳膏劑(Cre); 15 MG, 30 MG, 60 MG, 60 MG, 140 MG/藥膠布(Patch); 11.6 MG, 23.2 MG, 10 MG/GM/乳劑(E);

商　　名

Baily Emugel® (明德/黃氏)
Canfol® (福元)
Chilon® (約克)
Chuen® (井田)
Clofen Plaster® (人生)
Clofenac® (派頓)
Clopain® (寶齡富錦) $21.5/Gel(10MG/GM-20GM),
Dai Ke Fei Na Pap® (德山/真富)
Diclac® (HEXAL/山德士)
Diclo-Ache Patch® (立康/生春堂)
Diclofe® (羅得) $14.3/Gel(10MG/GM-15GM)
Diclofen Oil Plaster® (得生)
Diclofen Pap® (得生)
Diclofenac Emulgel® (壽元) $21.6/E(10MG/GM-20GM),
Diclofenac Patch® (立康)
Diclofenac Sodium pap® (德山)
Diclofenac® (德山/國品)
Panadol Diclofenac Hydrogel Patch® (得生/赫力昂)
Panadol Diclofenac Oil Plaster® (得生/赫力昂)
Panadol Diclofenac Stretch Patch® (得生/赫力昂)
Panadol Diclofenac® (聯亞/赫力昂)
Panadol Emulgel® (HALEON/赫力昂)
Remethan® (REMEDICA/富富)
Salomethyl Diclo® (佐藤)
Saloson® (美西) $27.9/Oin(10MG/GM-30GM)
Shoren® (大豐)
Stoni® (明德)
Suiterin® (永勝) $21.6/Cre(10MG/GM-20GM),
Sumofen® (明德)
Tie Da Ning Pap® (德山)
Tondonac® (五洲) $21.6/Gel(10MG/GM-20GM)
Tung Shr Tie Pap® (德山/護民)
U-Flame Emulgel® (健康化學/優良)
Venton® (利達)

Dicloren Emulgel®（衛達）$21.6/Oin(10MG/GM-20GM),
Formax®（西德有機）$27.9/Gel(10MG/GM-30GM),
$21.6/Gel(10MG/GM-20GM), $14.3/Gel(10MG/GM-15GM)
Gincol®（榮民）
Hoe Hin Recurring®（衛達/顏玉瑩和興）
Kepanin®（成大）$14.3/Gel(10MG/GM-10GM),
$21.6/Gel(10MG/GM-20GM), $27.9/Gel(10MG/GM-30GM),
Kerphen®（應元）
Ketong®（正和）
Kofenate Emulgel®（政德/汎生）
Lotonhou Plaster®（人生/興中美）
Movement®（新喜國際）
Painstop®（瑞士）$21.6/Gel(10MG/GM-20GM),
Vetin®（中化）
Vilonit®（KLEVA/吉裕）
Volran®（中美兄弟/興中美）$27.9/Gel(10MG/GM-30GM)
Voltaren Emulgel® ◎（HALEON/赫力昂）
Voren Emulgel®（永信）$14.3/Cre(10MG/GM-10GM),
$21.6/Cre(10MG/GM-20GM)
Voren Patch®（立康/永信）
Voren-G®（永信）$27.9/Gel(10MG/GM-30GM),
$28.8/Gel(10MG/GM-40GM)
Vortagen Emulgel®（永勝）$14.3/E(10MG/GM-10GM),
$21.6/E(10MG/GM-20GM), $27.9/E(10MG/GM-30GM), $28.8/E(10MG/GM-35GM),
Wendercon®（派頓/德山）

藥理作用 1.本藥為非類固抗炎劑，參見第35章。
2.孕婦用藥安全等級B；D-在妊娠第三期或接近分娩時使用。

適應症 [衛核]短期使用以緩解因發炎反應引起之局部疼痛。

用法用量 1.貼布：成人及12歲以上，12歲以下請勿使用。
a.疼痛部位持續貼服他寧酸痛藥布24小時。每24小時內僅可使用一片藥布。應視疼痛部位面積大小選擇使用70㎠(7cmx10cm)或140㎠(14cmx10cm)之藥布。
b.治療期之長短視適應症與臨床反應之不同而定。
c.使用本藥布7日內病情若無改善(或惡化)，應立即停藥就醫。
2.凝膠：成人及12歲以上，12歲以下不建議使用。
a.本藥為醫師藥師藥劑生指示用藥，請依照醫師、藥師或藥劑生指示使用。
b.每日使用3~4次，24小時內切勿超過4次。使用時，依據疼痛部位的面積大小來決定使用量，每次使用量約2~4克，塗抹面積建議在2公分x 2公分(約一個五元硬幣之寬度)至5公分x 5公分(約兩個十元硬幣之寬度)。在疼痛部位塗抹本藥品後輕輕揉入皮膚。使用後，應即洗手，除非手部也是需要治療的部位。

87504 ETOFENAMATE

℞

50 MG, 100 MG, 50 MG/GM, 100 MG/GM/凝膠劑(Gel)； 100 MG, 100 MG/GM/乳膏劑(Cre)；

商名

Cogesan®（明德）
Eto®（壽元）$32.6/Gel(100MG/GM-PIC/S-15GM),
$79/Gel(100MG/GM-PIC/S-40GM),
Etofen®（永勝/濟生）
Etofenamate®（大豐/一成）
Etomate®（皇佳）
Golden®（美西）
H.C.Pain Relieving®（回春堂）
Haeton®（中美兄弟/興中美）
Ketolin®（應元）
Nisolon®（瑞士）
Paikotung Liaosuantung®（美西/天良）
Regel®（溫士頓）
Sporton®（元宙/富邦）$28.7/Gel(100MG/GM-10GM),
$79/Gel(100MG/GM-PIC/S-40GM), $31.7/Gel(100MG/GM-20GM),
Ssan-Ton®（井田）
Teh Li Kon®（澳斯麗/三正）
Teiria®（五洲）$49/Gel(50MG/GM-40GM), $44.9/Gel(50MG/GM-20GM), $33/Gel(100MG/GM-PIC/S-20GM), $79/Gel(100MG/GM-PIC/S-40GM)
Tonin®（皇佳/意欣）$28.7/Gel(100MG/GM-PIC/S-10GM),
$79/Gel(100MG/GM-PIC/S-40GM), $33/Gel(100MG/GM-PIC/S-20GM),
Yi Ton®（大豐）

藥理作用 本藥具有抗炎及局部的鎮痛。

適應症 [衛核]肌肉性風濕症、上腕肩胛關節周圍炎、腰痛、坐骨神經痛、腱鞘炎、粘液囊炎。

用法用量 每天數次，每次擠出5~10cm長，塗敷於患部並加以按摩。

87505 INDOMETHACIN

孕B 乳？ 泄 肝

7.5 MG, 10 MG, 10 MG/GM/軟膏劑(Oin)； 7.5 MG, 10 MG, 7.5 MG/ML/液劑(Sol)； 7.5 MG, 10 MG, 10 MG/GM/凝膠劑(Gel)； 7.5 MG, 10 MG/噴液劑(Spr)； 7.5 MG, 10 MG, 10 MG/GM/乳膏劑(Cre)； 5 MG, 70 MG, 72 MG, 75 MG, 78 MG, 80 MG, 85 MG, 140 MG, 525 MG/藥膠布(Patch)； 52.5 MG/貼片劑(TTS)；

商名

Ando-Su®（大豐）
Anodyne®（羅得）
Metasinpass-S®（TAKAMITSU/德佑）
Methacin®（健康化學/瑞安）$14.7/Oin(10MG/GM-7.5GM),

87 皮膚用藥產品

Chen Hao Tieh Pap®(得生/凱全)
Chisunton Plaster®(人生)
Dogicin®(羅得)
Domuscin®(派頓)
Gintonling®(正和)
IM-S®(寶齡富錦)
Indecin®(明德) $14.9/Cre(10MG/GM-10GM)
Indo Spray®(明大)
Indo®(黃氏) $14.9/Cre(10MG/GM-10GM), $50/Cre(10MG/GM-25GM)
Indocin®(壽元) $25.3/Cre(10MG/GM-20GM)
Indocin®(西德有機)
Indohoo Plaster®(人生)
Indol®(杏輝) $14.8/Gel(10MG/GM-10GM)
Indomei Plaster®(人生)
Indomethacin Pap®(德山)
Indomethacin Pap®(德山/國品)
Indomethacin Pap®(德山/漁人)
Indomethacin Pap®(德山/真富)
Indomethacin Pap®(德山/護民)
Indomethacin Spray®(派頓)
Inoton®(衛達) $14.9/Cre(10MG-10GM)
Inthacin®(成大)
Jin Leh®(十全)
Jin Shu Le Pap®(德山/派頓)
Jyh Suan Tong®(派頓)
Mai Suan Tung Pap®(德山/國品)
Medocin®(華盛頓)
Mendolin®(派頓/三洋)
Metacrest®(TAKAMITSU/優德)
$11.8/Oin(10MG/GM-5GM), $14.9/Oin(10MG/GM-10GM), $25.3/Oin(10MG/GM-20GM), $24.8/Oin(10MG/GM-15GM)
Musol®(皇佳)
Ou Yeh Ache Plaster®(得生/歐業)
Paikotung Shuchin Suantung Spray®(美西/天良)
Painlax®(美西)
Refenda Id®(TAKAMITSU/優德)
S.S.Sporty®(井田)
Salomethyl Gesic®(佐藤)
San Shi Suan Tong Pap®(得生)
Satogesic®(佐藤)
Seedo-Borin®(明德)
Sharison®(明德/賜利優)
Shen Tone®(艾力特)
Shiatson®(派頓/德山)
Shu Ji Ache Spray®(成大)
Sidocin®(健康化學)
Sportex Plaster®(葡萄王)
Sports Pass®(先智)
Suanton®(成大)
Suchila Indomethacin Pap®(德山/護民)
Suchila®(中美兄弟/興中美)
Sulon®(健康化學/恆信) $49.4/Sol(7.5MG/ML-20ML)
Sung Hao Tieh Pap®(得生/凱進)
Swan Tung®(福元)
Tiger Indomethacin Plaster®(人生)
Tondetel Pap®(德山/真富)
Tondocin®(五洲)
Wantonin Plaster®(人生)

藥理作用 消炎作用。

適應症 [衛核]下記疾患及症狀之鎮痛、消炎(變形性關節症、肩關節周圍炎、腱鞘炎、腱周圍炎、上腕骨上髁炎、肌肉痛、外傷後之腫脹、疼痛)

用法用量 適量塗擦於患部。

不良反應 少部份患者可能有針刺感或熱感。

醫療須知 1.本藥可能會產生輕微的全身性作用,所以患者若有aspirin過敏病史(支氣管痙攣)或類aspirin過敏病史,則應特別謹慎使用本藥。
2.懷孕第3期用藥安全分級為D。

87506 MENTHOL

1 ML/液劑(Sol); 20 MG/凍膠(Jel); 42.6 MG, 50 MG, 100 MG, 5000 MG/藥膠布(Patch);

商　名

Back Patch®(得生)
Mentha Oil®(艾力特)
Menthol Cooling Patch®(立康)
Mentholatum Deep Cold Therapy Jelly®(東洋/曼秀雷敦)
Mentholatum Pain Patch®(得生)
Pain Relief Patch®(得生)
Pain Relieving Patch®(得生)

藥理作用 1.本藥係以精純之薄荷、樟腦及數種名貴藥材配製而成。
2.可用於皮膚乾裂,燙、晒傷,刀傷,搔養,瘀傷,剃鬍後,昆蟲咬,穿鞋腫痛等。
3.具優秀的雙重作用,可緩解感冒所引起的疼痛及發炎,塗抹於胸部及喉嚨可深入滲透。
4.同時解除喉嚨痛及使呼吸順暢,並對輕微的皮膚刺激有效,舉凡外傷等症,確具優良效果。

適應症 [衛核]暫時緩解輕微之關節痛、背痛、滑囊炎、肌腱炎、肌肉拉傷、挫傷、抽筋。

用法用量 一天3~4次,適量塗抹患者,輕揉之。

醫療須知 1.請放在兒童拿不到的地方。
2.適用於兩歲以上兒童及成人,使用於兩歲以下兒童,需諮詢醫師。

3.Methyl salicylate之每日用量不得超過1.8gm，以免引起水楊酸中毒症狀，諸如呼吸困難及其他中樞神經中毒等症狀；如對阿斯匹靈或水楊酸有過敏或敏感現象，使用前請諮詢醫師或藥師。
4.蠶豆症患者請勿使用。

87507 METHYL SALICYLATE

2.24 MG/軟膏劑(Oin);

商名

Ching-Ching®(健康化學/恆信)

適應症 [衛核]燙傷、昆蟲咬傷、一般外傷、皮膚炎

用法用量 一天3~4次，適量塗抹患者，輕揉之。

87508 NIFLUMIC ACID

30 MG/GM/軟膏劑(Oin); 25 MG/凝膠劑(Gel); 30 MG, 30 MG/GM/乳膏劑(Cre);

商名

Aliton®(中美兄弟)
Coan®(十全)
Fulin®(人人)
Laifu®(約克)
Niflu®(華盛頓)
Nifupan®(福元)
Nysul®(明德)

藥理作用 本藥具有強力的鎮痛、消炎、消腫作用。

適應症 [衛核]風濕性關節炎、脊椎炎、臀部關節炎

用法用量 每天3次塗敷在患部，輕輕按摩之。

87509 PIROXICAM

孕 C/D 乳 - 食 + 泄 肝 半 36~45h

Rx

5 MG/軟膏劑(Oin); 10 MG/GM, 5 MG, 5 MG/GM, 10 MG/GM/凝膠劑(Gel); 5 MG, 10 MG/GM/乳膏劑(Cre);

商名

Anodyne®(澳斯麗)
Bicaen®(成大) $23.1/Cre(10MG/GM-20GM),
Coten®(明德)
Enton®(井田) $14.8/Gel(10MG/GM-PIC/S-10GM), $34.9/Gel(10MG/GM-PIC/S-40GM), $23.1/Gel(10MG/GM-PIC/S-20GM),
Focus®(永信) $34.9/Gel(10MG/GM-PIC/S-40GM),
Goodgen®(派頓) $11.2/Gel(10MG/GM-PIC/S-5GM), $34.9/Gel(10MG/GM-PIC/S-40GM), $23.1/Gel(10MG/GM-PIC/S-20GM),
Keneton®(元宙) $27.5/Gel(10MG/GM-PIC/S-22GM), $34.9/Gel(10MG/GM-PIC/S-40GM),
Piatec®(井田)
Pipo®(永勝) $22.2/Cre(10MG/GM-PIC/S-15GM), $28.4/Cre(10MG/GM-PIC/S-30GM), $34.9/Cre(10MG/GM-PIC/S-40GM),
Pipon®(約克) $34.9/Cre(10MG/GM-40GM)
Pirocam®(應元)
Pirocam®(政德)
Pirocam®(明大) $34.9/Gel(10MG/GM-PIC/S-40GM), $27.5/Cre(10MG/GM-22GM), $34.9/Cre(10MG/GM-PIC/S-40GM)
Pirocam®(正和)
Pirocam®(美西) $34.9/Gel(10MG/GM-PIC/S-40GM), $14.8/Gel(10MG/GM-PIC/S-10GM),
Pirox®(黃氏)
Piroxicam®(培力)
Piroxicam®(約克)
Piroxim®(生達) $14.9/Gel(5MG/GM-10GM)
Pitocam®(信隆)
Pixicam®(成大)
Ploca®(人人)
Roxicone®(榮民)
Shujen®(大豐) $34.9/Gel(10MG/GM-PIC/S-40GM), $23.1/Gel(10MG/GM-PIC/S-20GM)
Softcam®(中生) $14.8/Gel(10MG/GM-PIC/S-10GM), $22.2/Gel(10MG/GM-PIC/S-15GM), $27.5/Gel(10MG/GM-PIC/S-25GM), $28.4/Gel(10MG/GM-PIC/S-30GM), $34.9/Gel(10MG/GM-PIC/S-40GM), $23.1/Gel(10MG/GM-PIC/S-20GM), $22.2/Gel(10MG/GM-PIC/S-16GM), $27.5/Gel(10MG/GM-22GM), $11.2/Gel(10MG/GM-PIC/S-5GM)
Sorocam®(中美兄弟/興中美)
Suswan Tung®(旭能/源山)
Toncam®(永勝/濟生)
Tonex®(明德) $22.2/Cre(10MG/GM-15GM), $11.2/Cre(10MG/GM-5GM), $27.5/Cre(10MG/GM-22GM), $28.4/Cre(10MG/GM-PIC/S-30GM), $14.6/Cre(10MG/GM-10GM), $23.1/Cre(10MG/GM-20GM), $34.9/Cre(10MG/GM-PIC/S-40GM)
Tonmex®(龍杏/汎生)
Toricam®(五洲) $31.7/Gel(5MG/GM-20GM), $23.1/Gel(10MG/GM-PIC/S-20GM), $14.8/Gel(10MG/GM-PIC/S-10GM), $28.4/Gel(10MG/GM-PIC/S-30GM), $27.5/Gel(10MG/GM-PIC/S-22GM), $34.9/Gel(10MG/GM-PIC/S-40GM)
Turnstyle Analgesia®(杏輝) $11.2/Gel(10MG/GM-PIC/S-5GM), $28.4/Gel(10MG/GM-PIC/S-30GM), $27.5/Gel(10MG/GM-PIC/S-22GM), $27.5/Gel(10MG/GM-PIC/S-25GM), $22.2/Gel(10MG/GM-PIC/S-15GM), $34.9/Gel(10MG/GM-PIC/S-40GM)
Xicam®(健康化學/瑞安)

藥理作用 本藥是非類固醇抗發炎劑，其作用機轉是抑制列腺素的合成，局部使用可緩解肌肉關

節的疼痛。

適應症 [衛核]暫時緩解局部疼痛。

用法用量 一天3~4次，適量(1~3g)即1.5~4.5cm凝膠劑塗於患處。

不良反應 1.輕度、中度局部刺激反應、紅斑、紅疹、糠狀落屑、搔癢和使用部位有關局部反應。
2.有時凝膠劑擦得不徹底，會造成輕微且暫時性的皮膚褪色或衣服被著色現象。

87510 TRIETHANOLAMINE SALICYLATE

1750 MG/藥膠布(Patch);

商名

Myoflex Pain Relief Patch®（得生）

適應症 [衛核]暫時緩解關節炎或風濕痛，筋肉痛和背痛，腰痛，頸痛，扭傷，挫傷，腱和韌帶疼痛。

87511 Tiger Balm (Red) 虎標萬金油（紅）軟膏®（西德有機/泰格）

每 g 含有：CAJUPUT OIL 70.0 MG；CAMPHOR 110.0 MG；CLOVE OIL 50.0 MG；MENTHOL 100.0 MG

適應症 [衛核]蚊蟲叮咬，皮膚搔癢，暫時緩解肌肉酸痛或頭痛。

類似產品
- Green Oil 綠油精®（新萬仁）
- Tiger Balm Back Pain Patch 虎標背痛舒解藥貼®（得生）
- Tiger Balm (White) 虎標萬金油（白）軟膏®（西德有機/泰格）
- Tiger Balm Medicated Plaster 虎標水性鎮痛藥布®（得生）

87512 Airentick 三笠愛痛寧膏棒®（MIKASA/人生）

每 gm 含有：DL-CAMPHOR 50.0 MG；GLYCYRRHETIC ACID (EQ TO GLYCYRRHETINIC ACID) 0.2 MG；L-MENTHOL 60.0 MG；METHYL SALICYLATE 175.0 MG

藥理作用 1.三笠愛痛寧膏棒是棒狀的外用鎮痛劑，利用製劑的技術將methyl salicylate等有效成分作成固體形狀，裝在使用方便的塑膠容器內。當藥品塗擦在患部時，不會污染到手。
2.三笠愛痛寧膏棒使用methyl salicylate及l-menthol和dl－comphor。

適應症 [衛核]腰痛、打撲傷痛、扭挫傷、肩膀酸痛、關節痛、肌肉痛、肌肉疲勞。

用法用量 從容器的底部向上壓出藥品約3~4mm，一日l~數次，適量塗擦於患部。

類似產品
- Chen-Pi Kum Paster "德山"青皮藥膠布®（德山）
- Sunin Plaster "人生"舒寧巴斯®（人生）
- Salonpas Spray 撒隆巴斯-益 噴劑®（HISAMITSU/久光）

87513 Becylic 貝莎克軟膏®（美西）$10.6/Oin (5.0 GM-PIC/S), $17.7/Oin (10.0 GM-PIC/S), $46.5/Oin (15.0 GM-PIC/S), $59/Oin (20.0 GM-PIC/S)

Rx

每 gm 含有：BETAMETHASONE (AS DIPROPIONATE) 0.64 MG；SALICYLIC ACID 30.0 MG

適應症 [衛核]慢性異位性皮膚炎、神經性皮膚炎(單純苔癬)牛皮癬、濕疹、扁平苔癬、頭皮皮脂漏皮膚炎、汗皰、尋常性魚鱗癬等發炎症狀之解除。

用法用量 牛皮癬、慢性異位性皮膚炎、神經性皮膚炎、扁平苔癬、濕疹、汗疱、脂漏性皮膚炎、富貴手。患部洗淨後，每日2~3次適量塗於患部。

類似產品
- Salic 守膚軟膏®（壽元）$10.6/Oin (5.0 GM-PIC/S), $17.7/Oin (10.0 GM-PIC/S), $46.5/Oin (15.0 GM-PIC/S), $59/Oin (20.0 GM-PIC/S), $81/Oin (25.0 GM-PIC/S), $81/Oin (30.0 GM-PIC/S)
- Songi "生達"爽吉軟膏®（生達）$17.7/Oin (10.0 GM-PIC/S)

87514 Color 快樂乳膏®（健康化學/瑞安）

Rx

每 g 含有：DEXAMETHASONE 0.3 MG；HYDROQUINONE 50.0 MG；RETINOIC ACID (EQ TO TRETINOIN)(EQ TO VITAMIN A ACID) 0.3 MG

適應症 [衛核]黑色素引起的色素過度沈著，例如伯洛克皮膚炎(Berloque Dermatitis)接觸性皮膚炎，過敏性皮膚炎，雀斑，老人斑職業病帶來的色素過度沈著，里耳氏黑色素沈著症(Riehl'S Melanosis)，及疤痕的色素過度沈著。

用法用量 早晚適量各塗敷一次，適用於黑色素沈著症、老人斑、疤痕色素過深。

類似產品
- Tri Hydroquinone 喜祛斑凝膠®（永勝/一成）
- 080 Antispots "寧疤寧"祛斑乳膏(複方)®（澳斯麗）

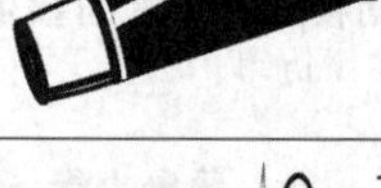

87 皮膚用藥產品

87515 Cool Medicated Plaster 德國薄荷標消炎膏®（德山/鴻林）

每 Patch 含有：DL-CAMPHOR 42.0 MG；GLYCOL SALICYLATE 175.0 MG；L-MENTHOL 140.0 MG；TOCOPHEROL ACETATE ALPHA DL- 140.0 MG

適應症 [衛核]打撲傷、扭挫傷、肌肉痛、肌肉疲勞、腰痛、肩痛、關節痛、骨折痛。

用法用量 參照仿單

類似產品
Cool Pap 人生舒冷巴佈膏®（得生/人生）
Jin LAi "德山"筋來爽藥膠布®（德山）
Salonsip 撒隆適布肌兒帕奇貼片®（HISAMITSU/久光）
Hot Pap 人生溫感巴佈膏®（人生）
Pa Pa Ton 巴巴痛®（人生）
Teh Li Kon Win Kan Sip Plaster 貼利康溫感藥布®（得生）

87516 Dermacon 愛膚乳膏®（政德）

每 gm 含有：CHLORHEXIDINE HCL 2.0 MG；CHLORPHENIRAMINE MALEATE 10.0 MG；D-CAMPHOR 5.0 MG；L-MENTHOL 5.0 MG；LIDOCAINE HCL 30.0 MG；PREDNISOLONE ACETATE 1.25 MG

適應症 [衛核]搔癢、蚊蟲咬傷、濕疹、皮膚炎、蕁麻疹、汗疹、皮膚感染、打撲傷、凍傷、燙傷

用法用量 本藥適用於急慢性溼疹、脂漏性皮膚炎、青春痘、外傷、蚊蟲咬傷，一天1~2次，適量塗敷於患處。

87517 Dibutone "應元"止痛膏®（應元）

每 100 g 含有：KAOLIN COLLOIDAL 37300.0 MG；METHYL SALICYLATE 200.0 MG

適應症 [衛核]腰痛、肩痛、牙痛、火傷

87518 Esarin 凝沙凝膠®（中化/田上）$28.6/Gel (5.0 GM-PIC/S), $77/Gel (20.0 GM-PIC/S)

Rx

每 gm 含有：DIETHYLAMINE SALICYLATE 50.0 MG；ESCIN 10.0 MG；HEPARINOID (SODIUM POLYANHYDROMANNURONIC ACID SULFATE) 10.0 MG

適應症 [衛核]慢性靜脈功能不全之輔助改善及創傷後之疼痛緩解

87519 Genbeta 淨膚敏親水軟膏®（元宙）

每 gm 含有：BETAMETHASONE (17-VALERATE) 1.0 MG；GENTAMICIN (AS SULFATE) 1.0 MG

適應症 [衛核]濕疹或皮膚炎、急救、預防及減緩皮膚刀傷、刮傷、燙傷之感染

用法用量 將本藥塗擦患處，每日2~3次。

87520 Golden Top 渡邊 久金膏®（人生）

每 piece 含有：D-BORNEOL 24.839 MG；NONYLIC-VANILLYLAMIDE 0.373 MG；ZINC OXIDE 248.387 MG

適應症 [衛核]肩膀酸痛、腰痛、神經痛、風濕痛、扭傷、筋肉痛、關節痛

用法用量 將膏布上之玻璃紙輕輕除去貼於患部。貼用此膏布時請先用乾布擦去汗淨後貼上。1日2~3回貼敷時間以4~7小時為宜。若洗澡後貼用促進成份的浸透更能增加效力。

87521 Mentholatum Deep Heating Hydrogel Patch 曼秀雷敦熱力鎮痛水性藥膠布溫熱感®（得生）

每 piece 含有：CAPSICUM EXTRACT 39.2 MG；GLYCOL SALICYLATE 420.0 MG

適應症 [衛核]暫時緩解局部疼痛。

用法用量 將膏布上之玻璃紙輕輕除去貼於患部。貼用此膏布時請先用乾布擦去汗淨後貼上。1日2~3回貼敷時間以4~7小時為宜。若洗澡後貼用促進成份的浸透更能增加效力。

87522 Proarisin EX Cool 日方藥研止痛按摩液®（Maeda/德佑）

每 ml 含有：INDOMETHACIN (eq to Indometacin) 10.0 MG；L-MENTHOL 60.0 MG

適應症 [衛核]暫時緩解局部疼痛。

87523 Puraite "港香蘭"撲來貼藥布®（人生）

每 1m 含有：GLYCOL SALICYLATE 10000.0 MG；MENTHOL OIL 20000.0 MG；METHYL SALICYLATE 10000.0 MG

適應症 [衛核]扭挫傷、打撲傷、肌肉痛、關節痛、骨折痛。

用法用量 參照仿單

87524 Salonpas Jet Spray 撒隆巴斯 酸痛 噴劑®（DAIZO/久光）

每 ml 含有：L-MENTHOL 438.0 MG；METHYL SALICYLATE 1460.0 MG

適應症 [衛核] 適用於緩解以下情況所產生的疼痛：頸部僵硬、肩膀痠痛、關節痛、關節炎、背痛、拉傷、瘀傷、扭傷。

類似產品 Wan In Medicated Oil 萬應百油精®（人生/鼎成）

87525 Sippass "人生"舒佈巴斯®（人生）

每 piece 含有：CAMPHOR 80.0 MG；L-MENTHOL 160.0 MG；METHYL SALICYLATE 320.0 MG；PHELLODENDRON BARK EXTRACT 112.0 MG

適應症 [衛核] 暫時緩解局部疼痛。

用法用量 參照仿單

87526 Take Pap 貼可藥布®（得生）

每 1mxm 含有：CAMPHOR 2000.0 MG；GLYCOL SALICYLATE 3400.0 MG；MENTHOL 11800.0 MG；MENTHOL OIL 500.0 MG；METHYL SALICYLATE 12500.0 MG；THYMOL 1500.0 MG；TOCOPHEROL ACETATE 300.0 MG

適應症 [衛核] 消炎、鎮痛（筋肉痛、腰痛、神經痛、風濕痛、腰酸背痛、坐骨神經痛、關節痛）

用法用量 參照仿單

87527 Ultra Strength Suan Tong Patch "得生" 痠痛藥布(加強型)®（得生）

每 100g 含有：DL-CAMPHOR 500.0 MG；EUCALYPTUS OIL (OLEUM EUCALYPTI) 100.0 MG；L-MENTHOL 6500.0 MG

適應症 [衛核] 暫時緩解輕微之肌肉與關節疼痛、背痛、關節痛、扭傷、挫傷。For temporary relief of minor aches and pains of muscles and joints associated with:simple backache, arthritis, sprains, strains, bruises.

87528 Ureson 優膚松乳膏®（壽元）$10/Cre (5.0 GM-PIC/S), $17.8/Cre (10.0 GM-PIC/S), $40.2/Cre (15.0 GM-PIC/S), $40.2/Cre (16.0 GM-PIC/S)

Rx 每 gm 含有：HYDROCORTISONE 10.0 MG；UREA 100.0 MG

適應症 [衛核] 濕疹或皮膚炎、去角質。

用法用量 塗抹適量本乳膏於患部，每日3~4次。本藥須由醫師處方使用。

87529 Vioment "榮民"整腸錠®（榮民）

每 Tab 含有：GLYCOBACTERIA 2.0 MG；LACTOBACTERIA 3.0 MG

適應症 [衛核] 暫時緩解輕度腹痛。

用法用量 一天3~4次，每次1粒。

87530 Yurea 優您雅乳膏®（優生）

每 gm 含有：HYDROCORTISONE ACETATE 10.0 MG；UREA 100.0 MG

適應症 [衛核] 非微生物感染引起之皮膚濕疹性或乾性發炎、包括異位性濕疹、嬰兒濕疹、表皮角質病濕疹、神經皮膚炎、接觸性皮膚炎、光過敏反應和癢疹。

用法用量 塗抹適量本乳膏於患部，每日3~4次。本藥須由醫師處方使用。

§87.6 頭皮、頭髮相關製劑

禿髮是由於荷爾蒙、精神壓力、或服用化學藥物、自體免疫力、黴菌感染，導致毛囊萎縮、頭髮生長緩慢而造成的；甚至因毛囊死亡形成永久性禿髮。

1. 雄性禿髮(androgenetic alopecia)：最常碰到的禿髮；與女性都會碰到這個問題。由於因遺傳體質，使毛囊受到雄性荷爾蒙影響而萎縮，於是頭髮逐漸稀疏且不再生長。

2. 生理性禿髮：患者遭遇重大的壓力(如生產、重大傷害、考試等等)而掉髮，如古詩所言「白頭搔更短」。這種掉髮是散佈性的，所以患者自覺頭髮比以前稀疏，洗髮時，常發現頭髮掉了一大把。只要適時調適自己的壓力，就會慢慢恢復。

3. 圓禿(俗稱鬼剃頭)：患者常常無意中發現頭髮掉得乾乾淨淨的一片，大小從直徑一cm至五cm不等，甚至同時出現好幾個。圓禿的原因目前還不是很清楚，但大都與生活情緒壓力有關。

4. 頭癬(如稱臭頭或癩痢頭)：這是黴菌感染頭皮引起毛囊組織發炎所造成的掉髮。

5. 另外還有其他因素，如紅斑性狼瘡、梅毒、化療等等。

6.頭髮掉落如秋風落葉的10大徵兆：頭皮容易出現油，頭皮屑多且發癢，頭皮太硬緊繃、發紅、變厚，頭髮掉落觸動髮根神經的痛感，髮線越來越高，髮質變色，沒有彈性以及毛囊異常。

禿髮的治療藥物：finasteride，minoxidil，selenium。

87601 FINASTERIDE (1MG)

孕 X 乳 - 食 ± 泄 肝

Rx

1 MG/錠劑(T);

商 名 Propecia® ◎（聯亞/歐嘉隆）

藥理作用 1.Finasteride是一種第II型5α還原酶的競爭性專一抑制劑；此還原酶是一種可將雄荷爾蒙睪固酮轉化成二氫睪固酮(DHT)的細胞內酵素。在人類體內，第I型5α還原酶大多存在於皮膚(包括頭皮)的皮脂腺及肝臟，循環中的二氫睪固酮(DHT)約有1/3是透過第I型5α還原酶的作用轉化而來。第II型5α還原酶同功酵素則主要發現於攝護腺、精囊、副睪、毛囊及肝臟，循環中的二氫睪固酮(DHT)有2/3是通過第II型5α還原酶的作用轉化而來。

2.在人類體內，finasteride的作用機制乃是基於其對第II型同功酵素的優先抑制作用，在使用天然組織(頭皮及攝護腺)的體外結合研究中，測試finasteride對這兩種同功酵素的抑制力，結果顯示，其對人類第II型5α還原酶的選擇性超過對第I型同功酵素的100倍。在finasteride對這兩種同功酵素產生抑制作用的同時，此抑制劑會被還原成dihydrofinasteride，而這兩種同功酵素則會與$NADP^+$形成化合物。此酵素複合物的轉換速率極為緩慢[第II型酵素複合物的半衰期(t½)約為30天，而第I型酵素複合物則約為14天]。

3.Finasteride對雄荷爾蒙受體並不具任何親和力，也不具任何的雄荷爾蒙激性、抗雄荷爾蒙激性、雌荷爾蒙激性、抗雌荷爾蒙激性、或助孕荷爾蒙作用。對第II型5α還原酶的抑制作用會阻斷末梢將睪固酮轉化為二氫睪固酮(DHT)的作用，致使血清及組織中的二氫睪固酮(DHT)濃度顯著減低。Finasteride可產生使血清二氫睪酮(DHT)濃度快速降低的作用，口服投予一顆1mg的錠劑可於24小時內達到65%的抑制效果。

4.與多毛髮頭皮相比較，雄性禿(雄性荷爾蒙造成的禿頭，androgenetic alopecta)患者，其禿髮頭皮中的毛囊有萎縮的現象，且二氫睪固酮較高。對這類患者投予finasteride可降低其頭皮及血清中的二氫睪固酮(DHT)濃度。這些降低現象與finasteride的療效關係尚未確立。對先天性易罹患雄性荷爾蒙造成的禿頭的人，finasteride似乎可藉此機制阻斷形成雄性荷爾蒙造成的禿頭的關鍵因子。

適應症 [衛核]雄性禿（雄性激素造成的禿頭）。

用法用量 建議劑量為一天一次，每次1mg。本藥可與食物併服或空腹服用。一般而言，須每天服藥持續三個月以上，才會看到初步療效，建議應持續使用，以維持效益。中斷治療後，其會在12個月之內消失原本之效果。

不良反應 性慾減低，勃起功能以及射精障礙，胸部觸痛及脹大；過敏反應(包括皮疹、搔癢、蕁麻疹、以及唇部與臉部腫脹)；睪丸疼痛。

醫療須知 1.本藥並不適用於兒童患者或婦女。

2.對肝功能異常的患者，應小心投予本藥，因為finasteride主要是在肝臟中代謝。

3.已經懷孕或可能懷孕的婦女不應碰觸有壓碎或破損的finasteride，因為可能會吸收而造成對男性胎兒的潛在危險性。本藥錠劑覆有一層膜衣，在此錠劑未破損或壓碎的情況下，此膜衣可避免於正常操作時接觸活性成分。

4.有可能懷孕的婦女之性伴侶須停止服用本藥，因為可能透過精液吸收到女體的程度未知。

87602 MINOXIDIL (Topical)

孕C 乳? 食± 泄腎 T½ 4.2h

Rx 20 MG, 50 MG, 50 MG/GM/液劑(Sol); 20 MG/凝膠劑(Gel);

商名

080 Hair Tonic®(澳斯麗)
Biohairs Minoxidil®(寶齡富錦/正峰)
Bowlin Bio Hairs Growth®(寶齡富錦)
Dott Hair®(明德)
Farain Topical®(汎生)
Fengfa Topical®(正和/大昭)
Finas Topical®(衛達/瑩碩)
Fodil®(人人)
Follicare Foam®(黃氏)
Folux Foaming®(仙台/科華)
Fresh Up Hair Grower®(正和)
Fresh Up Topical®(正和)
Fullhair®(人人/康衛)
Growhair®(明大/旭佑)
Hair Grower External®(長安)
Hair Renaissance Aqua®(衛達)
Hair Restore®(衛達)
Hairs-Regrowth Topical®(溫士頓)
Holi Hair Topical®(華興)
Iminos®(竟天)
Ketoshine Hair Tonic®(杏輝)
Ketoshine Topical®(杏輝)
Medigrow®(衛達/翰可)
Mehow Topical®(明大/天理)
Mindil Fast®(生達)
Mino®(黃氏)
Minodil Topical®(溫士頓/萱草堂)
Minodil®(溫士頓/萱草堂)
Minoten Topical®(衛達)
Minoxi Topical®(派頓)
Minoxil Topical®(派頓)
Misilan®(應元)
Mixi®(培力)
Mixidil Topical®(壽元)
Mixil Topical®(健康化學)
Mixil Topical®(健康化學/瑞安)
Mixil®(健康化學/瑞安)
Mokosn®(井田)
Morehair Topical®(黃氏)
PBF Minoxidil®(寶齡富錦)
Poorl Hair®(羅得)
Regaine® ◎ (ASM/嘉安)
Regaine® ◎ (CONTRACT/嘉安)
Regrowth Topical®(美西)
Revoco Hair®(仙臺/仙台)
Rexidil Topical®(華盛頓)
Shifa Top Topical®(中美兄弟)
Sidil Topical®(濟生/永勝)
Vi Va Hair Topical®(美西)
Yu-Fa-Me Extermal Use®(仙台)
Yu-Me External Use®(仙台)

藥理作用 1.Minoxidil成分對雄激素性禿髮者可以刺激毛囊，幫助改善落髮狀況並促進毛髮生長，使頭髮更茂密。Minoxidil同時適合男性及女性使用，每5位使用者，便有4個能減緩落髮並且有效再生新髮。
2.實驗證實有效：1988年，落建成為有史以來創新取得美國FDA核准的外用生髮產品，21年來落建已成為全世界受歡迎與信賴的外用生髮產品之一，包括美國、英國、香港與台灣等國家，均通過政府衛生單位嚴格審核而上市。實驗證明，對雄激素性禿髮者5人使用，4人有效。

適應症 [衛核]雄激素性禿髮。

用法用量 1.僅供外用，須按指示使用。不可用於身上任何其他部位。總量1ml落建生髮液之由患部中心開始，使用於頭皮，每日兩次。此劑量與落髮範圍大小無關。每日總劑量為2ml。使用落建生髮液後，需徹底洗手。使用落建生髮液時，頭髮及頭皮需完全乾燥。
2.按壓式噴頭(Pump spray applicator):
①打開黑色大外蓋，移除內部之白色瓶蓋。
②將噴頭插於瓶上，並拴緊。
③將噴頭對準頭皮上落髮之部位後，壓一下按壓式噴頭並以指尖將落建生髮液均勻塗抹至落髮局域。重複按壓6次，共1ml，即為一次用量。不用時蓋上黑色大外蓋。
3.加長噴霧尖頭(Extend spray-tip applicator)：
①使用加長噴霧尖頭時，需置按壓式噴頭於瓶上(請參照按壓式噴頭步驟①及②)。
②移去按壓式噴頭，將加長噴霧尖頭接於噴霧桿上，並向下壓緊。打開加長噴霧尖頭之小蓋。
③將噴頭對準頭皮上落髮之部位後，壓一下噴頭並以指尖將落建生髮液均勻塗抹至落髮局域。重複按壓6次，共1ml，即為一次用量。不用時蓋上小蓋。
4.塗抹器(Rub-on applicator)：
①打開黑色大蓋，移除內部之白色瓶蓋後，插上塗抹器並栓緊。
②將瓶直立，擠壓瓶身使溶液滿至黑線，停止擠壓。此時擠出之溶液即為一次用量(1ml)。

③將瓶倒置，不需擠壓瓶身，只需將塗抹器上之軟墊輕觸落髮部位，即可開始均勻塗抹落髮生髮液，直到1ml溶液用完為止。
④使用後蓋上黑色大外蓋。

不良反應 多毛症(細體毛會加長，變粗和色澤加深)。

醫療須知 1.臨床實驗證明，持續每天兩次使用落建生髮液2個月，可使頭髮再生。開始使用落建生髮液前兩週，落髮現象可能持續，這是屬於正常暫時性落髮現象。但如果使用3~4週後大量掉髮的現象還是持續，則請諮詢醫師或藥師。
2.儲存於室溫攝氏15~25度。請注意外盒之有效期限。

87603 RITLECITINIB TOSYLATE☆

℞ 80.128 MG/膠囊劑(C);

商　名 Litfulo® ◎ (PFIZER/輝瑞)

藥理作用 1.Ritlecitinib透過阻斷三磷酸腺苷(ATP)結合部位，不可逆抑制Janus激酶3(JAK3)以及在肝細胞癌表現之酪胺酸激酶(TEC)的激酶家族。
2.Ritlecitinib抑制了JAK3依賴性受體介導的細胞因而誘導的STAT磷酸化。
3.Ritlecitinib抑制了與TEC激酶家族成員相關之免疫受體的訊息傳遞。
4.目前尚不清楚特定JAK或TEC家族酶的抑制與治療效果的相關性。

適應症 [衛核]適用於治療12歲以上嚴重圓禿病人

用法用量 1.本藥建議劑量為50mg，每日一次口服，可隨餐或空腹服用。
2.將膠囊整顆吞服。不要壓碎、剝半或咀嚼本藥膠囊。
3.如果漏服一劑，應盡快施用該劑量，除非距下一劑不到8小時，在此情況下則略過漏服的劑量。此後，在常規預定時間恢復給藥。

不良反應 頭痛、腹瀉、痤瘡、皮疹、蕁麻疹、毛囊炎、發熱、異位性皮膚炎、暈眩、血中肌酸磷酸酶升高、帶狀皰疹、紅血球計數降低、口腔炎。

醫療須知 1.接受本藥的病人中曾通報發生嚴重感染。最常發生的嚴重感染為闌尾炎、嚴重特殊傳染性肺炎(COVID-19)感染(包括肺炎)及敗血症。在伺機性感染中，使用本藥曾發生多皮節帶狀疱疹。
2.對患有活動性、嚴重感染的病人，避免使用本藥。對下列病人，在開始使用本藥之前考量治療的風險與效益：
a.患有慢性或反覆感染症；b.曾經與TB病人接觸；c.有發生嚴重或伺機性感染的病史；d.曾經在TB或黴菌病盛行的地區居住或旅行；或e.患有可能會令他們較容易發生感染的潛在疾病。
3.觀察到相較於TNF blockers，JAK抑制劑具有較高的全因死亡發生率(rate of all-cause mortality)，包括心血管猝死(sudden cardiovascular death)。因此開始或繼續本藥治療前，應審慎評估其臨床效益及風險。
4.開立本藥予已知患有惡性腫瘤(不包括已成功治療的NMSC)病人，或是用藥期間發生惡性腫瘤的病人，以及過去或現在具有抽菸習慣病人時，應審慎評估其臨床效益及風險。
5.開始或繼續本藥治療於已知具有心血管病史病人，或過去或現在具有抽煙習慣病人時，應審慎評估其臨床效益及風險，並應告知病人發生心血管事件時之病癥及採取對應的措施，對於曾有心肌梗塞或中風史之病人不建議使用本藥。
6.本藥避免用於血栓風險可能增加的病人。如果發生血栓或栓塞的症狀，病人應立即中斷本藥治療和進行評估，並接受適當治療。
7.如果病人出現不明原因的神經症狀，應中斷本藥治療和進行評估。
8.臨床試驗中接受本藥的病人曾觀察到嚴重反應包括過敏性反應、蕁麻疹和皮疹。如果發生臨床顯著過敏反應，停用本藥並採取適當治療。
9.在開始使用本藥之前，建議按照現行的免疫接種準則提供病人最新的所有疫苗接種，包括預防性帶狀疱疹疫苗。

10.本藥不建議在懷孕期間及有生育能力但未避孕者使用。有生育能力者在治療期間及最後一劑後的至少1個月內使用有效的避孕措施。

87604 SELENIUM SULFIDE DETERGENT

孕C 乳? 泄 沒吸收

25 MG/懸液劑(Sus);

商名

Dalin Sus.®（皇佳/歐業）

藥理作用 頭皮組織吸收本藥後，分解為硒(selenium)和硫(sulfide)具有抗菌，抗黴菌作用，同時又可阻斷頭皮的上皮細胞增加。

適應症 [衛核]頭皮脂溢出性皮炎、頭皮癢、頭皮屑之治療

[非衛核]汗斑(tinea versicolor)及頭皮脂漏性皮膚炎。

用法用量 將藥液塗敷患部，擦揉之以起泡沫，在5分鐘(身體)或10分鐘(面部)後，用清水徹底沖洗乾淨。每天一次，連續四天。

不良反應 皮膚過敏、頭皮反跳性出油、毛髮變色或減少。

醫療須知 1.使用本藥後毛髮可能會掉落，常於停藥2~3週即可長回。

2.使用本藥後，以水仔細沖洗皮膚皺褶處，需乾躁以避免過敏。

87605 THIOGLYCOLATE CALCIUM TRIHYDRATE

75 MG/軟膏劑(Oin); 75 MG/乳膏劑(Cre);

商名

Cheina Fast Removal Hair®（明大）
Domo®（健康化學/慶豐）
Jin Jin Hair Remove®（美西）
New Touch®（健康化學/天良）
Paine Removal Hair®（健康化學）
Quck Removal Hair®（明大/天理）
Queasy Removal Hair®（寶齡富錦）
Royal Kate Hair Removal®（中生）
Shefuli Removal Hair®（健康化學/聯輝）
Tifannye Remove Hair®（溫士頓）
Torin®（壽元/新喜國際）
Whittier Removal Hair®（健康化學）

適應症 [衛核]一般體毛(手、腳部)及較粗體毛(如腋部)之脫毛。

用法用量 1.膚面以水清洗，使其略帶濕潤。

2.使用時，以膠匙取本劑，輕塗一層於脫毛處，切勿摩擦膚面。

3.約10分鐘後觀察小部分體毛是否脫落，否則，再等幾分鐘，直至體毛完全脫落，用膠匙輕輕刮去軟膏，以溫水洗淨，切勿使用肥皂，避免刺激皮膚。

4.使用本劑後，不宜熱水浴及使用香水香皂。

5.皮膚若有破傷或發炎現象，切忌使用本劑。

6.使用本劑，倘有未脫毛現象，請參照1~3項再處理。

87606 ZINC PYRITHIONE

20 MG/液劑(Sol);

商名

Sufopo®（井田）

適應症 [衛核]頭皮屑。

用法用量 將本藥1~2茶匙搽到頭上，搓揉均勻後等候兩三分鐘，然後用清水沖洗乾淨。重複一次。每星期洗一次到兩次。注意勿碰到眼睛。

87607 Dandy "政德 " 樂髮癢液®（政德）

每 ml 含有：CHLORAL HYDRATE 50.0 MG；SALICYLIC ACID 10.0 MG

適應症 [衛核] 圓形脫毛症

用法用量 1天2~3次，用適量塗擦於頭髮的皮膚。

87608 Muhi "好貼" 撫比膏 ®（健康化學/慶豐）

每 1 gm 含有：CHLORAL HYDRATE 10.0 MG；D-CAMPHOR 30.0 MG；DIPHENHYDRAMINE HCL 10.0 MG；MENTHOL 30.0 MG；METHYL SALICYLATE 30.0 MG

適應症 [衛核]止癢

用法用量 一天3~4次，適量塗抹於患處。

87609 Zip Hair-Tonic 芝波養髮液 ®（中化）

每 100ml 含有：DIPHENHYDRAMINE HCL 200.0 MG；DL-MENTHOL 300.0 MG；RESORCINOL (RESORCIN) 300.0 MG；SWERTINOGEN 5000.0 MG

適應症 [衛核]促進毛髮生長、防止頭皮癢、頭皮屑

用法用量 促進毛髮生長、防止頭皮癢、頭皮屑。每日1~3次，灑適量於頭髮上而摩擦之。

§ 87.7 止癢、止汗、除體臭用藥

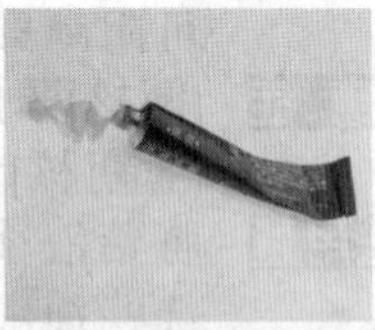

87701 DIPHENHYDRAMINE

孕B 乳？ 食± 泄 肝/腎

10 MG, 20 MG, 40 MG/GM/軟膏劑(Oin)； 10 MG, 20 MG/乳膏劑(Cre)；

商名

Elitchy®（元宙）
Min Yuan Su Neng®（明大/華僑）
Sawenan®（羅得）
Summer H®（大塚）
Teina Itch Stopping®（五洲）
Thiam®（黃氏）
Venapas-A® ◎（田邊）
Venaron®（利達）

藥理作用 1.對皮膚的滲透性極良好、沒有刺激性的外用抗組織胺劑、功效極確實。
2.與皮膚親和性良好又易於洗淨。
3.不刺激皮膚又能補給適宜脂肪於皮膚、故對於化粧品所引起之過敏等均有良效。

適應症 [衛核]暫時緩解皮膚搔癢。

用法用量 按照患部的面積，取適量之軟膏，每日數回用指頭輕輕塗擦之。
若發生水泡，勿破傷之而塗擦其上。
若潰爛或糜爛傷口，宜用藥塗於裹傷麻布或紗布上而貼之；為預防目的，則薄擦之。

87702 DOXEPIN HCL▲

食±

Rx 50 MG/GM/乳膏劑(Cre)；

商名

Antidoxe®（十全）$43.7/Cre(50MG/GM-PIC/S-15GM), $41.9/Cre(50MG/GM-PIC/S-8GM)
Dofu®（正和）$41.6/Cre(50MG/GM-15GM), $37.2/Cre(50MG/GM-8GM)
Dospin®（黃氏）
Dozepin®（黃氏/一成）
Fudopin®（汎生）
Ichderm®（十全/美時）$41.9/Cre(50MG/GM-PIC/S-8GM), $43.7/Cre(50MG/GM-PIC/S-15GM),
Oxpin®（健康化學/健喬信元）
Patoderm®（派頓）$41.9/Cre(50MG/GM-PIC/S-8GM)

藥理作用 本藥屬於組織胺阻斷藥物，具強力之H1與H2受體之阻斷作用，在組織胺受體的位置競爭性地抑制組織胺受體之生物活化作用。

適應症 [衛核]成人濕疹性皮膚炎(如異位性皮膚炎或單純性慢性苔癬)所致中度搔癢症之短期治療。
[非衛核]抗憂鬱一憂鬱症，止癢。

用法用量 每日局部薄層塗敷4次，至少間隔3~4小時。起始作用時間約15分鐘內，即有75%患者達到搔癢緩解效果，一般在第7天可達最佳止癢療效。

不良反應 局部副作用：灼熱感、刺痛感、如有全身性吸收，較常見為嗜眠。其他較少見之副作用為口唇乾躁、口渴、頭痛、眩暈、情緒變化、味覺改變等。

醫療須知 1.臨床經驗顯示，本乳膏使用面積超過體表10%以上時嗜眠副作用略微顯著，其可改善

患者之睡眠與生活品質。如發生過度嗜眠副作用，應減少使用面積與使用次數；塗敷較少之乳膏量或停用本乳膏。
2.封閉式敷料的給藥方式會增強大多數局部製劑的吸收；本藥不宜使用此種給藥法。
3.含酒精之飲料會加強本藥鎮靜之副作用。使用本藥請勿開車或從事危險性工作。

87703 Agreenol 綠油精®（新萬仁）

每 gm 含有：CAMPHOR 98.0 MG；CLOVE OIL 12.5 MG；EUCALYPTUS OIL (OLEUM EUCALYPTI) 15.0 MG；MENTHOL 98.0 MG；METHYL SALICYLATE 195.0 MG

適應症 [衛核] 頭眩鼻塞、肚痛、頭痛、小兒腹痛、胸肩不舒、蚊蟲咬傷、湯火灼傷、止癢消腫、手足痠痛、肌肉痠痛、暈船、暈車

用法用量 外用:每日數次擦抹患處。

醫療須知 1.本藥不得內服、用於嬰兒及2歲以下之兒童。本藥因含有薄荷腦之製劑，應用於嬰兒時常能導致呼吸困難及窒息等症狀。
2.請置於小孩伸手不及處。

類似產品
All Green 萬綠油®（健康化學）
Shu Li Huang Jin You "明通"舒力黃金油®（明通）
So-Cool Oil External "中美"舒涼時間外用液劑®（中美兄弟/興中美）
C.B. 強力施美藥膏®（中化）
One More Green 綠油精怡抹綠®（新萬仁）
White Flower Pyure Oil 萬應萬利油®（黃氏）

87704 Allessence Oil "人生" 萬油精®（人生）

每 ml 含有：CAMPHOR SPIRIT 30.0 MG；L-MENTHOL 310.0 MG；METHYL SALICYLATE 200.0 MG

適應症 [衛核] 頭眩、鼻塞、頭痛、蚊蟲咬傷、湯火灼傷、止癢消腫、手足酸痛、舟車暈浪。

87705 Anti-Dermatitis 寶齡止癢消炎乳膏®（寶齡富錦）

每 gm 含有：CROTAMITON 50.0 MG；DIPHENHYDRAMINE 10.0 MG；GLYCYRRHETIC ACID (EQ TO GLYCYRRHETINIC ACID) 2.0 MG；TOCOPHEROL ACETATE ALPHA DL- 5.0 MG

適應症 [衛核] 暫時緩解尿布疹、蚊蟲咬傷、皮膚搔癢、皮膚炎等皮膚疾患的症狀。

用法用量 請取適量塗抹於全身搔癢部位上，1天數次。

87706 Anti-Tineas "大豐"勝癬液®（大豐）

每 ml 含有：DEQUALINIUM CHLORIDE 5.0 MG；DIPHENHYDRAMINE 10.0 MG；SALICYLIC ACID 50.0 MG

適應症 [衛核] 暫時緩解皮膚搔癢。

用法用量 一日數回塗擦於患處。

87707 Baoshu 保舒寧乳膏®（井田）

每 gm 含有：LIDOCAINE 30.0 MG；NITROFURAZONE 2.0 MG；PREDNISOLONE 2.0 MG

適應症 [衛核] 暫時緩解濕疹、尿布疹、蚊蟲咬傷、皮膚搔癢、皮膚炎等皮膚疾患的症狀。

用法用量 一天3~4次，適量塗敷在患處。

87708 Calamine Lotion 克拉明洗劑®（新喜國際）

每 ml 含有：CALAMINE 70.0 MG；DIPHENHYDRAMINE HCL 10.0 MG

適應症 [衛核] 暫時緩解尿布疹、蚊蟲咬傷、皮膚搔癢、皮膚炎等皮膚疾患的症狀。

用法用量 一天3-4次，適量塗敷在患處。

類似產品
Calamine Lotion " 近江兄弟"克拉敏洗劑®（人生）
Calamine 可麗敏洗劑®（健喬信元）
Calamine Lotion "華盛頓"卡露明洗劑®（華盛頓）

87709 Che-Yan "美"解癢藥膏®（長安）

每 100 gm 含有：CAMPHOR 2000.0 MG；DIPHENHYDRAMINE HCL 1000.0 MG；DL-METHYLEPHEDRINE HCL 2000.0 MG；MENTHOL 2500.0 MG；METHYL SALICYLATE 250.0 MG；PEPPERMINT OIL (OLEUM MENTH PIP) 250.0 MG；PHENOL (CARBOLIC ACID) 500.0 MG

適應症 [衛核] 急、慢性濕疹、皮膚搔癢症、汗疹、癢疹、蕁麻疹、肛門陰部部搔癢症、蚊蟲咬刺傷、痱子疹

用法用量 將本藥膏適量塗擦於癢處，一日可用數次。

87710 Fullphagen 福而化原錠® (福元) $0.5/T

每 Tab 含有：BIOTIN 0.125 MG；CHLORPHENIRAMINE MALEATE 2.5 MG；GLYCYRRHIZINIC ACID (EQ TO GLYCYRRHETINIC ACID GLYCOSIDE)(EQ TO GLYCYRRHIZIC ACID) 6.25 MG；NIACINAMIDE (NICOTINAMIDE) 5.0 MG；PANTOTHENATE CALCIUM 10.0 MG；PYRIDOXINE HCL 2.5 MG；RIBOFLAVIN (VIT B2) 2.5 MG

適應症 [衛核] 暫時緩解過敏性鼻炎，枯草熱所引起之相關症狀(流鼻涕、打噴嚏、眼睛及喉部搔癢)及過敏所引起之搔癢，皮膚癢疹。

用法用量 一天3~4次，每次1粒。

87711 Hycorzol "健康" 害可消軟膏® (健康化學)

每 gm 含有：CLEMIZOLE HCL 13.0 MG；HEXACHLOROPHENE 14.0 MG；HYDROCORTISONE 2.5 MG

適應症 [衛核] 濕疹或皮膚炎．

用法用量 一天數次，適量塗於患處。

87
皮膚用藥產品

87712 Hydroxine 敏膚淨乳膏® (寶齡富錦)

每 gm 含有：HYDROCORTISONE ACETATE 25.0 MG；PRAMOXINE HCL 10.0 MG

適應症 [衛核] 暫時緩解濕疹、尿布疹、蚊蟲咬傷、皮膚搔癢、皮膚炎等皮膚疾患的症狀

用法用量 將本藥膏適量塗擦於癢處，一日可用數次。

類似產品 Hydroxine Lotion 敏膚淨洗劑2.5%® (寶齡富錦) Prasone Lotion 樂爽止癢擦劑1.0%® (寶齡富錦)

87713 Kangyan-S 強力抗癢軟膏® (十全/萬春)

Rx

每 gm 含有：CAMPHOR 20.0 MG；DIPHENHYDRAMINE HCL 10.0 MG；DL-METHYLEPHEDRINE HCL 20.0 MG；MENTHOL 25.0 MG；PREDNISOLONE 2.0 MG

適應症 [衛核] 急、慢性濕疹、皮膚炎、皮膚搔癢症、蕁麻疹、陰囊濕疹(繡球瘋)、蚊蟲咬刺傷

用法用量 將本藥膏適量塗擦於癢處，一日可用數次。

類似產品 Kanyang 抗癢軟膏(外用)® (十全/萬春) Yaloton 癢樂通軟膏® (明大)

87714 Kobayashi Medicated 芙密娜止癢凝膠® (TOYAMAKOBAYASHI/小林)

每 1g 含有：DIPHENHYDRAMINE 10.0 MG；Isopropylmethylphenol 1.0 MG；LIDOCAINE 20.0 MG

適應症 [衛核] 暫時緩解尿布疹、蚊蟲咬傷、皮膚搔癢、皮膚炎等皮膚疾患的症狀。

87715 Kumum 狐無藥膏® (西德有機/尼斯可)

每 100gm 含有：ALUMINUM SULFATE 5000.0 MG；BETANAPHTHOL 1000.0 MG；RESORCINOL (RESORCIN) 1000.0 MG

適應症 [衛核] 體臭、止汗

87716 Meeifu 美膚乳膏® (政德/信效)

每 gm 含有：CAMPHENE D- 40.0 MG；CHLORHEXIDINE GLUCONATE 2.0 MG；DIPHENHYDRAMINE 10.0 MG；GLYCYRRHIZINIC ACID (EQ TO GLYCYRRHETINIC ACID GLYCOSIDE)(EQ TO GLYCYRRHIZIC ACID) 3.0 MG；L-MENTHOL 30.0 MG；METHYL SALICYLATE 20.0 MG

適應症 [衛核] 皮膚炎、皮膚過敏、急慢性蕁麻疹、蚊蟲咬傷、皮膚搔癢症、肩胛酸痛肌肉痛

用法用量 每日2至3次，塗於患部。

87717 Muhi Baby Liniment 無比寶貝止癢液® (IKEDA/大法)

每 Sol 含有：DIPHENHYDRAMINE HCL 20.0 MG；PANTHENOL 10.0 MG

適應症 [衛核] 暫時緩解尿布疹、蚊蟲咬傷、皮膚搔癢、皮膚炎等皮膚疾患的症狀。

87718 Prenin 普力能藥膏® (壽元/新喜國際)

每 gm 含有：CHLORPHENIRAMINE MALEATE 5.0 MG；PREDNISOLONE 2.5 MG

適應症 [衛核] 濕疹或皮膚炎，暫時緩解皮膚搔癢。

用法用量 每天塗抹患部2~3次。

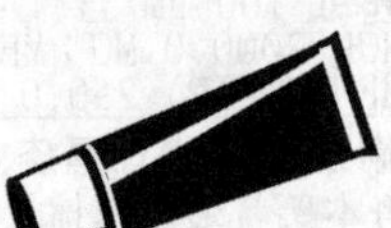

87719 Shufu "政德"舒膚軟膏® (政德)

每 gm 含有：CAMPHOR 5.0 MG；CHLORPHENIRAMINE MALEATE 10.0 MG；LIDOCAINE 30.0 MG；METHYL SALICYLATE 5.0 MG；PREDNISOLONE 1.25 MG

適應症 [衛核] 搔癢、昆蟲刺傷、蕁麻疹、濕疹、過敏性皮膚炎、凍傷、火傷、汗疹

用法用量 一天3~4次，適量塗抹於患處。

87720 Thiam Plus "黃氏"倍效止癢軟膏® (黃氏)

每 10gm 含有：CAMPHOR 500.0 MG；DIPHENYLPYRALINE HCL 300.0 MG；L-MENTHOL 500.0 MG；SALICYLIC ACID 200.0 MG；ZINC OXIDE 2000.0 MG

適應症 [衛核] 暫時緩解皮膚搔癢、去角質、緩解皮膚刺激及尿布疹。

用法用量 每天塗抹患部2~3次。

87721 Winsolve Cozhapy Itch 允消寧膚蚊蟲止癢液® (永信)

每 Sol 含有：DIPHENHYDRAMINE HCL 20.0 MG；DL-CAMPHOR 20.0 MG；L-MENTHOL 30.0 MG；LIDOCAINE 5.0 MG

適應症 [衛核] 暫時緩解皮膚刺激引起之搔癢、蚊蟲咬傷。

87722 Zuyan Sus. 止癢懸浮液® (新喜國際)

每 Sus 含有：BENZOCAINE (ETHYL AMINOBENZOATE) 10.0 MG；CALAMINE 100.0 MG；DIPHENHYDRAMINE 10.0 MG；HEXACHLOROPHENE 5.0 MG；ZINC OXIDE 50.0 MG

適應症 [衛核] 皮膚炎、皮膚搔癢症、皮膚過敏、痱子、濕疹

用法用量 使用前須先搖勻1天3~4次，適量塗於患部。

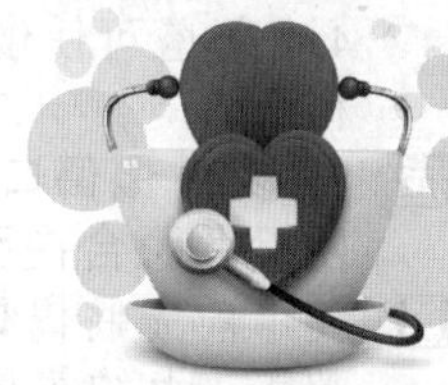

§87.8 外科用藥

治療傷口

炎症階段：

在這個時期，會有各種化學物質釋放到傷口仗用血管收縮，形成血栓並啟動癒合反應，且有專門的細胞於受傷頭幾天清除傷口中的細菌及壞死組織。

增生階段：

細胞形成網狀的結構，形成一個矩陣，新的皮膚血管在這個矩陣中形成，這時微血管會增生(傷口的顏色紫紅色)，供應傷口更多的氧氣和營養素，使細胞生成並製造蛋白質，而膠原蛋白將成為新組織生長的架構，疤痕組織的主要成份也是膠原蛋白。

重塑階段：

為傷口出現後二到三週，此時，膠原蛋白變的結實，強度更強，微血管變少，傷口的顏色變淺，傷口的強度在之後六個月慢慢的變強，最終到達完好皮膚的70%強度。

上皮形成作用：

這個作用為形成新的皮膚和表皮細胞，表皮細胞可隔離外在的細菌和防止水分流失，在清潔的傷口，這作用會在數小時內開始，在24到48小時結束。如在複雜或不清潔的傷口，因發炎期延長，也許要7到10天才可能完成。

外傷處理

1.居家護理：表淺擦傷或刮傷一般不需太多治療，前48小時每天用無菌的生理食鹽水清洗四次並用清潔的紗布包起來就可以了，如是深層擦傷則需就醫治療。

2.傷口出血：直接加壓是最好的止血方法，用無菌的紗布壓住出血點十分鐘，大部份的出血都會止住，如還有出血，請就醫治療。

3.清潔傷口：輕度壓力的水流是清潔傷口的最好方法，一般用水沖洗10到15分鐘，移除傷口所有的異物，才有助於傷口的癒合。

87 皮膚用藥產品

4.傷口縫合：大多數的醫生不會對一個傷口發生超過8至12小時的傷口縫合，因為傷口感染的機率很高。如有傷口需要縫合，請儘速就醫，如不幸傷口有感染的情形，疤痕就會變大。

5.何時就醫處理傷口？

a.有威脅生命的創傷(請呼叫119)

b.有一cm以上的撕裂傷

c.傷口出血不止

d.不清潔的傷口，例如有異物在傷口裡、被人或動物咬傷

e.手指或腳趾的小傷口造成運動或感覺異常

6.有紅腫並有紅線向心臟蔓延或有黃色分泌物時。

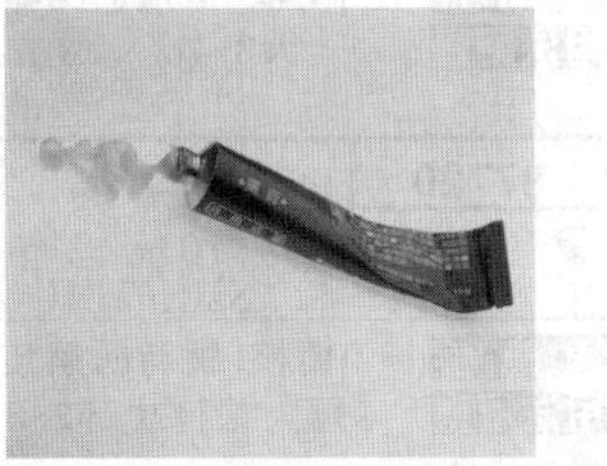

87801 ACEXAMIC ACID

50 MG/軟膏劑(Oin)； 50 MG/乳膏劑(Cre)；

商　名

080 Cure Scar®(澳斯麗)
B. & N. Clear Scar®(西德有機)
Scarless & Beauty Skin®(壽元)

藥理作用 1.本藥能免發炎的鄰近組織產生不正常的粘連，使人免演變成肥腫或瘢瘤的現象。
2.本藥可以調整細胞的生理特性，增強細胞再生，使受傷組織復原。
3.本藥促使形成良好的骨骼組織，以及防止骨折周圍發生炎腫硬化。
4.本藥還可使傷口痂痕柔軟作用，縮短結痂時間，提供良好的結膜底層，便利皮膚移植。

適應症 [衛核]外傷傷口、手術時的傷口、廔管性骨炎、潰瘍性靜脈曲張、動脈潰瘍、疤痕及預防燙傷癒合後引起的皮膚萎縮及瘢瘤。

用法用量 使用前先將傷口或潰瘍面加以消毒清潔，取適量塗敷患部使用，塗敷後，以紗布包紮覆蓋。大約每星期更換3次，視患部情況而定。

87802 ALUMINUM CHLORHYDROXYALLANTOINATE (ALCOXA)

20 MG/軟膏劑(Oin)； 20 MG/GM/乳膏劑(Cre)；

商　名

Alkixa®(KOBAYASHI/祥全兄弟)
Chaa®(回春堂)

藥理作用 1.促進肉芽增生。
2.清除壞死組織。
3.除臭、抗炎、收斂。
4.恢復組織之機能及水分之不平衡。

適應症 [衛核]體表各部分之火傷、創傷、裂傷、凍傷、臭汗症之預防及治療、孕婦及餵乳婦女乳頭之保養及裂傷之治療、小兒尿布疹、皮膚炎、濕疹、褥瘡

用法用量 每日數次(重者每2小時一次)塗於患部，並輕輕按摩，至藥膏吸收消失為止，使用前應先將患部洗清。

醫療須知 1.一般的注意：患部化膿的場合，經適切的處置後使用。
2.副作用：a.過敏症：過敏症狀出現的場合，禁止使用。b.皮膚：有刺激感出現的場合，中止使用。

87803 BENZALKONIUM CHLORIDE

孕C

100 MG, 500 MG, 10000 MG, 20000 MG/液劑(Sol)；

商　名

Anti-A®(中化)
B.K.®(華盛頓)
Benzalkonium Chloride®(榮民)
Benzalkonium Chloride®(艾力特)
Suzine-K Antiseptic®(信東)

藥理作用 本藥為陽離子型界面活性劑，具有消毒殺菌及溶解角質之作用；無刺激性。其酚係數為20~60，對許多無芽胞細菌及黴菌有強力而迅速之殺滅功效。

適應症 [衛核]一般外用消毒劑、可當作初步傷口處理。

用法用量 1.完整皮膚，輕微傷口，擦傷：用1:750酊劑或水溶液。
2.粘膜，外傷或有病皮膚：用1:2,000~1:5,000水溶液。
3.消毒器械：用1:1,000之水溶液。為防止生鏽，可於溶液加0.5%之亞硝酸鈉。消毒時間約30分鐘。
4.沖洗眼睛或陰道：用1:3,000~1:10,000之水溶液。
5.灌洗膀胱或尿道：用1:20,000之水溶液。

醫療須知 1.本藥不宜與肥皂混合使用否則將失殺菌效力。若以肥皂洗滌皮膚，必須用清水沖洗乾淨後再用本藥。
2.不要使用自來水(尤其是硬水)稀釋，可能會降低本藥的殺菌效力。

87804 BENZETHONIUM CHLORIDE

100 MG, 10000 MG/液劑(Sol);

商名
Benthonium® (艾力特)
Mecetol® (應元)
Multiseptol® (中美兄弟)
Suzine Antiseptic® (信東)

藥理作用 本藥對無芽胞的細菌、黴菌有廣泛的抗菌作用。其酚係數為61，不宜和肥皂和有機物混合使用。

適應症 [衛核]局部感染症

用法用量 1.消毒用：本藥稀釋400倍；2.殺菌用：稀釋100倍；3.洗滌用：稀釋1,000倍。

87805 CADEXOMER IODINE

Rx

1 GM/粉劑(P);

商名
Iodosorb® (SMITH & NEPHEW/史耐輝) $61/P(1GM-PIC/S-3GM),

藥理作用 本藥可迅速吸收7倍體液，保持潰瘍皮膚乾躁，促進傷口癒合，並可減傷口疼痛。

適應症 [衛核]慢性靜脈潰瘍之輔助治療，感染性傷口之輔助治療
[非衛核]本藥適用於褥瘡性潰瘍，腿部潰褥，靜脈鬱滯性潰瘍，以及感染的潮濕傷口。

用法用量 外用粉劑在傷口表面塗抹約3毫米厚度之藥物，並以一乾紗布覆蓋。

不良反應 使用後第一小時會發生暫時性刺痛。

醫療須知 懷孕，授乳婦使用本藥宜小心。

87806 CAMPHOR POWDER

96 MG/軟膏劑(Oin);

商名
Fuderleh® (艾力特)

適應症 [衛核]燙傷、刀傷、昆蟲咬傷、一般外傷

87807 CETRIMIDE

5 MG/軟膏劑(Oin); 30 MG/液劑(Sol);

商名
Meifunin® (明大/華僑)
Pi Fu Haw® (艾力特)
Suminlon Antiseptic® (黃氏)

適應症 [衛核]一般外用消毒劑、可當作初步傷口處理。

用法用量 每天數次，局部擦用。

87808 CHLORHEXIDINE

5 MG/錠劑(T); 10 MG/軟膏劑(Oin); 5 %, 1.2 MG, 2 MG, 5 MG, 6 MG, 10 MG, 10.65 MG, 20 MG, 25 MG, 40 MG, 50 MG, 0.006 ML, 0.024 ML, 0.025 ML, 0.1 ML, 0.2 ML, 20 ML, 200 ul/液劑(Sol); 2 MG, 10.65 MG, 25 MG/凝膠劑(Gel); 2 MG/ML, 2 MG, 10 MG/漱口劑(Gar); 1.2 MG/造影劑(Contrast); 10 MG/ML/乳劑(E);

商 名

A Bay®(華盛頓)
Ailichieh®(長安)
Alclean®(旭能)
Anti-G®(醫強/國韶)
Antigerm®(寶齡富錦)
Aqua Easy®(寶齡富錦/牛耳)
Build Periodontal Maintenance®(寶齡富錦)
CJ CHG Antiseptic Cleansing®(健康化學/采京)
Chlorhex Prep®(寶齡富錦/若草)
Chlorhexidine CCPC®(中化)
Cibex®(健康化學/瑞安)
Coaejy Gargle®(中美兄弟)
Colook Troches®(世達/中菱)
Corol®(麥迪森)
Delegerm®(旭能/赫蒂法)
E-Cosu Medicinal Mouthwash®(恆安/維太豐)
Easy Antiseptic Cleansing®(寶齡富錦)
Easy Antiseptic Cleansing®(寶齡富錦/正峰)
Estrong Good Cleaning Disinfectants®(醫強)
Green®(中化)
Heal-S Antiseptic Skin Cleanser®(福元/惠民)
Hibiscrub Topical®(BCM/翰亨)
Hygigerm Antiseptic®(旭能)
Jolife Skin Antiseptic®(恆安/維星)
Kilgerm Concentrate®(寶齡富錦/尚典)
Koleho Troches®(衛達)
Leefuemulsion®(成大/艾力特)
Liuetroche®(羅得)
Oralwave Gargle®(羅得/翊達)
Oralwave®(羅得/翊達)
Oronine H® ◎ (大塚)
Oronine®(健康化學/慶豐)
Parmason Gargle®(寶齡富錦)
Perioxidin Bioadhesive®(LACER/元聖)
Perioxidin Mouthwash®(LACER/元聖)
Perioxidin Toothpaste®(LACER/元聖)
Phisohex Handrub With Emollient®(杏輝)
Phisohex®(杏輝)
Pure Chg Aqua®(健康化學/全盛)
Quick Chlorhexidine®(健康化學/邁斯貿易)
Safederm Antiseptic®(濟生/赫蒂法)
Safeplus Antiseptic®(旭能/惠德)
Safeyu Antiseptic®(旭能/尚典)
Shallclean Gargle®(旭能/赫蒂法)
Smilimg Mouth Wash®(中化)
So Easy®(寶齡富錦)
Steridal®(寶齡富錦)
Sterigiene®(旭能/赫蒂法)
Sujin Gargle®(成大)
Sukacon®(明大/東洲)
Sweet Talk Medicinal Gargle®(杏輝)

藥理作用 本藥為含chorhexidine gluconate 0.1%的嗽口液或2%外用消毒劑，其作用為：
1.殺菌力最強：對G(+)，G(-)格蘭氏陽陰性球菌，桿菌：virus(病毒)，fusobacteria(梭形桿菌)，filameuts(髮狀細菌)，spirochaetes(螺旋菌類)，均能有效的殺滅或抑制。
2.溫和、無刺激性：口腔粘膜，親和性良好，無刺激性患者接受性良好
3.具清潔作用：chlorhexidine帶正電荷，除能有效的殺死細菌外(細菌細胞壁帶負電荷)。尚具清潔作用，使用後口腔倍感潔淨舒爽。

適 應 症 [衛核]一般外用消毒劑，可當作初步傷口處理。
[非衛核]嗽口劑，做為牙菌斑和牙結石抑制劑，又可做齲齒預防劑。

用法用量 1.每次用瓶蓋，倒10cc漱口，含於口腔中約1分鐘後，吐掉，每天2次。
2.對於裝活動假牙的人，每日應將假牙取下浸泡在速可淨溶液中15分鐘可防止denture stomatitis口腔炎。
3.以無菌水1:40稀釋成0.05%水溶液後，直接沖洗於燒燙傷傷口。

不良反應 皮膚紅腫。

醫療須知 1.本藥不可使用於對chlorhexidine過敏的人。
2.避免接觸眼睛及中耳，接觸眼睛會導致角膜受傷，接觸中耳會導致耳聾。
3.因無菌度考量，以無菌水稀釋的0.05%水溶液建議之使用期限為24小時。
4.濃度大於0.05%之稀釋液，因刺激性較大且不利於傷口癒合，因此不建議使用於黏膜及深層傷口消毒。
5.0.05%水溶液不建議長期使用於燒燙傷傷口沖洗消毒，可能會影響傷口癒合。
6.美國FDA發布警訊，病人或消費者使用含chlorhexidine gluconate之藥品，若出現嚴重之不良反應，其症狀可能包含哮喘或呼吸困難、臉部腫脹、嚴重之紅疹或蕁麻疹甚至休克，通常於接觸藥品後幾分鐘內即發生。病人若出現任何嚴重過敏反應，須停止使用，並立即就醫。

87809 CHOLINE SALICYLATE (MUNDICYLATE)

孕C 乳 - 洩 腎 半 2～3h

87.1 MG/GM/凝膠劑(Gel);

商名

Mundisal® ◎ (FIDELIO/嘉德) $81/Gel(87.1MG/GM-10GM)

藥理作用 1.本藥為液態製劑的非類固醇的藥物，可抑制前列腺素的生合成。
2.本藥的鎮痛、抗炎和解熱效果略小於aspirin，但造成胃不適或胃出血的作用較輕。

適應症 [衛核]發炎、疼痛、單純疱瘡

用法用量 1.將本藥品塗抹於疼痛或感染部位，再以潔淨手指輕輕按摩。僅需給予如豌豆的藥量就足夠。藥品凝膠本身會形成一層膜，緊緊蓋住疼痛或感染部位。依照症狀的嚴重程度，可每隔2~3小時使用一次。
2.原則上，治療進行數天後應停藥。若需較長的治療期，應先請教醫師。

不良反應 輕微噁心、嘔吐、頭昏、出汗。

醫療須知 1.本藥品含有43%(v/v)酒精，應限於必須使用的情況下使用。同時使用時必須依照藥物投予時間間隔。
2.使用salicylate過量的症狀是呼吸變快、噁心、嘔吐、耳鳴與精神紊亂的狀態。若是嚴重性中毒會出現譫妄(精神錯覺)、寒顫發抖、發汗、體温過高、昏迷與體內酸鹼不平衡。

87810 CRESOL

200 MG, 250000 MG, 5000000 MG, 0.015 ML, 0.03 ML, 0.5 ML, 50 ML/液劑(Sol);

商名

Clysol® (華盛頓)
Cresol® (中美兄弟)
Cresol® (新喜國際)
Cresol® (艾力特)
Desinfect Water® (應元)
Saponated Cresol® (健康化學/慶豐)
Saponated Cresol® (國際新藥)
Saponated Cresol® (新喜國際)
Saponated Milysol® (龍杏/洸洋)

適應症 [衛核]消毒、殺菌、洗淨。

87811 ETHACRIDINE LACTATE MONOHYDRATE (ACRINOL)

2 MG, 25 MG, 100 MG, 2000 MG/液劑(Sol);

商名

Acrinol® (人生)
Acrinol® (健康化學)
Acrinol® (新喜國際)
Acrinol® (艾力特)
Ethacridine Lactate® (派頓)
Rivanol® (龍杏/洸洋)

適應症 [衛核]外用殺菌、消毒。
[非衛核]止瀉劑，外用液可用於殺菌消毒。

用法用量 成人−1天3次，每次1~2錠；孩童−1天1~2次，每次1/2~1錠；嬰孩−1天1錠，分6次服用。

87812 GENTIAN VIOLET

10 MG, 10000 MG/液劑(Sol);

商名

Genstian Violet® (新喜國際)
Methylrosaniline Chloride® (人生)
Methylrosaniline Chloride® (龍杏/洸洋)

藥理作用 1.本藥對G(+)菌，特別是葡萄球菌、白喉菌及綠膿菌有殺菌作用，對G(-)菌或結核菌無效。
2.本藥能阻止文生氏咽峽炎Vincent's angina起炎菌的發育，同樣的能阻止多數絲狀菌如皮膚絲狀菌的發育。
3.本藥屢用於肛門搔癢症及外陰搔癢症以防續發性感染。
4.本藥對蛔蟲無效，但對蟯蟲、糞線蟲及某些吸蟲類有效，自從有較佳的驅蟲劑出現

後，本藥現已少用。

適應症 [衛核]外用殺菌、消毒

用法用量 1.10%水溶液用於文生氏咽峽炎，1%水溶液用於鵝口瘡、絲狀菌或酵母菌引起的白帶。
2.治療火傷時用本藥2%，1%的中性acriflavin及1%的brilliant green含此3色素的水溶液，1天2~3次在火傷面反復噴霧直至形成痂皮。
3.同樣目的可用含本藥46%，acriflavin23%，brilliant green 31%的混合物的2.6%溶液。
4.下腿潰瘍等用2%的水溶液，1天3~5次，直至潰瘍部乾躁形成粘著性痂皮為止。

醫療須知 1.接觸gentian violet成分可能增加致癌風險，且目前並沒有確切的安全使用量，故任何的接觸都具有潛在致癌的可能。
2.建議暫時停止處方或交付含gentian violet成分藥品予病人進行傷口或黏膜的消毒、殺菌。

87813 HYDROGEN PEROXIDE

30 MG, 85.72 MG, 10000 MG/液劑(Sol);

商名

Hydrogen Peroxide® (人生)
Hydrogen Peroxide® (健康化學)
Hydrogen Peroxide® (健康化學/慶豐)
Hydrogen Peroxide® (派頓)
Hydrogen Peroxide® (艾力特)
Hydrogen Peroxide® (華盛頓)
Hydrogen Peroxide® (龍杏/洸洋)
Oxydol® (新喜國際)
Oxydolum® (應元)

適應症 [衛核]傷口消毒。

用法用量 以棉球沾之塗於患部。

不良反應 用於口腔時，會有口腔黏膜刺激。

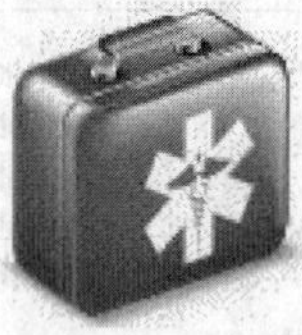

醫療須知 1.只外用，請勿內服。
2.注意勿碰到眼睛，萬一碰到眼睛，請馬上用水洗眼睛。
3.易刺激部位使用時，請低濃度使用(用水稀釋)。
4.深創傷部位使用場合，用注射用水或滅菌精製水稀釋後使用。
5.本製劑限於皮膚外用不得內服，或使用於眼睛內，亦不得施於眼睛四周或黏膜。
6.本製劑勿使用於大面積之體表或皮膚深部感染。
7.使用皮膚外用藥後請勿覆蓋，以免增加副作用。
8.塗抹皮膚外用藥後應徹底洗淨雙手後，再戴隱形眼鏡。

87814 IODOPHOR

100 MG, 50000 MG/液劑(Sol);

商名

Iodophore® (福元/惠民)

適應症 [衛核]消毒、殺菌(開刀部位之皮膚消毒)

87815 ISOPROPYL ALCOHOL (2-PROPANOL)

0.07 ML, 0.75 ML/液劑(Sol); 0.7 ML, 0.75 ML/凝膠劑(Gel);

商名

Anti-Bacterial Hand Sanitizer® (寶齡富錦)
Forbes Antibacterial® (明德)
Keh Jing Hand Sanitizer® (艾力特)
Ligesa® (應元)
So Easy Hp Hand Sanitizer® (寶齡富錦/牛耳)

適應症 [衛核]肌膚及手部清潔、消毒、抗菌。

87816 ORGANO-HEPARINOID MUCOPOLYSACCHARIDE POLYSULFATE

Rx

3 MG/GM/軟膏劑(Oin); 250 IU/GM, 250 U /凝膠劑(Gel); 250 IU/GM, 3 MG/GM, 400 U , 250 U/GM/乳膏劑(Cre);

商名

C. B. Cipiroid® (中化) $29.1/Cre(250U/GM-20GM)
Cividoid® (杏輝) $29.1/Gel(250IU/GM-20GM), $27.5/Gel(250IU/GM-10GM), $17.4/Gel(250IU/GM-5GM), $37.5/Cre(250IU/GM-PIC/S-20GM), $37.5/Cre(250IU/GM-PIC/S-14GM), $109/Cre(250IU/GM-PIC/S-40GM), $32.6/Cre(250IU/GM-PIC/S-10GM), $17.5/Cre(250IU/GM-PIC/S-5GM)
Heparinoid® (應元) $29.1/Oin(3MG/GM-14GM)
Hirudoid Thrombi® (MOBILAT/大昌華嘉)
Hirudoid® (MOBILAT/大昌華嘉)

藥理作用 火傷等肌膚之整修，防止血栓的形成，靜脈曲張。

適應症 [衛核]鈍物創傷後之血腫，淺層性靜脈炎之局部治療。
[非衛核]局部應用有抗凝血及消炎作用，治療表面性血栓，挫傷血腫及血栓性靜脈炎等。

用法用量 每天塗敷患處1~2次，避免使用於潰瘍，潰爛之皮膚或眼睛。

87817 PEPPERMINT

Rx 1 ML, 2 ML/液劑(Sol);

商名
Aqua Menthae® (應元)
China-Oel® (BIO-DIAT-BERLIN/東豐)
Guang Yi You® (派頓)
Medicinal Menthol Oil® (衛肯/洸洋)

適應症 [衛核]蟲咬傷、頭暈、頭痛、肌肉痛、牙神經痛及口腔黏膜發炎。緩解腸胃道所引起之不適。緩解感冒之鼻塞症狀。

用法用量 1.蟲咬傷、頭暈、頭痛、肌肉痛、牙神經痛及口腔粘膜發炎。外用：在疼痛的皮膚部位滴幾滴本藥品，然後抹散輕揉。
2.緩解腸胃道所引起之不適。內服：將本藥品滴到50~60c.c.温開水，經由口服，每次使用3~4滴，每天2~3次，共6~12滴。
3.緩解感冒之鼻塞症狀。傳統方法吸入(如用聞的或取幾滴於胸口與頸部前後輕擦)：吸入本藥品之揮發成分不得高於每次2~4滴，每天不得高於三次。以吸入器或其他方式(如蒸氣)吸入之安全性尚未建立。

不良反應 1.曾有報告表示出現胃灼熱、肛門周圍灼痛、視力糢糊、噁心以及嘔吐等症狀。
2.使用於皮表，出現皮膚紅疹、接觸性皮膚炎以及眼睛刺激等症狀。

醫療須知 1.外用：使用薄荷油後，若未洗手即接觸眼部，可能會造成眼部受到刺激。
2.口服：有胃灼熱或食道裂孔疝氣症狀的病患，服用薄荷油後，可能會導致症狀惡化。此等病患應中止服用薄荷油。
3.孕婦、嬰兒及二歲以下兒童禁止使用，且應置於孩童無法拿取之處。
4.於外用使用之後請洗淨雙手，如此可避免薄荷油不小心接觸到身體敏感部位，例如黏膜、開放性傷口或是眼睛。
5.若疼痛不適無法緩解持續兩週以上，或經常反覆發作之類似情況，應自醫師求診。
6.有膽結石症狀的患者，須在洽詢醫師後方可使用本藥品。

87818 THIMEROSAL 孕C 乳 -

Tin 1000 MG/酊劑(Tin);

商名
Merolate Tincture® (榮民)

藥理作用 本藥為有機汞化合物，具有抗細菌及抗黴菌作用。

適應症 [衛核]外科器具及手術前之皮膚消毒、皮膚癬菌傳染及外傷之消毒殺菌
[非衛核]1.眼鼻，喉與生殖泌尿道之殺菌。2.香港腳。

用法用量 1.外傷用−0.1%水溶液。
2.外科皮膚消毒，急救消毒，治療香港腳−0.1%酊劑。
3.對粘膜，用1:5,000~1:2,000溶液；對尿道，用1:30,000~1:5,000溶液，對眼部，用0.02%眼膏；對生物製劑防腐，用1:10,000溶液。

醫療須知 1.對本藥敏感者，於使用部位，易產生紅斑性水泡疹。

2.若吸入體內，則可能產生汞中毒。
3.使用酊劑時，須待乾燥後再包紮，以免其中酒精與丙酮之刺激。

87819 TRICLOSAN

5 MG, 20 MG, 48 MG/液劑(Sol);

商　名
Antibacterial®（中美兄弟）
Dettol®（RECKITT/利潔時）
Skin-Care®（華盛頓）
Triclosan®（杏輝）
U Mei Fu®（中美兄弟/興中美）
U-Gei®（羅得/達德士）

藥理作用 本藥具有皮膚殺菌、消毒、清潔以及防止體臭、汗臭、面皰的作用。
適 應 症 [衛核]皮膚殺菌、消毒、清潔以及防止體臭、汗臭、面皰。
[非衛核]女性生理期、生產後的清潔衛生。
用法用量 在需要部位局部使用0.3%之製劑。最大劑量2%的製劑。

87820 TYROTHRICIN

1 MG/凝膠劑(Gel);

商　名
Tyrosur®（ENGELHARD/康百佳）

藥理作用 1.本藥對於傷口之淨化作用及刺激皮膚形成粒狀新組織之作用，而有促使傷口癒合效能。
2.本藥所含tyrothricin對抗陽性菌感染有效，適於局部性投與。
適 應 症 [衛核]表淺性皮膚小傷口(不可使用於較大或較深的傷口)。
用法用量 本藥可直接塗抹患處。一天2~3次，塗於皮膚患處。治療多久，應視臨床病況而定。當病情惡化或者一週內未見改善時，應立即停藥就醫。
不良反應 本藥含有propylene glycol，可能引起皮膚刺激。
醫療須知 1.為防止兒童誤食請妥善保管。
2.產品有效日期印在外盒上及軟管下端接縫處。超過該期限請勿使用。

87821 ZINC OXIDE

200 MG, 400 MG, 200 MG/GM/軟膏劑(Oin);　500 MG/GM/糊劑(Pas);　250 MG/散劑(Pow);

商　名
Fu-Health®（明德/龍昌）
Fu-Song®（明德）
Iw Dusting®（華盛頓）
New Polibaby®（佐藤）
Polibaby S®（佐藤）
Zin®（羅得/惠祥）
Zinc Oxide®（應元）
Zinc Oxide®（派頓）
Zinc Oxide®（派頓/真富）
Zinc Oxide®（華盛頓）$41.8/Oin(200MG/GM-28.4GM),
Zinc Oxide®（龍杏/洸洋）
Znoxide®（黃氏）

藥理作用 本藥為局部收斂，保護和防腐作用，塗敷在傷口或潰瘍部位，具有保持乾躁和抑制分泌的效果。
適 應 症 [衛核]尿布濕疹、汗疹。
[非衛核]有潤膚和防腐的作用，常用於火傷或腐蝕性劑所致的創傷。
用法用量 一天數次，適量塗於患處。

87822 Aipiscrub External "派頓" 愛樂淨外用液®（派頓）

每 ml 含有：20% CHLORHEXIDINE GLUCONATE SOLUTION (eq to CHLORHEXIDINE GLUCONATE ...40mg) 0.2 ML

適 應 症 [衛核]一般外用消毒劑、可當作初步傷口處理。
用法用量 一天數次，適量塗抹在患處。

87823 Antiscar 去疤乳膏® (壽元/國信) $23.9/Cre (5.0 GM-PIC/S), $26.5/Cre (10.0 GM-PIC/S), $47/Cre (15.0 GM-PIC/S)

Rx

每 gm 含有：ACETAMIDOCAPROIC ACID -EPSILON (ACEXAMIC ACID) 50.0 MG；NEOMYCIN (SULFATE) 4.0 MG

適應症 [衛核] 外傷傷口、手術時的傷口、燒傷、廔管性骨炎、潰瘍性靜脈曲張、動脈潰瘍、疤痕、潰瘍性褥瘡及預防燙傷癒合後引起的皮膚萎縮及瘢瘤。

用法用量 一天3~4次，適量塗抹於患處。

類似產品 Mexac "明德" 美疤痕軟膏® (明德) $23.9/Oin (5.0 GM), $25.9/Oin (10.0 GM), $47/Oin (15.0 GM-PIC/S)　Scartenan-N 抗疤消炎乳膏－恩® (壽元)

87824 Bevamen "恒安"彼膚美軟膏® (恆安)

每 gm 含有：BETAMETHASONE (17-VALERATE) 0.5 MG；GENTAMICIN (AS SULFATE) 1.0 MG；IODOCHLORHYDROXYQUIN 10.0 MG；TOLNAFTATE 10.0 MG

適應症 [衛核] 急救、預防及減緩皮膚刀傷、刮傷、燙傷之感染；治療皮膚表淺性黴菌感染，如足癬(香港腳)、股癬、汗斑；溼疹或皮膚炎。

用法用量 一天3~4次，適量塗抹於患處。

類似產品 Winsolve Zoyce 允消膚帝乳膏® (永信)

87825 Calamine 尼斯可 卡拉明洗劑® (尼斯可)

每 100ml 含有：CALAMINE 8000.0 MG；L-MENTHOL 1000.0 MG；LIQUIDFIED PHENOL 1000.0 MG；ZINC OXIDE 8000.0 MG

適應症 [衛核] 皮膚病、日曬、防止刺激及過敏。

87826 Chui Feng Yu "漁人牌"追風油® (派頓)

每 gm 含有：CAMPHOR SPIRIT 30.0 MG；CLOVE OIL 12.5 MG；EUCALYPTUS OIL (OLEUM EUCALYPTI) 15.0 MG；L-MENTHOL 310.0 MG；METHYL SALICYLATE 200.0 MG

適應症 [衛核] 頭暈鼻塞、頭痛牙痛、胃腸驅風、蚊虫咬傷、燙火燙傷、止癢消腫。

87827 Dolin "井田"多聯軟膏® (井田)

每 gm 含有：BETAMETHASONE (AS VALERATE) 0.5 MG；GENTAMICIN 1.0 MG；IODOCHLORHYDROXYQUIN 10.0 MG；TOLNAFTATE 10.0 MG

適應症 [衛核] 急救、預防及減緩皮膚刀傷、刮傷、燙傷之感染；治療皮膚表淺性黴菌感染如足癬（香港腳）、股癬、汗斑；濕疹或皮膚炎。

用法用量 一天3~4次，適量塗抹於患處。

87828 Lifulin 利膚寧軟膏® (明大) $111/Oin (20.0 GM)

每 gm 含有：ALLANTOIN 2.5 MG；MAFENIDE (HOMOSULFAMINE) 50.0 MG

適應症 [衛核] 急救、預防及減緩皮膚刀傷、刮傷、燙傷之感染

用法用量 主治化膿性皮膚炎、外傷、火傷、耳鼻處潰爛。一天2~3次，直接或用紗布塗佈本藥於患處。

87829 NexoBrid "美迪文"清創凝膠藥® (Mediwound/禾伸堂)

Rx

每 Gel 含有：Concentrate of proteolytic enzymes enriched in bromelain 5000.0 MG

藥理作用
1.本藥中的酵素混合物可溶解燒傷傷口上的焦痂，產生此一作用的具體酵素組成分尚未確定。
2.該混合物的主要成分為鳳梨莖的鳳梨酵素(bromelain)。

適應症 [衛核] 去除成人深二度和三度燒燙傷的焦痂(eschar)。

用法用量
1.5g本藥粉末與隨附的50g凝膠混合後的凝膠混合物，可用於塗抹250cm²的燒傷面積。
2.本藥之施用面積不應大於15%以上之總體表面積(Total Body Surface Area, TBSA)
3.傷口塗抹上本藥後必須保持接觸4個小時的時間。有關使用過一次本藥但還殘留焦痂(死皮)的傷口，再次使用本藥的資訊有限。
4.傷口須先以浸泡過抗菌溶液的敷料敷2小時。
5.本藥必須於混合後15分鐘之內塗抹於潤濕的燒傷創面，塗抹厚度1.5至3毫米。
6.在施用本藥之前，傷口區域應清潔乾淨、並確保無角蛋白(去除水泡)和維持濕潤的狀態。
7.使用本藥之前，須先清除傷口部位上的藥品(如磺胺嘧啶銀或優碘)，並清潔傷口。

不良反應
1.很常見：發熱/體溫過高。
2.常見：局部疼痛、傷口感染、傷口併發症。
3.未知：嚴重過敏反應包括過敏性休克。

醫療須知 1.富含鳳梨酵素的蛋白水解酶濃縮物會經燒傷傷口全身性吸收。

2.對已知有心肺和肺部疾病的病人，本藥應謹慎使用，包括確定和可疑的肺部燒傷。
3.在使用本藥進行清創的病人，曾經有嚴重過敏反應的報告包括過敏性休克(出現皮疹，紅斑，低血壓，心跳過快)。
4.皮膚暴露於本藥之後應用水沖洗，以減少引起皮膚過敏的可能性。
5.在施用本藥之前移除塗抹在傷口上的抗菌藥物產品。

87830 Peifu "培力"培膚治軟膏 ® （培力）

每 100 gm 含有：ALLANTOIN 250.0 MG；HOMOSULFAMINE 5000.0 MG

適應症 [衛核] 化膿性皮膚炎、外傷、火傷、凍傷、創傷、耳鼻處潰爛等皮膚疾患之治療及使用於外科手術後傷口之癒合

用法用量 主治化膿性皮膚炎、外傷、火傷、耳鼻處潰爛。一天2～3次，直接或用紗布塗佈本藥於患處。

87831 Savlon Antiseptic 沙威隆消毒藥水 ® （寶齡富錦/正峰）

每 ml 含有：20% CHLORHEXIDINE GLUCONATE SOLUTION 15.9 MG；CETRIMIDE SOLUTION 40% 75.0 MG

適應症 [衛核] 一般外用消毒劑、可當作初步傷口處理。

用法用量 參照仿單

87832 Yubilone "人生"欲必樂軟膏 ® （人生）

每 gm 含有：TOCOPHEROL ALPHA DL- (EQ TO DL-ALPHA TOCOPHEROL) 20.0 MG；VITAMIN A 5000.0 IU

適應症 [衛核] 皮膚角化症、手指龜裂、火傷、創傷、凍傷

用法用量 一天3~4次，適量塗抹於患處。

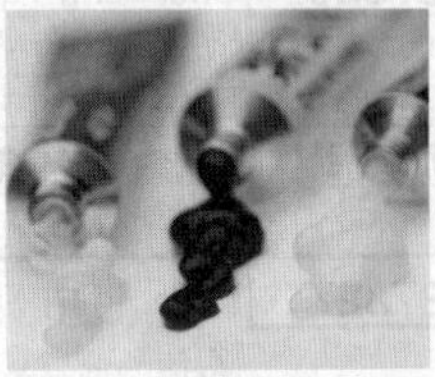

§ 87.9 其他(包括異位性皮膚炎)

87901 ABROCITINIB

孕 X 乳 - 泄 腎 T½ 5h

Rx 50 MG, 200 MG/錠劑(T);

商名 Cibinqo® ◎ （PFIZER/惠氏） $816/T(200MG-PIC/S),

藥理作用 1.本藥是Janus激酶(JAK)1抑制劑。JAK屬於細胞內酵素，此酵素會傳遞細胞激素或生長因子與細胞膜上的受體發生交互作用後所產生的訊號，從而影響造血作用與免疫細胞功能。
2.JAK會促使訊號傳導與轉錄活化因子(STAT)磷酸化及活化，STAT則會調節細胞內活性，包括基因表現。抑制JAK1可透過阻止STAT磷酸化與活化，調節此訊號傳遞路徑。
3.Abrocitinib對JAK1的選擇性高於其他3種JAK異構型[JAK2(28倍)、JAK3(>340倍)以及酪胺酸激酶2(TYK2，43倍)]。
4.本藥對於涉及JAK1的細胞激素誘導之STAT磷酸化之訊息路徑的抑制活性較佳。

適應症 [衛核]適用於治療12歲以上患有中度至重度異位性皮膚炎且適合接受全身性治療的病人。

用法用量 1.本藥治療的建議劑量為200毫克或100毫克每日一次。
2.對大多數病人的建議起始劑量為200毫克每日一次，對65歲以上或其他有較高風險發生副作用的病人，建議起始劑量為100毫克每日一次。每日最大劑量為200毫克。
3.治療期間可依據耐受性及療效而減少或增加劑量。當病人接受200毫克之劑量並達到疾病控制後可考慮調降劑量。
4.本藥可以併用或不併用異位性皮膚炎的藥物局部治療。對於經過24週治療後沒有顯示治療效益證據的病人，應考慮停止治療。

不良反應 1.最常見不良反應為：噁心(15.1%)、頭痛(7.9%)、痤瘡(4.8%)、單純皰疹(4.2%)、血肌酸

磷酸激酶增加(3.8%)、嘔吐(3.5%)、頭暈(3.4%)和上腹痛(2.2%)。
2.最常見的嚴重不良反應為：感染(0.3%)。

醫療須知 1.下列病人在開始本藥前應考量治療的風險與效益：
a.有慢性或復發性感染 b.有結核病之暴露病史 c.有嚴重感染或伺機性感染的病史 d.曾在結核病盛行或黴菌病盛行區域居住或旅行 e.有潛在狀況可能讓病人容易受感染。
2.在開始本藥治療之前，病人應進行結核病(TB)檢，不應給予活動性結核病病人本藥。
3.如果病人發生帶狀皰疹，應考量暫時中斷治療，直到帶狀皰疹發作已經緩解。
4.開始本藥治療之前以及治療期間，應依據臨床準則進行病毒性肝炎篩檢。有活動性B型肝炎或C型肝炎(C型肝炎PCR結果呈陽性)感染證據的病人排除於臨床治療之外。
5.在深層靜脈栓塞(DVT)和肺栓塞(PE)高風險病人中，應謹慎使用本藥。
6.對於具較高心血管風險因子之病人，應考慮本藥相較於與其它異位性皮膚炎治療選擇之風險及效益。

87
皮膚用藥產品

87902 ACITRETIN

孕X 乳- 食+ 泄腎 T½ 49h

Rx 10 MG, 25 MG/膠囊劑(C);

商　名 Neotigason® ◎ (CENEXI/美強) $37.2/C(10MG-PIC/S), $71/C(25MG-PIC/S)

藥理作用 1.Acitretin是neotigason之活性成分，為retinoidacid之合成芳香環相似物。在臨床前試驗中對acitretin的忍受度研究顯示，並沒有致癌性或突變性，也沒有直接的肝毒性報告。但是在低劑量下，acitretin對動物具致畸胎性。
2.臨床實驗證實，對於牛皮癬和皮膚角質化病變，acitretmn可促使表皮細胞之增生、分化及角質變性正常化，而副作用則是可被忍受的。Acitretin的治療效果只是純粹症狀上的改善，而藥物的大部份作用機轉則仍然未知。

適應症 [衛核]嚴重性牛皮癬、皮膚角化症。

用法用量 1.由於acitretin的吸收及代謝因人而異，因此劑量必須視個人情況調整。Acitretmn膠囊最好一天一次同食物或牛奶一起服用。
2.成人：起始劑量為每天25mg(即一顆25mg膠囊)或30mg(即3顆10mg膠囊)。在服用2~4星期後就可以達到令人滿意的治療效果。而維持劑量必須以臨床上的效果以及患者的忍受度為基準。一般而言，在之後的6~8星期，每天服用25~50mg可以達到最適當的治療效果。在某些病例中，有可能要增加到最大劑量75mg/day(即3顆25mg膠囊)。
3.對於牛皮癬之患者，當其創傷處緩除或消失時，即可停藥。若再復發，則依上述方式治療。
4.對於皮膚角質化病變的患者，通常需要以最低的劑量持續治療，此劑量可能小於20mg/day，但是不可超過50mg/day。
5.兒童：由於長期治療可能會導致嚴重的副作用，因此治療前應該謹慎地評估使用本藥的利弊得失。Acitretin應該只有在無其他適當治療方式可以取代時，才考慮使用。
6.使用劑量應視體重而定，每天的使用劑量約為0.5mg/Kg。對於某些患者，在一限定期間內可能需要給予較高的劑量(達到每天1mg/Kg)，但是最高劑量不可超過35mg/day。
7.由於長期使用可能有副作用，因此維持劑量應該越低越好。

不良反應 1.最常見的副作用為維生素A過高症(hypervitaminosis A)，例如嘴唇乾澀、此症狀可由使用油性護唇膏緩除、嘴角裂傷也有可能發生、黏膜層(mucous membrane)及過渡皮層(transitional epitheia)會變乾成呈現炎性變化。不良反應可能會延遲2~3個月才會出現。
2.這些偶爾會造成流鼻血，結膜炎並且影響視力，同時使得眼睛對隱形眼鏡的耐受度降低、也有口乾和口渴的現象。
3.全身可能會產生皮膚變薄和鱗屑的現象，尤其在手掌及腳掌的部位、少數患者可能有對光敏感的反應、亦有頭痛、夜間視力不良，肌肉、關節和骨頭疼痛報告、常有落髮增加、指甲易脆，甲溝炎(paronychia)的現象、這些副作用都是可逆性的、持續性的治療可能會造成骨肥大(hyperostosis)和骨骼外鈣化(extraskeletal calcification)，在長期全身性使用其他retinoids的患者也有觀察到這些現象。

醫療須知 1.在開始acitretin治療之前，應先做肝功能檢查。在開始用藥的頭兩個月，每1~2星期應檢查一次；之後的治療期間應該每3個月檢查一次。如果有不正常的結果出現，則應改成每個星期追蹤檢查一次。如果肝功能無法回復正常甚至持續惡化，則應停止使用acitretin，同時在停藥後應繼續追蹤檢查至少三個月。

2.應監測血中膽固醇及血脂值(禁食狀態)尤其是高危險群(脂質代謝障礙、糖尿病、肥胖、酗酒者)及長期治療的患者。

3.Retinoids可能會改善或惡化糖尿病患者的糖耐受度，因此在治療初期應較平常時更常檢查血糖值。服用本藥後三年內不宜捐血。

4.對於長期使用acitretin治療的成人，應該定期做適當地檢查，以避免不正常的骨化現象(見副作用)發生。如果副作用發生，應該仔細評估患者用藥的利弊得失後，再決定是否繼續治療。

5.應仔細監測兒童之生長指標及骨頭的發育情形。

6.必須強調的是，目前尚未完全了解長期使用acitretin的影響。

7.懷孕：acitretinn具有高度的致畸胎性，因此不但孕婦禁止使用，正在服藥或是兩年曾服用acitretin並且有懷孕可能的婦女亦禁止使用，甚至所有有懷孕可能的婦女都應禁止使用，在懷孕期間或是懷孕之前服用acitretin，不論服用多久或多少劑量，生出畸形兒的比例都相當高。暴露在acitretin之下的胎兒總是會有先天性的缺陷發生。服用本藥後至少三年不宜懷孕。

87903 APREMILAST

℞ 10 MG, 20 MG, 30 MG/錠劑(T);

商 名

Otezla® ◎ (PATHEON/台灣安進) $68/T(10MG-PIC/S), $137/T(20MG-PIC/S), $183/T(30MG-PIC/S)

藥理作用 1.Apremilast是一種磷酸二酯酶-4(PDE4)口服小分子抑制劑，特別針對環磷酸腺苷(cAMP)。PDE4受抑制會導致細胞內cAMP濃度增加。

2.Apremilast於乾癬性關節炎及乾癬病人發揮治療的具體機轉還尚未確定。

適應症 [衛核]OTEZLA適用於：

單獨使用或與非生物性的疾病緩解型抗風濕藥物(DMADs)併用，以治療活動性乾癬性關節炎之成年患者。治療適合光照療法或全身性療法的中度至重度斑塊乾癬之成年患者。

用法用量 1.乾癬性關節炎、斑塊乾癬及貝西氏症的劑量：從第 1 天至第 5 天的建議初始劑量調整如下表，依照5天調整時程。

2.第6天開始，建議維持劑量為每日兩次口服30毫克。劑量調整的目的是減少初始劑量相關的胃腸道症狀。

劑量調整時程

第 1 天	第 2 天		第 3 天		第 4 天		第 5 天		第 6 天開始	
早上	早上	晚上	早上	晚上	早上	晚上	早上	晚上	早上	晚上
10 毫克	10 毫克	10 毫克	10 毫克	20 毫克	20 毫克	20 毫克	20 毫克	30 毫克	30 毫克	30 毫克

3.可隨餐或空腹服用。請不要壓碎、剝半或咀嚼錠劑。

不良反應 1.常見不良反應：包括噁心、腹瀉、頭痛、上呼吸道感染。

2.其他不良反應：胃食道逆流、過敏、體重減輕、食慾減低、偏頭痛、咳嗽、皮疹。

醫療須知 1.如果在治療期間出現嚴重過敏反應的病徵或症狀時，應立即停止使用本藥，並進行適當的治療。

2.如果病人發生嚴重的腹瀉、噁心或嘔吐，應考慮降低本藥的劑量或停藥。

3.應建議病人、照護者及家屬需注意是否有憂鬱、自殺想法或其他情緒變化出現或加重情況，如果發生這類變化，應聯絡醫療照護人員。

4.使用本藥治療的病人應定期監測體重。如果發生無法解釋或具臨床意義的體重減輕，應評估體重減輕的情形，並應考慮停用本藥。

87904 CALCIPOTRIOL▲

孕C 乳-

Rx

0.05 MG/GM/軟膏劑(Oin); 50 MCG/ML/液劑(Sol); 0.05 MG/GM/乳膏劑(Cre);

商名

Calcitol®(衛達)
Calponex®(中生) $437/Oin(0.05MG/GM-PIC/S-30GM)
Calskin Scalp®(衛達/泰和碩)
Calskin®(衛達/元豐泰) $437/Oin(0.05MG/GM-PIC/S-30GM),
Caltriol®(衛達) $437/Oin(0.05MG/GM-PIC/S-30GM)
Daivonex®◎(LEO/禾利行) $437/Oin(0.05MG/GM-PIC/S-30GM),
Scepos Scalp®(衛達/瑩碩)

藥理作用 本藥為維他命D的衍生物，局部可用來抑制皮膚細胞的增生，而使psoriatic的異常皮膚正常化。

適應症 [衛核]尋常性牛皮癬。

用法用量 一天2次，適量用於病灶皮膚，對多數患者而言，須經一段時間的持續治療，再逐漸減輕用量及次數。治療期為4週。

不良反應 暫時性局部刺激，臉部皮膚炎。

醫療須知 1.本藥不建議使用於臉部，因為容易造成刺激反應。使用後，要小心洗手。

2.本藥含類固醇，應避免大面積塗抹、密封療法和皮膚皺褶部，否則會增加類固醇的全身吸收。

3.使用本藥可能於患部或其周圍皮膚出現短暫性刺激，若此現象持續發生，須停藥。

4.本藥可能造成可逆性血鈣上升，若超出正常值則應停藥，直到血鈣值恢復正常。

5.儲存：置於室溫(15~25℃)、避免陽光照射或冷凍。本製劑有可燃性，避免接觸火苗。

87905 CENTELLA ASIATICA

Rx

10 MG/GM/軟膏劑(Oin); 20 MG/粉劑(P); 10 MG/GM/乳膏劑(Cre); GP 10 MG/紗布敷料劑(GP)/GP;

商名

Cetala®(應元)
Cotella Gauze Dressing®(皇佳)
Fumelon®(約克) $53/Cre(10MG/GM-PIC/S-10GM), $36.4/Cre(10MG/GM-PIC/S-5GM), $56/Cre(10MG/GM-PIC/S-15GM), $77/Cre(10MG/GM-PIC/S-20GM), $65/Cre(10MG/GM-PIC/S-18GM),
L.G.T®(十全) $77/Cre(10MG/GM-PIC/S-20GM), $53/Cre(10MG/GM-PIC/S-10GM), $36.4/Cre(10MG/GM-PIC/S-5GM), $65/Cre(10MG/GM-PIC/S-18GM),
Lerger®(永勝)
Smooth®(明大)
Swivazin®(瑞士) $36.4/Cre(10MG/GM-PIC/S-5GM), $56/Cre(10MG/GM-PIC/S-15GM), $53/Cre(10MG/GM-PIC/S-10GM), $77/Cre(10MG/GM-PIC/S-20GM), $65/Cre(10MG/GM-PIC/S-18GM)
Teimei®(五洲)

藥理作用 1.該抽出物經分析含有aisaticoside，asiatic acid及madecassic acid三種有機物。

2.主要是作用於遍佈人體各細胞、組織及器官之間的結締組織。功能調整結締組織(特別是成纖維細胞)對膠原纖維(collagenousfiber)之製造作用。

3.本藥可以促使該機能紊亂之組織迅趨恢復。

適應症 [衛核]灼傷、燙傷、外傷、開刀創傷、皮膚移植、潰瘍及褥瘡。

用法用量 一天1~3次，輕擦於患部。

87906 CRISABOROLE

Rx

20 MG/軟膏劑(Oin);

商名

Staquis Topical®◎(久裕/惠氏)

藥理作用 1.Crisaborole為磷酸二酯酶4(PDE-4)抑制劑，抑制PDE-4會導致細胞內環磷酸腺苷(cAMP)含量增加。

2.Crisaborole對治療異位性皮膚炎起治療作用的具體機制尚未明確確立。

適應症 [衛核]適用於患有輕度至中度異位性皮膚炎的成人及3個月大以上兒科病人的外用治療

。

用法用量 每日兩次在患處塗上薄薄一層的本藥。

不良反應 患處疼痛如燒灼感或刺痛感。

醫療須知 1.本藥治療之病人曾發生過敏反應包括接觸性蕁麻疹。

2.在患處或遠處發生嚴重瘙癢、腫脹和紅斑時，應懷疑有過敏。如果出現過敏徵兆與症狀時，請立即停用本藥並開始適當的治療。

87907 DEUCRAVACITINIB

Rx 6 MG/錠劑(T);

商　　名

Sotyktu® ◎ (PATHEON/必治妥施貴寶)

藥理作用 1.Deucravacitinib是一種酪胺酸激酶2(TYK2)選擇性抑制劑。TYK2屬於Janus kinase(JAK)家族成員。

2.Deucravacitinib會和TYK2的調節區域結合，穩定酵素調節和催化區域間的抑制性交互作用。根據細胞分析，此作用造成TYK2的受體調節活化及其下游Signal Transducers and Activators of Transcription(STATs)活化的變構抑制。

3.TYK2調節介白素23(IL-23)細胞激素、介白素12(IL-12)細胞激素，以及第一型干擾素(IFN)的訊息傳遞，這些細胞激素在發炎與免疫反應中自然產生。

4.Deucravacitinib會抑制促炎細胞素及趨化因子的釋放。

適 應 症 [衛核]適用於治療適合全身性療法或光照療法的中度至重度成人斑塊型乾癬。

用法用量 1.本藥的建議劑量為口服6mg每日一次，隨餐或空腹服用。

2.不要壓碎、切割或咀嚼藥錠。

不良反應 1.≧1%不良反應：上呼吸道感染、血肌酸磷酸激酶上升、單純疱疹、口腔潰瘍、毛囊炎、痤瘡。

2.<1%且>0.1%病人發生的不良反應：帶狀疱疹。

醫療須知 1.在使用本藥治療期間發生新感染的病人應接受及時和完整的診斷測試；應開始適當的抗生素治療；並應密切監測病人。如果病人出現嚴重感染，應中斷本藥。

2.在開始治療之前和在本藥治療期間，應針對病毒性肝炎的再活化考量依據臨床指南的篩檢和監測。如果出現重新活化的跡象，應諮詢肝炎專科醫師。本藥不建議用於活動性B型肝炎或C型肝炎病人。

3.在開始本藥前，應考慮進行抗結核治療。監測接受本藥的病人於治療期間是否出現開放性結核病的表徵和症狀。

4.在開始或繼續使用本藥治療之前，應考量個體病人的益處和風險，特別是針對已知患有惡性腫瘤的病人(已成功治療之非黑色素瘤皮膚癌除外)和在接受本藥治療時發生惡性腫瘤的病人。

5.本藥治療與無症狀肌酸磷酸激酶(CPK)上升和橫紋肌溶解症的發生率增加有關。如果出現明顯上升的CPK數值，或診斷出或懷疑為肌肉病變，應停止使用本藥。

6.開始本藥治療前，應考量依據包括預防性帶狀皰疹疫苗接種在內的現行疫苗施打指引，完成所有適齡的疫苗接種。應避免投予活性疫苗於使用本藥治療的病人。

87908 DIETHYLTOLUAMIDE

12000 MG/軟膏劑(Oin); 120 MG, 200 MG, 250 MG, 283.68 MG, 500 MG/液劑(Sol);

商　　名

Cheven External® (井田)
Deet Spray® (中化)
Diethyltoluamide® (龍杏/洸洋)
Little Flower Repellent® (正和)
Mefo Repellent® (明大)
Mosquito Guard® (人生)
Repellun® (衛肯/尼斯可)
Repellun® (西德有機/尼斯可)
Tolu® (黃氏)
Wenbi Repellent® (中美兄弟/興中美)

適 應 症 [衛核]驅逐蚊、蜱(壁蝨)、蚤。

用法用量 適量噴灑於身體外露部份，通常使用1次可維持藥效數小時。

87909 DUPILUMAB

℞ Imp 150 MG/ML, 175 MG/ML/植入劑(Imp);

商　名

Dupixent® ◎ (GENZYME/賽諾菲) $15687/Imp(150MG/ML-PIC/S-2ML), $15687/Imp(175MG/ML-PIC/S-1.14ML)

藥理作用 1.Dupilumab是一種IgG4人類單株抗體，它能專一性地結合於介白素-4(IL-4)及介白素-13(IL-13)受體複合體上的IL-4Rα次單位，進而抑制介白素-4(IL-4)及介白素-13(IL-13)的訊息傳遞。

2.Dupilumab可藉由與第I類受體結合而抑制IL-4訊息傳遞，以及藉由與第II類受體結合而同時抑制IL-4及IL-13之訊息傳遞。

3.Dupilumab阻斷介白素-4α受體(IL-4Rα)可抑制IL-4及IL-13細胞激素所誘發之反應，包括釋放促發炎細胞激素(proinflammatory cytokines)、趨化素(chemokines)及免疫球蛋白E(IgE)。

適應症 [衛核]1.異位性皮膚炎：可用於治療患有中度至重度異位性皮膚炎且對局部處方治療控制不佳或不適合使用該療法的成人病人及6個月以上的兒童病人。可併用或不併用局部皮質類固醇治療。

2.氣喘：可作為6歲(含)以上患有嗜酸性白血球表現型或口服皮質類固醇依賴型之中度至重度氣喘病人，在已接受中劑量或高劑量吸入性皮質類固醇(ICS)及第2種控制藥物(如，LABA, LTRA, LAMA或methylxanthines)治療，或單獨接受高劑量ICS治療，仍有氣喘控制不佳現象時的附加維持治療(add-on maintenance therapy)。

3.慢性鼻竇炎合併鼻息肉：可作為患有慢性鼻竇炎合併鼻息肉(CRSwNP)之成人病人在鼻內皮質類固醇治療下仍控制不佳的附加維持治療(add-on maintenance therapy)。

4.結節性癢疹：可用於需全身性治療的中至重度結節性癢疹(PN)成人病人。

5.嗜伊紅性食道炎：可用於治療12歲以上且體重至少達40公斤之嗜伊紅性食道炎(EoE)病人。

用法用量 1.本藥以皮下注射給藥。

2.本藥於成人病患的建議劑量為一劑起始劑量600毫克(300 毫克注射兩劑)，接著以300毫克隔週(every other week) 注射一次。

3.本藥可併用或不併用局部皮質類固醇治療。亦可使用局部鈣調神經磷酸酶抑制劑(lopical caicineurin inhibitors)，但應限用於臉部、頸部、腹股溝及會陰部等特 殊患部。

4.若漏打一次劑量，應指示病人在漏打劑量後的7天內補行注射，之後則按照原有時程給藥。若漏打的劑量沒有在7天內注射，則病人應依照原有時程等到下次劑量再給藥。

不良反應 結膜炎、眼瞼炎、口腔皰疹、角膜炎、眼睛癢、其他單純皰疹病毒感染、乾眼症。

醫療須知 1.若出現臨床上重大過敏反應，應停藥並給予適當治療。

2.接受本藥治療的受試者有較高的結膜炎和角膜炎發生率。結膜炎為最常被通報的眼睛疾患。大多數出現結膜炎的受試者其結膜炎在治療期間痊癒或逐漸康復。

3.應告知併有氣喘的患者，在尚未諮詢醫師前，不得擅自調整或停止氣喘治療。

87910 ETHANOL

0.75 MG, 0.736 ML, 0.737 ML, 0.74 ML, 0.75 ML, 0.768 ML, 0.78 ML, 0.79 ML, 0.83 ML/液劑(Sol); 601 MG, 0.62 ML, 0.65 ML, 0.652 ML, 0.653 ML, 0.7 ML, 0.737 ML, 0.74 ML, 0.75 ML, 0.76 ML, 0.768 ML, 0.788 ML, 0.789 ML/凝膠劑(Gel);

商　名

75% Alcohol® (恆安/維星)
75% Ethanol Disinfection® (派頓/國品)
Anti-Bacterial Alcohol® (健康化學)
Anti-Bacterial Hand Sanitizer® (永勝/惠勝)
Bio-Eazy® (中生)
Bio-Seeds® (中生)
J.J. Sanitizer® (派頓)
Jie Jing Sterilizing liquid® (仙台)
Jye-Jiunn Ethanol® (艾力特)
Keep Anti-Bacterial Hand® (新萬仁)
Kespol® (醫強/國韶)
Kinsagen Anti-Bacterial Hand® (健康化學)

Cerm Control®（寶齡富錦/正峰）
Clean Anti-Bacterial Hand Sanitizer®（生達）
Cleaning Alcohol®（健康化學/正昌容）
Disinfection®（恆安）
Eocozon Anti-Bacterial®（健康化學）
Estrong Ethanol®（醫強）
Ethanol®（天乾）
Ethanol®（派頓）
Gentle-Clean®（政德）
Gesher Hand Sanitize®（黃氏）
Green Anti-Bacterial Hand Sanitizer®（中化）
Hand Sanitizer®（新萬仁）
Hand Sanitizer®（杏輝）
Hand Wash®（龍杏）
Handclean®（人生）
I Clean®（濟生）
Kumplement Antibacterial®（明德）
Pure®（派頓/真富）
Qujun Alcohol®（長安/美的）
Sanctity Ethanol®（派頓）
Shield protectio®（健康化學）
So Easy Ethanol®（寶齡富錦）
Sporicidin Anti-Bacterial Hand Sanitizer®（永勝）
Squeaky-Clean®（派頓/護民）
Suiginge®（人人）
Synmosa Hands Cleaner®（健康化學/健喬信元）
UHC Anti-Bacterial®（健康化學/健喬信元）
Yi Chin Jun®（恆安）
Yih-Jye-Low Anti-Bacterial Hand®（應元/艾力特）
Zaroll Hand Sanitizer®（衛達）

適應症 [衛核]肌膚及手部清潔、消毒、抗菌。

用法用量 1.取適量(約1ml)，直接於手中搓揉至乾即可達到清潔效果。
2.若有明顯污垢可用紙巾沾取適量擦拭。

醫療須知 1.含高濃度酒精，請遠離火源，及避免直接日曬。置於通風良好處，緊蓋容器儲存於25℃下。
2.使用時請避開眼睛、有傷口處之手指、皮膚、嘴唇、等黏膜部位，使用時出現紅腫或搔癢等異常，或過敏刺激時請中止使用。
3.本產品溫和不殘留，敬請安心使用。
4.小孩需由成人輔導使用，請置於兒童觸摸不到處。
5.不可內服。

87911 GUAIAZULENE

Rx 2 MG, 20 MG/錠劑(T); 0.33 MG/乳膏劑(Cre);

商名

Anz®（派頓）
Anzulene S.C.®（約克）
Anzulene®（約克）
Azulin®（皇佳/歐業）
Azunen®（明德） $1.5/T(2MG-PIC/S),
Guaiazulene®（正和/新喜國際）
Guaiazulene®（永吉）
Guaiazulene®（長安）
Hoibo®（政德/嘉信）

藥理作用 本藥為天然azulene之衍生物，它能抑制發炎作用，又可促進肉芽新生，而加速上皮的形成。本藥還具有優異的抗組織胺作用。

適應症 [衛核]胃炎、消化性粘膜炎症、皮膚炎
[非衛核]皮膚炎，皮膚搔癢，X光線灼傷，下腿潰傷。

用法用量 1.口服：一天1~3次，每次1錠(2mg)，飯前服用。
2.軟膏：外用，一天數次，適量塗於患處。

87912 HYDROQUINONE

孕C 乳？

Rx 20 MG, 40 MG/軟膏劑(Oin); 10 MG, 20 MG, 40 MG/凝膠劑(Gel); 10 MG, 20 MG, 40 MG/乳膏劑(Cre);

商名

080 Antispots®（澳斯麗）
A.A. Whiten®（正和）
A.A.Whiten®（正和）
Bio-Lightening®（寶齡富錦/正峰）
Buymy®（新喜國際）
Cartel Depigment®（派頓）
Cencatia Depigment®（派頓）
Chibenly®（福元）
Clean Spot®（中美兄弟）
Clear Hq®（恆安）
Jean Sby®（井田）
Jeginlon®（中美兄弟）
Joli®（美西/合成）
Jumelle Anti-Pigmentation®（溫士頓）
Livegen®（健康化學）
Melquine-40Mg®（杏輝）
Minquine®（永吉）
Norit Whitening Deep Science®（美西/合成）
Oraderm®（美西）
Paulifor®（永勝）

Defreck®（生達）
Derma Lightening®（寶齡富錦）
Diva®（華盛頓）
Elegancy®（黃氏）
Elique®（壽元）
Fulinwhite®（美西）
Fulipan®（井田）
Furon White®（美西）
Gemini White®（明德）
Gentleclean®（政德）
Hans Lightening®（派頓）
Hermit®（溫士頓）
Hychine®（中生）
Jean Nby®（井田）
Pure Skin Whit HQ®（長安）
Quincare®（葡萄王）
Sherry®（黃氏）
Shines®（健康化學/健喬信元）
Shirio®（健康化學）
Skin Bleaching®（明德/德聯）
Spot-Out®（福元）
Spotlight®（榮民）
Starcosmo Whitening Treatment®（美西/天良）
Walin®（華盛頓）
White®（健康化學/瑞安）
Zo-White Whiten®（永勝）

藥理作用 1.本藥具可逆性，漂白皮膚黑色素(melanin)增加造成之色素沉澱，為局部用藥。
2.局部塗抹對苯二酚(hydroquinone)後，經由抑制tyrosine氧化成3，4-dihydroxyphenylalanine(dopa)及黑色素細胞其他的代謝過程，產生可逆性的皮膚褪斑作用。
3.白天使用防晒劑或含防晒劑之hydroquinone藥品。
4.停藥後持續穿戴衣物及使用防晒劑以保護皮膚，以免色素再次沉澱。

適應症 [衛核]黑斑、雀斑。

用法用量 每日於患部塗抹兩次並稍加按摩，或經醫師處方使用。十二歲以下兒童除非在醫師處方與監督下，否則不建議使用。片更換日為每週的同一天(該月經週期的第8、15、22天及下一個週期的第一天)。

不良反應 目前沒有全身性副作用的報告，偶有過敏(局部性的接觸性皮膚炎)發生，此時應停止使用並告訴醫師。局部紅斑、刺痛、過敏性皮膚炎。

醫療須知 1.對苯二酚(hydroquinone)是一種皮膚漂白劑，如果沒有依照指示使用可能引起副作用，醫師在處方以前應詳閱本說明書。
2.使用本藥以前應做皮膚過敏試驗，取少量塗抹於沒有傷口的皮膚上，並在二十四小時內檢視反應。皮膚微紅者可使用本藥；但若皮膚發癢、起水泡或過度發炎時則不建議使用。建議密切監測使用本藥的患者。避免碰到眼睛。如果連續使用兩個月後仍沒有漂白或褪斑作用，則應停止使用。
3.以對苯二酚(hydroquinone) 治療期間，防晒尤其重要，因為即使是少量的日光也會持續黑色素細胞的活性，本產品內含的防晒劑，可於漂白期間提供必要的防晒作用。在治療結束或維持治療期間仍應注意防晒，如擦防晒劑或用衣物遮避以預防黑色素再度沉積。
4.本藥請置於兒童無法取得之處。若不慎誤服，請馬上送醫院。
5.對藥物各成份過敏者不得使用。
6.有局部皮膚過敏之危險，第一次使用應以小量開始，觀察24小時有無不良反應，若出現水泡、皮膚搔癢、紅腫，應停止使用。
7.孕婦用藥分類為C級：局部塗抹對苯二酚(hydroquinone)對動物生殖力的影響尚未做過。孕婦使用對胎兒是否有害或是否會影響生育力亦不知，目前也不清楚局部塗抹對苯二酚(hydroquinone)後全身性吸收的程度。孕婦除非必要不建議使用。
8.授乳婦：目前不清楚局部塗抹對苯二酚(hydroquinone)是否會被吸收並自乳汁排出，授乳期間宜小心使用。

87913 IVERMECTIN

Rx 10 MG/GM/乳膏劑(Cre)；

商名 Soolantra®（LAB. GALDERMA/高德美）

藥理作用 1.Ivermectin屬於avermectin類藥物的一員。avermectin藉由抑制脂多醣引發的發炎性細胞激素增生，而具有抗發炎效果。已於皮膚發炎動物模式中觀察到表皮使用ivermectin具有抗發炎特性。

2.Ivermectin也會造成寄生蟲死亡，主要是透過選擇性、高親和力地與麩胺酸閘控式氯離子通道結合，這些通道出現於無脊椎動物的神經和肌肉細胞上。

3.目前仍不清楚SOOLANTRA治療酒糟發炎病灶的作用機轉，不過可能與ivermectin的抗發炎效果以及促使蠕型蟎死亡有關，曾有報告指出蠕型蟎(demodex mites)是皮膚的發炎因子之一。

適應症 [衛核]Soolantra適用於成人酒槽(丘疹膿皰皮疹)發炎病灶的局部治療。

用法用量 每天使用一次，最多持續4個月。本藥於治療療程中應每天持續使用。療程可重複進行。如果使用3個月之後沒有改善，應中止治療。

不良反應 1.常見：皮膚灼熱感
2.不常見：皮膚刺激、搔癢、皮膚乾燥
3.發生率未知：紅斑

醫療須知 1.因ivermectin主要經由肝臟代謝，ivermectin使用於肝功能不全患者時，應小心使用。
2.因目前尚未有ivermectin使用在孕婦的安全性報告，孕婦應勿使用。

87914 IXEKIZUMAB

13D

Rx 80 MG/ML/注射劑(I);

商　名 Taltz®（ELI LILLY/禮來）$26848/I(80MG/ML-PIC/S-1ML)

藥理作用 1.Ixekizumab為一種人源化IgG4單株抗體，可選擇性的與細胞激素介白素17A(IL-17A)結合，並抑制其與IL-17受體的交互作用。
2.IL-17A為一種自然形成的細胞激素，會參與一般的發炎與免疫反應。Ixekizumab可抑制促發炎細胞激素與趨化素的釋放。

適應症 [衛核]1.斑塊性乾癬：適用於治療適合接受全身性治療的中至重度斑塊性乾癬之6歲以上兒童及成人病人。
2.乾癬性關節炎：適用於治療患有活動性乾癬性關節炎之成人病人。
3.僵直性脊椎炎：適用於治療活動性僵直性脊椎炎之成人病人。
4.無放射影像確認之中軸性脊椎關節炎(Non-radiographic axial spondyloarthritis，簡稱nr-axSpA)：用於治療嚴重活動性無放射影像確認之中軸性脊椎關節炎且符合下列所有條件的成人病人：
(1)對非類固醇抗發炎藥物(NSAID)治療反應不佳或無法耐受。
(2)其C反應蛋白(C-reactive protein，簡稱CRP)濃度升高。
(3)核磁共振造影(MRI)檢查證據顯示有發炎的客觀跡象。
(4)HLA-B27陽性。

用法用量 1.應以皮下注射方式給予本藥。建議劑量為第0週給予160mg(兩劑80mg的注射劑)，接著於第2、4、6、8、10與12週投予80mg，之後每4週投予80mg。
2.開始本藥治療前應評估病患是否感染結核病(TB)。
3.每次注射時應在與之前不同的解剖學部位注射(例如上臂、大腿或腹部四個象限任一處)，並且不應注射於有壓痛、瘀血、紅斑、有硬塊或患有乾癬的皮膚部位。或可由照顧者或醫療人員於上臂外側注射本藥。

不良反應 1.發生率≥1%：注射部位反應、上呼吸道感染、噁心、癬感染。
2.發生率低於1%且高於安慰劑組的不良反應包括：鼻炎、口腔念珠菌症、蕁麻疹、流感、結膜炎、發炎性腸道疾病與血管性水腫。

醫療須知 1.應指示接受本藥治療的病患若發生臨床上重要的慢性或急性感染徵候或症狀時應尋求醫療協助。若病患發生嚴重感染或對於標準治療反應不佳，應密切監測病患，並停用本藥直到感染解除。
2.病患在開始本藥治療前應進行結核病(Tuberculosis, TB)感染之評估。活動性結核病患不得使用本藥。
3.在開始使用本藥之前，應先評估患者是否患有B型肝炎感染症，包括B型肝炎表面抗原(HBsAg)、B型肝炎核心抗體(anti-HBc)，有B型肝炎感染血清學證據的患者應檢測HBV DNA。
4.開始以本藥治療前，患者應接受anti-HCV篩檢，必要時檢測HCV RNA。
5.若發生嚴重過敏反應，應立即停用本藥，並給予適當治療。
6.應在本藥治療期間監測發炎性腸道疾病的發生或惡化。
7.接受本藥治療的病患應避免使用活性疫苗。

87915 LEBRIKIZUMAB

Rx 250 MG/注射劑(I);

商名

Ebglyss® ◎ (ELI LILLY/禮來)

藥理作用 1.Lebrikizumab為免疫球蛋白G4(IgG4)單株抗體(Mab)，以高親和力與介白素(IL)-13結合，並透過IL-4受體α(IL-4Rα)/IL-13受體α1(IL-13Rα1)異源雙聚體，選擇性抑制IL-13的訊息傳遞作用，因此抑制IL-13的下游作用。
2.與lebrikizumab結合的IL-13仍會與IL-13Rα2結合，進行後續的IL-13內化作用與自然清除作用。IL-13驅動的發炎反應為異位性皮膚炎發病機制的重要環節。

適應症 [衛核]適用於治療患有中度至重度異位性皮膚炎，且無法透過外用療法適當控制疾病或不建議接受這些療法之12歲以上且體重至少40公斤病人。可併用或不併用外用皮質類固醇治療。

用法用量 1.成人及青少年(12歲以上且體重至少40kg)：起始劑量為第0週及第2週以皮下注射給予500mg(兩劑250mg的注射劑)，第4週起皮下注射給予250mg每兩週一次直到第16週；當病人達到適當臨床反應時，給予維持劑量250mg每4週一次。
2.若病人於接受治療16週後未達適當臨床反應，應考慮停藥。
3.應依據現行疫苗接種指南，考慮完成適合各年齡的疫苗接種。
4.本藥可以併用或不併用外用皮質類固醇(TCS)一起使用。可併用外用鈣調神經磷酸酶抑制劑(Topical Calcineurin Inhibitors, TCI)，但應僅限於臉部、頸部、對磨區域和會陰部等特殊患部。

不良反應 1.最常通報的不良反應為：結膜炎(6.5%)、注射部位反應(2.6%)、過敏性結膜炎(1.8%)、乾眼(1.4%)和帶狀皰疹(0.6%)。
2.較不常見的臨床試驗不良反應：嗜酸性白血球增多症、眼瞼炎、角膜炎。

醫療須知 1.曾有通報在使用本藥後發生過敏反應的案例。如果發生全身性過敏反應(立即性或延遲性)，應立即停止給予本藥並開始適當的治療。
2.患有蠕蟲感染的病人在開始接受lebrikizumab治療之前，請先治療蠕蟲感染。如果病人在接受lebrikizumab治療時遭到感染，並且未對抗蠕蟲治療產生反應，請停止lebrikizumab治療，直到感染緩解為止。
3.請建議病人向醫療專業人員通報新發生或惡化的眼部症狀。接受本藥治療的病人若發生結膜炎，當使用標準治療後未得到緩解時，應適時進行眼科檢查。
4.臨床上認定的懷孕中重大出生後缺陷及流產的預估背景風險分別為2至4%及15至20%。只有本藥對母親或胎兒的潛在益處高過潛在風險時，才可在懷孕期間使用。

87916 METRONIDAZOLE

孕B 乳－ 食＋ 泄 肝/腎 半 8h

Rx 7.5 MG, 7.5 MG/GM/凝膠劑(Gel);

商名

Amyda® (應元) $22.8/Gel(7.5MG/GM-10GM),
Azol-Met® (中化)
Clogel® (明德/昱任) $33.7/Gel(7.5MG/GM-PIC/S-15GM), $23.1/Gel(7.5MG/GM-PIC/S-10GM), $31.6/Gel(7.5MG/GM-PIC/S-12GM),
Huli® (仙台)
Jelnizole® (汎生)
Medagen® (健康化學) $33.5/Gel(7.5MG/GM-15GM),
Mefree® (榮民) $22.8/Gel(7.5MG/GM-10GM), $33.5/Gel(7.5MG/GM-15GM)

Efucon®（寶齡富錦）$133/Gel(7.5MG/GM-PIC/S-30GM), $23.1/Gel(7.5MG/GM-PIC/S-10GM), $31.6/Gel(7.5MG/GM-PIC/S-12GM), $33.7/Gel(7.5MG/GM-PIC/S-15GM)
Free®（瑞士）$23.1/Gel(7.5MG/GM-PIC/S-10GM), $57/Gel(7.5MG/GM-PIC/S-20GM), $33.7/Gel(7.5MG/GM-PIC/S-15GM),
Mefudazole®（信隆）$23.1/Gel(7.5MG/GM-PIC/S-10GM), $57/Gel(7.5MG/GM-PIC/S-20GM)
Metopzole®（聯亞/科進）
Metrogel® ◎（LAB. GALDERMA./高德美）$33.7/Gel(7.5MG/GM-PIC/S-15GM), $133/Gel(7.5MG/GM-PIC/S-30GM)

藥理作用 治療酒渣鼻的發炎症狀之機轉未知，可能與metronidazole之抗發炎作用及免疫抑制作用有關。

適應症 [衛核]因酒渣鼻引起發炎性丘疹、膿疱及紅腫。

用法用量 每日早、晚各使用一次，使用前先以溫和無刺激性的清潔劑清洗患部後，避開眼部周圍皮膚，薄薄塗抹一層並輕輕地揉擦。為減少局部刺激，可於清洗後約15~20分鐘再塗抹本劑，之後可以再使用化妝品或保溼劑。

不良反應 局部使用metronidazole之經皮膚或經黏膜吸收相當低，血中濃度遠低於口服或注射給藥，產生全身性副作用之機率低。本藥使用於眼睛周圍可能導致溢淚，若使用於皮膚，可能有暫時性的發紅及輕微乾躁、灼熱感或刺激感。

醫療須知 1.要知道目前已證實在相當低劑量的metronidazole可使老鼠產生致癌性，因此，本藥用於人體宜小心。
2.年青的小孩，懷孕第2期與3期的婦女，以及罹患持續性真菌感染(persistent fungal infections)的患者等使用本藥宜小心。肝功能不全的患者，IV投與本藥時要降低劑量。
3.要知道使用本藥會造成次發性真菌念珠菌的過度繁殖。同時要觀察是否有舌炎、口炎、陰道炎、陰道排出液、直腸炎或舌苔，以便確立適當的抗真菌治療。
4.治療鞭毛蟲病時，要了解患者的異性伴侶也要一起治療，以期防止再感染
5.警告患者本藥會使尿液變黑，但是，這種現象在臨床上沒有什麼要緊。

87917 N,N-DIETHYL-META-TOLUAMIDE (DIETHYLXOLUAMIDE)(DEET)

120 MG, 330 MG/液劑(Sol);

商名
Sm Insect Repellent®（先智）

藥理作用 1.DEET會干擾蚊子的嗅覺受器，使其無法辨識目標物，是一個有效的驅蚊劑，而非毒殺劑。
2.DEET塗抹於皮膚約有74~78%被皮膚吸收，但幾乎完全被代謝，由尿液排除。

適應症 [衛核]驅逐蚊、蜱(壁蝨)、蚤。

用法用量 適量擦於暴露的皮膚上形成保護膜，蚊蟲不喜歡其味，故可驅之。適量即可，多量無益。

醫療須知 1.DEET的驅蟲時間與濃度有關，濃度越高、可維持驅蟲的時間則越久，一般可維持數小時之久。
2.DEET不建議使用在被衣物覆蓋的皮膚；避免於室內使用，因為擔心有吸入性問題。
3.使用時也應避開開放性傷口、眼、口等部位。
4.若還有使用防曬產品，建議先使用防曬產品再噴抹DEET。
5.避免病媒蚊孳生最重要的事情，還是要多多檢查有無積水容器，落實「巡、倒、清、刷」4步驟才能有效減少病媒蚊孳生。

87918 PHENOTHRIN

4 MG/液劑(Sol); 4 MG/粉劑(P);

商名
Pediculicide Shampoo®（中美兄弟）

藥理作用 寄生於人體吸血的蝨蟲有頭蝨、毛蝨、衣蝨，其中頭蝨乃附於頭髮，可發生集體傳染。蝨除了令人有不乾淨的感覺外，更會引起強烈的不快感，基至會媒介斑疹、傷寒及回歸熱等傳染病。專治頭蝨的滅蝨能，含有特殊的phenothrin配方，能徹底的驅除頭蝨

，同時本藥很容易用水洗去，本劑溫柔配方，絕不傷髮質。

適應症 [衛核]頭蝨之驅除

用法用量 取一包滅蝨能洗濯頭髮，按照平常洗頭習慣即可，搓揉3~5分鐘後，用手或細目的梳子充分梳理，再以清水沖洗，以上的處理須每天一次，每次間隔二天，連續處理2次。

醫療須知 日常生活之注意事項：(1)二週內每天洗髮。(2)用細目的梳子梳頭髮。(3)本劑用於頭髮，不得用於口服，若不慎口服，可以洗胃方式處理。(4)枕巾、毛巾、床巾等用品保持清潔。(5)使用本劑後，若出現有發疹、發紅等過敏現象時，請立刻停止使用。(6)毛巾、帽子、圍巾等勿共用。

87919 PIMECROLIMUS

℞ 10 MG/GM/乳膏劑(Cre);

商名

Elidel® ◎ (大昌華嘉/邁蘭) $276/Cre(10MG/GM-PIC/S-10GM), $747/Cre(10MG/GM-PIC/S-30GM), $375/Cre(10MG/GM-PIC/S-15GM)

藥理作用

1.Pimecrolimus是一具抗發炎作用的囊黴素巨內醯胺(ascomycin macrolactam)衍生物，也可以選擇性地抑制T細胞及肥大細胞產生及釋放出發炎前驅物 - 細胞素及介質(cytokine)。cytokines(IL-2、IL-4、IL-10、INF-g)之產生與釋出，具有抗發炎作用。

2.Pimecrolimus與marophilin-12之間具極大的親和力，亦可抑制依賴性鈣磷酸酶(calcineurin)，藉由阻斷早期細胞素轉錄而抑制T細胞的活化作用。特別是pimecrolimus在極微的濃度，即可抑制人體T細胞內interleukin-2， interferon gamma(Th-1型)， interleukin-4及interleukin-10(Th-2型)細胞素的合成作用。

3.Pimecrolimus可預防細胞素及前發炎中間物質自被抗原/IgE 刺激的肥大細胞釋放出來。Pimecrolimus不會影響角質細胞、纖維母細胞或內皮細胞株生長。

4.人體皮膚的體外試驗並無觀察到藥物的代謝作用。

適應症 [衛核]第二線使用於3個月以上兒童、青少年及成人異位性皮膚炎之短期及間歇性長期治療。

用法用量

1.每天兩次使用pimecrolimus1%乳膏於患部上，並輕輕地塗抹均勻。

2.Pimecrolimus1%乳膏可以使用於包括頭部、臉部、頸部及皺折處的所有皮膚部位。

3.長期治療異位性性皮膚炎時，應在其第一個徵候及症狀出現時，即開始使用pimecrolimus1%乳膏，以避免症狀惡化。

4.只要症狀還沒消失，仍應每天塗抹兩次pimecrolimus1%乳膏於患部。如果停藥後，萬一症狀再發，應在一發現時，即重新使用pimecrolimus，以免症狀再惡化。

5.使用pimecrolimus1%乳膏後，可以立即使用濕潤劑。然而，在洗澡後，濕潤劑應在pimecrolimus1%乳膏前使用。

6.Pimecrolimus對皮膚有選擇性，因此患者在局部使用後，其血中pimecrolimus濃度非常低。

不良反應

1.極常見：使用部位灼熱感(≧10%)。

2.常見：使用部位反應(刺激、搔癢、紅斑)、皮膚發炎(毛囊炎) (≧1%至<10%)。

3.不常見：小膿疱疹、症狀惡化、單純性疱疹皮膚炎(疱疹狀濕疹)、傳染性軟疣、使用部位異常(包括紅疹、疼痛、感覺異常、脫皮、乾躁、水腫、皮膚乳頭淋瘤、癤)。(≧0.1%至<1%)。

醫療須知

1.本藥不應使用於患有急性皮膚病毒感染的部位。

2.如果罹患細菌或病毒性皮膚感染，應使用適當的抗微生物製劑。患者的感染情況尚未消除，則應停用本藥，直至感染完全被控制住。

3.使用本藥可能會在塗抹的部位引起輕微且短暫的反應，例如感覺溫熱/或灼熱的感覺，如果塗抹部位的反應很嚴重，則必須尋求醫師的診治。

4.當使用本藥於孕婦時，必須十分小心；然而，由於pimecrolimus在局部使用後的吸收性極小，因此對於人體可能發生的危險性有限。

5.局部使用pimecrolimus1%乳膏對於哺乳中的動物試驗尚未進行過，因此仍未知使用pimecrolimus後會不會分泌乳汁中。
6.哺乳婦女不應使用於pimecrolimus1%乳膏於乳房上。

87920 PINE TAR

16 MG/凝膠劑(Gel)；

商 名 Pinetarsol®（裕利/意高）

藥理作用 針對過度增生的表皮細胞，抑制其DNA與蛋白質合成，促使皮膚回復正常角質化功能。此外，松焦油中的物質還具有止癢、抗發炎、抗菌、抗黴菌、收斂等作用。

適 應 症 [衛核]作為輔助療法：牛皮癬、濕疹、緩解皮膚搔癢。

用法用量 溫和塗抹於患部，於2到3分鐘後輕輕用水沖洗並拍乾，勿摩擦患部。

不良反應 1.極少數的情況下皮膚可能會受到刺激或發紅。若您有前述情況或其他副作用，請停止使用並諮詢醫師及藥師。
2.若您有過敏反應或皮膚問題惡化的情況，請停止使用。

醫療須知 1.本藥只限外用，如身體、臉部及手部。
2.使用時避免接觸眼睛，如不慎接觸眼睛，請以清水沖洗。請勿用於傷口。若您的皮膚問題仍繼續惡化，請諮詢醫師或藥師。
3.若不慎誤食，請咨詢醫師或藥師。
4.焦油製品可能產生皮膚刺激、疹子及少許光過敏現象，若有此反應發生，先停用並請教醫師。

87921 RISANKIZUMAB☆

Rx 75 MG, 60 MG/ML, 150 MG/ML/注射劑(I)；

商 名 Skyrizi®（BOEHRINGER INGELHEIM/艾伯維）$52023/I(75MG-PIC/S-0.83ML)
Skyrizi® ◎（PATHEON/艾伯維）$93641/I(150MG/ML-PIC/S-1ML)，$54074/I(150MG/ML-PIC/S-2.4ML)，$38913/I(60MG/ML-PIC/S-10ML)

藥理作用 1.Risankizumab是一種人類免疫球蛋白G1(IgG1)單株抗體，會與IL-23細胞激素的p19次單元以高度親和力選擇性結合，並抑制其與IL-23受體複合體的交互作用。
2.IL-23是一種自然生成的細胞激素，並涉及發炎和免疫反應。IL-23支持Th17 細胞的發育、維持和活化，而此類細胞會產生IL-17A、IL-17F和IL-22以及其他促發炎細胞激素，並在乾癬等發炎性自體免疫疾病的發生過程中扮演關鍵角色。
3.斑塊型乾癬病人的病灶皮膚中，IL-23的表現量高於非病灶皮膚。透過阻斷IL-23和受體結合，risankizumab可抑制IL-23相關細胞訊息傳遞和促發炎細胞激素的釋放。

適 應 症 [衛核]1.乾癬：適合接受全身性治療的中度至重度斑塊性乾癬成人病人。
2.乾癬性關節炎：單獨使用或與傳統疾病緩解型抗風濕藥物(cDMARD)合併使用，適用於治療對疾病緩解型抗風濕藥物(DMARDs)療效不佳或無法耐受之活動性乾癬性關節炎成人病人。
3.適用於治療16歲以上之中度至重度克隆氏症：對傳統治療或生物製劑治療反應不佳、失去反應、無法耐受、或不適合接受上述治療之病人。
4.掌蹠膿皰症：適用於治療對傳統療法未能產生有效反應或無法耐受的中度至重度掌蹠膿皰症成人病人。
5.潰瘍性結腸炎：對傳統或生物製劑治療反應不佳、失去反應、或無法耐受的中度至重度活動性潰瘍性結腸炎成人病人。

用法用量 1.建議劑量為150mg (注射兩針75mg)，在第0週、第4週和之後每12週以皮下注射方式投予。
2.若忘記施打一劑，盡快施用該劑量。之後在原定用藥時間恢復用藥。

不良反應 1.極常見：上呼吸道感染。
2.常見：癬感染、頭痛、倦怠、注射部位反應。
3.少見：毛囊炎。
4.本藥可能會引發嚴重的副作用，其症狀包括：發燒、類流感症狀、夜間盜汗、感覺疲倦或呼吸急促、持續不斷咳嗽、皮膚發熱、發紅和疼痛，或疼痛的皮疹及水皰。

醫療須知 1.本藥可能會增加感染風險。
2.接受本藥之病人於治療期間與治療之後都應監測活動性結核病(Active TB)之徵兆與症狀。
3.潛在B型及C型肝炎感染再活化：在開始使用本藥治療之前，應檢查病人是否患有B型與C型肝炎感染症。
4.開始本藥治療前，應考慮依據現行疫苗接種準則，完成所有適當疫苗接種。本藥不應與活性疫苗併用。

87922 SPESOLIMAB

Rx 450 MG/注射劑(I)；

商名

Spevigo® ◎ (BOEHRINGER INGELHEIM/百靈佳殷格翰)
$221678/I(450MG-PIC/S-7.5ML)

藥理作用 1.Spesolimab是可透過特異性結合至IL-36R、來阻斷介白素-36(IL-36)訊息傳導的人源化單株免疫球蛋白G1抗體。
2.Spesolimab與IL-36R結合可防止IL-36R由同源配體(IL-36α、β和γ)的後續活化，以及促發炎和促纖維化途徑的下游活化。
3.目前尚不清楚連結IL-36R活性降低和GPP發作治療的確切機轉。

適應症 [衛核]治療全身型膿疱性乾癬發作之成人病人

用法用量 1.單次給予本藥900毫克的劑量，以靜脈輸注超過90分鐘給藥。
2.如果全身型膿疱性乾癬發作症狀持續，在給予初始劑量的1週後，可考慮再給予一劑900毫克(以超過90分鐘的時間給藥)。

不良反應 泌尿道感染、上呼吸道感染、搔癢、注射部位反應、疲倦。

醫療須知 1.本藥可能增加感染風險。指示病人若在接受本藥治療後出現臨床上重要感染的徵象或症狀，應尋求醫療建議。
2.在啟用本藥的治療之前，應評估病人有無結核病(tuberculosis, TB)感染。人不應施用於患有活動性結核病感染的病人。
3.本藥相關過敏包括立即反應(如全身性過敏)，延遲反應[如藥物疹合併嗜伊紅血症及全身症狀(drug reaction with eosinophilia and systemic symptoms, DRESS)]。
4.接受本藥治療的病人應避免接種活性疫苗。

87923 TACROLIMUS▲

孕C 乳- 食- 泄 肝/腸 T½ 8.7～11.3h

Rx 0.3 MG/GM, 1 MG/GM/軟膏劑(Oin)；

商名

Protopic® ◎ (LEO/禾利行) $208/Oin(1MG/GM-PIC/S-5GM), $370/Oin(1MG/GM-PIC/S-10GM), $1228/Oin(1MG/GM-PIC/S-30GM), $1216/Oin(0.3MG/GM-PIC/S-30GM), $196/Oin(0.3MG/GM-PIC/S-5GM), $393/Oin(0.3MG/GM-PIC/S-10GM),

Tacroli® (黃氏) $208/Oin(1MG/GM-PIC/S-5GM), $370/Oin(1MG/GM-PIC/S-10GM),

藥理作用 本藥屬於macrolide lactone類，在體外及體內研究皆具強效的抗排斥作用。研究報告指出本藥會抑制細胞毒性淋巴球(cytotoxic lymphocytes)的形成。而細胞毒性淋巴球被認為是引起移植排斥的主要因素。本藥抑制了T細胞活化及T輔助細胞依賴型B細胞(T-helper cell-dependent B-cell)增生，也抑制了interleukin-2 interleukin-3 γ-干擾素(interferon)等淋巴因子(lymphokine)的形成，並抑制interleukin-2受體的表現。以分子層級來說，本藥的效果可能是利用其與細胞蛋白質(cytosolic protein，FKBP)相結合，而在細胞內蓄積產生效用。

適應症 [衛核]Protopic 0.1%軟膏適用於成人與青少年(16歲及16歲以上)。
1.症狀發作期治療：第二線使用於青少年及成人(16歲及16歲以上)因為潛在危險而不宜使用其他傳統治療、或對其他傳統治療反應不充分、或無法耐受其他傳統治療(如外用的皮質類固醇)的中度至重度異位性皮膚炎病人，作為短期及間歇性長期治療。
2.維持治療：治療中度至重度異位性皮膚炎，針對有高疾病惡化率(即每年發生4次或以上)且曾對每天2次、最多6週的tacrolimus軟膏治療出現初步反應(病灶清除、幾乎清除或僅剩輕微影響)的病人，預防復發並延長無復發期。

用法用量 1.成人：在患部皮膚塗抹薄薄一層tacrolimus軟膏0.03% 或0.1%，並且徹底的輕輕揉搓，每天使用二次。異位性皮膚炎的徵候與症狀消失後，應繼續治療一週。Tacrolimus軟膏塗抹在可能促進全身性暴露之閉合性情況之下的安全性尚未經評估。Tacrolimus軟膏0.03%及0.1%不可使用閉合性敷料。
2.兒童：再患部皮膚上塗抹薄薄一層tacrolimus軟膏0.03%，並且徹底的輕輕揉搓，每天使用二次。異位性皮膚炎的徵候與症狀消失後，應繼續治療一週。Tacrolimus軟膏塗抹在可能促進全身性暴露之閉合性情況之下的安全性尚未經評估。

不良反應 依發生頻率之多寡依序包括：震顫、頭痛、感染、感覺異常和腎功能異常、其他發生頻率較少者，詳見仿單。

醫療須知 1.如果發生嚴重的或神經學上異常有惡化之現象，則應該考慮調整免疫抑制療法。
2.在開始以本藥治療前，應確定其EB病毒血清學。而在治療中，亦建議小心的監測。
3.本藥可能會造成視覺上及神經上的障礙。若患者發生此異常反應，不可開車或操作危險性高之機械。

87924 TIRBANIBULIN

Rx 2.5 MG/軟膏劑(Oin);

商名 Rayklira® (ATHENA/藥華)

藥理作用 Tirbanibulin是一種微管抑制劑。本藥為何能局部治療日光性角化症的作用機轉尚不清楚。

適應症 [衛核]適用於局部治療成人臉部或頭皮的典型、非過度角化、非肥厚型的日光性角化症。

用法用量 1.本藥僅限於使用單次療程，一次療程為5天。
2.每天使用一次，連續使用5天。每次使用1包單次使用小包裝，將足量的本藥均勻地塗抹在臉部或頭皮上以覆蓋到25平方公分的治療部位。
3.使用本藥後約8小時內，應避免清洗和觸摸治療部位。8小時後，可以溫和的肥皂清洗治療部位。

不良反應 局部皮膚反應：紅斑、剝落/鱗屑、結皮、腫脹、囊泡/膿皰、侵蝕/潰瘍。

醫療須知 1.在使用過程中和使用後，應避免讓藥物接觸到眼睛和眼睛周圍。塗抹後應立即洗手。如果發生意外暴露，請指示病人用水沖洗眼睛並儘快就醫。
2.局部使用本藥後，治療部位可能發生局部皮膚反應，包括嚴重反應(紅斑、剝落/鱗屑、結皮、腫脹、囊泡/膿皰和侵蝕/潰瘍)。
3.考量疾病的性質，應避免或盡量減少過量的陽光暴露。
4.日光性角化症病灶的外觀若發生變化，可能表示已惡化為侵襲性鱗狀細胞癌(invasive squamous cell carcinoma)。對於臨床上不典型的病灶或疑似為癌症的病灶，應妥善處置。

87925 UREA

孕C 乳? 泄腎 t½ 1h

Rx 100 MG, 150 MG/軟膏劑(Oin); 100 MG/凝膠劑(Gel); 100 MG, 100 MG/GM, 400 MG/GM, 100 MG/乳膏劑(Cre);

商　名

Eurotech Urea®（永信）$85/Cre(400MG/GM-PIC/S-30GM), $30.8/Cre(400MG/GM-PIC/S-10GM)
F.U.®（壽元）
Fluco-U®（壽元）$30.8/Cre(400MG/GM-PIC/S-10GM), $85/Cre(400MG/GM-PIC/S-30GM)
Foronmi®（中美兄弟）
Japson®（衛達）
Pastaron®（佐藤）
Sinpharderm Keratolytic®（杏輝）$85/Cre(400MG/GM-PIC/S-30GM), $30.8/Cre(400MG/GM-PIC/S-10GM)
Sinpharderm®（杏輝）$29.8/Cre(100MG/GM-30GM)
Soficome®（健康化學）
U Soft®（中生）$30.8/Cre(400MG/GM-PIC/S-10GM), $85/Cre(400MG/GM-PIC/S-30GM)
U.H.®（美西）
Ura®（應元）
Urea®（福元）$85/Cre(400MG/GM-PIC/S-30GM), $30.8/Cre(400MG/GM-PIC/S-10GM),
Winsolve Urea®（永信）$23.1/Cre(100MG/GM-20GM)
Yafu®（元宙）$30.8/Cre(400MG/GM-PIC/S-10GM), $85/Cre(400MG/GM-PIC/S-30GM),
Zoria®（永勝）$85/Cre(400MG/GM-PIC/S-30GM), $30.8/Cre(400MG/GM-PIC/S-10GM),

藥理作用 1.本藥具有角質溶解作用，對腳、當之異常角化具強力軟化剝離效果。
2.本藥還能增強保持角質水分，所以，對乾裂、魚鱗化等表皮，能使之柔潤光滑化。

適應症 [衛核]去角質。

用法用量 一天1~3次適量塗抹於患處。

醫療須知 1.勿與其他皮膚製劑混合或一起塗抹在同一部位。
2.本藥不宜塗抹在發炎或有破皮的皮膚上。

87926 Daivobet 得膚寶軟膏劑®（LEO/禾利行）$536/Oin (30.0 GM-PIC/S)

Rx

每 gm 含有：BETAMETHASONE DIPROPIONATE 0.64 MG；CALCIPOTRIOL HYDRATE 52.2 MCG

藥理作用 1.Calcipotriol是維生素D的衍生物，體外研究資料顯示其可分化與抑制角質細胞的增生，為治療牛皮癬有效的依據。Betamethasone dipropionate為具一般類固醇特性的糖皮質類固醇，在藥理劑量方面，類固醇主要用於抗發炎和免疫抑制，但對於牛皮癬真正的作用機轉則是未知。Calcipotriol 和betamethasone在人類經皮吸收的量分別小於採用劑量的1%，在正常情況下使用，全身性吸收並不預期會對全身性參數有任何影響。此兩種主成分的藥物動力學性質亦不會互相影響。
2.本藥是目前topical 藥品中，唯一同時具有抗皮膚發炎、抗皮膚細胞過度增生、促進皮膚細胞正常分化、並具免疫抑制功能之乾癬藥品。

適應症 [衛核] 尋常性牛皮癬。

用法用量 一天一次均勻塗抹於乾癬病灶(lesion)，治療4週，治療面不可超過(體表30%)。

不良反應 臨床研究顯示最常見的副作用為搔癢。其他跟calcipotriol有關的局部性反應可能會發生，包括局部暫時性刺激、皮膚炎、紅斑、牛皮癬惡化、光敏感及過敏反應包括少數發生的血管性水腫和臉部水腫。局部使用類固醇可能會導致皮膚萎縮、微血管擴張、擴張紋，尤其是長期使用，但目前DAIVOBET®臨床研究並無觀察到上述症狀。和其他皮質類固醇併用時，可能會產生毛囊炎、多毛症、唇邊皮膚炎、過敏性接觸皮膚炎、脫色作用，雖然很少發生。
罕見局部塗抹軟膏造成的全身性作用，如由calcipotriol引起的高鈣血症或類固醇引起的腎上腺皮質抑制。

87927 Shu Lao "天明"舒絡清涼油®（人生/天明）

每 ml 含有：CAMPHOR 100.0 MG；EUCALYPTUS OIL (OLEUM EUCALYPTI) 0.1 ML；LAVENDER OIL 0.05 ML；MENTHOL 250.0 MG；METHYL SALICYLATE 150.0 MG；TURPENTINE OIL 0.05 ML

適應症 [衛核] 頭眩鼻塞、肚痛頭痛、小兒腹痛、胸膈不舒、蚊蟲咬傷、湯火灼傷、止癢消腫、手足酸痛、肌肉酸痛、暈車船

類似產品 An Shu "政德"安舒爽軟膏®（政德）
Wonderful Nurse 妙護士軟膏®（派頓/汎生）

87928 B-N-O 必乃爾軟膏®（明德/昱任）$21.7/Oin (5.0 GM-PIC/S), $30/Oin (10.0 GM-PIC/S), $40.5/Oin (15.0 GM-PIC/S)

Rx

每 gm 含有：BETAMETHASONE (AS VALERATE) 1.0 MG；NEOMYCIN (SULFATE) 3.5 MG

適應症 [衛核] 牛皮癬、濕疹、外耳炎、皮膚炎、皮脂溢出。

87929 Balinse "人人"倍麗絲軟膏®（人人）$10.6/Oin (5.0 GM-PIC/S), $17.7/Oin (10.0 GM-PIC/S), $46.5/Oin (15.0 GM-PIC/S), $59/Oin (20.0 GM-PIC/S), $81/Oin (25.0 GM-PIC/S)

Rx

每 gm 含有：BETAMETHASONE (AS DIPROPIONATE) 0.5 MG；SALICYLIC ACID 30.0 MG

適應症 [衛核] 牛皮癬、慢性異位性皮膚炎、神經性皮膚炎（單純苔癬）、濕疹、扁平苔癬、汗皰、皮脂漏皮膚炎、尋常魚鱗癬等之發炎症狀解除。

用法用量 一天3~4次，適量塗抹於患處。

類似產品 Besalic 貝克軟膏®（美西/合成）$17.7/Oin (10.0 GM-PIC/S), $46.5/Oin (15.0 GM-PIC/S), $59/Oin (20.0 GM-PIC/S), $81/Oin (30.0 GM-PIC/S)
Betasa 貝特沙軟膏®（壽元/國信）$10.6/Oin (5.0 GM-PIC/S), $46.5/Oin (15.0 GM-PIC/S), $59/Oin (20.0 GM-PIC/S), $81/Oin (25.0 GM-PIC/S)

87930 Calfine 克適保軟膏® (衛達) $536/Oin (30.0 GM-PIC/S)
Rx
每 gm 含有：BETAMETHASONE DIPROPIONATE 0.64 MG；CALCIPOTRIOL 0.05 MG
適應症 [衛核] 尋常性牛皮癬。
類似產品 Calpobet 癬寶軟膏® (中生) $536/Oin (30.0 GM-PIC/S)

87931 Ching Lie 淨利膏® (健康化學/慶豐)
每 gm 含有：CASSIA OIL 0.044 ML；CLOVE OIL 0.044 ML；D-CAMPHOR 290.0 MG；EUCALYPTOL (CINEOLE) 0.044 ML；L-MENTHOL 89.0 MG
適應症 [衛核] 頭暈、周身癢痛、火傷刀傷、蚊蟲咬傷
類似產品 Hode "好貼"厚噠膏® (健康化學/慶豐)

87932 CleanM.M. "長安"淨黴黴乳膏® (長安)
每 gm 含有：HYDROCORTISONE 10.0 MG；MICONAZOLE NITRATE 20.0 MG
適應症 [衛核] 皮膚因真菌群或念珠菌種所引起之皮膚感染症。
用法用量 1.陰道感染：使用陰道塗塞器(vaginal applicator)，裝入5g陰道軟膏(剛好可裝滿塗塞於陰道內，每天1次，購前使用，連續十四天，不要間斷(除非有月經週期。
2.皮膚感染：皮膚損害處先洗淨，乾躁才塗擦適量之軟膏，用手指慢慢塗擦於患部，直到完全吸收為止，一天2次，不可中斷治療過程(一般約需2~5星期)。除非症狀完全消失後才可停止。
3.指甲感染：將感染的指甲儘量剪短、洗淨、乾躁、才塗上軟膏，以繃帶包紮好，每日一次，被感染的指甲脫落(約1~3星期)，仍需繼續使用，直到新生指甲長好。
類似產品 Eczem 疹益乳膏® (寶齡富錦)

87933 Dermaca 得美康乳膏® (人人/康衛) $12.2/Cre (5.0 GM-PIC/S), $14.9/Cre (10.0 GM-PIC/S), $19.6/Cre (15.0 GM-PIC/S), $19.6/Cre (20.0 GM-PIC/S)
每 g 含有：BETAMETHASONE (AS VALERATE) 1.0 MG；GENTAMICIN (AS SULFATE) 1.0 MG
適應症 [衛核] 濕疹或皮膚炎、急救、預防及減緩皮膚刀傷、刮傷、燙傷之感染。

87934 Enstilar 安思泰樂泡沫劑® (LEO/禾利行)
Rx
每 g 含有：BETAMETHASONE 0.5 MG；CALCIPOTRIOL 50.0 MCG
適應症 [衛核] 成人尋常性牛皮癬(psoriasis vulgaris)外用治療。

87935 Fu-Tuoo "明德" 膚妥軟膏® (明德)
每 gm 含有：BETAMETHASONE (AS VALERATE) 0.5 MG；GENTAMICIN (AS SULFATE) 1.0 MG；IODOCHLORHYDROXYQUIN 10.0 MG；TOLNAFTATE 10.0 MG
適應症 [衛核] 濕疹或皮膚炎、治療皮膚表淺性黴菌感染，如：足癬（香港腳）、股癬、汗斑，急救、預防及減緩皮膚刀傷、刮傷、燙傷之感染。
用法用量 一天數次，適量塗抹於患處。

87936 Green Oil 綠油精® (新萬仁)
每 gm 含有：CAMPHOR 30.0 MG；MENTHOL 310.0 MG；METHYL SALICYLATE 200.0 MG
適應症 [衛核] 頭眩鼻塞、肚痛、頭痛、小兒腹痛、胸肩不舒、蚊蟲咬傷、湯火灼傷、止癢消腫、手足痠痛、肌肉痠痛、暈船、暈車。
類似產品 Melatum 面麗達® (人生)

87937 Hirucort "派頓" 希療可乳膏® (派頓) $44.6/Cre (5.0 GM), $70/Cre (10.0 GM)
每 gm 含有：HEPARIN SODIUM 1000.0 U ；HYDROCORTISONE ACETATE 1.0 MG
適應症 [衛核] 炎症性疾患、外傷後之腫脹
用法用量 本藥為外用的抗凝血、消炎劑。

87938 Hunezenfu 皇御潤膚乳膏® (井田/天下)
每 gm 含有：ERGOCALCIFEROL (VIT D2CALCIFEROL) 12.5 MCG；TOCOPHEROL ACETATE ALPHA DL- 2.0 MG；VITAMIN A ACETATE 2000.0 IU
適應症 [衛核] 皮膚乾燥、皮膚角化、皮膚炎、尋常性痤瘡、外傷、火傷之肉芽促進生長
用法用量 一天數次，適量塗抹於患處。

類似產品 Polyfu "中美" 保麗膚軟膏® （中美兄弟/興中美） Sabina 施賓娜親水性軟膏® （生達） $42.3/Oin (30.0 GM)

87939 Mei Gu 美固腳外用液®（明大/華僑）

每 ml 含有：PHENOL (CARBOLIC ACID) 20.0 MG；RESORCINOL (RESORCIN) 35.0 MG；SALICYLIC ACID 50.0 MG

適應症 [衛核] 香港腳、皮脂漏、濕疹、粘糠疹、白癬

用法用量 可用於治療各種頑癬、白癬菌所至之絲狀菌性皮膚疾病。一天1至3次，適量塗於患部，並加以按摩。

87940 Nycindin 納新淨乳膏®（壽元） $13.9/Cre (5.0 GM-PIC/S), $20.2/Cre (12.0 GM-PIC/S), $28.5/Cre (15.0 GM-PIC/S), $28.5/Cre (16.0 GM-PIC/S)

Rx

每 gm 含有：GRAMICIDIN 0.25 MG；NEOMYCIN (SULFATE) 2.5 MG；NYSTATIN 100000.0 U；TRIAMCINOLONE (ACETONIDE) 1.0 MG

適應症 [衛核] 淺表性細菌感染、淺性念珠菌及（或）細菌感染、或併發之皮膚炎（如異位性、濕疹樣、錢幣形、接觸性、滲出性、皮脂溢出性、濕疹、神經性皮膚炎）、外耳炎、創傷後感染性濕疹、牛皮癬、靜脈瘤濕疹、嬰兒濕疹。

用法用量 每天2~3次，適量塗於患部。

87941 Polibase 保麗倍舒軟膏®（佐藤）

每 gm 含有：DIPHENHYDRAMINE HCL 10.0 MG；SULFADIAZINE 50.0 MG；ZINC OXIDE 50.0 MG

藥理作用 Polibase所配合的成分，有如下的功效。
Sulfadiazine:對於化膿病原的葡萄球菌、大腸菌等有殺菌力。故，對於化膿性皮膚疾病有很好的效果。
Diphenhydramine HCL:以其抗組織安作用，抑制化膿性皮膚疾病所伴隨的搔癢等。
Zinc Oxide:以其收斂作用，幫助病瘡促進治癒。

適應症 [衛核] 急救，預防及減緩皮膚刀傷、刮傷、燙傷之感染，暫時緩解皮膚搔癢，緩解皮膚刺激及尿布疹.

用法用量 取適量本藥膏塗於患者。

87942 Powzol 保膚癬乳膏®（佐藤）

每 g 含有：CLOTRIMAZOLE 10.0 MG；UREA 30.0 MG

適應症 [衛核] 治療皮膚表淺性黴菌感染，如：足癬(香港腳)、體癬、股癬、汗斑。

用法用量 1日用藥2次，取適量塗抹於患部。

87943 Prednisolone "正和"抹得爽軟膏®（正和）

每 gm 含有：DIPHENHYDRAMINE 5.0 MG；PREDNISOLONE 1.0 MG

適應症 [衛核] 暫時緩解皮膚搔癢、濕疹或皮膚炎、緩解皮膚刺激及尿布疹。

用法用量 一天2至3次，適量塗抹於患處。

87944 Psoracal 癬能克軟膏®（寶齡富錦） $536/Oin (30.0 GM-PIC/S)

Rx

每 gm 含有：BETAMETHASONE DIPROPIONATE 0.64 MG；calcipotriol monohydrate 52.2 MCG

適應症 [衛核] 尋常性牛皮癬。

87945 Salicylic 速必舒軟膏®（寶齡富錦）

每 Oin 含有：BENZOIC ACID 60.0 MG；SALICYLIC ACID 30.0 MG

適應症 [衛核] 角質溶解劑、殺黴菌劑

用法用量 一天3~4次，適量塗抹於患處。

87946 Sportsfoot 速保足妥軟膏®（健康化學/健喬信元）

每 gm 含有：DIPHENYLPYRALINE HCL 2.0 MG；SALICYLIC ACID 20.0 MG；TOLNAFTATE 20.0 MG

適應症 [衛核] 治療皮膚表淺性黴菌感染，如：足癬(香港腳)、股癬、汗斑、去角質及暫時緩解皮膚搔癢

用法用量 一天2至3次，適量塗抹於患處。

類似產品 Tuan "華琳"足安軟膏®（福元/華琳） $27.5/Oin (10.0 GM)

87947 Tolnaftin 得那寧軟膏®（利達）

每 g 含有：CHLORHEXIDINE HCL 2.0 MG；TOLNAFTATE 20.0 MG

適應症 [衛核] 治療皮膚表淺性黴菌感染，如：足癬(香港腳)、股癬、汗斑。

用法用量 一天3~4次，適量塗抹於患處。

87948 Tricodex "中國化學"皮克寧藥膏® (中化) $65/Oin (15.0 GM)

每 gm 含有：DIPHENYLPYRALINE HCL 1.0 MG；HYDROCORTISONE 5.0 MG；NEOMYCIN (SULFATE) 3.0 MG

藥理作用 1.Hydrocortisone:有抗炎及抗過敏之效果。
2.Diphenylphraline hydrochloride:具有抗組織胺，抗痙攣，抑制分泌及局部麻醉之作用，能止癢、止痛。
3.Nylidrin hydrochloride:對皮膚的血管具有舒張作用，能促進循環，治療周邊血管障礙及促進皮膚細胞的新生。
4.Neomycin Sulfate:為具有強力殺菌作用之廣效性抗生素，用以抗局部之細菌感染。

適應症 [衛核] 濕疹、皮膚炎、牛皮癬、濕疹性乾癬、皮膚搔癢症

用法用量 塗於患部，每日3~4次。

87949 Yonfu 養膚軟膏® (應元)

每 gm 含有：DIPHENHYDRAMINE HCL 5.0 MG；PREDNISOLONE 1.0 MG

適應症 [衛核] 濕疹或皮膚炎、暫時緩解皮膚搔癢、緩解皮膚刺激及尿布疹

用法用量 一天2至3次，適量塗抹於患處。

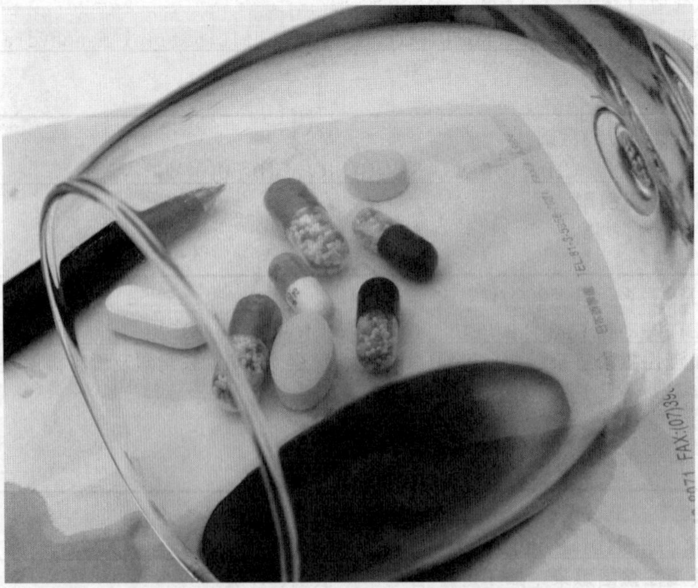

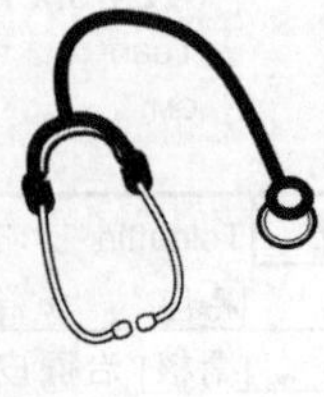

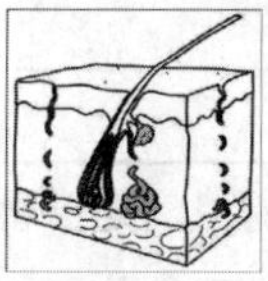

第八十八章
痤瘡(青春痘)藥物
Acne Drugs

青春痘可能由多種病因而引起，因此，要有效治療青春痘須針對其確切發生原因及皮膚狀況而給予個別不同的治療，以收藥到病除之療效。臨床上，青春痘的表現/類型可分非發炎性與發炎性二大類，非發炎性青春痘，如；白頭粉刺及黑頭粉刺。而發炎性青春痘，則起因於毛囊皮脂腺阻塞而引起發炎，如丘疹、膿胞及囊腫等。嚴重的囊腫甚至於日後易造成凹洞及疤痕的產生。針對青春痘的治療大都以局部用藥即足夠，深部痤瘡桿菌感染則須考慮使用全身性口服藥治療(如下表88-1所示)。

表88-1 青春痘的藥物治療

誘發原因/病因	治療原理	局部治療劑	口服製劑
Androgen 增加	降低或抑制androgen產生(女性適用)	無	▪ COC (口服避孕藥) ▪ Co-cyprindiol ▪ Spironolactone
	使皮脂腺萎縮	無	▪ Isotretinoin
Microcomedone形成	抑制皮脂管腺之過度角質化	▪ Retinoids ▪ Azelaic acid ▪ Salicylic acid	▪ Isotretinoin
痤瘡桿菌引發毛囊皮脂腺發炎	消滅痤瘡桿菌	▪ Benzoyl-Peroxide ▪ Azelaic acid ▪ Nicotinamide	
	合併消炎效果	▪ Tetracycline ▪ Erythromycin	▪ (oxy-) tetracyline ▪ Lymecycline ▪ Minocycline ▪ Doxycycline ▪ Erythromycin ▪ Isotretinoin ▪ Trimethoprin ▪ Clarithromycin ▪ Clindamycin
	消炎	Adapalene	Dapsone

青春痘的治療需時間(2~3個月)與正確用藥才能發揮立竿見影效果。此外，在平日之處理青春痘方面，同樣應注意臉部的清潔，才能除去皮膚過多的油脂與灰塵，防止毛囊皮脂腺阻塞，持之以恆，佐以藥物治療才能有效揮別青春痘！

專欄 88-1 痤瘡 (粉刺)， Acne

(一)病因：尋常性痤瘡(普通粉刺)與體質遺傳有關，因雄激素(androgen)而惡化，是一種發炎性皮膚疾患。常發生在青春期，所以又叫做青春痘，已去勢的男性不會發生，相對印證雄激素對痤瘡關鍵性影響。

痤瘡以男性較多，起因於皮疹脂腺的分泌過剩、貯留於皮脂中的痤瘡桿菌(Coryneb-Acterium acnes)的過度發育、脂肪酸的刺激性，此乃由於對毛囊外皮脂異物反應的結果(圖 88-1)。

(二)症狀：1.有輕微的潰爛、疼痛或搔癢等症狀，可分爲面皰、丘疹、膿皰、痤瘡囊腫及瘢痕。2.嚴重感染後，處理不當可能會留下地球表面的瘢痕。3.自我意識困惑及羞恥感爲最麻煩的精神性的徵候。

(三)診斷：(1)是在思春期發生於顏面、背、肩的粉刺。

(2)可分爲面皰、丘疹、膿皰、痤瘡囊腫及瘢痕。

(3)在所有的皮膚病疾患中最爲常見。

(四)併發症：形成囊腫、嚴重的瘢痕及精神上的打擊。

(五)治療原則：青春痘的治療，原則上大都改變生活型態，並採循序漸進及多種藥物合併治療，才能達到最大的效果，絕對不是任何症狀，通通一瓶就搞定。

(六)治療：(1)患者的教育：須注意指導他們了解自己皮膚的性質、治療的目的及忠實的遵照治療計劃的重要性。減壓樂活的生活型態也相當關鍵。

(2)食物：保持均衡多攝取蔬菜水果，禁食巧克力和含高熱量甜食、堅果(nut)(包括落花生)、油膩或用油炸的食物、海產物、酒精飲料、加入香料和刺激性的食物及過量的碳水化合物。

(3)儘可能不使用藥劑，尤其是溴和碘不可使用，洗臉不用刺激性清潔用品或保養品，不宜濃粧。

(4)治療貧血、營養不良、感染胃腸疾患及會使痤瘡惡化的其他因素。

(5)妥善治療使其惡化或複雜化的精神不安。

(6)抗生素：可口服 minocin®、vibramycin®、cleocin®或 klaricid®（參見表 88-1)。

(7)口服避孕藥對於罹患痤瘡的年青的女性有效，但常會併發色素沉著(肝斑)。

(8)局部療法：局部用於抑制皮脂腺和消滅痤瘡桿菌藥物(參見表 88-1)。用面皰壓出器壓出面皰。

以手術小刀切開呈現波動的囊腫樣膿皰，使其排膿。

(9)各種除痘消疤的治療法：果酸換膚，雷射磨皮，藍光光照療法，左旋 C 除疤，脈衝光，類固醇疤痕注射，膠原蛋白注射，玻尿酸注射，冷凍治療。

(七)預後：未加治療的痤瘡常遺留嚴重的瘢痕。痤瘡爲慢性的皮膚疾患，有復發的傾向。故任何治療方式均需有耐心，持之以恒，通常要 1~2 個月才能達到最佳效果。

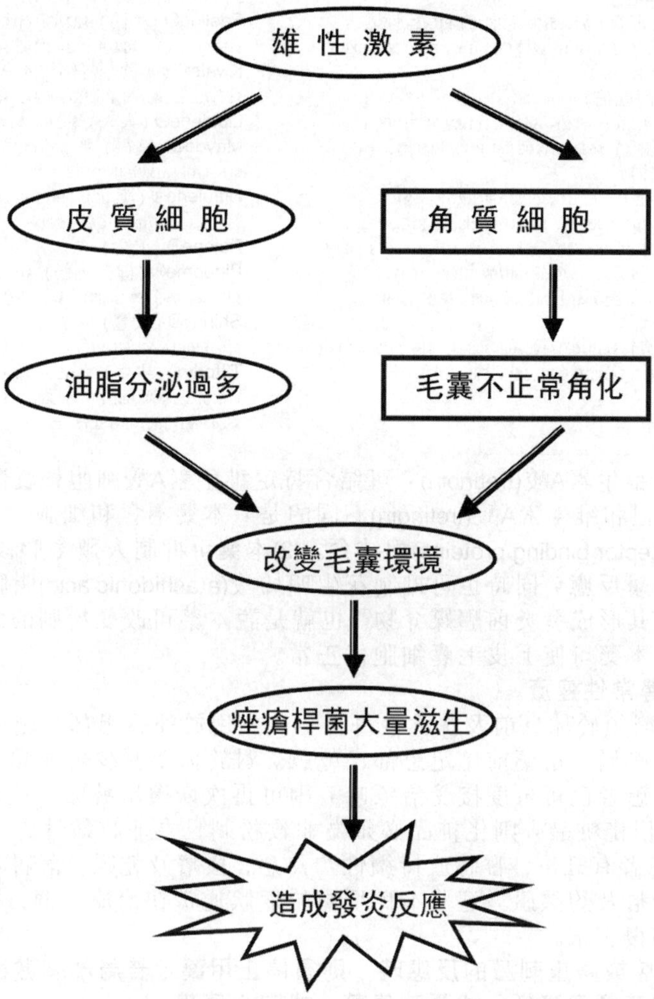

圖88-1 青春痘形成的途徑

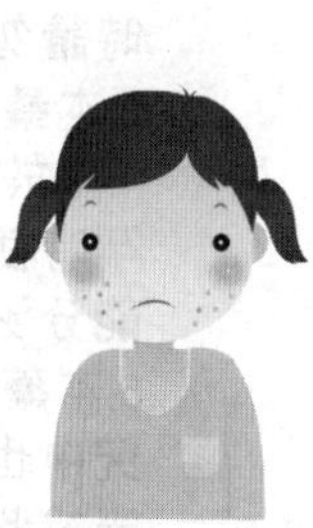

§ 88.1 Retinoid類痤瘡治療劑

88101 ADAPALENE▲ 孕C 乳？ 泄 膽汁

℞ 5 MCG/ML, 1 MG, 1 MG/GM/凝膠劑(Gel); 1 MG/GM/乳膏劑(Cre);

商　名

Acnely®（皇佳）
Acure®（皇佳/意欣）$16.5/Gel(1MG/GM-PIC/S-5GM), $154/Gel(1MG/GM-PIC/S-30GM), $62/Gel(1MG/GM-PIC/S-15GM),
Adagene-T®（羅得/凱信）$62/Gel(1MG/GM-PIC/S-15GM), $16.5/Gel(1MG/GM-PIC/S-5GM), $682/Gel(1MG/GM-PIC/S-200GM),
Adalene®（成大）$16.3/Gel(1MG/GM-5GM), $57/Gel(1MG/GM-15GM),
Differin®（LAB. GALDERMA./高德美）$62/Cre(1MG/GM-PIC/S-15GM)
Differin® ◎（大昌華嘉/高德美）$62/Gel(1MG/GM-PIC/S-15GM),
Doulishu®（仙台）
Dow®（華盛頓）
Easy Acne®（寶齡富錦）$62/Gel(1MG/GM-PIC/S-15GM),

Adapaien®（井田）
Adapalene®（杏輝）$16.5/Gel(1MG/GM-PIC/S-5GM), $62/Gel(1MG/GM-PIC/S-15GM), $211/Gel(1MG/GM-PIC/S-40GM), $154/Gel(1MG/GM-PIC/S-30GM),
Adarin®（壽元/國信）$154/Gel(1MG/GM-PIC/S-30GM), $16.5/Gel(1MG/GM-PIC/S-5GM), $62/Gel(1MG/GM-PIC/S-15GM)
Adayung®（信隆）$62/Gel(1MG/GM-PIC/S-15GM),
Andopin®（培力）
Anefree®（瑞士）$16.5/Cre(1MG/GM-PIC/S-5GM), $62/Cre(1MG/GM-PIC/S-15GM), $62/Gel(1MG/GM-PIC/S-15GM), $16.5/Gel(1MG/GM-PIC/S-5GM), $682/Gel(1MG/GM-PIC/S-200GM)
Apalene®（永勝）$16.5/Gel(1MG/GM-PIC/S-5GM),
Beautyface®（黃氏）$62/Gel(1MG/GM-PIC/S-15GM),
Dalemei®（聯亞）
Delpac®（明德）$119/Gel(1MG/GM-30GM), $16.5/Gel(1MG/GM-PIC/S-5GM), $62/Gel(1MG/GM-PIC/S-15GM), $16.5/Gel(1MG/GM-PIC/S-5GM),
Feeling®（美西）$72/Gel(1MG/GM-PIC/S-20GM), $16.5/Gel(1MG/GM-PIC/S-5GM), $62/Gel(1MG/GM-PIC/S-15GM),
Kwaie®（明德/昱任）$16.5/Gel(1MG/GM-PIC/S-5GM), $154/Gel(1MG/GM-PIC/S-30GM), $62/Gel(1MG/GM-PIC/S-15GM),
Lidalene®（人人）$62/Gel(1MG/GM-PIC/S-15GM)
Maydo®（羅得）$62/Gel(1MG/GM-PIC/S-15GM), $16.5/Gel(1MG/GM-PIC/S-5GM), $154/Gel(1MG/GM-PIC/S-30GM)
Niffulene®（應元）$16.5/Gel(1MG/GM-PIC/S-5GM), $62/Gel(1MG/GM-PIC/S-15GM)
Palene®（汎生）
Pindome®（健康化學）$16.3/Gel(1MG/GM-5GM), $57/Gel(1MG/GM-15GM), $119/Gel(1MG/GM-30GM),
Shinny®（大豐）$62/Gel(1MG/GM-PIC/S-15GM), $16.5/Gel(1MG/GM-PIC/S-5GM)
Tifforly®（中生）$154/Gel(1MG/GM-PIC/S-30GM), $16.5/Gel(1MG/GM-PIC/S-5GM), $62/Gel(1MG/GM-PIC/S-15GM), $682/Gel(1MG/GM-PIC/S-200GM),

藥理作用 (1)本藥類似維生素A酸(tretinoin)，可結合特定維生素A酸細胞核受體(retinoic acid nuclear receptors)；但和維生素A酸(tretinoin)不同的是，本藥不會和細胞質受體結合蛋白(cytosolic receptor binding proteins)相結合。(2)本藥可抑制人類多形核白血球之趨化反應及化學動力學反應，同時也可抑制花生四烯酸(arachidonic acid)脂肪氧化(lipoxidation)的方式，抑制其形成發炎前驅媒介物。也就是說本藥可改變粉刺的細胞媒介發炎成份，局部使用本藥可使上皮毛囊細胞化正常。

適應症 [衛核]治療尋常性痤瘡。

用法用量 1.本藥凝膠劑須於休息前及洗臉後每日一次施用於痤瘡患部，施用一層凝膠薄膜，且避開眼部及嘴唇，用藥前確定患部已乾躁。對於需要減少用藥頻率或暫時停藥患者，一旦評定患者已可再度接受治療時，則可再次恢復用藥頻率或重新建立療程。
2.若患者使用化粧品，則化粧品必須為非致粉刺且為非收斂性。

不良反應 10~40%的患者有紅斑、暫時或持續性灼熱感、搔癢及乾躁、落屑，約20%的患者塗抹後立刻有搔癢及灼熱感，這些不良反應的症狀通常在治療一個月後開始減輕，停止治療後便可回復正常。

醫療須知 1.若出現敏感或嚴重刺激的反應時，則須停止用藥；若局部刺激程度增加時，醫師應指示患者用藥頻率降低，或暫時停藥，或完全停藥。
2.不可接觸眼，口、鼻角或黏膜；如果產品不慎進入眼部，則應立即用溫水沖洗。治療時請勿過度塗敷，療效不會加強，反而造成紅腫脫皮。
3.本藥勿施用於破裂皮膚(割傷及挫傷)或濕疹性皮膚，也不可用於嚴重痤瘡患者。
4.用於孕婦哺乳婦：目前尚無有關本藥對於孕婦的影響資訊，因此本藥不適於婦女懷孕時使用。目前對本藥是否被分泌於動物或人類乳汁中也尚未知。由於多種藥物皆可能分泌於乳汁中，因此授乳期婦女使用本藥時應謹慎，此時本藥不應使用於胸部。
5.本藥本質上對氧氣及光線穩定且不具化學反應性，而在動物及人體試驗進行徹底研究中也顯示adapalene不具有光毒性或光敏性的可能，但使用本藥期間持續的曝露於日光或紫外光照射的安全性尚未於動物或人體試驗中建立，故用藥期間應避免過度曝露於日光或紫外光下。
6.最初使用2~4星期，患處可能出現發紅、乾躁、落屑、搔癢或灼熱感，若持續使用這些，症狀就會逐漸消失。

88102 ISOTRETINOIN

孕 X　乳 -　食 +　泄 肝　½ 10～20h

Rx　10 MG, 20 MG/膠囊劑(C);　0.5 MG/凝膠劑(Gel);

商名

Animei®（壽元）
Roaccutane® ◎（CATALENT GERMANY/羅氏）$37.9/C(10MG-PIC/S), $61/C(20MG-PIC/S)

藥理作用 1.本藥能使皮膚角質正常化，可逆性的減小皮脂腺的大小，以及改變皮脂的成份，減低其黏性，使其不致於塞著毛囊。
2.孕婦用藥安全等級：D-全身性使用。

適應症 [衛核]傳統療法無效之嚴重痤瘡

用法用量 每天口服劑量為0.5~2mg/kg，分2次服用，連續服用15~20個星期。

不良反應 血液：血清中三酸甘油脂濃度增加50%~70%，貧血，血小板增多；中樞神經：頭痛，倦感；耳鼻喉：鼻出血、鼻乾躁；肝臟：SGOT，SGPT，鹼性磷酯酶上昇；皮膚：唇炎，發疹，皮膚乾躁，對光敏感。

醫療須知 1.治療期間，須監測血球，血脂肪和肝功能，一般是4星期測定一次。
2.遇有肌肉疼痛，須迅速向醫師報告。
3.使用本藥治療後，須告訴患者：隱形眼鏡會讓他更不舒服。
4.大部份的副作用都是劑量超過每天1mg/kg，若停藥或降低劑量，這些副作用都是可逆的。
5.本藥使用前一個月，使用期間，使用後一個月，都要完全避免。
6.使用本藥不得額外再補充維他命A。
7.Isotretinoin的病人發生憂鬱、焦慮及精神病症狀(psychotic symptoms)的案例被通報，並曾有自殺死亡的案例。在開始isotretinoin治療前，處方者應充分告知病人及其照護者可能的精神病症相關風險。
8.使用isotretinoin可能與性功能障礙有關，曾被通報的相關不良反應包含勃起功能障礙、性慾降低、外陰陰道乾燥、高潮困難及生殖器感覺遲鈍。

88103 TAZAROTENE▲

孕X 乳?

Rx

G 1 MG/GM/凝膠劑(Gel)； C 0.5 MG/GM, 1 MG/GM/乳膏劑(Cre)；

商名

Ful Lee® (井田)
Karac® (中生) $318/Cre(1MG/GM-PIC/S-30GM),
Kosian Topical® (歐帕/瑩碩) $318/Cre(1MG/GM-PIC/S-30GM)
Tarac Topical® (健康化學/瑞安)
Tarote® (派頓)
Tazarotene® (十全)
Tazoten® (黃氏)
Tezarac® (華盛頓)
Troza Topical® (歐帕/瑩碩)

藥理作用 1.乾癬：本藥是維生素A酸類的前驅藥物，局部使用tazarotene可遮斷誘生小鼠表皮鳥胺酸脫羧酵素ornithine decarboxylase，ODC)活性，此與細胞的增生與增殖有關。Tazarotene可阻遏MRP8的表現，MRP8是一種發炎標記，高濃度存在於乾癬患者的表皮。用於人類角質細胞培養，tazarotene可抑制角化包囊(cornified envelope)的形成，角化包囊的積聚構成乾癬鱗片的一種成分。
2.痤瘡：tazarotene可抑制錢鼠皮膚角質細胞的堆積，且於培養的人類角質細胞可抑制交聯包囊(cross-linked envelope)的形成。

適應症 [衛核]乾癬及尋常性痤瘡。

用法用量 1.一般：施用本藥可能引起暫時性灼燒感或針刺感，如過度刺激則應停藥。
2.用於乾癬：每日一次，每日夜晚施用本藥於乾癬患部，僅使用足夠(2mg/cm²)形成薄膜覆蓋在患部上的用量且不超過20%體表面肌；如果塗藥前洗澡，則應該讓皮膚乾躁後才塗凝膠劑。因非患部皮膚對刺激感較為敏感，故應小心避免用藥於此等部位。
3.用於痤瘡：溫和洗臉，待皮膚乾後，每日一次在夜晚施用一層薄膜，本藥(2mg/cm²)至痤瘡病灶皮膚；使用足夠覆蓋整個患部面積的藥量。

不良反應 本藥 0.05%和0.1%凝膠劑最常見的副作用侷限於皮膚；發生在10~30%患者的副作用，以遞減順序表示：包括搔癢、灼燒感/針刺感、紅斑、乾癬惡化、刺激感，以及皮膚疼痛。發生在1~10%患者的副作用包括發疹、脫屑、刺激性接觸性皮炎、皮膚發炎、龜裂、出血，和皮膚乾躁。

醫療須知 1.本藥僅施藥於患部；限供外用；避免接觸眼、眼瞼和口唇；一旦發生接觸眼部，則應以水徹底清洗。用於乾癬和痤瘡，使用面積大於體表面積35%的安全性尚未確立。
2.維生素A酸類禁用於罹患濕疹的皮膚，原因在於可能引起嚴重刺激。
3.由於維生素A酸類提高對灼傷的易感度，因此應避免暴露於日光(包括日光燈)，除非醫療尚認為有必要，而此等病歷於本藥用藥期間的曝晒量應減低至最低。使用本藥期間，應告知患者使用防曬劑(至少SPF=15)以及防護性衣著。曬傷患者至完全復原以前，禁忌使用本藥。由於職業關係而需要大量曝晒日光的患者，以及本來即對日光敏感患者，當使用本藥時應特別慎重。
4.本藥用於同時使用已知屬於光致敏類藥物(例如thiazides，tetracyclines，fluoroquinolones，phenothiazines，sulfonamides)的患者時應審慎，原因在於皮膚對光敏感程度可能增強。若搔癢、灼熱感、皮膚發紅或脫皮太過嚴重，則應停藥至皮膚恢復完好為止。
5.嚴苛的氣候，如颱風或寒冷等，可能對使用本藥的患者造成較大的刺激。

88 痤瘡

88104 TRETINOIN(RETINOIC ACID)▲

孕 C/D 乳 ? 泄 腎 T½ 45m(局部), 2～2.5h(口服)

Rx

O 1 MG/GM, 0.5 MG, 50 MG/軟膏劑(Oin); G 0.1 MG, 0.25 MG, 0.5 MG/凝膠劑(Gel); C 0.25 MG, 0.5 MG, 1 MG, 1 MG/GM, 10 MG/ML/乳膏劑(Cre);

商 名

080 Antiacne®(澳斯麗)
Abet®(明大)
Acnnin®(明大)
Airful®(中美兄弟/興中美) $21.3/Oin(1MG/GM-5GM)
Anine®(新喜國際)
Avo®(溫士頓)
Bezin®(人人)
Bio-Redouble®(寶齡富錦)
Bolover®(美西) $39.6/Cre(1MG/GM-PIC/S-10GM), $24.6/Cre(1MG/GM-PIC/S-5GM), $56/Cre(1MG/GM-PIC/S-20GM),
Cheina®(明大/天理)
Derma Lightening®(寶齡富錦)
Derma-E®(中生)
Dermairol®(寶齡富錦)
Dinoin®(黃氏/德聯)
F. J.®(永吉)
Facely®(皇佳)
Funoin®(羅得)
Jean Sgen®(井田)
Lotes®(恆安)
Neferti®(黃氏)
Pharex Vanishing®(中化)
Relief®(生達)
Renoin Liposome®(健康化學/瑞安)
Retido®(成大)
Retiol®(衛達)
Seedo-Airfu®(明德)
Shaudou®(正和)
Skinly®(中美兄弟/世達)
Tinoin®(健康化學/瑞安)
Trenoin®(派頓)
Tretine®(中生)
Tretinoin®(人人) $20.1/Cre(1MG/GM-5GM)
Tsmeifon®(明德/天良)
Wedo®(黃氏)

藥理作用 1.本藥可促進上皮細胞換新與脫落；抑制角質合成增加皮膚滲透性，進而促進面皰更新，使其囊泡的上皮細胞脆弱化，而達成治療痤瘡的效果。
2.孕婦用藥安全等級C；D-全身性使用。

適應症 [衛核]尋常性痤瘡、皮膚角質化。

用法用量 1天施用1次，至少4~6週，睡前輕輕地覆蓋整個部份。減少施用次數，因為會有傷害的反應。

不良反應 常見-骨頭痛，顫抖，末梢水腫，紅腫，螫刺感，溫感，乾躁，脫皮，紅斑。

醫療須知 1.遠離眼睛，口腔，和其他粘膜細胞膜，因會發生刺激。
2.若顯著的紅斑或刺激，則減少施藥的次數，或暫時停止給藥。
3.告訴患者經常會發生輕微的螫刺和溫暖，而乾躁和脫皮是所期望的。
4.告訴患者，不要和具有乾躁作用的局部外用製劑(如酒精，收斂劑，摩擦的肥皂或清潔劑，化妝品一起使用)，因為會產生過度的乾躁。
5.通知患者，在治療的早期會發生暫時性的情況惡化，是由於藥物作用在較深部，先前眼睛看不見的損傷處。
6.警示患者，減少曝露於陽光或太陽燈下，因為會發生對光敏感的反應。實驗動物研究顯示，tretinoin曝露於紫外光下，有致腫瘤的可能，雖然這種作用的意義對人類而言，不太清楚。

7.濕疹患者要小心使用，因曾發生嚴重的刺激。
8.通常2~3週後才明顯臨床藥效；75%患者需3~4個月才達到滿意結果，若藥效已成可降低用藥次數、改變劑型或劑量。

88105 TRIFAROTENE

孕X 乳 - 泄 肝

Rx 0.05 MG/乳膏劑(Cre);

商　名

Aklief® ◎ (LAB. GALDERMA./高德美)

藥理作用 1.Trifarotene這是一種化性穩定，具有類維生素A類化合物活性的terphenyl酸衍生物。
2.它是一種強效的RARγ促效劑(維生素A酸受體γ促效劑)，其特徵為相較於RARα和RARβ具有高度專一性(分別為50倍和8倍，以及對維生素A類化合物X受體(RXR)不具活性)。
3.Trifarotene調節永生化角質細胞和重建表皮中的維生素A酸標靶基因(分化和發炎過程)。

適應症 [衛核]適用於成人與12歲以上青少年病人尋常性痤瘡的皮膚治療。

用法用量 1.每天晚上一次，清潔皮膚並乾燥後，在臉部(前額、鼻子、下巴以及左右臉頰)和軀幹的所有患部塗抹薄薄一層的本藥乳膏。
2.按壓一次應足以塗抹臉部(即前額、臉頰、鼻子和下巴)。
3.按壓兩次應足以塗抹上軀幹(即可摸到的上背部、肩膀和胸部)。如果在中下背部有痤瘡，則可多按壓一次。
4.應當指示病人避免接觸眼睛、眼瞼、嘴唇和黏膜，並在塗抹完藥物後洗手。
5.從治療開始起，建議視需要使用保濕產品，同時在塗抹本藥乳膏前後都要留出足夠的時間讓皮膚變乾。

不良反應 1.最常見不良反應：塗抹部位刺激、塗抹部位瘙癢和曬傷。
2.不常見不良反應：給藥部位疼痛、乾燥、變色、糜爛、皮疹、腫脹及皮膚刺激、痤瘡、過敏性皮膚炎、紅斑。

醫療須知 1.使用本藥乳霜可能會出現紅斑、脫皮、乾燥和刺痛/灼熱。為了減輕此類反應的風險，應指示病人從治療開始就使用保濕產品，並在需要時減少塗抹本藥乳膏的頻率或暫停使用。
2.本藥不應施用於割傷、擦傷、濕疹性皮膚或曬傷的皮膚。
3.應避免於接受本藥治療的皮膚上，採用「熱蠟」除毛。
4.如果對此製劑的任何成份出現敏感的反應，應停止使用本藥。
5.如果將具有去屑、刺激或乾燥作用的化妝品或青春痘藥物與本藥併用，則應謹慎使用，因為它們可能會產生加成的刺激作用。
6.本藥不應接觸眼睛、眼瞼、嘴唇或黏膜。若產品進入眼睛，請立即用大量溫水清洗。
7.在治療過程中，應避免過度曝曬於陽光下，包括日光燈或光療。當無法避免曝曬時，建議在治療部位使用防曬係數(SPF)為30以上的廣譜、防水防曬霜，並穿防護衣物。

§ 88.2 抗生素類痤瘡治療劑

88201 CLINDAMYCIN

孕B 乳 + 食 + 泄 肝 半 2~3h

Rx 10 MG, 10 MG/ML/液劑(Sol); 10 MG, 12.8 MG, 10 MG/GM/凝膠劑(Gel);

商　名

Aledo® (美西) $20.7/Gel(10MG/GM-PIC/S-15GM), $17.4/Gel(10MG/GM-PIC/S-12GM), $11.4/Gel(10MG/GM-PIC/S-6GM), $10/Gel(10MG/GM-PIC/S-5GM), $14.1/Gel(10MG/GM-PIC/S-10GM), $65/Gel(10MG/GM-PIC/S-20GM), $185/Gel(10MG/GM-PIC/S-30GM),
B.B.® (瑞士) $14.1/Gel(10MG/GM-PIC/S-10GM),
Demaclean® (明德/臺亞勁) $65/Gel(10MG/GM-PIC/S-20GM), $14.1/Gel(10MG/GM-PIC/S-10GM), $11.4/Gel(10MG/GM-PIC/S-6GM), $20.7/Gel(10MG/GM-PIC/S-15GM),
Dermalean® (寶齡富錦) $17.4/Gel(10MG/GM-PIC/S-12GM), $185/Gel(10MG/GM-PIC/S-30GM), $10/Gel(10MG/GM-PIC/S-5GM),

$20.7/Gel(10MG/GM-PIC/S-15GM), $185/Gel(10MG/GM-PIC/S-30GM)
Chyndacin®(人人) $65/Gel(10MG/GM-PIC/S-20GM), $185/Gel(10MG/GM-PIC/S-30GM), $10/Gel(10MG/GM-PIC/S-5GM), $14.1/Gel(10MG/GM-PIC/S-10GM), $17.4/Gel(10MG/GM-PIC/S-12GM), $20.7/Gel(10MG/GM-PIC/S-15GM), $11.4/Gel(10MG/GM-PIC/S-6GM)
Clear®(健康化學/瑞安)
Clearcin®(人人/康衛) $20.7/Gel(10MG/GM-PIC/S-15GM), $11.4/Gel(10MG/GM-PIC/S-6GM), $185/Gel(10MG/GM-PIC/S-30GM)
Cleniton®(信隆)
Cleocin T® ◎ (PHARMACIA & UPJOHN/輝瑞) $185/Gel(10MG/GM-PIC/S-30GM)
Cleodacin®(壽元) $65/Gel(10MG/GM-PIC/S-20GM), $14.1/Gel(10MG/GM-PIC/S-10GM), $20.7/Gel(10MG/GM-PIC/S-15GM), $10/Gel(10MG/GM-PIC/S-5GM), $185/Gel(10MG/GM-PIC/S-30GM)
Cleox Foaming®(仙台/科華)
Clinda®(應元) $10/Gel(10MG/GM-PIC/S-5GM), $14.1/Gel(10MG/GM-PIC/S-10GM),
Clindacin®(溫士頓/昱任) $65/Gel(10MG/GM-PIC/S-20GM), $10/Gel(10MG/GM-PIC/S-5GM), $11.4/Gel(10MG/GM-PIC/S-6GM), $14.1/Gel(10MG/GM-PIC/S-10GM), $20.7/Gel(10MG/GM-PIC/S-15GM), $77/Gel(10MG/GM-PIC/S-25GM)
Clindamycin®(中化) $10/Gel(10MG/GM-PIC/S-5GM),
Clindamycin®(大豐) $20.2/Gel(10MG/GM-15GM), $49.9/Gel(10MG/GM-20GM), $13.6/Gel(10MG/GM-10GM)
Clingene-T®(派頓) $20.7/Gel(10MG/GM-PIC/S-15GM), $65/Gel(10MG/GM-PIC/S-20GM), $185/Gel(10MG/GM-PIC/S-30GM), $14.1/Gel(10MG/GM-PIC/S-10GM), $10/Gel(10MG/GM-PIC/S-5GM)
$20.7/Gel(10MG/GM-PIC/S-15GM), $11.4/Gel(10MG/GM-PIC/S-6GM), $14.1/Gel(10MG/GM-PIC/S-10GM),
Docosil Topical®(壽元) $87/Sol(10MG/ML-PIC/S-30ML), $30.8/Sol(10MG/ML-PIC/S-20ML), $19.6/Sol(10MG/ML-PIC/S-10ML)
Doultin®(榮民)
Easy Acne®(寶齡富錦) $19.6/Sol(10MG/ML-PIC/S-10ML), $30.8/Sol(10MG/ML-PIC/S-20ML), $87/Sol(10MG/ML-PIC/S-30ML),
Eudamycin®(健康化學/優良) $20.2/Gel(10MG/GM-15GM), $49.9/Gel(10MG/GM-20GM)
Keshuzhi®(壽元/國信) $14.1/Gel(10MG/GM-PIC/S-10GM), $20.7/Gel(10MG/GM-PIC/S-15GM), $185/Gel(10MG/GM-PIC/S-30GM)
Kolincin®(中生) $14.1/Gel(10MG/GM-PIC/S-10GM), $20.7/Gel(10MG/GM-PIC/S-15GM), $185/Gel(10MG/GM-PIC/S-30GM), $11.4/Gel(10MG/GM-PIC/S-6GM), $65/Gel(10MG/GM-PIC/S-20GM), $10/Gel(10MG/GM-PIC/S-5GM)
Libido®(明德) $14.1/Gel(10MG/GM-PIC/S-10GM), $20.7/Gel(10MG/GM-PIC/S-15GM), $9/Gel(10MG/GM-5GM),
O'Clincin®(黃氏)
Royalsense Acne®(杏輝) $14.1/Gel(10MG/GM-PIC/S-10GM), $65/Gel(10MG/GM-PIC/S-20GM), $11.4/Gel(10MG/GM-PIC/S-6GM), $17.4/Gel(10MG/GM-PIC/S-12GM), $10/Gel(10MG/GM-PIC/S-5GM), $20.7/Gel(10MG/GM-PIC/S-15GM)
Shuli Qing®(仙台) $10/Gel(10MG/GM-PIC/S-5GM), $14.1/Gel(10MG/GM-PIC/S-10GM), $65/Gel(10MG/GM-PIC/S-20GM), $20.7/Gel(10MG/GM-PIC/S-15GM),

藥理作用 1.本藥可結合細菌核醣體50s次單位，抑制蛋白質的生合成，而達成制菌效果。
2.本藥對大多數G(+)菌有效，例如：葡萄球菌，鏈球菌及肺炎球菌，它也適用來治療厭氧性細菌感染，例如：厭氧桿菌屬，細梭菌屬，初油酸菌屬，棟鏈菌屬和微嗜氧鏈球菌。

適應症 [衛核]尋常性痤瘡。
[非衛核]說明：1.上述細菌感染疾病。2.因厭氧性生物體，如類細菌屬，細梭菌屬，或放線菌屬及氧性革蘭氏陽性球菌(clindamycin最有效)所引起之嚴重感染的治療。痤瘡的治療(clindamycin溶液的局部外用)。

用法用量 1.口服成人：每6小時150~450mg。孩童：每天8~12mg/kg分4次(嚴重感染每天可高達25mg/kg)。
2.肌注，靜注，成人：每天600~2700mg分2~4次，依感染程度而定。孩童：每天15~40mg/kg分3~4次，依感染程度而定，或每天350~450mg/kg。
3.局部外用一天二次，薄薄的塗於患部。

不良反應 (1)常見-不適，大便稀軟，噁心嘔吐，皮膚發疹或蕁麻疹。(2)嚴重-顆粒性白血球缺乏，偽膜性結腸炎，心跳停止(快速IV注射)。

醫療須知 **1.本藥與lincomycin會發生嚴重腹瀉，偽膜的結腸炎，偶而會致死。不要用於輕度的感染。若有嚴重的腹瀉，血便，嚴重的腹痛或高燒發生時，要小心。**
2.本藥通常需要塗抹8~12星期，症狀才可完全改善。

88202 NADIFLOXACIN▲

泄 脂酶 ½ 18h

℞ 10 MG, 10 MG/GM/乳膏劑(Cre);

商名
Esokin®(歐帕/瑩碩)
Nadixa®(FERRER/科懋) $223/Cre(10MG/GM-PIC/S-25GM)

藥理作用 1.Nadifloxacin是對含有propionibacterium acnes及表皮葡萄球菌，好氧性革蘭陽性菌、陰性菌及厭氧菌等，有很強的抗菌力及廣泛的抗菌範圍。
2.Nadifloxacin對MRSA(methicillin耐受性黃色葡萄球菌)和MSSA(methicillin感受性黃色葡萄球菌)有相同強度的抗菌力，又對quinolone耐受性之MRSA也有良好的抗菌力，和既存的新quinolone劑之間並沒有出現交叉耐性。

3.作用在細菌的DNA gyrase，阻礙DNA複製，達到殺菌的作用。

適應症 [衛核]傳統外用抗生素治療無效之尋常性痤瘡(有多發性炎症性皮疹)、毛囊炎、尋常性鬚瘡。

用法用量 1.本藥適量一天二次，塗抹在患部。本劑用來治療尋常性痤瘡，洗淨後才塗抹在患部。
2.原則上，在使用本劑前，先做感受性測試，來評估nadifloxacin之感受性，為了減少耐藥菌之產生，疾病治療應採最短之必要期間為宜。

不良反應 搔癢感、刺激感、發紅、潮紅、丘疹、顏面熱感、接觸性皮膚炎、皮膚乾燥、發熱感。

醫療須知 1.本劑在建議劑量下，使用在尋常性痤瘡4週內，毛囊炎及尋常性鬚瘡1週內，如果沒有達成預期效果，就中止使用。
2.治療尋常性痤瘡時，當炎症性皮疹消失，不要繼續使用本劑。
3.Oqinolone系合成抗菌劑的口服劑曾有光線過敏症的報告。

88203 Hemorrhoids "紐約"痔瘡膏® (人人) $25.8/Oin (28.0 GM)

每 100gm 含有：NITROFURAZONE 200.0 MG；PHENYLEPHRINE HCL 250.0 MG；TETRACAINE HCL 500.0 MG

適應症 [衛核]急、慢性內外痔瘡、混合痔、痔出血、單純性直腸炎、肛門裂傷

用法用量 一天3~4次，適量塗抹於患處。

88204 Hemoscut 優清痔瘡軟膏® (YUKINOMOTO/德佑)

每 gm 含有：ALLANTOIN 8.0 MG；CHLORHEXIDINE HCL 2.0 MG；DIBUCAINE HCL 3.0 MG；DIPHENHYDRAMINE HCL 5.0 MG；HYDROCORTISONE ACETATE 2.0 MG；PHENYLEPHRINE HCL 1.5 MG；TOCOPHEROL ACETATE 10.0 MG

適應症 [衛核]舒緩肛裂，內外痔的疼痛、瘙癢、腫脹出血。

88205 Miconitrate "黃氏"淨痘舒乳膏® (黃氏) $73/Cre (15.0 GM)

Rx 每 gm 含有：BENZOYL PEROXIDE 50.0 MG；MICONAZOLE NITRATE 20.0 MG

適應症 [衛核]尋常性痤瘡。

用法用量 一天3~4次，適量塗抹於患處。

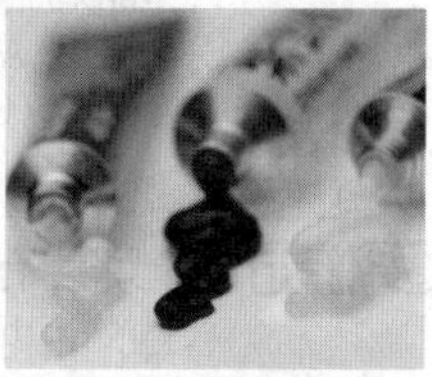

§88.3 Estrogen/progestin類痤瘡治療劑

88301 **AZELAIC ACID MICRONISED▲** 孕B 乳? 泄肝 T½ 12h

Rx 200 MG/GM/軟膏劑(Oin)； 200 MG/GM/乳膏劑(Cre)；

商名

Ami® (永勝)
Azeic-A® (杏輝) $26.2/Cre(200MG/GM-PIC/S-5GM), $195/Cre(200MG/GM-PIC/S-30GM), $45.3/Cre(200MG/GM-PIC/S-10GM), $45.3/Cre(200MG/GM-PIC/S-12GM), $152/Cre(200MG/GM-PIC/S-20GM)
Azel® (壽元) $195/Cre(200MG/GM-PIC/S-30GM), $152/Cre(200MG/GM-PIC/S-20GM), $45.3/Cre(200MG/GM-PIC/S-12GM), $26.2/Cre(200MG/GM-PIC/S-5GM), $45.3/Cre(200MG/GM-PIC/S-10GM),
Azelac® (歐帕/明則)
Kando® (正和)
Niskin® (井田)
Onepass® (美西/昱任) $45.3/Oin(200MG/GM-12GM), $26/Oin(200MG/GM-5GM), $195/Oin(200MG/GM-30GM)
Skinoren® ◎ (Leo Pharma/微功商行) $195/Cre(200MG/GM-PIC/S-30GM),
ZA® (中化) $45.3/Cre(200MG/GM-PIC/S-10GM)

藥理作用 1.本藥具抗菌、粉刺分解作用：
a.Azelaic acid抑制與痤瘡發展有關的細菌propiobbacterium acnes，staphylococus epidermidis，且會產生促進痤瘡肪肪酸的初油酸菌之生長。
b.Azelaic acid影響上皮細胞的角質化過程，因此能作用在發生痤瘡的粉劑形成(黑頭、白頭)。
2.本藥具抗色素沈著過度病變(如老人斑、肝斑)之作用：
a.Azelaic acid是tyrosinase(酥氨基酸脢)之抑制劑，而tyrosinase是催化黑色素生成主要酵

88 痤瘡

素。
b.Azelaic acid抑制嗜中性白血球之作用，減緩組織發炎損傷情形。
3.本藥經微粒化後可增加皮膚的呼吸，減少刺激，增加使用者的順從性。

適應症 [衛核]尋常性痤瘡

用法用量 使用前應用水徹底清潔皮膚，可能的話用溫和的皮膚清潔劑。除非醫師另有指示，本藥應每天二次(早、晚)適量擦拭在皮膚患處。如果皮膚發生過度刺激(參見'副作用')則使用次數應降至每天一次，直到刺激停止，否則治療應暫時中斷。在整個治療期間，按時地連續使用本藥是很重要的。使用本藥的期間因人而異，視其痤瘡的嚴重程度而定。通常約4週後病況會有明顯的改善。然而為達最佳療效，本藥應按時使用至數個月。

不良反應 局部皮膚刺激(如：變紅、鱗片剝落、發癢、灼熱感)可能偶而會發生一通常在治療開始時，但在治療期間會漸消退。

醫療須知 (1)本藥只供外用。
(2)小心不要接觸到眼睛和黏膜，如不幸發生，應立即用多量的水徹底沖洗。
(3)貯存於30℃以下。
(4)若產生過敏或嚴重發炎，則考慮降低劑量或停藥。

88
痤瘡

88302 BENZOYL PEROXIDE

泄 脂酶 18h

50 MG/軟膏劑(Oin)； 50 MG, 100 MG/液劑(Sol)； 30.5 MG, 50 MG, 100 MG, 50 MG/GM/凝膠劑(Gel)； 50 MG, 100 MG, 37 MG/GM, 50 MG/GM/乳膏劑(Cre)；

商名

080 Middle Antiacne®(澳斯麗)
A.D.F.®(派頓/德山)
Acne Treatment®(回春堂) $88/Cre(37MG/GM-15GM)
Aczo®(杏輝) $28/Gel(50MG/GM-10GM)
Akana®(明德) $28/Cre(50MG/GM-7GM)
Anti-Acne®(長安)
B.P.®(美西/意欣)
Bendon®(信隆)
Benz®(壽元)
Benzac AC®(LAB. GALDERMA./高德美)
Benzo®(華盛頓/岳生)
Bioful Anti-Acne®(生達)
Chrosmy®(中美兄弟)
Clearer®(健康化學/優良)
Clex AC Lotion®(明德)
Clex Ac Lotion®(明德)
Cosdo®(井田)
Easymove®(明德/天良)
Leeze®(皇佳) $60/Cre(50MG-20GM)
Lencon®(人人)
Pretty®(福元)
Sedocon®(新喜國際)
Sheate®(美西/意欣)

藥理作用 本藥具有角質溶解和抗微生物作用。用於治療粉刺(面皰)。外用製劑通常含有5~10%，亦可再加含2~5%的硫黃。

適應症 [衛核]治療尋常性痤瘡。

用法用量 1.10%–使用初期1天1次，然後調整為1天2~3次。
2.5%–每天1~數次。

醫療須知 1.使用本藥通常4~6星期，可見痤瘡的症狀獲得改善，但是使用期間須避免日曬。
2.避免含藥化粧品及其他皮膚製劑，塗抹在同一部位。
4.為避免局部刺激，建議洗臉後至少15~20分鐘後再使用。
5.建議塗抹於面皰周邊而非僅使用於已出現的面皰上。將藥劑停留於患部至少15分鐘後洗淨以免過度刺激。
6.初使用時可能出現輕度紅腫和脫屑，故建議使用濃度較低的製劑(2.5%)並隔日使用。1~2週後，如無明顯刺激或脫皮可逐步增加使用頻次及濃度。
7.減少使用本藥品期間之燒灼感與刺痛感，應避免其他來源的刺激，如太陽燈或過度暴露於陽光下，請使用防曬係數。

88303 SULFUR

℞

100 MG/軟膏劑(Oin)； 40 MG/ML/洗劑(Lot)； 25000000 MG/液劑(Sol)；

商名

Acne Lotion®(健喬信元)
Acne®(健康化學)
Sulfurated Lime®(龍杏/洸洋)

藥理作用 俗稱硫磺水，可用來治療痤瘡。
適 應 症 [衛核]治療青春痘、脂溢性皮膚炎、表淺性癬菌病、疥瘡、亞急性、慢性皮膚炎。
用法用量 將含本藥6%(5%~10%)之油膏在晚上塗敷，連續3天晚上。塗敷藥膏前，應先用熱水，肥皂以軟刷徹底洗刷患處皮膚，並使皮膚乾燥。

§ 88.4 其他

88401 BRIMONIDINE TARTRATE

孕B 乳 -

Rx 3.3 MG/凝膠劑(Gel);

商 名
Mirvaso® (LAB. GALDERMA./高德美)

藥理作用 高度選擇性α2腎上腺素受體促進劑塗抹臉部皮膚可直接使皮膚血管收縮，減少紅斑。
適 應 症 [衛核]適用於成人病患，作為酒糟鼻臉部紅斑的症狀治療。
用法用量 每24小時塗抹一次，時間以病患方便為準，直到臉部紅斑症狀消失。
最大每日建議劑量為總重量1g的凝膠，分成5小份豆狀份量均勻塗抹。
不良反應 最常通報的不良反應為紅斑、搔癢症、潮紅及皮膚灼熱感，在臨床試驗中這些反應共發生於1.2至3.3%的病患。這些反應通常為輕度至中度，且通常不需要停止治療。在老年受試者族群及18至65歲的受試者間，並未觀察到具有意義的安全性概況差異。曾有上市後通報紅斑加重、潮紅及皮膚燒灼感等不良反應。
醫療須知 1.有部份患者曾被報告紅斑及潮紅會比原本的基準線更加嚴重的方式出現。在大多數情況下，紅斑及潮紅會在停止使用MIRVASO後消退。如果紅斑出現惡化，應停止使用MIRVASO外用凝膠。緩和症狀的措施，如冷卻患部及使用NSAID和抗組胺，可能有助於減輕症狀。
2.MIRVASO塗抹時不應靠近眼睛。
3.若病患有下列病症，與其他全身性α腎上腺素受體促進劑併用時，可能促發此類藥品的不良反應：患有重度或不穩定型或未獲控制的心血管疾病；患有憂鬱症、腦或冠狀動脈供血不足、雷諾氏現象、姿勢性低血壓、血栓閉塞性脈管炎、硬皮症或修格蘭氏症候群(sjogren's syndrome)。

§ 88.5 痤瘡複方產品

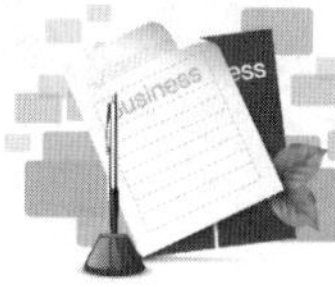

88501 Acne H 艾克那親水軟膏 ® (中生)

每 gm 含有：RESORCINOL (RESORCIN) 20.0 MG；SALICYLIC ACID 10.0 MG；SULFUR 20.0 MG；ZINC OXIDE 30.0 MG

適 應 症 [衛核] 尋常性痤瘡、脂漏性皮膚炎
用法用量 適量塗於患處每天2~3次，主要用於治療青春痘。

88502 Beautyskin "美西"芙美軟膏 ® (美西)

每 g 含有：ACETAMIDOCAPROIC ACID -EPSILON (ACEXAMIC ACID) 44.36 MG；SORBIC ACID 2.0 MG

藥理作用 1.本藥能調整細胞的生理特性，增加細胞再生，使受傷組織復原；亦能促使形成良好的骨骼組織，以及防止骨折周圍發生炎腫硬化。
2.縮短結痂時間，提供良好的結膜底層，便利皮膚移植。
適 應 症 [衛核] 外傷傷口、手術時的傷口、瘻管性骨炎、潰瘍性靜脈曲張、動脈潰瘍疤痕及預防燙傷癒合後引起的皮膚萎縮及瘢瘤。

用法用量 適量塗敷患部，塗敷後，以紗布包紮覆蓋。大約每星期更換3次。

88503 Epiduo 醫皮痘複方凝膠® (LAB. GALDERMA./LAB. GALDERMA)

℞ 每 gram 含有：ADAPALENE 1.0 MG；BENZOYL PEROXIDE 25.0 MG

藥理作用 1.Adapalene可與特定的A酸細胞核受體結合，但不會和細胞溶質接受器蛋白結合。生物化學和藥理學研究證實adapalene是細胞分化、角質化及發炎反應的調節因子。然而，這些發現和adapalene用以治療痤瘡的作用機制之相關性仍未知。

2.Benzoyl peroxide是一種具有殺菌活性及去角質效果的氧化劑。

適應症 **[衛核] 治療9歲以上病患之尋常性痤瘡。**

(Epiduo Forte)治療12歲以上病人之尋常性痤瘡。

用法用量 1.每天一次，於清潔過後的臉部及/或身體，取約豌豆大小的量，在臉上的每一個患處 (例如：前額、下巴、臉頰)，薄薄塗上一層醫皮痘複方凝膠。

2.應避開眼睛、嘴唇及黏膜部位。

不良反應 偶有發紅、脫皮、乾燥、刺痛/灼熱感，於療程的第一週達到高峰，然後隨著時間降低。

類似產品 Epiduo Forte 醫皮痘複方凝膠0.3%® (LAB. GALDERMA./高德美)

88504 Kery 可麗藥膏® (中化)

每 100gm 含有：HEXACHLOROPHENE 500.0 MG；PANTHENOL 500.0 MG；PREDNISOLONE 100.0 MG；SULFUR 2000.0 MG；ZINC OXIDE 1000.0 MG

適應症 **[衛核] 尋常性痤瘡、尋常性毛瘡**

用法用量 洗淨並擦乾患處，用手指濕潤的海綿在患處塗上薄薄一層，每日2~3次。

88505 Lifuzon 麗膚容乳膏® (寶齡富錦)

每 gm 含有：HYDROCORTISONE 10.0 MG；UREA 100.0 MG

適應症 **[衛核] 暫時緩解濕疹、尿布疹、蚊蟲咬傷、皮膚搔癢、皮膚炎等皮膚疾患的症狀。**

用法用量 一天1至3次，適量塗於患部，並加以按摩。

88506 Mei-Li "明大"美麗乳膏® (明大)

每 gm 含有：ERGOCALCIFEROL (VIT D2CALCIFEROL) 12.5 MCG；TOCOPHEROL ACETATE ALPHA DL- 2.0 MG；VITAMIN A 2000.0 IU

適應症 **[衛核] 一般皮膚乾燥症、皮膚角化症、皮膚炎、濕疹、尋常性痤瘡、外傷及燙傷之促進肉芽新生**

用法用量 一天數次，適量塗於患處。

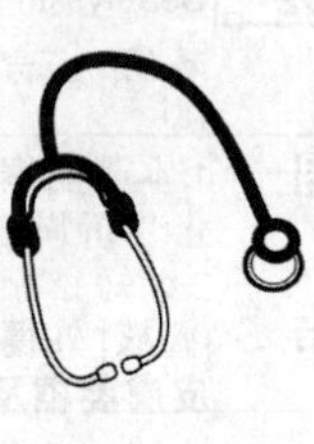

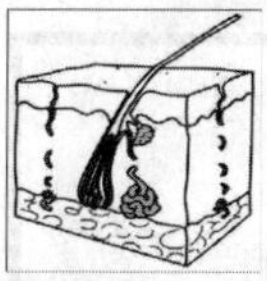

第八十九章 痔瘡治療劑

Anti-Hemorrhoid Agent

痔瘡是痔靜脈曲張和新生組織所造成的腫塊。肛管內痔上靜脈曲張所產生的痔叫內痔，肛門括約肌外的皮下痔靜脈曲張所產生的痔叫外痔。

痔瘡的病因是由於近心端靜脈受阻，使痔靜脈血回不去，產生充血而引起的，如便秘時用力大便，尿道受阻時用力小便、懷孕、心臟衰竭、肝硬化時門靜脈阻塞，骨盆內腫瘤等。先天性靜脈曲也可能是一個因素。

內痔早期常只有三、四枚較大的靜脈，做成三、四個較大的腫塊，後來小靜脈枝也擴大曲張而成痔，連成一圈。最早的症狀是大便時出血，用手指檢查往往發現不到腫塊，時間較久後用指診或用肛門擴張器望診，可以發現腫大且厚，又不易出血的老痔，和不甚腫大而容易出血的新痔，環繞肛門排列成一圈外痔，在肛門外皮下或皮膚黏膜交界處，往往同時有幾個，可能纖維性變而掛在肛門外面，成了一個皮贅。實際上內、外痔常合併發生。

痔瘡的併發症：

(一)脫出的內痔由於括約肌痙攣，不能回復而產生狹窄，腫脹發紫、劇烈疼痛、能變成壞疽

(二)內痔能因靜脈炎而形成血栓、疼痛、肛間邊水腫。

(三)在絞窄或血栓形成容易產生潰瘍。

(四)肛門周圍皮膚搔癢病。

(五)繼發性貧血。

痔瘡的治療首先查明病因再對症下藥，如果不治療病因，單治療症狀，即使好了，遲早是要復發的。

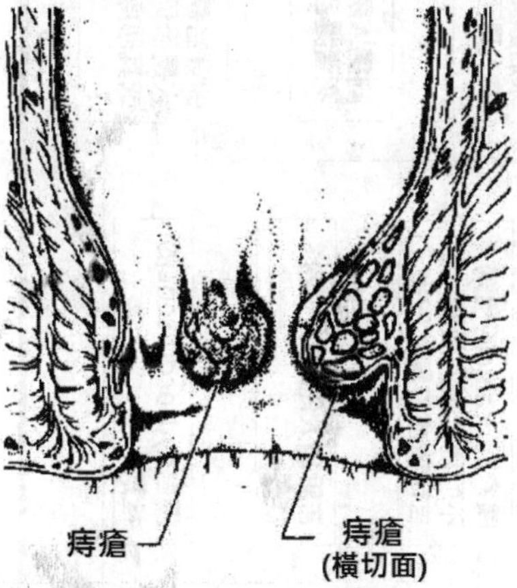

內痔 (INTERNAL HEMORRHOIDS)

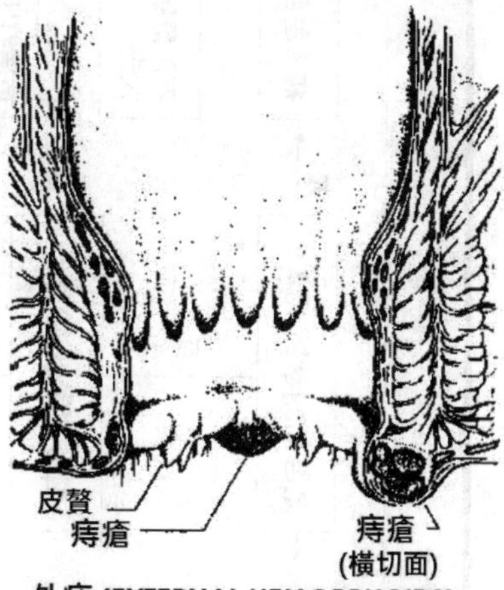

外痔 (EXTERNAL HEMORRHOIDS)

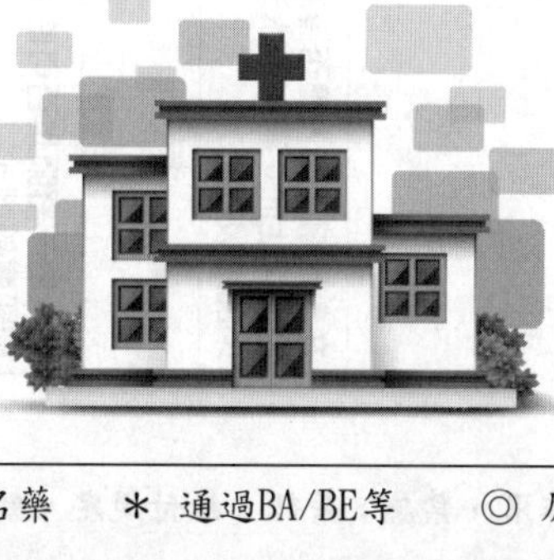

專欄89-1　痔瘡的治療

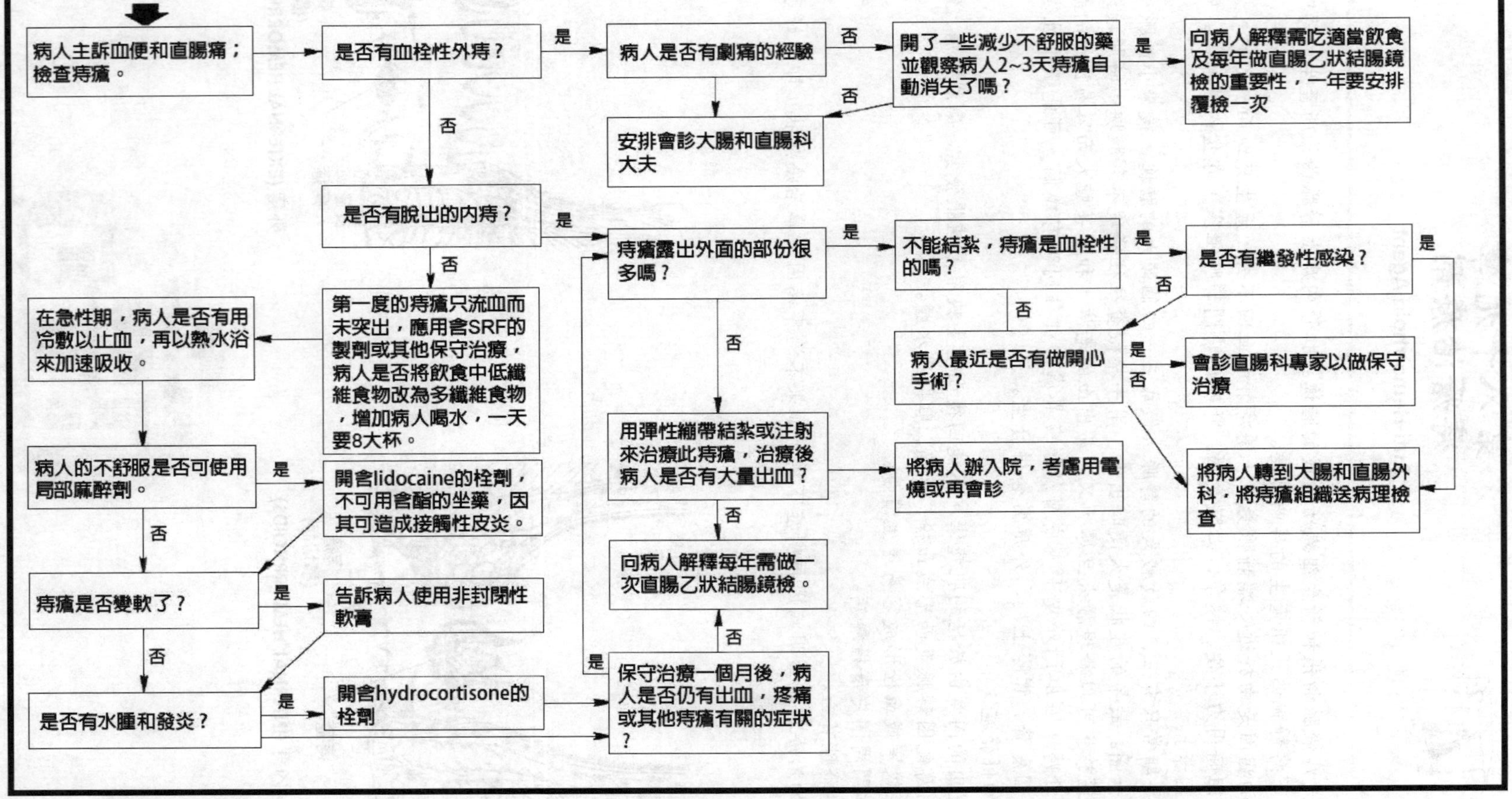
病人主訴血便和直腸痛；檢查痔瘡。
是否有血栓性外痔？
是
否
病人是否有劇痛的經驗
開了一些減少不舒服的藥並觀察病人2~3天痔瘡自動消失了嗎？
向病人解釋需吃適當飲食及每年做直腸乙狀結腸鏡檢的重要性，一年要安排覆檢一次
安排會診大腸和直腸科大夫
是否有脫出的內痔？
痔瘡露出外面的部份很多嗎？
不能結紮，痔瘡是血栓性的嗎？
是否有繼發性感染？
病人最近是否有做開心手術？
會診直腸科專家以做保守治療
將病人轉到大腸和直腸外科，將痔瘡組織送病理檢查
第一度的痔瘡只流血而未突出，應用含SRF的製劑或其他保守治療，病人是否將飲食中低纖維食物改為多纖維食物，增加病人喝水，一天要8大杯。
在急性期，病人是否有用冷敷以止血，再以熱水浴來加速吸收。
用彈性繃帶結紮或注射來治療此痔瘡，治療後病人是否有大量出血？
將病人辦入院，考慮用電燒或再會診
向病人解釋每年需做一次直腸乙狀結腸鏡檢。
病人的不舒服是否可使用局部麻醉劑。
開含lidocaine的栓劑，不可用含酯的坐藥，因其可造成接觸性皮炎。
痔瘡是否變軟了？
告訴病人使用非封閉性軟膏
是否有水腫和發炎？
開含hydrocortisone的栓劑
保守治療一個月後，病人是否仍有出血，疼痛或其他痔瘡有關的症狀？

痔瘡治療劑的使用方法：(1)通常一天使用1~3次，肛門用通常在排便後，沐浴後或睡前使用；(2)栓劑-剝去包裝後以涼水潤滑，側躺於床另一側，腿屈膝向前，膝蓋靠近胃部，然後用手指將栓劑慢慢推入直腸內，將臀肌夾緊至少1分鐘，並維持此姿勢15分鐘，最後再洗淨雙手；(3)軟膏-a.以少量塗於患處；b.將所附軟管套在膏軟管口，再緩慢插入肛門，輕輕擠壓與轉動軟膏，然後拔出軟管即可。

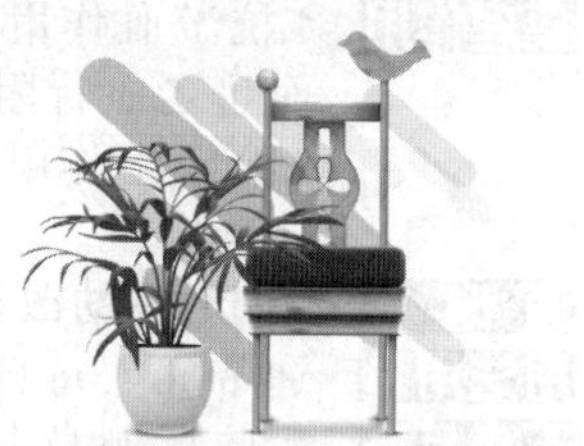

§ 89.1 痔瘡單方治療用藥

89101 BENZARONE

℞ 100 MG/錠劑(T);

商 名

Benzarone® (正和) $2.7/T(100MG-PIC/S)
Benzarone® (長安/美的)
Bye-Zu® (大豐) $2.7/T(100MG-PIC/S)
Cloze® (羅得) $2.7/T(100MG-PIC/S)
Fragivix® (成大) $2.7/T(100MG-PIC/S)
Hemobend® (世達/華興) $2.7/T(100MG-PIC/S)
Hsiaochih® (長安) $2.7/T(100MG-PIC/S)
Iejyhhao® (十全) $2.7/T(100MG-PIC/S),
Zu-U® (井田) $2.7/T(100MG-PIC/S),

藥理作用 1.增強心細血管的韌性，減低出血機率。
2.減少毛細血管的滲透力，改善浮腫現象。
3.具有類似罌粟鹼的抗痙攣作用，減少末梢血管的血栓的形成。
4.縮短流血時間。
5.不影響正常的凝血時間及血管運動中樞。

適應症 [衛核]痔瘡、靜脈腫瘤。

用法用量 1.急性痔瘡：每天600mg，服用3~4天症狀(疼痛、浮腫)改善後減量至每天200~400mg，續服10~15天。
2.其他慢性症狀：每天400mg，連用3~4週，宜於飯前或餐間服用。

89102 DIOSMIN

500 MG/錠劑(T);

商 名

Alvolon® (LAB. CINFA/美時)
Dasmin® (旭能/法諾亞)
Diorm® (黃氏)
Veinlax® (歐帕/瑩碩)
Vencare® (歐帕/易陞)

藥理作用 本藥是一種Diosmetin的黃酮苷，能收縮靜脈，增加血管阻力，降低通透性，可用於治療靜脈曲張。

適應症 [衛核]協助改善慢性靜脈功能不全引起之局部腫脹或疼痛、痔瘡症狀之緩解。

用法用量 1.建議隨餐口服、每日建議劑量為2錠(1錠午餐時服用，1錠晚餐時服用)。
2.急性痔瘡發作：每日建議劑量為前4日每日3次，每次1錠，接下來3日期間為每日2次，每次1錠。

不良反應 頭痛、暈眩、噁心、腸胃道不適、搔癢、過敏。

醫療須知 1.本藥含有乳醣。具有半乳糖不耐症、Lapp乳糖酵素缺乏症或葡萄糖-半乳糖吸收不良等罕見遺傳問題的人。
2.痔瘡發作：給予此藥品作為急性痔瘡發作的症狀性治療時，並不排除其他肛門疾病的特定治療。建議進行短期治療。若症狀未快速緩解，應進行適當的直腸檢查後，重新評估治療方式。
3.靜脈疾病：服用本藥並配合良好均衡生活型態可獲得最佳效果。應避免曝曬於陽光下、久站與體重過重。在特定情況下，步行與穿著特殊(壓力)彈性襪可改善循環。

89103 HORSE CHESTNUT

SR 263.2 MG/持續性製劑(SR)；

商　名
Viplant Retard S SR® ◎ (DR. WILLMAR/扶陞)

藥理作用 1.抗淤血作用：促進血流之還流，由於靜脈之弛緩擴張，而使血行停滯及因動脈狹窄而起之血行阻礙正常化。
2.抗滲出作用：使毛細血管緻密化，抑制血管透過性之異常亢進，但對血液凝固因子並無影響。

適 應 症 [衛核]協助改善慢性靜脈功能不全引起之局部腫脹。

用法用量 通常成人每日二次，早上及晚上飯前經口投與1錠並依症狀作劑量增減。

不良反應 少數病例身上可能產生發癢，嘔心或胃腸障礙不適現象。

89104 PRAMOXINE HCL

10 MG/乳膏劑(Cre)；

商　名
Hemorex® (Dae/韋淳)

適 應 症 [衛核]緩解因痔瘡所引起的症狀(疼痛、灼熱、搔癢)

用法用量 成人及12歲以上，取適量塗於肛門部位，每日不可超過3次。未滿12歲，請洽醫師診治。

§ 89.2 痔瘡複方治療用藥

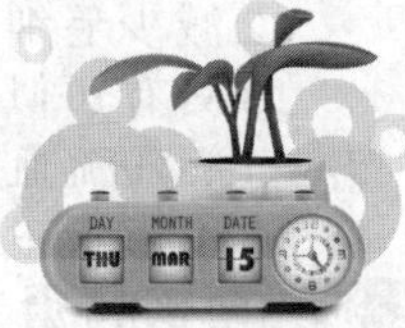

89201 Daflon 達促朗膜衣錠1000毫克 ® (LES/施維雅)

℞
每 Tab 含有：Micronized purified flavonoid fraction 1000.0 MG

藥理作用 1.作用於靜脈與小靜脈，增加血管張力而產生對抗血行停滯的作用。
2.在微循環系統部份，本藥加強微血管阻力並使微血管的通透性正常化。

適 應 症 [衛核] 1. 改善慢性靜脈功能不全相關症狀。
2. 改善急性痔瘡發作相關症狀。

用法用量 1.慢性靜脈功能不全相關症狀：每天早餐服用1錠。
2.急性痔瘡發作：前4天每天三餐時各服用1錠、接下來的3天每天早晚餐時各服用1錠。

不良反應 1.常見：腹瀉、消化不良、噁心、嘔吐。
2.少見：結腸炎。
3.罕見：頭昏眼花、頭痛、倦怠、搔癢、紅疹、蕁麻疹。

醫療須知 1.服用本藥以治療急性痔瘡發作之症狀並不能排除其他對於肛門疾病的療法。
2.本藥品於痔瘡急性發作症狀緩解僅為短期治療，若症狀並未迅速緩解，應做直腸檢查並評估療法。

類似產品 Daflon 達促朗膜衣錠500毫克 ® (LES/施維雅)

89202 Hemorrigo "欣痔平"注入軟膏 ® (健康化學)

每 gm 含有：ALLANTOIN 10.0 MG；LIDOCAINE 30.0 MG；PREDNISOLONE ACETATE 0.5 MG；TOCOPHEROL ACETATE 25.0 MG

適 應 症 [衛核] 緩解因痔瘡所引起的疼痛、灼熱、搔癢、腫脹、痔出血。

類似產品 Linalon Hemorrhoidal 利那痛痔軟膏 ® (佐藤)

89203 All Right 千痔療栓劑 ® (回春堂)

每 Sup 含有：ALLANTOIN 10.0 MG；HYDROCORTISONE ACETATE 5.0 MG；LIDOCAINE 60.0 MG；ZINC OXIDE 100.0 MG

適 應 症 [衛核] 內痔、外痔、肛門裂傷、肛門周圍炎、痔疾引起之腫痛、出血之緩和

用法用量 栓劑：1天1至2次，1次1個。

類似產品 Hemorrhus "大豐"痔免腫乳膏 ® (大豐)

89204 Ampamts 安平痔軟膏 ® （西德有機）

每 gm 含有：CHLORHEXIDINE HCL 2.0 MG；LIDOCAINE 30.0 MG；PREDNISOLONE 0.5 MG；TOCOPHEROL ACETATE 10.0 MG

適應症 [衛核] 緩解因痔瘡所引起的症狀(疼痛、灼熱、搔癢、腫脹、痔出血)，及預防局部感染。

用法用量 一天1至2次，適量塗敷在患處，連續數週。

類似產品 Mieh Jyh Neng "華僑"滅痔能軟膏 ®（明大/華僑） Shiou Tu Neng 消痔能軟膏 ®（明大/華僑）

89205 Anti-Gi Supp. 千痔康栓劑 ®（回春堂）$7.3/Sup

每 Sup 含有：BENZOCAINE (ETHYL AMINOBENZOATE) 50.0 MG；BISMUTH SUBNITRATE (BISMUTH NITRATE BASIC) 100.0 MG；CHLORHEXIDINE ACETATE 5.0 MG；GLYCYRRHETIC ACID (EQ TO GLYCYRRHETINIC ACID) 20.0 MG；LIDOCAINE 40.0 MG；PHENYLEPHRINE HCL 2.4 MG

藥理作用
1.Lidocaine；Benzocaine：局部麻醉劑具有表面之麻醉作用，廣泛的應用於粘膜及皮膚的局部病變，可阻斷區域性神經，產生知覺麻痺。
2.Phenylephrine HCL:類交感神經興奮劑可使粘膜血管收縮而減少水腫各充血現象，且可使平滑肌鬆弛，減輕由於痙攣引起之窘迫感。
3.Bismuth Subnitrate:收斂劑。具有粘膜消炎收斂的作用，即與蛋白質及其他含氮化物結合，於損傷之粘膜或皮膚，形成一層不容性保護膜，以防止刺激，並可抑制粘液和其他腺體之分泌，及細胞之滲透性，而產生組織乾燥的現象。
4.Enoxolne:其結構式與副腎皮質荷爾蒙相似，同樣具有Steroid核，具有強力的消炎作用。
5.Chlorhexidine Acetate:殺菌清潔劑為一種殺菌、消毒的皮膚、粘膜清潔劑。

適應症 [衛核] 內痔、外痔、痔出血、肛門周圍炎、肛門裂傷

用法用量 通常成人1次1個，1日1~2次:使用時將包裝內容物取出，迅速塞入肛門內，若內容物軟化時，請於使用前置入冰箱，待之固化後使用。

類似產品 Linalon S Hemorrhoidal 利那隆栓劑 ®（SATO/佐藤）

89206 B.& N. Hemorrhoids 利膚痔瘡軟膏 ®（西德有機）

每 gm 含有：CINCHOCAINE HYDROCHLORIDE 5.0 MG；HYDROCORTISONE 5.0 MG

適應症 [衛核] 痔瘡、肛門周圍炎、肛門龜裂。

類似產品 Depiles "羅得" 治瘡軟膏 ®（羅得） Jyh Hao "十全" 痔好軟膏 ®（十全） Proctosedyl 保痔寧軟膏 ®（BAUSCH/裕利）

89207 Benazon "健康"平痔隆軟膏 ®（健康化學）$48.2/Oin (20.0 GM)

每 1000gm 含有：BENZOCAINE (ETHYL AMINOBENZOATE) 50000.0 MG；BISMUTH SUBGALLATE 50000.0 MG；DIPHENHYDRAMINE HCL 5000.0 MG；ZINC OXIDE 100000.0 MG

適應症 [衛核] 痔瘡之症狀緩解。

用法用量 2.25%油性藥膏或59mg直腸栓劑，於早晨、睡前和每次排空後使用，持續二星期或更久。

89208 Calmsit 痔坐乳膏 ®（元宙）$47.3/Oin (10.0 GM-PIC/S), $53/Oin (15.0 GM-PIC/S)

℞

每 g 含有：BETAMETHASONE VALERATE 0.5 MG；LIDOCAINE HCL 25.0 MG；PHENYLEPHRINE HCL 1.0 MG

適應症 [衛核] 外痔核、痔出血、痔疼痛、肛門周圍炎、肛門搔癢症、肛門濕疹、肛門潰瘍、肛門裂創。

類似產品 Hemodin "派頓" 痔淨能軟膏 ®（派頓）$47.3/Oin (10.0 GM-PIC/S), $53/Oin (15.0 GM-PIC/S) Hemodin 痣可妥栓劑 ®（國嘉/派頓）$5.5/Sup

89209 Ebodyl 雅伯痔栓劑 ®（明德）$6.8/Sup

℞

每 Sup 含有：CINCHOCAINE HYDROCHLORIDE 2.5 MG；POLYCRESOLSULFONATE (POLICRESULEN) 100.0 MG

適應症 [衛核] 痔瘡及肛門直腸裂隙和破裂所引起之疼痛、出血、搔癢及發炎。

類似產品 Faktu 痔克妥栓劑 ®（瑪里士/瑞慶）$6.8/Sup Posuline "培力" 宜痔平栓劑 ®（培力）$6.8/Sup Subodyl 舒伯痔栓劑 ®（明德/東竹）$6.8/Sup

89210 Hemorrhoids 痔瘡藥膏 ®（新喜國際）$45.2/Oin (25.0 GM)

每 gm 含有：BISMUTH SUBGALLATE 50.0 MG；LIDOCAINE HCL 20.0 MG；NITROFURAZONE 2.0 MG；PHENYLEPHRINE HCL 2.5 MG；PREDNISOLONE 2.5 MG

適應症 [衛核] 內外痔瘡、痔出血、肛門周圍之炎症、肛門潰瘍、肛門裂傷

用法用量 2.25%油性藥膏或59mg直腸栓劑，於早晨、睡前和每次排空後使用，持續二星期或更久。

89211 Hemosgen 雪之元痔瘡軟膏® (YUKINOMOTO/德佑)

每 piece 含有：ALLANTOIN 20.0 MG；DIBUCAINE HCL 7.5 MG；DIPHENHYDRAMINE HCL 12.5 MG；EPHEDRINE HCL (EQ TO EPHEDRINE HYDROCHLORIDE) 15.0 MG；HYDROCORTISONE ACETATE 5.0 MG；TOCOPHEROL ACETATE 25.0 MG

適應症 [衛核] 緩解因痔瘡所引起的症狀(疼痛、灼熱、搔癢、腫脹、痔出血)

用法用量 肛門注入時，前管插入肛門全量注入。
成人(15歲以上)一次一個(2.5gm)，一日使用1~2次。
外部塗擦時，成人(15歲以上)一次適量塗擦於患部，一日使用1~3次，但一回使用過剩下部分，不可再注入肛門。

89212 Hemothol 痔莫痛栓劑® (中化) $4.5/Sup

每 Sup 含有：ALLANTOIN 10.0 MG；BENZOCAINE (ETHYL AMINOBENZOATE) 100.0 MG；CHLORHEXIDINE HCL 2.0 MG；HYDROCORTISONE ACETATE 5.0 MG；TOCOPHEROL ACETATE ALPHA DL- 20.0 MG；ZINC OXIDE 100.0 MG

適應症 [衛核] 內外痔核、肛門裂傷、肛門搔癢、脫肛、肛門潰爛、肛門周圍炎、痔出血、痔疼痛

用法用量 1次1顆，1日1~2次，肛門塞入使用。患部化膿或兒童，請勿使用本藥。

89213 Jetoo "明德" 痔妥栓劑® (明德) $5/Sup

Rx

每 Sup 含有：BENZOCAINE (ETHYL AMINOBENZOATE) 85.0 MG；PREDNISOLONE 1.0 MG；TETRACAINE HCL 1.7 MG；TOCOPHEROL ACETATE 34.0 MG；ZINC OXIDE 85.0 MG

適應症 [衛核] 下列症狀之緩和：內痔、外痔、肛門裂傷、脫肛、痔出血、肛門溼疹、肛門搔癢。

89214 Neo-Hemothol 新痔莫痛藥膏® (中化)

每 10gm 含有：ALLANTOIN 40.0 MG；BENZOCAINE (ETHYL AMINOBENZOATE) 250.0 MG；BISMUTH SUBNITRATE (BISMUTH NITRATE BASIC) 300.0 MG；CHLORPHENIRAMINE MALEATE 50.0 MG；EPHEDRINE HCL (EQ TO EPHEDRINE HYDROCHLORIDE) 10.0 MG；HEXACHLOROPHENE 10.0 MG；LIDOCAINE 100.0 MG；MENTHOL 5.0 MG；PREDNISOLONE 10.0 MG；TOCOPHEROL ACETATE ALPHA DL- 50.0 MG；VITAMIN A PALMITATE 1000.0 IU ；ZINC OXIDE 500.0 MG

適應症 [衛核] 內外痔、核痔疼痛、痔出血、肛門裂傷、痔瘻、肛門搔癢症、脫肛、肛門周圍炎、肛門部手術後之疼痛及其他一般肛門疼痛

用法用量 通常每天2~3次，級每次排便後塗抹之，使用前先將患處洗淨；本藥可使用於直腸內。

89215 Prasone "生達"妥膚爽乳膏® (生達)

每 gm 含有：HYDROCORTISONE ACETATE 10.0 MG；PRAMOXINE HCL 10.0 MG

適應症 [衛核] 緩解因痔瘡引起之發炎、腫脹、搔癢及疼痛。

用法用量 一天3~4次，適量塗敷在患處。

89216 Procto-Glyvenol 甘麗佛諾軟膏® (GSK/赫力昂)

Rx

每 gm 含有：LIDOCAINE HCL 21.2 MG；TRIBENOSIDE(GLYVENOLALVENVENALISINETHYL 3,5,6, 50.0 MG

適應症 [衛核] 痔瘡

用法用量 乳膏適量塗於患處，每天2~3次;栓劑每天1~2個。

89217 U-Chu Hemo "五洲" 痔瘡軟膏® (五洲)

Rx

每 Oin 含有：DIBUCAINE HCL 5.0 MG；ESCULIN 10.0 MG；HYDROCORTISONE ACETATE 5.6 MG；NEOMYCIN (SULFATE) 7.1 MG

適應症 [衛核] 痔瘡、肛門周圍炎、肛門龜裂。

用法用量 一天3~4次，適量塗抹於患處。

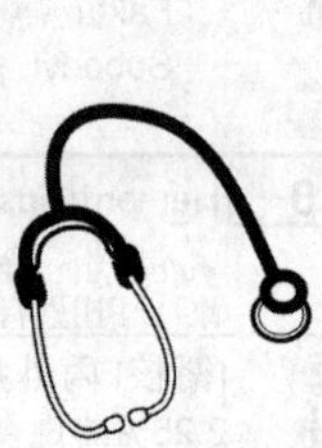

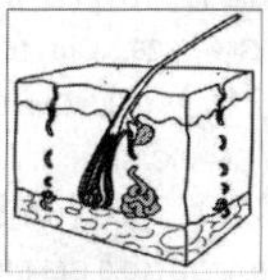

第九十章
皮膚科複方產品
Compound External Products

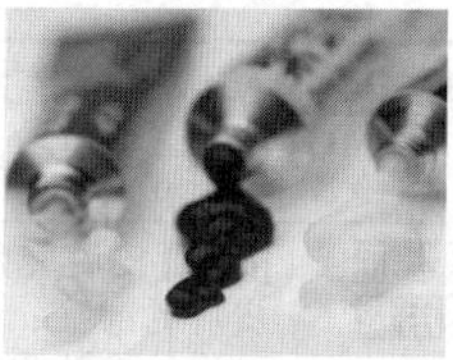

§ 90.1 皮膚科複方產品

90101 Isocort 愛膚克乳膏 ® （健康化學/瑞安）$13.8/Cre (5.0 GM-PIC/S), $21.7/Cre (10.0 GM-PIC/S)

Rx

每 gm 含有：DIFLUCORTOLONE VALERATE 1.0 MG；ISOCONAZOLE NITRATE 10.0 MG

適應症 [衛核] 指(趾)間區、手部、腹股溝之黴菌感染症。

用法用量 一天2次，適量塗敷在患處。

類似產品 Azol-Cort 宴膚乳膏 ®（中化）$13.8/Cre (5.0 GM-PIC/S), $37.7/Cre (15.0 GM-PIC/S)　Idif 愛迪乳膏 ®（井田）$13.8/Cre (5.0 GM-PIC/S), $21.7/Cre (10.0 GM-PIC/S)

90102 Sumay 思爾媚乳膏 ®（壽元）

Rx

每 g 含有：DEXAMETHASONE 0.3 MG；HYDROQUINONE 50.0 MG；RETINOIC ACID (EQ TO TRETINOIN)(EQ TO VITAMIN A ACID) 0.3 MG

適應症 [衛核] 黑色素引起的色素過度沈著，例如伯洛克皮膚炎(BERLOQUE DERMATITIS) - 接觸性皮膚炎、過敏性皮膚炎、雀斑、老人斑、職業病帶來色素過度沈著、里耳氏黑色素沈著症(RIEHL'S MELANOSIS)及疤痕的色素過度沈著。

用法用量 洗臉、洗澡後，臨睡前取適量塗敷使用，按摩使用效果更佳，每日多次塗敷更易發揮效果。

醫療須知
1."美白退斑藥膏"指的是以對苯二酚(hydroquimone)為主成分的含藥美白成分，並可能同時含有弱效類固醇(steroid)以及外用維生素A酸(tretinoin)或其衍生物的複方製劑。外用A酸具有剝離老舊角質、退斑、除皺等效果；對苯二酚能抑制酪安酸酵素活化黑色素而用於退斑；至於弱效的外用類固醇是短期用來減低A酸及對苯二酚對皮膚的刺激性。
2.美白退斑藥膏副作用包括皮膚刺激、暫時性的光敏感、發炎後色素沉澱等。
3.藥膏僅皮膚外用，第一次使用前先試擦於下臉頰或脖子局部區域，待30分鐘後無刺激、灼熱等不適感即可塗抹，塗抹前後應以肥皂清潔雙手，或使用棉花棒塗抹，於睡前少量輕柔局部抹在斑點部位，勿用於眼睛、黏膜、傷口等處，並避免使用含刺激性(如酒精、果酸等)成分的保養品或化妝品。
4.治療期間絕對要避免日曬，藥膏塗抹後皮膚會較為乾燥，建議多加強保濕，若有輕微紅腫，建議延長塗抹時間。若有嚴重皮膚紅腫，應立即停藥就醫。
5. 美白退斑藥膏孕婦不建議使用。

類似產品 Lefor "永勝"麗芙乳膏 ®（永勝）　Remelone 美膚樂乳膏 ®（美西）

90103 Coshiyan "仙台"康適研乳膏 ®（仙台）$13.9/Cre (5.0 GM-PIC/S), $28.5/Cre (16.0 GM-PIC/S)

Rx

每 g 含有：GRAMICIDIN 0.25 MG；NEOMYCIN SULFATE 2.5 MG；NYSTATIN 100000.0 U；TRIAMCINOLONE ACETONIDE 1.0 MG

適應症 [衛核] 異位性濕疹、錢幣形濕疹、外耳炎、接觸性濕疹、創傷後感染性濕疹、肛門搔癢、毛囊性濕疹、漏脂性濕疹、牛皮癬、外陰搔癢、神經性皮炎、彎曲處濕疹、壅滯性濕疹。

類似產品
Cheng Hou "井田"真好乳膏 ®（井田）$13.9/Cre (5.0 GM-PIC/S), $14.3/Cre (6.0 GM-PIC/S), $18.4/Cre (10.0 GM-PIC/S), $28.5/Cre (15.0 GM-PIC/S), $28.5/Cre (16.0 GM-PIC/S)
Extracomb 康可麗乳膏 ®（健康化學/健喬信元）$14.3/Cre (6.0 GM-PIC/S), $18.4/Cre (10.0 GM-PIC/S), $20.2/Cre (12.0 GM-PIC/S), $28.5/Cre (15.0 GM-PIC/S)
Grist 吉時乳膏〝溫士頓〞®（溫士頓）$13.9/Cre (5.0 GM-PIC/S), $14.3/Cre (6.0 GM-PIC/S), $18.4/Cre (10.0 GM-PIC/S), $20.2/Cre (12.0 GM-PIC/S), $28.5/Cre (16.0 GM-PIC/S), $52/Cre (20.0 GM-PIC/S)
Dermacombin 得克膚軟膏 ®（TARO/鵬瑋）
Griscomb "元福"吉時康乳膏 ®（衛達/元福）$13.9/Cre (5.0 GM-PIC/S), $14.3/Cre (6.0 GM-PIC/S), $20.2/Cre (12.0 GM-PIC/S), $28.5/Cre (15.0 GM-PIC/S), $52/Cre (20.0 GM-PIC/S)
In-Quadeicren 益四聯乳膏 ®（中生）$13.9/Cre (5.0 GM-PIC/S), $14.3/Cre (6.0 GM-PIC/S), $18.4/Cre (10.0 GM-PIC/S), $28.5/Cre (15.0 GM-PIC/S), $28.5/Cre (16.0 GM-PIC/S), $52/Cre (20.0 GM-PIC/S)
My Comb "杏輝"美康乳膏 ®（杏輝）$13.9/Cre (5.0 GM-PIC/S), $14.3/Cre (6.0 GM-PIC/S), $18.4/Cre (10.0 GM-PIC/S), $28.5/Cre (16.0 GM-PIC/S), $52/Cre (20.0 GM-PIC/S)

Miztin "明德" 敏治菌 乳膏®（明德）$14.2/Cre (6.0 GM), $28.5/Cre (16.0 GM), $52/Cre (20.0 GM-PIC/S)
Neocomb 欣膚淨乳膏®（壽元/國信）$13.9/Cre (5.0 GM-PIC/S), $20.2/Cre (12.0 GM-PIC/S)
Swisscort 膚可爽霜膏®（瑞士）$13.9/Cre (5.0 GM-PIC/S)
Topidin 妥膚定乳膏®（寶齡富錦）$13.9/Cre (5.0 GM-PIC/S), $28.5/Cre (15.0 GM-PIC/S)
Ya Fu "生達"雅膚乳膏®（生達）$13.9/Cre (5.0 GM-PIC/S)
Pocommi 保康美乳膏®（華盛頓/岳生）$13.8/Cre (5.0 GM), $14.2/Cre (6.0 GM), $19.3/Cre (12.0 GM), $28.5/Cre (16.0 GM)
T.G.B. 四寧乳膏®（美西/昱任）$14.3/Cre (6.0 GM-PIC/S), $18.4/Cre (10.0 GM-PIC/S), $52/Cre (20.0 GM-PIC/S)
Triact "人人"三用親水性軟膏®（人人）$13.9/Cre (5.0 GM-PIC/S), $14.3/Oin (6.0 GM-PIC/S), $18.4/Cre (10.0 GM-PIC/S), $28.5/Cre (15.0 GM-PIC/S), $28.5/Cre (16.0 GM-PIC/S), $52/Cre (20.0 GM-PIC/S)

90104 Ade "派頓"愛麗伊霜®（派頓）

每 gm 含有：ERGOCALCIFEROL (VIT D2CALCIFEROL) 12.5 MCG；TOCOPHEROL ACETATE ALPHA DL-2.0 MG；VITAMIN A PALMITATE 2000.0 IU

適應症 [衛核] 皮膚乾燥症、皮膚角化症、皮膚炎、濕疹、凍傷、外傷、燙傷之促進肉芽新生

用法用量 皮膚乾躁症、皮膚角化症、皮膚炎、濕疹、潰瘍外傷、燙傷促進肉芽新生，化妝前肌膚保養。一日數次，適量塗於患處。

類似產品
Eafu "羅得" 益膚乳膏®（羅得）
Hunezenfu 皇御潤膚乳膏®（井田/天下）
Melifulin "華僑"美膚能乳膏®（明大/華僑）
Pretty "富邦"優潔霜乳膏®（派頓/中美兄弟）
Skin White 雪膚乳膏®（寶齡富錦）
Eimei-S "正和" 愛美霜乳膏®（正和）
Meifuin E 大豐美膚益乳膏®（大豐）
Polyfu "中美" 保麗膚軟膏®（中美兄弟/興中美）
Ruensheng "太田"潤生軟膏®（派頓/太田）
Vita "優良" 維生乳膏®（健康化學/優良）

90105 Anta 華聯乳膏®（華盛頓）$19.6/Cre (15.0 GM-PIC/S)

Rx 每 gm 含有：BETAMETHASONE (17-VALERATE) 1.0 MG；GENTAMICIN (AS SULFATE) 1.0 MG

適應症 [衛核] 濕疹、搔癢、皮炎（接觸性、溢脂性、神經性、日曬、剝落、牛皮癬、火傷、刀傷、凍傷）。

用法用量 一天3~4次，適量塗抹於患處。

類似產品
Betagen "瑞士" 倍達健親水性軟膏®（瑞士）$12.2/Oin (5.0 GM-PIC/S), $14.9/Oin (10.0 GM-PIC/S), $19.6/Oin (15.0 GM-PIC/S), $19.6/Oin (20.0 GM-PIC/S)
Sinbeta Derm 杏貝他健乳膏®（杏輝）$13.4/Cre (10.0 GM)

90106 Antidotalgen "大豐"安得解毒原注射液®（大豐）

Rx 每 ml 含有：GLYCINE (EQ TO AMINOACETIC ACID)(EQ TO GLYCOCOLL) 10.0 MG；GLYCYRRHIZINIC ACID (EQ TO GLYCYRRHETINIC ACID GLYCOSIDE)(EQ TO GLYCYRRHIZIC ACID) 1.0 MG

適應症 [衛核] 濕疹、蕁麻疹、中毒性皮膚炎、癢疹

用法用量 參照仿單

90107 Antifunguo "大豐"抗黴菌乳膏®（大豐）$17.4/Cre (10.0 GM), $32.6/Cre (20.0 GM)

每 gm 含有：ECONAZOLE NITRATE 10.0 MG；TRIAMCINOLONE ACETONIDE 1.0 MG

適應症 [衛核] 治療皮膚表淺性黴菌感染，如足癬(香港腳)、股癬、汗斑。緩解濕疹或皮膚炎。

用法用量 一天3~4次，適量塗抹於患處。

類似產品
Antifungus "黃氏"抗黴優乳膏®（黃氏）$22.2/Oin (15.0 GM)
Econat 炎康乳膏®（溫士頓）$17.7/Cre (10.0 GM-PIC/S)
Esanzine 益癬淨乳膏®（中美兄弟）
Fu-Kong 膚康乳膏"天良"®（明德/天良）$9.7/Cre (5.0 GM), $22.2/Cre (15.0 GM)
Pecigen "榮民" 皮癬珍乳膏®（榮民）$17.7/Cre (10.0 GM-PIC/S), $32.6/Cre (20.0 GM-PIC/S)
Picosone "中美" 皮愛潔乳膏®（中美兄弟/興中美）
Seedo-Sanin "明德" 喜多癬寧乳膏®（明德）$17.7/Cre (10.0 GM-PIC/S), $29.7/Cre (15.0 GM-PIC/S)
Trinazole 得治黴乳膏®（永吉）
B&N Trieco "西德有機"利膚癒可乳膏®（人人/西德有機）$17.4/Cre (10.0 GM), $26.8/Cre (20.0 GM)
Econol-T "人人" 炎可治得乳膏®（人人）$10.2/Cre (3.5 GM-PIC/S), $10.2/Cre (5.0 GM-PIC/S), $17.7/Cre (10.0 GM-PIC/S), $29.7/Cre (15.0 GM-PIC/S)
ET 癒膚乳膏®（壽元/國信）$10.2/Cre (5.0 GM-PIC/S), $17.7/Cre (10.0 GM-PIC/S)
Fucon "壽元"膚康乳膏®（壽元）$10.2/Cre (5.0 GM-PIC/S), $17.7/Cre (10.0 GM-PIC/S), $29.7/Cre (15.0 GM-PIC/S)
Pericon "富邦"皮利康乳膏®（明大/富邦）$10.1/Cre (5.0 GM), $22.2/Cre (15.0 GM)
Pidelon "南光"皮得朗乳膏®（南光）
Staderm "生達" 舒爽乳膏®（生達）

90108 Antifungus "人人"制黴乳膏®（人人）$25/Cre (5.0 GM)

每 gm 含有：NYSTATIN 100000.0 U ；TOLNAFTATE 10.0 MG

適應症 [衛核] 治療皮膚表淺性黴菌感染，如足癬（香港腳）、體癬、股癬、汗斑。

用法用量 一天3~4次，適量塗抹於患處。

90109 Azol-Beta 黴適乳膏®（中化）

Rx 每 gm 含有：BETAMETHASONE (AS DIPROPIONATE) 0.64 MG；CLOTRIMAZOLE 10.0 MG

適應症 [衛核] 足癬、股癬、體癬。

用法用量 一天2至3次，適量塗抹在患處。

類似產品

B.C.G. 美西吉乳膏®（壽元/國信）$15.4/Cre (5.0 GM-PIC/S), $32/Cre (10.0 GM-PIC/S), $45.2/Cre (16.0 GM-PIC/S), $76/Cre (20.0 GM-PIC/S)

C.G.B. "華興"康膚寧乳膏®（元宙/華興）$32/Cre (10.0 GM-PIC/S), $76/Cre (20.0 GM-PIC/S)

Chu-Fu 祛膚敏乳膏〝溫士頓〞®（溫士頓）$15.4/Cre (5.0 GM-PIC/S), $32/Cre (10.0 GM-PIC/S), $45.2/Cre (16.0 GM-PIC/S), $76/Cre (20.0 GM-PIC/S), $145/Cre (100.0 GM-PIC/S)

Clobecin "派頓"克樂欣乳膏®（派頓）$15.4/Cre (5.0 GM-PIC/S), $76/Cre (20.0 GM-PIC/S)

Clobegen "衛達"可必淨乳膏®（衛達）$15.4/Cre (5.0 GM-PIC/S), $32/Cre (10.0 GM-PIC/S)

Closone 克癬乳膏®（寶齡富錦）$37.8/Cre (12.0 GM), $12.9/Cre (5.0 GM-PIC/S), $27.9/Cre (10.0 GM-PIC/S), $46/Cre (15.0 GM-PIC/S)

Contrizol 康黴淨乳膏®（明德/昱任）$15.4/Cre (5.0 GM-PIC/S), $32/Cre (10.0 GM-PIC/S), $76/Cre (20.0 GM-PIC/S)

Formei "元宙"舒怡膚乳膏®（元宙）

Ninerlnin 寧而寧乳膏〝成大〞®（成大）$12.9/Cre (5.0 GM-PIC/S), $27.9/Cre (10.0 GM-PIC/S), $42.1/Cre (12.0 GM-PIC/S), $46/Cre (15.0 GM-PIC/S), $57/Cre (20.0 GM-PIC/S)

Ramin "永勝"聯美乳膏®（永勝）$15.4/Cre (5.0 GM-PIC/S), $32/Cre (10.0 GM-PIC/S), $45.2/Cre (16.0 GM-PIC/S), $76/Cre (20.0 GM-PIC/S), $145/Cre (100.0 GM-PIC/S)

Sohouo Hydrophilic 治菌好親水性乳膏®（美西/松裕）$31.5/Cre (10.0 GM), $70/Cre (20.0 GM)

Three-Unite "福元"欣三聯乳膏®（福元）$15.4/Cre (5.0 GM-PIC/S), $32/Cre (10.0 GM-PIC/S), $45.2/Cre (16.0 GM-PIC/S), $76/Cre (20.0 GM-PIC/S)

Trisec 倍克健乳膏®（人人）$112/Cre (100.0 GM), $32/Cre (10.0 GM-PIC/S), $45.2/Cre (16.0 GM-PIC/S), $76/Cre (20.0 GM-PIC/S)

Betaclogen "杏輝"健聯乳膏®（杏輝）$15.4/Cre (5.0 GM-PIC/S), $32/Cre (10.0 GM-PIC/S), $45.2/Cre (16.0 GM-PIC/S), $76/Cre (20.0 GM-PIC/S), $145/Cre (100.0 GM-PIC/S)

CB 新美乳膏®（壽元/國信）$26.6/Cre (10.0 GM), $54/Cre (20.0 GM)

Clobe 克黴速乳膏〝信隆〞®（信隆）

Clobegen 克皮癬乳膏®（元宙/華樺）$32/Cre (10.0 GM-PIC/S), $76/Cre (20.0 GM-PIC/S)

Clodai "井田"克帶乳膏®（井田）$27.9/Cre (10.0 GM-PIC/S)

Clotrisone 樂利康乳膏®（壽元）$12.9/Cre (5.0 GM-PIC/S), $27.9/Cre (10.0 GM-PIC/S), $46/Cre (15.0 GM-PIC/S), $57/Cre (20.0 GM-PIC/S)

Dr.Pi.A.F. "明德"皮大夫乳膏®（明德）$15.4/Cre (5.0 GM), $112/Cre (100.0 GM), $32/Cre (10.0 GM-PIC/S), $45.2/Cre (16.0 GM-PIC/S), $76/Cre (20.0 GM-PIC/S)

Fulian "明德"膚麗安乳膏®（明德）$12.9/Cre (5.0 GM-PIC/S), $27.9/Cre (10.0 GM-PIC/S), $46/Cre (15.0 GM-PIC/S)

Prurinon "美西"必治安乳膏®（美西）$12.9/Cre (5.0 GM-PIC/S), $27.9/Cre (10.0 GM-PIC/S), $46/Cre (15.0 GM-PIC/S), $57/Cre (20.0 GM-PIC/S)

Safelon "永勝"舒膚隆乳膏®（永勝）

Tamicort 治膚康乳膏®（GREEEN CROSS/富彰行）$76/Cre (20.0 GM-PIC/S)

Tridermsone 三聯乳膏®（壽元）$15.4/Cre (5.0 GM-PIC/S), $32/Cre (10.0 GM-PIC/S), $45.2/Cre (16.0 GM-PIC/S), $76/Cre (20.0 GM-PIC/S)

90110 Beautyskin 佳膚乳膏®（皇佳）$25.7/Cre (5.0 GM-PIC/S), $55/Cre (10.0 GM-PIC/S)

Rx 每 gm 含有：BETAMETHASONE VALERATE 1.0 MG；DIPHENYLPYRALINE HCL 1.0 MG；NEOMYCIN (SULFATE) 5.0 MG

適應症 [衛核] 急性濕疹、慢性濕疹、嬰兒性濕疹、銅幣狀濕疹、脂漏性濕疹、異位性皮膚炎、類濕疹性皮膚炎、接觸性皮膚炎、神經性皮膚炎、牛皮癬、濕疹性乾癬、皮膚搔癢症、急性蕁麻疹

用法用量 治療周邊血管障礙及促進皮膚細胞新生的作用。

類似產品

Betaderm "生達"彼膚妥軟膏®（生達）$25.7/Oin (5.0 GM-PIC/S)

Wolen 威聯乳膏®（井田）$25.7/Cre (5.0 GM-PIC/S)

Tricodex "中國化學"皮克寧藥膏®（中化）$65/Oin (15.0 GM)

90111 Becanex 無花乾癬軟膏®（明德/輔凱）$536/Oin (30.0 GM-PIC/S)

Rx 每 gm 含有：BETAMETHASONE DIPROPIONATE 0.64 MG；CALCIPOTRIOL 0.05 MG

適應症 [衛核] 尋常性牛皮癬。

類似產品

Xamiol 絲玫歐凝膠®（LEO/禾利行）$536/Gel (30.0 GM-PIC/S)

90112 Beclomin 必克敏乳膏®（新喜國際/岳生）$56/Cre (10.0 GM)

Rx 每 gm 含有：BECLOMETHASONE DIPROPIONATE 0.25 MG；NEOMYCIN (SULFATE) 5.0 MG

適應症 [衛核] 急慢性濕疹、小兒濕疹、脂漏性濕疹、濕疹性皮膚炎、接觸性皮膚炎、皮脂溢性皮膚炎、過敏性皮

膚炎、皰疹性皮膚炎、神經性皮膚炎、炎症性角化症、膿皰症、蕁麻疹、凍傷、昆蟲刺傷。

用法用量 一天3~4次，適量塗抹於患處。

90113

Befumed 治膚寧乳膏®（明德/賜利優）$12.2/Cre (5.0 GM-PIC/S), $14.9/Cre (10.0 GM-PIC/S), $19.6/Cre (15.0 GM-PIC/S), $19.6/Cre (20.0 GM-PIC/S)

每 gm 含有：BETAMETHASONE (AS VALERATE) 1.0 MG；GENTAMICIN (AS SULFATE) 1.0 MG

適應症 [衛核] 濕疹或皮膚炎、急救、預防及減緩皮膚刀傷、刮傷、燙傷之感染。

用法用量 它具有抗炎和殺菌的作用。適量塗於患處一日數次。

類似產品
Betason 倍賜爽水溶性軟膏®（利達）$19.6/Oin (15.0 GM-PIC/S)
Genderon 健膚隆親水軟膏®（派頓）$11.8/Cre (5.0 GM), $13.4/Oin (10.0 GM)
Gentasone 甘德松親水性軟膏®（中生）$16.4/Oin (5.0 GM-PIC/S), $19.3/Oin (10.0 GM-PIC/S), $36/Oin (15.0 GM-PIC/S)
Menlin 敏炎寧乳膏〝井田〞®（井田）$13.4/Cre (10.0 GM)
Soft 爽文親水軟膏®（福元）$14.9/Oin (10.0 GM-PIC/S), $19.6/Oin (15.0 GM-PIC/S), $19.6/Oin (20.0 GM-PIC/S)
Futusoa "壽元"膚達爽乳膏®（壽元）$12.2/Cre (5.0 GM-PIC/S), $14.9/Cre (10.0 GM-PIC/S), $19.6/Cre (20.0 GM-PIC/S)
Gentason 見達松乳膏®（新喜國際/岳生）$11.8/Cre (5.0 GM), $13.4/Cre (10.0 GM), $19.6/Cre (20.0 GM)
Gentesone "元福"二聯乳膏®（衛達/元福）
Rinderon-VA 臨得隆維膚水溶性軟膏０．０６％®（杏輝/塩野義）$33.1/Oin (5.0 GM)

90 皮膚科複方產品

90114

Begti "生達"百吉乳膏®（生達）$14.7/Oin (5.0 GM)

每 gm 含有：BETAMETHASONE 17-VALERATE 0.5 MG；GENTAMICIN SULFATE 1.0 MG；IODOCHLORHYDROXYQUIN 10.0 MG；TOLNAFTATE 10.0 MG

藥理作用 本藥為一種廣效性局部皮膚治療劑，含四種不同藥理作用的藥物，有抗炎、止癢、殺菌和殺黴菌作用，用於治療各種皮膚疾患，尤其對於致病菌不明之皮膚病。

適應症 [衛核] 濕疹或皮膚炎，急救、預防及減緩皮膚刀傷、刮傷、燙傷之感染，治療皮膚表淺性黴菌感染，如：足癬（香港腳）、股癬、汗斑。

用法用量 將本軟膏塗擦於患處，每天2~3次，治療時間之久暫視症狀之進展而定，足癬可能需2~4週之治療。本藥尚未有局部之刺激反應或過敏之報告。

醫療須知 本藥不得用於皮膚結核，及性單純疱疹，天花、水痘，亦不可用以點眼用及眼圈附近塗敷。本藥稍會污染衣物。

類似產品
Epidrem "杏輝"必聯軟膏®（杏輝）$14.8/Oin (5.0 GM)
Quadrigen "瑞士"快得健乳膏®（瑞士）
Scheree 四益乳膏®（寶齡富錦）$9.3/Cre (3.0 GM), $15.7/Cre (7.0 GM)
Sinsoderm 欣適聯乳膏®（健康化學/健喬信元）$14.8/Cre (5.0 GM)
U-Well "衛達"悠適聯乳膏®（衛達）
Quadricrem 四聯親水性軟膏®（中生）
Quardisone 健膚爽乳膏®（壽元）$14.7/Cre (5.0 GM)
Sinquart "杏輝" 杏聯軟膏®（杏輝）$17.4/Oin (10.0 GM)
Tetraderm "聯邦"泛聯黴素軟膏®（應元/聯邦）
U. Lifu 悠利膚軟膏®（中美兄弟/興中美）

90115

Bennaholu 敏拿好爾膜衣錠®（中美兄弟/興中美）

每 Tab 含有：CHLORPHENIRAMINE MALEATE 5.0 MG；GLYCYRRHIZINIC ACID (EQ TO GLYCYRRHETINIC ACID GLYCOSIDE)(EQ TO GLYCYRRHIZIC ACID) 50.0 MG；OROTIC ACID (VIT B13) 30.0 MG

適應症 [衛核] 蕁麻疹、癢疹、濕疹、皮膚炎、藥物過敏、食物過敏、過敏性疾患。

用法用量 參照仿單

類似產品
For-Chi Allermin "佛記"安樂敏膜衣錠®（福元/華琳）$0.38/T
Kangchinmin "岳生"抗疹敏膠囊®（新喜國際/岳生）$0.89/C
Fulies S.C. 膚立舒糖衣錠®（信隆）$0.89/T
Oronamine S.C. "聯邦"歐魯治敏糖衣錠®（保瑞/聯邦）

90116

Betasalic 倍立克軟膏®（中生）$10.6/Oin (5.0 GM-PIC/S), $17.7/Oin (10.0 GM-PIC/S), $46.5/Oin (15.0 GM-PIC/S), $59/Oin (20.0 GM-PIC/S)

Rx 每 g 含有：BETAMETHASONE (AS DIPROPIONATE) 0.5 MG；SALICYLIC ACID 30.0 MG

適應症 [衛核] 慢性異位性皮膚炎、神經性皮膚炎、(單純苔癬)、牛皮癬、濕疹、扁平苔癬、頭皮皮脂漏皮膚炎、汗皰、尋常性魚鱗癬等發炎症狀之解除。

類似產品
Betasay "杏輝"貝他每麗軟膏®（杏輝）$10.6/Oin (5.0 GM-PIC/S), $17.7/Oin (10.0 GM-PIC/S), $46.5/Oin (15.0 GM-PIC/S), $59/Oin (20.0 GM-PIC/S)
Salisone 莎莉霜軟膏®（美西/昱任）$10.6/Oin (5.0 GM-PIC/S), $46.5/Oin (15.0 GM-PIC/S), $59/Oin (20.0 GM-PIC/S)

90117 Better-Iodine Hydrocortisone "惠民" 優碘可得爽軟膏 ® (福元/惠民)

每 gm 含有：HYDROCORTISONE 10.0 MG；POVIDONE-IODINE 100.0 MG

適應症 [衛核] 火傷、刀傷、創傷、凍傷、接觸性皮膚炎、濕疹、尿布疹、皮膚葡萄球菌、鏈球菌感染症(膿痂疹、膿皰疹、化膿性皮膚炎、皮膚潰瘍、癤、痤瘡、尋常毛瘡)白癬菌感染症(頭部白癬、汗疱狀白癬)藥疹、蕁麻疹

用法用量 它在皮膚表面形成一層強力殺菌薄膜，可使藥效更持久，對皮膚黏膜組織吾刺激性，且有促進肉芽的形成和上皮組織再生的作用。

90118 Calamol 克癢寧洗劑 ® (榮民) $10.1/Lot (53.0 ML)

每 ml 含有：CALAMINE 80.0 MG；ZINC OXIDE 80.0 MG

適應症 [衛核] 濕疹、汗疹、毒蟲刺傷、乾燥性皮膚疹

用法用量 參照仿單

類似產品 Menphencala Lotion 美膚可樂洗劑 ® (人人)

90119 Caron "藥聯"佳隆軟膏 ® (龍杏/藥聯)

每 100 gm 含有：CHLORHEXIDINE HCL 100.0 MG；DEXAMETHASONE 25.0 MG；DIPHENHYDRAMINE 500.0 MG

適應症 [衛核] 濕疹、皮膚炎、蕁麻疹、藥物疹、火傷、皮膚搔癢症

用法用量 可用於治療各種發炎及過敏性皮膚疾患。

90120 CleanM.M. "長安"淨黴黴乳膏 ® (長安)

每 gm 含有：HYDROCORTISONE 10.0 MG；MICONAZOLE NITRATE 20.0 MG

適應症 [衛核] 皮膚因真菌群或念珠菌種所引起之皮膚感染症。

用法用量 1.陰道感染：使用陰道塗塞器(vaginal applicator)，裝入5g陰道軟膏(剛好可裝滿塗塞於陰道內，每天1次，睛前使用，連續十四天，不要間斷(除非有月經週期。
2.皮膚感染：皮膚損害處先洗淨，乾躁才塗擦適量之軟膏，用手指慢慢塗擦於患部，直到完全吸收為止，一天2次，不可中斷治療過程(一般約需2~5星期)。除非症狀完全消失後才可停止。
3.指甲感染：將感染的指甲儘量剪短、洗淨、乾躁、才塗上軟膏，以繃帶包紮好，每日一次，被感染的指甲脫落(約1~3星期)，仍需繼續使用，直到新生指甲長好。

90121 Coal Tar And Salicylic 希體舒軟膏 ® (寶齡富錦)

每 gm 含有：COAL TAR SOLUTION 0.1 ML；SALICYLIC ACID 20.0 MG

適應症 [衛核] 角質溶解藥、殺黴菌劑

用法用量 一日數次，適量塗抹在患處。

90122 Crolax-H 膚可樂軟膏 ® (井田/天下) $10.1/Oin (10.0 GM)

每 gm 含有：CROTAMITON 100.0 MG；HYDROCORTISONE 2.5 MG

適應症 [衛核] 暫時緩解濕疹、尿布疹、蚊蟲咬傷、皮膚搔癢、皮膚炎等皮膚疾患的症狀。

用法用量 一天3~4次，適量塗抹於患處。

類似產品 Ulex "杏輝"悠力素乳膏 ® (杏輝) $13.3/Cre (10.0 GM)

90123 Croxa "皇佳" 克膚適乳膏 ® (皇佳)

每 Cre 含有：CROTAMITON 100.0 MG；DEXAMETHASONE 1.0 MG

適應症 [衛核] 暫時緩解濕疹、尿布疹、蚊蟲咬傷、皮膚搔癢、皮膚炎等皮膚疾患的症狀。

用法用量 參照仿單

類似產品 Winsolve Bumin 允消化敏軟膏 ® (永信)

90124 Deep Heating Lotion Extra Strength 熱力鎮痛液 ® (東洋/曼秀雷敦)

每 gm 含有：MENTHOL 60.0 MG；METHYL SALICYLATE 200.0 MG

適應症 [衛核] 減輕下列各症狀之疼痛：關節炎、風濕痛、肌肉痛、腰痛、肩膀痛、打傷和扭傷。

用法用量 一日數次，適量塗抹在患處。

類似產品 Masalin 肌力源按摩乳膏 ® (寶齡富錦)
Wan In White Flower Antipain 萬應白花止痛膏 ® (衛達/鼎成)
Mentholatum Deep Heating Rub Extra Strength 曼秀雷敦熱力鎮痛乳膏 ® (東洋/曼秀雷敦)

90125 Dehist Lotion "人人" 保膚洗液 ® （人人）$16.3/Lot (60.0 ML), $22.8/Lot (100.0 ML)

每 ml 含有：CALAMINE 80.0 MG；DIPHENHYDRAMINE HCL 10.0 MG

適應症 [衛核] 暫時緩解皮膚搔癢，緩解皮膚刺激及尿布疹。

用法用量 參照仿單

90126 Diprogenta 帝普健乳膏 ® （P.T./歐嘉隆）

Rx 每 g 含有：BETAMETHASONE DIPROPIONATE 0.64 MG；GENTAMICIN (AS SULFATE) 1.0 MG

適應症 [衛核] 皮膚癬、接觸性皮膚炎、異位性皮膚炎、皮膚溢出性皮膚炎、神經性皮膚炎、剝落性皮膚炎、日曬皮膚炎。

用法用量 一天兩次，適量塗於患處

90127 Eiden 愛碘水溶性軟膏 ® （健康化學/歐文）

每 1 g 含有：HYDROCORTISONE 10.0 MG；IODINE (POVIDONE) 10.0 MG

適應症 [衛核] 皮膚外傷(擦傷、割傷、燒傷、昆蟲咬傷)炎症性皮膚炎、過敏性皮膚炎、濕疹、痱疹、香港腳等疾患之消炎、消腫、止癢)

用法用量 它在皮膚表面形成一層強力殺菌薄膜，可使藥效更持久，對皮膚黏膜組織無刺激性，且有促進肉芽的形成和上皮組織再生的作用。

90128 Ena 益納軟膏 ® （信隆）

每 gm 含有：TOCOPHERYL ACETATE 22.0 MG；VITAMIN A PALMITATE 5000.0 IU

適應症 [衛核] 指頭、手掌粗糙(指掌角皮症)、皮膚粗糙、皮膚龜裂、凍傷刀傷、火傷

用法用量 皮膚乾躁症、皮膚角化症、皮膚炎、濕疹、潰瘍外傷、燙傷促進肉芽新生，化妝前肌膚保養。一日數次，適量塗於患處。

90129 Euraxil 育麗素軟膏 ® （新喜國際/岳生）

每 gm 含有：CROTAMITON 100.0 MG；PREDNISONE 2.5 MG

適應症 [衛核] 濕疹或皮膚炎

用法用量 一天3~4次，適量塗抹於患處。

90130 Eureson 富貴爽乳膏 ® （福元）

每 gm 含有：HYDROCORTISONE ACETATE 10.0 MG；UREA 100.0 MG

適應症 [衛核] 暫時緩解濕疹、尿布疹、蚊蟲咬傷、皮膚搔癢、皮膚炎等皮膚疾患的症狀。(Urea作用：可暫時緩解皮膚刺激或角質軟化)

用法用量 一日數次，適量塗抹在患處。

類似產品
- Sinpharderm-HC "杏輝" 杏化潤柔滋霜 ® （杏輝）$17.6/Cre (10.0 GM)
- Ureson 優利爽乳膏 ® （新喜國際/岳生）$8.6/Cre (5.0 GM), $17.8/Cre (10.0 GM)

90131 Flanson 膚莎欣軟膏 ® （美西/昱任）

Rx 每 mg 含有：FLUMETHASONE PIVALATE 0.2 MG；SALICYLIC ACID 30.0 MG

適應症 [衛核] 急慢性之發炎、皮膚疾患，角質化、濕疹、過敏性皮膚炎、苔蘚、牛皮癬、扁平苔蘚、慢性紅斑狼瘡、手掌和腳掌膿皰症、魚鱗癬。

類似產品
- Flusalic 膚舒樂 軟膏 ® （寶齡富錦）$35.3/Oin (15.0 GM-PIC/S)
- Fumei 福美藥膏 ® （健康化學/理想）$34.5/Oin (15.0 GM)
- Softnsupple 益柔軟膏 ® （人人/康衛）$35.3/Oin (15.0 GM-PIC/S)
- Flusan "大豐"護癬膚軟膏 ® （大豐）$72/Cre (20.0 GM)
- Salinse "人人"仙麗絲軟膏 ® （人人）$17.1/Oin (5.0 GM-PIC/S), $32.5/Oin (10.0 GM-PIC/S), $35.3/Oin (15.0 GM-PIC/S)

90132 Fluconin 富爾可寧軟膏 ® （健康化學/健喬信元）$32.5/Oin (5.0 GM), $40.1/Oin (10.0 GM)

Rx 每 gm 含有：FLUOCINOLONE ACETONIDE 0.25 MG；NEOMYCIN (SULFATE) 3.5 MG

適應症 [衛核] 濕疹、異位性皮膚炎、接觸性皮膚炎、過敏性皮膚炎、蕁麻疹、膿痂疹、膿皮症(疔、天皰瘡)創傷、切傷、擦傷、火傷、凍傷

用法用量 一天3~4次，適量塗抹於患處。

類似產品
- Flucort-F 膚潤康益福軟膏0.025% ® （田邊）$32.9/Oin (5.0 GM-PIC/S)
- Flucortone 膚露潤軟膏 ® （健康化學/台裕）$40.5/Oin (10.0 GM-PIC/S)

Hoh Na 膚娜乳膏® （中美兄弟/興中美） Patroncort-F "派頓" 皮特康癒膚軟膏® （派頓）
$17.3/Oin (3.0 GM)

90133 Fuyulin 膚癒寧注射液® （安星） $7.1/I (2.0 ML)

Rx
每 Amp 含有：BIOTIN 0.5 MG；CHLORPHENIRAMINE MALEATE 3.0 MG；FLAVINEADENINE DINUCLEOTIDE 0.1 MG；METHIONINE DL- 40.0 MG；NIACINAMIDE (NICOTINAMIDE) 20.0 MG；PANTHENOL 10.0 MG；PYRIDOXINE HCL 5.0 MG；RIBOFLAVIN PHOSPHATE 5.0 MG

適應症 [衛核] 濕疹、皮膚炎、蕁麻疹、口角炎、口唇炎、皮膚搔癢症、汗疹、鼻炎
用法用量 參照仿單

90134 Genderon Oph. "派頓"健得隆眼藥水® （派頓） $16.3/Sol (5.0 ML-PIC/S), $49.7/Sol (10.0 ML-PIC/S)

Rx
每 ml 含有：BETAMETHASONE (SODIUM PHOSPHATE) 1.0 MG；GENTAMICIN (AS SULFATE) 3.0 MG

適應症 [衛核] 適用於結合膜炎、角膜炎、眼瞼炎、結合性角膜炎、鞏膜表面炎、淚囊炎、瞼腺炎、角膜潰瘍。
用法用量 參照仿單

90135 Hosan "生達" 好傷疤軟膏® （生達）

每 g 含有：CENTELLA ASIATICA 10.0 MG；HYDROCORTISONE ACETATE 10.0 MG；NEOMYCIN (SULFATE) 3.5 MG

適應症 [衛核] 癢疹、癤瘡、疱疹、濕疹、膿疱炎．
用法用量 每天2~3次，適量塗敷於患處，主治癢疹、癤瘡、皮包疹、溼疹、膿包炎。
類似產品
Shuyan Chuba "凱信"消炎抗疤軟膏® （羅得/凱信）
Swivazin-Hn 灼復健複方乳膏® （瑞士）
Uelian Lepoles 友聯優疤能乳膏® （永勝）

90136 Ian 愈安軟膏® （信隆）

每 gm 含有：DIPHENHYDRAMINE HCL 50.0 MG；PREDNISOLONE 2.0 MG

適應症 [衛核] 濕疹或皮膚炎、暫時緩解皮膚搔癢．
用法用量 一日數次塗擦於患部。

90137 Konif 固爾膚軟膚® （成大）

Rx
每 gm 含有：DIPHENHYDRAMINE HCL 5.0 MG；L-MENTHOL 1.0 MG；PREDNISOLONE 1.0 MG；ZINC OXIDE 35.0 MG

適應症 [衛核] 過敏性皮膚炎、各種皮膚搔癢症、濕疹、藥物疹
用法用量 一天1至3次，適量塗於患部，並加以按摩。
類似產品
Prednisolone 普樂膚寧軟膏® （中美兄弟）

90138 Mei Gu 美固腳外用液® （明大/華僑）

每 ml 含有：PHENOL (CARBOLIC ACID) 20.0 MG；RESORCINOL (RESORCIN) 35.0 MG；SALICYLIC ACID 50.0 MG

適應症 [衛核] 香港腳、皮脂漏、濕疹、粘糠疹、白癬
用法用量 可用於治療各種頑癬、白癬菌所至之絲狀菌性皮膚疾病。一天1至3次，適量塗於患部，並加以按摩。

90139 Mico-S 〝生達〞皮爽能粉劑® （生達）

每 gm 含有：MICONAZOLE NITRATE 20.0 MG；SALICYLIC ACID 20.0 MG

適應症 [衛核] 治療皮膚表淺性黴菌感染，如：足癬(香港腳)、股癬、汗斑及去角質。
用法用量 本藥可用於治療痤瘡，每日2次，持續使用1~2週後即可見明顯改善病情。

90140 Neosone " 人人" 利速乳膏® （人人） $21.7/Cre (5.0 GM-PIC/S), $30/Cre (10.0 GM-PIC/S)

Rx
每 gm 含有：BETAMETHASONE (17-VALERATE) 1.0 MG；NEOMYCIN (SULFATE) 3.5 MG

適應症 [衛核] 過敏性及發炎性之皮膚病
用法用量 一天3~4次，適量塗抹於患處。

90141 Nystum 尼斯達母藥膏® （尼斯可）

每 100gm 含有：CAMPHOR 7000.0 MG；EUCALYPTUS OIL (OLEUM EUCALYPTI) 1000.0 MG；L-MENTHOL 1100.0 MG；METHYL SALICYLATE 220.0 MG

適應症 [衛核]切傷、擦傷、火傷、凍傷、昆蟲咬傷。

90142 Salomethyl Ointement 擦勞滅軟膏® (SATO/佐藤)

每 gm 含有：CAPSAICIN 0.25 MG；DL-CAMPHOR 70.0 MG；EUCALYPTUS OIL (OLEUM EUCALYPTI) 10.0 MG；GLYCOL SALICYLATE 10.0 MG；L-MENTHOL 60.0 MG；METHYL SALICYLATE 190.0 MG；NICOTINIC ACID BENZYL ESTER (BENZYL NICOTINATE) 0.2 MG；THYMOL 10.0 MG

適應症 [衛核]筋肉疲勞、打撲傷、肌肉痛、蟲咬傷

用法用量 直接抹擦有炎症的部位，能使深部之痛的肌肉柔軟很快恢復，又洗澡後拭乾皮膚，抹擦3~5分鐘，能使血管擴大，吸收好。

90143 Senterin 癬特能外用液® (明大/華僑)

每 ml 含有：BENZOIC ACID 80.0 MG；IODINE 0.2 ML；PHENOL (CARBOLIC ACID) 20.0 MG；SALICYLIC ACID 50.0 MG

適應症 [衛核]寄生性皮膚疾患(香港腳、鵝掌瘋、白癬、頑癬、疥癬)

用法用量 一天1至3次，適量塗於患部，並加以按摩。

90144 Shu-Ba-Hani "井田"消疤痕乳膏® (井田) $23.9/Cre (5.0 GM-PIC/S), $26.5/Cre (10.0 GM-PIC/S), $47/Cre (15.0 GM-PIC/S)

Rx

每 gm 含有：ACETAMIDOCAPROIC ACID -EPSILON (ACEXAMIC ACID) 50.0 MG；NEOMYCIN (SULFATE) 4.0 MG

適應症 [衛核]燙傷、疤痕、瘻管性骨炎、潰瘍性褥瘡及靜脈曲張、預防外傷及手術後傷口癒合引起之皮膚萎縮及瘢瘤。

用法用量 一天3~4次，適量塗抹於患處。

類似產品 Xamacid 吉適膚癒乳膏® (中化)

90145 Sinbaby Baby Lotion "杏輝" 金貝比嬰兒洗劑® (杏輝) $12/Lot (30.0 GM), $33.7/Lot (120.0 GM)

每 g 含有：DIBUCAINE HCL 1.5 MG；DIPHENHYDRAMINE 5.0 MG；ZINC OXIDE 100.0 MG

適應症 [衛核]緩解皮膚刺激及尿布疹、暫時緩解皮膚搔癢、昆蟲咬傷或皮膚刺激所引起之疼痛及搔癢。

用法用量 參照仿單

90146 Sinpharderm A.D.E. 杏化潤愛麗霜乳膏® (杏輝) $42.3/Cre (30.0 GM)

每 gm 含有：CHOLECALCIFEROL (EQ TO VIT D3) (EQ TO VITAMIN D3) 12.5 MCG；RETINOL PALMITATE 2000.0 I.U.；TOCOPHEROL ACETATE ALPHA DL- 2.0 MG

適應症 [衛核]皮膚粘膜乾燥症、皮膚角化症、皮膚炎、濕疹、尋常性痤瘡、外傷及火傷之肉芽新生促進

用法用量 洗臉、洗澡後、臨睡朔塗敷使用，稍加按摩效果更佳，每日多使用。

90147 Spalin 司百寧軟膏® (新喜國際/岳生)

每 100gm 含有：CAMPHOR 1500.0 MG；METHYL SALICYLATE 1000.0 MG；PREDNISOLONE 100.0 MG

適應症 [衛核]蚊蟲刺傷、皮膚癢、火傷、急慢性濕疹、小兒濕疹、皮膚炎、蕁麻疹、膿痂疹、毛囊炎、汗疱等。

90148 Sportsfoot 速保足妥軟膏® (健康化學/健喬信元)

每 gm 含有：DIPHENYLPYRALINE HCL 2.0 MG；SALICYLIC ACID 20.0 MG；TOLNAFTATE 20.0 MG

適應症 [衛核]治療皮膚表淺性黴菌感染，如：足癬(香港腳)、股癬、汗斑、去角質及暫時緩解皮膚搔癢

用法用量 一天2至3次，適量塗抹於患處。

類似產品 Tuan "華琳"足安軟膏® (福元/華琳) $27.5/Oin (10.0 GM)

90149 Sulfacin "福元"消炎藥膏® (福元)

每 100gm 含有：NITROFURAZONE 200.0 MG；SULFANILAMIDE 5000.0 MG

適應症 [衛核]創傷(刀傷)擦傷、火傷、燙傷、蚊蟲咬傷、溼疹、膿痂疹、水疱、外耳炎、皮膚糜爛、皮膚化膿性疾患

用法用量 一天3~4次，適量塗抹於患處。

90150 Tolnamin 脫耐敏乳膏® (新喜國際/岳生) $14.7/Cre (5.0 GM), $17.4/Cre (10.0 GM), $33.4/Cre (100.0 GM)

Rx

每 gm 含有：BETAMETHASONE 0.5 MG；GENTAMICIN 1.0 MG；IODOCHLORHYDROXYQUIN 10.0 MG；TOLNAFTATE 10.0 MG

藥理作用 本藥是一種廣效的局部皮膚製劑，由四種不同藥理作用的藥物製成，抗炎、止癢、殺菌和殺黴菌作用，用以治療各種皮膚疾患，尤其對於致病菌不明之皮膚病。

適 應 症 [衛核] 濕疹或皮膚炎，治療皮膚表淺性黴菌感染，如：足癬(香港腳)、股癬、汗斑，急救、預防及減緩皮膚刀傷、刮傷、燙傷之感染。

用法用量 將本藥塗擦於患處，每天2~3次。治療期間之久暫視症狀之進展而定，足癬可能需2~4週之治療。

醫療須知 本藥不得用治療膚結核、急性單純疹，天花、水痘、亦不可用以點眼及眼圈附近塗敷。

90151 Vedaron "川田" 敏答隆軟膏 ® (利達/川田)

每 gm 含有：DIPHENHYDRAMINE HCL 10.0 MG；HEXACHLOROPHENE 2.0 MG；HYDROCORTISONE ACETATE 5.0 MG

適 應 症 [衛核] 濕疹、皮膚搔癢症、過敏性皮膚炎、蕁麻疹、毒蟲咬傷、凍瘡火傷、刀傷、汗斑

用法用量 一天3~4次，適量塗抹於患處。

90152 Want "美的" 萬達乳膏 ® (長安/美的)

Rx

每 gm 含有：FLUOCINONIDE 0.5 MG；GENTAMICIN (AS SULFATE) 1.0 MG

適 應 症 [衛核] 濕疹、搔癢、尿布疹、汗疹、燙傷、刀傷、過敏性皮膚炎、昆蟲咬傷、牛皮癬、黴菌感染急性期、細菌性皮膚炎、膿痂疹、疔、癰、癤、綠膿菌感染症、單純性皰疹、日曬症、外傷瘢痕圓形脫毛症

用法用量 一天3~4次，適量塗抹於患處。

90153 Wincort 溫刻通水溶性軟膏 ® (溫士頓) $21.9/Oin (5.0 GM-PIC/S), $27.1/Oin (10.0 GM-PIC/S)

Rx

每 g 含有：NEOMYCIN (SULFATE) 3.5 MG；TRIAMCINOLONE ACETONIDE 1.0 MG

適 應 症 [衛核] 異位皮膚炎、濕疹、錢幣形濕疹、一般紅皮症、外耳炎、皮脂溢性皮膚炎、過敏性皮膚炎、濕疹黴菌性皮膚炎

用法用量 一天3~4次，適量塗抹於患處。

90154 Winsolve Ade 允消愛的ADE乳膏 ® (永信)

每 Cre 含有：TOCOPHEROL ALPHA- 0.2 MG；VITAMIN A 2000.0 IU ；VITAMIN D 500.0 IU

適 應 症 [衛核] 皮膚乾燥、日光燒傷、凍傷、刺傷、刀傷

用法用量 每日數次，在洗臉、洗澡後，臨睡前塗敷使用，稍加揉摩，效果更加。

醫療須知
1.本藥應置於小兒伸手不及處，以免小孩誤食，造成危險。
2.陰涼處儲存。
3.請依外包裝標示，於有效期限內使用完畢。

90155 Zenco "明德" 欣保潤乳膏 ® (明德)

每 gm 含有：HYDROCORTISONE 10.0 MG；UREA 100.0 MG

適 應 症 [衛核] 暫時緩解尿布疹、蚊蟲咬傷、皮膚搔癢、皮膚炎等皮膚疾患的症狀。

用法用量 一天3~4次，適量塗抹於患處。

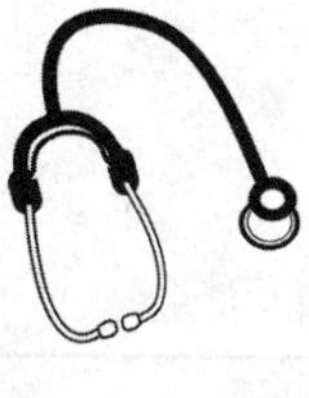

第十五篇
眼科用藥
Ophthalmic Agents

眼 EYE

眼球有三層：

1、外層或鞏膜層(Outer or Sclerotic Coat)
[保護層](Protective Layer)

眼部是強韌的纖維，維持眼球形狀，保護內部精細構造。
前為透明角膜，使光線可以通過。
外眼肌使眼球在眼框內運動自如。

2、中層或血管色素(Middle or Vascular Pigmented Coat)
[供應層](Layer of Supply)

a. 含眼球主要動脈。
b. 前方是圓形開口-瞳孔。
c. 圍著瞳孔有色的肌肉環-虹膜：控制瞳孔的大小及進入眼球的光量。
d. 睫狀體(Ciliary Body)：製造水晶體(Aqueous Humour)。
e. 睫狀肌(Ciliary Muscle)：收縮並前移。
f. 懸韌帶(Suspensory Ligament)：放鬆使晶狀體曲率改變，幅奏得以看近物。
g. 懸著晶狀體(Lens)：會聚光線在感光的網膜(Retina)。
h. 脈絡膜(Choroid)：後面5/6的血管層。

3、內層或網膜神經層(Inneror Nervous Coat-the Retina)
[感光層](Light-Sensitive Layer)

鋪著眼的後面，內含視覺受體：
高度分化能對光刺激起反應，將光能轉變為神經衝動。

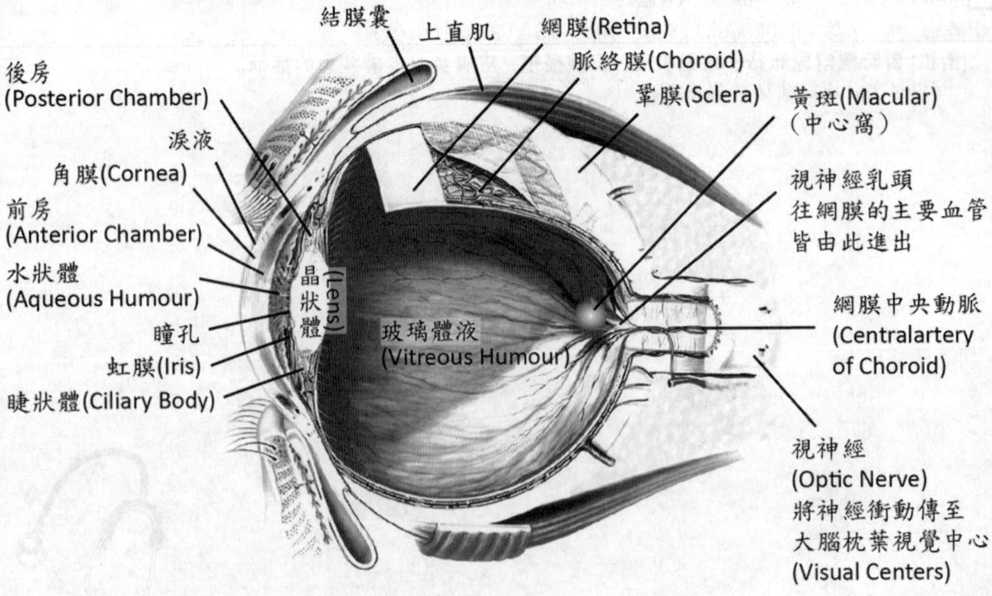

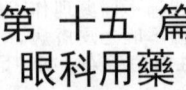

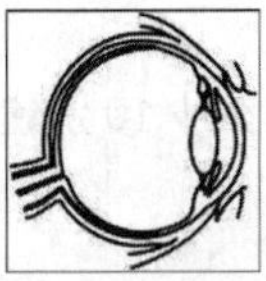

第九十一章
局部抗感染和抗炎眼用製劑

Topical Anti-infective and Anti-inflammatory Ophthalmic Agents

眼用藥品種類及品項非常多，依常見眼用藥品之治療用途和各劑型使用方法及注意事項說明如下：

1. 青光眼製劑：

原理為減少眼房水產生或增加眼房水排出，藉此降低眼壓治療青光眼。部分青光眼治療藥物，可能會誘發氣喘及心跳遲緩，如果有相關症狀務必告知醫師。

2. 散瞳劑：

有放大瞳孔與麻痺睫狀肌的作用，主要用於視力檢查、手術前之散瞳和假性近視治療。點藥後會畏光，戴太陽眼鏡可以改善，另外會造成近距離視力模糊的副作用，恢復正常前須避免開車或從事危險工作。

3. 抗感染製劑：

可用於治療眼睛細菌或病毒感染症狀。需依照醫師醫囑使用，不能自己隨意調整劑量和次數或是停藥，若長期使用，可能造成抗藥性產生。也須注意自己有沒有抗生素過敏現象。

4. 抗發炎製劑：

類固醇具消炎、抗過敏和止癢作用，可以治療眼睛發炎症狀。長期使用易使眼壓升高或是發生眼睛的黴菌或細菌感染。除此之外，也有非類固醇消炎藥的成分可以選擇。

5. 抗過敏製劑：

用於預防或治療因過敏所引起的眼睛不適症狀。除了抗組織胺外，血管收縮成分可改善結膜充血，但長期使用(超過14天)會有反彈性結膜充血現象。

6. 人工淚液：

主要作用為濕潤角膜，緩解因淚液不足所引起的眼睛乾澀。

7. 白內障治療劑：

可以減緩白內障病人的晶狀體混濁和退化，用於緩解老年性及外傷性白內障。但目前白內障的治療，仍以手術為主。

眼科用藥的一般原則：

1.眼科的疾病常由視力減退顯現出來，一般都得迅速的診斷和適當的治療。
2.治療的方法大都直接根除感染，消除發炎，降低昇高的眼內壓，和使用人工淚液濕潤乾躁的眼睛。
3.眼科所用的製劑都用於診斷，治療和研究。
4.藥物物化性質及其賦形劑，還有眼睛的生理狀態，都會影響局部使用之藥物穿透眼睛組織的作用。
5.通常可藉軟膏電游子透入法(iontophoresis)，連續性刺激或緩慢釋出塞入物等延長藥物的濃度。
6.後眼疾病(posterioroculardisorders)的治療，要從眼後或全身性投與。
7.局部投與所達到的眼內藥物濃度通常就足以治療眼睛前端的疾病，如欲達到更高的濃度可從結合膜下或次筋膜(subtenon)下注射。
8.全身性或局部投與用來治療身體各部(包括眼睛)之疾病的各類藥物都可能誘發眼睛病變，其中以全身性或局部投與的皮質類固醇或全身性投與phenothiazines為最重要。
9.一般而言，局部使用的製劑所造成的副作用都是可逆的(除了散瞳劑和睫狀肌麻痺劑(cycloplegicagents) 造成的狹角青光眼和皮質類固醇誘發的白內障以外)，通常都不會影響視力，然而，如果長期全身性投與，平常疏忽其所產生的效應，直到患者抱怨視力減退時，才警覺到，此往往會造成不可逆的結果。
10.局部使用的眼藥，特別是治療青光眼的散瞳劑，可能會造成全身性的副作用。
11.若需要點多種眼藥水，每兩種眼藥水至少要相隔5分鐘。若併眼藥水跟眼藥膏則須間隔至少10分鐘。
12.點眼藥水或擦眼藥膏之前，需先取出隱型眼鏡，至少相隔30分鐘以上，才能再度戴上。
13.過期或開瓶後1個月之眼藥水或眼藥膏須丟棄。
14.眼科用藥錯誤的觀念：
(1)眼藥水(膏)不是藥，用吃的才有效
(2)想到就點，隨意點，方便就好，有點就好
(3)藥補如食補，藥水點越多越好
(4)點完藥水後要多眨眼，才能均勻分佈
(5)眼藥水怎麼可能造成全身性作用!
(6)藥水流出來，表示沒點到，再點一滴
(7)點眼藥水必須一鼓作氣，一滴接著一滴點
(8)眼壓下降了，我可以不用點藥了!
a.大多數青光眼是慢性持續惡化的病程
b.眼壓沒有控制好最後可導致失明

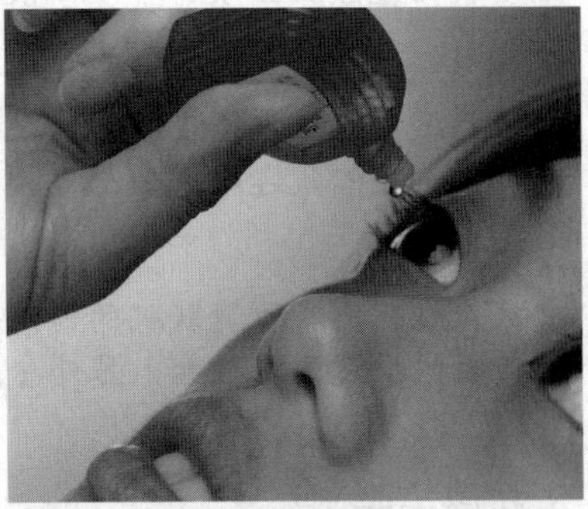

食藥署提示如何正確使用眼藥水：
1.用藥前應先洽眼科醫師診治或諮詢藥事人員，並遵醫囑或藥品仿單(說明書)使用，勿過量。
2.使用前應洗淨雙手，使用時不要碰觸藥瓶瓶口，也應避免將瓶口直接接觸眼睛。
3.如需同時使用兩種以上的眼藥水，建議間隔5分鐘以上再用；若是眼藥膏跟眼藥水需同時使用時，應先使用藥水，間隔10分鐘以上再使用藥膏。
4.眼藥水應依藥品仿單(說明書)或藥瓶標示進行保存，避免陽光直射，對於超過保存期限或開封超過28天(倘仿單中有特別載明開封後的保存時間則應此為準)的眼藥水，請勿繼續使用，以免造成眼睛感染、發炎。

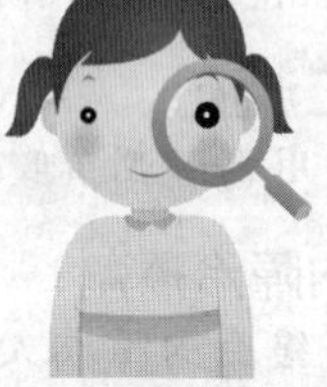

§ 91.1 眼用抗菌劑

91101 BACITRACIN

孕C 乳? 泄腎

Rx 500 U/GM/軟膏劑(Oin);

商名 Bacitracin Oph.® (人人) $12.1/Oin(500U/GM-PIC/S-3.5GM)

藥理作用 尚未完全確定。可能是抑制細菌細胞壁的合成和改變細胞膜的通透性。治療劑量下具殺菌作用。其生體外的抗菌譜和penicillin G相同。

適應症 [衛核]急、慢性結合膜炎、眼睛或眼瞼輕度刺痛

用法用量 1.將本藥溶於2%procaine HC1的氯化鈉注射液中，因為肌注會痛。2.記住bacitracin溶液在室溫下很快的不活化，但在冰箱中冷藏則穩定達1週之久。3.觀察腎功能不良的早期症狀(血尿、蛋白尿、少尿、增加的BUN、頻尿)，而且立即停藥。a.肌注−(2.5kg以下嬰兒)：每天900單位/kg，分2~3次使用。b.局部外用−塗於患部，1天2~3次，c.眼用−每3小時1次，施於下結膜囊。

不良反應 注射部位的疼痛和刺激、此外，還有腎臟−蛋白尿、氮血症、頻尿、少尿、血尿，BUN增加，尿毒，腎臟衰竭、其他−肌肉神經無力，過敏反應(發疹，蕁麻疹，低血壓)噁心、嘔吐、耳鳴、腹瀉、味覺改變、過敏性接觸皮膚炎 (局部使用)。

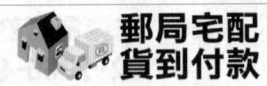

醫療須知 局部塗敷時，若出現搔癢、灼熱感、發紅，有可能是過敏反應，須停藥。

91102 BESIFLOXACIN HYDROCHLORIDE

Rx 6.63 MG/ML/懸液劑(Sus);

商 名

Besivance® ◎ (BAUSCH & LOMB/博士倫)

藥理作用 Besifloxacin是氟化喹諾酮類抗菌劑。

適 應 症 [衛核]Besivance® (Besifloxacin 眼用懸液) 0.6% 是用於治療下列細菌之易感菌株所引起的細菌性結膜炎：Aerococcus viridans(綠色氣球菌), CDC coryneform group G (CDC G 群棒狀桿菌)、Corynebacterium pseudodiphtheriticum (假白喉棒桿菌)、Corynebacterium striatum (紋帶棒桿菌)、Haemophilus influenzae (流感嗜血桿菌)、Moraxella catarrhalis(卡莫拉氏菌), Moraxella lacunata (腔隙莫拉菌)、Pseudomonas aeruginosa(銅綠假單胞菌), Staphylococcus aureus (金黃色葡萄球菌)、Staphylococcus epidermidis (表皮葡萄球菌)、Staphylococcus hominis (人葡萄球菌)、Staphylococcus lugdunensis (路鄧葡萄球菌)、Staphylococcus warneri(沃氏葡萄球菌), Streptococcus mitis (緩症鏈球菌)群、Streptococcus oralis (口腔鏈球菌)、Streptococcus pneumoniae (肺炎鏈球菌)、Streptococcus salivarius (唾液鏈球菌)。

用法用量 使用前將密封的瓶子上下顛倒並搖晃一次。連續5天，在感染的眼睛中滴一滴藥水，一天3次，每次間隔四到十二小時。

不良反應 由於臨床實驗在各種不同條件下進行。一項藥物的臨床試驗不良反應發生率不能與相同或不同藥物的臨床試驗直接做比較，且可能無法反映實際醫療中的發生率。以下的數據為1,000名年齡1~98歲出現細菌性結膜炎臨床徵候或症狀的患者，使用本藥治療的患者中，發生率約為1~2%的其他不良反應包括：視線模糊、眼睛痛、眼睛發炎、眼睛癢、頭痛。

91103 CHLORAMPHENICOL

孕C 乳 - 食 - 泄 肝/腎 半 2~3.5h

Rx 10 MG/GM/軟膏劑(Oin); 2.5 MG/ML, 5 MG/ML/液劑(Sol);

商 名

Chloramphenicol Oph.® (景德/健喬信元) $12.7/Sol(2.5MG/ML-PIC/S-10ML), $12/Sol(2.5MG/ML-PIC/S-5ML)
Chloramphenicol Oph.® (綠洲) $13.3/Oin(10MG/GM-PIC/S-3.5GM)
Chloramphenicol® (杏輝) $12.7/Sol(2.5MG/ML-PIC/S-10ML), $12/Sol(2.5MG/ML-PIC/S-5ML),
Chloramphenicol® (綠洲)
Chlorlymin Oph.® (景德/健喬信元) $13.3/Oin(10MG/GM-PIC/S-3.5GM), $13.3/Oin(10MG/GM-PIC/S-5GM)
Showen® (應元) $12.7/Sol(2.5MG/ML-PIC/S-10ML), $12/Sol(2.5MG/ML-PIC/S-5ML)

適 應 症 [衛核]沙眼、葡萄球菌、鏈球菌、肺炎雙球菌、大腸桿菌等引起之疾患。

用法用量 一天1~3次，適量投與在結合膜囊內。

91104 CIPROFLOXACIN HCL

孕C 乳 - 食 - 泄 肝/腎 半 4h

Rx 3 MG/ML, 3.5 MG/ML/液劑(Sol);

商 名

Ciloxan® ◎ (ALCON-COUVREUR/諾華) $103/Sol(3MG/ML-PIC/S-5ML)
Cipcin® (應元)
Ciroxin Oph.® (派頓)

藥理作用 1.本藥為quinolone類抗菌劑，它會抑制DNA gyrase和終止細菌的代謝。
2.Ciprofloxacin對以下微生物的大多菌株皆具有活性
a.革蘭氏陽性菌
Staphylococcus aureus(含對methicillin敏感性及抗性種株)
Staphylococcus epidermidis
Streptococcus pneumoniae
Streptococcus (viridans group)
b.革蘭氏陰性菌

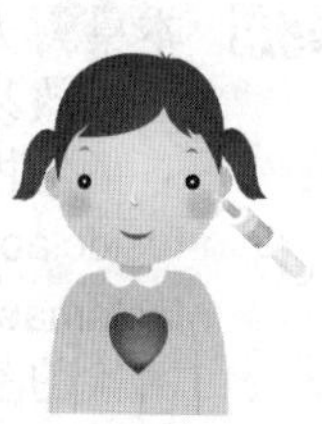

91 局部抗感染和抗炎眼用製劑

Pseudomonas aeruginosa
Serratia marcescens
3.如同大半厭氧菌，包含bacteroides fragilis及clostridium difficile, pseudomonas cepacia之大多數菌株
及pseudomonas maltophilia之某些菌株對ciprofloxacin具抗性。最低殺菌濃度(MBC)通常不超過最低抑制濃度(MIC)達系數二以上。體外試驗顯示，通常細菌對ciprofloxacin產生抗性之速度緩慢(多步驟式突變)。Ciprofloxacin與其它抗微生物製劑，如beta-lactams或aminoglycosides不會產生交叉反應，因此，對此等藥物已產生抗性之微生物可能對本藥具敏感性。

適應症 [衛核]細菌性角膜潰瘍、細菌性結膜炎。

用法用量 1.角膜潰瘍：
第一日，最初六小時每間隔15分鐘於感染之眼睛點二滴，其餘時間則間隔30分鐘。
第二日，每小時點二滴。
第三日至十四日，每四小時點二滴。
第十四日後，若角膜上皮仍尚未重生則可繼續治療。
2.細菌性結膜炎：
第一日至第二日，清醒時每二小時點二滴。
第三日至第七日，清醒時每四小時點二滴。

不良反應 眼瞼結痂，結晶/鱗屑，異物感，搔癢，結膜充血，點後味道不佳。低於1%發生率之副作用包括：角膜染色，角膜炎，過敏反應，眼瞼充血，流淚，畏光，角膜浸潤，噁心和視力減退。

醫療須知 1.如其它抗菌製劑，長期使用ciprofloxacin可能導致非敏感性微生物(包括黴菌)過度生長：超感染時需於予適當治療，依臨床診斷需求可借助隙燈或螢光燈檢查。病患產生皮疹或有其它過敏反應應立即停藥。
2.以患有細菌性角膜潰瘍病人進行臨床研究，其中35位(16.6%)在角膜缺損之淺層部出現白色結晶沉澱，此白色結晶沉澱出現於點藥治療一日至七日內，在一段時間後此沉澱物大都自然溶解，此種沉澱物出現對治療效果或視力無不良影響，故無須停藥。
3.病人為避免污染，請勿碰觸瓶口。

91105 ERYTHROMYCIN

孕B 乳? 食－

Rx 5 MG/GM, 10 MG/GM/軟膏劑(Oin);

商名
Erythrocin Oph.® (溫士頓) $20.7/Oin(5MG/GM-PIC/S-3.5GM)
Erythromycin Eye® (綠洲)
Erythromycin Oph.® (景德/健喬信元) $20.7/Oin(5MG/GM-PIC/S-3.5GM)

適應症 [衛核]革蘭氏陰性菌、陽性菌、及濾過性菌所引起之一般眼疾、結膜炎、角膜炎、淚囊炎、麥粒腫、眼瞼緣炎、角膜潰瘍、沙眼

用法用量 一天1~數次，適量塗於下眼瞼內。

91106 FUSIDIC ACID

食＋

Rx 10 MG/ML/液劑(Sol);

商名
Shinsox VIscous® (派頓) $65/Sol(10MG/ML-PIC/S-5ML)

藥理作用 本藥對大部份gram(+)細菌具有抗菌效果，特別是staphylococci，對其他菌種亦有很高的臨床效果，包括鏈球菌(streptococci)，肺炎雙球菌(pneumococci)，奈瑟氏球菌(neisseria)，嗜血桿菌(haemophilus)，摩拉克氏雙球菌(moraxella)，及棒狀桿菌(corynebacteria)等，fusidc acid與其他臨床上已使用的抗生素無交互抗藥性，而且fusidic acid對beta-lactamases細菌仍然穩定，本藥持續釋出的處方確使與結合膜囊持續接觸，因此，一天兩次的給藥在眼部的有關組織提供足夠fusidic acid濃度滲水眼前房水，本藥一般是無毒

性的，而在皮膚科的使用經驗顯示很少有過敏反應，fusidic acid與其他抗生素的交互過敏並無報告。

適應症 [衛核]細菌性結膜炎、角膜炎。

[非衛核]說明：fucithalmic適應於敏感細菌所造成的眼感染，如結合膜炎，眼瞼炎，瞼腺炎，角膜炎，淚腺炎，除外，本藥可用於眼部手術及去除眼內外物有關手術時預防感染。

用法用量 每12小時滴一滴本藥於結合膜囊內，第一天治療時次數可以較多，如每4~6小時一滴。

不良反應 在滴藥後曾報告有短暫的酸感，罕有過敏反應。

醫療須知 使用本藥治療時不可戴隱形眼鏡，應改戴一般眼鏡。

91107 GENTAMYCIN(GENTAMICIN)

孕 C 乳 -

Rx 3 MG/GM/軟膏劑(Oin); 3 MG, 3 MG/ML/液劑(Sol);

商名

Gemin®(應元) $13.2/Sol(3MG/ML-PIC/S-5ML), $37.1/Sol(3MG/ML-PIC/S-10ML)
Genamycin Oph.®(國際新藥)
Gendermin Oph.®(景德/健喬信元) $13.2/Sol(3MG/ML-PIC/S-5ML), $37.1/Sol(3MG/ML-PIC/S-10ML), $17.7/Oin(3MG/GM-PIC/S-3GM), $17.7/Oin(3MG/GM-PIC/S-3.5GM), $21.1/Oin(3MG/GM-PIC/S-5GM),
Gentamicin Oph.®(國際新藥)
Gentamicin Oph.®(綠洲) $17.7/Oin(3MG/GM-PIC/S-3GM), $17.7/Oin(3MG/GM-PIC/S-3.5GM), $21.1/Oin(3MG/GM-PIC/S-5GM)
Gentamicin®(五福/綠洲) $13.2/Sol(3MG/ML-PIC/S-5ML)
Gentamicin®(杏輝) $13.2/Sol(3MG/ML-PIC/S-5ML),
Gentamicin®(派頓/人人) $12.6/Sol(3MG/ML-3ML), $13.2/Sol(3MG/ML-PIC/S-5ML),
Gentamycin Oph.®(五福) $13.2/Sol(3MG/ML-PIC/S-5ML)
Gentamycin Oph.®(麥迪森/中美兄弟)
Gentamycin Ophth.®(人人) $17.7/Oin(3MG/GM-PIC/S-3.5GM), $21.1/Oin(3MG/GM-PIC/S-5GM)
Gentax®(麥迪森) $4/Sol(3MG/ML-PIC/S-500MCL)
Gentocin Oph.®(景德/西德有機)
Larkmycin Oph.®(利達)
Optigent Eye®(EGYPTIAN/德惠)

藥理作用 本藥由actinomyces organism而得的廣效性胺基配醣體，它為殺革蘭氏陰性菌的首選藥，綠膿桿菌的感染投與carbenicillin，meglocillin及pipe-racillin的試驗之前，可和penicillin或cephalosporin併用來治療不明的嚴重感染。通常肌注投與，但對敗血症，休克，充血性心臟衰竭，嚴重灼傷，或血液病的患者，可靜注投與。注射之前，不要和其他藥物混合。脊椎內投與給pseudomonas屬所引起的嚴重C.N.S感染(如miningitis，ventr-iculitis)時可做為全身性投與的輔助療法。局部外用於治療皮膚的表皮感染，和粘膜細胞膜的感染。外用後會發生對光敏感的反應。塗敷於皮膚區域大的創傷，會引起全身性的毒性。小心用於燒傷或大的傷口。

適應症 [衛核]結膜炎、角膜炎、眼球炎、眼瞼炎、淚囊炎

用法用量 通常1日3~4次，1次點眼1~2滴。

醫療須知 眼藥水冷藏溫度2~30°C。

91108 LEVOFLOXACIN▲

孕 C 乳 ? 食 + 泄 腎 半 6h

Rx 5 MG/ML/液劑(Sol);

商名

Lefoxin®(麥迪森) $92/Sol(5MG/ML-PIC/S-5ML)

藥理作用 1.Levofloxacin主要是阻礙DNA環狀酶的活性，其抗菌作用為殺菌型，強度為ofloxacin的2倍。其最小抑制細菌濃度(MIC)和最低殺菌濃度(MBC)並無太大的差異，MIC濃度下，出現溶菌現象。

2.抗菌作用：levofloxacin具有廣範圍的抗菌作用，根據in vitro檢驗結果，本劑對包括葡萄球菌屬、肺炎球菌在內之鏈球菌屬、細球菌屬、腸球菌屬、棒狀桿菌屬等的gram陽性菌及膿桿菌的pseudomonas sp.、流行性感冒嗜血桿菌、莫拉氏菌屬、沙雷氏菌屬、克雷白氏菌屬、變形桿菌屬、acinetobacter sp.、大腸桿菌屬等的革蘭陰性菌及厭氧的propionibacterium acnes等引起眼部感染症的致病具有極抗菌效果。

3.對各菌種標準菌型及外眼部感染症患者的新臨床分離菌型，levofloxacin的抗菌力約ofloxacin2倍(in vitro)。

適應症 [衛核]外眼部細菌性感染症。

用法用量 一般1人：3次，1次1滴。依症狀可適當增減。

不良反應 1.主要副作用為瀰漫性表層角膜炎等的角膜受損12件(0.20%)、眼瞼炎等9件(0.15%)、眼刺激感6件(0.10%)等。

2.重大副作用：休克、過敏性休克症狀：偶爾會引起休克、過敏性休克症狀(如紅斑、發疹、呼吸困難、血壓降低、眼瞼浮腫等)，發現異常時應立即停止用藥並採取適當措施。

91109 LOMEFLOXACIN HCL▲

孕C 乳 - 食 - 泄 腎 T½ 7h

Rx 3.31 MG/液劑(Sol);

商名

Mexin Oph.® (派頓)

藥理作用 1.Lomefloxacin HCL為主成分，主要是第3代quinolone系廣效性口服抗菌劑。本劑之化學結構上在quinoline環的6位及8位導入F，而於7位上具3-methyl-piperazinyl基。抗菌範圍廣及革蘭氏陽菌，革蘭氏陰性菌及部分的厭氧性菌，且對多種他劑耐性菌也顯示優異的抗菌力。

2.對細菌之DNAgyrase作用，而阻礙DNA的合成。抗菌作用為殺菌性，最小殺菌濃度與最小抑菌濃度幾乎一致。

91 局部抗感染和抗炎眼用製劑

適應症 [衛核]對Lomefloxacin hydrochloride易感性細菌所造成的結膜炎。眼瞼炎、瞼結膜炎。

用法用量 通常lomefloxacin成人一次200mg，1日2次經口投與。依感染症之種類及症狀適宜增減。

不良反應 主要為發疹等的過敏症有0.35%，嘔氣、嘔吐、胃部不快感、軟便、下痢、頭痛等的消化器症狀有1.00%，眩暈等的精神神經症狀有0.29%，GOT、GPT、A1-P之上昇等的肝機能檢查值異常有0.70%等，全部為quinolone系抗菌劑所既知之副作用。

醫療須知 1.對本劑有過敏症既往歷的患者請勿投與。

2.下列患者須慎重投與：(1)高度腎障礙的患者(2)癲癇等痙攣性疾患及具此類既往歷之患者。(3)對類化合物(quinolone系抗菌劑)有過敏症既往歷之患者。(4)高齡者。

91110 MOXIFLOXACIN▲

孕C 乳 - 泄 肝 T½ 13h

Rx 5.45 MG, 5 MG/ML/液劑(Sol);

商名

Micromox® (MICRO/吉富)

Vigamox® ◎ (NOVARTIS/諾華)

Xinclame® (溫士頓)

藥理作用 1.Moxifloxacin為8-methoxy fluoroquinolone，在第七碳位置有diazabicyclononyl ring。其抗菌作用機轉為抑制topoisomerase II (DNA gyrase)及topoisomerase IV。DNA gyrase是細菌DNA在複製、轉錄及修復時，所必需的酵素。Topoisomerase IV 在細菌細胞分裂期間，對染色體DNA的分割，扮演重要的角色。

2.Quinolones類的抗生素，包括moxifloxacin在內，其作用機轉不同於巨環類、胺基配醣體類或四環黴素類的抗生素。因此，對上述抗生素有抗藥性的病菌，moxifloxacin可能仍是有效的；反之對moxifloxacin有抗藥性的病菌，上述抗生素可能仍是有效的。Moxifloxacin與上述抗生素之間，不會有交叉抗藥性。

適應症 [衛核]1.適用於治療患有對Moxifloxacin具感受性的致病菌所引起之細菌性結膜炎(bacterial conjunctivitis)病人。

2.適用於治療12歲以上患有對Moxifloxacin具感受性的致病菌所引起之瞼緣炎(blepharitis)、淚囊炎(dacryocystitis)、麥粒腫(hordeolum)、瞼腺炎(tarsadenitis)或角膜炎(包括角膜潰瘍)(keratitis, including corneal ulcer)病人。

3.適用於成人眼科手術的術前和術後預防感染。

用法用量 每次點一滴於患眼，每天三次，連續點藥七天。

不良反應 最常被報告的眼部副作用為：結膜炎、視力降低、乾眼、角膜炎、眼睛不適、眼睛充血、眼睛痛、眼睛癢、結膜下出血、流淚。約有1~6%的患者發生這些副作用。非眼局部副作用報告比率約為1~4%：發燒、咳嗽增加、感染、中耳炎、咽頭炎、皮疹、鼻炎。

醫療須知 1.一般性：如同其他的抗感染劑，長期使用可能導致非感受性的微生物生長過度，包括黴菌。假如發生重複感染，請停藥並使用替代的治療方法。當需要臨床判斷時，應使用放大鏡的輔助進行檢查，例如細隙燈生物顯微鏡檢查，以及在適當之處使用螢光黃染色。假如患者有細菌性結膜炎的徵候或症狀，則建議不要戴隱形眼鏡。

2.患者：避免瓶口碰觸眼睛、手指或其他地方而造成污染。全身性投與quinolones類產品(包括moxifloxacin)與過敏反應有關聯性，甚至是出現在單一劑量給藥後。一旦出現皮疹或過敏反應的徵候，請立即停藥並向醫師求診。

91111 NATAMYCIN

孕C 乳 ?

Rx 50 MG/ML/液劑(Sol);

商 名

Natacyn® ◎ (ALCON/吉帝) $1800/Sol(50MG/ML-PIC/S-15ML)

藥理作用 和黴菌細胞膜的脂醇結合，改變細胞的通透性，因此使細胞的必需成份外泄。對細菌無效。

適 應 症 [衛核]治療因黴菌引起之瞼角炎、結膜炎及角膜炎。

[非衛核]因白色念珠菌或其他黴菌所引起之急性或慢性皮膚感染、陰道炎、滴蟲引起之白帶、腸道感染。

用法用量 點眼用-每1~2小時點眼1滴於結膜腔，連續3~4天，然後減少至每6~8小時1滴，然後再減至每4~7天1滴。

不良反應 結膜充血或結合膜水腫、視力模糊、畏光、眼痛。

醫療須知 1.若臨床7~10天內可觀察到改善時，重估患者的情況，同時做其他的實驗室試驗來測定是否有其他的生物體存在。

2.使用本藥治療，適當的劑量過程和完成整個療程的重要性，以避免再發。

91112 NORFLOXACIN▲

孕C 乳 - 食 - 泄 肝/腎 t½ 3~4.5h

Rx 3 MG/ML/液劑(Sol);

商 名

Baxicin Single Dose Unit® (麥迪森) $4/Sol(3MG/ML-PIC/S-500MCL)

Foxin Oph.® (派頓) $83/Sol(3MG/ML-PIC/S-10ML), $22.1/Sol(3MG/ML-PIC/S-5ML)

Nofoxin® (麥迪森) $22.1/Sol(3MG/ML-PIC/S-5ML), $83/Sol(3MG/ML-PIC/S-10ML),

Norcin® (杏輝) $22.1/Sol(3MG/ML-PIC/S-5ML),

Norfocin® (五福) $19.6/Sol(3MG/ML-5ML), $67/Sol(3MG/ML-10ML)

Norfu® (應元) $83/Sol(3MG/ML-PIC/S-10ML), $22.1/Sol(3MG/ML-PIC/S-5ML)

藥理作用 1.作用機轉：係對使細菌高次構造變換之DNA cyrase加以作用，阻礙DNA之複製，具殺菌性的作用。

2.抗菌作用：抗菌譜之範圍廣大，對葡萄球菌屬，包括肺炎球菌之 鏈球菌屬，腸球菌屬，棒狀桿菌屬，細球菌屬，桿菌屬等之革蘭氏陽性菌及branhamella catarrhalis，克雷白氏桿菌屬，腸內桿 菌屬，鋸桿菌屬，變形桿菌屬，包括綠膿桿菌之假單胞菌屬，黃質菌屬，嗜血桿菌屬，墨拉克氏菌屬，acinetobacter屬，產鹼桿菌屬等革蘭陽性菌之眼科感染症的起炎菌顯示了強大的抗菌力。

適 應 症 [衛核]對 NORFLOXACIN 具有感受性之感染症:眼瞼炎、麥粒腫、淚囊炎、結膜炎、瞼板腺炎、角膜炎、術後感染症、角膜潰瘍。

用法用量 通常一回一滴，一日三回點眼。又依症狀適宜增減。

不良反應 1.過敏症：若有過敏症狀時，請中止投與。

2.其他：偶有刺淚等症狀，或引起卡他性結膜炎，但極少發生。

醫療須知 1.一般之注意事項：請勿長期間使用。

2.下列患者請勿投與對norfloxacin或quinolone系合成抗菌劑有過敏症即往例的患者。

91113 OFLOXACIN▲

孕C 乳 - 食 - 泄 肝/腎 t½ 3~5h

Rx 3 MG/ML/液劑(Sol);

商名

Ofoxin®（麥迪森）$144/Sol(3MG/ML-PIC/S-5ML)

藥理作用 1.本藥為新開發的pyridone carboxylic acid類的合成抗菌劑，抗菌範圍相當廣泛，由綠膿桿菌(pseudomonas aeruginosa)的gram陰性菌到gram陽性菌都顯示出廣泛的抗菌範圍，其中包括。Staphylococcus sp(葡萄球菌屬)、streptococcus pyogenes(化膿鏈球菌)、hemolytic streptococci(溶血性鏈球菌)、enterococci(腸內球菌)、streptococcus pneumoniae(肺炎鏈球菌)、neisseria gonorrhoeae(奈瑟氏淋病隻球菌)、excherichiacoli(埃希氏大腸桿菌)、shigella sp.(志賀氏桿菌屬)、klebsiella pneumoniae(克雷白氏肺炎菌)、enterobacter sp.(腸內桿菌屬)、serratea sp.(沙雷氏化膿菌屬)、proteus sp.(化膿變形桿菌屬)、pseudomonas aeruginosa(綠膿桿菌)、haemophilus influenxae(流行性感冒嗜血菌)、camppylobacter sp.(食中毒曲菌屬)、chlamycia trachomatis(披衣菌)。

2.孕婦用藥安全等級：C-妊娠女性要僅慎使用 ，特別是妊娠第一期。

適應症 [衛核]外眼部細菌性感染症。

用法用量 通常1日經口投與300~600mg，分2~3次服用。依感染症的種類及症狀適當增減。點耳液：一天2次，每次6~10滴，滴入耳內的藥水要停留在耳內10分鐘。

不良反應 (1)過敏症：有發疹、搔癢等的症狀出現者請停止使用、(2)腎臟：偶有BUN(血中尿氮素)、creatinine上昇的可能、(3)肝臟:偶而出現S-GOT，S-GPT，ALP，γ-GTP，total bilirubin值的上昇、(4)消化器管：偶有噁心、嘔吐、胃、腹部不舒服、下痢、軟便、食慾不振、胃、腹部疼痛、胸悶、口渴、且偶有口內炎等症狀的出現、(5)血液：白血球、紅血球、hematocrit、血小板的減少、嗜酸性球的增加等現象、(6)精神神經系：偶有失眠、眩暈、頭痛等症狀出現。

醫療須知 1.下列的患者請勿使用，對本劑過敏既往例者。

2.下列的患者請慎重使用，嚴重腎障礙患者。

3.對孕婦、授乳婦的投與。(1)懷孕中的投藥安全性尚未確定，因此孕婦或即將懷孕者不可投與。(2)本劑會轉移至母乳中，故投與本劑時避免哺乳。

4.對小孩的投與，尚未確定安全性，故小孩勿使用。

91114 SULFAMETHOXAZOLE (SULFISOMEZOLE)(O.S.M.D)

孕C/D 乳 - 食 - t½ 7~12h

Rx 20 MG/ML, 40 MG/ML/液劑(Sol);

商名

Kingmin Oph.®（景德/健喬信元）$21.9/Sol(40MG/ML-PIC/S-10ML), $12/Sol(40MG/ML-PIC/S-5ML), $13.6/Sol(40MG/ML-PIC/S-15ML)
Morcasin Oph.®（杏輝）$12/Sol(40MG/ML-PIC/S-5ML), $13.6/Sol(40MG/ML-PIC/S-15ML),
Sinomin Oph.® ◎（杏輝/久裕）$13.6/Sol(40MG/ML-PIC/S-15ML)
Sinzole Oph.®（麥迪森）
Sulmezole®（麥迪森）$21.9/Sol(40MG/ML-PIC/S-10ML), $13.6/Sol(40MG/ML-PIC/S-15ML), $12/Sol(40MG/ML-PIC/S-5ML)
Sulomin®（綠洲）$12/Sol(40MG/ML-PIC/S-5ML), $21.9/Sol(40MG/ML-PIC/S-10ML),
Suzole®（應元）$21.9/Sol(40MG/ML-PIC/S-10ML), $13.6/Sol(40MG/ML-PIC/S-15ML), $12/Sol(40MG/ML-PIC/S-5ML),
Yen Kuang®（五福）

藥理作用 1.本藥為中等效型的磺胺藥，和sulfisoxazole相同，但口服吸收和尿道排泄多少較慢些。對大部份患者為一天2次，以預防積蓄性。

2.下列細菌所致之感染症：砂眼病原體、葡萄狀球菌、鏈鎖球菌、肺炎球菌、慢性結膜炎桿菌(Morax-Axenfeld Bacillus)、結膜炎桿菌(Koch-Weeks Bacillus)。

3.孕婦用藥安全等級C；D-如在接近生產時使用。

適應症 [衛核]結膜炎、砂眼、流行性角結膜炎、眼瞼炎、眼瞼緣炎、麥粒腫、淚囊炎、虹彩炎。

用法用量 將4%點眼液，通常1日數次，1次點眼數滴。視症狀得增減點眼次數。

不良反應 1.眼：有刺激感、眼瞼緣紅腫、結膜充血等，如出此類症狀，應即停藥。
2.過敏症：出現過敏症狀時，請即停藥。
3.長期連用：偶有出現相同於全身使用時之副作用，應請避免長期連續使用。

醫療須知 1.使用中恐有致敏感作用者，應詳加觀察，萬一出現時，請即停藥。
2.眼藥水貯存條件：避光。

91115 TOBRAMYCIN SULFATE

孕 D/B 乳 - 泄 腎 T½ 2~3h

℞ 3 MG/GM/軟膏劑(Oin); 3 MG/ML/液劑(Sol); 3 MG/ML/懸液劑(Sus);

商　名
Biomicin Oph.® (溫士頓) $31.3/Sol(3MG/ML-PIC/S-5ML)
Biomicin® (溫士頓) $44.9/Oin(3MG/GM-PIC/S-3.5GM),
Cleo Eye Drop® (景德/瑞安) $31.3/Sol(3MG/ML-PIC/S-3.5ML)
Kamin® (應元) $31.3/Sol(3MG/ML-PIC/S-5ML)
Tobacin® (麥迪森) $31.3/Sol(3MG/ML-PIC/S-5ML),
Tobramycin Oph.® (五福) $31.1/Sus(3MG/ML-5ML)
Tobrex Eye® ◎ (ALCON/諾華) $44.9/Oin(3MG/GM-PIC/S-3.5GM)
Tobrex® ◎ (ALCON-COUVREUR/諾華) $31.3/Sol(3MG/ML-PIC/S-5ML)
Tocin Oph.® (派頓) $31.3/Sol(3MG/ML-PIC/S-5ML)

藥理作用 1.本藥為胺基配醣體抗生素，其藥理性質，適應症和整個毒性方面，與gentamicin相同。前庭毒性有，但較少發生，每天不要超5mg/kg，除非有監視血中濃度。避免長期血中濃度高於12mcg/ml。觀察尿中是否有蛋白質，細胞和結晶碎片的存在。腎損傷患者要根據包裝內指示來減量。減少的量要依肌酸酐廓清率或血中肌酸酐來計算。成人靜注(孩童成比例遞減)要用50~100ml的氯化鈉注射液或5%dextrose注射液來稀釋，滴注要超過20~60分。不要和其他藥物先混合，但可分開投與。治療期為7~10天。對嚴重或併發的感染，需要較長的治療期。長期治療期間要常常監視聽覺，前庭和腎臟的功能。
2.孕婦用藥安全等級：B-眼科用藥，D-其他科用藥。

適應症 [衛核]眼睛感染及眼附屬器官的感染、對於一般抗生素有抗性的細菌感染症

用法用量 1.將一滴tobramycin sulfate眼藥水點入結膜囊，每天兩次(早上及傍晚)，連續點藥一週。病情嚴重時：第一天於清醒時點藥4次，接著每天於清醒時點藥2次，每次各一滴，直到完成整個療程。Tobramycin sulfate眼藥水可使用於小兒患者(1歲以上幼兒)，劑量與成人相同。
2.軟膏：①輕度至中度病況：每日二至三次，每次擠約1.5公分的量於受感染之眼內。②嚴重病況：每三至四小時擠約1.5公分的量於受感染之眼內至明顯見效為止，其後即減少用量，使用至完全治癒為止。

不良反應 在臨床研究中，並無與tobramycin sulfate眼藥水有關的眼部或全身性副作用報告。最常見的眼部副作用為眼部出現包括眼部搔癢在內的過敏反應症狀、眼部充血及流淚。這些問題的發生率各為1.5%。其他發生率低於百分之一的副作用有：眼部過敏反應、眼部分泌物、眼部不適、結膜水腫、眼瞼水腫、眼瞼紅疹及眼瞼疾病。

醫療須知 使用點眼液建議事項-為了正確使用點眼液，請依下列步驟指示：
1.洗淨雙手，可能的話請站立於鏡子前。
2.轉開瓶蓋，小心避免讓滴頭尖端碰觸到任何表面，因為這可能會使瓶內藥品受到污染。
3.以單手將藥瓶倒置。
4.另一隻手將患眼的下眼瞼往外翻，頭往後傾，同時眼睛往上看。
5.將滴頭尖端靠近眼睛，但不可接觸到，輕輕擠壓瓶身，將點眼液滴至眼睛與眼瞼間的位置。
6.鬆開下眼瞼，並眨眼數次，以確保藥液覆滿整個眼睛表面。
7.如有需要，重複步驟4，5及6，施藥於另一眼。
8.使用後將藥瓶旋緊。

91 局部抗感染和抗炎眼用製劑

91116 Colimycin Eye 抗力邁新眼藥膏® （綠洲）

Rx

每 gm 含有：COLISTIN (METHASULFANATE SODIUM) 5.0 MG；TETRACYCLINE (HCL) 5.0 MG

適應症 [衛核] 綠膿菌、葡萄球菌、鏈鎖球菌、濾過性菌引起之感染症

用法用量 參照仿單

91117 Getamin Eye Drop 吉得明點眼液®（五福/西德有機）

Rx

每 ml 含有：BETAMETHASONE (SODIUM PHOSPHATE) 1.0 MG；GENTAMICIN (AS SULFATE) 3.0 MG

適應症 [衛核] 適用於結合膜炎、角膜炎、眼瞼炎、結合性角膜炎、鞏膜表面炎、淚囊炎、瞼腺炎、角膜潰瘍

用法用量 參照仿單

§ 91.2 眼用抗病毒劑

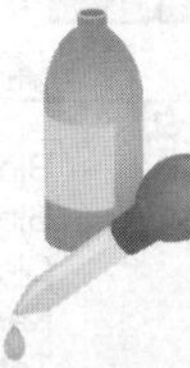

91201 IDOXURIDINE

孕C 乳 - 泄 肝/腎

Rx

1 MG/ML/液劑(Sol)；

商名

Idodine Oph.®（麥迪森）

藥理作用 本藥能嵌入病毒的DNA，產生一種不能繁殖的錯誤分子，因而阻斷疱疹病毒細胞的複製。

適應症 [衛核]單純性皰疹病毒所引起之角膜炎，尤其是急性樹枝狀潰瘍

用法用量 眼用溶液–白天每小時點1滴於感染的眼睛，晚上每2小時1次，當顯著改善時，減量至白天每2小時1次，晚上每4小時1次。完全痊癒後，繼續5~7天。眼用軟膏–1天5次，點在下結膜囊，每4小時1次。在完全痊癒後，繼續5~7天。

不良反應 眼窩灼熱、刺激、畏光、搔癢、疼痛、濾泡性結膜炎或流淚。

醫療須知
1.留意IDU已被證實在實驗的動物具導致遺傳突變的和致癌的作用，然而沒有證據顯示對人類有這種作用。
2.孕婦或哺乳婦要小心使用。
3.強調在完全痊癒後至少要繼續治療5~7天，以避免感染復發。
4.注意角膜損傷的改善，可因併用局部外用corticosteroids而增進。在idoxuridine停藥前，先禁戒steroid幾天。

91202 TRIFLURIDINE

孕C 乳 ? 泄 肝 t½ 15m

Rx

1 ML/液劑(Sol)；

商名

Viroptic® ◎ (GSK)

藥理作用 尚未確定。在培養的哺乳動物細胞(mammalian cell)干擾DNA的合成。

適應症 [非衛核](1)治療原始的角膜結膜炎 (keratocon- junctivitis)和復發之上皮的角膜炎 (epithelial keratitis)，由單純疱疹病毒I型和II型引起。(2)治療上皮的角膜炎，而患者對IDU或vidarabine不能忍受或沒有反應。(3)治療牛痘病毒所起的眼睛感染。(臨床效果沒有確實建立)。

用法用量 醒時每2小時點1滴在角膜上(1天最大量為9滴)直到角膜的潰瘍已經完全再形成上皮，然後再加7天，每4小時(1天最大量5滴)1滴。

不良反應 輕度，暫時性的灼熱或螫傷感。

醫療須知
1.青光眼，孕婦或哺乳婦要小心使用。
2.若7天內未見臨床改善或14天內沒有完全再形成上皮跡象，則考慮代替形式的治療。為避免眼球毒性，在任何情況下，使用都不要超過21天。
3.指示患者適當的投與方法和在滴入後1分鐘輕壓淚囊。

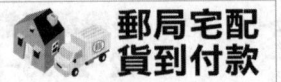

4.貯存於冰箱中冷藏，因為溫度昇高，會加速藥物的敗壞。

§91.3 眼用類固醇製劑

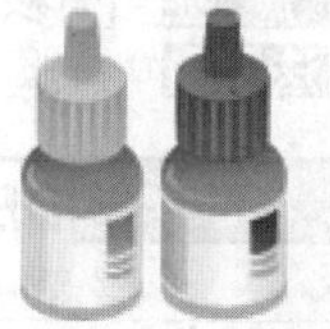

91301 BETAMETHASONE DISODIUM PHOSPHATE

孕C

Rx 1 MG, 1 MG/ML/液劑(Sol);

商名

Bemesone Oph.® (景德/健喬信元)
Besoen® (溫士頓) $16.6/Sol(1MG/ML-PIC/S-5ML), $33.3/Sol(1MG/ML-PIC/S-10ML)
Betame® (麥迪森) $16.6/Sol(1MG/ML-PIC/S-5ML),
Fusone® (麥迪森) $4/Sol(1MG/ML-PIC/S-500MCL),

藥理作用 Betamethasone為合成的腎上腺皮質素(corticosteroids)類似物，可藉由穩定嗜中性白血球(neutrophils)中的溶小體(lysosomes)，降低其去顆粒化反應(degranulation)，減少組織胺及其它發炎介質釋出而減少發炎反應。腎上腺皮質素也可誘導抗發炎蛋白質lipocortin產生，lipocortin可抑制細胞膜的磷脂質被phospholipase A2轉變成arachidonicacid，進而減少prostaglandins釋出而改善發炎反應。

適應症 [衛核]眼瞼炎、結膜炎、角膜炎、鞏膜炎、虹彩炎等之炎症性眼科疾患。

用法用量 每日3~4次，每次1~2滴。
1. 旋轉上瓶蓋即可開啟。
2. 請勿以手接觸滴瓶口，以避免汙染。
3. 本藥不含防腐劑，開封後請立即使用，不要貯存。為了易於壓出藥液故每支均裝填稍微多量，每支使用後剩餘之藥液請務必丟棄。

不良反應 1.眼部：暫時性眼睛刺痛、燒灼感、眼睛充血、視力模糊、角膜發炎、流淚或眼睛有分泌物、眼壓升高、誘發眼睛感染、創傷癒合延遲、角膜或鞏膜變薄、角膜穿孔、長期使用可能會誘發隅角開放型青光眼或後囊白內障。
2.全身性：頭痛、低血壓、鼻炎、喉炎、味覺改變、長期連續使用導致腦下垂體與腎上腺皮質機能抑制(罕見)。

醫療須知 1.眼用corticosteroids會掩飾發炎反應，惡化或延長眼睛感染。角膜潰瘍患者、病毒性結膜或角膜疾患、分枝桿菌眼疾患、黴菌性眼疾患及化膿性眼疾患者，以不使用本藥為原則，若需使用本藥時應謹慎使用並輔以其它治療感染的藥物。
2.孕婦、未滿2歲之嬰幼兒使用本藥的安全性尚未確定，應謹慎使用。
3.眼用corticosteroids會減少眼房水流出，可能會發生眼壓升高的副作用，連續使用大於10天或更久，應定期實施眼內壓檢查以減少視神經傷害。長期使用可能會發生隅角開放型青光眼或後囊白內障。
4.長期使用本藥有時會誘發眼部感染、特別是黴菌感染，建議定期做黴菌培養。若發生角膜疱疹、角膜黴菌、綠膿菌感染症等，應及時施以適當處理。白內障手術後使用本藥可能減慢傷口癒合速度，增加疱疹感染的危險。
5.長期使用本藥可能發生角膜或鞏膜變薄，角膜疱疹、角膜潰瘍患者可能會發生角膜穿孔。

91302 CORTISONE ACETATE

孕C/D 食+ 泄 肝/腎 t½ 0.5h

Rx 25 MG/液劑(Sol);

商名

Cotong Oph. Sus.® (國際新藥)

藥理作用 1.本藥具卓越礦物皮質固醇活性的短效糖皮質固醇。大部份轉變成hydrocortisone後，產生抗發炎及免疫抑制作用。
2.孕婦用藥安全等級C；D-在妊娠第一期使用。

適應症 [衛核]角膜炎、結膜炎、帶狀疱疹性眼病、鞏膜炎

用法用量 口服，肌注-1天20~100mg。減少至最低有效劑量。眼用-1天1~3次，點至下眼瞼內。

91303 DEXAMETHASONE

孕C 乳 -

Rx

1 MG, 1 MG/ML/液劑(Sol); 1 MG/GM/凝膠劑(Gel);

商名

Deca®（麥迪森/中美兄弟）

Decason®（綠洲）$12.3/Sol(1MG/ML-PIC/S-5ML)

Desalone®（麥迪森）$12.3/Sol(1MG/ML-PIC/S-5ML)

Dexagel®（DR. GERHARD MANN/武昌）$94/Gel(1MG/GM-PIC/S-5GM)

Orgadrone Oph.®（健亞）

Shucoming Eye®（溫士頓）

藥理作用 Dexamethasone是一種強力合成上腺皮質類固醇，經由動物及人體口服實驗顯示dexamethasoneb具有prednisolone 6~7倍的效力或cortisone 30倍的效力。Dexamethasone的強度是由結構中prednisolone基接上甲基及氟原子所組成。

適應症 [衛核]結膜炎、角膜炎、鞏膜炎、虹彩毛樣體炎、過敏性眼炎

用法用量 1.嚴重或急性炎症時，起初每30~60鐘滴一次，每次1~2滴於結膜囊內，如症狀好轉時，即可減少用量至2~4小時滴一次，如炎症完全被控制時則可減少用量至每天3~4次，每天一滴時夠。如於開始用本藥品治療後3~4天不見好轉時即應加用全身性療法或結膜療法。

2.慢性炎症時：每3~6小時滴一次，或必要時可增加點滴次數。

3.敏感性或輕度炎症時：每3~4小時滴一次至可獲滿意的效果時為止。

91304 FLUOROMETHOLONE

Rx

0.2 MG/ML, 1 MG/ML, 0.2 MG/ML/液劑(Sol); 0.2 MG/ML, 1 MG/ML/懸液劑(Sus);

商名

F.S. Oph.®（派頓/五福）$12.1/Sol(1MG/ML-5ML)

Flucason Oph. Sus.®（景德/健喬信元）$12.1/Sol(1MG/ML-PIC/S-5ML), $45.2/Sol(1MG/ML-PIC/S-10ML), $12.7/Sol(0.2MG/ML-PIC/S-5ML), $47.8/Sol(0.2MG/ML-PIC/S-10ML),

Fluorometholone Oph.®（綠洲）$12.7/Sol(0.2MG/ML-PIC/S-5ML), $47.8/Sus(0.2MG/ML-PIC/S-10ML)

Fluorometholone®（綠洲）$12.1/Sol(1MG/ML-PIC/S-5ML)

Fluorone Oph.®（派頓）$12.1/Sol(1MG/ML-PIC/S-5ML), $45.2/Sol(1MG/ML-PIC/S-10ML), $47.8/Sus(0.2MG/ML-PIC/S-10ML), $12.7/Sol(0.2MG/ML-PIC/S-5ML),

Foxone Oph. Sus.®（溫士頓）$12.7/Sol(0.2MG/ML-PIC/S-5ML), $47.8/Sol(0.2MG/ML-PIC/S-10ML), $17.2/Sol(0.2MG/ML-PIC/S-6ML),

Foxone Oph.®（溫士頓）$45.2/Sol(1MG/ML-PIC/S-10ML), $12.1/Sol(1MG/ML-PIC/S-5ML),

Fulone®（麥迪森）

Viscone®（杏輝）$12.1/Sol(1MG/ML-PIC/S-5ML), $45.2/Sol(1MG/ML-PIC/S-10ML), $12.7/Sol(0.2MG/ML-PIC/S-5ML), $47.8/Sol(0.2MG/ML-PIC/S-10ML)

適應症 [衛核]眼瞼炎、結膜炎、角膜炎、強膜炎、上強膜炎、虹彩炎、虹彩毛樣體炎。

§ 91.4 眼用抗炎劑

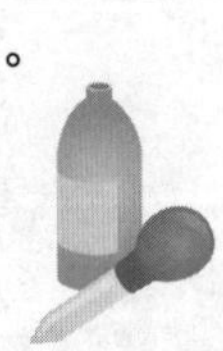

91401 DICLOFENAC SODIUM

孕C 乳 ? 食 + 泄 肝 1.2~2h

Rx

1 MG, 1 MG/ML/液劑(Sol);

商名

Lanyung®（應元）$42.1/Sol(1MG/ML-PIC/S-5ML), $64/Sol(1MG/ML-PIC/S-10ML)

Volen Oph.®（溫士頓）$42.1/Sol(1MG/ML-PIC/S-5ML), $64/Sol(1MG/ML-PIC/S-10ML)

Voltaren Oph.® ◎（NOVARTIS/諾華）

藥理作用 1.本藥是一非類固醇的物質，具有抗發炎及止痛的作用。Diclofenac的基本作用機轉被證實具有抑制prostaglandin的合成。Prostaglandin在發炎和疼痛的病因學扮演一個重要角色。

2.在白內障手術前投與本藥，可抑制手術中的瞳孔收縮。在開刀後或眼睛受傷及其他非感染性發炎症狀投與本藥，也有抑制發炎的效果。在白內障摘除和水晶體植入的病

人事先投與本藥，可減少囊狀斑水腫的發生率及減輕其嚴重度。

3.每天投與本藥3~5次，每次一滴，可得到有效劑量每天0.25~0.5mg的diclofenac sodium；此劑量小於風濕症每天用劑量的1%。

適應症 [衛核]白內障手術後之眼部發炎。

用法用量 1.成人：

-手術前：開刀前3小時起，每半小時一滴，共5點。

-手術後：開刀後立即滴3滴，之後每天3~5次，每次一滴，依需要調整使用天數。

-其他適應症：白天4~5次，每次一滴。以病情程度調整劑量。

-只有在仔細的評估及眼睛檢查後才能考慮長期性的治療。一般而言，不應使用超過一週。只有很少數的病例較延長的使用。

2.兒童：

-無特殊研究本藥用於兒童，但口服劑型或栓劑的本藥用於12個月以上的兒童，則已被證實可行。

不良反應 1.臨床試驗發現投與本劑後會有下列不必要的反應出現：偶而輕微至中度短暫的刺痛和/或視力模糊。

2.極少出現癢、紅和畏光的過敏反應。

91402 KETOROLAC▲

孕C 乳? 泄肝

Rx 5 MG, 5 MG/ML/液劑(Sol);

商名

Kelac Oph.®（麥迪森）$69/Sol(5MG/ML-PIC/S-5ML),
Ketolaku®（五福）
Ketoro Oph.®（派頓）$69/Sol(5MG/ML-PIC/S-5ML)
Kirtolac Oph.®（溫士頓）

藥理作用 1.本藥為R-(+)及S(-)ketorolac tromethamine之消旋性混合物(racemic mixture)，其中之S(-)型異構物具有較強之藥理活性。

2.本藥為前列腺素合成抑制劑，其具有非類固醇消炎藥物之解熱、鎮痛、消炎三大特性，適用於各類型疼痛之治療。

3.本藥可迅速有效解除疼痛、發炎之症狀，為短期急性疼痛發作之治療劑。

適應症 **[衛核]暫時緩解由季節性過敏性結膜炎引發之眼部搔癢、白內障手術後之眼部發炎。**

用法用量 1.a.緩解因季節性過敏性結膜炎引發的眼部搔癢：每日4次，每次1滴(0.25mg)。b.治療接受白內障摘除術患者之術後發炎反應：於白內障手術後24小時開始，於患部眼睛滴注，每日4次，每次1滴(0.25mg)，並持續直至手術後2週。c.不建議使用於3歲以下孩童，因其安全性及有效性尚未被建立。

2.一般之鎮痛作用可於投藥後30分鐘內顯現，而最大效果也可於投藥後1~2小時內出現，其鎮痛作用可持續4~6小時(前述資料常隨投藥途徑及劑量之不同而有所差異)。

3.單劑量療效：肌肉注射—65歲以下，每次60mg；65歲及65歲以上，腎功能不全及體重低於50kg者，每次30mg；靜脈注射—65歲以下，每次30mg；65歲及65歲以上，腎功能不全及體重低於50kg者，每次15mg；重復給藥療法(靜脈或肌肉注射)：65歲以下，每次30mg，每6小時一次，最高日劑量不得超過120mg。65歲及65歲以上，腎功能不全及體重低於50kg者，每次15mg，每6小時 一次，最高日劑量不得高於60mg。

不良反應 1.眼部：20~40%：暫時性針刺感與燒灼感。1~10%：眼部刺激、過敏反應、眼部淺層感染、角膜表面發炎、角膜水腫、虹膜炎。1~5%：結膜充血、角膜浸潤、眼睛水腫、眼睛痛。

2.其他較常見不良反應如下：①全身：偶有水腫現象；②心血管系統：偶有高血壓；③胃腸系統：偶有噁心、消化不良、胃痛、便秘、下痢、腹脹、嘔吐及口內炎等症狀；④血液及淋巴系統：偶有紫斑病；⑤神經系統：偶有嗜眠、眩暈、頭痛及發汗等症狀；⑥皮膚：可能會出現發疹、搔癢感等；⑦重覆注射偶有引發注射部位疼痛現象。

醫療須知 **1.本藥與水楊酸、其它非類固醇抗炎藥，具交叉過敏現象，對於上述藥品曾有過敏反應者及氣喘患者，須謹慎使用。**

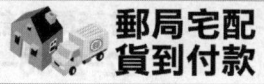

2.本藥會影響血小板的凝集，延長出血的時間，對於使用抗凝血藥物、有凝血問題之患者及同時併用其它類非類固醇抗炎藥者須特別注意。
3.本藥用於眼部手術患者可能增加眼組織的出血，延緩傷口的癒合。
4.點藥前需取出隱形眼鏡。點藥後至少隔15分鐘再戴上。
5.活動性的單純疱疹病毒性角膜炎由其是樹枝狀角膜潰瘍患者(active epithelial herpes simplex keratitis dendritic keratitis)需小心使用。

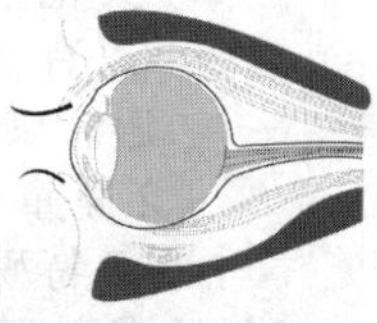

§ 91.5 複方產品

91501 Alina Teika Eye Lotion 醫立明點眼液 ® (TEIKA/一成)

SMC

每 ml 含有：CHLORPHENIRAMINE MALEATE 0.1 MG；CHONDROITIN SULFATE SODIUM (EQ TO SODIUM CHONDROITIN SULFATE) 1.0 MG；CYANOCOBALAMIN (VIT B12) 0.05 MG；PYRIDOXINE HYDROCHLORIDE 0.5 MG；TAURINE (EQ TO AMINOETHYL SULFONIC ACID) 1.0 MG

藥理作用
1.Vitamin B12(cyanocobalamine)：調節眼睛機能、預防疲勞。
2.Vitamin B6(pyridoxine hydrochloride)：活化眼睛細胞的新陳代謝、預防疲勞。
3.Sodium chondroitin sulfate：防止眼角膜乾燥並保濕。
4.Chlorpheniramine maleate：緩解眼睛發癢。
5.Taurine(aminoethylsulfonate)：活化眼睛細胞的新陳代謝、預防疲勞。

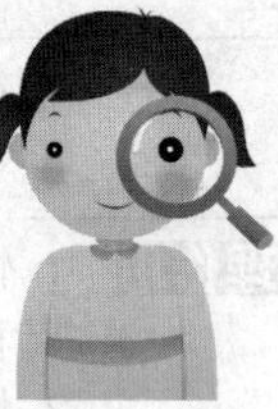

適應症 [衛核] 眼睛疲勞、眼睛癢。
用法用量 一天3~6次，一次1~2滴。
醫療須知
1.過期眼藥水，請勿使用。瓶裝之眼藥水，開瓶30天後請勿繼續使用。
2.藥液混濁，變色或出現異物時請丟棄。
3.為避免污染藥品，使用時勿碰觸藥瓶瓶口。
4.使用兩種眼藥水時，請隔開至少5分鐘後點藥。
類似產品 Shiny 舒麗爽眼藥水 ® (麥迪森)

91502 Eyes Clean Eye Lotion 睛亮點眼液 ® (TEIKA/一成)

SMC

每 ml 含有：AMINOCAPROIC ACID EPSILON- 10.0 MG；CHLORPHENIRAMINE MALEATE 0.3 MG；NAPHAZOLINE HYDROCHLORIDE 0.03 MG；NEOSTIGMINE METHYLSULFATE 0.05 MG；PANTHENOL 1.0 MG；TAURINE (EQ TO AMINOETHYL SULFONIC ACID) 5.0 MG

藥理作用
1.含有六種有效成分。
2.Panthenol、Neostigmine、Methylsulfate可緩和眼睛疲勞、眼睛不適等症狀。
3. ε- Aminocaproic Acid，Chlorpheniramine Maleate，Naphazoline Hydrochloride的有效成分可緩解眼睛紅、癢。
適應症 [衛核] 暫時緩解因輕微眼部刺激所引起之不適或眼睛紅、眼睛疲勞、眼睛癢。
用法用量 一天3~4次，每次1~2滴。
醫療須知
1.請勿使用：曾因本藥成分引起過敏的人，請勿使用。
2.以下情形，請勿繼續使用：
①超過保存期限的眼藥水。
②開瓶28天後。
③藥液混濁、變色或出現異物時。
3.如需同時使用兩種以上眼藥時，請依下列方式使用，以免影響藥效：
①使用眼藥水與眼藥膏時，請先使用眼藥水，間隔10分鐘以上再用藥膏。
②使用兩種眼藥水時，建議間隔5分鐘以上。
4.佩戴隱形眼鏡時，請勿使用含防腐劑及含懸浮液之眼藥水。

91503 Asuparaito S Eye-Lotion 亞舒眼藥水 ® (CHUSHIN/德佑)

每 ml 含有：ALLANTOIN 3.0 MG；PYRIDOXINE HCL 0.1 MG；TAURINE (EQ TO 2-AMINOETHANE SULFONIC ACID) 7.0 MG

適應症 [衛核] 眼睛疲勞、結膜充血、眼瞼緣炎、淚囊炎
用法用量 參照仿單

91 局部抗感染和抗炎眼用製劑

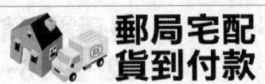

91504 Bettersone 貝達松藥膏 ® （美西）$12.2/Oin (5.0 GM-PIC/S), $14.9/Oin (10.0 GM-PIC/S), $19.6/Oin (15.0 GM-PIC/S), $19.6/Oin (20.0 GM-PIC/S)

Rx

每 gm 含有：BETAMETHASONE (17-VALERATE) 1.0 MG；GENTAMICIN (AS SULFATE) 1.0 MG

適應症 [衛核] 治療過敏或發炎性之皮膚病如濕疹、皮膚搔癢症、皮膚炎、乾癬

用法用量 一天3~4次，適量塗抹於患處。

91505 Cindecason Oph. 欣舒敏眼藥膏 ® （景德/健喬信元）$13.2/Oin (3.5 GM-PIC/S)

Rx

每 gm 含有：DEXAMETHASONE SODIUM PHOSPHATE 0.5 MG；NEOMYCIN SULFATE 3.5 MG

適應症 [衛核] 眼結膜炎、角膜潰瘍、鞏膜炎、過敏性炎症、深部角膜炎。

類似產品
- Denecin 吉麗康眼藥水 ® （五福）$12/Sol (5.0 ML)
- Myrosone Oph. 黴露霜眼藥水 ® （五福）$19.8/Sol (5.0 ML-PIC/S)
- Lixamin 利視明眼藥水 ® （麥迪森）$12/Sol (5.0 ML-PIC/S), $25.4/Sol (10.0 ML-PIC/S)
- Tobeyeson Oph. 特倍眼舒眼藥水 ® （五福/中美兄弟）$27.8/Sol (5.0 ML)

91506 Cortigen Eye-Drops 可敵炎點眼液 ® （麥迪森）

Rx

每 ml 含有：GENTAMICIN (AS SULFATE) 3.0 MG；HYDROCORTISONE ACETATE 10.0 MG

適應症 [衛核] 眼瞼炎、結膜炎、角膜炎、鞏膜炎、虹彩炎等炎症性眼疾患、眼科手術後及急慢性過敏性眼科疾患

用法用量 通常每2小時點1~2滴。

91507 Dellergy "應元" 傑敏眼藥水 ® （應元）$15.9/Sol (5.0 ML-PIC/S), $28.9/Sol (10.0 ML-PIC/S)

Rx

每 ml 含有：ANTAZOLINE HCL 0.5 MG；TETRAHYDROZOLINE HCL 0.4 MG

適應症 [衛核] 過敏性結膜炎、眼瞼緣炎、角膜炎。

91508 Dexa-Gentamicin 得夏新點眼液 ® （URSAPHARM/吉富）

Rx

每 ml 含有：DEXAMETHASONE SODIUM PHOSPHATE 1.0 MG；GENTAMICIN SULFATE 5.0 MG

適應症 [衛核] 眼部之細菌性感染及發炎。

用法用量 參照仿單

91509 Ginza 睛采眼藥水 ® （溫士頓）$15.9/Sol (5.0 ML-PIC/S)

Rx

每 Sol 含有：ANTAZOLINE HCL 0.5 MG；Tetryzoline Hydrochloride (eq to Tetrahydrozoline Hydrochloride) 0.4 MG

適應症 [衛核] 過敏性結膜炎，眼瞼緣炎，角膜炎。

91510 Limecort Oph. 利美可通眼用軟膏 ® （景德/宏昇）

Rx

每 g 含有：NEOMYCIN SULFATE 5.0 MG；TRIAMCINOLONE ACETONIDE 1.0 MG

適應症 [衛核] 眼瞼炎、結膜炎、鞏膜炎、虹彩炎等炎症性眼疾患、急慢性、過敏性及手術後之眼疾患。

91511 Maxitrol 目施妥點眼液 ® （ALCON-COUVREUR/諾華）$101/Sol (5.0 ML-PIC/S)

Rx

每 ml 含有：DEXAMETHASONE 1.0 MG；NEOMYCIN (SULFATE) 3.5 MG；POLYMYXIN B SULFATE 6000.0 IU

適應症 [衛核] 急、慢性結膜炎、眼瞼緣炎、角膜炎、虹膜睫狀體炎、瞼緣潰瘍、角膜潰瘍、鞏膜結合性膜炎

用法用量 一天3~4次，每次1~2滴或少量軟膏，用於結膜囊。

類似產品
- Maxitrol 目施妥眼藥膏 ® （ALCON-COUVREUR/諾華）$131/Oin (3.5 GM-PIC/S)

91512 Salute Oph. 善得明眼藥水 ® （景德/健喬信元）$12/Sol (5.0 ML-PIC/S), $21.8/Sol (10.0 ML-PIC/S)

Rx

每 ml 含有：SULFAMETHOXAZOLE 18.4 MG；TETRAHYDROZOLINE HCL 0.025 MG

適應症 [衛核] 眼睛充血(紅目)、結膜炎、角膜疾患、眼瞼炎、淚囊炎。

91513 Siproxan Otic Drops 舒耳爽耳用滴劑 ® （旭能/源山）$59/Sol (5.0 ML-PIC/S)

Rx

每 ml 含有：CIPROFLOXACIN HCL 2.329 MG；HYDROCORTISONE 10.0 MG

適應症 [衛核] 因綠膿桿菌、金黃色葡萄球菌及奇異變形菌等致病菌導致之成人及一歲以上幼兒急性外耳炎。

91514 Smile Contact Pure 獅美露康德目耀眼藥水® (NITTO/獅王家品)

每 ml 含有：ASPARTATE POTASSIUM MAGNESIUM L- (EQ TO MAGNESIUM POTASSIUM L-ASPARTATE) 5.0 MG；CHONDROITIN SULFATE SODIUM (EQ TO SODIUM CHONDROITIN SULFATE) 2.5 MG；SODIUM CHLORIDE 3.0 MG；TAURINE (EQ TO AMINOETHYL SULFONIC ACID) 10.0 MG

適應症 [衛核] 眼睛疲勞，暫時緩解因眼睛乾澀所引起灼熱感與刺激感。

91515 Super Saloon 沙龍眼藥水® (五福) $21.7/Sol (10.0 ML), $12/Sol (5.0 ML-PIC/S)

Rx

每 100 ml 含有：SULFAMETHOXAZOLE SODIUM 2000.0 MG；TETRAHYDROZOLINE HCL 2.5 MG

適應症 [衛核] 眼睛充血（紅目）、結膜炎、角膜疾患、眼瞼炎、淚囊炎

用法用量 一天點眼數次，每次2～3滴。

91516 Tobradex Oph. Sus. 點必舒眼用懸浮液® (ALCON-COUVREUR/諾華) $101/Sus (5.0 ML-PIC/S)

Rx

每 ml 含有：DEXAMETHASONE 1.0 MG；TOBRAMYCIN 3.0 MG

適應症 [衛核] 對類固醇具有感受性之眼部疾患。

用法用量 每4~6小時，兩眼各點1~2滴。在最初1~2天，劑量可增加到每2小時點一次。本藥須由醫師處方使用。

醫療須知
1.一般：長期使用可能導致角膜黴菌感染或產生抗藥性菌種，假使重覆感染發生，應給予適當之治療。
2.致癌性、突變性、生殖力傷害性：未有任何有關本藥致癌性、突變性之評估報告。曾有一以老鼠為對象之試驗，皮下給予Tobramycin.50/kg/day及100/kg/day之劑量，發現對老鼠之生殖力沒有影響。
3.孕婦：在動物實驗曾有腎上腺皮質素導致畸形之報告。長期投與dexa- methasone曾有胎兒生長遲緩及死亡率增加之報告。以兔子試驗顯示投與Tobramycin對生殖力或胎兒無任何不良之變化。建議孕婦應小心使用本藥。
4.哺乳婦：本藥是否會排泄在乳汁中尚不明確，但建議在哺乳期間暫停用本藥。
5.孩童：尚未有孩童作本藥之評估報告。

類似產品 Tobradex 點必舒眼藥膏® (ALCON-COUVREUR/諾華) $95/Oin (3.5 GM-PIC/S)

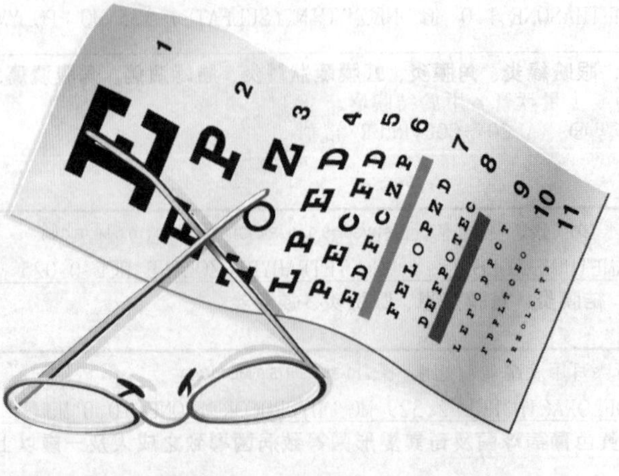

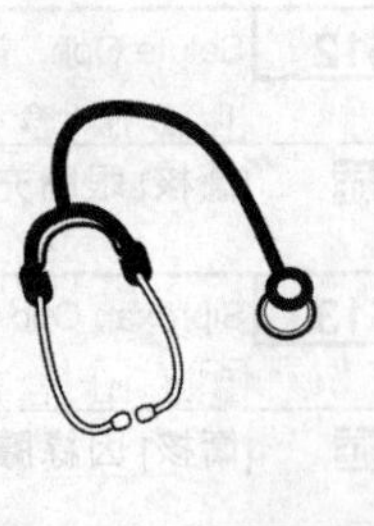

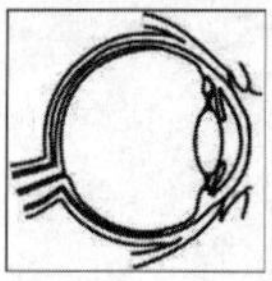

第九十二章
青光眼治療劑
Glaucoma Therapeutic Agents

定義：

眼睛的房水由睫狀突上皮細胞產生，且從後房流至前房，流過的途徑有schlemm管(主要途徑)及後方流出系統(次要途徑)。當眼球前房的水排出受阻，眼內壓大增(大於21mmHg)，滋養是神經乳頭血管灌注不良，合併視野缺損，視功能下降，就會造成青光眼。視乳頭凹陷或萎縮稱為隅角開放性青光眼；另一類稱為隅角閉鎖性青光眼，患者會突然虹膜腫脹，堵塞前房水流出，眼內壓劇增，幾天內眼球變得通紅、堅硬、劇痛、噁心、嘔吐、視力模糊和出現暈圈，若不及時治療很快會損壞視網膜和視神經，引起失明。眼

致病因素：

青光眼為眼內壓經常上昇的疾病，通常在數月或數年之內，因視神經萎縮，而從鼻旁上方的周圍視野輕度狹窄，於是患者的視力逐漸消失，最後會發展至完全失明。一般人的眼壓為12至20毫米汞柱，眼壓高不一定是青光眼，但視野若有缺損則確定患有青光眼。

症狀：

分為急性及慢性：

①急性：眼壓突然升高，眼睛脹痛、充血、視力模糊，伴隨頭痛、嘔吐等現象。

②慢性：慢性青光眼通常無明顯的自覺症狀，偶爾會出現眼睛脹脹的頭痛狀症，直到視神經已嚴重損傷時才發覺。

治療：

1.主要透過藥物、雷射或手術等治療控制眼壓。

2.平日勿濫用類固醇藥物，40歲以上要每年定期測量眼壓、檢查眼底視神經及視野。

3.青光眼的治療需要長時間追蹤控制，其中眼壓、視神經和視野是三項最主要的追蹤項目。一般以眼藥水治療為主，控制目標在眼壓小於20mmHg以下，若能低於16mmHg，甚至12mmHg以下更好，如果眼藥水控制不良則需考慮以雷射甚至手術治療。

4.大部份的患者都可用縮瞳劑(如1~2%pilocarpine)，0.5~2%的epinephrine來增加眼房水的流出量，服用碳酸酐酶抑制劑(如acetazolamide，ethoxazolamide)來減少眼房水的生成。但是，前房角狹窄的患者禁用epinephrine。此外，還可使用滲透壓劑來暫時減少眼球內液的體積。

5.青光眼的治療劑包括：1.β阻斷劑2.碳酸酐酶抑制劑3.前列腺素衍生物4.其他製劑5.複方製劑(如圖92-1及表92-1所示)。

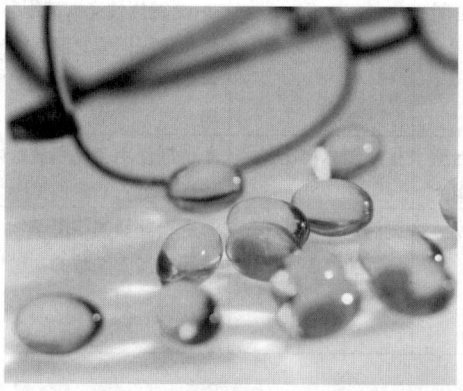

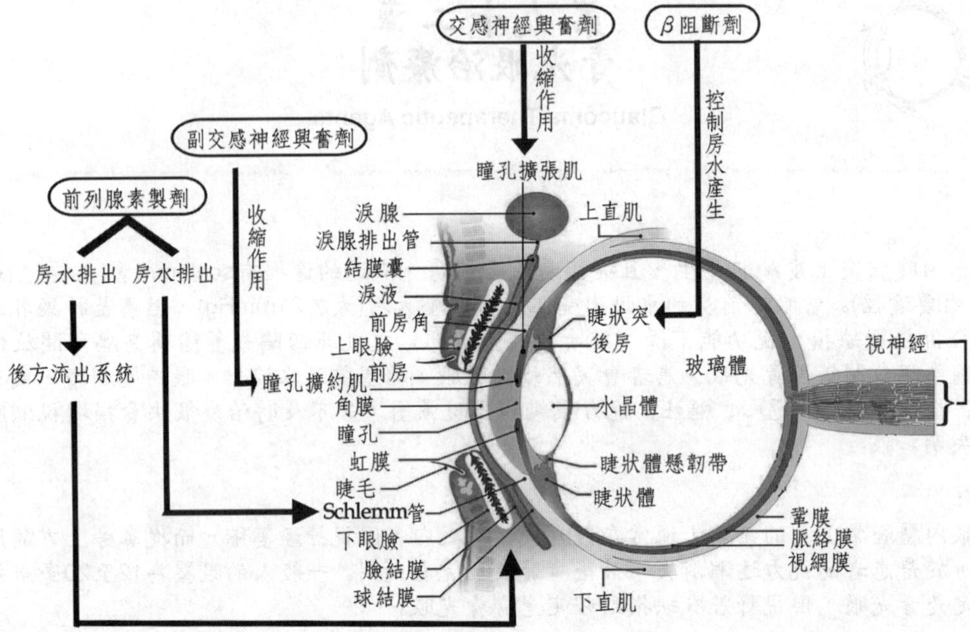

圖92-1　青光眼的治療劑及其作用部位

表 92-1 青光眼治療藥物

種類	特色	主要作用	說明
β交感神經阻斷劑(乙型阻斷劑)	早期青光眼治療第一線用藥	減少房水分泌	✻對於有心肺疾病的患者，例如氣喘、慢性阻塞性氣管炎、心律不整、心傳導疾病等，使用此類藥要特別小心。
碳酸酐酶抑制劑	輔助藥物、少長期使用	減少房水分泌	✻口服藥物全身性副作用較明顯，常使患者無法忍受。 ✻臨床上只用於輔助降壓，少長期服用。 ✻局部點眼藥水降壓效果温和，全身性副作用較少，但局部刺激感較明顯，口腔有苦味或視力模糊的現象。
前列腺素製劑	降壓效果佳	促進葡萄膜鞏膜途徑之房水排出	✻此類藥物具有明顯的降眼壓作用。 ✻單方前列腺素對心肺功能的影響較小。
交感神經製劑	青光眼治療一線藥物，老人、小孩使用有嗜睡問題	減少房水分泌	✻非選擇性交感神經製藥，由於會產生散瞳作用對於隅角閉鎖性青光眼患者並不建議使用。 ✻α2 選擇性交感神經製劑，不只減少房水的產生，還可以增加葡萄膜鞏膜途徑之房水排出。 ✻Brimonidine 0.2%易穿過腦與血管之間的屏障，不建議小孩使用。
毛果芸香(縮瞳劑)	最早青光眼治療藥物、副作用大	促進房水排出	✻長期使用容易引發眼內炎、白內障問題，現在臨床上少使用。
複方製劑 最佳組合β-交感神經阻斷劑加前列腺素：Duotrav®	最新開發藥物、降壓效果佳	同時減少房水分泌，加速房水排出	✻最新開發的降壓藥物，點藥 24 小時後，其眼壓最多可下降 38%。 ✻可以減少點眼的次數增加患者投藥的順從性。

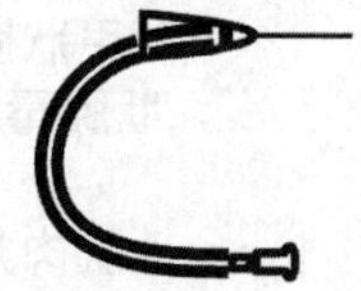

§ 92.1 β阻斷劑

92101 BETAXOLOL HCL

孕 C/D 乳 ? 泄 肝/腎 半 15~20h

Rx 2.5 MG/ML/懸液劑(Sus);

商 名

Betoptic S® ◎ (ALCON/諾華) $119/Sus(2.5MG/ML-PIC/S-5ML)

藥理作用

1.Betaxolol HCl是屬於cardioselective(beta-1-adrenergic)receptor blocking agent。

2.Betaxolol HCl不具穩定細胞膜(局部麻醉)作用(Local Anesthetic Activity)故不影響角膜的敏感性。

3.Betaxolol HCl不具體內類交感神經刺激作用(Intrinsic Sympathomimetic Activity)。

4.正常人及心臟病患者口服β-腎上腺素阻斷劑會使心臟血液輸出量減低。但對心肌功能極度障礙患者，β-腎上腺素性阻斷劑會抑制維持心臟功能的交感神經興奮作用。

5.無論對高眼壓或青光眼患者，本藥0.25%眼用懸浮液皆會使昇高的眼內壓下降。

6.眼用betaxolol對心臟血管及肺臟之作用極小。

7.眼內壓增高易導致視力喪失。眼內壓上昇愈高，視神經損害及視野喪失機率愈大。由眼壓測定及房水螢光術測定可知betaxolol使房水生成減少而有降眼壓的作用。

8.Betaxolol的降眼壓作用於30分鐘內開始，2小時可達最大降壓效果，每一次點藥後可使降壓效果持續12小時之久。

9.在一些實驗中顯示本藥0.25%眼用懸浮液及0.5%眼藥水二者的降壓效果及持續時間相等。而且眼用懸浮液比眼藥水提供更大的舒適感。

10.在一項以九位氣管疾病患者的交叉試驗中，顯示betaxolol 1%眼用溶液(每一隻眼各點一滴)與安慰劑對FEV1，FVC及FEV1/FVC並無明顯差異。在實驗末投與isoproterenol(β-接受體興奮劑)，結果顯示betaxolol不會抑制其作用。

11.在一項以24位健康受試者以betaxolol及安慰劑對血壓及心跳速率的交叉實驗中顯示betaxolol對血壓及心跳速率影響甚微。

適應症

[衛核]慢性開放性隅角青光眼。

用法用量

懸浮液：1.每天兩次，一次1~2滴。2.如本藥尚不足以控制患者眼內壓時，可併用pilocarpine，epinephrine或服用carbonic anhydrase inhibitors製品。

不良反應

1. 眼睛：臨床試驗中，使用本藥最常見的副作用為暫時性的眼部不適。少數病人出現下列的其他情形:視力模糊、點狀角膜炎、異物感、畏光、流淚、癢、乾燥感、紅斑、發炎，分泌物增加、眼痛、視力降低、睫毛鱗屑。其他betaxolol製劑有發生下列的情形：過敏反應、角膜敏感性減少、角膜點狀染色(可能以樹枝狀呈現)、水腫、瞳孔大小不一。

2. 全身性：0.25%點眼懸液劑或0.5%點眼液對全身影響的報告是罕見的，這些報告包括：

A.心血管：心跳減慢、心臟傳導阻斷及充血性衰竭。

B.肺：可能因呼吸困難、支氣管痙攣、氣管分泌物濃稠、氣喘或呼吸衰竭而產生肺壓迫感。

C.中樞神經系統：失眠、眩暈、頭暈、頭痛、抑鬱、嗜眠、重症肌無力的病徵和症狀加重。

D.其他：蕁麻疹、中毒性之表皮壞死、掉髮、舌炎。味覺及嗅覺感異常。

醫療須知

1.糖尿病：對糖尿病患者使用β-腎上腺素阻斷劑要多加注意，尤其是自發性低血糖患者，或正在接受胰島素或口服降血糖藥物患者，特別是罹患不安定性糖尿病患者

92 青光眼治療劑

(Labile Diabetes)，因為β-腎上腺素性的接受體阻斷劑可能會使急性低血糖徵兆不明顯。
2.甲狀腺毒症：β-腎上腺素阻斷劑會遮蔽甲狀腺亢進的臨床徵兆(如：心悸亢進)。有甲狀腺毒症趨向之患者在服用β-腎上腺素阻斷劑 時不可立即停用，以免引發甲狀腺風暴。
3.肌肉無力(Muscle Weakness)：β-腎上腺素阻斷劑會加重肌肉無力的現象如同肌無力症狀(如：複視，上眼瞼下垂及全身無力)。
4.重大手術：在病患施行全身麻醉前，應考慮逐漸停用β-腎上腺素阻斷劑，因其會降低心臟對β-腎上腺素導致的交感反射刺激之反應能力。
5.肺部：對肺功能不良之青光眼病患在使用β-腎上腺素阻斷劑應加以留意，曾有報告顯示在Betaxolol治療中有氣喘復發及肺功能喪失的現象發生。雖然有再對這類病患進行眼用betaxolol治療實驗，結果並無出現肺功能異常的可能性，但不能排除對β-腎上腺阻斷劑敏感的病人可能會有對肺功能方面的副作用。
6.病患用藥須知：勿將滴管尖端接觸到任何表面，以免污染瓶內之藥物。戴隱形眼鏡時，請勿使用。
7.嚴重過敏性反應的危險：當使用β-腎上腺阻斷劑時，有異位性過敏病史或對各種過敏原有嚴重過敏性反應病史的病人，重覆意外的、診斷性的或治療性的以這些過敏原激發，可能會更容易過敏。這類病人以正常劑量的epinephrine來治療過敏性反應時，可能會沒有效果。
8.眼部：對於窄角性青光眼的患者，應以縮瞳劑使瞳孔收縮而打開隅角來做立即的處理。因betaxolol不具縮瞳作用，故當本藥在控制因閉鎖性青光眼引起之高眼壓須與縮瞳劑併用。
9.致癌性、突變性、生育損害性：betaxolol HCl 在小白鼠以三種口服劑量6,20,60mg/kg/day及老鼠3,12,48mg/kg/day的長期實驗中顯示betaxolol HCl並無致癌反應，而更高劑量之實驗則未做。在對細菌及哺乳動物細胞所做的各種體內、體外分析實驗中顯示betaxolol HCl並無導致突變反應。
10.Pregnancy Category (懷孕用藥級數) C：在口服投與betaxolol HCl於老鼠及兔子的繁殖、催畸胎、產前及產後的各種實驗中。有證據顯示在各別局部投與兔子及老鼠12mg/Kg及128mg/kg時，betaxolol HCl並無催畸胎情形發生。因此在小於中毒劑量時的繁殖情形並無其它副作用。在懷孕婦女並沒有適當及控制良好之研究報告被提出。除非有必要，否則本藥不建議使用於孕婦。
11.哺乳婦女：尚未證實betaxolol HCl是否會經乳汁排泄。因為很多藥物服用後都會經由乳汁排泄，所以在使用本藥於哺乳之婦女時要多加留意。
12.兒童患者：使用在兒童方面的安全性和有效性尚未確立。
13.老人患者：使用在年長及年輕患者的試驗，其安全性或有效性並沒有整體的差異。

92102 CARTEOLOL-OPH▲

孕 C 乳 ? 泄 腎/肝

Rx 10 MG/ML, 20 MG/ML/液劑(Sol);

商　名

Arteoptic® (大塚) $171/Sol(20MG/ML-PIC/S-5ML), $92/Sol(10MG/ML-PIC/S-5ML),
Carleo® (溫士頓) $171/Sol(20MG/ML-PIC/S-5ML)
Cartolol® (麥迪森) $171/Sol(20MG/ML-PIC/S-5ML), $92/Sol(10MG/ML-PIC/S-5ML),
Catelol Oph.® (派頓)
Catol® (應元) $171/Sol(20MG/ML-PIC/S-5ML), $92/Sol(10MG/ML-PIC/S-5ML)
Karteol Oph.® (景德/健喬信元) $171/Sol(20MG/ML-PIC/S-5ML), $92/Sol(10MG/ML-PIC/S-5ML)
Mikelan LA® ◎ (大塚) $171/Sol(20MG/ML-PIC/S-2.5ML),

藥理作用 1.Carteolol為非選擇性的β受體拮抗劑，點眼後可與睫狀體上皮細胞上的β受體結合，藉由減少眼房水生成以降低眼內壓。
2.本藥長效劑型的配方中添加1%海藻酸(alginic acid)做為藥物緩釋劑，海藻酸可以增加點眼液在眼球表面的滯留性，所以可以增加藥物作用時間而更平穩的控制眼壓。
3.Carteolol具有內因性擬交感神經活性 (intrinsic sympathomimetic activity)的特性，較少發

生全身性副作用，對於老人或心肺功能不佳的青光眼患者較安全。

適應症 [衛核]青光眼、高眼壓。

[非衛核]隅角開放性青光眼(open-angle glaucoma)、高眼壓。

用法用量 每天點藥一次，每次點一滴於患眼。

不良反應 1.眼部：刺激反應(刺痛、灼熱感、發癢、乾眼等)，視覺模糊，異物感，眼分泌物，結膜炎，眼瞼炎，眼瞼腫脹，畏光，角膜受損(如：角膜炎、角膜糜爛、瀰漫性混濁等)。

2.其它：心跳變慢、呼吸困難、頭痛、不適、倦怠感、頭暈、噁心、味覺不正常(苦味感等)、皮膚炎。

醫療須知 1.心肌抑制(麻醉)、充血性心衰竭、支氣管痙攣、糖尿病患、甲狀腺疾病、周邊血管疾病的患者需謹慎使用。

2.窄角性青光眼或使用縮瞳劑的閉鎖性青光眼患者需小心使用。

3.與口服β受體拮抗劑併用時，會加強β受體阻斷的副作用。

4.本藥所含的防腐劑benzalkonium chloride可能會被隱形眼鏡吸收。患者在點藥前應先取下隱形眼鏡。點藥後15分鐘，再戴回隱形眼鏡。

5.使用其它點眼液後至少間隔10分鐘再使用本藥，若必須先使用本藥，至少間隔20分鐘再使用其它點眼液(此點只適用於 MIKELAN LA)。

92103 TIMOLOL

孕 C/D 乳 -

℞ 6.84 MG, 2.5 MG/ML, 5 MG/ML/液劑(Sol);

商 名

Anme®（麥迪森）$4.08/Sol(2.5MG/ML-PIC/S-500MCL), $6.4/Sol(5MG/ML-PIC/S-500MCL),
Comalol®（健亞）
Cusimolol®（ALCON/諾華）$106/Sol(5MG/ML-PIC/S-5ML)
Delolol Oph.®（杏輝）$106/Sol(5MG/ML-PIC/S-5ML)
Himitan Oph.®（麥迪森/中美兄弟）
Lomolan Oph.®（政德）
Tillo®（健亞）
Tilol Oph.®（派頓）
Timal Oph.®（景德/健喬信元）
Timin®（應元）$106/Sol(5MG/ML-PIC/S-5ML),
Timo-Comod®（URSAPHARM/吉富）
Timol Oph.®（五福/美西）
Timolol Oph.®（五福）$106/Sol(5MG/ML-PIC/S-5ML), $49.6/Sol(2.5MG/ML-PIC/S-5ML)
Timolol®（麥迪森）$49.6/Sol(2.5MG/ML-PIC/S-5ML), $106/Sol(5MG/ML-PIC/S-5ML)
Timolol-Pos®（URSAPHARM/吉富）$106/Sol(5MG/ML-PIC/S-5ML),

藥理作用 1.本藥為非專一性的β腎上腺素激性阻斷劑，它不具內在的擬交感神經興奮作用，心肌抑制作用或局部麻醉活性，它還能夠減少眼睛中眼房水(aqueous humor)的生成，但是，不會誘發縮瞳或充血。

2.孕婦用藥安全等級C；若在妊娠第二及第三時期為D。

適應症 [衛核]青光眼、降低眼壓

[非衛核](1)治療高血壓，可單獨使用，亦可與其他抗高血壓製劑併用(僅用於口服)。(2)在急性心肌梗塞之後，可使用本藥來減少死亡率和再梗塞的危險性。

用法用量 高血壓–起始劑量，10mg每次2次，一般的維持劑量每天20mg~40mg。梗塞之後–10mg，每天2次。青光眼–0.25%或0.50%溶液1滴，每天2次，如果眼內壓已受到控制，可將劑量減為每天1滴。

不良反應 口服–心跳過慢，倦怠、眼用的–眼睛的刺激，偶有過敏反應。

§ 92.2 碳酸酐酶抑制劑

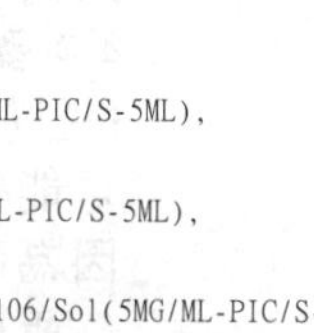

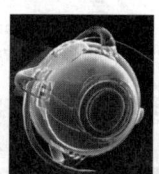

92201 BRINZOLAMIDE

孕 C 乳 -

℞ 10 MG/ML/懸液劑(Sus);

商 名

Azopt® ◎（ALCON-COUVREUR/諾華）$246/Sus(10MG/ML-PIC/S-5ML),

藥理作用 碳酸酐酶是一種在許多身體組織包括眼睛都可發現的酵素，它可催化與二氧化碳水合及碳酸脫水有關之可逆反應。抑制眼睛睫狀突起之碳酸酐酶，可降低房水分泌，被認為是經由減緩碳酸氫根離子的生成，以及隨後降低鈉及液體的運輸。最後結果是降低眼內壓。在視神經傷害及青光眼視野喪失之病因中，眼內壓是一個主要的危險因子。

適應症 [衛核]高眼壓症及隅角開放性青光眼之患者。

用法用量 1.當作為單一治療或是併用治療時，劑量是每次點一滴於患眼之結膜囊，每天二次。某些患者每次點一滴，每天三次，可能會有更好的反應。在點藥後，建議須壓住鼻淚管或是輕輕的閉上眼瞼。如此，可減少藥物經由眼部點藥而造成全身性吸收，並且可降低全身性的副作用。

2.當以本藥取代另一個青光眼治療藥時，請停用另一個藥物，並於第二天開始使用本藥。

3.假如使用一種以上的眼藥，投藥必須至少間隔五分鐘。

不良反應 味覺失常(苦或異味)(5.3%)及點藥時暫時性視覺模糊，持續時間由數秒到數分鐘(4.8%)其他偶有異物感、眼睛充血、乾眼、眼搔癢、眼睛發炎、眼疲勞、視力異常、角膜糜爛、胸痛、禿髮、口乾、噁心、頭痛、感覺異常等。

醫療須知 1.本藥為一種磺胺化合物。雖然是局部點藥，但也可能會被全身性吸收。因此，導因於磺胺劑之相同型式的副作用，以局部點藥也可能發生。假如發生嚴重的反應或高敏感的徵候，請停用本藥。

2.在治療偽剝落性青光眼或色素性青光眼之患者方面，使用本藥之經驗尚有限。

3.主要評估是本藥與timolol在附屬治療青光眼的期間併用投予。因此，關於brinzolamide與其它抗青光眼藥物的併用資料，則是有限的。

4.本藥尚未以窄角青光眼患者進行研究。

5.對於角膜損害患者(尤其是角膜內皮數目低的患者)，brinzolamide於角膜內皮功能上所可能伴演的角色，尚未進行研究。特別是，尚未以戴隱形眼鏡的患者進行研究，並且因為碳酸酐酶抑制劑可能影響角膜的水合，以及戴隱形眼鏡可能增加角膜的危險性，所以當這些患者使用brinzolamide時，建議須小心監視。

6.本藥尚未以戴隱形眼鏡的患者進行研究。本藥含防腐劑benzalkonium chloride，此可能被軟式隱形眼鏡所吸附。因此，患者在點本藥後，在戴回隱形眼鏡前，須等待15分鐘。戴隱形眼鏡時，請勿點本藥。

7.隨著本藥治療之停止，潛在性反彈作用尚被研究；降眼壓效果預期可持續5~7天。口服碳酸酐酶抑制劑可能降低執行工作所需的精神警覺性，及/或老年患者身體的協調能力。本藥局部給藥可能發生全身性吸收。

8.懷孕分級為C，不確定是否會分泌至人類乳汁中。使用於小孩的安全性及有效性尚未確立。

92202 DORZOLAMIDE HCL▲

孕C 乳 - 泄 腎/紅血球 ⑫ 120D

Rx 22.26 MG, 20 MG/ML/液劑(Sol);

商名
Dolamide Oph.® (景德)
Dorzomide Oph.® (麥迪森) $208/Sol(20MG/ML-PIC/S-5ML),
Dorzopt Oph.® (健亞) $208/Sol(20MG/ML-PIC/S-5ML)
Dorzostill Eye-Drops® (BRUSCHETTINI/雙正)

藥理作用 本藥是一新研發的局部眼用carbonic anhydrase抑制劑。不似口服的carbonic anhydrase抑制劑，本藥係局部使用，可直接作用於眼部，能減少眼房水的產生而降低眼壓。

適應症 [衛核]高眼壓症、廣角性青光眼。

用法用量 1.作為單一治療法時，本藥點眼液劑的劑量為：每次一滴，每天3次。

2.與其他眼用乙型阻斷劑(β-blocker)併用時，本藥的劑量為：每次一滴，每天2次。若用本藥取代原本使用的其他眼用抗青光眼製劑，必須先停止使用原本之抗青光眼製劑一天之後，隔天才能開始使用本藥。

3.若投與一種以上之眼用藥則必須至少間隔10分鐘以上才能投與第二種眼藥

不良反應 最常發生與藥物相關的副作用及局部症狀為：口苦，眼灼熱及刺痛感，眼睛癢，流淚，頭痛，結膜炎，眼瞼炎，頭暈，眼瞼刺激及無力/疲倦、最常導致停藥(約3%)的情況是發生與藥物相關的眼局部副作用，主要是結膜炎及眼瞼反應，有極少數病例發生虹膜睫狀體炎(iridocyclitis)及紅疹、有一個病例出現尿石病(urolithiasis)。

醫療須知 1.目前尚未針對患有嚴重腎功能不足的患者(CrCl<30ml/min)進行使用本藥的研究。因為本藥及它的代謝物主要是經由腎臟泄排出體外，因此並不建議使用於患有嚴重腎功能不足之患者。

2.對於急性閉鎖青光眼(acute angle-closure glaucoma)的患者除了使用局部降眼壓劑外，尚須使用其它治療。目前尚未研究本藥對急性閉鎖性青光眼患者之治療效果。

3.目前尚未對肝功能不良患者進行使用本藥的研究，因此使用於此類患者時須注意。

4.本藥係屬磺胺(silfonamide)類藥品。雖屬眼用藥，但投藥吸收後會進入全身循環系統，因此口服磺胺類藥品所具有的副作用亦可能發生於眼用磺胺類製劑。若發生嚴重反應或過敏，必須停用本藥。

5.從臨床實驗得知，長期使用本藥，其眼部之局部副作用主要是結膜炎及眼瞼部位的反應。這些副作用有些是因為過敏而造成，只須停藥即可痊癒，因此若發現上述副作用，必須考慮停止使用本藥。

§ 92.3 前列腺素衍生物

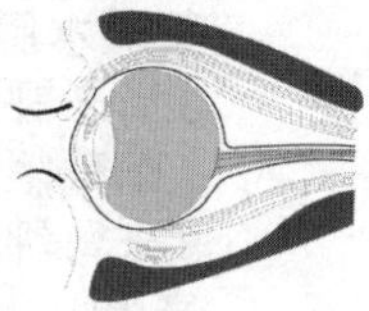

92301 BIMATOPROST▲

孕C 乳? 泄 肝 45m

Rx 0.3 MG, 0.1 MG/ML, 0.3 MG/ML/液劑(Sol);

商 名

Bimotan Oph.® (健亞) $406/Sol(0.1MG/ML-PIC/S-3ML)

Lumigan Oph.® ◎ (ALLERGAN/艾伯維) $406/Sol(0.1MG/ML-PIC/S-3ML)

Lumigan PF® (ALLERGAN/艾伯維) $16.9/Sol(0.3MG/ML-PIC/S-0.4ML),

藥理作用 1.Bimatoprost是一種前列腺醯胺(prostamide)，屬於具有降眼壓活性的合成前列腺素(prostaglandin)結構類似物，可以選擇性地模擬天然物質前列腺醯胺的效果。

2.咸信bimatoprost降低人類眼內壓(IOP)的作用，係藉由增加眼房水通過小梁網絡和葡萄膜-鞏膜路徑流出，而發揮降低眼壓的效果。

3.眼內壓升高是造成青光眼視野喪失的重大風險因子；眼內壓愈高，則視神經受損和視野喪失的機率，也隨之提高。

適 應 症 [衛核]適用於降低慢性隅角開放性青光眼或高眼壓患者之眼內壓。

用法用量 1.本藥推薦劑量是每天晚上一次，每次一滴至患眼；bimatoprost投藥次數不可超過每日一次，原因在於證據顯示較為頻繁地投藥，將減低本藥的眼內壓下降效果。

2.眼壓的下降始於初次投藥後約四小時，而於約8~12小時內達到最大功效。

3.本藥可併用其它局部眼科用藥以降低眼壓。如果使用多種眼科用藥，則每種藥物的使用至少應間隔五分鐘。

不良反應 1.臨床試驗中，約有15~45%患者出現bimatoprost最常見的不良反應，以發生率遞減的順序列舉，包括：結膜充血、睫毛生長、和眼睛搔癢；因結膜充血而停藥的患者，約佔3%。

2.約有3~10%患者出現眼部不良反應，以發生率遞減的順序列舉，包括：眼睛乾澀，視力障礙，眼部灼熱感，異物感，眼睛疼痛，眼睛周圍皮膚色素沈著，瞼緣炎，白內障，表淺性點狀角膜炎，眼瞼紅斑，眼睛刺激感，和睫毛顏色加深。

3.約有1~3%患者出現眼部不良反應，以發生率遞減的順序列舉，包括：眼部分泌物，流淚，畏光，過敏性結膜炎，眼睛疲勞，虹膜色素沈著增加，和結膜水腫。眼內發炎亦即虹彩炎病例報告低於1%。

4.約10%患者報告發生全身性不良反應，主要是感冒和上呼吸道感染。約有1~5%患者出現全身性不良反應，以發生率遞減的順序列舉，包括：頭痛、肝功能試驗異常、虛弱無力，和女性多毛。

醫療須知 1.一般注意事項：多劑量式局部眼用製劑容器，曾有引發細菌性角膜炎的報告，這種容器常不慎被患者所污染，大部分病例的患者併發有角膜疾病或眼上皮表面破損。

2.患者虹膜褐色色素沈著的進行緩慢，因而可能經歷數月或經歷數年而未被察覺。一般預期患者眼睛的瞳孔周圍褐色色素沈著，係以同心圓方式朝向周邊擴展開，但是整張虹膜或部分虹膜也變成更深褐色。在尚未獲知更多有關褐色色素沈著的資訊前，患者應定期接受檢查，且視臨床情況而定，是否應中止治療以期避免色素沈著不斷加深；停藥後預期虹膜將停止褐色色素沈著的進行，但已經造成的顏色變化可能成為永久性；虹膜和視神經的斑點，皆應不受治療影響。

3.患有活動性眼內發炎，例如葡萄膜炎患者，使用bimatoprost時應審慎。

4.使用bimatoprost眼用溶液治療期間，曾報告出現視黃斑水腫，包括囊性視黃斑水腫。

5.無水晶體患者、假水晶體病附帶有水晶體後囊撕裂患者、或已知有高度區¯能罹患視黃斑水腫患者，使用bimatoprost時應審慎。

6.尚未評估bimatoprost用於治療隅角閉鎖性、發炎性、或新生血管性青光眼的用途。

7.配戴隱形眼鏡時，不可使用bimatoprost。

8.未曾評估肝腎機能受損患者使用bimatoprost的影響，故此種患者使用bimatoprost時應審慎。

9.用於孕婦：致畸胎作用：懷孕用藥級數：C

10.用於授乳婦：目前尚未可知bimatoprost是否分泌於人類乳汁，但動物實驗顯示bimatoprost會分泌於乳汁；由於多種藥物皆可能分泌於人類乳汁，故當bimatoprost用於授乳婦時應審慎。

11.用於小兒：用於小兒患者的安全性和功效性尚未確立。

12.用於老人：老年患者與成年患者間，未見任何安全性或功效上的整體臨床差異。

92302 ISOPROPYL UNOPROSTONE

孕C 乳？ 泄 肝 t½ 14m

℞ 1.2 MG/ML/液劑(Sol);

商　名 Rescula®（杏輝/裕利）

藥理作用 1.本藥為prostaglandin F2a的衍生物，對於健康正常人的螢光照相法試驗及張力描記法試驗，其結果顯示isopropyl unoprostone的降眼壓作用，是由於藉由促進主路徑或副路徑的房水流出，且可促進眼組織的血流量。

2.本藥還可改善視神經乳頭及脈絡膜-網膜的循環。

適應症 [衛核]廣角開放性青光眼、高眼壓症

用法用量 通常1次1滴，一天點眼2次

不良反應 在總病例3,540例中有473例(13.36%)發生612件的副作用。主要的副作用為眼刺激症狀228件(6.44%)，角膜症狀182件(5.14%)，結膜症狀88件(2.49%)，眼瞼症狀31件(0.88%)等。主要的眼刺激症狀為暫時性的眼刺激160件(4.52%)，主要的角膜症狀為角膜糜爛94件(2.66%)，角膜炎85件(2.40%)，角膜點狀混濁6件(0.17%)，主要的結膜症狀為結膜充血81件(2.29%)。

醫療須知 1.因為於本藥投予中有時會出現角膜障礙，故當視覺模糊、異物感、眼痛等自覺症狀持續時，應充分指導患者立即接受診療。

2.有眼睛以外的嚴重的其他器官疾患時，此時患者處於生理機能低下的狀態時，應小心使用本藥。

92303 LATANOPROST▲

孕C 乳?

Rx 50 MCG/ML, 0.05 MG/液劑(Sol);

商名

Lanoprost Oph.®（景德/健喬信元）$413/Sol(50MCG/ML-PIC/S-2.5ML),
Lanprotan®（健亞）$413/Sol(50MCG/ML-PIC/S-2.5ML)
Latan®（NITTO/溫士頓）
Latano®（SANTEN/參天）$413/Sol(50MCG/ML-PIC/S-2.5ML)
Latanoprost Oph.®（BAUSCH & LOMB/博士倫）$413/Sol(50MCG/ML-PIC/S-2.5ML)
Unitan®（景德/聯邦）$413/Sol(50MCG/ML-PIC/S-2.5ML),
Xalaprost®（BEXIMCO/吉富）$413/Sol(50MCG/ML-PIC/S-2.5ML)
Xalaprost®（RAFARM/安沛）$413/Sol(50MCG/ML-PIC/S-2.5ML)
Xalatan® ◎（PFIZER/暉致）$413/Sol(50MCG/ML-PIC/S-2.5ML)

藥理作用
1.活性成份latanoprost為一種prostaglandin F2α衍生物，為一選擇性prostanoid FP受體致效劑，可藉由增加眼房水液之流出量來減少眼壓。人類眼內壓在投藥後大約3~4小時開始降低，在投藥後8~12小時達最大作用效果，其眼壓下降作用可持續至少24小時。
2.其主要的作用機轉為增加葡萄膜鞏膜的房水液流出量。
3.短期使用latanoprost不會引起假性水晶體症患者眼睛後段之螢光滲漏
4.臨床使用劑量latanoprost，未對心臟血管及呼吸系統有任何明顯藥理作用。

適應症
[衛核]六歲以上兒童與成人之青光眼、高眼壓。

用法用量
1.成人建議劑量(包括老年人)：建議治療方式為每日點一滴於病眼。於晚間投與本藥可獲得最佳效果。若忘記投與一次使用劑量時，下次仍應依正常劑量投藥。
2.本藥與乙型-腎上腺素受體拮抗劑(timolol)併用治療效果良好。短期試驗結果顯示，本藥與甲型-腎上腺素受體致效劑(dipivalyl epinephrine)或口服碳酸脫水酵素抑制劑(acetazolamide)併用，可加成latanoprost之作用。與乙醯膽鹼受體致效劑(pilocarpine)併用，則至少可部分增加本藥之作用。若與其他藥品併用，各點眼液劑至少間隔五分鐘投與。
3.本藥的劑量為每日投藥次數不應超過一次，因為有報告指出，增加投藥之頻率會減低其降眼壓之作用。

不良反應
虹膜色素沈積的增加，輕微的異物感，結膜充血，部份患者產生暫時性點狀上皮細胞糜爛，罕有黃斑部水腫的現象或虹膜炎/葡萄膜炎。

醫療須知
1.本藥會增加眼球虹膜棕色色素的量，而逐漸改變眼球的顏色，這種作用最常發生在患者具有混合色的虹膜，例如：藍-棕、灰-棕、綠-棕或黃-棕，其作用機轉是增加虹膜基質黑素細胞的黑色素含量。終止投藥後，可觀察到虹膜棕色色素不再增加，但是其所造成之顏色改變可能是永久性的。
2.在獲得長期投藥之臨床數據前，對於具有混合色虹膜之患者，只有在對其他降眼壓藥物不具耐受性或療效不佳的情況下，才建議使用本藥。
3.在患者開始進入療程之前，應告知會有眼球變色之可能。
4.由於隱形眼鏡可能會吸收本藥所含之benzalkonium chloride，所以在使用本藥點眼之前應將隱形眼鏡摘除，在投藥15分鐘後才可重新配戴。

92304 LATANOPROSTENE BUNOD

Rx 240 MCG/ML/液劑(Sol);

商名

Vyzulta® ◎（裕利/博士倫）$903/Sol(240MCG/ML-PIC/S-5ML), $452/Sol(240MCG/ML-PIC/S-2.5ML)

藥理作用
1.Latanoprostene bunod經外用於眼部後，迅速代謝為latanoprost acid與butanediol mononitrate。latanoprost acid透過前列腺素受體的作用而增加房水經葡萄膜鞏膜通路流出，butanediol mononitrate水解後釋放NO。
2.本藥可增加房水經小樑組織流出，達到降低眼內壓的效果。眼內壓為青光眼惡化的重要風險因子，降低眼內壓可降低青光眼造成視野喪失的風險。

適應症
[衛核]用於開放性青光眼或高眼壓病人減輕眼內壓。

用法用量
1.建議用量為每天使用一次，在晚間對患眼結膜囊點一滴。

2.使用本藥的頻率不得超過每天一次。太常使用前列腺素結構類似物可能會導致降眼內壓效果減退。

不良反應 1.最常見眼部不良反應為結膜充血(6%)、眼睛刺激(4%)、眼睛疼痛(3%)以及使用部位疼痛(2%)。

2.較嚴重的不良反應：色素沉積、睫毛變化、眼內發炎、黃斑部水腫、細菌性角膜炎。

醫療須知 1.需要同時使用本藥和其他外用眼科藥品以降低眼內壓時，兩種藥品的使用須間隔至少5分鐘。本產品含有benzalkonium chloride，應於使用本藥前取下隱形眼鏡，並可於使用15分鐘後再戴上。

2.使用前列腺素結構類似物後，最常通報的變化為虹膜和眼周組織(眼瞼)色素沉積增加。本藥亦可能會使帶有色素的組織發生變化。

3.在使用本藥點眼液期間，預期色素沉積增加的現象會持續。色素變化是由黑色素細胞內黑色素含量增加而引起，而非此類細胞數量增加。

4.停用本藥後，虹膜色素沉積可能會永久存在，而大多數病人的眼周組織色素沉積和睫毛變化屬於可逆現象。

5.出現明顯虹膜色素沉積的病人可繼續使用本藥，惟應定期回診接受眼科醫師檢查。

6.本藥可能會使受治療眼的睫毛和新生的毛髮逐漸發生變化，包括睫毛或毛髮長度、厚度和數量增加。睫毛變化通常在停止治療後回歸正常。

7.對於有眼內發炎病史(虹膜炎/葡萄膜炎)的病人使用本藥時應小心，且不應用於目前處於眼內發炎狀態的病人，否則將使病情加重。

8.對於無水晶體、植入人工水晶體伴隨水晶體後囊破裂，或已知存在黃斑部水腫風險的病人，使用本藥時，應更為謹慎使用。

92305 TRAVOPROST▲

孕C 乳? 泄 血漿

Rx 0.04 MG, 0.03 MG/ML, 0.04 MG/ML/液劑(Sol);

商 名

Izba®（ALCON-COUVREUR/諾華）$385/Sol(0.03MG/ML-PIC/S-2.5ML)

Traptan Oph.®（健亞）$385/Sol(0.04MG/ML-PIC/S-2.5ML),

Travatan® ◎（ALCON-COUVREUR/諾華）$385/Sol(0.04MG/ML-PIC/S-2.5ML)

Travonoprost Oph.®（景德/健喬信元）

藥理作用 1.Travoprost是前列腺素F2α類似物，為高特異性、高親和力的前列腺素FP受體完全作用劑，藉由增加小柱網及葡萄膜鞏膜路徑的水狀液流出，而降低眼內壓。

2.人體約在用藥後2小時眼內壓會降低，在12小時後達最大效果。單次劑量顯著的降眼內壓效果可維持24小時以上。

3.罹患隅角開放性青光眼或高眼壓的患者每日使用本藥點眼液(含benzalkonium chloride防腐劑)一次，不論做為主要治療藥物或是做為timolol maleate眼藥水0.5%(每日兩次)的輔助治療，都能顯著降低眼內壓(IOP)。

適應症 [衛核]降低隅角開放性青光眼、慢性隅角閉鎖性青光眼且曾施行週邊虹膜切開術之病人或高眼壓患者之眼壓。

用法用量 1.0.04mg/mL的製劑：

a.建議劑量是每天晚上點一次，每次點一滴於患眼。本藥的劑量一天不要超過一次，因為較頻繁的點藥可能減少眼壓降低效果。

b.眼壓降低約在點藥後2小時開始，最大效果在12小時後達到。

c.本藥可以和其他局部眼藥產品併用以降低眼壓。假如一種以上的局部眼藥正被使用，這些藥物應至少間隔5分鐘使用。

d.以本藥點眼液取代其他抗青光眼眼用製劑時，應先停用該藥，並於次日開始使用本藥點眼液。

2.0.03mg/mL的製劑：

a.建議用量為每天晚上於罹病的眼睛滴入一滴藥水。由於過往經驗顯示較頻繁使用前列腺素類似物可能使眼壓效果減弱，因此本藥使用頻率不得超過每天一次。

b.降眼壓效果出現於最初用藥約2小時後，而最大效果則於12小時後達到。

c.本藥可與其他局部眼用藥品併用以降低眼壓。若同時使用超過一種局部眼用藥物，則每種藥物的使用應間隔至少5分鐘。

3.Travoprost可以和其他局部眼藥產品併用以降低眼壓。假如一種以上的局部眼藥正被使用，這些藥物應至少間隔5分鐘使用。

4.以本藥點眼液取代其他抗青光眼眼用製劑時，應先停用該藥，並於次日開始使用本藥點眼液。

5.IZBA (0.003%)

a.建議用量為每天晚上於罹病的眼睛滴入一滴藥水。由於過往經驗顯示較頻繁使用前列腺素類似物可能使眼壓效果減弱，因此IZBA 0.003%使用頻率不得超過每天一次。

b.降眼壓效果出現於最初用藥約2小時後，而最大效果則於12小時後達到。

c.IZBA可與其他局部眼用藥品併用以降低眼壓。若同時使用超過一種局部眼用藥物，則每種藥物的使用應間隔至少5分鐘。

不良反應 1.主要是眼部充血。

2.其他眼部的副作用及徵候/症狀被報導發生率佔 5~10% 者。包括視力減退、眼睛不適、痛及搔癢。

3.眼部的副作用及徵候/症狀被報導佔1~4%的travoprost使用者，包括眼瞼炎、視覺模糊、結膜炎、乾眼、閃光、異物感、虹膜變色、角膜炎、畏光及流淚

醫療須知 1.患者可能緩慢發現虹膜棕色色素增加。經過數月至數年，此變化可能不是顯而易見的。此種眼睛的變化主要見於顏色摻雜的虹膜，亦即虹膜藍棕色、灰棕色、黃棕色及綠棕色的患者；然而，此亦見於帶棕色眼睛的患者。根據文獻的資料，此顏色的改變被認為是由於增加黑色素在虹膜基質黑色素細胞內的含量。典型上，在患眼之虹膜周圍，棕色色素朝向周邊同中心地分散開，但整個或部分虹膜可能變得更棕色。

2.停止治療後，位發現棕色的虹膜色素進一步增加，但以便的顏色可能是永久的。

3.帶有活性期眼內發炎(虹膜炎/葡萄膜炎)的患者，使用travoprost應小心。

4.在前謝線素F2類似物治療的期間，曾有黃斑水腫，包括囊腫性黃斑水腫的報導。這些報導主要發現於無晶體的患者、水晶體後囊撕裂的偽晶體患者、或對黃斑水腫帶有已知危險因子的患者。這些患者使用travoprost應小心。

5.患者在點藥前應先取出隱形眼鏡，等投予travoprost 15分鐘，再戴回隱形眼鏡。

§ 92.4 交感神經製劑

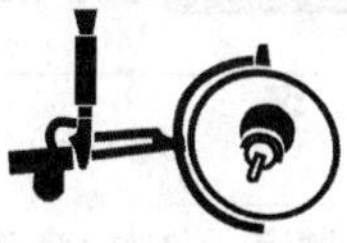

92401 BRIMONIDINE TARTRATE▲ 孕B 乳 -

Rx 1.5 MG/ML, 2 MG/ML/液劑(Sol)；

商　名
Almidine Oph.® (景德/健喬信元) $216/Sol(1.5MG/ML-PIC/S-5ML), $503/Sol(1.5MG/ML-PIC/S-10ML)
Almonine Oph.® (景德/健喬信元) $216/Sol(2MG/ML-PIC/S-5ML)
Alphagan P Oph.® ◎ (ALLERGAN/艾伯維) $216/Sol(1.5MG/ML-PIC/S-5ML), $503/Sol(1.5MG/ML-PIC/S-10ML)
Brimo Oph.® (派頓) $216/Sol(2MG/ML-PIC/S-5ML)
Brimonin Oph.® (溫士頓) $503/Sol(2MG/ML-PIC/S-10ML), $216/Sol(2MG/ML-PIC/S-5ML)

藥理作用 本藥為一選擇性α2-adrenergic致效劑，在使用後2小時產生最大的降低眼內壓的效應。

適 應 症 [衛核]隅角開放性青光眼或高眼壓。

用法用量 一天2次，一次1滴點在罹病的眼睛；若患者午後眼內壓昇高或須進一步控制眼內壓，可在午後再追加1滴。

不良反應 發生率10~30%的副作用有口乾、眼部充血、灼熱感、針刺感、頭痛、視力模糊、異物感、疲勞、嗜睡、結膜濾泡、眼部過敏反應、眼部搔癢。3~9%的有角膜染色/糜爛、畏光、

視力異常、胃腸道症狀、結膜變白、肌肉痛等。

醫療須知 1. 雖然本藥在臨床試驗時對血壓只有很小的影響，但使用於嚴重心血管疾病患者仍須小心。
2. 未對肝腎功能受損患者進行研究，使用時須小心。
3. 應小心用於孕婦、授乳婦、抑鬱、腦部或冠狀機能不全、雷氏症候群、姿態性低血壓、血栓閉鎖血管炎等患者。
4. 有些患者降眼壓的效果可能會降低，因此，第一個月測的眼內壓並不能代表長期的眼內壓，須定期監測眼壓的變化。
5. 對於某些患者可能會引起疲倦及嗜睡。

92402 DIPIVEFRIN HCL

孕 B 乳 + T½ 0.9～3.1h

Rx 1 MG/ML/液劑(Sol);

商　名 Diprine® (應元)

藥理作用 本藥是epinephrine的前驅藥，能較快速通過眼角膜，轉化成活性型可控制慢性廣角性青光眼及眼壓過高患者之眼內壓。

適 應 症 [衛核]控制慢性廣角性青光眼及眼壓過高患者之眼內壓。

用法用量 使用0.1%的溶液中1滴，滴入需治療之眼睛中，一天二次。

不良反應 瞼緣結膜炎，球結膜濾泡，結膜充血及結膜細胞核腫大。眼內鬱血或充血及灼熱或刺痛；眼部不適引致畏光，炫目或光敏感；瞳孔放大，視覺模糊，眼痛及頭痛；心搏過速，心律不整及高血壓。

醫療須知 1.血管性高血壓或心臟疾病，包括心律不整及心血管疾病，缺少晶狀體之患者。懷孕，哺乳婦女等小心服用本藥。
2.產品若有變色即應丟棄。

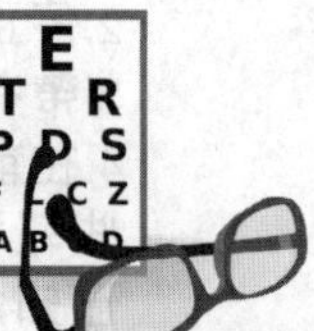

§92.5 其他

92501 CARBAMYLCHOLINE

孕 C 乳 ?

Rx 0.1 MG/液劑(Sol);

商　名 Miosta® (ALCON/愛爾康)

適 應 症 [衛核]預防白內障手術後24小時內眼內壓之升高，縮瞳劑。（眼內手術需緊急縮瞳時使用）。
[非衛核]可用來長期治療廣角性青光眼，特別用於那些對pilocarpine 有抗性的病例。

用法用量 1.以乾燥、無菌注射器將溶液抽出，在注入前將針頭更換成atraumatic cannula插管，然後將0.5ml的量輕輕注入前部眼皮下已造成縮瞳作用。
2.可在縫合之前後注入本劑。縮瞳效果在使用後2~5分鐘最為顯著。

92502 ISOSORBIDE

孕 B 乳 ? 泄 腎

Rx 700 MG/ML/液劑(Sol);

商　名 Isobide® (順華/宜泰) $1087/Sol(700MG/ML-PIC/S-500ML),

藥理作用 本藥為滲透性利尿劑，可增加血漿滲透壓而降低眼內壓(IOP)，且又不會產生高血糖。

適 應 症 [衛核]利尿、降眼壓
[非衛核]在青光眼或白內障手術進行之前，本藥可用來短期的降低眼內壓。

用法用量 起始劑量為口服1.5g/kg，每天服用2~4次，一般的劑量範圍為1g~3g/kg，每天2~4次。

不良反應 噁心、嘔吐、下痢、口渴、頭痛、眩暈、昏睡、昂奮、發疹、打嗝、高血鈉。

醫療須知 1.要監測尿液的排出量，如果排出量繼續減少就要停藥，因為會出現細胞外液過度負擔的狀況。

2.將本藥加入碎冰，一口一口啜吸，就可以使溶液變可口美味。

92503 PILOCARPINE

孕 C 乳 ? 泄 血漿/突觸 T½ 0.76～1.35h

℞ 10 MG/ML, 20 MG/ML, 40 MG/ML/液劑(Sol);

商 名

Isopto Carpine® ◎ (ALCON-COUVREUR/諾華) $79/Sol(20MG/ML-PIC/S-15ML)

Pilocarpine Oph.® (五福) $27.7/Sol(10MG/ML-PIC/S-10ML), $81/Sol(10MG/ML-PIC/S-15ML)

Pilocarpine Oph.® (景德/健喬信元) $27.7/Sol(10MG/ML-PIC/S-10ML), $81/Sol(10MG/ML-PIC/S-15ML), $37.7/Sol(20MG/ML-PIC/S-10ML), $79/Sol(20MG/ML-PIC/S-15ML)

Pilocarpine® (五福) $37.7/Sol(20MG/ML-PIC/S-10ML), $79/Sol(20MG/ML-PIC/S-15ML),

Pilocarpine® (綠洲) $32/Sol(20MG/ML-5ML), $42.7/Sol(40MG/ML-5ML)

藥理作用 本藥能直接活化膽鹼激性的受體，結果會導致睫狀肌和睫狀體的收縮，可減少眼房水的產生而降低眼壓。

適 應 症 [衛核]縮瞳劑用於控制慢性青光眼之眼壓

[非衛核](1)廣角性青光眼。(2)狹角性青光眼手術前的準備(併用其他的膽鹼激性或carbonic anhydrase抑制劑)。(3)在手術後或眼睛檢查後，本藥可用來逆轉睫狀肌麻痺劑(cyclegics)和散瞳劑(mydriatics)的效應。(4)刺激唾液分泌(唯一的全身性用途)。

用法用量 1.每次點1~2滴1~2%溶液，每天4次；較不常使用濃度大於4%，不過，偶而也會用到10%的溶液。狹角青光眼：每5~10分鐘點1~2滴，直到症狀緩解。刺激唾液分泌：可口服或皮下注射5mg。

2.頭頸癌患者：pilocarpine tablet的建議起始劑量為5mg，一天三次。劑量可依治療反應及忍受度做調整。一般劑量為每日3~6錠或15~30mg (每次劑量不可超過2錠)。雖然服用初期即有進步，但在治療上服滿12周更有益。常見的副作用發生率會隨著劑量增高而增大。應以能忍受及有效的最低劑量做為維持劑量。

3.Sjogren's Syndrome患者：pilocarpine tablet的建議劑量為一次一錠5mg，一天四次。至多6周後即可建立明確之效果。

不良反應 睫狀肌痙攣，頭痛，難以集中視力，暗處視力降低，局部刺激作用，唾液分泌，增加水汗。

醫療須知 1.支氣管氣喘病的患者使用宜小心，特別是做全身性使用時，因為本藥會造成支氣管收縮作用。

2.勸告患者若有發汗、流涎、強直和噁心的症狀立刻要報告，因為這是全身性中毒發作的徵兆。

3.本藥要避光，因為它很不穩定。

4.勿將滴管與眼瞼接觸，以免發生污染的情形。

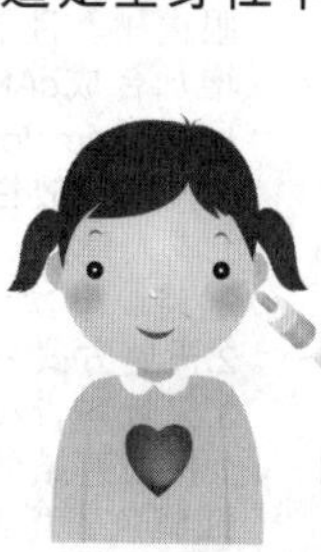

§ 92.6 青光眼複方製劑

92601 Combigan 康爾庚眼用液劑 ® (ALLERGAN/艾伯維) $354/Sol (5.0 ML-PIC/S)

℞ 每 ml 含有：BRIMONIDINE TARTRATE 2.0 MG；TIMOLOL MALEATE 6.8 MG

藥理作用 1.COMBIGAN®包含兩種成分：brimonidine tartrate及timolol。兩種成分個別可降低高眼壓，無論是否與青光眼有關；高眼壓是視神經損傷和青光眼視野喪失的主要風險因子。眼壓愈高，則青光眼視野喪失與視神經受損的機率愈高。

2.COMBIGAN®是一種選擇性α-2腎上腺素激性致效劑與非選擇性β-腎上腺素激性受體阻斷劑，brimonidine與timolol都具有開始作用速度快的特點，尖峰降眼壓效果對brimonidine而言出現於給藥後2小時，而對timolol

而言出現在給藥後1至2小時。

3.brimonidine tartrate具有減少眼房水產生，且增加非壓力相關性葡萄膜鞏膜流出的雙重作用機轉。

4.Timolol可減少眼房水產生，但對鞏膜周圍靜脈壓、流出能力、或葡萄膜鞏膜流出量無顯著影響；因timolol及brimonidine具有不同的降低眼壓作用部位以及不同的降低眼壓機轉，因此可合理地預期：當二者合併使用時，將產生加成的降眼壓效果。

適應症 [衛核] 適用於慢性隅角開放性青光眼及慢性隅角閉鎖性青光眼合併已接受為暢通的周邊虹膜切除術或高眼壓病人，當以上病患使用單方降眼壓製劑控制效果不佳時，本藥可作為降眼壓之用。

用法用量 COMBIGAN®推薦劑量是每日兩次，一次1滴於患眼，如果同時使用超過一種以上局部用眼用製劑，則兩種產品的使用須間隔至少10分鐘。

醫療須知 1.本藥會經由全身性吸收，使用COMBIGAN®局部投藥，會出現與全身性投與β-腎上腺素激性受體阻斷劑相同類型的不良反應，例如全身性或眼用投予timolol曾有報告會引發重度呼吸反應和心臟反應，包括氣喘患者因支氣管痙攣而致命，以及因心臟衰竭而死亡。

2.心臟衰竭：交感神經興奮作用對有低弱心肌收縮力的個體來說是支持血循環所必需，交感神經的興奮受到β-腎上腺激性受體阻斷劑的抑制，會誘發更嚴重的心臟衰竭。用於無心臟衰竭病史患者：長時間使用β-blockers(β-阻斷劑)連續抑制心肌，於某些情況下可能導致心臟衰竭，一旦出現心臟衰竭的第一徵象或第一症狀，即需停藥。

3.阻塞性肺疾：患有輕度或中度慢性阻塞性肺疾(例如慢性支氣管炎、肺氣腫)、支氣管痙攣病或支氣管痙攣病史(除了非支氣管氣喘或支氣管氣喘病史，此等病例禁忌使用COMBIGAN® [參考「禁忌症」])患者，通常不可使用β-blockers，包括不可使用COMBIGAN®。

4.大手術：重大手術前停用β-腎上腺激性阻斷劑的必要性或期望性仍有爭議，β-腎上腺激性阻斷作用，會損害心臟回應β-腎上腺激性所媒介的反射刺激的反應，如此將增加手術過程接受全身性麻醉的風險；有些患者接受β-腎上腺激性受體阻斷劑，結果於麻醉期間出現過長時間的嚴重低血壓，也曾有報告會致難以重新恢復心跳與維持脈搏；因此，相關單位建議當患者接受手術時應採漸進式停止使用β-腎上腺激性受體阻斷劑。

5.糖尿病：患有自發性低血糖或糖尿病患者(特別是有不穩定性糖尿病患者)正在使用胰島素或口服降血糖劑時，投予β-腎上腺激性受體阻斷劑應審慎，β-腎上腺激性受體阻斷劑可能遮掩急性低血糖徵象與症狀。

6.甲狀腺毒症(thyrotoxicosis)：β-腎上腺激性受體阻斷劑可能遮掩某些甲狀腺機能亢進的臨床徵象(例如心跳過速)，懷疑可能發展成甲狀腺毒症患者應小心處理，避免突然間停止β-腎上腺激性受體阻斷劑用藥，否則可能會誘發甲狀腺風暴。

92 青光眼治療劑

類似產品 Cobrimonin Oph. 必目寧複方眼藥水® (溫士頓)
$354/Sol (5.0 ML-PIC/S)

92602 Xalacom 複方舒而坦 眼藥水® (PFIZER/暉致) $516/Sol (2.5 ML-PIC/S)

Rx 每 ml 含有：LATANOPROST 50.0 MCG；TIMOLOL MALEATE 6.83 MG

藥理作用 1.Xalacom含有二種成分：latanoprost和timolol maleate。這二種成分分別經由不同的作用機轉降低已升高的眼內壓，而且合併療法比使用單一成分療法更能降低眼內壓。

2.Latanoprost是一種prostaglandin F2α的衍生物，為一選擇性prostanoid FP受體致效劑，可藉由增加眼房水液之流出量來減少眼壓。其主要的作用機轉為增加葡萄膜鞏膜的房水液流出量。此外，人體試驗報告指出，可些微增加外流之容易度(減少小樑外流的阻力)。Latanoprost對眼房水液之產生無明顯作用，亦未發現latanoprost對血液房水障壁或眼內循環有任何作用。

3.Timolol是乙型-1和乙型-2 (非選擇性的)的腎上腺素受體阻斷劑，不具有明顯的內生性擬交感神經劑、直接心肌抑制劑或局部麻醉劑(膜穩定)等類藥品的活性。Timolol藉由減少纖毛上皮細胞形成房水的作用來降低眼內壓。目前並不清楚timolol降低眼內壓的真正作用機轉，但可能是使因內生性乙型腎上腺素刺激作用而增加合成cAMP的情形受到抑制。Timolol並不會明顯影響血液-房水屏障與血漿蛋白間的滲透性。兔子在長期接受timolol治療後，發現timolol對局部的眼睛血流並不會發生作用。

適應症 [衛核] 開放性青光眼及高眼壓症，且對局部β - BLOCKER治療無效時。

用法用量 1.成人建議劑量 (包括老年人)：建議的治療方式為每日早晨點一滴眼藥水於病眼。若忘記投與一次使用劑量時，下次給藥時仍應依正常劑量投與。病眼每日的劑量不可以超過一滴。

2.投藥方式：如果併用其他局部使用的眼用製劑時，投與各點眼液劑時，之間至少需間隔五分鐘。

3.兒童和青少年：至今仍未建立兒童和青少年使用Xalacom的安全性及有效性資料。

不良反應 1.根據連續的照片顯示，接受latanoprost/timolol合併療法達一年的患者，在16-20%的患者身上會觀察到眼球虹膜色素增加的情形。具有綠–棕、黃–棕或藍/灰–棕混合色虹膜的患者最常出現眼球虹膜色素增加的情形。具有均勻的藍色、灰色、綠色或棕色眼睛的患者，產生眼球顏色改變的現象是非常罕見的。有37%的患者的睫毛變黑、變厚、變長。

2.臨床試驗中出現的其他不良反應中，最常發生的是：眼睛刺激感，包括刺痛、灼熱和發癢(12%)；眼睛充血(7.4%)；角膜病變(3.0%)；結合膜炎(3.0%)；眼瞼炎(2.5%)；眼睛疼痛(2.3%)；頭痛(2.3%)；皮疹(1.3%)。使用Xalacom時，亦有可能會出現單獨使用latanoprost或timolol時所產生的其它不良反應。

醫療須知 1.如同其他局部使用的眼用藥品，Xalacom可能會有全身性吸收的情形。由於本藥含有乙型腎上腺素受體阻斷劑timolol的成分，所以可能會出現全身性投與乙型腎上腺素受體阻斷劑時所見到的心血管和肺部的不良反應。在開始使用timolol 之前，應先妥善控制心衰竭的症狀。對於有嚴重心臟病病史之患者，必需觀察有無心衰竭徵兆，並監測其心跳速率。曾有報告指出在使用timolol maleate後，發生肺部的併發症，包括氣喘患者因支氣管痙攣致死的案例及發生心臟的發症，包括極少數因心衰竭而致死的案例。對於突發性血糖過低或糖尿病患者(尤其是糖尿病病情不穩定的患者)在使用乙型腎上腺素受體阻斷劑時，必須謹慎小心，因為乙型腎上腺素接區體阻斷劑會遮蔽急性低血糖症的病徵和症狀。乙型腎上腺素受體阻斷劑亦會遮蔽甲狀腺機能亢進的病徵，而使異型心絞痛(Prinzmetal angina)、嚴重的週邊和中央循環系統疾病及低血壓的病情惡化。

2.急性過敏性反應：有特異反應性病史或對各種過敏原有嚴重急性過敏性反應病史的患者，在使用乙型阻斷劑時，如以一般常用的腎上腺素劑量來處理此類患者的急性過敏反應時，可能會無效。

3.合併療法：Timolol可能會與其他藥品產生交互作用已接受口服乙型腎上腺素受體阻斷劑治療的患者，若投予Xalacom ，可能會增強在眼內壓的作用及增強全身性乙型阻斷劑的已知作用。不建議同時併用二個局部使用的乙型腎上腺素受體阻斷劑或二個局部使用的前列腺素(prostaglandins)。

4.眼部的作用：Latanoprost會增加眼球虹膜棕色色素的量，而逐漸改變眼球的顏色。16-20%接受Xalacom治療達一年的患者會出現類似接受latanoprost點眼液劑時，眼球虹膜棕色色素增加的情形(根據照片的結果)。這種作用最常發生在患者具有混合色的虹膜，例如：綠–棕、黃–棕或藍/灰–棕，其作用機轉是增加虹膜基質黑素細胞的黑色素含量。特別的是，在受影響的眼睛，棕色色素沉澱會由瞳孔中央向周圍擴散，但是全部或部分的虹膜可能變得更棕色。經由兩年的latanoprost臨床試驗觀察，具有均勻的藍色、灰色、綠色或棕色眼睛的患者，產生眼球顏色改變的現象是非常罕見的。

5.虹膜顏色改變的作用是十分緩慢的，而且可能經過幾個月到幾年仍無法注意到。臨床試驗顯示，此一作用與任何病徵及病理改變並不具關聯性。終止投藥後，虹膜的棕色色素不會進一步地增加，但是其所造成之顏色改變可能是永久性的。本藥並不會影響虹膜上的痣及斑點。

6.在獲得有關長期投藥之臨床數據前，建議對於具有混合色虹膜之患者，只有在對其他降眼壓藥物不具耐受性或療效不佳的情況下，才使用本藥。雖然並未觀察到色素堆積於小梁網狀組織或前房組織中，患者仍應定期接受檢查，並且根據患者的臨床徵狀，如果發生虹膜色素沉積增加的現象時，可能須考慮停藥。

7.在患者開始進入療程之前，應告知患者可能會出現眼球變色。單眼投與本藥時，可能會造成永久性的異色性虹膜(heterochromia)。

8.目前並無latanoprost用於治療發炎、血管新生性、慢性的狹角閉鎖性或先天性青光眼的經驗；亦無latanoprost用於治療假性水晶體症的廣角開放性青光眼患者及色素性青光眼的經驗。Latanoprost對瞳孔無作用，或是幾乎無作用，但是並無用於治療急性發作的狹角閉鎖性青光眼的經驗。因此建議在未獲得更多臨床使用經驗之前，於上述狀況使用Xalacom時必須要特別小心。

9.接受latanoprost治療期間，曾觀察到出現黃斑部水腫(macular oedema)的現象，包括囊狀的黃斑部水腫。這種現象主要發生於無水晶體患者、裝置後房水晶體之假性水晶體症患者或已知具有斑狀水腫危險因子的患者。這些患者在使用Xalacom時必須要特別小心。

10.曾有報告指出在過濾手術後，接受抑制房水形成(如timolol、acetazolamide)的療程中發生脈絡膜剝離(choroidal detachment)的情形。

11.使用隱形眼鏡：隱形眼鏡可能會吸收Xalacom內所含的benzalkonium chloride。這可能會造成軟性隱形眼鏡變色。Benzalkonium chloride亦可能會刺激眼睛。在使用本藥點眼之前，應先將隱形眼鏡摘除，在投藥15分鐘後才可重新配戴。

類似產品

Latimo Eye Drops 富而坦眼藥水 ®（Lomapharm/溫士頓）$516/Sol (2.5 ML-PIC/S)

Xalanol Eye Drop 複方明又亮眼藥水 ®（BEXIMCO/吉富）$516/Sol (2.5 ML-PIC/S)

Xalamol "瑞化"視壓穩複方點眼液劑0.05毫克+5毫克/毫升 ®（RAFARM/安沛）

92603 Azarga 複方愛舒壓懸浮液 ®（ALCON-COUVREUR/諾華）$246/Sus (5.0 ML-PIC/S)

℞

每 ml 含有：BRINZOLAMIDE 10.0 MG/ML；TIMOLOL MALEATE 6.8 MG/ML

藥理作用

1.本藥點眼液含有兩個活性成分：brinzolamide和timolol maleate，這兩個成分主要藉由減少水狀液分泌以降低眼內壓，但作用機轉不同，這兩個成分併用的效果較任一成分降低眼內壓的效果更強。

2.Brinzolamide為強力人體碳酸酐II(CA-II) 抑制劑，而CA-II是眼睛裡主要的異酵素。抑制眼睛睫狀突的碳酸酐酶能減少水狀液分泌，據推測此藉由減緩重碳酸根離子生成而使鈉及體液傳輸減少所致。

3.Timolol為非特異性腎上腺素阻斷劑，本質上不具擬交感神經作用、直接的心肌抑制作用或細胞膜穩定活性，人體眼壓測定儀及螢光攝影法研究發現其主要作用和減少水狀液生成與略微增加水狀液流出有關。

適應症

[衛核] 用於治療曾使用單方治療效果不佳的隅角開放性青光眼或高眼壓成人患者，以降低其眼內壓。

用法用量

1.用於成年人，包括老年人：於患眼的結膜囊點用本藥點眼液一滴，每天兩次。建議點藥後壓住鼻淚管使其閉合或輕輕闔眼，可降低藥物經由眼睛吸收至全身的比率，以減少全身性副作用的產生。若使用一種以上的局部眼用藥，兩藥之間應間隔至少5分鐘以上。如忘記點藥，於下一次應點藥的時間點藥。患眼的用藥劑量不得超過每次1滴，每日兩次。以本藥點眼液取代其他抗青光眼藥物時，應先停用原用藥品，並於次日開始使用本藥點眼液。

2.用於幼兒：由於缺乏安全性與效果的資料，不建議將本藥點眼液用於18歲以下的孩童。

3.用於肝及腎功能不全者：未進行本藥點眼液或timolol 5mg/ml 點眼液用於肝或腎功能不全者的研究。用於肝功能不全或輕度至中度腎功能不全的病人時，不需調整劑量。未針對本藥點眼液用於重度腎功能不全(

肌酸酐廓清率低於30ml/min)的病人或用於高血氯性酸中毒的病人進行研究。由於brinzolamide及其主要代謝物主要經由腎臟排出體外，因此本藥點眼液禁止使用於重度腎功能不全的病人。

不良反應 常見：味覺障礙、視力模糊、眼睛疼痛、眼睛刺激感、眼睛有異物感。

醫療須知 1.如同其他局部眼用製劑，brinzolamide和timolol也會被吸收到全身循環中。由於timolol對β腎上腺素的作用，可能發生與全身性β腎上腺素阻斷劑同類型的心血管及肺部副作用。開始使用timolol前應先讓心衰竭獲得適當控制。有嚴重心臟疾病病史的患者應注意心衰竭的徵兆，並測定其脈搏。

2.曾有使用timolol maleate 而發生呼吸反應及心臟反應的報告，包括氣喘病人死於氣管痙攣和罕見的心衰竭導致死亡的案例。

3.β腎上腺素阻斷劑用於容易發生自發性低血糖的患者或病情不穩定的胰島素依賴性糖尿病患者應謹慎使用，因為這類藥物會掩蓋急性低血糖的徵象及症狀。

4.也可能會掩蓋甲狀腺機能亢進的徵兆，並使prizmental心絞痛、嚴重週邊及中樞循環疾病和低血壓病情惡化。

5.本藥點眼液的另一成分brinzolamide屬於sulphonamide類藥物，局部投予時可能會發生類似sulphonamide類藥物引發的同類型副作用。曾有口服碳酸酐酶抑制劑(carbonic anhydraseinhibitor) 發生酸鹼不平衡的案例報告。若發生嚴重反應或過敏症狀，應立即停止使用本藥。

6.口服碳酸酐酶抑制劑與本藥點眼液同時使用時，對於病人的全身性碳酸酐酶抑制作用可能具有加成效果。目前尚未針對口服碳酸酐酶抑制劑與本藥點眼液同時使用進行研究，因此不建議同時使用。

7.本藥點眼液用於治療假剝落性青光眼或色質性青光眼患者的經驗相當有限，用於這類病人時需要特別謹慎，建議密切監測眼內壓。

8.口服碳酸酐酶抑制劑可能使老年人處理需要心智敏捷及/或身體協調工作的能力受損。本藥點眼液會吸收至全身，因此局部給藥也可能發生這種作用。

9.本藥點眼液含有benzalkonium chloride ，可能對眼睛造成刺激，而且會使軟式隱形眼鏡褪色，應避免與軟式隱形眼鏡接觸。應告知患者：使用本藥點眼液前需先摘除隱形眼鏡，給藥後等待15分鐘再重新戴上。

10.如同所有點眼液，本藥點眼液會造成短暫的視力模糊或其他視力障礙，而可能影響駕駛或操作機械的能力。給藥時若發生視力模糊的狀況，患者應靜待視力恢復清晰，方可駕車或操作機器。

92604 Co-Dorzomide Oph. 可多舒明點眼液®（麥迪森）$288/Sol (5.0 ML-PIC/S)

Rx 每 Sol 含有：DORZOLAMIDE HYDROCHLORIDE 22.3 MG；TIMOLOL MALEATE 6.83 MG

適應症 [衛核] 高眼壓症、開放性青光眼、假性剝離性青光眼所造成之眼內壓升高。

92605 Duotrav 複方舒壓坦點眼液®（ALCON/諾華）$507/Sol (2.5 ML-PIC/S)

Rx 每 ml 含有：TIMOLOL 5.0 MG；TRAVOPROST 0.04 MG

藥理作用 1.DUOTRAV點眼液含有兩個主成分：travoprost和timolol maleate，以互補的作用機轉降低眼內壓，併用的效果較單一療法降低眼內壓的效果更強。

2.Travoprost為前列腺素F2α類似物，為高特異性、高親和力的前列腺素FP接受體完全作用劑，藉由小樑網及葡萄膜鞏膜路徑增加房水流出而降低眼內壓。

3.Timolol為非選擇性腎上腺素阻斷劑，無內因性擬交感神經作用、直接的心肌壓抑或細胞膜穩定作用。

適應症 [衛核] 對乙型阻斷劑或前列腺素類似物眼用製劑治療反應不佳的隅角開放性青光眼或高眼壓患者，用以降低其眼內壓。

用法用量 1.用於成人(包括老年人)：每天早上或晚上點一滴於眼睛，每日1次，請於每日同一時間使用。建議使用後輕輕閉上眼睛，並用手指壓住鼻側之眼角，可降低點眼液的全身性吸收，及減少全身性副作用發生。

2.若使用一種以上局部眼用藥，應間隔至少5分鐘以上。

3.如忘記點藥，請於下一次應點藥的時間再點藥即可。每日用量請勿超過1滴。

4.若要以DUOTRAV點眼液取代其他抗青光眼眼用製劑，應先停用該藥，並於次日開始使用DUOTRAV點眼液。

不良反應 神經質、眩暈、頭痛、眼部刺激、眼部充血、點狀角膜炎、前房細胞、前房閃爍、眼部疼痛、畏光、眼部腫脹、結膜出血、角膜染色、眼部不適、眼部感覺異常、視覺敏銳度降低、視力障礙、視力模糊、眼睛乾澀、眼部搔癢、過敏性結膜炎、淚液增加、眼瞼刺激、眼瞼紅斑、眼瞼皮膚炎、眼力疲勞、睫毛生長、心跳不規律、血壓升高、心律減緩、血壓降低、支氣管痙攣、蕁麻疹、(眼睛周圍)皮膚色素沉著、四肢疼痛。

92606 Simbrinza 勝克壓10毫克/2毫克複方點眼液®（ALCON/諾華）$283/Sol (5.0 ML-PIC/S)

Rx 每 ml 含有：BRIMONIDINE TARTRATE 2.0 MG；BRINZOLAMIDE 10.0 MG

藥理作用 1.SIMBRINZA點眼液含有2種有效成分：brinzolamide(碳酸酐酶抑制劑)及brimonidine tartrate(α_2腎上腺素促進劑)。在隅角開放型青光眼(OAG)及高眼壓(OHT)病人中，這2種成分可透過抑制眼中睫狀突產生水樣液而降低眼內壓(IOP)。雖然brinzolamide及brimonidine都是透過抑制水樣液形成而降低IOP，但它們的作用機轉並不相同。

2.Brinzolamide是局部眼用碳酸酐酶抑制劑(CAI)。碳酸酐酶是一種存在於身體的許多組織的酵素，包括眼睛。CAI可在睫狀體上皮內抑制碳酸酐酶，主要為同功酶II，且減少碳酸氫鹽離子的生成，此為水樣液生成中離子主動運輸的重要部分。藉由CAIs減少碳酸氫根離子的形成，進而降低整個睫狀體上皮中鈉及液體的傳輸，減少水樣液的生成。Brinzolamide會在給藥後2至3小時達到最大降眼壓作用。

3.Brimonidine為一種選擇性α_2腎上腺素促效劑，可選擇性地活化睫狀體上皮的α_2腎上腺素受體。活化此受體可活化抑制性GTP結合蛋白，進而抑制腺苷酸環化酶酵素。此會導致細胞內cAMP水平降低，並最終抑制水樣液的生成。此外，brimonidine已證實會刺激葡萄膜鞏膜外流。初次給予brimonidine會減少水樣液生成。然而，長期給藥後，葡萄膜鞏膜流出通路會成為主要作用。Brimonidine tartrate在給藥後2小時會達到最大降眼壓作用。

適應症 [衛核] 用於治療曾使用單方治療效果不佳的隅角開放性青光眼或高眼壓成人患者，以降低其眼內壓

用法用量 1.建議的劑量為每次在患眼滴1滴SIMBRINZA點眼液，每天2次。

2.眼睛用藥：應指示病人在使用前，將藥水搖晃均勻。

3.SIMBRINZA點眼液可能可與其他局部眼科藥品併用，以降低眼內壓。若使用超過1種的局部眼科藥品，這些藥品的使用時間，必須間隔至少5分鐘。眼用藥膏須最後使用。

不良反應 常見的：①神經系統的異常：嗜睡、暈眩、味覺障礙；②眼睛視力方面的異常：：結膜炎、過敏性結膜炎、眼睛過敏、眼瞼炎、視力模糊、視力異常、眼睛疼痛、眼睛刺激、乾眼症、眼睛搔癢、眼部充血、眼睛不舒服、結膜變白；③胃腸消化系統的異常：口乾。

醫療須知 1.不曾在角膜受損病人(尤其是內皮細胞計數低下的病人)中，探討過brinzolamide對於角膜內皮功能可能扮演的角色。病人碳酸酐酶抑制劑可能會影響角膜含水量，其可導致角膜代償機能失調和水腫，建議監控角膜受損的病人。

2.不曾針對配戴隱形眼鏡的病人進行試驗，建議在這些病人使用brinzolamide時小心監測，這是由於配戴隱形眼鏡可能使角膜的風險升高。

3.局部使用時可能會發生可歸因於sulphonamide的相同類型不良反應。若出現嚴重反應或過敏的徵兆，應停用此藥品。

4.抗高血壓藥和/或強心苷等藥品與SIMBRINZA併用時，或在患有重度或不穩定型且未獲控制心臟疾病的病人中使用時，應特別小心。

5.患有憂鬱症、腦或冠狀動脈供血不足、雷諾氏現象(Raynaud's phenomenon)、起立性低血壓或血栓閉塞性血管炎的病人，使用SIMBRINZA點眼液時應特別小心。

6.SIMBRINZA點眼液含有benzalkonium chloride，此成分可能會造成刺激感，且已知會使軟式隱形眼鏡變色。應避免藥物接觸到軟式隱形眼鏡。必須指示病人在使用SIMBRINZA點眼液前取下隱形眼鏡，並等待至少15分鐘後再戴上。

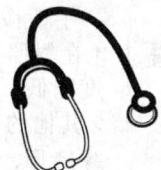

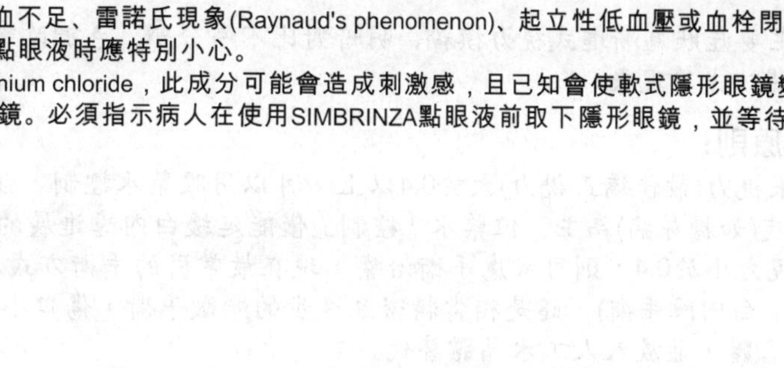

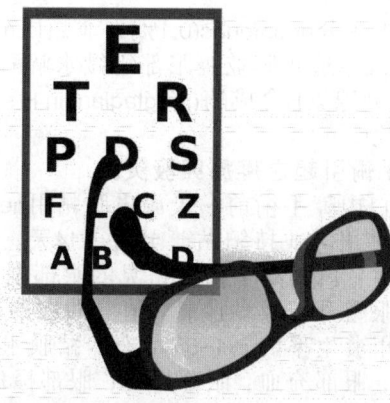

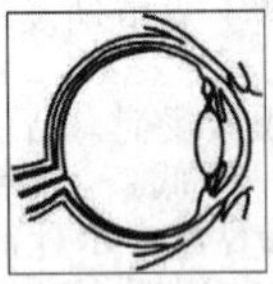

第九十三章
其它類眼用藥物
Miscellaneous Ophthalmic Agents

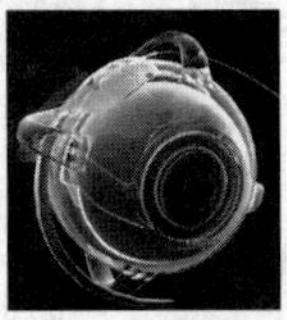

§ 93.1 白內障治療劑

白內障是一種進行性眼睛退化疾病，其患者的晶狀體渾濁且失去彈性，而阻礙光線到達視網膜，造成視力模糊、昏花或複視。

盛行率：65歲以上老人，50%會罹患白內障，20%與吸煙有關。

致病因素：

有先天性潰瘍、外傷、毒性藥物(如長期使用類固醇)、全身性疾病(如糖尿病)、併發發炎，而最常見的則為老年性白內障。

症狀：

主要症狀為漸進式視力模糊、明暗對比不易分辨、色調改變、看物體顏色變昏暗，以及複視畏光、夜間眩光等現象。

治療原則：

1.如果視力(最佳矯正視力)大於0.4以上，可以用眼藥水控制，並減少紫外線傷害，同時以控制其他全身疾病(如糖尿病)為主，但藥水「控制」僅能延緩白內障進展的速度，而非根治白內障。
2.若視力小於0.4，則可考慮手術治療，現在最常用的手術方式為「超音波晶體乳化術」(常被誤稱為「雷射」白內障手術)，這是相當精密且進步的顯微手術，傷口小、恢復很快，還可進行手術移除霧化的水晶體，並放入人工水晶體替代。
3.平常外出可配戴防紫外線之太陽眼鏡，可補充維他命A、C、E，適量攝取抗氧化成份之深綠及深黃色蔬果，勿抽煙。

93101 NEPAFENAC

Rx 1 MG/懸液劑(Sus);

商　名　Nevanac Oph. Sus.® ◎ (NOVARTIS/諾華)

藥理作用 1.本藥點眼懸液劑主成分nepafenac(0.1%)為非類固醇抗發炎及止痛藥的前趨物。眼部局部投藥後，nepafenac穿透角膜並經眼部組織水解酶轉化為非類固醇抗發炎藥amfenac。
2.Amfenac能抑制前列腺素H合成酶(progtaglandin H synthase)(cyclooxygenase)，該酵素為製造前列腺素所必須。

適應症 [衛核]治療白內障手術引起之疼痛與發炎。

用法用量 使用前請先搖勻。白內障手術前一天於患眼點用nepafenac點眼懸液劑一滴，每日3次，手術後當天繼續使用，並持續點藥至術後14天。

不良反應 1.在對照臨床研究中，白內障手術最常見的眼部副作用為：晶狀體囊渾濁、視覺敏銳度降低、異物感、眼壓升高及黏滯感。這些問題的發生率約為5~10%。
2.其他的眼部副作用發生率約為1~5%，有；結膜水腫、角膜水腫、眼睛乾澀、眼瞼邊緣結痂、眼部不適、眼部充血、眼部疼痛、眼部搔癢、畏光、流淚及玻璃體脫落。

醫療須知 1.局部投予包括nepafenac在內的非類固醇抗發炎藥(NSAIDs)，可能減慢或延緩傷口的癒合，而局部投予類固醇也會減慢或延緩傷口的癒合。同時於局部使用NSAIDs與類固醇可能提高傷口癒合問題的風險。
2.局部投予NSAIDs可能引起角膜炎。部份敏感患者持續於局部使用NSAIDs可能引發角膜上皮毀損、角膜增厚、角膜糜爛、角膜潰瘍或角膜穿孔。這些狀況可能對患者視力造成威脅。一旦患者出現角膜上皮毀損情形應立即停藥，並密切監控角膜復原情形。
3.局部投予NSAIDs的上市後使用經驗顯示，接受複雜眼部手術的患者，角膜神經切除的患者、角膜上皮缺損的患者、糖尿病患者、眼部表面疾病(如：乾眼症)患者、類風濕性關節炎患者或在短時間內重複接受眼部手術的患者，使用這類藥品發生角膜副作用的危險性增高，而且可能對患者視力造成威脅。對這些患者局投予部NSAIDs應小心使用。
4.局部投予NSAIDs的上市後使用經驗顯示，在手術前一天以上開始用藥或持續用藥至手術後14天以上會增加角膜副作用的發生率及嚴重性。
5.Nepafenac點眼懸液劑用於已知具有出血傾向或正在服用其他可能延長出血時間的藥物之患者，建議應謹慎使用。
6.配戴隱形眼鏡時，請勿使用本藥。

93102 PIRENOXINE

℞ 0.05 MG/懸液劑(Sus);

商名 Pirexine Oph.® (派頓)

藥理作用 本藥含pirenoxine可與水溶性蛋白結合，因此能競爭、拮抗奎諾物質與之結合，從而減少水晶體蛋白變性。

適應症 [衛核]初期老人性白內障。

用法用量 使用時先搖晃均勻，一次1~2滴。一日3~5次點眼。
1.將雙手徹底洗淨並將眼睛周圍的分泌物清乾淨，打開眼藥水瓶蓋， 檢查藥瓶滴嘴，確定沒有破或缺口，任何時候，滴嘴尖端均不得碰觸到物品或眼睛。
2.仰頭或躺下，將食指放置於眼睛下方並輕下眼瞼，使眼球與眼瞼 之間形成凹溝。另一手持藥瓶，滴嘴向下，將藥水滴入眼睛凹溝中，輕閉雙眼。
3.用食指輕按下眼瞼與鼻交接處1分鐘，使藥水在眼內，勿眨眼。隨即旋緊瓶蓋，拭去流出眼睛的藥水。

不良反應 1.過敏症：眼瞼炎、接觸皮膚炎等症狀可能出現、此症狀出現時，應立即停止使用。
2.眼睛：瀰漫性表層角膜炎、結膜充血、刺激感、搔癢等症狀可能出現、此症狀出現時，應立即停止使用。

醫療須知 1.只能用於點眼。
2.本藥會因金屬離子的混合而產生色調變化，故請注意。
3.需瓶口朝上保存，以避免藥物顆粒無法均勻分散。

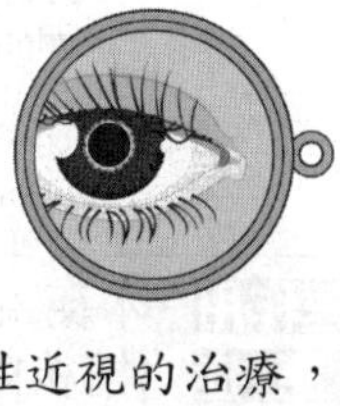

§ 93.2 散瞳及睫狀肌痲痺劑

這類藥品有擴大瞳孔及痲痺睫狀肌的作用，主要用於診斷及手術前之散瞳，假性近視的治療，屈折率檢查時睫狀肌痲痺之調整；也可用來減輕虹膜括約肌及睫狀體調節肌腫脹或發炎引起的疼痛。

93201 ATROPINE SULFATE

孕 C 乳 ?

℞ 10 MG/GM/軟膏劑(Oin); 0.1 MG, 0.25 MG, 0.5 MG, 1.25 MG, 20 MG, 0.1 MG/ML, 1.25 MG/ML, 2.5 MG/ML, 3 MG/ML, 5 MG/ML, 10 MG/ML/液劑(Sol);

商名

Antol®(應元) $12/Sol(3MG/ML-PIC/S-5ML), $20.3/Sol(3MG/ML-PIC/S-10ML), $29.9/Sol(10MG/ML-PIC/S-5ML), $33.9/Sol(10MG/ML-PIC/S-10ML), $12/Sol(1.25MG/ML-PIC/S-10ML), $12/Sol(1.25MG/ML-PIC/S-5ML), $29.9/Sol(0.1MG/ML-PIC/S-3.5ML),
Apine Oph.®(派頓) $12/Sol(1.25MG/ML-PIC/S-5ML), $12/Sol(1.25MG/ML-PIC/S-10ML)
Atropin®(杏輝) $12/Sol(1.25MG/ML-PIC/S-5ML),
Atropine Eye®(綠洲) $21.4/Oin(10MG/GM-PIC/S-3.5GM)
Atropine Eye®(麥迪森)
Atropine Oph.®(派頓) $29.9/Sol(0.1MG/ML-PIC/S-5ML),
Atropine Sulphate®(五福) $12/Sol(2.5MG/ML-PIC/S-5ML), $21/Sol(2.5MG/ML-PIC/S-10ML), $33.9/Sol(10MG/ML-PIC/S-10ML), $21/Sol(5MG/ML-PIC/S-5ML), $33.9/Sol(5MG/ML-PIC/S-10ML), $12/Sol(1.25MG/ML-PIC/S-5ML), $12/Sol(1.25MG/ML-PIC/S-10ML)
Atropine®(信東)
Atropine®(杏輝) $12/Sol(3MG/ML-PIC/S-5ML), $29.9/Sol(0.1MG/ML-PIC/S-5ML)
Atropine®(綠洲) $29.9/Sol(10MG/ML-5ML)
Atropine®(麥迪森)
Eyeswii®(信東)
Kintropine®(景德/健喬信元) $21/Sol(2.5MG/ML-PIC/S-10ML), $12/Sol(2.5MG/ML-PIC/S-5ML), $12/Sol(1.25MG/ML-PIC/S-10ML), $12/Sol(1.25MG/ML-PIC/S-5ML)
Latropine®(五福) $29.9/Sol(0.1MG/ML-PIC/S-5ML)
Santone Oph.®(溫士頓) $21/Sol(5MG/ML-PIC/S-5ML), $33/Sol(5MG/ML-PIC/S-10ML), $29.9/Sol(10MG/ML-PIC/S-5ML), $33.9/Sol(10MG/ML-PIC/S-10ML), $12/Sol(1.25MG/ML-PIC/S-5ML), $12/Sol(1.25MG/ML-PIC/S-10ML), $12/Sol(3MG/ML-PIC/S-5ML), $20.3/Sol(3MG/ML-PIC/S-10ML),
Tropine®(麥迪森) $29.9/Sol(10MG/ML-PIC/S-5ML), $33.9/Sol(10MG/ML-PIC/S-10ML), $21/Sol(5MG/ML-PIC/S-5ML), $33/Sol(5MG/ML-PIC/S-10ML), $12/Sol(1.25MG/ML-PIC/S-10ML), $12/Sol(1.25MG/ML-PIC/S-5ML), $20.3/Sol(3MG/ML-PIC/S-10ML), $12/Sol(3MG/ML-PIC/S-5ML),
Wellsight®(應元/豐田) $29.9/Sol(0.1MG/ML-PIC/S-5ML)

適應症 [衛核]散瞳、睫狀肌麻痺。

用法用量 1.全身性：成人：每4~6小時1次，每次0.4~0.6mg。孩童：0.01mg/kg~0.02mg/kg。最高最為服用：0.4mg。
2.眼用：成人：每天3次，每次1滴1%的眼藥水1滴。孩童：每天1~3 次，每次滴0.5%~1%的眼藥水1滴。
3.做屈光試驗：在試驗前1小時滴1滴。

93
其它類眼用藥物

93202 PHENYLEPHRINE

孕C 乳? 泄 肝

Rx 50 MG/ML, 100 MG/ML/液劑(Sol);

商名
Neosinicin®(綠洲) $29.9/Sol(50MG/ML-PIC/S-5ML)
Phenylephrine®(五福) $29.9/Sol(50MG/ML-PIC/S-5ML)
Phenyleprine®(五福) $49.3/Sol(100MG/ML-PIC/S-5ML)

藥理作用 1.本藥可收縮血管解除鼻充血，用於治療鼻塞，流鼻水。2.本藥可促進散瞳，不會造成睫狀肌麻痺，而增加房水液外流和減少分泌，來降低眼內壓。

適應症 [衛核]眼科手術或檢查前去充血及散腫

用法用量 1.鼻內用：每3~4小時，局部噴入或滴入鼻腔內，每次1~2滴(噴)。
2.眼用：每3~4小時，點1~2滴。

93203 TROPICAMIDE

孕C 乳?

Rx 10 MG, 4 MG/ML, 5 MG/ML, 10 MG/ML/液劑(Sol);

商名
Beter-Free®(麥迪森)
Better®(麥迪森) $14.2/Sol(5MG/ML-PIC/S-5ML),
Losemin®(綠洲) $14.2/Sol(5MG/ML-PIC/S-5ML)
Mydriacyl® ◎ (ALCON-COUVREUR/愛爾康) $63/Sol(10MG/ML-PIC/S-5ML)
Picon®(應元) $14.2/Sol(5MG/ML-PIC/S-5ML), $36.5/Sol(5MG/ML-PIC/S-10ML),
Sintropic Oph.®(杏輝) $14.2/Sol(5MG/ML-PIC/S-5ML)
Subican Oph.®(溫士頓) $14.2/Sol(5MG/ML-PIC/S-5ML)
Topimide Oph.®(景德/健喬信元) $14.2/Sol(5MG/ML-PIC/S-5ML)
Tropicamide Oph.®(五福) $40.8/Sol(4MG/ML-PIC/S-5ML), $14.2/Sol(5MG/ML-PIC/S-5ML),
Tropican Oph.®(派頓)

藥理作用 本藥為抗胆鹼激性劑，具有散瞳及睫狀肌麻痺作用。

適應症 [衛核]檢查眼睛時放大瞳孔及麻痺睫狀肌

用法用量 1.誘導散瞳：0.5%眼藥水，在檢查前15~20分鐘，點1~2滴。
2.誘導睫狀肌麻痺：1%眼藥水，在檢查前點1~2滴。

醫療須知 眼藥水冷臟溫度(℃)8~15，避光。

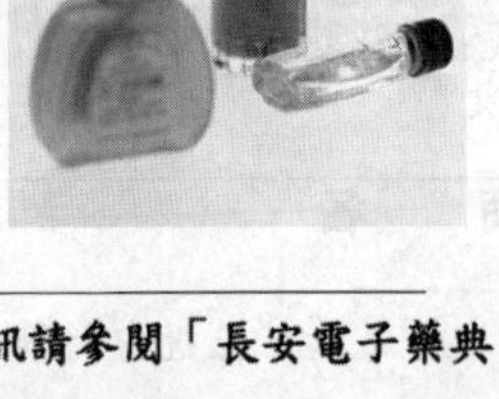

§ 93.3 抗過敏和眼睛解充血劑

93301 CROMOLYN SODIUM (CROMOGLYCATE)

孕B 乳? 泄 胆/腎 ½ 80～90m

Rx 20 MG/ML/液劑(Sol);

商　名

Allergo-Comod Eye®（URSAPHARM/吉富）
Comolyn Oph.®（派頓）$24.8/Sol(20MG/ML-PIC/S-10ML),
Cromo®（麥迪森）$14.2/Sol(20MG/ML-PIC/S-5ML), $24.8/Sol(20MG/ML-PIC/S-10ML)
Laimin®（應元）$14.2/Sol(20MG/ML-PIC/S-5ML), $24.8/Sol(20MG/ML-PIC/S-10ML),
Rosumin®（溫士頓）$14.2/Sol(20MG/ML-PIC/S-5ML), $24.8/Sol(20MG/ML-PIC/S-10ML),
Sintal Single Dose Unit®（麥迪森）$4/Sol(20MG/ML-PIC/S-500MCL)
Sumin Oph.®（景德/健喬信元）$14.2/Sol(20MG/ML-PIC/S-5ML),
Vividrin®（DR. GERHARD MANN/武昌）

藥理作用 1.當宿主暴露在特殊的抗原下，本藥可抑制敏感化肥大細胞釋出內生性過敏原，如組織胺，SRS-A(Slow Reactine Substance of Anaphylaxis)。
2.本藥沒有內因性支氣管擴張，抗組織胺或血管收縮的作用，所以本藥只有預防的效果。

適 應 症 [衛核]過敏性結膜炎。
[非衛核](1)本藥可做為嚴重的，長年性支氣管抗氣喘的預防製劑(減輕症狀的嚴重性和/或支氣管擴張劑的需要量)。(2)食物過敏的症狀療法

用法用量 吸入20mg，每天4次，每個膠囊都含有20mg的cromolyn粉末，心須裝置入吸入器內，然後，按照仿單的說明投與。吸入劑：一天4次，每次2個吸入量。

不良反應 咳嗽，鼻充血，咽喉刺激，哮喘聲，流淚，腮腺腫脹，發疹，蕁麻疹，血管水腫，排尿困難，尿意頻繁，關節腫脹，眩暈；偶而發生者：聲音沙啞，肌痛，昏眩，對光敏感，末梢神經炎，腎痛，貧血，剝落性皮膚炎，短暫性眼灼熱刺痛感。嚴重的-血管性水腫，支氣管痙攣，急性過敏。

醫療須知 1.如果依賴類固醇的氣喘患者使用cromolyn後，症狀獲得改善，可逐漸的減少corticosteroid的劑量，同時仔細觀查患者狀況惡化的情形或腎上腺功能不全的症狀，當精神受到壓力或呼吸失去控制時，要準備重建類固醇的治療。
2.除非在醫師的照料下，否則，不可突然停止cromolyn的治療，因為可能會加劇氣喘的狀況。
3.腎功能受損的患者和孕婦使用本藥宜小心。
4.要確定患者已了解投與本藥真正的方法，要小心的按照仿單的指示操作，警告患者不可吞服膠囊。
5.當急性發作時，教導患者避免吸入本藥，因為粉末的顆粒會刺激呼吸道，使症狀更加惡化。
6.在使用cromolyn治療4個星期以後，如果沒有獲得改善，應該重新估計患者的藥物處方。

93302 EMEDASTINE DIFUMARATE▲

孕B 乳?

Rx 0.5 MG/ML/液劑(Sol);

商　名

Emadine® ◎（ALCON-COUVREUR/諾華）$51/Sol(0.5MG/ML-PIC/S-5ML)
Ementin Oph.®（溫士頓）$51/Sol(0.5MG/ML-PIC/S-5ML)

藥理作用 本藥是相對選擇性的組織胺H1受體阻斷劑。本藥對組織胺受體親和力的體外試驗檢查(H1：Ki＝1.3nM，H2：Ki＝49，067nM，H3：Ki＝12，430nM)證實其對H1組織胺受體相對選擇性。體內試驗研究顯示，局部眼部給與於結膜，因組織胺刺激所至之血管通透性具有濃度依賴性的抑制作用。本藥在腎上腺、多巴胺、及羥基乙胺受體上並沒有抑制作用。

適 應 症 [衛核]過敏性結膜炎症狀及徵候的暫時性緩解。

93 其它類眼用藥物

用法用量 建議劑量是每次點一滴於患眼，每天二次。假如有需要，可一天點到四次。

不良反應 於本藥長達42天之臨床研究中，最常見的副作用是頭痛(1%)，低於5%的患者被報導發生下述之副作用：異夢、無力、味覺差、視覺模糊、灼熱或刺痛、角膜浸潤、角膜染色、皮膚炎、不舒服、乾眼、異物感、充血、角膜炎、搔癢、鼻炎、竇炎及流淚。

醫療須知 1.本藥僅為局部使用，不可作為注射或口服之用。
2.為了避免污染瓶品及溶液，應注意不要讓瓶口碰觸眼瞼或周邊部位。未使用時，請保持瓶蓋蓋緊。假如溶液已變色則勿用。
3.假如患者之眼睛是紅的，建議勿戴隱形眼鏡。本藥不應被用於治療隱形眼鏡相關之刺激。本藥中的保存劑benzalkonium chloride，可能會吸附於軟式隱形眼鏡上。戴隱形眼鏡及眼睛不紅的患者在點本藥之後，在戴回其隱形眼鏡之前應至少等待10分鐘。

93303 KETOTIFEN 孕C 乳?

Rx 0.345 MG, 0.25 MG/ML/液劑(Sol);

商　名

Kinzaten Oph.® (景德/健喬信元) $28.6/Sol(0.25MG/ML-PIC/S-3.5ML), $40.2/Sol(0.25MG/ML-PIC/S-5ML)
Totifen Oph.® (派頓) $38.6/Sol(0.25MG/ML-PIC/S-5ML), $28.6/Sol(0.25MG/ML-PIC/S-3.5ML),
Zaditen® ◎ (EXCELVISION/愛爾康)
Zaditen® ◎ (EXCELVISION/諾華) $44.1/Sol(0.25MG/ML-PIC/S-5ML)

藥理作用 1.Ketotifen是選擇性組織胺H1受體的拮抗劑，並且能抑制第一型(立即型)過敏反應細胞(肥大細胞、嗜伊紅性白血球、嗜鹼性白血球、嗜中性白血球)釋放過敏介質。
2.Ketotifen可減少嗜伊紅性白血球的趨化性，活化去顆粒化作用，抑制磷酸二酯酶(phosphodiesterase)而提升cAMP濃度而具有穩定細胞的作用。

適應症 [衛核]暫時預防因過敏性結膜炎引起之眼睛癢。

用法用量 一天3~4次，每次1~2滴於眼睛中。

不良反應 結膜充血、頭痛、鼻炎約占10~25%。灼熱感、刺痛、乾眼、眼瞼疾病、畏光、流淚、散瞳、癢、結膜炎、角膜炎等。

醫療須知 1.含有防腐劑benzalkonium chloride會滲透軟式隱形眼鏡，必須在使用前卸除軟式隱形眼鏡且使用後15分鐘內不得再戴上。
2.眼部使用後，ketotifen的全身含量通常會保持在限制劑量之下，但若使用於孕婦仍應給予適當警告。
3.動物試驗顯示持續口服狀況下乳汁可偵測到藥物，但在人體局部眼用時，是否會導至全身吸收而分泌於乳汁中則不知，故授乳婦仍應小心使用。
4.若有視力模糊或思睡的情形發生，則不應開車或操作機械。

93304 NAPHAZOLINE 孕C 乳-

0.3 MG, 0.03 MG/ML/液劑(Sol);

商　名

Narpina® (綠洲) $12.7/Sol(0.03MG/ML-5ML)
Sumine® (派頓)

藥理作用 本藥具腎上腺α活性，可產生快速且持久的小動脈血管收縮，局部應用能解除眼睛或鼻粘膜充血與腫脹。

適應症 [衛核]暫時緩解因輕微眼部刺激所引起之不適、或眼睛紅。
[非衛核]鼻炎，副鼻竇炎，上呼吸道炎。

用法用量 1.眼用：一天3~4次，每次點2~3滴於充血的眼睛。
2.鼻用：每次滴鼻1~2滴，或噴吸兩次，4~6小時1次。

不良反應 噁心、虛弱、頭痛、灼熱、散瞳、眼內壓增加、眼睛反跳性發紅。

醫療須知 1.如果鼻塞於5天後仍未紓解，則停藥改換其他療法。
2.如頻繁長期使用時，應注意反彈性充血及藥物性鼻炎的發生可能。

93305 OLOPATADINE HCL▲

孕C 乳? 泄 腎 t½ 3h

Rx 1 MG, 5.55 MG/液劑(Sol);

商名
Olopan® (BEXIMCO/吉富)
Patanol® ◎ (ALCON-COUVREUR/諾華)

藥理作用 1.本藥可抑制肥大細胞釋出組織胺，並且為相對選擇性的H1-受體阻斷劑，於體內及體外試驗能夠抑制第一型立即性的高敏感反應。
2.本藥對於α-腎上腺素(alpha adrenergic)、多巴胺(dopamine)、蕈毒素(muscarinic)第一及第二型、及神經激胺(serotonin)受體沒有作用。

適應症 [衛核]治療過敏性結膜炎之徵候及症狀。

用法用量 建議劑量是每天點2次，每次點1滴於患眼。

不良反應 頭痛被報導之發生率為7%、下述之眼部及非眼部副作用被報導之發生率為低於5%：頭部：灼熱或刺痛、乾眼、異物感、充血、角膜炎、眼瞼水腫、及搔癢、非眼部：無力、冷徵候群、咽炎、鼻炎、竇炎及味覺失常。

醫療須知 1.本藥僅作為局部使用，不可作為注射或口服之用。
2.假如瓶蓋環於購買時已損壞或不見，則勿使用。
3.為了避免污染瓶口及溶液，應注意不要讓瓶口碰觸眼瞼或周邊部位。
4.未使用時，請保持瓶蓋蓋緊。
5.請置於小孩無法觸及之處。
6.假如患者眼睛是紅的，則建議勿戴隱形眼睛。本藥不應被用於治療隱形眼鏡所致之刺激。本藥中的防腐劑benzalkonium chloride，可能會被軟式隱形眼鏡所吸收。配戴隱形眼鏡而眼睛不會發紅的患者，須待投予本藥十分鐘後再戴隱形眼鏡。

93306 SOD CROMOGLYCATE

Rx 20 MG/ML/液劑(Sol);

商名
Allergo-Comod Eye® (URSAPHARM/吉富)
Comolyn Oph.® (派頓) $24.8/Sol(20MG/ML-PIC/S-10ML),
Cromo® (麥迪森) $14.2/Sol(20MG/ML-PIC/S-5ML), $24.8/Sol(20MG/ML-PIC/S-10ML)
Laimin® (應元) $14.2/Sol(20MG/ML-PIC/S-5ML), $24.8/Sol(20MG/ML-PIC/S-10ML),
Rosumin® (溫士頓) $14.2/Sol(20MG/ML-PIC/S-5ML), $24.8/Sol(20MG/ML-PIC/S-10ML),
Sintal Single Dose Unit® (麥迪森) $4/Sol(20MG/ML-PIC/S-500MCL)
Sumin Oph.® (景德/健喬信元) $14.2/Sol(20MG/ML-PIC/S-5ML),
Vividrin® (DR. GERHARD MANN/武昌)

適應症 [衛核]過敏性結膜炎。

93307 Ankemin "聯邦"敏克安眼藥水 ® (景德/聯邦) $15.5/Sol (5.0 ML), $28.6/Sol (10.0 ML)

Rx 每 ml 含有：ANTAZOLINE HCL 0.5 MG；TETRAHYDROZOLINE HCL 0.4 MG

適應症 [衛核]過敏性結膜炎，眼瞼緣炎，角膜炎。

§ 93.4 玻璃體替代物

施行眼科手術時，會有部分的房水從眼內流出，所以需要注入一些人工玻璃體來維持眼內空間與眼內壓力，避免眼球塌陷。人工玻璃體除了能夠幫忙維持眼球形狀，提供醫師手術所需的空間外，還提供角膜內皮細胞的保護功能。當手術進行時，會有許多器械在眼球內進出，特別是在進行白內障超音波晶體乳化術時，會在眼內產生超音波能量，造成眼內組織傷害。人工玻璃體在注入眼睛後會形成保護層，讓眼內組織的傷害降至最低。人工玻璃體於手術完成後，必須從眼內移除，以避免患者產生術後眼內壓上升的情形。

一般來說，可依人工玻璃體的物化特色將其分為內聚型與分散型兩種，醫師可依據這項分類視其手術中不同需求來做選擇。有越來越多的醫師在單一個白內障手術中選擇使用分散型與內聚型的人工玻璃體。

93401	Viscoat-Sterile 微視玻璃體替代物〝愛爾康比利時廠〞® （ALCON/愛爾康）

℞

適應症 [衛核]眼科手術玻璃體替代物。

用法用量 在白內障手術或人工水晶體植入手術時，應小心將VISCOAT注入眼前房。VISCOAT可在水晶體取出前或取出後注入。在水晶體取出前注入眼前房可在角膜內皮形成保護膜，保護角膜內皮在手術期間避免受到器械的傷害。

§ 93.5 黃斑部病變治療藥

目前健保核准的新生血管抑制劑，不但可用在治療濕性老年性黃斑部病、糖尿病引起的黃斑部水腫、視網膜靜脈阻塞續發的黃斑部病變外，也即將核准治療病理性近視引發黃斑部病變的視力損害等多項適應症，提供患者更多的治療選擇。

黃斑部病變是常見老年視力退化性疾病，好發在65歲以上族群，據統計，台灣65歲以上長者，每10人就有1人罹患老年性黃斑部病變。雖然老化為黃斑部病變主要的原因，但遺傳、抽菸、日常飲食營養不足、高度近視、過度陽光照射和糖尿病、眼中風等疾病，也都會導致黃斑部病變的風險。黃斑部病變初期會出現視力模糊症狀，中後期則隨著病情加劇，看東西會變形，直線變扭曲、橫線似波浪狀或視野中心出現黑影，但黃斑部病變患者卻常將日期模糊症狀誤認為自然老化現象因而躭誤就醫。

• 定義：

由於黃斑部色素上皮細胞退化萎縮，或其下方的脈絡膜產生新生血管，造成黃斑部出血或滲水而破壞感光細胞，導致視力急速減退。

• 致病因素：

與老化有關的中心視力退化之疾病。

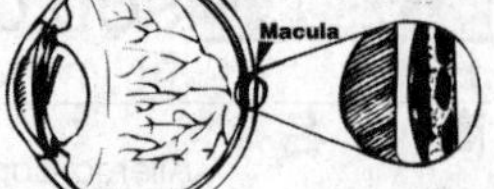

• 症狀：

初期中心視力呈扭曲或變形，漸至中心視野變暗或完全消失。

• 治療：

①可使用雷射、光動力療法治療。但對已經造成中心視力傷害是無法恢復的。

②及早發現及治療，可保存較佳的視力，減少日後繼續惡化的可能性。

• 預防：

應避免強光直射眼睛，外出可配戴防紫外線之太陽眼鏡，平日多食用抗氧化食品及維生素C、E及鋅和類胡蘿蔔素等，勿抽煙。

新生血管抑制劑治療優勢

• 小分子藥劑針對病灶治療

• 核准使用於多種黃斑部病變：

  • 已核准：濕性老年黃斑部病變、糖尿病引發之黃斑部水腫、視網膜靜脈阻塞續發的黃斑部病變

  • 即將核准：病理性近視引發之黃斑部病變

• 健保給付：濕性老年黃斑部病變、糖尿病引發之斑部水腫

• 目前治療選擇包含off-label use的bevacizumab，以及通過核准的raninizumab、pegatanib、aflibercept等。近年來，美國食品藥物管理局(Food and Drug Administration, FDA)通過了brolucizumab玻璃體內注射做為濕性AMD的治療，為醫師與患者提供了治療的新選擇。

93501	AFLIBERCEPT☆	孕C 乳? 時5～6D

℞ 114.3 MG, 40 MG/ML/注射劑(I);

商 名

Eylea®（Catalent/拜耳）

Eylea® ◎（VETTER/拜耳）$17534/I(40MG/ML-PIC/S-50MCL), $17534/I(40MG/ML-50MCL)

藥理作用 1.血管內皮生長因子-A(VEGF-A)和胎盤生長因子(PIGF)屬於血管生成因子中VEGF的一部分，可作為內皮細胞有絲分裂、趨化作用及血管通透性因子。
2.VEGF藉由與內皮細胞表面2種接受體的酪胺酸激酶(VEGFR-1和VEGFR-2)結合而產生作用。PIGF僅會與VEGFR-1結合。
3.Aflibercept為一種可溶性誘餌接受體，會與VEGF-A及PIGF結合，以抑制VEGF接受體的結合與活化。

適應症 [衛核]適用於治療血管新生型(濕性)年齡相關性黃斑部退化病變。
中央視網膜靜脈阻塞(CRVO)續發黃斑部水腫所導致的視力損害。
糖尿病黃斑部水腫(DME)所導致的視力損害。
分支視網膜靜脈阻塞(BRVO)續發黃斑部水腫所導致的視力損害。
治療病理性近視(pathological myopia, PM)續發的脈絡膜血管新生(choroidal neovascularization, CNV)所導致之視力損害。

用法用量 1.本藥的建議劑量為2mg aflibercept，相當於50微升。
2.本藥開始治療時為前三個月每個月注射1次，連續注射3次，之後則為每2個月注射1次。患者於治療一年後，若病情需要，建議注射方式為每4~12週接受1次治療。

不良反應 1.非常常見：結膜出血、眼睛疼痛。
2.常見：視網膜剝離、視網膜色素上皮撕裂、視網膜色素上皮剝離、視網膜退化、白內障、核性白內障、囊下白內障、角膜損傷、眼內壓升高、視力模糊、飛蚊症、角膜水腫、玻璃體剝離、注射部位疼痛、眼中有異物感、淚液分泌增加、眼瞼水腫、注射部位出血、結膜充血、眼充血。

醫療須知 1.投與本藥時，必須採用適當的無菌注射技術。應向病患說明必須立即通報任何可能為眼內炎或視網膜剝離的症狀，並使用適當的治療。
2.玻璃體內重覆注射投與血管內皮生長因子(VEGF)抑制劑後，曾被通報眼內壓持續升高的案例。應適當監測與處置眼內壓和視神經頭處的灌注。
3.包括本藥，玻璃體內使用VEGF抑制劑後，可能會有動脈血栓栓塞事件(ATE)的風險。ATE為非致命性中風、非致命性心肌梗塞或血管性死亡(包括不明原因死亡)。

93502 BROLUCIZUMAB

孕 ? 乳 - 泄 腎 代 4.4D

Rx 120 MG/注射劑(I)；

商名 Beovu® ◎ (ALCON/諾華)

藥理作用 1.Brolucizumab能以高度親合力與多種VEGF-A異構體(如：VEGF110、VEGF121和VEGF165)結合，進而阻止VEGF-A與其受體VEGFR-1和VEGFR-2結合。
2.藉由抑制VEGF-A的結合，brolucizumab可抑制內皮細胞增生，進而減少病理性血管新生和降低血管滲透性。

適應症 [衛核]1.治療血管新生型(濕性)年齡相關性黃斑部退化病變(Neovascular (Wet)) Age-Related Macular Degeneration, wAMD)。
2.糖尿病黃斑部水腫(Diabetic macular oedema, DME)所導致的視力損害。

用法用量 1.本藥以單次使用藥瓶(vial)或單次使用預充填注射針筒包裝，每個藥瓶或每支預充填注射針筒僅供單眼治療使用。僅能以玻璃體內注射(intravitreal injection)的方式使用。
2.建議劑量為一次在玻璃體內注射6mg(0.05mL)，最初三劑每4週(每月)注射一次。之後，醫師可根據視力檢查結果和/或解剖學參數評估的疾病活性(disease activity)來調整個別病人的治療間隔，每8~12週(2~3個月)注射一次。治療間隔頻率不應短於8週。

不良反應 1.最常通報的藥物不良反應為視力降低(7.3%)、白內障(7.0%)、結膜出血(6.3%)與玻璃體漂浮物(5.1%)。
2.嚴重藥物不良反應為失明(0.8%)、視網膜動脈阻塞(0.8%)、眼內感染性發炎(0.7%)、與視網膜剝離(0.7%)。

醫療須知 1.常伴隨著眼內發炎的情況，並可能導致視力受損，這類免疫原性引起的不良反應有可能於第一次視網膜注射後發生。若病人發生這類不良反應，應終止本藥治療並給予適當處置。

2.本藥在內的玻璃體內注射已被認為與眼內感染性發炎、眼內發炎、醫源外傷性白內障和視網膜剝離有關。使用本藥時一定要使用適當的無菌注射技術。應該指示病人若有眼內發炎的相關症狀或有任何前述之事件發生，立即就醫。

3.Brolucizumab在內的VEGF抑制劑玻璃體內注射曾發現，在注射後的30分鐘內眼壓短暫升高。對於青光眼控制不佳的病人必須特別注意(當眼內壓≥30mmHg者請勿注射本藥)。

4.由於brolucizumab屬於具療效之蛋白質，有可能導致免疫原性。應指示病人在發現眼睛疼痛、眼睛不適感增加、眼睛發紅惡化、視力模糊或視力下降、視野內微小粒子增加或對光線敏感時，應立即通知醫師。

5.如下列情況，應暫停眼內注射anti-VEGF，不應在下一次預定給藥前提前施予治療：

a.和前一次視力檢測相比，BCVA減少≥30個字母。

b.視網膜撕裂。

c.視網膜下出血，且牽涉中央凹，或出血範圍≥50%整體病灶面積。

d.在預定給藥的前、後28天內，曾接受眼科手術或預定接受眼科手術。

6.嚴重視網膜色素上皮剝離是anti-VEGF治療nAMD後發生視網膜色素上皮撕裂的風險因子之一。對於有這樣風險的病人使用brolucizumab應特別小心。

7.若發生裂孔性視網膜剝離或第3或4期黃斑部穿孔應停止治療。

8.病人可能在玻璃體內注射和相關眼睛檢查後發生短暫的視覺障礙，因此應指示其不要駕車或操作機械，直到視力功能充分恢復為止。

93503 CYCLOSPORIN▲

孕C 乳？

℞ 0.5 MG/ML/乳劑(E);

商　名 An-Eyesi Oph.®（信東/安成）$35.7/E(0.5MG/ML-PIC/S-0.4ML)　Restasis Oph.® ◎（ALLERGAN/艾伯維）$36.9/E(0.5MG/ML-PIC/S-0.4ML)

藥理作用 1.慢性乾眼症如乾性角結膜炎(keratoconjunctivitis sicca)被認為是因免疫引起的發炎性疾病，眼睛慢性發炎會破壞眼表層細胞的恆定，減少淚腺分泌淚液。

2.Cyclosporine眼用乳劑為局部免疫調節劑，可經由抑制T-lymphocytes作用，減少細胞激素(cytokines)分泌，改善乾眼症眼表層之慢性發炎，而增加淚液分泌，改善相關臨床症狀。

適應症 [衛核]治療嚴重乾性角結膜炎(Schirmer Test Without Anesthesia<5mm/5min)併角結膜上皮病變病人之發炎反應，但在目前使用局部抗發炎藥物或使用淚點塞病人未見療效者。

用法用量 本藥為局部點眼藥，每日使用兩次，間隔約12小時。使用前，將單位劑量小瓶上下顛倒數次，形成均勻白色不透明乳液後，於雙眼各滴一滴RESTASIS眼用乳劑，RESTASIS可合併人工淚液使用，但使用兩種藥品應間隔15分鐘。使用後即刻拋棄該小瓶。

不良反應 使用本藥後最常見的不良影響是眼部燒灼感(17%)。其它不良反應發生率報告介於1~5%者，包括結膜充血、分泌物增加、溢淚、眼痛、異物感、搔癢、刺痛及視覺障礙(最常見者為視覺模糊)。

醫療須知 1.一般注意事項:限供眼部使用。

2.每瓶限單次使用，小瓶中的乳劑須在開封後即刻點於單眼或雙眼，剩餘藥液須於投藥後即刻拋棄。不要讓藥瓶尖端接觸到眼球或任何其它表面，以免因此而使乳劑受到污染。

3.本藥禁忌於佩戴隱形眼鏡狀態下投藥，淚液產量不足患者一般也不應佩戴隱形眼鏡；若有佩戴隱形眼鏡，須在本藥投藥前取下隱形眼鏡，等本藥眼用乳劑投藥後15分鐘，再重新戴上隱形眼鏡。

4.Cyclosporine已知於全身性投藥後會分泌於人類乳汁，但未曾進行局部治療是否會分泌於人類乳汁的研究；雖然局部投予本藥眼用乳劑後血中濃度偵測不到，但本藥投予哺乳婦時應審慎。

5.可合併人工淚液使用，但使用時兩種藥品應間隔至少15分鐘。

93504 DEXAMETHASONE INTRAVITREAL IMPLANT 孕C 乳+ 泄 肝/腎

Rx Imp 0.7 MG/植入劑(Imp);

商名 Ozurdex® ◎ (ALLERGAN/艾伯維) $29040/Imp(0.7MG-PIC/S)

藥理作用 1.Dexamethasone是一種強效皮質類固醇，已被證實可透過抑制水腫、纖維蛋白沈澱、微血管滲漏以及與發炎反應相關的吞噬細胞移動來控制發炎現象。

2.血管內皮生長因子(VEGF)是一種細胞激素，當出現黃斑水腫時其表現濃度就越高。這是一種血管通透性的促進因子。皮質類固醇也被證實可抑制VEGF的表現。

3.皮質類固醇可預防前列腺素的釋放；某些前列腺素已被判定是造成囊狀黃斑部水腫的媒介物質。

適應症 [衛核]因 BRVO (Branch Retinal Vein Occlusion) 或 CRVO (Central Retinal Vein Occlusion) 導致黃斑部水腫。用於影響眼後段的非感染性葡萄膜炎的治療。糖尿病黃斑部水腫(DME)所導致的視力損害。

用法用量 1.建議劑量為於罹病眼部的玻璃體內注射1劑本藥植入物。不建議雙眼同時接受注射。

2.有關重複用藥間隔低於6個月的資料相當有限。目前尚無在視網膜靜脈阻塞案例中重複使用超過2劑植入物的經驗。

3.患者完成注射後應接受監測，以確保若出現感染或眼壓增加時，可及早接受治療。

4.投藥方法：單次玻璃體內植入物注射器，僅限玻璃體內使用。每個注射器只能用於治療一隻眼睛。

5.進行玻璃體內注射程序時應保持無菌，包括使用無菌手套、無菌覆蓋巾以及無菌開眼器(或其類似物)。

6.注射程序前以及注射當天應先局部點用廣效抗菌眼藥水。應使用適當的局部麻醉。從紙盒內取出鋁箔袋並檢查是否破損。接著，請於無菌區域拆開鋁箔袋，並將注射器輕置於無菌盤上。小心移除注射器的帽蓋。鋁箔袋一旦打開後，應立即使用注射器。

不良反應 1.使用皮質類固醇可能造成後囊下白內障(posterior subcaspsular cataracts)與青光眼，也可能造成繼發性眼部感染。

2.最常見的不良反應為眼壓增加(24.0%)與結膜出血(14.7%)。

3.發生率有大於2%：眼睛痛、結膜充血、高眼壓症、白內障、玻璃體脫離、頭痛。

醫療須知 1.任何玻璃體內注射都可能造成眼內炎、眼內發炎、眼壓增加以及視網膜剝離。必須總是使用正確的無菌注射技術。

2.患者完成注射後應接受監測，以確保若出現感染或眼壓增加時，可及早接受治療。監測方式包括：注射後立即檢查視神經頭血流量、注射後30分鐘內進行眼壓檢查以及注射後2~7日間進行生物顯微鏡檢查(biomicroscopy)。

3.必須要求患者不可延誤通報任何疑似眼內炎的症狀或任何上述不良反應。

4.有眼部單純皰疹病史的患者應謹慎使用皮質類固醇，且皮質類固醇不可用於目前具有眼部單純皰疹的患者。

5.目前尚未針對無晶狀體患者進行本藥試驗，因此這類患者應謹慎使用本藥。

6.目前尚未針對因視網膜靜脈阻塞(RVO)而引發黃斑水腫且有明顯視網膜缺血的患者進行本藥試驗。因此不建議使用本藥。

7.臨床試驗時接受抗血小板治療的患者中，接受本藥注射者(27%)出現出血性不良反應的比例高於對照組(20%)。最常見的出血性不良反應為結膜出血(24%)。使用抗凝血或抗血小板藥物的患者應謹慎使用本藥。

93 其它類眼用藥物

8.鞏膜較薄或鞏膜突出或有可能因使用此劑型導致鞏膜破裂者須謹慎使用。

93505 FARICIMAB

Rx 6 MG/注射劑(I)；

商名

Vabysmo® ◎ (F. HOFFMANN-LA ROCHE/羅氏)
$18230/I(6MG-PIC/S-50MCL)

藥理作用 1.Faricimab是一種人源化雙特異性免疫球蛋白G1(IgG1)抗體，透過同時中和Ang-2與血管內皮生長因子A(VEGF-A)而抑制兩種不同的路徑以產生作用。

2.Ang-2與VEGF-A協同增加血管通透性並刺激血管新生。透過雙重抑制Ang-2與VEGF-A，faricimab可降低血管通透性與發炎，抑制病理性血管新生並恢復血管穩定性。

適應症 [衛核]1.血管新生型(濕性)年齡相關性黃斑部退化病變(nAMD)。

2.糖尿病黃斑部水腫(DME)。

3.視網膜靜脈阻塞(RVO)續發的黃斑部水腫。

用法用量 1.血管新生型(濕性)年齡相關性黃斑部退化病變(nAMD)：

a.本藥的建議劑量為6mg(0.05mL)，以玻璃體內注射給予。最初4劑每4週(每月)一次，之後用藥間隔應依醫師對於病人眼部疾病活性判斷調整。

b.最長可達每16週(4個月)一次，但亦有可能須每12週(3個月)一次或每8週(2個月)一次。

2.糖尿病黃斑部水腫(DME)：

a.本藥的建議劑量為6mg(0.05mL)，以玻璃體內注射給予。最初4劑每4週(每月)一次。

b.可逐漸延長注射間隔，每次調整延長的注射間隔不應超過4週，最長可達每16週(4個月)一次。

不良反應 1.最嚴重的不良反應為：葡萄膜炎(0.6%)、眼內炎(0.5%)、玻璃體炎(0.3%)、視網膜撕裂(0.2%)、裂孔性視網膜脫落(0.1%)及外傷型白內障(<0.1%)。

2.最常通報的不良反應為：白內障(13%)、結膜出血(8%)、玻璃體剝離(5%)、眼壓(IOP)升高(4%)、玻璃體漂浮物(4%)、眼睛痛(3%)及視網膜色素上皮撕裂(僅nAMD)(3%)。

醫療須知 1.玻璃體內注射(包括接受本藥注射者)曾發現眼內炎、眼內發炎、裂孔性視網膜脫落、視網膜撕裂與醫源性外傷型白內障相關症狀。

2.應指示病人通報任何疑似眼內炎的症狀(如疼痛、視力喪失、畏光、視力模糊、漂浮物或發紅)或任何上述事件，切勿拖延，以接受迅速且適當的處置。

3.在玻璃體內注射後60分鐘內曾觀察到短暫的眼壓(IOP)升高，包括接受本藥注射者。在青光眼控制不佳的病人中需要特別注意(IOP≥30mmHg時請勿注射本藥)。

4.玻璃體內注射VEGF抑制劑後曾通報全身性不良事件(包括動脈血栓栓塞事件)。

5.本藥亦可能會引起免疫反應。應指示病人通報任何眼內發炎的徵象或症狀(如視力喪失、眼睛痛、對光敏感性增加、漂浮物或眼睛變得更紅)，這可能是過敏造成的臨床徵象。

6.建議本藥不應與其他抗VEGF藥品(全身或眼部)同時給予。

7.使用含抗VEGF抗體療法治療nAMD後，曾觀察到視網膜色素上皮撕裂。

8.本藥可能對駕駛及機械操作能力有輕微的影響。

9.以下病人應暫停治療：

a.裂孔性視網膜脫落、第3或4期黃斑部裂孔、視網膜破裂；應在進行適當修補後才考慮重新開始治療。

b.治療相關最佳矯正視力(BCVA)較上一次視力評估減少≥30個字母；應在下一次排定治療後才重新開始治療。

c.前後28天內已進行或預定進行眼內手術；應在下一次排定治療後才重新開始治療。

d.眼內壓≥30mmHg。

e.涉及中央凹中心的視網膜下出血，或，如果出血大小≥總病灶面積50%。

93506 **RANIBIZUMAB▲** 孕C 乳? 食 9D

℞ 10 MG/ML, 100 MG/ML/注射劑(I);

商 名

Lucentis® (ALCON-COUVREUR/諾華) $17941/I(10MG/ML-PIC/S-0.17ML)

Lucentis® ◎ (NOVARTIS/諾華) $17941/I(10MG/ML-PIC/S-0.3ML), $17941/I(10MG/ML-PIC/S-0.23ML)

Susvimo® (VETTER/羅氏)

藥理作用 1.Ranibizumab是一種對抗人類血管內皮生長因子A (VEGF-A) 的擬人化單株抗體片段。它能以高度親合力與VEGF-A同分異構物(例如VEGF110、VEGF121與VEGF165)結合，因此能夠預防VEGF-A與其受體VEGFR-1、VEGFR-2結合。

2.VEGF-A若和受體結合，會導致內皮細胞增生和血管新生作用，也會導致血管滲漏，這些作用都可能會使血管新生型(濕性)年齡相關性黃斑部退化病變以及糖尿病性黃斑部水腫、視網膜靜脈阻塞續發黃斑部水腫與病理性近視續發的脈絡膜血管新生所導致的視力損害更加惡化。

適 應 症 [衛核]成人：

(1) 治療脈絡膜血管新生(choroidal neovascularization , CNV)所導致的視力損害。(2) 治療血管新生型(濕性)年齡相關性黃斑部退化病變(age-related macular degeneration, AMD)。(3) 治療糖尿病引起黃斑部水腫(diabetic macular edema, DME)所導致的視力損害。(4) 治療視網膜靜脈阻塞(分支或中央視網膜靜脈阻塞；branch or central retinal vein occlusion；BRVO 或 CRVO) 續發黃斑部水腫所導致的視力損害 (5) 治療中重度非增殖性糖尿病視網膜病變(moderately severe or severe non-proliferative diabetic retinopathy, NPDR)及增殖性糖尿病視網膜病變(proliferative diabetic retinopathy, PDR)。

早產兒：早產兒視網膜病變(Retinopathy of prematurity, ROP)

用法用量 1.單次使用藥瓶，僅供玻璃體內注射(intravitreal use)。用一支藥瓶進行一次以上的注射可能會造成污染，繼而發生感染。本藥必須由對玻璃體注射有經驗之合格的眼科醫生來使用。

2.治療濕性AMD

應每個月監測病患的視力。建議劑量為一次在玻璃體內注射0.3毫克或0.5毫克的本藥。這相當於一次注射0.03毫升或0.05毫升。本藥治療的開始為每個月注射1次，連續3個月。接下來的維持期應每個月監測病患的視力。若病患視力經檢查確定是因AMD減退且超過5個字母，則再追加施打本藥，兩次劑量的時間間隔不應短於1個月。

3.治療DME所導致的視力損害

建議劑量為一次在玻璃體內注射0.5毫克的本藥。這相當於一次注射0.05毫升。每月治療一次並一直持續至達到最佳視力，例如給予本藥治療開始後，連續三個月的視力評估結果都維持穩定為止。倘若連續三個月的注射治療並未改善視力，則建議停止治療。之後患者應每月進行一次視力檢查。當檢查結果顯示視力有因DME而減弱的現象時，應重新開始每月注射一次的治療，一直持續到再度達到連續三個月的視力評估結果都維持穩定的效果為止。因此至少需進行兩次注射。兩劑之間的間隔不應短於1個月。

4.以本藥與雷射光凝療法治療DME

本藥可用於先前曾接受雷射光凝療法治療的患者。在同一天施行治療時，應於雷射光凝療法完成後至少30分鐘再施打本藥。

5.治療RVO續發黃斑部水腫所導致的視力損害

建議劑量為每月(將近28天)在玻璃體內注射一次0.3毫克(0.03毫升)或0.5毫克(0.05毫升)的本藥。在RVO-1與RVO-2試驗中，病人每個月接受本藥達6個月。以光學斷層掃描(coherence tomography)和視力重新治療指標(visual acuity re-treatment criteria)當作準則，在第6個月未接受治療的病人，平均而言，在第7個月視力減低，而在第6個月接受治療的病人卻不會視力減低。病人應每月接受治療。應每個月監測病患的視力。

6.以本藥與雷射光凝療法治療視網膜分支靜脈阻塞(BRVO)：

曾經有本藥與雷射光凝療法同時使用的經驗。在同一天施行治療時，應於雷射光凝療法完成後至少30分鐘再施打本藥。本藥可用於先前曾接受雷射光凝療法治療的患者。
治療病理性近視(PM)續發的脈絡膜血管新生(CNV)所導致的視力損害。玻璃體內注射每次0.5毫克。相當於0.05毫升的注射量。給予兩次劑量之間的時間間隔不應少於1個月。以單次注射開始治療。如果監視結果顯示有疾病惡化的現象，如視力惡化或有病灶惡化的現象，則建議繼續治療。
監測疾病惡化的方式包括臨床檢查、光學斷層掃描(optical coherence tomography; OCT)或螢光血管造影術(FA)。監測頻率於開始治療後的兩個月內應每月一次，然後至少每三個月一次，於一年後監測頻率應由負責治療的專業醫師決定。
以本藥與VISUDYNE光動力療法治療病理性近視(PM)續發的脈絡膜新生(CNV)目前缺乏本藥與VISUDYNE同時使用的經驗。

不良反應 1.嚴重不良反應：與注射程序相關包括眼內炎、裂孔性視網膜剝離(rhegmatogenous retinal detachment)、視網膜裂孔(retinal tear)，以及醫源外傷性白內障；接受ranibizumab治療的患者曾包括眼內發炎及眼壓增加。
2.極常見：鼻咽炎、流感、貧血、焦慮、關節痛、眼壓升高、頭痛、眼內發炎(intraocular inflammation)、玻璃體炎、玻璃體剝離、視網膜出血、視覺障礙、眼睛疼痛、玻璃體漂移(vitreous floaters)、結膜出血、眼睛刺激感、眼內異物感、流淚增加、眼瞼炎(blepharitis)、乾眼、眼睛充血、眼睛搔癢症(eye pruritus)。
3.常見：咳嗽、噁心、過敏反應(疹子、蕁麻疹、搔癢、紅斑)、視網膜退化、視網膜疾病、視網膜剝離、視網膜裂孔、視網膜色素上皮細胞剝離、視網膜色素上皮細胞裂孔、視力減退、玻璃體出血、玻璃體疾病、葡萄膜炎、虹彩炎、虹膜睫狀體炎(iridocyclitis)、白內障、囊下白內障、後囊膜混濁(posterior capsule opacification)、斑點角膜炎、角膜磨損(corneal abrasion)、前房閃輝、視力模糊、注射部位出血、眼睛出血、結膜炎、過敏性結膜炎、眼分泌物、閃光症、畏光、眼球不適症狀、眼瞼水腫、眼瞼疼痛、結膜充血。

醫療須知 1.包括ranibizumab在內的玻璃體注射已被認為與眼內炎、眼內發炎、裂孔性視網膜剝離(rhegmatogenous retinal detachment)視網膜裂孔與醫源外傷性白內障有關。
2.使用ranibizumab時，都必需使用適當的無菌注射技術。患者必須在注射後監測一個星期，以便發生感染時及早進行治療。應該指示患者若有任何眼內發炎的相關症狀或有任何前述之事件發生，立即通報。
3.曾發現在注射ranibizumab後的60分鐘內眼壓增加。因此必須監測眼壓及視神經頭處(optic nerve head)的灌注(perfusion)，並給予適當的處置。
4.玻璃體內注射VEGF(血管內皮生長因子)抑制劑，可能具有動脈栓塞的危險。以0.5mg ranibizumab治療的患者，發生中風的比例較ranibizumab 0.3mg或對照組高，但未達統計上的差異。具有已知中風危險因子的患者，包括以前曾發生中風或有短暫性缺血性中風病史的患者，發生中風的比例較高，因此，醫師對這些患者應審慎評估是否適合使用ranibizumab治療，及治療的效益是否大於可能的危險性。
5.如同其他治療性蛋白質一樣，ranibizumab潛在有免疫反應之特性，須注意是否有眼內發炎增強之情形，此為眼球內產生抗體之臨床表徵。
6.Ranibizumab治療過程中可能會導致暫時性視覺障礙，影響駕車及操作機器的能力，有這些徵兆者，不可以駕車或使用機器，直到這些暫時性的視覺障礙消退。

93507 VERTEPORFIN

泄 膽 T½ 5～6h

Rx 15 MG/注射劑(I)；

商　名
Visudyne® ◎ (CHEPLAPHARM/裕利) $38264/I(15MG-PIC/S-15MG)

藥理作用 1.Verteporfin是一個藉由光活化反應而作用的藥品(光活化劑)。藉由光活化劑及光照活化法來治療疾病即稱為光動力療法(Photodynamic Therapy，PDT)。
2.Verteporfin在血漿中主要是藉由脂蛋白來輸送。一旦verteporfin在氧氣下被光活化後，便會產生高度活動性、作用短的單態氧及具反應性的氧根基。

3.Verteporfin被光激活後，會導致新血管內皮層的局部損傷，進而造成血管閉合。

4.藉由螢光血管攝影術，可以確知verteporfin會使脈絡膜血管新生(Choroidal Neovascularization，CNV)暫時地封閉。

適應症 [衛核]因年齡相關性黃斑部退化病變引起之主要典型或潛隱性視網膜下中央凹脈絡膜血管新生，病理性近視(PM)或疑似眼組織漿菌症引起之視網膜下中央凹脈絡膜血管新生。

用法用量 Verteporfin的治療為包括藥物及光照投予的兩階段療程。

1.第一階段將每平方m體表面積6mg的verteporfin以30毫升稀釋溶液靜脈輸注10分鐘(請見藥物配製)。

2.第二階段則是在開始靜脈輸注後的第15分鐘以二極體鐳射所產生的非熱能紅光(波長689nm)來激活verteporfin。光照投予需藉由配備光纖之裂隙燈與適當之接觸鏡來進行。使用建議的600mW/cm²光照強度照射83秒可達到所需50J/cm²之光照劑量。

不良反應 1.眼部的副作用：常見的副作用(1~10%)：視力不正常，如視野不清楚、晦暗、模糊或閃光、視力減退、視野缺陷(如灰黑光圈、盲點及黑點)。

2.注射部位的副作用：常見的副作用(1~10%)：疼痛、水腫、發炎、滲漏。

3.全身性的副作用：常見的(1~10%)：與注射有關的疼痛，主要為背痛，其疼痛可能放射至其他位置如骨盆、肩帶或肋骨。噁心、光過敏反應、無力、搔癢及高膽固醇血症。

4.發生於10~20%的患者：眼部治療部位：白內障。

醫療須知 1.如果治療的眼睛接受過多的藥物及/或雷射投予，可能會導致正常的視網膜血管無法灌流，遂可能造成嚴重的視力減退。

2.劑量過量亦將延長患者對強光產生光過敏反應的時間。在此情況下，建議患者依照超過的劑量按比例延長保護皮膚和眼睛避免陽光或室內光線照射的時間。

3.接受過verteporfin治療後，患者可能會產生短暫的視覺障礙，例如不正常的視力、視力減退或視野缺失，這些都有可能影響到患者駕車及操作機器的能力。產生以上症狀的患者，只要症狀尚未消失，均不宜駕車或操作機器。

4.不可使用生理食鹽水或其他注射溶液來稀釋，不得將其他藥品與verteporfin混合在輸注溶液中，應避免光線直射。

5.此藥品應置放於外盒中以避免光線照射。

6.溶解與稀釋後的verteporfin使用前應避光貯存，且4小時內必須使用完畢。

93508	Vistacare 欣晴軟膠囊 ®（CATALENT GERMANY/康百佳）

成分 每cap含有：marigold flower extract 41.5mg， bilberry extract 20mg， citrus bioflavonoids 50mg

適應症 [非衛核] VISTACARE 為一項全方位、以科學研究為基礎與眼睛保健專家所推薦的營養補充品，涵蓋了重要的抗氧化營養素，像是金盞花萃取物(含Lutein葉黃素 20%；Zeaxanthin玉米黃素 2%)，山桑子(又稱歐洲藍莓或越橘)萃取物(含Anthocyanosides花青素 25%)，與柑橘生物黃鹼素(Citrus bioflavonoids)等。

用法用量 每日1~3顆，餐後食用。

醫療須知 請洽醫師藥師藥劑生有關食用本食品的專業意見。

§ 93.6 乾眼症

2020年10月27日，美國食品藥物管理局(FDA)已批准Eysuvis(loteprednol etabonate ophthalmic suspension)0.25%用於乾眼症的短期治療藥物。Kala藥廠專有的Ampplify黏液穿透顆粒藥物輸送技術，可使Eysuvis能夠穿透黏液屏障，增強loteprednol etabonate(LE)對眼部組織的滲透，透過引起乾眼症發作的免疫反應來緩解腫脹、發紅和搔癢。

2021年10月18日，美國食品藥物管理局(FDA)又核准Oyster Point生技公司其乾眼症治療藥物Tyrvaya(varenicline solution 0.03mg)上市使用，成為首款用於治療乾眼症的鼻腔噴霧劑。乾眼症的主要症狀包括刺痛、對光敏感、視力模糊和眼睛疲勞等。Tyrvaya是一種高度選擇性的膽鹼激素致效劑，接受Tyrvaya治療的患者，其結果顯示淚膜(tear film)的產生有顯著改善，淚膜有助於保持眼睛濕潤，降低感染風險，並有助於視力清晰。

93601 CARBOMER

Rx 2 MG, 2 MG/GM/凝膠劑(Gel);

商名

Artelac Lipid EDO®（DR. GERHARD MANN/博士倫）
Artelac Lipid®（DR. GERHARD MANN/博士倫）
Artelac Nighttime Eye®（DR. GERHARD MANN/博士倫）$94/Gel(2MG/GM-10GM)
Ginpol®（溫士頓）$94/Gel(2MG/GM-PIC/S-10GM), $29.1/Gel(2MG/GM-PIC/S-3.5GM), $61/Gel(2MG/GM-PIC/S-6GM), $163/Gel,
Ginsol®（溫士頓/萱草堂）$61/Gel(2MG/GM-PIC/S-6GM), $94/Gel(2MG/GM-PIC/S-10GM),
Liposic Eye®（DR. GERHARD MANN/武昌）$94/Gel(2MG/GM-PIC/S-10GM)
Vicemer Eye®（景德/健喬信元）$94/Gel(2MG/GM-PIC/S-10GM), $29.1/Gel(2MG/GM-PIC/S-3.5GM), $61/Gel(2MG/GM-PIC/S-6GM),
Vidisic®（DR. GERHARD MANN/博士倫）$94/Gel(2MG/GM-PIC/S-10GM)
Vidisic® ◎（DR. GERHARD MANN/武昌）$94/Gel(2MG/GM-PIC/S-10GM)

藥理作用 1.Carbomer係一種玻璃樣透亮的水膠，含有polyacrylic acid黏性聚合物，為高黏性完全無菌的人工淚液，使用時膠液遇到淚水可慢慢轉變成水溶液形式，極為方便，舒適。點眼時管子宜拿直，如此可形成小滴，順利的從管嘴落下。由於本藥黏性高，於眼內存留時間長，適用於重症乾眼病之治療，附著性強，可長時保護眼睛，使角膜和結膜保持濕潤，所以，即使是嚴重病例，每日用藥4~5次，即可消除症狀。
2.Carbomer的耐受性好，可視需要調節點眼次數。

適應症 [衛核]乾眼症。

用法用量 如無醫師處方，依照病情輕重，每天及睡前約3~5次，若有需要可增加使用次數，每次一滴點於結膜囊內，使用時隱形眼鏡需取下。

醫療須知 1.使用後可能有暫時性視線模糊，開車和操作機器時使用宜注意。
2.和其它眼睛用藥一樣，開放後一個月未用完應丟棄，貯存溫度不宜超過25°C，置於兒童伸手不及之處。

93602 HYDROXYPROPYLCELLULOSE

3.2 MG, 5 MG, 8 MG, 3.2 MG/ML, 5 MG/ML/液劑(Sol);

商名

Artelac SDU® ◎（DR. GERHARD MANN/武昌）
Artelac® ◎（DR. GERHARD MANN/武昌）$106/Sol(3.2MG/ML-10ML)
Artificial Tear®（五福）$23.3/Sol(5MG/ML-10ML)
Min Young Lubricant®（景德/健喬信元）
Relieve®（應元）
Ten-Non®（派頓）
Yes®（五福）

適應症 [衛核]暫時緩解因眼睛乾澀所引起灼熱感與刺激感、暫時緩解因配戴隱形眼鏡造成之不適。

用法用量 消除中度至嚴重乾眼症侯群之症狀：每天每隻眼睛使用1劑眼用植入劑。

不良反應 以下副作用曾有報告，但大多數為溫和且暫時性的：暫時性之視力模糊、睫毛污染、畏光、過敏、眼睛水腫、充血。

醫療須知 1.因本藥可能引起暫時性的視力模糊，故患者於操作具有危險性之機器或駕駛車輛時宜小心。
2.如果本藥引起症狀惡化時，則應檢查結膜囊，以確知本藥是否植入正確的位置-臉板基部的下結膜穹窿內。
3.如果這些症狀仍存在時，則須將本藥移除之，並應即與醫生連繫之。

93603 HYDROXYPROPYLMETHYLCELLULOSE(HYPROMELLOSE)

3.2 MG/液劑(Sol);

商名

Artelac SDU®（DR. GERHARD MANN/博士倫）
Artelac®（DR. GERHARD MANN/博士倫）

適應症 [衛核]暫時緩解因眼睛乾澀所引起的灼熱感與刺激感。

用法用量 1.濕潤隱形眼鏡和義眼：一般使用0.3~1%溶液。眼睛手術時，2%溶液眼內使用，當輔助劑。

2.視軸角度計檢查時，可使用濃度高達2.5%溶液，以保護角膜。

93604 MINERAL OIL (LIQUID PARAFFIN)

30 MG/GM/軟膏劑(Oin);

商名

Duratears® ◎ (ALCON-COUVREUR/愛爾康)
$70/Oin(30MG/GM-3.5GM)

藥理作用 1.本藥為一種潤滑性瀉劑，延緩大腸從糞便吸收水份，可防止糞水使糞便容易排出，而產生緩瀉作用。

2.本藥可潤滑眼睛，保持水份的作用。

適應症 [衛核]暫時緩解因眼睛乾澀所引起灼熱感與刺激感。

[非衛核]用於不能過勞者，以維持糞便的軟化。

用法用量 1.軟化糞便：常用量為30ml，或15ml每天2次。

2.眼用：適量滴入眼內，一天數次。

醫療須知 1.常服用本藥可妨礙食慾及減低脂溶性維生素之吸收，並影響膽汁在腸中之再吸收作用。因此要空腹投與或直腸給藥。

2.老人或衰弱的人或年紀輕的小孩(2歲以下)，要小心使用，因為有嘯音呼吸的危險和可能發展為脂性肺炎增加。

93605 POLYVINYL ALCOHOL

14 MG/液劑(Sol);

商名

Hi Tears® (麥迪森)　　Polyvinyl Alcohol Fresh Tears® (信東)

適應症 [衛核]暫時緩解因眼睛乾澀所引起灼熱感與刺激感。

用法用量 適量滴於眼內，一天數次滋潤之。

93606 Rohto C Cube 樂敦點眼液® (ROHTO/曼秀雷敦)

每 ml 含有：POTASSIUM CHLORIDE 0.8 MG；SODIUM CHLORIDE 4.4 MG

適應症 [衛核] 暫時緩解因眼睛乾澀所引起灼熱感與刺激感。

用法用量 一天3~4次，每次1~2滴。

醫療須知 1.以下情形，請勿繼續使用：

①超過保存期限的藥水。
②開瓶28天後。
③藥液混濁，變色或出現異物時。

2.為避免污染藥品，使用時勿碰觸藥瓶瓶口，並避免與他人共用，或以其他容器盛裝。
3.使用眼藥水與眼藥膏時，請先使用藥水，間隔10分鐘以上再用藥膏。
4.使用兩種眼藥水時，建議間隔5分鐘以上。
5.配戴隱形眼鏡時，請勿使用含防腐劑及含懸浮液之眼藥水。

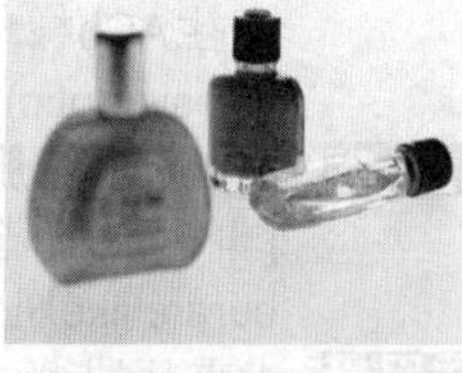

§ 93.7 其他

93701 AZULENE

0.2 MG/ML/液劑(Sol);

商名

Bisming® (五福/綠洲)

藥理作用 1.本藥含有之Azunol為非比林系消炎及抗過敏作用的藥物，副作用少，適用於對比林系藥物不能使用的病患。

2.Azunol是由菊科植物中抽取出的有效成分Azulene(油溶性)將之改變成水溶性物質所製成之製劑。

適應症 [衛核]暫時緩解因輕微眼部刺激所引起之不適。

用法用量 每日三次，每次1~2 滴。

93702 LOTEPREDNOL ETABONATE

Rx 2 MG, 5 MG/懸液劑(Sus);

商名

Alrex Oph.®（新竹物流/博士倫）

Lotemax Oph.®（BAUSCH & LOMB/博士倫）

適應症 [衛核]暫時緩解季節性過敏性結膜炎之症象和症狀。

用法用量 使用前請用力搖一搖。滴一滴進入被感染的眼睛，每天4次。

醫療須知 1.一般情況：限用於眼睛，醫師必需於開始治療前和持續治療超過14天時以細隙燈生體顯微鏡和螢光染色來檢查眼睛。

2.如果用藥2天後症狀沒改善，應評估是否要繼續使用。

3.用藥10天或超過10天應檢查病人的眼內壓。

4.長期使用皮質類固醇會導致青光眼和視神經損害，視力和視野缺損，以及後囊下白內障之形成。青光眼病人使用類固醇應注意。

5.長期使用皮質類固醇可能會抑制身體的反應，增加繼發性眼睛感染之危險。疾病所造成的角膜或鞏膜變薄，使用局部類固醇容易發生穿孔。於眼睛急性化膿情況，類固醇可能會掩蓋感染或促進現在的感染。

6.使用類固醇眼用製劑可能會延長病程和加重眼睛之病毒感染(包括單純疱疹)。曾患過單純疱疹之病人使用皮質類固醇需特別注意。

93703 NEOSTIGMINE METHYLSULFATE (BROMIDE)(O.N.S.D.)

孕 C 乳 - 泄 肝 半 50～90m

Rx 2.5 MG, 0.5 MG/ML/注射劑(I); 0.05 MG/ML, 0.1 MG/ML/液劑(Sol);

商名

Eyehelp®（麥迪森）$12/Sol(0.1MG/ML-PIC/S-5ML), $12.3/Sol(0.1MG/ML-PIC/S-10ML),

Eyesmin®（綠洲）$12/Sol(0.05MG/ML-PIC/S-5ML), $13.8/Sol(0.05MG/ML-PIC/S-10ML)

Neostigmine Methylsulfate Oph.® ◎（杏輝/久裕）$12.3/Sol(0.1MG/ML-PIC/S-10ML)

Neostigmine Methylsulfate®（台裕）$15/I(0.5MG/ML-PIC/S-1ML),

Neostigmine®（安星）

Neostigmine®（濟生）$15/I(0.5MG/ML-PIC/S-1ML),

Showmin®（應元）$12/Sol(0.1MG/ML-PIC/S-5ML), $12.3/Sol(0.1MG/ML-PIC/S-10ML)

Sightclear®（杏輝）$13.8/Sol(0.05MG/ML-PIC/S-10ML), $12/Sol(0.05MG/ML-PIC/S-5ML)

Sitromin®（景德/健喬信元）$12.3/Sol(0.1MG/ML-PIC/S-10ML), $12/Sol(0.1MG/ML-PIC/S-5ML), $12/Sol(0.05MG/ML-PIC/S-5ML), $13.8/Sol(0.05MG/ML-PIC/S-10ML)

Sussmine Oph.®（溫士頓）$12.3/Sol(0.1MG/ML-PIC/S-10ML), $12/Sol(0.1MG/ML-PIC/S-5ML),

Vagostin®（信東）$15/I(0.5MG/ML-PIC/S-1ML)

藥理作用 本藥是獨特的膽鹼酯酶抑制劑，它在膽鹼激性受體的部位抑制膽鹼酯酶的活性和直接產生ACh樣的作用，特別是在神經肌肉接合部位。本藥可能還會增加突觸前(presynaptic)神經末端釋出ACh。

適應症 [衛核]眼球肌肉症狀之改善

[非衛核]1.診斷和治療重症肌無力。2.緩解手術後腹部發脹和泌尿道的滯留。3.可做為curare like肌肉舒張劑的解毒劑。

用法用量 1.重症肌無力：口服，15mg，每天3次，可增至每天375mg；皮下肌肉注射(SC，IM)0.5mg，若需要的話，可每3小時重複一次。

2.腹部發脹和泌尿道滯留：治療−SC或IM 0.5mg；如果需要的話可每3小時重複1次。預防−在手術前或後，SC或IM0.25mg；每4~6小時重複1次，連續3天。

3.箭毒的解毒劑：0.5~2mg緩慢IV注射，需要的話可重複給藥，但是劑量不可超過5mg。
4.眼藥水：一天2~3次，每次1~2滴將藥水滴入眼睛中，閉起來1~2分鐘，以利吸收。

不良反應 噁心、下痢、強直、流涎、尿液急迫、發汗、肌肉抽筋。

醫療須知 1.如果患者在吃飯的時候有吞嚥困難的現象，則本藥須在飯前給藥。
2.決定患者劑量的量與投與的間隔，此與正常期間的壓力和倦怠的程度相對應。若患者預期需要最大的肌肉活動量(如吃飯或逛街)之前投與腫劑量的大部份劑量。
3.要知道neostigmine可能會產生過度的膽鹼激性刺激作用，而導致極端的肌肉虛弱(膽鹼激性危象)，通常在醫師的監督下，可使用edrophonium的IV試驗劑量，以便決定這種虛弱現象是患者的狀況或者是由於藥物過量引起的。此外，atropine應隨時準備在側，以做為膽鹼酯酶抑制劑的解毒劑。

93704 OXYBUPROCAINE HCL (BENOXYNATE)

Rx 0.5 MG/ML, 4 MG/ML/液劑(Sol);

商　名
Benoxinate® (綠洲) $24.8/Sol(4MG/ML-5ML)　Oxybupro® (麥迪森) $18/Sol(0.5MG/ML-PIC/S-5ML)

藥理作用 本藥為局部麻醉劑，適用於眼結膜及粘膜之麻醉。

適 應 症 [衛核]分泌性流淚症。

用法用量 眼科用0.3~0.4%溶液，泌尿科用0.2%溶液，鼻喉用0.1%溶液，外用藥膏1%，通常是1~3滴。

93705 PROPARACAINE HCL

孕C

Rx 5 MG/液劑(Sol);

商　名
Alcaine® ◎ (ALCON/愛爾康)　Proparacaine® (五福)

適 應 症 [衛核]適用於需要快速及短時間之眼科用表面麻醉劑

用法用量 1.0.5%點眼液劑：眼壓檢查和其它短時間之檢查檢查前點1或2滴。
2.小手術如外物或縫線移除：每5~10金鐘點1~2滴，持續使用1~3個劑量。
3.延長麻醉：每5~10分鐘滴1~2滴，持續使用3~5個劑量。

不良反應 暫時刺痛和灼熱感，結膜泛紅。

醫療須知 1.長期使用可能會導致角膜感染及/或角膜透光性不佳。
2.可能造成合併永久視力喪失或角膜穿孔。

93706 SODIUM CHLORIDE

6 MG, 6.4 MG, 6.5 MG/洗劑(Lot);　6 MG/液劑(Sol);

商　名
Balanced Eyewash® (永豐)
Boren Artificial Tears® (溫士頓/新一點靈)
Buffered Eyewash® (永豐)
Eye-Comfort Eyewash® (信東)
Ginring® (溫士頓)
Lush Eye Wash® (麥迪森)
Per-Young® (麥迪森)

適 應 症 [衛核]沖洗眼部。
[非衛核]暫時緩解因眼睛乾澀所引起灼熱感與刺激感。

93707 TETRAHYDROZOLINE

0.5 MG/液劑(Sol);

商　名
Allersine® (DUOPHARMA/吉裕)　Vismin® (麥迪森)

適 應 症 [衛核]暫時緩解因輕微眼部刺激所引起之不適或眼睛紅。

用法用量 每次1-2滴，每4小時使用1次。

不良反應 暫時性刺激性、噁心和頭痛、高血壓、之後反彈性低血壓、狹心痛、反彈性鼻充血和流鼻水、恐懼、焦慮、不安、顫抖、失眠、神智混亂、易刺激和精神症狀況、降低食慾、噁心、嘔吐、壞疽、腦部出血和肺水腫、反射性心搏過慢、心搏過速和心律不整、心悸和心跳停止、低血壓和暈眩、昏厥、潮紅、組織壞死和鬆弛、心肌和動脈壞死。

醫療須知 1.下列患者使用本藥宜小心：甲狀腺機能亢進；心臟血管疾病，例如；缺血性心臟病；心律不整或心搏過速，阻塞性血管異常，例如：動脈硬化，高血壓或血管瘤；糖尿病或閉鎖型青光眼。
2.不宜用於嬰兒和幼兒。

93708 TRIAMCINOLONE ACETONIDE

℞ 40 MG/注射劑(I);

商　　名 MaQaid® (永信)

藥理作用 Triamcinolone Acetonide水溶性差，在水中具有附著於凝膠狀物質的特性，因此其易附著於玻璃體而使得透明的玻璃體容易辨識。

適 應 症 [衛核]玻璃體手術時的玻璃體可視化。

用法用量 懸浮液中Triamcinolone Acetonide的濃度可以依據手術程序及病人狀況等適當地增加，但濃度不得超過40mg/mL，總劑量亦不得超過4mg。

醫療須知 1.感染性眼內炎：感染性眼內炎可能在任何玻璃體手術或注射後發生，應嚴格遵守無菌措施。
2.玻璃體手術或注射後，應監測病人，以便發生感染時及早進行治療。應該指示病人若有任何眼內感染或發炎的相關症狀，應立即告知醫師。
3.投予本藥後可能發生眼壓升高，因此投藥後應適當地監測和處理眼壓，並告知病人若有相關症狀如眼睛疼痛、視力模糊等症狀，應立即告知醫師。
4.投予本藥可能會發生無菌性眼內炎，應監測病人。
5.投予本藥品可能會引起白內障或白內障惡化，應仔細觀察。

93709 ZINC SULFATE MONOHYDRATE

4.453 MG/液劑(Sol);

商　　名 Twinkle® (溫士頓/新一點靈)

適 應 症 [衛核]暫時緩解因輕微眼部刺激所引起之不適。

用法用量 適量滴於眼內，一天數次滋潤之。

醫療須知 1.為防止兒童誤食請妥善保管。
2.避免陽光直射，宜保存於陰涼之處。
3.使用前，請洗淨雙手。
4.請依照藥品標示使用。
5.過期眼藥水，請勿使用。瓶裝之眼藥水，開瓶30天後請勿繼續使用。
6.藥液混濁、變色或出現異物時請丟棄。
7.為避免污染藥品，使用時勿碰觸藥瓶瓶口。
8.使用兩種眼藥水時，請隔開至少5分鐘點藥。
9.使用兩種眼藥時，請先使用藥水再用藥膏；並請隔開至少10分鐘後點藥。

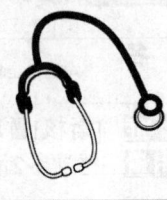

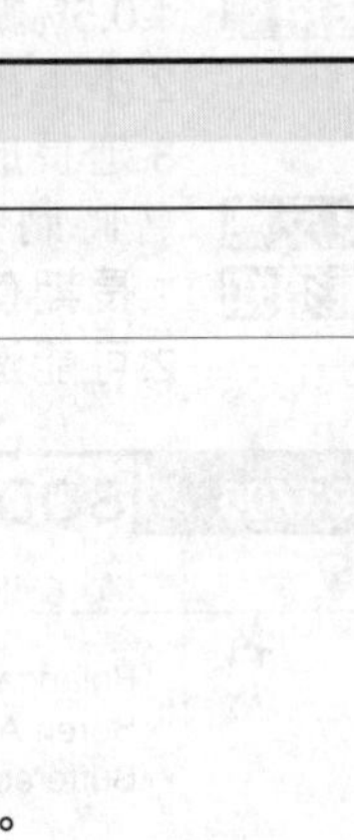

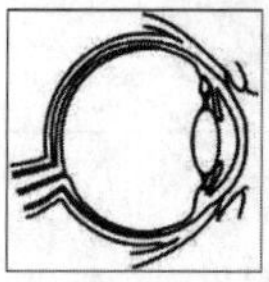

第九十四章 眼科複方產品

Ophthalmic Compound Products

乾眼症

定義：

當淚液缺乏天然應有的成份，或是過少的淚液分泌，而造成眼睛乾澀，眼睛的淚膜有可能會破壞掉。

致病因素：

造成乾眼症的原因相當多，例如眼睛過度疲勞、服用一些藥物(高血壓藥物、感冒藥、抗憂鬱藥物、鎮定劑，口服避孕藥、抗組織胺、安眠藥、乙醯膽鹼阻斷劑)過多的點藥水及一些血體免疫的疾病等。

症狀：

乾眼會造成眼內有異物感、持續流淚或灼熱感、乾躁感、疼痛及疲勞，甚至反會有過多淚液的產生。

治療：

①倘若有乾眼現象，可透過人工淚液以補充眼球表面水份。

②嚴重影響生活時，則可施以外科手術，將排淚管阻塞或眼皮縫合、拉緊等方式。

③建議日常生活中勿過度使用眼睛，應讓眼睛有適當休息。

飛蚊症

定義：

正常玻璃體為透明如蛋清的膠清，當退化時引起膠質產生不規的凝結物，當光線透過時會產生陰影投射在視網膜上而產生飛蚊的症狀。

致病因素：

由於眼內玻璃體的退化造成，常見之原因有老化，近視或外傷。

症狀：

視物時，尤其面對較亮的背景，眼前會出現各種不同形狀之游絲，且隨著眼球轉動而移動。

治療：

①飛蚊症為一種退化性的老化現象，單純的飛蚊症無需治療也沒有特別的治療。

②若無明顯變化時，可不需太過操心，但若飛蚊症突然加重合併閃光時，則可能是視網膜產生裂孔或視網膜剝離之先兆。

③此時應立即至眼科醫師做散瞳檢查，排除視網膜剝離或破孔的危險性。

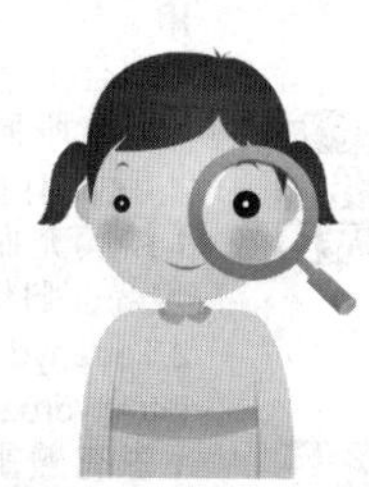

§ 94.1 眼科複方產品

健保局給付規定:

人工淚液：(87/7/1、93/2/1、113/7/1)

1.初次使用限經眼科醫師診斷且符合下列條件之一者使用，病歷上應附相關紀錄、照片或影片備查：(113/7/1)

(1)乾眼症病患經淚液分泌機能檢查(basal Schirmer test)至少單眼淚液分泌＜5mm者或淚膜檢查淚膜破裂時間(TBUT)＜5秒。(87/7/1、93/2/1、113/7/1)

(2)因乾眼症導致角膜病變、暴露性角膜病變或其它相關之角膜病變必須時之使用。(93/2/1)

2.規格量15mL者，每個月限處方1瓶；規格量10mL者，3個月限處方4瓶。(113/7/1)

94101 Systane Ultra Lubricant 視舒坦人工淚液點眼液 ®（ALCON/愛爾康）

每 ml 含有：POLYETHYLENE GLYCOL 400 4.0 MG；PROPYLENE GLYCOL (EQ TO 1,2-DIHYDROXYPROPANE)(EQ TO 1,2-PROPANEDIOL) 3.0 MG

藥理作用 SYSTANE能有效舒解眼睛乾躁所帶來的不適，並使眼睛得到濕潤。

適應症 [衛核] 暫時緩解因眼睛乾澀所引起灼熱感與刺激感。

用法用量 需要時使用，每次1至2滴。洗眼劑。僅可作為外用，假如誤食，則立刻尋求醫師的幫助。

醫療須知 為防止兒童誤食請妥善保管。避免陽光直射，宜保存於陰涼之處。使用前，請洗淨雙手。請依照藥品標示使用。過期眼藥水，請勿使用。瓶裝之眼藥水，開瓶30天後請勿繼續使用。 藥液混濁、變色或出現異物時請丟棄。為避免污染藥品，使用時勿碰觸藥瓶瓶口。使用兩種眼藥水時，請隔開至少5分鐘後點藥。使用兩種眼藥時，請先使用藥水再用藥膏；並請隔開至少10分鐘後點藥。

類似產品 Systane Ultra Unit Dose Lubricant “愛爾康法國廠”視舒坦單支裝人工淚液點眼液 ®
(KAYSERSBERG/愛爾康)

94102 Tears Naturale “愛爾康”淚然點眼液 ®（ALCON/愛爾康）

每 ml 含有：DEXTRAN 70 1.0 MG；HYPROMELLOSE 3.0 MG

藥理作用 1.Duasorb為HPMC與dextran 70非鍵結混和的水溶性聚合體，HPMC與dextran 70皆為眼用潤澤劑，HPMC為甲基纖維素，含黏性聚合物成分可以在角膜形成平滑且連續的潤滑層減少淚液流失，延長淚膜崩解時間。
2.Dextran 70為葡萄糖聚合物，能鎖住水分，在眼睛表面形成透明潤濕的潤滑層，減輕眼睛乾澀的不適感。

適應症 [衛核] 暫時緩解因眼睛乾澀所引起灼熱感與刺激感。

用法用量 需要時使用，每次1~2滴。

不良反應 視力模糊、眼睛刺痛、眼睛紅腫、灼熱、刺激感、畏光、流淚等。

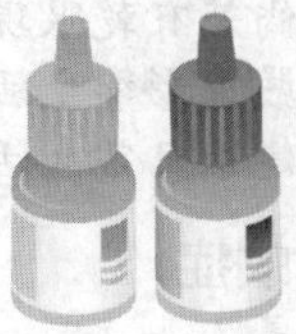

醫療須知 1. 發生以下情況應停藥並立即就醫：
(1)連續使用三天(或72小時)症狀未解除或惡化。
(2)使用後產生眼睛劇痛、視力模糊或眼睛持續發紅、腫、灼熱、刺激感。
(3) 發生過敏反應(如：皮膚癢、蕁麻疹、嘴或喉嚨腫痛、胸悶、呼吸困難)。
(4) 使用HPMC可能會增加術後眼壓，青光眼病人須小心使用。
2. 眼藥水過期或開瓶30天後請勿繼續使用。
3. 藥液混濁、變色或出現異物時請丟棄。
4. 點藥前需取出隱形眼鏡，點藥後除非醫師有特別指示，否則至少要隔15 分鐘再戴上。
5. 懷孕、授乳或有其它疾病應於用藥前告知醫師。
6. 同時使用二種以上眼藥水至少要間隔5分鐘。
7. 本藥為指示用藥，正在接受眼睛治療或醫師處方眼藥之病人，不應自行購買使用。

94103 Allergopos 眼百適眼藥水 ®（URSAPHARM/明盟）$32.3/Sol (10.0 ML-PIC/S)

Rx

每 ml 含有：ANTAZOLINE PHOSPHATE 0.15 MG；TETRAHYDROZOLINE HCL 0.5 MG

藥理作用 1.本藥含H_1組織胺拮抗劑antazoline與擬交感神經α致效劑tetrahydrozoline。
2.Antazoline是ethylenediamine類衍生物，可抑制肥大細胞 (mastcell)分泌組織胺，減緩眼睛過敏(如：眼睛癢)的症狀。
3.Tetrahydrozoline是imidazole類衍生物，具微血管收縮作用，可使眼睛結膜小動脈收縮而有抗黏膜充血的作用，因此能暫時減緩眼睛發炎的刺激和紅腫。
4.綜合上述兩種成份的作用，本藥能迅速緩解結膜紅腫並治療眼睛過敏症狀。

適應症 [衛核] 眼睛疲勞、刺激性過敏、眼睛過敏、結膜炎、結膜充血

用法用量 本藥具有抗過敏，血管收縮作用，一天3~4次，每次1~2滴。

不良反應 1.結膜充血、乾眼、灼熱感、視力模糊、流淚、畏光、血壓升高、焦躁、心悸、頭痛、出汗、暈眩、顫抖、焦燥、睏倦。
2.Tetrahydrozoline可能會引起視力模糊、結膜刺激、散瞳(輕度)、眼睛充血等。老年人若使用高濃度的tetrahydrozoline可能會刺激虹膜釋放色素顆粒。

醫療須知 1.患有嚴重心血管疾病(冠狀動脈疾病、高血壓、嗜鉻性細胞瘤)、內分泌異常(甲狀腺亢進、糖尿病)、使用單胺氧化酶抑制劑、三環抗憂鬱藥物、升壓藥物的病人併用本藥可能會導致血壓升高，應遵照醫師指示謹慎使用。
2.勿讓他人使用本藥，當醫師告知停藥後，應將未用完的藥水丟棄。
3.懷孕、授乳或患有糖尿病、心臟病、高血壓、甲狀腺亢進、嗜鉻性細胞瘤、乾性鼻炎、乾眼症患者應於用藥前告知醫師。
4.點藥前需取出隱形眼鏡，點藥後除非醫師有特別指示，否則至少要隔15分鐘再戴上。本藥可能會暫時減少淚液分泌，造成戴隱形眼鏡時之不適感。乾眼症患者須謹慎使用。
5.本藥可能會遮蔽眼睛感染的症狀，若使用數天後症狀未改善，請儘速就醫。
6.本藥為含tetrahydrozoline的眼藥水， 偶而會引起全身性交感神經的作用，如頭痛、高血壓、虛弱、出汗、心悸或顫抖。過量使用可能會出現中樞神經抑制(睏倦)、體溫降低、心跳變慢、類似休克的低血壓、呼吸

困難或昏迷。尤其是兒童患者使用過量或誤食可能會發生需要住院的嚴重的不良反應(如：昏迷、嚴重睏倦伴隨大量出汗、心跳變慢、呼吸變慢、嗜睡)。
7.本藥長期使用可能會引起反彈性眼睛充血，所以若預期療程需超過3~4天，必須由醫師處方並進行追蹤檢查。
8. 點眼後若出現過敏反應(皮膚癢、蕁麻疹、嘴或喉嚨腫痛)、胸悶、呼吸困難、嚴重的眼睛灼熱、刺痛、腫脹或充血、視力減退、心跳改變、血壓改變、嗜睡、嚴重睏倦、大量出汗、體溫降低等症狀請立即就醫。

類似產品 Alminto 安敏易眼藥水 ®（景德/健喬信元）$14.3/Sol (5.0 ML-PIC/S), $32.3/Sol (10.0 ML-PIC/S) Anzomin 安舒敏眼藥水 ®（麥迪森）$14.3/Sol (5.0 ML-PIC/S), $32.3/Sol (10.0 ML-PIC/S)

94104 Asuparaito Cool 中新眼清眼藥水 ®（CHUSHIN/德佑）

每 Sol 含有：AMINOCAPROIC ACID EPSILON- 10.0 MG；AMINOETHYLSULFONIC ACID 1.0 MG；CHLORPHENIRAMINE MALEATE 0.3 MG；CHONDROITIN SULFATE SODIUM (EQ TO SODIUM CHONDROITIN SULFATE) 1.0 MG；DIPOTASSIUM GLYCYRRHIZINATE 0.5 MG；NEOSTIGMINE METHYLSULFATE 0.05 MG；TOCOPHEROL ACETATE ALPHA D- 0.5 MG

適應症 [衛核] 暫時緩解因輕微眼部刺激所引起之不適眼睛疲勞、眼睛癢。

用法用量 每日3~6次，每次1~2滴，滴於眼睛。

94105 Benemycin 倍能邁新點眼液 ®（綠洲）$27.8/Sol (5.0 ML)

Rx

每 ml 含有：BETAMETHASONE (SODIUM PHOSPHATE) 1.0 MG；NEOMYCIN (SULFATE) 3.5 MG

適應症 [衛核] 結膜炎、角膜炎、角膜潰瘍、鞏膜炎、眼瞼炎、眼瞼緣炎、過敏性炎症、水泡性角膜炎

用法用量 參照仿單

類似產品

- Benemycin Eye 倍能邁新眼藥膏 ®（綠洲）$37.1/Oin (3.5 GM-PIC/S)
- Colsamin 可而爽明點眼液 ®（綠洲）$12/Sol (5.0 ML-PIC/S)
- Colsamin Eye 可而爽明眼藥膏 ®（綠洲）$13.2/Oin (3.5 GM-PIC/S)
- Decaneomycin Oph. "聯邦"力確新黴素點眼液 ®（景德/聯邦）$12/Sol (5.0 ML)
- Delone Eye Drop "杏輝"滴朗眼液 ®（杏輝）$12/Sol (5.0 ML-PIC/S), $25.4/Sol (10.0 ML-PIC/S)
- E E N "人人"益眼滴液 ®（派頓/人人）$28.4/Sol (5.0 ML-PIC/S)
- Eye Rinderon-A 眼科用臨得隆複合軟膏 ®（溫士頓/塩野義）$36.9/Oin (3.0 GM)
- Genelin Oph. "派頓"晶寧眼藥水 ®（派頓）$28.4/Sol (5.0 ML-PIC/S)
- Neosone Oph. 點多好眼藥膏 ®（溫士頓/三友生）$37.1/Oin (3.5 GM)
- Pamesone Oph. "派頓"派敏鬆眼藥水 ®（派頓）$12/Sol (5.0 ML-PIC/S), $25.4/Sol (10.0 ML-PIC/S)
- Rinteron Oph. "美西" 寧得朗點眼液 ®（五福/美西）$34.8/Sol (6.0 ML-PIC/S)
- Sencort Oph. 賜眼康點眼液 "溫士頓" ®（溫士頓）$34.8/Sol (6.0 ML-PIC/S)

94106 Betagen Oph. "人人"美佳健眼藥水 ®（派頓/人人）$16.3/Sol (5.0 ML-PIC/S)

Rx

每 ml 含有：BETAMETHASONE (SODIUM PHOSPHATE) 1.0 MG；GENTAMICIN (AS SULFATE) 3.0 MG

適應症 [衛核] 瞼炎、角膜炎、鞏膜表面炎、淚囊炎、瞼腺炎、角膜潰瘍、結合膜炎、結合性角膜炎。

用法用量 參照仿單

類似產品

- Eyecalm "三友"睛寧眼藥水 ®（派頓/三友生）$14.8/Sol (5.0 ML)
- Garabeta 佳必得點眼液 ®（溫士頓）$16.3/Sol (5.0 ML-PIC/S)
- Lan-Yen 亮眼眼藥水 ®（應元）$16.3/Sol (5.0 ML-PIC/S), $49.7/Sol (10.0 ML-PIC/S)

94107 Betason-N Eye "溫士頓" 比達爽眼用軟膏 ®（溫士頓）$15.5/Oin (3.0 GM-PIC/S)

Rx

每 g 含有：BETAMETHASONE 2.0 MG；NEOMYCIN (SULFATE) 3.5 MG

適應症 [衛核] 眼科疾患、眼瞼結膜疾患、角膜疾患、鞏膜疾患、脈絡膜疾患

用法用量 參照仿單

94108 Chlorodeca Oph. "派頓" 克滴康 眼藥水 ®（派頓）$49.1/Sol (5.0 ML-PIC/S)

Rx

每 Sol 含有：CHLORAMPHENICOL 5.0 MG；DEXAMETHASONE PHOSPHATE (SODIUM) 1.0 MG

適應症 [衛核] 角膜炎、結膜炎、眼瞼炎。

用法用量 參照仿單

94109 Chlorson Eye 可氯松眼藥膏 ®（綠洲）$17.9/Oin (3.5 GM-PIC/S)

Rx

每 gm 含有：CHLORAMPHENICOL 10.0 MG；HYDROCORTISONE ACETATE 5.0 MG

適應症 [衛核] 急慢性結膜炎、角膜炎、麥粒腫、膿泡性結膜炎、邊緣性角膜炎、濾過性病毒引起之眼疾（如砂眼

、角膜、結膜傳染症及泡疹）

用法用量 參照仿單

94110 Codemycin 康體邁新點眼液 ® （綠洲）$18.4/Sol (5.0 ML-PIC/S)

Rx

每 ml 含有：HYDROCORTISONE ACETATE 5.0 MG；NEOMYCIN (SULFATE) 5.0 MG

適應症 [衛核] 眼結膜炎、鞏膜炎、角膜炎、角膜潰瘍、過敏性炎症

用法用量 參照仿單

類似產品
- Codemycin Eye 康體邁新眼藥膏 ® （綠洲）$17.9/Oin (3.5 GM-PIC/S)
- Zenicortine Oph. Sus. 視可定眼用懸浮液 ® （溫士頓）$38.8/Sol (5.0 ML-PIC/S)
- Neocoson "派頓"欣可爽點眼液 ® （派頓）$21.4/Sol (5.0 ML-PIC/S)

94111 Con-F 康愛富點眼液 ® （綠洲）$18.2/Sol (5.0 ML)

每 ml 含有：CHONDROITIN SULFATE 10.0 MG；FLAVINEADENINE DINUCLEOTIDE SODIUM 0.5 MG

適應症 [衛核] 暫時緩解因輕微眼部刺激所引起之不適或眼睛紅。

用法用量 一天3~5次，每次1~2適。

94112 Con-N Eye-Drops 可恩點眼液 ® （五福/綠洲）$13.3/Sol (5.0 ML-PIC/S)

Rx

每 ml 含有：CHONDROITIN SULFATE SODIUM (EQ TO SODIUM CHONDROITIN SULFATE) 30.0 MG；NAPHAZOLINE HCL 0.03 MG

適應症 [衛核] 眼科：角膜炎、眼睛疲勞、眼充血、結膜炎

用法用量 一天數次，每次2~3滴。

類似產品
- Winmegen Oph. "溫士頓"溫美眼眼藥水 ® （溫士頓）$12.3/Sol (5.0 ML-PIC/S), $19.3/Sol (10.0 ML-PIC/S), $34.2/Sol (15.0 ML-PIC/S)

94113 Condron-Demison Eye Drop 可得朗滴明爽眼藥水 ® （綠洲）$14.7/Sol (5.0 ML)

Rx

每 ml 含有：CHONDROITIN SULFATE SODIUM (EQ TO SODIUM CHONDROITIN SULFATE) 10.0 MG；DEXAMETHASONE PHOSPHATE (SODIUM) 1.57 MG

適應症 [衛核] 濕疹性眼瞼炎、過敏性眼瞼炎、病毒性角膜炎、眼瞼火傷、結膜火傷、角膜火傷、鞏膜炎虹彩炎、虹彩毛樣體炎

用法用量 參照仿單

94114 Cotobra Oph. 可必妥眼藥膏 ® （溫士頓）

Rx

每 g 含有：CHLOROBUTANOL (TRICHLORISOBUTYLIC ALCOHOL) 5.0 MG；DEXAMETHASONE 1.0 MG；TOBRAMYCIN 3.0 MG

適應症 [衛核] 對類固醇具有感受性之眼部疾患。

94115 Curzolan 可舒炎眼藥水 ® （麥迪森）$15.9/Sol (5.0 ML-PIC/S), $28.9/Sol (10.0 ML-PIC/S)

Rx

每 ml 含有：ANTAZOLINE HCL 0.5 MG；TETRAHYDROZOLINE HCL 0.4 MG

適應症 [衛核] 過敏性結膜炎、眼瞼緣炎、角膜炎。

94116 Di-Dolphin 迪多眼藥水 ® （麥迪森/中美兄弟）

每 ml 含有：ALLANTOIN 1.0 MG；CHLORPHENIRAMINE MALEATE 0.1 MG；GLYCYRRHIZINATE DIPOTASSIUM (EQ TO DIPOTASSIUM GLYCYRRHIZINATE) 0.8 MG；PYRIDOXINE HCL 1.0 MG

適應症 [衛核] 暫時緩解因輕微眼部刺激所引起之不適，眼睛癢、眼睛疲勞。

用法用量 一天3~5次，每次1~2滴。

類似產品
- Engene "派頓"眼晶眼藥水 ® （派頓）$42.8/Sol (10.0 ML)

94117 Erysmycin Eye 愛力視邁新眼藥膏 ® （綠洲）

Rx

每 gm 含有：COLISTIN (METHASULFANATE SODIUM) 5.0 MG；ERYTHROMYCIN (LACTOBIONATE) 5.0 MG

適應症 [衛核] 角膜潰瘍、急性結膜炎、慢性結膜炎、麥粒腫、淚囊炎、眼瞼炎

用法用量 參照仿單

94118 Eye Winacort 眼用溫拿可通軟膏 ® （溫士頓）$22.2/Oin (3.5 GM-PIC/S), $54/Oin (10.0 GM-PIC/S)

Rx 每 g 含有：NEOMYCIN (SULFATE) 3.5 MG；TRIAMCINOLONE ACETONIDE 1.0 MG

適應症 [衛核]眼瞼炎、結膜炎、鞏膜炎、虹彩炎等炎症性眼疾患、急慢性、過敏性及手術後之眼疾患

用法用量 參照仿單

94119 F.A.D. Eye 富滴明眼藥膏 ® （綠洲）

Rx 每 gm 含有：FLAVINEADENINE DINUCLEOTIDE 1.0 MG；PYRIDOXAL 5-PHOSPHATE 1.0 MG

適應症 [衛核]眼瞼緣炎、濕性眼瞼炎、眼角眼瞼炎、小泡性結膜炎、角膜潰瘍、瀰漫性表層角膜炎、角膜周圍充血羞明、流淚、點狀表層角膜炎

用法用量 參照仿單

94120 Flozolin Oph. "派頓"復舒寧眼藥水 ® （派頓）$21.8/Sus (5.0 ML-PIC/S)

Rx 每 Sus 含有：FLUOROMETHOLONE 1.0 MG；TETRAHYDROZOLINE HCL 0.25 MG

適應症 [衛核]眼瞼炎、結膜炎。

類似產品 Fluzocon 舒眼康眼用懸浮液 ® （溫士頓）$21.8/Sus (5.0 ML-PIC/S)

94121 HAVITAL®HA / Juice HA® 視倍佳®晶露飲品 （委託著名醫學中心進行「玻尿酸之吸收與生物功能之探討」研究）
（台灣大學食品科學研究所技術合作）
（金鈜生技集團：金鈜生技、捷勝生技、健康4.0）

成分
1.基礎成分：純水、果糖、DL-蘋果酸、香料、雞冠萃取物(含玻尿酸)、玫瑰果萃取物、葡萄籽萃取物。
2.強化成分：葉黃素(金盞花萃取物)、輔酶Q10、藻紅素(紅藻萃取物)、魟魚軟骨萃取物、黑醋栗果汁粉。

藥理作用
1.獨家研發、領先技術先驅：委託著名醫學中心進行『玻尿酸之吸收與生物功能之探討』研究，品質保證，使用安心。
2.本藥的優質高純度保水性玻尿酸(Hyaluronic Acid)，又稱透明質酸，革命性以口服方式，補充身體流失之玻尿酸，增強全身保水能力，由內而外綻放動人水潤透亮光彩。結合蝦紅素(Astaxanthin)、葉黃素(Zeaxanthin)及輔酶Q10(Coenzyme Q10)之科學化配方，有效預防黃斑部病變、乾眼症及白內障，全面守護晶亮健康；促進新陳代謝，減少疲勞感，幫助維持身體健康及保持活力。
3.玻尿酸是一種黏多醣體(Mucopolysaccharide)，是由葡萄糖醛酸(Glucuronic Acid)和N-乙醯葡萄糖胺(N-glucosamine)所組成的雙醣(Dimer)連結而成的鏈狀聚合物(Polymer)，具超強鎖水能力，每1g的玻尿酸可吸收500ml~1000ml的水份，相當於500~1000倍的吸水能力。
4.本藥的天然小分子玻尿酸，鎖水性極強。以生物技術萃取，與人體分子結構一致，生物相容性高，不易出現過敏現象。小分子玻尿酸具良好的『傳導基質』特性，迅速達到更佳的生物相容性與吸收性。
5.以$CoCl_2$誘發人類視網膜色素上皮細胞(ARPE-19)於缺氧模式生長，觀察造成黃斑部病變(AMD)血管內皮生長因子(VEGF)相關HIF1-α、XBP1與ZO-1之蛋白質表現；實驗結果證實在玻尿酸(HA)、蝦紅素(Astaxanthin)及葉黃素(Zeaxanthin)作用下，可顯著增加ZO-1蛋白質表現，並降低了HIF1-α及XBP1的表現，由此可得知HA+Astaxanthin+ Zeaxanthin複合成分，可作為預防或治療AMD的潛在營養品。
6.與台大食科所蔡博士團隊合作研發獨家科學化配方：小分子玻尿酸添加葉黃素、蝦紅素、輔酶Q10、魟魚軟骨萃取物及黑醋栗果汁萃取，為有效預防黃斑部病變及乾眼症等之最佳科學化配方，維持健康與活力。
7.2020年起正式進入數家醫學中心如：臺北醫學大學附設醫院/分院體系、高雄醫學大學附設醫院、中國醫藥大學及亞洲大學附屬醫院/分院體系等骨科、復健科體系，供專業醫師非健保處方使用，且產品在醫院體系內具有醫令碼，可供醫師開立非健保處方，病患使用後的反應極為良好。

適應症 [非衛核]1.守護晶亮。2.精神旺盛。3.營養補給。4.增強體力。

用法用量 每日1瓶，服用後請多喝開水幫助吸收。

醫療須知
1.玻璃瓶裝，請置於兒童不易取得之處。
2.採真空殺菌，不含防腐劑拆封後請一次飲用完畢。
3.本產品成分為獨家技術萃取，於有效保存期限內，如有沉澱或結晶屬正常現象，請安心使用。
4.系列產品：HAVITAL® 青春晶露(喝的玻尿酸)
HAVITAL® 微晶膠原晶露(喝的玻尿酸)
HAVITAL® Q10 活力晶露(喝的玻尿酸)
Juice HA® 就是HA 晶露(喝的玻尿酸)
Juice HA® 就是HA Q10 晶露(喝的玻尿酸)
Juice HA® 就是HA 關倍佳®(喝的玻尿酸)
HAVITAL® / Juice HA® 就是HA 積倍佳®(喝的玻尿酸)
HAVITAL® / Juice HA® 就是HA 視倍佳®(喝的玻尿酸)
HAVITAL® 無齡菁華液航空版(保養護膚玻尿酸)

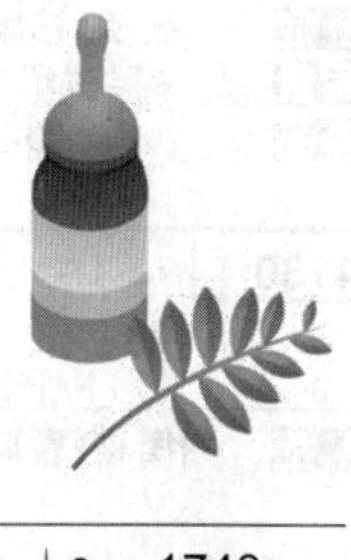

94 眼科複方產品

94122 Kirakira Eye Drop "派頓" 晶潤 眼藥水® (派頓) $53/Sol (15.0 ML)

每 ml 含有：CHONDROITIN SULFATE SODIUM (EQ TO SODIUM CHONDROITIN SULFATE) 3.0 MG；NAPHAZOLINE HCL 0.03 MG；TAURINE (EQ TO 2-AMINOETHANE SULFONIC ACID) 1.0 MG；VITAMIN A 500.0 IU

適應症 [衛核] 暫時緩解因輕微眼部刺激所引起之不適、或眼睛紅，眼睛疲勞

用法用量 一天數次，每次2~3滴。

94123 Lacrisol Eye-Drops 麗克舒人工淚液點眼液® (BRUSCHETTINI/雙正)

每 ml 含有：BENZALKONIUM CHLORIDE 0.045 MG；HYDROXYPROPYLMETHYLCELLULOSE(EQ TO HYPROMELLOSE)(HPMC) 5.0 MG

適應症 [衛核] 暫時緩解因眼睛乾澀所引起灼熱感與刺激感。

用法用量 用量：需要時使用，每次1～2滴，每日2～4次。
用法：眼睛睜開，輕按1～2滴慢慢滴入眼結膜穹窿。

94124 Marine Eye Gold 晴晶點眼液® (派頓/德惠)

每 ml 含有：CHLORPHENIRAMINE MALEATE 0.3 MG；DIPOTASSIUM GLYCYRRHIZINATE 2.0 MG；NAPHAZOLINE HCL 0.03 MG

適應症 [衛核] 暫時緩解因輕微眼部刺激所引起之不適或眼睛紅。

94125 Mei-Lian Eye 明亮眼藥水® (派頓/恆信) $48.3/Sol (15.0 ML)

Rx

每 100 ml 含有：ASPARTATE POTASSIUM MAGNESIUM 2000.0 MG；CHLORPHENIRAMINE MALEATE 10.0 MG；CHONDROITIN SULFURIC ACID (SODIUM) 300.0 MG；NEOSTIGMINE METHYLSULFATE 2.0 MG；TAURINE (EQ TO 2-AMINOETHANE SULFONIC ACID) 40.0 MG；VITAMIN A 10000.0 IU ；ZINC SULFATE 7H2O 100.0 MG

適應症 [衛核] 急性、慢性結膜炎、角膜炎、麥粒腫、全眼球炎

用法用量 通常每日點眼3至5次，每次1至3滴。

94126 Ming Mei "應元"明美眼藥水® (應元) $12/Sol (5.0 ML-PIC/S), $25.4/Sol (10.0 ML-PIC/S)

Rx

每 ml 含有：DEXAMETHASONE PHOSPHATE (21-BETA) 1.0 MG；NEOMYCIN (SULFATE) 5.0 MG

適應症 [衛核] 角膜炎、流行性結膜炎、淚囊炎、紫外線引起之眼炎、急慢性結膜炎、化膿性結膜炎

用法用量 參照仿單

94127 Namida Rohto Dry Eye A Oph. 樂敦乾眼淚液眼藥水® (ROHTO/曼秀雷敦)

每 ml 含有：CHONDROITIN SULFATE SODIUM (EQ TO SODIUM CHONDROITIN SULFATE) 5.0 MG；Calcium chloride hydrate 0.15 MG；HYPROMELLOSE 2.0 MG；Magnesium sulfate hydrate 0.1 MG；POTASSIUM CHLORIDE 1.5 MG；SODIUM CHLORIDE 4.0 MG

適應症 [衛核] 暫時緩解因眼睛乾澀所引起灼熱感與刺激感、眼睛疲勞。

94128 Neobacin Oph. 紐安必新眼軟膏® (人人) $24.6/Oin (3.5 GM-PIC/S)

Rx

每 gm 含有：BACITRACIN 500.0 U ；NEOMYCIN SULFATE 5.0 MG

適應症 [衛核] 急慢性結膜球、角膜潰瘍、瞼緣炎和淚囊炎

用法用量 參照仿單

94129 New 新一點靈B12眼藥水® (溫士頓/新一點靈)

每 100 ml 含有：CHLORPHENIRAMINE MALEATE 10.0 MG；CHONDROITIN SULFATE SODIUM (EQ TO SODIUM CHONDROITIN SULFATE) 300.0 MG；CYANOCOBALAMIN (VIT B12) 5.0 MG；PANTHENOL 100.0 MG；PYRIDOXINE HCL 100.0 MG

適應症 [衛核] 結膜炎、結膜充血、角膜炎、眼瞼緣炎、淚囊炎、麥粒腫

用法用量 參照仿單

類似產品 New O-Just "杏輝"欣吉視點眼液® (杏輝)

94130 Noarl A "佐藤" 視朗點眼液® (SATO/佐藤)

每 ml 含有：CYANOCOBALAMIN (VIT B12) 0.05 MG；DIPOTASSIUM GLYCYRRHIZINATE 1.0 MG；NAPHAZOLINE HCL 0.03 MG；PYRIDOXINE HCL 1.0 MG

適應症 [衛核] 暫時緩解因輕微眼部刺激 所引起之不適、眼睛紅、眼睛疲勞。

用法用量　一天3~6次 、每次可1~2滴。

94131　One Tear "杏輝"旺滴點眼液 ®　(杏輝)

每 ml 含有：BORIC ACID 12.0 MG；POTASSIUM CHLORIDE 1.6 MG；SODIUM CARBONATE ANHYDROUS 0.6 MG；SODIUM CHLORIDE 5.5 MG；SODIUM PHOSPHATE DIBASIC HEPTAHYDRATE 3.4 MG

適應症　[衛核] 淚液之補充、眼睛疲勞結膜囊的清淨化（如清淨塵埃、灰塵微粒子、細菌）。

用法用量　一天數次，每次1~2滴。

類似產品　Selear 視麗兒點眼液 ®（綠洲）$17.2/Sol (10.0 ML)

94132　Optive Lubricant 優麗舒眼用點眼液 ®　(ALLERGAN/艾伯維)

每 ml 含有：GLYCERIN (eq to GLYCEROL) 9.0 MG；SODIUM CARBOXYMETHYLCELLULOSE (TYPE 7H3SXF10-15) 1.75 MG；SODIUM CARBOXYMETHYLCELLULOSE (TYPE 7M8SFPH) 3.25 MG

適應症　[衛核] 暫時緩解因眼睛乾澀所引起灼熱感與刺激感。

用法用量　一天3~4次，每次1~2滴。

醫療須知
1.為防止兒童誤食請妥善保管。
2.避免陽光直射，宜保存於陰涼之處(25°C以下)。
3.使用前，請洗淨雙手。
4.請依照藥品標示使用。
5.過期眼藥水，請勿使用。開瓶28天(四週)後請勿繼續使用。
6.藥液混濁、變色或出現異物時請丟棄。
7.為避免污染藥品，使用時勿碰觸藥瓶瓶口，並避免與他人共用，或以其他容器承裝。
8.使用兩種眼藥水時，請隔開至少5分鐘後點藥。
9.使用兩種眼藥時，請先使用藥水再用藥膏；並請隔開至少10分鐘後點藥。
10.佩帶隱形眼鏡時，請勿點用含防腐劑之眼藥水。

94133　Patear Eye Lotions "派頓"派滴兒點眼液 ®　(派頓) $26.9/Sol (10.0 ML)

每 ml 含有：BENZALKONIUM CHLORIDE 0.1 MG；BORIC ACID 9.0 MG；POTASSIUM CHLORIDE 1.4 MG；SODIUM BORATE DECAHYDRATE (BORAX) 1.0 MG；SODIUM CHLORIDE 3.2 MG；SODIUM PHOSPHATE MONOBASIC (EQ TO MONOSODIUM PHOSPHATE)(EQ TO SODIUM DIHYDROGEN PHOSPHATE) 0.4 MG

適應症　[衛核] 眼睛乾澀、洗眼劑。

用法用量　一日數次，每眼各1~2滴。

94134　Pzulen Eye 比視朗眼藥膏 ®　(綠洲)

Rx　每 gm 含有：AZULENE 0.1 MG；PREDNISOLONE 5.0 MG

適應症　[衛核] 眼瞼緣炎、結膜炎、結膜火傷、角膜炎、角膜潰瘍、鞏膜炎、虹彩炎

用法用量　參照仿單

94135　Safin Oph. "派頓"沙芬眼藥水 ®　(派頓) $12/Sol (5.0 ML-PIC/S), $21.8/Sol (10.0 ML-PIC/S)

Rx　每 ml 含有：SULFAMETHOXAZOLE SODIUM 20.0 MG；TETRAHYDROZOLINE HCL 0.025 MG

適應症　[衛核] 眼睛充血(紅目)、結膜炎、角膜疾患、眼瞼炎、淚囊炎。

類似產品　Sinlin Oph. "杏輝"舒明麗眼藥水 ®（杏輝）
$12/Sol (5.0 ML-PIC/S), $21.8/Sol (10.0 ML-PIC/S)

94136　Serene Oph. 視寧點眼液 ®　(溫士頓) $12/Sol (5.0 ML-PIC/S)

Rx　每 ml 含有：DEXAMETHASONE PHOSPHATE (21-BETA) 1.0 MG；NEOMYCIN (FRADIOMYCIN) 3.5 MG

適應症　[衛核] 眼瞼敏感症、瞼緣炎、非特異性表層結膜炎、深部角膜炎、帶狀庖疹眼炎、水泡性角膜結膜炎、鞏膜角膜炎、結膜炎、虹彩睫狀體炎、虹彩炎、復發性瞼緣潰瘍、角膜潰瘍及角膜損傷。

用法用量　參照仿單

§ 94.2 隱形眼鏡的保養液

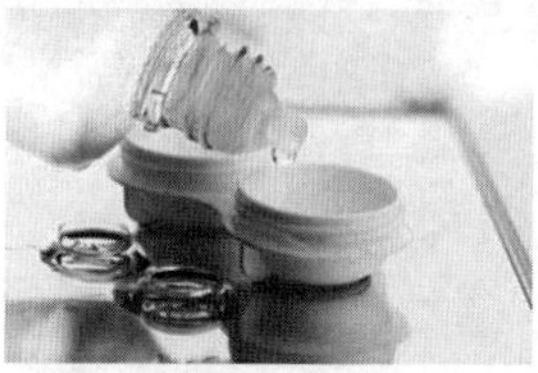

94201 Clens 100 "愛爾康" 甘霖100潤濕液® (ALCON LAB./愛爾康)

℞ 每 ml 含有:BORIC ACID 0.225 %;CITRIC ACID 0.016 %;EDETATE DISODIUM (EQ TO DISODIUM EDETATE)(EQ TO E.D.T.A. DISODIUM) (EQ TO EDTA -2NA) 0.05 %;MANNITOL 0.64 %;POLYQUATERNIUM -1 0.0010 %;RLM-100 0.055 %;SODIUM BORATE (SODIUM BIBORATESODIUM TETRABORATE 0.08 %;SODIUM CHLORIDE 0.48 %;SODIUM CITRATE (SODIUM CITRATE TRIBASIC) 0.46 %;TETRONIC 0.25 %

適應症 [衛核] 濕潤鏡片。
[非衛核] 本潤濕液適用每日配戴、延長配戴型與拋棄式鏡片，以及含矽(silicone acrylate)、含氟材質(fluorosilicone acrylate) 等硬式透氧鏡片的潤滑及濕潤：(1)在任何需要時濕潤鏡片，以舒緩不適感。(2)配戴延長配戴型鏡片時，可在睡前及起床後濕潤鏡片。

用法用量 (1)加強舒適：隨時使用本潤濕液以增加配戴舒適感。(2)清新鏡片：當配戴眼鏡發生輕微刺激、不適、模糊的狀況時，每眼滴兩滴並眨眼2到3次。(3)預防蛋白質沉積：每眼滴兩滴並眨眼2到3次，每日四次，可有效預防蛋白質沉積。

醫療須知 **請遵照眼科醫師指示及詳閱隱形眼鏡正確保養步驟保養鏡片。若您持續感到眼睛不適、溢淚、視力改變、眼睛發紅等情形，應立即卸下鏡片並迅速與眼科醫師聯絡。**

94202 Unique-PH "愛爾康" 優適硬式透氧鏡片全效保養液® (ALCON/愛爾康)

℞ 每 ml 含有:BORIC ACID 10.0 MG;EDETATE DISODIUM (EQ TO DISODIUM EDETATE)(EQ TO E.D.T.A. DISODIUM) (EQ TO EDTA -2NA) 0.1 MG;POLYETHYLENE GLYCOL 400 4.0 MG;PROPYLENE GLYCOL (EQ TO 1,2-DIHYDROXYPROPANE)(EQ TO 1,2-PROPANEDIOL) 9.0 MG;TETRONIC 2.5 MG

藥理作用 本藥能清除鏡片上的蛋白質及脂質，並防止頑強的沉積物再度沉積於鏡片上。本藥亦可使用於沖洗鏡片，有助於清除鏡片上附著的沉積物。獨特的專利聚合物調適系統，在戴上鏡片時具有緩衝的作用，提供鏡片始終如一的濕潤，更增加配戴時的舒適感。內含專利殺菌系統能有效消滅有害微生物。本藥強效清潔、殺菌及舒適，且在戴上鏡片時不刺激眼睛組織。

適應症 **[衛核] 硬式透氧隱形眼鏡之清潔、殺菌、浸泡、濕潤。**
[非衛核] 適用於含矽(silicone acrylate)、含氟材質(fluorosilicone acrylate) 等硬式及硬式透氧無色或染色鏡片之清潔、浸泡、殺菌，並可加強鏡片戴上時的濕潤度以增加配戴舒適感。專為硬式含矽或含氟透氧鏡片配戴者所設計的本保養液，其成份溫和、有效，不含易引起過敏的成份如：polyhexanide、汞(thimerosal) 及氯化苯殺克(benzalkonium chloride)等。

用法用量 取下鏡片，以2至4滴本保養液仔細搓洗鏡片兩面，要確認鏡片兩面都乾淨。
1.徹底沖洗鏡片。
2.將水盒注滿新鮮的本保養液，將鏡片浸入水盒，確認藥水能完全覆蓋鏡片後，蓋緊盒蓋。
3.浸泡隔夜或至少4小時。
4.鏡片自水盒取出後，可直接配戴。配戴前在鏡片上，滴一滴本保養液可倍增舒適感。
5.鏡片取出後，請丟棄用過之保養液，水盒清洗後在空氣中陰乾。

醫療須知 **遵照眼科醫師指示及詳閱隱形眼鏡保養的使用說明正確保養隱形眼鏡。若您持續感到眼睛不適、溢淚、視力改變、眼睛發紅等情形，應立即卸下隱形眼鏡並迅速與眼科醫師聯絡，以免問題加重。**

94203 Rinsmin "景德" 潤視明隱形眼鏡舒潤液® (景德)

℞ 每 ml 含有:DEQUEST 2060 0.06 MG;HYALURONATE SODIUM (EQ TO SODIUM HYALURONATE) 1.5 MG;SODIUM CHLORIDE 8.6 MG;SODIUM PERBORATE 0.28 MG;SODIUM PHOSPHATE DIBASIC (eq to DISOD. HYDROGEN PHOSPHATE) (eq to DISODIUM PHOSPHATE) 0.92 MG;SODIUM PHOSPHATE MONOBASIC MONOHYDRATE (SODIUM DIHYDROGEN PHOSPHATE MONOHYDRATE) 0.43 MG;WATER DISTILLED (EQ TO DISTILLED WATER) 1.0 ML

適應症 **[衛核] 本藥為隱形眼鏡舒潤液，適用於各式隱形眼鏡。**

用法用量 於配戴隱形眼鏡前濕潤鏡片或於配戴隱形眼鏡感到不適時，隨時可使用潤視明隱形眼鏡舒潤液。
將雙手洗淨
取下鏡片
每次滴1~2滴潤視明隱形眼鏡舒潤液於鏡片上
眨眼數次讓鏡片潤滑與保濕

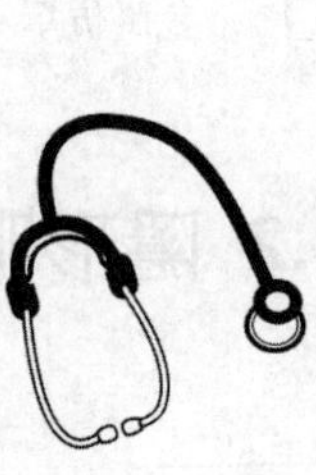

第 十六 篇
再生醫療與雜項藥物
Regenerative Medicin & Miscellaneous Drugs

「再生醫療」是指利用健康細胞來修復、取代已受損或壞死的細胞及因疾病、外傷而受損的組織或器官。其所涉及的領域包括組織工程及幹細胞療法二大領域，組織工程係利用細胞再生功能形成器官，幹細胞療法則是運用未充分分化、具有再生各種組織器官的潛在功能特性來治療疾病。衛福部也於2023年2月16日通過了「再生醫療雙法」，這項法律將提供台灣全齡精準健康再生醫療的希望與產業契機。

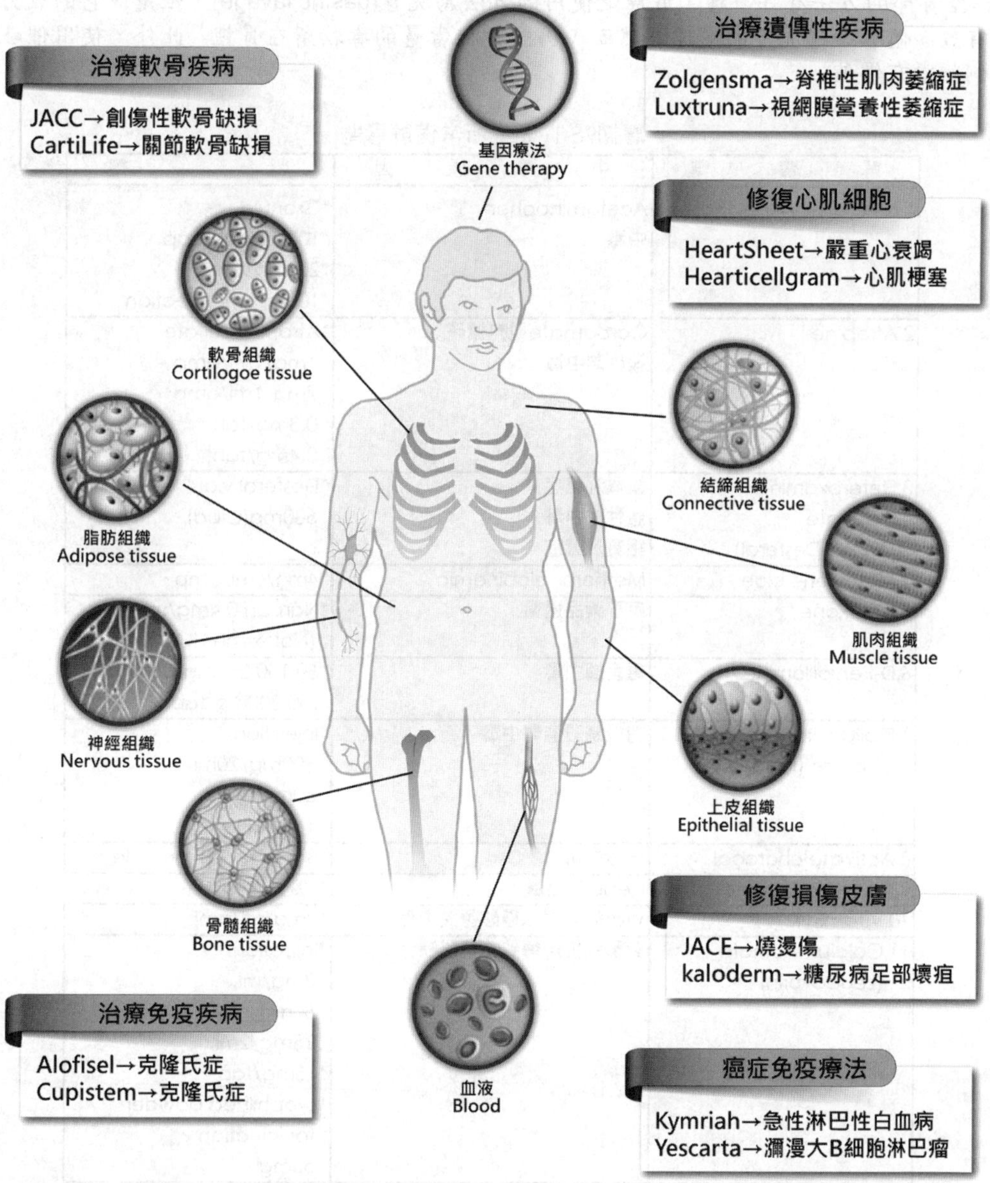

來源：衛生福利部TFDA「我國再生醫療製劑管理現況及未來展望」

第九十五章 解毒劑

Antidotes

毒物一般的定義，就是指相當微量的化合物，可藉其化學作用而致人於死地或造成殘廢。依照這個定義，藥物與毒物之間基本上並沒有什麼區別，因為較大劑量的藥物也會致人於死地或導致殘廢。

一般而言，中毒的治療法基本上包括移去毒物，投與解毒劑和症狀療法(symptomatic management)。如果患者嚥入毒物在幾個小時內發現，那麼移去口服之毒物的處理相當重要。

用以排空胃部的方法有許多種，最廣泛使用的方法為洗胃(gastric lavage)，但是，它的效力並不如想像那麼有效，儘管經過洗胃的處理，然而，仍然有相當量的毒物留在胃裡。此外，使用催吐劑對於中毒的病例相當有價值。

專欄95-1 衛生所常備解毒劑

解毒劑	中毒原因	製劑
1.N-Acetylcystein	Acetaminophen 中毒	*Granule *100mg/tab,cap *200mg/cap *100mg/ml injection
2.Atropine	Carbamate與有機磷殺蟲劑中毒	*Atropine sulfate 1mg/1ml/amp 2mg/1ml/amp 0.3mg/tab 0.4mg/tab
3.Deferoxamine meslyate (DFOM, Desferal)	鐵質沉著症 急性鐵中毒 鋁質沉著症	*Desferal vial 500mg(Ciba)
4.Methylene blue	Methemoglobinemia	*4mg/5ml/amp
5.Naloxone	麻醉藥品過量	*Narcan 0.4mg/ml (Naloxone HCl)
6.D-Penicillamine	重金屬中毒	*50,150,250mg/cap 150,300mg/tab
7.Pralidoxime Chloride (PAM)	有機磷殺蟲劑中毒	*Injection: 500mg/20ml 50mg/10ml 1g/vial
8.Activate charcoal	一般中毒	*813.01mg/g granule
9.Protamine sulfate	Heparin過量	*1% inj/amp
10.Vitamin K	Warfarin與水楊酸鹽類中毒	*2mg/ml/amp
11.Calcium floinate (Leucovorin)	葉酸拮抗劑導致之葉酸缺乏	*Injection: 3mg/ml, 50mg/ml, 15mg/2ml. *15mg/tab *Lyophilized powder for injection 50mg
12.Flumazenil (Anexate)	Benzodiazepines之中樞鎮靜作用過強	*Injection: 0.1mg/ml

§ 95.1 解毒劑

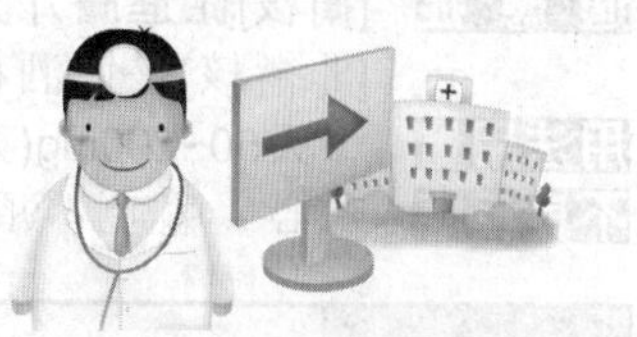

95101 CHARCOAL (CARBON ACTIVATED)

Rx 200 MG/膠囊劑(C); 666.67 MG, 813 MG/GM/顆粒劑(Gr);

商　名

Activated Carbon®(溫士頓)
Carbomix®(NORIT/科懋) $404/Gr(813MG/GM-61.5GM),
Carbon Activated®(永勝/一成)
Chce®(永勝/惠勝)
Comdoctoer®(永勝)
Hcnoritle®(美西/天良)
Norit®(NORIT/科懋)
Welltin®(永勝)

藥理作用 Carbon activated是一種具有吸附作用的高度活化植物性碳化物，有效地助益人體腸胃道內毒性物質的排除。carbon activated對人體無害，孩童可安心使用。

適應症 [衛核]緊急治療藥物或化學品中毒之病人。

用法用量 1.膠囊：
(1)因飲食或氣候變化所引起的腹瀉：每次服用3~4膠囊，每日3次。
(2)脹氣：於每一餐後服用3膠囊。
(3)消化不良或其他腸胃不適症狀：每次服用1~2膠囊，每日3次。
(4)由於腐敗肉類、香腸、牡蠣、貽貝、魚類、洋菇(蕈類)等所導致之食物中毒：一天內服用多次，間次短暫，每次10膠囊。
(5)本劑以水吞服。
2.顆粒劑：
(1)成人及12歲以上兒童之使用劑量及方法：
a.急性中毒時，儘快使用50~100公克之活性碳(1~2瓶)懸浮液。嚴重中毒時，服用初劑量後，每4至6小時再服用20公克活性碳(20公克活性碳約為瓶裝160公撮之懸浮液或四包鋁箔袋裝製成160公撮之懸浮液)，連續數天。
b.對昏迷不醒的患者，在醫師或護士監督下，可經由鼻胃管給予懸浮液，接管附於瓶裝內供使用。
c.可在嘔吐或洗胃後使用。
(2)12歲以下兒童之使用劑量及方法：
a.活性碳用在小孩之推薦劑量是每公斤體重給予1公克之活性碳。急性中毒時，依小孩之體重和中毒之程度給予2至10袋(每袋5公克)；較小的兒童初劑量給予2至4袋，數分鐘後根據醫師指示，可重複給藥；較大的小孩則儘量給予大劑量(6至10袋)。
b.治療腹瀉，只要小劑量即可。

醫療須知 1.腹瀉：服用後，如無緩解或改善時，得請教醫師。
2.食物中毒：立即送醫，同時讓病患吞服大量carbon activated 膠囊200mg。
3.服用carbon activated膠囊200mg期間，排泄物會呈黑色。
4.服用carbon activated膠囊200mg，會降低某些藥物的吸收，特別是避孕藥。
5.攝入毒物一小時內使用最有效。

95102 CYANAMIDE

110 MG/錠劑(T);

商　名

Kentan®(龍杏/新功)

藥理作用 本藥能抑制醇的去氫。

適應症 [衛核]促進膽汁分泌
[非衛核]慢性酒精中毒。

用法用量 一天50~200mg(亦即1%溶液5~20ml)分1~2次服用。

不良反應 噁心，嘔吐，頭痛，失眠，倦怠感，若有過敏現象(如發疹)，須停藥。

95103 DEFERASIROX▲

孕B 泄 肝 半 8~16h

Rx 90 MG, 125 MG, 180 MG, 360 MG/錠劑(T);

商名

Anfero® ＊ (歐帕/瑩碩) $522/T(360MG-PIC/S)
Annofe Dispersible® ＊ (歐帕/瑩碩) $150/T(125MG-PIC/S)
Deferan® ＊ (健喬信元) $150/T(125MG-PIC/S)
Deferox® (歐帕/泰和碩)
Exjade® ◎ (NOVARTIS/諾華) $189/T(125MG-PIC/S)
Jadenu® ◎ (NOVARTIS/諾華) $580/T(360MG-PIC/S), $290/T(180MG-PIC/S)
Paite Dispersible® ＊ (衛達/法德) $150/T(125MG-PIC/S)

藥理作用 Deferasirox為一具口服活性且與三價鐵離子有高度選擇性之螯合劑，有三個配位基，以2:1之比例與鐵離子結合由糞便排出。

適應症 [衛核]治療因輸血而導致慢性鐵質沈著症(輸血性血鐵質沉積)的成年人及2歲以上兒童患者。
治療10 歲以上非輸血依賴型(non-transfusion dependent)海洋性貧血患者之慢性鐵質沉著症

用法用量 1.EXJADE：
a.每日固定時間服用1次且必須在飯前至少30分鐘空腹服用。本藥錠不可直接整顆吞服或咀嚼，需加入100~200mL的水、柳橙汁或蘋果汁(不能加在牛奶或碳酸飲料)中攪拌溶解成懸浮液後喝下，杯中的殘餘物要以少量液體攪拌再喝下。
b.成人及兒童的起始劑量為：口服20mg/kg，每天一次。每3~6個月依據血清儲鐵蛋白的變化趨勢以5~10mg/kg 來調整劑量。最大劑量每天40mg/kg。
c.對已接受deferoxamine治療且控制良好的患者，可以deferoxamine的一半劑量作為EXJADE的起始劑量。
d.在連續2次回診，成人serum creatineine增加超過33%，兒童超過同年齡的正常值上限時，每日劑量需降低10mg/kg。
2.JADENU：
a.因輸血而導致慢性鐵質沈著症：
①.建議在輸血量將近100mL/kg的濃縮紅血球之後，或是從臨床監測出現有慢性鐵質沈著之證 據時(例如血清儲鐵蛋白(serum ferritin)>1000μg/L)，開始JADENU療法。劑量(以mg/kg表示)必須計算並求得最接近整顆錠劑的大小。
②.鐵螯合劑療法的目標是將在輸血過程中投予的鐵移 除，並且依需要來減輕現有的鐵負荷。移除沈著鐵質須依個別病患預期的臨床治療效益和風 險評估來決定。
③.JADENU膜衣錠是deferasirox經過劑量調整的劑型，生體可用率較EXJADE溶錠高。
④.從原本接受EXJADE可溶錠治療轉換成JADENU治療的病患，JADENU的劑量應較EXJADE低30%，並取最接近的整顆錠劑使用，請見表3。轉換劑型後的第一個月應每週監測血清肌酸酐(creatinine)濃度。
⑤.建議起始劑量為每日14mg/kg。

95
解毒劑

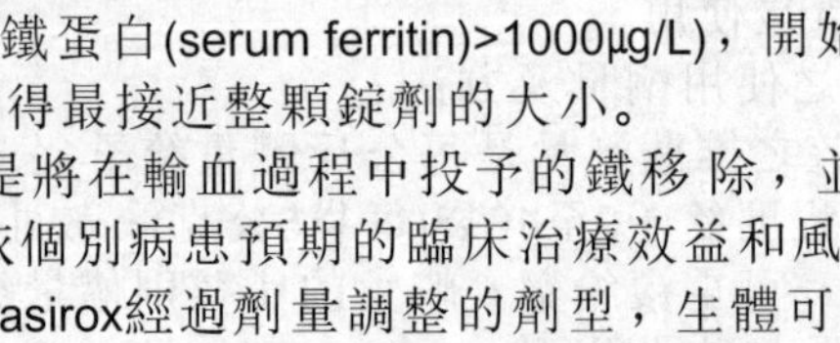

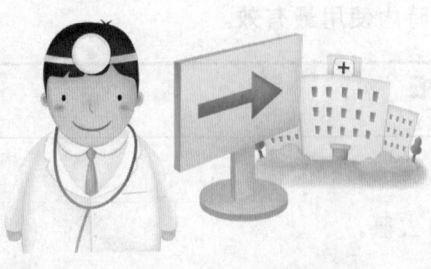

表 1 因輸血而導致慢性鐵質沈著症：建議劑量

	Jadenu膜衣錠	Exjade可溶錠	輸血量		血清儲鐵蛋白
起始劑量	14 mg/kg/day	20 mg/kg/day	100 ml/kg of PRBC*	或	>1000 μg/L
其他起始劑量	21 mg/kg/day	30 mg/kg/day	>14 ml/kg/month of PRBC*		
	7 mg/kg/day	10 mg/kg/day	<7 ml/kg/month of PRBC*		
接受deferoxamine治療且控制良好的患者**	deferoxamine劑量的三分之一	deferoxamine劑量的二分之一			
劑量調整 (每3到6個月)	增加劑量				>2500 μg/L
	3.5-7 mg/kg/day 至最高劑量 28 mg/kg/day	5-10 mg/kg/day 至最高劑量 40 mg/kg/day			
	降低劑量				
	3.5-7 mg/kg/day	5-10 mg/kg/day			
	當達到目標時				500-1000 μg/L
最高劑量	28 mg/kg/day	40 mg/kg/day			
考慮中止治療					<500 μg/L

* Packed Red Blood Cells (濃縮紅血球)

** 詳細劑量轉換說明請見表3

b.非輸血依賴型海洋性貧血患者之慢性鐵質沉著症：
鐵螯合劑療法應僅在有慢性鐵質沈著(肝臟鐵濃度(LIC)大於5mg鐵/g乾重(dw)，或血清儲鐵蛋白(serum ferritin)持續高於800μg/L)之證據時才開始使用。

表 2 非輸血依賴型海洋性貧血患者之慢性鐵質沉著症：建議劑量

	Jadenu膜衣錠	Exjade可溶錠	肝臟鐵濃度 (LIC)*		血清儲鐵蛋白
起始劑量	7 mg/kg/day	10 mg/kg/day	≥5 mg Fe/g dw	或	>800 μg/L
劑量調整 (每3到6個月)	增加劑量		≥7 mg Fe/g dw	或	>2000 μg/L
	3.5-7 mg/kg/day	5-10 mg/kg/day			
	降低劑量		<7 mg Fe/g dw	或	≤2000 μg/L
	3.5-7 mg/kg/day	5-10 mg/kg/day			
最高劑量	14 mg/kg/day	20 mg/kg/day			
	7 mg/kg/day	10 mg/kg/day	未評估	及	≤2000 μg/L
中止治療			<3 mg Fe/g dw	或	<300 μg/L
重新治療			不建議		

*肝臟鐵濃度(LIC)為測定鐵質沉著的較佳方法

c.因輸血而導致慢性鐵質沈著症及非輸血依賴型海洋性貧血患者之慢性鐵質沉著症：JADENU膜衣錠、EXJADE可溶錠及deferoxamine之劑量轉換請見表3。

表 3 劑量轉換

Jadenu膜衣錠之每日劑量	Exjade可溶錠之每日劑量	Deferoxamine之劑量**
3.5 mg/kg	5 mg/kg	10 mg/kg
7 mg/kg	10 mg/kg	20 mg/kg
10.5 mg/kg	15 mg/kg	30 mg/kg
14 mg/kg	20 mg/kg	40 mg/kg
17.5 mg/kg	25 mg/kg	50 mg/kg
21 mg/kg	30 mg/kg	60 mg/kg
24.5 mg/kg	35 mg/kg	不適用*
28 mg/kg	40 mg/kg	不適用*

* Deferoxamine仿單中不建議使用
** 接受deferoxamine治療且控制良好的患者

不良反應 常見：皮疹(8.4%)、腹痛(7.8%~13.9%)、腹瀉(11.8%)、噁心(10.5%)、嘔吐(10.1%)、肝功能指數上升(5.7%~8.4%)、頭痛(15.9%)、蛋白尿(18.6%)、血清肌酐酸上升(2.4%~38.2%)、咳嗽(13.9%)、鼻咽炎(13.2%)、發燒(0.1%~18.9%)。
嚴重：蕁麻疹(3.7%)、血球減少症、肝炎、過敏症狀、聽力喪失(<1%)、急性腎衰竭、血管水腫。

醫療須知 1.需在治療前及治療後的每個月監測血清儲鐵蛋白來評估治療的效果，如果血清儲鐵蛋白< 500mcg/L需考慮暫時停藥。
2.在治療前需測 serum creatinine 2次及聽力測驗、視力測驗(包括眼底鏡)。
3.在治療後每月測1 次serum creatinine、proteinuria、肝功能。每年需作聽力測驗、視力測驗(包括眼底鏡)。
4.在EXJADE上市後報告中曾有上市後使用報告中有發生急性腎衰竭及血球減少症(cytopenia)的死亡案例。
5.EXJADE可能會引起：腎臟的損傷，包括腎衰竭；肝臟的損傷，包括肝衰竭；腸胃道出血。

95
解毒劑

95104 DEFEROXAMINE

孕C 乳? 泄腎

Rx 500 MG/注射劑(I);

商名 Desferal Vlals® ◎ (WASSERBURGER/諾華) $246/I(500MG-PIC/S-500MG),

藥理作用 本藥為鐵的螯合劑，它對鐵離子(Fe+3)和鋁離子(Al+3)都有很強的親和力，可與之結合成水溶性螯合物，由腎臟快速排出。

適應症 [衛核]鐵質沈著症、急性鐵中毒、鋁質沈著症
[非衛核]說明：慢性的鐵質負荷過多：如輸血性的鐵質沈著症；原發性的血色沈著症，porphyria cutanea tarda，急性鐵中毒，持續作透析的腎臟患者的慢性鋁過量：例如，鋁有關的骨骼或腦的疾病；測定鐵或鋁有無過量。

用法用量 1.急性中毒：1g肌注，接著每4小時0.5g共2劑，然後視需要每4~12小時一次
2.靜脈滴注：劑量和肌注相同，速度為1小時15mg/kg。
3.慢性鐵負荷量過多：肌注一1天0.5~1g；皮下一1天1g~2g。注射8~24小時以上，可使一種微量輸注幫浦(miniinfusion pump)。

不良反應 低血壓，心跳過快，紅斑，長期治療者可能發生：視覺模糊，腹瀉，腳部不適，注射

部位疼痛及硬結。

醫療須知 1.本藥注射後排於尿中，會使尿液呈紅色，如若呈紅褐色，表示血清中鐵質濃度仍高，還須繼續治療。
2.長期或高劑量使用本藥會造成慢性體內鐵質過量，所以要定期做眼底鏡檢查及聽力測驗。

95105 DIMERCAPTOSUCCINIC ACID

Rx 200 MG/膠囊劑(C); 1.4 MG/注射劑(I);

商名 Dimersu®(科進) $417/C(200MG-PIC/S)　Techne Dmsa Kit®(FUJIFILM/元新)

適應症 [衛核]腎疾患之造影檢查

95106 DMPS SODIUM

Rx 100 MG/膠囊劑(C);

商名 Dimaval® ◎ (HAUPT/科懋) $282/C(100MG-PIC/S),

藥理作用 1.本藥所含之(RS)-2，3-dimercapto-1-propanesulphonic acid(DMPS)是以鈉鹽型態存在於dimaval(DMPS)中，且以緊鄰雙硫鍵而成複合物，其作用是以兩個緊鄰之SH基與各種重金屬形成穩定化合物，主要是經由腎臟排至尿液中。
2.DMPS可以促進重金屬從體細胞間，主要是經由腎臟排出體外。
3.DMPS與其重金屬複合體也可藉由血液透析方法排除。藉由重金屬複合體的形成，重金屬對身體造成之毒性也被降低，因為重金屬不再阻斷體內重要酵素中SH基之作用。

適應症 [衛核]急慢性汞中毒(金屬汞、揮發性有機或無機化合物)、慢性鉛中毒。

用法用量 1.劑量通常依據中毒的種類和程度而定，除非特殊情況，成人急性中毒之標準給藥量和方法如下：急性中毒：初劑量為一天12~24顆膠囊，每天12次，每2小時服用一次，每次1~2顆。慢性中毒：每天3~4顆，依中毒之嚴重性可增加每天劑量再平均分配至24小時內服用，每次1~2顆。
2.第一天：每3~4小時，給1安瓿本藥(相當於每天1.5~2.0gm DMPS-Na)，第二天：每4~6小時，給1安瓿本藥(相當於每天1.0~1.5gm DMPS-Na)，第三天：每6~8小時，給1安瓿本藥(相當於每天0.75~1.0gm DMPS-Na)
3.其他注射液或輸注溶液會減低螯合劑效能，因此本藥不可與其他注射液或輸注溶液混合。當這些物質被分開使用，就不會有藥物間反應產生。假如本藥與人體必須重金屬如：鋅、銅同時併用。
4.本藥將會降低鋅、銅效能，那就是為什麼使用本藥一段時間後，需要補充鋅、銅等稀有元素。

不良反應 1.偶有顫抖、發燒或皮膚反應之報告，可能是過敏現象，如癢、發疹，當治療停止時，這些現象就會消失。
2.嚴重之皮膚過敏反應，如多形滲出性紅斑、Stevens-Johnson 症候群等，也有少數個案報告。
3.本藥長期使用，可能會影響礦物質的平衡，主要是對鋅和銅等元素。
4.投予本藥後，被體內吸收或消化的汞會在體內代謝，有少數個案發生汞中毒臨床徵狀。
5.口服本藥(DMPS)後，少數有噁心現象。有少數個案有氨基轉移酵素增加現象。

95107 EDETATE CALCIUM DISODIUM

孕C 乳 - 泄 腎 T½ 90m(IM), 20～60m(IV)

Rx 200 MG, 1000 MG/注射劑(I);

商名 Chelagen®(霖揚/鑫暉)　Edetoxin®(信東)

95 解毒劑

藥理作用 重金屬(如鉛)取代此化合物中的鈣，結果形成一種穩定金屬-藥物複合物，再由腎臟移去。本藥為一種非常毒的化合物，不可超過推薦的劑量範圍。鉛中毒性腦病的患者，不可迅速滴注，增加顱內壓，會致死。肌注是較好的投與途徑。密切監視監視腎功能，腎功能損傷的患者，不能投與。

適應症 [衛核]鉛中毒。

[非衛核]急性和慢性鉛中毒與鉛中毒性腦病(Lead encephalopathy)。

用法用量 1.靜注-1g稀釋劑250~500ml滴注液中，滴注1小時以上。1天投與2次，5天後。停2天，然後視需要再重新開始另外的5天。

2.肌注(孩童較好)-1天50~70mg/kg，分2次等量投與，共3～5天。

95108 FOLINIC ACID

℞ 15 MG/錠劑(T);

商名

Bloodlet®(永信) $7.9/T(15MG-PIC/S)

Folina®(東洋) $7.9/T(15MG-PIC/S)

適應症 [衛核]超量使用葉酸拮抗劑時、消滅其毒性及抵消其作用、治療因斯潑盧營養缺乏、妊娠及幼齡等引起之巨初紅血球性貧血。

95109 FOMEPIZOLE

孕C 乳? 泄肝

℞ 1000 MG/ML/注射劑(I);

商名

Fomeject®(健亞/華宇) $42234/I(1000MG/ML-PIC/S-1.5ML)

藥理作用 本藥是乙醇去氫酶(alcohol dehydrogenase)的競爭性抑制劑(inhibitor)。乙醇去氫酶催化乙醇氧化成乙醛的氧化反應；乙醇去氫酶也催化甲醇(methanol)及乙二醇(ethylene glycol)代謝成為毒性代謝物的起始步驟。

適應症 [衛核]甲醇(methanol)或乙二醇(ethylene glycol, 例如抗凍劑)中毒的解毒劑，或用於懷疑攝入甲醇或乙二醇，無論是否與血液透析合併治療。

用法用量 1.懷疑攝入甲醇或乙二醇(依據病史及/或陰離子間隙代謝性酸中毒、滲透濃度差增加、視覺異常、尿中草酸結晶，或血中甲醇/乙二醇濃度>20mg/dL)應立即起始fomepizole的治療。

2.除了fomepizole，腎衰竭、顯著或惡化的代謝性酸中毒、血中甲醇/乙二醇濃度≧50mg/dL之病患，應考慮血液透析。病患應透過透析來校正代謝異常及降低 乙二醇濃度至低於50mg/dL。

3.當甲醇或乙二醇濃度無法偵測到，或降低至20mg/dL，且病患pH值正常無臨床症狀，應停止以fomepizole治療。

4.起始劑量應給予15mg/kg，之後每12小時給10mg/kg投予4劑，接下來每12小時給15mg/kg直到無法偵測到甲醇或乙二醇濃度或已降至20mg/dL以下，且病患pH值正常無臨床症狀。所有劑量應以緩慢靜脈輸注30分鐘。

5.本藥在室溫低於25℃(77℉)則會凝固。如果fomepizole溶液在安瓿內變成固 體，應將安瓿置於溫水中或握於手中使之液化。固化不會影響本藥的療效、安全性或穩定性。本藥應以滅菌後之注射筒由安瓿中抽取，並且注入至少100mL無菌0.9%氯化鈉溶液或5%葡萄糖(dextrose)溶液混合均勻。混合好的溶液應輸注30分鐘，本藥如同所有非經腸道藥品，在注射前應觀察是否有異物。

不良反應 最常出現與藥物相關(drug-related)或未知關係的副作用為頭痛(14%)、噁心(11%)、頭昏、睏倦(6%)、味覺低落/產生金屬味覺(bad taste/metallic taste)(各6%)。

醫療須知 不可未經稀釋給予或以高劑量(bolus injection)注射。

95110 LEUCOVORIN CALCIUM (CALCIUM FOLINATE)

孕C 乳 - 泄 肝/腎

Rx 15 MG/錠劑(T)； 50 MG, 10 MG/ML/注射劑(I)；

商名

Cafolinate LYO®(杏林新生/正昌容)
Cafona®(健喬信元)
Calciumfolinat-Ebewe® ◎ (EBEWE/諾華)
Calfolin®(強生)
Calife LYO®(南光)
Calife®(南光) $7.9/T(15MG-PIC/S),
Covorin®(瑞士/樂健) $62/I(10MG/ML-PIC/S-5ML), $75/I(10MG/ML-PIC/S-10ML)
Focas®(霖揚/意欣) $75/I(10MG/ML-PIC/S-10ML), $62/I(10MG/ML-PIC/S-5ML)
Folina®(東洋) $62/I(10MG/ML-PIC/S-5ML), $75/I(10MG/ML-PIC/S-10ML)

藥理作用 1.本藥為folic acid在體內的活性型，它是細胞必需的生長因子，因此，可做為methotrexate過量中毒的治療劑。2.用於治療folic acid缺乏所導致的口瘡和巨胚紅血球貧血3.加強5-Fu的抗癌作用。

適應症 [衛核]對抗葉酸拮抗劑

用法用量 1.一般投與methotrexate超出的劑量，以在中毒1小時內，口服/IM/IV，每6小時投與10mg/m₂，IM注射為佳，持續72小時。
2.巨胚紅血球貧血的治療：每天劑量不超過1mg，IM投與。

不良反應 過敏反應(搔癢、紅疹)，血小板缺乏。

95111 PRALIDOXIME CHLORIDE

孕C 乳 ? 泄 肝/腎 半 0.8～2.7h

Rx 50 MG, 25 MG/ML/注射劑(I)；

商名

Pamcl®(杏林新生/東洲) $95/I(50MG-10ML)
Pampara®(壽元) $130/I(25MG/ML-PIC/S-20ML),

藥理作用 本藥可將抑制劑的磷基與膽鹼酯部位(esteratic site)之間的鍵斷裂掉，因此可將cholinesterase整個再活化。

適應症 [衛核]巴拉松(PARATHION)甲基巴拉松(METHYL PARATHION)等有機磷劑、農藥中毒之解毒劑
[非衛核]可做為治療重症肌無力之抗膽鹼酯酶抑制劑過量的解毒劑。

用法用量 1.殺蟲劑中毒：成人–將1~2mg溶於100ml的生理食鹽水中IV滴注完畢，通常併用atropine在15~30分鐘(2~4mg IV)口服，每5小時1~3gm。孩童–20~40mg/kg，IV滴注，併用0.5~1mg的atropine(如果在暴露毒物中幾小時內投與非常有效；若超過48小時，通常沒有效)。
2.抗膽鹼酯酶過量(anticholinesterase overdosage)：起初IV注射1~2gm；每5分鐘增加250mg，直到症狀消失。

不良反應 眩暈，視力模糊，頭痛，思睡，噁心。

醫療須知 1.IV滴注要緩慢為之，因為滴注太快會引起心跳過快，肌肉僵直和咽部痙攣
2.患者若罹患重症肌無力，則使用PAM宜小心，因為PAM會導致重症肌無力危象。同時要預備速效的膽鹼酯酶抑制劑edrophonium在側。
3.本藥若與atropine併用，可能會出現atropine的毒性徵兆(如口乾，視力模糊，潮紅和興奮)，果如此，要停止atropine的使用。
4.在中毒後要仔細觀查患者72小時，而且要檢查患者的紅血球和血漿膽鹼酯酶的活性，以便決定患者的進展如何。
5.經口吃進去毒物以後，如果患者經灌腸洗胃或有任何污染，使用酒精將患者皮膚，徹底的清洗。
6.要確定是那一種殺蟲劑的毒，如果是carbamate類除疫劑，那麼使用PAM無效。

95112 SODIUM ACETATE

Rx 328.16 MG/ML/注射劑(I)；

商名

Sodium Acetate®(濟生/健喬信元) $28/I(328.16MG/ML-PIC/S-20ML)

適應症 [衛核]補充電解質，解酸中毒。

95113 SODIUM BICARBONATE

孕C 乳?

Rx

70 MG, 75 MG, 70 MG/ML/注射劑(I); 50.71 MG, 70 MG, 81.25 MG, 84 MG/液劑(Sol); 650000 MG, 798000 MG, 900000 MG, 928000 MG, 1250000 MG, 2016000 MG/粉劑(P);

商名

Bibag® (FRESENIUS/費森尤斯)
Bicarbona® (永豐)
Bicarbonate Concentrate® (濟生/佳醫)
Bicarbonate® (醫強)
Bicart® (GAMBRO/百特)
Concentrated Bicarbonate Haemodialysis® (信東)
Hemodialysis Concentrate BRP-02® (濟生)
Hemodialysis Concentrate BSR-01® (濟生)
Hemodialysis Concentrate No.6® (信東)
Hemodialysis® (信東)
Hemodisol B® (信東)
No.20 Hemodialysis® (醫強)
No.21 Bicarbonate® (醫強)
Renosol B11® (醫強/國詔)
Renosol B21® (醫強/國詔)
Renosol Bicarbonate® (醫強/國詔)
Rolikan® (信東) $50/I(70MG/ML-PIC/S-250ML), $15/I(70MG/ML-PIC/S-20ML)
Sodi-Bicarbo® (濟生)
Sodium Bicabonate® (安星/人人)
Sodium Bicarbonate® (台裕) $15/I(70MG/ML-PIC/S-20ML),
Sodium Bicarbonate® (安星) $15/I(70MG/ML-PIC/S-20ML),
Sodium Bicarbonate® (濟生) $15/I(70MG/ML-PIC/S-20ML)
Taita Hemodialysis® (信東)
Tansonin® (南光)

藥理作用 本藥為全身性吸收性制酸劑，其作用期短，不適於長期使用。本藥可做為酸中毒的解毒劑，適用來治療酸中毒性，神經性，泌尿系性、皮膚等諸疾。

適應症 [衛核]制酸劑、一般酸中毒性疾患

用法用量 按碳酸氫鈉量1~5gm皮下或靜注。通常以7%液，1天1次，1次20~60ml，IV。

醫療須知 1.有下列疾患者應慎重投藥：心臟疾患、高血壓症、腎機能不良者，末梢及肺浮腫患者以及妊娠中毒者。
2.本藥呈鹼性，若與其他注射藥混合時，易起配合變化，需注意。

95114 SPHERICAL ABSORPTIVE CARBON

500 MG/錠劑(T); 285.7 MG/膠囊劑(C); 2000 MG/粉劑(P);

商名

Kremezin® (KUREHA/杏昌)
Kremezin® (SATO/杏昌)
Renamezin® (韋淳)
San-Krecarbon® (明大)

適應症 [衛核]緊急治療藥物或化學品中毒之病人。吸附干擾胃腸道的細菌性毒素、消化性毒素及其他有機性廢物、解除腸內滯留氣體及有關症狀。

95115 TRIENTINE DIHYDROCHLORIDE

½ 3h

Rx

300 MG/膠囊劑(C);

商名

Metacu® (西德有機/旭能) $776/C(300MG-PIC/S)

藥理作用 Trientine dihydrochloride是一種銅離子螯合劑，藉由形成穩定的可溶性複合物後，將銅離子由腎臟排出體外。

適應症 [衛核]威爾森氏病

用法用量 1.成人(包含老年人)：1.2~2.4克(4~8顆)一天分 一天分2~4次服用，適宜於飯前30分鐘到1小時使用。
2.小孩：劑量應低於成人劑量且應根據小孩的年齡及體重。一開始劑量為0.6~1.5克(2~5顆)，後續應依臨床反應作調整。

不良反應 初次治療時會有噁心感及偶有皮疹的現象。曾經有十二指腸炎和嚴重結腸炎的報告。罕見的貧血。

醫療須知 1.在治療類風濕性關節炎或胱氨酸尿症時，trientine不能作為D-青黴胺的替代療法。因青黴胺誘發的全身性紅斑狼瘡，在轉為使用trientine後未必會緩解。
2.Trientine是一種螯合劑，可能會降低鐵離子的吸收，而降低血清中鐵離子的含量。

3.視情況可能須額外補充鐵質，並且應與trientine在一天中不同的時間給予。
4.目前沒有證據說明含鈣或鎂的制酸劑會影響trientine的療 效，但最好的做法還是分開投予(即，制酸劑應在飯後服用)。
5.同時併用trientine和青黴胺並沒有額外的好處。

95116	Apone Auto-Injector 神經毒劑解毒針 ® （信東/榮民）
Rx	每 ml 含有：ATROPINE 3.0 MG；PRALIDOXIME CHLORIDE 300.0 MG
適應症	[衛核]有機磷神經毒劑以及有機磷殺蟲劑中毒的治療。

95117	Renal-DRY “雷洛”重碳酸鹽粉透析用粉劑 ® （Renal/佳醫）
Rx	每 P 含有：SODIUM BICARBONATE (EQ TO SODIUM HYDROGEN CARBONATE) 426000.0 MG；SODIUM CHLORIDE 223000.0 MG
適應症	[衛核]配合洗腎機及人工腎臟，用以清洗腎臟病人之血中尿毒

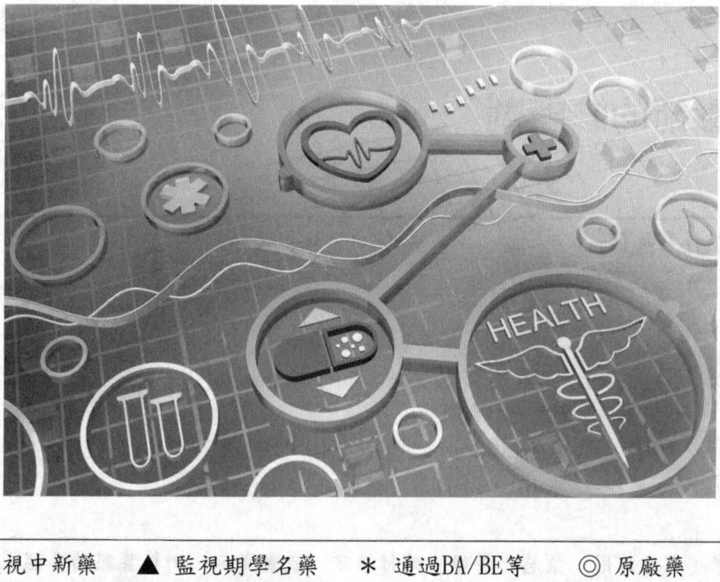

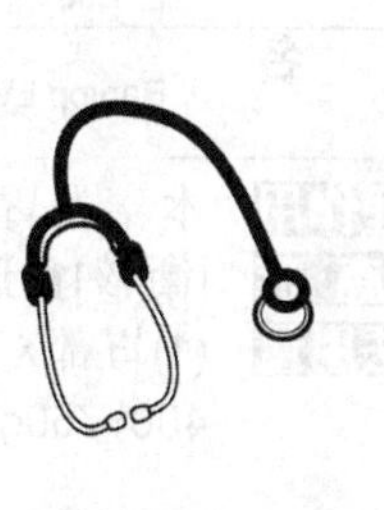

95 解毒劑

第九十六章 診斷劑

Diagnostic Agents

本章開始簡短地敘述一些診斷劑使用法的原則，接著將這些診斷劑列成不同的類別。然而使用這些藥劑來維護健康的人員，不可避免的，要完完全全地對施用的特別診斷劑精通其藥理學和毒物學。

為討論其要旨，所將各種不同的診斷劑歸納為下面四大類：

(1)輻射線攝影術的診斷劑：不透光的對照物質，通常為鋇或碘化合物，它們不被X-攝線貫穿。用來自身體內的構造，如胃腸道、腎膽囊、和支氣管。

(2)生體外的診斷輔助劑：通常在家或在醫師辦公室裡使用的藥劑，用來監視各種物質的血中或尿中濃度，如葡萄糖，蛋白質或酮及pH值。本類同時也包括懷孕的驗查試驗，及尿或糞便的潛血試驗。

(3)皮內的診斷用生物劑：皮膚的敏感試驗藥劑，用來診斷某些疾病，著名的有結核病(tuberculosis)，球黴菌病(coccidioidomycosis)，組織漿菌病(histoplasmosis)和腮腺炎(mumps)。

(4)生體內的診斷輔助劑：本類的藥劑用來評估各種身體器官的功能狀況，如肝、腎、心臟、胰臟、胃、腎上腺皮質或腦下垂體腺。通常在醫院使用，而且需要技術純熟的人員來投與和說明。

有證據顯示使用含gadolinium類成分顯影劑後，gadolinium會蓄積於腦部，惟目前尚不知可能造成的後果。歐盟EMA CHMP經評估後，決議限縮該類藥品之使用如下：

(1)線性結構gadolinium顯影劑，如gadoxetic acid與gadobenic acid，靜脈注射可繼續使用於肝臟造影；gadopentetic acid則僅能以關節內注射方式用於關節造影。

(2)其餘靜脈注射之線性結構gadolinium顯影劑，如gadodiamide、gadopentetic acid、gadoversetamide等，則暫停銷售。

(3)巨環(macrocyclic)結構之gadolinium顯影劑，如gadobutrol、gadoteric acid及gadoteridol，此類型藥品較穩定，相較於線性結構者較不易釋放gadolinium，因此可以維持目前之適應症在最低有效之顯影劑量且當非增強性身體造影(unenhanced body scans)不適用時使用。

美國FDA於106年5月22日發布，經評估目前並無證據顯示該成分蓄積於腦部會造成傷害，故暫不需限縮該類藥品之使用，惟現正持續評估此議題中。我國食藥署將蒐集國內外相關資料，啟動再評估，重新評估該類藥品使用之臨床效益及風險。

2022年6月起，健保署將「HLA-B*5801基因檢測」納入健保，對於第一次使用降尿酸藥Allopurinol的病人，可大大減少發生嚴重皮膚不良反應，包括史蒂芬強生症候群(Steven-Johnson Syndrome, SJS)以及毒性上皮溶解症(Toxic Epidermal Necrolysis, TEN)。

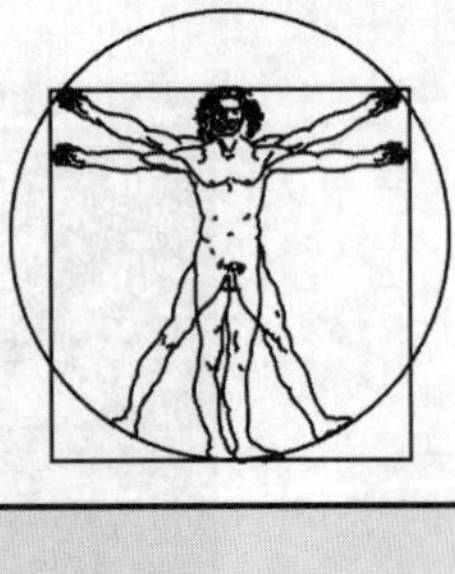

§ 96.1 輻射線攝影術的診斷劑

96101 BARIUM SULFATE

Rx 99500 MG, 983845 MG/散劑(Pow);

商名
Baritop LV® (KAIGEN/希比希)　　E-Z-HD® (E-Z-EM/禾利行)

藥理作用 本藥為胃腸的X光造影劑，口服不吸收，於消化道不起變化。

適應症 [衛核]食道、胃、十二指腸雙重顯像攝影。

用法用量 (1)胃部X光透視，口服本藥100~300gm，將粉末以水製成懸浮液。(2)用於結腸透視，400~750gm，懸浮於適量之水中，自直腸給藥。

96102 BETIATIDE

℞ 1 MG/注射劑(I);

商名 Iner Mertiatide Kit®（原委會核研所）

適應症 [衛核]腎功能造影診斷。

96103 CALCIUM TRISODIUM DIETHYLENETRIAMINE PENTA ACETATE

℞ 20.6 MG/注射劑(I);

商名 Amerscan Pentetate II Agent®（GE/安幸）

適應症 [衛核]腎臟功能及形態方面之測定、腦之診斷造影(血管性之贅生性腦瘤之診斷)

96104 EXAMETAZIME

℞ 0.5 MG/注射劑(I);

商名 Ceretec®（GE/安幸） Iner Hmpao Kit®（原委會核研所）

適應症 [衛核]瞬間腦缺氧偏頭痛及腦瘤之助診、偵測羊癲癇腦血流貫注改變之情形

96105 GADOBENATE DIMEGLUMINE

℞ 529 MG/注射劑(I);

商名 Multihance®（PATHEON/富富）

適應症 [衛核]Multihance 是一種順磁性造影劑，用於磁振造影診斷包括：

一、肝臟磁振造影：用於診斷已知或懷疑有原發性肝臟腫瘤（如：肝癌）或移轉性疾病患者之肝臟局部病灶。

二、腦部和脊椎磁振造影：用於加強病灶之診斷，可提供非增強性磁振造影劑所無法獲得之額外診斷資訊。

三、對比增強血管磁振造影：對於懷疑或已知腹部或週邊動脈血管臨床上有明顯血管狹窄及阻塞疾病患者之診斷（但不含顱/頸動脈狹窄之診斷），可提高其診斷準確性。

四、乳房磁振造影：可用於診斷已知或懷疑有惡性乳癌病變的病人。

96106 GADOBUTROL

℞ 604.72 MG/注射劑(I);

商名 Gadovist® ◎ （ZUELLIG/拜耳）

藥理作用 1.Gadobutrol是一種非離子順磁性的磁振對比劑。由釓(Gd–gadolinium)- III與具有巨環結構之butrol組合成穩定的中性聚合物。

2.本藥可增加病變部位與周圍正常組織的磁振造影 (MRI)影像的對比。

適應症 [衛核]適用於成人及所有年齡層兒童(包括足月新生兒)的全身磁振造影增強作用(MRI)，包括：①顱部和脊髓磁振造影(MRI)增強作用 ②乳房磁振造影(MRI)增強作用 ③腹部磁振造影(MRI)增強作用(肝臟) ④骨盆磁振造影(MRI)增強作用(前列腺和子宮) ⑤後腹腔磁振造影(MRI)增強作用(腎臟) ⑥肢端和肌肉骨骼系統磁振造影(MRI)增強作用 ⑦血管磁振造影增強作用(CE-MRA) ⑧心臟磁振造影(Cardiac MRI)增強作用：針對已知或疑似患有冠狀動脈疾病(coronary artery disease, CAD)的成年病人，用於心臟磁振造影以評估壓力測試(stress)與休息狀態(rest)的心肌灌注，以及評估延遲顯影(late gadolinium enhancement)。

用法用量 使用劑量依據適應症而定。通常每1kg體重注射0.1ml之本藥即已足夠。最高注射劑量為每1kg體重注射本藥0.3ml。

＊顱部磁振造影
一般而言，本藥0.1ml/kg體重的本藥(相當於0.1mmol/kg 體重)已足夠解析臨床上的問題。如果對一般用量顯示的資料仍有疑點或須進一步確認病灶的數目、大小、範圍以確定治療方式與處置方法時，可於注射後30分鐘內再多給0.1甚至0.2ml/kg的本藥，以增強診斷的結果。
欲確定腫瘤復發與否或排除轉移的可能性時，注射0.3ml/kg 體重的本藥往往可提供更高可信度的診斷。這對血管分佈稀少及/或細胞外空間微小的病灶或使用相對較弱的T1- weighted scanning sequences 時特別適用。

不良反應 頭痛、暈眩、味覺異常、感覺異常、血管擴張、噁心、注射部位的疼痛、注射部位的反應。

醫療須知 1.特別對本藥或其任一成分過敏者過敏體質的患者，必須小心權衡利弊得失後才使用本藥。
2.與其他靜脈注射的顯影劑相同，本藥可能引發過敏性休克/過敏或其他以心血管方面、呼吸方面或皮膚方面特徵顯現的特異體質反應，甚至含休克之嚴重反應。
3.這些反應大多數在給藥後半小時內發生，而在數小時或是數天後所發生之遲發性過敏反應則很少見。
4.檢查前2小時應禁食，以避免嘔吐及吸入嘔吐物。
5.建議以血液透析移除嚴重腎臟損傷的患者體內的gadobutrol，經過三次的血液透析可移除98%的藥量。
6.2007年5月美國FDA發佈警訊，要求所有相關gadolinium-base顯影劑(GBCAs)仿單加註發生腎因性全身纖維化病變(nephrogenic systemic fibrosis，NSF)風險之警語。強調急性或慢性嚴重腎功能不全(GFR<30mL/min/1.73 m2)、任何程度的肝-腎症狀引起的急性腎功能不全或肝臟移植手術期間的患者，使用GBCAs 會增加腎因性全身纖維化病變的風險。

96
診斷劑

96107 GADODIAMIDE▲

Rx ✎ 287 MG/注射劑(I)；

商 名
Gadodiamide®(信東)
Gadoscan I.V.®(聯亞/因華)
Omniscan®(GE/奇異)

藥理作用 Gadodiamide 可於進行 MRI 時使用，以增強造影效果。

適 應 症 [衛核]腦、脊髓磁振顯影及全身磁振顯影。
[非衛核]腦、脊髓核磁共振造影的診斷輔助。

用法用量 所需劑量須一次打完(靜脈注射)，之後再以生理食鹽水沖洗注射裝置。
a.中樞神經：1.成人及>6個月的小孩：劑量為0.2ml/kg(0.1mmol/kg)，對於體重>100kg的患者，一般而言20ml即已足夠。2.疑有腦部腫瘤轉移之成人：劑量為0.6ml/kg(0.3mmol/kg)，對體重>100kg的患者，一般而言60ml即已足夠。
b.全身：1.成人：劑量為0.2ml/kg，偶而用0.6ml/kg。2.大於6個月的小孩：劑量為0.2ml/kg。

不良反應 Gadodiamide的耐受性良好，常見有因溫或涼感覺引起的不適、注射部位疼痛或局部受壓感。較少見的副作用為眩暈、噁心、頭痛、味覺及嗅覺改變等，嘔吐、嗜睡、感覺異常或類似過敏的症狀(如蕁麻疹、發癢或喉嚨有刺激感等)較罕見。

醫療須知 1.須留意可能發生的反應，備妥需要的藥品或設備，以便情況危急時可立即取用。
2.小心使用於腎臟功能不全患者。
3.曾發生過敏或藥品反應的患者，注射後數小時內應密切觀察。
4.本藥會干擾以比色法測定的血鈣之值，也會干擾其他電解質的測定。建議於注射後12~24小時內，勿使用上述方法測定，如確需檢測，請用別的方法替代。

96108 GADOPENTETATE DIMEGLUMINE▲

Rx 469 MG/注射劑(I);

商名 Gadomni I.V.® (聯亞/因華)

適應症 [衛核]顱和脊髓、全身的核磁共振攝影。
[非衛核]尿路及血管攝影、電腦斷層攝影。

用法用量 頭顱和脊髓的磁振造影(MRI)
成人、青少年和小孩(包括新生兒和嬰兒):
一般每kg体重注射0.2ml本藥即有良好的顯影增強效果，且可解答臨床上的問題。
如果注射一般量的顯影劑來增強MRI 後，對損傷部位仍有強烈的執疑時，可在30分鐘內再次給予每kg體重0.2ml的本藥，成人甚至可給到每kg0.4ml的本藥，注射後立即做MRI 攝影，可增加檢查的診斷準確性。
成人若想做排除腫瘤轉移或復發的診斷檢查，給予0.6ml/kg體重劑量通常可獲得較高可信度的診斷。
單次最高劑量：0.6ml/kg體重(成人)；0.4ml/kg體重(小孩)。
全身的磁振造影(MRI)
成人，青少年和小孩：
一般每kg体重注射0.2ml的本藥即足夠提供良好的影像加強效果，且可解答臨床的問題。
特殊的例子，例如：血管稀少的損傷部位及/ 或胞外空間過小的部位，特別是使用相對不足量的T1-weighted 掃瞄系列時，可能每kg體重須施打0.4ml的本藥，才能製造足夠的對比效果。
成人若想做排除腫瘤轉移或復發的檢查，給予0.6ml/ kg體重的本藥通常可獲得較高可信度的診斷。
血管顯影時，依不同的檢查部位及檢驗技術，成人可能需要高達0.6ml/kg體重的劑量。
單次最高劑量：0.6ml/kg體重(成人)；0.4ml/kg體重(小孩)。
兒童(二歲以下)：全身MRI用在小於二歲孩童身上的使用經驗有限。

不良反應 最常見之不良反應報告有噁心、嘔吐、頭痛、昏眩及注射部位之反應(如：疼痛、冷感或溫熱感)。

96109 GADOXETIC ACID, DISODIUM

孕 C 乳 - 泄 肝/腎 半 1.65h

Rx 181.43 ML/注射劑(I);

商名 Primovist® ◎ (BAYER/拜耳)

適應症 [衛核]適用於T1 加權掃描核磁造影時，偵測肝臟局部病灶及提供病灶特性資訊。.

用法用量 本藥可馬上使用不需稀釋的靜脈注射水溶液，以大約2毫升/秒的流速施打。
本藥使用後，靜脈留置針應用生理食鹽水沖洗。
本藥的建議使用量是：成人-每kg體重注射0.1μ毫升(相當於每kg體重25μmol)；新生兒，嬰兒，孩子和青少年：沒有18歲以下患者的臨床經驗。

不良反應 頭痛、頭昏、味覺異常、感覺異常、嗅覺異常、血壓升高、潮紅、呼吸異常(呼吸因難、呼吸疲乏)、嘔吐、噁心、紅疹、搔癢症、胸痛、各樣的注射部位反應、感覺熱。

醫療須知 1.與其他靜脈注射的造影劑相同，本藥可能引發過敏性休克/過敏或其他以心血管、呼吸、皮膚顯現的特異體質反應，甚至含休克之嚴重反應。
2.大多數反應在給藥後半小時會發生。然而，亦會有幾小時甚至幾天後才出現的延遲反應。

96110 GALLIUM GA-67

Rx 100 MBq, 0.1 MCG, 2 MCI, 9 MG/注射劑(I);

商　　名
Galium® (LANTHEUS/欣科)　Gallium® (GE/安萃)
Gallium® (ANSTO/欣科)　Iner® (原委會核研所)

適 應 症 [衛核]非特異性的腫瘤定位，贅瘤，軟組織之診斷，(例如非賀金生症候群、淋巴瘤、氣管癌、及肝癌等)

96111 INDOCYANINE GREEN

Rx 25 MG/注射劑(I);

商　　名
Diagnogreen® ◎ (第一三共)

藥理作用 Indocyanine green與血清蛋白(脂蛋白、白蛋白等)結合，在血液中可由肝臟選擇性吸收，不會由腸肝循環或腎臟進行排泄，且由肝臟排泄至膽汁中，故適合藉由血中停滯率、血漿消失率或肝臟血流量測定肝功能，以及利用指示劑稀釋法進行循環機能檢查。

適 應 症 [衛核]肝臟、循環機能診斷用藥

用法用量 1.投與本藥後，在不同時間，不同的部位所取得的血漿樣品，由色素的稀釋可知某個特殊區域的血流。2.測定心輸出量：一次靜脈迅速注射，成人，5mg；兒童，2.5mg；嬰兒，1.25mg，然後根據稀釋曲線計算結果。3.肝功能測定：接體重計算用量，即0.5mg/kg。患者早上空腹。將所用量注入靜脈內。注射後20分鐘，從另一側前臂抽血6ml，然後將血清或血漿以離心沈澱分出，以分光比色計測定其含本藥之數量。

96112 IOBITRIDOL

Rx 767.8 MG/注射劑(I);

商　　名
Xenetix® ◎ (GUERBET/古爾貝特)

藥理作用 本藥是一種用於泌尿道及血管攝影，水溶性非離子造影劑，其滲透壓為695mOsm/kg。

適 應 症 [衛核]用於成人及兒童之：-靜脈內尿路攝影；-腦部及全身電腦斷層掃描；-靜脈內數位消滅血管攝影；-動脈攝影：-心血管攝影檢查。

用法用量 1.使用劑量須配合檢驗方式，檢驗部位與受檢驗者的體重與腎功能，尤其是使用於兒童的檢驗時須特別注意。
2.建議劑量如下：

適應症	平均劑量(毫升/公斤)	總量(最小值/最大值)毫升
尿路攝影		
-快速注射	1.2	50-100
-慢速注射	1.6	100
腦部電腦斷層掃描	1.4	20-100
全身電腦斷層掃描	1.9	20-150
靜脈內數位消減血管攝影	1.7	40-270
腦動脈攝影	1.8	45-210
下肢動脈攝影	2.8	85-300
心血管攝影檢查	1.1	70-125

不良反應 最常見的是疼痛，注射部位疼痛，味覺不良及噁心。

醫療須知 1.本藥不可用於脊髓攝影。所有含碘造影劑可能會導致輕微、嚴重或有致死可能之反應。
2.較常發生在有過敏病史(蕁麻疹、氣喘、乾草熱、濕疹，各種不同之食物或藥物過敏)，或曾接受含碘造影劑而發生過敏的病患上。
3.投與含碘造影劑會干擾體內荷爾蒙濃度及影響甲狀腺或甲狀腺癌對碘的吸收。
4.外滲(extravasation)是一種靜脈注射造影劑不常發生的併發症，較常見於高滲透壓造

影劑。

96113 IODIXANOL

℞ 550 MG, 652 MG/注射劑(I);

商名

Visipaque® (GE/奇異)

適應症 [衛核]X光對比劑:用於心臟血管、腦血管、周邊動脈造影、腹腔動脈造影、泌尿道造影、靜脈造影、電腦斷層影像加強。腰椎、胸椎及頸椎之脊髓造影。

96114 IODIZED OIL

℞ 48000 MG/注射劑(I);

商名

Lipiodol Ultra-Fluide® ◎ (DELPHARM/古爾貝特)

適應症 [衛核]1.放射診斷學:淋巴腺、子宮輸卵管造影。
2.介入放射學:於成人肝癌(hepatocellular carcinoma, HCC)中期患者進行經導管動脈化學藥物栓塞治療(Trans-Arterial Chemo-Embolisation, TACE)時,幫助將病灶顯像及作為攜帶藥物的載具。
3.與外科黏膠水混合使用於血管栓塞術。

用法用量 適量注入攝影部位(詳見仿單)。

不良反應 1.注入支氣管內時:引起刺激,對氣喘患者具有危險性、2.注入脊椎腔內時:有一過敏性之頭痛、呼吸困難、體溫上升、不適感。

96115 IOHEXOL

℞ 388 MG, 518 MG, 647 MG, 755 MG/注射劑(I);

商名

Omnipaque® ◎ (GE/奇異)

適應症 [衛核]脊髓造影、血管造影、電腦斷層掃描增強造影、泌尿道造影。

用法用量 詳見仿單。

不良反應 頭痛,噁心,嘔吐,眩暈,疼痛或背、頸、四肢疼痛,以及感覺異常、暫時性熱感覺,輕微胸疼痛、潮紅。

96116 IOPAMIDOL

℞ 612.4 MG, 755.3 MG/注射劑(I);

商名

Iopamiro 300® (PATHEON/富富)
Iopamiro 370® (PATHEON/富富)
Iopoko® (信東)
Moiopamin® (南光)

藥理作用 本藥為非離子性之水溶性新生代造影劑。非離子性造影劑之誕生,不但大大的降低一般造影劑可能產生之毒性,而且顯著的改善了局部及組織之耐受性,即使是人體中十分細微的組織,如血管,內皮及中樞神經系。

適應症 [衛核]神經造影術、血管造影術、尿路造影術、增強電腦斷層掃描之對比度。
[非衛核]脊髓脊神經根X光造影,腦池及腦室X光造影,腦動脈X光造影,冠狀動脈X光造影,胸部主動脈X光造影,腹部主動脈X光造影,心臟血管X光造影,選擇性內臟動脈X光造影,靜脈X光造影,靜脈注射尿路X光造影,增強電腦斷層攝影掃描之對照表,關節造影術,瘻管造影術。

用法用量 參見仿單。

96117 IOVERSOL

℞ 678 MG, 741 MG/注射劑(I);

商　名　Optiray® ◎（LIEBEL-FLARSHEIM/古爾貝特）

藥理作用 Ioversol為含碘、低滲透壓之非離子性造影劑。

適應症 [衛核]作為心臟血管系統之X射線攝影。其用途包括：腦部冠狀、末稍、內臟及腎動脈X射線攝影，主動脈X射線攝影及左心室X射線攝影。亦同時拍電腦斷層掃瞄時頭部及身體之對照介質顯影加強劑及靜脈排泄性尿路X射線攝影。

用法用量 依檢驗的部位及過程而定
1.大腦動脈X射線攝影：最大劑量200ml
頸動脈、椎骨動脈：2~12ml；
主動脈弓：20~50ml。
2.末稍動脈X射線攝影：總劑量不要超過250ml
髂骨動脈：60ml(range:20~90ml)；
腸骨和股動脈：40ml(range:10~50ml)。
3.選擇性冠狀動脈X射線攝影：總劑量不要超過250ml
左冠狀動脈：8ml(range:2~10ml)；
右冠狀動脈：6ml(range:1~10ml)。
4.內臟動脈X射線攝影：45ml(range:12~60ml)。
5.電腦斷層掃瞄
身體：25~75ml(bolus)；50~150ml(rapid infusion)，最大劑量150ml。
頭部：50~150ml。
6.尿路X射線攝影：50~75ml

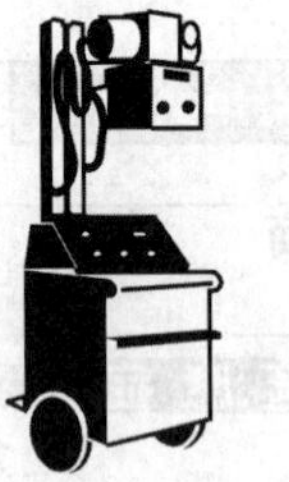

不良反應 最常見的副作用為噁心，其他副作用有嘔吐、高血壓、暈眩、頭痛等。

醫療須知 1.檢查前後必須補充水分(well-hydrated)，因體內水份不足患者會有急性腎衰竭之危險。
2.在已經給予血管收縮劑後，不可使用本藥，以免加強神經方面的作用。
3.嗜鉻細胞瘤(pheochromocytoma)患者須使用可能的最小劑量，檢查期間必須注意是否發生高血壓危象(hypertensive crises)。
4.鐮狀細胞疾病(homozygous sickle cell disease)患者使用本藥後，可能使病情惡化。
5.甲狀腺亢進患者使用含碘類造影劑，可能會增加甲狀腺風暴(thyroid storm)的危險性。
6.Homocystinuria患者在血管攝影過程可能產生血栓栓塞。
7.美國FDA接獲嬰兒使用含碘顯影劑後出現甲狀腺功能低下之案例報告。

96118 PERFLUOROBUTANE MICROBUBBLES

℞ 16 uL/注射劑(I)；

商　名　Sonazoid® ◎（GE/奇異）

藥理作用 1.本藥的活性成分是PFB微氣泡，靜脈注射後可穿越肺臟毛 細血管床到達心臟左側後，然後循環全身。
2.輻射出的超音波自微氣泡表面有效地反向散射，能增強血管影像。
3.在給 藥後立刻經由血管造影，於血管內、血管上及腫瘤周圍， 進行鑑別診斷(定性診斷)來診斷肝臟腫瘤病變。

適應症 [衛核]Sonazoid為超音波對比劑，使用於肝臟超音波以區別局部肝臟病灶(focal liver lesion)

用法用量 1.一般成人劑量上限為本產品一瓶，含16微升全氟丁烷(PFB)微泡(MB)。懸浮在所附的調配無菌水2毫升 中，配製成0.015毫升/公斤的懸液。本藥只供靜脈注射。
2.注射本藥時，必須施行超音波成像，因為給予本藥之後，能立即獲得最佳化的對比效果，必須立即以5~10毫升的氯化鈉0.9%溶液沖洗靜脈置管，並確保能完全注入對比劑。
3.臨床建議劑量為0.12微升PFB微泡/公斤體重。

不良反應 1.最常提到的不良反應為頭痛、腹瀉、噁心、嘔吐、腹痛、暫時性味覺改變和發燒。
2.少有過敏反應的通報病例，有嚴重過敏反應和過敏性休克通報案例。

醫療須知 1.對於心肺疾病不穩定(急性心肌梗塞、急性冠狀動脈疾病、鬱血性心衰竭惡化或不穩定、或嚴重的心室心律不整)的患者，這些心肺反應的風險可能增加。在投予本藥之前，應備有足夠訓練的急救人員及心肺急救設備。
2.可能發生的過敏反應，包括嚴重的、危及生命的、過敏性反應/過敏性休克。應隨時提供急救及延續生命設備。
3.若病患有嚴重肺部疾病，技與時需小心， 因本藥主要由肺排出。
4.有右到左、雙向或短暫右到左心臟分流之患者，含全氟辛烷微泡可能會跳過肺過濾機制，而直接進入動脈循環造成微血管阻塞和組織缺血。
5.請勿以動脈內注射給藥。

96119 SODIUM IODIDE

℞ 37 MBq/液劑(Sol);

商名 Iner® (原委會核研所)

適應症 [衛核]甲狀腺功能與型態之造影診斷。

96120 SODIUM PHYTATE

℞ 5 MG/注射劑(I);

商名 Techne Phytate Kit® (FUJIFILM/元新)

適應症 [衛核]肝脾疾患之放射造影

用法用量 1.採靜脈注射，0.5~3mci。
2.注射劑應在配製後6小時內使用。
3.使用前應搖晃使其混會均勻後再行抽取。

不良反應 曾有血管迷走神經反應，發熱及過敏性反應等現象發生之報告。

醫療須知 1.應使患者放射線被曝線量減低最低限度。
2.妊娠婦，可能懷孕婦女及授乳婦，診斷上應先考慮其治療效益是否大於其危險性。
3.18歲以下孩童，在診斷上亦應先考慮其治療效益是否大於其危險性。
4.自冷藏庫取出後應放置5分鐘至室温。
5.曾發生肝硬變，肝炎及脾臟及骨髓集積等現象。

96121 STANNOUS CHLORIDE DIHYDRATE

℞ 45 MCG/注射劑(I);

商名 Iner DMS® (原委會核研所)

適應症 [衛核]甲狀腺髓質腫瘤之造影檢查。

96122 TETRASODIUM PYROPHOSPHATE (SODIUM PYROPHOSPHATE)

℞ 10 MG/注射劑(I);

商名 Pyrolite Technetium TC99M Sldium® (LANTHEUS/欣科)

適應症 [衛核]骨骼及心肌造影

96123 TETROFOSMIN

℞ 0.23 MG/注射劑(I);

商名 Kit® (GE/安莘)

適應症 [衛核]心肌灌注造影，以診斷及定位心肌梗塞及心肌功能之評估。

96124 THALLIUM TL-201

℞ 10 MCG, 1 MCI/注射劑(I)； 1 MCI/輸注液(Inf)；

商名
Thallium Chloride TL-201-S-1® (CIS/昶洋)
Thallium Chloride-T1 201® (FUJIFILM/元新)
Thallous Chloride 201Tl® (GE/安莘)
Thallous Chloride Tl-201® (LANTHEUS/欣科)

適應症 [衛核]心肌貫注造影(用以診斷冠狀動脈病變及急性心肌梗塞及術後冠狀動脈分瘤移植血管流通)

96125 Dotarem 得立顯注射劑® (GUERBET/古爾貝特)

℞ 每 I 含有：DOTA 20246.0 MG；GADOLINIUM OXIDE 9062.0 MG

適應症 [衛核] 核磁共振影像：-神經放射學(neuroradiology)：脊椎及周圍組織的腫瘤、顱內腫瘤。-腹部放射學(abdominal radiology)：原發性及續發性腫瘤。-骨及軟組織之原發性腫瘤。- 用於全身其他部位及血管攝影。

用法用量 參照仿單

96126 IO-Win 威能碘注射液300公絲碘/公撮® (信東)

℞ 每 I 含有：IOHEXOL 647.1 MG；TROMETHAMINE (EQ TO TROMETAMOL)(EQ TO TROMETHAMOL) 1.2 MG

適應症 [衛核] 脊椎造影、血管造影、電腦斷層掃描增強造影劑、泌尿道造影。

用法用量 參照仿單

類似產品 IO-Win 威能碘注射液350公絲碘/公撮® (信東)

96 診斷劑

§ 96.3 皮內的診斷用生物制劑

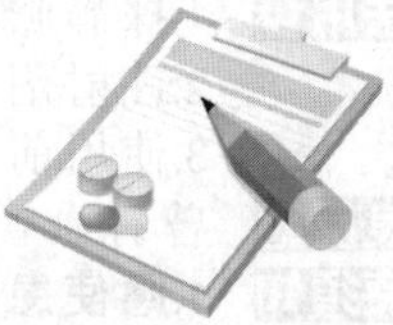

96301 TUBERCULIN

℞ 0.04 MCG/注射劑(I)；

商名
Tuberculin PPD RT23® (AJ/國光)

藥理作用 本藥為經培養的mycobacterium tuberculosis人類菌株，取其濾液之淨化的蛋白水溶液部份。僅新鮮的結核菌淨素供試驗用。

適應症 [衛核]試驗結核菌素反應。
[非衛核]有助於結核病的診斷。

用法用量 皮內注射(5單位)於手臂的屈肌或背側之表面。48~72小時內起反應，引發10mm或更大表示陽性反應，而5mm或較小者表示陰性反應。紅斑不具診斷意義，但可能表示不正確的投與。若測量出為5~9mm時，表示要再試驗。陽性反應不表示活性感染，但提示需要進一步的估計。舊的結核菌素(OT)試驗較好，因為純度較高。高度敏感的患者可能有起泡，潰瘍和壞死的情形，而有高度敏感嫌疑患者，其起始劑量僅能一單位。

96302 Zutectra 努特徹500國際單位注射液劑® (BIOTEST/禾利行) $11571/Imp (1.0 ML-PIC/S)

℞ Imp 每 Imp 含有：HBs ANTIBODY CONTENT 500.0 IU；HUMAN PLASMA PROTEINS 150.0 MG

適應症 [衛核] 因B型肝炎所引發肝功能衰竭而進行肝臟移植至少1個星期後之B型肝炎表面抗原及B 型肝炎病毒DNA 陰性成人患者，以預防再度受到B型肝炎病毒的感染。於原位肝臟移植前最後3個月內應確認B 型肝炎病毒DNA 陰性的情況。治療開始前，病患的B型肝炎表面抗原必須為陰性。

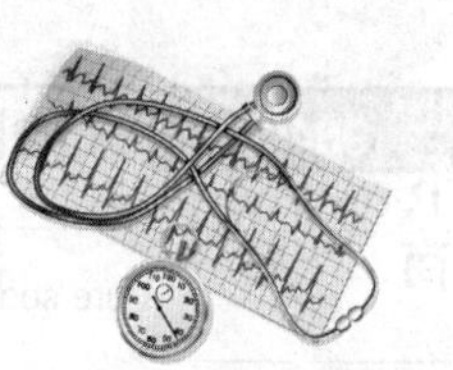

§ 96.4 生體內的診斷輔助劑

96401 5-AMINOLEVULINIC ACID

℞ 1.17 G/L/粉劑(P);

商 名 Gliolan® ◎ (Lyocontract/百博)

藥理作用 1.本藥(5-aminolevulinic acid,5-ALA)是一種感光劑，本身為一前驅物，口服攝取後被癌細胞高度吸收，於細胞內被代謝成具螢光之紫質(porphyrins)，特別是原紫質IX(protoporphyrin IX，PPIX)。
2.手術時腫瘤細胞經藍光激發後會呈現紅色螢光，而提高腫瘤切除率，較一般外科顯微鏡切除可增加病人存活率約4~9.5個月，有助於提升腫瘤之切除率。

適應症 [衛核]用於成人患者進行惡性神經膠質瘤(WHO分級III及IV)手術期間的惡性組織顯影。

用法用量 1.建議劑量為口服20mg/kg。
2.目前尚無足夠之兒童及老年患者使用之經驗。
3.目前尚未針對肝、腎功能不全的患者進行研究，此類患者使用上應特別謹慎。

不良反應 貧血、血小板低下、白血球增多、神經疾患、血栓栓塞、嘔吐、噁心、血中膽紅素增高、ALT(alanine aminotransferase)增高、AST(aspartate aminotransferase)增高、γ-GT(Gamma glutamyltransferase)增高、amylase增高等。

醫療須知 1.應避免併用其他潛在光毒性物質如：tetracyclines，sulfonamides，fluoroquinolones，hypericin extracts。
2.施用24小時內應避免使用其他潛在肝毒性藥品。

96402 FLUORESCEIN SODIUM

孕C 乳 -

℞ 100 MG/注射劑(I);

商 名 Fluorescite® (ALCON/愛爾康)

藥理作用 1.化學構造與造成眼角膜上皮缺損之phenolphthalein相似。
2.任何上皮組織缺損可使染劑進入組織，上皮受損區會呈現亮綠色。

適應症 [衛核]血管造影劑。
[非衛核]說明：1.本藥局部主要用於眼睛，以診斷某些眼疾(如角膜擦傷，侵潤)。2.從肘部靜脈注射–測定循環時間。3.手術時可用來使膽囊和膽管顯相更加清晰。

用法用量 1.眼科局部應用，2%溶液。將藥液一滴滴入結膜囊，數分鐘後將多餘藥液以水洗掉，若染有綠色，即表示角膜上皮破損或浸潤。2.循環研究：成人，迅速靜注3~4ml 20%溶液。3.使膽囊及膽管顯現：成人，手術前4小時，靜住5%溶液10ml。每針含5ml 10%溶液。禁忌在懷孕第一期使用。

不良反應 常見-灼熱感、暫時性刺痛感、噁心、強烈金屬味；嚴重者-休克、心臟停止。

醫療須知 靜脈注射後可能造成皮膚與尿液呈黃橘色。皮膚變色通常於6~12小時後消退。尿液則於24~36小時後消失。

96403 NEGATIVE CONTROL SERUM

℞ 4000 MG/Test;

商 名 Hbeag/Anti-Hbe Immunoradiometric® (DIASORIN/新科化)

適應症 [衛核]放射免疫分析法測試人類血清或血漿中B型肝炎E抗原其抗體

96404 SODIUM BENZOATE

℞ 250 MG/膠囊劑(C);

商　名

Pure sodium benzoate® ◎ (科進) $24.1/C(250MG-PIC/S)

藥理作用 1.安息香酸鈉Sodium benzoate對先天素循環發生常患者，可低血中氨濃，其作用機轉包括氨基酸醯基化(acylation)之接合反應(conjugation reaction)，最初Benzoate與Glycine接合形成Hippurate。1mole Hippurate包含1mole氮，這些接合物再由中排泄，因而減少氮堆積而低血中氨濃。Hippurate合成需經二個步驟，要ATP及Coenzyme A與形成Acyl-coenzyme A中間產物進而與Glycine作transacylation。

2.以高劑Benzoate治非酮性高甘氨酸血症患者可低血液及腦脊液中甘氨酸，改善癲癇現象，進而改善病人存活時的生命品質。

適 應 症 [衛核]預防或治療先天性非酮性高甘氨酸血症(non-ketotic hyperglycinemia)之補助治療。

用法用量 本藥需由醫師處方使用

(1)起始劑為每天每公斤體重250公絲(MG)，平均分3~6次服用。

視血液中甘氨酸下程，可加至每天每公斤體重750公絲(MG)。

但每天之總劑可超過10公克(GM)。

(2)安息香酸鈉(Sodium benzoate)並是唯一治方法，可配合低蛋白飲食及其他藥物也可得到想的結果。

不良反應 1.腸胃適，可以開水稀釋後使用。患者偶有噁心、嘔吐現象。

2.由於分子結構與水楊酸似，會引起與水楊酸似之副作用如：加劇消化性潰瘍、輕微的換氣過、輕微地呼吸性鹼毒症。由於本產品含有鈉，高血鈉患者應小心使用。

3.高血鈉患者由於體內含過多水份，會引起水腫及充血性心衰竭加劇，結果增加細胞外體液蓄積。

4.假如副作用發生時，應刻停藥。患者經評估後再給予適當治。

醫療須知 1.對新生兒過多膽紅素血症(neonatal hyperbilirubinemia)患者應小心使用本藥品，根據體外試驗得知，benzoate會與膽紅素競爭與albumin結合位置。

2.若有腎或心血管功能不全者，應小心使用本藥品，尤其是充血性心臟衰竭患者，手術後使用更應小心。

3.對Sodium benzoate成份過敏之患者，應避免使用本藥品。但至今尚未發現有過敏案例。

§ 96.5 生物感測器

96501 C-13 UREA

℞ 75 MG/散劑(Pow);

商　名

Helico-Bt® (黃氏)　　Helico-Bt® (黃氏/瓦格蘭)

適 應 症 [衛核]幽門螺旋桿菌感染檢查。

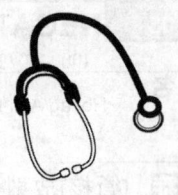

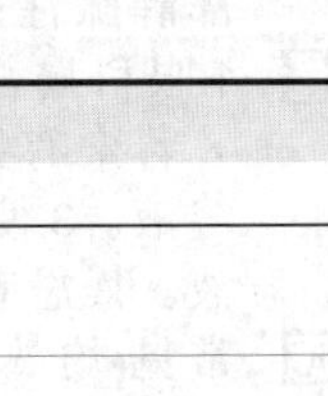

第九十七章 酵素製劑
Enzymatic Preparation

一些酵素可供局部外用或全身使用，它們大部份用來幫助移去過多的液體，組織流出物(tissue exudates)，或由潰瘍、發炎、感染或別的受傷部位、凝固血液。局部用酵素製劑用來治療表面的潰瘍、手術或其他型式的傷口、及2度和3度燒傷。各種酵素製劑，在投與途徑，適應症和留意觀察其使用等方面皆不同。

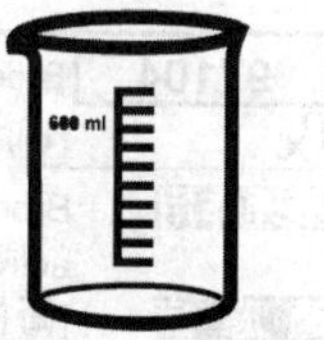

§ 97.1 酵素製劑

97101 BROMELAIN

Rx 25 MG, 50 MG, 100 MG/錠劑(T);

商名

Antiflan E.S.C.® (正和) $1.5/T(100MG-PIC/S),
Bonas E.C.® (健喬信元)
Bonas E.S.® (健喬信元) $1.5/T(100MG-PIC/S)
Broain S.C.® (井田) $1.5/T(100MG-PIC/S), $2/T(100MG-PIC/S-箔),
Bromelain E.C.® (福元)
Bromelain® (回春堂) $0.89/T(50MG)
Bromelain® (永吉) $1.5/T(50MG-PIC/S),
Enlain F.C® (成大) $1.5/T(100MG-PIC/S)
Enpurin S.C.® (明大/富郁)
Homelain® (利達/威勝) $1.5/T(50MG-PIC/S), $2/T(50MG-PIC/S-箔)
Hsingpin E.C.® (新喜國際)
Izan E.C.® (利達) $1.5/T(100MG-PIC/S), $2/T(100MG-PIC/S-箔)
Kibo® (應元) $1.5/T(50MG-PIC/S)
Nmo-E® (正和/新喜國際)
Siagian E.S.C.® (長安) $1.5/T(100MG-PIC/S)
Zonon E.S.C.® (長安)

藥理作用 本藥為由鳳梨中得到的濃縮酵素，據稱它能溶解阻塞血管而引起腫脹的纖維素沈積物，可做為消炎輔助劑。

適應症 [衛核]手術後及外傷後腫脹之緩解、副鼻腔炎、乳房鬱積、呼吸器疾患隨伴喀痰喀出困難、氣管內麻醉後之喀痰喀出困難、痔核

用法用量 第一天服用8錠，之後每天4錠，分2~4次服用。(50mg相當於20000單位)

不良反應 過敏反應、出血傾向、胃腸不適及眩暈會發生。

醫療須知 孕婦或12歲以下孩童，不推薦使用。凝血機轉之損傷或肝或腎病者，要小心使用。

97102 CHYMOTRYPSIN(ALPHA-CHYMOTRYPSIN)

Rx 5 MG, 40 MG, 5000 NF-U/錠劑(T);

商名

Chymosin® (強生)
Chymotisin® (正和/新喜國際)
Chymotrypsin E.C.® (井田) $3.78/T(40MG-PIC/S)
Kymosin® (應元/豐田)

藥理作用 本藥為製自牛胰臟的蛋白分解，用以輔助治療外傷引起軟組織的炎症，水腫，局部發炎，它可與trypsin併用。本藥還還用於白內障手術前，溶解水晶體的繫帶。

適應症 [衛核]手術後及外傷腫脹之緩解

用法用量 1.口服─1天4次，每次1~2錠。
2.肌注：成人，5000單位，每日1~3次；其他注射劑，每次一瓶，每日1~3次

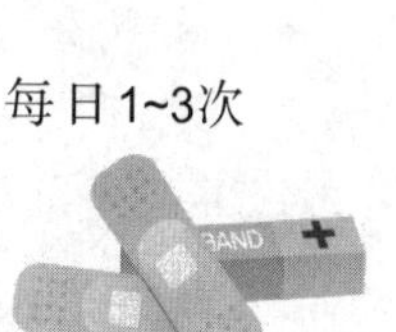

97103 SEAPROSES(PROMELASE)

℞ 5 MG, 10 MG/錠劑(T)； 10 MG, 15 MG/膠囊劑(C)；

商　名

Anpin®(衛達/上大) $5.4/C(15MG-PIC/S)
Korynase E.C.®(杏林新生) $2.69/T(10MG), $2.67/T(5MG-PIC/S)
Seapro®(井田) $2.72/C(10MG-PIC/S),
Setorose®(中美兄弟)

藥理作用 本藥為蛋白分解酵素，具有抗炎、抗腫脹作用。

適應症 [衛核]手術後、外傷後腫脹及其炎症症狀的緩解。

用法用量 一次10~15mg，每天3~4次，於餐後和睡前口服。

不良反應 胃腸：腹脹、胃痛或不適感，噁心，嘔心；過敏：發疹、發紅等過敏症狀。

醫療須知 血液凝固異常者，嚴重肝、腎功能障礙者須慎重使用。

97104 Broen-C "南光"撲炎喜腸溶膜衣錠® (南光) $4.14/T

℞ 每 Tab 含有：BROMELAIN 20000.0 U ；L-CYSTEINE 20.0 MG

藥理作用 Bromelain為從鳳梨莖部萃取出來的蛋白質分解酵素，機轉主要為增加血漿纖維蛋白溶解活性(fibrinolysis activity)及減少PGE2及TxA2而達到抗發炎的效果；降低bradykinin達到止痛、消腫的作用。

適應症 [衛核] 手術後及外傷後腫脹之緩解、副鼻腔炎、乳房鬱積、呼吸器疾患隨伴喀痰喀出困難、氣管內麻醉後之喀痰喀出困難、痔核

用法用量 每日3~6錠，分3~4次服用。服藥時請整粒吞服，不可剝半及咬碎藥錠。

不良反應 噁心、嘔吐、腹瀉、皮膚紅疹、呼吸困難、氣喘。

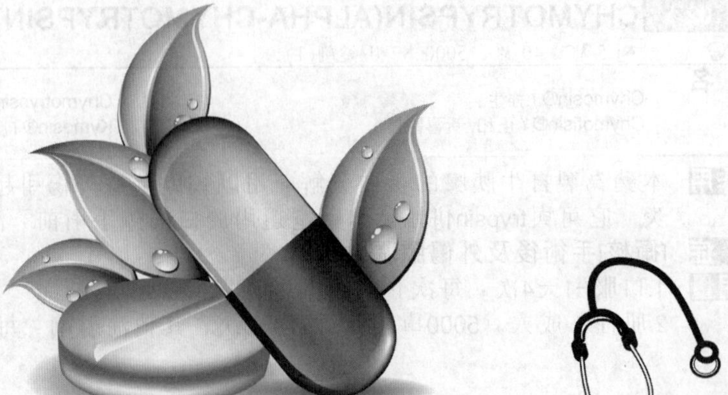

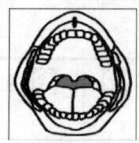

第九十八章
牙科用藥
Dental Agents

蛀牙及牙周病是口腔的兩大疾病，也是妨害牙齒的兩大禍首。

1.蛀牙是細菌引起的，當細菌附著在牙齒的表面時，會用殘留在口腔內的醣類繁殖，產生腐蝕牙齒琺瑯質脫鈣的酸。琺瑯質形成蛀洞，內層的牙本質也會腐蝕脫鈣。

2.牙周病主要由牙菌斑所導致，牙菌斑持續在牙齒表面形成，內含細菌會釋放毒素破壞牙齦及齒槽骨。初期是牙齦紅腫，容易出血，這是牙齦炎。細菌會進一步從牙齦溝侵入，形成牙周囊袋，隨後齒槽骨遭破壞，牙齒鬆動。

3.缺牙治療法包括：①活動假牙②牙橋固定式假牙③人工植牙(表98-1)。

表 98-1 缺牙治療法比較

治療法	優點	缺點	價格
活動假牙	簡單 價格較便宜	穩定性較差 咀嚼較無力 較不美觀 牙床容易繼續萎縮	上顎或下顎1座約3至6萬
牙橋固定式假牙	保有咀嚼力	缺牙區前後牙齒必須削磨變小後才能裝上牙橋。 缺牙區後方沒牙齒時不適用	以假牙數目計算，1顆約1至2萬元(因材質而異)，例如缺1顆牙需做3顆的牙橋時，約3至6萬。
人工植牙	保有咀嚼力 不易脫落 不用削磨健康牙	價格高 須手術 治療時間長	不需植骨時每1顆人工植牙約6至12萬。

牙齒保健：

①每天至少刷牙2次，每次3到5分鐘。
②使用含氟牙膏。
③同時也要刷舌頭，舌苔是口氣不佳的主因。
④每天使用牙線清除牙縫內的牙垢。

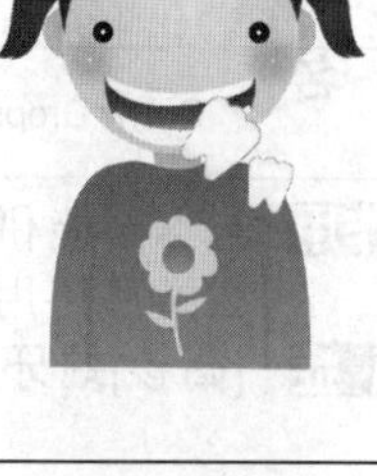

§98.1 牙科用藥

98101 BENZOCAINE

孕C 乳? 泄 血漿/胆鹼酯酶

Rx 200 MG/軟膏劑(Oin); 200 MG/液劑(Sol); 100 MG/凝膠劑(Gel);

商名

DD Topical®(瑞士)
Pancaine Orabase®(汎生)
Rapido Topical Anesthetic®(寶齡富錦)
Tchhthusui®(人生)
Zp-Chrix Oint®(中化)

藥理作用 ①本藥為皮膚和粘膜的局部麻醉劑，它能緩慢的被粘膜細胞吸收，作用相當長。②許多複合產品的組成份(如口服，肛門直腸的，耳科，局部外用)有些個體會產生過敏反應，在過敏反應之初當即停藥；避免接觸眼部，亦可短暫的減輕牙痛和其他的齒科過程。③滑潤導管，內針鏡管，乙狀結腸鏡，直腸鏡和陰道鏡。

適應症 [衛核]牙痛、牙齦腫痛時之局部麻醉。

用法用量 視需要每天塗於患部幾次。栓劑和直腸用軟膏於早晚排便後使用。凝膠劑用於導管和鏡撿上當作潤滑劑。

醫療須知 1.醫師處方含benzocaine成分藥品予兒童前，應審慎評估使用該類藥品之臨床效益與風險。

2.藥師交付該類藥品時，應先行確認使用者年齡，並提醒病人或其照護者應遵照仿單(藥品說明書)或醫囑使用。

3.醫師處方或藥師交付該類藥品時，應告知病人或其照護者，可能引起罕見但嚴重的變性血紅素血症(methemoglobinemia)，並提醒病人或其照護者，用藥期間如出現下列徵兆及症狀，如：皮膚、嘴唇及甲床顏色呈現蒼白、灰色或藍色、呼吸急促、虛弱、意識混亂、頭痛、頭暈、心跳加速等，應立即就醫。

4.有下列情形之病人發生變性血紅素血症的風險較高，包括：有呼吸疾病(如：氣喘、支氣管炎或肺氣腫)者、有心臟疾病者、吸菸者及老年患者。

5.在醫療過程中使用局部麻醉劑時，應採取適當措施，以減少變性血紅素血症之風險，包括：監測病人是否出現變性血紅素血症相關徵兆及症狀、應備有急救設備及相關藥品(包括：methylene blue)。

98102 MEPIVACAINE

孕C 泄 肝/腎

Rx 30 MG/注射劑(I);

商名

Isocaine®(NOVOCOL/憶生堂)
Mepivacaina Pierrel®(美強)
Mepivastesin®(3M/榮高)
Scandonest®(SEPTODONT/安捷)

藥理作用 1.本藥藥效為procaine兩倍，起始作用沒那麼快，但作用期比procaine或lidocaine長。

2.具有血管收縮作用，而且不需要epinephrine。不局部用lidocaine。產生較小的思睡和抑制作用。

適應症 [衛核]牙科用麻醉劑

用法用量 神經阻斷−1~2%；頸旁的阻斷−1%；尾部的/硬膜外的−1~2%；浸潤−0.5~1%；止痛−1~2%；牙的阻斷−3%。

98103 SODIUM FLUORIDE

孕C 乳? 泄 胃

Rx 4.97 MG/液劑(Sol); 50 MG/懸液劑(Sus);

商名

Bochy Drops®(人人)
Duraphat Dental Sus.®(PHARBIL/好來)

藥理作用 1.本藥能併入發育中牙齒之琺瑯質，而加強牙齒表面，增強齲齒對微生物之抵抗力。

2.局部使用本藥能減少牙菌產生之酸性物質，促進補強因酸受損之琺瑯質。

適應症 [衛核]蛀牙之預防。

用法用量 每日0.05%漱口液或每星期至每月0.2%漱口液(兒童<6歲不適用)，早晚刷牙後各一次，每次含20毫升，仰頭漱口30秒，漱遍口腔牙縫即可吐掉。

醫療須知 1.本藥不可與牛奶或乳製品併用，因為含鈣會與氟結合而降低其吸收。
2.本藥須長期使用效果才顯著，一般自幼兒期一直用到12~14歲為止。

98104 SODIUM FLUORIDE(TAB)

孕B 乳+ 泄 尿

Rx

0.25 MG, 0.553 MG, 2.21 MG, 2.211 MG/錠劑(T);

商　　名

Fluoride Flavor® (榮民)
Fubao® (井田)
Oliver® (黃氏)
Standard-Fluor® (黃氏/丹美)
Wonderfluor® (西德有機)
Yubon® (榮民/麥迪森)
Zymafluor® ◎ (ROTTAPHARM/邁蘭)

藥理作用 1.NaF可增加牙齒對齟齒的抵抗力。
2.它的作用可使牙齒琺瑯質對牙齒疾病的細菌所產生的酸更具抵抗力，並提高再礦物化作用或減少細菌的酸產生。
3.牙齒的氟化應在長牙前就開始，且持續整淍生命期。
4.在牙齒生長前，氟可藉血流達到正萌芽的牙齒，於是造成有效的生長前氟化作用。
5.牙齒生長後，牙齒可經直接接觸在唾液中的氟而吸收。
6.婦女於懷孕及授乳期間服用本藥可獲得保護自己牙齒的益處，為她的小孩骨骼之適當加氟 作用提供較好的情況。

適 應 症 [衛核]預防齟齒。

用法用量 1.本藥應沒有間斷地規律性投予，自至少6個月大到18歲的人。
2.開始本錠劑就不應吞服，而是置於齒齦與頰之間慢慢地溶解，並應常改變位置，一次在右邊、下一次放左邊，最好睡前及刷完牙後使用，如此可形成一高氟濃度在口中維持較長的時間。
3.對嬰兒的投予：本錠應壓碎用一些水溶解，可單獨吞服或加入奶瓶中(但不可與牛奶混合)或加入麥粉中。

不良反應 輕微的皮膚刺激反應(紅疹、皮疹、蕁麻疹)，在但間斷治療時立刻會消失。過敏反應(包括腸胃症狀)。

醫療須知 1.氟的其他來源應列入計算，以免過量。在食鹽加氟或飲用水加氟(每公升超過0.7mg的地區)只有在懷孕期才能服用。
2.懷孕期B級，懷孕期處方的本藥使用於孕婦已多年，沒有顯著的偽害。哺乳的母乳中幾乎不含氟，授乳的嬰兒可每天服用一顆1/4mg一錠。
3.服用過量時，所有嘔吐殘渣、糞便皆應妥善丟棄，以防止外部灼傷。針對嚴重的病例，應將病人的尿液進行鹼化處理。
4.本藥不可併服牛奶或乳製品，及含鈣、鎂、鋁鹽的制酸劑。

§ 98.2 牙科用藥複方產品

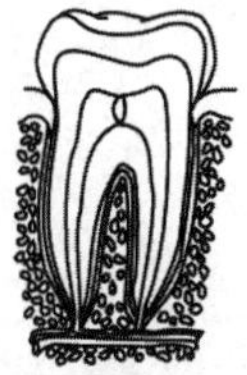

98201 Acess 雅雪舒牙膏® (佐藤)

每 g 含有：CHAMOMILE 12.5 MG；MYRRH 6.25 MG；RATANHIA 12.5 MG

適 應 症 [衛核]齒肉炎、齒槽膿瘍諸症狀(口臭、口腔黏著感、牙齦刺癢、腫脹發紅、牙齦化膿、出血)之緩解。

用法用量 一天數次，適量塗於患處。

類似產品 Acess 雅雪舒膜衣錠® (佐藤)

98202 Chytonsui "達德士"齒痛水® (羅得/達德士)

每 100ml 含有：BENZOCAINE (ETHYL AMINOBENZOATE) 10000.0 MG；CLOVE OIL 1.0 ML；CREOSOTE 3.0 ML

適應症 [衛核] 齒痛

用法用量 参照仿單

類似產品 Konjisui "渡邊"今治水® (人生)

98203 Easy Anaesthetic "寶齡"易麻寧抑菌凝膠® (寶齡富錦)

Rx 每 ml 含有：20% CHLORHEXIDINE GLUCONATE SOLUTION 2.5 MG；LIDOCAINE HYDROCHLORIDE MONOHYDRATE 20.0 MG

適應症 [衛核] 對粘膜具有潤滑、局部麻醉和消毒作用。

98204 Instillagel 英施妥樂凝膠® (Klosterfrau/瑞謙)

Rx 每 gram gel 含有：LIDOCAINE HYDROCHLORIDE MONOHYDRATE 20.0 MG

適應症 [衛核] 對粘膜具有潤滑、局部麻醉和消毒作用。

98205 Lico 利得凝膠® (黃氏)

Rx 每 ml 含有：CHLORHEXIDINE GLUCONATE 2.5 MG；LIDOCAINE (HCL MONOHYDRATE) 20.0 MG

適應症 [衛核] 對粘膜具有潤滑、局部麻醉和消毒作用。

用法用量 本藥主要用於預防蛀牙，清除牙斑。適量塗於患處。

98206 Lidophrine 利度膚寧注射液® (壽元/東洲)

Rx 每 ml 含有：EPINEPHRINE (ADRENALINEPIRENAMINE) 0.02 MG；LIDOCAINE HCL 20.0 MG

適應症 [衛核] 局部麻醉

用法用量 一次1針，牙科專用。

98207 Scodyl Dental 速可淨高氟牙齒塗佈凝膠® (福元/麗汝齒)

Rx 每 gm 含有：SODIUM FLUORIDE 11.0 MG；SODIUM MONOFLUOROPHOSPHATE 114.0 MG

適應症 [衛核] 預防牙齒蛀齲。

用法用量 参照仿單

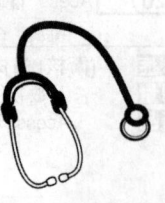

第九十九章
其它
Others

§ 99.1 孤兒藥

孤兒藥指的是罕見疾病用藥，各國對孤兒藥定義不盡相同。美國定義為國內罹病人數少於20萬人，歐洲定義疾病罹患率低於萬分之5，日本定義罹病人數少於5萬人，台灣定義罹患率在萬分之1以下為罕見疾病。

全球共有超過7千種罕見疾病，但是目前藥廠專注研發的孤兒藥僅有200種，為了鼓勵藥廠發展罕見疾病用藥，歐美孤兒藥的送審時程，比起一般藥品短，顯示在歐美政府政策支持之下，孤兒藥已經成為新藥開發的重要方向，預料市場潛力也會逐漸發酵。

先天性代謝異常之罕見疾病藥品

先天性代謝異常之罕見疾病藥品

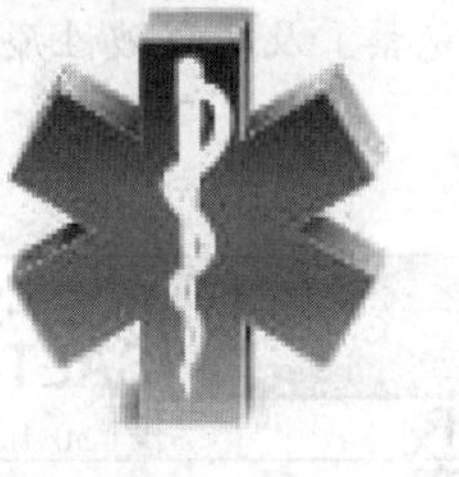

1.藥品成分：
(1) Levocarnitine / L-Carnitine inner salt
(2) Sodium phenylbutyrate、glycerol phenylbutyrate
(3) Citrulline malate
(4) L-Arginine
(5) Sapropterin dihydrochloride(Tetrahydro- Biopterin,BH4)
(6) betaine
(7) oxitriptan(L-5-hydroxytryptophan ,5-HTP)
(8) alpha-glucosidase
(9) sodium benzoate
(10) diazoxide
(11) Cholic acid

2.用於尚未確診經主管機關認定為罕見疾病者，需緊急使用時，除下列各款另有規定外，應由具小兒專科醫師證書且接受過小兒遺傳或小兒新陳代謝或小兒內分泌科次專科訓練之醫師處方使用，並於病歷詳實記載病程、確診之檢驗資料及治療反應，且第一項各款藥品須符合下列各對應條件：
(1) 新生兒篩檢為carnitine deficiency陽性個案(free carnitine低於6μmol/L)。
(2) 新生兒篩檢為瓜氨酸血症之陽性個案，初次發作之不明原因高血氨(血氨值高於 150μmol/L)。
(3) 新生兒篩檢為有機酸血症(甲基丙二酸血症，丙酸血症，異戊酸血症，戊二酸血症，HMG CoA lyase等)之陽性個案。
(4) 新生兒初次發作之不明原因高血氨，懷疑是先天代謝異常者(血氨值高於150μmol/L)。
(5) 新生兒篩檢為苯酮尿症陽性個案(blood phenylalanine高於200μmol/L)。
(6) 新生兒篩檢為高胱胺酸血症之陽性個案(tHcy高於50uM)。
(7) 新生兒篩檢為BH4缺乏之苯酮尿症陽性個案(blood phenylalanine 高於200μmol/L)。
(8) 經心電圖，胸部X光，或是心臟超音波等，證實已出現心臟影響徵象之嬰兒型龐貝氏症患者(本款限由具兒科專科醫師證書，且經小兒遺傳及內分泌新陳代謝科或小兒神經科訓練之醫師，或具神經科專科醫師證書之醫師處方使用)。
(9) 腦脊髓液/血液甘胺酸比值超過0.08之非酮性高甘胺酸血症患者。
(10) 持續性幼兒型胰島素過度分泌低血糖症(PHHI)患者，且符合下列條件之一：

99
其它

a.當血糖＜50mg/mL時，Insulin＞2μU/mL，blood ketone＜0.6mmol/L。
b.需注射糖水(輸注速率＞6mg/kg/min)，血糖才能達到50 mg/mL。
(11) 臨床上高度懷疑需緊急使用，並符合下列條件之膽汁滯留症患者(本款限兒科消化次專科醫師，或小兒神經科醫師，或兒科專科經醫學遺傳學次專訓練取得證書之醫師使用)：
a.嬰兒肝內膽汁滯留症超過兩週。
b.γ-Glutamyltransferase≦150U/L
c.alaine aminotransferase＞2x upper limit of normal(ULN)
d.血清膽汁酸濃度≦150μmol/L。
3.經通報主管機關，符合下列情形之一時，應停止使用：
(1)用藥後，若病情無法持續改善或疾病已惡化者。
(2)經主管機關認定非為罕見疾病時。
(3)本類藥品依個別給付規定需經事前審查，審查結果未核准使用者。
4.未通報主管機關認定者，用藥日數以14日為限。
5.本類藥品依個別給付規定需經事前審查者，依本規定初次緊急用藥時應併送事前審查。

新藥資訊

2020年美國FDA批准ansuvimab(MAb114，Ebanga)用於治療成人和兒童的伊波拉病毒感染。Ansuvimab是一種單株抗體，阻斷伊波拉病毒與細胞受體結合，阻止其進入細胞，美國FDA授予ansuvimab「孤兒藥」及「突破性療法」認證。

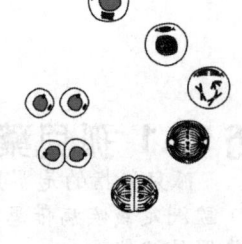

99101 (RS)-2,3-BIS(SULPHANYL)PROPANE-1-SULPHONIC ACID, SODIUM SALT-MONOHYDRATE.

Rx 50 MG/ML/注射劑(I)；

商　名 Dimaval® ◎ (EVER/科懋) $1447/I(50MG/ML-PIC/S-5ML)

藥理作用 本藥所含之(RS)-2，3-bis(sulphanyl)propane-1-sulphonic acid， 以前稱作(RS)-2，3-dimercapto-1-propanesulphonic acid(DMPS)，是鈉鹽型態，以緊鄰雙硫鍵而成複合物，其作用是以兩個緊鄰之SH基與各種重金屬形成穩定化合物，主要是經由腎臟排至尿液中。DMPS可以促進重金屬從體細胞間，主要是經由腎臟排出體外。DMPS與其重金屬複合體也可藉由血液透析方法排除。藉由重金屬複合體的形成，重金屬對身體造成之毒性也被降低，因為重金屬不再阻斷體內重要酵素中SH基之作用。對一個螯合劑而言，DMPS會影響各種人體必須礦物質之平衡，首先在尿液見到的是鋅、銅的排出量增加。在動物試驗中，只有在長期和高劑量DMPS治療下，血液和組織中的這些礦物質的濃度才會降低。在正常食物中所含有的稀有元素，已足以補充因使用DMPS而增加之排出量。

適 應 症 [衛核]急性汞中毒中解毒劑。

用法用量 第一天：每3~4小時，給1安瓿本藥(相當於每天1.5~2.0gm DMPS-Na)，第二天：每4~6小時，給1安瓿本藥(相當於每天1.0~1.5gm DMPS-Na)，第三天：每6~8小時，給1安瓿本藥(相當於每天0.75~1.0gm DMPS-Na)。

不良反應 偶有顫抖、發燒或皮膚反應之報告，可能是過敏現象，如癢、發疹，當治療停止時，這些現象就會消失。嚴重之皮膚過敏反應，如多形滲出性紅斑、Stevens-Johnson 症候群等，也有少數個案報告。本藥若長期使用，可能會影響礦物質的平衡，主要是對鋅和銅等元素。投予本藥後，被體內吸收或消化的汞會在體內代謝，有少數個案發生腎衰竭之汞中毒臨床徵狀。假如注射過快，可能會發生心血管反應，經常在注射5~10分鐘後會有短暫性的血壓下降、噁心、暈眩、和虛弱等現象。

99102 AGALSIDASE ALFA

孕C 乳 - 泄 腎/肝 T½ 90～108m

Rx 1 MG/ML/注射劑(I);

商　名

Replagal® ◎ （VETTER/台灣武田） $66549/I(1MG/ML-PIC/S-3.5ML)

藥理作用 1.Fabry disease是分類微粒酵素α-ga-lactosidase A缺乏活性，造成醣神經鞘脂(glycosphingolipid)儲存失調，結果引起globotriaosyloeramide(Gb3或CTH)堆積，glycosphingolipid就是受此酵素分解的物質。

2.α-agalsidase催化Gb3水解，從分子中切斷最終產物galactose。在各類細胞中包括內皮及主質細胞用此酵素治療會減少Gb3堆積。α-agalsidase是由人體細胞株中產生，提供人體醣化機制，影響目標細胞表面mannjose-6-phosphate receptor的攝入。

適應症 [衛核]用於治療α-GALACTOSIDASE A缺乏患者(即FABRY DISEASE)，提供長期酵素補充治療。

用法用量 使用agalsidase alfa來治療，須由處理Fabry disease患者或其他遺傳代謝疾病患者有經驗之專科醫師來使用。Agalsidase alfa一次劑量為每kg體重0.2mg，以靜脈輸注至少40分鐘，隔週注射一次。對於兒童與青春期患者(0~17歲)或超過65歲患者，建議劑量未完成，因這些患者使用之安全性與有效性有還未被建立。

不良反應 頭痛、臉潮紅、噁心、寒顫、輸注相關反應、發熱、背痛、鬱胸。

醫療須知 1.在一小時內之輸注過程中，約有10%患者對agalsidase alfa產生輕微、急性之特異反應，最一般症狀是寒顫及臉部潮紅；嚴重的輸注反應並不常見，被報告的症狀包括：噁心、發熱、惡寒、心博過快、蕁麻疹及嘔吐。以上症狀只發生於初次以agalsidase alfa治療患者，在第一次使用後2~4個月。假如輕微或中度急性輸注反應發生，醫療單位應迅速發現並建立適度處理原則。注射應暫時中斷5~10分鐘，直到症狀消退，再繼續注射。輕微及暫時不良反應不需藥物治療或中斷注射。對於必須給予症狀治療的患者為避免急性輸注反應，可以在輸注前之1~3小時給予治療，一般使用口服之antihistamines(抗組織胺)及corticosteroids(類固醇)。

2.任何靜脈注射蛋白質產品，過敏性反應都可能發生。假如嚴重過敏或過敏型反應發生，應迅速停止注射rgalsidase alfa，並應立即給予適當的處理。應隨時注意現行緊急處置之醫療標準。

3.所有蛋白質藥品製劑，患者可能會產生對抗此蛋白質之抗體。約有55%以rgalsidase alfa治療之患者，會有低效價的抗體反應。約經過三個月治療似乎就會有抗體的產生。60%患者經12~18個月治療後沒有產生抗體，原產生抗體患者80%以上，隨著時間抗體量逐漸減少，有免疫耐受性產生。

99103 AGALSIDASE BETA

Rx 5.5 MG, 35 MG/注射劑(I);

商　名

Fabrazyme® ◎ （GENZYME/賽諾菲） $145218/I(35MG-PIC/S-35MG),

藥理作用 Agalsidase beta為alpha-galactosidase A的重組型式，是一種溶小體水解酶，用來催化glycophingolipids成為半乳糖及ceramide dihexoside。

適應症 [衛核]用於治α-galactosidase A缺乏患者(即fabry disease)，提供長期酵素補充治療。

用法用量 1mg/kg，每二週一次，以靜脈輸注方式給藥，一開始的輸注速率勿超過0.25mg/min，全部輸注時間不能少於2小時，以減少過敏反應發生。16歲以下及65歲以上的患者療效及安全性尚未建立。

不良反應 約有一半的患者在輸注當天會有副作用，最常見的是發燒或寒顫，其他有胸悶、呼吸困難、中度高血壓、心悸、腹痛、注射部位疼痛、頭痛。這些症狀可利用降低輸注速率，及併用非類固醇消炎止痛劑、抗組織胺或糖皮質類固醇來改善。

醫療須知 1. 對agalsidase beta產生抗體的患者會有較高的過敏反應發生。
2. 當患者發生輕度至中度過敏反應時，可降低輸注速率及事前投與抗組織胺、acetaminophen及/或糖皮質類固醇。
3. 如發生嚴重過敏反應，應立即停藥，並進行適當的處置。
4. 本藥不建議於授乳期間使用。
5. 製備時避免強力振搖及使用過濾針頭。
6. 對agalsidase alfa過敏、心臟功能不全、中度到重度高血壓、腎功能不全、發燒的患者需小心使用。

99104 ANAGRELIDE HCL MONOHYDATE▲

孕C 乳 - 泄 血漿/肝 ½ 1.3h

Rx 0.5 MG, 1 MG/膠囊劑(C);

商 名
Agrylin® ◎ (PATHEON/台灣武田) $154/C(0.5MG-PIC/S)
Anagrelide Sandoz® (Noucor Health/山德士) $154/C(0.5MG-PIC/S)
Anagrevitae® (Noucor Health/旌宇) $154/C(0.5MG-PIC/S)
Analide® (SYNTHON/美時) $277/C(1MG-PIC/S), $154/C(0.5MG-PIC/S)

藥理作用 1.Anagrelide降低血小板數目的機轉，根據目前研究資料顯示，anagrelide的劑量大小可影響到巨核細胞(megakaryocyte)的成熟度，因而可降低製造血小板的能力。
2.Anagrelide作用於巨核細胞形成的末期，它干擾巨核細胞的分化成熟，因此巨核細胞呈現較小及不成熟。
3.在治療劑量之下，不會影響白血球的製造及凝血因子，對紅血球的製造稍有影響，但不具臨床意義。
4.高劑量的anagrelide會抑制血小板的凝集，但低劑量則會降低血小板的生成，其藥理作用為抑C-AMP phosphodiesterase，ADP phosphodiesterase和膠原質(collagen)進而抑制血小板的凝集。

適應症 [衛核]原發性血小板過多症。

用法用量 1.Anagrelide膠囊治療必須小心使用，建議起初劑量是0.5mg每天四次或1mg每天二次，且必須維持一週以上，然後調整到最低有效治療劑量，而使血小板數目降到且維持600,000/μL以下，甚至到理想的正常值。當要加劑量時，一週內的增加量不可超過0.5mg/day，每天總劑量不可超過10mg，單一劑量也不可超過2.5mg。
2.治療因骨髓增生異常(myeloprolif disorder)引起之二度的血小板增多症(2°thrombocythemia)之無症狀年輕患者劑量因人而異。
3.為了監視anagrelide的效果及防止血小板過少，在治療第一週期間，必須每隔2天測量血小板數目，然後第二週開始，每週至少一次，直到開始服用維持劑量時為整，通常在適當的劑量下，7~14天內血小板數就會開始下降，血小板數目下降到600,000μL以下，約需4~14週。
4.大部份患者治療劑量是1.5~3mg/day。患有心臟病、腎功能不良或肝功能不良者必須小心服用。

不良反應 比較嚴重的副作用是充血性心臟衰竭、心肌梗塞、心肌疾病、心臟肥大、心房纖維顫動、腦血管意外、心包炎、肺部浸潤、肺藏纖維變性、肺藏性高血壓、胰臟炎、胃、十二指腸潰瘍、癲癇。

醫療須知 警語的部分增加了在中度肝功能不全的患者需要調整劑量，以及對這些患者必須小心監測其心血管方面的副作用。

99105 ASFOTASE ALFA☆

Rx 40 MG, 100 MG/注射劑(I);

商 名
Strensiq® ◎ (LONZA/阿斯特捷利康)

藥理作用 1.Asfotase alfa是一種人類重組組織非特異性鹼性磷酸酶(ALP)-Fc-10個天門冬胺酸(deca-

aspartate)融合蛋白，表現在基因改造的中國倉鼠卵巢(CHO)細胞株。
2.Asfotase alfa為可溶性醣蛋白，包含兩條相同的多肽鏈，每條多肽鏈長度有726個胺基酸，來自於(i)人類組織非特異性ALP的催化區，(ii)人類免疫球蛋白G1的Fc區，以及(iii)10個天門冬胺酸胜肽區。
3.HPP是由於缺乏TNSALP酵素活性所致，進而使數種TNSALP受質升高。以本藥治療補充TNSALP酵素，可降低酵素受質濃度。

適應症 [衛核]適用於小兒發作型低磷酸酯酶症(Pediatric-onset hypophosphatasia; HPP)病人之長期酵素替代療法。

用法用量 1.Asfotase alfa的給藥方案為每週皮下注射，總計6mg/kg。建議劑量為2mg/kg(體重)。
2.每週施用三次，或是1mg/kg(體重)，每週施用六次。
3.針對周產期/嬰兒發作型HPP治療，及針對少年發作型HPP治療，
本藥的建議劑量為每週皮下注射總量為6mg/kg，如下任一選項：
(1)2mg/kg，每週三次，或(2)1mg/kg，每週六次。
注射部位反應可能限制每週六次給藥方案的耐受性。

不良反應 1.極常見：注射部位反應、注射相關反應。
2.常見：過敏、皮膚變色、腎結石、低血鈣。
3.不常見：皮膚色素沉著。

醫療須知 1.為提高生物藥品的追溯性，應清楚記錄施用藥品的名稱和批號。
2.接受asfotase alfa治療的病人，曾發生過敏反應，包含符合全身性嚴重過敏反應。
3.施用asfotase alfa有可能引發局部注射部位反應(包括但不限於：紅斑、皮疹、變色、搔癢、疼痛、丘疹、結節、萎縮)。
4.治療後數個月，注射部位發生侷限性脂肪代謝障礙，包括脂肪萎縮及脂肪肥大。建議病人遵循適當的注射技術，並輪換注射部位。
5.依據發表的文獻記載，低磷酸酯酶症的症狀表現包括顱縫過早閉合，顱縫過早閉合可能導致顱內壓升高。建議5歲以下的低磷酸酯酶症病人進行定期監測。
6.依據發表的文獻記載，低磷酸酯酶症的症狀表現包括眼部(結膜和角膜)鈣化和腎鈣質沉積症。建議低磷酸酯酶症病人在基準點時安排眼科檢查和腎臟超音波，且應定期進行。
7.低磷酸酯酶症病人施用asfotase alfa後，血清副甲狀腺素濃度可能升高。
8.病人的體重可能大幅增加。建議監督飲食。

99106 AVALGLUCOSIDASE ALFA

孕X 乳 - 泄 蛋白分解 半 1.6h

Rx
10 MG/ML/注射劑(I);

商名 Nexviazyme® ◎ (GENZYME/賽諾菲) $40000/I(10MG/ML-PIC/S-100MG)

藥理作用 1.Avalglucosidase alfa可提供外源性GAA來源。Avalglucosidase alfa上的M6P會介導其與細胞表面的M6P受體形成高親合度結合。結合後，avalglucosidase alfa會被內化並送至溶酶體，並於此進行蛋白水解性裂解，造成GAA酵素活性增加。
2.Avalglucosidase alfa接著會發揮裂解肝醣的酵素活性。

適應症 [衛核]用於六個月以上龐貝氏症(酸性α-葡萄糖苷酶缺乏)病人的長期酵素替代療法。

用法用量 1.投予本藥前，考慮先以抗組織胺藥物、退燒藥以及/或皮質類固醇進行治療前投藥。
2.針對以下體重的晚發型龐貝氏症(LOPD)病人：
a.大於或等於30kg，建議劑量為20mg/kg(實際體重)，每兩週一次。
b.小於30kg，建議劑量為40mg/kg(實際體重)，每兩週一次。
3.針對嬰兒型龐貝氏症(IOPD)病人，建議劑量為40mg/kg體重，每隔一週投藥一次。
4.初期建議輸注速率為1mg/kg/小時。若未出現輸注相關反應(IAR)徵兆，可每30分鐘逐漸增加一次輸注速率。

不良反應 1.最常通報的不良反應(大於5%)為：頭痛、腹瀉、噁心、疲勞、關節痛、肌痛、頭暈、皮疹、嘔吐、發熱、腹痛、搔癢、紅斑、上腹痛、發冷、咳嗽、蕁麻疹、呼吸困難、高血壓與低血壓。

2.與所有治療性蛋白質一樣，具有潛在的免疫原性。抗體形成的偵測結果高度受到檢定法靈敏度及特異性影響。

醫療須知 1.若發生嚴重過敏反應(如全身性過敏反應)，應立刻停用本藥，並採取適當藥物治療。

2.若發生輕度或中度過敏反應，可降低或暫停輸注速率。

99107 BUDESONIDE☆

Rx 4 MG/膠囊劑(C)；

商　名

Nefecon® ◎ (PATHEON/禾利行)

藥理作用 1.Budesonide是一種皮質類固醇，含強效糖皮質類固醇活性以及弱礦物性皮質類固醇活性，會進行充分的首渡代謝作用。

2.黏膜B細胞會表現在迴腸，包含培氏斑塊；表現糖皮質激素受體，並負責製造半乳糖缺陷型IgA1抗體(Gd-Ag1)，導致IgA腎病變。皮質類固醇可透過對糖皮質類固醇受體的抗發炎和免疫抑制效應，來調節B細胞的數量和活性。

適應症 [衛核]適用於罹患原發性免疫球蛋白A腎病變(IgA nephropathy)且病情有惡化風險的成人病人，用以減緩腎功能下降。

用法用量 1.建議劑量為16mg(4顆膠囊)，每天口服一次，早上飯前至少1小時服用；建議治療期間為9個月。

2.如準備停止療程，在療程最後至少2週將劑量減少至8mg(2顆膠囊)，每日口服一次。

3.延遲釋放膠囊應於早上餐前至少1小時整粒吞服。請勿打開膠囊、碾碎或咀嚼。

不良反應 1.常見：周邊水腫、高血壓、肌肉痙攣、痤瘡、頭痛、上呼吸道感染、臉部水腫。

2.偶有：體重增加、呼吸困難、皮膚炎、關節疼痛、白血球計數增加。

醫療須知 1.長期使用皮質類固醇時可能會產生全身性效應，例如腎上腺皮質機能亢進和腎上腺抑制。

2.包括本藥在內的皮質類固醇都會抑制免疫系統並增加任何致病原的感染風險，包括病毒、細菌、黴菌、原蟲或蠕蟲感染。

3.如果本藥用以治療帶有潛伏性結核病或結核菌素檢測陽性的病人，可能會發生結核病再活化。

4.對於服用皮質類固醇(包括本藥在內)的免疫不全病人，水痘與麻疹可能導致嚴重甚至致命的後果。

5.B型肝炎病毒帶原者接受達免疫抑制劑量的皮質類固醇(包括本藥在內)治療，可能發生B型肝炎病毒再活化。

6.皮質類固醇類藥物，包括本藥，可能會加重全身性黴菌感染，或可能會活化潛伏中的阿米巴性痢疾，或可能會加重眼部HSV感染。

7.在已知或疑似患有糞小桿線蟲(線蟲)感染的病人、患有腦性瘧疾的病人、及曾有接受皮質類固醇治療中出現卡波西氏肉瘤的病人，應停用皮質類固醇類藥物，包括本藥。

99108 BUROSUMAB

Rx 10 MG, 20 MG, 30 MG/注射劑(I)；

商　名

Crysvita® ◎ (PIRAMAL/協和麒麟) $70108/I(10MG-PIC/S-1ML), $209716/I(30MG-PIC/S-1ML), $139904/I(20MG-PIC/S-1ML)

藥理作用 1.Burosumab與FGF23結合並抑制它的生物活性，藉此恢復腎小管對磷酸鹽的再吸收，並提升血中1,25-dihydroxy維生素D的濃度。

2.XLH的成因是由於纖維母細胞生長因子23(FGF23)的過度表現，過多的FGF23進而抑制腎小管磷酸鹽再吸收與腎臟1,25-dihydroxy維生素D之製造。

適應症 [衛核]性聯遺傳型低磷酸鹽症(X-linked hypophosphatemia，XLH)：適用於1歲以上兒童與青少年，及合併有XLH相關骨骼疾病之成人。

用法用量 1.兒童的建議起始劑量為0.8mg/kg，四捨五入到最接近的10mg，每兩週一次皮下注射。維持劑量需依據空腹血磷值與臨床症狀來調整，且單次給藥劑量上限為2mg/kg且不超過90mg。
2.開始治療的前3個月需每四週監測空腹血磷值，之後則適時檢測直至正常。若血磷值高於相對應年齡之正常範圍的最低值且低於5mg/dL，則維持相同劑量。
3.成人的建議起始劑量為1mg/kg，四捨五入到最接近的10 mg，單次給藥最大劑量為90mg，每四週一次皮下注射。維持劑量需依據空腹血磷值與臨床症狀而調整。

不良反應 發熱、注射部位反應、咳嗽、嘔吐、肢體疼痛、頭痛、牙齦膿腫、齲齒、腹瀉、維生素D減少、便祕、皮疹、噁心感。

醫療須知 1.使用本藥曾有過敏反應(例如：皮疹、蕁麻疹)案例報告。若出現嚴重過敏反應須停止使用本藥並進行適當治療。
2.高血磷症可能會增加腎鈣化風險。對於使用本藥的病人，若發生高血磷症，須依據血磷值而中斷給藥及/或減少劑量。
3.本藥的給藥可能造成局部注射部位反應。若出現嚴重注射部位反應須停止使用本藥並進行適當治療。

99109 C1 ESTERASE INHIBITOR

℞ 500 IU/注射劑(I)；

商名 Berinert® ◎ (吉發/傑特貝林) $17593/I(500IU-PIC/S-500IU)

藥理作用 1.C1酯酶抑制劑為血漿醣蛋白，與其他蛋白質(例如抗凝血酶III、α2-抗血纖維蛋白溶酶、α1-抗胰蛋白酶及其他成員)，皆屬於人類血漿的絲胺酸蛋白酶抑制劑(serpin)系統。
2.C1酯酶抑制劑可將酵素活性成分C1s及C1r去活化，以阻斷補體系統的典型路徑。
3.C1酯酶抑制劑經由抑制第XIIa凝血因子及其片段，而成為凝血反應接觸活化中最重要的抑制劑。此外，它也是α2-巨球蛋白以外最主要的血漿血管舒緩素(kallikrein)抑制劑。
4.本藥對遺傳性血管性水腫的療效來自於補充缺乏的C1酯酶抑制劑活性。

適應症 [衛核]成人、青少年及6歲以上兒童第一型及第二型遺傳性血管性水腫(HAE)急性發作的治療。

用法用量 1.每公斤體重20IU(20IU/kg b.w.)
2.本藥500IU溶液可經由緩慢靜脈注射給藥，也可輸注(4ml/分)給藥。

不良反應 1.罕見：出現血栓、體溫升高、注射部位反應、過敏性反應(例如：心搏過速、高血壓或低血壓、潮紅、蕁麻疹、呼吸困難、頭痛、頭暈、噁心)。
2.極罕見：休克。

醫療須知 1.對於已知易過敏的病人，應給予抗組織胺及皮質類固醇藥物做為預防治療。
2.如果發生過敏性反應(allergic or anaphylactic-type reactions)，應立即停用本藥(例如停止注射/輸注)並給予適當的治療。
3.治療喉頭水腫病人時，應特別謹慎監測，並且做好急救準備。
4.不建議將本藥用於未經許可的用途，或治療微血管滲漏症候群(CLS)。
5.本藥的居家治療及自行用藥資料有限，居家治療的可能風險為用藥方式，以及藥物不良反應的處置(尤其是過敏)，主治醫師應決定個別病人是否適合居家治療。

99110 CANAKINUMAB▲

孕C 乳？ 健 26D

℞ 150 MG/注射劑(I)；

商名 Ilaris® (NOVARTIS/諾華) $345196/I(150MG-PIC/S-1ML)

藥理作用 1.Canakinumab是一種純人類單株人類介白質素1β(IL-1β)hapi IgG1/κ同型抗體。
2.Canakinumab與人類IL-1β的親和性特別高，並可阻斷與IL-1受體的交互作用而中和人類IL-1β的生物活性，因此可避免IL-1β誘發基因活化及發炎媒介物生成。

適應症 [衛核]Ilaris適用於治療成人、青少年及2歲以上兒童（體重超過7.5 kg）的Cryopyrin相關週期性症候群 (Cryopyrin-Associated Periodic Syndrome；CAPS)，包括：
-Muckle-Wells症候群 (MWS)，
-新生兒多重系統發炎疾病 (Neonatal-Onset Multisystem Inflammatory Disease；NOMID) / 慢性嬰兒神經學、皮膚、關節症候群 (Chronic Infantile Neurological, Cutaneous, Articular Syndrome；CINCA)，
-嚴重型的家族性冷因性自體發炎症候群 (Familial Cold Autoinflammatory Syndrome；FCAS)/家族性冷因性蕁麻疹 (Familial Cold Urticaria；FCU)，即其徵兆與症狀表現較寒冷所誘發之蕁麻性皮疹更為嚴重。

用法用量 1.應由具有CAPS診斷與治療經驗專科醫師開立處方並加以監控。
2.若醫師認為合適並將於必要時安排醫療追蹤，則病患在經過適當的注射技巧訓練後，可自行注射本藥。
3.成人、青少年與年滿4歲(體重超過15kg)的兒童。
4.本藥的建議劑量在體重>40kg的CAPS病患中為150mg，而體重≥15kg且≤40kg的CAPS病患為2mg/kg。每8週以皮下注射方式給予單劑藥物。
5.若在治療後開始7天仍未達到令人滿意的臨床反應(皮疹及其他全身性發炎症狀獲得緩解)，可考慮給予第2劑劑量為150mg或2mg/kg的本藥。若之後達到完全治療反應，應可將劑量維持在300mg與4mg/kg的強化用藥療程。目前並無每8週使用>600mg藥物劑量的經驗，且各次用藥間隔期間未滿4週的臨床用藥經驗有限。

不良反應 極常見：鼻咽炎、眩暈、注射部位反應。
常見：尿道感染、上呼吸道感染、病毒感染。

醫療須知 1.本藥可能會提高嚴重感染的發生率。因此，應在本藥治療期間與治療後，仔細監測病患的感染徵兆與症狀。
2.在臨床試驗接受本藥治療且未經臨床證實出現潛伏性或活動性肺結核感染的CAPS病患中，約有12%進行PPD皮膚測試病患在後續追蹤測試中出現陽性檢驗結果，但這些病患皆未經臨床證實出現潛伏性或活動性肺結核感染。
3.在非CAS的病患族群(類風濕性關節炎)使用別種可抑制介白素I(IL-1)的藥物時，曾觀察到許多嗜中性白血球減少症案例。
4.女性在接受治療期間內及使用最後一劑藥物後3個月內，均應採取有效的避孕方法。

99111 CANNABIDIOL

Rx 100 MG/ML/液劑(Sol)；

商 名
Epidyolex® ◎ (GW/衛福部食藥署管制藥品製藥工廠)
$30071/Sol(100MG/ML-PIC/S-100ML)

藥理作用 1.尚不清楚EPIDYOLEX在人體產生抗抽搐作用的確切機轉。
2.大麻二酚似乎並非透過與大麻素受體的交互作用產生抗抽搐作用。

適應症 [衛核]適用於年滿二歲之Dravet症候群(Dravet syndrome；DS)，或年滿一歲之結節性硬化症(Tuberous Sclerosis Complex；TSC)的病人，作為該二類病人於現有藥物治療下癲癇控制不佳時之輔助治療。

用法用量 1.與Dravet症候群相關之癲癇的用藥劑量：
a.起始劑量為每日口服兩次2.5毫克/公斤(5毫克/公斤/日)。
b.一週後，可將劑量增加至每日兩次5毫克/公斤(10毫克/公斤/日)的維持劑量。
2.與結節性硬化症相關之癲癇發作的用藥劑量：
a.起始劑量為每日口服兩次2.5毫克/公斤(5毫克/公斤/日)。

b.若能耐受，可每週調升一次劑量，每次增幅2.5毫克/公斤(每日兩次；5毫克/公斤/日)，至建議的每日兩次12.5毫克/公斤(25毫克/公斤/日)維持劑量。對於需要更快速將劑量調升至25毫克/公斤/日的病人，調升劑量的頻率不得超過兩天一次。

不良反應 1.最常發生的不良反應(發生率至少10%且高於安慰劑)為：食慾下降、嗜睡、腹瀉、發燒、疲勞、身體不適和虛弱、轉胺酶濃度升高、嘔吐、皮疹和肺炎。

2.最常見的停藥原因是嗜睡。嗜睡、鎮靜作用和昏睡導致3%的本藥20毫克/公斤/日服用者停藥。

醫療須知 1.本藥可能引發與劑量有關的肝臟轉胺酶(丙氨酸轉胺酶(ALT)和/或天門冬氨酸轉胺酶(AST))濃度升高。轉胺酶濃度升高的狀況仍可在繼續接受本藥治療期間獲得緩解，無須降低劑量。

2.轉胺酶升高的危險因子：同時使用valproate和clobazam；若發生肝臟酵素濃度升高，應考慮停用valproate或clobazam或進行劑量調整。

3.服用本藥時，基期轉胺酶濃度高於ULN的病人，其轉胺酶濃度升高的發生率較高。

4.在膽紅素濃度升高且無其他解釋的情況下，轉胺酶濃度升高超過3倍ULN為嚴重肝損傷的重要預測指標。若能早期發現肝臟酵素濃度升高的問題，可降低發生嚴重後果的風險。

5.在開始本藥治療之前，應檢測血清中轉胺酶(ALT和AST)和總膽紅素的濃度。血清轉胺酶和總膽紅素濃度應在本藥治療開始後1個月、3個月和6個月時進行檢測，並於之後定期或視臨床需要進行。

6.本藥可引發嗜睡和鎮靜作用。

7.本藥在抗癲癇藥物(AED)會導致因任何病症而服用這些藥物的病人產生自殺念頭或行為的風險增高。

8.本藥可能引發過敏反應。在本藥臨床試驗中，有一些受試者出現需要治療(包括皮質類固醇和抗組織胺藥物)的瘙癢、紅斑和血管性水腫。

9.大麻二酚並不會產生類似大麻素的行為反應，包括在一項藥物辨別試驗中的δ-9-四氫大麻酚(THC)也是如此。

10.應建議病人，在有足夠的本藥用藥經驗可據以評估藥物是否對其駕駛或機器操作能力產生不利影響之前，應避免駕駛或操作機器。

99112 CARGLUMIC ACID

℞ 200 MG/錠劑(T)；

商 名 Carbaglu Dispersible® ◎ (LAB. BTT/科懋)
$2427/T(200MG-PIC/S)

藥理作用 1.Carglumic acid是N-acetylglutamate的結構類似物，在體內carglumic acid比N-acetylglutamate更具有效活化carbamoylphosphate synthetase的作用。

2.Carglumic acid能夠有效地保護氨中毒的大鼠，這個現象可以用下列觀察來解釋：

a.與N-acetylglutamate相比，carglumic acid更容易穿透粒線體膜。

b.與N-acetylglutamate相比，carglumic acid更能抵抗細胞質中aminoacylase的水解作用。

3.Carglumic acid能降低血氨濃度並增加血中的尿素濃度。

4.在N-acetylglutamate synthase缺失的病人中，carglumic acid能夠快速使血氨濃度下降(通常在24小時內)。

5.在受到永久腦損傷以前開始治療，病患可表現出正常的成長與精神運動發展。在有機酸血症的病人中(新生兒及非新生兒)，carglumic acid治療能使血氨濃度快速降低，減少神經併發症的風險。

適 應 症 [衛核](1)因N-acetylglutamate synthase缺失而引起的高血氨症之輔助治療；(2)isovaleric acidaemia造成之高血氨症之輔助治療；(3)methymalonic acidaemia造成之高血氨症之輔助治療及

(4)propionic acidaemia造成之高血氨症之輔助治療。

用法用量 1.對於N-acetylglutamate synthase缺失之病人：
基於臨床經驗，可以早在出生第一天就開始治療。起始每日劑量應為lOOmg/kg，如有需要可調整到250mg/kg，之後應視病人個別狀況來調整劑量，以維持正常的血氨濃度。長期治療時或許不需要按照體重來增加劑量，只要能達到足夠的代謝控制即可。每日劑量範圍為10~100mg/kg。
2.對於isovaleric acidemia(異戊酸血症)、methylmalonic acidemia(甲基丙二酸血症)、propionic acidemia(丙酸血症)之病人：
當有機酸血症(organic acidemia)病人產生高血氨症時，應開始治療。起始每日劑量應為100mg/kg，如有需要可調整到250mg/kg，之後應視病人個別狀況來調整劑量，以維持正常的血氨濃度。
3.本錠劑不可磨碎或壓碎，每錠使用2.5ml水泡開，如使用0.5錠，仍應使用2.5ml水泡開，泡開後立即服用，應在飯前(餐前)使用。本藥只能口服使用(經口或可使用注射器由鼻胃管給藥)，基於藥物動力學資料與臨床經驗，建議每日總劑量分成2~4次服用。
4.管灌：每錠使用至少2.5mL水泡開，再將混合液倒入餵食空針，將藥液輸入鼻胃管給藥，殘留在空針或鼻胃管的藥粉再用1至2mL水沖洗，直到沒有殘留顆粒。

不良反應 1.常見：發汗增加。
2.不常見：transaminase(轉胺酶)增加、心跳過慢、腹瀉、嘔吐、發燒。
3.過量會出現類麩氨酸鈉中毒症候群(monosodiumglutamate intoxication-like syndrome)的症狀：心跳過速、大量出汗、支氣管分泌增加、體溫上升和坐立不安。
4.當劑量降低，這些症狀就消失。

醫療須知 1.血氨及血中胺基酸濃度應維持在正常範圍內。
2.由於現有的carglumic acid安全性資料很少，建議執行全身監測，包括肝臟、腎臟、心臟功能與血液參數。
3.對蛋白質耐受性低的病人，可以限制蛋白質的攝取並補充arginine。

99113 CERLIPONASE ALFA(RHTPP1)

℞ 150 MG/注射劑(I)；

商　名 Brineura® ◎ (VETTER/百傲萬里)

藥理作用 1.Cerliponase alfa是在溶酶體中活化的蛋白水解非活性酶原。
2.Cerliponase alfa被標的細胞吸收並透過陽離子非依賴性甘露糖-6-磷酸鹽受體(CI-MPR，也稱為M6P/IGF2受體)轉移至溶酶體。
3.Cerliponase alfa的糖基化特性引起持續的細胞攝取和溶酶體靶向活化。

適應症 [衛核]治療患有神經元蠟樣脂褐質儲積症2型(CLN2)疾病(也稱為三肽基肽酶1[TPP1]缺乏症)病人。

用法用量 1.建議劑量為300毫克Cerliponase alfa，2歲以下病人劑量須酌量減少。透過腦室內輸注，每二週進行一次給藥。
2.開始輸注前30至60分鐘，建議預先投予抗組織胺劑併用解熱劑，或單獨使用抗組織胺劑。
3.應定期進行臨床評估，以確定個體病人接受持續長期治療獲益是否超過潛在風險。

不良反應 最常見(>20%)的不良反應包括發熱、腦脊髓液蛋白較低、ECG異常、嘔吐、上呼吸道感染和過敏反應(hypersensitivity)。

醫療須知 1.必須使用無菌技術進行給藥，以降低感染風險。
2.在醫療環境下，應在輸注開始前、輸注期間(定期)和輸注後對生命徵象進行監測。輸注完成後，應對病人狀態進行臨床評估。
3.醫護人員應留意過敏性反應的可能症狀，如：全身性蕁麻疹、瘙癢或發紅、嘴唇、舌頭和/或懸雍垂腫脹、呼吸困難、支氣管痙攣、喘鳴、低氧血症、張力減退、暈厥、腹瀉或失禁。

99114 CITRULLINE

Rx 100 MG/ML/液劑(Sol);

商　名

Stimol® ◎ (科懋) $39/Sol(100MG/ML-PIC/S-10ML)

藥理作用 1.Citrulline是一種參與尿素循環之氨基酸。

2.Malate是一種參與克氏循環之必要成分，並且提供身體能量來源。

適 應 症 [衛核]先天性因CITRULLINE缺乏引起之尿素代謝異常之高血氨症。

用法用量 1.成年及老年人：每天三包鋁箔紙袋或三瓶安瓿裝之口服溶液，每天分三次服用，每次一包，於用餐時間服用。

2.兒童：每天二包鋁箔紙袋或二瓶安瓿瓶裝之口服溶液，應予開水或甜味飲料混合服用。每次一包，於早餐和晚餐用餐時服用。

不良反應 開始治療之初，有些患者有短暫性的部位疼痛之報告，如有本藥任何不適或副作用，請告知您的醫師或藥師。

99115 DIMETHYL FUMARATE

Rx 120 MG, 240 MG/膠囊劑(C);

商　名

Tecfidera® ◎ (JANSSEN-CILAG/衛采)

$454/C(240MG-PIC/S), $252/C(120MG-PIC/S)

藥理作用 1.Dimethyl fumarate的藥效學反應，主要可能是透過活化類細胞核轉錄因子(紅血球衍生因子2)2(Nrf2)轉錄途徑來調控。

2.Dimethyl fumarate已顯示可提升調控患者的Nrf2依賴性抗氧化基因(Nrf2-dependent antioxidant genes)(例如：NAD(P)H dehydrogenase，quinone；[NQO1])。

適 應 症 [衛核]復發-緩解型多發性硬化症 (relapsing-remitting multiple sclerosis) 成人病人之治療(前一年有一次或一次以上復發者)。

用法用量 1.起始劑量為120毫克一天兩次。7天後，劑量應增加至建議劑量240毫克一天兩次。

2.短暫降低劑量至120毫克一天兩次，可減少潮紅和胃腸道不良反應之發生。1個月內，應恢復建議劑量240毫克一天兩次。

不良反應 1.最常見的不良反應(發生率大於或等於10%)是潮紅和胃腸道事件(例如：腹瀉、噁心、腹痛、上腹痛)、尿液中測出酮體。

2.常見：胃腸炎、淋巴細胞減少、白血球減少、燒灼感、潮熱、嘔吐、消化不良、胃炎、胃腸功能障礙、皮膚搔癢、皮疹、紅斑、蛋白尿、感覺發熱、尿白蛋白存在、穀草轉氨酶(Aspartate aminotransferase升高)、谷丙轉氨酶(Alanine aminotransferase升高)、白血球細胞計數下降。

醫療須知 1.接受本藥治療的患者可能發展為嚴重的長期淋巴細胞減少。

2.在中度至嚴重長期淋巴細胞減少的情況下，進行性多發性腦白質病變(PML)案例曾發生於本藥以及其它含有fumarates的藥品。對於淋巴細胞計數低於0.5x109/L持續超過6個月的病人，應考慮中斷治療。

3.一般情況下，在干擾素或glatiramer acetate治療終止後可緊接著使用本藥。

4.在臨床試驗中，使用本藥治療的患者34%曾發生潮紅。

5.如果治療持續於中度至嚴重長期淋巴細胞減少的情況下，不可排除會有包含進行性多發性腦白質病變(PML)等伺機性感染的風險。

99116 ECULIZUMAB 孕C 乳?

Rx 10 MG/ML/注射劑(I);

商　名

Soliris® ◎ (LONZA/阿斯特捷利康) $141937/I(10MG/ML- PIC/S-30ML),

藥理作用 1.本藥是一種單株抗體，此抗體能與補體蛋白C5有高度親和性的結合，從而抑制C5斷裂成C5a與C5b，並防止末端補體複合物C5b-9的產生。
2.本藥會抑制PNH病人末端補體介導之血管內溶血。

適應症 [衛核]1.治療陣發性夜間血紅素尿症(PNH)病人。說明：Soliris治療需要輸血或曾有血栓併發症的病人。
2.治療對血漿治療反應不佳之非典型溶血性尿毒症候群(aHUS)病人。說明：過去一星期內接受至少4次血漿治療後血小板計數低於正常值的病人。使用限制：舒立瑞不可以用於治療Shiga toxin E. coli相關的溶血性尿毒症候群的病人。
3.適用於治療抗水通道蛋白4抗體陽性[anti-aquaporin-4(AQP4) antibody positive]的泛視神經脊髓炎(Neuromyelitis optica spectrum disorder, NMOSD)之成人病人。

用法用量 1.限用靜脈注射給藥。
2.頭4週每週給予600mg，接著1週後給予第5次劑量900mg，然後每2週給予900mg。
3.應以下列步驟將本藥稀釋成濃度為5mg/mL的混合液:
‧以滅菌針筒將本藥從注射瓶中抽出所需劑量。
‧將建議劑量移入輸注袋中。
‧將適當量(藥量與稀釋液同體積)的0.9%氯化鈉注射用溶液[符合USP規格]、0.45%氯化鈉注射用溶液[符合USP規格]、5%葡萄糖水注射液[符合USP規格]或林格氏注射用溶液[符合USP規格]加入輸注袋中，使本藥稀釋成最終濃度5mg/mL。

不良反應 頭痛、咽喉痛、背痛、噁心、疲累、咳嗽、單純型皰疹感染、鼻竇炎、呼吸道感染、便秘、肌肉痛、四肢痛、類流感症狀。

醫療須知 1.應遵守傳染病防治諮詢委員會預防接種組(ACIP)對腦膜炎預防注射的最新建議給予補體缺乏病人接種腦膜炎球菌疫苗。
2.除非延後給予本藥療法的危險性遠大於出現腦膜炎球菌感染的危險性，否則應安排病人接種腦膜炎球菌疫苗2週後，再施打第一劑本藥。
3.監測病人是否有腦膜炎球菌感染的早期病徵，若懷疑受到感染應立即進行評估。

99117 ELADOCAGENE EXUPARVOVEC☆

℞ 0.5 ML/注射劑(I);

商名 Upstaza® ◎ (MassBiologics/吉帝)

99 其它

藥理作用 1.AADC缺乏症是一種經由多巴胺羧酶基因(DDC)體染色體隱性遺傳，所造成的先天性神經傳遞物質生物合成障礙。
2.DDC基因可編碼出AADC酶，該酶可將L-3, 4-二羥基苯丙胺酸(L-DOPA)轉化為多巴胺。
3.Eladocagene exuparvovec是一種基於重組AAV2載體的基因療法，該載體內含有人類DDC基因的cDNA。
4.輸注到殼核後，本藥可導致AADC酶的表現，隨後產生多巴胺，從而治療AADC缺乏症病人，促進其動作功能的發展。

適應症 [衛核]Upstaza適用於治療年齡在18個月以上，且經臨床、分子和基因證實確診為具有嚴重表現型的芳香族L-胺基酸類脫羧基酶(Aromatic L-amino acid decarboxylase, AADC)缺乏症的病人。

用法用量 1.病人接受總劑量1.8×10^{11}個載體基因體(vg)，以四次0.08毫升(0.45×10^{11}個載體基因體(vg))輸注，每邊殼核各兩次。
2.殼核內使用，詳見仿單。
3.神經外科手術給藥：本藥是一種單次使用的小瓶，在單一次手術中於雙側殼核內，對每個殼核中的兩個部位進行輸注。以四次相等體積分別單獨輸注於右前殼核、右後殼核、左前殼核和左後殼核。

不良反應 1.最常見的不良反應是異動症(86.7%)。
2.很常見：初期失眠、異動症、(與神經外科相關的：貧血、腦脊液滲漏)、(與麻醉和術後相關的：肺炎、低鉀血症、易怒、低血壓、上消化道出血、腹瀉、褥瘡、發熱、呼吸聲音異常)。
3.常見的：唾液分泌過多、餵食障礙、(與麻醉和術後相關的：腸胃炎、異動症、發紺、低血容性休克、呼吸衰竭、口腔潰瘍、尿布疹、皮疹、失溫症、拔牙)。

醫療須知 1.本藥的製備和輸注應始終使用適當的無菌技術。
2.應於手術中及手術後密切監測接受基因治療的病人是否發生手術相關併發症、與其本身疾病相關的併發症，以及全身麻醉相關的風險。
3.以eladocagene exuparvovec治療後，AADC缺乏症的自主神經和血清素相關症狀可能持續存在。
4.本藥透過鑽孔由雙側核殼內輸注給藥，因此術後可能發生腦脊髓液滲漏。接受eladocagene exuparvovec治療的病人在給藥後應仔細監測是否發生腦脊髓液滲漏，特別是與腦膜炎和腦炎風險相關的情況。
5.異動症的發生是由於多巴胺敏感性所引起，且通常在基因治療給藥後1個月開始，並在數個月內逐漸減少。異動症事件以常規醫療照護來處理，例如:抗多巴胺治療(例如：risperidone)。
6.應建議病人/照護人員適當處理敷料和/或任何分泌物(例如：淚液、血液、鼻腔分泌物、尿液和腦脊液)產生的廢棄物，其中包括在處置之前將廢棄物儲存在密封袋中，以及病人/照護人員戴上手套以更換敷料和處置廢棄物。
7.建議病人/照護人員在換藥和廢棄物處理時戴上手套，尤其是在照護人員懷孕、哺乳或有免疫缺陷的情況下。

99118 ELIGLUSTAT TARTRATE

孕C 乳 - 泄 肝

Rx 84.4 MG/膠囊劑(C)；

商　名 Cerdelga® ◎ (GENZYME/賽諾菲) $11641/C(84.4MG-PIC/S)

藥理作用 1.本藥是一種專一性的glucosylceramide synthase抑制劑(IC50=10ng/mL)，它是以受質減少療法(SRT)的方式來治療第一型高雪氏症。
2.Acid β-glucosidase會催化sphingolipid glucocerebroside將其轉化成葡萄糖和ceramide。酵素缺乏會導致glucosylceramide(GL-1)之堆積，主要堆積在巨噬細胞的溶小體室，形成了泡沫細胞(foam cells)或"高雪氏細胞"。

適 應 症 [衛核]改善成人第一型高雪氏症症狀，包括貧血、血小板減少症、肝臟或脾臟腫大、骨病變；這些病人有可能為CYP2D6代謝不佳者(PMs)、中度代謝者(IMs)或廣泛代謝者(EMs)。

用法用量 1.CYP2D6廣泛代謝者(EMs)及中度代謝者(IMs)之本藥建議劑量為84mg每日兩次。
2.CYP2D6代謝不佳者(PMs)之建議劑量為84mg每日一次。
3.與其他藥物併用：
a.CYP2D6 EMs、IMs併用CYP2D6中效至強效抑制劑：eliglustat每日服用一次，每次84mg。
b.CYP2D6 EMs併用CYP3A強效抑制劑：eliglustat每日服用一次，每次84mg。

不良反應 1.最常見的不良反應為疲倦、頭痛、噁心、腹瀉、背痛、四肢疼痛及上腹部疼痛。
2.常見：關節痛、頭痛、偏頭痛、脹氣、噁心、口咽疼痛。

醫療須知 1.本藥不建議使用於原本就有心臟疾病(鬱血性心衰竭、近期曾發生急性心肌梗塞、心跳過慢、心臟傳導阻滯、心室心律不整)、QT間期過長症候群，以及併用第IA類(例如quinidine、procainamide)及第III類(例如amiodarone、sotalol) 抗心律不整藥物的病人。
2.本藥開始治療前，應先鑑定病人CYP2D6基因型以確認CYP2D6之代謝狀態。

99 其它

3.對於治療方式從酵素替代療法更換成本藥的疾病狀況穩定病人，疾病進程(例如6個月後予以定期監測)的監測應涵蓋所有疾病範圍以評估疾病的穩定性。對於未達最佳反應的病人應個別考慮是否重新施以酵素替代療法或改用其他治療方式。

99119 EVOLOCUMAB

Rx 140 MG/ML/注射劑(I);

商名 "Amgen" Repatha® ◎ (AMGEN/台灣安進)
$6654/I(140MG/ML-PIC/S-1ML),

藥理作用 1.Evolocumab可選擇性結合至PCSK9，防止血液循環中的PCSK9與位在肝臟細胞表面的低密度脂蛋白受體(LDLR)結合，進而防止PCSK9調節的LDLR降解。
2.肝臟細胞表面LDLR受體數目增加使得血清低密度脂蛋白膽固醇(LDL-C)減少。

適應症 [衛核]同合子家族性高膽固醇血症：
Repatha適用於飲食及其他降血脂療法(如：statins、ezetimibe、LDL血漿析離術)之輔助療法，用以進一步降低LDL-C，但LDLR-negative mutation之病人除外。

用法用量 1.在開始使用本藥之前，應先排除續發性因素所導致的高膽固醇血症或混合型血脂異常 (例如，腎病症候群、甲狀腺功能不足)。
2.皮下注射：420mg每個月一次。

不良反應 1.在建議劑量下，樞紐試驗期間最常通報的不良反應為：鼻咽炎(7.4%)、上呼吸道感染(4.6%)、背痛(4.4%)、關節疼痛(3.9%)、流行性感冒(3.2%)及注射部位反應(2.2%)。
2.最常見的注射部位反應為注射部位紅斑、注射部位疼痛及注射部位瘀青。

醫療須知 1.接受本藥治療的病人曾發生過敏反應 (例如：皮疹、蕁麻疹)，其中包括因過敏反應導致停藥的情況。如果出現嚴重過敏反應的症候或症狀，請停止本藥治療，依據標準照護進行治療，並監測直到症候及症狀緩解。
2.在中度肝功能不全患者曾觀察到evolocumab總暴露量減少，其可能導致LDL-C(低密度脂蛋白膽固醇)減少的效果降低。因此，這些患者可能需要密切觀察。

99120 FINGOLIMOD

孕C 乳? 泄肝 ½ 6~9D

Rx 0.25 MG, 0.5 MG/膠囊劑(C);

商名 Gilenya hard® ◎ (NOVARTIS/諾華) $1064/C(0.25MG-PIC/S), $1916/C(0.5MG-PIC/S),

藥理作用 1.Fingolimod是由鞘氨酸激酶(sphingosine kinase)代謝成活性代謝物fingolimod phosphate。Fingolimod-phosphate是一種鞘氨酸1- 磷酸鹽(sphingosine 1-phosphate，S1P)受體調節劑，與鞘氨酸1- 磷酸鹽受體1、3、4 結合具有很高的親和力。
2.Fingolimod-phosphate 阻斷淋巴球自淋巴結中移出的能力，減少週邊血的淋巴球數。Fingolimod對多發性硬化症產生治療作用的機轉未明。
3.可能和減少淋巴球細胞滲透至中樞神經系統中有關。

適應症 [衛核]成人與10歲及以上兒童病人之復發型多發性硬化症(前一年有一次復發或前兩年有兩次復發者)。

用法用量 本藥建議劑量為每日口服一顆0.5毫克膠囊。Fingolimod劑量高於0.5毫克時，可能會產生更多的不良反應，而沒有額外的效益。本藥可單獨或與食物併服。

不良反應 最常見的不良反應為肝功能檢查值異常50例(31.1%)，鼻咽炎45例(28.0%)，心搏過緩18例(11.2%)，白血球減少16例(9.9%)。

醫療須知 1.因為具有心搏過緩和房室傳導阻斷的風險，開始使用本藥治療時，應監測病人。
2.本藥會引起周邊淋巴球計數降低(與劑量相關)至基期值的20~30%，這是因為淋巴球被封存於淋巴組織中(具可逆性)，因此，本藥會增加感染的風險，有些是嚴重的感染。

3.接受本藥0.5毫克治療的病患，0.4%曾有黃斑部水腫。
4.在本藥治療期間，若有臨床症狀時，應進行肺活量及DLCO評估。
5.病人若有肝臟功能障礙的症狀時，例如不明原因的噁心，嘔吐，腹痛，疲倦，食慾不振，或黃疸及/或出現深色尿液，應監測肝臟酵素的濃度。
6.正在使用本藥之病人若出現虛弱症狀，如手腳無力、思考能力、視力、體力或平衡感改變等，應立即就醫；在未與醫療人員聯繫之前，請勿自行停藥。醫療人員若發現有疑似PML症狀應立即停用本藥，並進行相關診斷與處置。

99121 GIVOSIRAN☆

Rx 189 MG/注射劑(I);

商名 Givlaari® ◎ (ALNYLAM/艾拉倫)

藥理作用 1.Givosiran是一種雙鏈小干擾核糖核酸(siRNA)，可通過RNA干擾機制導致肝細胞中的氨基乙酰丙酸合成酶1(ALAS1)信使核糖核酸(mRNA)降解，使受誘導的肝臟ALAS1 mRNA表現量降低。
2.這會使神經毒性中間體氨基乙酰丙酸(ALA)和膽色素原(PBG)在血液中的量降低，ALA和PBG為引起AHP發作和其他疾病表現的相關因子。

適應症 [衛核]適用於治療成人急性肝臟型紫質症(AHP,acute hepatic porphyria)。

用法用量 1.本藥的建議劑量為每月一次2.5mg/kg，以皮下注射給藥。劑量依實際體重計算。
2.給病人的劑量(mg)和體積(mL)應按以下方式計算：
a.病人體重(kg)×劑量(2.5mg/kg)＝要給予的藥物總量(mg)。
b.總量(mg)除以小瓶濃度(189mg/mL)＝要注射的藥品總體積(mL)。
3.如果漏打，應盡快給藥，並在給予漏打的劑量後恢復每月間隔給藥。

不良反應 1.最常被回報的不良反應是：注射部位反應(ISR)(36%)、噁心(32.4%)和疲倦(22.5%)。導致治療中斷的不良反應是轉氨酶升高(0.9%)和過敏反應(0.9%)。
2.極常見：噁心、轉氨酶升高、皮疹、腎絲球濾過率下降、注射部位反應、疲倦、血中同半胱胺酸升高。
3.常見：過敏(hypersensitivity)、胰臟炎。
4.不常見：過敏反應(anaphylactic reaction)。

醫療須知 1.如果發生過敏反應，應立即停藥，並應採取適當的醫療措施。
2.曾在givosiran治療的病人中觀察到轉氨酶升高。轉氨酶升高主要發生在開始治療後3到5個月之間。對於臨床相關的轉氨酶升高，應考慮中斷或終止治療。
3.在接受givosiran治療期間建議依臨床需要進行腎功能監測。曾在部份已有腎臟疾病的病人中，觀察到腎功能進一步的惡化。
4.AHP病人、維生素缺乏或慢性腎病病人可能會有血中同半胱胺酸濃度升高。

99122 HUMAN HEMIN

Rx 25 MG/ML/注射劑(I);

商名 Normosang® ◎ (ORPHAN/科懋) $24221/I(25MG/ML-PIC/S-10ML)

藥理作用 給予血基質(hemin)，透過直接改善haem缺乏，透過回饋作用抑制delta-amino-laevulinic合成酶(合成紫質的主要酵素)活性，而減少紫質和其他有毒的血基質前驅物的生成。

適應症 [衛核]治療肝臟型紫質症(急性間歇性紫質症、異位型紫質症、遺傳性紫質症)之急性發作。

用法用量 1.劑量：建議每日劑量3mg/kg，連續施打四日；使用前需稀釋於內含100毫升0.9%生理食鹽水溶液的玻璃瓶中，並使用含過濾器之輸注裝置，以靜脈輸注方式給予至大前臂靜脈或中央靜脈，持續輸注時間至少30分鐘以上。每日使用劑量以不超過250毫克(一

99 其它

安瓿)為限。正常情況下，上述療程不需重覆；若在第一次治療後療效反應不足，可能須在嚴格的生化監測下重覆上述療程。

2.給藥方式：以靜脈輸注方式給予至大前臂靜或中央靜脈，持續輸注時間至少30分鐘以上。輸注後應以100毫升0.9%生理食鹽水溶液沖洗靜脈，建議先以10毫升0.9%生理食鹽水進行3~4次快速注射(bolus injection)，再以剩餘的食鹽水輸注10~15分鐘。

不良反應 1.非常常見：靜脈進入困難。

2.常見：輸注處發生疼痛、腫脹、靜脈炎。

99123 ICATIBANT

孕 C 乳 ± 半 1.4±0.4h

Rx 10 MG/ML/注射劑(I);

商名

Firazyr® ◎ (VETTER/台灣武田) $24616/I(10MG/ML-PIC/S-3ML)

Icanticure®(南光) $64527/I(10MG/ML-PIC/S-3ML)

藥理作用 1.HAE(染色體顯性疾病)是因C1酯酶抑制劑缺乏或功能異常而造成。HAE發作會伴隨著緩激肽(bradykinin)釋放增加；緩激肽是臨床症狀形成的關鍵媒介者。

2.Icatibant是作用在緩激肽第2型(B2)受體上的選擇性競爭拮抗劑。這是一種合成十肽(decapeptide)，其結構類似緩激肽，但是帶有5個非蛋白原胺基酸。

適應症 [衛核]適用於體內C1酯酶抑制劑不足的成人、青少年及2歲以上兒童，在其遺傳性血管性水腫(hereditary angioedema，HAE)急性發作時進行症狀治療。

用法用量 1.成人的建議劑量為1支本藥30毫克單次皮下注射劑。

2.如果症狀未充分緩解或是復發，可以在6小時後施打第二支本藥注射劑。如果在第二次注射後，仍觀察到症狀未充分緩解或是復發，可於再經過6小時後施打第三支本藥注射劑。

3.不應在24小時期間內施打超過3支本藥注射劑。

不良反應 1.非常常見：注射部位反應。

2.常見：暈眩、頭痛、噁心、紅疹、紅斑、搔癢、發熱、轉胺酶增加。

3.未知：蕁麻疹。

醫療須知 1.喉部發作病人注射後，應在適當醫療院所接受照護，直到醫師認為出院安全無虞。

2.急性缺血性心臟病或不穩定型心絞痛的病人施打本藥時，應小心謹慎。

3.中風後幾週的病人施打icatibant時，應小心謹慎。

4.由於可能會提升緩激肽濃度，對HAE病人禁止使用ACE抑制劑。

5.使用本藥後曾通報發生疲勞、昏睡、疲倦、嗜睡及暈眩。HAE發作可能會導致這些症狀發生。如果病人感到疲倦或暈眩，應被建議不要駕駛及操作機械。

99124 IDURSULFASE

孕 C 乳 ? 半 44m

Rx 2 MG/ML/注射劑(I);

商名

Elaprase® ◎ (SHIRE/賽諾菲) $92601/I(2MG/ML-PIC/S-3ML),

藥理作用 1.韓特氏症(黏多醣症第二型MPS II)是一種已醛醣酸鹽-2-硫酸酯酵素溶解酶濃度不足之X染色體性聯隱性疾病。

2."移黏寶酶"提供一種可被吸取入細胞內溶小體中的外生性酵素。寡醣鍵結上的甘露醣-6-磷酸鹽殘基(M6P)讓此酵素能與細胞表面的M6P接受器結合，此外來酵素因進入細胞內，到達細胞內的溶小體中，將蓄積的葡萄醣胺聚醣代謝掉。

適應症 [衛核]治療韓特氏症(黏多醣症第二型，MPS II)。

用法用量 每週一次靜脈輸注，每次0.5毫克/公斤。

不良反應 最常見的不良反應(>10%)為各種過敏反應，這些反應包括紅疹、蕁麻疹、搔癢、潮紅、發燒以及頭痛。減慢輸注速率、暫停輸注、輸注前或輸注當中加用抗組織胺或類固醇(

或兩種藥同時給)都可以改善大部分的過敏反應。

醫療須知 1.曾在輸注期間與輸注後24小時內出現包括嚴重過敏反應在內的其他嚴重過敏反應。其中有些反應甚至危及生命，這些過敏反應的症狀表現包括呼吸窘迫、缺氧、低血壓、蕁麻疹及咽喉(或舌頭)血管性水腫，這些過敏反應的發生與整個輸注過程無關。

2.有完全基因缺失(complete gene deletion)、大片段基因重組(large gene rearrangement)、無意義基因(nonsense)、移碼(frameshift)或接合處(splice site)突變的病人發生過敏反應、嚴重不良反應與抗idursulfase抗體的機率高於具有錯義突變(missense mutations)的病人。

3.呼吸功能較差或在"移黏寶酶"輸注期間突然發燒或出現呼吸問題的病人因過敏反應造成危及生命併發症的機率較高。

4.對於輸液超量比較敏感的病人、或急性潛在呼吸道疾病的病人、或心臟及/或呼吸功能較差需限制輸液量的病人都需小心輸注"移黏寶酶"，這些病人可能在輸注期間出現心臟或肺臟功能嚴重惡化現象。

99125 IMIGLUCERASE▲

℞ 400 U/注射劑(I)；

商　名

Cerezyme®◎ (GENZYME/賽諾菲) $57307/I(400U-PIC/S-400U)，

藥理作用 1.高雪氏症(Gaucher disease)的特徵為缺乏β-葡萄糖苷脂酶的活性，造成葡萄糖腦甘脂酶的堆積，進而導致肝脾腫大、貧血、血小板減少及骨骼病變等症狀。

2.本藥(imiglucerase 凍晶注射劑)是一種由基因重組技術所製造的人類酵素β-葡萄糖腦苷脂酶(β-glucocerebrosidase)之類似物。

3.(β- D-glucosyl-N-acylsphingosine glucohydrolase，E.C.3.2.1.45)是一種溶小體醣蛋白酵素，能夠催化glucocerebroside水解為glucose和ceramide。

適 應 症 [衛核]1. 第一型高雪氏症:

Cerezyme(Imiglucerase凍晶注射劑)用於需要長期酵素替代療法，並經診斷確認為第一型高雪氏症且併發下列症狀之兒童或成人病患:

a. 貧血 b. 血小板減少症 c. 骨病變 d. 肝臟腫大或脾臟腫大

2. 第三型高雪氏症:

改善高雪氏症症狀，包括貧血、血小板減少症、肝臟或脾臟腫大、骨病變，但對於神經學症狀無效。

用法用量 1.本藥需以無菌注射水配製成 40IU/ml再加0.9%氯化鈉注射水稀釋至100~200毫升後，經靜脈輸注投予1~2小時。

2.劑量應依患者之病況及臨床反應個別調整，起始劑量範圍可依體重自2.5U/kg每星期三次至60U/kg每二星期一次。60U/kg每二星期一次是最常用的劑量。

不良反應 1.大約有13.8%的患者發生不良反應被認為與imiglucerase的投予有關。包括靜脈注射部位的不適、搔癢、燒灼感、腫脹或局部膿腫。

2.大約有6.6%的患者發生與過敏相關的症狀，這些症狀的出現多在輸注期間或輸注後隨即發作；這些症狀包括搔癢、潮紅、蕁麻疹、血管性水腫、胸部不適、呼吸困難、咳嗽、發紺以及低血壓。

3.每一類過敏的發生率均小於所有治療患者的1.5%。

醫療須知 1.對imiglucerase產生抗體的患者比較會產生過敏反應。

2.對此藥物會產生過敏症狀的患者應小心處理。治療前先給予抗組織胺與/或類固醇藥物，以及降低輸注速率等措施可以使得大部分的患者能持續接受治療。

3.本藥對懷孕婦女是否造成胎兒傷害或會影響生育能力仍然未知，故不建議於懷孕期間投予。

4.本藥加注射水配製後應馬上稀釋使用，不應留置至下次使用。配製後溶液，可在室溫下(25°C)或2~8°C下維持穩定達12小時。稀釋後之溶液若貯存在2~8°C下可維持穩定達

24小時。
5.Imiglucerase治療期間，少於1%的患者，曾經發生肺高壓與肺炎。
6.對曾使用alglucerase，並產生過敏或抗體者，投與imiglucerase需小心監測。

99126 INBILIZUMAB

孕X 乳- 泄 蛋白分解 T½ 18D

Rx 10 MG/ML/注射劑(I);

商名 Uplizna® ◎ (MITSUBISHI/台田) $275000/I(10MG/ML-PIC/S-10ML)

藥理作用 1.Inebilizumab在NMOSD中發揮療效的確切機轉不明，但推測涉及與CD19結合的作用，而CD19則是存在於前體B細胞和成熟B淋巴球上的細胞表面抗原。
2.Inebilizumab結合於B淋巴球的細胞表面後，會導致抗體依賴性細胞溶解。

適應症 [衛核]適用於治療抗水通道蛋白4抗體陽性[anti-aquaporin-4 (AQP4) antibody positive]的泛視神經脊髓炎(Neuromyelitis optica spectrum disorder, NMOSD)之成人病人。

用法用量 1.第一劑本藥用藥前之評估：
a.B型肝炎病毒篩檢：在開始本藥治療之前，請執行B型肝炎病毒(HBV)篩檢。
b.血清免疫球蛋白：在開始本藥治療之前，應檢驗定量血清免疫球蛋白。
c.結核病篩檢：在開始本藥治療之前，請評估活動性結核病並檢測潛伏感染。
d.接種疫苗：由於不建議在治療期間、停藥後直至B細胞恢復之前接種活性減毒疫苗或活疫苗，所以應在本藥治療開始至少4週以前根據相關指引接種疫苗。
2.每次輸注前之評估和前置用藥：
a.感染評估：在每次輸注本藥之前，請評估是否存在活動性感染。若有活動性感染，請延後輸注本藥直至感染緩解。
b.每次輸注前的前置用藥：旨在減少輸注反應的頻率和嚴重度。(如下表)
c.建議用法用量：本藥以靜脈輸注方式給藥。初始治療時，於第0及第2週(最初二次給藥)靜脈輸注300毫克，後續自第一次輸注起6個月後，每6個月一次靜脈輸注300毫克。
d.給藥方式：本藥使用前必須稀釋。開始靜脈輸注之前，應使製備輸液處於室溫下

前置用藥類型	給藥途徑至	範例（或等效藥物)	輸注前的給藥時間
皮質類固醇	靜脈注射	methylprednisolone 80mg 至 125mg	30 分鐘
抗組織胺	口服	diphenhydramine 25mg 至 50mg	30 至 60 分鐘
解熱劑	口服	acetaminophen 500mg 至 650mg	30 至 60 分鐘

不良反應 最常見的不良反應(>10%)：泌尿道感染(20%)、咽炎(13%)、輸注反應(12%)、關節痛(11%)和頭痛(10%)。

醫療須知 1.本藥可能引起的輸注反應包括頭痛、噁心、嗜睡、呼吸困難、發燒、肌痛、皮疹或其他表徵或症狀。
2.輸注反應的建議處置方式取決於反應的類型和嚴重度。若發生危及生命的輸注反應，請立即永久停用本藥並投予適當的支持性治療。
3.本藥治療組病人通報的最常見感染包括泌尿道感染(20%)、鼻咽炎(13%)、上呼吸道感染(8%)和流感(7%)。活動性感染病人應延後使用本藥，直到感染緩解。
4.若將本藥合併其他免疫抑制療法使用，請考慮免疫抑制作用增加的可能性。
5.在開始本藥治療之前，請對所有病人執行HBV篩檢。請勿對患有活動性肝炎的病人施用本藥。
6.PML是由JC病毒引起的伺機性腦部病毒感染，通常僅發生於免疫功能低下的病人，經常導致死亡或嚴重失能。
7.在開始本藥治療之前，應評估病人的結核病危險因子並檢測潛伏性感染。
8.尚未研究本藥治療後使用活疫苗或活性減毒疫苗的安全性，因此從治療期間直至B細

胞恢復以前皆不建議接種活性減毒疫苗或活疫苗。

9.對於懷孕期間暴露於本藥的母親所產之嬰兒，在確認嬰兒的B細胞計數恢復之前，請勿施打活疫苗或活性減毒疫苗。

10.在本藥治療期間(尤其是伺機性或反覆感染的病人)、停止治療後直至B細胞恢復之前，應監測定量血清免疫球蛋白的濃度。

11.應告知有生育能力的女性，在本藥治療期間到最後一劑之後至少6個月內，應採用有效的避孕措施。

12.在本藥治療組中，IgM濃度低於正常值下限的病人第一年比例為31%、第二年為42%。

99127 L-CARNITINE INNER SALT

Rx

1 GM/錠劑(T); 1 GM, 1000 MG/注射劑(I); 300 MG/ML/液劑(Sol);

商名 Carnitene® ◎ (ALFASIGMA/翰亨) $131/T(1GM-PIC/S), $314/I(1GM-PIC/S-1GM)

藥理作用 1.Carnitine是由人體內的兩種胺基酸：methionine和 lysinc之前趨物所合成，其中以Lcvo形式存在的異構物才具生物活性。

2.本藥為粒綠體的協同劑，主要功能在於使肝臟、骨骼肌和心肌的脂肪酸氧化，產生能量(以ATP形式存在)。

3.當carnitine缺乏時，脂肪酸會堆積在細胞內，其代謝物 acyl carnitine ester會累積在粒線體中而產生毒性，身體所需的能量因而匱乏。

適應症 [衛核]預防及治療末期腎病因血液透析引起的carnitine缺乏症。

用法用量 1.原發性缺乏及因先天代謝疾病產生之續發性缺乏：每日建議口服劑量與年齡及體重的關係：0~2歲建議每日劑量150mg/kg，2~6歲100mg/kg，6~12歲75mg/kg，大於12歲以上及成人2~4克，依病情的嚴重性作調整。

2.因洗腎而導致的缺乏：2~4g/天。

3.心絞痛及心肌梗塞後症候群：2~6g/天，依病情作調整。

不良反應 口服後曾有輕微之胃腸道症狀，尿毒症的患者曾有肌無力的報告。對於曾有癲癇病史的患者曾有服用或注射levocarnitine後癲癇發作的病例。任何未在仿單中記載的副作用必須立刻通知給藥之藥師或醫師。

醫療須知 1.有癲癇病史者服用本藥後，可能會降低癲癇的閾值，而增加癲癇發作的嚴重度及/或發作的頻率。

2.由於會改善對葡萄糖的利用，當使用於糖尿病患者併服其他胰島素或降血糖藥時會導致低血糖。此類患者必須定期監測血糖數值以立刻作低血糖的治療如果有需要。

3.此產品含有蔗糖，當患者進行糖尿病的治療或飲食上必須控制熱量時，此因素必須列入考慮。

99128 LANADELUMAB

Rx

150 MG/ML/注射劑(I);

商名 Takhzyro® ◎ (TAKEDA/台灣武田) $398321/I(150MG/ML-PIC/S-2ML)

藥理作用 1.Lanadelumab是一種全人源的單株抗體(IgG1/κ輕鏈)。Lanadelumab抑制活性血漿激肽釋放素(plasma kallikrein)的蛋白分解活性。

2.血漿激肽釋放素活性的增加，會透過高分子量激肽原(high-molecular-weight-kininogen，HMWK)的蛋白分解，生成切割HMWK(cleaved HMWK，cHMWK)與緩激肽(bradykinin)，而導致HAE病人的血管性水腫發作。Lanadelumab 對血漿激肽釋放素活性提供持續的控制，因而限制HAE病人中緩激肽的生成。

適應症 [衛核]適用於12歲以上病人，做為遺傳性血管性水腫(hereditary angioedema，HAE)反覆發作的預防。說明：須符合以下三者之一：1.曾經有過1個月發作3次(含)以上。2.6個月發作達到5次。3.曾有過危及生命之發作。

用法用量 1.建議的起始劑量為每2週一次300毫克lanadelumab。針對在治療中穩定無發作的病人，尤其是體重較輕的病人，可考慮劑量調降為每4週一次300毫克lanadelumab。
2.本藥不適用於治療急性HAE發作。

不良反應 過敏、暈眩、斑性丘狀發疹、肌肉痛、注射部位反應、丙胺酸轉胺酶增加、天門冬胺酸轉胺酶增加。

醫療須知 1.曾觀察到過敏反應。若發生嚴重過敏反應，應立即停止施打本藥，且必須採取適當的治療。
2.本藥不適用於治療急性HAE發作。若發生突發性HAE發作，應使用經核准的救援藥物開始個人化治療。

99129 LARONIDASE

孕B 乳 + 陽 1.5～3.6h

Rx 0.58 MG/ML/注射劑(I);

商 名 Aldurazyme® ◎ (VETTER/賽諾菲) $31539/I(0.58MG/ML-PIC/S-5ML)

藥理作用 1.罕見遺傳疾病-黏多醣儲積症肇因於糖胺多醣 (glycosaminoglycans，GAG) 分解過程所需特定的溶小體水解酶缺乏。黏多醣儲積症第一型 (mucopolysaccharidosis I，MPS I) 的特徵為缺乏己醛醣酸鹽水解酶 (α-L-iduronic acid)，故而造成糖胺多醣物質堆積，導致大範圍的細胞、組織與器官損傷。
2.Laronidase是一種由基因重組技術所製造的人類己醛醣酸鹽水解 (α-L-iduronidase)，它能提供外源的酵素，吸收至溶小體後可增加糖胺多醣的分解作用。

適應症 [衛核]用於治療患有黏多醣症第一型賀勒氏症與賀勒-施艾氏症之病患以及中度至重度之施艾氏症病患。

用法用量 1.本藥的建議劑量為依據體重計0.58mg/kg，每週投予一次，應以約3~4小時之靜脈輸注進行。開始輸注前60分鐘建議先給予解熱劑與/或抗組織胺。
2.輸注之總體積由患者之體重決定。體重20kg或以下的患者應接受總體積100ml，體重20kg以上的患者應接受總體積250ml。如果可以忍受，在第一小時內可由起始輸注速率10mcg/kg/hr每15分鐘逐漸增加，直到達到最大輸注速率為200mcg/kg/hr。剩餘之輸注可以以此最大輸注速率持續進行(2~3小時)。

99 其它

不良反應 治療最常見之不良反應為上呼吸道感染、發疹、以及注射部位反應。最嚴重之不良反應報告為蕁麻疹與呼吸道阻塞之過敏性反應。

醫療須知 1.開始輸注前60分鐘建議先給予解熱劑與/或抗組織胺。
2.若出現輸注引發的過敏反應，請減緩輸注速率或暫時停止輸注，與/或再投與解熱劑與/或抗組織胺，即可改善症狀。
3.考慮對黏多醣症第一型患者使用腎上腺素(epinephrine)時應特別小心，因為此類患者易發生冠狀動脈疾病。
4.本藥應貯存於2~8°C，勿冷凍或搖晃。稀釋後溶液應立即使用，如果無法即刻使用，應冷藏於2~8°C，其自製備至完成投予不應超過36小時，不建議將稀釋後溶液貯存於室溫。

99130 MARALIXIBAT CHLORIDE

Rx 10 MG/液劑(Sol);

商 名 Livmarli® ◎ (HALO/北海康成)

藥理作用 1.Maralixibat是迴腸膽酸轉運體(IBAT)的可逆抑制劑。其能減少膽酸(主要是鹽類形式)於末端迴腸的再吸收。
2.儘管maralixibat改善ALGS病人搔癢的完整機制尚不清楚，但可能涉及抑制IBAT，進而導致膽鹽再吸收減少，如血清膽酸減少所見。

適應症 [衛核]用於治療1歲以上的阿拉吉歐症候群(Alagille syndrome, ALGS)病人的膽汁鬱積搔癢症。

用法用量 1.建議劑量為每日一次380mcg/kg，在當天第一餐的30分鐘前服用。
2.起始劑量為190mcg/kg，每日口服一次；一週後，視耐受情況調升至380mcg/kg每日一次。
3.對於體重超過70kg的病人，每日最大劑量體積為3mL或28.5mg。

不良反應 最常見的不良反應(≥5%)是腹瀉、腹痛、嘔吐、脂溶性維生素缺乏、肝臟檢測結果異常、胃腸道出血和骨折。

醫療須知 1.如果病人出現肝門靜脈高壓或發生肝功能代償不全事件，須永久停用本藥。
2.如果出現腹瀉、腹痛和/或嘔吐且未發現其他病因，請考慮調降本藥的劑量或中斷本藥的給藥。
3.脂溶性維生素(FSV)包括維生素A、D、E和K(使用INR測量)。ALGS病人在基準期時可能患有FSV缺乏。本藥可能影響脂溶性維生素的吸收。

99131 MECASERMIN

孕C 乳 ? 泄 肝/腎 半 5.8h

Rx 10 MG/ML/注射劑(I)；

商名 Increlex® ◎ (HOSPIRA/益普生)

適應症 [衛核]重度原發性IGF-1缺陷(原發性IGFD)
適用2歲以上孩童之生長遲緩治療且合併有：
- 重度原發性類胰島素生長因子第1型(IGF-1)缺陷
- 因生長激素(GH)基因缺失而對生長激素產生中和性抗體。

用法用量 1.建議起始劑量為0.04~0.08毫克/公斤(40~80微克/公斤)，一天兩次皮下注射。
2.若耐受良好維持至少一週以上，每次劑量可增加0.04毫克/公斤，最大劑量為每次0.12毫克/公斤、一天兩次。
3.如果按照建議劑量使用並攝取適量的食物仍發生低血糖，則應降低劑量。
4.每次注射應該輪流注射不同部位(上臂、大腿、臀部或腹部)，以避免脂肪增生。

不良反應 不良反應發生率在5%以上者：低血糖、脂肪增生、瘀青、中耳炎、重度中耳炎、打鼾、扁桃腺肥大、頭痛、眩暈、痙攣、嘔吐、重聽、中耳積水、耳痛、鼓室壓異常、心雜音、關節痛、四肢疼痛、胸腺肥大、耳管置入。

醫療須知 1.由於本藥具有類似胰島素的降血糖作用，因此應在用餐或用點心前後(20分鐘內)給藥。建議持續監測餐前血糖及調整本藥的劑量，直到找到耐受良好的劑量。
2.應告知患者及其家長可能發生這類反應，並告知若發生全身性過敏反應時應中斷治療並立即尋 求醫療協助。
3.使用本藥治療的患者曾有顱內高壓(IH)併有視神經乳突水腫、視覺改變、頭痛、噁心及/或嘔吐的報告。
4.使用本藥曾有與淋巴組織(例如：扁桃腺及腺樣體)肥大有關的併發症報告。
5.若兒童病患發生任何跛行或者是髖部或膝部疼痛的併發症，應予以審慎評估。
6.由於本藥會促進成長的速度，對於具脊柱側彎病史而接受本藥治療的病患，應監測其脊柱側彎病情是否惡化。
7.在投與本藥與其他含有苯甲醇的藥物時，應考量來自所有來源、苯甲醇的每日代謝負荷總量。

99132 MIGALASTAT HCl

Rx 150 MG/膠囊劑(C)；

商　名 Galafold® ◎ (Almc/大昌華嘉) $30749/C(150MG-PIC/S)

藥理作用 1.Migalastat是一種藥理助疊小分子(pharmacological chaperone)，對於某些α-Gal A突變型[此種基因型被稱為符合性基因突變(amenable mutation)]的活性部位具有極高親和力的選擇性與可逆性結合作用。
2.Migalastat的結合作用可使在內質網內的α-Gal A突變型穩定下來，並促使這些α-Gal A進入溶小體，Migalastat在溶小體的解離作用能恢復α-Gal A活性，導致GL-3和其他相關受質的分解代謝。

適應症 [衛核]適用於已確診為法布瑞氏症且於體外試驗確定為可符合性基因突變(amenable mutation)的16歲(含)以上病人。

用法用量 成年病人與16歲以上(含16歲)青春期病人的本藥建議劑量為每間隔1日1次，每次在固定的時間服用migalastat 123毫克(1粒)。

不良反應 1.極常見：頭痛。
2.常見：憂鬱、感覺異常、頭暈、感覺減退、眩暈、心悸、呼吸困難、流鼻血、腹瀉、噁心、腹痛、便秘、口乾、排便急迫、消化不良、皮疹、搔癢、肌肉痙攣、肌肉痛、斜頸症、四肢疼痛、蛋白尿、疲勞、疼痛、血中肌酸磷酸激酶增加、體重增加。

醫療須知 1.已開始使用或改用migalastat的病人應定期(每6個月)監測腎功能、心電圖與生化檢驗。當臨床狀況明顯惡化時，應再度作臨床評估或考慮停用本藥。
2.本藥不適用於具有非可符合性突變的病人。
3.嚴重腎功能不全(腎絲球過濾率小於30mL/min/1.73m²)的病人，不建議使用本藥。

99133 MIGLUSTAT

孕X 乳－ 泄 腎 t½ 6～7h

℞ 100 MG/膠囊劑(C);

商　名 Zavesca® (ALMAC/嬌生) $2509/C(100MG-PIC/S)

藥理作用 1.葡萄糖神經醯胺合成酶為大部分鞘醣脂合成的一系列反應中的第一個酵素。Miglustat是該合成酶的競爭性及可逆性抑制劑。
2.本藥治療的目標是要降低鞘醣脂生合成的速率，將鞘醣脂受質的含量降到一個程度，使不足的葡萄糖腦苷脂酶之殘餘活性更具效果(受質減少療法)。
3.Miglustat可減少以葡萄糖神經醯胺為基礎的鞘醣脂合成，而改善了肝臟及脾臟體積及血紅素濃度及血小板數目。

99 其它

適應症 [衛核]治療不適合接受酵素療法之輕度至中度第一型高雪氏症成人患者。

用法用量 1.治療第1型高雪氏症成人病患：建議劑量為每天3次於固定間隔口服1顆膠囊(100mg)。
2.某些發生不良事件(例如腹瀉或顫抖)的病患可能需要調降劑量成每天1次或2次服用1顆膠囊(100mg)。

不良反應 體重減輕、腹瀉及顫抖、脹氣、腹痛、頭痛及類流感症狀。

醫療須知 1.約30%的病患曾通報在治療中發生顫抖或原有顫抖惡化。
2.本藥治療的病患常發生腹瀉與體重減輕。治療中分別約有85%及高達65%的病患通報這些情況。腹瀉似乎是由本藥的雙醣酶抑制活性所引起，造成滲透性腹瀉。
3.一些病患中觀察到輕度血小板數目降低但無出血的現象。
4.建議在嘗試受孕之前,男性病患應停止本藥治療，並於停止治療後採取可靠的避孕方法3個月。

99134 NATALIZUMAB

孕C 乳－ t½ 11D

℞ 20 MG/ML/注射劑(I);

商　名 Tysabri® ◎ (VETTER/衛采) $53764/I(20MG/ML-15ML)

藥理作用 1.Natalizumab為recombinant humanized anti-α4-integrin monoclonal antibody，藉由結合所有

白血球(嗜中性球除外)表面上的α4β1與α4β7細胞黏著分子(integrins)的α4次單位，及抑制α4誘發的白血球上對應受體的沾黏，避免白血球經內皮移入發炎的實質組織。
2.本藥治療多發性硬化症的機轉尚未完全清楚。

適應症 [衛核]單一藥物治療反覆發作型多發性硬化症，其病人群為下列成人病人：
1) 已使用至少一種改善病程進展的治療 (Disease-modifying therapy, DMT)，但是仍持續惡化的病人，或
2) 病情急速惡化的反覆發作型多發性硬化症病人。

用法用量 每四週靜脈輸注300mg，輸注時間為1小時以上(輸注速率約5mg/min)。不得靜脈注射(IV bolus)或以短於1小時的速率給藥。

不良反應 1.常見副作用包括頭痛、疲倦、關節疼痛、泌尿道感染、下呼吸感染、腸胃炎、陰道炎、憂鬱、四肢疼痛、腹部不舒服、腹瀉及紅疹等。
2.嚴重不良反應為進行性多部腦白質病變(PML)的發生和過敏性反應等。

醫療須知 1.使用本藥品需遵守風險管理計劃之各項規定：
①本藥品須經由專科醫師開方，且在設有MRI設備之醫療院所內執行。
②使用本藥的專科醫師須接受過本藥品訓練，確認其充分瞭解本藥。
③病人須清楚被告知進行性多部腦白質病變(PML)的風險，並簽署治療同意書。
④第一次使用前，病人應有三個月內的MRI影像。
⑤每次輸注前須再次確認病人同意繼續接受本藥治療。
⑥每次輸注前，醫師應再次評估病人的治療情形與是否存在藥物不良反應，確認病人願意繼續接受治療，並填寫輸注前檢查表(Pre-infusion Patient Checklist)。
⑦建議第一次輸注後的第3個月及第6個月重新評估病人情況，之後的每6個月至少一次定期回診追蹤。
2.醫師及病人均應注意：使用本藥應個案討論治療利益與不良反應風險再結論是否使用本藥。如發生嚴重藥物不良反應，應立即就醫。
3.使用本藥可能增加進行性多部腦白質病變(PML)發生的風險。在anti-JCV抗體陽性病人或有其他PML危險因子，應審慎評估利弊。
4.本藥會分泌到乳汁中，但對新生兒的影響仍不清楚。目前沒有使用於18歲以下病人的安全性與療效資料。
5.本藥有肝毒性，如發生黃疸或肝臟明顯損傷的病徵(如檢查數值異常)，應立即停藥。

99135 NUSINERSEN

99 其它

Rx 2.4 MG/ML/注射劑(I);

商名
Spinraza® (BIOGEN/百健) $1841536/I(2.4MG/ML-PIC/S-5ML)

藥理作用 1.Nusinersen是一種反義寡核苷酸(antisense oligonucleotide，ASO)，藉由結合存活運動神經元2(survival motor neuron 2，SMN2)前信使核糖核酸(pre-mRNA)之內含子7(intron 7)中的內含子剪接沉默位點(intronic splice silencing site)，可增加外顯子7(exon 7)被包含在SMN2信使核糖核酸(mRNA)轉錄物中的比率。
2.經由結合，此ASO取代一般作為抑制剪接的剪接因子，使得exon 7保留在SMN2 mRNA中，當SMN2 mRNA被產生時，將可被轉譯為具功能的全長度SMN蛋白質。
3.SMA是由於於染色體5q之SMN1基因突變引起的惡化性神經肌肉疾病。位於SMN1附近的第二個基因SMN2負債少量的SMN蛋白生產。SMA是一種臨床表現多樣的疾病，疾病嚴重程度與SMN2基因數愈少和症狀發作年齡愈小有關聯。

適應症 [衛核]經基因確診之SMA脊髓性肌肉萎縮症病人，其SMN2為2或3套或已出現症狀之SMA第一、二、三型病人，但不適用於已使用呼吸器每天12小時以上且連續超過30天者。

用法用量 1.建議劑量為每次給藥12毫克(5毫升)。確診後應儘早開始治療。起始治療包含四次療程，於第0，14，28，以及第63天給予；之後的維持治療應為4個月給藥一次。

2.此藥物的長期療效訊息尚未具備，持續治療的需求應被定期審查，並依據病人的臨床表現和對治療的反應來個別考量。

3.如果一個起始劑量被延遲或錯過，應儘快投與本藥，劑量之間的間隔需至少14天，並繼續按處方的劑量給藥。

不良反應 1.常見：便秘(35%)、嘔吐(29%)、背痛(25%)、頭痛(29%)、蛋白尿(58%)、下呼吸道感染(55%)、發熱(43%)。

2.較少見：上呼吸道感染、長牙、上呼吸道充血、吸入、耳朵感染、脊椎側彎。

3.嚴重：低血鈉、凝血異常、血小板減少(16%)、腎絲球腎炎、肺塌陷(18%)。

醫療須知 1.腰椎穿刺步驟的部分存在發生不良反應的風險(例如頭痛，背痛，嘔吐)，這種給藥途徑在年紀非常小的病人和脊柱側彎的病人中可能有潛在的困難性。

2.在投與其他皮下或靜脈內給藥之反義寡核苷酸後，曾經觀察到凝血異常和血小板減少，包括急性嚴重血小板減少。

3.在投與其他皮下或靜脈內給藥之反義寡核苷酸後，曾經觀察到腎毒性。

4.曾有接受nusinersen治療的病人被報導發生與腦膜炎或出血無關的交通性水腦症(communicating hydrocephalus)。

99136 OFATUMUMAB

孕 X 乳 - 泄 蛋白分解 t½ 16D

℞ 20 MG/注射劑(I);

商名 Kesimpta® ◎ (NOVARTIS/諾華)

藥理作用 1.Ofatumumab對於多發性硬化症產生治療作用的精確機轉不明，但推測與結合至CD20有關。

2.這種細胞表面抗原存在於前驅B淋巴球和成熟B淋巴球上。ofatumumab與B細胞的細胞表面結合之後，可造成抗體依賴型細胞溶解和補體媒介的溶解。

適應症 [衛核](1)成人復發緩解型多發性硬化症(relapsing-remitting multiple sclerosis, RRMS)、(2)成人活動性次發進展型多發性硬化症(active secondary progressive multiple sclerosis, active SPMS)

用法用量 1.本藥的建議劑量為20毫克皮下注射，於開始治療的第0、1、2、4週投予，後續則每4週一次。

2.若遺漏注射本藥，應盡快用藥而非等到下一次排定劑量。後續劑量應依建議區間施打。

3.使用前請從冰箱取出本藥注射筆，等待15到30分鐘使本藥恢復至室溫後再注射。等待注射筆恢復至室溫時，請勿移除上蓋。

不良反應 1.注射部位或附近：皮膚發紅、腫脹、發癢和疼痛。

2.其它可能出現之全身性症狀：發燒、頭痛、肌肉疼痛、發冷和疲倦。

3.免疫球蛋白降低。

醫療須知 1.本藥不建議使用於嚴重免疫功能低下之病人(例如：顯著嗜中性白血球或淋巴球低下症。

2.在其他免疫抑制療法之後開始使用本藥，或在本藥治療之後開始其他免疫抑制療法，應考量免疫抑制作用增加的可能性。本藥併用其他MS療法未曾經過研究。

3.本藥禁用於患有活動性B型肝炎的病人，以預防HBV感染或再活化。

4.若確診為PML(漸進性多病灶腦白質病)，應停用本藥。

5.所有活疫苗或活性減毒疫苗的免疫接種，應距離開始本藥治療前至少4週按照免疫接種準則施打。

6.免疫球蛋白降低的病人如果發生嚴重伺機性感染或復發性感染，或是持續性免疫球蛋白低下而需要靜脈注射免疫球蛋白治療者，應考慮停止本藥療法。

99137 OLIPUDASE ALFA

℞ 4 MG/注射劑(I);

商　名

Xenpozyme® ◎ (GENZYME/賽諾菲)

藥理作用 1.酸性神經鞘磷脂酶缺乏症(ASMD)是一種罕見且可能會危及生命的溶小體儲積症，這是因為酸性神經鞘磷脂酶(ASM)活性降低所致，肇因於鞘磷脂磷酸二酯酶1(SMPD1)基因之致病性變異。

2.其表型範圍從嚴重的嬰兒神經內臟型[A型ASMD，以前稱之為A型Niemann-Pick氏症(Niemann-Pick disease type A)]至慢性內臟型(B型ASMD、B型Niemann-Pick氏症)，也有關於中間型或慢性神經內臟表型之描述(A/B型ASMD，A/B型Niemann-Pick氏症)。

3.酸性神經鞘磷脂酶(ASM)會催化鞘磷脂(SM)水解成神經醯胺(ceramide)及磷酸膽鹼(phosphocholine)。酶的缺乏會導致SM(以及膽固醇和其他細胞膜脂質)在器官(包括脾臟、肝臟、骨髓、肺臟、淋巴結及腦部)的細胞內累積。

4.Olipudase alfa(重組的人類酸性神經鞘磷脂酶)提供了外源性的ASM，可減少SM在ASMD病人器官中累積。

5.本藥預期不會通過血腦障壁，也不會調節疾病的中樞神經系統(CNS)表現。

適 應 症 **[衛核]用以治療患有酸性神經鞘磷脂酶缺乏症(acid sphingomyelinase deficiency (ASMD))(又名Niemann-Pick氏症A型和B型)病人的非中樞神經系統(non-CNS)表徵之酵素替代療法。**

用法用量 用法用量詳見仿單。

不良反應 1.非常常見：頭痛 噁心、腹痛、嘔吐、蕁麻疹、搔癢、肌痛、發燒、C-反應蛋白增加。

2.常見：全身性嚴重過敏反應及過敏性反應、暈眩、昏睡、偏頭痛、眼部充血、眼部不適、眼部搔癢、心悸、頻脈、低血壓、潮熱、潮紅、咽部水腫、咽部腫脹、喉嚨緊、喘鳴、喉部刺激、呼吸困難、喉嚨不適、腹瀉、上腹痛、腹部不適、胃腸痛、肝臟疼痛、血管神經性水腫、固定疹、皮疹、丘疹、斑丘疹、紅疹、癢疹、麻疹樣皮疹、丘疹、斑疹、紅斑、骨痛、關節痛、背痛 疼痛、畏寒、注射部位疼痛、注射部位反應、注射部位搔癢、注射部位腫脹、疲倦、虛弱、丙胺酸轉胺酶增加、天門冬胺酸轉胺酶增加、血清鐵蛋白增加、C-反應蛋白異常、體溫上升。

醫療須知 **1.治療的病人大約58%曾出現輸注相關反應(IAR)，最常見的IAR為頭痛、蕁麻疹、發燒、噁心及嘔吐。**

2.接受本藥治療的病人曾出現過敏性反應(包括全身性嚴重過敏反應)。

3.臨床試驗之本藥劑量遞增期間，有部分病人在輸注結束後24~48小時內轉胺酶(ALT或AST)濃度暫時上升。

4.具有生育能力的女性，在治療期間到接受最後一劑本藥後14天之間，應使用有效的避孕措施。

99138 ONASEMNOGENE ABEPARVOVEC

℞ $2x10^{13}$ vg/ML/注射劑(I);

商　名

Zolgensma® ◎ (NOVARTIS/諾華) $49000000/I(2-PIC/S-2)

藥理作用 1.Onasemnogene abeparvovec為一種設計將運動神經元存活1基因(SMN1)的功能性拷貝導入轉導細胞中的基因療法，解決該疾病的單基因根本成因。

2.藉由提供運動神經元其他來源的SMN蛋白表現，預期能促進轉導運動神經元存活及功能。

3.Onasemnogene abeparvovec所含的SMN1基因，經設計可以附加型DNA形態存在於轉導細胞的細胞核中，預期能在有絲分裂後的細胞中長時間穩定表現。

適 應 症 **[衛核]治療2歲以下，經基因確診之SMA脊髓性肌肉萎縮症病人，其SMN2為2或3套，但不適用於已使用呼吸器每天12小時以上且連續超過30天者。**

用法用量 1.在確定onasemnogene abeparvovec治療的時機時，必須考量在給藥後是否需要密切監測肝臟功能、血小板計數和肌鈣蛋白I，以及是否需要皮質類固醇治療。
2.本藥用藥前及用藥後30天內應給予所有病人皮質類固醇(口服prednisolone或等效藥物)。
3.用法用量詳見仿單。

不良反應 1.極常見：轉胺酶升高。
2.常見：血小板減少症、嘔吐、發熱、天門冬胺酸轉胺酶上升、丙胺酸轉胺酶上升、肌鈣蛋白上升。
3.未知：血栓性微血管病變。

醫療須知 1.在onasemnogene abeparvovec輸注前，應檢測病人體內是否存在AAV9抗體。若AAV9抗體效價通報高於1:50，則可能需要重新檢測。
2.由於SMA對運動神經元造成漸進、不可逆的損傷，onasemnogene abeparvovec對病人症狀的效益，取決於接受治療時的疾病負擔程度，早期治療可能會帶來較高效益。
3.在輸注onasemnogene abeparvovec後，將發生對於第9血清型腺相關病毒載體(AAV9)殼體的免疫反應，包含生成對抗AAV9殼體的抗體，和以T細胞為媒介的免疫反應。
4.應於onasemnogene abeparvovec輸注後30天每週評估AST/ALT/膽紅素，之後於額外60天每2週監測一次，直到皮質類固醇逐漸調降劑量結束，或視情況延長。
5.大多數的病人，在輸注onasemnogene abeparvovec後第一週出現最低血小板數值。在onasemnogene abeparvovec輸注前，應取得病人血小板計數，之後應定期監測血小板計數；輸注後第一個月必須每週監測，第二和三個月必須隔週監測，直至血小板計數恢復至基準值為止。
6.本藥上市後曾有血栓性微血管病變(Thrombotic microangiopathy, TMA)。
7.在輸注onasemnogene abeparvovec後，觀察到心臟肌鈣蛋白I濃度上升。部分病人出現肌鈣蛋白I上升，可能表示其心肌組織損傷。
8.曾接獲使用本藥治療的病人發生致死性急性肝衰竭的通報案例。建議在開始使用本藥治療前，應對所有病人進行肝臟轉胺酶及肝臟合成功能檢查(包含AST、ALT、總膽紅素、凝血酶原時間、白蛋白、PTT及INR)。

99139 OZANIMOD HCL

孕 X 乳 - 泄 肝 T½ 21h

Rx 0.23 MG, 0.25 MG, 0.46 MG, 0.5 MG, 0.92 MG, 1 MG/膠囊劑(C);

商　名 Zeposia® ◎ (CELGENE/必治妥施貴寶) $864/C(0.23MG-PIC/S), $864/C(0.46MG-PIC/S), $864/C(0.92MG-PIC/S),

藥理作用 1.Ozanimod是鞘胺醇1-磷酸鹽(S1P)受體調節劑，可與S1P受體1和5形成高親合力結合。
2.Ozanimod可阻斷淋巴球自淋巴結移出，使周邊血液中的淋巴球數量減少。
3.Ozanimod對於多發性硬化症的療效機轉未知，但可能與移行到中樞神經系統的淋巴球數量減少有關。

適 應 症 [衛核]成人復發緩解型多發性硬化症(relapsing-remitting multiple sclerosis, RRMS)的治療。

用法用量 1.在起始劑量調整後，自第8天開始，本藥的建議維持劑量為每日一次口服0.92毫克。
2.本藥膠囊必須完整吞服，可隨餐或空腹服用。
3.開始本藥治療時，應以7天時間逐漸增加劑量，如下表：

劑量遞增方案

第1~4天	每日一次0.23毫克
第5~7天	每日一次0.46毫克
第8天起	每日一次0.92毫克

不良反應 本藥組發生率至少4%且高於IFNβ-1a組的最常見不良反應，包括上呼吸道感染、肝臟轉胺酶升高、姿勢性低血壓、泌尿道感染、背痛和高血壓。

醫療須知 1.本藥會使淋巴球可逆性的阻隔在淋巴組織中，因而造成周邊血液中的淋巴球數量減少，平均降至基準值的45%。活性期感染的病人應延後本藥治療，直到感染緩解後才開始。
2.在開始本藥治療前，應檢測病人有無水痘帶狀疱疹病毒(VZV)抗體；抗體檢測結果陰性的病人，建議在開始本藥治療前先施打VZV疫苗。如果病人須施打減毒活疫苗，應在開始本藥治療前至少1個月施打。
3.病人出現隱球菌感染的症狀或表徵時，應立即接受診斷評估和治療。應暫停本藥治療直到排除隱球菌感染為止。
4.如果疑似漸進性多病灶腦白質病，應暫停本藥治療，直到適當的診斷評估顯示已排除PML為止。
5.從免疫抑制藥物轉換至本藥時，應考量免疫抑制藥物的療效持續時間和作用機轉，以避免造成非預期的免疫抑制加乘作用。
6.所有病人在開始ozanimod治療之前，應進行心電圖檢查，確認有無既有的心臟異常。
7.開始ozanimod治療後，可能造成心跳速率暫時減慢，因此應遵循起始劑量遞增方案，在第8天達到維持劑量(0.92毫克)。
8.開始使用本藥後可能造成暫時性房室傳導延遲。
9.接受本藥治療的病人可能發生轉胺酶濃度升高。
10.病人服用本藥時，由於對酪胺的敏感性增加，建議應避免食用酪胺含量高的食物，可能會造成嚴重高血壓。
11.建議所有病人在服用本藥期間，如果發現視力有任何變化，應立即接受眼科的眼底檢查(包含黃斑部)。
12.如果疑似發生可逆性後腦病變症候群，應停止本藥治療。

99140 PATISIRAN SODIUM

Rx 2.1 MG/ML/注射劑(I)；

商　名 Onpattro® ◎ (ALNYLAM/艾拉倫) $258200/I(2.1MG/ML-PIC/S-5ML)

藥理作用 1.本藥含有patisiran，一種雙鏈小分子干擾核糖核酸(siRNA)，可專一性針對所有突變型和野生型TTR mRNA的3非轉譯區中的基因保守序列。
2.Patisiran被製成脂質奈米微粒以將siRNA運送至肝細胞，肝細胞是循環中TTR蛋白的主要來源。
3.藉由稱為RNA干擾(RNAi)的自然過程，patisiran引起肝臟中TTR mRNA的催化降解，而使血清TTR蛋白質減少。

適應症 [衛核]適用於治療成人TTR(transthyretin)家族性澱粉樣多發性神經病變(Familial Amyloidotic polyeuropathy)。神經病變的疾病嚴重度限於第一、二期的病人。

用法用量 1.本藥的建議劑量是每公斤體重300微公克(300μg/kg)，每3週靜脈輸注一次。劑量取決於實際體重。對於體重≥100kg的病人，最大建議劑量為30mg。
2.對於接受本藥治療的病人，建議每天補充維生素A約2500IU。
3.所有病人應在本藥治療前接受前置用藥，以降低輸注相關反應(infusion-related reactions, IRR)的風險。在給藥當天靜脈輸注前至少60分鐘以上，給予下列各藥品：
a.靜脈注射皮質類固醇(dexamethasone 10mg或等效藥品)。
b.口服paracetamol(500mg)。
c.靜脈注射H1受體阻斷劑(diphehydramine 50mg或等效藥品)。
d.靜脈注射H2受體阻斷劑(ranitidine 50mg或等效藥品)。
若前置用藥無法取得或無法耐受靜脈注射，可以口服給予等效藥品。

不良反應 支氣管炎、鼻竇炎、鼻炎、輸注相關反應、眩暈、呼吸困難、消化不良、紅斑、關節痛、肌肉痙攣、周邊水腫、滲漏。

醫療須知 1.輸注相關反應(IRR)：曾在使用本藥的病人觀察到IRR，IRR最常見的症狀(≥2%的病人)

是潮紅、背痛、噁心、腹痛、呼吸困難和頭痛。

2.接受本藥治療的病人應每天口服補充約2500IU的維生素A，以減少因維生素A缺乏所引起的眼部毒性的潛在風險。

3.在開始治療前應排除懷孕可能，並且有生育可能的婦女應採取有效的避孕措施。

99141 PEGINTERFERON BETA-1A

孕C

Rx 126 MCG/ML, 188 MCG/ML, 250 MCG/ML/注射劑(I);

商名 Plegridy® ◎ (BIOGEN/衛采) $8627/I(188MCG/ML-PIC/S-500MCL), $10326/I(250MCG/ML-PIC/S-500MCL), $5782/I(126MCG/ML-PIC/S-500MCL)

藥理作用 1.本藥會與細胞表面的第I型interferon受體結合，並引發一連串的細胞內反應，進而調節對interferon反應的基因表現。

2.可能受本藥調控的生物效應包含調升抗發炎的細胞激素(例如IL-4、IL-10、IL-27)、調降致炎性的細胞激素(例如IL-2、IL-12、IFN-γ、TNF-α)及抑制活化T細胞穿越腦血管障壁。

3.本藥對多發性硬化症(MS)的作用機制是否藉由上述生物效應的相同途徑調控仍然不清楚，因為MS的病理生理學僅被部分瞭解。

適應症 [衛核]治療復發型-緩解型多發性硬化症。

用法用量 1.本藥的建議劑量為每兩週一次皮下注射125微克。

2.一般建議病患開始治療的第一劑劑量為63微克，並於第二劑增加至94微克，於第三劑達到完整劑量的125微克，其後每兩週持續給予完整劑量(125微克)。

不良反應 1.最常見的不良反應(ADR)(比安慰劑高的發生率)為注射部位紅斑、類流感疾病、發熱、頭痛、肌痛、寒顫、注射部位疼痛、無力、注射部位瘙癢和關節痛。

2.常見(1%~10%)：噁心(9%)、白血球計數下降(7%)、ALT↑(6%)、嘔吐(5%)、憂鬱和自殺念頭(8%)。

3.不常見(0.1%~1%)：過敏、血管性水腫、癲癇、蕁麻疹、血小板計數下降、全血球計數下降。

4.罕見(0.01%~0.1%)：注射部位壞死、腎病症候群、腎絲球硬化、血栓性血小板減少性紫斑(TTP)、溶血性毒症候群(HUS)。

醫療須知 1.使用interferon beta藥品曾有肝損傷的通報，包括肝轉胺酶(hepatic transaminase)升高、肝炎，自體免疫性肝炎和罕見的嚴重肝衰竭。

2.患者於療程中產生憂鬱時應小心監測並妥善治療。可考慮暫停本藥的治療。

3.若發生嚴重的過敏，應停止peginterferon beta-1a的治療。

4.當發生注射部位壞死，須依壞死程度來決定是否停止療程。

5.使用本藥的患者曾被觀察到血細胞減少，包括罕見的嚴重嗜中性白血球減少和血小板減少。應監測患者周邊血球計數降低的徵象或症狀。

6.建議應定期監測早期的徵象或症狀，例如水腫、蛋白尿、腎功能受損，尤其是腎臟疾病高風險患者。腎病症候群應立即治療，並考慮停止本藥的治療。

7.若診斷出血栓性微管病(TMA)須立即進行血漿置換，並建議立即停止本藥治療。

99142 PEGVALIASE

Rx Imp 2.5 MG, 10 MG, 20 MG/植入劑(Imp);

商名 Palynziq® ◎ (Catalent/百傲萬里)

藥理作用 Pegvaliase為聚乙二醇化重組苯丙胺酸氨裂合酶，可將苯丙胺酸轉化為氨和反式肉桂酸，主要透過肝臟代謝排除。

適應症 [衛核]適用於治療即使已使用其他治療手段，血中苯丙胺酸濃度仍無法獲得充分控制(血中苯丙胺酸濃度高於600微莫耳/升)之年滿16歲的苯酮尿症(PKU)病人。

用法用量 1.在開始治療之前，應取得血中苯丙胺酸濃度。建議每個月監測血中苯丙胺酸濃度一次。在確立維持劑量之前，應維持一致的膳食苯丙胺酸攝入量。
2.本藥的建議起始劑量為2.5毫克，每週注射一次，持續四週。
3.維持劑量及調整劑量，詳見仿單。

不良反應 1.非常常見：淋巴腺腫大、過敏性反應、頭痛、眩暈、咳嗽、噁心、腹痛、嘔吐、腹瀉、皮疹、蕁麻疹、搔癢、紅斑、關節痛、肌痛、注射部位反應、疲勞、補體因子C3降低、補體因子C4降低、高敏感度CRP濃度增加、低苯丙胺酸血症。
2.常見：血管性水腫、急性全身性過敏反應(ASHR)、血清病、呼吸困難、禿頭、斑性丘狀發疹、關節僵硬、關節腫脹、肌肉骨骼僵硬。

醫療須知 1.為了增進生物性藥品之可追溯性，應詳細記錄注射藥品之名稱與批號。
2.過敏性反應包括急性全身性過敏反應(ASHR)、其他全身性過敏性反應(例如血管性水腫和急性或慢性表現之血清病)，以及局部過敏性反應(例如注射部位反應或其他皮膚反應)。
3.發生急性全身性過敏反應時需要使用腎上腺素治療並立即就醫。應對接受本藥物治療的病人開立兩支腎上腺素注射裝置(即EpiPen艾筆腎上腺素注射筆0.3毫克)。
4.發生嚴重全身性過敏性反應(例如，全身性過敏反(Anaphylaxis)，嚴重血管性水腫、嚴重血清病)的病人應立即就醫，並應永久停用本藥。
5.在孕前和孕期必須將母體血中苯丙胺酸濃度嚴格控制在120到360微莫耳/公升。不建議在懷孕期間使用本藥。

99143 PROTEIN C

℞ 500 IU, 1000 IU/注射劑(I)；

商　名

Ceprotin® ◎（TAKEDA/台灣武田）

藥理作用 1.蛋白質C是一種維生素K依賴性抗凝血醣蛋白(絲胺酸蛋白酶)的前驅物，它是透過內皮細胞表面上的凝血酶/凝血酶調節素複合物而轉化為活化型蛋白質C(activated Protein C，APC)。
2.APC是一種具有強效抗凝血作用的絲胺酸蛋白酶，特別是在其輔7/12因子蛋白S存在的情況下。
3.APC透過對活化形式的第五和八因子進行去活化而發揮其作用，導致凝血酶形成的減少。APC亦被證明具有促纖維蛋白溶解作用(profibrinolytic effect)。

適應症 [衛核]CEPROTIN適用於嚴重先天性蛋白質C缺乏症的病人，預防和治療靜脈血栓及猛爆性紫斑(purpura fulminans)。

用法用量 1.僅供靜脈給藥。使用本藥的劑量、給藥頻率和治療持續時間，取決於蛋白質C缺乏症的嚴重程度、病人年齡、病人臨床狀況以及病人血漿中的蛋白質C濃度。
2.下表提供針對急性發作、短期預防和長期預防的本藥給藥時程：

	初始劑量	後續 3 劑	維持劑量
急性發作 / 短期預防	100~120 IU/kg	60~80 IU/kg 每 6 小時	45~60 IU/kg 每 6 或 12 小時
* 根據每個病人的藥物動力學概況調整劑量		* 繼續使用本藥直到達到所需的抗凝血作用為止	
長期預防	NA	NA	45-60 IU/kg 每 12 小時

3.在使用本藥治療之前和期間，使用呈色法測量蛋白質C活性，以測定病人血漿中的蛋白質C濃度。
4.在疾病急性期接受治療的病人，表現出的蛋白質C活性的增加量可能低得多。除了測量蛋白質C活性外，凝血參數也應被檢查。
5.在治療的初始階段，蛋白質C的活性比促凝血因子的活性更快受到抑制。由於這個原因，若病人轉換到口服抗凝血劑-維生素K拮抗劑，必須繼續進行蛋白質C補充，直到獲得穩定的抗凝血為止。

6.除體重<10kg的兒童外，以最大注射速率每分鐘2mL投予本藥，注射速率不應超過0.2mL/kg/minute。

7.本藥提供單一劑量瓶裝，內含有標示劑量500(藍色)或1000(芥末綠色)國際單位(International Units，IU)的人類蛋白質C，分別採用5mL和10mL無菌注射用水配製，以提供濃度為100IU/mL的單一劑量人類蛋白質C。

不良反應 常見不良反應為以下過敏性反應或過敏反應：頭昏眼花、發癢和皮疹。

醫療須知 1.如果發生過敏反應/過敏性反應的症狀，請停止注射/輸注。如果發生全身型過敏性休克，應遵守現行的醫療標準進行治療。

2.由於本藥是由人類血漿製成，因此可能帶有傳播感染病原的風險，例如病毒、變種的庫賈氏病(variant Creutzfeldt-Jakob disease，vCJD)病原。

3.併用本藥和組織血纖維蛋白溶酶原活化因子(tissue plasminogen activator，tPA)，可能會進一步增加tPA出血的風險。

4.本藥含有微量的肝素，可能導致肝素引起之血小板減少症，伴隨血小板數量快速減少。

99144 rhASB(GALSULFASE)

孕B 乳？ 半 9～26m

Rx 1 MG/ML/注射劑(I);

商　名

Naglazyme® ◎ (VETTER/百傲萬里) $64099/I(1MG/ML-PIC/S-5ML),

藥理作用 1.黏多醣症是因為代謝葡萄胺聚醣(GAG)的特定溶小體酵素缺乏所引起的。黏多醣症第6型的特徵就是N-乙醯胺基半乳糖胺4-硫酸酶的缺乏或顯著減少所致。

2.此酵素會被吸取進入到溶小體內而提高葡萄胺聚醣的代謝。Galsulfase進入細胞之溶小體內很可能是藉由galsulfase之6-磷酸甘露糖的末端寡醣鏈與特定6-磷酸甘露糖接受器的結合所致。

適應症 [衛核]黏多醣症第6型 Mucopolysaccharidosis VI

用法用量 那加硫酶的建議劑量為靜脈輸注每週一次，每次給予每公斤體重1毫克的劑量。

不良反應 1.腹痛、耳痛、關節痛、疼痛、結膜炎、呼吸困難、出疹子、寒顫、胸痛、咽喉炎、反射消失、角膜混濁、腸胃炎、高血壓、身體不適、鼻塞、臍疝氣、聽力受損。

2.除了上述以外，開放性試驗中ⓐ常見副作用有搔癢、蕁麻疹、發燒、頭痛、噁心與嘔吐。最常見需要處理的副作用為輸注反應。ⓑ嚴重的副作用包括喉頭水腫、蕁麻疹、血管水腫以及其他過敏反應。ⓒ重度的副作用包括蕁痲疹、出疹子與腹痛。

醫療須知 1.曾有患者在那加硫酶輸注當中或輸注完24小時內出現嚴重過敏與重度過敏反應(severe allergic reactions)，這些反應有些會致命。

2.使用那加硫酶患者也曾出現包括膜性腎絲球腎炎在內的第三型免疫複合體介入反應(type III immune complex-mediated reactions)。一旦出現免疫介入反應，應考慮停用那加硫酶。

3.若患者有急性發燒或呼吸道疾病，要考慮延後那加硫酶輸注治療，因可能在那加硫酶輸注期間出現急性呼吸功能變差。

4.因為本藥有潛在的靜脈輸注反應，患者在輸注前應給予抗組織胺，且併用或不併用退燒藥。

99145 rhGALNS(ELOSULFASE ALFA)

孕C 乳？ 半 35.9m

Rx 1 MG/ML/輸注液(Inf);

商　名

Vimizim® ◎ (VETTER/吉帝) $26007/Inf(1MG/ML-PIC/S-5ML)

藥理作用 1.Elosulfase alfa的目的是提供外源性酵素氮-乙醯半乳糖胺-6-硫酸酯酶，它會被溶小體吸取，增加GAG、KS和C6S的分解代謝。

2.細胞吸取酵素到溶小體是透過非陽離子依賴型的甘露糖-6-磷酸受體(cation-independent mannose-6-phosphate receptor)調節，進而恢復半乳糖胺-氮-乙醯半乳糖胺-6-硫酸酯酶(galactosamine N-acetylgalactosamine-6-sulfatase；GALNS)的活性以及清除KS和C6S。

適應症 [衛核]黏多醣症4A型(MPS IVA)。

用法用量 1.Elosulfase alfa的建議劑量為依照體重，每公斤2毫克，每週一次。應以4小時左右時間給完總輸注體積。

2.因為elosulfase alfa可能造成過敏反應，在開始輸注前30~60分鐘，應給予病人抗組織胺，或給予抗組織胺加上退燒藥。

不良反應 1.嚴重輸注反應包括：無防禦性過敏(anaphylaxis)，過敏(hypersensitivity)和嘔吐。

2.輸注反應最常見的症狀(指在衛尼吉酶組發生率≥10%，且與安慰劑組相比≥5%)為：頭痛，噁心，嘔吐，發熱，寒顫和腹痛。輸注反應一般是輕度或中度，其出現頻率在前12週的治療期間較高，12週之後出現頻率慢慢變少。

醫療須知 投予elosulfase alfa時，要備妥適當的急救設備，當發生anaphylaxis時，立即停止輸注，給予適當的急救醫療。

99146 RISDIPLAM

孕D 乳 - 肝 50h

Rx 0.75 MG/ML/粉劑(P);

商名

Evrysdi® ◎ (裕利/羅氏) $220572/P(0.75MG/ML-PIC/S-80ML)

藥理作用 1.Risdiplam是一種存活運動神經元2(Survival of Motor Neuron 2, SMN2)前信使核糖核酸的剪接調節劑(pre-mRNA splicing modifier)，被設計用於治療因5q染色體突變導致SMN蛋白缺陷所引起的脊椎性肌肉萎縮症(SMA)。

2.Risdiplam修正SMN2的剪接，將排除外顯子7(exon 7)平衡調整為外顯子7納入至mRNA轉錄物中，從而增加SMN2基因轉譯為具功能性且穩定的SMN蛋白質。因此，risdiplam藉由增加和維持功能性SMN 蛋白質的濃度來治療SMA。

3.Risdiplam會使SMN蛋白質增加，在治療開始的四週內，血中SMN蛋白質的中位數變化為基期的2倍以上。

適應症 [衛核]適用於治療經基因確診且已出現症狀之脊髓性肌肉萎縮症(SMA)第一、二、三型病人，但不適用於已使用呼吸器每天十二小時以上且連續超過三十天者。

用法用量 1.每天口本藥一次，每天大約在同一時間投予，使用所附之口服餵藥器投予藥物。

2.每日建議劑量取決於SMA病人的年齡和體重，如下表：

按年齡和體重的每日建議劑量

年齡與體重	每日建議劑量
2 個月到 ＜2 歲	0.20 mg/kg
≥2 歲 (體重 ＜20 kg)	0.25 mg/kg
≥2 歲 (體重 ≥20 kg)	5 mg

不良反應 1.嬰兒發病型SMA受試者觀察到的最常見不良反應是發熱(48.4%)、皮疹(27.4%)和腹瀉(16.1%)。

2.晚發型SMA受試者觀察到的最常見不良反應是發熱(21.7%)、頭痛(20.0%)、腹瀉(16.7%)和皮疹(16.7%)。

醫療須知 1.女性病人應告知具有生育力的病人此風險，且女性病人必須在治療期間使用高效避孕方式，直到投予最後一劑本藥後至少1個月為止。

2.本藥對男性生育力的影響是可逆的，男性病人在治療期間和直到投予最後一劑本藥後4個月內都不應捐獻精子。

3.與SMA基因療法一起使用：目前沒有本藥用於治療先前曾接受過SMN1基因療法的病人的療效數據。

99147 SAPROPTERIN DIHDROCHLORIDE

Rx 10 MG, 50 MG, 100 MG/錠劑(T);

商 名

BH4®(五洲/科進) $433/T(50MG-PIC/S), $67/T(10MG-PIC/S)
Inpheno®(健喬信元/因華)
Kuvan®(EXCELLA/百傲萬里) $780/T(100MG-PIC/S)
Tetrahydrobiopterin®(五洲/科進)

適應症 [衛核]本藥須由醫師處分使用適應症:Sapropterin dihydrochloride被用於診斷或治療因tetrahydrobiopterin缺乏，或phenylalanine hydroxylase(PAH)對tetrahydrobiopterin親和性降低，或因PAH基因表現降低而引起的苯酮尿症hyperphenylalaninemia(HPA)，即phenylketonuria(PKU)。對tetrahydrobiopterin缺乏而言，sapropterin為內生性tetrahydrobiopterin的替代補充藥品，可以單一使用或合併其他神經傳導前趨物治療，並搭配PKU飲食。PTPS及GTPCH酵素缺乏(參與tetrahydrobiopterin合成)或DHPR及PCD(再合成tetrahydrobiopterin)缺乏之病人也可以用sapropterin dihydrochloride治療。

99148 SATRALIZUMAB

Rx 120 MG/ML/注射劑(I);

商 名

ENSPRYNG® ◎ (CHUGAI/中外) $175261/I(120MG/ML-PIC/S-1ML)

藥理作用
1.Satralizumab是一種全人源IgG2單株抗體(mAb)，可與可溶性及嵌附於細胞膜上的人類IL-6受體(IL-6R)結合，因此可遏阻IL-6透過這些受體進行下游傳訊。
2.IL-6是一種由多種細胞類型產生的多效性細胞激素，並涉及多種發炎過程，包括B細胞活化、B細胞分化成漿母細胞與自體抗體生成、Th17細胞活化與分化、抑制調節T細胞、以及改變血腦障壁通透性。
3.NMOSD病人之腦脊髓液及血清中的IL-6濃度在疾病活動期間會升高。有些IL-6的功能和NMOSD的發病機制有關，包括生成對抗Aquaporin-4 (AQP4)的病理性自體抗體，AQP4是一種主要由CNS中之星形膠質細胞所表現的水通道蛋白。

適應症 [衛核]適用於治療水通道蛋白4自體抗體陽性[anti-aquaporin-4 (AQP4) antibody positive]的泛視神經脊髓炎(Neuromyelitis optica spectrum disorder, NMOSD)之成人及12歲以上青少年病人。

用法用量
1.初始治療時，於第0、2及第4週(最初三次給藥)皮下注射120毫克，後續則每4週一次(120毫克皮下注射)。
2.本藥可單獨使用或與免疫抑制療法(IST)併用，如：口服皮質類固醇、azathioprine或mycophenolate mofetil。

不良反應
1.局部注射部位反應：潮紅、紅斑、搔癢、皮疹與疼痛。
2.感染，嗜中性白血球計數降低，血小板計數降低，肝臟酵素升高，血脂異常，血纖維蛋白原(fibrinogen)降低，補體因子(complement factors)降低。

醫療須知
1.接受IL-6受體抗體(包括本藥)治療的病人，其感染風險增加，包括可能危及生命的嚴重感染。
2.建議在開始本藥治療前應為病人篩檢潛伏性結核病感染。經發現為潛伏性結核病人者在開始本藥治療前均應該接受抗結核菌的標準治療。
3.本藥不可使用於活動性肝炎病人。對於非活動性慢性B型肝炎病人(HBsAg陽性，或HBsAg陰性且HBcAb陽性者)，應審慎評估使用本藥的風險與效益。
4.活性疫苗或活性減毒疫苗不可與本藥同時投予。

99149 SILTUXIMAB

孕C

Rx 100 MG, 400 MG/注射劑(I);

商 名

Sylvant® ◎ (CILAG AG/百濟神州) $63992/I(400MG-PIC/S-400MG), $15998/I(100MG-PIC/S-100MG)

藥理作用 1.Siltuximab會與人類的IL-6結合，從而阻止IL-6與可溶性及膜結合型IL-6受體結合。
2.IL-6已證實涉及多種正常生理作用，例如誘導免疫球蛋白分泌。
3.IL-6生成過多和MCD病人的全身性表現有關。

適應症 [衛核]適用於治療人類免疫不全病毒(HIV)陰性及人類皰疹病毒-8(HHV-8)陰性的多發性Castleman氏病(Multicentric Castleman's Disease(MCD))病人。

用法用量 1.每3週一次以1小時靜脈輸注的方式投予本藥11毫克/公斤，直到治療失敗。
2.在最初12個月期間，使用每劑本藥治療之前都應先進行血液學檢驗，之後也應每3個治療週期檢驗一次。

不良反應 皮疹(皮疹、全身性皮疹、斑丘疹、丘疹及癢疹)、搔癢、皮膚色素過度沉澱、濕疹、乾癬、皮膚乾燥、下呼吸道感染、上呼吸道感染、血小板減少症、低/高血壓、水腫(全身性與局部性)、便秘、高三酸甘油脂血症、高膽固醇血症、高尿酸血症、口咽疼痛、腎功能不全、頭痛、體重增加。

醫療須知 1.禁忌：對本藥中之成分及其賦形劑會產生嚴重過敏反應者。
2.切勿對發生嚴重感染的病人投予本藥，應待感染現象緩解後再進行治療。
3.切勿對接受本藥治療的病人或接受本藥治療之產婦所生的嬰兒投予活性疫苗。
4.本藥可能會引發輸注相關反應與全身性過敏反應，輸注反應的症狀包括背痛、胸痛或不適、噁心及嘔吐、潮紅、紅斑、以及心悸。
5.有發生胃腸穿孔的報告，對發生胃腸穿孔之風險可能較高的病人應謹慎用藥。
6.在使用本藥治療期間要避免懷孕，並採取避孕措施；治療結束後也應繼續避孕3個月。
7.建議在使用本藥治療期間到最後一劑藥物後的3個月內切勿哺乳。

99150 SIPONIMOD FUMARIC ACID

Rx 0.278 MG, 2.224 MG/錠劑(T);

商名 Mayzent® ◎ (NOVARTIS/諾華) $1832/T(2.224MG-PIC/S), $303/T(0.278MG-PIC/S)

藥理作用 1.Siponimod是鞘氨酸1-磷酸鹽(S1P)受體調節劑。
2.Siponimod以高親和性結合至S1P受體1和5。Siponimod會阻斷淋巴球從淋巴結離開的能力，減少周邊血液內所含的淋巴球數量。
3.目前不清楚siponimod在多發性硬化症當中發揮治療作用的機制，但可能涉及減少淋巴球移動進入中樞神經系統。

適應症 [衛核]成人次發進展型多發性硬化症(secondary progressive multiple sclerosis, SPMS)

用法用量 1.CYP2C9*3*3基因型的病人不可使用本藥。
2.CYP2C9*2*3或*1*3基因型病人的建議維持劑量為一天一次，口服1mg(0.25mg 4錠)。
3.其他CYP2C9基因型(除了CYP2C9*3*3)病人的建議維持劑量為一天一次，口服2mg。
4.其他詳見仿單。

不良反應 感染、黃斑部水腫、緩慢性心律不整與房室(AV)傳導遲滯、呼吸方面的影響、肝損傷、血壓升高、對胎兒的風險、可逆性後腦病變症候群、來自先前免疫抑制或免疫調節療法治療的非預期免疫抑制不良成作用、停用本藥後失能顯著增加。

醫療須知 1.本藥可能提高感染風險，甚至是較嚴重的感染，可能伴隨危及生命以及罕見致命感染。
2.本藥也曾發生過罕見的致命性隱球菌腦膜炎(cryptococcal meningitis, CM)與瀰散性隱球菌感染的案例。醫師應特別留意CM的臨床症狀或徵象。
3.在本藥研發過程中，曾有疱疹病毒感染的案例通報，包含一起VZV感染再活化而造成水痘帶狀疱疹腦膜炎的案例。
4.進行性多病灶白質腦症(PML)是由JC病毒(JCV)所導致的腦部伺機性病毒感染，好發於免疫功能不全的病人。

5.在合併使用抗腫瘤藥物、免疫調節或免疫抑制劑療法時(包含皮質類固醇)，應小心謹慎。
6.本藥治療組病人有1.8%通報黃斑部水腫。
7.因開始本藥治療會暫時降低心跳與造成心臟房室傳導遲滯，應採取劑量調升(up-titration)之用藥計畫以達到用藥的維持劑量。
8.本藥治療開始後，最早在第3個月發現本藥治療組病人的一秒內用力呼氣容積(FEV_1)絕對值降低，並與劑量有相關性。
9.本藥治療組病人可能出現轉胺酶升高。在開始本藥治療之前，應執行肝功能檢測(包括轉胺酶和膽紅素濃度)。
10.本藥可能引起胎兒傷害。本藥大約需要10天才能自體內排除，具有生育能力的女性在接受本藥治療期間與停止後10天內，都應採取有效的避孕措施以避免懷孕。
11.使用鞘氨酸1-磷酸鹽(S1P)受體調節劑的病人，曾有可逆性後腦病變症候群(PRES)的罕見案例通報。

99151 SODIUM BENZOATE

Rx 250 MG/膠囊劑(C);

商名 Pure sodium benzoate® ◎ (科進) $24.1/C(250MG-PIC/S)

藥理作用 1.安息香酸鈉Sodium benzoate對先天尿素循環發生異常患者，可降低血中氨濃度，其作用機轉包括氨基酸醯基化(acylation)之接合反應(conjugation reaction)，最初benzoate與glycine接合形成hippurate。1mole hippurate包含1mole氮，這些接合物再由中排泄，因而減少氮堆積而降低血中氨濃度。hippurate合成需經二個步驟，要ATP及coenzyme A參與形成Acyl-coenzyme A中間產物進而與glycine作transacylation。
2.以高劑量benzoate治療非酮性高甘氨酸血症患者可降低血液及腦脊液中甘氨酸量，改善癲癇現象，進而改善病人存活時的生命品質。

適應症 [衛核]預防或治療先天性非酮性高甘氨酸血症(non-ketotic hyperglycinemia)之補助治療。

用法用量 本藥需由醫師處方使用
(1)起始劑量為每天每公斤體重250公絲(MG)，平均分3~6次服用。視血液中甘氨酸下降程度，可加量至每天每公斤體重750公絲(MG)。但每天之總劑量不可超過10公克(GM)。
(2)安息香酸鈉(sodium benzoate)並是唯一治療方法，可配合低蛋白飲食及其他藥物也可得到理想的結果。

不良反應 1.腸胃不適，可以開水稀釋後使用。患者偶有噁心、嘔吐現象。
2.由於分子結構與水楊酸類似，會引起與水楊酸類似之副作用如：加劇消化性潰瘍、輕微的換氣過度、輕微地呼吸性鹼毒症。由於本產品含有鈉，高血鈉患者應小心使用。
3.高血鈉患者由於體內含過多水份，會引起水腫及充血性心衰竭加劇，結果增加細胞外體液蓄積。
4.假如副作用發生時，應刻停藥。患者經評估後再給予適當治。

醫療須知 1.對新生兒過多膽紅素血症(neonatal hyperbilirubinemia)患者應小心使用本藥品，根據體外試驗得知，benzoate會與膽紅素競爭與albumin結合位置。
2.若有腎或心血管功能不全者，應小心使用本藥品，尤其是充血性心臟衰竭患者，手術後使用更應小心。
3.對Sodium benzoate成份過敏之患者，應避免使用本藥品。但至今尚未發現有過敏案例。

99152 TALIGLUCERASE ALFA

Rx 200 U/注射劑(I);

商名 Elelyso LYO® ◎ (PHARMACIA & UPJOHN/輝瑞)

$27361/I(200U-PIC/S-200U)

藥理作用 1.本藥(一個長期的酵素替代療法)是人類溶小體葡萄糖腦苷脂酶(lysosomal glucocerebrosidase)基因重組之類似物， 可催化葡萄糖腦苷脂(glucocerebroside)水解酵成葡萄糖(glucose)和腦苷脂(ceramide)的過程， 減少葡萄糠腦苷脂(glucocerebroside)堆積的量。
2.本藥進入細胞溶小體的過程，主要藉由本藥甘露糠寡酶鏈(mannose oligosaccharide chains)和細胞表面的專一性甘露糖(mannose)受體結合而進入細胞中，隨後運送至溶小體(lysosomes)。

適應症 [衛核]改善高雪氏症症狀，包括貧血、血小板減少症、肝臟或脾臟腫大、骨病變，但對於神經學症狀無效。

用法用量 1.每兩週使用一次，使用途徑為靜脈輸注(IV Infusion)。
2.成人：劑量為每公斤體重60單位(60U/kg)。
3.兒童：超始劑量為每公斤體重30單位(30U/kg)；如兒童病人之貧血、血小板減少、肝腫大、脾腫大及發育遲緩等症狀無法改善者，可增加劑量至每公斤體重60單位(60U/kg)。

不良反應 頭痛、關節痛、疲倦、噁心、暈眩、腹痛、搔癢症、潮紅、嘔吐、蕁麻疹。

醫療須知 1.接受本藥治療的部份病人，曾發生包括全身過敏性反應(Anaphylaxis)在內的嚴重過敏反應。
2.過敏反應的表徵和症狀包括搔癢症、血管水腫、潮缸、紅斑、皮疹、噁心、嘔吐、咳嗽、胸悶和喉嚨刺激。這些反應在開始輸注後3小時內發生。
3.由於可能發生全身過敏性反應，投予本藥時，應先備妥適當醫療支持措施。

99153 TERIFLUNOMIDE

℞ ◉ 14 MG/錠劑(T);

商名 Aubagio® ◎ (OPELLA/賽諾菲) $909/T(14MG-PIC/S)

藥理作用 1.Teriflunomide是一種具抗發炎作用的免疫調節劑，會抑制二氫乳清酸鹽脫氫酶，此脫氫酶是一種會參與嘧啶生合成路徑的粒線體酵素。
2.Teriflunomide治療多發性硬化症的確切作用機轉不明，可能與減少中樞神經內活化淋巴球數目有關 。

適應症 [衛核]1. 成人復發緩解型多發性硬化症(relapsing-remitting multiple sclerosis, RRMS)。
2. 疑似多發性硬化症之成人臨床單一症候群(clinically isolated syndrome, CIS)。
3. 成人活動性次發進展型多發性硬化症(active secondary progressive multiple sclerosis, active SPMS)。

用法用量 本藥建議劑量為每天 一次 ，每次7毫克或14毫克口服投與。本藥可以與食物或不與食物併用 。

不良反應 最常見的不良反應為頭痛、ALT值土升、腹瀉、掉髮及噁心。

醫療須知 1.曾有報告指出有些病患以用來治療類風濕性關節炎的leflunomide治療後，出現嚴重肝臟損傷，包括致死性肝衰竭與肝功能障礙。
2.孕婦使用本藥可能會對胎兒造成傷害。
3.Teriflunomide從血漿清除的速度非常緩慢，可以cholestyramine或活性碳，加速藥物排出步驟。
4.本藥有骨髓作用/潛在免疫抑制作用/感染。
5.本藥可引起全身過敏性反應和嚴重的過敏反應。
6.Teriflunomide組病患出現周邊神經病變，包括多發性神經病變與單一性神經病變。
7.本藥治療期間若出現血壓上升應給予適當處置。
8.曾有報告在leflunomide治療期間出現間質性肺病或原有間質性肺病惡化的情形。

99154 TETRABENAZINE

孕 C 泄 肝/腎 T½ 5～12h

℞ 12.5 MG, 25 MG/錠劑(T);

商　名 Xenazine® ◎ (Astrea/吉泰) $59/T(25MG-PIC/S), $53/T(12.5MG-PIC/S)

藥理作用 1.Tetrabenazine明確的抗舞蹈症作用機轉未明，一般相信與此藥能可逆性的排空神經末端單胺類神經傳遞物質(如多巴胺、血清素、正腎上腺素以及組織胺)有關。
2.Tetrabenazine可逆性的抑制第二型人類囊泡單胺轉運蛋白(VMAT2)(Ki≈100nM),導致突觸囊泡單胺回收減少而耗盡單胺貯存量。

適 應 症 [衛核]治療亨汀頓舞蹈症之舞蹈症狀。

用法用量 1.用來治療亨汀頓舞蹈症(HD)舞蹈症狀的本藥長期日劑量依個別病患需求有所不同。初劑量應由每天早上一次，每次12.5毫克開始。一週後，劑量應增加為每日25毫克，以每日兩次，每次12.5毫克方式給予。
2.本藥應以每週增加日劑量12.5毫克方式慢慢調整到能減輕舞蹈症且副作用又可忍受為止。
3.每日最大建議劑量為50毫克。若建議劑量為每日50毫克以上，應先依其CYP2D6藥物代謝酵素表現能力來檢測其基因型屬於不良型代謝者(PMs)或廣泛型代謝者(EMs)來決定本藥劑量。

不良反應 Tetrabenazine組超過10%病患最常見且發生率至少比安慰劑多5%以上的副作用有鎮靜/嗜睡(31%)、疲勞(22%)、失眠(22%)、憂鬱(19%)、靜坐不能(19%)以及噁心(13%)。

醫療須知 1.亨汀頓氏舞蹈症是一種會慢慢惡化的疾病，特點是一段時間後會有情緒變化、認知障礙、舞蹈症、僵硬與功能改變，但同時tetrabenazine也會造成情緒略微低落、認知障礙、僵硬與功能改變，因此醫師須定期評估藥品副作用是否加重疾病的惡化，評估方法可用停藥或減量來觀察副作用是否降低。
2.使用tetrabenazine後，病人憂鬱、自殺念頭或是自殺行為(自殺傾向)的機率可能增加，因此，應定期監測病人的自殺傾向以及憂鬱症狀，特別是有憂鬱症病史者，若病人出現憂鬱症狀可考慮減低劑量，若症狀持續未改善請停用本藥品。亨汀頓氏舞蹈症病人不論憂鬱指數是多少，都有比較高的自殺危險性，應請家屬注意，並指導家屬在出現相關行為時應立即通知主治醫師，請醫師立即評估處理。
3.Tetrabenazine會造成QTc間隔略為增加，QT間格過長可能造成多型性心室心律不整，避免使用於先天性QT間隔過長症候群，以及心律不整等病史者，併用同樣會延長QTc間隔的藥品要特別注意，如抗精神病藥品(chlorpromazine、haloperidol、ziprasidone等)、抗生素(moxifloxacin)、第Ia類抗心律不整藥物(quinidine)、第III類抗心律不整藥物(amiodarone、sotalol等)，須監測病人電解質(鉀，鎂)及心電圖變化。
4.曾有報告指出tetrabenazine可能會造成抗精神藥物惡性症候群(NMS, neuroleptic malignant syndrome)，會造成意識狀況突然改變、肌肉僵直、高溫(>38.3℃)、自律神經功能異常，當出現此症狀時，必須立即停藥。

99155 VELAGLUCERASE ALFA

℞ 400 U/注射劑(I);

商　名 Vpriv® ◎ (SHIRE/台灣武田) $46566/I(400U-PIC/S-400U)

藥理作用 1.Velaglucerase alfa是一種醣蛋白。共有5處可能的N原子連結醣基化位點，其中四處已有連結。製造出的Velaglucerase alfa主要含有高甘露糖型聚醣，可藉由吞噬目標細胞透過甘露糖受體促進酵素的內化作用。
2.Velaglucerase alfa可補充或替代β葡萄糖腦苷脂酶一此種會在溶小體中催化葡萄糖腦苷脂水解為葡萄糖與神經醯胺的酵素，減少葡萄糖腦苷脂的累積量，並矯正高雪氏症的病理生理學。

3.Velaglucerase alfa可增加第一型高雪氏症患者的血紅素濃度與血小板計數，並降低肝臟與脾臟的體積。

適應症 [衛核]改善第一型高雪氏症症狀，包括貧血、血小板減少症、肝臟或脾臟腫大、骨病變。

用法用量 建議劑量為60Units/kg，每隔一週給藥一次。

不良反應 最常觀察到的輸注相關反應症狀為：頭痛、頭暈、低血壓、高血壓、噁心、疲倦/虛弱與發燒/體溫升高。

醫療須知 1.臨床試驗與上市後經驗中曾有病患通報發生過敏反應，包括符合全身性過敏反應的症狀。

2.輸注相關反應(IRR)為臨床試驗治療病患觀察到發生的最常見不良反應。IRR經常以過敏反應表現。最常通報的過敏症狀包括噁心、皮疹、呼吸困難、背痛、胸部不適(包括胸悶)、蕁麻疹、關節痛與頭痛。

3.應依據反應的嚴重程度處理輸注相關反應，包括減緩輸注速率、以藥品進行治療(例如抗組織胺、解熱劑及/或皮質類固醇)，以及/或停止治療並在後續恢復治療時採用較長的輸注時間。

99156 VORETIGENE NEPARVOVEC

℞ 0.05 MG, 0.05 MG/ML/注射劑(I);

商名

Luxturna® ◎ (NOVA/諾華)

藥理作用 1.視網膜色素上皮特異性65kDa蛋白(RPE65)位於視網膜色素上皮細胞，負責在視覺(類視黃醇)週期中將全反式視黃醇(all-trans-retinol)轉變為11-順式視黃醇(11-cis-retinol)，隨後形成發色物質(11-順式視黃醛，11-cis-retinal)。

2.RPE65基因的突變導致RPE65全反式視黃基異構酶活性降低或缺失，阻斷視覺週期並導致視力喪失。隨著時間，毒性前驅物的積累導致視網膜色素上皮細胞死亡，隨後逐漸導致感光受體細胞死亡。

3.將voretigene neparvovec注射到視網膜下空腔，可將編碼正常人類RPE65蛋白的cDNA轉導到視網膜色素上皮細胞內(基因增補療法)，可恢復視覺週期。

適應症 [衛核]適用於因雙對偶基因RPE65突變、但臨床診斷不屬於萊伯氏先天性黑矇症(Leber congenital amaurosis，LCA)之遺傳性視網膜失養症(inherited retinal dystrophy，IRD)，而喪失視力，並具有足夠的存活視網膜細胞的病人。

用法用量 1.每隻眼睛接受1.5x1011vg voretigene neparvovec的單一劑量。每一劑量注射於視網膜下空腔，注射總體積為0.3mL。

2.兩隻眼睛的個別投藥程序需在不同日子進行，間隔期間不可短於6天。

3.開始免疫調節療法和投予本藥之前，必須檢查病人是否有任何感染的症狀，若發現感染，則必須延遲本藥治療，直到病人康復為止。

4.建議按照以下時程表進行免疫調節療法，從投予本藥至第一眼的前3天開始。第二眼的免疫調節療法，應依照相同的時程表，若準備開始第二眼的免疫調節療法時，第一眼的免疫調節療法尚未結束，則應停止第一眼的時程，直接依照下表建議的劑量開始第二眼的免疫調節療法。

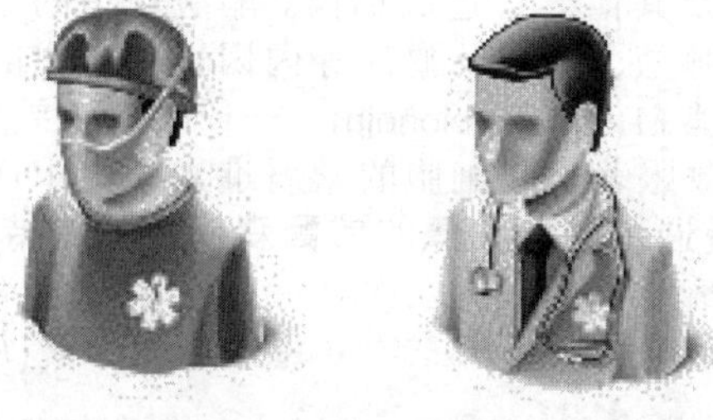

術前	投予 Luxturna 前 3 天	Prednisone (或等效藥物) 1 mg/kg/天 (最高 40 mg/天)
術後	4 天 (包括投予 Luxturna 當天)	Prednisone (或等效藥物) 1 mg/kg/天 (最高 40 mg/天)
	接下來 5 天	Prednisone (或等效藥物) 0.5 mg/kg/天 (最高 20 mg/天)
	接下來 5 天，每兩天一劑	Prednisone (或等效藥物) 每兩天 0.5 mg/kg (最高 20 mg/天)

不良反應 最常見與投藥程序有關的不良反應(發生率≥5%)為：結膜充血、白內障、眼內壓升高、視網膜撕裂(retinal tear)、角膜淺凹(dellen)、黃斑部裂孔、視網膜下沉積、眼部發炎、眼部刺激、眼部疼痛和黃斑部病變(黃斑部表面出現皺褶)。

醫療須知 1.感染性眼內炎可能在任何玻璃體內手術或注射後發生。應使用適當的無菌注射方式來投予本藥。
2.在接受本藥視網膜下注射後數週內，可能發生暫時性視力障礙的情況。應指示病人，如果有視力障礙，例如視力模糊和畏光，應聯絡醫護專業人員。
3.在接受本藥視網膜下注射後，可能發生視網膜異常，包括黃斑部裂孔(macular holes)、中心凹(fovea)變薄、中心凹功能喪失、中央凹裂開、脈絡膜視網膜萎縮(chorioretinal atrophy)與視網膜出血。
4.請勿在中央凹附近注射投予本藥。
5.視網膜下注射本藥後，可能發生眼內壓升高。
6.應指示病人避免搭乘飛機旅行、到高海拔旅行或水肺潛水，直到因注射本藥後形成的氣泡完全從眼睛消散為止。
7.視網膜下注射本藥，尤其是玻璃體切除術，可能會增加白內障產生和/或惡化的發生率。
8.接受本藥治療的病人，不得捐贈血液、器官、組織和細胞用於移植。
9.應避免游泳，因為眼睛受感染的風險會增加。在接受本藥治療後，請在游泳前先諮詢醫師。
10.應避免劇烈活動，因為眼睛受傷的風險會增加。在接受本藥治療之後，請在開始進行劇烈活動之前先諮詢醫師。

99
其它

99157 ZINC ACETATE DIHYDRATE

Rx 25 MG, 50 MG/膠囊劑(C);

商 名 Wilizin® ◎ (健亞/吉帝) $30/C(25MG), $48.7/C(50MG)　Zinca® ◎ (科進) $48.7/C(50MG-PIC/S), $30/C(25MG-PIC/S)

藥理作用 威爾森氏症是一種基因缺陷的罕見遺傳疾病，患者因無法排除體內的銅，會導致過多的銅累積於肝臟及其他器官造成損傷。醋酸鋅中的活性成份為鋅，鋅會阻止腸道從飲食中吸收銅及從唾液、胃液及膽汁等內因性分泌出的銅的再吸收進入體內。鋅會引發腸細胞產生攜銅蛋白(metallothionein)，一種可與銅結合的蛋白，因此可阻止銅進入血液中。被結合的銅會跟著小腸細胞的落屑進入糞便中而排出。

適應症 [衛核]用於已接受過螯合劑治療的威爾森病患的維持療法。

用法用量 1.50mg：成人建議劑量：每天三次，每次一顆膠囊(含50mg鋅)。
2.25mg：成人建議劑量：每天三次，每次二顆膠囊(每顆含25mg鋅)。1~6 歲兒童：一天二次，每次25mg鋅。6~16歲兒童：體重低於57kg，一天三次，每次25mg鋅。體重高於57kg，一天三次，每次50mg鋅。16~18歲兒童：一天三次，每次50mg鋅。
3.患者須空腹時口服本藥，至少應於飯前一小時以上或飯後2~3 小時以後才可服用。

不良反應 使用zinc sulfate作為起始治療劑曾造成一位原患有肝病和溶血危象患者的死亡病例；其他副作用則有胃不適，血中鹼性磷酸酶、澱粉酶、脂肪酶升高且持續數週至數個月，懷疑可能有胰臟炎。但在繼續鋅治療的第一或第二年內，就會回復到正常值。

醫療須知 1.患者應於空腹時服用本藥，至少須飯前1小時或飯後2~3小時後服藥。
2.膠囊應整顆吞服，不可打開膠囊或嚼碎膠囊服用。
3.極少數人對鋅曾發生胃不適的現象，這情形常發生在早上的空腹服藥，建議這個劑量最好在早、午餐間服藥。
4.患者服藥期間必須做臨床監測，以決定所給予zinc acetate的治療劑量是否適當。此外病人應按時服用鋅，銅的分佈與代謝才能獲得最適當地控制。因此，在病人每次回診時，醫師一定要嚴格的要求患者必須依規定按時服用的重要性。

§ 99.2 戒煙

99201 BUPROPION HCL(150mg)▲

孕B 乳- 食± 泄 肝/腎 作 8～24h

℞ SR 150 MG/持續性製劑(SR);

商 名 Eupropion SR®（衛達）$8.6/SR(150MG-PIC/S)

藥理作用 1.Bupropion是一種兒茶酚胺(catecholamine)的神經元回收選擇性抑制劑，對於胺(indolamine)(血清素[serotonin])回收的影響相當微弱，也不會抑制單胺氧化酶。
2.雖然bupropion和其他抗鬱劑一樣，作用機轉還不明，但一般認為，這種作用是由正腎上腺素激性(noradrenergic)及/或多巴胺激性(dopaminergic)機轉所媒介。
3.目前還不知道bupropion 藉由何種機轉來增進患者的戒煙能力。但一般認為，這種作用是由正腎上腺素激性及/或多巴胺激性機轉所媒介。
4.在臨床試驗中，用bupropion治療比安慰劑更能減輕戒斷症狀，並且也顯示出煙癮減少的證據。

適應症 [衛核]重鬱症、治療尼古丁依賴性，作為戒煙之輔助。

用法用量 1.憂鬱症：a.起始治療：起始劑量為150mg 每日一次。如同所有的抗鬱劑，本藥可能需要治療數週之後，才會達到完全的抗憂鬱療效。對於150mg/日之劑量反應不充分的患者，提高劑量直到300mg/日的最高劑量，可能對其有益。最高單次劑量不可超過150mg。本藥之劑量超過150mg/日時，必須以每日兩次的方式服用，而且連續兩次劑量之間至少必須間隔8小時。b.維持療法：建議使用能維持症狀緩解的最低劑量。雖然不知道患者必須持續服用本藥錠劑多久；但一般認為，憂鬱症之急性發作需要以抗鬱劑治療幾個月或更久。
2.戒煙：建議在患者仍然吸煙時便開始治療，並且將「目標停止日期」設定在本藥治療的最初兩週之內，在第二週之內比較適當。起始劑量是每日150mg，服用3天，然後增加到150mg每日2次。連續兩次劑量之間至少必須間隔8小時。最高單次劑量不可超過150mg，而且每日總計量不可超過300mg。患者至少必須治療7週。

不良反應 1.全身(一般)：發燒、胸痛、衰弱。
2.心血管：心搏過速、血管擴張、姿勢性低血壓、血壓升高、潮紅、昏厥。
3.中樞神經系統：癲癇發作、失眠、震顫、注意力障礙、頭痛、頭暈、抑鬱、精神紊亂、激動、焦慮。
4.內分泌及代謝：厭食及體重減輕。

5.胃腸：口乾、胃腸障礙，包括噁心及嘔吐、腹痛及便秘。
6.皮膚/過敏：皮疹、搔癢、出汗、過敏反應，嚴重度由蕁麻疹至血管性水腫、呼吸困難/支氣管痙攣、及罕見之過敏性休克反應。也有關節痛、肌痛及發燒伴隨皮疹及其他暗示遲發性過敏症狀出現的報告。這些症狀可能很像血清病。
7.特殊感官：耳鳴、視覺障礙、味覺障礙。
8.發生過量時，應讓患者住院。確保呼吸道暢通，以及充分的氧氣供給與換氣。如果在服藥後迅速處理，則可以洗胃。Bupropion沒有特定的解毒劑。

醫療須知 1.不可以超過bupropion長效錠的建議劑量，因為bupropion會伴隨一種與劑量相關的癲癇發作危險。因此，具有一種或多種容易降低癲癇發作閾值之狀況的患者，給予bupropion長效錠治療時必須極為小心，這些狀況包括：頭部外傷之病史；中樞神經系統(CNS)腫瘤；癲癇之病史；同時給予其他會降低癲癇發作閾值之藥品。
2.用於會增加癲癇發作危險之臨床狀況時應謹慎。這些臨床狀況包括酒精濫用、驟然戒斷酒精或鎮靜劑、用降血糖劑或胰島素治療之糖尿病，以及使用興奮劑或減低食慾的產品。
3.如果患者在治療期間發生過敏或過敏性休克反應(例如皮疹、搔癢、蕁麻疹、胸痛、水腫或呼吸困難)，則應停止使用bupropion長效錠。
4.使用bupropion治療腎功能不全或肝功能不全之患者時，應減低劑量開始，因為bupropion及其代謝物蓄積在此類患者體內的程度可能大於一般狀況。
5.由於bupropion的藥理學與其他某些抗鬱劑類似，所以雙極性情感疾病患者在鬱期使用bupropion長效錠，可能會引發躁狂之發作，並且可能會激活其他敏感患者之潛伏性精神病。
6.在開始使用bupropion與尼古丁經皮貼片(NTS)併用的組合療法之前，醫師必須查閱相關的NTS處方資料。如果採用組合療法，建議監測治療引起的血壓升高。
7.若病人疑似出現血清素症候群，應根據症狀的嚴重程度降低bupropion劑量或停藥。

99202 NICOTINE▲

孕 X 乳 - 泄 肝/腎 半 30～120m

2 MG, 4 MG, 10 MG, 11.111 MG, 20 MG, 22.222 MG/錠劑(T); 10 MG/吸入劑(Inh); 2.08 MG, 15.75 MG, 17.5 MG, 23.62 MG, 35 MG, 39.37 MG, 52.5 MG/貼片劑(TTS); 1 MG/噴霧劑(SP);

商　名

Nicodin Lozenges® (黃氏)
Nicodin Lozenges® (黃氏)
Nicorette Freshmint Medicated Chewing-Gum® (MCNEIL AB/嘉安)
Nicorette Freshmint medicated chewing-gum® (MCNEIL AB/嘉安)
Nicorette Inhaler® (MCNEIL AB/嘉安)
Nicorette Quickmist Spray® (MCNEIL AB/嘉安)
Nicorette TX patch® ＊ (LTS/嘉安)
Nicotinell Classic® (NOVARTIS/諾華)
Nicotinell TTS® (LTS/赫力昂)
Nicotinell TTS20® (LTS/赫力昂)
Smokfree Nicotine TDDS® (信東)
Smokquit Mint Lozenges® (信東)
Smokquit TDDS® ＊ (信東)
Smokquit Tdds® ＊ (信東)

藥理作用 1.本藥能減輕因戒菸所產生的戒斷症狀，使戒菸者更能全力達成戒菸的目標。2.個人意志力是否堅定與成功有很大的關聯，本藥則能提供相當有效的幫助。3.由於本藥不似香菸，因此可以很容易的停藥。4.治療中請確實聽從醫師指示。

適 應 症 [衛核]戒菸輔助劑。

用法用量 1.錠劑(如NICOTINELL)–成人：用量因個人而異，一般皆以2mg開始使用，如果自覺每天需要量超過15片，則應向醫師說明，以便調整為4mg。初開使時，一般皆以2mg，每天8~12片為宜。如果使用4mg，每天也不應超過15片。兒童：不可用於兒童。
用法步驟1：立刻使用，不要等到菸癮上了才使用。因為抽菸時，尼古丁是經由肺部吸收，作用極為迅速；本藥則是經咀嚼釋出，由口腔黏膜吸收，所以作用稍慢。因此，切勿等到抽菸的渴望產生時，才開始使用本藥，否則會覺得本藥效果緩不濟急。不過，你也可用意志力克服這小段空檔。剛開始，使用者須先自行略估一天內，較固定的抽菸時刻，來安排使用本藥的時間。(例如，每小時一片或每二小時一片)大約是一支煙對一片。可自由調整使用頻率，直到自己覺得最舒服為準。但是，一天不要超過15片為宜。

用法步驟2：嚼後含著。將本藥緩慢咀嚼至軟化且口腔有刺感或辛辣感後，停止咀嚼，並用舌頭將其放在兩頰或舌下含著。使藥物能接觸口腔黏膜而吸收。如口香糖似地嚼個不停是不對的，這樣會使得多餘的藥物，隨著口水舌入胃中。尼古丁在胃中不會被吸收，反而會因吞下過多之尼古丁，造成胃部不適或打嗝的反應。

用法步驟3：變換接觸面。含在兩頰間的本藥，可用手指輕壓兩頰，將其壓扁而增加接觸面。一段期間後(無刺激感)，可再次咀嚼至有刺感或辛辣感出現，然後再用舌頭將其移至和下或兩頰之間含著。

用法步驟4：換另一片。在重覆步驟2、3約30分鐘，至咀嚼後無刺感或辛辣感時，就應吐出丟棄。再嚼下去並無幫助。此後再按事先排定的時刻，另取一片新的使用。在開始戒菸的前三個月，最容易失敗而再度陷入抽菸的情況。因此，使用本藥戒菸，應至少使用三個月以上。當自覺可以克服抽菸的需求時，就應逐漸減少使用本藥少數。

2.貼片劑(如NICOTINELL TTS)的用法用量：每天吸菸20支以上：每天貼一片，第一個星期至第四星期期貼30cm²；第5~8星期貼20cm²；第9~12星期貼10cm²。

3.吸入劑(如NICOTINELL inhaler)：

a.每天使用6~12個藥液匣可獲得最佳的效果。每天用量少於6個藥液匣則可能會戒菸失敗。請勿在24小時內使用多於12個藥液匣。

b.建議劑量：

每天抽的香菸數量	每天建議吸之藥液匣數量
1~24	6
25~32	8
33~40	10
超過40	12

c.一個藥液匣大概可取代3~4支香菸。尼古清吸入劑所釋出之尼古丁的份量依溫度而定。溫度越低時，使用的時間需越長才達到相同效果。且治療時間夠久是很重要的。

d.正常情況下，剛開治療時約需三個月，之後，在六在八週內慢慢降低藥液匣數目至完成戒掉。一般，不建議使用尼古清吸入劑超過三個月。為避免菸癮再犯，有些人(ex-smokers)的治療時間可能需要更久，以免又再犯。

不良反應 一般健康成人，在正常使用下，絕無任何嚴重副作用、初次使用本藥時，偶而喉嚨會有刺激的感覺或唾液過多的現象、吞下過多含尼古丁的唾液，可能會引起打嗝、這些現象只要改用2mg錠，即可獲得改善、初使用本藥也會出現消化不良的症狀；尤以4mg較常見、若本藥咀嚼過速或使用太多片，則會發生一些如抽菸太多所發之頭暈、噁心、頭痛等症狀。

醫療須知 1.請置於兒童無法取得之處。

2.使用本藥，絕對不要與香菸併用。

3.使用本藥，請勿同時喝酒、咖啡或其它酸性飲料。例如果汁、可樂等。如果必需飲用飲料，請在使用本藥前先漱口，因為酸性飲料會干擾尼古丁之吸收。

4.使用本藥作戒菸治療前應先確定未懷孕。

5.本藥需由醫師處方使用。

99203 VARENICLINE

孕C 乳 - 泄 腎 半 24h

Rx ● 0.85 MG, 1.71 MG/錠劑(T);

商　名 Champix® ◎ (PFIZER/輝瑞)

藥理作用 1.Varenicline以高度親和力及選擇性與α4β2 神經元尼古丁乙醯膽鹼受體(α4β2 neuronal nicotinic acetylcholine receptors)結合。Varenicline在戒菸的療效被認為是來自varenicline對尼古丁受體某種亞型的活性，其與受體的結合會產生致效劑活性，同時也可避免尼古丁和α4β2 受體結合。
2.Varenicline會抑制尼古丁活化α4β2 受體的能力，進而刺激中樞神經中邊緣多巴胺系統(mesolimbic dopamine system)，一般認為這系統是導致吸菸時會體驗到增強(reinforcement)及酬賞(reward)感覺的神經元機轉。

適應症 [衛核]戒菸輔助劑。

用法用量 1.患者應預設一個停止吸菸的日期，並在這個日期之前一週開始投藥。Varenicline應在飯後服用，並以一整杯水配服。Varenicline的建議使用劑量如下表，先經過一週的劑量調整後，再改為每日兩次服用1mg。
第1~3天 每日一次0.5mg。
第4~7天 每日兩次0.5mg。
第8天~治療結束每日兩次1mg。
2.患者若無法忍受varenicline的不良反應，可以暫時或永久調降劑量。
3.患者應使用varenicline治療12週。
患者若未能在12週的初始治療期間成功戒菸或治療後又煙癮復發，一旦造成戒菸失敗的因素得以被確認並處置，應該鼓勵這些患者繼續嘗試戒菸。

不良反應 1.胃腸道：噁心、脹氣、消化不良、嘔吐、便秘。
2.精神性病變：失眠、異夢、睡眠障礙。
3.神經系統：頭痛、味覺障礙、嗜眠、倦怠。
4.代謝及營養：食慾增加。

醫療須知 1.指示患者設定一個停止吸菸的戒菸日期，並於這個戒菸日期之前一週開始varenicline治療。
2.告知患者varenicline應於飯後服用，並以一整杯水配服。
3.告知患者如何調整varenicline劑量，應先從每日0.5mg的劑量開始。開立處方者應解釋，患者應在治療開始最初三天每日服用一顆0.5mg錠片，接著四天應該每日早上服用一顆0.5mg錠片，晚上再服用另一顆0.5mg錠片。
4.建議患者在最初七天之後，劑量應該增加至早上服用一顆1mg錠片，晚上服用一顆1mg錠片。
5.鼓勵患者若在戒菸日期後不久就破戒吸菸，仍應該繼續嘗試戒菸。
6.告知患者噁心和失眠是varenicline的副作用，通常為暫時性，不過應建議患者若受到這些症狀持續困擾時，應告知開立處方的醫師，以便考慮是否調降劑量。
7.提供患者相關的教育資料及必要的諮詢，以支持戒煙。
8.告知患者有些藥物在戒菸後可能需要調整劑量。
9.患者若在治療期間準備懷孕或計劃哺乳嬰兒，應告知有關吸菸的危險性，以及使用varenicline輔助戒菸的危險性及利益。
10.患者服用varenicline這種戒菸的藥物會有自殺念頭及侵犯性和乖僻的行為，也有報告指出患者會思睡，因此會影響他們駕車及操作機械的能力。
11.本藥用於兒童患者的安全性及有效性尚未建立，因此不建議用於18歲以下的患者。
12.酒精與本藥之交互作用可能改變病人對酒精之耐受性，及伴隨攻擊行為和/或失憶。
13.對於曾有癲癇病史之病人，醫療人員應先衡量其發生癲癇的風險或其他可能降低癲癇閾值之因素與使用此藥之利益。若出現攻擊行為、憂鬱情緒、行為改變或產生自殺意念或行為等，應立即停用本藥。

§ 99.3 戒酒

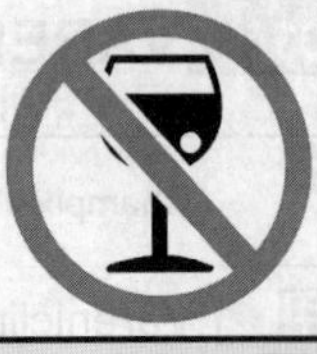

99301 ACAMPROSATE CALCIUM 孕C 乳- 泄腎 半 20～33h

Rx 333 MG/錠劑(T);

商　名　Alglutol® ◎（GLENMARK/美時）

藥理作用　1.科學上的假設認為，慢性酒精暴露會改變神經元興奮與抑制之間的正常平衡。
2.體外和體內的研究證據顯示Acamprosate可與glutamate和GABA神經傳導物質系統發生交互作用，因而得到Acamprosate可恢復此平衡的假設推論。

適應症　[衛核]適用於酒精成癮之輔助治療，協助已達戒酒狀態之酒精依賴病人於治療初期維持戒酒，應與社會心理治療併用。

用法用量　1.建議劑量為666毫克(兩錠333毫克藥錠)每日口服三次，每日總劑量為1998毫克。
2.建議每日三餐規律進食的病人可配合用餐時間服用。
3.應於酒精戒斷期後、病人已達成戒酒時，盡快開始本藥治療。本藥治療應屬於全面性社會心理治療計畫的一部分。
4.一般建議療程為24週至一年，尚未確立一年以上長期使用的療效與安全性。

不良反應　1.常見：心悸、暈厥、嘔吐、消化不良、便秘、食慾增加、外周性水腫、體重增加、肌痛、關節痛、嗜睡、性慾下降、健忘症、思想異常、震顫、血管舒張、高血壓、：鼻炎、咳嗽增加、呼吸困難、咽炎、支氣管炎、皮疹、視覺異常、味覺異常、性無能。
2.罕見：腹水、臉部水腫、光敏感反應、腹部脹大、猝死。

醫療須知　1.中度腎功能不全病人(肌酸酐清除速率為每分鐘30至50毫升)必須減少劑量。
2.接受Acamprosate calcium治療之病人的家屬和照護者，應注意觀察病人是否出現憂鬱症狀或自殺向，若出現此類症狀，應告知醫療人員。
3.服用Acamprosate calcium，無法消除或減少酒精戒斷症狀。
4.請指示病人在酒癮復發時，應告知醫師，並可依據指示繼續接受本藥治療，醫師將為您評估持續使用本藥之利益風險及後續治療計畫。
5.請告知病人，經研究顯示，本藥僅有在合併社會心理治療計畫中使用，才有助於維持戒酒。

§ 99.4 其他

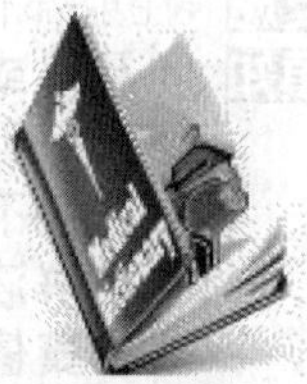

99401 BETAHISTINE HCL(BETAHISTINE MESYLATE)

Rx　6 MG, 8 MG, 12 MG, 16 MG, 24 MG/錠劑(T);

商　名

Ankumin®(羅得) $1.5/T(6MG-箔), $1.5/T(6MG-PIC/S),
Besutin®(優生) $1.5/T(6MG-PIC/S)
Clensan®(新喜國際/正和) $1.24/T(16MG)
Dizynil®(瑞士) $1.5/T(8MG-PIC/S), $2/T(8MG-PIC/S-箔), $2/T(16MG-PIC/S-箔), $1.5/T(16MG-PIC/S)
Ecycle®(應元) $1.5/T(16MG-PIC/S), $1.5/T(8MG-PIC/S),
Harkin®(元宙) $2.1/T(24MG-PIC/S)
Hisbeta®(盈盈/生達) $1.5/T(12MG-PIC/S), $2/T(12MG-PIC/S-箔), $1.5/T(6MG-PIC/S), $2/T(6MG-PIC/S-箔)
K.U.N.®(羅得) $1.5/T(8MG-PIC/S), $2/T(8MG-PIC/S-箔)
Ketozine®(歐帕/泰和碩) $2.1/T(24MG-PIC/S)
Meris S.C.®(正和) $1.5/T(6MG-PIC/S)
Merislon® ◎(保瑞/衛采) $2/T(12MG-PIC/S-箔), $1.5/T(6MG-PIC/S), $2/T(6MG-PIC/S-箔),
Meslon®(強生) $2/T(6MG-PIC/S-箔), $1.5/T(6MG-PIC/S), $1.5/T(12MG-PIC/S), $2/T(12MG-PIC/S-箔)
Mesytol®(成大) $0.92/T(6MG)
Meterlon®(元宙) $2/T(8MG-PIC/S-箔), $1.5/T(8MG-PIC/S)
Nilasen®(歐帕/瑩碩) $2/T(16MG-PIC/S-箔), $1.5/T(16MG-PIC/S), $2.1/T(24MG-PIC/S),
Nisulin®(正和) $2.07/T(24MG)
Nodizy®(歐帕/泰和碩) $1.5/T(16MG-PIC/S), $2/T(16MG-PIC/S-箔)
Undizz®(元宙) $1.5/T(16MG-PIC/S), $2/T(16MG-PIC/S-箔)
Weina®(中生)
Windpin®(永吉)
Zusenlu®(井田) $1.5/T(12MG-PIC/S), $2/T(12MG-PIC/S-箔)

藥理作用　1.本藥能減少組織胺的代謝，其作用與組織胺類似。
2.改善內耳之循環障害。3.消除內淋巴水腫。4.改善腦內血流量。

適應症　[衛核]梅尼艾氏症候群所引起之眩暈、聽力障礙
[非衛核]組織胺性頭痛。

用法用量　通常成人，1次1錠(1次12mg betahistine mesilate)，1日3次，飯後服用。

betahistine mesilate 1次之用量爲6~12mg。

不良反應 主要副作用是噁心(0.4%)、嘔吐(0.1%)、發疹(0.1%)。

醫療須知 下列患者須慎重投與：
1.曾患有消化性潰瘍之患者及活動性消化性潰瘍之患者。
2.支氣管氣喘之患者。3.有褐色細胞腫之患者。

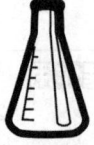

99402 GABEXATE

Rx 100 MG/注射劑(I)；

商　名 Foy® ◎ (ONO/中化裕民) $203/I(100MG-PIC/S-100MG)

藥理作用 1.化學合成的蛋白分解酵素阻斷劑。
2.對trypsin，plasmin，kallikrein，thrombin和C1-esterase有強的阻斷效果(in vitro)。尤其對thrombin即使在AT-III缺乏時，亦有抑制作用，另外對活性因子Xa亦有抑制效果。
3.對實驗性胰臟炎，可抑制其hematocrit值之上升，並可顯著延長存活期。
4.可弛緩Oddi肌。
5.可抑制不同aggregation agents所誘發之血小板凝集(in vitro)。
6.對thrombin，thromboplastin或endotoxin所誘發的DIC可抑制血液凝固因子之消耗，並可預防腎或肺內血栓之形成。

適 應 症 [衛核]急性胰臟炎、伴有蛋白分解酵素逸脫之胰臟疾患症狀之緩解、泛發性血管內血液凝固症

用法用量 1.胰臟炎：將本藥溶於500ml，5%葡萄糖注射液或Ringer液內靜脈點滴注射。輕、中等度：一日2次，每1~3小瓶。重症：按DIC用量。
2.DIC：20~39mg/kg/天，靜脈輸注24小時。

不良反應 注射部位疼痛、靜脈炎、發疹、顏面潮紅。

醫療須知 1.孕婦或可能懷孕婦女避免大量使用。
2.靜脈點滴注射時，其速度以不超過2.5mg/kg為宜。
3.注意不要使本藥液體漏出血管外。
4.溶解液要儘快用，否則置於冷藏庫內，可保存7日，仍可使用。
5.本藥儘可能勿與任何藥劑混合使用。(因為有很多amino acid會減低本藥的作用)。

99403 METHOXSALEN

孕C 乳？ 泄腎 t½ 0.75～2.4h

Rx 10 MG/錠劑(T)；　10 MG/膠囊劑(C)；

商　名 Resusane Soft® (漁人)　　Sorialen® (瑞士) $18.4/T(10MG-PIC/S)

藥理作用 1.本藥可能增加一群功能性的黑色素細胞(melanocytes)並活化休息的或靜止的細胞。也可以開始一種發炎反應。
2.本藥能增加melanosome的合成及tyrosinase的活性，tyrosinase是一種酵素，為tyrosine轉變成dihydroxyphenylalanine所必需，而dihydroxyphenylalanine是melanin的前驅物。
3.本藥的活性要依賴功能性黑色素細胞之存在以及藉人工或陽光之紫外光(UVA)輻射的活化作用，與上皮細胞DNA結合，產生光損害效應，而抑制牛皮癬上皮細胞的增生。

適 應 症 [衛核]牛皮癬、蕁常性白斑。
[非衛核]說明：1.自發的白斑之再著色。2.有助於增加對陽光的耐受性。3.嚴重乾癬的治療。

用法用量 1.局部外用–1週一次，施用於劃界好的傷處，然後暴露於紫外光下1分鐘。隨後暴露的時間要小心延長。
2.口服–1天2膠囊，單一劑量，接著2~4小時曝露在紫外光下5分鐘，然後逐漸增加曝露時間至30~35分。

不良反應 局部外用–皮膚刺激，紅斑，水泡、口服–胃腸不適，神經過敏，失眠，抑鬱，紅斑

，搔癢，紫外光引起的嚴重灼傷。

醫療須知 1.留意過量或過度曝露會引起嚴重水泡及燒灼。不可超過處方的劑量或曝露的時間。
2.不能調配局部外用製劑供家庭用。僅必須在有訓練人員監視下施用。嚴格控制光線情況。
3.指示患者接受局部外用製劑時要保護患部，免於陽光照射，除非想要曝露久些，因為若治療的部位曝露於額外的紫外光下，會發生嚴重的燒灼。
4.損傷的肝功能，孕婦授哺乳婦，要小心使用本藥。
5.12週後開始著色，但有意義的再著色需要6~9個月。
6.不可增加口服製劑的劑量。
7.治療期間定期做肝功能試驗，若肝損傷出現應即停藥。
8.在服藥前24小時至光照治療後8小時，應著長袖避免日曬，防曬乳膏的SPF應該大於15。

99404 OXITRIPTAN

Rx 100 MG/膠囊劑(C)；

商名 5-HTP®（中化）$21.8/C(100MG-PIC/S)

藥理作用 本藥可補充5-HTP給缺乏型苯酮尿症患者。

適應症 [衛核]治療BH4缺乏型苯酮尿症患者

用法用量 (1)本劑之用量乃視患者症狀跡象與個人反應而定，遵照醫囑，每天可服用1~3顆。(2)若每天必須服用高劑量時，建議遵照下列指示：a.第1~3天，晚上服用1顆；b.第4~6天，早晚各服用顆；c.第7天起，早、午、晚各服用1顆。本藥請於用餐時服用。

不良反應 一時的血壓上升或下降、胃腸不適，如噁心嘔吐及腹瀉，這些皆由於本藥使用過量所引發的副作用、不過，在持續的治療下或日漸用量減少，這些症狀多半可逐漸消失。另外，須注意催乳荷爾蒙的血漿含量(prolactin-the level of plasma)的上升、大體上，本藥在定量使用下，人的反應能力也會受改變，尤其駕駛或操作機械能力會受不良影響、若和酒一起發生作用，影響更大。

醫療須知 (1)若定時定量服用，數天之後療效才有明顯反應。(2)服用至少持續三個月。(3)服用不得突然間斷。(4)服用期間須視患者個人情況而定，並由醫生診斷。

99405 PALIVIZUMAB▲

孕C 乳？ 貯180D

99 其它

Rx 100 MG/ML/注射劑(I)；

商名 Synagis® ◎（裕利/阿斯特捷利康）$11126/I(100MG/ML-PIC/S-0.5ML)

藥理作用 1.Palivizumab為一種人類免疫球蛋白(IgG1)單株抗體，可直接作用於呼吸道融合細胞病毒(Respiratory Syncytial Virus，RSV)融合蛋白A抗原部位。
2.Palivizumab對RSV具有中和病毒與抑制細胞融合的活性。這些活性可抑制RSV的複製。Palivizumab可中和所有臨床所分離出的RSV。
3.針對35位因RSV疾病而須插氣管的兒童患者評估palivizlimab中和病毒之活性。在這些患者中，相對於對照組，palivizumab能明顯的降低下呼吸道的RSV數量。

適應症 [衛核]Palivizumab可作用於RSV疾病高危險族群之幼兒病患，包括支氣管肺發育不全(BPD)嬰兒、早產兒(小於或等於35妊娠週)及患有血液動力學上顯著之先天性心臟病(CHD)幼兒族群，預防因RSV感染所引起之嚴重下呼吸道疾病。

用法用量 1.Palivizumab的建議劑量為15mg/kg，於預期的社區內RSV高峰季節每月投與一次。第一劑應於RSV季節開始之前投與，並於RSV季節每個月投與一次連續使用。為避免重複感的染的危險，建議接受palivizumab 治療但仍感染RSV的兒童，於整個RSV季節期間仍持續接受每個月palivizumab的治療。共給5次藥。

2.Palivizumab係以15mg/kg每月一次的肌肉注射方式投與，建議使用於大腿前外側。為避免傷及坐骨神經．臀部肌肉不應該當作為慣常的注射部位。應使用標準無菌技術注射，超過1公撮的注射劑量應分次投與。
3.調配後的palivizumab溶液僅能由肌肉注射。調配後，必須在6小時內用完。
4.Palivizumab不應使用無菌水以外的溶液溶解稀釋或與其他藥物混合使用。
5.為避免感染性疾病的傳播，應使用拋棄式滅菌針頭與針筒，且不能重複使用。
6.進行心肺繞道開心手術(cardiopulmonary bypass)後，建議盡快於術後補打15mg/kg的palivizumab。

不良反應 常見：1.中耳炎、皮膚發疹。2.偶有全身性：疼痛、疝氣。3.AST升高、腹瀉、噁心、嘔吐、腸胃炎。4.呼吸：URL、鼻炎、咽頭炎、咳嗽、哮喘、支氣管炎、氣喘、格魯布性喉頭炎(CROUP)、呼吸困難、竇炎、呼吸暫停。

醫療須知 1.使用palivizumab後曾發生過敏反應，包括極少見的過敏性反應(anaphylaxis)。
2.治療嚴重過敏反應，包括過敏性反應的藥物應備齊，以供palivizumab投與後緊急使用。若發生嚴重的過敏反應，palivizumab的治療應馬上停止。如同時使用其他藥物於這群患者，如果有較輕微的過敏，在下一次使用palivizumab時應須特別小心。
3.如同其他的肌肉注射藥物，對患有血小板減少症或任何凝血疾病的患者，投與palivizumab時應小心使用。
4.單次使用的palivizumab小瓶中未含有防腐劑。藥品調配後必須於六個小時內使用。
5.中至重度的急性感染或發燒，可能需延遲使用palivizumab，除非，醫師認為若不使用palivizumab，會有更大的風險。輕度的發燒，如輕微上呼吸道感染，通常不需要延遲使用palivizumab。

99406 PEGFILGRASTIM

孕 C 乳 - 泄 血液 T½ 15～80h

℞ 10 MG/ML/注射劑(I)；

商　名
Fulphila®（Biocon/台灣生資）$9685/I(10MG/ML-PIC/S-600MCL)
Ziextenzo®（NOVARTIS/山德士）$9685/I(10MG/ML-PIC/S-600MCL)
Neulasta® ◎（AMGEN/協和麒麟）$16626/I(10MG/ML-PIC/S-600MCL)

藥理作用 Pegfilgrastim是重組甲硫胺醯基人類G-CSF(filgrastim)及單甲氧基聚乙二醇的共價結合物。Filgrastim是一種可溶於水並含有175個胺基酸的蛋白質，分子量大約為19千道爾頓(KD)。Filgrastim是由含有人類G-CSF基因的基因工程改造質體的一種大腸桿菌菌種經由細菌發酵而獲得的。製造pegfilgrastim是將一個20KD的單甲氧基聚乙二醇的分子與的氮端的甲硫胺醯基的殘基共價結合。Pegfilgrastim的平均分子量大約是39KD。

適應症 [衛核]適用於非骨髓性癌症患者在接受易引起臨床上有顯著發生率的嗜中性白血球減少症合併發燒之骨髓抑制性抗癌藥物治療時，以降低嗜中性白血球減少症合併發燒為表現之感染發生率。

用法用量 1.本藥的成人建議劑量為每一化學療法週期單一皮下注射6mg。請勿在使用細胞毒性化學療法前14天到細胞毒性化學療法後24小時的期間給予本藥。
2.在小於18歲的兒童或青少年，本藥的安全性與有效性尚未確立。
3.在溶液及容器許可的狀況下，給藥前應目視檢查顆粒物質及變色。當發現顆粒物質或變色時，請勿使用。

不良反應 1.Pegfilgrastim組≧5%病人最常發生及群組之間差異≧5%的不良反應是骨痛及四肢痛。
2.嚴重不良包括：
(1)脾臟破裂。(2)急性呼吸窘迫症候群(ARDS)。(3)嚴重過敏反應。
(4)鐮狀細胞疾病的病人的使用。(5)對於惡性細胞的腫瘤生長刺激效果的潛在作用。

醫療須知 1.給予本藥後可能發生包括致命案例的脾臟破裂。給予本藥後，若患者有左上腹或肩膀疼痛，應評估是否有脾臟腫大或脾臟破裂。

2.使用本藥的患者可能會發生急性呼吸窘迫症候群(ARDS)。給予本藥後產生發燒、肺浸潤、或呼吸窘迫，需評估發生急性呼吸窘迫症候群的可能性。發生ARDS時，必須停止使用本藥。
3.使用本藥的患者可能會發生包括全身性過敏反應(anaphy-laxis)的嚴重過敏反應。所報導的事件主要是發生在開始接觸時。包括全身性過敏反應(anaphylaxis)的過敏反應可能會在停止初期抗過敏治療的數天內再度出現。有嚴重的過敏反應的病人需永遠停止使用本藥。
4.鐮狀細胞疾病的病人使用本藥可能會發生嚴重的鐮狀細胞危象。
5.Pegfilgrastim及filgrastim作用的G-CSF受體已被發現存在於腫瘤細胞株上。對於包括未被核准使用pegfilgrastim的骨髓癌症及骨髓發育不良症候群(MDS)的所有腫瘤型態，無法排除pegfilgrastim作為生長因子的可能性。

99407 PLERIXAFOR

Rx 20 MG/ML/注射劑(I);

商名

Mozobil® ◎ (GENZYME/賽諾菲) $163408/I(20MG/ML-PIC/S-1.2ML)

藥理作用 1.Plerixafor是一種bicyclam衍生物，選擇性的CXCR4趨化激素受體的選擇性可逆性拮抗劑，可以阻斷其同源配體-基質細胞衍生因子Iα(SDF-Iα)與CXCR4受體的結合作用，SDF-Iα也被稱為CXCL12。
2.Plerixafor造成的白血球增多以及循環中造血先驅細胞增加現象，被認為是干擾CXCR4與其同源配體結合的結果，造成全身循環中成熟細胞跟複效性細胞的出現。
3.被plerixafor驅動的CD34+細胞具有功能且有長期再群聚的移植能力。

適應症 [衛核]1.成人
與顆粒球群落形成刺激因子(G-CSF)併用，驅動造血幹細胞至周邊血液供收集以施行自體移植；適用於須施行自體移植之非何杰金氏淋巴瘤或多發性骨髓瘤的成人病人，但驅動不佳者。
2.兒童(1歲至小於18歲)
與顆粒球群落形成刺激因子(G-CSF)併用，驅動造血幹細胞至周邊血液供收集以施行自體移植；適用於患有淋巴瘤或實體惡性腫瘤及有以下任一情況的兒童：
-使用G-CSF驅動後，循環中的造血幹細胞在預期收集當天所能收集到的細胞數太少(不論是否併用化療)，或
-先前曾無法收集到足量的造血幹細胞。

用法用量 1.Plerixafor的建議劑量是每天每公斤體重0.24毫克。治療前先投與顆粒球群落形成刺激因子(G-CSF)療法共四天，在分離術開始前6~11小時皮下注射投與plerixafor。在臨床試驗中，本藥通常連續使用2~4(最多7天)天。
2.支持使用本藥的樞杻試驗中，所有病人在投與plerixafor第一次劑量前連續四天以及在接受分離術之前的每天早上投與G-CSF每公斤10微克。
3.皮下注射用。每小瓶本藥限用一次。投藥前應以目視檢查藥瓶，如發現在微粒狀物質或變色(discolouration)請勿使用。

不良反應 失眠、頭暈、頭痛、腸瀉、噁心、嘔吐、腹痛、胃部不舒服、消化不良、腹脹、便秘、脹氣、口部感覺遲鈍、口乾、多汗、紅斑、關節痛、骨骼肌肉痛、注射及輸注部位反應、疲勞、不適。

醫療須知 1.潛在性腫瘤細胞再注入影響未有足夠的研究。對淋巴瘤或多發性骨髓瘤的患者，以本藥與GCSF併用驅動造血幹細胞至周邊血液時，腫瘤細胞可能會從骨髓釋出，在後續的血球分離產品中被收集。
2.Plerixafor在驅動造血幹細胞時，可能造成白血病細胞的驅動以及後續汙染分離後得到的產品。因此plerixafor不建議使用於白血病患者之造血幹細胞的驅動與獲得。

3.本藥與G-CSF併用會同時增加循環中的白血球及造血幹細胞。

4.血小板減少是分離術已知的併發症，且曾在接受本藥的病患身上觀察到此一現象。所有接受本藥以及進行分離術的病患，皆應監測血小板數目。

99408 PONESIMOD

℞ 2 MG, 3 MG, 4 MG, 5 MG, 6 MG, 7 MG, 8 MG, 9 MG, 10 MG, 20 MG/錠劑(T);

商 名 Ponvory® ◎ (PATHEON/嬌生)

藥理作用 1.Ponesimod是一種sphingosine 1-phosphate (S1P)受體1調節劑，會以高度的親和力和S1P受體1結合。

2.Ponesimod會阻斷淋巴球流出淋巴結，進而減少周邊血液中的淋巴球數量。

3.Ponesimod對多發性硬化症產生治療作用的機制不明，但可能和降低淋巴球移行進入中樞神經系統的作用有關。

適 應 症 [衛核](1)成人復發緩解型多發性硬化症(relapsing-remitting multiple sclerosis, RRMS) (2)成人活動性次發進展型多發性硬化症(active secondary progressive multiple sclerosis, active SPMS)。

用法用量 1.劑量調升完成(如下表)之後，本藥的建議維持劑量為從第15天開始每日一次口服20毫克。

2.以一個為期14天的劑量調升療程開始本藥的治療；從每日一次口服一顆2毫克錠劑開始，按照下表的劑量調升時程逐步調增劑量。

劑量調升療程

劑量調升日	每週劑量
第1、2天	2 mg
第3、4天	3 mg
第5、6天	4 mg
第7天	5 mg
第8天	6 mg
第9天	7 mg
第10天	8 mg
第11天	9 mg
第12、13、14天	10 mg
維持治療，第15天(含)之後	20 mg

不良反應 鼻炎、疲倦、胸部不適、周邊水腫、關節腫脹、血中膽固醇升高、偏頭痛、失眠、憂鬱、消化不良、口乾、心搏徐緩、背痛、以及竇炎。

醫療須知 1.本藥可能會升高對感染的敏感性。

2.在本藥的研究發展計劃中，曾有發生皰疹病毒感染的案例報告。

3.對出現與隱球菌感染相符合症狀或徵兆的病人，應進行適當診斷性評估與治療。

4.進行性多灶性腦白質病變(Progressive multifocal leukoencephalopathy, PML)如果懷疑發生，應暫停使用本藥治療，直到排除發生PML的可能性。如果確定發生PML，應停止使用本藥治療。

5.如果在使用本藥治療期間接種疫苗，疫苗的效果可能會降低。

6.由於開始使用本藥治療會造成暫時性的心跳速率降低與房室(AV)傳導延遲，因此必須採取向上調升劑量的方式來達到本藥的維持劑量(20毫克)。

7.開始使用本藥治療會引發暫時性的房室傳導延遲，其短暫發生的模式和在劑量調升期間所觀察到的心跳速率降低現象類似。
8.在使用本藥治療的病人中，曾觀察到具劑量依賴性的用力呼氣1秒量(FEV1)降低與一氧化碳肺瀰散量(DLCO)降低現象，且大部份都發生於開始治療後的第一個月期間。
9.使用本藥治療的病人可能會出現轉胺酶升高的現象。
10.S1P受體調節劑(包括本藥)已證實和發生黃斑部水腫的風險升高有關。
11.在接受sphingosine 1-phosphate (S1P)受體調節劑治療的病人中，曾有少數發生可逆性後腦病變症候群(PRES)的病例報告。

99409 RILUZOLE

孕 C 乳 ? 泄 肝 半 12h

Rx 50 MG/錠劑(T); 5 MG/ML/懸液劑(Sus);

商名
Laidec FC® (健亞/吉帝) $132/T(50MG-PIC/S)
Rilutek® ◎ (OPELLA/賽諾菲) $132/T(50MG-PIC/S),
Teglutik® (Italfarmaco/台灣李氏) $3150/Sus(5MG/ML-PIC/S-300ML)

藥理作用 本藥的作用模式未知，本藥具有下列藥理性質，而其中某些性質可能與其藥效有關：(1)對麩胺酸的釋放具有抑制作用。(2)電壓依賴型鈉離子通道的去活化作用，和(3)干擾神經傳導物質與興奮性胺基酸受體之結合。

適應症 [衛核]肌萎縮脊髓側索硬化症(Amyotrophic Lateralsclerosis, ALS)
[非衛核]說明：(1)適用於治療肌萎縮脊髓側索硬化症(Amyotrophic Latcral Sclcrosis，ALS)患者，可延長存活時間及/或氣管切開時間。(2)「肌萎縮脊髓側索硬化症」(Amyotrophic Latcral Sclcrosis，ALS)的病因和病理作用未知，但已經發展出多種假說。其中一種假說是：運動神經元由於遺傳因素或環境因素變脆弱，而受麩胺酸(glutamate)的破壞。某些家族性ALS病例中，發現有過氧化物歧化酶(superoxide dismutase)缺陷。

用法用量 每12小時口服1錠(50mg)，在飯前1小時或飯後2小時服用，劑量增加不能預期療效相對加強，反而，副作用會更嚴重。

不良反應 衰弱、噁心、眩暈、肺功能減弱，下痢，腹痛，肺炎，嘔吐，厭食，不眠，SGPT上昇等。

醫療須知 1.用於合併症患者：用於合併有肝及/或腎功能不全患者時應審慎。特別在用於本藥誘生肝臟傷害而表現出肝臟酵素濃度升高表徵的患者時應審慎；肝臟傷害對本藥代謝作用的影響未明。
2.用於老年患者應審慎，原因為他的肝或腎功能可能因老化而變差。另外女性和日本人由於清除本藥的代謝能力可能比男性和白種人低，故使用本藥時也應審慎。
3.須告知患者於接受本藥治療期間如果發生發燒現象即應向醫師報告。
4.應告知患者和看護，本藥須定時服用。每日固定同一時間(例如，早晚服用)。若有一次忘記服用，則依原計畫，繼續服用下一錠。
5.應警告患者本藥可能造成頭昏眼花、暈眩、或嗜睡等副作用，除非己知本藥不會影響他們的智能及/或運動表現，否則應建議患者最好勿駕車或操作機械。
6.喝酒是否增高嚴重肝毒性的風險仍未明，因此，應建議接受本藥治療患者勿飲酒過量。
7.本藥須於20°~25°C(68°~77°F)避光儲存，應放置於兒童不能觸及之處。

99410 Protase 優妙化腸溶微粒膠囊® (永信) $7.8/C

Rx 每 Cap 含有：AMYLASE 66400.0 USP-U ；LIPASE 20000.0 USP-U ；PROTEASE 75000.0 USP-U

藥理作用 1.優妙化腸溶微粒膠囊所含之胰液分解酶係由腸溶膜衣包裹，故可防止胃酸破壞而失效。
2.胰液分解酶可將脂肪分解成glycerol及fatty acids，將蛋白質分解成proteoses及其衍生物。
3.將澱粉分解成dextrins及短鏈的醣類。

適應症 [衛核]囊腫性纖維化疾病、慢性胰臟炎、胰臟切除、胃腸繞道手術及因腫瘤引發胰管式膽管阻塞等疾病所導致的胰液分泌不全。

用法用量 1.起始劑量：依照臨床經驗，服用時請與三餐之食物或點心一起吞服，切勿於飯前或飯後及無食物 之狀態下服用。
①成人及6歲以上之兒童：常用起始劑量為每餐食物或點心併服1粒優妙化腸溶微粒膠囊。

②6歲以下之兒童：依臨床經驗判斷實際的劑量。

2. 纖維囊腫患者：一般劑量為每餐每公斤體重1,500~3,000USP Lipase Units。

不良反應 1.最常被報導的副作用為腸胃道方面之噁心、嘔吐、脹氣、絞痛、便秘或下痢。

2.曾報導過但不常發生之副作用為過敏反應。

3.過高之劑量可能導致尿中尿酸過高及高尿酸血症。

醫療須知 1.本藥不可壓碎或咀嚼，亦不可與酸鹼值5.5以上之食物混合，以免溶解腸溶膜衣而提早釋放出酵素，並造成口腔黏膜之刺激及失去酵素之活性。

2.膠囊需整粒吞服，或者可將內容物與流質的液體食物均勻攪拌以幫助吞服。

3.注意膠囊之內容物不可咀嚼或壓碎，以免提早釋放出酵素，並造成口腔黏膜之刺激及失去酵素之活性。

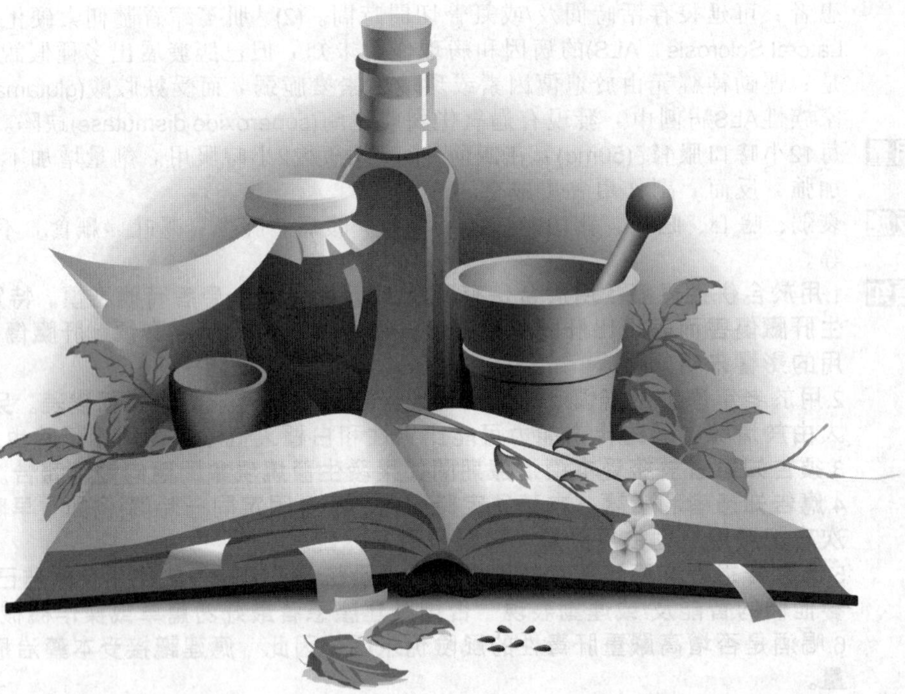

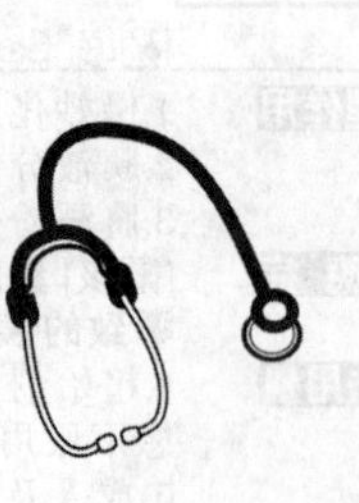

附錄一 處方簡略語

簡略語	英譯	中譯
aa	of each (equal parts)	各
ac	before meals	飯前
ad	up to	至
ad lib	as	任意
Amp	ampuls	安瓿
aq (dest)	water (distilled)	水
aur (a)	ear	耳
au	each (Both) ear (s)	两耳
ad	right ear	右耳
as	left ear	左耳
bid	twice a day	一天兩次
c	with	和，以
caps	Capsule	膠囊
cito	quickly	趕快
comp	compound	複方
conc	concentrated	濃的
d	day or right	日後右
dil	dilute	稀釋
dim	one-half	一半
disp	dispenese	調配
div	divide	分成
dr	dram	英錢 (3)
dtd	dispense such doses	照此劑調配
elix	elixir	酏劑
en	an enema	灌腸劑
et	and	和
ext	extract	萃取物
F (ft)	make	製
fl	fluid	液
g (gm)	gram	公克
gr	grain	喱=64.8mg
gtt (s)	drop (s)	滴
h	hour	小時
hs	bedtime (hour of sleep)	睡前
i.c.	in tercibos	飯前
IM	intramuscular	肌肉注射
IV	intravenous	靜脈注射
L	liter	公升
liq	liquor, solution	液
M	mix	混合
M. et N.	morning and night	早晚
Mx	minim	最小

附錄一 處方簡略語 (續)

簡略語	英譯	中譯
M. dict	as directed	依醫師所囑
mg	milligram	毫克
ml	milliliter	毫升
nebul	nebulizer	噴霧劑
no	number	數目
non rep (NR)	no refill	不可重覆調配
noet	night	夜
O	pint	品脫
od	right eye or every day	右眼或每天
oh	every hour	每小時
o.m.	every morning	每早
os	mouth	口
o.n.	every night	每晚
os	left eye	左眼
ou	each eye	兩眼
oz	ounce	盎斯 (兩)
pc	after meals	飯後服
po	by mouth	經口
prn	as needed	視需要
pulv	powder	粉
q	every	每
qh	every hour	每小時
qid	4 time a day	一天4次
qod	every other day	每隔一天
qs	a sufficient quantity	足量
Rx	recipe (take)	拿
rep	repeat	重覆
s	without	不用或不與
ss	half	一半
Sig (S)	(write on) label	服用法
sol	Solution	溶液
s.o.s.	if necessary	必要時
stat	immediately	立即
supp	Suppository	栓劑
syr	Syrup	糖漿
tab	tablet	錠，片
tid	3 times a day	一天3次
tinct (tr)	tincture	酊劑
ung	ointment	軟膏
ut dict (UD)	as directed	照指示

附錄二 (A) 兒童劑量計算公式

1. Clark's 公式

$$\frac{\text{體重(英磅)}}{150} \times \text{成人劑量} = \text{兒童劑量}$$

2. Fried's 公式 (≦2歲)

$$\frac{\text{年齡(月數)}}{150} \times \text{成人劑量} = \text{兒童劑量}$$

3. Young's 公式 (≧2歲)

$$\frac{\text{年齡(歲數)}}{\text{年齡}+12} \times \text{成人劑量} = \text{兒童劑量}$$

4. 體積表面積

$$\frac{\text{體積表面積}(m^2)}{1.73} \times \text{成人劑量} = \text{兒童劑量}$$

體重 (kg)	體表面積近似值(m^2)
2.5	0.17
3.2	0.21
4.5	0.26
10.0	0.42
15.0	0.56
23.0	0.85
30.0	1.00
40.0	1.28
50.0	1.53

附錄二 (B) 致使尿液或糞便改變顏色的藥品

藥品	尿液	糞便
抗凝血劑 Warfarin Heparin	橘、粉紅或紅褐	粉紅到紅到黑 (內出血引起)
氫氧化鋁製劑		白或斑點
鐵製劑		黑
Amitriptyline	藍綠	
Bismuth salt		黑
Cascara, senna	褐到黑	
Chlorzoxazon	橘或紫紅	
Corticosteroids	黑 (內出血引起)	
Indomethacin	綠	綠
Isonizaid	變黑 (膽紅質尿症引起)	
Levodopa	深褐到黑	
Metronidazole	變黑	
Nitrofurantoin	黃褐	
Phenothiazines Chlorpromazine Fluphenazine Thioridazine Trifluoperazine	粉紅到紅到紅褐	
Phenytoin	粉紅到紅到紅褐	
Pyrazinamide	變黑 (膽紅質尿症引起)	
Riboflavin (Vitamin B_2)	橘黃到黃綠螢光	
Rifampin	棕紅或橘紅	橘紅到紅
Salicylates		粉紅到紅或黑(內出血引起)

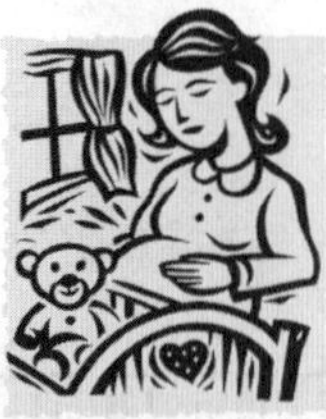

◆ 美國 FDA 孕婦用藥安全分級

美國食品藥物管理局(FDA)規定所有經全身性吸收之處方藥或已知對胎兒有害藥物予以分級，成為五種孕婦用藥等級(A、B、C、D、X)。英文字母表示對胎兒之危害程度，於藥品包裝內仿單應註明警告事項。FDA 所規定之分級如下：

孕Ⓐ

經孕婦對照試驗，於懷孕第一期並無證據顯示該藥物對胎兒有害(在懷孕後三期並無證據顯示有危險性)，所以對胎兒危害可排除。

孕Ⓑ

動物生殖對照試驗尚未證實對胎兒有害，但並未進行孕婦對照試驗；或者動物生殖對照試驗證實有不良反應(與降低受孕率無關)，但無法在孕婦對照試驗證實該藥物對懷孕第一期有不良反應(對懷孕第二期三期亦無法證實)。

孕Ⓒ

動物生殖對照試驗已證明對胎兒有不良反應(畸胎性或胚胎致死或其他)，但未並進行孕婦對照試驗；或者並無孕婦及動物實驗任何結果。該藥物只有在可能的利益大於潛在的危險才可使用。

孕Ⓓ

人體的對照試驗證實該藥物對胎兒有不良反應，(若該藥物用於生命危急狀況或於嚴重疾病，並無較安全藥物可替代時)，在可接受危害風險下，對孕婦有益時可使用。應於標籤上做「警告」註記。

孕Ⓧ

不論是動物及人類實驗均證實會導致胎兒異常；或人類用藥經驗顯示對胎兒有危險性，或两者均有，對孕婦危害遠大於任何益處。該藥物對已受孕或有可能受孕婦女均禁忌使用。應於標籤上做「禁忌」註記。

免責聲明

本書出版時，作者及全國藥品年鑑雜誌社均已小心確認書內所述之劑量及處置流程的正確性，並符合一般可接受之標準，然而藥物的治療和使用方法仍須依最新資訊而作調整。讀者服藥前需詳讀每個藥物或其製劑包裝內的資料或仿單說明，尤其是新藥或孤兒藥物的使用、投與等，更應依醫師之處方用藥。

本書作者及雜誌社不承擔因使用本書內容所引起直接或間接損害的責任。

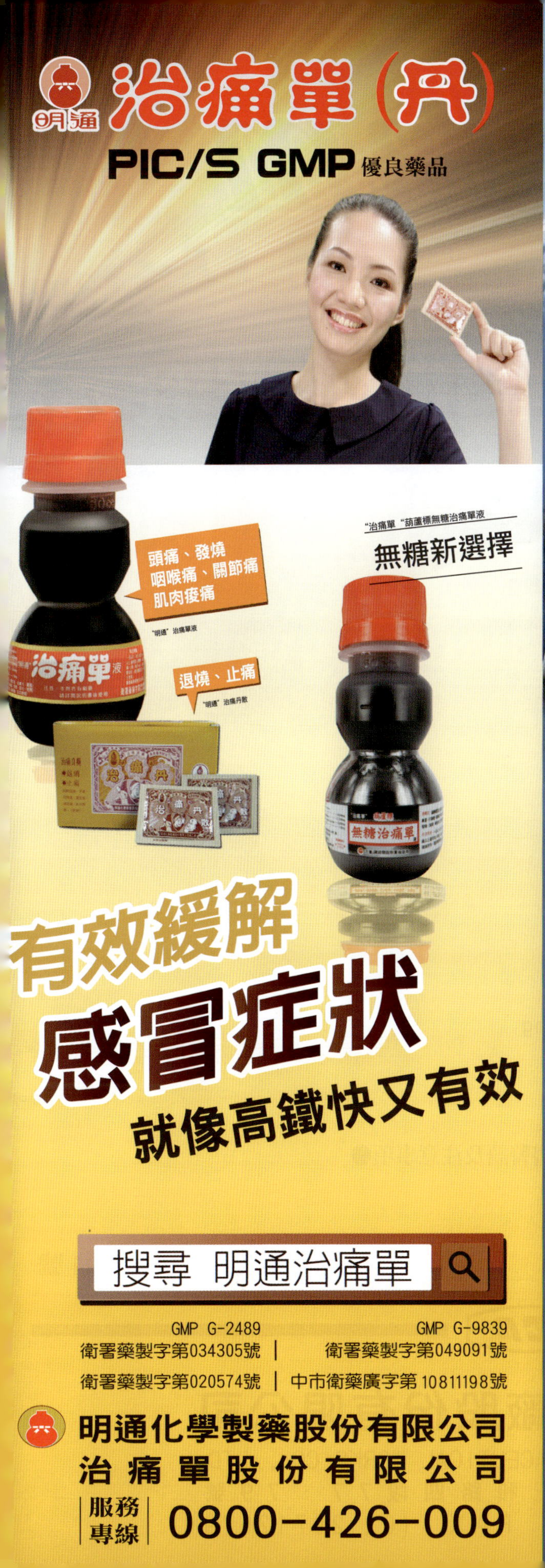
明通
治痛單(丹)
PIC/S GMP 優良藥品
頭痛、發燒
咽喉痛、關節痛
肌肉痠痛
"明通"治痛單液
退燒、止痛
"明通"治痛丹散
"治痛單"葫蘆標無糖治痛單液
無糖新選擇
有效緩解
感冒症狀
就像高鐵快又有效
搜尋 明通治痛單
GMP G-2489
衛署藥製字第034305號
衛署藥製字第020574號
GMP G-9839
衛署藥製字第049091號
中市衛藥廣字第10811198號
明通化學製藥股份有限公司
治痛單股份有限公司
服務專線 0800-426-009

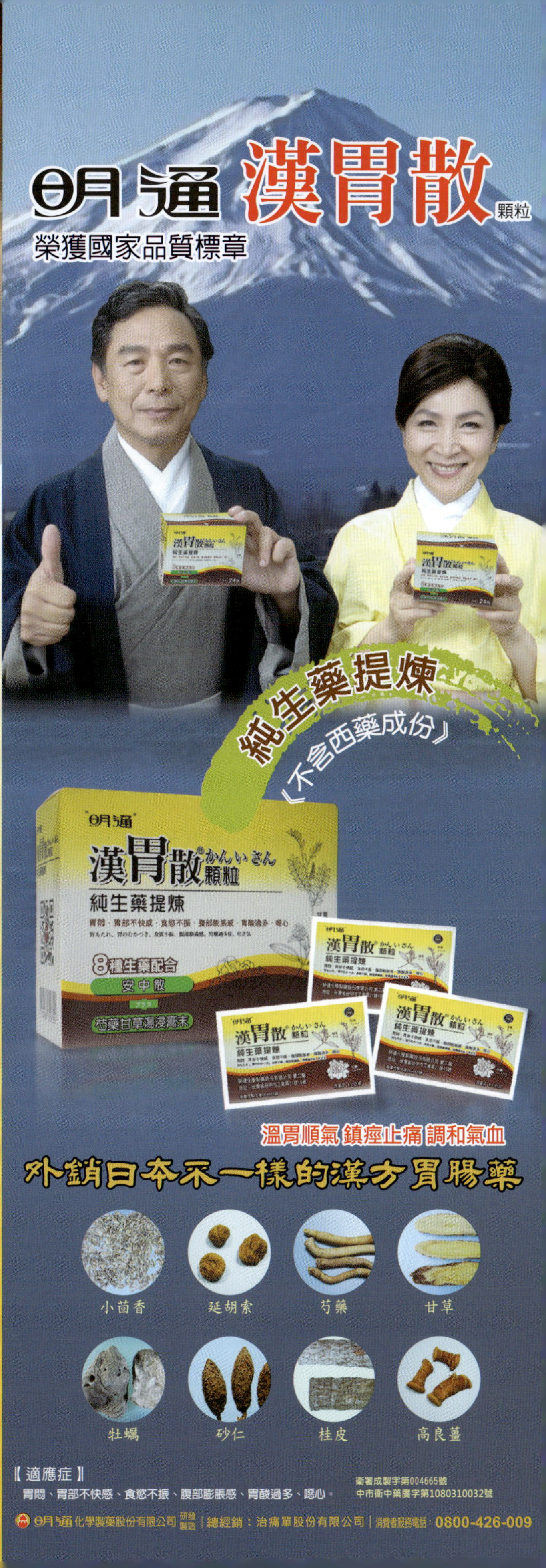
明通 漢胃散 顆粒
榮獲國家品質標章
純生藥提煉
《不含西藥成份》
8種生藥配合
安中散
芍藥甘草湯浸膏末
溫胃順氣 鎮痙止痛 調和氣血
外銷日本不一樣的漢方胃腸藥
小茴香
延胡索
芍藥
甘草
牡蠣
砂仁
桂皮
高良薑
【適應症】
胃悶、胃部不快感、食慾不振、腹部膨脹感、胃酸過多、噁心。
衛署成製字第004665號
中市衛中藥廣字第1080310032號
明通化學製藥股份有限公司 研發製造 | 總經銷：治痛單股份有限公司 | 消費者服務電話：0800-426-009

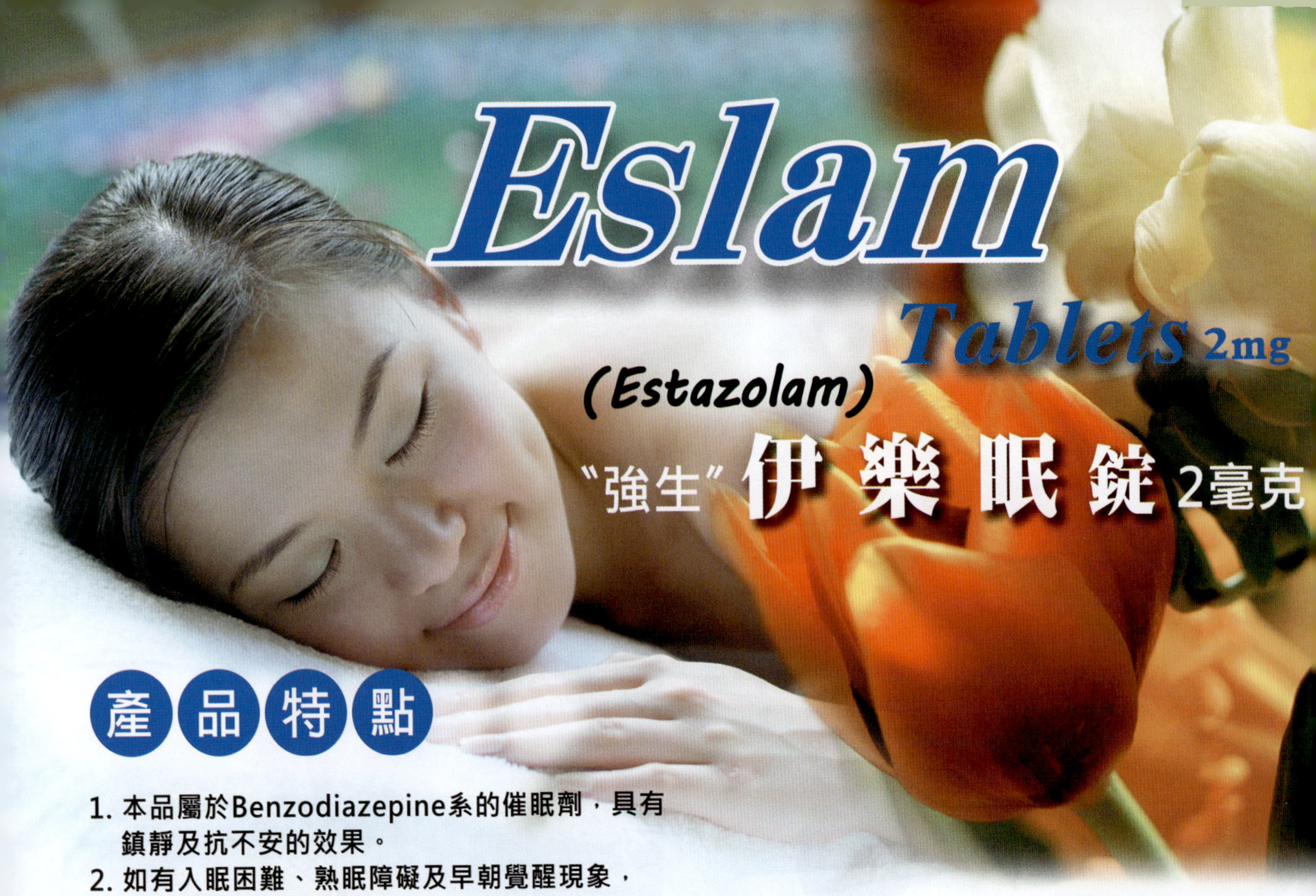

產品特點

1. 本品屬於Benzodiazepine系的催眠劑，具有鎮靜及抗不安的效果。
2. 如有入眠困難、熟眠障礙及早朝覺醒現象，少數劑量就有催眠效果。
3. 催眠效果迅速，催眠過程中覺醒現象少，維持睡眠品質安定。
4. 由於神經性、精神性、器官性等原因造成的失眠，尤具療效。

【成　　分】每錠含Estazolam-------2mg
【適 應 症】失眠

●使用前詳閱說明書警語及注意事項●

衛署藥製字第 047479 號

北衛藥廣字第 10901004 號

強生化學製藥廠股份有限公司
JOHNSON CHEMICAL PHARMACEUTICAL WORKS CO., LTD.
新北市241三重區三和路四段77、79號
TEL：(02)29894756　FAX：(02)29712579

"JOHNSON"

Delcopan® SR Tablet 60mg

(Dextromethorphan Hydrobromide)

抑咳平 持續性膜衣錠 60公絲〝強生〞

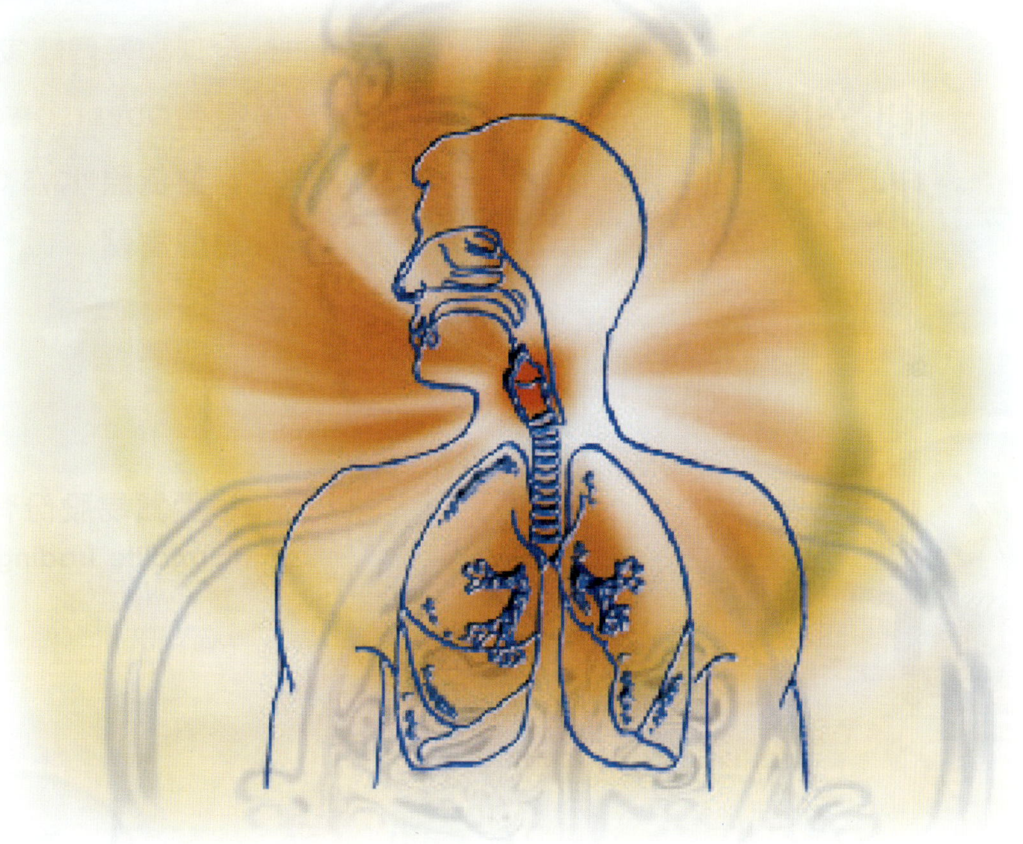

成 份

每錠中含有 Dextromethorphan Hydrobromide 60mg

適應症

鎮咳。 ●使用前詳閱說明書警語及注意事項●

衛署藥製字第044829號 北衛藥廣字第10808008號

JCP

強生化學製藥廠股份有限公司

JOHNSON CHEMICAL PHARMACEUTICAL WORKS CO., LTD.

新北市三重區三和路4段77、79號

TEL：(02)29894756 FAX：(02)29712579

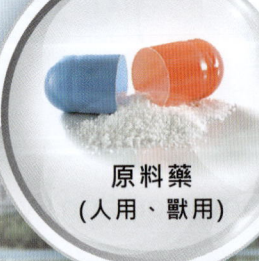

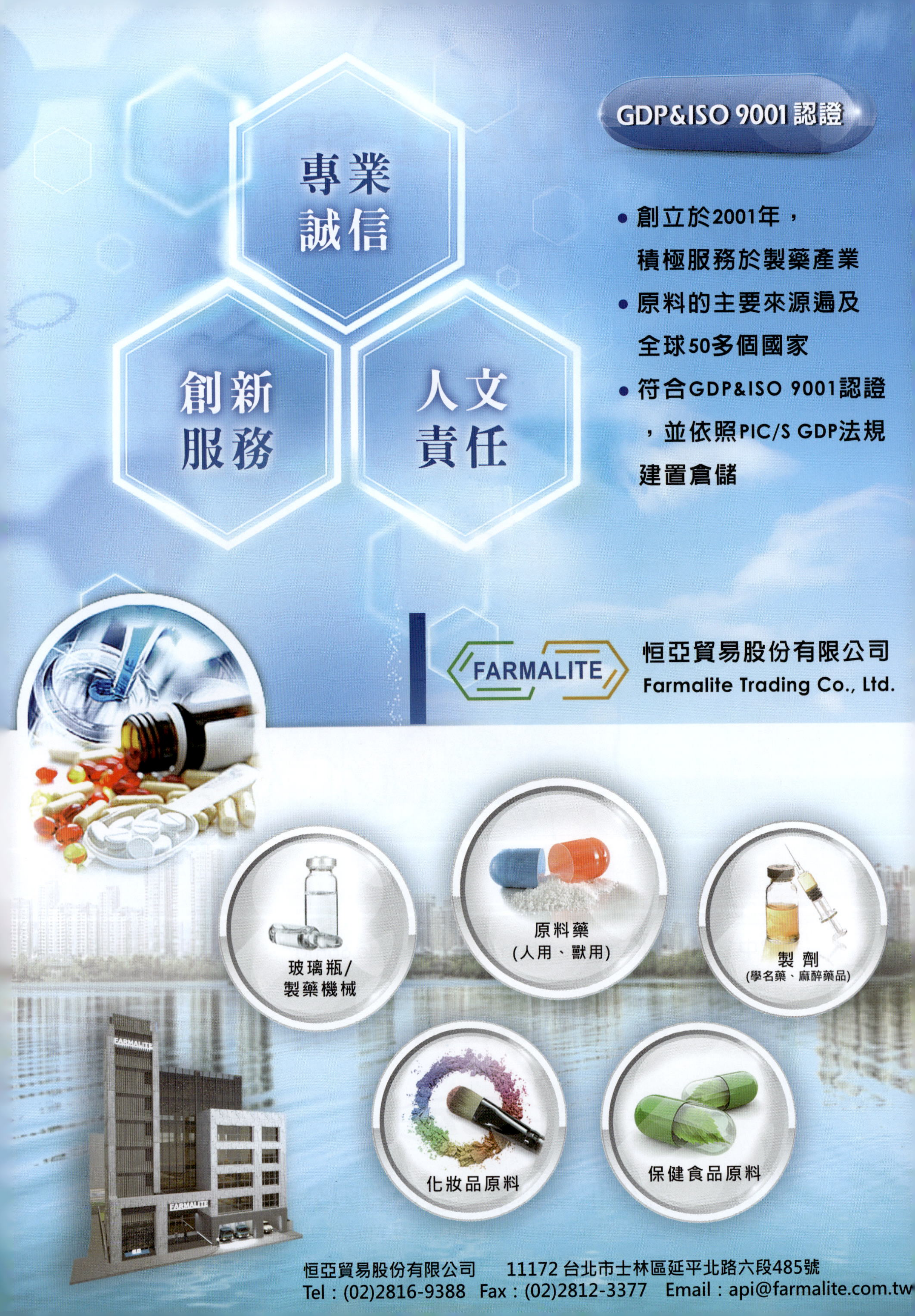
GDP&ISO 9001認證
專業
誠信
創新
服務
人文
責任
• 創立於2001年，
積極服務於製藥產業
• 原料的主要來源遍及
全球50多個國家
• 符合GDP&ISO 9001認證
，並依照PIC/S GDP法規
建置倉儲
FARMALITE
恒亞貿易股份有限公司
Farmalite Trading Co., Ltd.
玻璃瓶/
製藥機械
原料藥
(人用、獸用)
製 劑
(學名藥、麻醉藥品)
化妝品原料
保健食品原料
恒亞貿易股份有限公司 11172 台北市士林區延平北路六段485號
Tel：(02)2816-9388 Fax：(02)2812-3377 Email：api@farmalite.com.tw

§ 英文索引 §

備註 黑體字為成份名 標準字為商品名。

A

C

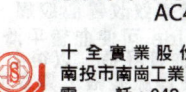

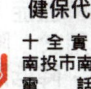

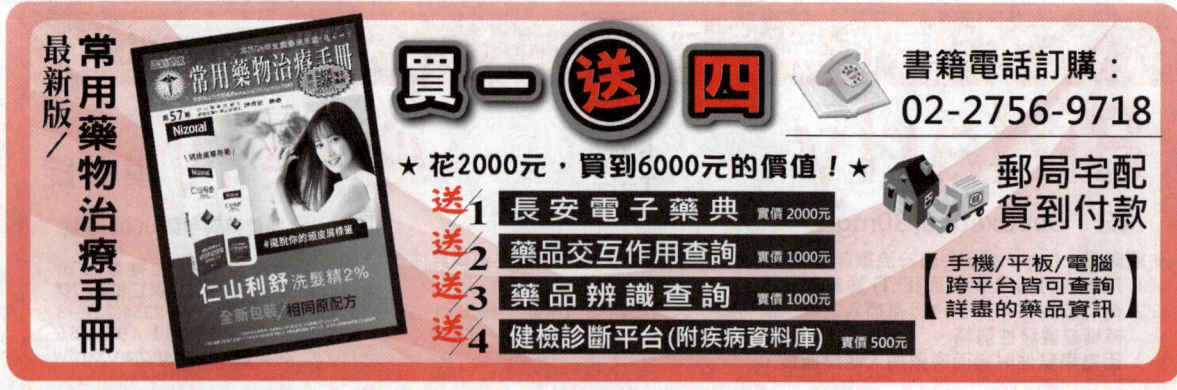

F

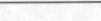

H

I

J

K

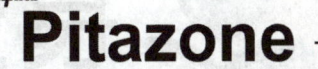

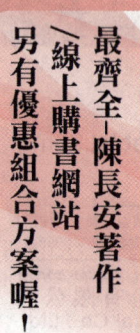

M

P

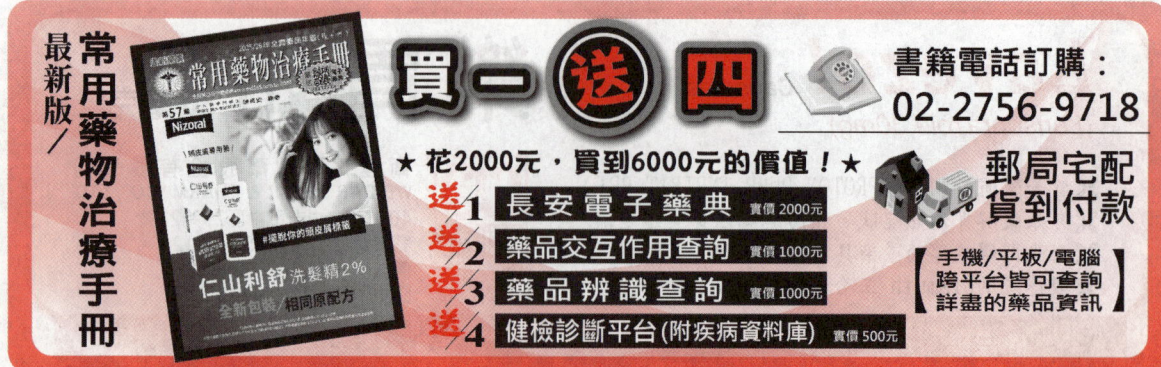

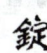

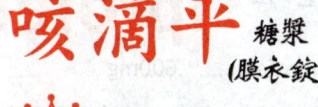

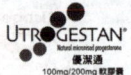

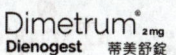

U

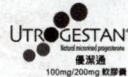

X

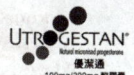

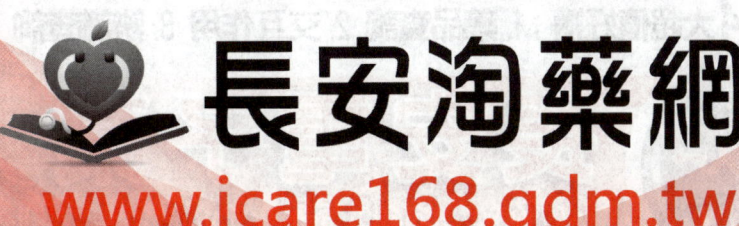

OTHERS

歡迎登入

長安電子藥典

www.md165.com.tw:8080

第一步：請先掃QRcode；或鍵網址

第二步：Key入註冊序號

「 [redacted] 」

◎ 請您點選網站中的「新會員註冊」，將序號銀膜刮除後，Key入註冊序號。

◎ Key入序號：• 英文字母需大寫　•橫線符號需key入。

續購→長安電子藥典只要500元！

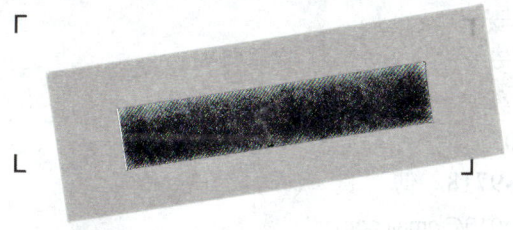

常用藥物治療手冊 = Therapeutic handbook of common drugs / 陳長安編著 一第 57 版
臺北市：全國藥品年鑑雜誌社 2025.04
面 ：公分

ISBN 978-986-96487-6-9 （精裝）NT$2000
1. 藥物治療 2.手冊
418.026 113020252

著 者：陳 長 安
發行人：陳 長 安
發行所：全 國 藥 品 年 鑑 雜 誌 社
地 址：臺北市 105 健康路 185 巷 20 號
電 話：(02) 2756-9718 傳 真：(02) 2765-9052
E - Mail：changan4010@gmail.com
經 銷 處：全國各大書局
營業處電話：(02) 2756-7464

1986 年第 1 版
1987 年~1990 年 第 2 版~第 10 版
1991 年~1996 年 第 11 版~第 20 版
1997 年~2002 年 第 21 版~第 30 版
2003 年~2009 年 第 31 版~第 40 版
2010 年~2014 年 第 41 版~第 47 版
2015 年~2019 年 第 48 版~第 52 版
2020 年~2024 年 第 53 版~第 56 版
2025 年 4 月 第 57 版

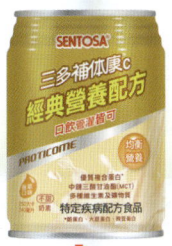

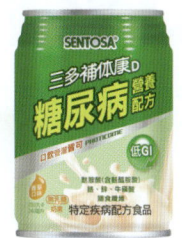

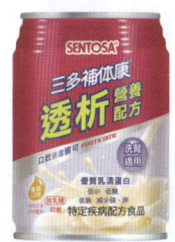

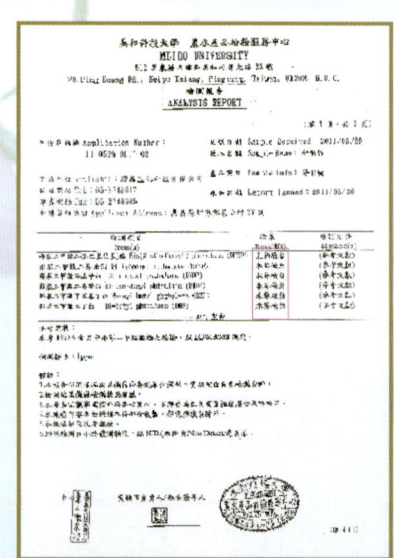

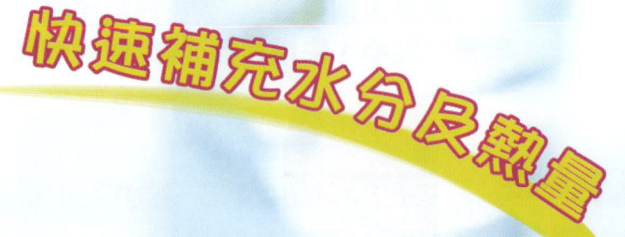

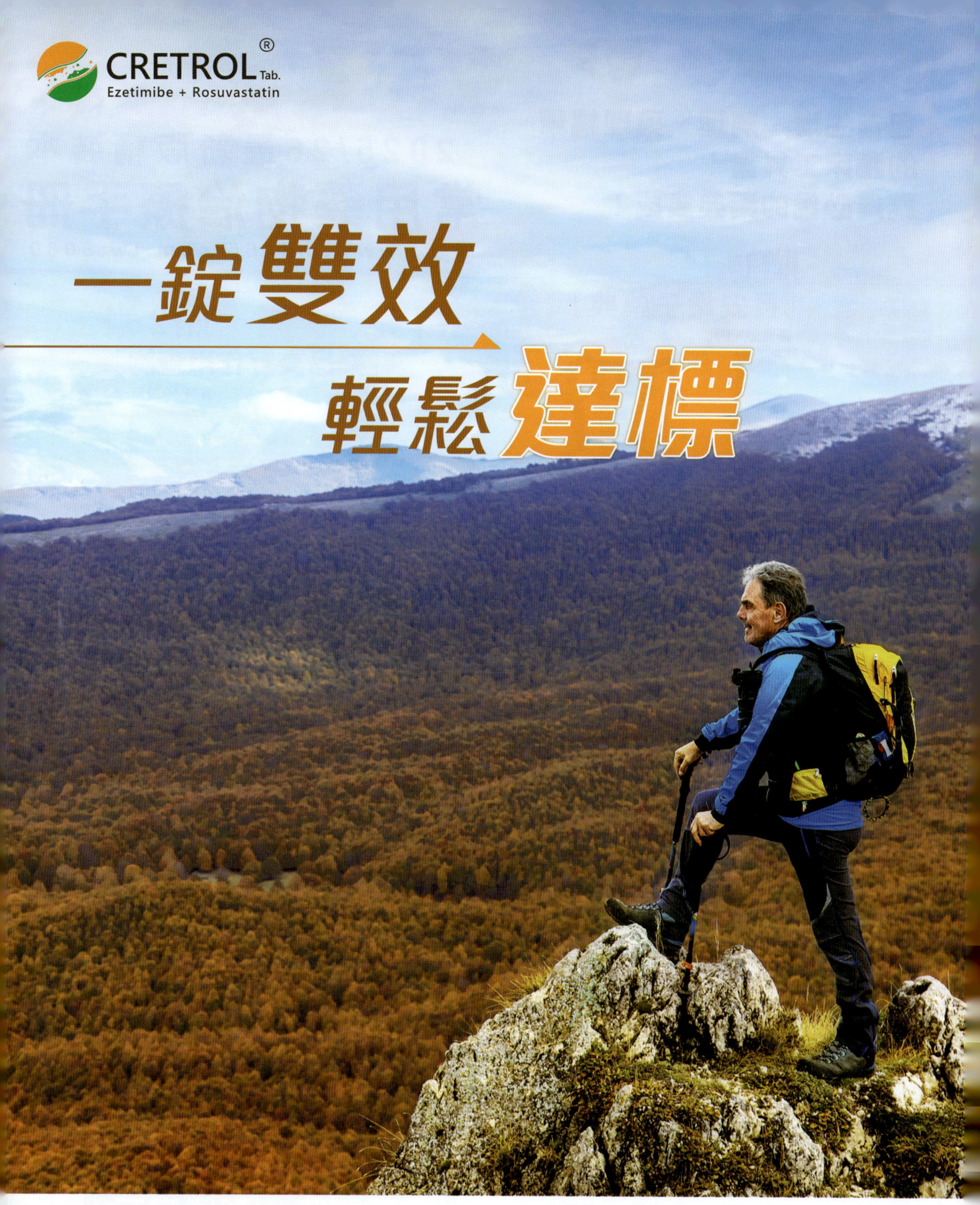
CRETROL® Tab.
Ezetimibe + Rosuvastatin
一錠雙效
輕鬆達標

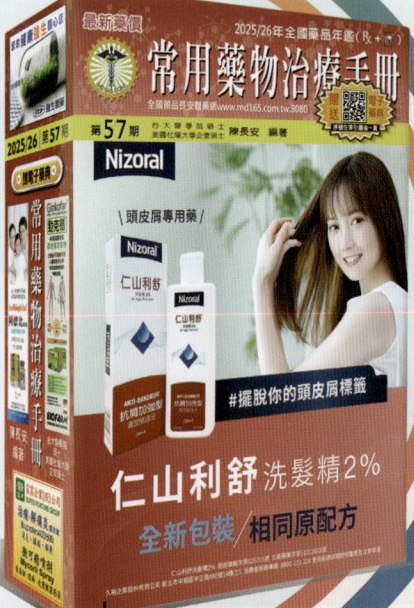

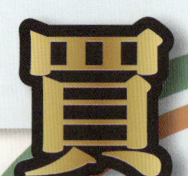

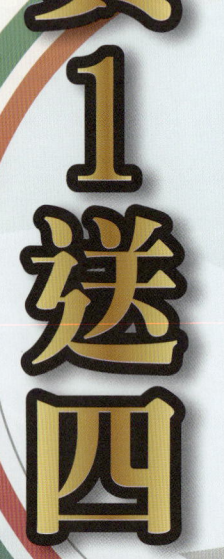

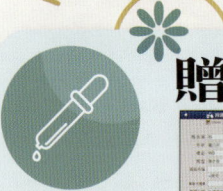

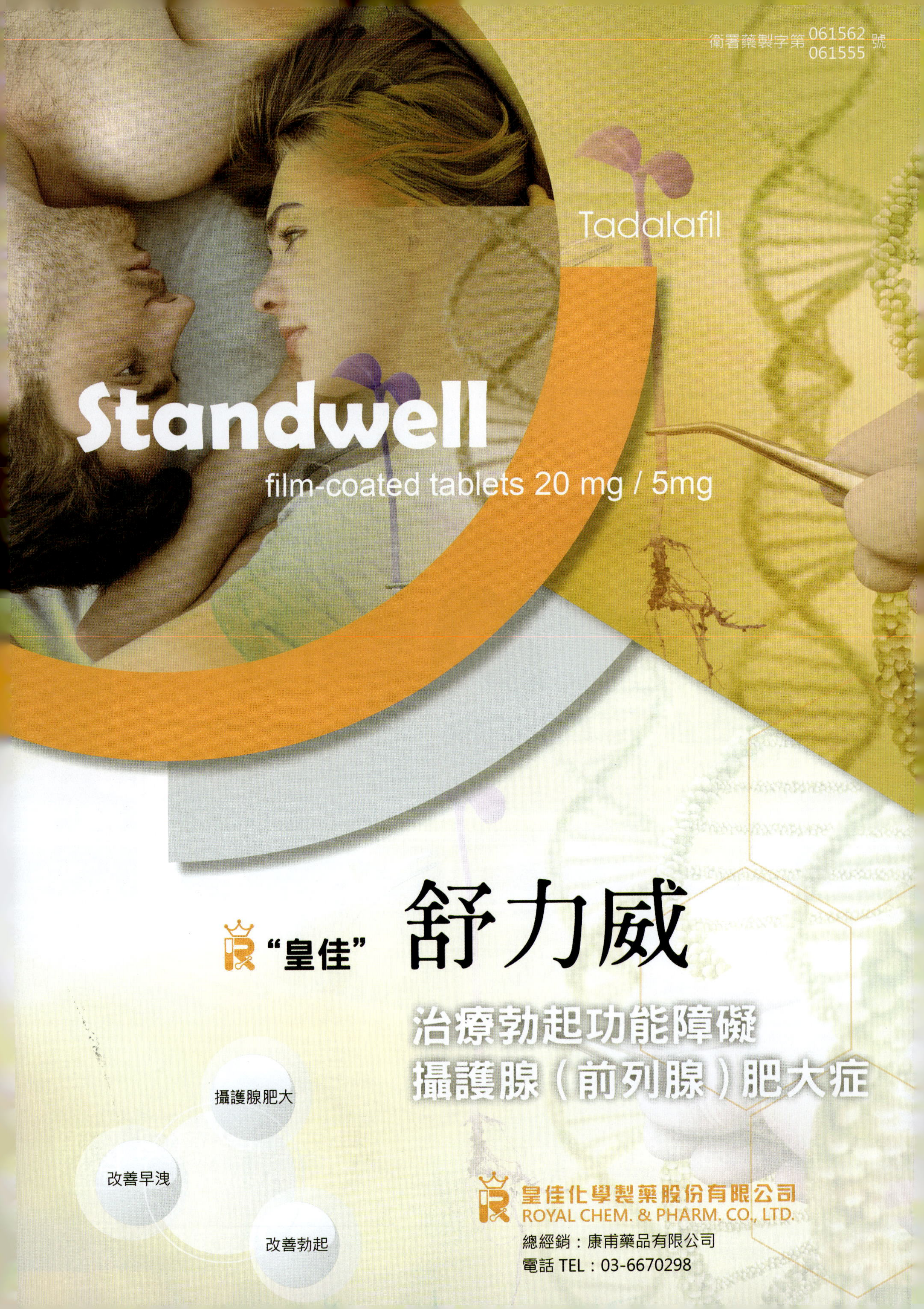

衛署藥製字第 061562 061555 號
Tadalafil
Standwell
film-coated tablets 20 mg / 5mg
"皇佳" 舒力威
治療勃起功能障礙
攝護腺（前列腺）肥大症
攝護腺肥大
改善早洩
改善勃起
皇佳化學製藥股份有限公司
ROYAL CHEM. & PHARM. CO., LTD.
總經銷：康甫藥品有限公司
電話 TEL：03-6670298

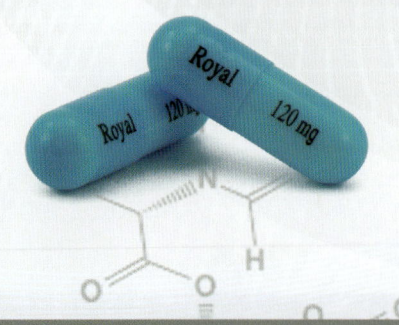